ハーバード大学講義テキスト

# 臨床薬理学 原書3版

## Principles of Pharmacology

### The Pathophysiologic Basis of Drug Therapy

Third Edition


David E. Golan
Armen H. Tashjian, Jr.
Ehrin J. Armstrong
April W. Armstrong

渡邉 裕司 監訳

荒井 誠　竹内 靖博
石井 邦明　西川 哲男
上村 尚人　服部 裕一
岡村 信行　林 久允
小田切 圭一　古本 祥三
小原 祐太郎　前田 和哉
楠原 洋之　松澤 陽子
倉増 敦朗　眞鍋 敬
栗原 千絵子　宮川 幸子
櫻井 映子　谷内 一彦
佐藤 亮介　横田 美紀
島津 章　吉川 雄朗
田口 久美子　吉岡 充弘
竹内 和彦



Wolters Kluwer　丸善出版

# Principles of Pharmacology
# The Pathophysiologic Basis of Drug Therapy
# Third Edition

by

David E. Golan
Armen H. Tashjian, Jr.
Ehrin J. Armstrong
April W. Armstrong

Originally published by Lippincott Williams & Wilkins / Wolters Kluwer Health, USA

Two Commerce Square, 2001 Market Street - 4th Floor
Philadelphia, PA 19103 USA


Japanese translation rights arranged with WOLTERS KLUWER HEALTH INC., through Japan UNI Agency, Inc., Tokyo.

Printed in Japan

# 監訳者序文

本書は，ハーバード大学医学部生化学・分子薬理学の教授であり，大学院の院長を務めるDavid E. Golan博士，残念ながら第3版の刊行前に逝去された同大医学部および公衆衛生学部の名誉教授であったArmen H. Tashjian博士，さらに初版作成時にハーバード大学に在籍し，現在はカリフォルニア大学サンディエゴ校の心臓部門臨床フェローであるEhrin J.Armstrong博士，同大デイビス校の皮膚科准教授April W. Armstrong博士をはじめとするハーバード大学医学部の教員と学生の共同作業によって完成した教科書である．学生が制作過程に参画したからこそ，学ぶ側の視点が随所に取り入れられたユニークな教科書となっており，出版当初から大きな好評を博した．また，卓越した医学イラストレーターであるRob Duckwall氏が，全章のイラストを担当しており，すばらしい配色の精緻なアートワークは，読者の理解を大きく助け，本書の強力なアピールポイントとなっている．

初版の日本語版はメディカル・サイエンス・インターナショナル社が刊行し清野裕氏が監修を務められたが，第3版からは丸善出版株式会社が刊行することとなり，日本語版の監訳を私が務めることになった．第3版はすでに評価を得ている旧版の特長を生かしつつ，最新の成果が盛り込まれ大幅な刷新がなされている．薬理ゲノミクスやタンパク質医薬品に関しても新たな章が追加されており，第3版出版当初から旧版同様に大きな評判を呼び，いち早い日本語版の登場が待たれてきた．第3版の日本語訳については，臨床にも造詣の深いそれぞれの領域の専門家にお願いし，原本に忠実，かつわかりやすい訳書が誕生したと自負している．特に，丸善出版株式会社企画編集部の丁寧な校閲によって，全章を通じ統一感のある日本語訳が完成していることも，大きな進歩と考えられる．

『臨床薬理学』のタイトルが示す通り，本書は薬理学の基本的概念や個々の医薬品の作用メカニズムを理解したうえで，それらを土台としていかに臨床へ応用し患者の薬物治療に役立てていくかを，常に意識して記述されている．各章の冒頭には，必ずCaseとして具体的な症例と臨床上の疑問点が提示される．これらの疑問に関しては，章を学習する過程で解答が見出される構成となっており，このことにより薬理学の知識や理解が，臨床上の問題解決に密接につながることがよく示されている．本書が網羅する情報量は膨大であるが，膨大な情報も明解なイラストに助けられ，整理して理解されやすい．また，編集の中心となるDavid E. Golan博士は分子薬理学者であるとともに著明な生化学者でもあることから，本書は薬理学にとどまらず，生理学，生化学，病態生化学を学ぶうえでも非常に役立つ教科書となっている．

医学部・薬学部学生はもちろんのこと，医師や薬剤師，さらに学生への講義を受け持つ教員の皆様にも有用な教科書と考えられる．臨床薬理学の究極の目的である，「最適な薬を，必要とする患者に，適切なタイミングと用量で投与する」ことを実現するために，本書が幅広く活用されることを切に願っている．

最後に，本書日本語版の意義を理解し労多き翻訳作業を完遂して下さった翻訳陣の先生方，また辛抱強く本書の完成に尽力された丸善出版株式会社の企画編集部の程田靖弘氏に，この場を借りて深く感謝したい．

2015年4月

監訳者　渡邉 裕司

# 監訳者および訳者


■監訳者

渡邉　裕司　浜松医科大学医学部 臨床薬理学講座 教授

■訳　者

荒井　　誠　東京大学医学部 腎臓内分泌内科
石井　邦明　山形大学医学部 薬理学講座 教授
上村　尚人　大分大学医学部 臨床薬理学講座 教授
岡村　信行　東北大学大学院医学系研究科 機能薬理学分野 准教授
小田切 圭一　浜松医科大学医学部 臨床薬理学講座 助教
小原 祐太郎　山形大学医学部 薬理学講座 准教授
楠原　洋之　東京大学大学院薬学系研究科 分子薬物動態学教室 教授
倉増　敦朗　山口大学大学院医学系研究科 分子薬理学分野 准教授
栗原 千絵子　独立行政法人 放射線医学総合研究所 分子イメージング研究センター 主任研究員
櫻井　映子　いわき明星大学薬学部 薬学科 教授
佐藤　亮介　独立行政法人 医薬品医療機器総合機構
島津　　章　独立行政法人 国立病院機構 京都医療センター 臨床研究センター長
田口 久美子　星薬科大学医薬品化学研究所 機能形態学研究室 助教
竹内　和彦　医療法人社団盛翔会 浜松北病院 在宅診療部 部長
竹内　靖博　国家公務員共済組合連合会 虎の門病院 内分泌代謝科 部長
西川　哲男　独立行政法人 労働者健康福祉機構 横浜労災病院 院長
服部　裕一　富山大学大学院医学薬学研究部 分子医科薬理学講座 教授
林　　久允　東京大学大学院薬学系研究科 分子薬物動態学教室 助教
古本　祥三　東北大学サイクロトロン・ラジオアイソトープセンター 核薬学研究部 教授
前田　和哉　東京大学大学院薬学系研究科 分子薬物動態学教室 講師
松澤　陽子　独立行政法人 労働者健康福祉機構 横浜労災病院 内分泌・糖尿病センター 糖尿病内科 副部長
眞鍋　　敬　静岡県立大学薬学部 医薬品化学分野 教授
宮川　幸子　沖縄県立南部医療センター・こども医療センター 救命救急センター
谷内　一彦　東北大学大学院医学系研究科 機能薬理学分野 教授
横田　美紀　独立行政法人 国立病院機構 京都医療センター 内分泌・代謝内科 医師
吉川　雄朗　東北大学大学院医学系研究科 機能薬理学分野 助教
吉岡　充弘　北海道大学大学院医学研究科 薬理学講座 神経薬理学分野 教授


（五十音順，2015 年 3 月現在）

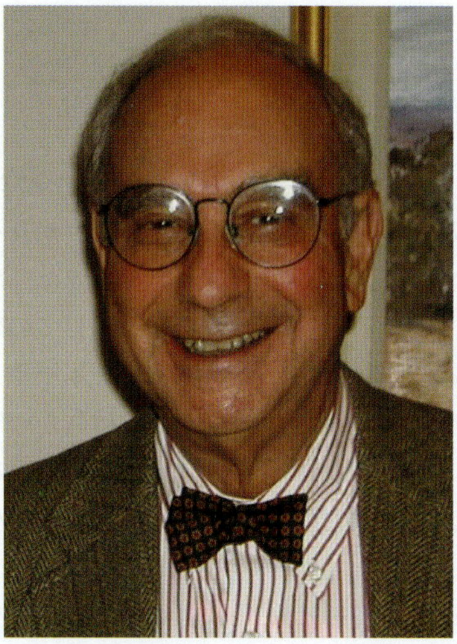

**Armen H. Tashjian, Jr. へ（1932 ～ 2009）**

よき友人であり，よき指導者であり，よき仲間であり
そして薬理学者の中の薬理学者
あなたの精神は　わたしたちの中で，
そして，この教科書の中で生きている
編者らより

# 前書き

“そのような夜に，
メディアは魔法をかけられた薬草を収穫した．
そのことで老いたアエソンは復活した．”

*ウイリアム シェイクスピア*
*ヴェニスの商人（Act 5；Scene 1）*

人間が，苦痛を軽減し，病を治癒させ，老化を遅らせさえもするような薬を希求するのは，永遠かつ個別的なものである．事実，個別化医療の重要な目的は，個人個人のこの必要性について斟酌することである．適切な薬を，適切な患者に，正しい用量とタイミングで投与することは，疾患治療を革新させ，同時に安全性も向上させる．薬理学——生体システムにおける薬の作用を解明する科学——は，私たちにこれら長年の問いに対する答えを提供し始めた．

私は，ハーバード大学医学部の医学研究者と教師としての，そして製薬企業の創薬チームのリーダーとしてのキャリアを通じ，すべての医学の分野において基盤をなす薬理学の役割について，焦点を当ててきた．薬理学を学ぶことは，疾患を治療する薬の作用機序だけでなく，個人個人で変化する可能性のある薬の重要な特性を理解するためにも欠かすことができない．そのような薬の特性は，薬物吸収，組織分布，代謝と排出における変動を含み，また，薬が併用投与される際に生じる相乗作用，拮抗作用やその他の相互作用における変動（このような事例が増加している）も含んでいる．

本書『*Principles of Pharmacology: The Pathophysiologic Basis of Drug Therapy*』第3版では，すでに評価を得ている旧版の記述を実質上刷新した．医学部およびその他医療保健学部の学生の要望に端を発し，ハーバード大学医学部学生と学部教員の発想と共同作業によって生み出された本テキストは，所期の目的を十分に果たしている．全章にわたるアップデートと見直しによってよりわかりやすく系統的な改訂が行われた．特に，第3版では「薬理ゲノミクス」と「タンパク質医薬品」に関しての新しい章が追加された．また全体にわたって，本テキストでは薬理学の原理に関して，つながりを持ちかつ明瞭な解説が盛り込まれている．薬理学，生理学および病態生理学のメカニズムに力点をおく本書は，医学生や研究者，また医療従事者にとって必要不可欠なものとなっている．さらに各章では，本文中で解説する生理学的および病態生理学的システムに関連する臨床ケーススタディ（Case）を教訓的な事例として紹介しており，また図表などのカラーイラストは，極めて明瞭精緻に描かれている．

ここに本書の原作者の1人，編者である Armen H. Tashjian, Jr. 博士の最近の死を記すことは，大いなる悲しみである．Armen の遺産である配慮，熱意，そして批評的な思考，これら学生と教師の必要を満たすすべてのものは，本書の中で形となった．彼はこの成果を見ずに逝ってしまった．

Golan 医師とその仲間によるこの貢献は，次の世代の教師や学生に，薬剤とその関連分野における治療の実践に確固たる基礎を提供するだろうことは疑いもない．この意味で，本書『*Principles of Pharmacology: The Pathophysiologic Basis of Drug Therapy*』は，現在そして将来の数えきれない患者のケアに貢献する．

***William W. Chin, MD***
***Bertarelli Professor in Translational Medical Science***
***Executive Dean for Research***
***Harvard Medical School***
***Professor of Medicine***
***Brigham and Women's Hospital***
***Boston, Massachusetts***

# 原書第3版・序文

編者らは，本書『*Principles of Pharmacology: The Pathophysiologic Basis of Drug Therapy*』第1版および第2版の読者からいただいた多くの有益な示唆に感謝する．第3版では，薬理学と医薬品開発が急速に発展している状況を反映すべく，多くの改訂を特徴としている．これらのアップデートが全米的に，あるいは国際的に薬理学の学習と教育にこれからも貢献しつづけることを確信する．

- 本書全体で約450点の**フルカラー図**を作成された．すべての図はアップデートされカラー化された．さらに50点以上のイラストは新しいものであるか，あるいは，生理的，病態生理学的および薬理学的機序に対する理解が進歩したことに焦点を当て大幅に修正された．初版と第2版と同様に，単独のイラストレーターと編者陣とのコラボレーションにより，統一感のある表現性を持つイラストが生み出され，これらのイラストによって，よりわかりやすく，かつ読者が薬理学の幅広い領域を関連づけやすくなっている．
- 学習効果を高めるために新しい**教育学的要素**，例えばテキスト内のアイコン（）によって，各章の導入部分の症例（Case）に関する質問の解答を示すことなど，が追加されている．
- **第1節「薬理学の基礎」**が再編された．「薬物–受容体相互作用」に加えて，「薬力学」「薬物動態学」「薬物代謝」「薬物毒性学」「薬理ゲノミクス」が，それ以降のすべての章の素材の基礎に役立つ，薬理学の基本原則に対する概念的なフレームワークを完成すべく，本書の第1節で述べられている．
- **37の「主要薬物一覧」（表）**が包括的にアップデートされた．旧版においてとりわけ読者から好評を得たこの一覧表は，各章で解説されている各薬物の作用機序によって薬物と薬物分類に区分けされ，「臨床応用」「副作用（重篤なものは太字で示す）」「禁忌」「治療的考察」の事項にリスト化されている．
- 2010年までに米国で薬事承認されたすべての薬物を取り込み，全章において包括的な**アップデートがなされた**．それぞれのシステムに関連する生理学，病態生理学，薬理学の理解を深めるために，とりわけ新しく発見されたもしくは修正された薬理作用機序に力点をおいた．本書の各節には，相当量の最新知見とアップデートされた素材が含まれている．特に顕著なのは，「薬物毒性学」（5章），「薬理ゲノミクス」（6章），「アドレナリン作動性の薬理学」（10章），「鎮痛薬の薬理学」（17章），「乱用薬物の薬理学」（18章），「膵内分泌および糖ホメオスタシスの薬理学」（30章），「骨・ミネラルのホメオスタシスに関する薬理学」（31章），「細菌およびマイコバクテリア感染症の薬理学：細胞壁合成」（34章），「エイコサノイドの薬理学」（42章），「免疫抑制の薬理学」（45章），第7節「医薬品開発と規制の基礎」（49～51章），「タンパク質医薬品」（53章）である．

第2版と同様に，新たな専門家を執筆陣に迎え，従来の執筆陣にさらに強さと深さが増した．そして本書の編集委員会は，本書のすべてにおいて，表記や説明の仕方，薬物の現状を統一すべく各章詳細にレビューした．

Armen H. Tashjian, Jr. 博士が他界したことは大いなる悲しみである．彼は，本書の第1版と第2版の最も年長の編者である．薬理学，毒物学，内分泌学と細胞生物学の範囲全体において，研究と教育を行ってきたArmenのキャリアは長く，際立ったものだった．彼の研究室は，下垂体ホルモン調節とカルシウムホメオスタシスを基本的理解するうえで，多くの貢献をなした．それと同様に重要な点は，二世代にわたる本書の編者の科学者と臨床医に対して，彼は優れたガイダンスとメンターシップを行ったことである．Armenは，われわれの共同計画に，科学と医学に対する愛情，百科事典的な知識ベース，文学への旺盛な欲求，周囲をも巻き込む創薬への熱狂，分析に関する正確さへの厳しい評価，感嘆すべき職業倫理，そして人々に対する純粋な温情と高揚を持ち込んだ．彼の魂は，彼の家族，友人，学生と同僚の心と記憶の中に，そして，本書ときたるべき将来の版のなかで生き続けている．

*David E. Golan, MD, PhD*
*Ehrin J. Armstrong, MD, MSc*
*April W. Armstrong, MD, MPH*

# 原書初版・序文

本書は医学部の薬理学課程の１学年あるいは２学年の教育における新しいアプローチとなる．本書のタイトルは『*Principles of Pharmacology: The Pathophysiologic Basis of Drug Therapy*』となっており，いくつかの点で標準的な薬理学教科書とは趣を異にしている．本書は，ヒト生理学，生化学，病態生理学という枠組みの中で薬物作用を理解するのに役立つ．本書の各節は特定の生理学あるいは生化学系（システム），例えば心血管系や炎症カスケードなどの薬理学を示している．各節における各々の章は，そのシステムの特定の面の薬理学，例えば血管緊張やエイコサノイドについて記述している．各章ではそのシステムに関連する臨床場面のイラストが提示されており，その後にそのシステムの生化学，生理学，病態生理学が解説されている．最後に，特定の分子あるいは細胞標的に相互作用することによりそのシステムを活性化する，あるいは抑制する薬物とその分類が示されている．このスキームにより，薬物の治療効果と有害作用が作用機序の枠組みの中で理解できる．生理学，生化学，病態生理学は，明解で簡潔な図を用いて例示されており，薬理学は，様々な薬物あるいは薬物群が作用するシステムの標的を示すことによって描画されている．臨床場面の素材は，システムの議論の中で適宜参照されている．分子およびヒトの薬理学に関する現代の方向性は，「医薬品の探索研究と非臨床開発」と「ドラッグデリバリー」において，さらに「薬理ゲノミクス」においても紹介されている．

このアプローチの仕方にはいくつかの利点がある．学生には，本書を薬理学を学ぶためだけでなく，生理学，生化学，病態生理学のエッセンスを復習するためにも利用することを期待する．また学生は薬理学を暗記するのではなく，機序に基づいた学習を涵養することによって概念的な枠組みの中で薬理学を学び，そのことによって，学生が新しい薬や薬物分類などを知識として修得しやすくする．最終的に学生は，個々の分子標的のレベルから，人間の患者レベルまでの薬物作用を融合させたフォーマットの中で薬理学を学ぶことになるだろう．

本書の執筆ならびに編集は，本の制作のあらゆる面において，すなわち個々の章の執筆から最終原稿の編集に至るまでハーバード大学医学部の学生と教師の間で共同して行われた．総勢で 43 名のハーバード大学医学部学生と 39 名の同大学医学部の教師により，本書の全 52 章が共同執筆された．この新しい試みは，学生・著者の熱意と展望と教師・著者の経験と専門性をブレンドすることとなり，かくして最新の機序に基づく薬理学を包括的かつ一貫した表現で記述する本書の刊行となった次第である．

***David E. Golan, MD, PhD***
***Armen H. Tashjian, Jr., MD***
***Ehrin J. Armstrong, MD, MSc***
***Joshua M. Galanter, MD***
***April W. Armstrong, MD, MPH***
***Ramy A. Arnaout, MD, DPhil***
***Harris S. Rose, MD***
（本書の創設編者ら）

# 謝　辞

編者らは，励ましとありがたい示唆をくれた世界中の学生と教師らの支援に感謝する．

Stuart Fergusonは，章原稿の提出，幾度にもわたる編集校正，図の制作と修正などの調整と，最終稿の配送を含むプロジェクトの調整のすべての面をマネジメントし，筆頭秘書として模範的な仕事をしてくれた．私たちは，このプロジェクトへの彼のゆるぎない献身に心から感謝する．

Rob Duckwallは，フルカラー図を作成するために，すばらしい仕事をした．本書のRobの図の標準化と配色は，第一線の医学イラストレーターとして彼の創造力と専門技術を反映している．彼のアートワークは，本書の大きな財産であり，アピール点である．

Liz Allisonは，絶え間ないサポートと導きによって，本プロジェクトのあらゆる面を支えてくれた．彼女の時宜を得た明察に富んだ助言は，第3版の成功と完成には不可欠だった．

Quentin Baca とSylvan Bacaは，本書の表紙と表2（表紙の裏側）においてすばらしいコンピュータ画像を描いてくれた．私たちは，彼らの創造力と専門技術に深く感謝している．

編者らは，LWW社の編集および制作スタッフ，そして同社から大々的に刊行されたことに感謝したい．Susan Rhynerは，本書の制作と進行においてリーダーシップを発揮してくれた．Keith Donnellanは，非常に有能なプロジェクト・マネージャであった．彼はユーモアにあふれ，ディティールへの注意力があり，大きな組織の中で膨大な原稿とアートプログラムをスムーズに前へ進めてくれた．Stacey Sebring とKelley Squazzoは，膨大な仕事量を巧みにプロダクションした．

David Golanは，本プロジェクトを成功に導く決定的な要因となった，多くの教授，学生，行政の仲間の支援と理解に感謝する．Golan研究室のメンバーとハーバード大学医学部生物化学および分子薬理学講座，Brigham and Women's病院血液学部門およびDana-Farberがん研究所の教員とスタッフは，すべてを通じて温かく，献身的であった．Deans Jeffrey Flier とRichard Millsはとりわけ支援し励ましてくれた．Laura, Liza, とSarahは，本プロジェクトの多くの重要なステージにおいて貴重な洞察を提供してくれ，常に支援と愛情を捧げてくれた．

Ehrin Armstrongは，人生を意義深くしかつ楽しくしてくれたAprilに感謝している．彼はフェローシップの間，第3版を完成させるために研究時間を割いてくれたカリフォルニア大学のサンフランシスコ校とデイビス校の心臓病学部門にも感謝している．

April Armstrongは，彼女の親友であり，日々彼女に喜びをもたらすEhrinに感謝することだろう．Aprilは，Fu-Tong Liu医師からの揺るぎない支援と指導力に深謝している．彼の研究への献身と模範的な職業倫理はまさにインスピレーションの源であった．彼女も，彼女の姉妹Amy，母のSusanと祖母のChen Xiao Chunらの愛情とサポートに感謝している．

**著作権者より引用また承認を得た図表の原典表示をしている，あるいは非著作権の素材使用に関するクレジットリストは本書末尾に掲載されている．これらの転載引用許可を与えてくれた関係者すべて対して感謝を表したい．**

# 執筆者

**Gail K. Adler, MD, PhD**
Associate Professor of Medicine
Harvard Medical School
Associate Physician
Division of Endocrinology, Diabetes and Hypertension
Department of Medicine
Brigham and Women's Hospital
Boston, Massachusetts

**Ali Alikhan, MD**
Resident, Department of Dermatology
Mayo Clinic
Rochester, Minnesota

**Seth L. Alper, MD, PhD**
Professor of Medicine
Harvard Medical School
Renal Division and Molecular and Vascular Medicine Division
Department of Medicine
Beth Israel Deaconess Medical Center
Boston, Massachusetts

**April W. Armstrong, MD, MPH**
Assistant Professor of Dermatology
Director, Dermatology Clinical Research Unit
Director, Teledermatology Program
University of California Davis Health System
Davis, California

**Ehrin J. Armstrong, MD, MSc**
Clinical Fellow in Cardiology
University of California, San Francisco
San Francisco, California

**Sarah R. Armstrong, MS, DABT**
Senior Scientist
Cambridge Environmental, Inc.
Cambridge, Massachusetts

**Ramy A. Arnaout, MD, DPhil**
Instructor in Pathology
Harvard Medical School
Associate Director, Clinical Microbiology
Department of Pathology
Beth Israel Deaconess Medical Center
Boston, Massachusetts

**Alireza Atri, MD, PhD**
Clinical Instructor in Neurology
Harvard Medical School
Assistant in Neurology
Massachusetts General Hospital
Boston, Massachusetts
Deputy Director
Geriatric Research, Education and Clinical Center
Bedford, Massachusetts

**Jerry Avorn, MD**
Professor of Medicine
Harvard Medical School
Chief, Division of Pharmacoepidemiology
Brigham and Women's Hospital
Boston, Massachusetts

**Quentin J. Baca, PhD**
MD Candidate, Harvard-MIT MD-PhD Program
Department of Biological Chemistry and Molecular Pharmacology
Harvard Medical School
Boston, Massachusetts

**David A. Barbie, MD**
Assistant Professor of Medicine
Harvard Medical School
Associate Physician
Department of Medical Oncology
Dana-Farber Cancer Institute
Boston, Massachusetts

**Robert L. Barbieri, MD**
Kate Macy Ladd Professor of Obstetrics, Gynecology and Reproductive Biology
Department of Obstetrics, Gynecology and Reproductive Biology
Harvard Medical School
Chairman, Department of Obstetrics and Gynecology
Brigham and Women's Hospital
Boston, Massachusetts

**Miles Berger, MD, PhD**
Resident, Department of Anesthesiology
Duke University Medical Center
Durham, North Carolina

**Mallar Bhattacharya, MD, MSc**
Clinical Instructor of Medicine
University of California, San Francisco
San Francisco, California

**Lauren K. Buhl, MB**
PhD Candidate
Department of Brain and Cognitive Sciences
Massachusetts Institute of Technology
Cambridge, Massachusetts
MD Candidate
Division of Health Sciences and Technology
Harvard Medical School
Boston, Massachusetts

**Cindy Chambers, MAS, MPH**
MD Candidate
University of California, Davis
Sacramento, California

**Michael S. Chang, MD**
Fellowship Director
Adult and Pediatric Spine Surgery
Sonoran Spine Center
Phoenix, Arizona

**Lily Cheng, BS**
*Co-author for Drug Summary Tables*
*MD Candidate*
University of California, Davis
Sacramento, California

**William W. Chin, MD**
Bertarelli Professor in Translational Medical Science
Executive Dean for Research
Harvard Medical School
Professor of Medicine
Brigham and Women's Hospital
Boston, Massachusetts

**Deborah Yeh Chong, MD**
Assistant Professor
Department of Ophthalmology
University of Texas Southwestern Medical School
Dallas, Texas

**Janet Chou, MD**
Instructor, Department of Pediatrics
Harvard Medical School
Assistant in Medicine
Department of Immunology
Children's Hospital Boston
Boston, Massachusetts

**David E. Clapham, MD, PhD**
Aldo R. Castañeda Professor of Cardiovascular Research
Professor of Neurobiology
Harvard Medical School
Chief, Basic Cardiovascular Research
Department of Cardiology
Children's Hospital Boston
Boston, Massachusetts

**Donald M. Coen, PhD**
Professor of Biological Chemistry and Molecular Pharmacology
Harvard Medical School
Boston, Massachusetts

**David E. Cohen, MD, PhD**
Robert H. Ebert Associate Professor of Medicine and Health Sciences and Technology
Director, Harvard-Massachusetts Institute of Technology Division of Health Sciences and Technology
Harvard Medical School
Director of Hepatology
Division of Gastroenterology, Hepatology and Endoscopy
Department of Medicine
Brigham and Women's Hospital
Boston, Massachusetts

**Michael W. Conner, DVM**
Vice President
Safety Assessment
Theravance, Inc.
South San Francisco, California

**Susannah B. Cornes, MD**
Assistant Professor, Department of Neurology
University of California, San Francisco
Department of Neurology
UCSF Medical Center
San Francisco, California

**John P. Dekker, MD, PhD**
Resident, Department of Pathology
Massachusetts General Hospital
Boston, Massachusetts

**George D. Demetri, MD**
Associate Professor of Medicine
Department of Medical Oncology
Harvard Medical School
Director, Ludwig Center at Dana-Farber/Harvard Cancer Center
Department of Experimental Therapeutics and Medical Oncology
Dana-Farber Cancer Institute
Boston, Massachusetts

**Catherine Dorian-Conner, PharmD, PhD**
Consultant in Toxicology
Half Moon Bay, California

**David M. Dudzinski, MD, JD**
Clinical Fellow in Medicine
Harvard Medical School
Fellow, Department of Cardiology
Massachusetts General Hospital
Boston, Massachusetts

**Stuart A. Forman, MD, PhD**
Associate Professor of Anaesthesia
Harvard Medical School
Boston, Massachusetts

**David A. Frank, MD, PhD**
Associate Professor of Medicine
Harvard Medical School
Associate Professor
Departments of Medicine and Medical Oncology
Dana-Farber Cancer Institute
Boston, Massachusetts

**Joshua M. Galanter, MD**
Fellow, Department of Medicine
University of California, San Francisco
San Francisco, California

**Rajesh Garg, MD**
Assistant Professor of Medicine
Harvard Medical School
Associate Physician
Division of Endocrinology, Diabetes and Hypertension
Department of Medicine
Brigham and Women's Hospital
Boston, Massachusetts

**David E. Golan, MD, PhD**
Professor of Biological Chemistry and Molecular Pharmacology
Professor of Medicine
Dean for Graduate Education
Special Advisor for Global Programs
Harvard Medical School
Scholar and Founding Member, The Academy at Harvard Medical School
Physician, Hematology Division, Brigham and Women's Hospital and Dana-Farber Cancer Institute
Department of Biological Chemistry and Molecular Pharmacology, Department of Medicine
Harvard Medical School
Boston, Massachusetts

**Mark A. Goldberg, MD**
Associate Professor of Medicine
Harvard Medical School
Boston, Massachusetts
Senior Vice President
Clinical Development
Genzyme Corporation
Cambridge, Massachusetts

**Laura C. Green, PhD, DABT**
Senior Scientist and President
Cambridge Environmental, Inc.
Cambridge, Massachusetts

**Edmund A. Griffin, Jr**
Resident Physician
Department of Psychiatry
Columbia University
New York State Psychiatric Institute
New York, New York

**Robert S. Griffin, MD**
Resident, Department of Anesthesia, Critical Care, and Pain Medicine
Massachusetts General Hospital
Boston, Massachusetts

**F. Peter Guengerich, PhD**
Professor, Department of Biochemistry
Vanderbilt University School of Medicine
Nashville, Tennessee

**Brian B. Hoffman, MD**
Professor of Medicine
Harvard Medical School
Physician, Department of Medicine
VA Boston Healthcare System
Boston, Massachusetts

**David C. Hooper, MD**
Professor of Medicine
Harvard Medical School
Chief, Infection Control Unit
Massachusetts General Hospital
Boston, Massachusetts

**David L. Hutto, DVM, PhD, DACVP**
Senior Director, Drug Safety
Eisai, Inc.
Andover, Massachusetts

**Louise C. Ivers, MD, MPH, DTM&H**
Assistant Professor of Medicine
Harvard Medical School
Associate Physician
Department of Medicine
Brigham and Women's Hospital
Boston, Massachusetts

**Daniel Kahne, PhD**
Professor of Chemistry and Chemical Biology
Harvard University
Cambridge, Massachusetts

**Ursula B. Kaiser, MD**
Associate Professor of Medicine
Harvard Medical School
Chief, Division of Endocrinology, Diabetes and Hypertension
Brigham and Women's Hospital
Boston, Massachusetts

**Lloyd B. Klickstein, MD, PhD**
Head of Translational Medicine
New Indication Discovery Unit
Novartis Institutes for Biomedical Research
Cambridge, Massachusetts

**Alexander E. Kuta, PhD**
Vice President, Regulatory Affairs
AMAG Pharmaceuticals
Lexington, Massachusetts

**Joseph C. Kvedar, MD**
Associate Professor
Department of Dermatology
Harvard Medical School
Dermatologist
Department of Dermatology
Massachusetts General Hospital
Boston, Massachusetts

**Robert S. Langer, ScD**
David H. Koch Institute Professor
Departments of Chemical Engineering and Bioengineering
Massachusetts Institute of Technology
Cambridge, Massachusetts
Senior Research Associate
Children's Hospital Boston
Boston, Massachusetts

**Stephen C. Lazarus, MD**
Professor of Medicine
Division of Pulmonary and Critical Care Medicine
Director, Training Program in Pulmonary and Critical Care Medicine
University of California, San Francisco
San Francisco, California

**Benjamin Leader, MD, PhD**
Chief Executive Officer
ReproSource
Woburn, Massachusetts

**Eng H. Lo, PhD**
Professor of Neuroscience
Harvard Medical School
Director, Neuroprotection Research Laboratory
Departments of Radiology and Neurology
Massachusetts General Hospital
Boston, Massachusetts

**Daniel H. Lowenstein, MD**
Professor, Department of Neurology
University of California, San Francisco
Director, UCSF Epilepsy Center
UCSF Medical Center
San Francisco, California

**Tania Lupoli, AM**
PhD Candidate
Department of Chemistry and Chemical Biology
Harvard University
Cambridge, Massachusetts

**Peter R. Martin, MD**
Professor, Departments of Psychiatry and Pharmacology
Vanderbilt University
Director, Division of Addiction Psychiatry and Vanderbilt Addiction Center
Vanderbilt University Medical Center
Nashville, Tennessee

**Thomas Michel, MD, PhD**
Professor of Medicine (Biochemistry)
Harvard Medical School
Senior Physician in Cardiovascular Medicine
Department of Medicine
Brigham and Women's Hospital
Boston, Massachusetts

**Keith W. Miller, MA, DPhil**
Edward Mallinckrodt Professor of Pharmacology
Department of Anaesthesia
Harvard Medical School
Pharmacologist, Department of Anesthesia, Critical Care and Pain Medicine
Massachusetts General Hospital
Boston, Massachusetts

**Zachary S. Morris, PhD**
MD Candidate, Harvard-MIT MD-PhD Program
Department of Pathology
Harvard Medical School
Boston, Massachusetts

**Joshua D. Moss, MD**
Assistant Professor of Medicine
Heart Rhythm Center
University of Chicago Medical Center
Chicago, Illinois

**Dalia S. Nagel, MD**
Clinical Instructor, Department of Ophthalmology
Mount Sinai School of Medicine
Attending Physician
Department of Ophthalmology
Mount Sinai Hospital
New York, New York

**Robert M. Neer, MD**
Associate Professor of Medicine
Harvard Medical School
Endocrine Unit, Department of Medicine
Massachusetts General Hospital
Boston, Massachusetts

**Sachin Patel, MD, PhD**
Assistant Professor, Departments of Psychiatry and Molecular Physiology and Biophysics
Vanderbilt University Medical Center
Nashville, Tennessee

**Thomas P. Rocco, MD**
Associate Professor of Medicine
Harvard Medical School
Cardiovascular Division, Brigham and Women's Hospital
Boston, Massachusetts
Cardiology Section, VA Boston Healthcare System
West Roxbury, Massachusetts

**Bryan L. Roth, MD, PhD**
Michael Hooker Distinguished Professor
Department of Pharmacology
University of North Carolina Chapel Hill Medical School
Chapel Hill, North Carolina

**Edward T. Ryan, MD**
Associate Professor of Medicine
Harvard Medical School
Associate Professor of Immunology and Infectious Diseases
Harvard School of Public Health
Director, Tropical Medicine
Massachusetts General Hospital
Boston, Massachusetts

**Marvin Ryou, MD**
Instructor in Medicine
Harvard Medical School
Advanced Endoscopy / Gastrointestinal Interventional Fellow
Division of Gastroenterology
Brigham and Women's Hospital
Gastrointestinal Unit
Massachusetts General Hospital
Boston, Massachusetts

**Joshua M. Schulman, MD**
Resident, Department of Dermatology
University of California, San Francisco
San Francisco, California

**Daniel M. Scott, PhD**
Director of Chemistry
Pharmaceutical CMC Management
Biogen Idec, Inc.
Cambridge, Massachusetts

**Charles N. Serhan, PhD**
Simon Gelman Professor of Anaesthesia (Biochemistry and Molecular Pharmacology)
Department of Anesthesiology, Perioperative and Pain Medicine
Harvard Medical School
Director, Center for Experimental Therapeutics and Reperfusion Injury
Brigham and Women's Hospital
Boston, Massachusetts

**Helen Marie Shields, MD**
Professor of Medicine
Harvard Medical School
Physician, Department of Medicine
Beth Israel Deaconess Medical Center
Boston, Massachusetts

**Steven E. Shoelson, MD, PhD**
Professor of Medicine
Harvard Medical School
Associate Director of Research, Section Head, Cellular and Molecular Physiology
Joslin Diabetes Center
Boston, Massachusetts

**Aimee Der-Huey Shu, MD**
Assistant Professor, Departments of Medicine and Obstetrics and Gynecology
Division of Endocrinology
Columbia University Medical Center
New York, New York

**David G. Standaert, MD, PhD**
Professor, Department of Neurology
University of Alabama at Birmingham
Director, Division of Movement Disorders
University Hospital
Birmingham, Alabama

**Gary R. Strichartz, PhD**
Professor of Biological Chemistry and Molecular Pharmacology
Harvard Medical School
Vice-Chairman for Research, Department of Anesthesiology
Brigham and Women's Hospital
Boston, Massachusetts

**Robert M. Swift, MD, PhD**
Professor of Psychiatry and Human Behavior
Center for Alcohol and Addiction Studies
Brown University
Associate Chief of Staff for Research
Providence Veterans Administration Medical Center
Providence, Rhode Island

**Cullen Taniguchi, MD, PhD**
Resident, Department of Radiation Oncology
Stanford University
Stanford, California

* **Armen H. Tashjian, Jr., MD**
Professor of Biological Chemistry and Molecular Pharmacology, *emeritus*
Harvard Medical School
Professor of Toxicology, *emeritus*
Harvard School of Public Health
Department of Genetics and Complex Diseases
Harvard School of Public Health
Boston, Massachusetts
* deceased

**Charles Russell Taylor, MD**
Associate Professor of Dermatology
Harvard Medical School
Director of Phototherapy and Staff Dermatologist
Department of Dermatology
Massachusetts General Hospital
Boston, Massachusetts

**John L. Vahle, DVM, PhD, DACVP**
Research Fellow, Department of Toxicology and Pathology
Lilly Research Laboratories
Indianapolis, Indiana

**Anand Vaidya, MD**
Research Fellow in Medicine (Endocrinology)
Harvard Medical School
Division of Endocrinology, Diabetes, and Hypertension
Brigham and Women's Hospital
Boston, Massachusetts

**Andrew J. Wagner, MD, PhD**
Instructor, Department of Medicine
Harvard Medical School
Medical Oncologist
Center for Sarcoma and Bone Oncology
Dana-Farber Cancer Institute
Boston, Massachusetts

**Suzanne Walker, PhD**
Professor of Microbiology and Molecular Genetics
Harvard Medical School
Boston, Massachusetts

**Ryan R. Walsh, MD, PhD**
Instructor, Department of Neurology
University of Alabama at Birmingham
University of Alabama at Birmingham Hospital
Birmingham, Alabama

**Liewei Wang, MD, PhD**
Associate Professor, Department of Molecular Pharmacology and Experimental Therapeutics
Mayo Clinic College of Medicine
Rochester, Minnesota

**Richard M. Weinshilboum, MD**
Professor, Department of Molecular Pharmacology and Experimental Therapeutics
Mayo Clinic College of Medicine
Rochester, Minnesota

**Freddie M. Williams, MD**
Senior Cardiologist
Wellmont CVA Heart Institute
Kingsport, Tennessee

**Clifford J. Woolf, MD, BCh, PhD**
Professor of Neurology and Neurobiology
Harvard Medical School
Director, F.M. Kirby Neurobiology Center
Children's Hospital Boston
Boston, Massachusetts

**Jacob Wouden, MD**
Radiologist, Washington Hospital Medical Staff
Washington Hospital Healthcare Group
Fremont, California

**Robert W. Yeh, MD, MSc**
Instructor in Medicine
Harvard Medical School
Interventional Cardiologist
Department of Medicine
Massachusetts General Hospital
Boston, Massachusetts

# 目次

# 凡　例

1．本書掲載の薬物適応は『*Principles of Pharmacology：The Pathophysiologic Basis of Drug Therapy*』に記載されている薬物（米国で薬事承認されたもの）であり，日本では適応がない場合がある．日本における適応説明に特記事項がある場合は【訳注】を挿入している．

2．本書掲載の薬物のうち，日本で薬事承認・市販化されている医薬品名（一般名／商品名）はカタカナ表記，日本で未承認（また市販中止）の医薬品名（一般名／商品名）は，アルファベット表記としている．

3．本書掲載の薬物のうち，米国で承認されている医薬品に関して，日本で薬事承認・市販されている医薬品名と異なる場合は，日本で承認・市販化されている医薬品名に置き換え，以下のように表記している．
　［例．原文：rifampin（米国承認医薬品）　→　本書：リファンピシン rifampicin（別名：rifampin）］

4．本書では，原書表記の antimicrobial drug，antibacterial drug（抗菌薬），antibiotic（抗生物質）を“抗菌薬”の表記としている．

5．原書表記の agonist（アゴニスト・作用薬・作動薬・刺激薬等），antagonist（アンタゴニスト・拮抗薬・遮断薬等）を，原則以下の表記としている（アンジオテンシン受容体拮抗薬 angiotensin receptor antagonist などの一部例外を除く）．

| | |
|---|---|
| • α / β-agonist | α / βアゴニスト |
| • α / β-antagonist | α / βアンタゴニスト |
| • α / β-receptor agonist | α / β受容体アゴニスト |
| • α / β-receptor antagonist | α / β受容体アンタゴニスト |
| • α / β-selective agonist | α / β選択的アゴニスト |
| • α / β-selective antagonist | α / β選択的アンタゴニスト |
| • α / β-adrenergic agonist | α / βアドレナリン受容体アゴニスト |
| • α / β-adrenergic antagonist | α / βアドレナリン受容体アンタゴニスト |
| • α / β-selective adrenergic agonist | α / β選択的アドレナリン受容体アゴニスト |
| • α / β-selective adrenergic antagonist | α / β選択的アドレナリン受容体アンタゴニスト |

6．本書では，原書表記の epinephrine（エピネフリン）を『日本薬局方』に倣い，adrenaline（アドレナリン）の表記としている．

7．本書掲載の酵素名は，国内使用の薬品成分によるものをカタカナ表記，それ以外をアルファベット表記している（逆転写酵素 reverse transcriptase，合成酵素 synthetic enzyme などの一部例外を除く）．

# Section 1

# 薬理学の基礎

*Fundamental Principle of Pharmacology*

# 1

# 薬物–受容体相互作用

Zachary S. Morris and David E. Golan



## はじめに

なぜ，ある薬物は心機能に影響を及ぼすのに，別の薬物は腎臓の特殊なイオンの輸送を変化させるのか？　なぜ**シプロフロキサシン ciprofloxacin** はバクテリアを効率的に死滅させるのに，患者にはほとんど害を及ぼさないのか？　これらの質問への回答は，薬物とその特異的な標的分子との相互作用についてまず検討し，続いて広範な生理的条件下におけるその相互作用が果たす役割を考察することによって導き出される．本章では薬物–受容体相互作用の分子的詳細に焦点を当て，特に受容体の多様性やその分子機構について詳しく述べる．この解説により本書で取り上げる多くの薬物の作用や薬物分類の基礎的な概念を示す．これはまた第2章，薬力学の基礎知識となるものであり，そこでは薬物–受容体相互作用と薬理作用との定量的関係について説明する．

薬物は理論的にはほとんどどのような三次元構造の標的にも結合できるが，たいていの薬物は望む（治療）効果を発揮するために，生理的あるいは病態生理学的に重要な役割を果たす標的分子と選択的に相互作用を生じる．多くの場合，受容体へ結合する薬物の選択性は，望まない（有害）作用もまた規定する．一般的に，**薬物 drug** は生物のある特定の分子構成要素と相互作用する分子であり，生物に生化学的および生理学的変化を引き起こす．薬物**受容体 receptor** は，薬物と結合することにより，生化学的・生理学的変化をもたらす生体高分子である．

## 薬物と受容体の構造と化学

なぜイマチニブは BCR-Abl 受容体型チロシンキナーゼに特異的に作用し，その他の分子に作用しないのか？　この質問への答えや，なぜどの薬物もある特定の受容体に結合するのかについての理解は，薬物と受容体，この 2 分子の構造とその構造に由来する化学的性質のなかに見出される．ここでは受容体構造と薬物–受容体結合の化学的性質の基本的な決定様式について述べる．基本的には，小さな有機分子である薬物とおもに高分子（特にタンパク質）である標的受容体との相互作用に焦点を当てるが，これらの原理の多くは，タンパク製剤と標的分子との相互作用にも適用される（第 53 章，タンパク質医薬品参照）．

多くのヒトと微生物の薬物受容体はタンパク質で

## Case

退職後の生活をエンジョイしようとBさんは昨年，可能な限りテニスを楽しんだ．しかしこの3カ月間，彼は疲労感が増していることを自覚し，さらに，いつもは食欲旺盛なのに，食事を最後まで終えることさえできなくなってきた．これらの症状を心配し，Bさんは医師の診察を予約した．身体所見上，医師はBさんの脾臓が腫大し，左肋骨弓下10 cmまで辺縁が拡大していることを認めたが，その他の身体所見は正常であった．血液検査では，白血球数（7万細胞数/$mm^3$）の増加，好中球，桿状核球，後骨髄球，骨髄球の絶対数の増加を認めたが，芽球は認められなかった．細胞遺伝学的な分析ではBさんの骨髄球の90%はフィラデルフィア染色体（9番と22番染色体の相互転座を示すもの）を保有し，慢性骨髄性白血病の診断が確定した．医師は，イマチニブによる治療を開始したが，イマチニブはフィラデルフィア染色体がエンコードするBCR-Ablチロシンキナーゼ融合タンパク質の非常に選択的な阻害薬となる．翌月以降，フィラデルフィア染色体を含む細胞はBさんの血液から完全に消失し，シニアテニス大会で競えるほどまで調子は回復した．Bさんはイマチニブを毎日継続的に内服し，完全に正常な血球数を保ち，倦怠感もない．将来どのようになるかはわからないが，健康な引退生活を楽しむことができる機会が与えられたことに感謝している．

### Questions

1. どのようにしてイマチニブはBCR-Abl受容体型チロシンキナーゼ融合タンパク質の活性を阻害するのか？
2. イマチニブと異なり，ほとんどのこれまでの慢性骨髄性白血病に対する治療薬（例えばインターフェロンα）は著明な“感冒様”の副作用もたらす．なぜこれらの治療薬がそのような副作用をほとんどの患者に引き起こすのに対し，このCaseのようにイマチニブはわずかな患者にしか副作用を示さないのか？
3. なぜイマチニブは慢性骨髄性白血病の特異的な治療であるのか？　この特異性はイマチニブ治療に関連する副作用がないことと関係しているのか？
4. どのようにBCR-Ablタンパク質は細胞内シグナル経路に影響を与えるのか？

あるので，タンパク構造の4つのおもなレベルについて概説することは有用である（図1-1）．最も基本的なレベルで，タンパク質はアミノ酸の長い鎖からなり，その配列はタンパク質をコードするDNAの配列によって決定される．タンパク質のアミノ酸配列がタンパク質の**一次構造 primary structure**とされる．いったんリボソームでアミノ酸の長鎖が合成されると，多くのアミノ酸がポリペプチド上の近縁のアミノ酸と相互作用し始める．これらの相互作用は，典型的には水素結合によって調節され，タンパク質の**二次構造 secondary structure**となり，αヘリックスやβシート，βバレルなどのよく知られた構造をとる．これらの高度に組織化された形態の結果，これらの構造はしばしば互いに強固に結びつき，さらにそのタンパク質の全体的な形態を規定する．**三次構造 tertiary structure**は，単一アミノ鎖に沿ったさらに離れたアミノ酸どうしの相互作用の結果である．これらの相互作用は，水素結合，イオン結合，分子内のジスルフィド架橋を形成する硫黄の共有結合を含む．最終的に，ポリペプチドはさらに複雑な構造を形成するためにオリゴマーを形成する．2個またはそれ以上のポリペプチドの相互作用の結果生じる構造は**四次構造 quaternary structure**とされる．

タンパク質を構成する各部位は，水に対して異なる親和性を有しており，この特性がタンパク質の形態にさらに影響を与えている．つまり，細胞内外の環境は主として水より構成されているので，**疎水性 hydrophobic**のタンパク部位はたいていタンパク質の内側となるか，もしくは脂質二重膜に挿入され水から隔離される．反対に，**親水性 hydrophilic**のタンパク部位はタンパク質の外側表面に位置する．すべてのねじれや反転が終了した後，それぞれのタンパク質は独自の形態を持つことによって，その機能，体内の局在，細胞膜とのかかわり，および薬物やその他の高分子体との結合特異性が決定される．

薬物が結合する受容体の部位を，**結合部位 binding site**と呼ぶ．各薬物結合部位は，独自の化学的な特徴を有しており，それはその部位を構成するアミノ酸の特性によって決定される．受容体薬物結合部位の三次元構造，形態，反応性，および薬物の構造，形態，反

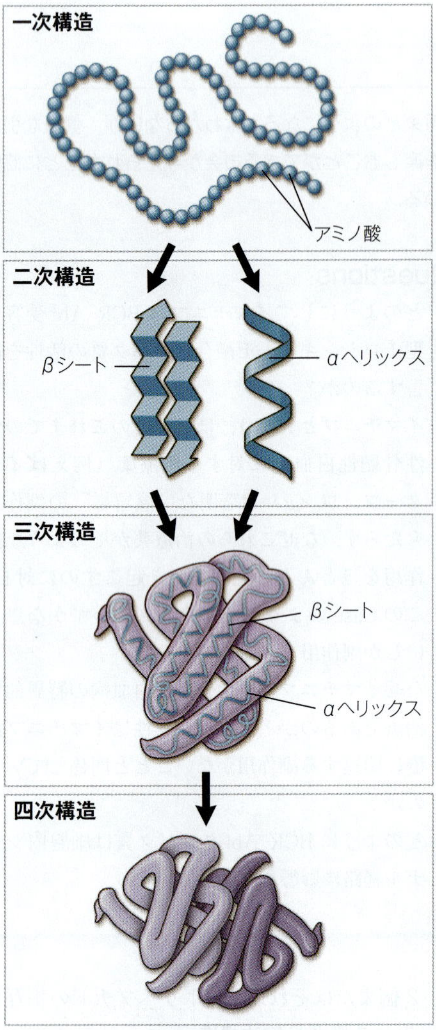


**図 1-1　タンパク質構造のレベル**
タンパク質構造は**一次**，**二次**，**三次**，**四次構造**という複雑な 4 つのレベルに区分できる．一次構造はポリペプチド鎖を構成するアミノ酸の順列により決定される．二次構造は陽性荷電した水素原子と陰性荷電した酸素原子が，同じポリペプチド鎖の炭素上で相互作用することにより決定される．この相互作用によって，αヘリックスやβシートなどタンパク質構成の特徴的な二次パターンが生じる．三次構造は，タンパク質背景としては，はるかに離れたアミノ酸の相互作用により決定される．イオン結合，分子内のジスルフィド架橋を形成する硫黄の共有結合を含むこれらの相互作用によって，タンパク質は特徴的な三次元の構造を与えられる．四次構造は 2 つ以上の独立したタンパク質サブユニットどうしの相互の結合によって決定される．

応性の双方によって，受容体への薬物の配向性が決定され，双方がどれほど強固に結びつくかが決定される．薬物と受容体の結合は通常両者の複数の化学的相互作用の結果であり，いくつかは結合力が弱く（ファン・デル・ワールス力），いくつかは極めて強い（共有結合）．これらいくつかの相互作用の総和が，全体としての薬物-受容体相互作用の特性をなす．薬物と受容体の相互作用のしやすさを，受容体結合部位に対する薬物の**親和性 affinity** と呼ぶ．この概念については第 2 章で詳しく述べるが，これらの相互作用が生じる局所環境，すなわち疎水性，親水性，結合部位近傍のアミノ酸の $pK_a$ などの化学的要素が，薬物-受容体相互作用の親和性を左右する．薬物-受容体相互作用の親和性にかかわる主要な力学的要素を以下に述べるとともに表 1-1 に示す．

**ファン・デル・ワールス力 van der Waals force** は，他の分子との近接性に応じて，その電子密度がシフトすることにより分子内に引き起こされる極性から生じる，受容体と薬物との弱い引力である．この極性は，すべての分子間の相互作用における普遍的な構成要素である．**水素結合 hydrogen bond** はかなり強力で，多くの場合，薬物と受容体の関係において重要である．このタイプの結合は，陽（正）電荷原子（例えば窒素や酸素のような，より電気陰性原子に共有結合している水素など）と負電荷原子（例えば炭素や水素のような，少ない電気陰性原子に共有結合している酸素，窒素，または硫黄など）との間の相互作用によって媒介される．

**イオン相互作用 ionic interaction** は，反対の電荷を有する原子間で発生し，水素結合よりも強いが共有結合よりは弱い．**共有結合 covalent bonding** は，異なる分子上の 2 つの原子間の電子対を共有することによる結果である．共有結合性相互作用は非常に強力で，ほとんどの場合，それらは本質的に不可逆的である．表 1-1 は，相互作用の機序とこれらのタイプの結合のそれぞれの相対的な強さを示している．前述のように，薬物と受容体が相互作用している環境も，結合のしやすさに影響を与える．**疎水性の効果 hydrophobic effect** は，偏在する溶媒水のユニークな特性が引き起こす，疎水性分子と疎水性の結合部位の相互作用が強化される機序を指している．

**単一の種類の相互作用によって引き起こされる薬物受容体結合は稀である．むしろ，いくつかの結合相互作用の組み合わせによって安定した薬物-受容体複合体を形成するのに必要な力が，薬物と受容体に準備される．**一般的には，複数の弱い力で大部分の薬物-受容体相互作用が成り立っている．例えばイマチニブは，多くのファン・デル・ワールス相互作用と水素結合を，BCR-Abl チロシンキナーゼのアデノシン三リン酸 adenosine triphosphate（ATP）結合部位に形成する．これらの比較的弱い力の合計が，この薬とその受容体との間に，強い（高親和性）相互作用を生み出している（図 1-2）．イオン性および疎水性相互作用が，ファン・デル・ワールス相互作用および

**表 1-1 受容体と薬物の相対的結合力**

| 結合タイプ | メカニズム | 結合の強さ |
|---|---|---|
| ファン・デル・ワルースカ | 電子密度を 1 分子の領域内あるいは 1 分子内で変移することによって，一過性の正電荷あるいは負電荷を生じる．これらの領域は，一過性に反対の荷電を有する他の分子領域と相互に作用する． | ＋ |
| 水素結合 | 窒素あるいは酸素と結合した水素原子は，陽性の極性を増し，さらに陰性の極性を有する酸素や窒素や硫黄などとの結合を生じる． | ＋＋ |
| イオン結合 | 過剰な電子を持つ原子（負電荷となる原子）が，電子が不足する原子（正電荷となる原子）に引きつけられる． | ＋＋＋ |
| 共有結合 | 2 つの結合する原子が電子を共有する． | ＋＋＋＋ |

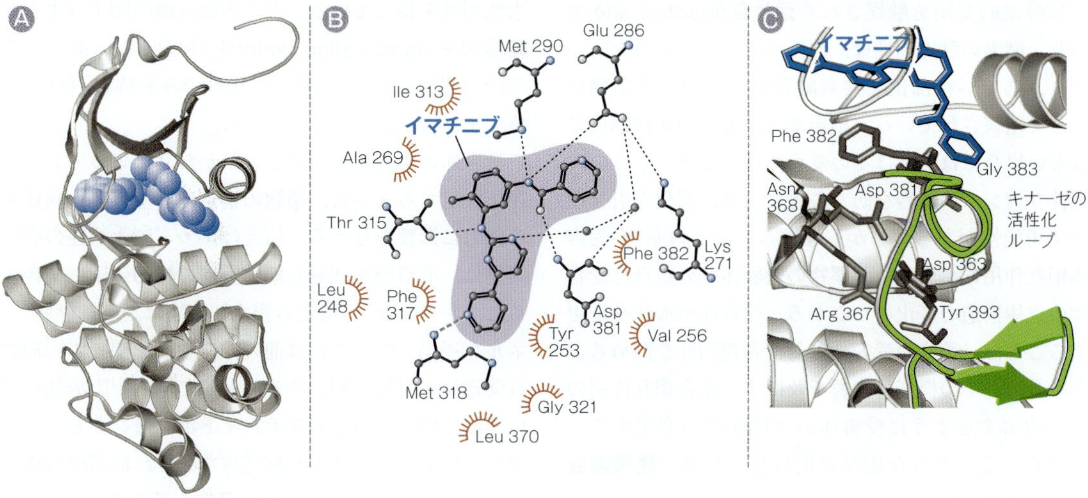


**図 1-2 特異的酵素阻害の基本構造：イマチニブと BCR-Abl キナーゼの相互作用**

**A.** BCR-Abl チロシンキナーゼのキナーゼ部分はリボン状に示される（**グレー**）．BCR-Abl チロシンキナーゼ選択的阻害薬であるイマチニブを空間充填モデルで示す（**青**）．**B.** 薬物（**紫の影部分**）と BCR-Abl タンパク質のアミノ酸残基との分子間相互作用の詳細図．水素結合（点線）と疎水性側鎖を有する 9 つのアミノ酸についてのファン・デル・ワールス相互作用（アミノ酸名と配列位置を囲む光輪）を示す．**C.**（**青**）薬物と（**グレー**）BCR-Abl タンパク質との相互作用により（**緑で強調したリボン状の**）活性化ループのリン酸化が抑制され触媒活性が抑制される．

水素結合よりもさらに大きい力を生み出すという理由により，前者の相互作用は多くの場合，薬物と受容体の結合を開始するうえで重要である．

比較的稀ではあるが，薬物とその受容体との間に起こる共有結合性相互作用は特殊なケースである．共有結合の形成はしばしば本質的に不可逆的であり，その場合，薬と受容体は不活性な複合体を形成する．再活性化するには，その細胞は不活性化されたタンパク質に代わる新たな受容体分子を合成する必要があり，また不活性な複合体の一部でもある薬物分子は，他の受容体分子を抑制することができない．この機序を介して，それらの標的受容体（多くの場合酵素）を修飾する薬物は，時として**自殺基質** suicide substrate と呼ばれる．

薬物の分子構造は，受容体への特異的結合に寄与する物理的および化学的特性を決定する．重要な要因には疎水性，イオン化状態（$pK_a$），立体構造，および薬物分子の立体化学が含まれる．これらすべての要因を統合して，結合部位への薬物の相補性が決定される．受容体結合ポケットは高度に特異的であり，薬物の小さな変化は，薬物-受容体相互作用の親和性に大きな影響を与えうる．例えば薬物の**立体化学** stereochemistry は，結合相互作用力に大きな影響を及ぼす．**ワルファリン** warfarin は，ラセミ混合物（右旋性の分子 50％と左旋性の分子 50％を含有する混合物）として合成され投与されるが，S エナンチオマーは R 体よりも 4 倍強力であり，それは，ビタミン K エポキシド還元酵素の結合部位と S 体との，より強い相互作用によるものである．立体化学はまた，毒性にも影響を与える．それは薬物の 1 つのエナンチオマーが望ましい治療効果を引き起こし，もう 1 つのエナンチオマーが望ましくない毒性作用を引き起こす場合で，おそらくそれは，第２受容体との相互作用や有毒種の代謝に起因する．製薬会社が個々のエナンチオマーを大規模に合成し，精製することは難しいが，現在市販されている薬物の数々は，一方のエナンチオマーが，その鏡像より高い有効性または低い毒性を有する場合には，個々のエナンチオマーとして製造されている．

## 受容体への薬物結合の影響

どのように薬物結合は生体における生化学的および／あるいは生理的変化をもたらすのか？ 酵素活性を有する受容体の場合には，薬物の結合部位は，しばしば酵素的変換を触媒される**活性部位 active site**であり，酵素の触媒活性は，部位への基質の結合を防いだり，あるいは部位を共有結合的に修飾する薬物によって阻害されている．結合部位が酵素の活性部位ではない場合には，薬はその受容体結合ポケットへの内因性リガンドの結合を防ぐことにより，変化を引き起こす可能性がある．しかしながら，多くの薬物-受容体相互作用においては，薬物の受容体への結合は受容体の立体構造の変化につながる．受容体の形状を変更することは，薬物の受容体に対する親和性を高めることを含め，その機能に影響を及ぼす．結合相互作用の質を改善するように受容体の立体構造が変化することから，このような相互作用はしばしば，**誘導適合 induced fit**と呼ばれる．

誘導適合の原理は，その薬物-受容体結合が，受容体の立体構造に大きな影響を及ぼす可能性があることを示唆している．受容体の立体構造変化を誘導することによって，多くの薬物が，結合相互作用の質を向上させるだけでなく，受容体の働きをも変化させる．薬物によって誘発される形状の変化は，内因性リガンドの結合によって引き起こされるものと，しばしば同一である．例えば外因的に投与される**インスリンアナログ製剤 insulin analogue**は，わずかに異なるアミノ酸配列にもかかわらず，すべて同程度にインスリン受容体を刺激する．他の場合では，結合薬物は受容体の形状を変化させ，通常よりも多かれ少なかれ機能するようにする．例えば，BCR-Abl チロシンキナーゼに結合しているイマチニブは，タンパク質に酵素的不活性構造をとらせることで受容体のキナーゼ活性を阻害する．

誘導適合の原理を説明する別の方法は，多くの受容体が複数の立体構造の状態で存在することを考慮することである．例えば不活性化（またはクローズ），活性化（またはオープン），および脱感作（または不活性化された）などで，薬物の受容体への結合は，これらの立体構造の１つ以上を安定化させる．薬物-受容体相互作用の概念を取り入れた定量モデルは，第２章で説明されている．

## 膜の薬物-受容体相互作用への影響

受容体の構造はまた，形質膜のような細胞境界との関係において，どこにタンパク質を配置するかも決定する．大きな疎水性領域を有するタンパク質は，膜が高度に脂質を含むため，形質膜内に存在することができる．形質膜にある多くの受容体は，膜内に配置されている親油性の領域と，細胞内および細胞外空間に親水性領域を持っている．多くの転写調節因子（または**転写因子 transcription factor**と呼ばれる）を含むその他の薬物受容体は，親水性領域のみを持ち，細胞質，核，またはその両方に存在する．

受容体の構造が形質膜とのかかわりによってその局在を決定するように，**薬物の構造は，受容体へ到達する能力に影響を与える**．例えば，多くの水溶性の高い薬物は，形質膜を通過し細胞質内の標的分子に結合することができない．特定の親水性薬物は，膜貫通型チャネルを通過して（または他の輸送機構を使って）細胞質受容体へ容易に到達することができる．脂溶性の高い薬物，例えば多くのステロイドホルモンなどは，しばしば特別なチャネルや輸送体なしで，形質膜の疎水性脂質環境を通過して細胞内標的へ到達することができる．

受容体の形状を変化させる薬物の能力が，細胞表面上の受容体への薬物結合を可能にし，細胞内の機能に影響を及ぼす．多くの細胞表面受容体タンパク質は，形質膜をわたる受容体領域を介して，細胞内エフェクター（作動因子）分子につながっている細胞外ドメインを有する．いくつかのケースでは，細胞外ドメインの形状変化が，膜貫通および／または受容体の細胞内ドメインの立体構造を変化させ，受容体機能の変化に至る．他のケースでは，薬物は，細胞内のエフェクター分子を活性化する二量体型受容体複合体を形成しながら，２つの受容体分子の細胞外ドメインを架橋することができる．

これらのすべての要因，つまり薬物と受容体構造，薬物-受容体相互作用に影響を与える化学的な力，水と細胞膜における薬物溶解性，およびその細胞内の受容体の機能は，薬物とその標的受容体との相互作用に実質的な**特異性 specificity**を与える．本書では，受容体の立体構造変化を誘発するように受容体へのアクセスおよび結合ができ，それによって，生化学的または生理学的効果を生み出す薬物の多数の例を説明している．この原則は，受容体構造の知識を身につけることで，理論的には，受容体の活性を妨げたり強化したりする薬物を設計できることを示唆している．実際に，その標的へより選択的に結合するようにその構造を変えることで薬物の効力を増加させ，毒性を低減するように多くの調査が現在進行中である．**合理的薬物設計 rational drug design** と呼ばれるこのプロセスは，例えば抗ウイルスプロテアーゼ阻害薬および抗腫瘍性イマチニブなどの，高度に選択的な薬剤の開発を可能とした．薬物設計へのこの取り組みは，第49章，医薬品の探索研究と非臨床開発でより詳細に記述されている．

## 薬物選択性の分子と細胞決定要因

理想的な薬物は，望ましい治療効果を引き起こす標的分子とのみ相互作用し，不要な副作用を引き起こす標的分子とは作用しないものである．そのような薬物はまだ発見されていない（すなわち，現在臨床使用されているすべての薬物が治療効果と同様に副作用を引き起こす可能性がある）が，薬理学者はこの目標達成のために，薬物**選択性 selectivity** のいくつかの決定要因を利用することができる．薬物作用の選択性は，少なくとも2つのクラスのメカニズムによって与えられる．(1) 受容体サブタイプの細胞型特異性，と (2) 受容体–エフェクター共役の細胞型特異性を含む．

薬物に対する多くの潜在的な受容体は多様な種類の細胞に広く分布しているが，いくつかの受容体は，その分布がより限定されている．このような局所的な受容体と相互作用する薬物の全身投与は，高度に選択的な治療効果をもたらす．例えばDNA合成のような，ユビキタスプロセスを標的とする薬物は重要な毒性副作用を引き起こす可能性があり，これはがんの治療のための多くの現在利用可能な化学療法薬の場合である．例えば胃における酸生成のような，細胞タイプにより限定されるプロセスを標的とする他の薬剤は，副作用がより少ないかもしれない．イマチニブは非常に選択的な薬物である．なぜならBCR-Ablのタンパク質が，正常（非がん）細胞で発現していないからである．一般的に，**特定の薬物が標的受容体の細胞型分布をより多く制限するほど，より選択的な薬物である可能性が高い．**

同様に，多くの異なる細胞型が薬物のための同じ標的分子を発現する場合でも，その薬物の効果は種々の細胞型において異なる．なぜなら，種々の細胞型おける受容体–エフェクター共役機構の差異または薬物標的の要件の違いがあるためである．例えば電位開口型カルシウムイオン（$Ca^{2+}$）チャネルは広範に心臓で発現されているが，心臓ペースメーカ細胞は，心臓の心室筋細胞よりも，$Ca^{2+}$ チャネル拮抗薬の影響に対して相対的により感受性が高い．この相違は，活動電位の伝播が心臓ペースメーカ細胞における $Ca^{2+}$ チャネルの作用に主として依存するのに対し，ナトリウムイオン（$Na^{+}$）チャネルが心室筋細胞の活動電位の $Ca^{2+}$ チャネルよりも重要である，という事実に起因する．一般的に，**薬物のための特定の標的分子を発現する種々の細胞型のなかで受容体エフェクター共役機構の違いが多いほど，より選択的な薬物である可能性が高い．**

## 薬物受容体の主要なタイプ

薬物分子の多様性を考えると，薬物とその標的分子との相互作用も同様に多様であるようにみえる．これは部分的には当てはまる．実際には，**現在理解されている薬物–受容体相互作用のほとんどは，6つの主要なグループに分類することができる．**これらのグループは薬物および (1) 膜貫通型イオンチャネル，(2) 細胞内Gタンパク質に結合された膜貫通型受容体，(3) 細胞内酵素ドメインを有する膜貫通型受容体，(4) 酵素，転写調節因子，および構造タンパク質を含む細胞内受容体，(5) 細胞外酵素，および (6) 細胞表面接着受容体（図1-3）との相互作用である．表1-2は各主要な相互作用の種類の要約を示している．

薬物がどの程度，その標的を活性化あるいは阻害するかどうかを知ることは，相互作用に関する貴重な情報となる．**薬力学 pharmacodynamics**（人体への薬の影響）は次の章で詳しく説明されているが，薬物–受容体相互作用の分子機構を考察する前に，薬物とその標的とのおもな薬力学的関係について簡単に説明することは有用である．**アゴニスト agonist は，その標的に結合すると，それらの標的の活性に変化を引き起こす分子である．完全アゴニスト full agonist** は可能な最大限の範囲で，その標的に結合し活性化する．例えばアセチルコリン acetylcholine（ACh）は，ニコチン性ACh受容体に結合し，イオンチャネル関連受容体を非伝導性から完全な伝導状態へ立体構造変化を誘発する．**部分アゴニスト partial agonist** はその標的に結合する際に準最大応答を生じる．**インバースアゴニスト inverse agonist** は，恒常的に活性な標的を不活性にする．**アンタゴニスト antagonist は，生理的または薬理的アゴニストによって，その標的の活性化**

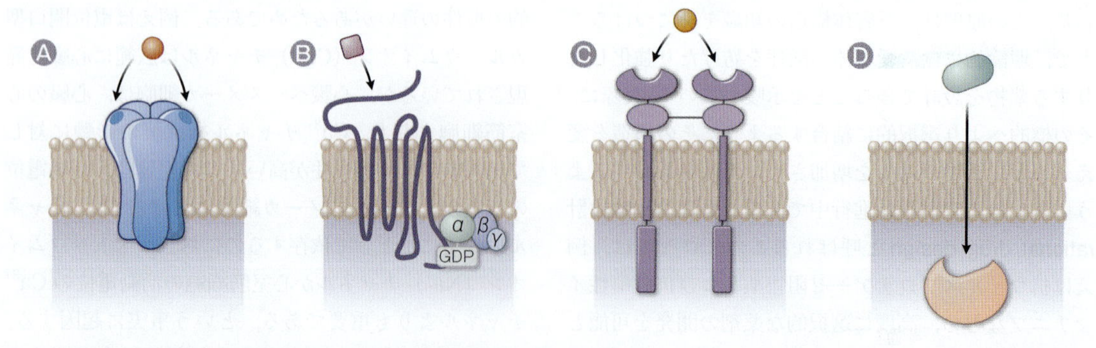


**図 1-3 薬物–受容体の相互作用の 4 つの主要なタイプ**
ほとんどの薬物–受容体の相互作用は 4 つのグループに分類される．**A.** 薬物が細胞膜のイオンチャネルに結合し，チャネルコンダクタンスを変化させる．**B.** 細胞膜にある 7 回膜貫通型受容体が機能的に細胞内 G タンパク質と連関する．**C.** 薬物が膜貫通型受容体の細胞外ドメインと結合し，その受容体の細胞内ドメイン（**長方形**）の酵素活性を活性化したり抑制したりすることによって，細胞内シグナルを変化させる．**D.** 薬物が細胞膜を通過し，細胞質や核受容体と結合する．これは脂溶性薬物（ステロイドホルモン受容体に結合する薬物など）によく認められる．あるいは，薬物が細胞膜を通過することなく細胞外ドメインで酵素を抑制する（**図示せず**）．

**表 1-2 6 つの主要な薬物–受容体相互作用**

| 受容体のタイプ | 薬物–受容体相互作用の部位 | 引き続く作用が起こる部位 |
|---|---|---|
| 膜貫通型イオンチャネル | 細胞外，チャネル内，細胞内 | 細胞質 |
| 細胞内 G タンパク質共役膜貫通型 | 細胞外あるいは膜内 | 細胞質 |
| 細胞内酵素ドメインを有する膜貫通型 | 細胞外 | 細胞質 |
| 細胞内 | 細胞質あるいは核 | 細胞質あるいは核 |
| 細胞外酵素 | 細胞外 | 細胞外 |
| 接着 | 細胞外 | 細胞外 |

能力を阻害（あるいは不活化）する．生理的アゴニストの結合部位を直接遮断する薬物は**競合的アンタゴニスト competitive antagonist** と呼ばれ，標的分子上の他の部位に結合し，それによって受容体の活性化（または不活性化）のために必要な立体構造変化を防ぐ薬物は，**非競合的アンタゴニスト noncompetitive antagonist** アンタゴニストまたは**不競合的アンタゴニスト uncompetitive antagonist** と呼ばれる（第 2 章参照）．各薬物–受容体相互作用の機序はいくつかの項で概説されるように，これらの異なる薬力学的効果がどのように生み出されるのかを構造レベルで考慮することが有用であろう．

## 膜貫通型イオンチャネル

多くの細胞機能は，形質膜を渡るイオンおよび他の親水性分子の通過を必要とする．特殊な膜貫通型チャネルがこれらの過程を調節する．**イオンチャネル ion channel** の機能は多様で，神経伝達における基本的な役割，心臓伝導，筋収縮，および分泌などを含む．このため，イオンチャネルを標的とする薬物は，主要な生体機能に大きな影響を及ぼす．

3 つの主要な機序が，膜貫通型イオンチャネルの働きを調節する．あるチャネルでは，コンダクタンス（伝導率）は，リガンドのチャネルへの結合によって制御される．他のチャネルでは，コンダクタンスは形質膜を介した電位の変化によって調節される．また他のチャネルでは，コンダクタンスは，何らかの形でチャネルに連結されている細胞膜受容体に結合するリガンドによって制御されている．第 1 グループのチャネルは**リガンド開口型 ligand-gated**，第 2 グループは**電位開口型 voltage-gated**, および第 3 グループは**セカンド（二次）メッセンジャー調節型 second messenger-regulated** と呼ばれる．表 1-3 は，各種類のチャネルの活性化と機能の機序をまとめたものである．

チャネルは一般的に，それが通すイオンに対し非常に選択的である．例えば，中枢および末梢神経系のニューロンにおける活動電位の伝播は，細胞への $Na^+$ の選択的な通過を許可する電位開口型イオンチャネルの同期刺激の結果として起こる．そのようなニューロ

**表 1-3 3つの主要な膜貫通型イオンチャネル**

| チャネルのタイプ | 活性化のメカニズム | 機能 |
|---|---|---|
| リガンド開口型 | リガンドのチャネルへの結合 | イオンコンダクタンスの変化 |
| 電位開口型 | 膜を介した電位勾配の変化 | イオンコンダクタンスの変化 |
| セカンドメッセンジャー調節型 | リガンドとGタンパク質共役型膜貫通型受容体細胞内ドメインとの結合と，引き続くセカンドメッセンジャーの産生 | セカンドメッセンジャーがチャネルのイオンコンダクタンスを調節 |

ンの膜電位が十分に陽性になるとき，電位開口型 $Na^+$ チャネルが開口し，さらに細胞を脱分極する細胞外 $Na^+$ の大規模な流入を可能にする．活動電位の発生と伝播におけるイオン選択性チャネルの役割は，第7章，細胞興奮性と電気化学伝達の原理で説明されている．

ほとんどのイオンチャネルはイオンの選択性，それらのコンダクタンスの大きさ，あるいはそれらの機序の活性化または不活性化に関係なく，いくつかの構造的類似性を共有している．イオンチャネルは，形質膜を貫く数々のタンパク質サブユニットからなる筒状の高分子である傾向がある．**リガンド結合ドメイン ligand-binding domain** は，細胞外かチャネル内，または細胞内でもありうるのに対し，他の受容体または調節物質と相互作用するドメインは最も頻繁に細胞内にある．ニコチン性 ACh 受容体の構造は原子解像度まで決定され，重要なリガンド開口型イオンチャネルの構造の一例を提供している．この受容体は5つのサブユニットから構成されており，それぞれが形質膜を貫通する（図1-4）．2つのサブユニットがαを指定しており，それぞれが ACh のための単一細胞外結合部位を含む．遊離状態（リガンドが結合していない状態）の受容体では，チャネルはアミノ酸側鎖によってふさがれており，イオンを通過させない．2つの ACh 分子の受容体への結合は立体構造変化を誘導し，チャネルを開き，イオンコンダクタンスを可能にする．

ニコチン性 ACh 受容体は開閉の2つの状態のみと想定されているが，多くのイオンチャネルでは他の状態も想定することができる．例えば，いくつかのイオンチャネルは**不応性 refractory** または**不活化 inactivated** になりうる．この状態では，チャネルの不応期として知られている一定期間にチャネルの透過性を変更することができない．電位開口型 $Na^+$ チャネルは

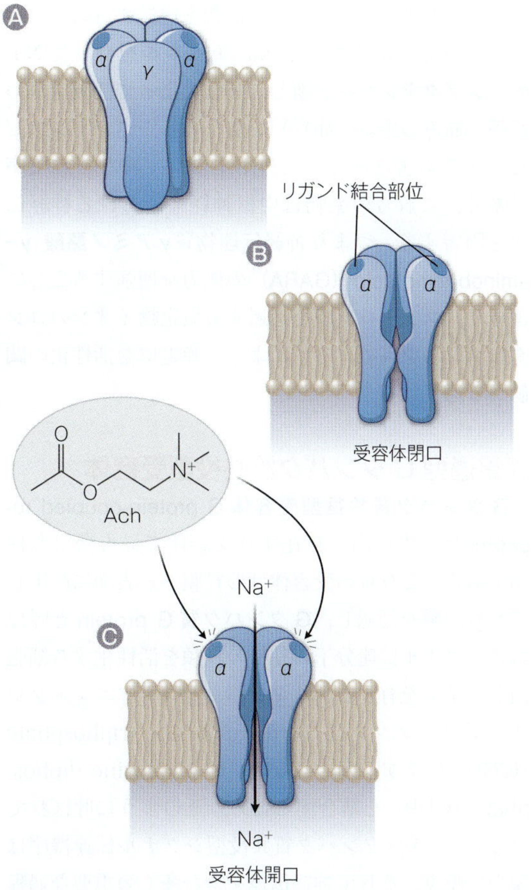


**図 1-4 リガンド開口型ニコチン性アセチルコリン受容体**

**A.** 細胞膜アセチルコリン（Ach）受容体は5つのサブユニット，2つのαサブユニット，βサブユニット，γサブユニット，そしてもう1つのβサブユニットから構成される．**B.** γサブユニットは受容体の内部状態を見るために取り除いてある．この図により膜貫通型チャネルを形成していることがよくわかる．ACh がない場合は，受容体のゲートは閉じており，陽イオン［最も重要なのはナトリウムイオン（$Na^+$）］はチャネルを通過することができない．**C.** ACh が両方のαサブユニットに結合するとチャネルは開口し，$Na^+$ は濃度勾配に従って細胞内に流入する．

活性，チャネル開口，チャネル閉口，およびチャネル不活性化のサイクルを経る．不活化（不応性）期間中は，たとえ膜電位が通常ではチャネルを刺激し開口させる電圧に戻ったとしても，数ミリ秒（ms）間は再活性化できない．いくつかの薬物は，同じイオンチャネルの異なる状態に対して異なる親和性で結合する．この**状態依存性結合 state-dependent binding** は，第11章，局所麻酔薬の薬理学と第23章，心臓リズムの薬理学でそれぞれ述べられているように，いくつかの局所麻酔薬や抗不整脈薬の作用機序において重要である．

イオンチャネルのコンダクタンスを変更することによって作用する薬物の2つの重要な分類は，局所麻酔薬とベンゾジアゼピン類薬である．局所麻酔薬は末

梢から中枢神経系への痛みの情報を送信するニューロンにおける，電位開口型 $Na^+$ チャネルを介して $Na^+$ のコンダクタンスを遮断し，それによって活動電位の伝播と痛みの感覚（痛覚）を防止する．ベンゾジアゼピン類薬もまた神経系に作用するが，異なった機序である．これらの薬物は中枢神経系における神経伝達を阻害する．つまり神経伝達物質**γアミノ酪酸 γ-aminobutyric acid（GARA）**の能力を増強することによって，ニューロン膜を透過する塩化物イオンのコンダクタンスを高め，それによって膜電位を活性化の閾値から遠ざける．

## 膜貫通型 G タンパク質共役型受容体

**G タンパク質共役型受容体 G protein-coupled receptor** は，人体内に存在する受容体で最も豊富な種類である．これらの受容体は形質膜の外表面に露出しており，膜を通過し，**G タンパク質 G protein** と呼ばれるシグナル伝達分子の独特の種類を活性化する細胞内ドメインを有する［G タンパク質はグアニンヌクレオチドグアノシン三リン酸 guanosine triphosphate（GTP）とグアノシン二リン酸 guanosine diphosphate（GDP）を結合するため，そのように呼ばれている］．領域 G タンパク質共役型シグナル伝達機序は視力，嗅覚，そして神経伝達を含む多くの重要な過程に関与している．

G タンパク質共役型受容体は，単一のポリペプチド鎖内に 7 回膜貫通型ドメインを有する．それぞれの膜貫通型ドメインは単一のαヘリックスからなり，αヘリックスは，この受容体クラスのすべてのメンバーが類似している特徴的な構造モチーフに配置されている．この種類のタンパク質の細胞外ドメインは通常リガンド結合ドメインを含むが，いくつかの G タンパク質共役型受容体は受容体の膜貫通型ドメイン内でリガンドに結合する．G タンパク質は静止状態で非共有結合されているαとβγサブユニットを持っている．G タンパク質共役型受容体の刺激は，細胞質ドメインを近くの G タンパク質に結合および活性化させ，そこで G タンパク質のαサブユニットが GDP を GTP に交換する．αGTP は，βγサブユニットから解離し，数々の異なるエフェクターと相互作用するために，αまたはβγサブユニットは形質膜の内側の弁尖に沿って拡散する．これらのエフェクターにはアデニル酸シクラーゼ，ホスホリパーゼ C phospholipase C（PLC），様々なイオンチャネル，および他の種類のタンパク質などが含まれている．G タンパク質によって仲介されるシグナルは，サブユニットの固有の GTP アーゼ活性によって触媒される GTP の GDP への加水分解によって通常は終結される（図 1-5）．

G タンパク質の 1 つの主要な役割は，**セカンドメッセンジャー second messenger** の生成を活性化する

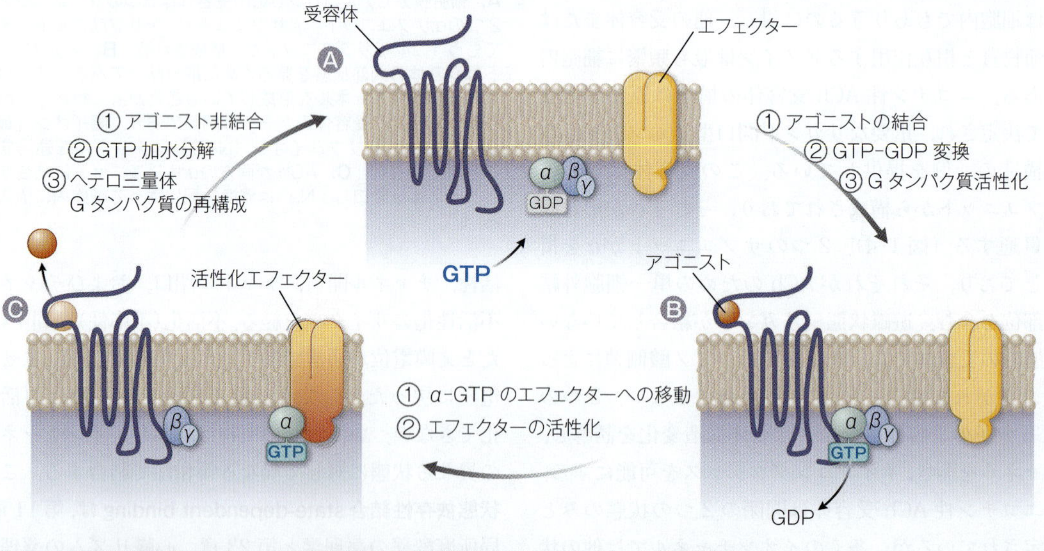


**図 1-5　受容体調節性 G タンパク質活性化と引き続くエフェクターの相互作用**
**A.** 静止状態では，G タンパク質のαおよびβγサブユニットは互いに関係しており，グアノシン二リン酸（GDP）はαサブユニットに結合している．**B.** 細胞外リガンド（アゴニスト）が G タンパク質共役型受容体と結合するとαサブユニット上でグアノシン三リン酸（GTP）が GDP に変換される．**C.** βγサブユニットはαサブユニットから解離し，拡散してエフェクタータンパク質に作用する．GTP につくαサブユニットとエフェクターの相互作用は，エフェクターを活性化する．あるケースでは（**図示せず**），βγサブユニットはまたエフェクタータンパク質をまた活性化する．受容体のサブタイプや特異的 Gαアイソフォームによって，Gαはエフェクターの活性を抑制する．αサブユニットは細胞内 GTP アーゼ活性を有しており，GTP を GDP へ加水分解する．これにより，αサブユニットはβγサブユニットと解離し，サイクルが再び回り始める．

ことである．セカンドメッセンジャーとはファーストメッセンジャー（通常は内因性リガンドまたは外因性薬物）によって提供された入力を，細胞質に伝えるシグナル伝達分子である（図 1-6）．セカンドメッセンジャーサイクリックアデノシン 3′,5′-一リン酸 cyclic adenosine 3′,5′-monophosphate（cAMP）の生成を触媒するアデニル酸シクラーゼ，およびサイクリックグアノシン 3′,5′-一リン酸 cyclic guanosine 3′,5′-monophosphate（cGMP）の産生を触媒するグアニル酸シクラーゼのようなシクラーゼの活性化は，G タンパク質に連鎖した最も一般的な経路を構成している．また G タンパク質は，酵素 PLC を活性化することができ，他の機能のなかでも，細胞内 $Ca^{2+}$ 濃度の調節に重要な役割を果たしている．G タンパク質によって活性化されると，膜リン脂質ホスファチジルイノシトール-4,5-ビスリン酸 phosphatidylinositol-4,5-bisphosphate（$PIP_2$）を PLC はセカンドメッセンジャーのジアシルグリセロール diacylglycerol（DAG）とイノシトール-1,4,5-三リン酸 inositol-1,4,5-trisphosphate（$IP_3$）に開裂する．$IP_3$ は，細胞内に貯蔵されている $Ca^{2+}$ の放出を引き起こし，それによって細胞質の $Ca^{2+}$ 濃度を劇的に増加させ，下流分子や細胞イベントを活性化する．DAG はプロテインキナーゼ C を活性化し，それによって平滑筋収縮および膜貫通型イオン輸送を含む，他の分子および細胞イベントを媒介する．これらのイベントのすべてが動的に調節されており，経路の異なる段階が，特徴的な動態により活性化されたり不活化されたりする．

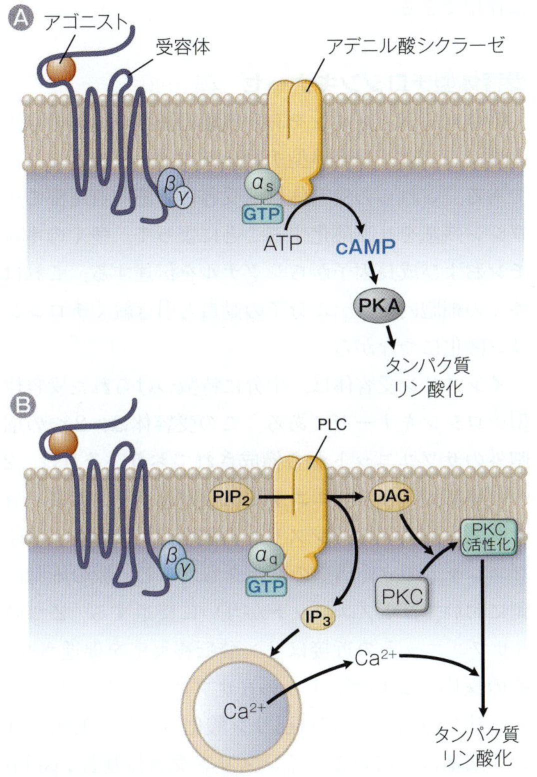


**図 1-6　G タンパク質によるアデニル酸シクラーゼとホスホリパーゼ C 活性化**

G タンパク質はいくつかの異なるタイプのエフェクター分子と相互作用する．活性化される Gα タンパク質のサブタイプによって，しばしばどのエフェクターが G タンパク質によって活性化されるかが決定される．2 つの最も一般的な Gα サブユニットが，$G\alpha_S$ と $G\alpha_q$ であり，アデニル酸シクラーゼとホスホリパーゼ C（PLC）をそれぞれ刺激する．**A.** $G\alpha_S$ によって刺激されると，アデニル酸シクラーゼがアデノシン三リン酸（ATP）をサイクリックアデノシン-3′,5′-一リン酸（cAMP）に変換する．cAMP は続いてプロテインキナーゼ A　protein kinase A（PKA）を活性化し，それにより多くの特異的な細胞タンパク質をリン酸化する．**B.** $G\alpha_q$ によって刺激されると，PLC が膜リン脂質ホスファチジルイノシトール-4,5-ビスリン酸（$PIP_2$）をジアシルグリセロール（DAG）とイノシトール-1,4,5-三リン酸（$IP_3$）に分解する．DAG は膜内に拡散し，プロテインキナーゼ C　protein kinase C（PKC）を活性化し，特異的な細胞タンパク質をリン酸化する．$IP_3$ は小胞体から細胞質へのカルシウムイオン（$Ca^{2+}$）放出を刺激する．$Ca^{2+}$ 放出はまた，タンパク質リン酸化を刺激してタンパク活性化を変化させる．図示していないが，G タンパク質の βγ サブユニットはまたある種の細胞内シグナル伝達経路に影響を及ぼす．

Gα タンパク質アイソフォームの大多数が現在同定されており，その各々がその標的に対し独特の効果を有する．これらの G タンパク質のいくつかは，G-刺激型（$G_s$），G-抑制型（$G_i$），$G_q$，$G_o$，および $G_{12/13}$ などを含む．これらのアイソフォームの効果例を表 1-4 に示す．これらの G タンパク質の異なる機能は，あるものは異なる細胞型において同じ受容体に様々な方法で結合することから，将来の薬物の潜在的な選択性のために重要である可能性が高い．それらの作用は完全には特徴づけられていないが，G タンパク質の βγ サブユニットはまた，セカンドメッセンジャー分子としても作用できる．

G タンパク質共役型受容体ファミリーの 1 つの重要なクラスは，β アドレナリン受容体のグループである．それらの受容体で最も徹底的に研究されている

**表 1-4　主要な G タンパク質と作用の例**

| G タンパク質 | 作　用 |
|---|---|
| G-刺激型（$G_s$） | カルシウムイオン（$Ca^{2+}$）チャネルを活性化し，アデニル酸シクラーゼを活性化 |
| G-抑制型（$G_i$） | カリウムイオン（$K^+$）チャネルを活性化し，アデニル酸シクラーゼを抑制 |
| $G_o$ | $Ca^{2+}$ チャネルを抑制 |
| $G_q$ | PLC を活性化 |
| $G_{12/13}$ | 多彩なイオン輸送体への相互作用 |

PLC：ホスホリパーゼ C.

のは$\beta_1$，$\beta_2$と$\beta_3$とされている．第 10 章，アドレナリン作動性の薬理学でより詳細に説明されているように，$\beta_1$受容体は，心拍数を制御する役割を果たす．$\beta_2$受容体は平滑筋の弛緩に関与し，$\beta_3$受容体は脂肪細胞によるエネルギーの動員の役割を果たす．これらの各受容体は，**アドレナリン adrenaline**（エピネフリン）および**ノルアドレナリン noradrenaline（NA）**［ノルエピネフリン norepinephrine（NE）］などの内因性カテコールアミンが，受容体の細胞外ドメインへ結合することによって刺激される．**アドレナリン adrenaline** の結合は，受容体の立体構造変化を誘発し，受容体の細胞質ドメインに関連している G タンパク質を活性化する．G タンパク質の活性化形態（GTP 結合型）は，アデニル酸シクラーゼを活性化し，細胞内の cAMP レベルと下流細胞効果を増加させる．表 1-5 は，$\beta$アドレナリン受容体の多様な組織分布と作用のいくつかを示している．

## 細胞内酵素ドメインを有する貫通型受容体

細胞の薬物標的の第 3 の主要なクラスは，膜貫通型受容体で構成されている．膜貫通型受容体は，細胞外リガンド結合相互作用を連結された酵素ドメインの活性化を介して細胞内の作用に変換する．そのような受容体は，細胞の代謝，成長，および分化を含む生理的プロセスの多様な役割を果たしている．細胞内酵素ドメインを有する受容体は，それらの細胞質内の作用機序に基づいて 5 つの主要なクラスに分類することができる（図 1-7）．これらの受容体のすべては，G タンパク質共役型受容体中に存在する 7 回膜貫通型モチーフとは対照的に，単一の膜貫通型タンパク質である．細胞内酵素ドメインを有する多くの受容体は，それらのシグナルを伝達するために二量体または多サブユニット複合体を形成する．

**表 1-5 βアドレナリン受容体の組織局在と作用**

| 受容体 | 組織局在 | 作　用 |
|---|---|---|
| $\beta_1$ | 心臓の SA 結節<br>心筋<br>脂肪組織 | 心拍数増加<br>心収縮力増加<br>脂肪分解促進 |
| $\beta_2$ | 気管支平滑筋<br>消化管平滑筋<br>子宮<br>膀胱<br>肝臓<br>膵臓 | 気管支拡張<br>括約筋収縮と腸壁の弛緩<br>子宮の弛緩<br>膀胱の弛緩<br>糖新生と解糖の増加<br>インスリン放出の増加 |
| $\beta_3$ | 脂肪組織 | 脂肪分解促進 |

SA：洞房，sinoatrial.

細胞内酵素ドメインを有する受容体の多くは，特定のアミノ酸残基にリン酸基を追加（リン酸化），または特定のアミノ酸残基からリン酸基を削除（脱リン酸化）することによってタンパク質を修飾する．**リン酸化反応はタンパクシグナル伝達のユビキタス機序である**．リン酸基の大きな負電荷がタンパク質の三次元構造を劇的に変えることにより，そのタンパク質の活性を変更させる．さらにリン酸化反応は容易に可逆的であり，このシグナリング機序は，時間と空間に特異的に作用できる．

### 受容体型チロシンキナーゼ

細胞内酵素ドメインを有する膜貫通型受容体の最大のグループは，受容体型チロシンキナーゼファミリーである．これらの受容体は，受容体の細胞質尾部のチロシン残基をリン酸化することによって，多くのホルモンおよび成長因子からシグナルを伝達する．これは多くの細胞内シグナル分子の動員と引き続くチロシンリン酸化につながる．

インスリン受容体は，十分に特徴づけられた受容体型チロシンキナーゼである．この受容体は，2 つの細胞外のサブユニットから構成されており，それは，2 つの膜貫通型$\beta$サブユニットに共有結合している．$\alpha$サブユニットへのインスリンの結合は，隣接する$\beta$サブユニットの立体構造の変化をもたらし，膜の細胞内側において$\beta$サブユニットが互いに接近する．2 つの$\beta$サブユニットの近接はリン酸転移反応を促進させ，その反応において，1 つの$\beta$サブユニットはもう一方をリン酸化する（“自己リン酸化”）．リン酸化チロシン残基は，次いで，インスリン受容体基質 insulin receptor substrate（IRS）タンパク質として知られている他の細胞質タンパク質を動員するように作用する．2 型糖尿病は，あるケースではインスリン受容体後のシグナリング欠陥に関連しており，したがってインスリン受容体の情報伝達経路の理解は，合理的な治療薬の潜在的な設計に関連している．インスリン受容体シグナル伝達の機序は，第 30 章，膵内分泌および糖ホメオスタシスの薬理学においてより詳細に述べられている．

その受容体型チロシンキナーゼが細胞増殖および分化に重要な役割を果たしていることを認識すれば，これらの受容体における“機能獲得型”突然変異（すなわち，これらの分子に**リガンド非依存的**な活性化を引き起こす突然変異）が，制御不能の細胞増殖およびがんにつながる可能性は驚くにあたらない．冒頭の

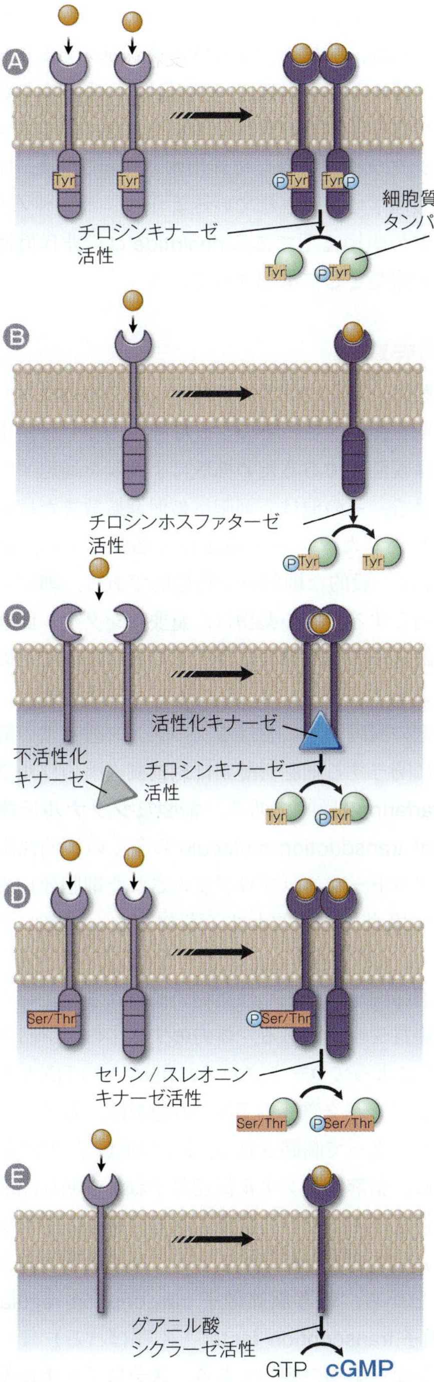


**図 1-7 細胞内酵素ドメインを有する膜貫通型受容体の主要なタイプ**

5つの主要なカテゴリーが細胞内酵素ドメインを有する膜貫通型受容体にある．**A.** 最も大きなグループは**受容体型チロシンキナーゼ**である．リガンドによる活性化に続き，これらの受容体は，二量体化し，受容体内やしばしば標的となる細胞内タンパク質のチロシン残基をリン酸基へ転移する．受容体型チロシンキナーゼの例として，インスリン受容体や BCR-Abl タンパク質が含まれる．**B.** 受容体のいくつかはチロシンホスファターゼとして働く．これらの受容体は他の膜貫通型受容体あるいは細胞質タンパクのチロシン残基を脱リン酸化する．免疫系の多くの細胞は受容体型チロシンホスファターゼを有する．**C.** チロシンキナーゼ結合型受容体のいくつかは，限定的な酵素ドメインを持っていない．しかし，リガンドの受容体への結合は，受容体関連プロテインキナーゼ（**非受容体型チロシンキナーゼ**）の活性化を引き起こし，引き続き，特定の標的細胞タンパク質上のチロシン残基をリン酸化する．**D.** 受容体型セリン／スレオニンキナーゼは，特定の標的細胞内タンパク質のセリンおよびスレオニン残基をリン酸化する．形質転換成長因子β（TGF-β）スーパーファミリー受容体のメンバーがこのカテゴリーに含まれる．**E.** 受容体型グアニル酸シクラーゼは細胞内ドメインを持ち，グアノシン三リン酸（GTP）をサイクリックグアノシン-3′,5′-一リン酸（cGMP）に変換する．B 型ナトリウム利尿ペプチド受容体は特徴がよく知られるグアニル酸シクラーゼ受容体の1つである．

Case から，慢性骨髄性白血病は，フィラデルフィア染色体に関連し，それは 9 番染色体と 22 番染色体の長腕の間の相互転座に起因することを思い出してみよう．4 構成的に活性な受容体型チロシンキナーゼの変異染色体コードは，BCR-Abl タンパク質と呼ばれる（BCR と Abl は，それぞれ，“ブレークポイントクラスター領域 break-point cluster region”“アベルソン Abelson”の略であり，この形の白血病において高頻度で転座を起こす 2 つの染色体領域である）．このキナーゼの恒常的な活性は，多くの細胞質性タンパク質のリン酸化をまねき，調節不全の骨髄細胞の増殖および慢性骨髄性白血病をもたらす．イマチニブは，1 慢性骨髄性白血病のための選択的治療法であるが，それは選択的に BCR-Abl タンパク質を標的とするためである．この薬物は，基質をリン酸化する能力を中和することにより BCR-Abl の活性を阻害するが，これは受容体型チロシンキナーゼを選択的に標的化する薬物の最初の例であり，その成功は，同様の機序により作用する数多くの薬物の開発につながっている．

### 受容体型チロシンホスファターゼ

受容体型チロシンキナーゼが細胞質タンパク質のチロシン残基をリン酸化するのと同じように，受容体型チロシンホスファターゼは特定のチロシン残基のリン酸基を除去する．あるケースでは（後述する）これは受容体収束性の一例であり，2 つの受容体型の異なる作用を互いに打ち消す．しかし，受容体チロシンホスファターゼは，同様に新たなシグナル伝達機序を有している．多くの受容体型チロシンホスファターゼは，それらが細胞の活性化を調節する免疫細胞に認められる．これらの受容体は第 45 章，免疫抑制の薬理学で詳しく説明されている．

### チロシンキナーゼ結合型受容体

チロシンキナーゼ結合型受容体は，タンパク質の多様なファミリーを構成し固有の触媒活性を欠いているものの，リガンド依存性に活性化した細胞質シグナル伝達タンパク質を動員する．これらの細胞質性タンパクはまた，（やや紛らわしいが）**非受容体型チロシンキナーゼ nonreceptor tyrosine kinase** と呼ばれている．細胞表面のチロシンキナーゼ結合型受容体がリガンドによって活性化されると，受容体が集まりクラスターを形成する．このクラスタリング形成（群化）は，次いで，チロシン残基上の他のタンパク質をリン酸化するために活性化される細胞質タンパク質を動員する．したがって下流効果は，チロシンキナーゼ結合型受容体が標的タンパク質をリン酸化するために非受容体型キナーゼに依存すること以外は，受容体型チロシンキナーゼの効果と似ている．チロシンキナーゼ結合型受容体の重要な例としては，サイトカイン受容体と他の多くの免疫系の受容体を含む．これらの受容体は第45章に詳細に記載されている．

## 受容体型セリン / スレオニンキナーゼ

いくつかの膜貫通型受容体は，細胞質性タンパク基質上のセリンまたはトレオニン残基のリン酸化を触媒することができる．このような受容体のリガンドは通常，形質転換成長因子β transforming growth factor β（TGF-β）スーパーファミリーのメンバーである．多くの受容体型セリン / スレオニンキナーゼは，がんの進行および転移に関与している細胞の増殖および分化の重要な媒介物である．また，多くの非受容体型セリン / トレオニンキナーゼは，細胞内シグナル伝達において重要な役割を果たしている．多くの治療薬は，セリン / トレオニンキナーゼを標的とするために開発されている．いくつかは米国食品医薬品局 Food and Drug Administration（FDA）の承認を得ており（例えば**エベロリムス everolimus** など），多くは臨床または前臨床開発の様々な段階にある．**ソラフェニブ sorafenib** などのいくつかの薬物は，チロシンおよびセリン / トレオニンキナーゼの両方を標的とするように設計されている．

## 受容体型グアニル酸シクラーゼ

図1-6に示すように，Gタンパク質共役型受容体の活性化は，Gαサブユニットの活性化と放出を引き起こす可能性があり，これは順に，アデニル酸シクラーゼおよびグアニル酸シクラーゼの活性を変化させる．これとは対照的に，受容体型グアニル酸シクラーゼは中間のGタンパク質を有していない．その代わりに，リガンド結合は本質的な受容体グアニル酸シクラーゼの活性を刺激し，そのなかでGTPはcGMPに変換される．これは，膜貫通型受容体の最小のファミリーである．B型ナトリウム利尿ペプチド，つまり容量負荷に応じて心室から分泌されるホルモンは，受容体グアニル酸シクラーゼを介して作用する．第20章，体液調節の薬理学で説明されているように，天然ペプチドリガンドの組換え型である **nesiritide** は，非代償性心不全の治療薬として承認されている．

## 細胞内受容体

形質膜は，細胞内受容体を持っている薬物に対し独特な障壁を提供する．そのような薬物の多くは，小規模または親油性であるため拡散により膜を通過することができる．その他は，細胞への促進拡散または能動輸送に特化したタンパク輸送体を必要とする．**酵素 enzyme** は一般的な細胞質薬物標的である．細胞内酵素を標的とする多くの薬物は，重要なシグナル伝達または代謝分子の生成を変化させることによってその効果を生み出す．ビタミンKエポキシド還元酵素，つまり特定の凝固因子におけるグルタミン酸残基の翻訳後修飾に関与する細胞質酵素は，抗凝固薬の**ワルファリン warfarin** の標的である．細胞質**シグナル伝達分子 signal transduction molecule** の多くの親油性阻害薬は，アポトーシス（プログラムされた細胞死）または炎症の媒介体を標的とする薬物を含み開発中である．

転写調節因子は，親油性薬物の標的にされている重要な細胞質受容体である．体内のすべてのタンパク質はDNAによってコードされる．RNAへのDNAの転写およびタンパク質へのRNAの翻訳は，分子の多様なセットによって制御される．多くの遺伝子の転写は，部分的に，脂溶性シグナル伝達分子および転写調節因子との相互作用によって調節される．多くの生物学的過程において転写を制御するという基本的な役割を果たすことから，**転写調節因子 transcription regulator**（**転写因子 transcription factor** とも呼ばれる）はいくつかの重要な薬物の標的である．**ステロイドホルモン steroid hormone** は，形質膜を通って容易に拡散し，細胞質または核における転写因子に結合することによって，その作用を発揮する親油性薬物のクラスである（図1-8）．

転写因子の形状がどの薬物と結合するかを支配するのと同じように，その形状はどこにゲノム上の転写因子が付着し，活性化補助因子（コアクチベーター）またはコリプレッサーのどちらに分子が結合するかを決定する．転写を活性化または阻害することにより，特

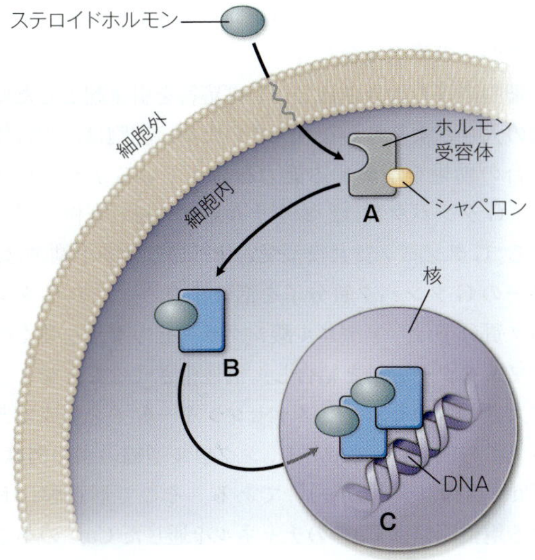


**図 1-8 細胞内転写因子に結合する脂溶性分子**
**A.** 小さな脂溶性分子は形質膜を通過し細胞内転写因子と結合することが可能である．この例として，細胞内のホルモン受容体と結合するステロイドホルモンが挙げられる．とはいえ，このクラスのいくつかの受容体はリガンド結合の前に核内に位置するものと思われる．
**B.** リガンド結合が，受容体内の構造変化（しばしば，ここで示すようなシャペロン受容体タンパク質の解離）を引き起こし，リガンド–受容体複合体が核内に輸送され，核内ではリガンド–受容体複合体は二量体を形成する．図示した例では，受容体の活性形はホモ二量体（2 つの同じ受容体が互いに結合している）だが，ヘテロ二量体（甲状腺ホルモン受容体やレチノイド X 受容体など）もまた形成される．
**C.** 二量体化したリガンド–受容体複合体は DNA に結合し，活性化補助因子やコリプレッサーを動員する（**図示せず**）．これらの複合体は，遺伝子転写率を変化させ，細胞内のタンパク質発現を変動（増加あるいは低下）させる．

定の遺伝子産物の細胞内あるいは細胞外濃度を変化させ，転写因子を標的とする薬物は細胞機能に大きな影響を与える．そのような薬物に対する細胞応答およびその細胞応答の結果としての組織や器官系における効果は，分子の薬物–受容体相互作用と全体としての生体に対する薬物の効果を関連づける．遺伝子転写が比較的遅い（数分〜数時間）と長期的な過程であるため，転写因子を標的とする薬物はしばしば作用の発現のためのより長い時間を必要とし，イオンコンダクタンス（数秒〜数分）のような瞬時の過程を変える薬物よりも長い持続効果を有する．

**構造タンパク質 structural protein** は，細胞質性の薬物標的のもう 1 つの重要なクラスである．例えば，抗有糸分裂ビンカアルカロイドは，チューブリン単量体に結合し，この分子の微小管への重合を防止する．この微小管形成の阻害は，核分裂中期において影響を受ける細胞を阻止しビンカアルカロイドを有用な抗腫瘍薬とする．他の薬物は，RNA やリボソームに直接結合する．そのような薬物は，抗菌と抗腫瘍化学療法において重要な薬剤である．RNA 干渉 RNA interference（RNAi）治療薬の継続的な発展に伴い，そのような標的がますます重要になる．標的にそのような治療を提供するうえでの技術的な課題は，現在では特殊なアプリケーションに有用性を制限するものの，RNAi の技術はいつか，医師が定期的に特定の遺伝子の転写産物の発現レベルを変更できるようになる可能性がある．

## 細胞外酵素

多くの重要な薬物受容体は，形質膜の外側に位置する活性部位を有する酵素である．細胞外環境は，タンパク質とシグナル伝達分子の環境で構成されている．これらのタンパク質の多くは構造的役割を果たし，また他は細胞間の情報通信のために使用される．これらの重要なシグナルを仲介する分子を修飾する酵素は，血管収縮や神経伝達などの生理的過程に影響を与える．受容体のこのクラスの一例は，**アンジオテンシン変換酵素 angiotensin converting enzyme**（**ACE**）であり，アンジオテンシンⅠを強力な血管収縮薬，アンジオテンシンⅡに変換する．**アンジオテンシン変換酵素（ACE）阻害薬 angiotensin converting enzyme（ACE）inhibitor** はこの酵素変換を阻害する薬物で，それによって血圧を下げる（他の効果もあり．第 20 章参照）．別の例は，**アセチルコリンエステラーゼ acetylcholinesterase** である．この神経伝達物質は，コリン作動性ニューロンから放出された後，ACh を分解する．**アセチルコリンエステラーゼ阻害薬 acetylcholinesterase inhibitor** は，これらの部位で神経伝達物質の劣化を防止することにより，コリン作動性シナプスで神経伝達を高める（第 9 章，コリン作動性の薬理学参照）．

## 細胞表面接着受容体

細胞は，しばしば他の細胞と直接相互作用し，特定の機能を実行したり，情報を通信したりする．組織の形成および炎症の部位への免疫細胞の遊走は，細胞–細胞接着性相互作用を必要とする生理学的過程の例である．2 つの細胞間の接触領域は**接着 adhesion** と呼ばれ，細胞–細胞接着性相互作用は，個々の細胞の表面上の**接着受容体 adhesion receptor** の対によって媒介される．多くの場合，いくつかのそのような受容体–対抗受容体対は，強固な密着性を確保するために結合し，細胞内の規制因子はそれらの親和性を変化させることにより，またはそれらの発現および細胞表面に局在を制御することにより，接着受容体の活性を制御する．炎症反応に関与するいくつかの接着受容体は，選択的阻害薬にとっての魅力的な標的である．**インテグリン integrin** として知られている接着受容体の特定のクラスの阻害薬は，近年の診療に使用されており，これらの薬物は血液凝固，炎症，多発性硬化症，およびがんを含む条件の範囲の治療において研究されている（第 45 章参照）．

## 薬物–受容体相互作用の結果生じたシグナル処理

体内の多くの細胞は複数の入力で絶えまない攻撃を受けており，そのうちいくつかは刺激性で，いくつかは阻害性である．細胞はこれらのシグナルを統合して，どのように一貫した応答を生成するのだろうか？ G タンパク質と他のセカンドメッセンジャーが統合の重要点を提供しているように見受けられる．前述のように，比較的少数のセカンドメッセンジャーしか同定されていないが，まだ多くが発見されずに残っているとは考えにくい．したがってセカンドメッセンジャーは，多数の外刺激が，調整された細胞効果を生むように収束するため，共通のポイントのセットを細胞に準備する魅力的なメカニズムの候補である（図 1-9）．

イオン濃度は，細胞効果を統合するための別の点を提供する．特定のイオンの細胞内濃度は，細胞内のイオン濃度を増加させたり低下させたりする**複数の**イオン電流の活性を統合した結果である，例えば，平滑筋細胞の収縮状態は，細胞内 $Ca^{2+}$ 濃度の作用であり，それらはいくつかの異なる $Ca^{2+}$ のコンダクタンスにより決定される．これらのコンダクタンスは，細胞への $Ca^{2+}$ の漏洩および，形質膜と滑面小胞体の専門チャネルを通じてのカルシウム電流の細胞質への流入や細胞質からの流出を含む．

細胞応答の大きさはしばしば応答を引き起こした刺激の大きさよりもかなり大きいため，細胞は，受容体結合の効果を増幅する能力を有しているように見える．G タンパク質は，シグナル増幅の優れた例を提供する．G タンパク質共役型受容体へのリガンド結合は，単一の G タンパク質分子を活性化する．この G タンパク質分子は，アデニル酸シクラーゼのような多くのエフェクター分子と結合し，活性化させることでさらに大きい数のセカンドメッセンジャー分子を生成できる（この例では，cAMP）．シグナル増幅の別の例は，“$Ca^{2+}$ 誘因（トリガー）”である．そこで形質膜における電位開口型 $Ca^{2+}$ のチャネルを通じた $Ca^{2+}$ の小さな流入は細胞内の貯蓄から細胞質へ多量の $Ca^{2+}$ の放出を“誘因”する．

## 薬物–受容体相互作用の細胞制御

受容体の薬物誘発性の活性化または阻害は，しばしばその後の受容体の薬物結合への応答に持続的な影響がある．このような効果を媒介する機序は重要である．なぜなら，それらが細胞の損傷や，生体全体に悪影響を及ぼす可能性がある過剰な刺激を防ぐからである．多くの薬物は，時間の経過とともに効果が減少する．この現象は，**タキフィラキシー tachyphylaxis** と呼ばれている．薬理学的用語では，受容体および細胞は，薬物の作用に対し**脱感作 desensitized** するという．脱感作の機序は 2 種類に分けることができる．**同種 homologous** 脱感作では，1 種類のみの受容体に対す

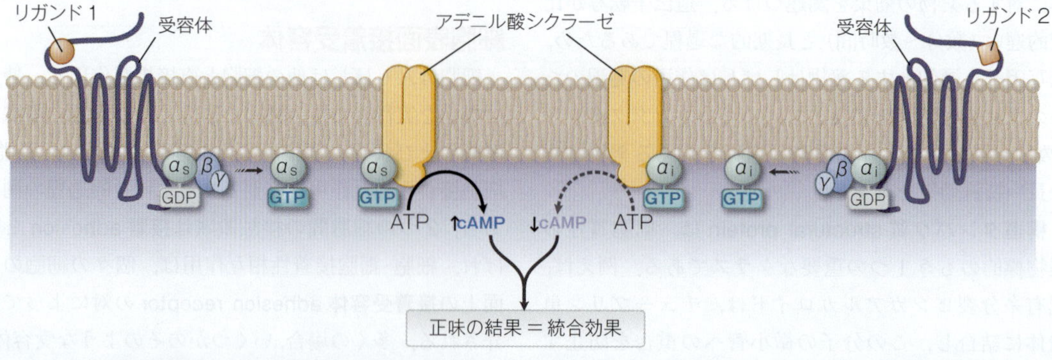


**図 1-9　2 つの受容体のシグナル収束**
限られた数のメカニズムが，細胞内シグナル伝達を変換するのに用いられる．あるケースでは，これにより収束が生じ，そこでは 2 つの異なる受容体が相反する作用を発揮し，細胞内で互いに作用を打ち消し合う．単純な例として，2 つの異なる G タンパク質共役受容体が異なるリガンドにより刺激されることが挙げられる．**左**に示した受容体は $G\alpha_S$ に共役し，G タンパク質はアデニル酸シクラーゼを刺激しサイクリックグアノシン-3′,5′-一リン酸（cAMP）の生成を触媒する．**右**に示した受容体は $G\alpha_i$ と共役し，アデニル酸シクラーゼを抑制する．これらの受容体が同時に活性化した場合には，互いに作用を減じ合い，互いの作用を中和する．時に，経路を通るシグナルは，2 つの受容体が引き続いて活性化するよう，交互となる．

るアゴニストの作用が減少され，**異種 heterologous** 脱感作では２種以上の受容体に対するアゴニストの効果が協調的に減少される．異種脱感作は，共有エフェクター分子などの受容体が関与する作用機序において，収束の共通点における薬物誘発性変化によって引き起こされると考えられている．

多くの受容体が脱感作を示す．例えば，アドレナリンによるβアドレナリン受容体の繰り返しの刺激に対する細胞応答は，時間の経過とともに着実に減少する（図 1-10）．βアドレナリン受容体の脱感作は，受容体の細胞質尾部のアドレナリン誘発性リン酸化によって媒介される．このリン酸化は受容体へのβアレスチンの結合を促進し，ひいては，βアレスチンはＧタンパク質 $G_s$ を刺激する受容体の機能を阻害する．低レベルの活性化 $G_s$ の存在下では，アデニル酸シクラーゼはわずかな cAMP を生成する．このように，リガンド-受容体結合のサイクルが繰り返されることで細胞効果がどんどん小さくなる．その他の分子機序はさらに重大な影響を持っており，リガンドによる刺激に対し受容体を完全に止めてしまう．**不活性化 inactivation** と呼ばれる後者の現象もまた，受容体のリン酸化に起因する．この場合，リン酸化が受容体のシグナル伝達活性を完全に遮断するか，または細胞表面から受容体の除去を引き起こす．

薬物-受容体結合により引き起こされる細胞応答に，影響を与えうる別の機序は不応性と呼ばれる．活性化後に**不応性 refractory** 状態を想定する受容体は，それらが再び刺激されうる前に，一定の時間経過を必要とする．前述のように，ニューロンの活動電位の発火を媒介する電位開口型 $Na^+$ チャネルは，不応期の対象となる．膜の脱分極により誘導されるチャネル開口の後，電位開口型 $Na^+$ チャネルは自発的に閉口し，一定期間（**不応期 refractory period** と呼ばれる）は再開口できない．チャネルのこの固有の特性は，ニューロンが刺激され情報送信できる最大量を決定する．

薬物-受容体結合の効果は，細胞上あるいは細胞内における受容体数の薬物誘発性の変化によって影響されうる．受容体数が変更されうる分子機構の一例は，**ダウンレギュレーション down-regulation** と呼ばれる．この現象では，リガンドによる長時間の受容体刺激がエンドサイトーシスを誘導し，受容体をエンドサイトーシス小胞に隔離する．この隔離は，細胞が脱感作に至らないように，リガンドとの接触から受容体を阻止する．受容体隔離を引き起こした刺激が治まった時，受容体は細胞表面にリサイクルされ再び機能することができる（図 1-10）．細胞はまた，受容体の合

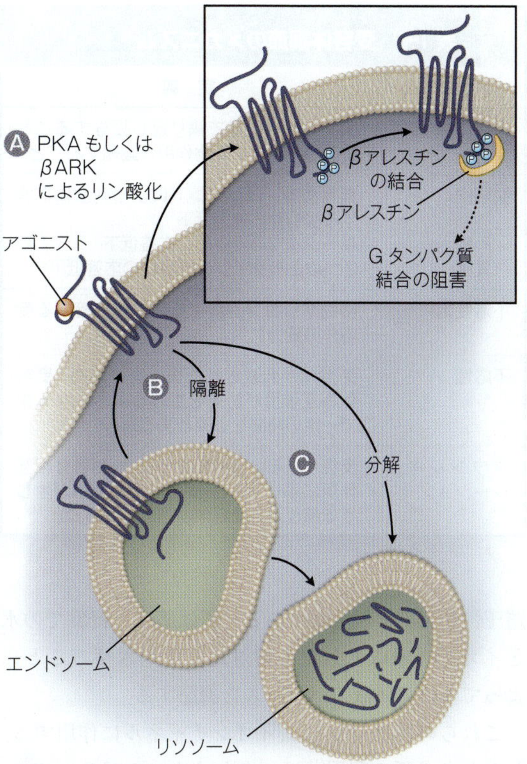


**図 1-10　βアドレナリン受容体の制御**
アゴニストがβアドレナリン受容体に結合すると，Ｇタンパク質を活性化したアデニル酸シクラーゼを活性化させる．**A.** アゴニストによる繰り返しや常態化した刺激は，プロテインキナーゼＡ protein kinase A（PKA）やβアドレナリン受容体キナーゼβ-adrenergic receptor kinase（βARK）による受容体Ｃ末端アミノ酸のリン酸化を引き起こす．βアレスチンは受容体のリン酸化領域に結合し，$G_s$ の結合を阻害し，アデニル酸シクラーゼ（エフェクター）の活性を減弱させる．**B.** βアレスチンの結合は受容体のエンドソームへの隔離を引き起こし，効果的にβアドレナリン受容体のシグナル活性を中和する．その後受容体は細胞膜にリサイクルされる．**C.** アゴニストによる長い受容体の占有は受容体のダウンレギュレーションや消失につながる．細胞は受容体をコードする遺伝子の転写や翻訳を阻害することにより，細胞表面の受容体数を減らすこともできる（**図示せず**）．

成または分解の速度を変化させる機能を有し，それによって薬物結合に利用可能な受容体の数を調節する．受容体の隔離および受容体合成と分解の変化は，リン酸化よりも長い時間で起こり，長い持続効果も有している．表 1-6 は，薬物-受容体相互作用の効果を調節できる機序の概要を示している．

## ▶ 薬物-受容体モデルに適合しない薬物

多くの薬物は，前述に概説した基本受容体の種類のいずれかと相互作用するが，その他に，受容体を介さない機序によって作用するものがある．２つの例は浸

**表 1-6 受容体調節のメカニズム**

| メカニズム | 定義 |
|---|---|
| タキフィラキシー | 薬物を同じ用量で繰り返し投与することによって次第に薬物作用が減弱すること |
| 脱感作<br>同種<br>異種 | 薬物あるいはリガンドによる刺激に応答する受容体の能力低下<br>単一タイプの受容体の応答低下<br>２つ以上のタイプの受容体の応答低下 |
| 不活性化 | 薬物やリガンドによる刺激に応答する受容体の能力欠失 |
| 不応性 | 受容体が刺激された後，次の薬物 - 受容体相互作用が効果を生じるようになるまで一定の時間を必要とするもの |
| ダウンレギュレーション | 反復性あるいは持続性の薬物–受容体相互作用により，薬物–受容体相互作用が生じうる部位から受容体が除去されること |

透圧性利尿薬と制酸薬である．利尿薬は，腎臓での水とイオンの吸収と分泌の相対比を変化させることによって体内の体液のバランスを調節する．

これらの薬物の多くは，イオンチャネルに作用する．しかしある種の利尿薬は，水とイオンのバランスを，イオンチャネルまたはＧタンパク質共役型受容体に結合することによってではなく，直接ネフロンにおける浸透圧を変えることによって変化させる．糖**マンニトール mannitol** はネフロンの内腔に分泌され，水が管周囲血液から内腔に引き込まれるほどに尿の浸透圧を増加させる．この液体シフトは，血液量を減少させながら尿の量を増大させるのに役立つ．

薬物–受容体モデルに適合しない別の種類の薬物は制酸薬である．それは胃食道逆流疾患および消化性潰瘍疾患を治療するために使用される．胃酸の生理的な生成にかかわる受容体に結合する抗潰瘍薬とは異なり，制酸薬は胃酸を吸収したり，化学的に中和したりすることにより非特異的に作用する．これらの薬剤の例としては，例えば，$NaHCO_3$ および $Mg(OH)_2$ などの塩基が挙げられる．

## まとめと今後の方向性

薬物–受容体相互作用の分子の詳細は，異なるクラスの薬物と様々な種類の受容体の間で大きく異なるが，この章で説明されている作用の６つの基本的機序は，薬力学の原則のための典型としての役割を果たす．それらの作用機序に基づき薬物を分類する能力は，薬理学の研究を簡素化することを可能にする．なぜなら，薬物作用の分子機構は通常，その細胞，組織，器官，および作用システムレベルに関連づけることができるからである．同様に，特定の患者において，どのように与えられた薬物がその治療効果や，またはその不要な副作用を媒介するのかを理解することが容易になる．現代の医薬品開発のおもな目的は，疾患の原因となる特定の標的に対し，それに対応する薬物分子を見たて，高度に選択的である薬物を同定することである．医薬品開発および疾患の遺伝的また病態生理学的基礎知識の発達に伴って，医師や科学者は，より多くの選択的治療法を提供するために，薬物標的の**遺伝的**および**病態生理学的**特異性を有する薬物の**分子**特異性を組み合わせることを学ぶであろう．

## 謝辞

本書の１版と２版において，本章に貴重な貢献をしてくれた Christopher W. Cairo と Josef B. Simon に感謝する．

## 推奨文献

Alexander SP, Mathie A, Peters JA. Guide to receptors and channels. 3rd ed. *Br J Pharmacol* 2008;153(Suppl 2):S1–S209. (*Brief overview of molecular targets for drugs, organized by types of receptors.*)

Berg JM, Tymoczko JL, Stryer L. *Biochemistry.* 6th ed. New York: WH Freeman and Company; 2006. (*Contains structural information on receptors, especially G proteins.*)

Lagerstom MC, Schloth HB. Structural diversity of G protein-coupled receptors and signifi cance for drug discovery. *Nat Rev Drug Discov* 2008;7:339–357. (*Discusses the five families of G protein-coupled receptors, with an eye toward future drug development.*)

Pratt WB, Taylor P, eds. *Principles of drug action: the basis of pharmacology.* 3rd ed. New York: Churchill Livingstone; 1990. (*Contains a detailed discussion of drug–receptor interactions.*)

Whitehead KA, Langer R, Anderson DG. Knocking down barriers: advances in siRNA delivery. *Nat Rev Drug Discov* 2009;8:129–138. (*Highlights early successes and remaining challenges in the development of RNAi therapeutics.*)

Zhang J, Yang PL, Gray NS. Targeting cancer with small molecule kinase inhibitors. *Nat Rev Cancer* 2009;9:28–39. (*Discusses the dysregulation of protein kinases in cancer and the targeting of these molecules by drugs such as imatinib.*)

# 2

# 薬力学

Quentin J. Baca and David E. Golan



## はじめに

**薬力学**とは，体内への薬物の効果を説明するために使用される用語である．これらの効果は典型として量的に表されている．前章では，薬理学的薬剤がその効果を発揮する分子的相互作用を検討した．これらの分子作用を生体全体への効果として統合することが本章で扱う主題である．量的に薬物の効果を表すことは，患者のための適切な投与量の範囲を決定し，さらに効力，有効性，安全性について薬物間で比較するうえで重要となる．

## 薬物–受容体結合

薬力学の研究は，薬物–受容体結合の概念に基づいている．いずれかの薬物または内因性リガンド（ホルモンや神経伝達物質など）が，その受容体に結合すると，その結合相互作用の結果，反応が生じる．十分な数の受容体が細胞上または細胞内で結合（あるいは“占有”）されると，受容体“占有”の累積効果が，その細胞で現れる．ある時点で，受容体のすべてが占有され，最大の応答を観察することができる（例外は予備受容体の場合，後述参照）．多くの細胞において応答が発生した場合，効果が臓器，あるいは患者レベルで見られる．しかし，これはすべて，薬物またはリガンドの受容体への結合から始まる（解説の都合上，本章ではこれ以降“薬物”と“リガンド”は，区別せずに使用する）．

正確に薬物の受容体への結合を記述するモデルは，薬物の分子，細胞，組織（臓器）および生体（患者）レベルでの効果を予測するうえで有用である．ここでは，そのようなモデルについて記述する．

受容体が遊離（占有されていない）または可逆的に薬剤と結合（占有）されている，最も単純なケースを考えてみよう．われわれは次のように，このケースを説明できる．

$$L + R \underset{k_{off}}{\overset{k_{on}}{\rightleftarrows}} LR \qquad \text{式 2–1}$$

$L$ はリガンド（薬）であり，$R$ は遊離型受容体であり，$LR$ は，薬物と受容体が結合した複合体である．平衡状態では，各状態での受容体の割合は，解離定数 $K_d$ で，$K_d = k_{off}/k_{on}$ に依存している．$K_d$ は，任意の薬物–受容体ペアの固有な特性である．$K_d$ は温度によって変化するものの，人体の温度は比較的一定であり，したがって $K_d$ は，各薬物–受容体の組み合わせに対して一定であると仮定できる．

質量作用の法則によれば，遊離および結合受容体と

## Case

潜水艦長を退役した66歳の海軍将官Xさんは“70 pack-year”の喫煙歴（1日2箱の喫煙を35年間）を有し，冠血管疾患の家族歴を持っている．いつもは医師の忠告など聞き入れないが，コレステロール値を低下させるためのプラバスタチンと冠血管閉塞のリスクを減らすためのアスピリンは内服している．

ある日，経営する材木店で仕事中に，Xさんは胸部の絞扼感を感じ始めた．その感覚はほどなく痛みを伴い始め，また左腕にも放散した．彼はすぐに救急隊に電話し，救急車によって地域の救命救急室に搬送された．検査によりXさんは前壁心筋梗塞であると診断された．救命救急室到着後90分以内に，Xさんを心臓カテーテル室の備えられた病院に移送することはできず，また血栓溶解療法に禁忌（コントロール不良な高血圧，脳卒中の既往や最近の手術など）となる状態はなかったため，医師は血栓溶解薬である組織プラスミノーゲン活性化因子（t-PA）と抗凝固薬であるヘパリンの両方を用いた治療を開始した．それらは低い治療指数（TI）のため，不適切な投与量では重篤な結果が生じうる（出血や死亡）．そのためXさんは注意深く監視され，ヘパリンの薬理作用は部分トロンボプラスチン時間（PTT）を経時的に測定して評価された．Xさんの症状はその後の数時間で寛解したが，様子を見るため病院に4日間入院した．退院時の処方には，プラバスタチン，アスピリン，アテノロール，リシノプリルとクロピドグレルが心筋梗塞二次予防のために含まれていた．

### Questions

1. 薬物とその受容体との分子的相互作用がどのようにして薬物の有効性を決定するのか？
2. 薬物が低いTIを持つという事実から，なぜ医師はその投与により注意が必要となるのか？
3. ある薬物の特性，例えばアスピリンでは血中薬物レベルのモニタリングなしに投与可能なのに対して，なぜ他の薬物，例えばヘパリンではモニタリングが必要となるのか？

の関係は次のように解説される．

$$K_d = \frac{[L][R]}{[LR]},\ 置換して\ [LR] = \frac{[L][R]}{K_d} \qquad 式 2\text{-}2$$

ここで，$[L]$ は遊離リガンド濃度，$[R]$ は遊離型受容体濃度，および $[LR]$ はリガンド-受容体複合体濃度である．$K_d$ は定数であるので，薬物-受容体相互作用のいくつかの重要な特性は，この式から推定される．第1に，リガンド濃度が増加するにつれて結合した受容体の濃度が増加する．第2に，それほど明白ではないが，遊離型受容体濃度が増加するにつれて（例えば，疾患状態または薬物へ繰り返し曝露されると起こりうるように）結合した受容体濃度も増加する．したがって，**薬物効果の増大はリガンドまたは受容体のいずれかの濃度の増加に起因する．**

しかしながら，本章の残りの解説では，受容体の総濃度が一定であることを前提として，$[LR] + [R] = [R_o]$ とする．これによって，式2-2は，次のように配置される．

$$[R_o] = [R] + [LR] = [R] + \frac{[L][R]}{K_d}$$
$$= [R]\left(1 + \frac{[L]}{K_d}\right) \qquad 式 2\text{-}3$$

$[R]$ の解を求め，式2-3を式2-2に代入すると，

$$[LR] = \frac{[R_o][L]}{[L] + K_d},\ 置換して$$
$$\frac{[LR]}{[R_o]} = \frac{[L]}{[L] + K_d} \qquad 式 2\text{-}4$$

この式の左側にある $[LR]/[R_o]$ は，リガンドと結合されているすべての使用可能な受容体の割合を示していることに注意すべきである．

図2-1は，2つの仮想的な薬物が同じ受容体に結合する場合の，式2-4の2つのプロットを示している．これらのプロットは**薬物-受容体結合曲線 drug-receptor binding curve** として知られている．図2-1Aは線形プロットを示し，図2-1Bは同じプロットを片対数目盛で示したものである．薬物応答は広い範囲の投与量（濃度）で発生するため，片対数プロットは，薬物-受容体結合データを表示するためにしばしば使用される．2つの薬物-受容体相互作用は異なる $K_d$ 値によって特徴づけられ，この場合は $K_{dA} < K_{dB}$ である．

最大の薬物-受容体結合が発生するのは $[LR]$ が $[R_o]$ に等しい，または $[LR]/[R_o] = 1$ である時に図2-1から気づくべきである．また式2-4によると，$[L] = K_d$ の時は，$[LR]/[R_o] = K_d/2K_d = 1/2$ となる．したがって，**$K_d$ は，利用可能な受容体の50％が占有されたリ**

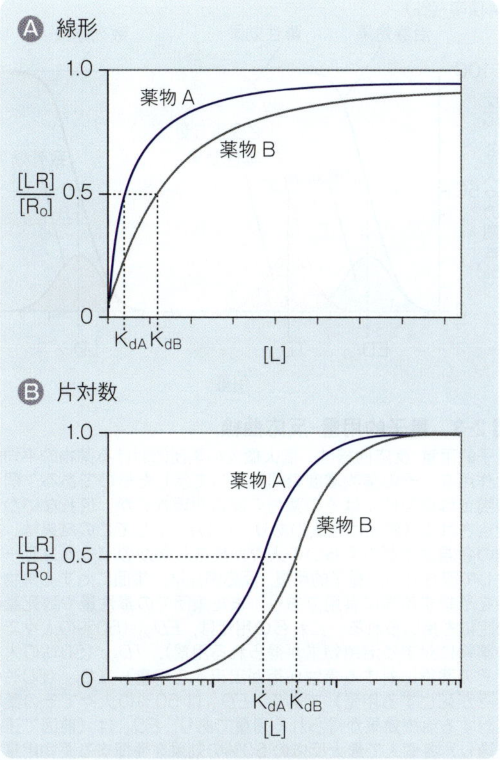


**図 2-1 リガンド-受容体結合曲線**

**A.** 異なる $K_d$ を持つ2つの薬物の薬物-受容体結合の線形グラフ．**B.** 同じ薬物-受容体結合を片対数グラフで示す．$K_d$ は薬物-受容体相互作用の平衡解離定数であり，$K_d$ が小さいほどより強固な薬物-受容体相互作用（高親和性）を意味する．この関係によって，低い $K_d$ を持つ薬物 A は，薬物 B に比べ，どの濃度においても全受容体のうち，より多くの受容体に結合する．$K_d$ は 50%の受容体がリガンドに結合（占有）されるリガンド濃度 $[L]$ に一致することに注意．$[L]$ はフリー（結合していない）のリガンド（薬物）濃度を示し，$[LR]$ はリガンド-受容体複合体の濃度，$[R_0]$ は占有，非占有受容体を合わせた全受容体濃度を示す．したがって，$[LR]/[R_0]$ は，受容体の**占有率**，あるいは全受容体のなかでリガンドに占有（結合）されている受容体の比率を意味する．

**ガンドの濃度として定義できる．**

## ▶ 用量-反応関係

薬物の薬力学は，薬剤の投与量（濃度）と，生体の（患者の）その薬物への応答の関係によって定量することができる．ある人は直感的に，用量-反応関係が薬物-受容体結合関係に密接に関連しており，これは多くの薬物-受容体の組み合わせに当てはまると期待するかもしれない．したがって議論のこの段階における有用な仮定は，**薬物に対する応答が，薬物によって結合（占有）されている受容体の濃度に比例する**ということである．この仮定は，以下の関係によって定量化できる．

$$\frac{\text{応答}}{\text{最大応答}} = \frac{[DR]}{[R_o]} = \frac{[D]}{[D]+K_d} \qquad \text{式 2-5}$$

ここで，$[D]$ は遊離薬物の濃度であり，$[DR]$ は薬物-受容体複合体の濃度，$[R_o]$ は総合受容体の濃度であり，$K_d$ は薬物-受容体相互作用の平衡解離定数である（式 2-5 の右側が $[L]$ の代わりに $[D]$ で式 2-4 と同等であることに注意）．この仮定の一般性は，以下に検証されている．

用量-反応関係には 2 つの主要なタイプがある．計量的と量子的である．2 つの方法の違いは，計量的用量-反応関係の関係は個人での薬物の様々な投与量における効果を示すのに対し，量子的用量-反応関係は母集団における薬物の様々な投与量での効果を示すことである．

### 計量的用量-反応関係

図 2-2 は，同じ生物学的応答を誘発する架空の 2 つの薬物の計量的用量-反応曲線を示す．曲線は，線形および片対数目盛の両方に掲載されている．曲線は図 2-1 のものと形状が似ており，応答が受容体占有率に比例するという仮定と一致している．

2 つの重要なパラメータである効力と有効性は，計量的用量-反応曲線から推定することができる．**薬物の効力 potency（$EC_{50}$）は，薬物がその最大反応の 50%を誘発する濃度である．有効性 efficacy（$E_{max}$）は薬物によって引き起こされる最大反応である．**前述の仮定によれば，有効性は，受容体を介したシグナリング（情報伝達）が最大となる時の状態と考えられる．したがって，薬剤を追加しても追加の応答を引き起こさない．これは通常，すべての受容体は薬物によって占有されている時に発生する．しかし一部の薬物は，100%未満の受容体が占有されている状態で，最大応答を誘発することが可能であり，残りの受容体は**予備受容体 spare receptor** と呼ばれる．この概念は，後に詳しく説明する．図 2-2 の計量的用量-反応曲線は，$EC_{50}$ を $K_d$ と置き換え $E_{max}$ を $R_o$ と交換すると，図 2-1 の薬物-受容体結合曲線に似ていることに改めて注意すること．

### 量子的用量-反応関係

**量子用量-反応関係は，薬物のある投与量に対して集団においてどのくらいの割合の人が反応したかを，投与量の関数としてプロットしたものである．**量子的用量-反応関係は，母集団に所与の効果をもたらす薬物の濃度を示している．図 2-3 は，量子的用量-応答

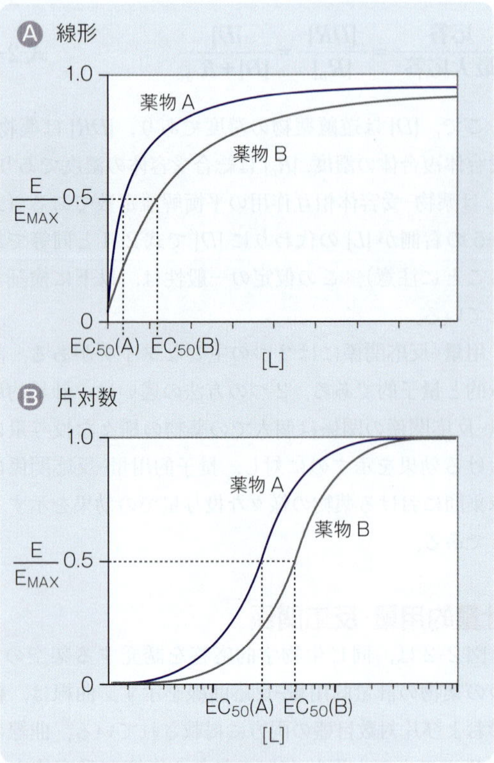


**図 2-2 段階的用量-反応曲線**
段階的用量-反応曲線は薬物作用をその濃度の関数として示したものである．**A.** 2つの薬物の用量-反応曲線を線形グラフで示す．**B.** 同じ薬物の用量-反応曲線を片対数グラフで示す．図 2-1 と近似していることに注目．受容体占有率 $[LR]/[R_0]$ は，$E/E_{max}$ に置換される．ここでの $E$ とは定量可能な薬物に対する反応（例えば，血圧上昇）を示す．$EC_{50}$ は，その薬物の効力 potency を示し，薬物が最大効果の 50%を発揮する薬物の濃度となる．この図では，薬物 A は薬物 B に比べてより強力であり，それは最大反応の半分の効果を，薬物 B に比しより低い濃度で発現することから理解される．薬物 A と薬物 B は同じ有効性 efficacy（薬物に対する最大反応）を示す．効力と有効性は内因的に相関しないこと，すなわち，極めて効力はあるが有効性は低い場合，あるいはその逆もありうることに注意．$[L]$ は薬物濃度，$E$ は効果，$E_{max}$ は有効性，$EC_{50}$ は効力を示す．

曲線の一例を示す図である．個人間では生物学的反応の違いがあるため，薬剤の効果は広範囲の投与量にわたって認められる．反応は存在するか，しないかのいずれかとして定義される（**量子的で計量的ではない**）．このような“睡眠／非睡眠”または“12 カ月の時点で生存/12 カ月の時点で非生存”などのエンドポイントは，量子的応答の例で，対照的に，計量的用量-反応関係は，血圧や心拍数の変化などのスカラ応答を使用して示される．目標は，単一の個々に対する異なる薬物用量の計量的効果を検討することよりも，結果を集団で一般化することである．量子的用量-反応関係を使用して調べることができる応答の種類には，効果（治療効果），毒性（副作用）および致死率（致死効果）が含まれる．集団の 50%においてこれらの反

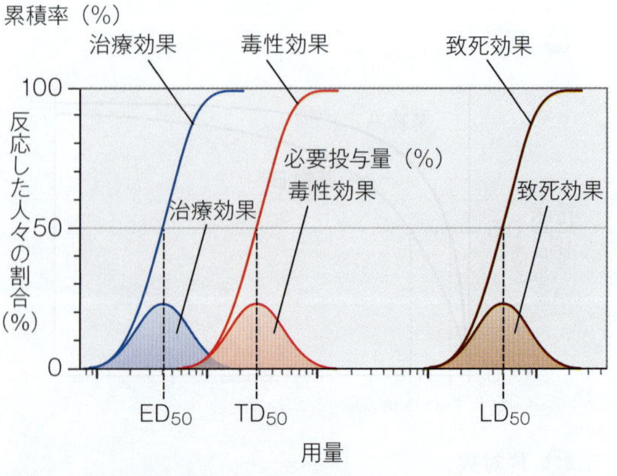


**図 2-3 量子的用量-反応曲線**
量子的用量-反応曲線は，個人個人の集団における薬物の平均的な作用を，その薬物濃度の関数として示したものである．個人の場合は典型的にはその薬物の反応が現れるか，現れないかで観察される（例えば睡眠のあり，なし），そしてこの結果は，薬物の各濃度でどのくらいの人々が反応したかのパーセンテージとして表される．量子的用量 - 反応関係は，集団に対する薬物作用を予想する際に有用であり，また集団での毒性量や致死量の決定にも用いられる．これらの用量は，$ED_{50}$（50%の人々でその薬物に対する治療効果が得られる用量），$TD_{50}$（50%の人々でその薬物に対する毒性作用が出現する用量），$LD_{50}$（50%の人々が死亡する用量）である．$ED_{50}$ は 50%の人々でその薬物に対する治療効果が得られる用量であり，$EC_{50}$ は（前図で述べた通り）各個人で最大反応の 50%の効果を発揮する薬物用量であることに注意．

応を生じる用量は，それぞれ，**有効量中央値 median effective dose**（**$ED_{50}$**），**毒性中央値 median toxic dose**（**$TD_{50}$**）と，**致死量中央値 median lethal dose**（**$LD_{50}$**）として知られている．

## ▶ 薬物-受容体相互作用

多くの薬物受容体は，2つの立体構造を有し，これらが互いに可逆平衡にあるものとしてモデル化される．これら2つの状態は**活性状態 active state** と**不活性状態 inactive state** と呼ばれる．多くの薬物は，このような受容体のリガンドとして機能し，受容体がどちらかの立体構造に優先的に存在する確率に影響を与える．薬物の薬理学的特性は，多くの場合，それらの同族受容体の状態に及ぼす影響に基づいている．その受容体に結合する際に，受容体の活性構造を支持する薬物が**アゴニスト agonist** と呼ばれ，受容体のアゴニスト誘導活性化を妨げる薬剤は，**アンタゴニスト antagonist** と呼ばれる．いくつかの薬は，アゴニストとアンタゴニストのこの単純な定義にきちんと収まらない．これらは**部分アゴニスト partial agonist** および**インバースアゴニスト inverse agonist** を含む．以下では，より詳細にこれらの薬理学的分類を記述する．

## アゴニスト

**アゴニストは受容体に結合し，受容体を特定の立体構造（通常，活性構造）に安定化させる分子である．**アゴニストによって結合した場合，典型的な受容体は不活性構造よりも，活性構造になりやすい．受容体によって，アゴニストは薬物の場合と内因性のリガンドの場合がある．アゴニストの結合および，受容体の活性化との関係を理解するための有用なモデルは，式 2-6 に示されている．

$$\begin{array}{ccc} D + R & \rightleftarrows & D + R^* \\ \downarrow\uparrow & & \downarrow\uparrow \\ DR & \rightleftarrows & DR^* \end{array} \qquad \text{式 2-6}$$

ここで，$D$ と $R$ は，それぞれ非結合（遊離）薬物および受容体濃度で，$DR$ はアゴニスト受容体複合体の濃度であり，$R^*$ は，受容体の活性立体構造を示している．ほとんどの受容体とアゴニストでは，$R^*$ と $DR$ は，$R$ と $DR^*$ に比べて，短時間だけ存在する不安定な種であり，量的にも意味がない．したがってほとんどの場合，式 2-6 は次のように簡略化できる．

$$D + R \rightleftarrows DR^* \qquad \text{式 2-7}$$

式 2-7 は，薬物-受容体結合の分析に用いた式 2-1 と同一であることに留意されたい．これは，ほとんどの受容において，アゴニストの結合は受容体の活性化に比例することを意味する．しかしいくつかの受容体は，$R^*$ および / または $DR$ の立体構造の安定性に限界があり，これらの場合は式 2-6 を再検討しなければならない（後述参照）．

式 2-6 はまた，効力および有効性の概念を量的に説明するためにも用いられる．効力とは，半最大効果を引き出すために必要なアゴニスト濃度であり，有効性はアゴニストの最大の効果であることを思い出してみよう．受容体は薬物と結合しない限り活性がないと仮定すると（すなわち，$R^*$ は $DR$ に比べて重要でないため），式 2-8 は，効力と有効性の量的な説明を示している．

$$D + R \underset{k_{\mathrm{off}}}{\overset{k_{\mathrm{on}}}{\rightleftarrows}} DR \underset{k_{\beta}}{\overset{k_{\alpha}}{\rightleftarrows}} DR^* \qquad \text{式 2-8}$$

効力　　有効性

ここでは，$k_\alpha$は，受容体活性化の速度定数であり，$k_\beta$は受容体不活性化の速度定数である．この式は，効力（$K_d = k_{\mathrm{off}}/k_{\mathrm{on}}$）とアゴニスト結合（$D + R \rightleftarrows DR$）の関係と同様に，効能（$k_\alpha/k_\beta$）と受容体（$DR \rightleftarrows DR^*$）の活性化に必要な，立体構造変化との関係を示している．これらの関係から，より強力な薬物はその受容体に対して高い親和性を（低い $K_d$ 値）持っているものであり，より効果的な薬物は，より高い割合の受容体を活性化するものであると直感的に認識できる．

## アンタゴニスト

**アンタゴニストは，アゴニストの作用を阻害するが，アゴニストの非存在下では効果を持たない分子である．**図 2-4 は，アンタゴニストの様々なタイプを分類するアプローチを示したものである．アンタゴニストは，受容体アンタゴニストおよび非受容体アンタゴニストに分けられる．**受容体アンタゴニスト receptor antagonist** は，活性部位（アゴニスト結合部位）または，受容体上のアロステリック部位のいずれかに結合する．活性部位に対するアンタゴニストの結合は受容体へのアゴニストの結合を防ぎ，その一方，アロステリック部位へのアンタゴニストの結合はアゴニストの結合のための $K_d$ を変更したり，受容体の活性化に必要な立体構造変化を防いだりする．受容体アンタゴニストはまた，**可逆的アンタゴニスト reversible antagonist** と**非可逆的アンタゴニスト irreversible antagonist** に分けることができる．つまり，それらの受容体に可逆的かつ非可逆的に結合するアンタゴニストである．図 2-5 は，これらアンタゴニストの各種類の，アゴニスト結合に対する一般的な効果を示している．詳細は，次の項で説明する．

**非受容体アンタゴニスト nonreceptor antagonist** はアゴニストと同じ受容体には結合しないが，それにもかかわらず反応を引き起こすアゴニストの能力を阻害する．分子レベルでは，この阻害はアゴニストを直接阻害することによって（例えば抗体を用いて），あるいは活性化経路の下流分子を阻害する，またはアゴニストの作用に反する経路を活性化することによって発生する．非受容体アンタゴニストは，化学的アンタゴニストと生理学的アンタゴニストに分けることができる．**化学的アンタゴニスト chemical antagonist** はアゴニストが作用する前にアゴニストを不活性化（例えば化学的中和によって）する．**生理学的アンタゴニスト physiologic antagonist** は，アゴニストにより誘導された作用に反対の生理的効果を引き起こす．

次の項では，競合的受容体アンタゴニストと非競合的受容体アンタゴニストについて述べる．非受容体アンタゴニストについてもまた，簡単に触れている．

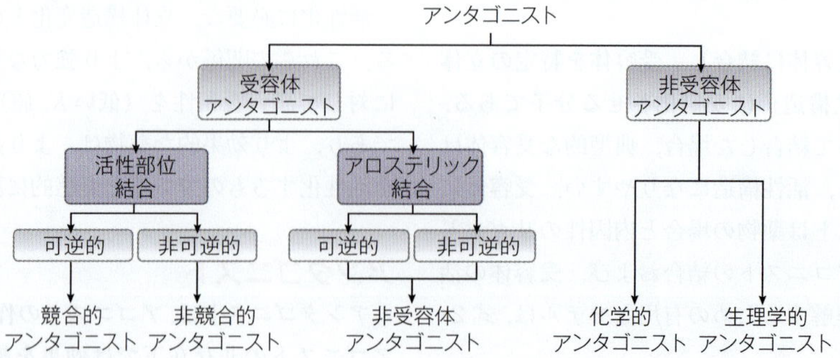


**図 2-4 アンタゴニストの分類**

アンタゴニストは，それらがアゴニストに対する受容体のどこかに結合するか（受容体アンタゴニスト），あるいは，アゴニスト-受容体シグナルを他の手段で阻害するか（非受容体アンタゴニスト）に基づいて分類される．受容体アンタゴニストは，アゴニスト結合部位（活性部位），あるいは受容体上のアロステリック部位のいずれかに結合する．そのどちらの場合も，本来の受容体活性には影響を与えない（すなわち，アゴニストがない状態での受容体活性）．アゴニスト部位（活性部位）受容体アンタゴニストはアゴニストの受容体への結合を阻止する．アンタゴニストがアゴニスト部位での結合をリガンドと競合する場合は，競合的アンタゴニストと呼ばれる．この場合，高濃度のアゴニストは，競合的アンタゴニズム作用に打ち勝つことが可能である．非競合的なアゴニスト結合部位アンタゴニストは共有結合により，あるいは非常に親和性が高くアゴニスト部位に結合するため，高濃度のアゴニストによっても受容体を活性化できない．アロステリック受容体アンタゴニストは，アゴニスト結合部位以外の部位で受容体と結合する．それらは，直接的にアゴニストと受容体結合を競合するわけではないが，アゴニスト結合の $K_d$ を変化させ，アゴニストと結合した受容体の応答性を抑制する．高濃度のアゴニストも一般的にはアロステリックアンタゴニストの作用を打ち消すことはできない．非受容体アンタゴニストは2つのカテゴリーに分類される．化学的アンタゴニストはアゴニストを排除し，アゴニストが受容体と作用することを阻害する．生理学的アンタゴニストはアゴニストが生じる反応と相反する生理学的作用を惹起するが，その分子メカニズムには受容体はかかわらない．

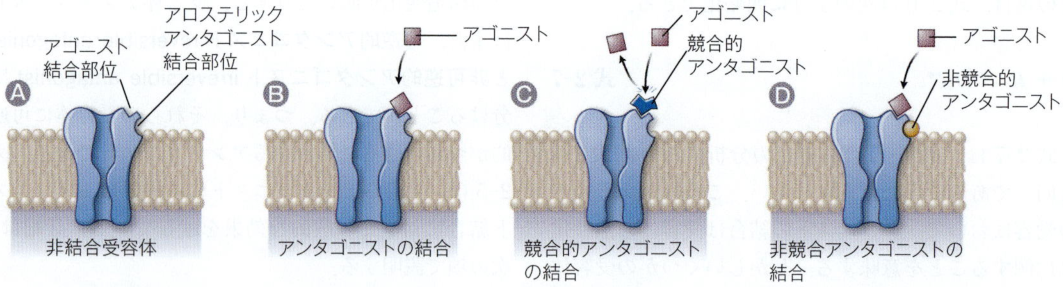


**図 2-5 受容体アンタゴニストのタイプ**

アゴニスト部位（活性部位）アンタゴニストとアロステリックアンタゴニストの相違．**A.** 結合していない非活性状態の受容体．**B.** アゴニストによる受容体活性化．アゴニストの結合によって受容体内部に構造変化が生じていることに注意．例えば，膜貫通型イオンチャネルの開口など．**C.** アゴニスト部位アンタゴニストが受容体のアゴニスト部位に結合するが，受容体を活性化しない．これらのアンタゴニストはアゴニストの受容体への結合を阻害する．**D.** アロステリックアンタゴニストが（アゴニスト結合部位とは異なる）アロステリック部位へ結合し，アゴニストが受容体に結合しても受容体の活性化を阻害する．

## 競合的受容体アンタゴニスト

**競合的受容体アンタゴニスト competitive antagonist は，受容体の活性部位に可逆的に結合する．** 受容体の活性部位に結合するアゴニストとは異なり，競合的アンタゴニストは，受容体の活性化に必要な立体構造を安定化しない．

したがって不活性な立体構造に受容体を維持しながら，アンタゴニストはその受容体に結合するアゴニストを遮断する．式 2-9 は，競合的アンタゴニスト（*A*）の効果を組み込んだ式 2-7 の変形例である．

$$AR \rightleftarrows A + D + R \rightleftarrows DR^* \qquad \text{式 2-9}$$

この式で遊離的受容体分子（*R*）の割合は，薬物（アゴニスト）-受容体複合体（$DR^*$）を形成することができない．なぜなら，代わりにアンタゴニストに結合する受容体は，アンタゴニスト-受容体複合体（*AR*）を形成するからである．実際に *AR* 複合体の形成は，アゴニスト受容体結合の平衡と競合する二次的な平衡反応をもたらす．*AR* は，受容体の活性（$R^*$）状態への立体構造変化を受けることができないことに注意すること．

量的分析から，競合的アンタゴニスト（$A$）の存在するなかで，アゴニスト（$D$）の受容体への結合を示す以下の式が得られる．

$$\frac{[DR]}{[R_o]}=\frac{[D]}{[D]+K_d\left(1+\frac{[A]}{K_A}\right)} \qquad \text{式 2-10}$$

式 2-10 は，$K_d$ が（1 + $[A]/K_A$）の割合で増加していることを除いて式 2-4 と同様である．ここで，$K_A$ とはアンタゴニストの受容体への結合の解離定数である（すなわち $K_A$ = $[A][R]/[AR]$）．$K_d$ の増加は効力の減少に相当し，**競争力のあるアンタゴニスト（*A*）の存在は，（1 + $[A]/K_A$）の係数でアゴニスト（*D*）の効力を低減する**．アゴニストの効力は，競合的アンタゴニストの濃度が増加するにつれて減少するが，アゴニストの有効性は影響を受けない．これが発生するのは，アゴニスト濃度 $[D]$ がアンタゴニストを中和する（"超える"）ために増加し，したがってアンタゴニストの効果を"ウォッシュアウト（洗い流す）"または逆転させるためである．図 2–6 A は，アゴニスト用量-反応関係に対する競合的アンタゴニストの効果を示す．競合的アンタゴニストはアゴニストの用量-反応曲線を右にシフトさせる効果を有し，それによってアゴニストの有効性を維持しながら，アゴニストの効力の低下を引き起すことに留意されたい．

本章の冒頭の Case で示した海軍将官のコレステロールを下げるための薬，**プラバスタチン pravastatin** は競合的アンタゴニストの例である．プラバスタチンは，高脂血症治療薬であるヒドロキシメチルグルタリル補酵素 A　hydroxymethylglutaryl-coenzyme（HMG-CoA）還元酵素阻害薬（スタチン）の 1 つである．HMG-CoA 還元酵素は，コレステロール生合成の律速段階である HMG-CoA の還元を触媒する酵素である．スタチンと HMG-CoA との化学構造の類似性によって，スタチン分子が，HMG-CoA 還元酵素の活性部位に結合できるため，それによって HMG-CoA が結合することを防ぐ．HMG-CoA 還元酵素の阻害は，内因性コレステロール合成を減少させ，それによって患者のコレステロール値を低下させる．スタチンと酵素との間に共有結合が形成されていないのでこの阻害は可逆的である．プラバスタチンや他の HMG-CoA 還元酵素阻害薬の詳細な議論については，第 19 章，コレステロールとリポタンパク代謝の薬理学を参照のこと．

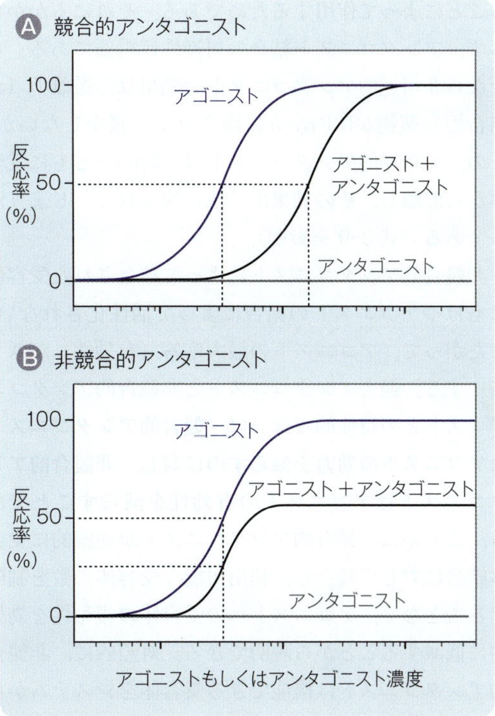


**図 2-6　アンタゴニストがアゴニストの用量-反応関係に及ぼす作用**
競合的アンタゴニストおよび非競合的アンタゴニストは効力（50%最大反応を引き起こすアゴニスト濃度）と有効性（アゴニストに対する最大反応）に異なる作用を有する．**A.** 競合的アンタゴニストはアゴニストの効力を減弱するが，アゴニストの有効性には影響しない．**B.** 非競合的アンタゴニストはアゴニストの有効性を減弱する．ここで示す通り，ほとんどのアロステリック非競合的アンタゴニストはアゴニストの効力を変えない．

## 非競合的受容体アンタゴニスト

**非競合的アンタゴニスト noncompetitive antagonist** は，受容体の活性部位またはアロステリック部位のいずれかに結合することができる（図 2-4）．受容体の活性部位に結合する非競合的アンタゴニストは，共有結合または非常に高い親和性で結合することができる．いずれの場合も，結合は事実上非可逆的である．非可逆的に結合された活性部位アンタゴニストは，たとえ高いアゴニスト濃度下にあっても"はずされる"ことがないため，そのようなアンタゴニストは非競合的拮抗作用を示す．

非競合的アロステリックアンタゴニストは，アゴニストが活性部位に結合している場合であっても，受容体が活性化されるのを防止することによって作用する．アロステリックアンタゴニストは，その結合の可逆性に関係なく，非競合的拮抗作用を示す．なぜならこのようなアンタゴニストは，活性部位に結合するアゴニストとの競合ではなく，受容体の活性化を防止することによって作用するためである．それにもかかわらず，アンタゴニスト結合の可逆性は重要である．なぜなら非可逆的アンタゴニストの効果は，遊離型（非結合型）薬物が体内から排除されても減少しないが，その一方可逆的アンタゴニストは，時間とともに受容体から解離し，その効果が“洗い流されて”しまうからである（式 2-9 を参照）．

非競合的アンタゴニストによって結合された受容体はもはやアゴニストの結合によって活性化されない．したがって，アゴニストの最大応答（有効性）が低下する．競合アンタゴニストと非競合的アンタゴニストとの特性的な違いは，**競合的アンタゴニストはアゴニストの効力を減らすのに対し，非競合的アンタゴニストはアゴニストの有効性を減らすことである**．この差は，競合的アンタゴニストが連続的に受容体結合に対して競合し，利用可能な受容体の数を制限することなく，アゴニストへの受容体の親和性を効果的に低減することから説明できる．対照的に，非競合的アンタゴニストは機能できる受容体をシステムから除去し，それによって利用可能な受容体の数を制限する．図 2-6A と図 2-6B は，アゴニスト用量-反応関係における競合と非競合的アンタゴニストの効果を比較している．

**アスピリン** aspirin は，非競合的アンタゴニストの一例である．この薬剤は，シクロオキシゲナーゼという血小板のトロンボキサン $A_2$ の生成に関与する酵素を，非可逆的にアセチル化する．トロンボキサン $A_2$ の発生がない場合，血小板凝集が阻害される．阻害は非可逆であり，血小板が新しいシクロオキシゲナーゼ分子を合成できないため，アスピリンの単回投与の影響は，遊離薬物がはるかに急速に体内から消去されるにもかかわらず，7～10 日間（骨髄が新しい血小板を生成するために要する時間）持続する．

## 非受容体アンタゴニスト

非受容体アンタゴニストは，化学的アンタゴニストおよび生理学的アンタゴニストに分けられる．**化学的アンタゴニスト** chemical antagonist は標的アゴニストを修正するか，または隔離することによって不活性化するため，アゴニストが受容体に結合し，活性化することはもはや不可能である．**プロタミン** protamine は化学的アンタゴニストの例であり，この基本的なタンパク質は抗凝固薬の酸性**ヘパリン** heparin に化学量論的に結合し，それによってこれらの薬剤を不活性化する（第 22 章，止血と血栓の薬理学参照），この化学的拮抗作用により，急速にヘパリンの効果を終止するためにプロタミンが使用される．

**生理学的アンタゴニスト** physiologic antagonist は，最も一般的に，アゴニストに対する時とは生理的に逆の応答を仲介する受容体を活性化するか，または遮断する．例えば甲状腺機能亢進症の治療において，**βアドレナリン受容体アンタゴニスト** β-adrenergic antagonist は，内因性甲状腺ホルモンの頻脈効果に対抗する生理学的なアンタゴニストとして使用される．甲状腺ホルモンはβアドレナリン刺激によってその頻脈効果をもたらすわけではないが，それでもアドレナリン刺激を遮断することは，甲状腺機能亢進症によって引き起こされる頻脈を緩和できる（第 10 章，アドレナリン作動性の薬理学，第 27 章，甲状腺の薬理学参照）．

## 部分アゴニスト

**部分アゴニスト** partial agonist **は受容体の活性部位に結合するが，受容体のすべてがアゴニストによって占有（結合）されていても，部分的な応答しか生成しない分子である**．図 2-7A は，いくつかの完全アゴニストおよび部分アゴニストの用量-反応曲線のファミリーを示している．各アゴニストは，ムスカリン性アセチルコリン acetylcholine（ACh）受容体上の同じ部位に結合することで作用する．ブチルトリメチルアンモニウム trimethylammonium（TMA）が長鎖誘導体よりも筋収縮の刺激に関してさらに強力であるだけでなく，より強い最大応答を引き起こす点でも，一部の誘導体(例えばヘプチルおよびオクチルフォーム)よりも有効であることに注意してほしい．この理由から，ブチル TMA はムスカリン性 ACh 受容体に対し**完全アゴニスト**である一方，オクチル誘導体はこの受容体での**部分アゴニスト**である．

部分アゴニストおよび完全アゴニストは受容体の同じ部位に結合するため，部分アゴニストは完全アゴニストによって引き起こされた応答を減少させる．このように，部分的なアゴニストは競合的アンタゴニストとして作用する．このような理由から，部分アゴニストは時には“部分アンタゴニスト”または“混合アゴニスト-アンタゴニスト”と呼ばれる．

もし受容体が活性または不活性の状態でのみ存在できるとした場合，いかにしてアゴニストが最大未満の応答を引き起こすことができるのか，検討することは興味深い．これは，いくつかの仮説が提案されている現在の研究領域である．式 2-6 が，$R$ と $DR^*$ が $R^*$ と $DR$ よりはるかに安定であるという仮定に基づいて，式 2-7 のように簡略化されたことを思い出してみよ

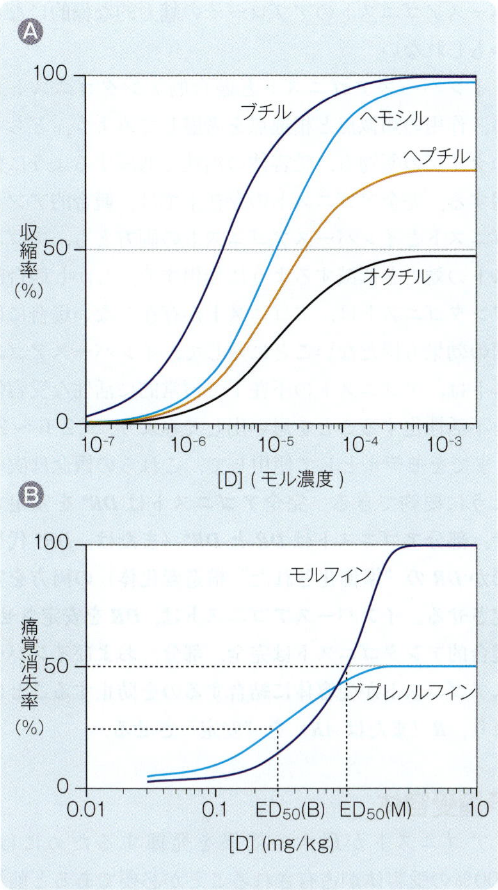


**図 2-7 完全アゴニストおよび部分アゴニストの用量-反応曲線**

同じ受容体のアゴニスト部位に結合するいくつかの薬物で最大効果が異なる例は多くある．**A.** トリメチルアンモニウムの様々なアルキル誘導体は，すべてムスカリン性アセチルコリン（ACh）受容体を刺激し，消化管の筋収縮を生じるが，すべての受容体が占有された場合でも誘導体によって異なる最大効果を生じる．この例では，ブチルおよびヘキシルトリメチルアンモニウム誘導体は完全アゴニストであり，異なった効力を持つが，最大応答を引き出しうる．一方，部分的な応答しか引き出せないアゴニスト，ヘプチルおよびオクチル誘導体などは，**部分アゴニスト**と呼ばれる．用量-反応曲線でこれらの部分アゴニストは，完全アゴニストに比べてより低い値でプラトーに達することに注意する．アセチルコリンはこのシステムで完全アゴニストとして作用する（**図示せず**）．**B.** 部分アゴニストが完全アゴニストに比べ，効力でより優る場合も，また劣る場合もある．この例では，ブプレノルフィン（$ED_{50}$ = 0.3 mg/kg）はモルフィン（$ED_{50}$ = 1.0 mg/kg）よりも効力に優るが，完全アゴニストと同じ最大応答は引き出しえない．ブプレノルフィンは臨床でオピオイド中毒の治療に用いられ，この場合は中毒を生じた麻薬，ヘロインやモルフィンなどに比べて有効性に劣る部分アゴニストであることが望ましいからである．部分アゴニストのブプレノルフィンは低濃度で，オピオイド受容体に強固に結合し，より有効性の高いオピオイドの結合を競合的に阻害する．非常に高濃度のブプレノルフィンは非$\mu$オピオイド受容体との低親和性の相互作用によって，逆に鎮痛作用を消失する（**図示せず**）．

う．しかし，もし薬物（部分アゴニストと呼ぶことにしよう）が，*DR* と同様に *DR** を安定させることができるとしたら，何が起こるだろうか．その場合には，部分アゴニストの追加が，ある受容体が *DR* の形で，また別の受容体は *DR** の形で安定化することにつながる．完全に受容体が占有された時には，ある受容体は活性状態になり，また別の受容体は不活性状態となり，完全アゴニスト（*DR** のみを安定化）に比べて薬物の有効性は減少するであろう．この公式化においては，完全アゴニストは受容体の活性化状態に優先的に結合し，部分アゴニストは受容体の活性および不活性状態の両方に同等の親和性で結合し，また，インバースアゴニストは受容体の不活性状態に優先的に結合する（後述参照）．

部分アゴニストの作用についての第 2 の仮説は，受容体はそれぞれ異なる固有活性を有し，複数の *DR** 立体構造を持っているかもしれないということである．アゴニストによって結合される受容体の特定の立体構造に応じて，最大可能効果の一部は，部分アゴニストが受容体の 100%に結合している場合であっても観察することができる．これは，**ラロキシフェン raloxifene** および**タモキシフェン tamoxifen**（第 29 章，生殖の薬理学参照）などのいわゆる**選択的エストロゲン受容体モデュレータ selective estrogen receptor modulator（SERM）**の場合である．ラロキシフェンは，骨におけるエストロゲン受容体に対しては部分アゴニストとして作用し，乳房におけるエストロゲン受容体に対してはアンタゴニストとして作用する．エストロゲン受容体に結合したラロキシフェンの結晶構造によって，エストロゲン受容体に結合したエストロゲンの場合に比べて，ラロキシフェンの側鎖が，エストロゲン受容体の$\alpha$ヘッリクスが活性部位に整列するのを阻害することがわかる（図 29-8 参照）．このことは，他の効果を維持しながら，エストロゲン受容体のいくつかの下流効果に阻害をもたらす可能性がある．生理的レベルでは，これは骨において部分アゴニスト活性として観察されるであろう（図 29-7 参照）．

リガンド依存型イオンチャネルにおける部分アゴニストの作用についての最近の研究では，第 3 のモデルを提案している．それは受容体が，その活性化が可能になる前に発生しなければいけない“プライミング（準備的）”となる立体構造変化を必要とするものである．このモデルでは，部分アゴニストは高い親和性で受容体に結合するかもしれないが，受容体の立体構造のプライミング誘導に関しては，完全アゴニストよりも効率が低い．この“準備的”立体構造は受容体の活性化の前提条件であるため，受容体は開構造ではあまり時間を過ごさず，部分アゴニストは完全アゴニストより低い効力を持つことになる．

完全アゴニストと部分アゴニストの相対的な効力は，臨床的に関連があると思われる（図2-7B）．その受容体に高い親和性を持つ部分アゴニスト（例えばブプレノルフィンなど）は，同じ受容体に対する親和性が低い完全なアゴニスト（モルヒネなど）よりも，より効力があっても，有効性は低い可能性がある．この特性が臨床的に活用されるのは，部分アゴニストであるブプレノルフィンが，オピオイド依存症の治療のために使用される場合である．ブプレノルフィンは，μオピオイド受容体に対するその高い親和性で，患者によって取り入れられた他のオピオイドを競い負かすために投与できるので，オピオイド依存症の再発を防ぐ助けになる．現在ヘロインやモルヒネなどの完全アゴニストのオピオイドに中毒になっている患者には，ブプレノルフィンは慎重に投与されるべきである．なぜなら，それがこれらのオピオイドを競い負かし，禁断症状を引き起こす可能性があるからである．

部分アゴニストの別の例は，**ピンドロール pindolol** で，しばしばβアドレナリン受容体アンタゴニストに分類される薬剤である（第10章参照）．しかし実際には，ピンドロールは部分アゴニストの特性を示しており，この薬物が生み出す中間的応答は臨床的価値がある．安静時の心拍数および血圧は，他の純粋なβアドレナリン受容体アンタゴニストほどピンドロールによっては低減されないが，ピンドロールは心血管疾患を持つ患者の交感神経の刺激（例えば運動）により生じる，潜在的に危険な心拍数および血圧の上昇を抑制する．

## インバースアゴニスト

インバースアゴニストの作用は，再び式2-6を考慮することによって容易に理解できる．前述したようにいくつかのケースでは，受容体は$R^*$状態でも固有の安定性を保つことができる．これらのケースでは，内因性リガンドや外因性に投与されるアゴニストの非存在下であっても，受容体システムの固有活性（“緊張”）がある．**インバースアゴニスト inverse agonist は，遊離（非占有）受容体の，この本質的な（構成的）活性を抑止することによって作用する**．インバースアゴニストは受容体に結合し，*DR*（不活性）の形で安定化させることにより機能する可能性がある．これは，薬物の非存在下で，$R^*$の形態で存在していた受容体を不活性化する効果がある．$R^*$の状態に固有の安定性を持っている受容体の生理的重要性は現在調査中であり，恒常的に活性化する変異を持つ受容体は，インバースアゴニストのアプローチの魅力的な標的になるかもしれない．

インバースアゴニストと競合的アンタゴニストとの，作用の類似点と相違点を考慮してみよう．どちらのタイプの薬物も，受容体の活性を低減するように作用する．完全アゴニストの存在下では，競合的アンタゴニストとインバースアゴニストの両方とも，アゴニストの効力を低減するように作用する．しかし競合的アンタゴニストは，アゴニストが存在しない場合には何の効果も持たないことに対して，インバースアゴニストは，アゴニストの不在下で恒常的に活性な受容体を不活性化することを思い出してみよう．式2-6～2-9までをモデルとして使用して，これらの概念は次のように要約できる．**完全アゴニストは$DR^*$を安定させ，部分アゴニストは*DR*と$DR^*$（または，$DR^*$代替形か*DR*の“準備化された”構造変化体）の両方を安定させる．インバースアゴニストは，*DR*を安定させ，競合的アンタゴニストは完全，部分，およびインバースアゴニストが受容体に結合するのを防止することにより，*R*（または*AR*）を“安定”させる**．

## 予備受容体

アゴニストが最大の効果を発揮するためには，100%の受容体が占有されることが必要であると前提としている，薬物-受容体結合についての初期の記述を思い出してみよう．今度は，最大の応答が，100%未満の受容体の占有率で達成されうるという可能性を考慮してみる．図2-8は，このような状況を説明する薬物-受容体結合曲線および用量-反応曲線の一例を示している．この例では，最大の効果は，受容体の飽和に必要なものよりも低いアゴニストの用量で達成される．すなわちこのシステムでは$EC_{50}$は，$K_d$よりも小さい．薬物-受容体結合曲線および用量-反応曲線との間のこのタイプの不一致は，**予備受容体 spare receptor** の存在を意味する．少なくとも2つの分子機序が，予備受容体現象に関与すると考えられている．第1に，アゴニストが解離した後も受容体は活性化されたままで，1つのアゴニスト分子が複数の受容体を活性化させるというものである．第2に，第1章で述べたように，細胞シグナル伝達経路は比較的小さなシグナルを著しく増幅させることができ，わずかの受容体の活性化であっても，最大応答を生成するのに十分かもしれないということである．後者は事実である．例えば多くのGタンパク質共役型受容体G protein coupled receptor（GPCR）と，単一のGαsの活性化で，分子はアデニル酸シクラーゼを刺

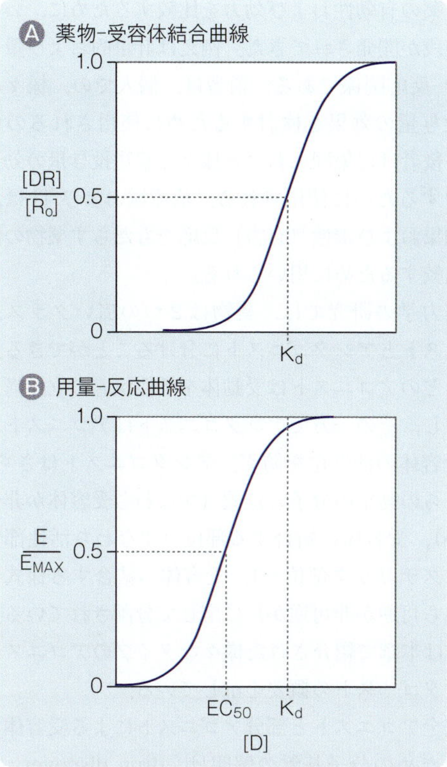


**図 2-8　予備受容体存在下での薬物-受容体結合曲線と用量-反応曲線の比較**

予備受容体非存在下では，薬物-受容体結合曲線と用量-反応曲線の間に緊密な相関がしばしば観察され，さらなる薬物の受容体への結合は反応をさらに増加させ，$EC_{50}$ は $K_d$ にほぼ一致する．予備受容体が存在すると，50%最大反応は全受容体の半分以下の受容体の占有によって引き起こされる（**予備**受容体とは，最大応答を発揮するのに，必ずしもすべての受容体が薬物に占有される必要はないことを意味する）．**A.** 薬物-受容体結合曲線．**B.** 同じ薬物の予備受容体存在下での用量-反応曲線．最大効果は最大結合が生じる濃度よりも低いアゴニスト濃度で生じており，$EC_{50} < K_d$ であることに注意．これら2つの関係によって，予備受容体の存在が確認される．$D$ は薬物，$R$ は受容体，$[DR]/[R_o]$ は受容体占有率．$E$ は効果，$E_{max}$ は最大効果（有効性），$E/E_{max}$ は反応率．$EC_{50}$ は効力，$K_d$ は薬物-受容体結合の平衡解離定数．

激し，数多くのサイクリック AMP cyclic adenosine monophosphate（cAMP）の分子の形成を触媒する．

予備受容体の存在は，システム上の非競合的アンタゴニストの効果を変化させる．アンタゴニストの濃度が低い時，非競合的アンタゴニストは最大応答を生成するために必要とされない受容体に結合する．したがって，アゴニストの有効性は低下しない．しかし，アゴニストの効力は影響を受ける．なぜなら効力は，50%の応答を生成するために，占有されなければならない受容体の割合に比例するためである．非競合的アンタゴニストは利用可能な受容体の数を減少させ，それによって同じ応答を生成するために，任意のアゴニスト濃度で結合しなければならない受容体の割合を増加させる．アンタゴニストの濃度が高い時，非競合的アンタゴニストは“予備”受容体だけでなく，最大応答を生成するために必要な受容体にも結合し，アゴニストの有効性および効力の両方が減少する．図 2-9 は，この概念を示している．

# ▶ 治療学の概念

## 治療指数と治療域

**治療域** therapeutic window とは，患者の集団において，容認できない副作用（毒性）なくして，治療応答を誘発する薬物の投与量の範囲（濃度）である．狭い治療域を持っている薬物については，血漿中薬物濃度が毒性を引き起こすようなレベルを超えることなく，効果的な投与量を維持するために，注意深く監視することが必要である．次の章では，治療域内での薬物の血漿中濃度を維持するために，臨床治療に使用される方法のいくつかを説明する．

治療域は，**治療指数** therapeutic index（TI）（時には**治療可能比** therapeutic ratio とも呼ばれる）によって定量化され，一般的には次のように定義される．

$$\text{治療指数 (TI)} = \frac{TD_{50}}{ED_{50}} \qquad \text{式 2-11}$$

$TD_{50}$ は集団の 50% において毒性反応を引き起こし，

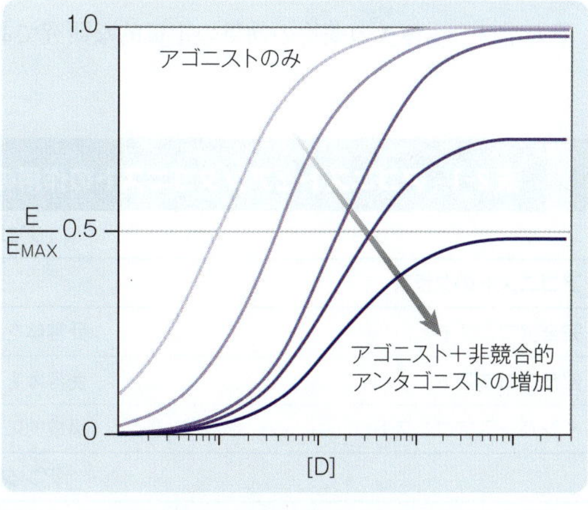


**図 2-9　予備受容体存在下で非競合的アンタゴニストがアゴニストの用量-反応曲線に与える影響**

予備受容体非存在下では，非競合的アンタゴニストはすべてのアンタゴニスト濃度で有効性を低下させる（図 2-6B 参照）．予備受容体が存在すると，効力は減弱するが，有効性は低濃度のアンタゴニストでは変化しない．これは，十分な数の非占有受容体が最大反応を生じるために利用可能であるからである．しかし，アンタゴニスト濃度が上昇するにつれ，非競合的にさらに多くの受容体へアンタゴニストが結合し，アンタゴニストにより“残された”受容体までもがついにはすべて占有され，有効性も減少する．

$ED_{50}$ は集団の 50％において治療的に有効である薬物の投与量である．TI は，母集団における薬物の相対的な安全マージンを定量化する単一の番号を示す．大きい TI は大きい（または“広い”）治療域を表し（例えば治療用量と毒性用量の間に 1000 倍の差），小さい TI（治療指数）は小さい（または“狭い”）治療域を示す（例えば治療用量と毒性用量との間に 2 倍の差）．

本章の冒頭の Case におけるヘパリンと組織プラスミノーゲン活性化因子 tissue plasminogen activator (t-PA) の使用に関連した毒性の可能性が，これらの薬物の低い TI 値で示される．例えば，患者に重大な出血を引き起こす可能性があるヘパリンの投与量は，多くの場合，治療効果のために必要な 2 倍以下の用量である．したがって，ヘパリンは 2 以下の治療指数を有すると定義できる．この理由のため，ヘパリンで治療されている患者は，部分トロンボプラスチン時間 partial thromboplastin time（PTT）という凝固カスケードのマーカーを持ち，数時間ごとに監視されている必要がある．アスピリンの高い TI がその相対的な安全性の指標である．ヘパリンの薬理学的効果はその場合，定期的に監視されたことに対し，アスピリンは血漿薬物濃度を監視する必要なく投与できたことに留意されたい．

## まとめと今後の方向性

薬力学は，生体への薬物の効果の定量的な研究である．薬の有効性および効力を比較するために，いくつか手段が開発されてきた．例えば計量的および量子的用量-反応関係である．前者は，個人での，様々な薬物投与量の効果を検討するために使用されるのに対し，後者は母集団における様々な薬物投与量の効果を検討するために使用される．治療域および TI は，治療効果および毒性（有害）反応をもたらす薬物の濃度を比較するために用いられる．

薬力学の研究では，薬物は 2 つの広いクラス，アゴニストとアンタゴニストに分けることができる．ほとんどのアゴニストは受動体を活性状態の立体構造に維持し，その一方でアンタゴニストはアゴニストによる受容体の活性化を防ぐ．アンタゴニストはさらに，それらの効果の分子の位置（すなわち受容体か非受容体か），受容体に結合する部位（すなわち活性部位かアロステリック部位か），受容体へ結合する様式（すなわち可逆か非可逆か）に応じて分割されている．表 2-1 は本章で紹介された様々なタイプのアゴニストとアンタゴニストの概要を示している．

完全アゴニストと部分アゴニストによる受容体活性化のための分子基盤の解明は，drug discovery ＝医薬品の探索研究ための新たな機会につながる可能性がある．例えば最近，いくつかの GPCR の永続的な活性化は，GPCR へのアゴニストおよび G タンパク質の両方の結合を必要とすることが示されている．この知識は，より大きな選択性を有する特定の GPCR の機能を調節する新しい薬物を設計する際に有用でありうる．

**表 2-1　アゴニストとアンタゴニストの作用のまとめ**

| アゴニスト分類 | | | |
|---|---|---|---|
| アゴニストのクラス | | | 作　用 |
| 完全アゴニスト | | | 受容体を活性化し，最大有効性に達する |
| 部分アゴニスト | | | 受容体を活性化するが，最大有効性には達しない |
| インバースアゴニスト | | | 構成的に活性化した受容体を不活性化する |
| **アンタゴニスト分類** | | | |
| アンタゴニストのクラス | アゴニストの効力への作用 | アゴニストの有効性への作用 | 作　用 |
| 競合的アンタゴニスト | あり | なし | 受容体の活性部位へ可逆的に結合：この部位への結合をアゴニストと競合 |
| 非競合的アンタゴニスト | なし | あり | 受容体の活性部位へ非可逆的に結合：この部位のアゴニストの結合を阻害 |
| 非競合的アロステリックアンタゴニスト | なし | あり | 受容体の活性部位以外の部位に可逆的あるいは非可逆的に結合：アゴニストによる受容体活性化に必要な構造変化を阻害 |

## 謝 辞

本書の1版と2版において，本章に貴重な貢献をしてくれた Harris S. Rose に感謝する．

## 推奨文献

Cowan A, Doxey JC, Harry EJ. The animal pharmacology of buprenorphine, an oripavine analgesic agent. *Br J Pharmacol* 1977;60:547–554. (*Provides an experimental demonstration of the variation in potency and efficacy of full and partial agonists.*)

Lape R, Colquhoun D, Sivilotti LG. On the nature of partial agonism in the nicotinic receptor superfamily. *Nature* 2008;454:722–727. (*A recent study that suggests a new mechanistic model for the effect of partial agonists.*)

Leff P. The two-state model of receptor activation. *Trends Pharmacol Sci* 1995;16:89–97. (*Provides the theoretic grounding for Equation 2-6; discusses quantitative treatment of drug–receptor interactions.*)

Pratt WB, Taylor P, eds. *Principles of drug action: the basis of pharmacology.* 3rd ed. New York: Churchill Livingstone; 1990. (*Contains an in-depth discussion of pharmacodynamics.*)

Sprang SR. Binding the receptor at both ends. *Nature* 2011;469: 172–173. (*Summarizes the new finding that persistent activation of some GPCRs requires binding of both agonist and G protein molecules to the receptor.*)

# 3

# 薬物動態学

Quentin J. Baca and David E. Golan



## ▶ はじめに

たとえ最も有望な薬理学的治療であっても，薬物が治療効果を発揮するのに十分な濃度でその標的臓器に到達できなければ，臨床試験は失敗する．外来性侵入物や有害物質による損傷に対する人体の抵抗力の特性の多くはまた，患者の体内での病理学的過程に対抗する現代薬物の能力をも制限してしまう．患者のなかで作用する薬物の能力に影響を与える多くの要因と，時間の経過に伴うこれらの要因の動的な性質についての評価は，臨床診療において極めて重要である．

すべての薬物は，臨床効果を達成するために特定の最低限の要件を満たす必要がある．有用な薬物は，生体への異物の接近を制限する生理的なバリアを越えなければならない．薬物**吸収 absorption** は，これらのバリアを活用または侵害するように設計されている多くの機序によって生じる．吸収した後に，薬物が適切な濃度でその標的臓器に到達するために，薬物は血液やリンパ管など生体内の**分布 distribution** 機序を利用する．その標的に達する薬物の能力は，患者の体内の複数の過程によって制限される．これらの過程は，大まかに次の２つの分類に分けられる．**代謝 metabolism**，つまり生体が酵素分解（おもに肝臓で）を通して薬剤を不活性化することと，**排泄 excretion**，つまり薬物が生体から排除されること（おもに腎臓と肝臓で，および便として）である．本章では吸収 absorption，分布 distribution，代謝 metabolism，排泄 excretion（しばしば ADME と略記；図 3-1）の大まかな薬物動態の過程の概要について，基本的原則を概念的に重視しながら，この分野に精通していない学生や医師が薬物療法における薬物動態学的基礎を理解できるように説明していく．

## Case

W 氏は 66 歳の工業コンサルタントで，テレコミュニケーション関係の会社に勤め，仕事の一環としてしばしば旅行する．彼の唯一の医学的問題は，慢性心房細動であり，**ワルファリン**のみ内服している．コンサルタント業務での海外出張の最後の夜に，ケバブ料理など普段はあまり食べることのない料理の並ぶ夕食会に参加した．翌日から，多量の水様性，また腐敗臭のする下痢が始まった．内科医は，海外旅行者の下痢と診断し，**トリメトプリム・スルファメトキサゾール**が 7 日分処方された．

W 氏の症状は抗菌薬が処方されて 2 日間で完全に改善し，（抗菌薬の内服を続けて）4 日後より豪勢な夕食会での顧客との会合を再開した．W 氏とお客さんたちは夕食の酒に酔い，レストランを去る時に W 氏はふらついて縁石に転んでしまった．翌日，彼は右膝の著しい腫れを認め，その地域の救急室で検査をしてもらった．身体診察と画像検査の結果，右膝の中等度の血腫と診断された．臨床検査で，著明に上昇した国際標準化比 INR が認められた．INR はプロトロンビン時間の標準尺度であり，この場合は，血漿ワルファリンレベルの代替マーカーとなっている．救急室の医師は，W 氏にワルファリンレベルが治療域を超えており（中毒域），この原因は，おそらく常用するワルファリンと抗菌薬，そしてアルコールの薬物相互作用の結果生じた副作用であると説明した．

### Questions

1. 恒常的な治療によってよく保たれている治療域にある患者が，どうして突然，臨床的に問題となる薬物中毒に発展したのか？
2. この状況は回避可能だったのか？ もし，そうであれば，どのようにしてだろうか？

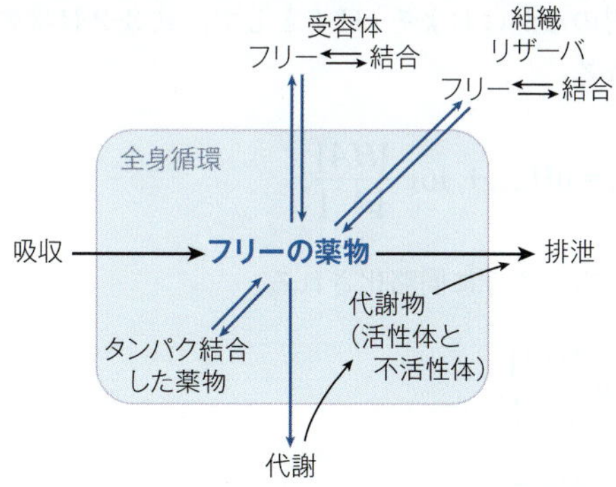


**図 3-1 薬物の吸収，分布，代謝，排泄（ADME）**
薬物動態の基本的原則は，フリーの薬物が最終的に標的部位に到達する量に影響する．標的部位で効果を発揮するために，薬物は吸収され，その後，代謝や排泄される前に，標的部位に分布しなければならない．どのような場合でも，全身循環にあるフリーの薬物は，組織貯蔵部位，血漿タンパク，（通常は受容体からなる）標的部位との間で平衡状態を形成している．特定の受容体に結合した薬物の分画のみが薬理作用を持つ．薬物代謝により非活性および活性代謝物が生じることに注意．活性代謝物もまた標的受容体上で，あるいはしばしば他の受容体上で，薬理作用を発揮する．

## 生理的なバリア

薬物はその分子や細胞の作用部位に到達するために物理的，化学的，そして生物学的なバリアを克服しなければならない．消化管の上皮層や他の粘膜はバリアの一種であり，薬物が血液やリンパ管に入った後にも追加のバリアに遭遇する．ほとんどの薬物は血液から局所組織に分布されなければならないが，その過程は血液脳関門などの構造によって妨害されうる．一般的に薬物は，毛細管細静脈のレベルで血管内のコンパートメントを去るが，そこには薬物が通過可能な内皮細胞の間隙がある．薬物分布はおもに受動拡散によって起こり，その速度は局所のイオンと細胞の状態によって影響される．この項では，生体内の薬物輸送に対しての主要な物理的，化学的，および生物学的なバリアと，これらのバリアを克服する能力に影響を及ぼす薬物の性質を説明している．

### 生体膜

すべての人間の細胞は脂質二重膜によって囲まれている．膜脂質は，おもにリン脂質，ステロール（特にコレステロール），および糖脂質で構成されている．膜脂質の両親媒性の性質と，水性細胞内および細胞外環境は，膜が疎水性コアと 2 つの親水性表面からなる構造であることを想定させる．脂質成分に加えて生体膜はタンパク質を含んでおり，それは膜を貫いて（膜貫通型タンパク質）か，または細胞外か細胞内の細胞膜表面においてのみ見られるタンパク質である．膜の半透性の脂質二重層構造は分子の輸送に対しバリアを形成し，薬物療法にとって重要な意味を持っている．

### 膜透過

**生体膜の疎水性コアは，薬物輸送にとって大きなバリアとなる．**ステロイドホルモンのような小さな非極性分子は，膜を通して簡単に拡散することができる．しかし，受動的な拡散は多くの大きな極性分子と薬物の輸送には無効である．**ヒト溶質連動型キャリア human solute-linked carrier**（SLC）スーパーファミリーの膜輸送体，つまり**有機アニオン輸送体 organic anion transporter**（OAT）と**有機カチオン輸送体 organic cation transporter**（OCT）などのタンパク質の43群を含む膜輸送体は，極性の薬物や分子が膜を透過できるようにする．膜貫通担体タンパク質は薬物および関連内因性分子に特異的であり，タンパク質の細胞外表面への薬物の結合の際に，タンパク質はエネルギー非依存的（**促進拡散 facilitated diffusion**）あるいはエネルギー依存的（**能動輸送 active transport**）な立体構造変化を起こす．この立体構造変化は，細胞内部への結合薬物の到達を可能にし，そこで薬物分子はタンパク質から放出される．あるいは，いくつかの薬物は特異的な細胞表面の受容体に結合し，**エンドサイトーシス endocytosis** のきっかけとなる．それは細胞膜が周りの分子を巻き込み小胞体を形成し，そこから薬物が細胞内部に放出される過程である．

### 膜拡散

他の要因が存在しない場合に，薬物は，細胞内と細胞外の薬物濃度が等しくなるまで細胞に入っていく．拡散速度は，膜を通過する薬物の濃度勾配や厚さ，面積および膜の透過性に依存する．フィックの拡散法則 Fick law of diffusion は薬物の膜透過流速量を述べている．

$$\text{流量} = \frac{(C2 - C1) \times (\text{領域} \times \text{透過性})}{\text{厚さ}_{\text{膜}}} \qquad \text{式 3-1}$$

$C1$ および $C2$ は，それぞれ細胞内と細胞外の薬物濃度である．この定義は，膜を透過するイオンや pH，および充電勾配などの複雑な要因が存在しない理想的な状況に適用される．しかしながら，生体内ではこれらの追加の因子が細胞に入る薬物の能力に影響を与えている．例えば，細胞外の薬物濃度がより高い場合は通常，薬物が細胞内に透過していくが細胞内部および薬物の両方が負に荷電している場合には，細胞内への薬物の透過が阻害される．対照的に，負に荷電した細胞内部は，正に荷電した薬物の透過を容易にする．

脂質二分子膜を透過する酸性および塩基性薬物の正味の拡散は，**pH トラッピング pH trapping** として知られる電荷基盤の現象によって影響を受ける可能性がある．それは膜を透過する薬物の酸解離定数（$pK_a$）と pH 勾配に依存している．フェノバルビタールやアスピリンなどの弱酸性の薬物については，プロトン化され，電気的に中性な薬物形態は，胃の強い酸性環境下において優勢である．非荷電型の薬物は胃粘膜の脂質二重層を透過しやすいため，薬物の吸収速度が速くなる（図 3-2）．血中のより塩基性環境下では，弱酸性の薬物はその荷電型に脱プロトン化され，その後効果的に捕捉される．

定量的用語で，薬物の $pK_a$ は，薬物の半分がそのイオン形態で存在する pH 値を表す．ヘンダーソン-ハッセルベルヒ方程式 Henderson-Hasselbalch equation は，薬剤を含む生物学的媒体の pH と，酸性または塩基性薬物 A の $pK_a$ との関係を示している．

$$pK_a = \text{pH} + \log\frac{[HA]}{[A^-]} \qquad \text{式 3-2}$$

ここで $HA$ はプロトン化された薬物 $A$ を表す．例えば，$pK_a$ 4 の弱酸性薬物の仮説上の事例を考えてみよう．胃のなかはおよそ pH 1 として，式 3-2 は次のようになる．

$$pK_{\text{薬物}} = \text{pH}_{\text{胃内}} + \log\frac{[HA]}{[A^-]},$$

それは次のように簡略化される．

$$3 = \log\frac{[HA]}{[A^-]},$$

そして最後に，

$$1000 = \frac{[HA]}{[A^-]}.$$

薬物のプロトン化型は脱プロトン化型の 1000 倍の濃度で存在し，薬物の 99.9% は中性型である．逆に pH がおおよそ 7.4 の血中では，薬物の 99.9% 以上は脱プロトン化型である（図 3-2 参照）．

## 中枢神経系（CNS）

中枢神経系 central nervous system（CNS）は，薬物治療に特別な難題を提示している．他のほとんどの解剖学的領域とは異なり，CNS は特に外来性異物から絶縁されている．**血液脳関門 blood-brain barrier** は，体循環から脳循環へのほとんどの薬物の受動拡散を防ぐために，特殊な接合帯を使用している．した

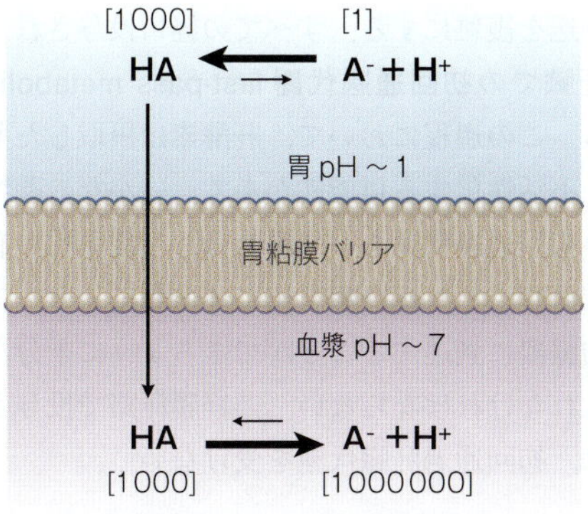


**図 3-2 脂質二重膜を介した pH トラッピング**
例で示すように，$pK_a = 4$ である薬物の場合を仮に考えてみよう．薬物は弱酸であるけれども，非常に酸性度の高い胃の環境では，大部分がプロトン化されている．胃の pH が約 1 であるなら，薬物 1001 分子に対して 1000 個の分子がプロトン化（中性化）され，ただ 1 つの分子が脱プロトン化（陰性荷電）している．プロトン化され中性化された形の薬物は胃粘膜バリアを通過し血中に拡散することができる．血漿の pH はおよそ 7（正確には 7.4），薬物は $pK_a = 4$ であるため，大部分の薬物はいまや脱プロトン化（陰性荷電）した形で存在するようになる．1001 の薬物分子に対して 1 分子がプロトン化（中性化）され，一方，1000 分子は脱プロトン化（陰性荷電）している．陰性荷電した薬物はもはや胃粘膜の脂質二重層を通過することはできず，薬物は効果的に血漿内にトラップされる．

がって CNS に作用するように設計された薬物は，容易に生体膜を通過できるように十分に小さく疎水性であるか，または中央構造体を貫通するように，血液脳関門の既存の輸送タンパク質を使用しなければならない．血液脳関門で促進性または能動的輸送タンパク質の標的化に失敗する親水性薬物は，CNS に浸透することができない．血液脳関門は，薬物が脳脊髄液 cerebrospinal fluid（CSF）に直接運ばれる髄腔内薬物注入を用いて迂回することができる．この方法は，感染性またはがん性の髄膜炎の治療に用いることができるが，髄腔内経路は患者が定期的に摂取しなければならない薬物として非実用的である．

## ▶ 吸 収

ヒトの体には，微生物による侵入を阻む驚異的なバリアがある．外皮は，上皮の角質化した外層およびディフェンシンを有している．粘膜は，気管の内粘液線毛クリアランス，涙管からのリゾチーム分泌，胃酸，および十二指腸における塩基になどにより保護されている．これらの非特異的防御機構は薬物吸収のバリアとなり，標的臓器における薬物の**バイオアベイラビリティ（生物学的利用能）bioavailability** が制限される

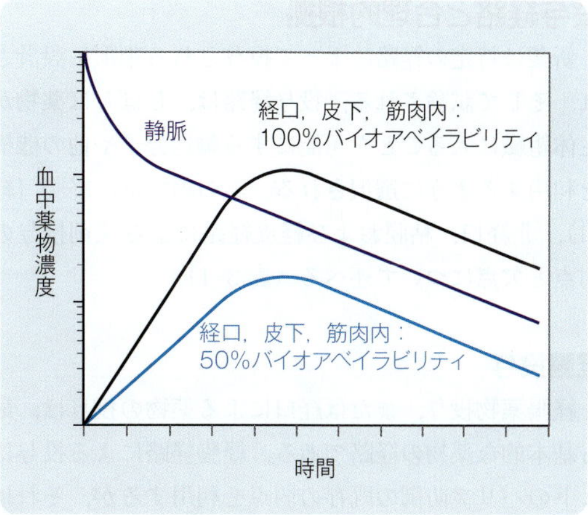


**図 3-3 薬物単回投与後のバイオアベイラビリティ**
静脈内投与された薬物は血液循環のなかですぐに有効となる．薬物は他の体内コンパートメントにその後分布し，やがて消失する．一方，他の投与方法［経口，皮下（SC），筋肉内（IM）など］では，緩徐に薬物が血中に入っていく．さらに，他の投与方法では，バイオアベイラビリティを考慮しなければならない．例えば多くの経口薬の場合，不完全に吸収されるか，あるいは肝臓で初回通過代謝を受ける．もし薬物が 100%のバイオアベイラビリティを持てば，体内循環に届く薬物総量はすべての投与経路で等しくなるが，非静脈経路の場合は，血漿での最高血中薬物濃度に達する時間がより長くなる．経口，SC，IM 投与のバイオアベイラビリティが 100%未満の場合には，薬物投与量を増加させることによって，全身循環に到達する総薬物量を静脈内投与のそれと一致させうる．全身循環に到達する総薬物量は，血中薬物濃度の経時的変化を示した**曲線下の領域 area under the curve（AUC）**を積分することで定量化しうることに注意．

場合がある．バイオアベイラビリティ，または体循環に到達する投与薬物の割合は，薬物が投与される経路，薬物の化学的形態，ならびに胃腸および肝臓の輸送体や酵素など多くの患者固有の要因に依存する．

バイオアベイラビリティは，以下のように定量的に定義されている．

$$\text{バイオアベイラビリティ} = \frac{\text{全身循環に達する薬物量}}{\text{投与された薬物量}} \quad \text{式 3-3}$$

バイオアベイラビリティのこの定義は，**ほとんどの薬物は体循環から直接，分子および細胞の作用部位に到達する**という事実に基づいている．静脈内に投与される薬物は体循環へ直接注入される．つまりこれらの薬物の投与量は体循環への到達量と等しくなり，そのバイオアベイラビリティは定義によって 1.0 である．対照的に，不完全な胃腸吸収と“初回通過”肝代謝は（以下参照）典型的に，経口投与された薬物のバイオアベイラビリティを 1.0 以下とさせる（図 3-3）．

## 投与経路と合理的根拠

新薬は特定の経路によって投与される剤形に設計され，そして試験される．投与経路は，しばしば薬物が生体組織に入ることを可能にする輸送分子や他の機構を利用するように選択される．この項では，経腸（経口），非経口，粘膜および経皮経路による薬剤投与の利点と欠点について述べる（表3-1）．

### 経腸投与

経腸薬物投与，または経口による薬物の投与は，最も基本的な薬物の経路である．経腸経路による投与はヒトのバリア防御の既存の弱点を利用するが，それは過酷な酸性（胃）と塩基的な（十二指腸）環境に薬物を曝すことになり，薬物の吸収を制限する可能性がある．この経路は，患者にとって多くの利点がある．経口薬は簡単かつ便利に自己管理され，この投与方法は他の方法よりも合併症または治療として全身感染を引き起こす可能性が少ない．

経口投与された薬物は，消化管上皮を介した吸収の間，安定した状態でいなければならない．消化管上皮細胞接合により，無傷の上皮を透過する傍細胞輸送は困難となる．その代わりに，摂取した物質（薬物など）は通常，血液に入る前に頂端および基底両面で細胞膜を通過しなければならない．この過程の効率は，薬物の大きさと疎水性によって，また時には薬物がそれを介して細胞に出入りすることができる担体の存在によって決定される．**一般的に疎水性および中性の薬物は，膜に親水性の物質の通過を容易にする担体分子が含まれていない限り，親水性または荷電薬物よりも効率的に細胞膜を通過する．**

消化管上皮を通過する際，薬物は体循環に入る前に，門脈系によって肝臓へ運ばれる．門脈循環が解毒のために肝臓にこれらの物質を運び，摂取した毒素の全身への影響から生体を保護する一方で，このシステムは薬物輸送を複雑にする．すべての経口投与された薬物は，肝臓での**初回通過代謝 first-pass metabolism** を受ける．この過程において，肝酵素は摂取した薬物の一部を不活性化する可能性がある．いかなる薬物でも著しい初回通過代謝を示す場合は，活性薬物の有効濃度を確保し，それが肝臓を出て体循環に入り，そこから標的臓器に到達することができるように十分な量で投与されなければならない．非経腸経路で投与された薬物は，初回通過肝臓代謝を受けない．

### 非経口投与

非経口投与では，薬物は体循環，脳脊髄液，血管組織，またはいくつかの他の組織空間に直接導入され，経口投与される薬剤の有効性を制限するバリアをただちに克服する（表3-2）．組織投与は，種々の生体組織ごとに異なる速度の薬物作用の発現をもたらす．血管形成が不十分な脂肪組織への薬物の皮下 subcutaneous（SC）投与は，血管がよく発達した筋肉内 intramuscular（IM）域への注射よりも作用の発現が遅くなる．油性の溶液にしか溶けない薬物は，しばしば筋肉内投与される．静脈［経静脈内 intravenous 投与（IV）］または動脈［経動脈内 intra-arteria 投与（IA）］循環，あるいは脳脊髄液中［髄腔内 intrathecal（IT）］への薬物の直接導入は，薬物をその標的臓器に最も速く到達させる．SCおよびIM注射とは異なり，IV注射は一般的に輸送される薬物の量に制限されない．

連続静脈内注入はまた，制御された薬物輸送の利点もある．非経口投与は，感染のリスク増加や医療専門家によって投与されなければならないなど，いくつかの潜在的な欠点がある．非経口的に投与される薬物が効き始めるのはしばしば迅速で，その薬物の投与速度が速すぎたり，間違った用量であったりした場合，潜

**表3-1 薬物の投与経路**

| 経　路 | 長　所 | 短　所 |
|---|---|---|
| 経腸<br>（例：アスピリン） | 簡単，安価，容易，無痛，感染なし | 消化管環境への曝露，初回通過効果，消化管からの吸収，薬理作用部位への緩徐な送達 |
| 非経口<br>（例：モルヒネ） | 薬理作用部位への迅速な送達，高いバイオアベイラビリティ，初回通過効果を回避し，消化管環境の影響なし | 不可逆的，感染，痛み，恐れ，熟練した術者が必要 |
| 経粘膜<br>（例：ベクロメタゾン） | 薬理作用部位への迅速な到達，高いバイオアベイラビリティ，初回通過効果を回避し，消化管環境の影響なし，しばしば無痛，簡単，容易，低感染，影響を及ぼす組織（例えば肺）への直接の送達 | この経路から投与可能な薬物はわずかである |
| 経皮<br>（例：ニコチン） | 簡単，容易，無痛，優れた持続的あるいは長時間投与，初回通過効果を回避し，消化管環境の影響なし | 高脂溶性薬物でなければない，薬理作用部位への送達が緩徐，皮膚刺激性の可能性 |

**表 3-2 薬物の非経口投与経路**

| 非経口投与経路 | 長所 | 短所 |
|---|---|---|
| SC<br>(例：リドカイン) | 緩徐な効果発現，油性の薬物の投与に利用される | 緩徐な効果発現，少量 |
| IM<br>(例：ハロペリドール) | 中間的な効果発現，油性の薬物投与に利用される | 血液検査値に影響の可能性（クレアチンキナーゼ），筋肉内出血，痛み |
| IV<br>(例：モルヒネ) | 速い効果発現，管理された薬物分布 | 最大血中濃度依存的な薬物毒性 |
| IT<br>(例：メソトレキセート) | 血液脳関門をバイパス | 感染，高度に熟練した術者が必要 |

SC：皮下，IM：筋肉内，IV：経静脈，IT：髄腔内.

在的に毒性（副作用）の増加をもたらす．これらの欠点は，非経口投与の利点（例えば作用発現速度や輸送用量の制御など）や薬物を必要とする緊急性と比較検討されなければならない．

### 経粘膜投与

粘膜を介した薬物の投与は，急速な吸収，低い感染発症率や投与の利便性，そして過酷な胃腸の環境や初回通過代謝の回避などを提供できる可能性がある．舌下，眼，肺，鼻，直腸，尿および生殖管上皮などはすべて，液滴，速溶錠剤，エアロゾル，坐薬（その他の剤形も含め）などの形態の薬物を輸送するために使用されている．粘膜は血管密度が高く，薬物が急速に体循環に入り，最小限の遅延でその標的臓器に到達することを可能にする．薬物はまた，標的器官に直接投与されることで，作用がほぼ瞬時に発現する．これは，急性喘息などの重篤な状態において有利である．その場合，βアドレナリン受容体アゴニストのような薬物が，エアロゾルを介して気道に直接投与される．

### 経皮投与

限られた数の薬物は，十分に高い親油性を有し皮膚を介した受動拡散が投与経路として可能となる．経皮的に投与された薬物は，皮膚や皮下組織から直接血液中に吸収される．この投与経路はゆっくりと継続的に長期間にわたって投与されなければならない薬物にとって理想的である．そこには感染のリスクがなく，薬物投与は簡単で便利である．経皮的ニコチン，エストロゲン，およびスコポラミンパッチの成功は，この投与経路の有用性を示している（経皮薬物輸送の詳細については第 54 章，ドラッグデリバリー参照）．

### 吸収に影響を与える局部，局所および全身因子

薬物の吸収速度および程度は，局部，局所，および全身因子によって影響される．一般的に，大規模かつ/または急速に投与された用量は，薬物の高い局所濃度を作り出す．投与部位と周辺組織との間の大きな濃度勾配が，周辺組織および/または血管系への薬物の分布を駆動する．投与部位での濃度勾配を減少させる，あらゆる因子が，勾配の推進力を減少させ局所組織に分配される薬物の量を減少させる．局所血流はこの点で最大の効果を有し，非常に灌流された領域では，そのコンパートメントに入る薬物分子は急速に除去される．この効果はコンパートメントの薬物濃度を低レベルに維持し，新たな薬物分子がコンパートメントへ入るための推進力を高く保つ（式 3-1 参照）．例えば，揮発性の一般的な麻酔薬は吸入により投与される．肺は非常に灌流され，麻酔は肺から体循環へと急速に除去される．麻酔は局所循環に蓄積せず，血液中に麻酔薬の拡散を促進する濃度勾配が維持される（詳細は第 16 章，全身麻酔薬の薬理学参照）．体格の大きな個人では，吸収に対して表面積が増加し，分布に対して組織量が増大しているので，この両方が投与部位からの薬物を除去し，薬物吸収の速度および程度を増加させやすくなる．薬物の吸収速度は，薬物の局所濃度（その血中濃度を含む）とその作用の継続時間の両方に影響する（図 3-4）．

## ▶ 分 布

薬物の吸収は，適切な血中薬物レベルを確立するための前提条件であるが，薬物はまた，病態生理学的過程に対し期待される効果を発揮できる治療濃度で，その標的臓器に到達しなければならない．薬物分布は循環系を介しておもに達成され，わずかな成分がリンパ系によって行われる．薬物は体循環に吸収されると，あらゆる標的器官（脳および精巣などの保護コンパートメントは除く）に到達することができる．標的器官中の薬物濃度はしばしば測定が困難であるため，血中の薬物濃度が，一般的に治療薬のレベルを定義し監視するために使用される．たとえ薬物の血中濃度が組織濃度の比較的弱い指標に過ぎなくても，標的組織における薬物の効果は，多くの場合，血中薬物濃度とよく相関する．

臓器や組織は，異なった種類の薬物（表 3-3）を取り込む能力と，それらが受ける全身血流の割合（表 3-4）が大きく異なる．順に，これらの要因は，血中の薬物の濃度に影響を与え，所望の血中薬物濃度を達成

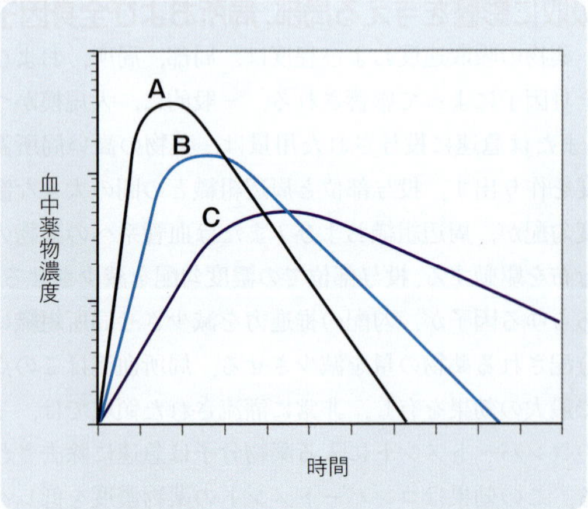


**図 3-4 薬物の最高血中濃度と作用時間に及ぼす吸収速度の影響**
薬物の作用時間と最高血中濃度は，薬物の吸収速度によって大きく影響される．この例として，等しいバイオアベイラビリティ，分布容積，クリアランスを持つ３つの薬物が等しい投与量で投与された場合を考えてみる．これら薬物は異なる吸収速度を示している―薬物Ａは速やかに吸収され，薬物Ｃは緩徐に吸収され，薬物Ｂの吸収速度は薬物ＡとＢの中間にある．薬物Ａは最も高い血中濃度のピークに達するが，これは明らかな消失が始まる前にこの薬物のすべてが吸収されるからである．薬物Ｃは，緩徐に吸収され，高い血中濃度に達することがないが，薬物ＡやＢに比べより長く血中にとどまる．これは吸収が消失相においても続くためである．仮定した薬物Ａ，Ｂ，Ｃは３つの異なる経路から投与された同一の薬物ということがありうることに留意すべきである．例えば，曲線Ａは静注のグルココルチコイド（糖質コルチコイド）投与を示し，曲線Ｂはデポー筋注，そして曲線Ｃは同一薬の超遅延放出の皮下注の場合がありうる．

**表 3-3 異なる身体コンパートメントへの薬物分布**

| コンパートメント | 例 |
|---|---|
| 総体内水 | 水溶性小分子（例：エタノール） |
| 細胞外液 | より大きな水溶性分子（例：マンニトール） |
| 血漿 | 高血漿タンパク結合分子，巨大分子，高電荷分子（例：ヘパリン） |
| 脂肪組織 | 高脂溶性分子（例：ジアゼパム） |
| 骨および歯 | 特定のイオン（例：フッ素，ストロンチウム） |

するために投与しなければならない薬剤の量を決定する．非血管組織や血漿タンパクの薬物の取込みおよび/または結合能力は，治療薬レベルを達成する投与計画を設計する際に考慮する必要がある．

## 分布容積

分布容積 volume of distribution（$V_d$）は血漿と組織コンパートメント間の分配の程度を示している．定量的には，$V_d$とは，定常状態での血中薬物濃度で生

**表 3-4 成人における総血流量および重量当たりの血流量**

| 器官 | 血流量（mL/分） | 器官重量（kg） | 単位重量当たりの血流量（mL/分/kg） |
|---|---|---|---|
| 肝臓 | 1700 | 2.5 | 680 |
| 腎臓 | 1000 | 0.3 | 3333 |
| 脳 | 800 | 1.3 | 615 |
| 心臓 | 250 | 0.3 | 833 |
| 脂肪 | 250 | 10.0 | 25 |
| 他（筋肉など） | 1400 | 55.6 | 25 |
| 総 | 5400 | 70.0 | — |

体で吸収された薬物の全量が含有される体積を表す．

$$V_d = \frac{投与量}{血中薬物濃度} \qquad \text{式 3-4}$$

$V_d$は物理的容積ではなく，血中の薬物の濃度をもとにして外挿された容積である．したがって，おもに血管コンパートメント内に保持されている薬物の$V_d$は低く，筋肉，脂肪，および他の非血管などのコンパートメントに広く分布されている薬物についてはこ$V_d$が高い．非常に広く分布された薬物については，$V_d$は，安定状態での血管のコンパートメント内の薬物の低濃度を反映して，しばしば体水分量の容積よりもはるかに大きい．多くの薬物が非常に大きな$V_d$を有する．例えば，アミオダロン［70 kgの人に対して4620リットル（L）］，アジスロマイシン（2170 L），chloroquine（9240 L），およびジゴキシン（645 L）などが数あるなかで挙げられる．

血液と様々な臓器や組織の薬物を取り込み維持する能力は，組織の体積（質量）と，その組織内の薬物のための特定と非特特定の結合部位の密度の両方に依存する．脂肪や筋肉のような組織によって大量に取り込まれる薬物は，定常状態で循環から大幅に除去される．多くの場合，そのような血中薬物濃度が，薬物の標的臓器に影響を与えるのに十分なほど高くなる前に，これらの組織が飽和しなければならない．したがって等しい効力を持つ薬物については，より広く生体組織に分布されている薬物は，治療血中濃度を確立するために，一般に分布が少ない薬物よりも高い初期投与量を必要とする．

## 血漿タンパク結合

薬剤に結合する筋肉および脂肪組織の能力は，血液

から非血管コンパートメントへ拡散する薬物の傾向を増加させるが，この傾向は，薬物の血漿タンパク結合によってある程度相殺することができる．アルブミンは，最も豊富な血漿タンパク（～4 g/dL）であり，ほとんどの薬物結合を担うタンパク質である．多くの薬物は，疎水性および静電気の両方の力を介して，低い親和性でアルブミンに結合する．血漿タンパク結合は，薬物の標的臓器への拡散または輸送のための薬物の有効性を低下させる傾向がある．なぜなら一般的に，遊離型または非結合型の薬物のみが膜を拡散通過できるからである(図3-5)．血漿タンパク結合はまた，脂肪組織および筋肉などの非血管コンパートメントへ薬物輸送を低減する．なぜなら，高度にタンパク結合した薬物は脈管構造内にとどまる傾向があるため，そのような薬物は多くの場合，分布が比較的少量である(典型的には，70 kg の人に対し 7～8 L)．理論的には，血漿タンパク結合は，いくつかの薬物間相互作用の機序として重要である．

血漿タンパクに結合する 2 つ以上の薬物の同時投与は，いずれかまたは両方の遊離型薬物の予想以上の血中濃度につながる可能性がある．これは同時投与の薬物が同じ結合部位を競うためである．増加した遊離型薬物濃度は，潜在的に，薬物の治療的および / または毒性効果を引き起こす可能性がある．そのような場合，薬物の一方または両方の投与計画が，遊離型薬物濃度を治療範囲内に維持するよう調整される必要がある．しかし実際には，臨床的に有意な，血漿タンパクへの薬物の競合的結合によって引き起こされる薬物間相互作用を実証することは困難である．おそらくそれは，血漿タンパク結合部位から外される遊離型薬物のクリアランスの増加によるものであろう（後述参照）．

## 薬物分布の速度論的および熱力学的モデリング

ほとんどの薬物は体循環（血管コンパートメント）から体内の他のコンパートメントに迅速に分布される．この**分布相 distribution phase** は薬物ボーラスの IV 投与の直後，血中薬物濃度の急激な低下をもたらす．たとえ薬物がその組織内に貯蓄され平衡化した後でも，血中薬物濃度は減少を続けるが，それは体内から薬物が消失するためである．しかし，血中薬物濃度は消失相に，よりゆっくりと低下する．それは，取り除かれた薬物に代わって血液に戻り，再び拡散する組織内の薬物の“貯水槽”に一部起因する（図 3-6，図 3-7）．

分布相の間の，脂肪および筋肉組織によって薬物が

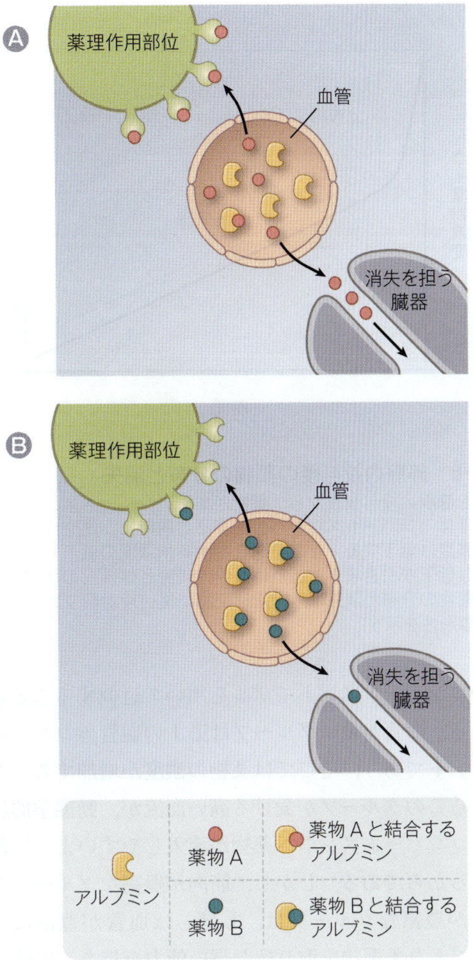


**図 3-5 タンパク結合とタンパクトラッピング**
アルブミンや他の血漿タンパクと結合している薬物は，血管スペースから周囲の組織に拡散できない．**A.** 血漿タンパクと結合しない薬物（ここでは薬物 A として示される）は，速やかに組織へ拡散する．これにより，薬理作用部位（通常は受容体）への高レベルの結合と，（消失を担う臓器を介した流れで示される）速い速度での消失が生じる．このような薬物の例には，アセトアミノフェン，アシクロビル，ニコチン，ラニチジンが含まれる．**B.** 一方，血漿タンパクと高レベルで結合する薬物（ここでは薬物 B として示される）の場合は，循環血液中での適切なフリーの（非結合）薬物濃度を確保するために，より高い総血中薬物濃度が必要となる．なぜなら，薬物のわずかな分画のみしか血管外スペースへ拡散せず，わずかな割合の受容体のみが占有されるからである．このような薬物の例には，アミオダロン，フルオキセチン，ナプロキサン，ワルファリンなどが含まれる．**血漿タンパク結合は，薬物の分布を決定する多くの因子の 1 つに過ぎないことに注意すべきである．** 薬物の分子サイズ，脂溶性，代謝速度は，ある薬物の薬物動態を検討する場合，考慮しなければならない，他の重要なパラメーターである．

取り込まれる傾向が，様々な生体コンパートメント内の薬物濃度の動的平衡のセットを決定する．図 3-8 に示すように，薬物の IV 内ボーラス投与後の血中薬物濃度の急激な減少は，血液や血管が豊富な組織，筋肉が豊富な組織，および脂肪が豊富な組織からなる 4

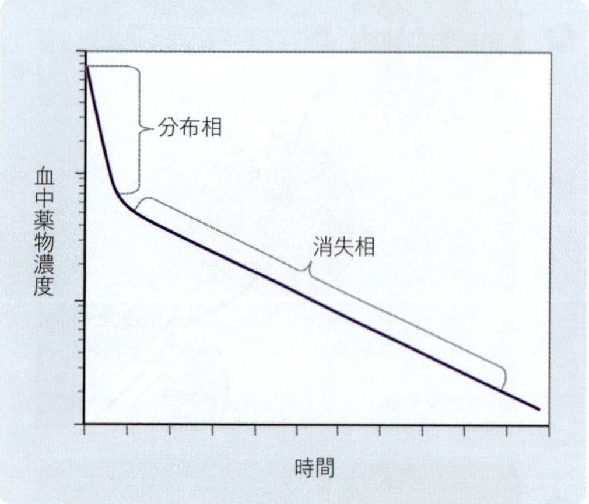


**図 3-6　静脈内投与後の薬物の分布と消失**
薬物を静脈内投与直後から，薬物が血管コンパートメントから他の身体コンパートメントへ分布すると同時に，速やかに血中薬物濃度は低下する．この急速な血中薬物濃度の低下後に，緩やかな低下が引き続き，これは薬物の代謝と体外への排泄を示す．薬物の分布と消失は，一次速度論に従い片対数プロット上で，線形性を示す．

つのコンパートメントモデルを用いて近似することができる．血管が多いグループは第1の血管外コンパートメントであり，そこでは薬物の濃度が増加する．なぜならこのグループが受ける高い血流が，**動態学的に**このコンパートメントへ薬物が流入しやすいように作用するからである．しかし，筋肉が豊富なグループと脂肪が豊富なグループは，しばしば血管が豊富なグループよりも薬物を取り込む高い**能力**を持ち，脂肪の豊富なグループは最も遅い速度で薬物の最大量を蓄積している．

コンパートメントの薬物収容能力とコンパートメントへの血流の速度は，また薬物がコンパートメントから出る速度にも影響を与える．薬物は血管が豊富なグループから最初に流出していく傾向があり，それに続いて筋肉が豊富なグループ，そして脂肪が豊富なグループとなる．血中濃度を変化させる複雑で動的なパターンが生じることがあり，パターンは各薬物に特有である．パターンはまた，患者の体格，年齢，健康状態（フィットネスレベル）などの要因に応じて，患者固有である．例えば高齢患者は，典型的に若い患者よりも骨格筋量が少ないため，薬物の血中濃度の変化に影響を与える筋肉の薬物取込みの寄与を減少させる．その反対の効果は，優秀な運動選手に見られるであろう．つまり運動選手では，大きい筋肉量とそれに比例する大きい筋血流の両方を有することが予想される．第3の例としては，肥満の人は通常，脂肪組織への薬物の取込み能力が大きいことが挙げられる．

## ▶ 代　謝

多くの臓器は，第4章，薬物代謝に記載されている酵素反応を用いて，ある程度の薬物を代謝することができる．腎臓，消化管，肺，皮膚，および他の器官はすべて全身性薬物代謝に寄与する．しかし肝臓は代謝酵素の最大の多様性と量を含み，薬物代謝の大部分がそこで生じる．薬物を修飾する肝臓の能力は，肝細胞に入る薬物の量に依存する．疎水性の高い薬は，一般的に容易に細胞（肝細胞を含む）に入ることができ，肝臓が優先的に疎水性薬物を代謝する．しかし，肝臓には同様に肝細胞にいくつかの親水性薬物の流入を可能にする，SLCスーパーファミリーにおける多数の輸送体が含まれている．肝酵素は薬物分子上の種々の置換基を化学的に修飾するため，それによって薬物を不活性にするか,除去を促進するかのどちらかである．これらの修飾は，まとめて**生体内変化 biotransformation** と呼ばれる．生体内変化反応は2種類に分類され，**酸化／還元反応 oxidation/reduction reaction** と**抱合／加水分解反応 conjugation/hydrolysis reaction** と呼ばれる（生体内反応はしばしば**第Ⅰ相 phaseⅠ**と**第Ⅱ相 phaseⅡ**反応と呼ばれているが，本書ではわれわれは一般的により正確な用語である**酸化／還元**と**抱合／加水分解**を使用する．第4章参照）．

### 酸化／還元反応

酸化／還元反応は薬物の化学構造を変更し，典型的には極性基が添加または剥き出しにされる．最も一般的な経路，肝臓におけるミクロソーム**シトクロム P450 酵素系 cytochrome P450 enzyme system** は多数の酸化反応を媒介する．いくつかの薬物は不活性（**プロドラッグ prodrug**）の形態で投与することができ，肝臓における酸化／還元反応によって，活性（薬物）の形態に代謝変化する．このプロドラッグ戦略は経口バイオアベイラビリティを促進し，胃腸毒性を減少させ，または／あるいは薬物の消失半減期を延ばすことができる．

### 抱合／加水分解反応

抱合／加水分解反応は，薬物を不活性化するために，薬物を加水分解または大規模な極性分子へ薬物を抱合させるか，あるいはより一般的には尿や胆汁中の薬物の溶解性と排泄を強化する．時折，加水分解または抱合はプロドラッグの代謝活性化をもたらす．最も一般的に追加されるグループには，グルクロン酸，硫酸塩，グルタチオンおよび酢酸が含まれている．

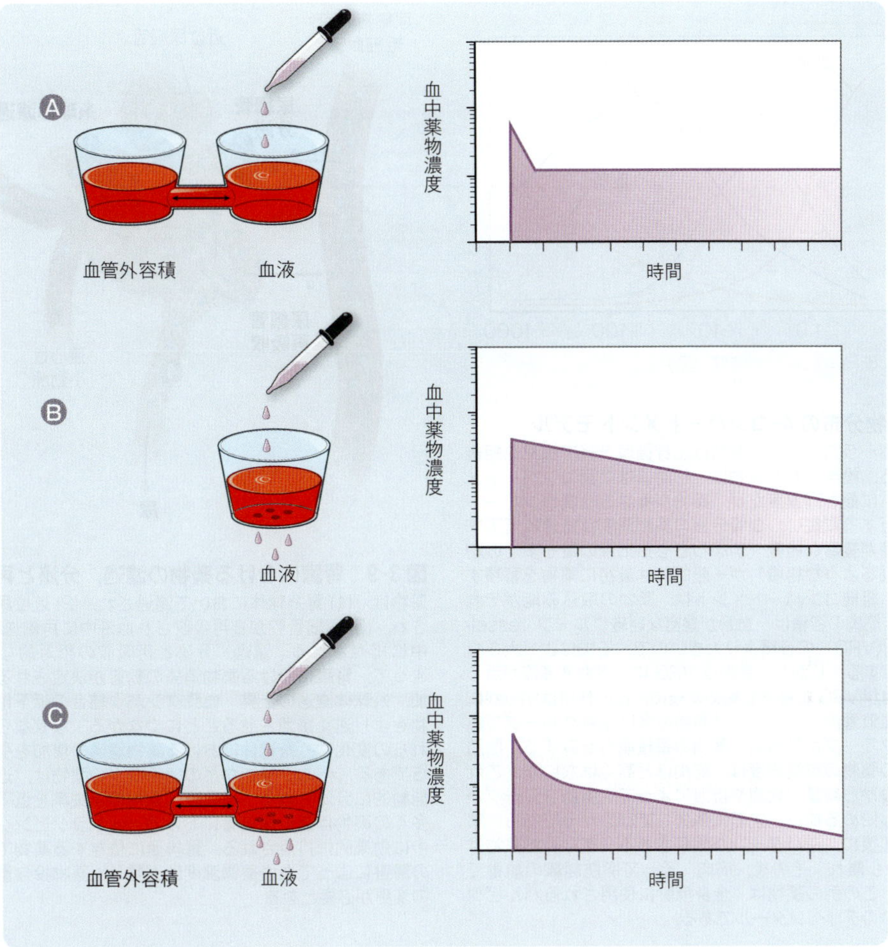


**図 3-7 薬物の分布と消失の仕組み**
2-コンパートメント薬物動態モデルが，単回静脈内投与後の薬物の分布と消失を記述する際，用いられる．薬物濃度は，薬物が最初のコンパートメントに投与された時，急速に上昇する．**A.** 消失がなければ，初期の薬物濃度の上昇後，薬物が２つのコンパートメント間で平衡状態（分布）に達し，新たなプラトーを形成するまで急速に低下する．**B.** もし，薬物の分布が血液中に限定されるのなら，薬物の体外への排泄に伴い，血中薬物濃度はより緩やかに低下する．両ケースとも，血中の薬物濃度は低下するので，薬物分布を促す力（**A**）および消失を促す力（**B**）は減弱し，単位時間当たりに分布あるいは消失する薬物の絶対量は少なくなる．したがって，分布と消失の両者の動態は，片対数プロットでは直線を示す．このことが**一次速度論**の定義となる．薬物消失の半減期は，一般に薬物分布の半減期よりも長いことに注意．**C.** 薬物分布と消失が同時に起こる場合，血中薬物濃度の経時的な低下は，この２つのプロセスの総和として表される．（**C**）の曲線は（**A**）と（**B**）で示される２つの一次プロセスの和に等しいことに注意．左に示す図では，"血液"コンパートメントの容量は，血中薬物濃度を表し，"血管外"コンパートメントの容量は，組織薬物濃度を表している．また，"血液"コンパートメントの上からの滴下は，薬物が吸収され全身循環に入ることを示し，"血液"コンパートメントの下への滴下は，代謝や排泄による薬物の消失を示している．

次の章で詳しく記載されているように，特定の薬物に対する酸化 / 還元および抱合 / 加水分解反応の効果はまた，患者によって同時に服用されている他の薬剤の存在に依存する．例えばバルビツール酸塩のような特定の薬物クラスは，酸化 / 還元反応を媒介する酵素の強力な誘導物質であり，他の薬物はこれらの酵素を阻害することができる．これらの**薬物間相互作用 drug-drug interaction** を理解することは，薬物の組み合わせの適切な投与をするうえで必須の前提条件である．

医師や研究者が薬物の吸収，分布，排泄，特に代謝に関与する様々な輸送体と酵素における個人間の遺伝的差異の重要な役割を解明し始めている．例えば肝臓でのシトクロム P450 酵素の個体差が，その個人が多数の治療薬を代謝できるよう速度と程度を決定する．このトピックは，第 6 章，薬理ゲノミクスで詳しく説明されている．

## ▶ 排 泄

酸化 / 還元と抱合 / 加水分解反応は，疎水性薬物およびその代謝物質の親水性を向上させ，そのような薬

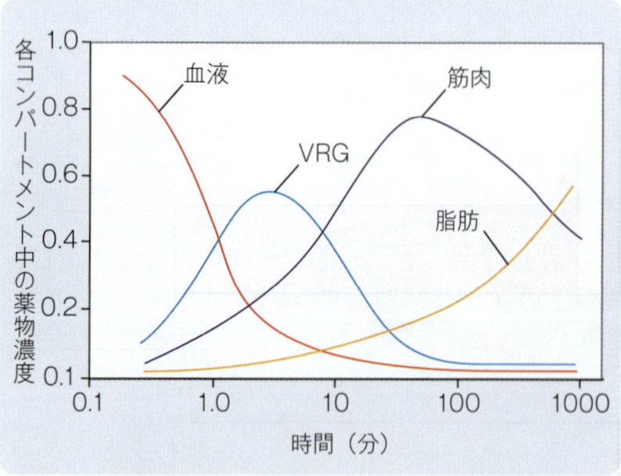


**図 3-8 薬物分布の 4-コンパートメントモデル**
静脈内へのボーラス投与後，薬物は全身循環を経て様々な組織に移送される．投与された薬物は，初期には血管コンパートメント（血液）に最も高濃度だが，薬物が異なる組織コンパートメントへ移行するに従い，血管分画の薬物濃度は急速に低下する．最も血管が豊富な組織（すなわち心拍出量の最も多くの割合を供給されるような組織）が一般的には最初に薬物を蓄積する．しかし，組織コンパートメントは，薬物の取込み能がそれぞれ異なる．筋肉の容積は，血管が豊富な組織グループ vessel-rich group（VRG）の容積より大きいので，筋肉はより大きな取込み能を有する．しかし，筋肉は VRG に比べ血液灌流が乏しいため，薬物が VRG に移送し始めた後に，この作用は明らかになる．最も血液灌流が乏しいのは脂肪の多い組織グループであるが，このグループが最も高い薬物の蓄積能力を有する．脂肪グループでの薬物の最高濃度は，筋肉ほど高くはないが，これは薬物の少なからぬ量が代謝や排泄によって，脂肪グループが薬物を蓄積し始める前に，すでに消失しているからである．薬物投与の完了後に，逆パターンが観察される．すなわち薬物はまず VRG から離れ，その後，筋肉，そして脂肪組織の順番で去っていく．この例の薬物は，全身麻酔に使用されるバルビツレートの 1 つのチオペンタールである．

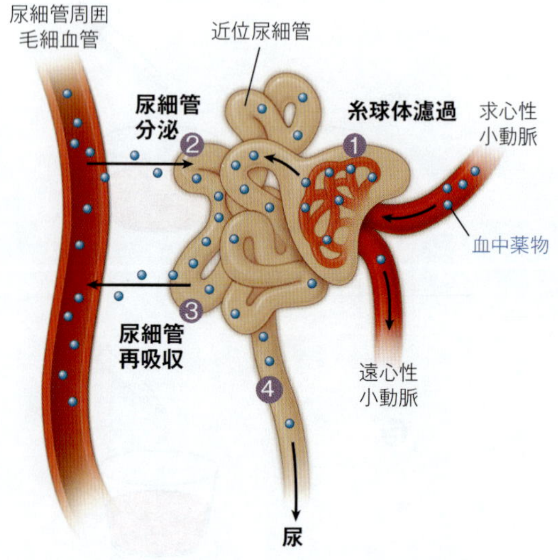


**図 3-9 腎臓における薬物の濾過，分泌と再吸収**
薬物は，(1) 腎糸球体において濾過され，(2) 近位尿細管へ分泌され，(3) 尿細管腔から再吸収され血液中に再輸送され，(4) 尿中に排泄される．濾過，分泌と再吸収の相対的なバランスによって，腎臓における薬物消失の動態が決定される．血流の増加，糸球体濾過の上昇，血漿タンパク結合の低下は，すべて薬物をより速く排泄させることにつながる．なぜなら，すべてこれらの変化は，糸球体における薬物濾過の増加を引き起こすからである．ペニシリンなどのいくつかの薬物は，近位尿細管へ能動的に分泌される．再吸収は薬物の消失率を低下させるが，多くの薬物は遠位尿細管における pH トラッピングにより，尿中に効果的に排泄される．腎排泄に依存する薬物では，腎機能の障害によって血中薬物濃度は上昇し，薬物投与量や投与間隔の変更が必要となる．

物が，本質的に親水性である薬物と最終的な共通経路に沿って排泄されることを可能にする．ほとんどの薬物や薬物代謝物は腎臓および胆汁排泄を通して体内から排除されている．腎排泄は，薬物排泄の最も一般的な機序であり，それは薬物または代謝物質の親水性に依存している．比較的少数の薬物だけが，おもに胆汁中または呼吸や経皮を経て排泄される．多くの経口投与された薬物が不完全に上部消化管から吸収され，残留薬物は便排泄によって除去される．

## 腎排泄

腎血流量は全循環血流の約 25％を占め，腎臓が血液中に見られるあらゆる薬物に連続的に曝露されていることを保証している．腎臓を通しての薬物排泄率は，薬物の濾過，分泌および再吸収率のバランスに依存する（図 3-9）．輸入細動脈は糸球体に遊離型（非結合の）薬物と血漿タンパク結合した薬物の両方を導入する．しかしながら，一般的には遊離型の薬物のみが尿細管内に濾過される．したがって，腎血流量，糸球体と減少する血漿タンパク結合は，薬物をより迅速に排泄させる．腎排泄は多くの薬物クリアランスにおける主要な役割を果たしており，その例は**バンコマイシン vancomycin**，**アテノロール atenolol**，および**アンピシリン ampicillin** を含む．**このような薬物は腎機能に障害がある患者と高齢患者（しばしばある程度の腎障害がある人）においては有毒なレベルまで蓄積する．**

尿中薬物濃度は近位尿細管で上昇するが，それは非荷電薬物分子の受動拡散，荷電または非荷電分子の促進拡散，および血液から尿中へのアニオン性およびカチオン性分子の活発な分泌のためである．分泌機序は，一般的には薬物の固有のものではない．むしろ，薬物の分泌は有機アニオン（OAT ファミリータンパク質によって輸送される）やカチオン（OCT ファミリータンパク質で輸送される）などの天然に存在する物質と，薬物の分子の類似性を利用している．ペニシリンは，近位尿細管で能動輸送によっておもに除去される薬物の一例である．血漿タンパク結合の程度は，近位尿細管への薬物の分泌に対して比較的小さな影響を及ぼすようである．なぜなら，能動的尿細管分泌を媒介する高効率の輸送体が急速に管周囲毛細血管から遊離型（非結合）薬物を除去し，それによってこれらの部位における遊離型とタンパク結合薬物の間の平衡を変えるためである．

薬物が近位および遠位尿細管で再吸収されるにつれ，薬物の尿中濃度が低下する可能性がある．前述したように，再吸収はおもに **pH トラッピング pH trapping** によって制限される．腎尿細管液は近位尿細管以降では，通常酸性であるが，これは近位尿細管が弱塩基のイオン形態の捕捉を好む傾向があるからである．尿細管のこの領域は，ネフロンの前述部分のものと異なる輸送体タンパク質が含まれているため，イオン性薬物形態は促進拡散再吸収に抵抗し，それらの排泄を向上させる．尿細管における薬物再吸収を，尿の pH を化学的に調節することによって高めたり抑制したりすることができる．尿細管を通る尿の流れの速度を変更することでもまた，薬物再吸収の速度を変更できる．尿排出量の増加率は，尿細管中の薬物濃度を希釈し，促進拡散が起こりうる間の時間を削減する傾向があり，これらの効果のいずれも薬物再吸収を低下させる傾向がある．例えば，アスピリンは弱酸で腎臓によって排出される．アスピリンの過剰摂取は，重炭酸ナトリウムを投与することで尿をアルカリ化し（および尿細管でアスピリンをせき止める），また尿流量を増加させる（したがって，管状の薬剤濃度を希釈する）ことによって治療される．これら両方の治療手技によって薬物が迅速に除去される．

### 胆汁排泄

薬物再吸収はまた，胆汁排泄においても重要な役割を果たしている．いくつかの薬は，**ATP 結合カセット adenosine triphosphate binding cassette（ABC）**輸送体のスーパーファミリーのメンバーによって肝臓から胆汁中に分泌される．ABC 輸送体は，**多剤耐性 multidrug resistance（MDR）**ファミリーのようなタンパク質の 7 つのファミリーを含んでいる．胆管が十二指腸で消化管に入っていくため，そのような薬物は排除される前に，小腸および大腸の区間を通過しなければならない．多くの場合，これらの薬物は**腸肝循環 enterohepatic circulation** を経て，そこで小腸内に再吸収され，その後門脈に保持され，そして体循環へと移行する．ステロイドホルモン，ジゴキシン，およびいくつかのがん化学療法薬などの薬物は，おもに胆汁中に排泄される．

## ▶ 薬物動態臨床応用

薬物の吸収，分布，代謝および排泄の間の動的な相互作用は，薬物の血中濃度を決定し，有効な濃度でその標的臓器に到達する薬物の能力を決定する．多くの場合，期待される薬物治療の持続時間が単回投与では達成できず，有効性と毒性の範囲内での薬物の比較的一定の血中濃度を提供するために，複数投与が必要とされる．開発中の薬物の臨床試験の結果と，米国食品医薬品局 Food and Drug Administration（FDA）承認の薬物を使用した臨床実績は，平均的な患者における薬物の標的血中濃度レベルを提示している．しかし，患者間での薬物動態学的およびその他の違い（例えば病状や薬理ゲノミクスのプロファイルなど）もまた，個々の患者における薬物または薬物の組み合わせの投与計画を設計する際に考慮しなければならない．

### クリアランス

**薬物のクリアランスは分子，細胞，臓器標的における薬物作用の経時変化を最も著しく制限する薬物動態パラメーターである．**クリアランスは 2 つの相補的な方法で概念化できる．まず，血中薬物濃度に対する生体からの薬物の消失速度として定義される．あるいは，体内のすべての薬物は血中と同じ濃度で存在していると仮定して，体内での薬物の総量変化の観測された動態を考慮するために，クリアランスは血漿から薬物が消失されなければならない速度として定義される．したがって，次のようにクリアランスは体積 / 時間の単位で表される．

$$\text{クリアランス} = \frac{\text{代謝} + \text{排泄}}{\text{血中薬物濃度}} \qquad \text{式 3-5}$$

ここでは代謝と排泄は率（量 / 時間）として表現されている．

代謝と排泄は異なる生理的過程であるが，薬理学的エンドポイントは等価である．つまり活性薬物の循環レベルにおける減少である．したがって代謝および排泄はしばしばクリアランス機序と総称され，クリアランスの原則は両方に適用できる．

$$\text{クリアランス}_{total} = \text{クリアランス}_{renal} + \text{クリアランス}_{hepatic} + \text{クリアランス}_{Other} \qquad \text{式 3-6}$$

#### 代謝と排泄速度論

臓器による薬物代謝および排泄速度は，その臓器への血流の速度によって制限される．薬物の大部分は標準的な治療用量で使用される場合，**一次速度論 first-order kinetics** を示す．すなわち所定の時間単位で代謝または排泄される薬物の量は，その時点で体循環中の薬物の濃度に正比例する．ほとんどの薬物のクリアランス機構は通常の状況下で飽和していないので，血中薬物濃度の増大は，薬物代謝および排泄速度の増加により照合される（式3-5参照）．一次消失速度（消失が代謝および排泄の両方を含む場合）はミカエリス-メンテン速度論 Michaelis-Menten kinetics に従う．

$$E = \frac{V_{max} \times C}{K_m + C} \qquad \text{式 3-7}$$

ここでは $V_{max}$ は，薬物消失の最大率である．$K_m$ は薬物の濃度であり，その排泄率は $1/2V_{max}$ であり，$C$ は血中の薬物濃度，そしてEは消失速度である（図3-10）．消失は通常一次過程であるため，時間に対する血中薬物濃度の片対数のプロットは，一般的に消失相の間に直線を示している（図3-6参照）．

少数の薬物（例えばフェニトイン）とレクリエーション物質（例えばエタノール）が**飽和動態 saturation kinetics** を示し，そのクリアランス機構は薬物の治療濃度，またはその周辺濃度で飽和されている．飽和が発生すると，クリアランス速度は血中薬物濃度の上昇とともに上昇することができない（**ゼロ次速度論 zero-order kinetics**）．これは血中薬物濃度を危険なほど高め，毒性（あるいは致死）効果を引き起こす可能性がある．

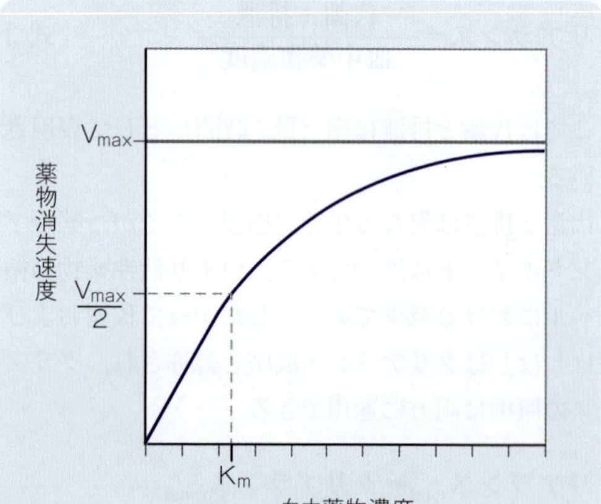


**図3-10　ミカエリス-メンテン式**
薬物の消失は典型的にミカエリス-メンテン（一次）式に従う．薬物消失速度は，血中薬物濃度が高いほど増加し，それは消失メカニズムが飽和状態に達し，高い血中濃度での最大消失速度（$V_{max}$）に達するまで続く．$K_m$（ミカエリス-メンテン定数）は，薬物消失速度が $V_{max}$ の半分になるときの薬物濃度である．

臓器が薬物のクリアランスに寄与する程度はその**抽出率 extraction ratio** によって定量化され，つまりそれは薬物が臓器に入る直前と，出た直後の血中の薬物濃度を比較する．

$$\text{排泄} = \frac{C_{in} - C_{out}}{C_{in}} \qquad \text{式 3-8}$$

ここで，$C$ は濃度である．薬物のクリアランスに実質的にかかわっている臓器は，薬物のクリアランス（ゼロに近い）に実質的にかかわっていない臓器より，高い抽出率（1に近い）を有していることが期待される．例えば肝臓の抽出率は，実質的な初回通過代謝がある薬物に対して高く，脳の抽出率は，全身麻酔を迅速に誘導するために使用される静脈内のバルビツレートに対して高い（第16章参照）．

## 半減期

血液中の活性薬物の濃度を減少させることによって，薬物代謝および排泄は薬物が標的器官に作用可能な時間を短縮する．薬物の**消失半減期 elimination half-life** は，**血中の薬物濃度が元の値の半分に減少するまでの時間**として定義される．薬物の消失半減期の知識は，臨床医が治療範囲内の血中薬物濃度を維持するのに必要な投与頻度を推定することができる（後述参照）．どのような臨床状況であっても多くの潜在的交絡因子があり，ここで最も単純な事例を考慮することが有用である．ほとんどの薬物は一次速度論 first-order kinetics によって除去されるため，生体は，しばしば $V_d$ に等しい容積の単一コンパートメントとしてモデル化することができる．このモデルでは，消失半減期（$t_{1/2}$）は薬物の分布とクリアランスの量にのみ依存する．

$$t_{1/2} = \frac{0.693 \times V_d}{\text{クリアランス}} \qquad \text{式 3-9}$$

ここで $V_d$ は分布容積で，0.693 は In 2 の近似値である．

したがって，上記概説した薬物の分布やクリアランスの量に影響を与えるすべての要因が，薬物の半減期に影響を与える．薬物クリアランスの減少，または分布量の増加は消失半減期を延長し，それによって標的臓器に対する薬物の効果を高める傾向がある．半減期が長い薬物の影響は数日にわたり続く可能性があるため，半減期はどのような投与計画を設計する際にも考慮されなければならない．例えば chloroquinc の半減期は1週間以上で，アミオダロンの半減期は1カ月以上である．

### 半減期を変化させる要因

適切な薬物投与量と投与間隔を決定する際に，$V_d$ の生理学と病理学的変化を考慮する必要がある（表 3-5）．患者が年をとるにつれ，彼らの骨格筋量が減少し，$V_d$ を減少させる可能性がある．一方，肥満の人は脂肪組織による薬物の取込み容量が大きい．脂肪に分布される薬物は，治療血中薬物濃度を達成するために高用量で与えられる必要がある．第 3 の例として，もし薬物の投与量が体重に基づいていても，脂肪グループが薬物を取り込まない場合，肥満の個人においては潜在的に有毒な薬物レベルに達する可能性がある．最後に，いくつかの薬物は腹水または胸水などの病理学的溶液空間に優先的に分布するため，薬物投与が適切に調整されていない場合，長期毒性を引き起こす．

生理学および病理学的過程も薬物クリアランスに影響を及ぼす可能性がある．例えば肝臓における薬物代謝を担うシトクロム P450 酵素が誘導され，薬物の不活性化速度を増加させるか，または阻害を受けて薬物の不活性化の速度を低下させる．特定の P450 酵素は，いくつかの薬物（**カルバマゼピン carbamazepine**，**フェニトイン phenytoin**，**プレドニゾロン prednisone**，および**リファンピシン rifampicin**（**別名：rifampin**）によって誘導され，他の薬物（**シメチジン cimetidine**，**シプロフロキサシン ciprofloxacin**，**ジルチアゼム diltiazem**，および **fluoxetine** など）によって阻害される．特定の酵素の誘導薬と阻害薬の広範なリストについては，表 4-3 を参照のこと．臓器不全は，

**表 3-5 薬物の半減期に影響する要因**

| 半減期に影響する要因 | 半減期への一般的な作用 |
|---|---|
| **分布容積への影響** | |
| 加齢（筋肉量の減少→分布の減少） | 短縮 |
| 肥満（脂肪量の増加→分布の増大） | 延長 |
| 病的液体貯留（分布の増大） | 延長 |
| **クリアランスへの影響** | |
| シトクロム P450 の誘導（代謝の亢進） | 短縮 |
| シトクロム P450 の阻害（代謝の低下） | 延長 |
| 心不全（クリアランスの低下） | 延長 |
| 肝不全（クリアランスの低下） | 延長 |
| 腎不全（クリアランスの低下） | 延長 |

適切な投与計画を決定するうえでもう 1 つ重要な要因である．肝不全は，肝臓酵素の機能を変化させ，胆汁排泄を減少させる．心拍出量の減少はクリアランスの臓器に到達する血液量を減少させる．腎不全は，尿細管への薬物の濾過と分泌を減少させるため，薬物排泄を低下させる（Box 3-1 参照）．要約すると，**肝臓，心臓および腎不全は，各薬物を不活性化または排出する能力の低下につながり，それによって薬物の消失半減期を増加させる．**

## 治療投与と投与間隔

**薬物動態学の基本原則である吸収，分布，代謝および排泄は，薬物の最適な投与計画の設計に影響する．**吸収は投与の潜在的な経路を決定し，最適な薬物投与量を決定するのに役立つ．吸収率の高い薬物，つまりバイオアベイラビリティが高いと証明された薬物は，吸収されにくい薬物よりも一般的に必要とする用量が少ない（しかしながら，薬物投与量の最も重要な決定要因は，薬物の**効力 potency** である；第 2 章参照）．対照的に広く分布された薬物，つまり $V_d$ が高いと証明された薬物は，より高い薬物投与量を必要とする．薬物の排出率 / 速度はその半減期に影響を及ぼし，それによって治療血中薬物濃度を維持するために必要な投与回数を決定する．

一般的に，**薬物の治療的投与は，血中薬物濃度のピーク（最高）を毒性濃度以下に，そしてトラフ（最低）の薬物濃度を最小限の有効レベル以上に維持することを目的とする**（図 3-11）．これは，第 54 章，ドラッグデリバリーにおいて詳細に記載されているように，IV（連続注入），SC（連続ポンプまたはインプラント），経口（徐放性錠剤）および他の投与経路による連続的な薬物輸送を用いて，最も効率的に達成できる．しかしながら多くの場合，投与計画は患者の利便性を考慮しなければならない．頻繁に少量投与（通常，経口）をすることで，定常状態における血中薬物濃度の変化を最小にとどめることができるが，この戦略では頻繁な薬物投与が患者にとって不便である．低頻度の投与は（投与間隔が広いと），高用量を使用する必要があり，薬物濃度のピークとトラフに大きな変動をもたらす．この種の投与計画は患者にとってより便利なだけでなく，過度の（毒性）または不十分な（治療量以下の）薬物濃度によって問題を引き起こす可能性も高くなる（図 3-12）．

最適な投与計画は通常，定常状態の血中薬物濃度をその薬物の治療域内に維持する．薬物の入出率 / 速度が等しい時に定常状態に達するため，定常状態の薬物

## Box 3-1 治療の意思決定への適用：慢性腎臓病における薬物使用（Vivian Gonzalez Lefebre と Robert H. Rubin による）

多くの薬物は腎臓から排泄される．慢性腎臓病に伴うクリアランスの低下により，しばしば投与量の調節や薬物の変更が必要となる．以下のシナリオを検討してみよう．

R 氏は，糖尿病，高血圧，慢性腎臓病（クレアチニンクリアランス＜ 10 mL/ 分）を持つ 59 歳の男性である．5 年間血液透析を受けてきた．ある晩，発熱と低血圧によって入院となった．推測される感染源は，血液透析のための中心静脈カテーテルであり，カテーテルと末梢部位からの血液培養がなされた．カテーテル先端のグラム染色 Gram stain で，グラム陽性球菌が検出され，経験的治療としてバンコマイシンとゲンタマイシンの投与が開始された．培養結果から最終的にメチシリン耐性黄色ブドウ球菌 methicillin-resistant *Staphylococcus aureus*（MRSA）が同定された．

腎疾患は薬物動態に影響を与える多くの生理的変化を生じる．例えば浮腫，胸水，腹水のある患者では水溶性あるいはタンパク結合性の高い薬物の分布容積は増大する．**腎障害に関する最も大きな薬理学的懸念は，薬物クリアランスに対する影響である．**治療指数が狭く，かつ，ゲンタマイシンやメトトレキサートのように腎排泄が優勢であるような薬物が，もし腎不全患者に対して標準用量投与された場合には，その血中濃度は持続的な毒性レベルに達してしまうかもしれない．それゆえ，これらの薬物の用量は腎障害の程度に応じて減量されなければならない．腎機能は，一般的にはクレアチニンクリアランスで測定される．腎機能の指標として血漿クレアチニンを用いると評価を誤ることがある．それは，軽度～中等度の腎障害を持つ高齢者や衰弱した患者などで，筋肉量が減少すると血漿クレアチニン値が低下し，正常域内にとどまる可能性があるからである．そのような患者を正常腎機能を持つと判断すると，重篤な過量投与や毒性を持つ薬物蓄積につながる．

腎機能不全はまたいくつかの薬物の薬力学的変化をもたらす．カリウム塩，カリウム保持性利尿薬，非ステロイド性抗炎症薬 nonsteroidal anti-inflammatory drugs（NSAIDs）やアンジオテンシン変換酵素 angiotensin converting enzyme（ACE）阻害薬は腎機能不全患者で高カリウム血症を起こしやすい．サイアザイド利尿薬は糸球体濾過量が 30 mL/ 分未満の患者では無効であることが多く，それは，これらの薬物が腎尿細管の内腔膜で作用するために腎によって分泌されなければならないからである．利尿薬の生理学と薬理学については第 20 章を参照．

R 氏の慢性腎臓病が，彼の感染症治療における安全で効果的な抗菌薬レジメンの選択と用量決定にどのような影響を与えたのか？ 感染症は，血液透析患者における病態発生の本質的な要因となっており，一般的な死亡原因ともなっている．黄色ブドウ球菌を含むグラム陽性菌は，ほとんどのカテーテル関連感染の原因となる．敗血症は緊急治療を要するため，培養結果を待つ間も経験的治療を遅らせてはならない．薬物治療は，培養および感受性結果が明らかとなった後に変更すればよい．このケースでは，経験的にグラム陽性菌とグラム陰性菌を広くカバーするバンコマイシンとゲンタマイシンが用いられた．ゲンタマイシンはアミノグリコシドであり，グラム陰性桿菌による感染症治療にしばしば用いられる．ゲンタマイシンは腎で排泄され，血液透析で効果的に除去されるので，血液透析直後に通常投与される．R 氏の場合は，培養結果が MRSA と判明した時点でゲンタマイシンは中止となった．三環系グリコペプチドのバンコマイシンは MRSA 感染に対する抗菌薬として選択される．バンコマイシンは腎で排泄されるが，低分子のゲンタマイシンと異なり，一般的な血液透析では除去されない．正常腎機能者では，バンコマイシンの投与間隔は 12 時間である．重度腎疾患ではこのケースのように，薬物の治療レベルは単回静脈内投与後 7 日間持続するので，ひとたび患者の血行動態が安定すれば，外来での治療も行いやすい．

濃度は薬物のバイオアベイラビリティ，クリアランス，用量および投与間隔（投与回数）によって影響される．

$$C_{\text{定常状態の血中薬物濃度}} = \frac{\text{バイオアベイラビリティ} \times \text{投与量}}{\text{投与間隔} \times \text{クリアランス}} \quad \text{式 3-10}$$

ここで C は血中薬物濃度である．

薬物治療の開始直後は，薬物が体内へ入っていく割合 / 速度（$k_{in}$）は消失率 / 速度（$k_{out}$）よりもはるかに大きいため，血中の薬物濃度が上昇する．消失が一次速度論に従うと仮定すると，消失速度は血中薬物濃度に比例するため，血中薬物濃度が上昇するにつれて

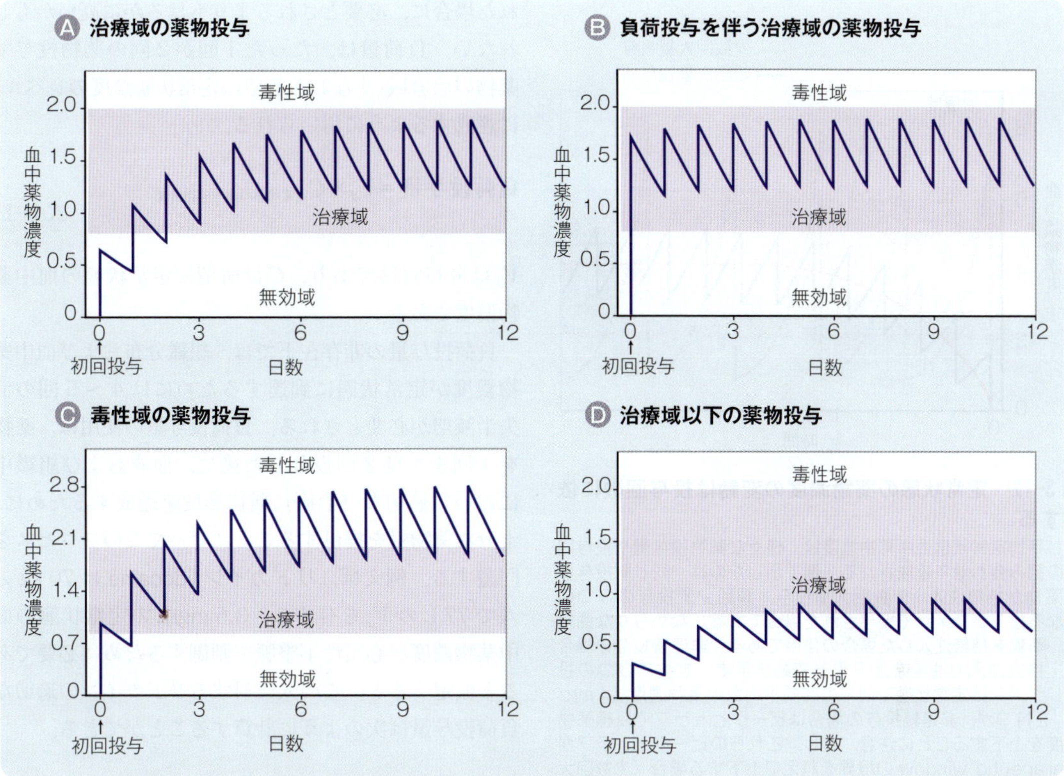


**図 3-11 薬物の治療投与量，治療域未満の投与量と毒性投与量**

臨床上，血中薬物濃度は，治療域未満，治療域，毒性域に分けられる．ほとんどの薬物投与レジメンの目標は，治療域（“therapeutic window”と呼ばれる）のなかに薬物濃度を維持することである．**A.** 最初の数回の投与は，一般的には治療域未満であり，その後，薬物は定常状態の濃度に達し，平衡状態となる（消失半減期の約4倍の時間が，定常状態に達するまでに要される）．適切な薬物投与量と投与回数とは，定常状態の薬物濃度レベルが治療域であり，かつ，最大および最小薬物濃度もまた therapeutic window 内にとどまるものである．**B.** もし，初回（負荷）投与量が維持投与量よりも大きければ，薬物は治療域により速く到達する．負荷投与量の大きさは，薬物の分布容積によって決定される．**C.** 過剰な薬物投与量あるいは投与回数は，薬物蓄積や毒性を生じる．**D.** 不十分な維持投与量あるいは投与回数は，治療域に達しない定常状態の薬物濃度を形成する．4つのいずれのパネルも，薬物は1日1回投与され，身体各組織に速やかに分布し，一次速度論にしたがって消失している．

増加する．2つの速度が（$k_{in}$ と $k_{out}$）等しい時，定常状態に達する．$k_{in}$ が一定であるため，**定常状態への到達は，すべての薬物クリアランス機序の複合率 $k_{out}$ によって支配される**（$k_{out}$ は薬物消失のための複合率 k とも呼ばれる）．ほとんどの投与計画では薬物濃度はそれぞれの連続投与後に蓄積し，定常状態は体内に入る薬物の量が体内から除去される量に等しい場合にのみ達成される（図 3-11 参照）．投与計画が変更された時に，臨床的にはこの原則を覚えていなければならない．それは新たな定常状態に到達する前に，少なくとも4～5回の消失半減期を経なければならないためである．

定常状態の血中薬物濃度は，患者の治療計画に別の薬物を加えることによって変化する可能性がある．W 氏の Case は，薬物トリメトプリム・スルファメトキサゾールの追加投与はワルファリンの代謝を阻害し，後者薬剤のクリアランス速度を減少させ，その定常状態濃度を治療域以上 supratherapeutic レベルに到達させてしまう．この効果はまた，ワルファリンの代謝を阻害したエタノールで，W 氏が起こした急性中毒によって悪化した．W 氏の体重は約 70 kg であると仮定すると，彼はワルファリンを 24 時間ごとに 5 mg をとっており，ワルファリンのバイオアベイラビリティは 0.93 である．彼の初期の定常状態における血漿ワルファリン濃度は次のように計算することができる．

$$C_{\text{定常状態の血中薬物濃度}} = \frac{0.93 \times 5\ \text{mg}}{24\ \text{h} \times 0.192\ \text{L/h}} = 1.01\ \text{mg/L}$$

0.192 L/ 時のクリアランス値は，半減期と薬物の $V_d$ から決定される（式 3-9 と式 3-10 参照）．彼のワルファリンのクリアランスがトリメトプリム・スルファメトキサゾールとエタノールの追加投与により減少した時，ワルファリンの定常状態の血中薬物濃度は毒性レ

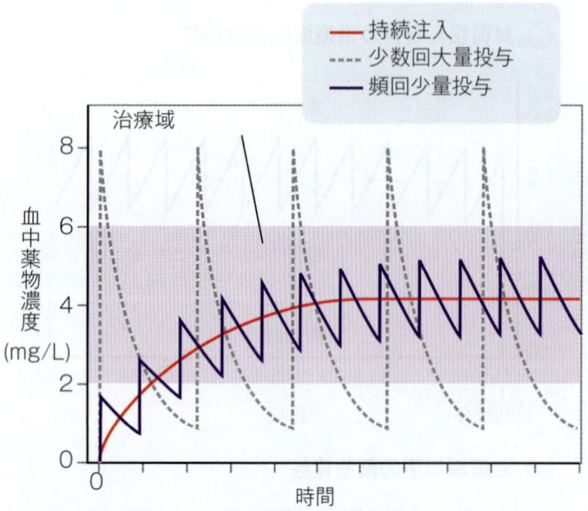


**図 3-12 定常状態の薬物濃度の変動は投与回数に依存する**

同じ平均定常状態血中薬物濃度は，様々な薬物投与量や投与間隔の組み合わせで達成される．例で示したのは，同じ総投与量の薬物が持続注入，少数回大量投与，頻回少量投与の３つの異なる投与レジメンで投与された場合である．なめらかな曲線は，薬物を持続注入した場合の作用である．非連続投与の場合は，持続注入の曲線を上下する変動を示す．すべて３つの投与レジメンは定常状態で同一の時間平均血中薬物濃度（4 mg/L）を持つが，非連続投与の場合はピークとトラフで目標薬物濃度を上下することに注意．もし，これらのピークとトラフが therapeutic window の境界を越えて上下する場合（少数回大量投与のレジメンの場合のように），臨床的なアウトカムは悪影響を受ける可能性がある．このため，頻回少量投与レジメンが，一般的には少数回大量投与のレジメンに比べ，より効果的で忍容性が高いとされる．しかし，これについてはより少ない頻度（例えば１日１回）の投与レジメンの利便性（および患者のアドヒランス向上）の観点からバランスをとって考慮されなければならない．

ベルに増加した．この状況は，トリメトプリム・スルファメトキサゾールを追加投与した後，数日間W氏の国際標準比 international normalized ratio (INR) を計測することで（また必要に応じて，彼のワルファリン投与量を調整して），さらにワルファリンの服用中にはアルコールの消費を避けるように彼に警告することで回避できたはずである．

## 負荷投与量

いずれの経路を用いるにせよ，薬物投与後の血中薬物濃度は当初増加する．血管（血液）コンパートメントから生体組織への薬物の分布は次いで，血中薬物濃度が低下する原因となる．この減少率と程度は，$V_d$ の高い薬物では顕著である．もし薬物の投与量に $V_d$ を考慮せず，代わりに血液量のみを考慮した場合は，速やかに薬濃度を治療域に到達させることができない．薬物の初期（負荷投与）の用量は，しばしば組織への薬物分布を補うために投与される．そのような用量は，もし薬物が血管のコンパートメント内に保持された場合に，必要とされるよりもはるかに高いかもしれない．負荷量は，たった１回か２回の薬物投与で薬物の治療域（すなわち所望の定常状態濃度のレベル）に達成するように用いられる．

$$\text{負荷投与量} = V_d \times C_{\text{定常状態の血中薬物濃度}}$$

**式 3-11**

$V_d$ は分布容積であり，$C$ は所望の定常状態の血中薬物濃度である．

負荷投与量の非存在下では，組織分布および血中薬物濃度が定常状態に到達するためには４～５回の消失半減期が必要とされる．負荷投与量の使用は，薬物を１回または２回投与した後に，血液および組織中において適切な（治療）薬物濃度を達成するために，十分な薬物量を提供することによってこのプロセスを回避する．例えば，**リドカイン lidocaine** は 70 kg の人で 77 L の $V_d$ を有する．3.5 mg/L の定常状態の血中薬物濃度が心室性不整脈を制御するために必要であると仮定すると，この人に対するリドカインの適切な負荷投与量は次のように計算することができる．

$$\text{負荷投与量} = 77\ \text{L} \times 3.5\ \text{mg/L} = 269.5\ \text{mg}$$

## 維持投与量

いったん定常状態の薬物濃度が血漿および組織中に達成されると，その後の用量は代謝や排泄によって失われた薬物量のみを戻す必要がある．薬物の維持投与量率は薬物のクリアランスに依存し，定常状態では（体内への）入出率が等しい（rate in ＝ rate out）という原則によると，

$$\text{維持投与量} = \text{クリアランス} \times C_{\text{定常状態の血中薬物濃度}}$$

**式 3-12**

計算された維持量投与速度より大きい速度での薬物投与はクリアランスを超える薬物投与となり，薬物が組織内において毒性レベルにまで蓄積してしまう．W氏における，ワルファリンの計算された維持量は次の通りである．

$$\text{維持投与量} = 0.192\ \text{L/時} \times 1.01\ \text{mg/La}$$
$$= 0.194\ \text{mg/時} = 4.65\ \text{mg/日}$$

したがって，W氏への適切な維持量は 4.65 mg/日である．ワルファリンのバイオアベイラビリティがわずか 93％であるため，W氏は 5 mg/日の投与量で十分な定常状態の血中濃度を維持する（ワルファリンは治

療指数が低く，薬物の毒性レベルが潜在的に致命的な出血につながることにも注意が必要である．ワルファリンの生物学的活性は，INR の定期的な測定によって注意深く監視する必要がある）．

少数の薬物については，薬物を除去するための生体の能力（例えば肝代謝を通じて）が治療またはわずかに治療域以上の血中薬物濃度で飽和状態になることがある．これらのケースでは，薬物消失の動態は一次からゼロ次（または**飽和動態 saturation kinetics** と呼ばれる；前述参照）に変更されることがある．薬物の継続投与は血中の急速な薬物の蓄積につながり，薬物濃度が毒性レベルに達する可能性がある（図 3-13）．

## まとめと今後の方向性

本章では吸収，分布，代謝，排泄（ADME）の薬物動態学的経過の概要を提供してきた．個々の患者に作用する薬物の能力を決定する要因を理解することと，時間の経過に伴うこれらの要因の性質の変化は，薬物療法の安全かつ効果的な使用に極めて重要である．投薬，クリアランス，および血中薬物濃度（表 3-6）の関係を支配する鍵となる式は，薬物投与計画について治療の意思決定をする際に考慮することが重要である．

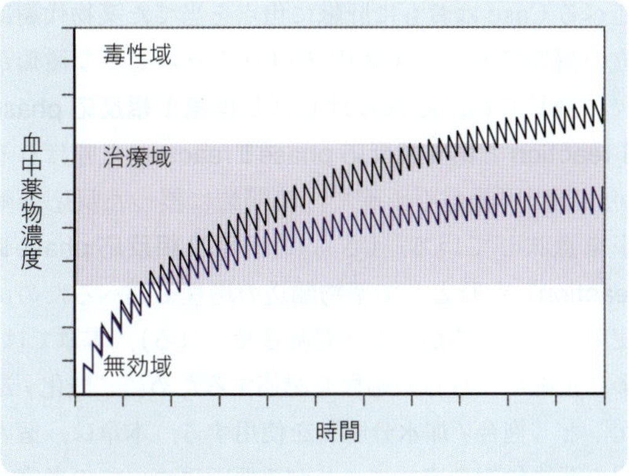


**図 3-13 飽和動態と薬物毒性**
薬物消失は典型的には一次ミカエリス-メンテン式に従い，血中薬物濃度が高くなるにつれて増加する．理想的な投与では，定常状態の血中薬物濃度は，therapeutic window の範囲内にとどまる（**下の曲線**）．しかし過剰な薬物投与は，例えば，肝臓のシトクロム P450 酵素系を凌駕することにより，薬物を消失させる身体能力を飽和してしまうかもしれない．このケースでは，薬物の消失速度は血中薬物濃度が上昇しても増加しない（すなわち，消失は一次速度論よりもむしろゼロ次速度論に従う）．持続的な薬物投与は，薬物の蓄積をもたらし，血中薬物濃度は毒性レベルにまで達してしまうかもしれない（**上の曲線**）．

**表 3-6 キーとなる薬物動態の関係のサマリー**

| | |
|---|---|
| 初期濃度 | $=\dfrac{\text{負荷投与量}}{\text{分布容積}}$ |
| 定常状態濃度 | $=\dfrac{\text{吸収分画}\times\text{維持投与量}}{\text{投与間隔}\times\text{クリアランス}}$ |
| 消失半減期 | $=\dfrac{0.693\times\text{分布容積}}{\text{クリアランス}}$ |

現在では，薬物動態の臨床応用は，おもに個体の集団で観察された薬物効果に基づいている．個人間ではほぼ無限の大なり小なりの差異があるが，しかしながらこれらの個体差は，薬物療法の効果に影響を及ぼす．例えば薬物動態における明らかな違いは，異なる年齢，性別，体重，健康状態，民族，ゲノム構造，および異なった疾患状態の人々の間に存在している．いくつかの薬は，治療薬物モニタリングの進歩により血中薬物濃度のリアルタイム定量を可能にしている．薬物動態における驚くべき革命は**薬理ゲノミクス pharmacogenomics** によってもたらされている．将来の薬物療法は，治療を受けている患者のために特別に設計されている薬物の投与を含む．患者のゲノム構造の知識が，多くの患者固有の変異において薬物療法の強みを生かし，弱点を補うことを可能にする．このトピックについては，第 6 章で説明している．

## 謝　辞

本書の 1 版と 2 版において，本章に貴重な貢献をしてくれた John C. LaMattina に感謝する．

## 推奨文献

Godin DV. Pharmacokinetics: disposition and metabolism of drugs. In: Munson PL, ed. *Principles of pharmacology.* New York: Chapman & Hall; 1995. (*A solid introductory text, this chapter illustrates the various aspects of pharmacokinetics with many examples of specific drugs.*)

Klaasen CD, Lu H. Xenobiotic transporters: ascribing function from gene knockout and mutation studies. *Toxicol Sci* 2008;101:186–196. (*Reviews the biological functions of ABC- and SLC-superfamily transporters that mediate the cellular uptake and efflux of drugs and other molecules.*)

Pratt WB, Taylor P, eds. *Principles of drug action: the basis of pharmacology.* 3rd ed. New York: Churchill Livingstone; 1990, Chapters 3 and 4. (*This text provides a comprehensive treatment of pharmacokinetics and pharmacokinetic principles.*)

Rees DC, Johnson E, Lewinson O. ABC transporters: the power to change. *Nat Rev Mol Cell Biol* 2009;10:218–227. (*Reviews the molecular mechanisms of ABC-superfamily transporters.*)

# 4 薬物代謝

Cullen Taniguchi and F. Peter Guengerich



## ▶ はじめに

われわれの組織は，体内では自然に見つからない**生体異物（生体外物質）xenobiotics** や外来物質に日常的に曝されている．ほとんどの薬物は，治療目的に身体機能を調節するために使用される生体異物である．体内に入る薬物や他の環境化学物質は酵素の広大な配列によって修飾される．これらの酵素によって行われる生化学的変換は化合物を変換し，それを有益にも有害にもしたり，あるいは単に無効にしたりすることができる．生化学反応が体内の薬物を変更する過程を総称して，**薬物代謝 drug metabolism** や**薬物の生体内変換 drug biotransformation** と呼んでいる．

前章では，薬の薬物動態における腎クリアランスの重要性を紹介した．腎排泄の形に薬物を変える生化学反応は薬物代謝の本質的な部分だが，薬物代謝はこの1つの機能以上のものを包含する．薬物生体内変換は，4つの重要な方法で薬物を変換できる．

- **活性のある薬物**が**不活性の薬物**に変換される．
- **活性のある薬物**が**活性のある代謝物**もしくは**毒性代謝物**に変換される．
- **不活性なプロドラッグ**が**活性のある薬物**に変換される．
- **排泄されにくい薬剤**が**排泄されやすい代謝物**に変換される（例えば腎臓や胆汁のクリアランスを高めるために）．

本章では，薬物代謝の主要な過程を紹介する．次に述べる Case はおもに肝臓に焦点を当てた薬物代謝部位の概要である．生体内変換の２つの主要な種類が次に論じられ，それらはしばしば**第Ⅰ相反応 phaseⅠreaction** と**第Ⅱ相反応 phaseⅡreaction** と呼ばれるが，専門用語が不正確で，時間的に誤った反応の順序を意味している．（さらに，“**第Ⅲ相反応 phaseⅢ reaction**”が時として薬物輸送の過程を述べるために使用されているが，より混乱させられる）．本章では，より正確にこれらの過程を記述するために“酸化 / 還元”と“抱合 / 加水分解”を使用する．本章は，個人間の薬物代謝の違いにつながる要因についての考察で締めくくる．

## ▶ 薬物代謝部位

肝臓は薬物代謝の主要な器官である．この事実は，**初回通過効果 first-pass effect** として知られている現象として顕著に表れる．経口的に投与される薬物は多くの場合，消化管 gastrointestinal（GI）に吸収され，門脈循環経由で肝臓に直接輸送される（図 4-1）．このように肝臓は，薬物が体循環に到達する前，つま

### Case

Bさんは32歳，白人女性で，この5日間，咽頭痛および嚥下困難を訴えている．診察では舌に口腔カンジダ症すなわち真菌感染症と特定できるクリーム状の白色病変を認める．病歴には，複数の相手との性行為，一貫性のないコンドームの使用，過去14年間の経口避妊薬の継続的使用がある．その症状からHIV感染の診断が示唆され，ポリメラーゼ連鎖反応 polymerase chain reaction（PCR）分析により確認された．BさんのCD4 T細胞数は低値であり，プロテアーゼ阻害薬 saquinavirを含む標準的な抗HIVレジメン（薬物療法）がただちに開始された．口腔カンジダ症は局所抗真菌薬により改善した．積極的な治療にもかかわらず，CD4 T細胞は減少し続け，数カ月後，Bさんは，疲労感としつこい咳を主治医に訴えた．さらなる検査により結核と診断された．

#### Questions

1. 結核治療における第一選択薬はリファンピシン（別名：rifampin）であるが，リファンピシンはHIVプロテアーゼ阻害薬の効果を減少させる．この薬物相互作用はどのような機序によるものか？
2. イソニアジドは結核治療において一般的に用いられるもう1つの薬剤である．本薬剤の使用を考慮する際，主治医が，Bさんの民族的背景を懸念した理由は何か？
3. BさんのHIV感染を治療するために薬剤を処方する際，どのような食品相互作用を考慮すべきか？

り標的臓器に到達する前に薬物を代謝する機会を有する．投与計画を設計する際に初回通過効果を考慮する必要がある．なぜならば，もし肝代謝が大きければ，標的組織に到達する薬剤の量は経口投与される量（用量）よりもはるかに少ないからである（第3章，薬物動態学参照）．ある種の薬物は，肝臓を初回通過するうえであまりにも効率的に不活性化されているために，それらを経口投与することができず，非経口的に与えられなければならない．そのような薬物の1つは，経口摂取時にはたった3%のバイオアベイラビリティ（生物学的利用能）しか有しない，抗不整脈薬のリドカインである．

肝臓は薬物代謝において量的に最も重要な器官であるが，体のすべての組織がある程度の薬物代謝をすることが可能である．特に活性部位は皮膚，肺，消化管，および腎臓を含む．消化管は特筆に値する．なぜなら，この器官は肝臓のように，体循環に到達する前に経口投与された薬物を代謝することにより，初回通過効果に寄与することができるからである．

## ▶ 薬物代謝経路

薬や他の生体異物は，体内から排泄前に生体内変換を受ける．多くの医薬品は親油性で，薬物が腸粘膜，または標的組織の細胞膜を通過できるようにしている．残念ながら，薬物のバイオアベイラビリティを高めるはずの同じ化学的性質がまた，腎排泄を困難にしている．なぜなら腎臓によるクリアランスは，水性尿中に溶解することができるように，これらの薬物がより親水性にされている必要があるからである．したがって生体内変換反応はしばしば化合物の親水性を向上させて，より腎排泄しやすいようにする．

生体内変換反応は，古典的に2つのタイプに分けられる．酸化/還元（第Ⅰ相）と抱合/加水分解（第Ⅱ相）である．酸化反応は，典型的には，ヒドロキシ基（-OH）またはアミン基（$-NH_2$）のような極性官能基を追加または露出させることにより，より親水性の代謝物質へ薬物を変換する（表4-1）．このような代謝物質は多くの場合，薬理学的に不活性で，さらなる修飾（変換）がなければ排泄される．しかしながら，酸化/還元反応の一部の物質は，排泄する前にさらに修飾（変換）を必要とする．抱合（第Ⅱ相）反応は，より極性抱合を生成するために，グルクロン酸などの親水基の添付を通じて化合物を変換する（表4-2）．これらの抱合反応は酸化/還元反応から独立して起こり，酸化/還元と抱合/加水分解反応に関与する酵素は，しばしば基質を競うことに留意することが重要である．

### 酸化/還元反応

酸化反応は肝細胞の小胞体 endoplasmic reticulum（ER）内に発現する膜酵素に関与し，より少ない程度

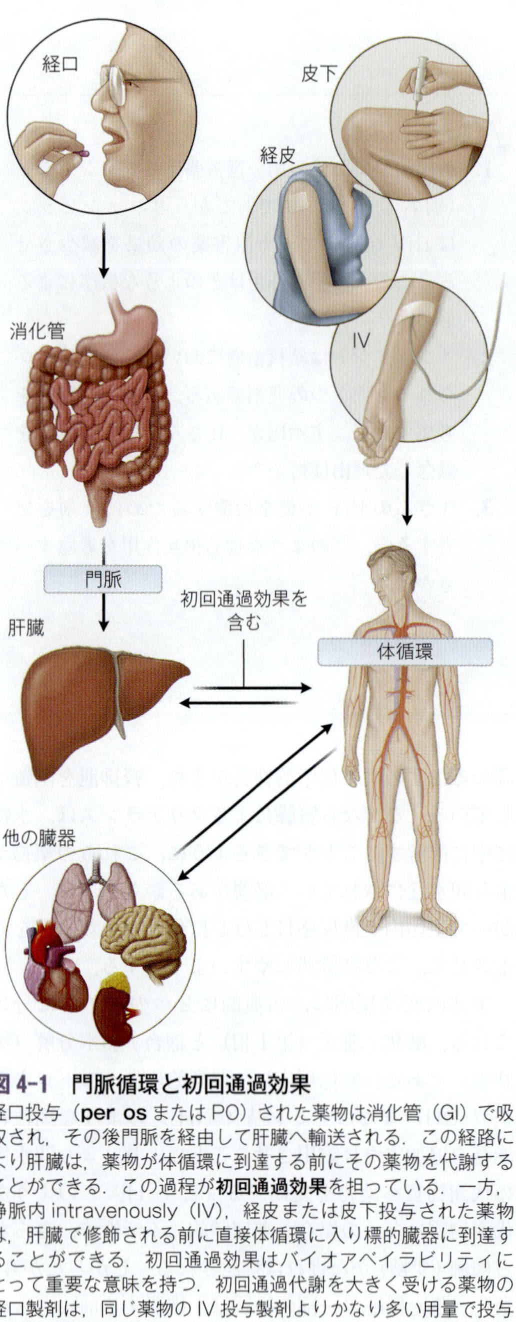


**図 4-1　門脈循環と初回通過効果**
経口投与（**per os** または PO）された薬物は消化管（GI）で吸収され，その後門脈を経由して肝臓へ輸送される．この経路により肝臓は，薬物が体循環に到達する前にその薬物を代謝することができる．この過程が**初回通過効果**を担っている．一方，静脈内 intravenously（IV），経皮または皮下投与された薬物は，肝臓で修飾される前に直接体循環に入り標的臓器に到達することができる．初回通過効果はバイオアベイラビリティにとって重要な意味を持つ．初回通過代謝を大きく受ける薬物の経口製剤は，同じ薬物の IV 投与製剤よりかなり多い用量で投与しなければならない．

で他の組織の細胞も含む．これらの第Ⅰ相反応を触媒する酵素は通常，オキシダーゼであり，これらの酵素の大半は，**シトクロム P450　cytochrome P450** クラスの**ヘムタンパクモノオキシゲナーゼ heme protein mono-oxygenase** である．シトクロム P450 酵素（略記 CYP）もミクロソーム混合機能オキシダーゼとして知られており，今日使用されているすべての薬物の約 75％の代謝に関与している．（用語 P450 は，一酸化炭素と結合した時のこれらのヘムタンパク質の特性吸収ピーク 450 nm を指す）．

シトクロム P450 依存酸化反応の最終結果は次の通りである．

$$\text{薬物} + O_2 + NADPH + H^+ \rightarrow \text{薬物-OH} + H_2O + NADP^+ \qquad \text{式 4-1}$$

複合体を形成するために，薬物が酸化（三価鉄）シトクロム P450 へ結合した時に反応が進み，そしてそれは図 4-2A に略述されているように 2 つの連続した酸化 / 還元の段階で低減される．ニコチンアミドアデニンジヌクレオチドリン酸 nicotinamide adenine dinucleotide phosphate（NADPH）は，フラビンタンパク質還元酵素を介して，これらのステップの両方で電子を供与する．最初の段階で供与された電子はシトクロム P450-薬剤複合体を減少させる．第 2 段階において電子は，活性化された酸素シトクロム P450-薬物複合体を形成するために分子酸素を減少させる．最終的には，複合体が転位によってより活性化するにつれて反応性酸素原子は薬物に転送され，酸化製剤の形成をもたらし，その過程で酸化されたシトクロム P450 を再生利用する．これらの反応機序は，図 4-2B に示されている．

ほとんどの肝臓シトクロム P450 オキシダーゼは，幅広い基質特異性を示す（表 4-1）．これは複合体の活性酸素に一部起因しており，活性酸素は様々な基質と反応できる強力な酸化剤である．シトクロム P450 酵素の名前はときどき“P450”と呼ばれ，続いて P450 酵素ファミリーの番号，サブファミリーの大文字（頭文字）および特定の酵素を識別するための追加番号が並ぶ（例えば P450 3A4）．P450 酵素の多くは部分的に重複した特異性を有しており，それらがいっしょになって，肝臓が生体異物の広い配列を認識し，代謝できるようにしている．

P450 媒介反応は酸化的生体内変換の 95％以上を占める．他の経路も親油性分子を酸化することがある．非 P450 酸化経路の適切な例は，**アルコールデヒドロゲナーゼ alcohol dehydrogenase** 経路である．それは排泄の全体的な過程の一部として，それらのアルデヒド誘導体へアルコールを酸化する．これらの酵素はメタノールの毒性の要因となる．メタノールはアルコールデヒドロゲナーゼによって酸化されホルムアルデヒドとなり，それがいくつかの組織をかなり損傷する．

視神経は，ホルムアルデヒドに特に敏感であり，メタノール毒性は失明を引き起こす可能性がある．もう 1 つの重要な非 P450 酵素は，**モノアミンオキシダー**

**表 4-1 酸化および還元反応**

| 反応の種類 | 構造式 | 代表的薬剤 |
|---|---|---|
| **Ⅰ．シトクロム P450 依存性酸化** | | |
| 1. 脂肪族水酸化 | 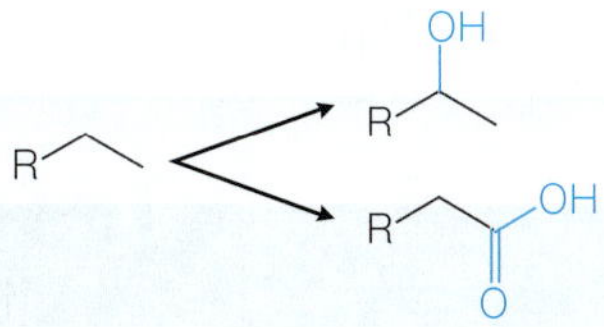 | バルビツール酸<br>ジギトキシン<br>シクロスポリン |
| 2. 芳香族水酸化 | 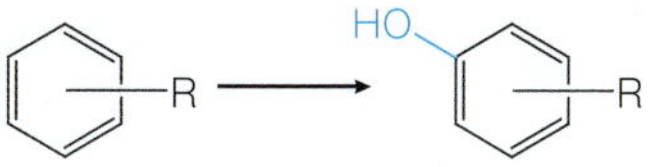 | プロプラノロール<br>フェニトイン |
| 3. N-脱アルキル化 | 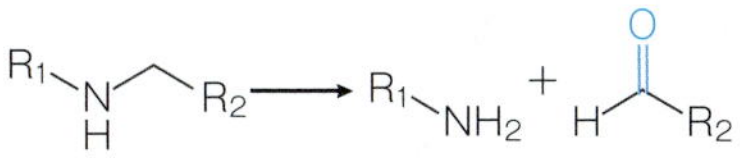 | メタンフェタミン<br>フェニトイン |
| 4. O-脱アルキル化 | 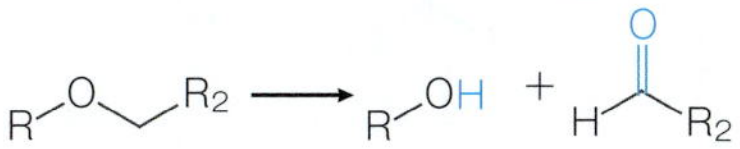 | コデイン |
| 5. S-酸化 | 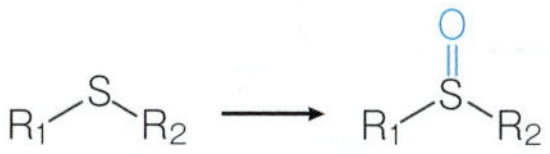 | フェノチアジン<br>シメチジン |
| 6. N-酸化 | 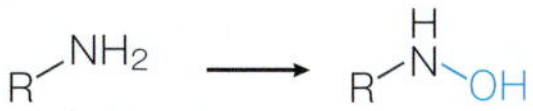 | キニジン |
| 7. 脱硫化 | 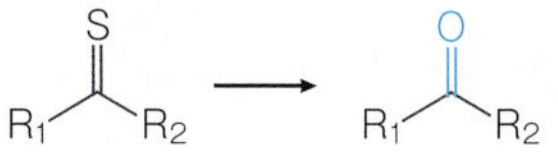 | チオペンタール |
| 8. エポキシ化 | 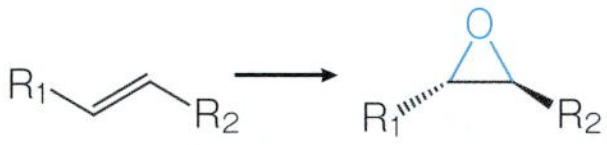 | カルバマゼピン |
| **Ⅱ．シトクロム P450 非依存性酸化** | | |
| 1. アルデヒド脱水素 | 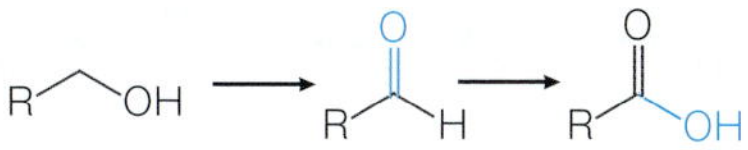 | エタノール<br>ピリドキシン |
| 2. 酸化的脱アミノ反応 | 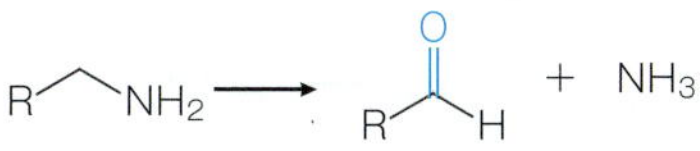 | ヒスタミン<br>ノルエピネフリン（ノルアドレナリン） |
| 3. デカルボキシル化 | 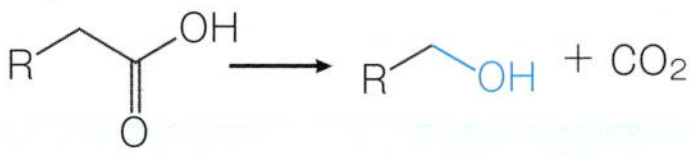 | レボドパ |
| **Ⅲ．還元** | | |
| 1. ニトロ基還元 | 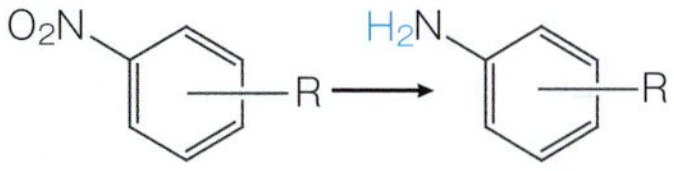 | nitrofurantoin<br>クロラムフェニコール |
| 2. 脱ハロゲン化 | R—X ⟶ R—H | ハロタン<br>クロラムフェニコール |

（続く）

**表 4-1　酸化および還元反応（続き）**

| 反応の種類 | 構造式 | 代表的薬剤 |
|---|---|---|
| 3. カルボニル基還元 | 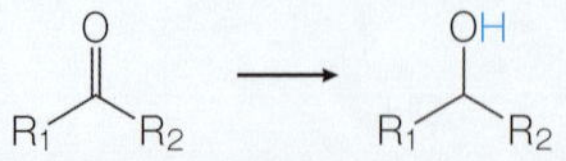 | メサドン<br>ナロキソン |

**表 4-2　加水分解および抱合反応**

| 反応の種類 | 構造式 | 代表的薬剤 |
|---|---|---|
| **Ⅰ．加水分解** | | |
| 1. エステル加水分解 | 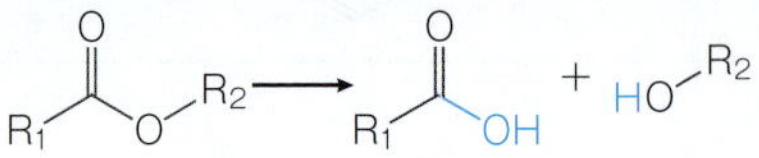 | プロカイン<br>アスピリン<br>スキサメトニウム（別名：succinylcholine） |
| 2. アミド加水分解 | 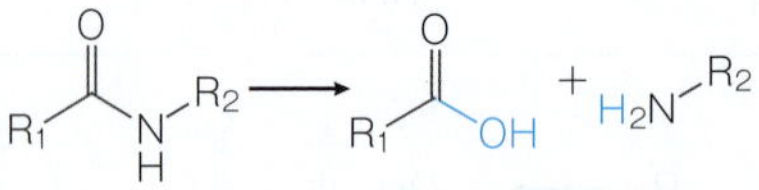 | プロカインアミド<br>リドカイン<br>インドメタシン |
| 3. エポキシド加水分解 | 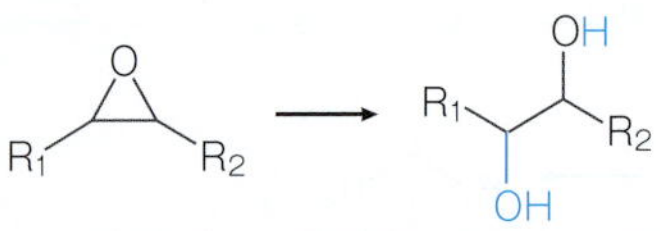 | カルバマゼピン（エポキシド代謝産物） |
| **Ⅱ．抱合** | | |
| 1. グルクロン酸化 | 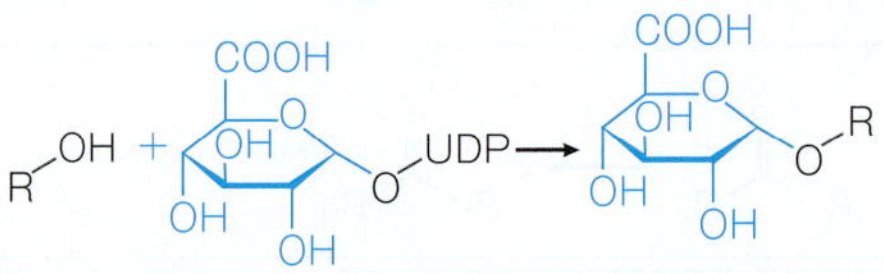 | ジアゼパム<br>ジゴキシン<br>エゼチミブ |
| 2. アセチル化 | 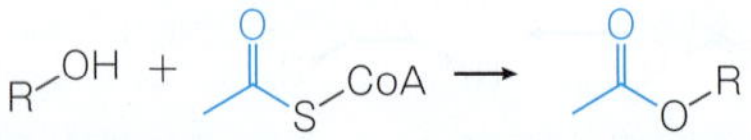 | イソニアジド<br>スルホンアミド |
| 3. グリシン抱合 | 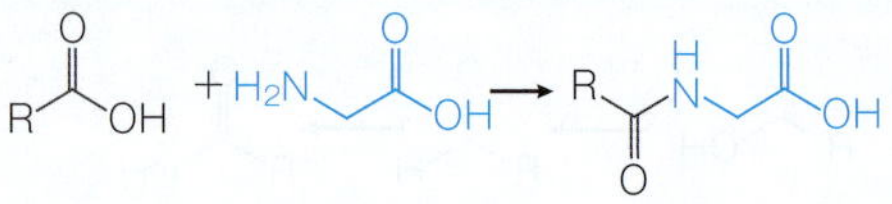 | サリチル酸 |
| 4. 硫酸抱合 | 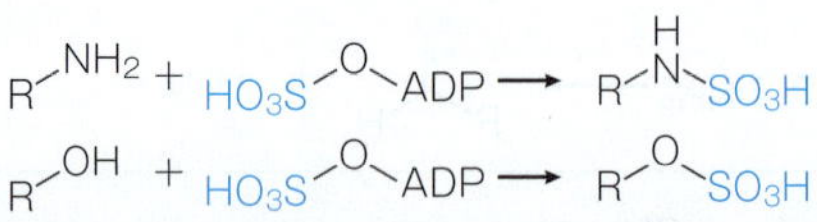 | estrone<br>メチルドパ |

（続く）

**表 4-2　加水分解および抱合反応（続き）**

| 反応の種類 | 構造式 | 代表的薬剤 |
|---|---|---|
| 5. グルタチオン抱合<br>（さらにメルカプツール酸抱合） | 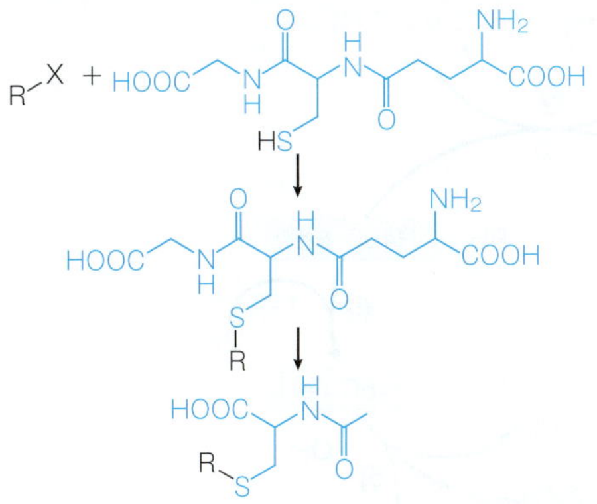 | ethacrynic acid<br>ジクロロ酢酸<br>アセトアミノフェン（代謝産物）<br>クロラムブシル |
| 6. N-メチル化 | 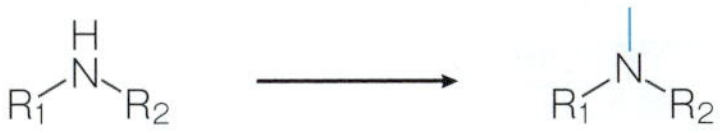 | メサドン<br>ノルエピネフリン（ノルアドレナリン） |
| 7. D-メチル化 | 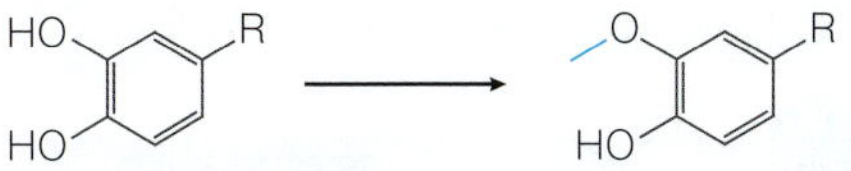 | カテコールアミン |
| 8. S-メチル化 | 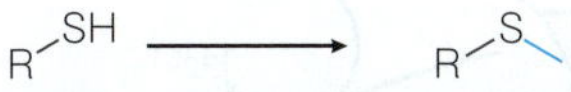 | thiopurine |

ゼ monoamine oxidase（MAO）である．この酵素は，カテコールアミンとチラミン（第 10 章，アドレナリン作動性の薬理学参照）や，薬物も含めいくつかの生体異物などのアミン含有内因性化合物の酸化を引き起こす．

## 抱合／加水分解反応

抱合と加水分解反応は，排泄のために化合物を修飾する機序の 2 番目の機序である（図 4-3）．エステルおよびアミドを含有する薬物の加水分解は，ときどき（古い用語でいう）第 I 相反応のなかに含まれているが，加水分解の生化学は，酸化／還元よりも，密接に抱合にかかわっている．これらの反応のための基質は，酸化反応の代謝物質（例えばエポキシド）と，ヒドロキシ基（-OH），アミン基（$-NH_2$）またはカルボキシ基（-COOH）成分など，抱合に適切な化学基をすでに含有する化合物の両方を含んでいる．これらの基質は，しばしば高エネルギー中間体の関与する反応において，転写酵素によって内因性代謝物質（例えば，グルクロン酸とその誘導体，硫酸，酢酸，アミノ酸およびトリペプチドグルタチオン）と結合している（表 4-2）．抱合やヒドロラーゼは，サイトゾルと肝細胞（および他の組織）の ER の両方に配置されている．ほとんどの場合，抱合過程では薬物はより極性ができる．事実上すべての抱合代謝産物は，いくつかの重要な例外（例えばモルヒネグルクロニド）を除いて，薬理学的に不活性である．

いくつかの抱含反応は，新生児の場合に臨床的に重要である．新生児はまだ完全にはこの反応の能力が発達していないからである．ウリジン二リン酸グルクロン酸トランスフェラーゼ uridine diphosphate-glucuronyl transferase（UDPGT）は肝臓でビリルビンを抱合し，その排泄を促進している．出生時におけるこの酵素の発達欠損は，乳幼児を新生児黄疸の危険に曝すが，これは非抱合型ビリルビンの血清レベルの増加に起因する．新生児黄疸が問題なのは，新生児はこの酵素の活性が未発達なだけでなく，血液脳関門も未発達なことである．非抱合ビリルビンは非水溶性で非常に親油性であり，それは保護されていない新生児の脳に容易に結合し，中枢神経系に重大な損傷を引き起こす可能性がある．この病態は，ビリルビン脳症や**核黄疸 kernicterus** として知られている．新生児高ビリルビン血症（非抱合）は，より迅速に排泄される異性体循環ビリルビンに変換する 450 nm 光の光線療法で治療することができる．別の効果的な治療はバルビツール酸**フェノバルビタール** phenobarbital の少量の

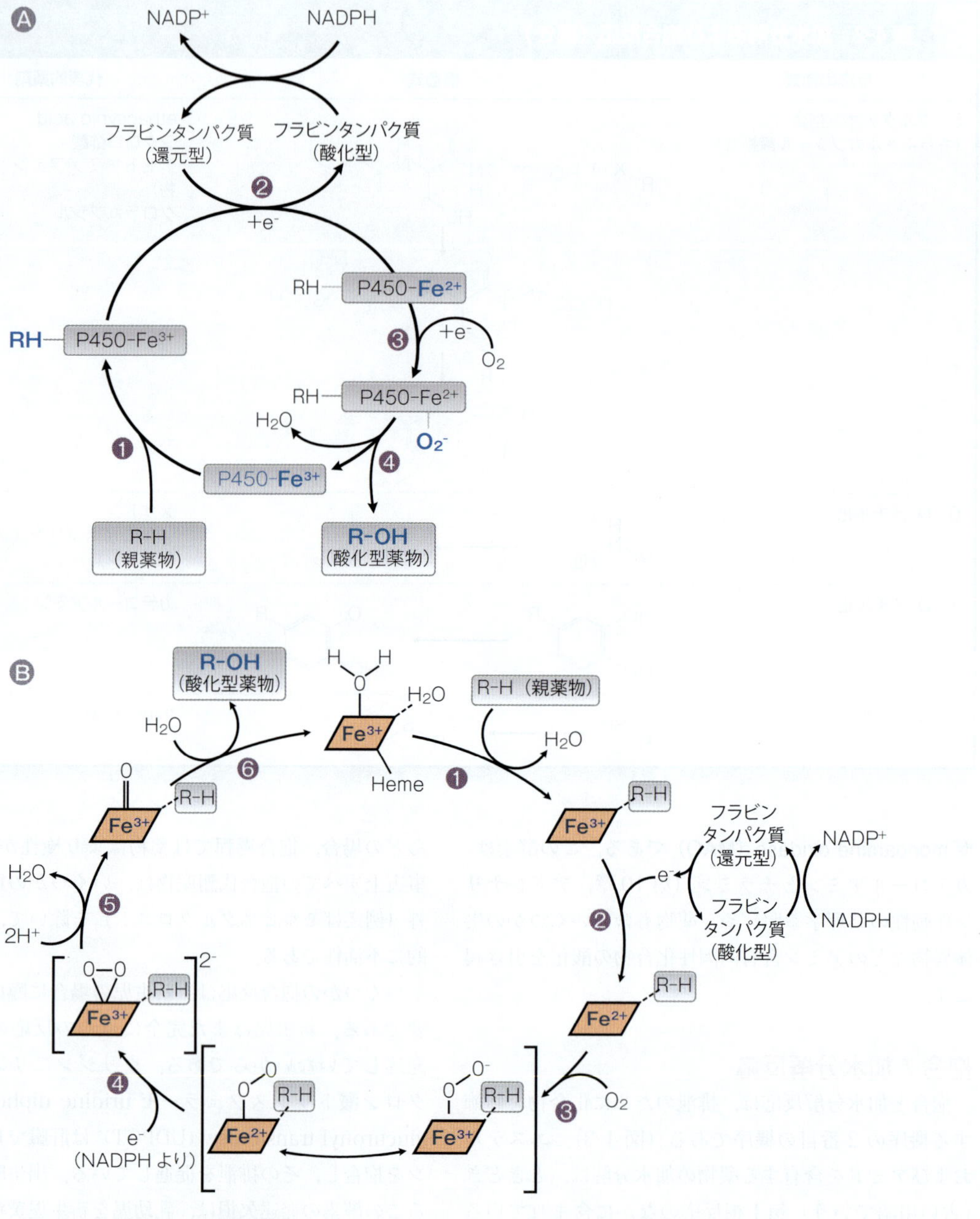


**図4-2 シトクロムP450媒介薬物酸化**

多くの薬物代謝反応には，薬物の酸化を触媒する肝ミクロソーム酵素系のP450が関与している．**A.** 反応の概略には，P450酵素中の鉄部分がニコチンアミドアデニンジヌクレオチドリン酸（NADPH）から酸素分子に電子を供与する電子伝達体として作用する一連の酸化/還元の段階が含まれる．還元された酸素は薬物に運ばれ，今酸化された薬物上の付加ヒドロキシ基となる（このような理由から，P450酵素は口語で"酸素銃 oxygen guns"または"天然のブロートーチ nature's blowtorch"とさえ呼ばれる）．ヒドロキシ基の付加は薬物の親水性を高め，薬物排泄率を高める．**B.** 詳細なP450反応機構は6段階に分けられる．(1)薬物が酸化シトクロムP450と複合体を形成する．(2)NADPHがフラビンタンパク還元酵素に電子を供与し，P450-薬物の複合を弱める．(3, 4)酸素が複合体に加わり，NADPHがもう1つの電子を供与し，活性化酸素-P450基質複合体を作る．(5)脱水に伴い鉄が酸化される．(6)酸化された製剤が形成される．複数のP450酵素が存在し，物質に対しそれぞれ多少異なる特異性を有する（例えば薬物など）．ヒトのP450のうち5つ（1A2，2C9，2C19，2D6そして3A4）は，薬物の酸化的代謝の95%を占める．

投与であり，それは酵素UDPGTの発現を強力に増加させ，それによって非抱合ビリルビンの血清レベルを低減する．これは，繰り返されるテーマ，「薬物代謝の理解は，有害と潜在的に有益な両方の薬物間相互作用を予測するのに役立つことを示している．

抱合と加水分解反応が必ずしも生体内変換の最後の段階を構成しないことに注意することが重要である．これら高度に極性部分の抱合が細胞内に発生するた

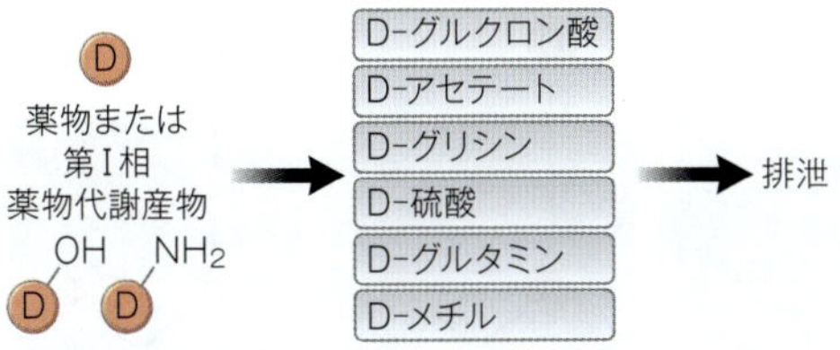


**図 4-3 抱合反応**
これらの反応において薬物（D と表す）または薬物代謝産物（D-OH および D-$NH_2$ と表す）は，内因性物質と抱合される．グルクロン酸，糖は薬物と抱合される最も一般的なグループであるが，アセテート，グリシン，硫酸塩およびメチルも一般的である．これらの 1 つが付加されることで，薬物代謝産物は親水性が増し，薬物排泄率が高まることが多い（メチル化は重要な例外であり，薬物の親水性を高めない）．輸送機構も薬物排泄および代謝に重要な役割を果たしている．

め，しばしば細胞膜にわたる能動輸送を排泄する必要がある（親薬物の能動輸送も発生する）．さらに，いくつかの抱合代謝産物にはさらなる代謝が起こる可能性がある．

## 薬物輸送

多くの薬物は受動的に細胞膜を通過するのに十分な親油性であるが，現在では多くの薬物が細胞内に積極的に輸送されることが必要であると考えられている．この事実は，経口バイオアベイラビリティ（腸細胞への輸送，または腸管腔へのアクティブ排泄），肝代謝（酵素代謝と胆汁への排泄のための肝細胞への輸送），および腎クリアランス（近位尿細管細胞への輸送と尿細管内腔への排泄）に重要な結果をもたらせる．いくつかの重要な分子はこれらの過程を媒介する．**多剤耐性タンパク質 1 multidrug resistance protein 1**（MDR1），あるいは **P 糖タンパク質 P-glycoprotein** は，排出輸送体の ABC ファミリーのメンバーであり，積極的に化合物を輸送し腸管腔に戻す．この過程は，ジゴキシンとヒト免疫不全ウイルス human immunodeficiency virus（HIV）-1 プロテアーゼ阻害薬を含む，いくつかの重要な薬物の経口バイオアベイラビリティを制限する．門脈循環（つまり初回通過効果）からの薬物代謝は，ポリペプチドを輸送する**有機アニオン輸送ポリペプチド organic anion transporting polypeptide**（OATP）と**有機カチオン輸送体 organic cation transporter**（OCT）タンパク質のファミリーを介した，化合物の肝細胞への輸送をしばしば必要とする．これらの輸送体は，いくつかの 3-ヒドロキシ-3-メチルグルタリル補酵素 A 3-hydroxy-3-methylglutaryl-coenzyme A（HMG-CoA）還元酵素阻害薬（スタチン）の代謝に特に関連しており，これらは高コレステロール血症の治療に使用されている．例えばHMG-CoA 還元酵素阻害薬プラバスタチンの代謝は，肝細胞に薬物を輸送する輸送体 OATP1B1 に依存する．OATP1B1 経由の肝細胞への薬剤の取込みは，プラバスタチンのクリアランスにおける律速段階であると考えられている．肝臓を通じた初期通過上のプラバスタチンの取込みも，体循環から薬を締め出すことによって潜在的な利点を提供する．つまり，それが筋肉細胞に取り込まれた場合は，横紋筋融解症などの有害な影響を引き起こす可能性がある．輸送体の**有機アニオン輸送体 organic anion transporter**（OAT）ファミリーは，β ラクタム系抗菌薬，非ステロイド性抗炎症薬 nonsteroidal anti-inflammatory drugs（NSAIDs），抗ウイルスヌクレオシドアナログのような，多くの臨床的に重要なアニオン系薬剤の腎分泌を起こしている．

## 誘導と阻害

新生児黄疸を防ぐためのフェノバルビタールの使用は，薬物代謝が，薬物代謝酵素の発現レベルにより影響を受ける可能性があることを示している．いくつかの P450 酵素が恒常的に活性であるが，他のものは別の化合物によって誘発されたり抑制されたりする．誘導または阻害は，偶発的（薬の副作用）または意図的（治療の望ましい効果）である．

P450 酵素誘導の主要な機序は，おもに増加した転写を通した酵素の発現増加であるが，変換の促進と分解の減少もまた小さな役割を持つ．幅広い配列または薬物による P450 酵素の誘導は，潜在的に有毒な化合物を代謝するための体の監視システムとして働く，生体異物受容体の生物学を反映している．医薬品，環境汚染物質，工業化学物質，さらには食品が肝細胞へ入り，プレグナン X 受容体 pregnane X receptor（PXR），構成的に活性 / アンドロスタン受容体 constitutively active/androstane receptor（CAR）および芳香族炭化水素受容体 aryl hydrocarbon receptor（AhR）など，いくつかの異なる生体異物受容体へ結合する（図 4-4）．これらの分子は核内ホルモン受容体であり，生体異物化合物が受容体に結合し活性化する時に，複合体は核に転位される．そこで様々な生体内変換酵素の促進因子に結合し，P450 酵素の発現を促進する．同様の機構によって，核内ホルモン受容体の活性化はまた，体から MDR1 と OATP1 などの化合物をクリアにするのに役立つ，その薬物輸送体の発現を増加させることができる．

P450 酵素誘導の複数の結果がある．**第 1 に**，薬物は独自の代謝を増加させることができる．例えば，抗

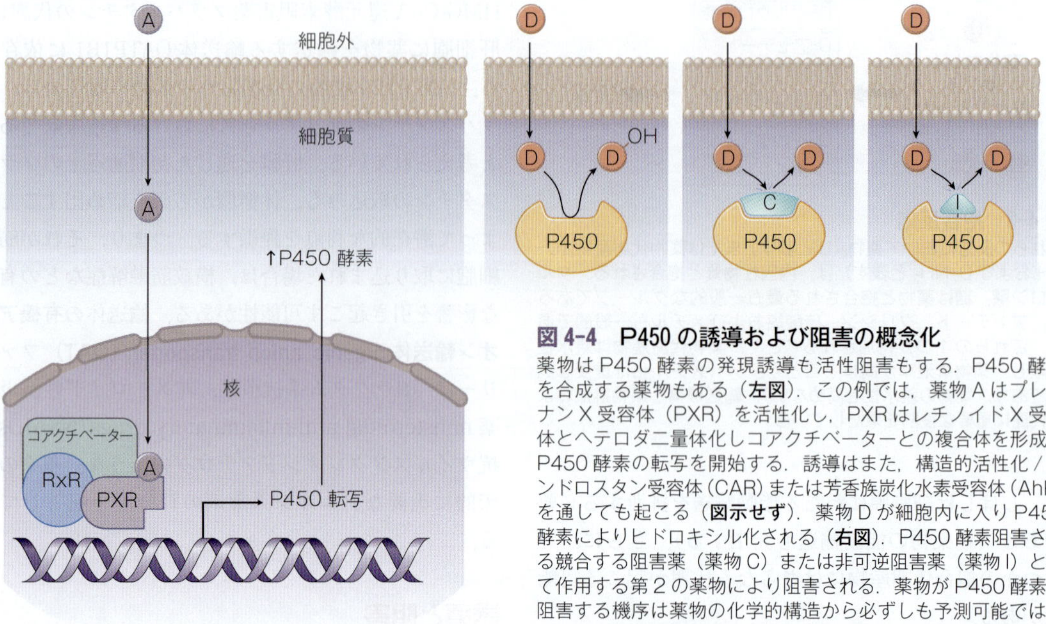


**図 4-4 P450 の誘導および阻害の概念化**
薬物は P450 酵素の発現誘導も活性阻害もする．P450 酵素を合成する薬物もある（**左図**）．この例では，薬物 A はプレグナン X 受容体（PXR）を活性化し，PXR はレチノイド X 受容体とヘテロダ二量体化しコアクチベーターとの複合体を形成，P450 酵素の転写を開始する．誘導はまた，構造的活性化／アンドロスタン受容体（CAR）または芳香族炭化水素受容体（AhR）を通しても起こる（**図示せず**）．薬物 D が細胞内に入り P450 酵素によりヒドロキシル化される（**右図**）．P450 酵素阻害される競合する阻害薬（薬物 C）または非可逆阻害薬（薬物 I）として作用する第 2 の薬物により阻害される．薬物が P450 酵素を阻害する機序は薬物の化学的構造から必ずしも予測可能ではない．その機序は実験的にのみ決定できる．さらに，薬物 A，C および I の代謝産物は酵素誘導および阻害において，ある役割を果たすことができる（**図示せず**）．

てんかん薬の**カルバマゼピン carbamazepine** は P450 3A4 を誘導するだけでなく，P450 3A4 により代謝される．したがって，カルバマゼピンは P450 3A4 を誘導することにより，独自の代謝を向上させている．**第 2 に**，薬は同時投与薬剤の代謝を高めることができる．例えば，P450 3A4 は，すべての臨床的処方薬の 50％以上の代謝を担っている．そのような薬剤がカルバマゼピンと同時投与されると，その代謝も増加される．この状況は問題となりうる．なぜならもし薬物の標準用量が投与された場合，増加した P450 3A4 活性は，薬物濃度をその治療レベル以下に低減するからである．B さんの場合，HIV 療法と併せた**リファンピシン rifampicin（別名：rifampin）**の投与は，有害である可能性がある．なぜなら，リファンピシンは P450 3A4 を誘導し，それによってサキナビルなどのプロテアーゼ阻害薬の代謝が増えるからである．**第 3 に**，P450，または他の生体内変換酵素の誘導は反応性代謝物質の毒性レベルを生み出し，その結果，組織の損傷や他の副作用が起こる．

1

特定の化合物は P450 酵素を誘導できるのと同様に，他の化合物はこれらの酵素を阻害することができる．**酵素阻害の重要な結果は，阻害された酵素によって代謝される薬剤の代謝低下である**．そのような阻害は，薬物レベルを毒性濃度に到達させたり，体内での活性薬物の存在を延ばしたりすることの両方が可能である．

酵素阻害は，いくつかの異なる方法で達成させられる（図 4-4）．例えば，広く使われている抗真菌薬である**ケトコナゾール ketoconazole** は P450 酵素の活性部位のヘム鉄に結合する窒素部分があり，この結合は，競合的阻害によって同時投与の薬剤の代謝を防ぐ．非可逆的阻害の例としてバルビツレートのセコバルビタールは，P450 複合体をアルキル化し永久的に不活性化する．時折，P450 酵素の阻害は治療上の利点に用いられることもある．例えばプロテアーゼ阻害薬**リトナビル ritonavir** は HIV に対して非常に有効であるが，重大な胃腸の副作用があるため，慢性的な治療法としてはその使用が制限されている．しかしながら，リトナビルは P450 3A4 の強力な阻害薬であるため，胃腸副作用の閾値を下回っているが，P450 3A4 を阻害するのに十分な高用量で臨床的に使用することができる．P450 3A4 の阻害は，この P450 アイソフォームによって代謝される他の HIV プロテアーゼ阻害薬の有効濃度を“上昇”させる．例えばロピナビルは，広範な初回通過代謝が原因で単剤として治療レベルを達成することはできないが，リトナビルとの同時投与により，治療濃度に到達できる．

薬物輸送体もまた，他の薬物によって誘導されたり阻害されたりする．例えばマクロライド系抗菌薬は MDR1 を阻害することができ，この阻害は MDR1 によって排泄されるジゴキシンなどの薬剤の血清レベルの上昇につながる．MDR1 はまた，PXR によって転写的に制御されている．したがって，PXR 経路（例えばP450 3A4）を介してP450酵素の上方制御を誘導する薬物は，MDR1薬物輸送体の転写を同時に増加させる．

一般的なP450酵素を阻害または誘導することができる化合物の詳細リストは，表4-3に記載されている．このリストは網羅的であることを意図するものではなく，同じP450酵素によって代謝される一般的な薬物を強調している．米国食品医薬品局の要求に応じて，新薬は広く，実験室（*in vitro*）および臨床試験の両方において，薬物相互作用についてテストされている．

### 活性代謝物と毒性代謝物

治療薬物が代謝される経路を知ることは，特定の臨床状況において処方する薬の選択に影響を与えることができる．このことは代謝物質が活性している時，つまり投与される薬剤が**プロドラッグ prodrug** として作用している場合と，その薬剤が**有毒な代謝物質 toxic metabolite** を有する場合（第5章，薬物毒性学参照）の両方でいえることである．

**プロドラッグは不活性な化合物であるが，生体により活性化され，治療上の形態へと代謝される．** プロドラッグの一例は，選択的エストロゲン受容体モデュレータの**タモキシフェン tamoxifen** であり，この薬物はヒドロキシル化されて，親化合物よりも30～100倍以上の活性代謝物質である4-ヒドロキシタモキシフェンになるまで活性が少ない．別の例はアンジオテンシンII受容体拮抗薬の**ロサルタン losartan** であり，この薬物の効力は，P450 2C9によるカルボン酸へのアルコール基の酸化により10倍に増加する．

選択的なプロドラッグ活性化の戦略は，がん化学療法における治療上の利益のために使用することができる．この戦略の一例は，**マイトマイシンC mitomycin C** の使用である．マイトマイシンCは天然に存在する化合物で，シトクロムP450**還元酵素**を含むいくつかの酵素によって**還元**された後に，強力なDNAアルキル化薬に活性化される．マイトマイシンCは固形腫瘍の中心にある低酸素状態のがん細胞を選択的に殺す．なぜなら，(1) これらの細胞では，マイトマイシンCを活性化するシトクロムP450還元酵素のレベルが増加しており，(2) 薬物の再酸化が低酸素条件下で抑制されているからである．

**アセトアミノフェン acetaminophen** の重要なケースを含む有毒な代謝物質の他の例は，第5章で説明している．

## 薬物代謝に影響を及ぼす個別要因

いくつかの理由で，生体内変換反応の速度は，個人間で大きく異なる場合がある．これらの最も重要な要因については後述する．

### 薬理ゲノミクス

薬物代謝における遺伝的変異の効果は薬理ゲノミクスの新しい科学の重要な部分である（第6章，薬理ゲノミクス参照）．特定の集団は，1種以上の薬物代謝酵素に多型または突然変異を示しており，これらの反応のいくつかの速度を変更し，完全に他を排除している．これらの薬理遺伝学的な違いは，治療の意思決定と薬剤投与の際に考慮されなければならない．現在の研究は，薬物代謝酵素の遺伝的差異が種々の薬剤に対する患者の応答にどのように影響するかを理解するために，新技術［例えば一塩基多型 single nucleotide polymorphism（SNP）解析，遺伝子マイクロチップ］を使用している．このようなアプローチはすでに医薬品開発に広く採用されており，臨床現場にも適用され始めている．例えばほとんどの製薬会社は，高度な多型酵素によって代謝される薬剤の開発を避ける．なぜならそのような多型は，薬物応答の幅広い個人間の変異（ばらつき）につながる可能性があるためである．

臨床的に重要な薬理遺伝学的変動の一例は，血漿酵素コリンエステラーゼに関与する．すべての白人2000人に1人は，筋弛緩薬の**スキサメトニウム suxamethonium（別名：succinylcholine）** を代謝するコリンエステラーゼの遺伝子変化を有している（他の機能のなか）．この変化した形態の酵素はスキサメトニウムに対し約1000倍減少した親和性を有し，結果として消失が遅延し活性薬剤の長期循環をまねく．もし，スキサメトニウムが十分に高い血漿中濃度に到達するならば，薬剤が消失するまで患者が人工呼吸でサポートされていない限り，呼吸麻痺や死に至る可能性がある．

同様の状況は**イソニアジド isoniazid**，Bさんの結核治療のために考えられた薬の1つで発生する可能性がある．酵素の合成低下につながる広範的常染色体劣性形質の遺伝的変異によって，米国の人口の特定の集団においてこの薬の代謝が遅くなる．問題となっている酵素は，アセチル化（抱合）反応によってイソニアジド不活性化した*N*-アセチルトランスフェラーゼである．“スローアセチレーター”表現型が，米国の白人と黒人の45％と高緯度の北半球に住んでいるヨーロッパ人に認められる．“ファストアセチレー

**表 4-3 シトクロム P450 酵素の薬理学的基質，阻害薬および誘導薬**

| P450 酵素 | 基 質 | 阻害薬 | 誘導薬 |
|---|---|---|---|
| P450 3A4 | **抗 HIV 薬**<br>インジナビル<br>ネルフィナビル<br>リトナビル<br>サキナビル<br>**ベンゾジアゼピン**<br>アルプラゾラム<br>ミダゾラム<br>トリアゾラム<br>**$Ca^{2+}$ チャネル拮抗薬**<br>ジルチアゼム<br>フェロジピン<br>ニフェジピン<br>ベラパミル<br>**免疫抑制薬**<br>シクロスポリン<br>タクロリムス<br>**マクロライド系抗生物質**<br>クラリスロマイシン<br>エリスロマイシン<br>**スタチン**<br>アトルバスタチン<br>lovastatin<br>**他**<br>ロラタジン<br>ロサルタン<br>キニジン<br>シルデナフィル | **抗真菌薬（アゾール）**<br>イトラコナゾール<br>ケトコナゾール<br>**抗 HIV 薬**<br>デラビルジン<br>インジナビル<br>リトナビル<br>サキナビル<br>**$Ca^{2+}$ チャネル拮抗薬**<br>ジルチアゼム<br>ベラパミル<br>**マクロライド系抗生物質**<br>クラリスロマイシン<br>エリスロマイシン<br>troleandomycin（アジスロマイシンではない）<br>**他**<br>シメチジン<br>グレープフルーツジュース<br>mifepristone<br>nefazodone<br>ノルフロキサシン | **抗てんかん薬**<br>カルバマゼピン<br>oxcarbazepine<br>フェノバルビタール<br>フェニトイン<br>**抗 HIV 薬**<br>エファビレンツ<br>ネビラピン<br>**リファマイシン**<br>リファブチン<br>リファンピシン（別名：rifampin）<br>rifapentine<br>**他**<br>セント・ジョーンズ・ワート（セイヨウオトギリソウ） |
| P450 2D6 | **（選択的）セロトニン再取込み阻害薬**<br>フルオキセチン<br>パロキセチン<br>**抗不整脈薬**<br>フレカイニド<br>メキシレチン<br>プロパフェノン<br>**抗うつ薬**<br>アミトリプチリン<br>クロミプラミン<br>desipramine<br>イミプラミン<br>ノルトリプチリン<br>**抗精神病薬**<br>ハロペリドール<br>ペルフェナジン<br>リスペリドン<br>venlafaxine<br>**βアンタゴニスト**<br>アルプレノロール<br>bufuralol<br>カルベジロール<br>メトプロロール<br>penbutolol<br>プロプラノロール<br>チモロール<br>**オピオイド**<br>コデイン<br>デキストロメトルファン | **（選択的）セロトニン再取込み阻害薬**<br>フルオキセチン<br>パロキセチン<br>**抗不整脈薬**<br>アミオダロン<br>キニジン<br>**抗うつ薬**<br>クロミプラミン<br>**抗精神病薬**<br>ハロペリドール | 未特定 |

（続く）

**表 4-3 シトクロム P450 酵素の薬理学的基質，阻害薬および誘導薬（続き）**

| P450 酵素 | 基 質 | 阻害薬 | 誘導薬 |
|---|---|---|---|
| **P450 2C19** | **抗うつ薬**<br>クロミプラミン<br>イミプラミン<br>**プロトンポンプ阻害薬**<br>ランソプラゾール<br>オメプラゾール<br>pantoprazole<br>**他**<br>クロピドグレル<br>プロプラノロール<br>r-warfarin | **プロトンポンプ阻害薬**<br>オメプラゾール<br>**他**<br>fluoxetine<br>リトナビル<br>セルトラリン | norethindrone<br>prednisone<br>リファンピシン（別名：rifampin） |
| **P450 2C9** | **アンジオテンシンⅡ受容体拮抗薬**<br>イルベサルタン<br>ロサルタン<br>**非ステロイド性抗炎症薬（NSAIDs）**<br>イブプロフェン<br>スプロフェン<br>**他**<br>s-warfarin<br>タモキシフェン | **抗真菌薬（アゾール）**<br>フルコナゾール<br>ミコナゾール<br>**他**<br>アミオダロン<br>phenylbutazone | リファンピシン（別名：rifampin）<br>セコバルビタール |
| **P450 2E1** | **全身麻酔薬**<br>enflurane<br>ハロタン<br>イソフルラン<br>methoxyflurane<br>セボフルラン<br>**他**<br>アセトアミノフェン<br>エタノール | ジスルフィラム | エタノール<br>イソニアジド |
| **P450 1A2** | **抗うつ薬**<br>アミトリプチリン<br>クロミプラミン<br>クロザピン<br>イミプラミン<br>**他**<br>r-warfarin<br>tacrine | **キノロン**<br>シプロフロキサシン<br>エノキサシン<br>ノルフロキサシン<br>オフロキサシン<br>**他**<br>フルボキサミン | 炭火焼の肉<br>アブラナ科の野菜<br>インスリン<br>オメプラゾール<br>フェノバルビタール<br>リファンピシン（別名：rifampin）<br>タバコ |

ター”表現型は 90％以上のアジア人と米国のイヌイットで発見されている．イソニアジドの血中レベルは，ファストアセチレーターと比べてスローアセチレーターで 4～6 倍に上昇している．さらに，遊離型の薬物は P450 酵素の阻害薬として作用するので，スローアセチレーターはさらに有害な薬物相互作用の影響を受けやすい．もし，B さんにスローアセチレーター表現型が認められ，イソニアジドの投与量がそれに応じて減少されていない場合，彼女の薬物療法にイソニアジドを追加することは，潜在的に毒性作用をもたらす可能性がある．

第 3 の例では，脳卒中または冠動脈形成術後の血管開存性を促進する抗血小板薬である**クロピドグレル clopidogrel** を含む．この薬の有効性の損失は，再狭窄や血管やステントの再血栓症につながり，しばしば深刻な結果をまねく可能性がある．クロピドグレルはプロドラッグで，P450 2C19 と P450 2C19 の多型を含む P450 酵素を介してその活性型に代謝され，最近では，抗血小板効果の減少と心血管疾患の罹患率が増加の両方に関連づけられている．さらに，多くのプロトンポンプ阻害薬もまた，P450 2C19 によって代謝されるので，これらの一般的な処方薬のいずれかで，クロピドグレルとの同時投与は，活性クロピドグレルの血漿レベルの低下につながる可能性がある．

## 人種と民族性

人種および / または民族性のいくつかの遺伝的な側面は，薬物代謝に影響を及ぼす．特に，人種 / 民族間における薬物作用の違いは，特定の遺伝子の多型に起因している．例えば，P450 2D6 は白人の個体の 8％で機能的に不活性であるが，アジア人では 1％であった．さらに，アフリカ系米国人は高頻度の，低下した活性の酵素をコードする P450 2D6 対立遺伝子を有する．これらの観察は，臨床的に関連しており，P450 2D6 は，約 20％の薬物の酸化的代謝（多くのβアンタゴニストと三環系抗うつ薬を含む）と，コデインのモルヒネへの変換の原因となっている．

いくつかのケースでは，標的遺伝子の多型が，薬物作用における人種的な違いの根拠となっている．ビタミン K エポキシド還元酵素（VKORC1）は抗凝固薬**ワルファリン warfarin** の標的であり，その活性は SNP によって影響される．SNP は個々のワルファリンに対する感受性を高くあるいは低くし，薬を低い用量か高い用量で投与するのかを決定づけている．ある研究では，アジア系米国人の人口は，ワルファリンに対する感受性の増強に関与するハプロタイプ（個人ベース /SNP の違いの遺伝的組み合わせ）に富んでいることが判明し，その一方で，アフリカ系米国人の人口がワルファリンに対する抵抗の増加に関与するハプロタイプであることが認められた．おそらく，人種差に基づく治療の最も顕著な例は，固定用量の**硝酸イソソルビド isosorbide dinitrate** と**ヒドララジン hydralazine**（また BiDil として知られている）の組み合わせである．この血管拡張薬の組み合わせは，アフリカ系米国人における心不全による死亡率の 43％の減少をもたらせることが報告された．この効果の生化学的根拠は知られていないが，これらの臨床データは，人種が薬物治療および投与量を選択する際の重要な考慮事項でありうることを示している．

## 年齢と性別

薬物代謝はまた，年齢や性別の違いの結果として個人間で異なる場合がある．生体内変換の多くの反応は，幼児や高齢者の両者において遅くなっている．出生時，新生児は，すべてではないが多くの酸化反応を行うことが可能であるが，これらの薬物代謝酵素のシステムのほとんどは，生後最初の 2 週間にわたって，および小児期を通じて徐々に成熟する．ビリルビン結合酵素の UDPGT の欠乏による新生児黄疸の結果を思い出してみよう．毒性の危険に乳児を曝す結合酵素欠損症の別の例は，いわゆる**グレイ症候群 gray baby syndrome** である．幼児のインフルエンザ桿菌 *Haemophilus influenzae* 感染はかつて抗菌薬**クロラムフェニコール chloramphenicol** で治療したが，この薬の排泄は抱合反応が続く酸化的変換を必要とする．クロラムフェニコールの酸化代謝物質は有毒であり，もしこの代謝物質が抱合を受けることに失敗した場合，それが血漿中で蓄積し，有害濃度に達する可能性がある．代謝物質の毒性レベルによって新生児がショックや循環虚脱を経験する可能性があり，その症候群の名前の由来となった蒼白とチアノーゼにつながることもある．

高齢者においては，代謝能力の一般的な減少が観察される．その結果，この区分の人口に薬を処方する際には特に注意しなければならない．高齢者の代謝能力の低下は，肝臓質量，肝血流量，およびおそらく肝酵素活性においての年齢による減少に起因している．他の治療の考慮事項は，高齢者が頻繁に複数の薬を服用しており，必然的に薬物間相互作用のリスクが増加することである．

薬物代謝における性差にもいくつかの証拠があるが，その機序はよく理解されておらず，実験動物のデータにも特筆すべきものはない．男性に比べ，エタノールの酸化，エストロゲン，ベンゾジアゼピンおよびサリチル酸の減少が，女性において逸話的に報告されており，これは男性ホルモンのレベルに関連しているかもしれない．

## 食生活と環境

食事と環境の両方が，P450 組織の誘導または阻害酵素によって薬物代謝を変化させる．興味深い例は，グレープフルーツジュースである．グレープフルーツジュースのソラレン誘導体とフラボノイドが，小腸における P450 3A4 と MDR1 の両方を阻害する．P450 3A4 の阻害がこの酵素によって代謝される同時投与薬物の初回通過代謝を著しく減少させ，MDR1 の阻害が，この酵素によって排出（流出）される基質となる同時投与薬の吸収を著しく増加させる．**グレープフルーツジュースの効果 grapefruit juice effect** は，グレープフルーツジュースがこれらの酵素が作用している薬といっしょに摂取された時に重要である．そのような薬物は，いくつかのプロテアーゼ阻害薬，マクロライド系抗菌薬，HMG-CoA 還元酵素阻害薬（スタチン）およびカルシウムイオン（$Ca^{2+}$）チャネル拮抗薬が挙げられる．サキナビルはプロテアーゼ阻害薬の 1 つであり，P450 3A4 により代謝され，MDR1 で排出される．本章の冒頭の Case で，B さんは，グレー

3 プフルーツジュースと**サキナビル saquinavir** の同時摂取が，思いがけずにプロテアーゼ阻害薬の毒性血清レベルにつながる可能性があるという事実を警告されるべきである．

ハーブ薬はまた，P450 系に重大な影響を与えうる．その一例は**セント・ジョーンズ・ワート（セイヨウオトギリソウ）St. John's wort** であり気分の安定化の

ために使用される一般的なハーブである．多くの観察研究では，セント・ジョーンズ・ワートはP450の発現を誘導し，それによって他の薬物の効果を減少させることに留意している．ハーブやスパイスからの化合物もまた，P450を阻害する可能性がある．一例としては，ピペリン（黒コショウの本質的化学物質）は動物モデルにおけるP450 3A4およびMDRタンパク質を阻害することが示されているが，この効果の臨床的重要性は不明である．

抱合反応に使用される多くの内因性物質が最終的に食事から誘導されるため（また適切な補因子の生産のためのエネルギーを必要とする），栄養が抱合酵素に利用できる物質の貯蔵を変化させることによって，薬物代謝に影響を与える．汚染物質の曝露は，薬物代謝に同様に劇的な効果を生み出す．1つの一般的な例は，タバコの煙中の多環式芳香族炭化水素によるAhR媒介P450酵素誘導である．

## 代謝的薬物相互作用

薬物は潜在的に経口バイオアベイラビリティ，血漿タンパク結合，肝代謝および同時投与される薬物の腎排泄に影響を与える．薬物間相互作用の種類のなかでも，生体内変換への影響は特別な臨床的意義がある．P450酵素誘導および阻害の概念がすでに導入されている．この種の薬物間相互作用を考慮すべき一般的な臨床状況は，すでにホルモン避妊を行っている女性への特定の抗菌薬の処方である．例えば，抗菌薬**リファンピシン rifampicin（別名：rifampin）**による酵素誘導は，エストロゲンに基づくホルモン避妊を標準的な用量で無効にしてしまう．なぜならP450 3A4はリファンピシンによって誘発され，これは一般的なエストロゲンのコンポーネントである17αエチニルエストラジオールの代謝に関与する主要な酵素であるためである．この状況では，リファンピシン療法の過程において，他の避妊の手段が推奨されるべきである．Bさんは，もしリファンピシンが彼女の治療計画に追加された場合は，この相互作用を認識させられるべきである．酵素誘導に関連する別の現象は**耐性 tolerance**である．それは薬物が独自の代謝を誘導する時に発生する可能性があり，時間の経過とともにその有効性を減少させるからである（前述のカルバマゼピンの議論と耐性については第18章，乱用薬物の薬理学参照）．

薬物はしばしば他の医薬品と併用して処方されているため，同じ肝酵素により代謝される薬物には細心の注意が払われるべきである．同じ酵素によって代謝される2つ以上の薬物の併用投与は，一般に，薬物のより高い血清レベルをもたらす．薬物間相互作用の機序は，競争力のある基質阻害，アロステリック阻害，または不可逆的酵素の不活化を含むことがあるが，いずれの場合においても薬物レベルは急激に増加し，おそらく有害な結果に至る．例えば，**エリスロマイシン erythromycin**はP450 3A4によって代謝されるが，結果として生じるニトロソアルカン代謝物質は，P450 3A4と複合体を形成し酵素を阻害する．この阻害は，潜在的に致命的な薬物間相互作用につながる．顕著な例は，エリスロマイシンと**cisapride**，消化管の運動を刺激する薬物との相互作用である．cisaprideの毒性濃度は，心臓におけるヒト遅延整流性カリウムチャネル遺伝子human ether-a-go-go related gene（HERG）を阻害することにより，潜在的に致命的な不整脈を誘発する．この理由のために，cisaprideは，2000年に市場から撤廃された．撤廃される前は，cisaprideはしばしば単剤としてよく忍容されていた．しかしながらcisaprideはP450 3A4により代謝されるため，エリスロマイシンまたは別のP450 3A4の阻害薬の同時投与が原因となってP450 3A4の活性が損なわれた時，血清cisapride濃度が不整脈の誘発に関与するレベルに増加する可能性がある．他の場合では，薬物相互作用が有益になりうる．例えば前述したように**メタノール methanol**（木精）の摂取が失明や死につながる．なぜなら，その代謝物質（ホルムアルデヒド，防腐剤およびギ酸—蟻毒成分）は非常に有毒であるためである．メタノール中毒への1つの治療は**エタノール ethanol**の投与であり，それはアルコールデヒドロゲナーゼによる（および少ない程度でP450 2D1による）酸化のためにメタノールと競合する．酸化で生じた遅延は，その毒性副産物が肝臓に形成する前にメタノールを腎臓から消失させる．

## 薬物代謝に影響を及ぼす疾患

多くの疾患状態は，体内の薬物代謝の速度および程度に影響を与える．肝臓は生体内変換の主要な部位であるため，多くの肝疾患が大幅に薬物代謝を損なう．肝炎，肝硬変，がん，ヘモクロマトーシス，および肝臓の脂肪浸潤は，それぞれ薬物代謝に不可欠であるシトクロムP450（複数）と他の肝酵素を損なう．この遅い代謝の結果として，多くの薬物の活性形態のレベルが，意図したよりも著しく高いために毒性を引き起こす可能性がある．したがって多くの薬物の投与用量は，肝疾患を有する個人のために低くする必要があるものと思われる．

併発する心疾患もまた，薬物代謝に影響を与える．抗不整脈リドカインやオピオイドのモルヒネなどの多くの薬物の代謝速度は，血流を介した肝臓への薬物輸送に依存している．血流は，一般的には心疾患により低下しているので，心不全患者では薬剤が治療域を超えるレベルまで上昇する可能性に対して最大限の注意をはらうことが必要である．さらに，いくつかの抗高血圧薬は選択的に肝臓への血流を減少させるので，リドカインのような薬剤の半減期を増加させ，潜在的に毒性レベルにつながる．

甲状腺ホルモンは体の基礎代謝率を調節し，順に薬物代謝に影響を与える．甲状腺機能亢進症はいくつかの薬の代謝率を高めることができるのに対し，甲状腺機能低下症に対しては反対のことを行う．肺疾患，内分泌障害，および糖尿病などの他の条件もまた，薬物代謝に影響を与えると考えられているが，これらの効果の機序はまだ完全には理解されていない．

## まとめと今後の方向性

本章では薬物代謝に関連する数々の問題を検討しており，それには生体内変換の部位と，それらの部位における薬物の輸送と代謝酵素，およびそれらの反応に影響を与える個々の要因が含まれる．

BさんのCaseは，薬理学療法上の民族性と薬物間相互作用の影響を含め，薬物代謝の臨床的意義を示している．薬物代謝，特に体内における薬物との相互作用を理解することで，生体内変換の原理を治療薬の設計および使用に適用することができる．薬理ゲノミクスと合理的薬物設計は薬理研究を将来に導き，生体内変換についてのますますの理解もまた疾患の薬理学的治療をより個別化し，効果的かつ安全にするであろう．このトピックについては第6章で説明している．

## 推奨文献


Burchard EG, Ziv E, Coyle N, et al. The importance of race and ethnic background in biomedical research and practice. *N Engl J Med* 2003;348:1170–1175. (*Current understanding regarding ethnic variability in response to drug administration.*)

Fura A. Role of pharmacologically active metabolites in drug discovery and development. *Drug Discov Today* 2006;11:133–142. (*More detail on the role of active metabolites in drug activity.*)

Guengerich FP. Cytochrome P450s, drugs, and diseases. *Mol Interv* 2003;3:194–204. (*Review of the P450 system, its role in drug metabolism, and the effects of diseases on drug metabolism.*)

Ho RH, Kim RB. Transporters and drug therapy: implications for drug disposition and disease. *Clin Pharmacol Ther* 2005;78:260–277. (*Review of the crucial role played by drug transporters in drug metabolism.*)

Kliewer SA, Goodwin B, Willson TM. The nuclear pregnane X receptor: a key regulator of xenobiotic metabolism. *Endocr Rev* 2002;23:687–702. (*Review of PXR induction.*)

Mega JL, Close SL, Wiviott SD, Shen L, Hockett RD, Brandt JT, Walker JR, Antman EM, Macias W, Braunwald E, Sabatine MS. Cytochrome P450 polymorphisms and response to clopidogrel. *N Engl J Med* 2009;360:354–362. (*Example of P450 genetic polymorphisms and clinical efficacy of clopidogrel.*)

Wienkers L, Pearson P, eds. *Handbook of drug metabolism*. 2nd ed. New York: Marcel Dekker; 2009. (*Collection of articles on aspects of drug metabolism.*)

Wilke RA, Lin DW, Roden DW, Watkins PB, Folckhart D, Zineh I, Giacomini KM, Krauss RM. Identifying genetic risk factors for serious adverse reactions: current progress and challenges. *Nat Rev Drug Discov* 2007;6:904-916. (*Review of current status of use of genetics for predicting adverse reactions.*)

Wilkinson GR. Drug metabolism and variability among patients in drug response. *N Engl J Med* 2005;352:2211–2221. (*An excellent basic review of the P450 system and drug–drug interactions.*)

Zhang D, Zhu M, Humphreys WG, eds. *Drug metabolism in drug design and development: basic concepts and practice.* Hoboken, NJ: John Wiley & Sons; 2007. (*Drug metabolism as it pertains to development of new pharmaceuticals.*)

Zhou S, Gao Y, Jiang W, Huang M, Xu A, Paxton JW. Interactions of herbs with cytochrome P450. *Drug Metab Rev* 2003;35:35–98. (*Review of P450 interactions with herbal medicines.*)

# 5

# 薬物毒性学

Michael W. Conner, Catherine Dorian-Conner, Laura C. Green, Sarah R. Armstrong, Cullen Taniguchi, Armen H. Tashjian, Jr., and David E. Golan



## ▶ はじめに

多くの医学的介入と同様に，治療上の利益のための薬物使用は，意図しない結果が起こりうることを前提としている．**副作用 side effect，あるいは有害作用 adverse effect，**または**毒性作用 toxic effect** と呼ばれるこれらの事象は，薬物作用の機序，薬物用量，患者の特性と健康状態などの結果と考えられる．このように，これまでの章で提示された薬理学の原則は，薬物毒性学にも適用される．以降の多くの章では，他の特性とともに，それぞれの薬物により引き起こされた特定の副作用の概略表を記載している．本章では，これらの副作用の機序に焦点を当てている．

一般的な問題として，副作用の範囲はよくある比較的に軽いものから，臓器の損傷や死亡など重大な危険をもたらすものにまでに至る．たとえ前者の副作用であっても，かなりの不快感を与え，患者が薬物の使用を回避または低減する原因となる．また一般的に，副作用の種類とリスクは効力に必要な用量と副作用を引き起こす用量との間の**安全マージン margin of safety** に依存する．安全マージンが大きい場合，毒性はおもに過量服用によるものである．このマージンが小さいか存在しない場合は，副作用が治療用量で現れるかもしれない．これらの原則は，同様にアセトアミノフェンとアスピリンなどの一般用医薬品にも適用される．安全マージンは，薬物の作用だけではなく患者にも由来する結果でもあること，つまりその遺伝的または他の特性，例えば有害な代謝物を解毒する酵素の多型，合併症，主要臓器における機能低下などによって，毒性を防御する能力が多かれ少なかれ変化することに注意すべきである．このことが，他のすべてが等しくても，新しい薬物（投与）は治療になりそうな最も低い用量で開始すべきである 1 つの理由である．

薬物毒性は医薬品開発において極めて重要である（第 49 章，医薬品の探索研究と非臨床開発，および第 50 章，医薬品の臨床評価と承認参照）．医薬品開発の初期段階で，非臨床および臨床研究が，化合物の効力，選択性，薬物動態および代謝プロファイル，および毒性を評価するために行われる．マーケティングに先立ち，医薬品の承認に責任の規制機関は，試験

## Case

Gさんは80歳のピアノ教師であり，5〜10年間にわたり右足の激しい疼痛が徐々に悪化してきている．彼女は，増強する疼痛と疲労感という代償を払いながらも自分のスタジオで教え続けていた．画像検査で重度の右変形性股関節症が明らかになった．待機的右股関節人工関節置換術が予定された．

直接の合併症はなく，全股関節置換術が行われた．術後2〜3日間，Gさんは，深部静脈血栓症予防のため低分子ヘパリンおよびワルファリンを投与された．術後6日目，手術部位に極度の疼痛が発現した．身体診察にて右股関節側面および臀部に腫脹を認めた．血算の結果は著明な失血を示し（ヘマトクリット値が35〜25%に減少），彼女は，人工関節周囲の大きい血腫を除去するため手術室に再度運ばれた．血腫は肉眼的には感染していないようであったが，血腫の培養で黄色ブドウ球菌 *Staphylococcus aureus* が陽性であった．

人工関節感染は人工関節を除去せずに治療を成功させることは困難であるため，2週間の静脈注射のバンコマイシンおよび経口のリファンピシン（別名：rifampin）投与に続き，10週間，経口シプロフロキサシンおよびリファンピシンが投与される積極的12週間抗菌薬併用療法が開始された．Gさんは，最初の2週間は合併症なく，抗菌薬に忍容性を示した．しかし，抗菌薬をバンコマイシンからシプロフロキサシンに変更した36時間後，Gさんは103°F【訳注：39.4℃】の発熱および極度の脱力感を発現した．股関節からの吸引では少量の淡黄色（すなわち非化膿性）の液体を認めただけであった．そのため，Gさんは，厳重に観察するため病院に収容された．

入院12時間後，Gさんは，胸部，背部および四肢に広範な斑状丘疹状皮疹を発症した．シプロフロキサシンおよびリファンピシンは中止され，バンコマイシンが再開された．その後72時間で徐々に体温は正常に戻り，皮疹は消失し始めた．右股関節吸引の培養では細菌の増殖は見られなかった．Gさんは次の4週間に問題はなく，バンコマイシン単剤で継続投与され，リファンピシンが再開されたが問題はやはりなかった．そして，12週間の抗菌薬療法はトリメトプリム・スルファメトキサゾールおよびリファンピシンの併用で最終的に完了した．

股関節手術から4週間後，Gさんはピアノ教師の職に復帰し，リハビリテーションプログラムにおいて，ゆっくりしかし確実に回復していった．

### Questions

1. Gさんの高熱，脱力感および皮疹がシプロフロキサシンに対する薬物反応を示していた可能性はどれくらいあるか？
2. 術直後の期間に低分子ヘパリンおよびワルファリン併用療法を行う論理的根拠は何か？
3. 抗凝固薬の予防的投与とGさんの生命を脅かす出血合併症との間に因果関係はあったのか？

データを確認し，薬剤の利点がそのリスクを上回るかどうかを決定する．薬剤が販売されより多くの患者に使用されると，副作用の頻度や予期しないタイプの発現が薬物の再評価に至らせ，その使用を特定の患者集団に限定したり，完全に撤廃させることもある［例えば，非ステロイド性抗炎症薬 nonsteroidal anti-inflammatory drugs（NSAIDs）の **rofecoxib** および抗糖尿病薬の **troglitazone** のような場合］．

本章では，不適切な活性化や，目的とする薬物標的（**オンターゲット有害作用 on-target adverse effect**）または目的としない標的（**オフターゲット有害作用 off-target adverse effect**）の阻害により引き起こされた薬物毒性のカテゴリーを最初に論じている．さらに，これらの薬物毒性の表現型効果について，生理，細胞，分子レベルで議論している．一般原則と具体的な例は，本章および本書全般で示されている．合理的な治療戦略の開発は多くの場合，薬理作用と薬物毒性の両方の機序を理解する必要がある．

## 薬物毒性学の機序

薬物が個々の患者に利益よりも害をもたらすかどうかは，患者の年齢，遺伝子構造，投与される薬物の用量や患者が服用している他の薬剤などの既存の条件を含む多くの要因による．例えば非常に高齢であるか非常に若いかによって毒性の影響を受けやすくなるかもしれない．それは薬物動態特性あるいは薬物代謝酵素における年齢依存性の違いによるものである．第4章，薬物代謝で説明したように，遺伝的要因は薬物代謝，受容体活性，または修復機構の個々の特性を決定する．副作用は，肝臓や腎臓の機能不全などの既存の条件を有する患者や，いうまでもなく特定の薬物に対しアレルギーがある患者において起こりやすい．併用薬は，特にこれらの薬物が同じ代謝経路や輸送体を共有したり調節したりする場合に，薬の有効性と毒性の両方を混乱させる．健康補助食品との薬物相互作用もまた重要であるが，しばしば薬物毒性の原因として認識されていない．薬物間および薬物とハーブの相互作用については，本章で後述する．薬物毒性の臨床的判断は必ずしも簡単でない．例えばGさんの場合のように，感染症と戦うために抗菌薬で治療されている患者は，感染症の再発かあるいは抗菌薬への有害反応のどちらかの理由で，高熱や皮膚の発疹や重大な病態に陥ってしまう．

副作用（有害作用）のスペクトルはあらゆる薬物または薬物クラスの使用に関連しているが，いくつかの一般的なパラダイム（以下）に基づいて，薬物毒性学の機序を概念化することは有益である．

- “オンターゲット”有害作用とは，すなわち目的とした受容体への薬物結合の結果であるが，不適切な濃度，あるいは目的としない組織であるために起こる（図 5-1）．
- “オフターゲット”有害作用とは，目的としない標的受容体に結合する薬物によって引き起こされる（図 5-1）．
- 免疫システムにより媒介される有害作用（図 5-2）および
- その機序が知られていない特異体質性反応．

これらの機序は以下に論じられている．多くの薬物はオンターゲットとオフターゲット効果の両方を有しており，患者にみられる副作用は複数の機構に起因することに注意するべきである．

## オンターゲット効果

薬物毒性における重要な概念は，副作用が，薬物への曝露の変化のため，望ましい薬理作用が誇張された結果と思われるということである（図 5-1 参照）．これは意図的または偶発的な投薬エラーによって発生する可能性があり，また薬物の薬物動態の変化（例えば肝臓や腎臓疾患または他の薬剤との相互作用に起因する）によって，あるいは薬理反応を変化させる薬物-受容体相互作用の薬力学の変化（例えば受容体数の変

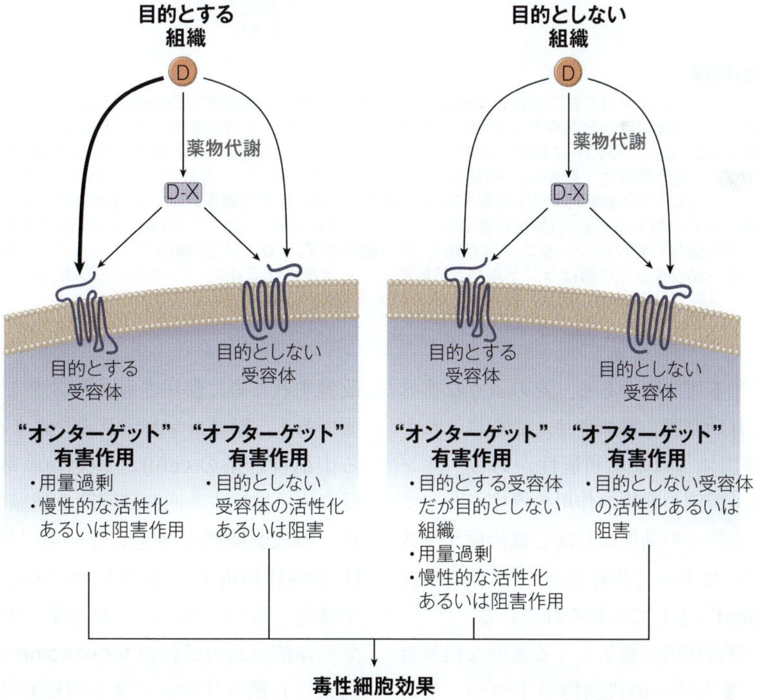


**図 5-1　オンターゲットおよびオフターゲット薬物有害作用**

薬物Dは，ある特定の組織（**目的とする組織**）におけるある特定の受容体（**目的とする受容体**）の機能を調整することを意図している．目的とする組織におけるオンターゲット有害作用は，その薬物の治療用量以上の用量，または，薬物Dによる目的とする受容体の慢性的な活性化または阻害，または薬物Dの代謝産物D-Xにより引き起こされている可能性が考えられる．同様のオンターゲット有害作用は，第2の組織（**目的としない組織**）でも起こる可能性がある．さらにその目的とする受容体は，その薬物が目的としていなかったある組織において作用しているために，有害作用を媒介する可能性がある．オフターゲット有害作用は薬物および / またはその代謝産物が目的としない標的（**目的としない受容体**）の機能を調節する時に起こる．

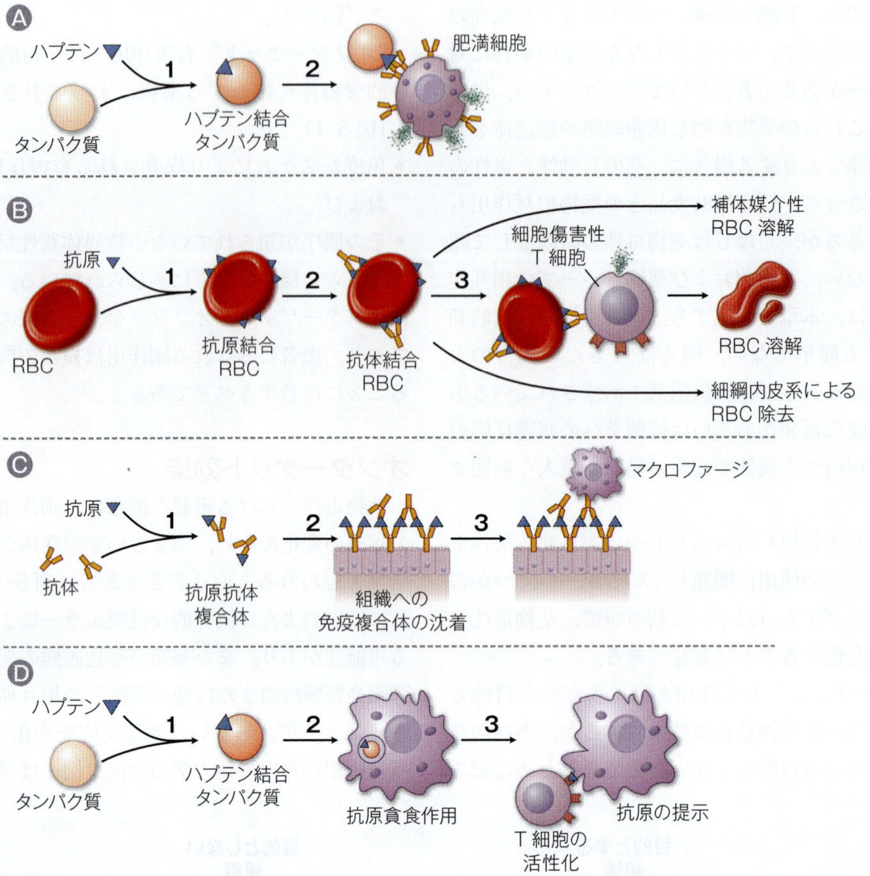


**図 5-2　過敏反応の機序**

**A.** Ⅰ型過敏反応は，ハプテンがタンパク質に結合した時に起こる (1)．抗原が肥満細胞上の免疫グロブリン E (IgE) 抗体と架橋し，肥満細胞が脱顆粒する (2)．肥満細胞がヒスタミンと他の炎症性メディエーターを放出する．**B.** Ⅱ型過敏反応は抗体が循環血球表面，通常は赤血球 red blood cell (RBC) に結合した時に起こる (1)．そして抗原に対する抗体が RBC の表面に結合し (2)，細胞傷害性 T 細胞を引き寄せ (3)，細胞傷害性 T 細胞は，RBC を溶解させるメディエーターを放出する．抗体の RBC への結合はまた，細網内皮系により，補体媒介性の RBC 溶解と RBC 除去を直接刺激する．**C.** Ⅲ型過敏反応は，抗体が可溶性毒素と結合した時に起こり，可溶性毒素は抗原として作用する (1)．抗原抗体複合体はそこで組織に沈着し (2)，マクロファージを引き寄せ (3)，一連の複合体媒介性反応が始まる（複合体媒介性反応シークエンスが始まる）(**図示せず**)．**D.** Ⅳ型過敏反応は，ハプテンがタンパク質に結合した時に起こり (1)，ハプテン結合タンパク質はランゲルハンス細胞により貪食される (2)．ランゲルハンス細胞は，局所リンパ節に遊走し，そこでランゲルハンス細胞は T 細胞に抗原を提示し，その結果 T 細胞は活性化される (3)．

化）によって発生する可能性もある．そのようなすべての変化は薬物の有効濃度を増加させ，さらにそれが生物学的反応の増加につながる可能性がある．オンターゲット効果は，所望の薬物の作用の機序を介して媒介されるので，これらの効果はしばしば治療クラスのすべてのメンバーによって共有され，"**クラス・エフェクト class effect**"としても知られている．

オンターゲット有害作用が発生しうる重要な組み合わせはその薬物，またはその代謝物の1つが，適切な受容体ではあるが，治療目標となる治療すべき組織以外の組織で作用する状況である．多くの薬物標的は，1種類以上の細胞または組織において発現する．例えば，抗ヒスタミン薬**ジフェンヒドラミン diphenhydramine** は，アレルギー状態でヒスタミン放出の影響を改善するために使用されるヒスタミン $H_1$ 受容体拮抗薬である．ジフェンヒドラミンはまた，傾眠につながる中枢神経系の central nervous system (CNS) $H_1$ 受容体に拮抗する血液脳関門を通過する．この副作用は，血液脳関門を通過しない第二世代のヒスタミン $H_1$ 受容体拮抗薬の設計につながり，したがって眠気を誘発しない．特に，これら第二世代ヒスタミン $H_1$ 受容体拮抗薬の最初の **terfenadine** はオフターゲット効果［心臓カリウムイオン ($K^+$) チャネルとの相互作用］を生み，心臓死のリスク増加など，異なった深刻な副作用につながる．この例は，本章で後述する．

**リドカイン lidocaine** と **ブピバカイン bupivacaine** などの局所麻酔薬は，オンターゲット有害作用の第2の例を提供する．これらの薬剤は，注射部位の近くのニューロン膜中のナトリウムイオン（$Na^+$）チャネルを遮断することによって軸索インパルスの伝播を防ぐことを意図している．過剰摂取や不適切な投与（例：血管内投与）による CNS における $Na^+$ チャネルの遮断は，震え，発作，死亡につながることがある．このオンターゲット効果については第 11 章，局所麻酔薬の薬理学でより詳細に記載されている．

抗精神病薬の**ハロペリドール haloperidol** は，中脳辺縁系と中脳皮質 $D_2$ 受容体の遮断を通じて有益な効果を生み出す．下垂体での $D_2$ 受容体の遮断よって生じる 1 つの結果はプロラクチン分泌の増加であり，それによって引き起こされるいくつかのケースとして，無月経，乳汁漏出，性的機能不全，および骨粗鬆症がある．これらのオンターゲット効果については，第 13 章，ドパミン作動性神経伝達の薬理学で論じられている．

時として，オンターゲット有害作用は生物学的標的の重要な機能を無効にすることがある．この現象の顕著な例は，コレステロール値を低下させるために臨床的に使用されるヒドロキシメチルグルタリル補酵素 A hydroxymethylglutaryl-coenzyme A（HMG-CoA）還元酵素阻害薬（いわゆる**スタチン statin**）の投与によって起こるものである．これらの薬物の意図する標的組織は，イソプレノイド合成の律速酵素である HMG-CoA 還元酵素を阻害する肝臓である．スタチン療法の稀な副作用は横紋筋融解症および筋炎を含む筋毒性であり，この効果が発生するという事実は，**ゲラニルゲラニル化**と呼ばれる脂質化処理により，複数の筋タンパクの翻訳後修飾の調節における HMG-CoA 還元酵素の生理学的役割を強調する．スタチンは，骨格筋の損傷を引き起こす薬の例として，本章の後半にも参照されている．

## オフターゲット効果

オフターゲット有害作用は，薬物が目的としない標的と相互作用する時に発生する．確かに，1 つの標的分子とのみ相互作用するという非常に選択的な薬物は少ない．オフターゲット効果の顕著な例は，多数の化合物と心臓 $I_{Kr}$ $K^+$ チャネルとの相互作用である［なぜならヒト遅延整流性 $K^+$ チャネル遺伝子（hERG）がヒト $I_{Kr}$ チャネルの 1 サブユニットをコードするからで，これらのチャネルはまた **hERG チャネル**と呼ばれる］．$I_{Kr}$ チャネルによって起こされる $K^+$ 電流の阻害は，心筋細胞の遅延再分極を誘発する（第 23 章，心臓リズムの薬理学参照）．順繰りに遅延再分極は QT 間隔（QTc）を修正した心拍数を増加させ，トルサードポワン（トルサード型心室頻拍）*torsades de pointes* を含む不整脈，そして突然死を誘発する．抗ヒスタミン薬の **terfenadine** は，潜在的に致命的な不整脈につながる，心臓 $K^+$ チャネル電流を妨害することが判明した化合物の最も早い例の 1 つである．この薬物は，第一世代ヒスタミン $H_1$ 受容体拮抗薬（前述を参照）の副作用である眠気を避けるために設計された．terfenadine を投与されている患者における心臓不整脈による死亡率の増加の観察が，この化合物を市場から撤退させ，そのような出来事を防ぐ方法を理解するための積極的な取り組みにつながった．調査では，多くの化合物が hERG チャネルを抑制するものの，推奨治療用量（$C_{max}$，タンパク結合調整後）における最大血漿中濃度よりも 30 倍以上の 50％抑制濃度（$IC_{50}$）を有する化合物は，QTc 延長および不整脈を引き起こすリスクが低いことを示している．terfenadine，**フェキソフェナジン fexofenadine** の活性代謝物は後にほんの弱く hERG チャネルを阻害することが発見され，フェキソフェナジンは現在，より安全な抗ヒスタミン薬として市販されている．

非常に多くの化合物が心臓 $K^+$ チャネルに干渉する能力を持っているので，すべての新薬候補は，この無差別チャネルと相互作用する可能性について評価される．hERG アッセイでは，ヒトの心臓 $K^+$ 電流に対する化合物の潜在的な効果は，ヒト hERG 遺伝子導入した細胞を用いた *in vitro* 系で測定される．hERG アッセイに加えて，心臓の電気生理学を変化させる可能性が非げっ歯動物モデルにおいて評価される（第 49 章参照）．販売承認の条件として新薬はまた，ヒトにおいて QTc を延長させる能力を臨床的に評価される．治療効果を得るために必要とされるあたりの曝露で，指定された値を超えて QTc 間隔を増加させる化合物は，不整脈を誘発するある程度のリスクを有すると考えられる．注目すべきことに，これらの“徹底した”QTc の研究の大半で使用される陽性対照は**モキシフロキサシン moxifloxacin** であり，臨床用量で QTc が増加するが，不整脈原性の低いリスクを与えると考えられている，一般的に使用される抗菌薬である．

薬物のエナンチオマー（鏡像異性体）もオフターゲット効果を引き起こす可能性がある．第 1 章，薬物-受容体の相互作用で述べたように，薬物受容体は薬物分子中の原子の三次元配置に極めて敏感である．したがって受容体は多くの場合，薬物のエナンチオマーを区別することができる．この現象の悲劇的なよく知られた例は，妊婦のつわりの治療薬として，1960 年代にラセミ**サリドマイド thalidomide**［(*R*) と (*S*)

エナンチオマーの混合物］の投与で発生した．サリドマイドの（*R*）-エナンチオマーは効果的な鎮静薬であったが，（*S*）-エナンチオマーは，46カ国において［ただし，サリドマイドの安全性を疑った米国食品医薬品局 Food and Drug Administration（FDA）の Frances Kelsey のおかげで米国は入っていない］推定10000名の新生児が無肢症（手足の欠如）などの重篤な先天性欠損症と様々な程度のアザラシ肢症の原因となった強力な，催奇形性物質だった．妊娠中の患者における薬物の使用は本章で後述する（「薬物療法による催奇形性」Box 5-1参照）．

薬物エナンチオマーとの間に重要な薬理学的相違がある可能性から FDA は，そのような化合物を別の化学物質として評価するようになった．もし，薬物の単一エナンチオマーの調合がラセミバージョンよりも薬理学的な特性を改善していることを示すことができる場合には，精製されたエナンチオマーは新薬として承認することができる．例えばラセミ体であるプロトンポンプ阻害薬**オメプラゾール omeprazole**，およびその（*S*）-エナンチオマーである**エソメプラゾール esomeprazole**［（*S*）-オメプラゾールのように］は別々の薬剤として市販されている．

別の一般的なオフターゲット効果は，異なる受容体サブタイプの意図しない活性化である．例えば$\beta_1$アドレナリン受容体は心臓で発現され，その活性化が心拍数および心筋収縮性を増加させる．密接に関連する$\beta_2$アドレナリン受容体はおもに気道における平滑筋細胞および脈管構造で発現され，$\beta_2$受容体の活性化は平滑筋の弛緩とこれらの組織を拡張する（第10章，アドレナリン作動性の薬理学参照）．$\beta$アドレナリン受容体アンタゴニスト（いわゆる**$\beta$遮断薬 $\beta$-blocker**）の臨床用途はしばしば心拍数を制御し，狭心症または心不全患者における心筋酸素需要を減少させる$\beta_1$受容体を標的とする．しかしいくつかの$\beta_1$受容体アンタゴニストは，$\beta_1$受容体に対する選択性が完全ではなく，$\beta_2$受容体にも拮抗することができる．非選択的な作用を有する$\beta$アドレナリン受容体アンタゴニストは，したがって，喘息患者には禁忌とされている．なぜならそのような薬は$\beta_2$受容体と拮抗することで，意図せずに気管支収縮を引き起こす可能性があるためである．同様に，喘息の治療における吸入$\beta_2$アゴニストの使用は，特に高用量では，心拍数の増加につながる可能性がある．

異なる受容体サブタイプの意図しない活性化による第2のオフターゲット効果は，食欲抑制薬の **fenfluramine** によって引き起こされる弁膜症である．この薬のおもな作用機序は，セロトニン［5-ヒドロキシトリプタミン 5-hydroxytryptamine（5-HT）］の放出と，摂食行動を調節する脳の領域での5-HTの再取込みの抑制を伴うようである．しかし，化合物はまた$5\text{-}HT_{2B}$受容体を活性化し，房室弁における筋線維芽細胞の増殖を誘発する．肺高血圧症にも発展し，場合によっては死をもたらす．この副作用のため，fenfluramine は市場から撤退されている（「薬物誘発性の心血管毒性」の項参照）．

いくつかの薬物の潜在的なオフターゲット効果は，標的受容体が削除された（時として特定の組織において）遺伝子的に修飾された実験用マウスまたはラットを用いて探索することができる．それにもかかわらず薬物がこれらのげっ歯類に影響を与える場合には，意図された標的以外の標的が関与しているに違いない．

いくつかの薬物および薬物代謝物のオフターゲット効果は，非臨床実験および臨床試験の両方における広範な薬物検査の重要性を強調しながら，経験的にのみ決定される．このようなテストにもかかわらず，いくつかの稀な薬物毒性は，曝露が臨床試験に必要とされるよりもはるかに大きな集団で発生した時にのみ検出される．例えば，**フルオロキノロン fluoroquinolone**，ナリジクス酸から誘導される広域スペクトルのクラスの抗菌薬は，非臨床試験および臨床試験で最小限の毒性を示した．しかしながら，これらの薬物のさらに広い臨床使用により，アナフィラキシー，QTc間隔の延長および潜在的な心臓毒性の報告がなされ，このクラスの2つの薬物，temafloxacin と grepafloxacin を市場から撤退させる結果となった．別のフルオロキノロンである trovafloxacin の使用が，予期せぬ肝毒性のために大幅に制限されている．比較では，**シプロフロキサシン ciprofloxacin** および**レボフロキサシン levofloxacin** は一般的に耐容され，頻繁に細菌感染の治療に使用されている．しかしながら冒頭の Case に見られるように，これらの薬物でさえ，時折，重篤な薬物過敏反応を引き起こす可能性がある．

## 特異体質的な毒性

特異体質的な薬物反応は，ごく一部の患者に未知の理由により予想外に現れる副作用である．これらの効果は，市販前の試験では，実験動物または患者のいずれにおいても発現していない．異なる薬剤に対する患者の多様な反応の系統的な研究は，特異体質薬物反応の根底にある遺伝的またはその他の機序を解明するのに役立つ可能性がある．特異体質的な障害の発現は恒久的な臓器不全，および／または死に至らせることがあり，たとえ稀であっても，しばしば薬物の市場からの撤退を促す．まさにその理由は，影響を受けやすい患者集団を特定できないからである．

# 薬物毒性学の状況

## 薬物過剰摂取

スイスの医師であり錬金術師のParacelsusは，“すべての物質は毒である．毒ではないものはない．正しい投薬量が毒と治療薬の区別をする”と約500年前に指摘している．いくつかのケースは，例えば自殺を図るような場合の薬物の過剰摂取は意図的なものである．しかし，過剰摂取のほとんどの場合は事故である．投薬エラーによる薬物有害事象は，毎年約77万5000名に影響を与え，関連する病院費は年間15億～55億ドルにのぼると推定される．患者と医療制度の両方にかかるこの重要な費用が，処方と投薬におけるエラーを最小限にするための体系的な取り組みにつながった．

## 薬物間相互作用

人口が老齢化し，複数の薬物を処方されている患者数の増加に伴って薬物間相互作用の可能性が増加している．多数の有害な相互作用が識別され，その機序はしばしば薬物動態や薬力学的効果と関係している．薬物とハーブの相互作用もまた，薬物間相互作用の重要な一群である．

### 薬物動態学的薬物間相互作用

薬物動態学的相互作用は，1つの薬物が別の薬物の吸収，分布，代謝，あるいは排泄を変化させ，それによって体内の活性薬剤の濃度が変化した時に生じる．第4章で述べたように，いくつかの薬物は肝P450酵素を阻害または誘導することができる．2つの薬物が同じP450酵素によって代謝される場合，第1の薬物によるそのP450酵素の競争的または非可逆的阻害作用が，第2の薬物の血漿中濃度の増加をもたらす．一方では，1つの薬物による特定のP450酵素の誘導は，同じ酵素によって代謝される別の薬物の血漿濃度の低下につながる可能性がある．抗真菌薬の**ケトコナゾール ketoconazole**は，シトクロムP450 3A4cytochrome P450 3A4(CYP3A4)の強力な阻害薬である．またCYP3A4で代謝される薬物の同時投与は，これらの薬物の代謝を減少させ，高い血漿薬物濃度をもたらす．もし同時投与薬物が低い治療指数を持っている場合，毒性が発生する可能性がある．ケトコナゾールはそのCYP3A4の強力な阻害が理由で，薬物動態学的薬物間相互作用の重要性を評価するために，しばしば臨床試験で使用されている．

P450酵素の活性を変化させることに加えて，薬物は組織へ出入りする他の薬物の輸送に影響を与える．第4章で述べたように，多剤耐性1 multidrug resistance 1（MDR1）遺伝子によってコードされた**P糖タンパク質 P-glycoprotein（Pgp）**は，腸管腔に薬物を輸送する排出ポンプである．Pgpを阻害する，あるいはその基質である薬物の投与は，通常この機序によって体から排出される別の薬物の血漿濃度の増加につながる可能性がある．Pgpはまた血液脳関門を通過する薬物の輸送の役割も果たしているので，Pgpを阻害する化合物は，CNSへの薬物輸送に影響を与える．**有機アニオン輸送ポリペプチド1 organic anion transporting polypeptide 1（OATP1）**のような他の輸送体は，代謝のために肝細胞への薬物摂取を媒介し，排泄のために腎臓の尿細管上皮にわたり薬物を輸送する．これらの機構の両方は，体内からの薬物のクリアランスを促進する．これらの種類の輸送体と薬物またはその代謝物の1つとの相互作用は，同じ輸送体によって処理される他の薬剤の不適切に高い血漿中濃度を誘発する．

薬物動態学的薬物間相互作用が時として，望ましい場合もある．例えば**ペニシリン penicillin**は腎臓で尿細管分泌を介して排出されるため，もしその薬物（ペニシリン）が，尿細管輸送の阻害薬**プロベネシド probenecid**と同時に与えられている場合，この薬物の消失半減期を増加（延長）させることができる．第2の例は**イミペネム imipenem**広域抗菌薬と，**シラスタチン cilastatin**腎臓の刷子縁に存在するジペプチダーゼ（デヒドロペプチダーゼⅠ）に対する選択的阻害薬の組み合わせである．イミペネムは急速にデヒドロペプチダーゼⅠにより不活性化されるため，イミペネムとシラスタチンの同時投与は，抗菌薬の治療的血漿中濃度を達成するために使用される．

アルブミンのような血漿タンパクに結合する薬物は，その遊離血漿濃度を増加させるために，同じタンパク質から第2の薬剤を移動させ，それによって標的と非標的組織へのバイオアベイラビリティを高める．

肝臓障害または栄養失調（アルブミン合成の減少）あるいはネフローゼ症候群（アルブミン排泄増加）など，循環アルブミンレベルが低い状況において，この効果が高められる．

## 薬力学的薬物間相互作用

薬力学的相互作用は，ある薬物が標的または非標的組織への反応を別の薬物に変更した時に発生する．2つの薬物が補完的な経路を活性化し，誇張された生物学的効果につながる時に有毒な薬力学的相互作用が起こる．このような薬物相互作用は，**シルデナフィル sildenafil**（勃起不全用）と**ニトログリセリン nitroglycerin**（狭心症の場合）を同時投与した時に発生する．シルデナフィルは，ホスホジエステラーゼタイプ5 phosphodiesterase type 5（PDE5）を阻害することでサイクリックGMP cyclic guanosine monophosphate（cGMP）の作用を延長し，ニトログリセリンは，血管平滑筋のcGMPレベルを高めるためにグアニル酸シクラーゼを刺激する．2つの薬物への同時曝露はさらに大きくcGMPを増加させるため，重度の低血圧のリスクが増加する（第21章，血管緊張の薬理学参照）．

2番目の例は抗血栓薬の同時投与である．股関節置換手術の後，患者は，術後の深部静脈血栓症の発症を防ぐために数週間予防ワルファリンで治療される．ワルファリン血漿濃度は数日間治療レベルに達しない可能性があるため，患者は時としてこの間，低分子ヘパリンとワルファリンを同時投与される．しかしGさんの場合に見られるように，ヘパリンとワルファリンの相乗効果が治療域以上の抗凝固反応を生み出す場合，かなりの出血が発生することがある．

## 薬物とハーブの相互作用

薬物の安全性および有効性はまた，食品，飲料およびハーブやその他の栄養補助食品などの様々な非医薬品との同時曝露によって変化する．多くのハーブ製品は，生物学的に活性な化合物の複雑な混合物であり，その安全性と有効性はほとんど対照試験においてテストされていない．規制されていないハーブ製品が一般大衆において普及されていることから，臨床医はそのような製品の使用についても患者に問い合わせるべきである．

文献には，ハーブ製品と併せて服用された薬物の治療失敗の数々の報告といくつかの毒性の報告が含まれている．例えば，**漢方薬イチョウ ginkgo biloba**（同じ名前の樹木から）は血小板凝集を阻害する．イチョウと血小板凝集を阻害する**非ステロイド性抗炎症薬 nonsteroidal anti-inflammatory drugs（NSAIDs）**の同時使用は，出血のリスクを高める可能性がある．**エキナセア echinacea** 製品は，肝臓のグルタチオンの貯蔵を枯渇させ，アセトアミノフェン毒性の危険性を増加させるアルカロイドを含有する．**選択的セロトニン再取込み阻害薬 selective serotonin reuptake inhibitor** との併用では，**セント・ジョーンズ・ワート（セイヨウオトギリソウ）St. John's wort** は，軽度のセロトニン症候群を引き起こす可能性がある．

## 毒性の細胞機序：アポトーシスと壊死

細胞には損傷を回避または修復するために様々な機序が装備されている．もし，これらの防御応答を超えた場合は毒性が発生する．いくつかのケースでは，毒性を短期的に最小化することができるが，繰り返される損傷（例えば線維症に至るもの）により，最終的に臓器の機能が損なわれる可能性がある．

潜在的な毒性薬物に対する一次細胞応答は，肝細胞を例として図5-3Aおよび5-3Bに示されている．毒性傷害の重症度に応じて，細胞は**アポトーシス apoptosis**（プログラム細胞死）または**壊死 necrosis**（制御されない細胞死）を起こす．アポトーシスでは，細胞がいくつかの専用のタンパク質の協調活性化によってプログラムされた自己破壊を起こす．アポトーシスは周囲の組織に損傷を与えることなく，損傷した細胞を排除する場合に有益である．アポトーシスの阻害は，多くのがん細胞においては一般的である．

もし毒性傷害があまりに深刻で，指示された細胞死が達成できないような場合には，細胞が**壊死**を起こす．壊死は，細胞内容物の酵素消化，細胞タンパクの変性および細胞膜の破壊によって特徴づけられる．アポトーシスを起こした細胞は，隣接する組織の最小限の炎症と破壊で細胞死を起こす一方で，壊死細胞は炎症細胞を誘引し，近くの健康な細胞を損傷する可能性がある．

## 臓器や組織毒性

本書のほとんどの章には，その章で説明した薬物の重大かつ共通の副作用の一覧表が含まれている．ここでは，損傷および主要な臓器系における薬物の毒性効果に関連する修復の共通の機序を検討する．本章は，各臓器や器官系へのすべての可能な損傷を目録化することを目的としていない．なぜなら薬物関連の臓器や組織毒性の範囲はあまりに広く，1つの章で，すべての個々の薬物について，すべての具体的な毒性を議論することは不可能だからである．代わりに，いくつかの特定の損傷例を薬物毒性の一般的な機能を示すために紹介している．

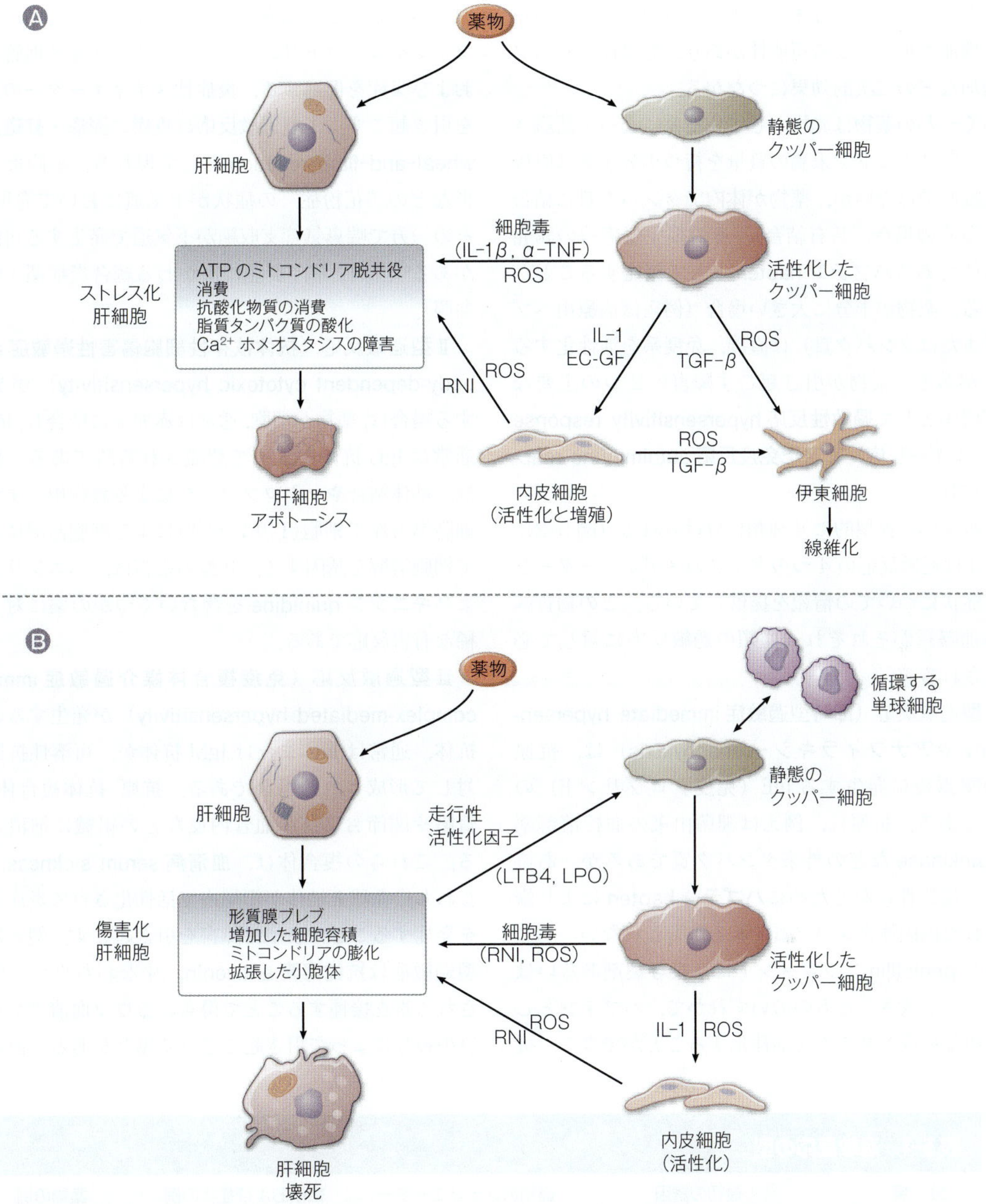


**図 5-3 中等量および高用量の薬物への反応における肝細胞に対する準毒性および毒性傷害**

**A. 準毒性傷害.** 中等量の潜在的に毒性がある薬物が, クッパー細胞 kupffer cell を活性化させ, 肝細胞により代謝される. 結果として生じる肝細胞のストレスは, 活性化された内皮細胞により合成 / 生成 / 産生された活性酸素種 (ROS) および活性窒素中間体 reactive nitrogen intermediate (RNI) の作用により悪化する可能性がある. 結果として, 肝細胞アポトーシスおよび伊東細胞 (肝星細胞) の活性化が生じ, 線維化につながる. **B. 毒性傷害.** 高用量の毒性薬物は肝細胞により代謝され, 細胞傷害を誘導する活性代謝産物になる. 傷害された肝細胞から放出された走行性活性化因子がクッパー細胞および内皮細胞を活性化させ, これらの細胞は毒性 ROS および RNI を合成 / 生成 / 産生する. この毒性カスケードの最終結果は肝細胞壊死である. EC-GF : 内皮細胞成長因子, endothelial cell growth factor, IL-1 : インターロイキン-1, interleukin-1, IL-1β : インターロイキン 1β, interleukin-1β, LPO : 脂質過酸化反応, lipid peroxidation, LTB4 : ロイコトリエン B4, leukotriene B4, TGF-β : 形質転換成長因子β, transforming growth factor β, TNF-α : 腫瘍壊死因子α, tumor necrosis factor-α.

## 有害な免疫応答と免疫毒性

免疫系の刺激は, いくつかの薬物および薬物のクラスの毒性において役割を果たす. 免疫反応 (IV型反応を通して古典 I 型), 免疫応答 (レッドマン症候群) の一部の機能を模倣する症候群, およびスティーブンス・ジョンソン症候群 Stevens-Johnson syndrome と中毒性表皮壊死などの重篤かつ生命を脅かす状態を含む皮膚の発疹 (吹き出物) について, 薬物がその原因となりうる．薬物はまた，免疫系（免疫毒性）の正常な機能を損なわせる可能性があり，感染症のリスクの増加などの二次的効果につながる．

いくつかの薬物は異物として免疫系によって認識される．600ダルトン未満の質量を持つ小分子薬は直接の免疫原ではないが，薬物が体内でタンパク質に結合し（多くの場合，共有結合），その後免疫応答の誘発が可能である**ハプテン hapten**として機能することができる．薬物が十分に大きい場合（例えば治療用ペプチドまたはタンパク質）は直接，免疫系を活性化することがある．薬物が引き起こす障害の2つの主要な免疫機序として**過敏性反応 hypersensitivity response**（アレルギー反応）と**自己免疫反応 autoimmune reaction**がある．

過敏反応は典型的に4種類に分けられる（図5-2）．表5-1は過敏反応の4つのタイプのメディエーターと臨床症状についての情報を提供している．この物質への事前曝露がそれぞれ4種類の過敏反応に対して必要とされる．

Ⅰ型過敏反応（**即時型過敏症 immediate hypersensitivity**や**アナフィラキシー anaphylaxis**）は，抗原への曝露後に発生するIgE（免疫グロブリンE）の結果である．抗原は，例えば細菌由来の血栓溶解薬**streptokinase**などの外来タンパク質であるか，あるいは免疫原性になるために**ハプテン hapten**により修飾された内因性タンパク質であるかもしれない．**ペニシリン penicillin**フラグメントは，投与製剤あるいは*in vivo*で形成されたもののいずれかで，ハプテンとして作用し免疫システムを活性化することができる．抗原への引き続きの曝露は，肥満細胞が脱顆粒し，ヒスタミンやロイコトリエンなどの気管支収縮や血管拡張および炎症を促進する，炎症性メディエーターの放出を引き起こす．Ⅰ型過敏反応は皮膚の**膨疹・紅斑反応 wheal-and-flare reaction**として現れる．結膜炎や鼻炎などの“花粉症”の症状が上気道において発現し，その一方で喘息気管支収縮が下気道で発生する可能性がある（第47章，炎症にかかわる統合炎症薬：喘息参照）．

Ⅱ型過敏反応（**抗体依存性細胞傷害性過敏症 antibody-dependent cytotoxic hypersensitivity**）が発生する場合は，薬物が細胞，通常は赤血球に結合し，抗体，通常はIgG抗体によって認識される時である．抗体は，補体結合やマクロファージによる食作用，または細胞傷害性T細胞（Tリンパ球）による細胞溶解によって細胞溶解を誘因する．Ⅱ型の応答は，ペニシリンおよび**キニジン quinidine**を含むいくつかの薬に対する稀な有害反応である．

Ⅲ型過敏反応（**免疫複合体媒介過敏症 immune complex-mediated hypersensitivity**）が発生するのは抗体，通常はIgGまたはIgM抗体が，可溶性抗原に対して形成される場合である．抗原-抗体複合体は，腎臓や関節および肺血管内皮などの組織に堆積される．これらの複合体は，**血清病 serum sickness**，すなわち白血球と補体が組織内で活性化される炎症反応を発症することによって障害を引き起こす．例えばⅢ型過敏症は**抗蛇毒素 antivenin**，すなわちウマに中和される毒を接種することで得られるウマ血清タンパク質の投与によって引き起こされる場合がある．血清病

**表5-1 過敏反応の型**

| 分類 | 最初の誘因 | 最初のメディエーター | 徴候および症状の例 | 薬物の例 |
|---|---|---|---|---|
| Ⅰ型または即時型過敏反応（液性） | 肥満細胞表面の抗原結合IgE | ヒスタミンおよびセロトニン | 蕁麻疹，気管支収縮，血圧低下およびショック | ペニシリン |
| Ⅱ型または抗体依存性細胞傷害（液性） | IgGおよび補体結合細胞結合抗原 | 好中球，マクロファージ，およびナチュラルキラー細胞 | 溶血 | セフォテタン |
| Ⅲ型または免疫複合体症（液性） | IgGおよび補体結合可溶性抗原 | 好中球，マクロファージ，およびナチュラルキラー細胞；活性酸素種およびケモカイン | 皮膚血管炎 | マイトマイシンC |
| Ⅳ型または遅延型過敏反応（細胞媒介性） | 抗原提示細胞表面のMHCタンパクと結合した抗原 | 細胞傷害性T細胞，リンパ球，マクロファージ，およびサイトカイン | 斑状発疹および臓器不全 | スルファメトキサゾール |

IgE：免疫グロブリンE，IgG：免疫グロブリンG，MHC：主要組織適合遺伝子複合体．
Adapted from Table 2, Bugelski PJ. Genetic aspects of immune-mediated adverse drug effects. *Nat Rev Drug Discov* 2005;4:59-69.

の危険性をもたらす可能性のある他の薬物例としては，bupropion と**セファクロル** cefaclor である．

Ⅳ型過敏反応（**遅延型過敏症** delayed-type hypersensitivity）は，$T_H1$ および細胞傷害性 T 細胞の活性化から生じる．それは最も一般的に，物質がハプテンとして機能しホストタンパク質と結合する時，**接触性皮膚炎** contact dermatitis として現れる．最初の曝露では通常反応しないが，その後の皮膚曝露は局所リンパ節に移行し，T 細胞を活性化するランゲルハンス細胞 Langerhans cell を活性化する可能性がある．T 細胞はその後皮膚に戻り，免疫応答を開始する．よく知られたⅣ型過敏反応にはツタウルシへの反応やラテックスアレルギーの発生が含まれている．免疫系によって異質として認識された薬物に対する反復曝露は，大規模な免疫応答を引き起こす可能性がある．この“サイトカインストーム”は発熱，低血圧，さらには臓器不全につながる可能性がある．したがって医師はさらに，すべての投与される薬物について，たとえそれが広範な人口において安全であるように見えたものについても可能な免疫反応を考慮すべきである．本章の冒頭で提示されている，G さんの発熱と発疹は，おそらくシプロフロキサシンに対する T 細胞介在性過敏反応によって引き起こされた．いったんこれが認められ，シプロフロキサシンを停止すると，彼女の発熱と発疹も同様に解決した．

**自己免疫** autoimmunity は，生物の免疫システムが自己の細胞を攻撃した時に起きる結果である（第 45 章，免疫抑制の薬理学参照）．いくつかの薬および数々の他の化学物質は，自己免疫反応を開始することができる．**メチルドパ** methyldopa はアカゲザル抗原（Rh の要因）に対する自己免疫反応を引き出すことにより，溶血性貧血を引き起こす可能性がある．**ヒドララジン** hydralazine，**イソニアジド** isoniazid と**プロカインアミド** procainamide などいくつかの他の薬剤は，ミエロペルオキシダーゼ（ヒドララジンおよびイソニアジド）または DNA プロカインアミドに対する抗体を誘導することにより，ループス様症候群を引き起こす可能性がある．

**レッドマン症候群** red man syndrome は，抗菌薬**バンコマイシン** vancomycin などの静脈内投与を受けた患者においてわずかな割合で発生する．反応はそのような薬物の肥満細胞への直接的な効果によって起こり，これらの細胞が脱顆粒を引き起こす．Ⅰ型過敏反応とは異なり，レッドマン症候群における肥満細胞の脱顆粒は，あらかじめ形成された IgE または補体から独立している．レッドマン症候群は皮膚膨疹と蕁麻疹（Ⅰ型過敏反応と類似）の出現に関連している．しかし，それはしばしば相対的に局所的な現象であり，首や腕と上体幹に影響を与える．血管性浮腫や低血圧などの重篤な毒性にレッドマン症候群が進行することはごく稀である．レッドマン症候群はまた，アナフィラキシー（Ⅰ型過敏反応）に似ているため“アナフィラキシー様反応”と呼ばれている．レッドマン症候群は肥満細胞に対する薬物の直接作用によって開始されるので，典型的には注入中に発症する（例えばバンコマイシンの注入は多くの場合，60 分かけて投与される）．レッドマン症候群は通常，注入速度を減少または注入を中止した後に重症度が減少するか解消され，抗ヒスタミン薬の予防的使用によって減少させることができ，繰り返し静脈内投与することで重症度が減少する可能性がある．バンコマイシンに加えて，**シプロフロキサシン** ciprofloxacin，**アムホテリシン B** amphotericin B，**リファンピシン** rifampicin（別名：rifampin），および**テイコプラニン** teicoplanin は，この反応を引き起こす．レッドマン症候群はまた，**クレモフォール** cremophor のような，**パクリタキセル** paclitaxel と**シクロスポリン** cyclosporine のための賦形剤として静脈注射製剤に使用される特定の賦形剤に関連している．

**皮膚の発疹** skin rashe は数々の薬物の投与後に発症するが，そのような発疹は通常，多形性紅斑と診断されている．より深刻な（時には生命を脅かす）状態として知られている**スティーブンス・ジョンソン症候群** Stevens-Johnson syndrome と**中毒性表皮壊死剥離症** toxic epidermal necrolysis は，バルビツール酸塩，スルホンアミド，抗てんかん薬（**フェニトイン** phenytoin，**カルバマゼピン** carbamazepine），NSAIDs（**イブプロフェン** ibuprofen，**セレコキシブ** celecoxib，valdecoxib），**アロプリノール** allopurinol，およびその他の薬物で報告されている．スティーブンス・ジョンソン症候群の病因は完全には理解されていないが，粘膜や皮膚の炎症の形態学的外観は，水疱の発生と真皮からの表皮の分離とともに免疫病因と一致している．薬物投与と皮膚病変の発生の間に一時的な関係が存在するかもしれないが，スティーブンス・ジョンソン症候群のいくつかのケースは，特発性またはウイルス感染が関与している．このように，すべてのスティーブンス・ジョンソン症候群が薬物曝露に起因するものではない．

**免疫毒性** Immunotoxicity，または免疫系の損傷は，治療による副作用または特定の意図がある治療のいずれかとして起こりうる．がんの化学療法で使用される細胞毒性薬は，増殖する腫瘍細胞を殺すように設計されているが，有効性のために必要とされる薬物の濃度によって骨髄，リンパ組織，小腸，および毛包にある正常な細胞の増殖を常に損傷している．これらの物質（薬物）には，正常組織への損傷に対する安全域は一般的に少ししかなく，治療の成功は正常組織に比べてがん細胞のより高い感度に依存する．感染症のリスクの増加は，しばしば白血球細胞に対して細胞毒性である薬物による治療に伴う．副作用と治療効果との間の差を白血球産生を刺激する物質（**フィルグラスチム filgrastim**）の使用によって広げることができる．

病気が有害な免疫応答によって悪化した時には，免疫系を標的とすることが適切な場合がある（第45章参照）．例えば吸入ステロイド薬は，慢性閉塞性肺疾患が頻繁で，ひどく悪化した患者の症状を制御するために使用することができる（第47章参照）．病原性微生物に対する免疫応答を阻害することによって治療する．しかしながら，そのような治療は肺炎のリスク増加に関与している．

いくつかの免疫療法は免疫システムの特定の細胞型を標的とし，重篤な感染症のリスクの増加に関連している．**リツキシマブ rituximab** は，非ホジキンリンパ腫 non-Hodgkin lymphoma［悪性 $CD20^+$ の B 細胞（B リンパ球）］および関節リウマチ（抗体産生 $CD20^+$ の B 細胞）の病因に関与している $CD20^+$B 細胞を標的とするモノクローナル抗体 monoclonal antibody（mAb）である．リツキシマブの使用で観察された２つの潜在的に重篤な副作用は，進行性多巣性白質脳症 progressive multifocal leukoencephalopathy（PML），すなわちポリオーマウイルス，JC ウイルス Jamestoun Canyou virus（JCV）によって引き起こされる感染症，および劇症肝炎の可能性があるＢ型肝炎の再活性化である．これらの感染性病原体は一般に，リツキシマブによる治療に先立って患者に潜在的な形で存在するが，治療の結果としての免疫能力の損失は，これらの重篤な感染症の発現を可能にする．同様に**エファリズマブ efalizumab** は，すべての白血球上に発現している白血球機能関連抗原-1 leukocyte function-associated antigen-1（LFA-1）の $\alpha$ サブユニット，CD11a を標的とする mAb である．CD11a の細胞表面発現を減少させ，LFA-1 の細胞間接着分子-1 intercellular adhesion molecule-1（ICAM-1）への結合を阻害することによって，エファリズマブは白血球の接着作用を阻害し，乾癬に有効な免疫療法として作用する．CD11a はまた，B 細胞，単球，好中球，ナチュラルキラー細胞，およびその他の白血球の表面上に発現するので，エファリズマブは同様に，これらの細胞の活性化，接着，遊走，および破壊に影響を与える．リツキシマブと同様，エファリズマブは PML に関与しており，この重篤な副作用が 2009 年の市場からの撤退につながった．PML の頻度において同様の増加が，多発性硬化症の**ナタリズマブ natalizumab** の投与を受けている患者で発見されている．ナタリズマブは $\alpha4\beta1$ サブユニットの $\alpha4$ と好中球を除くすべての白血球の表面に発現 $\alpha4\beta7$ インテグリンに結合する．すなわち，それらの標的細胞への白血球の $\alpha4$ 媒介の付着を阻害することにより，さらなる白血球の漸加と活性化が防がれる．

## 薬物誘発性の肝毒性

第４章で説明されたように，多くの薬物は肝臓で代謝され，これらの代謝物のいくつかは肝臓の損傷を引き起こす可能性がある．臨床的に重要な例は，広く使われている鎮痛解熱薬である**アセトアミノフェン acetaminophen** である．その治療用量範囲において，アセトアミノフェンはグルクロン酸および硫酸化によっておもに代謝され，容易に排出される代謝物となり，投与量のごく一部も変化なく排泄される．しかしながら図 5-4 に示すように，アセトアミノフェンはまた，反応性が高く潜在的に毒性作用のある ***N*-アセチル-*p*-ベンゾキノンイミン *N*-acetyl-*p*-benzoquinoneimine（NAPQI）** に酸化される．グルタチオンは NAPQI と接合して解毒することができるが，アセトアミノフェンの過剰投与はグルタチオンの蓄えを枯渇させ（枯渇は他の条件下においても起こりうる），その結果 NAPQI が自由に細胞およびミトコンドリアのタンパク質を攻撃する状態となり，最終的に肝細胞の壊死に至る．解毒薬 ***N*-アセチルシステイン *N*-acetylcysteine（NAC）** の適時（アセトアミノフェン過剰投与の 10 時間程度以内）の投与はグルタチオンの貯蔵を補充し，肝不全や死亡を回避することができる．この例は，**投与量 dose** の重要性を強調している．すなわち，アセトアミノフェンは毎日数百万人の個人によって安全に使用されているが，その同じ薬物が過剰に摂取された場合は，米国における急性肝不全の症例の約 50%の原因となっている．

予想外の肝毒性は，米国での薬剤の販売中止の最も頻繁な理由である．薬物療法後の劇症肝炎の多くのケースは特異であり，患者が肝障害を発症する機序が知られていないことが，リスクのある患者を識別することを困難にさせている．いくつかのケースで肝障害の原因となる機序を確定できない理由は，実験動

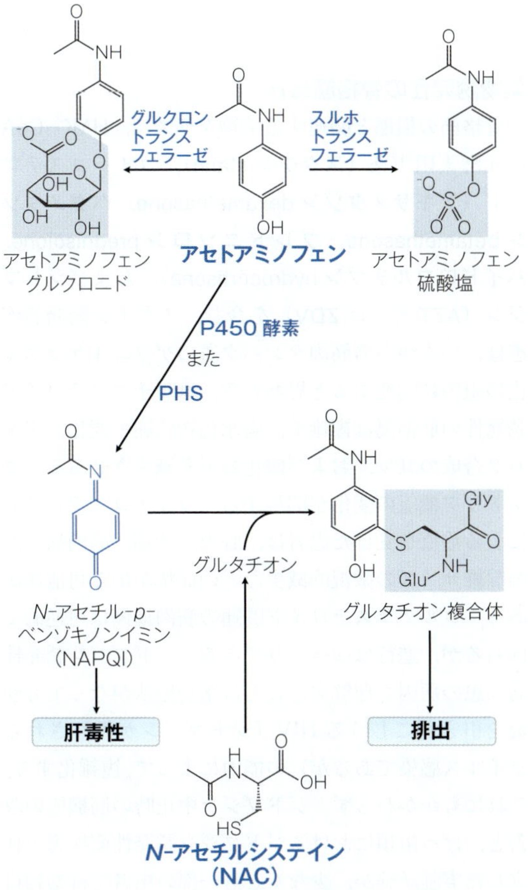


**図 5-4　アセトアミノフェン中毒の機序と治療**
アセトアミノフェンは治療用量では毒性はないが，治療用量を超えた際に生成される代謝産物が致死的な肝毒性を引き起こす可能性がある．通常の環境下では，アセトアミノフェンは主としてグルクロン酸化（～55～60%），および硫酸化（～30～35%）により代謝され，5%以下はそのまま排泄される．残りの5～10%は酸化され，活性中間体，*N*-アセチル-*p*-ベンゾキノンイミン（NAPQI）となる．この酸化はシトクロム450酵素（CYP），主としてCYP2E1だけでなくCYP3A4，CYP1A2そしてプロスタグランジンH合成酵素 prostaglandin H synthase（PHS）により触媒される．治療用量では，NAPQIはグルタチオンと急速に反応し，容易に排泄される非毒性代謝産物となる．しかし，過量投与の条件下では，NAPQIの生成がグルタチオンの生成を上回り，フリーNAPQIがミトコンドリアおよび細胞タンパクを攻撃することとなる．この過程が遮断されないと，結果として肝細胞壊死および急性肝不全が生じる可能性がある．時宜を得た*N*-アセチルシステイン（NAC）の投与が救命となりうる（アセトアミノフェン過量投与から10時間以内）．NACは直接NAPQIと反応するとともに，グルタチオンの前駆物質としての役割も果たす．

物において損傷が再現できないためである．さらなる課題は，肝毒性が非臨床試験に基づいて予想されない場合があることである．その理由は，ヒトでの予想される治療上の曝露に近い用量での動物実験において重要な肝毒性を示す化合物は，一般的に開発から排除されているためである．肝毒性の予防をさらに混乱させるのは，患者の1万～10万名に1名の割合で発生する薬物誘発性の肝毒性のリスクが（薬物の）中止/撤廃に至らせるのに十分であるにもかかわらず，薬物の臨床試験は一般的に数千人の患者で行われるからである．言い換えれば，肝毒性の許容できないリスクを検出するには多くの臨床試験が小さすぎる，または薬物が市販されると維持されない除外基準を使用して設計されている．例えば，インスリン抵抗性改善薬 **troglitazone** の取り下げは，薬を服用した約1万名に1名の患者が急性肝不全で死亡したことが指摘された後でのみ発生した．

特定の酵素［アラニンアミノトランスフェラーゼ alanine aminotransferase（ALT），アスパラギン酸アミノトランスフェラーゼ aspartate aminotransferase（AST），およびアルカリホスファターゼ alkaline phosphatase（ALP）］およびビリルビンの血清活動は，患者の潜在的な肝毒性を監視するためにしばしば使用されている．肝細胞傷害（ALT，AST，およびALPの増加，血清活動によって示される）と肝機能の低下（ビリルビンの上昇によって示される）の組み合わせは，薬物誘発性肝毒性の結果として最良の予測因子である．通常の＞3倍の上限への血清ALTの上昇と，通常の＞2倍の上限へ血清ビリルビンの上昇との組み合わせは，少なくとも10%の死亡率と関連している．この予測因子は，肝臓専門医ハイマン Hyman Zimmerman の名前がついた“ハイのルール Hy rule”として知られている．

## 薬物誘発性の腎毒性

腎臓は，多くの薬物とその代謝物の排除の主要な経路である．腎臓毒性は腎血行動態，尿細管障害と閉塞，糸球体腎症，および間質性腎炎の変化として現れる．血清クレアチニンの漸進的増加によって特徴づけられる進行性の腎不全は，十分な数のネフロンの機能の喪失に起因する可能性がある．腎不全を引き起こす可能性がある薬物クラスの例としては，ある種の抗菌薬，NSAIDs，抗腫瘍薬，免疫調節薬，およびアンジオテンシン変換酵素 angiotensin converting enzyme（ACE）阻害薬が挙げられる．ここでは，アミノグリコシド系抗菌薬の**ゲンタマイシン gentamicin** と抗真菌薬**アムホテリシン B amphotericin B** によって引き起こされる腎毒性の機序について記述している．

腎障害は，これらの薬物の両方を用いた治療の一般的な副作用である．**ゲンタマイシン**は，腎臓の近位尿細管におけるリソソームヒドロラーゼ（スフィンゴミエリナーゼ，ホスホリパーゼ）の阻害によって一部に腎障害を引き起こし，それが未分解リン脂質を含む電子密度の高いラメラ構造のリソソーム蓄積につながる．このプロセスは腎臓のリン脂質と呼ばれている．リソソーム破裂は，**急性尿細管壊死**の形で細胞死につながる．ゲンタマイシンや他のアミノグリコシド系抗菌薬による尿細管損傷は，初期の損傷があまり深刻ではない場合，治療の中止時に可逆的である．

ポリエン**アムホテリシンB amphotericin B**は，エルゴステロールと相互作用し，$K^+$が漏れる膜細孔を形成することにより細胞死をもたらし，真菌細胞膜を損傷する．アンホテリシン誘発性腎障害は，腎尿細管上皮細胞の膜にステロールへの薬物の初期の結合と，同様の機序を介して発生することが見受けられる．効能を担う機序は，毒性の原因となる機序によっても共有されているため，抗真菌活性に必要とされる曝露量と腎障害を起こす濃度間の差は小さく，アムホテリシンBを受けている患者において腎障害の頻度が高まることになる．アムホテリシンBのリポソーム製剤はこの毒性を低減し，薬物の血漿中半減期を増加させる試みで開発されている．初期の損傷があまりにも厳しくない場合，アムホテリシンによる治療の中止はしばしば腎機能の回復をもたらす．

**造影剤 contrast media**は，心臓や脳などの臓器の血管系のX線写真の描写を提供するために，動脈内または静脈内に投与される．これらの薬剤は，尿細管上皮細胞への直接的な毒性，および腎髄質血流の減少につながる直細動脈の収縮の両方によって腎傷害を引き起こすように見受けられる．造影剤の腎毒性は用量に関連しており，例えば腎不全，血管内容積の減少，心不全，糖尿病がある場合や，利尿薬，あるいはNSAIDsを使用しているなどの理由で，既存に髄質血流の減少がある患者ではリスクが高い．

## 薬物誘発性の神経毒性

薬物誘発性の神経毒性はほとんどの場合，CNSがん化学療法薬の使用に関連している．ほとんどの場合，神経毒性は末梢神経に現れるが，CNSも同様に影響を受ける可能性がある．末梢神経障害は，ビンカアルカロイド（例えば**ビンクリスチン vincristine**，**ビンブラスチン vinblastine**），タキサン（例えば**パクリタキセル paclitaxel**），白金化合物（例えば**シスプラチン cisplatin**）に関連している．ビンカアルカロイドとタキサンによって生じる神経障害は，その主要な作用機序，微小管の破壊に直接関連している（第38章参照）．末梢神経では，微小管の破壊は軸索輸送の変化および感覚と運動の両方の神経障害をもたらすと考えられている．プラチナ含有化合物が末梢神経に直接的な毒性作用を与えることがある．

## 薬物誘発性の骨格筋毒性

骨格筋の損傷と関連する薬物クラスは，HMG-CoA還元酵素阻害薬（**スタチン statin**），コルチコステロイド（**デキサメタゾン dexamethasone**，**ベタメタゾン betamethasone**，**プレドニゾロン prednisolone**，**ハイドロコルチゾン hydrocortisone**），および**ジドブジン**（**AZTまたはZDV**）を含む．スタチン誘発筋疾患は，いくつかの筋肉タンパク質のゲラニルゲラニル化の阻害に関連すると思われる．コルチコステロイド誘発性の筋損傷は複雑で，炭水化物代謝の変化，タンパク合成の減少，および酸化容量を減少させるミトコンドリア機能の変化が関与する．コルチコステロイドによる治療を受けた患者は，脱力，萎縮，筋肉痛，筋肉線維サイズの微視的減少などの症状が出る可能性がある．コルチコステロイド関連の筋肉損傷は可逆的ではあるが，進行はゆっくりである．ジドブジン誘発性筋疾患の病因を理解することは薬物療法がなくても筋炎を引き起こしうるHIV（ジドブジンが投与されるウイルス感染であるが）の能力によって，複雑化する．それにもかかわらず，ジドブジン中止時の筋機能の改善と，げっ歯類におけるジドブジン誘発性筋疾患の独立した実証試験が，少なくとも一部の患者では薬物自体が筋障害を引き起こすことを示唆している．ジドブジン関連筋疾患の機序はよく理解されていないが，骨格筋における薬物の蓄積，ミトコンドリアのクリステの破壊，また減少した酸化的リン酸化が役割を果たすと考えられている．

## 薬物誘発性の心血管毒性

薬物誘発性心血管毒性の3つの主要な機序が認識されている．まず前述したように，多くの薬物はQTc延長，遅延再分極，および不整脈を引き起こす心臓の$K^+$チャネルと作用する．第2に，いくつかの薬は心筋細胞に直接有毒である．アントラサイクリン系抗腫瘍薬**ドキソルビシン doxorubicin**は貪欲に鉄に結合する．酸素の存在下で，鉄は鉄（II）と鉄（III）状態との間で循環し，活性酸素 reactive oxygen specie（ROS）を生み出す．これらのROSは，細胞毒性および抗酸化酵素系の低活性を有する心筋細胞の死を促進する．心不全や不整脈に至る心臓毒性は，しばしばこの薬物を受けている患者における用量制限毒性である．第3に，前述したようにいくつかの薬物は心臓弁に有毒である．アンフェタミンアナログの**fenfluramine**はセロトニンの放出を増加させ，セロトニンの取込みを減少させることの両方で所望の食欲抑制効果を発揮する．fenfluramine とその代謝物 norfenfluramine もまた，5-$HT_{2B}$ 受容体に高い親和性で結合する．心臓弁の 5-$HT_{2B}$ 受容体に結合する薬物は細胞分裂促進経路を活性化し，その結果，房室弁の粘液プラークを形成する弁膜筋線維芽細胞の増殖が起こり，一部の患者を弁膜不全や死に至らせる．fenfluramine の 5-HT 活性はまた，血管抵抗を増加させ，肺動脈系を再造形することから肺高血圧に発展する．これらの心血管毒性の潜在的な重症度から，薬剤開発のためには QTc 間隔の著しい延長，または 5-$HT_{2B}$ 受容体に対する結合親和性を示す化合物の選択を避けるための一致協力した努力がある．

## 薬物誘発性の肺毒性

肺における副作用は急性の喘息症状の可逆的悪化から，リモデリングおよび / または線維症によって特徴づけられる慢性傷害の範囲に至る．慢性的な傷害は化学療法薬の**ブレオマイシン bleomycin** や抗不整脈薬の**アミオダロン amiodarone** を受けた一部の患者で観察されるのに対し，可逆気道閉塞は$\beta$アゴニスト療法と関連している．細胞損傷後の傷害に対する応答は，標的器官の再生能力によっておもに決定される．肺への度重なる損傷，特に気道と肺胞を誘導している上皮細胞の裏側への損傷は再生が伴うかもしれない．上皮傷害の繰り返しのサイクルが，肺胞中隔と肺胞腔内においてコラーゲンと細胞外マトリックスタンパク質の過剰沈着につながり，**線維症 fibrosis** を引き起こす．肺線維症は機能の喪失として現れる．ブレオマイシンおよびアミオダロンは肺線維症を引き起こす可能性があるので，これら両方の薬物は，肺実質に既存の疾患を持つ患者には禁忌である．

## 薬物療法による発がん

がんを引き起こす可能性がある薬物（および他の物質）は，**発がん性物質 carcinogen** と呼ばれている．より広義には，**発がん物質 carcinogen** は特定のタイプの DNA 損傷（これらの物質は，**イニシエーター initiator** と呼ばれる）を引き起こすことによって，あるいは前がん変異（これらの物質は**プロモーター promoter** である）のある細胞の増殖を促進することによって作用する，化学的，物理的，または生物学的傷害である．**イニシエーター initiator** は DNA を損傷したり DNA 複製を妨害し，または DNA 修復機構を妨害することによって作用する．ほとんどのイニシエーターは DNA の構造を共有結合修飾し，正確な複製を阻止したり，またはもし未修復あるいは誤って修復された場合は突然変異（複数）に至る反応種である．もし突然変異（複数）が細胞周期の調節をする遺伝子（複数）に影響を与える場合，腫瘍性形質転換を開始する可能性がある．発がんは複数の遺伝的および後成的変化を伴う複雑なプロセスであり，通常，1 年以上または数十年にわたって起こる．

ほとんどの治療分野において，直接的な DNA 損傷を引き起こす化合物は回避される．しかし，DNA の損傷および / または DNA 修復の妨害は，腫瘍を治療するために使用される多くの薬物が望む治療効果である．正常な血液細胞の前駆体への損傷は，がん化学療法（**chlorambucil**，**シクロホスファミド cyclophosphamide**，**メルファラン melphalan**，**ナイトロジェンマスタード**および **nitrosourea**）で使用される細胞傷害性アルキル化薬の重要なオンターゲット有害作用である．これらの物質は，骨髄異形成および / または急性骨髄性白血病 acute myeloid leukemia（AML）を引き起こす可能性がある．実際，米国では AML の症例の 10 ～ 20％がそのような抗がん薬による他のがん治療に対して二次的に発生する．

**タモキシフェン tamoxifen**，非遺伝毒性エストロゲン受容体モデュレータは，エストロゲン感受性乳がん患者における効果的な治療薬である．しかしこの薬物はまた，いくつかの腫瘍のリスクを増大させる．タモキシフェンは乳房におけるエストロゲン受容体のアンタゴニストであるが，それはエストロゲン受容体を発現する他の組織において**部分アゴニスト**としても作用する．それが最も顕著なのが子宮である．したがって，タモキシフェンによる乳がん治療の副作用が子宮内膜がんの発生となる可能性がある．例えば**ラロキシフェン raloxifene** などの新しいエストロゲン受容体モジュレータは子宮のエストロゲン受容体を刺激しないため，子宮内膜がんのより低いリスクで乳がんの治療または予防に使用することができる（第 29 章，生殖の薬理学参照）．

製品ラベルは，それぞれの薬物の非臨床評価を“発がん，突然変異，受胎能の減損”というタイトルの項で記述している．この項で，薬物の発がん性を示唆するげっ歯動物の研究の記述を見つけることは決してめずらしいことではない．変異原性物質は通常，薬として開発されていないので，（上記の例外を除いて）薬物を高用量投与したげっ歯類では，これらの生涯の研究で観察された治療関連の腫瘍は一般的に非遺伝毒性（後成的）機序に起因している．げっ歯類の調査結果が意図した患者集団に対するリスクを表しているかどうかを評価するためには，これらの腫瘍が発生する機序を理解することが重要である．例えば，プロトンポンプ阻害薬**オメプラゾール** omeprazole はげっ歯類において，胃の腸クロム親和性様 enterochromaffin-like（ECL）細胞の腫瘍を引き起こす．これらの腫瘍の発生は用量関連およびガストリンの持続的な増加からの結果で，化合物に期待される効果（減少酸分泌）に続発する．しかしげっ歯類における持続的なガストリン上昇と腫瘍形成に必要な曝露は，患者における有効性のために必要な曝露をはるかに上回る．さらに患者において記載されているガストリンの上昇は低い規模のものであり，持続しない．このようにげっ歯類の研究における発がん性の発見は，患者における腫瘍の発生のリスクを知らせるとは見なされない．

### 薬物療法による催奇形性

妊娠している患者に与えられた薬が胎児に副作用を及ぼすことがある．**催奇形性** teratogenesis は，胎児における構造欠陥の誘導であり，**催奇形** teratogen は，そのような欠陥を誘発する物質である．あらゆる薬物に対する胎児の曝露は母親の薬物の吸収，分布，代謝，および排泄によってと，胎盤を通過する活性催奇形物質の能力によって決定される．これらの問題は Box 5-1 においてさらに論じられている．

母親にはわずかな副作用があるかもしれない薬物が，胎児に重大な損害を引き起こす可能性がある．胎児の発育が正確なタイミングでされているので，任意の物質の催奇形効果は曝露の発生タイミングに依存している．ヒトでは，**器官形成** organogenesis は一般に，妊娠の第3～8週の間に発生し，催奇形が最も大きな影響を与えるのがこの期間中である．3週目以前では，最も毒性の強い化合物は胚の死亡と自然流産をもたらす一方で，器官形成後の催奇形性の化合物，成長や器官の機能的成熟に影響を与える可能性があるが，基本的な発達の計画には影響しない．例えば**レチノイン酸** retinoic acid（ビタミンA）は，重要なオンターゲット催奇形毒性を有している．レチノイン酸は，発育中の主要な転写事象の数を調節する核内レチノイド受容体 retinoic acid receptor（RAR）とレチノイドX受容体 retinoid X receptor（RXR）を活性化する．発生する可能性がある先天性欠損症の重症度を考えると，にきび治療のために isotretinoin などの RAR/RXR アゴニストを摂取する女性は，深刻な薬物関連の先天性欠損のリスクを認識していることを実証するために，FDA によって義務づけられたインフォームドコンセントフォームに署名する必要がある．

オンターゲット催奇形効果のもう1つの例は，ACE 阻害薬への胎児の *in utero* 曝露である．ACE 阻害薬は以前は妊娠初期には禁忌されていなかったが，最近のデータは，この期間中の胎児の曝露が心臓血管および CNS の奇形のリスクを著しく増大させることを示している．ACE 阻害薬は，腎の発達と機能上のアンジオテンシン経路の重要性を反映して羊水過少症，子宮内発育遅延，腎形成不全，無尿，および腎不全を含む疾患群を引き起こす可能性がある．

## 薬物誘発性の毒性を有する患者を治療するための原則

薬物誘発毒性の治療に含まれるものは，(1) 薬物への曝露を低減または排除，(2) 薬物の作用機序を拮抗，またはその代謝を変化させることに基づいて特定の治療法を施す，および / または (3) 支援策を提供することである．

患者が副作用を経験した場合，治療薬への曝露の低減が直感的に正しいと見えるかもしれないが，それは常に正しい選択とは限らない．治療中の副作用の出現は，治療の開始と副作用の出現の時間的な関係にもかかわらず，必ずしも薬によるものであることを示していない．たとえ副作用が薬物によって生じた可能性が高くても，（投薬の）中止のリスクは，その薬物を継続した場合の利益と比較検討されなければならない．治療の中止は，副作用が以前，その薬物に関連づけられている場合，および$\beta$ラクタム系抗菌薬に起因するアナフィラキシーなど，生命を脅かす場合にはより明らかに正しい選択である．いうまでもなくこのような患者には，このクラスの抗菌薬での将来の治療は禁忌とされる．副作用が不可逆的および / または，継続治療によって重症度が増加する可能性がある場合にはまた，治療を終了するという適切な意思決定に至る．しかしながら多くの副作用は，許容可能かつ可逆的と考えられている．治療される疾患状態の重症度に応じて，薬物治療の方が（薬物）なしの場合よりも，患者への全体的な利益が大きいことがありうる．このような状況の例は，細胞毒性薬による化学療法を受けている患者にしばしば生じる白血球減少症である．このように，治療を中止または軽減する決定は複雑になり，しばしば患者の即時および長期的な健康に影響を及ぼす多くの要因の評価を必要とする．

与えられた薬物によって発生した副作用を中和するために設計された治療法は，多くの場合，薬物の薬理学的（オンターゲット）活性に拮抗，または薬物の代

## Box 5-1 治療上の意思決定への適用：妊娠期間の薬物

妊婦または妊娠する可能性のある女性に薬物を処方することは，母体および胎児の両方におけるリスクベネフィット評価を必要とする．しかし，多くの薬物は妊娠集団において体系的に調査されていないため，そのようなリスクベネフィット評価は不確実であろう．FDA は薬物を，実験動物における試験のデータ，および対照のある疫学研究における知見（または知見が得られていないこと），または症例報告に基づいて，5 種類の“妊娠カテゴリー”に分類している．このカテゴリーは薬物のラベルに載っており，以下に記載されている．ここで留意すべきは，このカテゴリーはリスクにしたがって厳密に計測されているわけではない．カテゴリー A の薬物は，一般的には妊娠期間中の使用はより安全であり，カテゴリー X は名前が示す通り使用は禁忌であり，カテゴリー B の薬物は（定義によればヒトにおけるデータが限られている，または不十分であるため）カテゴリー A の薬物のように，必ずしも“ほぼ安全”というわけではない．

### カテゴリー A

適切かつ対照のある研究で，妊娠第 1 期（初期，第 16 週まで）における胎児に対するリスクが証明されていない（かつそれ以降の妊娠期におけるリスクの証拠がない）．

### カテゴリー B

動物生殖試験で，胎児に対するリスクが証明されておらず，妊婦を対象とした適切かつ対照のある研究がない．

### カテゴリー C

動物生殖試験で，胎児に対する副作用が認められており，ヒトを対象とした適切かつ対照のある研究がないが，その薬物の潜在的なベネフィット（利益）により，潜在的なリスクにもかかわらず妊婦への使用が正当化されうる．

### カテゴリー D

ヒトにおける研究または市販後の経験および調査から有害作用データに基づくヒト胎児へのリスクの明白な根拠があるが，その薬物の潜在的なベネフィットにより，潜在的なリスクにもかかわらず妊婦への使用が正当化されうる．

### カテゴリー X

動物またはヒトにおける研究で胎児奇形が証明されており，そして / または，治験 / 研究または市販後の経験から有害作用データに基づくヒト胎児へのリスクの明白な根拠があり，その薬物の妊婦への使用に伴うリスクが明らかに潜在的なベネフィットを上回る．

カテゴリー X の薬物には，催奇形物質だけではなく妊娠中の患者においては適切な使用法がない薬物も含まれる．例えば，スタチンは，妊娠中に生じる血清コレステロールの正常な生理的増加は抑制されるべきではないので，このカテゴリーにある．

このラベルカテゴリーには長く使用されてきた歴史があるにもかかわらず，時には FDA 内部においてさえも，混乱の原因となっている．例えば，抗菌薬**チゲサイクリン**はカテゴリー D に分類されるが，ヒトにおける対照のあるデータがないことが，代わりにカテゴリー C に入れるべきであることを示唆している．さらに一般的には，FDA の薬物妊娠カテゴリー化は他のスキームと同様，完全ではなく，薬物特異的，患者特異的な状況の微妙な差異を捉えられていない可能性がある．したがって，医師は，以下のことに留意しながら，自分自身の判断を信頼すべきである．

- 薬物の使用を検討している疾患を治療しないことの胎児および母体へのリスクは何であるか？
- その薬物は胎盤を通過することが知られているか？分子量，電荷，疎水性，そして / または担体輸送の潜在力に基づくと，その薬物は胎盤を通過する可能性がありうるか？
- その薬物がどのように胎児に影響を及ぼしうるかという薬理学的根拠はあるか（例えば，器官形成，器官発達，器官機能への影響，または出産合併症を通して）胎児は曝露されるだろうか？

適切であれば，患者の状態を治療するのに効果的であることが証明されている薬物は，継続されるべきである．胎児リスクを最小限にするため，薬物は，妊娠中に起こる代謝および生理的変化を考慮し，最小治療用量で処方すべきである．

謝に関係する効果を妨害することに基づいている．薬物の薬理作用の拮抗はオピオイド，ベンゾジアゼピン，およびアセチルコリンエステラーゼ acetylcholinesterase（AChE）阻害薬の過量投与に有用なアプローチである．薬物代謝物の毒性効果の阻害はアセトアミノフェン毒性の治療に有用なアプローチである．これらの例は，以下に簡単に説明されている．

概念的には，薬物の過量投与に対する最も簡単な治療は，直接または間接的に，受容体の超生理学的活性化をもたらす薬物の作用を阻害するアンタゴニストの投与である．例えば，オピオイド過量は**ナロキソン naloxone**，オピオイド受容体の薬理学的アンタゴニストで治療することができる．オピオイド受容体に競合的に結合することにより，ナロキソンは呼吸抑制，鎮静，および低血圧を含む，天然または合成オピオイドの毒性を防止または逆転させる．ナロキソンは作用の発現が迅速で，非常に強力である．それは実に，用量10 mgまでのナロキソン投与後10分以内にもし臨床的改善が観察されない場合は，異なる診断または複数の毒性実体を考慮すべきである．ナロキソンは半減期が比較的短いので，オピオイドが消失する間，十分な受容体拮抗作用を提供するためには，1～4時間ごとに投与されなければならない．

**フルマゼニル flumazenil**，すなわちγアミノ酪酸 γ aminobutyric acid A（$GABA_A$）（ベンゾジアゼピン）受容体における薬理学的アンタゴニストは，ベンゾジアゼピン過剰摂取を治療するために使用される．フルマゼニルは，完全にまたは部分的にベンゾジアゼピン類の鎮静作用を逆転させるために，CNSのベンゾジアゼピン受容体において競合阻害することによって作用する．ナロキソンと同様に作用の発現が迅速で非常に強力であり，3 mgを超えない用量で，その効果は5分以内に見られるべきである．フルマゼニルもまた半減期が短い（約1時間）ので，ベンゾジアゼピンが消失する間に十分な受容体拮抗作用を提供するためには，頻繁に与えられなければならない．

薬理学的拮抗作用はまた，毒性物質が直接的アゴニストではなく，むしろ間接的に受容体に対する天然リガンドの濃度を増加させた時に使用することができる．AChE阻害薬は，シナプス間隙におけるアセチルコリンの超生理学的濃度を作り出し，コリン作動性過剰徐脈，縮瞳，過流涎，発汗，下痢，嘔吐，気管支収縮，脱力感，呼吸麻痺やけいれんの特性中毒症候群を発症させる．AChE活性を復元することが可能な場合があるが，AChE阻害の治療は，一般的に**アトロピン atropine**などの抗コリン薬の投与に依存する．ムスカリン性アセチルコリン受容体を拮抗することにより，アトロピンはコリン作動性のバランスを復元し，AChE阻害薬に曝露される患者の死亡の最も一般的な原因である気管支収縮を防止する．

前述したように，アセトアミノフェンの過剰摂取の結果は，薬物の代謝物NAPQIによる細胞内グルタチオンの枯渇である．グルタチオン貯蔵は，グルタチオンの代謝前駆体の***N*-アセチルシステイン *N*-acetylcysteine（NAC）**を投与することで補充することができる（詳細は図5-4を参照）．支持的治療（支持療法）（胃洗浄および/またはチャコール）に加えて，NACは肝損傷を防止または軽減するするために，アセトアミノフェンの肝毒性の可能性のある用量の摂取後，8～10時間以内に経口投与または静脈内投与される．

最後に，支持的治療（支持療法）は，薬物誘発毒性に直面した時に提供される．一例では，適切な腎血流を維持するために，腎損傷がある患者への静脈内輸液の投与である．重篤な腎傷害の場合には，腎機能が取り戻されるまで透析が必要となる．別の例は，がん化学療法における細胞毒性薬の投与から生じる骨髄抑制の治療である．**フィルグラスチム filgrastim**，いわゆる組換えヒト顆粒球コロニー刺激因子 granulocyte colony-stimulating factor（G-CSF）は白血球生産を刺激することに用いられ，また細胞傷害性療法の終了時には骨髄において白血球の内因性の生産が再開するまで支持的治療（支持療法）を提供する．

## ▶ まとめと今後の方向性

本章では，薬物毒性を理解するために機序に基づくアプローチを提示し，主要な臓器系において，これらの原則を説明するために例を提供してきた．医薬品開発の目標は，効果的かつ高選択的の両方である化合物の発見であり続ける．それによって深刻な，あるいは他の望ましくないオフターゲット効果が引き起こされることを少なくするためである．今後の課題は，特に，薬物への治療効果と毒性応答の変動性の基礎を理解することにある．どの患者集団が薬物有害反応に最も敏感であるかを予測する試みでは，評価中の1つのアプローチは副作用を持っている患者とそうでない人との一塩基多型 single nucleotide polymorphism（SNP）を比較することによって，個々のSNPと可能性のある副作用の相関を見つけることである．薬物の標的分子（および密接に関連する標的）の遺伝的変異を持つ患者の同定は，副作用を経験する可能性が高いものと思われる患者に関する有用な情報を提供するこ

**表 5-2 薬物毒性に関する情報のオンライン情報源**

| 情報の種類 | 情報源 | ウェブサイト |
|---|---|---|
| 製品ラベル | Physician's Desk Reference | http://csi.micromedex.com/Login.asp<br>製薬業者によるさまざまなサイト |
| 規制当局 | FDA<br>EMEA | http://www.fda.gov/<br>http://www.emea.europa.eu/ |
| 政府データベース | NLM<br>NTP<br>Tox Net | http://www.ncbi.nlm.nih.gov/pubmed/<br>http://ntp.niehs.nih.gov/<br>http://toxnet.nlm.nih.gov/ |
| 商業データベース | Pharmapendium<br>Medscape<br>DiscoveryGate | https://www.pharmapendium.com/<br>http://www.medscape.com/<br>https://www.discoverygate.com |

とができる.

個々の患者における有効性と安全性を予測することは治療する医師への挑戦であることに変わりはない.薬物療法を使用するという決定には，治療の潜在的な利益とリスクの知識が必要である．また医師は，全範囲の治療オプションを考えることができるように，患者にこれらのリスクと利益を伝える責任がある．医師への1つの課題は，どこでこの情報を見つけるかである．情報源は科学文献，製品ラベル，処方医師への直接通信（問い合わせ），新薬申請の審査の際に FDA により準備された非臨床および臨床データの見直しが含まれている［新薬申請Now Drug Applicaton(NDA)；50 章参照].

臨床前および臨床の両方の主要な毒性情報が製品ラベルに含まれている．市販後調査中に重篤な有害事象が薬に起因する場合，ラベルの修正が発生することがあり，製品ラベルの最新バージョンを調べるのは医師の義務である．深刻な影響の警告はまた，処方医師への直接のコミュニケーションの形で伝えられてもよいし，FDA のウェブサイトでは，薬物の安全性に関連する現在の規制措置について問い合わせができるようになっている．European Medicine Agency(EMEA)のウェブサイトは，欧州での販売医薬品の規制措置に関する情報を含んでいる．表 5-2 は，薬物毒性に関する詳細な情報について相談できるいくつかのオンライン情報源を記載している．非臨床毒性および臨床有害事象に関する詳細情報のよい情報源は，NDA の審査の一環として，FDA の薬理学者（非臨床），医学評論家（臨床）によって準備された文書である.

## 謝 辞

本書の1版と2版において，本章に貴重な貢献をしてくれた Vivian Gonzalez Lefebre と Robert H. Rubin に感謝する.

## 推奨文献

Agranat I, Caner H, Caldwell J. Putting chirality to work: the strategy of chiral switches. *Nat Rev Drug Discov* 2002;1:753–768. (*An overview of enantiomeric-specific properties of drugs and the strategies of switching drugs from achiral to chiral preparations.*)

Bugelski PJ. Genetic aspects of immune-mediated adverse drug effects. *Nat Rev Drug Discov* 2005;4:59–69. (*Overview of immune-mediated adverse effects, including detailed mechanistic information.*)

Cooper WO, Hernandez-Diaz S, Arbogast PG, et al. Major congenital malformations after first-trimester exposure to ACE inhibitors. *N Engl J Med* 2006;354:2443–2451. (*Report of teratogenic effects of ACE inhibitors.*)

Elangbam CS. Current strategies in the development of anti-obesity drugs and their safety concerns. *Vet Pathol* 2009;46:10–24. (*Provides examples of drug development guided by knowledge of mechanisms of toxicity.*)

Fujimoto K, Kumagai K, Ito K, Arakawa S, Ando Y, Oda S, Yamamoto T, Manabe A. Sensitivity of liver injury in heterozygous Sod2 knockout mice treated with troglitazone or acetaminophen. *Toxicol Pathol* 2009;37:193–200. (*Demonstrates use of genetically engineered animals to study mechanisms of toxicity.*)

Knowles SR, Uetrecht J, Shear NH. Idiosyncratic drug reactions. *Lancet* 2000;356:1587–1591. (*Reviews mechanisms of idiosyncratic reactions, with focus on toxic metabolites.*)

Koop R. Combinatorial biomarkers: from early toxicology assays to patient population profiling. *Drug Discov Today* 2005;10:781–788. (*Use of biomarkers for preclinical and early clinical testing.*)

Liebler DC, Guengerich FP. Elucidating mechanisms of drug-induced toxicity. *Nat Rev Drug Discov* 2005;4:410–420. (*Introduces the concept of a mechanism-based approach to drug toxicity.*)

Navarro VJ, Senior JR. Drug-related hepatotoxicity. *N Engl J Med* 2006;354:731–739. (*Overview of pharmacogenomic approaches to understanding and predicting drug hepatotoxicity.*)

Owczarek J, Jasin´ska M, Orszulak-Michalak D. Drug-induced myopathies: an overview of the possible mechanisms. *Pharmacol Rep* 2005;57:23–34. (*Overview of mechanisms leading to skeletal muscle toxicity.*)

# 6
# 薬理ゲノミクス

Liewei Wang and Richard M. Weinshilboum



## ▶ はじめに

現代の薬理学的薬剤は，高血圧からヒト免疫不全ウイルス human immunodeficiency virus（HIV）感染に至る範囲の疾患を治療，または制御するために使用できるが，薬物療法に対する反応は大きな個人差がある．これらの差異は，潜在的に生命を脅かす副作用から，同等に深刻な治療効果不足にまで至る．年齢，性別，基礎疾患を含む多くの要因は薬物応答の表現型に影響を与えるが，遺伝的変異も重要な役割を果たしている．薬物標的をコードする遺伝子の個体相互の違い，薬物輸送体，または薬物代謝を触媒する酵素などが，薬物療法の成功または失敗に大きな影響を与える．

薬理遺伝学は，薬物応答の変動における遺伝の役割を研究する学問である．ゲノム科学における最近の進歩の収束と分子薬理学における同様に印象的な進歩は，薬理遺伝の進化を薬理ゲノミクスへもたらした．薬理遺伝学-薬理ゲノミクスが保証するのは，薬物療法を向上させ，薬効を最大にし，副作用の発生を減少させるために，患者のDNA配列の知識が使用できる可能性である．したがって薬理遺伝学と薬理ゲノミクスとは，“パーソナライズ”あるいは“個別化”医療，このケースでは薬物治療を希求する重要な一面を示している．本章では，この分野の最近の動向とともに，薬理遺伝学と薬理ゲノミクスの原則について説明している．薬理遺伝学-薬理ゲノミクスの知識が薬物療法の個別化に役立つよう，いくつかの重要な例が引用されている．

## ▶ 生理学

### ゲノム変異と薬理ゲノミクス

ヒトゲノムは約30億個のヌクレオチドを含んでいる．現在の推計によると，ゲノムは選択的スプライシングと翻訳後修飾を通して，10万以上のタンパク質をコード化することができる約25000の遺伝子を含んでいる．どの2個人間でもそれらゲノム内のすべての1000ヌクレオチド（塩基）に1つ程度で異なり，ゲノム全体では総数300万塩基対の平均個体差がある．これらの相違の大部分は，いわゆる**一塩基多型 single nucleotide polymorphism** または **SNP**（“スニップ”と発音）と呼ばれ，所定の位置において1つの塩基が別の塩基に置換されたものである．SNPとDNA配列におけるその他の相違は，コード化領域および非コード化領域の両方で，ゲノムのどこにでも発生する可能性がある．もしSNPがコード化されたアミノ酸を変更する場合には，非同義コード化一塩基多型 coding single nucleotide polymorphis（cSNP）と呼ばれる．DNA配列中の残りの相違は挿入，欠失，重複および配置転換に関与し，時には1つまたは少数のヌクレオチドに，そして時折全体の遺伝子あるいは多くの遺伝子を含むDNAセグメント（分節）に関与している．現在われわれが理解している機能的に重要なDNA配列の相違はそれらのコード配列内，ま

## Case

Robert H 氏は 66 歳男性，ある冬の朝ミネソタで雪かきをしていて氷の上で滑って転倒した．彼はすぐに左臀部に痛みを感じ，立つことができなかった．彼は病院に搬送され，X 線検査で臀部を骨折していることが明らかになった．翌日手術を受け，3 日後，リハビリテーション病院へ転院した．リハビリテーション病院で 24 時間も経たないうちに胸膜炎性胸痛が突然発現した．彼は救急科に運ばれ，造影 CT で肺塞栓が明らかになった．彼は，国際標準比 international normalized ratio（INR）2.0～3.0 を目標としてヘパリンで治療され，ワルファリン 1 日 5 mg の開始用量で抗凝固療法を受けた．H 氏はリハビリテーション病院に戻り，地元の医師に紹介された．その後，INR を測定すると 6.2 であり，出血リスクの増加に関連する値であった．H 氏はワルファリンの血漿中濃度に干渉する可能性のある薬剤は服用していなかった．医師は H 氏に 2 日間ワルファリンの服用を中止するよう言った．ワルファリン服用量の調整をするため複数の試みをした後，H 氏は最終的に 1 日 1 mgのワルファリンで INR 2.5 に安定するようになった．

### Questions

1. どのような分子機序が H 氏の明らかなワルファリン感受性の原因となった可能性があるか？
2. 本患者の抗凝固療法においてどのような追加検査情報が役に立つか？
3. その情報があれば H 氏の最初のワルファリンの用量選択に役立ったか？

たはプロモーター，エンハンサー，スプライス部位，あるいは遺伝子の転写，またはメッセンジャー RNA messenger RNA（mRNA）の安定性を制御する他の配列の遺伝子に該当する傾向がある．要約すると，これらの違いが各人の遺伝的な個性を構成している．その個性のなかには，1 人ひとりの薬物治療に対する応答の仕方に影響を与えるものがある．

## 薬理学

遺伝が薬物応答における個人差の重要な要因かもしれないという概念は，半世紀前に浮上した．もともとは，患者間における薬物の“標準”用量に対する応答の顕著な差異の臨床観察から生まれた．これらの観察結果は，血漿中薬物濃度およびその他薬物動態パラメーター（指標）で遺伝的変異を示した双子と家族の研究に加えて，薬理遺伝学の誕生につながった．薬理遺伝学的変異のもともとの例の多くと，さらに今日でさえ最も顕著な例の多くは，その標的に到達する薬物の濃度に影響を与える**薬物動態**因子に関与している．しかしながら，薬物標的における薬理遺伝学的変異の例，いわゆる**薬力学的要因**もまた頻繁に報告されている．

### 薬物代謝酵素の変異：薬物動態

薬物代謝を触媒する酵素の遺伝的変異は，医薬品に対する反応における薬理遺伝学的変異の最も一般的な要因である．薬物代謝に関与する酵素は，第 4 章，薬物代謝で説明されている．薬物代謝酵素は大まかに 2 つの分類がある．第 I 相反応を触媒するもの（一般的に酸化または還元を伴う機能化反応）および第 II 相反応を触媒するもの（通常は抱合反応で，薬物溶解を強化するグルクロン酸などのグループを付加し，薬物排泄される）である．第 I 相および第 II 相反応は必ずしもこの順序で発生しておらず，両方のタイプの反応から得られる代謝中間体は，薬理学的に活性である．実際には，いくつかの薬物はその薬理学的効果を発揮する前に，第 I 相および / または第 II 相代謝を受けなければならない不活性なプロドラッグとして投与される．

遺伝的多型は薬物代謝を触媒する酵素において共通であり，臨床的に有意な多型は，ほぼすべての第 I 相および第 II 相反応の両方にかかわる主要な酵素に発見されている（表 6-1）．2 つの“古典的な”例は，酵素ブチリルコリンエステラーゼ butyrylcholinesterase（BChE はまた血清コリンエステラーゼとして知られている）による，短時間作用型筋弛緩薬**スキサメトニウム suxamethonium（別名：succinylcholine）**の酵素的加水分解と，抗結核薬**イソニアジド isoniazid** などの薬物の酵素アセチル化における遺伝的変異によって提供されている（第 34 章，細菌およびマイコバクテリア感染症の薬理学：細胞壁合成参照）．BChE に変異を持つ患者はスキサメトニウムの代謝率が減少し，薬物曝露後に長引く麻痺をもたらす．遺伝的多型第Ⅱ相酵素 *N*-アセチルトランスフェラーゼ2 *N*-acetyltransferase 2（NAT2）は，イソニアジドのアセチル化を触媒する．イソニアジドによる治療を受けた患者は，“アセチル化が遅い人”すなわちイソニアジドをゆっくりと代謝し高い血中薬物濃度を持つ患者か，“アセチル化が早い人”すなわちイソニアジドの代謝が急速で低血中薬物濃度を持っている患者の，いずれかに分類することができる．家系研究は，イソニアジドの生体内変化の割合が遺伝することを示している．

アセチル化が遅い表現型は過度の薬物の蓄積から起こる薬物毒性に関連しており，その例は**ヒドララジン hydralazine** とプロカインアミド誘発性ループスとイソニアジド誘発性神経毒性を含む．血圧降下薬ヒドララジンは，高血圧の治療において今日ではほとんど使用されていないものの，この薬物は最近 BiDil の2つの活性成分の1つ，症候性心不全患者の治療のために承認された配合薬として再浮上している．これは，おそらくこの薬物に対する反応の民族的に従属する遺伝的違いから，米国食品医薬品局 Food and Drug Administration（FDA）がアフリカ系の患者でのみ BiDil を使用することを承認したためである．

BChE と NAT2 などによって示されている薬理遺伝学の初期の例は，その他の例を検索するための刺激となった．ほとんどの第二世代の例は薬物動態に関連し続け，またしばしば薬物有害反応の臨床観察から認識され続けた．それらはほとんどの場合，被験者のグループに“プローブ薬”を投与し血漿または尿中薬物および / または代謝産物の濃度を測定するか，あるいは直接，赤血球などの容易にアクセス可能な組織における薬物代謝酵素（例：メチルトランスフェラーゼ酵素のシリーズ）の検定をするかのいずれかによって検討された．薬理遺伝学の“象徴”になっている2つの原型の例には，**シトクロム P450 2D6 cytochrome P450 2D6（CYP2D6）**と**チオプリン S-メチルトランスフェラーゼ thiopurine S-methyltransferase（TPMT）**遺伝的多型がある．これらの多型の臨床的意義から，2003年の“薬理ゲノミクスデータに関するガイダンス”で FDA は，有効な薬理ゲノミクスのバイオマーカーの例として CYP2D6 および TPMT を挙げている．

CYP2D6 は第Ⅰ相薬物代謝酵素，ミクロソーム系の CYP の一種である．CYP2D6 は抗うつ薬，抗不整脈薬，鎮痛薬などを含む多数の薬剤の代謝に貢献している．CYP2D6 多型はもともと2つの異なる研究室によって行われた2つの異なるプローブ薬，降圧薬 **debrisoquine** と子宮収縮薬 **sparteine** の研究から説明されている．北部ヨーロッパ人における **debrisoquine** 尿代謝率，親薬物とその酸化代謝物の比率の度数分布が図 6-1A に示されている．図の右端に示されているのは debrisoquine 低代謝群のグループであり，減少した活性を持つ酵素か，または *CYP2D6* 遺伝子の欠失のために劣性対立（遺伝子）をコードするホモ接合体の対象である．真ん中に示されているのは大規模な“高代謝 extensive metabolizer（EM）群”グループで，“ワイルドタイプ（野生型）”対立遺伝子のヘテロ接合またはホモ接合体対象である．左端に示されているのは“超高代謝群”の小さなサブセットで，そのうちのいくつかは *CYP2D6* 遺伝子の複数のコピーを持っている．

いくつかの分子遺伝学的機序は非同義 cSNP，遺伝子欠失および遺伝子重複などを含む CYP2D6 酵素活性の変異に関与しており，ある超高代謝群は13にのぼる遺伝子コピーを持っている．それは白人の5～10%が CYP2D6 低代謝群であると推定されている．対照的に，東アジア人のうち低代謝群表現型はわずか1～2%の頻度で存在する．超高代謝表現型はほとんどの白人集団ではめずらしいが，スペインでは3%，エチオピアで最大13%の頻度が示されている．これらの民族の違いは，潜在的に重要な医学的な意味を持っている．なぜなら CYP2D6 は，βアドレナリン遮断薬**メトプロロール metoprolol**，神経安定薬**ハロペリドール haloperidol**，オピオイド**コデイン codeine** や**デキストロメトルファン dextromethorphan**，抗うつ薬 **fluoxetine**，**イミプラミン imipramine** および **desipramine** などを含む，一般的に処方される多くの薬剤を代謝するためである（表 6-1）．したがって，CYP2D6 の低代謝群は，CYP2D6 により不活性化されるメトプロロールなどの薬剤が標準用量で治療された場合，副作用を経験する可能性がある．それに対しコデインは低代謝群において比較的効果がなく，その理由は，より強力なオピオイドモルヒネを形成するために CYP2D6 触媒による代謝が必要なためである．逆に，超高代謝群は CYP2D6 によって不活性化される薬では著しく高い用量を必要とするかもしれないが，それらの同じ患者がコデインの場合は“過剰投与”となりえ，“標準”用量に反応して呼吸抑制あるいは呼吸停止に苦しむ可能性がある．1つの悲劇的なケースでは，超高 CYP2D6 代謝群だった母親がコデインの標準用量を処方され，授乳中の乳児が母乳中に存在するモルヒネの過剰投与のため死亡した．

*CYP2D6* 遺伝子多型は，乳がん治療薬の**タモキシフェン tamoxifen** の有効性のためにも重要である．タ

**表 6-1 遺伝子多型と薬物代謝の例**

| 酵素 | 影響を受ける薬物，種類または化合物 |
|---|---|
| **第Ⅰ相（酸化/還元）酵素** | |
| CYP1A2 | アセトアミノフェン，カフェイン，プロプラノロール |
| CYP1B1 | エストロゲン |
| CYP2A6 | ハロタン，ニコチン |
| CYP2B6 | シクロホスファミド |
| CYP2C8 | パクリタキセル，レチノイン酸 |
| CYP2C9 | 非ステロイド性抗炎症薬，フェニトイン，ワルファリン |
| CYP2C19 | オメプラゾール，フェニトイン，プロプラノロール |
| CYP2D6 | 抗うつ薬，βアドレナリン受容体アンタゴニスト，コデイン，debrisoquine，デキストロメトルファン |
| CYP2E1 | アセトアミノフェン，エタノール |
| CYP3A5 | カルシウムイオン（$Ca^{2+}$）チャネル拮抗薬，シクロスポリン，ジアフェニルスルホン（別名：dapsone），エトポシド，リドカイン，lovastatin，マクロライド系抗菌薬，ミダゾラム，キニジン，ステロイド，タクロリムス，タモキシフェン |
| **第Ⅱ相（抱合）酵素** | |
| N-アセチルトランスフェラーゼ 1 | スルファメトキサゾール |
| N-アセチルトランスフェラーゼ 2 | ジアフェニルスルホン（別名：dapsone），ヒドララジン，イソニアジド，プロカインアミド，サルファ薬 |
| スルホトランスフェラーゼ（SULTs） | アセトアミノフェン，ドパミン，アドレナリン（エピネフリン），エストロゲン |
| カテコール-O-メチルトランスフェラーゼ | カテコールアミン，レボドパ，メチルドパ |
| ヒスタミン N-メチルトランスフェラーゼ | ヒスタミン |
| チオプリン S-メチルトランスフェラーゼ | アザチオプリン，メルカプトプリン，thioguanine |
| UDP-グルクロノシルトランスフェラーゼ | アンドロゲン，イブプロフェン，イリノテカン，モルヒネ，ナプロキセン |

モキシフェンは，エストロゲン受容体 estrogen receptor（ER）陽性腫瘍を有する乳がん患者の約 60% において，ER を阻害するために使用される．しかしタモキシフェンは，4-ヒドロキシタモキシフェンおよび 4-ヒドロキシ-N-デスメチルタモキシフェン（エンドキシフェン）を形成するために代謝活性化を必要とするプロドラッグである（図 6-2A）．これらの代謝物は親薬物よりも ER のアンタゴニストとして約 100 倍強力である．その結果 CYP2D6 低代謝群（図 6-1）の患者は，活性体であるタモキシフェンの 4-ヒドロキシ代謝物を形成しにくい．低代謝群の患者は，乳がん再発に関して CYP2D6 EM の患者よりも悪い結果が出る（図 6-2B）．さらに，もし EM 患者が CYP2D6 のよい基質となる抗うつ薬などの他の薬剤を同時投与される場合，CYP2D6 触媒の代謝のためにタモキシフェンと競合する薬物が同時投与されていない CYP2D6 EM 患者より，タモキシフェン療法から受ける利益は少なくなる．

過去において，*CYP2D6* の個人の遺伝子型，および他の多くの遺伝子がコードする薬物代謝酵素は，表現型（例えば，プローブ薬の投与後に，特定の代謝物の尿中排泄の分析より測定できる尿代謝率）から推定された（図 6-1A）．後述するように，遺伝子型の特定は現在，図 6-1B に示す“チップ”のような装置を用いて行った DNA 試験にますます依存している．

TPMT は，薬物代謝にとって重要かつ臨床的に関連する遺伝子多型の別の例を示している．TPMT は，**6-メルカプトプリン 6-mercaptopurine** と**アザチオプリン azathioprine** のようなチオプリン薬の S-メチル化を触媒する（第 38 章，がんの薬理：ゲノム合成，安定化，維持参照）．他の適応症のなかでも，これらの細胞毒性および免疫抑制薬は，小児期の急性リンパ芽球性白血病および炎症性腸疾患を治療するために使用される．チオプリンは有用な薬物であるが治療指数が狭い（すなわち毒性と治療用量の差異が小さい）ため，時に患者は生命を脅かすチオプリン誘発性骨髄抑制に苦しむことがある．

白人において，TPMT に対し最も一般的な変異型対立遺伝子は *TPMT*3A* であり，この対立遺伝子の頻度は約 5％で，300 名に 1 名の被験者 / 患者が *TPMT*3A* 対立遺伝子の 2 つの複製を持っている．*TPMT*3A* は，図 6-3 に示すように，赤血球 TPMT 活性のレベルの三峰性度数分布のおもな原因である．*TPMT*3A* には，2 つの非同義 cSNP があり，エクソン 7 に 1 つ，エクソン 10 にもう 1 つある（図 6-3）．*TPMT*3A* の存在は TPMT タンパクの組織レベルにおいて著しい減少をまねく．TPMT*3A のタンパクレベルで観察された減少の原因の機序は，おそらくタンパク質の誤ったフォールディングの結果として，加速

**A CYP2D6 薬理遺伝学**

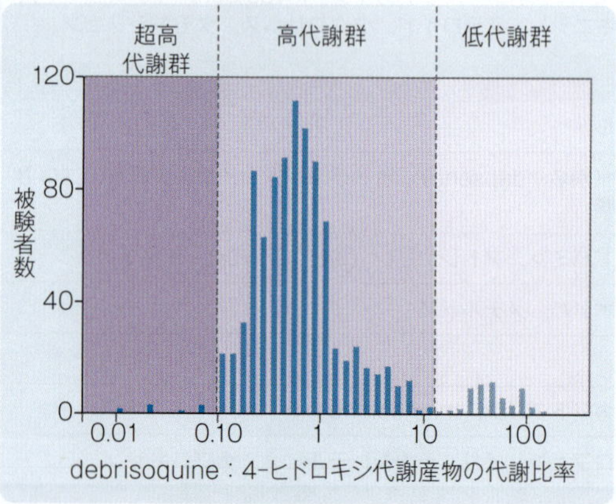


**B AmpliChip CYP450 アレイ**

**図 6-1　CYP2D6 薬理遺伝学**
**A.** シトクロム P450 2D6（CYP2D6）に触媒され 4-ヒドロキシ代謝産物を生成する debrisoquine の代謝における代謝比率の度数分布．1011 人のスウェーデン人被験者のデータを尿中代謝産物の比率に応じてプロットした．ほとんどの被験者は debrisoquine を高代謝したが，一方，その化合物を超高速で代謝した被験者や完全に代謝できない被験者もいた．**B.** AmpliChip CYP450 は，薬物代謝に影響するシトクロム P450 遺伝子の遺伝子多型を判定するのに用いることができる．

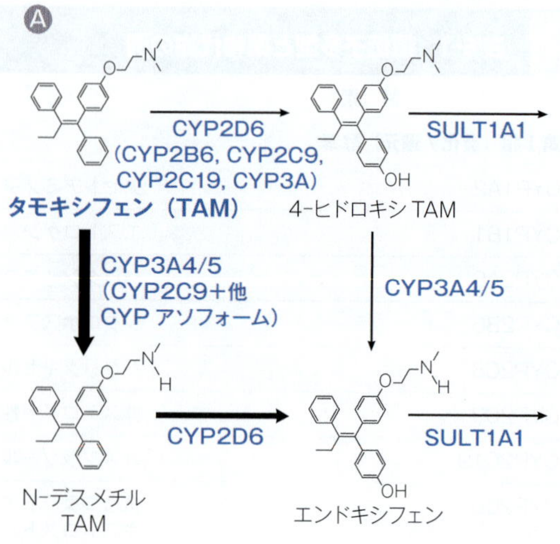


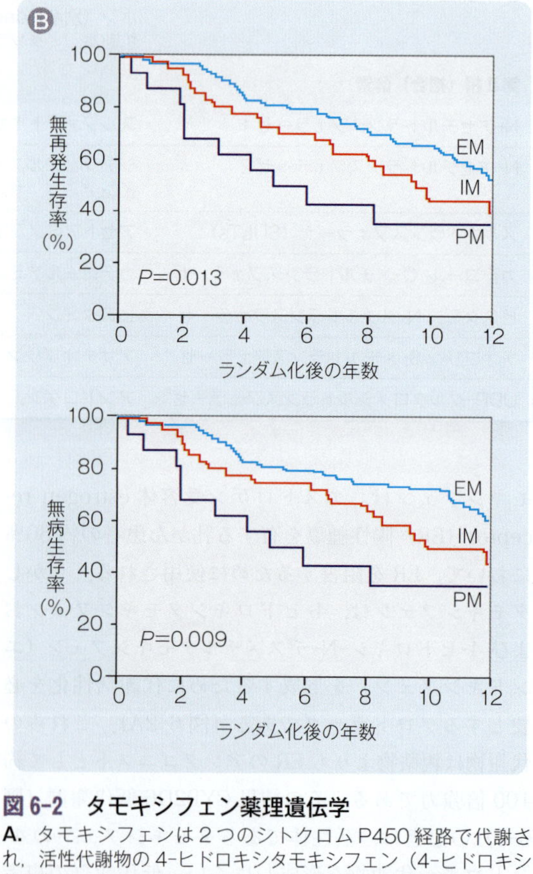


**図 6-2　タモキシフェン薬理遺伝学**
**A.** タモキシフェンは 2 つのシトクロム P450 経路で代謝され，活性代謝物の 4-ヒドロキシタモキシフェン（4-ヒドロキシ TAM）とエンドキシフェンになり，さらにスルホトランスフェラーゼ sulfotransferase（SULT）1A1 により代謝される（**図示せず**）．CYP2D6 の遺伝子多型はタモキシフェン代謝の程度に影響する．**B.** タモキシフェンで治療を受けたエストロゲン受容体陽性［ER（＋）］女性乳がん患者における CYP2D6 代謝状況の影響と生存状況を示したカプラン-マイヤー曲線 Kaplan-Meier curve．タモキシフェン高代謝者である患者（EM）は中間型代謝者（IM）および低代謝者（PM）と比べ無病生存率および無再発生存率が高かった．

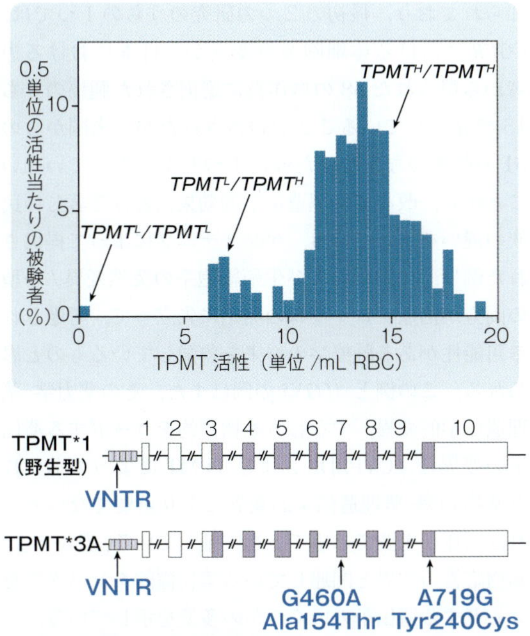


**図 6-3 TPMT 薬理遺伝学**
非白人被験者 298 人の赤血球チオプリン S-メチルトランスフェラーゼ活性の度数分布．*TPMT*$^{L}$ は低活性対立遺伝子を，*TPMT*$^{H}$ は高活性の“野生型”（*TPMT*1*）対立遺伝子を意味する．図に見られる赤血球チオプリン S-メチルトランスフェラーゼ活性の三峰性度数分布は，主として *TPMT*3A* の影響によるものである．*TPMT*3A* は白人集団における最も一般的な低活性の変異型対立遺伝子である．*TPMT*1* および *TPMT*3A* は 2 つの非同義一塩基多型（SNP）により異なっており，1 つはエクソン 7，もう 1 つはエクソン 10 に反復配列多型がある．

TPMT*3A の劣化や細胞内 TPMT*3A 凝集の両方が含まれる．その結果，6-メルカプトプリンのような薬物はほとんど代謝されず，毒性レベルに達する可能性がある．**チオプリン薬の標準用量で治療された場合，TPMT*3A のホモ接合体の患者は，生命を脅かす骨髄抑制が大幅に増加する危険に曝されている．**これらの患者は，標準用量のおよそ 1/10～1/15 で治療しなければならない．TPMT の異変型対立遺伝子の頻度には著しい民族の違いがある．例えば *TPMT*3A* はめったに東アジアの集団では観察されない一方で，エクソン 10 SNP のみを持つ *TPMT*3C* は，それらの集団のなかで最も一般的な変異型対立遺伝子である．

その臨床的意義により，TPMT は，薬物ラベルに薬理遺伝情報を含めることについての公聴会のために FDA によって選択された最初の例であった．同じ理由で，TPMT 遺伝子多型の臨床試験は広く利用可能である．タンパク質中の 1 つまたは 2 つのアミノ酸の変化の結果として，タンパクレベルの著しい変化の現象は，薬理遺伝学的に有意な他の多くの遺伝子について繰り返し観察され，非同義 cSNP の機能効果についての一般的な説明である．

**表 6-2 遺伝子多型と薬物標的の例**

| タンパク質 | 影響を受ける薬物の種類（例） |
|---|---|
| 5-リポキシゲナーゼ | zileuton |
| アンジオテンシン変換酵素（ACE） | ACE 阻害薬（リシノプリル） |
| アポリポタンパク E | スタチン（プラバスタチン） |
| $\beta_2$ アドレナリン受容体 | $\beta$-アドレナリン受容体アンタゴニスト［サルブタモール（別名：albuterol)］ |
| 上皮細胞成長因子 | ゲフィチニブ |
| スルホニル尿素 | トルブタミド |
| ビタミン K エポキシド還元酵素複合体 1 | ワルファリン |

BChE，NAT2，CYP2D6 および TPMT 遺伝子多型は，薬理遺伝学からの他の多くの初期例がそうであるように，すべて一遺伝子性（単一遺伝子）メンデル形質 Mendelian trait として機能する．しかしながら薬理遺伝学-薬理ゲノミクスは今，単一遺伝子動態学的特性を越えて進んでおり，その焦点はますます，薬物代謝酵素と同様に薬物標的における機能的かつ臨床的に有意な変異を含んでいる．変異はまた，薬物動態と薬力学の両方に影響を与える複数の遺伝子に関与している．

## 薬物標的の変異：薬力学

薬物は一般に，特定の標的タンパク質と相互作用することによりその効果を発揮する．したがってこれらの標的タンパク質，または標的タンパク質から下流シグナル伝達経路における遺伝的変異は，薬物療法の結果に影響を与える（表 6-2）．さらに薬物標的の変異は，生殖細胞 DNA の変異，あるいはがんの場合には腫瘍に存在する体細胞 DNA の変異を通して，いずれかの結果として発生することがある．生殖細胞 DNA 中の薬物標的の遺伝的変異の一例は，喘息を治療するために使用される薬物クラスを含む．第 47 章，炎症にかかわる統合薬理学：喘息で述べるように，抗喘息薬 **zileuton** は，遺伝子 ***ALOX5*** によってコードされた酵素 **5-リポキシゲナーゼ 5-lipoxygenase** を阻害することによって気道の炎症を減少させる．5-リポキシゲナーゼの変異は，遺伝子の多くの領域における変異がタンパク質の機能に影響を与えるという点を示している．非同義 cSNP の機能的意義と発現したタンパク質の量を変化させる能力は，前の項の TPMT 薬理遺伝学上で強調されている．またしかし，遺伝子プロモーターのような調節領域における多型は転写に影響を与え，それによりタンパク質の発現を変化させる．*ALOX5* 遺伝子のプロモーターは，シーケンス GGGCGG の反復配列（タンデムリピート）の数の変異を示す．これらの反復配列は転写因子複合体の Sp1 を結合し，*ALOX5* 転写を上方制御する．

最も一般的な *ALOX5* 対立遺伝子は，5つの反復が含まれており，*ALOX5* 遺伝子の約77％に存在する．その結果，約94％の人口は，5つの反復対立遺伝子のうちの少なくとも1つのコピーを有する．最も一般的な変異対立遺伝子は4つと3つの反復を含み，それぞれ約17％と4％の頻度で存在している．なぜなら Sp1 結合の増加により，5つの反復対立遺伝子を持つ人は，それを欠いている人よりも5-リポキシゲナーゼを多く発現すると考えられている．興味深いことに，集団では5反復対立遺伝子の有無と喘息の重症度の間には関係がないように思われる．つまりこの *ALOX5* プロモーター多型は，病気の進行自体に影響を与えていないようである．しかしながら，zileuton に関連する5-リポキシゲナーゼ阻害薬の試験で，少なくとも1つの5反復対立遺伝子のコピーを有する被験者だけが薬に反応した．この結果は，zileuton のような化合物は，5反復対立遺伝子を欠く人口の6％を助ける可能性が低く，またこのサブグループを識別することは，代わりのより効果的な薬物の使用を認めることを示唆している．**この例はまた，薬物標的における多型が疾患を引き起こす原因とならずとも，その疾患の治療に影響を及ぼすという重要な原理を示す．**

体細胞（腫瘍）DNA の薬物標的における遺伝的変異の例は，非小細胞肺がん nonsmall cell lung cancer（NSCLC）患者における**上皮細胞成長因子受容体 epidermal growth factor receptor（EGFR）**（また *HER1* あるいは *ERrbB1* として知られている）をコードする遺伝子の機能獲得型変異を含む．2004年に報告された2つのグループによると，NSCLC 患者における EGFR 阻害薬**ゲフィチニブ gefitinib** に対する応答は，これらの体細胞の DNA 突然変異によって強く影響を受けた．この受容体チロシンキナーゼのアデノシン三リン酸 adenosine triphosphate（ATP）結合部位をコードする遺伝子部分の配列変異を有する患者は，そのような変異がない患者よりもゲフィチニブ療法にもっと好意的に反応した．EGFR はしばしばこれらの腫瘍において過剰発現されており，この受容体を標的とするいくつかの薬物は臨床的に試験されている．すでに東アジアの NSCLC 患者は，白人患者よりもゲフィチニブ療法により好意的に反応したことが知られており，最初の2つの研究のうちの1つでは，*EGFR* における体細胞突然変異が，日本における患者から得られた58の無作為に選択された腫瘍のうち15で発生していることが報告されたが，米国からの61の腫瘍のなかではたった1つしか発生していないことから，改めて薬理遺伝学的効果における著しい民族の違いを示している．ゲフィチニブによって提供された例は，体細胞および生殖細胞系の突然変異／多型の両方が治療プログラムの開始に先立って，考慮される可能性がある腫瘍学の将来を象徴しているものと思われる．この例と *ALOX5* の例はまた，その薬力学-薬理遺伝学的変異，すなわち薬物標的をコードする遺伝子の変異は，CYP2D6 および TPMT によって示された薬物動態-薬理遺伝学的変異とより重要でないとすれば同様に重要であることを実証している．表6-2に，薬物応答の変異と関連している薬物標的タンパク質をコードする遺伝子のいくつかの多型を示している．

## 経路基盤の薬理遺伝学-薬理ゲノミクス

前述の例では，*CYP2D6*，*TPMT*，*ALOX5* および *EGFR* は，すべてが単一の遺伝子（一遺伝子遺伝）における配列変異の結果として臨床的に有意な薬理遺伝学的変異に関与している．しかしながら，薬物動態および薬力学の両方に影響を与えるタンパク質をコードする複数の遺伝子も，薬物反応表現型を変化させることが可能である．この種の状況の最もよい例の1つは，抗凝固薬**ワルファリン warfarin** によって提供される．ワルファリン（第22章，止血と血栓の薬理学参照）は，北米と欧州の両方で最も広く処方されている経口抗凝固薬の1つである．しかし，ワルファリンの凝固効果を追跡するための世界的に使用されている臨床検査［国際標準比 international normalized raito（INR）］の存在にもかかわらず，重篤な副作用-出血と望ましくない血栓症の両方を含む副作用が，ワルファリン治療を複雑にし続けている．これらの合併症はこの章の冒頭でH氏の Case よって示されており，ワルファリンの“標準”用量の投与後，彼の INR は6.2と出血リスクの増加に関連するレベルにまで上昇した．

なぜそれが発生したのか？ まず，ワルファリンはラセミ混合物であることを覚えておく必要がある．S-ワルファリンは，R-ワルファリンよりも3〜5倍も強力であり，S-ワルファリンは CYP アイソフォーム **CYP2C9** によっておもに代謝される．CYP2C9 は非常に多型性に富む遺伝子であり，変異型対立遺伝子 *CYP2C9*2*（Argl44Cys）および *CYP2C9*3*（Ile358Leu）では，野生型対立遺伝子

(*CYP2C9*1*) で観察された酵素活性レベルの，それぞれわずか12%と5%を示す．これらの変異型対立遺伝子を有する患者は，抗凝固効果を得るために低用量のワルファリンを必要とし，これらの同じ患者はワルファリン療法中には出血のリスクが高い．しかしこの薬物動態学-薬理遺伝学的変異は，この強力ではあるが潜在的に危険な薬物によって抗凝固治療された患者における，ほとんどのワルファリン治療量のばらつきに（差異）ついて説明できなかった．

ワルファリンの標的分子は，2004年までは特定されていなかった．その標的をコードする遺伝子，ビタミンKエポキシド還元酵素複合体1 vitamin K epoxide reductase complex 1 (*VKORC1*) もまた，その年にクローン化された．*VKORC1* 遺伝子が幾人かの患者において配列されている時に非同義cSNPは見つからなかったものの，ワルファリンの用量設定と関連したハプロタイプの一連（単一染色体上のSNPの組み合わせ）が観察された．ある研究では，低用量の要件と関連した *VKORC1* ハプロタイプを持つ患者は，高用量の要件に関連したハプロタイプの患者が必要とする約半分の平均ワルファリン維持量を有していた．いくつかのその後の研究では，5〜15%は *CYP2C9* 遺伝子型によって説明することができる一方で，*VKORC1* ハプロタイプはワルファリン維持量のばらつき（差異）の約25〜30%に関連していることが確認されている．ワルファリンの薬物動態学と薬力学における CYP2C9 および VKORC1 の役割は，図6-4に概略的に示されている．これらのタンパク質の両方をコードする遺伝子が薬物応答の変異に寄与するので，*CYP2C9* の遺伝子型判定と *VKORC1* はハプロタイピングは，H氏の初期のワルファリン投与量を決定するうえで潜在的に有用な戦略であることを示す．世界中で5000名以上の，ワルファリンによる抗凝固治療を受け，*CYP2C9* と *VKORC1* の両方の遺伝子型判定されている患者の，結合されたデータの最近の分析は，臨床的変数に遺伝子型情報を追加すると年齢，食事，体重などのみの臨床データを使用したアルゴリズム（算法）よりも，ワルファリン投与の必要量について優れた予測を提供したことを示した．

薬物動態学-薬理遺伝学的データの治療薬の投与量の変動についての説明が少なすぎるために，それらのデータの臨床的解釈が不十分な状況において，ワルファリンは顕著な例を提供している．しかしながら *CYP2C9* 遺伝子多型と *VKORC1* ハプロタイプの両方が同定された時，それは薬物代謝や薬物標的の両方において遺伝的変異を評価することが可能となり，また

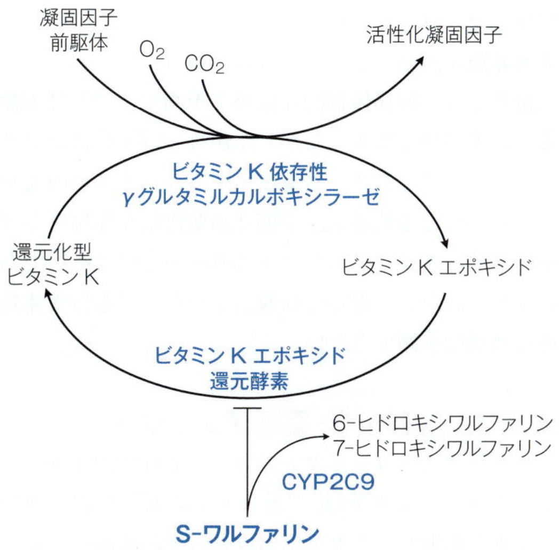


**図6-4 ワルファリンの薬物動態学および薬力学**
ビタミンKは，特定の凝固因子前駆体において，翻訳後のグルタミン酸残基のγカルボキシシル化のために必須の補助因子である（第22章参照）．ビタミンKはカルボキシシル化反応の結果，酸化され不活性エポキシドになる．ビタミンKエポキシド還元酵素（VKORC1）は不活性エポキシドを活性エポキシド，すなわち還元型ビタミンKに変換する．ワルファリンは，VKORC1を阻害し，それによって還元型ビタミンKの再生を妨げることで，抗凝固薬として作用する．S-ワルファリンはシトクロムP450 2C9（CYP2C9）により6-ヒドロキシワルファリンと7-ヒドロキシワルファリンに代謝される．

NAT2，CYP2D6およびTPMTに代表される単一遺伝子の薬理遺伝学を越えて動き出すことができる．したがって，ワルファリンはおそらく簡略化した形で，将来ますます一般的になるかもしれない多遺伝子の種類，経路ベースの薬理遺伝学-薬理ゲノミクスのモデルであることを示している．

## 特異体質的薬物反応

遺伝的変異が薬物療法に影響を及ぼす可能性があるさらなる形は，特異体質性の薬物反応である．これらの効果が，薬物代謝または薬物標的のいずれかの違いからも引き起こされるとは解明されていないという点で，本章で説明する他の例とは異なる．その代わりに特異体質的な効果は，薬剤と個々の患者の生理機能の独自な側面との間の相互作用に起因すると思われる．非常によい例は**アバカビル abacavir**，逆転写酵素阻害薬および重要な抗HIV薬に関連する重篤な過敏反応によって提供された．2002年に，*HLA-B*5701* がアバカビル誘発性過敏症と関連していることが報告された．これらの報告は，2008年に大規模な二重盲検試験の結果により支持されている．それは，この非常に便利だが潜在的に危険な（少なくとも *HLA-B*5701* 対立遺伝子を有する患者には危険な）薬物に対する過

敏反応を，ほとんど排除することが *HLA-B*5701* に対する非臨床試験で示されたものである．

定義上は，特異体質的な効果を予測することは困難または不可能である．しかしながら，将来的にはゲノム，プロテオミクス，およびメタボロミクスの研究から明らかになる情報が，予期せぬ薬物相互作用を薬理遺伝学的にスクリーニングする方法の発展に有用であるかもしれない．現在では残念ながら，最も特異体質的な効果は予測できない．

## 現代の薬理遺伝学-薬理ゲノミクス

ヒトゲノムプロジェクトの完了と進行中の 1000 のゲノムプロジェクトは，“ポストゲノム”時代の薬理遺伝学と薬理ゲノミクスにおける将来の発展への道を指し示す．ゲノムワイド関連解析 genome-wide association studies（GWAS）のような近代的なゲノム分析技術の応用は，経路に対する高まる注目と合わせて，“個別化医療”のこの局面の将来を表す．すなわち経路とは，薬物標的をコードしさらにその標的から下流のシグナル経路（つまり薬力学）とともに，標的に到達する薬物の最終な濃度に影響を与える可能性がある，すべての薬物代謝酵素や輸送体をコードする遺伝子を含む経路（すなわち薬物動態学）である．

真に個別化された薬物療法の目標を達成し，ゲノムの知識を臨床実践に移すとなると，急速に，高度な処理能力の遺伝子型判定技術の適用が必要になる．優れた実施例は，スタチン誘発性ミオパチーためのゲノムバイオマーカーを同定するための GWAS の使用を含む．**シンバスタチン simvastatin** および**アトルバスタチン atorvastatin**（第 19 章，コレステロールとリポタンパク代謝の薬理学参照）などのコレステロール低下ヒドロキシメチルグルタリル補酵素 A 還元酵素 hydroxymethylglutaryl coenzyme A（HMG-CoA）還元酵素阻害薬は，世界中で最も広く処方されている薬物の 1 つである．これらの薬物は一般的に非常に安全であるが，スタチンは稀に横紋筋融解症を伴う重篤な筋炎や腎不全を引き起こす．この重篤な薬物有害反応を予測し防止するための試みで，SEARCH 共同グループは GWAS を行い，重篤なスタチン誘発性ミオパチーを発症した 85 名の患者と，この薬物有害反応が発症していない 90 名の対照被験者からの DNA を用いて，ゲノム全体で約 30 万個の SNP の遺伝子型を判定した．図 6-5 に示された結果は，rs4363657 こと 12 番染色体上の *SLCO1B1* 遺伝子内に配置された単一の SNP が，筋障害（$4\times10^9$ の $p$ 値）との強い関連性を持つことを示した．SNP の塩基変異型のホモ接合体の被験者における筋障害リスクのオッズ比は 16.9 であり，それは，この 12064 名の患者試験における筋障害の症例の 60％以上がこの 1 SNP と関連していたと推定された．*SLCO1B1* 遺伝子は肝臓によるスタチンの取込みを仲介する有機アニオン輸送体をコードし，変異体 SNP に対しホモ接合性の患者はスタチンの高い血漿レベルを有し，したがって薬物のいかなる用量でも横紋筋融解症を発症しやすいかもしれない．この例は問

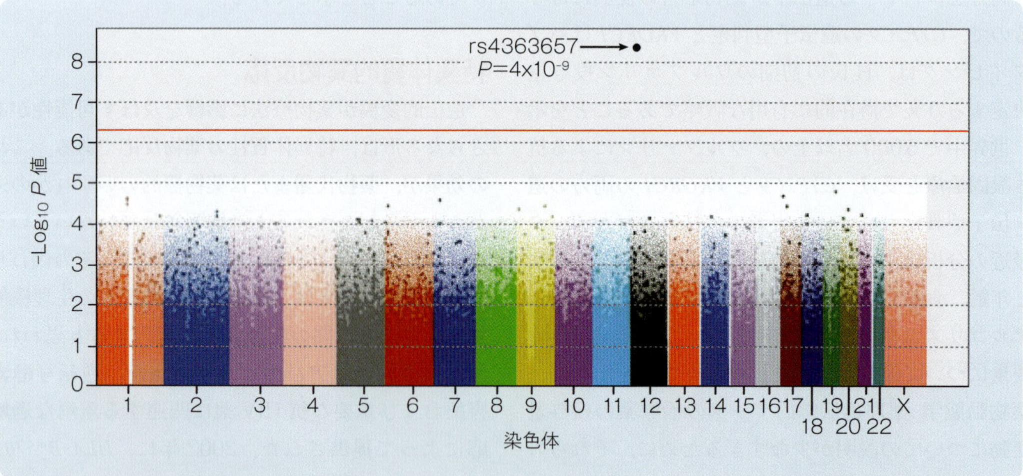


**図 6-5 スタチン誘発性ミオパチーのゲノムワイド関連研究（GWAS）**
最初の薬物応答の GWAS において，スタチン薬シンバスタチンを服用中にミオパチーを発現した患者群と発現しなかったコントロール群が比較された．ミオパチーと各々の一塩基多型（SNP）との統計的関連が SNP の染色体位置に対してプロットされた．GWAS によりミオパチー発現との関連性が高い（$p$ 値 $= 4 \times 10^{-9}$）単一の SNP が明らかになった．矢印が *SLCO1B1* 遺伝子内の SNP を示しているが，これはスタチンの肝取込みを媒介する有機アニオン輸送体をコードする．この変異を有する患者では，どの投与量においてもスタチンの血漿中濃度が高くなる可能性がある．

違いなく，薬理ゲノミクスへの数多いゲノムワイド技術の応用のなかで最初のものである．

## 薬理ゲノミクスと規制科学

個別化された薬物療法を達成するために，われわれは薬理遺伝学と薬理ゲノミクスの根底にある科学の理解や，DNA 配列データ検出や分析する最先端技術の開発だけでなく，臨床にその知識を応用する必要がある．その応用プロセスは，FDA と事実上すべての新薬を開発する製薬業界の積極的な関与が必要となる．2003 年に FDA は薬理ゲノミクスデータに関してのガイダンスの草案を発行し，その草案は 2005 年に承認された．FDA はまた，薬剤のラベルに薬理ゲノミクスのデータを取り入れることに関して，一連の公聴会を開始した．これらの公聴会はチオプリン薬と TPMT に始まり，*UGT1A1* の遺伝子多型，つまり抗悪性腫瘍薬イリノテカンの生体内変化に関与する第Ⅱ相の酵素をコードする遺伝子に関する公聴会が続いた．公聴会はまた，*CYP2C9*，*VKORC1* と，表示改正に至ったワルファリン，およびタモキシフェンと *CYP2D6* についても開催された．

FDA によって薬理遺伝学-薬理ゲノミクスに与えられた注意は，特に安全性の理由からシクロオキシゲナーゼ cyclooxygenase（COX-2）阻害薬 **rofecoxib**（Vioxx）の市場からの撤退をもたらした，一連の不幸な事象の状況下で製薬業界に影響を与えた．その薬の撤廃につながった Vioxx 誘発性心血管疾患において，薬理遺伝学が役割を果たしたかどうかは不明である．しかしながら，薬理遺伝学は有害反応を避けるためだけではなく，薬物応答の遺伝的変化に基づいて選択された患者のグループに有益であるかもしれない薬を“救出”するためにも，ほぼ確実に市販後調査に貢献できる．後者の状況は，$\beta_1$ アドレナリン受容体の多型が，*in vitro* と心不全患者の両方において $\beta_1$ アドレナリン受容体アンタゴニスト **bucindolol** への反応に影響を与えることが報告によって強調された．この $\beta$ アンタゴニストは当初，遺伝子型測定が含まれていなかったことから臨床試験に失敗した．なぜなら，おそらく野生型 $\beta_1$ アドレナリン受容体遺伝子型を持つ患者のみが，目的の臨床反応を示したためである．

# ▶ まとめと今後の方向性

薬理遺伝学および薬理ゲノミクスは，DNA 配列の変化が薬剤に対する個々の患者の応答に影響を与える方法（途筋）の研究を含む．薬理遺伝学および薬理ゲノミクスの目的は，個人の遺伝的組成物の知識に基づいて効率を最大化し，毒性を最小化することである．遺伝以外の多くの要因が薬物への応答の患者間の差異に影響を与えるが，過去半世紀において，遺伝学が，薬物有害反応の発生の変動や，または個々の患者における望ましい治療の達成の失敗に責任ある重要な因子であることが実証されている．薬理遺伝学は，その半世紀の間に CYP2D6 および TPMT などの古典の例から，薬物動態学と薬力学と両方の薬理遺伝学的変異を示す薬物，ワルファリンの薬理遺伝学に代表されるような，より複雑な状況を含むまでに進化した．ゲノム医学のこの領域はまた，臨床への置き換えにおいて独自の課題を提示している．しかし，もはや薬理遺伝学と薬理ゲノミクスがますます幅広く，臨床医学に適用されることには何の疑いもなく，最終的には薬物療法を個別化するわれわれの能力を強化するものである．

## 推奨文献


Broder S, Venter JC. Sequencing the entire genomes of free-living organisms: the foundation of pharmacology in the new millennium. *Ann Rev Pharmacol Toxicol* 2000;40:97–132. (*Overview of genome sequencing and a primer on the possible implications of genetic diversity for pharmacology.*)

Drazen JM, Yandava CN, Dube L, et al. Pharmacogenetic association between *ALOX5* promoter genotype and the response to anti-asthma treatment. *Nat Med* 1999;22:168–171. (*Original study that showed different pharmacologic responses in people with different polymorphisms of the ALOX5 gene.*)

Evans WE, McLeod HL. Pharmacogenomics—drug disposition, drug targets, and side effects. *N Engl J Med* 2003;348:538–549. (*Review describing the integration of genomics with pharmacogenetics.*)

Mallal S, Phillips E, Carosi G, et al. HLA-B*5701 screening for hypersensitivity to abacavir. *N Engl J Med* 2008;358:568–579. (*A double-blind randomized study of a genetic biomarker for an idiosyncratic adverse drug response.*)

Rieder MJ, Reiner AP, Gage BF, et al. Effect of *VKORC1* haplotypes on transcriptional regulation and warfarin dose. *N Engl J Med* 2005;352:2285–2293. (*Description of VKORC1 haplotypes, CYP2C9 genotypes, and their relationship to warfarin dose.*)

The SEARCH Collaborative Group. SLCO1B1 variants and statin-induced myopathy—a genomewide study. *N Engl J Med* 2008;359:789–799. (*The first genome-wide association study of a drug response.*)

Wang L, Weinshilboum RM. Pharmacogenomics: candidate gene identification, functional validation and mechanisms. *Hum Mol Genet* 2008;17:R174–R179. (*Overview of the evolution of pharmacogenetics into pharmacogenomics with the incorporation of genome-wide techniques.*)

Weinshilboum RM, Wang L. Pharmacogenetics and pharmacogenomics: development, science and translation. *Annu Rev Genomics Hum Genet* 2006;7:223–245. (*Review of pharmacokinetic and pharmacodynamic pharmacogenomic variation, as well as challenges to the translation of this science into the clinic.*)

# Section 2

# 神経薬理学の原理

*Principle of Neuropharmacology*

Section 2A

# 神経薬理学の基礎

*Fundamental Principle of Neuropharmacology*

# 7

# 細胞興奮性と電気化学伝達の原理

Lauren K. Buhl, John Dekker, and Gary R. Strichartz



## ▶ はじめに

どんな多細胞生物でも, 効率的に機能するためには, 細胞での情報交換が必須である. **細胞間情報交換**の主要な方法は, 神経伝達物質やホルモンのような化学シグナルによる伝達である. それに対し, 神経や筋肉などの興奮性組織においては, 電気シグナル—活動電位—が細胞膜に沿って伝わっていくことによって, 速い**細胞内情報交換**が起こる. 通常, 化学的伝達でも電気的伝達でも, 細胞と外界を隔てている細胞膜を横切って, あるいは小胞体やミトコンドリアのような細胞内小器官の膜を横切って, イオンの移動が起こる. イオンの移動は, 直接的に細胞内イオンの濃度変化を起こしうる. 例えばカルシウムイオン ($Ca^{2+}$) 濃度も変化するが, $Ca^{2+}$ はリン酸化などの生化学的過程, および分泌・収縮のような生理学的過程の主要な調節因子である. また, イオンが膜を横切って移動すると膜電位の変化が生じ, それによって, 他のイオンチャネルの開口など様々な**電位依存性** voltage-dependent の機能が調節される. このような現象のなかには, その作用持続時間が数ミリ秒 (0.001 秒) の短いものがある. また, 何十秒かかかり, その結果, 数分あるいは数時間持続する生化学的変化 (タンパク質リン酸化などのような) を伴うものもある. 遺伝子発現さえもイオン濃度の変化で調節され, その場合, 細胞の生理機能, 成長, 分化, 死の過程の長期的な変化がもたらされる.

多くの薬物は, 化学シグナルあるいは電気シグナルを修飾し, 細胞興奮性および電気化学伝達を増大あるいは低下させる. そのような薬物の作用機序を理解するために, 本章ではこのような現象の電気化学的基盤について説明する. 本章で説明する一般原理は, 薬理学の多くの領域において適用できる. そのような領域として, 第 9 ～ 11 章 (第 2 節 B : 自律・末梢神経系薬理学の原理), 第 12 ～ 18 章 (第 2 節 C : 中枢神経系薬理学の原理), 第 23 章, 心臓リズムの薬理学などがある.

## ▶ 細胞興奮性

**興奮性** excitability とは細胞が**活動電位** action potential (AP) を発生して伝播させる能力のことをいう. 神経, 心臓, 平滑筋, 骨格筋, そして多くの内分泌細胞は興奮性の性質を有している. 活動電位は, 末梢神経軸索の場合などのように, 数 m 以上にも及ぶ長い距離を伝播することがある. また, 活動電位は, 単一自律神経節に含まれる直径 30 ～ 50 μm の介在

## Case

Karl G さんは，日本への出張中にフグ専門店において開かれた歓迎会に参加した．フグ料理は米国では食べることができず，また日本でも高級な珍味であると聞いたことがあったため感激した．

Karl さんは，食事が終わる前に，口の中と唇の周りに，ふつうではないが心地よいチクチクするような感覚としびれを感じた．彼をもてなした人たちは，彼が軽いフグ中毒の感覚を経験できたと喜んだ．

Karl さんは，フグ神経毒（テトロドトキシン）の中毒作用の可能性について説明されると，興味を引かれたと同時に少し怖くなった．しかし，周りの人たちは，このお店のすし職人はフグを調理するための認可を受けており，国家資格を持っているから大丈夫と彼を安心させた．

Karl さんは，翌朝目覚めた時に脱力感や麻痺の徴候がなかったため安心した．しかしこの出張中，これからは，海産物は丁重に断り，その代わりに神戸牛を頼もうと決心した．

### Questions

1. テトロドトキシンの分子作用機序はどのようなものか？
2. テトロドトキシンの活動電位（AP）への影響はどのようなものか？

ニューロンの場合などのように，小さな細胞を活性化する場合もある．活動電位の働きは，細胞によって異なっている．軸索の場合，活動電位の波が伝播することによって，その情報（興奮）をすばやく，正確に長い距離に沿って伝える．小さな細胞においては，活動電位は一瞬にして細胞全体を興奮させ，$Ca^{2+}$ のような細胞内イオンを増加させる．それに引き続き，化学伝達分子やホルモンのすばやい放出が起こる．これらの化学物質は，特異的な受容体（放出された細胞に近い場合もあるし，遠い場合もある）に到達して，**化学伝達 chemical transmission** が起こる．それについては，本章の「電気化学伝達」の項で述べられている．

**細胞興奮性は本来電気的現象である．**そのため，興奮性とシナプス伝達の生物学的過程を説明するために，電気の基本を理解してもらう必要がある．次の項から，2つの重要な細胞構成要素—細胞膜とイオン選択性チャネル—に適用される電気の基本原理について説明する．

## オームの法則

2点の間を流れる電流の大きさ（$I$，アンペア）はその2点間の電位差（$V$，ボルト）と電流に対する抵抗（$R$，オーム）で決まる．

$$I = V/R \qquad \text{式 7-1a}$$

例えば，電流は細胞膜両側の電位差（電圧差ともいう）に応じて，細胞外から細胞内に流入することがある．電圧は，荷電粒子が，ある場所から別の場所へ移動する際のポテンシャルエネルギーあるいは流れやすさと見なすことができる．抵抗は，この流れに対する障害である．抵抗が減少すると，イオンの流れ，すなわち電流が大きくなる（電流の単位は，荷電/時間である）．**オームの法則 Ohm Law** として知られているこの関係を細胞膜のような生体膜に適応する際には，電気抵抗はしばしばその逆数であるコンダクタンスに置き換えられる（$g$，オームの逆数あるいはシーメンス［$S$］）．

$$I = gV \qquad \text{式 7-1b}$$

簡単にするために，細胞膜のすべての抵抗成分が“オームの法則”に従う，すなわち，電流電圧（I-V）関係が式 7-1a, b で表されると仮定しよう．この場合，電流電圧関係は直線的であり，その傾きはコンダクタンス（伝導率）$g$ で与えられる．図 7-1 は，このように仮定した仮想の細胞における，膜電流（$I$）と膜電位（$V$）の関係を示している．**電流電圧 $I$-$V$ 曲線の傾きがコンダクタンスである．**理論的に考えると，電圧が増大すると電流も増大する．なぜならば，高い電圧は，細胞内外のポテンシャルエネルギーの差を大きくし，それによって膜を横切る電荷の移動速度を大きくするように働くからである．

ほとんどの教科書および本章でも用いる決まりによると，膜電位は，次のように，細胞内外の電位差で表される（$V_m = V_{in} - V_{out}$）．ほとんどの正常細胞において，静止時の**膜電位 $V$** はマイナスである（$V_{in} < V_{out}$）．静止時よりも**膜電位 $V$** がマイナスである時，膜は**過分**

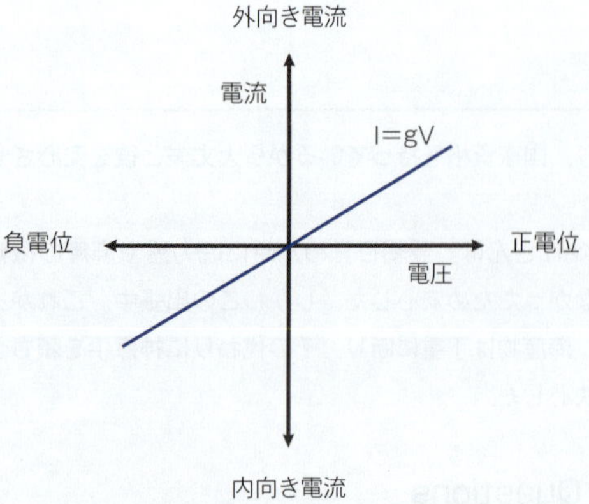


**図 7-1　オームの法則**
オームの法則は，電流（*I*）と電圧（*V*）の間には直線関係があり，また**電流電圧** *I-V* 曲線の傾きはコンダクタンス（*g*）を与えることを示している．慣例的に，外向き電流は細胞内から細胞外への正電荷の流れである．膜電位は，細胞内外の電位（電圧）の差と定義される．ほとんどの細胞において，静止時の電位は細胞外よりも細胞内の方が負である．コンダクタンス（*g*）は抵抗の逆数である．

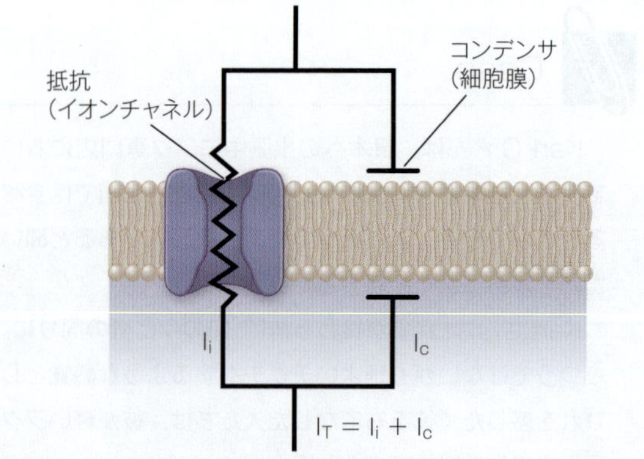


**図 7-2　細胞膜の電気回路モデル**
細胞膜は，１つの抵抗と１つのコンデンサを持つ単純な電気回路モデルで表せる．イオン選択性チャネルは，抵抗（導体と同一）として機能し，そこを通ってイオンが電気化学勾配に従って流れる．脂質二重層は，絶縁体を挟んで細胞内外の電荷を分けることによって，コンデンサとして働く．この回路（**RC** 回路，**抵抗容量**回路と呼ばれる）は，膜を横切る電荷の流れ（電流）と膜電位（電圧）の変化とのタイミングをずらす．なぜならば，脂質二重層がコンデンサとして働き，膜を横切った電荷の一部分を蓄えるからである．この電荷の貯蔵には時間がかかる．そのため，電流のステップ上の変化に伴う初期の電位変化はゆっくりとしている．コンデンサ（脂質二重層）が電荷を蓄え，電位変化が起こっていくにつれて，より多くの電荷が抵抗を通って流れ，新たな定常状態に達する．その後，電流と電圧は比例関係となる．（$I_C$：容量電流，$I_i$：イオン電流，$I_T$：全電流.）

**極 hyperpolarized** しているといわれ，逆に静止時よりプラスの時，**脱分極 depolarized** しているといわれる．慣例的に，電流は正電荷が流れる向きで定義される．細胞内から細胞外に流れる正電荷は外向き電流と呼ばれ，グラフ上は正の値で示される．また，細胞外から細胞内に流れる正電荷は内向き電流と呼ばれ，グラフ上は負の値で示される．負電荷の移動については，これとは正反対に定義される．カリウムイオン（$K^+$）の流出は塩素イオン（$Cl^-$）の流入と電気的に等価であることに注意してほしい．両方とも，外向き電流である．

## イオンチャネル

電流は，細胞膜を横切って，実際どのように流れるのであろうか？　生体膜は脂質二重層でできている．そして，その脂質二重層内にはタンパク質が埋め込まれており（図 7-2），そのタンパク質には別のタンパク質が結合している．純粋な脂質膜はほとんどの極性分子や荷電粒子に対して，実質上非透過性であり，極めて高い内因性抵抗を有している．電気的観点からすると，脂質二重層は細胞内外のイオンを隔てることによってコンデンサとしても働く．イオンチャネルは膜を貫通しており，電流を運ぶイオンを通す．ほとんどのイオンチャネルは各種のイオンを区別し，それぞれ特有のイオン選択性とゲート機構を示す．また，開口のための特異的なシグナルが与えられるまで，閉じたままである．電気的観点からすると，イオンチャネルの集合体は，可変コンダクターである．細胞内と細胞外の間を流れる各イオン流に対して，それぞれ個別のコンダクタンスの値を示す．全体としてのコンダクタンスの大きさは，開状態にあるチャネルの割合と個々のチャネルのコンダクタンスで決まる．

## チャネルのイオン選択性，ネルンストの式，静止電位

図 7-1 に示す仮定の電流電圧（I-V）関係は，本当の細胞の電気的性質を表していない．もし，細胞が式 7-1 に従ってふるまうならば，外から電流を加えない限り，静止時において膜内外の電位差はゼロになる．実際はそうではなく，ほとんどの細胞は細胞膜を挟んで負の電位差を維持している．この電位差は，ニューロンおよび心室筋細胞において最も顕著である．それらの細胞では，−60 〜 −80 mV の静止電位（外部刺激がない場合の膜を挟んでの電位差）が記録される．静止電位の形成は，次の３つの因子によっている．(1) 正電荷および負電荷の細胞内外の不均一な分布（濃度の違い），(2) 各種の陽イオン，陰イオンに対する膜の選択的透過性の違い，(3) イオン濃度勾配を維持するための，能動的（エネルギーを必要とする）および受動的ポンプによる電流の発生．これら相互に関係する因子の作用は，例を用いるとよく説明できる．

カリウムイオン（$K^+$）とタンパク質に結合した陰

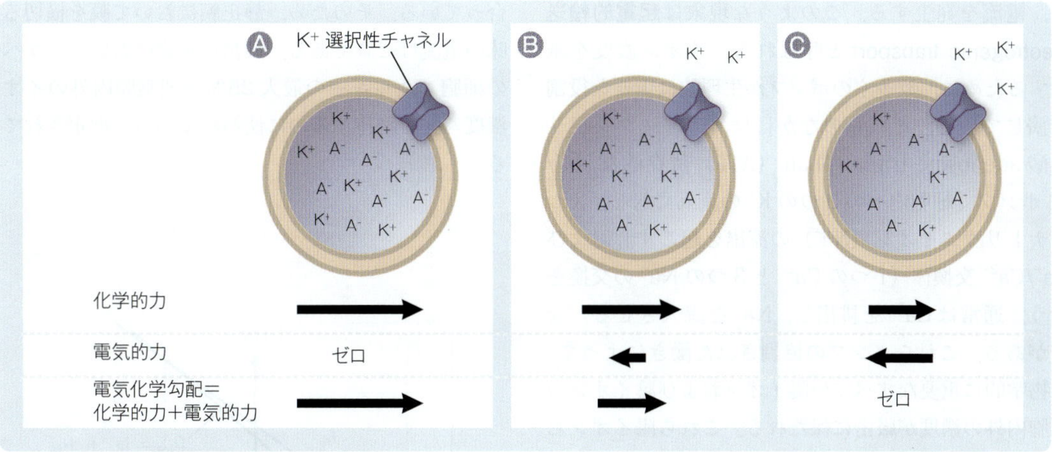


**図 7-3 静止膜電位の電気化学的基盤**

**A.** はじめ細胞内にカリウムイオン（$K^+$）と非透過性の陰イオン（$A^-$）を等しい濃度含む仮想の細胞を考える．さらに，イオンは 1 つの $K^+$ 選択性チャネルを通ってのみ細胞から出られると仮定する．この場合，$K^+$，$A^-$ともに細胞外へ出ようとする強い化学勾配（濃度勾配）が存在するが，細胞内電荷の合計はゼロであるので，イオン流を起こす電気的力は存在しない．**B.** $K^+$ が $K^+$ 選択性チャネルを通り細胞外へ出始めるが，$A^-$にとっての出口はないため，$A^-$は細胞内に残る．そのため，膜を挟んでの $K^+$ の濃度勾配は小さくなっていく．$K^+$ が細胞外へ出ていくにつれて，細胞内にとどまる$A^-$による正味の負電荷が負の膜電位を形成し，$K^+$ の流出を阻害する電気的力として働く．この力は，化学勾配による力とは反対向きである．その結果，全体の電気化学勾配（化学的力と電気的力の和）は化学勾配のみよりも小さくなる．**C.** 電気的勾配が化学勾配と向きが反対で同じ大きさとなった時に，この系は平衡となり，正味のイオン流がゼロとなる．平衡状態における電荷の分離によって生じる電位が，**ネルンスト電位**と呼ばれる．

イオン（$A^-$）のみが細胞内に存在し，細胞外に他のイオンが存在しない場合を考えてみよう（図 7-3）．もしこの細胞の膜が $K^+$ にのみ透過性があるとすると，$K^+$ は細胞外に向かって流れ，$A^-$は細胞内に残る．$K^+$ は，**化学勾配（濃度勾配）chemical gradient** によって外向きに流れる．すなわち，細胞内の $K^+$ 濃度が細胞外よりも高いために，$K^+$ の流出が起こる．$A^-$も化学勾配によって外に向かう傾向があるが，$A^-$に透過性のあるチャネルが膜に存在しないために，陰イオン $A^-$の流れは起こらない．この $K^+$ に対する選択性のために，細胞から出た $K^+$1 つ当たり 1 つの負電荷（$A^-$）が細胞内に残り，1 つの正電荷（$K^+$）が細胞外に増えることになる．この膜を隔てた電荷の分離によって，負の膜電位が生じる．

もし，$K^+$ が細胞内から出ていっても負の膜電位が形成されなければ，その場合には，細胞内外の $K^+$ 濃度が等しくなるまで $K^+$ は細胞外へ移動し続けるであろう．しかしながら，実際は電位差のために，最終的に正味の $K^+$ の流出を妨げる**静電力 electrostatic force** が発生する（図 7-3B）．このように，電気的勾配（$V_m$）と化学勾配が $K^+$ を反対方向に“引き合う”ことになる．電気的勾配は $K^+$ を内向きに流すように働き，一方，化学勾配は $K^+$ を外向きに流すように働く．これらの力は合わさって，電気的勾配と化学勾配の総和に等しい**電気化学勾配 electrochemical gradient** を形成する．**電気化学勾配が，生体膜を横切るイオンの移動にとっての正味の駆動力である．**

電気化学勾配の結果として，細胞外 $K^+$ 濃度は細胞内と同じにはならない．そうはならずに，$K^+$ を細胞内に“引き戻す”静電力が細胞外への $K^+$ 流出を起こそうとする化学勾配と完全に釣り合ったところで平衡に達する．透過性のあるすべてのイオン X において，平衡に達した時の電位は，イオン価（z），絶対温度（T），および細胞内外のイオン濃度の関数である．この関係は，**ネルンストの式 Nernst equation** として表される．

$$V_x = V_{in} - V_{out} = \frac{RT}{zF} \ln \frac{[X]_{out}}{[X]_{in}} \qquad \text{式 7-2}$$

ここで，$V_x$ は膜が選択的に透過するイオン X が平衡状態に達した時の膜電位（そのイオンの**ネルンスト電位 Nernst potential**）であり，$V_{in}-V_{out}$ は膜を挟んだ電位差である．$RT/zF$ はその時の温度とイオン価に応じた定数であり（この値は，一価の陽イオンの場合，37℃において約 26.7 mV である），また，$[X]_{out}$ と $[X]_{in}$ はそれぞれ，イオン X の細胞外と細胞内の濃度である．イオン X に対する電気化学的駆動力は，実際の膜電位とイオン X のネルンスト電位の差（$V_m - V_x$）に等しい．

静止膜電位の第 3 の決定因子は，膜を横切ってイオンを動かす能動的および受動的ポンプである．これらのポンプは細胞内外のイオン濃度に影響を与えており，膜を横切り正味電荷を移動させることによって，電流を発生する．このような現象は**起電的輸送 electrogenic transport** と呼ばれる．イオン濃度を維持するために，数多くのポンプが生理的に重要な役割を演じている．それらのなかには，アデノシン三リン酸 adenosine triphosphate（ATP）依存的な $Na^+/K^+$ ポンプ［細胞内への２つの $K^+$ の流入に対し，３つのナトリウムイオン（$Na^+$）の流出を起こす］および $Na^+/Ca^{2+}$ 交換体（1 つの $Ca^{2+}$ と３つの $Na^+$ の交換を行う．通常は $Ca^{2+}$ を排出し，$Na^+$ を流入させる）などがある．これらポンプの協調された働きによって，生物学的に重要なすべての陽イオンおよび陰イオンの細胞内外の濃度が厳密に保たれる．これら陽イオンおよび陰イオンの濃度がわかると，それらの生理学的温度でのネルンスト電位，つまり，各イオンにおいて正味の駆動力がゼロになる膜電位の値を計算することが可能である（表 7-1）．

主要な４種類のイオンの細胞内外の濃度差は，細胞膜に存在するポンプと交換体による各イオンの移動の程度の違いと，各イオンに選択的なチャネルに依存する膜透過性の違いによっている．静止時のニューロン膜におけるイオンの相対的な透過性は $K^+ \gg Cl^- > Na^+ \gg Ca^{2+}$ である．静止状態では $K^+$ の透過性が最も高いので，静止膜電位は $K^+$ のネルンスト電位（約 −90 mV）に最も近くなる．実際は，他のイオンに対しても低い透過性があるので，静止膜電位は $K^+$ のネルンスト電位よりも大きく（脱分極側に）なる．このように，$K^+$ が最も透過性の高いイオンであるが，他のイオンの透過性と“起電的”ポンプの働きも全体としての静止膜電位の形成に寄与する．真の静止膜電位を示す**定常状態**において（図 7-4），$V_m$ はどのイオンのネルンスト電位とも等しくなく，各イオンは電気化学的力を受けている．別のいい方をすると，($V_m - V_{ion}$) はゼロではなく，小さなイオンの移動が起こっている．これら内向きおよび外向き電流の総和（代数和）は小さく，能動的な起電ポンプによる電流と釣り合っている．そのため，静止膜において膜を横切る**正味の電流はゼロである**．興奮性組織において，すべての細胞エネルギーの最大 25％が細胞膜内外のイオン濃度勾配を維持するのに使われていると推定されている．

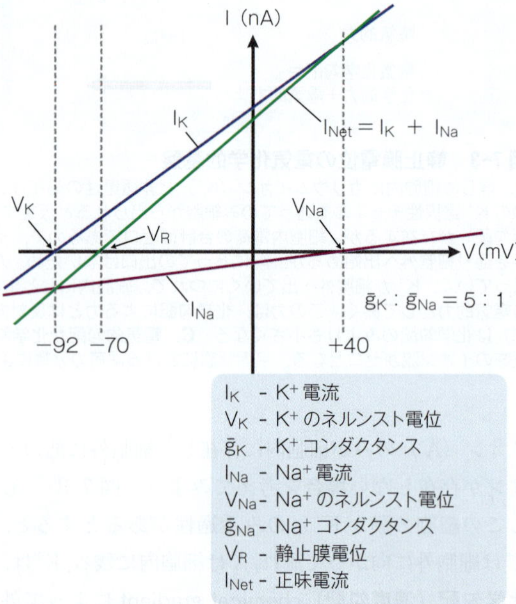


**図 7-4　静止膜電位への $K^+$ と $Na^+$ の相対的寄与**
$K^+$，$Na^+$，および他のイオンの相対的な膜透過性とそれらのネルンスト（電気化学平衡）電位が静止膜電位を決定している．ここに示した例では，$K^+$ のコンダクタンスは $Na^+$ のコンダクタンスの５倍である［$I_K$ および $I_{Na}$ の（I-V）関係を表す直線の傾きで，それぞれのコンダクタンスが示されている］．すなわち，膜は $Na^+$ よりも $K^+$ を５倍よく透過する．$K^+$ 電流は，$I_K$ [$I_K = \bar{g}_K(V - V_K)$]，$Na^+$ 電流は $I_{Na}$ [$I_{Na} = \bar{g}_{Na}(V - V_{Na})$] で表される（この例においては，$\bar{g}_K$ と $\bar{g}_{Na}$ はすべての電位で一定である）．正味の膜電流，$I_{Net}$ はこれら２つの電流の総和である（$I_{Net} = I_K + I_{Na}$）．“静止”膜電位（$V_R$）は，$I_{Net}$ がゼロの時の膜電位である．この例において，$V_R$ は $V_K$ に近いが，$V_K$ よりも大きいことに注意してほしい．その理由は，$K^+$ が主要な静止膜電位の決定因子であるが，小さな $Na^+$ 電流によって $V_R$ は $V_K$ よりも脱分極方向にシフトするからである．

**表 7-1　主要なイオンのネルンスト平衡電位**

| イオン | 細胞外濃度 | 細胞内濃度 | ネルンストの式 | ネルンスト電位 |
|---|---|---|---|---|
| $Na^+$ | 145 mM | 15 mM | 26.7 ln（145/15） | $V_{Na^+} = +61$ mV |
| $K^+$ | 4 mM | 140 mM | 26.7 ln（4/140） | $V_{K^+} = -95$ mV |
| $Cl^-$ | 122 mM | 4.2 mM | −26.7 ln（122/4.2） | $V_{Cl^-} = -90$ mV |
| $Ca^{2+}$ | 1.5 mM | ≈ $1 \times 10^{-5}$ mM | 26.7/2 ln（$1.5/1 \times 10^{-5}$） | $V_{Ca^{2+}} = +159$ mV |

ネルンスト電位の計算値は，哺乳類骨格筋の典型的なイオン濃度から計算したもの．ヒトの多くの細胞も似たようなイオン濃度勾配を有している．

## ゴールドマンの式

図 7-3 で示した例は，1 種類のイオンのみが細胞膜を横切るものである．実際は，多くの細胞が異なったイオンに選択性を有する数多くの異なったチャネルを有しており，それらすべてが静止膜電位に寄与している．静止膜電位が2種類以上のイオンで決定される時，それぞれのイオン種の影響は，そのイオンの細胞内外の濃度とそのイオンに対する膜の相対的透過性によって決まる．この関係は**ゴールドマン・ホジキン・カッツの式 Goldman-Hodgkin-Katz equation** で定量的に表される．

$$V_m = \frac{RT}{F} \ln \frac{P_K[K^+]_o + P_{Na}[Na^+]_o + P_{Cl}[Cl^-]_i}{P_K[K^+]_i + P_{Na}[Na^+]_i + P_{Cl}[Cl^-]_o}$$

**式 7-3**

$P_x$ はイオン X の膜透過性である（$P_x$ は最大透過性を 1 とした時の割合で表される）．本質的に，この式はあるイオンの濃度差が大きいほど，また透過性が高いほど，そのイオンの膜電位決定における役割が大きいことを示している．ある 1 種類のイオンの透過性が極端に高い時，ゴールドマンの式はそのイオンのネルンストの式となる．例えば，もし，$P_K \gg P_{Cl}$, $P_{Na}$ ならば，その式は以下のようになる．

$$V_m = \frac{RT}{F} \ln \frac{[K^+]_o}{[K^+]_i}$$

あるいは，もし $P_{Na}$ が $P_K$, $P_{Cl}$ よりも極端に大きければ，$V_m \sim V_{Na}$ となり，膜電位は強く脱分極する．この重要な概念が，チャネルのイオン透過性の変化と膜電位の変化をつなぐことになる．**イオン選択性チャネルが開けば，必ず，膜電位はそのイオンのネルンスト電位に向かってシフトする．**あるチャネルの膜電位への寄与の割合は，そのチャネルを通るイオン電流の程度に依存する．$Na^+$ と $K^+$（心筋の場合は，それに加え $Ca^{2+}$）の膜透過性の時間依存的な変化によって，電気的興奮性組織の主要な特徴—活動電位—が決定される．

## 活動電位

オームの法則によると，細胞膜を横切って少しの電流が流れると，膜電位が変化し，膜抵抗によって決まる新たな定常状態に達する（前述参照）．この電位変化の時間経過は膜抵抗（$r_m$）と膜容量（$c_m$）の積によって決まる．その時の速度定数は $[r_m \times c_m]^{-1}$ である［膜容量が存在するのは，細胞膜が 2 つの導体（膜の両側のイオン溶液）とその間に絶縁体（膜を構成するリン脂質の炭化水素コア）を有しているからである（図 7-2 参照）．コンデンサは電荷を両側の表面に蓄えており，この電荷量が変化するのには時間がかかる］．もし，刺激による電位変化が**閾値 threshold** に達しない場合には，膜電位はゆっくりと変化し，刺激電流がなくなると静止時の値に戻る（図 7-5A）．それに対して，もし膜電位が正の方向に変化し閾値を超えると，劇的な変化が起こる．膜電位は約＋50 mV まで急速に上昇し，その後，静止時の値（約−80 mV）に戻る（図 7-5B）．この“閾値以上”の現象は，**活動電位 action potential（AP）**として知られている．重要なことであるが，過分極刺激は活動電位の引き金にはならない（図 7-5C）．

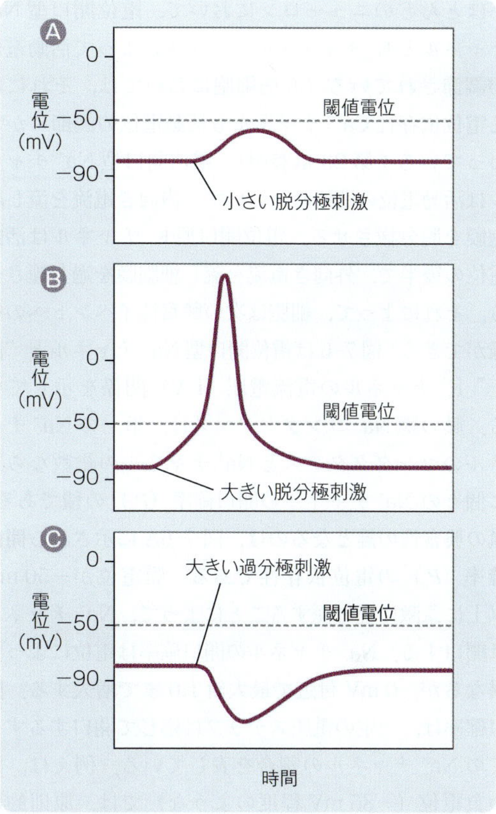


**図 7-5　活動電位**
**A.** この例では，静止状態の細胞は約−80 mV の膜電位を有している．もし，小さな脱分極刺激（例えば，数個の電位開口型 $Ca^{2+}$ チャネルを開くような刺激）が与えられると，$Ca^{2+}$ の流入に応じて，膜はゆっくりと脱分極する．その刺激が終わり，$Ca^{2+}$ チャネルが閉じると，膜は元の静止電位に戻る．電位変化の時間経過は，膜容量によって決定される（図 7-2 参照）．**B.** もし，膜電位が“閾値”電位を超えるだけの，大きな脱分極刺激が与えられると，膜は急速に約＋50 mV まで脱分極し，その後，静止電位に戻る．この現象は，**活動電位**として知られている．その大きさ，時間経過，形状は膜の脱分極に応じて開口する電位開口型 $Na^+$ および $K^+$ チャネルによって決定される．**C.** 細胞に過分極刺激を与えた場合は，たとえどんなに大きな過分極でも，活動電位を発生することはない．

ほとんどのニューロンにおいて，電位開口型 $Na^+$ チャネルと $K^+$ チャネルのバランスによって活動電位が調節されている（心筋細胞においては，それに加え電位依存性 $Ca^{2+}$ チャネルも活動電位の調節にかかわっている；第 23 章参照）．電位開口型 $Na^+$ チャネルは活動電位の開始時において，内向き電流を流し細胞膜を脱分極させる．電位開口型 $K^+$ チャネルは活動電位の後半で，外向き電流を流し細胞膜を過分極させる．それによって，細胞は次の興奮性イベントへの準備ができる．図 7-6 は電位開口型 $Na^+$ チャネルと"静止" $K^+$ チャネルの電流電圧（I-V）関係を示している．膜の総 $Na^+$ コンダクタンスは，単一の $Na^+$ チャネルのコンダクタンスと $Na^+$ チャネルの総数ならびに個々の $Na^+$ チャネルの開口確率（$P_o$）の積である．**膜の興奮性の鍵となるのは**，図 7-6A に示される**開口確率（$P_o$）の電位依存性である**．膜電位が－50 mV 以上に急激に脱分極することによって，$Na^+$ チャネルは開口する．$Na^+$ チャネルの開口確率は電位によって異なるが，0 mV 付近で最大値 1.0 まで増大する．開口確率は，一定の電圧ステップに応じて開口するすべての $Na^+$ チャネルの割合を表している．例えば，深い負電位（－85 mV 程度のような）では，原則的に $Na^+$ チャネルは開口せず，膜が 0 mV を超えて脱分極すると，ほとんどすべての $Na^+$ チャネルが開口する．膜が－25 mV まで急速に脱分極した場合は，約半数の $Na^+$ チャネルが開口する．これらの関係は，膜が一定の脱分極状態におかれた時（**電位固定 voltage-clamping** と呼ばれる状態の時）に生じるものである．活動電位によって，細胞膜が短時間の脱分極刺激を受けた時には，より少数の $Na^+$ チャネルしか開状態に達することはできない．そして，多くの開口していないチャネルが予備となり，インパルス伝達における安全性が保障される．

イオン電流は，コンダクタンス（$g$）と電位差の積であることを思い出してほしい．イオンにとって，電位差は電気化学的駆動力であり，$V_m - V_x$ で表される（$V_x$ はイオン X のネルンスト電位である）．例えば，$Na^+$ 電流の場合，

$$I_{Na} = g_{Na}(V_m - V_{Na})$$

**または**

$$I_{Na} = \bar{g}_{Na} P_o (V_m - V_{Na}) \qquad \text{式 7-4}$$

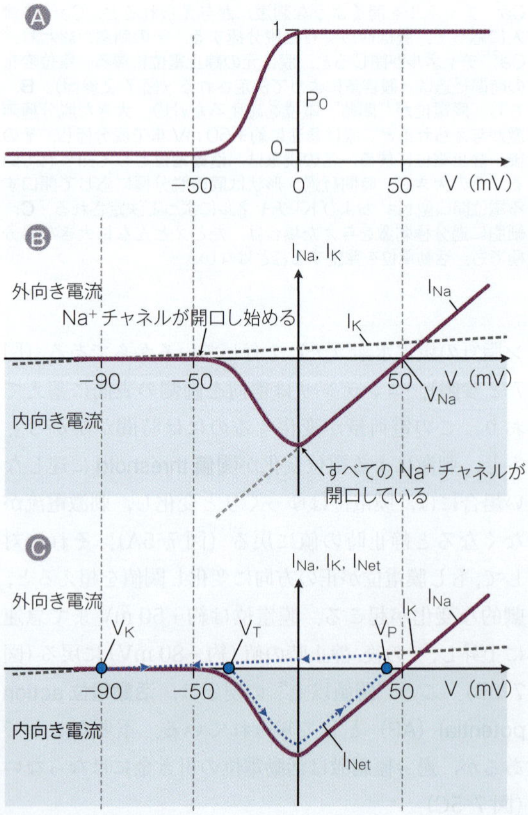


**図 7-6　チャネル活性の電位依存性**

**A.** $P_o$，個々の電位開口型 $Na^+$ チャネルが開口する確率は，膜電位（$V$）の関数である．－50 mV よりも負の膜電位では，1 つの電位開口型 $Na^+$ チャネルが開口する確率は極めて低い．－50 mV よりも正の膜電位で，その開口確率は増加し始め，0 mV において 1.0（100％の開口）となる．この確率は，電位開口型 $Na^+$ チャネルの集合体に対しても一般化されうるので，0 mV において，実質的に細胞膜に存在するすべての電位依存性 $Na^+$ チャネルが開いている．**B.** 膜を横切る $Na^+$ 電流（$I_{Na}$）は，$Na^+$ チャネルの電位依存性の関数である．－50 mV よりも負電位において，$Na^+$ 電流はゼロである．電位が－50 mV よりも脱分極するにつれて，$Na^+$ チャネルが開き始め，内向き（図ではマイナス方向）の $Na^+$ 電流が増加する．0 mV においてすべての $Na^+$ チャネルが開口し，内向き $Na^+$ 電流は最大となる．膜電位が 0 mV を超えてさらに増加し続けた場合，$Na^+$ 電流は依然として内向きであるが，その大きさは減ってくる．なぜならば，$Na^+$ イオンは正に荷電しているため，その内向きの流れは，細胞内電位がより正になることによって反対向きの力を受けるからである．$Na^+$ 電流は $V_{Na}$（$Na^+$ のネルンスト電位）においてゼロである．なぜならこの電位において，$Na^+$ に対する，電気的勾配による力と化学勾配による力が釣り合うからである．$V_{Na}$ よりも正電位では，$Na^+$ 電流は外向き（図ではプラス方向）である．点線は，$Na^+$ チャネルの開口確率が電位依存的でない場合の $Na^+$ 電流と電位の間の関係を示している．電位非依存的 $K^+$ "リーク" チャネルを流れる $K^+$ 電流を点線（$I_K$）で示している．**C.** 細胞膜を流れる $Na^+$ 電流（$I_{Na}$）と $K^+$ 電流（$I_K$）を合計すると，電流電圧（I-V）曲線において正味の電流がゼロとなる 3 つの重要な遷移点（**青丸で記されている**）が示される．これらのうち最初のものは膜電位－90 mV のところであり，そこでは $V = V_K$ である．この電位において，膜電位が少し増加（少し脱分極）すると，その結果外向き（正）の $K^+$ 電流が流れ，膜電位を $V_K$ に向かって元に戻すように働く．2 番目は閾値電位（$V_T$）のところである．この電位においては，$I_{Na} = -I_K$ である．そしてこれよりもさらに脱分極すると，より多くの電位依存性 $Na^+$ チャネルが開き，負（内向き）の電流が流れ，それが活動電位を惹起する．3 番目はピーク電位（$V_p$）のところである．この電位において，正味電流が負（内向き）から正（外向き）へと移行する．$Na^+$ チャネルが不活性化すると，$I_K$ による正味の正電流（外向き電流）が優勢となり，膜電位が $V_K$ の方へと戻っていく（すなわち，膜が再分極する）．

この式において，$\bar{g}_{Na}$ はすべての $Na^+$ チャネルが開いた時の膜の $Na^+$ コンダクタンスで，$P_o$ は，前述したように，個々の $Na^+$ チャネルが開く確率である．この式は図 7-6B に示されており，そこでは，“完全に活性化している”膜における $Na^+$ 電流が $V_{Na}$ を通る正の傾きをもった直線として描かれている．もし，$Na^+$ コンダクタンスが電位依存性でない（すなわち，$g_{Na}$ が常に $\bar{g}_{Na}$ と等しい）ならば，この直線は，点線で示されるようにマイナス電位の方までずっと伸びることになる．しかしながら，$P_o$ は電位依存性である（電位によって変化する）ため（図 7-6A），実際の $Na^+$ コンダクタンス $g_{Na}$ も電位依存性を示し，その結果，実際の $I_{Na}$ はこの理論的な“完全に活性化した状態”の直線からずれることになる．静止状態から脱分極を大きく（例えば，刺激を加えることによって）していくと，より多くのチャネルが開くにつれて，初めは内向きの $Na^+$ 電流が大きくなる．そして，その後は（チャネルが開いていても）$V_m$ が $V_{Na}$ に近づくにつれて $Na^+$ 電流は小さくなっていく（図 7-6B）．

$K^+$ チャネルは，内向き $Na^+$ 電流の脱分極作用に反する外向きの電流を流す．多様な“ゲート”特性を有する多くの種類の $K^+$ チャネルが存在するが，興奮性における $K^+$ チャネルの役割を理解するためには，2 種類の $K^+$ チャネルのみを考えればよい．その 2 種類とは，電位非依存性の“リーク”チャネルと電位依存性の“遅延整流性”チャネルである．**リークチャネル leak channel** は，負の膜電位領域においてずっと開き続けていることによって，静止膜電位の形成に寄与している $K^+$ チャネルである．このチャネルを流れる $K^+$ 電流は図 7-6B において，点線で示されている．この $K^+$ 電流は $V_m > V_K$ の電位において常に外向きである．

$I_{Na}$ と $I_{K(leak)}$ の総和は図 7-6C において，青の点線で示されている．この点線上の 3 つの点は，活動電位の 3 つの重要なポイントを示している．正味のイオン電流（$I_{Net}$）はこの 3 点においてゼロである．第 1 番目，静止時において **$V_m$ は $V_K$ に近い $V_m \approx V_K$.** この状態で“外部の”刺激によって膜が一過性に脱分極すると，イオンコンダクタンスからして，正味の外向き電流が流れる．その外向き電流は，外部刺激が終わった際に，細胞膜を静止時へと再分極させるように働く．第 2 番目，**$V_m = V_T$** の時，外向きの $K^+$ 電流は内向きの $Na^+$ 電流と釣り合い，正味の電流はここでもゼロである．しかしながら，この状況下では，少しの脱分極によって正味の内向き電流が流れ，それによってさらに膜が脱分極し，それが大きな内向き電流を生じ，膜をさらに脱分極させる．**この正のフィードバックループによって，活動電位の立ち上がり相が形成される．**このように，$V_T$ を超える急速な脱分極によって活動電位が起こる．$V_T$ は**閾値電位 threshold potential** と定義される．第 3 番目，$V_p$ は活動電位ピーク時の電位である．$V_m$ がこの最大脱分極に到達すると，正味電流は内向きから外向きへと変わり，その結果，膜は再分極し始める．

電位開口型（**遅延整流性 delayed rectifier**）$K^+$ チャネルは活動電位の急速再分極相に寄与している．これらのチャネルも，膜電位が脱分極すると開口するが，その開閉速度は，$Na^+$ チャネルよりもゆっくりとしている．そのため，活動電位の初期（脱分極）相では内向き $Na^+$ 電流が優勢であり，後期（再分極）相では外向き $K^+$ 電流が優勢となる（図 7-7）．活動電位が初期の急速脱分極（速い内向き $Na^+$ 電流によって生じる）

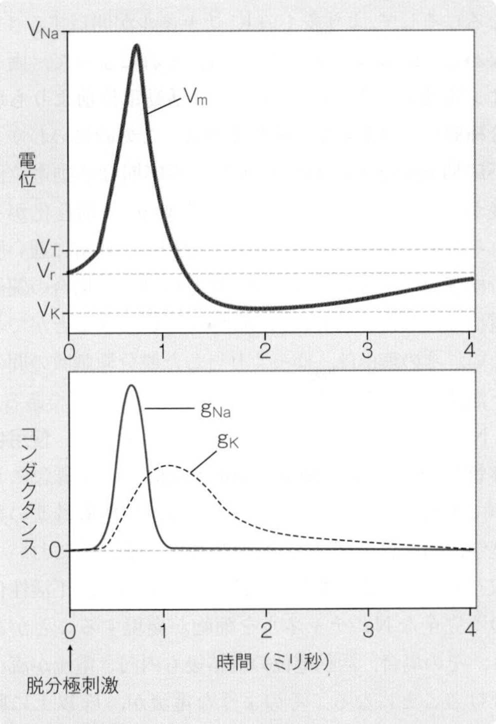


**図 7-7　電位依存性の $Na^+$ および $K^+$ コンダクタンスの時間経過**

活動電位の経過中，膜電位（$V_m$）ははじめ $V_T$ から $V_{Na}$ に向かって急激に増加し，その後 $V_T$ 以下に減少し，さらにゆっくりと $V_K$ に近づいていく．活動電位の形状と持続時間は，電位依存性 $Na^+$ と $K^+$ 電流の時間経過が異なっていることによって説明される．脱分極刺激に応じて，電位開口型 $Na^+$ チャネルが急速に開口するため，$Na^+$ コンダクタンス（$g_{Na}$）は急に増加し，その後，$Na^+$ チャネルの不活性化によって低下する．$K^+$ コンダクタンス（$g_K$）は $g_{Na}$ とともに増大するが，電位依存性 $K^+$ チャネルの開口速度は遅いため，最大のコンダクタンスに達するまでにより長い時間がかかる．最終的には，$g_K$ は $g_{Na}$ よりも大きくなり，膜は再分極する（$V_{Na}$ と $V_K$ はそれぞれ $Na^+$ と $K^+$ のネルンスト電位，$V_r$ は静止膜電位，$V_T$ は活動電位発火の閾値電位）．

とそれに引き続く遷延性の再分極（より持続する遅い外向き $K^+$ 電流によって生じる）により特徴づけられるのは，これが理由である．

膜の興奮性を決めている最後の特徴として，脱分極による $Na^+$ チャネルの開口が短いことが挙げられる．急速な膜の脱分極によって開口した後，ほとんどの $Na^+$ チャネルは**不活性化 inactivated** といわれる（閉じた）状態になる．不活性化状態のチャネルは，刺激がきても開口することができない．不活性化からの回復は膜が再分極した時にのみ起こり，再分極によって $Na^+$ チャネルは閉じた静止状態に戻り，そこで初めて刺激に応じて開くことができるようになる．この $Na^+$ コンダクタンスの速い不活性化と，電位開口型 $K^+$ コンダクタンスがゆっくりと低下することが相まって，膜興奮性のダイナミックな変化が起こる．一度活動電位が起こると，開口できる $Na^+$ チャネルは活動電位前より少なくなり（すなわち，$g_{Na}$ は一時的に小さくなる），そして，より多くの $K^+$ チャネルが開口する（すなわち，$g_K$ がより大きくなる）．それによって，両イオン電流の変化が起こり，**$V_T$ は活動電位前よりも脱分極側にシフトする**．興奮性膜は，この時にいわゆる**不応期 refractory state** に入り，不応期は活動電位直後から，速い $g_{Na}$ の不活性化と遅い $g_K$ の活性化がそれぞれ静止時のレベルに戻るまで続く．非常に遅い脱分極刺激は，もしそれが速い脱分極刺激の場合の閾値電位に達したとしても，活動電位を起こすことができない．その理由は，ゆっくりとした脱分極刺激の間に不活性化した $Na^+$ チャネルが増えていくからである．

$Na^+$ チャネルが不活性化するという性質は，**使用依存性ブロック use-dependent block** という概念において重要である．それは，第 11 章，局所麻酔薬の薬理学，および第 23 章，心臓リズムの薬理学において取り上げられる．また，病的状態において，不活性化の不完全な $Na^+$ チャネルを細胞が発現することがあり，その場合，活動電位の終結後も内向き電流が流れ続けることになる．そのような電流が，$V_T$ 以上に膜電位を上げて，繰り返す発火が誘導される場合がある．ミオトニアや神経因性疼痛のような病態は，このような性質が変化した $Na^+$ チャネルの発現が原因のようである．

## ▶ イオンチャネルの薬理学

多くの薬物は直接イオンチャネルに働き，膜の興奮性を変化させる．例えば局所麻酔薬は，末梢および脊髄神経の $Na^+$ チャネルをブロックする目的で，高濃度で局所に注射される．この $Na^+$ チャネルブロックによって，活動電位の伝播が抑制され，これらの神経による感覚刺激の伝達（例えば痛み）が阻害される（第 11 章参照）．もっとかなり低濃度で，これら局所麻酔薬および構造的に似ている抗不整脈薬が全身性に投与され，心臓における異常活動電位の抑制，また神経因性疼痛やある種のミオトニアの治療のために使われる（第 23 章参照）．$K^+$ チャネルをブロックする薬物は，ある種の不整脈の治療に使われる．また，将来的には多発性硬化症や脊髄傷害のような脱髄が起こる病態に二次的に発生する神経伝導障害の治療のために使用される可能性がある．$Ca^{2+}$ チャネルは，あるタイプの高血圧治療薬によって直接ブロックされる．そのような薬物は，血管平滑筋を弛緩させ，全身の血管抵抗を低下させることによって降圧薬として働く．心筋 $Ca^{2+}$ チャネルに選択的な遮断薬が，ある種の心疾患の治療薬として使用される（第 21 章，血管緊張の薬理学参照）．神経の $Ca^{2+}$ チャネルのある型のものに選択的な効力の強い遮断薬が，イモガイ *Conus* sp. の毒から精製され，激しい神経因性疼痛の治療のために，脊髄液内に投与されたことがある．(1) **テトロドトキシン tetrodotoxin** は，章のはじめの Case に見られるフグの神経毒であるが，神経のほとんどの $Na^+$ チャネルを低濃度でブロックする．(2) その結果，テトロドトキシンは神経系の活動電位の伝播を抑制する．もし大量に摂取した場合には，致死的な麻痺が引き起こされる．チャネルを調節している受容体の薬理学的な修飾によっても，イオンチャネルの機能は変化する．これについては後述する．

## ▶ 電気化学伝達

神経は，**神経伝達物質 neurotransmitter** である小分子やペプチドを必要な時に放出して，ニューロンどうしで情報交換を行っている．また同様に他の種類の細胞とも情報交換を行っている．神経伝達物質は循環血液中に放出されることがあり，その場合は離れた器官に対して作用を及ぼすことができる．また神経伝達物質は，**シナプス synapse** と呼ばれる特化した接続部位において，ほんの短い距離だけ拡散して，隣接する標的細胞に作用することもある．シナプス伝達は，このように，電気シグナル（シナプス前細胞の膜電位変化）と化学シグナル（シナプス前細胞からの神経伝達物質の放出と，それに引き続くシナプス後細胞膜の受容体への伝達物質の結合）を統合するものである．そのため，シナプス伝達は，しばしば**電気化学伝達**

electrochemical transmission といわれる．

電気化学伝達に必須の過程の一般的な流れは以下の通りである（図 7-8）．

1. 神経伝達物質はニューロンの細胞質内に存在する酵素で合成されて，ニューロン内に貯蔵される．主要な神経伝達物質として，アセチルコリン acetylcholine（ACh），ノルアドレナリン（ノルエピネフリン），γアミノ酪酸γ-aminobutyric acid（GABA），グルタミン酸，ドパミン，セロトニンがある．ほとんどの神経は 1 種類の神経伝達物質を放出するが，この特異性は，その神経に発現している合成酵素によって大部分決定されている．合成された後，神経伝達物質は細胞質内から細胞内小胞（しばしば**シナプス小胞 synaptic vesicle** と呼ばれる）に能動的に取り込まれ，そこで高濃度に存在する．神経伝達物質の取込みは，シナプス小胞膜に存在する多くのタンパク質が協調して働くことによってなされる．多くの場合，ATP 依存性輸送体が，細胞質内から小胞内にプロトンを汲み入れ，それによって小胞内外のプロトン濃度勾配を形成する．特化した神経伝達物質輸送体が，このプロトン濃度勾配の電気化学エネルギーを使用して，伝達物質を細胞質内から小胞内に能動的に運び入れる．神経伝達物質で満たされた小胞は，細胞膜とドッキングし，シナプス前終末の細胞膜に存在する“アクティブゾーン（活性帯）”（神経伝達物質の放出に特化した細胞構造）においてプライミングされる（準備状態となる）．
2. 閾値電位が神経に到達すると，活動電位が起こり，それは軸索に沿ってシナプス前神経終末へと伝播する．
3. 神経終末の膜が脱分極すると，電位依存性 $Ca^{2+}$ チャネルが開口し，そこを通りシナプス前神経終末内への $Ca^{2+}$ の流入が起こる．多くの神経において，この $Ca^{2+}$ 流入を担っているのは，P/Q 型（$Ca_v2.1$）あるいは N 型（$Ca_v2.2$）$Ca^{2+}$ チャネルである．
4. シナプス前終末において細胞質内遊離 $Ca^{2+}$ 濃度が上昇すると，それは特殊なタンパク質装置で感知されて，その結果，神経伝達物質で満たされた小胞とシナプス前終末の細胞膜との融合が起こる（次の「シナプス小胞の調節」の項参照）．小胞が融合した後，神経伝達物質のシナプス間隙への放出が起こる．
5. 放出された神経伝達物質は，シナプス間隙を拡散し，シナプス後膜にある受容体に結合する．この

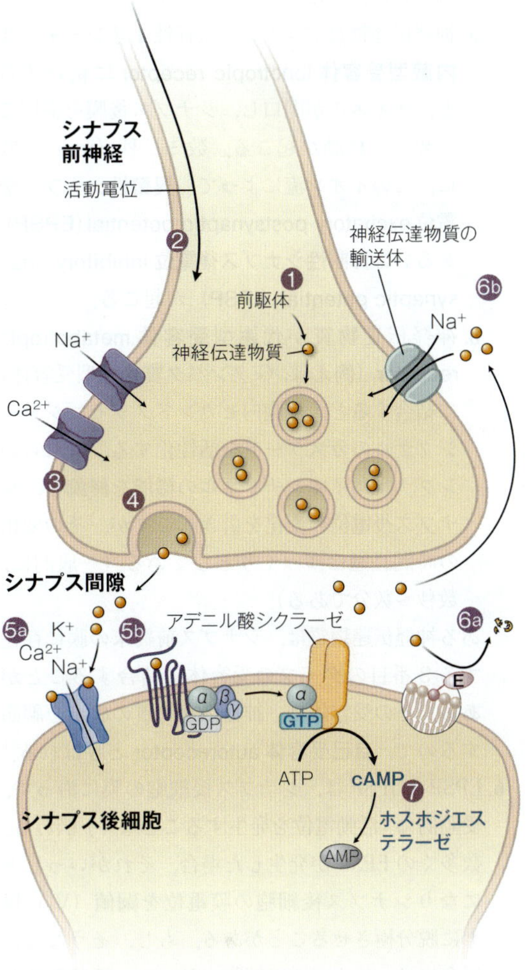


**図 7-8　シナプス伝達のステップ**
シナプス伝達は，シナプス前神経の電気的脱分極と，シナプス前細胞とシナプス後細胞間の化学シグナルをつなぐ一連のステップに分けられる．**1.** 神経は前駆体から神経伝達物質を合成し，それを小胞に貯蔵する．**2.** 神経を伝わってきた活動電位が，シナプス前神経終末を脱分極する．**3.** 膜の脱分極が電位依存性 $Ca^{2+}$ チャネルを活性化し，シナプス前神経終末への $Ca^{2+}$ 流入を起こす．**4.** 細胞内 $Ca^{2+}$ 濃度の上昇によって，小胞とシナプス前ニューロン膜との融合と，それに引き続く神経伝達物質のシナプス間隙への放出が可能となる．**5.** 神経伝達物質がシナプス間隙を拡散し，2 種類のうちの 1 つのシナプス後受容体に結合する．**5a.** イオンチャネル型受容体への神経伝達物質の結合は，チャネルを開口し，シナプス後膜のイオンに対する透過性を変化させる．これによって，シナプス後膜電位の変化が起こる．**5b.** シナプス後膜の代謝型受容体への神経伝達物質の結合は，細胞内シグナルカスケードを活性化する．図の例は，G タンパク質の活性化によるアデニル酸シクラーゼを介した cAMP（サイクリック AMP）の合成を示している．そのようなシグナルカスケードは他のイオン選択性チャネル（示されていない）を活性化しうる．**6.** シグナル伝達の終結は，シナプス間隙から伝達物質が除去されることによって行われる．**6a.** 伝達物質はシナプス間隙に存在する酵素（**E**）によって分解される．**6b.** また，伝達物質は再取込み輸送体によってシナプス前細胞に取り込まれる．**7.** シグナルの終結は，シナプス後細胞の細胞内シグナル分子（例：cAMP）を分解する酵素（例：ホスホジエステラーゼ）によっても行われる．AMP：アデノシン一リン酸，GDP：グアノシン二リン酸，guanosine diphosphate，GTP：グアノシン三リン酸，guanosine triphosphate．

受容体には以下に示す2種類がある．

**a.** 神経伝達物質がリガンド依存性**イオンチャネル内蔵型受容体** ionotropic receptor に結合すると，チャネルが開口し，シナプス後膜を横切るイオンの移動が起こる．数ミリ秒（ms）の間に，このイオン流によって，**興奮性シナプス後電位** excitatory postsynaptic potential（EPSP），あるいは**抑制性シナプス後電位** inhibitory postsynaptic potential（IPSP）が起こる．

**b.** 神経伝達物質が**代謝型受容体** metabotropic receptor（例えば，Gタンパク質共役型受容体）に結合すると，細胞内セカンドメッセンジャーシグナルのカスケードを活性化する．これらのシグナルはイオンチャネルの機能を修飾し，シナプス後電位の変化を引き起こすが，その変化の時間経過はゆっくりとしている（一般的に，数秒〜数分である）．

ある神経伝達物質は，**シナプス前終末**の膜に存在する3番目のタイプの受容体に結合することがある．その受容体は，神経伝達物質の放出を調節するので，**自己受容体** autoreceptor と呼ばれる．

**6.** EPSP と IPSP は，シナプス後細胞の膜に沿って，受動的に（活動電位を発生することなく）伝わる．数多くの EPSP が発生した場合，それがいっしょになりシナプス後細胞の膜電位を閾値（$V_T$）以上に脱分極させることがある．もし，そうなった場合には，シナプス後細胞において，活動電位が発生する（この過程は，図7-8には示されていない）．

**7.** 神経伝達物質が除去されるか，シナプス後細胞の受容体が脱感作されるか，あるいはその両方が起こることによって，シナプス後細胞の刺激は終了する．神経伝達物質は以下の2つの方法で除去される．

**a.** シナプス間隙に存在する酵素による神経伝達物質の分解．

**b.** 特異的な輸送体による神経伝達物質のシナプス前終末（あるいは，周囲のグリア細胞）への取込み．この取込みによって，シナプスでの作用は終了するとともに，取り込まれた伝達物質は，新たな放出のためにシナプス小胞にリサイクルされる．

**8.** シナプス後細胞のGタンパク質共役型受容体の場合，伝達物質に対する反応が終了するのに，セカンドメッセンジャーを不活性化する細胞内の酵素［例えば，サイクリックAMP cyclic adenosine monophosphate（cAMP）を不活性化代謝物であるアデノシン一リン酸 adenosine monophosphate（AMP）に変換するホスホジエステラーゼなど］も関与している．

神経筋接合部にあるシナプスは，化学シナプスの原型である（より詳しくは，図9-4参照）．神経筋接合部において，運動神経軸索の終末枝は筋細胞表面のシナプス陥凹に存在する．神経が発火すると，ACh が運動神経終末から放出される．放出された ACh は**シナプス間隙** synaptic cleft を拡散し，シナプス後膜である筋細胞膜に存在するリガンド依存性イオンチャネル内蔵型受容体（ニコチン様 ACh 受容体）に結合する．この受容体への ACh の結合によって，受容体に内蔵されているイオンチャネルの開口確率が一過性に増加する．このチャネルは $Na^+$ と $K^+$ に同じように透過性があり，**逆転電位** reversal potential（このチャネルを通る正味の電流がゼロである電位）は，およそ0 mV（$Na^+$ のネルンスト電位と $K^+$ のネルンスト電位の平均）である．このチャネルを通って正味の内向き電流が流れることによって，筋細胞の膜が脱分極する．この特別な**終板電位** end-plate potential は筋細胞において，活動電位を発生するだけ十分に大きい．しかしその大きさは例外的であり，ほとんどの神経の EPSP は活動電位を出すほど大きくはない．通常は，シナプス後電位が活動電位の発火閾値まで達するためには，いくつかの神経の EPSP が，狭い範囲のシナプスにおいて，短時間（〜10ミリ秒）の間に同時に起こる必要がある．

神経伝達の基本過程のなかで，薬物によって修飾を受けうるステップについて，以下で取り上げる．

## シナプス小胞の調節

神経終末には，2種類の分泌小胞が存在する．小さな**無芯小胞** clear-core synaptic vesicle と大きな**有芯小胞** dense-core synaptic vesicle である．無芯小胞は，ACh，GABA，グリシン，グルタミン酸などの小さな有機の神経伝達物質を貯蔵し，分泌する．有芯小胞は，ペプチドやアミンの神経伝達物質を含んでいる可能性が高い．より大きな有芯小胞は，伝達物質の放出がシナプス前細胞の“活性帯”に限定されていないため，内分泌細胞の分泌顆粒と似ている．有芯小胞の放出は，1回の活動電位で起こるというよりも，一連のインパルス（連続した，あるいは律動的な刺激）に引き続いて起こる傾向にある．そのため，小さな無芯小胞は速い化学伝達にかかわっており，一方，大きな有芯小胞はゆっくりとした，修飾的な，あるいは遠くへのシグナルに関係している.

この数年の間に，シナプス小胞輸送を調節している多くのタンパク質が同定された．**シナプシン synapsin** は，シナプス小胞に高親和性を有するタンパク質であり，同時にアクチンにも結合する．この結合によって，神経終末において，小胞と細胞質内のアクチン細胞骨格とを結びつける．シナプシンは，cAMP 依存性キナーゼや $Ca^{2+}$/カルモジュリンキナーゼなど，様々なタンパク質キナーゼの主要な基質の 1 つである．そのため，これらのセカンドメッセンジャー（cAMP，$Ca^{2+}$）は，$Ca^{2+}$ 依存性開口放出においてシナプス小胞の供給をコントロールすることによって，神経伝達物質の放出に影響を与えていると考えられている．**可溶性 *N*-エチルマレイミド感受性因子付着タンパク受容体 soluble *N*-ethylmaleimide-sensitive factor attachment protein receptor（SNARE）**は，小胞の膜（シナプトブレビン）とシナプス前細胞の細胞膜（シンタキシンと SNAP-25）の両方に存在し，小胞の $Ca^{2+}$ 依存性および非依存性開口放出の駆動力を与える（図 7-9）．破傷風毒素やボツリヌス毒素のようなある種の神経毒は，選択的に SNARE を切断することによってシナプス小胞の開口放出を阻害しているようである（第 9 章参照）．シナプトタグミンやコンプレキシンのような SNARE 関連タンパク質は小胞放出の $Ca^{2+}$ 感受性において重要な意味を持っている．シナプシン，SNARE，および近年発見された神経伝達物質の放出に関係しているタンパク質も含め，これらの SNARE 関連タンパク質が将来，シナプス伝達の薬理学的調節のための作用対象となるかもしれない．

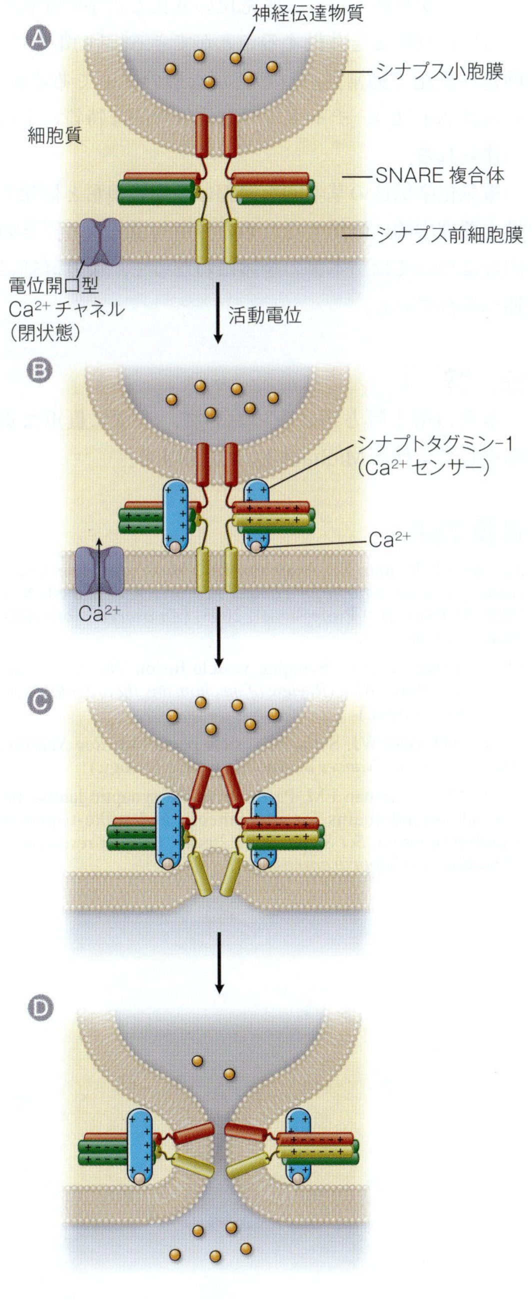


**図 7-9　神経伝達物質放出の現在のモデル**
**A.** いくつかのタンパク質-タンパク質相互作用によって，シナプス小胞は，シナプス前神経膜の近くにつながれている．これらの相互作用のうちで最も重要なものに，小胞膜と細胞膜の両方に存在する可溶性 N-エチルマレイミド感受性因子付着タンパク受容体（SNARE）タンパク質がかかわる相互作用がある．SNARE タンパク質には，シナプトブレビン（赤），シンタキシン-1（黄），および SNAP-25（緑）などがある．電位依存性 $Ca^{2+}$ チャネルは細胞膜において，これら SNARE 複合体に近接して存在する．それによってシナプス前細胞膜，および / あるいはシナプス小胞膜に局在している $Ca^{2+}$ 結合タンパク質［シナプトタグミン-1（青）］が，$Ca^{2+}$ 流入を感知しやすくなっている．**B～D.** 活動電位に応じて，電位依存性 $Ca^{2+}$ チャネルが開口し，細胞外 $Ca^{2+}$ が細胞内に流入する．細胞内 $Ca^{2+}$ の増加は，シナプトタグミン-1 と SNARE 複合体の結合および小胞膜と細胞膜の融合の引き金となり，神経伝達物質のシナプス間隙への放出が起こる．さらにいくつかのタンパク質（Munc18-1，Munc13-1，コンプレキシン-1，その他）も，シナプス小胞融合の調節に関与しているかもしれない（**図示せず**）．

## シナプス後受容体

多くの神経薬理学的薬物が，シナプス後受容体に作用する．これらの膜タンパク質は，**イオンチャネル型 ionotropic** と**代謝型 metabotropic** の 2 つのクラスに分類される．

ニコチン様 ACh 受容体や“A”型 GABA 受容体のようなイオンチャネル型受容体は，ほとんど必ず 4 つか 5 つのサブユニットで構成され，それらサブユニットが，細胞膜内においてリガンド依存性チャネルを形成する．1 つ（時には 2 つ）のリガンド分子が受容体に結合することによって，アロステリックな構造変化が起こり，チャネル孔が開口する．同じ機能の受容体でも，構成するサブユニットは組織によってしばしば異なっており，その結果，受容体の細かな分子薬理学的性質は組織特異的である．例えば，ACh はすべてのニコチン様 ACh 受容体に対する内因性伝達物質であるが，多くの合成アゴニスト（あるいはアンタゴニスト）は骨格筋，自律神経節，あるいは中枢神経系のニコチン様 ACh 受容体を選択的に活性化（あるいは抑制）する（第9章参照）．

代謝型受容体も同様に多様である．ほとんどはGタンパク質共役型受容体であるが，それらの細胞外および細胞内領域は非常に異なっている．この違いによって，代謝型受容体のある特定のサブタイプを活性化（あるいは抑制）するアゴニスト（あるいはアンタゴニスト）の開発が可能となっている．

### 伝達物質の代謝と再取込み

神経伝達物質の代謝を修飾することは，シナプスにおける薬理学的介入の重要な機序である．2つの主要な介入方法として，神経伝達物質の分解の抑制と再取込みの阻害がある．ACh を分解する酵素であるアセチルコリンエステラーゼは，分解抑制の作用対象となっている例である．**アセチルコリンエステラーゼ阻害薬 acetylcholinesterase inhibitor** は，重症筋無力症の治療の中心である（第9章参照）．

シナプス間隙からシナプス前細胞への神経伝達物質の取込みを促進する輸送体は，もっと重要である．これら再取込みの輸送体は，シナプス伝達の終結に決定的な役割を演じているので，それらの抑制は大きな作用を及ぼす．例えば，**コカイン cocaine** の向精神作用は，コカインが脳においてドパミンとノルアドレナリンの再取込みを阻害する働きによっている．また，**fluoxetine** のような抗うつ薬の治療効果は，セロトニン選択的な再取込みの阻害によっているようである（第14章，セロトニンとアドレナリンの中枢神経伝達の薬理学参照）．再取込み輸送体は基質特異性を有している傾向があるため，別の特異的輸送体サブタイプに選択的な新規の薬物が開発されることも期待される．

## ▶ まとめと今後の方向性

細胞興奮性は，細胞間の情報伝達における決定的な要素である．細胞興奮性の基盤は，イオンポンプによって作られる，細胞膜の脂質二重層を挟んでの電気化学的勾配である．イオン選択性チャネルによって，細胞膜は異なったイオン種に対して選択的に透過性を調節することが可能となり，膜電位の変化と化学的な刺激あるいは反応とを共役することができる．活動電位は，興奮性細胞で通常見られる特別な形の反応であるが，それは $Na^+$ と $K^+$ チャネルの電位依存的な特質によって作られる．

電気化学伝達の基本的な過程は，細胞興奮と情報交換を薬理学的に修飾するための作用対象となる．その内容については，本書の全体にわたって，より詳細に述べられている．

### 謝　辞

本書の第1版と第2版において，本章に貴重な貢献をしてくれた Michael Ty に感謝する．

### 推奨文献

Nestler EJ, Hyman SE, Malenka RC. *Molecular neuropharmacology: a foundation for clinical neuroscience.* 2nd ed. New York: McGraw-Hill Professional; 2008. (*An overview of neuropharmacology.*)

Rizo J, Rosenmund C. Synaptic vesicle fusion. *Nat Struct Mol Biol* 2008;15:665–674. (*Review of mechanisms that regulate synaptic vesicle fusion.*)

Rizzoli SO, Betz WJ. Synaptic vesicle pools. *Nat Rev Neurosci* 2005;6:57–69. (*Advances in synaptic vesicle biology.*)

Sutton MA, Schuman EM. Partitioning the synaptic landscape: distinct microdomains for spontaneous and spike-triggered neurotransmission. *Sci Signal* 2009;2:pe19. (*Recent research on regulation of synaptic transmission.*)

# 8

# 神経系の生理学と薬理学の原理

Joshua M. Galanter, Susannah B. Cornes, and Daniel H. Lowenstein



## ▶ はじめに

神経系は100億以上のニューロンから成り立っている．そのほとんどのニューロンは何千ものシナプスを形成し，他の器官では見られないほど複雑である．神経回路間の相互作用があって，原始反射から言語，感情，記憶などに至る機能が生じた．こうした機能が発揮されていくためには，神経系を構成する個々のニューロンが機能的なネットワークに組み込まれ，さらに，より大きな解剖学的なユニットを構成していかなければならない．

第7章では，ニューロン内の電気的な伝導とニューロン間の化学伝達について記述しながら，個々のニューロンの生理学についてまとめた．本章では神経系の構成を２つの視点から調べて論じていく．１点目には神経系の肉眼解剖の構成を示し，神経系に作用する薬物の作用部位(点)を本文中に示した．２点目には，神経の接続（いわゆる**神経路**）の主要なパターンを提示する．ニューロンが情報を伝達，加工，調節するために組織化されている方法を学ぶと，これらの神経路に作用する薬物の作用の理解が深まるからである．本章では主要な神経伝達物質のタイプと血液脳関門についても論じる．神経系に作用する薬物を理解するうえで，これらの機能と代謝の概念は薬理学的に重要である．

## ▶ 神経解剖

神経系は構造的，機能的に末梢神経系と中枢神経系とに分類される．**末梢神経系** peripheral nervous system とは，CNSと体性・内臓部位間を行き来するすべてのニューロンのことである．末梢神経系は機能的に**自律神経系** autonomic nervous system（不随意）と**感覚神経系** sensory nervous system・**体性神経系** somatic nervous system（随意）に分類される．

**中枢神経系** central nervous system（CNS）には，大脳，間脳，小脳，脳幹，脊髄が含まれる．CNSは末梢神経系から受け取った情報を受け渡しながら加工し，再び末梢へ戻して応答する．CNSは知覚，聴覚，視覚などの情報処理や，覚醒，言語，意識といった重要な機能を担うものである．

## Case

Marth Ｐさんは 66 歳の女性であり，進行性のパーキンソン病を患って４年になる．パーキンソン病は，神経伝達物質としてドパミンを使っている黒質-線条体間のニューロンが進行性に変性していくのが病因である．この病気になると，安静時の振戦，強直，動作が緩慢になり，姿勢が安定しなくなるといった症状が現れる．医師の診察時にＰさんはめずらしく，「食事の際に服用していた Sinemet® が以前ほど効かなくなった」と不満をもらした．炭水化物よりもタンパク質摂取量を増やすという新しい“低炭水化物”ダイエットを最近始めたと医師に説明し，「このダイエットと何か関係するのでしょうか？」と尋ねてみた．Ｐさんの医師は，この病気では脳内のある種のニューロンが欠落したため，Sinemet® の成分であるレボドパが，脳内で不足してしまった化学物質を補うものであると説明した．そして，薬効が減弱するのには多様な原因があるが，高タンパク質ダイエットによって，薬の脳内移行が本当に阻害されるのかどうか，医師はＰさんの疑念を確かめようとした．タンパク質摂取量を減らし，必要なら高タンパク食の後の Sinemet® の量を増やすように勧めてみた．その後，Ｐさんはタンパク質摂取量を少なくしてみたら，現在は薬がよく効くようになったと，後の診療で喜んで報告した．

### Questions

1. 黒質線条体路はどこに位置しているか？ ある特異的な神経の集団が変性すると，パーキンソン病に見られるような特異的な症状がどのようにして発症するのか？
2. なぜレボドパがパーキンソン病の治療に使われるのだろうか？，またこの化合物とドパミンとの関連性はどのようなものであろうか？
3. なぜ，タンパク質摂取がレボドパの薬効を抑制するのか？
4. なぜ，Sinemet® にはレボドパとカルビドパの両方が含まれているのか？

## 末梢神経系の解剖

自律神経系は平滑筋や腺組織の不随意な応答を制御する．例として，血管収縮，心拍数と心収縮，瞳孔の収縮（縮瞳），発汗，唾液分泌，立毛（皮膚の毛の反射的な直立），子宮収縮，消化管 gastrointestinal（GI）運動，膀胱機能などの制御が挙げられる．自律神経系は“闘争と逃避”の応答にかかわる**交感 sympathetic** 神経系と，“安静と消化”の応答にかかわる**副交感 parasympathetic** 神経系に分類される．感覚（知覚）神経系は末梢から CNS へ感覚情報を伝達し，体性神経系は運動情報を CNS から横紋筋へ伝達する．これらの情報伝達により随意的な運動が制御される（図 8-1）．

### 自律神経系

**自律神経線維は２本の神経回路を介して標的臓器と相互作用する．**最初のニューロンは脳幹あるいは脊髄から生じ，**節前ニューロン preganglionic neuron** と呼ばれる．節前ニューロンは脊髄外で**節後ニューロン postganglionic neuron** とシナプスを形成して，標的臓器に投射していく．次に論じるように，これらの接合部の解剖学的な位置は，自律神経系の交感ニューロンと副交感ニューロンで異なっている．

### 交感神経系の解剖

交感神経系は，その節前線維が第１胸髄と第２または３腰髄間から生じていることから，**胸腰系 thoracolumbar system** としても知られている（図 8-2）．特に節前線維の細胞体は**脊髄中間質外側柱 intermediolateral column** から始まり，前根から脊髄外に出て，交感神経節で節後ニューロンとシナプスを形成する．ほとんどの交感神経節は交感神経鎖に存在し，交感神経鎖は脊柱の両側面にある 25 対の神経節から成り立っている．最初の３つの神経節はそれぞれ**上頸神経節 superior cervical ganglion**，**中頸神経節 middle cervical ganglion**，**下頸神経節 inferior cervical ganglion** と呼ばれ，頸髄神経に沿って節後線維が走行する．上頸神経節は頭部と顔面の血管や汗腺だけでなく，瞳孔，唾液腺，涙腺をも神経支配する（図 8-2）．胸部神経節に加えて中頸神経節と下頸神経節から生じる節後ニューロンは心臓と肺を支配する．残りの脊椎傍神経節から生じる線維は汗腺，立毛筋，体中の骨格筋と皮膚の血管を支配している．

肝臓，膵臓を含むＳ状結腸までの消化管を神経支配する節後ニューロンは，腹腔動脈，上腸間膜動脈，下腸間膜動脈の起始部で大動脈の前面にある神経節から生じる（図 8-2）．それゆえに，これらの神経節は

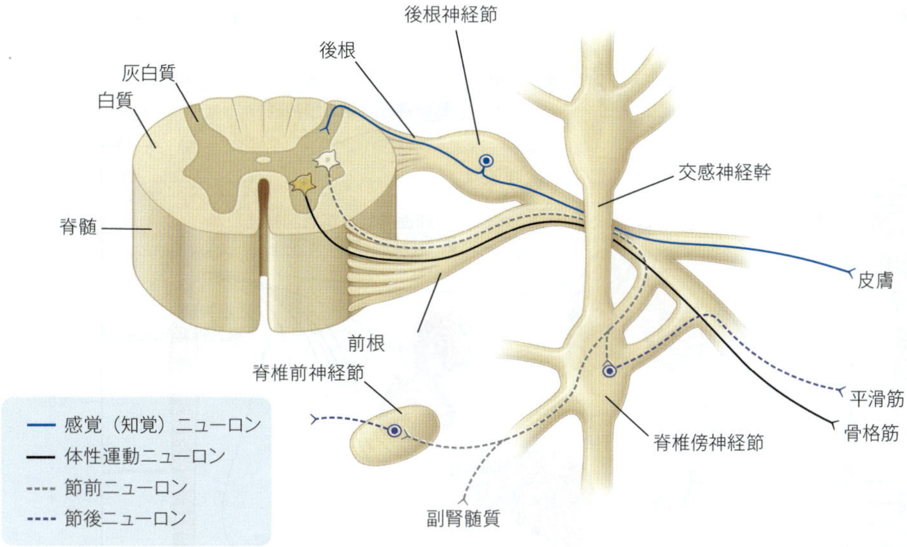


**図 8-1　末梢神経系の構成**
末梢神経系は感覚神経，体性運動神経，自律神経から成り立つ．感覚ニューロン（**青線**）は皮膚や関節から原則として始まり，後根神経節には細胞体と核があり，脊髄後角に局在するニューロンに投射している．体性運動ニューロン（**黒線**）は脊髄前角から始まり，前根から外に出て，感覚神経線維と交わって脊髄神経を形成し，さらに骨格筋を支配する．末梢神経系の自律神経系は，節前ニューロンと節後ニューロンと呼ばれる２つの神経から成り立つ．交感神経節前ニューロン（**灰色の点線**）は胸髄と腰髄の前角から始まり，脊椎傍神経節と脊椎前神経節に存在する節後ニューロンに投射する．交感神経節後ニューロン（**青の点線**）は平滑筋などの多くの臓器に投射する．副腎髄質もまた交感神経系の節前ニューロンによって投射を受けている（図 8-2 参照）．副交感神経節前ニューロンは（**図示せず**）脳幹の神経核と仙髄から生じ，支配する臓器付近の節後ニューロンに投射する．

まとめて**脊椎前神経節** prevertebral ganglia として知られ，それぞれ**腹腔神経節** celiac ganglion，**上腸間膜動脈神経節** superior mesenteric ganglion，**下腸間膜動脈神経節** inferior mesenteric ganglion と命名されている．脊椎傍神経節とは反対に，脊椎前神経節は長い節前線維と短い節後線維を有している．

**副腎髄質** adrenal medulla は，腎臓の表面上部にある副腎のなかにある．副腎髄質はシナプス後神経内分泌細胞を含む（図 8-2）．ノルアドレナリン（ノルエピネフリン）を合成して遊離する交感神経節後ニューロンとは異なり，副腎髄質の神経内分泌細胞はアドレナリン（エピネフリン）（85%）をおもに合成し，特異的な標的器官上のシナプスに対してではなく，血流にこの神経伝達物質を遊離する（第 10 章，アドレナリン作動性の薬理学参照）．

多くの薬物は交感神経系の活性を調節する．第 10 章で論じるように，アドレナリン受容体サブタイプの分布は臓器特異的であり，この受容体が臓器特異的に発現しているため，交感ニューロンの活性を薬物によって選択的に調節することができる．例えば，**サルブタモール** salbutamol（**別名：**albuterol）のようなある種の交感神経アゴニストは細気管支を拡張できて，**メトプロロール** metoprolol のようなある種の交感神経アンタゴニストは心拍数と心収縮を選択的に減弱することができる．

## 副交感神経系の解剖

ほとんどすべての副交感神経節は神経支配する臓器付近または内部に位置する．副交感神経系の節前線維は脳幹または仙髄から生じるので，副交感神経系は**脳仙髄神経系** craniosacral system とも呼ばれる．ある場合には，副交感神経節前ニューロンが標的の節後ニューロンとのシナプスに到達するまでに 1 m 近くなりうる．第Ⅲ脳神経［cranial nerve（CN）Ⅲ］節前線維である**動眼神経** oculomotor nerve は，**エディンガー・ウエストファール核** Edinger-Westphal nucleus と呼ばれる中脳の領域から生じて瞳孔を神経支配し，縮瞳するように刺激する．延髄には第Ⅶ，Ⅸ，Ⅹ脳神経に副交感神経線維の神経核が存在する．顔面神経（第Ⅶ脳神経）は，涙腺による涙液生成だけでなく顎下腺と唾液腺による唾液分泌を刺激する．**舌咽神経** glossopharyngeal nerve（第Ⅸ脳神経）は耳下腺を刺激する．**迷走神経** vagus nerve（第Ⅹ脳神経）は，心臓，気管支樹，腎臓と近位大腸までの消化管を含む胸部と腹部の主要な臓器へ神経支配する．仙髄から生じる副交感神経は大腸，膀胱，生殖器を支配する．

多くの薬物は副交感神経系の活性を調節する．例えば，**ベタネコール** bethanechol は消化管と尿管運動

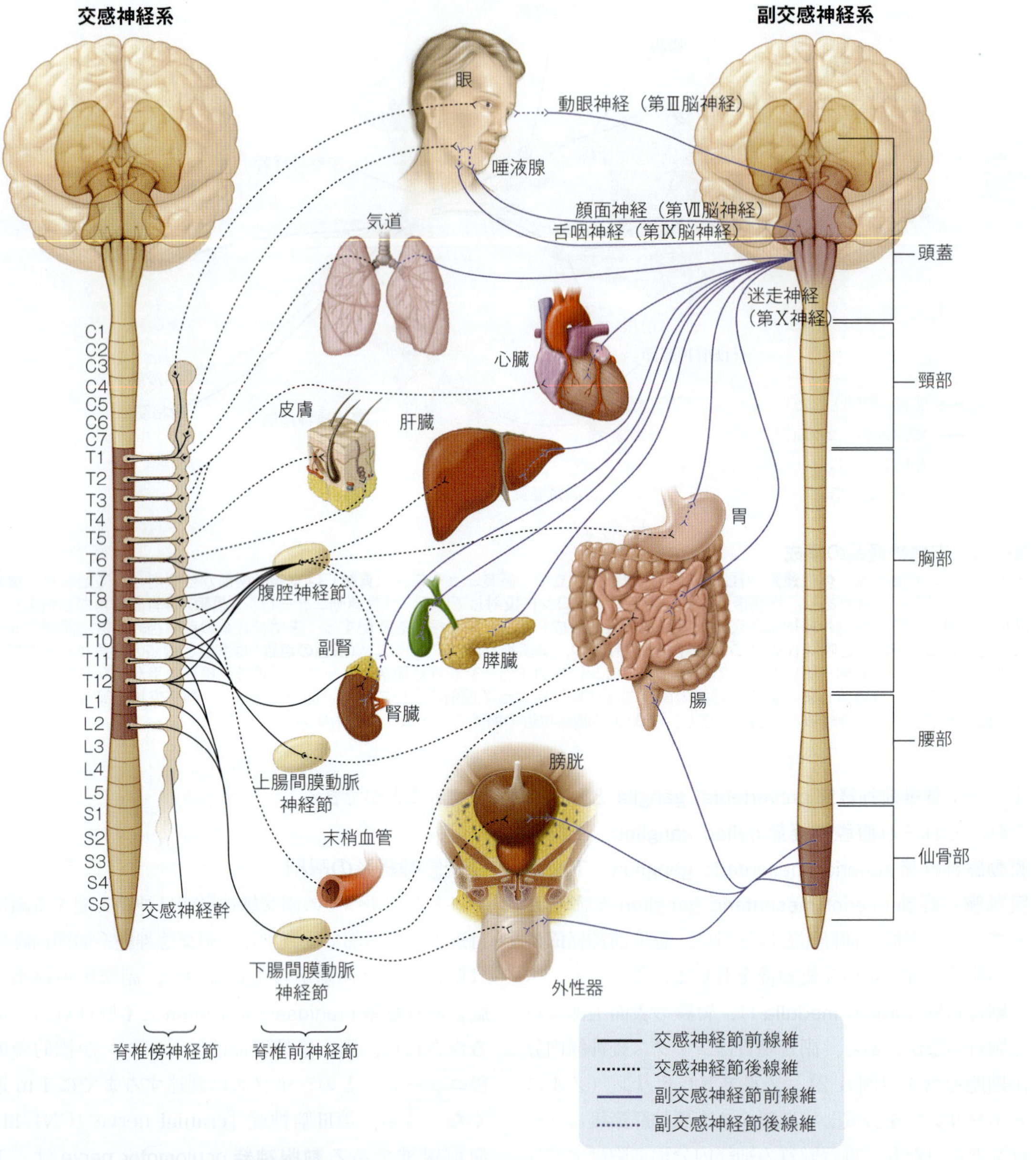


**図 8-2　交感神経系と副交感神経系の神経支配パターン**
交感神経節前ニューロンは脊髄の胸髄と腰髄から生じ，脊髄付近に位置する脊椎傍神経節と大動脈付近に位置する脊椎前神経節の節後ニューロンに投射する．副交感神経節は一般的に支配する臓器付近に存在する．よって，脳幹の神経核と仙髄から生じる副交感神経節前ニューロンは一般的に長く，短い節後ニューロンに投射する．

を促進する副交感神経興奮薬である．

副交感神経活性のアンタゴニストには**アトロピン atropine** などがあり，局所的な投与で瞳孔を散大させたり，全身投与で心拍数を増加させるために使われる．また，**イプラトロピウム ipratropium** は細気管支を拡張するために用いられる．これらの薬物やその他のものは第９章，コリン作動性の薬理学で論じる．

## 末梢性の運動・感覚神経系

体性神経系の神経線維は，標的の横紋筋を直接支配している（図 8-1）．運動野からの一次ニューロンは延髄下部を通って投射し，外側皮質脊髄路を下降して，**脊髄前角 ventral horn** で二次ニューロンとシナプスを形成する．二次神経線維は**前根 ventral root** から脊髄外に出て，感覚情報を伝達する**後根 dorsal root** と交わり，**脊髄神経 spinal nerves** を形成する．脊髄神経は椎間孔を通って脊柱外で出た後に末梢線維に分枝する．筋肉は**筋分節分布 myotomal distribution** に従って，末梢の体性神経に直接支配されている．つまり，特定の脊髄前根から生じるニューロンが（例えば第6頸髄），特定の筋肉を神経支配している（例えば前腕の屈筋）．

感覚ニューロンの細胞体は**後根神経節 dorsal root ganglia** にある．その神経終末は皮膚と関節にあり，**後根 dorsal root** を介して脊髄に入っていく．振動覚と位置覚(固有感覚)を担うニューロンは同側の**脊髄後柱 dorsal column** を通って上行し，延髄下部の対側の二次性ニューロンとシナプスを形成する．痛覚や温度感覚を伝える感覚ニューロンは，**脊髄後角 posterior horn** の二次性ニューロンとシナプスを形成し，脊髄内を横切って対側の脊髄視床路を上行する．脊髄視床路と脊髄後柱路の両方が，間脳（後述参照）の一部である視床の三次ニューロンと連結して，最終的に体性感覚皮質に届く．感覚情報は**皮節に沿って分布 dermatomal distribution** してコードされている．つまり，特定の脊髄後根から生じる神経は（例えば第6頸髄），特定の皮膚領域（例えば前腕と手の外側面）に対応する感覚情報を伝達する．

体性神経系の活性を調節する薬物はたくさんあり，例として神経筋接合部の活性を抑えるアンタゴニストの pancuronium は，手術時の運動麻痺を誘発させる目的で使用される．逆に，神経筋接合部の活性を上げる**エドロホニウム edrophonium** や**ネオスチグミン neostigmine** は，神経筋接合部において骨格筋刺激が減少する自己免疫疾患（重症筋無力症）の診断と治療に使われている．これらの薬物とその他の薬物は第9章で論じる．

## 中枢神経系の解剖

CNS は解剖学的に主要な7つの領域に分類され，**大脳半球 cerebral hemisphere**，**間脳 diencephalon**，**小脳 cerebellum**，**中脳 midbrain**，**橋 pons**，**延髄 medulla** と**脊髄 spinal cord** と命名されている（図 8-3）．中脳，橋および延髄はまとめて**脳幹 brainstem** として知られ，脊髄を大脳，間脳および小脳と連結させている．

### 大　脳

大脳半球はヒト脳で最も大きな領域である．これらの構造は**大脳皮質 cerebral cortex**，その下層の**白質 white matter** と**基底核 basal ganglia** などに細分化される（図 8-4）．大脳半球は左脳と右脳に分けられており，両者は**脳梁 corpus callosum** で連結している．

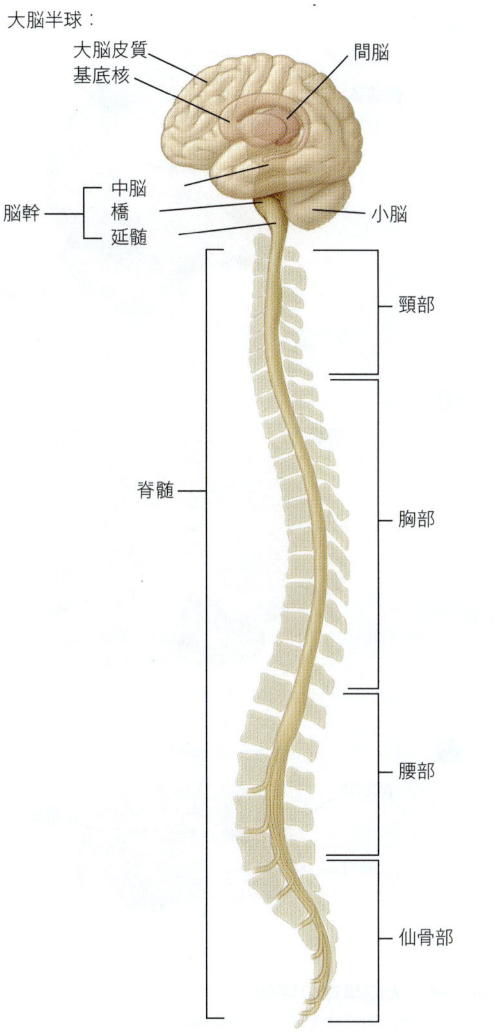


**図 8-3　中枢神経系の解剖構成**
中枢神経系（CNS）は主要な7つの領域［大脳半球，間脳（視床），小脳，中脳，橋，延髄および脊髄］に分けられる．大脳半球は，大脳皮質，その下層の白質（**図示せず**）そして基底核からなる．中脳，橋，延髄はまとめて脳幹を構成する．脊髄はさらに頸髄，胸髄，腰髄，仙髄に分けられる．

る．大脳皮質は感覚認知，運動機能の計画と指令，抽象的な論理や言語といった認知機能などの高次機能を司っている．大脳皮質は解剖学的あるいは機能的に，**前頭葉 frontal lobe**，**側頭葉 temporal lobe**，**頭頂葉 parietal lobe**，**後頭葉 occipital lobe** に分類される（図 8-4A）．大脳皮質の細分化された領域には特異的な機能があり，例として，前頭皮質にある中心前回の部位を刺激すると，末梢の運動機能（動作）が誘発され，この組織を除去すると運動機能が阻害される．薬理学的な見方をすると，大脳皮質は多くの薬物が作用する部位である．薬物の意図した作用メカニズムの部位あるいは有害作用が生じる部位でもある．**バルビツール**

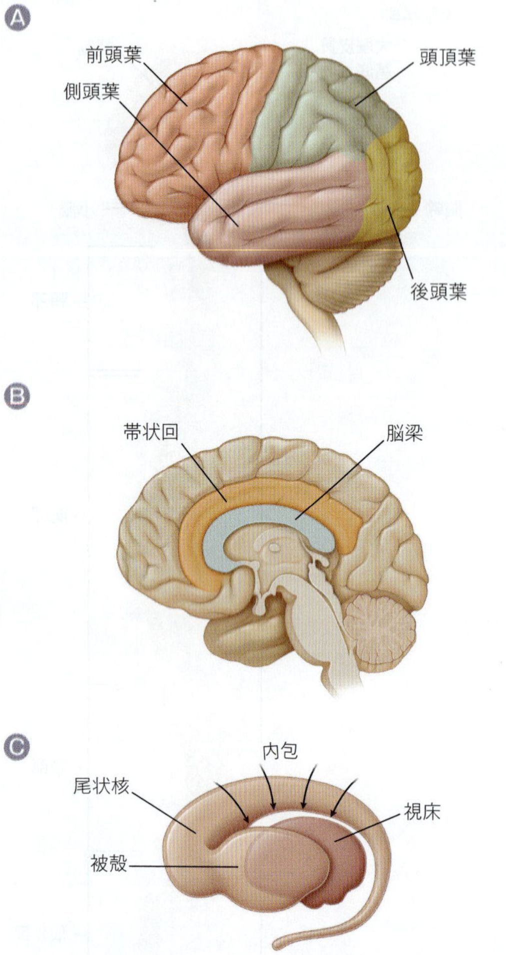


**図 8-4　大脳半球の解剖**
**A.** この側面図では大脳半球は４葉に分けられ—前頭葉，頭頂葉，後頭葉，側頭葉—これらは構造的かつ機能的に互いに異なる．**B.** この大脳半球の矢状断面図では，脳梁と帯状回が示されている．脳梁は左脳と右脳半球をつなげ，両者の活動を調和させる．帯状回は辺縁系の一部であり，脳梁のすぐ上に位置している．**C.** 基底核には**線条体**として知られている尾状核と被殻，そして淡蒼球（被殻の内側，**図示せず**）が含まれる．視床は基底核の内側に存在する．矢印は内包の神経投射であり，皮質から脊髄へ運動の指令を伝達する白質線維束である．

**酸類 barbiturates** と**ベンゾジアゼピン類 benzodiazepines**（第 12 章，GABA 作動性およびグルタミン酸作動性の薬理学参照）は，大脳皮質における抑制性の神経伝達物質の作用を増強する催眠薬と鎮静薬としてよく処方される．**全身麻酔薬 general anesthetic**（第 16 章，全身麻酔薬の薬理学参照）もまた，大脳皮質に対して作用しているものと考えられている．

脳梁を含む大脳白質は（図 8-4B），皮質と他の CNS の部位間，あるいはある皮質部位と別の皮質部位間の情報を伝達している．白質はおもにミエリン化された軸索から構成され，脳の他の部位のように，小動脈，静脈および毛細血管の血管網が付随している．多発性硬化症のような病気では炎症性細胞がこれらの小血管の周囲に集積し，全身性高血圧では細動脈が特に影響を受ける．

基底核は**尾状核 caudate** と**被殻 putamen**（両者をまとめて**線条体 striatum**）と**淡蒼球 globus pallidus** の３つの灰白質の深部核から成り立つ（図 8-4C）．一般的な意味では，これらの神経核は皮質作用の開始と制御を助ける役割を担っている．これらの作用は随意運動だけでなく，行動やある基本的な認知機能も含まれる．基底核の領域は随意運動が確実に実行されて，かつ無関係な運動が抑制されるように関与している．

1 P さんの Case では，中脳（後述参照）の**黒質 substantia nigra** から生じて線条体で終止するドパミン神経回路（それゆえに**黒質線条体路 nigrostriatal tract** と名づけられている）が変性して，パーキンソン病 Parkinson disease が引き起こされている．このドパミン神経が変性すると，基底核の適切な運動活動の開始が妨げられる．その結果として，随意運動の抑制と不随意な振戦症状が現れ，パーキンソン病の特徴である“無感情”の症状が現れる．P さんの薬の

2 Sinemet® の成分である**レボドパ levodopa** は，線条体に作用し，この病気の臨床的な症状を改善する（第 13 章，ドパミン作動性神経伝達の薬理学参照）．

大脳皮質周辺の“縁部”（辺縁部）は“比較的古い”基本的な機能を有し，漠然と**辺縁系 limbic system** と命名されている．この辺縁系は**帯状回 cingulate gyrus**（図 8-4B），**海馬体 hippocampal formation**（**海馬 hippocampus** とその周辺構造を含めて）と**扁桃体 amygdala** から成り立つ．これらの構造は，感情，社会的な行動，自律神経の制御，痛覚認知および記憶などに関与する．例として，アルツハイマー病 Alzheimer disease では海馬体の変性によって，記憶障害が引き起こされている．この辺縁系に影響を与える多くの薬物は開発段階であるが，この領域に特異的に作用する薬物は現在のところごくわずかしかない．乱用される多くの薬物は，**側坐核 nucleus accumbens** と辺縁系へ投射している脳の報酬系路を刺激することに留意すべきである（第 18 章，乱用薬物の薬理学参照）．

## 間　脳

間脳は**視床 thalamus** と**視床下部 hypothalamus** に分けられる．視床には何種類かの異なる神経核があり，脳内側で大脳皮質の下側に位置している．末梢から大脳皮質への感覚伝達路を連絡する神経核もあれば，基

底核と大脳皮質間を行き来しているものもある．視床は単に情報を中継する場ではなく，むしろ感覚情報の選別や調節をしながら，意識に上る情報を部分的に指示している．

視床下部は視床の腹側にあり，自律神経系，下垂体および空腹や体温調節といった必須の行動を制御する．視床下部内側からの下降系路は，延髄と脊髄の自律神経の節前ニューロンを制御する．抗高血圧薬の**クロニジン clonidine** の薬理作用は，視床下部により支配されている脳幹のニューロンにある受容体に作用しているものと考えられている（第 10 章参照）．視床下部内部から生じるその他のニューロンは，直接循環系にホルモンを分泌したり（例：下垂体後葉の神経終末からの**バソプレシン vasopressin** の分泌），あるいは門脈系にホルモンを分泌して下垂体前葉からのホルモン分泌を制御する（第 26 章，視床下部と下垂体の薬理学参照）．視床下部は空腹，極端な体温変化，渇きや時刻機構などに応答した複雑な行動を開始する役割も担っている．

## 小 脳

小脳は大脳の後部末端の下かつ脳幹の背側に位置する．3 つの機能的に異なった領域，中心部の**小脳虫部 cerebellar vermis**，側面の**小脳半球 cerebellar hemisphere** と小さな**片葉小節葉 flocculonodular lobe** がある（図 8-5）．小脳には比較的明確になっている神経接続のパターンがあり，幅広い情報源からの入力を受け，主として視床を介して大脳皮質の運動野へ情報を出力する．小脳は時空間的な随意運動，平衡（バランス）の維持，眼球運動を制御し，運動学習（例えば，手-眼調和運動）や繰り返し動作や言語のタイミング調節といったある種の認知機能にも関与する．おもに小脳に作用するように設計された薬物はほとんどないが，特にアルコールや抗てんかん薬などのいくつかの薬物は，小脳に対して毒性を示す．これらの薬物は特に平衡を制御する小脳虫部に影響する．

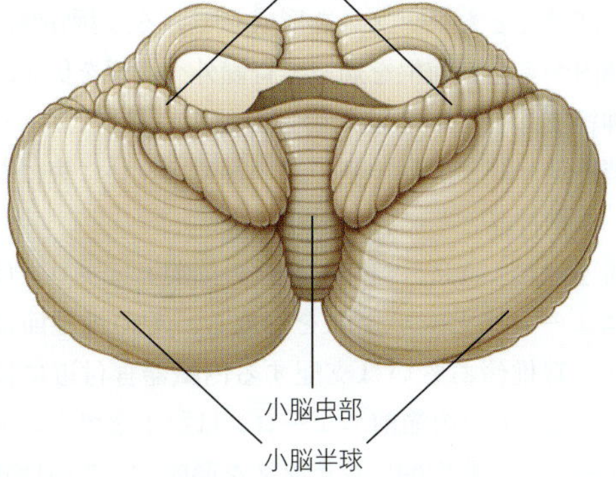


**図 8-5 小脳の解剖**
小脳は小脳半球（外側）と小脳虫部（内側）と片様小節葉に分類される．この図の小節葉のすぐ上の領域には小脳脚の断面がある．

## 脳 幹

中脳，橋，延髄はまとめて**脳幹 brainstem** として知られ，脳幹は脊髄を視床と大脳皮質に連結させている．中脳が上部に，延髄が下部に，そして橋は中脳と延髄をつなげているように配置されている（図 8-3）．白質線維は脳内の狭い領域を通って，脊髄，小脳，視床，基底核，大脳皮質間をお互いに行き来している．加えて，脳幹はほとんどの**脳神経 cranial nerve（CN）**の起源になっている．これら CN の一部は，聴覚，平衡感覚，味覚などの頭部と顔面からの感覚の経路になっている．また，CN は咀嚼，顔面表情，飲み込み，眼球運動といった骨格筋への運動出力をも制御する．さらに，唾液腺と虹彩への副交感神経の出力をも調節する．

延髄は生命に必須な中枢制御機構を備えており，例として，自律神経核の出力中枢，心拍数と呼吸を制御するペースメーカ，咳と嘔吐のような反射を制御する中枢などが挙げられる．橋がニューロンを中継している（中脳と接続する）構造にも，呼吸のような生命維持に必須な機能を制御する役割がある．橋の基底部には大脳皮質と小脳をつなぐ白質線維が含まれる．**中脳水道周囲灰白質 periaqueductal gray** の神経は，痛覚を調節する脊髄に下降投射している（第 17 章，鎮痛薬の薬理学参照）．

広範投射系ニューロンの線維束は，脳幹，視床下部，周辺の脳基底部全体に行き渡り，**青斑核 locus ceruleus**，**縫線核 raphe nucleus** やその他いくつかの神経核は，意識と睡眠制御を担う**網様体賦活系 reticular activating system** を構成する．これらの神経核はそれぞれ異なった神経伝達物質を使い（後述参照），様々な薬物がこの系に作用する．例えば，抗ヒスタミン薬が鎮静作用を引き起こし，コカインのような興奮薬が覚醒作用を引き起こすのは，これらの神経核を介している反応である．

## 脊 髄

脊髄は CNS で一番尾部の領域である．脳幹（延髄）基底部の第 1 頸椎から第 1 腰椎まで走行する．大脳のように脊髄は白質と灰白質から成り立つ．白質は末梢神経と脊髄をCNSの吻側部位へ連結させ，灰白質は脊髄中心部に“H型”の神経柱を形成する(図8-6).

脊髄の神経は灰白質の“H”との相対的な位置関係に従って定義される．これらのニューロンには“H”の後角に位置する感覚ニューロン，“H”の前角に位置する運動ニューロンおよび脊髄の介在神経が含まれる．感覚ニューロンは末梢から後柱や脊髄視床路を介して，CNSの吻側部位へ情報を伝達する（前述）．運動ニューロンは，中枢運動野から生じる指令を中継し，皮質脊髄路を下降して末梢の筋肉へ伝達する．介在ニューロンは感覚ニューロンと運動ニューロンを連結し，対立筋群の作用を調整して，深部腱反射などの反射を媒介する．脊髄は痛覚などの感覚情報をCNSへ伝達するので，オピオイドのような鎮痛薬の重要な標的となっている（第17章参照）.

## 神経系の細胞構成

自律神経系と末梢神経系における細胞構成には，他の細胞とほとんど連結しない限られた数のニューロンも含まれる．例えば，体性あるいは感覚情報は，脊髄と末梢間を直接伝達される．自律神経では情報が伝達される際に，節前ニューロンと節後ニューロン間のシナプス伝達を介さなければならないという点でやや複雑である．しかし，どちらの場合でも，付随的な神経接続はほとんどなく，その情報が修飾されることも，(少しあるいは）ほとんどない．

逆に，CNSの細胞構成はかなり複雑である．情報

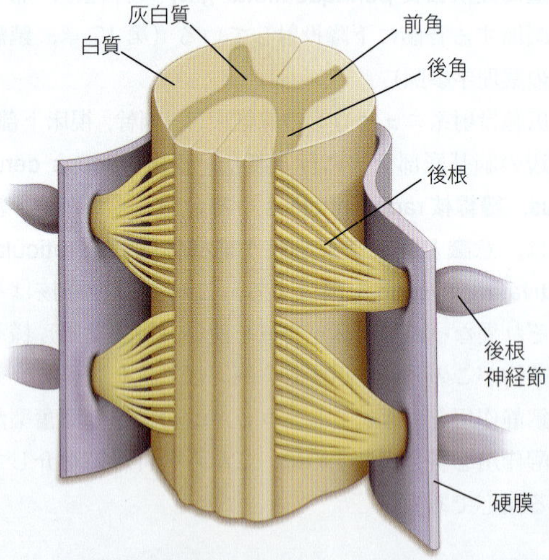


**図8-6　脊髄の解剖**
脊髄はH型の灰白質を有し，そこには後角と前角が含まれる．後角は脳への感覚情報の伝達を担い，前角は骨格筋への運動情報の伝達を担う．白質は中枢神経系（CNS）のより吻側へまたは吻側からの情報を伝える．

は単にある部位から別の部位へ伝達されるのではなく，その代わりに，中枢のニューロンは様々なところから情報を受け取って，その軸索を広範囲に分布させている．あるニューロンでは他のニューロンと数十万ものシナプスを形成している．さらに，すべてのシナプス接続が興奮性（シナプス後ニューロンを脱分極させる）とも限らず，抑制性（シナプス後ニューロンを過分極させる）の場合もある．また，ニューロンがある標的のニューロンに投射してその興奮性を調節し，新たな別のシグナルに対するシナプス後ニューロンの応答が影響されることもある．このような多様性によって生じる複雑さこそが，脳でなされる数多くの複雑な処理をするのに必要となる．

CNSはニューロンの連結性という意味では計り知れないくらい複雑であるが，神経系の機能的な単位としてニューロンをまとめると，主要な様式は**長軸路型long tract neuronal system**，**局所回路型local circuits**，**単一源発散型single source divergent system**の3種類である（図8-7)．末梢神経系ではもっぱら長軸路型であり，CNSではこれら3種類の様式すべてが使われている．

### 長軸路型神経の構成

**長軸路型神経の構成とは，離れた部位間を互いに接続する神経回路である**（図8-7)．この仕組みは末梢神経系で使われ，また，CNS内のある部位から別の部位へ情報が伝達される際にも重要である．

末梢神経系では，情報がほとんど修飾されずに伝達される．感覚神経は接触，温度，圧，振動や有害な化学物質のような刺激に応答し，最初の膜脱分極が十分強ければ，活動電位を直接脊髄に伝える．そこでは感覚神経が体性運動神経と直接シナプス接続して反射弓を形成し，さらに高次レベルへ情報を伝達する上行性の脊髄神経ともシナプスを形成している．運動神経は，脊髄内から脊髄前根を通って脊髄外へ情報を伝え，その神経支配している筋肉の運動終板へ投射している．末梢感覚神経と運動神経の長い軸索は互いに束になって，末梢神経として行き来する．

前述したように，自律神経系の節前ニューロンは節後ニューロンとシナプスを形成し，その神経節は脊椎前，脊椎傍あるいは支配する内臓器官付近に位置している．1つの節前ニューロンは数千までもの節後ニューロンと典型的にシナプスを形成し，この様式を**発散型シグナル伝達divergent signaling**と呼ぶ．発散型シグナル伝達では情報が加工・修飾されるが，一般的に自律神経系では明らかな神経情報の修飾はなさ

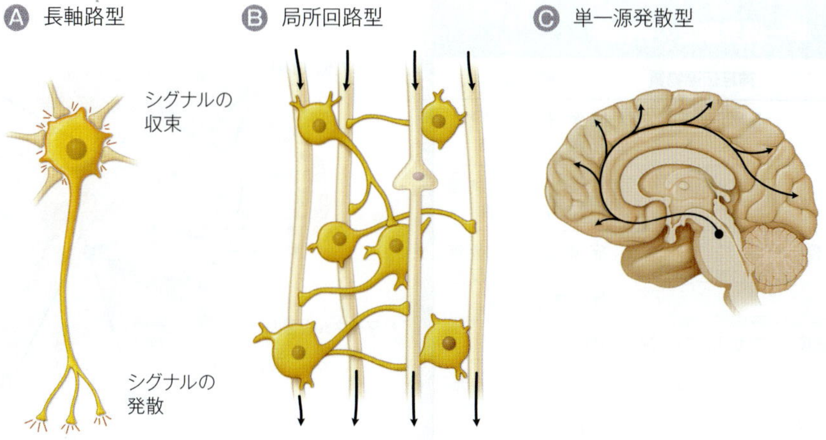


**図 8-7 中枢神経系の細胞構成**
中枢神経系（CNS）にはおもに３種類の構成モチーフがある．**A.** 長軸路型のニューロンは，末梢と中枢の高次部位間の情報伝達を担う．長軸路型のニューロンは多くの異なるニューロンから情報を受け取り（シグナルの収束），多くの下流のニューロンとシナプスを形成する（シグナルの発散）．**B.** 局所回路型のニューロンは複雑な構造回路を示し，興奮性と抑制性の両方のニューロンを含んだいくつもの層構造をなしている．これらの回路は情報を加工するために利用される．**C.** 単一源発散型ニューロンは典型的に脳幹の神経核から生じ，多くの場合は大脳皮質にその軸索末端を何千ものニューロンに分布させている．

れない．

末梢神経系のニューロンとは対照的に，CNS の長軸路型のニューロンでは単に情報を伝えていくだけではなく，情報を統合し修飾する．CNS の長軸路型のニューロンでは，自律神経細胞のような発散型のシグナル伝達だけでなく，数多くの上流のニューロンからシナプス接続を受けている（**収束型のシグナル伝達 convergent signaling**）．CNS 細胞は興奮性と抑制性の両方の神経伝達物質を使って情報を限局化させ，この方法は**中心周辺型のシグナル伝達 center-surround signaling** と呼ばれている．例として，CNS の感覚認識では，ある身体の部位と対応する大脳皮質ニューロンを活性化させることにより，そしてその身体の周辺部位と対応するニューロンを抑制することにより，正確に情報が限局化されている．

## 局所回路型神経の構成

**局所回路型のニューロン local circuit neurons は，おもに隣接する部位内での神経の接続性を維持している．**これらのニューロンは一般的に情報伝達を**修飾する**のに関与する（図 8-7B）．例えば，大脳皮質のニューロンではいくつもの層（通常は６層）から構成されている．長軸路を介してある層に情報が入り別の層へ情報が流れ出るが，層間を行き来する情報は加工され，入力情報が解釈される．局所的なシナプス接続は興奮性の場合も抑制性の場合もあり，ある入力情報のパターンのみが伝わるようにしている．例えば，外側膝状ニューロンから生じる情報は，**視索 optictract** と呼ばれる長軸路を介して一次視覚野へ入力される．線を認識するための皮質領域では，入力してくるニューロンが特徴的なパターンで発火する場合のみ出力するニューロンが興奮し，この場合では特定方向の線を示している．そして，出力される情報は，形を認識する脳の別の領域への入力として役立っているのであろう．もし，この領域が適切な情報源から適切な線のパターンを受け取っているならば，三目並べ盤の格子のような特徴的な物体を認識するのであろう．

## 単一源発散型神経の構成

脳幹，視床下部，前脳基底部の神経核では，**単一源発散型 single-source divergent circuit organization**（図 8-7C）を構成する．**1つの神経核から生じるニューロンが多くの標的細胞を支配している．**単一源発散型では，多種多様なニューロンに情報が伝達されているので，よく**広範投射系の構成 diffuse system of organization** とも呼ばれる．発散型ニューロンは概して標的を直接刺激する代わりに，G タンパク質共役型受容体に作用するような生体アミン（後述参照）などの神経伝達物質を使って調節的な作用をもたらしている．これらの受容体は静止膜電位と神経膜に埋め込まれているイオンチャネルのコンダクタンス（伝導率）を変化させて，これらニューロンの脱分極のしやすさを調節している．単一源発散型のニューロンは一般的にミエリン髄鞘を有していないが，これは神経の調節作用の影響が，秒単位というよりも分または時間単位にもわたるからである．加えて，これらの軸索は高度に枝

**表 8-1 単一源発散型の神経系**

| 起 始 | 神経伝達物質 | 機 能 |
|---|---|---|
| 黒質（中脳） | ドパミン | 随意運動，感情，思考，記憶蓄積 |
| 青斑核（橋） | ノルアドレナリン | 覚醒；不意の刺激に対した反応性 |
| 縫線核（延髄，橋，中脳） | セロトニン | 痛覚認知；皮質ニューロンの反応性；気分（?） |
| マイネルト基底核 | アセチルコリン | 覚醒 |
| 脚橋被蓋核 | アセチルコリン | 睡眠-覚醒サイクル |
| 隆起乳頭体核（視床下部） | ヒスタミン | 前脳覚醒 |

分れし，数多くの標的ニューロンとシナプス形成ができるようになっている．

おもな単一源発散型の神経系を表 8-1 にまとめた．**黒質 substantia nigra** から生じる色素性ドパミンニューロンは線条体広範囲を支配し，随意作用をコントロールするニューロンの活性を制御する（図 8-8A）．特に，黒質線条体路のニューロンは運動を開始する下流の経路を活性化し，運動を抑制する経路を抑制している．黒質線条体路はパーキンソン病において変性し，P さんの運動量が減少していることに関連している．黒質内側のその他のドパミンニューロンは，前頭前野に投射して思考プロセスに影響を与える．

別の単一源発散型の神経系の例として，**青斑核 locus ceruleus** と呼ばれる橋のノルアドレナリン性の神経核がある（図 8-8B）．この青斑核から生じるニューロンは，大脳皮質と小脳に幅広く投射して，覚醒状態と予測していない刺激に対した反応性を維持する．**コカイン cocaine** のような薬物は，ノルアドレナリンのようなカテコールアミンの再取込みを阻害して，この神経系を活性化し過剰な覚醒を引き起こす（第 18 章参照）．

脳幹下部の**縫線核 raphe nuclei** から生じるニューロンは，**セロトニン serotonin** を神経伝達物質として使い，脊髄と青斑核における痛みの情報を調節している（図 8-8B）．縫線核から生じる別のニューロンは前脳に広く投射し，皮質ニューロンの反応性を調節する．セロトニンニューロンは覚醒と睡眠を制御し，セロトニン神経系の破綻によってうつ病が発症するとの仮説がある．抗うつ薬がセロトニンの再取込みを抑制するので，この種の薬物はセロトニン縫線核経路を活

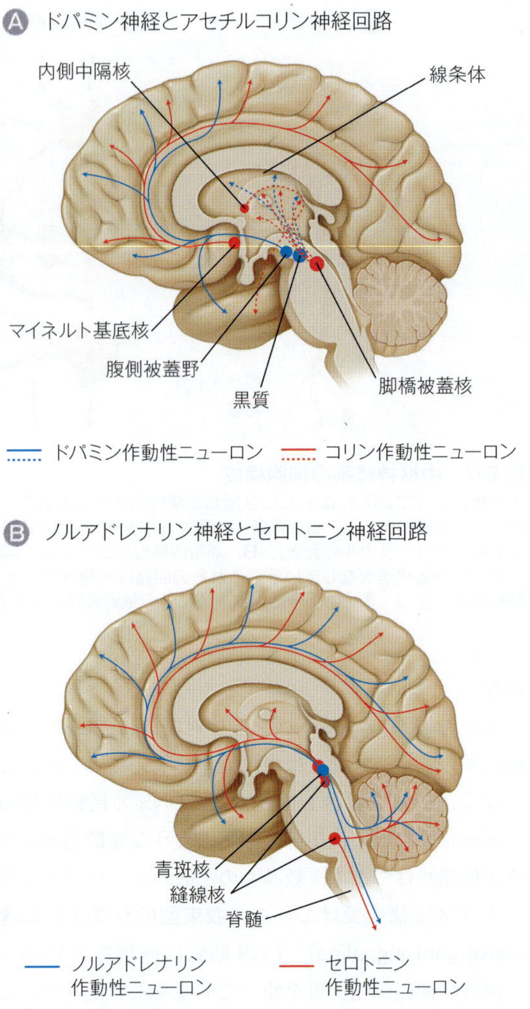


**図 8-8 広範投射系**
**A.** ドパミン作動性ニューロン（**青**）は黒質と腹側被蓋野から生じ，それぞれ線条体と大脳皮質に投射している．これらのニューロンは運動の開始と脳の報酬系に関与している．アセチルコリン作動性ニューロン（**赤**）は基底核，脚橋被蓋核と内側中隔核から生じている．これらのニューロンは脳内中に幅広く投射し，睡眠-覚醒サイクルの維持や感覚の伝達の制御に関与している．**B.** ノルアドレナリン作動性ニューロン（**青**）は青斑核から生じ，脳全体を支配する．これらのニューロンは覚醒の維持に関与する．セロトニン作動性ニューロン（**赤**）は縫線核から生じ，間脳，基底核，そして前脳基底部を介して小脳や脊髄に加えて大脳半球へ投射する．セロトニンニューロンは感情と痛みの調節に関与する．

性化させていると思われる（第 14 章，セロトニンとアドレナリンの中枢神経伝達の薬理学参照）．

皮質に投射しているその他 3 つの主要な神経核として，**マイネルト基底核 basal nucleus of Mynert**，**脚橋被蓋核 pedunculopontine nucleus**，**隆起乳頭体核 tuberomammillary nucleus** がある．マイネルト基底核と脚橋被蓋核は**アセチルコリン acetylcholine** を神経伝達物質として用いている（図 8-8A）．前者は皮質へ投射して覚醒をコントロールし，後者は睡眠-

覚醒サイクルと覚醒を制御する．脚橋被蓋核からの入力を受けている前脳基底部の細胞は，アルツハイマー病などの病気で変性している．隆起乳頭体核は**ヒスタミン histamine**（後述参照）を神経伝達物質として使い，前脳に作用して覚醒状態を維持するのに役立っている．アレルギーの治療に使われる初代の抗ヒスタミン薬（第43章，ヒスタミンの薬理学参照）は眠気をもたらすが，これは隆起乳頭体核のニューロンを含む神経伝達が抑制されているからであろう．

# ▶ 神経生理学

## 神経伝達物質

末梢神経系ではアセチルコリンとノルアドレナリンのたった2種類の神経伝達物質が使われている（図8-9）．対照的にCNSでは，アセチルコリンやノルアドレナリンを含めた幅広い低分子性の神経伝達物質（表8-2）が使われているだけでなく，多くの**神経ペプチド neuroactive peptide** も含まれる．これらのペプチドは低分子性神経伝達物質とともに伝達され，一般的には神経活性を調節する役割を担う．

低分子性神経伝達物質はその化学構造と機能によって，いくつかの大きなカテゴリーに分類することができる（図8-10）．最初のカテゴリーである**アミノ酸 amino acid** 性神経伝達物質には，**グルタミン酸 glutamate**，**アスパラギン酸 asparatate**，**γアミノ酪酸 γ-aminobutyric acid**（**GABA**）および**グリシン glycine** が含まれる．脱炭酸されたアミノ酸に由来する**生体アミン biogenic amine** の神経伝達物質には，**ドパミン dopamine**，**ノルアドレナリン noradrenaline**，**アドレナリン adrenaline**，**セロトニン serotonin** および**ヒスタミン histamine** が含まれる．アミノ酸でも生体アミンでもない**アセチルコリン acetylcholine** は，中枢と末梢神経系の両方で神経伝達物質として使われる．**アデノシン adenosine** や**アデノシン三リン酸 adenosine triphosphate**（**ATP**）などのプリン類も，他の神

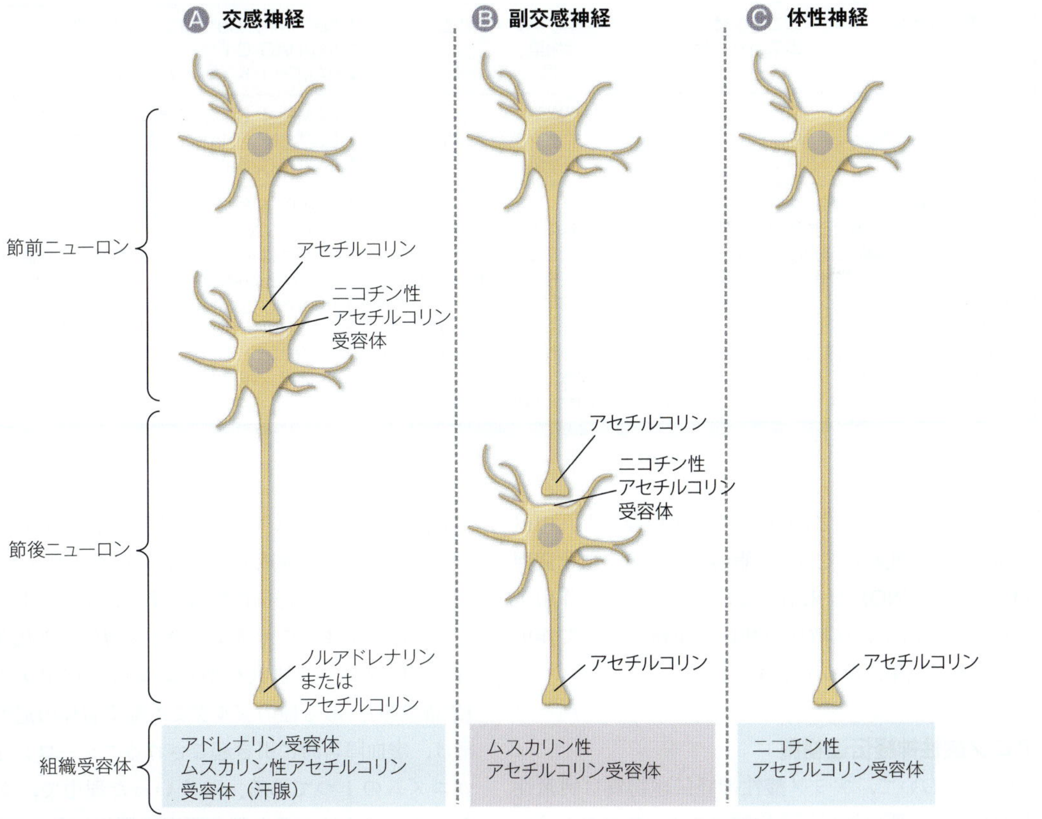


**図 8-9　末梢神経系の神経伝達物質（A-C）**
末梢神経系では神経伝達を媒介するのに，たった2種類の神経伝達物質のみが必要とされている．アセチルコリンは交感神経と副交感神経の節前ニューロン，副交感神経の節後ニューロン，体性運動神経および汗腺を神経支配する交感神経の節後ニューロンから遊離される．その他すべての交感神経節後ニューロンはノルアドレナリンを遊離する．アセチルコリンは交感神経と副交感神経の節後ニューロンと神経筋接合部にあるニコチン性アセチルコリン受容体を刺激する．ノルアドレナリンは，交感神経節後ニューロンが支配する（汗腺を除いた）組織上のα，βアドレナリン受容体を刺激する．

**表 8-2 中枢神経系における低分子性神経伝達物質**

| 神経伝達物質 | 受容体サブタイプ | 受容体モチーフ | 作用機序 |
|---|---|---|---|
| GABA | $GABA_A$<br>$GABA_B$ | イオンチャネル型<br>代謝型 | ↓ cAMP<br>↑ $Cl^-$コンダクタンス<br>↑ $K^+$, $Cl^-$コンダクタンス |
| グリシン | α，βサブユニット | イオンチャネル型 | ↑ $Cl^-$コンダクタンス |
| グルタミン酸，アスパラギン酸 | AMPA<br>カイニン酸<br>NMDA<br>mGlu(1-7) | イオンチャネル型<br>イオンチャネル型<br>イオンチャネル型<br>代謝型 | ↑ $Na^+$，$K^+$ コンダクタンス<br>↑ $Na^+$，$K^+$ コンダクタンス<br>↑ $Na^+$，$K^+$，$Ca^{2+}$ コンダクタンス<br>↓ cAMP<br>↑ $IP_3$/DAG/$Ca^{2+}$ |
| ドパミン | $D_1$，$D_5$<br>$D_2$，$D_3$，$D_4$ | 代謝型<br>代謝型 | ↑ cAMP<br>↓ cAMP; ↑ $K^+$，↓ $Ca^{2+}$ コンダクタンス |
| ノルアドレナリン | $\alpha_1$<br>$\alpha_2$<br>$\beta_1$，$\beta_2$，$\beta_3$ | 代謝型<br>代謝型<br>代謝型 | ↑ $IP_3$/DAG/$Ca^{2+}$<br>↓ cAMP; ↑ $K^+$，↓ $Ca^{2+}$ コンダクタンス<br>↑ cAMP |
| セロトニン | $5\text{-}HT_1$<br>$5\text{-}HT_2$<br>$5\text{-}HT_3$<br>$5\text{-}HT_{4\text{-}7}$ | 代謝型<br>代謝型<br>イオンチャネル型<br>代謝型 | ↓ cAMP; ↑ $K^+$ コンダクタンス<br>↑ $IP_3$/DAG/$Ca^{2+}$<br>↑ $Na^+$，$K^+$ コンダクタンス<br>↑ cAMP |
| ヒスタミン | $H_1$<br>$H_2$<br>$H_3$ | 代謝型<br>代謝型<br>不明 | ↑ $IP_3$/DAG/$Ca^{2+}$<br>↑ cAMP<br>不明 |
| アセチルコリン | ニコチン性<br>ムスカリン性 | イオンチャネル型<br>代謝型 | ↑ $Na^+$，$K^+$，$Ca^{2+}$ コンダクタンス<br>↑ $IP_3$/DAG/$Ca^{2+}$<br>↓ cAMP; ↑ $K^+$ コンダクタンス |
| アデノシン | $P_1$<br>$P_{2X}$<br>$P_{2Y}$ | 代謝型<br>イオンチャネル型<br>代謝型 | ↓ cAMP; ↓ $Ca^{2+}$，↑ $K^+$ コンダクタンス<br>↑ $Ca^{2+}$，$K^+$，$Na^+$ コンダクタンス<br>↑ $IP_3$/DAG/$Ca^{2+}$ |

神経伝達物質はアミノ酸，生体アミン，アセチルコリン，アデノシン，一酸化窒素（NO）を含むいくつかのカテゴリーに分類される．それぞれの神経伝達物質は１つまたは複数の受容体と結合できる．細胞内に存在するNO受容体を除いて（表示せず），その他の低分子性神経伝達物質の受容体はすべて細胞表面にある．これら細胞表面の受容体はイオンチャネル型または代謝型である．それぞれの受容体の作用メカニズムを示した．低分子性の神経伝達物質に加えて，50以上の神経性ペプチドが同定されている．α-アミノ-3-ヒドロキシ-5-メチル-4-イソキサゾールプロピオン酸 α-amino-3-hydroxy-5-methyl-4-isoxazolepropionic acid（AMPA）型，カイニン酸型，*N*-メチル-D-アスパラギン酸，*N*-methyl-D-aspartate（NMDA）型受容体はそれらの受容体を選択的に活性化するアゴニストにちなんで命名されている．GABA：γアミノ酪酸，5-HT：5-ヒドロキシトリプタミン，cAMP：サイクリック AMP，cyclic adenosine-3′,5′-monophosphate，DAG：ジアシルグリセロール，diacylglycerol，$IP_3$：イノシトール-1,4,5-3 リン酸，inositol-1,4,5-trisphosphate.

＊↑上昇，↓低下を示す．

経伝達物質ほどその役割が研究されていないが，中枢の神経伝達に使われている．脂溶性ガスの**一酸化窒素 nitric oxide**（NO）は末梢組織に対して多くの作用があるが，CNSでは拡散性の神経伝達物質として作用することが近年になって示された．

## アミノ酸性神経伝達物質

CNSにおいて，アミノ酸性神経伝達物質は興奮性と抑制性の主要な神経伝達物質である．２つのタイプのアミノ酸性神経伝達物質が使われている．つまり，主要な興奮性の酸性アミノ酸であるグルタミン酸とアスパラギン酸，主要な抑制性の中性アミノ酸であるGABAとグリシンである．グルタミン酸，アスパラギン酸とグリシンは，すべてαアミノ酸であり，タンパク質合成の際の構成要素でもある．グルタミン酸は，第１の興奮性の神経伝達物質であり，イオノトロピック受容体（イオンチャネル共役型受容体）と代謝型受容体（Gタンパク質共役型）の両方に作用する（第12章参照）．ある種のグルタミン酸受容体の過度の興奮は，虚血障害時に引き起こされるニューロン死のメカニズムの１つである．こういった理由で，グルタミン酸受容体は主要な創薬研究の標的になっている．しかしながら，今日までグルタミン酸受容体特異的に結合し，臨床で用いられている治療薬はほとんどない．難治性のてんかん治療に用いられる**felbamate**は，NMDA型グルタミン酸受容体を阻害し，けいれんを

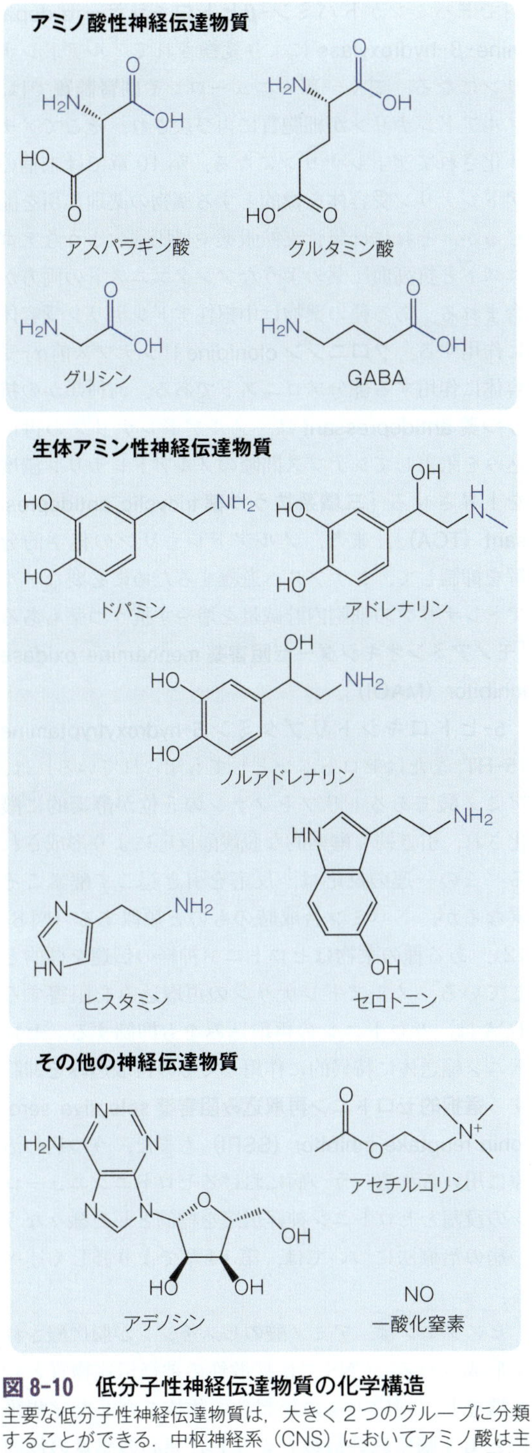


**図 8-10 低分子性神経伝達物質の化学構造**
主要な低分子性神経伝達物質は，大きく２つのグループに分類することができる．中枢神経系（CNS）においてアミノ酸は主要な興奮性（グルタミン酸とアスパラギン酸）と抑制性［グリシンとγアミノ酪酸（GABA）］の神経伝達物質である．それらのアミノ基とカルボキシ基を青字で示した．CNS において，生体アミン類は主要な調節性の神経伝達物質であり，アミン部分を青字で示した．ドパミン，ノルアドレナリン，アドレナリンは共通のカテコール骨格を共有し，ヒスタミンはイミダゾール環を，セロトニンはインドール環を有する．アセチルコリン（CNS では広範調節性神経伝達物質），アデノシン，一酸化窒素（NO）はどちらの構造的な分類にもあてはまらない．NO の窒素-酸素間の結合次数は 2.5 であり，二重結合と三重結合の中間程度の結合力である．

伴った過度の神経活動を減弱させる．しかし，骨髄の抑制や肝不全などの有害な副作用があるために，フェルバミン酸の使用は制限されている（第 15 章，中枢神経系における異常電気的伝達の薬理学参照）．第 12 章でも再度論じる GABA は，CNS における主要な抑制性の神経伝達物質である．特にバルビツール酸類やベンゾジアゼピン類などの治療薬は GABA 受容体に結合して，アロステリックに内因性の GABA の作用を増強する．

## 生体アミン

（アセチルコリンとともに）生体アミンは広範投射神経系に利用され，覚醒や意識などの複雑な CNS の機能を調節する．末梢神経系では，ノルアドレナリンが交感神経節後ニューロンから遊離されて，交感神経に対した応答が生じる．副腎髄質は神経内分泌組織であり，ストレスに対して生体アミンのアドレナリンを血中へ遊離する．

すべての生体アミンはそれぞれのアミノ酸前駆体から合成される．これらの前駆体に基づいて，生体アミンは 3 つのカテゴリーに分類される．カテコールアミン類（ドパミン，ノルアドレナリン，アドレナリン）はチロシン誘導体である．インドールアミンのセロトニンはトリプトファンから合成される．**ヒスタミン histamine** はヒスチジンから合成される．これらの 3 カテゴリーについては下記に簡潔に記した．

カテコールアミン類は，すべてチロシンからの一連の生化学反応に由来している（図 8-11）．最初に，チロシンは **L-ドパ L-dihydroxyphenylalanine（L-DOPA）**へと酸化され，さらに脱炭酸されてドパミンが生成される．P さんの Case において，L-DOPA（レボドパ）は，黒質ドパミンニューロンの欠落を補うために使われている薬物の成分の 1 つである（パーキンソン病の治療では，ドパミンが血液脳関門を通過できないため，ドパミンは効果的ではない．後述参照）．中枢のドパミン受容体は多種多様の薬物療法の標的である．例えば，ドパミン前駆体と直接のドパミン受容体アゴニストは，第 13 章で論じるようにパーキンソン病の治療に使われる．ドパミン受容体アンタゴニストは統合失調症の精神症状の治療に成功し使用されている．この話題についても第 13 章で論じる．コカインやアンフェタミンなどのある種の薬物依存では，第 18 章で論じるようにドパミン神経系の伝達に依存した脳の報酬経路が活性化されている．

ドパミンは細胞質でチロシンと L-DOPA から合成されるが，その後シナプス小胞に輸送される．ドパミ

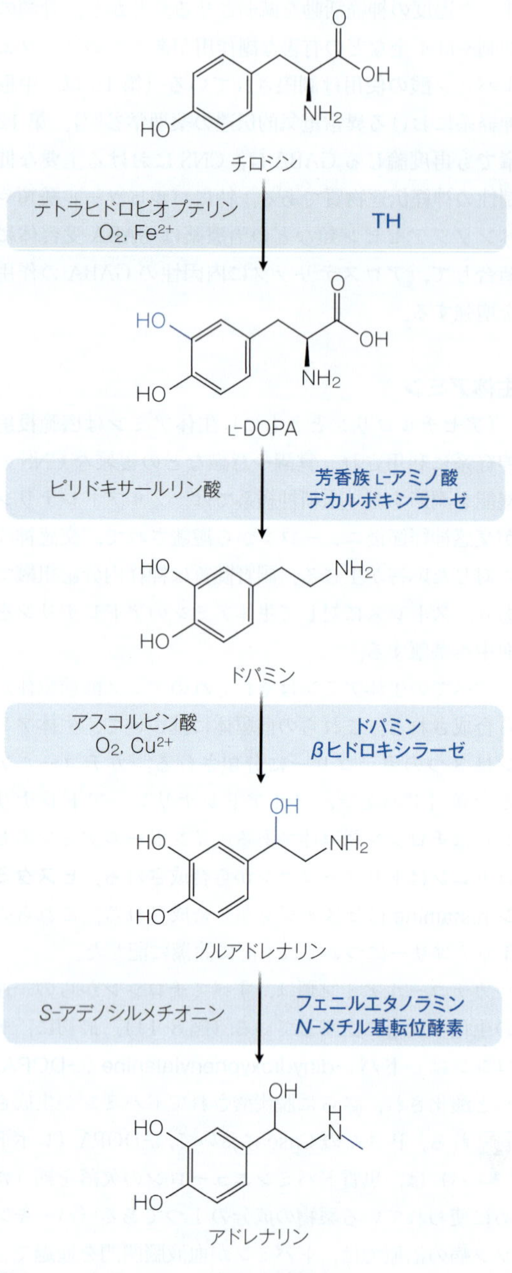


**図 8-11　カテコールアミンの生合成**
カテコールアミンはすべてチロシンから合成される．連続した酵素反応の結果，チロシンの水酸化によりL-ドパ（L-DOPA）が，L-DOPA の脱炭酸によりドパミンが，ドパミンの水酸化によりノルアドレナリンが，ノルアドレナリンのメチル化によりアドレナリンが生成される．シナプス前ニューロンによって発現している酵素（**青字で示す**）に依存して，一連の反応は最後の3段階のどの段階でも終了する可能性があり，合成されたドパミン，ノルアドレナリン，アドレナリンは最終産物となり，神経伝達物質として使われる．TH：チロシンヒドロキシラーゼ，tyrosine hydroxlase.

ンニューロンではシナプス小胞に貯蔵されたドパミンが，神経伝達物質として遊離される．アドレナリンおよびノルアドレナリンニューロンでは，シナプス小胞内でドパミンが**ドパミン-βヒドロキシラーゼ dopamine-β-hydroxylase** により変換されてノルアドレナリンになる．ごく一部のニューロンや副腎髄質では，ノルアドレナリンが細胞質に再び戻され，そこでメチル化されてアドレナリンになる．第10章では末梢のアドレナリン受容体を標的とする薬物の薬理作用を論じるが，それには気管支拡張薬や昇圧薬のようなアゴニストと抗高血圧薬のようなアンタゴニストの両方が含まれる．ある種の薬物は中枢性アドレナリン受容体に作用する．**クロニジン clonidine** はシナプス前$\alpha_2$受容体に作用する部分アゴニストである．何種類かの**抗うつ薬 antidepressant** は，ノルアドレナリンの再取込みを阻害してシナプス間隙のノルアドレナリン濃度を上昇させる［**三環系抗うつ薬 tricyclic antidepressant（TCA）**］．また，ノルアドレナリンの化学的分解を抑制して，シナプスへ遊離するために必要なノルアドレナリンの細胞内貯蔵量を増やす抗うつ薬もある［**モノアミンオキシダーゼ阻害薬 monoamine oxidase inhibitor（MAOI）**］．

**5-ヒドロキシトリプタミン 5-hydroxytryptamine（5-HT**，またはセロトニンとしても知られている）は，アミノ酸であるトリプトファンの5位が酵素的に酸化され，引き続く酵素的な脱炭酸反応により形成される．この一連の反応は，反応を引き起こす酵素こそ異なるが，ドパミン合成時のものと類似する（図 8-12）．ある種の薬物はセロトニン神経の伝達を標的としている．ノルアドレナリンの再取込みを阻害する TCA は，セロトニンの再取込みをも抑制する．セロトニン輸送体に特異的に作用してその再取込みを抑制する**選択的セロトニン再取込み阻害薬 selective serotonin reuptake inhibitor（SSRI）**もまた，うつ病の治療に用いられる．うつ病におけるセロトニンニューロンの役割とセロトニン神経伝達を標的とした様々なうつ病の治療法については，第14章でより詳しく述べる．

ヒスタミンは，アミノ酸のヒスチジンが脱炭酸されて形成される．CNS では拡散性の神経伝達物質として機能し，視床下部の隆起乳頭体核を介した覚醒維持と第4脳室底の最後野を介した悪心の感覚の役割を担う．中枢のヒスタミンの神経伝達を意図的に標的とした治療薬はほとんどない．その代わりにこの種の多くの薬は，アレルギー性の刺激に対する炎症反応を担っている末梢のヒスタミン$H_1$受容体あるいは消化性潰瘍の治療における$H_2$受容体に作用する（第43章，第46章参照）．末梢に作用する抗ヒスタミン薬は，前述した中枢性の神経解剖学的な基盤を介して作

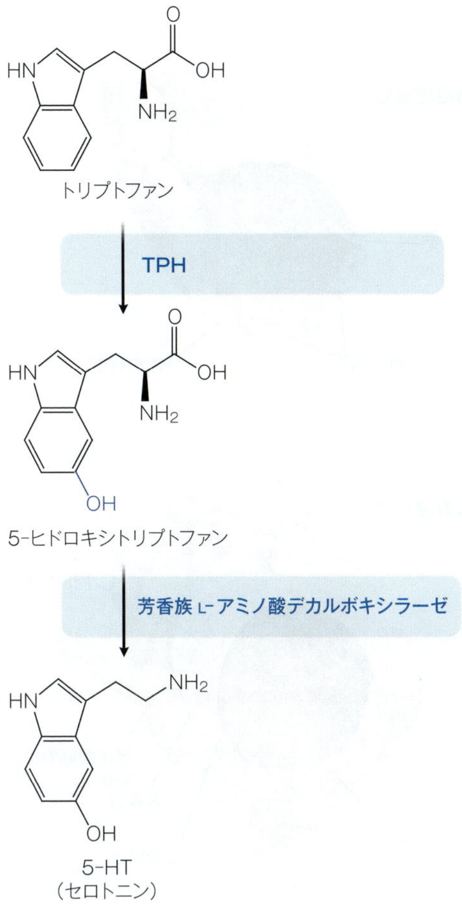


**図 8-12　5-ヒドロキシトリプタミン（セロトニン）の生合成**
トリプトファンは最初にトリプトファンヒドロキシラーゼ tryptophan hydroxylase（TPH）によって酸化され，芳香族 L-アミノ酸デカルボキシラーゼにより，セロトニンが産生される．5-HT：5-ヒドロキシトリプタミン．

用し，時として鎮静効果や制吐作用で使われる．

## その他の低分子性神経伝達物質

アセチルコリンは末梢の神経伝達に主要な役割を担う．神経筋接合部においては，体性運動神経が横紋筋を脱分極させるために，この分子が使われている．自律神経系では，アセチルコリンがすべての節前ニューロンと副交感神経の節後ニューロンの神経伝達物質として使われる．末梢神経系におけるアセチルコリンには多くの機能があるため，末梢性アセチルコリンの神経伝達を標的とした多種多様な薬物の開発には拍車がかかっている．これらの薬物には，運動神経終板の神経伝達を阻害する筋弛緩薬，この神経伝達物質の代謝回転を阻害して局所的にアセチルコリン濃度を上昇させるコリンエステラーゼ阻害薬や，受容体特異的なアゴニストやアンタゴニストが含まれる．

CNS において，アセチルコリンは広範投射神経系の神経伝達物質として作用する．生体アミンのように，睡眠や覚醒を制御すると考えられている．**ドネペジル** donepezil は，中枢のアセチルコリン神経のシナプスに作用する可逆的なコリンエステラーゼ阻害薬であり，認知症の患者の気分を“晴れ晴れとさせる”のに役立つ（第 9 章参照）．末梢性抗コリン薬は中枢のアセチルコリンをも遮断することがあるため，副作用が生じることがある．例として，抗ムスカリン性薬物の**スコポラミン** scopolamine は，眠気や記憶障害，疲労，夢を見ない睡眠などの作用がある．逆に**ピロカルピン** pilocarpine のようなアセチルコリン受容体アゴニストは，皮質の覚醒や覚醒亢進などの副作用を引き起こす．

**プリン作動性** purinergic 神経の伝達物質であるアデノシンや ATP は，中枢の神経伝達の役割を担っている．プリン類の中枢における役割については，**カフェイン** caffeine の作用が最も顕著である．カフェインはアデノシン受容体の競合的アンタゴニストであり，穏やかな興奮作用を引き起こす．この場合，**シナプス前**ノルアドレナリン神経に局在しているアデノシン受容体がノルアドレナリンの遊離を抑制しているが，このアデノシン受容体がカフェインによって拮抗されると，ノルアドレナリン遊離が脱抑制されて，薬物の興奮作用の特徴が生じる．

NO は末梢血管拡張物質として興味が持たれているが，脳内では神経伝達物質として作用する．他の低分子性神経伝達物質と異なり，NO はニューロン膜を通過して拡散し，標的細胞内に存在する受容体に結合する．NO 受容体はシナプス前ニューロンに存在し，逆方向性のメッセンジャーとして NO が作用していると思われる．NO の末梢血管拡張作用を標的とした薬物は多いが，中枢性神経伝達物質としての NO の作用を標的とした薬物はまだない．

## 神経ペプチド

神経活性ペプチドは神経伝達物質の最後の主要な部類である．多くの神経ペプチドは内分泌，オートクラインおよびパラクラインの作用を併せ持つ．神経活性ペプチドファミリーの主要な例としては，**オピオイド** opioid，**タキキニン** tachykinin，**セクレチン** secretin，**インスリン** insulin，**ガストリン** gastrin が挙げられる．神経ペプチドには下垂体ホルモンの遊離因子と阻害因子が含まれ，**副腎皮質刺激ホルモン放出ホルモン** corticotropin-releasing hormone（CRH），**性腺刺激ホルモン（ゴナドトロピン）放出ホルモ**

ン gonadotropopin-releasing hormone（GnRH），甲状腺刺激ホルモン放出ホルモン tyrotropin-releasing hormone（TRH），成長ホルモン放出ホルモン growth hormone-releasing hormone（GRH），ソマトスタチン somatostatin が含まれる．オピオイドペプチドファミリーには，**エンケファリン enkephalin**，**ダイノルフィン dynorphin**，**エンドルフィン endorphin** が含まれる．オピオイド受容体は脊髄や脳の広範囲に分布して痛覚に関与し，モルヒネなどの麻薬性鎮痛薬（第17章参照）やヘロインなどの薬物乱用（第18章参照）の主要な薬理作用の標的である．

## 血液脳関門

Pさんの Case では，神経伝達物質のドパミンそのものよりも，むしろドパミンの中間前駆体である L-DOPA が投与されている．Pさんのパーキンソン病を治療するために投与された L-DOPA が血中から脳組織へ移行できるのと異なり，ドパミンはこの境界を通過できない．ドパミンが除外されるのは，**血液脳関門 blood-brain barrier** と呼ばれる選択的なフィルターが存在するためである．血液脳関門は多くの分子の血液から脳への輸送を制御するものである（図 8-13）．血液脳関門は，血中を循環する多くの毒性物質とアドレナリン，ノルアドレナリン，グルタミン酸，ドパミンなどの神経伝達物質から脳組織を保護している．これらの神経伝達物質は体内中で作用するが，脳組織に到達して CNS に存在する受容体に結合し，不要な作用を引き起こさないようにするためである．

血液脳関門の基本的な構造には，脳微小循環のユニークな設計がなされている．多くの組織では，微小血管内側の血管内皮細胞間に**窓 fenestrae** と呼ばれる小さな間隙がある．この隙間から水や低分子物質が抵抗なしに通過して拡散するが，巨大タンパク質や細胞は通過できない．CNS では，内皮細胞が密着結合 tight junction を形成し，低分子物質が血管壁を通過して拡散するのを妨げている．また一般的に，末梢の内皮細胞と異なり，中枢の内皮細胞は血管内腔から血管外へ体液を輸送する飲小胞を有していない．さらに，中枢の血管は**星状膠細胞 astroglia** に由来する細胞突起で覆われている．これらの星状膠細胞の突起は，ある栄養物質を血液から CNS へ選択的に輸送するのに重要な役割を担っている．

このような選択的な輸送メカニズムがない場合でも，血液脳関門は一般的に水溶性の物質を除外する．対照的に酸素や二酸化炭素などの重要な脂溶性ガスを含む脂溶性物質は，通常内皮細胞の膜を通過して

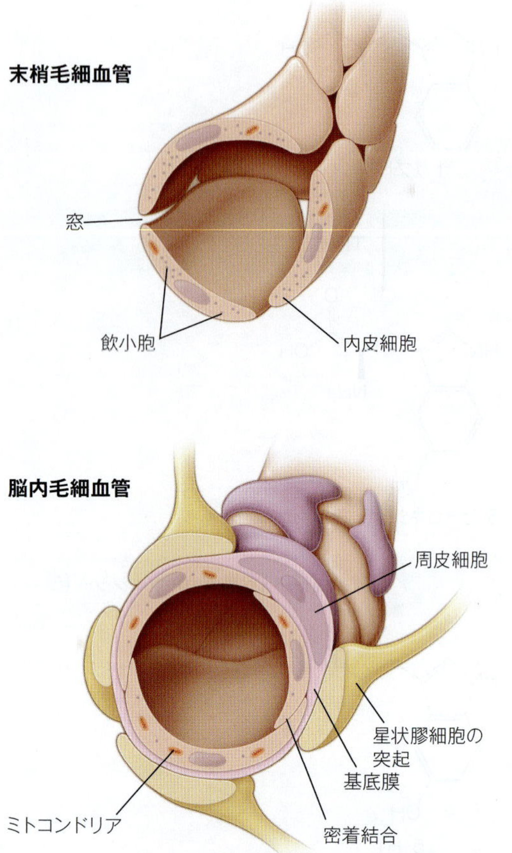


**図 8-13　末梢血管と比較した中枢神経系における毛細血管の特徴**
末梢の毛細血管の内皮細胞間には間隙（窓，fenestrae）があり，細胞内の飲小胞は体液と可溶性物質の毛細血管内外の輸送を促進する．対照的に中枢神経系（CNS）の血管は密着結合により内皮細胞間の間隙がふさがれている．細胞内には飲小胞がほとんどなく，周皮細胞と星状膠細胞に覆われている．加えて，中枢の毛細血管内皮細胞にはより多くのミトコンドリアがあり，これらのミトコンドリアがエネルギーを供給して，中枢の内皮細胞が CNS へある分子を輸送したり，CNS から別の分子を排出したりするのに役立っている．

拡散する．油/水分配係数は，低分子物質がどの程度 CNS に移行しやすいのかを判断するためのよい指標となる．一般的に油/水分配係数が高い脂溶性物質は血液脳関門を通過して拡散でき，分配係数が低い水溶性物質は典型的に除外される（図 8-14）．

グルコースや様々なアミノ酸などの多くの重要な水溶性の栄養物質は，それぞれに特異的な輸送体の存在なしでは血液脳関門を通過できない．例えば，グルコースは**ヘキソース輸送体 hexose transporter** によりこの障壁を通過して輸送され，この栄養物質は**促進拡散 facilitated diffusion** と呼ばれる過程により，濃度勾配に従って濃度が低い方へ拡散する．アミノ酸は3種類の異なった輸送体により輸送される．バリンやフェ

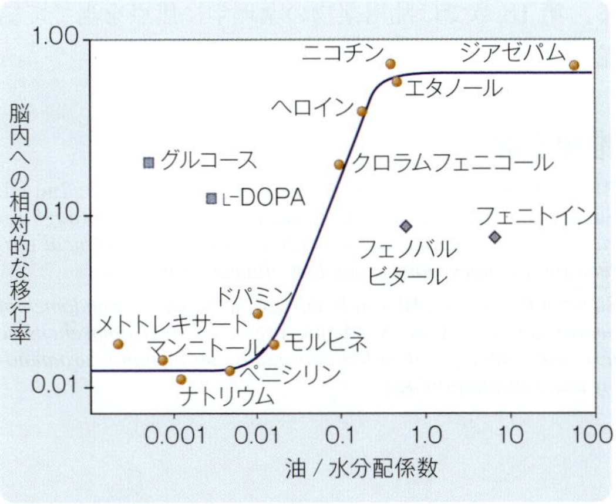


**図 8-14 血中から脳へ移行する化合物の相対的な能力**
一般的に化合物の油／水分配係数と循環系から脳へ移行する能力との間には相関性がある．グルコース（グルコース輸送体）やL-ドパ（L-DOPA）（大型で中性L-アミノ酸の輸送体）のような特異的な輸送体はある種の化合物（**正方形**）の脳移行を促進する．なかにはフェノバルビタールやフェニトインのようなある種の薬物を中枢神経系（CNS）から外へ汲み出す輸送体もある（**ひし形**）．様々な薬物代謝酵素から構成される代謝型血液脳関門によっても，CNSにおけるある種の薬物の濃度が制限される．

ニルアラニンなどの大きな中性アミノ酸を輸送するもの，グリシンなどの小さな中性アミノ酸やグルタミン酸などの極性アミノ酸を輸送するもの，アラニン，セリン，システインなどを輸送するものの３種類である．L-DOPAは大きな中性アミノ酸輸送体で輸送されるが，ドパミン自身は血液脳関門によって排除される．このような理由で，L-DOPAがドパミンの代わりにパーキンソン病患者へ投与される．しかしながら，高タンパクの食事後には，輸送体が大量のアミノ酸によって圧倒されて，L-DOPAの輸送が非効率的になってしまう．高タンパクダイエット開始後に薬が効きにくくなったというPさんの不満は，このことで説明できる．血液脳関門には様々なイオンチャネルが存在し，恒常的なレベルに脳内イオン濃度を保てるように機能している．

ちょうど必須の脂溶性栄養物が特異的な輸送体を介して，血液脳関門を通過できるように，潜在的に毒性を有する多くの脂溶性化合物も，**多剤抵抗性輸送体 multiple drug resistance transporter**（**MDR transporter**）として知られている部類のタンパク質によって，脳から排出される．これらの輸送体は脂溶性化合物を脳から汲み出し，再び血管内腔へ戻す（MDR輸送体は多くの細胞に存在し，腫瘍細胞が抗がん薬に対して耐性を示すような際に重要な役割を担う）．**代謝型血液脳関門 metabolic blood-brain barrier** は，毒性のある化合物に対してさらに防御的に働く．この障壁は，CNSの内皮細胞へ輸送される化合物を代謝する酵素によって維持されている．そのような酵素の１つである**芳香族L-アミノ酸デカルボキシラーゼ aromatic L-amino acid decarboxylase**（**別名：ドパデカルボキシラーゼ DOPA decarboxylase**）は，末梢のL-DOPAをドパミンに代謝して，血液脳関門を通過できないようにする．このため，Pさんの薬には第２成分としてドパデカルボキシラーゼ阻害薬である**カルビドパ carbidopa** が処方されている．カルビドパは，L-DOPAが血液脳関門を通過する前に，末梢でドパミンへと代謝されてしまうのを確実に抑制する薬物である．重要なのは，カルビドパ自身が血液脳関門を通過できないので，CNSでL-DOPAからドパミンへの変換は阻害されないことである．

## まとめと今後の方向性

本章では末梢神経とCNSにおける解剖学的な構成，ニューロンによる電気的，化学的なシグナルの伝達とその加工，CNSで使用される主要な神経伝達物質，血液脳関門の構造と機能について論じた．本章ではいくつかの特異的な薬物を例として紹介したが，神経系に影響するすべての薬物の作用を理解するうえで重要な神経解剖と神経伝達の一般的な原理に焦点を当てた．第２節の残りの章では，特異的な神経伝達物質の系と末梢神経およびCNSに作用する特異的な薬物について論じる．したがって，第９章と第10章では末梢神経のアセチルコリン神経系およびアドレナリン神経系について記述し，第11章では末梢神経と脊髄神経を介した電気的な伝導を阻害することによって生じる局所麻酔薬の作用について論じる．第12章では中枢の興奮性と抑制性の神経伝達について記載している．グルタミン酸の神経伝達を利用した薬は現在のところほとんどないが，ベンゾジアゼピン類とバルビツール酸類の２種類のクラスの薬物は，$GABA_A$ 受容体におけるGABAの作用を増強することによって，GABAニューロンの神経伝達に作用を及ぼす．第13章ではドパミン神経系について論じ，本章で紹介したパーキンソン病のある症状が，ドパミンの神経伝達を促進する薬物によって軽減される概念をより詳細に記載する．第13章ではまたドパミンの神経伝達を阻害すると，統合失調症の症状がどのようにして緩和され，ドパミンがこの疾患に関与していることが示唆されていることを説明する．第14章では気分が外向きになるように調節する薬物について論じる．これらの薬物には，シグナル伝達に影響すると考えられている“気分安定化薬”のリチウムだけでなく，ノルアドレナリンやセロトニンなどの生体アミンの再取込みと代謝を抑制する抗うつ薬が含まれる．第 15 章では異常な電気的神経伝達の薬理学を学び，これには活動電位の伝搬を抑えて様々なタイプの発作を抑制する**フェニトイン phenytoin** のようなイオンチャネル拮抗薬が含まれる．第 16 章では作用メカニズムの解明が期待されている領域である全身麻酔薬の薬理学について記載する．第 17 章ではオピオイド受容体アゴニストや非オピオイド性鎮痛薬を含む鎮痛薬の薬理学について論じる．第 18 章では乱用薬物の薬理学に焦点を当てて結論とする．

## 推奨文献


Blumenfeld H. *Neuroanatomy through clinical cases.* 2nd ed. Sunderland, MA: Sinauer Associates, Inc.; 2010. (*Thorough review of human neuroanatomy with an emphasis on clinical correlation; includes many exemplary clinical cases.*)

Squire LR, Berg D, Bloom F, du Lac S, Ghosh A. *Fundamental neuroscience.* 3rd ed. Academic Press; 2008. (*Comprehensive textbook containing detailed information on human neuroanatomy and neurophysiology.*)

Section 2B

# 自律・末梢神経系薬理学の原理

*Principle of Autonomic and Peripheral Nervous System Pharmacology*

# 9

# コリン作動性の薬理学

Alireza Atri, Michael S. Chang, and Gary R. Strichartz



## はじめに

コリン作動性の薬理学は神経伝達物質である**アセチルコリン acetylcholine（ACh）**を軸としている，コリン作動性経路の機能は複雑だが，おもに神経筋接合部 neuromuscular junction（NMJ），自律神経系，中枢神経系 central nervous system（CNS）に分類される．ACh には多くの重要な生理的作用があるにもかかわらず，コリン作動性薬物や抗コリン作動性薬物の治療上の使用が近年では限られており，それはコリン作動性経路の働きが複雑で，その結果，シンプルに薬理学的作用を示すことができないからである．それにもかかわらず，コリン様作用や抗コリン様作用を標的としたいくつかの薬剤が脳（特に認知および動作），NMJ，心臓，眼，肺，尿生殖路，消化管に対して広く臨床で使用されている．

コリン作動性薬理学の応用については，第 17 章，鎮痛薬の薬理学，第 46 章，炎症にかかわる統合薬理学：消化性潰瘍，第 47 章，炎症にかかわる統合薬理学：喘息で論じている．

## コリン作動性神経伝達の生化学と生理学

ACh の合成，貯蔵，放出はすべてのコリン作動性神経において同様なステップを経る．特にコリン作動性シナプスにおける ACh の特異的な作用は，そのシナプスにおける ACh 受容体の種類によっておもに決定される．コリン作動性受容体は大きく 2 種類に分類されている．**ムスカリン性アセチルコリン受容体 muscarinic acetyl cholinergic receptor（mAChR）**は G タンパク質共役型受容体 G protein-coupled receptor（GPCR）であり，副交感神経節後線維や一部の交感神経節後線維，自律神経節，CNS のシナプス末端に存在している．**ニコチン性アセチルコリン受容体 nicotinic acetyl cholinergic receptor（nAChR）**は多くの興奮性自律神経シナプスの後部および CNS のシナプス前部と連結したイオンチャネル内蔵型受容体で

## Case

1744年，ヴァージニア人の開拓者たちがOpechancanough リーダー（Powhatans 戦士のリーダーでPocahontasの叔父）を捕獲した．Opechancanoughは優れた戦術家と考えられ，残忍な戦士として評判であった．しかし，ある植民地の記者が捕獲されたリーダーの違った肖像を描いている．“彼が直面した過度の疲労が彼の気質を破綻させた．つまり，彼の表皮はやせ衰え，その緊張や弾性を失った腱やまぶたは非常に重く付き添いによって持ち上げられなかったら何も見ることはできなかった．彼は歩くこともできなかった．でも彼は気力で，彼の体の崩壊の原因を克服し，彼はネイティブアメリカンによって運ばれた担架から［部下たちへ］命令した．”ジェイムズタウンにある刑務所にOpechancanoughが幽閉されている間，非活動時代後，彼は自分で立つことができることを発見した．

Opechancanoughの話は重症筋無力症の最も初期に見られる描写であると考えられる．この症状は神経筋疾患が神経筋接合部（NMJ）でコリン作動性受容体へ向けられた自己免疫抗体の産生に起因していることを示している．1934年，Opechancanoughの時代からほぼ2世紀後，イギリス人で医師のMary Broadfoot Walkerは筋肉が弱いという似たような症状を持った何人かの患者に出会った．患者たちの症状は彼女にtubocurarine（ツボクラリン）処置で起こる毒性症状を連想させた．そこで，彼女は筋肉のこわばりで動けない患者に，physostigmineという解毒薬を投与した．その結果は衝撃的なものである．数分以内に，患者は立ち上がり部屋を歩き回ることができた．Walker医師は重症筋無力症への最初の本当に効果的な薬物治療法を発見したのである．彼女のこの偉業は重要ではあるが，その処置は重症筋無力症の症状をあまりに早く効果的に改善し過ぎて信じてもらえず科学界に大変冷笑された．何年経ってもなおも科学界は彼女の発見を受け入れようとはしていない．

### Questions

1. なぜtubocurarineが示す毒性や重症筋無力症が同様の症状を誘導するのか？
2. どのようにphysostigmineが重症筋無力症の症状を改善させるのか？
3. なぜ筋が衰えているすべての患者にphysostigmineを処方することが危険なのか？
4. physostigmineの他に治療に使用されているものは何か？

ある．**アセチルコリンエステラーゼ acetylcholinesterase（AChE）**は，ACh分解の要因となる酵素であるが，重要な薬理学的な標的でもある．本章においては，NMJ，自律神経系，CNSにおけるAChの生理作用について薬理学的標的ごとに説明していく．

## アセチルコリンの合成

AChは**コリンアセチルトランスフェラーゼ choline acetyltransferase（ChAT）**により，コリンとアセチル補酵素A acetyl coenzyme A（acetyl CoA）から合成される．

$$\text{アセチル CoA} + \text{コリン} \xrightarrow{\text{ChAT}} \text{ACh} + \text{CoA} + H_2O \qquad \text{式 9-1}$$

CNSにおいて，AChの合成に使用されるコリンは3つの起源のうち1つに由来している．シナプス間隙におけるAChEによって産生されるおおよそ35～50％のコリンが（図9-1，後述参照）は軸索末端へ再取込みされる．その量は，ACh合成において使用されるコリンの約半分に及ぶ．血漿をもとにしたコリンの貯蔵は脂質ホスファチジルコリンの一部として脳へ運ばれる．そして，コリンへと代謝される（ホスファチジルコリンへのコリンの取込みは重要である．なぜならコリン自体は，血液脳関門を通過できないからである）．コリンはホスホリルコリンとしてリン脂質にも貯蔵されている．そこから必要な時に使用される．

アセチルCoAの合成はおもに解糖から得られ，最終的にピルビン酸デヒドロゲナーゼによって産生される．アセチルCoAの合成は内部のミトコンドリア膜で生じているが，ChATは細胞質内にある．クエン酸がミトコンドリアから細胞質へアセチルCoAに対するキャリアとして働いていると推測される．つまり，クエン酸は細胞質でクエン酸リアーゼによってアセチルCoAを供給しているのである．

**ACh合成の律速段階はChATではなく，むしろコリンの利用能による．つまり，神経へのコリンの取込みによるのである．**コリン輸送には2つの経路がある．1つは拡散を促進する低親和性コリン取込み経路（$K_m$

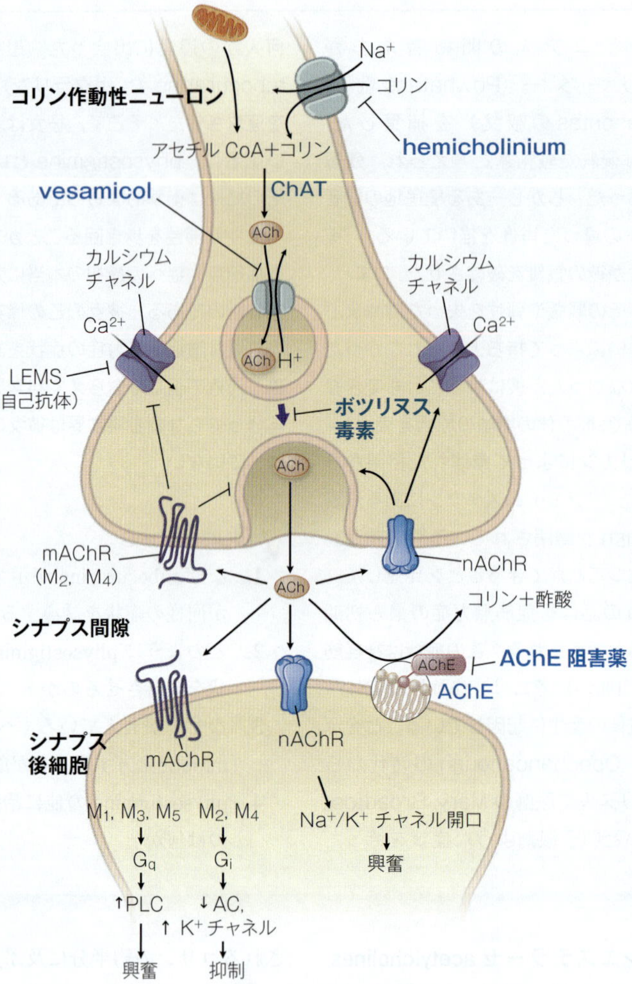


**図 9-1 アセチルコリンの合成，貯蔵，放出，分解経路とその経路で作用する薬理作用のある薬物**

コリンは高い親和性があるナトリウムイオン（$Na^+$）-コリン共輸送体によってシナプス前コリン作動性神経終末に運ばれる．この輸送体は hemicholinium によって阻害される．細胞質の酵素であるコリンアセチルトランスフェラーゼ（ChAT）はアセチル補酵素 A（アセチル CoA）やコリンからアセチルコリン（ACh）の形成を触媒する．新しく合成された ACh は貯蔵のために小胞に［アデノシン三リン酸（ATP）やプロテオグリカンとともに］まとめられている．ACh の小胞への輸送は $H^+$-ACh 交互輸送機構によって誘導され，その機構は vesamicol によって抑制される．細胞内カルシウムレベルがシナプス前の活動電位（シナプス間隙へ神経伝達物質を放出させること）に応えて上昇すると，ACh を含む小胞が細胞膜と融合する．イートン・ランバート症候群 Lambert-Eaton myasthenic syndrome（LEMS）はシナプス前のカルシウムイオン（$Ca^{2+}$）チャネルを遮断する自己抗体に起因している．ボツリヌス毒素はシナプス前小胞の開口放出を防ぎ，それによって ACh 放出を遮断している．ACh はシナプス間隙で放散されシナプス前および後の受容体と結合する．アセチルコリン受容体（AChR）はニコチン性とムスカリン性の受容体に分類される．ニコチン受容体（nAChR）は陽イオンを透過させるイオンチャネル内蔵型受容体であり，一方，ムスカリン受容体（mAChR）はホスホリパーゼ C phospholipase C（PLC）の活性やアデニル酸シクラーゼ adencylyl cyclase（AC）の抑制やカリウムイオン（$K^+$）チャネルの開口を含めた細胞内シグナル経路を変化させる G タンパク質共役型受容体（GPCR）である．シナプス後ニコチン受容体や $M_1$，$M_3$，$M_5$ といったムスカリン受容体は興奮性で，シナプス後 $M_2$，$M_4$ ムスカリン受容体は抑制的に働く．シナプス前ニコチン受容体はシナプス前神経への $Ca^{2+}$ 流入を増加させ，その結果として，小胞の融合と ACh の放出が増加する．シナプス前 $M_2$，$M_4$ ムスカリン受容体はシナプス前神経へ $Ca^{2+}$ 流入を抑制し，その結果小胞の融合と ACh の放出を減少させる．シナプス間隙における ACh は細胞膜と結合したアセチルコリンエステラーゼ（AChE）によってコリンや酢酸へ分解される．多くの AChE 阻害薬が存在している．多くの臨床的に関連がある AChE は競合的な酵素阻害薬である．

＝10～100 μM）である．この輸送経路は飽和することがなく，コリンを含むリン脂質を合成する細胞，例えば角膜上皮で見られる．もう1つの重要な経路は，特にコリン作動性神経末端において見られるナトリウム依存性，高親和性輸送経路（$K_m$ ＝1～5 μM）である．高親和性輸送体は簡単に飽和する（コリン濃度＞10 μM）ので，ACh 合成に対するコリン供給に上限が設けられる．律速要素として，この輸送体が様々な抗コリン作動性薬物を標的としていることが挙げられる（例えば hemicholinium-3，図 9-1 参照）．

## アセチルコリンの貯蔵と放出

細胞質における ACh の合成後，ACh は貯蔵のためシナプス小胞に輸送される．小胞にあるプロトンを運ぶ ATP アーゼ（ポンプ）はこの過程にエネルギーを必要とする．小胞からのプロトン輸送［つまり，水素イオン（$H^+$）濃度勾配が下がる］が ACh-$H^+$ アンチポート経路を介して小胞へ ACh の取込みを進める（つまり，逆に ACh の濃度勾配が上がる）．この交換輸送機構はいくつかの抗コリン作動性薬物，例えば vesamicol の標的となる．そして，その抗コリン作用が ACh 貯蔵と放出不足につながる（図 9-1）．ACh とともに，コリン作動性シナプス小胞はアデノシン三リン酸 adenosine triphosphate（ATP）やヘパラン硫酸プロテオグリカンを含み，どちらも ACh の対イオンとして機能を果たす．ACh の正電荷を中和することによって，それらの分子は小胞内の多くの ACh を失わせる静電力を消失させている［自律神経終末から ACh やノルアドレナリン（ノルエピネフリン）の放出を阻害するために，プリン受容体を介して，放出された ATP も神経伝達物質として働いている］．

シナプス間隙にある ACh の放出は細胞膜にあるシナプス小胞の融解により起こる．その過程は軸索末端の脱分極や電位依存性カルシウムチャネル（$Ca^{2+}$）の開口に依存している．細胞内 $Ca^{2+}$ の増加が soluble *N*-etylmaleimide sensitive fusion protein attachment protein receptor（SNARE）複合体タンパク質とシナプトタグミンの結合を促進する．また，同時に小胞-膜の連結と融解を誘導する．その結果，“小胞の内容物”がシナプス間隙に放出される（第 7 章参照，「電気化学伝達」に詳述）．

2 種類の ACh の貯蔵方法は ACh 放出過程を通して違った役割で働いている．1 つは，“貯蔵”場所として知られているが，軸索末端の細胞膜近くに位置する小胞に含まれる．軸索の脱分極はその小胞からの ACh 放出を迅速に引き起こす．もう 1 つの“予備的”貯蔵は貯蔵場所から使われた分を補給している．十分な速度の予備的な貯蔵の補給は ACh 放出を長時間持続させるのに必要である．2 種類の貯蔵のうち，軸索末端に近い貯蔵場所は新しく合成された ACh を含んだシナプス小胞によって最初いっぱいになる．この過程は予備的な貯蔵へいくつかの古い貯蔵シナプス小胞を置換させている．

## コリン作動性受容体

ACh がシナプス間隙へ放出された後，2 種類の受容体（ムスカリン受容体とニコチン受容体）のうち 1 つと結合する．たいていシナプス後細胞の細胞膜表面上にその受容体はある．**ムスカリン性アセチルコリン受容体 muscarinic acetyl cholinergic receptor（mAChR）**は 7 回膜貫通型 GPCR であり，**ニコチン性アセチルコリン受容体 nicotinic acetyl cholinergic receptor（nAChR）**はイオンチャネル内蔵型受容体である．**ムスカリン受容体はニコチン受容体と同様に神経伝達物質に感受性があるが，これら 2 種類のコリン作動性受容体はほとんど構造的な類似点がない．**

### ムスカリン受容体

ムスカリン性コリン作動神経伝達は，おもに自律神経節，自律神経系や CNS における副交感神経系によって刺激される末梢組織で起きる．ムスカリン受容体は細胞膜でシグナルに変換しグアノシン三リン酸 guanosine triphosphate（GTP）結合タンパク質にシグナル伝達をする他の多くの細胞表面にある受容体（例えばアドレナリン受容体）と同じ系に属する．すべてのムスカリン受容体の活性化効果は G タンパク質が働くことで起こるので，受容体活性化とムスカリン応答が関連づくまで少なくとも 100 ～ 250 ミリ秒（ms）の時間を要する（対照的に，ニコチン性チャネルは約 5 ミリ秒で応答する）．

ムスカリン受容体と結合するアゴニストによって G タンパク質が活性化すると細胞ではいくつかの異なる効果が発生する．その効果というのはアデニル酸シクラーゼの抑制（$G_i$ を介して）とホスホリパーゼ C の刺激である．どちらも G タンパク質の $\alpha$ サブユニットによって誘導される（これらのシグナル伝達の機序に関しては，第 1 章，薬物-受容体の相互作用参照）．ムスカリン性活性もセカンドメッセンジャー分子を介してイオンチャネルに影響を与える．そのような mAChR 刺激の主たる作用は特異的なカリウムイオン（$K^+$）チャネル［G タンパク質修正型内向き整流 $K^+$ チャネル，もしくは G タンパク質共役型内向き整流 $K^+$ チャネル G protein-coupled inwardly rectiying $K^+$ channel（GIRK）］の開口である．その結果，細胞が過分極する．この作用は G タンパク質（$G_o$）の $\beta\gamma$ サブユニットを介して誘導される．$\beta\gamma$ サブユニットはチャネルと結合し，その開口率を上げる．

ヒトのムスカリン受容体の 5 つの相補 DNA complementary DNA（cDNA）（$M_1$ ～ $M_5$ と表示される）が細胞において明確に分離・同定されている．それらの受容体の類型は機能的に２つのグループに分けられる．１つは，$M_1$，$M_3$，$M_5$ におけるホスホリパーゼＣの刺激によるＧタンパク質との共役，もう１つが，$M_2$，$M_4$ におけるアデニル酸シクラーゼの抑制と $K^+$ チャネルの活性によるＧタンパク質との共役である．それぞれの機能的に識別された分類が薬理学的なアンタゴニストに対するその反応のもとになっている（表 9-1）．一般的に，$M_1$ は皮質ニューロンや自律神経節に発現し，$M_2$ は心筋に，$M_3$ は平滑筋や腺組織に発現している．$M_1$，$M_3$，$M_5$ 受容体の刺激が細胞に活動電位を発生させるので（同時に $M_2$，$M_4$ 受容体は細胞内興奮性を抑制させるが），細胞上にある受容体のサブタイプと ACh 作用の間には相関関係があることがわかる．様々なムスカリン受容体サブタイプは mAChR アゴニストに対する細胞内反応に多様性を示す．

## ニコチン受容体

ニコチン様コリン作動性シグナル伝達は nAChR への ACh の結合から生じる（図 9-2）．この現象は**直接的なリガンド依存性のコンダクタンス（伝導）によるもの**として知られている．nAChR への２つの ACh 分子の結合は細胞膜を通して一価性陽イオン選択性の細孔を形成している受容体の立体構造変化を引き起こす．活性化した nAChR のチャネル開口は $K^+$ やナトリウムイオン（$Na^+$）の透過性を亢進させる（静止膜電位は $K^+$ にとってネルンスト電位 Nernst potential に近く $Na^+$ にとってはネルンスト電位より低いので，nAChR が開口することで流入する主たるイオンは $Na^+$ ということになる）．それでもなお比較的少ない $Ca^{2+}$ の透過性が細胞内 $[Ca^{2+}]$ の上昇を引き起こす．それゆえに，チャネルが開くと，細胞の脱分極を引き起こし細胞内への $Na^+$ 電流を誘導する．多様性あ

**表 9-1　コリン作動性受容体サブタイプの特徴**

| 受容体 | 主な部位 | 反　応 | 機　序 | アゴニスト | アンタゴニスト |
|---|---|---|---|---|---|
| ムスカリン作動性 $M_1$ | 自律神経節<br>CNS | EPSP<br>複合体：少なくとも覚醒，注意，鎮痛 | $G_{\alpha/11}$ → PLC →<br>↑ $IP_3$ ＋↑ DAG →<br>↑ $Ca^{2+}$ ＋↑ PKC | oxotremorine | ピレンゼピン |
| ムスカリン作動性 $M_2$ | 心臓：洞房結節<br><br><br>心臓：房室結節<br>心臓：心房<br>心臓：心室 | ゆっくりとした自発的脱分極；過分極<br>↓伝導速度<br>↓不応期；↓収縮力<br>収縮性のわずかな↓ | Ｇタンパク質の $\beta\gamma$ サブユニット→<br>AC と↑ $K^+$ チャネル開口を抑制 | | AF-DX 117 |
| ムスカリン作動性 $M_3$ | 平滑筋 | 収縮 | $M_1$ と同じ | | hexahydrosiladifenidol |
| ムスカリン作動性 $M_4$ | CNS | | $M_2$ と同じ | | himbacine |
| ムスカリン作動性 $M_5$ | CNS | | $M_1$ と同じ | | |
| ニコチン作動性 $N_M$ | NMJ における骨格筋 | 終板脱分極；骨格筋収縮 | $Na^+/K^+$ チャネルの開口 | phenyltrimethylammonium | tubocurare |
| ニコチン作動性 $N_N$ | 自律神経節<br><br>副腎髄質<br><br>CNS | 節後神経の脱分極と発火<br>カテコールアミンの分泌<br>複合体：覚醒，注意，鎮痛 | $Na^+/K^+$ チャネルの開口 | dimethylphenylpiperazinium | trimethaphan |

コリン作動性受容体はニコチン受容体とムスカリン受容体に分類される．すべてのニコチン受容体はリガンド依存性陽イオン選択的チャネルであり，一方でムスカリン受容体は膜貫通Ｇタンパク質共役型受容体（GPCR）である．特異的な薬理作用のあるアゴニストやアンタゴニストの大多数が最近では実験的な目的でしか使用されていないが，ほとんどサブクラスとして存在している．CNS：中枢神経系，EPSP：興奮性シナプス後電位，PLC：ホスホリパーゼＣ，phospholipase C，$IP_3$：イノシトール三リン酸，inositol triphosphate，DAG：ジアシルグリセロール，diacylglycerol，PKC：プロテインキナーゼＣ，protein kinase C，AC：アデニル酸シクラーゼ，adencylyl cyclase，NMJ：神経筋接合部．

＊↑上昇，↓低下を示す．

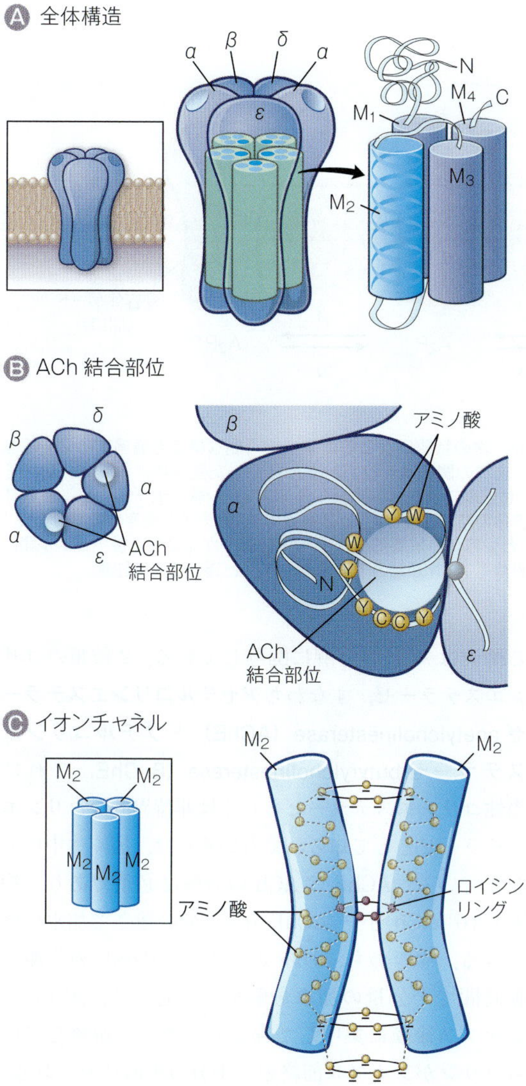


**図 9-2 ニコチン性アセチルコリン受容体の構造生物学**
**A.** ニコチン性アセチルコリン受容体（nAChR）（$N_M$ タイプ）の全体構造とその５つのサブユニット（$\alpha_2\beta\varepsilon\delta$）．各サブユニットは４回膜貫通型（疎水性）αヘリックス領域（$M_1$，$M_2$，$M_3$，$M_4$）を持つ膜タンパク質からなっている．２つのαサブユニットの大きな疎水性のＮ末端領域はアセチルコリン（ACh）のための結合部位を含んでいる．**B.** ACh 結合部位を上から見た（**差し込み図**：低倍率）．αサブユニット疎水性領域のラベルされたアミノ酸は ACh が結合する特に重要な部位である．２つの ACh 分子の結合による構造変化でチャネルが開口する．**C.** ５つのサブユニットの $M_2$ 領域はタンパク質の内部と対面しともに膜チャネルを形成している（**差し込み図**）．５つのアミノ酸（各 $M_2$ サブユニットから）のうち３つの負に帯電したリングがチャネルを介して正に帯電されるイオンを描いている．中央で，帯電していないロイシンリング（**紫**）は受容体が ACh で脱感作した時にイオンチャネルを閉める．

る nAChR の刺激は活動電位を発生させ，電位依存性 $Ca^{2+}$ チャネルを開口させるのに十分な細胞の脱分極を引き起こす．この後，nAChR の細孔を介して $Ca^{2+}$ の直接的な流入が起こり，いくつかの細胞内シグナル伝達経路が活性化する．

ACh はシナプス間隙においてすばやく活性化した受容体から解離し，AChE がすぐに遊離（結合していない）ACh を分解するので，nAChR によって誘導される脱分極は短い（< 10 ミリ秒）．２分子の ACh の結合がチャネル開口に必要であるが，再度チャネルを開口するのに２分子を分解する必要はない．１分子の ACh が結合した受容体に第２の ACh 分子が結合することで，再度，チャネルが開口することになる．nAChR 結合やチャネル開口の動力学は図 9-3 で詳しく述べる．

構造上，nAChR は５つのサブユニットからなる．それぞれは約 40 kDa の大きさをしている（図 9-2A）．いくつかのサブユニットの種類が nAChR において同定されている（α，β，γ，δ，εに分類されている）．すべてそれらサブユニットはその他と 35～50％の相同性がある．NMJ における各受容体は２つのαサブユニットと１つのβサブユニット，δサブユニットおよびγサブユニットかεサブユニットから構成されている（$\alpha_2\beta\varepsilon\delta$型は成長しきった骨格筋における NMJ で優位に立っている一方で，$\alpha_2\beta\gamma\delta$は未発達の筋で発現している）．アゴニストは各αサブユニットとその隣接した補足のサブユニットの間で形づけられた疎水ポケットで結合する．つまり，これは２分子の ACh の各受容体への結合のための構造的基礎である．ACh の結合によって誘導されるαサブユニットにおける構造的な変化は受容体を介したイオン流動を可能にする細孔の全体的な変化を開始させる（つまり，チャネルを開口させるなど）．

ACh 結合に対する反応において単に受容体が開いたり閉じたりすることとは別に，ニコチン受容体は ACh の様々な濃度に対する反応を誘導する．受容体は持続的に存在する神経伝達物質に対してよりも個別の短い ACh の電流パルスとそれぞれに反応する．前述したように，正常状態下で，閉口し静止した状態のチャネルは一過性に開口することによって２分子の結合している ACh と反応し，そして ACh に対する低親和性受容体は受容体から ACh の急速な分離を引き起こし，その静止している構造へ受容体を戻す．また，ACh に対する受容体の持続的な曝露によって，チャネルが閉じられたまま固定され，“脱感作”構造へ変化を引き起こす．脱感作状態は ACh が比較的長時間受容体に結合したままになるような ACh に対する受容体の親和性の上昇によっても特徴づけられる．ACh の結合によって受容体が脱感作を起こした構造へ変化した状態が続くと，刺激されていない静止状態へ受容体の変化が遅れるのである．

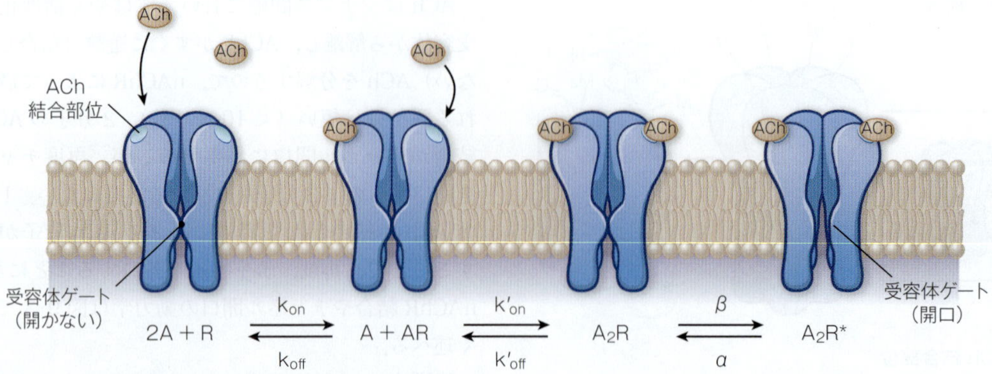


**図 9-3　ニコチン受容体結合とチャネル開口の動力学**
受容体結合とチャネル開口の状態の間の各推移は完全に可逆的であり，次の状態になる前にすべて可能な構造を通過する必要はない．例えば，分離するために両方のリガンドを必要とすることなく，2つの関連あるリガンドと結合した受容体は1つを失い，それからその初期状態へ戻るために他のものを得る．A，リガンド［アセチルコリン（ACh）］；R，ニコチン性アセチルコリン受容体（nAChR）（閉口）；R*，nAChR（開口）；$k_{on}$，最初の ACh 分子と受容体の結合速度；$k'_{on}$，2番目の ACh 分子と受容体の結合速度；$k_{off}$，最初の ACh 分子と受容体の解離速度；$k'_{off}$，2番目の ACh 分子と受容体の解離速度；$\beta$，ACh 分子が結合した後チャネル開口への速さ；$\alpha$，チャネルが閉口する速度．チャネルの開口と閉口は受容体へ ACh が結合するよりもずっと遅いことに注意．

$N_N$ 受容体におけるサブユニットが$\alpha$サブユニットや$\beta$サブユニットから単に構成されている点を除いて，自律神経節や CNS（$N_2$ もしくは $N_N$ と呼ばれる）におけるニコチン様コリン作動性受容体は NMJ（$N_1$ もしくは $N_M$）における受容体と似ている．しかしながら厄介なことは，9つの異なる$\alpha$サブユニットタイプ（$\alpha_2$～$\alpha_{10}$）と3つの$\beta$サブユニットタイプ（$\beta_2$～$\beta_4$）が神経組織では同定されていることである（$\alpha_1$ と$\beta_1$ は NMJ において発見された異なるサブユニットタイプといわれている）．$\alpha$サブユニットと$\beta$サブユニットの連結の多様性は薬理作用のある薬物に対する CNS や自律神経の nAChR における可変的な作用の原因となる．CNS におけるシナプス前の nAChR は ACh 自体や他の興奮性神経伝達物質もしくは抑制性神経伝達物質の放出を誘導している．この作用はニューロンの $Ca^{2+}$ チャネルの不活化を生じる終末内 $[Ca^{2+}]$ の増加を引き起こす．

## アセチルコリンの分解

ACh が早く，かつ繰り返し起こる神経伝達に有効であるためには，その反応時間を制限するメカニズムが必要である．ACh の分解は隣接したニューロンもしくは筋細胞の不要な活性を防ぐだけでなく，シナプス前細胞における適切なシグナル伝達調整を確保することが重要である．シナプス間隙における ACh の分解が nAChR 活性の時間的経過よりも早く起こるから，主として，単一受容体分子は2回の順次的に起こるシナプス前の ACh 放出を区別することができる．

**コリンエステラーゼ** cholinesterase として知られる酵素は ACh の分解に関与している．2種類のコリンエステラーゼ，すなわち**アセチルコリンエステラーゼ** acetylcholinesterase（AChE）と**ブチルコリンエステラーゼ** butyrylcholinesterase（BuChE，これは偽性コリンエステラーゼもしくは非特異的なコリンエステラーゼとして知られてもいる）は，広く体中に分布している．AChE は ACh の分解に必須であり，約 $4 \times 10^5$ ACh 分子/AChE 分子/分の速さで加水分解できる．すなわち，150 マイクロ秒（$\mu$s）の代謝回転時間で十分量の加水分解を引き起こす．AChE はシナプス後膜に集中して存在し，そこに遊離しているコリンがシナプス前終末へ十分量再取込みされる．BuChE は ACh 分解においては第二義的役割を果たしている．BuChE は ACh の調整物質として早期の神経発生期では大した役割を果たしておらず（ACh を加水分解するが，AChE より非常にゆっくりした速さで分解する），アルツハイマー病 Alzheimer disease（AD）の発症に関与していると近年報告された．コリン作動性神経伝達は重要な役割を果たすため，AChE 阻害薬として知られる薬物はすべて AChE を標的につくられている．

## コリン作動性伝達の生理学的効果

### 神経筋接合部

ACh は NMJ において主要な神経伝達物質である（図 9-4）．筋細胞膜にあるニコチン受容体に$\alpha$運動ニューロンによって放出される ACh の結合が運動終板の脱分極を引き起こす．脱分極の規模はシナプス間隙に放出される ACh の量に依存する．ACh の放出はさせる．静止状態下，散発的な MEPP は運動終板で検出され，それは運動性軸索のシナプス前膜と自然発生的に起こる小胞融合に起因する無刺激による ACh 放出の低い基準レベルに相当する．対照的に，運動性軸索末端での活動電位の到達は多くの小胞（数千までもの小胞）がニューロン膜との融合や ACh の放出を引き起こしている．運動終板ではその結果，**終板電位 end-plate potential（EPP）**と称される比較的大きな脱分極が起こる（図 9-5）．EPP の大きさは，筋線維の場では伝搬する活動電位を引き起こすには十分過ぎるくらいである．したがって，単回の収縮もしくは“攣縮”を引き起こすのに十分である．

**ACh は NMJ でその最初の影響として筋収縮を引き起こすのみならず，この場で ACh 自身の反応を誘導する．**シナプス前コリン作動性受容体は，運動ニューロンの軸索末端に位置し，ACh の予備的な貯蔵場所から貯蔵場所へシナプス小胞の移行を**促進する**ことによって ACh の結合に反応する．この正のフィードバックループは，ACh の放出が追加的な放出を刺激しているわけだが，高頻度の神経刺激（～ 100 Hz）下では，十分量の ACh 放出を確保するのに必要である．幸いにも，過剰の ACh が放出され過剰の ACh 受容体が存在しているので，広く ACh を許容することができる．50％以上シナプス後受容体が脱感作した時だけ，テタヌス刺激の間観察される筋弛緩が見られる（**テタヌスフェイド現象 tetanic fade** として知られている）．重要なこととして，**hexamethonium** といったアンタゴニストによって調節シナプス前コリン作動性受容体を選択的に遮断することは，他の正常状態下で ACh が受容体に結合することを防ぎ，さらに急激なテタヌスフェイド現象を引き起こさせる（図 9-6）．

## 自律神経系への影響

自律神経節を介した神経伝達は，いくつかの異なる受容体タイプが節後神経において見られる複合体変化の一因となるので複雑である．シナプス前インパルスに対する全身性のシナプス後応答は 4 つの特有の要素に分類することができる（図 9-7）．**シナプス後神経節反応における初期現象として，節後神経上の nAChR によって誘導される急速な脱分極が挙げられる．**メカニズムは NMJ において見られるものと同様であり，つまり内向きの電流がほぼ即座に 10 ～ 50 ミリ秒の興奮性シナプス後電位 excitatory postsynaptic potential（EPSP）を生じさせるのである．典型的に，EPSP のような振幅はほんの数ミリボルトであり，多くの事象が活動電位を引き起こす閾値に達す

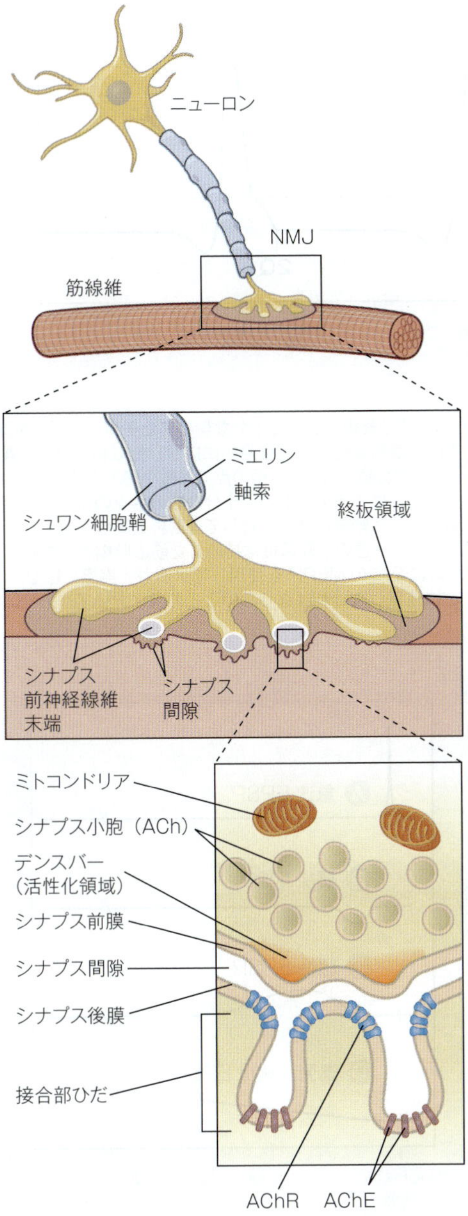


**図 9-4　神経筋接合部**
神経筋接合部（NMJ）では，運動ニューロンが筋線維グループに分布している．各運動ニューロンによって支配された筋線維領域は終板領域と呼ばれている．多数のシナプス前領域は運動ニューロンの軸索から広がっている．運動ニューロンが脱分極すると，そのシナプス小胞はシナプス前膜と融合し，シナプス間隙にアセチルコリン（ACh）を放出する．NMJ のアセチルコリン受容体（AChR）はニコチン受容体だけであり，その受容体の刺激は筋細胞膜の脱分極や終板電位（EPP）の産生に至る．シュワン細胞 Showann cell，AChE：アセチルコリンエステラーゼ．

事実上，量子による．すなわち，ACh はシナプス前運動ニューロンによって個別に放出されている．各 ACh の各量は単一のシナプス小胞の含有量により，**微小終板電位 miniature end-plate potential（MEPP）**と称される運動終板における小さな脱分極を引き起こ

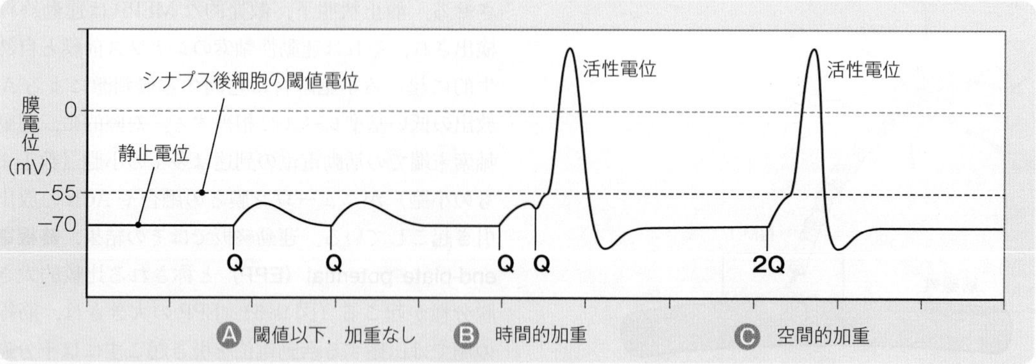


**図 9-5　量子力学におけるアセチルコリン放出と筋収縮**

筋収縮は閾値電位を超えて（典型的には，約−55 mV）筋を脱分極させるために運動終板における十分な量のアセチルコリン（ACh）の蓄積をあてにしている．局所的な脱分極が起こった後，自動的に伝搬していく活動電位が筋線維沿いに広がり筋収縮に至る．**A.** 1つのコリン作用の小胞は神経筋接合部（NMJ）へ中身を放出するので，小さな脱分極（Q）が，他の点では微小終板電位（MEPP）として知られているが，筋の局所で起こる．このMEPPは活動電位を産生させるには不十分である．十分な数の各々のコリン作用の小胞がNMJに中身を出してしまうと，立て続けに（**B**）もしくは同時に（**C**）に，活動電位産生に対して運動終板閾値を超える十分な脱分極が起こり（終板電位もしくはEPPといわれる），そして筋収縮が起こる．一連の活動電位は持続した筋の収縮を引き起こす一方で，単離した活動電位はけいれんを引き起こす．この例は簡単に示すために２つのMEPPを使用しているが，実際には２つ以上に多くのMEPPが閾値に達する脱分極を引き起こすのに必要とされることに注意しなければならない．この図において，x軸は時間を示す．

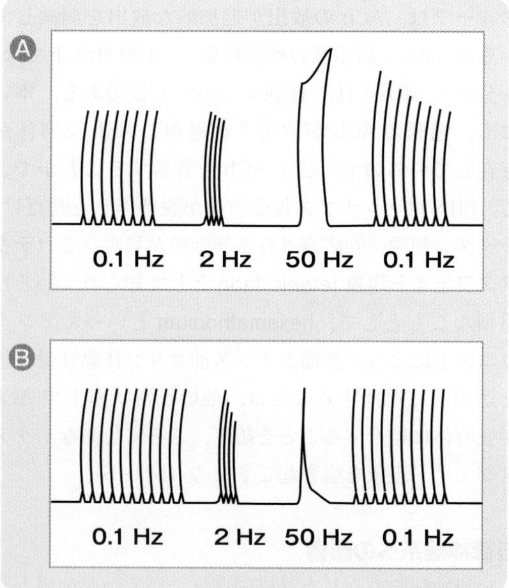


**図 9-6　電気生理学的不応期と hexamethonium の効果**

**A.** コントロール刺激．筋収縮の速い刺激は正のフィードバックをもたらすシナプス前アセチルコリン（ACh）自己受容体に依存し，それによって脱分極で放出されたAChの量を増やす．図は単一刺激（0.1 Hz），一連の４回刺激（2 Hz）もしくは強縮性の刺激（50 Hz）に対するコントロールの筋反応を示している．正のフィードバックは強縮性の刺激の間それぞれの脱分極によって放出されたAChの量を増加させる．また，増大した筋収縮はそれに続く単一刺激の間徐々に基準値へ弱まるようになる．**B.** hexamethonium処置後の刺激．単発（0.1 Hz）の刺激はhexamethoniumの存在下でも変化がないが，hexamethoniumは高頻度（50 Hz）の刺激ではふつうに起こる増大した効果を抑制させることに注意が必要である．これは一般的にACh放出の正のフィードバックの原因になるシナプス前領域上のACh自己受容体に対するhexamethoniumの拮抗作用の結果である．

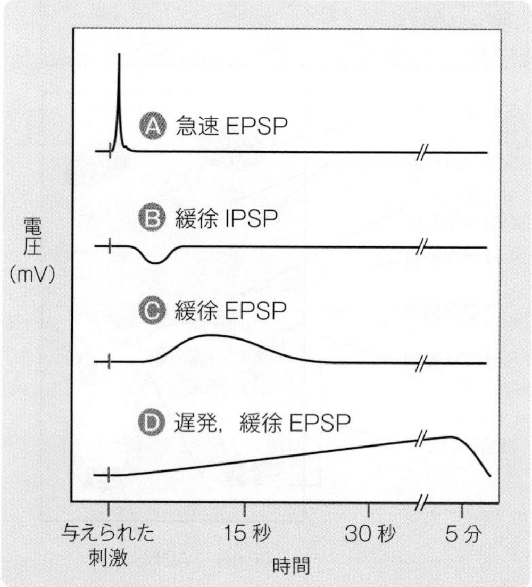


**図 9-7　自律神経節における４タイプのシナプスシグナル伝達**

神経伝達への自律神経節の反応は多数の異なる神経伝達物質や受容体のタイプによって誘導され，いくつかの違った時間スケールで起こる複雑な事象である．**A.** 神経伝達の初期様式は活動電位である．活動電位は十分に強い（閾値を超した）興奮性シナプス後電位（EPSP）によって誘導される．急速EPSPはシナプス後ニコチン性アセチルコリン受容体（nAChR）に作用するアセチルコリン（ACh）によって誘導される．**B.** 緩徐抑制性シナプス後電位（IPSP）は膜過分極反応である．この反応はいくつかの異なるシナプス後受容体タイプ［$M_2$ ムスカリン性アセチルコリン受容体（mAChR）と同様に調節ドパミン受容体やαアドレナリン受容体］によって誘導されると考えられている．**C.** 緩徐EPSPは$M_1$ ムスカリン受容体によって誘導され，最初の脱分極後約１秒の待ち時間がいる．そして，10～30秒間持続する．**D.** 遅発，緩徐EPSPは脱分極後，数分のレベルで起こる．この興奮性反応はAChとともに放出されるタンパク質によって誘導される．

るようにシナプス後細胞膜へ集約されている（図9-7A）．神経節伝達の他3つの事象は，この初期シグナルを調節しており，緩徐EPSP，抑制性シナプス後電位 inhibitory postsynaptic potential（IPSP），遅発・緩徐EPSPとして知られている．**緩徐興奮性シナプス後電位（緩徐EPSP）slow excitatory postsynaptic potential（slow EPSP）**は1秒の時間経過後発生し，mAChR（$M_1$受容体）によって誘導される．この作用の継続時間は10～30秒である（図9-7C）．いくつかの神経節では一部IPSPがムスカリン受容体（$M_2$受容体）によって誘導されているが，**抑制性シナプス後電位 inhibitory postsynaptic potential（IPSP）**は大部分，ドパミン作動性受容体やαアドレナリン受容体のカテコールアミン（ドパミンやノルアドレナリン）刺激により発生する（第10章参照）．IPSPの発生時間や持続時間は急速EPSPと緩徐EPSPのものと一般的に異なる．**遅発・緩徐興奮性シナプス後電位 late, slow excitatory postsynaptic potential（late, slow EPSP）**はタンパク伝導物質（アンジオテンシン，サブスタンスP，黄体形成ホルモン放出ホルモン）に対する受容体の刺激によって誘発されるカリウム伝導性の減少によって誘導される．数分続く遅発・緩徐EPSPは繰り返し起こる脱分極に対するシナプス後ニューロンの感受性を長期的に抑制する役割を果たしていると考えられる．

自律神経節における脱感作のそういった複雑なパターンの薬理学的1つの結論は，IPSP，緩徐EPSP，遅発・緩徐EPSPに対する選択的な薬物が一般的に神経伝達物質を消去できないということである．代わりに，そういった薬物が神経伝達の効率だけを変化させる．例えば**methacholine**はムスカリン受容体アゴニストであり，緩徐EPSPの刺激に似た調節作用を自律神経節で示す（後述参照）．自律神経を介した興奮性伝達の阻害は急速EPSPを誘導するnAChRの抑制による．

**神経節遮断の一般的な作用は複雑で，様々な末端器官において相対的に交感神経や副交感神経の緊張優位によって決まる**（表9-2）．例えば，心臓は主として安静時には副交感神経系によって影響を与えられる．その強壮作用は心拍数減少である．このように，抗ムスカリン薬である**アトロピン atropine**を中～高濃度処置することによって心臓を刺激する自律神経を遮断することは，洞房結節において迷走神経を遮断することになり，よって相対的に**頻脈**となる．アトロピン低濃度では，アトロピンの中枢性副交感神経刺激作用が優位となり，末梢の迷走神経抑制反応に先立って，最初は**徐脈**になる．逆に血管は，交感神経系によってのみ刺激される．交感神経刺激への正常な作用は血管収縮を引き起こすことであるから，神経節遮断は血管拡張を引き起こすことになる．しかしながら，前述した反応が多くの末梢器官でmAChRの存在を考えていないことを理解することが重要である．コリン作用薬によって直接刺激された時，コリン作動性受容体は神経節遮断によって誘導される反応を優先する反応をしばしば引き起こす．一般的に，正常な血行動態にある健康な成人に臨床用量のアトロピンで誘導される可能性のある正味の心血管に対する効果は，肌の紅潮のあるなしにかかわらず，軽度の頻脈であり，血圧には著しい効果を示さない．

**表9-2 組織における自律神経節遮断作用の効果**

| 部位 | 優位な緊張 | 神経節の遮断効果 |
|---|---|---|
| 細動脈 | 交感神経（アドレナリン作用） | 血管拡張；↑末梢血流；高血圧 |
| 静脈 | 交感神経（アドレナリン作用） | 血管拡張；血液貯留；↓静脈還流；↓心拍出量 |
| 心臓 | 副交感神経（コリン作用） | 頻脈 |
| 虹彩 | 副交感神経（コリン作用） | 散瞳（瞳孔拡張） |
| 毛様体筋 | 副交感神経（コリン作用） | 毛様体筋麻痺（遠方視力へ焦点を合わせる） |
| 消化管（GI） | 副交感神経（コリン作用） | ↓調子と運動性；便秘；↓分泌 |
| 膀胱 | 副交感神経（コリン作用） | 尿閉 |
| 唾液腺 | 副交感神経（コリン作用） | 口内乾燥症（口渇） |
| 汗腺 | 交感神経（コリン作用） | 無汗症（汗が出ない） |

＊↑上昇，↓低下を示す．

内臓平滑筋，心筋，分泌腺，内皮細胞に存在するムスカリン受容体のサブタイプはコリン作用性の刺激に対する様々な反応を誘導する．それらの作用は表9-3に詳しく示した．一般的に，それらの末梢器官における作用は過度の神経節を優位に支配している傾向にある．つまり，全身的に投与されたコリン作動性薬物に対し，過度の反応が一般的にそれらの節後の作用点の直接的な刺激によって引き起こされるものと同様であり，しばしば神経節刺激によってのみ引き起こされるものとは異なる．

**表 9-3 末梢組織におけるムスカリン受容体のアセチルコリン効果**

| 組 織 | AChの効果 |
|---|---|
| 血管系（内皮細胞） | NOの放出および血管拡張 |
| 眼球の虹彩（瞳孔括約筋） | 収縮および縮瞳 |
| 毛様体筋 | 近見への収縮および水晶体の調節 |
| 唾液腺と涙腺 | 薄い水様性の分泌物 |
| 気管支 | 収縮；↑分泌 |
| 心臓 | 徐脈，↓伝導速度，高濃度における房室ブロック，収縮におけるわずかな↓ |
| 消化管（GI） | ↑トーン，分泌；括約筋の弛緩 |
| 膀胱 | 排尿筋の収縮；括約筋の弛緩 |
| 汗腺 | 発汗 |
| 生殖器官，男性 | 勃起 |
| 子宮 | 可変 |

ACh：アセチルコリン，NO：一酸化窒素，nitric oxide.

＊↑上昇，↓低下を示す.

## 中枢神経系（CNS）への影響

AChのCNSにおける作用は睡眠・覚醒状態・学習・記憶の調節，脊髄レベルでは痛みの抑制，その他でも神経可塑性・初期神経発生・免疫抑制・てんかんにおいて重要な役割を果たしている．過去20年間でニコチン性ニューロン受容体のサブユニットの発見やその特性の理解を深めてきたが，CNSにおける異なるニューロン受容体サブタイプの解剖学的分布や機能的役割や病態時やニコチン中毒(喫煙によって併発する)におけるそれらの変化については重要な問題が残ったままである．

**上行性網様体賦活系 reticular activating system** の一端として，コリン作動性ニューロンは覚醒システムと注意力に重要な役割を果たしている（図8-8参照）．脳内で覚醒状態やレム睡眠の間はAChレベルが増加し，怠慢な状態やノンレム睡眠/徐波睡眠 slow-wave sleep（SWS）の間は減少している．覚醒状態の間，大脳脚橋核や側被蓋核やマイネルト基底核 nucleus basalis of Meynert（NBM）からのコリン作動性突起はすべて活性化している．NBMは大脳皮質や海馬から至るところでびまん性に突き出ているので（図8-8参照），NBMの活性がAChレベルの広範な増加を引き起こす．AChはそれらのニューロンの基本的活動に影響を与えることなく皮質の標的細胞への他の興奮効果を劇的に促進する．その効果というのは，興奮性の神経伝達物質放出調節に由来する効果である．この初回刺激を受けた状態は流入してくるエネルギーを処理するようなニューロンの能力を強化していると考えられている．全体としてその結果，脳で反応性が増大した状態となる．

記憶過程へのコリン作用との関連は様々な実験的なモデルからの報告がある．覚醒状態の時増加したAChレベルが記憶を符号化するのに有益であると思われる一方で，AChレベルが最少量の時，海馬が誘導する一時的なかつ明白な記憶の整理統合はSWSによっている．人為的にAChレベルがSWS中に高く保たれること（例えばAChE阻害薬投与により）で，新しく獲得した系統立った学習と一時的な記憶の整理統合が阻まれる可能性がある．AChと睡眠と記憶の相互作用の現時点での理解としては次の通りである．覚醒状態の時，AChは初期学習の間以前に保存しておいた記憶の検索を抑制することによって（保存された記憶が新しく符号化した記憶を干渉するのを妨げることで）海馬における干渉を阻害しているが，この抑制の解放が新しい記憶の整理統合をするのに必要である．睡眠中(特にSWS中)，強い興奮性のフィードバック伝達が大脳新皮質域内で記憶を再び整理させるのに必要であるから，低いAChレベルが新しく獲得した記憶の適切な整理統合に必要である．それゆえに，睡眠は記憶するのに有益である．もしくは必要，少なくともあった方がよいということになる．

認知機能に対するAChの臨床的重要性はADや他の神経変性認知症［びまん性レヴィ小体認知症 diffuse Lewy body dementia（DLB）や認知症を伴ったパーキンソン病 Parkinson disease with dementia（PDD）を含めた］の病態生理学や治療によって示されている．神経変性認知症や脳の障害は中枢性のコリン作動性障害を誘導している．そういった状態の患者は少なくても一部コリン作用不足といわれ，抗コリン薬の対処療法の影響を受けやすい認知に関するさらに機能的で行動的な欠点を明らかに示している．症例としてはAChE阻害薬で治療したADの症状治療を示す．

AChは脊髄の侵害受容伝達を抑制させながら痛みの調節に重要な役割を果たしている．吻側延髄腹側部に位置するコリン作動性ニューロンはあらゆる脊髄後角の表層へ広がり，そこには求心性神経の感覚経路における二次ニューロンが存在している．コリン作動性ニューロンよって放出されたAChは，痛覚の伝達に特異的な二次感覚神経に局在しているmAChRと結合しているといわれている．そして，二次感覚神経細胞で電位の興奮が起こる反応を抑制し，その結果，無痛になる（第17章参照）．臨床的に，AChの鎮痛作用は髄液へAChE阻害薬を投与することによって示されている．

AChは神経伝達物質としての役割と関係がないCNS作用を持つかもしれないと最近の研究ではいわれている．AChが神経突起成長を抑制することが観察されている．神経発生の初期段階の間その成長は重要で，AChEレベルが上昇する．ニワトリ肢芽や筋節におけるAChの存在は他に意味するところがあり，例えば形態形成の役割に関与を示している．発生段階中ラットのコリン作動性ニューロンを損傷することが皮質異常（異常増殖や錐体細胞樹状突起の位置調整や皮質連結の変化や全体的な認知障害）につながる．これらの異常発見は胎児性アルコール症候群やレット症候群Rett syndromeで観察される．どちらの疾患も脳において劇的にコリン作動性ニューロンの数が減少している．また，免疫システムの多くの細胞はAChを放出しACh受容体を保持しているので，AChが免疫調節的な役割を果たしているという報告もいくつかある．最後に，常染色体優性夜間前頭葉てんかんautosomal dominant nocturnal frontal lobe epilepsy（ADNFLE）の原因になるnAChR遺伝子の変異が同定されている．てんかん研究におけるこの画期的な出来事はイオンチャネル内蔵型受容体における変化がてんかんを引き起こしうるという最初の知見である．

## 薬理学上の分類

AChの反応は複雑であるため選択的な効果を示すことが難しい．したがって，コリン作動性伝達部分の薬理学的取り扱いは限られた部分しか示すことができていない．例えば，多くのコリン作動性薬物は脱分極遮断として知られる過程を通してコリン作動性受容体を刺激したり抑制したりしている．それゆえに，多くのコリン作動性薬物や抗コリン薬の比較的ほんの小さな部分だけが過去100年で発見され，臨床診療で使われてきた．それらの薬物は以下の治療に最初に使われる．(1) 消化管運動の調節，(2) 口腔乾燥症（口渇），(3) 緑内障，(4) 乗り物酔いや制吐，(5) 重症筋無力症やイートン・ランバート症候群Eaton–Lambert syndromeといったNMJ疾患，(6) 急性神経筋遮断や手術中の逆転作用，(7) 大動脈解離中の神経節遮断，(8) ジストニア（例えば斜頸），頭痛，疼痛症候群，(9) 迷走神経の逆転，(10) 散瞳，(11) 慢性閉塞性肺疾患chronic obstructive pulmonary disease（COPD）における気管支拡張，(12) 膀胱けいれんや尿失禁，(13) 肌やその皺に対する表面的な効果，(14) ADや認知機能障害や認知症．

個々のコリン作動性薬物や抗コリン薬の薬理学的特徴におけるわずかな変化は，治療的有用性においては大きな違いの原因になる．相対的に選択性のある最も有効な薬物の反応は，受容体への結合親和性やバイオアベイラビリティ（生物学的利用能）や組織分布や耐劣化性を含めて，薬力学的因子と薬物動態学的因子の両方による．同様に，それらの変化が薬物の分子構造や電荷に由来するのである．例えば，**ピレンゼピン pirenzepine**の構造はムスカリン$M_2$受容体や$M_3$受容体（副交感神経の末端器官に分布している）よりも$M_1$受容体（自律神経節に分布している）と高い親和性を持って結合する．その結果，臨床用量での薬物の重要な効果が神経節遮断となる（表9-1参照）．同様に，AChにメチル基を加えて作られたものが**methacholine**である．methacholineはAChEによる分解に耐久性があり，したがって反応がより長く持続する．たいてい，ムスカリンのように電荷を帯びた薬物は膜障壁を通らない．特異的な担体が薬物を運ぶことができない限り，消化管gastrointestinal（GI）粘膜や血液脳関門を介したそういった薬物の吸収がかなり損なわれる．それゆえに，これらの薬物は通常CNSではほとんど効果がない．逆に，脂溶性の薬物は極めてよくCNSへ浸透する．1つの例として，**physostigmine**は，この薬物の高いCNSへの浸透性によって抗コリン作用薬の過量摂取によるCNS作用への治療のため選択されている．

機構的に次に述べる結論が導き出される．各薬物の分類に対し，その分類内で個々の薬物の選択性が各薬物の治療上の使用を説明するもととなる．

### アセチルコリンの合成，貯蔵，放出の阻害薬

AChの合成，貯蔵，放出を抑制する薬物は最近臨床使用が始まったばかりである（図9-1）．**hemicholinium-3**はコリンに対する高い親和性を示す輸送体を遮断し，ACh合成に必要とされるコリンの取込みを防ぐ．**vesamicol**は小胞内にAChを運び込むのに使用されるACh-$H^+$交換輸送機構を遮断し，それゆえにAChの貯蔵を防ぐ．しかしながら，hemicholinium-3もvesamicolも実験用試薬として活用されているだけである．**ボツリヌス毒素A botulinum toxin A**は，ボツリヌス菌*Clostridium botulinum*によって産生され，シナプトソーム関連タンパク質25 synaptosomal-associated protein 25（SNAP-25）

を分解し，このように軸索末端（シナプス前）膜とシナプス小胞の融合を防ぐ．この麻痺状態を引き起こす性質が筋緊張亢進と関連したいくつかの疾病（斜頸，無弛緩症，斜視，眼瞼けいれん，他の限局性筋失調症）の治療に最近使用されている．ボツリヌス菌は顔の皺の改善処置にもよいと認められており，さらに様々な頭痛や疼痛症候群の治療に使用されている（例えば，髄液を髄腔内へ輸送することによって）．ボツリヌス菌は様々なタイプの神経末端においてシナプス-小胞の融合機構に共通のタンパク質を分解するので，ボツリヌス菌は ACh だけではなく，多くの異なる神経伝達物質の放出に一般的な作用がある．

## アセチルコリンエステラーゼ阻害薬

この分類における薬物は AChE と結合し，AChE を阻害する．それゆえに内因性にシナプス間隙へ放出された ACh の濃度は上昇する．その後，増加した ACh はコリン作用性受容体に隣接する付近で活性化する．この分類における薬物は，一般的に直接受容体を活性化させないので，**間接的に作用する** ACh 受容体アゴニストともいわれている．いくつかの AChE 阻害薬は同様に直接反応をすることを示しておくことも重要であると考える．例えば，**ネオスチグミン neostigmine** は第四級のカルバミン酸塩であり，AChE を阻害するだけでなく，NMJ における nAChR と結合し活性化する．

### 構造的分類

すべての間接的に作用するコリン性アゴニストは酵素活性部位と結合することによって AChE の作用を阻害する．そういった薬物の化学的な分類には３つある．(1) 第四級アンモニウム塩を持った単純なアルコール，(2) 第四級もしくは第三級アンモニウム塩を持つカルバミン酸アルコールエステル，(3) リン酸の有機誘導体である（図 9-8）．これら分類の間で最も重要な機能的違いは薬物動態学的な点である．

**エドロホニウム edrophonium** は酵素の活性部位と可逆的に結合することによって AChE を抑制する単純なアルコールである．アルコールと AChE の間は非共有相互作用なので，酵素-阻害薬の複合体形成はたった２～10 分しか続かず，比較的速く，だが，完全な可逆的遮断となる．

カルバミン酸エステルである**ネオスチグミン neostigmine** と **physostigmine** は AChE によって加水分解される．だから，不安定な共有結合が薬物と酵素の間で形成されている．しかしながら，**この反応が起こる速さは ACh よりも非常に遅い**．その結果，酵素-阻害薬複合体は半減期が約 15～30 分であり，阻害する作用持続時間が３～８時間続く．

diosopropyl fluorophosphate といった有機リン酸塩はカルボキシルエステルの加水分解において形成された遷移状態と似た分子構造をとる．この有機リン酸塩化合物は AChE によって加水分解されるが，その

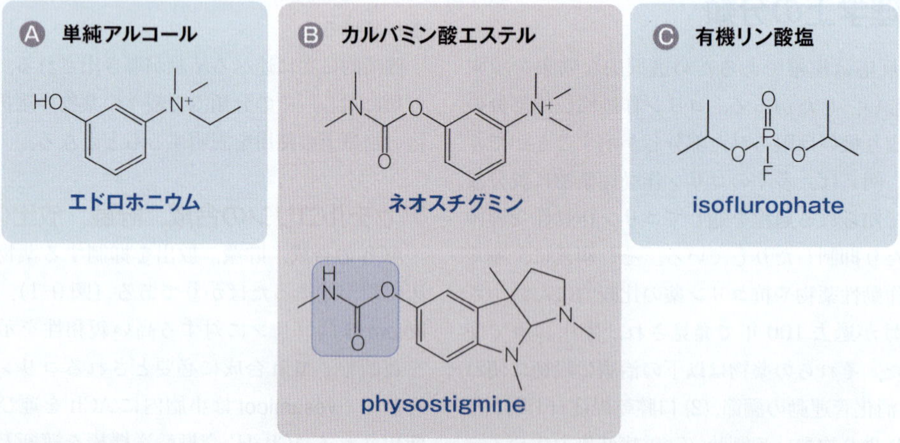


**図 9-8 アセチルコリンエステラーゼ阻害薬の構造的分類**
アセチルコリンエステラーゼ（AChE）阻害薬は構造的に３つに分類される．**A.** エドロホニウムのように単純アルコールは短い AChE 阻害を示す．エドロホニウムは重症筋無力症の診断や神経筋接合部（NMJ）の他の疾患の診断に使用される．**B.** カルバミン酸エステルは AChE によって加水分解される．これはカルバミン酸エステル（**囲みの中**）と AChE の間の共有結合の構造となり，それによって長い AChE 阻害を示す．ネオスチグミンは重症筋無力症の治療や，手術中もしくは手術後，ニコチン性アセチルコリン受容体（nAChR）アンタゴニストによって誘導された麻痺状態の改善に使用される．physostigmine は，よく中枢神経系（CNS）へ浸透するので，抗コリン作用の毒性に対して処置を行うのに選択される薬物である．**C.** 有機リン酸塩は AChE とリン-炭素の非常に安定的な結合を形成する．これは AChE の非可逆的な不活性化を生じさせている．その結果，多くの有機リン酸塩が強い毒性を示すこととなるのである．

結果，リン酸化した酵素複合体は半減期が数百時間で，極めて安定で分解しない．さらに，酵素-有機リン酸塩複合体は**老化 aging** として知られる過程の影響下にある．つまりそこでは阻害薬のなかで結合した酸素-リンが酵素と阻害薬の間の強い結合を選択して自然に壊される．いったん老化が起こると，AChE 阻害の持続時間はさらに長くなる．このように，有機リン酸塩阻害は本質的には不可逆的であり，体は AChE 活性を回復させるために新しい AChE 分子を合成しなければならない．しかしながら，強い求核試薬（例えば**プラリドキシム pralidoxime**）は老化が起こる前に処置されれば，阻害された AChE から酵素反応を回復させる可能性がある．

## 臨床応用

AChE 阻害薬は多数の臨床適用がある．例えば，(1) NMJ で伝達を増加させる薬物，(2) 副交感神経性緊張を増加させる薬物，(3) 中枢性コリン作用を増加させる薬物（例えば AD の症状に処置する）．

内因性 ACh の活性を増加させる能力があるので，AChE は NMJ の疾患に特に有効である．NMJ では初期異常として ACh もしくはアセチルコリン受容体 acetylcholine receptor（AChR）が不足している．重症筋無力症では，自己抗体が $N_M$ 受容体に対して産生されている．その抗体は $N_M$ 受容体の内在化を引き起こしたり，受容体を活性化する ACh の能力を遮断したりする．結果として，重症筋無力症の患者は筋力の有意な低下を示す（冒頭の Case におけるリーダー Powhatans の説明を参照）．イートン・ランバート症候群も筋の弱さが特徴であるが，この障害は $Ca^{2+}$ チャネルに対して産生される自己抗体によって引き起こされる．つまり，シナプス前 $Ca^{2+}$ 流入とそれに続く軸索末端の脱分極に対する反応における ACh の放出が減少するのである．いくつかの抗コリン作用薬物（例えば tubocurare）も nAChR で競合するアンタゴニストとして働くことによって脱力感もしくは麻痺状態を引き起こす．これは，ACh を受容体と結合させないようにし，コリン作動性伝達の非脱分極阻害を引き起こしている．AChE 阻害薬（初期症例で使われる physostigmine）は NMJ で放出された内因性 ACh の濃度を増加させ，それゆえに ACh シグナルが増すことによってこの 3 つのすべての状態が改善する．

ACh の $N_M$ 受容体への結合が筋細胞の脱分極を引き起こすため，**AChE 阻害薬（例えばスキナメトニウム）は持続している脱分極を誘導することによって麻痺状態を引き起こす薬物の反応を回復させるには無効である**（後述参照）．実際，高用量の AChE 阻害薬は脱分極を遮断しているので，脱力感や麻痺状態を悪化させうる．このように，根本的に重要なことは，治療が開始される前に筋の脱力の原因が究明されるべきことである．エドロホニウムのような短時間作用型 AChE 阻害薬はそういった診断目的で使用されるのに適している．遮断が競合的 AChR アンタゴニストもしくは重症筋無力症やイートン・ランバート症候群といった疾患に起因していたら，**エドロホニウム edrophonium** は脱力感を軽減させるだろう．逆に，筋収縮がエドロホニウム投与で弱くなれば，脱分極の遮断は疑わしい．短い半減期のエドロホニウムは後の状況の増悪が最少時間しか続かないだろうと考えられる．重症筋無力症の長期投与には，**ピリドスチグミン pyridostigmine** や**ネオスチグミン neostigmine** や**アンベノニウム ambenonium** といった長時間作用の AChE 阻害薬は望ましい薬物といえる．

AChE 阻害薬は標的組織で副交感神経の反応を促進することによって他の治療的効果を誘発している．角膜への AChE 阻害薬の典型的な適応は房水の流出を促進することによって眼圧を下げることである．AChE 阻害薬が胃酸や唾液の分泌を増加させているにもかかわらず，アウエルバッハ神経叢 Auerbach plexus で神経節伝達を増加させるので，消化器系での AChE 阻害薬のおもな効果は平滑筋運動の増加である．ネオスチグミンは消化器障害への適用に最も一般的であるが，典型的な腹部膨張の軽減に使われている．抗コリン作用薬の毒性を回復させる抗コリンエステラーゼ薬の使用も確立されている．この症状への薬物選択としては一般的には **physostigmine** である．physostigmine は第三級アミン構造で脳や脊髄へ到達し，脳や脊髄において抗コリン作用の毒性の中枢神経系に対する影響を弱める．

AChE 阻害薬は AD や認知症（例えば PDD，DLB，血管性認知症），脳障害（例えば外傷性脳損傷），認知機能障害（例えば多発性硬化症や統合失調症と関連した認知機能障害）を引き起こす症状にも使用されている．**tacrine**，**ドネペジル donepezil**，**リバスチグミン rivastigmine**，**ガランタミン galantamine** は軽度もしくは中等度の AD 治療に使用される．さらに，ドネペジルは重度 AD の治療に米国食品医薬品局 Food and Drug Administration（FDA）で承認された．リバスチグミンも PDD の治療に FDA の承認がとれている．短期間（24 ～ 52 週間）や長期間の臨床研究において，それら AChE 阻害薬は AD における認知症状，機能

**表 9-4 ドネペジル，リバスチグミン，ガランタミンの薬物動態と機能的な特徴**

| 薬 剤 | バイオアベイラビリティ（%） | $T_{MAX}$（時間） | 排出半減期（時間） | 肝代謝 | AChE の可逆的な阻害 | 他のコリン作動性効果 |
|---|---|---|---|---|---|---|
| ドネペジル | 100 | 3～5 | 60～90 | 肝代謝 | 可逆的 | |
| リバスチグミン | 40 | 0.8～1.8 | 2 | 肝代謝ではない | 可逆的ではない * | BuChEI |
| ガランタミン | 85～100 | 0.5～1.5 | 5～8 | 肝代謝 | 可逆的 | nAChR アゴニスト |

* リバスチグミンはアセチルコリンエステラーゼ（AChE）やブチルコリンエステラーゼ（BuChE）の“擬似的な非可逆的”阻害薬である．$T_{max}$：血漿中濃度のピーク時間，BuChEI：ブチルコリンエステラーゼ阻害薬，butyrylcholinesterase inhibitor，nAChR アゴニスト：ニコチン性アセチルコリン受容体アゴニスト，ニコチン作動性受容体の非ポテンシャル系リガンド．

的症状および行動症状の進行を遅らせるというわずかながら有益な効果を示した．これらの薬剤にはメカニズムの違いや薬物動態の差がある（表 9-4）が，AD の治療に対する有効性には大した差はない．例えば，リバスチグミンは AChE（および BuChE）と不安定なカルバミル化複合体を形成するので，“まるで不可逆的に見える”コリンエステラーゼ阻害薬である．まるで不可逆的とは，共有結合性の結合が壊れるまで酵素が不活化している状態を示す．リバスチグミンは 1 日に 2 回経口摂取で有効である．また最近では，1 日 1 回経皮貼布で有効である．ガランタミンは可逆的な AChE 阻害薬であり，ニコチン受容体リガンドを増強させない．すべての AChE 阻害薬は線形薬物動態を示し，ピーク血漿濃度への時間（$T_{max}$）や排出半減期は高齢の患者で長くなる．

適切な用量設定により，それらの薬物は一般的に容認されており，副作用について有益な分析結果（tacrine は例外とされている．tacrine は肝毒性の報告によって今ではほとんど使われていない）を得ている．それらの薬物は CNS の AChE にいくらか選択的である一方で，多くの共通な副作用（悪心，嘔吐，食欲不振，鼓腸，軟便，下痢，腹部のけいれん）は，消化管への末梢コリン様作用といわれている．リバスチグミンの経皮貼布は適用部位における皮膚炎や発赤，もしくは発疹を引き起こす可能性もある．AChE 阻害薬の副作用は 5～20%の患者で起こる．その副作用はたいてい中程度で一過性である．また，それは用量の増加や投与間隔の減少と関係がある．経口投与に対して，AChE 阻害薬の消化管への副作用は食後投与かメマンチンと一緒に投与することで最小限に抑えられる．メマンチンとは中等度～重度の AD への治療として使用される *N*-メチル-D-アスパラギン酸 *N*-methyl-D-aspartate（NMDA）チャネル拮抗薬である．経皮吸収のリバスチグミンに対する副作用は各日違った場所に貼布することによって最小限に抑えられる．これらの薬物は失神の危険も増加する．特に過敏症の人や過量投与の場合に増加する．それらの薬物を使用することは不安定なもしくは重度な心臓病や制御されていないてんかんや活動性消化性潰瘍のある患者には禁忌である．

## 受容体アゴニスト

すべてのコリン作動性受容体アゴニストはコリン作動性受容体の ACh との結合部位に結合する．いくつかの交差反応がすべてのコリン作動性受容体に実質的には存在するが，受容体アゴニストはムスカリン受容体選択的薬物とニコチン受容体選択的薬物に分類される．ムスカリン受容体アゴニストは喘息の診断や縮瞳薬（縮瞳を引き起こす薬物）として臨床では使用されている．ニコチン受容体アゴニストは筋の麻痺状態を引き起こすために臨床では使用されている．

### ムスカリン受容体アゴニスト

ムスカリン受容体アゴニストはコリンエステルとアルカロイドに構造的に分類される（図 9-9）．コリンエステルは経口によってほとんど吸収されない高い親水性分子となっており，CNS では非効率的に分布している．コリンエステルは ACh，methacholine，carbachol，ベタネコールを含む（表 9-5）．ACh は広範な反応や AChE や偽性コリンエステラーゼによって極めて速く起こる加水分解のために臨床の場で投与されることはない．

**methacholine** は少なくとも ACh よりも AChE による加水分解に 3 倍耐久性がある．methacholine は心血管の mAChR に比較的選択的であり，nAChR には比較的ほとんど親和性がない．methacholine が心血管に存在する受容体を刺激するが，その反応の大きさは予測できない．このことにより血管拡張薬もしくは心臓の**迷走神経作用薬 vagomimetic** としての使用が限られている［つまり，迷走神経（副交感神経）刺激

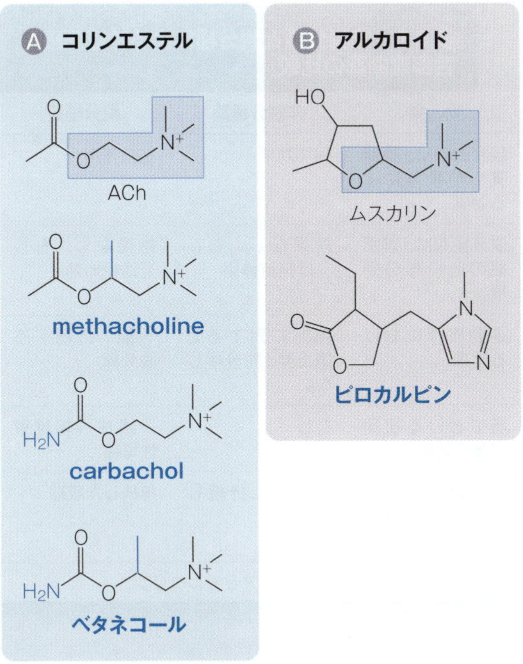


**図 9-9 ムスカリン受容体アゴニストの構造的分類**
ムスカリン受容体アゴニストはコリンエステルとアルカロイドに分類される．**A.** コリンエステルはすべて分子が荷電されていて，それゆえにほとんど中枢神経系（CNS）に浸透しない．methacholine はアセチルコリンエステラーゼ（AChE）に高い抵抗性を示し，喘息の診断に使用される．carbachol はニコチン性とムスカリン性の両方の受容体活性効果を有する．その結果，carbachol は典型的な緑内障の治療にのみ使用されている．ベタネコールはムスカリン受容体に対して高い選択性を示す．その結果，ベタネコールは消化管（GI）や膀胱の運動性を調節するのに使用されている．青で示されているように ACh（アセチルコリン）と違う薬剤分子におけるグループである．**B.** アルカロイドは非常に可変的な構造を示す．つまり，一部は非常に CNS へ浸透していく．ムスカリンは，原型的なムスカリン受容体アゴニストであるが，ACh と構造的に同様なアルカロイドである（**囲まれた領域**）．最近まで，ピロカルピンは単なる臨床的に使用されるアルカロイドムスカリン受容体アゴニストであった．ピロカルピンはシェーグレン症候群患者や放射線照射後の患者における口腔内乾燥症（口渇）の治療に使用されている．セビメリンは，$M_1$ と $M_3$ アゴニストで，シェーグレン症候群と関連した口腔内乾燥症にも効果的である（**図示せず**）．

に対する心臓の反応によく似た反応を起こす薬物で，典型的に徐脈，減少させられた収縮性，代償性交感神経反射を引き起こす］．最近，methacholine は喘息の診断にのみ使用されている．methacholine により，喘息の特徴である気管支過敏性が副交感神経に対する過剰な気管支収縮反応を引き起こすのである（第 47 章参照）．

carbachol やベタネコールはコリンエステラーゼに耐性がある．なぜなら，carbachol とベタネコールにおいて，カルバモイル基が ACh のアセチル-エステル基の代わりになるからである（図 9-9）．この AChE に対する耐久性が反応の継続へとつながり，血流量の低い領域へと分布させていくことになる．**carbachol** は他のコリンエステルと比較してニコチン性反応が大きい．carbachol は自律神経節でのニコチン性反応が予期できない反応に導くので，全身的に使用することはできない．その代わり，carbachol はおもに局所の縮瞳薬として使用されており，緑内障の治療に典型的に使用されている．角膜への薬物の局所的な適用は瞳孔の収縮（縮瞳）や眼内圧低下をもたらす．

**ベタネコール bethanechol** はムスカリン受容体にほとんど完全に選択的である．ベタネコールは消化管や尿路運動性，特に術後や分娩後，薬物による尿閉および低緊張性神経因性膀胱を調節するのに選択される薬物である．

コリンエステルとは対照的に，アルカロイドは構造的に大変変化に富んでいる．一部は両親媒性だが，一方で他のものは非常に電荷を帯びている．そのいくつかの薬物は ACh のコリンの中心にある N の代わりに陽イオンを持つ，もしくはずっと電荷を帯びた N を持つ第四級アミンであるが，ほとんどの薬物は第三級アミンである．第三級アミンアルカロイドの両親媒性の特性が消化管の粘膜や CNS への浸透を介して吸収を可能にしている．**ムスカリン**は電荷を帯びた状態のままなので，低いバイオアベイラビリティを示す第四

**表 9-5 コリンエステルの相対的薬理学的特徴**

| エステル | AChE に対する脆弱性 | 心臓活動 | 消化管活動 | 泌尿器の活動 | 眼球活動（局所的） | アトロピン拮抗作用 | ニコチン性活性 |
|---|---|---|---|---|---|---|---|
| ACh | +++ | ++ | ++ | ++ | + | +++ | ++ |
| methacholine | + | +++ | ++ | ++ | + | +++ | + |
| carbachol | − | + | +++ | +++ | ++ | + | +++ |
| ベタネコール | − | ± | +++ | +++ | ++ | +++ | − |

すべての反応は，ニコチン性活性を除いて，ムスカリン受容体によって誘導されている．“−”は無視できるほどの活性しか誘導しない．“±”は予測不可能な誘導をする．AChE：アセチルコリンエステラーゼ，ACh：アセチルコリン．

級アミンアルカロイドの例である．

多くのアルカロイドは薬理学的研究において特に価値がある．最も臨床で使用されているアルカロイドは**ピロカルピン pilocarpine** である．ピロカルピンは縮瞳薬や口内乾燥症（続発性に減少した唾液分泌による口の乾燥）を治療するのに使われる唾液分泌促進薬（唾液を誘導する薬物）である．**セビメリン cevimeline** は，$M_1$ および $M_3$ アゴニストであり，シェーグレン症候群 Sjögren syndrome における口内乾燥症の治療に使われている．

## ニコチン受容体アゴニスト

**スキサメトニウム** suxamethonium（**別名**：succinylcholine）はニコチン受容体に高い親和性を持ち AChE に耐性があるコリンエステルである．スキサメトニウムは**脱分極遮断** depolarizing blockade によって手術中の麻痺状態を引き起こすのに使用されている．この効果はニコチン受容体アゴニストがコリン作動性チャネルを活性化させ細胞膜の脱分極を誘導させるので直接 nAChR **アゴニスト**によって引き起こされることとなる．脱分極を遮断させるために，薬物が NMJ で持続的に作用し，持続的にニコチン受容体チャネルを活性化させなければならない．この効果は標準的な活動電位や EPP の産生で見られる脱分極パターンと違っていることに注意が必要である．それは ACh がわずかな時間しか NMJ に存在していないからである．

一般的なパターンは短い興奮状態である．それは筋細胞における広範なけいれんによって症状が呈され，弛緩性麻痺につながる．弛緩性麻痺は2つの理由で起こる．1つは，コリン作動性チャネルを開口させることが細胞膜を脱分極状態にさせ続けることになり，なおも活動電位を起こさせることができないから電位開口型 $Na^+$ チャネルの不活性化につながるということである．もう1つは，アゴニストが結合した nAChR が脱感作状態にあり，その後，さらに加えられたアゴニストに対するチャネル開口や反応が妨げられるということである．このメカニズムのために，**ACh を含めて nAChR アゴニストは，十分高濃度で脱分極遮断を誘導することが可能である**．一般的に，スキサメトニウムでの脱分極遮断は長時間の脱分極が致死的な電解質不均衡を引き起こしうるので（持続的な $Na^+$ 流入と $K^+$ 流出によって引き起こされる），短時間のみ使用されている．表 9-6 は NMJ 遮断薬の脱分極や非脱分極性の効果を比べている．

**表 9-6 非脱分極と脱分極による神経筋接合部遮断薬の比較**

| 効 果 | 非脱分極薬 | 脱分極薬 |
|---|---|---|
| 競合的 NMJ 遮断薬の前投与による効果 | 相加効果 | 拮抗作用 |
| 脱分極 NMJ 遮断薬の前投与の効果 | 効果なし，もしくは拮抗作用 | 効果なし，もしくは相加効果 |
| 運動終板における効果 | ACh に対する閾値上昇；脱分極しない | 一部；持続する脱分極 |
| 筋における初期興奮性効果 | なし | 一過性の線維束性攣縮 |
| 一部遮断中強縮性の刺激に対する筋反応 | 不完全に持続した収縮 | 持続した収縮 |

NMJ：神経筋接合部，ACh：アセチルコリン．

脱分極を遮断するという概念は**すべての**コリン作動性受容体に関連し，**厳密に NMJ に限られているわけではない**．例えば，このメカニズムはニコチン受容体に高い選択性を持ったアゴニスト（例えばニコチン）によって自律神経節での副交感神経作用の活性の逆説的な抑制で説明ができる．nAChR アゴニストの予測できない効果の原因が一部，脱分極遮断を誘導するという可能性がある．ムスカリン受容体アゴニストが自律神経節で脱分極遮断を引き起こすにもかかわらず，この効果は他の神経効果器部分で見られる副交感神経作用の反応によってすっかり覆い隠されてしまう．

コリン作用性アゴニストや毒性の副作用を Box 9-1 で説明した．

# 受容体アンタゴニスト

AChR のアンタゴニストはアゴニストの部位に直接結合することによって働き，内因性の ACh によってもしくは体外から投与された受容体アゴニストによって受容体の刺激を競争的に遮断する．

## ムスカリン受容体アンタゴニスト

ムスカリン受容体に働く抗コリン作動性薬物が標的臓器で副交感神経系の効果を誘導している．正常なコリン作動性緊張を遮断することによって，ムスカリン受容体アンタゴニストが交感神経作動性反応を優位にさせている（表 9-2）．最も共通し直面する抗コリン作用はアルカロイドもしくは合成第四級アンモニウム化合物のどちらでも生じる．アルカロイドはムスカリン受容体においてアンタゴニスト活性を比較的選択的

## Box 9-1 コリン作動性中毒

コリン作動性薬の毒性影響は作用メカニズム（例えばムスカリン作用対ニコチン作用刺激），曝露時間，吸収経路，CNSへの浸透，代謝の働きである．

### ムスカリン性コリン作動性中毒

直接ムスカリン性アゴニストによる急性中毒はしばしば毒キノコ（例えばアセタケ属 *Inocybe* のキノコ）やピロカルピンのような薬物の摂取による．ムスカリン作動性過度刺激の副作用が典型的に15〜30分で現れ，それは悪心，嘔吐，下痢，発汗，過流涎，皮膚の紅潮，反射性頻脈（ときどき徐脈），気管支収縮作用といった症状である．ムスカリン作動性薬物による中毒はアトロピンを使った競合的な遮断によって治療される．

### ニコチン性コリン作動性中毒

ニコチンによる急性毒性は，しばしばタバコや殺虫剤の摂取による．これらはCNS，骨格筋終板，心血管系における副作用を誘発する．急性ニコチン性毒性はCNSの過励振（昏睡や呼吸停止へと進行する発作），骨格筋の脱分極遮断（呼吸停止），心血管異常（高血圧や不整脈）を引き起こす．わずか40 mgのニコチン（1 mgの精製ニコチンと同等，もしくは2本の一般的なタバコに含まれるニコチン量）は，特に幼児では致命的な結果となる可能性がある．抗てんかん薬や人工呼吸器を含めた治療が症状によって決定される．アトロピンは副交感神経刺激を弱めるために使用されている．

### コリンエステラーゼ阻害薬毒性

急性コリンエステラーゼ阻害薬毒性はしばしば有機リン農薬の曝露による．そういった曝露が子どもや発展途上国の人々にとって重要な脅威であり続けている．はじめに嘔吐，下痢，多量の発汗，過流涎，縮瞳，気管支収縮作用を含んだムスカリン作動性中毒の徴候が優位に立つ．ニコチン作動性毒性の徴候は，CNSの過度興奮による精神錯乱や発作，脱分極性神経筋遮断による呼吸困難を含めて，しばしば後に続いて急激に起こる．特に呼吸を維持したままの処置，つまりはアトロピンによる除染や対処療法といった生体信号の危機管理を含めて治療や，プラリドキシム pralidoxime（PAM）を投与することによって有機リン酸系-コリンエステラーゼ複合体（大部分は骨格筋NMJで，PAMがすぐにCNSを透過するわけではない）から活性酵素を再生するための処置をする．時間は回復へのポテンシャルを最大化するのに重要である．そして，アトロピンの高用量はいくつかの場合に重要となる（例えば，毒性がパラチオンや化学系神経薬剤といった強力な薬物による時）．さらに，1〜2 mgの静脈注射によるアトロピンは効果の徴候（例えば縮瞳や口渇が戻るといった）が現れ維持されるまでそれぞれ5〜15分で処置される．有機リン酸塩の排出半減期次第で，アトロピンを繰り返し処方するには数時間もしくは数日必要とされるであろう．

コリン作動性化学薬剤の乱用の例は，クルド人とイランの軍隊に対してイラクが1980年代にサリンと呼ばれる神経ガスを使用したことである．さらに1995年日本人テロリストによって東京の地下鉄利用者に攻撃をするために使用されたことがある．**サリン sarin** は，タブンやソマンも含む“G”物質として知られる一種の神経物質に分類されるもので，非常に強い毒性を持った無色・無臭のガスである．つまり，たった0.5 mgのサリンが大人でも致死的である．曝露を認知し，危険物処理方法に従って急速な除染をし，アトロピンやPAMを処置する時間が最重要である．神経ガスへの曝露が予期される時，予防はピリドスチグミンもしくはphysostigumineでできるだろう（例えば，湾岸戦争でいくつかの米国の軍隊に予防的に処置したことがある）．

に示す．一方で，合成化合物もニコチン受容体に相当な拮抗作用を示す．

典型的なムスカリン受容体アンタゴニストは**アトロピン atropine** である．アトロピンはベラドンナ *Atropa belladonna*，もしくはナス科の植物に含まれた天然のアルカロイドである．ベラドンナはイタリア語で“美しい女性”を意味する名前に由来している．ルネサンスの時代，イタリアでは女性が瞳孔の拡張を引き起こすために植物から実の抽出物や絞り汁を摂取したり点眼薬として使用したりしていた．それが美しさの証だと考えられていた．アトロピンは眼科検診に散瞳（瞳孔拡張）を誘発するためや，洞性徐脈の症状を回復させるためや，手術中過剰な唾液分泌や粘液分泌を抑制させるためや，臓器の外科手術による外傷性迷走神経反射を妨げるためや，あるキノコからの毒であるムスカリン作用を中和させるために臨床的に使用されている（Box 9-1参照）．ニコチン受容体でわずかな活性しか起こさないため，非常に高濃度のアトロピンがNMJで効果を示すには必要とされる．同様に，ニコチン受容体は主として自律神経節での興奮性伝達の原因になるので，アトロピンは比較的高濃度でのみニコチン受容体部分を一部遮断する．

**スコポラミン scopolamine（別名：臭化水素酸ヒヨスチン hyoscine hydrobromide）**は第三級アミンであり，実質的CNS作用を有するためにアトロピンとは異なる．スコポラミンはしばしば制吐薬として，乗り物酔いの予防や治療に使用されている．またホスピスの現場では，終末期を楽に過ごす目的で，軽い鎮静や口内分泌物の管理のために薬剤適用の付属物として使用されている．血漿レベルの急激な上昇や望まないCNSの副作用（例えば新しい学習や記憶の符号化の前向性健忘，不注意，精神運動の抑制）を防ぐ一方で，経皮的な貼布経路は乗り物酔い治療効果に対して吸収速度が遅く，長時間効果を続けさせる．スコポラミンは悪心，特に化学療法と関連した悪心の改善にも使用される．口内分泌物を最小限に抑えることが望まれている手術中に静脈内投与にも使用されている．

**methscopolamine**や**glycopyrrolate**は口内分泌物を減少させたり，消化性潰瘍疾患の治療をしたり，消化管の攣縮を減少させたりする末梢作用に使用するCNS通過率の低い抗ムスカリン作用を持つ第四級アミンである．特にglycopyrrolateでは，外科的処置中徐脈を防ぐのに使用される．**ピレンゼピン pirenzepine**は，$M_1$受容体および$M_4$受容体に選択的であり，消化性潰瘍疾患の治療に$H_2$ブロッカーの代替手段として使用される（第46章参照）．

**イプラトロピウム ipratropium**は第四級アンモニウム誘導体であり，COPDの治療には$\beta$アドレナリン受容体アゴニストよりも効果的である．だが，喘息の治療にはほとんど効果がない（第47章参照）．**チオトロピウム tiotropium**は最近，COPDの治療に気管支拡張薬としてイプラトロピウムと同様の，もしくはさらに高い効果を示している．

いくつかの抗ムスカリン作用薬は尿失禁や過活動膀胱の治療に使用されている．ムスカリン刺激は (1) 排尿筋収縮や (2) 膀胱三角部や括約筋の弛緩を引き起こすことによって排尿を促している．抗ムスカリン作用は排尿筋の弛緩を引き起こしたり膀胱括約筋を収縮させたりすることによって，ムスカリン作用とは逆の効果を誘導している．過活動膀胱の治療に適用されている抗ムスカリン作用薬は最近**オキシブチニン oxybutynin，プロパンテリン propantheline，terodiline，トルテロジン tolterodine，フェソテロジン fesoterodine，trospium，darifenacin，ソリフェナシン solifenacin**がある．これらの薬剤のなかでオキシブチニン，プロパンテリン，トルテロジン，フェソテロジン，trospiumは非特異的なムスカリン受容体アンタゴニストであり，一方でdarifenacinとソリフェナシンは選択的な$M_3$受容体アンタゴニストである．これらの薬剤は同様に臨床的効果が見られている．臨床試験はトルテロジンがオキシブチニンよりも口渇を引き起こさず，新しい$M_3$選択的薬剤であるdarifenacinやソリフェナシンは非選択的な薬剤よりも口渇や便秘を引き起こさないことが示唆されている．

アトロピンはベラドンナから抽出してきたもので，最初にパーキンソン病 Parkinson disease（PD）症状の治療に使用された薬物の1つであった．抗ムスカリン作用薬はPDの患者に見られる振戦やこわばりを改善するのに使用されることもある．これらの薬剤には**アマンタジン amantadine，ビペリデン biperiden，benztropine，procyclidine，トリヘキシフェニジル trihexyphenidyl**がある．PDと関連がある振戦やこわばりに役立つが，潜在的副作用の高い危険があるため**高齢で認知機能障害がある患者への抗ムスカリン作用薬の使用は避けるべきである**（Box 9-2参照）．**benztropine**や**トリヘキシフェニジル trihexyphenidyl**は神経安定薬服用中の錐体外路症状や静座不能に対する治療にも一般的に使用されている．この副作用は過度の神経安定薬が誘導するドパミン拮抗作用に続発するドパミン作用とコリン作用の間の不均衡によると考えられている．

抗ムスカリン作用の毒性は高齢者において相当な病的状態や機能不全を引き起こす（Box 9-2参照）．アトロピンやスコポラミンといった抗ムスカリン作用薬は，低〜中用量では徐脈や鎮静作用をもたらし，高用量では興奮や幻覚や発作を伴った頻脈や過度興奮をもたらすという用量依存的な作用を示す．他の副作用としては視力障害（網様体筋麻痺や散瞳）や口渇，腸閉塞，尿閉，顔面紅潮，発熱，興奮，頻脈がある．抗ムスカリン作用薬は緑内障の患者には禁忌である．閉塞隅角緑内障は浅前房の人々に誘発され，特に危険である．抗ムスカリン作用薬は前立腺肥大の患者や認知症および認識機能障害の患者にも慎重に使用されている．抗ムスカリン性細胞毒性は，幼児および子どもには危険と考えられていた．幼児および子どもは過量投与によって引き起こされる高熱の副作用に非常に敏感である．症状の治療として解熱薬や抗てんかん薬が使用されている．だが，静脈へ低用量のphysostigmineの処置も必要とされる．

**Box 9-2 高齢者や認識障害を有する患者における抗コリン作用の特徴を持った薬物の副作用の可能性**

薬物と関連のある抗コリン作用の副作用は高齢者，特に認識障害のある高齢者に有害となりそうである．そしてこの人々にはかなり病的状態を引き起こす可能性がある．薬物からの追加的な抗コリン作動性効果が (1) 多くの一般薬が少なくてもわずかな抗コリン作動性活性を誘導し，(2) 高齢者，特に認識障害のある高齢者は，コリン作動性遮断に非常に敏感である（それぞれ高齢者や認知症における中枢性コリン作動性機能低下や機能障害による），(3) 多剤投与は高齢者では一般的な慣習である．高齢者における抗コリン作動性薬物からの副作用は急性脳障害（狂乱状態，錯乱状態），転倒，尿閉，便秘，内在する認識障害，機能障害や行動の欠陥（特に認知症を持った患者）の増悪や代償不全を含める．そしてさらに世話や入院が必要となる．多くの一般用医薬品は抗コリン作動性効果を持っている．例えば，高齢者や認識障害を持った患者における混乱や認識機能障害をよく引き起こすものは，**ジフェンヒドラミン diphenhydramine** である．これは抗コリン作動性の特徴を持った抗ヒスタミンである．さらにジフェンヒドラミンはしばしば単独かアセトアミノフェンとともに処置されるので睡眠薬としても使用されている．臨床医や薬剤師は高齢者に対する多剤投与を最小限に抑え，薬物と関連した抗コリン作動性副作用を観察しながら防いでいくよう慎重にならなければならない．高齢の患者にとって不適切な医薬品リストとして使われている Beers リストは多数の一般的な薬剤（抗コリン作動性の特徴を有しているものが多くある），薬物の分類，65 歳以上の人に潜在的な薬理効果を上回る危険性を持つ状態にある患者への特異的な薬物を識別している．

副交感神経の神経節の毒性は，trimethaphan のような高用量の第四級抗ムスカリン作用と作用持続時間が短い神経節遮断薬によって，自律神経遮断や重度の起立性低血圧症を引き起こす．抗ムスカリン作用薬はネオスチグミンと一緒に処置され，低血圧はフェニレフリンといった交感神経様作用薬と処置することが必要とされる．

### ニコチン受容体アンタゴニスト

選択的ニコチン受容体アンタゴニストは外科的処置中に**非脱分極性（競合的）神経筋遮断薬** nondepolarizing（competitive）neuromuscular blockade としておもに使用されている．tubocurare といった非脱分極性 NMJ 遮断薬は，直接 nAChR を拮抗し，その結果内因性の ACh 結合を防ぎ，次の筋-細胞の脱分極を防ぐ．この結果，重症筋無力症における麻痺症状と同様の弛緩性麻痺に至ることとなる．特異的な薬物を選択するには，最初の判断としては反応持続時間である．例えば，非常に長時間型の薬物（d-tubocurarine や**パンクロニウム**）から中間型の薬物（**ベクロニウム** vecuronium や**ロクロニウム** rocuronium），急速に分解される物質（mivacurium）まで広範囲に及ぶ．ニコチン受容体が NMJ と同様に自律神経節に分布しているため，非脱分極性遮断薬はしばしば神経節遮断と関連がある可変的な副作用を示す．筋麻痺や自律神経遮断は AChE 阻害薬の処置によって回復しうる．

特別な場合，nAChR における比較的選択的アンタゴニスト活性を持った薬物が自律神経遮断を誘導するのに使用されている．自律神経節遮断の効果は上述した通りであり，表 9-2 に詳しく挙げた．通常，mecamylamine や trimethaphan は神経節遮断が望まれる時に処置される．現在のこれらの薬物の使用は急性大動脈解離の患者への高血圧時に処置されるだけである．これら薬物が血圧を下げると同時に，本来なら解離部位で有害な圧上昇を引き起こす交感神経反射を鈍らせるためである．

## まとめと今後の方向性

コリン作動性受容体はおもに 2 つ：ニコチン性とムスカリン性に分類されている．ニコチン受容体は直接 2 つの ACh 分子が結合すると開口するリガンド依存性チャネルである．ニコチン受容体は NMJ（$N_M$）にあるすべてがコリン作動性受容体からなり，自律神経節（$N_N$）ではコリン作動性受容体が優位を占めている．このように，nAChR によって誘導される最初のコリン作動性反応は骨格筋収縮や自律神経活性である．nAChR に向けられた薬理学的重要な適用は次の通りである．(1) 競合的な拮抗作用や脱分極を遮断することで，神経節を遮断すること，(2) 神経節遮断，つまり正常な自律神経系の緊張によって誘導されるものと反対となる効果器反応を示す．

ムスカリン受容体はAChと結合していくつかの細胞内シグナル伝達を引き起こすGPCRである．ムスカリン受容体は自律神経節や効果器に分布している．そこでは副交感神経反応を誘導している．ムスカリン受容体アゴニストやアンタゴニストの重要な使用方法は効果器の自律神経反応を誘導することである．ニコチン受容体もムスカリン受容体もどちらもCNSに偏在している．CNSではAChの効果が鎮痛作用，覚醒状態，注意の緊張状態として現れる．脳や脊髄におけるmAChRやnAChRの相対的な役割は十分にはまだ理解されていないが，最も効果的な最近の有益なCNS薬物はAChE（AChを加水分解する酵素）の反応を抑制することによって内因性のコリン作動性伝達を増加させる．

コリン作動性の薬理学は多数の受容体選択的薬物のおかげで相対的に成熟した分野ではあるが，様々な薬物が特異的な反応を示すよう改良され続けている．ムスカリン受容体サブタイプの多様性の発見は組織特異的領域に分布しているサブタイプに対して特異的な薬物の開発へとつながるだろう．同様に，CNSにおけるニコチン受容体サブユニットの多様性による役割の解明がこれらの受容体サブタイプの活性を制御している選択的な薬物の開発を急がせるであろう．AChE阻害薬は今や広く臨床試験に使用されており，ADや他の認知症の治療の標準的治療薬として使用されている．最近適用のあるAChE阻害薬がわずかだが対症的効果をもたらし，いくつかのニコチン性アゴニストやムスカリン性アゴニストが認識機能障害やADの治療へ臨床開発が行われている．ニコチン受容体は将来てんかん治療に対しても標的となるかもしれないと考えられる．

## 推奨文献


Andersson KE. Antimuscarinics for treatment of overactive bladder. *Lancet Neurol* 2004;3:46–53. (*Review of overactive bladder pathophysiology and pharmacology.*)

Atri A, Shaughnessy LW, Locascio JJ, Growdon JH. Long-term course and effectiveness of combination therapy in Alzheimer disease. *Alzheimer Dis Assoc Disord* 2008;22:209–221. (*Reviews clinical efficacy data for anti-AD medications, including AChE inhibitors, and assesses their long-term impact on the course of AD.*)

Atri A, Sherman S, Norman KA, et al. Blockade of central cholinergic receptors impairs new learning and increases proactive interference in a word paired-associate memory task. *Behav Neurosci* 2004;118:223–236. (*Reviews the theoretical and experimental basis of cholinergic influences on learning and memory and the effects of central blockade on cognitive processes.*)

Bertrand D, Elmslie F, Hughes E, et al. The CHRNB2 mutation I312M is associated with epilepsy and distinct memory deficits. *Neurobiol Dis* 2005;20:799–804. (*Reviews the role of alterations in nicotinic ACh receptors in genetic epilepsy.*)

Caccamo A, Fisher A, LaFerla FM. M1 agonists as a potential disease-modifying therapy for Alzheimer's disease. *Curr Alzheimer Res* 2009;6:112–117. (*Discusses the role and future research directions for M1 agonists in the treatment of AD.*)

Dani JA, Bertrand D. Nicotinic acetylcholine receptors and nicotinic cholinergic mechanisms of the central nervous system. *Ann Rev Pharmacol Toxicol* 2007;47:699–729. (*A thorough yet readable review with many citations.*)

Fick DM, Cooper JW, Wade WE, Waller JL, Maclean JR, Beers MH. Updating the Beers criteria for potentially inappropriate medication use in older adults: results of a US consensus panel of experts. *Arch Intern Med* 2003;163:2716–2724. (*Recommendations regarding medications to avoid in older adults.*)

Jann MW, Shirly KL, Small GW. Clinical pharmacokinetics and pharmacodynamics of cholinesterase inhibitors. *Clin Pharmacokinet* 2002;41:719–739. (*Review of clinical pharmacology of oral cholinesterase inhibitors.*)

## 主要薬物一覧：第 9 章　コリン作動性の薬理学

| 薬物 | 臨床応用 | 副作用（重篤なものは太字で示す） | 禁忌 | 治療的考察 |
|---|---|---|---|---|
| **アセチルコリン（ACh）合成，貯蔵，放出に対する阻害薬**<br>メカニズム—ACh の合成，貯蔵，放出の抑制. | | | | |
| **hemicholinium-3**<br>**vesamicol** | なし（単に研究用に使用されている） | 適応なし | | hemicholinium-3 はコリンに対する高い親和性を有する輸送体を遮断する，それゆえに ACh 合成に必要とされるコリンの取込みを防ぐ.<br>vesamicol は小胞内へ ACh を輸送するために使用される ACh-$H^+$ 交互輸送機構を遮断する.<br>これらどちらの薬物も研究の場でのみ利用されている. |
| **ボツリヌス毒素** | 限局性筋失調症<br>斜頸<br>アカラシア<br>斜視<br>眼瞼けいれん<br>疼痛症候群<br>皺<br>多汗症 | **心不整脈，失神，肝毒性，アナフィラキシー**<br>注射部痛，消化不良，嚥下障害，筋力低下，頸痛，眼瞼下垂症，発熱 | ボツリヌス毒素に対する過敏性<br>注射部に感染がある場合 | ボツリヌス毒素は，ボツリヌス菌によって産生され，シナプトブレビンを分解する，これによって軸索末端（シナプス前）膜とのシナプス小胞融合を防ぐ. |
| **アセチルコリン（ACh）分解の阻害薬**<br>メカニズム—酵素の活性部位と結合することによって AChE を阻害する. | | | | |
| **エドロホニウム**<br>**ネオスチグミン**<br>**ピリドスチグミン**<br>**アンベノニウム**<br>**physostigmine** | 重症筋無力症，イートン·ランバート症候群，筋脱力をもたらす疾患の診断（エドロホニウム）<br>泌尿器や消化管の運動性薬物，緑内障，重症筋無力症のような NMJ 疾患（ネオスチグミン，ピリドスチグミン，アンベノニウム）<br>抗コリン作動性毒性もしくは手術における誘導された麻痺状態（physostigmine） | **発作，気管支けいれん，心不整脈，徐脈，心拍停止**<br>低血圧または高血圧，唾液分泌，流涙，発汗，嘔吐，下痢，縮瞳 | 機能的腸閉塞または尿路閉塞付随するコリンエステルまたは脱分極する神経筋遮断薬使用<br>心血管疾患 | エドロホニウムは短時間作動型（2 ~ 10 分）である，したがって，早急な反応の開始によってエドロホニウムは筋脱力の診断には役立つ.<br>重症筋無力症の長期的治療のために，ピリドスチグミンやネオスチグミンやアンベノニウムといった長時間作用型コリンエステラーゼ阻害薬が推奨される.<br>ネオスチグミンも $N_M$ 受容体における直接的なコリンアゴニスト効果を持つ.<br>眼球の角膜へコリンエステラーゼ阻害薬の局所適用は房水の流出を促進させることによって眼圧を下げる.<br>無極性の構造によってフィゾスチグミンは CNS 抗コリン作動性中毒を処置するのに使われている. |
| **diisopropyl fluorophosphate** | 適応なし（ときどき毒として直面する） | **呼吸麻痺**<br>徐脈，気管支けいれん，線維束性けいれん，筋けいれん，筋衰弱，CNS 低下，興奮，精神錯乱，狂乱状態，昏睡，気管支漏，唾液分泌，流涙，発汗，嘔吐，下痢，縮瞳 | 適応なし | 有機リン酸系薬物は殺虫剤としてや，有機リン酸系化学兵器（神経ガス）の産出への基質として使用されている，また，かつては眼科で局所的な縮瞳薬として使用されていた. |

**主要薬物一覧：第9章　コリン作動性の薬理学（続き）**

| 薬　物 | 臨床応用 | 副作用（重篤なものは太字で示す） | 禁　忌 | 治療的考察 |
|---|---|---|---|---|
| **tacrine<br>ドネペジル<br>リバスチグミン<br>ガランタミン** | アルツハイマー病（AD）性認知症を中程度に制御している | 下痢，悪心，嘔吐，腹部痛，食欲不振，鮮明な夢 | 処置と関連性がある肝機能試験障害（tacrine には禁忌） | tacrine，ドネペジル，リバスチグミン，ガランタミンは AD に対して中等度の対症的効果をもたらす．<br>リバスチグミンは酵素とカルバモイル複合体を形成することによって AChE やブチルコリンエステラーゼ（BuChE）の両方に作用する．<br>ガランタミンもニコチン受容体の薬効を増強しないリガンドとして作用する． |
| **ムスカリン受容体アゴニスト**<br>メカニズム―ムスカリン受容体活性を刺激している． | | | | |
| **methacholine** | 喘息の診断 | **呼吸困難**<br>立ちくらみ，頭痛，掻痒，喉の炎症 | 最近，心臓病もしくは脳卒中<br>大動脈瘤<br>制御していない動脈瘤 | methacholine は AChE と高い親和性を示す，さらに心血管のムスカリン性コリン作動性受容体に対して比較的選択的である． |
| **carbachol<br>ベタネコール<br>セビメリン<br>ピロカルピン** | 緑内障（carbachol）<br>尿路運動性薬物（ベタネコール）<br>シェーグレン症候群における口腔内乾燥症（セビメリンとピロカルピン） | 発汗，震え，悪心，めまい，排尿頻度の増加，鼻炎（経口製剤） | 白内障摘出後の急性虹彩炎または緑内障<br>狭隅角（閉塞隅角）緑内障 | carbachol は他のコリンエステルと比較してニコチン性反応が増大する，carbachol は自律神経節で予測できないニコチン性反応のために全身的に使用することはできない，つまり，目の角膜に carbachol の局所的な適応は縮瞳や減少する眼圧をもたらす．<br>ベタネコールはほとんど完全にムスカリン受容体に選択的である．<br>ピロカルピンやセビメリン（$M_1$ や $M_3$ アゴニスト）はシェーグレン症候群における口腔内乾燥症の治療に使用される． |
| **ニコチン受容体アゴニスト**<br>メカニズム―nAChR の開口を刺激し，細胞膜の脱分極を誘導する，スキサメトニウムは NMJ で持続的に働き，続けてニコチン受容体チャネルを活性化する，その状態は電位依存性 $Na^+$ チャネルの不活性化をもたらすのでさらなる活動電位を支えて開口させることができない（時折“脱分極遮断”と呼ばれる）． | | | | |
| **スキサメトニウム（別名：succinylcholine）** | 手術中の神経筋遮断の誘導<br>挿管 | **徐脈性不整脈，心停止，心不整脈，悪性高熱，横紋筋融解症，呼吸抑制**<br>筋固縮，筋肉痛，眼圧上昇 | 悪性高熱の既往歴や家族歴<br>骨格筋疾患<br>上位運動ニューロン障害<br>骨格筋の広範な脱神経 | スキサメトニウムは作用時間が短いので挿管中の麻痺状態に対する選択薬となる．<br>一過性線維束性攣縮を引き起こす． |
| **ムスカリン受容体アンタゴニスト**<br>メカニズム―選択的にムスカリン受容体を拮抗する． | | | | |
| **アトロピン** | 抗コリンエステラーゼ過量摂取<br>急性，症候性徐脈<br>麻酔処置への前投与<br>手術中の唾液分泌と粘液分泌過剰<br>毒キノコに対する解毒薬 | **心不整脈，昏睡，呼吸抑制，眼圧上昇**<br>頻脈，便秘，口腔内乾燥症，視力障害 | 狭隅角緑内障 | ベラドンナ（別名：セイヨウハシリドコロ）から発見された自然に自生しているアルカロイド．<br>おもにムスカリン作動性活性，わずかにニコチン作動性効果．<br>内因性コリン作動性活性よりもむしろ外因性の活性の逆転効果． |
| **スコポラミン** | 乗り物酔い<br>悪心と嘔吐 | **心拍数，薬物によって誘導される精神病**<br>眠気，口腔内乾燥症，視覚障害 | 狭隅角緑内障 | 重要な CNS 効果．<br>経皮貼付を介した薬物送達． |

**主要薬物一覧：第9章　コリン作動性の薬理学（続き）**

| 薬物 | 臨床応用 | 副作用（重篤なものは太字で示す） | 禁忌 | 治療的考察 |
|---|---|---|---|---|
| **ピレンゼピン**<br>**methscopolamine**<br>**glycopyrrolate** | 消化性潰瘍疾患<br>外科的に誘導されるもしくは迷走神経によって誘導される徐脈（glycopyrrolate） | **心不整脈，悪性高熱，アナフィラキシー，発作**<br>便秘，口渇，尿閉，発汗抑制 | 消化管閉塞<br>狭隅角緑内障 | 標準的な消化性潰瘍疾患治療への代替え的なもしくは追加的な薬物である．<br>methscopolamine と glycopyrrolate は適度な CNS と認知に関する抗コリン作動性効果を遅らせる． |
| **イプラトロピウム**<br>**チオトロピウム** | 慢性閉塞性肺疾患（COPD）<br>喘息 | **腸閉塞，アナフィラキシー，中咽頭浮腫**<br>口内，口腔内乾燥症における味覚異常（スプレー式点鼻薬） | イプラトロピウムかチオトロピウムに対する過敏症 | イプラトロピウムは COPD の治療における $\beta$アドレナリン受容体アゴニストより効果的だが，喘息の治療においては効果が薄い．<br>イプラトロピウムと比較して，チオトロピウムは COPD の治療において気管支拡張薬としての有効性が同様，もしくは高いと見られている． |
| **オキシブチニン**<br>**プロパンテリン**<br>**terodiline**<br>**トルテロジン**<br>**フェソテロジン**<br>**trospium**<br>**darifenacin**<br>**ソリフェナシン** | 過敏性膀胱や過活動膀胱<br>急迫性尿失禁 | 便秘，下痢，悪心，口腔内乾燥，適応部位の紅斑，掻痒，尿閉 | 狭隅角緑内障，胃貯留，尿閉 | オキシブチニン，プロパンテリン，トルテロジン，フェソテロジン，trospium は非選択的ムスカリン受容体アンタゴニストである，一方で，darifenacin とソリフェナシンは選択的 $M_3$ 受容体アンタゴニストである．<br>トルテロジンはオキシブチニンよりも口腔内乾燥症を引き起こしにくい，また，新しい $M_3$ 選択的薬物である darifenacin やソリフェナシンは非選択的薬物よりも口腔内乾燥症や便秘を引き起こしにくい． |
| **ニコチン受容体アンタゴニスト**<br>メカニズム—選択的にニコチン受容体を拮抗し，その結果内因性 ACh の結合を防ぎ，続いて筋細胞の脱分極を防ぐ（時折“非脱分極性遮断”と呼ばれる）． | | | | |
| **パンクロニウム**<br>**tubocurarine**<br>**ベクロニウム**<br>**ロクロニウム**<br>**mivacurium** | 手術における神経筋遮断の誘導<br>挿管 | **高血圧，頻脈性不整脈，無呼吸，気管支けいれん，呼吸不全**<br>唾液分泌，顔面紅潮（mivacurium） | パンクロニウム，tubocurarine，ベクロニウム，ロクロニウム，mivacurium に対する過敏症 | パンクロニウムと tubocurarine は長時間作用型の薬剤である，ベクロニウムやロクロニウムは中間時間作用型薬剤であり，mivacurium は短時間作用型薬剤である．<br>非脱分極型遮断薬は神経節遮断と関連した可変的な副作用を示す，これは AChE 阻害薬を処置することによって逆転される可能性がある． |
| **trimethaphan**<br>**mecamylamine** | 急性大動脈解離を持った患者における高血圧 | **腸閉塞，尿閉，呼吸停止，失神**<br>起立性低血圧，消化不良，複視，鎮静状態 | trimethaphan に対する禁忌：呼吸停止，修正されない呼吸不全，麻痺もしくは胎便性イレウスの危険がある新生児，ショック<br>mecamylamine に対する禁忌：冠状動脈の機能不全，緑内障，最近では心筋梗塞，幽門狭窄，腎不全，サルファ薬処置中の患者 | mecamylamine と trimethaphan は神経節遮断が要求される時に投与される，つまり，これらの薬物は一般的に大動脈解離の場合に裂け目部分で圧が有害事象として上がる交感神経反射を同時に鈍くさせながら，血圧を低くさせる． |

# 10

# アドレナリン作動性の薬理学

Brian B. Hoffman and Freddie M. Williams



## ▶ はじめに

アドレナリン（エピネフリン）作動性薬理学は，内因性カテコールアミンであるノルアドレナリン（ノルエピネフリン），アドレナリン，ドパミンによって介されている経路に作用するアゴニストの研究を対象とする．交感神経系は，内因性カテコールアミンの産生と放出の主たる源である．カテコールアミン受容体を通したシグナル伝達は，心収縮の速度や力の増加，動脈系の末梢抵抗の修飾，インスリン分泌の抑制，グルコースの肝からの放出の刺激，遊離脂肪酸の脂肪細胞からの放出の増加など，様々な生理作用を介している．ノルアドレナリンやアドレナリンの合成，貯蔵，放出，再取込みを標的とする，あるいはこれらの伝達物質の後シナプス受容体を直接標的とする薬物は，高血圧，ショック，喘息，狭心症など多くの主たる疾患に頻繁に使われる治療法である．本章は，アドレナリン作用の生化学的および生理学的基礎を検討し，アドレナリン作動性薬物の様々なクラスの作用を考察する．

## ▶ アドレナリン作動性機能の生化学と生理学

自律神経系は，その交感神経系と副交感神経系の共同行動を通してホメオスタシスに寄与する．カテコールアミンは，交感神経のシグナル伝達の主たるエフェクターである．以下の考察ではカテコールアミン作用，合成から代謝，受容体活性まで示す．次に，内因性カテコールアミンであるアドレナリン，ノルアドレナリン，ドパミンの生理的役割を考察し，特に様々な器官系での受容体発現の特異性に重点をおく．

### カテコールアミンの合成，貯蔵，放出

カテコールアミンは，アミノ酸であるチロシンの，順次的に起こる化学修飾によって合成される．この合成は主として交感神経末端やクロム親和性細胞で起こる．アドレナリンはおもに副腎髄質のクロム親和性細胞で合成され，交感神経はその主要な神経伝達物質としてノルアドレナリンを産生する（図 10-1）．カテコールアミンの前駆物質であるチロシンは，（フェ

## Case

時は 1960 年である．S 婦人は数年間憂うつになっていた．彼女は絶望感や意欲減退を緩和するためにいくつかの違った薬物療法を試してきたが，どれも奏効しなかった．最近，しかしながら彼女の主治医は，うつ病の多くのケースで有益であることが報告されている新しい治療薬である iproniazid を処方した．主治医が彼女にいうには，その薬はモノアミンオキシターゼ（MAO）と呼ばれる脳内の酵素を抑制することによってうつ病に有益な効果を有する，と科学者たちは信じている．MAO はカテコールアミン分解にかかわる酵素の 1 つである．iproniazid は新しい薬物なので，その起こるかもしれない副作用は十分に明確にされていないので，主治医は S 婦人に薬物を服用して異常な効果が出た場合は報告するよう忠告している．

見込みはあるが，有意な変化は期待せずに S 婦人は薬を飲み始める．数週間以内に，彼女は 20 年間で初めてやる気も感じ，精力的なものを感じ始める．新しい活力の感覚はあふれんばかりで，S 婦人は，ワインやチーズのパーティーを催すことで社交界の有名人としての彼女の過去の生活を取り戻す．街のエリート層が姿を見せ，素晴らしい夜が期待されていた．S 婦人は，参加者に感謝するため立ち上がり，彼女のお気に入りの 1954 年もののキアンティ・ワインをがぶ飲みして祝った．パーティーの終わりまでに，S 婦人はひどい頭痛と悪心に襲われた．主治医の忠告を思い出して，S 婦人は友人に彼女を急いで最も近くの病院に運んでもらう．救急診療部では，担当医は 230/160 mmHg の血圧を記録した．S 婦人は高血圧緊急症になっていると認められ，医師は，すぐに α アドレナリン受容体アンタゴニストであるフェントラミンを投与した．S 婦人の血圧はすぐに正常化し，医師の続いて臨床的に調べなければならないことは新しい，そして今有名な MAO阻害薬にかかわる薬物食物相互作用を確認することであった．この起こりうる有害な相互作用はいくつかの他の MAO阻害薬にも共通であるが，サブタイプ選択性や可逆的 MAO阻害薬でのかなり最近なされた仕事により，この相互作用は最小限に抑えられている．

### Questions

1. 何の酵素がカテコールアミンを代謝するのか？いろいろなカテコールアミンに関してのこれらの酵素のアイソフォームの特徴は何か？
2. ワインや熟成チーズと MAO阻害薬の相互作用の機構的な説明は何か？
3. いかにしてフェントラミンは S 婦人の血圧を下げたか？

ニルアラニン，トリプトファンやヒスチジンと同様に）チロシンを濃縮するためにニューロン膜を通過するナトリウムイオン（$Na^+$）勾配を利用した芳香族アミノ酸輸送体を経て神経内に運ばれる．カテコールアミン合成の最初のステップは，チロシンの**ジヒドロキシフェニルアラニン dihydroxyphenylalanine**（L-DOPA）への酸化であり，**チロシンヒドロキシラーゼ tyrosine hydroxylase**（TH）という酵素が媒介する．TH はカテコールアミン合成の律速段階酵素である．L-DOPA は，比較的非特異的な**芳香族アミノ酸デカルボキシラーゼ aromatic amino acid decarboxylase** によってドパミンに変換される．ドパミンはそれから**ドパミン β ヒドロキシラーゼ dopamine β-hydroxylase** によって水酸化され，ノルアドレナリンとなる．アドレナリンを産生する組織では，ノルアドレナリンは次に**フェニルエタノラミン *N*-メチルトランスフェラーゼ phenylethanolamine *N*-methyltransferase**（PNMT）によってそのアミノ基がメチル化される．副腎髄質における PNMT の発現は，おもに副腎皮質に流れる静脈を経た髄質内へ流入する高濃度のコルチゾールに依存している．

チロシンのドパミンへの変換は細胞質内で起こる．ドパミンは，**小胞モノアミン輸送体 vesicular monoamine transporter**（VMAT）と呼ばれる 12-らせん膜貫通プロトン対向輸送体によってシナプス小胞内へ移送される．小胞内で，ドパミンはドパミン β ヒドロキシラーゼによってノルアドレナリンに変換される．

物質特異性や局在において違いがある 3 つの異なった小胞輸送体がある．VMAT1 と VMAT2［Uptake 2 として知られている（図 10-2）］は，ともにセロトニン（5-HT），ヒスタミン，そしてすべてのカテコールアミンを移送するが，VMAT1 が副腎や交感神経節など末梢に発現しているのに対し，VMAT2 は主として中枢神経系 central nervous system（CNS）に発現している．小胞アセチルコリン輸送体 vesicular acetylcholine transporter（VAChT）は運動神経を

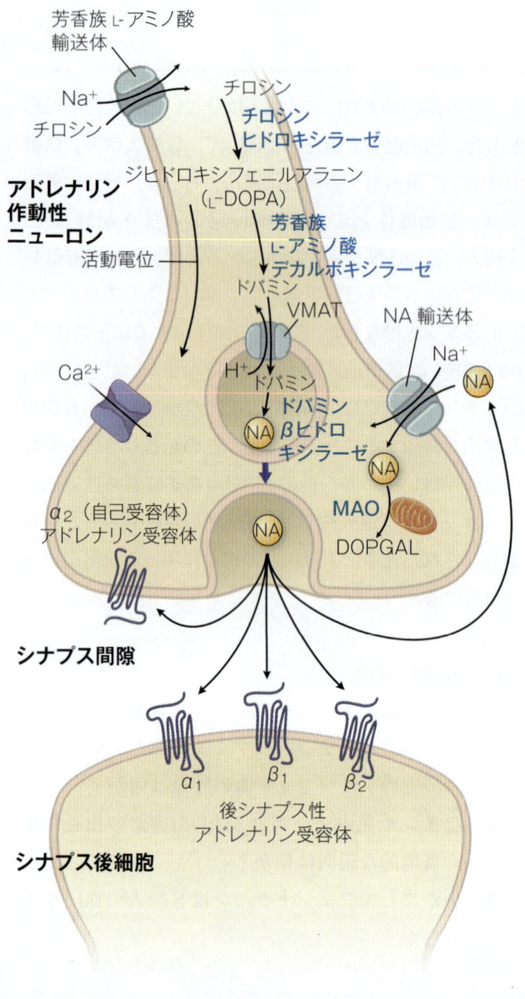


**図 10-1　カテコールアミン合成，貯蔵，放出，再取込み経路**

内因性カテコールアミンであるドパミン，ノルアドレナリン noradrenaline（NA），ドパミンはすべてチロシンから合成される．カテコールアミン合成の律速段階，細胞質チロシンのジヒドロキシフェニルアラニン（L-DOPA）への酸化は，チロシンヒドロキシラーゼという酵素によって触媒される．次に芳香族アミノ酸デカルボキシラーゼによって L-DOPA はドパミンに変換される．小胞モノアミン輸送体（VMAT）によってドパミンや他のモノアミンはシナプス小胞内へ移送される．アドレナリン作動性ニューロンでは，小胞内ドパミンβヒドロキシラーゼを NA に変換する．NA はそれから放出まで小胞内に蓄積される．副腎髄質細胞では，NA は細胞質に戻って，そこでフェニルエタノラミン *N*-メチルトランスフェラーゼ（PNMT）によってアドレナリンに変換される．そのアドレナリンはそれから貯蔵のために小胞内に戻される（**図示せず**）．αメチルチロシンは，カテコールアミン合成の律速段階酵素であるチロシンヒドロキシラーゼを抑制する（**図示せず**）．放出された NA は，後シナプス $\alpha_1$，$\beta_1$，$\beta_2$ アドレナリン受容体，あるいは前シナプス $\alpha_2$ アドレナリン受容体を刺激しうる．放出された NA はまた選択的なノルアドレナリン輸送体（NAT）により前シナプス終末に取り込まれる．前シナプスニューロンの細胞質内の NA は，VMAT によってさらにシナプス小胞に取り込まれるか（**図示せず**），ミトコンドリアに局在するモノアミンオキシダーゼ（MAO）によって 3,4-ジヒドロキシフェニルエチレングリコール 3,4-dihydroxyphenylglycoaldehyde（DOPGAL；図 10-3 参照）に分解される．

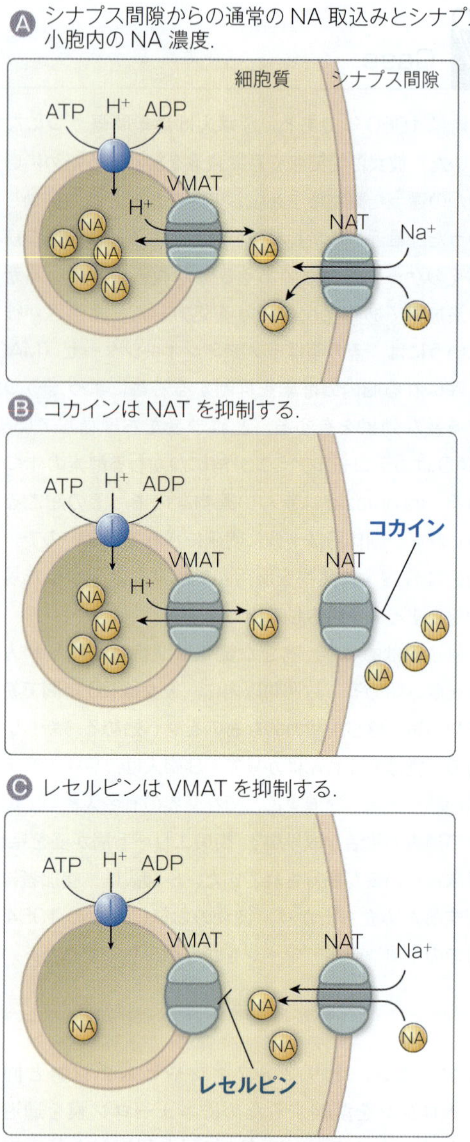


**図 10-2　コカインとレセルピンの作用機序**

**A.** シナプス間隙内に放出されたノルアドレナリン noradrenaline（NA）は，選択的なノルアドレナリン輸送体（NAT），$Na^+$-NA 共輸送体によって前シナプスニューロンの細胞質内に取り込まれうる．細胞質の NA は非選択的小胞モノアミン輸送体（VMAT），$H^+$-モノアミン対向輸送体によりシナプス小胞内で濃縮される．$H^+$-ATP アーゼ（ポンプ）は，アデノシン三リン酸（ATP）加水分解のエネルギーを使ってシナプス小胞内に水素原子陽イオンを濃縮させ，それでもって膜透過 $H^+$ 勾配を生成する．この $H^+$ 勾配は，VMAT がシナプス小胞内へのモノアミン輸送をするために使われる．**B.** コカインは NAT を抑制し，放出された NA を長時間シナプス間隙にとどまらせるようにする．このメカニズムにより，コカインはアドレナリン作動性シナプスでの神経伝達を高める．**C.** レセルピンは VMAT を抑制して，NA をシナプス小胞に補給するのを阻止し，最終的にはアドレナリン作動性終末の神経伝達物質の枯渇を起こす．このメカニズムにより，レセルピンはアドレナリン作動性シナプスでの神経伝達を抑制する．ADP：アデノシン二リン酸，adenosine diphosphate.

含むコリン作動性ニューロンに発現している(第9章，コリン作動性の薬理学参照)．これらの対向輸送体は，小胞膜内の $H^+$-ATP アーゼ（ポンプ）によって生じたプロトン勾配を使って，小胞内のドパミンを濃縮する．小胞内のノルアドレナリン濃度は 100 mM にも達する．小胞膜を通過するノルアドレナリンの高濃度勾配から起こる浸透圧を安定化させるために，ノルアドレナリンはアデノシン三リン酸 adenosine triphosphate（ATP）とともに濃縮するものと考えられている．その結果として，ATP とノルアドレナリンは小胞開口放出の際にいっしょに放出される．

副腎髄質細胞において，ノルアドレナリンは移送されるか，小胞から細胞質内に拡散して戻され，そこで PNMT がノルアドレナリンをアドレナリンに変換する．アドレナリンはそれからエキソサイトーシスによって放出されるまで貯蔵のために小胞内に移送され戻される．VMAT1 と VMAT2 の非選択的な性質は，以下に考察するように，重要な薬理学的結果である．

交感神経系の活性と続いて起こるカテコールアミン放出は，CNS，とりわけ辺縁系における一連の処理領域において発生するシグナルによって開始される．これらの CNS ニューロンは，脊髄の中間外側柱における交感神経節前ニューロン上のシナプスの軸索に伝える．節前の軸索は交感神経節に伝える．節前ニューロンは，アセチルコリン acetylcholine（ACh）を神経伝達物質として使い，ニコチン性 ACh 受容体を活性化する．この受容体は，陽イオン選択性受容体で，ニューロン膜を脱分極し，それでもって節後神経の後シナプス電位を発生させる．**hexamethonium** や **mecamylamine** のような節遮断薬は，骨格筋 ACh 受容体には有意な影響を与えずに，神経節のニコチン性 ACh 受容体を遮断する（第 9 章参照）．交感神経節後軸索は，あるいは標的臓器との *en passant* シナプスを形成する．これらの終着点で，活動電位の到達が電位依存性の神経カルシウムイオン（$Ca^{2+}$）チャネルを開口し，その後の $Ca^{2+}$ 流入がカテコールアミンを含むシナプス小胞のエキソサイトーシスをトリガーする．海カタツムリからのペプチドを含む種々の新規物質がこれらの $Ca^{2+}$ チャネルを遮断するが，**ziconotide** は激痛の治療に効果があるこのクラスにおける薬物の一例である（第 17 章，鎮痛薬の薬理学参照）．ノルアドレナリンは，急速に交感神経末端から拡散していってしまい，標的組織に発現しているアドレナリン受容体を活性化することによって，平滑筋緊張などの標的組織反応を局所的に調節する（例外は，汗腺では ACh が交感神経末端で使われる伝達物質であるということである）．重要なことに，アドレナリン受容体はまた交感神経末端に発現しており，これらの受容体は神経伝達物質放出の程度を調節する自動調節機構として役目を果たしているようである．

## カテコールアミンの再取込みと代謝

いったんカテコールアミン分子が後シナプス受容体でその効果を発揮すると，その反応は，以下の 3 つのメカニズムのいずれかによって終焉する．(1) 前シナプスニューロン内へのカテコールアミンの再取込み，(2) カテコールアミンの不活性代謝産物への代謝，(3) シナプス間隙からのカテコールアミンの拡散．これらのメカニズムの最初の 2 つは特異的な輸送タンパクや酵素を必要とし，それゆえ薬理学的介入の標的となりうる．

ニューロンの細胞質へのカテコールアミンの再取込みは，Uptake 1 として知られている選択的カテコールアミン輸送体，すなわち**ノルアドレナリン輸送体 noradrenaline transporter（NAT）**を介している（図 10-2）．放出されたノルアドレナリンの約 90%がこの過程によって取り込まれ再利用される．残りは局所的に代謝されるか，血液内に拡散する．Uptake 1 は内向きの $Na^+$ 勾配を使って交感神経末端の細胞質内にカテコールアミンを濃縮し，すなわち後シナプス反応を収めて，ニューロンが次の放出のために伝達物質を再利用させるようにする．神経終末内では，カテコールアミンはさらに，カテコールアミン合成のために小胞内にドパミンを移送させるのに使われるのと同じ輸送体である VMAT を介してシナプス小胞内で濃縮される．すなわち，**放出されるために利用されるカテコールアミンのプールは，新たに合成される分子と，ニューロンの再取込みを介して再利用された分子の，2 つの供給源によってもたらされる．**

カテコールアミン代謝には，2 つの酵素**モノアミンオキシダーゼ monoamine oxidase（MAO）**とカテコール-*O*-メチルトランスフェラーゼ catechol-*O*-methyltransferase（COMT）がかかわっている（図 10-3）．MAO はたいていのニューロンに発現しているミトコンドリア内酵素である．2 つのアイソフォームが存在し，MAO-A と MAO-B がある．2 つのアイソフォームはある程度のリガンド特異性があり，MAO-A はセロトニン，ノルアドレナリン，ドパミンを選択的に分解する一方，MAO-B はセロトニンやノルアドレナリンよりもドパミンをもっと急速に分解する．Case において示唆されるように，モノアミンオキシダーゼ阻害薬 monoamine oxidase inhibi-

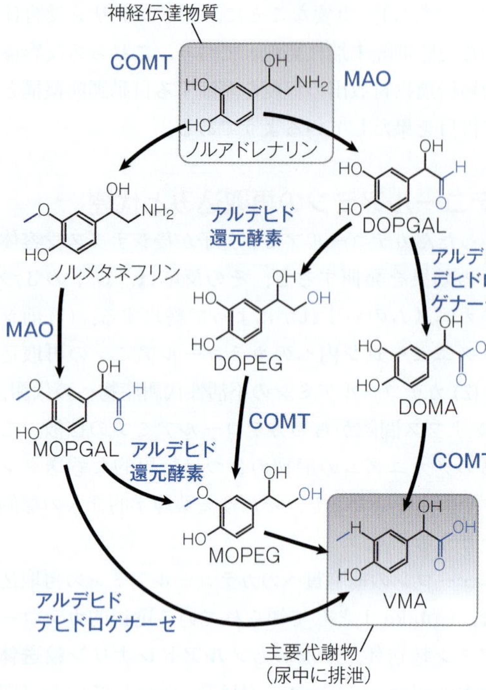


**図 10-3 ノルアドレナリン代謝**
ノルアドレナリンは2つの主たる酵素によって代謝物に分解される．カテコール-*O*-メチルトランスフェラーゼ（COMT）は広く分布する細胞質内酵素であり，肝臓内のCOMTは循環血中のカテコールアミンの代謝に特に重要である．モノアミンオキシダーゼ（MAO）はミトコンドリアの外表面に局在しているが，アドレナリン作動性神経を含む多くのモノアミン作動性神経に認められる．COMT，MAO，アルデヒド還元酵素，アルデヒドデヒドロゲナーゼは，カテコールアミンを多くの中間体［3,4-ジヒドロキシフェニルエチレングリコール 3,4-dihydroxyphenylglycoaldehyde（DOPGAL），3-methoxy-4-hydroxyphenylglyco aldehyde（MOPGAL），4-dihydroxyphenylethylene glycol（DOPEG），3,4-dihydroxymandelic acid（DOMA），3-methoxy-4-hydroxyphenylethylene glycol（MOPEG）として略される］に分解され，最終的に排泄される．バニリルマンデル酸 vanillylmandelic acid（VMA）は尿中に排泄される主たる代謝物である．

tor（MAOI）はうつ病の治療に効果がある．MAO-Aアイソフォームは，チーズやワインに含まれている物質が大循環に到達する前にそれらを解毒するのに関与している．COMTはおもに肝臓に発現している細胞質酵素である．

## カテコールアミン受容体

アドレナリン受容体（adrenoceptor）はノルアドレナリンやアドレナリンに選択的である．ドパミンの超生理学的濃度もまたいくつかのアドレナリン受容体を活性化しうる．これらの受容体は3つのおもなクラス，$\alpha_1$，$\alpha_2$，$\beta$に分けられている（表10-1）．これらのおもなクラスのそれぞれはさらに$\alpha_{1A}$，$\alpha_{1B}$，$\alpha_{1D}$，そして$\alpha_{2A}$，$\alpha_{2B}$，$\alpha_{2C}$，そして$\beta_1$，$\beta_2$，$\beta_3$の3つのサブタイプを持つ．アドレナリン受容体サブタイプのそれぞれは，Gタンパク質共役受容体スーパーファミリーのメンバーである（第1章，薬物-受容体相互作用参照）．

### $\alpha_1$アドレナリン受容体と$\alpha_2$アドレナリン受容体

$\alpha_1$受容体の原型的なシグナル伝達機構には，$G_q$を介したホスホリパーゼCを活性化する経路が関与している．ホスホリパーゼCはホスファチジルイノシトール-4,5-二リン酸を開裂し，細胞内$Ca^{2+}$貯蔵部位を動員するイノシトール三リン酸 inositol trisphosphate（$IP_3$）と，プロテインキナーゼCを活性化するジアシルグリセロール diacylglycerol（DAG）を生成する．これらの受容体はまたその他の近接した経路を介してシグナル伝達をすることがある．さらに，これらの受容体によって活性化された下流のシグナル伝達経路は，ある細胞などではかなり複雑化している．下流の標的には，L型$Ca^{2+}$チャネル，カリウムイオン（$K^+$）チャネル，mitogen-activated protein（MAP）キナーゼ経路，ホスファチジルイノシトール-3キナーゼを含む種々のキナーゼがある．$\alpha_1$受容体サブタイプによって，下流のシグナル伝達経路を活性化する能力は違っているようである．

$\alpha_1$受容体は血管平滑筋，泌尿器生殖路平滑筋，腸管平滑筋，前立腺，心臓，肝臓，その他の細胞種に発現している．血管平滑筋においては，$\alpha_1$受容体刺激は内因性$Ca^{2+}$貯蔵部位からの放出と細胞外液からの$Ca^{2+}$流入を介して，細胞内の$[Ca^{2+}]$を増加させ，カルモジュリンの活性化，ミオシン軽鎖のリン酸化，アクチン-ミオシンの相互作用の増加，そして筋収縮を導く（第21章，血管緊張の薬理学参照）．それゆえ$\alpha_1$受容体は，末梢血管抵抗の増大を介するうえで重要であり，血圧を増加させ，血流を再分配しうる．$\alpha_1$受容体アンタゴニストは高血圧の治療には魅力的であるとは思われるが，それらが高血圧の合併症を阻止しうる効果については確かではない．$\alpha_1$受容体活性化は泌尿生殖路平滑筋の収縮を起こし，$\alpha_1$受容体アンタゴニストは，良性前立腺過形成 benign prostatic hyperplasia（BPH）の対症療法に臨床的有用性があることが見出されている（後述参照）．

$\alpha_2$アドレナリン受容体は，抑制性Gタンパク質である$G_i$を活性化する．$G_i$は，アデニレートシクラーゼの抑制［すなわちサイクリックAMP cyclic adenosine monophosphate（cAMP）レベルの減少］，Gタンパク質共役内向き整流$K^+$チャネルの活性化（膜の過分極を起こす），そしてニューロン$Ca^{2+}$チャネル

**表 10-1 アドレナリン受容体の作用**

| 受容体サブタイプ | 伝達媒介物質 | 組 織 | 効 果 |
|---|---|---|---|
| $\alpha_1$ | $G_q/G_i/G_o$ | 血管平滑筋<br>泌尿生殖器平滑筋<br>腸管平滑筋<br>心臓<br>肝臓 | 収縮<br>収縮<br>弛緩<br>↑変力作用・興奮性<br>グリコーゲン分解・新生 |
| $\alpha_2$ | $G_i/G_o$ | 膵$\beta$細胞<br>血小板<br>神経<br>血管平滑筋 | ↓インスリン分泌<br>凝集<br>↓ノルアドレナリン放出<br>収縮 |
| $\beta_1$ | $G_s$ | 心臓<br>心臓<br>腎傍糸球体細胞 | ↑変時・変力作用<br>↑房室結節伝導速度<br>↑レニン分泌 |
| $\beta_2$ | $G_s$ | 平滑筋<br>肝臓<br>骨格筋 | 弛緩<br>グリコーゲン分解・新生<br>グリコーゲン分解・$K^+$取込み |
| $\beta_3$ | $G_s$ | 脂肪 | 脂肪分解 |

＊↑上昇，↓低下を示す．

の抑制など，多重なシグナル伝達作用を有する．これらの効果のそれぞれは，標的ニューロンからの神経伝達物質放出を減少させる傾向にある．$\alpha_2$受容体は前シナプスニューロンにも，後シナプス細胞にも認められた．**前シナプス$\alpha_2$受容体は，交感神経伝達のフィードバック阻害を介する自己受容体として機能している**．$\alpha_2$受容体はまた血小板や膵$\beta$細胞上にも発現しており，それぞれ血小板凝集やインスリン放出抑制を介している．この後者の観察は，$\alpha_2$受容体の選択的阻害薬の開発を促してきた．しかしながら，$\alpha_2$受容体への主たる薬理学アプローチは高血圧の治療においてであった．$\alpha_2$受容体アゴニストは，CNS部位に作用して末梢への交感神経流出を減少させ，結果的に交感神経末端でのノルアドレナリン放出を減少して，血管平滑筋収縮を減弱させる．

## $\beta$アドレナリン受容体

$\beta$アドレナリン受容体は，$\beta_1$，$\beta_2$，$\beta_3$と呼ばれる3つのサブクラスに分けられている（表10-1）．3つのサブクラスとも刺激性Gタンパク質である$G_s$を活性化する．$G_s$はアデニレートシクラーゼを活性化し細胞内cAMPレベルの増加を導く．増加したcAMPはプロテインキナーゼ，特にプロテインキナーゼAを活性化し，イオンチャネルを含む細胞タンパク質をリン酸化する．$\beta$アドレナリン受容体サブタイプのすべてが効果的に$G_s$にカップルしているようなので，サブタイプ間でシグナル伝達の性質に差があるのか明らかではない．特異性は受容体複合体において見つけられるGタンパク質サブユニット組成によってもたらされるかもしれないことが示唆されている．すなわち薬理学的選択性は，それぞれの$\beta$アドレナリン受容体サブタイプの組織特異的な分布に，そしておそらく組織特異的な下流シグナル伝達経路の活性にあるようである．

$\beta_1$アドレナリン受容体はおもに心臓と腎臓に局在している．腎臓においては，$\beta_1$アドレナリン受容体はおもに腎傍糸球体細胞上にあり，受容体活性化によりレニン放出を起こす（第20章，体液調節の薬理学参照）．心臓の$\beta_1$受容体の刺激は，変力作用（収縮力）と変時作用（心拍数）の増加を起こす．変力作用は，細胞膜の$Ca^{2+}$チャネルや筋小胞体のホスホランバンを含めた$Ca^{2+}$チャネルのリン酸化の増加によって介されている（第24章，心収縮性の薬理学参照）．変時作用の増加は，洞房結節ペースメーカ細胞の第4相脱分極速度の$\beta_1$受容体を介した増加による．両者の効果は心拍出量の増加に貢献する（心拍出量＝心拍数×1回拍出量であることを思い出してほしい）．$\beta_1$受容体はまた，$\beta_1$受容体刺激による$Ca^{2+}$流入を増加させて房室atrioventricular（AV）結節細胞の脱分極速度を増加させるので，AV結節の伝導速度を増加させる．

$\beta_2$アドレナリン受容体は平滑筋，肝臓，骨格筋に発現している．平滑筋においては，受容体活性が$G_s$，アデニレートシクラーゼ，cAMP，プロテインキナーゼAを刺激する．プロテインキナーゼAはいくつかの収縮タンパク質，特にミオシン軽鎖キナーゼをリン酸化する．ミオシン軽鎖キナーゼのリン酸化は，カルシウム-カルモジュリンに対するその親和性を低下させ，収縮装置の弛緩を導く．$\beta_2$ アドレナリン受容体活性化が $G_s$ 非依存性の $K^+$ チャネル活性化によって気管支平滑筋を弛緩させるかもしれないというエビデンスもまた示唆されている．$K^+$ 流出の増加は気管支平滑筋細胞の過分極を導いて，その結果，収縮を引き起こすのに必要な脱分極を阻止する．肝細胞においては，$G_s$ シグナル伝達系の活性化は，グリコーゲンホスホリラーゼ活性化やグリコーゲン異化を起こす一連の細胞内リン酸化事象を引き起こす．それゆえ肝細胞の $\beta_2$ アドレナリン受容体刺激の結果，血漿グルコースの増加となる．骨格筋においては，同じシグナル伝達経路の活性化がグリコーゲン分解を刺激し，$K^+$ 取込みを促進する．

$\beta_3$ アドレナリン受容体が特に脂肪組織に発現していることは最近発見された．$\beta_3$ アドレナリン受容体刺激は脂肪分解の増加を導く．この生理学的な作用は，$\beta_3$ アゴニストが肥満や非インスリン依存性糖尿病，その他潜在的な適応症の治療に役立つかもしれないという推論を導いたが，そのような選択的な薬理学的作動薬はまだ臨床適応のために開発されていない【訳注：本邦では過活動膀胱治療薬として $\beta_3$ アゴニストであるミラベクロンが臨床適応となっている】．

## 受容体反応の調節

受容体アゴニストが下流のシグナル伝達を引き起こす力は，活性化された受容体の数に比例している．したがって，細胞表面の受容体の密度の変化は受容体の見かけ上の効果を変えるであろう．すなわち，機能的なアドレナリン受容体の数の変化で短期的なものである**脱感作 desensitization** も長期的なものである**ダウンレギュレーション down-regulation** も，組織反応を調節するうえで重要である（図 1-10 参照）．

アゴニストがアドレナリン受容体を活性化する時，三量体 G タンパク質の解離が，下流のシグナル伝達や組織反応を制限する負のフィードバック機構を導く．膜内での $\beta\gamma$ サブユニットの蓄積は **G タンパク質受容体キナーゼ G protein receptor kinase（GRK）**をリクルートし，不活性タンパク質の重要な標的である C 末端残基で受容体をリン酸化する．あるいは，プロテインキナーゼ A とプロテインキナーゼ C が G タンパク質をリン酸化しうる．G タンパク質のリン酸化状態は，別のタンパク質である **βアレスチン β-arrestin** に結合し，このタンパク質は受容体-G タンパク質相互作用を立体的に抑制して，受容体シグナル伝達を効果的に静める．より長い時間的尺度で，受容体-βアレスチン複合体は**ダウンレギュレーション**と呼ばれる過程である**内在化 internalization** のために細胞内区画内に，クラスリン依存性に隔離される．これらの過程のそれぞれは，短期的および長期的なベースで組織反応を調節するうえで重要である．いくぶん逆説的にではあるが，最近のエビデンスでは，βアレスチンは，チロシンキナーゼの活性と低分子量グアノシン三リン酸 guanosine triphosphate（GTP）結合タンパク質を含む新しいシグナル伝達を止めるよりもむしろ作動させることが示唆されている．

## 内因性カテコールアミンの生理学的および薬理学的効果

内因性カテコールアミンであるアドレナリンとノルアドレナリンは $\alpha$ および $\beta$ アドレナリン受容体にアゴニストとして作用する．超生理学的濃度で，ドパミンもまた $\alpha$ および $\beta$ 受容体にアゴニストとして作用する．それぞれのカテコールアミンの全体的効果は複雑であり，作動薬の濃度と組織特異的な受容体発現に依存する．

### アドレナリン

アドレナリンは $\alpha$ および $\beta$ アドレナリン受容体両者でのアゴニストである．**低濃度でアドレナリンはおもに $\beta_1$ および $\beta_2$ 効果を有するが，より高濃度では $\alpha_1$ 効果がより顕著となる．** $\beta_1$ 受容体に作用して，アドレナリンは心収縮力を増加し心拍動を増加させ，結果として心酸素消費量の増加と収縮期圧の上昇をまねく．$\beta_2$ 受容体を介した血管拡張は末梢血管抵抗を減少させ，拡張期圧を低下させる．$\beta_2$ 受容体の刺激はまた骨格筋への血流を増やし，気管支平滑筋を弛緩し，血中のグルコースおよび遊離脂肪酸の濃度を増加する．これらの $\beta_1$ および $\beta_2$ 効果はすべて“闘争”反応の構成要素である．アドレナリンは，100 年以上前に発見された後すぐに急性喘息発作の治療に使われたが，今は $\beta_2$ 受容体にもっと選択性の高い薬物が喘息の治療により頻繁に使われている．アドレナリンは，アナフィラキシーの治療の選択薬となっている．局所的に投与されたアドレナリンは血管収縮を起こし，局所麻酔薬の作用を遅延させる．例えば，それはしばしば歯科での局所麻酔薬の併用に使われている．アドレナリンは極度な初回通過代謝により経口的には効果はない．アドレナリンは静脈内に投与された時，急速で持続時間の短い作用を持つ．急速な静脈内注入の悪影響は，心不整脈や血圧の過剰な上昇など心臓興奮性の増加がある．

### ノルアドレナリン

**ノルアドレナリンは，$\alpha_1$ および $\beta_1$ 受容体のアゴニストであるが，アドレナリンなどと比較すると $\beta_2$ 受容体にはほとんど効果がない．** $\beta_2$ 受容体には作用がないので，ノルアドレナリンの全身投与は収縮期圧（$\beta_1$ 効果）のみならず，拡張期圧そして全末梢血管抵抗も上昇する．ノルアドレナリンは，敗血症によってよく起こる血液分布異常性ショックの患者の薬理学的治療に用いられる．

### ドパミン

ドパミンはよく知られたCNS神経伝達物質であるけれども，全身投与は血液脳関門をたやすくは通過しないためにほとんどCNS効果を示さない．ドパミンは末梢組織においては1つ以上のカテコールアミン受容体サブタイプを活性化する．低用量での（＜2 μg/kg/分）ドパミンの静脈内への持続注入は，おもに腎，腸間膜，冠血管床の $D_1$ ドパミン受容体に作用する．$D_1$ ドパミン受容体は血管平滑筋のアデニレートシクラーゼを活性化し，cAMPを増加させて血管拡張をもたらす．より高速の注入(2～10 μg/kg/分)で，ドパミンは $\beta_1$ アドレナリン受容体の活性化を介して陽性変力作用を起こす．もっと高速だと（＞10 μg/kg/分），ドパミンは血管の $\alpha_1$ アドレナリン受容体に作用して血管収縮を起こす．ドパミンはショック，とりわけ低心拍出量によって起こってくるショック状態や乏尿を起こしている腎機能障害を伴ったショック状態の治療に使われる．しかしながら，腎臓を保護する効果については明らかには示されていない．

## ▶ 薬理学上の分類

薬理学的介入は，カテコールアミンの合成，貯蔵，再取込み，代謝，そして受容体活性における主たるステップのそれぞれで可能である．以下の考察では，神経伝達物質合成から受容体活性に至るまでのアドレナリン経路に対する作用の順にいろいろなクラスの作用薬を示す．

### カテコールアミン合成阻害薬

カテコールアミン合成阻害薬は，非特異的にすべてのカテコールアミンの形成を抑制してしまうので，臨床的有用性はかなり限られている（図10-1参照）．**αメチルチロシン α-methyltyrosine** はチロシンの構造アナログで，神経末端内に移送され，そこでカテコールアミン生合成経路の最初の酵素であるチロシンヒドロキシラーゼを抑制する．この作用薬は，褐色細胞腫（ノルアドレナリンとアドレナリンを産生する副腎髄質のクロム親和性細胞の腫瘍）と関係した高血圧の治療に時折使われる．しかしながら有意な起立性低血圧，鎮静状態を引き起こし，またこの疾患に有用な降圧薬は他に数多くあるので，その臨床使用は限定されている．

### カテコールアミン貯蔵阻害薬

カテコールアミンは，新たなる合成と再利用された伝達物質の2つのプールから由来する．小胞内のカテコールアミン貯蔵を抑制する作用薬は2つの効果を持ちうる．短期的には，作用薬はシナプス終末からのカテコールアミンの正味の放出を増加して，すなわち交感神経刺激を模倣する（**“交感神経様作用薬 sympathomimetic”**）．しかしながらより長期にわたると，作用薬は利用できるカテコールアミンのプールを枯渇し，すなわち交感神経活性阻害薬である**交感神経遮断薬 sympatholytic** として作用する（図10-4）．

**レセルピン reserpine** は，小胞対向輸送体であるVMATにしっかりと結合する（図10-1，図10-2参照）．レセルピンは不可逆的にVMATを抑制し，最終的に小胞がノルアドレナリンやドパミンを濃縮し貯蔵する力を失わせる．低用量でのレセルピンは細胞質内へ神経伝達物質の漏出を起こし，そこでカテコールアミンはMAOによって壊される．高濃度では，伝達物質漏出の速度は前シナプスニューロンにおけるMAOを圧倒するくらい十分に高い状態になる．これらの状態ではニューロンの細胞質に高濃度の伝達物質が存在し，伝達物質は細胞質からシナプス間隙にNATを通して逆に抜け出ていくことができる．カテコールアミンの流出は，一過性の交感神経様作用を有する．VMATのレセルピンの抑制は不可逆的なので，適切な小胞機能を回復するために新しい貯蔵小胞が合成されねばならず，神経終末に移送されねばならない．その回復期はレセルピンを服用するのを止めた後，数日～数週間必要であるかもしれない．レセルピンはまた，薬物がその作用を起こすのに前シナプス終末に集まる必要があるかどうか評価するために実験的に使われうる．昔はレセルピンは高血圧の治療に使われた．しかしながらその作用の不可逆的な性質と重度のうつ病との関係から，今や魅力のない作用薬とされ，より安全でより効果的な薬物が高血圧の治療に利用されている．その一方で，レセルピンは重度のうつ病と関係する用量より低い用量で使われる時，高血圧の治療に有用な薬物であるかもしれないという可能性に関心が寄せられている．

**チラミン tyramine** も，消化管や肝臓で MAO により通常代謝されてしまう食事由来のアミンである．MAOI（後述参照）を服用している患者ではチラミンは腸で吸収され，血液を通して移送されて，交感神経ニューロンに取り込まれ，そこで VMAT によりシナプス小胞内に運ばれる．この機構により，急激な大量のチラミンの投与は小胞内ノルアドレナリンとの急激な置換を起こし，神経終末から NAT の反転を介して大量のノルアドレナリンの非小胞性放出を起こす．赤ワインや熟成させたチーズのような発酵した食べ物は高濃度のチラミンを含む．これが冒頭の Case にあった S 婦人がなぜワイン・チーズパーティーの後すぐに高血圧クリーゼになったかの理由である．チラミンそれ自体はシナプス小胞内にほとんど残らないが，その水酸化代謝産物である **octopamine**（その合成は小胞内のドパミン $\beta$ ヒドロキシラーゼによって触媒される）が小胞内に高濃度で貯蔵されうる．慢性的な MAOI 投与で少量の食事性チラミンをとっているような状態では，ノルアドレナリンはしだいに貯蔵小胞体で octopamine に置換されていくかもしれない．octopamine はたいていの哺乳類のアドレナリン受容体ではアゴニスト活性を持たないので，交感神経刺激に対する後シナプス反応はしだいに減弱し，究極的に起立性低血圧を起こす．

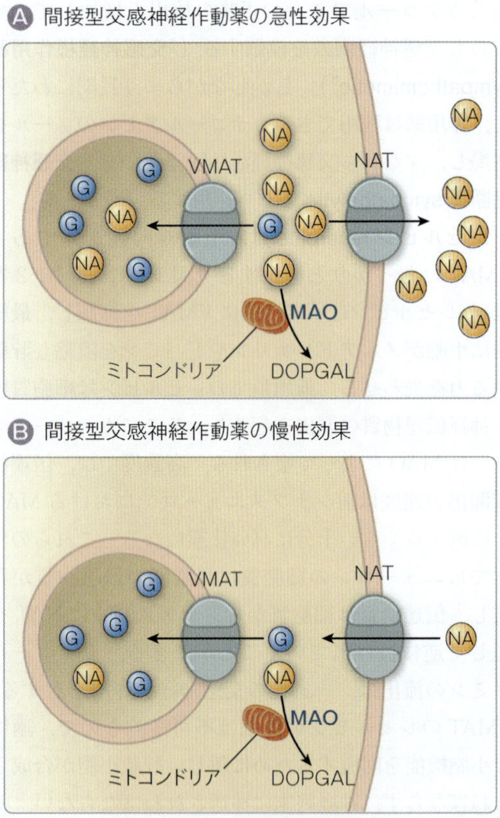


**図 10-4　間接型交感神経作動薬の急性効果と慢性効果**
間接型交感神経作動薬は，交感神経出力に異なった効果を与えるが，それは急性に投与されるか慢性的に投与されるかに依存する．**A.** 急性に投与されたグアネチジン guanethidine（G）のような間接型交感神経作動薬は，アドレナリン作動性ニューロンのシナプス小胞内に貯蔵されたノルアドレナリン（NA）を置換する．これは結果的に，ノルアドレナリン輸送体（NAT）を逆に作動させて，NA の大量の流出を起こす．その結果シナプスが NA で洪水のようになり，顕著な交感神経刺激を起こす．**B.** G のような間接型交感神経作動薬が慢性的に投与されると，シナプス小胞内に濃縮され，NA を置換する．加えて，モノアミンオキシダーゼ（MAO）が，細胞質内に残っている NA の小さなプールを分解する．これらの効果の両者は，低下した交感神経刺激に寄与する．VMAT：小胞モノアミン輸送体，DOPGAL：3,4-ジヒドロキシフェニルエチレングリコール 3,4-dihydroxyphenylglycoaldehyde.

チラミンのように **guanethidine** も，能動的に NAT によりニューロン内へ移送されてそこで伝達物質小胞内で濃縮されてノルアドレナリンと置換して，徐々にノルアドレナリンの枯渇を起こす（図 10-4）．octopamine のように，guanethidine は後シナプス受容体でのアゴニストではないので，交感神経刺激の際のその小胞からの放出は後シナプス反応を誘発しない．昔は，guanethidine はコントロール不良の高血圧の治療に使われた．guanethidine は心臓交感神経を抑制し，心拍出量を減少させ，交感神経を介した血管収縮を遮断して心臓前負荷を減らす．guanethidine によるこれらの交感神経反応抑制は，運動や起立後の症候性低血圧を導きうる（起立性低血圧）．

**guanadrel** もまた，**偽性神経伝達物質 false neurotransmitter** として働く．guanethidine のように，この作用薬は高血圧の治療に使われる．guanadrel の有害作用プロファイルは，guanethidine の場合と同様である．

**アンフェタミン amphetamine** は，いくつかのアドレナリン作用を有する．(1) アンフェタミンはチラミンと同様に，貯蔵小胞体から内因性カテコールアミンを置換する．(2) アンフェタミンは弱い MAOI である．(3) アンフェタミンは NAT とドパミン輸送体 dopamine transpoter (DAT) により介されたカテコールアミン再取込みを遮断する．アンフェタミンは後シナプスアドレナリン受容体に結合するが，$\alpha$ および $\beta$ アドレナリン受容体にアゴニスト作用を示さない．アンフェタミンは，覚醒の増加，疲労感の減少，食欲の低下，不眠など顕著な行動的影響を有する．すなわち，うつ病やナルコレプシー（日中，眠気や睡眠の反復性発作），食欲を抑制するために使われてきた．その副作用は，中枢刺激期後の疲労感，うつ状態など相当なものである．

**エフェドリン ephedrine**, **プソイドエフェドリン pseudoephedrine**, **phenylpropanolamine** は，いろいろなアドレナリン反応を活性化する力を有する構造的に類似した作用薬である．phenylpropanolamine は，脳出血と関連した懸念により米国の店頭市場から外された．エフェドリンは医療上，持続性低血圧の治療に使われてきた．麻黄と呼ばれるエフェドリンと各種アイソマーの薬草が，中国では少なくとも 2000 年間喘息の治療に使われてきた．プソイドエフェドリンは市販の充血除去薬として広く使われており，かぜ治療薬のなかに入っている．

**メチルフェニデート methylphenidate** はアンフェタミンの構造アナログであり，子どもの注意欠陥・多動性障害 attention-deficit hyperactivity disorder（ADHD）を治療するため精神科で広く使われている．そのおもな効果は注意力の増加に関係していると考えられている．

アンフェタミンは精神的および生理学的依存性を起こし，耐性を生じる．またアンフェタミンは，被害妄想や幻覚を起こしうる．methamphetamine は，“クランク crank”や“クリスタルメス crystal meth”と呼ばれ，乱用の主たる薬物である．アンフェタミンと関連薬の薬理学のもっと詳細な考察のためには，第 14 章，セロトニンとアドレナリン中枢神経伝達の薬理学を参照のこと．

## カテコールアミン再取込み阻害薬

カテコールアミン再取込み阻害薬は，放出された神経伝達物質がシナプス間隙に残っている時間を遅延することにより，急激で強力な交感神経様作用を起こすことができる．**コカイン cocaine** は，NAT の強力な阻害薬で，イミプラミンや fluoxetine のような他の取込み阻害薬とは違い，本質的にカテコールアミン輸送を消失させる（図 10-2）．コカインは，カテコールアミン再取込み阻害とは関係ない，神経活動電位の抑制薬であるという理由で局所麻酔薬として時に使われる（第 11 章，局所麻酔薬の薬理学参照）．加えてこの時には，コカインはノルアドレナリン取込みを抑制する力により血管収縮を促進する．またコカインは，高い乱用性の可能性のある規制薬物である．コカインは乱用薬物との理由で，公衆衛生上大きな問題を起こしてきた（第 18 章，乱用薬物の薬理学参照）．

**三環系抗うつ薬 tricyclic antidepressant（TCA）** は，前シナプス終末内への NAT を介したノルアドレナリン再取込みを抑制し，すなわちシナプス間隙内にノルアドレナリンを蓄積させる．うつ病の治療においてその重要な役割ゆえに，TCA や他の再取込み阻害薬は第 14 章でさらに詳細に考察する．

## カテコールアミン代謝の阻害薬

**モノアミンオキシダーゼ阻害薬 monoamine oxidase inhibitor（MAOI）** は，前シナプス終末内に移送されてきた，あるいは肝臓のような組織内に取り込まれたカテコールアミンの二次的脱アミノ化を阻止する．代謝のない状態では，より多くのカテコールアミンが活動電位の間に放出されるため前シナプス小胞内に蓄積される．ほとんどの MAOI は MAO によって反応中間体に酸化され，それから MAO の不可逆的阻害薬として作用する．このクラスにおける非選択的な作用薬，すなわち MAO-A と MAO-B の両者を阻害するものには，**phenelzine** や **iproniazid**（冒頭の Case で使われた薬物），そして **tranylcypromine** がある．選択的阻害薬には，MAO-A に選択的な **clorgyline** や，MAO-B に選択的な**セレギリン selegiline** がある．**brofaromine**, **befloxatone**, **moclobemide** は，より新しい可逆的な MAO-A 阻害薬である．

TCA のように，MAOI はうつ病の治療に使われる．セレギリンはまたパーキンソン病 Parkinson disease の治療に認められており，その作用機序は，残存している黒質線条体ニューロンにおけるドパミンの増強作用と，神経毒中間体の生成低下の両者が関与するかもしれない．前述したように，MAOI を服用している患者は，大量のチラミンや他のモノアミンを含んだある発酵した食物を食べるのを避けるべきである．MAOI は消化管や肝臓でのこれらのモノアミンの酸化的脱アミノ反応を遮断して，それらが血液循環内に入って高血圧クリーゼを助長するからである．MAOI と選択的なセロトニン再取込み阻害薬 selective serotonin reuptake inhibitor（SSRI）との併用もまた禁忌である．それは落ち着かない，振戦，発作，そして昏睡や死にも至る**セロトニン症候群 serotonin syndrome** を助長するかもしれない．これはまた meperidine のような他の薬物との併用でも起こるかもしれない．MAO-A の可逆的阻害薬は，副作用や薬物相互作用を起こす傾向が少ない．MAOI と SSRI はまた第 13 章と第 14 章で考察されている．

## 受容体アゴニスト

アドレナリン受容体は血管緊張，平滑筋緊張，そして心収縮を介するうえで重要なので，これらの受容体のアゴニストやアンタゴニストは高血圧，喘息，虚血性心疾患，心不全，その他の疾患の治療の主力である．

以下の考察においては，作用薬は，受容体サブタイプ特異性にしたがって体系化されている（関連した受容体サブタイプの概略は表 10-1 参照）．

## αアドレナリン受容体アゴニスト

$\alpha_1$ 選択的アドレナリン受容体アゴニストは末梢血管抵抗を上昇させ，それでもって血圧を上昇したり維持したりする．これらの薬物はまた圧受容器を介した迷走神経反射を通して洞性徐脈を起こすことがある．methoxamine のような $\alpha_1$ アゴニストの全身投与での臨床使用は限定されているが，時にショックの治療に用いられる【訳注：本邦では 2008 年より原薬調達できず販売中止】．**フェニレフリン phenylephrine**，**オキシメタゾリン oxymetazoline**，**テトラヒドロゾリン tetrahydrozoline** のようないくつかの $\alpha_1$ アゴニストの局所投与は，鼻閉や眼充血の症状軽減において，血管平滑筋を収縮させるために非処方箋薬である Afrin® や Visine® その他で使われている．オキシメタゾリンはまた $\alpha_2$ 受容体での効果的なアゴニストである．あいにく鼻粘膜の損傷や，おそらくはリバウンドからくる過敏性，症状の再発が，これらの処方をし過ぎるとしばしば起こる．フェニレフリンは，またショックの治療で経静脈的に使用される．

**クロニジン clonidine** は，脳幹血管運動神経中枢に作用して末梢への交感神経流出を抑制し，血圧を下げる $\alpha_2$ 受容体アゴニストである．高血圧患者において，クロニジンが有害な心血管系転帰を減じる可能性をサポートするエビデンスはかなり限定的である．クロニジンは，エタノールやオピオイド薬からの離脱の症状を改善する際の使用も限られている．副作用は，低下した交感神経活性と増強した迷走神経からくる徐脈のほか，口渇，鎮静などがある．交感神経系活性は立位の際の血圧の維持に重要なメカニズムであるので，起立性低血圧もまたこの薬物での治療を困難にすることがある．

その他の中枢性に作用する $\alpha_2$ アゴニストは，あまり使われていない作用薬である**グアナベンズ guanabenz** や **guanfacine** がある．これらの作用薬は，クロニジンと同様な副作用プロファイルを有する．**デクスメデトミジン dexmedetomidine** は，その鎮静作用を手術患者に応用した $\alpha_2$ 受容体アゴニストである．というのは鎮静は，呼吸抑制が加わることなく，この薬物により誘発されるからである．この薬物による交感神経系の抑制は，外科手術の間に麻酔科医によって注意深く監視される外科患者の血圧の揺らぎが発生するのを避けることができる．デクスメデトミジンはまた鎮痛作用を有する．ここで留意すべきは，鎮静や減弱した交感神経活性の $\alpha_2$ を介した効果は，高血圧の外来患者治療の場合においてクロニジンの副作用であるけれども，外科患者の管理下においてはデクスメデトミジンの有益な効果である．

**αメチルドパ α-methyldopa** は，$\alpha_2$ アゴニストであるα-methylnorepinephrine の前駆体（プロドラッグ）である．内因性酵素がメチルドパから methylnorepinephrine への代謝を触媒し，α-methylnorepinephrine はそれからアドレナリン神経終末から放出され，そこで前シナプス的に $\alpha_2$ アゴニストとして作用しうる．この作用は CNS からの交感神経流出を減少して，その結果，高血圧患者における血圧を低下させる．αメチルドパの使用は，稀ではあるが肝毒性，自己免疫溶血性貧血，有害な CNS への影響と関係することがあるので，この薬物は米国では高血圧の治療にはめったに使われない．1 つの例外は，妊娠での降圧薬としてメチルドパはかなりの経験があるので，その意味ではメチルドパはまだ優先的な薬として使用されている．

## βアドレナリン受容体アゴニスト

$\beta_1$ アドレナリン受容体の刺激は心拍数や心筋収縮力の増加を引き起こし，結果として心拍出量の増加を起こし，一方，$\beta_2$ アドレナリン受容体の刺激は血管，気管支，消化管平滑筋の弛緩を起こす．**イソプロテレノール isoproterenol** は非選択的βアゴニストである．この薬物は，$\beta_2$ 効果により末梢血管抵抗および拡張期血圧を低下させ，一方，$\beta_1$ 効果により収縮期血圧は変わらないかわずかに増加する．イソプロテレノールは陽性変力作用（心収縮力の増加）と陽性変時作用があるので，心拍出量は増加する．イソプロテレノールは，$\beta_2$ 効果により喘息での気管支収縮を軽減するために使われる．しかしながらイソプロテレノールは非選択的な $\beta_1$ および $\beta_2$ アドレナリン受容体活性化薬なので，その気管支収縮の軽減のための使用はしばしば心臓有害作用を伴う．喘息におけるこの薬物の使用は，それゆえより新しい $\beta_2$ 選択的アゴニストに取って代わられている（後述参照）．イソプロテレノールは顕著な徐脈の緊急事態で，主として心臓電気ペースメーカの設置が見込まれる際，心拍数を刺激するために時に使用されるかもしれない．

**ドブタミン dobutamine** の全般的効果は，ラセミ混合物内に含まれる 2 つの立体異性体による異なった効果に依存する（立体異性体の考察については第 1 章参照）．(−) アイソマーは，$\alpha_1$ アゴニストと弱い

$\beta_1$ アゴニストとして作用する．一方，(+) アイソマーは，$\alpha_1$ アンタゴニストと強力な $\beta_1$ アゴニストとして作用する．$\alpha_1$ アゴニストと $\alpha_1$ アンタゴニストとしての特性はラセミ混合物が投与された時は互いに相殺され，観察される臨床結果は選択的な $\beta_1$ アゴニストによるものである．この作用薬は変時作用よりももっと顕著な変力作用を持つので，結果的に収縮力と心拍出量を増加させる．ドブタミンは重症な心不全の緊急的な治療の際に経静脈的に使用されうる．ドブタミンはまた，虚血性心疾患を調べる際に心臓のイメージングと併せて，診断用薬として使用される．

$\beta_2$ 選択的アゴニストは，喘息の治療において貴重である．これらの薬物は，その効果が非標的組織ではより限定的であるという点で，アドレナリン（すべてのアドレナリン受容体のアゴニスト）やイソプロテレノール（$\beta_1$ 受容体と $\beta_2$ 受容体のアゴニスト）を上回る薬理学的改良点を示す．これらの選択的薬物が心臓において $\beta_1$ アドレナリン受容体を刺激する力が限定的であり，それゆえ心臓有害作用を起こしうることが限られていることは，特に重要である．これらの薬物が一般に肺内に吸入されたエアロゾルを通して運ばれることにより，心臓や他の末梢組織よりもむしろ肺への特異性がさらに増強された．これらの薬物の肺内への直接的な投与は体循環に到達する薬物の量を低下させ，それがまた心臓 $\beta_1$ 受容体や骨格筋 $\beta_2$ 受容体の活性を限定的にさせる．これらの薬物の最も重要な効果は気管支平滑筋の弛緩と気道抵抗の減少である．$\beta_2$ 選択的アゴニストはしかしながら，気道 $\beta_2$ 受容体に完全に特異的ではなく，副作用は $\beta_2$ 刺激を通した骨格筋振戦や $\beta_1$ 刺激を通した頻脈がある．

**metaproterenol** はプロトタイプ $\beta_2$ 選択的アゴニストである．この薬物は，閉塞性気道疾患や急性気管支けいれんの治療に使われる．**テルブタリン terbutaline** と**サルブタモール salbutamol（別名：albuterol）**はこのクラスの他の 2 つの作用薬で，同様な有効性と作用持続時間を持つ．サルメテロール salmeterol は長時間作用型 $\beta_2$ アゴニストで，その効果は約 12 時間続く．$\beta_2$ 選択的アゴニストの臨床的有用性は，第 47 章，炎症にかかわる統合薬理学：喘息において，さらに十分に考察されている．

## 受容体アンタゴニスト

アドレナリン受容体活性の修飾に反応する広範囲の病態があり，$\alpha$ アドレナリン受容体および $\beta$ アドレナリン受容体のアンタゴニストは臨床業務において，最も広く使用されている薬物である．

### $\alpha$ アドレナリン受容体アンタゴニスト

$\alpha$ アドレナリン受容体アンタゴニストは，内因性カテコールアミンが $\alpha_1$ 受容体および $\alpha_2$ アドレナリン受容体に結合するのを遮断する．これらの作用薬は血管拡張，血圧低下，末梢抵抗減少を起こす．圧受容体反射が通常血圧の下がりを補おうとして働き，結果的に心拍数や心拍出量の反射性の増加を起こす．

1950 年代以来の研究室での重要な試薬である **phenoxybenzamine** は，$\alpha_1$ および $\alpha_2$ 受容体を不可逆的に遮断するアルキル化薬である．加えて，phenoxybenzamine は，アドレナリン神経終末および神経以外の組織内へのカテコールアミン取込みを抑制する．その交感神経系や標的組織に対する直接的および間接的効果ゆえに，phenoxybenzamine は以前には高血圧や BPH の治療に使われていたが，今は臨床的に使用されることは稀である．医師によっては，褐色細胞腫の患者の手術に備えて，手術による合併症を軽減するのを期待して phenoxybenzamine を術前使用することがある．phenoxybenzamine は動物実験では催腫瘍性が見つかったが，このことがヒトへも関係するかは明らかでない．

**フェントラミン phentolamine** は，可逆的な非選択性 $\alpha$ アドレナリン受容体アンタゴニストである．この薬物もまた褐色細胞腫の術前管理に使用されうる．フェントラミンは，前述の冒頭の Case では使用に関して薬理学的には理想的な作用薬であった．というのは 3 フェントラミンは，S 婦人の高血圧の原因となった $\alpha$ アドレナリン受容体を介した血管収縮を遮断したからである．しかしながら，たいていの医師はフェントラミンの臨床的な使用経験がほとんどなく，重篤な高血圧の治療には他の薬物がもっと頻繁に使われる．

**プラゾシン prazosin** は，$\alpha_2$ 受容体よりも $\alpha_1$ 受容体に対して親和性が 1 000 倍も高い．その細動脈および静脈における $\alpha_1$ 受容体に対する選択的遮断は，末梢血管抵抗を減少し，静脈系の容量血管の拡張を起こす．その後者の効果は，心臓への静脈還流を減少させる．この心前負荷の減少ゆえに，プラゾシンは心拍出量や心拍数を増加させる傾向がない．プラゾシンは降圧薬である．患者は初回投与で顕著な起立性低血圧や失神を経験することがあるので，この薬物は一般に最初はかなり低用量で処方され，臨床反応に応じてより高用量に漸増される．この方法で使われれば，はっきりしないメカニズムによっておそらく耐性が発達することにより，起立性低血圧はめったに見られない．このクラスの他の薬物としては，**テラゾシン terazosin**

やドキサゾシン doxazosin がある．これらの作用薬はプラゾシンより長い半減期を有し，頻回投与の必要がない．利尿薬のような他の降圧治療の方がもっと効果的であることを示唆する比較研究があることから，$\alpha_1$ 受容体アンタゴニストは高血圧の治療には臨床的にあまり使われていない．

$\alpha_1$ アドレナリン受容体は血管平滑筋と同様に泌尿生殖器の収縮を介するので，いくつかの $\alpha_1$ アンタゴニストは BPH の対症療法に臨床応用がある．$\alpha_1$ 受容体アンタゴニストはフィナステリド finasteride（5$\alpha$ 還元酵素阻害薬；第 29 章，生殖の薬理学参照）よりも，BPH の薬物療法においてはより有効であるかもしれない．またその作用の発現は比較的速やかであり，一方，5$\alpha$ 還元酵素阻害薬は一般に，数カ月以上遅れる．前述したように $\alpha_1$ 受容体には３つのサブタイプがあり，すなわち $\alpha_{1A}$，$\alpha_{1B}$，そして $\alpha_{1D}$ がある．泌尿生殖器平滑筋には $\alpha_{1A}$ 受容体の選択発現があることを示すエビデンスがある．**タムスロシン tamsulosin** は，比較的選択的な $\alpha_{1A}$ 受容体のアンタゴニストである．しかしながらその選択性は，$\alpha_{1B}$ 受容体よりも $\alpha_{1A}$ 受容体に約６倍高親和性であるという程度なのでわずかなものである．タムスロシンの $\alpha_{1A}$ 受容体に対する選択性の増加は，プラゾシンや他の非サブタイプ選択性 $\alpha_1$ アドレナリン受容体アンタゴニストと関係した起立性低血圧の出現を減じるかもしれない．しかしながら，このわずかな強みはタムスロシンの低用量でのみ実証されている．

yohimbine のような薬物による $\alpha_2$ 自己受容体の選択的抑制は，ノルアドレナリンの放出を増加させ，それに続いて心 $\beta_1$ 受容体の刺激と末梢血管 $\alpha_1$ 受容体の刺激を導く．$\alpha_2$ 選択的アンタゴニストはまた膵臓ランゲルハンス島の，インスリン分泌を抑制する $\alpha_2$ 受容体の遮断を通してインスリン分泌を増加させる．yohimbine は，臨床的効果を示す非常に限られたデータに基づいて勃起障害の治療に使われてきた．

## βアドレナリン受容体アンタゴニスト

βアドレナリン受容体アンタゴニストは，$\beta_1$ 受容体で内因性カテコールアミンの陽性変時および変力作用を遮断して，その結果，心拍数と心筋収縮性を低下させる．これらの薬物は高血圧患者で血圧を低下させるが，一般に正常血圧の人の場合は血圧を低下させない．βアドレナリン受容体遮断薬の長期使用は末梢血管抵抗の低下をきたたすが，この効果のメカニズムは明らかではない．末梢血管抵抗と心拍出量の両者の低下は，この薬物の降圧効果に寄与する．非選択性βアドレナリン受容体アンタゴニストはまた気管支平滑筋の $\beta_2$ 受容体を遮断して，気管支喘息の患者では致死的な気管支収縮を起こしうる．加えて非選択性βアドレナリン受容体遮断は，糖尿病患者での低血糖の症状をわからなくするかもしれない．これらの理由のため，$\beta_1$ アドレナリン受容体の選択的阻害薬が開発された．

βアドレナリン受容体の薬理学的アンタゴニストは，非選択性βアンタゴニスト，$\alpha_1$ アンタゴニストのような付随した作用を持つ非選択性βアンタゴニスト，βアドレナリン受容体部分活性薬，$\beta_1$ 選択的アンタゴニストに分類されている（表 10-2）．$\beta_2$ アドレナリン受容体の選択的遮断薬は，選択的 $\beta_2$ 受容体拮抗作用の明らかな適応症がないので，臨床的に開発されてこなかった．

**プロプラノロール propranolol，ナドロール nadolol，チモロール timolol** は，その結合親和性において $\beta_1$ と $\beta_2$ 受容体間を区別しない．これが，"非選択的β遮断薬" と呼ばれる語源である．臨床用量で，これらの薬物は α 受容体を遮断しない．非選択的β遮断薬は，何年にもわたって高血圧や狭心症の治療に使われてきた．非選択的遮断薬は喘息患者には比較的禁忌であるけれども，慢性閉塞性肺疾患 chronic obstructive pulmonary disease（COPD）の患者にはたいてい良

**表 10-2　いくつかのβアドレナリン受容体アンタゴニストの選択性**

| 薬　物 | 注　釈 |
|---|---|
| **非選択性βアドレナリン受容体アンタゴニスト** | |
| プロプラノロール | 短い半減期 |
| ナドロール | 長い半減期 |
| チモロール | 脂溶性，高い CNS 浸透性 |
| **非選択性βおよび $\alpha_1$ アンタゴニスト** | |
| ラベタロール | $\beta_2$ 受容体の部分活性化薬でもある |
| カルベジロール | 中間的な半減期 |
| **βアドレナリン受容体部分活性化薬** | |
| ピンドロール | β非選択性 |
| アセブトロール | $\beta_1$ 選択性 |
| **$\beta_1$ 選択性アドレナリン受容体アンタゴニスト** | |
| エスモロール | 短い半減期（３～４分） |
| メトプロロール | 中間的な半減期 |
| アテノロール | 中間的な半減期 |
| セリプロロール | $\beta_2$ 受容体アゴニストでもある |

CNS：中枢神経系．

好な耐容性を示し，多くのそのような患者において冠動脈疾患のようなやむにやまれない抵抗があるならば慎重に開始されてもよい．ナドロールはまた肝硬変の患者において食道静脈瘤からの出血を防止するのに効果的である．ナドロールは半減期が長く１日１回の投与でよく，肝代謝なしにおもに腎から排泄され，肝不全の理由で投与量調節を必要としないので，薬理学的にはこの適応は魅力的である．**penbutolol** は，このクラスの追加薬である．チモロールの眼の処方は緑内障の治療に使われ，眼に投与された時でさえ，この薬の体内吸収は十分に高く感受性のある患者では副作用を起こす．**レボブノロール levobunolol** や**カルテオロール carteolol** はさらなる非選択的$\beta$遮断薬で，緑内障の治療に点眼薬としての投与の適応となっている．

**ラベタロール labetalol** や**カルベジロール carvedilol** は，$\alpha_1$，$\beta_1$，$\beta_2$ 受容体を遮断する．ラベタロールは２つの不斉中心を持っており，臨床的に使用されている薬は４つの立体異性体がいっしょになったものであり，それぞれは異なった薬理学的性質を持つ．これらのアイソマーの効果と代謝は個々の患者の間で様々であり，$\alpha_1$ 遮断対$\beta$遮断の相対比は可変的である．$\alpha_1$ 受容体遮断は末梢抵抗を低下させる傾向にあり，$\beta$遮断もまた血圧低下に寄与する．ラベタロールの静注製剤は，高血圧緊急症の患者の血圧を下げるのに有効である．ラベタロールの予測不可能な特異的な副作用は薬物誘発性肝炎である．カルベジロールはまた高血圧の外来患者の治療に有効である一方，収縮機能の低下した心不全の治療への有効性によりこの薬物には大きな関心が持たれている．

**ピンドロール pindolol** は，$\beta_1$ 受容体および$\beta_2$ 受容体の部分活性化薬である．ピンドロールは$\beta_1$ 受容体で内因性ノルアドレナリンの作用を遮断し，高血圧の治療に役立つ．部分活性化薬として，ピンドロールはまた$\beta_1$ 受容体の部分的な刺激を起こし，純粋な$\beta$アンタゴニストに比べて安静時の心拍数や血圧の全体的により小さな低下を導く．**アセブトロール acebutolol** は$\beta_1$ アドレナリン受容体での部分活性化薬であり，$\beta_2$ 受容体に対しては効果がない．この薬物もまた高血圧の治療に使われる．部分活性化薬は，徐脈を有する患者では副作用を起こしにくいことが示唆されている一方，この種類の薬物の臨床的利点は明らかにされていない．

**エスモロール esmolol**，**メトプロロール metoprolol**，**アテノロール atenolol**，**ベタキソロール betaxolol** は，$\beta_1$ 選択的アドレナリン受容体アンタゴニストである．排出半減期はこれらの薬物を区別する主要な特徴である．エスモロールはかなり短い半減期（3～4分）を持つ．メトプロロールやアテノロールは中間的な半減期（4～9時間）を持つ．エスモロールは，その短い半減期ゆえに，$\beta$遮断薬を必要とする不安定な状態の患者には安全であるかもしれない．エスモロールは急速にエステラーゼによって代謝される．臨床試験では，メトプロロールなどのいくつかの$\beta$遮断薬は，軽度から中等度の心不全の患者や，初めての心筋梗塞後生き残った患者の平均余命を延ばすことが示された（第25章，心血管系にかかわる薬理学総論：高血圧，虚血性心疾患，心不全参照）．**nebivolol** は，新規の$\beta_1$ 選択的アドレナリン受容体アンタゴニストで，血管内皮細胞から一酸化窒素放出を通して血管拡張を促進する補助的特徴がある．

$\beta$アドレナリン受容体アンタゴニストの主たる副作用の多くは，その薬理学的効果から予測可能な延長上にある．そのような副作用には，喘息患者の気管支収縮の悪化，非代償性心不全患者の心拍出量の低下，インスリン治療を受けている糖尿病患者の低血糖からの回復障害などがある．$\beta_1$ 選択的アドレナリン受容体アンタゴニストは気管支平滑筋の$\beta_2$ 受容体を遮断する傾向は少ないが，これらの薬物の選択性は適度なものであり，臨床的に副作用効果を確実に防ぐというものではない．$\beta$受容体アンタゴニストの慢性投与では，薬物投与を突然休止したならばカテコールアミンに過敏な細胞を残す薬理学的順応が起こるかもしれない．

## ▶ まとめと今後の方向性

アドレナリン薬理学は，カテコールアミン合成から$\alpha$受容体および$\beta$受容体刺激に至るまで，アドレナリン神経伝達の本質的にあらゆるステップに作用する薬物を網羅する．L型チャネル $Ca^{2+}$ 拮抗薬のような，それ以外の薬物はこれらの受容体によって活性化された効果器反応に干渉する．アドレナリン受容体によって活性化された下流効果器経路を選択的に抑制する新規薬物が開発されてきている．この章で考察された薬物は高血圧，狭心症，心不全，ショック，喘息，褐色細胞腫，その他の疾病の治療の中心である．これらの薬物の有益な薬理学的作用，またそれらの重要な副作用の多くは，その分子および細胞作用機序の知識から，これらの作用がアドレナリン神経伝達の過程にいかに影響するかから予測されうる．アドレナリン受容体の主たるクラスからそれぞれ３つずつ，９つのサブタイプが同定された一方，新規のサブタイプ選択的薬物の開発という点ではこれらの発見の薬理学的意味は十分には活かされてこなかったかもしれない．それゆえ，これらのサブタイプの臨床的関連はまだ十分に決定されておらず，より選択的なアゴニスト，アンタゴニストの開発が，より効果的で，より毒性の少ない治療を導き出すかもしれない．

## 謝　辞

本書の１版と２版において，本章に貴重な貢献をしてくれた Timothy J. Turner に感謝する．

## 推奨文献

DeWire SM, Ahn S, Lefkowitz RJ, Shenoy SK. Beta-arrestins and cell signaling. *Annu Rev Physiol* 2007;69:483–510. (*Review of novel mechanisms of signaling via seven transmembrane receptors.*)

Rosenbaum DM, Rasmussen SG, Kobilka BK. The structure and function of G protein-coupled receptors. *Nature* 2009;459:356–363. (*Detailed review of the structure of adrenergic receptors.*)

## 主要薬物一覧：第 10 章　アドレナリン作動性の薬理学

| 薬　物 | 臨床応用 | 副作用（重篤なものは太字で示す） | 禁　忌 | 治療的考察 |
|---|---|---|---|---|
| **カテコールアミン合成阻害薬**<br>メカニズム―カテコールアミン生合成経路の律速段階酵素であるチロシンヒドロキシラーゼを阻害する. | | | | |
| **α-methyltyrosine** | 褐色細胞腫と関係した高血圧 | 起立性低血圧，鎮静 | α-methyltyrosine に対し過敏性 | めったに使われない. |
| **カテコールアミン貯蔵阻害薬**<br>メカニズム―小胞内のカテコールアミン貯蔵を阻害して，シナプス終末からのカテコールアミン放出を短期的には増加するが，利用できるカテコールアミンプールを長期的には枯渇させてしまう. | | | | |
| **レセルピン** | 高血圧 | **心不整脈，消化管出血，血小板減少症，夢不安障害，陰萎，心因性うつ病**<br>めまい，鼻閉 | 活動性胃腸疾患<br>うつ病，電気ショック療法<br>腎不全 | 不可逆的に VMAT を抑制し，小胞がノルアドレナリンやドパミンを濃縮し貯蔵する力を失わせてしまう.<br>薬物の効果が前シナプスにおけるその濃縮を必要とするかを査定するために実験的に使用される.<br>その不可逆的な作用や心因性うつ病との関連性により治療薬としてはほとんど使われない. |
| **guanethidine**<br>**guanadrel** | 高血圧 | **腎臓病，無呼吸**<br>起立性低血圧，体液うっ滞，めまい，視力低下，陰萎 | MAOI 治療<br>心不全<br>褐色細胞腫 | guanethidine は伝達物質小胞内で濃縮し，ノルアドレナリンと置換して，ノルアドレナリンを徐々に枯渇させる；guanadrel は guanethidine と同様な作用機序を持つ.<br>心臓交感神経の抑制は心拍出量の減少を導く；交感神経反応の抑制は運動後の症候性低血圧を導く. |
| **アンフェタミン**<br>**メチルフェニデート** | ADHD<br>ナルコレプシー（アンフェタミンのみ） | **長期使用で，高血圧，頻脈性不整脈，ジル・ド・ラ・トゥレット症候群 Gilles de la Tourette syndrome，発作，精神異常**<br>情動不安，精神的不安，反発性倦怠感，嗜癖中毒，食欲不振，易刺激性，勃起不全 | 進行性心血管病<br>緑内障<br>甲状腺機能亢進症<br>MAOI 治療<br>重症高血圧症 | アンフェタミンとメチルフェニデートは貯蔵小胞から内因性カテコールアミンを置換し，弱いが MAO を抑制し，NAT と DAT によって介されるカテコールアミン再取込みをブロックする；依存や耐性が起こりうる. |
| **プソイドエフェドリン** | アレルギー性鼻炎<br>鼻閉 | **心房細動，心室性期外収縮，心筋虚血**<br>高血圧，頻脈性不整脈，反発性鼻閉，不眠症 | 進行性心血管病<br>MAOI 治療<br>重症高血圧症 | 市販の鼻炎の薬として使われる；かぜ薬や食欲抑制薬に見られることが多い.<br>エフェドリンと phenylpropanolamine は米国では禁止された. |
| **カテコールアミン再取込み阻害薬**<br>メカニズム― NAT を介したカテコールアミンの再取込みを抑制し，カテコールアミン作用を増強する. | | | | |
| **コカイン**<br>**イミプラミン**<br>**アミトリプチリン** | 第 11 章，局所麻酔薬の薬理学：主要薬物一覧参照<br>第 14 章，セロトニンとアドレナリンの中枢神経伝達の薬理学：主要薬物一覧参照 | | | |

## 主要薬物一覧：第10章　アドレナリン作動性の薬理学（続き）

| 薬　物 | 臨床応用 | 副作用（重篤なものは太字で示す） | 禁　忌 | 治療的考察 |
|---|---|---|---|---|
| **モノアミンオキシダーゼ阻害薬（MAOI）**<br>メカニズム—MAO を阻害し，カテコールアミン分解をブロックすることにより，カテコールアミンレベルを増加させる． | | | | |
| **phenelzine**<br>**iproniazid**<br>**tranylcypromine**<br>**clorgyline**<br>**brofaromine**<br>**befloxatone**<br>**moclobemide**<br>**セレギリン** | 第14章，セロトニンのアドレナリンの中枢神経伝達の薬理学：主要薬物一覧参照 | | | |
| **$\alpha_1$ アドレナリン受容体アゴニスト**<br>メカニズム—選択的に $\alpha_1$ アドレナリン受容体を活性化し，末梢血管抵抗を増加させる． | | | | |
| **methoxamine** | 低血圧，ショック | **徐脈（迷走神経反射），心室性期外収縮**<br>高血圧，血管収縮，悪心，頭痛，不安 | 重症高血圧症 | ショックの治療においてごく限られた臨床使用． |
| **フェニレフリン**<br>**オキシメタゾリン**<br>**テトラヒドロゾリン** | 眼の充血<br>鼻閉<br>低血圧（フェニレフリンのみ） | **心不整脈，高血圧**<br>頭痛，不眠症，神経質，反発性鼻閉 | 狭隅角緑内障<br>重症高血圧症または頻脈（静注用フェニレフリンの禁忌） | 鼻閉や眼の充血には非処方薬 Afrin® や Visine® において使われている；症状のリバウンドがたびたびこれら薬物の使用に付随して起こる．<br>フェニレフリンはまたショックの治療に経静脈的に使用される． |
| **$\alpha_2$ アドレナリン受容体アゴニスト**<br>メカニズム—選択的に $\alpha_2$ アドレナリン自己受容体を活性化し，それにより中枢からの交感神経流出を抑制する． | | | | |
| **クロニジン**<br>**デクスメデトミジン**<br>**グアナベンズ**<br>**guanfacine**<br>**メチルドパ** | 高血圧<br>オピオイド離脱（クロニジンのみ）<br>がんの痛み（クロニジンのみ）<br>外科患者や集中治療室に入っている患者の鎮静（デクスメデトミジンのみ） | **徐脈，心不全，肝毒性（メチルドパ），自己免疫性溶血性貧血（メチルドパ）**<br>低血圧，便秘，口内乾燥，鎮静，めまい | MAOI 治療と活動性肝疾患（メチルドパの使用の禁忌） | クロニジンは高血圧とオピオイド離脱症状の治療に使われる．<br>メチルドパは妊娠中の高血圧の治療の第一選択薬である． |

**主要薬物一覧：第 10 章　アドレナリン作動性の薬理学（続き）**

| 薬　物 | 臨床応用 | 副作用（重篤なものは太字で示す） | 禁　忌 | 治療的考察 |
|---|---|---|---|---|
| ***β*アドレナリン受容体アゴニスト**<br>メカニズム―*β*アドレナリン受容体を活性化する． | | | | |
| **イソプロテレノール**<br>**ドブタミン**<br>**metaproterenol**<br>**テルブタリン**<br>**サルブタモール（別名：albuterol）**<br>**サルメテロール** | 第 24 章，心収縮性の薬理学：主要薬物一覧参照<br><br>第 47 章，炎症にかかわる統合薬理学：喘息：主要薬物一覧参照 | | | |
| ***α*アドレナリン受容体アンタゴニスト**<br>メカニズム―内因性カテコールアミンが $\alpha_1$ および $\alpha_2$ アドレナリン受容体に結合するのを遮断して，血管拡張，血圧低下，末梢抵抗減少を起こす． | | | | |
| **phenoxybenzamine**<br>**フェントラミン** | 褐色細胞腫と関連した高血圧と発汗 | **発作**<br>起立性低血圧，頻脈，動悸，口内乾燥，鎮静，縮瞳，射精の消失 | 重症低血圧<br>冠動脈疾患（フェントラミン） | phenoxybenzamine は $\alpha_1$ 受容体および $\alpha_2$ 受容体とも不可逆的に遮断する．<br>フェントラミンは可逆的で非選択的な *α*アドレナリン受容体アンタゴニストである．<br>褐色細胞腫の術前管理に使用される． |
| **プラゾシン**<br>**テラゾシン**<br>**ドキサゾシン** | 高血圧<br>BPH | **膵炎，肝毒性，全身性エリテマトーデス**<br>顕著な初回投与後体位性低血圧，動悸，消化不良，めまい，鎮静，頻尿，鼻閉 | プラゾシン，テラゾシン，ドキサゾシンに対する過敏性 | プラゾシン，テラゾシン，ドキサゾシンは細動脈や静脈にある $\alpha_1$ 受容体の非サブタイプ選択的アンタゴニストである．<br>反射性頻脈は通常起こらない．<br>重度な起立性低血圧が起こりうるため初回投与は通常（仰向けになっていられるように）就寝前に少量処方される．<br>テラゾシンとドキサゾシンはプラゾシンより半減期が長い．<br>TCA は起立性低血圧の危険性を増すかもしれない． |
| **タムスロシン** | BPH | 起立性低血圧が少ない点を除いてはプラゾシンと同じ | タムスロシンに対する過敏性 | タムスロシンはサブタイプ選択的な $\alpha_{1A}$ 受容体アンタゴニストで泌尿生殖路の平滑筋により特異的である；すなわちタムスロシンは起立性低血圧の発生率が低い． |
| **yohimbine** | 器質的および精神的陰萎 | 気管支けいれん，神経質，振戦，不安，興奮，血圧の増加，抗利尿 | 生殖器や前立腺の慢性炎症<br>精神安定薬との併用<br>胃十二指腸潰瘍<br>妊娠<br>精神病患者<br>腎および肝疾患 | yohimbine は $\alpha_2$ 選択的なアンタゴニストでノルアドレナリンの放出の増加を導き，心臓の $\beta_1$ 受容体や末梢血管の $\alpha_1$ 受容体を刺激する．<br>また膵島の $\alpha_2$ 受容体遮断によりインスリン分泌の増加を導く． |

**主要薬物一覧：第10章　アドレナリン作動性の薬理学（続き）**

| 薬　物 | 臨床応用 | 副作用（重篤なものは太字で示す） | 禁　忌 | 治療的考察 |
|---|---|---|---|---|
| **$\beta$アドレナリン受容体アンタゴニスト**<br>メカニズム—$\beta$アドレナリン受容体を遮断する；このクラスの薬物は，非選択的$\beta$アンタゴニスト，非選択的$\beta$および$\alpha_1$アンタゴニスト，部分活性化薬，$\beta_1$選択的アンタゴニストに分けられる． | | | | |
| **プロプラノロール**<br>**ナドロール**<br>**チモロール**<br>**penbutolol**<br>**レボブノロール**<br>**カルテオロール** | 高血圧<br>狭心症<br>心不全<br>褐色細胞腫<br>緑内障（チモロール，レボブノロール，カルテオロール眼製剤） | **気管支けいれん，房室ブロック，徐脈性不整脈**<br>鎮静，性欲減退，低血糖症状を隠す，うつ病，呼吸困難，喘鳴 | 気管支喘息またはCOPD<br>心原性ショック<br>非代償性心不全<br>第Ⅱ度および第Ⅲ度AVブロック<br>重度な洞性徐脈 | プロプラノロール，ナドロール，チモロールは$\beta_1$および$\beta_2$受容体を同じように遮断する．<br>プロプラノロールはかなり脂溶性である；その中枢での濃度は十分に高く鎮静や性欲減退を起こすことがある．<br>チモロールの眼製剤は緑内障の治療に使われる． |
| **ラベタロール**<br>**カルベジロール** | 高血圧<br>狭心症 | プロプラノロールと同様<br>加えて，ラベタロールは肝毒性を起こしうる | プロプラノロールと同様 | ラベタロールとカルベジロールは$\alpha_1$受容体，$\beta_1$受容体および$\beta_2$受容体を遮断する．<br>ラベタロールは肝臓障害を起こすことがある；肝機能試験をモニターしなければならない． |
| **ピンドロール**<br>**アセブトロール** | 高血圧<br>狭心症 | プロプラノロールと同様 | プロプラノロールと同様 | ピンドロールは$\beta_1$受容体および$\beta_2$受容体の部分活性化薬である；ピンドロールは徐脈や心臓予備能の低下した高血圧患者で好まれる．<br>アセブトロールは$\beta_1$受容体の部分活性化薬であるが$\beta_2$受容体には効果を持たない． |
| **エスモロール**<br>**メトプロロール**<br>**アテノロール**<br>**ベタキソロール**<br>**nebivolol** | 高血圧<br>狭心症<br>心不全<br>甲状腺クリーゼ（エスモロール） | 気管支けいれんが少ない点を除いてプロプラノロールと同様 | プロプラノロールと同様 | エスモロール，メトプロロール，アテノロールは$\beta_1$選択的アドレナリン作動性アンタゴニストである．<br>エスモロールはかなり短い半減期（3～4分）を持ち，それゆえ甲状腺クリーゼなど緊急時の$\beta$遮断に使われる．<br>nebivololは内皮細胞からの一酸化窒素の放出を介した血管拡張を促進する付加的な特性を持つ． |

# 11

# 局所麻酔薬の薬理学

Joshua M. Schulman and Gary R. Strichartz



## はじめに

*Anesthesia* という語は，ギリシャ語の無を意味する“an”と，感じや感覚を意味する“aisthesis”からそのまま来たものである．**局所麻酔薬 local anesthetic (LA)** は，一連の局所的に用いられる類似分子構造を持った化学物質で，痛みに重要な感覚認知を抑制し，動きを止める．LA は，熱傷やちょっとした切り傷への局所適用から，産科処置や大手術の際の硬膜外や髄腔内（“脊髄”）ブロックに至るまで，様々な状況において用いられる．

**コカイン cocaine** は，初の LA で，コカの灌木 *Erythroxylon coca* の葉に由来する．コカインは，1860 年に Albert Niemann によって初めて単離されたもので，彼はその麻痺させる力を指摘した．1886 年に Carl Koller は，眼科 LA として臨床診療にコカインを導入した．しかしながら，その習慣性や毒性により代替となるものの探索が進められた．**プロカイン procaine** は，その代替品の最初のものであり，1905 年に合成された．プロカインは Novocain® として知られ，今日もまだ使われてはいるが，最近になって開発された LA のいくつかに比べるとそれほど頻繁に使用されてはいない．

**LA は，電位開口型のナトリウムイオン（$Na^+$）チャネルをブロックして，神経に沿った活動電位の伝播を抑制することによって，その効果を発揮する**（第 7 章，細胞性興奮と電気化学伝達の原理参照）．活動電位伝播を抑制することによって，LA は中枢神経系 central nervous system（CNS）からの，および CNS への情報の伝達を妨げる．LA の作用は痛みの神経線維に選択的ではない．LA はまた他の感覚線維もブロックし，運動神経線維や自律神経線維もブロックし，さらに骨格筋や心筋の活動電位もブロックする．この非選択的遮断は，他の有益な機能を果たすことにもなるし（第 23 章，心臓リズムの薬理学参照），毒性の原因ともなる．

## Case

EM さんは有機化学を学んでいる 24 歳の大学院生である．ある晩実験室で仕事をしていた際に，彼はドラフトのなかでフッ化水素酸 hydrofluoric acid（HF）のビーカーをこぼしてしまった．彼は反射的に手を引っ込めたが，液体の一部が彼の左手の指先にかかってしまった．数分後，EM さんは刺痛を感じ，それは増強して，ヒリヒリしたズキズキする痛みとなった．酸の腐食性に気づき，EM さんは水と硫酸マグネシウム液（マグネシウムは毒性のフッ素イオンをキレートする）で手をすすぎ始めた．彼はまた緊急通報用番号 911 に電話し，救急科に搬送された．

研修医は，冒された指の爪床に酸が染みこんでしまったことに気づき，EM さんの激痛があることに注視した．研修医は彼の時宜を得た適切な行動について彼を賞賛して，痛みを減らすために**指神経ブロック**と併用して，残存している HF を中和するためにグルコン酸カルシウム（別のフッ素のキレーター）で処置することを決めた．アドレナリンを使わずにリドカインを指に注射し，その後グルコン酸カルシウムを与えた．痛みが弱まるには数分以上かかったけれども，EM さんはまず刺痛の軽減を感じた．彼の創傷が手当されるまでには，彼は指にいかなる感覚も感じえなかった．翌２週間で，EM さんの創傷は自然治癒し，痛みは今やイブプロフェンでよく抑えられ鎮まった．彼は実験室での仕事に戻ることができたが，彼の大怪我による経験は思いがけない形で彼に影響した．すなわち彼は医学部に出願することをもくろみ始めたのである．

### Questions

**1.** なぜ，EM さんははじめ，鈍いうずく痛みの前に刺痛を体験したのか．なぜ，リドカイン投与後，鈍痛よりもすぐに刺痛が治ったのか？

**2.** なぜ，リドカインといっしょにアドレナリンが投与されることがあるのか．なぜ，この Case では併用さなかったのか？

**3.** リドカインの作用機序は何か？　リドカインは大別するとどのような薬物群に属するのか？

## 痛覚の薬理学

**痛覚** nociception は，侵害刺激，すなわち組織損傷を起こしうる刺激によって一次感覚神経線維が活性化することである．それには高温，強烈な機械的摂動，きつい化学薬品などが含まれる．侵害受容器は，皮膚，深部，内臓に局在した自由神経終末を有する．侵害受容器細胞体は，脊髄に近接した後根神経節や，顔面の神経支配のための三叉神経節内に局在している（図 11-1）．侵害受容器は，末梢から脊髄の後角へインパルスを伝達し，そこで情報はシナプス回路を通してその後処理され，脳の様々な部分に伝達される．すなわち疼痛知覚の原因となる神経の連鎖の第一歩として侵害受容器がある．侵害受容器は，感覚線維のうち脳へ情報を伝達するものなので，**求心性神経 afferent neuron** と呼ばれる．

**組織損傷は侵害受容器活性化の一次刺激である**．侵害受容器は，例えば皮膚への微風や安定した接触，といった**触覚 tactile** や**低閾値機械受容器 low-threshold mechanoreceptors** と呼ばれる神経が絡むものに関する情報を伝達しない．むしろ，例えば熱いストーブに触る，ドアに指を挟む，あるいは指に酸性物質をこぼしてしまうといった時，侵害受容器は活性化される．侵害受容器は，近くの細胞が傷害された時遊離される**ブラジキニン bradykinin** のような物質のための細胞膜にある受容体である．これらの変換受容体は，侵害刺激を，“発電機電流”に変換させるが，それは神経を脱分極させ，活動電位を発生させる（図 11-1；および第７章参照のこと）．

例えばある温度以上など，侵害受容器閾値以上の強度を持った感覚刺激では，活動電位発生頻度は，刺激の強さが上昇するにつれて増加する．もし侵害受容求心性神経のインパルスが十分に頻回であるならば，それは，“痛み”として受け止められる．また局所的なあるいは部分的な回路反応において，侵害受容求心性神経軸索は間接的に脊髄の介在ニューロンを介して遠心性（運動）ニューロンに接続しており，そこから末梢に伝わり，筋運動を起こす．熱いストーブを触った後手をパッと離す動作は，前述した局所回路反応よりもっと複雑な反応であるが，それにもかかわらず侵害受容器によりこの経路で起こり，脊髄回路を介する．

### 痛覚の伝達

最もシンプルな形としては，ニューロンは樹状突起，細胞体，軸索からなる．軸索は細胞体，あるいは自由神経終末から樹状突起に情報を伝え，樹状突起は他のニューロンとシナプスを形成する．軸索の直径とその髄鞘形成に依存して，軸索は **A 線維 A-fiber**，**B 線維 B-fiber**，**C 線維 C-fiber** として分類されている．A 線維と B 線維は，髄鞘形成されており，一方，C 線維は無髄である（表 11-1）．髄鞘は神経系における支持細胞の細胞膜からなり，末梢神経系ではシュワン細胞 Schwann cell を含み，CNS では乏突起膠細胞を含む．これらの支持細胞膜は神経軸索周囲を何度も巻き包み，電気的に遮断する鞘を形成し，ランヴィエ絞輪 Ranvier of node によって遮られているところを除き軸索の約 99％を覆い，インパルスの伝達の速度を著しく高める．

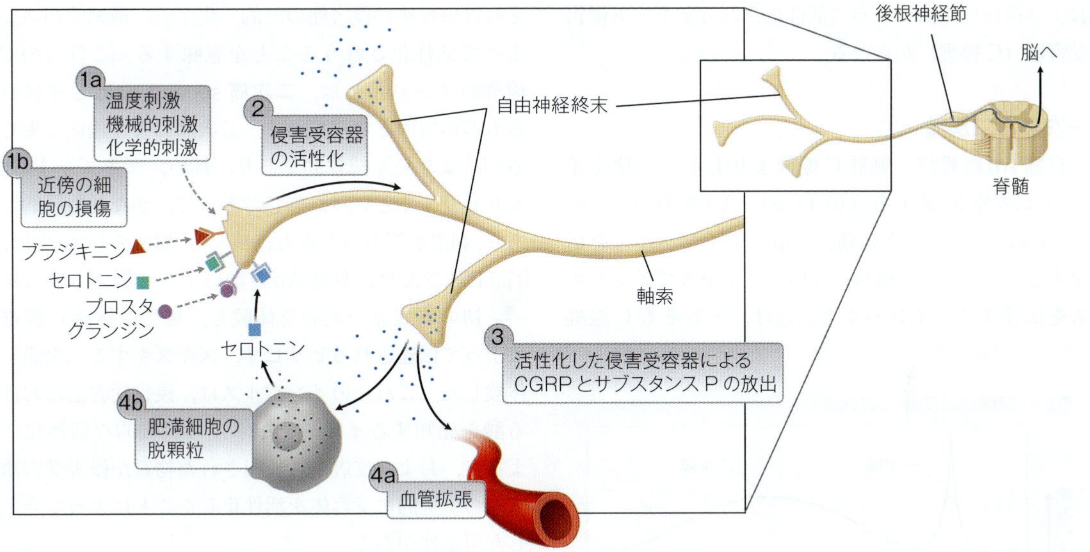


**図 11-1　侵害受容器活性化**

侵害受容器は様々なメカニズムを使い痛みの情報を伝える．いくつかの受容器は，熱的，機械的，あるいは化学的侵害刺激を電位に変換する．他の受容器は，隣接する細胞が損傷した時放出されるブラジキニン，セロトニン，プロスタグランジンといった物質によって刺激される．隣接した損傷を受けた細胞からのカリウムイオン（$K^+$）の放出は直接侵害受容体膜を脱分極させる．これらの刺激すべてが，侵害受容器の“感作”を起こし，それが活性化閾値を低下させる．**1a.** 侵害刺激は侵害受容器の活性化と活動電位発生を引き起こす．**(2).** **1b.** 同時に起こる細胞損傷は侵害受容器の感作を起こす．**3.** 活性化した侵害受容器は，サブスタンス P やカルシトニン遺伝子関連ペプチド calcitonin gene related peptide（CGRP）などの物質を放出し，それはさらに感作の一因となり，治癒を促進する炎症反応を開始する．例えば：**4a.** 血管拡張はその領域への血球細胞動員を促進し，そして，**4b.** 肥満細胞の脱顆粒はヒスタミンやセロトニンを放出し，感作を増強させる．

**表 11-1　末梢神経線維のタイプ**

| 線維タイプ | 有髄・無髄 | 直径（ミクロン・μm） | 伝導速度（m/s） | 機　能 | リドカインへの感受性 |
|---|---|---|---|---|---|
| Aα，Aβ | 有髄 | 6～22 | 10～85 | 運動と固有受容感覚（圧，感触，体位） | +，++ |
| Aγ | 有髄 | 3～6 | 15～35 | 筋緊張 | ++++ |
| Aδ | 有髄 | 1～4 | 5～25 | 一次痛と温度 | ++++ |
| B | 有髄 | ＜3 | 3～15 | 血管運動，内臓運動，汗腺刺激，立毛 | +++ |
| C（交感神経） | 無髄 | 0.3～1.3 | 0.7～1.3 | 血管運動，内臓運動，汗腺刺激，立毛 | ++ |
| C（後根） | 無髄 | 0.4～1.2 | 0.1～2.0 | 二次痛，温度 | ++ |

各末梢神経線維のタイプは，1 つ以上の特異的な様式を伝えるのに関与している．例えば，侵害受容器（Aδ線維と C 後根線維）は痛みや温度感覚を伝えるのに関与している．これらの線維は圧，軽い触覚，体位交換によっては活性化されない．ミエリンは，インパルスが軸索に沿ってより速いスピードで伝導されるようにする絶縁体である．無髄の C 線維は，有髄の線維に比べゆっくりとした伝導速度を有する．線維のタイプによって，局所麻酔薬（LA）により影響される感受性は異なっている．

疼痛感覚で最も重要な線維は，解剖学的に分類された **Aδ線維 Aδ-fiber** と **C線維 C-fiber** を含む求心性侵害受容器の軸索である．侵害受容器は，45℃以上の温度（侵害的熱）で通常活性化される熱求心性神経（C線維），5℃以下の温度（侵害的寒冷）で通常活性化される熱求心性神経（Aδ線維），皮膚上の損傷的力を示す情報を専ら伝達する**高閾値性機械的**侵害受容器（Aδ線維とある種のAβ線維），そして熱的，化学的，および機械的刺激によって活性化される多モード侵害受容器（C線維）からなる．

## 一次痛と二次痛

有髄Aδ線維は，無髄C線維よりもかなり速くインパルスを伝達する（図11-2）．Aδ線維は，5～25 m/sの速さで，その軸索に沿ってインパルスを伝達する．一方，C線維は，だいたい1 m/sでインパルスを伝達する．インパルス伝達は，そもそもC線維では無髄のため，よりゆっくりである．

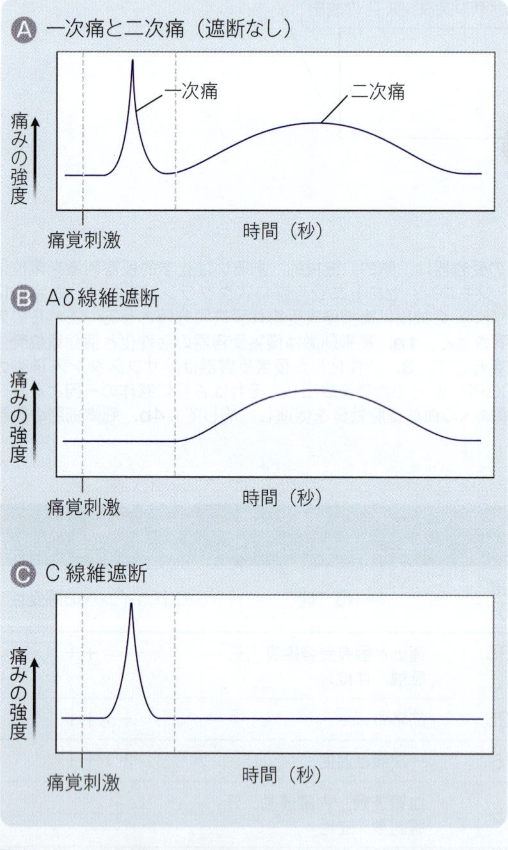


**図11-2 一次痛と二次痛**
一次痛はAδ線維によって伝送されるが，鋭く，極めて限定的である．二次痛はC線維によって伝送され，よりゆっくりと到達し，鈍く，長く続く（**A**）．一次痛はAδ線維の選択的遮断により阻止され（**B**），二次痛はC線維の選択的遮断により阻止される（**C**）．Aδ線維は局所麻酔薬による遮断に対し，C線維より影響を受けやすいので，一次痛は二次痛を消退させるのに必要な麻酔薬の濃度より低い濃度で消失することが多い．

Aδ線維は，**一次痛 first pain** と呼ばれるものを伝達する．一次痛は，速く伝達され，質的には"針で刺したように"鋭く，体のどこにもあるものと見なされている．Aδ線維の密度は指先，顔，口唇で高く，背中では比較的低い．Aδ線維は，C線維よりも興奮するのにより弱い刺激しか必要としない．

C線維侵害受容器は，多モードであることが多く，それは単線維が侵害性の熱的，化学的，機械的刺激によって活性化されうることを意味する．これらのC線維のインパルスは，**二次痛 second pain** と呼ばれるものの原因となっている．二次痛はより緩徐に生じるが，より長く持続的であり，鈍い，ズキズキする，ヒリヒリするといった感じであって，かなり限局的であり，刺激が終わった後も持続する．冒頭のCaseでは，1 EMさんは，有髄Aδ線維によって伝達される最初の痛烈な一次痛を体験し，後で，無髄C線維によって伝達されるヒリヒリ，ズキズキする二次痛を体験した．これらのインパルスは，侵害受容器における酸を感知するイオンチャネルの直接的な活性化によって，および皮膚から放出された物質が侵害受容器末端の二次的に受容体を活性化したことによって発生した可能性がある．

## 疼痛感覚

侵害受容器活性化により皮膚で発生したインパルスは，脊髄後角に伝わる．後角では，侵害受容器は介在ニューロンや二次ニューロンとともにシナプスを形成する．二次ニューロンは脊髄の側野内に移動し，おもに脳幹よりもちょうど上位にある灰白質構造の視床に射影する．視床は頭頂葉の体性感覚皮質や皮質の他の領域に射影する細胞を有する（図11-3）．疼痛感覚は通常，侵害受容性求心性神経同様，非侵害受容性求心神経の活性化によって起こる複雑な過程であり，ヒトの心的状態や他の因子など状況に応じて変化しうる．CNSは，脳や脊髄内への遠心性投射を使って，入射してくる侵害受容性シグナルを調節し，疼痛感覚を修飾する（第17章，鎮痛薬の薬理学参照）．例えば，大事な試合に集中している競技者は試合が終わるまでは傷の痛みを激しく感じないことがある．そのとき競技者の脳は，同じ刺激なのに他の時と比べて苦痛が少ないように刺激効果を入力し，侵害受容性タンパクを調節している．

## 鎮痛と麻酔

"鎮痛薬 analgesic"と"麻酔薬 anesthetic"とい

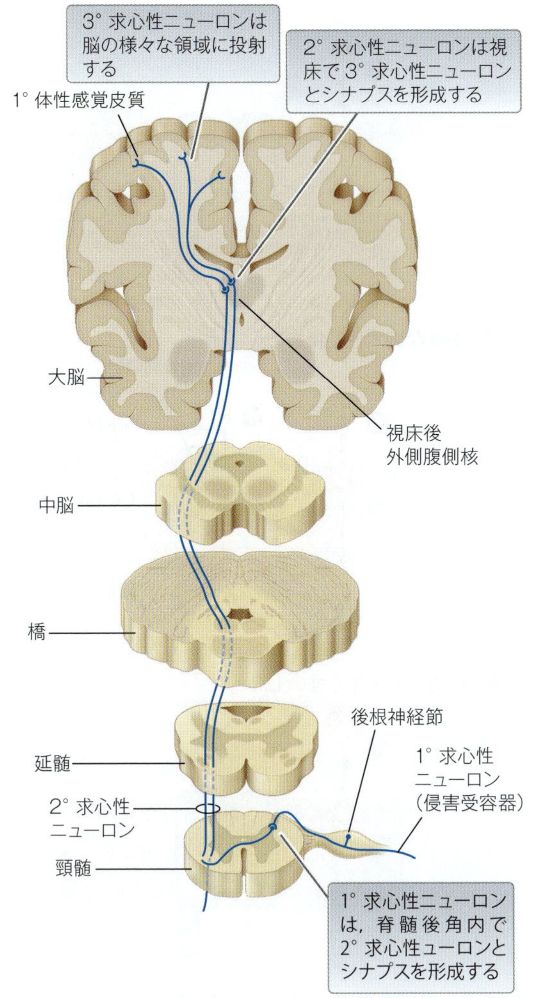


**図 11-3　疼痛伝達経路**
一次（1°）侵害受容器が，後根神経節内に細胞体を持ち，脊髄後角内で二次（2°）求心性ニューロンとシナプス形成をしている．1°求心性ニューロンは神経伝達物質であるグルタミン酸を利用する．脊髄の外側野内に 2°求心性ニューロンが伝わっており，最終的には視床に到達して，そこで三次（3°）求心性ニューロンとシナプス形成をする．痛みの過程は複雑であり，3°求心性ニューロンは，痛みの認知部位である体性感覚皮質と痛みの感情的側面である辺縁系を含む多くの行き先を持つ．

う用語は，違った意味を持つ．**鎮痛薬** analgesic は**疼痛**伝達経路の特異的な阻害薬であり，**局所麻酔薬** local anesthetic（LA）は末梢の（痛みを含む）感覚，運動，自律神経経路の**非特異的**な阻害薬である．鎮痛薬は CNS や本来の侵害受容器上にある特異的な受容体に作用を持つ（第 17 章参照）．例えば，オピオイド鎮痛薬はオピオイド受容体を活性化し，それはシナプス後ニューロンのカリウムイオン（$K^+$）伝導性を増加させ，シナプス前ニューロンのカルシウムイオン（$Ca^{2+}$）流入を減少させるように細胞に信号を送る．これらの機構により，シナプス後興奮とシナプス前伝達物質放出は低下し，痛覚は脳あるいは脳内に効果的なほどには伝わらない．重要なことには，他の感覚や運動の情報伝達は影響を受けない．

LA はそれとは違ったメカニズムで作用する．これらの物質は，通常は末梢神経系にあるすべての求心性および遠心性神経線維において，活動電位の伝導を抑制する．すなわち，痛みと他の感覚様相は脳へは効果的に伝達されず，運動や自律神経インパルスも末梢の筋肉や終末器官に効果的に伝達されることはない．

## ▶ 薬理学上の分類

LA は構造的には**エステル結合型局所麻酔薬** ester-linked local anesthetic（ester-linked LA）と**アミド結合型局所麻酔薬** amide-linked local anesthetic（amide-linked LA）として分類されている．すべての LA は同様な性質を共有しているので，次の項では，LA 薬理学の一般的な原理を紹介する．特異的な LA はこの章の最後に説明する．

### 局所麻酔薬の化学

すべての LA は，芳香族基，アミン基，そしてこれら 2 つの基を連結するエステルまたはアミド結合と，3 つの構造領域を有する（図 11-4）．以下に述べるように，芳香族基の構造は薬物の疎水性に影響し，アミン基の性質は薬物上の荷電に影響する．双方の特徴は，個々の LA の発現速度，効力，作用時間，そして副作用を特徴づける．

#### 芳香族基

すべての LA は芳香族基を有し，その分子が疎水性である多くの要因になっている．アミノ窒素上にあるいは芳香環上にアルキル置換基を加えることで，これら薬物の疎水性が増す．

生体膜はその脂質二重層構造のため疎水性内部を有する．LA の疎水性は，薬物がニューロン膜を通過してその標的部位である**電位開口型の $Na^+$ チャネルの細胞質部位**への達しやすさに影響する（図 11-5）．低疎水性の分子は，脂質二重層内への溶解性が非常に低いので，膜内でほとんど分配せずに，そのような分子は大部分極性のある水性環境に限定されている．一連の薬物の疎水性が増すにつれて，膜内の濃度や細胞膜を通る薬物の補正透過性も増加する．しかしながらある疎水性でこの関係は反転し，疎水性のさらなる増加は透過性の減少をまねく．このいくぶん逆説的な動きは，非常に疎水性のある分子が細胞膜内であまりに強く分配してそこに残留しているために起こる．そのよ

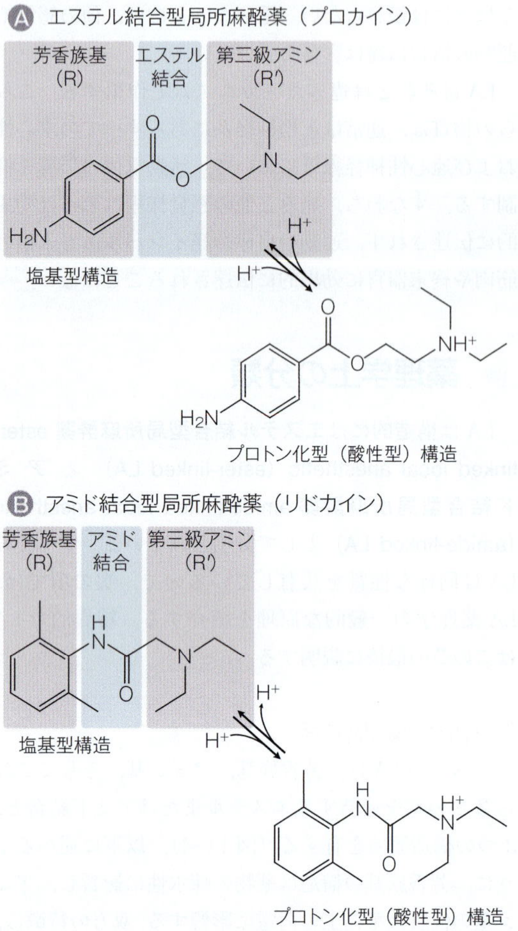


**図 11-4　典型的な局所麻酔薬**
プロカイン（**A**）とリドカイン（**B**）は，それぞれ典型的なエステル結合型およびアミド結合型局所麻酔薬（LA）である．LA は，分子の一端に芳香族基を，他端にアミン基を持つ．これらの２つの基は，エステル（-RCOOR′）またはアミド（-RHNCOR′）結合によって連結している．pH が高い溶液中では，LA の基本（中性）型と酸性（荷電）型との間の平衡は基本型の方に偏る．pH が低いと，平衡は酸性型の方に偏る．中間にある生理的な pH だと，基本型と酸性型はほぼ等しい濃度で存在する．一般にエステル結合型 LA は，水とエステラーゼの存在下で簡単に加水分解され，カルボン酸（RCOOH）とアルコール（HOR′）となる．比較すると，溶液内でアミドははるかに安定している．その結果として，アミド結合型 LA は一般にエステル結合型 LA よりも長時間作用性である．

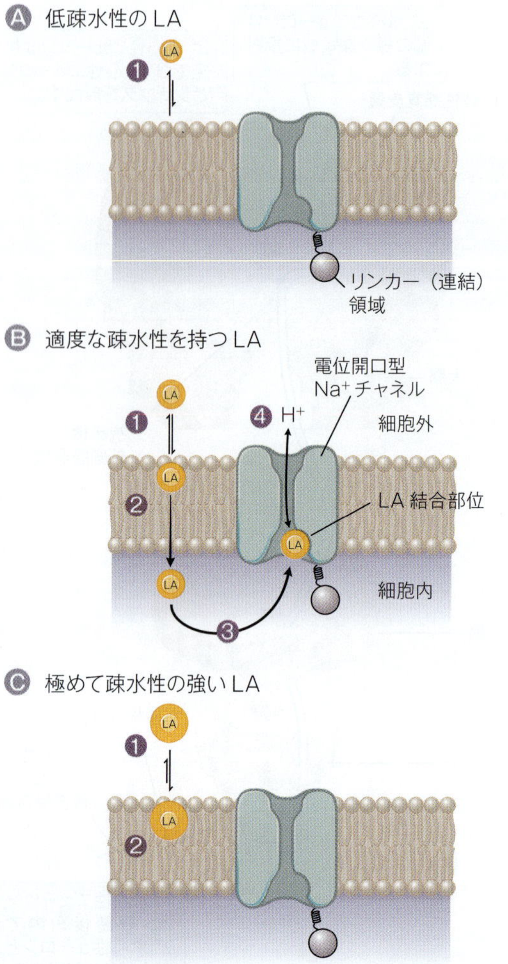


**図 11-5　局所麻酔薬の疎水性，拡散，および結合**
局所麻酔薬（LA）は，電位開口型ナトリウムイオン（$Na^+$）チャネルの細胞質（細胞内）部位に結合して作用する．LA の疎水性は，LA がいかに効率よく脂質膜を越えて拡散するのか，いかにしっかりと $Na^+$ チャネルに結合するのかを決定し，それゆえその効力に影響を与える．**A.** 低疎水性の LA は，脂質二重層を効率よく横切ることができない．(1) 電荷を帯びていない LA は，細胞外溶液のなかで非常に安定しており，また疎水性膜に入っていくには非常に高い活性化エネルギーがいるので，ニューロン膜に吸着できないし入っていくこともできない．**B.** 適度に疎水性のある LA は最も効果的な薬剤である．(1) 電荷を帯びていない LA は，ニューロン膜の細胞外部位に吸着する．(2) LA は細胞膜を通過して細胞質部位に拡散する．(3) LA は拡散し，電位開口型 $Na^+$ チャネル上の結合部位に結合する．(4) いったん結合すると，LA はプロトンと結合したり離れたりすることによって，その中性型とプロトン化型を切り替えすることができる．**C.** 極めて疎水性がある LA は，脂質二重層にトラップされるようになる．(1) 電荷を帯びていない LA はニューロン膜に吸着される．(2) そこで LA は安定化してしまい，膜から解離することも，膜を通過して移行することもできない．

うな分子を細胞膜内で濃縮するのと同じように強い疎水性力は，その分子を非常にゆっくりとそのコンパートメントから解離させるようにする．**効果的であるためには，LA は分配し，拡散し，最終的に膜から細胞質へ解離しなければならない．最もそのような化合物は適度な疎水性を有する．**

$Na^+$ チャネル上の LA 結合部位はまた疎水性残基を含む．それゆえ，より疎水性の高い薬物ほどしっかりと標的部位に結合し，薬物の効力を増加する．しかしながら，前述したように，薬物が標的部位に到達するためにいくつかの細胞膜を拡散していくのに実際的な必要性のため，適度な疎水性を有する LA は臨床的に最も効果的な形状である．加えて，過度に疎水性の薬物は，神経周囲の水性環境で限られた溶解度を有し，溶解する分子ですら直面した最初の膜内に残留してしまい，標的部位に高親和性であるにもかかわらず決してその標的部位には達しない．

## アミン基

LA 分子のアミン基は，プロトン化した正電荷を持つ形か，脱プロトン化した電荷を帯びていない，あるいは塩基の形で存在しうる．

$pK_a$ とは，塩基とその共役酸の濃度が等しい pH である．LA は弱塩基であり，その $pK_a$ は約 8 ～ 10 の範囲内にある．すなわち生理的な pH である 7.4 で，プロトン化型と中性型の相当量は溶液中で共存している．薬物の $pK_a$ が増すにつれて，分子の大部分は，生理的 pH においてプロトン化型で溶液中に存在するようになる（第 1 章，薬物-受容体相互作用参照）．プロトン化および脱プロトン化反応は溶液中では非常に速いが（$10^3$ $sec^{-1}$），膜内にある，あるいはタンパク質に結合した薬物はもっとゆっくりとプロトン化および脱プロトン化している．

LA の中性型は，正電荷を持った型のものよりもっと容易に膜を通過する．しかしながら，正電荷を持った型はかなりの高親和性で薬物の標的結合部位に結合する．この部位は電位開口型の $Na^+$ チャネルの孔内に局在しており，チャネルの細胞内の細胞質入口から到達できる．これはなぜ適度な疎水性の弱塩基が LA として非常に効果的なのかを物語る．生理的 pH で，弱塩基分子の有意な部分は中性型内にあり，その適度な疎水性ゆえに迅速に細胞膜を通過し，ニューロンに入る．いったん薬物が細胞内に入ると，すぐにプロトンを得て正電荷を持つようになり，$Na^+$ チャネルに結合する．

驚くことには，プロトンが LA に到達する主要経路は，$Na^+$ チャネル孔を通してである．細胞外 pH がより酸性の時，薬物がチャネルの結合部位でプロトン化される機会が高くなる．いったんプロトン化されると，薬物はかなりゆっくりとチャネルから解離する．細胞内の pH は，チャネルにすでに結合している薬物分子のプロトン化状態に重要な効果を持たず，この効果がないのは，細胞内では水素イオン（$H^+$）接近を効果的に遮断するような薬物の位置によるものと思われる．ベンゾカインのようなある非イオン化の薬物は恒久的に中性であるが，それでも $Na^+$ チャネルをブロックできる．しかしながら，これらの薬物に関してはそのブロックは弱く，速やかに解消され，細胞外 pH に依存しない．

# 局所麻酔薬の作用機構

## 解剖学的考察

末梢神経は，神経上膜，神経周膜，神経内膜の 3 つの保護膜，“鞘”によって囲まれた異なったタイプの神経線維（A 線維，B 線維，C 線維）の集合体からなる．LA 分子は，伝導を遮断するために，ニューロン膜に達する前にニューロン膜と同じ透過制限バリアを示すこれらの鞘を通り抜けなければならない（図 11-6）．鞘は結合組織と細胞膜で作られている．LA は，機械的な針による神経への損傷を避けるために，最も外側の鞘である神経上膜の外側に注射されるが，神経内に LA が浸透していく際の主たるバリアは神経周膜であり，上皮のような組織で別々の束にして軸索を束ねている．LA が侵害受容器のみならず他の求心性，遠心性，体性，自律神経線維にも影響することを忘れてはならない．これらの神経線維のすべては末梢神経内に含まれており，そのすべての伝導は LA によって遮断されうる．もし末梢神経が多車線道路のようなものだと考えれば，それぞれの神経線維はこの道路の 1 本の車線だと考えられる．LA による遮断は，道路全体を遮断するようなもので，両方向のすべての車線の交通をストップするようなものである．これは，冒頭 Case において，なぜ EM さんの痛覚がなくなったば

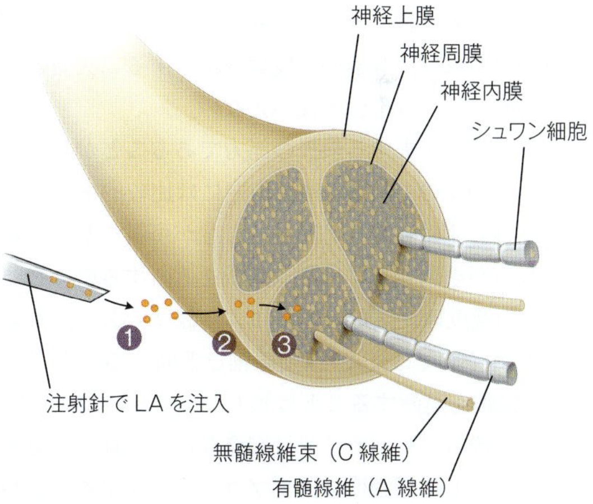


**図 11-6　末梢神経の解剖**
**1.** 局所麻酔薬（LA）は注射されるか，さもなければ末梢神経の神経上膜（血管，脂肪組織，線維芽細胞，肥満細胞を含む結合組織の最外側の鞘）の外側に投与される．**2.** LA 分子は，神経線維を束にしてまとめているもう 1 つの上皮膜である神経周膜に達するためには，神経上膜を通過しなければならない．神経周膜は，LA が突き抜けるには，その細胞間に密着結合があるため最も困難な層である．**3.** LA はその後，有髄線維，無髄線維，シュワン細胞および毛細血管を覆っている神経内膜を通り抜ける．これらの 3 つの鞘を通過した LA のみが電位開口型ナトリウムイオン（$Na^+$）チャネルの存在するニューロン膜に到達できる．臨床的には，LA 分子のほんの一部だけしか標的部位に到達できないので，高濃度が投与されねばならない．

かりでなく，彼の末梢のあらゆる感覚がより完璧に遮断されたかを説明する．

一般に，肩や大腿部などの体のより近位領域ほど，末梢神経のうち比較的表面で移動している軸索によって神経支配されている一方，手足のようにより遠位領域では，神経の中心部に近いところを移動している軸索によって神経支配されている．LAは末梢神経の外部，神経上膜外側に適用されるので，より近位領域を神経支配している軸索が，神経内に放射状に拡散したLAによって，通常最初に到達を受ける．結果として，**機能的遮断の解剖学的行程においては，近位領域が遠位領域より前に感覚を失う**．例えばもし腕神経叢ブロックがなされた時，肩と上腕が，前腕や手，指の前に感覚を失う．

局所麻酔の開始の間に，末梢神経内のいろいろな線維のタイプもまた，その遮断に対する内因的感受性により異なった時間でブロックされる．機能的消失が起こる一般的な順番は次の通りである．一次痛，二次痛，温度，触感，固有受容感覚（圧，位置，あるいは伸縮），そして最終的には骨格筋緊張や自発張力である．この現象は，**差動機能的遮断 differential functional blockade** と呼ばれている．この章のはじめのCaseでは，EMさんの一次痛が二次痛よりも前にブロックされた，そして両感覚のブロックが他の感覚様相の喪失よりも先行したことを思い出してほしい．臨床的に，もし患者が針で刺した鋭痛をまだ感じることができるのであれば，麻酔の程度は長続きする二次痛の伝達を遮断するには十分とはいえない．

運動機能は喪失する最後の能力であることが多いので，いくつかのLAは，運動伝達には比較的ほとんど効果を与えずに痛覚を遮断することが可能である．強い運動遮断を誘発せずに感覚刺激を遮断するのに必要なLAの濃度は，薬剤の違いにより様々である．例えばリドカインでは，Aγ運動線維を遮断することなしにAδ線維を遮断することは難しい（表11-1）．対照的に，硬膜外ブピバカインは有意な運動ブロックを起こすことなしに低濃度で感覚ブロックに達することができる．この理由から，低濃度の硬膜外ブピバカインは，妊産婦の歩き回るのに支障がない一方痛みを和らげるので，分娩時によく使われる．

## 電位開口型ナトリウムイオン（$Na^+$）チャネル

LAは，ニューロン膜の個々の$Na^+$チャネルを遮断することにより刺激伝導を阻止する．$Na^+$チャネルは，3つのおもな立体配座状態である，開口状態，不活性化状態，休止状態で存在する．休止状態から開口状態に移行する際に，チャネルはまたいくつかの一過性の“閉鎖”構造を経て移動する．休止ニューロン膜電位は−70～−60 mVである．この電位で，チャネルは，大部分の休止状態とわずかな不活性化状態の間で平衡状態にある．活動電位の間に，休止チャネルは閉鎖構造を経て移動し，最終的に$Na^+$が細胞に入るように一時的に開口する．この$Na^+$流入は膜を脱分極させる．数ミリ秒後，開口チャネルは自然に不活性化状態に構造的変化を起こす．これは$Na^+$流入を中断させ，膜は過分極する．

チャネルの不活性化状態は，過分極した膜において休止期状態にゆっくりと戻る．この遷移に要する時間は，おもに不応期の長さを決定する．絶対不応期の間に，たとえすべての休止状態のチャネルが自然に開口状態に活性化されたとしても，閾値に達しないような，休止期状態での$Na^+$チャネルはほとんどない．すなわち，新しい活動電位はこの期間，生じない（図11-7A）．

## modulated receptor 仮説

$Na^+$チャネルの異なった構造状態（休止，各種閉鎖，開口，不活性化）により，LAと結合する親和性は異なっている．この概念は，**modulated receptor 仮説 modulated receptor hypothesis** として知られている（図11-7B，表11-2）．

**LAは，$Na^+$チャネルが休止状態にあるよりも，開口状態および不活性化状態にある方が高親和性を持つ**．LAはチャネルの孔のある部位に結合するが，チャネル抑制の分子メカニズムには，孔の生理学的閉鎖のみならず，チャネルの活性の根底にある構造的段階の制限が関与する．引き続いて起こる活性化過程の間に起こる閉鎖状態への薬物の結合は，$Na^+$チャネルの構造的変化を制限しているようであり，薬物が結合したチャネルが，チャネルを開口するのに必要な全可動域に変化することができないようにするためである．

薬物が結合したチャネルが再開口するためには，LAはチャネルから解離しなければならず，チャネルをその静止状態に戻すようにしなければならない．この解離は，LAによってその速度は様々であるが，LA非存在下の不活性化から静止チャネル構造への通常の回復よりもゆっくりである．すなわち，不活性化チャネルが静止状態になるのを遅延することによって，LAは約50～100倍までニューロンの不応期を延ばす．LAの高濃度で，静止チャネルのかなりの数が，薬物の結合したすなわち遮断された状態で，刺激伝導が完全に阻止されてしまっている．事実，これはほと

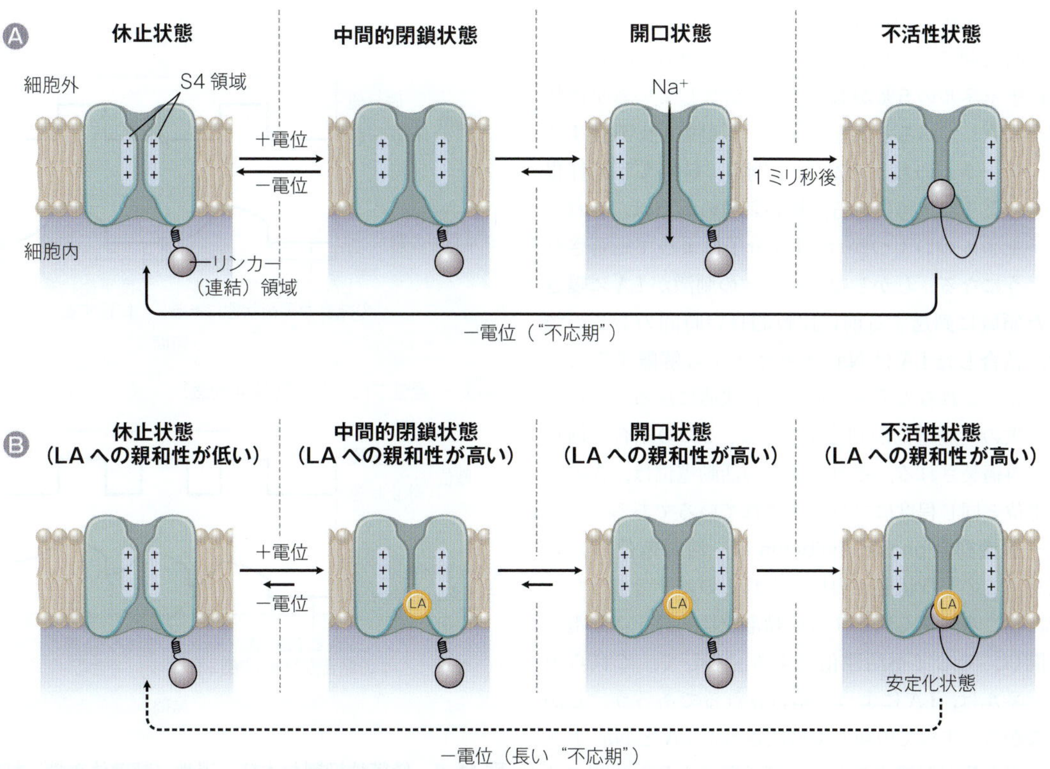


**図 11-7　ナトリウムイオン（$Na^+$）チャネルの開閉状態と局所麻酔薬の結合**

**A.** $Na^+$ チャネルは，4 つの反復単位をもつ 1 つのポリペプチド鎖からなる．S4 領域として知られている 1 つの領域は，多くの正電荷を持つアミノ酸（リジンとアルギニン）を有している．これらの残基はチャネルにその電位依存性を与える．休止時に，孔は閉じている．膜が脱分極した時，荷電残基は電場でその変化に反応して移動する．これは結果的にチャネル開口に至るいくつかの構造的変化（中間的閉鎖状態）をもたらす．チャネル開口時間である 1 ミリ秒後，3～4 のアミノ酸リンカー領域が開口チャネルをふさいで，不活性化構造をもたらす．不活性化構造は，膜が過分極した時のみ休止状態に戻る．この構造的変化には，S4 領域が本来の位置に戻り，リンカー領域が排除されることが関与する．チャネルが不活性化状態から休止状態に戻るのに必要とされる時間は，**不応期**として知られている．この期の間，$Na^+$ チャネルは活性化されることはできない．**B.** 局所麻酔薬（LA）の結合は，$Na^+$ チャネルがとる中間的型の性質を変える．休止，閉鎖，開口あるいは不活性化のいかなる構造においても $Na^+$ チャネルは LA と結合しうるが，休止状態では LA に対し親和性が低く，一方，他の 3 つの状態では LA に対し親和性が高い．LA はどの構造状態においてもチャネル–LA 複合体から解離することが可能で，あるいはチャネルは LA 分子がくっついていても構造的変化をすることが可能である．LA 結合は，$Na^+$ チャネルから LA 分子が解離するのに必要な時間と，チャネルが休止状態に戻るのに必要な時間の両者を含めて，不応期を延ばす．

**表 11-2　modulated receptor 仮説**

| チャネル状態 | LA に対する親和性 | チャネルにおける相対的効果 |
|---|---|---|
| 休止 | 低い | チャネル開口を阻止（高濃度の LA のみ） |
| 閉鎖（何種類かあり） | 高い | チャネル開口を阻止（主要効果） |
| 開口 | 高い | チャネル孔を遮断（軽度な効果） |
| 不活性化 | 高い | 不応期を延長（主要効果） |

電位開口型ナトリウムイオン（$Na^+$）チャネルはいくつかの違った構造をとりうる．局所麻酔薬（LA）はチャネルの異なった構造に対し異なった親和性を示す．この異なった親和性は $Na^+$ チャネル活性の動態を変える（図 11-7 参照）．

んど間違いなく，末梢神経が完全に臨床的にブロックのかかっている状況である．

## 持続性抑制および一過性抑制

電位開口型 $Na^+$ チャネルの様々な状態に対する LA の異なった親和性は，LA による $Na^+$ 電流の抑制の程度が神経の刺激頻度に依存するという重要な薬理学的結果を持つ．活動電位の間に長い間隔がある時，各刺激の抑制のレベルは同じであり，その抑制は“持続性 tonic”といわれる．しかし活動電位の間隔が短い時，刺激間の薬物解離は不完全であり，結合したチャネルの数は各連続刺激とともに増加するが，その抑制は“一過性 phasic”あるいは“使用頻度依存性 use-dependent”といわれる（図 11-8）．

**持続性抑制 tonic inhibition** は，$Na^+$ チャネルから

のLAの解離する時間に比べて，活動電位間の時間が長い時に起こる．例えば，活動電位が到達する前に，$Na^+$チャネルの5%がLA分子に結合している平衡状態が成立していると仮定しよう．活動電位が到達する時，チャネルの残りの95%は開口，続いて不活性化できるような状態にある．短い刺激の間では，これらのチャネルのいくつかは，LA分子によって結合されるようになる．しかしながら，次の刺激がLAに曝された領域に到達する前に比較的長い時間のある時では，結合したLAは$Na^+$チャネルから解離することができ，これらのチャネルは静止状態に戻る．すなわち，次の活動電位が到達する前に，5%の結合平衡状態が再構築される．それゆえ次の活動電位は，先の活動電位と同じ程度にブロックされているであろう．

**一過性抑制 phasic inhibition** は，活動電位間の時間が，この平衡状態が再構築されるのに十分ではない時に起こる．速く到達する活動電位は，静止活動電位を開口，そして不活性化にする．そして，これらのチャネルは，LAによって結合されるであろう．しかしながら，すべての新しく形成されたLAと$Na^+$チャネル複合体が解離するための刺激間の十分な時間ではないので，チャネルのいくつかのみが静止状態に戻ることができる．それぞれ到達する活動電位とともに，LAと$Na^+$チャネルの結合が新しい定常状態に達するまで，より多くのチャネルがブロックされる．これがphasicな，あるいはuse-dependentな抑制であり，より多くのチャネルがLAによって結合している場合，次の活動電位が到達する時開口状態となるチャネルはどんどん少なくなる．結果として，**活動電位伝導は，刺激頻度が高くなるにつれてますます抑制される．**

この現象の臨床的重要性は，組織傷害や外傷が，傷害部位における侵害受容器が自然に興奮する原因となることである．それゆえ，LAの適用が一過性の局所の侵害受容器を遮断しがちとなり，持続的にのみ遮断される他の局所的感覚刺激や運動刺激の伝達より，大いに痛覚伝達を抑制することになる．

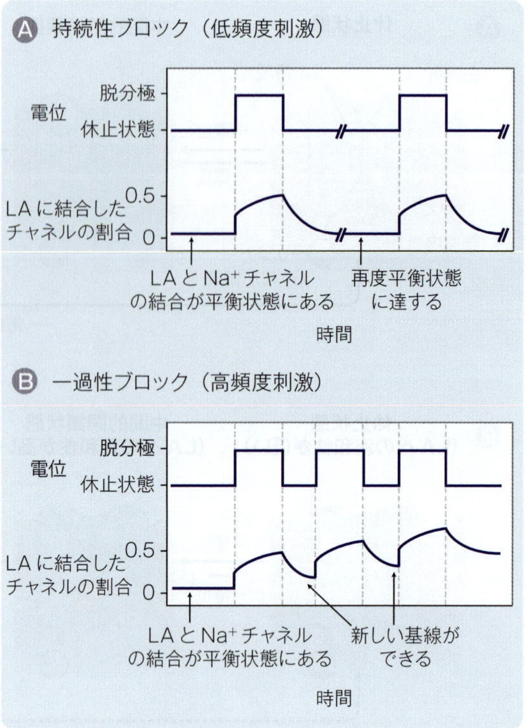


**図 11-8　持続性抑制および一過性（頻度依存性）抑制**
**A.** 持続性ブロックでは，脱分極は低頻度で起こり，局所麻酔薬（LA）分子がナトリウムイオン（$Na^+$）チャネルの再構築した各種状態に平衡結合するのに脱分極間に十分な時間がある．脱分極が起こった時，LAに親和性の低い休止チャネルは，LAに親和性の高い開口チャネルや不活性化チャネルに変換される．すなわち，LAが結合したチャネルの増加がある．いったん脱分極が終わると，次の脱分極の前に，LA分子と再構築される$Na^+$チャネル間で平衡になるまでに十分な時間があり，ほぼすべてのチャネルが休止状態や非結合状態に戻る．**B.** 一過性ブロックでは，脱分極は高頻度で起こり，再構築されて平衡になるのに脱分極間に十分な時間がない．各脱分極の後，前の基線より多くのLAが結合したチャネルがある新しい基線が設定されることになり，結局は伝導不全を起こす．侵害受容器の高頻度刺激は組織障害の部位で起こるので，一過性（頻度依存性）ブロックは，たまに発火する程度の神経線維に比べ，発火している侵害受容器がより効果的に抑制されるように，積極的にもたらすこととなる．一過性ブロックの頻度依存性は，LAがそのチャネルの結合部位から解離する速度に依存する．

## 局所麻酔薬のためのその他の受容体

$Na^+$チャネルの遮断に加えて，LAは，広範囲の他の生化学的および生理学的効果を発揮することができる．LAは，$K^+$チャネル，$Ca^{2+}$チャネル，ニコチン性アセチルコリン受容体のようなリガンド開口チャネル，一過性受容器電位 transient receptor potential（TRP）チャネル，そしてムスカリン受容体やβアドレナリン受容体，サブスタンスPの受容体などいくつかのGタンパク質共役受容体と相互作用しうる．LAはまたあるGタンパク質をその細胞表面受容体から非共役させて，情報伝達を抑制することができる．たいていの場合，$Na^+$チャネルに対してよりこれら他の受容体に対するLAの親和性は低いため，これらの効果は重要ではない．しかしある臨床的状況において，ある種のLAにとっては，これらの本来の標的ではないものが，重要な治療的および毒性結果をもたらすことがある．

例えば，脊椎麻酔において，高濃度のLAが脳脊髄液に注射されると，そこからLAは脊髄内に拡散する．**サブスタンスP substance P** のような神経ペプチドや，**グルタミン酸 glutamate** のような小分子の有機神経伝達物質は，脊髄後角の一次と二次求心性神経間の侵害刺激の伝達を媒介する（前述参照）．サブスタンスPの受容体であるNK-1やブラジキニンの受容体B2，およびグルタミン酸のリガンド開口イオンチャネル型受容体であるAMPAやNMDA（第12章，GABA作動性およびグルタミン酸作動性神経伝達の薬理学参照）は，すべてLAにより直接抑制されることを示唆する証拠が，*in vivo* および *in vitro* 研究から得られている．LAの$Na^+$チャネル遮断効果による鎮痛作用と相まって，総じた効果は，有意に痛みの閾値を増加させることになる．

## 局所麻酔薬の薬物動態

### 体内吸収

LAは，注射または局所適応による投与後，作用部位に拡散する．LA分子はまた，局部組織により取り込まれ，体循環により投与部位から移動する．体循環に入るLAの量とLAの効力は，ともに，その薬剤の全身毒性を決定する．理想的には，全身的な吸収は不要な毒性を避けるためにも最小限に抑えるべきである．注射部位の血管分布状態，薬物濃度，血管収縮物質の同時投与，注入溶液の性質（粘性など）はすべてLAの体内吸収の速度や広がりに影響する．吸収は，密に灌流された組織であるいは反復投与後により大きい．例えば，気化したLAの経気道投与は，LAの非常に灌流された肺実質との接触ゆえに，急速で完全に近い体内吸収を起こす．

アドレナリンのような血管収縮物質は，数多くの短時間作用型のあるいは中等度作用型のLAといっしょに投与されることが多い．これらの補助薬は，血管平滑筋を収縮させることにより注射部位の血流を低下させ，LAの除去速度を緩徐にする．そうすることで，血管収縮物質は神経周囲の麻酔薬の濃度を増加させるとともに，体循環に到達する最大濃度を減少させる．前者の効果はLAの作用持続時間を増強し，後者の効果はLAの全身毒性を軽減する．しかしながら，血管収縮はまた，もしその領域への酸素供給が極度に低下した場合には，組織低酸素と損傷を起こしうる．すなわち，**LAが四肢に投与された時には，これらの領域は限られた循環なので，血管収縮物質は使用されない．**

2 冒頭のCaseにおいて，EMさんは，指の組織低酸素を避けるためにアドレナリンなしでリドカインが与えられた．

### 分布

体循環に回ってきたLAは，静脈系で，肺毛細血管床に運ばれる．肺は，大きなLA結合能を持ち，アミド結合型LAを代謝しうる局所生体内変換経路を発現しており，脳や他臓器へのLAの影響を制限する．

循環血液中で，LAは，2つの主たる血漿タンパク質であるα-1酸性糖タンパク（急性期タンパク質）とアルブミンに可逆的に結合する．LAはまた赤血球に結合しうる．血漿タンパク質への結合はpHが減少するにつれて低下することから，中性型が高い親和性でこれらのタンパク質と結合することが示唆される．組織結合性は，おもに膜取込みや分配によるものであるが，注射部位や他の部位で起こる．より疎水性の薬剤ほど，組織結合性の程度は大きくなる．

分布容積（$V_d$）は，どの程度薬物が体循環から組織に分布するかを示す．投与された薬物量が同じであれば，プロカインのような疎水性の低いLAがより高い血漿濃度を有し，すなわち組織内への蓄積はより少なくなり，それゆえより小さな$V_d$となる．一方ブピバカインのような疎水性の高いLAはより低い血漿濃度を有し，すなわち組織内への蓄積はより大きくなり，より大きな$V_d$となる．より大きな$V_d$を持つLAは，よりゆっくりと排出されていく（薬物の排出半減期と$V_d$と間の反比例関係の詳細な解説については，第3章，薬物動態学参照）．

### 代謝と排泄

エステル結合型LAは，組織および血漿エステラーゼ（偽コリンエステラーゼ）によって代謝される．この過程は数分単位と速く，その代謝物は腎臓を経て排泄される．

アミド結合型LAは，最初に肝臓でP450酵素によって代謝される．肝代謝の3つの主たる経路は，芳香族水酸化，*N*-脱アルキル化，アミド加水分解である．アミド結合型LAの代謝は，循環血液中に戻され，腎臓によって排泄される．肝灌流の変化や肝酵素の最大速度の変化は，これら薬剤が代謝される速度を変化させる．肝硬変やその他の肝疾患の患者では代謝は遅くなっており，そのような患者ではアミド結合型LAの標準量が毒性を起こすことがある．アミド結合型LAのある代謝は，肺や腎臓など肝臓外でもまた起こりうる．

## 局所麻酔薬の投与

LAの投与の方法は，その治療効果および全身毒性の程度を決定しうる．次に示すのは，LAを投与する最も一般的な方法の概要である．

### 表面麻酔

表面麻酔は，粘膜や皮膚に適用される時短期的に痛みを緩和する．薬物は，表皮にあるAδ線維やC線維の終末に達するために，大きな障壁となっている表皮の最外層である角質層のある表皮バリアを通過しなければならない．いったん表皮を越えてしまうと，LAは循環血液中に急速に吸収され，全身毒性の危険性を増加させる．**TAC**として知られているテトラカイン，アドレナリン，コカインの合剤は，ちょっとした切り傷を縫う前にときどき使用される．この製剤はコカイン中毒や嗜癖の懸念があることから，**局所麻酔薬共融混合物 eutectic mixture of local anesthetic（EMLA）**のような代替え品が現在使われている（後述参照）．皮膚部位や下層にある筋肉から起こってくる痛みを抑えるために，皮膚に塗布されたパッチから1日分の**リドカイン lidocaine**を投与することもできる．

### 浸潤麻酔

浸潤麻酔は，注射を通して皮膚の領域や粘膜面の感覚を失わせるために使われる．LAは，麻酔されるべき領域の近くのいくつかの隣接部位に，皮内あるいは皮下注射される．この手法は，薬剤が表皮を通過しなくともよいので，表面麻酔よりかなり早く無感覚にさせる．しかしながら，薬物をイオン化した可溶型にしておくため通常pHを酸性に維持するような溶液を加えなければならないので，注射は痛みを伴う．重炭酸$Na^+$を加えることにより溶液を中性化すると注射による痛みは軽減する．通常浸潤麻酔に使用されるLAは，**リドカイン lidocaine，プロカイン procaine，ブピバカイン bupivacaine**である．歯科処置でのLAの注射での使用は，Box 11-1で解説されている．

### 末梢神経ブロック

末梢神経ブロックは，大小の神経ブロックに細分化される．例えば，四肢遠位部の小神経ブロックには橈骨神経ブロックが入るが，腕全体の大神経ブロックには腕神経叢ブロックが入るであろう．どちらの場合も，LAは通常経皮的に注射される．麻酔薬は標的部位に到達する前に何層もの膜を横切らなければならず（前述参照），薬物の多くは神経周囲の脂肪や筋肉など他

#### Box 11-1 歯科における局所麻酔薬

現代歯科学はLAの作用に基礎をおいている．十分に痛みを抑えることなしでは，患者は歯科処置の大部分を気楽に受けはしないだろう．驚くほどのことではないが，LAは歯科における最も一般的に使用される薬物である．

歯科処置では，注射用と表面用の両者の麻酔薬が使用されることが多い．注射薬は処置の間の時には処置後の痛みの感覚をブロックし，一方，表面麻酔薬は注射薬が投与される時針の貫通が痛くないようにする．

表面麻酔薬は，粘膜に塗布され，深さ2～3 mmまで浸透する．表面麻酔薬はこの距離まで拡散しなければならないので，比較的高濃度が使用されるため，局所毒性および全身毒性を避けることに注意を要する．ベンゾカインやリドカインは，2つとも一般的に使われる表面麻酔薬であるが，水に不溶性で循環血液中に吸収されにくいので，全身毒性の可能性は低い．

注射用麻酔薬は，局所浸潤としてか，周囲浸潤麻酔あるいは神経ブロックとして投与される．局所浸潤においては，麻酔液は歯科処置が行われる部位で沈着させる．その部位で自由神経終末は液に浸かり，疼痛感覚がブロックされ，周囲浸潤麻酔および神経ブロックでは，切開部位から離れた神経に沿ってもっと近位で麻酔液が沈着される．これらの技法は，口のより広範な領域が麻酔されねばならない時に使用される．

数々の注射用麻酔薬が歯科業では使われ，与えられた処置で使うのにどの薬剤を選択するかによって，薬剤の発現速度や，作用時間，血管拡張性の性質といった要因を反映することになる．リドカインは，最も広く使用されている注射用麻酔薬である．リドカインは急速な発現，長時間作用性，そしてかなり低いアレルギー反応の頻度で知られる．メピバカインは，多くの他のLAより血管拡張性がなく，血管収縮薬がなくとも投与することが可能である．この性質により，血管収縮薬が併用された多くの薬剤より急速に投与領域からメピバカインが“消え失せる”ので，メピバカインは小児歯科には理想的に適している．結果として，メピバカインは比較的短時間の軟部組織麻酔を提供でき，麻酔された組織における，噛んだり咀嚼したりした時にうっかりした自らまねいた傷のリスクを最小限に防止する．ブピバカインは，リドカインやメピバカインより強力な長時間作用型の麻酔薬である．ブピバカインは，長期にわたる歯科処置や術後疼痛の管理に使われる．

の部分に分配され，あるいは局所循環によって除去されてしまうので，注射される量は，*in vitro* で被鞘のない摘出神経における刺激をブロックするのに要する量よりははるかに多い．それゆえ，注射された薬物のほんの少量のみが実質的に神経膜に到達する．麻酔薬の選択は，通常は求められる作用持続時間に依存する．アドレナリンは末梢神経ブロックの作用持続時間を引き延ばすのに役立つが，前述したように，組織低酸素を起こすことがある．

腕神経叢ブロックは，腕全体が麻酔されるので，特に上肢において有用である．その他有用な末梢ブロックには，腹部前壁のための肋間神経ブロック，頸部手術のための頸神経叢ブロック，下肢遠位部のための坐骨神経および大腿神経ブロックがある．冒頭の Case において，EM さんは，末梢ブロックのタイプの 1 つである指神経ブロックを受けた．

### 中枢神経ブロック

このタイプのブロックは，薬物が脊髄付近に供給されるが，硬膜外麻酔と髄腔内（脊椎）麻酔がある．これらの処置の早期の効果は，主として脊髄神経根におけるインパルスのブロックからくるものであるが，後期では，麻酔薬は脊髄に浸透し作用する可能性がある．**ブピバカイン bupivacaine** は，低濃度で有意な運動ブロックを起こさずに十分に痛みを緩和するので，陣痛の際の硬膜外麻酔として特に有用である．ブピバカインの心毒性の報告により，この薬剤の高濃度（単位体積当たりの重量として＞0.5%）での使用を減少させるに至ったが，産科において使用される希薄溶液ではめったに毒性はない．**ロピバカイン ropivacaine** や**レボブピバカイン levobupivacaine** のような新規な化学的に類似した薬物はより安全であるかもしれない．

### 静脈内局所麻酔

このタイプの局所麻酔は，Bier block とも呼ばれる．駆血帯と遠位側にあるゴムバンドが上げられた四肢にあてがわれて，手足の部分的な放血状態を導く．駆血帯をそれから膨らまして，バンドは外される．その後 LA を四肢の静脈内に注入して局所麻酔を得る．駆血帯は四肢からのおよび四肢への血流を制限することにより全身毒性を防止する．静脈内局所麻酔はたまに腕や手の手術の際に使われる．

## おもな毒性

LA は局部組織，末梢血管系，心臓，CNS への影響を含め，多くの潜在的な毒性を持ちうる．過敏反応もまたありうる．特定の部位へ薬物が投与された時には通常全身的な副作用は限定的であるが，LA を投与する際には常にこれらの潜在的毒性を考慮することが重要である．

また LA は，局所刺激を引き起こす可能性がある．骨格筋は LA 投与による刺激に最も影響を受けやすいようである．クレアチンキナーゼの血漿レベルは LA を筋注した後上昇することから，筋細胞の損傷が示唆される．この効果は通常可逆的で，注射後数週間以内に筋肉の再生は完了する．

LA は，CNS に深刻な影響を与える可能性がある．LA は，両親媒性の小分子で，血液脳関門を急速に通ることが可能である．初期には，LA は振戦，耳鳴，悪寒・戦慄，攣縮，時には全身けいれんといった CNS 興奮の徴候を生じさせる．CNS 興奮に引き続いて抑制が起こる．初期には LA が大脳皮質の抑制経路を選択的に遮断することで，CNS 毒性の興奮期を起こすと仮定されている．LA の濃度が CNS で増すにつれて，興奮性も抑制性も含めたすべてのニューロン経路が遮断され，CNS の抑制が起こる．究極的に呼吸不全の結果，致命的となる．

LA は，末梢血管系に対しては複雑な影響を与える．例えばリドカインは初期には血管収縮を起こすが，後では血管拡張を起こす．そのような二相性の作用は，血管平滑筋と，抵抗細動脈を支配する交感神経に対する個別作用による可能性がある．気管支平滑筋もまた二相性に影響を受ける．最初 LA は気管支収縮を起こすが，後では気管支弛緩を起こす．この初期変化は LA による細胞内貯蔵から細胞質への $Ca^{2+}$ イオンの放出を反映するものと思われる．一方，後者の作用は，細胞膜の $Na^{+}$ および $Ca^{2+}$ チャネルの LA による抑制によって起こるのであろう（後述参照）．

LA の心臓作用は，その様々な分子標的である $Na^{+}$，$K^{+}$，$Ca^{2+}$ チャネルに対する作用により複雑である．早期の作用は，伝導組織および結節組織を通しての心筋活動電位の伝導速度の低下である．LA は，非常に低濃度で，心室性頻脈や心室細動を防止する力があるので抗不整脈薬として作用しうる（これは頻度依存性遮断の例である；前述参照）．例えば，リドカインは LA としてもクラス I 抗不整脈薬としても作用する（第 23 章参照）．LA はまた，用量依存的な心筋収縮力の低下（陰性変力作用）を起こす．この作用のメカニズムは完全には理解されていないが，LA による筋小胞体からの $Ca^{2+}$ 放出の遅延と，その結果，次の収縮を起こすのに利用される $Ca^{2+}$ の貯蔵における低下によって起こる可能性がある．LA はまた直接細胞膜

の $Ca^{2+}$ チャネルを抑制する可能性がある．低下した細胞内 $Ca^{2+}$ 貯蔵量と減少した $Ca^{2+}$ 流入が合わさって，心筋収縮性の低下が起こるのであろう．

最近，循環血液中に注射された脂肪乳剤がブピバカインのような体内のLAによる心毒性を急速に食い止めることができることが示された．この発見は，LA毒性の動物モデルでも，LAの過量投与に関係した心停止後の蘇生が成功した何例かの臨床ケースレポートにおいても示されている．

LAに対する過敏性は稀である．この副作用は通常アレルギー性皮膚炎や喘息として認められる．LA誘発性過敏症はほぼ例外なくエステル結合型LAで起こる．例えば，プロカインの代謝物であるパラアミノ安息香酸 para-aminobenzoic acid（PABA）は周知のアレルゲンであり，多くの日焼け止めのなかの活性薬剤でもある．

## 個々の局所麻酔薬

LAの一般的性質を論じてきたが，この項では，現在の臨床用途における個々のLAについて，効力や半減期における薬剤の違いに重点をおいて述べる．

### エステル結合型局所麻酔薬

#### プロカイン

**プロカイン** procaine（Novocain®）は，短時間作用型のエステル結合したLAである．その低い疎水性のため，循環血液により投与部位から急速に除去され，神経周囲の局部組織にはほとんど隔離されることはない．血流中では，プロカインは血漿偽コリンエステラーゼにより急速に分解され，続いてその代謝物は尿中に排泄される．プロカインの低疎水性はまた $Na^+$ チャネルにおけるその結合部位からの急速な解離を起こさせ，この薬剤の作用の弱さを説明する．

プロカインがおもに用いられるのは，浸潤麻酔と，歯科処置においてである．時にプロカインは診断的神経ブロックに用いられる．プロカインはその作用の弱さ，作用開始の遅さ，作用持続時間の短さから，末梢神経ブロックにはほとんど用いられない．しかしながら急速に加水分解され，短時間作用型のプロカイン同族体である 2-chloroprocaine（Nesacaine®）は産科麻酔では一般的であり，痛みを抑えるために分娩の直前に硬膜外にときどき与えられる．

プロカインの代謝物の１つはPABAであり，ある細菌がプリンと核酸を合成するのに必要とする化合物である．抗菌性のスルホンアミドはPABAの構造アナログで，葉酸生合成における主要代謝産物の合成を競合的に抑制する（第32章，抗菌薬，抗がん薬の薬理学の原理参照）．過剰なPABAはスルホンアミドの有効性を低下させ，細菌感染症を増悪させる可能性がある．前述したように，PABAはまたアレルゲンである．

#### テトラカイン

**テトラカイン** tetracaine は，長時間作用型の極めて強力なエステル結合型LAである．その長時間作用性はテトラカインの疎水性の高さによるもので，テトラカインは芳香族基にブチル基が付加されており，それがテトラカインを神経周囲の組織に長期間残存できるようにする．テトラカインの疎水性はまた $Na^+$ チャネルにおけるその結合部位との長期相互作用を促進し，それはリドカインやプロカインより効果が強いことを説明する．テトラカインはおもに脊椎麻酔や表面麻酔に用いられる．その有効な代謝は，エステラーゼによる急速な加水分解の可能性があるにもかかわらず，緩徐であるが組織から血流内に少しずつしか放出されないという理由による．

#### コカイン

**コカイン** cocaine は，原型的なものであって，唯一の自生するLAで，エステル結合型である．コカインには中等度の効力があり（リドカインの1/2），作用時間も中等度である．コカインの構造はLAとしてはやや独特であり，その第三級アミンは，第二級エステル基がついている複雑な環状構造の一部をなす．

コカインの基本的な治療的使用は，眼科麻酔においてと，表面麻酔であるTAC（テトラカイン，アドレナリン，コカイン；前述参照）の一端としてである．prilocaine のように（後述参照），コカインは顕著な血管収縮作用を有し，それは末梢神経とCNS両者でのシナプス終末におけるカテコールアミン取込み抑制による（第10章，アドレナリン作動性の薬理学参照）．この取込み系の抑制はまたコカインの深刻な心毒性の潜在性のメカニズムでもあり，コカイン使用と関係した“恍惚感”のメカニズムでもある．心毒性と高揚感は，コカインのLAとしての価値を限定的なものとする．

### アミド結合型局所麻酔薬

#### リドカインと prilocaine

**リドカイン** lidocaine は，最も一般に使用されるLAであり，冒頭のEMさんのCaseでも使われたもので，適度な疎水性を示すアミド結合型LAである．

リドカインは，その作用が速やかに始まり，約1～2時間の中等度の持続時間を示し，効力も穏やかである．リドカインは芳香族基に2つのメチル基を持ち，それがプロカインに比べて疎水性を増強させ，その加水分解速度が緩徐となる．

リドカインは比較的低い $pK_a$ を持ち，生理学的pHでは薬物の大部分は中性型で存在する．この性質は薬物の膜を通過する拡散を速やかにして，急速なブロックを可能にする．リドカインの作用持続時間は，その適度な疎水性とアミド結合という2つのファクターに基づいている．アミド結合は薬物のエステラーゼによる分解を阻止し，その疎水性は長時間局部組織などの投与部位近くに残存できることを可能にする．疎水性はまたリドカインが $Na^+$ チャネル上のLA結合部位にプロカインよりももっとしっかりと結合できるようにさせ，リドカインの効力を増強させる．同時に投与されたアドレナリンの血管収縮効果は，リドカインの作用持続時間を実質的に延長できる．

リドカインは浸潤麻酔，末梢神経ブロック，硬膜外麻酔，脊椎麻酔，表面麻酔に使用される．リドカインはまたクラスI抗不整脈薬として使用される．抗不整脈作用のメカニズムは，心筋細胞における $Na^+$ チャネルの遮断である．循環血液中におけるリドカインの代謝はゆっくりとしており，それによりリドカインは有用な抗不整脈薬となる（第23章参照）．ブピバカインのようなもっと強力なアミド結合型LAは，あまりにも固く心筋 $Na^+$ チャネルに結合し過ぎて，有用な抗不整脈薬として働くことはできない．そのような薬物は伝導ブロックや頻脈を起こしたりする（後述参照）．

リドカインは肝臓で代謝を受ける．そこで，リドカインは最初P450酵素により脱アセチル化される（第4章，薬物代謝参照）．続いて加水分解され，水酸化される．リドカインの代謝物の麻酔作用は弱いものでしかない．

リドカインの毒性効果はおもに中枢や心臓で見られる．副作用には眠気，耳鳴，攣縮，さらには発作などもある．CNS抑制や心毒性は，薬物の血漿レベルが高いと起こる．

**prilocaine** は，リドカインと似ているが，局所麻酔作用の他に血管収縮作用を有する．prilocaineはその作用持続時間を延ばすのにアドレナリンの同時投与を必要としないので，この薬物はアドレナリンが禁忌の患者にはよい選択となる．

## ブピバカイン

**ブピバカイン bupivacaine** は長時間作用性のアミド結合型LAである．ブピバカインは，第三級窒素に結合しているブチル基により，疎水性が高く，それゆえ極めて強力である．低濃度のブピバカインを硬膜外に投与した際には，自発運動に対してより痛覚に対しさらに効果がある．ブピバカインが脊椎麻酔，硬膜外麻酔，末梢神経ブロック，浸潤麻酔に有用なのは，この薬物の長時間作用性と高い力価とともに，この性質による．ブピバカインは肝臓で代謝され，そこでP450酵素により脱アセチル化される．運動機能を停止させることなしに2～3時間痛みを緩和できるので，ブピバカインは低濃度で陣痛や術後麻酔に広く使われてきた．しかしながら高濃度では心毒性があるため，ブピバカインはもはやこれらの目的には一般的に用いられなくなった（ブピバカインは収縮期での心筋細胞 $Na^+$ チャネルをブロックするが，拡張期で非常にゆっくり解離する．すなわち，ブピバカインはリエントリ回路の促進により不整脈を引き起こす可能性がある）．

ブピバカインは不斉中心を持つので，鏡像 *R* 光学異性体，*S* 光学異性体のラセミ混合物として存在する．*R* 光学異性体と *S* 光学異性体は $Na^+$ チャネルに違った親和性を持っており，それゆえ異なった心血管作用を示す．*S* 光学異性体が分離され，安全で心毒性の低い**レボブピバカイン levobupivacaine** として市販されている．その構造的に相同の相対的なものは**ロピバカイン ropivacaine** である．

## articaine

**articaine** は，比較的新しいアミド結合型LAで，いくつかの興味深い構造的特徴を有する．第一に，prilocainとともに，アルチカインは第二級アミン基があるため，LAのなかでは独特である（事実上，他の局所麻酔薬はすべて第三級アミン基を持つ）．第二に，アルチカインは，チオフェン環に結合したエステル基をもつため構造的に独特であり，エステル基の存在は，アルチカインがコリンエステラーゼにより血漿で，また肝臓でも，一部代謝される可能性があることを意味する．血漿でのアルチカインの急速な代謝は，アルチカインの潜在毒性を最小限に抑えるかもしれない．アルチカインは現在歯科で使われており，しだいに評判のよい薬剤となってきており，その臨床的な性格についての研究が実施されるにつれてさらなる適応が見出されるかもしれない．

### EMLA

**局所麻酔薬共融混合物 eutectic mixture of local anesthetic（EMLA）** はリドカインと prilocaine の合剤で，クリームやパッチとして表面麻酔で投与される．EMLA は，スタンダードな表面麻酔製剤よりも皮膚に接する 1 滴当たりの LA の濃度が高いので，臨床的に有用である．EMLA は静脈穿刺，動脈内挿管，腰椎穿刺，歯科処置などいくつかの状況において，特に注射の痛みを怖がる子どもに有用である．

## ▶ まとめと今後の方向性

LA は局所的に痛覚をブロックできるので，医療看護の実践に不可欠である．その臨床作用には，侵害受容器と呼ばれる痛みの神経を遮断することが関係する．侵害受容器は，その軸索が Aδ 線維あるいは C 線維として分類されている求心性神経である．LA は，ニューロン膜の電位開口型 $Na^+$ チャネルを遮断することにより，侵害受容器の神経線維を含む，末梢神経におけるあらゆるタイプの神経線維をブロックする．LA は，膜の細胞質側から $Na^+$ チャネルに作用する．

一般に LA は，エステル結合あるいはアミド結合によりイオン化したアミンと結びついた芳香族基を持つ．この構造はほぼすべての LA に共通であり，その機能に寄与する．おもに芳香族基とその置換基の理由による疎水性と，アミンのイオン化のしやすさ（$pK_a$）の両者により，LA の効力や局所麻酔作用の動態が決定される．$pK_a$ 値が 8 ～ 10 の，すなわち弱塩基の分子は，LA として最も効果的である．中性型は，$Na^+$ チャネル上の LA 結合部位に到達するために膜を横切ることができ，プロトン化した型では，標的部位に高親和性で結合することができる．

$Na^+$ チャネルは開口，不活性化，休止の 3 つの型で存在する．また休止状態と開口状態の間には，いくつかの一過性の"閉鎖"型がある．LA は，$Na^+$ チャネルの閉鎖，開口，不活性化の構造に強く結合する．この強力な結合はチャネルの休止状態に戻るのを抑制し，不応期を延ばし，活動電位の伝達を抑制する．

LA には，神経線維における $Na^+$ チャネル抑制を超越した効果があるようである．その付加的な作用には治療的な見込みを示すものもあるし，LA が他の適応となりうるものもあろう．例えば LA は，創傷治癒，炎症，血栓，低酸素 / 虚血誘発性脳損傷，気管支過敏に影響することが報告されてきた．LA はまた，糖尿病性ニューロパチー，帯状疱疹後神経痛，熱傷，がん，脳卒中の患者において見られるような，慢性の神経因性疼痛における使用に関して研究されている．その効果が数日間も続くような超長時間作用型 LA の研究が続けられており，これらの研究には，分子レベルでの LA 構造を変えたり，様々な薬物送達システムを使ったり，新しいクラスの神経刺激遮断薬を発見したりなどがある．

最後に，現在の発見の有望な分野に，侵害受容器に特異的な LA がある．これらの実験的薬剤のいくつかは，Aδ 線維や C 線維に選択的に発現した $Na^+$ チャネルサブタイプに特異的に結合する．他には荷電麻酔薬というのもあり，通常はニューロン膜を通過して拡散することはできないが，これらの麻酔薬とカプサイシン受容体である TRPV1 のような侵害受容器に選択的に見つけられたイオンチャネルを活性化する薬剤との併用は，様式特異性にこれらの開口したチャネルを通して侵害受容器膜を麻酔分子が横切ることを可能にさせる．侵害受容器に特異的な LA は運動，自律神経，その他神経シグナリングには影響を与えずに疼痛感覚を遮断できる可能性があり，それゆえ様々な臨床背景において有用であるかもしれない．

### 推奨文献

Berde CB, Strichartz GR. Local anesthetics. In: Miller RD, et al, eds. *Miller's anesthesia.* 7th ed. Philadelphia: Elsevier Churchill Livingstone; 2009.(*A more complete mechanistic and, primarily, clinical summary.*)

Crystal CS, McArthur TJ, Harrison B. Anesthetic and procedural sedation techniques for wound management. *Emerg Med Clin North Am* 2007;25:41–71.(*A clinically oriented review that discusses how to administer LAs at various anatomic sites.*)

McLure HA, Rubin AP. Review of local anaesthetic agents. *Minerva Anestesiol* 2005;71:59–74.(*A clear discussion of both general concepts and individual agents.*)

Suzuki S, Gerner P, Colvin AC, Binshtok AM. C-fiber-selective peripheral nerve blockade. *Open Pain J* 2009;2:24–29.(*Recent research on agents that may have selectivity for C-fibers.*)

## 主要薬物一覧：第 11 章　局所麻酔薬の薬理学

| 薬　物 | 臨床応用 | 副作用（重篤なものは太字で示す） | 禁　忌 | 治療的考察 |
|---|---|---|---|---|
| **エステル結合型局所麻酔薬**<br>メカニズム—興奮性細胞膜における電位開口型ナトリウムイオン（$Na^+$）チャネルを抑制する. | | | | |
| **プロカイン**<br>**2-chloroprocaine** | 浸潤麻酔<br>産科麻酔で分娩の前に硬膜外に与えられる（2-chloroprocaine） | **過剰の体内吸収による心停止および低血圧，CNS の抑制あるいは興奮，呼吸停止**<br>接触性皮膚炎 | 神経疾患，脊髄奇形，敗血症，重症低血圧の患者には細心の注意を払って硬膜外麻酔を用いよ | プロカインの低疎水性により，投与部位から血液循環を経て急速にこの薬が除去され，かつプロカインの効果が弱いことと半減期が短いことを説明する.<br>プロカインの代謝物である PABA が過剰だとスルホンアミドの有効性を低下させる. |
| **テトラカイン** | 表面麻酔<br>脊椎麻酔 | **プロカインと同じ**<br>**加えて薬物性角結膜炎** | 表面麻酔をする予定部位での局所感染 | 高い疎水性により長時間作用型で効果が強い．テトラカインはリドカインやプロカインよりもっと強力である.<br>心臓ブロックのある患者には大量注射してはいけない. |
| **コカイン** | 粘膜および眼科局所麻酔<br>ホルネル症候群 Horner syndrome の診断でコカイン点眼により瞳孔が散大しない | **冠動脈硬化症，頻脈，発作を促進する**<br>CNS の抑制あるいは興奮，不安 | コカイン含有物への過敏性 | 中等度な効力であり（リドカインの 1/2），作用時間も中等度，顕著な血管収縮作用，心毒性がある.<br>心毒性と高揚感は，コカインの LA としての価値を限定的なものとする. |
| **アミド結合型局所麻酔薬**<br>メカニズム—興奮性細胞膜における電位開口型 $Na^+$ チャネルを抑制する. | | | | |
| **リドカイン** | 浸潤麻酔<br>末梢神経ブロック<br>硬膜外麻酔，脊椎麻酔，表面麻酔<br>クラス I 抗不整脈薬 | **心肺停止，不整脈，心筋収縮能低下，メトヘモグロビン血症，発作**<br>耳鳴，めまい，感覚障害，振戦，眠気，低血圧，皮膚炎，便秘 | アミド結合型 LA に対する過敏性<br>先天性あるいは特発性メトヘモグロビン血症 | リドカインは，その適度な疎水性により，作用が速やかに始まり，約 1 ～ 2 時間の中等度の持続時間を示し，効力も穏やかである.<br>リドカインの作用持続時間を延ばすためにアドレナリンの同時投与を必要とする. |
| **prilocaine** | 歯科での浸潤麻酔と神経ブロック | **リドカインと同じ** | リドカインと同じ | prilocaine はその作用持続時間を延ばすためにアドレナリンを必要としないので，アドレナリンが禁忌の患者にはよい選択となる. |
| **ブピバカイン** | 浸潤麻酔，局所麻酔，硬膜外麻酔，脊椎麻酔<br>交感神経ブロック | **リドカインと同じ**<br>**加えて高濃度で心毒性** | 脊椎麻酔をする予定部位での局所感染<br>敗血症，重度の出血，あるいは完全心臓ブロックのような不整脈がある時は，脊椎麻酔における使用は禁忌 | 疎水性が高く，強力で，作用時間が長い.<br>高濃度で心毒性があるためその使用は限定的である.<br>*R* 光学異性体と *S* 光学異性体は $Na^+$ チャネルに違った親和性を持っており，それゆえ異なった心血管作用を示す．*S* 光学異性体はレボブピバカインである．その構造的に相同の相対的なものはロピバカインである. |
| **articaine** | 歯科麻酔<br>硬膜外，脊椎，局所麻酔 | **リドカインと同じ** | 注射部位での感染（特に腰椎穿刺部位）<br>ショック | articaine の現在の臨床応用はおもに歯科においてである. |
| **EMLA（リドカインと prilocaine の合剤）** | 正常な傷のない表皮や粘膜，歯科処置での表面局所麻酔 | **リドカインと同じ** | アミド結合型 LA に対する過敏性 | クリームや綿棒，パッチとして表面麻酔で投与される.<br>スタンダードな表面麻酔製剤よりも，組織に接する 1 滴当たりの LA の濃度が高いので，臨床的に有用である. |

Section 2C

# 中枢神経系薬理学の原理

*Principle of Central Nervous System Pharmacology*

# 12

# GABA作動性およびグルタミン酸作動性神経伝達の薬理学

Stuart A. Forman, Janet Chou, Gary R. Strichartz, and Eng H. Lo



## ▶ はじめに

抑制性神経伝達物質と興奮性神経伝達物質は，覚醒，睡眠，学習，記憶を含むほぼすべての行動プロセスと，すべての感覚プロセスを調節し，てんかんや脳卒中のような疾患プロセスにも関与している．イオンチャネル，チャネルを調節する受容体，アミノ酸神経伝達物質の三者が中枢神経系central nervous system（CNS）で織りなす相互作用が，こうした様々なプロセスの分子基盤となっている．本章では，2つの最も重要な中枢アミノ酸神経伝達系である，**γアミノ酪酸 γ-aminobutyric acid（GABA）**と**グルタミン酸 glutamate**の神経伝達系について，その生理学と病態生理学，薬理学を解説する．

## ▶ GABA作動性およびグルタミン酸作動性神経伝達の概説

CNSにはシナプス後受容体に結合するアミノ酸が高濃度に存在し，抑制性神経伝達物質または興奮性神経伝達物質として作用している．主要な神経作用性アミノ酸には2種類あり，GABAがおもな抑制性アミノ酸，グルタミン酸がおもな興奮性アミノ酸となる．

アミノ酸神経伝達物質は1つ以上のイオン選択的チャネルの透過性を変化させ，最終的には抑制応答または興奮応答を誘発する．抑制性神経伝達物質は正味の外向き電流を引き起こし，細胞膜を過分極させる．例えば，抑制性神経伝達物質はカリウムイオン（$K^+$）チャネルあるいは塩素イオン（$Cl^-$）チャネルを開口

## Case

70 歳男性の SB さんは睡眠についての問題を抱えていた．姉がてんかん発作コントロールのためバルビツール酸類のフェノバルビタールを処方されていることを思い出し，睡眠の助けにと，アルコールといっしょに“ほんのすこしだけ”と内服した．ほどなくして，SB さんの反応が鈍くなっていることに姉が気づき，救急搬送された．SB さんは眠らずに眼を開けていることが難しく，ろれつが回っていなかった．歩行は安定せず，注意力や記憶にも問題があった．呼吸は少なくかつ浅く 1 分間に 6 回ほどであった．胃内容物の誤嚥を防ぐため，気管内挿管が施され，これ以上フェノバルビタールが吸収されないように活性炭を経鼻チューブより投与した．さらに，重炭酸ナトリウムの静脈内投与により，尿を pH 7.5 までアルカリ化して，薬物の排泄を促進した．3 日後，彼は回復し，帰宅することができた．

### Questions

1. バルビツール酸の中毒症状の徴候は何か．また，それらの徴候は薬物の作用機序からどのように説明できるのか？
2. バルビツール酸類はどのような機序によっててんかん発作をコントロールし，睡眠を誘発したりするのか？
3. 患者の年齢は，バルビツール酸類の中枢神経系（CNS）抑制の深さにどのように影響するのか？
4. CNS 抑制や呼吸抑制をもたらすバルビツール酸類とエタノールの相互作用の機序は何であろうか？

し，それぞれ $K^+$ の流出あるいは $Cl^-$ の流入を誘発する．細胞内陽イオンの損失にせよ細胞内陰イオンの獲得にせよ，どちらのイオンの動きであれ，結果として細胞膜の過分極と膜抵抗の減少が生じる（図 12-1）．つまり，膜電位が閾値以下に移動し，脱分極を引き起こす内向き電流を生じることを防ぐのである．

対照的に，興奮性神経伝達物質はナトリウムイオン（$Na^+$）チャネルなどの陽イオン特異的なチャネルを開口させることによって，$Na^+$ の正味の細胞内流入を生み出し，細胞膜を脱分極させる．他の興奮性応答（脱分極性応答）としては，神経伝達物質が $K^+$“漏洩チャネル”を閉鎖させる際に生じるものがあり，$K^+$ の細胞外放出を減少させる（第 7 章，細胞興奮性と電気化学伝達の原理参照）．これらの例はいずれの場合も，興奮性アミノ酸神経伝達物質が正味の内向き電流の原因となっていることに注意する必要がある．

**ベンゾジアゼピン類 benzodiazepines** や**バルビツール酸類 barbiturates** のような GABA 神経伝達を調節する薬物は臨床的に重要な薬物に分類される．一方，グルタミン酸神経伝達を標的とする薬物は，依然として実験に用いられるものが主要である．したがって本章ではまず，GABA 神経伝達の生理学と薬理学を解説し，続いてグルタミン酸神経伝達の病態生理学と薬理学について説明する．

## GABA 作動性神経伝達の生理学

GABA は哺乳動物の CNS の主要な抑制性神経伝達物質として機能している．脊椎動物ではほとんどの CNS 細胞と星状細胞が細胞膜に GABA 受容体を発現している．GABA 受容体は様々なメカニズムを通して神経興奮伝達を減少させる．GABA 受容体は脳内の至るところに発現しているため，多くの神経回路と機能に影響を与える．GABA 受容体に作用する薬物は覚醒，注意，記憶形成，不安，睡眠，そして筋緊張に影響を及ぼす．GABA シグナルの調節はてんかんにおける局所的な，あるいは広域的な神経過活動の治療にも重要なメカニズムとなる．

### GABA の代謝

**グルタミン酸デカルボキシラーゼ glutamic acid decarboxylase（GAD）**は GABA 神経終末において，グルタミン酸から GABA への変換を触媒し，GABA 合成を介在している（図 12-2A）．そのため，脳内における GABA の総量と機能的な GAD の総量には相関が見られる．GAD は補酵素としてリン酸ピリドキサール（ビタミン $B_6$）を必要とする．GABA は輸送体［小胞 GABA 輸送体 vesicular GABA transpoter（**VGAT**）］を介してシナプス前小胞に取り込まれる．神経終末に発現する VGAT は，もう 1 つの抑制性神経伝達物質であるグリシンを放出している．活動電位によるカルシウムイオン（$Ca^{2+}$）の細胞内濃度の上昇

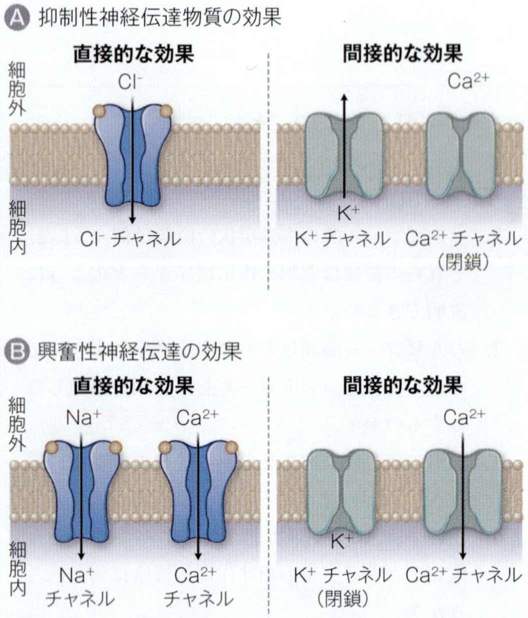


**図 12-1　イオンコンダクタンスに及ぼす抑制性および興奮性神経伝達**

**A.** 抑制性神経伝達物質は，結果的に外向き電流を発生させ，細胞膜を**過分極**させる．その機序は，陰イオンの流入［例えば塩素イオン（$Cl^-$）チャネルの開口］あるいは陽イオンの流出［例えばカリウムイオン（$K^+$）チャネルの開口］のいずれかによる．また，$Cl^-$チャネルあるいは$K^+$チャネルの開口は膜抵抗を減少させ，興奮性電流に対する$\Delta V_m$の反応性を低下させる．この過程は“短絡”と称される．この膜抵抗減少を原因とする反応性の低下（すなわち，電流変化当たりの膜電位変化$V_m$の減少）は，$\boldsymbol{\Delta V_m = \Delta i_m \times r_m}$（$V_m$: 膜電位，$i_m$：興奮性電流，$r_m$：膜抵抗）の関係から導かれる．**B.** 興奮性神経伝達物質は，結果的に内向き電流を発生させ，細胞膜を**脱分極**させる．その機序は，内向き電流の増加［例えばナトリウムイオン（$Na^+$）チャネルの開口］または外向き電流の減少（例えば，$K^+$チャネルの閉鎖）のいずれかによる．また，$K^+$チャネルの閉鎖は，静止膜電位変化とは無関係に静止時膜抵抗を増加させるため，興奮性シナプス後電流への細胞応答性が高まる．

が引き金となり，GABAを含む小胞がシナプス前細胞膜に融合し，そしてGABAが細胞間隙に放出される．

シナプスでのGABAの作用を終了させるためには，GABAを細胞外スペースから除去しなければならない．ニューロンとグリアは**GABA輸送体 GABA transporter（GAT）**を介してGABAを取り込む．これまでにGAT-1〜GAT-4までの4種類のGATが同定されていて，それぞれがCNSにおいて特徴的な分布をしている．細胞内ではGABA代謝経路と炭水化物の参加代謝経路が一部重複している．ミトコンドリア酵素である**GABAトランスアミナーゼ GABA-transaminase（GABA-T）**の触媒により，GABAがコハク酸セミアルデヒド succinic semialdehyde（SSA）へ変換されると，SSAは引き続きSSAゲヒドロゲナーゼの酸化作用により，コハク酸へと変換された後にKrebs回路へ入り，さらにαケトグルタル酸へと変換される．次いでGABA-Tによりαケトグルタル酸から再びグルタミン酸が生成される（図12-2A）．

## GABA受容体

GABAはGABA受容体と結合することで神経生理学的効果を発揮する．GABA受容体には2つのタイプが存在する．**イオンチャネル型GABA受容体 ionotropic GABA receptor（$GABA_A$ と $GABA_C$）**は複数のサブユニットから構成する膜タンパクで，GABAが結合すると内部に備える$Cl^-$チャネルが開口する．**代謝型GABA受容体 metabotropic GABA receptor（$GABA_B$）**はヘテロ二量体のGタンパク質共役型受容体であり，セカンドメッセンジャーを介して神経イオン電流を変化させる．

### イオンチャネル型GABA受容体：$GABA_A$ と $GABA_C$

CNSにおいてはイオンチャネル型**$GABA_A$**受容体が最も豊富に発現している．$GABA_A$受容体は末梢および中枢のニコチン性アセチルコリン受容体 nicotinic acetylcholine receptor（nAChR），セロトニン3A/B（$5\text{-}HT_{3A/B}$）受容体，グリシン受容体と同様の速い神経伝達物質開口型イオンチャネルのスーパーファミリーに属している．$GABA_A$受容体はこれらの受容体と同様に五量体の糖タンパク質で，5つの4回膜貫通型受容体サブユニットがイオン孔を中心に取り囲むような構造をとっている（図12-3A）．近年，16個の$GABA_A$受容体サブユニット（α1〜6，β1〜3，γ1〜3，δ，ε，π，θ）が同定された．16個のサブユニットの組み合わせからは，非常に多くの種類の五量体イオンチャネルが存在すると考えられるが，実際には無処置の$GABA_A$受容体からは20種のサブユニットの組み合わせしか同定されていない．重要なことは，異なったサブタイプの組み合わせを持つ受容体は細胞および組織レベルで異なった分布を示し，さらにそれぞれの$GABA_A$受容体サブタイプは特定の神経回路において異なった役割を持つことが明らかにされつつある．シナプス上に発現するほとんどの$GABA_A$受容体はαサブユニットとβサブユニットを2つずつ，γサブユニットを1つ有するタイプである．“シナプス外”$GABA_A$受容体も樹状突起や軸索，細胞体上で発見されている．このタイプの受容体はγサブユニットの代わりにδサブユニットやεサブユニットを発現していることが多く観察されている．

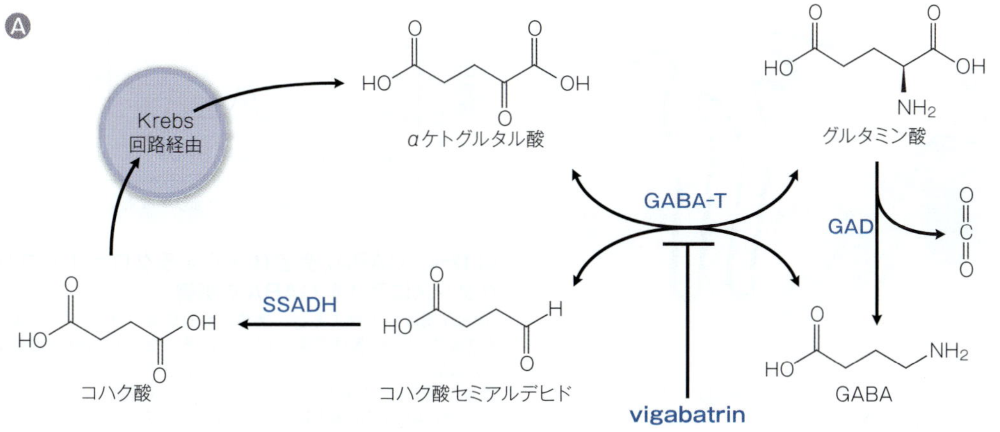


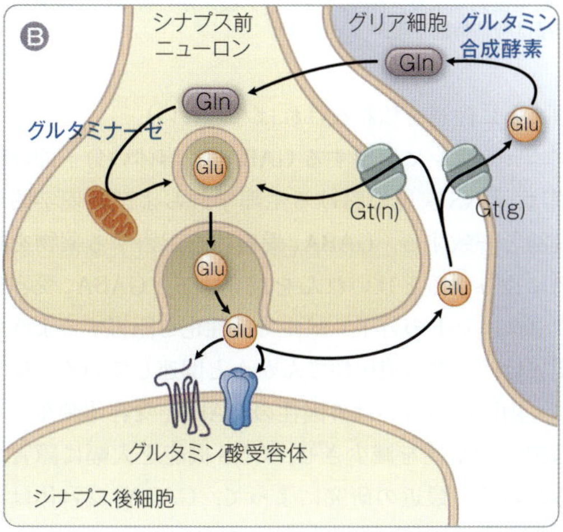


**図 12-2　グルタミン酸と GABA の合成と代謝**
**A.** グルタミン酸と GABA は合成代謝経路が一部共通している．グルタミン酸合成経路の 1 つでは，Krebs 回路で産生されたαケトグルタル酸が GABA トランスアミナーゼ（GABA-T）の基質となる．この酵素により，ニューロン中のαケトグルタル酸が還元的にアミノ基転移され，グルタミン酸へ変換される．GABA-T は，コハク酸セミアルデヒド（SSA）を GABA へ変換する作用も有している．別の経路では，グルタミン酸デカルボキシラーゼ（GAD）によりグルタミン酸が GABA へ変換される．すなわち，主要な興奮性神経伝達物質が主要な抑制性伝達物質へと変換されることになる．GABA-T は非可逆的に vigabatrin により抑制され，GABA の SSA への変換を抑制する．この薬物は，抑制性シナプスにおいて遊離した GABA の有効量を増加させることになる．**B.** ニューロンにあるグルタミン酸輸送体［Gt（n)］とグリア細胞にあるグルタミン酸輸送体［Gt（g)］は，シナプス間隙からそれぞれの細胞内部へとグルタミン酸（Glu）を取り込む作用を持つ．グリア細胞では，グルタミン合成酵素によりグルタミン酸がグルタミン（Gln）に変換される．次にグルタミンがニューロンへ輸送されると，ミトコンドリア関連グルタミナーゼの変換作用によりグルタミン酸へと戻される．SSADH：コハク酸セミアルデヒドデヒドロゲナーゼ，succinic semialdehyde dehydrogenase.

$GABA_A$ 受容体は 5 つのサブユニットが $Cl^-$ 孔を取り囲む構造をとっており，GABA 存在下でこのイオン孔は開く．GABA やその他のアゴニストはαサブユニットとβサブユニットの間の受容体-チャネル複合体の細胞外部位に位置する 2 カ所の結合部位に結合する．$GABA_A$ 受容体は他にもいくつかの内因性アゴニストや薬物が結合する調節部位を持つ（図 12-3B）．多くの場合，これらの結合部位の出現やリガンド結合の影響力は受容体サブユニットの構成に左右される．

$GABA_A$ 受容体-チャネルの活性化には GABA 分子 2 つがそれぞれの結合部位に結合することが必要とされる（図 12-3）．速い**抑制性シナプス後電流 inhibitory postsynaptic current**（**IPSC**）は非常に速い（高頻度の）GABA のバースト放出に対する反応である．GAT による GABA のシナプスからの取込みによって 1 ms（ミリ秒）以内に GABA は取り除かれる．よって，シナプス後電流はおよそ 12～20 ms の間失活する．失活する長さは $GABA_A$ 受容体のイオンチャネルの閉口と GABA の受容体からの分離によって決まる．GABA がアゴニスト結合部位を長時間占有すると，$GABA_A$ 受容体が不活性な状態へ移行する，いわゆる**脱感作 desensitization** が生じる（図 12-4）．バースト（または“一過性の”）発火の間，シナプス前終末からは，シナプス小胞のエキソサイトーシスによって GABA が“量子”的（～1 mM 以下）に放出され，大きな電位の**抑制性シナプス後電位 inhibitory postsynaptic potential**（**IPSP**）が生じる．低濃度の GABA もまた多くのニューロンにおいて抑制性電流の基準値を決定する要因となる．最近の研究によると，定常状態の抑制性電流は，シナプス外に存在する $GABA_A$ 受容体が脳脊髄液や細胞間隙に拡散したマイクロモーラーレベルの低濃度 GABA によって活性化されることが起因していると考えられている．

成熟ニューロンの細胞内 $Cl^-$ 濃度 $[Cl^-]_{in}$ は細胞外 $Cl^-$ 濃度 $[Cl^-]_{out}$ よりも低濃度なので，$Cl^-$ チャネルの刺激（コンダクタンスの上昇）によって細胞膜電位が

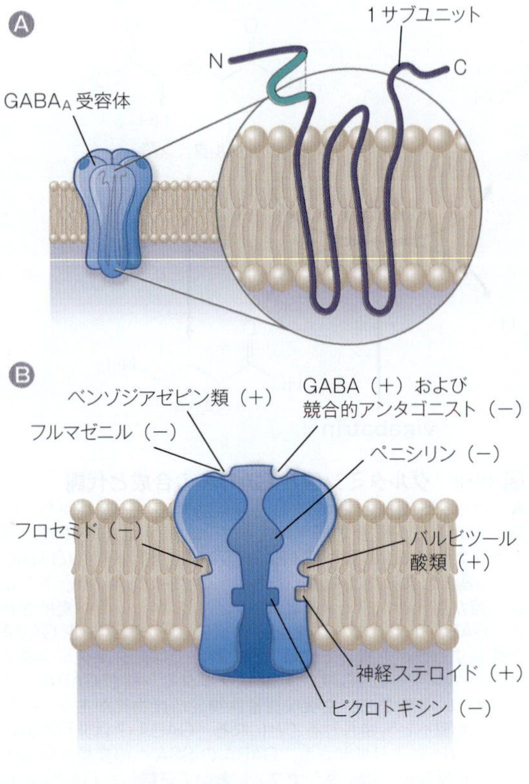


**図 12-3　GABA$_A$ 受容体の模式図**

**A.** 五量体構造の GABA$_A$ 受容体．GABA$_A$ 受容体は 5 つのサブユニットから構成され，各サブユニットは 3 つの主要なサブタイプである$\alpha$，$\beta$，および$\gamma$サブユニットのいずれかからなる．受容体の活性化には GABA 2 分子の結合が必要とされ，$\alpha$と$\beta$サブユニットが対面する結合部位に結合する．GABA$_A$ 受容体の各サブユニットは 4 つの膜貫通領域と 1 つの細胞外 N 末端領域のシステインループ（**青色で示された部位と点線部**）を持つ．
**B.** GABA$_A$ 受容体のおもな薬物結合部位．多数の薬物について結合部位の局在の概要が図示されているが，多くは間接的なエビデンスに基づいている．（+）は GABA 受容体に対するアゴニストおよびアロステリック調節を行うことを示している．（−）は競合的あるいは非競合的拮抗作用を示している．

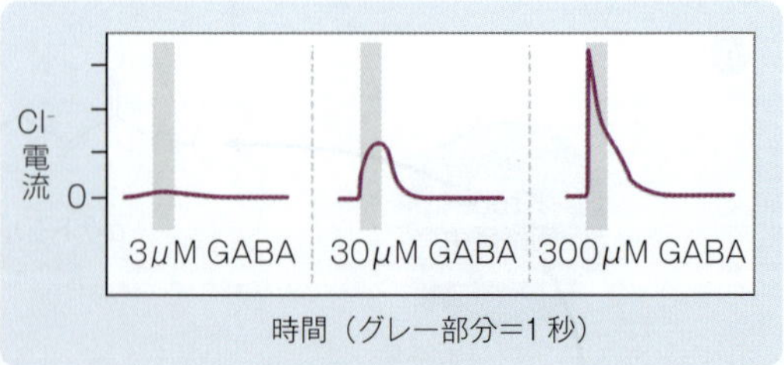


**図 12-4　GABA$_A$ 受容体を介するクロライドコンダクタンスに及ぼす GABA の影響**

GABA 濃度が上昇すると，誘発される塩素イオン（$Cl^-$）電流は大きくなり，受容体脱感作は早くなる．受容体脱感作現象は，300$\mu$M 濃度の GABA の持続投与時に生じるピーク電流からの急激な減少として観察することができる（**右側**）．各図のグレー部分は GABA の投与期の 1 秒を示している．個々のシナプス前終末から，GABA はもっと短い時間で遊離されるが，到達した活動電位列により，多くのシナプス終末から遊離し，GABA の累積は数秒持続する．

$Cl^-$平衡電位（$E_{Cl}$−70 mV 以下）に向かってシフトする．この$Cl^-$の流入によってシナプス後ニューロンは**過分極**あるいは静止膜電位（$V_m$−65 mV 以下）付近で安定する．これによって興奮性刺激による活動電位の生成を阻害する．$Cl^-$チャネルが開口すると，興奮性シナプス電流による膜電位の変化を減弱させる．この作用を**シャンティング shunting** という．以上が GABA$_A$ 受容体を介した GABA シグナルの抑制作用の説明である（新生児に観察される未成熟ニューロンでは，$Cl^-$輸送ポンプが成熟ニューロンのものとは異なるため，$Cl^-$イオンの勾配が逆転している．そのため，$Cl^-$は細胞外へ流出し**内向き電流**が生じるので，膜が過分極ではなくむしろ**脱分極**する．その結果として，GABA$_A$ 受容体を刺激する作用を持つ薬物は，発達の個体には抑制性作用ではなく，興奮性の作用を与えうることに注意を払わなければならない）．

ニューロンに発現する GABA$_A$ 受容体の分子的な役割は，CNS 疾患における生理学的および薬理学的な役割と一致する．GABA$_A$ 受容体を阻害する薬物を動物に投与するとけいれんを誘発する．GABA$_A$ 受容体サブユニットの分子レベルで活性化を阻害するような変異は，ヒトの遺伝性てんかんと関連している．反対に，内因性あるいは外因性の GABA$_A$ 受容体刺激分子は神経興奮性を減少させ，CNS 機能を大幅に障害するだろう．最近の研究によって，GABA$_A$ 受容体は気道上皮細胞上にも発現していることが示されている．これらの受容体を活性化すると平滑筋の弛緩（気管支拡張）を促進し，将来的には喘息の治療に役立つかもしれない．

ある種の内因性ステロイドは**神経ステロイド neurosteroid** として知られており，GABA$_A$ 受容体をアロステリック調節する．デオキシコルチコステロンやプロゲステロンなどのステロイドホルモンは脳内で代謝され，プレグネノロン，デヒドロエピアンドロステロン dehydroepiandrosterone（DHEA），5$\alpha$ジヒドロキシコルチコステロン dihydrodeoxycorticosterone（DHDOC），5$\alpha$テトラヒドロキシコルチコステロン tetrahydrodeoxycorticosterone（THDOC），そしてアロプレグナノロンが生成される．他のステロイドホルモンと違って，神経ステロイドは核内受容体には作用せず，GABA$_A$ 受容体のアロステリック部位に結合して GABA$_A$ 受容体の機能を変化させ，結果として GABA$_A$ 受容体の活動を上昇させる．DHDOC と THDOC はストレスを受けている間の脳内活動を調節していると考えられている．月経時に生じるアロプレグナノロンの変化体は月経時てんかんの原因となる．プレグナノロンや DHEA の硫酸化体は $GABA_A$ 受容体を**阻害する**．神経ステロイド以外に $GABA_A$ 受容体を活性化させる内因性物質には**オレイン酸アミド oleamide** が知られている．オレイン酸アミドは睡眠障害動物の脳脊髄液から発見された脂肪酸アミドである．オレイン酸アミドを動物に投与すると睡眠を誘発するが，これは一部 $GABA_A$ 受容体の増強を介している．

もう 1 つのイオンチャネル型 GABA 受容体である **$GABA_C$** 受容体は，$GABA_A$ 受容体には見られない 3 つのサブユニット（ρ 1～3）から形成される．$GABA_C$ 受容体も 5 量体リガンド開口型 $Cl^-$ チャネルだが，CNS においてその分布はおもに網膜に限定される．$GABA_C$ 受容体は $GABA_A$ 受容体とは異なった薬理学的性質を持つ．現時点では $GABA_C$ 受容体を標的とする薬物は臨床的に用いられていない．

### 代謝型 GABA 受容体：$GABA_B$

**$GABA_B$** 受容体は G タンパク質共役型受容体であり，$GABA_A$ 受容体よりも発現レベルが低く，おもに脊髄で発見される（図 12-5）．$GABA_B$ 受容体は $GABA_{B1}$ と $GABA_{B2}$ サブユニットのヘテロ二量体として機能する．$GABA_B$ 受容体はヘテロ三量体の G タンパク質と相互作用することで βγ サブユニットの分離を引き起こし，遊離した βγ サブユニットは直接的に $K^+$ チャネルを活性化し，電位開口型 $Ca^{2+}$ チャネルの開口を阻害する（図 12-5）（$GABA_B$ 受容体の活性化はアデニル酸シクラーゼの生成の阻害とそれに続いて cAMP の減少を引き起こすが，この作用が細胞の興奮性に与える影響はわずかである），GABA 神経シナプスにおいて，$GABA_B$ 受容体はプレシナプスとポストシナプスの両方に発現している．プレシナプス“自己受容体”は $Ca^{2+}$ 流入を減少させて，神経伝達物質の放出を調節している．一方，ポストシナプス $GABA_B$ 受容体は，G タンパク質活性型“内向き整流” $K^+$ チャネル G protein-activated inward rectifier $K^+$ channel（GIRKS）の活性化による，遅い IPSPs を生成する．$GABA_A$ 受容体とは対照的に $GABA_B$ 受容体がゆっくりと活性化または不活性化されるのは，こうした比較的遅いセカンドメッセンジャー伝達機構を有しているからである．

$GABA_B$ 共役型 G タンパク質による $K^+$ チャネルの活性化は神経発火を抑制する．それは，$K^+$ が－70 mV に近い平衡電位を持つからである．したがって $Cl^-$ コンダクタンスの上昇と同様に，$K^+$ コンダクタンスの上昇によって細胞膜電位は“静止”膜電位へ近づき，活動電位の発生頻度を減少させ，興奮性入力をシャントするのである．

## ▶ GABA 作動性神経伝達に影響する薬物と薬理学上の分類

GABA 神経伝達に作用する薬物は，GABA の代謝経路もしくは受容体活性に影響する．GABA 神経伝達に作用する薬物の主要なものは，イオンチャネル型 $GABA_A$ 受容体に作用する．いくつかの種類の薬物は GABA 結合部位もしくはアロステリック部位と相互作用して $GABA_A$ 受容体を調節する（図 12-3）．$GABA_A$ 受容体を活性化する治療薬物は鎮静，抗不安，催眠（全身麻酔），脳卒中や頭部外傷からの神経防護，そしててんかんの制御に用いられる．その他多くの薬物は完全に実験目的にのみ用いられる（表 12-1）．

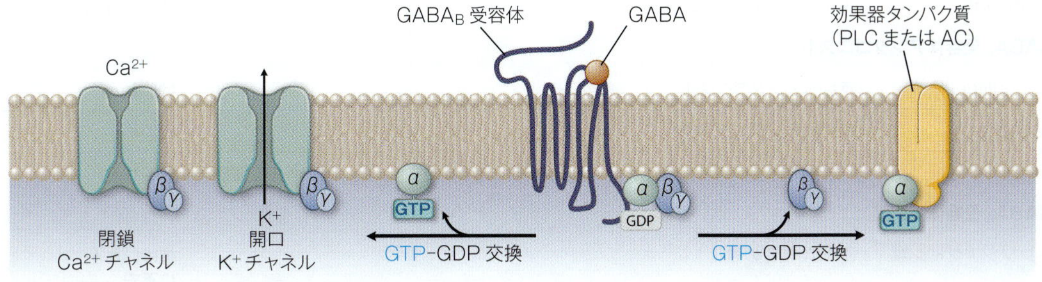


**図 12-5 $GABA_B$ 受容体の下流シグナル制御**
$GABA_B$ 受容体の活性化は，細胞質 G タンパク質を α と βγ サブユニットへ解離させ，後者のサブユニットはカリウムイオン（$K^+$）チャネルまたはカルシウムイオン（$Ca^{2+}$）チャネルと直接結合する（**左向き矢印**）．一方，α サブユニットは，アデニル酸シクラーゼ adenylyl cyclase（AC）やホスホリパーゼ C（PLC）などセカンドメッセンジャー系に共役している（**右向き矢印**）．$K^+$ の外向き電流が増加することにより，緩徐で持続性の抑制性シナプス後電位が生じる．$Ca^{2+}$ の内向き電流が減少すると，$GABA_B$ 自己受容体によりシナプス前神経伝達物質の放出が抑制されるようになる．$GABA_B$ 受容体は $GABA_{B1}$ と $GABA_{B2}$ サブユニットの絶対的ヘテロ二量体として機能し，それぞれは 7 回膜貫通型の G タンパク質共役型受容体である（**図示せず**）．

## GABA 代謝の抑制薬

**tiagabine** はニューロンやグリアに発現している GAT（なかでも GAT-1 に選択的）の競合的阻害薬である．tiagabine の臨床適応はてんかんである．GABA の再取込みを阻害することで，tiagabine はシナプスおよびシナプス外の両方の GABA 濃度を上昇させる．その結果，イオンチャネル型と代謝型両方の GABA 受容体を非特異的に作用することになるが，おもな効果は $GABA_A$ 受容体刺激によるものである．

tiagabine は経口薬で，迅速に吸収され，90％のバイオアベイラビリティ（生物学的利用能）を有し，高いタンパク結合を示す．肝臓でおもに CYP3A4 によって代謝される．tiagabine 自体はシトクロム P450 酵素を誘導しないが，代謝物は CYP3A4 誘導物質あるいは阻害物質の併用によって影響を受ける．tiagabine の副作用は，その高い GABA 活性作用による，錯乱，鎮静，健忘，そして運動失調である．tiagabine は $GABA_A$ 受容体調節物質であるエタノール，ベンゾジアゼピン類，バルビツール酸類の活動を増強する．

**γ-vinyl GABA（vigabatrin）** は GABA-T（図 12-2 参照）の“自殺型阻害薬”である．この薬物を投与すると，GABA から SSA への変換が阻害され，細胞内 GABA 濃度の上昇とシナプスからの GABA の放出が促進される．tiagabine の作用と同様に，γ-vinyl GABA による GABA 受容体の機能亢進は非選択的に生じる．なぜなら，GABA 濃度の上昇は GABA を放出するところならどこでも，網膜でも生じるからである．

vigabatrin はてんかんの治療に用いられているが，薬物依存，パニック障害，脅迫性障害の治療にも転用可能か，調査が行われている．γ-vinyl GABA の副作用は眠気，錯乱，頭痛である．vigabatrine は末梢網膜線維層の不可逆的広範萎縮が関連する両眼視野欠損

**表 12-1　GABA 作動性神経伝達を調節する薬物の部分的リスト**

| 薬　物 | 想定される薬理機序 | 作　用 |
|---|---|---|
| **GABA 合成** | | |
| allylglycine | GAD 阻害 | けいれん |
| イソニアジド | ピリドキサルキナーゼ阻害（抗ビタミン $B_6$ 作用） | けいれん（高用量） |
| **GABA 放出** | | |
| 破傷風毒素 | GABA とグリシン放出抑制 | けいれん |
| **GABA 代謝** | | |
| tigabine | GAT-1 阻害 | 抗けいれん |
| vigabatrin | GABA-T 阻害 | 抗けいれん |
| **$GABA_A$ 受容体アゴニスト** | | |
| muscimol | $GABA_A$ 受容体アゴニスト | 精神病様作用 |
| gaboxadol | $GABA_A$ 受容体アゴニスト | 抗けいれん |
| **$GABA_A$ 受容体アンタゴニスト** | | |
| bicuculline | 競合的アンタゴニスト | けいれん |
| gabazine | 競合的アンタゴニスト | けいれん |
| picrotoxin | 非競合的アンタゴニスト，チャネル孔閉鎖，塩素イオン（$Cl^-$）チャネルの遮断 | けいれん |
| **$GABA_A$ 受容体調節薬** | | |
| ベンゾジアゼピン類 | GABA 結合の強化 | 抗けいれん<br>抗不安 |
| バルビツール酸類 | $GAB_A$ 最大効力の増加，弱アゴニスト | 抗てんかん<br>麻酔作用 |
| **$GABA_B$ 受容体アゴニスト** | | |
| バクロフェン | $GABA_B$ 受容体アゴニスト | 筋弛緩作用 |

GAD：グルタミン酸デカルボキシラーゼ，GABA-T：GABA トランスアミナーゼ．

を引き起こすことが報告されている．これは vigabatrin の網膜神経への作用が蓄積して起こると考えられる．

## $GABA_A$受容体アゴニストとアンタゴニスト

**muscimol** や **gaboxadol** のようなアゴニストは直接 GABA 結合部位に結合して，$GABA_A$ 受容体を活性化する．muscimol は幻覚作用を持つベニテングダケ *Amanita muscaria* から得られた完全アゴニストで，基本的にリサーチツールとして用いられる．生成された muscimol は（他の $GABA_A$ 受容体アゴニストと同様に）幻覚作用は持っていない．おそらく幻覚作用はベニテングダケに含まれる他の因子によるものだと考えられる．gabaxadol は高濃度では，シナプス $GABA_A$ 受容体部分アゴニストとして働き，低濃度では$\alpha$4，$\beta$3，$\delta$サブユニットを含むシナプス外の $GABA_A$ 受容体を選択的に活性化する．gabaxadol はてんかんと不安症の治療薬として承認されたが，治療用量で運動失調と鎮静をきたす．シナプス外受容体を活性化するような，より低用量の gabaxadol を実験動物に投与すると，徐波睡眠を引き起こす．幻覚，見当識障害，夢遊病，居眠り運転などの副作用の懸念から，gabaxadol の不眠症治療薬としての臨床治験は 2007 年に中止された．

**bicuculline** と **gabazine** は $GABA_A$ 受容体の GABA 結合部位に結合する競合的アンタゴニストである．**picrotoxine** は $GABA_A$ 受容体の非競合的阻害薬で，イオン孔をふさぐ働きを持つ．これらのすべての $GABA_A$ 受容体アンタゴニストはてんかん発作を生じるので，研究目的にのみ使用される．言い換えれば，CNS の正常な興奮性を保つためには $GABA_A$ 受容体の定常的な活動が重要であるといえる．

## $GABA_A$ 受容体調節薬

ベンゾジアゼピン類やバルビツール酸類は $GABA_A$ 受容体のアロステリック結合部位に作用して GABA 神経伝達を促進するので，$GABA_A$ 受容体調節薬と呼ばれる（図 12-3B）．**ベンゾジアゼピン類 benzodiazepines** は鎮静，催眠，筋弛緩，健忘，そして抗不安作用を持つ．高用量でベンゾジアゼピン類は催眠，混迷状態を引き起こす．しかし，単剤使用で稀に致命的な CNS 抑制をきたす．**バルビツール酸類 barbiturates** は 20 世紀半ばに初めて登場し，今では多くの薬物がこのグループに属している．使用頻度は減ってきているが，今でもてんかん治療，麻酔導入，頭蓋内圧亢進治療に用いられる．

### ベンゾジアゼピン類

**ベンゾジアゼピン類 benzodiazepines** は$\alpha$1，$\alpha$2，$\alpha$3，もしくは$\alpha$5，そして$\gamma$サブユニットを含む $GABA_A$ 受容体に高い親和性と選択性を示す．分子研究では，ベンゾジアゼピンの効力は疎水性と相関するといわれている．しかし，ベンゾジアゼピン類はアルブミンのような血漿タンパクと高い結合能を示し，疎水性が高いほどタンパク結合能は上昇し，それによって薬物遊離濃度は低下し，血液脳関門への透過性が減少する．したがって，疎水性が高いベンゾジアゼピンは分子研究では高い効力を示すが，生体内ではタンパク結合能の上昇により，その効力は低くなるだろう．さらに，血液希釈や肝機能不全など低アルブミンの状況であれば，ベンゾジアゼピン類の臨床的効力は劇的に上昇するだろう．

ベンゾジアゼピン類は GABA 存在下で $GABA_A$ 受容体のチャネル開口を促進する，正のアロステリック調節薬として働く（図 12-6）．ベンゾジアゼピン類は低濃度 GABA 存在下で $GABA_A$ 受容体の**開口頻度を上昇させる**．GABA 濃度がシナプス内のものと同程度である時は，**受容体の不活化を遅延させる．どちらの作用も正味の $Cl^-$ 流入を上昇させる**．さらに，$GABA_A$ 受容体は開口時により GABA 親和性が高くなるので，ベンゾジアゼピン類による開口頻度上昇は，二次的にアゴニストの親和性上昇を生み出す．

GABA 非存在下では無処置の $GABA_A$ 受容体を活性化しないが，ある種の変異受容体を活性化し，部分アゴニストの最大効力を上げることから，ベンゾジアゼピン類は**弱い正のアロステリックアゴニスト weak positive allosteric agonist** だといえる（図 12-7）．このメカニズムは$\alpha$と$\gamma$サブユニットの外部ドメインの間にある既知のベンゾジアゼピン類結合部位と一致する．この部位は$\beta$と$\alpha$サブユニットの間の 2 つの GABA アゴニスト結合部位と構造的に同じである．

ベンゾジアゼピン類は GABA 用量-反応曲線を左へシフトさせ，GABA の見かけの効力を 3 倍以上上昇させる（図 12-6B）．これはバルビツール酸類や一般的な麻酔薬（etomidate 参照）などの他の調節薬と比較すると，弱いアロステリック効果といえる．このような性質から，ベンゾジアゼピン類を過量に内服しても致死的になる可能性はかなり少なくなっている．しかし，アルコールや他の鎮静・催眠薬と同時に投与された場合は，ベンゾジアゼピン類の安全性は小さくなる．

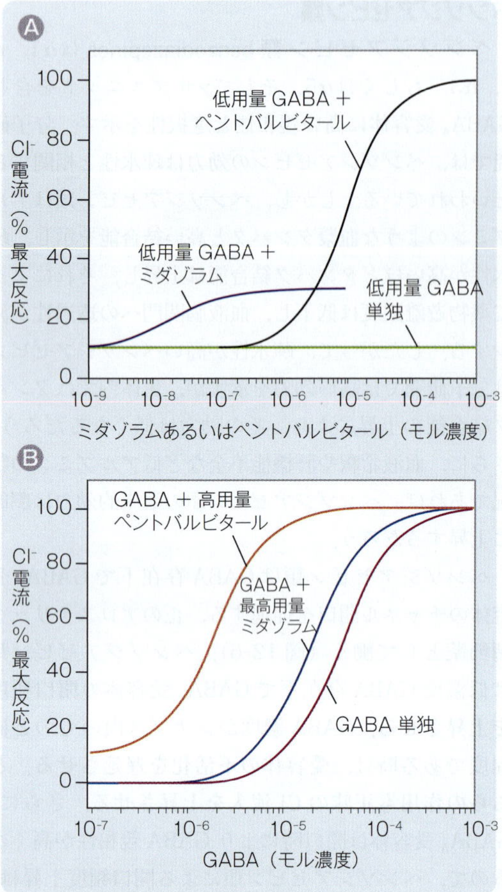


**図 12-6　$GABA_A$ 受容体活性に及ぼすベンゾジアゼピン類およびバルビツール酸類の影響**

**A.** ベンゾジアゼピン類およびバルビツール酸類は $GABA_A$ 受容体機能［塩素イオン（$Cl^-$）電流として実験的に観察される］を増強するが，異なった効力や活性を示す．ミダゾラム（ベンゾジアゼピン類の1つ）は，10 μM 濃度の GABA により誘発される電流を最大約3倍増強する．一方，バルビツール酸のペントバルビタールを添加すると，10 μM 濃度の GABA により誘発される電流を最大限（GABA の最大効果近くまで）増強する．これには，100 μM の濃度が必要である．すなわち，ミダゾラムのようなベンゾジアゼピン類は，$GABA_A$ 受容体に対して高力価，低活性であるが，ペントバルビタールのようなバルビツール酸類系は低力価，高活性調整薬といえる．**B.** ベンゾジアゼピン類およびバルビツール酸類の効力を比較する他の方法は，GABA の $GABA_A$ 受容体に対する感受性を増強する程度を計測することである．ミダゾラム最大有効量は GABA 濃度-反応曲線を左方に変位させ，2倍ほど GABA の $EC_{50}$ を低下させる（力価は上昇する）．一方，高用量のペントバルビタールはより大きく左方へ変位させ，約20倍の $ED_{50}$ の低下をもたらす．高用量のペントバルビタールは，GABA 存在なしで，直接 $GABA_A$ 受容体を活性化させる（GABA $10^{-7}$M でも $Cl^-$電流は0になっていないことに注意）．一方，ベンゾジアゼピン類には直接的なアゴニスト作用はない．

## 臨床適応

ベンゾジアゼピン類は抗不安薬，催眠薬，抗てんかん薬，筋弛緩薬，エタノール離脱症候群の予防薬として使用されている（表 12-2）．ベンゾジアゼピン類の抗不安作用は辺縁系シナプスの抑制によりもたらされる．辺縁系は情動行動のコントロールに関与し，$GABA_A$ 受容体が高密度に存在していることを特徴とする CNS の領域である．**ジアゼパム diazepam** や**アルプラゾラム alprazolam** のようなベンゾジアゼピン類が，慢性的で強い不安や，特定のうつ病や統合失調症に合併する不安を軽減するために使用されている．耐性，依存性，中毒をきたす可能性から，ベンゾジアゼピン類は間欠使用に限るべきである．侵襲的治療などの急性期治療には**ミダゾラム midazolam** が早期効果発現・短期作用の抗不安・鎮静・健忘薬として頻繁に用いられる．ベンゾジアゼピン類は短時間ですませられるが，不快感とやや鋭い痛みを伴う内視鏡のような手技に鎮静薬として十分な働きをする．しかしオピオイド類と併用すると，それぞれの薬物の相乗効果により，深い鎮静や呼吸抑制が起こることがある．ベンゾジアゼピン類は全身麻酔の睡眠導入薬としても用いられる．

**エスタゾラム estazolam**，**フルラゼパム flurazepam**，**クアゼパム quazepam**，**temazepam**，**トリアゾラム triazolam**，**ゾルピデム zolpidem** などのベンゾジアゼピン類は不眠症治療に処方される．ベンゾジアゼピン類は睡眠の導入と維持の両方を促進する．また，様々な睡眠ステージの割合を変化させる．つまり，ステージ2のノンレム睡眠 non-rapid eye movement（NREM：頻繁に夢を見る時間帯）を延長し，レム睡眠（前睡眠時間のおよそ半分を占める浅い眠り）と徐波睡眠（最も深いレベルの睡眠）を短縮する．ベンゾジアゼピン類に長時間曝露されることにより耐性が出現すると，これらの変化がはっきりしなくなることがある．健常者では，催眠用量のベンゾジアゼピン類の服用がきたす呼吸変化は自然睡眠と同様のものであり，大きな心血管系の変化はきたさない．しかし，呼吸器疾患や循環器疾患を持つ患者の場合は，治療域量の内服でも延髄抑制が生じてしまうことによって，呼吸抑制や心血管系の抑制が問題となることがある．脳卒中や頭部外傷によって脳に障害を負っている患者もまた，これらの薬物の使用によって深い鎮静状態に陥ってしまうことがある．

すべてのベンゾジアゼピン類は鎮静作用を持っているが，効果の出現潜時と作用時間，催眠薬として使われた際の反跳性不眠の起こりやすさは異なっている．例えば，**フルラゼパム flurazepam** は長時間作用型のベンゾジアゼピンであり，内服により入眠と睡眠維持が容易となり，睡眠時間が延長する．フルラゼパムの服用により反跳性不眠をきたすことはないが，消失半減期が長く（約74時間）活性代謝物が蓄積する

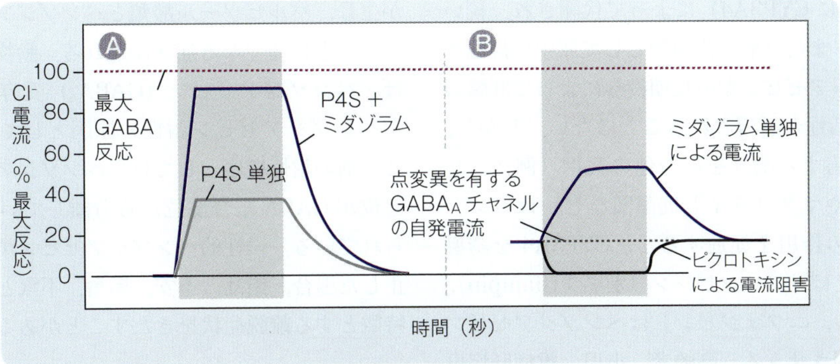


**図 12-7 ベンゾジアゼピン類による $GABA_A$ 受容体の開口確率の増加**
**A.** $GABA_A$ 受容体が部分アゴニストの P4S の飽和濃度で活性化されている時，ミダゾラムは最大電流を増加させる．このことは，P4S の効力（最大のチャネル開口確率）はミダゾラムの添加で増加することを示している．**B.** 点変異を有する $GABA_A$ 受容体は自発的な活性を示し，picrotoxin（非競合的 $GABA_A$ 受容体アンタゴニスト）によってそれは阻害される．この変異受容体にミダゾラムが添加されると電流量は増加し，ミダゾラムは直接的に $GABA_A$ 受容体の開口を増加させることを示している．この効果は，自発的開口が稀な野生型のチャネルでは認められない．

**表 12-2 各種ベンゾジアゼピン類の臨床適応と相対的な作用時間**

| ベンゾジアゼピン類 | 臨床適応 | 作用時間 |
|---|---|---|
| クロラゼプ酸ニカリウム | 不安障害，けいれん発作 | 短時間作用型（3～8 時間） |
| ミダゾラム | 麻酔前投与，静脈内全身麻酔 | 短時間作用型（3～8 時間） |
| アルプラゾラム | 不安障害，恐怖症 | 中間作用型（11～20 時間） |
| ロラゼパム | 不安障害，てんかん重積，静脈内全身麻酔 | 中間作用型（11～20 時間） |
| クロルジアゼポキシド | 不安障害，アルコール離脱 | 長時間作用型（1～3 日） |
| クロナゼパム | けいれん発作 | 長時間作用型（1～3 日） |
| ジアゼパム | 不安障害，てんかん重積，筋弛緩，静脈内全身麻酔，アルコール離脱 | 長時間作用型（1～3 日） |
| トリアゾラム | 不眠 | 短時間作用型（3～8 時間） |
| エスタゾラム | 不眠 | 中間作用型（11～20 時間） |
| temazepam | 不眠 | 中間作用型（11～20 時間） |
| フルラゼパム | 不眠 | 長時間作用型（1～3 日） |
| クアゼパム | 不眠 | 長時間作用型（1～3 日） |

ことから，日中の眠気の原因となることがある．**トリアゾラム triazolam** は急速作用性型のベンゾジアゼピンで，やはり内服により入眠までに必要な時間を短縮する．この薬物に関しては，内服中止に伴う反跳性不眠の副作用を軽減するためには，漫然と使用するよりも間欠的に服用することが推奨される．**ゾルピデム zolpidem** は不眠症に用いられる鎮静薬のなかではめずらしく，$\alpha 1$ サブユニットを含む $GABA_A$ 受容体に選択的に相互作用する．この選択性が筋弛緩作用や抗不安作用を軽減させるが，耐性や健忘といった副作用の可能性は除外できない．

ベンゾジアゼピン類は抗てんかん作用も有する．**クロナゼパム clonazepam** は抗てんかん薬として頻繁に使用されるが，それは CNS への作用が選択的で，抗てんかん作用に明らかな精神運動障害を伴わないからである．抗てんかん薬については第 15 章，中枢神経系における異常電気神経伝達の薬理学でより詳細に述べる．

ベンゾジアゼピン類が骨格筋の痙性を軽減させる作用には，脊髄の GABA 作用抑制介在ニューロンの活性化が働いている．高用量では神経筋伝達もまた抑制されることがある．**ジアゼパム diazepam** を用いると，外傷を原因とする筋けいれんや多発性硬化症などの神経筋変性疾患に合併する筋痙直が軽減される．これらの効果を得るのに必要とされる用量では鎮静作用も生じる．

## 薬物動態と代謝

ベンゾジアゼピン類は経口，経粘膜，経静脈，筋肉内投与が可能である．ベンゾジアゼピン類は脂肪親和性であるため，内服後速やかに吸収される．ベンゾジアゼピン類とその活性代謝物は血漿タンパクと結合するものの，他のタンパク結合性薬物とは競合しない．ベンゾジアゼピン類は肝ミクロソームのシトクロム P450（特に CYP3A4）によって代謝され，続いてグルクロニドまたは酸化代謝物として尿中に排出される．ベンゾジアゼピン類の長期投与によって肝臓の薬物代謝酵素活性が誘導されることはない．しかし，CYP3A4 を阻害する働きを持つ他の薬物（例えばケトコナゾールやマクロライド抗菌薬など）はベンゾジアゼピン類の作用を促進するし，CYP3A4 を誘導する薬物［例えばリファンピシン（別名：rifampin），オメプラゾール，ニフェジピン］はベンゾジアゼピン類の効果を減弱させうる．高齢者，小児，重症肝疾患患者ではベンゾジアゼピン類の内服がきたす作用が遷延する可能性がある．いくつかのベンゾジアゼピン類代謝産物（例えば**デスメチルジアゼパム desmethyldiazepam**）は薬物活性が残っていて，しかも元の薬物よりもゆるやかに排泄される特性を持つ．

## 副作用

ベンゾジアゼピン類の副作用は健忘症，過鎮静，運動失調など，おもに治療効果と関連している．不眠症患者においては，稀にではあるが，ゾルピデムや他のベンゾジアゼピン類の内服によって夢遊病，居眠り運転，夢遊食事病などが生じる場合がある．ベンゾジアゼピン類の安全性は，内因性 GABA が存在しなければ $GABA_A$ 受容体を活性化できないことに由来している．エタノール，中枢神経抑制薬，オピオイド鎮痛薬，三環系抗うつ薬などの他の薬物と併用しなければ，ベンゾジアゼピン類の大量服用が致死的になることは稀である．エタノールとベンゾジアゼピン類を同時に摂取した場合に CNS 抑制が強まる原因として，エタノールを介して CYP3A4 の抑制が生じている可能性がある．短時間のエタノール摂取でも生じるこの作用は，ベンゾジアゼピン類の排泄能が低下し，CNS 抑制効果が高まるためと考えられている．

ベンゾジアゼピン類の内服過量に伴う CNS 抑制は，**フルマゼニル flumazenil** のようなベンゾジアゼピンアンタゴニストにより緩和することができる．フルマゼニル自体は臨床効果を持たないが，$GABA_A$ 受容体への結合を競合的に阻害することにより，ベンゾジアゼピン類がもたらす作用に拮抗する（図 12-3B）．ベンゾジアゼピン依存症患者ではフルマゼニルが重篤な離脱症候群をきたす．また，フルマゼニルはバルビツール酸類やエタノールの作用に対しては拮抗作用を持たない．

## 耐性と依存症

ベンゾジアゼピン類を慢性的に使用すると薬物体制が生じ，バルビツール酸類とベンゾジアゼピン類の効果がともに弱くなる症状が現れる．動物モデルによれば，ベンゾジアゼピン（$GABA_A$）受容体発現の減少がベンゾジアゼピン耐性の原因として示唆されている．別の耐性機序としては，ベンゾジアゼピン類結合部位が GABA 結合部位から分離していることも挙げられている．慢性的ベンゾジアゼピン類内服を突然中止した場合，錯乱，不安，興奮，不眠といった症状を特徴とする離脱症状をきたすことがある．

## バルビツール酸類

**バルビツール酸類 barbiturates** が作用を及ぼす CNS 領域は脊髄，脳幹（楔状束，黒質，網様体賦活系），脳（皮質，視床，小脳）など広域にある．バルビツール酸類はおもに $GABA_A$ 受容体を介した GABA 調節的抑制を上昇させて，神経興奮性を抑制する．脳幹における GABA 伝達の増加は網様体賦活系の抑制（第８章，神経系の生理学と薬理学の原理ですでに述べた）により鎮静，健忘，意識消失をきたすし，脊髄運動ニューロンでの GABA 伝達の亢進は，筋弛緩と反射の抑制をきたす．バルビツール酸類の特定のサブユニットを含む $GABA_A$ 受容体への選択性は明らかになっていない．$GABA_A$ 受容体のバルビツール酸結合部位の化学量論は未だ明かされていない．

**チオペンタール thiopental**，**ペントバルビタール pentobarbital**，**methohexital** のような全身麻酔薬は，$GABA_A$ 受容体直接作動活性と $GABA_A$ 受容体間接活性の両方の働きを持つ．**フェノバルビタール phenobarbital** のような抗てんかん薬は $GABA_A$ 受容体の直接作動活性ははるかに弱い．$GABA_A$ 受容体直接作動活性は GABA 結合部位ではなく，β サブユニット上にあるバルビツール酸結合部位への作用に依存している．

治療域濃度のバルビツール酸類が持つ直接作動活性からは，GABA アゴニストが生み出すような強い膜過分極は到底生まれない．**バルビツール酸類のおもな薬理作用は，$Cl^-$ チャネルの開口時間を大幅に延長することにより GABA の薬理効果を増強し，チャネルが活性化されるごとに流入する $Cl^-$ をそれだけ多くするところにある**（図 12-6A）．この作用により，非常に強い過分極と標的細胞の興奮性低下をきたしている．バルビツール酸類の GABA 亢進作用はベンゾジアゼピン類よりも強い（図 12-6B）．バルビツール酸類の GABA 亢進作用と直接作動活性は，異なった結合部位もしくは etomidate（後述参照）のように単一の結合部位が関連していると思われる．バルビツール酸類の GABA 相乗効果の相対的効力を踏まえると，効力の低いベンゾジアゼピン類の過投薬によって深い鎮静が生じるが，めったに危険な状態には陥らない．一方，バルビツール酸類の過投薬は治療的サポートがなければ，深刻な催眠，昏睡，そして死に至ることがある．

バルビツール酸類は $GABA_A$ 受容体だけでなく，興奮性神経伝達にかかわる他の受容体にも作用する．バルビツール酸類はグルタミン酸による$\alpha$アミノ-3-ヒドロキシ-5-メチル-4-イソキサゾールプロピオン酸 $\alpha$ -amino-3-hydroxy-5-methyl-4-isoxazole propionic acid（AMPA）受容体活性化を抑制し（図 12-8B），膜脱分極と神経興奮性をともに低下させる．麻酔域下濃度では，ペントバルビタールは電位依存性 $Na^+$ チャネル活性もまた低下させ，結果として高頻度のニューロン発火を抑制する．

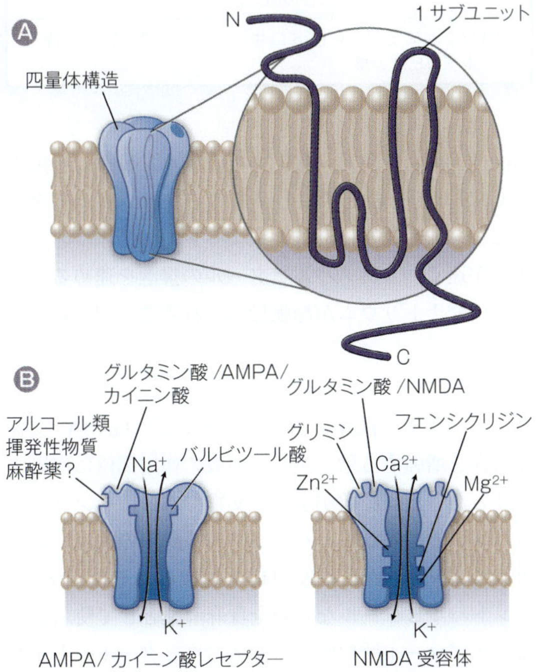


**図 12-8 イオンチャネル型グルタミン酸受容体の模式図**

**A.** 3つのイオンチャネル型グルタミン酸受容体は，同種（**ホモマー**）あるいは異種（**ヘテロマー**）からなる4つのサブユニットにより構成されている．右図は1つのイオンチャネル型グルタミン酸受容体サブユニットを示しており，細胞膜を3回貫通し，部分的にヘアピンターン部を有していて，他の3つのサブユニットの同様のターン部が隣接すると，イオンチャネル孔の内張を形成する．**B.** イオンチャネル型グルタミン酸受容体である$\alpha$-アミノ-3-ヒドロキシ-5-メチル-4-イソキサゾールプロピオン酸（AMPA）/ カイニン酸受容体と N-メチル-D-アスパラギン酸（NMDA）受容体について，各受容体のおもな結合部位を示す．図に示す多くの薬物結合部位は局在が間接的な実験証拠に基づいているが，未だ確定には至っていない．

## 臨床適応

ベンゾジアゼピン類が出現するまでは，バルビツール酸類の鎮静・催眠作用は一般的に不眠や不安症状の治療に利用されていた．現在では，ベンゾジアゼピン類の方が耐性や離脱症状が少なく薬物代謝酵素に影響を与えにくいことから，臨床使用ではバルビツール酸類はベンゾジアゼピン類にほぼ取って代わられている．ただし，一部のバルビツール酸類は麻酔薬や抗てんかん薬として現在もよく利用されている（表 12-3）．**チオペンタール** thiopental，methohexital，**ペントバルビタール** pentobarbital のような脂溶性バルビツール酸類は全身麻酔作用を持っている．これらは静脈注射後急速に脳内に入ると，血管支配の乏しい組織にも再分布する．CNS 外へ再分配されると結果的に急速静脈注射後短時間しか作用できないことになる．バルビツール酸類による全身麻酔作用は第 16 章，全身麻酔薬の薬理学でも詳しく説明する．

**フェノバルビタール** phenobarbital は有効な抗てんかん薬として使用される．第 15 章で述べるように，てんかん発作の特徴として，急速に脱分極する CNS ニューロンが活動電位の発火を繰り返す．バルビツール酸類は GABA 調節シナプス抑制の亢進と，AMPA 受容体調節興奮性伝達の抑制によっててんかん発作を抑制する．フェノバルビタールは鎮静作用を最低限に抑える用量で，部分発作と強直・間代発作に用いられる．

バルビツール酸類による深刻な CNS 抑制によって，いわゆるバルビツール酸昏睡という脳波の消失が生じる．この状態は顕著な脳の酸素消費量の低下と脳血流量の低下に関連している．これらの効果は脳虚血がもたらす酸素運搬の低下と関連する障害（例えば低酸素症，極度貧血，ショック，脳浮腫），酸素需要の上昇と関連する障害（例えばてんかん重積症）から脳を保護する．バルビツール酸昏睡を生み出すには，投与後に急速静脈注射（あるいは複数回の追加的急速静脈注射）をして，CNS の薬物濃度を治療レベルに保つことが必要とされる．

## 薬物動態と代謝

ベンゾジアゼピン類と同様に，バルビツール酸類も経口投与もしくは静脈内投与される．経口投与では，初回通過効果を大きく受け，バイオアベイラビリティは大幅に減弱する．methohexital は経粘膜的にも吸収される．バルビツール酸がどのくらい血液脳関門を通過して CNS 内に入ることができるかは，バルビツール酸が持つ脂溶性によって大部分が決まる．薬物

**表 12-3　各種バルビツール酸類の臨床適応と相対的な作用時間**

| バルビツール酸 | 臨床適応 | 作用時間 |
|---|---|---|
| methohexital | 麻酔導入と短期維持 | 超短時間作用型（5～15分） |
| チオペンタール | 麻酔導入と短期維持，てんかん発作の救急治療 | 超短時間作用型（5～15分） |
| アモバルビタール | 不眠，術前の鎮静，てんかん発作の救急治療 | 短時間作用型（3～8時間） |
| ペントバルビタール | 不眠，術前の鎮静，てんかん発作の救急治療 | 短時間作用型（3～8時間） |
| セコバルビタール | 不眠，術前の鎮静，てんかん発作の救急治療 | 短時間作用型（3～8時間） |
| フェノバルビタール | てんかん発作，てんかん重積 | 長時間作用型（数日） |

バルビツール酸の作用時間は，脳組織から他の血管支配の乏しい組織分画，特に筋組織や脂肪組織へと再分布する速度により決定される．

**表 12-4　ペントバルビタールとフェノバルビタールの比較**

| | ペントバルビタール | フェノバルビタール |
|---|---|---|
| 投与経路 | 経口，筋注，静注，経直腸 | 経口，筋注，静注 |
| 作用時間 | 短時間作用型（1～4時間） | 長時間作用型（数日） |
| 自発的神経活動の抑制 | あり | 最小 |
| $GABA_A$ 受容体への作用 | 主：塩素イオン（$Cl^-$）チャネル開口時間の増加による GABA の最大効力の増加<br>副：$GABA_A$ 受容体の直接活性 | $Cl^-$ チャネル開口時間増加による GABA の最大効力の増加 |
| グルタミン酸受容体 | AMPA 受容体への非競合的アンタゴニスト（フェノバルビタールの2～3倍の強度） | AMPA 受容体への非競合的アンタゴニスト |
| 治療適応 | 術前の鎮静，てんかん発作の救急治療 | 抗てんかん作用 |

AMPA：αアミノ-3-ヒドロキシ-5-メチル-4-イソキサゾールプロピオン酸．

がCNSに及ぼす急性作用を終えるためには，脳の外へと薬物が再分配されなければならない．再分配はまず，内臓循環など血液灌流が多い組織，次に骨格筋，最後に灌流の乏しい脂肪組織へと及ぶ．再分配が急速に進むため，CNSへの作用は短いものにしかならない．脂肪親和性の高いバルビツール酸を慢性的に投与すると，薬理作用が遷延することがある．それは，脂肪組織内に多量のバルビツール酸類が蓄積されたため，大量の薬物が体内に分布し，その結果，消失半減期が長くなるからである．

脂肪親和性の高いバルビツール酸類は，肝臓で代謝を受けた後，腎臓から排出される．バルビツール酸類を代謝するシトクロムP450酵素は，CYP3A4，CYP3A5，CYP3A7である．バルビツール酸の慢性投与はこれらの代謝酵素の発現をアップレギュレートさせるので，バルビツール酸類（耐性の発現に寄与する）および他の基質の代謝が促進される．したがって，バルビツール酸の使用はベンゾジアゼピン類などの他の鎮静・催眠薬，フェニトイン，ジゴキシン，経口避妊薬，ステロイドホルモン薬，胆汁塩，コレステロール，ビタミンDおよびKの代謝を促進させる．しかし，一方でバルビツール酸類を併用するとこれらの薬物の生体内変換は遅延する．高齢者（肝機能が低下していることが多い）や重症肝疾患患者ではバルビツール酸クリアランスが低下しており，SBさんのCaseで見たように，通常量の鎮静・催眠薬でも重大なCNS抑制をきたすことがある．フェノバルビタールなどの酸性物質は，酸性尿よりアルカリ尿において排出が速く，フェノバルビタールの排泄を速めるために重炭酸ナトリウムが静脈投与されることがある．

## 副作用

バルビツール酸類は選択性が低いが，$GABA_A$ 受容体活性を増強する効果が高い複数の作用部位に作用することから治療係数が小さい薬物である．ベンゾジアゼピン類とは異なり，バルビツール酸類の大量内服は重大なCNS抑制と呼吸抑制を生じるおそれがある．ペントバルビタールなどの全身麻酔薬として使用されるバルビツール酸類は，フェノバルビタールのような抗てんかん薬として使用されるバルビツール酸類と比較して，より重度のCNS抑制を生じるおそれが高い（表 12-4）．また，SBさんのCaseで見たように，バルビツール酸類は単独使用した時よりも，エタノールのような中枢神経抑制薬と同時使用した時の方が，より重度のCNS抑制を生じる．

## 耐性と依存性

繰り返し長期にわたってバルビツール酸類が誤って使用されると，薬物に対する耐性と身体的依存性が誘発される．バルビツール酸の長期使用では，肝シトクロム P450 系活性が大きく亢進されて，バルビツール酸の分解を加速させる．そのため，バルビツール酸類の耐性や，ベンゾジアゼピン類などの他の鎮静・催眠薬やエタノールへの交差耐性が出現することになる．身体依存が進展すると，振戦，不安，不眠，CNS 興奮などを特徴とする離脱症状が生じる．必要な治療が施されなければ，これらの離脱症状はけいれんや心不全へと進展するおそれがある．

## etomidate，プロポフォール，alphaxalone

**etomidate，プロポフォール propofol，alphaxalone** は全身麻酔の導入に使用される．etomidate とプロポフォールについては第 16 章でも述べる．バルビツール酸類と同様に，これらの静注麻酔薬はおもに $GABA_A$ 受容体に作用する．etomidate は特に血行動態的に不安定な患者への全身麻酔導入に使用される．プロポフォールは米国においては最も広く使われる全身麻酔導入薬である．この薬物は全身麻酔の導入のためには急速静脈内投与され，全身麻酔の維持目的には連続的に静脈内投与される．alphaxalone は**神経活性ステロイド neuroactive steroid** であり，臨床使用はめったにされない．

### 作用機序

バルビツール酸類と同様に，etomidate，プロポフォール，alphaxalone は GABA による $GABA_A$ 受容体活性化を促進し，高濃度ではアゴニストとして働くこともできる．etomidate はこれら両方の作用に対して類似の立体選択性を示す．定量分析によると，これら 2 つの作用は etomidate が 2 つの同一のアロステリック結合部位に作用することが起因すると示されている．プロポフォールや alphaxalone にもこれと同様の作用があるか否かは明らかになっていない．

etomidate とプロポフォールは β2 と β3 サブユニットを含む $GABA_A$ 受容体に選択的に作用する．β3 サブユニットを導入遺伝子で発現された遺伝子改変動物を用いた研究によると，β3 を含む受容体は全身麻酔が引き起こす催眠や筋弛緩に最も重要であることが示唆されている．alphaxalone はシナプス上の $GABA_A$ 受容体ではなく，δ サブユニットを含むシナプス外の受容体への選択性が高い．

### 薬物動態と代謝

etomidate とプロポフォールはどちらも急速静脈内投与後に麻酔作用を引き起こす．バルビツール酸類と同様に，これらの疎水性薬物はすばやく血液脳関門を通過する．これらの薬物の CNS 作用は急速静脈内投与の濃度では数分しか持続しない．なぜなら，筋肉や他の組織へ再分配されるため CNS における薬物濃度が急速に減少するからである．プロポフォールの分布容積は非常に大きいため，長時間持続投与しても明らかな薬物クリアランスの変化を生じない．etomidate とプロポフォールの代謝はおもに肝臓で行われる．

### 副作用

etomidate はコルチゾールとアルドステロンの合成を抑制する．コルチゾール生成の抑制は，etomidate を慢性使用する重症患者における死亡率に関連する．これは，外因性グルココルチコイド（糖質コルチコイド）の投与によって効果的に防ぐことができる．etomidate は一般的に，全身麻酔の導入に用いられ，その維持には用いられない．稀に，催眠濃度域下で転移性コルチゾール産生腫瘍の治療に用いられる．

プロポフォールの全身麻酔薬としての主要な毒性は，心拍出量低下と血管緊張低下である．血液量減少症患者や多くの高齢者に見られる低血圧は血圧を維持するための血管緊張性に依存する．プロポフォールは脂肪乳剤で安定する．プロポフォールを慢性使用している患者に高脂血症の発現が報告されている．

近年，$GABA_A$ 受容体調節薬の使用が神経毒と神経アポトーシスを上昇させるという証拠が増えてきている．成熟動物には見られないこの神経毒性のメカニズムには，胎児や新生児のニューロンに発現する $GABA_A$ 受容体には興奮性のものがあり（前述参照），これがある薬物の存在下で興奮毒性となると示唆されている．このデータが，胎児や新生児における全身麻酔の使用が脳に深刻な障害を生み出すかもしれないという懸念を抱かせている．この毒性の臨床関連については，未だ検証段階である．

## $GABA_B$ 受容体のアゴニストとアンタゴニスト

**バクロフェン baclofen** は臨床使用される唯一の $GABA_B$ 受容体標的薬物である．$GABA_B$ 受容体が発見されるまで，バクロフェンは GABA アナログとして合成され，抗けいれん薬としてスクリーニングされていた．その後，バクロフェンは選択的 $GABA_B$ 受容体アゴニストであることが認められた．バクロフェンはおもに運動神経ニューロン疾患（例えば多発性硬化症），あるいは脊髄損傷によって生じるけいれんの治療に使用される．深刻なけいれんの治療には，全身作用に用いられるよりもはるかに少ない量のバクロフェンを髄腔内投与することがある．脊髄の代謝型GABA受容体を活性化することで，バクロフェンは下流のセカンドメッセンジャーである$Ca^{2+}$チャネルや$K^{+}$チャネルに作用する．バクロフェンはおもにけいれんの治療に処方されるが，臨床的観察はバクロフェンが痛みや認知機能を調節することを示唆しており，また，薬物依存症の治療薬として調査も始まっている．

バクロフェンは経口投与後緩やかに吸収される．投与後およそ90分後に最高血中濃度に到達する．分布容積は大きくなく，そのままでは血液脳関門を通過できない．バクロフェンはおもに未変化体のまま尿中に排泄され，血液循環から除去される．およそ15%の薬物が肝臓で代謝され，胆汁排泄される．正常な腎機能を持った患者における消失半減期は，通常量1日3回の服用の場合，およそ5時間である．髄腔内投与後，1時間で抗けいれん作用が現われ，効果のピークは投与後4時間ほどで観察される．

バクロフェンの副作用は鎮静，眠気，運動失調である．これらの副作用は，バクロフェンと他の鎮静薬を併用した際に悪化する．腎機能の低下は薬物レベルを上昇させるので，毒性も上昇させてしまう．バクロフェンの過投与により視界不良，低血圧，心機能低下，呼吸抑制，昏睡が生じるおそれがある．

バクロフェンの経口投与では耐性は生じない．一方，バクロフェンの髄腔内投与後1～2年の間は効果を得るために必要な投与量がしばしば上昇する．バクロフェン治療からの離脱によって，特に髄腔内投与を使用した場合は急性強痙性，横紋筋融解症，掻痒症，幻覚症状，発熱などが生じることがある．離脱症状が長引く場合は，ベンゾジアゼピン類，プロポフォール，オピオイドの髄腔内投与やバクロフェン治療の再開などが効果的な治療方法として報告されている．

## GABA生理機能に影響する薬物の処方外使用

### エタノール

エタノール ethanol はCNSを抑制することにより抗不安作用と鎮静作用を生じるが，その作用に重大な毒性が合併する可能性がわずかながら存在する．またエタノールは$GABA_A$受容体とグルタミン酸受容体を含む，様々な分子を標的とすることがわかっている．エタノールは$GABA_A$受容体に作用して$Cl^-$の細胞内流入を促進する．また，NMDA受容体におけるグルタミン酸興奮伝達を抑制する．エタノールは他の鎮静薬，催眠薬，抗うつ薬，抗不安薬，抗てんかん薬，オピオイド類と相乗的に相互作用する．

エタノールに対する体制と依存性は$GABA_A$受容体機能の様々な変化に関連している．動物モデルによると，大脳皮質と小脳ではエタノールの作用を介してGABA誘発性に$Cl^-$の流入が増加していたものが，慢性的なエタノール投与によりその作用が鈍くなる．エタノールの急性耐性では$GABA_A$受容体の数は変化しないが，エタノールの慢性曝露によって大脳皮質や小脳における$GABA_A$受容体のサブユニット構成が変化する．したがって，$GABA_A$受容体のサブユニット構成の変化が，エタノールの慢性使用に伴う受容体機能変化の原因となっている可能性がある．

エタノールの耐性が生じる他の機序としては，$GABA_A$受容体遺伝子の翻訳後修飾や，セカンドメッセンジャー系の変化なども提案されている．例えばプロテインキナーゼC protein kinase C（PKC）の発現パターンが，異なるアイソフォームを発現させるように変化している可能性がある．N-メチル-D-アスパラギン酸 N-methyl-D-aspartate（NMDA）受容体発現のアップレギュレーションがエタノール使用の長期化に伴って生じていることから，エタノール離脱に過剰な興奮症状が合併する理由を説明できる可能性がある．

**ジアゼパム diazepam** や**クロルジアゼポキシド chlordiazepoxide** のようなベンゾジアゼピン類は，急性アルコール症状に見られる振戦や興奮などの症状を軽減する．これらの治療薬は慢性アルコール中毒からの離脱を経験した患者の離脱発作（振戦せん妄）を抑制するのにもまた効果的である．

### 抱水クロラール，γ-hydroxybutyric acid，フルニトラゼパム

古い鎮静・催眠薬である**抱水クロラール chloral hydrate** が睡眠の改善を目的に使用されることは現在では稀である．例えば犯罪の遂行を容易にするためなど，何もできない不本意な状態に相手を陥れるために抱水クロラールが使用されることがある．**γ-hydroxybutyric acid（GHB）** はGABAの異性体で，鎮静薬やナルコレプシー治療薬として臨床使用されるが，快楽を得るための麻薬，あるいは“デートレイプ”薬として違法に使用されることの方が多い．GHBの作用の一部は$GABA_B$受容体を活性化することで生じるが，近年の研究では，GHBは内因性リガンドであり，未知の受容体へ結合して神経伝達物質として働くことが報告されている．バルビツール酸類のように，GHBは深い鎮静や昏睡を生じさせることがあり，これはエ

タノールの併用により悪化する．**フルニトラゼパム flunitrazepam**（ロヒプノール®）は短時間作用型ベンゾジアゼピン類で，健忘をきたす．そのため，薬物の影響下で生じた出来事を相手が思い出せないようにすることができる．この薬物もまた“デートレイプ”を助長していると報告されている．

# ▶ グルタミン酸作動性神経伝達の生理学

グルタミン酸シナプスはCNSのあらゆる領域に分布している．グルタミン酸の受容体結合をきっかけに，様々な神経興奮伝達反応が生じる．例えば運動ニューロン活性，痛覚が徐々に亢進していく状態（痛覚過敏）を含む急性感覚反応，ある種の記憶形成を含むシナプス変化，脊髄損傷による機能欠損と同様の脳虚血による脳神経毒性などである．グルタミン酸の薬理学が臨床応用されている例は現在ではごく一部に限られているが，今後グルタミン酸薬理学が神経薬理学においてますます重要なものとなることが期待されている．

## グルタミン酸代謝

グルタミン酸には2つの異なる合成経路がある．片方の経路はCNSの神経終末に認められ，Krebs cycle回路で生成されたαケトグルタル酸がアミノ基転移によりグルタミン酸となる（図12-2A）．もう一方の経路では，グリア細胞によって産生・放出されたグルタミンが神経終末内へ輸送され，**グルタミナーゼ glutaminase**によりグルタミン酸へ変換される（図12-2B）．

グルタミン酸の放出は伝達質含有小胞の$Ca^{2+}$依存性エキソサイトーシスを介している．グルタミン酸はシナプス前性グルタミン酸再取込み輸送体とグリア細胞性グルタミン酸再取込み輸送体によって，シナプス間隙から除去される．これらの輸送体は$Na^+$依存性に作用し，グルタミン酸に対する親和性が高い．グリア細胞内では，グルタミン酸が**グルタミン合成酵素 glutamine synthetase**によりグルタミンに変換されるが，グルタミンはさらに隣接する神経終末内に戻されて，再びグルタミン酸へと変換される．グリア細胞で合成されたグルタミンはKrebs回路に入って酸化作用を受けることもある．この酸化作用の結果生じたαケトグルタル酸がニューロンに入ると，グルタミン酸合成で消費されたαケトグルタル酸を補充する（図12-2B）．

## グルタミン酸受容体

GABA受容体と同様に，グルタミン酸受容体も**イオンチャネル型 ionotropic**と**代謝型 metabotropic**のサブグループに分けられる．

### イオンチャネル型グルタミン酸受容体

イオンチャネル型グルタミン酸受容体は速い興奮性シナプス応答を媒介する．各イオンチャネル型受容体は複数のサブユニットから構成された陽イオンチャネルであり，活性化されると$Na^+$や$K^+$，時に$Ca^{2+}$を膜透過させる．イオンチャネル型グルタミン酸受容体は異なるサブユニットから構成される四量体であると考えられている．それぞれのサブユニットは3回膜貫通型らせん状領域と，四量体が組まれるとチャネル孔を形成する短い配列を持っている（図12-8A）．

グルタミン酸イオンチャネルには主要サブタイプが3種類あり，**αアミノ-3-ヒドロキシ-5-メチル-4-イソキサゾールプロピオン酸 α-amino-3-hydroxy-5-methyl-4-isoxazole propionic acid（AMPA），カイニン酸 kainate，N-メチル-D-アスパラギン酸 N-methyl-D-aspartate（NMDA）**のうち，いずれのアゴニストに選択的に活性化されるかに従って分類される．このように機能的に異なるイオンチャネル型受容体が多様に存在している理由として，選択的メッセンジャーRNA messenger RNA（mRNA）スプライシングと転写後mRNA編集によるタンパク配列の違いや，受容体を構成するサブユニットの組み合わせの違いが挙げられる（表12-5）．

**αアミノ-3-ヒドロキシ-5-メチル-4-イソキサゾールプロピオン酸（AMPA）受容体 α-amino-3-hydroxy-5-methyl-4-isoxazole propionic acid（AMPA）receptor**はCNS全領域に認められ，特に海馬と皮質に分布する．これには4つのAMPA受容体サブユニット（GluR1～GluR4）が同定されている（表12-5）．活性型AMPA受容体は，$Na^+$の流入（および若干の$K^+$の流出）をきたすことで，グルタミン酸作動性シナプスでの急速な興奮性シナプス後脱分極を調節している（図12-8B）．CNSでは，たいていのAMPA受容体は$Ca^{2+}$透過性が低いのであるが，ある種のサブユニット（GluR2など）を含まない受容体複合体は$Ca^{2+}$のチャネル透過性が高くなっている．AMPA受容体による$Ca^{2+}$流入は脳卒中に生じるニューロン傷害やニューロン表現型の長期的変化に関与している可能性がある．

**カイニン酸受容体 kainate receptor**はCNS全領域に認められるが，特に一部の海馬および小脳に密に分

**表 12-5 イオンチャネル型グルタミン酸受容体のサブタイプ**

| イオンチャネル型グルタミン酸受容体サブタイプ | サブユニット | アゴニスト | 作用 |
|---|---|---|---|
| AMPA | GluR1<br>GluR2<br>GluR3<br>GluR4 | グルタミン酸またはAMPA | ナトリウムイオン（$Na^+$）とカルシウムイオン（$Ca^{2+}$）の内向き電流の増加，カリウムイオン（$K^+$）の外向き電流の増加（注：GluR2 を有する受容体はイオンチャネルの $Ca^{2+}$ 透過性が減少） |
| カイニン酸 | GluR5<br>GluR6<br>GluR7<br>KA1<br>KA2 | グルタミン酸またはカイニン酸 | $Na^+$ の内向き電流の増加，$K^+$ の外向き電流の増加 |
| NMDA | NR1<br>NR2A<br>NR2B<br>NR2C<br>NR2D | グルタミン酸またはNMDA およびグリシン膜脱分極 | $Ca^{2+}$ の内向き電流の増加，$K^+$ の外向き電流の増加 |

AMPA：αアミノ-3-ヒドロキシ-5-メチル-4-イソキサゾールプロピオン酸，NMDA：N-メチル-D-アスパラギン酸．

布している．5つのカイニン酸受容体サブユニットが同定されている（表 12-5）．AMPA 受容体と同様に，カイニン酸受容体も $Na^+$ の流入および若干の $K^+$ の流出を引き起こし，速い活性化・不活性化動態を有している．受容体複合体を構成するサブユニットの組み合わせがチャネルの $Ca^{2+}$ 透過性を決めている．カイニン酸受容体に選択的な薬物を用いた実験から，異なる CNS 領域におけるカイニン酸受容体に，どのような特異的な機能が備わっているかが示されている．

**N-メチル-D-アスパラギン酸（NMDA）受容体 N-methyl-D-aspartate（NMDA）receptor** はおもに海馬，大脳皮質，脊髄に広く分布している．この受容体は，複数のサブユニットから構成されるオリゴマー膜貫通型複合体である．NMDA 受容体の活性化にはグルタミン酸とグリシンの同時結合が必要とされる．受容体活性化により開口したチャネルを通じて，$K^+$ の流出と $Na^+$ および $Ca^{2+}$ の流入が生じる（図 12-8B）．NMDA 受容体にグルタミン酸とグリシンが結合したとしても，静止膜電位ではチャネル孔をマグネシウムイオン（$Mg^{2+}$）が遮断している（図 12-8B）．この $Mg^{2+}$ による遮断は電位依存性であり，その解除にはアゴニスト結合と同時に細胞膜の脱分極が必要とされる．シナプス後活動電位が連続して発生したり，隣接領域に存在する AMPA/ カイニン酸受容体が活性化されたりすることにより，NMDA 受容体遮断の解除に必要なシナプス後脱分極が生じる．このように，チャネルの活性化に複数の条件が必要とされる点で，NMDA 受容体は他のイオンチャネル型受容体と異なっている．すなわち，NMDA 受容体チャネルが開口するためには，グルタミン酸とグリシンの同時結合と，$Mg^{2+}$ によるチャネル孔遮断を解除する膜脱分極が発生していなければならない．

### 代謝型グルタミン酸受容体

**代謝型グルタミン酸受容体 metabotropic glutamate receptor（mGluR）** は7回膜貫通型受容体であり，G タンパク質との共役を通じて様々なエフェクター機序に関与している（図 12-9）．mGluR には少なくとも8つのサブタイプが存在し，それぞれが配列相同性，シグナル伝達機構，薬理に応じて3つのサブグループ（グループⅠ，グループⅡ，グループⅢ）のいずれかに属している（表 12-6）．

サブグループⅠの受容体がきたす神経興奮では，ホスホリパーゼ C phospholipase C（PLC）の活性化とそれに続くイノシトール-1,4,5-三リン酸 inositol-1,4,5-triphosphate（$IP_3$）媒介の細胞内 $Ca^{2+}$ の放出や，アデニル酸シクラーゼの活性化によるサイクリック AMP cyclic adenosine monophosphate (cAMP) 生成といった機序が働いている（この違いは共役しているGタンパク質の種類によって生じる）．サブグループⅡとサブグループⅢの受容体はアデニル酸シクラーゼを抑制し，cAMP 合成を抑制する（表 12-6）．これらセカンドメッセンジャー系の作用により，他のチャネルのイオン電流を調節することができる．例えば海馬や新皮質，小脳に発現する mGluR を活性化すると過分極性の $K^+$ 電流の抑制が生じ，ニューロン発火頻度が上昇する．海馬に存在するグループⅡおよびグループⅢのシナプス前 mGluR はシナプス前 $Ca^{2+}$

による呼吸停止に起因した死亡者数が多いことの要因となっている．

## ベンゾジアゼピン類およびバルビツール酸類薬物

ベンゾジアゼピン類薬物とバルビツール酸類薬物は，鎮静薬および催眠薬の２つの主要クラスである．ベンゾジアゼピン類薬物は，不安および不眠症患者の管理に広く処方されている．バルビツール酸類薬物は，ベンゾジアゼピン類薬物より治療域が狭く，使用頻度が低い．どちらのクラスの薬物でも中毒早期にしばしば多幸感が報告され，一般的にはそれが薬物自己投与の理由とされている．抗不安作用と緊張緩和作用も，これらの薬物の強化作用や乱用性に寄与している可能性がある．鎮静・催眠薬はすべて依存を引き起こす可能性があるが，期限つきで慎重に使用すれば，乱用のリスクは制限することができる．ベンゾジアゼピン類およびバルビツール酸類薬物は，GABA 作動性経路の効率を高め，長期使用では神経適応によりこれらの経路のダウンレギュレーションを誘導する可能性がある．ダウンレギュレーションについて考えられるメカニズムの１つは，**$GABA_A$ 受容体 $GABA_A$ receptor** の GABA 部位からのベンゾジアゼピン部位の脱共役である（第12章参照）．そのため，$GABA_A$ 受容体へのベンゾジアゼピン類薬物の結合は変化しないままの一方で，ベンゾジアゼピン類薬物は同受容体への GABA の結合に対する増強作用をほとんどまたは全く示さないと考えられる．抑制性 GABA 作動性経路のダウンレギュレーションにより脳が“抑制された状態”のままとなるため，ベンゾジアゼピン類薬物やバルビツール酸類薬物の急激な離脱時には，けいれん発作やせん妄が発生する可能性が高まると予想される（第15章参照）．また，付随する中枢性の交感神経亢進により，不安や睡眠障害，めまいなどの症状に加えて恐怖やパニックなどの感情面の随伴症状が生じることもある．バルビツール酸類薬物の CNS 抑制作用は，$GABA_A$ 受容体に特異的なベンゾジアゼピン類薬物の作用よりも広範であるため（図18-9），バルビツール酸類薬物の依存はベンゾジアゼピン類薬物の依存と比べてより重度で危険性の高い離脱症候群と関連している．鎮静・催眠薬の同じクラス内では，離脱症候群の発症，強度および持続時間は薬物とその活性代謝物の消失速度によって決定される．例えば，バルビツール酸類およびベンゾジアゼピン類薬物では，離脱症状は投与中止から12時間以内に始まるのが通常で，急速に消失する化合物（アモバルビタール，トリアゾラムなど）で最も重度となるが，緩徐に消失する化合物（フェノバルビタール，ジアゼパム，クロナゼパムなど）では，離脱症状の発生が数日遅れることがあり，重症度は比較的低くなる（図18-9）．

ベンゾジアゼピン類またはバルビツール酸類薬物とアルコールは，GABA 作動性神経に対する作用が類似しているため，これらの薬物に対する依存の同時発生が特に多く認められる（図18-9）．ベンゾジアゼピン類薬物は，アルコール離脱の治療薬として受け入れられており（バルビツール酸類薬物は該当しない），アルコール依存症患者が飲酒できない“厳しい状況”の緩和に有効で，ベンゾジアゼピン類（またはバルビツール酸類）薬物によってアルコールの作用が大幅に増強される．ベンゾジアゼピン類薬物を単独で使用する場合には過剰摂取による死亡はほとんどないが，アルコールと併用すると，心肺中枢の相乗的な抑制により致死的となる可能性がある．

疼痛に著しい不安が合併した状況では，時にベンゾジアゼピン類薬物とオピオイドが同時に処方されるが，この併用も呼吸に対する相乗作用により致死的となる可能性がある．実際，比較的安全な部分アゴニストであるブプレノルフィンでも，ベンゾジアゼピン類薬物との併用時には呼吸停止を引き起こすことがある．医師はこれらの危険な併用を制限するよう努めているであろうが，薬物探索行動が見られる一部の患者は，特に基礎疾患の管理が適切でない場合，複数の医師から処方箋を入手しようとし，処方箋を偽造することさえある．それでもなお，疼痛に対する投与量の不足は避けなければならず，アルコール離脱や著しい不安の治療にはベンゾジアゼピン類薬物を使用すべきである．

もう１つの深刻な懸念は，医療従事者自身による処方薬としてのオピオイド（または比較的少ないがベンゾジアゼピン類またはバルビツール酸類薬物）の誤用である．少なくとも２つの理由から，医療従事者が処方薬を誤用して嗜癖を発生させる大きなリスクがある．第１に，医療従事者は処方薬を容易に入手することができ，第２に，薬物の作用を理解しているため，その使用を比較的容易にコントロールできると誤解している場合があるからである．

## アルコール

アルコール飲料は手頃な価格で容易に入手でき，法的な規制はほとんどない．アルコール乱用は，米国で最も多くみられる薬物問題である．中毒の早期では抑制性制御の低下により CNS 刺激と多幸感が生じ，弁

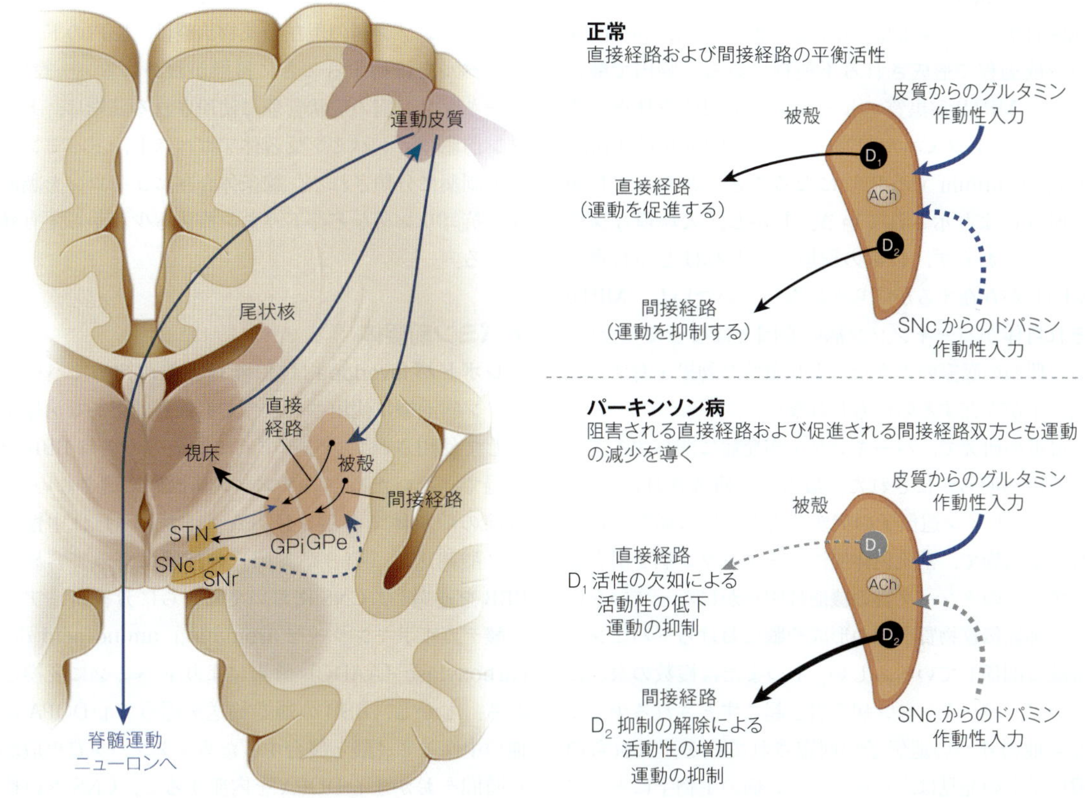


**図 13-7 運動を制御するドパミン神経回路に及ぼすパーキンソン病の影響**
基底核には運動を制御する 2 つの主要な神経回路が存在する．間接経路は運動を抑制し，直接経路は運動を促進するが，ドパミンは間接経路を抑制し，直接経路を刺激する結果，目的性のある運動を促すように作用する．興奮性経路を**青色**，抑制性経路を**黒色**で示す．直接経路では被殻に始まるシグナルが淡蒼球内節，視床，大脳皮質の順に伝わり，間接経路では被殻に始まるシグナルが淡蒼球外節，視床下核，淡蒼球内節，視床，大脳皮質の順に伝わる．GPi：淡蒼球内節，internal segment of the globus pallidus，GPe：淡蒼球外節，external segment of the globus pallidus，SNc：黒質緻密部，substantia nigra pars compacta，SNr：黒質線条部，substantia nigra pars reticulate，STN：視床下核，subthalamic nucleus．**挿入図：**尾状核における直接および間接経路双方のニューロンは黒質線条体ドパミン神経系（**青点線矢印**）や皮質グルタミン酸神経系（**青実線矢印**）から入力を受け，これらの入力は局所のコリン作動性神経系（**ACh**）の影響の下処理され，γアミノ酪酸（GABA）作動性出力を送る（**図示せず**）．黒質ドパミン作動性ニューロンの変性は直接経路（運動を促進する経路）の刺激減少と間接経路（運動を抑制する経路）の抑制減少をきたし，最終的に動作の減少が生じる．**灰色点線矢印**は刺激減少による活性低下を，**黒太線矢印**は刺激減少による活性亢進を示す．

より，薬物療法で治療不十分なパーキンソン病患者にしばしば用いられている．

## 病態生理学

パーキンソン病では**黒質緻密部 substantia nigra pars compacta** のドパミン作動性ニューロンが選択的に消失する（図 13-7）．この細胞消失の程度が大きく，少なくとも 70%となれば症状が現れる．しばしば，95%の減少が剖検では認められる．これらニューロンの破壊が，この疾患の中核をなす運動的特徴をもたらす．すなわち動作緩慢，あるいは運動緩徐，固縮（四肢の受動的な曲げ伸ばしへの抵抗性），姿勢維持の困難（転倒しがちとなる），そして四肢安静時の特徴的な振戦である．

パーキンソン病ではどのような機序から黒質ドパミン作動性ニューロンが破壊されるか完全にはわかっていない．環境因子と遺伝的要因の双方が関連している．1983 年，合成オピオイドの meperidine（第 17 章，鎮痛薬の薬理学参照）中毒患者がパーキンソン病を発症するという予想外の出来事によって，パーキンソン病を直接発症させる最初の薬物が発見され，環境因子がパーキンソン病を発症させるという強力な証拠が示された．この中毒患者たちは比較的若年で，ほかに健康上の問題がないにもかかわらず，レボドパに反応性の重篤なパーキンソン症状を突然に発症した．即席の工場で合成された純度の悪い meperidine を使用していた点が全員に共通していた．混入物として発見された **1-メチル-4-フェニル-1,2,3,6-テトラヒドロピリ**

ジン **1-methyl-4-phenyl-1,2,3,6-tetrahydropyridine (MPTP)** は，長時間かつ高温の環境での meperidine の合成過程で形成される不純物である．脳内で酸化された MPTP が黒質ニューロンに選択的毒性を示す 1-メチル-4-フェニル-ピリジニウム 1-methyl-4-phenyl-pyridinium（$MPP^+$）になることが非ヒト霊長類の研究により示されている．しかし，大規模な探索にもかかわらず，日常の環境下でどれほどの有意な MPTP が存在するか明らかになっていないし，MPTP それ自体がパーキンソン病の原因とはなっていない．ある農薬の曝露のような，より微妙な効果を有する環境因子が存在するのかもしれない．

最近の研究で，パーキンソン病発症に関与する遺伝的要因が明らかにされた．最もよく研究された例は，αシヌクレイン遺伝子の突然変異あるいは過剰発現を有する家族で，常染色体優性パーキンソン病を引き起こす．このタンパク質の機能は明らかになっていないが，神経伝達物質小胞の形成や脳におけるドパミンの遊離に関係しているらしい．1つまたは複数の家族において，パーキンソン病を引き起こすとされる少なくとも他の4つの遺伝子が同定されている．これらの遺伝学上の発見は，パーキンソン病の生物学にとって重要な糸口を提供し，新しい治療法開発の基盤となるトランスジェニックマウスモデルやショウジョウバエモデルの開発が可能となったが，これまで明らかにされた異なった遺伝的原因は10％以下の症例でしかないことに注意しなければならないし，ほとんどの症例では未だその原因は不明である．ほとんどのパーキンソン病患者の病因は，遺伝・環境の両因子が関与する多因子疾患である．

## 薬理学上の分類

パーキンソン病は進行性の疾患である．症状が明らかとなる10年前あるいはそれ以上前から，ドパミンニューロンの消失が始まり，容赦なく続く．現在の治療は**症状の管理**で，根底にある変性の過程を変化させるものではない．対症療法は有効で，機能を回復させ，数年間は生活の質を維持するが，最終的にはこの疾患の進行により，症状のコントロールが困難となる．加えて，パーキンソン病のいくつかの症状，特に本疾患の晩期を特徴づける，ドパミン神経系から他の脳領域へ拡大していくことから生じる認知障害や認知症などは，現在の薬物にあまり反応しない．現在のほとんどの研究の目標は，**神経保護的 neuroprotective** かつ**神経回復的 neurorestorative** 治療の開発であり，対症療法の必要性を遅延させ，あるいは排除し，遅発性の合併症を回避する治療である．

パーキンソン病の現在の薬物治療は，脳内のドパミンレベルを維持することに目標がおかれる．一般に，パーキンソン病の症状管理に使用される薬物は，ドパミン前駆体，ドパミン受容体アゴニスト，ドパミン分解抑制薬に分類される．線条体介在ニューロンを調節する抗コリン薬など非ドパミン療法も少なからず有効である．

### ドパミン前駆体

**レボドパ levodopa** は30年以上前に初めてパーキンソン病治療に使用され，今でも最も効果的な治療薬として使用されている．ドパミンそのものは BBB を通過できないためパーキンソン病治療に適さないが，直前の前駆体である L-DOPA（レボドパ）は中性アミノ酸輸送体（第8章参照）の作用によって容易に BBB を通過し，CNS においてただちに芳香族 L-アミノ酸デカルボキシラーゼ aromatic L-amino acid decarboxylase（AADC）酵素によりドパミンに変換される．しかし，BBB の通過輸送を巡って L-DOPA が他の中性アミノ酸と競合するため，タンパク質摂取から時間をおかず L-DOPA を内服すると，CNS への移行が障害される可能性がある（第8章，冒頭の Case 参照）．

経口内服のレボドパは消化管で AADC の作用によりドパミンに簡単に代謝される．この代謝過程は，脳に輸送されるレボドパの BBB への到達総量を減少させ，末梢循環におけるドパミン産生によって末梢性の副作用（おもに悪心，ドパミンの最後野受容体への結合による）をきたすようになる．レボドパが単独で投与された場合，CNS に到達できるのは投与量全体の1～3％に過ぎない．CNS に到達可能なレボドパを飛躍的に増加させ，末梢のレボドパ代謝に起因する副作用を軽減することを目的に，レボドパの内服時には必ずといってよいほど AADC 阻害薬の**カルビドパ carbidopa** が併用される．**カルビドパは末梢でレボドパがドパミンに変換されないように予防する作用を持つ**．重要な点として，BBB を通過できないカルビドパは CNS のレボドパからドパミンへの変換には干渉しない．こうして，CNS に到達するレボドパが経口摂取量の1～3％から10％へと増加すると，レボドパの内服量の大幅な減量が可能となり，末梢性副作用の発生率も低下する．

レボドパとカルビドパ合剤による治療は，多数のパーキンソン病患者に著明な症状の改善をもたらし，特に疾患早期に改善が著しい．実際，レボドパ治療開始後に症状の改善を認めることがパーキンソン病の診断につながる．しかし，レボドパの薬理効果は経過とともに悪くなる．継続的な服用は治療への耐性と感作を同時にきたし，著しく治療域を狭くする．レボドパ治療を継続するうちに，臨床症状の改善を得るために内服量の増加が必要になる．患者の運動機能は変動性が増し，すくみ足と強い固縮を認める“off”期間と，正常あるいはジスキネジアを認める“on”期間が交互に出現する．一般的に，この“on”期間はレボドパ/カルビドパ合剤の内服後間もなく，一度に大量のドパミンが視床に到達する時に出現する．初期には少量の内服で“on”期間を克服できるものの，“off”期間を出現しやすくする．“off”期間は，レボドパ血漿レベルの低下時に出現する傾向があり，用量を増加させるか，あるいは投与頻度を増加させることにより回避できる．病期が進行するにつれて，これらの症状はコントロールが難しくなる．

レボドパの最も深刻な副作用は**ジスキネジア dyskinesia**，あるいは制御不能な律動的な頭部，体幹や四肢の運動をきたしやすいことである．この症状は，レボドパ投与開始５年以内に少なくとも半数以上の患者に出現し，一般に疾患の進行とともに増悪する．“on/off“現象と同様，ジスキネジアは内服のタイミングと関係し，血漿中レボドパ濃度が最大となる時間帯に出現する．したがって，初期には少量のレボドパを頻回に内服することにより対処が可能である.残念ながら，疾患が進行するにつれ，レボドパ治療を継続することによりジスキネジアと“on/off”現象の両方が悪化し，最終的にどちらか一方がほぼ常に出現するようになる．

ジスキネジア症状と運動機能の変動は，治療の副作用として複雑で解明が進んでいないが，少なくとも２つの要素の関与が考えられている．１つ目の要素として，パーキンソン病の進行に伴ってドパミン作動性ニューロンが持続的に破壊されると，線条体において効果的に蓄積できるドパミン量が少なくなり，ドパミンのシナプスレベルでの濃度を緩衝する能力が低下する．２つ目の要素としては，長期治療が線条体のシナプス後ニューロンに適応現象をきたすことである．線条体シナプスにおけるドパミン濃度は堅固にコントロールされている．間欠的なレボドパ経口投与によってもたらされるドパミンの大きな変動は，細胞膜上のドパミン受容体発現を変化させ，受容体後のシグナル現象も変化させる．これらのシナプス後適応作用は細胞のドパミン感受性を変化させ，ひいては高（“on”期間，ジスキネジア）/低（“off”期間，アキネジア）濃度に対する反応を強調させることになる．

レボドパ治療が長期間に及ぶと治療効果の低下と副作用の増悪が予測可能となることから，レボドパによるパーキンソン病治療をいつ開始するのが適切か，発症早期にレボドパを控えることにより相対的にどのような治療上の利点が生まれるか，といった議論が生まれた．最近の研究では，レボドパ以外の治療，とりわけドパミン受容体アゴニストによる初期治療の方が優れていることが示唆されている（後述参照）．しかし，少なくともある患者ではレボドパよりも重篤な副作用が生じるとされる．さらに，レボドパ以外の薬物治療がなされた患者の多くは概して，ある時点でレボドパの治療が必要になる．レボドパはパーキンソン病の最も効果的な治療であることに変わりはなく，他の治療薬が症状コントロールに効果を示さなくなった場合，すぐにレボドパ治療が開始されるべきである．レボドパ治療をさらに遅らせると，症状コントロールの成功率が低下し，死亡率が増加する．

## ドパミン受容体アゴニスト

ドパミン神経伝達を強化する別の治療法として，シナプス後ドパミン受容体を直接の標的とするドパミン受容体アゴニストが活用される．この種の薬物として最初に用いられたのは麦角誘導体の**ブロモクリプチン bromocriptine**（$D_2$ アゴニスト）や**ペルゴリド pergolide**（$D_1$，$D_2$ アゴニスト）であったが，心臓弁の線維化などの副作用が問題となり，**プラミペキソール pramipexole**（$D_3 > D_2$）や**ロピニロール ropinirole**（$D_3 > D_2$）などの非麦角系アゴニストの方が支持され，多くは断念されていった．

この種のドパミン受容体アゴニストには共通した利点がいくつかある．これらはペプチド分子ではないため，BBB の輸送通過時にレボドパや他の中性アミノ酸と競合しない．さらに，ドパミン受容体アゴニストの薬理効果に AADC による酵素変換反応が必要とされないため，パーキンソン病後期にも効果が持続する可能性がある．現在使用されているドパミン受容体アゴニストのすべては，レボドパよりも半減期が長いため投与回数を少なくでき，より均一の反応を期待できる．

ドパミン受容体アゴニストのおもな制限としては，悪心，末梢浮腫や低血圧など不要な副作用を発現しやすいことである．また，特に高齢者においては過剰な鎮静，鮮明な夢，幻覚などの様々な認知への作用を認める．ドパミン受容体アゴニストはまた，衝動性の制御障害を呈する**ドパミン調節不全症候群 dopamine**

**dysregulation syndrome** を誘発する．一般的な症候としては，病的なギャンブル，衝動買い，心因的過食や性行動亢進などである．これらは社会的破壊行為であり，薬物投与中止が必要となる．

最近，プラミペキソール，ロピニロールがパーキンソン病の初期投与薬として使用する研究がなされ，ドパミン受容体アゴニストは，レボドパよりも半減期が長いため"off"期間の誘発が少ないことが示唆された．ドパミン受容体アゴニストをパーキンソン病の初期投与薬として使用することは，"off"期間やジスキネジアの発現を遅らせるが，レボドパを初期治療薬として使用する際よりも副作用の発現頻度を増加させる．今のところ，臨床家は，特に若年者に対してドパミン受容体アゴニストを初期治療薬として用いている．

## ドパミン代謝阻害薬

パーキンソン病治療に用いられている3つ目の治療法として，ドパミン分解の抑制作用が活用される．MAO-B（線条体に多いMAOのアイソフォーム）阻害薬とCOMT阻害薬はともにレボドパの補助治療薬として臨床使用される（図13-8）．MAO阻害薬である**セレギリン selegiline** は少量使用時にはMAO-Bへ選択的に作用するため，MAO-Aによる末梢のモノアミン代謝を阻害しない．その結果，非選択的なMAO阻害に見られる食物由来のチラミンや交感神経作動性アミンによる中毒が回避される（第14章，セロトニンとアドレナリンの中枢神経伝達の薬理学参照）．セレギリンの弱点は，この薬物は潜在的に毒性の高い代謝物アンフェタミンを産生する．特に高齢者において，不眠やせん妄を生じさせる．新規のMAO-B阻害薬 **rasagiline** は毒性代謝物を産生せず，最近米国においてその使用が承認された．rasagiline およびセレギリン双方は単独使用で，パーキンソン病の運動機能を改善させ，また，レボドパの効果を増強させる．

**tolcapone** と**エンタカポン entacapone** はCOMTを抑制して，ドパミンのみならずレボドパの分解を抑制する．脂溶性が高いtolcaponeはBBBを通過するが，エンタカポンは末梢にしか分布しない．ともにレボドパの末梢代謝を抑制するため，より中枢でのレボドパの利用率を高める．tolcaponeはBBBを通過する付随的な特性を有していることから，末梢のみならず中枢のCOMTも抑制する．臨床治験では，tolcaponeとエンタカポンは，血漿レボドパ濃度の低下に関連する"off"期間を減少させることが示されている．tolcaponeの中枢作用は1つの利点（図13-8）ではあるが，致死的な肝障害がいくつか報告され，十分注意して使用すべきとされている．それゆえ臨床で

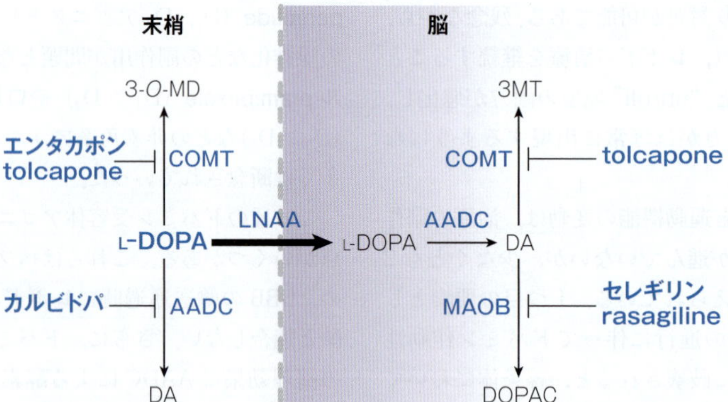


**図 13-8　カルビドパ，カテコール-*O*-メチルトランスフェラーゼ阻害薬，モノアミンオキシダーゼB阻害薬の末梢および中枢内レボドパ代謝への影響**

経口内服されたレボドパ（L-DOPA）は，芳香族L-アミノ酸デカルボキシラーゼ（AADC），カテコール-*O*-メチルトランスフェラーゼ（COMT）とモノアミンオキシダーゼA（MAO-A，**図示せず**）の作用により，末梢組織と消化管 gastrointestinal（GI）で代謝される．この代謝は脳へ到達できるレボドパの有効量は大幅に減少させ，末梢性の副作用を大幅に増強させる．カルビドパはAADC阻害薬で，血液脳関門（BBB）を通過できない．レボドパをカルビドパと併用して内服すると，脳へ到達できるレボドパ用量の割合が増加する．したがって，臨床的に効果を得るために必要なレボドパ用量が減少することになり，末梢での重篤な副作用も減る．エンタカポンやtolcaponeによる末梢でのCOMTの阻害は，同様に脳へ到達できる末梢でのレボドパの割合が増加する．L-DOPAはL型中性アミノ酸輸送体 L-neutral amino acid transporter（LNAA）により，BBBを通過し，AADCによってドパミン（DA）に代謝される．脳内においては，DAはCOMTやモノアミンオキシダーゼB（MAO-B）によって代謝されるため，tolcapone（COMT阻害薬），セレギリンやrasagiline（選択的MAO-B阻害薬）はレボドパ療法の効果を，脳内におけるDA代謝を阻害することにより増強する．3-*O*-MD：3-*O*-メチルドパ，3-*O*-methyl DOPA，DOPAC：ジヒドロフェニール酢酸，dihydroxyphenylacetic acid，3MT：3-メトキシチラミン，3-methoxytyramine.

は，エンタカポンがCOMT阻害薬として広く用いられている．

### パーキンソン病における非ドパミン系薬物の薬理学

**アマンタジン amantadine，トリヘキシフェニジル trihexyphenidyl，benztropine** はいずれもドパミン経路には直接作用しないが，パーキンソン病治療薬として効果がある．アマンタジンは当初，インフルエンザAの感染期間を短縮し，症状を改善させる抗ウイルス薬として開発・販売された（第37章，ウイルス感染症の薬理学参照）が，パーキンソン病患者では，疾患後期に出現するレボドパ誘発性ジスキネジアの治療に使用される．ジスキネジアを軽減する作用機序には興奮性 *N*-メチル-D-アスパラギン酸 *N*-methyl-D-aspartate（NMDA）受容体の阻害が関与すると考えられている．ムスカリン受容体アンタゴニストであるトリヘキシフェニジルとbenztropineはともにCNSのコリン作動性緊張を減弱させる．動作緩慢よりむしろ振戦を軽減させるため，振戦をおもな臨床症状とする患者の治療により効果的である．これら抗コリン薬は，線条体アセチルコリン作動性介在ニューロンの活性を調節することにより作用すると考えられており，直接および間接経路の相互作用を調節する．これらは，口渇，尿貯留や特に重要な記憶や認知の障害などの抗コリン作用による広範な副作用を生じる．

## パーキンソン病患者の治療法

パーキンソン病患者の治療は個別化医療であり，症状の程度のみならず，年齢，職業，活動性，そして認められる身体障害を考慮しなければならない．現在のところ，特異的に診断を確定できる臨床検査はないが，代わりに他の可能性を除外する臨床検査とともに病歴や身体検査に基づいて診断される．疾患初期では，運動療法や生活習慣の改善などの非薬物療法が推奨されるが，ほとんどすべての患者は最終的には薬物療法が必要となる．中程度の症状には，MAO-B阻害薬やアマンタジン，あるいは抗コリン薬が考慮される．さらに症状が進行すると，ドパミン系の治療が適応となる．レボドパは最も有効な薬物であるが，多くの若年患者では，運動の周期的変動の発現を遅らせるため，最初にドパミン受容体アゴニストを用いる．周期的変動を伴う進行期では，レボドパ，ドパミン受容体アゴニスト，エンタカポン，MAO-B阻害薬やアマンタジンを用いる多剤併用が必要となる．認知機能関連症状や副作用の出現については注意深くあることが重要である．

# ▶ ドパミンと思考の障害：統合失調症

## 病態生理学

統合失調症とは思考の障害で，精神病（現実吟味能力の障害）のエピソードを1回あるいは複数回認めることを特徴とし，知覚，思考，発話，感情，身体活動の障害を呈する．統合失調症の症状は大きく2つに分類される．**陽性症状 positive symptom** とは異常な機能の発現で，**妄想 delusion**（歪んだ信念あるいは誤った信念および知覚の誤った解釈）や**幻覚 hallucination**（異常知覚，特に聴覚性のもの），**混乱した会話 disorganized speech**，**緊張病性の行動 catatonic behavior** といった症状を呈する．**陰性症状 negative symptom** とは正常機能の減弱や喪失で，**感情の平坦化 affective flattening**（情動表現の範囲や強度の減少），**アロギア alogia**（発話の流暢さの減少），**無意欲 avolition**（目的指向性行動開始の減少）といった症状が含まれる．米国精神医学会による統合失調症の診断基準をBox 13-1に示した．

典型的には，10歳代終わりから20歳代はじめに発症し，発生率に男女差はない．米国では約475万人の統合失調症患者が存在し，毎年10万～15万人の患者が新たに診断されている．これまでにも遺伝素因の存在が指摘されてきたが，一卵性双生児間の一致は50％に過ぎないことから，統合失調症は遺伝と環境の2つの要素を持つ多因子疾患と考えられる．

統合失調症の病因説明で最もよく用いられているのは，**ドパミン仮説 dopamine hypothesis** で，脳内ドパミン神経伝達の増加や調節障害によって発症するというものである．この仮説は，ドパミン受容体アンタゴニスト，特に $D_2$ 受容体アンタゴニストを用いた治療によって，すべてではなくとも多くの統合失調症患者の多数の症状が改善する経験的観察から生まれている．この仮説は，その後の多くの臨床研究によって支持されている．第1に，**アンフェタミン類 amphetamine**，**コカイン cocaine** や **apomorphine** などのドパミンのレベルを増加させる，あるいは中枢性ドパミン受容体を活性化する薬物を服用している患者では，統合失調症様状態を呈する．そしてその状態は，薬物の用量が低下するにつれて鎮静化する．第2に，幻覚はパーキンソン病のレボドパ療法の副作用として知られている．最後に，研究者たちはドパミンレベルの減少の延長上にある代謝物レベルの低下といくつかの統合失調症の症状改善とを関連づけている．

統合失調症におけるドパミン作動性神経伝達の調節

**Box 13-1　「DSM-IV-TR 精神疾患の診断・統計マニュアル 新訂版」による統合失調症の診断基準**

A．特徴的症状：以下の症状のうち２つ（またはそれ以上），各々は１カ月の期間（治療が成功した場合はより短い）ほとんどいつも存在．

1．妄想
2．幻覚
3．まとまりのない会話(例：頻繁な脱線または滅裂)
4．ひどくまとまりのないまたは緊張病性の行動
5．陰性症状，すなわち感情の平坦化，思考の貧困，または意欲の欠如

**注：**妄想が奇異なものであったり，幻聴がその者の行動や思考を逐一説明するか，または２つ以上の声が互いに会話しているものである時には，基準Ａの症状を１つ満たすだけでよい．

B．社会または職業的機能の低下：障害の始まり以降の期間の大部分で，仕事，対人関係，自己管理などの面で１つ以上の機能が病前に獲得していた水準より著しく低下している（または，小児期や青年期の発症の場合，期待される対人的，学業的，職能的水準にまで達しない）．

C．期間：障害の持続的な徴候が少なくとも６カ月間存在する．この６カ月間の期間には，基準Ａを満たす各症状（すなわち，活動期の症状）が少なくとも１カ月（または，治療が成功した場合はより短い）存在しなければならないが，前駆期または残遺期の症状の存在する期間を含んでもよい．これらの前駆期または残遺期の期間では，障害の徴候は陰性症状のみか，もしくは基準Ａに挙げられた症状の２つまたはそれ以上が弱められた形（例：風変わりな信念，異常な知覚体験）で表されることがある．

D．失調感情障害と気分障害の除外：失調感情障害と「気分障害，精神病性の特徴を伴うもの」が以下の理由で除外されていること．(1) 活動期の症状と同時に，大うつ病，躁病，または混合性のエピソードが発症していない．(2) 活動期の症状中に気分のエピソードが発症していた場合，その持続時間の合計は，活動期および残遺期の持続期間の合計に比べて短い．

E．物質や一般身体疾患の除外：障害は，物質（例：乱用薬物，投薬）または一般身体疾患の直接的な生理学的作用によるものではない．

F．広汎性発達障害との関係：自閉性障害や他の広汎性発達障害の既往歴があれば，統合失調症の追加診断は，顕著な幻覚や妄想が少なくとも１カ月（または，治療が成功した場合はより短い）存在する場合にのみ与えられる．

縦断的経過の分類（活動期の症状が始まってから少なくとも１年を経過した後，初めて適用できる）

挿話性でエピソードの間欠期に残遺症状を伴うもの（エピソードは顕著な精神病症状の再出現として定義される）；以下も該当すれば特定せよ：顕著な陰性症状を伴うもの

挿話性でエピソードの間欠期に残遺症状を伴わないもの

持続性（顕著な精神病症状が，観察の期間を通して存在する）；以下も該当すれば特定せよ：顕著な陰性症状を伴うもの

単一エピソード，部分寛解；以下も該当すれば特定せよ：顕著な陰性症状を伴うもの

単一エピソード，完全寛解

他のまたは特定不能の型

高橋三郎，大野裕，染谷俊幸訳：「DSM-IV-TR 精神疾患の診断・統計マニュアル 新訂版」：医学書院，2004 年：304-305 より許可を得て転載．

※2013 年５月，米国精神医学会（APA）より DSM-5（Diagnostic and Statistical Manual of Mental Disorders, Fifth Edition）が刊行され，2014 年には「DSM-5 精神疾患の診断・統計マニュアル」（医学書院）が刊行されている．

障害は，脳の特異的な解剖学的部位で生じると考えられている．**中脳辺縁系 mesolimbic system** はドパミン作動性神経経路で，腹側被蓋野から起始し，側坐核と腹側線条体，扁桃体と海馬の一部，その他の辺縁系構成部位に投射している．中脳辺縁系は情動や記憶の発達に関与し，一部ではその過剰活動を統合失調症の陽性症状の原因とする仮説も提唱されている．この仮説を支持するように，ごく初期の統合失調症患者を対象とした脳ポジトロン CT positron emission tomography（PET）で，機能レベルの変化を反映する血流の変化が中脳辺縁系に示された．**中脳皮質系 mesocortical system** のドパミン作動性ニューロンは腹側被蓋野から大脳皮質，特に前頭前野に投射する．前頭前野が注意や計画，動機に裏づけられた行動を司ることから，中脳皮質系が統合失調症の陰性症状に関与するとの仮説が立てられた．

しかし，ドパミンの疾患関与を示唆するエビデンスはすべて状況証拠に基づくもので，その多くが矛盾を含んでいる．たとえドパミンレベルの変化が中脳辺縁系と中脳皮質系に生じていたとしても，未だ発見され

ていない他の神経路に生じている病的プロセスの下流現象を反映しているに過ぎない可能性もある．上流プロセスの概念を導入した理論の1つに，グルタミン酸神経伝達の不均衡が統合失調症に重要な役割を果たすとするものがある．この理論を支持する所見に，NMDA受容体アンタゴニストのphencyclidine(PCP)（第18章参照）が統合失調症様症状をきたすことがある．実際，慢性的なPCP使用患者がきたす症状には，精神病症状，幻視と幻聴，まとまりのない思考，感情鈍麻，引きこもり，精神運動遅滞，無意欲状態といった統合失調症に現れる陽性症状と陰性症状がともに含まれている．ドパミン作動性ニューロンと興奮性グルタミン酸作動性ニューロンはシナプスの相互結合を形成していることが多いため，ドパミン受容体アンタゴニストが統合失調症に効果を示すことも説明できる．たとえこの仮説が正しいとしても，そもそもグルタミン酸受容体に作用する有効な統合失調症治療薬は現在のところない．グルタミン酸はおもに興奮性の脳内神経伝達物質で，統合失調症に十分選択的で副作用が許容できる薬物の同定には，さらなる研究が必要である．

## 薬理学上の分類

統合失調症の生物学的基礎について未だ議論がつきないものの，有効な治療薬は数多くある．治療が成功すれば症状の寛解と患者の社会復帰が可能となるが，病前の状態に患者が完全に戻ることは稀である．精神病症状の管理に使用される薬物は，**神経遮断薬 neuroleptic** あるいは**抗精神病薬 antipsychotic** と呼ばれることが多い．この2つの用語を言い換えて使用しても問題のないことが多いが，意味するところにわずかながらも重要な違いがある．**神経遮断**という用語は，治療の副作用として認められることが多い薬物の神経学的作用を強調する．この**錐体外路作用 extrapyramidal effect** とも呼ばれる副作用は，基底核のドパミン受容体の遮断により生じ，パーキンソン症状である動作緩慢，固縮，振戦などである．一方，**抗精神病**という用語は，統合失調症患者の精神病症状を解消して混乱した思考を改善させるという薬物の作用を表す．抗精神病薬は，$D_2$ 受容体への優位性を有する比較的古い薬物を**定型抗精神病薬 typical antipsychotic**，$D_2$ 受容体拮抗作用の優位性が低く，その結果錐体外路作用がより少なくなった新規の薬物を**非定型抗精神病薬 atypical antipsychotic** と，さらに2つに分類される．

### 定型抗精神病薬

定型抗精神病薬として現在知られるこの種の薬物の歴史は，1954年の**クロルプロマジン chlorpromazine** の登場にまでさかのぼる．1960年代，脳におけるドパミンの役割について理解が進んで初めて，定型抗精神病薬が中枢神経系のドパミン神経伝達を阻害する作用を持つことが明らかにされた．1980年代に行われた結合親和性の研究では，定型抗精神病薬の治療効果と錐体外路症状の副作用がともに $D_2$ 受容体への薬物の親和性に直接相関することが示された．図13-9に示すように，$D_2$ 受容体への親和性が高い化合物ほど解離定数が小さく，精神病症状をコントロールして統合失調症を改善させるのに必要とされる用量が少ない傾向にある．

#### 作用機序

定型抗精神病薬の $D_2$ 受容体遮断作用はCNSのドパミン経路すべてに及ぶが，抗精神病作用には，そのうち中脳辺縁系とおそらく中脳皮質系への拮抗作用が関与するようである．前述したように，統合失調症の陽性症状が中脳辺縁系の過活動と相関するとする仮説を考えれば，中脳辺縁系ドパミン受容体への拮抗作用を持って陽性症状の改善が可能なのかもしれない．統合失調症の陰性症状に対しては，定型抗精神病薬のコントロールは比較的悪い．陰性症状に対して効果が不十分なことは，陰性症状と中脳皮質系ニューロンの活動低下が相関するとの仮説と関連づけられるかもしれない．なぜなら，抗精神病薬の拮抗作用ではドパミン活性の低下が是正されないと予測されるためである．定型抗精神病薬の副作用の多くは基底核（黒質線条体路）と下垂体（後述参照）の $D_2$ 受容体への結合を機序とするようである．

定型抗精神病薬は構造上いくつかに分類でき，最も代表的なものが**フェノチアジン系 phenothiazines** と**ブチロフェノン系 butyrophenones** である（図13-10）．**クロルプロマジン chlorpromazine** はフェノチアジンの原型，**ハロペリドール haloperidol** は最も広く使用されているブチロフェノンである．構造や $D_2$ 受容体への親和性には違いがあっても，基準使用量での臨床効果は定型抗精神病薬すべてについて同等となる．一般に，脂肪族フェノチアジン系（クロルプロマジンなど）の $D_2$ 受容体拮抗作用は，ブチロフェノン系，**チオキサンテン系 thioxanthenes**（フェノチアジン核の窒素を炭素に置換したフェノチアジン系），フェノチアジン系（ピペラジン誘導体を機能化した**フルフェナジン fluphenazine** などのフェノチアジン系）といった薬物より劣る．これらの薬物すべて，*in vitro* での $D_2$ 受容体への結合親和性を考慮することで臨床用量

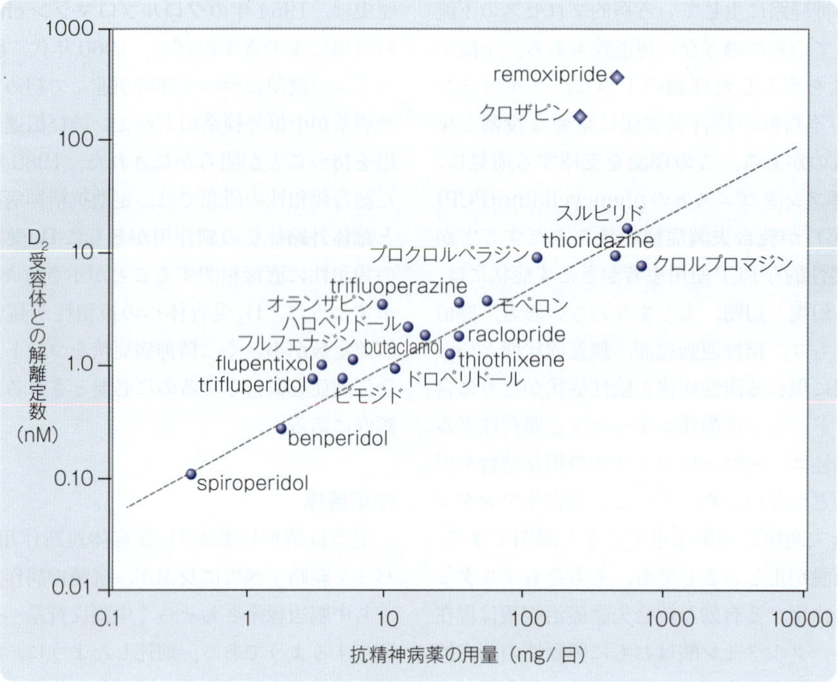


**図 13-9　ドパミン受容体アンタゴニストの抗精神病力価**

定型抗精神病薬の臨床有効量は，少なくとも３桁オーダーの範囲で薬物の $D_2$ 受容体との解離定数に比例する（解離定数が高いほど結合親和性が低いことに注意すること）．クロザピンや remoxipride（**青ダイヤ形**）などの非定型抗精神病薬はこの法則に当てはまらず，解離定数から推定される以下の用量で臨床効果を示す．データ点は最も一般的な臨床用量における平均の解離定数（複数の研究より平均値を算出）を示す．破線はすべての定型抗精神病薬線の最良適合値（**青円形**）を示す．

を調整できることから，どのくらい薬物が有効であるかは，臨床使用量でどの程度の効力を持つかということに関係しない．しかし，この効力こそが定型抗精神病薬の副作用特性を決定づけている．

## 副作用

定型抗精神病薬の副作用は大きく２つのカテゴリーに分類される．１つは中脳辺縁系と中脳皮質系以外に存在するドパミン $D_2$ 受容体への拮抗作用（標的部位効果）を原因とするものと，もう１つは，他の種類の受容体への非特異的な拮抗作用（非標的部位効果）を原因とするものである．ドパミン受容体の分布が広範囲なことを考慮すれば，ドパミン受容体アンタゴニストが多岐にわたる標的部位の副作用を有することも驚くにあたらない．前述したように，最も顕著な副作用は，しばしば**錐体外路症効果 extrapyramidal effect** として引き合いに出される．内因性にドパミン $D_2$ 受容体が刺激されると基底核の間接経路が抑制されるため，定型抗精神病薬による $D_2$ 受容体拮抗作用は間接経路を脱抑制し，それゆえパーキンソン症状を発現させる．このような症状に対しては，時にアマンタジンや抗コリン薬などの非ドパミン系パーキンソン病治療薬が使用される．ドパミン系薬物は，$D_2$ 受容体高親和性アンタゴニストであるため，しばしば無効である．また，この状態でドパミン系薬物を使用すると，統合失調症様症状を引き起こすことがある．

定型抗精神病薬の最も重篤な副作用は，**悪性症候群 neuroleptic malignant syndrome（NMS）**と呼ばれる，稀ではあるが致死的な症候群である．カタトニア，昏迷，発熱，自律神経系の不安定を特徴とし，10％の症例がミオグロビン血症と死亡をきたす．NMS はハロペリドールなどのように $D_2$ 受容体への高親和性を有する定型抗精神病薬と最も一般的に関連するものである．また，ドパミン系薬物療法を受けているパーキンソン病患者が急に投薬中止をすると認められ，NMS におけるドパミンの重要性が強調されている．症状は少なくとも一部，体温調節に重要な視床下部のドパミン系への抗精神病薬の作用からくると考えられている．

定型抗精神病薬や他のドパミンアンタゴニストによる治療によって，**遅発性ジスキネジア tardive dyskinesia** として知られる異常運動を引き起こすことがあり，ハロペリドールなどの $D_2$ 受容体への高親和性を有する薬物による慢性的な使用によって，最も頻繁に出現する．稀に，$D_2$ 受容体アンタゴニストの短期間

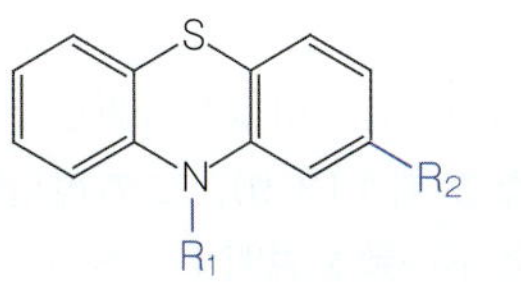

フェノチアジン系骨格

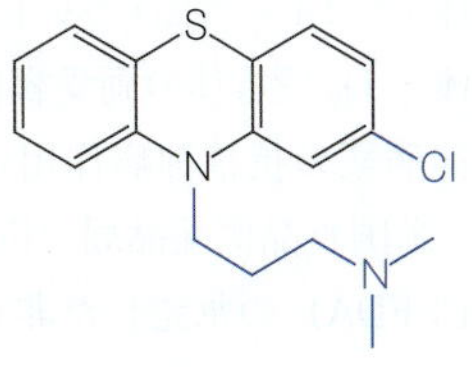

クロルプロマジン

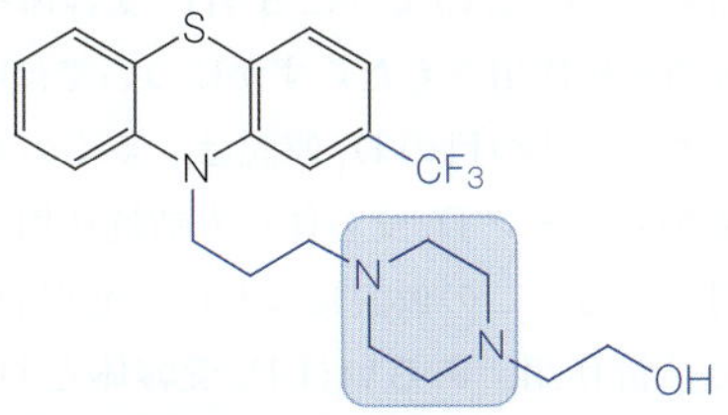

フルフェナジン

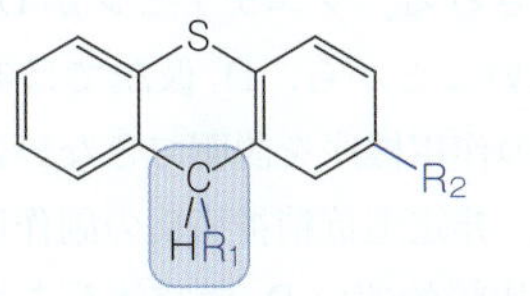

チオキサンテン系骨格

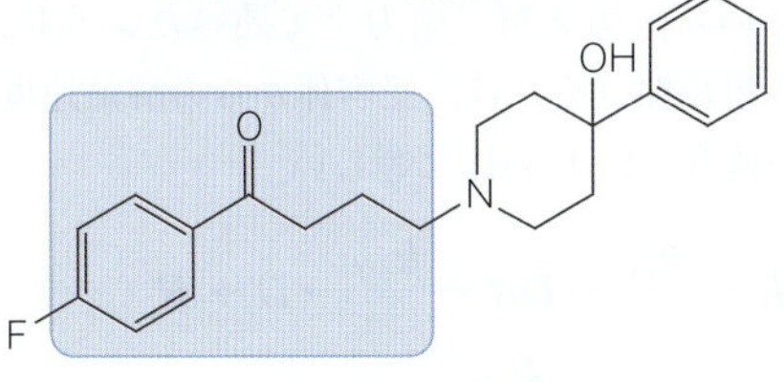

ハロペリドール（ブチロフェノン）

**図 13-10　定型抗精神病薬の化学構造**
フェノチアジン系は，基本共通骨格に2つの機能部位が多様に結合している構造をとる．最初に承認された抗精神病薬であるクロルプロマジンは，アミノプロピル基（$R_1$）と塩素基（$R_2$）の側鎖が置換している．フルフェナジンなどのピペラジン（**青で囲まれた部分**）が置換するフェノチアジン系は，クロルプロマジンなどの脂肪酸が置換するフェノチアジン系より力価が非常に強い．4番目の化学構造に示すチオキサンテン骨格ではフェノチアジン構造内部の窒素が炭素に置換される（**青で囲まれた部分**）．ハロペリドールの化学構造が示すように，ブチロフェノン系（**青で囲まれた部分**）はフェノチアジン系やチオキサンテン系と構造がまったく異なる．

の治療や1回投与によっても生じることがある．この症候群は，顔面筋，上肢，体幹に現れるステレオタイプで不随意な反復運動を特徴的な症状とし，正確な機序は不明であるが線条体の $D_2$ 受容体の過感受性適応が関係し，結果的に過剰なドパミン活性をもたらすとされる．抗パーキンソン病薬は遅発性ジスキネジアを増悪させ，その薬物中止により，症状は改善する．高力価抗精神病薬を大量に内服すれば，線条体ニューロンの適応反応を超える作用が加わり，ジスキネジア症状が一時的に抑制されることがある．しかし，長期投与では症状を悪化させる．多くの症例では抗精神病薬がすべて中止され，線条体の過感受性適応をゆっくり回復させることにより，遅発性ジスキネジア症状の改善が得られる．しかしながら，ある患者では，持続的な非可逆的な運動障害が残ることがある．

定型抗精神病薬の副作用には，下垂体ドパミン受容体への拮抗作用を原因とするものもある．下垂体ではプロラクチン分泌がドパミンにより持続的に抑制されるが，$D_2$ 受容体への拮抗作用から**プロラクチン prolactin** 分泌が促進されると，女性では無月経，乳汁漏出，妊娠テスト偽陽性，男性では女性化乳房と性欲低下が生じる．

他の副作用としては，ムスカリン受容体や$\alpha$アドレナリン受容体への非特異的拮抗作用に由来するものもある．ムスカリン系の末梢神経路への拮抗作用からは口渇，便秘，排尿障害，遠近調節の消失といった典型的な抗コリン作用が生じ（第9章，コリン作動性の薬理学参照），$\alpha$アドレナリン系への拮抗作用からは起立性低血圧，男性の場合には射精不全をきたすことがある．毛様体賦活系の中枢性$\alpha$アドレナリン系の抑制により鎮静作用をきたすこともある．鎮静作用は，抗精神病薬の長期使用中に正常機能の障害として現れる場合は副作用とみなされるが，急性精神病患者の場合は作用目的の1つとされることもある．

定型抗精神病薬の副作用特性は力価に依存する．高力価薬（臨床用量は数 mg に過ぎない）は低力価薬（すなわち治療効果を得るには高用量を要する）と比較して鎮静作用と起立性低血圧の副作用が少ない傾向にあるが，反対に低力価薬は錐体外路症状の副作用をきたす傾向が少ない．このような所見の理論的裏づけとして，高力価薬ほど $D_2$ 受容体への親和性が非常に強く，作用選択性が比較的高いといえる．よって，高力価薬の副作用はドパミン $D_2$ 受容体を介する（すなわち，錐体外路副作用）可能性が高く，ムスカリン受容体や$\alpha$アドレナリン受容体を介するもの（すなわち，抗コリン性の副作用，鎮静作用，起立性低血圧）は少ない．反対に，低力価の抗精神病薬は $D_2$ 受容体との結合がさほど強くないため錐体外路性の副作用が少なく，選択性の低さから抗コリン作用や抗アドレナリン作用の副作用が現れやすい．

## 薬物動態，代謝，薬物相互作用

多くの CNS アゴニストと同様，抗精神病薬は脂肪親和性が高い．このことを理由の一部として，抗精神病薬は肝臓で代謝され，初回通過代謝が大きい傾向や血漿タンパクに結合する傾向が強い．一般に経口用または筋注用の剤形が作られている．筋注用は自傷や他者に危害を及ぼす可能性がある急性精神病患者の治療に有用とされ，経口薬は概して慢性期治療に使用される．抗精神病薬の排泄動態パターンは多相性をとることが多く，厳密な一次反応速度的ではないため，除去半減期が安定しない．しかし，一般に半減期が１日程度のものが多く，通常の臨床では１日１回の内服が処方される．

**ハロペリドール haloperidol** と **フルフェナジン fluphenazine** の２剤はデカン酸エステルの剤形が入手可能である．これら脂肪親和性の高い薬物の筋注投与では，注射部位で緩徐に加水分解された後に薬物が放出される．デカン酸エステルの剤形のおかげで，３～４週ごとの投薬といった長時間作用の処方が可能となり，コンプライアンス不良の患者に特に有用とされる．

定型抗精神病薬がドパミン受容体のアンタゴニストであることから，シナプス内ドパミン濃度の上昇（レボドパ）やドパミン受容体の直接刺激（ブロモクリプチン）を作用機序とする抗パーキンソン病薬と相互作用することは必然的である．抗精神病薬はこれら２種類の抗パーキンソン病薬の作用を抑制する．パーキンソン病患者に定型抗精神病薬を投与すると，しばしばパーキンソン病症状を著しく増悪させる．さらに，ベンゾジアゼピン類と中枢作用性の抗ヒスタミン薬の鎮静作用が定型抗精神病薬により増強される．この増強作用は薬力学的効果で，定型抗精神病薬のアセチルコリン受容体とアドレナリン受容体へ非特異的な結合を原因とするため，低力価抗精神病薬の方が高力価のものより鎮静作用をきたす傾向が強い．

### 非定型抗精神病薬

いわゆる非定型抗精神病薬は，薬理効果と副作用特性は定型抗精神病薬と異なる．６つの主要な非定型抗精神病薬としては，**リスペリドン risperidone**，**クロザピン clozapine**，**オランザピン olanzapine**，**クエチアピン kuetiapine**，**ziprasidone**，**アリピプラゾール aripiprazole** である．これらはすべて，統合失調症の陰性症状の治療に対しては定型抗精神病薬よりも有効である．さらにリスペリドンとハロペリドールの直接比較では，統合失調症の陽性症状の治療と急性期再発予防においてもリスペリドンがハロペリドールより優れていた．非定型抗精神病薬は，錐体外路症状の副作用が定型抗精神病薬より有意に軽い．

非定型抗精神病薬は $D_2$ 受容体への親和性が比較的小さく，さらに臨床的な有効用量と相関しない点で定型抗精神病薬と異なる（図 13-9）．この親和性と有効量との間にみられる不一致を説明するために，３つの仮説が唱えられている．まず，$5\text{-}HT_2$ 仮説では，セロトニン $5\text{-}HT_2$ 受容体（第 14 章参照）への拮抗作用，あるいは $5\text{-}HT_2$ 受容体と $D_2$ 受容体の両受容体への拮抗作用が非定型抗精神病薬の抗精神病作用に必須とされる．根拠として，米国食品医薬品局（Food and Drug Administration：FDA）の承認した非定型抗精神病薬すべてが $5\text{-}HT_2$ 受容体への親和性が高いことが挙げられるが，どのように $5\text{-}HT_2$ 受容体への拮抗作用が抗精神病作用をもたらすかについては明らかにされていない．２つ目の $D_4$ 仮説は，多くの非定型抗精神病薬がドパミン $D_4$ 受容体へも拮抗作用を示すことを根拠とする．この仮説によれば，選択的な $D_4$ 受容体への拮抗作用，あるいは $D_2$ 受容体と $D_4$ 受容体への拮抗作用を同時に示すことが非定型抗精神病薬の作用機序に必須とされる．クエチアピンが $D_4$ 受容体拮抗作用を持たないことから，$D_4$ 仮説では非定型抗精神病薬のすべての作用機序を説明できないことになる．最後の仮説は，非定型抗精神病薬の副作用特性が軽度である理由を比較的速い $D_2$ 受容体からの解離に求めている．第２章，薬力学で述べたように，薬物の結合親和性（$K_d$）は，受容体からの解離速度（$k_{off}$）と結合速度（$k_{on}$）の比に等しい．

$$D + R \xrightarrow{k_{on}} DR \xrightarrow{k_{off}} D + R$$

$$K_d = \frac{k_{off}}{k_{on}} \qquad \text{式 13-1}$$

非定型抗精神病薬の解離速度が速いことから，非定型抗精神病薬は定型抗精神病薬と比較して $D_2$ 受容体との結合がより一過性に終わる．これが，中脳辺縁系で起きているとされるドパミンの少量持続的な放出が非定型抗精神病薬により抑制される原因となるかもしれない．一方，運動開始時にドパミンが急増する線条体のような部位では非定型抗精神病薬がドパミンに置換されるため，錐体外路性副作用が最小限に抑えられることが考えられる．

非定型抗精神病薬の構造は多種にわたり，主要薬物一覧にまとめてあるように受容体結合の特性も異なる．前述したように，すべての非定型抗精神病薬がドパミン $D_2$ 受容体と $5\text{-}HT_2$ 受容体の２つへ拮抗作用を示し，ドパミン $D_4$ 受容体への拮抗作用を示すものも多い．クロザピンはドパミン $D_1$～$D_5$ 受容体およびセロトニン $5\text{-}HT_2$ 受容体と結合する他に，$\alpha_1$ アドレナリン受容体，ヒスタミン $H_1$ 受容体，ムスカリン受容体への阻害作用を持つ．クロザピンが使用されるのは，他の抗精神病薬では効果がない場合や，患者が副作用に耐えられないという理由から治療に失敗した場合である．第一選択薬として使用されない理由は，頻度は少ないながらも重大なリスクとして顆粒球減少（年間約 0.8%）とけいれんを認めることである．よって，クロザピン投与時は頻回に白血球数をモニターし，経過観察する必要がある．

非定型抗精神病薬は統合失調症や他の主要な精神病に有効であることが証明されているが，パーキンソン病や認知症に関連する精神障害のコントロールにも使用される．パーキンソン病では，クエチアピンが運動機能を悪化させないことから，特に有効であるとされている．非定型抗精神病薬は，痴呆症を有する患者にも使用されるが，疫学的研究で脳卒中や脳血管障害のリスクを上昇させることが示されているため，この場合，リスク対効果を注意深く比較しなければならない．

## まとめと今後の方向性

パーキンソン病と統合失調症はともに CNS のドパミン神経伝達を調節することによって治療される．線条体へ投射するドパミン作動性ニューロンの変性を原因とし，安静時振戦，固縮と運動緩慢をきたすパーキンソン病では，運動を促進する直接経路の刺激が減少し，運動を抑制する間接経路が脱抑制を受ける．パーキンソン病の薬物治療に使用される薬物は尾状核と被殻のドパミン放出を増加させるか，ドパミン受容体を活性化させることによって直接経路と間接経路のバランスを取り戻す．

統合失調症の治療では辺縁系の様々な部位のドパミン受容体が抑制される．統合失調症の病態生理は完全には理解されておらず，このことが合理的な薬物開発の足かせとなっている．しかし，様々な抗精神病薬が示す臨床効果を有用な手がかりとして，脳内ドパミンレベルの調節異常が疾患病態生理に関与するとのドパミンモデルの基礎が形成された．臨床的に有効な新薬の非定型抗精神病薬が複数の異なる受容体機能に影響を与えることから，ドパミン仮説が単純化されたモデルに過ぎないことにも注目が集まっている．非定型抗精神病薬は，定型抗精神病薬と比較して錐体外路副作用が少ないにもかかわらず治療効果が高い点で，統合失調症治療の新しい魅力的な治療法となっている．

パーキンソン病と統合失調症の治療開発における今後の焦点は，現在使用されている薬物と同じ機序でもさらに選択性の高い薬物を開発することと，基礎的な疾患病態生理を解明することに当てられる．選択性の高いドパミン受容体アゴニスト，特に $D_1$ 受容体アゴニストが新たに開発されたなら，いつか副作用の穏やかな有効な治療薬となる可能性がある．さらに受容体選択性の高い新たな抗精神病薬が開発されたなら，同様に統合失調症治療の選択肢が広がる可能性がある．ドパミン作動性ニューロン死がパーキンソン病の原因であることから，疾患の進行を遅らせる神経保護薬の開発に目下多くの努力が注がれている．統合失調症の病態生理にグルタミン酸欠乏がどのような役割を果たしているかが解明されたなら，新しい治療法の開発につながるかもしれない．例えば，選択的なグルタミン酸受容体アゴニストが開発されると，いつかドパミン受容体アンタゴニストを補完する治療，あるいは代替する治療として使用されるようになるかもしれない．統合失調症治療にとってもう 1 つ重要な進歩は，非定型抗精神病薬の薬理機序モデルの解明であろう．この解明から，さらに効果的な非定型抗精神病薬が合理的に開発されるようになるであろう．

## 謝 辞

本書の 1 版と 2 版において，本章に貴重な貢献をしてくれた Joshua M. Galanter に感謝する．

### 推奨文献

Albin RL, Young AB, Penney JB. The functional anatomy of basal ganglia disorders. *Trends Neurosci* 1989;12:366–375. (*A classic article that describes the concept of "direct" and "indirect" pathways.*)

Farrer MJ. Genetics of Parkinson disease: paradigm shifts and future prospects. *Nat Rev Genet* 2006;7:306–318. (*A review of the rapidly evolving genetics of Parkinson's disease.*)

Kellendonk C, Simpson EH, Polan HJ, et al. Transient and selective overexpression of dopamine D2 receptors in the striatum causes persistent abnormalities in prefrontal cortex functioning. *Neuron* 2006;49:603–615. (*A new mouse model for schizophrenia suggesting a role for D2 receptors in cognitive impairment.*)

Langston JW. The Parkinson's complex: Parkinsonism is just the tip of the iceberg. *Ann Neurol* 2006;59:591–596. (*A review that emphasizes the many aspects of Parkinson's disease beyond the motor abnormalities.*)

Spooren W, Riemer C, Meltzer H. NK3 receptor antagonists: the next generation of antipsychotics? *Nat Rev Drug Discov* 2005;4:967–975. (*Discusses pathophysiologic basis of potential antipsychotic agents.*)

Suchowersky O, Reich S, Perlmutter J, et al. Practice parameter: diagnosis and prognosis of new onset Parkinson disease (an evidence-based review). Report of the Quality Standards Subcommittee of the American Academy of Neurology. *Neurology* 2006;66:968–975. (*This "parameter," as well as several others published in the same issue, represents the product of a careful review of the evidence for the effectiveness of various treatments for Parkinson's disease.*)

## 主要薬物一覧：第13章　ドパミン作動性神経伝達の薬理学

| 薬　物 | 臨床応用 | 副作用（重篤なものは太字で示す） | 禁　忌 | 治療的考察 |
|---|---|---|---|---|
| **ドパミン前駆体**<br>メカニズム—ドパミン合成の基質を提供．レボドパは中性アミノ酸輸送体により血液脳関門（BBB）を通過し，L-芳香族アミノ酸デカルボキシラーゼ（AADC）によりドパミンに脱炭酸される． | | | | |
| **レボドパ** | パーキンソン病 | **ジスキネジア，心疾患，起立性低血圧，精神障害**<br>食欲不振，悪心，嘔吐 | 黒色腫の既往<br>狭角性緑内障<br>モノアミンオキシダーゼ（MAO）阻害薬との併用 | 単剤投与の場合，末梢での代謝により中枢神経系（CNS）への到達量が少ない．通常はDOPAデカルボキシラーゼ阻害薬カルビドパと併用投与される．<br>継続使用は耐性と感作を引き起こす．固縮を認める期間と，正常あるいはジスキネジアを認める期間が交互に出現する．ジスキネジアはレボドパ投与開始5年以内に広範な患者に出現し，その継続投与は疾患の進行とともにジスキネジアと“on/off”現象が増悪する． |
| **ドパミン受容体アゴニスト**<br>メカニズム—プラミペキソール（$D_3$>$D_2$），ロピニロール（$D_3$>$D_2$）はシナプス後受容体に結合し，直接活性化する． | | | | |
| **プラミペキソール**<br>**ロピニロール** | パーキンソン病<br>下肢静止不能症候群（ロピニロール） | **ジスキネジア，起立性低血圧**<br>錐体外路症状，傾眠，めまい，幻覚，夢障害，無力症，健忘 | 他の鎮静薬との併用 | レボドパより半減期が長いため，投与回数を減らすことができる．<br>認知機能への作用として過度の鎮静，鮮明な夢，幻覚がある．特に若年者においてパーキンソン病治療の初治療に使用するとレボドパよりもoff期間やジスキネジアの発現が遅いことが報告されている． |
| **レボドパまたはドパミンの代謝阻害薬**<br>メカニズム—MAO-B阻害（rasagilineとセレギリン）あるいはカテコール-*O*-メチルトランスフェラーゼ（COMT）阻害（tolcapone）による中枢性ドパミンの分解抑制．末梢性COMT阻害（エンタカポンとtolcapone）によるレボドパの分解抑制． | | | | |
| **rasagiline**<br>**セレギリン** | パーキンソン病 | **心脚ブロック，消化管出血**<br>起立性低血圧，ジスキネジア，発疹，呼吸困難，関節痛，頭痛，体重減少，不眠（セレギリン），せん妄（セレギリン） | cyclobenzaprine，ミルタザピン，セント・ジョーンズ・ワート（セイヨウオトギリソウ）との併用<br>dextromethorphanとの併用による精神障害のリスク<br>meperidine，メサドン，propoxyphene，トラマドールとの併用による重篤な高血圧あるいは低血圧，悪性高熱症あるいは昏睡のリスク<br>他のMAOあるいは交感神経刺激薬の併用による重篤な高血圧反応<br>コカインや交感神経性血管収縮薬を含有した局所麻酔薬との併用<br>全身麻酔による待機的手術<br>褐色細胞腫 | セレギリンは低用量で線条体に有意に存在するMAO-Bを選択的阻害．高用量ではMAO-Aも阻害し，毒性のリスクに関連する．<br>セレギリンは毒性代謝物アンフェタミンを形成し，特に高齢者において不眠やせん妄をきたす．<br>rasagilineは毒性代謝物を産生しない．<br>両薬物は単独投与で運動機能を改善させ，レボドパの効果も増強する． |

**主要薬物一覧：第 13 章　ドパミン作動性神経伝達の薬理学（続き）**

| 薬　物 | 臨床応用 | 副作用（重篤なものは太字で示す） | 禁　忌 | 治療的考察 |
|---|---|---|---|---|
| **tolcapone**<br>**エンタカポン** | パーキンソン病 | **ジスキネジア，ジストニア，幻覚，起立性低血圧（tolcapone），異常高熱（tolcapone），劇症肝障害（tolcapone），横紋筋融解症（tolcapone）**<br>呼吸困難，夢障害，睡眠障害 | tolcapone に関連した横紋筋融解症あるいは異常高熱症の既往<br>肝疾患（tolcapone の禁忌） | tolcapone は脂溶性が高く，BBB を通過するが，エンタカポンは末梢のみに分布する．<br>COMT 阻害薬はレボドパの血漿半減期をさらに延長させるためカルビドパと併用される．また，血漿中レボドパ濃度減少による off 期間を減少させるべくいくつかの臨床研究が実施されている．<br>tolcapone で稀であるが致死的な肝毒性が報告されている．<br>エンタカポンは COMT 阻害薬として広く用いられている． |
| **その他の抗パーキンソン病治療薬**<br>メカニズム—アマンタジンのパーキンソン病治療メカニズムは，興奮性 *N*-メチル-D-アスパラギン酸（NMDA）受容体拮抗作用に関連していると考えられている．トエイヘキシフェニジルとベンズトロピンはムスカリン受容体アンタゴニストで，線条体のコリン作動性介在ニューロンの活動性を調整することにより中枢のコリン作動性神経の緊張を減弱させる． | | | | |
| **アマンタジン** | パーキンソン病<br>インフルエンザ A | **神経遮断性悪性症候群，精神障害の増悪**<br>不眠，めまい，幻覚，いらいら，起立性低血圧，末梢浮腫，呼吸困難，網状皮斑 | アマンタジンに対する過敏症 | アマンタジンは抗ウイルス薬として開発され，インフルエンザ A の感染期間と重症度を減弱する．パーキンソン病患者では，病気後期に進展するレボドパによるジスキネジアの治療に使用される．<br>精神疾患患者のあるいは薬物依存者の症状を増悪する． |
| **トリヘキシフェニジル**<br>**benztropine** | パーキンソン病 | **隅角閉塞性緑内障，眼内圧上昇，精神病，異常高熱（benztropine），麻痺性イレウス（benztropine）**<br>めまい，かすみ目，神経過敏，悪心，口内乾燥，尿貯留 | 狭隅角緑内障<br>3 歳以下の小児<br>遅発性ジスキネジア（トリヘキシフェニジルの禁忌） | トリヘキシフェニジルと benztropine は運動緩慢よりも振戦を減少させるため，振戦が有意なパーキンソン病患者に有効である．<br>高齢者において健忘や認知機能を悪化させる． |
| **抗精神病薬**<br>メカニズム—中脳辺縁系および，おそらく中脳皮質系の $D_2$ 受容体の拮抗；副作用は基底核（黒質線条体経路）と下垂体の $D_2$ 結合による． | | | | |
| **フェノチアジン系とその誘導体：**<br>**クロルプロマジン**<br>**thioridazine**<br>**mesoridazine**<br>**ペルフェナジン**<br>**フルフェナジン**<br>**thiothixene**<br>**trifluoperazine**<br>**chlorprothixene** | 精神障害<br>悪心と嘔吐（クロルプロマジン，ペルフェナジン） | **パーキンソン症候群，神経遮断悪性症候群（カタトニア，混迷，発熱，自律神経不安定；ミオグロビン血症，高率で死亡），遅発性ジスキネジア（顔面筋，上肢，体幹筋の反復性不随性ステレオタイプ運動）**<br>抗コリン症候群（口渇，便秘，尿貯留），起立性低血圧，射精不能，鎮静 | 骨髄抑制<br>重篤中枢性抑制あるいは昏睡状態<br>QT 間隔を延長させる薬物の併用あるいは QT 間隔延長患者（thioridazine，mesoridazine は禁忌）<br>パーキンソン病 | 一般的に脂肪族のフェノチアジン系はブチロフェノン系，チオキサンテン類やピペラジン誘導体により機能化されたフェノチアジン系より $D_2$ 拮抗作用は弱い．<br>定型抗精神病薬の効力は副作用特性にとって重要で，高力価のものは低力価のもに比べ，鎮静や起立性低血圧を生じにくい．一方，低力価は錐体外路症状を発現しにくい．<br>フルフェナジンのデカン酸エステル製剤は筋注によって 3 ～ 4 週ごとに投与可能である．<br>定型抗精神病薬をパーキンソン病患者に投与するとしばしば症状を悪化させる．<br>定型抗精神病薬はベンゾジアゼピン類や中枢作用性抗ヒスタミン薬の鎮静効果を増強する． |

## 主要薬物一覧：第13章　ドパミン作動性神経伝達の薬理学（続き）

| 薬　物 | 臨床応用 | 副作用（重篤なものは太字で示す） | 禁　忌 | 治療的考察 |
|---|---|---|---|---|
| **ブチロフェノン系：**<br>**ハロペリドール**<br>**ドロペリドール** | 精神病（ハロペリドール）<br>トーレット症候群 Tourette syndrome（ハロペリドール）<br>悪心・嘔吐：麻酔前投与（ドロペリドール） | **フェノチアジン系と同様** | パーキンソン病<br>重篤中枢性抑制あるいは昏睡状態 | ハロペリドールは最も広く用いられているブチロフェノン系．<br>ハロペリドールのデカン酸エステル製剤は筋注によって3～4週ごとに投与可能で低コンプライアンス患者に有効． |
| **他の定型抗精神病薬：**<br>**loxapine**<br>**molindone**<br>**ピモジド** | 精神障害<br>トーレット症候群（ピモジド） | **パーキンソン様症状，神経遮断性悪性症候群，遅発性ジスキネジア，QT間隔延長（ピモジド）**<br>抗コリン症候群，鎮静 | 昏睡状態あるいは重篤な中枢抑制<br>パーキンソン病<br>ピモジドの特異的禁忌：<br>ペモリン，メチルフェニデートやアンフェタミンとの併用により運動性，音声チック<br>dofetilide，ソタロール，キニジン，他のクラスⅠaやⅢの抗不整脈薬，mesoridazine，thioridazine，クロルプロマジン，ドロペリドールとの併用<br>sparfloxacin，ガチフロキサシン，モキシフロキサシン，halofantrine，メフロキン，ペンタミジン，arsenic trioxide，levomethadyl acetate，dolasetron，プロブコール，タクロリムス，セルトラリン，マクロライド系抗生物質との併用<br>QT間隔延長させる薬物やP450 3A4を抑制する薬物との同時投与（zileuton，フルボキサミン）<br>不整脈症の既往 | molindoneは上行性網様体系を刺激して抗精神病作用を発現する．筋弛緩作用や協調運動障害作用を欠く．<br>ピモジドはより特異的なドパミン受容体拮抗作用を有し，他の神経遮断薬より$\alpha$アドレナリン拮抗作用は弱いことから鎮静作用や低血圧を発現しにくい． |
| **非定型抗精神病薬**<br>メカニズムードパミン$D_2$受容体およびセロトニン5-$HT_2$受容体拮抗作用．クロザピンやオランザピンは$D_4$受容体も有する． | | | | |
| **リスペリドン** | 精神障害<br>双極性障害 | **中等度の錐体外路症状，QT間隔延長**<br>抗コリン症候群（口渇，便秘，尿貯留），鎮静，体重増加 | リスペリドンに対する過敏症 | 非定型抗精神病薬は定型抗精神病薬より，統合失調症の「陰性症状」に有効である．<br>定型抗精神病薬より軽度の錐体外路症状に用いる．<br>リスペリドンは$D_2$，5-$HT_2$，$\alpha_1$，$\alpha_2$，$H_1$受容体に結合する． |
| **クロザピン** | 他の抗精神病薬に対して難治性の統合失調症 | **中等度の錐体外路症状，無顆粒球症**<br>抗コリン症候群，鎮静，体重増加 | クロザピンによる無顆粒球症の既往あるいは重篤な顆粒球減少症<br>骨髄増殖性疾患 | クロザピンは，少数ではあるが有意な無顆粒球症発症のため第一選択とはならない．<br>クロザピンは$D_1$～$D_5$，5-$HT_2$，$\alpha_1$，$H_1$，ムスカリン受容体に結合する． |

**主要薬物一覧：第 13 章　ドパミン作動性神経伝達の薬理学（続き）**

| 薬　物 | 臨床応用 | 副作用（重篤なものは太字で示す） | 禁　忌 | 治療的考察 |
|---|---|---|---|---|
| **オランザピン** | 精神障害<br>双極性障害 | **中等度の錐体外路症状**<br>抗コリン症候群，鎮静，体重増加 | オランザピンに対する過敏症 | オランザピンは $D_1$ ～ $D_4$，5-$HT_2$，$\alpha_1$，$H_1$，$M_1$ ～ $M_5$ 受容体に結合する． |
| **クエチアピン** | 精神障害<br>双極性障害 | オランザピンと同様 | クエチアピンに対する過敏症 | クエチアピンは $D_1$，$D_2$，5-$HT_1$，5-$HT_2$，$\alpha_1$，$\alpha_2$，$H_1$ 受容体に結合する． |
| **ziprasidone** | 精神障害<br>双極性障害 | **中等度の錐体外路症状，QT 間隔延長**<br>抗コリン症候群，鎮静，体重増加 | arsenic trioxide，クロルプロマジン，クラスⅠa，Ⅲの抗不整脈薬，他の QT 間隔延長させる薬物との併用<br>mesoridazine，モキシフロキサシン，ペンタミジン，ピモジド，プロブコール，ソタロール，シプロフロキサシン，タクロリムス，thioridazine との併用<br>QT 間隔延長の既往，先天性 QT 間隔延長症候群<br>不整脈症<br>心筋梗塞急性期<br>非代償性心不全 | ジプラジドンは $D_2$，5-$HT_1$，5-$HT_2$，$\alpha_1$，$H_1$ 受容体に結合する． |
| **アリピプラゾール** | 精神障害<br>双極性障害 | リスペリドンと同様 | アリピプラゾールに対する過敏症 | アリピプラゾールは $D_2$ および 5-$HT_{1A}$ の部分アゴニストで，5-$HT_{2A}$ のアンタゴニストである． |
| **パリペリドン** | 統合失調症<br>統合失調感情障害 | **無顆粒球症，頻拍性不整脈，虚血，死**<br>頻脈，高プロラクチン血症，体重増加，便秘，消化不良，アカシジア，錐体外路症状，傾眠，鼻咽頭炎 | パリペリドンあるいはリスペリドンに対する過敏症 | パリペリドンはリスペリドンの活性代謝物で $D_2$，5-$HT_{2A}$ の拮抗薬で，弱いが $\alpha_1$，$\alpha_2$ アドレナリン，$H_1$ 受容体拮抗作用を有する． |
| **iloperidone** | 統合失調症 | **脳卒中，一過性虚血性発作，QT 間隔延長，自殺企図，失神**<br>頻脈，低血圧，めまい，傾眠 | iloperidone に対する過敏症 | iloperidone は高親和性 $D_2$，5-$HT_{2A}$ のアンタゴニストで，$D_2$ より 5-$HT_{2A}$ の方が高親和性を示す． |

# 14

# セロトニンとアドレナリンの中枢神経伝達の薬理学

Miles Berger and Bryan Roth



## ▶ はじめに

本章ではうつ病治療薬の多くが標的とする神経伝達物質の**セロトニン** serotonin［5-hydroxytryptamine (5-HT)］について紹介する．これらの治療薬の多くが**ノルアドレナリン** noradrenaline（NA）（ノルエピネフリン）の神経伝達にも影響を及ぼし，どちらの神経伝達経路も気分の調節に中心的な役割を果たしていると信じられている．治療薬がセロトニンとノルアドレナリンシグナリングを調節するメカニズムは複数議論されている．抗うつ薬としての機能を有する薬物は多く存在するが，この薬理作用の属する治療薬は片頭痛や過敏性大腸症候群などの他の症状にも治療効果を示す．双極性障害 bipolar affective disorder (BPAD) に用いられる**リチウム** lithium についても簡単に解説する．

気分障害はうつ病と躁病のどちらか一方，または両方のエピソードの出現で定義される．うつ病エピソードの有無にかかわらず，少なくとも1回の躁病エピソードを経験していれば，患者は**双極性障害** bipolar affective disorder（BPAD）と診断される．一方，抑うつエピソードに躁病エピソードを伴わなければ患者は**大うつ病性障害** major depressive disorder（MDD）と診断される．MDDの生涯有病率は17％，BPADは1～2％である．BPADはたとえ環境要因がしばしば抑うつエピソードや躁病エピソードのきっかけになるといっても，遺伝リスクがとりわけ高いという特徴がある．躁病はBPADの症状に分類されるが，BPADの患者は多くの時間を抑うつ状態で過ごし，この病気の主な死亡の原因は自殺である．MDDは孤発性に，または脳卒中や認知症，糖尿病，がん，冠動脈疾患の合併症として発症する．MDDにはある程度の遺伝的素因が認められるが，どの遺伝的変異と比べてもストレスの方がより重要な抑うつエピソードの予測因子である．高齢者においては，加齢と脳微小血管のアテローム性動脈硬化症もまた抑うつの後期発症と関連する因

## Case

27歳の事務員のMary Rさんはかかりつけ医のLee医師を受診した際，この2カ月で体重が18ポンド【訳注：約8kg】減少していること，Rさんは絶えず悲しい気持ちや無力感に襲われ，そして仕事にも支障をきたしていることを涙ながらに訴えた．あまりにも気が滅入るため，1カ月以上夜の睡眠が十分ではなかった．最近では自殺したいという思いが頭をよぎるたびに恐ろしくなり，もはや生活を楽しむことができていない．RさんはLee医師に，以前にも同様な気分を感じたことがあったが，その際はやり過ごすことができたことを話した．Lee医師は，睡眠のパターンや食欲，集中力，生き生きとした感じ，気分，興味の程度や罪悪感についての質問をした．また，自殺念慮について，具体的な計画を立てたかどうか，あるいは実際に自殺を図ったかどうかの質問をした．Lee医師は，Rさんに大うつ病（MDD）であること，脳の神経回路の機能異常によることを説明し，そして抗うつ薬のfluoxetineを処方した．

2週間後，Rさんは薬が効いていないと電話で訴えた．Lee医師は薬の服用を継続することを勧めた．さらに2週間後，Rさんの気分が改善し始めてきた．もはや悲しい気分やうちひしがれた気分はなくなり，以前は悩みであった無力感や途方に暮れる感じは消えていた．実際，6週後にLee医師の再診を受けた時，これまでになく気分がよいと報告した．もうあまり睡眠をとる必要もなくなり，常にエネルギーに満ちあふれていた．彼女は今や自分が会社で最も知的であると思うようになっていた．彼女は最近新しいスポーツカーを買い，盛大に買い物をしたことをLee医師に自慢げに話した．Lee医師は，おそらく躁病の状態にあるという可能性を話し，精神科医に相談のうえ，リチウムの処方とfluoxetineの減量を指示した．Rさんは新しい薬に気乗りがしないこと，現在の気分が申し分ないことやリチウムの副作用が心配であることを訴えた．

### Questions

1. うつ病エピソードと時折，“ブルーになる”のとはどのように違うのだろうか？
2. Rさんの軽躁状態は何が原因なのだろうか？患者の気分がよくても“双極性障害（BPAD）を治療する必要があるのはなぜだろうか？
3. fluoxetineの効果が発現するのに時間がかかるのはなぜだろうか？
4. リチウムの副作用について，特にRさんが心配していることは何であろうか？

子となる．遺伝的・環境的因子に加えて，多くの薬物が抑うつ症状を悪化させうる（例えば，インターフェロンや化学療法薬など）．

MDDとBPADはともに世界的に重要な疾病原因であり，生産性の損失と大幅な医療資源の増大の原因となっている．気分障害は自殺リスクの増加と関係している．自殺例の大多数は医師（必ずしも精神科医ではない）の診察後1カ月もしないうちに自殺を図るとされる．

## セロトニンとアドレナリンの中枢神経伝達の生化学と生理学

セロトニンとノルアドレナリンは気分，睡眠-覚醒サイクル，動機づけと報酬，認知処理，痛覚知覚，神経内分泌機能，その他多くの生理的プロセスにかかわっている．脊髄へのセロトニン神経投射は痛覚知覚，内臓機能調節，そして運動のコントロールにかかわっている．一方で，前頭葉へのセロトニン神経投射は気分，認知，そして神経内分泌機能の調節に重要な役割を果たしている．ノルアドレナリン系は覚醒，ストレス応答，神経内分泌機能の調節，痛覚コントロール，そして交感神経活動の制御にかかわっている．多岐にわたる行動的および心理的プロセスがこの2つの神経伝達物質によって調節されている．この事実が，多岐にわたる疾患がセロトニンやノルアドレナリンのシナプス前および後シグナリングを変化させる薬物によって治療されうることを説明する．

中枢のセロトニン神経伝達とアドレナリン神経伝達では，伝達物質の放出手段としておもに軸索瘤が利用される．ある特定のニューロンのみに密接するシナプスと違って，軸索瘤は小胞から細胞外スペースへ大量の神経伝達物質を放出し，投射する領域に濃度勾配を形成する．**縫線核** raphe nuclei のセロトニン含有細胞と**青斑核** locus ceruleus のノルアドレナリン含有細胞は大脳皮質全体へ広範に投射する．一方で，ドパミンは局所的に放出される．セロトニン神経伝達もノルアドレナリン神経伝達も伝達物質の放出を自ら調節する．この自己調節作用はニューロン発火のタイミングを整え，自発的かつ同期的なニューロン活動のうねりを生み出す．このうねりはニューロンのスパイク発火頻度として測定でき，縫線核では毎秒0.3～7回である．発火頻度が急激に変化することはなく，各放電当たりの神経伝達物質の放出単位もかなり安定していることから，軸索瘤周辺の神経伝達物質濃度の変動は小さく保たれている．

神経伝達物質の平均濃度がセロトニンとノルアドレナリンの投射を受ける標的ニューロンの活動の**トーン tone**（基調）を決めている．特定の刺激から誘発された急速発火バーストは，基本的なニューロン活動のうえに加えられることで追加情報的役割を果たす．広範投射系がもたらす情報には2種類あり，急速で不連続なニューロン発火は古典的な神経伝達と似た作用を持つ一方，遅く持続的な発火は比較的長時間にわたる統合的な情報を担うと考えられている．

## セロトニンの合成と調節

セロトニン合成はアミノ酸であるトリプトファンを基質とし，**トリプトファンヒドロキシラーゼ tryptophan hydroxylase（TPH）**が酵素として働き，トリプトファンが**5-ヒドロキシトリプトファン 5-hydroxytryptophan**に変換される．続いて，**芳香族 L-アミノ酸デカルボキシラーゼ aromatic L-amino acid decarboxylase**により5-ヒドロキシトリプトファンがセロトニンへと変換される（図14-1A）．これらの酵素はセロトニンニューロンの細胞質にくまなく存在し，細胞体と樹状突起のいずれにも認められる．また，軸索，細胞体，樹状突起に存在する小胞体ではセロトニンが濃縮・貯蔵される．

セロトニンの代謝サイクル（図14-2）は神経伝達物質の合成，シナプス小胞への取込み，エキソサイトーシス，細胞質への再取込み，小胞への再取込みまたは分解，といった過程を経る．重要な点は，セロトニンの神経伝達レベルの調節作用がこれら代謝過程のどの段階にも働きうるということである．

ノルアドレナリン生成の生化学については第10章，アドレナリン作動性の薬理学で述べた．ノルアドレナリンの生成については図14-1Bに，ノルアドレナリンの代謝サイクルについては図14-3にまとめる．

モノアミンはすべて合成反応の第1段階が律速となる．つまり，ドパミンとノルアドレナリン合成では**チロシンヒドロキシラーゼ tyrosine hydroxylase（TH）**が，セロトニン合成では**トリプトファンヒドロキシラーゼ tryptophan hydroxylase（TPH）**が律速酵素となる．こ

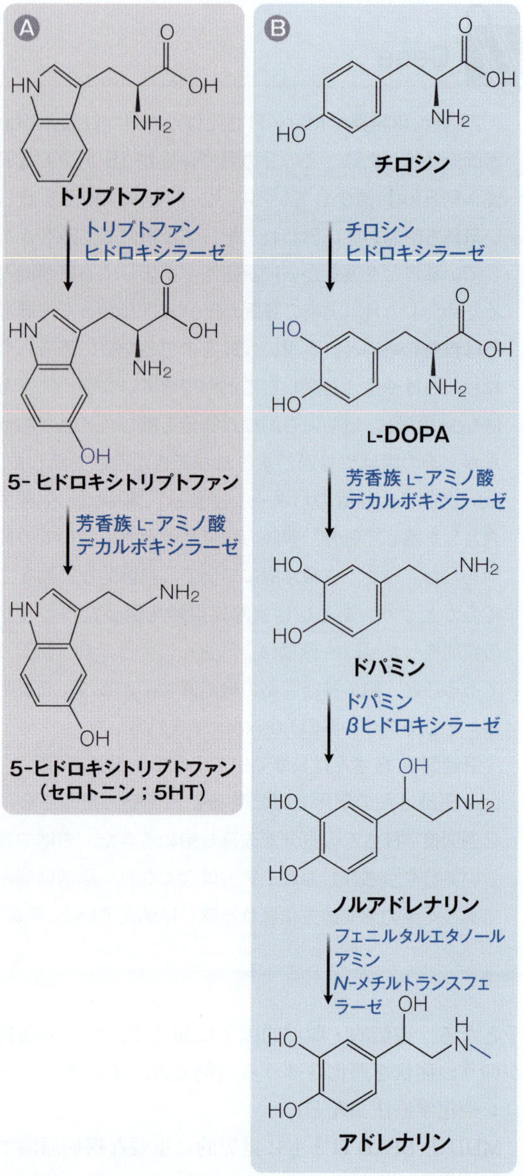


**図14-1 セロトニンとノルアドレナリンの合成**

**A.** 5-ヒドロキシトリプタミン（セロトニン）はアミノ酸のトリプトファンから2段階の反応を経て合成される．まず，ヒドロキシル化によりトリプトファンが5-ヒドロキシトリプトファンとなり，次にこの中間体が芳香族 L-アミノ酸デカルボキシラーゼにより脱炭酸されてセロトニンが合成される．トリプトファンヒドロキシラーゼ（TPH）がこの経路の律速酵素である．
**B.** アミノ酸であるチロシンからのノルアドレナリン（NA）の合成はセロトニンに似た3段階の反応を経る．初めにチロシンヒドロキシラーゼ（TH）の酸化作用によりチロシンが L-ドパ（L-DOPA）となり，さらに L-DOPA が脱炭酸化されてドパミンとなる．ドパミンはシナプス小胞に輸送されると，ドパミンβ-ヒドロキシラーゼの水酸化作用によりヒドロキシル化され NA となる．興味深いことに，5-ヒドロキシトリプトファンと L-DOPA は同じ酵素によって脱炭酸される．この酵素は芳香族 L-アミノ酸デカルボキシラーゼの総称で知られる．TH がこの経路の律速酵素である．

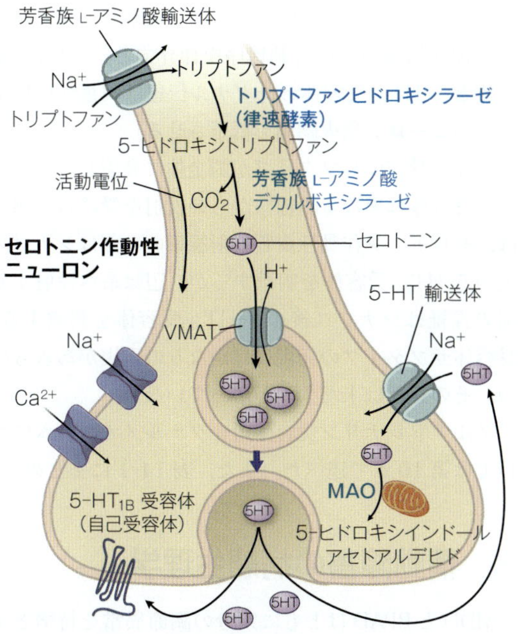


**図 14-2 セロトニン神経伝達のシナプス前制御**

セロトニン (5-HT) はトリプトファンから 2 段階の反応を経て合成され，律速酵素はトリプトファンヒドロキシラーゼ (TPH) である．新しく合成された 5-HT と再回収された 5-HT はともに小胞モノアミン輸送体 (VMAT) の作用により細胞質からシナプス小胞へ輸送される．シナプス前ニューロンの活動電位により神経伝達が開始されると，最終的に $Ca^{2+}$ 依存性にシナプス小胞が細胞膜へ癒合する．シナプス間隙からの 5-HT の除去には，選択的 5-HT 輸送体と非選択的再取込み輸送体 (**図示せず**) が働いている．5-HT はシナプス前の $5\text{-HT}_{1B}$ 自己受容体を刺激し，フィードバック抑制を担う．細胞質内の 5-HT は，VMAT の作用により小胞内へ隔離されるか，ミトコンドリアのモノアミンオキシダーゼ (MAO) の作用により分解される．

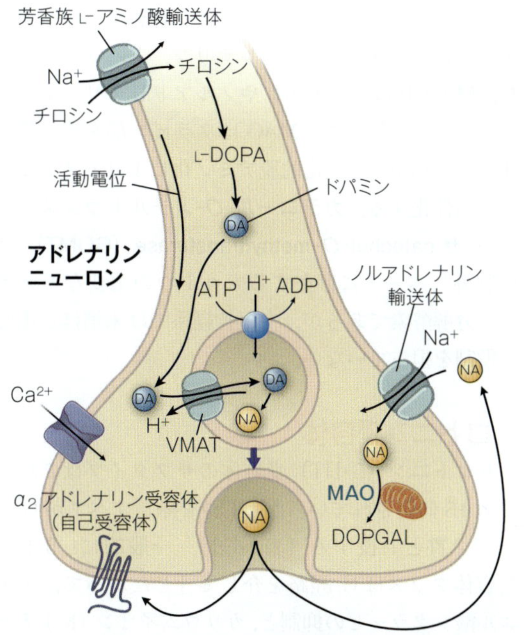


**図 14-3 ノルアドレナリン神経伝達のシナプス前制御**

シナプス小胞内のノルアドレナリン (NA) には供給源が 2 つある．1 つ目はチロシンから合成されたドパミンであり，小胞モノアミン輸送体 (VMAT) の作用により小胞へ輸送される．小胞内ではドパミンβヒドロキシラーゼの酵素作用によりドパミンが NA へと変換される．2 つ目は再回収された NA であり，同じく VMAT の作用により細胞質から小胞内へ輸送される．シナプス前ニューロンの活動電位により神経伝達が開始されると，$Ca^{2+}$ 依存性にシナプス小胞が細胞膜へ癒合する．シナプス間隙からの NA の除去には，選択的 NA 輸送体と非選択的再取込み輸送体 (**図示せず**) が働いている．NA はシナプス前の $\alpha_2$ アドレナリン自己受容体を刺激し，フィードバック抑制を担う．細胞質内の NA は，VMAT の作用により小胞内へ隔離されず，ミトコンドリア膜上のモノアミンオキシダーゼ (MAO) の作用により，3,4-ジヒドロキシフェニルグリコアルデヒド 3,4-dihydroxyphenylglycoaldehyde (DOPGAL) に分解される．

れら 2 つの酵素はともに自己受容体のフィードバック抑制により厳しく制御される．シナプス前終末に存在する自己受容体が近傍のセロトニン濃度上昇に反応して $G_i$ タンパク質シグナリングを介して，TPH の活性とセロトニンニューロンの神経活動を減少させる．この自己調節ループは抗うつ薬の臨床作用の経時変化を説明する 1 つの因子となりうる．これについては以降の「うつ病のモノアミン仮説」で詳しく述べる．

セロトニンの小胞輸送には同じ小胞モノアミン輸送体 vesicular monoamine transporter (VMAT) が利用される．この輸送体はモノアミンに非特異的であり，ドパミン，アドレナリン，そしてセロトニンの小胞輸送にも重要である．**レセルピン reserpine** は VMAT 輸送体に非可逆的に結合し，ドパミン，ノルアドレナリン，アドレナリン，そしてセロトニンの小胞への取込みを阻害する．

選択的再取込み輸送体は，セロトニンをシナプス間隙からシナプス前終末へ再回収する．選択的モノアミン再取込み輸送体は 12 回膜貫通型タンパクであり，神経伝達物質の輸送と膜内外のナトリウムイオン ($Na^+$) 濃度勾配を共役させている．非特異的なモノアミン輸送体である VMAT とは異なり，各モノアミンの再取込み輸送体は選択性と親和性が高いが，伝達物質の輸送容量が少ない．このような選択的モノアミン輸送体には，**セロトニン輸送体 serotonin transporter** (**SERT**) や**ノルアドレナリン輸送体 noradrenaline transporter** (**NAT**)，**ドパミン輸送体 dopamine transporter** (**DAT**) がある．これらは他のモノアミンを輸送することもできるがその効率は非常に悪い．

セロトニンがニューロンの細胞質へ戻されると，VMAT を介して再び小胞へ取りこまれるか，**モノアミンオキシダーゼ monoamine oxidase** (**MAO**) 系により分解されるかする．ミトコンドリア酵素である MAO は，神経組織ではモノアミンレベルを調節し，肝臓や消化管では循環血液中のモノアミンと食物内のモノアミン（チラミンなど）を不活性化する．MAO-A はセロトニン，ノルアドレナリン，ドパミンを分解し，MAO-B はセロトニンやノルアドレナリンよりもドパミンを分解する．MAO はフラビン部を電子受容体として利用し，酸化的脱アミノ化によりモノアミンを不活性化する．**カテコール-*O*-メチルトランスフェラーゼ catechol-*O*-methyltransferase（COMT）**は細胞外スペースに存在するもう 1 つの重要なモノアミン分解酵素であるが，中枢神経系では末梢ほど重要な役割を担っていない．

### セロトニン受容体

セロトニン（5-HT）受容体のサブタイプはこれまでに 15 同定されているが，1 つを除きすべてが G タンパク質と共役する（表 14-1）．一般的に，$5\text{-HT}_1$ 受容体クラスは $G_i$ 経路を介して［したがって，アデニル酸シクラーゼの抑制と，カリウムイオン（$K^+$）チャネルの開口が生じる］細胞活性を抑制する．$5\text{-HT}_2$ 受容体クラスは $G_q$ 経路を介してシグナル活性を上昇させ，リン酸化イノシトールの代謝回転を加速させる．$5\text{-HT}_4$，$5\text{-HT}_6$，$5\text{-HT}_7$ 受容体クラスは $G_s$ 経路を介してアデニル酸シクラーゼを刺激する．$5\text{-HT}_3$ 受容体は唯一のリガンド型イオンチャネル受容体として知られている．$5\text{-HT}_{1A}$ 受容体は縫線核のセロトニン作動性ニューロンの細胞体上（自己受容体）と，海馬のシナプス後ニューロンに発現し，$G_i$ 経路を介して（前述したように）ニューロンを過分極させる．シナプス前終末に発現する $5\text{-HT}_{1B}$ 受容体は軸索終末のセロトニン神経伝達の自己抑制機序を仲介する．$5\text{-HT}_{2A}$ 受容体と $5\text{-HT}_{2C}$ 受容体のシグナル伝達は興奮性に作用し，ニューロン発火閾値を低下させる．

様々な受容体サブタイプが脳全体に発現し，それぞれの受容体は異なる縫線核からの投射を受ける．例えば，セロトニン作動性皮質投射線維の一部はシナプス後の $5\text{-HT}_{2A}$ 受容体を刺激するが，辺縁系へ投射する別の線維はシナプス後の $5\text{-HT}_{1A}$ 受容体を刺激する．受容体サブタイプの発現にはかなりの重複があるものの，その意義は未だよくわかっていない．

ノルアドレナリン受容体のシグナルメカニズムについては第 10 章で述べた．また，表 14-1 にまとめた．

**表 14-1　ノルアドレナリン受容体およびセロトニン受容体のサブタイプにおけるシグナル伝達の機序**

| | |
|---|---|
| **ノルアドレナリン受容体サブタイプのシグナル伝達の機序** | |
| $\alpha_1$ | ↑ $IP_3$, DAG |
| $\alpha_2$* | ↓ cAMP |
| $\beta_{1,2}$ | ↑ cAMP |
| **セロトニン受容体サブタイプ** | |
| $5\text{-HT}_{1A,B^*,D,E,F}$ | ↓ cAMP, ↑ $K^+$ チャネル開口 |
| $5\text{-HT}_{2A,B,C}$ | ↑ $IP_3$, DAG |
| $5\text{-HT}_3$ | リガンド作動型イオンチャネル |
| $5\text{-HT}_{4,6,7}$ | ↑ cAMP |

cAMP：サイクリックアデノシン一リン酸，cyclic adenosine monophosphate，DAG：ジアシルグリセロール，$IP_3$：イノシトール 1,4,5-三リン酸．

＊ $\alpha_2$ アドレナリン受容体と $5\text{-HT}_{1B}$ 受容体は，フィードバック抑制を担うシナプス前自己受容体である．

＊ ↑上昇，↓低下を示す．

## 情動障害の病態生理学

MDD と BPAD はともに気分の調節異常を特徴とする．MDD は反復性の大うつエピソードを典型とし，BPAD は躁病が出現することで（たとえ抑うつ期間が躁病期間よりも多く出現する場合であっても）定義される．さらに，気分変調や気分循環症など，気分障害を合併する疾患は数多くあり，その場合，躁病とうつ病が合併したり，気分障害が比較的軽症であったりする．

注意欠如・多動性障害 attention-deficit hyperactivity disorder（ADHD）は注意の欠如と過活動を特徴とする．ADHD は真の気分障害というよりは認知障害の部類に入るが，学校や会社，社会活動で困難な状態に陥ることによる気分の調節障害が間接的にかかわっているものと思われる．

**モノアミン仮説 monoamine hypothesis** とはセロトニンやノルアドレナリンレベルの減少が気分障害を引き起こすということを提言したものである．この仮説を支持する証拠は存在しているが，最近の研究で，気分障害は神経回路における単一の化学物質の不均衡というよりはより複雑な障害が生じていることを示唆している．しかしながら，これらの疾患の分子レベルの基礎病態は未だによくわからないため，診断基準はおもに臨床評価に基づいている．米国精神医学会による MDD と BPAD の診断基準を Box 14-1, 14-2 に掲げる【訳注：原書では DSM-IV (Diagnostic and Statistical Manual of Mental Disorders fourth Edition) をもとに Box 14-1, 14-2 を作成している．2013 年 5 月，米国精神医学会（APA）より DSM-5 が刊行された．】．

### 情動障害の臨床的特徴

**大うつ病性障害 major depressive disorder（MDD）**

は反復的な抑うつエピソード，社会的隔離（無気力，快感減退，倦怠感を含む），そして特定の身体症状（気力減退，食欲・睡眠の変化，筋肉痛，会話速度の遅滞）を特徴とする．MDDはしばしば生活上の大きなストレスによって引き起こされる．単一の抑うつエピソードは少なくとも2週間以上続き，それによって仕事や人間関係など患者の日常機能が阻害される．死別経験によるエピソードはMDDとはみなされない（言い換えれば，恋人の死から2カ月以内の抑うつ症状は正常な悲嘆とみなされる）．また，甲状腺機能低下症やクッシング症候群Cushing syndromeなどの疾患から生じる抑うつエピソードもMDDとは見なされない．

MDDには定型（もしくはメランコリー型）うつ病，非定型うつ病（定型うつ病よりも発症率が高い），そして神経症うつ病の3つの臨床的サブタイプが存在する．いずれのうつ病患者においても，自殺傾向があるかどうかと精神病を患っているかどうかを調べることが重要である．精神病はBPADの方が併発しやすいが，深刻な抑うつ状態に陥ったMDD患者は精神病的になり，自殺傾向と精神病はどちらも精神科の専門医への紹介または精神科病院への入院を勧められる徴候となる．

**定型（もしくはメランコリー型）うつ病 typical（or melancholic）depression** は早朝起床（例えば，午前5時に起床し，その後眠りにつけない状態），食欲減退と体重減少，著しい社会からの離脱を特徴とする．本章の冒頭のCaseでは，1カ月以上の間これらの症状が本質的に認められたことから，Lee医師により大うつ病エピソードという臨床診断がRさんに下された．定型うつ病には，一般的に**選択的セロトニン再取込み阻害薬 selective serotonin reuptake inhibitor（SSRI）**が効果的である．投薬後2～3週間経っても症状の改善が見られない場合は，ベンゾジアゼピンなどの短期間投与が効果を示すことがある．そして，投薬初期に目立った症状の改善が見られなくても，投薬し続けることを患者に勧めることが重要である．

**非定型うつ病 atypical depression** は，定型うつ病とは真逆の自律神経系徴候を特徴とする．患者は睡眠過剰と食欲，特に高脂肪・高炭水化物のいわゆる"おいしい"食べ物を過食する．彼らはまた，批判に敏感である（他者からのコメントがたとえ無害なものであっても，極度に批判されたと感じる）が，定型うつ病と異なり，彼らは短い期間ではあるが悦びを感じることができるし，過食やショッピングなどの悦びを感じるための行動に没頭することもできる．このグループにはモノアミンオキシダーゼ阻害薬 monoamine oxidase inhibitor（MAOI）が特に効果を発揮する．しかし，MAOIは深刻な副作用が生じるおそれがあるため，第二もしくは第三選択薬として用いられる．し

### Box 14-1 「DSM-Ⅳ-TR 精神疾患の診断・統計マニュアル 新訂版」，大うつ病性障害（MDD）の診断基準（要約）

A. 患者の生活を著しく障害する気分の異常が，次に挙げる3つのうち少なくとも1つを認める
  1. 異常な抑うつ気分をほぼ一日中，ほぼ毎日，少なくとも2週間にわたり認める
  2. すべての興味や楽しみの異常な喪失をほぼ一日中，ほぼ毎日，少なくとも2週間にわたり認める
  3. 18歳以下の場合，異常にいらいらしがちな気分をほぼ一日中，ほぼ毎日，少なくとも2週間にわたり認める

B. 次に挙げる症状のうち少なくとも5つを同じ2週間の抑うつ期間に認める
  1. 異常な抑うつ気分（または小児や青年であればいらいらしがちな気分）
  2. すべての興味と喜びの異常な喪失
  3. 食欲の障害と体重の障害のいずれか
     - 異常な体重減少（ダイエット時ではなく）または食欲不振
     - 異常な体重増加または食欲亢進
  4. 睡眠障害，異常な不眠または異常な睡眠過多のいずれか
  5. 活動の障害，異常な焦燥または異常な制止（他覚的な）
  6. 異常な疲労や活力の喪失
  7. 異常な自己非難または不適切な罪責感
  8. 異常な集中力低下または決断困難
  9. 死についての異常な考え（単なる死ぬことへのおそれではない）または自殺についての異常な考え

C. 気分に調和しない神経症が症状の原因ではない．

D. 躁病エピソードや混合エピソード，軽躁エピソードが今までにない

E. 身体疾患やアルコール，薬物，不正使用麻薬が症状の原因ではない

F. 通常の死別反応が症状の原因ではない

## Box 14-2 精神疾患の診断・統計マニュアル（DSM-Ⅳ），双極性障害（BPAD）の新訂版の診断基準（要約）

**双極Ⅰ型障害**

1回の躁病エピソード：

A．1回のみの躁病エピソードが存在し，以前に大うつ病エピソードが存在しない（注：反復とは，抑うつからの極性の変化か，または少なくとも2カ月間，躁病の症状がない間欠期として定義される）

B．躁病エピソードは失調感情障害ではうまく説明されず，統合失調症，統合失調症様障害，妄想性障害，または特定不能の精神病性障害に重畳していない

患者に複数の抑うつエピソードがある場合，双極Ⅰ型障害のサブタイプが最も最近の気分障害のエピソードから定義される

- 最も最近のエピソードが軽躁病である
- 最も最近のエピソードが躁病である
- 最も最近のエピゾードが混合性である
- 最も最近のエピソードが抑うつである
- 最も最近のエピソードが特定されない

**双極Ⅱ型障害**

A．1回またはそれ以上の大うつ病エピソードの存在（または既往歴）

B．少なくとも1回の軽躁病 1 ピソードの存在（または既往歴）

C．躁病エピソードまたは混合性エピソードが存在したことがない

D．基準AとBの気分症状は失調感情障害ではうまく説明されず，統合失調症，統合失調症様障害，妄想性障害，または特定不能の精神病性障害に重畳するものではない

E．その症状は，臨床的に著しい苦痛，または社会的，職業的，または他の重要な領域における機能の障害を引き起こしている

かし，MAOIが効果を示すことと，このタイプのうつ病患者に悦びを感じるための行動が見られることから，非定型うつ病はセロトニン経路とドパミン経路が比較的障害を受けていることが起因していると考えられる．このタイプのうつ病に最も効果的な薬物は，buspirone，venrafaxine，メチルフェニデート methylphenidate などの1つ以上のモノアミンシステムを標的とする薬物である．

**神経症うつ病 psychotic depression** はうつ病のなかでは最も稀な型であり，最も深刻で重症化することが多い．このタイプのうつ病には SSRI や抗精神病薬が第一選択薬となるが，第一選択薬が効果を示さない場合は電気ショック療法が必要となる．

**躁病エピソード manic episode** は臨床的にはうつ病と真逆のエピソードといえる．患者はいらいらした気分になるだろうが，常に気分の高揚と自尊心の誇大（広くは**壮大 grandiosity**）が生じている．うつ病患者に見られる会話の鈍化や軟化とは逆に，速く，声が大きく，遮るのが困難な話し方をする．うつ病患者に見られる倦怠感や睡眠欲求の上昇とは逆に，睡眠欲求の減少が生じる．患者は一日中睡眠をとる必要を感じなくなり，疲れを感じるよりはむしろ気力に満ちあふれていると感じる．患者は通常就寝している時間帯にも何らかの目的を持った行動，例えば運転や掃除，仕事などを行う．躁病エピソードはまとまりのない競争的な思考，しばしば1つのトピックスについて数秒も考えられないような状態，あるいは幻聴を伴うような状態を特徴とする．躁病はたいてい数日間のうちに不運な出来事（交通事故，逮捕，精神病による入院など）を引き起こす．

エピソードが4日以上続くが，入院や他の問題となる出来事には至らない場合，そのエピソードは**軽躁病エピソード hypomanic episode**（文字どおり，“軽い躁病”）と見なされる．本章の冒頭の Case では，R さんには軽躁病のエピソードがあった．もし Lee 医師が治療介入していなければ症状は進行し，明らかな躁病へと悪化していたかもしれない．躁病エピソードの症状とうつ病エピソードの症状が同時に現れた場合，**混合**エピソードといわれる．この症状を持つ患者は最も自殺のリスクが高いとされている．

BPAD は躁病エピソード（躁病と軽躁病の両方）を特徴とするが，この疾患では通常，長期にわたる深刻な抑うつ状態が優勢である．抑うつ状態が躁病の発症の前に現れることが多く，このような患者はしばしば MDD と誤診される．**BPAD の患者は抗うつ薬を服用することで急激に潜在的な躁病へと切り替わることがある（R さんの例のように）**．しかし，躁病症状が抗うつ薬や覚醒剤を服用した際にだけ生じる

ケースは，BPADの基準に当てはまらない．BPADの治療に用いられる薬物は**気分安定薬 mood stabilizer**といわれるが，気分安定薬に関しては「薬理学上の分類」の後半で詳述する．気分安定薬を服用する患者にはしばしば抑うつ症状が持続することがあるので，抗うつ薬を併用することが求められるだろう（躁病の発症リスクは気分安定薬の使用で劇的に抑えられる）．

## うつ病のモノアミン仮説

1940年代と1950年代にイミプラミン，iproniazid, そしてレセルピンが気分に対して予期せぬ効果を発揮したことに対する鋭い観察が，うつ病の生化学的基礎への理解の始まりとなった．

1940年代後半，三環系薬の**イミプラミン imipramine**は神経症治療の目的で開発されたが，その後強い抗うつ作用を持つことが確認された．イミプラミンは比較的選択的にSERTを阻害し，活性代謝物であるdesipramineは比較的選択的にNATを阻害する．よって，シナプス間隙の神経伝達物質が高濃度の状態に長時間保たれ，シナプス後のセロトニン受容体およびノルアドレナリン受容体の活性化が亢進する．

抗結核薬のiproniazidが抗うつ作用を示すことが明らかにされたのは1951年である．iproniazidはMAOを抑制し，セロトニン，ノルアドレナリン，ドパミンの分解を阻害する．その結果，細胞内の神経伝達物質が増加し，引き続いて小胞への取込みが増加，最終的にはエキソサイトーシスによる神経伝達物質の放出が増加する．

1950年代，降圧薬である**レセルピン reserpine**により患者の10～15%がうつ症状をきたすことが知られていた．さらにヒトと同様，動物モデルでもレセルピンが抑うつ症状をきたしうることが研究で明らかにされた．レセルピンはシナプス小胞への神経伝達物質の輸送を阻害することで，シナプス前ニューロンのセロトニン，ノルアドレナリン，ドパミンを枯渇させる．モノアミン輸送体と非可逆的に結合し，最終的にはシナプス小胞を破壊する．細胞質内に蓄積したセロトニン，ノルアドレナリン，ドパミンはミトコンドリアのMAOによって分解され，その結果，モノアミン神経伝達物質が減少することが抑うつ症状の原因と考えられている．

先の薬物研究からも強く示唆されるように，中枢性モノアミンのセロトニン系とノルアドレナリン系は抑うつの病因と密接に関係する．**うつ病のモノアミン仮説 monoamine theory of depression**によれば，セロトニンとノルアドレナリンのうち少なくとも一方の神経伝達が病的に低下することがうつ病の原因となっている．この説に基づけば，セロトニンとノルアドレナリンのうち少なくとも一方の神経伝達に変化を与えれば抑うつ症状を改善できるかもしれない，という発想が導かれる．つまり，モノアミン神経伝達の長期的な病的変化が関係する生物学的疾患として，MDDは薬物による治療が可能となるはずである．

## モノアミン仮説の限界

古典的な抗うつ薬は，作用部位への薬理作用が分子現象と細胞現象のうえでは迅速であるにもかかわらず，一般的に3週間以上の治療を継続しないと臨床的な抗うつ作用が得られない．同様に，レセルピンは急速にモノアミン系神経伝達物質を枯渇させるが，うつ病をきたすのは治療が数週間続いた後である．これらの薬理作用が発現するまでになぜ遅れが生じるのかについては，未だに十分な説明はなく，うつ病の病態生理を理解するうえで中心的な難題となっている．

セロトニン神経伝達を選択的に増加させる薬であれば抑うつ症状が解消されるが，ノルアドレナリン神経伝達を選択的に増加させる薬物治療では効果が少ないか，全く得られないといった患者がいる一方，ノルアドレナリン作用性薬物の方がセロトニン作用性薬物よりも効果的な患者もいる．全体的に各種抗うつ薬は約70%のうつ病患者に効果があり，ノルアドレナリンとセロトニンの再取込み阻害能に大きな違いがあるといえども，臨床効果は薬物間で差がないのかもしれない．このような臨床所見をモノアミン仮説から説明することは難しい．

抗うつ薬の治療効果の遅れは，シナプス前モノアミンニューロンに影響を及ぼす自己調節メカニズム，もしくはシナプス後神経回路の変化を反映しているかもしれない．抗うつ薬の急性投与はセロトニンニューロン，ノルアドレナリンニューロンに発現している$5\text{-}HT_{1A}$，$\alpha_2$自己受容体に作用して，実際に青斑核および縫線核の両方またはいずれか一方（薬物による）の神経活動を低下させる．その結果，セロトニンとノルアドレナリンの合成と放出を減少させる．

一方，抗うつ薬を慢性的に使用すると，抑制性自己受容体そのものにダウンレギュレーションが生じ，神経伝達が強化されることになる．自己受容体の感受性変化に数週間を要する点は患者の治療効果の時間的推移と合致している．こうして，治療効果出現の遅れは生理的な抑制性フィードバックの機序を原因とするらしく，薬物治療が慢性期となって初めて自己受容体が段階的に脱感作され，神経伝達が増加するようになる

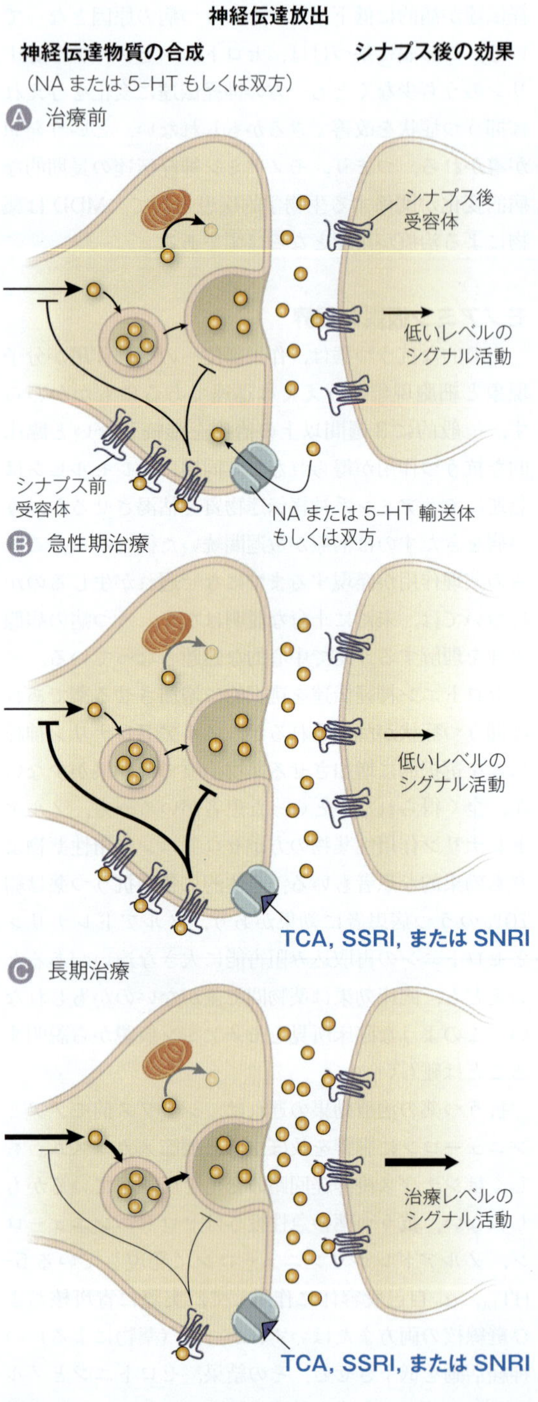


**図 14-4　抗うつ薬の治療効果出現の遅れについて想定されている機序**

**A.** 治療前の神経伝達物質の放出は病的に少なく，神経伝達物質による自己抑制性のフィードバックは定常状態レベルにある．総合的な効果として，病的に低いレベルのシナプス後受容体活性（**シグナル伝達**）を認める．**B.** 抗うつ薬を短期間投与すると，神経伝達物質の放出が増加し，あるいはシナプス間隙での神経伝達物質の作用持続時間が延長する．これらの効果はともに抑制性自己受容体の刺激を亢進させ，神経伝達物質合成の抑制とエキソサイトーシスの抑制をもたらす．結果的に投薬初期の薬理効果を鈍らせ，シナプス後受容体の活性は治療前のレベルにとどまる．**C.** 抗うつ薬を慢性的に使用すると，シナプス前自己受容体の脱感作が生じる．したがって，神経伝達物質の合成とエキソサイトーシスの抑制が減少する．最終的な作用効果としてシナプス後受容体の活性は増強し，治療反応が生まれる．NA：ノルアドレナリン，5-HT：セロトニン，TCA：三環系抗うつ薬，SSRI：選択的セロトニン再取り込み阻害薬，SNRI：セロトニン・ノルアドレナリン再取込み阻害薬

（図 14-4）．以上，推測の域は出ないものの，モノアミン受容体の感受性を考慮した仮説を用いれば，冒頭の Case で R さんが経験した fluoxetine の治療作用の遅れについて信憑性のある説明が可能となる．さらにこの説を用いれば，抗うつ薬の使用初日にしばしば見られる抑うつ症状の増悪や自殺念慮についても説明できるうえに，治療を開始したはじめの 1 週間は患者をよく観察することの重要性を強調することにつながる．

最近の研究ではまた，抗うつ薬の慢性使用は神経新生（海馬おける新しいニューロンの誕生）を引き起こすことを示唆している．また，この神経新生が抗うつ薬の臨床効果の一部を調節しうることも示唆されている．他の研究で抗うつ薬の臨床効果に脳由来神経栄養因子 brain-derived neurotrophic factor（BDNF）などの神経栄養因子が関与していることが示されている．気分障害における神経新生や神経栄養因子の役割はこの研究領域で関心が高まってきている．

## 薬理学上の分類

セロトニン神経伝達と中枢ノルアドレナリン神経伝達はこれらの神経伝達物質の貯蔵，分解，再取込みを標的とした多くの薬物によって調節される．神経伝達物質の受容体を標的とする薬物もある．セロトニンはいくつかの中枢性および末梢性の生理的プロセスにも関与するので，セロトニンシグナリングを変化させる薬物は脳（気分，睡眠，片頭痛）や消化器系，そして深部体温と血行動態（セロトニン症候群）にも影響を及ぼす．これらの生化学的影響は薬物の気分への作用について紹介する時に併せて議論する．

### セロトニン貯蔵阻害薬

アンフェタミンやその関連薬物はセロトニンなどのモノアミンがシナプス小胞に貯蔵されるのを阻害する能力を持つ．したがって，アンフェタミン，メタンフェタミン，メチルフェニデートはシナプス小胞内のセロトニン，ドパミン，ノルアドレナリンを置換する．定型うつ病や高齢者のうつ病には**アンフェタミン** amphetamine，**メチルフェニデート** methylphenidate や**モダフィニル** modafinil などの脳興奮薬はセロトニン，ノルアドレナリン，ドパミンに作用を示すので効果的な第二選択薬として扱われる．

アンフェタミン，メチルフェニデート，**dextroamphetamine**，**lisdexamfetamine** は ADHD 治療にも広く使用されている．これは ADHD がカテコールアミンレベルを上昇させる薬物で治療されることから，直観に反しているようにも思えるが，中枢と末梢のノルアドレナリンの役割の違いを考慮すると理にかなうものである．前頭前皮質におけるノルアドレナリンは注意機能を高め，認知プロセスを促進させる．一方，末梢のノルアドレナリンは心拍数と血圧を上昇させ，振戦を引き起こす．これらの薬物は潜在的に薬物依存を引き起こす能力を持っている．不活性型プロドラッグである lisdexamfetamine は肝代謝を律速とするので，比較的緩やかに活性代謝物である dextroamphetamine へと変換されるため，他の amphetamine 誘導体と比較すると薬物依存性は低いとされる．

**fenfluramine** と **dexfenfluramine** はハロゲン化アンフェタミン誘導体であり，比較的セロトニンの小胞への貯蔵に対して選択性を持つ．これらの薬物は短期間ではあるが米国で食欲抑制薬として使用されたが，深刻な心毒性が見つかったため，その後使用中止となった．

**メチレンジオキシ・メタアンフェタミン methylenedioxymethamphetamine（MDMA）** もアンフェタミン誘導体の 1 つであるが，セロトニン選択的に小胞への貯蔵を阻害し，セロトニン受容体のリガンドとしても働く．この薬物は治療薬としては承認されていないが，（“エクスタシー” として）違法に使用されるので臨床的に重要な薬物である．

## セロトニン分解阻害薬

セロトニン分解の主要な経路は MAO によって行われるので，MAOI はセロトニン神経伝達に大きな影響を与える．MAOI の分類には，MAO-A と MAO-B といった MAO アイソザイムへの特異性と結合可逆性の有無が関係する．古いタイプの MAOI は非選択的に作用し，**iproniazid**，**phenelzine**，**isocarboxazid** など，たいていが非可逆的な阻害薬である．**moclobemide**，**befloxatone**，**brofaromine** のような新しいタイプの MAOI は MAO-A に選択的に作用し，結合が可逆的である．**セレギリン selegiline** は低用量では MAO-B 選択的に作用（第 13 章，ドパミン作動性神経伝達の薬理学参照）し，高用量では MAO-A にも作用する．

MAO のフラビン活性部位に MAOI が結合して MAO を抑制するため，モノアミンの脱アミノ化が阻害される（図 14-5）．このモノアミンの分解抑制から，シナプス前ニューロンの細胞質内では神経伝達に利用可能なセロトニンとノルアドレナリンが増加する．細胞質内に増加したこれらのモノアミン物質は，シナプス小胞へ取り込まれる蓄積量が増加するだけでなく，

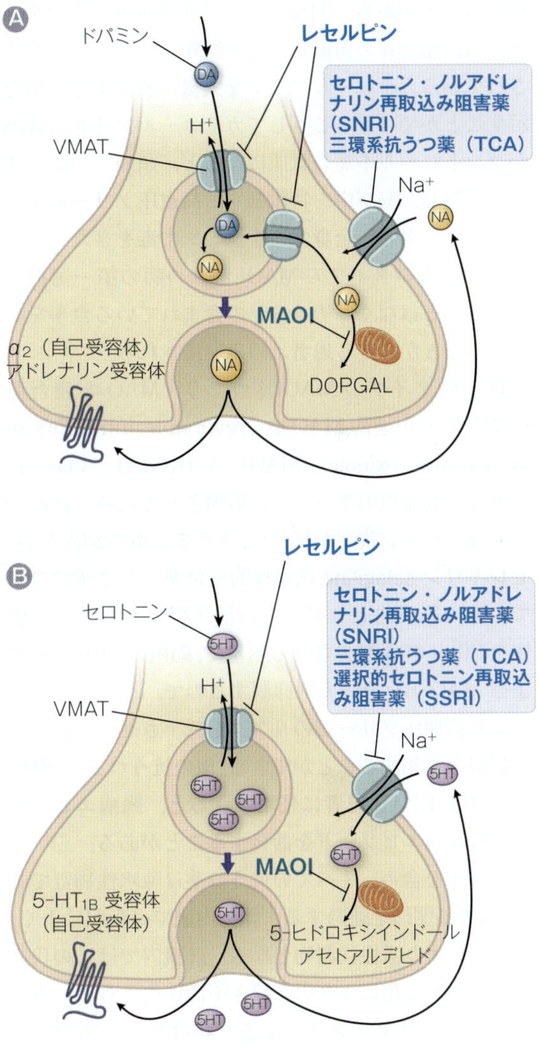


**図 14-5　抗うつ薬の作用部位と作用機序**
ノルアドレナリン（NA）作動性ニューロン（**A**）とセロトニン（5-HT）作動性ニューロン（**B**）について抗うつ薬とレセルピン（抑うつ症状をきたす）の作用部位を示す．モノアミンオキシダーゼ阻害薬（MAOI）はミトコンドリア酵素であるモノアミンオキシダーゼ（MAO）を阻害する．その結果，細胞質内のモノアミンが増加することで小胞への神経伝達物質の取込みが増加し，エキソサイトーシスによる神経伝達物質の放出が増加する．三環系抗うつ薬（TCA）とセロトニン・ノルアドレナリン再取込み阻害薬（SNRI）はノルアドレナリン輸送体（NAT）とセロトニン輸送体（SERT）をともに阻害し，シナプス間隙の NA と 5-HT をともに増加させる．選択的セロトニン再取込み阻害薬（SSRI）は SERT を介するセロトニンの再取込みを特異的に阻害する．TCA，SNRI，SSRI または SNRI は，シナプス間隙における神経伝達物質の作用時間を延長することで，下流のシグナル伝達を亢進する．ヒトと動物モデルで抑うつをきたすレセルピンは，小胞モノアミン輸送体（VMAT）を介するモノアミンの再取込みを遮断し，最終的に小胞を破壊する．

常にシナプス間隙へ一部が漏れ出る状態となる．

第10章でも述べたように，MAOI使用時の最も有害な副作用は全身性の**チラミン中毒 tyramine toxicity** である．消化管と肝臓のMAOによるチラミン代謝阻害のため，熟成したチーズや赤ワインなどのチラミン含有食物を摂取すると，過剰のチラミンが血液内を循環することがある．間接的な交感神経作用を持つチラミンは，輸送体の再取込みを逆回転させることで蓄積されているカテコールアミンを大量に放出する作用を示すことができる．こうしてカテコールアミンの放出がコントロール不能の状態になると，頭痛，頻脈，悪心，不整脈，脳卒中を特徴とする**高血圧クリーゼ**をきたすことがある．全身性のチラミン中毒をきたす可能性から，古いタイプのMAOIがうつ病の第一選択とされることはなく，チラミンの含まれている食事を制限することができる患者にのみ適用される．

新しいタイプのMAOI［つまり，MAOと競合的に結合する可逆的MAO-A reversible inhibitors of monoamine oxidase (MAO)-A (RIMA)］の場合，MAOIが高濃度のチラミンに置換されるため，比較的十分なチラミン代謝が保たれ，チラミン毒性が少ない．**セレギリン selegiline** は経皮的貼付薬として承認されている．経皮的セレギリンは消化管のMAO-Aの活性を30～40％減少させる用量で，脳内のMAO-A（およびMAO-B）を最大限抑制するので，チラミン中毒による高血圧クリーゼのリスクを低下させ，患者の食事制限も緩和することができる．**他の抗うつ薬と同様，MAOIがBPAD患者に使用されると，躁病エピソードや軽躁病エピソードを誘発することがある．**

MAOIを含め，すべての抗うつ薬は疎水性物質であり，血液脳関門を通過する．経口内服での吸収はよく，肝代謝により活性代謝物となる．肝臓内ではこの代謝物がアセチル化により引き続き不活性化される．排泄は主に腎クリアランスによる．非可逆的に結合する古いタイプのMAOIは，MAOと複合体を形成したまま血液循環により排除される．よって，新たにMAOが合成されないとMAOIが十分に不活性化されない．MAOIは肝臓のシトクロムP450に多大な影響を及ぼすため，多数の薬物-薬物相互作用の原因となる．患者のメディカルチームのメンバーは患者がMAOIを服用している場合は慎重に他の薬を処方しなければならない．

## 再取込み阻害薬

セロトニンのトーンは伝達物質の放出と再取込みのバランスによって安定に保たれている．したがって，セロトニン再取込み輸送体の阻害薬は再取込み率を減少させ，結果として細胞外スペースのセロトニン濃度を上昇させる．このような薬物は，抑うつ，不安，脅迫観念などの様々な精神疾患の症状を改善する．**三環系抗うつ薬** tricyclic antidepressants (TCA)，**選択的セロトニン再取込み阻害薬** selective serotonin reuptake inhibitor (SSRI)，**セロトニン・ノルアドレナリン再取込み阻害薬** (serotonin-noradrenaline reuptake inhibitor (SNRI)，**選択的ノルアドレナリン再取込み阻害薬** noradrenaline-selective reuptake inhibitor (NRI) の4つのクラスの再取込み阻害薬が使用されている．それぞれのクラスの薬物について，以下に述べる．その後，4つのクラスのいずれにも属しない非定型抗うつ薬に触れる．

### 三環系抗うつ薬（TCA）

TCAという名前は，化学構造の共通骨格として芳香族環2つがシクロペンタン環に結合した三環構造を持つことに由来し，**イミプラミン** imipramine をプロトタイプとして**アミトリプチリン** amitriptyline, desipramine，**ノルトリプチリン** nortoriptyline，**クロミプラミン** clomipramine がある．クロミプラミンは強迫神経症の第一選択薬である．第二級アミン構造を持つTCAはノルアドレナリン系へ選択的に作用し，第三級アミン構造のものは主にセロトニン系に作用する．maprotilineのような四環系抗うつ薬も開発されているが，広く用いられていない．四環系抗うつ薬はノルアドレナリン系に選択的に働く．

セロトニン再取込み輸送とノルアドレナリン再取込み輸送への阻害作用から，それぞれセロトニンとノルアドレナリンのシナプス間隙からの再取込みをTCAは阻害する．ドパミンの再取込みには影響を与えない（図14-5）．どのような分子機序から輸送体の抑制が生じているかについてはまだ明らかではないが，シナプス間隙に神経伝達物質がより長時間とどまることで，受容体活性が亢進し，結果的にシナプス後応答が増強されるものと考えられている．セロトニン再取込み輸送体とノルアドレナリン再取込み輸送体への親和性はTCAごとにばらつきが大きいにもかかわらず，その臨床効果はかなり似ている．TCAは疼痛症候群の治療目的に抗うつ作用を示す用量よりも低用量で用いられる．TCAは片頭痛やその他の体性痛疾患，慢性疲労性症候群にも治療効果を示す．

TCAの副作用プロフィルは多岐にわたるが，治療ターゲットであるセロトニン再取込み輸送体とノルアドレナリン輸送体以外にも，様々なチャネルや受容体と結合する能力を持つことにその原因がある．最も危険な副作用（特に過量服用した場合）は循環器系のもので，$Na^+$ チャネルへの作用からキニジンと似た薬理作用を持つとされる．**このキニジン様副作用から，第Ⅰ度房室ブロックや脚ブロックなどの伝導遅延が致死的な副作用として生じることがある**．このことから，TCA を処方する際には自殺企図のリスクを説明するとともに，心電図を用いて伝導障害が生じないかを事前に調べる必要がある．

TCA はムスカリン受容体，ヒスタミン受容体，アドレナリン受容体，ドパミン受容体に対して拮抗作用を持つ．そのうち，**抗コリン作用**が最も強く，悪心，嘔吐，食欲不振，口渇，かすみ目，錯乱，便秘，頻脈，尿閉など，ムスカリン性アセチルコリン受容体阻害作用の典型的な症状をきたす．**抗ヒスタミン作用**としては，鎮静作用と体重増加，**抗アドレナリン作用**として起立性低血圧，反射性頻脈，傾眠，めまいの副作用がある．高齢者にとって起立性低血圧は特に注意の必要な副作用であり，TCA の使用の際には注意深く観察しなければならない．**最後に，TCA が BPAD 患者に使用されると躁病を誘発することもある**．

## 選択的セロトニン再取込み阻害薬（SSRI）

1987 年の**選択的再取込み阻害薬 selective serotonin reuptake inhibitor（SSRI）**の導入とともにうつ病治療に革命が生じた．最初に使用された SSRI の **fluoxetine** は，現在も広く処方されるものの 1 つである．他に，**citalopram**，**フルボキサミン fluvoxamine**，**パロキセチン paroxetine**，**セルトラリン sertraline**，**エスシタロプラム escitalopram** がある．うつ病の治療効果は TCA と変わらないが，輸送体への選択性の高さと副作用の少なさから，SSRI がうつ病および不安神経症治療の第一選択薬となる．特に，SSRI の過剰服用による影響は三環系の過剰服用と比較して，比較的緩やかである．パニック障害，強迫性障害，早漏，外傷後ストレス障害にも使用される．

SSRI の作用機序は TCA と同様であるが，SERT への特異性が非常に高い点が異なる（図 14-5B）．セロトニン再取込みの阻害によりセロトニンのシナプス間隙濃度が上昇することから，セロトニン受容体の活性亢進とシナプス後応答の増強が生じる．少量の SSRI を内服した時は，SERT に SSRI が優先的に結合すると考えられるが，投与量の増加に従って選択性を失い，NAT とも結合するようになる．化学構造の違いが大きいにもかかわらず，TCA や他の SSRI との比較で，臨床効果に差は認められない．よって，薬価や副作用に耐えられるかどうかが治療選択の基準となることが多い．さらに，各抗うつ薬に対する治療レスポンスが患者によって異なるため，適切な薬物を探し当てるまでには試行錯誤を要することが多い．

臨床有効量での選択性は TCA より高いため，SSRI の副作用は極めて少ない．重大な心毒性はなく，ムスカリン受容体，ヒスタミン受容体，アドレナリン受容体，ドパミン受容体ともあまり結合せず，その結果，概して SSRI は TCA より治療に耐えやすいことから，SSRI が MDD の第一選択薬となった．選択性が高いということは，SSRI が TCA と比較して治療係数が大きいことを意味している．故意に多量内服して自殺を図る可能性がうつ病患者にはあることから，治療係数への配慮は重要である．

しかし，SSRI は全く副作用がないわけではない．SSRI のすべてが性機能障害をある程度きたす．SSRI に共通する他の副作用としては消化器系の訴えがある．セルトラリンは下痢の合併が多く，パロキセチンには便秘が合併する．より深刻な副作用として，稀ではあるが，SSRI と MAOI の併用時にセロトニンが上昇して危険な状態に至ることがある．これが**セロトニン症候群 serotonin syndrome** である．**高体温，筋強剛，ミオクローヌス，精神状態と生命徴候の急激な変動などの臨床症状が現れる**．SSRI はごくわずかな一部の患者に血管攣縮を引き起こすことがあり，たびたび低ナトリウム症も合併する．突然 SSRI の使用を中止すると不安や抑うつ，消化管インフルエンザ様症状，不眠，非人格化，自殺念慮などを特徴とする SSRI 中断症候群を引き起こすことがある．**最後に，TCA や MAOI にも認められる副作用であるが，薬物に影響されやすい患者の場合，内服を原因として抑うつから躁状態や軽躁状態に症状の“切り替え（躁転）”が生じることがある**．冒頭の R さんの Case では，MDD の治療に処方された fluoxetine が，その後の経過で生じた躁エピソードの原因と思われる．しかし，個々の患者について躁病の発症が抗うつ薬によるものなのかどうかを特定するのは難しい．どのようにして SSRI が抑うつから躁や軽躁状態への切り替えをきたすのか，現時点ではその機序はわかっていない．

## セロトニン・ノルアドレナリン再取込み阻害薬（SNRI）

SSRI はうつ病の第一選択薬であるが，部分的にしか SSRI に反応しない患者も多く存在する．この傾向は特に内科的疾患や精神疾患を合併している場合に顕著である．TCA は体性疼痛を合併している場合に有用であるが，TCA は広く受容体に作用するため，治療が複雑な患者や心身が脆弱な患者に処方するのは難しいとされる．

新しい治療薬である SNRI は特にそのような患者に有効である．現在 SNRI には **venlafaxine**，**desvenlafaxine**，**デュロキセチン duloxetine**，**ミルナシプラン milnacipran** がある．venrafaxine は濃度依存的に SERT と NAT を阻害する．つまり，低用量では SSRI のように振る舞い，高用量では細胞外ノルアドレナリンレベルも上昇させる．desvenlafaxine は venlafaxine の活性代謝物で，治療プロファイルは venrafaxine と同様である．デュロキセチンもまたセロトニンとノルアドレナリンの再取り込みを阻害するが，うつ病の治療とともに神経疼痛や他の疼痛症候群の治療にも承認されている．ミルナシプランは選択的セロトニンおよびノルアドレナリン再取込み阻害薬であるが，抑うつと疼痛症状を改善することから，近年，線維筋痛の治療薬として承認された．

### 選択的ノルアドレナリン再取込み阻害薬（NRI）

**アトモキセチン atomoxetine** は選択的なノルアドレナリン再取込み阻害薬で，ADHD 治療に使用される．ノルアドレナリン再取込みを阻害することで前頭前皮質のノルアドレナリンレベルを上昇させることが，ADHD 症状の緩和につながると考えられている（メチルフェニデートやアンフェタミン類も前頭前皮質におけるノルアドレナリン放出を上昇させることでノルアドレナリンレベルを高め，ADHD 症状を改善させると考えられている）．アトモキセチンは中毒の危険性が低いこと，消失半減期が長く，1 日 1 回服用ですむことなどの点でアンフェタミン類よりも優れている．アトモキセチンは中枢と同様に末梢のノルアドレナリンレベルも上昇させるので，心拍数や血圧を上昇させる．

## 非定型抗うつ薬

多数の標的と交互作用を引き起こす抗うつ薬をまとめて“非定型抗うつ薬”といい，bupropion，mirtazapine，nefazodone，トラゾドン trazodone などがある．このように 1 つの薬物群にまとめられる理由は，単に他のカテゴリーにうまく該当しないからに過ぎない．薬物として TCA よりも新しく，様々な作用機序を持つが，作用機序が全くわからないものや，あるいは十分に理解されていないものもある．

**bupropin** はアンフェタミンと似た作用機序を持つようである．脳内のセロトニンとドパミンレベルを高めるので，非定型うつ病の治療に有効であるとされている．抗うつ薬のなかでは最も性的有害作用が小さい．また，他の抗うつ薬と比較して躁転作用も小さいといわれている．bupropion はけいれん発作閾値を下げるので，発作の素因を持つ患者には禁忌である．したがって，bupropion はけいれん発作性障害，電解質異常症，摂食障害（これらの疾患では電解質バランスの異常を生じるので）の患者には禁忌である．

**mirtazapine** は 5-$HT_{2A}$ 受容体，5-$HT_{2C}$ 受容体，$\alpha_2$ ノルアドレナリン自己受容体を阻害することから，5-$HT_2$ の神経伝達を抑制し，ノルアドレナリン神経伝達を亢進すると考えられている．mirtazapine は食欲刺激薬と同様の作用を有するので，特に高齢者（食欲不振や体重減少が見られる）や他の体重減少を伴ううつ病患者に有効である．

**nefazodone** と **トラゾドン trazodone** もまた 5-$HT_{2A}$ 受容体と 5-$HT_{2C}$ 受容体を阻害する．詳しくは後ほど述べる．

全体的に，非定型抗うつ薬は比較的副作用が少なく，標的分子が大きく異なるにもかかわらず，その臨床効果は似たようなものになっている．

## セロトニン受容体アゴニスト

麦角類は天然のセロトニン受容体アゴニストである．極めて多くの構造的に類似した麦角類が，ライ麦に含まれる真菌の一つである麦角菌 *Clavicep purpurea* から合成されている．多くの天然由来の**麦角アルカロイド ergot alkaloid** が血管平滑筋のセロトニン受容体に作用し，強力な血管収縮作用を示す．この作用は麦角中毒の原因となる．麦角中毒は中世の“St. Anthony's fire”で記録されている．その書には，真菌に汚染された穀物を摂取した者は深刻な末梢性の血管収縮を生じ壊死や壊疽をきたした，とある．現代では，多くの麦角アルカロイドが臨床使用されている．麦角アルカロイドの半合成物である LSD をヒトへ 50 μg という少量用いるだけで，幻覚や感覚障害をきたす．

セロトニン受容体選択的アゴニストはここ 10 年，その治療的興味が増加してきている．これらは主に不安障害や片頭痛に使用される．**buspirone** は GABA 受容体に結合しない非ベンゾジアゼピン類抗不安薬であるが，5-$HT_{1A}$ 受容体部分アゴニストとして作用する．鎮静作用はなく，中程度の抗不安効果を有している．得てしてベンゾジアゼピンほどの臨床効果はないにもかかわらず，依存を引き起こさず，乱用や鎮静作用を有しないことから魅力的である．

**片頭痛 migraine headache** は脳血管拡張に伴う細い痛覚線維の活性化に起因していると考えられている．

あるクラスのセロトニン受容体アゴニスト（5-$HT_1$ agonist）は血管収縮作用を介して片頭痛を改善するとされている．**スマトリプタン sumatriptan** はこのグループの5-$HT_{1D}$ 受容体アゴニストのプロトタイプであり，このような薬物群を**トリプタン系 triptans** と称し，**rizatriptan**，**almotriptan**，**frovatriptan**，**eletriptan**，**zolmitoriptan** がある．トリプタン系と同様，選択性の弱い麦角アルカロイドである**エルゴタミン erugotamine** も血管内の5-$HT_1$ 受容体に作用し，脳血流を変化させる．これらの薬物は予防的に用いるのではなく，急性片頭痛のオンセット時に服用することで発作を鎮めるのに効果的である．痛覚受容体の活性化を効果的に抑えるためには，片頭痛の早い段階（理想としては，前兆を感じた段階）で服用するべきである．トリプタン系は5-$HT_{1D}$ 受容体と5-$HT_{1B}$ 受容体のいずれも活性化する．これらの受容体サブタイプは中枢神経系の様々なシナプス前神経終末に分布している．

臨床的に用いられる5-$HT_2$ 受容体アゴニストは比較的少ない．**トラゾドン trazodone** は選択的5-$HT_{2A/2C}$ 受容体アゴニストでうつ病や不眠症治療に使用されるメタクロロフェニルピペラジン metachlorophenylpiperazine（mCPP）のプロドラッグである．トラゾドンは抗うつ作用を示すためには高用量を用いらなければならず，たいてい過鎮静作用を伴うため，おもに不眠症治療に用いられる．麦角アルカロイド由来の methysergide は5-$HT_{2C}$ 受容体部分アゴニストであるが，ノルアドレナリンやムスカリン系にも作用する．米国ではこの薬物は使用禁止となっている．

セロトニンとセロトニン受容体は消化管にも豊富に存在する．セロトニンは特に5-$HT_4$ 受容体を介して消化管運動を調節する．**シサプリド cisapride** は5-$HT_4$ 受容体アゴニストで，腸筋神経叢からのアセチルコリン放出も亢進する作用を持ち，消化管運動を誘発する．しかし，シサプリドはQT間隔延長とhERG $K^+$ チャネルブロックによる心不整脈をきたす可能性があるので，米国では使用禁止となった．

## セロトニン受容体アンタゴニスト

セロトニン受容体アンタゴニストは近年，治療薬としての重要性を増してきている．多くの受容体リガンドと同様に，このグループに属する薬物も様々な受容体サブタイプに作用し，さらにはアドレナリン，ヒスタミン，ムスカリン受容体とも交差反応を起こすものも多い．この特性は多くの場合有利に働く（例えば非定型抗精神病薬など）が，耐えがたい副作用のため，臨床使用が制限されることもある．

**ketanserin** は $\alpha_1$ アドレナリン受容体拮抗作用も有する5-$HT_{2A/2C}$ 受容体アンタゴニストである．$\beta$ 遮断薬と同程度の降圧作用を有するので，緑内障の眼圧降下目的に局所使用される．この薬物はヨーロッパで使用されている．

**オンダンセトロン ondansetron** は5-$HT_3$ 受容体アンタゴニストである．現在同定されているすべてのモノアミン受容体のなかで，五量体スーパーファミリーのニコチン受容体と同じイオン透過型受容体は5-$HT_3$ 受容体ただ1つであるという点で，オンダンセトロンは非常に興味深いとされている．5-$HT_3$ 受容体は腸神経系，迷走神経系終末，中枢神経系の特に化学受容器誘発帯に分布している．オンダンセトロンは強力な制吐作用を持つため，がん化学療法補助薬として難治性嘔吐の治療に使用される．この薬物はめまいからくる嘔吐には効果がほとんど得られないことが，作用機序から予測される．

**過敏性腸症候群 irritable bowel syndrome（IBS）** は特に大腸の消化管運動の障害が起因すると考えられている．下痢エピソード，便秘エピソードの一方あるいは両方を経験した患者は深刻な消化管けいれんをきたす．5-$HT_4$ 受容体アンタゴニストである **tegaserod** や **prucalopride** は消化管運動を亢進し，IBSに関連する便秘に有効である．**alosetron** は5-$HT_3$ 受容体アンタゴニストで，消化管のセロトニン作動性のトーンを減少させ，消化管運動を抑制する．この薬物は部分的にIBSに関連する下痢に効果を示すが，深刻な虚血性大腸炎をきたす可能性があるという“黒枠”警告文が記載されている．

## 気分安定薬

1949年，リチウムが動物に鎮静作用を及ぼすことに気づいたオーストラリア人研究者が，躁病患者にも同様の効果があるとの仮説を立てた．この仮説はその後の研究により正しいことが証明されている．この発見をきっかけに，リチウムの生化学的作用とその抗躁作用の機序に関する熱心な研究が至るところで繰り広げられた．しかし，いくつかの知見がもたらされはしたものの，リチウムの抗躁作用機序については現在もよくわかっていない．**抗うつ薬治療によりMDD患者が躁病エピソードを起しやすくなることが注目されたが，同様に，抗うつ薬治療によりMDDがBPADへと躁転する作用機序はわかっていない．**

1970年代になって，躁病とてんかんがともに脳の過剰活動の発作パターンを示すことから，両者の関連を考えた研究者がいた．その後の研究からそのような関連が見出されることはなかったが，**カルバマゼピン carbamazepine** や**バルプロ酸 valproic acid** などの抗てんかん薬がBPADの治療に効果的なことが判明した．これらの薬物がどのような機序で臨床効果を示すのかもまた，不明のままである．今日では，リチウム，カルバマゼピン，バルプロ酸および **lamotrigine**（第15章，中枢神経系における異常電気神経伝達の薬理学参照）が，躁病とBPADの治療および気分障害エピソードの将来的な予防に使用される．伝統的に，リチウムとバルプロ酸のことを**気分安定薬 mood stabilizer** と呼んできた．臨床的には，リチウムとlamotrigineはBPADに有効であり，バルプロ酸は易刺激性と衝動性に効果が大きいとされている．

躁病患者に見られる精神病的症状は統合失調症に見られるものと類似している（幻聴，命令幻覚，被害妄想，異常な信仰心）．また，抗精神病薬が効果的に躁病を改善する．オランザピン，リスペリドン，アリピプラゾール（第13章参照）は気分安定薬に属していないが，BPADに適応を持っている．しかし，これらの薬物の多く（特にオランザピン）は重大な代謝障害（例えば糖尿病など）を引き起こすので，使用の際には十分な注意が必要である．

## リチウム

**リチウム lithium** は一般的に炭酸リチウムの形で投与される．小さな一価陽イオンであるリチウムは，$Na^+$ と $K^+$ に似た電気的性質を持つ．治療濃度域では，リチウムは $Na^+$ チャネルを通じて細胞内に入る．リチウムが他の一価陽イオンと似たような動態を示すことから，陽イオンの補因子を特異的に必要とする多くのタンパク質や輸送体の作用が乱される可能性がある．

リチウムは細胞間レベルで数多くの作用を持つ．イノシトールの再合成に対してリチウムがどのような作用からセカンドメッセンジャー系のシグナル伝達に影響を与えるかについて，特に熱心に研究されているが，必ずしもこの作用は中心的な薬理作用ではない．イノシトール系では，Gタンパク質共役型受容体（例えば5-$HT_2$ 受容体などの）はホスホリパーゼC phospholipase C（PLC）を活性化し，PLCはホスファチジルイノシトール4,5-二リン酸 phosphatidylinositol 4,5-bisphosphate（$PIP_2$）をジアシルグリセロール diacylglycerol（DAG）とイノシトール4,5-三リン酸 inositol 4,5-triphosphate（$IP_3$）へと変換する．$IP_3$ は直接的に，あるいは中間代謝物である $IP_4$ を経てイノシトール4,5-二リン酸 inositol 4,5-biphosphate（$IP_2$）に変換される．リチウムイオン（$Li^+$）は $IP_2$ を脱リン酸化してイノシトールリン酸 inositol phosphate（$IP_1$）を生成するイノシトールホスファターゼの作用と，$IP_1$ を脱リン酸化して遊離イノシトール生成するイノシトールホスファターゼの作用をともに阻害する．脳内ホスファチジルイノシトール系シグナルカスケードを阻害するリチウムの作用効果は大きい（他のイノシトールは血流内を循環するが，血液脳関門は通過しない．中枢神経系ニューロン内でイノシトールが合成される機序には，$IP_3$ からの再合成と，グルコース6-リン酸からの *de novo* 合成の2つがある）．$PIP_2$ 再合成を阻害することで，$IP_3$ とDAGを介するアドレナリン，ムスカリン，セロトニンの中枢神経伝達を抑制する．

以前は，ホスファチジルイノシトール系のシグナルカスケードの阻害がリチウムの気分安定作用のおもな作用機序と考えられていた．しかし，最近では，他のリチウムの作用もまた気分安定作用に関与する可能性が最近の研究から示唆されている．このようなものに，セロトニン合成と放出を増加させることでセロトニン神経伝達を亢進する作用や，ノルアドレナリンとドパミン生成，蓄積，放出，再取込みを抑制することでそれぞれの神経伝達を抑制する作用，神経伝達物質受容体のGタンパク質を脱共役させることでアデニル酸シクラーゼを阻害する作用，$Na^+$ を置換したり $K^+$ チャネルを阻害したりして細胞膜内外の電気化学的勾配を変化させる作用，などがある．最近の研究では，リチウムの抗躁作用にグリコゲン合成酵素キナーゼ glycogen synthesis kinase（GSK）-3$\beta$ 活性の抑制もまた関与していることが示唆されている．

リチウムは治療濃度領域が狭く，数多くの副作用があるため，本章の冒頭のCaseのRさんのように，患者は副作用を心配する．**急性リチウム中毒 acute lithium intoxication** は，悪心，嘔吐，下痢，腎不全，神経筋障害，失調，振戦，錯乱，せん妄，てんかん発作の臨床症状を特徴とする救急疾患である．ナトリウム摂取不足や非ステロイド性抗炎症薬 nonsteroidal anti-inflammatory drugs（NSAIDs）を原因として生じるような低ナトリウム血症では，近位尿細管でのリチウム再吸収が亢進し，毒性域まで血漿内リチウム濃度が上昇する．

リチウムによる心筋細胞の $K^+$ 流入抑制が膜の再分極を生じ，その結果として心電図上の異常T波が，認められることがある．さらに，細胞内への $K^+$ 流入が抑制されることで細胞外の高カリウム血症と細胞内低カリウムあるいはカリウム減少をきたし，膜内外の電位シフトが生まれる．この電位シフトのため，$K^+$ バランスのわずかな変化にも突然の心停止をきたす，といった重大なリスクに患者が曝露されることになる．

抗利尿ホルモンと甲状腺刺激ホルモンはともにアデニル酸シクラーゼを活性化するが，この作用をリチウムが抑制する．この機序からリチウム治療が**腎性尿崩症 nephrogenic diabetes insipidus** や甲状腺機能低下症，甲状腺腫をきたすこともある．

リチウム治療に合併する可能性のある様々な副作用や，躁病エピソードや軽躁病エピソードに合併する多幸症を考えると，治療を始めることにためらいを感じる患者は多い．血漿モニタリングを注意深く行うことと，リチウム用量の漸増を行うことで，上記に記したような副作用を完全にではないが，いくらか回避することができる．しかし，これには定期的に末梢血を採血する必要がある．このような欠点があるにもかかわらず，リチウムはBPADの治療に最も効果的である．リチウムといくつかの気分安定薬(主要薬物一覧参照)は抑うつエピソードと同様に躁病も改善し，さらにリチウムはBPAD患者における自殺率を減少させる唯一の薬物である．

## まとめと今後の方向性

本章では中枢モノアミン神経伝達の，特にセロトニン系とノルアドレナリン系を中心に（ドパミン系に関してもある程度）述べてきた．セロトニン系は気分と不安の調節に重要な役割を果たし，また，片頭痛とIBSの病態生理にもかかわっている．本章では抗うつ薬の分類にも焦点を当てた．うつ病のモノアミン仮説がMDDの病態生理や治療を考える枠組みとなっているが，なお矛盾を抱えるため，さらなる研究が必要とされる．セロトニンとノルアドレナリンのシナプス間隙濃度を増加させる薬物治療が多くのMDD患者に対して有効であり，基本的な治療となっている．治療を始めてから臨床症状の改善を認めるまでに長時間の遅れが生じる原因は，シナプス前自己受容体とシナプス後神経回路（例えばニューロン新生など）に対する効果の発現が緩徐なためと思われる．

TCAやSSRI，MAOI，その他の抗うつ薬は臨床効果に違いはないが，患者の反応に違いを認めることがある．TCAはセロトニンとノルアドレナリンの再取込み輸送体を非選択的に阻害し，SSRIはSERTを選択的に阻害する．MAOIはセロトニンとノルアドレナリンの分解をともに抑制する．個々の患者に適した抗うつ薬を選択するためには，効果的な薬物を見つけ出すことと，副作用を最小限に抑えることの２つを加味する必要がある．抑うつ症状のタイプによって効果的な治療法が異なる．治療指数の面で有利なことから，SSRIが抗うつ薬として最も一般的に処方され，MDD，不安障害，強迫性障害，外傷後ストレス障害の第一選択薬とされている．

BPADの病態生理や基礎的な治療作用機序はともにMDDほどよくわかっていない．リチウムやバルプロ酸，カルバマゼピンがBPADの治療薬として用いられ，場合によっては抗うつ薬と抗精神病薬も使用される．躁症状と抑うつ症状の程度を抑えることから，リチウムとバルプロ酸は“気分安定薬”と呼ばれることもあるが，その作用機序は残念ながらよくわかっていない．

MDDの治療薬開発で最近見られた進歩は，現在の抗うつ薬とその分子標的の生理をさらに深く理解できるようになったことである．現在承認されている抗うつ薬はラセミ混合物が投与されているが，エスシタロプラムのように活性を示す立体異性体が単離されれば，抗うつ薬の耐薬能が改善するかもしれない．また，薬理ゲノム学のアプローチから，個人に見込まれるSSRI治療の反応性がセロトニン再取込み輸送体の多型性に影響を受けていることが明らかになっている．薬理ゲノム学の手法を取り入れることで，個別の治療に対する患者の反応性と体薬能の見込みが決定できれば，より適切な治療選択が可能となるだろう．サブスタンスPや副腎皮質刺激ホルモン放出ホルモン corticotropin-releasing hormone（CRH）に対する神経ペプチド拮抗薬など，モノアミン以外を標的とした薬物も現在有望視されている．

## 謝　辞

本書の１版と２版において，本章に貴重な貢献をしてくれた Mireya Nadal-Vicens, Jay H. Chyung と Timothy J. Turner に感謝する．

## 推奨文献

Berger M, Gray J, Roth BL. The expanded biology of serotonin. *Annu Rev Med* 2009;60:355–366. (*Broad review of serotonin's role in modulating physiologic processes.*)

Krishnan V, Nestler EJ. The molecular neurobiology of depression. *Nature* 2008;455:894–902. (*Current understanding of mood disorders and targets for new antidepressant drugs.*)

Phiel CJ, Klein PS. Molecular targets of lithium action. *Annu Rev Pharmacol Toxicol* 2001;41:789–813. (*Review of lithium's likely mechanism(s) of action.*)

Richelson E. Pharmacology of antidepressants. *Mayo Clin Proc* 2001;76:511–527. (*Broad and thorough overview of the molecular mechanisms and cellular targets of antidepressant medications.*)

Tkachev D, Mimmack ML, Ryan MM, et al. Oligodendrocyte dysfunction in schizophrenia and bipolar disorder. *Lancet* 2003;362:798–805. (*Research article on BPAD.*)

## 主要薬物一覧：第 14 章　セロトニンとアドレナリンの中枢神経伝達の薬理学

| 薬　物 | 臨床応用 | 副作用（重篤なものは太字で示す） | 禁　忌 | 治療的考察 |
|---|---|---|---|---|
| **セロトニン貯蔵阻害薬**<br>メカニズム—モノアミンを貯蔵するシナプス小胞の機能を阻害する．神経終末の小胞からセロトニン，ドパミン，ノルアドレナリンを置換する． | | | | |
| **アンフェタミン**<br>**メチルフェニデート** | 第 10 章，アドレナリン作動性の薬理学：主要薬物一覧参照 | | | |
| **モダフィニル** | 非定型うつ病<br>ナルコレプシー<br>閉塞性睡眠時無呼吸症 | **不整脈，高血圧**<br>めまい，不眠，いらいら，鼻炎 | モダフィニルに対する過敏症 | 非定型うつ病や高齢者のうつ病の第二選択薬．<br>BPAD 患者では精神症状を引き起こすことがある． |
| **dextroamfetamine** | ADHD<br>ナルコレプシー | **突然死，頻拍性不整脈，高熱症，過敏性障害，中枢神経刺激，精神障害**<br>食欲低下，口渇，不眠，神経過敏，易刺激性，不穏 | 心血管障害，不穏，MAO との併用あるいは近時使用歴，薬物依存，緑内障，過敏症，高血圧，甲状腺機能亢進 | 易薬物乱用性あり． |
| **lisdexamfetamine** | ADHD | **突然死，心筋梗塞，不整脈，心室肥大，脳卒中，ジル・ドゥ・ラ・トゥレット症候群 Gilles de la Tourette syndrome，けいれん，スティーブンス・ジョンソン症候群 Stevens-Johnson syndrome**<br>発疹，体重減少，消化管障害，めまい，不眠，易刺激性 | dextroamfetamine と同様 | dextroamfetamine のプロドラッグだが，易薬物乱用性は低い． |

**主要薬物一覧：第 14 章　セロトニンとアドレナリンの中枢神経伝達の薬理学（続き）**

| 薬　物 | 臨床応用 | 副作用（重篤なものは太字で示す） | 禁　忌 | 治療的考察 |
|---|---|---|---|---|
| **セロトニン分解阻害薬**<br>メカニズム―モノアミンオキシダーゼ（MAO）の機能的フラビン部位抑制によるモノアミンの脱アミンを抑制する．シナプス前ニューロン細胞質内のセロトニンとノルアドレナリンが増加することで小胞への神経伝達物質の取込みが増加し，シナプス間隙への恒常的な神経伝達物質の放出を増加する． | | | | |
| **iproniazid**<br>**phenelzine**<br>**isocarboxazid** | うつ病性障害 | **チラミン含有食物摂取による全身性チラミン毒性（制御不能のカテコールアミン遊離による高血圧クリーゼで頭痛，頻脈，悪心，不整脈，脳卒中を生じる），筋緊張を伴った発熱，白血球減少症，肝機能障害，薬物誘発性ループス，うつ病悪化**<br>めまい，傾眠，起立性低血圧，体重増加，肝アミノトランスフェラーゼ値上昇，性的快感障害 | 交感神経作動薬との併用<br>bupropion，buspirone，guanethidine，他の MAOI との併用<br>メチルドパ，L-ドパ，L-tryptophan，L-tyrosine，phenylalanine との併用<br>中枢抑制薬，麻薬性鎮痛薬，デクストロメトルファンとの併用<br>過量のコーヒーあるいはチョコレートの摂取<br>高チラミン含有食物（チーズ，ビール，ワイン，酢漬けニシン，ヨーグルト，肝，酵母抽出物）の摂取<br>肝疾患<br>褐色細胞腫<br>心不全<br>血管収縮薬を併用した全身麻酔あるいは局所麻酔 | MAO はその P450 への広範な作用を有していることから薬物相互作用を引き起こす．MAOI 処方中の患者には要注意である．<br>iproniazid，phenelzine，isocarboxazid は不可逆的，非選択的 MAOI である．<br>MAOI の最も重篤な副作用は全身性チラミン毒性のため，高齢者のうつ病には第一選択薬とはならない．<br>MAOI は BPAD 患者において，躁状態あるいは軽躁状態を誘発することがある． |
| **moclobemide**<br>**befloxatone**<br>**brofaromine** | うつ病性障害 | **iproniazid と同様だが，チラミン毒性は弱い** | iproniazid と同様 | moclobemide，befloxatone，brofaromine は可逆性の MAO-A 阻害薬（RIMA）である．<br>これらの新規 MAOI は高濃度のチラミンにより置き換えられるため有意にチラミンの代謝が進み，その毒性が低下する． |
| **セレギリン** | うつ病性障害 | **iproniazid と同様だが，チラミン毒性は弱い** | iproniazid と同様だが，食物への許容は大きい | セレギリンは MAO-B 阻害薬であるが，高用量では MAO-A も阻害する．<br>セレルギンの経皮投与はチラミンによる毒性による高血圧クリーゼのリスクを減少させるため，食物への許容度が増える． |

**主要薬物一覧：第14章　セロトニンとアドレナリンの中枢神経伝達の薬理学（続き）**

| 薬　物 | 臨床応用 | 副作用（重篤なものは太字で示す） | 禁　忌 | 治療的考察 |
|---|---|---|---|---|
| **三環系抗うつ薬（TCA）**<br>メカニズム―セロトニンとノルアドレナリンのシナプス間隙からの再取込みを，それぞれセロトニン輸送体（SERT）とノルアドレナリン輸送体（NAT）を阻害することにより抑制し，シナプス後の作用を亢進させる． | | | | |
| **アミトリプチリン**<br>**クロミプラミン**<br>**desipramine**<br>**doxepin**<br>**イミプラミン**<br>**ノルトリプチリン**<br>**protriptyline**<br>**trimipramine** | うつ病性障害<br>疼痛症候群（片頭痛，慢性疲労症候群や他の体性痛覚障害）<br>夜尿症（イミプラミン）<br>強迫性障害（クロミプラミン） | **心ブロック，不整脈，起立性低血圧，心筋梗塞，無顆粒球症，黄疸，けいれん，自殺企図**<br>腹部膨満，便秘，口渇，めまい，傾眠，霧視，尿閉 | MAOIとの併用<br>心伝導障害<br>心筋梗塞後の回復急性期 | TCAはそのキニジン様作用により，$Na^{+}$チャネルに作用し，致死的な伝達遅延を引き起こすことがある．使用前に心電図により，伝導障害を除外すること．<br>心伝導系に影響する他の薬物を併用する際は注意深い監視が必要である．<br>TCA投与患者ではアドレナリンの静脈内投与による昇圧反応が亢進する．<br>高齢者では，起立性低血圧が重要な副作用である．<br>TCAはBPAD患者で躁状態を誘発することがある． |
| **選択的セロトニン再取込み阻害薬（SSRI）**<br>メカニズム―選択的にセロトニンの再取込みを阻害し，シナプス間隙のセロトニン濃度を上昇させ，セロトニン受容体活性を増加させ，シナプス後の反応を亢進させる．高用量ではNATにも作用する． | | | | |
| **citalopram**<br>**fluoxetine**<br>**フルボキサミン**<br>**パロキセチン**<br>**セルトラリン** | うつ病性障害<br>不安障害<br>強迫性障害<br>PTSD<br>疼痛症候群 | **MAOIの併用によるセロトニン症候群（高熱，筋固縮，ミオクローヌス，精神状態および生命反応の急速な変化）はBPADで躁状態を誘発**<br>性機能障害，消化管障害（セルトラリンで下痢，パロキセチンで便秘），血管攣縮，発汗，傾眠，不安 | MAOI，ピモジド，thioridazineとの併用 | MDD，不安障害，強迫性障害の第一選択薬である．<br>SSRIはTCAよりSERTへの選択性が高いため，副作用も少ない．<br>SSRIはTCAよりも治療係数が大きい． |
| **セロトニン・ノルアドレナリン再取り込み阻害薬（SNRI）**<br>メカニズム―濃度依存的にSERTおよびNATを阻害する． | | | | |
| **venlafaxine**<br>**デュロキセチン** | うつ病性障害<br>不安障害<br>広場恐怖を伴うあるいは伴わないパニック障害<br>疼痛症候群（デュロキセチン） | **悪性症候群，肝炎，感受性の高い躁病あるいはうつ病を増悪させる**<br>高血圧，発汗，体重減少，消化管障害，かすみ目，神経過敏，性機能障害 | MAOIとの併用 | venlafaxineは低用量ではSSRIとして作用しセロトニンレベルを上昇させ，高用量ではノルアドレナリンのレベルも上昇させる．<br>デュロキセチンはノルアドレナリンおよびセロトニンの再取込みを阻害し，うつ病以外にも神経因性疼痛やの疼痛症候群の治療に使用される． |

**主要薬物一覧：第 14 章　セロトニンとアドレナリンの中枢神経伝達の薬理学（続き）**

| 薬　物 | 臨床応用 | 副作用(重篤なものは太字で示す) | 禁　忌 | 治療的考察 |
|---|---|---|---|---|
| **desvenlafaxine** | MDD | **高血圧，心筋虚血，頻脈，低ナトリウム血症，消化管出血，不正出血，けいれん，セロトニン症候群，自殺企図，間質性肺疾患，肺好酸球増多症**<br>発汗，血清コレステロール・中性脂肪増加，めまい，頭痛，不眠，傾眠，かすみ目，勃起不全，疲労，腹部不快感 | MAOI の併用あるいは最近の使用歴，desvenlafaxine への過敏症 | desvenlafaxine は venlafaxine の活性代謝物である． |
| **ミルナシプラン** | 線維筋痛症 | **不正出血，セロトニン症候群，うつ病増悪**<br>血圧・心拍数上昇，動悸，発汗，腹部不快感，口内乾燥，頭痛 | MAOI の併用あるいは最近の使用歴，狭隅角緑内障 | ミルナシプランはノルアドレナリンとセロトニンの再取込みを阻害する． |
| **選択的ノルアドレナリン再取込み阻害薬（NRI）**<br>メカニズム―選択的に NAT を阻害し，ノルアドレナリンのレベルを増加させる． | | | | |
| **アトモキセチン** | ADHD | **心筋梗塞，QT 間隔延長，突然死，肝障害，脳卒中，ジスキネジア，けいれん，精神障害，自殺企図**<br>体重減少，腹部不快感，口内乾燥，頭痛，不眠，傾眠，尿貯留，月経困難 | アトモキセチンへの過敏症，MAOI との併用，狭隅角緑内障 | アトモキセチンはアンフェタミンより乱用の可能性は低く，半減期がより長く，1 日 1 回投与が可能である． |
| **他の非定型抗うつ薬**<br>メカニズム―bupropion はアミノケトン抗うつ薬で，セロトニン，ドパミン，ノルアドレナリンの取込みを弱く抑制する．mirtazapine はおそらく $5\text{-HT}_{2A}$，$5\text{-HT}_{2C}$ および $\alpha_2$ アドレナリン自己受容体を抑制し，$5\text{-HT}_2$ シナプスの伝達を減少させる一方，ノルアドレナリン伝達を増加させる．nefazodone，トラゾドンはシナプス後 $5\text{-HT}_2$ 受容体を阻害する． | | | | |
| **bupropion** | うつ病性障害<br>禁煙 | **頻拍性不整脈，高血圧特にニコチンパッチとの併用時の高血圧，けいれん，躁病疑いのある患者の増悪（他の抗うつ薬より弱い）**<br>皮膚掻痒，発疹，呼吸困難，便秘，めまい，振戦，かすみ目，不穏 | けいれん<br>電解質異常<br>過食あるいは拒食症<br>MAOI との併用<br>他の bupropion 産物との併用<br>アルコールあるいは鎮静薬（ベンゾジアゼピン類を含む）の急性離脱患者 | 抗うつ薬のなかでは性機能への影響が弱い．<br>他の抗うつ薬より躁状態の誘発能は低い． |
| **mirtazapine** | うつ病性障害 | **無顆粒球症，うつ状態あるいは躁状態の増悪**<br>傾眠，食欲増加，高脂血症，便秘，めまい | MAOI との併用 | mirtazapine は食欲増加効果とともに強力な傾眠効果を有することから体重減少や不眠を有する高齢者に有効である． |

**主要薬物一覧：第 14 章　セロトニンとアドレナリンの中枢神経伝達の薬理学（続き）**

| 薬　物 | 臨床応用 | 副作用（重篤なものは太字で示す） | 禁　忌 | 治療的考察 |
|---|---|---|---|---|
| **nefazodone**<br>**トラゾドン** | うつ病性障害<br>不眠症（トラゾドン） | **持続勃起症（トラゾドン），起立性低血圧（nefazodone），肝障害（nefazodone），けいれん，うつ病あるいは躁病の増悪**<br>発汗，体重変化，胃酸低下，めまい，傾眠，かすみ目 | MAOI，ピモジド，トリアゾラム，アルバマゼピンとの併用（nefazodone）<br>nefazodone あるいはトラゾドンへの過敏症 | トラゾドンは mCPP に代謝されるプロドラッグでうつ病や不眠症の治療に使用される選択的 $5\text{-}HT_{2A/2C}$ 受容体アゴニストである．<br>トラゾドンは抗うつ効果発現には高用量が必要で通常過剰な鎮静をもたらすことからおもに睡眠薬として使用される． |
| **セロトニン受容体アゴニスト**<br>メカニズム―buspirone は選択的 $5\text{-}HT_{1A}$ アゴニストである．トリプタン類の血管収縮性治療効果は脳血管における $5\text{-}HT_1$（$5\text{-}HT_{1D}$ と $5\text{-}HT_{1B}$ の双方）受容体を介している． | | | | |
| **buspirone** | 不安障害 | **心筋虚血あるいは梗塞，脳卒中**<br>めまい，錯乱，頭痛，興奮，かすみ目，敵意あるいは敵対行為，神経過敏 | buspirone への過敏症 | buspirone は鎮静作用のない抗不安効果を有しており（ベンゾジアゼピン類ほどではないが），依存を引き起こさないことで魅力的である． |
| **スマトリプタン**<br>**rizatriptan**<br>**almotriptan**<br>**frovatriptan**<br>**eletriptan**<br>**zolmitriptan** | 片頭痛 | **冠動脈攣縮，高血圧クリーゼ，心筋虚血あるいは梗塞，脳卒中，けいれん**<br>胸部痛，紅潮，悪心，めまい | 24 時間以内のエルゴット薬あるいは $5\text{-}HT_1$ アゴニスト<br>MAOI との併用<br>心血管，脳血管あるいは末梢血管の虚血症候群<br>コントロール不良の高血圧 | トリプタン類は予防より，片頭痛の急性発作発症時に最も有効である． |
| **セロトニン受容体アンタゴニスト**<br>メカニズム―セロトニン受容体アンタゴニストは様々な程度の選択性を示し，しばしばアドレナリン，ヒスタミン，ムスカリン様受容体との交差作用を有する． | | | | |
| **ketanserin** | 緑内障<br>高血圧症 | **起立性低血圧，低血圧，心室性頻拍**<br>紅潮，発疹，体液貯留，呼吸困難，めまい，鎮静 | ketanserin への過敏症 | $5\text{-}HT_{2A/2C}$ 受容体アンタゴニスト．<br>おもに緑内障の眼圧降下のための局所投与． |
| **オンダンセトロン** | 悪心 | **不整脈，気管支攣縮**<br>肝逸脱酵素上昇，便秘，下痢，疲労，頭痛 | オンダンセトロンへの過敏症 | $5\text{-}HT_3$ 受容体アンタゴニスト．<br>強力な制吐薬で，がん化学療法の補助薬や難治性の悪心にしばしば使用される． |
| **tegaserod**<br>**prucalopride** | 便秘優位型 IBS | **低血圧，失神**<br>下痢，めまい，頭痛 | 腸閉塞，腹部癒着，症候性胆嚢疾患の既往<br>中等～重症の肝機能障害<br>重症腎障害<br>括約筋あるいはオッジ括約筋障害 Oddi dysfunction の疑い | $5\text{-}HT_4$ 受容体アンタゴニスト．<br>IBS 関連の便秘治療のため消化管運動を亢進する． |

**主要薬物一覧：第 14 章　セロトニンとアドレナリンの中枢神経伝達の薬理学（続き）**

| 薬　物 | 臨床応用 | 副作用（重篤なものは太字で示す） | 禁　忌 | 治療的考察 |
|---|---|---|---|---|
| **alosetron** | 下痢優位型 IBS | **重症便秘，急性虚血性腸炎**<br>腹部痛，悪心，頭痛 | 便秘症<br>フルボキサミンとの併用<br>クローン病，潰瘍性大腸炎，憩室炎<br>重症肝障害<br>凝固亢進の既往<br>消化管循環障害，消化管狭窄，虚血性腸炎，中毒性巨大結腸症の既往 | $5\text{-}HT_3$ 受容体アンタゴニストなる．<br>消化管細胞におけるセロトニン緊張の低下，すなわち消化管運動性を低下させる．<br>IBS 関連の下痢に有効である． |
| **気分安定薬** | | | | |
| **カルバマゼピン**<br>**バルプロ酸**<br>**lamotrigine** | 第 15 章，中枢神経系における異常電気神経伝達の薬理学：主要薬物一覧参照 | | | |
| **リチウム**<br>メカニズム―リチウムは他の一価の陽イオンを模倣し，陽イオンを補因子として必要としているタンパク質や輸送体の機能を混乱させる．リチウムは $Na^+$ チャネルによって細胞内へ入る．リチウムは $IP_2$ を $IP_1$ に脱リン酸化するイノシトールホスファターゼと $IP_1$ をイノシトールへ脱リン酸化するイノシトールホスファターゼ双方を抑制する．$PIP_2$ の再生を阻害することにより，中枢性アドレナリン作動性，ムスカリン作動性，セロトニン作動性神経伝達を抑制する．他の作用機序として，セロトニン神経伝達を亢進させ，ノルアドレナリンおよびドパミン神経伝達を減少させ，アデニル酸シクラーゼを G タンパク質と脱共役させて抑制する．また，$Na^+$ との置換あるいは $K^+$ チャネルの抑制により細胞膜内外の電気化学的勾配を変化させる． | | | | |
| **リチウム** | BPAD | **急性リチウム中毒（悪心，嘔吐，下痢，腎障害，神経筋障害，運動失調，振戦，錯乱，せん妄，けいれん），重症徐脈性不整脈，低血圧，洞結節機能不全，高カリウム血症，偽脳腫瘍，頭蓋内圧上昇とうっ血乳頭，けいれん，多尿**<br>腎性尿崩症，甲状腺機能低下，甲状腺腫，心電図および脳波異常，下痢，悪心，筋力低下，一過性視野暗点，腎障害，痤瘡 | 強度の衰弱，脱水，ナトリウム欠乏<br>心疾患<br>腎疾患<br>授乳 | リチウムは治療域が狭く，副作用は広範囲である．<br>急性リチウム中毒は医学的に緊急性で透析が必要になることもある．<br>NSAIDs を原因として生じる低ナトリウム血症はリチウムの近位尿細管再吸収を増加させリチウムの血中濃度の上昇をもたらす．<br>リチウムは筋細胞へのカリウムの流入を阻害し，筋細胞の再分極異常，細胞外高カリウムや細胞内低カリウムを引き起こす．<br>リチウムは BPAD の患者の自殺リスクを減少させる． |

# 15

# 中枢神経系における異常電気神経伝達の薬理学

Susannah B. Cornes, Edmund A. Griffin, Jr., and Daniel H. Lowenstein



## ▶ はじめに

電気的に比類な複雑さを誇るヒトの脳には，100 億以上のニューロンと $10^{14}$ 個とも推定されるシナプス結合が備わっている．心筋のように合胞細胞体のなかを同期的に電気シグナルが伝播する組織とは異なり，脳機能が適切に機能するためには，個々の電気シグナルが分離され，より高度な調節が必要となる．この複雑な機能制御は，イオンチャネルの段階から始まり，高度に組織化された神経ネットワークの活動に影響を及ぼす過程に至るまで維持されている．イオンチャネルや神経ネットワークの機能異常は，制御不能な急速に伝播する同期的な電気活動をもたらし，**けいれん発作 seizure** の基礎をなす．

発作性疾患は，多彩な臨床症状を呈し，数多くの原因からなる．1 回のけいれん発作は**てんかん epilepsy** と区別されなければならない．てんかんは，発作が再発傾向にある病態を意味する（すなわち，1 回の発作エピソードを経験した患者は必ずしもてんかんとはいえない）．症状はどの部位で発作活動が生じているかによって様々となるが，強直-間代発作時に観察される激しい運動症状と意識消失，知覚，嗅覚，視覚など非運動性機能における発作性変化，そして情動，記憶，言語，洞察力など高次機能の変化が観察されることもある．

本章では，どのような分子機序をもとに脳が電気活動の伝播を精密に制御し，そしてどのような機序で様々な異常が生理機序を障害し，発作を誘発するのかについて探求する．各種抗てんかん薬 antiepileptic drug（AED）の解説では，脳本来の抑制作用を回復し，発作活動を抑制する分子機序に焦点を当てる．

## Case

Jon が弟の Rob と救命救急室に到着したのは午後 9 時 12 分であった．Rob はまだぼんやりとして十分に話ができないため，Jon が担当の神経内科医にことの成り行きのほとんどを伝えた．はじまりは 2 人でテレビを見ていたときのことであった．Jon は 40 歳になる弟が空想に耽っているような様子に気づき，からかう機会を逃すまいと，"ぼうっとしている" 弟をたしなめ始めた．しかし，Rob はいつものように笑い飛ばすこともなく，困惑した様子で，まるで何かに怯えるかのように，じっと 1 点を見つめる姿を Jon に見せるだけだった．

Jon の記憶によれば，弟が突然に右手を変な方向にくねらせ始め，さらに右手が震え出した．その震えは徐々にひどくなり，手から腕，そして右半身全体へと広がった．次に目撃したのは，全身の筋肉を収縮させようとばかりに体をこわばらせる様子だった．この筋肉の収縮が 15 秒ばかり続くと，さらに 30 秒ほど両手足を震わせる運動が続いた．数分経って手足の震えがゆっくりとなり，やがて Rob は体をだらんとさせた．重い呼吸が始まり，反応できない状態が続いた．Rob が意識を取り戻したのは救命救急部へと向かう途中であった．

病院では MRI 検査により左側頭葉の小さな腫瘍が明らかになった．腫瘍は良性らしいことから，Rob は医師の勧めに従い，手術しないことにした．フェニトインやカルバマゼピン，バルプロ酸，ラモトリギンなど，様々な抗けいれん薬が持つ利点やリスクについて話し合いが持たれた後，今後の発作予防としてカルバマゼピンの処方が開始されることとなった．

### Questions

1. 局所の腫瘍が発作を引き起こす際，どのような機序が働いている可能性があるか？
2. 恐怖に満ちたうつろな眼差しには，何か臨床的な意味があるだろうか？
3. 手から腕，そして脚へと発作が広がる順序にはどんな意味があるだろうか？
4. 右半身のけいれんに続く全身発作には，強直期（硬化）に続いて間代期（震え）が認められた．このような症状が現れるには，分子レベルでは何が起きているであろうか？
5. なぜ Rob にはカルバマゼピンが選択されたのであろうか？

## ▶ 生理学

ヒト正常脳は，病変や遺伝子異常が何ら存在しない場合でもけいれん発作をきたすことがある．興奮性神経伝達物質の利用能が急激に変化したり（例えば毒性物質で，構造的にグルタミン酸のアナログである**ドーモイ酸 domoate** の摂取），抑制性神経伝達物質の働きが変化したり［例えば，γアミノ酪酸γ-aminobutyric acid（GABA)$_A$ アンタゴニストである**ペニシリン penicillin** の注射］すると，他の点では健康なヒト脳が激しい発作活動をきたす．これらの例が示すように，興奮性因子と抑制性因子のバランスのうえに成り立っている複雑な脳神経回路は，どちらの制御機構に変化が生じても重大な機能不全をきたしうる．

中枢神経系においては，正常時にニューロンのシグナル活動の微調整にかかわる 2 つの重要な機序が，けいれん発作時に特徴的に現れる反復的・同期的なニューロンの発火を予防する働きとしても機能している．まず細胞レベルでは，ナトリウムイオン($Na^+$)チャネルの不活性化とカリウムイオン（$K^+$）チャネルによる過分極によってもたらされる "不応期" がニューロンの異常発火の反復を防いでいる．第 7 章，細胞興奮性と電気化学的伝達の原理で解説したように，活動電位の伝播は電位感受性イオンチャネルが担う．軸索小丘で活動電位が惹起されると，脱分極性の $Na^+$ 流入電流と過分極性の $K^+$ 流出電流が交互に生じ，活動電位が伝播する．一発の活動電位の経過（図 15-1）では，$Na^+$ チャネルには 3 つの異なる状態が存在する．(1) 活性化前の**閉鎖状態 closed state**，(2) 脱分極時の**開口状態 open state**，(3) 脱分極ピーク直後の**不活性化状態 inactivated state** である．

脱分極に反応して $Na^+$ チャネルは不活性化状態となるため，活動電位は自己制御的な性質を示す．このため，細胞膜の再分極が十分でない限り，$Na^+$ チャネルも不活性化状態から回復しない．また，$K^+$ チャネルの開口は細胞を再分極させるが，高濃度の $K^+$ の一過性の流出は静止時電位を超える細胞膜の過分極が生じ，新たに活動電位が発生できるまでの期間がさらに延長されることになる．こうして，**生理的状況下での $Na^+$ チャネルと $K^+$ チャネルの持つ生化学的性質自体**

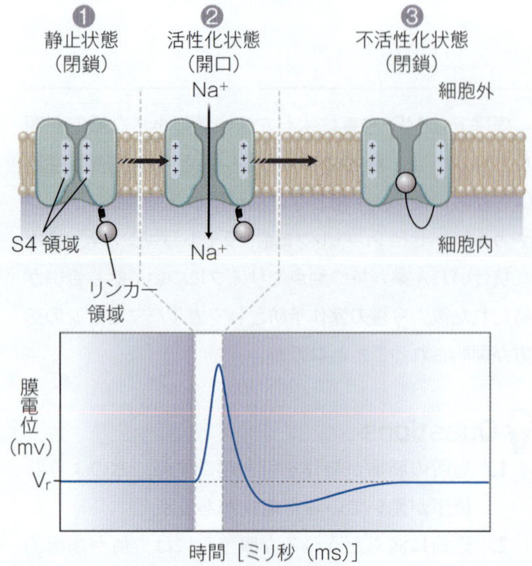


**図 15-1　ナトリウムイオン（$Na^+$）チャネルの本質をなす特性により活動電位の持続時間と頻度は制限を受ける**
活動電位の経過中，電位感受性 $Na^+$ チャネルは３つの異なる立体構造をとる．膜の脱分極に反応して一過性に開口した後（**2**），$Na^+$ チャネルは自発的に不活性化状態となる（**3**）．チャネルの閉鎖により $Na^+$ を介する脱分極は減弱し，膜電位が静止時レベル（$V_r$）にまで回復してはじめて $Na^+$ チャネルが不活性化状態から回復する．膜脱分極には細胞を過分極させる電位依存性 $K^+$ チャネルを開口させる作用もあるため，過分極状態での $Na^+$ チャネルは静止時（閉鎖時）の立体構造をとる（**1**）．$Na^+$ チャネルが不活性化され，細胞膜が過分極状態にある不応期の間は，ニューロンは脱分極シグナルに感受性を示すことができない（図 11-7 も参照）．

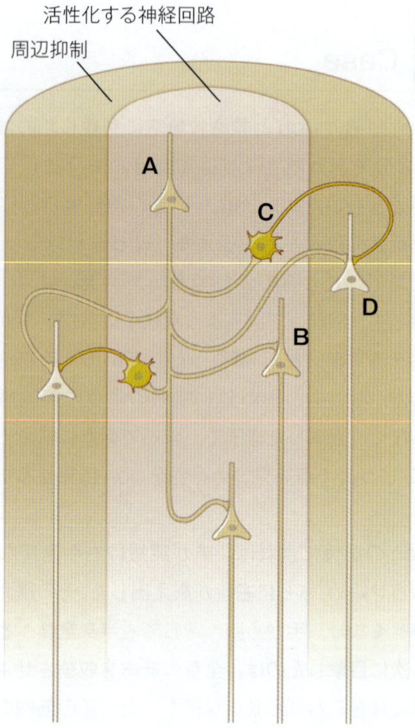


**図 15-2　周辺抑制による隣接するニューロンの同期の予防**
図に示す単純化した神経回路では，ニューロン **A** が **B** のような近位のニューロンへ興奮性に投射している（**淡黄色**）．隣接するニューロンに加えて，**A** は周辺のニューロン（**D**）に抑制性に投射している（**濃黄色**）GABA 作動性介在ニューロン（**C**）を活性化する．このような神経回路が“抑制周辺野”を作り出し（**淡茶色**），ニューロン **A** により発生した活動電位が，いくら急速で強力なものであっても，周辺回路を活性化できないようにしている．

**が発火頻度に制限をかけ，多くのけいれん発作型に見られるニューロンの反復発火を予防する役割を果たしている．**

単一細胞より上位のレベルでは，**神経ネットワーク neural network** が個々の活動電位の影響範囲を限定することによって，ニューロンのシグナル活動の特異性を確実なものにしている．強い活動電位が連続的に発生した場合でも，そこに 1000 個ものニューロンが関与したとしても，けいれん発作活動は生じない．中枢神経系においては，ニューロンが互いに密に存在しており，1つの新皮質ニューロンが 1000 以上ものシナプス後結合を有していることを考え合わせれば，このことは偉業以外の何ものでもない．神経ネットワークを単純化した図 15-2 に示すように，発火ニューロンが隣り合うニューロンを即時に活性化させるときは，同時に介在ニューロンを活性化して抑制性［**γアミノ酪酸 γ-aminobutyric acid（GABA）**］シグナルを周辺のニューロンへ伝達させている．このように，局所的なシグナルの増幅と周辺細胞の抑制が生むコントラストが，いわゆる**周辺抑制 surround inhibition** となる．周辺抑制は局所信号を増幅させるだけでなく，周辺領域に生じた同期的な電気活動を遮断・保護する作用も果たすことで，神経系の正常機能に欠かせない作用となる．このように巧妙に均衡する仕組みが破綻するところに，多くのけいれん発作性疾患の原因があるようである．

## ▶ 病態生理学

けいれん発作性疾患の基礎となる病態生理学的機序はようやく解明され始めた段階に過ぎないため，現時点のけいれん発作分類の一部は臨床症状に基づいている．けいれん発作は，脳全体を巻き込んだものか，あるいは一部分によるものなのかの２つのプロセスとして考えられ，それぞれ“**全般性 generalized**”と“部分”として言及されてきたが，これはあまりにも単純化し過ぎたきらいがある．実際，けいれん発作は脳半球に限局した神経ネットワークを巻き込んだり，徐々に，時には急速に両半球を巻き込んだりする．両半球に及んだけいれん発作は非対称性で，全脳皮質を巻き込んではいないかもしれない．すなわち，“全般性”という用語は“全脳”を意味するものではないが，むしろ両側に分布する神経ネットワークを巻き込んでいることを示している．

けいれん発作が半球あるいは両半球を巻き込んでいようとも，すべてのけいれん発作は，異常な同期放電という共通の特性を共有している．この異常同期放電の発生には，細胞レベルとネットワークレベルで保護機能に不具合が生じていなければならない．このような変化をきたす直接的な原因として，原発性のもの（例えばチャネル欠損のような遺伝子異常）や，二次性のもの（例えば毒素または脳卒中や腫瘍など後天性病変）に続くニューロン環境の変化，あるいは原発性の要因と二次性の要因をともに認めるもの（例えば小児の熱性けいれん）がある．

けいれんの分類図式は最近刷新され,“部分”“単純”“複雑”は使用されなくなった．本章では，新しい用語法を取り入れて，半球に限局するけいれん発作はいわゆる“**焦点（性）focal**”とし，さらなる細分化をしない．これまで“無反応性”あるいは“無秩序”を意味するように広く用いられてきた“複雑”は，その混乱を避けるため，これらのけいれんに関連する症状を単純な用語で記述することとする（例えば“精神状態変化を伴った焦点性けいれん”)．これら関連症状は，臨床家にとって基盤をなす神経解剖を明らかにする手助けとなり，患者にとっても身体障害の範囲という点において関連性を有しており，手術を含めた適切な治療法決定にも重要な意味を持つ（表 15-1)．

## 焦点性発作の病態生理学

焦点性発作（図 15-3A）が発生するには，(1) 電気活動の亢進による細胞レベルでの発作開始，(2) 周辺ニューロンとの同期，(3) 隣接脳領域への伝播，の 3 段階を経る．けいれん発作はある一群のニューロン内部での突然の脱分極によって惹起される．この突然の変化は**発作性脱分極性変位 paroxysmal depolarizing shift（PDS）**と呼ばれ，最大 200 ミリ秒（ms）持続し，異常に速く連続的な活動電位を発生させる．細胞外環境の変化，例えば占拠性病変（冒頭の Case）に起因するような変化は，ニューロンの群発性活性に大きく影響する．例えば細胞外の $K^+$ が増加した場合，細胞内外の $K^+$ 勾配が減少することから $K^+$ による後過分

**表 15-1　けいれん発作の分類**

| 発作型 | 症状 / 特徴 |
|---|---|
| **焦点性発作** | |
| 精神状態変化を伴わない | 異常活動の脳内局在により症状が異なる：不随意な反復運動（運動野），異常感覚（感覚野），閃光（視覚野）など<br>**意識は保たれる**<br>同側の皮質領域に伝播（例えば“ジャクソン行進”） |
| 精神状態変化を伴う | 典型的には，側頭葉（扁桃体，海馬）や前頭葉の異常活動を原因とする症状<br>**意識変容（活動の中断，現実感の喪失）**<br>時に不随意な“自動症”を伴う．単純な反復運動（舌なめずりや捻るような手の動き）から，高度に熟練した運動活動（運転や楽器演奏）まで様々な症状<br>発作期の記憶障害<br>典型的には前兆が先行 |
| 二次性全般化を伴う焦点性発作 | 初期には精神状態変化を伴うあるいは伴わない焦点性発作の症状を呈する<br>持続性の収縮（強直）に引き続き全肢の周期的な運動（間代）を伴った強直-間代発作へと進展<br>**意識消失**<br>前兆が先行 |
| **原発性全般性発作** | |
| 欠神発作（小発作） | 突然に生じる意識の短い中断<br>ぼんやりと一点を見つめる眼差し<br>時に舌なめずりやすばやい瞬きなどの運動症状<br>前兆は先行しない |
| ミオクローヌス発作 | 短時間（1 秒以下）の筋収縮；症状は単独の筋肉に生じることもあれば，全身の筋群へ全般化（それによって転倒）することもある<br>尿毒症，肝不全，遺伝性変性疾患，クロイツフェルト・ヤコブ病 Creutzfeldt-Jakob disease に合併 |
| 強直-間代発作（大発作） | 症状は本文中に解説，発症は突然で，焦点性発作の先行症状がない |

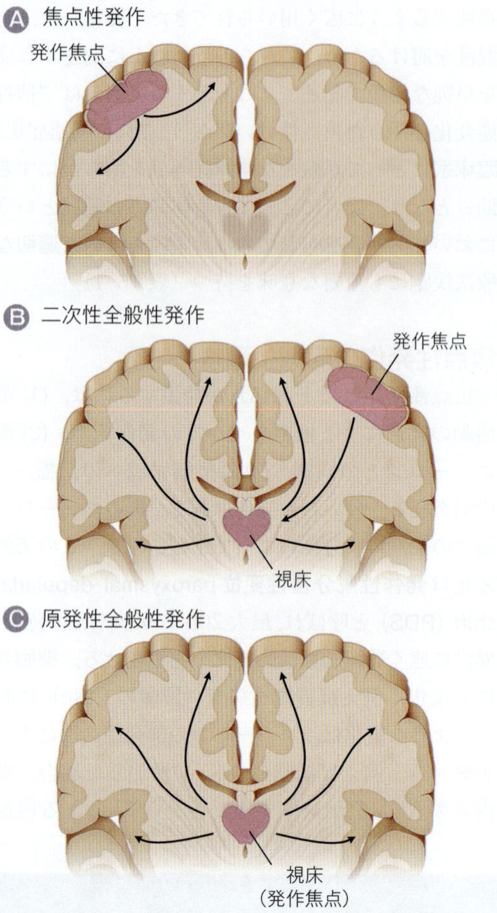


**図 15-3　発作の伝播経路**
**A.** 焦点性発作では，発作性の活動が発作焦点（**紫色**）に始まり，広範な神経結合を通じて隣接する領域へ伝播する．発作活動が，運動や知覚などの基本的な機能を司る皮質領域に限局した場合は，患者の精神状態には影響しないので，この発作は，**精神状態変化を伴わない焦点性けいれん発作**と呼ばれる．言語，記憶や情動などのより複雑な機能を司る領域に及ぶと**精神状態変化を伴う焦点性けいれん発作**と呼ばれる．**B.** 二次性全般性発作では，発作性の活動が発作焦点に始まるが，皮質下領域へ伝播し，視床からの広範な神経結合を介して，同期活動が両半球へ伝播する．**C.** 欠神発作のような原発性全般性発作は，視床と皮質細胞間の異常同期（図 15-5B 参照）や両半球を急速に巻き込む神経回路による．

極の効果が減弱する．同様に，興奮性神経伝達物質の増加や，他の外因性分子による興奮性受容体の変調からも群発性活性が増加しうる．また，チャネルコンダクタンスの異常や細胞膜特性の変化なども，細胞自体の特性を原因として群発性活性を増加させることがある．

局所的な放電は，いわゆる**焦点 focus** 内に包含され，周辺抑制のためにしばしば無症状に終わる．このような局所放電が鋭い**間欠期スパイク interictal spike** として**脳波 electroencephalogram（EEG）**上で観察できることがある．発作が頻発しない患者の場合，このスパイクを同定することが発作焦点の局在同定に有効なことがある．しかし，発作焦点が周辺抑制を乗り越えてしまう経路はいくつもある．ニューロン発火が反復すると細胞外の $K^+$ が増加し，前述したように，これをきっかけに $K^+$ による過分極が減弱すると，発作活動が伝播しやすくなる．また，急速に発火するニューロンは脱分極感受性 *N*-メチル-D-アスパラギン酸 *N*-methyl-D-aspartate（NMDA）チャネルを開口させ（第 12 章，GABA 作動性およびグルタミン酸作動性神経伝達の薬理学参照），シナプス終末にカルシウムイオン（$Ca^{2+}$）を蓄積させる．これら２つの現象はともにシグナル伝播と局所活動の同期を促す作用となる．多くの場合，GABA 神経伝達のレベルで生じる周辺抑制を損なう作用が最も重要である．**外因性因子，GABA 作動性ニューロンの変性や受容体レベルの変化などの原因による GABA 抑制作用の低下は，発作焦点の同期活動を促すおもな要因となる．**

小さなニューロンネットワークから発した異常な同期発火は，同期放電の焦点が十分に強ければ皮質の隣接領域へと伝播し始めることになる．隣接領域へ同期発火が伝播している間，**前兆 aura**，すなわち発作の伝播の前触れとして意識下に生じる“警告”症状を患者が経験することがある．冒頭の Case では，Rob の前兆は，まるで何かに怯えるかのように，じっと一点を見つめるものであった．患者自身にとって前兆は，たいてい同じ症状であるが，恐怖や混乱のような感覚，記憶障害（例えばデジャヴ déjà vu）や言語障害，知覚内容の変化，嗅覚幻覚など多彩な前兆がある．発作の伝播が進行するにつれて，さらに別の臨床症状が加わることがあり，個々の症状は発作に関係した脳の領域によって異なる．冒頭の Case では，臨床症状として手に始まった震えが腕，脚へと次々に進展した．この症状は**ジャクソン行進 Jacksonian march**（初めにこの症状を記載した英国の神経内科医 Hughlings Jackson の名前に由来する）と呼ばれ，同期放電活動が運動性**ホムンクルス homunculus** を横断するように伝播することがその原因となっている．

## 二次性全般性発作の病態生理学

焦点性発作は，拡散した神経連絡に沿って伝播して両側の大脳半球に及び，全般化することがある．これが，**二次性全般性発作（二次的に全般化した発作）secondary（or secondarily）generalized seizure** である（図 15-3B）．典型例では，正常神経回路に沿って発作が伝播して遠距離部位に至るが，その経路は複数ある．**U 線維 U fiber** は様々な皮質領域を結びつけ，**脳梁 corpus callosum** は大脳半球間で発作を伝播させ，**視床皮質投射路 thalamocortical projections** は広範囲に同期した発作活動が脳全体へ伝播する経路となる．ひとたび発作活動が両側大脳半球に及ぶと，患者は通常意識を消失する．

二次性全般性発作のなかで最も多いのが**強直-間代発作 tonic-clonic** である．冒頭の Case では，Rob は抑えられないほどの四肢の震えが出現した後，しばらくの間全身の筋肉を収縮させていた．これらの臨床症状はチャネル活性の異常として考えると納得がいく（図 15-4）．強直-間代発作の初期では，GABA 入力が突然に減少し，長い連続発火が数秒間続く．持続的な急速発火は臨床的に作動筋と拮抗筋が同時に収縮し，この期間を**強直 tonic** 期という．最終的に GABA を介する抑制作用が回復し始めると，抑制成分が加わることにより，AMPA と NMDA を介する興奮作用が周期的に変化し始める．この振動パターンが（運動皮質野に及ぶ場合）全身を震わせる**間代 clonic** 運動となる．時間の経過とともに GABA の抑作用が優位になると，脳機能が正常化するまでの**発作 postictal** 後期の間，患者は体を弛緩させ，意識を失った状態が続く．

## 原発性全般性発作の病態生理学

原発性全般性発作は病態生理，病因ともに焦点性発作とは異なる（図 15-3C）．焦点性発作では，一部のニューロン集団の内部に活動電位が突然連続的に発生することで同期活動が始まり，さらに隣接する領域を順々に伝播していくが，原発性全般性発作では，発作が脳の中心部より発して両半球へ急速に伝播する．原発性全般性発作では必ずしも前兆を伴わない（前兆の有無は原発性全般性発作と二次性に全般化した焦点性発作を鑑別する重要な手がかりの 1 つである）．

現時点で最も理解が進んでいる原発性全般性発作は，**欠神発作 absence seizure**（**小発作 petit mal seizure** としても知られる）である．欠神発作の特徴的な症状として突然に意識が中断し，その間患者はうつろな目つきをしていることが多く，時折，すばやい瞬きや唇を鳴らすなどの運動症状を見せることもある．欠神発作は，視床皮質ニューロンと皮質ニューロンの間の異常な同期活動が原因と考えられており，その病態生理学的基盤は，欠神発作を経験した患者では，**徐波（第 3 段階）睡眠 slow-wave sleep** にいくぶん類似したパターンの脳波が観察されることに基づいている．

視床と皮質をつなぐ中継ニューロンは，覚醒レベルに応じて異なる 2 つの状態をとる（図 15-5A）．覚醒時には中継ニューロンが**伝達モード transmission mode** で機能し，感覚性入力信号を確実に大脳皮質へ伝達する．しかし，睡眠時には樹状突起に存在する特有の **T 型 $Ca^{2+}$ チャネル T-type calcium channel** が一過性のバースト活動を発生させ，入力信号を変化させることにより，皮質への出力信号が周期的に変動する．これが特徴的な“棘徐波”として脳波上に現れる．この徐波睡眠の状態では，感覚情報が皮質に伝達されることはない．

理由はまだわかっていないが，欠神発作では覚醒時

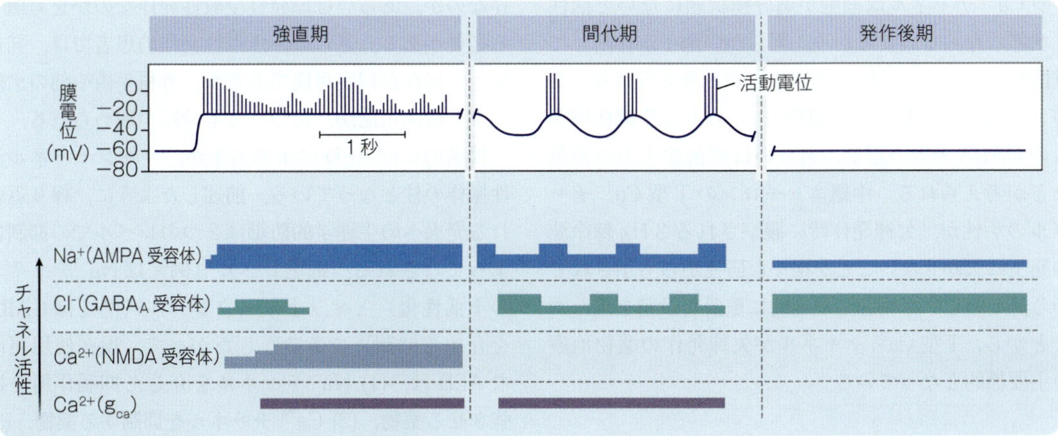


**図 15-4 強直-間代発作の異常チャネル活性**
強直-間代発作の強直期はγアミノ酪酸（GABA）を介する周辺抑制の突然の消失によって惹起され，活動電位の急速な連発により，臨床的には筋肉の強直性収縮を呈する．GABA 抑制作用が回復するにつれ，興奮性作用と合わさって律動的な変化を見せ始める．この抑制性と興奮性の要素の周期的変動が，臨床的に間代運動として現れる．発作後期は GABA 抑制作用の増強を特徴とする．
NMDA：*N*-メチル-D-アスパラギン酸．

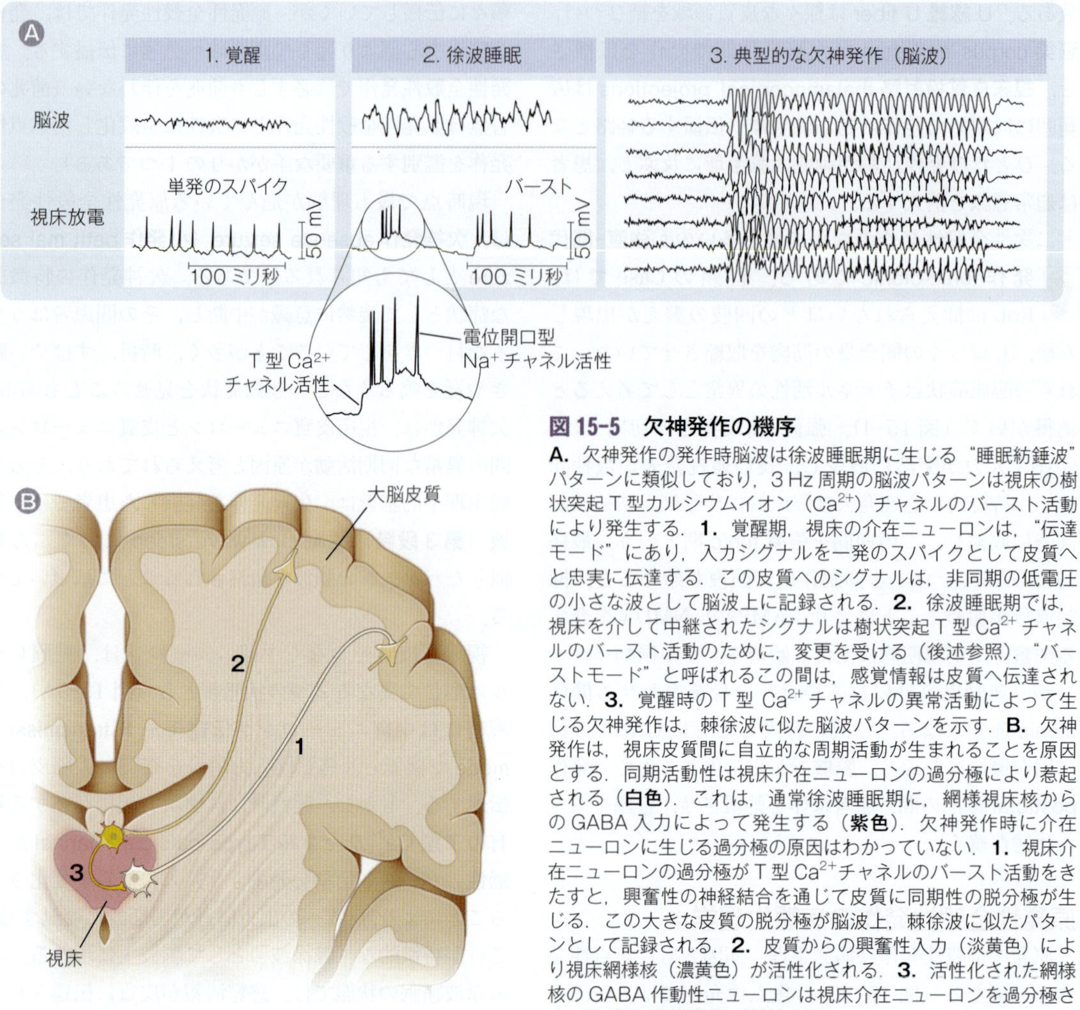


**図 15-5 欠神発作の機序**
**A.** 欠神発作の発作時脳波は徐波睡眠期に生じる"睡眠紡錘波"パターンに類似しており，3 Hz 周期の脳波パターンは視床の樹状突起T型カルシウムイオン（$Ca^{2+}$）チャネルのバースト活動により発生する．**1.** 覚醒期，視床の介在ニューロンは，"伝達モード"にあり，入力シグナルを一発のスパイクとして皮質へと忠実に伝達する．この皮質へのシグナルは，非同期の低電圧の小さな波として脳波上に記録される．**2.** 徐波睡眠期では，視床を介して中継されたシグナルは樹状突起T型 $Ca^{2+}$ チャネルのバースト活動のために，変更を受ける（後述参照）．"バーストモード"と呼ばれるこの間は，感覚情報は皮質へ伝達されない．**3.** 覚醒時のT型 $Ca^{2+}$ チャネルの異常活動によって生じる欠神発作は，棘徐波に似た脳波パターンを示す．**B.** 欠神発作は，視床皮質間に自立的な周期活動が生まれることを原因とする．同期活動性は視床介在ニューロンの過分極により惹起される（**白色**）．これは，通常徐波睡眠期に，網様視床核からの GABA 入力によって発生する（**紫色**）．欠神発作時に介在ニューロンに生じる過分極の原因はわかっていない．**1.** 視床介在ニューロンの過分極がT型 $Ca^{2+}$ チャネルのバースト活動をきたすと，興奮性の神経結合を通じて皮質に同期性の脱分極が生じる．この大きな皮質の脱分極が脳波上，棘徐波に似たパターンとして記録される．**2.** 皮質からの興奮性入力（淡黄色）により視床網様核（濃黄色）が活性化される．**3.** 活性化された網様核の GABA 作動性ニューロンは視床介在ニューロンを過分極させ，再び同じ周期活動が開始する．

にT型 $Ca^{2+}$ チャネルの活性化が生じる（図 15-5B）．T型 $Ca^{2+}$ チャネルは細胞が過分極状態にないと活性化状態にならないことから，何らかの因子が作用して覚醒時にチャネル活性化させるものと考えられる．このような因子としては，細胞内 $K^+$ の上昇や網様核からの GABA 入力の増加，あるいは興奮性入力の消失などが考えられる．中継ニューロンのT型 $Ca^{2+}$ チャネルの活性が，欠神発作時に観察される 3 Hz 棘徐波の発生に欠かせないことが様々な研究からも示されている．このように病態生理学的に重要な役割を果たすことから，T型 $Ca^{2+}$ チャネルが欠神発作の薬物治療の主要標的となっている．

## ▶ 薬理学上の分類

現在のてんかん患者への治療アプローチは，経験する発作型に一部依存している．適切な AED 投与計画では，二次性全般化の有無を問わず，患者が焦点性発作なのか，あるいは原発性全般性発作なのかを考慮する必要がある．さらに，焦点性発作の患者では，発作原因の局在が同定可能であるか，外科手術や他の治療により排除可能か，についても診断が進められる．

機構的には AED による効果が，イオンチャネル活性操作の柱となっている．前述したように，繰り返される発火への生理学的防御は2つのレベルでの抑制によってなされる．細胞レベル（例えば $Na^+$ チャネルの不活性化）とネットワークレベル（例えば GABA を介する抑制）である．したがって，現在使用可能な AED は，(1) $Na^+$ チャネルを介した抑制作用を増強させる薬物，(2) $Ca^{2+}$ チャネルを抑制する薬物，(3) GABA の抑制作用を増強させる薬物，(4) グルタミン酸受容体を抑制する薬物の4つのカテゴリーに分類される．

AED は，複数の異なった機構的クラスに分類されるが，大切な留意点として，**以下に解説するように，多くの AED の治療効果は既知の機序によって部分的にのみ説明されているに過ぎない．なぜなら元来 AED は多彩な作用を有しているからである．**例えば $Na^+$ チャネルを安定化させるバルプロ酸は，さらに T 型 $Ca^{2+}$ チャネルへの作用や GABA 代謝への効果も有している．そのため，*in vitro* の研究で特定の発作型の治療に適するとされた薬物であっても，他の発作型にも反応すると思われる．(この多彩性の 1 つの利点は，多くの AED が相互に代替可能となることである．副作用を最小限に抑えられるかどうかを薬物選択のおもな基準にできるまで代替可能とされる)．以下に掲げる分類は，主要な標的に基づいて単純化されたものに過ぎない．ここで解説したおもな薬物とその作用機序については，表 15-2 に記載した．

## ナトリウムイオン（$Na^+$）チャネルを介する抑制作用を増強する薬物

脳内の個々のニューロンは急速な反復発火を予防する機序を備えている．前述したように，ニューロンの細胞膜が脱分極すると $Na^+$ チャネルが不活性化するが，この $Na^+$ チャネルを不活性化するかどうかが，発作焦点内での反復発火を予防する重要なチェックポイントとなる．**フェニトイン phenytoin，カルバマゼピン carbamazepine，ラモトリギン lamotrigine，lacosamide，バルプロ酸 valproate** などの AED は，$Na^+$ チャネルに直接作用して単一細胞レベルでの抑制作用を増強する（図 15-6A）．

一般に，**$Na^+$ チャネルに作用する AED は焦点性発作と二次性全般性発作に治療特異性が高い．**このことはそれらの分子プロフィールに矛盾しない．$Na^+$ チャネル拮抗薬は頻度依存性に作用し，末梢神経へのリドカインの作用とかなり類似している（第 11 章，局所

**表 15-2 抗てんかん薬（AED）の現在知られている標的**

| 薬 物 | ナトリウムイオン（$Na^+$）チャネル | T 型カルシウムイオン（$Ca^{2+}$）チャネル | HVA カルシウムイオン（$Ca^{2+}$）チャネル | GABA 系 | グルタミン酸受容体 |
|---|---|---|---|---|---|
| **主効果がイオンチャネル** | | | | | |
| フェニトイン | ✓ | | | | |
| カルバマゼピン | ✓ | | | | |
| ラモトリギン | ✓ | | ✓ | | |
| lacosamide | ✓ | | | | |
| ゾニサミド | ✓ | ✓ | | | |
| エトスクシミド | | ✓ | | | |
| **主効果が GABA 機構** | | | | | |
| ベンゾジアゼピン類 | | | | ✓ | |
| vigabatrin | | | | ✓ | |
| tiagabine | | | | ✓ | |
| **混合作用** | | | | | |
| バルプロ酸 | ✓ | ✓ | | ✓ | |
| ガバペンチン | | | ✓ | ✓ | |
| プレガバリン | | | ✓ | ✓ | |
| レベチラセタム | | | ✓ | ✓ | |
| トピラマート | ✓ | | ✓ | ✓ | ✓ |
| felbamate | ✓ | | ✓ | ✓ | ✓ |
| ルフィナミド | ✓ | | | | ✓ |
| フェノバルビタール | | | ✓ | ✓ | ✓ |

HVA：高電位活性型，GABA：γアミノ酪酸．

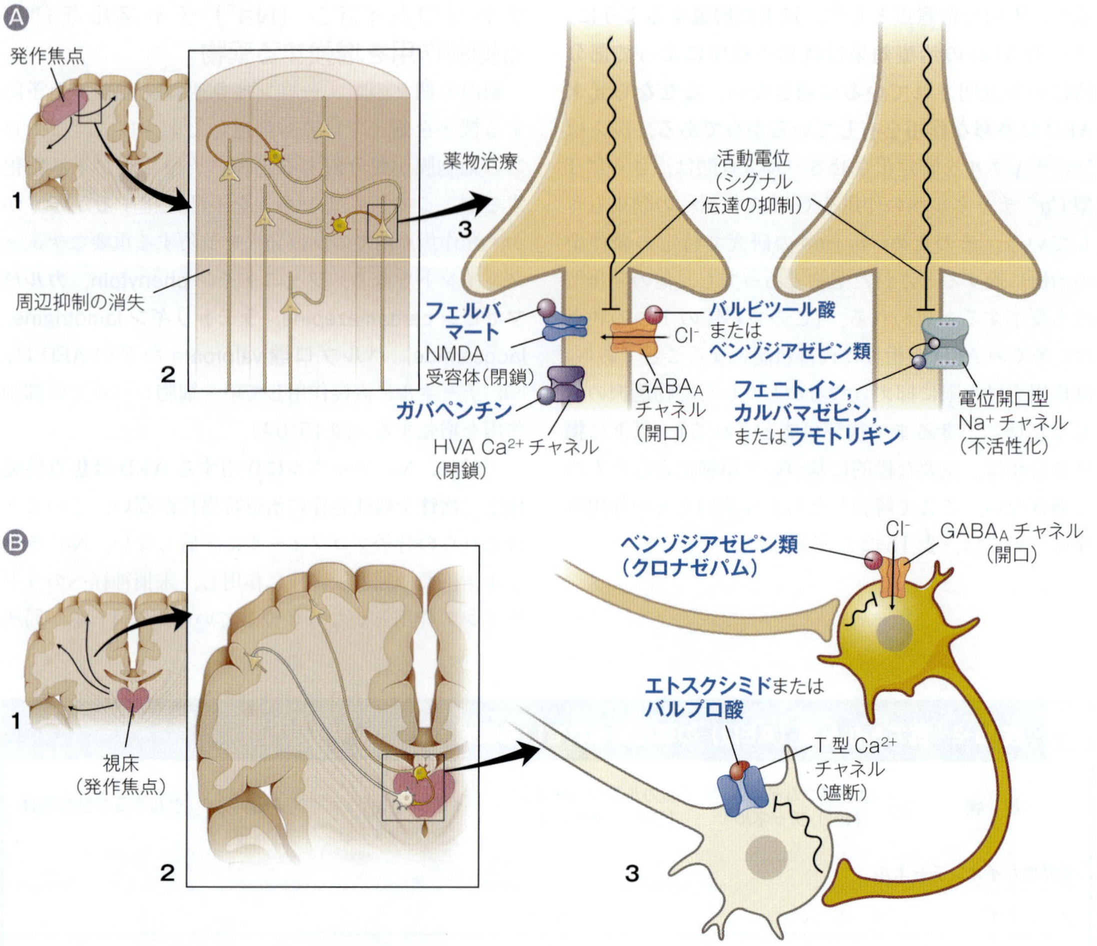


**図 15-6 てんかん発作に対する薬物治療機序**

**A.** 焦点性発作 **(1)** は，コントロール不能となったニューロンの急速発火と周辺抑制の消失 **(2)** を原因とする．抗てんかん薬（AED）は4つの標的分子に作用し抑制を増強し，同期性活動の伝播を抑制する **(3)**．1．バルビツール酸とベンゾジアゼピン類はγアミノ酪酸（GABA）$_A$ 受容体へ作用し，GABA を介する抑制作用を強化することによって，てんかん発作の伝播を予防する．フェニトイン，カルバマゼピン，ラモトリギンなどの $Na^+$ チャネル拮抗薬は急速発火するニューロンの $Na^+$ チャネルに選択的に作用し，チャネルの不活性化状態を延長することで急速なニューロン発火を予防する（図 11-7，図 11-8 参照）．felbamate は *N*-メチル-D-アスパラギン酸（NMDA）受容体を抑制し，グルタミン酸による興奮性を減少させることにより，発作活性を抑制する．ガバペンチンは高電位活性型（HVA）カルシウムイオン（$Ca^{2+}$）チャネルを抑制することにより，興奮性神経伝達物質の遊離を減少させる．**B.** 欠神発作 **(1)** は視床と皮質のニューロン間に生まれる自立的な周期活動 **(2)** を原因とする．この視床皮質間の同期的な周期活動 **(3)** を予防するために AED が作用する標的分子は2つある．ベンゾジアゼピン類であるクロナゼパムは，視床網様核の GABA$_A$ チャネルを強化することによって抑制性網様核ニューロンの活性を低下させ，視床介在ニューロンの過分極を減少させる．エトスクシミドやバルプロ酸などの T 型 $Ca^{2+}$ チャネル拮抗薬は，皮質ニューロンの同期活動に必要な視床介在ニューロンのバースト活性を予防する．

麻酔薬の薬理学参照）．急速に発火しているニューロンほどこのクラスの薬物の抑制作用を受けやすい．一方，欠神発作では，多くの $Na^+$ チャネル拮抗薬（特に $Na^+$ チャネルにしか作用しないフェニトインなど）の効果はほとんどない．おそらく，欠神発作時に活性化する視床皮質ニューロンはその発火頻度が緩徐で，これらの $Na^+$ チャネル拮抗薬は頻度依存性の効果を発現しないものと考えられる．

## フェニトイン

フェニトイン phenytoin は $Na^+$ チャネルに直接作用し，チャネルが不活性化状態から閉口状態へ回復する速度を遅らせる．前述したように，$Na^+$ チャネルには閉口状態，開口状態，不活性化状態の3つの立体構造があり，どの状態に存在するかの確率は膜内外の電位差によって決まる（図 15-1；図 11-7 も参照）．不活性化状態から閉口状態へのチャネルの回復が遅くなると活動電位閾値が上昇し，反復発火が予防される．また，焦点性発作の開始に関与する PDS が予防されることにより，発作焦点の安定化作用が生まれる．さらに，他のニューロンへの発作活動の急速な伝播も予防され，ここに二次性全般性発作にフェニトインが有効な理由が示されている．

重要な点として，$Na^+$ チャネルへの作用が頻度依存性であることが挙げられる（図 11-8 参照）．そのため，高頻度に開閉する（つまり PDS に関与する）チャネルのみがフェニトインの抑制作用を受けやすい．この頻度依存性は自発的なニューロン活動への影響を少なくし，$GABA_A$ 増強薬（頻度依存性を有しない）に認めるような多くの副作用は避けられる．

急速かつ突然のニューロン発火を防ぐことと，頻度依存性のチャネル阻害作用を有していることから，フェニトインは焦点性発作と強直-間代発作の主要な選択薬となる．欠神発作には使用されない．フェニトインの薬理動態と薬物相互作用は複雑であり，それらがカルバマゼピンなどの同種薬と比較して治療薬を選択する際に決定要因となる．

フェニトインは 95％以上が血漿アルブミンと結合する．肝代謝により不活性化され，通常量での血漿半減期はおよそ 24 時間である．代謝動態が飽和性を示すため，少量の投与量増加でも血漿濃度が著しく，また予想以上の増加となることが多い（第 3 章，薬物動態学参照）．このように血漿濃度が増加すると，運動失調，眼振，協調運動障害，錯乱，歯肉増殖，巨赤芽球性貧血，多毛，顔面の皮膚荒れ，全身の発疹などの副作用のリスクが高くなる．

フェニトインの不活性化は肝臓のミクロソーム P450 酵素系によるが，この系はいくつかの薬物により影響を受けやすい．クロラムフェニコール，シメチジン，ジスルフィラム，イソニアジドなどの P450 系を抑制する薬物はフェニトイン血漿濃度を増加させる．カルバマゼピンなど肝臓の P450 系を誘導する AED はフェニトイン代謝を亢進させるため，併用時はフェニトイン血漿濃度が低下する．フェニトイン自身も同じく肝臓の P450 系を誘導する性質を持つことから，この系によって不活性化される薬物，経口避妊薬，キニジン，ドキシサイクリン，シクロスポリン，メサドン，レボドパなどの代謝を亢進させる．

## カルバマゼピン

フェニトインと化学構造上の関連はないが，**カルバマゼピン carbamazepine** は同様の作用様式で抗てんかん作用を発現する．つまり，カルバマゼピンは $N^+$ チャネル拮抗薬で，チャネルの不活性化状態から閉口状態への回復速度を遅らせる作用により（PSD を予防することで）発作焦点を抑制し，発作焦点活動の急速な伝播を予防する．代謝物である 10,11-エポキシカルバマゼピンもまた，$Na^+$ チャネルの回復を遅らせる作用を持ち，治療効果の一役を担っているかもしれない．

発作焦点の抑制作用と発作活動伝播の予防作用の両方を備えることから，焦点性発作の治療にカルバマゼピンが選択されることが多い．Rob の発作にも使用されたのは，彼の脳腫瘍が発作開始の焦点となっており，カルバマゼピンがその焦点からの伝播を抑制するのに有効な薬物であったからである．治療初期の半減期は 10 ～ 20 時間の間にあるが，治療慢性期には（P450 酵素の誘導のため）半減期が短縮し，毎日複数回の投与が必要となる．薬物代謝は線形性（すなわち，一次反応速度式に従う）を示すことから，薬物相互作用をきたす可能性が高い患者には，フェニトインよりカルバマゼピンが好んで選択される．

## ラモトリギン

フェニトインやカルバマゼピンと同様に，**ラモトリギン lamotrigine** は $Na^+$ チャネルの不活性化状態からの回復を遅らせることによりニューロンの細胞膜を安定化させる．また，他の未確定の作用機序を有しているかもしれない．この仮説は，他の $Na^+$ チャネル拮抗薬と比較して臨床適応範囲が広いことが臨床的に認められていることによる．

ラモトリギンはフェニトインとカルバマゼピンの代替薬として焦点性発作と強直-間代発作の治療に有用とされる．驚くべきことに，ラモトリギンは非定型欠神発作の治療に有効なことが示されているが，これは既知の作用機序では説明できない．欠神発作の治療においてエトスクシミド，バルプロ酸に次ぐ第三選択薬とされる（後述参照）．

## lacosamide

**lacosamide** は $Na^+$ チャネルを介する抑制作用による最も新しい AED の 1 つで，*in vitro* の研究では，直接的なチャネルの阻害ではなく，電位依存性の $Na^+$ チャネルの不活性化を遅らせる．神経成長や NMDA 受容体調節にも関係するタンパク質と結合すると思われる．焦点性発作の補足的な治療に使用され，フェニトインやカルバマゼピンに代わる薬物-薬物相互作用の少ない代替薬として提唱されている．臨床家が他の有効なナトリウム調節薬を凌駕して lacosamide を使用するかどうかの見極めが必要であり，初期のデータでは，治療ウインドウが，その用量依存的な副作用のため制限されることが示唆されている．少なくとも，薬物抵抗性てんかん患者にとって他の薬物療法の選択肢を提供する．

## カルシウムイオン（$Ca^{2+}$）チャネルを抑制する薬物

$Ca^{2+}$ チャネルを抑制することにより，てんかんを治療する薬物は次の２つに分類される．T型 $Ca^{2+}$ チャネルを抑制するものと高電位活性型 high-voltage-activated（HVA）$Ca^{2+}$ チャネルを抑制するものである．

覚醒時にはＴ型 $Ca^{2+}$ チャネルは脱分極されて不活性化状態にある（図 15-5B）．**欠神発作 petit mal** では，発作性過分極が覚醒時のＴ型 $Ca^{2+}$ チャネルを活性化し，欠神発作に特徴的な棘徐波放電を誘発すると考えられている．すなわち，**Ｔ型 $Ca^{2+}$ チャネルを抑制する薬物は，欠神発作の治療に特異的に使用される．**

HVA$Ca^{2+}$ チャネルは，シナプス前終末への $Ca^{2+}$ 流入制御に重要な役割を果たしているため，神経伝達物質の遊離調節を補助している．このチャネルは，チャネル孔を構成している $\alpha 1$ タンパク質によって形成され，またいくつかの補助的なサブユニットを有している．HVA$Ca^{2+}$ チャネルを抑制する薬物は多様な効果を有している．基本的には二次性の全般化の有無にかかわらず焦点性発作に使用されるが，欠神発作以外の全般性発作にも使用される．

### エトスクシミド

**エトスクシミド ethosuximide** は *in vitro* で非常に特徴的な分子プロファイルを示す．ラットやハムスターの視床皮質路のニューロンを用いた実験では，エトスクシミドが低閾値Ｔ型 $Ca^{2+}$ チャネル電流を電位依存性に減少させることが示された．この抑制作用は $Na^{+}$ チャネルの電位依存性や不活性化状態から回復する分子動態には影響を及ぼさないし，GABA を介する抑制作用には何ら影響しない．

エトスクシミドは定型欠神発作の第一治療薬とされることが多い．Ｔ型 $Ca^{2+}$ チャネルの特異的なアンタゴニストとしての分子プロフィールに一致して，焦点性発作や二次性全般性発作の治療には有効ではない．

### バルプロ酸

**バルプロ酸 valproic acid** は，多くの AED と同様に，*in vitro* で多彩な作用を持つ．フェニトインやカルバマゼピンと同じように，$Na^{+}$ チャネルが不活性化状態から回復する頻度を遅らせる．反復発火の抑制に必要な薬物濃度よりわずかに高い濃度では，さらに低閾値Ｔ型 $Ca^{2+}$ チャネルの活性を抑制する作用も示すようになる．

バルプロ酸の３つ目の作用機序として GABA の代謝レベルに関与するものも提唱されている．*in vitro* において GABA 合成にかかわるグルタミン酸デカルボキシラーゼの活性を上昇させ，一方で GABA 分解酵素の活性を抑制する．まとめると，これらの効果がシナプスでの GABA 利用性を高め，GABA を介する抑制を増強させる．

多くの作用部位を有することから，バルプロ酸は混合型の全般性発作患者の治療に最も効果的な AED の１つである．また，医原性の全般性発作患者の選択薬でもあり，エトスクシミドに反応しない欠神発作の治療に使用される．また，焦点性発作の治療でもフェニトインとカルバマゼピンの代替薬として使用されることが多い．

### ガバペンチン

**ガバペンチン gabapentin** は“合理的な薬物デザイン”の構想に基づいて開発された AED の１つである．すなわち，GABA 受容体は発作の伝播に重要な役割を果たしているという考えのもと，GABA の構造的アナログとして合成され，GABA を介する抑制を増強することが予期された．この仮説どおり，*in vitro* でのニューロンやグリア細胞内の GABA 濃度を増加させた．しかしながら，おもな抗けいれん作用は HVA $Ca^{2+}$ チャネルの抑制を介し，神経伝達物質の遊離抑制をもたらすようである．ガバペンチンのおもな利点は，内因性のアミノ酸と構造が類似していることから，他の薬物との相互作用がほとんどないことである．一方，他の AED ほど効果的ではなく，一般的には第一選択薬となならない．

### プレガバリン

**プレガバリン pregabalin** は，ガバペンチンと同様に GABA に関連した構造であり，HVA $Ca^{2+}$ チャネルを抑制し，グルタミン酸やノルアドレナリン（ノルエピネフリン）などのいくつかの神経伝達物質の放出を抑制することにより，おもな治療効果を発揮する．また，サブスタンスＰやカルシトニンへの作用もあり，多彩な臨床使用に寄与している．ガバペンチンより効力が強く，焦点性発作への妥当な補助治療薬となる．腎臓で代謝され，薬物相互作用がほとんどないことから，特に肝障害を有する患者に有益である．

## γアミノ酪酸（GABA）を介する抑制作用を増強する薬物

$Na^+$ チャネル拮抗薬とT型 $Ca^{2+}$ チャネル拮抗薬の場合，薬理機序と臨床作用によい相関を認めるが，GABAを介する抑制を増強する薬物は，薬理効果が多彩で，他のAEDの代替には使用しにくい傾向がある．この大きな原因は脳内に存在する $GABA_A$ 受容体が多様なことにある．$GABA_A$ 受容体チャネルには5つのサブユニットがあり，さらにそのうちいくつかは少なくとも2種類のスプライスバリアントを認める（第12章参照）．$GABA_A$ 受容体は少なくとも10種類のサブタイプが知られ，それぞれ脳内分布も異なる．バルビツール酸とベンゾジアゼピン類は，$GABA_A$ 受容体を通過する塩素イオン（$Cl^-$）内向き電流を増加させる点で作用が共通するが，ベンゾジアゼピン類がGABA受容体の一部特定のサブユニットにしか作用しないことに対し，バルビツール酸はすべての $GABA_A$ 受容体に作用するようである．最近，vigabatrinはGABAの代謝を抑制してGABAの抑制作用を間接的に増強させることが明らかになった．このように，作用機序の違いがそれぞれ異なる臨床的側面をつくっている．GABA含量を非特異的に増加させる薬（GABAの合成経路促進や代謝抑制を介する薬など）の場合，その側面はバルビツール酸に似る傾向がある．

### ベンゾジアゼピン類（ジアゼパム，ロラゼパム，ミダゾラムとクロナゼパム）

ベンゾジアゼピン類は $GABA_A$ 受容体へのGABAの親和性を亢進させ，GABA存在の下，チャネルを通過する $Cl^-$ 電流を増加させる（第12章参照）．この作用が発作焦点の抑制（活動電位閾値上昇による）と周辺抑制の強化という2つの効果をもたらすことから，**ジアゼパム diazepam**，**ロラゼパム lorazepam** や **ミダゾラム midazolam** などのベンゾジアゼピン類は特に焦点性発作と強直-間代発作の治療に適している．しかし，めまいや失調，傾眠などの副作用が著しいため，通常は急性期の発作治療にのみ使用される．

**クロナゼパム clonazepam** は，視床皮質路のニューロンを用いた *in vitro* の実験で，T型 $Ca^{2+}$ チャネル電流を抑制する作用を示していたことから，性質が独特なベンゾジアゼピン類となっている．*in vivo* では，クロナゼパムは視床網様核の $GABA_A$ 受容体へ選択的に作用し（図15-5B），視床網様核ニューロンの抑制を増強して，視床網様核を“オフ”の状態に切り替える．この作用により，GABAを介する視床の過分極作用を阻害して間接的に欠神発作の発症への関与が考えられているT型 $Ca^{2+}$ チャネルを不活性化させる（前述参照）．しかし，ジアゼパムと同じように副作用が多様であることからクロナゼパムの使用は限定される．欠神発作の治療では，クロナゼパムはエトスクシミド，バルプロ酸，ラモトリギンに次ぐ4番目の選択薬とされる．

### バルビツール酸類（フェノバルビタール）

**フェノバルビタール phenobarbital** は $GABA_A$ 受容体のアロステリック部位に結合し，$Cl^-$ チャネルの開口時間を延長することにより，内因性GABAの作用を増強する．フェノバルビタール存在下では，チャネルの活性化ごとにさらに多くの $Cl^-$ イオンが流入する（第12章参照）．バルビツール酸類は $GABA_A$ 受容体に弱いアゴニスト作用を示すことも，おそらく $Cl^-$ 流入のさらなる増加の一役を担っている．このようなGABAを介する抑制の増強作用から，ベンゾジアゼピン類と同様，焦点性発作と強直-間代発作の治療にフェノバルビタールが有効であることが説明される．

ベンゾジアゼピン類は棘徐波放電を示す欠神発作の治療にも有効であるのに対し，バルビツール酸類はむしろ増悪をきたすことがある．これには2つの要因が考えられる．まず，バルビツール酸類はすべての $GABA_A$ 受容体に作用することが挙げられる．つまり，ベンゾジアゼピン類が視床網様核のGABA抑制を選択的に増強させるのに対して，バルビツール酸類は網様核と視床中継ニューロン両方の $GABA_A$ 受容体を増強する．重要な点は，視床中継ニューロンの $GABA_A$ 受容体の増強作用が欠神発作に関与するT型 $Ca^{2+}$ チャネルの活性を亢進させるということである（図15-5B）．もう1つの要因として，ベンゾジアゼピン類がアロステリック効果による内因性GABAの増強作用しか示さないことに対し，バルビツール酸はGABAが存在しない状況でもGABAチャネルへの活性を示すことが挙げられる．この性質から，バルビツール酸の非特異的な活性がさらに増強しているのかもしれない．

フェノバルビタールは焦点性発作と強直-間代発作の治療代替薬としておもに使用される．しかし，より効果的なAEDが手に入るようになってからは，鎮静作用が著しいことを理由に臨床的に使用される機会が減少しつつある．

### vigabatrin

**vigabatrin** は構造的にGABAのアナログで，非可逆的にGABAトランスアミナーゼを抑制し，脳内の

GABA濃度を上昇させる（図12-2参照）．重篤な副作用である末梢視野欠損はその臨床使用を制限している．一般的には，小児の攣縮や難治性の焦点性発作に使用される．vigabatrin使用患者では，治療前および定期的に視野検査をすべきである．

## グルタミン酸受容体を阻害する薬物

グルタミン酸は中枢神経系において主要な興奮性神経伝達物質である（第12章参照）．当然のことながら，興奮性グルタミン酸作動性神経シナプスの過剰な興奮は多くのけいれん発作活性の鍵となる．動物モデルを用いた多くの研究で，NMDA受容体やAMPA受容体の抑制は発作活性の生成を抑制し，発作によるニューロンの傷害を防ぐことができる．しかしながら，許容できない行動学的副作用のため，けいれん発作に臨床使用できる特異的かつ有効なグルタミン酸受容体アンタゴニストはない．

### felbamate

**felbamate**は，NMDA受容体阻害作用を含む多くの作用を有している．NR2Bサブユニットを含むNMDA受容体に対してある程度の選択性がある．この受容体サブユニットは脳内に広範囲には分布していないため，felbamateのNMDA受容体拮抗作用は他のNMDA受容体アンタゴニストほど広範囲ではない．この相対的な選択性は，他の薬物が有している行動学的副作用がなぜないのかを説明していると思われる．felbamateの利点は，そのAEDとしての効力と，他のAEDが有している鎮静作用を欠いていることである．しかしながら，多くの致死的な再生不良性貧血や肝障害に関連しているため，現在その使用は，原則的に難治性のてんかん患者に限られている．

### ルフィナミド

ルフィナミド**rufinamide**は最近，焦点性発作やレノックス・ガストー症候群Lennox-Gastaut syndrome（幼少期に発症し，繰り返す発作や難治化する発作を特徴とする症候群）の治療薬として承認された．おもに$Na^+$チャネルの不活性化を延長させるが，この作用機序を有する他の抗けいれん薬との構造的な類似性はない．高用量では，グルタミン酸受容体の1つ（mGluR5）の拮抗効果を発現すると思われる．この2つ目の作用機序に基づいてここに分類されており，felbamateとほとんど同じ臨床的な側面である．しかしながら，felbamateと違って，重篤な副作用を有しておらず，難治性のてんかん患者に対して代替選択肢を提供すると思われる．

## ▶ まとめと今後の方向性

ここ数年の間，中枢神経系の神経シグナル伝達の生理や病態生理についての理解が進んだおかげで，新薬の設計や発見だけではなく，現在使用されているAEDについてもさらに理解が深まるようになった．生理的条件下では，$Na^+$チャネルの不活性化とGABAを介する周辺抑制により，活動電位が急速に伝搬してコントロール不可能となることを防ぐが，GABA作動性ニューロンの損傷，変性，占拠性病変によるイオン濃度勾配の異常，チャネルの機能を変える遺伝子変異など，これらの抑制作用を損なうおそれがある脳内変化は数多くある．

本章で紹介したAEDは脳本来が持つ抑制能力を修復させる作用を持っている．フェニトインのような薬物は$Na^+$チャネルの不活性化を亢進させ，クロナゼパムのような薬物はGABAを介する抑制作用を増強させる．新種のAEDは，神経伝達物質の放出に必須の$Ca^{2+}$チャネルの調節やNMDA受容体などの興奮性受容体を調節することにより，レパートリーを拡張させている．

ある種の発作型については以前よりも病態機序が理解されるようになったにもかかわらず，多くのAEDに関しては薬理効果を十分に説明するほどには分子学的な性質はわかっていない．そのため，現時点では分子機序よりも経験則に基づいて治療が決定されることが多い．単純な遺伝性てんかんのみならず多因子が関連する複雑な場合においても，遺伝学の役割についてより深い知識が得られるようになれば，理論と薬理機序に基づいた薬理学の応用がこれまで以上に可能となるであろう．

## 推奨文献

Lowenstein DH. Seizures and epilepsy. In: *Harrison's principles of internal medicine.* 17th ed. New York: McGraw Hill; 2008. (*Discussion of seizure pathophysiology and extensive discussion of clinical uses of antiepileptic drugs.*)

Shorvon S. Drug treatment of epilepsy in the century of the ILAE: the second 50 years, 1959–2009. *Epilepsia* 2009;50(Suppl 3):93–130. (*An historical perspective cataloging the introduction of each therapeutic agent over time.*)

Westbrook GL. Seizures and epilepsy. In: Kandel ER, Schwartz JH, Jessell TM, eds. *Principles of neural science.* 4th ed. New York: McGraw-Hill; 2000. (*Detailed description of normal electrical signaling and seizure pathophysiology.*)

## 主要薬物一覧：第 15 章　中枢神経系における異常電気神経伝達の薬理学

| 薬 物 | 臨床応用 | 副作用（重篤なものは太字で示す） | 禁 忌 | 治療的考察 |
|---|---|---|---|---|
| **ナトリウムイオンチャネル（$Na^+$）チャネル抑制薬**<br>メカニズム—膜電位開口型 $Na^+$ チャネルを頻度依存性に遮断することにより電気的な神経伝達を抑制する．lacosamide はまた神経成長あるいは *N*-メチル-D-アスパラギン酸（NMDA）受容体調節にかかわるタンパク質に結合すると思われる． | | | | |
| **フェニトイン** | 焦点性と二次性全般性（強直-間代）発作，てんかん重積発作，非てんかん性けいれん<br>子癇関連けいれん<br>神経痛<br>リドカインやプロカインアミドに反応しない心室性不整脈<br>強心配糖体による不整脈 | **無顆粒球症，白血球減少症，汎血球減少症，血小板減少症，巨赤芽球性貧血，肝炎，スティーブンス・ジョンソン症候群 Stevens-Johnson syndrome，中毒性皮膚壊死症**<br>運動失調，眼振，見当識障害，錯乱，歯肉肥厚，多毛症，顔面皮膚荒廃 | ヒダントイン過敏症<br>洞性徐脈，洞房ブロック，Ⅱ度およびⅢ度房室ブロック<br>ストークス・アダムス症候群 | フェニトインは，P450 2C9/10 と P450 2C19 により肝で代謝されるため，より多くの薬物と相互作用する．これらの酵素で代謝される薬物はフェニトインの血中濃度を増加あるいは減少させる．<br>フェニトインはまた P450 3A4 などの多くの P450 を誘導し，他の薬物の代謝を促進する．これらの相互作用には，フェニトインの濃度を上昇させるクロラムフェニコール，シメチジン，ジスルフィラム，felbamate，イソニアジドがある．フェニトインの濃度を減少させるものにカルバマゼピンやフェノバルビタールがある．<br>フェニトインはカルバマゼピン，シクロスポリン，ドキシサイクリン，ラモトリギン，レボドパ，メサドン，経口避妊薬，キニジンやワルファリンの代謝を促進する．<br>低用量で，半減期は 24 時間で，高用量では P450 系を飽和させるため少しの用量変化が大きな血中濃度変化を引き起こすので，副作用のリスクを増加させる． |
| **カルバマゼピン** | 焦点性や強直-間代発作<br>Ⅰ型双極性障害（Box14-2 参照）<br>三叉神経痛 | **再生不良性貧血，無顆粒球症，血小板減少症，白血球減少症，房室ブロック，不整脈，スティーブンス・ジョンソン症候群，中毒性皮膚壊死症，低ナトリウム血症，低カルシウム血症，バゾプレシン分泌過剰症（SIADH），ポルフィリン血症，肝炎，腎毒性**<br>血圧不安定性，発疹，錯乱，眼振，かすみ目 | モノアミンオキシダーゼ阻害薬との併用<br>骨髄抑制の既往<br>アジア系を祖先に持つ患者では スティーブンス・ジョンソン症候群のリスクを減らすため HLA-B*1502 のプレスクリーニングを行う | カルバマゼピンの代謝物である 10,11-エポキシカルバマゼピンも $Na^+$ チャネルの回復を遅らせる．<br>焦点性発作の選択薬である．<br>慢性投与で半減期が短縮するので複数回投与が必要になる．<br>線形代謝様式のため薬物相互作用の可能性が高い患者ではフェニトインよりも好んで用いられる． |
| **ラモトリギン** | 焦点性あるいは強直-間代性けいれん<br>非定型欠伸発作<br>Ⅰ型双極性障害（Box 14-2 参照） | **スティーブンス・ジョンソン症候群，中毒性表皮壊死症，骨髄抑制，肝細胞壊死，健忘，血管浮腫**<br>発疹，運動失調，傾眠，かすみ目 | ラモトリギンに対する過敏症 | フェニトインやカルバマゼピンの代替薬として焦点性あるいは強直間代性けいれんに有効である．<br>非定型欠伸発作に有効で，欠伸発作については，エトスクシミド，バルプロ酸に続く第三選択薬である． |
| **lacosamide** | 焦点性発作（補助療法） | めまい，悪心，頭痛，疲労，運動失調，鼻咽頭炎，視覚異常，複視，眼振 | 不明 | カルバマゼピン，バルプロ酸，メトフォルミン，ジゴキシン，経口避妊薬やオメプラゾールを含む他の薬物との明らかな相互作用は知られていない．<br>用量依存性副作用が最低用量を服用している患者の 10%に生じる．<br>心伝導障害あるいは重症心疾患の患者ではその使用には注意が必要である． |

## 主要薬物一覧：第15章　中枢神経系における異常電気神経伝達の薬理学（続き）

| 薬　物 | 臨床応用 | 副作用（重篤なものは太字で示す） | 禁　忌 | 治療的考察 |
|---|---|---|---|---|
| **カルシウムイオン（$Ca^{2+}$）チャネル抑制薬**<br>メカニズム—エトスクシミドとバルプロ酸は低閾値T型 $Ca^{2+}$ チャネルを抑制，ガバペンチンとプレガバリンはHVA $Ca^{2+}$ チャネルを抑制する． | | | | |
| **エトスクシミド** | 欠神発作 | **スティーブンス・ジョンソン症候群，骨髄抑制，全身性ループスエリテマトーデス，けいれん**<br>消化管障害，運動失調，傾眠 | エトスクシミドの過敏症 | エトスクシミドは低閾値T型電流を電位依存性に減少させるが，$Na^+$ チャネルの電位依存性や回復動態には影響しない．<br>単純欠神発作の第一選択薬である． |
| **バルプロ酸** | 強直-間代発作，欠神発作，非定型欠神発作，焦点性発作 | **肝障害，膵炎，血小板減少症，高アンモニア血症**<br>消化管障害，体重増加，運動失調，鎮静，振戦 | 肝疾患<br>尿素回路疾患 | *in vitro* で多彩な作用を持つ．低閾値T型 $Ca^{2+}$ チャネルの活性を抑制し，$Na^+$ チャネルが不活性化状態から回復する頻度を遅らせ，グルタミン酸デカルボキシラーゼ（GABA合成酵素）活性を上昇させ，一方でGABA分解酵素の活性を抑制する．<br>最も効果的なのは複合型の全般性発作症候群である．<br>医原性全般性発作の適応となる．<br>エトスクシミドに反応しない欠神発作や焦点性発作のフェニトインやカルバマゼピンの代替として使用される． |
| **ガバペンチン** | 焦点性発作<br>糖尿病性末梢神経障害<br>片頭痛の予防 | **スティーブンス・ジョンソン症候群**<br>鎮静，めまい，運動失調，疲労，消化管障害 | ガバペンチンに対する過敏症 | *in vitro* でニューロンやグリア細胞内のGABA濃度を増加させるが，おもな抗けいれん作用はHVA $Ca^{2+}$ チャネルの抑制を介する．<br>他の薬物との相互作用はほとんどない．<br>ほとんどの患者には抗てんかん薬（AED）として，あまり効果的ではないようである． |
| **プレガバリン** | 糖尿病性末梢神経障害<br>線維筋痛症<br>焦点性発作（補助療法）<br>帯状疱疹後痛 | **血管浮腫**<br>末梢性浮腫，口内乾燥症，無力症，運動失調，めまい，傾眠，振戦，かすみ目，複視，多幸感 | プレガバリンに対する過敏症 | ガバペンチンと同様の構造だがより効力が高い．<br>肝障害を有する焦点性発作患者に使用される． |
| **γアミノ酪酸（GABA）チャネル増強薬**<br>メカニズム—チャネルを流れる塩素イオン（$Cl^-$）電流増加によるGABAを介する抑制を増強する． | | | | |
| **ベンゾジアゼピン類：**<br>**ジアゼパム**<br>**ロラゼパム**<br>**ミダゾラム**<br>**クロナゼパム** | 焦点性あるいは強直-間代発作（ジアゼパム，ロラゼパム，ミダゾラム）<br>欠神発作（クロナゼパム）<br>重積発作<br>不安障害<br>アルコール離脱 | 運動失調，めまい，傾眠，疲労 | 急性狭隅角緑内障<br>未治療の解放隅角緑内障 | ベンゾジアゼピン類はGABA受容体へのGABAの親和性を亢進させ，チャネルを通過する $Cl^-$ 電流を増加させ，発作焦点を抑制し，周辺抑制の強化を引き起こす．<br>ベンゾジアゼピン類は急性期の発作治療に使用する．<br>クロナゼパムは網様核のGABA受容体に特異的に作用し，網様核の伝達を"オフ"にし，視床におけるGABAによる過分極を抑制する．また，間接的にT型 $Ca^{2+}$ チャネルを抑制する．<br>クロナゼパムは欠神発作の治療では，エトスクシミド，バルプロ酸，ラモトリギンに次ぐ4番目の選択薬とされる．<br>ベンゾジアゼピンの血中濃度はカルバマゼピンやフェノバルビタールで減少する． |

**主要薬物一覧：第 15 章　中枢神経系における異常電気神経伝達の薬理学（続き）**

| 薬　物 | 臨床応用 | 副作用（重篤なものは太字で示す） | 禁　忌 | 治療的考察 |
|---|---|---|---|---|
| **バルビツール酸：フェノバルビタール** | 焦点性発作と強直-間代発作<br>不眠<br>麻酔前投薬 | **スティーブンス・ジョンソン症候群，骨髄抑制，肝毒性，骨量減少**<br>鎮静，運動失調，錯乱，めまい，精力低下，抑うつ | ポルフィリン血症<br>重篤肝障害<br>呼吸器疾患 | フェノバルビタールは GABA 受容体のアロステリック部位に結合し，$Cl^-$ チャネルの開口時間を延長することにより，内因性 GABA の作用を増強する．<br>バルビツール酸は欠神発作を増悪させる．<br>フェノバルビタールは焦点性発作と強直-間代発作の治療代替薬としておもに使用される．<br>フェノバルビタールの血中濃度はバルプロ酸やフェニトインにより上昇する． |
| **vigabatrin** | 焦点性発作（治療抵抗性；補助療法）<br>小児けいれん | **肝障害，視野欠損，自殺企図**<br>関節痛，錯乱，めまい，不眠，健忘，鎮静，振戦，かすみ目，複視，眼振，抑うつ | vigabatrin に対する過敏症 | 最近承認された薬物である．<br>GABA 代謝を抑制することにより GABA 活性を間接的に増強する． |
| **グルタミン酸受容体阻害薬**<br>メカニズム―felbamate はイオン透過体である NMDA 受容体のグリシン結合部位を抑制し，発作活性を抑制する．ルフィナミドは $Na^+$ チャネルの不活性化を延長させる．また，おそらくは mGluR5 を抑制する． | | | | |
| **felbamate** | 難治性てんかん，特に焦点性あるいは強直-間代発作 | **再生不良性貧血，骨髄抑制，肝不全，スティーブンス・ジョンソン症候群**<br>光線過敏症，消化管過敏，歩行異常，めまい | 悪液質<br>肝疾患 | felbamate は他の NMDA 受容体アンタゴニストに認められる行動学的作用はない．<br>強力な AED で，そのうえ鎮静作用もない．<br>致死的な再生不良性貧血，肝不全の多くの症例に関連しているため，重度の難治性てんかんに使用が制限される． |
| **ルフィナミド** | 焦点性発作<br>レノックス・ガストー症候群に関連した失神発作 | めまい，疲労，悪心，嘔吐，複視，傾眠 | ルフィナミドに対する過敏症<br>家族性 QT 間隔短縮症候群患者 | ルフィナミドは中等度の P450 酵素誘導薬である．<br>ルフィナミドはエチニルエストラジオール，norethindrone，トリアゾラム，カルバマゼピンやラモトリギンの血中濃度を減少させる．<br>ルフィナミドはフェノバルビタールとフェニトインの濃度を増加させる． |
| **他の抗てんかん薬（AED）**<br>メカニズムは研究中． | | | | |
| **tiagabine** | 焦点性あるいは強直-間代発作（補助療法） | **突然死**<br>錯乱，鎮静，めまい，抑うつ，精神障害，消化管過敏 | tiagabine に対する過敏症 | シナプス前への GABA 再取込み阻害による GABA 作用の増強による．<br>tiagabine 血中濃度はフェニトイン，カルバマゼピン，フェノバルビタールで減少する．<br>酵素誘導しない AED（例えばガバペンチン）では臨床反応を得るには低用量あるいは緩徐な飽和が求められる． |
| **トピラマート** | 焦点性あるいは強直-間代発作（補助療法） | 鎮静，精神運動遅滞，疲労，構語言語障害，腎結石 | トピラマートに対する過敏症 | おそらくは $Na^+$ チャネルの抑制，GABA による $GABA_A$ 受容体チャネルの増強，AMPA 受容体拮抗作用による． |

**主要薬物一覧：第 15 章　中枢神経系における異常電気神経伝達の薬理学（続き）**

| 薬　物 | 臨床応用 | 副作用(重篤なものは太字で示す) | 禁　忌 | 治療的考察 |
|---|---|---|---|---|
| **レベチラセタム** | 焦点性発作（補助療法） | **貧血，白血球減少症**<br>鎮静，疲労，見当識障害，精神障害 | レベチラセタムに対する過敏症 | 正常神経活動興奮性には影響せず，群発放電を抑制する． |
| **ゾニサミド** | 焦点性あるいは強直-間代発作（補助療法） | 鎮静，めまい，錯乱，頭痛，食欲不振，腎結石 | ゾニサミドに対する過敏症 | おそらくは $Na^+$ チャネルの抑制による．<br>ゾニサミドの血中濃度はカルバマゼピン，フェニトイン，フェノバルビタールで減少する． |

# 16

# 全身麻酔薬の薬理学

Jacob Wouden and Keith W. Miller



## ▶ はじめに

**全身麻酔薬 general anesthetic** が発見されるまでは，痛みとショックにより外科的介入の可能性は大幅に制限されていたが，1846 年に Massachusetts 総合病院で実施された**ジエチルエーテル diethyl ether** の最初の公開実験後には，術後死亡率は劇的に低下した．それ以来，麻酔を導入して維持するために薬剤を投与する行為は，医学における独立した専門分野へと発展した．現代の麻酔医は，手術を受ける患者の健康状態のあらゆる側面について責任を負っている．そのプロセスの一貫として，麻酔医は豊富な吸入および静脈麻酔薬と多くの麻酔補助薬を併用して麻酔深度をコントロールし，ホメオスタシスを維持している．

全身麻酔薬は，中枢神経系 central nervous system（CNS）の可逆的な抑制を誘導して全身性の作用をもたらし，全身麻酔下ではあらゆる感覚が消失する．麻酔状態では意識消失，健忘および不動化（侵害刺激に対する反応の消失）が見られるが，必ずしも完全な無痛状態になるわけではない．手術中に麻酔薬や麻酔補助薬によって得られる好ましい効果としては，その他にも筋弛緩，自律神経反射の消失，鎮痛，不安軽減などがある．これらすべての効果によって安全かつ無痛の手術が容易になるが，ある種の手術においては，一部の効果が他より重要となる場合がある．例えば開腹手術では，ほぼ完全な腹筋弛緩が必要となる一方，脳神経外科手術では，指示に従う患者の能力を手術中に判断する必要がある場合，迅速な覚醒を可能にする浅い麻酔がしばしば必要とされる．

本章では，全身麻酔薬の薬力学と薬物動態学を生理学的および病態生理学的な変数という観点から理解するための枠組みを提示する．続いて，具体的な薬物の薬理学とバランス麻酔を達成する方法について考察してから，現時点で判明している全身麻酔薬の作用機序

## Case

Matthew君は体重20 kgの7歳の男児である．進行の速い右大腿骨骨肉腫に対する治療として，これまで多剤併用化学療法を受けてきたが，このたび切除手術を受けることとなった．

- 午後8:00（手術前夜）：麻酔医のSnow医師は，Matthew君に声をかけて安心させ，全身麻酔下での胃内容物の誤嚥を予防するために深夜0時以降の絶食が重要であることを説明した．
- 午前6:30：Matthew君は不安そうに母親にしがみついており，悪液質症状と痛みがある様子であった．バイタルサインは，120/分の高い脈拍と血圧110/75で安定していた．不安を軽減し，Matthew君を両親から引き離せるように，ミダゾラム（ベンゾジアゼピン類薬物；第12章，GABA作動性およびグルタミン酸作動性神経伝達の薬理学参照）が経口投与された．
- 午前7:00：Snow医師は少量のリドカインを皮下注射（局所麻酔薬；第11章，局所麻酔薬の薬理学参照）してから，静脈カテーテル（Matthew君に気づかれないように直前まで慎重に隠しておいた）を留置した．そして，このカテーテルから鎮痛用のモルヒネ硫酸塩（オピオイド；第17章，鎮痛薬の薬理学参照）を点滴投与した．
- 午前7:30：Snow医師はチオペンタール60 mg（3 mg/kg）（バルビツール酸類の全身麻酔薬；第12章を参照）の急速静注による急速導入を行った．Matthew君は45秒以内に深い麻酔状態に陥った．気管内挿管を容易にするため，さらにスキサメトニウム（別名：succinylcholine）（脱分極性筋弛緩薬；第9章，コリン作動性の薬理学参照）が静脈内投与され，人工呼吸器による換気が開始された．
- 午前7:32：麻酔状態を維持するため，人工呼吸器を通してイソフルラン2%，亜酸化窒素（笑気）50%，酸素48%からなる吸入麻酔薬の混合ガスが投与された．
- 午前7:50：最初の切開に対して，体動や交感神経の緊張亢進による反応（心拍数や血圧の上昇など）は見られなかった．
- 午前8:20：Snow医師は脈拍が55/分まで，血圧が85/45まで低下していることに気づいた．Snow医師はMVR分圧が上昇した際に麻酔薬の吸気分圧を下げることを忘れていた自分を責めつつ，亜酸化窒素を50%に維持しながら，イソフルランの吸気分圧を0.8%まで引き下げた．すると15分以内に脈拍と血圧が回復した．
- 午後12:35：長時間の手術が終了し，Snow医師はイソフルランと亜酸化窒素を止め，純酸素を数分間投与した．
- 午後12:45：Matthew君は多少意識が朦朧としているものの，10分もしないうちに自発呼吸を始め，質問に返答できるようになっていた．Matthew君の両親は，5時間を超える麻酔後に彼が覚醒したことに気づいて安心した．

### Questions

1. 麻酔における導入速度と回復速度を決定する要因は何か．また，これらの速度は成人と小児でどのように異なるか？
2. Snow医師は忘れてしまったが，なぜ，イソフルランの吸気分圧を手術開始後数分以内に下げる必要があるのか？
3. なぜ，Snow医師は麻酔薬投与を停止した後に数分間純酸素を投与したのか？
4. どちらかの一方だけを投与するのではなく，2つの麻酔薬（このCaseでは亜酸化窒素とイソフルラン）を混合して投与することの利点は何か？

について検討する．

## ▶ 吸入麻酔薬の薬力学

全身麻酔薬は全身のあらゆる部位に分布し，脂肪組織で最も高濃度となる．CNSが麻酔薬の一次作用部位である．たいていは，脊髄より上位の部位に対する作用（すなわち脳幹，中脳および大脳皮質における作用）によって意識消失と健忘が生じ，脊髄より上位から脊髄までの感覚および運動経路の両方が抑制されることで侵害刺激に対する不動化が生じる．全身麻酔薬の作用が発現するまでの時間はCNSの部位ごとに異なるため，麻酔深度が深まる過程では古典的な複数の段階が観察される（図16-1）．

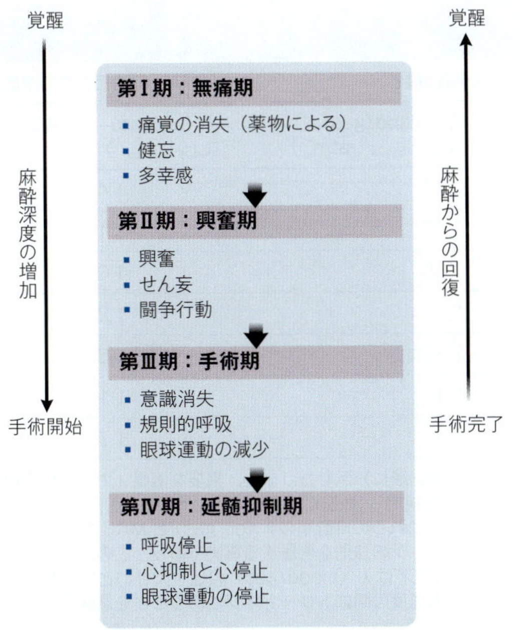


**図 16-1　麻酔の段階**
麻酔の深度は，ジエチルエーテルでの観察結果に基づき４段階に分けられる．第Ⅰ期に見られる鎮痛は一定ではなく，個々の麻酔薬によって異なる．急速導入では，望ましくない“興奮期”（第Ⅱ期）を速やかに切り抜けることができる．手術は一般に第Ⅲ期に行われる．麻酔医は呼吸停止から始まる第Ⅳ期を回避するよう注意しなければならない．第Ⅳ期の後半には心停止が生じる．麻酔からの回復過程では，患者はこれらの段階を逆戻りすることになる．

## 最小肺胞内濃度（MAC）

麻酔深度をコントロールするには，CNS 内での麻酔薬のレベルをかなり精密にコントロールする必要がある．このレベルは CNS における麻酔薬の分圧として定義され，**脳内分圧 central nervous system（CNS） partial pressure**（$P_{CNS}$）とも呼ばれる．（分圧か濃度かに関する考察は Box 16-1，略語および記号の一覧については付録 A 参照）．麻酔時には，**吸気分圧 inspired partial pressure**（$P_I$）を変化させることによって $P_{CNS}$ を望ましい範囲内に維持する．$P_{CNS}$ の値は直接モニタリングできないため，一般的には**肺胞内分圧 alveolar partial pressure**（$P_{alv}$）から推測する．$P_{CNS}$ は極わずかの時間差で $P_{alv}$ を追随するため，肺胞内分圧は $P_{CNS}$ に対する有用な代用指標となる（後述参照）．死腔が呼気量に寄与しなくなってからは，$P_{alv}$ は終末呼気中の麻酔薬の分圧として直接測定することができる．

可能な限り浅い麻酔効果をもたらす肺胞内分圧は，**最小肺胞内濃度 minimum alveolar concentration（MAC）**と呼ばれる．具体的には，50％の患者で切開に対する不動化が得られる肺胞内分圧が MAC とされている．麻酔薬の力価と MAC の間には負の相関が見られる．MAC が小さければ力価が大きく，比較的低い分圧で十分な麻酔作用をもたらすことができる．例えば，MAC が 0.0114 atm である**イソフルラン isofturane** は，MAC が 1.01 atm の**亜酸化窒素（笑気）nitrous oxide** よりも，はるかに力価の高い薬物である（表 16-1）．

## 治療指数および鎮痛指数

気管内挿管のように極めて強い侵害刺激に対する反応を消失させるには，外科的切開に対する反応の消失に必要な水準よりも高い麻酔薬分圧を得る必要があるが（図 16-2），麻酔薬分圧が上昇し過ぎると延髄抑制が生じる．しかしながら，麻酔薬の多くは**用量-反応**

### Box 16-1　分圧と濃度

混合気体中での気体Ａの**分圧 partial pressure** は，全圧に対して気体Ａの圧力が占める割合である．理想気体では，気体Ａの分圧は全圧に混合気体におけるＡのモル分率（すなわち，その混合気体において気体Ａの分子が占める割合）をかけることで求められる．混合気体中での気体Ａの濃度（$[A]_{mixture}$）は，気体Ａのモル数（$n_A$）を体積（$V$）で割った値であり，理想気体の式を適用する（すなわち，気体Ａの分圧 [$P_A$] を温度 [$T$] と普遍の気体定数 [$R$] で割る）ことによっても求められる．

$$[A]_{mixture} = n_A/V = PA/RT$$

吸入麻酔薬は血液や脳などの身体組織に溶解する．液体中に溶解している気体の分圧は，その液体と平衡状態にある気体中での分圧と等しい．気体では，平衡状態ではすべてのコンパートメントの分圧が等しくなるため，分圧は便利な指標となる．このことは，コンパートメント内のガスが気体状（肺胞）であっても溶存状態（組織）にあっても適用できる．対照的に，異なるコンパートメントにおける濃度は平衡状態でも等しくならない．溶存ガスの分圧を溶媒中での濃度に換算するには，その分圧に溶解度の指標である**溶媒 / ガス分配係数 solvent/gas partition coefficient** を掛ければよい．

**表 16-1　吸入麻酔薬の特性**

| | | 溶媒 / ガス分配係数 | | 1 MAC の油相中での濃度 |
|---|---|---|---|---|
| 麻酔薬 | MAC (atm) | λ (oil/gas) ($L_{gas}$ $L_{tissue}^{-1}$ $atm^{-1}$) | λ (blood/gas) ($L_{gas}$ $L_{tissue}^{-1}$ $atm^{-1}$) | λ (oil/gas) × MAC ($L_{gas}$ $L_{tissue}^{-1}$) |
| 亜酸化窒素 | 1.01 | 1.4 | 0.47 | 1.4 |
| デスフルラン | 0.06 | 19 | 0.45 | 1.1 |
| セボフルラン | 0.02 | 51 | 0.65 | 1.0 |
| ジエチルエーテル | 0.019 | 65 | 12 | 1.2 |
| enflurane | 0.0168 | 98 | 1.8 | 1.6 |
| イソフルラン | 0.0114 | 98 | 1.4 | 1.1 |
| ハロタン | 0.0077 | 224 | 2.3 | 1.7 |

一般的に使用される吸入麻酔薬の一覧を力価の低い順に（すなわちMACの高い順に）示した．また，重要な溶媒 / ガス分配係数であるλ(oil/gas)とλ(blood/gas)も示した．λ(oil/gas)は麻酔薬の力価を規定し（数値が大きいほど力価が高い），λ(blood/gas)は麻酔薬の導入および回復の速さ（数値が小さいほど速い）を規定する．これらの麻酔薬のλ（oil/gas）とMACの積は，1.3 $L_{gas}$ $L_{tissue}^{-1}$ でほぼ一定（標準偏差0.27）である．これはマイヤー・オヴァートンの法則を例証する事実であり，この法則の例証は図16-3にも示されている．また，一般にλ（oil/gas）の値が大きい麻酔薬ではλ（blood/gas）の値も大きいという傾向があることにも注意すること．これは，吸入麻酔薬では多くの場合，力価と導入速度の間にトレードオフがあることを意味する．これらの薬物の構造は図16-14に示している．

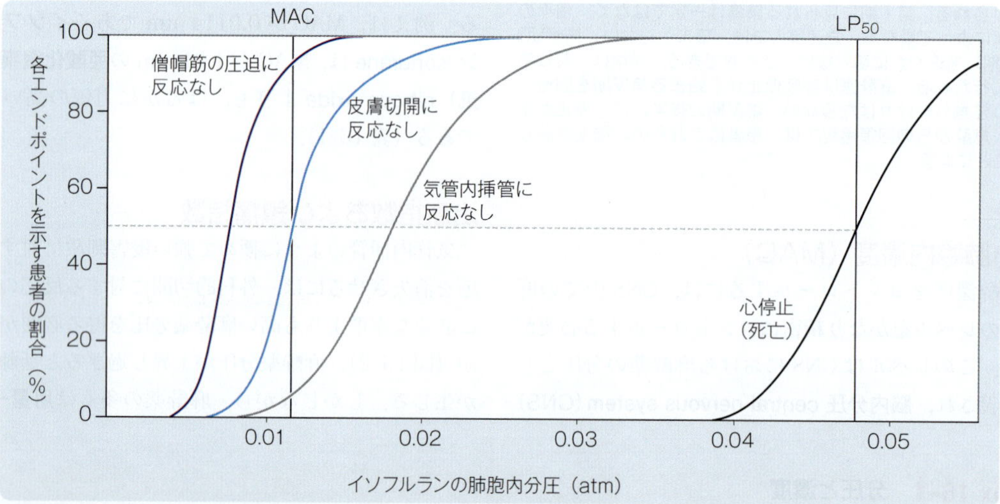


**図 16-2　様々なエンドポイントごとのイソフルラン用量-反応曲線**
これらの曲線は，イソフルランの肺胞内分圧が上昇するにつれて各エンドポイント（一連の刺激に対する反応性消失と心停止）を示す患者の割合が変化する推移を表している．用量-反応曲線（特に軽い刺激に対するもの）の傾きがかなり急であることと，より強い刺激に対する反応を消失させるためには，さらに高い分圧が必要になることに注目する必要がある．ここに示した例では，イソフルランを用いて50%の患者で刺激に対する反応が生じないようにするには，気管内挿管では約0.02 atmの分圧が必要であるが，僧帽筋の圧迫ではたった0.008 atmでよいことがわかる．MACは50%の患者で皮膚切開に対する反応が見られなくなる肺胞内分圧と定義される．治療指数は致死分圧 $LP_{50}$ をMACで割った値と定義される．心停止に関する理論的な曲線は，イソフルランの既知の治療指数である約4を用いて求めることができる．したがって，麻酔医は心抑制を回避しながら期待する効果を得るため，慎重に個々の患者をモニタリングしなければならない．

**曲線 dose-response curve** の傾きが急で，**$LP_{50}$**（50%の対象者で致死的となる分圧）とMAC（$ED_{50}$ に類似する；第2章，薬力学参照）の比として定義される治療指数が低い．さらに，一定用量の麻酔薬投与に対する反応の患者間のばらつきは小さいため，いずれの患者においても，呼吸停止や心停止が生じる麻酔薬濃度は，全身麻酔が得られる濃度と比べてそれほど高いわけではない．また，意図せず高濃度となった全身麻酔薬の作用を打ち消すことのできる薬理学的な拮抗薬は存在しないという点も留意しておくべきである．これらの短所は $P_I$ の調節によって $P_{CNS}$ をコントロールできる（すなわち，麻酔薬は呼気とともに排出される）

## Box 16-2 分配係数

**溶媒 / ガス分配係数 solvent/gas partition coefficient**［**λ（solvent/gas）**］は，溶媒へのガスの溶解度，すなわちガスが気相と溶液の間でどのように“分配する”かを表す．より具体的にいうと，λ（solvent/gas）は，標準温度（25℃）かつ標準気圧 standard temperature and pressure（STP）（1.0 atm）で一定体積の空間を占める遊離ガスの量に対する同一体積の溶媒に溶けるガスの量の比である．溶媒としては，例えばオリーブ油，血液，脳組織などいずれでもよい．

ガスの溶解量は，通常はモル数ではなく，そのガスが STP の気体として占める体積で表される．ここで，STP でのモル数からリットル単位の体積に変換するには，25℃・1.0 atm で 1 mol の気体が占める体積（すなわち 24.5 L/mol）をモル数にかければよいことを思い出すこと．したがって，λ（solvent/gas）は溶媒 1 L に溶解するガスのリットル数を分圧の値で割った値である［ここで，λ（solvent/gas）の単位は $L_{gas}$ $L_{solvent}{}^{-1}$ $atm^{-1}$ または単に $atm^{-1}$ であることに注意すること］．

ある溶媒に対する λ（solvent/gas）値が大きいガスは，その溶媒に溶けやすいということになる．例えば，ジエチルエーテルの λ（blood/gas）は約 12 $L_{diethyl\ ether}$ $L_{blood}{}^{-1}$ $atm^{-1}$ であるため，ジエチルエーテルは血液に比較的溶けやすい．対照的に，亜酸化窒素の λ（solvent/gas）は約 0.47 $L_{nitrous\ oxide}$ $L_{blood}{}^{-1}$ $atm^{-1}$ であるため，亜酸化窒素は血液に比較的溶けにくい（例については表 16-1 および図 16-8 参照）．

同様に，ガスの溶解度は溶媒ごとに異なってくる．あるガスの分配係数が大きい（溶解度が高い）溶媒または組織は，任意の分圧でそのガスを大量に溶かすことができるため，その溶媒または組織中ではそのガスは高濃度となる．そのため，分圧を大きく変化させるためには，大量のガスを移行させなければならない．反対に，あるガスの分配係数が小さい（溶解度が低い）溶媒または組織では，任意の分圧でそのガスを溶かせる量が少ない．この場合，少量のガスを移行させるだけで分圧は大きく変化することになる（図 16-8）．

いかなる分圧においても，希薄溶液に対するヘンリーの法則 Henry low を適用することにより，λ（solvent/gas）の値から溶媒中での気体 A の濃度（$[A]_{solution}$）を算出することができる．すなわち，分圧に分配係数をかけることで，$L_{gas}/L_{solvent}$ を単位とする濃度が算出され，ここで得られた数値を 25℃・1.0 atm の気体 1 mol の体積（24.5 L/mol）で割れば，モル濃度を算出することができる．

$$[A]_{solution} = P_{solvent} \times \lambda\,(\mathrm{solvent/gas})\quad (単位：L_{gas}/L_{solvent})$$
$$= P_{solvent} \times \lambda\,(\mathrm{solvent/gas})/(24.5\ \mathrm{L/mol})\quad (単位：mol_{gas}/L_{solvent})$$

例えば，亜酸化窒素の λ（blood/gas）は 0.47 $L_{nitrous\ oxide}$ $L_{blood}{}^{-1}$ $atm^{-1}$ であるため，血液中の亜酸化窒素分圧が 0.50 atm である時の濃度は，0.50 atm × 0.47 $L_{nitrous\ oxide}$ $L_{blood}{}^{-1}$ $atm^{-1}$ = 0.24 $L_{nitrous\ oxide}$ $L_{blood}{}^{-1}$，もしくは（この値を 24.5 L/mol で割った）9.6 mM となる．また，分圧を 2 倍にすれば濃度も 2 倍になるという点にも留意すること．

分配係数は 2 つの溶媒間でのガスの分配においても定義することもできる．例えば，組織 / 血液分配係数 λ（tissue/blood）は，平衡状態における血液中のガスのモル濃度（$[A]_{blood}$）に対する組織中のガスのモル濃度（$[A]_{tissue}$）の比である（この係数には単位がないことに注意）．さらに，濃度を規定する前述の式と平衡状態ではそれぞれの分圧が等しいという事実から，次の関係が成立する．

$$\lambda\,(\mathrm{tissue/blood}) = [A]_{tissue}/[A]_{blood} = \lambda\,(\mathrm{tissue/gas})/\lambda\,(\mathrm{blood/gas})$$

ことで部分的に相殺されるが，治療指数が低く拮抗薬が存在しないという事実は，麻酔薬が適切かつ安全に投与するには専門的な訓練を必須とする危険な薬物であることを意味する．

麻酔薬分圧が外科的麻酔状態に必要な水準よりも低い時には，鎮痛効果（無痛）が得られる場合と得られない場合がある．50％の人で侵害受容が生じなくなる分圧を $AP_{50}$（50％の患者で鎮痛が得られる分圧）と呼び，$AP_{50}$ に対する MAC の比を**鎮痛指数 analgesic index** と呼んでいる．鎮痛指数が高いということは，外科的麻酔状態に必要な水準より著しく低い麻酔薬分圧で鎮痛効果が得られることを意味する．例えば，亜酸化窒素は鎮痛指数が高く鎮痛薬として良好である一方，**ハロタン halothane** は鎮痛指数が低く，鎮痛薬としては不良である．

## マイヤー・オヴァートンの法則

麻酔薬の力価は，物理化学的な特徴から予測することができる．最も信頼性の高い予測因子は，オリーブ油（またはオクタノールなどの他の親油性溶媒）における麻酔薬の溶解度であり，**油 / ガス分配係数 oil/gas partition coefficient**［λ（oil/gas）］と呼ばれている（Box 16-2）．具体的には，**油への溶解度が大きい麻酔薬ほど力価は高く**，すなわち，λ（oil/gas）が**高いほどMACは低くなる**．

MACとλ（oil/gas）の間には，その麻酔薬が何であるかにかかわらず，λ（oil/gas）とMACの積はほぼ一定という関係がある．これは，分配係数に分圧を掛けることで麻酔薬濃度が得られることから（Box 16-2），分圧が1 MACの時の親油性溶媒（オリーブ油など）中での麻酔薬濃度は，すべての麻酔薬でほぼ一定であるといっていることに等しい．このように，麻酔薬によって異なるMACは事実上，CNSの脂質二重層のような親油性の媒体中で，ある特定の濃度を得るために必要な分圧ということになる．この相関関係は**マイヤー・オヴァートンの法則 Meyer-Overton rule**として知られ，麻酔薬の力価の少なくとも5桁の範囲で成立する（図16-3）．分圧が1 MACの時の麻酔薬濃度を表す定数は，1.3（$L_{gas}/L_{oil}$）または，この値を1 mol当たりの体積で割った0.05 Mとなる（Box 16-2参照）．したがって，麻酔薬の油 / ガス分配係数が判明していれば，次の式でその麻酔薬のMACを算出することができる（表16-1も参照）．

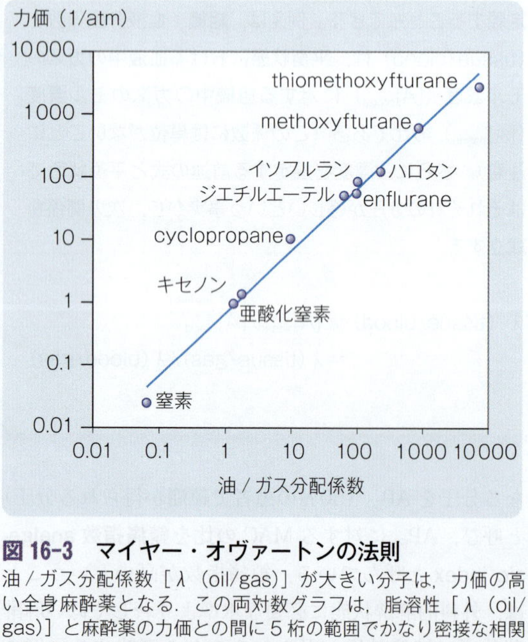


**図16-3 マイヤー・オヴァートンの法則**
油 / ガス分配係数［λ（oil/gas）］が大きい分子は，力価の高い全身麻酔薬となる．この両対数グラフは，脂溶性［λ（oil/gas）］と麻酔薬の力価との間に5桁の範囲でかなり密接な相関関係があることを示している．キセノンや窒素といったガスでさえ，十分に高い分圧で吸引すれば，全身麻酔薬として作用する．この直線を表す式は力価＝λ（oil/gas）/1.3である．ここで，力価＝1/MACという関係を思い出すこと．

$$MAC \approx 1.3/\lambda\ (oil/gas) \qquad \text{式 16-1}$$

## ▶ 吸入麻酔薬の薬物動態学

肺胞から血液中への麻酔薬の**取込み uptake**と血液から組織中への麻酔薬の**分布 distribution**を表した心肺モデルを用いることにより，CNS内での麻酔薬分圧の上昇速度を求めることが可能である．麻酔医は，様々な生理反応や病態が麻酔深度に与える影響を予測することにより，術中覚醒と延髄抑制の間の狭い空間を縫うように進んでいかなければならない．例えば，Snow医師は麻酔薬の分布の特徴を理解していたため，Matthew君に起きた血圧低下に対し，過剰な是正により彼を覚醒させることなく，イソフルランの$P_I$を下げることで適切に対処することができた．

麻酔医は麻酔薬の薬物動態学的な相違についても把握していなければならない．理想的な全身麻酔薬の薬物動態学的特徴は，迅速で心地よい外科的麻酔への導入をもたらすと同時に，完全な機能を取り戻した覚醒状態までの回復が順調かつ迅速に得られるといったものであろう．個々の薬物の薬物動態については後述するが，本章では，吸入麻酔薬の薬物動態を予測するために呼吸および循環器生理学の基礎知識を応用した，**取込みモデル uptake model**の一般原理について言及する．後述するように，この取込みモデルは，組織中での麻酔薬分圧と吸気中での麻酔薬分圧が平衡に達するまでの時間を算出することを基礎としている．

## 呼吸生理学に由来する概念

### 局所平衡

全身麻酔下の患者は，自発呼吸または人工呼吸器を介して，単一または複数の麻酔薬を酸素や通常の空気とともに吸引する．肺胞に達した麻酔ガスは，呼吸上皮細胞を通過して肺胞の毛細血管床へと拡散される必要がある．フィックの法則 Fick lawによると，分圧勾配に従って膜状の組織を通過していくガスの拡散速度は，組織の面積と膜前後の分圧差に比例し，膜の厚さに反比例する．

$$\text{拡散速度} = D \times (A/l) \times \Delta P \qquad \text{式 16-2}$$

ここで，$D$＝拡散定数，$A$＝表面積，$l$＝厚さ，$\Delta P$＝分圧差である．

フィックの法則から明らかに導かれる原則の1つに，境界膜をまたいだ平衡が成立するまでの過程は，麻酔薬の濃度ではなく，分圧の均等化によって規定されるというものがある．したがって，平衡状態（すなわち正味の拡散速度が0の状態）では，2つのコンパートメントでの濃度が異なっていても，両コンパートメントでの分圧は等しいことになる．

肺胞が有する膨大な表面積（約75 $m^2$，およそテニスコート半面）と薄い上皮（約0.3 $\mu$m，赤血球の直系の1/20未満）により，肺におけるガスの拡散は最大限の速度で進行する．したがって，肺胞内分圧 $P_{alv}$ と全身動脈血分圧 $P_{art}$ は常にほぼ等しくなる．（正常な個人では，少量の生理的シャントのため $P_{art}$ が $P_{alv}$ よりわずかに低く保たれる）．吸入麻酔薬を取り込むためのシステムとして肺を利用することにより，麻酔医は酸素吸収のための身体システムをうまく活用しているわけである．

同様に，組織内の毛細血管床は，体内のすべての細胞へ迅速に酸素を供給するべく進化してきた．隣り合う細動脈間の距離は小さく，拡散経路の長さは細胞1つの直径程度である．その結果として，全身麻酔薬の動脈血分圧は，血液が毛細血管床を通過する時間内に組織との間で完全な平衡状態に達することができる．同様に，後毛細管細静脈血分圧 $P_{venule}$ は組織内分圧 $P_{tissue}$ と等しくなる．

この結論を別の言葉で言い換えると，**肺と組織における麻酔薬の移動は，どちらも拡散ではなく灌流が律速段階となる**ということになる．灌流が律速段階となることから，拡散速度を上げても（分子量が小さい麻酔薬を使用するなど），それだけで麻酔の導入速度を上げることはできない．

## 全身平衡

麻酔薬を長時間にわたって吸入し続けると，全身のすべてのコンパートメントが同じ分圧（$P_I$ に等しい）で平衡状態に達する．この全身的な平衡は，連続するそれぞれのコンパートメントと麻酔薬を含む流入成分との間で生じる一連の分圧平衡に分割することができる．組織に対する流入成分は動脈血流であり，そこでの分圧は $P_{alv}$ とほぼ等しい．一方，肺胞に対する流入成分は分圧 $P_I$ の肺胞気である．

**時定数 time constant** $\tau$ は，あるコンパートメントにおける分圧が，そこに流入する成分中での分圧に近づいていく過程の速さを表すものである．具体的には，$\tau$ は平衡状態が63％完了するまでにかかる時間のことである．この時定数は，コンパートメントの**体積容量 volume capacity**（送達を担う媒体に依存する；後述参照）を**流速 flow rate** で割ることで算出できるため，便利である．言い換えるなら，コンパートメントの容量と同量の流入成分がコンパートメントを通過すれば，そのコンパートメント（組織や肺胞など）における麻酔薬の分圧は流入成分（それぞれ動脈血流や肺胞気など）における分圧の63％になるということである．時定数の3倍の時間が経過すると，平衡状態は95％完了したことになる．

$$\tau = \text{体積容量} / \text{流速} \qquad \text{式 16-3}$$

$$P_{compartment} = P_{flow}\,[1 - e^{-(t/\tau)}] \qquad \text{式 16-4}$$

ここで，$t$＝経過時間である．

これらの式は，流入量が多いほど，またコンパートメント容量が小さいほど，コンパートメントでの分圧と流入成分での分圧は速やかに平衡に達する（すなわち時定数が小さい）という，直観と一致する事実を示している．

## 取込みモデル

麻酔薬の取込みおよび分布のモデルでは，単純化のため，身体の組織を特徴の類似性に基づき複数の群に分類して扱う．それぞれの群は，麻酔薬に対する特定の容量と麻酔薬の送達に寄与する特定の血流量を設定した1つの容器としてモデル化することができる．適切な近似により，全身の組織を並列的に灌流される3つの主要なコンパートメントに分類する（図16-4）．CNSと内臓から構成される**高血流量群 vessel-rich group**（VRG）は，容量は小さいながら，多くの血流を受けている．筋肉と皮膚から構成される**筋肉群 muscle group**（MG）は容量が大きく，中等量の血流を受ける．**脂肪群 fat group**（FG）は容量が非常に大きいが，血流量は少ない［4つ目の**低血流量群 vessel-poor group**（VPG）は骨，軟骨，靱帯から構成され，血流量と容量ともに極わずかであるため，省略してもモデルに有意な影響を及ぼすことはない］．

CNSはVRGに含まれるため，VRGにおける分圧（$P_{VRG}$）の上昇速度が最大の関心事となる．吸気分圧の $P_{VRG}$ との平衡は全体としては2段階で生じ，そのどちらも律速段階となりうる．はじめに，肺胞内分圧

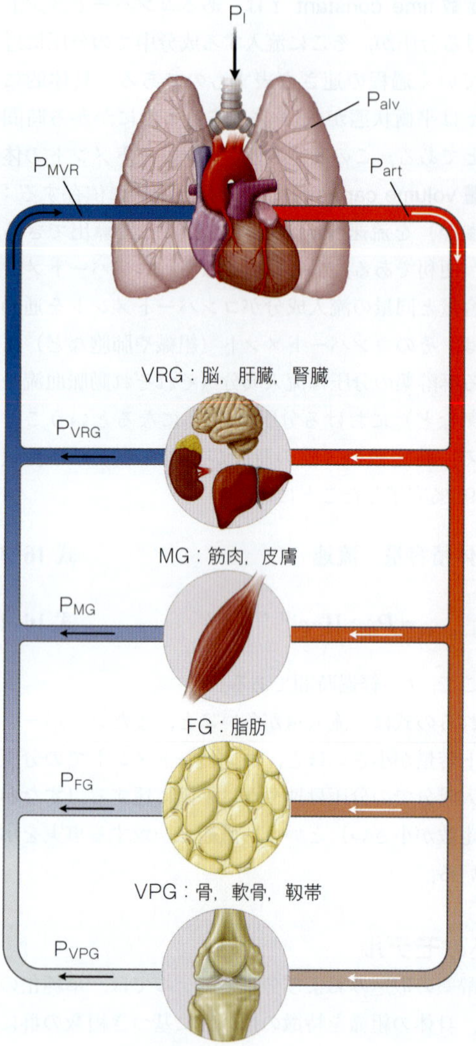


| 組織の分類 | 心拍出量に対する割合 | 体重に対する割合 | $P_{alv}$=0.8 atm での $N_2O$ に対する体積容量 | $P_{alv}$=0.8 atm でのハロタンに対する体積容量 |
|---|---|---|---|---|
| VRG | 75% | 9% | 2.6 L | 0.30 L |
| MG | 18% | 50% | 16 L | 3.0 L |
| FG | 5.5% | 19% | 12 L | 17 L |
| VPG | 1.5% | 22% | 7.0 L | 1.3 L |

**図 16-4　主要な組織コンパートメントにおける心拍出量と全身麻酔薬に対する体積容量の分布**
全身の組織は，血流量と麻酔薬を取り込める容量に基づいて，高血流量群（VRG），筋肉群（MG），脂肪群（FG）および低血流量群（VPG）の４群に分類することができる（VPG による寄与については，一般にほとんどの麻酔薬の薬物動態モデルで無視されている）．脳を含む内部臓器を包含する VRG は，体重全体に占める割合が小さく（9%），麻酔薬に対する容量も最も小さいが，心拍出量の大部分（75%）を受けている．このように血流量が大きく容量が小さいことから，$P_{VRG}$ は速やかに $P_{art}$ と平衡状態になる．また，VRG は混合静脈血 mixed venous return（MVR）分圧 $P_{MVR}$ に最も大きな影響を与える変数であり，$P_{MVR}$ は $0.75\ P_{VRG} + 0.18\ P_{MG} + 0.055\ P_{FG} + 0.015\ P_{VPG}$ という式で表される．$N_2O$：亜酸化窒素．

と吸気分圧が平衡に達し（$P_{alv}$ が $P_I$ に近づく，すなわち $P_{alv} \rightarrow P_I$），続いて $P_{VRG}$（と具体的には $P_{CNS}$）と動脈血分圧（実質的に肺胞内分圧と等しい）が平衡に達する（$P_{VRG} \rightarrow P_{art}$）．この考察では，これら２つの段階それぞれについて時定数を考え，どちらか一方が律速段階であるという状態を定義する．

## 肺胞内分圧の吸気分圧との平衡

概念的には，$P_{VRG}$ の $P_I$ との平衡の第１段階は $P_{alv}$ の $P_I$ との平衡である．麻酔薬導入の過程では，$P_{VRG}$ が $P_{alv}$ より高くなることは決してなく，$P_{alv}$ が緩徐に上昇する場合は，$P_{VRG}$ も必ず緩徐に上昇するはずである．

$P_{alv}$ が $P_I$ に近づく過程の時定数 τ $\{P_{alv} \rightarrow P_I\}$ を算出するためには，流速と体積容量を定義する必要がある．送達を担う媒体は気道から入ってくる遊離ガスで，コンパートメントは肺と肺胞である．体積容量は単純に，通常の呼気後に肺内に残存するガスの体積，すなわち**機能的残気量 functional residual capacity**（FRC：平均的な成人で一般的に約３L）である．まず，流速の要素は麻酔薬を送達する**肺胞換気 alveolar ventilation** の速度のみであると仮定する（$V_{alv}$ = {1

回換気量－死腔量｝×呼吸数となり，平均的な成人における $V_{alv}$ は｛0.5 L－0.125 L｝× 16 分$^{-1}$ ≈ 6 L/ 分）．ここで，次の式が成立することから，

$$\tau\ \{P_{alv} \rightarrow P_I\} = \mathrm{FRC}/V_{alv} \qquad \text{式 16-5}$$

$\tau\ \{P_{alv} \rightarrow P_I\}$ の典型的な値は，吸入されるガスの種類には関係なく，3 L/6 L/ 分すなわち 0.5 分となる．小児では，低い肺胞換気速度と小さい FRC（肺が比較的小さい）の両要素により，時定数は短くなり，肺胞内分圧と吸気分圧の平衡が加速する傾向がある．

ここまでは，血流中への麻酔薬の取込みは生じない，すなわち血液への麻酔薬の溶解度は 0 であると仮定していたが，実際には，麻酔薬が肺胞気によって肺胞へ送達されるのと同時に，麻酔薬は血流中への拡散によって肺胞から取り除かれていく．この送達と除去のバランスは，穴のあいたバケツに水を足している様子から類推できる（図 16-5）．バケツ内の水位（肺胞内分圧を表す）は，水が足される速さ（毎分換気量）と穴の大きさ（肺胞から血流への麻酔薬の取込み速度）の両方によって決定される．ちょうど水を勢いよく入れてバケツの水位を上昇させる時のように，麻酔薬の送達量を（換気速度や吸気分圧を高めるなどして）増加させると，ガスの肺胞内分圧は上昇することになる．逆に，麻酔薬の除去速度を（灌流速度を高める，血中溶解度の高い麻酔薬を使用するなどして）高めると，バケツにあいた穴を大きくする場合のように，麻酔ガスの肺胞内分圧は低下することになる．このように，肺胞から血流への麻酔薬の取込みは，流れ（すなわち肺からの流出）に対する負の要素を構成するものであり，$\tau\ \{P_{alv} \rightarrow P_I\} = \mathrm{FRC}/V_{alv}$ という式で表される理論上のケースよりも時定数を長くする要因である．

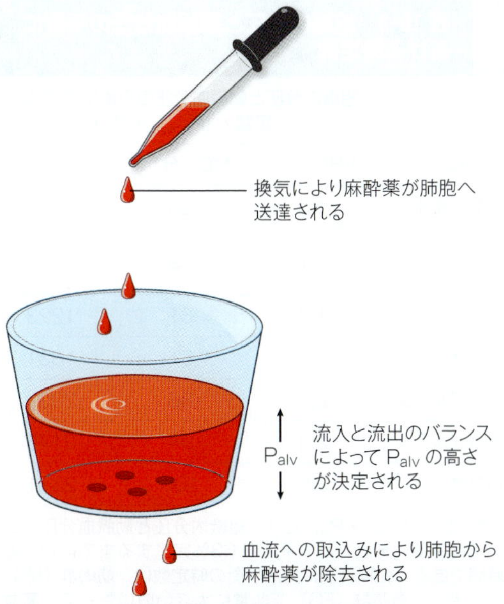


**図 16-5　吸入麻酔薬の肺胞内分圧を規定する因子**
バケツ内での液体の深さで表される肺胞内分圧は，換気による送達と血流への取込みによる除去とのバランスによって定まる．換気量の増加や吸気麻酔薬分圧の上昇によって麻酔薬の送達量が増加すると，$P_{alv}$ が上昇する．反対に，λ（blood/gas）の高い薬物への変更や心拍出量の増加によって血流への取込み量が増加すると，$P_{alv}$ は低下する．

この制限的なケースと比較した時の時定数の増加幅は，麻酔薬が血液中に取り込まれる速さに依存し，取込み量が大きいほど $\tau\ \{P_{alv} \rightarrow P_I\}$ は長くなる．心拍出量（心臓が 1 分間に送り出す血液量）と瞬間的な肺動脈血分圧（全身的な MVR 分圧 $P_{MVR}$ と等しい）と肺静脈血分圧（全身的な動脈血分圧 $P_{art}$ と等しい）の差がわかれば，次の式を用いて肺胞からのガスの取込み速度を計算することができる．

$$\text{取込み速度}\ \{L_{gas}/\text{分}\} = \lambda\,(\text{blood/gas}) \times (P_{art} - P_{MVR}) \times \mathrm{CO} \qquad \text{式 16-6}$$

ここで，CO ＝心拍出量（L/ 分）である．麻酔薬濃度 $[A]_{blood}$ は λ（blood/gas）× $P_{blood}$ に等しいため（Box 16-2 参照），式 16-6 から次の式 16-7 を導くことができる．

$$\text{取込み速度} = ([A]_{art} - [A]_{MVR}) \times \mathrm{CO} \qquad \text{式 16-7}$$

これらの式に含まれる項のいずれかが 0 に近づくと，取込み速度は小さくなり，換気による麻酔薬の送達によって肺胞内分圧が吸気分圧側に変化していく．言い換えるなら，肺胞気分圧の吸気分圧との平衡においては，麻酔薬の血中溶解度が低い［λ（blood/gas）が小さい］ほど，心拍出量が低いほど，また動脈血分圧（肺胞気分圧とほぼ等しい）と静脈血分圧の差が小さいほど，進行が速くなる（すなわち $\tau\ \{P_{alv} \rightarrow P_I\}$ が小さくなる）．

### 組織内分圧の肺胞内分圧との平衡

$P_{tissue}$ が $P_I$ と平衡に達するには，$P_{alv}$ と $P_I$ の平衡に加えて $P_{tissue}$ と $P_{art}$（$P_{alv}$ とほぼ等しい）の平衡が成立する必要がある．肺上皮を介する平衡は速やかに進み，肺静脈から組織の毛細管までの循環時間は一般に 10 秒未満であるため，$P_{alv}$ の変化は全身の細動脈に速やかに伝達される．したがって，$P_{tissue}$ と $P_{alv}$ の平衡における時定数は $P_{tissue}$ と $P_{art}$ の平衡における時

定数で近似することができる．時定数 $\tau$ {$P_{tissue} \rightarrow P_{art}$} を算出するには，コンパートメントの容量と送達を担う媒体の流速を定義する必要がある．流速は単純に，血液が組織を灌流する速度である．容量については，送達を担う媒体に対する相対的な体積容量であったことを思い出してほしい．具体的には，**容量とは，あるガスの組織への溶解度が血液への溶解度と等しいと仮定した場合に，その組織にガスの全量を溶解するために必要になる体積である**（この定義は薬物の分布容積の定義と類似している；第3章，薬物動態学参照）．

$$\text{組織の相対的体積容量} = ([A]_{tissue} \times Vol_{tissue})/[A]_{blood} \quad \text{式 16-8}$$

ここで，$Vol_{tissue}$ は組織の体積である．平衡時の $[A]_{tissue}/[A]_{blood}$ は $\lambda$ (tissue/blood) に等しいため (Box 16-2 参照)，式 16-8 から次の式 16-9 を導くことができる．

$$\text{組織の相対的体積容量} = \lambda\,(\text{tissue/blood}) \times Vol_{tissue} \quad \text{式 16-9}$$

よって，式 16-3 を用いて次のように書くことができる．

$$\tau\,\{P_{tissue} \rightarrow P_{art}\} \approx \tau\,\{P_{tissue} \rightarrow P_{alv}\} = \text{組織の相対的体積容量}/Q_{tissue} \quad \text{式 16-10}$$

$$\tau\,\{P_{tissue} \rightarrow P_{alv}\} = \lambda\,(\text{tissue/blood}) \times Vol_{tissue}/Q_{tissue} \quad \text{式 16-11}$$

ここで，$Q_{tissue}$ は組織灌流量（L/分）である．

組織群の間では，麻酔薬に対する容量や動脈血（ひいては肺胞内）分圧との平衡における時定数に大きな差が見られる．λ (tissue/blood) が小さく（表 16-2），体積も小さい（約 6 L）という性質から，VRG の麻酔薬に対する容量は小さい．このように容量が小さいことに加えて，血流量が多い（心拍出量の 75%）ことから，VRG との平衡の時定数（$\tau$ {$P_{VRG} \rightarrow P_{alv}$}）は非常に小さな値となる．MG では，λ (tissue/blood) がわずかに高く，体積ははるかに大きく（約 33 L），血流量は多くないため，平衡の時定数（$\tau$ {$P_{MG} \rightarrow P_{art}$}）は比較的大きな値となる．最後に FG については，λ (tissue/blood) が極めて高く，体積が大きく，血流量が少ないため，平衡の時定数（$\tau$ {$P_{FG} \rightarrow P_{art}$}）は極めて大きな値となる（表 16-3 および図 16-6）．

$P_{CNS}$ を制御しようとする麻酔医にとっては，脳内分圧 $P_{brain}$ と動脈血分圧 $P_{art}$（$P_{alv}$ にほぼ等しい）の平衡

**表 16-2 組織 / 血液分配係数**

| 麻酔薬 | 組織 / 血液分配係数 λ (brain/blood) (単位なし) | λ (muscle/blood) (単位なし) | λ (fat/blood) (単位なし) |
|---|---|---|---|
| 亜酸化窒素 | 1.1 | 1.2 | 2.3 |
| ジエチルエーテル | 2.0 | 1.3 | 5 |
| デスフルラン | 1.3 | 2.0 | 27 |
| enflurane | 1.4 | 1.7 | 36 |
| イソフルラン | 1.5 | 2.9 | 45 |
| セボフルラン | 1.7 | 3.1 | 48 |
| ハロタン | 1.9 | 3.4 | 51 |

組織 / 血液分配係数は，組織への麻酔薬の溶解度を血液への溶解度との比較で表した値である．この λ (tissue/blood) は，平衡状態（すなわち組織内と血液中とで分圧が等しくなった状態）における血中麻酔薬濃度に対する組織内麻酔薬濃度の比から求められる．あるいは，λ (tissue/blood) = λ (tissue/gas) / λ (blood/gas) という式から算出することもできる (Box 16-2 参照)．極少数の例外はあるが，一般的な傾向として λ (fat/blood) ≫ λ (muscle/blood) > λ (brain/blood) という関係が見られる．λ (fat/blood) が非常に高いことから，FG の吸入麻酔薬に対する容量は非常に大きくなる．

**表 16-3 組織内分圧と動脈血分圧の平衡における時定数**

| 麻酔薬 | 組織内分圧と動脈血分圧の平衡における時定数 $\tau$ {$P_{tissue} \rightarrow P_{art}$} VRG (分) | MG (分) | FG (分) |
|---|---|---|---|
| 亜酸化窒素 | 1.5 | 36 | 104 |
| ジエチルエーテル | 2.7 | 39 | 227 |
| デスフルラン | 1.7 | 61 | 1223 |
| enflurane | 1.9 | 51 | 1631 |
| イソフルラン | 2.1 | 88 | 2039 |
| セボフルラン | 2.3 | 94 | 2175 |
| ハロタン | 2.5 | 103 | 2311 |

時定数 $\tau$ {$P_{tissue} \rightarrow P_{art}$} とは，組織内分圧と動脈血分圧（ひいては肺胞内分圧）との平衡が 63%完了するまでにかかる時間である．組織群別に見た平衡の時定数は，筋肉群（MG）で大きく，脂肪群（FG）で非常に大きいのに対して，高血流量群（VRG）では非常に小さいことに注目すること．亜酸化窒素を除くすべての麻酔薬では，最も長時間にわたる手術においても，FG 内での分圧は肺胞内分圧よりはるかに低い水準で維持される．対照的に，VRG 内での分圧は麻酔薬投与の開始後すぐに肺胞内分圧とほぼ平衡状態となる．この表の値は，$\tau$ {$P_{tissue} \rightarrow P_{art}$} = λ (tissue/blood) × 組織の体積 / 組織への血流量という式から算出されたものである．

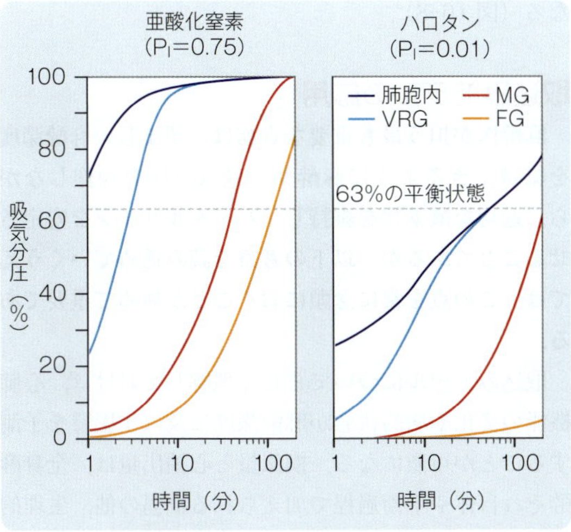


**図 16-6 各組織群における分圧と吸気分圧との平衡**
これらの曲線は，肺胞内および 3 種類の主要組織内での分圧が吸気分圧に近づいていく過程を時間の関数として示したものである．各組織群における分圧と肺胞内分圧との平衡は，高血流量群（VRG）では速やかに達成されるのに対し，筋肉群（MG）では緩徐であり，脂肪群（FG）ではさらに緩徐に進行する．亜酸化窒素のように灌流が律速段階となる麻酔薬では，肺胞内分圧の上昇速度が非常に速いため，VRG 内分圧の上昇速度は，$P_{alv}$ が $P_I$ に向かって上昇するプロセスによる制限と同程度に，それ自体が肺胞内分圧に向かって上昇するプロセスに制限される．ハロタンのように換気が律速段階となる麻酔薬では，VRG 内分圧の上昇速度は，それ自体が肺胞内分圧に向かって上昇するプロセスではなく，肺胞内分圧が吸気分圧に近づいていくプロセスによって制限される．すなわち，肺胞内分圧と吸気分圧の平衡が律速段階になるということである．**点線**は分圧が $P_I$ の 63%になる点を示しているが，各組織群の分圧と $P_I$ の平衡に対する時定数は，それぞれの曲線がこの点線と交差する時間で近似される．

に対する時定数は，特に興味の持たれる情報である．脳の容積はおよそ 1.4 L で，脳への血流量は約 0.9 L/分であり，ほとんどの麻酔薬の λ(brain/blood) の平均値は約 1.6 である．したがって，次の式が成立することから

**脳の相対的体積容量**

$$= \lambda\,(\text{brain/blood}) \times \text{Vol}_{\text{brain}} \qquad \text{式 16-12}$$

次の式が導かれる．

$$\tau\{P_{\text{brain}} \rightarrow P_{\text{art}}\} = \lambda\,(\text{brain/blood}) \times \text{Vol}_{\text{brain}} / Q_{\text{brain}}$$

$$\tau\{P_{\text{brain}} \rightarrow P_{\text{art}}\} = (1.6 \times 1.4\ \text{L}) / (0.9\ \text{L/分})$$

$$= 2.5\ \text{分} \qquad \text{式 16-13}$$

ここで，$\text{Vol}_{\text{brain}}$ は脳の容積，$Q_{\text{brain}}$ は脳への血流量である．

麻酔薬間での λ (brain/blood) のばらつきにより，各麻酔薬の $\tau\{P_{\text{brain}} \rightarrow P_{\text{art}}\}$ は亜酸化窒素［λ (brain/blood) ＝1.1］の 1.5 分からジエチルエーテル［λ (brain/blood) ＝2.0］の 2.7 分までの範囲をとる（表 16-3）．もちろん，脳への血流量の変動も $\tau\{P_{\text{brain}} \rightarrow P_{\text{art}}\}$ に影響を及ぼす．以上を要約すると，**CNS 内分圧の肺胞内分圧との平衡の時定数は小さく，具体的にどの麻酔薬が使用されているかとは比較的無関係である**ということになる．

## 律速段階

前述のように，CNS 内分圧と吸気分圧との平衡は 2 段階で進行する．使用する麻酔薬とは比較的無関係な $\tau\{P_{\text{brain}} \rightarrow P_{\text{art}}\}$ と異なり，$\tau\{P_{\text{alv}} \rightarrow P_I\}$ には麻酔薬間で大きなばらつきが見られる．この点に基づき，吸入麻酔薬は大きく次の 2 種類に分類することができる．

- 換気制限型麻酔薬：**ジエチルエーテル diethyl ether，enflurane，イソフルラン isoflurane，ハロタン halothane** など
- 灌流制限型麻酔薬：**亜酸化窒素（笑気）nitrous oxide，デスフルラン desflurane，セボフルラン sevoflurane** など

**換気制限型麻酔薬 ventilation-limited anesthetics** とは，λ (blood/gas) が大きいために $\tau\{P_{\text{alv}} \rightarrow P_I\}$ が大きく，このプロセスが律速段階となる麻酔薬であり，血流中への麻酔薬の取込みが速やかであるため，$P_{\text{alv}}$ を速やかに上昇させることができない．そのため，律速段階となる肺胞内分圧と吸気分圧の平衡に時間がかかるため，麻酔の導入および回復が遅くなる．したがってこの種の麻酔薬では，肺胞内分圧の上昇速度を増加させる生理的または病的な変化があると，導入速度が上昇することになる．逆に組織内分圧と動脈血分圧の平衡は律速段階ではないため，$\tau\{P_{\text{VRG}} \rightarrow P_{\text{art}}\}$ を短縮させる生理的または病的な変化があっても，導入時間への影響はほとんど生じない（後述参照）．

**灌流制限型麻酔薬 perfusion-limited anesthetics** では，λ (blood/gas) が小さいため，$\tau\{P_{\text{alv}} \rightarrow P_I\}$ と $\tau\{P_{\text{VRG}} \rightarrow P_{\text{art}}\}$ の大きさが同程度である．導入と回復が速やかに生じ，$\tau\{P_{\text{alv}} \rightarrow P_I\}$ と $\tau\{P_{\text{VRG}} \rightarrow P_{\text{art}}\}$ のどちらのプロセスも明確な律速段階ではない．したがって，導入時間は肺胞内分圧の上昇速度の変化と $P_{\text{CNS}}$ が $P_{\text{art}}$ に近づくプロセスの速度変化のどちらからも影響を受ける（例えば，下記の過換気に関する考察を参照）．生理的変化によって，$\tau\{P_{\text{alv}} \rightarrow P_I\}$ と $\tau\{P_{\text{VRG}} \rightarrow P_{\text{art}}\}$ のバランスが変化することもある．換気制限型麻酔薬と灌流制限型麻酔薬の体内動態については，図 16-6 のグラフによる比較を参照のこと．

換気制限型麻酔薬と灌流制限型麻酔薬を区別する特

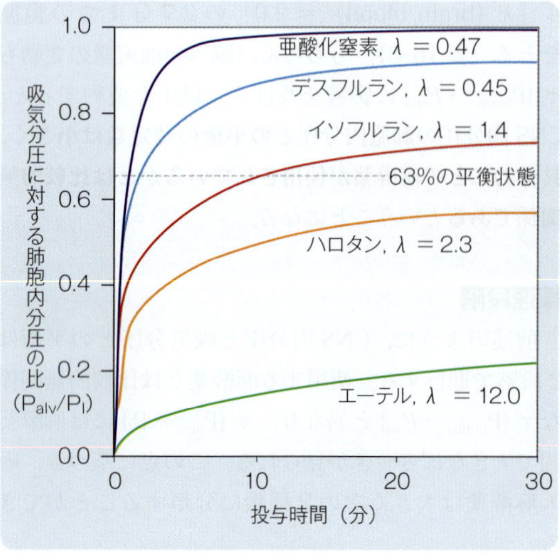


**図 16-7　肺胞内分圧が吸気分圧に近づくプロセスの速度**
亜酸化窒素のようにλ（blood/gas）が小さい薬物では，肺胞内分圧が吸気分圧に速やかに近づいていく一方，エーテルのようにλ（blood/gas）が大きい薬物では，肺胞内分圧が吸気分圧に近づいていくプロセスがより緩徐である．**点線**は $P_{alv}/P_I$ = 0.63 となる点を示しており，時定数τ $\{P_{alv} \rightarrow P_I\}$ は，それぞれの曲線がこの点線と交差する時間で近似される．λはλ（blood/gas）を示す．

性は，血液/ガス分配係数λ（blood/gas）である．灌流制限型麻酔薬では，λ（blood/gas）の値が小さいほど肺胞から血流中に取り除かれる麻酔薬の量が少なくなるため，肺胞内分圧がより速やかに上昇し，導入が速くなる（図 16-7）．この関係性は一見すると逆説的にも思えるが，ここで重要な点は，**血液に溶けにくい薬物ほど麻酔の導入は速い**ということである．

より明確に説明するため，ここでλ（blood/gas）のみが異なる2つの架空の麻酔薬を考える（図 16-8）．麻酔薬Aはλ（blood/gas）が小さく，麻酔薬Bはλ（blood/gas）が大きいとする．λ（oil/gas）は麻酔薬Aと麻酔薬Bで等しく，そのためMACも同じである．またλ（brain/blood）も等しいため，τ $\{P_{brain} \rightarrow P_{alv}\}$ も同じである（式 16-12, 16-13 参照）．麻酔効果を得るためには，どちらもCNS内で同じ分圧を得る必要がある．しかしながら，ある一定の分圧では，麻酔薬Bの方が麻酔薬Aよりも血液およびCNSによく溶けるため，血液中およびCNS内でのモル数は麻酔薬Bの方が麻酔薬Aよりも多くなる．麻酔薬Bでは肺から除去される物質量が多くなる結果，$P_{alv}$ の上昇が遅くなるため，麻酔効果を示す分圧がCNS内で得られるまでの時間は麻酔薬Aより麻酔薬Bの方が長くなる（図 16-8）[a]．

## 取込みモデルの応用

**麻酔医が担う最も重要な責務は，望ましい麻酔深度を維持できるように麻酔薬の吸気分圧を操作しながら，適切な酸素化を維持し，バイタルサインを安定させることであるが，以下の考察を読み進めていくうえでは，この点を常に念頭におくことが極めて重要である．**

取込みモデルについて正しく理解しておけば，心肺機能の変化や病的状態が麻酔深度に及ぼす影響を予測することが可能になる．換気量と心拍出量は，全身麻酔それ自体や手術過程で加えられる損傷の他，生理的または病的なプロセスによっても変化する可能性がある．

換気量や心拍出量の変化が $P_{CNS}$ に及ぼす影響は，どちらの場合も $P_I$ と $P_{alv}$ の差が最も大きくなる時に最大となるが，これはすなわち，麻酔経過の初期ということになる（図 16-6）．この点を理解するため，MVR分圧 $P_{MVR}$ について考える．$P_{MVR}$ は各組織群における分圧の加重平均値であるが，なかでも $P_{MVR}$ に最も大きく寄与するのは心拍出量の大部分を受けている $P_{VRG}$ である（図 16-4）．$P_{alv}$（とひいては $P_{VRG}$）が $P_I$ よりはるかに低い時点では，$P_{MVR}$ は低く，血流を介して大量の麻酔薬が肺胞から組織へと送られていく．このような状況で心肺機能が変化すると，肺胞から血流への麻酔薬の取込み速度が大きく変化するため，$P_{CNS}$ は換気量や心拍出量の変化に多大な影響を受ける可能性がある．一連の組織群が麻酔薬で飽和されていくに従い，$P_{MVR}$ は $P_I$ に近づいていく．そして

a この仮説モデルにおいては，CNS内での**全体としての**麻酔薬**濃度**は，いつの時点においても，麻酔薬Aより麻酔薬Bの方が高くなるという点に的確に注目した読者もいるかもしれない．そう考えると，麻酔作用は作用部位における麻酔薬の濃度が特定の水準（0.05 M）に到達した時に起こるとするならば，どうして麻酔薬Bの方が導入が遅くなるのか疑問に思う読者もいるかもしれない（前述の薬力学参照）．読者はここでは，脳組織はおもに水で構成される一方，麻酔薬の作用部位は**疎水性**である可能性が高いという事実と，麻酔薬Aと麻酔薬Bのどちらも麻酔効果をもたらす分圧で脳内の重要な疎水性部分で同じ濃度（0.05 M）となる必要があるという点を認識しなければならない．しかしながら，水に対する溶解度λ（blood/gas）が高い麻酔薬Bは麻酔薬Aよりも脳組織内の水で構成される部分に比較的多く分配される．このように水で構成される部分で高い濃度を得る必要があるため，麻酔薬Bでは麻酔薬Aよりも多くのモル数の分子を肺から送り込む必要がある．

2つの架空の麻酔薬についてλ（oil/gas），ひいてはMACが異なる場合にも，全体的な結論は同様に成立する．血中溶解度が低い薬物の $P_{alv}$ が $P_I$ に向けて上昇する速度は，$P_I$ がどのような値であっても（$P_I$ は油への溶解度が低い麻酔薬ほど大きくなることに注意），血中溶解度の低い薬物と比べて比例的に速くなる．λ（oil/gas）が大きければ，より低い分圧で麻酔効果を発揮できることになるが，分圧が上昇するプロセスの比例的な速度が影響を受けることはない．

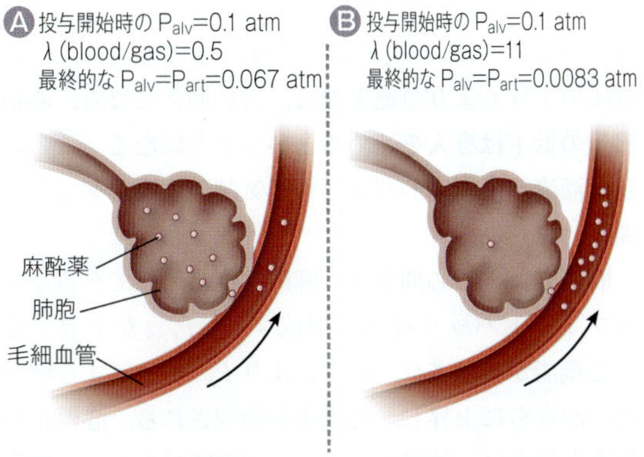


**図 16-8 なぜλ（blood/gas）が小さい麻酔薬では導入時間が短くなるのか**

同じ力価を持つ２つの麻酔薬が同じ分圧 $P_I$ で吸入される場合を考える．麻酔薬分子が肺胞から血液中に取り込まれる前の麻酔薬の肺胞内分圧 $P_{alv}$ はそれぞれ 0.1 atm であるとする．この図では，この分圧の大きさを肺胞内に送り込まれた 12 個の麻酔薬分子の“球体”を用いて表している．どちらの麻酔薬でも，続いて肺胞内分圧と毛細血管内分圧の間で平衡が成立する．λ（blood/gas）＝0.5 で血中溶解度が比較的低い薬物（**麻酔薬 A**：亜酸化窒素，デスフルラン，セボフルランおよび cyclopropane とよく似ている）では，肺胞から少量の麻酔薬が送達されることで，毛細血管内の分圧が大きく上昇する．このことを具体的に説明するため，肺胞壁の側を通過した血液の体積が肺胞の容積と等しくなる時点 $t_v$ を考える．この時点では，λ（blood/gas）＝0.5 であることから（Box 16-2 参照）肺胞内濃度は毛細血管内の２倍となる．この時には，４つの“球体”が肺胞から毛細血管内に移行し，肺胞内には８つの“球体”が残っていることになり，肺胞内分圧は（8/12）×0.1＝0.067 atm に低下しているはずであり，この値は毛細血管内の分圧と一致する．対照的に，λ（blood/gas）＝11 で血中溶解度が非常に高い薬物（**麻酔薬 B**：ジエチルエーテルとよく似ている）では，毛細血管内の分圧を上昇させるためには，はるかに多くの麻酔薬を血液中に溶解させる必要がある．これを上記と同様に説明すると，$t_v$ の時点では，麻酔薬分子を表す 12 個の“球体”のうち 11 個が肺胞から毛細血管内に移行したことになり，肺胞に残った麻酔薬分子による $P_{alv}$ は（1/12）×0.1＝0.0083 atm となる．このように，これら２つの麻酔薬は同じ吸気分圧で投与されたにもかかわらず，$t_v$ 時点での麻酔薬 A の $P_{alv}$ および $P_{art}$ は麻酔薬 B のそれの８倍となる．$P_{brain}$ も約２分以内（表 16-3）にこれらの値に近づくため，麻酔薬 A においては，脳内分圧が吸気分圧と等しくなるまで上昇するプロセスが麻酔薬 B よりはるかに速く進行する（すなわち，麻酔薬 A の導入時間は麻酔薬 B よりはるかに短くなる）．ここで，麻酔薬 B の方が脳に運ばれる分子がより多いという事実に混乱を覚える読者には，一般的に使用されている麻酔薬の λ（brain/blood）がすべて約１であること［すなわち，各麻酔薬の λ（blood/gas）は λ（brain/gas）とほぼ等しいということ；表 16-2 参照］を思い出してほしい．そのため，各麻酔薬の分圧を同じ量だけ上昇させるためには，麻酔薬 B では麻酔薬 A の場合より比較的多くの分子を脳に送達しなければならない．定義については，Box 16-1 および Box 16-2 と付録を参照のこと．

$P_{MVR}$ が $P_I$ とほぼ等しくなると，いかなる状況であれ肺から血流中に除去される麻酔薬の量が少なくなるため，換気量や心拍出量に変化が生じても，$P_{CNS}$ への影響はほとんど見られなくなる．

麻酔薬投与の開始後に $P_I$ と $P_{alv}$ の間に有意な差が見られる時間は，λ（blood/gas）が大きいほど長くなる．ジエチルエーテルやハロタンなどの換気制限型麻酔薬では，このように $P_{alv}$ が $P_I$ に遅れをとる時間が長いため，心肺機能の変化により $P_{alv}$ が大きく変化してしまう結果，CNS 分圧が想定外の水準になる可能性がある．亜酸化窒素などの灌流制限型麻酔薬では肺胞内分圧が速やかに上昇するため，$P_{alv}$ が $P_I$ より有意に低い時間帯が短く，心肺機能の変化が $P_{CNS}$ に重大な影響を及ぼす時間の長さも最小限に抑えられる（図 16-6）．

## 換気量の変化による影響

換気量が低下すると，肺胞への麻酔薬の送達量が減少する．その一方で，心拍出量が維持されていれば肺胞からの麻酔薬の除去は持続するため，肺胞内分圧の上昇が緩徐になり，$\tau\{P_{alv} \rightarrow P_I\}$ が延長する．言い換えるなら，**換気量の低下は導入を遅らせる**ということになる．この影響は灌流制限型麻酔薬よりも換気制限型麻酔薬でより顕著に見られる（図 16-9A）．

全身麻酔薬は延髄の呼吸中枢を抑制することにより，それ自体で低換気を引き起こすことができるが，このような形で麻酔薬により誘導される低換気は，麻酔深度に対して有益な負のフィードバック経路を形成する．麻酔深度が深まると延髄が抑制され，それにより呼吸が抑制される．この生理的反応からもたらされる有益な効果は，血流により肺から麻酔薬が一定速度で除去される間に，換気の抑制により肺胞内分圧の上昇速度を抑えられるという点にある（図 16-5）．これにより $P_{alv}$ が低下し，その直後に延髄内の麻酔薬分圧も低下するが，この $P_{CNS}$ の低下によって呼吸抑制が緩和される．完全に呼吸が停止した極端な例でも，換気による肺胞への麻酔薬の送達がなくなっている一方で，心拍出による肺胞および VRG から MG および FG へと移行は持続する．ジエチルエーテルの場合には，自発呼吸の再開に十分なだけの $P_{CNS}$ の低下が得られることもある．

過換気が生じると，肺胞への麻酔薬の送達がより速やかになる．この変化は肺胞内分圧と吸気分圧の平衡に対する時定数を減少させるが（この限定的なケースでは $\tau\{P_{alv} \rightarrow P_I\}$ ＝ FRC/$V_{alv}$ という関係があることを思い出すこと），過換気に誘発される低炭酸ガス血症により同時に脳血流量が減少することがあり，その場合には $\tau\{P_{CNS} \rightarrow P_{art}\}$ が上昇する．そのため肺胞内分圧の上昇は速くなる一方で，CNS 分圧と肺胞内分圧の平衡は遅れる可能性がある．これらによる正味の効果は，これら２つのうち律速段階がどちらであるかに依存する．亜酸化窒素などの灌流制限型麻酔薬では，脳血流量の低下により導入は緩徐となる．ジエチ

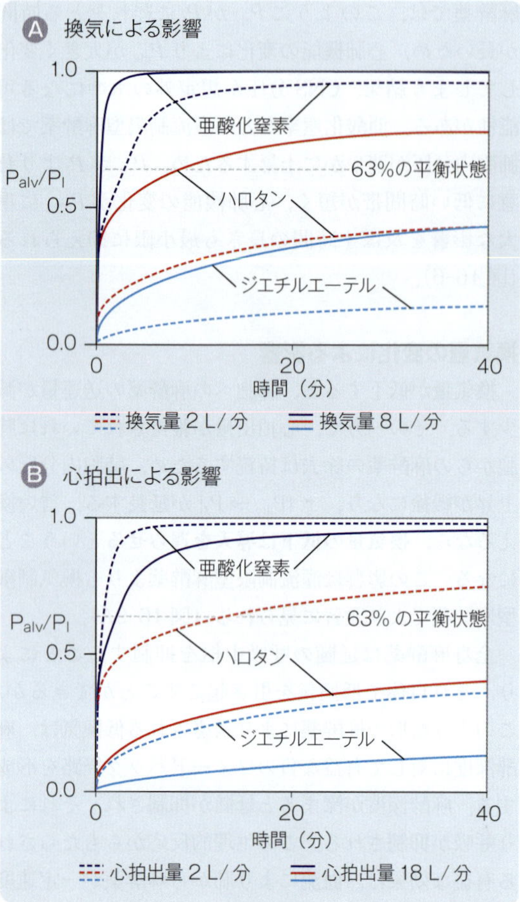


**図 16-9　肺胞内分圧が吸気分圧に向けて上昇する速度に対して換気および心拍出量の変化が及ぼす影響**

肺胞内分圧と吸気分圧の間で平衡が成立する速さは，換気（**A**）および心拍出量（**B**）の変化によって影響を受けることがある．換気量を２L/分（**点線**）から８L/分（**実線**）へ増加させると平衡が加速する．一方，心拍出量を２L/分（**点線**）から 18 L/分（**実線**）に増加させると平衡が遅くなる．これらの効果はともに，導入時間がかなり長いハロタンやジエチルエーテルなど，血中溶解度が高いガスで非常に大きくなる．亜酸化窒素では，平衡に達するまでの時間が非常に短いため，過換気や心拍出量の減少に起因する変化は小さくなる．**水平な点線**は $P_{alv}$ と $P_I$ との平衡が 63%完了する時点を示しており，それぞれの曲線がこの点線と交差する時間で $\tau$ $\{P_{alv} \rightarrow P_I\}$ が表される．

ルエーテルのように溶解度が非常に高い換気制限型麻酔薬では，麻酔薬の肺胞への送達が速くなることで導入は急速となる．イソフルランのように溶解度が比較的低い換気制限型麻酔薬ではこれらの効果がおおむね均衡するため，導入に対して大きな影響は生じない．

## 心肺出量の変化による影響

麻酔薬分圧が呼吸中枢を抑制する水準を超えて上昇すると，心拍出量が低下する．心拍出量が低下すると，麻酔薬が肺胞から血液中に除去される速度が低下する結果，肺胞内分圧の上昇がより速くなる（図 16-9B）．肺胞内分圧は（たとえ心拍出量が低下していても）VRG と比較的速やかに平衡に達するため，CNS 分圧の上昇もより急速となる．言い換えるなら，**心拍出量の低下は導入を速める**ということになる．この影響は灌流制限型麻酔薬よりも換気制限型麻酔薬でより顕著に見られる．

麻酔薬による心抑制は，麻酔深度に対して有害な正のフィードバック経路を形成する．$P_{CNS}$ が上昇すると心機能が抑制され，それにより $P_{alv}$ が上昇する結果 $P_{CNS}$ がさらに上昇し，心機能が抑制される．心停止が起きた場合は，酸素投与による調節呼吸を行って肺胞内分圧を低下させつつ，循環を回復させるための積極的な措置［心肺蘇生 cardiopulmonary resuscitation（CPR）など］を講じる必要がある．

心拍出量が上昇すると肺への血流が増加し，肺胞と組織の平衡が加速する．しかしながら肺血流が増加することで，肺胞から麻酔薬が除去される速度が上昇する結果，肺胞内分圧の上昇が遅くなる．したがって，**心拍出量の上昇は導入を遅らせる**．この影響は灌流制限型麻酔薬よりも換気制限型麻酔薬でより顕著に見られる．

## 年齢による影響

体重に対する相対値として見ると，Matthew 君のような幼児では成人よりも換気量が高く，この影響は導入の加速につながる傾向がある．しかしながら，幼児では心拍出量もまた成人より比較的高く，この影響は導入の遅延につながる傾向がある．これらの影響は互いに相殺されるのではないかと考える読者もいるかもしれないが，小児においては，さらに２つの因子により麻酔薬の MVR 中分圧の上昇が加速される．第１に，小児では成人と比べて VRG に送られる血流の割合が高いため，麻酔経過の初期に麻酔薬の MVR 分圧が高くなる．第２に，小児では成人と比べて心拍出量が高く，麻酔薬に対する組織の容量が小さいため，麻酔薬による組織の飽和がより速く進行する．これらの影響はともに，$P_{MVR}$ がより急速に上昇することで肺循環による麻酔薬の除去が鈍くなり，心拍出による肺胞内分圧上昇の遅れの程度が小さくなるため，肺胞内分圧と静脈血分圧の差の減少につながる．

このように小児では，換気量および心拍出量が比例的に高いことにより，成人よりも肺胞内分圧の上昇が速く，導入がより迅速となる（図 16-10）．特に，心肺機能の変化による影響を最も受けやすい換気制限型麻酔薬では，小児における導入は際立って急速となる．したがって小児患者の麻酔導入の際には，

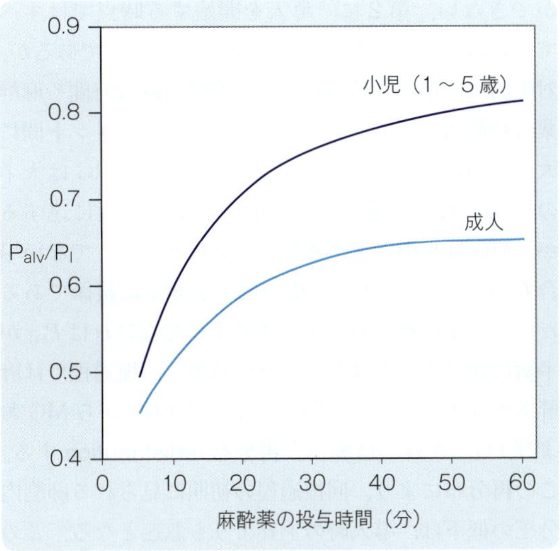


**図 16-10 小児における麻酔導入**
ハロタンを例にとると，小児では麻酔薬の肺胞内分圧が成人の場合より速く上昇する．小児で見られるこの短い導入時間は，小児における高い呼吸数（より迅速な導入につながる）と高い心拍出量（より緩徐な導入につながる）とのバランスの結果である．すなわち，麻酔薬の混合静脈血（MVR）分圧が時間依存性に上昇することにより，肺からの麻酔薬の取込みが制限され，高い心拍出量が導入時間に及ぼす影響が軽減される．

**表 16-4 生理的，病的および臨床的変化が麻酔の導入速度に及ぼす影響の要約**

| 導入を通常より速くする原因 | 導入を通常より遅くする原因 |
|---|---|
| 過換気（換気制限型麻酔薬） | 過換気（灌流制限型麻酔薬） |
| 心拍出量の低下 | 低換気 |
| 若年（小児など） | 心拍出量の上昇 |
| ショック | COPD |
| 甲状腺中毒症 | 右左シャント |
| $P_{CNS}$ の最終目標値より高い $P_I$ での投与開始 | |

吸入麻酔薬の取込みモデルに基づけば，生理学的な変数の変化が導入速度に及ぼす影響を推測することが可能である．本文中で考察した通り，**左の列**の項目は導入速度を上昇させ，**右の列**の項目は導入速度を低下させる．過換気による影響は，換気制限型麻酔薬と灌流制限型麻酔薬のどちらが投与されたかに依存するという点に注意すること（本文参照）．COPD：慢性閉塞性肺疾患．

麻酔薬濃度が想定外に高い（毒性を示す）水準まで上昇することがないよう，特に注意する必要がある．

## 異常な状態による影響

出血性ショックの発生時には，心拍出量の低下と過換気に直面しても CNS への灌流は維持されることがある．心拍出量の低下と過換気はともに麻酔薬の肺胞内分圧の上昇を加速させる．VRG への灌流量が比較的多いことから $P_{MVR}$ もより速く上昇するため，肺胞から麻酔薬を除去する肺循環の能力が低下し，肺胞内分圧の上昇がさらに加速することになる．出血性ショックを起こした患者では，これらの影響が相加的に組み合わさることで，麻酔導入が有意に速まる可能性がある．そのような症例では，心肺機能の変化が体内動態への大きな影響につながらない灌流制限型麻酔薬の方が換気制限型麻酔薬よりも好ましい(図 16-9)．

換気 / 血流比 ventilation/perfusion（V/Q）不均等分布［例えば，慢性閉塞性肺疾患 chronic obstructive pulmonary disease（COPD）］の状態では，低換気で過剰な血流を受ける肺胞がある一方で，十分に換気されながら血流量が少ない肺胞も存在する．低換気の肺胞では麻酔薬の肺胞内分圧の上昇が緩徐になるため，それらの肺胞を通過する動脈血の麻酔薬分圧は正常より低くなる．逆に，十分に換気されながら血流量が少ない肺胞を通過する動脈血では，麻酔薬分圧が正常より高くなる．前者の（低換気の）肺胞を通過する血流の方が全体に占める割合が大きいため，肺から出ていく血液内での麻酔薬分圧の加重平均値は低下することになる．その結果，$P_{CNS}$ は正常より低い動脈血分圧と平衡に達するため，麻酔導入に必要な水準に到達できない可能性がある．したがって，V/Q 不均等分布の影響を相殺するため吸気分圧を通常より高くする必要がある．この影響については，血流量が少なく過換気の状態にある肺胞での分圧が正常よりはるかに速く上昇することから，換気制限型麻酔薬を使用することでいくらか軽減される．そのため，V/Q 不均等分布から最も影響を受けやすいのは灌流制限型麻酔薬ということになる．

上記で考察して表 16-4 に要約する原理および具体例に基づけば，その他の心肺機能の変化が麻酔導入に及ぼす影響について合理的な予測が可能になるはずである．

## 導入のコントロール

投与開始時の $P_I$ を $P_{CNS}$ の最終目標値より高く設定すれば，導入時間を短縮することができる（この概念は第 3 章で考察した初回投与量の概念と類似している）．$P_{CNS}$ と $P_I$ の平衡に対する時定数は $P_I$ の絶対値に依存しないため，麻酔薬をある一定の時間だけ投与すれば，$P_{CNS}$ と $P_I$ は常に同じ比例関係の平衡に達することになる．その結果，$P_I$ をより高く設定するとその $P_I$ 値に対する $P_{CNS}$ の特定の絶対値の比が小さくなるため，$P_{CNS}$ は目標値により速く到達することになる．Snow 医師は，この概念をうまく利用して，イソフルランのMACが0.0114 atmであるのに対し，0.02 atmの$P_I$でイソフルランの投与を開始した．ただし，$P_{alv}$が目標値に近づくにつれて$P_I$を低下させることを忘れてはならない．さもないと，Snow医師の事例で見られたように，$P_{CNS}$が高く設定された$P_I$と平衡に達することで心肺機能の抑制を引き起こすことになる（図16-11）．

## 回　復

麻酔からの回復は，術後できるだけ早く患者自身で気道を確保できるようにするため，速やかに進むことが望ましい．一般に麻酔からの回復の段階は，不快な興奮期も含めて，麻酔導入の段階と逆の順序で見られる（図16-1）．回復中の麻酔薬のMVR分圧（$P_{MVR}$）は，VRG，MGおよびFGにおける分圧の加重平均値であるが，このなかで最も寄与が大きいのはVRGである（図16-4参照）．麻酔薬は換気により血流中から呼気中に除去されるため，換気量の増加は常に回復を加速させる．導入時と同様に，灌流制限型麻酔薬からの回復は常に急速である一方，換気制限型麻酔薬からの回復にはより長い時間がかかる．

しかしながら，回復と導入の間にはいくつかの重要な相違点がある．第1に，導入では麻酔薬の吸気分圧を上げることで速度を高めることが可能であるのに対し，回復過程では吸気分圧を0以下に下げることができない．第2に，導入を開始する時点ではすべての組織コンパートメントが同じ分圧（0）であるが，対照的に回復の開始時点では，麻酔の継続時間や麻酔薬の特徴に応じて，それぞれのコンパートメント間に大きな分圧差が存在する可能性がある．VRGは大半の手術において速やかに肺胞内分圧と平衡に達するが，MGは平衡に達する場合もあれば，そうでない場合もあり，FGもまた平衡の成立が非常に緩徐であるため，非常に長い時間を要する手術でなければ$P_{FG}$が平衡に達することはない．その結果，回復過程では麻酔薬が血流により分圧勾配に従ってVRGからMGおよびFG，さらには肺へと**再分布 redistribution**する．この再分布により，回復過程の初期に見られる肺胞内分圧の低下は，導入時の上昇よりも急速となる．この初期の肺胞内分圧の低下は，VRG内分圧の低下によって支配される．肺胞内分圧がMG内分圧の水準まで低下すると，今度はMG内分圧の低下が律速段階となり，その後は同様にFG内分圧の低下が律速段階となる．長時間にわたる麻酔薬投与によってMGまたはMGとFGの両方が高度に飽和すると，回復に要する時間も長くなる（図16-12）．

第3に，麻酔薬は唯一の経路である換気によって送達されるが，消失は換気と代謝の両方により進行する．ほとんどの場合，代謝は麻酔薬にとって重要な消失経路ではないが，ハロタンは例外で，代謝が消失の

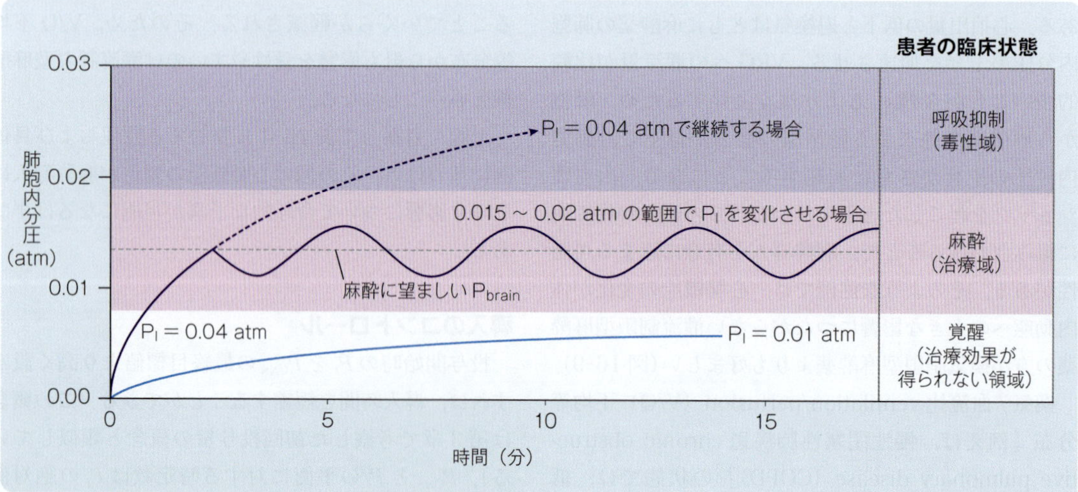


**図16-11　速やかな導入を得るための高い分圧での投与**
ハロタンを例にとると，投与開始時の$P_I$を$P_{brain}$の最終目標値より高く設定することで導入を速めることが可能である．脳内での麻酔薬分圧の目標値が約0.01 atmである場合には，例えば0.04 atmなど，より高い分圧で吸入麻酔薬の投与を開始することが可能である．この方法は，$P_{alv} \rightarrow P_I$の時定数が$P_I$の絶対値に依存しないために効果的である．言い換えるなら，$P_I$が高くなっても，$P_{alv}/P_I$比が同じ割合で比例して上昇するため，一定の時間内では$P_{alv}$の絶対値がより大きく上昇することになる．ただし，その場合には必ず適切なタイミングで吸気分圧を下げる必要があり，さもないと$P_{brain}$が麻酔に望ましい水準を超えて上昇して，呼吸抑制が生じる分圧にまで達するおそれがある．その一方で，吸気分圧をあまりに急激に下げると，麻酔薬が肺胞から血流中に取り込まれることで$P_{alv}$が低下する結果，患者が覚醒するおそれがある（**図示せず**）．

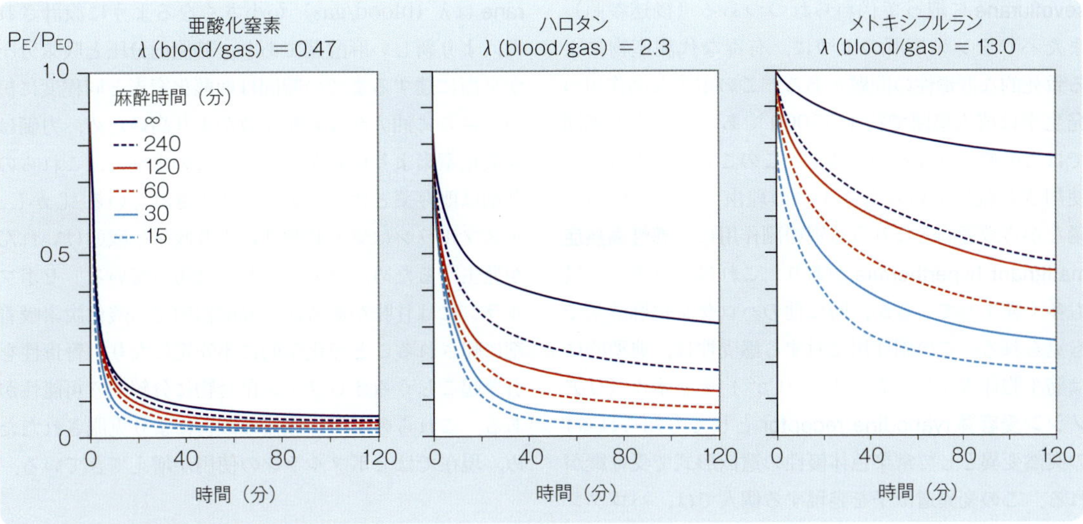


**図 16-12 吸入麻酔薬からの回復**
これらの曲線は，麻酔薬投与が停止された瞬間の呼気分圧（$P_{E0}$）に対する麻酔薬の呼気分圧（$P_E$）の比を時間の関数として示したものである．λ（blood/gas）が小さい麻酔薬では肺胞内分圧と吸気分圧（後者は麻酔薬の投与停止後に 0 となる）の平衡がより速やかに成立するため，回復の速度は麻酔薬の λ（blood/gas）と反比例する．また，麻酔の持続時間が長いほど筋肉群（MG）と脂肪群（FG）における麻酔薬分圧が高くなるため，回復の速度は麻酔時間とも版比例する．回復過程では，これらの平衡に時間を要する高容量の組織群から血流量の多い組織群へと麻酔薬が再分布するため，$P_{brain}$ の低下速度が遅くなる．この効果は長時間にわたる麻酔時にのみ出現する（本文参照）．

20%を占めることもある．

最後に，亜酸化窒素が高い分圧で肺に流出すると，**拡散性低酸素症 diffusion hypoxia** と呼ばれる影響が生じることがある．この影響を理解するためには，まず**濃度効果 concentration effect** と呼ばれる麻酔導入に対する影響を理解することが有用となる．亜酸化窒素が高い分圧で投与されると，血液による麻酔薬の取込み速度がかなり大きな値となり，亜酸化窒素 75% の混合ガスでは 1 L/ 分オーダーとなる．吸収されたガスは肺内に吸入されてくるガスで速やかに置換されるため，肺胞換気量が正常な分時換気量より 1 L/ 分効率よく上昇することになり，それにより導入が加速する．

拡散性低酸素症は濃度効果と反対の概念である．麻酔が終了すると，これら 2 つのコンパートメント間に生じた大きな分圧差のため，亜酸化窒素ガスは急速に血液から肺胞へと拡散する（フィックの法則を思い出すこと）．この亜酸化窒素が占める体積により，このガスがなければ吸入されたであろう最大 1 L/ 分の空気が押し出されることになり，そのため，肺胞内（および動脈血）酸素分圧が低下する．この低下は健康な患者には有意な影響を及ぼさないが，免疫不全患者にとっては生命を脅かす事態となりうる．この影響に対抗するため，亜酸化窒素による麻酔後には，Snow 医師が Matthew 君に行ったようにルーチンに数分間の純酸素投与を行う．

## ▶ 全身麻酔薬および麻酔補助薬の薬理学

### 吸入麻酔薬

これまでの分析から，吸入麻酔薬の挙動を予測する 2 つの物理化学的特性を抽出することができる．まず 1 つ目として，油 / ガス分配係数から力価を予測することができ，**λ（oil/gas）が高い麻酔薬ほど力価が高く，より低い分圧で麻酔作用を発揮する**．2 つ目としては，血液 / ガス分配係数から導入速度を予測することができ，**λ（blood/gas）が小さい麻酔薬ほど導入時間が短くなる**．典型的には，導入速度と力価の間にトレードオフがある．導入が速やかな［λ（blood/gas）が小さいことで表される］麻酔薬は力価が低い［λ（oil/gas）が小さいことで表される］のが一般的であり，逆に λ（oil/gas）が大きく力価が非常に高い麻酔薬は，λ（blood/gas）が大きく，そのため導入時間が長いのが一般的である（表 16-1 を参照）．

**ハロタン halothane** は λ（oil/gas）が大きく，力価が高いため，MAC は低い．しかし同時にハロタンは λ（blood/gas）が大きいため，導入と回復が緩徐である．ハロタンは刺激臭がないため小児麻酔に有用であるが，小児麻酔への使用ではしだいに**セボフルラン**

sevoflurane に取って代わられつつある（後述参照）．またハロタンの短所の1つに，有毒な代謝産物による致死的な肝毒性の問題がある．この重篤な副作用の発生率は成人集団で約 1/35000 であるが，小児集団ではこの値よりはるかに低く，このことが小児麻酔に使用され続けているもう1つの理由である．極めて稀ながら致死的となりうる別の副作用に，**悪性高熱症 malignant hyperthermia** があり，これはハロタンで最も多く発生しているが，時に他のハロゲン化麻酔薬でも見られる．この副作用に対する感受性は，典型的には筋小胞体カルシウムイオン（$Ca^{2+}$）チャネル（**リアノジン受容体 ryanodine receptor** としても知られる）の突然変異として常染色体優性の遺伝形式で受け継がれる．この変異遺伝子を発現する個人では，ハロタンが投与されると筋小胞体からカルシウムが無秩序に放出され，続いてテタニーと熱産生が生じる．悪性高熱症の治療には，筋小胞体からのカルシウム放出を遮断する薬物である**ダントロレン dantrolene** が使用される．

**イソフルラン isoflurane** と **enflurane** はハロタンより力価はいくらか低い［λ（oil/gas）がハロタンより小さい］が，λ（blood/gas）が比較的小さいため，より速やかに平衡に達する．enflurane は，代謝により脱フッ素化される割合がイソフルランより高いことから，腎毒性を引き起こすリスクがより高い．また一部の患者では，けいれん発作様の脳波 を誘発する．イソフルランは，おそらく今日最も広く使用されている全身麻酔薬と考えられる．

**ジエチルエーテル diethyl ether** はイソフルランや enflurane ほどの力価はないものの，かなり強力であり，λ（oil/gas）が大きい．しかしながら，可燃性があることと，λ（blood/gas）が極めて大きいために導入が非常に緩徐になることから，欧米ではもはや一般的には使用されなくなっている．それでも，安価で使用方法が単純であることから，発展途上国では現在もよく使用されている．

**亜酸化窒素（笑気）nitrous oxide** はλ（blood/gas）が非常に小さいため，極めて急速に平衡に達する．しかしながらλ（oil/gas）が小さいため，MAC が1気圧近くと非常に高い．したがって酸素分圧を望ましい水準（正常時は 0.21 atm を超える）に維持する必要があるため，亜酸化窒素のみで完全な麻酔を達成することは不可能である．そのため亜酸化窒素は，他の薬剤と併用して使用されるのが一般的である（後述「バランス麻酔」の項参照）．

**デスフルラン desflirane** と **セボフルラン sevoflurane** はλ（blood/gas）が小さくなるように設計された，より新しい麻酔薬であり，肺胞内分圧と吸気分圧が平衡に達するまでの時間は亜酸化窒素と同程度に短い．さらに油/ガス分配係数がより高いため，力価は亜酸化窒素よりはるかに高い．このように，これらの薬剤は既存薬と比べて大きく改善されている．しかし，デスフルランは気道刺激性により咳嗽や喉頭けいれんが発生するため，導入薬としては劣っている．セボフルランには甘味があるが，麻酔器内で二酸化炭素吸着剤に曝されることで化学的に不安定になり，腎毒性を引き起こしうるオレフィン化合物に分解する可能性がある．これらの短所は機器の改善により克服されたため，現在ではセボフルランの使用が増えてきている．

## 静脈麻酔薬

**バルビツール酸類薬物 barbiturates**（第12章も参照）などの静脈麻酔薬は，急速導入を可能にする．**チオペンタール thiopental** などの超短時間作用型のバルビツール酸類薬物では，数秒以内に外科的麻酔状態に導入することが可能である．不揮発性の化合物である静脈麻酔薬は，換気によって体内から除去できないという点において，吸入麻酔薬と異なっている．そのためその投与時には，容易には解消できない重度の延髄抑制に対して細心の注意を払う必要がある．CNS からこれらの薬物が除去されるうえで最も重要なメカニズムは，VRG から MG，そして最終的には FG へと至る薬物の再分布である．その後は，代謝や排泄によって全身の薬物濃度が緩やかに低下していく（図 16-13）．

**プロポフォール propofol** は，脂肪乳剤として調製される重要な静脈麻酔薬である．この薬物は超短時間作用型のバルビツール酸類薬物と同程度の速度で麻酔効果を発揮する．プロポフォールは，再分布と代謝がともに速やかに進行するため，バルビツール酸類薬物よりも回復が速い．プロポフォールは導入と維持の両方に使用されるが，消失の速さから迅速な回復と早期の退院を可能にするため，特に短時間の日帰り手術でよく用いられる．プロポフォールの脂肪乳剤は稀に感染源となることがあり，また脂質製剤は大きなカロリー源となる．これらの事項は，プロポフォールの点滴が長時間に及ぶ可能性がある重症患者において重要になることがある．

**etomidate** は，体内動態がプロポフォールと類似していることから麻酔導入に使用されるイミダゾール系薬物である．おそらくは交感神経系に影響を及ぼさないという特有の性質により，誘発される心肺機能の抑

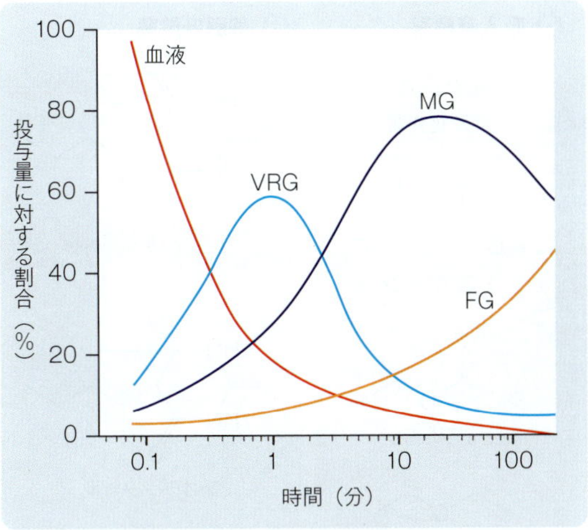


**図 16-13 急速投与時の静脈麻酔薬の分布**
急速投与された静脈麻酔薬は，まず血管系を介して心臓まで輸送された後，各組織に分布する．高血流量群（VRG）は心拍出量に占める血流量の割合が最も高く，そのため VRG 内の麻酔薬濃度は急速に上昇し，1 分以内で最高濃度に達する．その後は麻酔薬が筋肉群（MG）に再分布することで，VRG 内の麻酔薬濃度は速やかに低下する．脂肪群（FG）は血流量が非常に少ないため，MG から FG への再分布ははるかに後にならないと起こらない．長時間の麻酔により MG があらかじめ飽和状態に近づいていた場合には，VRG から MG への急速な分配は起こらないことに注意すること（**図示せず**）．そのため，バルビツール酸類薬物を長時間連続で静脈内投与した場合には，重大な毒性が生じる可能性がある．プロポフォールなどの新しい薬物は，急速な代謝により消失するように設計されているため，より長時間にわたって，より安全に使用することができる．

制が最小限に抑えられる．

ketamine は上記の薬物とは異なり，患者が覚醒しているように見える一方，実際は鎮痛かつ健忘状態にあるという解離性麻酔をもたらす．ketamine には，交感神経を活性化させることで心拍出量を増加させるというめずらしい特性があり，そのため緊急の処置を要する外傷に対して時に有用となる．しかしながら不快な幻覚を引き起こすこともあり，今日では稀にしか使用されていない．

## 麻酔補助薬

麻酔補助薬は，手術中に望まれるが必ずしも全身麻酔薬では得られない付加的な作用をもたらす．**ジアゼパム diazepam**，**ロラゼパム lorazepam**，**ミダゾラム midazolam** などのベンゾジアゼピン類薬物（第 12 章参照）は，その不安軽減作用と前向性健忘をもたらす特性を求めてしばしば投与される．これらの薬物は手術中の鎮静のために使用されることもあるが，患者を落ち着かせ，導入時の記憶を消去するため，麻酔導入の 15 ～ 60 分前に投与される．必要な場合には，ベンゾジアゼピン類薬物の作用はアンタゴニストの**フルマゼニル flumazenil** で無効化することができる．

**モルヒネ morphine** や**フェンタニル fentanyl** などのオピオイド（第 17 章参照）は，鎮痛作用を期待して使用される．これらの薬物の作用は，**naltrexone** などのアンタゴニストで無効化することができる．しかしながらオピオイドは健忘作用が乏しく，一般的には全身麻酔薬との併用で使用される．

フェンタニルと**ドロペリドール droperidol** を併用すれば，鎮痛作用と健忘作用の両方を得ることができるが，これらに亜酸化窒素を加えた併用は，神経遮断麻酔 neuroleptanesthesia（ドロペリドールがハロペリドールと近縁のブチロフェノン系抗精神病薬であることから，接頭文字の“neurolept”が付け足された用語である；第 13 章参照）と呼ばれている．

ニコチン性アセチルコリン受容体遮断薬のうち，競合的アンタゴニストである **tubocurarine** と **pancuronium** や脱分極性アゴニストである**スキサメトニウム suxamethonium（別名：succinylcholine）**などは，筋弛緩作用を得るために広く使用されている（第 9 章参照）．競合的アンタゴニストの作用は，**ネオスチグミン neostigmine** などのアセチルコリンエステラーゼ阻害薬によって無効化することができる．

## バランス麻酔

単独で麻酔のあらゆる目標を達成できる薬物は存在しない．そのため，**バランス麻酔 balanced anesthesia** と呼ばれる方法では，吸入麻酔薬，静脈麻酔薬またはその両方をいくつか組み合せて使用することで麻酔状態をもたらす．同時に投与する全身麻酔薬は相加的に作用するが，これはすなわち，0.5 MAC の吸入麻酔薬に加えて 0.5 MAC の別の麻酔薬を併用すると，力価の点ではどちらかの麻酔薬のみを 1 MAC で投与する場合と同等ということになる．

複数の吸入麻酔薬を混合して使用することで，高い力価と急速な回復という 2 つの目標を同時に達成することが可能になる．例えば，亜酸化窒素ガスの MAC は大気圧より高いため，亜酸化窒素を単独で使用することは一般に不可能であるが，導入と回復が速やかで鎮痛指数が高いという点で亜酸化窒素は望ましい麻酔薬である．亜酸化窒素を混合麻酔薬の 1 つとして使用する場合には，その一成分としての亜酸化窒素は，回復過程や緊急事態の発生時に換気によって速やかに除去することができる．Matthew 君の麻酔状態はそのおよそ半分が亜酸化窒素によるものであったため，麻酔から速やかに覚醒することができた．しばらく意識が朦朧としていたのは，残存するイソフルランのためであった．亜酸化窒素との併用薬としてイソフルランを使用することの利点としては，イソフルランが安価であることや，他の麻酔薬と比べて副作用（特に肝毒性と腎毒性）の発生率が比較的低いことなどが挙げられる．

Snow 医師が吸入麻酔薬と併用して静脈麻酔薬のチオペンタールを使用したことも，同様の根拠に基づいている．すなわち，短時間作用型の静脈麻酔薬を使用することで第Ⅲ期の外科的麻酔状態に速やかに導入し，患者にとって不快な興奮が生じる第Ⅱ期を速やかに通過させることが可能になる．その後の麻酔深度は，必要に応じて換気により除去できる吸入麻酔薬で維持することができる．静脈麻酔薬は吸入麻酔薬と相加的に作用するため，静脈麻酔薬が作用している限り，吸入麻酔薬は1 MAC 未満で十分となる．また別の例としては，心臓手術に高濃度のオピオイドを使用すると吸入麻酔薬の分圧を大きく下げることが可能になるため，心血管系の抑制と呼吸抑制のリスクを低減することができる．

最後に，それぞれに望まれる作用を得るために個々の薬剤を使用する場合，麻酔医は麻酔状態をより細かくコントロールできるため，バランス麻酔は臨床的に有用となる．例えば外科医がさらなる筋弛緩を求めてきた場合には，麻酔医は麻酔深度を増加させることなく，また心肺機能の抑制リスクを高めることもなく，神経筋遮断薬を増量することができる．同様に，特に強い痛みを生じる手術操作の直前に，短時間作用型オピオイドを急速投与することも可能である．

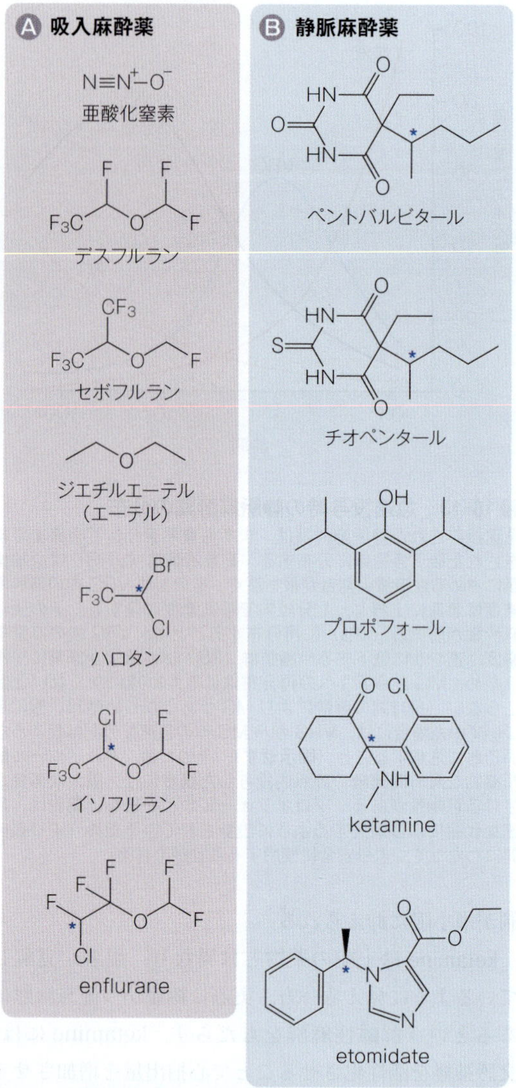


**図 16-14　全身麻酔薬の構造**
**A.** 一部の吸入麻酔薬の構造．**B.** 一部の静脈麻酔薬の構造．これらの分子は構造的に極めて多様であるが，そのすべてが全身麻酔を誘導できるという事実は，すべての全身麻酔薬がある単一の受容体部位と相互作用するわけではないことを示唆している．* 非対称の分子が鏡像異性体となる炭素原子を示す．

## ▶ 全身麻酔薬のメカニズム

勢力的な研究にもかかわらず，麻酔作用の正確なメカニズムは未だに解明されていない．**単一仮説 unitary hypothesis** では，1つの共通のメカニズムですべての麻酔薬の作用を説明できるとされている．その一方で，個々の麻酔薬あるいは各種類の麻酔薬にそれぞれ独自のメカニズムがあるとする考え方もある．単一仮説は従来から想定されてきた仮説であるが，最近の研究により，状況はもっと複雑であることが示されている．

このことに関連して，麻酔薬には特異的な結合部位があるのか，それとも非特異的に作用するのかという問題がある．従来より，いくつかの事実から，特異的な作用部位は存在しない可能性が示唆されてきた．第1に，大きさや構造が全く異なる複数の分子が麻酔効果を示すという事実がある（図 16-14）．単一仮説を前提とする場合，これほど多くの化合物に対応できる特異的な結合部位や受容体分子を想像するのは困難である．第2に，揮発性麻酔薬の立体異性体は一般にそれぞれ等しい力価を示すことが判明している．特異的な結合が見られることの基準の1つに，立体異性体間では結合定数が異なり，ひいては力価が異なるという条件がある．最後に，現在に至るまで全身麻酔薬の薬理学的アンタゴニストが発見されていないという事実があり，これはアンタゴニストが全身麻酔薬と競合できる特異的部位が存在しないことを示唆している．

## マイヤー・オヴァートンの法則と脂質溶解度仮説

麻酔作用のメカニズムに関する仮説は，いずれも疎水性の作用部位を示唆するマイヤー・オヴァートンの法則と整合していなければならない．この疎水性の作用部位を細胞膜の脂質二重層と仮定する**脂質溶解度仮説 lipid solubility hypothesis** であれば，マイヤー・オヴァートンの法則と麻酔作用に認められる非特異性の両方を同時に説明できる可能性がある．この仮説によると，十分な量の麻酔薬が脂質二重層に溶解し，そこでの濃度が特定の値（“麻酔濃度”）に達した時点で全身麻酔が生じる．脂質に注目した理論の大半では，溶解した麻酔薬が脂質二重層の物理的特性を撹乱する結果として，興奮性の膜タンパクの機能が変化すると仮定されている．

麻酔作用のないガス（ヘリウムなど）を用いて高圧を加えると，麻酔を無効化させることができる．ある膜に溶解した麻酔薬はその膜の体積（“麻酔濃度”で約 0.5%）と流動性を増加させるため，この知見は脂質の撹乱に注目した仮説を支持していることになる．おそらくは興奮性の膜貫通型タンパク質に影響を及ぼすことによって起きるこの体積の増大が全身麻酔のメカニズムであるとすれば，この体積と流動性の変化を加圧により元に戻せば，麻酔を無効化することが可能なはずである（これは臨界体積説と呼ばれている）．

脂質の撹乱に注目した仮説のおもな弱点は，予測される体積および流動性の小さな変化が，どのようにして細胞膜の興奮性を変化させるかを説明できるメカニズムが発見されていないということである．この全般的な弱点に加えて，この仮説には具体的な面でもいくつかの弱点がある．第 1 に，最近の研究により，いくつかの強力な静脈麻酔薬（バルビツール酸類薬物，etomidate，麻酔作用のあるステロイドなど）が実質的な立体選択性を示すことが明らかにされている．すなわち，ある鏡像異性体が他の鏡像異性体より強力であるということである．第 2 に，nonanesthetic や nonimmobilizer と呼ばれる多くの物質は既知の麻酔薬と化学的に類似しているものの，麻酔作用を示さない．例えば，炭素数が 12 を超える直鎖アルコール類は，より短鎖のアルコール類と比べて $\lambda$ (oil/gas) が大きいにもかかわらず麻酔活性を欠いている．また transitional anesthetics と呼ばれる他の化合物は，MAC がマイヤー・オヴァートンの法則から予想される値よりはるかに高くなっている．

上記の弱点の一部を説明するため，マイヤー・オヴァートンの法則に対する改良が提唱されている．単なる脂質溶解度の代わりに，界面溶解度 interfacial solubility（すなわち，水 / 脂質界面における化合物の溶解度）を考慮すれば，マイヤー・オヴァートンの法則は現状よりはるかに transitional compound や nonanesthetic compound の活性をうまく説明できる理論となる．この知見は，麻酔薬が疎水性 / 親水性界面で作用することを意味している可能性が高い．このような界面の例としては，水 / 膜界面やタンパク質 / 膜界面の他，疎水性タンパクポケットとイオン伝導孔の親水性の内腔との界面などが挙げられる．

## イオンチャネルに対する作用

最新の研究では，麻酔薬が直接的または間接的に作用した際にニューロンの興奮性を変化させるタンパク質に注目が寄せられている．麻酔薬は軸索伝導とシナプス伝達の両方に影響を及ぼすが，シナプス伝達の調節はより低い麻酔薬濃度で生じることから，これは薬理学的に関連のある作用である可能性が高い．したがって，麻酔薬のリガンド開口型イオンチャネルに対する作用は，電位開口型イオンチャネルに対する作用よりも低い濃度で生じると考えられる．シナプス前膜とシナプス後膜の両方で調節が生じるが，シナプス後膜に対する作用が優勢のようである．

遺伝学的および構造的に関係のあるリガンド開口型チャネルのスーパーファミリーは，臨床的に意義のある濃度の麻酔薬による調節に対して敏感に反応する．このスーパーファミリーのメンバーは，相同性のある 5 つのサブユニットを有しており，各サブユニットに 4 つの膜貫通領域が存在する．これらのリガンド開口型イオンチャネルの麻酔薬に対する感受性は，各々のサブユニットの構成によって変化する可能性がある．このスーパーファミリーには，興奮性のニコチン性アセチルコリン受容体と $5\text{-HT}_3$ 受容体や，抑制性の $\text{GABA}_\text{A}$ 受容体とグリシン受容体などが含まれる（図 9-2 および図 12-3 参照）．脳における主要な興奮性神経伝達物質であるグルタミン酸の受容体はこのスーパーファミリーに属さないが，*N*-メチル-D-アスパラギン酸 *N*-methyl-D-aspartate（NMDA）型グルタミン酸受容体も一部の麻酔薬（ケタミンや亜酸化窒素など）によって調節される．

興奮性の受容体（ニコチン性アセチルコリン，$5\text{-HT}_3$ および NMDA）は，麻酔薬によって阻害される．これらの受容体と麻酔薬の結合は，最大活性の半分を生じさせるのに必要なアゴニストの濃度（$EC_{50}$）を変化させることなく，それぞれの最大限の活性化を低下させる（図 16-15）．この作用は，非競合阻害やアロステリック効果の作用効果と一致している（第2章も参照）．

対照的に，抑制性の受容体（$GABA_A$ とグリシン）は，麻酔薬によって活性が高められる．これらの受容体と麻酔薬の結合は最大反応を生じさせるのに必要なアゴニストの濃度を低下させ，その結果，シナプス電流の持続時間を延長させる．これらの受容体の活性化曲線は左（$EC_{50}$ 値が低くなる方）にシフトし，麻酔薬が受容体の開口状態を安定化させるため，最大反応もしばしば増大する（図 16-15）．

最近までは，麻酔薬の臨床濃度に対する $GABA_A$ 受容体の感受性と $GABA_A$ 受容体に作用する薬物群の範囲の広さから，全身麻酔薬の作用と最も関連が深い受容体は $GABA_A$ 受容体であると思われていた．しかしながら現在では，グリシン受容体と一部のニューロンアセチルコリン受容体も多くの麻酔薬に同等の感受性を示すらしいと考えられるようになっており，また，キセノンと cyclopropane（両者とも臨床で使用されている）のような無極性の麻酔薬に加え，亜酸化窒素や ketamine もまた，$GABA_A$ 受容体の活性を高めることで作用するのではなく，ニコチン性アセチルコリン受容体と NMDA 型グルタミン酸受容体を阻害することで作用すると考えられるようになってきた．そのため現在では，ある薬物が麻酔作用を発揮するためには，十分な抑制の増強（etomidate など）か興奮の抑制（ketamine など），あるいはその両方の混合作用（揮発性麻酔薬など）を示さなければならないと考えられている．この仮説はまた，外科的麻酔状態が複数の神経学的状態を反映したものである可能性も示唆している．

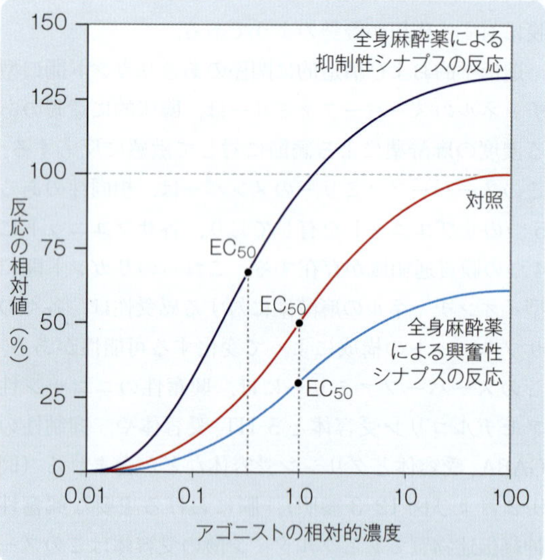


**図 16-15　リガンド開口型イオンチャネルに対する麻酔薬の作用**

麻酔薬は，$GABA_A$ 受容体やグリシン受容体などの抑制性の受容体では内因性アゴニストの作用を増強し，ニコチン性アセチルコリン受容体や 5-$HT_3$ 受容体，*N*-メチル-D-アスパラギン酸（NMDA）型グルタミン酸受容体などの興奮性の受容体では内因性アゴニストの作用を阻害する．$GABA_A$ 受容体においては，麻酔薬は$\gamma$アミノ酪酸（GABA）の $EC_{50}$ を低下させ（すなわち GABA の作用が強くなる），また最大反応を増強させる（すなわち GABA の力価が高くなる）．後者の作用については，受容体型イオンチャネルの開口状態を安定化させる麻酔薬の性質によるものと考えられる．興奮性の受容体においては，麻酔薬は $EC_{50}$ を変化させることなく最大反応を減弱させるが，これらは非競合阻害の重要な薬理学的特徴である．

リガンド開口型イオンチャネルに対する麻酔薬の作用は，おそらくは麻酔薬とタンパク質との直接的な相互作用によるものである．麻酔薬は，興奮性チャネルの細孔内部に結合して，チャネルを直接ふさいでいる可能もある．あるいは，麻酔薬はタンパク質のどこか別の部位に結合して，それによりチャネルの形態（ひいては開口，閉口，脱感作状態の間の平衡）に影響を及ぼしている可能性もある．部位特異的変異導入法や光標識法を用いた研究と動態学的研究によると，興奮性のアセチルコリン受容体に対する阻害は，おそらくイオンチャネルの細孔内の中心対称軸上にあって5つのサブユニットと接触する部位で起きると示唆されている．しかしながら，治療濃度では阻害ではなく増強が観察されることから，麻酔薬が抑制性 $GABA_A$ 受容体と結合する部位がイオン孔の内部にある可能性はない．事実，$GABA_A$ 受容体には興奮性受容体の細孔内にある疎水性アミノ酸の伸長が欠如している．代わりに，部位特異的変異導入法を用いた研究から，麻酔薬の結合部位は $GABA_A$ イオンチャネルの内面を構成する数本の$\alpha$ヘリックス構造の1本の“外側”に位置することが示されている．この知見は，揮発性麻酔薬の結合部位が1個の受容体サブユニットを構成する4つの膜貫通ヘリックス構造のなかにあることを意味する．対照的に，非常に強力な静脈麻酔薬である etomidate のアナログを使用した光標識法による最近の研究結果によれば，その麻酔薬との結合部位は $GABA_A$ 受容体の$\alpha$サブユニットと$\beta$サブユニットの界面にあるとされている．この部位は膜領域内にあり，同じサブユニット界面内のアゴニスト［$\gamma$アミノ酪酸 $\gamma$-aminobutyric acid（GABA）］部位の約 50 Å 下に位置している．

最新の研究では麻酔作用に関与するタンパク質の部位に注目が集まっているが，未だにマイヤー・オヴァートンの法則やすべての全身麻酔薬の薬理を説明できる単一の部位は発見されていない．結果として，このようなタンパク質の特定の部位に注目した理論を採用するには，単一の仮説を放棄する必要があるのかもしれない．しかしながら，いくつかの統一的な理論が新たに浮上してきている．例えば，$GABA_A$ 受容体のイオンチャネルの内面を構成する $\beta_2$ サブユニットまたは $\beta_3$ サブユニットの $\alpha$ ヘリックス部分に生じる単一の突然変異（上の段落を参照）は，揮発性麻酔薬の力価には影響を及ぼさないものの，この受容体に対する etomidate の作用を減弱させる．この変異を持つように遺伝子操作されたマウスは，揮発性麻酔薬には正常な感受性を示すが，etomidate による麻酔に対する感受性ははるかに低い．対照的に $\alpha$ サブユニットにおける同等の変異は，etomidate ではなく，揮発性麻酔薬に対するチャネルの応答を減弱させる．このように，異なるクラスの麻酔薬はそれぞれ $GABA_A$ 受容体の異なるサブユニットに作用し，そうすると異なる結合部位に作用するように思えるが，それらの作用部位は開口時に受容体の立体構造が変化した際にはすべて膜領域内に位置している．各クラスの麻酔薬は，それぞれ同じような形式で結合対象のサブユニットに作用し，選択性はその部位にある各サブユニットの詳細な構造に依存している可能性がある．

## まとめと今後の方向性

吸入麻酔薬と静脈麻酔薬は，意識消失，不動化および健忘作用を含めた全身麻酔の臨床的特徴を発現させるために使用される．全身麻酔薬の薬力学は独特である．麻酔薬は，用量-反応曲線の傾きが急で，治療指数が低く，薬理学的なアンタゴニストが存在しない．マイヤー・オヴァートンの法則に従えば，全身麻酔薬の力価は油/ガス分配係数から単純予測することができる．

吸入麻酔薬の薬物動態は，並列的に灌流される 3 つの主要な組織コンパートメントを想定することで，モデル化することが可能である．麻酔薬の CNS 内分圧と吸気分圧の平衡は，(1) 肺胞内分圧と吸気分圧との平衡，そして (2) CNS 内分圧と肺胞内分圧との平衡という 2 つの段階を経て成立する．血液/ガス分配係数が大きい換気制限型麻酔薬では第 1 段階が緩徐であり，これが律速段階となる．血液/ガス分配係数が小さい灌流制限型麻酔薬ではどちらの段階も急速であり，明確な律速段階ではなく，そのためどちらの段階の変化も導入時間に影響を及ぼす可能性がある．麻酔からの回復は，VRG から MG および FG に向けて麻酔薬の再分布が生じることを除けば，大まかには導入の逆のプロセスをたどるといえる．

“理想的な”吸入麻酔薬はまだ見つかっていない．今後の研究では $\lambda$ (oil/gas) が大きく，$\lambda$ (blood/gas) が小さく，治療指数が高く，好ましい蒸気圧を示し，重大な副作用がほとんどないし全くない，不燃性の麻酔薬を同定しようと試みることであろう．現時点では，麻酔補助薬とともに複数の吸入麻酔薬，静脈麻酔薬あるいはその両方を併用するバランス麻酔を行うことによって，急速な導入と無痛，健忘および筋弛緩を含めた全身麻酔のすべての目標を達成している．

全身麻酔の正確な作用機序は未だ謎のままである．かつては脂質二重層に作用部位があると考えられていたが，現在では，いくつかのリガンド開口型イオンチャネル（4 つの膜貫通型ヘリックス構造を有する cys-loop スーパーファミリーとグルタミン酸受容体ファミリーのメンバー）との直接的な相互作用が関与している可能性が高いと考えられている．全身麻酔薬の作用機序を解明するために，今後もさらなる研究が求められている．これらのメカニズムがいったん発見されれば，意識それ自体の成立など，はるかに広範囲に及ぶ課題にさえ光を投げかけることにつながる可能性がある．

## 推奨文献

Campagna JA, Miller KW, Forman SA. The mechanisms of volatile anesthetic actions. *N Engl J Med* 2003;348:2110–2124. (*Reviews how general anesthetics act.*)

Eger EI. Uptake and distribution. In: Miller RD, ed. *Anesthesia.* Philadelphia: Churchill Livingstone; 2000:74–95. (*Pharmacokinetics and uptake of inhaled anesthetics.*)

Rudolph U, Antkowiak B. Molecular and neuronal substrates for general anesthetics. *Nat Rev Neurosci* 2004;5:709–720. (*A short review with good diagrams.*)

Various authors. Molecular and cellular mechanisms of anaesthesia. In: *Can J Anesth* 2011; Feb issue. (*This special issue is a compilation of detailed reviews relating to all major current theories on the mechanism of action of general anesthetics.*)

Wiklund RA, Rosenbaum SH. Anesthesiology. *N Engl J Med* 1997;337: 1132–1151, 1215–1219. (*Two-part review covers many aspects of the modern practice of anesthesiology.*)

Winter PM, Miller JN. Anesthesiology. *Sci Am* 1985;252:124–131. (*A good account of the clinical approach of the anesthesiologist.*)

**主要薬物一覧：第 16 章　全身麻酔薬の薬理学**

| 薬　物 | 臨床応用 | 副作用(重篤なものは太字で示す) | 禁　忌 | 治療的考察 |
|---|---|---|---|---|
| **吸入麻酔薬**<br>メカニズムーリガンド開口型イオンチャネルの調節（可能性が最も高いもの）. | | | | |
| **イソフルラン**<br>**enflurane** | 全身麻酔<br>産科麻酔中の他の麻酔薬に対する補助 | **心血管系の抑制，呼吸抑制，不整脈**<br>**悪性高熱症**<br>**けいれん発作（enflurane）** | 悪性高熱症に対する感受性<br>けいれん発作とてんかん（enflurane のみ禁忌） | ハロタンと比べて力価は弱いが，導入は速い.<br>気道刺激性がある.<br>悪性高熱症はダントロレンで治療する.<br>enflurane はイソフルランより腎毒性のリスクが高い. |
| **ハロタン** | 全身麻酔 | **イソフルランと同じ**<br>**加えて肝炎と致死的な肝壊死を引き起こす可能性がある** | 産科麻酔<br>悪性高熱症に対する感受性<br>以前のハロタン曝露による肝傷害の既往歴 | イソフルランより刺激性が弱く，刺激臭がないため小児麻酔に有用である.<br>成人では有毒な代謝物が致死的な肝毒性を引き起こす可能性がある.<br>力価は高いが，導入と回復が緩徐である. |
| **ジエチルエーテル** | 全身麻酔 | **イソフルランと同じ** | 悪性高熱症に対する感受性 | 力価は比較的高いが，導入が非常に緩徐である.<br>気道刺激性がある.<br>可燃性；米国では一般的には使用されていない. |
| **亜酸化窒素（笑気）** | 全身麻酔（通常は他の薬剤と併用される） | **気胸，閉塞した中耳，閉塞した腸，頭蓋内の空気など，空気を含む腔所の拡張を引き起こす可能性がある** | 酸素なしで投与してはならない<br>24 時間を超えて持続投与してはならない<br>空気を含む既存の腔 | 導入と回復は速やかであるが，力価が低い.<br>催眠濃度未満で鎮痛作用を示す.<br>望ましい酸素分圧を維持する必要があるため，亜酸化窒素単独での完全な麻酔は不可能である. |
| **デスフルラン**<br>**セボフルラン** | 全身麻酔 | **イソフルランと同じ**<br>**加えて，デスフルランは喉頭けいれんを引き起こす可能性がある** | 悪性高熱症に対する感受性 | 比較的高い力価の他，急速な導入と回復を特徴とする新しい麻酔薬である.<br>デスフルランは気道を刺激する.<br>セボフルランは，旧式の麻酔器に使用される二酸化炭素吸着剤に曝されることで化学的に不安定になることがある. |
| **静脈麻酔薬**<br>メカニズムーリガンド開口型イオンチャネルの調節（可能性が最も高いもの）. | | | | |
| **プロポフォール** | 麻酔の導入および維持<br>人工呼吸器装着患者の鎮静 | **心血管系の抑制，呼吸抑制**<br>注射部位反応 | プロポフォールに対する過敏症 | 超短時間作用型バルビツール酸類薬物と同程度の速度で麻酔導入し，バルビツール酸類薬物より回復が速やかである．速やかに除去されるため，特に日帰り手術に有用である. |
| **チオペンタール** | 麻酔の導入<br>催眠分析<br>頭蓋内圧亢進<br>けいれん発作 | **プロポフォールと同じ**<br>**加えて喉頭けいれん，溶血性貧血，橈骨神経ニューロパチーを引き起こす可能性がある**<br>注射部位反応はなし | 急性間欠性ポルフィリン症か多彩性ポルフィリン症 | 数秒での外科的麻酔状態への導入を可能にする，超短時間作用型バルビツール酸類薬物である. |

**主要薬物一覧：第 16 章　全身麻酔薬の薬理学（続き）**

| 薬　物 | 臨床応用 | 副作用（重篤なものは太字で示す） | 禁　忌 | 治療的考察 |
|---|---|---|---|---|
| **etomidate** | 麻酔の導入 | **プロポフォールと同じ**<br>**加えてミオクローヌスを引き起こす可能性がある** | etomidate に対する過敏症 | $GABA_A$ 受容体の $\alpha$ サブユニットと $\beta$ サブユニットの界面部位に結合する.<br>おそらくは交感神経系に影響を及ぼさないため，心肺機能の抑制は最小限となる. |
| **ketamine** | 解離性麻酔 / 鎮痛<br>骨格筋弛緩を必要としない手術での単独の麻酔薬 | **高血圧，頻脈性不整脈，ミオクローヌス，呼吸抑制，頭蓋内圧亢進**<br>幻覚，生々しい夢，精神症状 | ketamine に対する過敏症<br>重度の高血圧 | *N*-メチル-D-アスパラギン酸（NMDA）受容体に拮抗する.<br>交感神経系を活性化させることで心拍出量を増加させる. |
| **ベンゾジアゼピン類薬物**<br>メカニズム—$GABA_A$ 受容体の反応の増強. | | | | |
| **ジアゼパム**<br>**ロラゼパム**<br>**ミダゾラム** | 第 12 章，GABA 作動性およびグルタミン酸作動性神経伝達の薬理学：主要薬物一覧参照 | | | |
| **オピオイド**<br>メカニズム-オピオイド受容体アゴニストである. | | | | |
| **モルヒネ**<br>**meperidine**<br>**フェンタニル**<br>**レミフェンタニル** | 第 17 章，鎮痛薬の薬理学：主要薬物一覧参照 | | | |
| **神経筋遮断薬**<br>メカニズム—ニコチン性アセチルコリン受容体の脱分極性または非脱分極性の阻害. | | | | |
| **tubocurarine**<br>**pancuronium**<br>**ベクロニウム**<br>**cisatracurium**<br>**mivacurium**<br>**スキサメトニウム**<br>**（別名：succinyl-choline）** | 第 9 章，コリン作動性の薬理学：主要薬物一覧参照 | | | |

# 付録 A
## 略語および記号

$P_I$ ＝吸気分圧
$P_E$ ＝呼気分圧
$P_{alv}$ ＝肺胞内分圧
$P_{art}$ ＝動脈血分圧
$P_{tissue}$ ＝組織内分圧
$P_{venule}$ ＝静脈内分圧
$P_{MVR}$ ＝混合静脈血分圧
$P_{solvent}$ ＝溶媒内分圧
$P_{CNS}$ ＝中枢神経系内分圧
$P_{VRG}$ ＝高血流量群内分圧
λ (oil/gas) ＝油などの親油性溶媒への気体の溶解度を規定する分配係数
λ (blood/gas) ＝血液への気体の溶解度を規定する分配係数
λ (tissue/gas) ＝組織への気体の溶解度を規定する分配係数
λ (tissue/blood) ＝血液への溶解度に対する組織への溶解度の比を表す分配係数＝ λ (tissue/gas)/ λ (blood/gas)
τ ＝平衡が 63％完了するまでの時間と定義される時定数
τ $\{P_{alv} \rightarrow P_I\}$ ＝ $P_{alv}$ の $P_I$ との平衡が 63％完了するまでの時間と定義される時定数
τ $\{P_{tissue} \rightarrow P_{alv}\}$ ＝ $P_{tissue}$ の $P_I$ との平衡が 63％完了するまでの時間と定義される時定数

[*A*] ＝気体 A の濃度（$L_{gas}/L_{solvent}$ または $mol/L_{solvent}$）
CNS ＝中枢神経系
VRG ＝高血流量群 vessel-rich group（CNS，肝臓，腎臓を含む）
MG ＝筋肉群 muscle group（筋，皮膚を含む）
FG ＝脂肪群 fat group（脂肪組織を含む）
VPG ＝低血流量群 vessel-poor group（骨，軟骨，靱帯，腱を含む）
FRC ＝肺の機能的残気量
$V_{alv}$ ＝肺胞換気量
CO ＝心拍出量
Q ＝灌流速度
$Vol_{tissue}$ ＝組織の体積
MAC ＝最小肺胞内濃度（肺胞内濃度中央値）
$P_{50}$ ＝ 50％の患者で不動化が得られる肺胞内分圧≡ MAC
$AP_{50}$ ＝ 50％の患者で鎮痛が得られる肺胞内分圧
$LP_{50}$ ＝ 50％の被検者が死亡する肺胞内分圧
$EC_{50}$ ＝ 50％のチャネルを活性化させるのに必要なアゴニストの濃度

# 付録B 式

## ▶ 気体の濃度

理想的な混合気体中：$[A]_{mixture} = n_A/V = P_A/RT$ {単位は mol/L}

溶液中(ヘンリーの法則)：

$[A]_{solution} = P_{solvent} \times \lambda$ (solvent/gas){単位は $L_{gas}/L_{solvent}$}

$[A]_{solution} = P_{solvent} \times \lambda$ (solvent/gas)/24.5 {単位は mol/$L_{solvent}$}

{ここで，$n_A$ =気体 $A$ のモル数，$V$ =総体積，$P_A$ =気体 $A$ の分圧, $R$ =普遍の気体定数, $T$ =温度(K)}

## ▶ マイヤー・オヴァートンの法則

MAC ≈ 1.3/ λ (oil/gas)

## ▶ 境界膜をまたいだ平衡が成立する過程に関するフィックの法則

拡散速度= $D \times (A/l) \times \Delta P$

{ここで，$D$ =拡散定数，$A$ =表面積，$l$ =厚さ，$\Delta P$ =分圧差}

## ▶ 肺胞毛細血管における取込み速度

取込み速度=$([A]_{art}-[A]_{MVR}) \times CO$ {単位は $L_{gas}$/ 分}

取込み速度= λ (blood/gas) × $(P_{art}-P_{MVR}) \times CO$ {ここで，$CO$ =心拍出量}

## ▶ 平衡の時定数（63%の平衡）

τ =体積容量 / 流速

τ $\{P_{tissue} \rightarrow P_{alv}\} \approx \tau \{P_{tissue} \rightarrow P_{art}\}$

=組織の体積容量 / 組織への血流量

= λ (tissue/blood) × 組織の体積 / 組織への血流量

τ $\{P_{brain} \rightarrow P_{art}\}$ = λ (brain/blood) × 脳の体積 / 脳への血流量 $P_{container} = P_{flow}[1-e^{-(t/\tau)}]$

## ▶ 体積容量

体積容量=($[A]_{compartment}$× コンパートメント容積)/$[A]_{medium}$ {平衡時}

= λ (compartment/medium) × コンパートメント容積

## ▶ 混合静脈血分圧

$P_{MVR} = 0.75\ P_{VRG} + 0.18\ P_{MG} + 0.055\ P_{FG} + 0.015\ P_{VPG}$

# 17 鎮痛薬の薬理学

Robert S. Griffin and Clifford J. Woolf



## ▶ はじめに

強い刺激や侵害刺激を受ければ誰もが痛みを感じるものである．こうした“声を上げたくなる”生理的な痛みは，早期の警告や防衛シグナルとして働くことにより，傷害を回避するのに役立っている．しかしながら，外傷後や手術からの回復期，あるいは関節リウマチなど炎症を特徴とする病態がある状況では，痛みによって患者の能力が制限されることもある．組織に損傷と炎症が起きた状況下では，体性感覚系の興奮性が増大するために侵害刺激が誘発する痛みが正常時より激しくなり，正常では痛みを引き起こさない刺激によっても痛みが生じるようになる．さらに，切断，ヒト免疫不全ウイルス human immunodeficiency virus（HIV）感染症，水痘帯状疱疹ウイルス varicella zoster virus（VZV）感染症，細胞傷害性薬物の投与，糖尿病といった疾患や外傷によって生じる神経損傷は，元の原因が消失した後も長期間持続する痛みを誘発する．これらの状態では，病的で時に不可逆的な神経系の構造的・機能的変化により，重度の難治性疼痛が引き起こされる．そのような患者にとっての痛みは，生理的な防衛メカニズムというよりは病態である．最後に，炎症や神経系の病変がないにもかかわらず，侵害刺激なしで強い痛みを経験する患者も存在する．こうした機能障害性疼痛は，緊張型頭痛，線維筋痛症，過敏性腸症候群などで見られ，神経系の機能異常に起因する．

以上のように生理的疼痛，炎症性疼痛，神経障害性疼痛，機能障害性疼痛に分類される痛みは，いくつかの異なるメカニズムより生じる．理想的には，治療は痛みの症状を抑えることではなく，特異的なメカニズムを標的にすべきである．現在，痛みの緩和のために多くの薬物を使用できるが，それらの薬物の作用機序は，体性または内臓感覚刺激に対する一次感覚神経の

## Case

15歳の男児JD君は，ビル火災から避難する際に重度の熱傷を負った．体表の大部分に及ぶI度およびII度の熱傷と右前腕の局所的な全層熱傷を含む，広範な熱傷である．救急部門への到着時に激しい痛みを訴えていたため，モルヒネが静脈内投与され，痛みが治まったと彼が報告するまで増量された．その後も同じ用量でのモルヒネ投与が維持された．翌日，熱傷組織に対するデブリードマン【訳注：壊死組織を外科的に切除する手術】が行われた．その手術中，麻酔医がレミフェンタニルを持続静注し，さらに手術が終了する頃にモルヒネの急速静注を追加した．手術終了時とその後4日間にわたり，JD君は自己調節式の鎮痛薬投与装置を用いてモルヒネを静脈内投与した．熱傷が治癒すると，モルヒネが減量され，最終的にコデイン/アセトアミノフェン配合錠の経口投与に切り替えられた．3カ月後，JD君は皮膚移植部位の重度の触覚消失を報告した．また，同じ部位に持続的なピリピリ感もあり，時にはナイフで刺されたような鋭い痛みが発作的に生じるとも説明した．ペインクリニックへの紹介後，処方されたガバペンチンの経口薬により症状は部分的に軽快した．しかしながらその2カ月後，彼はペインクリニックで重度の痛みがあると再び報告した．この時点でガバペンチンにアミトリプチリンが追加され，痛みは緩和された．3年後，JD君の長引く痛みは消失して投薬は不要となったが，前腕の感覚がない状態は続いている．

### Questions

1. JD君が熱傷を負ってから初期治療を受けるまでに経験した痛みは，どのようなメカニズムによって生じ，持続したか？
2. 皮膚のデブリードマンの手術中に使用された薬剤の順序は，何を根拠としていたか？
3. 全層熱傷の領域において皮膚の治癒から数カ月ないし数年後に生じた自発痛のメカニズムと，JD君の慢性疼痛の治療にガバペンチンが使用された根拠を説明せよ．
4. なぜ，モルヒネを徐々に減量してコデイン/アセトアミノフェン配合錠に切り替えたのか？

反応，脳への情報の中継，および疼痛刺激に対する知覚反応を妨げるものである．痛みと鎮痛薬の薬理に関する以下の考察では，まず，侵害刺激から痛みの知覚に至るまでのメカニズムについて説明する．続いて，炎症や神経系の病変への反応として生じる痛覚感受性の増大に関与するプロセスについて検討する．最後に，臨床で疼痛緩和に使用される主要な薬物群の作用機序について記載して本章を締めくくる．

## ▶ 生理学

**痛み pain**とは，特定の感覚情報が神経系での処理を経て最終的に知覚される感覚である．最初の刺激は通常末梢で生じ，複数の制御を受けて中枢神経系 central nervous system（CNS）の感覚中継を経て皮質に伝えられる．この系は，鎮痛効果を得るための薬物の作用点という観点で有用な分析対象である．まず，外部からの強い侵害刺激の伝達により“高閾値”の一次感覚神経の末梢端が脱分極する．一次感覚神経は，侵害刺激に反応することから**侵害受容器 nociceptor**と呼ばれるが，その末端で脱分極を引き起こすには組織を損傷しうるほどの強い刺激を必要とするため，閾値が高くなっている．発生した活動電位は，末梢神経から後根に伸びる一次求心性感覚神経の軸索によりCNSに伝導され，続いて脊髄後角ニューロンのシナプスに伝わる．情報は二次投射ニューロンによって脳幹および視床に伝達され，そこではシグナルが皮質，視床下部，辺縁系に中継される．こうした情報伝達は，神経系のあらゆるレベルにおいて，遠隔および局所回路の抑制性および興奮性介在ニューロンによる調節を受ける（図17-1）．

### 感覚の伝達：一次求心性ニューロンの興奮

一次求心性ニューロンの体性および内臓感覚の侵害受容線維の末梢端は，温度刺激，機械的刺激および化学的刺激に反応する（図17-2）．これらの刺激が加わると，高い特異性を持つイオンチャネル/受容体が構造変化を起こし，それに媒介されて活動電位の発生に必要な脱分極（起動電位）が生じる．活性化した線維での活動電位の発生頻度と持続時間により，刺激の発生，強度，持続時間に関する情報がCNSに伝達される．

熱痛刺激に対する感受性は，明確に異なる複数の一次感覚ニューロン群に依存しており，あるものは低温（16°C未満）で活性化するのに対し，別のあるものは

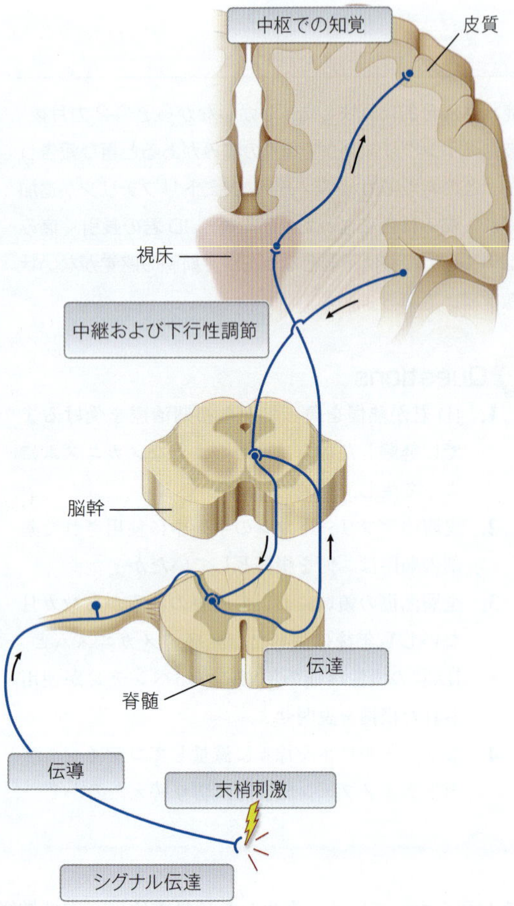


**図 17-1　痛覚回路の概要**
侵害刺激により末梢端が活性化されると，活動電位が発生し，脊髄後角に伝導される．神経伝達のシグナルは後角で中枢神経系（CNS）ニューロンに中継され，脳に送られる．この回路は下行性制御の修飾も受ける．

熱に反応する．熱痛刺激を感知するニューロンは，42°C を超える温度で活動電位を発生させる．侵害性の熱刺激に対する反応には，温度感受性の非選択的カチオンチャネル，特にイオンチャネルの transient receptor potential（TRP）ファミリーに属する **TRPV1** が関与している．このチャネルは，細胞外の低 pH，カプサイシン（トウガラシの辛味成分）などのバニロイド受容体リガンド，ならびに 42°C を超える熱に反応して活性化する．TRPV1 に加えて，2 つ目のバニロイド受容体である **TRPV2** は，50°C を超える熱でのみ活性化する．温刺激は TRPV3 および TRPV4 により伝達される．TRPV ファミリーの熱感受性イオンチャネルは，末梢性熱感を軽減する新薬の開発において標的分子とされている．JD 君の場合，最初の痛みは TRPV1 を発現する高閾値の温度感受性末梢ニューロンの熱による活性化に媒介されたものである．冷感は別の 2 つの TRP チャネルにより検出され，弱い冷刺激は TRPM8 が，強い冷刺激は TRPA1 が検出する．TRPM8 はメントールによっても，TRPA1 はカラシやワサビの辛味成分であるカラシ油によっても活性化される．

同様に，一部の一次求心性神経終末（高閾値の機械侵害受容器）は比較的強い機械的刺激（つまむ，ピンで刺すなど）により興奮する．機械的な侵害刺激の伝達を担う分子は未だ同定されていない．

**侵害受容ニューロン nociceptor neuron** の末梢端は，温度刺激と機械的刺激だけでなく，複数の化学シグナルにも反応する．末梢端を直接興奮させる化学物質（**化学活性化因子 chemical activator**）もあれば，末梢端の感受性を増大させる物質（**感作物質 sensitizing agent**）もある．体性感覚反応を誘発する既知のリガンドのほとんどは，細胞損傷や炎症と関連する．そのようなリガンドとしては，プロトン，カリウムイオン（$K^+$），アデノシン三リン酸 adnosine triphosphate（ATP），アミン，サイトカイン，ケモカイン，神経成長因子 nerve growth factor（NGF），ブラジキニンなどが挙げられる．例えば，狭心症は侵害受容を伴う事象であるが，心臓を支配する侵害受容ニューロンにおいて内臓感覚の伝達因子が活性化する．それらの化学的な伝達因子は，血流不足に陥った心筋組織から放出されたプロトンにより活性化される．

侵害受容ニューロンを興奮させることができる化学的刺激には，いくつかの種類がある（表 17-1）．第 1 に，虚血や炎症で生じる細胞外液の pH 低下は，TRPV1 および**酸感受性イオンチャネル acid-sensitive ion channel（ASIC）**を通じて，脱分極性につながる陽イオンの流入を引き起こす．酸感受性ナトリウムイオン（$Na^+$）チャネルは，単一のスーパーファミリーである**デジェネリン /ENaC degenerin/ENaC** に属する．第 2 に，細胞が破壊されると ATP がミリ M オーダーの濃度で細胞外間隙（正常時は ATP 濃度が非常に低い）に放出されるため，細胞外 ATP 濃度の上昇も細胞損傷のシグナルとなる．2 つの主要な ATP 受容体として，リガンド開口型チャネルの **P2X** と G タンパク質共役型 ATP 受容体の **P2Y** がある．

**キニン kinin** は 3 種類目の化学的刺激であり，感覚神経の末梢端を興奮させる．キニンペプチドはセリンプロテアーゼであるカリクレインによってキニノーゲンから生成され，この反応は通常，炎症および組織損傷の発生下で生じる．キニンは**ブラジキニン bradykinin B1** および **B2** 受容体を刺激することで作用する．B2 受容体は神経系全体にわたって恒常的に発現して

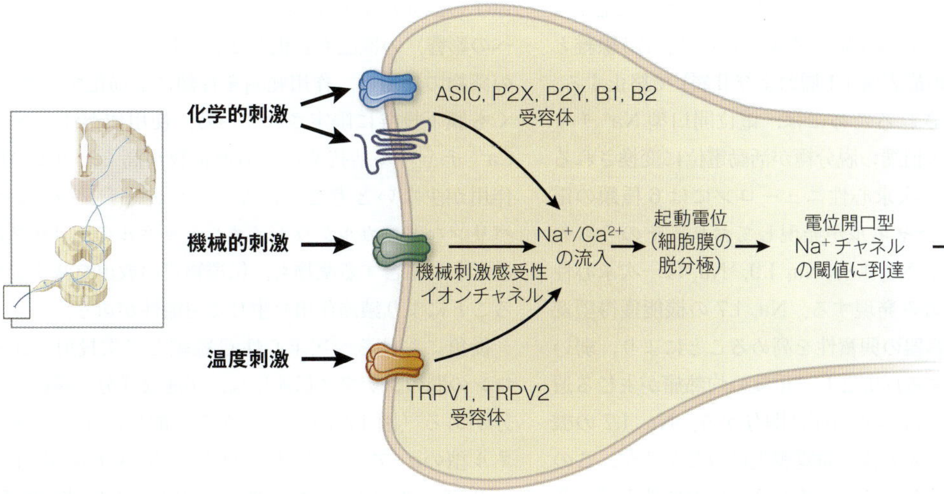


**図 17-2 末梢端での伝達**
温度刺激，化学的刺激または機械的刺激が加えられると，それぞれに特異的な末梢受容体が活性化され，イオンの流入と末梢端の脱分極が引き起こされる．温度刺激は，熱感受性カチオンチャネルである transient receptor potential（TRP）vanilloid receptor 1（TRPV1）または TAP vanilloid receptor-like protein 1（TRPV2）を活性化する．化学的刺激は，酸感受性イオンチャネル ASIC であるアデノシン三リン酸（ATP）感受性の P2X または P2Y チャネル，もしくはキニン感受性の BI 受容体または B2 受容体を活性化することができる．機械的刺激もイオン流入と脱分極を引き起こすが，分子レベルで関連するチャネルは同定されていない．いずれの場合も，侵害受容のシグナルによって誘導された起動電位が電位感受性 $Na^+$ チャネルの活性化閾値に達した時に，活動電位が発生する．

**表 17-1 侵害受容ニューロンで発現される化学感受性伝達受容体**

| 侵害刺激 | 受容体 | 受容体のタイプ |
|---|---|---|
| 低 pH（$H^+$） | ASIC | pH 開口型イオンチャネル |
| ATP | P2X<br>P2Y | リガンド開口型イオンチャネル<br>G タンパク質共役型受容体 |
| キニンペプチド | BI<br>B2 | $G_q$ タンパク質共役型受容体<br>$G_q$ タンパク質共役型受容体 |

ATP：アデノシン三リン酸，ASIC：酸感受性イオンチャネル．

いるのに対し，B1 受容体の発現は，細菌のリポ多糖や炎症性サイトカインインターロイキン interleukin (IL)-1$\beta$, 腫瘍壊死因子 tumor necrosis factor (TNF)-$\alpha$，IL-2，IL-9 に対する反応として誘導される．どちらのキニン受容体も G タンパク質共役型受容体で，イノシトール 1,4,5-三リン酸の産生によって細胞内カルシウムを増加させる．B2 受容体の活性化はプロスタグランジン $E_2$ prostaglandin $E_2$（$PGE_2$）および $PGI_2$ の産生にもつながる．冒頭の Case では，熱感に続いて熱傷が生じたことから，これらの化学伝達物質がさらに JD 君の痛みに寄与したと考えられる．

化学的刺激を感知するこれらの受容体は，今後の医薬品開発における標的分子となる可能性がある．ASIC または P2X/P2Y チャネルのアンタゴニストと B1 受容体または B2 受容体のアンタゴニストは，組織損傷と炎症に起因する急性痛の軽減に有用であるかもしれない．さらに，このようなアンタゴニストは，炎症性疼痛発生時の末梢性感作の予防において何らかの役割を果たす可能性がある（後述参照）．

## 末梢から脊髄への伝導

末梢端から CNS への情報伝導は一次求心性ニューロンの軸索が担っている．これらのニューロンは，伝導速度と太さにより大きく 3 つのグループに分類でき，それらのグループ間は刺激に対する感受性と中枢端のパターンも異なっている．第 1 のグループ（**Aβ 線維 Aβ-fiber**）は伝導速度の速い線維から構成され，この線維は機械的刺激に低い閾値で反応し，軽い接触，振動，毛髪の動きで活性化される．CNS ニューロン上の Aβ 線維のシナプスは，脊髄後角および脳幹後索核に存在する．第 2 のグループ（**Aδ 線維 Aδ-fiber**）には中間の速度で伝導し，冷刺激，熱刺激，強い機械的刺激に反応する線維が含まれる．第 3 のグループ（**C 線維 C-fiber**）は脊髄でシナプスを形成する伝導速度の遅い線維で，典型的には複数の様式で反応し，熱刺激，温刺激，強い機械的刺激，化学的刺激物に反応して活動電位を発生させることができる（ポリモーダル侵害受容器）．求心性の C 線維の一部（**静かな線維**や

**眠っている**線維と呼ばれる）は正常時には活性化されないが，炎症時のみ反応するようになる．Aδ線維とC線維は後角の最表層（Ⅰ層およびⅡ層）で終止する．

興奮が伝導されるためには，電位開口型 $Na^+$ チャネルによって末梢端の脱分極が活動電位に変換される必要がある．一次求心性ニューロンには6種類の電位開口型 $Na^+$ チャネルが発現しており，そのうちの4種類 $Na_v$ 1.7，$Na_v$ 1.8，$Na_v$ 1.9，$Na_x$ は一次求心性ニューロンでのみ発現する．$Na_v$ 1.7の機能獲得型変異は，侵害受容器の興奮性を高めることにより，弱い温度刺激に対する反応として重度の灼熱痛が生じる遺伝性疾患である肢端紅痛症に関与する．$Na_v$ 1.7の機能喪失型変異は先天性の痛覚喪失につながるが，このことは，痛覚におけるこのチャネルの重要性と鎮痛薬の標的としての有望性を浮き彫りにしている．$Na_v$ 1.8および $Na_v$ 1.9は細いニューロンに選択的に発現し，そのほとんどは高閾値の末梢刺激にのみ反応する（侵害受容器）．これら2種類のチャネルも活性化閾値は高めで，他のニューロンの電位開口型 $Na^+$ チャネルより緩徐に不活化する．痛覚線維において特異的な発現パターンを示すことから，$Na_v$ 1.8および $Na_v$ 1.9は薬理学的な標的として特に興味深い分子である．

感覚神経に特異的なこれらの $Na^+$ チャネルを選択的に遮断することで，触覚の感受性や体性または自律神経の運動機能を阻害することなく，またCNSや心血管系の $Na^+$ チャネルに影響を及ぼすことなく，末梢に生じた痛みを抑制できる可能性がある．現時点では，局所麻酔薬（第11章，局所麻酔薬の薬理学参照）や抗てんかん薬（第15章，中枢神経系における異常電気神経伝達の薬理学参照）などの非選択的 $Na^+$ チャネル拮抗薬の使用は，心臓およびCNSにおける電位開口型 $Na^+$ チャネルの遮断に関連した副作用のために制限されている．

## 脊髄後角での伝達

一次求心性ニューロンで発生した活動電位が脊髄後角にある軸索の中枢端まで到達すると，神経伝達物質の放出が誘発される．シナプス小胞から神経伝達物質が放出されるこの過程では，**N型電位開口型カルシウムイオン（$Ca^{2+}$）チャネル N-type voltage-gated calcium channel** がその調節に大きな役割を果たしている．天然の貝毒であるωコノトキシンは，選択的N型 $Ca^{2+}$ チャネル拮抗薬として作用し，このペプチドを模倣した合成薬の **ziconotide** は現在，重度の疼痛の治療に使用されている．しかしながら，このような $Ca^{2+}$ チャネル拮抗薬は，交感神経系のニューロン（低血圧の誘発）やCNSの多くのニューロン（認知機能への影響）の機能も変化させる．したがって，これらの薬物の使用は，作用範囲を脊髄に限局化するため，くも膜下投与に限定されている．使用依存性のN型 $Ca^{2+}$ チャネル拮抗薬は，治療指数が高く，重度の副作用が少ないと考えられる．ガバペンチンやプレガバリンなど，カルシウムイオンチャネルの $\alpha_2\delta$ サブユニットに結合する薬物も，伝達物質の放出を減少させることにより鎮痛作用を生じる可能性がある．

後角における一次求心性C線維と二次投射ニューロンの間のシナプス伝達には，迅速な成分と緩徐な成分がある（図17-3）．グルタミン酸は，イオンチャネル型のα-アミノ-3-ヒドロキシ-5-メチル-4-イソキサゾールプロピオン酸 α-amino-3-hydroxy-5-methyl-4-isoxazolepropionic acid（AMPA）および *N*-メチル-D-アスパラギン酸 N-methyl-D-aspartate（NMDA）受容体に作用して，一次感覚神経と二次感覚神経の間の迅速な興奮伝達を媒介する．グルタミン酸はまた，代謝型受容体の metabotropic glutamate receptor（mGluR）に作用して，シナプスの緩徐な修飾反応も媒介する．タキキニン類の**サブスタンスP substance P** や**カルシトニン遺伝子関連ペプチド calcitonin gene-related peptide（CGRP）**などの**神経ペプチド neuropeptide** とニューロトロフィンである**脳由来神経栄養因子 brain-derived neurotrophic factor（BDNF）**などの他の**シナプス神経調節物質 synaptic neuromodulator** は，グルタミン酸とともに放出され，代謝型のGタンパク質共役型受容体および受容体型チロシンキナーゼに作用して，より緩徐なシナプス作用ももたらす．これらの共放出されたペプチドの存在により，痛覚の伝達に使用依存性の顕著な機能的可塑性がもたらされる．神経ペプチドを含有するシナプス小胞の放出には，グルタミン酸を含有する小胞の放出よりも高頻度で持続時間の長い活動電位が必要になるため，シナプス伝達における神経ペプチドの生理機能には，特に強い刺激に対するシグナル応答が関与する．

## 脊髄における下行性および局所性の抑制性調節

脊髄におけるシナプス伝達は，局所の抑制性介在ニューロンと脳幹から後角に下行する投射の両方によって調節されている．これらの系は感覚情報の脳への伝達を制限できるため，薬理学的介入の対象として重要である．脊髄後角における主要な抑制性神経伝達物質は，**オピオイド opioid** ペプチド，**ノルアドレナリン noradrenaline（NA）**，**セロトニン serotonin**（5-

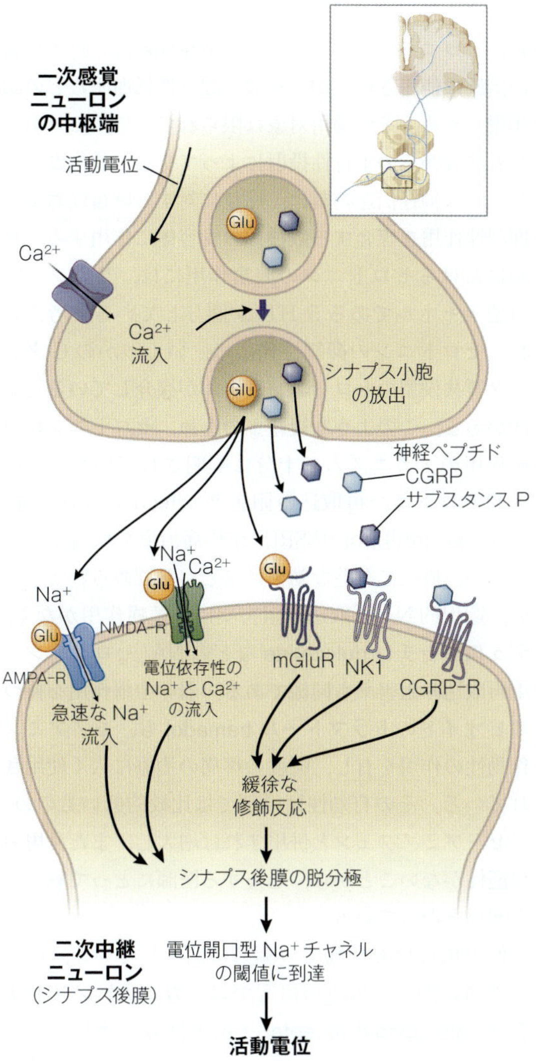


**図 17-3　脊髄後角における神経伝達**

末梢からの活動電位によってシナプス前膜の電位感受性カルシウムイオン（$Ca^{2+}$）チャネルが活性化され，$Ca^{2+}$ 流入と引き続くシナプス小胞放出が引き起こされる．続いて，放出された神経伝達物質［すなわちグルタミン酸，カルシトニン遺伝子関連ペプチド（CGRP）やサブスタンスPなどの神経ペプチド］がシナプス後膜の受容体に作用する．イオンチャネル型グルタミン酸受容体の刺激ではシナプス後膜で迅速な脱分極が生じるが，他の修飾受容体の活性化では，より緩徐な脱分極が媒介される．シナプス後膜の脱分極が十分であれば，二次中継ニューロンで活動電位が発生する（シグナル発生）に至る．

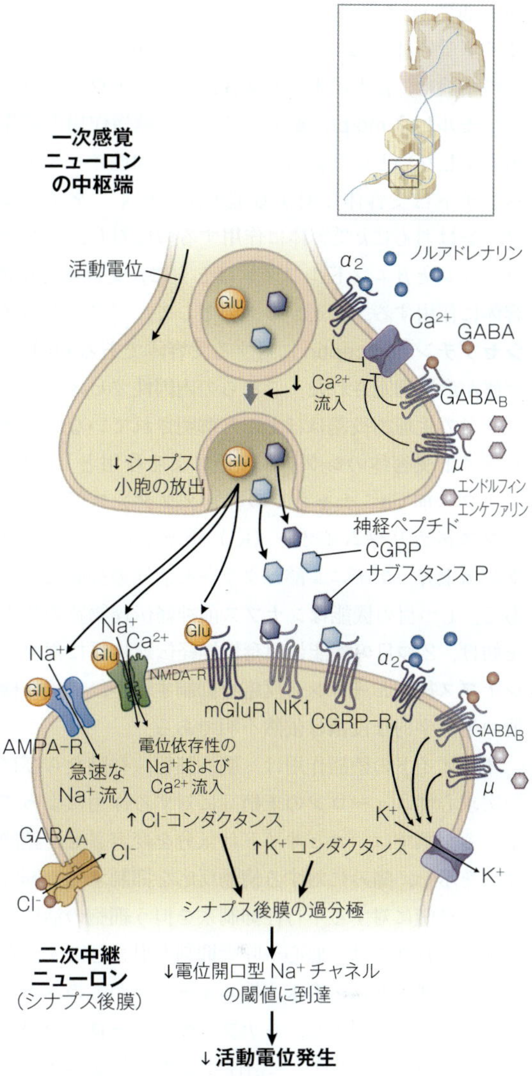


**図 17-4　神経伝達の抑制性調節**

下行性抑制系や局所回路の抑制性ニューロンにより放出されたノルアドレナリン，γアミノ酪酸（GABA），オピオイドは，シナプス前膜とシナプス後膜の両方に作用して神経伝達を阻害する．シナプス前膜に対する阻害作用は，電位感受性カルシウムイオン（$Ca^{2+}$）チャネルの活性低下を介して生じるが，シナプス後膜に対する阻害作用は，おもに塩素イオンの流入およびカリウムイオン（$K^+$）の流出の増加を介して生じる．

HT)，**グリシン glycine** および**γアミノ酪酸 γ-aminobutyric acid（GABA）**である（図 17-4）．GABA 受容体の生理学については，第 12 章，GABA 作動性およびグルタミン酸作動性神経伝達の薬理学で考察している．

オピオイドペプチドはシナプス伝達を阻害し，CNS のいくつかの部位において侵害刺激に対する反応として放出される．**βエンドルフィン β-endorphin，エンケファリン enkephalin，ダイノルフィン dynorphin** を含めて，すべての内因性オピオイドペプチドは N 末端に共通の配列 Tyr-G1y-Gly-Phe-Met/Leu を有する．これらのオピオイドは，より大きな前駆体タンパクであるプロオピオメラノコルチン，プロエンケファリン，プロダイノルフィンのタンパク質分解により遊離される．オピオイド受容体は伝統的に**μオピオイド受容体 μ opioid receptor，δオピオイド受容体 δ opioid receptor，κオピオイド受容体 κ opioid receptor** の 3 つのクラスに分類され，いずれも 7 回膜貫通型Gタンパク質共役型受容体である．$\mu$オピオイド受容体はモルヒネによる鎮痛作用を媒介する．この結論は，$\mu$オピオイド受容体ノックアウトマウスでは**モルヒネ morphine**を投与しても鎮痛作用も副作用も生じないという観察に基づく．内因性オピオイドペプチドは受容体に対する選択性が高く，ダイノルフィンはおもに$\kappa$受容体に作用するのに対し，エンケファリンと$\beta$エンドルフィンはともに$\mu$受容体と$\delta$受容体に作用する．関連するものとして，ペプチドの**ノシセプチン nociceptin**に対する受容体であるORL受容体が最近同定された．これらの内因性オピオイドペプチドの生理的役割はほとんど解明されていない．オピオイド受容体のシグナル伝達による作用としては，シナプス前$Ca^{2+}$チャネルのコンダクタンス低下，シナプス後カリウムイオン（$K^+$）チャネルのコンダクタンス上昇，アデニル酸シクラーゼ活性の抑制などがある．1つ目の機能はシナプス前神経伝達物質の放出を妨げ，2つ目の機能は興奮性神経伝達物質に対するシナプス後ニューロンの反応を抑制するが，最後の機能の生理学的な役割は依然不明である．

オピオイドの鎮痛作用は，脳，脳幹，脊髄ならびに一次求心性ニューロンの末梢端に対する作用によって生じる．脳では，オピオイドは気分を変容させ，鎮静作用を示し，痛みに対する情動反応を抑制する．脳幹では，脊髄に対する下行性抑制系を担う細胞の活性を増強し，脊髄では，悪心や呼吸抑制も引き起こす．脊髄のオピオイドは一次求心性ニューロンからのシナプス小胞の放出を阻害し，シナプス後ニューロンを過分極させる（前述参照）．末梢性オピオイド受容体への刺激は，一次求心性ニューロンの活性化を抑制し，免疫細胞の活性を調節するとのエビデンスもある．これらの連続する各部位で生じるオピオイドの作用は，末梢から脳への情報の流れを阻害するという効果において相乗的に働くと考えられている．

NAは，脳幹から脊髄への下行性の投射により放出される．$\alpha_2$アドレナリン受容体は，7回膜貫通型のGタンパク質共役型受容体であり（第10章，アドレナリン作動性の薬理学参照），脊髄におけるNAの主要な受容体である．オピオイド受容体の活性化と同様，$\alpha_2$アドレナリン受容体が活性化されると，シナプス前膜で電位開口型$Ca^{2+}$チャネルが阻害され，シナプス後膜で$K^+$チャネルが開口し，さらにアデニル酸シクラーゼが阻害される．$\alpha_2$アドレナリン受容体はシナプス前膜とシナプス後膜の両方に発現しているため，脊髄でNAを放出させれば，シナプス前膜からのシナプス小胞の放出を減少させ，シナプス後細胞の興奮を抑制することができる．$\alpha_2$アドレナリン受容体アゴニストの**クロニジン clonidine**は，時に疼痛の治療に使用されるが，鎮静や起立性低血圧などの副作用のため，その適用対象は限られている．セロトニンも脳幹からの下行性投射によって脊髄で放出されるが，この神経伝達物質は，痛覚に対する興奮性および抑制性作用を媒介する数種類の受容体に作用する．脊髄におけるセロトニンの興奮作用には，リガンド開口型チャネルである5-$HT_3$が関与していると考えられ，セロトニンの抑制性作用は，いくつかのGタンパク質共役型のセロトニン受容体が媒介している可能性がある．このような複雑さのため，セロトニンの鎮痛作用のメカニズムは十分に解明されていない．選択的セロトニン再取込み阻害薬selective serotonin reuptake inhibitor（SSRI）が疼痛治療で検討されているが，概して有益な効果はほとんど認められていない．選択的NA再取込み阻害薬には鎮痛作用がなく，**デュロキセチン duloxetine**などのNA/セロトニン二重再取込み阻害薬も同様である．弱い中枢作用を持つオピオイドの**トラマドール tramadol**も，モノアミン作動性の作用を有し，軽度の疼痛の治療に広く使用されている．その有効性は単剤では比較的低いものの，アセトアミノフェンと併用すれば増大し，また乱用の可能性がないことから，処方する医師にとって魅力的な薬物となっている．

他の化合物も脊髄での調節に関与している．痛覚の調節に関する最近の研究では，**カンナビノイド受容体 cannabinoid receptor**と内因性カンナビノイドに注目が集まってきている．カンナビノイド受容体にはCB1とCB2の2種類があり，いずれもGタンパク質共役型で，CB1は脳，脊髄，感覚ニューロンに，CB2はおもに神経以外の組織，特にミクログリアなどの免疫細胞に発現する．**アナンダミド anandamide**および**2-アラキドノイルグリセロール 2-arachidonylglycerol（2-AG）**ファミリーのメンバーなど，いくつかの内因性カンナビノイドが同定されている．アナンダミドと2-AGはそれぞれ別の経路で合成され，貯蔵されることなく，ただちに使用される．アナンダミドはCB1およびCB2での有効性が比較的低い一方，2-AGは両受容体で高い有効性を示す．アナンダミドのクリアランスは脂肪酸アミノヒドロラーゼ fatty acid amino hydrolase（FAAH）が媒介するが，2-AGはモノアシルグリセロールリパーゼを介して除去される．症例報告に基づく知見と臨床試験データを総合すると，後天性免疫不全症候群acquired immune deficiency syndrome（AIDS）関連神経障害や多発性硬化症の患者ではマリファナが鎮痛作用を示すことが示唆されている．現在開発中の選択的カンナビノイド受容体アゴニストおよびFAAH阻害薬が疼痛管理に有用となる可能性がある．CB1受容体はストレス要因後の鎮痛を媒介する因子であることが前臨床データから示唆されている一方，CB2受容体については，末梢神経の損傷後に脊髄のミクログリアでアップレギュレーションが見られる．

内因性カンナビノイドは，末梢または脊髄に存在して侵害刺激の伝達に影響を及ぼすカンナビノイド受容体，もしくは中脳水道周囲灰白質に存在して下行性抑制系に影響を及ぼす受容体を介して，痛みを調節していると考えられる．中枢に作用するCB1アゴニストには向精神作用があり，乱用の可能性がある．CB1受容体アンタゴニストの rimonabant は，2006年に肥満治療薬として欧州で承認されたが，後に重度の抑うつや自殺傾向などの副作用の懸念から回収となった．この薬剤は米国では承認されていない．

## ▶ 病態生理学

警告または防衛シグナルとして働く侵害刺激によってのみ誘発される生理的・適応的な感覚である急性の**侵害受容性疼痛** nociceptive pain の発生は，前述の疼痛処理回路が担っている．急性外傷や分娩，手術など，侵害受容性疼痛を管理しなければならない臨床状況もあるが，そのような場合には，局所麻酔薬で痛覚の伝達を遮断するか（第11章参照），高用量のオピオイドを投与することで疼痛伝達経路を遮断することができる．オピオイドには，手術中に使用される**レミフェンタニル** remifentanil などの速効性のものと，**モルヒネ** morphine などの緩やかに作用するものがあり，モルヒネを術前に投与すると術後の疼痛管理まで活性が保持される．

末梢組織の炎症と神経系の損傷はともに，侵害および非侵害刺激に対する**過敏** hypersensitivity と明らかな刺激のない状態で生じる**自発痛** spontaneous pain を特徴とする痛みを引き起こす．これらの種類の臨床的な痛みを引き起こすメカニズムが解明されれば，現時点で使用可能な薬剤の適正使用や新規治療薬の開発が促進されるはずである．

### 臨床的な痛み

理想的な疼痛治療の基本は，特定の患者で働く疼痛メカニズムと異常な痛覚感受性が正常化する過程で働くメカニズムを正確に同定して標的にすることと考えられる．臨床的な疼痛症候群は複数のメカニズムが組み合わさって発生するが，具体的にどのメカニズムが関与しているかを同定する診断ツールはほとんどない．慢性疼痛では治療が複雑になる場合があり，副作用を抑えつつ至適な治療効果を得るためには，通常は複数の薬剤が必要となる（多剤併用）．慢性の炎症性疼痛には，炎症反応を軽減する薬剤の使用が必要であり，そのような薬剤には基礎にある炎症性疾患を是正する効果（疾患修飾療法）と痛みを抑制する効果の両方が期待される．例えば，**非ステロイド性抗炎症薬** nonsteroidal anti-inflammatory drugs（NSAIDs）（第42章，エイコサノイドの薬理学参照）は関節リウマチの一次治療で使用される．この治療法では，炎症を軽減することにより，末梢神経終末を感作するリガンドの放出を減少させ，それにより末梢性感作を予防することができる（後述参照）．鎮痛作用も期待される疾患修飾性の他の抗炎症薬としては，TNF-α阻害薬などのサイトカイン阻害薬ないし封鎖薬と免疫抑制薬がある．

炎症によらない神経障害性または機能障害性疼痛のほとんどは，基礎疾患の経過が不明であったり（線維筋痛症など），現時点で利用できる治療法では治癒が困難であったり（神経障害性疼痛など）することから，その治療に使用される主要な薬剤は一般に疾患修飾型ではない．末梢神経損傷，脊髄損傷または脳卒中に伴う神経障害性疼痛では，一般的に疼痛症状を軽減するためにいくつかの薬剤を使用する必要がある．悪性疾患以外の疼痛には，その副作用と耐性および身体的依存の可能性（第18章，乱用薬物の薬理学参照）から，オピオイドの使用は一般に最後の手段とされてきた．しかし近年では，かなりの割合の患者で薬物探索行動を誘発し，違法使用につながる機会を生むリスクはあるものの，がん以外の慢性疼痛の管理にもオピオイドが使用されることが増えてきている．

外傷または炎症による重度の急性痛は，オピオイドや速効性のNSAIDsで治療されるのが通常である．例えば，骨折による疼痛を軽減するには，迅速に作用して迅速に消失するオピオイドのレミフェンタニルが有効である．治癒に時間のかかる組織損傷を伴う手術では，術後の疼痛管理に長時間作用型の薬剤が必要になる．長時間作用型の薬剤［hydromorphone，ペチジン（別名：meperidine），モルヒネ］が単剤で使用されるか，速効性かつ短時間作用型の薬剤（フェンタニル，レミフェンタニル）と長時間作用型の薬剤が併用される．JD君が受けた壊死組織の切除手術（デブリードマン）では，周術期の疼痛を管理する至適な手段としてレミフェンタニルが使用され，続いて術後の疼痛管理としてモルヒネが急速および持続静注された．オピオイドは多くの患者において悪心と鎮静を引き起こすが，日帰り手術でオピオイドが使用される際には，これらが潜在的な問題となる．膵炎など急性の炎症性疼痛を引き起こす病態には，しばしばモルヒネが投与される．痛風もまた重度の疼痛を引き起こす急性炎症性疾患であるが，その治療では通常，疼痛を迅速に軽減するためにインドメタシン（NSAIDsの一種）が投与され，さらに長期的に基礎疾患を是正するために特異的な疾患修飾薬が使用される（第48章，炎症にかかわる統合薬理学：痛風参照）．

## 末梢性感作

いくつかの種類の末梢刺激は，一次求心性ニューロンの活性化閾値を低下させ，その反応性を増大させることがある（図17-5）．**末梢性感作 peripheral sensitization** を構成するこれらの変化により，正常では侵害性とならない刺激が痛みとして知覚されるようになる**アロディニア allodynia** や，損傷部位（一次性痛覚過敏の領域）において強い刺激が通常より強い痛みとして知覚され，より長期間持続するようになる**痛覚過敏 hyperalgesia** が発生することがある．損傷した細胞（ATP）や免疫細胞（IL-1$\beta$）から放出される一部の炎症性メディエーターは，侵害受容器を直接活性化することができ，それにより組織損傷の存在を知らせるシグナルをCNSに送ることで，痛みを誘発する．一次性痛覚過敏が発生するメカニズムには，刺激の伝達プロセスの直接的な変化と，エフェクター分子の放出により誘発される間接的な変化の両方が含まれる．伝達プロセスの変化の一例として，熱刺激による反復的なTRPV1受容体の活性化があるが，これにより活性化閾値が低下する結果，正常時には痛みとして感知されない温刺激（38～40°C）によっても受容体が活性化されるようになる．末梢性感作を引き起こすエフェクター分子としてよく知られるものは，炎症性メディエーターのブラジキニン，プロトン，ヒスタミン，$PGE_2$，NGFである．$PGE_2$ は4種類あるEP受容体に作用する一方，NGFはTrkA受容体に作用する．ヒスタミンの作用は，かゆみに関与する一部の感覚神経でより顕著となる．

感作性の化学伝達物質は，侵害受容ニューロンの末梢端に発現するGタンパク質共役型受容体または受容体型チロシンキナーゼに作用する．ブラジキニンや $PGE_2$，アデノシンなどによってGタンパク質共役型受容体が活性化されると，その反応としてホスホ

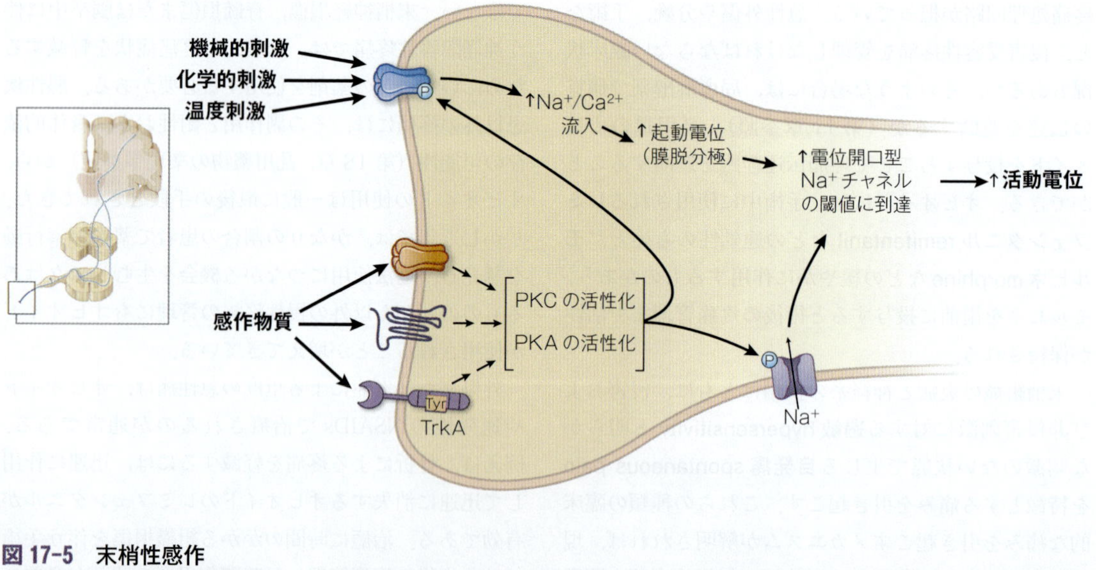


**図17-5　末梢性感作**
末梢から放出された感作物質によって，末梢神経終末の感受性を増大させるシグナル伝達が活性化される．感受性の増大に関与するメカニズムとしては，(1) 侵害刺激に対する反応としてのイオン流入の増加と，(2) 活動電位の起動・伝播に関与する電位感受性ナトリウムイオン（$Na^+$）チャネルの活性化閾値の低下がある．ここで示した例では，感作物質が3種類の細胞表面受容体の1つ（例えばGタンパク質共役型受容体）を活性化する．この受容体が平行する2つのシグナル伝達カスケードを始動させる．1つ目のカスケードは，ホスホリパーゼC（PLC）経路を活性化して，細胞内に貯蔵されたカルシウムイオン（$Ca^{2+}$）の放出を促進し，プロテインキナーゼC（PKC）を活性化する．これらの作用はどちらも，痛覚刺激に対する反応において［例えばTRPV1受容体（青）を介して］イオン流入を増加させる．2つ目のシグナル伝達カスケードは，アデニル酸シクラーゼ adenytyl cyclase（AC）を活性化することにより，サイクリックAMP　cyclic adenosine monophosphate（cAMP）の産生増加，プロテインキナーゼA（PKA）の活性化，$Na^+$ チャネルのリン酸化を引き起こす．どちらのカスケードでも，活動電位の起動および伝播の可能性が高まる．神経成長因子（NGF）はTrkAのリガンドである．詳細は本文を参照のこと．

リパーゼC，ホスホリパーゼ$A_2$およびアデニル酸シクラーゼが活性化される．次に，これらのシグナル伝達酵素によって，プロテインキナーゼA protein kinase A（PKA）またはプロテインキナーゼC protein kinase C（PKC）を活性化するメディエーターが産生される．PKAは電位開口型$Na^+$チャネル$Na_V$1.8をリン酸化することにより，その活性化閾値を低下させると同時に，開口時に通過する電流の量を増加させる．PKCはTRPV1をリン酸化して，その活性化閾値を低下させることにより，熱刺激に対する末梢端の反応性を増大させる．

炎症をもたらす外部の事象によって引き起こされる末梢組織での反応の増強に加えて，末梢端自体も炎症に寄与することがある（神経性の炎症）．脱分極や化学的刺激が生じると，一次求心性ニューロンの末梢端からサブスタンスPやCGRPなどの神経ペプチドが放出される．この末梢端からの神経ペプチドの放出によって血管拡張と毛細血管の透過性亢進が起こり，それにより組織損傷に対する膨疹・潮紅反応が生じる．さらに，神経ペプチドは炎症細胞からのヒスタミンやTNF-$\alpha$の放出を誘導する．顆粒球の動員および活性化，ならびに局所毛細血管の径の増大および血漿への透過性亢進により，興奮した末梢端のある部位で局所的な炎症反応が引き起こされる．

末梢性感作は，臨床的な痛みに対する薬理学における重要な標的である．最も広く使用されている鎮痛薬であるNSAIDsは，シクロオキシゲナーゼ cyclooxygenase（COX）の酵素活性を阻害することによってプロスタグランジンの産生を減少させ，それにより局所炎症反応と末梢性感作も減弱させる．シクロオキシゲナーゼにはCOX-1とCOX-2の2つのアイソフォームが存在する（第42章参照）．前者は恒常的に活性があり，胃粘膜の完全性の維持や正常な血小板機能など，様々な生理機能に重要である．COX-2は，サイトカイン［特に転写因子として働く核内因子$\kappa$B nuclear factor $\kappa$B（NF-$\kappa$B）を介して作用するIL-1$\beta$やTNF-$\alpha$など］の局所分泌に対する反応として，炎症部位において選択的なアップレギュレーションを受ける．

**セレコキシブ celecoxib，rofecoxib，valdecoxib** などの選択的COX-2阻害薬は，選択性の低いNSAIDsで生じる一部の副作用（消化管出血など）を軽減しつつ，炎症性疼痛をコントロールする薬剤として開発された．しかしながら，大規模な市販後試験により，心筋梗塞リスクの増加など，COX-2阻害薬の使用に伴う心血管系に対する重篤な副作用の発生率増加が明らかにされ，その結果，ほとんどの選択的COX-2阻害薬が回収されることになった．COXに加えて，刺激伝達に関与する分子，シグナル伝達を媒介する分子，そして末梢端に発現する$Na^+$チャネルのいずれも，末梢性疼痛に対する過敏性を軽減する新規鎮痛薬の開発において標的となる可能性がある．

JD君の場合，熱傷部位で末梢性感作が誘導され，強い刺激により神経性の炎症に至ったと考えられる．関連する組織損傷によって炎症性メディエーターの放出がさらに促進され，それによりセカンドメッセンジャーカスケードが活性化された結果，時間の経過とともに末梢端の興奮性が高まっていったことが示唆される．

## 中枢性感作

痛覚過敏やアロディニア（異痛症）は，しばしば炎症および組織損傷が発生した当初の範囲を越えて広がることがある．この領域は二次性痛覚過敏や二次性アロディニアの領域と呼ばれ，ここで見られる痛覚過敏は脊髄後角における感覚処理の変化に依存する．それらの変化は**中枢性感作 central sensitization**と呼ばれるニューロンの可塑性の一種で，脊髄後角のニューロンにおいて通常は強いシナプス伝達の反復により細胞内シグナル伝達カスケードが活性化され，以降の刺激に対する反応性が高められた場合に生じる．

中枢性感作の誘導には，脊髄後角ニューロンに発現するいくつかのシナプス後受容体が関与する（図17-6）．そのような受容体としては，AMPA，NMDA，代謝型グルタミン酸受容体の他，サブスタンスP（ニューロキニン）受容体NK1とBDNF（ニューロトロフィン）受容体TrkBなどがある．代謝型受容体が活性化されるか，NMDAチャネルから$Ca^{2+}$が流入すると，PKCなどの細胞内プロテインキナーゼ，カルシウム/カルモジュリンキナーゼ，および細胞内シグナル関連プロテインキナーゼ extracellular signal-related protein kinase（ERK）が活性化される．続いて，これらのエフェクターが翻訳後プロセシング（通常はリン酸化）により既存の膜タンパクの機能を変化させる．例えば，リン酸化したNMDA受容体は，グルタミン酸に対する反応において，より迅速かつより長時間開口するようになる．AMPA受容体がリン酸化すると，細胞質中に貯蔵された状態から細胞膜に転位し，シナプス効率を増大させる．ERKが活性化すると，脊髄後角ニューロンの$K^+$チャネルの活性が低下し，$K^+$電流の減少によりニューロンの興奮性が高まる．ほとんどの場合，誘導刺激が停止すれば中枢性感作は徐々に減弱してい

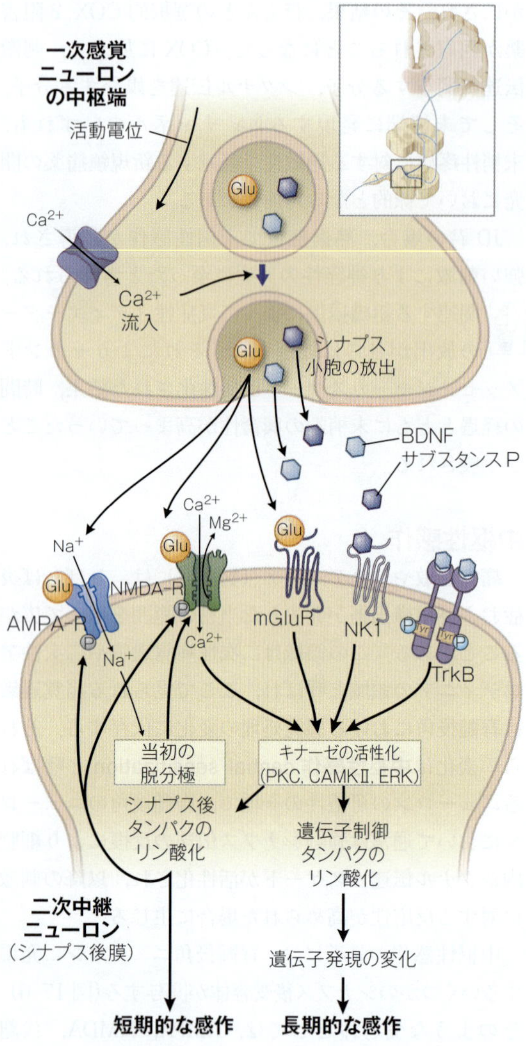


**図 17-6　中枢性感作**
中枢性の伝達が持続的または強力に活性化されると，シナプス後ニューロンへのカルシウムイオン（$Ca^{2+}$）流入（おもに NMDA 受容体を介する）が誘導される．様々な神経調節性シグナルが複合的に作用する結果，$Ca^{2+}$ 流入によってシグナル伝達カスケードが活性化され，短期的および長期的なシナプス興奮性が高められる．BDNF：脳由来神経栄養因子，PKC：プロテインキナーゼ C，ERK：細胞内シグナル関連プロテインキナーゼ．

くが，慢性的な損傷や炎症は長期間持続する中枢性感作を引き起こす可能性がある．

NMDA 受容体の遮断により，中枢性感作の誘導および持続を予防することができる．例えば，NMDA 受容体遮断薬を術前に開始すると，術後の疼痛が軽減されることが示されている．術後疼痛の一部は，手術中に生じる強い末梢刺激に関連する NMDA 受容体に依存した中枢性感作に起因している可能性が高い．NMDA 受容体遮断薬の**ケタミン ketamine** には，感作された NMDA 受容体の活性化に対抗する作用がある．NMDA 受容体は広く発現しているが，ケタミンや**デキストロメトルファン dextromethorphan** などの NMDA 遮断薬は，健忘や幻覚などの重大な向精神作用を引き起こす．PKC や ERK が代替の標的である．後角の感作に関与するシグナル伝達タンパク質の多くは，あらゆる細胞で発現しているが，くも膜下または硬膜外注射で投与することで，脊髄を標的とした治療が可能になると考えられる．

JD 君の Case でも，熱傷により生じた末梢での強い活性化により，中枢性感作が発生した．その影響により，熱傷部位に感じられた長引く痛みがさらに増強し，組織損傷と炎症が発生した当初の範囲を越える熱傷部位周囲にまで痛みが生じたわけである．

## 神経障害性疼痛

神経損傷後に生じることのある持続性疼痛のメカニズムには，神経系の機能的および構造的変化が関与しており，このメカニズムは一次求心性ニューロンと CNS の両方で生じる（図 17-7）．末梢では，神経損傷が発生すると一次求心性感覚ニューロンの生理学的性質と転写プロファイルが変化し，それらの変化が神経障害性疼痛の発生に寄与する．これらの変化は，マクロファージやシュワン細胞 Schwann cell から放出される炎症性サイトカインなどの陽性シグナルと，末梢における NGF の支援の消失などの陰性シグナルが組み合わさって誘導される．さらに，損傷した一次感覚神経では $Na^{+}$ チャネルの発現パターンが変化し，$Na_v$ 1.8 と $Na_v$ 1.9 が減少する一方，正常時には一次感覚ニューロンで検出されない $Na_v$ 1.3 が増加する．$Na_v$ 1.3 チャネルは不活化から加速度的に回復するが，異所性の活動電位が発生するのに十分な程度まで細胞の興奮性を高めることにより，神経障害性疼痛の発生に寄与すると考えられている．$Na^{+}$ チャネルの神経障害性疼痛への関与は，三叉神経痛の治療において**カルバマゼピン carbamazepine** や **oxcarbazepine** などの $Na^{+}$ チャネル拮抗薬が有効であることが裏付けとなっている．

神経損傷は脊髄後角内でのシナプス結合パターンの再編成も促進する．末梢神経が損傷すると再生反応が誘導されるが，末梢への栄養供給が失われると，おもに C 線維が失われるため，正常では C 線維の中枢端で占拠されている領域に，再生してくる A$\beta$ 線維中枢端が自由に侵入できるようになる．末梢神経の損傷後に生じる別の構造的変化は，後角における興奮毒性による抑制性ニューロンの損失であり，抑制の消失（脱抑制）から痛覚感受性の増大につながる．JD 君が経

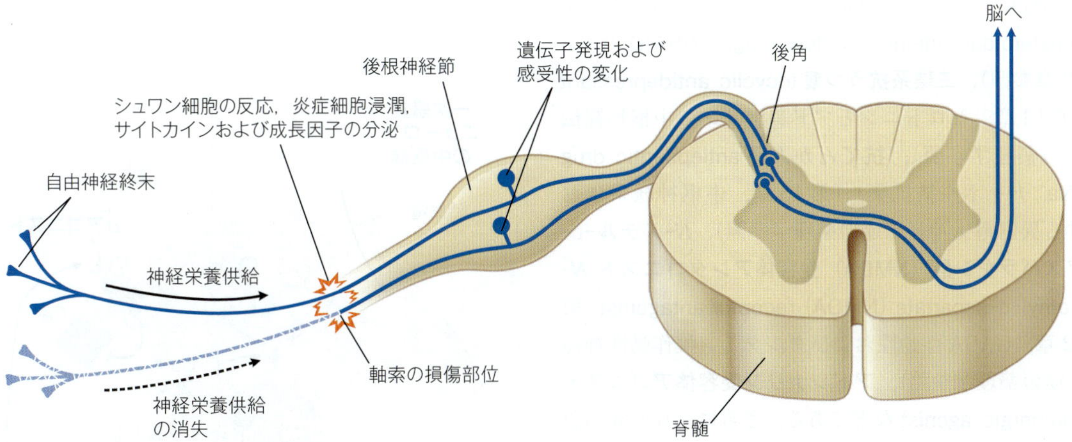


**図 17-7 神経障害性疼痛の模式図**
神経損傷が起きると，陰性シグナルと陽性シグナルの組み合わせにより侵害受容系の生理学的性質が変化する．神経栄養供給の消失は損傷した神経線維における遺伝子発現の変化につながるが，炎症性サイトカインの放出は損傷した神経線維とそれに隣接する正常な神経線維の両方で遺伝子発現の変化をもたらす．これらの遺伝子発現の変化により侵害受容性線維の感受性と活性が変化する結果，神経障害性疼痛の特徴である損傷の持続的な知覚へと至る．

3 験した術後数年にわたって持続する痛みには，これらのメカニズムが複合的に関与したものと考えられる．シナプスを介した神経変性を予防するために考案された神経保護療法は，特に神経損傷の発生時期を特定できる場合（手術後など），神経障害性疼痛に対する疾患修飾法となりうる．また，神経栄養因子の転写レベルの変化と一部の構造的変化の両方を是正できる可能性もある．

## 片頭痛

片頭痛は，最長 3 日間持続する頭痛発作を引き起こす疾患で，典型的には光および音の回避と悪心を伴う．一部の片頭痛には前兆があり，その場合には一過性の神経症状が見られる．片頭痛の病態生理には，いくつかの事象が含まれると考えられている．第 1 に，頭痛の発生に先立ち，一部の領域が活性化した後に不活化する現象が皮質全体を伝播するように発生する．この現象は**皮質拡延性抑制 cortical spreading depression** と呼ばれており，暗点（視野障害）など片頭痛の前兆として認められる感覚障害と相関する．第 2 に，硬膜の脈管構造中において複数の神経ペプチドが放出されるが，これは皮質の興奮に誘発されたものである可能性がある．第 3 に，神経ペプチドおよび炎症性メディエーターの局所放出により，硬膜の脈管構造からの三叉神経求心性線維が活性化されて感作される．第 4 に，閾値の高い三叉神経求心性線維が高度に活性化することで中枢性感作が生じ，二次性痛覚過敏および触覚アロディニアに至る．したがって，片頭痛発作は，末梢および中枢神経系の興奮性が間欠的に異常をきたすことによる急性症状と考えることができる．

稀な常染色体優性遺伝疾患である家族性片麻痺性片頭痛 familial hemiplegic migraine（FHM）の研究で得られたエビデンスから，片頭痛全般の発生機序の解明が進展する可能性がある．この疾患は，片側性の運動麻痺を特徴とする特定の前兆を伴う片頭痛発作で構成される．FHM には *CACNA1A*，*ATP1A2*，*SCNA1* の 3 つの遺伝子が関係している．*CACNA1A* は電位感受性 $Ca^{2+}$ チャネル $Ca_v$ 2.1 のサブユニットをコードするが，動物モデルでは $Ca_v$ 2.1 の機能獲得型変異によりシナプス前カルシウムの増加とグルタミン酸放出の増加が引き起こされ，これが皮質拡延性抑制の誘因を説明するうえでの手がかりとなる可能性がある．*ATP1A2* は $Na^+/K^+$ ATP アーゼ（$Na^+/K^+$ ポンプ）のサブユニットをコードしているが，この分子はニューロン膜電位の維持に極めて重要であり，グルタミン酸輸送に必要な $Na^+$ 勾配を作り出している．*SCNA1* は，活動電位の伝導に関与する電位感受性 $Na^+$ チャネルのサブユニットをコードしている．ただし，比較的頻度の高い病型の片頭痛がこれらの遺伝子の同様の変化と関連しているかどうかは，依然として不明である．

## ▶ 薬理学上の分類

疼痛緩和には，いくつかのクラスの薬物が広く使用されている．具体的には，**オピオイド受容体アゴニス**

ト opioid receptor agonist，**非ステロイド性抗炎症薬 nonsteroidal anti-inflammatory drugs（NSAIDs）**（第42章参照），**三環系抗うつ薬 tricyclic antidepressant**（第14章，セロトニンとアドレナリンの中枢神経伝達の薬理学参照），**抗てんかん薬 antiepileptic drug**（$Na^+$ チャネル拮抗薬）（第15章，中枢神経系における異常電気神経伝達の薬理学参照），***N*-メチル-D-アスパラギン酸（NMDA）受容体アンタゴニスト *N*-methyl-D-aspartate（NMDA）receptor antagonist**（第12章，GABA作動性およびグルタミン酸作動性神経伝達の薬理学参照），**アドレナリン受容体アゴニスト adrenergic agonist** などである．さらに，片頭痛の急性期治療には **$5\text{-}HT_1$ 受容体アゴニスト $5\text{-}HT_1$ receptor agonist** が特異的に使用される．

## オピオイド受容体アゴニスト

オピオイド受容体アゴニストは，中等度～重度の疼痛の急性期管理で最もよく使用される薬物群である．天然のオピオイド受容体アゴニストである**モルヒネ morphine** が歴史的には最も重要で，現在でも広く使用されているが，合成および半合成オピオイドの登場によって薬物動態学的な多様性がもたらされた．オピオイドは歴史的に，がんに伴う急性痛に最も広く使用されてきたが，近年では，がん以外の慢性疼痛の管理にも使用されるようになっている．

### 作用機序とおもな副作用

オピオイド受容体アゴニストは，μオピオイド受容体に作用することによって鎮痛作用やその他の作用を示す（図17-8）．前述のように，鎮痛効果をもたらす作用部位としては脳，脳幹，脊髄，一次求心性線維の末梢端などがある．

オピオイドは多様な副作用を引き起こす．それらの作用は，すべてのオピオイド間で質的には類似するが，強度は様々である．心血管系では，オピオイドは交感神経の緊張を緩めることで起立性低血圧を引き起こす可能性があるが，一部のオピオイド（とりわけモルヒネ）は，ヒスタミンを放出させることによっても，血管拡張を介して起立性低血圧の発生に寄与することがある．また，オピオイドは徐脈の原因にもなりうる．呼吸器に対する副作用は，しばしばオピオイドの用量を制限するおもな理由となる．オピオイドは延髄の呼吸中枢に作用することにより，二酸化炭素に対する呼吸反応を鈍らせ，無呼吸を引き起こすことがある．重要なことに，オピオイドの呼吸器に対する作用は他の刺激と相互作用するため，疼痛刺激や他の興奮刺激によって換気が促進されることがある一方で，自然な睡眠はオピオイドとの相乗作用により換気を抑制する．オピオイドはまた，延髄の化学受容器帯と消化管に発現した受容体を介する作用により悪心，嘔吐，便秘も引き起こす．泌尿生殖器系の受容体を介して，尿意切迫や尿閉を引き起こす可能性もある．CNSでは，オピオイドは鎮静，錯乱，めまい，多幸感，ミオクローヌの原因となりうる．また最近になって，オピオイド

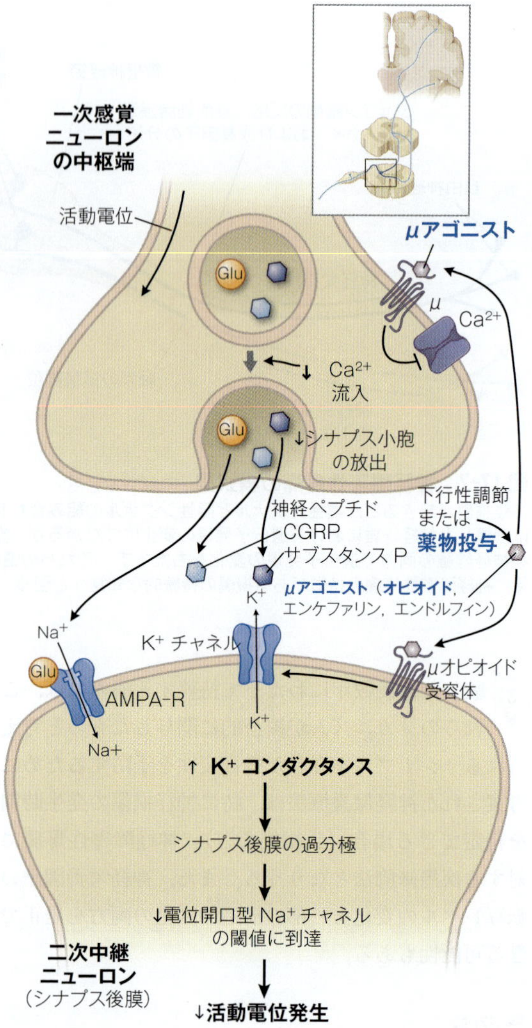


**図17-8　脊髄におけるμオピオイド受容体アゴニストの作用機序**

下行性および局所回路の抑制性ニューロンによってシナプス前膜およびシナプス後膜のμオピオイド受容体が活性化されると，侵害受容刺激の中枢への中継が阻害される．シナプス前末端では，μオピオイド受容体の活性化により，活動電位に対する反応として生じるカルシウムイオン（$Ca^{2+}$）流入が減少する．シナプス後膜のμオピオイド受容体が活性化されると，カリウムイオン（$K^+$）コンダクタンスが上昇し，それにより興奮性神経伝達に対するシナプス後ニューロンの反応性が低下する．CGRP：カルシトニン遺伝子関連ペプチド，AMPA-R：α-アミノ-3-ヒドロキシ-5-メチル-4-イソキサゾールプロピオン酸．

の過剰使用によって奇異性のオピオイド誘発性痛覚過敏が生じることが明らかになってきた.

オピオイドの使用時には，しばしば**耐性 tolerance** の出現が見られ，同じ薬物を一定した用量で反復使用すると治療効果が低下する（第 18 章参照）．耐性の分子メカニズムには依然議論の余地があり，オピオイド受容体活性の遺伝子レベルでの制御と翻訳後修飾が複合的に関与している可能性がある．耐性が出現すると，鎮痛薬の変更か同じ鎮痛薬の増量または投与頻度の増加が必要になる．**身体的依存 physical dependence** も生じる可能性があり，突然投与を中止すると特徴的な離脱症候群が発生する．オピオイドの潜在的な副作用である**嗜癖 addiction** では，身体的依存とともに薬物乱用または薬物探索行動が見られる．治療上の理由でオピオイド投与を受けている患者におけるオピオイド嗜癖の発生率および有病率は不明であるが，無視できる水準ではない．オピオイド嗜癖のリスクと疼痛の過少治療とのバランスは，疼痛管理における複雑な問題の 1 つであり，十分に議論すべきトピックである．乱用の可能性を減少させるための戦略がいくつか検討されており，具体的には，徐放性オピオイド製剤の崩壊を防止するメカニズム（第 18 章参照），オピオイドアゴニストとオピオイドアンタゴニストの両方を含む併用，活性のあるオピオイドアゴニストに徐々に代謝されるプロドラッグなどがある．JD 君の Case では，オピオイドの離脱症状を予防するために静脈内投与のモルヒネが漸減され，経口の配合鎮痛薬に切り替えられた．

## モルヒネ，コデインおよび誘導体

モルヒネ，**コデイン codeine**（**メチルモルヒネ methylmorphine**）およびこれらの半合成誘導体は，疼痛管理で最も広く使用されているオピオイドである．一般的にはモルヒネがオピオイドの基準とされ，他の薬物はモルヒネとの比較で論じられる．肝臓で代謝され，経口投与時の利用率は初回通過効果により低下する．肝臓において，モルヒネは 3 位（M3G）または 6 位（M6G）でグルクロン酸抱合を受けるが，M3G は不活性である一方，M6G は鎮痛活性を示す．M6G は腎臓によって排泄され，慢性腎臓病患者では蓄積がオピオイド毒性に寄与する可能性がある．**hydromorphone** は，広く使用されているモルヒネ誘導体で，モルヒネと同様の性質を有するが，効力はより高い．

多様な適応に対するニーズを満たすため，モルヒネはいくつかの異なる経路で投与される．また，鎮痛に必要な 1 日投与回数を減らすために，徐放性の経口製剤が市販されている．これらの製剤は，高用量のオピオイドが 12 ～ 24 時間かけて放出されるように設計されている．しかし残念なことに，その含量の高さと使用範囲の広さから，乱用につながることが多く，とりわけ徐放製剤が（数時間をかけてではなく）一度に全量が送達されるように不法に作り変えられた場合には，乱用の可能性が特に高くなる．これらの製剤の乱用者は，血漿中濃度の急速な上昇による“ハイ”の状態を求める．静脈内または皮下投与用のモルヒネ製剤は，一般的には自己調節式の鎮痛薬投与装置（現在では繰り返し生じる痛みをコントロールするために使用されている）を用いて，おもに入院患者にされている．硬膜外または髄腔内投与用のモルヒネ製剤は，脊髄後角において局所的に高濃度となるため，極めて高い鎮痛効果を示す．これら脊髄への投与では，比較的親水性の高いモルヒネが CNS から体循環に拡散するまでに時間を要するため，全身投与時と比べて作用時間がはるかに長くなる．

コデインは，モルヒネと同じく，天然のオピオイド受容体アゴニストである．疼痛の治療効果はモルヒネよりはるかに低いが，経口投与時の利用率がかなり高いため，コデインは一般的にその鎮咳作用と止痢作用を求めて使用される．コデインの鎮痛作用はおもに，肝臓での脱メチル化によりモルヒネ（かなり高い $\mu$ アゴニスト活性を有する）に変換されることで発揮される．このコデインの脱メチル化に関与するシトクロム P450 酵素 CYP2D6 および CYP3A4 の遺伝子多型が，コデイン投与に対する反応の個人差を決定している可能性がある．半合成化合物の**オキシコドン oxycodone** と **hydrocodone** は，より有効性の高いコデインアナログであり，経口投与が可能で，しばしばアセトアミノフェンとの併用で広く使用されている．

## 合成アゴニスト

合成 $\mu$ 受容体アゴニストには，主要なクラスとして，フェニルヘプチルアミン系（**メサドン methadone**）とフェニルピペリジン系［**フェンタニル fentanyl**，**ペチジン pethidine**（**別名：meperidine**）］の 2 つがある．メサドンは薬物嗜癖の治療での使用で最もよく知られるが，疼痛管理にも使用できる．メサドンの半減期は 25 ～ 35 時間で，モルヒネより親油性が高く，組織中および血漿中のタンパク質に結合する．作用の持続時間が長いため，メサドンはしばしば末期がんの患者において慢性疼痛の持続的な緩和を得るために使用される．メサドンの半減期は反復投与に伴い長くなるため，メサドン療法を開始する患者では，開始用量に耐えた後も遅発性の呼吸抑制を生じるリスクがある．メサドンは用量依存性のQT間隔延長も引き起こし，トルサードポアンとの関連が報告されている．

**フェンタニル fentanyl** は，短時間作用型の合成オピオイドアゴニストで，効力はモルヒネより75〜100倍高く，消失半減期はモルヒネと同程度である．親油性が高いため，フェンタニルはいくつかの独特な経路で生物学的に利用可能となる．例えば，フェンタニルには口腔粘膜投与用のトローチ薬があり，特に小児患者において注射を回避するのに有用である．フェンタニルはパッチ薬として経皮的に投与することもでき，その場合は徐々に薬物が放出され，全身性の鎮痛作用が長時間持続する．フェンタニルよりさらに強力な **sufentanil** と効力の弱い **alfentanil** は，構造的にフェンタニルと関連している．

最も最近になって開発されたフェニルピペリジン系薬剤の**レミフェンタニル remifentanil** は，薬物動態学的に極めて特徴的な挙動を示す．レミフェンタニルには活性の発現に必須のメチルエステル基が含まれるが，これは組織中に多数存在する非特異的エステラーゼの基質でもあるため，通常の薬物では見られない速さで代謝と消失が進行する．麻酔時にレミフェンタニルを持続静注で投与する場合には，投与量が臨床反応に正確に反映される（第16章，全身麻酔薬の薬理学参照）．しかしながら作用の停止が急速であるため，麻酔中にレミフェンタニルを使用する場合には，術後の鎮痛作用を維持するために，長時間作用型の薬剤を併用する必要がある．冒頭のCaseでは，JD君が術中に痛みを感じないように，デブリードマンの術中の鎮痛にレミフェンタニルが使用された．そして術後痛に対応するため，手術終了前にモルヒネが追加された．レミフェンタニルは半減期が短いため，もしモルヒネが追加されなければ，手術による組織損傷に伴う痛みが術後すぐに生じたと考えられる．

もう１つのフェニルピペリジン系薬剤の**ペチジン pethidine（別名：meperidine）**は，モルヒネと同程度の鎮痛効果を示す$\mu$アゴニストであり，ペチジン75〜100 mgでモルヒネ10 mgと同等の効果が得られる．経口投与ではその鎮痛活性が半分に低下し，しばしば気分変調を引き起こす．有毒なペチジン代謝物であるノルペチジンは，CNSの興奮性を高め，けいれん発作を引き起こす可能性がある．ノルペチジンは腎臓によって排泄され，消失半減期がペチジンより長いため，反復投与時や急性または慢性の腎疾患を有する患者では，ペチジンの毒性が特に問題となる．他のオピオイドと異なり，ペチジンは縮瞳ではなく散瞳を引き起こす．

### 部分アゴニストおよび混合アゴニスト

オピオイド受容体アゴニストは大半が$\mu$アゴニストであるが，$\mu$または$\kappa$受容体に対する部分または混合アゴニストとして開発された薬物もいくつかある．具体的には，部分$\mu$アゴニストの **butorphanol** および**ブプレノルフィン buprenorphine** と$\mu$アンタゴニスト活性を有する$\kappa$アゴニストである nalbuphine などがある．butorphanol とブプレノルフィンはモルヒネ様の鎮痛作用を示すが，多幸症状はより軽度である．nalbuphine とその類似化合物は，$\kappa$受容体に対する作用により鎮痛効果を示すが，望ましくない気分変調も伴う．これらの薬物は多幸感を引き起こす傾向が低いため，感受性の高い個人で薬物乱用行動が生じる可能性を低減できる可能性がある．

### オピオイド受容体アンタゴニスト

$\mu$オピオイド受容体アンタゴニストは，オピオイド投与による生命を脅かす副作用，特に呼吸抑制を軽減するために使用される．このようなアンタゴニストの１つである**ナロキソン naloxone** は，oxymorphone の合成誘導体で，静脈内投与で使用される．ナロキソンの半減期はモルヒネより短いため，ナロキソンによる呼吸抑制の治療が成功した直後に患者を１人にするのは危険であり，モルヒネが体内に残っていないことが確実になるまでは，監視の目を緩めてはならない．経口用のアンタゴニストである **naltrexone** は，一般的にはオピオイド嗜癖に対する解毒のために，おもに外来診療で使用される（第18章参照）．違法な薬物使用を減らすため，オピオイドのアゴニストとアンタゴニストの配合薬が開発中である．また，術後イレウスを減少させ，オピオイドの慢性使用による消化管に対する副作用を軽減するため，**alvimopan** や **methylnaltrexone** などの末梢に限定して作用するアンタゴニストが開発された．

## 非ステロイド性抗炎症薬（NSAIDs）および非オピオイド鎮痛薬

### 一般的特徴

NSAIDs は，プロスタグランジンの産生に必要な**シクロオキシゲナーゼ cyclooxygenase（COX）（COX-1 および COX-2）**の酵素活性を阻害する（第42章参照）．NSAIDs は少なくとも３つの経路で疼痛伝達経路に影響を及ぼす．第１に，プロスタグランジン

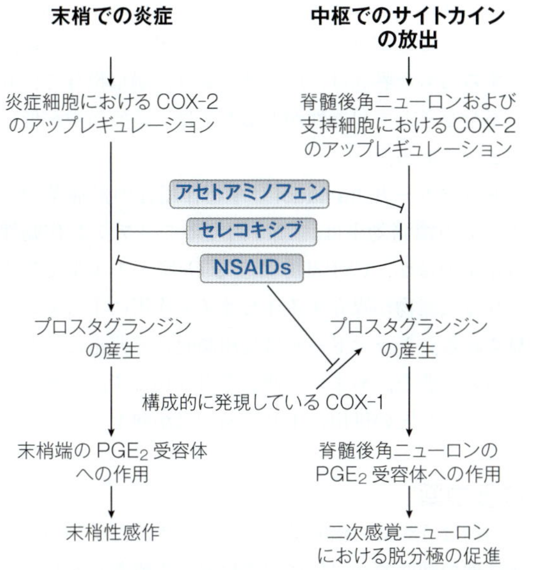


**図 17-9　シクロオキシゲナーゼ（COX）阻害薬の鎮痛作用のメカニズム**
炎症状態では，末梢性（**左**）および中枢性（**右**）の疼痛感作における重要なメディエーターであるプロスタグランジンがしばしば産生される．末梢では，炎症細胞で産生されたプロスタグランジンによって末梢神経終末端のプロスタグランジン（**EP**）受容体が感作され，疼痛刺激に対する感受性が亢進する．中枢の疼痛伝達経路では，炎症に反応して放出されたサイトカインが脊髄後角でのプロスタグランジン産生を誘導する．これらのプロスタグランジンによって二次侵害受容ニューロンが感作され，それにより痛みの知覚が増強する．非ステロイド性抗炎症薬 NSAIDs は，炎症時に放出されるプロスタノイドによって媒介される末梢性および中枢性感作を遮断し，炎症の程度も軽減する．$PGE_2$：プロスタグランジン $E_2$．

は侵害受容にかかわる一次求心性ニューロン末梢端の活性化閾値を低下させるが（図 17-9），NSAIDs はプロスタグランジンの合成を減少させることにより，炎症性の痛覚過敏とアロディニアを低減する．第 2 に，NSAIDs は白血球の動員を減少させ，それにより白血球由来の炎症性メディエーターの産生を減少させる．第 3 に，血液脳関門を通過した NSAIDs が，脊髄後角において神経調節物質として疼痛を発生させるプロスタグランジンの産生を妨げる．**アセトアミノフェン acetaminophen** と NSAIDs はオピオイドとは異なるメカニズムで作用するため，NSAIDs またはアセトアミノフェンとオピオイドとの併用は相乗的な鎮痛効果をもたらす．NSAIDs と COX-2 阻害薬は末梢と中枢の両方に作用するが，アセトアミノフェンは中枢にのみ作用する．前臨床データからは，NSAIDs の急性作用は末梢性であるが，鎮痛作用の大部分は，$PGE_2$ によるグリシン作動性抑制系の阻害を妨げる中枢作用に由来することが示唆されている．オピオイドと同様に，非選択的 COX 阻害薬の NSAIDs にもいくつかの有害な副作用があり，特に胃粘膜と腎臓に損傷をもたらす．NSAIDs の抗炎症作用と鎮痛作用は炎症状態で活性を示す誘導酵素である COX-2 の阻害におもに起因する一方，副作用は生理的な組織維持と血管調節に関与するプロスタノイドの産生を担う構成酵素である COX-1 の阻害におもに起因すると考えられてきた．しかしながら，胃粘膜に損傷が生じた状況では COX-1 の活性を補助するために COX-2 が誘導される可能性があり，また，炎症状態では COX-2 と並行して COX-1 がプロスタグランジンの産生に寄与する可能性があることから，上記の考え方は過度の単純化であるかもしれない．COX-2 阻害が血栓症を促進し，創傷治癒を抑制または遅延させるとの懸念もある．

## 個々の薬剤

NSAIDs には，サリチル酸系（**アスピリン aspirin** または**アセチルサリチル酸 acetylsalicylate**），インドール酢酸誘導体（**インドメタシン indomethacin**），ピロール酢酸誘導体（**ジクロフェナク diclofenac**），プロピオン酸誘導体（**イブプロフェン ibuprofen**），ベンゾチアジン系（**ピロキシカム piroxicam**）など，いくつかの主要なクラスが存在する．パラアミノフェノール系（**アセトアミノフェン acetaminophen**）も関連のある化合物群で，鎮痛作用と解熱作用があるが，抗炎症作用はない．選択的 COX-2 阻害薬の**セレコキシブ celecoxib，rofecoxib，valdecoxib** は，NSAIDs の長期使用に伴う副作用を減少させつつ，NSAIDs と同等の鎮痛作用を持つように設計された．しかしながら，後に期待外れであったことが判明し，rofecoxib と valdecoxib は心血管作用と皮膚反応のリスク増大のため市場から撤退した．ここでは代表的な薬物について考察し，抗炎症薬としての使用と副作用に関する詳細については第 42 章で考察する．

- **アセチルサリチル酸 acetylsalicylic acid**（**アスピリン aspirin**）は，COX-1 と COX-2 の両 COX の活性部位を共有結合的にアセチル化することによって作用を発揮する．アスピリンは速やかに吸収され，全身に分布する．アスピリンの長期使用では，胃の刺激感やびらん，出血，嘔吐，尿細管壊死が生じる可能性がある．アスピリンは軽度または中等度の疼痛の治療に非常に有用である．
- コキシブ系薬剤は選択的 COX-2 阻害薬である．現在，米国の臨床では**セレコキシブ celecoxib** のみが使用されている．このクラスの薬物は当初，NSAIDs の投与が必要ながら消化管，腎臓または造血器に対する副作用のリスクが高い患者のみに使用されていたが，セレコキシブが消化管に対する副作用のリスクを減少させるとした臨床的なエビデンスはない．

- 広く使用されている**イブプロフェン ibuprofen** は，プロピオン酸の誘導体である．おもに鎮痛および抗炎症作用を期待して使用されるが，解熱薬でもあり，アスピリンより副作用の発生率が低い．もう1つの一般的なプロピオン酸誘導体は**ナプロキセン naproxen** である．イブプロフェンと比較してナプロキセンは強力で半減期が長いため，少ない投与頻度で同等の鎮痛効果が得られる．副作用プロファイルはイブプロフェンに類似し，一般に忍容性は良好である．すべての NSAIDs と同様に，イブプロフェンとナプロキセンもディスペプシアから胃出血までの消化管合併症を引き起こす可能性がある．
- ピロール酢酸誘導体の**ジクロフェナク diclofenac** と **ketorolac** は，中等度～重度の疼痛の治療に使用される．ketorolac は経口でも経口以外の経路でも投与できるが，ジクロフェナクは経口薬として使用される．どちらの薬物もアナフィラキシー，急性腎不全，スティーブンス・ジョンソン症候群 Stevens-Johnson syndrome（皮膚と粘膜にびまん性の発疹が発生する生命を脅かす病態），消化管出血などの重度の副作用が生じるリスクがある．ketorolac は，オピオイドの副作用を回避することが望ましい状況（例えば日帰り手術患者など）での短期の疼痛管理に有用である．これらの薬物の外用剤が有用となる場合もある．
- **アセトアミノフェン acetaminophen**（別名：**paracetamol**）は，メカニズムは不明であるが，中枢でのプロスタグランジン合成を優先的に抑制する．そのため，鎮痛および解熱作用があるが，抗炎症作用はほとんどない．アセトアミノフェンは，しばしば中等度の疼痛の治療に弱いオピオイドとの併用で使用され，アセトアミノフェンに加えてコデイン，hydrocodone，オキシコドン，ペンタゾシンまたは propoxyphene を配合した製剤が利用できる．アセトアミノフェンは，脱アセチル化により一級アミンに変換された後，脳および脊髄で脂肪酸アミドヒドロラーゼの作用によりアラキドン酸に結合する．そして，この反応により生成する *N*-アラキドノイルフェノールアミンが CNS において COX-1 と COX-2 を阻害する．*N*-アラキドノイルフェノールアミンは内因性カンナビノイドで，TRPV1 受容体のアゴニストであることから，TRPV1 受容体やカンナビノイド CB1 受容体の直接的または間接的な活性化もアセトアミノフェンの作用機序に関与していることが示唆される．アセトアミノフェンに関するおもな懸念は，肝毒性があり，過量投与では肝不全をきたす可能性があるために，治療指数が低いことである．

**トラマドール tramadol** は中枢作用性の鎮痛薬である．その鎮痛効果は，CNS 内でのモノアミン作動性の作用のほか，CYP2D6 による *O*-脱メチル化で生成される代謝物が媒介するオピオイド作用によるものと見られる．トラマドールは乱用傾向こそ非常に少ないものの，悪心，めまい，便秘を引き起こす．アセトアミノフェンとの併用により鎮痛効果が向上する．

## 抗うつ薬

当初はうつ病の治療薬として開発された薬物が，疼痛管理の補助療法（特に慢性疼痛の治療薬）として広く使用されている．慢性疼痛のある患者は一般的に抑うつ状態にあり，抑うつを軽減することで生活の質が改善されるが，抗うつ薬には抗うつ作用とは別に鎮痛作用がある．動物モデルで得られた結果に基づくと，鎮痛作用はおもに脊髄を介して発現し，中枢性感作の減弱が関係しているようである．三環系抗うつ薬による鎮痛作用は，$Na^+$ チャネルの遮断と，脳から脊髄に下行性に投射して侵害受容を抑制している NA およびセロトニン作動性神経の活性亢進の両方によって生じると考えられる．一般に，三環系抗うつ薬の**アミトリプチリン amitriptyline**，**ノルトリプチリン nortriptyline**，**イミプラミン imipramine** など，選択性が最も低い薬物（すなわち，最も広い神経化学的作用を示す薬物）の方が選択的 NA 再取込み阻害薬の **desipramine** や**マプロチリン maprotiline** より効果が高かったが，最も効果が低いのは**パロキセチン paroxetine**，**fluoxetine**，**シタロプラム citalopram** などの SSRI である．気分障害におけるこれらの薬物の使用については，第14章で考察している．

**venlafaxine** と**デュロキセチン duloxetine** は，抗うつ作用と鎮痛作用の両方を有する NA/セロトニン再取込み阻害薬である．これらの薬物は神経障害性疼痛や線維筋痛症の治療で使用されている．デュロキセチンは NA とセロトニンの再取込みに対してバランスのとれた作用を示し，ドパミン再取込みに対しても弱く作用する．SSRI はそれ自体の鎮痛作用は非常に弱いが，NA の再取込みも遮断されている場合には，セロトニン再取込み輸送体の阻害によりいくらかの鎮痛作用が生じるようである．

## 抗てんかん薬および抗不整脈薬

けいれん発作（第15章参照）や不整脈（第23章参照）につながる過剰な細胞興奮性をコントロールするために使用される一部の薬物は，慢性疼痛が生じる一部の病態の管理にも使用できる．それらの薬物のいくつかは，鎮痛作用を示す薬物の探索において，ニューロンの興奮性を低下させる効果に基づいて検討されてきた．そのうち最も臨床的に有用なものは，抗てんかん薬の**ガバペンチン gabapentin**，**プレガバリン pregabalin**，**lamotrigine** および**カルバマゼピン carbamazepine** である．

ガバペンチンは慢性疼痛の管理に広く使用されている．当初はGABAの構造類似体（アナログ）として開発されたが，GABA受容体には結合せず，GABAの代謝や再取込みにも影響を及ぼさない．ガバペンチンは電位依存性 $Ca^{2+}$ チャネルの $\alpha_2\delta$ サブユニットに結合し，そのチャネルを介した細胞膜への流れを減少させる．糖尿病性神経障害および三叉神経痛の患者を対象とした複数のランダム化比較試験により，主観的に報告される疼痛の軽減において，ガバペンチンがプラセボより優れていることが示されている．ガバペンチンは術後痛の軽減にもいくらか有効である．ガバペンチンは特にめまい，傾眠，錯乱，運動失調など，いくつかの副作用を伴う．冒頭のJD君のCaseでは，おそらくはガバペンチンによってニューロンの興奮性が抑制されたことにより，発作性の自発痛が減少した．

ガバペンチンの使用に伴う問題の1つに，経口バイオアベイラビリティが予測不能で線形でもないことである．患者によっては，同程度の効果を得るのに10倍量の投与が必要になる場合もある．類似した構造のより新しい抗てんかん薬に**プレガバリン pregabalin** があるが，この代替薬としてのGABAアナログは，ガバペンチンと比べて，より強力で，作用の発現が速く，バイオアベイラビリティの予想が容易である．プレガバリンは神経障害性疼痛および線維筋痛症患者においてガバペンチンと同程度の鎮痛作用を示し，CNSの副作用は両薬物で類似している．プレガバリンも一部の患者では軽度の多幸感を引き起こす．効力が高いことから，用量に関連したプレガバリンの副作用はガバペンチンより弱くなると主張されている．

**カルバマゼピン carbamazepine** は $Na^+$ チャネルを遮断し，おもに三叉神経痛の治療に使用されるが，比較的高い副作用プロファイルを示す．**oxcarbazepine** は構造的に非常に近いカルバマゼピン誘導体で，ベンジルカルボキサミド基に酸素原子が1つ多く結合している．この違いにより肝臓における薬物代謝が変化する．より重要なことに，カルバマゼピンの投与で時に認められる重篤な副作用である再生不良性貧血のリスクが減少する．同じく $Na^+$ チャネル拮抗薬で抗てんかん薬の **lamotrigine** は，神経障害，脳卒中，多発性硬化症および幻肢で生じうる痛みを伴った感覚症状を軽減するが，皮膚反応の発生率が高く，これらの反応を減少させるため，時間をかけた用量の漸増が必要である．抗不整脈薬である**メキシレチン mexiletine** の使用は，消化管麻痺による消化管への影響によって制限される．使用依存性の $Na^+$ チャネル拮抗薬である**リドカイン lidocaine** は，典型的には区域麻酔用の局所麻酔薬として使用され（第11章参照），帯状疱疹後神経痛のような皮膚の疼痛に対してパッチとしても使用される．リドカインは，駆血帯をつけた状態で静脈内投与する区域麻酔による疼痛管理にも使用される．場合によっては，脳神経外科手術でのメイフィールド Mayfield ピンの刺入など，短時間の強い疼痛刺激に対する自律神経反応を鈍化するのにリドカインの静脈内投与が有用となりうる．

## *N*-メチル-D-アスパラギン酸（NMDA）受容体アンタゴニスト

NMDA受容体は中枢性感作の誘導および維持において極めて重要な役割を果たしていることから，疼痛治療におけるNMDA受容体アンタゴニストの使用が現在検討されている．現時点で利用できる2つの薬物はNMDA受容体にアンタゴニストとして作用し，これらの薬物（すなわち麻酔薬の**ケタミン ketamine** と鎮咳薬の**デキストロメトルファン dextromethorphan**）はどちらも慢性疼痛症状と術後痛を効果的に軽減する．一方で，ケタミンの使用はその向精神作用のため厳しく制限されている．デキストロメトルファンも，鎮痛に必要な比較的高用量で使用した場合，めまい，疲労，錯乱および向精神作用を引き起こす．ケタミンは特に，呼吸抑制のリスクを最小限に抑えることが重要な状況下での重度の急性疼痛の管理に有用である．NMDA受容体の特定のサブタイプに作用する選択的アンタゴニストは，治療指数がより高い可能性がある．

## アドレナリン受容体アゴニスト

脊髄後角の $\alpha_2$ アドレナリン受容体が刺激されると，侵害受容が抑制された状態となる．したがって，$\alpha_2$ アドレナリン受容体アゴニストは鎮痛薬として治療上有用となる可能性がある．$\alpha_2$ アゴニストである**クロニジン clonidine** は全身，硬膜外，髄腔内，外用の投与経路で使用されており，急性疼痛と慢性疼痛の両方で鎮痛作用を示すと思われる．しかしながら，クロニジンは起立性低血圧を引き起こすため，疼痛管理における有用性は限られている．

## 片頭痛の治療

片頭痛に伴う疼痛の治療には，他の疼痛の治療とは大きく異なる特徴がある．すべてではないが多くの患者では，セロトニン受容体アゴニストの**トリプタン triptan** 系の薬物が有効な片頭痛治療薬であり，最もよく研究されている薬物の例が**スマトリプタン sumatriptan** である．トリプタン系薬物は，セロトニン受容体の7つのファミリーの1つである $5\text{-HT}_1$ ファミリーに属する $5\text{-HT}_{1B}$ および $5\text{-HT}_{1D}$ 受容体に選択的に作用する．$5\text{-HT}_{1B}$ 受容体は，血管内皮細胞上，平滑筋細胞上，三叉神経などのニューロン上に発現している．$5\text{-HT}_{1D}$ 受容体は，髄膜血管を支配する三叉神経に存在する．トリプタン系薬物は末梢における感覚神経の活性化と脳幹の三叉神経核における侵害刺激伝達をともに抑制し，三叉神経核では中枢性感作を減弱させる．トリプタン系薬物は，片頭痛発作の病態生理に関与すると考えられる血管拡張とは逆の血管収縮も引き起こす．しかしながら，血管収縮がこれらの薬物の抗片頭痛作用に貢献しているかどうかは依然不明である．さらに，この血管収縮作用のため，トリプタン系薬物は冠動脈心疾患の患者では危険となりうる．トリプタン系薬物は急性片頭痛発作に伴う疼痛とその他の症状を軽減することができ，片頭痛治療の大部分で血管収縮薬の**エルゴタミン ergotamine** に取って代わっている．スマトリプタンは，皮下注射，服用または経鼻吸入で投与でき，経鼻製剤では治療指数が改善されている可能性がある．この他にも，**ゾルミトリプタン zolmitriptan**，**ナラトリプタン naratriptan**，**リザトリプタン rizatriptan** など，いくつかの経口トリプタン系薬剤が使用できる（主要薬物一覧参照）．NSAIDs，オピオイド，カフェインおよび制吐薬にも活性があり，一部は急性片頭痛の治療に有用である．例えばインドメタシン，プロクロルペラジンおよびカフェインを併用すると，片頭痛発作の治療でトリプタン系薬物と同程度の有効性を示すことがある．片頭痛の発作時には，しばしば胃内容物の停滞が生じるため，経口薬のバイオアベイラビリティが減少する可能性がある．CGRP 受容体アンタゴニストは片頭痛治療の有望な候補である．

トリプタン系薬物は片頭痛の急性症状の改善に比較的有効であるが，発作頻度を減少させる目的では他のクラスの薬物が使用される．片頭痛の予防には数多くの薬物が使用されており，具体的にはβアドレナリン遮断薬，バルプロ酸，セロトニンアンタゴニスト，$Ca^{2+}$ チャネル拮抗薬などがある．これらの薬物は一般に，発作の重症度および頻度，薬剤の費用，ならびに各症例の状況で想定される副作用に基づいて選択される．いずれも高い有効性は示されておらず，より有効な片頭痛予防のために新薬の開発が必要とされている．

## ▶ まとめと今後の方向性

どの薬物も単剤での有効性は限られているため，実診療においては，疼痛管理に多剤併用のアプローチを選択することが一般的となっている．単剤では中程度の有効性しか示さないいくつかの薬物が，併用により相加効果や相乗効果を示すことがある．これはおもに痛みの発生に関与する感覚処理の複数の事象やメカニズムに対する作用の結果であり，十分な鎮痛効果を得るにはいくつかの段階での介入が必要かもしれない（図17-10）．疼痛の治療に使用される多くの薬物は，全身性に作用したり神経系のうち体性感覚とは無関係な部分にも作用したりするため，鎮痛薬は有害な副作用を引き起こす可能性がある．毒性を制限するうえでの1つのアプローチは，限局的な（非全身性の）薬物送達形態を採用することである．特に硬膜外投与と外用による送達では，薬物の分布が局所の作用部位に限定される．オピオイドの多くは作用時間が短く，重度の疼痛がある患者には頻回に投与しなければならない．短時間作用型オピオイドの薬物動態を最適化する薬物送達法もすでに開発されており，具体的な方法としては経皮製剤，口腔粘膜吸収製剤，自己調節式の鎮痛薬投与装置，徐放性の経口製剤などがある．自己調節式の投与装置では薬物の効果を徐々に弱めることができるため，患者が痛みに苦しむことがなく，同時に装置の制御により効果的に過量投与を予防することができる．しかし，現在のところ自己調節式の投与技術は入院治療にのみ適している．

現在使用できる鎮痛薬のほとんどは，経験的な観察（オピオイド，NSAIDs，局所麻酔薬）や偶然の発見（抗てんかん薬）によって同定されたものである．現在では痛みに関与するメカニズムが分子レベルで探索されており，従来のものとは異なるクラスの鎮痛薬の創出につながる可能性が高い新しい標的が数多く明らかになっている．それらの標的に作用する薬物には，現在の治療法より高い有効性を示し，副作用が少ないこと

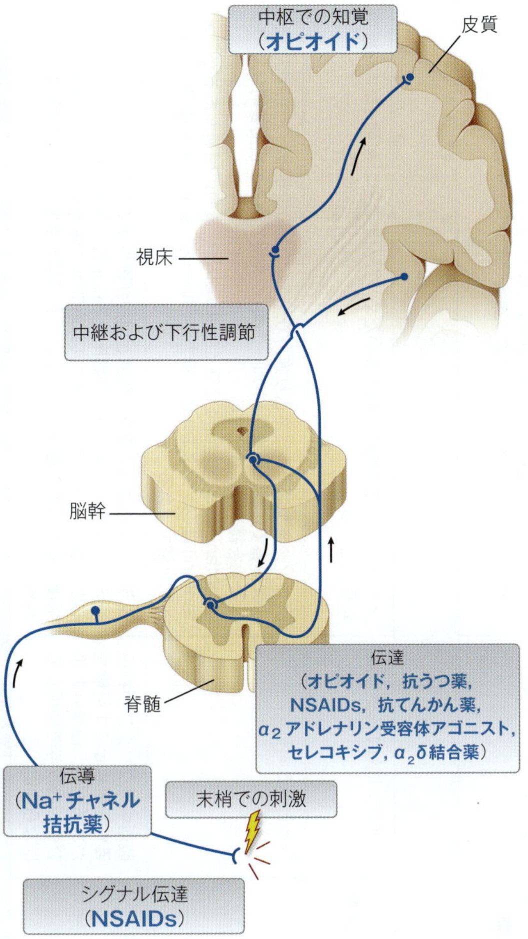


**図 17-10 疼痛管理に使用される主要薬物群の作用部位の要約**

鎮痛薬は疼痛刺激の発生から中枢での痛みの知覚までの痛覚の様々な段階を標的とする．非ステロイド性抗炎症薬（NSAIDs）は，末梢での刺激に対する反応として最初に生じる膜脱分極（シグナル伝達）を調節する．$Na^+$ チャネル拮抗薬は侵害受容線維における活動電位の伝導を抑制する．オピオイド，抗うつ薬，NSAIDs，抗てんかん薬（抗けいれん薬），$\alpha_2$ アドレナリン受容体アゴニストは，いずれも末梢から中枢への疼痛伝達経路で中継されるシグナルを抑制することにより，脊髄における痛覚の伝達を調節する．オピオイドは中枢での疼痛刺激の知覚も調節する．鎮痛薬には作用部位が複数存在するため，疼痛管理では複数の薬剤を併用するアプローチが可能である．例えば中等度の疼痛の治療には，しばしばオピオイドとNSAIDsが併用される．これらの薬物はメカニズムと作用部位が異なるため，併用することで単剤の場合よりも有効となる．

が望まれる．有効な疼痛管理のアプローチは，薬理学的介入のみに頼るものであってはならず，理学療法やリハビリテーション，また極めて限定された状況では外科的アプローチも有用となる．プラセボ反応も鎮痛作用をもたらすが，これによって鍼治療やホメオパシーなどによる限定的な成功例を説明できるかもしれない．これらの作用は通常，予想不能で小さく，持続時間が短い．疼痛管理の複雑化を受けて，入院患者の疼痛管理を専門とする診療科や，外来での慢性疼痛管理を専門とするペインクリニックやペインセンターが誕生している．

## 謝 辞

著者は，Salahadin Abdi 博士，Rami Burstein 博士，Carl Rosow 博士および Joachim Scholz 博士から捧げられた有益なるコメントに感謝する．

## 推奨文献

Costigan M, Scholz J, Woolf CJ. Neuropathic pain: a maladaptive response of the nervous system to damage. *Annu Rev Neurosci* 2009;32:1–32. (*Overview of mechanisms of neuropathic pain.*)

Drenth JP, Waxman SG. Mutations in sodium-channel gene SCN9A cause a spectrum of human genetic pain disorders. *J Clin Invest* 2007;117:3603–3609. (*Reviews channelopathies that produce pain and their treatment.*)

Eisenberg E, McNicol ED, Carr DB. Efficacy and safety of opioid agonists in the treatment of neuropathic pain of nonmalignant origin. *JAMA* 2005;293:3043–3052. (*A systematic review of published randomized controlled trials using opioids for nonmalignant neuropathic pain.*)

Finnerup NB, Otto M, McQuay HJ, et al. Algorithm for neuropathic pain treatment: an evidence-based proposal. *Pain* 2005;118:289–305. (*Clinical approach to management of neuropathic pain.*)

Patapoutian A, Tate S, Woolf CJ. Transient receptor potential channels: targeting pain at the source. *Nat Rev Drug Discov* 2009;8:55–68. (*Review of the status of TRP channels as analgesic targets.*)

Rosow CE, Dershwitz M. Pharmacology of opioid analgesics. In: Longnecker D, Brown DL, Newman MF, Zapol WM, eds. *Anesthesiology*. New York: McGraw Hill; 2008. (*Detailed review of opioid pharmacology.*)

Taylor CP. Mechanisms of analgesia by gabapentin and pregabalin–calcium channel alpha2-delta [Cavalpha2-delta] ligands. *Pain* 2009;142:13–16. (*Review on the mechanisms of action of alpha 2 delta ligands as analgesics.*)

Woolf CJ. Pain: moving from symptom control toward mechanism-specific pharmacologic management. *Ann Intern Med* 2004;140:441–451. (*Advances in molecular understanding of pain pathways.*)

## 主要薬物一覧：第17章　鎮痛薬の薬理学

| 薬　物 | 臨床応用 | 副作用（重篤なものは太字で示す） | 禁　忌 | 治療的考察 |
|---|---|---|---|---|
| **μオピオイド受容体アゴニスト<br>モルヒネ，コデインおよび半合成誘導体**<br>メカニズム―μオピオイド受容体の天然または半合成アゴニストであり，神経伝達を阻害する． | | | | |
| **モルヒネ** | 疼痛（中等度～重度）<br>機械的人工換気を受けている患者における鎮痛 | **呼吸抑制，低血圧，錯乱，乱用の可能性**<br>便秘，悪心，嘔吐，めまい，頭痛，鎮静，尿閉，掻痒 | 重度の喘息<br>麻痺性イレウス<br>呼吸抑制／低換気<br>上気道閉塞 | モルヒネは肝臓で代謝され，その活性代謝物 M6G は腎臓から排泄されるため，腎疾患のある患者では用量調節が必要になる場合がある．<br>徐放性の経口製剤では1日の投与回数が減るが，乱用の可能性が伴う．<br>モルヒネの静脈内または皮下投与では，一般的に自己調節式の鎮痛薬投与装置が使用される．<br>モルヒネの硬膜外または髄腔内投与では，脊髄後角において局所的に高濃度となるため，極めて高い鎮痛効果が得られる． |
| **コデイン** | 疼痛（軽度～中等度） | **モルヒネと同じ<br>加えて過量投与でけいれん発作** | 未熟児の分娩中<br>未熟児 | 疼痛治療における有効性はモルヒネよりはるかに低い．<br>鎮咳および止痢作用を期待して使用される．<br>キニジンは，コデインからモルヒネへの生体内活性化を阻害することにより，コデインの鎮痛作用を減弱する． |
| **オキシコドン<br>hydrocodone** | 疼痛（中等度～重度） | **モルヒネと同じ** | モルヒネと同じ | 疼痛治療において有効性がコデインより高い．<br>hydrocodone はモルヒネより強力である． |
| **トラマドール** | 疼痛（中等度～重度）<br>歯痛 | **心筋梗塞，膵炎，アナフィラキシー，けいれん発作，呼吸困難**<br>悪心，めまい，便秘，傾眠 | 呼吸抑制 | トラマドールは乱用の可能性が非常に低い．<br>アセトアミノフェンとの併用により鎮痛効果が向上する． |
| **合成アゴニスト**<br>メカニズム―μオピオイド受容体の合成アゴニストであり，神経伝達を阻害する． | | | | |
| **メサドン** | オピオイド嗜癖患者の解毒<br>重度の疼痛 | **モルヒネと同じ<br>加えて遅発性呼吸抑制，QT 間隔延長，トルサードポアン** | メサドンに対する過敏症 | メサドンは，作用持続時間が長いため，がん患者での長期的な疼痛緩和に使用される． |
| **フェンタニル<br>alfentanil<br>sufentanil** | 疼痛（中等度～重度） | **モルヒネと同じ** | モルヒネと同じ | フェンタニルはモルヒネより強力で，いくつかの投与経路で使用できる．<br>小児患者では経粘膜投与（トローチ薬）が有用である．経皮製剤（パッチ）は薬物を緩やかに放出する．<br>alfentanil と sufentanil はフェンタニルと構造的に関連があるが，alfentanil はフェンタニルより効力が弱い一方，sufentanil はフェンタニルより強力である． |
| **レミフェンタニル** | 疼痛（中等度～重度）<br>全身麻酔の補助 | **モルヒネと同じ<br>加えて筋硬直** | 製剤中のグリシンが神経毒性を引き起こす可能性があるため，硬膜外および髄腔内投与で使用してはならない． | レミフェンタニルは通常，代謝と消失が速やかである．<br>レミフェンタニルは投与量が臨床反応に正確に反映される．<br>しかしながら，レミフェンタニルは麻酔中に作用が急速に消失するため，術後の鎮痛作用を維持するために，長時間作用型の薬物と併用する必要がある． |

**主要薬物一覧：第 17 章　鎮痛薬の薬理学（続き）**

| 薬　物 | 臨床応用 | 副作用（重篤なものは太字で示す） | 禁　忌 | 治療的考察 |
|---|---|---|---|---|
| **ペチジン（別名：meperidine）** | 疼痛（中等度～重度） | **モルヒネと同じ**<br>**加えて多幸感および散瞳** | モノアミンオキシダーゼ阻害薬（MAOI）の最近の投与または MAOI との併用 | 毒性代謝物のノルペチジンが中枢神経系（CNS）の興奮性を高め，けいれん発作を引き起こす可能性がある．<br>ノルペチジンは腎臓によって排泄されるため，反復投与時や腎疾患を有する患者では毒性が問題になる．<br>他のオピオイドと異なり，ペチジンは縮瞳ではなく散瞳を引き起こす．<br>MAOI の最近の投与または併用は，生命を脅かすセロトニン症候群のリスクがあるため，絶対的禁忌である．<br>セレギリンまたは sibutramine との同時投与は，理論的にセロトニン症候群のリスクが想定されるため，通常は避けること． |
| **levorphanol** | 疼痛（中等度～重度） | **モルヒネと同じ** | levorphanol に対する過敏症 | 他のオピオイドと同様に，脳および脊髄の脳室周囲および中脳水道周囲灰白質にある受容体を介し，痛みの知覚および伝達を変化させることにより鎮痛作用を示す．<br>静脈内投与および経口製剤が利用できる． |
| **propoxyphene** | 疼痛（軽度～中等度） | **モルヒネと同じ** | propoxyphene に対する過敏症 | メサドンと構造的に関連がある．<br>中枢作用性の弱い鎮痛薬である．<br>propoxyphene はカルバマゼピンの血清中濃度を著しく上昇させる． |
| **部分アゴニストおよび混合アゴニスト**<br>メカニズム―μ受容体部分アゴニスト（butorphanol およびブプレノルフィン）とμ部分アンタゴニスト活性を有するκアゴニスト（nalbuphine）． | | | | |
| **butorphanol**<br>**ブプレノルフィン** | 疼痛（中等度～重度）<br>バランス麻酔の補助 | **低血圧，動悸，耳鳴，呼吸抑制，上気道感染**<br>めまい，鎮静，不眠症，長期鼻腔内投与に伴う鼻閉 | いずれかの薬剤に対する過敏症 | モルヒネ様の鎮痛作用を示すが，多幸症状はより軽度である．<br>鼻腔内噴霧および静脈内投与製剤が利用できる． |
| **nalbuphine** | 疼痛（中等度～重度）<br>バランス麻酔の補助 | **呼吸抑制，過敏症（高頻度）**<br>発汗，悪心，嘔吐，めまい，鎮静 | nalbuphine に対する過敏症 | μアンタゴニスト活性により，オピオイドの長期投与を受けている患者の離脱を促進できる可能性がある |
| **オピオイド受容体アンタゴニスト**<br>メカニズム―μオピオイド受容体のアンタゴニストであり，内因性または外因性オピオイドの作用を遮断する． | | | | |
| **ナロキソン**<br>**naltrexone** | オピオイドの急性毒性（ナロキソン）<br>オピオイド，アルコール嗜癖（naltrexone） | **不整脈，高血圧，低血圧，肝毒性，肺水腫，オピオイド離脱症状**<br>**深部静脈血栓症，肺塞栓症（naltrexone）** | 急性肝炎または肝不全（naltrexone） | yohimbine とナロキソンを併用すると不安増大，振戦，動悸，ほてり，冷感，血漿中コルチゾール濃度上昇が生じる． |
| **alvimopan**<br>**methylnaltrexone** | 術後イレウス，オピオイド誘発性の消化管機能不全 | 下痢，鼓腸，腹痛，神経過敏，多尿，肝機能検査値上昇 | alvimopan に対する過敏症，機械的消化管閉塞 | alvimopan および methylnaltrexone は**末梢性**のμオピオイド受容体のアンタゴニストであり，モルヒネ誘発性の便秘を予防するが，モルヒネの鎮痛作用には影響を及ぼさない． |

**主要薬物一覧：第17章　鎮痛薬の薬理学（続き）**

| 薬　物 | 臨床応用 | 副作用（重篤なものは太字で示す） | 禁　忌 | 治療的考察 |
|---|---|---|---|---|
| **非ステロイド性鎮痛薬（NSAIDs）**<br>メカニズム—プロスタグランジン合成経路に作用する． | | | | |
| **アセトアミノフェン（別名：paracetamol）**<br>**アスピリン**<br>**ナプロキセン**<br>**イブプロフェン**<br>**インドメタシン**<br>**ジクロフェナク**<br>**ピロキシカム**<br>**セレコキシブ**<br>**ジクロフェナク**<br>**ketorolac** | 第42章，エイコサノイドの薬理学：主要薬物一覧参照 | | | |
| **三環系抗うつ薬**<br>メカニズム—神経伝達物質の再取込みを阻害することにより，セロトニン作動性およびノルアドレナリン（NA）作動性神経伝達を促進する． | | | | |
| **アミトリプチリン**<br>**ノルトリプチリン**<br>**イミプラミン**<br>**desipramine**<br>**デュロキセチン**<br>**venlafaxine** | 第14章，セロトニンとアドレナリンの中枢神経伝達の薬理学：主要薬物一覧参照 | | | |
| **抗てんかん薬および抗不整脈薬**<br>メカニズム—活動電位の発生または伝導を阻害する． | | | | |
| **カルバマゼピン**<br>**oxcarbazepine**<br>**ガバペンチン**<br>**プレガバリン**<br>**lamotrigine** | 第15章，中枢神経系における異常電気神経伝達の薬理学：主要薬物一覧参照 | | | |
| **メキシレチン** | 第23章，心臓リズムの薬理学：主要薬物一覧参照 | | | |
| ***N*-メチル-D-アスパラギン酸（NMDA）受容体アンタゴニスト**<br>メカニズム—NMDA受容体に依存したシナプス後膜の脱分極を遮断する． | | | | |
| **ケタミン** | 鎮痛<br>解離麻酔<br>骨格筋弛緩を要さない手技における単独麻酔 | **高血圧，頻脈性不整脈，ミオクローヌ，呼吸抑制，頭蓋内圧亢進**<br>幻覚，生々しい夢，精神症状 | ケタミンに対する過敏症<br>重度の高血圧 | 呼吸抑制のリスクが非常に低いため，戦場での負傷などによる重度の急性疼痛に有用である．<br>向精神作用のため，ケタミンのより広い適用は制限される．<br>交感神経活動を亢進させることにより，心拍出量を増加させる． |

**主要薬物一覧：第 17 章　鎮痛薬の薬理学（続き）**

| 薬　物 | 臨床応用 | 副作用（重篤なものは太字で示す） | 禁　忌 | 治療的考察 |
|---|---|---|---|---|
| **デキストロメトルファン** | 咳嗽<br>神経障害性疼痛 | めまい，傾眠，疲労 | MAOI との同時投与 | デキストロメトルファンは鎮痛に必要な比較的高用量で使用した場合，めまい，疲労，錯乱および向精神作用も引き起こす．<br>セロトニン症候群のリスクがあるため，MAOI の同時投与は絶対的禁忌である．<br>通常はセレギリンまたは sibutramine との同時投与は避けること． |
| **5-$HT_{1D}$ セロトニン受容体アゴニスト**<br>メカニズム—脳血管収縮を誘導して，侵害受容刺激の伝達を抑制する． | | | | |
| **スマトリプタン**<br>**リザトリプタン**<br>**ナラトリプタン**<br>**ゾルミトリプタン**<br>**almotriptan**<br>**エレトリプタン** | 第 14 章，セロトニンとアドレナリンの中枢神経伝達の薬理学：主要薬物一覧参照 | | | |

# 18

# 乱用薬物の薬理学

Peter R. Martin, Sachin Patel, and Robert M. Swift



## ▶ はじめに

本章では，薬物の乱用および依存と関係のある薬物と，薬物嗜癖を理解するうえで重要な脳のプロセスについて考察する．これらの薬物の薬理は行動に及ぼす影響と乱用傾向の理解に重要であるが，人格特性や同時に生じる精神的・身体的な病態の存在もまた，薬物の乱用や嗜癖が生じるリスクに寄与する可能性がある．乱用と嗜癖については，単に薬物の長期連用による薬理学的な結果としてではなく生物心理社会的な障害として理解されるようになっており，これにより薬物嗜癖において学習が果たす中心的役割や薬剤と心理社会的手法を統合した治療アプローチの可能性が認識されるに至っている．

薬物使用障害患者の大半では診断可能な第２の精神医学的病態が認められるが，精神症状が薬物使用の原因と結果のどちらであるかを判断することは容易ではない．例えば，アルコールは抑うつや不安を軽減するための自己治療薬として広く使用されているが，アルコール**それ自体**も（離脱症状や依存のみならず）顕著な不安や抑うつを引き起こすため，アルコール依存症患者に見られるこれらの精神症状が現れた場合，それが飲酒の原因であるのか飲酒による影響であるのかを判断するのは難しいことがある．

乱用薬物の精神薬理学的作用を規定する遺伝要因がより認識されるようになっているが，それでも，嗜癖の発生には環境要因が大きな影響を及ぼしている．例えば，患者が最初に薬物の使用を始める可能性には，薬物使用に対する社会の姿勢がしばしば影響を及ぼす．薬物の入手しやすさと費用は法制度や課税状況による影響も受け，薬物以外の代替品の入手しやすさが薬物の使用と嗜癖の可能性を決定する重要な要因となる場合もある．

本章では代表的な一部の乱用薬物の作用機序について記載し，他の重要な乱用薬物の作用機序を表 18-1 に要約する．また，嗜癖は脳の報酬回路，学習および動機づけ行動の障害であることから，嗜癖を治療するための薬剤と心理社会的手法を**統合**したアプローチにおける薬物療法の実施についても考察する．

## Case

33 歳の男性 CA さんは重度の悪心，嘔吐，下痢，筋肉痛および不安を呈した状態で救急部門に搬送された．CA さんは，現在モルヒネや heroin を週に 3 日ほど注射しており，マリファナやコカインを“いつも”使用していると説明した．彼は死にたいと感じていた．診察では瞳孔散大が見られ，体温 103°F【訳注：約 39℃】，血圧 170/95 mmHg, 心拍数 108/分であった．苛立っており，腹部けいれん，痛覚過敏および羞明が認められた．クロニジンが投与され，さらに必要に応じて下痢，疼痛および悪心・嘔吐に対して，それぞれロペラミド，イブプロフェンおよびプロメタジンが投与された．ブプレノルフィン / ナロキソンを 8 時間ごとに舌下投与するようになってはじめて，離脱症状が大幅に改善した．翌週にかけてブプレノルフィン / ナロキソンが 1 日 1 回まで漸減され，離脱症状と薬物への渇望が徐々に減少していった．

CA さんは退院して 28 日間の外来集中治療プログラムに移行し，その期間中ブプレノルフィン / ナロキソンの投与を継続した．彼は毎日の相互支援自助グループのミーティング［アルコホーリクス・アノニマス（AA）またはナルコティクス・アノニマス（NA）］に参加することに同意し，そこで自身の嗜癖について話をした．彼は 10 歳代の頃，体重管理のためにやせ薬を使い始め，またアルコール依存症の父親による身体的虐待への反動で飲酒を始めた．小手術後の鎮痛用に Tylenol® #3【訳注：アセトアミノフェンとコデインの合剤】を処方されたことをきっかけとして，路上での“鎮痛薬”の購入と背部痛やうつ病を主訴とした“ドクターショッピング”を行うようになり，歯科医からオピオイドを入手するために健康な歯を自ら抜くまでに至った．その後，近親者の死に際してひどく取り乱し，オピオイドの静脈内注射に切り替え，フェンタニルパッチを摂取したり注射したりすることもあった．入院治療を 3 回受けたが，いずれも退院後に再発し，そのたびに薬物の使用量が増えていった．6 カ月にわたるメサドンの維持療法も試したが，いくらか効果があったものの，“ストリートドラッグ”の使用を完全に中止することはできず，“メサドンでは正常な感覚には決して戻れなかった”．

CA さんは 5 年間にわたりブプレノルフィン / ナロキソンの舌下投与を受けた後，違法なオピオイドの断薬を継続している．精神療法のために精神科医を月 1 回受診するとともに，集団療法に月 1 回，NA または AA のミーティングに週 1 回参加するという治療契約を守っている．尿検査では一貫して薬物は検出されていない．職場では昇進を果たし，家を購入するためにローンの交渉をするなど，比較的充実した生活を送っているようである．

### Questions

1. 最初に救急部門に搬送された際に見られた CA さんの身体的な症状・徴候（悪心，嘔吐，発熱，瞳孔散大および高血圧）の原因は何か？
2. 仮にブプレノルフィン / ナロキソンの使用中に手術が必要になった場合には，CA さんの疼痛はどのように管理することができるか？
3. NA や AA などの相互支援プログラムは嗜癖の治療にどのように役立つか，またこのようなプログラムは医学的な監督によってどのように補完すべきか？
4. CA さんにクロニジンによる治療が開始された根拠は何か？
5. CA さんの初期症状と長期にわたるオピオイドへの渇望がブプレノルフィン / ナロキソンの併用で寛解した理由はなぜか？

## ▶ 定　義

米国精神医学会 American Psychiatric Association（APA） が Diagnostic and Statistical Manual of Mental Disorders-IV（DSM-IV, Box 18-1）【訳注：邦題「精神疾患の診断・統計マニュアル」（医学書院）】で公表している経験的な命名法では，**物質依存 substance dependence**（本章では**嗜癖 addiction** と同義語として使用している）は“著しい障害または苦痛”につながる“不適応な使用”と定義されている．この定義は，価値観に基づく判断を避けることで，文化を越えた一般化を可能にしている．依存の心理社会的特徴は，乱用傾向のある多様な精神薬理学的薬物の間で類似しており，個々の使用薬物に固有の薬理学的プロファイルというよりは，病的な薬物使用の発生と維持においてより重要と考えられる．診断上の特徴は，コントロールの喪失，行動レパートリーの特徴，そして神経適応から構成される臨床症状の集まりとして概

**表 18-1 おもな乱用薬物**

| 薬物群 | 例 | 受容体（作用） | 臨床徴候 | 注 記 |
|---|---|---|---|---|
| オピオイド | モルヒネ<br>heroin<br>コデイン<br>オキシコドン | μオピオイド（アゴニスト） | 多幸感，その後の鎮静，呼吸抑制 | 鎮痛薬として治療目的で使用される（heroin を除く）<br>処方薬としてのオピオイドの乱用が急速に増加している |
| ベンゾジアゼピン類 | トリアゾラム<br>ロラゼパム<br>ジアゼパム | $GABA_A$（調節物質） | 鎮静，呼吸抑制 | 抗不安薬，鎮静薬として治療目的で使用される |
| バルビツール酸類 | フェノバルビタール<br>ペントバルビタール | $GABA_A$（調節物質，弱いアゴニスト） | 鎮静，呼吸抑制 | 抗不安薬，鎮静薬として治療目的で使用される．過量投与による死亡の危険性はベンゾジアゼピン類よりも高い |
| アルコール | エタノール | $GABA_A$（調節物質），NMDA（アンタゴニスト） | 中毒，鎮静，記憶喪失 | 多くの国で合法 |
| ニコチン | タバコ | ニコチン性 ACh（アゴニスト） | 覚醒，筋弛緩 | 多くの国で合法 |
| 精神刺激薬 | コカイン<br>アンフェタミン | ドパミン，アドレナリン，セロトニン（再取込み阻害薬） | 多幸感，覚醒，高血圧，妄想症 | アンフェタミン類には，再取込み輸送体の働きを逆行させ，神経伝達物質をシナプス小胞から細胞質基質へと放出させる作用もある |
| カフェイン | コーヒー<br>“ソフト”ドリンク | アデノシン（アンタゴニスト） | 覚醒，振戦 | 一般に合法，嗜癖は稀 |
| カンナビノイド類 | 大麻 | $CB_1$，$CB_2$（アゴニスト） | 気分変化，空腹，めまい | |
| PCP | 該当なし | NMDA（アンタゴニスト） | 幻覚，敵対行動 | |
| フェニルエチルアミン類 | MDMA（エクスタシー），MDA | セロトニン，ドパミン，アドレナリン（再取込み阻害薬，多重作用） | 多幸感，覚醒，高血圧，幻覚 | アンフェタミン類と構造的に関連があり，幻覚薬に類似した作用を示す |
| 幻覚薬 | LSD<br>DMT<br>psilocybin | $5\text{-}HT_2$（部分アゴニスト） | 幻覚 | |
| 吸入剤 | トルエン<br>硝酸アミル（亜硝酸）<br>亜酸化窒素 | 不明 | めまい，中毒 | |

GABA：γアミノ酪酸，Ach：アセチルコリン，acetylcholine，PCP：phencyclidine，MDMA：methylenedioxymethamphetamine，MDA：メチレンジオキシアンフェタミン，methylenedioxyamphetamine，LSD：リゼルグ酸ジエチルアミド，lysergic acid diethylamide，DMT：ジメチルトリプタミン，dimethyltryptamine：NMDA：*N*-メチル-D-アスパラギン酸，*N*-methyl-D-aspartic acid.

念化されているが，その基本的要素は嗜癖の必要条件としての**薬物探索 drug-seeking** である．冒頭の Case では，CA さんは自身の人生には薬物以外に重要なものはほとんどなく，支援なしに使用を止めることはできないと感じており，オピオイド（および彼が使用していた他の薬物）への嗜癖に陥っていた可能性が高い．

**耐性**，**依存**および**離脱**という用語は，臨床的に認識される生理学的変化だけでなく，脳の報酬回路の微妙な変化に基づいて定義することができる．**耐性 tolerance** とは，継続使用に伴って生じる薬物の作用の低下，すなわち用量-反応曲線の右への移動を意味する用語であり，CA さんの Case で見られたように，**同じ反応を得るのにより多くの量が必要となった状態**である．薬物が示す毒性や致死性のプロファイルは，患者が自己投与を始める際に求めた精神薬理学的作用と同じ様式・程度では変化しない場合が多い．したがって，CA さんが heroin を使用していた時期には，“高揚感”には至らない量で便秘と縮瞳の副作用が起こった可能性が高い．さらに，脳の呼吸中枢は heroin の増量に対して耐性を生じないことが多いため，大量の

### Box 18-1 「DSM-IV 精神疾患の診断・統計マニュアル」における物質（薬物）依存（嗜癖）の診断基準

不適応な物質（薬物）使用のパターンが見られ，それにより臨床的に著しい障害または苦痛が生じており，かつ以下のうち３つ以上の条件を同じ 12 カ月間のいずれかの時点で満たす．

1. 以下のいずれかで定義される耐性が認められる．
   a. 陶酔感または本人が望む効果を得るのに必要な物質の量が著しく増加した．
   b. 同量の物質を継続して使用すると著しく効果が低下する．
2. 以下のいずれかとして生じる離脱症状が認められる．
   a. 使用した物質に特徴的な離脱症候群（具体的な物質の離脱症状に関する APA の基準により定義される）
   b. 離脱症状を軽減または回避するための同一（または近縁）物質の使用
3. 問題の物質を本来より大量または長期間使用することが多い．
4. 物質使用の減量やコントロールを持続的に望んでいるか，それを試みて失敗する．
5. 物質の入手に要する活動（複数の医師の受診，長距離を移動しての受診など），物質の使用（連続的な喫煙など），または物質の影響からの回復に，多大な時間を費やす．
6. 問題の物質を使用しているために，重要な社会活動，職業活動または娯楽活動を断念する，または，そうした活動が減少している．

問題の物質により発生または悪化したと考えられる持続性または再発性の身体的・心理的問題を認識しているにもかかわらず，患者はその物質の使用を継続する（例：コカインにより誘発された抑うつを認識しているにもかかわらず，コカインの使用を継続する．アルコール摂取により潰瘍が悪化したと認識しているにもかかわらず，飲酒を継続する）．

薬物を摂取すると致死的な過量投与となる可能性がより高い．耐性とは逆の現象である**感作 sensitization**（**逆耐性 inverse tolerance** とも呼ばれる）は，用量-反応曲線の左への移動を意味するもので，**薬物の反復投与によって任意の用量でより大きな作用が生じるようになる**結果，同じだけの効果を得るのにより少量しか必要としなくなる．興味深いことに，1 つの薬物が持つ異なる薬理作用に対して，それぞれ耐性と感作が同時に生じることもある．したがって，アルコールなどの中枢神経抑制薬の反復投与時には，刺激作用（脱抑制など）が感作を示す一方で，抑制作用（睡眠など）には耐性が生じる．

**依存 dependence** は，(1) 耐性，(2) 薬物の中止時または特異的アンタゴニストの投与時の離脱症候群の出現，(3) 薬物への“渇望”，または (4) 離脱症状寛解後に条件刺激の結果として発現する薬物探索行動という条件により，**間接的**にのみ定義できる．CA さんの Case では，救急部門で見られた初期症状は heroin の中止によって引き起こされたもので，$\mu$ オピオイド受容体アゴニストにより軽減可能な**身体依存 physical dependence** の現れである．身体依存は時に**精神依存 psychological dependence**（すなわち，持続的な薬物への渇望が見られ，急性の離脱症状が寛解してからもコントロール不能なオピオイド使用に戻ってしまう傾向がある状態）とは区別される．身体依存の形成には，耐性と同じメカニズムが数多く関与している．耐性の場合と同様に，薬物による影響を抑えるため，ホメオスタシスを維持するうえでの条件が変化するが，この状態で薬物の使用を中止すると，条件が変化しているために薬物の使用時に見られたものとは逆の作用が生じることになる．こうした条件の変化は自律神経系のストレス応答の活性化にもつながるが，離脱症状の治療におけるクロニジンなどの有用性は，この事実で部分的に説明することができる．例えば，中枢神経抑制薬からの急激な離脱では過覚醒が見られるのに対し，刺激薬からの離脱では抑うつや嗜眠が見られ，どちらの中止でも非特異的な自律神経系の活動性亢進が見られる．精神依存では，薬物の反復使用の結果，脳の**報酬系 reward system** がリセットされる．したがってたとえ薬物使用を中止したとしても，脳の報酬機構に変化が生じた結果として，感情面や神経内分泌機能の障害と薬物への渇望が持続し，再発が起きやすくなっている可能性がある．依存の“心理的”要素と“身体的”要素との間には，神経生物学的に見ると大きな重複があり，このような区別については実際の有用性を疑問視する見解もある．

耐性と依存は典型的には共存するが，いずれの存在もそれだけで病的な薬物使用を意味するものではない．例えば，術後疼痛に対してオピオイドの投与を受けている患者ではその薬物への耐性が生じる可能性が高く，徐々に鎮痛薬を増量していく必要がある．さらに，投与を中止したりオピオイド受容体アンタゴニストを投与したりすると，離脱症候群を発症する可能性が高い．しかし，いったん術後疼痛の原因が解消されれば，鎮痛薬を漸減して最終的には中止できる可能性が高い．この場合，患者に薬物探索行動が見られなければ，耐性や依存が存在しても病的な状態ではないということになる．この点から医師が果たすべき役割として，(1) オピオイドを際限なく処方せずに術後疼痛を効果的に治療すること，および (2) 薬物探索行動が見られた場合はただちに対処することの重要性が強調される．

## ▶ 耐性，依存および離脱のメカニズム

### 耐　性

**後天的耐性 acquired tolerance** では，薬物の反復投与により薬物の用量-反応曲線が右に移動するため，同じだけの効果を生じるのにより高用量での投与が必要になる．**先天的耐性 innate tolerance** とは，特定の薬物への感受性における既存の個人間変動，すなわち初回投与前から存在する変動を指す．先天的な感受性の差は，薬物が作用する受容体の遺伝学的な変異，または薬物の吸収，代謝，排泄の個人差により生じる．あらゆる多因子形質と同様に，遺伝学的変動は環境から強い影響を受ける．先天的耐性の一例がアルコールで見られ，若年成人期に先天的感受性が低い個人は後年にアルコール依存症を発症するリスクが高い．

後天的耐性には薬物動態学，薬力学および学習の3つの要素が関与している．**薬物動態学的耐性 pharmacokinetic tolerance** は，薬物への曝露の結果として，薬物の代謝能または排泄能が亢進した場合に生じる．代謝亢進は一般にシトクロム P450 などの代謝酵素の誘導に起因する（第4章，薬物代謝参照）．その場合，薬物動態学的耐性により，作用部位における薬物は投与量に関係なく**比較的低濃度**となる．

**薬力学的耐性 pharmacodynamic tolerance** はニューロンの適応により引き起こされ，神経系の作用部位における同じ薬物濃度での**応答が減弱する**．薬物への短期的な曝露により，神経伝達物質の放出とシナプスからの消失における神経適応による変化や，神経伝達物質受容体の減少，イオンチャネルのコンダクタンスの変化，シグナル伝達の修飾などが誘導される（図18-1）．また薬物の長期投与により，その薬物の薬理作用に関連する遺伝子の発現に神経適応による変化が引き起こされる可能性があり，これらの変化は学習および記憶形成に関与すると考えられる脳の適応と密接に関連している（図 18-2）．確かに，薬物使用に対する持続的な適応は既存のシナプスを実際に変化させ，新しいシナプスを作り出し，効果的な脳の“再配線”につながる．このような分子および細胞レベルの持続的な適応によって，薬物の使用中止後かなりの期間が経過してから発生する渇望や再発を説明できると考えられる．

薬力学的耐性は，**学習耐性 learned tolerance** と呼ばれる別の種類の耐性と密接に関連している．学習耐性の一形態である**行動耐性 behavioral tolerance** では，薬物使用の結果として行動に代償性変化が生じるが，それは薬物の薬理作用に直接関連するものではなく，生体が中毒の“状態”または中毒が発生する環境にある時に経験した学習による薬物作用への適応に関連している．**条件耐性 conditioned tolerance** は，薬物曝露に関連した環境要因によって**条件対抗反応 conditioned opponent response** と呼ばれる先行的かつ再帰的な代償性変化が誘発された時に生じる．この条件づけのメカニズムは無意識下の現象であるが，しばしば嗜癖再発の基盤となる．例えば，コカイン（頻拍を引き起こす）などの薬物の投与時に使用する道具の探索行動によって先行性の徐脈が誘発される結果，薬物への渇望が生じることがある．

### 依存および離脱

依存は典型的には耐性を伴い，薬力学的耐性および学習耐性のそれと密接に関連したメカニズムによって発生する．**依存症候群 dependence syndrome** は，“正常に近い”機能を維持するために脳内に問題の薬物が存在しなければならない状況から生じる．薬物が体内から除去されて作用部位を占有しなくなると，依存の形成につながった適応が**急性離脱症候群 acute withdrawal syndrome** として顕在化し，薬物が存在しない状態での平衡に達するまで持続する（数日間）．その後も，薬物への**渇望 craving**（薬物を入手することへの強い執着）を特徴とする**遷延性離脱症候群 protracted withdrawal syndrome** に至ることがあり，際限なく（数年間）続く場合もある．遷延性の離脱症状は学習，活力 / 意欲，報酬の微妙な調節不全も伴う．この症候群は，禁欲では解消されない発病前からある嗜癖のリスクファクターや，薬物使用の結果として生じる脳損傷とは区別すべきである．

耐性と同様に，依存にも細胞シグナル伝達経路の変化が関連している（図 18-1）．例えば，生理的な量の神経伝達物質でサイクリック AMP cyclic adenosine monophosphate（cAMP）共役型受容体を刺激すると，アップレギュレーションされたアデニル酸シクラーゼによりニューロンでの応答が“正常時を上回る”ようになるため，薬物による cAMP 経路のアップレギュレーションは薬物中止時の急性離脱症状の発生につながる．反対に，受容体の数の減少や感受性の低下によって依存が生じる薬物を中止した後には，ダウンレギュレーションされた受容体が十分に刺激されない状態となる．

アルコールの作用は，興奮性および抑制性のメカニズムが複数の対向する神経伝達系に対して相乗的に作用する可能性があることを例証するものである．アルコールの急性摂取は，γアミノ酪酸 γ-aminobutyric acid（GABA）受容体における GABA の抑制活性の促進とグルタミン酸受容体におけるグルタミン酸の興奮活性の阻害によって，鎮静をもたらす．時間が経過すると，GABA 受容体のダウンレギュレーションが生じ，様々な分子メカニズムを介して受容体のサブユニット構造が修飾される結果その阻害レベルが低下していき，アルコールの鎮静作用に対抗するようになる．同時に，*N*-メチル-D-アスパラギン酸 *N*-methyl-D-aspartic acid（NMDA）受容体のアップレギュレーションが生じ，やはりアルコールによる阻害レベルが低下する．アルコールが急激に除去されると，GABA 作動性神経の阻害が減少し，グルタミン酸作動性神経の興奮刺激が亢進する結果，中枢神経系 central nervous system（CNS）が活動亢進状態になり，アルコール離脱の徴候と症状が見られるようになる．また，アルコール離脱の特徴とされる鎮静と活動亢進の交代は，抑制性（GABA 作動性）経路と興奮性（グルタミン酸作動性）経路のバランスによって説明することができる．

依存は耐性がなくとも発生し，その逆もまた真であることから，これらが必ずしも薬物の薬理作用によるものではなく，学習に関連した変化も関与していることは明らかである．1950 年代に，Olds と Milner はラットの脳の様々な領域に電極を埋め込み，自己刺激を強化しうる神経解剖学的領域を系統的に明らかにした（自己刺激は動物がレバーを押した時に電極部位から脳に流れる非破壊電流の短パルスであった）．その結果，中脳の**内側前脳束 medial forebrain bundle** と**腹側被蓋野 ventral tegmental area（VTA）**が特に効果的な部位であることが判明した．これらの部位は“快楽中枢”あるいは脳の報酬中心と呼ばれている．一部のドパミン作動性ニューロンは，VTA から内側前脳束を介して**側坐核 nucleus accumbens（NAc）**に直接投射している．これらのニューロンは脳の報酬回路に不可欠で，動機づけ行動を強め，海馬，扁桃体および前頭前皮質との連結を介して学習と記憶を促進すると考えられている．この経路を切断するか，ドパミン受容体アンタゴニスト（ハロペリドールなど；第 13 章，ドパミン作動性神経伝達の薬理学参照）で NAc のドパミン受容体を遮断すると，VTA の電気的自己刺激が減弱する．さらに，特定の脳領域にカニューレを挿入して神経伝達物質の濃度を測定し，微小透析法を用いることで，NAc におけるドパミン放出を *in vivo* で検出することができる．これらの測定により，ドパミン濃度の上昇が実験動物による薬物の自己投与に関連するものであったこと，ならびに脳の報酬回路の電気刺激中に NAc のドパミン作動性シナプスが活性化していることが示され，NAc のドパミンが報酬に必要であるという仮説が裏づけられた．動物はしばしば食物摂取を犠牲にしてでも，依存を引き起こす薬物を VTA，NAc，もしくはこれら 2 つの領域を神経支配する皮質または皮質下領域に，自ら進んで自己投与しようとする（図 18-3）．

ドパミン作動性経路は報酬刺激を仲介するが，ドパミンは刺激の特徴を増強させ，生体に刺激の重要性を警告して，報酬刺激を求めるよう運動活性を導く働きもある．前述のように，**ドパミン経路はすべての乱用薬物により活性化される**．重要なことに，種の存続に必要な行動［摂食，生殖，探索（冒険心）など］によっても NAc でドパミンが放出されるが，その量がはるかに少ないことから，乱用薬物は報酬回路の正常な進化的機能を薬理学的に“のっとる”ものと考えることができる．条件づけ（すなわち，脳回路の再配線によって環境要素と報酬を関連づけること）を介した反復経験を重ねれば，報酬を**期待**する間にも，このドパミン経路が活性化されるようになる．ヒトにおいては，薬物常用者が薬物に関連する感覚刺激に曝された状況でポジトロン放出断層撮影 positron emission computed tomography（PET）などの脳機能イメージング法で観察することにより，この現象を実証することができる．VTA と NAc を連結するドパミン作動性ニューロンは報酬系の最終的な共通経路として働くが，これらのニューロンは，報酬刺激を修飾することにより報酬に関連する学習を仲介するいくつかの脳領域（皮質，海馬，視床，扁桃体および縫線核）から入力を受けている（図 18-4）．

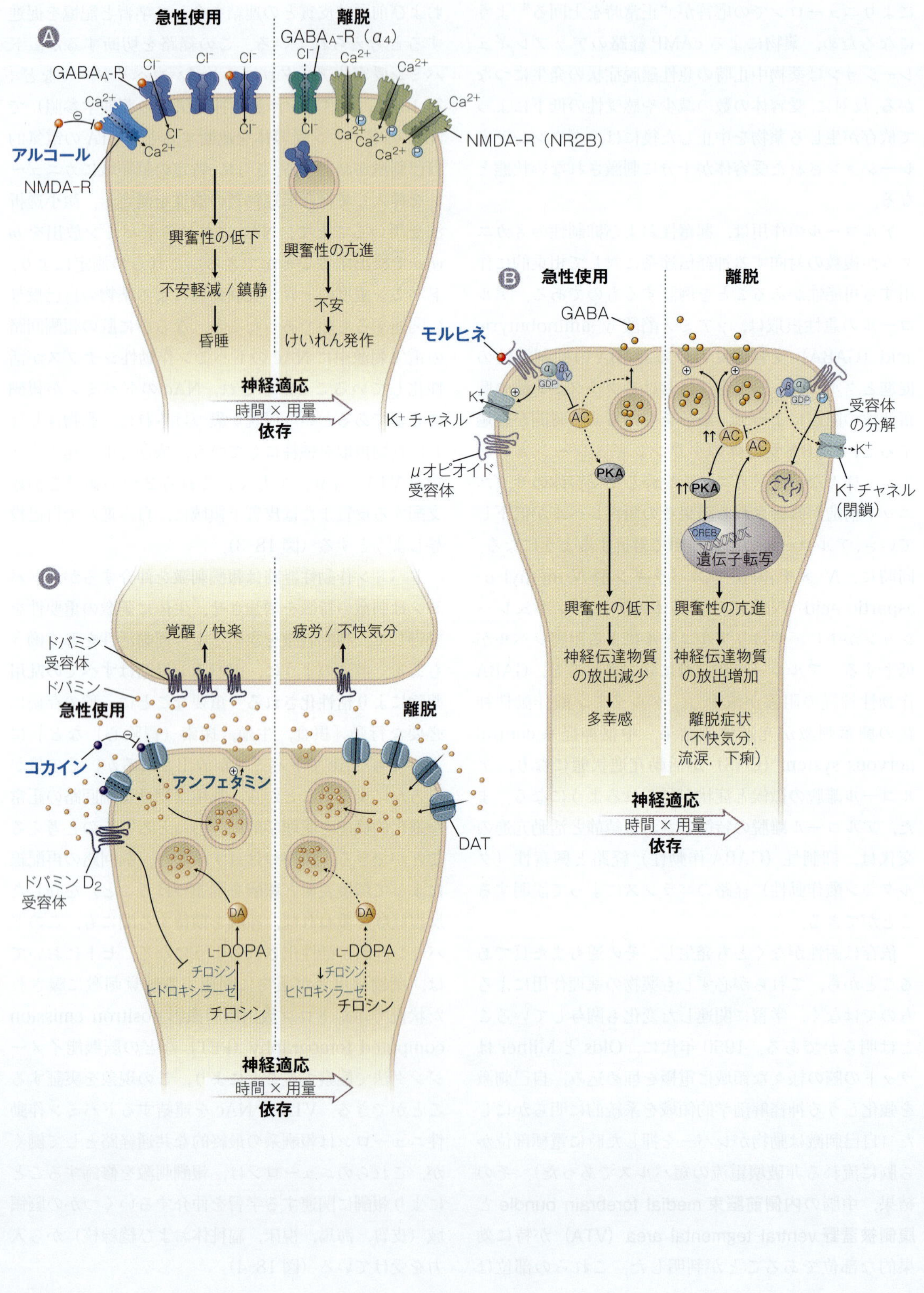
A
急性使用
離脱
GABAA-R
GABAA-R（α4）
Cl⁻
Ca2+
アルコール
NMDA-R
NMDA-R（NR2B）
興奮性の低下
不安軽減／鎮静
昏睡
興奮性の亢進
不安
けいれん発作
神経適応
時間×用量
依存
B
急性使用
離脱
GABA
モルヒネ
K+
K+チャネル
μオピオイド
受容体
GDP
AC
PKA
受容体の分解
K+チャネル
（閉鎖）
CREB
遺伝子転写
興奮性の低下
神経伝達物質
の放出減少
多幸感
興奮性の亢進
神経伝達物質
の放出増加
離脱症状
（不快気分，
流涙，下痢）
神経適応
時間×用量
依存
C
覚醒／快楽
疲労／不快気分
ドパミン
受容体
ドパミン
急性使用
離脱
コカイン
アンフェタミン
DAT
ドパミンD2
受容体
DA
L-DOPA
チロシン
ヒドロキシラーゼ
チロシン
神経適応
時間×用量
依存

**図 18-1 抑制薬，オピオイドおよび精神刺激薬の急性作用のメカニズムと，薬物の長期使用に対する神経適応および依存の発生メカニズム**

**(A)** アルコールは，脳の主要な抑制性および興奮性神経伝達系をそれぞれ $GABA_A$ および *N*-メチル-D-アスパラギン酸（NMDA）受容体への作用を介して修飾する．アルコールは $GABA_A$ 受容体の陽性アロステリック調節物質である．$GABA_A$ 受容体を介して塩素イオン（$Cl^-$）チャネルのコンダクタンスを上昇させ，細胞を過分極させる．また，NMDA 受容体を介してカルシウムイオン（$Ca^{2+}$）チャネルのコンダクタンスを低下させ，細胞の興奮をさらに低下させる．このような $GABA_A$ 受容体と NMDA 受容体に対する二重の作用が，アルコールの抗不安作用，鎮静作用，中枢神経系（CNS）抑制作用に寄与している．慢性的なアルコール曝露に対する分子レベルの適応としては，(1)“正常な” $\alpha_1$ サブユニットを含む $GABA_A$ 受容体の細胞内移行および細胞表面発現量の減少，(2)“アルコール感受性の低い” $\alpha_4$ サブユニットを含む $GABA_A$ 受容体の細胞表面発現量の増加，(3)“コンダクタンスの高い” NR2B サブユニットを含む NMDA 受容体のリン酸化の増加などがある．このように神経適応によってアルコールの急性抑制作用に対する耐性が生じ，これが依存と同時に発生する．離脱（すなわち依存状態にあるがアルコールが体内に存在しない状態）の際には，このような適応によりニューロンの興奮性が広汎に亢進する．CNS の興奮は，不安，不眠，せん妄，潜在的なけいれん発作として顕在化する．**(B)** オピオイドは，シナプス末端に存在するμオピオイド受容体を活性化する．急性投与によりμオピオイド受容体が活性化されると，G タンパク質に依存したカリウムイオン（$K^+$）チャネルの活性化とアデニル酸シクラーゼ活性の阻害が起こる．これらの作用の結果，細胞が過分極して神経終末からのγアミノ酪酸（GABA）の放出が減少し，GABA 放出の減少により腹側被蓋野（VTA）のドパミンニューロンが脱抑制される．慢性的なμオピオイド受容体刺激に対する分子レベルの適応としては，(1)μオピオイド受容体のリン酸化の増加による受容体の細胞内移行と分解，(2)μオピオイドシグナル伝達の効率低下，(3)アデニル酸シクラーゼシグナル伝達の過剰活性化による，GABA 放出の亢進と cyclic adenosine monophosphate（cAMP）response element binding protein（CREB）などの転写因子の活性化を介した遺伝子転写の増加などがある．このように，神経適応によりオピオイドの多幸作用に対する耐性が生じる．離脱（すなわち依存状態にあるがオピオイドが体内に存在しない状態）の際には，抑制性介在ニューロンからの GABA の放出が増加することにより，VTA ドパミンニューロンが阻害され，不快気分と快感消失が生じる．**(C)** コカインへの急性曝露は，ドパミン再取込み輸送体（DAT）の阻害，シナプス内のドパミン濃度の上昇，ならびに側坐核（NAc）のシナプス後ドパミン受容体の活性化亢進をもたらす．続いて，これらの作用によって多幸感や活力向上感が生じる．シナプス外ドパミンの増加も $D_2$ 自己受容体を活性化させ，ドパミンの合成を減少させる．アンフェタミンは小胞内に貯蔵された神経伝達物質を細胞質に放出させると同時に，神経伝達物質の小胞への再取込みを阻害する．これらの複合的な作用により，シナプス間隙における神経伝達物質の濃度が上昇する．精神刺激薬への慢性曝露時には，DAT の発現量が増加し，シナプス後ドパミン受容体が減少し，シナプス前ドパミンが枯渇する．このように，神経適応により精神刺激薬の多幸作用に対する耐性が生じる．離脱（すなわち依存状態にあるが精神刺激薬が体内に存在しない状態）の際には，ドパミン合成の減少と DAT を介した消失の亢進によってシナプスのドパミン濃度が低下する結果，シナプス後ドパミン受容体の活性化が抑制され，不快気分，疲労感および快感消失を生じる．

特定の乱用薬物からの離脱は有害となりうるため，急性離脱症状の回避こそが持続的な乱用の第一の動機であると長年考えられてきた．しかし，この説明は，①離脱による身体症状が寛解してからかなりの期間が経過しても嗜癖の影響が感じられる，②薬物探索を伴わずに離脱症状がみられる場合もある（急性疼痛の治療後に多い），③刺激薬，幻覚薬，カンナビノイド類などの薬物は著しい急性離脱症候群を伴わずに顕著な依存を引き起こすなどの知見と一致しない．嗜癖者は，物質の使用を中止してから何年も経過した後になって強い渇望を示すことがあり，**再発 relapse** を起こしやすい状態にある．ストレスと同時に過去に薬物を使用した状況に遭遇すると，特に再発の可能性が高くなる．これは一部には脳における報酬回路と記憶回路の相互作用に起因するもので，脳の記憶回路は正常な状況では特定の記憶に感情的な価値を割り当てている．したがって，薬物探索の動機の基礎は，社会環境的な刺激と薬物の主観的な作用の両方に関連しており，そのどちらも学習を介して報酬および嫌悪の両面で過去の経験と連結されている可能性がある．これは“単純な”急性離脱症状の回避よりも複雑な説明である．

# 嗜癖のメカニズム

嗜癖の特徴である薬物探索活動は，学習，報酬メカニズム，そして嗜癖の発生に対する個人の性質が相互に影響した結果として生じる．

## 学習および嗜癖の発生

慢性的な薬物の自己投与は報酬経験に長期的な変化をもたらすとの認識から，関連する神経回路は決して薬物使用前の状態に戻らないと理解されるようになった．**アロスタシス allostasis** という用語は，乱用薬物への反復曝露時に脳内報酬経路で見られる，この徐々に進行する永続的な適応プロセスを説明したものである．すなわちアロスタシスとは薬物使用を中止した際に脳が復帰するベースラインが，たとえ急性離脱が軽減した後でも，以前より変化している可能性があることを意味する（これは，システムが繰り返し同じベースラインで平衡に達するプロセスと定義されるホメオスタシスとは対照的である）．そのため，たとえ薬物が脳内から除去された後でも，嗜癖者は肯定的な感情を薬物使用開始前と同じように経験できなくなっており（**快感喪失 anhedonia**），以前の“正常に近い”状態を取り戻そうと無理に試みる結果，薬物探索行動が再開することになる．ヒトおよび動物を対象とした研究により，神経伝達物質濃度の変化（アルコールや刺激薬の慢性投与後に見られるドパミンおよびセロトニンの枯渇など），神経伝達物質受容体の変化，シグナル伝達経路の変化，遺伝子発現の変化，ならびにシナ

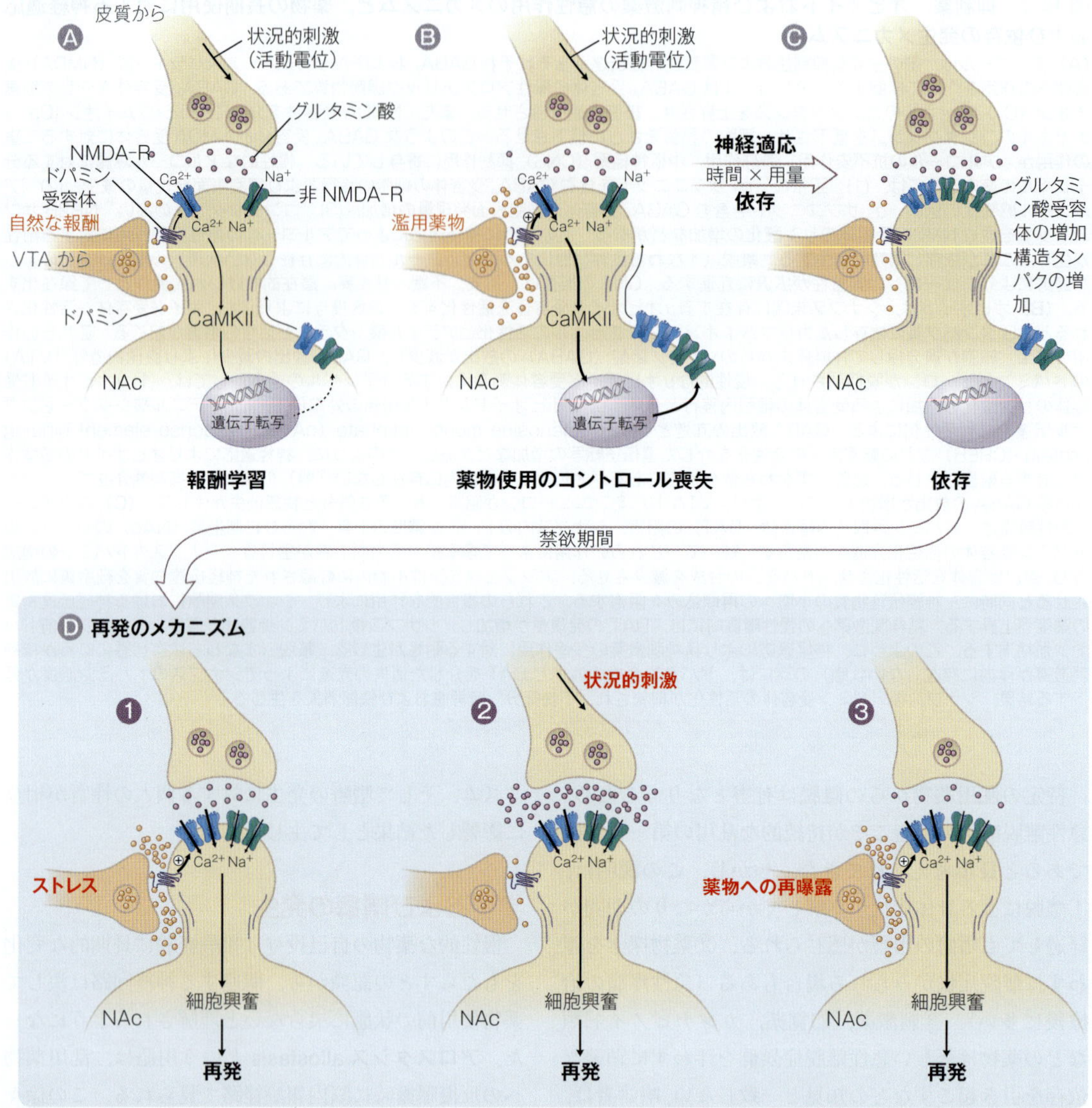


**図 18-2　薬物依存および禁欲後の再発メカニズムにおける環境刺激，薬物作用，報酬学習に関連するシナプス変化**
**(A)** 食物や性交などの自然な報酬は，側坐核（NAc）におけるドパミン放出を増加させ，連合野の神経回路を変化させることにより，関連する状況的刺激 sensory cue を同時に発生する報酬要素と結びつける報酬学習をもたらす．NAc 内の有棘ニューロンは皮質からグルタミン酸作動性入力を受け，腹側被蓋野（VTA）からの状況的刺激情報とドパミン作動性入力を中継する．グルタミン酸作動性入力は NMDA 受容体（カルシウム透過性）と非 *N*-メチル-D-アスパラギン酸（NMDA）受容体（ナトリウム透過性）を介して作用する．ドパミンとグルタミン酸が同時に放出されることより，NMDA シグナル伝達が増強し，カルシウムカルモジュリン依存性キナーゼⅡ $Ca^{2+}$/calmodulin dependent kinaseⅡ（CaMKⅡ）が活性化して，最終的に構造タンパク遺伝子とグルタミン酸受容体遺伝子の転写に変化が生じる．これらのシナプス変化が報酬学習の基礎であると考えられる．**(B)** 乱用薬物はドパミン放出の増幅を誘導し，天然の強化因子と同じシナプス適応を活性化する．したがって，乱用薬物は進化的な脳の報酬学習システムを“のっとる”ことで，薬物使用のコントロールを不可能にすると考えられる．**(C)** 長期間にわたり薬物を使用すると，シナプス適応の結果として“増強したシナプス”が生じる．この増強は樹状突起棘の増大，構造タンパクの発現量増加，および膜表面のグルタミン酸受容体の発現量増加を介して起こるが，これらの適応はいずれも長期間の転写変化への反応として生じる．**(D)** 薬物使用の禁欲期間後には，複数のメカニズムによって薬物摂取行動の再発が誘発される．**(1)** ストレスは，ドパミン放出の増加により再発の引き金となりうる．この増強状態では，ドパミンは細胞を興奮させて再発行動を誘発する可能性がある．**(2)** 薬物に関連する状況的刺激への曝露は，グルタミン酸放出の増加を介して再発を引き起こす可能性があり，膜表面のグルタミン酸受容体の発現量増加により細胞興奮と再発に至る．**(3)** この増強状態では，増幅されたドパミン放出によって細胞が興奮するため，少量の薬物への曝露が薬物自己投与の再発につながりうる．

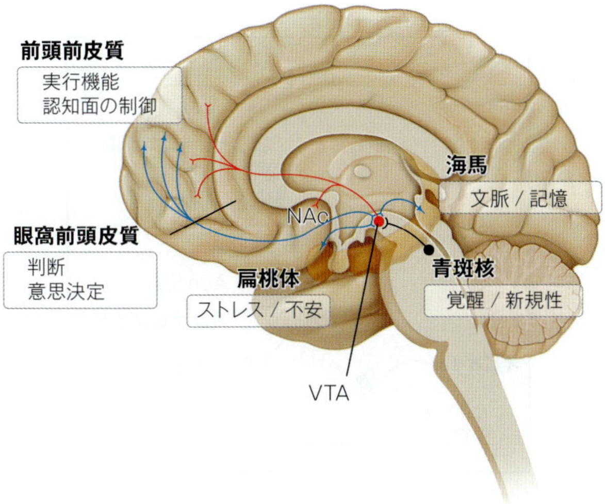


**図 18-3　中脳辺縁系ドパミン経路への接続を介した脳の行動系の統合**

青斑核（黒）から出たノルアドレナリン作動性ニューロンは，新規性および覚醒に関する情報を腹側被蓋野（VTA）のドパミン作動性ニューロンに中継する．VTA は側坐核（NAc）と皮質（赤）に投射している．VTA の出力は脳からの複数の入力によって修飾される．すなわち，前頭前皮質からのグルタミン酸作動性入力は実行機能と認知面の制御を中継し，扁桃体からの興奮性入力はストレスと不安を伝達し，海馬からのグルタミン酸作動性入力は文脈情報と過去の経験を伝達する（青）．これら複数の入力が統合されて，中脳辺縁系ドパミン経路のシグナル伝達が修飾され，快楽の知覚が調節される．

プスの構造および機能の変化という点で，長期的な神経適応が生じることを示したエビデンスが得られている．臨床的には，退薬中の患者は渇望だけでなく不快気分，睡眠障害，ストレスに対する反応性の増大（パニック発作など）も訴え，これらは解毒後も数週間，数カ月あるいは数年にわたって持続する可能性がある．

一般的に，嗜癖者は快楽追求者であるとか，嗜癖者の薬物への関心は人生を放棄して無責任な快楽主義に走ったことを意味しているなどの誤解がよく見られるが，嗜癖に関する最近の考え方では，嗜癖のプロセスは一様でないと認識されている．すなわち，報酬要素（**正の強化 positive reinforcement**）が優勢で，高揚感を味わったり多幸感を感じたりすることが薬物使用の動機となる患者もいれば，ストレスの解消や長期の離脱による不快気分の緩和を目的とした飲酒のように，緩和要素（**負の強化 negative reinforcement**）が優勢となる患者もいる．嗜癖者の多くは，併発する精神的および身体的障害に伴う苦痛を緩和するために自己治療を行う．さらに，嗜癖の早期段階と進行過程とで使用に対する動機づけが大きく異なる場合もある（図 18-5）．アロスタシスの結果，嗜癖の後期に正の強化が見られることは稀である．例えば，内気な性格を払拭するために 10 歳代で始めた飲酒が，多幸感や脱抑制を得るための飲酒に進行することもある．最終的には，数年にわたる飲酒により中毒となった後，中年期には離脱に伴う抑うつや不安を回避するため，あるいはおそらく慢性疼痛を緩和するために飲酒するようになる．これらの各状況での薬物使用は，学習を介して薬物使用に関連した環境要素や記憶および感情とつながり，そのそれぞれが渇望や薬物探索の引き金となる可能性がある．

嗜癖の本質は薬物探索行動であるが，嗜癖者は悪い結果につながることを認識しつつも，また一般的にバランスのとれた生活を構成する他のニーズを放棄することになっても，精神活性物質を入手して使用する衝動をコントロールすることができない．実験動物を用いた研究では，薬物探索行動は“報酬学習”の機能不全，すなわちニーズや目標を満たすように生体の行動を導くプロセスが歪んだ結果であることが示唆されている．したがって，生体が目標の達成ないし“報酬”（向精神薬の自己投与など）をもたらす行為を開始し，その行為が報酬獲得につながるということを生体が“学習”した場合，それ以降その行動をとる可能性が高くなる．例えばコカインを初めて使用して，快感が得られることや，それまで苦しんでいた抑うつ症状が緩和されることに気づいた場合には，コカインの入手および使用が強化される．コカインの経験は食物や性交などの自然な報酬と比べて強烈であるため，他の報酬よりコカインの入手に優先的にエネルギーが費やされるようになる．このように，コカインは報酬・学習系を効果的に“のっとり”，自然な報酬よりもコカインの入手を優先するように以降の行動を偏らせる．コカインの使用に関連した環境的または感情的状態への再曝露は，薬物探索行動を増加させるきっかけとなる．例えば，薬物投与に使用する器具への再曝露は強い渇望，薬物探索行動，そしてコカイン嗜癖の再発を誘発する可能性がある．

## 嗜癖の発生に影響を及ぼす変数

嗜癖の発生は，薬物の性質，薬物使用者の遺伝学的，後天的，心理的および社会的形質，ならびに環境因子

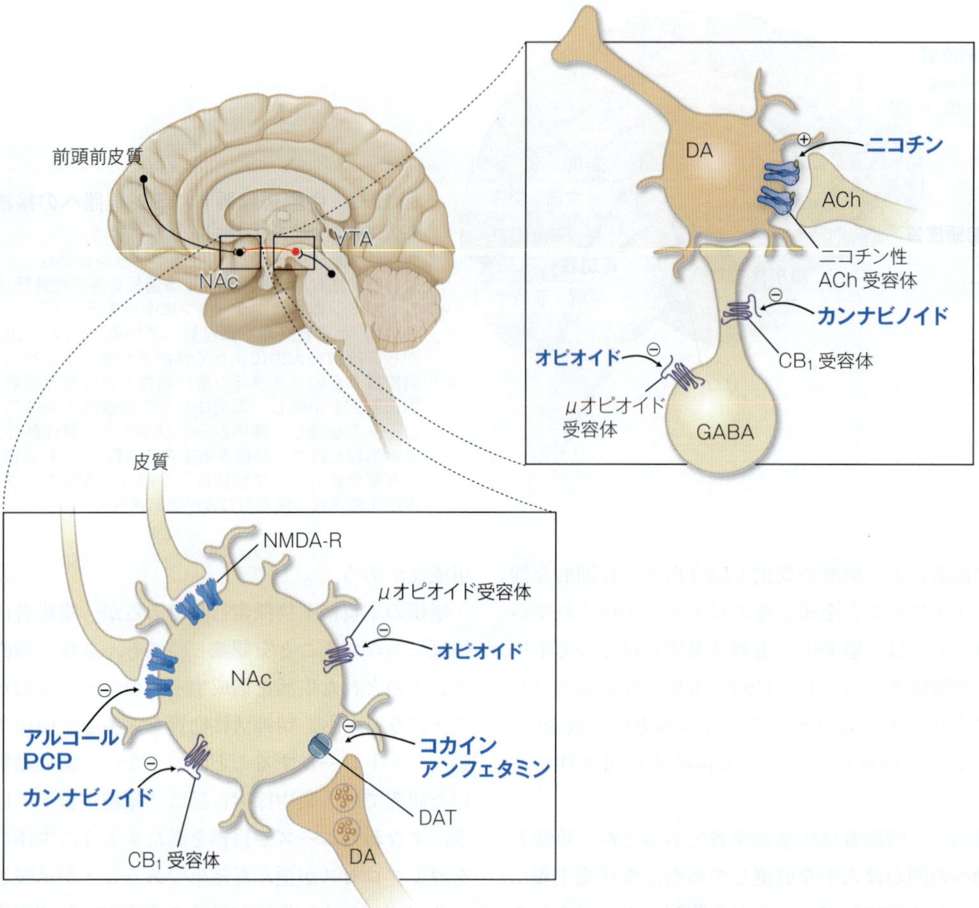


**図 18-4　中脳辺縁系ドパミン経路：薬物の報酬効果に対する最終的な共通の基質**
すべての乱用薬物は，側坐核（NAc）に投射する腹側被蓋野（VTA）のドパミンニューロンから構成される中脳辺縁系ドパミン経路を活性化する．様々な介在ニューロンが VTA ニューロンや NAc ニューロンと相互作用することで，中脳辺縁系の神経伝達を調節している．**ニコチン**は，VTA にあるドパミンニューロンの細胞体上に存在する興奮性ニコチン様コリン作動性受容体と相互作用して，NAc におけるドパミン放出を促進する．**コカイン**は，おもにドパミン神経終末に作用してドパミン再取込み輸送体（DAT）を介するドパミンの再取込みを阻害するため，シナプスにおけるドパミン濃度を上昇させて NAc に影響を及ぼすことができる．**アンフェタミン**も，ドパミン神経終末に作用してドパミンを含有する小胞の放出を促進し，DAT を介したドパミンの逆輸送を促進すると考えられる（**図示せず**）．**カンナビノイド**とオピオイドはどちらも，VTA に局在する抑制性介在ニューロンからのγアミノ酪酸（GABA）放出を減少させて，ドパミンニューロン活性の脱抑制をもたらし，ドパミン作動性神経伝達を促進する．カンナビノイドとオピオイドは NAc 内でも作用できる．**アルコール**と他の**中枢神経抑制薬**は，*N*-メチル-D-アスパラギン酸（NMDA）受容体 *N*-methyl-D-aspartic acid（NMDA）receptor（NMDA-R）に作用して，NAc におけるグルタミン酸作動性神経伝達を抑制する．VTA におけるドパミン作動性ニューロンに対するアルコールの作用は，興奮性と抑制性の両方を含むと考えられ，活発な研究の対象となっている（**図示せず**）．

に依存する．

薬物が報酬メカニズムを活性化する能力は，薬物が嗜癖を引き起こす能力と強く相関する．薬物の脳に対する作用は，その薬物動態特性に著しい影響を受ける．一般に，標的ニューロンでの薬物濃度の上昇が速やかであるほど，報酬経路の活性化は大きくなる．例えば多くの乱用薬物は親油性が高く，血液脳関門を容易に通過できる．また，薬物の直接注射や面積の広い表面からの急速な吸収（喫煙による肺からの吸収など）は，腸粘膜や鼻粘膜からの緩徐な吸収よりも強い強化因子となる．さらに急速に排泄される薬物は緩徐に排泄される薬物よりも嗜癖性が高いが，これは薬物のクリアランスが緩徐であると，作用部位の薬物濃度が高い状態が長期間維持されるため，急性離脱症状が比較的軽度になるからである．

薬物動態による影響の重要性は，剤形の異なる様々なコカイン製剤の乱用性によって実証されており（図 18-6），それらの原理は他の乱用薬物にも容易に適用できる．噛んだりお茶に入れて摂取するといったコカの葉の使用はアンデス山系の住民の間では広く行われ

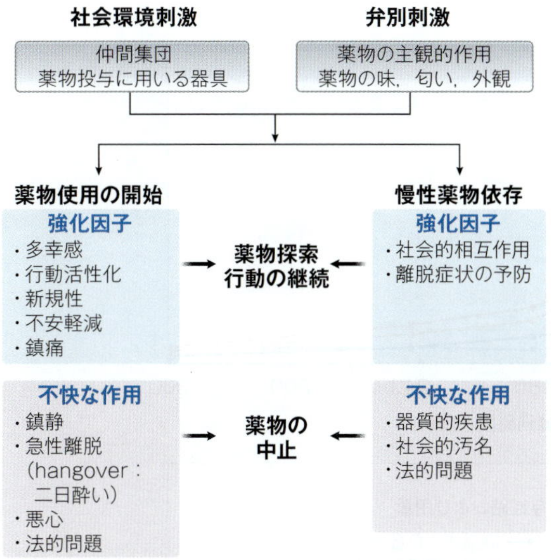


**図 18-5 嗜癖の経過全体における薬物探索の変化に関する臨床的決定因子**

薬物探索の動機の基礎は，社会環境刺激と薬物の主観的作用の組み合わせによって規定される．薬物自己投与の強化因子が継続的な薬物使用を促す一方で，薬物の不快な作用は薬物自己投与の中止に寄与するため，個々の患者が使用を続けるかどうかは，その状況下で強化と不快な作用のどちらが優勢であるかによって決まる．自己投与が繰り返される過程で脳内の報酬系に変化が生じるため，薬物使用が始まった時点と自己投与を繰り返すうちにコントロール不能となった時点とでは，強化と不快な作用も変化している場合が多い．最終的に嗜癖が進行するか，嗜癖障害の進行を阻止できるかについては，薬剤と心理社会的手法を併用する介入を用いて，学習により強化と薬物の不快な作用のバランスを修正できるかにかかっている．

ているが，頬粘膜や腸粘膜からの吸収による薬物濃度の上昇は緩徐であり，最高濃度も低いため，その嗜癖性は比較的低い．一方，抽出したコカインの鼻粘膜からの急速な吸収は，これらよりかなり強い強化因子となる．最も強力で嗜癖性が高いコカインの投与形態は静脈内注射と純化コカイン（クラックコカイン）の吸入で，どちらも血漿中濃度が極めて急速に上昇し，最高薬物濃度も高くなる．

薬物に対する反応には個人差がある．薬物を一度使用しても，その後は決して使用しない人もいれば，中等量の薬物を反復使用しても嗜癖に至らない人もいる．また，最初の使用時から非常に強い作用が得られるために嗜癖となる可能性が高い人もいる．ある薬物への曝露時に嗜癖を生じやすくする因子や生じにくくする因子は，現在も引き続き研究者の興味を集めている．促進的または防御的に働く様々な遺伝学的因子，後天的因子，心理社会的因子，環境因子が同定されているが，複雑な多因子疾患で予想される通り，それぞれ**個別では**嗜癖のリスク全体を構成する比較的小さな要素しか説明できない．個別の因子としては，(1) 使用薬物の急性作用に対する抵抗性または感受性，(2) 薬物代謝の相違，(3) 慢性の薬物曝露による神経適応の生じやすさ，(4) 薬物使用の可能性を高める人格特性や併発する精神的および身体的障害，(5) 薬物使用に伴って生じ薬物の作用を修飾しうる脳損傷に対する感受性などが挙げられる．

遺伝学的な影響はアルコール依存者で最もよく研究されている．遺伝率の推定では，遺伝学的因子がアルコール乱用に関連する分散の 50 ～ 60％を占めることが示唆されているが，個人をアルコール依存症に至らせる具体的な決定因子は不明である．実際，極めてアルコール依存になりやすそうな家族歴があっても，発症しない人は数多くいる．アルコールの乱用および依存は，複数の遺伝子，生涯を通じた環境曝露，遺伝子と環境の相互作用，遺伝子と行動の相互作用，および遺伝子間の相互作用により決定される複合的な表現型である．

アルコール依存のリスクを変化させる候補遺伝子のうち，最もよく知られている例がアルコール代謝遺伝子であり，具体的には，アルコールをより迅速に代謝するアルコールデヒドロゲナーゼ ADH1B*2，ADH2 および ADH3 をコード化する遺伝子や，特定のアルデヒドデヒドロゲナーゼ（特に ALDH2*2）をコード化する遺伝子などが挙げられる．これらの遺伝子の多型は，酵素活性を変化させてアセトアルデヒド濃度を上昇させ，それにより不快な症状を引き起こすことで，飲酒やアルコール依存発生の抑止力として働く．

アルコールに対する感受性も遺伝の影響を受ける生理学的形質である．アルコールに対する感受性が低い（**先天的耐性 innate tolerance** が高い）ことは，アルコール依存症の発生リスクが高いことと関連している．Schuckit らは，“反応性の低い”表現型が“アルコール依存”の表現型と関連する 1 番染色体上の同じ領域と遺伝学的に連鎖しているとのエビデンスを見出した．しかしながらアルコールに対する主観的な反応は，いくつかの神経伝達物質系の影響を受ける複合的な形質である．例えば，アルコール依存に関連する *GABRA2* アレルを有する個人はアルコールに対する主観的な反応性が鈍く，$\mu$ オピオイド受容体の ASP40 アレルを有する個人やカンナビノイド受容体の特定の一塩基多型を有する個人はアルコールに対して強い多幸感を示すようである．

## 嗜癖における人格特性および併発症の役割

薬物使用障害を発症した個人の臨床的特徴は，アルコール依存について最も広範に研究されている．

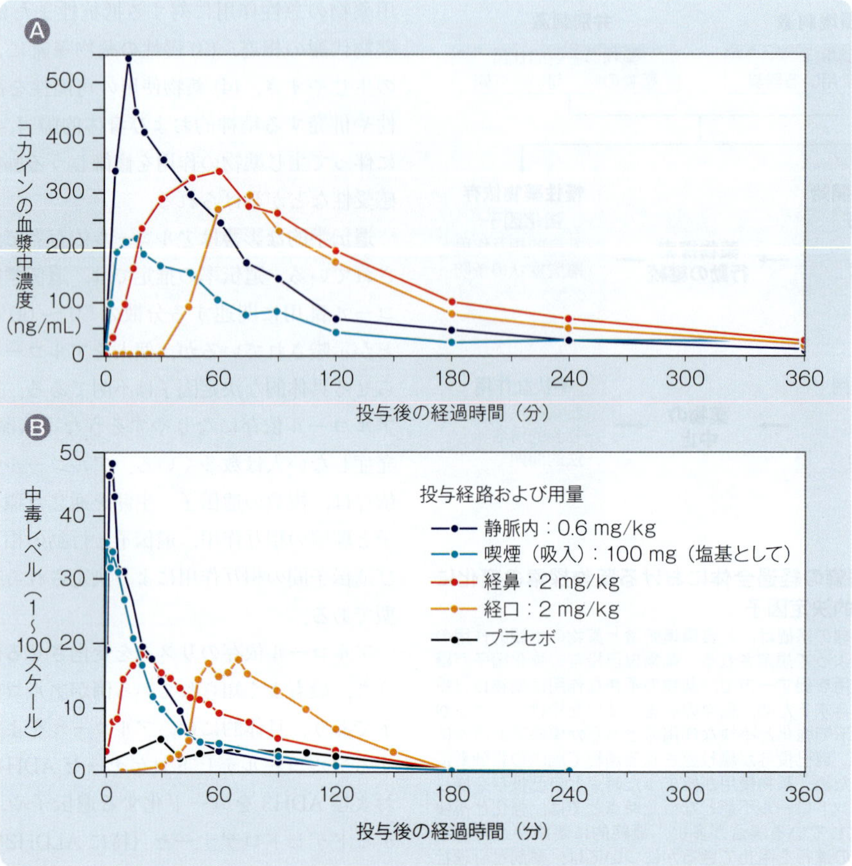


**図 18-6　投与経路別に見たコカインの血漿中濃度および中毒レベル**
コカインの薬物動態（**A**）および薬力学（**B**）は投与経路に大きく依存する．コカインの静脈内投与と純化コカインの喫煙では，最高血漿中濃度への到達が非常に速やかであり（**A**），中毒レベルも高くなる（**B**）．対照的に，経鼻および経口投与では血漿中濃度の上昇がより緩徐で（**A**），中毒レベルも低い（**B**）．血漿中濃度の上昇が非常に早く，中毒レベルも非常に高いことから，コカインの静脈内注射と喫煙では経鼻または経口摂取時より嗜癖のリスクが高くなる．

Cloningerによるアルコール依存症の病型分類では，遺伝学的および神経生物学的な差異がアルコール依存症の発症年齢および人格特性に関連づけられている．1型（“遅発性”）アルコール依存症は，アルコールに関連する問題が25歳以上で始まること，反社会的行動が少ないこと，自発的な飲酒やコントロール喪失の頻度が低いこと，ならびに自身のアルコール依存症に対して罪悪感や懸念を抱くことを特徴とする．1型アルコール依存症の患者は，スリルを求める傾向が弱く，危害を避けようとし，他者からの承認に依存する．これとは対照的に，2型アルコール依存症は，アルコールに関連する問題の発生が早い（25歳未満）こと，反社会的行動が見られること，自発的なアルコール探索とコントロール喪失の頻度が高いこと，ならびに自身の飲酒の結果や他者への影響についてほとんど懸念を抱かないことを特徴としている．遅発性のアルコール依存の遺伝学的素因は環境因子から著しい影響を受けるのに対し，早発性のアルコール依存の遺伝学的素因は環境による影響が比較的小さい．Leschの分類では，アルコール依存症に4つ病型が想定されている．1型では飲酒歴の比較的早期からアルコールに関連したせん妄やけいれん発作などの離脱症状が見られ，2型では発症前の葛藤に関連した不安が見られ，3型では合併する気分障害が特徴であり，4型では発症前に脳損傷とそれに伴う社会的問題が見られる．アルコール依存症の病型は，アルコール依存症の治療薬に対する反応性の予測因子として検討されている．例えば，早発性アルコール依存症の患者では選択的セロトニン再取込み阻害薬 selective serotonin reuptake inhibitor（SSRI）に対する反応として飲酒や衝動的行動が悪化する可能性があるのに対し，遅発性アルコール依存症の患者ではSSRIにより症状が改善する可能性がある．

米国で実施された大規模な疫学調査によると，薬物使用障害の患者では，薬物使用障害がない個人と比べて別に精神疾患を有しているオッズが3倍高い．具体的な精神疾患の診断としては，アルコール依存症との関連性が高い順に，双極性感情障害，反社会性人格障害，統合失調症，大うつ病性障害，不安障害などが挙げられる．薬物使用障害はアルコール依存症患者でより高率に発生し，他の薬物の嗜癖者ではアルコール依存症の有病率が高い．精神疾患と薬物使用障害との関連性から，これらに共通した病因理論と治療法が導き出されてきた．例えば大うつ病性障害の患者では，抑うつのない個人と比べて一生の間に薬物使用障害になる可能性が2～3倍高く，気分症状の増悪が薬物使用再発の第一の促進因子である（その逆も成立する）．注目すべきことに，これらの関連は乱用される薬物によらず広く認められ，このような乱用が特異的な薬理学的な作用機序よりも入手の容易さにより強く関連することが示唆される．

身体疾患や外傷に伴う身体障害や疼痛によって，薬物使用障害の併発リスクが大幅に高まることがある．さらに，薬物使用には特定の身体疾患が併発するだけでなく，それらの疾患（肝硬変，自動車事故による外傷性脳損傷など）の多くでは，アルコールや薬物の使用を有意な病因とみなすべきでもある．同様に，疼痛知覚の**増強**は，オピオイドの慢性投与時によく見られる合併症（**オピオイド痛覚過敏 opioid hyperalgesia**）と現在では考えられている．したがって多くの疼痛専門医は，オピオイドの慢性使用を中止することでしばしばオピオイドを増量し続ける場合より良好な結果が得られると認識しており，慢性疼痛の治療（終末期ケアは除く）を目的とするオピオイド鎮痛薬の長期使用をもはや勧めていない．結論として，薬物使用障害はそれ自体が疾患であるだけでなく，多くの精神および身体疾患の共通する結果でもあり，それらの疾患は薬物使用の継続によりさらに増悪する．

## ▶ 乱用薬物

多くの精神活性物質は，脳内報酬経路への入力を活性化することにより，乱用に至る可能性がある．それらの乱用に伴って生じる過量投与による合併症，代謝への影響，および臓器毒性に適切に対処するためには，各薬物固有の薬理学的性質を理解することが重要である．依存を引き起こす可能性のある薬物のいくつかは容易に入手可能で広く使用されており，公衆衛生上の大きな負担となっている（アルコール，ニコチンなど）．それ以外の薬物は許容された医療上の目的のために一般的に処方されており，その作用機序については，これまでの項で詳細に考察している（オピオイド，バルビツール酸類，ベンゾジアゼピン類，刺激薬など）．これらの薬物は患者に見られる医原性の依存の重要な原因物質であり，処方薬の乱用はおそらく米国で最も急速に拡大している薬物問題である．これら以外で乱用される頻度が高い薬物は，米国では一般に医療目的で処方されることはなく，その入手経路は違法なルートに限られている（コカイン，heroinなど）．最後に，治療的介入の標的候補として活発に研究されている受容体への作用薬もあり，それらを規制すべきか否か，またどのように規制すべきかが議論の的になっている（大麻，ニコチンなど）．

### オピオイド

オピオイドアルカロイドは鎮痛薬，下痢および咳嗽の治療薬，ならびに睡眠導入薬として数世紀にわたって使用されている．オピオイドの中枢作用は二相性で，低用量では行動を活性化し，高用量では鎮静作用を示す．これらの薬物は呼吸抑制を引き起こし，オピオイドの過量摂取による死亡は必ず呼吸停止に起因する．$\mu$オピオイド受容体は，オピオイドの強化作用にとって最も重要なサブタイプの受容体と考えられる．嗜癖者は，heroinを静脈内注射すると1分未満にわたり強い多幸感（“ラッシュ”）が続くと説明し，これが乱用に至る理由と考えられる．

オピオイドが脳内報酬系と相互作用する経路は2つあると考えられる．第1の作用部位はVTAにあるが，そこにあるGABA作動性介在ニューロンは，NAcの脳内報酬経路の活性化を担うドパミン作動性ニューロンを持続的に阻害している．これらのGABA作動性介在ニューロンは，GABA作動性神経終末の$\mu$オピオイド受容体に結合する内因性エンケファリンによって阻害される．モルヒネなどの外因性オピオイドも$\mu$オピオイド受容体に結合してこれを活性化するため（第17章参照），外部から投与されたオピオイドはVATのドパミン作動性ニューロンを脱抑制することにより，脳内報酬経路を活性化することができる（図18-4，図18-7）．第2の経路はNAcにある．この領域で作用するオピオイドは，おそらくは抑制性のフィードバックループの一部としてVTAに逆投射するGABA作動性ニューロンを阻害すると考えられる．これら2つの経路の相対的な重要性については，現在も議論が続いている．CAさんのCaseでも見られたように，オピオイド依存はこれらの報酬経路の著しい変化につながり，その変化は身体的な離脱症状の寛解後かなり

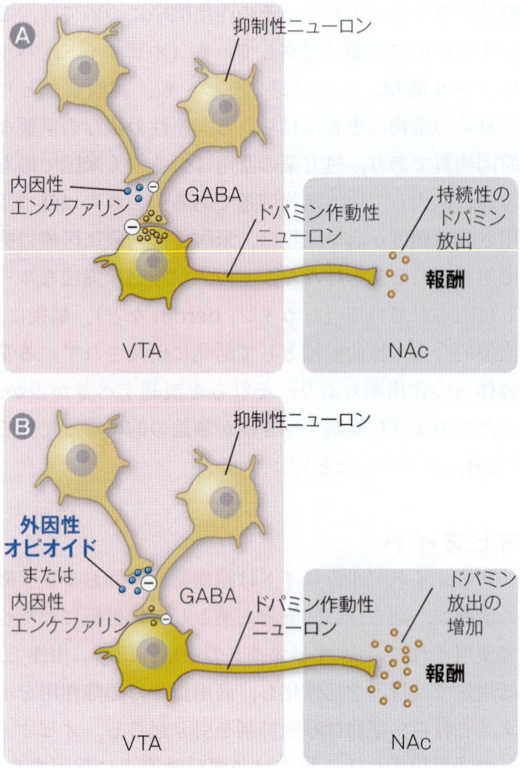


**図 18-7　脳内報酬経路におけるオピオイドの役割**
**A.** γアミノ酪酸（GABA）作動性ニューロンは，腹側被蓋野（VTA）を起点として報酬に関与するドパミン作動性ニューロンを持続的に阻害している．これらのGABA作動性ニューロンは内因性エンケファリンによって阻害され，それによりGABA作動性神経終末における神経伝達物質の放出が局所的に調節されている．**B.** 外因性オピオイドを投与すると，GABAの放出が減少する結果，報酬系のドパミン作動性ニューロンが脱抑制される．側坐核（NAc）におけるドパミン放出の増加は強い報酬信号となる．

の期間が経過してからのオピオイドへの渇望や高率での再発として現れる．部分アゴニストであるブプレノルフィンは報酬回路を仲介する$\mu$オピオイド受容体に結合してその活性化を修飾することにより，CAさんのCaseで実証されたように，オピオイドへの渇望を大幅に軽減することが可能である（図18-8）．

脳内報酬回路に対する複数の入力は，オピオイドへの嗜癖と薬理学的に異なる他の乱用薬物への嗜癖が同時に発生する（**交差依存 cross-dependence**）可能性を高めている．例えば報酬効果を高めるため，コカインとheroinを混合した“スピードボール”などの他の精神活性薬物がオピオイドとともに自己投与されるが（図18-4），この併用もまた乱用リスクと過剰摂取による死亡リスクを高める．さらに手術後にオピオイドが無制限に処方されると，過去に依存していたが離脱に成功した別の薬物の乱用再発が誘発される可能性があり，この現象は過去にオピオイドへの嗜癖が一度もなかった患者でも起こりうる．しかしながら，嗜癖の可能性があるからといって，医師による合法的な医療目的のための薬剤処方を妨げるべきでない．

残念なことに，耐性（必要な用量がしだいに高くなることとして現れる）が嗜癖と混同されているために，オピオイドは疼痛治療において十分に処方されないことが多い．耐性はこの種の薬物では想定される変化であり，患者の疼痛をコントロールするため，医師は必要に応じて増量する覚悟をしておくべきである．また，オピオイドの中止時には離脱症状が起きる可能性が高いため，医師はオピオイドの用量を慎重に漸減し，患者に漸減の根拠を説明すべきである．最後に，薬物嗜癖患者が手術を受けなければならない場合や他の理由で鎮痛を必要とする場合には，鎮痛効果を得るのに十分な量の薬剤を投与すべきであり，これらの患者では，オピオイドに対する既存の耐性によりかなりの高用量が必要となる可能性がある．これは，ブプレノルフィンを長期間服用している患者でよく問題となる．ブプレノルフィンはオピオイド受容体の部分アゴニストであるため，オピオイド鎮痛薬の作用を部分的に遮断することから，十分な鎮痛効果を得るためには通常よりはるかに高用量のオピオイドが必要となる可能性がある．それでもなお，オピオイドを使用する時はいつでも，薬物中止の決定をどのように行うかを明確に理解しておく必要があり，無制限の継続を許可するのではなく，予想される疼痛の生理学的根拠に基づいて治療法を決定すべきである．

すべてのオピオイドが耐性と依存を引き起こす可能性があるが，一部のオピオイドはより強化効果が強く，薬物探索を引き起こしやすい．静脈内投与用のものなど，脳内の薬物濃度が急速に上昇するオピオイドは乱用の可能性が最も高い．オキシコドン（徐放性製剤のOxyContin®として販売）【訳注：日本ではオキシコンチン®として販売されている．】は中等度または重度の疼痛に対して広く処方されているが，その誤用または“処方通りに”に服用した際の医原性嗜癖症例のため，乱用薬物としてよく知られている．経験豊富な嗜癖者は，オキシコドンの経口錠を潰して溶解させ，注射できることを知っている．この投与法では，通常処方される徐放性経口薬と比較して血漿（および脳）中濃度がはるかに急速に上昇し，より強力な多幸感が得られ，乱用傾向が高まる．同様に，heroinとモルヒネは近縁の構造アナログであるが（heroinは脱アセチル化されると6-モノアセチルモルヒネになり，モルヒネはアセチル化されるとこれと同じ化合物になる），heroinはモルヒネよりも著しく疎水性が高

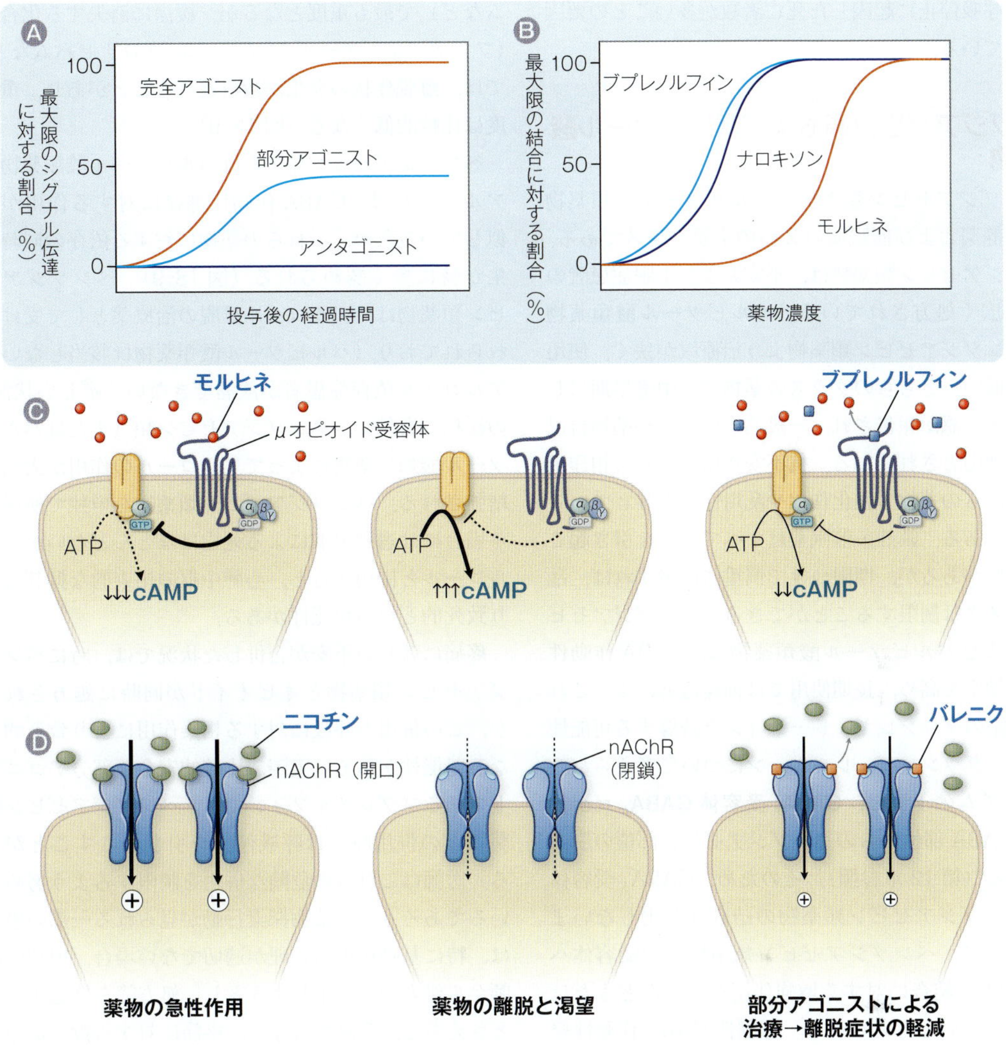


**図 18-8　嗜癖の治療における部分アゴニスト**

**(A)** モルヒネなどの完全アゴニストは，μオピオイド受容体で最大限のシグナル伝達（100%）を誘導する．ブプレノルフィンなどの部分アゴニストは，誘導されるシグナル伝達が少ない（完全アゴニストの約 50%）．ナロキソンなどのアンタゴニストは，シグナル伝達を刺激しない．**(B)** ブプレノルフィンとナロキソンはどちらも，モルヒネと比較してμオピオイド受容体に対する結合親和性が非常に高い．したがって，μオピオイド受容体がモルヒネなどのアゴニストによって完全に占拠されている場合，ナロキソンやブプレノルフィンを投与すると，これらの薬物が受容体上のモルヒネと置き換わり，離脱に至る．**(C)** モルヒネがμオピオイド受容体に結合すると，細胞内シグナル伝達が生じてアデニル酸シクラーゼの活性が阻害され，サイクリック AMP（cAMP）の産生が減少する．モルヒネの中止やアンタゴニストまたは部分アゴニストの投与によりモルヒネがμオピオイド受容体から除去されると（離脱），アデニル酸シクラーゼの阻害が解除される．その結果，cAMP の産生が大幅に増加するため，下痢，痛覚過敏，頻呼吸，羞明などの離脱症状が生じる．部分アゴニストであるブプレノルフィンを使用すると，μオピオイド受容体の "部分的な" 活性化により離脱症状を軽減することができる．さらに，親和性の高いブプレノルフィン分子がμオピオイド受容体に結合することで，モルヒネのような親和性の低い完全アゴニストの受容体への結合が妨げられ，受容体の活性化が抑止される．このようにして，ブプレノルフィンの生理的なアンタゴニストとしての特性は，モルヒネの使用に伴う "高揚感" を予防する一方で，渇望と薬物探索行動も軽減する．**(D)** ニコチンはニコチン性アセチルコリン受容体 nicotinic acetylcholine receptor（nAChR）を活性化し，ニューロンの興奮を引き起こす．ニコチンの離脱時には nAChR 活性が急速に低下し，強い渇望を伴う離脱症候群が引き起こされる．nAChR の部分アゴニストであるバレニクリンを投与すると，nAChR が部分的に活性化されて離脱症状が軽減されるが，この活性化は依存や "高揚感" を引き起こすには不十分である．重要なことに，親和性の高いバレニクリン分子が nAChR に結合すると親和性の低いニコチン分子の受容体への結合が妨げられ，受容体の活性化が抑止される．そのため，バレニクリンではニコチン使用に伴う主観的な "高揚感" を予防することができる．

い．この性質のため，静脈内注射された heroin はモルヒネより速やかに血液脳関門を通過する．heroin の脳内濃度上昇が急速であるほどより鋭い "高揚感" になるが，このことで乱用薬物として heroin がモルヒネより広く好まれる理由を説明することができる．heroin の脳内濃度が急速に上昇することは，"路上で" 入手可能な heroin 製剤の用量が不確かで有毒不純物が混入している可能性と相まって，heroin 過剰摂取による呼吸停止に起因した死亡者数が多いことの要因となっている．

## ベンゾジアゼピン類およびバルビツール酸類薬物

ベンゾジアゼピン類薬物とバルビツール酸類薬物は，鎮静薬および催眠薬の2つの主要クラスである．ベンゾジアゼピン類薬物は，不安および不眠症患者の管理に広く処方されている．バルビツール酸類薬物は，ベンゾジアゼピン類薬物より治療域が狭く，使用頻度が低い．どちらのクラスの薬物でも中毒早期にしばしば多幸感が報告され，一般的にはそれが薬物自己投与の理由とされている．抗不安作用と緊張緩和作用も，これらの薬物の強化作用や乱用性に寄与している可能性がある．鎮静・催眠薬はすべて依存を引き起こす可能性があるが，期限つきで慎重に使用すれば，乱用のリスクは制限することができる．ベンゾジアゼピン類およびバルビツール酸類薬物は，GABA 作動性経路の効率を高め，長期使用では神経適応によりこれらの経路のダウンレギュレーションを誘導する可能性がある．ダウンレギュレーションについて考えられるメカニズムの1つは，**$GABA_A$ 受容体 $GABA_A$ receptor** の GABA 部位からのベンゾジアゼピン部位の脱共役である（第12章参照）．そのため，$GABA_A$ 受容体へのベンゾジアゼピン類薬物の結合は変化しないままの一方で，ベンゾジアゼピン類薬物は同受容体への GABA の結合に対する増強作用をほとんどまたは全く示さないと考えられる．抑制性 GABA 作動性経路のダウンレギュレーションにより脳が“抑制された状態”のままとなるため，ベンゾジアゼピン類薬物やバルビツール酸類薬物の急激な離脱時には，けいれん発作やせん妄が発生する可能性が高まると予想される（第15章参照）．また，付随する中枢性の交感神経亢進により，不安や睡眠障害，めまいなどの症状に加えて恐怖やパニックなどの感情面の随伴症状が生じることもある．バルビツール酸類薬物の CNS 抑制作用は，$GABA_A$ 受容体に特異的なベンゾジアゼピン類薬物の作用よりも広範であるため（図18-9），バルビツール酸類薬物の依存はベンゾジアゼピン類薬物の依存と比べてより重度で危険性の高い離脱症候群と関連している．鎮静・催眠薬の同じクラス内では，離脱症候群の発症，強度および持続時間は薬物とその活性代謝物の消失速度によって決定される．例えば，バルビツール酸類およびベンゾジアゼピン類薬物では，離脱症状は投与中止から12時間以内に始まるのが通常で，急速に消失する化合物（アモバルビタール，トリアゾラムなど）で最も重度となるが，緩徐に消失する化合物（フェノバルビタール，ジアゼパム，クロナゼパムなど）では，離脱症状の発生が数日遅れることがあり，重症度は比較的低くなる（図18-9）．

ベンゾジアゼピン類またはバルビツール酸類薬物とアルコールは，GABA 作動性神経に対する作用が類似しているため，これらの薬物に対する依存の同時発生が特に多く認められる（図18-9）．ベンゾジアゼピン類薬物は，アルコール離脱の治療薬として受け入れられており（バルビツール酸類薬物は該当しない），アルコール依存症患者が飲酒できない“厳しい状況”の緩和に有効で，ベンゾジアゼピン類（またはバルビツール酸類）薬物によってアルコールの作用が大幅に増強される．ベンゾジアゼピン類薬物を単独で使用する場合には過剰摂取による死亡はほとんどないが，アルコールと併用すると，心肺中枢の相乗的な抑制により致死的となる可能性がある．

疼痛に著しい不安が合併した状況では，時にベンゾジアゼピン類薬物とオピオイドが同時に処方されるが，この併用も呼吸に対する相乗作用により致死的となる可能性がある．実際，比較的安全な部分アゴニストであるブプレノルフィンでも，ベンゾジアゼピン類薬物との併用時には呼吸停止を引き起こすことがある．医師はこれらの危険な併用を制限するよう努めているであろうが，薬物探索行動が見られる一部の患者は，特に基礎疾患の管理が適切でない場合，複数の医師から処方箋を入手しようとし，処方箋を偽造することさえある．それでもなお，疼痛に対する投与量の不足は避けなければならず，アルコール離脱や著しい不安の治療にはベンゾジアゼピン類薬物を使用すべきである．

もう1つの深刻な懸念は，医療従事者自身による処方薬としてのオピオイド（または比較的少ないがベンゾジアゼピン類またはバルビツール酸類薬物）の誤用である．少なくとも2つの理由から，医療従事者が処方薬を誤用して嗜癖を発生させる大きなリスクがある．第1に，医療従事者は処方薬を容易に入手することができ，第2に，薬物の作用を理解しているため，その使用を比較的容易にコントロールできると誤解している場合があるからである．

## アルコール

アルコール飲料は手頃な価格で容易に入手でき，法的な規制はほとんどない．アルコール乱用は，米国で最も多くみられる薬物問題である．中毒の早期では抑制性制御の低下により CNS 刺激と多幸感が生じ，弁

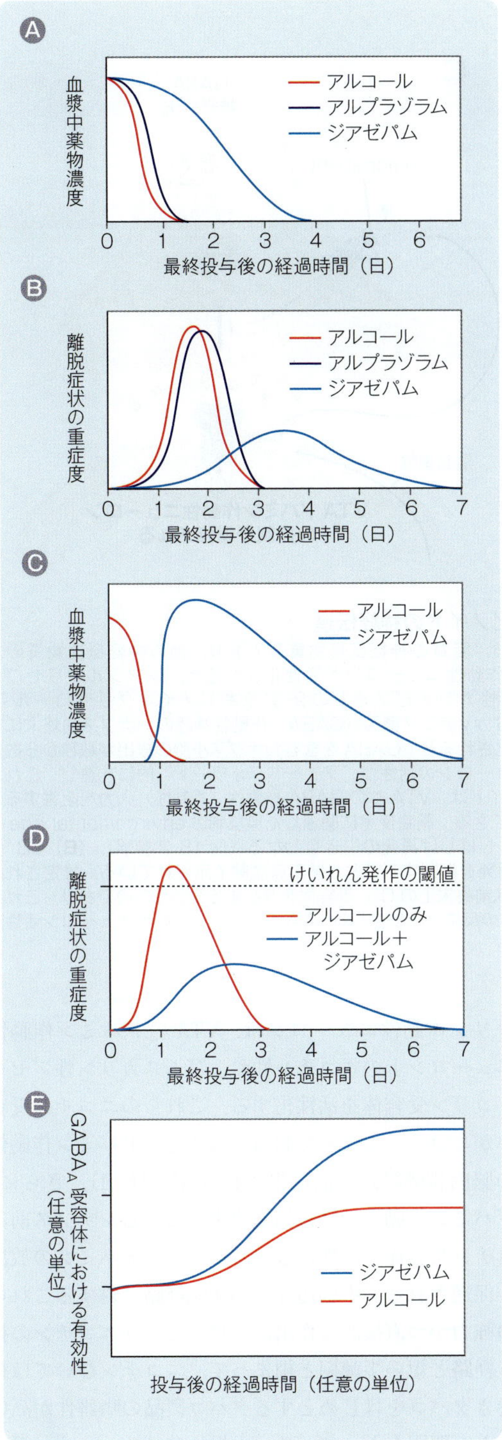


**図 18-9 中枢神経抑制薬による離脱症状の重症度を規定する薬物動態学的因子**

**(A)** アルコールとアルプラゾラムは急速に消失するため，使用中止後には血漿中濃度が急速に低下する．ジアゼパムは消失半減期が長いため，その血漿中濃度は比較的緩徐に低下する．また，ジアゼパムの代謝によって活性代謝物のデスメチルジアゼパム（消失半減期がさらに長い）とオキサゼパムが形成されるため，ジアゼパムの生物学的な実効半減期はさらに長くなる．**(B)** 中枢神経抑制薬の離脱症候群の発症，重症度および持続時間には，その薬物の消失速度と標的受容体からの除去速度が直接関係している．ジアゼパムの離脱と比べると，アルプラゾラムおよびアルコールの離脱症状は発現がより急速で，重症度が高く，持続時間が比較的短い．**(C)** 中枢神経抑制薬の離脱症状に対する治療は，システムが平衡状態に戻れるだけの十分な時間にわたって標的受容体を占拠し続けることにより，重度の離脱症状が生じるリスクを最小限に抑えることを目標とする．これは，標的受容体からの除去速度が乱用薬物より緩徐で交差耐性を示す薬物（すなわち別の中枢神経抑制薬）を用いることで達成される．アルコール離脱症状の治療にジアゼパムが使用されていることはこの点を例証する事実であり，アルコールの血漿中濃度は急速に低下するが，ジアゼパムを投与するとかなりの長時間にわたって，また離脱に伴うけいれん発作のリスクが最も高くなる期間全体を通じて，受容体部位（$GABA_A$ 受容体など）の占拠および活性化が持続する．**(D)** ジアゼパムの投与後には受容体の占拠率の低下が比較的緩やかに進むため，アルコール離脱症状の重症度が低下し，けいれん発作が予防され，アルコール離脱による合併症発生率と死亡率が低下する．**(E)** ジアゼパムはアルコールより消失が緩徐であるうえ，$GABA_A$ 受容体での効力がアルコールより高いため，$GABA_A$ 受容体の活性化を促進する．この特性は慢性的な飲酒により受容体が脱感作された状態でも維持される．このように，アルコールより消失が緩徐でかつ効果が高いという性質から，ジアゼパムはアルコール離脱の治療における第一選択薬となっている．

別，記憶および洞察が障害される．血中濃度が上昇すると判断，感情の制御，運動協調に影響が生じる．中毒の期間中に生じる外傷性の損傷が，アルコール乱用に伴って最も多く見られる公衆衛生上の問題と考えられる．過剰摂取により呼吸抑制から死亡に至ることがあり，アルコールを他の精神活性薬物と併用する際に最も重篤な結果が生じる．

エタノールは $GABA_A$ 受容体，NMDA グルタミン酸受容体およびカンナビノイド受容体に作用する．特異的な作用部位は不明であるが，**$GABA_A$ チャネル $GABA_A$ channel** がアルコールの抗不安作用と鎮静作用，ならびに運動協調，耐性，依存および自己投与に対するアルコールの作用を媒介すると考えられている．アルコールは GABA が媒介する塩素イオン（$Cl^-$）のコンダクタンスを上昇させて，ニューロンの過分極を促進する．依存のメカニズムは，GABA 神経伝達に影響を及ぼす他の鎮静・催眠薬のそれと類似している可能性が高い．アルコール離脱症状の重症度と経過は，短時間作用型バルビツール酸類薬物と中時間作用型ベンゾジアゼピン類薬物の中間である．

アルコールに対する耐性および依存の発生における ***N*-メチル-D-アスパラギン酸（NMDA）受容体 *N*-methyl-D-aspartate（NMDA）receptor** の役割を指摘したエビデンスもあり，NMDA 受容体はアルコール離脱症候群でも何らかの役割を果たしている．具体的には，アルコールは NMDA 受容体のうち長期的な増強が可能と見られるサブタイプを阻害する．アルコールの報酬作用は，**カンナビノイド受容体 cannabinoid receptor** の間接的な活性化によっても部分的に媒介さ

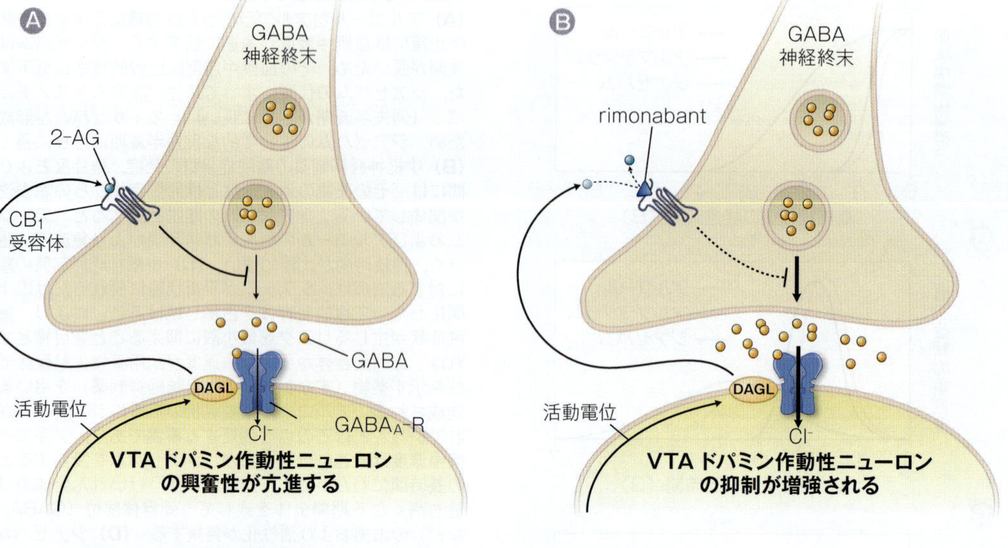


**図 18-10　中脳辺縁系ドパミン経路における内因性カンナビノイドの神経伝達**
**(A)** 内因性カンナビノイドは“逆行性シグナル”として作用する，脂質の神経伝達物質群であり，他の神経伝達物質の放出を阻害する．ここで示す通り，腹側被蓋野（VTA）のドパミン作動性ニューロンが活性化されると，ジアシルグリセロールリパーゼ diacylglycerol lipase（DAGL）の活性を介して内因性カンナビノイドの2-アラキドノイルグリセロール 2-arachidonoylglycerol（2-AG）が迅速に合成される．続いて2-AGがγアミノ酪酸（GABA）作動性神経のシナプス前終末に存在する$CB_1$カンナビノイド受容体を活性化する．$CB_1$受容体が活性化されると，GABAを含むシナプス小胞の放出が数秒から数分の長さで一時的に減少する．これにより，VTAのドパミン作動性ニューロンの活性が“フィードフォワード”的に亢進し，これが薬物探索行動に寄与すると考えられる．このように内因性カンナビノイドは，VTAへのGABA作動性（抑制性）入力を阻害することにより，VTAのドパミン作動性ニューロン活性を調節することができる．薬物使用に関連した環境刺激 environmental cueへの反応として生じるVTAのドパミン作動性ニューロンの活性化は，しばしば再発の引き金となる（図18-2参照）．**(B)** $CB_1$受容体アンタゴニストのrimonabantは，環境刺激により誘発される再発を抑制することが前臨床試験で示されている．推定されるrimonabantの作用メカニズムは，VTAのGABA作動性神経シナプス前終末上の$CB_1$受容体を遮断するというものであり，これによりGABA濃度を高い水準で維持し，薬物使用に関連した環境刺激への反応として生じるVTAのドパミン作動性ニューロン活性を阻害し，それにより再発を減少させる可能性がある．

れる可能性がある．内因性カンナビノイドは，中脳辺縁系の報酬経路におけるドパミン作動性活性を高めるフィードバック機構として働く“逆行性”の神経調節物質である（図18-10；図18-4も参照）．内因性カンナビノイドのシグナル伝達は，報酬学習，食欲調節，気分調節，疼痛調節および認知に関与している．このように，GABA受容体はアルコールの作用の媒介において極めて重要な役割を果たしているが，アルコールはいくつかの受容体と相互作用できることから，その作用機序の解明は依然として不十分であることが示唆される．

## ニコチンおよびタバコ

喫煙，すなわちタバコを燃焼させてニコチンを自己投与する行為は，予防可能な医学的疾患および死亡の主要な原因となっている．ニコチンは中枢，末梢および神経筋接合部に存在するニコチン性アセチルコリン受容体を活性化する．**背外側被蓋野 laterodorsal tegmental area**（中脳と橋の境界付近）を起点とするコリン作動性ニューロンは，VTAのドパミン作動性ニューロン上のニコチン性およびムスカリン性アセチルコリン受容体を活性化する．これらのニコチン受容体がニコチンによって刺激されると，ドパミン作動性の脳内報酬経路が活性化される（図18-4）．さらに，ドパミン作動性神経の軸索終末上にあるシナプス前ニコチン受容体が活性化されることで，ドパミンの放出が促進される．中脳辺縁系の報酬経路に対するこれらの強力かつ直接的な作用は，吸入というニコチンの投与経路と短い半減期と相まって，ニコチンひいては紙巻きタバコをはじめとするタバコ製品の嗜癖性が高いことの要因となっている．中枢におけるニコチン受容体の活性化は抗不安作用ももたらし，覚醒度を高め，食欲を抑制するのに対し，末梢におけるニコチン受容体の活性化は血圧を上昇させ，平滑筋収縮を刺激する．

自然発症する強い離脱症候群は，禁煙で生じる血漿中ニコチン濃度の低下に関連している．おもな症状は易刺激性，不安，自律神経系の興奮による覚醒，強い渇望とそれに伴う薬物探索行動などである．これらの症状は喫煙により容易に緩和されるため，タバコ製品が広く入手可能であることを考えれば，喫煙の治療が難しい理由が容易に理解できる．喫煙には抑うつや不安に関連するいくつかの症状を緩和する効果があるため，他の薬物使用や精神疾患との合併がよく見られる．

## コカインおよびアンフェタミン

**コカイン cocaine** は，南米の低木コカノキ *Erithroxylon coca* から分離され，1884年から局所麻酔薬として使用されてきた．**アンフェタミン amphetamine** とその類縁物質は，臨床では鼻閉改善薬，興奮薬，抗うつ薬，やせ薬として，また注意欠陥多動性障害 attention-deficit hyperactivity disorder（ADHD）の治療薬として使用されている．コカインと多くのアンフェタミン関連薬物は乱用傾向がかなり強く，そのためその用途の多くでは比較的リスクの低い別の薬物に取って代わられている．にもかかわらず，これら薬物は現在でも処方薬として，あるいは違法な供給ルートを通じて広く入手可能となっている．刺激薬中毒に伴って生じる強い多幸感，活力および楽観的感情のため，これらの薬物は強力な強化因子となるが，この状態はドパミン神経伝達の亢進により，精神運動興奮，重度の妄想症，さらには精神病へと急速に進行することがある．コカイン使用初期の多幸作用はアンフェタミンよりも顕著なようであるが，アンフェタミン中毒はコカイン中毒よりはるかに長期間持続する．刺激薬からの離脱時には，高揚状態に続いてしばしば気力低下，傾眠，抑うつ気分が認められる．食欲低下の後に激しい空腹感が続くことがある．刺激薬はほぼ必ず他の乱用薬物（アルコールが最も多い）とともに摂取されるが，これは他の薬物が“高揚感”を強め，不眠や“酔った”感覚を軽減するためである（図 18-4）．

コカインとアンフェタミンは，モノアミン類のドパミン，ノルアドレナリンおよびセロトニンのシナプス前終末への再取込みを担う神経伝達物質輸送体を遮断または逆行させることにより，ドパミン作動性，アドレナリン作動性およびセロトニン作動性神経の伝達を増強する．コカインの作用は**ドパミン輸送体 dopamine transporter（DAT）**の遮断が最も強力であるが，高濃度ではセロトニン輸送体 serotonin transporter（SERT）とノルアドレナリン輸送体 noradrenaline transporter（NAT）を遮断する．ここで，三環系抗うつ薬 tricyclic antidepressant（TCA）と SSRI は同様のメカニズムで，すなわちノルアドレナリンとセロトニン（TCA）またはセロトニン単独（SSRI）のシナプス前ニューロンへの再取込みを遮断することによって機能することに注意すること．アンフェタミンは上記3つのモノアミン輸送体すべてを逆行させるが，**ノルアドレナリン輸送体 noradrenaline transporter（NAT）**でより強い作用を示す．アンフェタミンにはシナプス小胞に貯蔵されている伝達物質を細胞質に放出する作用もあるが，これらの複合的な作用により，カテコールアミン神経伝達物質が細胞外間隙へと（細胞外間隙からではない）輸送される．これらの作用により，コカインとアンフェタミンは細胞外間隙のモノアミン神経伝達物質の濃度を高め，神経伝達を増強する（図 18-1）．

コカインとアンフェタミンは全身のモノアミン作動性ニューロンに作用するが，乱用の可能性を支配すると考えられるのは，脳内の2つのおもな中枢のニューロンに対する作用である．第1のニューロン群は橋の**青斑核 locus ceruleus** にあり，視床下部，視床，大脳皮質および小脳の全域に上行性のアドレナリン作動性ニューロンを投射し，髄質と脊髄に下行性のニューロンを投射している．これらの投射は，予期せぬ刺激に対する警戒と反応性を維持している（第10章，アドレナリン作動性の薬理学参照）．したがってコカインやアンフェタミンなどの薬物は，神経伝達物質の再取込みを阻害することによりノルアドレナリン作用を増強し，覚醒と警戒の亢進を引き起こすことから，精神刺激薬（覚醒剤）と呼ばれている．コカインとアンフェタミンが作用する第2の主要部位は，中脳のドパミン作動性ニューロンであり，その軸索は NAc，線条体および皮質で終わっている（図 18-4）．前述の通り，NAc にあるこれらのドパミン作動性神経終末は，脳内報酬経路の重要な要素である．

精神刺激薬は顕著な離脱を引き起こさず，これらの薬物の探索行動がコントロール不能なレベルに達することはめったにないと長年考えられていた．しかしながら，コカインの使用は徐脈や眠気，疲労などの離脱症状を伴うことがある．コカインまたはアンフェタミンからの離脱は，薬物投与直後の多幸感とは反対の不快気分や快感消失（喜びが感じられない）などの精神症状も引き起こす．これらの症状の多くは，コカインやアンフェタミンをさらに投与しても緩和できないため，厳密には離脱に起因するものではない．実際に，精神刺激薬の血漿中濃度が高い時でも離脱症状が現れることがある．この現象は，報酬経路のアロスタシス（前述）のため，またこれらの薬物が**タキフィラキシー tachyphylaxis**（一定濃度の薬物に対する標的組織の応答性がしだいに低下する急性のプロセス）を引き起こすために発生する．コカインとアンフェタミンの場合，タキフィラキシーは神経伝達物質の枯渇により生じると考えられる．薬物がシナプス前膜への神経伝達物質の再取込みを遮断するため，細胞外間隙の神経伝達物質濃度が上昇し，フィードバックによりその合成が阻害される結果，シナプス前終末に貯蔵される神経伝達物質が徐々に枯渇していく．タキフィラキシーとアロスタシスが同時に成立すると，刺激薬の中止は短期的にも長期的にも特に困難となる．

## マリファナ

**カンナビノイド類** cannabinoid は大麻（マリファナ）由来の化合物である．マリファナの主要な精神活性成分は **$\Delta^9$-テトラヒドロカンナビノール** $\Delta^9$-tetrahydrocannabinol（THC）であり，Gタンパク質共役型の1型**カンナビノイド受容体** cannabinoid receptor（$CB_1$）の部分アゴニストである．$CB_1$ 受容体の内因性リガンドはアラキドン酸誘導体の anandamide であり，これはフィードバックメカニズムとして作用してニューロンの興奮を低下させる“逆行性”神経調節物質である，内因性カンナビノイドを代表する物質である（図18-10）．ヒトでは，アンタゴニストの rimonabant による $CB_1$ 受容体の遮断が喫煙マリファナの作用を消失させるため，マリファナの主観的作用は $CB_1$ 受容体に媒介されると考えられている．$CB_1$ 受容体は，前頭前皮質，海馬，扁桃体，基底核および小脳に広く分布する．内因性カンナビノイドは食事や喫煙，飲酒など様々な欲求（強化性および消費性）行動を調節すると考えられる．カンナビノイドの使用は，多幸感，笑い，めまい，離人症を特徴とする迅速かつ全身に及ぶ“高揚感”をもたらす．1～2時間後には，記憶や反応時間，協調，覚醒などの認知機能が損なわれ，集中力が低下する．この影響は“成熟”期に相当し，弛緩や睡眠さえも生じる．ラットでは，天然および合成カンナビノイドの投与により，脳内報酬経路の NAc でドパミンが放出される．高用量のマリファナは，不安，顕性のパニック反応，知覚変容，現実吟味能力の障害を引き起こし，感受性の高い個人では稀に顕性の精神異常を引き起こすこともある．顕性のパニック反応は，マリファナで挙げられる最も多い中止理由である．マリファナに対する耐性は，$CB_1$ 受容体の発現量低下とシグナル伝達効率を低下させる翻訳後修飾を介して生じる．マリファナからの離脱は，分布容積が大きく消失半減期が長いため，一般に軽度である．離脱症状として不眠症，食欲不振，易刺激性，不安などが起こることがあり，これらは中枢（特に扁桃体での）コルチコトロピン放出因子 corticotropin-releasing factor（CRF）系の活性化によるものと考えられる．

## 他の乱用薬物

phencyclidine（PCP）は当初，解離性麻酔薬として開発されたが，行動毒性のために現在は使用されていない．PCP は，興奮性シナプス伝達を媒介してシナプス可塑性と記憶に関与する NMDA グルタミン酸受容体を遮断する．これらのプロセスを妨げることにより，PCP は感覚消失，せん妄，幻覚，強い妄想症，健忘などの複合的な作用をもたらす．

俗称のエクスタシーとしても知られる methylenedioxymethamphetamine（MDMA）は，フェニルエチルアミン類の幻覚薬の一種で，残念ながら一部で“安全な”薬物と誤って宣伝されている．化学的にはメタンフェタミンに近く，類似したドパミン作動性の作用を有するが，MDMA はおもにセロトニン作動性神経に作用する．MDMA は細胞外間隙にセロトニンを放出させ，セロトニンの合成を阻害し，セロトニンの再取込みを遮断する．これらの MDMA の作用が組み合わさる結果，細胞外間隙でセロトニンが増加する一方，シナプス前ニューロンでは神経伝達物質の貯蔵が枯渇する．MDMA はコカインやアンフェタミンのような中枢刺激作用を示すが，それらの薬物とは異なり幻覚誘発作用も示す．コカインやアンフェタミンと同様，MDMA もドパミン作動性刺激を介して脳内報酬経路に作用する．反復投与または大量投与時には，MDMA はセロトニン作動性ニューロンの一部に対して神経毒性を示す可能性がある．

**カフェイン** caffeine および関連するメチルキサンチン系のテオフィリンや theobromine は，コーヒー，茶，コーラ，“栄養”ドリンク，チョコレートのほか，多くの処方薬や一般用医薬品に含まれるありふれた薬物である．メチルキサンチン系は，ドパミン作動性ニューロンとアドレナリン作動性ニューロンを含む多くのニューロン上で，シナプス前膜に発現するアデノシン受容体を遮断することによって作用する．アデノシン受容体の活性化はドパミンとノルアドレナリンの放出阻害につながるため，カフェインによる同受容体の競合的拮抗はドパミンとノルアドレナリンの放出を増加させ，カフェインは刺激薬として作用する．カフェインは皮質ニューロン上のアデノシン受容体も遮断することにより，これらのニューロンを脱抑制すると考えられる．CNS アデノシンは睡眠や傾眠の天然プロモーターであるため，カフェインによるアデノシン受容体の遮断には覚醒作用があり，様々な状況で能力を向上させるが，不眠症を生じることもある．カフェインからの離脱症状として嗜眠，易刺激性，特徴的な頭痛などがあるが，嗜癖は記録はあるものの稀である．少量～中等量のカフェイン使用者でも離脱症状が多く認められるが，一般に無治療で回復する．

**吸入剤** inhalant とは，精神活性作用のために吸入される（**ハフィング**と呼ばれることもある）揮発性の有機化合物である．吸入剤の典型的な使用者は10歳代男性である．吸入剤としてはガソリン，トルエン，エチルエーテル，フッ化炭素類などの有機溶媒や，亜酸化窒素，亜硝酸ブチルなどの揮発性硝酸塩がある．吸入剤の多くは家庭や職場で容易に入手できる．吸入剤は，低用量では気分変化や運動失調を生じ，高用量では解離状態や幻覚を生じうる．有機溶媒の使用に伴う危険性としては，窒息や臓器障害（特に肝毒性や中枢・末梢神経系での神経毒性）などがある．不整脈や突然死も起こりうる．硝酸塩の吸入では，低血圧やメトヘモグロビン血症が生じうる．炭化水素の吸入剤は特定の受容体には作用せず，むしろ受容体やシグナル伝達タンパク，その他の高分子の疎水性部位に非特異的に結合して，細胞機能を破壊するようである．ただし，硝酸塩は低分子の神経調節物質である一酸化窒素の特異的受容体に作用する（第21章，血管緊張の薬理学参照）．

## 薬物乱用および依存の身体的合併症

薬物使用障害患者は通常，薬物の自己投与の**間接的な**作用を訴えて受診する．具体的には家庭崩壊と心的外傷，法的問題と身体的損傷，セルフネグレクト（栄養失調，薬物中の不純物・添加物による害，注射針による感染など），処方薬の不適切使用（鎮痛薬，抗不安薬など），並存疾患の治療法のアドヒアランス不良などが挙げられる．これらの影響は明らかに投与した薬物の薬理作用に特異的なものではないが，薬物使用の報酬と特徴が他の環境要素に取って代わることにより，バランスのとれた生活の妨げとなりコントロール不能となり，しばしば自己破壊的となった行動の結果である．急性および慢性の乱用物質による**直接的な**薬理作用や毒性作用のために患者が医療を求めることも稀にある．薬物の多様性，入手手段および様々な投与経路を考慮すると，合併症も組織毒性とそれに誘発された代謝変化に続発したものと考えられる．薬物乱用に関連する身体的合併症を十分に治療するためには，使用薬物の薬理作用に関する知識が必要である．

薬物乱用患者の多くは複数の物質を使用している．個々の薬物の作用から多物質乱用の薬力学的および薬物動態的影響を予測するのは困難なことが多い．例えば，コカインとアルコールの間には危険性を秘めた相互作用があることが研究で判明している．これらを同時に使用すると，2つの薬物が**コカエチレン** cocaethylene に変換される．コカエチレンは脳内で長時間作用し，どちらかの薬物のみの場合より強い毒性を示す．薬物使用障害患者の大多数には喫煙習慣もあり，患者が“選択した薬”から離脱に成功したとしても，最終的な死因は喫煙の合併症（がん，心血管疾患など）に関連することが多い．

アルコール乱用には，幅広い毒性との関連が認められる．アルコール性心筋症は，生命を脅かす左室機能低下に至ることがある．エタノールは心筋細胞に対して直接的な毒性を示し，心筋細胞の収縮力に影響を及ぼし，これらの細胞の損傷修復を阻害する．心筋細胞損傷のメカニズムは，アルコール代謝に続発する酸素含有分子の過剰産生と，心筋細胞の細胞膜の損傷に関連すると考えられる．チアミンなどの水溶性ビタミンの不足も関与している可能性がある．中等度の飲酒では，一般に収縮期血圧の上昇が認められる．アルコールからの離脱中には交感神経の活動性が亢進するため，アルコール離脱は高血圧にも関与している．飲酒者では，ストレスにより非飲酒者を上回る血圧上昇を引き起こすと考えられる．冠動脈疾患に対する飲酒の保護作用については，少なくとも高齢者と冠疾患リスクがない個人ではあるようである．上記集団において，いわゆるJ型の死亡率曲線から，少量～中等量の飲酒（おおむね1日0.5～2杯）では死亡率が低下し，大量の飲酒では死亡率が上昇することが示されている．この保護メカニズムには，リポタンパクの代謝と血栓症に対するエタノールの有益な影響が関与している．すなわち，エタノールは高密度リポタンパク質 high-density lipoprotein（HDL）濃度を用量依存的に上昇させるとともに，血小板凝集を阻害して血漿中フィブリノーゲン濃度を低下させる．

慢性アルコール依存症には，他にも重大な身体的合併症がある．アルコール乱用の代謝上の結果として，痛風，高脂血症と脂肪肝，低血糖が認められる．慢性アルコール依存症患者では，通常の食物摂取にエネルギー含量の高いアルコールが加わることで，肥満となることがある．食物摂取を制限する場合や吸収不良が存在する場合は，ミネラルと電解質の不均衡やビタミン欠乏を伴う体重減少が起こる可能性がある．アルコール毒性により膵機能不全や糖尿病に至ることもある．消化器系は慢性的なアルコール摂取の影響を頻繁に受け，食道炎，胃炎，胃潰瘍，膵炎，アルコール性肝炎，肝硬変などが生じる．シトクロム P450 に対するアルコールの影響により薬物と発がん物質の代謝が変化するため，慢性アルコール依存症患者では顕著な薬物相互作用と発がん率の上昇が認められる．アルコールは副腎皮質刺激ホルモン adrenocorticotropic hormone（ACTH），グルココルチコイド（糖質コルチコイド）およびカテコールアミンの放出を増加させ，テストステロンの合成と抗利尿ホルモン antidiuretic hormon（ADH）およびオキシトシンの放出を阻害する．慢性アルコール依存症の神経系合併症には認知症，健忘障害，小脳変性症，ニューロパチーなどがあり，これらは直接的な神経毒性とチアミン欠乏症の両方に起因する．最後に，妊娠中のアルコール摂取では，**胎児性アルコールスペクトラム障害 fetal alcohol spectrum disorder** と呼ばれる広範な催奇形性の病態が認められている．

精神刺激薬乱用の薬理学的な結果は，神経系と心血管系に対するこれらの薬物の特異的作用に関連している．ノルアドレナリン神経伝達の増強により心拍数が増加し，血圧が上昇する．特にコカインは血管攣縮を起こし，脳卒中，脳血管炎，心筋梗塞，大動脈解離に至ることがある．コカインによる心臓と CNS のナトリウムイオン（$Na^+$）チャネルの阻害は，不整脈やけいれん発作を引き起こしうる．また，精神刺激薬が体温調節をリセットする結果，異常高熱とそれに伴う横紋筋融解症が生じることもある．コカインとアンフェタミンは，基底核への作用を介して不随意運動も引き起こしうる．

## 嗜癖の治療

診療で遭遇するアルコールや薬物による問題の有病率は高い（外来で 10～15％，救急部門で 30～50％，総合病院で 30～60％）にもかかわらず，しばしば見落とされている．また，患者の汚名となる他の疾患と同様に，患者が専門的な診療を受けることが困難となる場合も多い．米国における最近の保健法では，身体疾患と精神疾患（アルコールおよび薬物による問題を含む）を同等に扱うことと，嗜癖の治療をより広く受けられるようにすることが約束されている．

嗜癖の治療は，大きく薬理学的アプローチと心理社会的アプローチの２つに分けられる．伝統的に，嗜癖に対する薬物療法は，薬物使用の中止に伴う離脱症状を軽減する急性解毒が中心とされてきた．しかしながら，解毒のみでは長期にわたる嗜癖の経過を改善することはできないという認識が広まってきている．現在ではこの理解に基づき，特に渇望を軽減することにより嗜癖の慢性的な病態を特異的に治療すること，断薬達成後の再発を予防すること，ならびにアルコールおよび薬物の有害な使用を減少させることを目的とした新薬が開発されている．これらの薬物は本章最後の主要薬物一覧に要約している．薬物使用の再発につながる可能性のある併存精神疾患の治療にも注目が集まっている．

したがって，薬物嗜癖は現在では慢性の医学的状態と認識されており，その治療には生涯にわたる管理が必要となる．心理社会的な治療アプローチ（例えば，認知行動療法などのカウンセリング技法）を単独または薬物治療と組み合わせて用いる試みで有効性が示されている．薬理学的アプローチと心理社会的アプローチの両方を統合して用いることが，良好な治療成績の増加につながることが多い．さらに，相互支援自助プログラム［アルコホーリクス・アノニマス Alcoholics Anonymous（AA）など］への参加は，単独で利用する場合でも，精神医学的治療プログラムに組み込む場合でも，しばしば転帰の改善につながる．このような心理社会的な戦略は，薬物使用障害の発生過程における社会的学習および動機づけの役割に具体的に対処するものである．

カウンセリングでは一般的に個々の患者の心理学的ニーズに焦点が当てられるが，効果的な治療を行うには，失業，住居，家庭崩壊，医療アクセスの欠如など，長期的な回復を妨げる基礎的な社会的因子にも対処しなければならない．

嗜癖の治療成績は，糖尿病や高血圧，喘息などの他の慢性疾患のそれと同等である．一部の患者で一部の治療法が他より有効となる場合もあるが，良好な転帰を示唆する最も重要な予測因子は治療への参加である．

### 解　毒

依存治療の第１段階は**解毒 detoxification** である．解毒の目標は，身体を薬物のない状態に適応させ，薬物依存の身体的および精神的合併症を診断して管理し，長期のリハビリテーションに向けて患者の準備を整えることである．解毒は技術的には数日以内で達成できる場合もあるが，不安や不眠などの離脱症状が遷延して，長期的な対応が必要になる場合もある．心理社会的カウンセリングを解毒の早い段階から開始し，解毒終了後はより集中的に進めるべきである．例えば，CA さんの Case では，急性解毒の終了後に 28 日間にわたる集中的な外来リハビリテーションプログラムが実施された．

薬物離脱の臨床像は乱用薬物のクラスに依存し，軽度の不快気分から生命を脅かすけいれん発作まで多岐にわたる．離脱症状を軽減するための戦略として最もよく用いられるものは，同じ薬物の使用量を緩やかに漸減していく方法と，**交差耐性 cross-tolerance** を示し作用時間の長い同クラスの薬物を使用する方法である．例えば，ニコチンの離脱に対する一般的な治療は徐放性の経皮パッチまたはガムによるニコチン投与であり，ニコチン離脱に伴う不快な作用の多くを回避できるように，用量を徐々に減量していく．もう1つの例は，オピオイドの離脱に対する治療として，長時間作用型オピオイドの**メサドン methadone** を投与して漸減していく方法である（図 18-11）．ブプレノルフィンもオピオイド離脱の治療に使用することができるが，乱用されたオピオイドで$\mu$オピオイド受容体が占拠されている状態でこの部分アゴニストを投与すると，離脱症状の誘発または悪化につながる可能性があるため，ブプレノルフィンを開始する前に患者が実際に離脱の状態にあることを確認するよう注意しなければならない（図 18-8）．アルコール，ベンゾジアゼピン類薬物およびバルビツール酸類薬物による離脱症状が重症化する可能性があり，場合によっては生命を脅かすこともある．アルコールからの離脱では，長時間作用型ベンゾジアゼピン類薬物（**ジアゼパム diazepam** など）の投与が離脱によるけいれん発作の予防で適応となる（図 18-9）．ベンゾジアゼピン類薬物からの離脱は，消失半減期が非常に長いフェノバルビタールの初回用量か，さらに作用時間の長いベンゾジアゼピン類薬物の漸減投与により達成可能である．バルビツール酸類からの離脱は，フェノバルビタールのみで管理すべきである．他の抗てんかん薬の投与も，中枢神経抑制薬からの離脱による CNS の活動亢進を抑制するため，アルコールおよびベンゾジアゼピンからの離脱で有効となりうる（バルビツール酸類薬物からの離脱では無効）．

解毒はまた，異なるクラスの薬物を用いて離脱の徴候・症状を抑えることによっても達成できる．例えば**クロニジン clonidine** や lofexidine などの$\alpha_2$アドレナリン受容体アゴニストは，あらゆる乱用薬物からの離脱で生じる交感神経の活動亢進を遮断することができる．$\alpha_2$受容体は，脳内のニューロンから末梢へのノルアドレナリンの流出を阻害し，消化管では水分吸収と消化管運動を担う細胞の活動性を調節する．これら 4 2つのメカニズムにより，$\alpha_2$アゴニストはオピオイドの離脱症状を部分的に抑制する．クロニジンもニコチンおよびその他いくつかの薬物による離脱症状を軽減する．しかしながらこのような戦略では離脱によるけいれん発作を十分に予防できないため，中枢神経抑制薬からの離脱の治療には推奨されない．

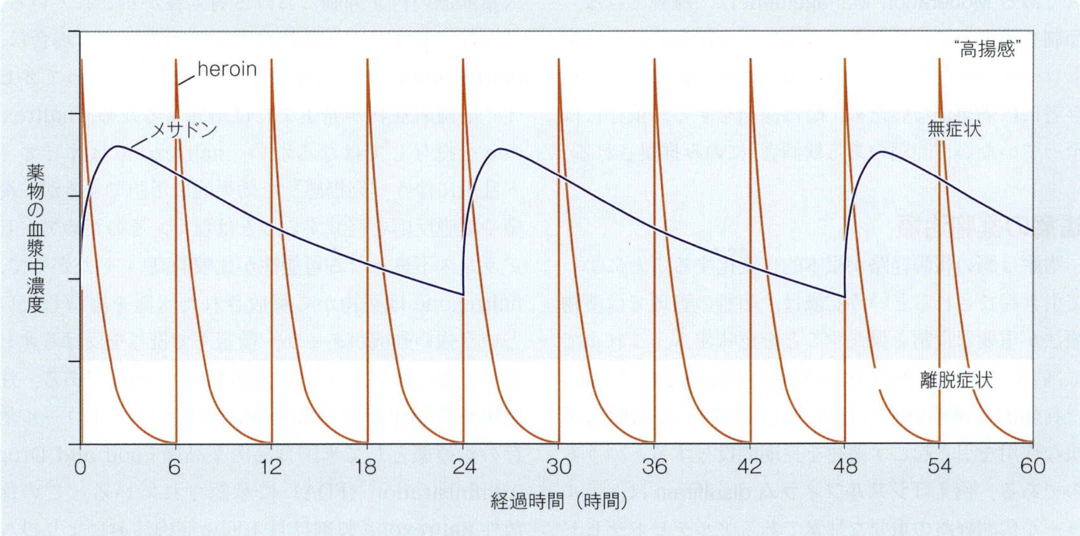


**図 18-11 遅効性オピオイド（メサドン）と比較した速効性オピオイド（heroin）の薬物動態および薬力学**
heroin などの速効性オピオイドの血漿中濃度は，静脈内投与後に速やかに上昇して，"高揚感"をもたらすが，下降もまた速やかに進み，離脱症状を引き起こす．一方，メサドンなどの遅効性で半減期の長い薬物の血漿中濃度は，24 時間を超えて無症状の範囲に維持されるため患者は"高揚感"と離脱症状のどちらも経験しない．さらに血漿中半減期が長いため，メサドンの投与は 1 日 1 回でよい．

## 自助および相互支援プログラム

CA さんの Case で示されたように，解毒後も再発リスクが高く，正常な状態を継続して維持していくには，嗜癖に対する長期的な管理が必要である．すべての患者に受け入れられ有用というわけではないが，自助および相互支援プログラムはこれまで数百万人の回復において注目すべき役割を果たしてきた．これらのアプローチは，**アルコホーリクス・アノニマス Alcoholics Anonymous（AA）**をモデルとしている．最も重要な点は，問題は飲酒であるため，再発予防のための戦略を習得することに焦点がおかれることを理解することにある．AA とナルコティクス・アノニマス Narcotics Anonymous（NA）や Cocaine Anonymous（CA）などの関連プログラムによって，地域の支援グループや指導教育が提供されている．このような支援の存在は，嗜癖者がしばしば感じる疎外感や孤独感を和らげることにつながる．参加は自由で，容易に利用できる．配偶者を対象とする Al-Anon や 10 歳代の家族を対象とする Alateen などの関連する相互支援グループでは，回復に向けた重要な支援が提供されている．AA に関連するプログラムが有益となるメカニズムは十分には理解されていないが，動機となる乱用薬物の特徴を変えることのできる強力な社会的学習効果にあるのかもしれない．現在ではほとんどの医師が，これらのプログラムは有用で嗜癖の医学的治療を補完するものとなりうると認識している．

アルコール依存症に対するもう 1 つの治療スタンスである **Moderation Management** は，離脱ではなく節制を強調している．この手法は，もはや飲酒をコントロールできなくなった（この条件は定義による）依存者には効果がないため，時に深酒をするが依存には至っていない“問題のある飲酒者”にのみ推奨される．

## 嗜癖の薬物治療

嗜癖は脳の報酬経路が根本的に変化することによって引き起こされるという認識は，嗜癖の管理では薬物療法が重要な役割を果たすことを意味する．これまでに，いくつかの薬理学的な治療戦略が採用されている．

具体的な戦略の 1 つ目は，乱用薬物の使用時に不快な作用を引き起こす薬物を長期間投与するというものである．例えば**ジスルフィラム disulfiram** は，アルコール代謝経路の重要な酵素であるアルデヒドデヒドロゲナーゼを阻害する．エタノールはアルコールデヒドロゲナーゼによってアセトアルデヒドに酸化されるが，ジスルフィラムを服用中にエタノールを摂取した患者では，ジスルフィラムによってアルデヒドデヒドロゲナーゼによるアセトアルデヒドの代謝が妨げられる結果，この有毒な代謝物が血液中に蓄積する．アセトアルデヒドは顔面潮紅，頭痛，悪心，嘔吐，筋力低下，起立性低血圧，呼吸困難など，いくつかの不快な症状を引き起こす．これらの症状が 30 分から数時間持続した後，消耗や疲労が現れる．ジスルフィラム存在下での飲酒により生じる不快な作用を，さらなる飲酒の抑止力とすることを意図した治療である．残念ながらアドヒアランス不良と著しい毒性のため，ジスルフィラムの有効性は限られている．

嗜癖治療に使用される 2 つ目の戦略は，乱用薬物の作用を遮断するというものである．**naltrexone** は，オピオイド受容体へのオピオイドの結合を競合的に遮断するオピオイドアンタゴニストである．そのため，naltrexone を服用している間は，heroin などのオピオイドを注射しても，患者は普段の薬物使用時に得られる“高揚感”を経験することができない．複数の研究により，naltrexone は脳内報酬経路においてもオピオイド阻害薬として作用することが示されている．内因性オピオイドを放出させて中脳辺縁系のドパミン神経系を脱抑制（または刺激）するエタノールなどの薬物の作用は，オピオイド受容体およびドパミンを含む最終的な報酬経路を共有しているため，これらの作用も naltrexone によって阻害される．このような理由から，naltrexone はアルコール嗜癖の治療に使用されている．プラセボ対照臨床試験では総じて，プラセボと比較した場合の naltrexone の有効性，特に大量飲酒の再発抑制における有効性が示されている．外因性オピオイドが体内に微量でも存在する場合は，naltrexone による残存薬物の拮抗作用によってオピオイド離脱症状が発生または増悪するため，naltrexone を投与してはならない．naltrexone はオピオイド乱用に伴う“高揚感”を効果的に予防できるが，渇望や離脱反応を軽減することはなく，そのためアドヒアランス不良となる可能性が比較的高い．したがって，naltrexone は薬物から解放された状態を維持したいという強い動機があるか，監督下で投与を受けるオピオイドまたはアルコール嗜癖者でのみ有効である．注射用長時間作用型 naltrexone 製剤が，アルコール依存の治療薬として米国食品医薬品局 Food and Drug Administration（FDA）に承認されている．この徐放性 naltrexone 製剤は月 1 回の筋肉注射により投与され，アルコールの大量摂取を抑制し，アルコールからの離脱を促進することが実証されており，オピオイド依存，特にアドヒアランスが良好でない患者でも有益となりうる．

3つ目の薬理学的アプローチは，長時間作用型のアゴニストを用いて投薬を維持するという方法である．前述のように，**メサドン methadone** は長時間作用型のオピオイドアゴニストである．経口投与であるため，heroin や他のオピオイドの注射に伴う“高揚感”の誘発に必要な血漿中濃度の急激な上昇が得られる可能性が低い．メサドンは heroin やモルヒネと比較して半減期が長いため，メサドンの1日1回投与で血漿中オピオイド濃度を比較的長時間一定に保ち，渇望を減少させて離脱の徴候・症状の出現を予防することができる（図 18-11）．さらに，メサドンは他のオピオイドに対して交差耐性を示すため，メサドンの服用中に heroin または他のオピオイドを注射した患者では，注射した薬物の作用が抑制される．しかしながらメサドンには高い乱用傾向があり，またメサドンを他のオピオイドまたは中枢神経抑制薬と併用すると，過剰摂取により死亡するリスクがある．このような理由から，メサドンは政府の認可を受けたプログラムの管理下でのみオピオイド維持療法として投与すべきである．

オピオイド依存に対する代用療法と概念的に類似した治療として，**ニコチン置換療法 nicotine replacement therapy** がしばしばニコチン依存の一次治療として用いられている．ニコチン置換療法にはガム，薬用ドロップ，経皮パッチまたは無煙吸入剤が使用できる．これらの形態でニコチンを補充することにより，禁煙後の血漿中ニコチン濃度の低下による渇望や離脱症状が抑制される．これらの形態でのニコチン置換療法は，いずれもプラセボより禁煙における有効性が高いほか，タバコの熱分解により生じる有毒産物への曝露を回避できるという重要な利点がある．

アンタゴニスト（naltrexone など）をベースとするオピオイド依存の治療にはアドヒアランス不良の問題があり，また薬物動態的に有利な特性を持つ完全アゴニスト（メサドンなど）も医療用から転用されて乱用される可能性があるという知見に基づき，オピオイド依存の治療法として部分アゴニストによる薬物療法が開発されている．**ブプレノルフィン buprenorphine** は，$\mu$オピオイド受容体に部分アゴニストとして作用し，乱用オピオイドの血漿中濃度の低下に伴う離脱症状を軽減するとともに，中脳辺縁系のドパミン作動性神経伝達の増強によりオピオイドへの渇望を減少させる（図 18-8）．このように，ブプレノルフィンはオピオイドの解毒を促進するだけでなく，維持療法に使用することもできる．完全アゴニストではないため，ブプレノルフィンには過剰摂取のリスクがわずかにある．heroin などの完全アゴニストの強化作用と拮抗するため，再発の可能性を低下させる．部分アゴニストの性質とその長い（最も乱用されやすいオピオイドと比較して）半減期のため，ブプレノルフィン自体からの離脱反応は軽度である．外来診療での乱用を最小限に抑えるため，ブプレノルフィンは通常，オピオイドアンタゴニストのナロキソンが配合された舌下薬（**Suboxone®**）として連日または隔日投与する．Suboxone® が転用されて消化管を介さない全身投与経路で投与された場合には，ナロキソンがブプレノルフィンのアゴニスト作用と拮抗する．舌下投与された場合には，ナロキソンは生物学的に利用されないためブプレノルフィンの本来の作用が得られる．今後は最重症例を除くすべての嗜癖患者において，ブプレノルフィンによる外来治療がメサドンベースのオピオイド依存治療プログラムに取って代わる可能性が高い．

最近実施された複数の大規模臨床試験において，ニコチン受容体部分アゴニストの**バレニクリン varenicline** が禁煙を促進することが示された．バレニクリンは$\alpha_4\beta_2$ニコチン性アセチルコリン受容体の部分アゴニストであるため，ニコチン依存の治療においてオピオイド依存に対するブプレノルフィンと類似した作用機序で効果を発揮する（図 18-8）．バレニクリンの部分アゴニスト作用は，中脳辺縁系のドパミン作動性神経伝達を増強し，離脱症状を軽減して，再発につながりうるニコチンへの渇望を軽減する．バレニクリンはまた，完全アゴニストであるニコチンの存在下ではニコチン受容体に対して薬理学的アンタゴニストとして作用するため，ニコチンのドパミン増強作用（および嗜癖の可能性）を抑制する．ただし重要なことに，バレニクリンの投与には情緒不安定や急性精神病などの神経精神医学的な副作用との関連が報告されており，精神疾患患者でのバレニクリンの使用に関して FDA が警告を発するに至っている．

4つ目のアプローチは，断薬を始めたばかりの嗜癖者に多く見られる長時間の不快気分と報酬メカニズムの機能不全（アロスタシス）を予防するために薬物を使用するというものである．例えば，長期間にわたる飲酒の結果の1つに断酒後も持続するグルタミン酸作動性神経系の活動亢進があるが，このグルタミン酸系の活動亢進を調節してより正常な状態に戻す作用がある**アカンプロサート acamprosate** が，一部の試験（すべてではない）において飲酒の再発予防に対する有効性を示し，アルコール依存の治療薬として承認されている．認知療法の併用下および非併用下で naltrexone とアカンプロサートを比較した最近の試験では，naltrexone のみにプラセボより有意な有効性が認められた．ある二重盲検プラセボ対照試験では，α-アミノ-3-ヒドロキシ-5-メチル-4-イソキサゾールプロピオン酸 α-amino-3-hydroxy-5-methyl-4-isoxazolepropionic acid（AMPA）/ カイニン酸型グルタミン酸受容体を阻害する抗てんかん薬の**トピラマート topiramate** により有意に飲酒が抑制された．トピラマートは他の抗てんかん薬とともにより大規模な臨床試験で検討されているが，現時点ではこれらの薬物のいずれもアルコール依存症の治療薬として承認されるには至っていない．抗うつ薬の **bupropion** は，ドパミンおよびノルアドレナリンの再取込みを阻害する薬物であり，禁煙における有効性が実証されている．bupropion の作用機序は中脳辺縁系の報酬経路におけるドパミン作動性神経伝達の増強に関連しており，ニコチン離脱により誘発された渇望を緩衝すると考えられる．bupropion はけいれん発作の閾値を低下させることから，基礎疾患としてけいれん性疾患を有する患者と中毒または離脱により誘発されたけいれん発作を合併した薬物乱用者には，この治療は適切でないことが示唆される．

5つ目のアプローチは，薬物使用障害と診断された患者で非常に多く見られる併発した精神疾患を特異的に治療するというものである．断薬中の患者では抑うつ気分，不安感情，情緒不安定，精神病症状がしばしば認められる．嗜癖患者における抗うつ薬使用について検討したメタアナリシスにより，大うつ病の併発ありと診断された患者でない限り，これらの薬物は有効ではないことが明らかにされた．実際，SSRI はプラセボと比較して，反社会性が見られる早発性のアルコール依存症を悪化させ，飲酒量を増加させるというエビデンスがある．双極性または精神病性障害を有する断薬中の嗜癖者に対する気分安定薬および抗精神病薬を用いた治療は，一般に有益と見られている．しかしながらほとんどの医師は，患者がアルコールやその他の薬物を積極的に使用している場合，併発している精神疾患を正確に診断して治療するのは困難となりうると認識している．

アルコールおよびオピオイドの嗜癖には様々な薬物治療が選択できるのに対し，コカインおよびアンフェタミンの乱用に対する現在の治療法は不十分であり，FDA が承認しているものは1つもない．いくつかの臨床試験で，TCA の **desipramine** や SSRI の **fluoxetine** などの抗うつ薬の使用が試みられている．desipramine がモノアミンの再取込み（特にノルアドレナリンの再取込み）を遮断することで作用を示すのに対し，fluoxetine はセロトニンの再取込みを阻害する．両薬物とも薬物への渇望を減少させることが示されているが，残念ながらどちらもコカイン使用の予防効果は示されていない．ジスルフィラム（前述参照）がコカイン依存の治療にいくらか有効かもしれないというエビデンスが最近得られている．ジスルフィラムはアルデヒドデヒドロゲナーゼの阻害に加えて，ドパミンβヒドロキシラーゼを阻害して脳内のドパミン濃度を上昇させることができ，コカインの慢性使用によるドパミン枯渇作用を相殺できる可能性がある．また，コカインへの感作にグルタミン酸が関与することから，トピラマートなどの抗てんかん薬についてもコカイン依存の治療における有効性が検討されている．

## ▶ まとめと今後の方向性

本章では薬物依存および薬物嗜癖の主要な原因について考察した．依存は，文脈により誘発された渇望および薬物探索行動（特にストレス状況下）を伴う不適応な薬物使用のパターンのうち，臨床的に著しい障害または苦痛につながるものと定義される．薬物嗜癖は，脳の報酬経路内での薬物の存在に対するアロスタティックな適応によって引き起こされる．個々の薬物はその毒性を説明できる独自の作用機序を分子および細胞レベルで有しているが，すべての乱用薬物は中脳辺縁系にあるドパミン作動性の報酬経路に特異的に作用する．本章では，離脱症状の薬理学的な予防および治療，嗜癖の長期的な心理社会的管理，心理社会的アプローチと統合することで長期的な正常状態の維持を推進できる新しい薬物治療など，嗜癖の主要な治療法についても考察した．これらの嗜癖治療を併せた成績は，動脈硬化や高血圧，糖尿病など，他の長期にわたる慢性の身体疾患の治療成績に匹敵する水準となっている．

嗜癖研究の新しい方向性としては，脳内報酬系，ストレス応答，学習に関連した神経プロセスを薬理学的に調節する試みに注目が集まっている．さらに，これらのアプローチは，学習および記憶の神経生物学と心理社会的治療を通じたこれらのプロセスの修飾に関する基礎研究および臨床試験の知見によって補完されている．コカイン嗜癖に対する最近のアプローチが2つの具体例を示している．1つ目は，サブタイプの異なるドパミン受容体と特異的に相互作用する薬物が探索され，$D_1$ 特異的アゴニストまたは $D_4$ 特異的アンタゴニストでは薬物への渇望を低減でき，$D_2$ 特異的アンタゴニストではコカインの強化作用を予防できるという仮説が検討されている．2つ目は，ワクチン接種を受けた個人ではコカインに曝露した時の強化作用が弱くなるという理論の下，コカインワクチンの臨床試験が実施され最近完了した．これがもし成功すれば，同じアプローチを他の乱用薬物にも拡張できるであろう（類似の抗ニコチンワクチンの臨床試験も予定されている）．しかしながら，ワクチン接種者が抗体の産生されていない他の乱用薬物に切り替える可能性があるため，完全に満足できるアプローチとは考えにくい．

より広範で有望な取組みは，(1) 報酬学習および記憶の基礎にあるシナプス可塑性の化学伝達物質を調節すること，ならびに (2) 前述の慢性的な薬物乱用に伴う“アロスタティックな負荷”としての否定的な感情状態およびストレス応答を修飾することを目標とした，嗜癖に対する薬物療法の開発である．これらのアプローチは，すべての乱用薬物に**共通した**嗜癖の**脳メカニズム**に対処するものである．例えば，薬物探索行動を制御する前頭前野の機能不全には報酬経路のグルタミン酸作動性神経の機能不全との関連が報告されているが，この事実からは，グルタミン酸や神経可塑性を基盤とする新たな薬物療法が有効となる可能性が考えられる．もう1つのアプローチは，行動によるストレス応答を媒介する神経系を標的にするというもので，例えばストレス応答と薬物報酬に関与する脳領域に発現するニューロキニン1受容体のアンタゴニストが，禁酒中のアルコール依存症患者のアルコールへの渇望を減少させ，健康状態を改善し，コルチゾールストレス応答を減弱することが予備的研究で示されている．前臨床試験では，嗜癖の動物モデルでCRFアンタゴニストがストレスにより誘発される薬物使用の再発を阻害することが示されている．内因性カンナビノイドによるシグナル伝達は報酬学習，食欲，気分，痛み，認知など様々な生理的機能にも関与するが，$CB_1$ 受容体の活性化を含む快楽促進系としての内因性カンナビノイドシグナルが解明されたことで，$CB_1$ カンナビノイド受容体アンタゴニストであるrimonabantが肥満の治療に有効であるとの知見につながり，現在では薬物嗜癖の治療薬として検討されている．rimonabantは重大な精神的副作用のためFDAの承認を得られていないが，このアプローチには今後の研究につながる有望な方向性が残されている．

## 謝 辞

本書の1版と2版において，本章に貴重な貢献をしてくれたDavid C. Lewis, Joshua M. Galanter と Alan A. Wartenberg に感謝する．

## 推奨文献

Camí J, Farré M. Mechanisms of disease: drug addiction. *N Engl J Med* 2003;349:975–986. (*Current understanding of neural mechanisms leading to addiction.*)

Dani JA, Harris RA. Nicotine addiction and comorbidity with alcohol abuse and mental illness. *Nat Neurosci* 2005;8:1465–1470. (*Examines the interface between the neuropharmacologic underpinnings of nicotine addiction and psychiatric disorders, especially alcoholism.*)

Goldstein RZ, Craig AD, Bechara A, Garavan H, Childress AR, Paulus MP, Volkow ND. The neurocircuitry of impaired insight in drug addiction. *Trends Cog Sci* 2009;13:372–380. (*Discusses current understanding of lack of insight and awareness in addiction.*)

Kalivas PW, O'Brien C. Drug addiction as a pathology of staged neuroplasticity. *Neuropsychopharmacol* 2007;33:166–180. (*Review that links learning mechanisms to reward through the glutamatergic system.*)

Koob GF, Le Moal M. Neurobiological mechanisms for opponent motivational processes in addiction. *Philos Trans R Soc B Biol Sci* 2008;363: 3113–3123. (*Reviews relationships between stress and reward pathways.*)

McLellan AT, Lewis DC, O'Brien CP, Kleber HD. Drug dependence, a chronic medical illness: implications for treatment, insurance, and outcomes evaluation. *JAMA* 2000;284:1689–1695. (*Seminal analysis of the status of drug use disorders in the health care system.*)

Nestler EJ. Transcriptional mechanisms of addiction: role of delta-FosB. *Philos Trans R Soc B Biol Sci* 2008;363:3245–3255. (*Reviews the role of gene regulation as a unitary neurobiological mechanism in reward and stress responses.*)

Alcoholics Anonymous. www.aa.org. (*Excellent information on Alcoholics Anonymous.*)

Substance Abuse and Mental Health Services Administration. www.samhsa .gov. (*Contains a wealth of information about prevention and treatment and co-occurring diagnoses; also access to listings of evidence-based treatment practices.*)

## 主要薬物一覧：第 18 章　乱用薬物の薬理学

| 薬　物 | 臨床応用 | 副作用（重篤なものは太字で示す） | 禁　忌 | 治療的考察 |
|---|---|---|---|---|
| **アルコール代謝の阻害薬**<br>メカニズム―エタノールはアルコールデヒドロゲナーゼにより酸化されてアセトアルデヒドになり，アセトアルデヒドはアルデヒドデヒドロゲナーゼにより代謝される．ジスルフィラムはアルデヒドデヒドロゲナーゼを阻害し，それによりアセトアルデヒドの代謝を阻止する．血清中にアセトアルデヒドが蓄積すると，不快な症状が引き起こされる． | | | | |
| **ジスルフィラム** | アルコール依存症 | **肝炎，末梢性ニューロパチー，視神経炎，精神病性障害**<br>金属様またはニンニク様の後味，皮膚炎 | paraldehyde，メトロニダゾール，エタノールまたはエタノール含有製品の併用<br>冠血管閉塞，重度心筋症<br>精神病 | アセトアルデヒドの蓄積により顔面潮紅，頭痛，悪心，嘔吐，筋力低下，起立性低血圧，呼吸困難が生じる．これらの症状は 30 分から数時間持続する．<br>アドヒアランス不良のため，ジスルフィラムの有効性は限られている．<br>イソニアジドと同時投与すると，不快な中枢神経系（CNS）作用が発現することがある．<br>ジスルフィラムはワルファリンの抗凝固作用を増強する． |
| **オピオイドアンタゴニスト**<br>メカニズム―μオピオイド受容体へのオピオイドの結合を競合的に遮断する． | | | | |
| **ナロキソン** | オピオイドの過量投与<br>オピオイド活性の急速な回復 | **不整脈，血圧不安定，肝毒性，肺水腫，オピオイド離脱** | ナロキソンに対する過敏症 | オピオイド鎮痛薬と相互作用を起こす．<br>半減期が短い． |
| **naltrexone** | オピオイド依存<br>アルコール依存 | **肝毒性**<br>腹痛，便秘，悪心，頭痛，不安 | 急性肝炎または肝不全<br>オピオイド鎮痛薬の併用 | naltrexone は，オピオイド乱用に伴う“高揚感”への移行を阻止するが，渇望や離脱による影響は軽減しない．<br>naltrexone は，アドヒアランス不良となる可能性が高いため，強い動機のある患者でのみ有効となる．<br>大量飲酒の抑制と禁酒の促進を目的として，naltrexone の注射用徐放性製剤が承認されている． |
| **長時間作用型オピオイドアゴニスト**<br>メカニズム―μオピオイド受容体に結合して活性化する合成オピオイドアゴニストである． | | | | |
| **メサドン** | オピオイドの解毒<br>重度の疼痛 | **心停止，ショック，呼吸停止，抑うつ**<br>便秘，悪心，無力症，浮動性めまい，傾眠 | メサドンに対する過敏症 | 吸収が緩徐で半減期が長い性質により，オピオイド依存者の離脱症状を抑制する．<br>血漿中オピオイド濃度をかなりの時間一定に保ち，それにより渇望を軽減し，離脱症状を予防する．<br>他のオピオイドに対して交差耐性を生じる．<br>フェニトインを同時投与すると，血清中メサドン濃度が低下し，メサドンの離脱症状が発現する．<br>メサドンにはかなりの乱用傾向がある．<br>別の中枢神経抑制薬と併用すると死亡のリスクがある． |

**主要薬物一覧：第 18 章　乱用薬物の薬理学（続き）**

| 薬　物 | 臨床応用 | 副作用（重篤なものは太字で示す） | 禁　忌 | 治療的考察 |
|---|---|---|---|---|
| **オピオイドの部分アゴニスト**<br>メカニズム—$\mu$ オピオイド受容体のアゴニストかつ $\kappa$ オピオイド受容体のアンタゴニストである. | | | | |
| **ブプレノルフィン** | オピオイド依存<br>中等度～重度の疼痛 | **徐脈性不整脈，頻脈性不整脈，高血圧，低血圧，チアノーゼ，呼吸困難，呼吸抑制**<br>鎮静，傾眠，回転性めまい，浮動性めまい，悪心 | ブプレノルフィンに対する過敏症 | オピオイドへの渇望と離脱症状を軽減する．過剰摂取のリスクは低い．<br>ブプレノルフィンの離脱反応は完全オピオイドアゴニストと比較して軽度である．<br>ブプレノルフィンは通常，ナロキソンを配合した舌下薬の Suboxone® として投与される．Suboxone® が乱用され，消化管を介さない全身投与経路で投与された場合にはナロキソンがブプレノルフィンの作用と拮抗する．舌下投与された場合には，ナロキソンは不活化され，ブプレノルフィンの本来の作用が得られる．<br>乱用されたオピオイドによって $\mu$ オピオイド受容体が占拠された状態では，離脱を誘発または悪化させる．すでに離脱を完了した患者にのみ投与すること．<br>解毒のほか維持療法にも使用できる． |
| **$\gamma$ アミノ酪酸（GABA）アゴニスト**<br>メカニズム—GABA アゴニストである homotaurine のアナログである．脳内の抑制性 GABA 作動性神経伝達を刺激してグルタミン酸の作用と拮抗する．*in vitro* ではシナプス後膜の $GABA_B$ 受容体に活性を示すが，$GABA_A$ 受容体には活性を示さない． | | | | |
| **アカンプロサート** | アルコール依存症における禁酒の維持 | **心筋症，心不全，動脈および静脈血栓症，抑うつ，不安，自殺企図，急性腎不全**<br>消化不良，傾眠，錯乱，健忘，背部痛 | 重度の腎障害 | アルコール依存の治療として，グルタミン酸系の活動亢進を調節してより正常な状態に戻す．<br>動物試験では自発的なアルコール摂取を抑制させる．<br>アカンプロサートは，乱用の可能性がほとんどまたは全くなく，依存を誘導しない． |
| **ニコチンの部分アゴニスト**<br>メカニズム—中脳辺縁系ドパミン作動性神経系のニコチン刺激を阻止するニューロン $\alpha_4\beta_2$ ニコチン受容体の部分アゴニストである. | | | | |
| **バレニクリン** | 禁煙補助 | **自殺念慮，気まぐれな行動／攻撃行動，精神的な基礎疾患の増悪，身体的または精神的能力の障害を伴う鎮静**<br>不眠，頭痛，異常な夢，悪心 | 精神疾患（双極性障害，重度の大うつ病，統合失調症など）患者は臨床試験の対象となっていないため，既存の精神疾患に注意すること | ニコチンへの渇望と離脱症状を軽減する．<br>離脱反応はニコチンと比べて軽度である．<br>目標とする中止日の 1 週間前から開始し，その週で維持用量に調節する． |
| **三環系抗うつ薬（TCA）**<br>メカニズム—シナプス間隙からの 5-HT およびノルアドレナリンの再取込みを阻害する． | | | | |
| **desipramine** | 第 14 章，セロトニンとアドレナリンの中枢神経伝達の薬理学：主要薬物一覧参照 | | | |

**主要薬物一覧：第 18 章　乱用薬物の薬理学（続き）**

| 薬　物 | 臨床応用 | 副作用（重篤なものは太字で示す） | 禁　忌 | 治療的考察 |
|---|---|---|---|---|
| **選択的セロトニン再取込み阻害薬（SSRI）**<br>メカニズム―シナプス間隙からの 5-HT の再取込みを選択的に阻害する. | | | | |
| fluoxetine | 第 14 章，セロトニンとアドレナリンの中枢神経伝達の薬理学：主要薬物一覧参照 | | | |
| **他の非定型抗うつ薬**<br>メカニズム―ブプロピオンは 5-HT，ドパミン，ノルアドレナリンのニューロンへの取込みを弱く阻害するアミノケトン系の抗うつ薬である. | | | | |
| bupropion | 第 14 章，セロトニンとアドレナリンの中枢神経伝達の薬理学：主要薬物一覧参照 | | | |

# Section 3

# 心血管系薬理学の原理

*Principle of Cardiovascular Pharmacology*

# 19

# コレステロールとリポタンパク代謝の薬理学

Alireza Atri, Michael S. Chang, and Gary R. Strichartz



## ▶ はじめに

脂質は，細胞膜の合成や膜のホメオスタシス維持に必須の非水溶性もしくは難溶性分子で，エネルギー供給源，ホルモン前駆体，シグナル伝達分子としての役割も果たしている．コレステロールエステルやトリグリセリドなどの非極性脂質はリポタンパク内に封入されているため，血液のような比較的に水を多く含む環境下での輸送が可能となる．

循環血液中のリポタンパク濃度の増加は，アテローム性動脈硬化との関連性が強い．心血管疾患 cardiovascular disease（CVD）は欧米におけるおもな死因となっているが，その多くはコレステロールを多く含む低比重リポタンパク low density lipoprotein（LDL）やトリグリセリドを多く含むリポタンパクの血中濃度の増加が原因であると考えられている．また，高比重リポタンパク high density lipoprotein（HDL）濃度の低下もアテローム性動脈硬化性疾患の一因であることが疫学的研究によって明らかにされている．これらリポタンパク異常症のおもな原因が洋食と運動不足に陥りがちな生活様式にあることは明白であるが，高脂血症をきたす遺伝的要因も一部特定され始めている．高脂血症の遺伝学的解明には，最先端のゲノム手法を利用した高度研究がその役割を担っている．好ましくない食事習慣や生活様式に対する感受性や脂質低下療法に対する反応性が遺伝子によって変化することが解明されている．

本章では，アテローム性動脈硬化発症におけるリポタンパクの役割と高脂血症を改善する薬理学的治療に重点をおきながら，コレステロールとリポタンパクの

## Case

Jake P 氏（29 歳の建設作業員）が Cush 医師の診察を予約した．主訴はアキレス腱周囲の固い肥厚で，作業靴を履くといつも擦りつけられると訴えた．Jake 氏は受診を長い間ためらっていたが（最後の受診は 10 年前），心臓発作が原因で 42 歳で他界した父にも同様の肥厚があったことを思い出した．医師はアキレス腱の肥厚を黄色腫（脂質沈着）と診断した，それ以外の身体所見に異常を認めなかった．Jake 氏の食生活は，毎日 3～4 個のドーナツや頻繁にハンバーガーを食べるなど非常に“脂肪食”に偏っていることがわかった．医師は，足の黄色腫は高コレステロール血症に由来するコレスルテロールエステルの沈着が原因であると説明し，空腹時血清コレステロール値の検査を依頼した．Jake 氏に飽和脂肪酸やコレステロールを多く含む食物を減らすことや，鶏肉，魚，穀類，果物，野菜の摂取を増やすことを勧めた．Jake 氏は 19 歳時と比較して体重が 15 ポンド【訳注：6.8 kg】増加しやや太鼓腹ぎみで，医師に定期的な運動と減量も勧められた．

血液検査の結果，総コレステロール値は 315 mg/dL（正常値＜ 200 mg/dL），高 LDL コレステロール値 250 mg/dL（臨床的目標値 100 mg/dL）と低 HDL コレステロール値 35 mg/dL（35～100 mg/dL）を伴い，トリグリセリド値と超低比重リポタンパク（VLDL）値は正常内であることが判明した．これらの検査結果と Jake 氏の年齢，アキレス腱黄色腫および若年発症の心筋梗塞家族歴に基づいて，ヘテロ接合体性家族性高コレステロール血症（FH）として知られている遺伝的コレステロール代謝異常疾患がありそうだと説明した．この疾患は，アテローム性動脈硬化疾患や心筋梗塞の若年発症のリスクを非常に高くするが，積極的なコレステロール低下療法によってこれら合併症の多くを改善することができる．また，低 HDL 値も心血管疾患（CVD）のリスク増大の原因となる．医師は，食生活の変更に加えコレステロール値を低下させるためのスタチンを処方した．開始用量のスタチンにより LDL 値が 45％低下して 138 mg/dL となり，HDL 値がわずかに増加した．医師はスタチンの用量を増やし，LDL 値はさらに 12％低下した．LDL 値は依然 100 mg/dL 未満に達せず，HDL 値も低いままであったため，コレステロール吸収阻害薬のエゼチミブと徐放型のナイアシンを加えた．これらの変更により，LDL 値は 100 mg/dL 以下に低下し，HDL 値は 45 mg/dL まで増加した．ナイアシン治療開始から数カ月間は皮膚の潮紅が見られたが，それ以降はあまり見られなくなった．

### Questions

1. 高コレステロール値が CVD 発症のリスクファクターとなるのはどのような機序か？
2. FH の病因は何か？
3. スタチン，エゼチミブおよびナイアシンは薬理学的にどのように作用するか？
4. スタチンとナイアシンの併用治療中のおもな副作用について何に注意すべきか？

生化学および生理学について解説する．脂質低下薬の使用が CVD の罹患率と死亡率を減少させることをこれまでの多くの臨床研究結果が証明している．

## ▶ コレステロールとリポタンパク代謝の生化学および生理学

リポタンパクは，血液内でトリグリセリドとコレステロールを輸送する高分子集合体である．循環血液中のリポタンパクは比重，大きさ，タンパク質含有量に基づいて分類することができる（表 19-1）．一般的に，サイズが大きく低比重のリポタンパクは脂質含有率が高くなる傾向にある．例えば，**カイロミクロン chylomicron** は最大サイズで最低比重のサブクラスに分類され，他方，HDL 群は最小サイズのリポタンパク群に分類され脂質含有量が最も低くタンパク質含有量が最も多い．

構造に関して，リポタンパクは顕微鏡下可視的な直径 7 ～ 100 nm の球状粒子で，各リポタンパクは有極性の両親媒性脂質の単層構造膜とそれに覆われる疎水性のコアで構成され，一種から複数種のアポリポタンパク（**アポタンパク**とも呼ばれている）を含有している（図 19-1）．表層を構成する有極性脂質は，非エステル化コレステロールとリン脂質分子であり，それらが単層構造膜内に配列されている．リポタンパクの疎水性のコアは，コレステロールエステル（脂肪酸とエステル結合されたコレステロール分子）とトリグリセリド（脂肪酸 3 分子とグリセロール 1 分子がエ

**表 19-1 血清リポタンパクの特性**

| | CM | VLDL | IDL | LDL | HDL |
|---|---|---|---|---|---|
| 比重（g/mL） | ＜0.95 | 0.95～1.006 | 1.006～1.019 | 1.019～1.063 | 1.063～1.210 |
| 径（nm） | 75～1,200 | 30～80 | 25～35 | 18～25 | 5～12 |
| 総脂質量（% wt） | 98 | 90 | 82 | 75 | 67 |
| 構成，%乾燥重量 | | | | | |
| タンパク質 | 2 | 10 | 18 | 25 | 33 |
| トリグリセリド | 83 | 50 | 31 | 9 | 8 |
| 非エステル化コレステロールおよびコレステロールエステル | 8 | 22 | 29 | 45 | 30 |
| リン脂質（脂質%重量） | 7 | 18 | 22 | 21 | 29 |
| 電気泳動度[a] | None | pre-β | β | β | α or pre-β |
| おもなアポリポタンパク | B48, AⅠ, AⅣ, E, CⅠ, CⅡ, CⅢ | B100, E, CⅠ, CⅡ, CⅢ | B100, E, CⅠ, CⅡ, CⅢ | B100 | AⅠ, AⅡ, CⅠ, CⅡ, CⅢ, E |

[a]リポタンパク粒子の電気泳動度は血清αおよびβグロブリンの移動との比較により示されている．CM：カイクロミン，VLDL：超低比重リポタンパク，IDL：中比重リポタンパク，LDL：低比重リポタンパク，HDL：高比重リポタンパク．

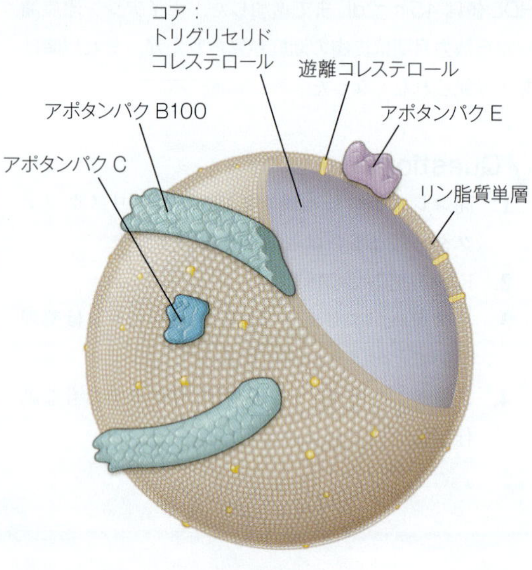


**図 19-1 リポタンパク粒子の構造**
リポタンパクはコレステロール，トリグリセリドおよび脂溶性ビタミンなどの疎水性分子を輸送する球状粒子（直径7～100 nm）である．粒子表面は，単層リン脂質と非エステル化コレステロール分子で構成されている．これらの極性脂質は，非極性のトリグリセリドとコレステロールエステルで構成される疎水性コアと水溶性環境の血漿との相互作用を遮る被覆を形成する．リポタンパクは，表面脂質と疎水性コアとを仲介する両親媒性のアポリポタンパク（**アポタンパクとも呼ばれる**）を含有している．このアポタンパクはリポタンパク粒子に構造的安定性をもたらし，細胞表面の特異的受容体に対するリガンドや酵素反応の補因子として働く．この図が示すように，超低比重リポタンパク（VLDL）はアポE，アポB100，アポCⅠ，アポCⅡ，アポCⅢ（**図ではアポリポタンパクCと表示**）を含有している．

ステル結合したもの）で構成されている．アポタンパクは，リポタンパクの表層に入り込んだ両親媒性タンパクで，リポタンパクの構造安定化に加え生理機能も有している．アポタンパクは，リポタンパク受容体のリガンドとして働いたり，血漿内の酵素活性を刺激したりすることもある．リポタンパクの代謝経路は，アポタンパクの成分によって決められる．例えば，個々の**低比重リポタンパク low density lipoprotein（LDL）**粒子はアポB100分子を1分子含有するが，そのアポB100分子はLDL受容体（後述参照）のリガンドであり，LDLがLDL受容体に結合すると細胞内へのコレステロールの取込みが促進される．

代謝経路の観点から見たリポタンパク粒子の分類に関しては，トリグリセリドを筋肉や脂肪組織に輸送するリポタンパク群［アポタンパクB（アポB）含有リポタンパク群，カイロミクロン，**超低比重リポタンパク very low density lipoprotein（VLDL）**］とおもにコレステロール輸送に関与するリポタンパク群［**高比重リポタンパク high density lipoprotein（HDL）**とアポB含有リポタンパクの分解産物（レムナント）］に分類することも可能である．HDLは，アポAⅠ，アポCⅡ，アポEなどの置換可能アポタンパクの血漿内のリザーバとしての働きも担っている．機能の観点から見たリポタンパク分類については以下に述べる．

## アポB含有リポタンパクの代謝

アポB含有リポタンパクのおもな機能は，脂肪酸をトリグリセリドの形で輸送することであるが，筋組織へはアデノシン三リン酸 adenosine triphosphate（ATP）生成のために，脂肪組織へは貯蓄のために輸送する．カイロミクロンは小腸で生成された食事性**トリグリセリド triglyceride** を輸送するが，VLDL粒子は肝臓で生成された内因性トリグリセリドを輸送する．アポB含有リポタンパクの代謝過程は3相に分けることが可能である．つまり，形成，血管内代謝，受容体を介したクリアランスである．各相に作用する薬理学的作動物質が現在使用可能であるため，薬を使用する際にこの分類は便利である．

## アポB含有リポタンパクの形成

カイロミクロンとVLDLの形成に関する細胞内のメカニズムは極めて類似している．その形成過程は，**アポリポタンパクB apolipoprotein B**とトリグリセリドの利用と**ミクロソームトリグリセリド輸送タンパク microsomal triglyceride transfer protein（MTP）**の活性によって制御されている．

アポBをエンコードする遺伝子は，おもに小腸と肝臓で転写される．このような組織特異的な発現以外は，アポBタンパクの転写制御はほとんどされていない．これに対し，カイロミクロン代謝とVLDL代謝を分ける重要な制御はアポBメッセンジャーRNA messenger RNA（mRNA）のエディティングが担っている（図19-2）．小腸細胞内において，**アポBエディティング複合体-1 apoB editing complex-1（apobec-1）**と命名されているタンパク質が発現しているが，肝細胞内には発現していない．このタンパク質は，apobec-1の触媒ユニットの構成要素であり，アポB mRNA分子の6666位のシトシンの脱アミノ化を担っている．脱アミノ化によってシトシンはウリジンに変換され，その結果，このヌクレオチドを含むコドンはグルタミンから終止コドンに変更される．小腸型**アポB48 apoB48**が翻訳されるとその長さは，肝臓で発現している完全長タンパク（**アポB100 apoB100**）の48%の長さである．以上のことから，小腸で生成されるアポB含有リポタンパク，すなわちカイロミクロンはアポB48を含有し，他方，肝臓で生成されるVLDL粒子はアポB100を含有している．

図19-3はアポB含有リポタンパクの生成と分泌に関するメカニズムを示している．リボソームでアポBタンパクが生成されると，アポBタンパクは小胞体内に入り込む．小胞体内では，補因子のMTPの作用によりトリグリセリド分子が翻訳進行中のアポタンパクに添加される．アポBが完全に生成されると，新生リポタンパクがゴルジ体 Golgi apparatus内でその大きさを増す．すなわち，このプロセスでMTPはトリグリセリドを粒子コアに添加していく．メカニズムについては不明であるが，コレステロールエステルもその粒子コア内に取り込まれる．この生成過程を経て，アポB1分子を含有したリポタンパク粒子が生成される．

カイロミクロン中のトリグリセリドはおもに食事に由来するトリグリセリドであるため（図19-4），カイロミクロンの生成，分泌，代謝は，総称してリポタンパク代謝の**外因性**経路と呼ばれている．これに対しカイロミクロン中のコレステロールエステルは，おもに（およそ75%が）胆汁コレステロールに由来し，残り

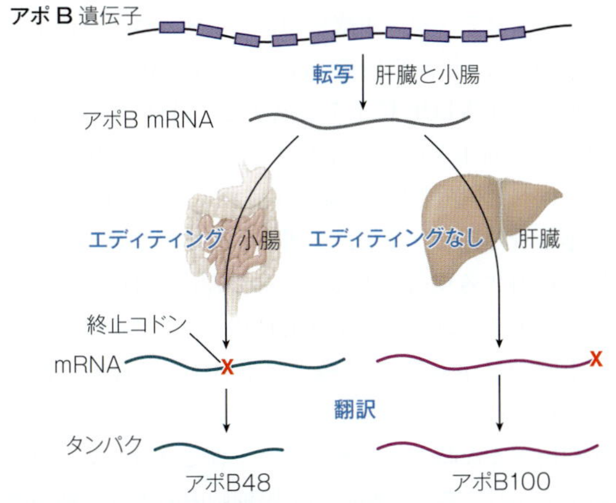


**図19-2 アポB mRNAエディティング**
**アポB**遺伝子は**長方形**で示すエクソンと**線**で示すイントロンを有し小腸と肝臓で転写される．小腸では，アポBエディティング複合体-1（apobec-1）を有するタンパク複合体がアポBメッセンジャーRNA（mRNA）の一塩基を変化させるが，肝臓ではそのようなことは起こらない．その結果，図の"X"で示されるように，この一塩基を含むコドンは未成熟終止コドンに変換される．小腸で合成されるタンパク（アポB48）は，肝臓で合成されるタンパク（アポB100）の48%の長さである．

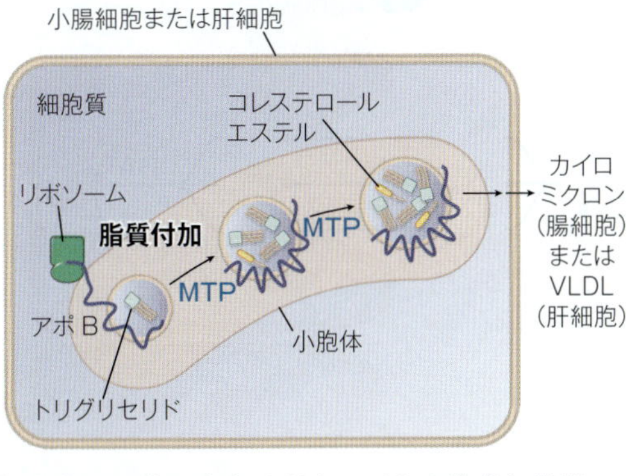


**図19-3 アポB含有リポタンパクの生成と分泌**
カイロミクロンと超低比重リポタンパク（VLDL）粒子はそれぞれ小腸と肝臓で類似した機構により生成，分泌される．アポBタンパク（アポB48やアポB100など）はリボソームで合成され小胞体内腔に入る．トリグリセリドが利用可能であれば，アポBタンパクは2つの異なるステップを経てミクロソームトリグリセリド輸送タンパク（MTP）の作用により脂質付加され，トリグリセリドと同様にコレステロールエステルも蓄積していく．そうしてできあがったカイロミクロンとVLDL粒子は，小腸細胞により開口分泌機構を介してリンパ管内に，同様に肝細胞により血漿中に分泌される．トリグリセリドがないとアポBタンパクは分解される（**図示せず**）．

が食事によるものである．食物中のコレステロールエステルとトリグリセリドは，消化過程で加水分解されて非エステル化コレステロール，遊離脂肪酸，モノグリセリドとなる．胆汁酸，リン脂質，コレステロールは，肝臓で胆汁内に分泌され，空腹時は胆嚢内に蓄えられ，それらは胆汁酸分子の界面活性作用により高分子脂質集合体（ミセルとベシクル）を形成する．食事摂取による刺激は，胆嚢から小腸内への胆汁酸排出を促進し，ミセルとベシクルが小腸内で消化された脂質を可溶化する．

十二指腸と空腸の小腸細胞内への脂肪の吸収は，おもにミセルよって行われる．長鎖脂肪酸とモノグリセリドは，担体輸送により別々に小腸細胞内に取り込まれ，**ジアシルグリセロール・アシルトランスフェラーゼ diacylglycerol acyltransferase（DGAT）**により再

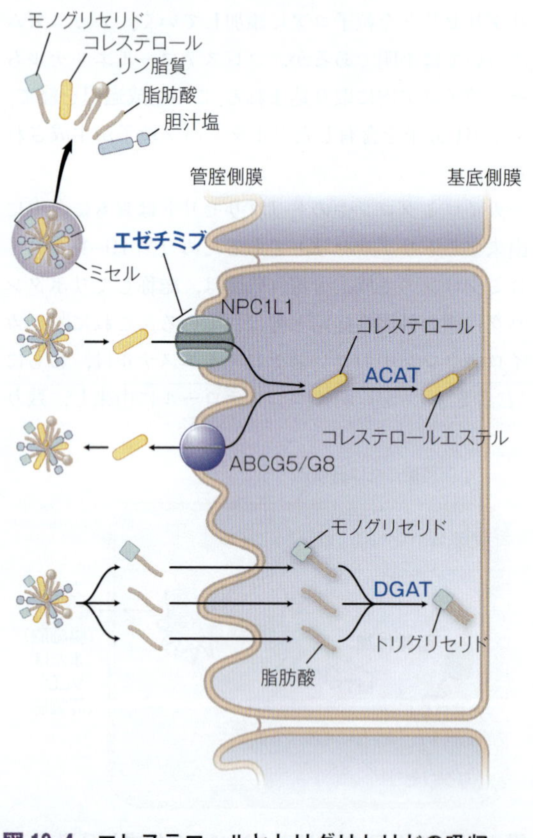


**図 19-4　コレステロールとトリグリセリドの吸収**
外因性のコレステロールとトリグリセリドは異なる機構により腸管から同時に吸収される．コレステロールはミセルから **NPC1L1** と呼ばれる制御チャネルを通過して取り込まれる．コレステロールの一部はアデノシン三リン酸（ATP）依存性ヘテロ二量体型細胞膜タンパクの ABCG5/G8 により再び腸管腔内に汲み戻される．それ以外のコレステロールはアセチル補酵素 A：コレステロール・アシルトランスフェラーゼ（ACAT）によりコレステロールエステルに変換される．トリグリセリドは脂肪酸とモノグリセリドとして取り込まれ，それら分解産物はジアシルグリセロール・アシルトランスフェラーゼ（DGAT）によりトリグリセリドに再エステル化される．

エステル化されトリグリセリドとなる．これとは対照的に中鎖脂肪酸は，直接門脈血内に取り込まれ肝臓で代謝を受ける．ミセル内の食事性と胆汁性のコレステロールは，**Niemann-Pick C1-like 1 protein（NPC1L1）**と命名されたタンパクチャネルを介して小腸細胞内に取り込まれる．このコレステロールの一部は，ヘテロ二量体タンパク ABCG5/ABCG8（ABCG5/G8）の ATP 依存的作用により小腸管内に速やかに戻される．残りのコレステロールの一部は，**アセチル補酵素 A：コレステロール・アシルトランスフェラーゼ acetyl-coenzyme A：cholesterol acyltransferase（ACAT）**により長鎖脂肪酸とエステル結合する．トリグリセリドとコレステロールエステルがアポ B48 とともに封入されると，アポ A1 が構造アポタンパクとしてそれに加わりカイロミクロン粒子としてリンパ管内に開口分泌され，胸管を経由して体循環に輸送される．トリグリセリドに富んだカイロミクロンの血清濃度は食事性脂肪摂取量に比例して変化する．

VLDL は，*de novo* 合成された脂肪酸や脂肪組織由来の血清脂肪酸を肝臓内で利用し生成されたトリグリセリドを含有している．そのため，VLDL の生成，分泌，代謝は，リポタンパク代謝の**内因性**経路と呼ばれる．肝細胞は細胞内に取り込まれた遊離脂肪酸の増加に応じてトリグリセリドを生成する．この生成は通常空腹時に起こり，これにより食事によるトリグリセリドが欠乏した場合に筋組織へ輸送する脂肪酸の持続的供給が確保される．興味深いことに，食事性炭水化物と同様に飽和脂肪も肝臓内のトリグリセリド生成を刺激する．カイロミクロン生成に類似したメカニズムにより（図 19-3），肝細胞内の MTP がアポ B100 に脂質を添加し新生 VLDL 粒子を形成する．MTP の持続的作用下で，新生 VLDL 粒子は大型トリグリセリド粒子と合体し，体循環内に直接分泌される．VLDL 粒子は，分泌される前にアポ E，アポ CⅠ，アポ CⅡ，アポ CⅢを獲得する場合もあるが，体循環内で HDL からこれらのアポタンパクが VLDL に移されることもある．

小腸のアポ B48 や肝臓のアポ B100 の合成は恒常的に行われている．したがって，トリグリセリド分子が利用可能な時にはただちにカイロミクロンや VLDL の生成が行える．空腹時の小腸細胞内のように細胞内のトリグリセリドが欠乏している状態では，細胞内の様々な機構によってアポ B の活性は抑制されている．

## アポ B 含有リポタンパクの血管内代謝

体循環内では，カイロミクロンと VLDL 粒子は，筋組織や脂肪組織へトリグリセリドを輸送するために

活性化されている（図 19-5）．それらを活性化させるにはアポ CⅡ分子が適切に補充される必要があり，HDL 粒子からのアポ CⅡの補充は水溶性輸送によって行われる．カイロミクロンと VLDL 粒子へのアポ CⅡの輸送が遺伝的に遅延していると，トリグリセリドに富んだ粒子が全身にくまなく広がりやすくなる．

**リポタンパクリパーゼ lipoprotein lipase（LPL）**は，筋組織や脂肪組織内の毛細血管内皮細胞表面に発現している脂質分解酵素である．LPL は糖タンパク質の一種で，血管内皮細胞膜上の糖タンパク質との静電気的相互作用によって細胞膜上に固定されている．カイロミクロンと VLDL 粒子がアポ CⅡを獲得すると LPL に結合することが可能になり，LPL がリポタンパクコア内のトリグリセリドを加水分解する（図 19-5）．LPL を介した脂質分解はトリグリセリドを遊離脂肪酸とグリセロールに分離する．さらに分離した遊離脂肪酸は隣接した実質細胞に取り込まれる．筋組織と脂肪組織内の LPL の発現レベルと実質的活性は，栄養/空腹によって制御されており，空腹時には脂肪酸を筋組織に輸送する方向に，食後には脂肪組織に輸送する方向に傾けられる．カイロミクロンと VLDL のトリグリセリドの分解の程度は，LPL 活性抑制作用を有するアポ CⅢによっても制御されている．このアポ CⅢによる LPL 抑制作用は，体循環血液中のトリグリセリドに富んだ粒子を全身に広く分布させる相加的なメカニズムになっているかもしれない．

## 受容体を介したアポ B 含有リポタンパクの除去

LPL がカイロミクロンと VLDL 中のトリグリセリドを加水分解し続けると，粒子内のトリグリセリドは徐々に枯渇し，相対的にコレステロールが増えることになる．約 50%のトリグリセリドが除去されると粒子は LPL への親和性を失い LPL 酵素から分離してしまう．粒子は交換可能なアポタンパクのアポ AⅠとアポ CⅡ（アポ CⅠとアポ CⅢも同様）を HDL に移し，それと交換して**アポ E apoE** を受け取る（図 19-

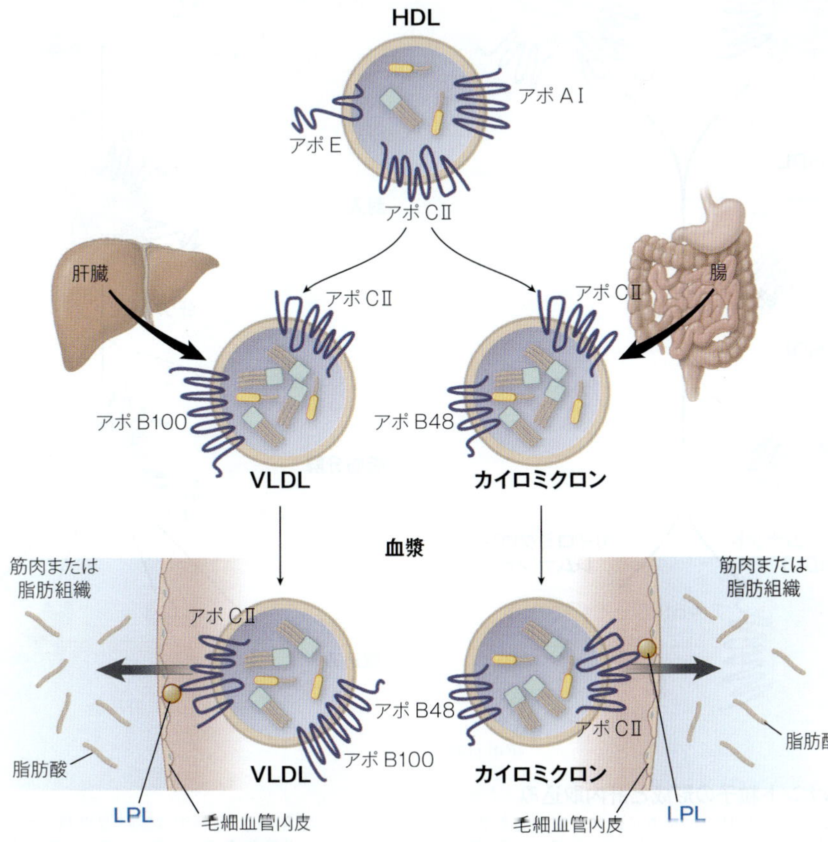


**図 19-5 アポ B 含有リポタンパクの血管内代謝**
カイロミクロンと超低比重リポタンパク（VLDL）粒子は，分泌された後血漿内で高比重リポタンパク（HDL）粒子と接触し交換可能なアポタンパクアポ CⅡを獲得すると，脂質分解のため活性化される．カイロミクロンと VLDL が筋肉や脂肪組織の毛細血管に向けて体循環すると，アポ CⅡは血管内皮細胞表面上のリポタンパクリパーゼ（LPL）への粒子の接着を促進する．LPL はリポタンパク粒子のコア内のトリグリセリドの加水分解に関与するが，コレステロールエステルには関与しない．その結果生じた脂肪酸は筋肉や脂肪組織内に取り込まれる．

6A)．アポＥは受容体を介した粒子除去に関与する高親和性リガンドとして機能する．アポＥを獲得した粒子は，カイロミクロンレムナントおよび **VLDL レムナント very low density lipoprotein（VLDL）remnant** と呼ばれる．

カイロミクロンレムナントと VLDL レムナントは３つのステップを経て肝臓に取り込まれる（図 19-6B)．最初のステップは，肝類洞の有窓性内皮と類洞（基底外側）肝細胞膜との間に位置する**ディッセ腔 space of Disse** 内での粒子の捕捉である．レムナント粒子を捕捉するためには，レムナント粒子が脂質分解中に内皮細胞間に入るに適当な大きさにまで小さくなる必要がある．ディッセ腔に入るとレムナントは大型ヘパラン硫酸プロテオグリカンに接着し捕捉される．次のステップではディッセ腔内で**肝リパーゼ hepatic lipase** の作用により粒子のリモデリングが起こる（この肝リパーゼは LPL に類似するが肝細胞内で発現している)．肝リパーゼがレムナント粒子内のトリグリセリド成分の最適化を行うために，受容体を介したメカニズムによってレムナント粒子を効率的に除去することが可能となる．レムナント除去の最後のステップは受容体を介した粒子の取込みである．粒子の取込みは，４経路中の１経路により達成される．類洞肝細胞膜において，**LDL 受容体 low density lipoprotein（LDL）receptor**，**LDL 受容体関連性タンパク low density lipoprotein-receptor-related protein (LRP)**，**ヘパラン硫酸プロテオグリカン heparan sulfate proteoglycan** のどれかに接着し取り込まれる．４つ目の経路は，LRP とヘパラン硫酸プロテオグリカンとの複合活性を介したものである．このような重複

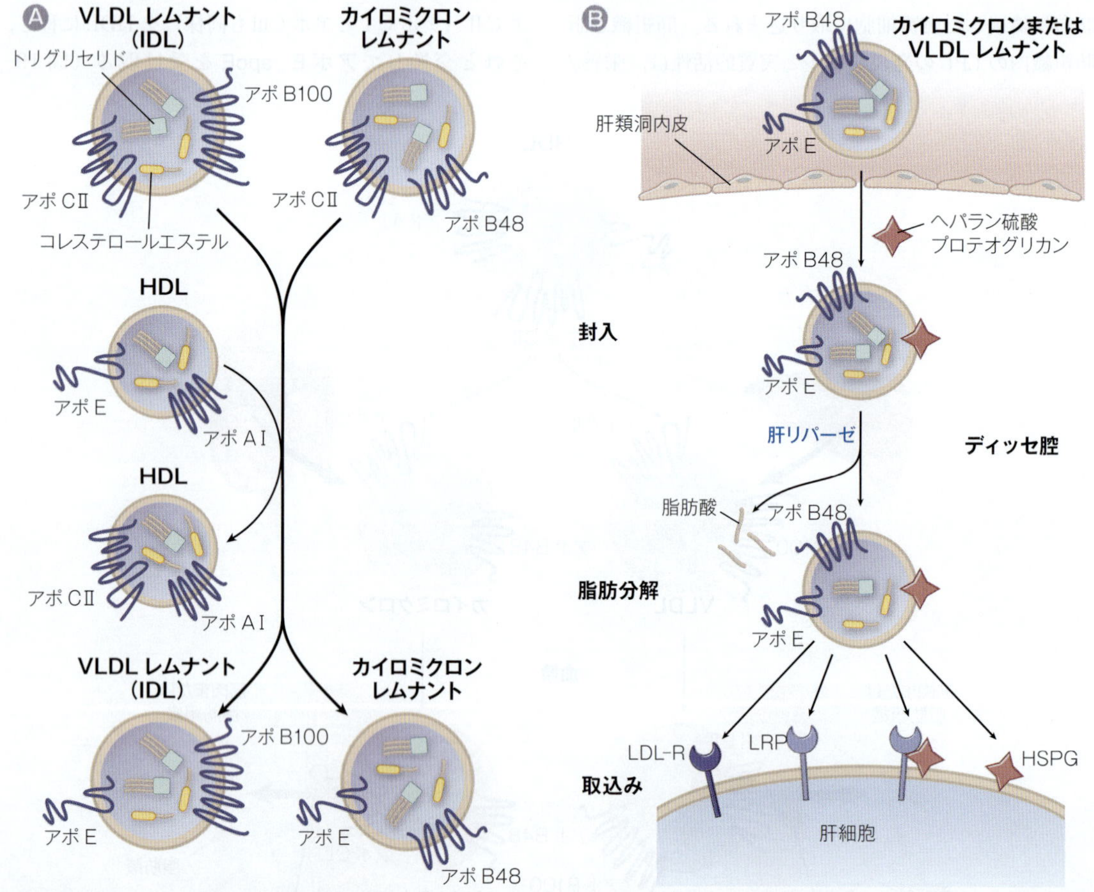


**図 19-6　レムナント粒子の形成と肝内取込み**
**A.** 加水分解が完全に行われると，カイロミクロンと超低比重リポタンパク（VLDL）はリポタンパクリパーゼ（LPL）への親和性を消失する．高比重リポタンパク（HDL）粒子と接触すると，アポ CⅡはアポＥと交換に HDL 粒子内に戻される．その結果生じた粒子がカイロミクロンレムナントと VLDL レムナントである．**B.** LPL 活性により，ディッセ腔に入り込むのに十分なサイズにまで小さくなったレムナントリポタンパク粒子となる．レムナントリポタンパクは high-molecular-weight heparan sulfate proteoglycan（HSPG）に結合することによりディッセ腔内に封入される．これに続き肝リパーゼが作用し，レムナントリポタンパクコア内の残留トリグリセリドの脂質分解が促進され，脂肪酸が放出される．肝細胞内へのレムナントリポタンパク粒子の取込みは LDL 受容体 low density lipoprotein receptor（LDL-R)，LDL 受容体関連性タンパク（LRP)，LRP と HSPG との複合体，もしくは HSPG 単独が関与する．IDL：中比重リポタンパク．

するメカニズムにより効果的な粒子除去が可能となり，そのため血清中レムナント粒子の半減期は30分程度となっている．

## 低比重リポタンパク粒子の形成と除去

アポB48を含むカイロミクロンレムナントは血漿中から完全に除去される．これに対しアポB100を含むVLDLレムナントでは，アポB100がVLDLレムナントの代謝に変化を及ぼすため50%程度しか除去されない．このような相違は，LPLによるレムナント粒子の代謝過程に見られる．VLDLレムナントはLPLによって強力に代謝され，増加量が小さく相対的にトリグリセリドが少なくコレステロールエステルが多い傾向になる．VLDLがHDLとアポタンパクを交換してレムナントに変換され，その比重の増した粒子は**中比重リポタンパク intermediate density lipoprotein（IDL）**と呼ばれる．IDLはアポEを含有するため，IDL粒子の50%程度はレムナント受容体経路を介して肝臓内へ除去されていると思われる（図19-6）．しかしながら，残りのIDLは肝リパーゼによってLDLに変換される（肝リパーゼはIDLコア内のトリグリセリドをさらに加水分解する）．粒子サイズの減少が進むとアポEがHDLに移行することになり，その結果，**LDLはコレステロールエステルに富みアポタンパクとしてはアポB100のみを含むリポタンパクとなる**（図19-7A）．

LDL受容体は血漿からかなりの量のLDLを除去することができる唯一の受容体である．LDL受容体は肝細胞，マクロファージ，リンパ球，副腎皮質細胞，性腺細胞，平滑筋細胞の細胞膜表面に発現している．LDL粒子は，アポEを含んでいないためLDL受容体に対しては比較的弱いリガンドであり，その結果，循環血液中のLDLの半減期は目立って長い（2〜4日）．このことは，血清総コレステロールのおよそ65〜75%をLDLコレステロールが占めている原因にもなっている．

アポB100とLDL受容体との相互作用により受容体を介したLDL粒子のエンドサイトーシスとそれに続くリソソームとの小胞融合が可能となる（図19-7B）．LDL受容体は細胞膜表面に戻され，LDL粒子は加水分解されて非エステル化コレステロールを放出する．この非エステル化コレステロールは3つのホメオスタシス経路に影響を与える．第1に，ヒドロキシメチルグルタリル補酵素A hydroxymethylglutaryl coenzyme A（HMG-CoA）還元酵素を抑制する（HMG-CoA還元酵素は*de novo*コレステロール合成における律速段階を触媒する酵素である）．第2に，ACATを活性化し細胞内のコレステロールのエステル化と貯留を促進する．第3に，LDL受容体発現を下方制御し，細胞内へのコレステロール取込みを減弱させる．LDL受容体の大半（70%）は，肝細胞表面に発現している．そのため，肝臓は循環血液からのLDL粒子除去に関して主要な役割を担っている．

protein convertase subtilisin-like kexin type 9（PCSK9）が，細胞内のLDL受容体活性に対する重要な制御因子であることが明らかにされている．PCSK9はLDL受容体と結合する分泌タンパク質であり，LDL受容体の分解を促進する．PSCK9の作用に関する詳細な機構については明白ではないが，PCSK9を不活化する遺伝子変異では細胞内LDL取込みが増加し，機能獲得型変異 gain-of-function mutationではLDL取込みが減少する．

LDL受容体発現組織に取り込まれなかったLDL粒子は，血管内膜に入り込みプロテオグリカンに結合する場合がある（図19-8）．そのようなLDL粒子は酸化や非酵素的糖化を受けやすい．LDLの酸化は，脂質の過酸化を誘導し，アポB100を断片化する活性型アルデヒド中間体 reactive aldehyde intermediateを生成する可能性がある．修飾LDLは単核貪食系細胞に発現している**スカベンジャー受容体 scavenger receptor**（SR-Aなど）により細胞内に取り込まれる．LDL受容体とは異なり，貪食系細胞内のコレステロールが貯留し始めてもスカベンジャー受容体の下方発現は起こらない．その結果，マクロファージ内の酸化LDLの貯留が持続し**泡沫細胞 foam cell**形成（コレステロールに富んだマクロファージ）に至る．このような泡沫細胞は，アポトーシスやネクローシスによる細胞死を遂げると考えられているが，その際フリーラジカルタンパク融解酵素を放出する．酸化LDLはサイトカイン産生系の上方発現を誘導し血管内皮機能不全や内皮細胞接着因子の増加などを起こす．これらの作用が局所的炎症反応を増大させアテローム性動脈硬化を促進させる．泡沫細胞はアテローム性動脈硬化病変の主要構成成分であり，過剰な泡沫細胞死はアテローム性動脈硬化プラークの不安定化につながる．このプラーク不安定化にはマトリックスメタロプロテイナーゼ matrix metalloproteinaseの放出が一因となっている．プラークの崩壊は急性心血管イベントの主要原因であり，狭心症発作や脳卒中の一因となっていることもある．したがって，**高LDL値はアテローム性動脈硬化進展やそれに続く心血管疾患の主要危険因子となっている**．これがJake氏の血清LDL値

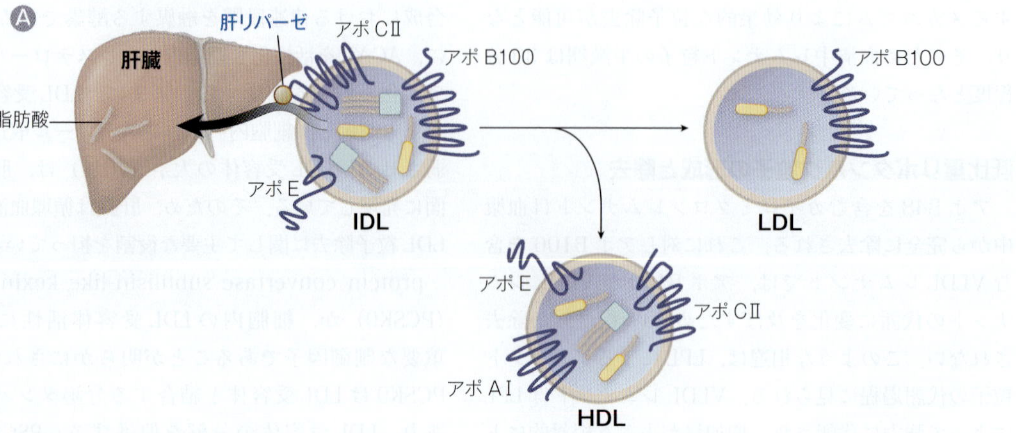


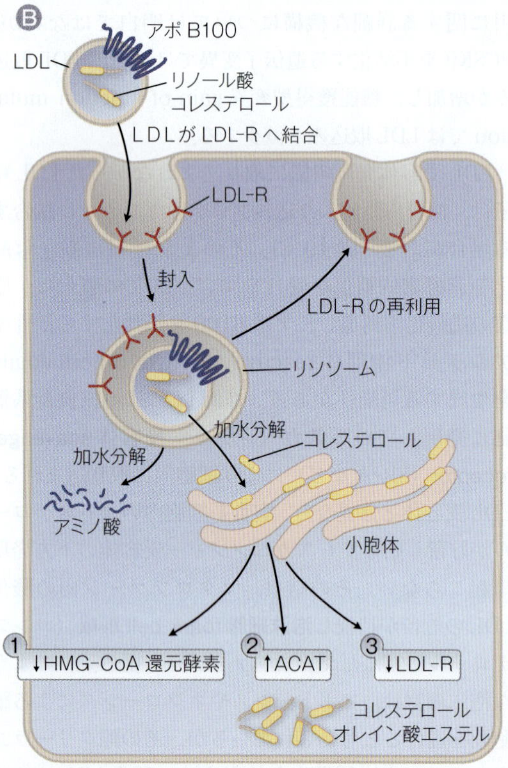


**図 19-7　コレステロール代謝における細胞の調節**
**A.** 中比重リポタンパク（IDL）粒子が肝リパーゼとの相互作用により比重が高くなりコレステロールエステルが多くなると低比重リポタンパク（LDL）が形成される．その結果，アポ E とアポ CⅡは粒子に対する親和性を失い，高比重リポタンパク（HDL）に輸送され，アポ B100 のみが残される．**B.** アポ B100 が肝臓などの細胞表面上の LDL 受容体に結合するとエンドサイトーシスによる小胞内封入とリソソームを含有した小胞との融合が促進される．LDL 受容体（LDL-R）は細胞表面に移行して再利用され，他方，リポタンパク粒子はアミノ酸（アポ B タンパク由来）や遊離型コレステロール（コレステロールエステル由来）に加水分解される．細胞内コレステロールは細胞に対し３つの制御効果がある．第１に，コレステロールはコレステロール生合成の律速酵素であるヒドロキシルメチルグルタリル補酵素 A（HMG-CoA）還元酵素の活性を抑制する．第２に，コレステロールを細胞内に貯蔵するために遊離型コレステロールをコレステロールエステルにエステル化するアセチル補酵素 A：コレステロール・アシルトランスフェラーゼ（ACAT）を活性化する．第３に，LDL-R をエンコードする遺伝子の転写を抑制し細胞のコレステロール取込みを低下させる．＊↑上昇，↓低下を示す．

が非常に高いことが判明した際，担当医師が懸念した理由である．

## 高比重リポタンパク代謝とコレステロール逆輸送系

体内のおおむね全細胞がコレステロールを自ら合成することができる．しかしながら，コレステロールを除去する能力は肝臓だけが有し，その除去方法は非エステル化コレステロールを胆汁内に分泌したり，コレステロールを胆汁酸に変換したりすることにより行われる．すでに述べたように，HDL はアポ B100 含有リポタンパクの代謝に関与する交換可能なアポタンパクのリザーバとしての機能を有している．さらに，HDL は細胞から過剰なコレステロールを除去し血漿内コレステロールを肝臓に輸送することでコレステロールのホメオスタシス維持に重要な役割も果たしている．この過程は**コレステロール逆輸送系 reverse cholesterol transport** と呼ばれている（図 19-9A）．HDL の主要アポタンパクはアポ AⅠとアポ AⅡである．アポ AⅠは HDL の主要構成因子で，**スカベンジャー受容体クラス B タイプⅠ scavenger receptor class B, type Ⅰ（SR-BⅠ）** を含む粒子の生成と相互作用に関与している．アポ AⅡの機能に関しては未だ十分に理解されていない．

## 高比重リポタンパク形成

HDL 形成はおもに肝臓内で行われているが，一部は小腸内でも形成されている．脂質に乏しいアポ A I が肝臓または小腸から分泌されるか，もしくは血漿中リポタンパク粒子から分離されることから HDL 形成のプロセスが始まる．両親媒性のアポ A I 分子は，肝細胞の類洞側膜や小腸基底外側膜に局在する**アデノシン三リン酸結合カセットタンパク質 A I adenosine triphosphate binding cassette protein A I（ABCA1）**との相互作用を呈する．ABCA1 は少量の細胞膜リン脂質と非エステル化コレステロールをアポ A I 分子内に封入させる．その結果形成された小さなディスク型の粒子は，おもにリン脂質とアポタンパク A I で構成され，新生 HDL や **pre-β-高比重リポタンパク pre-β-HDL**［特徴的電気泳動所見（アガロースゲル上の pre-β 位に泳動される）に由来］と呼ばれている．

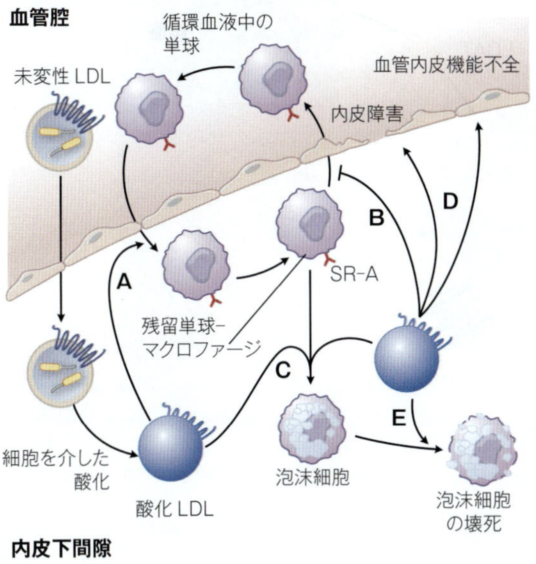


**図 19-8 低比重リポタンパクとアテローム性動脈硬化**
低比重リポタンパク（LDL）値の増加はアテローム性動脈硬化を進展させる主要リスクファクターである．内皮下間隙に入り込んだ未変性 LDL は，脂質過酸化やアポ B100 の断片化などを経て酸化 LDL に化学変換される．酸化 LDL は血管機能に対して多くの有害作用を有する．酸化 LDL は，血管内皮下間隙への単球走化性を刺激し（**A**），その間隙からの単球の退出を阻害する（**B**）．残留単球-マクロファージがスカベンジャー受容体（SR-A）を介して酸化 LDL に結合し，その結果，脂質蓄積泡沫細胞が形成される（**C**）．酸化 LDL は血管内皮細胞を直接障害し内皮機能障害を引き起こす（**D**）．酸化 LDL は泡沫細胞の壊死を誘導し，血管内膜を傷害する多量のタンパク質分解酵素が放出される（**E**）．

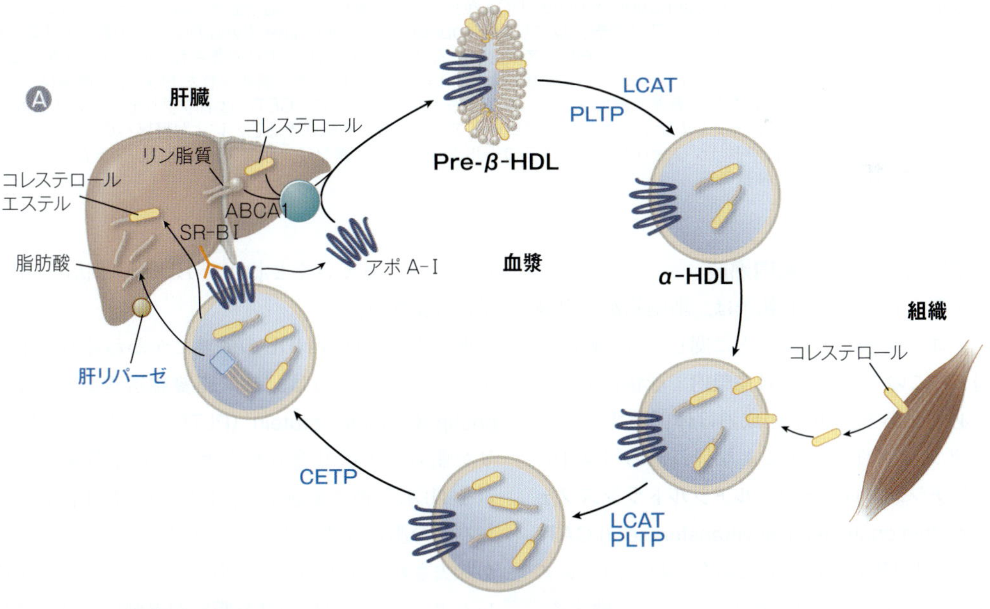


**図 19-9 コレステロール逆輸送**
**A.** コレステロール逆輸送過程は，まず肝臓からアポ A I が分泌されることから始まる．血漿中アポ A I は，ディスク型 pre-β-高比重リポタンパク（HDL）粒子を形成するための肝細胞膜由来の少量のリン脂質と非エステル化コレステロールを含んだ ABCA1 との相互作用を起こす．血漿中のレチシンコレステロールアシルトランスフェラーゼ（LCAT）の作用により，pre-β-HDL 粒子は球状α-HDL を形成するまでに成熟する．球状α-HDL 粒子は多種組織の細胞膜から過剰になった非エステル化コレステロールを受け取る機能を有する．非エステル化コレステロールは細胞から近隣の HDL 粒子へ血漿を介しての拡散によって輸送される．B で示されているように，リン脂質輸送タンパク（PLTP）は HDL 粒子のコアと被覆を膨張させることにより，細胞からの非エステル化コレステロール分子の受け取り能力を増強させる．コレステロールエステル輸送タンパク（CETP）は，HDL からコレステロールエステル分子を除去し，レムナント粒子からのトリグリセリドで置き換える．HDL 粒子はコレステロールエステルの選択的肝取り込みに関与するスカベンジャー受容体クラス B タイプ I（SR-B I）との相互作用を呈する．このプロセスは肝リパーゼが粒子コアのトリグリセリドを加水分解する際に行われる．残存するアポ A I 分子は，再びコレステロール逆輸送のサイクルに入ると思われる．

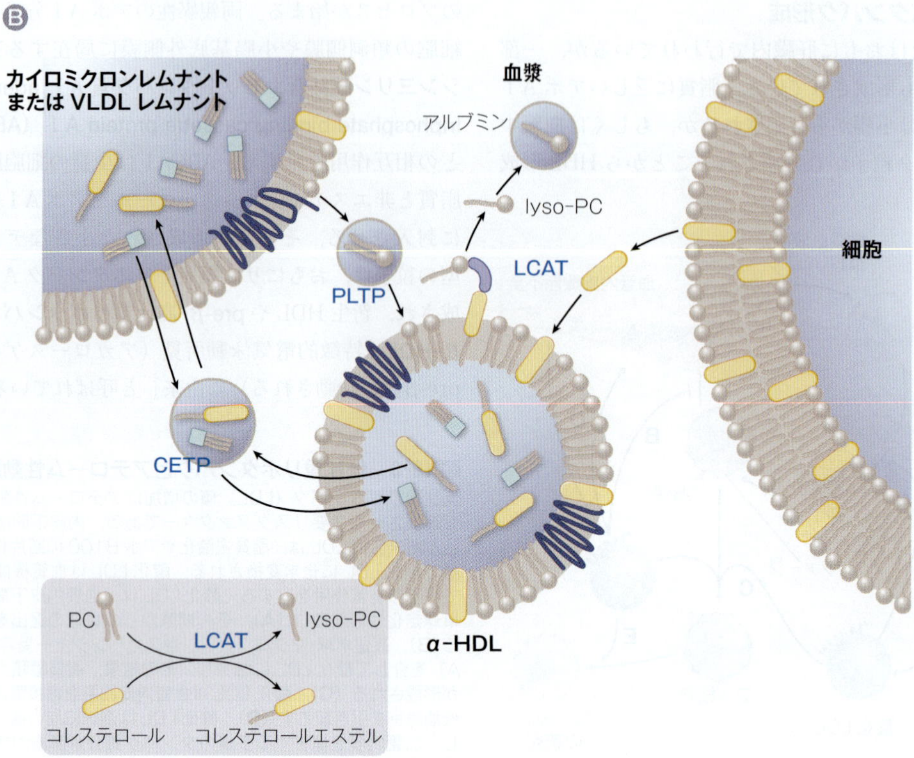


**図 19-9 （続き）**

**B.** LCAT や PLTP，CETP は細胞膜から過剰となったコレステロールの除去を促進させる．LCAT はα-HDL または pre-β-HDL の被覆を構成するホスファチジルコリン phosphatidylcholine（PC）から脂肪酸を取り出し，粒子表面の非エステル化コレステロール分子をエステル化する．そこで生じたリゾホスファチジルコリン lysophosphatidylcholine（lyso-PC）は血漿アルブミンと結合し，他方，コレステロールエステルはリポタンパク粒子のコアに自然に入り込む．LCAT により消費された非エステル化コレステロールは細胞から供給された非エステル化コレステロールに置換される．LCAT の作用により消費された HDL リン脂質は，PLPT の作用によりレムナント粒子からの過剰リン脂質で置換される．A で示されているように，CETP はトリグリセリドとの交換でα-HDL から超低比重リポタンパク（VLDL）レムナントへコレステロールエステル分子を輸送することにより肝臓へのコレステロール移動効果を増強している．リン脂質やトリグリセリド，コレステロールエステルとは異なり，非エステル化コレステロールと lyso-PC は血漿を介しての拡散によって移動する．

## 高比重リポタンパクの血管内熟成

ディスク型の pre-β-HDL 粒子は，細胞膜から過剰なコレステロールを除去することに関しては比較的に作用が弱く，このような粒子は血漿内で球状粒子まで成熟する必要がある．HDL の成熟は体循環する２つの異なるタンパク質の活性により行われる（図 19-9A, B）．**レチシンコレステロールアシルトランスフェラーゼ lecithin:cholesterol acyltransferase（LCAT）**は，ディスク型 HDL に選択的に結合し粒子内コレステロール分子をコレステロールエステルに変換する．これは，HDL 表面上のホスファチジルコリン分子由来の脂肪酸をコレステロール分子のヒドロキシ（水酸）基にエステル結合させることにより達成される．その反応ではリゾホスファチジルコリン分子も生成され，その分子は粒子から分離し血清アルブミンに結合する．コレステロールエステルは非常に難溶性であるために，HDL 粒子コア内に入り込む．疎水性のコアが大きくなっていくと pre-β-HDL が球状α-HDL 粒子に変化する．

血漿内における HDL の成熟にかかわるもう１つの重要なタンパク質は，**リン脂質輸送タンパク phospholipid transfer protein（PLTP）**である．PLTP はリン脂質をアポ B 含有レムナント粒子外被のリン脂質を HDL 外被に転送する．LPL がアポ B 含有リポタンパクの脂質分解をすると，コアからトリグリセリドが除去されて粒子が徐々に小さくなっていく．するとレムナント粒子表層のリン脂質が過剰に残留してしまう．リン脂質は，非常に難溶性で粒子から遊離できないために，PLTP は過剰になったリン脂質を除去し，縮小したコアに適した表層のリン脂質濃度を維持する．PLTP は LCAT によって消費された HDL 表層のリン脂質をこのレムナント粒子からのリン脂質で置き換える．この作用のために HDL コアが巨大化し続けることが可能となる．

### 高比重リポタンパクによる細胞内からのコレステロール排出

細胞からのコレステロール排出は，過剰になった難溶性コレステロール分子を細胞から除去する機構である．そのコレステロール排出機構は，細胞膜からHDL粒子へ非エステル化コレステロールを移すことであるが，細胞種やHDL粒子の種類によって異なっている．脂質に乏しいpre-$\beta$-HDL粒子は，ABCA1との相互作用によって細胞からのコレステロール排出を促進する．この過程は，肝臓でのHDL形成に重要なだけでなく，内皮細胞下間隙に入り込んだ細胞からの過剰コレステロール除去作用やコレステロール誘発性細胞毒からのマクロファージ保護作用に関するメカニズムとしても重要である．球状HDLは，複数の異なるメカニズムにより非常に効果的に細胞からのコレステロール排出を刺激する．第1に，HDL表面のアポAⅠと細胞膜上のSR-BⅠとの相互作用によりコレステロール排出が促される．第2に，マクロファージには球状HDLへのコレステロール排出にもかかわるタンパク質としてABCA1やSR-BⅠだけでなくABCG1も発現している．第3に，球状HDL粒子は特異的細胞表面タンパクへの結合を欠いた状態であっても細胞からのコレステロール排出を促進できる可能性がある．コレステロールは，単分子溶解性は極めて低いが，まとまった量のコレステロールが血漿内の短い距離を移動してコレステロール受容器として働くリン脂質に富んだ被覆を有する粒子に至ることができる．**量的側面から見ると細胞から除去された過剰コレステロールの大部分は，球状HDL粒子へ排出されたコレステロールである．**HDLの細胞内コレステロール除去能は，粒子表層のコレステロールが飽和状態になることを防ぐLCATとPLTP活性によって増強する．

### 肝臓への高比重リポタンパクコレステロール輸送

成熟HDL粒子が循環血液を介して肝臓に至ると，粒子は主要HDL受容体SR-BⅠとの相互作用を呈する（図19-9A）．SR-BⅠは肝細胞の類洞側細胞膜に高度に発現している．非肝細胞のSR-BⅠの作用（過剰なコレステロールの細胞膜から**排出**）と対照的に，肝臓のSR-BⅠは脂質の選択的**取込み**を行っている．この過程ではHDL粒子のコレステロールとコレステロールエステルはアポタンパクを介さなくても肝臓内に取り込まれる．SR-BⅠによる選択的脂質取込み過程では，アポAⅠは遊離してpre-$\beta$-HDLの形成に加わる．HDL粒子の"寿命"は2～5日であり，以上のことから各アポAⅠ分子を，何回もコレステロール逆輸送系に繰り返し利用することができる．SR-BⅠを高度に発現している非肝臓組織には副腎や生殖腺があるが，おそらくそのような組織はステロイド産生を支持するコレステロールを必要していることを反映している．

非肝臓組織から肝臓へのコレステロール輸送は，さらに**コレステロールエステル輸送タンパク cholesterol ester transfer protein（CETP）**と肝リパーゼの2つのタンパク質によって調節されている．CETPはコレステロールエステルを成熟型球状HDLからレムナントリポタンパクのコア内へ転送する血漿タンパクで，同時にその交換としてトリグリセリドをHDL粒子コア内に取り込ませる（図19-9B）．このプロセスで，コレステロールを肝臓へ輸送することを目的としてトリグリセリド輸送を完了したレムナント粒子を活用することが可能となる．HDLからコレステロールエステル分子を除去することにより2つの機能がもたらされる．第1の機能は，細胞からコレステロールを取り込むHDLの能力が増大することである．そして，第2の機能は，SR-BⅠによる選択的取込み過程をさらに効果的にすることで，これは肝細胞表面の肝リパーゼによってトリグリセリドが加水分解されるとSR-BⅠが活性化するためである（図19-9A）．

すでに述べたように，**コレステロール逆輸送 reverse cholesterol transport**は，HDLがマクロファージや非肝臓組織からコレステロールを除去し肝臓に戻すまでの全過程である．HDLコレステロール血漿濃度が増加するとコレステロール逆輸送率が高まるという概念から，血漿HDL値と心血管疾患との負の相関がある可能性が生まれる．HDL粒子はLDL酸化を抑制する抗酸化酵素活性を増強するなど血管組織に有益な作用を直接もたらす．また，血管系細胞における細胞間接着分子 intercellular adhesion molecule（ICAM）や血管細胞接着分子 vascular cell adhesion molecule（VCAM）などの炎症性メディエーターの発現の抑制作用も有する．HDL代謝の理解が深まるにつれ，アテローム性動脈硬化進展の遅延や治癒方向に向けるため，コレステロール逆輸送を強化することを標的とした新規生化学的治療の開発へと導かれるものと思われる．

### 胆汁脂肪分泌

コレステロールがコレステロール逆輸送により肝臓に運ばれると，コレステロールは胆汁分泌により排泄される．第1のステップはコレステロールの一部の胆汁酸への変換である（図19-10A）．**コレステロール7αヒドロキシラーゼ cholesterol 7α-hydroxylase**（CYP7A1）は肝細胞のみに発現し，コレステロールを胆汁酸に異化する際の律速酵素である．胆汁酸はコレステロールと異なり非常に水に溶けやすく，ミセル形成を促進する生物界面活性剤である（図19-10B）．この高分子の集合体は肝細胞膜由来のリン脂質に富み，コレステロールを胆汁に溶かして肝臓から小腸へ輸送する．このように，ミセルは機能的に血漿内のHDL粒子と1対をなしている．

胆汁酸がABCB11として知られる小管膜輸送ポンプの作用により胆汁内に汲み出されると胆汁形成が始まる（図19-10B）．胆汁酸はリン脂質とコレステロールの胆汁への分泌を刺激する．リン脂質とコレステロールの分泌には2つの輸送体すなわちリン脂質に対するABCB4とコレステロールに対するABCG5とABCG8との二量体が関与している．多量の胆汁酸，リン脂質，コレステロールが1日におよそ24g，11g，1.2gの速さでそれぞれ胆汁内に分泌される．空腹下で，胆汁脂質は胆嚢内に蓄えられている．脂肪食による刺激が胆嚢収縮を誘発し，胆汁を小腸内に押し出す．すでに述べたように，胆汁は脂肪の消化と吸収を行い，さらに内因性コレステロールの除去を促進する働きがある．

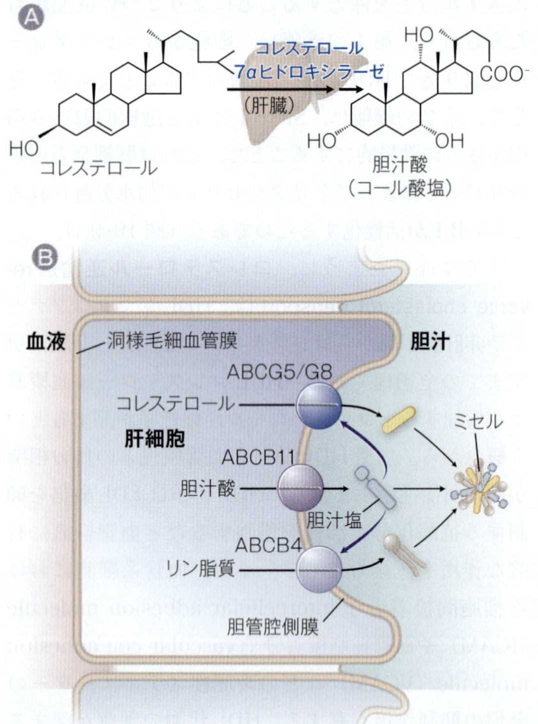


**図19-10 胆汁脂肪分泌**
**A.** 肝細胞内ではコレステロールの一部は胆汁酸に変換される．このプロセスにおいて肝細胞のみに発現しているコレステロール7αヒドロキシラーゼが律速酵素である．コール酸塩がヒト肝臓で合成される胆汁酸のなかで最も多い．**B.** 胆管側細胞膜内においてアデノシン三リン酸（ATP）依存性ポンプのABCB11は濃度勾配に逆らって細胞外への胆汁酸分泌を促進する．そして，胆汁酸はABCB4およびABCG5とABCG8とのヘテロ二量体（ABCG5/ABCG8）の2つのタンパク活性を刺激し，それぞれリン脂質およびコレステロールを胆汁中に分泌させる．胆汁のなかでは胆汁酸，リン脂質，コレステロールによる相互作用によってミセルが形成される．

## コレステロールバランス

コレステロールは肝臓で胆汁酸に変換されるものと変化せずにそのまま胆汁中に分泌されるものがあるために，コレステロールバランスはコレステロールと胆汁酸の構成によって変化する．胆汁酸分子はコレステロール輸送と脂肪消化に関与した後，便によって体内から消失する量は非常に少ない．それは，胆汁酸は回腸遠位部で高親和性輸送体によって取り込まれ再利用されるからである．胆汁酸は，門脈循環に入り肝臓内に戻され高度の初回通過効果を受けて門脈血液中から除去され，再度胆汁内に分泌される．このような肝臓–小腸間で胆汁酸を再利用するプロセスを**腸肝循環 enterohepatic circulation**と呼んでいる．

腸肝循環による胆汁酸再利用率は高く，便中内に分泌排泄される胆汁酸は5%未満である．しかし，胆汁酸は多量に分泌されるため1日に消失する胆汁酸は0.4g程度になる．コレステロールが胆汁酸合成のための基質であることを考慮すると，便中の胆汁酸量は体内から消失したコレステロール量を表していることになる．肝臓の核内ホルモン受容体は便中への胆汁酸消失率を検出することができ，胆汁酸合成酵素遺伝子の転写を密に制御している．その結果，肝臓は便中に消失し補充すべき量の胆汁酸を正確に生成している．

1日に胆汁中に分泌される1.2gのコレステロールに加え，米国の平均的食生活では1日に約0.4gのコレステロールを小腸コレステロールに提供している．したがって，食事性コレステロールは，小腸を通過する総コレステロール量（胆汁性と食事性コレステロール）の一部（25%）でしかない．小腸コレステロールが吸収される程度が遺伝子によって制御されていることは明らかとなっており，各個体が吸収する小腸コレステロールの割合は一定である．その割合は20～80%（もしくはそれ以上）の範囲である．例えばある人が50%の小腸コレステロールを吸収している場合，コレステロール1.6g（胆汁コレステロール1.2gと食事性コレステロール0.4gとの和）の半量が吸収され，残り半分（0.8g）を便中に失うことになる．

便中胆汁酸の形で1日に失うコレステロール0.4 gと合わせると，1日に1.2 gのコレステロールが体内から失われていることになる．食事性コレステロールの小腸吸収と胆汁中コレステロールの再吸収を考慮すると，体内の総コレステロール合成量はおよそ0.8 g/日（コレステロール合成＝便中コレステロール＋便中胆汁酸－食事性コレステロール摂取量）である．したがって，内因性コレステロール合成量は，平均的食生活で消費されるコレステロール量の約2倍である．

## 病態生理学

血漿脂質値の増加とCVD発症リスクとには明確な関連性があることがこれまでの多くの研究によって示されてきた．CVDによる死亡リスクの増加は，高LDLコレステロール値や低HDLコレステロール値と密接に関連している．高トリグリセリド血症も独立したリスクファクターであるが，低HDLを伴う高トリグリセリド血症の場合はLDL値が正常内であってもさらにリスクが高くなる．臨床的な観点から，脂質異常症は，高コレステロール血症，高トリグリセリド血症，複合型高脂血症，HDL代謝異常症に分類することができる．

高脂血症には多くの原因が認識されている．これらの原因には，確定的な単一遺伝子疾患と，確定的とまではいえないが遺伝多形や遺伝子-環境因子相互作用がある．飽和脂肪やコレステロール含有の高い食事とそれら脂質に対し高脂血症を生じやすい遺伝背景が重なり合った結果，高コレステロール値となることも考えられる．次の項では，高脂血症を生じるおもな遺伝的素因と高脂血症の二次的要因について概説する．高コレステロール値に対する治療の決定がCVD発症リスク評価に基づいて行われていることを理解することが重要である．現在の実臨床の場では，高脂血症の遺伝的要因を考慮することはない．脂質異常症の遺伝的素因とCVDを惹起するそれら遺伝的素因の寄与の理解が深まると，いつの日か脂質低下療法が個々の遺伝的疾患感受性に合わせた個別化治療になるかもしれない．

### 高コレステロール血症

孤発性高コレステロール血症は，血漿総コレステロール値とLDLコレステロール値が高く，トリグリセリド値が正常内を示す．原発性高コレステロール血症の原因には，家族性高コレステロール血症 familial hypercholesterolemia（FH），家族性アポB100欠損症，PCSK9の機能獲得型変異，家族性複合型高脂血症 familial combined hyperlipidemia（FCHL），最も一般的な多遺伝子性高コレステロール血症がある．

FHは，LDL受容体欠損を生じる常染色体優性疾患である．LDL受容体をコードする遺伝子変異により4分子欠損（受容体合成の欠如，受容体の細胞膜への到達不全，受容体へのLDL結合不全，受容体に結合したLDL粒子の細胞内への取込み不全）のうちの1つが発現する．ヘテロ接合性FHの患者(米国内で500名に1名の割合）は，誕生から生涯を通じて血漿コレステロール値が高く，成人におけるその平均値は275～500 mg/dL（正常値＜200 mg/dL）である．臨床的主徴は，腱の黄色腫（細胞内外のコレステロール蓄積が原因）や角膜輪(角膜のコレステロール沈着）である．ホモ接合性FHは，機能型ＬＤＬ受容体を欠く希少疾患(米国内で100万名に1名の割合）で，ヘテロ接合性FHより数段重篤である．その血漿コレステロール値は極度の異常高値（700～1200 mg/dL）を示し，20歳までにCVDを発症する．ヘテロ接合性FHの場合，細胞表面のLDL受容体比重を増加させるスタチンや他のLDL低下薬に対する反応は良好である．冒頭のCaseで提示したJake氏はおそらくヘテロ接合性FHだっのたであろう．ホモ接合性FHでは機能型LDL受容体が欠損しているため，唯一の有効治療はLDL粒子免疫吸着療法を用いた血漿交換のみである．LDL受容体を細胞に取り込む機能を有するアダプタータンパク欠損によって高コレステロール血症を発症する常染色体劣性型遺伝が報告されている．

家族性アポB100欠損症は，アポB100タンパクの遺伝子変異によってLDL受容体に対するLDL粒子の親和性が低下する常染色体優性型疾患である．家族性アポB100欠損症のコレステロール値は，LDL分解の低下によりFH患者のコレステロール値のように高値を示すのである．FHに類似した臨床症状を呈する家系においてPCSK9をコードする遺伝子の機能獲得型変異が特定され，この疾患の病態生理においてPCSK9機能の増大と細胞表面のLDL受容体の減少が生じることが解明されている．FCHLは家系ごとの複数の高脂血症の組み合わせの違いによって特徴づけられ，高LDLコレステロール値を呈する．

多遺伝子性高コレステロール血症は，疾患に対する特定された遺伝的原因を有しない高コレステロール患者の大半をここに分類するために使用してきた総称である．多遺伝子性高コレステロール血症は，複雑な遺伝子-環境因子相互作用や未特定の遺伝的疾患感受性に影響する遺伝的複合，small dense LDL やリポタンパク(a) lipoprotein(a)［LP (a)］などの異型 LDL 粒子などによって生じている可能性がある．多くの高コレステロール患者の病因を特定するためには，高コレステロール血症の遺伝的疾病素因の研究をさらに推し進めることが必要である．

## 高トリグリセリド血症

原発性高トリグリセリド血症は，空腹時（前夜から絶食）のトリグリセリド値が高値を示す（200～500 mg/dL 以上；正常値＜150 mg/dL）．家族性高トリグリセリド血症に関し，これまでに3つの病因が特定されている．つまり，家族性トリグリセリド血症，家族性 LPL 欠損症，アポ CII 欠損症である．FCHL のなかには，孤発性高トリグリセリド血症を呈するものもある．通常，高トリグリセリド血症は，加齢，体重増加，肥満，糖尿病に伴って進展することが多く，メタボリック症候群診断基準の重要項目の1つである．

家族性高トリグリセリド血症は，LDL 値が正常内で高トリグリセリド値を呈する常染色体優性疾患で，HDL コレステロール値は低値を示すことがよくある．この疾患の背景にある欠損については未だ不明であるが，胆汁酸代謝に関する欠損の可能性が報告されており，その欠損によりトリグリセリドを多く含有する VLDL の肝合成が亢進することが知られている．一般的に冠動脈疾患の若年発症家族歴を有することはない．運動と食事管理を行うが，トリグリセリド値を 500 mg/dL 以下にできない場合は，フィブラートを使用することを考慮すべきである．トリグリセリド値が 1000 mg/dL を超えた場合には，薬物療法を開始すべきである．

家族性 LPL 欠損症は，活性型 LPL を欠くことにより生じる常染色体劣性疾患である．ヘパリン投与後の血漿リパーゼ活性測定によって診断することがあるが，この検査の原理は，ヘパリンが LPL 分子の内皮細胞結合部位と競合拮抗することで LPL 分子が血漿中に放たれることを利用している．LPL 欠損患者は著しい高トリグリセリド血症を呈し，乳児期のカイロミクロン上昇や乳児期以降の VLDL 除去障害がその病態を特徴づけている．乳児または若年成人において，膵炎，発疹性黄色腫，肝脾腫を呈することがあり，これは脂質を豊富に含んだ泡沫細胞の蓄積によると考えられている．治療は，無脂肪食への変更やアルコールやグルココルチコイド（糖質コルチコイド）のような肝臓で VLDL 合成を促進する物質の摂取の回避である．

LPL の補酵素タンパクであるアポ CII の欠損症は希少遺伝疾患であり，家族性 LPL 欠損症と同様の症状を呈し同様の治療が行われる．アポ CII 欠損症は，正常アポ CII を含む血漿輸血によってトリグリセリド値が低下すれば LPL 欠損症との鑑別が可能である．家族性 LPL 欠損症患者においては正常アポ CII を投与してもトリグリセリド値の低下は起こらない．アポ AV の変異はカイロミクロン血症と重篤な高トリグリセリド血症を呈し，これらの症状はアポ CII と LPL との間で作用するアポ AV の役割から説明できる．

## 複合型高脂血症

複合型高脂血症 mixed hyperlipidemia の患者は，高総コレステロール値，高 LDL コレステロール値，高トリグリセリド値を複雑に組み合わせた脂質構成を呈する．HDL コレステロール値が低下していることもよくある．複合型高脂血症の病因が示されているものとして，**家族性複合型高脂血症 familial combined hyperlipidemia（FCHL）**と**異常βリポタンパク血症 dysbetalipoproteinemia** が挙げられる．

FCHL は，空腹時のトリグリセリド値と総コレステロール値の中等度上昇，および HDL 値の低下を示す一般的な疾患である．FCHL 患者のなかには，腹部肥満，耐糖能障害，高血圧などの**メタボリック症候群 metabolic syndrome** の症状を呈していることがよくある．分子欠損については今なお調査段階である．最近の仮説では，脂肪組織の脂肪分解を促進させるインスリン抵抗性が注目されている．脂肪組織から遊離した脂肪酸は，肝臓に戻りトリグリセリドに再合成される．トリグリセリドが増加すると VLDL 粒子の生成が促進され，血漿中アポ B 含有リポタンパクが増加する．FCHL は複雑に表現型が組み合わさっているために，その隠れた遺伝子欠損を捉えきれないでいるのである．食事改善療法を忠実に厳守すれば，FCHL を制御するのに効果的な方法となりうる．しかしながら薬物療法を必要とされることも多く，その際スタチンがよく使用される．トリグリセリド値や LDL 値を正常化させたり，HDL 値を増やしたりする目的でフィブラートやナイアシンを追加した（スタチンとの）併用療法が必要となることもある．

異常βリポタンパク血症は，コレステロールを多く含むカイロミクロンと IDL 様粒子の増加を特徴とする疾患である．これらの所見は，カイロミクロンと VLDL レムナントの蓄積によるもので，その結果，高トリグリセリド血症と高コレステロール血症を同時に呈する．アポEにはヒトの場合3つのアイソフォーム（アポE2，E3，E4）があり，アポE2が疾患に関与しているとされている．アポE2/アポE2ホモ接合体の表現型を呈する患者のカイロミクロンとVLDL粒子は，リポタンパク受容体に対し親和性が低く，その結果，血漿中にレムナント粒子が蓄積する．欠損型アポEは誕生時にすでに存在しているが，症状は一般的に成人男性と閉経後女性で出現する．このような表現型の出現遅延の背景にある機序については不明であるが，異常が現れるためには肥満，糖尿病，甲状腺機能低下症などの補足的代謝因子が必要なのかもしれない．異常βリポタンパク血症は，減量と禁酒を継続しながら脂肪とコレステロール摂取を制限することで制御可能である．また，ナイアシンとフィブラートも効果的な薬物療法である．

### 高比重リポタンパク代謝障害

低HDL値は，アテローム性動脈硬化とCVDの独立したリスクファクターである．アポAⅠ，ABCA1，LCATの欠損など，HDL代謝における希少遺伝子欠損が数多く同定されている．これらの欠損はすべて低HDL値となるが，その低HDLに対する有効治療は今のところない．一般的に，低HDLは内臓肥満とインスリン抵抗性に関連している．

HDL値の上昇は，好気的運動，アルコール摂取，エストロゲン使用，ステロイド療法などの環境下で見られる．近年，高HDL値をきたす比較的一般的な遺伝的原因として，CETP活性の低下が特定された．CETP活性の低下に伴う高HDL血症は，HDLからレムナント粒子へのコレステロール輸送の減少が原因とされている．高HDL値が心保護的であると思われがちであるが，必ずしもそうとはいえない．CETP活性の低下が心保護的であることが明白である一方，いくつかのケースでそれがアテローム性動脈硬化発症のリスクを増加させた可能性がある．脂質代謝とCVDリスクにおけるCETP遺伝子多型の役割を解明するためには，さらなる研究が必要である．肝リパーゼと内皮リパーゼの遺伝的多型も高HDL値を示す．

### 二次性高脂血症

前述の一次性脂質異常症の遺伝的原因に加え，多くの二次的因子が高脂血症を引き起こす（表19-2）．例えば，アルコールの摂取は脂肪酸の合成を促進し，増加した脂肪酸はエステル化されてグリセロールと結合しトリグリセリドを形成する．したがって，アルコールの過剰摂取はVLDL生成を増加させる．2型糖尿病の高トリグリセリド血症は，VLDL合成の増加とLPLによるカイロミクロンとVLDLの異化の減少によるものである．インスリン抵抗性は，肝臓におけるVLDL生成を促進させる．さらに，インスリン抵抗性に伴ってアポCⅢ量が増加し，その結果，カイロミクロンとVLDL粒子の異化が抑制される．甲状腺機能低下症は，二次性高脂血症の重要かつ一般的原因の1つである．脂質異常症の患者に対しては，甲状腺機能低下症のスクリーニングをすべての患者で行うべきである．

## ▶ 薬理学上の分類

脂質異常症の治療判断は，おおむねCVD発症リスクの評価に基づいて行われている．治療開始を判断するための臨床アルゴリズムが多数存在する．脂質低下療法の目指す目標が，2001全米コレステロール教育プログラム成人治療委員会Ⅲガイドライン the 2001 National Cholesterol Education Program Adult Treatment Panel Ⅲ guidelines（ATP Ⅲ guidelines）で設定され，いくつかの大規模臨床試験の結果に基づき2004年に改訂された．これらのガイドラインで

**表 19-2 二次性高脂血症の原因**

| 高トリグリセリド血症 | 高コレステロール血症 |
|---|---|
| 糖尿病 | 甲状腺機能低下症 |
| 慢性腎不全 | ネフローゼ症候群 |
| 甲状腺機能低下症 | 拒食症 |
| 糖尿病 | 急性間欠性ポルフィリン症 |
| ストレス | 胆汁うっ滞 |
| 敗血症 | 閉塞性肝疾患 |
| アルコール過剰摂取 | コルチコステロイド療法 |
| リポジストロフィー | プロテアーゼ阻害薬療法 |
| 妊娠 | |
| 経口エストロゲン置換療法 | |
| 降圧薬：β遮断薬，利尿薬 | |
| グルココルチコイド療法 | |
| プロテアーゼ阻害薬療法 | |
| 急性肝炎 | |
| 全身性エリテマトーデス | |

二次性高脂血症の原因は様々である．したがって，脂質異常症に対する薬物療法を導入する前に上記の原因がないかスクリーニングを行うべきである．このリストはすべてを網羅しているわけではない．

は，CVD による10年間の死亡リスクに基づいた目標 LDL 値を提示し（表 19-3），まず治療的生活習慣改善 therapeutic lifestyle change（TLC）を促すことがいかなる場合も重要であると強調している．TLC には，食事中の飽和脂肪とコレステロール摂取の減少，体重の減量，運動の増加，そして可能な限りのストレスの減少が示されている．

食事療法が成功すれば，その遵守の程度や高コレステロール血症を生じている代謝背景によるが，総コレステロール値を最大25%程度減少させることが可能である．この方法で脂質値の正常化がうまくいかない場合は，薬物療法が一般的に推奨される．薬理学的による脂質代謝改善のために5群の薬物が使用可能である．このうち3群（コレステロール合成阻害薬，胆汁酸捕捉薬，コレステロール吸収阻害薬）については，脂質代謝に対する効果が比較的十分に解明されているが，他の2群（フィブラートとナイアシン）については，おおむねの効果は解明されているものの，その作用の分子的機序は多面的で今なおお活発に解明が進められている．コレステロール合成阻害薬群（例えばスタチンとして知られている HMG-CoA 還元酵素阻害薬）は，CVD の罹患率や死亡率の低下効果を十分に証明した最重要群である．しかしながら，その他の薬物群は，重要ではあるが補完的治療として使用されたり，ある種の特異的原因に由来する脂質異常症の患者に対して使用されたりする傾向にある．

## コレステロール合成阻害薬

HMG-CoA 還元酵素阻害薬はスタチンとして広く知られ，コレステロール合成の律速酵素の HMG-CoA 還元酵素を競合的に抑制する．この酵素を抑制すると，細胞内コレステロール濃度が一過性に中等度低下する（図 19-11）．細胞内のコレステロールが低下すると，LDL 受容体をコードする遺伝子発現を促進する転写因子**ステロール調節エレメント結合タンパク sterol regulatory element binding protein 2（SREBP2）**を活性化する細胞内シグナル伝達カスケードが刺激される．LDL 受容体の発現が増加すると，血漿中の LDL の取込みが増加し，結果的に血漿 LDL 値が低下する．全 LDL 受容体のうち約70%が肝臓で発現しており，その他の LDL 受容体は多種の細胞に発現している．

スタチンが心筋梗塞後の死亡率を有意に低下させること（これを**二次予防 secondary prevention** と呼ぶ）を多くの臨床試験が示してきた．また，LDL 低下療法が CVD を有しない場合であっても死亡率を減少させうること（これを**一次予防 primary prevention** と呼ぶ）を近年の研究が報告している．一次予防および二次予防の臨床試験においてスタチンが納得のいくリスク低減率を示しているが，二次予防においてかなり大きな絶対リスク減少をもたらすことに注目すべきである．なぜなら，このような治療群の患者は死亡に対する絶対リスクが高く，そのためスタチンの最大恩恵を意味している可能性があるからである．また，LDL コレステロール値が平均もしくはそれ以下の高リスク

**表 19-3 改訂版全米コレステロール教育プログラム成人治療委員会Ⅲガイドライン**

ATP2004 改訂：臨床検査結果に基づいたリスク分類による LDL コレステロール治療

| リスク分類 | LDL-C 目標値 | 生活習慣改善療法の開始 | 薬物療法の注意点 |
|---|---|---|---|
| 高リスク：CHD もしくは CHD 同等リスク（10年リスク＞20%） | ＜100 mg/dL；**もしくは＜70 mg/dL** | ≧100 mg/dL | ≧100 mg/dL |
| やや高リスク：2+ リスクファクター（10年リスク 10～20%） | ＜130 mg/dL | ≧130 mg/dL | ≧130 mg/dL（100～129 mg/dL の場合，薬物療法を考慮してもよい） |
| 中リスク：2+ リスクファクター（10年リスク＜10%） | ＜130 mg/dL | ≧130 mg/dL | ＞160 mg/dL |
| 低リスク：0～1 リスクファクター | ＜160 mg/dL | ≧160 mg/dL | ≧190 mg/dL（160～189 mg/dL の場合，薬物療法を考慮してもよい） |

Grudy SM 氏，Cleeman JI 氏，Merz CN 氏らの許可により掲載．全米コレステロール教育プログラム成人治療委員会Ⅲガイドライン作成に向けた近年の臨床試験結果の内容を含んでいる．J Am Coll Cardiol 2004;44;720-732.（Supplemental clinical guidelines for cholesterol-lowering therapy with lower LDL-cholesterol goals for high-risk patients.）
脂質管理ガイドラインと心血管疾患リスクの算出方法についてさらに情報が必要であれば以下のサイトで閲覧可能：http://www.nhlbi.nih.gov/guidelines/cholesterol/
LDL-C：低比重リポタンパク，CHD：冠動脈性心疾患．

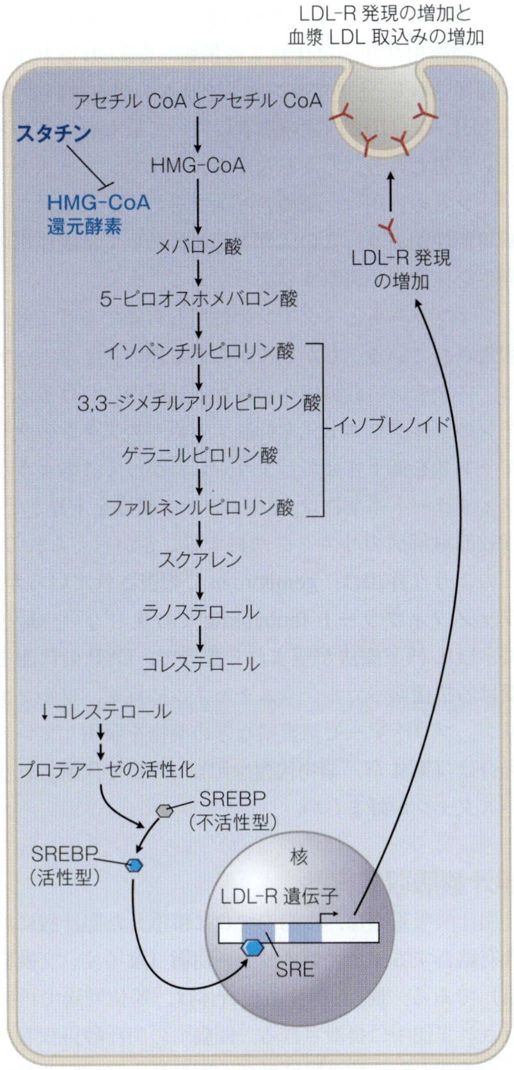


**図 19-11 スタチンの低比重リポタンパク低下作用のメカニズム**

スタチンはコレステロール生合成の律速段階を触媒するヒドロキシルメチルグルタリル補酵素 A（HMG-CoA）還元酵素を競合的に阻害する．細胞内コレステロール濃度の低下によりプロテアーゼが活性化され，通常は細胞質内にある転写因子ステロール調節エレメント結合タンパク（SREBP）の切断が誘導される．切断された SREBP は核内に拡散してステロール応答エレメント sterol response elements（SRE）に結合し，低比重リポタンパク（LDL）受容体遺伝子転写の上方制御を誘導する．これにより LDL 粒子の取込みが促進され，その結果，血清 LDL コレステロール値が減少することになる．＊↓低下を示す．

群患者（例えば糖尿病患者）においても，スタチンが CVD 発症リスクの減少に有効であることも注目すべき重要事項である．

スタチンによる LDL コレステロール値の低下の度合いは力価や用量によるが，一般的に，スタチンは LDL コレステロール値を最大 60％程度低下させる．また，スタチンの投与により HDL コレステロール値が平均 10％程度上昇し，トリグリセリド値が最大 40％程度減少するが，これはスタチンの用量とトリグリセリド値の程度に依存する．スタチンのトリグリセリド値に対する効果は VLDL 産生の低下とレムナントリポタンパクの肝クリアランスの亢進が関与している．スタチンの用量-反応関係は非線形で，初期投与で最大効果が得られる．引き続きスタチンの倍量ごとの増量を行うと，LDL 値が平均 6％ずつ低下する．これをスタチンの“6％の法則”という．

コレステロール低下作用に加え，スタチンは薬理学的に重要な結果を多くもたらしている．それを**多面的作用** pleiotropic effect と呼び，炎症抑制作用，血管内皮機能改善作用，血栓形成抑制作用，アテローム性動脈硬化プラークの安定化作用などがある．スタチン療法中の炎症軽減作用の証明には急性期反応物質の減少が用いられるが，急性期反応物質は炎症下で増加しアテローム動脈硬化プラークの不安定化に作用する可能性がある．いくつかの急性期反応物質のなかで炎症を最もよく反映するものとして，C 反応性タンパク C-reactive protein（CRP）が挙げられる．近年の大規模無作為臨床試験が示唆してきたように，CVD 進展リスクが中等度で CRP の基礎値が上昇している患者において，LDL 値が高くない患者においてもスタチンの使用が CVD 罹患率や死亡率を減少させる．

スタチン療法中の血管内皮機能障害の改善は，一酸化窒素 nitrogen monoxide（NO）を介した内皮の血管拡張応答の改善を示すことで証明される．血管拡張反応の改善は，虚血の抑制に有利に作用する．スタチン療法中の血栓抑制作用を示すものとして，プロトロンビン活性の減弱や組織因子産生の低下が挙げられる．血栓は急性冠症候群の根源的病因であり，その抑制がスタチンによる生存率の向上の一因となっていると思われる．最後に，スタチンによりプラークの安定性が強化されるが，それは脂質を豊富に含有するプラークを覆う線維性被膜が肥厚するためである．この効果は，マクロファージの浸潤の減少や血管平滑筋増殖の抑制が寄与している可能性がある．これらのスタチンの多面的作用の多くが *in vitro* や動物実験レベルで示されたものであることに十分な注意が必要である．臨床試験データは，スタチンによる CVD 罹患率および死亡率の減少は，おもに血漿 LDL コレステロール値の低下に起因することを示している．

7 種のスタチン，**lovastatin，プラバスタチン pravastatin，シンバスタチン simvastatin，フルバスタチン fluvastatin，アトルバスタチン atorvastatin，ロスバスタチン rosuvastatin，ピタバスタチン**

**pitavastatin** が，高コレステロール血症と複合型脂質異常症の治療に対し現在米国で承認されている．これらの薬は高 LDL 値に対する第一選択薬と考えられており，スタチンが心血管関連死亡率と総死亡率を低下させることを示した多くの臨床試験によって支持されている．脳卒中も低下する．すべてのスタチンが同一の機序により作用していると考えられている．おもな相違点は，力価や薬物動態学的パラメーターに関することである．スタチンのなかでフラバスタチンが最も弱く，アトルバスタチンとロスバスタチンが最も強力である．LDL コレステロール値の低下作用力以外に，これらの力価の違いが臨床にどう影響するかについては未だ結論は出ていない．スタチンの薬物動態の相違は，代謝にかかわるシトクロム P450 cytochrome P450（CYP）の違いによって生じる．lovastatin，シンバスタチン，アトルバスタチンは CYP3A4 によって代謝されるが，フルバスタチンやピタバスタチンは他の CYP を介した経路で代謝される．プラバスタチンとロスバスタチンの代謝に CYP は関与しない．以下で述べるが，スタチン代謝経路は，薬物相互作用の場として重要である．

スタチンの忍容性は一般的に良好で，薬物有害反応の頻度は他のどの脂質低下薬よりも低い．おもな副作用は，横紋筋融解症に伴う筋障害や筋炎である．筋炎は多くの場合，最も強力なスタチンを高用量で使用した際に発症する非常に稀な合併症である．そのため，血清クレアチンキナーゼ値（筋障害のマーカー）をスタチン投与患者のルーチンモニタリングに用いることは有用であるとはいえない．スタチンの体内への取込みに関与する輸送体である有機カオチン輸送タンパク organic anion transporter（OATP）の遺伝的分子多型を有する患者は，スタチンによる筋障害を発症するリスクが高い可能性がある（第６章，薬理ゲノミクス参照）．

高力価のスタチンは血清トランサミン値［アラニンアミノトランスフェラーゼ alanine transaminase（ALT）やアスパラギン酸アミノトランスフェラーゼ aspartate transaminase（AST）］を上昇させることもある．一般的に見られる ALT と AST の上昇は，多くの場合コレステロールのホメオスタシス変化に対する肝の適応を反映している．真の肝毒性を示す場合は，血清ビリルビン値の上昇を伴って ALT・AST が上昇する．

スタチン単独使用が LDL 値を目標値まで低下させるのに不十分な場合は，他の薬剤との併用によってスタチンの効果が高まることがある．スタチンに胆汁酸吸着薬やコレステロール吸収阻害薬を併用することで，薬物相互作用を伴わずに相加的な LDL 低下作用が発揮される．ナイアシンとスタチンの組み合わせは，高 LDL・低 HDL 血症の患者において最も有用であると思われる．しかしながら，ナイアシンとスタチンとの併用は，筋障害リスクをわずかに上昇させる可能性があり，このような患者においては副作用の発生を注意深く観察する必要がある．

フィブラートとスタチンの併用も有効であることが報告されている．しかしながらある種のフィブラートは，スタチンの肝臓内への移行と肝臓内におけるスタチンのグルクロニド化を抑制するめ，スタチンのクリアランスを低下させてしまう．したがってこのようなフィブラート系薬物は，血中スタチン濃度を上昇させ，横紋筋融解症のリスクを助長することが考えられる．このような作用は，**gemfibrozil** で報告されているが，**フェノフィブラート fenofibrate** では生じない．最後に，LDL 低下療法が望まれる患者で，CYP の代謝を受ける抗菌薬やカルシウムチャネル拮抗薬，ワルファリン，プロテアーゼ阻害薬などの薬物を服用している場合は（第４章，薬物代謝参照），CYP で代謝されないスタチンが好ましい．

## 胆汁酸吸収阻害薬

胆汁酸吸着薬は，小腸内で負に帯電した胆汁酸に非共有結合する陽イオンポリマー樹脂（陰イオン交換樹脂）である．樹脂-胆汁酸複合体は，遠位回腸で再吸収されず便中に排泄される．回腸での胆汁酸再吸収が減少すると胆汁酸の腸肝循環が断たれ，肝細胞において胆汁酸合成の律速酵素である 7α ヒドロキシラーゼの発現が増加する（図 19-10A）．胆汁酸合成の増加によって肝細胞内コレステロール濃度が減少するため，LDL 受容体の発現が促進し体循環からの LDL クリアランスが増大する．LDL を血漿中から除去する胆汁酸吸着薬の作用は，肝におけるコレステロールとトリグリセリドの合成促進を同時に刺激するため一部相殺され，この合成促進作用が肝における VLDL 生成を刺激することになる．したがって，胆汁酸吸着薬はトリグリセリド値を上昇させる可能性があり，高トリグリセリド血症を合併する患者には注意して使用すべきである．

現在利用可能な胆汁酸吸着薬には，**コレスチラミン cholestyramine，colesevelam，colestipol** の３つがある．これら薬物は，治療域濃度で LDL 値を 28％低下させるなど同等の効果を有している．これらの薬物の胆汁酸への結合を最大限にするためには，食物に先行して（つまり胆嚢が枯渇した後に）薬物が小腸内に存在しているように服薬のタイミングを図らなければならない．胆汁酸吸着薬は体内に吸収されることがないために，重篤な毒性を示す可能性はほとんどない．胆汁酸吸着薬が脂溶性ビタミンの吸収を抑制する可能性があり，ビタミンK欠乏症による出血が報告されている．また，胆汁酸吸着薬がジゴキシンやワルファリンなどの同時に投与された薬物と結合して，これら同時投与薬物のバイオアベイラビリティを低下させることがある．このような相互作用は，胆汁酸吸着薬の服用を他薬服用の1時間以上前もしくは4時間以上後にすれば回避できる．colesevelam は胆汁酸への選択性が比較的高く，このような問題を回避できる．

スタチンの臨床的有効性および忍容性が示され，胆汁酸吸着薬は脂質低下薬としては第二選択薬に退いた．現在，胆汁酸吸着薬は，若年患者（25歳未満）やスタチン単剤療法で十分なLDL低下作用が得られない患者の高コレステロール血症治療薬として用いられている．若年患者（FH）に対しては，胆汁酸吸着薬が専門家の間で好んで使用されることがあるが，それは，胆汁酸吸着薬が体内に吸収されず長期使用時に安全であると一般的に考えられているからである．しかしながら，小児の初期治療にスタチンの使用を好む専門家もいる．

## コレステロール吸収阻害薬

コレステロール吸収阻害薬は小腸のコレステロール吸収を抑制する．この作用は，食事からのコレステロール吸収の抑制であるが，さらに重要な作用は小腸コレステロールの大部分を構成する胆汁コレステロール再吸収の抑制である．スタチンと胆汁酸吸着薬は，おもにLDL受容体を介したLDLクリアランスの増大によってLDLコレステロール値を低下させるが，コレステロール吸収阻害薬は肝臓におけるVLDLの生成を抑制することでLDLコレステロール値を低下させることが明らかとなっている．

**植物性ステロール plant sterol** と**エゼチミブ ezetimibe** の2種類のコレステロール吸収阻害薬が現在利用可能である．植物性ステロールおよびスタノールは野菜や果物など自然界に存在し，栄養補助食品として多量摂取することも可能である．植物性ステノールおよびスタノールは分子構造的にコレステロールに類似しているが，コレステロールよりもかなり疎水性が強い．その結果，植物性ステノールおよびスタノールは，ミセルからコレステロールを排除し便中へのコレステロール排泄を増加させる．植物性ステノールおよびスタノールは，それ自体ほとんど吸収されない．この作用の機序に基づくと，LDLコレステロール値を約15%低下させるためには，g単位量の植物性ステノールおよびスタノールが必要である．平均的な1回の食事には200～400 mgの植物性ステノールおよびスタノールが含まれているため，その効果を得るためには栄養補助食品で植物性ステノールおよびスタノール量を（約2g程度まで）増やさなければならない．

エゼチミブは，NPC1L1と呼ばれる刷子縁タンパクを介してのコレステロール取込みを抑制することにより，ミセルから小腸細胞内へのコレステロール輸送を減少させる（図19-4A）．エゼチミブは，トリグリセリドや脂溶性ビタミンの吸収を抑制することなく小腸コレステロール吸収を50%程度減少させる．

植物性ステノールおよびスタノールやエゼチミブによってコレステロール吸収が減少すると，最終的に血漿LDLコレステロール濃度が減少することになる．コレステロール吸収の減少は，おそらくカイロミクロン内のコレステロール量を減少させ，そのため小腸から肝臓へのコレステロールの移行を低下させる．肝臓内では，カイロミクロンレムナントに由来するコレステロールが，VLDL粒子内に封入されるコレステロールとなる．そのため，コレステロール吸収の抑制はVLDLへのコレステロール封入を減少させ，血漿コレステロール値を低下させることが可能となる．肝臓内コレステロール量の減少はLDL受容体の発現を促進するが，これもコレステロール吸収阻害薬による血漿コレステロール値の低下作用の機序として重要である．

エゼチミブ1日1回用量で約20%程度LDLコレステロール値を低下させることができる．同時に，エゼチミブはトリグリセリドを8%程度低下させ，HDLコレステロール値をわずかに（3%程度）上昇させる．エゼチミブがスタチンとの併用で特にその効果を発揮する理由を以下に述べる．コレステロール吸収抑制による肝臓内コレステロール量の低下は，肝臓内コレステロール合成を代償的に増加させてしまうため，吸収抑制によるベネフィットを部分的に相殺してしまうことになる．エゼチミブとスタチンとの併用によって，肝臓内コレステロール合成も防ぐことができるのである．この併用療法によって，スタチン単独よりもLDLコレステロール値をさらに15%程度低くすることができる．このエゼチミブの相加的効果は，スタチンの用量域のどの用量でも同様の効果が得られる．（自身は吸収されない）胆汁酸吸着薬と異なり，エゼチミブは小腸細胞により速やかに吸収され，その多くがグルクロン酸抱合されるので，エゼチミブ未変化体とグルクロン酸抱合体としてその血中濃度を測定することが可能である．エゼチミブは食物と結合して腸肝循環を１日数回繰り返す．コレステロール吸収阻害薬は，副作用がほとんど見られない安全性の高い薬物である．エゼチミブは，シクロスポリンの血中濃度を上昇させる可能性があり，これら２剤を同時投与する際は必ずシクロスポリン濃度をモニターするべきである．

## フィブラート

フィブラートは，肝細胞，骨格筋，マクロファージ，心筋に発現している核内受容体の１つであるペルオキシソーム増殖因子活性化受容体α peroxisome proliferator-activated receptorα（PPARα）に結合し活性化させる．フィブラートが結合すると，PPARαはレチノイドＸ受容体 retinoid X receptor（RXR）とヘテロ二量体を形成する．このヘテロ二量体は，特定の遺伝子のプロモーター領域にあるペルオキシソーム増殖因子応答配列 peroxisome proliferator response element（PPRE）に結合して，これら遺伝子の転写を活性化しタンパク発現を促進する．

**フィブラートによってPPARαが活性化すると，血漿トリグリセリド値の低下やHDL値の上昇といった多くの脂質代謝変化をもたらす**（図 19-12）．筋肉におけるLPLの発現増加や肝臓におけるアポCⅢの減少と脂肪酸の酸化促進などによって，血漿トリグリセリド値が低下する．アポCⅢには，通常，トリグリセリドを多く含むリポタンパクとその受容体との相互間作用を抑制する機能があるため，肝臓におけるアポCⅢ産生が減少すると，増加したLPLの活性に相乗効果をもたらしている可能性がある．

フィブラートによるPPARα活性化が血漿HDL値を上昇させる機序として，肝臓におけるアポＡⅠの合成の増加が考えられている．この機序が直接的に血漿HDL値の増加に寄与していると考えられている．マクロファージのABCA1の高発現が，*in vivo* でマクロファージからのコレステロール排出を促進させていると思われる．肝細胞ではPPARαの活性化に応答してSR-BⅠの発現が増加し，コレステロール逆輸送を促進させる経路が刺激され，コレステロールは胆汁へ排出される．

フィブラートはLDL値をわずかに低下させる作用も持ち合わせている．そのLDL低下作用は，PPARαを介した肝代謝において脂肪酸を酸化させる方向へ傾

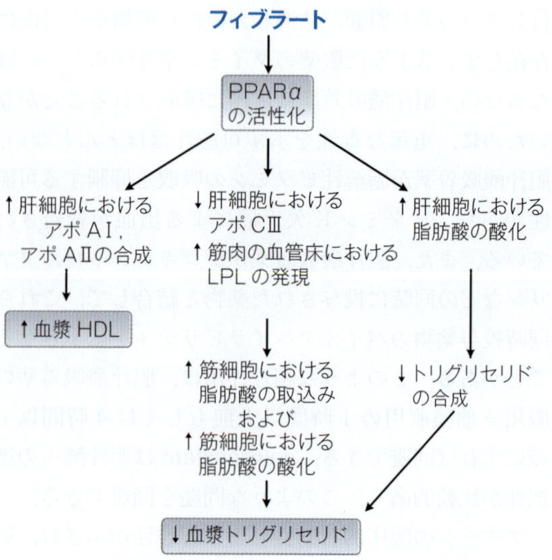


**図 19-12　脂質代謝に対するフィブラートの効果**
フィブラートは脂質代謝に対し複数の有益な効果をもたらすが，それらのすべてが転写因子ペルオキシソーム増殖因子活性化受容体（PPAR）α活性化による二次作用であることが解明されている．フィブラートによるPPARαの活性化はアポＡⅠとアポＡⅡの肝臓での合成を増加させ血清高比重リポタンパク（HDL）値の上昇を誘導する．また，PPARαの活性化はアポCⅢの肝臓での合成を下方制御し，筋組織の血管床におけるリポタンパクリパーゼ（LPL）の発現を増加させる．LPLを抑制するアポCⅢの減少が，LPLの発現増加と組み合わさり，筋組織の脂肪酸取込みと脂肪酸酸化が促進する．PPARαは肝細胞内の脂肪酸の酸化も促進する．これらの代謝変化の相加的効果により血清トリグリセリド値が低下しHDL値が上昇する．肝臓における脂肪酸とトリグリセリドの合成が低下するため（**図示せず**），低比重リポタンパク（LDL）コレステロール値もわずかに低下する．＊↑上昇，↓低下を示す．

けることによって起こる．PPARαは，脂肪酸の輸送とその酸化に関与する多くの酵素発現を増加させ，その結果，脂肪酸異化が亢進し，トリグリセリド合成とVLDL生成が減少する．また，PPARαの活性化により大型LDL粒子が生じ，その粒子はLDL受容体によって他のLDL粒子よりも効率的に肝臓内に取り込まれることが明らかとなっている．PPARαの脂質代謝への作用の多くは，現在も基礎や臨床における研究課題であり，選択的に脂質代謝の一部分を標的とするような選択的PPARαアゴニストの開発になっていくかもしれない．フィブラートは有益な抗炎症作用を有し，破綻し易いアテローム性動脈硬化プラークの脆弱性を改善する．

**gemfibrozil** と**フェノフィブラート fenofibrate** は，米国で使用可能なフィブラート系薬剤である．その他のフィブラート系薬剤として，**ベザフィブラート bezafibrate** と **ciprofibrate** が欧州で使用可能である．フィブラートは高トリグリセリド血症や低HDLを伴った高トリグリセリド血症の治療に適応がある．フィブラートには，最大50％程度のトリグリセリド

値の低下作用，最大20％程度のHDL値の増加作用，そして最大10％程度のLDL値低下作用がある．さらにフィブラートは，異常βリポタンパク血症に対する推奨治療薬でもある．高LDL値に対する治療においては，効果的側面からフィブラートよりもスタチンが推奨される．しかし，複合型高脂血症やHDLコレステロール値が低下している場合は，フィブラート系薬剤（フェノフィブラートなど）をスタチンと併用して使用することも可能である．

胃腸症状（不快）は，フィブラートの最もよく見られる副作用である．比較的稀な副作用であるが筋障害や不整脈がある．肝トランスアミナーゼの上昇は，約5％の患者に見られる．胃腸障害と筋障害の発生率は，gemfibrozilよりもフェノフィブラートの方が少ない．フィブラートは，ワルファリンをそのアルブミン結合部位から外し，その結果，遊離型ワルファリン濃度を上昇させる．そのため，フィブラートをワルファリンと併用する場合は，ワルファリンの作用をモニターすることが望まれる．gemfibrozilが関与する胆石形成は，おそらくフィブラートによって誘導される胆汁コレステロール排出の増加に由来する可能性があるが，胆石のスクリーニングは推奨されていない．フィブラートの薬物代謝に及ぼすスタチンの作用についてはすでに述べた．

## ナイアシン

**ナイアシン niacin**（ニコチン酸，ビタミン$B_3$）は水溶性ビタミンである．ナイアシンは，生理学的濃度でニコチンアミドアデニンジヌクレオチド nicotinamide adenine dinucleotide（NAD）やニコチンアミドアデニンジヌクレオチドリン酸 nicotinamide adenine dinucleotide phosphate（NADP）の合成に必要な基質となる．NADおよびNADPは細胞内やミトコンドリア内の中間代謝にかかわる重要な補因子である．

ナイアシンを薬理学的に用いるためには高用量（1500～3000 mg/日）を必要とし，ニコチン酸からNADおよびNADPへの変換に影響することはない（図19-13）．ナイアシンは血漿LDLコレステロール値とトリグリセリド値を低下させ，HDLコレステロール値を上昇させる．最近の研究によると，ナイアシンによる代謝変化に関与するGタンパク質共役型受容体が脂肪細胞上に同定された．ナイアシンがこの受容体を刺激して脂肪細胞のホルモン感受性リパーゼの活性が低下すると，末梢組織のトリグリセリド異化が減少し遊離脂肪酸の肝臓へ取込みが減少する．そのため，肝臓でのトリグリセリド合成とVLDL生成が減少し，血液中のトリグリセリド値とLDL値がそれぞれの最大で45％，20％程度減少する．また，ナイアシンは，血漿HDLの主要アポタンパクであるアポAⅠの半減期を延長する．血漿アポAⅠの増加によって血漿HDL値が最大30％程度上昇し，おそらくコレステロール逆輸送系が強化される．

ナイアシンを経口薬として毎日服用することで薬理学的用量を得ることができる．ナイアシンの主要な副作用としては，皮膚潮紅と掻痒症が挙げられる．潮紅はGタンパク質共役型受容体が関与し，プロスタグランジン$D_2$およびプロスタグランジン$E_2$が皮膚内で放出されることで生じる．この副作用は，アスピリンやその他の非ステロイド性抗炎症薬nonsteroidal

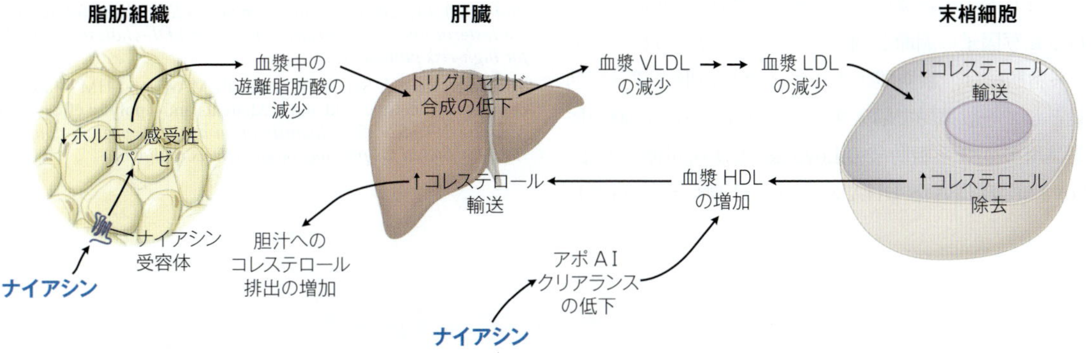


**図19-13 脂質代謝に対するナイアシンの効果**
ナイアシンはトリグリセリド値と低比重リポタンパク（LDL）値を低下させる一方，高比重リポタンパク（HDL）値は上昇させる．ナイアシンによる脂肪細胞上のGタンパク質共役型受容体の活性化は，脂肪組織のホルモン感受性リパーゼ活性を抑制し，肝臓への遊離脂肪酸の流入を低下させる．遊離脂肪酸の流入が低下すると，肝臓のトリグリセリド合成が低下し超低比重リポタンパク（VLDL）合成が制限される．LDLはVLDLに由来するため，VLDLの合成が低下すると血漿LDLコレステロール値も低下する．ナイアシンはHDLの重要アポタンパクであるアポAⅠの半減期を延長する．アポAⅠ値の上昇は直接血清HDL値を上昇させ，HDLから肝臓へコレステロールを輸送するコレステロール逆輸送と胆汁中へのコレステロール排出も増加させる．＊↑上昇，↓低下を示す．

anti-inflammatory drugs（NSAIDs）を先行投与することで予防することができる．これらの副作用は，一般的にナイアシン投与数週間程度で消失することが多い．ナイアシンを徐放型製剤にすることで，急速放出型製剤の使用時よりも皮膚潮紅を減弱できる．

皮膚潮紅と掻痒症の他，ナイアシンの重要な有害反応には高尿酸血症，インスリン感受性障害，スタチン誘発性筋障害の増悪が挙げられる．高尿酸血症は痛風を発症することがある．インスリン感受性障害は，リスクを有する患者の糖尿病の発症を誘導する可能性があり，ナイアシンを糖尿患者に使用する場合は注意しなければならない．稀ではあるが，ナイアシンが筋障害の原因となることがある．ナイアシンとスタチンとの併用は筋障害発症リスクをわずかに高める．

ナイアシンは，トリグリセリド値とコレステロール値の両値が高い患者に適応とされるが，一般的にスタチンと併用される．ナイアシンは，HDL値上昇作用を有する現在使用可能な薬物のなかで最も効果的であるため，LDL値が中等度高く，かつHDL値が低い患者に対する選択薬となりうる．LDL低下作用とHDL上昇作用を併せ持つナイアシンが臨床結果の改善に寄与するかどうかについては今のところ明らかではない．

## ω-3系脂肪酸

**エイコサペンタエン酸** eicosapentaenoic acid（EPA）と**ドコサヘキサエン酸** docosahexaenoic acid（DHA）に代表されるω-3系脂肪酸は魚油とも呼ばれ，高トリグリセリド血症患者のトリグリセリド値を最大50％まで低下させる．トリグリセリド低下作用の機序は，SREBP-1とPPARαなどの肝臓でのトリグリセリドの生合成の低下と脂肪酸酸化の促進にかかわる転写因子の調節が関与していると考えられる．ω-3系脂肪酸は，脂肪酸エチルエステルの形で栄養補助薬として一般薬局で購入することができる．医療用医薬品用のω-3系脂肪酸のLovaza® も使用可能である．Lovaza® のEPAとDHAの含有量は高いが（84％），ほとんどの栄養補助薬の魚油含有量は13～63％程度である．Lovaza® の推奨用量は1日4gである．ω-3系脂肪酸は，血清脂肪酸値が500 mg/dL以上の場合に，治療に加えられるのが一般的である．ω-3系脂肪酸の使用が臨床結果に及ぼす効果については未だ明らかになっていない．

# ▶ まとめと今後の方向性

現在使用可能な脂質低下薬（おもにスタチン類）を使用したLDL値低下療法は，CVD死亡率を低下させるといった治療における重要な進歩を遂げている．今後の薬物臨床試験では，CVDに対するHDL値上昇作用とトリグリセリド値低下作用の有益性が検討されるであろう．CETPとMTPのような新規の生化学的標的に対する薬物療法も現在開発中である．CETPを阻害するとHDLからレムナント粒子へのコレステロール輸送が抑制され，HDL値が上昇しLDL値が低下する．他方，MTPの阻害ではVLDL分泌が減少する．

## 推奨文献


Adult Treatment Panel III. Executive summary of the National Cholesterol Education Program (NCEP) expert panel on detection, evaluation, and treatment of high blood cholesterol in adults. *JAMA* 2001;285:2486–2497. (*Clinical guidelines for cholesterol-lowering therapy.*)

Ballantyne CM, ed. *Clinical lipidology: a companion to Braunwald's heart disease*. Philadelphia: Saunders/Elsevier; 2009; 584 pp. (*Concise chapters cover all aspects of lipoprotein metabolism and pharmacology.*)

Duffy D, Rader DJ. Emerging therapies targeting high-density lipoprotein metabolism and reverse cholesterol transport. *Circulation* 2006;113:1140–1150. (*Future directions in pharmacology of HDL metabolism.*)

Grundy SM, Cleeman JI, Merz CN, et al. Implications of recent clinical trials for the National Cholesterol Education Program Adult Treatment Panel III Guidelines. *J Am Coll Cardiol* 2004;44:720–732. (*Supplemental clinical guidelines for cholesterol-lowering therapy with lower LDL-cholesterol goals for high-risk patients.*)

Tunaru S, Kero J, Schaub A, et al. PUMA-G and HM74 are receptors for nicotinic acid and mediate its anti-lipolytic effect. *Nat Med* 2003;9:352–355. (*Identification of the G protein-coupled receptor ligand for pharmacologic effects of niacin.*)

## 主要薬物一覧：第 19 章　コレステロールとリポタンパク代謝の薬理学

| 薬　物 | 臨床応用 | 副作用（重篤なものは太字で示す） | 禁　忌 | 治療的考察 |
|---|---|---|---|---|
| **コレステロール合成阻害薬**<br>メカニズム―HMG-CoA 還元酵素（コレステロール合成における律速酵素）を抑制する→ LDL 値は最大 60%減少，HDL 値は 10%程度増加，トリグリセリド値は 40%減少する． | | | | |
| **lovastatin**<br>**プラバスタチン**<br>**シンバスタチン**<br>**フルバスタチン**<br>**アトルバスタチン**<br>**ロスバスタチン**<br>**ピタバスタチン** | 高コレステロール血症<br>家族性高コレステロール血症<br>冠動脈動脈硬化病変<br>冠動脈動脈硬化病変の予防 | **筋障害，横紋筋融解症，肝毒性，皮膚筋炎**<br>腹痛，便秘，下痢，悪心，頭痛 | 活動性肝疾患<br>妊娠および授乳期 | スタチンは LDL 低下を目的とした選択薬である．アトルバスタチンとロスバスタチンが最も強力で，フルバスタチンが最も弱い．<br>lovastatin，シンバスタチン，アトルバスタチンは P450（CYP）3A4 の代謝を受ける．そのため，CYP 3A4 阻害作用を有する薬物は筋障害の発症リスクを増加させる．フルバスタチンとプラバスタチンは 3A4 とは異なる CYP 代謝経路を介して代謝され，プラバスタチンとロスバスタチンは CYP の代謝を受けない．患者が CYP によって代謝される薬物を併用している場合は，CYP の代謝を受けないスタチンを選択することを考慮する．<br>胆汁酸吸着薬またはコレステロール吸収阻害薬と併用すると，相加的に LDL 値を低下させることが可能である．<br>ナイアシンとの併用は，高 LDL/ 低 HDL の患者に有用となることがある．しかしながら，ナイアシンと同時投与すると筋障害のリスクが上昇する．<br>gemfibrozil との併用は，スタチンのクリアランスを低下させスタチンの血中濃度を増加させるため，横紋筋融解を発症させる可能性がある． |
| **胆汁酸吸収阻害薬**<br>メカニズム―胆汁酸と結合し胆汁酸の腸肝循環を阻害する→ LDL 値は最大 28% 減少，HDL 値は 5% 程度増加する． | | | | |
| **コレスチラミン**<br>**colesevelam**<br>**colestipol** | 高コレステロール血症<br>掻痒症（コレスチラミンのみ） | トリグリセリド値の上昇，腹部膨満感，消化不良，鼓腸，ビタミン K 欠乏による出血傾向 | 完全胆道閉塞<br>Ⅲ・Ⅳ・Ⅴ（高トリグリセリド血症）型高脂血症 | 用量依存的に LDL 値を低下させ，HDL 値をわずかに増加させる．<br>脂質低下を目的とした第二選択薬であり，おもに若年者やスタチン単独では十分な LDL 値低下を得られない患者における高コレステロール血症治療薬として使用される．<br>トリグリセリド値を上昇させる．<br>腹部膨満感と消化不良が服薬アドヒアランスに影響する．<br>脂溶性ビタミンの吸収を低下させるため，ビタミン K 欠乏により出血傾向をきたす可能性がある．また，ジゴキシンやワルファリンなどの薬物にも結合する． |

## 主要薬物一覧：第 19 章　コレステロールとリポタンパク代謝の薬理学（続き）

| 薬　物 | 臨床応用 | 副作用(重篤なものは太字で示す) | 禁　忌 | 治療的考察 |
|---|---|---|---|---|
| **コレステロール吸収阻害薬**<br>メカニズム—刷子縁タンパク NPC1L1 を介した取込みを抑制してミセルから小腸細胞内へのコレステロール輸送を抑制する→ LDL 値は最大 20% 低下，HDL 値は 3% 程度上昇，トリグリセリド値は 8% 程度低下する. | | | | |
| **エゼチミブ** | 原発性高コレステロール血症<br>家族性高コレステロール血症<br>sitosterolemia（希少疾患） | **肝機能障害，筋障害**<br>消化不良，関節痛，筋肉痛，頭痛 | 肝機能障害を有する患者<br>スタチンとの併用時に肝機能障害が持続した患者 | LDL 値の低下作用は中等度，HDL 値とトリグリセリド値への影響は小さい.<br>エゼチミブによってコレステロール吸収が抑制されると，代償性に肝内コレステロール合成が亢進するためにエゼチミブのコレステロール吸収抑制効果が一部相殺されてしまう．スタチンとの併用によりこの代償性肝内コレステロール合成の亢進を防ぐことができる.<br>エゼチミブは小腸細胞に速やかに吸収され，腸肝循環を受ける.<br>エゼチミブ血中濃度はシクロスポリンやフィブラートにより上昇する.<br>エゼチミブはシクロスポリン血中濃度を上昇させることがある. |
| **フィブラート**<br>メカニズム—ペルオキシソーム増殖因子活性化受容体 α（PPARα）アゴニスト→トリグリセド値は最大 50% まで低下，HDL 値は最大 20%増加，LDL 値は 15% 程度低下する. | | | | |
| **gemfibrozil**<br>**フェノフィブラート** | 孤発性高トリグリセリド血症<br>低 HDL 血症を合併した高トリグリセリド血症<br>異常 β リポタンパク血症 | **肝機能障害，スタチンとの併用時の筋障害，不整脈**<br>消化不良，筋肉痛，胆石症，口内乾燥症 | gemfibrozil とセリバスタチンとの併用<br>胆嚢疾患<br>肝機能障害<br>高度腎機能障害 | 高トリグリセリド血症に対する選択薬である.<br>ベザフィブラートと ciprofibrate は欧州（および日本）で使用可能である.<br>複合型高脂血症や低 HDL 血症を合併している場合にスタチンと併用するが，その場合，筋障害のリスクは増大する.<br>フェノフィブラートは gemfibrozil と比較し消化器および筋に対する副作用が少ない.<br>フィブラートはワルファリン血中濃度を上昇させる. |
| **ナイアシン**<br>メカニズム—脂肪組織からの遊離脂肪酸放出を抑制し，アポ A1 の血漿内残留時間を延長する．トリグリセリド値は最大 45% 低下，LDL 値は 20% 低下，HDL 値は 30% 上昇する. | | | | |
| **ナイアシン** | 孤発性低 HDL 血症<br>軽度の高 LDL 血症または高トリグリセリド血症を合併した低 HDL 血症<br>家族性複合型高脂血症 | **肝毒性，消化管出血**<br>紅潮，掻痒，高尿酸血症，痛風，インスリン抵抗性，筋障害 | 肝機能障害<br>胃潰瘍<br>動脈出血 | LDL 値とトリグリセリド値が低下し HDL 値が上昇する.<br>紅潮は使用開始 2 ～ 3 週内に生じやすく，アスピリンの先行投与で予防することができる．紅潮が忍容性に影響している.<br>高尿酸血症により痛風を合併する可能性がある.<br>ナイアシンはインスリン抵抗性との関連が報告されている. |
| ***ω*-3 系脂肪酸**<br>メカニズム—SREBP-1 と PPARαなどの核内転写因子を制御して，トリグリセリド生合成を抑制し脂肪酸酸化を増強する．血漿トリグリセリド値は最大 50% 低下する. | | | | |
| **エイコサペンタエン酸**<br>**ドコサヘキサエン酸** | 高トリグリセリド血症 | **アナフィラキシー**<br>腹部不快感，味覚異常 | 過敏症 | Lovaza® はエイコサペンタエン酸とドコサヘキサエン酸との処方薬である. |

# 20

# 体液調節の薬理学

Mallar Bhattacharya and Seth L. Alper



## ▶ はじめに

様々に変化する環境刺激に応じて体液量のホメオスタシスと血管緊張が適切に調節されているために，組織に必要十分な血流が維持される．本章では，体液量調節の生理学（薬理学にも関連）について，体液量に変化を与えるホルモン経路と腎機能に重点をおきながら解説する（血管緊張の調節については第 21 章，血管緊張の薬理学で述べられている）．体液量のホメオスタシスの調節障害によって浮腫，すなわち血管外スペースへの病的液体貯留が生じる．体液量の薬理学的調節は過剰な体液を減少させることが目的であり，高血圧や心不全 heart failure（HF）だけでなく肝硬変やネフローゼ症候群に対しても有効な治療である．体液量を調節するために使用される薬物は，神経ホルモン調節因子に対する修飾物質［アンジオテンシン変換酵素 angiotensin converting enzyme（ACE）阻害薬など］と腎ナトリウムイオン（$Na^+$）排泄を促進させる利尿薬の 2 つに大きく分類される．体液量調節を修飾する薬物は，臨床上重要な体に及ぼす影響を多数持ち合わせている．それは，体液量調節因子は複数の生理学的シグナル経路上の多様なホルモン調節物質として作用しているからである．ここで挙げた薬物の臨床応用については，第 25 章，心血管系にかかわる薬理学総論：高血圧，虚血性心疾患，心不全でも多く述べられている．

## ▶ 体液調節の生理学

複数のメカニズムが複雑に結びついたシステムが血漿量の変化を感知し，シグナルを発し，その変化を修飾する．体液量センサーは，心房や腎臓を含む血管系組織に広く分布している．これらのセンサーにより活性化される多くの体液量調節因子には全身性やオート

## Case

70歳男性のR氏は，4夜連日の息切れで目が覚め午前1時に救急車で救命救急室に搬送された．"胸が締めつけられる"や"息ができない"ことを自覚するたびにベッド上で坐位をとるとこの不快な症状はいくらか和らいだ．また以前から階段を上がると息切れを自覚していた．

身体所見では，頻脈，軽度高血圧，下腿浮腫，吸気時の両肺断続性ラ音が認められた．血清トロポニンT値（心筋障害マーカー）は正常であったが，血清クレアチニン値と血中尿素窒素 blood urea nitrogen（BUN）が軽度上昇していた．尿検査は正常であった．心電図は陳旧性心筋梗塞の所見を示し，心エコー検査では左室径の拡大を伴わない左室駆出率（左心拡張期末期容積に対する収縮末期容積の比率）の低下を認めた．

心拍出量の減少，肺うっ血，末梢浮腫といった臨床所見より急性HFと診断された．クレアチニン値とBUN値の上昇は腎不全の様相も示唆していた．陽性変力作用薬（強心薬），冠動脈拡張薬，降圧薬のアンジオテンシン変換酵素（ACE）阻害薬，ループ利尿薬による薬理学的治療が開始された．R氏の全身状態が安定して3日が経過した後，ループ利尿薬の投与量は減らされ，その後中止された．待機的冠動脈造影により左前下行枝に有意狭窄があることが明らかとなった．R氏はバルーン血管形成術およびステント留置術を受け，安定した状態が続いている．心エコーによる駆出率は35％であった．ACE阻害薬とスピロノラクトンを含んだ投与計画とともに退院となった．

### Questions

1. R氏の肺うっ血や下腿浮腫が生じたのはどのような機序か？
2. R氏にループ利尿薬が投与されたのはなぜか？
3. ACE阻害薬は心血管の血行動態をどのようにして改善させるのか？
4. R氏にスピロノラクトンが処方されたのはなぜか？

クリン性ホルモンの他，神経回路も含まれる．これらのシグナル伝達機構が統合された結果，血管緊張や腎 $Na^+$ 再吸収および排泄が変化する．血管緊張は末梢器官組織の血流を維持し，腎 $Na^+$ 排泄の変化は全体液量の状態を変える．

## 血管内容量の決定因子

血管内容量は総体液量の一部に過ぎないが，血管コンパートメント内の液体量は組織血流量を決定する重要因子である．全体内水分の約2/3は細胞内に，1/3が細胞外に分布している．細胞外液 extracellular fluid（ECF）のうち，約3/4は間質に，1/4は血漿中に存在する．

血漿-間質コンパートメント間の体液交換は，毛細血管透過性，膠質浸透圧，静水圧の変化によって行われている．毛細血管透過性は，血管腔内を覆う内皮細胞間接合部によって制御されている．いくつかの器官の毛細血管床は他の器官の毛細血管床よりも透過性が高く，その結果，コンパートメント間の多量の体液移動を可能にしている．炎症やその他の病態において（後述参照），毛細血管の透過性が亢進すると，血漿膠質浸透圧勾配の影響下でタンパク質や浸透圧活性物質が血管内腔から血管周囲コンパートメントへ移動する．膠質浸透圧は隣接するコンパートメント間で仕切られたスペース内の液体溶解分子成分により決まる（このような構成成分状態を浸透圧活性ありという）．アルブミン，グロブリンなどの大型血漿タンパクは通常血漿内に限られているため，これらの浸透圧活性を有するタンパク質は血管腔内の水分保持の役目を担っている．コンパートメント間の毛細血管バリアを隔てた静水圧勾配は，水を移動させるもう1つの力である．毛細血管内圧が上昇すると，血漿から間質へ液体が漏出しやすくなる．

液体濾過と毛細血管透過性，膠質浸透圧，静水圧との関係は，次式で表される．

$$\text{液体濾過} = K_f(P_c - P_{if}) - (\Pi_c - \Pi_{if}) \qquad \text{式 20-1}$$

$K_f$ ＝毛細血管透過性，$P_c$ ＝毛細血管静水圧，$P_{if}$ ＝間質静水圧，$\Pi_c$ ＝毛細血管膠質浸透圧，$\Pi_{if}$ ＝間質液膠質浸透圧である．この式で強調すべきことは，毛細血管壁を通過する液体の移動が，各コンパートメントの圧力の絶対値よりもコンパートメント間の圧較差によって決まることである．**静水圧と膠質浸透圧の圧較差の項は反対方向のベクトルを有し，**したがって，反対方向へ液体を移動させることに注目してほしい．通常，$\Delta P_c$ は毛細血管腔から間質への液体漏出方向に働き，他方，$\Delta \Pi_c$ は毛細血管腔内の液体保持方向に働く．

毛細血管長に応じて生じる液体濾過の程度は各組織の毛細血管床で異なっており，組織特異的な毛細血管内皮細胞における細胞および接合部の透過性特性によって決まる．図 20-1 に示した例では，肝臓の毛細血管がその全長に沿って液体を間質へ濾過している．毛細血管床の動脈終末部では，$(P_c+\Pi_{if})$ が $(P_{if}+\Pi_c)$ より大きく，そのため血漿濾過は毛細血管から間質方向へ働く．$P_c$ は毛細血管長に沿って徐々に減衰し，間質への血漿濾過量が減少する．毛細血管の静脈終末部では，静水圧液体濾過と膠質浸透圧液体吸収がほぼ平衡している．肝類洞は，血液灌流中は液体を間質に移動させ，この液体はリンパ管流を介して体循環に戻る．他の組織の毛細血管床においては，毛細血管方向へ流そうとする膠質浸透圧の圧較差が静水圧の圧較差とつり合い，その結果，血管内腔と間質との間の正味の液体容量に変化は生じない．このように，ECF が生理学的に安定した状態とは，血管内腔と間質コンパートメント内の液体間で駆動力がつり合っていることを意味する．以下で述べるが，毛細血管における液体移動に関する決定因子が病理学的に変化すると，腎 $Na^+$ 調節の変化を伴って浮腫をきたすことになりうる．

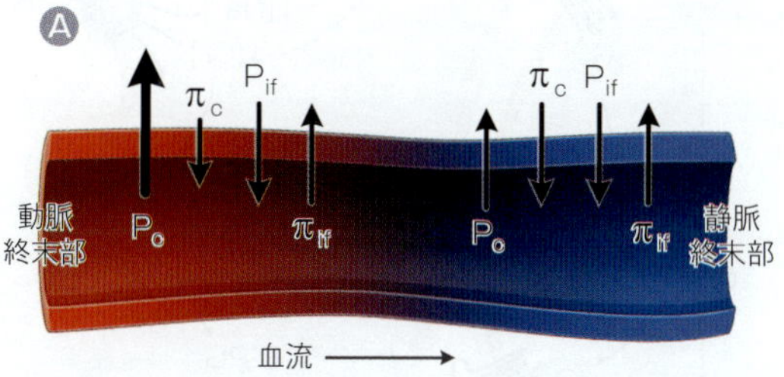


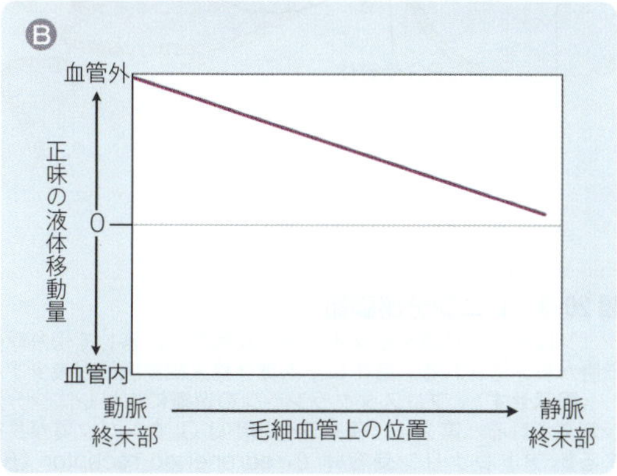


**図 20-1　毛細血管の液体濾過**
静水圧と膠質浸透圧とのバランスにより毛細血管に沿った液体濾過量が決まる．ここで示した例は仮想上の毛細血管であるが，そこでは水濾過量が液体再吸収を上回っている．**A.** 毛細血管の動脈終末部では，毛細血管静水圧（$P_c$）は高く（**長い矢印**），$P_c$ と間質液膠質浸透圧（$\pi_{if}$）の和が間質静水圧（$P_{if}$）と毛細血管膠質浸透圧（$\pi_c$）の和を上回っている．そのため液体は毛細血管内から間質に移動する．毛細血管長に沿って液体濾過が続くと，濾過液体量が増加するために $P_c$ の低下と $\pi_c$ の上昇をもたらすため，毛細血管内から間質方向への液体濾過駆動力が低下する．毛細血管長に渡り $P_{if}$ と $\pi_{if}$ は比較的一定を維持している．**B.** 液体移動量についてのグラフが示すように，毛細血管長に沿って間質へと向かう液体濾過の駆動力は低下していく．ここで示した仮想上の毛細血管において，毛細血管全長に渡り液体が間質に向かって濾過されている．リンパ管は状況に応じて過剰に溜まった間質液を体循環に戻している（**図示せず**）．

## 容量センサー

血管容量センサーは，低圧系と高圧系フィードバックシステムに分類される．低圧系システムは心房と肺血管で構成されている．血管壁への応力の低下（例えば血管内容量の減少による）に応答して，心房と肺血管を覆う末梢神経系細胞が中枢神経系 central nervous system（CNS）延髄のノルアドレナリン（ノルエピネフリン）作動性ニューロンにシグナルを伝達する．このシグナルは視床下部に伝えられ，その結果，脳下垂体後葉から**バソプレシン vasopressin** としても知られる**抗利尿ホルモン antidiuretic hormone（ADH）**の分泌が増加する．ADH は，末梢交感神経の緊張を伴って末梢組織の血流を維持する．血管壁への応力の上昇（例えば血管内容量の増加による）に応答して，心房細胞はナトリウム利尿ペプチドを合成・分泌し，血管拡張と**ナトリウム利尿 natriuresis**（腎 $Na^+$ 排泄の増加）を促進する．

高圧系システムは，大動脈弓，頸動脈洞，傍糸球体装置内の特異的圧受容器で構成されている．これらのセンサーは視床下部の ADH 分泌制御系と脳幹部交感神経系の出力を調節する．さらに，交感神経系入力が腎傍糸球体装置を刺激してレニン-アンジオテンシン-アルドステロン系 renin-angiotensin-aldosterone system（RAAS）を活性化させるタンパク質分解酵素の**レニン renin** を分泌させる（後述参照）．

## 容量調節因子

低圧系および高圧系フィードバックシステムは，共同して神経体液性容量シグナルを統合し，容量変化の揺れに対し容量のホメオスタシスを維持しようとする．容量変化に対する神経ホルモン応答は，おもに 4 つのシステムによって制御されている．すなわち，RAAS，ナトリウム利尿ペプチド，ADH，腎交感神経である．RAAS，ADH，腎交感神経は血管内容量の減少に応答して活性化し，ナトリウム利尿ペプチドは血管内容量過負荷に応答して分泌される．

## レニン-アンジオテンシン-アルドステロン系

レニンは，**傍糸球体装置 juxtaglomerular apparatus** で生成・分泌されるアスパルチルプロテアーゼで，傍糸球体装置は腎糸球体の輸入細動脈と輸出細動脈との間に並ぶ平滑筋細胞で構成される特殊機能を持った集合体である．レニン分泌は最終的に**血管収縮と $Na^+$ 保持をもたらし，その作用により組織灌流を維持しECF を増加させる**（図 20-2）．

少なくとも3つのメカニズムによって傍糸球体細胞からのレニン分泌が制御されていると考えられている（図 20-3）．第1は，輸入細動脈の直接圧感知機構で，細動脈壁の緊張低下に応答して傍糸球体細胞からのレニン分泌を増加させる．この圧感知情報伝達に関する詳細な分子学的機構はわかっていないが，オートクリンとして作用するプロスタグランジンやプリン作動性シグナル伝達が関与している可能性がある．第2は，傍糸球体細胞への交感神経刺激で，$\beta_1$ アドレナリン受容体シグナル伝達を介してレニン分泌を促進する．第3は，**尿細管糸球体フィードバック tubuloglomerular feedback** として知られる自動調節機構で，遠位ネフロンの塩素イオン（$Cl^-$）（または $Na^+$）輸送を感知しレニン分泌を調節している．ネフロンの構造は，各ネフロンの皮質部太い上行脚 thick ascending limb（TAL）の遠位端が同じネフロンの傍糸球体メサンギウム細胞に接するように並んでいる．この空間的近接があるために，遠位ネフロンの電解質の濃度変

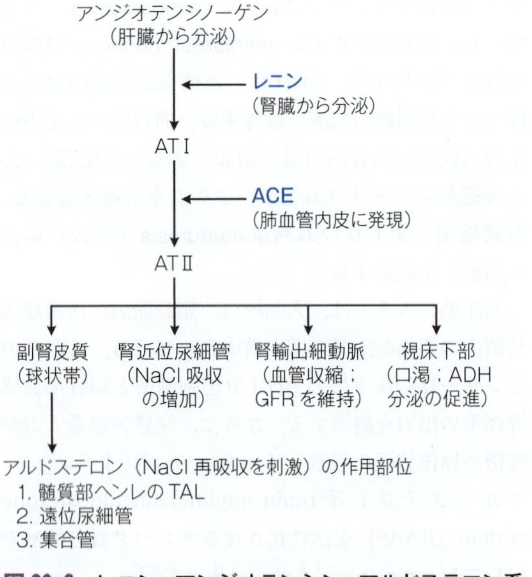


**図 20-2 レニン-アンジオテンシン-アルドステロン系**
アンジオテンシノーゲンンは肝細胞が循環血液中に分泌するホルモン前駆体である．レニンは腎傍糸球体細胞が分泌するアスパルチルプロテアーゼであり，アンジオテンシノーゲンを切断してアンジオテンシンⅠ（ATⅠ）に変換する．アンジオテンシン変換酵素（ACE）は肺毛細血管内皮などに発現しているプロテアーゼであり，ATⅠを切断してアンジオテンシンⅡ（ATⅡ）に変換する．ATⅡには血管内容量を増やし組織灌流量を維持する4つの作用がある．第1に，副腎皮質球状帯細胞を刺激してアルドステロンを分泌させる．このアルドステロンは腎ネフロンの複数部位での塩化ナトリウム（NaCl）再吸収を増やす．第2に，腎近位尿細管での NaCl 再吸収を直接刺激する．第3に，糸球体輸出細動脈を収縮させる．この作用は糸球体内圧を上昇させることにより糸球体濾過量（GFR）を増やす．第4に，視床下部の口渇中枢を刺激して抗利尿ホルモン（ADH）の分泌を促進する．TAL：太い上行脚．

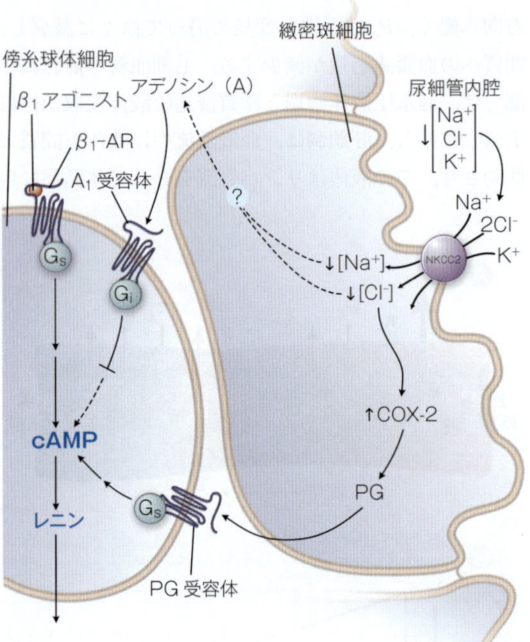


**図 20-3 レニン分泌調節**
レニンは体液の枯渇を伝達する多彩な刺激に応答して傍糸球体細胞から分泌される．第1に，糸球体輸入細動脈圧が減少すると（**図示せず**），プロスタグランジンの遊離によりレニン分泌が刺激される．第2に，傍糸球体細胞は $G_s$ タンパク質が共役する $\beta_1$ アドレナリン受容体 $\beta_1$-adrenergic receptor（$\beta_1$-AR）を発現しており，この $G_s$ タンパク質はアデニル酸シクラーゼを刺激して細胞内サイクリック AMP（cAMP）量を上昇させる．この cAMP はレニン分泌の刺激因子である．第3に，NaCl の尿細管流量に基づきネフロン希釈部位に並ぶ細胞がレニン分泌を調節する．塩化ナトリウム（NaCl）流量が減少すると，遠位曲尿細管（DCT）の密集斑細胞の管腔側膜上に存在する $Na^+/2Cl^-/K^+$ 共輸送体（NKCC2）を介しての $Cl^-$ 流入が減少すると，シクロオキシゲナーゼ-2 cyclooxygenase-2（COX-2）が刺激され，この COX-2 によりプロスタグランジン prostaglandin（PG）生成が増加する．PG は拡散し，傍糸球体細胞の PG 受容体を活性化する．この活性化した PG 受容体は cAMP 生成を増やしてレニン分泌を刺激する．これに対し，皮質部の太い上行脚（TAL）での NaCl 輸送が増加すると，未だ議論の余地を残すメカニズムにより傍糸球体メサンギウム細胞の間質においてアデノシンの生成が増加する．傍糸球体細胞の $G_i$-共役型 $A_1$ アデノシン受容体が活性化されると細胞内 cAMP が減少する．この作用によりレニン分泌が減少する．
＊↑上昇，↓減少を示す．

化や食塩負荷に対応して輸入細動脈径や糸球体メサンギウム細胞収縮を迅速に統合調節することができるのである．皮質部TALの**緻密斑 macula densa** 細胞は，尿細管塩化ナトリウム（NaCl）輸送の増加に応答して傍糸球体装置間質内の細胞外アデノシンを増加させ，傍糸球体メサンギウム細胞の $A_1$ 受容体を刺激することによってレニン分泌を減少させる．逆に，尿細管のNaCl輸送が低下すると，メサンギウム細胞のプロスタグランジンシグナルカスケードが刺激され，その結果レニン分泌が増加する．緻密斑細胞は尿細管NaCl輸送を感知することができるが，それは尿細管NaCl濃度と尿細管液体流量（シェアストレスによって感知）をモニタリングすることにより行われている．前者は緻密斑細胞管腔側の単線毛の受容体により，後者は単線毛の曲げにより感知されると思われる．これらのシグナル伝達には管腔側膜上の構成分子も関与しているであろう．

レニンは，分泌された後プロテアーゼとして働き，体循環血液中の14個のアミノ酸からなる**アンジオテンシノーゲン angiotensinogen**（肝臓で合成されるプロホルモン）を切断して**アンジオテンシンⅠ angiotensin Ⅰ（ATⅠ）**（10個のアミノ酸で構成されるデカペプチド）に変換する．さらに，アンジオテンシンⅠは，血管内皮細胞上にあるカルボキシペプチダーゼのACEにより活性型の**アンジオテンシンⅡ angiotensin Ⅱ（ATⅡ）**（8個のアミノ酸で構成されるオクタペプチド）に変換される．ACEはおもに肺血管内皮や冠動脈に発現しているが，すべての血管床においてACE活性が局所のATⅡ産生を調節している．完全には解明されたわけではないが，“局所”のレニン-アンジオテンシン系機構が血管内でも発現しており，腎臓や肝臓が関与することなくオートクリン的に働くレニン-アンジオテンシン系作動物質を局所で合成している．ACEはタンパク質分解酵素としての基質特異性は幅広く，炎症時に分泌され静脈拡張性オータコイドとして働くブラジキニンなどのキニンもその基質である．このことからACEは**キニナーゼⅡ kininaseⅡ**としても知られている．次に述べるが，キニナーゼ活性は薬理学的にも重要な結果をもたらしている．

ATⅡが**1型アンジオテンシンⅡ受容体 angiotensin Ⅱ（ATⅡ）receptor subtype 1**［Gタンパク質共役型**$AT_1$ 受容体 $AT_1$ receptor（$AT_1R$）**］に結合すると少なくとも4つの生理学的応答が生じる．(1) 副腎の球状層細胞によるアルドステロン分泌刺激，(2) 近位尿細管 proximal tubule（PT）および他のネフロン部分からのNaCl再吸収の増加，(3) 口渇およびADH分泌に関与するCNS，(4) 細動脈収縮である．これら4つの作用はすべて血管内容量を増加させ灌流圧の維持に役立っている．すなわち，アルドステロン分泌による遠位尿細管 $Na^+$ 再吸収の増加，近位尿細管NaCl再吸収による糸球体濾過-再吸収を繰り返す $Na^+$ の割合の増加，口渇刺激による血管内へ吸収される自由水の増加，ADH分泌による集合管（CD）での自由水の吸収の増加，細動脈収縮による血圧維持である．

ATⅡの作用は，血管平滑筋細胞で解明が最も進んでおり，$AT_1R$ がホスホリパーゼCを活性化させると細胞内貯留部位からのカルシウムイオン（$Ca^{2+}$）放出とプロテインキナーゼCの活性化が起こる．$AT_1R$ を抑制すると血管平滑筋細胞収縮が減弱し，その結果，体血管抵抗と血圧が低下することになる（後述参照）．2型のGタンパク質共役型アンジオテンシンⅡ受容体 angiotensin Ⅱ（ATⅡ）receptor subtype 2（$AT_2R$）は，成人よりも胎児の組織で顕著に発現している．$AT_2R$ には血管拡張作用があることが明らかとなっている．

## ナトリウム利尿ペプチド

ナトリウム利尿ペプチドは，体液量の過負荷に応答して心房や心室，血管内皮から分泌されるホルモンである．古典的ナトリウム利尿ペプチドには，A型，B型，C型ナトリウム利尿ペプチドがある．**A型ナトリウム利尿ペプチド A-type natriuretic peptide（ANP）**はおもに心房から，**B型ナトリウム利尿ペプチド B-type natriuretic peptide（BNP）**はおもに心室から，**C型ナトリウム利尿ペプチド C-type natriuretic peptide（CNP）**は血管内皮細胞から分泌される．ナトリウム利尿ペプチド，**ウログアニリン uroguanylin（UGN）**は食事性塩分摂取に応答して腸細胞から分泌される．

**血管ナトリウム利尿ペプチドは血管内容量の増加に応答して分泌される**が，この作用はナトリウム利尿ペプチド分泌細胞の伸展がシグナル伝達され生じると思われる．体循環するナトリウム利尿ペプチドは，**ナトリウム利尿ペプチド受容体A natriuretic peptide receptor-A（NPR-A）**，**ナトリウム利尿ペプチド受容体B natriuretic peptide receptor-B（NPR-B）**，**ナトリウム利尿ペプチド受容体C natriuretic peptide receptor-C（NPR-C）**と呼ばれる3つの受容体のうちの1つに結合する．NPR-AとNPR-Bは，細胞内に**グアニル酸シクラーゼ guanylyl cyclase** ドメインを持つ膜貫通型タンパク質で（第1章，薬物-受容体相互作用参照），これらの受容体が活性化されると細胞内サイクリックGMP cyclic guanosine monophosphate（cGMP）濃度が上昇する．NPR-C は，細胞内にグアニル酸シクラーゼドメインを持っておらず，したがって“おとり decoy”受容体や“中和 buffer”受容体として働き，他の２つシグナル伝達受容体（NPR-A と NPR-B）に結合可能なナトリウム利尿ペプチドの循環血中濃度を低下させる効果を有しているのかもしれない．ANP と BNP はともに NPR-A に対し高い結合親和性を持つが，NPR-B に結合するのは CNP のみである．NPR-C に結合するのは３つすべてのナトリウム利尿ペプチドである（図 20-4A）．UGN は，近位尿細管細胞と腸細胞の膜結合型グアニル酸シクラーゼ C に結合し活性化させ，さらに集合管のまだ特定されていない受容体にも結合することが明らかとなっている．

ナトリウム利尿ペプチドは心血管系，腎臓，CNS に作用する．ナトリウム利尿ペプチド由来のシグナル伝達が統合されると水過負荷やそれに続く症状が減弱する．ANP は細胞内 cGMP の増加により血管平滑筋を弛緩させるが，それは cGMP がミオシン軽鎖を脱リン酸化させ血管弛緩を起こすからである（第 21 章参照）．さらに ANP は毛細血管内皮細胞の透過性を亢進する．この作用は，血漿から間質へ向かう液体濾過を亢進させるために，血圧を低下させる．

腎臓において，ナトリウム利尿ペプチドは糸球体濾過量 glomerular filtration rate（GFR）とナトリウム利尿を増大させる．GFR の増大は輸出細動脈の収縮と輸入細動脈の拡張により起こるが，それは糸球体内圧の上昇によって血漿が濾過されやすくなるためである．ナトリウム利尿ペプチドの腎臓への作用は，CD における ADH に対する拮抗作用とネフロンの複数部位における $Na^+$ 再吸収に対する拮抗作用に起因するものである．

CNS へのナトリウム利尿ペプチドの作用は十分に解明されているとは言い難いが，口渇の知覚の抑制（そのため水分摂取が減少），ADH 分泌の抑制，交感神経系緊張の低下などがある．これらの作用に関与するシグナル伝達機構は明らかではないが，CNP が脳内で高度に発現していることから，CNP がそのシグナ

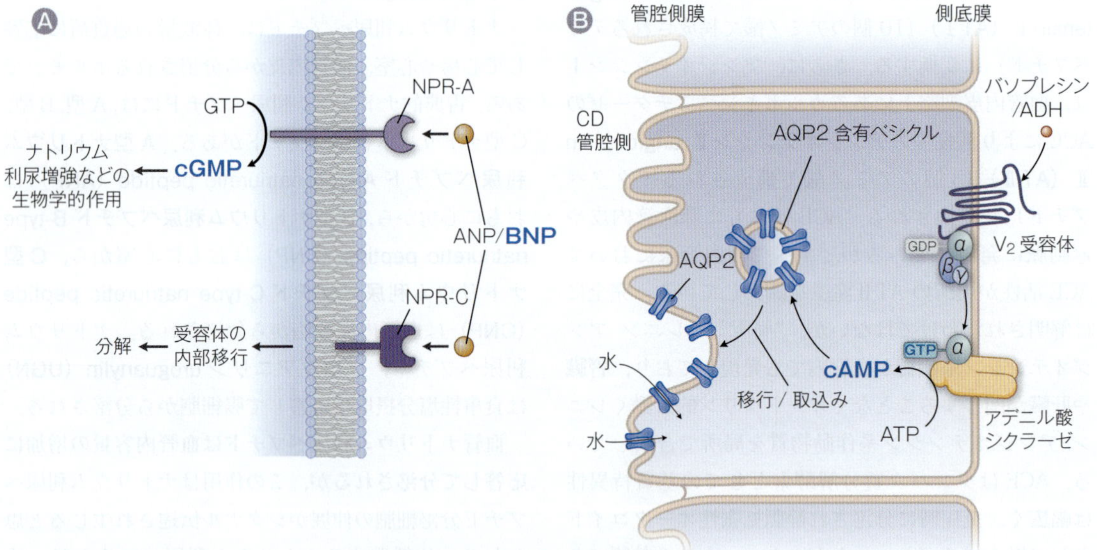


**図 20-4 ナトリウム利尿ペプチドと抗利尿ホルモンのシグナル伝達経路**

**A.** A 型ナトリウム利尿ペプチド（ANP）および B 型ナトリウム利尿ペプチド（BNP）は，水容量過負荷に応答して分泌されるホルモンである．これらのペプチドはナトリウム利尿ペプチド受容体 A（NPR-A）およびナトリウム利尿ペプチド受容体 C（NPR-C）に結合する．NPR-A は細胞内ドメインが関与する内因性グアニル酸シクラーゼを活性化する膜貫通型受容体である．ナトリウム利尿の増強などのナトリウムペプチドの作用は，細胞内サイクリック GMP（cGMP）濃度の上昇を介している．NPR-C は細胞内触媒ドメインを欠いたタンパク質であるため，“おとり decoy 受容体”と考えられている．ナトリウム利尿ペプチドの NPR-C への結合は，結合したナトリウム利尿ペプチドとともに受容体内部移行分解をもたらしている可能性がある．第３のナトリウム利尿ペプチドである C 型ナトリウム利尿ペプチド（CNP）は血管内皮細胞で発現しており，ナトリウム利尿ペプチド受容体 B（NPR-B）に結合する（**図示せず**）．**B.** 抗利尿ホルモン（ADH）はバソプレシンとしても知られており，膠質浸透圧の上昇や体液容量の減少に応答して視床下部から分泌される．ADH は $G_s$ 共役型 $V_2$ バソプレシン受容体を活性化することにより腎集合管（CD）の水再吸収に関与する．$G_s$ が活性化するとアデニル酸シクラーゼ活性が増強しサイクリック AMP（cAMP）濃度が上昇する．cAMP は水チャネル・アクアポリン２（AQP2）含有ベシクルの CD 管腔側膜内への移行・取込みを促進することにより CD 水再吸収を増加させる．管腔側膜 AQP2 が増加すると CD を貫通する水の量が増えるため濾過された水の再吸収が増加することになる．ホスホジエステラーゼによる cAMP の加水分解が起こると，AQP2 含有ベシクルのエンドサイトーシスにより管腔側膜から AQP2 が除去される（**図示せず**）．

ル伝達に関与しているかもしれない.

ナトリウム利尿ペプチドの作用については今なお解明されていないことが多くあるが，ナトリウム利尿ペプチドが水過剰となる病態生理の制御に重要な役割を果たしていることは明らかであろう．近年，HF とナトリウム利尿ペプチドとの関連性が注目されている．ナトリウム利尿ペプチドとその受容体に関する生理学や薬理学は今なお活発に研究が進められている．

### 抗利尿ホルモン

**抗利尿ホルモン antidiuretic hormone（ADH）**（または**バソプレシン vasopressin**）は，血漿浸透圧の上昇や重度の血管内容量減少に応答して脳下垂体後葉から分泌されるノナペプチドホルモン（9 個のアミノ酸で構成）である．ADH は末梢血管を収縮させ，腎 CD における水の再吸収を促進する．それらの作用は異なる２つの G タンパク質共役型受容体を介している．$V_1$ 受容体は，血管平滑筋細胞に発現しており，$G_q$ タンパク質を介して血管収縮を刺激する．$V_2$ 受容体は，腎集合管主細胞に発現しており，$G_s$ タンパク質を介して水再吸収を刺激する（図 20-4B）．この $G_s$ タンパク質によるシグナル伝達は細胞質内のサイクリック AMP cyclic adenosine monophosphate (cAMP) を増加させ，その結果プロテインキナーゼ A protein kinase A (PKA) を活性化させる．PKA は，水チャネルのアクアポリン２ aquaporin 2（AQP2）をリン酸化し，AQP2 を含んだベシクルを CD 主細胞の管腔側細胞膜へ運搬し融合させる．AQP2 の管腔側細胞膜での発現が増えると，水の再吸収が促進される．**腎 CD での水の再吸収の調節は尿と血漿の浸透圧を変え**，重度の脱水状態においては血管内容量を増やすための水分保持機構として働いている．

### 腎交感神経

腎交感神経は輸入細動脈と輸出細動脈の両方に分布している．血管内容量の減少に応答して，腎交感神経は輸出細動脈よりも輸入細動脈を強く収縮させ GFR を低下させる．この輸入細動脈を優先した収縮によって GFR が低下し，その結果ナトリウム利尿が減少する．さらに腎交感神経は傍糸球体装置メサンギウム細胞の $\beta_1$ アドレナリン受容体を刺激してレニン産生を増加させ，近位尿細管 NaCl 再吸収を促進させる．移植腎は交感神経系入力がなくても正常に機能するため，臨床的に正常腎機能を維持するのに腎神経分布はさほど重要ではないと思われる．

## 腎 $Na^+$ 排泄制御

腎臓は 24 時間でおよそ 180 L もの水を濾過する．体液量の増減を行うためには，腎臓は毎日糸球体濾過される大量の水から腎 $Na^+$ 再吸収を増減させなければならない．このため，ECF を制御する神経ホルモン機構は腎臓に重要な作用をもたらす．体液量調節における腎臓の役割を理解するためには，腎 $Na^+$ 排泄制御機構を理解することが極めて重要である．

腎糸球体は，腎臓の機能単位であるネフロンを通過し処理された血漿から限外濾過液を生成する（図 20-5）．糸球体後ネフロンは，代謝老廃物や薬物などの非生体物質の排泄だけでなく濾過液からの溶質や水の再吸収も担っている．糸球体後ネフロンの腎尿細管上皮細胞は，長い尿細管腔内（いわゆる“尿腔”）を取り巻き，この尿細管腔は尿管，膀胱，尿道へと続いている．最初の糸球体限外濾過液の低分子溶質濃度は血漿中濃度に近い．限外濾過液がネフロンを通過する際に，極性を持った尿細管上皮細胞の管腔側細胞膜上にある基質特異的輸送体とチャネルによって，尿細管内液の溶質濃度が連続的に変化する．これらの輸送体とチャネルの機能は，尿細管上皮細胞内の溶質濃度の変化に影響され，側底側細胞膜の輸送体とチャネルによっても一部制御されている．腎臓による体液量調節は，尿細管上皮細胞の管腔側膜と側底側膜のイオンチャネルとイオン輸送体との統合作用による溶質再吸収，およびそれに伴う水の再吸収により達成される．

糸球体後ネフロンはその全長に沿った部位ごとに性質が著しく異なっている．ネフロンの４つの部分は特に体液調節の薬理学と関連深い（図 20-5）．この４つの部分とは，**近位尿細管 proximal tubule（PT）**，ヘンレ Henle の**太い上行脚 thick ascending limb (TAL)**，**遠位曲尿細管 distal convoluted tubule（DCT）**，**皮質集合管 cortical collecting duct（CCD）**を指す．尿細管の各部位において，部位特異的なイオン輸送体とチャネルで構成される一群は，複雑であるが厳格に制御されており，共同して尿細管管腔から尿細管上皮細胞単層を通過して間質腔へ向かう NaCl 再吸収を行っている．NaCl 再吸収は体液保持に重要である．溶質と水が各尿細管部位を（管腔から間質腔へ）通過するためには，管腔側と側底側の細胞膜にある輸送体が共同して機能しなければならない．さらに，細胞間隙のイオンの輸送は密着結合 tight junction を介して行われ，そのためには隣接する尿細管上皮細胞間に制御された情報伝達を必要とする．上皮細胞を通過するイオン輸送に関与する細胞内通過性および細胞間隙通過性の構成部分が統合されるためには，細胞外および細胞

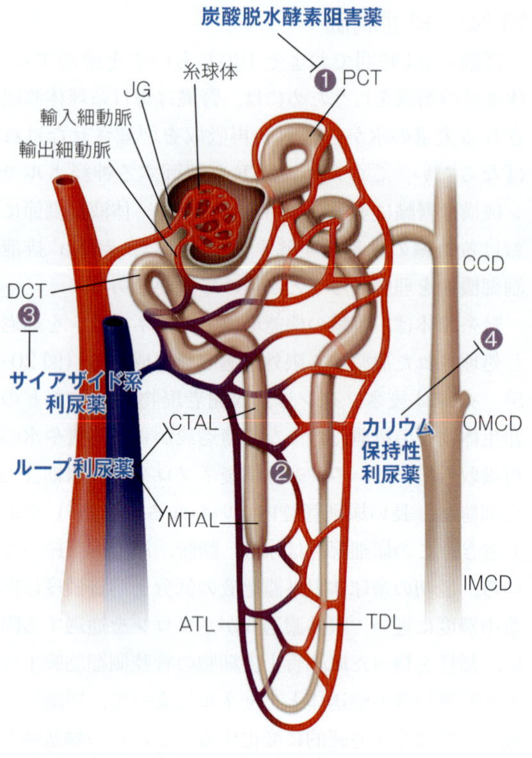


**図 20-5 ネフロンの解剖と利尿薬の作用部位**

ネフロンの体液濾過は糸球体で始まるが，そこでは血漿限外濾過液が腎上皮腔（尿腔）内に入る．そして，この限外濾過液は 4 つの軸方向に異なるネフロン部位を連続して通過する（**1 ～ 4**）．限外濾過液は糸球体から近位曲尿細管 proximal convoluted tubule（**PCT**）へ（**1**），そしてヘンレ係蹄へ（**2**），ヘンレ係蹄は細い下行脚 thin descending limb（**TDL**），細い上行脚 ascending thin limb（**ATL**），髄質部太い上行脚 medullary thick ascending limb（**MTAL**），皮質部太い上行脚 cortical thick ascending limb（**CTAL**）を含む．遠位曲尿細管（**DCT**）（**3**）は，密集斑と傍糸球体装置 juxtaglomerular apparatus（JG）がある．集合管（CD）（**4**）は，皮質集合管（**CCD**），髄質外層集合管 outer medullary collecting duct（**OMCD**），髄質内層集合管 inner medullary collecting duct（**IMCD**）で構成されている．薬物はネフロンの各部位の特異的溶質輸送体を阻害する．炭酸脱水酵素阻害薬はおもに PCT に作用，ループ利尿薬は MTAL および CTAL に作用，サイアザイド系利尿薬は DCT の溶質輸送体を阻害，カリウム保持性利尿薬は CD の $Na^+$ 再吸収を阻害する．

内のイオン濃度のセンサーや細胞内，細胞外局所，全身性の水容量センサーによるシグナル伝達が統合されなければならない．どのネフロン部位においても薬物によってイオン輸送に変化がもたらされると，より遠位側ネフロン部位で局所的に代償制御機構が働く可能性がある．

## 近位尿細管

近位尿細管（PT）は，ネフロンにおける最初の再吸収部位であり，$Na^+$ 再吸収の約 2/3，$HCO_3^-$（重炭酸イオン）再吸収の 85 ～ 90%，$Cl^-$ 再吸収の約 60% を担っている（図 20-6）．PT 細胞の管腔側膜にある

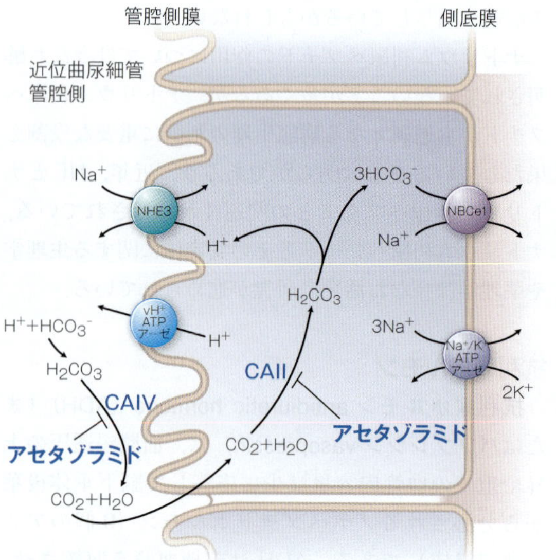


**図 20-6 近位曲尿細管細胞**

近位曲尿細管内のナトリウムイオン（$Na^+$）は，かなり高い割合で NHE3 $Na^+/H^+$ 交換輸送体を介して再吸収される．この交換輸送体の作用は，管腔側膜の液胞型 ATP アーゼ（v$H^+$ ATP アーゼ）とともに近位曲尿細管尿路腔内への $H^+$ の排出である．重炭酸イオン（$HCO_3^-$）を水酸化イオン（$OH^-$）と $CO_2$ へと分解する反応を触媒する管腔側膜の炭酸脱水酵素Ⅳ（CAⅣ）により，水素イオン（$H^+$）の排出は $HCO_3^-$ の再吸収と結びついている．$OH^-$ は $H^+$ と結合して水となり，$CO_2$ は上皮細胞の細胞質内へ拡散する．細胞質内酵素の炭酸脱水酵素Ⅱ（CAⅡ）は，$CO_2$ と $OH^-$ から $HCO_3^-$ を生成する反応を触媒する．その生成された $HCO_3^-$ は $Na^+$ とともに間質内に運搬される．このプロセスの最後に側底膜の共輸送体 NBCe1 が $HCO_3^-$ と $Na^+$ を再吸収する．アセタゾラミドは炭酸脱水酵素の両アイソフォームを阻害し，炭酸脱水酵素の活性が低下することにより $Na^+$ と $HCO_3^-$ の吸収が低下する．

特異的 $Na^+$ 共輸送体は，糸球体で濾過された全グルコース，アミノ酸，リン酸塩，硫酸塩の再吸収を行っている．PT は，$Na^+$ や $H^+$（水素イオン）の共輸送過程もしくは逆輸送過程との共役，または陰イオン交換機構との共役によって弱有機酸や弱塩基の分泌と再吸収にも関与する．このような弱酸や弱塩基のなかには，薬として体液調節のために使用されているものが多くある（後述参照）．

$HCO_3^-$ の再吸収では，管腔側膜および細胞内の酵素活性とともに，管腔側膜と側底膜でのイオン輸送体の協同作用を要する（図 20-6）．PT の内腔表面において，濾過された $HCO_3^-$ が PT 刷子縁を通過して分泌された $H^+$ と遭遇する．細胞外へ放出される $H^+$ の 2/3 は，多くが **NHE3 $Na^+/H^+$ 交換体 NHE3 $Na^+/H^+$ exchanger** を介した $Na^+$ 流入との交換によるものである．放出される $H^+$ の残り 1/3 は，**液胞型 $H^+$ ATP アーゼ vacuolar $H^+$ ATPase（v$H^+$ ATP アーゼ）**を介している．

PT 管腔側膜での $HCO_3^-$ の透過性は低い．しかしな

がら，PT細胞の内腔側膜の脂質二重膜外葉には，グリコシルホスファチジルイノシトールと結合した外酵素の**炭酸脱水酵素Ⅳ carbonic anhydrase Ⅳ（CA Ⅳ）**が存在する．CAⅣは，管腔内の$HCO_3^-$を$CO_2$と水酸化イオン（$OH^-$）に変換する．$OH^-$は，局所に存在する豊富な$H^+$よってただちに水に変換され，$CO_2$はPT上皮細胞の細胞質内に自由拡散する．細胞内$CO_2$は細胞質の**炭酸脱水酵素Ⅱ carbonic anhydrase Ⅱ（CAⅡ）**によってただちに$HCO_3^-$に変換され，この反応は，管腔側のNHE3とvH ATPアーゼによる$H^+$放出が活性化されたために蓄積した細胞内$OH^-$を消費する．そしてCAⅡにより生じた$HCO_3^-$は$Na^+$との共輸送により上皮細胞の側底膜を通過するが，これは$Na^+$と$HCO_3^-$の再吸収を意味している．$Na^+$/$HCO_3^-$共輸送体の**NBCe1**は，$Na^+$ 1原子と$HCO_3^-$ 3分子を側底膜から起電性放出する．側底膜のカリウムイオン（$K^+$）チャネルは，NBCe1の輸送サイクル1回につき正味二価の負電荷を放出できる駆動力が得られるように膜電位（膜内側が陰性）を維持している．数タイプの細胞膜貫通型炭酸脱水酵素が側底膜に存在し，上皮細胞と傍尿細管毛細血管との間の小さな間質腔内に局所的に蓄積した$HCO_3^-$を消費するのに役立っていることが近年明らかになった．

PTでの溶質の吸収は等浸透圧性で，浸透圧バランスを維持するために水は再吸収されるイオンとともに吸収される．かつては，水の再吸収は大部分が（細胞間隙を通過する）傍細胞性と考えられていた．しかしながら，遺伝子操作によって**アクアポリン aquaporin**水チャネル［アクアポリン1 aquaporin 1（AQP1)］を欠損したマウスのデータ（および希少疾患のAQP1欠損患者のデータ）より，PTを通過する水の再吸収の大部分が細胞内通過性であり，PT以降のヘンレの細い下行脚を通過する水の再吸収においても同様であることが示されている．アクアポリンは，すべての水透過性ネフロン部位において，水の上皮細胞通過性透過の中心的役割を担っている．水-透過型のヘンレの細い下行脚から水-不透過型の細い上行脚へと移行していくと，その透過性の減少と並行してAQP1の発現量が減少していく．

## ヘンレの太い上行脚

細い上行脚の尿細管液は，高張でNaCl濃度が上昇している．この尿細管液が流入する3つのネフロン部位，つまりヘンレの太い上行脚（TAL），DCT，結合尿細管 connecting tubule（CNT）は，“希釈部位”を構成している．ヘンレのTALの管腔側膜にはアクアポリンがなく，他の2つの部位も同様である．つまり，これらのネフロン部位では，NaClと尿素を水を伴わないで再吸収するため（図20-7），尿細管液の溶質が希釈されることになる．NaClと尿素をTAL内を通過させて再吸収することによって腎皮髄浸透圧勾配を生み，それを維持するための溶質を間質内に提供しており，ヒトの尿濃縮では1200 mOsM，砂漠で生息するげっ歯類の尿濃縮では4000 mOsMまで可能といわれる“対向流増幅 countercurrent multiplier”を行うことができる．

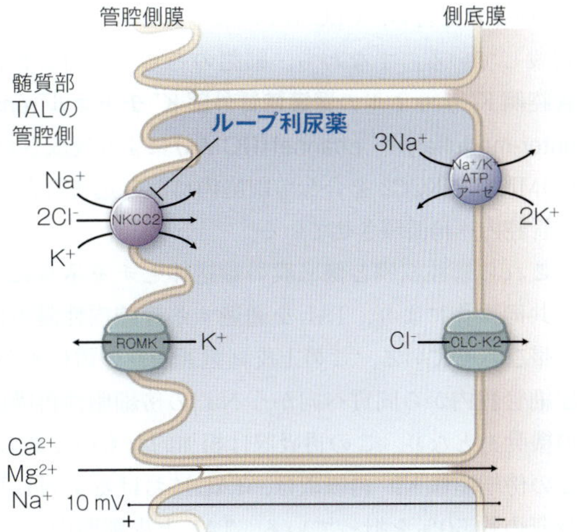


**図20-7 髄質部太い上行脚細胞**
ヘンレ係蹄の髄質部太い上行脚（TAL）は管腔側膜の$Na^+$/$K^+2Cl^-$輸送体（NKCC2）を介してナトリウムイオン（$Na^+$）を吸収する．$Na^+$/$K^+$ ATPアーゼ（$Na^+$/$K^+$ポンプ）がナトリウムを細胞質から間質へと汲み上げ，基底側膜の塩素イオン（$Cl^-$）チャネル（CLC-K2）が$Cl^-$を間質内へと運搬する．カリウムイオン（$K^+$）はおもに管腔側$K^+$チャネル（ROMK）を介して尿路腔内に再循環される．管腔側ROMKと基底側CLC-K2とが連合して作動すると，管腔側が陽性となる経上皮電位差（約10 mV）を作り出し，その電位差がカルシウムイオン（$Ca^{2+}$）やマグネシウムイオン（$Mg^{2+}$）などの陽イオンの傍細胞性吸収を起こす駆動力となる．ループ利尿薬はNKCC2を阻害するため，腎$Na^+$排泄が顕著に増加する．ループ利尿薬は陽性の経上皮電位を乱すため，$Ca^{2+}$や$Mg^{2+}$の排泄も増加する．

TALは，濾過された$Na^+$量の25〜35％を管腔側膜の**$Na^+$/$K^+$/$2Cl^-$共輸送体 $Na^+$/$K^+$/$2Cl^-$ co-transporter（NKCC2）**を介して再吸収する．NKCC2によって細胞内に取り込まれた$Cl^-$は，**CLC-K2** $Cl^-$チャネルを介して細胞の側底膜から出ていく．NKKC2を介して尿細管腔内から取り込まれた$Na^+$は$Na^+$/$K^+$ ATPアーゼ（$Na^+$/$K^+$ポンプ）を介して側底膜側から放出される．$Cl^-$は負の電荷を帯びているため，側底膜CLC-K2を介した$Cl^-$単独放出によって細胞の脱分極が起こる．化学量論的見地から$Na^+$/$K^+$ ATPアーゼは，2個の$K^+$流入（内向き）に対し3個の$Na^+$放出

（外向き）を行い，CLC-K2による脱分極を部分的に相殺している．すなわち，細胞のさらなる再分極は管腔側 $K^+$ チャネルの**腎臓髄質外部 $K^+$ チャネル renal outer-medullary $K^+$ channel（ROMK）**により達成され，ROMKはNKCC2を介して細胞内に取り込まれた $K^+$ を管腔内へ再循環させている．

これら管腔側膜と側底膜の輸送体とチャネルによる共同操作により，TALを通過する管腔内性陽電位を帯びさせている．この上皮細胞通過性の電位差が，尿細管腔内から間質へ向かう $Na^+$ の傍細胞性再吸収の機動力となり，この再吸収は相加的なものである．この傍細胞性 $Na^+$ 再吸収は，TALにおける全 $Na^+$ 再吸収の約50％を担っている．TAL上皮細胞内では，$Na^+/K^+$ 輸送が細胞内アデノシン三リン酸 adenosine triphosphate（ATP）の大部分を消費することから，傍細胞性 $Na^+$ 再吸収はTAL上皮細胞で消費されるエネルギーコストを効率上50％程度削減していることになる（ATP消費量によって測定）．傍細胞性 $Na^+$ 再吸収経路で節約されたエネルギーを使用したとしても，TALが最大能力を発揮した場合は，総身体ATP生成量の最大25％，安静時で1日およそ65モルのATPを消費することが可能である．TALの上皮細胞通過性管腔内性の陽性電位は，尿細管内の $Ca^{2+}$ とマグネシウムイオン（$Mg^{2+}$）の選択的陽イオンチャネルを介した傍細胞性再吸収の駆動ともなる．この選択的陽イオンチャネルは，パラセリン paracellin またはクローディン claudin と呼ばれ，隣接するTAL上皮細胞どうしの管腔側膜間をつなぐ密着結合 tight junction を構成する部分に存在する．

## 遠位曲尿細管

このさらに続く希釈部位［遠位尿細管（DCT）］は，糸球体濾過されたNaClの2〜10％を能動的に再吸収するが，尿細管腔内の水に対しては不透過性である（図20-8）．尿細管腔内 $Na^+$ は，電気的中性の $K^+$ 非依存性 **$Na^+/Cl^-$ 共輸送体 $Na^+/Cl^-$ co-transporter（NCC）**を介してDCTの上皮細胞内に入る．細胞内に取り込まれた $Na^+$ は $Na^+/K^+$ ATPアーゼを介して，$Cl^-$ は起電性 $Cl^-$ チャネルと（少なくともマウスでは）電気的中性の $K^+/Cl^-$ 共輸送体による陰イオン経路を介して側底膜から放出される．DCTは，尿細管腔内の $Ca^{2+}$ と $Mg^{2+}$ の上皮細胞通過性再吸収も担っているが，この再吸収は管腔側膜の調節性TRPV5カルシウムチャネルとTRPM6マグネシウムチャネルを介している．細胞内に再吸収されたカルシウムは，特異的 $Na^+/Ca^{2+}$ 交換体 $Na^+/Ca^{2+}$ exchangers（NCX）と

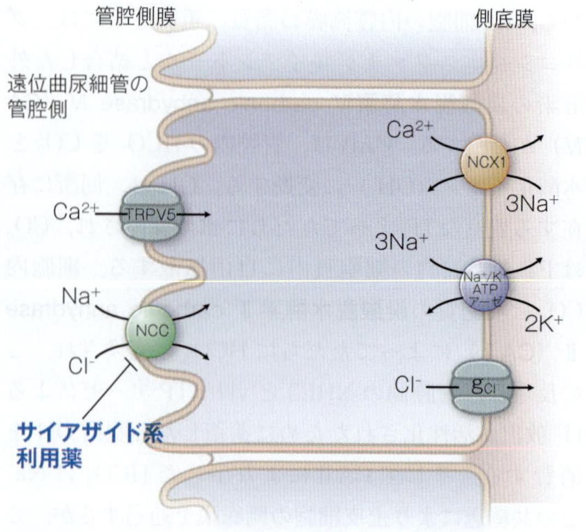


**図20-8 遠位曲尿細管細胞**
遠位曲尿細管細胞は管腔側膜塩化ナトリウム（NaCl）共輸送体（NCC）を介してナトリウムイオン（$Na^+$）を吸収する．そして，$Na^+$ は $Na^+/K^+$ ATPアーゼを介して側底膜を通過して間質内へと輸送され，塩素イオン（$Cl^-$）は $Cl^-$ チャネル（$g_{Cl^-}$）とおそらく $K^+/Cl^-$ 共輸送体を介して細胞質から間質へと輸送される（**図示せず**）．遠位曲尿細管（DCT）の腎上皮細胞は管腔側膜カルシウムイオン（$Ca^{2+}$）チャネル（TRPV5）を介して $Ca^{2+}$ も吸収し，$Ca^{2+}$ は $Na^+/Ca^{2+}$ 交換体NCX1と $Ca^{2+}$ ATPアーゼPMCAにより側底膜を通過して間質内へと輸送される（**図示せず**）．サイアザイド系利尿薬はNCCを抑制するために $Na^+$ 排泄を増加させる．さらに上皮細胞における $Ca^{2+}$ 吸収の増加にも作用するが，そのメカニズムについては未だ解明されていない（**図示せず**）．

$Ca^{2+}$ ATPアーゼを介して側底膜を通過する．マグネシウムの側底膜からの放出経路は未だ特定されていないが，近年，数種類の $Mg^{2+}$ 輸送体の分子クローニングが報告されており，マグネシウム放出経路は間もなく解明されるであろう．

## 集合管

ネフロン終末部は，**皮質 cortical**，**髄質外層 outer medullary**，**髄質内層 inner medullary** のそれぞれの集合管（CD）に分類される（図20-9）．皮質および髄質外層のCDは，**主細胞 principal cell** と**介在細胞 intercalated cell（IC）**の2種類の細胞で構成されている．主細胞は，血清アルドステロン濃度に応じて（アルドステロンはナトリウム再吸収と水保持を促進する，後述参照），糸球体濾過されたナトリウム量の1〜5％を再吸収する．CD腔内の $Na^+$ は，管腔側膜のヘテロ三量体の**上皮 $Na^+$ チャネル epithelial sodium channel（ENaC）**を介してCCDの主細胞内に入る．主細胞内 $Na^+$ は，$Na^+/K^+$ ATPアーゼを介して側底膜から放出される．主細胞は管腔内への $K^+$ の分泌も行っているが，これは $Na^+$ 再吸収によって生じる上皮細

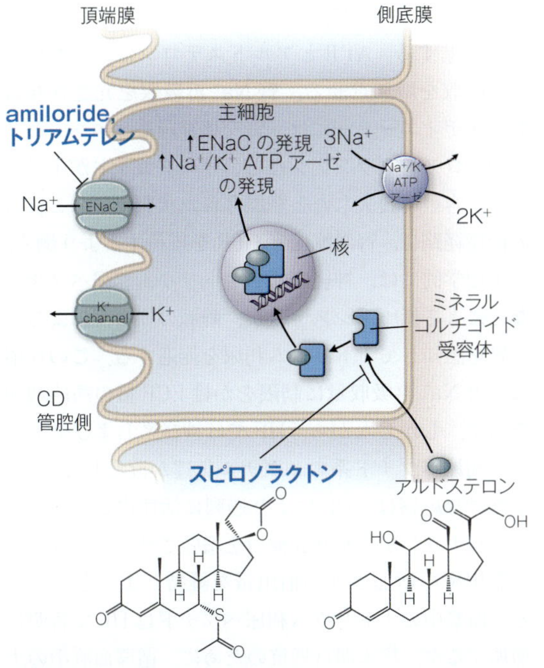


**図 20-9 皮質部集合管主細胞**

皮質集合管（CD）主細胞は管腔側膜ナトリウムイオン（$Na^+$）チャネル（ENaC）を介して $Na^+$ を吸収する．細胞質内の $Na^+$ は $Na^+/K^+$ ATP アーゼを介して輸送され側底膜を通過する．さらに，CD 細胞は管腔側膜にカリウムイオン（$K^+$）チャネルを発現しており，このチャネルにより $K^+$ が尿路腔へと排出される．ENaC の発現と管腔側膜上への運搬はアルドステロンが調節している．アルドステロンはミネラルコルチコイド受容体に結合して ENaC をコードする遺伝子の転写を増加させる他，$Na^+$ 再吸収に関与する他のタンパク質をコードする遺伝子（$Na^+/K^+$ ATP アーゼなど）の転写も増加させる．CD 主細胞は 2 クラスのカリウム保持性利尿薬の作用部位にある．スピロノラクトンなどのミネラルコルチコイド受容体アンタゴニストは，ミネラルコルチコイド受容体へのアルドステロンの作用を競合的に阻害するため ENaC の発現を減少させる．amiloride やトリアムテレンなどの ENaC の直接阻害薬は，管腔側膜の ENaC チャネルを介した $Na^+$ 流入を抑制する．＊↑増加を示す．

胞通過性電位差を減弱させることに加え，血清 [$K^+$] を厳密に調節する働きをしている．さらに，髄質内層 CD の主細胞と同様，皮質および髄質外層の主細胞も，バソプレシン（ADH）応答性水チャネルを発現している．ADH は，側底膜の $G_s$ タンパク質共役型 $V_2$ 受容体を刺激して水再吸収を活性化する．すなわち，$G_s$ タンパク質情報伝達によって，AQP2 水チャネルを含有する細胞内小胞体の管腔側膜への可逆的取込みが促進される（図 20-4B）．

少なくとも 2 つのサブタイプの IC が，$H^+$ ATP アーゼの細胞種特異的な有極性発現を介して全身の酸塩基平衡に関与している．A 型 IC は，管腔側膜 $H^+$ ATP アーゼを介して $H^+$ を分泌し，側底膜 $Cl^-/HCO_3^-$ 交換体（"腎 AE1" としても知られている）を介して重炭酸を再吸収する．B 型 IC は管腔側 $Cl^-/HCO_3^-$ 交換体ペンドリンを介して重炭酸を分泌し，側底膜 $H^+$ ATP アーゼを介して $H^+$ を再吸収する．ペンドリンは第三の IC（"非 A，非 B" 型の IC）による $Cl^-$ 再吸収にも関与しているようである．さらに IC は，電気的中性の管腔内 $H^+/K^+$ ATP アーゼ（プロトンポンプ）による $K^+$ 吸収，高コンダクタンス型 $Ca^{2+}$ 感受性 $K^+$ チャネルによる液流感受性 $K^+$ 分泌，赤血球系の Rh 抗原 Rhesus antigen に関連するタンパク質によるアンモニウムイオン（$NH_4^+$）分泌にも関与している．

## ▶ 浮腫形成の病態生理学

浮腫は**間質内の液体貯留**と定義される．浮腫は，滲出性（高タンパク）または漏出性（血漿限外濾過液で低タンパク）に分類することができる．滲出性浮腫は，急性炎症反応の一症状として生じる（第 41 章，炎症と免疫系の原理参照）．ここで述べる浮腫のタイプは**漏出性浮腫 transudative edema** であるが，これはある病態が引き起こす腎 $Na^+$ 保持に起因する浮腫である．

生理学的状況下では，糸球体毛細血管膜を通過する濾過液量がどんなに増えても，ホメオスタシス維持機構が速やかに均衡を保つよう働く．生理学的設定域に戻そうとするこの働きは，3 つの因子からなっている．すなわち浸透圧，リンパ排液，そして生理学的センサーとシグナル伝達による体液量の長期的調節である．浸透圧は，コンパートメント間での水の移動に直接的に作用する．例えば間質へ移動する水が増加すると，間質の静水圧と血漿膠質浸透圧が上昇する．これら 2 つの変化はともに水を血管内へ戻そうとする方向に傾けている（図 20-1）．またリンパ系機構は，糸球体濾過液を再び血液へ戻す量を劇的に増加させることが可能で，そうなれば間質にとどまる濾過液は減少する．日単位～週単位で体液量のセンサーとシグナル伝達は水分量の変化に応答しているが，これは血管内容量を一定に維持するために必要なナトリウム利尿量や $Na^+$ 再吸収量を変化させることにより行われている．これらを複合したシステムは，厳密に血管内容量をモニターし調節している．したがって，**漏出性浮腫形成の病態生理では，腎 $Na^+$ 保持異常が一因となっていることがほとんどである．**

浮腫を形成する最も日常的な三疾患は，HF，肝硬変，ネフローゼ症候群である．これら疾患のすべてが，体液量調節における病的変化によって乱れた $Na^+$ 再吸収を呈している．これらの疾患における浮腫形成の病態生理学を理解すれば，ナトリウム利尿薬の治療的使用についての理論的解釈につながる．

## 心不全

心不全（HF）とは，心臓が組織や臓器へ血液を十分に灌流できない状態である．十分な心拍出量を保てず動脈血管床の血流量が減少すると，“静脈容量”血管内にうっ滞を生じる．その結果，毛細血管静水圧が上昇すると，液体は組織間質腔へ漏出しやすくなる．右室不全ではまず末梢の浮腫が起こるが，左心不全では，最初に肺水腫が起こる．本章冒頭の Case では，R 氏の低心機能が肺静脈のうっ血と末梢浮腫の原因であった．すなわち，肺うっ血が呼吸困難感の原因であった．HF の病態生理学については，第 25 章でさらに詳しく解説しているため，ここでは浮腫形成の病態生理に焦点を当て解説する．

心不全における $Na^+$ 保持の根本的原因は，**容量を喪失したと認識されてしまうことにある**（図 20-10）．動脈血流が十分に保てないと，傍糸球体装置などの高圧系容量受容体は血管内容量が減少したと認識してしまう．その結果，腎臓はレニン産生を増やすため，ATⅡ産生と副腎皮質によるアルドステロンの分泌が亢進する．ATⅡとアルドステロンは，ともに腎 $Na^+$ 吸収を増加させる．腎 $Na^+$ 再吸収を亢進させる他のメディエーターには，腎交感神経系，エンドセリンやプロスタグランジンなどのオータコイドが挙げられる．容量を喪失したと認識された状態では，これらの伝達経路は，腎灌流圧と GFR を維持するよう働く．

生理学的には，神経応答やナトリウム利尿ペプチドなどによる低圧系システムが，静脈のうっ滞による圧上昇を感知してナトリウム利尿を促進する．この反応は，腎 $Na^+$ 再吸収量に制限をかけ ECF 量の病的増加を防ぐ．しかしながら，HF では神経系およびナトリウム利尿ペプチド系のシグナル伝達が混乱している．交感神経応答は，HF により過剰に活性化され，ノルアドレナリンが心室筋収縮力を増強させる．こうして心駆出率を増加させ心拍出量を維持しようとしている．血漿中のナトリウム利尿ペプチドは HF で著明に増加するが，終末器官抵抗のために，循環血液中のナトリウム利尿ペプチドの上昇に対するナトリウム利尿応答が鈍化している．

利尿薬および ACE 阻害薬は，HF の病態を断ち切る有効な治療薬であることはすでに明白である．後に述べるが，利尿薬は，腎 $Na^+$ 再吸収を抑制して浮腫を形成している過剰な ECF を減少させる．冒頭の Case で述べたように，利尿薬は，肺水腫を軽減させるための急性期治療に使用できる．長期的にわたって $Na^+$ 保持が抑制されると，血管内容量が減少し後負荷にまで影響を及ぼす．つまり，心室収縮期圧は体血圧まで低下させることが可能となる．ACE 阻害薬は，心臓組織の障害や HF の悪化をもたらす病的なパラクリン的シグナル伝達を抑止する可能性がある（後述参照）．

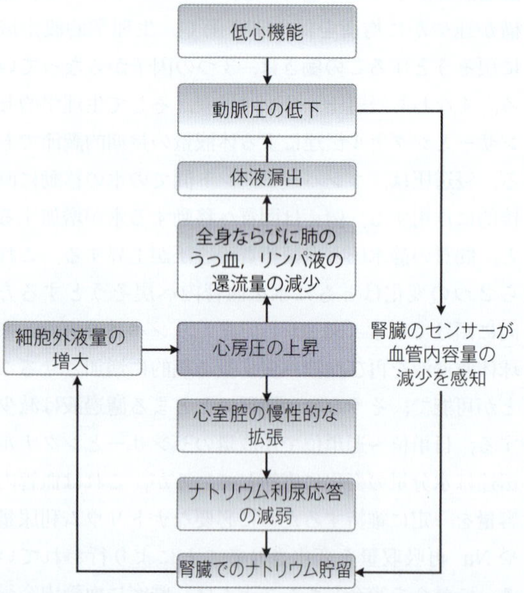


**図 20-10　心不全における $Na^+$ 貯留のメカニズム**
心不全（HF）において，低心機能は動脈圧の低下とそれに続く腎臓の容量センサーの活性化をもたらす．このセンサーは腎ナトリウムイオン（$Na^+$）貯留を活性化して細胞外液量を増やすため低下した動脈圧を修正する．細胞外液量の増加は心房圧を上昇させる．HF では，心房圧が上昇すると肺循環と体循環の静水圧が上昇するため，体液漏出や浮腫が生じることになる．さらに，心室腔の慢性的な拡張が起こると，ナトリウム利尿ペプチドによる刺激に対し局所的耐性が生じることが報告されている．すなわち，適切なナトリウム利尿応答がなくなった状況下では，細胞外液量が増加しているにもかかわらず，腎は $Na^+$ を再吸収し続ける．

## 肝硬変

**肝硬変** cirrhosis は，慢性炎症や肝毒性物質への曝露などから起こる肝実質の線維化である．肝実質の線維化は，肝臓からの肝静脈血流を妨げたり門脈の静水圧を上昇させたりして肝臓の血行動態に影響を及ぼす．肝血流が障害されると門脈血が肝臓を通過せず，体循環に入る門脈体循環シャントが生じる．肝細胞が障害されると肝臓での合成能や代謝能に影響し，アルブミンをはじめ血漿膠浸透圧を作り出す高分子の生成が低下する．肝機能不全では，ペプチドホルモン，血漿ホルモン結合タンパク，凝固因子の生合成や分泌が低下する（凝固因子産生が低下すると紫斑や出血を起こしやすくなる）．

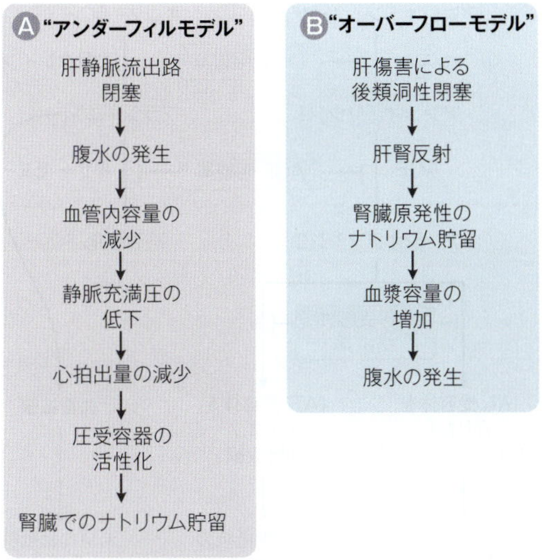


**図 20-11　肝硬変における$Na^+$貯留のメカニズム（仮説）**
肝硬変における後類洞性閉塞は，腹水貯留のほか腎ナトリウムイオン（$Na^+$）貯留とも関連している．このような作用を説明するために２つのモデルが提唱されている．**A.** 肝静脈流出路閉塞により静水圧が上昇するため腹水が発生する．腹水の貯留により血管内容量が減少すると静脈充満圧の低下や心拍出の減少が生じるため動脈圧受容器が活性化して腎$Na^+$貯留が始動する．**B.** 肝静脈流出路閉塞により肝腎反射が活性化される．この肝腎反射は肝臓と腎臓を含んだ自律神経系応答の１つで，その活性化により腎$Na^+$再吸収が始動するが，そのメカニズムについてはよくわかっていない．腎$Na^+$貯留が起こると，血漿容量の増加，門脈循環の静水圧の上昇，腹水の発生へと続く．

肝硬変における腎$Na^+$保持機構については，２つのモデルがあるように今も議論の的となっている（図 20-11）．**アンダーフィルモデル underfill model**（図 20-11A）は，肝静脈流出路の閉塞が肝臓内の静水圧を上昇させことを提唱している．静水圧が上昇すると，肝類洞を横切る漏出液が増加し胸管を流れるリンパ液量が増える．生理学的条件下では，リンパ系は，リンパ液流量を劇的に増加させることができるため間質液の貯留量を制御することが可能である．しかしながら，肝硬変においてはリンパ液流量が 20 L / 日を超えることがあり，これは漏出液を体循環に戻すリンパ系能力を超えてしまい，**腹水 ascites** が貯留（腹腔への体液貯留）することになる．腹水が形成される状況下では，体液が短絡路により血漿から腹腔へ移ってしまうため，血管内容量は減少している．血管内容量が減少すると心拍出量が低下し，その一連の変化が腎$Na^+$保持を促進させる圧受容器を刺激する．したがってアンダーフィルモデルは，血管内容量の減少を**感知し**それに応答して腎$Na^+$再吸収が始動するという点で，概念的には HF による浮腫形成のメカニズムに近い．

**オーバーフローモデル overflow model** は，まず腎$Na^+$保持の亢進が**先行して**起こり腹水が貯留するという仮説である（図 20-11B）．このモデルでは，後類洞性肝静脈閉塞により**肝腎反射 hepato-renal reflex**（自律神経系応答であるがその特性についてはまだ十分には理解されていない）が刺激され，その結果，腎$Na^+$保持が促進される．病的$Na^+$保持のために血管内容量の増大，門脈の静水圧上昇，腹水貯留へと進展する．十分に解明されたわけではないが，このメカニズムは，肝硬変による腹水貯留に先行して腎$Na^+$保持が亢進していることを示した多くの実験モデル結果と矛盾しない．

腹水貯留に関しては，アンダーフィルモデルとオーバーフローモデルの両者の因子が関与しているものと思われる．両モデルともまず肝硬変による肝血流流出路の閉塞が起こるとの観察結果から始まるが，門脈血行動態の減弱，肝の合成・分泌機能低下による血漿膠質浸透圧の低下，不明な点があるが肝腎間の神経もしくはホルモンの相互作用について検討しなければならない．肝腎反射のメカニズムが解明されれば，肝硬変による腹水貯留の管理に対してさらに効果的な薬理学的治療介入が将来可能となるかもしれない．

## ネフローゼ症候群

ネフローゼ症候群は，重度のタンパク尿（> 3.5 g/日），浮腫，低アルブミン血症などの臨床的特徴を呈し，高コレステロール血症を伴うこともよくある．ネフローゼ症候群の主因は**糸球体機能不全**であり，この機能不全は免疫複合体病，糖尿病，ループス，アミロイドーシスなど糸球体機能に影響を及ぼす様々な疾患によって生じる．

ネフローゼ症候群における浮腫形成に関する古典的説では，以下のような機序で発症するとされていた．最初に，大量のタンパク尿のために血漿膠質浸透圧が低下すると，毛細血管内の水保持力が減弱し体液が間質へ漏出してしまう．体液の漏出量が増えると血管内容量が減少し，腎$Na^+$保持を増強する容量センサーが刺激される．その結果，代償的アルブミン生成が十分でない状態で体液量が増えると，血漿膠質浸透圧は低いままであり，浮腫の形成が持続することになる．この見地からみると，腎$Na^+$保持は，腎動脈灌流量の低下に続いて起こることになる．しかしながらネフローゼ症候群による浮腫は，浮腫に先行して毛細血管細胞間隙の透過性における内因性変化や腎$Na^+$保持の亢進があり，それらにより発症する可能性も考えられている．ネフローゼ症候群において腎$Na^+$保持が先行するとする仮説では，$Na^+$保持は遠位側ネフロンに限局されるとしているが，それはナトリウム利尿ペプチドや交感神経系活性，尿細管管腔内プロテアーゼによるENaC活性などに抵抗性を示すことがその仮説の根拠となっている．

ネフローゼ症候群の治療薬には腎$Na^+$保持に対する利尿薬が含まれるが，浮腫を是正する際には通常，背景にある糸球体機能不全の改善が必要であり，それが改善すればタンパク尿が減少し浮腫の改善ももたらす．ネフローゼ症候群の種類に応じてグルココルチコイド（糖質コルチコイド）や免疫抑制薬が治療のために使用されるが，それらの薬物自体がナトリウム保持をさらに促進する作用を持ち合わせている．利尿薬は，浮腫形成を最小限にするために短期的に使用されている．

## 薬理学上の分類

ECFの薬理学的調節物質は，神経ホルモン容量調節因子を調節する薬物と，ネフロン部位に直接作用して腎$Na^+$処理を変化させる薬物に分けることができる．前者のカテゴリーには，レニン-アンジオテンシン系を阻害する薬物，循環血液中ナトリウム利尿ペプチド濃度を変える薬物，ADHシグナル伝達を阻害する薬物が含まれる．後者のカテゴリーには，数種類に分類される利尿薬があり，これらは腎イオン輸送体やチャネルの機能や発現を直接標的とし，腎$Na^+$排泄を増加させる．神経ホルモン容量調節因子が直接$Na^+$再吸収に作用することも考えられるが，そのメカニズムについては利尿薬の作用メカニズムのようには十分解明されていない．

### 容量調節因子修飾薬物

#### レニン-アンジオテンシン系阻害薬

RAASへの治療介入には，4つの薬理学的治療戦略が臨床現場で利用可能である．第1はレニン酵素活性阻害薬で，ATⅠの産生を抑制する．第2はACE阻害薬で，ATⅠからATⅡへの変換を阻害する．第3はアンジオテンシン受容体拮抗薬で，$AT_1$受容体の競合的アンタゴニストであり，ATⅡの標的器官への作用を抑制する．第4はミネラルコルチコイド（電解質コルチコイド，鉱質コルチコイド）受容体アンタゴニストで，ネフロンCDでのアルドステロンの作用を遮断する．ここでは最初の3つの薬物分類について述べ，アルドステロンアンタゴニストは利尿薬と考えられるため，後の項で扱うことにする（「集合管（カリウム保持性）利尿薬」参照）．

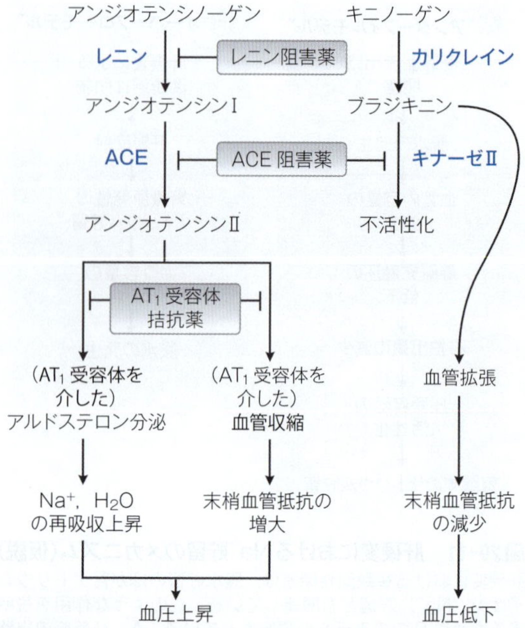


**図20-12　レニン-アンジオテンシン系阻害薬の血圧への作用**
レニン阻害薬は，アンジオテンシノーゲンからアンジオテンシンⅠ（ATⅠ）への変換を阻害する．アンジオテンシン変換酵素（ACE）阻害薬は，（血管と組織の一部と肺における）ATⅠからアンジオテンシンⅡ（ATⅡ）への変換を阻害し，ブラジキニンの不活化を抑制する．このACE阻害薬の2つの作用は血管拡張をもたらす．ATⅠの変換が抑制されると，$AT_1$を介した血管収縮とアルドステロン分泌が低下する．この2つの作用は血圧を低下させる．キニナーゼⅡの活性を阻害すると，ブラジキニン濃度が上昇するため血管拡張が促進する．血管拡張が増大すると末梢血管抵抗が低下するため血圧も低下する．これに対し，$AT_1$拮抗薬［アンジオテンシン受容体拮抗薬や（ARB）とも呼ばれる］は，アルドステロン合成を低下させ$AT_1$を介した血管収縮を遮断するが，ブラジキニン濃度に変化を与えない．ブラジキニン誘発性の咳は，ACE阻害薬のおもな副作用であるが，$AT_1$拮抗薬の副作用にはないことに注意してほしい．

#### レニン阻害薬

アリスキレン aliskiren はレニン酵素活性阻害薬として最初に承認を受けた．アリスキレンは，レニン活性を阻害してアンジオテンシノーゲンからATⅠへの変換を抑制し，降圧薬として特に腎不全を合併する高血圧患者に使用することが可能である．さらに，HFと慢性腎疾患の進行を遅延させることにおいても有用である（図20-12）．

#### アンジオテンシン変換酵素（ACE）阻害薬

レニン-アンジオテンシン系の薬理学的阻害は，ACEの阻害を介して行われるのが最も一般的である．ATⅡはRAASの活性化において主要メディエーターであるため，ATⅠからATⅡへの変換が減少すると細動脈の血管収縮が減弱し，アルドステロン合成，腎

PTにおけるNaCl再吸収，ADH分泌が低下する．これらすべての作用は最終的に血圧を低下させ，ナトリウム利尿を増加させることになる．さらにACEは，タンパク分解作用によってブラジキニンや他の基質をも切断することから，ACE阻害薬はブラジキニンや他のキニン類の濃度も上昇させる．ブラジキニンは，血管内皮細胞表面のブラジキニン受容体に結合して，内皮細胞内$Ca^{2+}$濃度の上昇，内皮型一酸化窒素合成酵素endtothelial nitric oxide synthase（eNOS）の活性化，NO産生の増加（第21章参照）といったシグナル伝達によって血管平滑筋を弛緩させる．このように ACE阻害薬は，ATⅡ濃度の低下とブラジキニン濃度の上昇によって血圧を低下させる（図20-12）．

ACE阻害薬の降圧作用に，血漿中アルドステロン濃度の低下作用がどの程度貢献しているのかについては現在もよくわかっていない．これが解明されない理由は，ATⅡの腎血管収縮作用がおもに糸球体輸出細動脈であるという観察結果と関係がある．輸入細動脈よりも輸出細動脈の血管緊張を減弱させる方が糸球体内圧を低下させやすく，したがってGFRを減少させやすい．このGFRの低下が起こると，アルドステロン濃度を低下させることによって$Na^+$と$H_2O$の保持を抑制して平衡を保つよう（ホメオスタシス機構が）働くと思われる．

ACE阻害薬は3つの代謝パターンがある．ACE阻害薬の基本型である**カプトプリル captopril**は第1のパターンで，投与時に活性を有するが，代謝処理過程で生じる代謝物もまた活性を有する．第2のパターンは最も多いパターンであるが，**エナラプリル enalapril**や**ramipril**に代表され，エステルプロドラッグとして血漿中で活性型代謝物へ変換される．これら薬物の活性型代謝物は薬物名の語尾に“-at”をつけて呼ばれ，enalaprilat（エナラプリラート），ramiprilatはそれぞれenalapril（エナラプリル），ramiprilの活性型であることを意味している．**リシノプリル lisinopril**は第3のパターンで，活性型として投与され代謝を受けず腎臓からそのままの形で排泄される．カプトプリル，エナラプリル，ramipril，リシノプリルはすべて大規模臨床試験による研究が行われてきた．

ACE阻害薬は，一般的に忍容性が高いが，ブラジキニン作用の増強によって誘発される**咳 cough**や**血管性浮腫 angioedema**といった重要な有害作用がある．咳はカプトプリル服用患者の最大20％で生じ，通常乾性咳嗽である．生命危機に至る生理作用を生じることはないが，咳によって不快感や声の障害が生じたり，服薬アドヒアランスに影響したりするかもしれない．血管性浮腫は0.1～0.2％の頻度で発生するが，潜在的には生命危機に至る気道閉塞の原因になりうる．この有害作用は，治療開始後の1週以内に起こることがほとんどで，緊急治療介入を必要とする．

ACE阻害薬は初回投与量で**低血圧 hypotension**および**急性腎不全 acute renal failure**を起こすことがあり，そのため，初回は低用量を投与する．これらの有害作用は，両側腎動脈狭窄を有する患者で非常に起きやすい．このような患者では，高ATⅡ値によって腎機能が保たれている可能性が高い．それは，ATⅡを増加させることにより輸出細動脈を収縮させてGFRを維持しようとするからである．このようなことから，両側腎動脈狭窄患者に対しては，ACE阻害薬を用いた治療は禁忌である．ACE阻害薬は，アルドステロン産生を低下させ，そのため**高カリウム血症 hyperkalemia**を生じやすくなる．スピロノラクトン，amiloride，トリアムテレンなどのカリウム保持性利尿薬（後述参照）とACE阻害薬を併用した場合は，さらに高カリウム血症をまねく頻度が高くなる．

ACE阻害薬は高血圧，HF，急性心筋梗塞，慢性腎臓病など多岐にわたった疾患の治療に使用されている．多くのケース，特に左室機能障害や糖尿病を合併しているケースの高血圧に，第一選択薬としてACE阻害薬が考えられるようになってきている（第25章参照）．ACE阻害薬は，血漿中レニン濃度の明らかな上昇のない高血圧も含めすべてのタイプの高血圧に広く適用可能である．ACE阻害薬の長期服用により，HFや心筋梗塞後に見られる心筋収縮機能不全の進行が遅延する．その機序はほとんどわかっていないが，病的な組織の肥大化や線維化を刺激するパラクリン作用型の成長因子やホルモンに対する阻害作用が関与していると思われる．ACE阻害薬は糖尿病性腎症の進行を遅延させることも可能であるが，腎におけるパラクリン作用型のシグナル伝達を減弱させることにより腎血行動態を改善していると思われる．病態によってはアリスキレンとの併用でACE阻害薬が使用されることがあると思われる．ACE阻害薬は，重篤な胎児催奇形リスクを増加させるため，（妊娠高血圧の治療など）妊婦への使用は禁忌である．

### アンジオテンシン受容体拮抗薬

**ロサルタン losartan**や**バルサルタン valsartan**などの$AT_1$受容体拮抗薬は，ATⅡの作用を受容体で抑制する（図20-12）．ACE阻害薬と比較すると，$AT_1$受容体拮抗薬はATⅡの作用をさらに完全に阻害すると思われるが，それはATⅡに変換する酵素がACEのみではないからである．さらに，$AT_1$受容体拮抗薬は，ブラジキニン代謝に影響しないため，薬物誘発性の咳や血管性浮腫の発症を最小限にすると考えられる．しかしながら，$AT_1$受容体拮抗薬ではブラジキニンによる血管拡張作用を増強できないために血管拡張作用がACE阻害薬よりも弱いと思われる．ACE阻害薬とは異なり，$AT_1$受容体拮抗薬は血管弛緩作用を有する$AT_2$受容体活性を間接的に増強させる可能性がある．ACE阻害薬と$AT_1$受容体拮抗薬はともに代償機構によりレニン分泌を増加させる．すなわち，$AT_1$を遮断するとATⅡが増加し，ATⅡと$AT_2$受容体との相互作用を増強させると思われる．

$AT_1$受容体拮抗薬は高血圧治療薬として承認されている．承認当初，ACE阻害薬で忍容できない有害反応が出た患者に対してのみ処方されていたが，最近は高血圧に対する第一選択薬と考えられるようになっている．HF治療薬としても現在研究が進行中である．$AT_1$受容体拮抗薬とACE阻害薬との併用療法に関して，最近の臨床試験で重度のHFにおいて臨床的有益性が示され，慢性腎臓病や慢性心臓病の進行に対する治療についても研究が進められている．$AT_1$受容体拮抗薬とアリスキレンとの併用療法も，高血圧，HF，腎不全に対する治療に関して研究が進められている．$AT_1$受容体拮抗薬が，血圧制御作用によってだけでなく，二次的な有益作用によっても脳卒中を予防する可能性がある．この二次的な有益作用とは，血小板凝集抑制作用，血漿尿酸値低下作用，心房細動発症抑制作用，抗糖尿病作用などであるが，そのメカニズムについては明らかになっていない．

## B型ナトリウム利尿ペプチド

遺伝子組換え型ヒト配列B型ナトリウム利尿ペプチド（BNP）の**nesiritide**が，非代償性HFの短期治療薬として使用可能である．nesiritideはペプチドであるため，経口投与は無効である．急性HFを対象としたnesiritideの臨床試験において，nesiritideが肺毛細血管楔入圧（肺の静水圧）の低下，体血管抵抗の低下，拍出量などの心血行動態パラメーター改善をもたらすことが示された．この臨床試験では，nesiritideが急性HF治療で通常使用されているドブタミン（第25章参照）を凌駕する効果は示されなかったが，催不整脈作用についてはドブタミンよりも低い可能性がある．低用量では，nesiritideはナトリウム排泄よりも水排泄を優位に促進させると考えられている．

低血圧はnesiritideの主要な有害作用で，これはナトリウム利尿ペプチドの血管弛緩特性を反映している．nesiritideによる低血圧のリスクはACE阻害薬との併用で増加する．また，nesiritideによる治療が腎不全発症リスクを増加させる可能性もある．ANP関連ペプチド治験薬は利尿薬と同等の強力なナトリウム利尿を呈するが，nesiritideで報告された前述の有害作用は，これまでのANP関連ペプチド治験薬の予備臨床試験で報告されてはいない．

## バソプレシン受容体アンタゴニストとアゴニスト

抗利尿ホルモン不適合分泌症候群syndrome of inappropriate secretion of antidiuretic hormone（SIADH）の治療において，食事水分制限ができない場合や不十分な場合にテトラサイクリンアナログであるデメチルクロルテトラサイクリン**demethylchlortetracycline（別名：demeclocycline）**が以前から使用されてきたが，その作用のメカニズムについては不明のままである．**conivaptan**は，体液正常型低ナトリウム血症（SIADH）治療薬として承認されている初の非ペプチド型の特異的バソプレシン受容体アンタゴニストである．conivaptanの欠点は，静脈内投与が必要であることと$V_1$受容体阻害作用をある程度有していることである．しかしながら選択的$V_2$受容体アンタゴニストの**トルバプタン tolvaptan**は，経口による生体利用が可能である．臨床試験において，HFや肝硬変性腹水など不適合ADH誘発性水保持が関連する他の病態の治療においても$V_2$受容体アンタゴニストの有益性が示されている．常染色体優性多発性嚢胞腎におけるバソプレシン誘導性腎嚢胞の形成を遅延させる薬物として，$V_2$受容体アンタゴニストが有望であることも報告されている．

先天性腎性尿崩症は，$V_2$受容体かCD主細胞のアクアポリンAQP2の遺伝子変異が原因となっている可能性がある．数種の$V_2$受容体遺伝子変異は，主細胞内の新規合成された受容体ペプチドの取込みに関連している．バソプレシン受容体アンタゴニストがこれら変異型受容体の一部分に対する分子シャペロンとして作用している可能性がある．すなわち，アンタゴニストの結合によって受容体の三次元構造変化が促され，変異型タンパクであっても管腔側細胞膜内への取込みを可能としていると思われる．細胞通過性バソプレシン類似小型分子が細胞内の変異型$V_2$受容体を活性化し，AQP2水チャネルを管腔側膜へ輸送するに十分なcAMPが生成されることが報告されている．このような治療戦略は，今のところ$V_2$受容体関連性腎性尿崩症の治療において最有望視されているアプローチである．同様の治療戦略がGタンパク質共役型受容体の遺伝疾患の多くの治療に現在採用されている．

terlipressin は，中等度の $V_1$ 受容体刺激活性と特異性を持ったバソプレシンアナログ治験薬であり，肝不全や腹水貯留における門脈圧亢進に対する降圧や腎血行動態の改善を目的として臨床応用される可能性が高い．

## 腎 $Na^+$ 再吸収抑制薬

前述したように，腎臓は尿細管上皮細胞の管腔側膜と側底膜のイオン輸送体とイオンチャネルの共同作用によって糸球体濾過液のイオン組成を変える．この上皮細胞通過性イオン輸送は，尿容量や尿組成を制御する利尿薬によって薬理学的に調節することができる．イオン再吸収の薬理学的抑制によって，ネフロン水透過性部位で水再吸収を促進する浸透圧性駆動力を低下させる．利尿薬は，ネフロンの4つの部位での $Na^+$ 再吸収を標的にするが，この4つの部位とはPT，髄質部TAL，DCT，CDを指す．腎臓は利尿薬を尿細管腔内へ分泌し濃縮するため，利尿薬の濃度を血液中よりも尿細管腔内で高くすることが可能である．この濃縮効果のために，利尿薬の治療用量では血中濃度は低く，それゆえ腎外有害作用は軽度であることが時々見られる．

### 炭酸脱水酵素阻害薬

**アセタゾラミド acetazolamide** などの炭酸脱水酵素阻害薬は，PT細胞質内のCA II および管腔内のCA IVを非競合的かつ可逆的に阻害することにより，ナトリウム再吸収を抑制する（図20-6）．炭酸脱水酵素が阻害されると，ネフロンのより遠位部まで運ばれる炭酸水素ナトリウム量が増加する．阻害初期には，この多くの炭酸水素ナトリウムが体外へ排泄され，血漿容量の急な低下をもたらす（利尿）．しかし，治療投与が数日間経過すると，その阻害薬の利尿作用は減弱してしまうが，それは代償性に $NaHCO_3$ 再吸収が上方調節されたり，ネフロンのより遠位部での NaCl 再吸収が増加（機序は完全には理解されていない）するためである．

炭酸脱水酵素阻害薬の使用中に軽度～中等度の代謝性アシドーシスを伴うことがあるが，それはPTにおける $H^+$ 分泌の抑制だけでなく，CDの酸分泌性ICの炭酸脱水酵素の阻害によっても起こる．炭酸脱水酵素の阻害によって尿のアルカリ化が起こると，アスピリンなどの有機酸陰イオンの尿中排泄が増加する．

炭酸脱水酵素阻害薬の臨床使用は本来，炭酸脱水酵素が関与する病態に限られている（後述参照）．さらに，ループ利尿薬によって代謝性アルカローシスを合併したHF患者において，酸塩基平衡を回復するために炭酸脱水酵素阻害薬を使用することもある．

炭酸脱水酵素阻害薬は眼科領域での適応もある．前眼房の毛様体突起上皮は房水中に NaCl を必要とするが，それは毛様体上皮が側底膜部から $Cl^-$ を取り込むためには，共役的に働く $Cl^-/HCO_3^-$ 交換系と $Na^+/H^+$ 交換系，$Na^+/HCO_3^-$ 共輸送系が必要となるからである．それ以外の毛様体上皮細胞による $Cl^-$ の取込みの大部分は，側底膜の NKCC2 の NKCC1 が担っている．**緑内障 glaucoma** は前眼房の圧の上昇がその特徴である．通常，房水の流出障害がその原因であるが，房水の過剰分泌が原因となっている場合もある．毛様体突起上皮の炭酸脱水酵素を抑制すると，房水分泌が減少し，上昇した眼内圧が低下すると思われる．緑内障治療では，外用の脂溶性炭酸脱水酵素阻害薬は，外用 $\beta$ アドレナリン受容体アンタゴニストと併用することが多い（第10章，アドレナリン作動性の薬理学参照）．

海抜3000 m以上まで上がると，脳などの複数の臓器に浮腫やイオン組成不均衡を起こしやすくなる．**急性高山病 acute mountain sickness** の症状は悪心，頭痛，浮動性めまい，不眠，肺浮腫，意識混濁などである．炭酸脱水酵素は，脳室脈絡叢から脳脊髄液中への $Cl^-$ と $HCO_3^-$ の分泌に関与しており，炭酸脱水酵素の抑制は，急性高山病に対して予防的に用いることができる．その作用メカニズムについては今なお議論の余地があるが，脳室脈絡叢と上衣への作用，脳呼吸中枢への作用，血液脳関門への作用が指摘されている．炭酸脱水酵素阻害薬はてんかん治療にも使用されるが，そのうちの数種のものは炭酸脱水酵素阻害を必要としていない可能性がある．この種の抗てんかん薬の**トピラマート topiramate** は，尿の酸性化を障害し軽度から中等度のアシドーシスをきたすおそれがある．

高尿酸血症または**痛風 gout** の治療（第48章，炎症にかかわる統合薬理学：痛風参照）には，尿中の尿酸溶解度を高めるための尿のアルカリ化がある．尿酸溶解度が高くなると，尿中の尿酸の析出を防ぐことができ，尿酸腎症や腎結石を予防することにつながる．重炭酸（炭酸水素）の服用や必要ならば炭酸脱水酵素阻害薬を補って糸球体で濾過された炭酸水素の尿細管再吸収を抑制することで，尿のアルカリ化が可能である．

### 浸透圧利尿薬

**マンニトール mannitol** などの浸透圧利尿薬は，糸球体で濾過される低分子であるが，ネフロンでの再吸収は受けない．そのため，浸透圧利尿薬によって尿細管腔内に浸透圧性駆動力が作られ，水透過性ネフロン部位での水の再吸収が抑制される．浸透圧利尿薬の作用は，水の等浸透圧性再吸収が行われるPTで最も強く働く．浸透圧利尿薬は，ナトリウムの過剰排泄に伴う水の喪失を起こして意図しない高ナトリウム血症をもたらす危険性がある．あるいは，浸透圧利尿により尿量が増加するとナトリウム利尿も促進する可能性がある．それゆえに，臨床的な体液量状況や血清電解質を注意深くモニタリングすることが是認されている．マンニトールは**頭蓋内圧亢進 increased intracranial pressure** 時に緊急治療として最初に使用される．頭部外傷，脳出血，症状を伴う脳腫瘍などにおいて，マンニトールによる体血管容量の減少に続いて脳血管内容量の速やかな減少が起こり，上昇した頭蓋内圧を少なくとも一過性にでも減弱させることが可能である．

浸透圧利尿は，ある病理学的状況によって起こることがある．この現象は，日常的には高血糖時や放射線造影剤使用時によく見られる．糖尿病性高血糖では，糸球体濾過されたブドウ糖量がPTのブドウ糖再吸収能力を超えてしまっている．その結果，多量のブドウ糖がネフロン内腔にとどまり，浸透圧作用物質として尿細管内の水保持を強化するよう働き，そのため水の再吸収は減少する．放射線画像検査で使用される造影剤は，糸球体で濾過されるが尿細管上皮で再吸収されない．したがって，造影剤は浸透圧負荷を作り，浸透圧利尿作用が生じる．心血管状態が健常とはいえない患者においては，浸透圧利尿薬による血管内容量の減少が，器官灌流を低下させて低血圧や腎不全およびHFをまねくことがある．

## ループ利尿薬

いわゆるループ利尿薬は，ヘンレ係蹄（ループ）の太い上行脚（TAL）に作用する．この利尿薬は可逆的かつ競合的にTAL上皮細胞管腔側膜のNKCC2を阻害する（図20-7）．TALを通過する $Na^+$ 再吸収を抑制する最初の作用に加え，細胞通過型NaCl輸送の抑制は，TALでの管腔側陽性の上皮細胞電位差を減弱もしくは消失させる．その結果，カルシウムやマグネシウムといった二価陽イオンの傍細胞性再吸収も抑制される．下流のDCTの再吸収部位へ運搬される管腔内のカルシウムやマグネシウムが増加するため，それら二価陽イオンの尿中排泄量が増加する．そのため，ループ利尿薬の長期投与を必要とする患者においては，臨床上，低カルシウム血症や低マグネシウム血症をまねく可能性が有意に高くなる．さらに，下流へ運搬されるナトリウム量が上昇すると，CD主細胞に与える $Na^+$ 負荷が増大する．$Na^+$ 負荷の増大は，管腔内への $K^+$ と $H^+$ の分泌を刺激し，低カリウム血症や代謝性アルカローシスが起きやすくなる．このようなループ利尿薬使用時の臨床像を**体液減少性アルカローシス volume-contraction alkalosis** と呼ぶことがある．利尿薬関連性低カリウム血症は，冠動脈や心臓の機能不全を伴う状態では不整脈を起こしやすくする．

ループ利尿薬の基本型は**フロセミド furosemide** である．このクラスに属する薬物としては，bumetanide，**トラセミド torsemide**，**エタクリン酸 ethacrynic acid** がある．これらの薬物は，一般的に忍容性が高い．ループ利尿薬は，腎臓の電解質処理への作用とは別に用量依存的な**聴器毒性 ototoxicity** との関連性が指摘されているが，おそらく内リンパでの電解質処理も変化させるからであろう．そのため，ループ利尿薬は聴器毒性のあるアミノグリコシドとの併用は避けるべきである（第33章，細菌感染症の薬理学：DNA複製，転写，翻訳参照）．ループ利尿薬間のおもな違いは，その力価とアレルギー発症頻度である．bumetanideは他のループ利尿薬よりも約40倍強力である．フロセミド，bumetanide，トラセミドはすべて**スルホンアミド誘導体 sulfonamide derivative** であるが，ethacrynic acidはこの構造上分類のクラスには属さない．そのため，ethacrynic acidは，“サルファ”薬にアレルギーのある患者に対する治療選択肢の1つとなる．

TALはナトリウム再吸収能力が高いために，そこに作用するループ利尿薬はHFを背景とした肺水腫や末梢浮腫を急速に軽減させるための第一選択薬となっている．ループ利尿薬は肺水腫や末梢浮腫を発症する血管内圧閾値以下になる程度まで血管内容量を減少させる能力がある．これが，冒頭でCase提示したR氏の肺水腫および末梢浮腫の治療に用いたフロセミド静脈内投与の理論的根拠であった．アルブミン合成の低下（肝臓疾患）やタンパク排泄の増加（ネフローゼのタンパク尿）がもたらす低アルブミン血症は，血管内膠浸透浸圧を低下させ，浮腫を生じる．このような**浮腫の状態 edematous state** は，低用量ループ利尿薬を用いて治療することも可能である．

ループ利尿薬は，治療的にカルシウム利尿を促すために用いることができ，ゆえに高カルシウム血症をただちに軽減させるために使用することが可能である．**高カルシウム血症 hypercalcemia** を呈する病態には，副甲状腺機能亢進症をはじめ，副甲状腺ホルモン関連タンパクや他のカルシウム調節ホルモンが腫瘍から分泌されて起こる悪性腫瘍関連性高カルシウム血症がある（第31章，骨・ミネラルのホメオスタシスに関する薬理学参照）．ループ利尿薬は，**高カリウム血症 hyperkalemia** を軽減するためにも使用されている．高カリウム血症は，$K^+$ 保持性の薬物有害作用や食事性 $K^+$ が通常もしくは多い状況下で $K^+$ 尿中排泄が障害された腎不全などが原因となる．

**急性腎不全 acute renal failure** において，ループ利尿薬によって尿流量を増加させると，糸球体濾過量の減少した状態であっても体液平衡の臨床的管理が容易となる．しかしながら，尿排泄量が増加するとそれ自体が本質的に作用して，急性腎不全を誘発する虚血や有害物質イベントからの尿細管上皮細胞の回復を促進するとたびたびいわれてきた説を支持するエビデンスはない．

## サイアザイド系利尿薬

サイアザイド系利尿薬は，遠位曲尿細管（DCT）での NaCl 再吸収を阻害する（図 20-8）．これらの薬物は，尿細管の管腔側から作用し，DCT 細胞の管腔側膜にある NCC に競合的アンタゴニストとして働く．サイアザイドによるナトリウム利尿作用は控えめであるが，それはナトリウム再吸収の 90％がネフロンのサイアザイド作用部位の上流で起こるからである．とはいえサイアザイドは血管内容量の適度に減少させる．サイアザイドによる血管内容量の低下と，おそらく直接的な血管拡張作用も加わり体血圧を低下させる．

遠位尿細管は，電位非依存性 TRPV5 $Ca^{2+}$ チャネルを介した副甲状腺ホルモン調節性カルシウム再吸収部位でもある．サイアザイドは DCT の細胞通過型カルシウム再吸収を促進する．サイアザイドは，（高カルシウム尿がなければ一般的には行わない治療方法であるが）**骨粗鬆症 osteoporosis** における尿中への $Ca^{2+}$ 喪失を減少させたり，**腎結石 nephrolithiasis** リスク患者の高カルシウム尿を軽減させるために使用されてきた．NaCl 取込みの抑制が管腔側膜の $Ca^{2+}$ 流入を増強させるメカニズムについては未だ完全には解明されていないが，カルシウム応答に関しては管腔側膜の TRPV5 $Ca^{2+}$ チャネルと基底側膜の $Na^+/Ca^{2+}$ 交換体の発現の亢進が関与している．さらに推測的な話ではあるが，サイアザイドによる管腔側膜 NCC の抑制がもたらす細胞内 $Cl^-$ 濃度の低下は，基底側膜 $Cl^-$ チャネルを介した $Cl^-$ の流入を起こしやすくし，そして，その結果生じた膜の過分極が管腔側膜での $Ca^{2+}$ 流入を起こしやすくするかもしれない．マウスでは，サイアザイド系利尿薬の遠位尿細管 $Na^+$ 再吸収への抑制作用と同時に起こる $Ca^{2+}$ 再吸収への影響は，両者とも小型細胞内 $Ca^{2+}$ 結合タンパクパルブアルブミンの発現が必要である．しかし，NCC のサイアザイド結合受容体とパルブアルブミンをつなぐシグナル経路は依然よくわかっていない．

**ヒドロクロロチアジド hydrochlorothiazide** はサイアザイド系利尿薬の基本型である．ヒドロクロロチアジドは腎臓での電解質処理への作用に加え，耐糖能を低下させるため糖代謝障害のリスク患者において糖尿病が見つかることがある．この作用機序は不明であるが，薬物誘発性のインスリン分泌障害や末梢器官のインスリン感受性低下によるものと思われる．サイアザイド系利尿薬は QT 間隔延長をきたす抗不整脈薬（キニジンやソタロールなど）と併用すべきではない．それは，これらの薬物の併用投与は患者を**トルサードポワン**［**トルサード型心室頻拍**（多形性心室頻拍，第23章，心臓リズムの薬理学参照）］のリスクに曝すことになるからである．この副作用の機序は，サイアザイド誘発性低カリウム血症が関連していると思われ，低カリウム血症が催不整脈性を上昇させる（第23章参照）．

サイアザイド系利尿薬は高血圧治療の第一選択薬である（第25章参照）．サイアザイド系利尿薬が心血管関連死と総死亡の両者を減少させることが多くのランダム化比較試験で示されてきた．さらに，HF において相乗的利尿効果を目的としてループ利尿薬と併用してサイアザイド系利尿薬を用いることがよくある．ループ系利尿薬により遮断された TAL からサイアザイド系利尿薬により遮断された DCT へと運搬される尿は，$Na^+$ 量が増大した状態で CD へ到達するが，CD は増加した $Na^+$ を代償性に十分再吸収できるまで上方制御することができない，これが併用時に相乗効果を発揮できる理由である．ループ利尿薬と併用してサイアザイドを投与すると，CD 内の $Na^+$ が増えることにより $K^+$ と $H^+$ の分泌が増加し，その結果，低カリウム性代謝性アルカローシスをまねきやすくなるため，併用時はサイアザイド系利尿薬の投与量を注意深く検討しなければならない．ヒドロクロロチアジドは1日に数回内服しなければならない．長時間作用型のサイアザイドの**クロルタリドン chlorthalidone** は1日1回投与が可能であり，終末器官障害と関連のある夜間血圧上昇を防ぐ可能性がある．

脳下垂体後葉からのバソプレシン分泌障害や CD 主細胞の $V_2$ バソプレシン受容体からのシグナル経路の

障害のある患者は，終末ネフロンでの水再吸収ができない．このような患者は大量の低張尿を呈する．**中枢性尿崩症 central diabetes insipidus**（脳下垂体バソプレシン分泌障害）は，外因性バソプレシンアゴニストの**デスモプレシン desmopressin** を用いて治療することが可能である（第26章，視床下部と下垂体の薬理学参照）．**腎性尿崩症 nephrogenic diabetes insipidus** は，デスモプレシンには反応しないが，サイアザイド系利尿薬により適度の尿流量の**減少**をもたらすことができる．サイアザイドは，血管内容量を減少させECFを低下させることで，CDへ運搬される尿細管内水分量が低下し，ゆえに尿量が減少する．リチウム療法に合併する腎性尿崩症に対し，サイアザイドを用いたこれまでの治療は，アミロライドによる治療に置き換わる傾向にある（後述参照）．

## 集合管（カリウム保持性）利尿薬

カリウム保持性利尿薬は，他のすべての利尿薬分類とは対照的に，ネフロンでのカリウム再吸収を増加させる．このクラスの薬物は2つのうちのどちらか一方の機序により集合管（CD）主細胞の $Na^+$ 再吸収を阻害する．スピロノラクトンとエプレレノンは主細胞の $Na^+$ チャネルの新規合成を阻害し，一方，amiloride とトリアムテレンは主細胞管腔側膜の $Na^+$ チャネル活性を阻害する（図20-9）．

CD主細胞のENaCは，$\alpha$，$\beta$，$\gamma$ 相同サブユニットの複合体で構成されている．ナトリウムチャネルの発現制御は，おもにアルドステロンにより調節されており，アルドステロンはATⅡと血清カリウム濃度による制御下と副腎皮質球状帯から分泌される．循環血液中のアルドステロンは，CD主細胞内に入り細胞内のミネラルコルチコイド受容体に結合する．ミネラルコルチコイド受容体が活性化すると，$Na^+$ 処理に関与するタンパク質をエンコードするメッセンジャーRNA messenger RNA (mRNA) の転写が亢進するが，この $Na^+$ 処理に関与するタンパク質には管腔側膜に発現しているENaCや側底膜に発現している $Na^+/K^+$ ATPアーゼがある．ENaCの発現が亢進すると尿細管膜を通過して細胞内へ流入する $Na^+$ が増加する．$Na^+/K^+$ ATPアーゼ活性が亢進すると細胞質から側底膜を通過して間質へ放出される $Na^+$ が増加する．アルドステロンのこの2つの作用は上皮通過性 $Na^+$ 再吸収を亢進し，したがってECFの $Na^+$ 量や血管内容量を増加させる．

**スピロノラクトン spironolactone** と**エプレレノン eplerenone** は，ミネラルコルチコイド受容体に結合し，その核内移行を阻害することによりアルドステロンの作用を抑制する．近年の研究によると，本態性高血圧患者の最大20%はアルドステロン値が上昇していると報告されている．ミネラルコルチコイド受容体アンタゴニストは高血圧治療に使用されるが，特に肥満関連性高血圧に対してはその効果がより高い印象がある．肥満患者でこのアンタゴニストの感受性が高くなるのは，脂肪細胞容積が増大することで放出されるいくつかの因子によりアルドステロン合成が亢進するためと考えられている．**amiloride** と**トリアムテレン triamterene** は，主細胞の管腔側膜ENaC $Na^+$ チャネルの競合的アンタゴニストである．これらの薬物も，高血圧治療に用いられている．両タイプのカリウム保持性利尿薬は**高カリウム血症 hyperkalemia** を起こす可能性があるが，それはいずれの機序も起電性 $Na^+$ 吸収を抑制するため，経上皮管腔側の正常陰性電位が低下し，それがCDからのカリウム分泌のための駆動力を低下させてしまうためである．ENaCを介した $Na^+$ 吸収が低下しても $H^+$ 分泌が減少して**代謝性アシドーシス metabolic acidosis** をもたらす可能性がある．スピロノラクトンはミネラルコルチコイド受容体だけでなくアンドロゲン受容体も阻害するため，この交差反応が男性のインポテンスや女性化乳房といった副作用を起こす可能性がある．エプレレノンは，スピロノラクトンと比較し選択性が高いため，これらの副作用発生率が低い．

カリウム保持性利尿薬の単独投与による利尿作用は軽度であるが，それは糸球体濾過された $Na^+$ の集合管再吸収率が1～5%しかないためである．しかし，カリウム保持性利尿薬は，ループ利尿薬などのより近位部で作用する利尿薬の作用増強薬となることができる．また，サイアザイドによるカリウム喪失作用を相殺するために使用されることもある．amiloride とトリアムテレンは，リドル症候群 Liddle syndrome の治療の際に選択される薬物である．リドル症候群は，主細胞のENaC $Na^+$ チャネルの $\beta$ または $\gamma$ サブユニットの機能獲得型変異により発症する常染色体優性遺伝による希少疾患である．amiloride はENaCを介したリチウムイオン（$Li^+$）取込みを遮断し，動物実験であるが $Li^+$ による急性および慢性の尿濃縮能障害を軽減し予防する．

カリウム保持性利尿薬は，臨床的にはHFや肝不全の他，アルドステロン代謝の低下を伴う疾患など，ミネラルコルチコイド過剰状態に続く低カリウム血症性アルカローシスの治療に使用される．膠質浸透圧の低下により血管内へのECFの移行が障害されている時に，急速あるいは多量に利尿がつき過ぎると心血管障害のリスク高くなるが，スピロノラクトンやエプレレノンは利尿作用が軽度であるがゆえにそのリスクは小さい．したがって，ミネラルコルチコイド受容体アンタゴニストは，肝不全に続いて起こる血漿タンパク質の合成障害が原因となる腹水や浮腫の治療の際に選択される利尿薬である．

ミネラルコルチコイド受容体アンタゴニストが心筋虚血時の心機能を保護することや，HF の進展を遅らせることが複数の研究により示されている．スピロノラクトンやエプレレノンが HF 患者と心筋梗塞後の心機能障害患者(駆出率＜40%)の死亡率を低下させる．これが，冒頭で Case 提示した R 氏にスピロノラクトンが処方された理由である．さらに，R 氏の Case のように，HF 患者に対しスピロノラクトンまたはエプレレノンと併用して ACE 阻害薬がよく処方される．これらの薬物はすべて $K^+$ 排泄を低下させるため，血清 $K^+$ 値を注意深くモニターするべきである．

ミネラルコルチコイド受容体アンタゴニストが心機能を保護するメカニズムは，マクロファージへのミネラルコルチコイド作用などパラクリン作用型のアルドステロンシグナル経路が一部原因となって起こる心臓の線維化がおそらく関係している．ミネラルコルチコイドアンタゴニストは，グルコース-6-リン酸デヒドロゲナーゼの活性に対するアルドステロン依存的な抑制を減弱する作用もあるが，このデヒドロゲナーゼ活性には血管内皮細胞や尿細管上皮細胞の酸化ストレスに対して重要な細胞保護作用がある．ミネラルコルチコイドアンタゴニストには，慢性腎疾患や腎線維化の進行を遅らせる効果がある．

## まとめと今後の方向性

本章では，ECF の制御についての生理学および病態生理学を概説した．血管内容量を制御することにより，十分な器官灌流圧が維持され，腎臓による血漿からの老廃物の濾過を可能とする環境が確保される．ECF 量の調節は，動脈と心房の壁圧の変化に応答する統合制御された神経ホルモン機構が行っている．この体液性因子は，腎臓の $Na^+$ 処理にかかわる数多くのステップを変化させることにより，食事性 $Na^+$ 摂取と $Na^+$ 排泄との恒常的バランスを維持している．浮腫が亢進するのは，体液漏出に向かわせる毛細血管静水圧勾配が，それとは反対向きの血管内腔へ体液流入を向かわせる膠浸透圧性駆動力を超えた時である．ECF 量の制御不全に対する薬理学的治療には，神経ホルモンシグナルの修飾や腎 $Na^+$ 再吸収の直接的抑制がある．ACE 阻害薬は AT I から AT II への変換を防ぐが，このクラスの薬は血管拡張という重要な作用を有している．アンジオテンシン受容体拮抗薬とレニン阻害薬もアンジオテンシン-アルドステロン系の阻害に有用である．ACE 阻害薬とアンジオテンシン受容体拮抗薬には，心臓や腎臓，血管の肥大化や線維化の進展を遅延させる有益な作用がある．BND（nesiritide）は非代償性心不全の治療に使用され，terlipressin は門脈圧亢進症の治療に向けて研究が進められている．

利尿薬はネフロンの $Na^+$ 再吸収を変化させる薬物であり，二次的に他のイオンの再吸収や分泌も変化させる．利尿のメカニズムを理解するうえで不可欠なことは，ネフロンの機能的機構を理解することである．浸透圧利尿薬はネフロン内を通過する水の浸透圧保持によって尿流量を増やすが，この浸透圧利尿薬を除いて，利尿薬の特性によるクラス分類はネフロンの各 4 部位を標的としている．(1) アセタゾラミドなどの炭酸脱水酵素阻害薬は，PT での $Na^+$ と $HCO_3^-$ の再吸収を低下させる．(2) フロセミドなどのループ利尿薬は，ヘンレ係蹄の TAL の管腔側膜 $Na^+$-$K^+$-$2Cl^-$ ポンプによる $Na^+$ と $Cl^-$ の再吸収を抑制する．(3) ヒドロクロロチアジドなどのサイアザイドは，DCT の管腔側膜 NCC を抑制する．(4) スピロノラクトンや amiloride のようなカリウム保持性利尿薬は，それぞれ CD のアルドステロン受容体や ENaC 管腔側膜 $Na^+$ チャネルを阻害する．利尿薬の使用において重要なことは，高血圧の治療目的が第一であり，浮腫の治療目的が第二であるということである．

ECF 量制御の薬理学における今後の開発は，電解質や水の輸送体だけでなく体液のホメオスタシスの破綻にかかわる体液性因子経路の阻害もしくは増強が注目される傾向にある．特異的 $V_2$ バソプレシン受容体アンタゴニストは，ADH 値もしくはその活性の上昇により体液量過多となった状態において使われることが多くなっていくであろう．$V_2$ 受容体アンタゴニストは，常染色体優性多発性囊胞腎の囊胞形成の進展を遅延させることが有望視されてきた．アクアポリン遮断薬 aquaretics は，体液ホメオスタシス制御を目的として現在開発中で，アクアグリセロポリン遮断薬は，皮膚のコンディションに関する治療や脂質代謝の修飾薬として研究が進められている．$Cl^-$ チャネル拮抗薬と $K^+$ チャネル拮抗薬は，先天性下痢だけでなく毒物性や感染性腸炎における体液喪失に対する治療に向けて開発中である．$Cl^-$ チャネル刺激薬と $K^+$ チャネル刺激薬は，嚢胞性線維症や乾燥症候群，胆汁性肝硬変の肺，消化管，尿生殖器における低分泌性障害の治療薬として開発中である．CA II は，虚血や低酸素組織における酸性 pH の環境下では硝酸還元酵素として作用するため一酸化窒素を生成することが近年報告されている．意外なことに，CA II の硝酸還元酵素活性は，スルホンアミド炭酸脱水酵素阻害薬によって活性化されるが，その活性化作用は，炭酸脱水酵素活性を抑制している状態であっても見られる．この特性は，炭酸脱水酵素阻害薬の投与時に見られる血管拡張を説明するものであると思われ，この古典的薬物の新規使用法について検討が進められている．

RAAS を阻害する新規薬物には，中性エンドペプチダーゼ阻害薬，（プロ）レニン受容体アンタゴニスト，$AT_2$ 受容体拮抗薬，選択的エンドセリン受容体アンタゴニスト，そして高力価・高選択性のナトリウム利尿ペプチドがある．後半の薬物は，非代償性心不全治療や肝不全による腹水の治療においてさらに重要性が増していく傾向にある．RAAS に作用する薬物は，腎臓や心臓の線維化の遅延，ACE 阻害薬や $AT_1$ 受容体拮抗薬，ミネラルコルチコイド受容体遮断薬の作用の強化や改善においても有用性が示されていくであろう．これらの薬物は，非選択的や細胞特異的な栄養作用も有している．その一例として，培養や異種移植片の上皮細胞成長因子受容体 ERBB2 陰性乳がん細胞の増殖亢進における $AT_1$ 受容体の関与が挙げられる．$AT_1$ 受容体遮断薬は乳がん細胞の異種移植片の成長を遅延させることが報告されている．したがって，$AT_1$ 受容体の遮断が，従来の治療に反応しない乳がんに対する合理的な補助療法になる可能性がある．

## 推奨文献

Christova M, Alper SL. Core curriculum in nephrology. Tubular transport: Core curriculum 2010. *Am J Kidney Dis* 2010; 56:1202–1217. (*Annotated review of transport by renal tubular epithelial cells.*)

Ernst ME, Moser M. Drug therapy: use of diuretics in patients with hypertension. *N Engl J Med* 2009;361:2153–2164. (*Clinical pharmacology of diuretics.*)

Greenberg A, Verbalis JG. Vasopressin receptor antagonists. *Kidney Int* 2006;69:2124–2130. (*Introduction to the physiology and clinical indications of this drug class.*)

Okusa MD, Ellison DH. Physiology and pathophysiology of diuretic action. In: Alpern RJ, Hebert SC, eds. *The kidney: physiology and pathophysiology.* 4th ed. Philadelphia: Lippincott Williams & Wilkins; 2008:1051–1094; Chapter 37. (*Full discussion of the physiology and pathophysiology of diuretic action.*)

Palmer BF, Sterns RH. Fluid, electrolyte, and acid base disturbances. *NephSAP (American Society of Nephrology)* 2009;8:61–165. (*Updated nephrology board review summary and questions about fluid and electrolyte disorders.*)

Potter LR, Yoder AR, Flora DR, Antos LK, Dickey DM. Natriuretic peptides: their structures, receptors, physiological functions, and therapeutic applications. *Handb Exp Pharmacol* 2009;191:341–366. (*Overview of natriuretic peptide physiology in volume regulation.*)

## 主要薬物一覧：第 20 章　体液調節の薬理学

| 薬　物 | 臨床応用 | 副作用（重篤なものは太字で示す） | 禁　忌 | 治療的考察 |
|---|---|---|---|---|
| **レニン阻害薬**<br>メカニズム—レニンを抑制してアンジオテンシノーゲンからアンジオテンシン I への変換が減弱する．そのため，アンジオテンシン変換酵素（ACE）の基質が減少し，それに続いて細動脈の収縮，アルドステロンシステム，腎近位尿細管 NaCl 再吸収，抗利用ホルモン（ADH）分泌が抑制される． | | | | |
| **アリスキレン** | 高血圧 | **低血圧，急性腎不全，血管性浮腫**<br>発疹，下痢，咳嗽 | 妊婦<br>高カリウム血症<br>血管性浮腫の既往<br>シクロスポリン治療中 | CYP3A4 による肝代謝（ただし極めて小さい）を介した肝胆汁排泄である．<br>単剤治療中の高カリウム血症．<br>血漿中薬物濃度と半減期はアトルバスタチンやケトコナゾールとの併用により増加，フロセミドとの併用により減少する．<br>慢性腎臓病患者において尿中タンパクを減少させる． |
| **アンジオテンシン変換酵素（ACE）阻害薬**<br>メカニズム—ACE の抑制によりアンジオテンシン（AT）I から AT II への変換が減弱する．そのため，細動脈の収縮，アルドステロンシステム，腎近位尿細管の NaCl 再吸収，ADH 分泌が抑制される．さらに，ACE 阻害薬はブラジキニンの分解も抑制するために血管拡張を増強する． | | | | |
| **カプトリル**<br>**エナラプリル**<br>**ramipril**<br>**ベナゼプリル**<br>**fosinopril**<br>**moexipril**<br>**ペリンドプリル**<br>**キナプリル**<br>**トランドラプリル**<br>**リシノプリル** | 高血圧<br>心不全<br>糖尿病性腎症<br>心筋梗塞 | **血管性浮腫（黒人患者に比較的多い），無顆粒球症，好中球減少症**<br>咳嗽，浮腫，低血圧，発疹，女性化乳房，高カリウム血症，タンパク尿 | 血管性浮腫の既往<br>両側腎動脈狭窄<br>腎不全<br>妊婦 | ACE 阻害薬には 3 つの代謝パターンがある．(1) 活性型薬物として投与され体内で活性型代謝物に変化する（カプトプリルなど），(2) エステルプロドラッグとして血漿中で活性型代謝物に変換される（エナラプリル，ramipril など），(3) 活性型薬物として投与され未変化体として排泄される（リシノプリル）．<br>咳嗽と血管性浮腫はブラジキニンの作用により起こる．血管性浮腫は 0.1 ～ 0.2% の患者に治療開始 1 週間以内に起こり生命危機にかかわることがある．<br>両側腎動脈狭窄を有する患者に初回投与時の低血圧や急性腎不全が見られる傾向にある．カリウム保持性利尿薬との併用で高カリウム血症が生じやすい．<br>ACE 阻害薬は心不全時や心筋梗塞後の心筋収縮障害および糖尿病性腎症の進行を遅延させる．<br>アロプリノールとの併用でスティーブンス・ジョンソン症候群 Stevens-Johnson syndrome やアナフィラキシーなどの過敏症のリスクが高くなる可能性を示した症例報告がある． |
| **アンジオテンシン II 受容体拮抗薬**<br>メカニズム—$AT_1$ 受容体におけるアンジオテンシン II の作用を拮抗し，さらに間接的に血管拡張性の $AT_2$ 受容体活性も刺激すると思われる． | | | | |
| **カンデサルタチン**<br>**イルベサルタン**<br>**ロサルタン**<br>**テルミサルタン**<br>**バルサルタン** | 高血圧<br>糖尿病性腎症<br>心不全<br>心筋梗塞<br>脳卒中予防 | **血小板減少症，横紋筋融解症，血管性浮腫**<br>低血圧，下痢，虚弱，動揺性めまい | 両側性腎動脈狭窄症<br>妊婦 | アンジオテンシン受容体拮抗薬（ARB）とも称されている．<br>咳嗽や血管性浮腫は生じないが，ACE 阻害薬と比較して血管拡張作用は弱い．<br>ACE 阻害薬との併用で重症心不全の生存率に有利に作用する可能性がある．さらに，$AT_1$ 受容体拮抗薬が脳卒中に対して保護的に作用する可能性もある．<br>当初は ACE 阻害薬に対し耐えがたい反応が出た患者にのみ処方されたが，現在は高血圧治療の第一選択薬としての潜在力があると考えられている． |

**主要薬物一覧：第 20 章　体液調節の薬理学（続き）**

| 薬　物 | 臨床応用 | 副作用（重篤なものは太字で示す） | 禁　忌 | 治療的考察 |
|---|---|---|---|---|
| **B 型ナトリウム利尿ペプチド（BNP）**<br>メカニズム—BNP は血管平滑筋細胞と内皮細胞の膜結合型グアニル酸シクラーゼ受容体 NPR-A に結合して，細胞内 cGMP 濃度が上昇するため血管平滑筋が弛緩する．さらに心筋細胞への直接作用も有している． | | | | |
| **nesiritide** | 非代償性心不全急性期 | **低血圧，不整脈，腎不全**<br>頭痛，錯乱，傾眠，振戦，掻痒，悪心 | 心原性ショック<br>収縮期血圧 90 未満 | nesiritide は肺毛細血管楔入圧と体血管抵抗を低下させ，1 回拍出量などの心血行動態のパラメーターを改善する．<br>nesiritide はドブタミンと比較して不整脈出現率が低い可能性がある．<br>急性心不全の状態では低血圧と腎不全が生じやすい．<br>低血圧発症リスクは ACE 阻害薬との併用で増加する．<br>nesiritide はアルドステロンとエンドセリン-1 の血中濃度を低下させる． |
| **バソプレシン受容体（$V_2$）アンタゴニスト**<br>メカニズム—$V_2$ 受容体に対しては強力な，$V_1$ 受容体に対しては比較的弱いアンタゴニスト作用を有し，集合管管腔側膜の $V_2$ 受容体共役型アクアポリンチャネルを介したバソプレシン刺激による水再吸収を阻害する． | | | | |
| **conivaptan**<br>**トルバプタン** | 循環血液量正常型低ナトリウム血症<br>SIADH<br>心不全<br>肝硬変腹水<br>常食染色体優性多発性嚢胞腎 | **心房細動**<br>起立性低血圧，高血圧，末梢性浮腫，投与部位副反応，低カリウム血症，口渇，消化不良，頭痛，多尿 | 強力な CYP3A4 阻害薬との併用<br>循環血液量低下型低ナトリウム血症 | conivaptan は $V_2$ および $V_1$ 受容体に対し比較的非選択性であり，静脈内投与をしなければならない．<br>トルバプタンは経口投与可能であり，$V_2$ 選択性の薬物である．<br>$V_2$ 受容体選択性アンタゴニストのトルバプタンが常食染色体優性多発性嚢胞腎のバソプレシン誘発性腎嚢胞の進展を遅延させることが臨床試験において明らかにされた． |
| **炭酸脱水酵素阻害薬**<br>メカニズム—近位尿細管の細胞質性炭酸脱水酵素Ⅱと管腔側炭酸脱水酵素Ⅳを非競合的かつ可逆的に阻害してナトリウムと重炭酸塩の再吸収を抑制する．その結果，重炭酸ナトリウムはネフロンのさらに遠位部位へと輸送されることになる． | | | | |
| **アセタゾウミド** | 高山病<br>心不全<br>てんかん<br>緑内障 | **代謝性アシドーシス，スルホンアミドによる有害反応（アナフィラキシー，血液疾患，多形紅斑，劇症型肝壊死，スティーブンス・ジョンソン症候群，中毒性表皮壊死症）**<br>下痢，体重および食欲減少，耳鳴り，悪心，嘔吐，知覚異常，眠気，多尿 | 副腎不全<br>慢性閉塞隅角緑内障<br>肝硬変<br>低ナトリウム血症 / 低カリウム血症<br>高塩素性アシドーシス<br>重度の肝疾患・腎疾患 | 臨床使用において軽度～中等度の代謝性アシドーシスを起こすことがある．<br>心不全時に酸塩基平行を改善するために使用されることがある．<br>緑内障において毛様体突起の炭酸脱水酵素を抑制すると，房水分泌が減少し上昇した眼内圧が低下すると考えられている．<br>急性高山病に対して予防的に使用されるが，その効果は脳室脈絡叢と上衣，脳呼吸中枢，血液脳関門への作用によると推測されている．<br>炭酸脱水酵素阻害薬は尿をアルカリ化し内因性有機陰イオン（尿酸）や外因性有機陰イオン（アスピリン）の尿中排泄を増加させる．そのため，高尿酸血症や痛風の治療に使用することができる．<br>アスピリンはアセタゾラミドの血中濃度を上昇させるため，中枢神経（CNS）毒性を呈するに至る危険性がある． |

## 主要薬物一覧：第 20 章　体液調節の薬理学（続き）

| 薬　物 | 臨床応用 | 副作用（重篤なものは太字で示す） | 禁　忌 | 治療的考察 |
|---|---|---|---|---|
| **浸透圧利尿薬**<br>メカニズム—浸透圧により作用をもたらす．糸球体で濾過されるがネフロンで再吸収を受けない．そのため，尿細管管腔内に浸透圧をもたらし，水透過ネフロン部位を介しての水再吸収を制限する． | | | | |
| **マンニトール** | 脳浮腫<br>眼内圧上昇時<br>急性腎不全における乏尿予防 | **血栓性静脈炎，アシドーシス，てんかん，尿閉，肺水腫**<br>低血圧，動悸，体液や電解質の不均衡，下痢，悪心，鼻炎 | 無尿<br>重度の脱水<br>マンニトール投与開始後の心不全，肺うっ血，腎不全 | 強力なナトリウム利尿を促進するため体液量の注意深いモニタリングが必要である．<br>過剰な Na 排泄による水分喪失のために予期せぬ高ナトリウム血症を起こすことがある．<br>おもに頭部外傷，脳出血，症候性脳腫瘍などにおいて頭蓋内圧を急速に低下させるために使用される．稀であるがコンパートメント症候群の治療にも用いられることがある． |
| **ループ利尿薬**<br>メカニズム—ヘンレ係蹄の太い上行脚における管腔側細胞膜上の $Na^+/K^+/Cl^-$ 共輸送体 NKCC2 を可逆的かつ競合的に阻害してナトリウム再吸収を抑制する．さらに，管腔側陽性の上皮細胞電位差を減弱もしくは消失する． | | | | |
| **フロセミド**<br>**ブメタニド**<br>**トラセミド**<br>**エタクリン酸** | 高血圧<br>急性肺水腫<br>心不全，肝硬変，腎不全に伴う浮腫<br>高カルシウム血症<br>高カリウム血症 | **低血圧，多形性紅斑，スティーブンス・ジョンソン症候群，膵炎，再生不良性貧血，溶血性貧血，白血球減少症，血小板減少症**<br>体液濃縮性アルカローシス，聴毒性（用量依存性），低カリウム血症，高尿酸血症，低マグネシウム血症，高血糖，発疹，筋けいれん，筋攣縮，頭痛，霧視，消化不良，尿糖 | スルホンアミドに対する過敏症（フロセミド，ブメタニド，トラセミドは禁忌）<br>無尿<br>アミノグリコシドとの併用で聴毒性作用と腎毒性作用のリスクが増加 | ブメタニドは他のループ利尿薬と比較して約 40 倍強力である．フロセミド，ブメタニド，トラセミドはすべてのスルホンアミド誘導体であるが，エタクリン酸はそれとは異なった化学構造である．<br>心不全時の肺水腫や末梢浮腫を速やかに除去するための初期治療薬である．（ネフローゼ症候群や肝疾患などの）低アルブミン血症における低浸透圧によって生じる浮腫に対して低用量のループ利尿薬を用いることができる．<br>高カルシウム血症や高カリウム血症の軽減のために使用されることもある．<br>エタクリン酸はスルホンアミドに対するアレルギーを有する患者に使用される． |
| **サイアザイド利尿薬**<br>メカニズム—遠位曲尿細管（DCT）細胞の管腔側膜にある NCC（$Na^+/Cl^-$ 共輸送体）に競合的アンタゴニストとして作用して NaCl 再吸収を阻害する．さらに，DCT の細胞通過型カルシウム再吸収を促進する． | | | | |
| **ヒドロクロロチアジド**<br>**bendroflumethiazide**<br>**hydroflumethiazide**<br>**polythiazide**<br>**クロルタリドン**<br>**metolazone**<br>**インダパミド** | 高血圧<br>心不全，肝硬変，腎不全，コルチコステロイドやエストロゲン治療に伴う浮腫に対する補助的治療薬 | **不整脈，スティーブンス・ジョンソン症候群，中毒性表皮壊死症，膵炎，肝毒性作用，全身性エリテマトーデス**<br>低血圧，血管炎，日光過敏症，電解質異常，低カリウム血症，代謝性アルカローシス，高血糖，高尿酸血症，消化不良，頭痛，霧視，勃起不全，不穏 | 無尿<br>スルホンアミドに対する過敏症<br>QT 間隔延長を生じうる薬物との併用 | 高血圧治療の第一選択薬であり，心不全において相乗的利尿効果を目的としてループ利尿薬と併用することもある．<br>腎結石リスク患者の高カルシウム尿の軽減や，（稀であるが）骨粗鬆症患者の尿中への $Ca^{2+}$ 喪失の減少を目的として使用される．<br>ヒドロクロロチアジドは耐糖能を低下させるため，糖代謝障害リスク患者において糖尿病が発見される可能性がある．<br>QT 間隔延長をきたす抗不整脈薬と併用すべきではない．<br>腎性尿崩症患者において，逆説的であるがチアジド系利尿薬により適度の尿流量の減少をもたらすことが可能である． |

**主要薬物一覧：第 20 章　体液調節の薬理学（続き）**

| 薬　物 | 臨床応用 | 副作用（重篤なものは太字で示す） | 禁　忌 | 治療的考察 |
|---|---|---|---|---|
| **集合管（カリウム保持性）利尿薬**<br>メカニズム―スピロノラクトンとエプレレノンはミネラルコルチコイド受容体に結合し，その核内移行を阻害することによりアルドステロンの作用を抑制する．amiloide と triamteren は主細胞の管腔側膜 ENaC $Na^+$ チャネルの競合的抑制薬である． | | | | |
| **スピロノラクトン**<br>**エプレレノン** | 高血圧<br>心不全，肝硬変（腹水の有無に関係なし），ネフローゼ症候群に伴う浮腫<br>低カリウム血症<br>原発性アルドステロン症<br>尋常性痤瘡（スピロノラクトン）<br>女性の多毛症 | **高カリウム血症性代謝性アシドーシス，消化管出血，無顆粒球症，全身性エリテマトーデス，乳がん（未確定）**<br>女性化乳房，消化不良，倦怠感，月経不順，勃起不全，発疹 | 無尿<br>高カリウム血症<br>急性腎不全 | カリウム保持性利尿薬は単独投与による利尿作用は軽度であるが，尿細管近位部で作用するループ利尿薬の作用を増強させることが可能である．<br>サイアザイドによるカリウム喪失作用を相殺するためにサイアザイドと併用されることがある．<br>スピロノラクトンはミネラルコルチコイド受容体だけでなくアンドロゲン受容体も阻害するため，この交差反応により男性のインポテンスや女性化乳房を起こすことがあるが，痤瘡や多毛症の女性患者に対しては治療的有益性を発揮する．エプレレノンはこのような抗アンドロゲン作用は小さい．<br>心不全や肝不全の，アルドステロン代謝の低下を伴う疾患において，ミネラルコルチコイド過剰状態に続く低カリウム血症性アルカローシスの治療に使用される．<br>スピロノラクトンとエプレレノンは心不全患者の死亡率を低下させる．そのメカニズムはパラクリン作用型のアルドステロンシグナル経路が関与する心臓の線維化の抑制によると考えられている． |
| **amiloride**<br>**トリアムテレン** | 高血圧<br>リドル症候群 | **造血系疾患，腎毒性（トリアムテレン），高カリウム血症性代謝性アシドーシス**<br>起立性低血圧，高カリウム血症，消化不良，頭痛 | スピロノラクトンと同様 | amiloride とトリアムテレンはリドル症候群の治療の際に選択される薬物である．リドル症候群は ENaC $Na^+$ チャネルの $\beta$ または $\gamma$ サブユニットの機能獲得型変異により高血圧を発症する常染色体優性遺伝の希少疾患である． |

# 21

# 血管緊張の薬理学

Deborah Yeh Chong and Thomas Michel



## はじめに

**血管緊張 vascular tone**（血管平滑筋収縮の強さ）は，心拍出量とともに適切な組織灌流を決定づける因子である．狭心症をはじめ高血圧症，レイノー現象 Raynaud phenomenon，片頭痛など血管緊張制御不全を伴う幅広い病態において血管緊張重要性が注目されている．血管径を調節する主要因子が分子レベルで解明され，様々な刺激に対して適切な血管緊張を維持するために複数のメカニズムが複雑に配列されているようである．このような調節経路への薬理学的介入によって，血管緊張調節障害に対する治療がすでに数多く成功しており，将来，様々な血管疾患を制御するさらに優れた治療が可能となることが期待されている．

## 血管平滑筋の収縮と弛緩の生理学

血管緊張は，組織血液灌流に重要な調節因子であり，需要に見合った十分な $O_2$ や栄養を組織が受け取れるかどうかに影響する．$O_2$ の需要と供給との微妙なバランスは，すべての組織の機能，特に心筋にとって重要である．血管緊張は，心筋における $O_2$ の需要と供給の両者を決定づける重要な因子である．心筋への $O_2$ 供給は冠動脈の緊張に依存し，心筋の $O_2$ 需要は全身の細動脈（抵抗血管）と静脈（容量血管）の緊張に依存している．

### 血管抵抗と血管容量

体循環における動脈と静脈の緊張は，心筋の $O_2$ 需要バランスを変化させる際に重要で独自の役割を果たしている．心筋の $O_2$ 需要を変化させる主要決定因子は，心拍数，心筋収縮力，心室壁応力である．心室壁

## Case

63歳男性のGF氏は，高血圧症，糖尿病，高コレステロール血症の既往があり，最近，労作時の胸痛頻度が増加し始めた．最初の症状から1週間後，芝刈りの最中に胸痛発作を起こした．胸痛が始まって20分後，妻が常用しているNTG舌下錠を2錠服用した．舌下して2~3分後で症状はかなり軽快した．気分がよくなり，以前，友人がくれたシルデナフィル（バイアグラ®）を1錠服用した．シルデナフィルを服用して2~3分後，顔が紅潮し拍動性頭痛と動悸を自覚した．立った状態でふらつきを感じ意識を消失した．急遽，救急治療部に搬送され，重度の低血圧が判明した．ただちに両下肢を挙上したまま仰向けにされ，意識が回復するまでモニターが装着された．医師は，フェニレフリンといったαアドレナリン受容体アゴニストの投与を考慮したが，仰向けになって間もなく低血圧は改善したため，薬理学的介入は必要なくなった．回復後，医師はGF氏への病状説明のなかで，処方されていない薬を服用することの危険性の他，特に有機硝酸塩とシルデナフィルとの併用の危険性について話した．

### Questions

1. NTG舌下錠が胸痛を速やかに緩和させる作用機序はどのようなものか？
2. NTGの一般的な副作用は何か？
3. シルデナフィルと有機硝酸塩との相互作用で重度の低血圧が起きるのはなぜか？
4. シルデナフィルを使用中の男性には$Ca^{2+}$チャネル拮抗薬のような硝酸塩以外の降圧薬も使用禁忌か？　薬物相互作用の有無を予想するために役立つ薬物作用のメカニズムにはどのようなものがあるか？

応力は以下の式で表すことができる．

$$\sigma = (P \times r)/2h \qquad \text{式 21-1}$$

σは心室壁応力，$P$は心室内圧，$r$は心室内腔半径，$h$は心室壁厚である．体循環細動脈の緊張は収縮期心室壁応力に，静脈の緊張は拡張期心室壁応力に影響する．細動脈の緊張は，**体血管抵抗 systemic vascular resistance**，すなわち動脈圧を直接制御している．

$$MAP = SVR \times CO \qquad \text{式 21-2}$$

*MAP*（mean arterial pressure）は平均動脈圧，*SVR*（systemic vascular resistance）は体血管抵抗，*CO*（cardiac output）は心拍出量である．収縮期には，血液が送り出されるためには心室内圧が動脈圧を超えていなければならない．**後負荷 afterload**（収縮期心室壁応力）は，心室が血液を駆出するために凌駕すべき抵抗力に相当する．心室と大動脈との間に閉塞がなければ，収縮期血圧によって収縮期心室壁応力（後負荷）を概算できる．

動脈灌流における**血管抵抗**は細動脈の緊張によって決まる重要パラメーターであるが，静脈灌流における**血管容量**もまた静脈の緊張によって決まる重要パラメーターである．**静脈血管容量 venous capacitance** は心室への静脈還流量を制御しているが，この静脈還流量は心室拡張末期容量の主要決定因子である．**前負荷 preload**（拡張末期心室壁応力）は収縮直前の心室心筋線維にかかる張力に相当し，拡張末期の心室の容積また圧によって概算できる．したがって，静脈緊張によって心室拡張末期の壁応力（前負荷）が決まる．図21-1と表21-1は，心筋における$O_2$の需給と供給が冠動脈，体循環細動脈，容量血管の静脈の緊張に依存していることをまとめたものであり，これらのタイプの異なる血管の緊張の変化が心血管生理学における重要なパラメーターをどのように変えるかを示している（心筋における$O_2$の需要と供給の決定因子に関するさらに詳細な図表については，第25章，心血管系にかかわる薬理学総論：高血圧，虚血性心疾患，心不全参照）．

心筋における$O_2$の需要と供給のバランスは，適切な組織灌流を維持するために慎重に調節されていなければならない．組織灌流量が減少すると$O_2$が不足し**虚血 ischemia** が生じる（他方，組織灌流量が適切であっても$O_2$が不足している場合は**低酸素症 hypoxia** が生じる）．**心筋虚血 myocardial ischemia** は，心筋における$O_2$の需要と供給のバランスが崩れた時に生じ，つまり冠血流が心臓の必要とする$O_2$量に十分見合うだけの血流量に達していない状態である．$O_2$の需要と供給のバランスが崩壊する潜在的原因は多様で

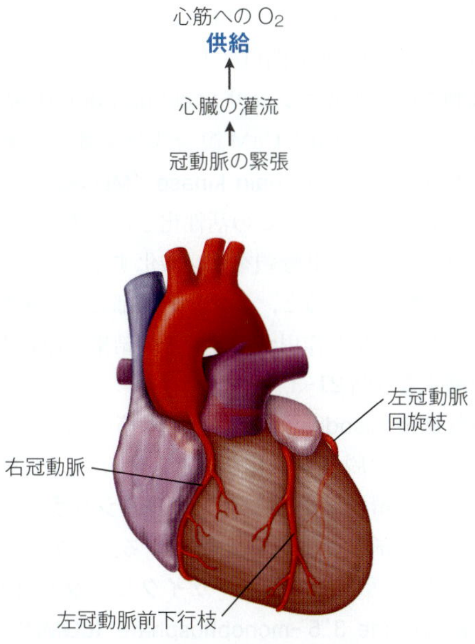


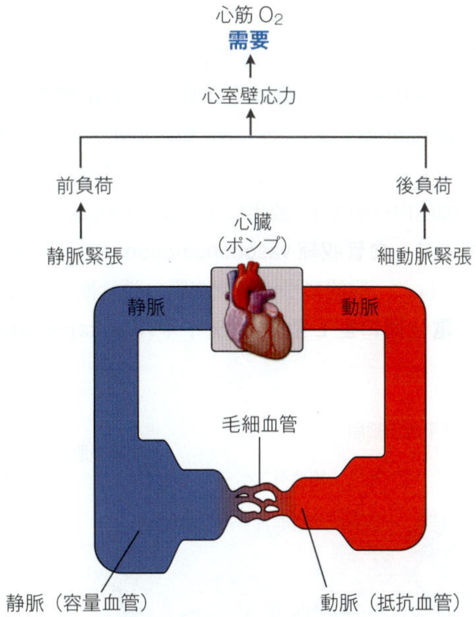


**図 21-1 心筋における酸素の需要と供給**

心筋への $O_2$ 供給量(**左図**)は心臓の灌流量に依存するが,その灌流量は(他の因子もあるが)冠動脈の血管緊張によって調節されている.おもな冠動脈は心臓の心外膜表面に見られる.心筋の $O_2$ 需要は(**右図**)は心室壁応力に依存するが,その心室壁応力は前負荷(静脈緊張)と後負荷(動脈緊張)の作用を反映している.静脈緊張は心臓への血液還流量を制御することにより心筋 $O_2$ 需要に影響するが,その血液還流量は拡張末期心室壁応力に影響する.細動脈緊張は,体血管抵抗 systemic vascular resistance (SVR),すなわち心臓が収縮する際に受ける圧を制御することにより筋 $O_2$ 需要に影響する.したがって,細動脈緊張は収縮期心室壁応力に影響する.

**表 21-1 血管緊張と心血管生理パラメーターとの関係**

| 血管の種類 | 心血管生理パラメーター |
|---|---|
| 冠動脈 | 心筋への $O_2$ 供給 |
| 細動脈 | 後負荷<br>心筋の $O_2$ 需要<br>局所の心筋血流 |
| 容量血管の静脈 | 静脈容量<br>前負荷<br>心筋の $O_2$ 需要 |

単純化モデルでは,心血管生理に対する薬物の作用は,薬物が作用する血管の種類に基づいて予測することができる.冠動脈拡張薬は心筋への $O_2$ 供給を増加させる.細動脈拡張薬は後負荷を減少させるが,静脈拡張薬は前負荷を軽減させる.すなわち,細動脈拡張薬と静脈拡張薬はともに心筋の $O_2$ 需要を減らすことになる.

あるが,心筋虚血の原因の大半は,(特に冠動脈疾患において)血管緊張の異常による様相を含んでいる.心筋虚血の病態生理および血管緊張の異常による他疾患の病態生理についての詳細については,第 25 章を参照のこと.

胸痛,いわゆる**狭心症発作** angina pectoris は,必発ではないが心筋虚血の一般的な症状である.GF 氏の冠動脈疾患リスクファクター(糖尿病,高血圧症,高コレステロール血症,年齢,男性)と芝刈り時の労作時胸痛より,胸痛は狭心症の徴候であった可能性が高い.狭心症症状に対してよく使用される治療薬の 1 つが**ニトログリセリン** nitroglycerin (NTG) (狭心症に対して一般的に処方される有機硝酸塩)であり,NTG は,血管緊張を低下させ(後述参照),心筋における $O_2$ の需要と供給のミスマッチを是正する薬物である.実際に GF 氏は,妻の NTG を使用して胸痛が緩和される経験をした.NTG やその他の血管緊張作動薬の作用をさらに深く理解するためには,血管平滑筋の収縮・弛緩を制御する分子メカニズムを正しく理解することが不可欠である.

## 血管平滑筋の収縮と弛緩

血管緊張の制御因子は,血管平滑筋のアクチン-ミオシン収縮装置に作用することにより機能する.他の筋細胞と同様に,アクチンとミオシンとの相互作用により収縮が生じ,この相互作用は細胞内カルシウムイオン ($Ca^{2+}$) 濃度によって制御されている(図 21-2).細胞膜を隔てた大きな $Ca^{2+}$ 濃度較差(細胞外 $Ca^{2+}$ 濃度 $=2\times10^{-3}$ M;細胞内 $Ca^{2+}$ 濃度 $=10^{-7}$ M)は,細胞膜の $Ca^{2+}$ 不透過性と $Ca^{2+}$ を細胞質から細胞外へ能動的に汲み出す細胞膜上のポンプによって維持されている．血管平滑筋細胞が刺激されると，２つのメカニズムによって細胞内 $Ca^{2+}$ 濃度が上昇する．まず１つ目は，平滑筋細胞膜の**電位開口型 $Ca^{2+}$ 選択的チャネル voltage-gated $Ca^{2+}$-selective channel** を介した細胞内への $Ca^{2+}$ 流入である．そして２つ目は，筋小胞体から細胞内への $Ca^{2+}$ 放出による細胞内 $Ca^{2+}$ 濃度の上昇である．**血管収縮 vasoconstriction**（血管平滑筋の収縮）は，一般的に平滑筋細胞膜の脱分極中に細胞膜上の**電位開口型Ｌ型 $Ca^{2+}$ チャネル voltage-gated L-type $Ca^{2+}$ channel** が開口することにより始まる．この $Ca^{2+}$ チャネルの開口により $Ca^{2+}$ が細胞内へ流入し細胞質内のカルモジュリン calmodulin（CaM）を活性化させる．$Ca^{2+}$-CaM 複合体は**ミオシン軽鎖キナーゼ myosin light chain kinase（MLCK）**に結合しこれを活性化するが，この活性化したミオシン軽鎖キナーゼはミオシンII軽鎖をリン酸化する．ミオシン軽鎖がリン酸化されると，ミオシン頭部とアクチンフィラメントとの相互作用が起き，その結果，血管平滑筋が収縮する（図 21-3，左図）．

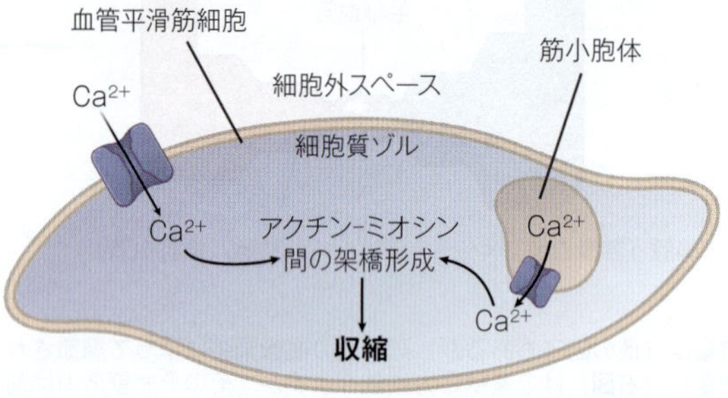


**図 21-2　血管平滑筋細胞収縮のための $Ca^{2+}$ 供給源**
細胞質内 $Ca^{2+}$ 濃度は低いが（$10^{-7}$M），細胞外や筋小胞体内の $Ca^{2+}$ 濃度は高い（$2×10^{-3}$M）．$Ca^{2+}$ は $Ca^{2+}$ 選択的チャネルを介して細胞外スペースや筋小胞体内部から細胞質内に流入する．細胞質内 $Ca^{2+}$ 濃度が増加するとアクチン-ミオシン間の架橋形成が促され収縮が生じる．

**血管拡張 vasodilation**（血管平滑筋の弛緩）は，ミオシン軽鎖の脱リン酸化により生じる．この脱リン酸化は，平滑筋細胞内で**グアニル酸シクラーゼ**（後述参照）が活性化されると増強する．グアニル酸シクラーゼが活性化すると，**サイクリック GMP cyclic guanosine 3′,5′-monophosphate（cGMP）**の生成が亢進する．この cGMP は，**サイクリック GMP 依存性プロテインキナーゼ cyclic guanosine 3′,5′-monophosphate-dependent protein kinase** を刺激し，そして**ミオシン軽鎖ホスファターゼ myosin light chain phosphatase** を活性化させる．ミオシン軽鎖の脱リン酸化によりミオシン頭部とアクチンとの相互作用が抑制され，その結果，平滑筋が弛緩する（図 21-

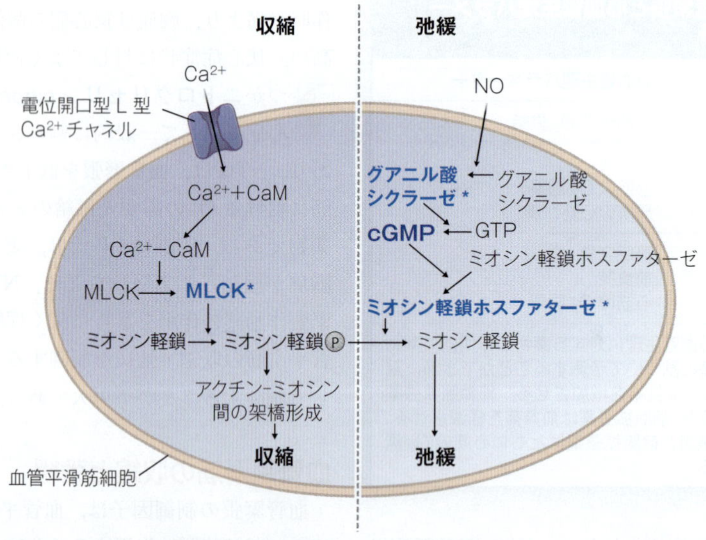


**図 21-3　血管平滑筋細胞の収縮と弛緩のメカニズム**
血管平滑筋細胞の収縮と弛緩は，複数の細胞内シグナル伝達物質の協調作用により制御されている．電位開口型Ｌ型 $Ca^{2+}$ チャネルを介しての $Ca^{2+}$ 流入（**左図**）が収縮における最初の刺激である．細胞内への $Ca^{2+}$ 流入はカルモジュリン（CaM）を活性化する．$Ca^{2+}$-CaM 複合体がミオシン軽鎖キナーゼ（MLCK）を活性化してミオシン軽鎖をリン酸化する．リン酸化されたミオシン軽鎖はアクチンとの相互作用によりアクチン-ミオシン間に架橋を形成するが，これは血管平滑筋の収縮を開始するためのプロセスである．弛緩（**右図**）はミオシン軽鎖を脱リン酸化（すなわち不活化）するための複数のステップが協調してできた一連の反応である．NO が細胞内に拡散してグアニル酸シクラーゼを活性化する．活性化したグアニル酸シクラーゼはグアノシン三リン酸 guanosine triphosphate（GTP）からサイクリック GMP（cGMP）への変換を触媒する．cGMP は cGMP 依存性プロテインキナーゼを刺激し（**図示せず**），cGMP 依存性プロテインキナーゼはミオシン軽鎖ホスファターゼを活性化し，その活性化によりミオシン軽鎖が脱リン酸化されてアクチン-ミオシン間の架橋形成を抑制する．その結果，血管平滑筋細胞が弛緩する．活性化を受けた酵素は（*）と**青色**で示されている．

3，右図）．

## 血管緊張の制御

血管緊張は多彩なメカニズムによって制御されている．最近の研究は，血管緊張の調節における血管内皮細胞と血管平滑筋細胞との相互作用の重要性を強調している．自律神経系や多くの神経ホルモン伝達物質も血管平滑筋の収縮と弛緩を制御している．このような多くの生理学的メカニズムが，現在の創薬研究の礎となっている．

### 血管内皮

血管内皮が血管緊張を制御するための複数のシグナル伝達が，過去20年に及ぶ研究によって明らかにされてきた．内皮細胞は多くのシグナル伝達物質を生成し，多様な刺激に応答して多くの遺伝子発現を変化させる．ここでは薬理学的に最も適切な標的のうちの2つ，つまり一酸化窒素（NO）とエンドセリンについて解説する．

#### 一酸化窒素

内皮細胞を剥離した血管に直接アセチルコリンを投与すると血管収縮が起こるが，正常内皮細胞を有する血管に投与すると血管拡張が起こる（図21-4）．この観察結果から血管緊張の調節における内皮細胞の働きが初めて認識された．“内皮細胞へのムスカリン様アセチルコリン刺激によって内皮細胞内で血管拡張作用分子が生成され，この分子が内皮細胞直下の血管平滑筋細胞内に分散しグアニル酸シクラーゼを活性化する”との仮説が立てられた．この仮説上の血管拡張因子は，**内皮細胞由来血管弛緩因子 endothelial-derived relaxing factor**（**EDRF**）と呼ばれた．

EDRF分子がNOであると同定される以前に，**ニトログリセリン nitroglycerin**（**NTG**）が体内で代謝されてNOを形成し，このNOが血管平滑筋を弛緩させることはすでに知られていた．これらの知見に基づいて，内皮細胞から放出されるEDRFは，広範囲にわたる生体分子と反応して細胞応答を惹起する気体分子のNOであるという仮説が立てられ，後にその仮説が正しいことが証明された．

アセチルコリンが内皮細胞におけるNO合成を促進するリガンドとして最初に同定されたが，その後，他にも多くのメディエーターが同様のリガンドとして報告されている．**ずり応力 shear stress**，アセチルコリン，ヒスタミン，ブラジキニン，スフィンゴシン-1-リン酸，セロトニン，サブスタンスP，アデノシン三リン酸 adenosine triphosphate（ATP）など，これらはすべて血管内皮細胞によるNO合成を促進させる．NOは，$Ca^{2+}$-CaM誘発性NO合成酵素ファミリーにより生成される．**内皮型一酸化窒素合成酵素 endothelial isoform of nitric oxide synthase**（**eNOS**）は，内皮細胞のNO合成を担い，血管緊張や血小板凝集の制御において重要な役割を果たしている．血管緊張の調節におけるNOの重要性は，eNOS欠損マウスが高血圧症を発症するという事実から明らかである．

近年，NOの血管拡張作用が，血管平滑筋細胞におけるグアニル酸シクラーゼの活性化だけでなく，$Ca^{2+}$依存性カリウムイオン（$K^{+}$）チャネルの活性化も介している可能性が示されている（図21-4）．NOは，グアニル酸シクラーゼ非依存的なメカニズムにより直

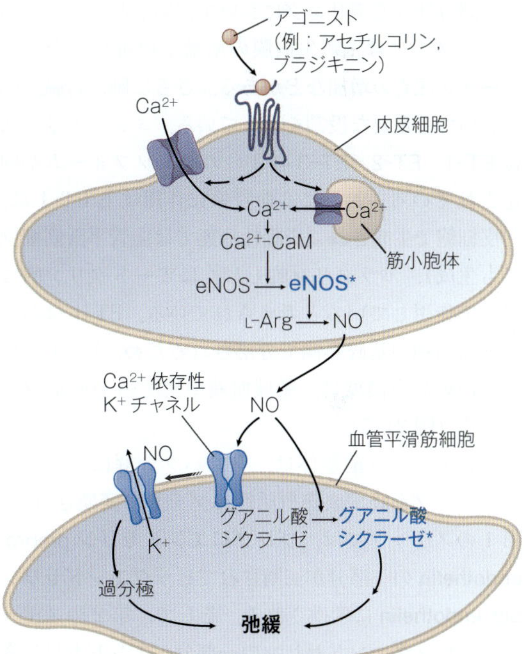


**図21-4 一酸化窒素を介した血管平滑筋弛緩における血管内皮制御**

血管内皮細胞によるNO産生が血管平滑筋細胞の弛緩の程度を調節している．NO産生はアセチルコリンやブラジキニンなどのアゴニストにより刺激を受ける．これらのアゴニストが受容体を刺激すると$Ca^{2+}$セカンドメッセンジャー系を活性化し細胞質内への$Ca^{2+}$直接流入を促進する．細胞内$Ca^{2+}$の上昇により内皮型一酸化窒素合成酵素（eNOS）を刺激する$Ca^{2+}$-カルモジュリンCaM複合体が活性化を受ける．このeNOSはL-アルギニンL-arginine（L-Arg，アミノ酸の一種）からNO合成を触媒する酵素である．NOは内皮細胞から下層の血管平滑筋細胞へと拡散し，平滑筋内でグアニル酸シクラーゼを活性化することにより平滑筋細胞を弛緩させる（図21-3参照）．NOは直接$Ca^{2+}$依存性$K^{+}$チャネルを直接活性化する．このように同時進行するシグナル伝達経路は血管平滑筋細胞を過分極させることによって血管平滑筋を弛緩させる．活性化を受けた酵素は（*）と**青色**で示されている．

接 $Ca^{2+}$ 依存性 $K^+$ チャネルを刺激し，その結果，細胞の過分極とそれに続く血管拡張をもたらすと考えられている（$K^+$ チャネルの開口から過分極および血管拡張に至るまでの詳しい機序についてはさらに以下で説明する）.

## エンドセリン

**エンドセリン endothelin** は，21 個のアミノ酸からなる血管収縮作用性ペプチドで，これまでに発見されたなかで最も強力な内因性血管収縮因子である．エンドセリンは，NO の機能的“鏡像”と考えることができる．すなわち，NO が強力な内皮細胞由来血管拡張因子であるのに対し，エンドセリンは強力な内皮細胞由来血管収縮因子である．エンドセリンは，血管への作用に加え心臓への正の変力作用や変時作用も有し，心血管系のリモデリングにも関与している．エンドセリン誘導性リモデリングにおいて提唱されているそのメカニズムには，新生内膜の増殖や線維化に至るコラーゲン沈着の増加などがある．さらに肺，腎臓，脳においても重要な役割を担っている．エンドセリンには **ET-1**，**ET-2**，**ET-3** の3つのアイソフォームが同定されている．おもに心血管系に作用する ET-1 は，内皮細胞で生成され（炎症性病態では血管平滑筋細胞でも生成），パラクリン的もしくはオートクリン的に局所で作用していると考えられている．ET-1 はおもに内皮細胞の基底膜側で分泌されるため，ET-1 の血管壁内の局所濃度は，循環血液中濃度の 100 倍以上である（図 21-5）.

エンドセリン前駆体は，タンパク分解による2つのステップを経て成熟型活性ペプチドに変換される．第1のステップでは，**プレプロエンドセリン prepro-endothelin** の一部分が切断されて**ビッグエンドセリン big endothelin** に変換される．そして，第2のステップで，ビッグエンドセリンの一部分が**エンドセリン変換酵素 endothelin-converting enzyme** によって切断されてエンドセリンに変換される．エンドセリン受容体には，$ET_A$ と $ET_B$ の2つのサブタイプが存在する．$ET_A$ と $ET_B$ のいずれもGタンパク質共役型受容体であり，その受容体の効果器はホスホリパーゼCを介するシグナル伝達系が関与しているものが多い．ET-1 は，血管平滑筋細胞膜上の $ET_A$ 受容体だけでなく，内皮細胞膜上と血管平滑筋細胞膜上の $ET_B$ 受容体にも結合する．血管平滑筋細胞の $ET_A$ 受容体は，血管収縮に関与する．$ET_B$ 受容体は，血管内皮細胞優位に存在しプロスタサイクリンや NO の放出による血管拡張に関与する．$ET_B$ 受容体は血管平滑筋細胞にも認められが，ここでは血管収縮性に作用する.

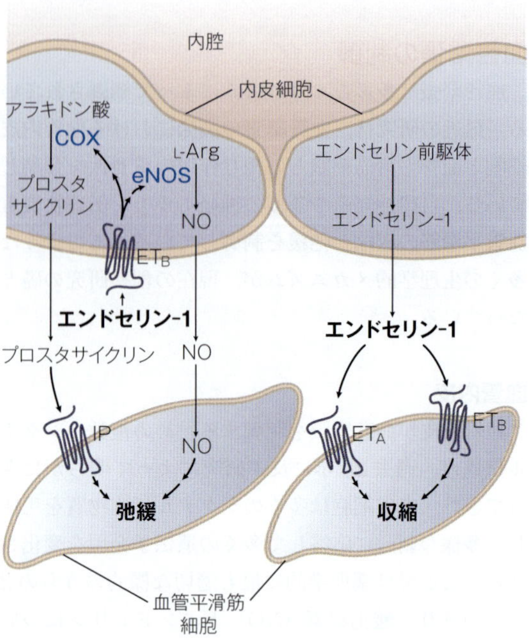


**図 21-5 血管壁に対するエンドセリンの作用**
エンドセリンは血管平滑筋細胞の収縮と弛緩の調節に関与している．内皮細胞内のエンドセリン前駆体はエンドセリン-1 へと変換される．エンドセリン-1 は内皮細胞の基底膜側より分泌され，血管平滑筋細胞膜上の $ET_A$ 受容体と $ET_B$ 受容体との相互作用を呈する．これらの受容体が活性化すると未だ十分には解明されていないメカニズムによって収縮刺激を受ける．$ET_B$ 受容体は内皮細胞上にも発現している．内皮 $ET_B$ が活性化するとシクロオキシゲナーゼ cyclooxygenase（COX）を刺激し，活性化した COX はアラキドン酸からのプロスタサイクリン生成を触媒する．プロスタサイクリンは内皮細胞から血管平滑筋細胞膜へと拡散しイソプロスタノイド isoprostanoid（IP）受容体に結合し活性化する．$ET_B$ が活性化すると内皮型一酸化窒素合成酵素（eNOS）も刺激し，活性化した eNOS はアルギニン（L-Arg）からの NO 合成を触媒する．プロスタサイクリンと NO のいずれも血管平滑筋細胞の弛緩を刺激する.

## 自律神経系

交感神経系は血管緊張を決定づける重要な因子である．ある特定の交感神経節後ニューロンの興奮により，血管平滑筋細胞上に至る神経終末からノルアドレナリン（ノルエピネフリン）が放出される．血管平滑筋細胞において，$\alpha_1$ アドレナリン受容体の活性化は血管収縮を生じるが，$\beta_2$ アドレナリン受容体の活性化は血管拡張性に作用する．いわゆる“攻撃・逃避反応 fight or flight response”時に血流が減少する器官（皮膚や内臓など）においては，ノルアドレナリンの作用は，$\beta_2$ アドレナリン受容体刺激よりも $\alpha_1$ アドレナリン受容体刺激による作用が強い．したがって，このような器官の血管床におけるノルアドレナリンの最終的な作用は，血管収縮性に働くことになる.

副交感神経線維は血管に分布していないことから，副交感神経系が血管緊張に及ぼす影響はほとんどない．

### 神経ホルモンによる制御メカニズム

多くの神経ホルモン伝達物質が血管平滑筋細胞，内皮細胞，ニューロンに働いて血管緊張を制御している．例えば，副腎から分泌される血中カテコールアミン［アドレナリン（エピネフリン）など］は，血管平滑筋細胞の$\alpha_1$アドレナリン受容体と$\beta_2$アドレナリン受容体を介して血管緊張に作用する．前述のように，$\alpha_1$アドレナリン受容体刺激は血管収縮性に，$\beta_2$アドレナリン受容体刺激は血管拡張性に作用する．神経ホルモン伝達物質の他の例としてはアンジオテンシンIIが挙げられ，アンジオテンシンIIは1型アンジオテンシンII受容体 angiotensin II receptor subtype 1（$AT_1$）を刺激して細動脈の収縮と血管容量の増加に作用する．すなわち，アルドステロンはミネラルコルチコイド（電解質コルチコイド，鉱質コルチコイド）受容体を介して作用して血管容量を増加させ，ナトリウム利尿ペプチドは水容量過負荷刺激により腎ナトリウム利尿（ナトリウム排泄）を促進させかつ内皮細胞と血管平滑筋細胞のグアニル酸シクラーゼを刺激して血管を拡張させ，抗利尿ホルモン/アルギニンバソプレシンは細動脈の$V_1$受容体を刺激して細動脈を収縮させ，かつ腎臓の$V_2$受容体を活性化して血管内水容量を増加させる．ここで述べた伝達物質は体液容量調節においても重要な役割を有しており，第20章，体液調節の薬理学で詳しく説明されている．

### 局所伝達物質による制御メカニズム

局所においても複数の制御メカニズムが関連し合って血管緊張を変化させている．自己調節能はホメオスタシス維持メカニズムの1つであり，そのメカニズムにおいて血管平滑筋細胞は灌流圧の上昇に対しては血管を収縮させることにより，灌流圧の低下に対しては血管を拡張させることにより相対的に一定レベルの血流を維持している（血流量＝灌流圧/血管抵抗）．血管緊張や血流は，近傍組織で生成される$H^+$（水素イオン），$CO_2$，$O_2$，アデノシン，乳酸，$K^+$といった代謝物によっても調節されている．生命維持に不可欠な器官（心臓，脳，肺，腎臓など）の血管床においては，血管緊張調節は局所メカニズムが主であるため，局所代謝の需要に合うように血流や$O_2$の供給を速やかに調節することができるのである．

## 薬理学上の分類

本章で解説する薬理学的作動物質はすべて**血管拡張薬** vasodilator であり，すなわち血管平滑筋や隣接する血管内皮細胞に作用して血管緊張を低下させる薬物である．血管拡張薬の大半は，血管平滑筋細胞のアクチン-ミオシン複合体の収縮を減弱させることにより作用する．血管拡張薬には多くの種類がある（図21-6）．**有機硝酸塩** organic nitrate と**ニトロプルシドナトリウム** sodium nitroprusside などの薬理学的NO供与体は，グアニル酸シクラーゼを活性化してミオシン軽鎖を脱リン酸化することにより血管を拡張させる．**サイクリックGMPホスホジエステラーゼ5型阻害薬** cyclic guanosine 3′,5′-monophosphate phosphodiesterase type V（cGMP PDE5）inhibitor は，NO供与体の場合と同様の分子シグナル経路に作用してcGMP加水分解を抑制してミオシン軽鎖の脱リン酸化を促進させるが，この作用は特に陰茎海綿体の平滑筋において顕著である．**$Ca^{2+}$チャネル拮抗薬**は，細胞内$Ca^{2+}$濃度を低下させることにより血管を拡張させる．**$K^+$チャネル開口薬** $K^+$ channel opener は，ATP感受性$K^+$チャネルを開口させて血管を拡張させる．$K^+$チャネルの開口により細胞の過分極が起こると$Ca^{2+}$の細胞内流入と血管平滑筋収縮に必須の電位開口型$Ca^{2+}$チャネルの活性を抑制することで血管を拡張する．**エンドセリン受容体アンタゴニスト** endothelin receptor antagonist は，エンドセリン関連性血管収縮を抑制する．**$\alpha_1$アドレナリン受容体アンタゴニスト** $\alpha_1$-adrenergic antagonist は，内因性のアドレナリンとノルアドレナリンの血管収縮作用を抑制する．**アンジオテンシン変換酵素（ACE）阻害薬** angiotensin converting enzyme（ACE）inhibitor と**1型アンジオテンシンII受容体（$AT_1$）拮抗薬** angiotensin II receptor subtype 1（$AT_1$）antagonist は，それぞれアンジオテンシンII産生の抑制（ACE阻害薬）とアンジオテンシンIIの$AT_1$受容体への作用の遮断（$AT_1$受容体拮抗薬）によって内因性アンジオテンシンIIの血管収縮作用を抑制する．**ヒドララジン** hydralazine と**$\beta$アドレナリン受容体アンタゴニスト** $\beta$-adrenergic antagonist も血管緊張を変化させる．これら薬理学的分類と薬物について以下で解説する．

### 有機硝酸塩，吸入一酸化窒素，ニトロプルシド

有機硝酸塩は，現在使用されている最も古い心疾患治療薬の1つである．通常**ニトログリセリン** nitroglycerin（NTG）と呼ばれている**三硝酸グリセリン**

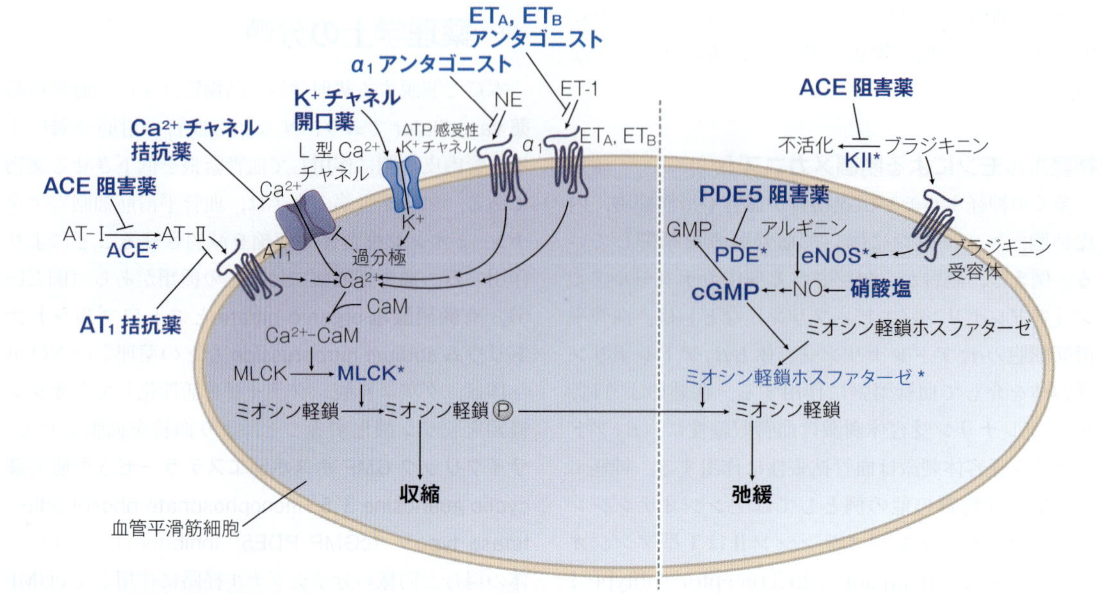


**図 21-6　血管拡張薬の作用部位**

血管拡張薬は血管平滑筋細胞のいくつかの部位に作用する．**左図**：$Ca^{2+}$ チャネル拮抗薬と $K^+$ チャネル開口薬はＬ型 $Ca^{2+}$ チャネル活性を抑制することにより血管平滑筋内への $Ca^{2+}$ 流入を抑制する．アンジオテンシン変換酵素（ACE）阻害薬，１型アンジオテンシンⅡ受容体（$AT_1$）拮抗薬，$\alpha_1$ アンタゴニスト，エンドセリン受容体（$ET_A$，$ET_B$）アンタゴニストはいずれも細胞内 $Ca^{2+}$ シグナル伝達を減弱させる．細胞内 $Ca^{2+}$ が減少すると血管平滑筋細胞の収縮が減弱し拡張に傾くことになる．**右図**：ACE 阻害薬はキニナーゼⅡ kininaseⅡ（KⅡ）を抑制し，その結果，ブラジキニン量を増加させる．硝酸塩は NO を遊離する．シルデナフィルや他のホスホジエステラーゼ（PDE）を抑制する．これらの薬物はいずれもサイクリックグアノシン 3′,5′-リン酸（cGMP）を増やすが，この作用により血管平滑筋の弛緩が促される．活性化を受けた酵素は（*）と**青色**で示されている．$\alpha_1$：$\alpha_1$ アドレナリン受容体，$\alpha_1$-adrenergic receptor，AT-Ⅰ：アンジオテンシンⅠ，angiotensinⅠ，AT-Ⅱ：アンジオテンシンⅡ，CaM：カルモジュリン，eNOS：内皮型一酸化窒素合成酵素，ET-1：エンドセリン-1，endothelin-1，MLCK：ミオシン軽鎖キナーゼ．

**glyceryl trinitrate** は，狭心症症状の緩和を目的として100年以上前に初めて用いられるようになった．有機硝酸塩は，安定狭心症といった古典的な治療適応だけでなく，不安定狭心症，急性心筋梗塞，高血圧症，急性心不全，慢性心不全などの治療にも適応がある（第25章参照）．

## 作用メカニズム

有機硝酸塩は，体内で化学反応により還元されて NO を遊離する．NO は体液や細胞膜に可溶性の気体であり，グアニル酸シクラーゼのヘムタンパクなど様々な生体分子に直接作用することがある．さらに NO は化学反応による変換を受けてシステイン（スルフヒドリル）残基やグルタチオンなどの低分子細胞内チオールを含んだ S-ニトロソチオール基を形成する．すでに述べたが，NO は血管平滑筋を弛緩させる内因性のシグナル伝達分子である．

さまざまな種類の有機硝酸塩は，それぞれ異なった化学的もしくは生化学的なメカニズムによって NO を増加させるが，有機硝酸塩の代謝については現在も不明な点が残されている．細胞外と細胞内の還元物質（チオール基など）の関与していることが報告されている（図 21-7）．有機硝酸塩から NO 放出までの代謝において，組織内ミトコンドリアのアルデヒドデヒドロゲナーゼのようなある特定の酵素が触媒している可能性が高く，したがって，特定の血管を“標的として”酵素による有機硝酸塩からの NO を放出させることができるとの仮説がある．他方，組織特異的な硝酸塩の代謝に関するいくつかのシグナル伝達経路が，（チオールプールが関連するような）非酵素的である可能性もある．いずれにせよ，**NO が動脈と静脈の両者を拡張させるが，治療用量では静脈の拡張作用の方が強いこと**は明らかである．NO による静脈血管拡張により静脈血管容量が増大し，右心系への静脈還流量が減少するため両心室の拡張末期圧と容積が減少する．このように前負荷が低下すると心筋の $O_2$ 需要が減少する．有機硝酸塩の血中濃度がさらに高くなると，動脈血管拡張作用も起こると思われる．反射性頻脈がなければ，動脈血管拡張により体血管抵抗の低下と収縮期の心室壁応力（後負荷）の減少がもたらされるため心筋の $O_2$ 需要が少なくなる．

NTG は，冠循環においておもに心外膜冠動脈を拡張させ（図 21-8），冠抵抗血管（冠細動脈など）への作用は非常に弱い．冠抵抗血管に対し強力な拡張作用

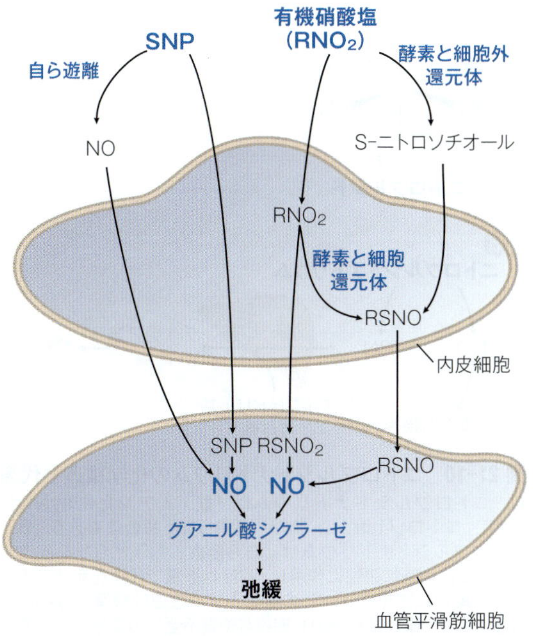


**図 21-7 有機硝酸塩とニトロプルシドナトリウムの生体内変化**

有機硝酸塩とニトロプルシドナトリウム（SNP）はそれぞれ異なったメカニズムにより局所の NO 量を増やす．有機硝酸塩は $RNO_2$ といった化学構造を有している．ニトロ基は特異的酵素や細胞内外の還元体（例えばチオールなど）の存在下で還元されて NO を発生する．それに対し，SNP では酵素に頼らず自ら NO を遊離する．いずれの薬物も NO の生成を介して弛緩作用を呈する．しかしながら，有機硝酸塩は特異的細胞内酵素や還元体を必要とするためその作用は組織によって異なる可能性がある．SNP は自ら NO へ変換するため，選択的に血管床のみを拡張することはない．

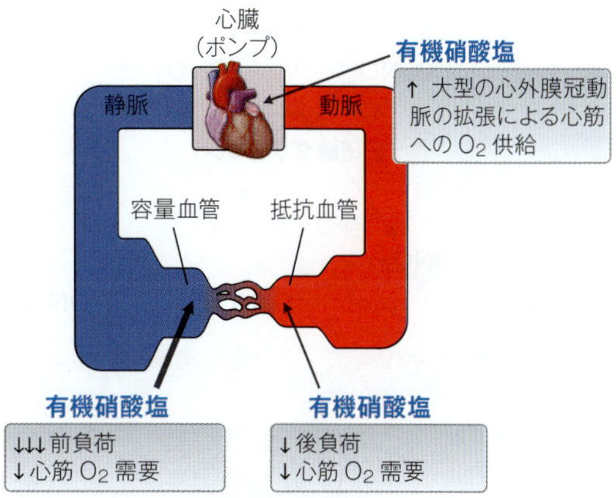


**図 21-8 有機硝酸塩の作用部位**

有機硝酸塩のおもな作用は静脈容量血管への血管拡張作用である．この選択性のために前負荷を著明に減少させることになり，その結果，心筋 $O_2$ 需要の減少をもたらす．有機硝酸塩は細動脈抵抗血管も軽度に拡張するため，後負荷を減少させ心筋 $O_2$ 需要を減らすことになる．大型の心外膜冠動脈の拡張により，心筋への $O_2$ 供給は軽度増加する．＊↑上昇，↓低下を示す．

を有する**ジピリダモール** dipyridamole のような薬物を用いた際に**冠動脈スチール現象** coronary steal phenomenon が起きることがあるが（第 22 章，止血と血栓の薬理学参照），NTG は細い冠細動脈よりも太い心外膜冠動脈への拡張作用が強いために冠動脈スチール現象を生じにくい．しかし，硝酸塩による太い心外膜冠動脈に対する血管拡張作用が，狭心症患者における硝酸塩の有効性にどの程度関与しているのかは明らかではない．冠動脈疾患患者で心筋の慢性的な $O_2$ 不足を伴っていると，自動調節機構により冠動脈が最大拡張しており，血管拡張薬による冠血流増加は期待できないはずである．さらに硬化やカルシウム沈着を伴うアテローム性変化をきたした冠動脈は，冠動脈拡張薬を用いても拡張は得られないであろう．

臨床現場で有機硝酸塩を投与する際，心外膜冠動脈の拡張を十分に得られる用量は危険を伴う可能性が高い．というのは，この用量では末梢の細動脈を過度に拡張させ治療抵抗性の低血圧を誘発してしまう可能性があるからである．平均動脈圧の過度の低下は，めまいやふらつき，場合によっては失神を生じることがあり，さらに心筋虚血に至ることさえある．冠血流は拡張期の大動脈と心内膜側との圧較差に依存しているため，大動脈拡張期圧が著明に低下すると心臓に十分な $O_2$ を供給できなくなってしまう．さらに低血圧は反射性頻脈を起こしやすく，拡張期時間の短縮に伴う心筋灌流時間の短縮によって心筋への $O_2$ 供給量が減少してしまう．すでに述べたように，反射性頻脈は，心筋の $O_2$ 消費量も増加させ，心筋におけるデリケートな $O_2$ の需要と供給のバランスに悪影響を及ぼす．大動脈弓と頸動脈洞の圧受容器が血圧の低下を感知すると，この**反射性頻脈** reflex tachycardia が起こる．しかしながら明らかな心不全を有する患者には，反射性頻脈は起こりにくい．以上のことから，硝酸塩は心不全患者において有意な反射性頻脈を起こすことなく，（静脈拡張作用や拡張末期圧の低下作用によって）肺うっ血を緩和させるために使用することが可能である．有機硝酸塩の副作用は過度の血管拡張に由来し，皮膚血管床の拡張による潮紅や脳動脈の拡張による頭痛などがある．

現在，有機硝酸塩は数種類の製剤が使用可能である．最も日常的に使用される有機硝酸塩として，**ニトログリセリン** nitroglycerin（NTG），**二硝酸イソソルビド** isosorbide dinitrate，**一硝酸イソソルビド** isosorbide 5-mononitrate がある（図 21-9）．これらの有機硝酸塩はすべて共通した作用メカニズムを有しているが，投与経路や薬物動態が異なっているため，多彩な臨床状況に応じて使用する治療薬が異なることになる．

**吸入一酸化窒素ガス** inhaled nitric oxide gas は，

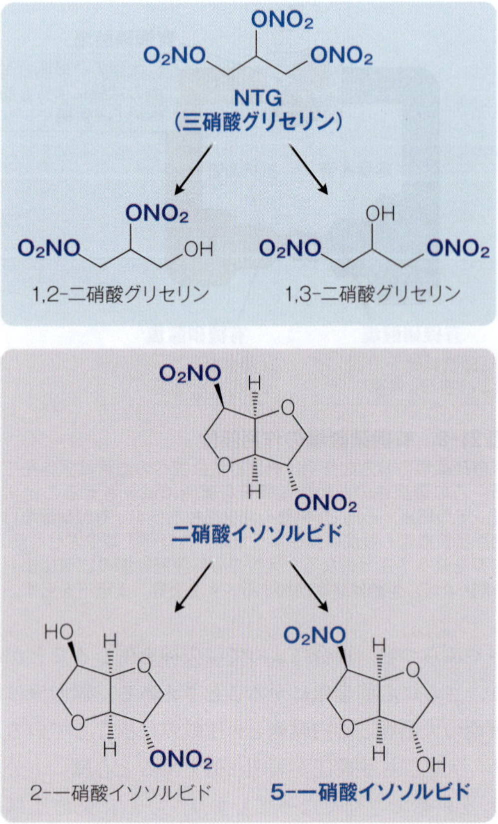


**図 21-9　ニトログリセリンと二硝酸イソソルビドの化学構造と代謝**
ニトログリセリン（NTG）と二硝酸イソソルビドは生物学的活作動性硝酸塩であり，このような硝酸塩は代謝を受けて親化合物よりも半減期の長い活性分子に変化する．NTG は脱ニトロ化を受けて 1,2-二硝酸グリセリンと 1,3-二硝酸グリセリンに変化する．この2つの活性代謝物は約40分の半減期を有している．二硝酸イソソルビドは脱ニトロ化を受けて 2-一硝酸イソソルビドと 5-一硝酸イソソルビドに変化する．この2つの活性代謝物はそれぞれ2時間と4時間の半減期を有している．

選択的に肺血管を拡張させるために使用することができる．NO は血液中のヘモグロビンと結合して急速に不活化するため，吸入投与された場合，体血圧に及ぼす影響はほとんどない．吸入 NO を用いた治療は，新生児の特発性肺高血圧症の治療法として確立されているが，心不全や肺疾患によって肺動脈圧が上昇するような病態に対する治療的有益性はまだ確立されていない．

**ニトロプルシドナトリウム** sodium nitroprusside は，1つのニトロソ基，5つのシアン基，1つの鉄原子で構成される硝酸系化合物である（図 21-10A）．有機硝酸塩を使用した場合と同じように，ニトロプルシドナトリウムも NO を遊離して血管拡張性に作用する．しかし，有機硝酸塩とは異なり，ニトロプルシドナトリウムはおもに非酵素的プロセスによって NO

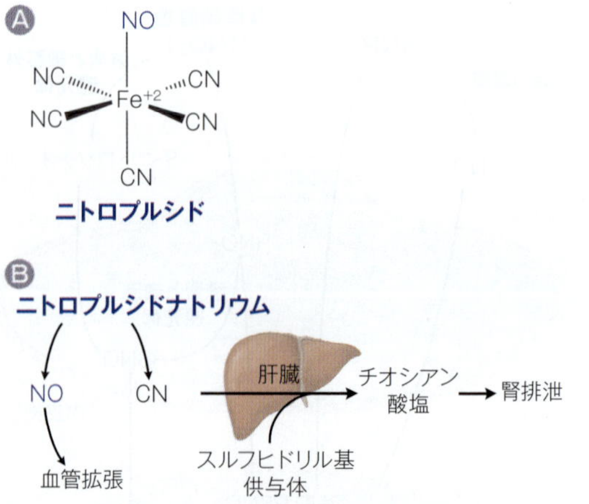


**図 21-10　ニトロプルシドナトリウムの化学構造と代謝**
**A.** ニトロプルシドナトリウムは，鉄，シアン化物 cyanide（CN），ニトロソ nitroso（NO）基からなる複合体である．**B.** ニトロプルシドナトリウムは，自ら崩壊し NO と CN を放出する．NO は血管拡張性に作用し，CN は肝臓で代謝を受けてチオシアン酸塩に変化する．このチオシアン酸塩は腎臓から排泄される．CN の毒性は薬物の長期投与や腎不全での投与で生じる可能性がある．

を遊離すると考えられている（図 21-7）．このような酵素に依存しない NO への変換により，ニトロプルシドナトリウムの作用は特定の血管が標的となるのではなく，動脈と静脈のいずれに対しても拡張作用を呈すると考えられている．

ニトロプルシドナトリウムは，高血圧緊急症や重症心不全において強力に血行動態調節を行うことを目的として静脈内に投与される．ニトロプルシドナトリウムを用いる際は，作用が速やかに発現すること，短時間作用型であること，作用が強力であることから，血圧の持続モニタリングと薬効に対する注意深い用量調節を行いながら静脈内持続投与を行わなければならない．ニトロプルシドナトリウムは自らを分解し NO とシアン化物を遊離する（図 21-10B）．シアン化物は肝臓でチオシアン酸塩へ変換され，このチオシアン酸塩は腎臓から排泄される．シアン化物が過剰に蓄積すると，酸塩基平衡の崩壊や不整脈，致死的転帰をもたらす．チオシアン酸塩の毒性は腎機能障害患者に発現しやすく，見当識障害，精神病，筋攣縮，てんかん発作を起こすことがある．

## 薬物動態学

硝酸塩の異なる製剤や剤形があり，それらの薬物動態は，状況に応じた薬物を選択し用法用量を決めるうえでの基本となっている．例えば，硝酸塩舌下錠の速やかな効果発現は狭心症発作の急速緩和に理想的であり，長時間作用型の硝酸塩は冠動脈疾患の長期管理における狭心症発作抑制薬として舌下錠よりも合理的である．NTG や二硝酸イソソルビドを**経口投与**した場合，有機硝酸化合物還元酵素によって肝臓で速やかに代謝されるため，両薬物のバイオアベイラビリティは低くなってしまう．このため両薬物が初回通過効果を回避し数分で治療血中濃度に達するように**舌下投与**するのである．不安定狭心症や急性心不全の治療など薬理作用の持続的調節が必要とされる場合は，NTG の**静脈内投与**が適応となる．NTG の徐放型**経皮吸収**製剤や**バッカル**錠は，NTG 血中濃度における定常状態を安定型冠動脈疾患（安定狭心症）患者の狭心症発作抑制に有効な治療域濃度に維持する．**吸入** NO の半減期は非常に短く，NO 吸入を中断すると NO の肺血管に及ぼす血行動態効果はただちに消失してしまう．

NTG の半減期は約 5 分と短く，その後 NTG は生物学的活性を有する二硝酸グリセリン代謝物に脱ニトロ化されるが，その代謝物の半減期は約 40 分と長くなる（図 21-9）．**二硝酸イソソルビド isosorbide dinitrate** は NTG よりも半減期が長いため（約 1 時間），同等用量で比較すると二硝酸イソソルビドは NTG よりも有効性が高い．二硝酸イソソルビドの脱ニトロ化された代謝物には，2-一硝酸イソソルビドや 5-一硝酸イソソルビドなどがあるが，その半減期はそれぞれ最大 2 時間と 4 時間でさらに長い（図 21-9）．**5-一硝酸イソソルビド isosorbide 5-mononitrate** は，それ自身一般的な治療薬となっているが，それは治療効果が持続するという理由だけでなく，消化管からの吸収性が良好で肝臓での初回通過効果を受けにくいといった理由も関係している．経口投与時の 5-一硝酸イソソルビドは，バイオアベイラビリティが 100％に近く，同等用量の二硝酸イソソルビドよりも有効性が有意に高い．有機硝酸塩は脱ニトロ化を受けた後，その多くが肝臓でグルクロン酸抱合を受け腎臓から排泄される．

## 薬理学的耐性

硝酸塩に期待する作用が，代償性の交感神経系応答（反射性交感神経緊張の亢進など）や腎応答（塩類や水分の保持亢進）によって相殺されてしまうことがある．このような**生理学的耐性 physiologic tolerance** 機構に加えて，有機硝酸塩への**薬理学的耐性 pharmacologic tolerance** は，このクラスに属する血管拡張薬の作用が著しく減弱する現象であり，臨床に関連する重要な現象である．薬理学的耐性は，職場で揮発性の有機硝酸塩に曝露されていた軍需工員において初めて報告された．この工員たちは仕事の始まる週の初日にひどい頭痛に苦しんだが，頭痛は週の経過とともに消退し，週末の間は消失したままであった．しかし，硝酸塩に曝露されない週末が明けて職場に戻ると，頭痛が再発した．この “Monday morning headache” は，当初，週末の過度の飲酒が原因とされていたが，その後，NTG の血管拡張作用に起因していることが判明した．週の経過とともに NTG に対する耐性が発現するために頭痛が緩和し，週末に NTG に対する耐性が消失するために週明けに職場に戻ると頭痛が再発したのである．

頭痛のような硝酸塩の副作用に対する耐性は望まれることであるが，**狭心症抑制作用に対する耐性は硝酸塩の臨床有用性を低くしてしまう**．NTG に対する耐性が投与経路が原因とは考えにくい．重要なことは，“硝酸塩の休薬期間（時間）” が含まれるように投与計画を変更することにより耐性の発現を最小限に抑えられることである．経皮吸収型 NTG の場合は，NTG パッチを毎晩剥がすだけで耐性発現を最小限にとどめることができる．しかし，狭心症症状を十分に制御する必要があり硝酸塩の中断ができないような重度の狭心症患者の場合には，硝酸塩が血中から完全に抜けている間にリバウンド性の狭心症発作をきたしてしまうかもしれない．このような硝酸塩に対する耐性とリバウンド性狭心症発作とを天秤にかけなければならないジレンマに対し，経口型 5-一硝酸イソソルビドは，薬物動態学的特性よりそのジレンマの解決策になる．つまり，経口型 5-一硝酸イソソルビドは，バイオアベイラビリティが高く半減期が長いために，硝酸塩の高治療濃度時間に続き（ゼロではない）低治療濃度時間を呈する．このような経皮吸収型 NTG と経口型 5-一硝酸イソソルビドの例のように，作用メカニズムの類似した両薬物の薬物動態学的特性が，治療上の有用性に大きく影響している．

有機硝酸塩に対する薬理学的耐性の発現の背景にある細胞や分子レベルのメカニズムは依然として不明のままである．現在，おもに 2 つの仮説が提唱されている．1 つ目の仮説は古典的（スルフヒドリル）仮説と呼ばれ，耐性はおもにグルタチオンやシステイン類などの有機硝酸塩から NO を生成するスルフヒドリル含有基の細胞内枯渇が原因とするものである（図 21-7）．このスルフヒドリル仮説によると，***N*-アセチルシステイン *N*-acetylcysteine** のような還元型チオール含有化合物の投与により耐性が減弱あるいは消退する可能性がある．2 つ目の仮説はフリーラジカル（スーパーオキシド）仮説と呼ばれ，細胞レベルの耐性が**ペルオキシ亜硝酸塩 peroxynitrite** の発生が原因で起こるとするもので，このNOの高活性代謝物質であるペルオキシ亜硝酸塩がグアニル酸シクラーゼを阻害すると考えられている．このスーパーオキシド仮説によると，耐性がフリーラジカルの生成を阻害する薬物を投与することにより減弱あるいは消退することになる．硝酸塩に対する耐性の具体的メカニズムは依然として不明のままであるため，耐性を防ぐ最も効果的な方法は，硝酸塩の低い血漿中濃度期時間を毎日作るような投与計画法を行うことである．

### 硝酸塩の血管拡張以外の作用

有機硝酸塩から遊離するNOは，血管平滑筋に加え食道，気管支，胆管，腸，尿生殖器などの平滑筋に対しても弛緩作用を有する．実際，**NTGが食道けいれんによる狭心症様胸痛を緩和するため，冠動脈疾患と誤診されることがある**．しかし，このような硝酸塩の血管以外の平滑筋に及ぼす作用は，臨床的には重要でないことが多い．

有機硝酸塩より生成されるNOは，血管平滑筋弛緩薬としてだけではなく抗血小板薬としても機能する．NOは血小板内cGMPを増加させ血小板凝集を抑制するが，硝酸塩は血管拡張作用とともにこうした抗血小板作用が冠動脈血栓症の発生率を抑制していると思われる．硝酸塩による血小板凝集抑制作用は，特に**安静時狭心症 rest angina**（安静時に誘因なく起こる胸痛）の治療において重要であるが，それは，安静時狭心症が冠動脈のアテローム性動脈硬化病変部位の閉塞性血小板凝集に起因しているためである．安静時狭心症は，安静時狭心症発作を誘発する血栓性閉塞が冠動脈完全閉塞に進展し，その結果心筋梗塞に至ることがあるため，**不安定狭心症 unstable angina** としても知られている（第25章参照）．

### 禁　忌

すでに述べたように，硝酸塩は低血圧患者には禁忌である．また，頭蓋内圧亢進患者に対してもNOによる脳動脈拡張作用が頭蓋内圧をさらに上昇させるおそれがあるため禁忌である．閉塞性肥大型心筋症において，硝酸塩が前負荷を軽減すると左室流出路狭窄を悪化させることがあるため，肥大型心筋症に伴う狭心症発作に対しても推奨されない．拡張機能不全患者において増大した前負荷に適合して心拍出量を維持していることがあり，このような患者に硝酸塩を使用する際は注意を要する．近年，勃起不全 erectile dysfunction（ED）に対しシルデナフィルなどのPDE5型阻害薬を服用している患者に硝酸塩の使用が禁忌であることがわかった．GF氏のCaseは，有機硝酸塩とシルデナフィルとの併用によって副作用をきたした例である（後述参照）．

## ホスホジエステラーゼ（PDE）阻害薬

PDE阻害薬は，サイクリックヌクレオチド［サイクリックAMP cyclic adenosine monophosphate (cAMP)，cGMP］が一リン酸型（5′-AMP，5′-GMP）に変換される加水分解反応を抑制する．**アムリノン amrinone** や**ミルリノン milrinone** などのPDE阻害薬は，おもに心筋や血管平滑筋に存在するPDEのアイソフォームに対し選択性があるが，これらの薬物については第24章，心収縮性の薬理学でさらに詳しく説明する．

**シルデナフィル sildenafil** は，基本型PDE阻害薬であり，**サイクリックGMPホスホジエステラーゼ5型 cyclic guanosine 3′,5′-monophosphate phosphodiesterase typeⅤ（cGMP PDE5）**に対し高い選択性がある．PDE5は，おもに海綿体平滑筋に発現している他，網膜や血管平滑筋にも発現している．PDE阻害薬は，**勃起不全 erectile dysfunction（ED）**に対し処方され，EDは，GF氏のように血管疾患を持つ男性患者に比較的よく見られる症状である．**バルデナフィル vardenafil** や**タダラフィル tadalafil** などの他のPDE5阻害薬は，治療効果や副作用に関する内容はシルデナフィルに類似している．タダラフィルは他のPDE5阻害薬と比較して，効果発現までに時間がかかりさらに長い半減期を有している．正常な生理反応では，陰茎の神経終末から放出されたNOが海綿体平滑筋のグアニル酸シクラーゼを活性化して細胞内cGMPが増加し，その後，平滑筋弛緩と血液流入が生じ，そして陰茎の勃起に至る．シルデナフィル，バルデナフィル，タダラフィルなどのPDE5阻害薬は，海綿体平滑筋のcGMP PDEを阻害するため，内因性NO-cGMPシグナル伝達系による効果を強化し，陰茎勃起を増強させるのである．

PDE5はおもに勃起性平滑筋組織に発現しているが，少量ながら体血管や肺血管にも発現している．そのため，PDE5阻害薬の主要作用部位が海綿体に限局される傾向にあるが，PDE5阻害薬が体血管や肺血管の血管床に少量発現しているPDE5を抑制することにより，その血管床におけるcGMPの加水分解を減弱させる．事実，高用量のシルデナフィルが肺高血圧症治療に有効性を示しており，このような結果は肺血管におけるPDE5阻害が臨床的に有意な血管拡張をもたらしていることを示唆している．

PDE5 阻害薬の副作用は，薬によってもたらされる体血管の血管拡張に起因していると思われる．頭痛と潮紅は，それぞれ脳血管床と皮膚血管床の拡張によって生じることが多い．シルデナフィルが関連する心筋梗塞や心臓突然死も，この血管拡張作用に起因しているものと思われる．PDE5 阻害薬は，ED 治療に使用する用量では血圧にはごくわずかにしか作用せず，血管平滑筋の PDE5 発現が少量であるがゆえに，前述の副作用は稀である．しかし，PDE5 使用下で有機硝酸塩が併用された場合など過剰な NO 存在下で cGMP の分解が抑制されると血管拡張作用が著明に増強される可能性が高い．GF 氏が NTG とシルデナフィルを同時に服用した後に経験したように，過剰な血管拡張により重篤な薬剤抵抗性の低血圧が生じることがある．したがって，**3 種類の PDE5 阻害薬は，有機硝酸系血管拡張薬を服用している患者に対してはすべて禁忌である**．つまり，シルデナフィル，バルデナフィル，タダラフィルのどれもが硝酸塩との重大かつ危険な薬物間相互作用を有しているのである．最近のケースレポートによると，**非動脈性虚血性視神経障害 nonarteritic ischemic optic neuropathy** による一過性もしくは永続性の視力喪失と PDE5 阻害薬が関係している可能性があると報告されている．PDE5 阻害薬がこのような症状を起こすのか，他の要因が関係しているのかについては不明であるが，PDE5 阻害薬を服用中の患者は，過去に視力喪失のエピソードのある場合，この薬物により視力喪失のリスクが高くなる可能性があると特別な注意喚起とともにこの副作用に注意するよう指導されている．

有機硝酸塩と PDE5 阻害薬との併用が重大な結果をまねいたということは，GF 氏のようにシルデナフィルやバルデナフィル，タダラフィルを服用中の患者に対し非硝酸系血管拡張薬も禁忌となりうるだろうか．ある予備研究で，シルデナフィルと血管拡張性 $Ca^{2+}$ チャネル拮抗薬のアムロジピンとの併用群の血圧低下の程度は，シルデナフィルとプラセボとの併用群との比較で有意な差は見られなかった．それでもやはり，PDE5 阻害薬とともに血管拡張性降圧薬を服用している患者は，生命危機に至る低血圧をきたすリスクがあると見なされるべきである．理論的には，PDE5 阻害薬と血管拡張性降圧薬との併用患者に，PDE5 阻害薬の分解にかかわる肝シトクロム P450 cytochrome P450（CYP）3A4 の阻害薬が加わると，そのリスクはさらに高くなるであろう（第 4 章，薬物代謝参照）．

## $Ca^{2+}$ チャネル拮抗薬

薬理作用の大部分が血管に限局している有機硝酸塩に対し，$Ca^{2+}$ チャネル拮抗薬は血管平滑筋と心筋の両方に作用する．有機硝酸塩と $Ca^{2+}$ チャネル拮抗薬のもう 1 つ重要な違いは，硝酸塩はおもに静脈拡張性に作用するが，$Ca^{2+}$ チャネル拮抗薬は細動脈を優位に拡張させるということである．$Ca^{2+}$ チャネル拮抗薬は高血圧，一部の不整脈，ある種の狭心症に対してよく使用される．

### 作用メカニズム

数種類のサブタイプ（L 型，T 型，N 型，P 型チャネル）に分類される電位開口型 $Ca^{2+}$ チャネルが同定されている．これらのサブタイプは，電気化学的および生物物理学的特性や組織分布パターンといった点で異なっている．L 型チャネルを介した $Ca^{2+}$ 流入は，血管緊張や心収縮の重要な決定因子である．現在使用されている $Ca^{2+}$ チャネル拮抗薬は，すべて L 型チャネルを介した $Ca^{2+}$ 流入を抑制することにより効果を発揮する．しかし，この薬物のクラスに属する個々の薬物は，薬力学的および薬物動態的特性が大きく異なっている．

平滑筋細胞において，L 型チャネルを介した $Ca^{2+}$ 流入が減少すると，細胞内 $Ca^{2+}$ 濃度は低く保たれる．そのため $Ca^{2+}$-CaM を介したミオシン軽鎖キナーゼの活性，アクチン-ミオシン相互作用，そして平滑筋の収縮といった一連の反応が減弱する（図 21-3）．$Ca^{2+}$ チャネル拮抗薬は，細気管支や消化管などの多種平滑筋を弛緩させうるが，血管平滑筋に対して最も強力な作用を発揮すると思われる．さらに静脈より動脈の平滑筋の反応性の方が大きい．抵抗血管の細動脈が拡張すると体血管抵抗が減少し動脈圧が低下する．そのため，収縮期心室壁応力が減少し，それに伴い心筋 $O_2$ 需要も減少する．薬物により冠動脈が拡張すると心筋への $O_2$ 供給も増加し，狭心症患者の $O_2$ 需要：供給ミスマッチが改善すると考えられる．心筋細胞においては，L 型チャネルを介した $Ca^{2+}$ 流入が減少すると，心筋の収縮，洞房 sinoatrial（SA）結節のペースメーカレート，房室 atrioventricular（AV）結節の伝導速度が低下する（$Ca^{2+}$ チャネル拮抗薬の心筋刺激伝導系作用については，23 章，心臓リズムの薬理学参照）．

特筆すべき重要点は，骨格筋の興奮収縮連関がおもに（筋小胞体から放出される $Ca^{2+}$ などの）細胞内 $Ca^{2+}$ 貯留部位に依存して L 型 $Ca^{2+}$ チャネルを介した細胞膜通過性 $Ca^{2+}$ 流入に依存しないため，骨格筋は

L型$Ca^{2+}$チャネル拮抗薬の影響をほとんど受けないということである．さらに，血管平滑筋のL型$Ca^{2+}$チャネルを介した$Ca^{2+}$流入を遮断する平滑筋弛緩薬と，神経筋接合部のニコチン性アセチルコリン受容体を介した神経伝達を遮断する骨格筋弛緩薬との違いも理解するべきである（第9章，コリン作動性の薬理学参照）．

## 化学的特性に基づく分類

$Ca^{2+}$チャネル拮抗薬に関し化学的特性に基づいてクラス分類された3種類が現在臨床現場で使用されており，その3種類とは，**ジヒドロピリジン系 dihydropyridines**（ニフェジピン，アムロジピンなど），**ベンゾチアゼピン系 benzothiazepines**（ジルチアゼムなど），**フェニルアルキルアミン系 phenylalkylamines**（ベラパミルなど）である．これら3クラスはいずれもL型$Ca^{2+}$チャネルを遮断するが，それぞれ特有の薬理作用を有している．この違いの1つは，薬物の$Ca^{2+}$チャネルへの結合部位が異なることに由来する．例えばニフェジピンはN結合部位に，ジルチアゼムはD結合部位に，ベラパミルはV結合部位に結合する．D結合部位とV結合部位は一部重複しているが，N結合部位は$Ca^{2+}$チャネルの異なった領域にある．したがって，ジルチアゼムとベラパミルは$Ca^{2+}$チャネル上の結合部位が重複しているため，複雑に互いの結合に影響し合っていると思われる．ニフェジピンとジルチアゼムは相乗的に結合作用を示すのに対し，ニフェジピンとベラパミルは相反的に互いの結合作用を阻害する．チャネルの高次元構造に対する結合親和性は各$Ca^{2+}$チャネル拮抗薬間で異なり，それが相互作用を複雑にする一因となっている．また，組織の違いによりチャネル高次元構造が異なっていると思われ，そのため$Ca^{2+}$チャネル拮抗薬は各々異なる組織選択性を有している．

**ニフェジピン nifedipine** と **アムロジピン amlodipine** は，代表的なジヒドロピリジン系$Ca^{2+}$チャネル拮抗薬である．ジヒドロピリジン系は，他の$Ca^{2+}$チャネル拮抗薬と比べると動脈拡張作用が強いが，心筋組織への作用はほとんど見られない．さらに，ジルチアゼムやベラパミルと比較して心筋収縮に対する抑制作用は小さく，SA結節の自動能やAV結節の伝導速度への影響もごくわずかかである（図21-11）．

アムロジピン（第三世代ジヒドロピリジン）とニフェジピン（第一世代ジヒドロピリジン）との違いは，おもに薬物動態学的特性にある．アムロジピンは，酸解離定数$pK_a$が8.7であるため，生理的pHでは大部分が陽性に荷電している．アムロジピンは，この陽性荷電のために陰性荷電を帯びた細胞膜に対し高い結合親和性を示し，それがアムロジピンの最高血中濃度到達時間を遅らせ肝臓での代謝を緩徐にすることに貢献しているのである（後述参照）．

**clevidipine** は，【訳注：米国で】近年承認されたジヒドロピリジン系$Ca^{2+}$チャネル拮抗薬で，注射薬としてのみ利用可能である．高血圧緊急症治療において持続静注として投与される．

非ジヒドロピリジン系$Ca^{2+}$チャネル拮抗薬の**ジルチアゼム diltiazem** と **ベラパミル verapamil** は，ジヒドロピリジン系薬物と比較して血管：心筋の選択性比率が低い（表21-2）．両薬物は心筋において陰性変力作用を示すが，ベラパミルは心収縮に対する抑制作用がジルチアゼムよりもかなり強い．さらに両薬物は細胞膜貫通性の$Ca^{2+}$流入を減少させるだけでなく，$Ca^{2+}$チャネル活性回復速度を遅らせることから，心臓の刺激伝導系（自動能や伝導速度など）を著明に減

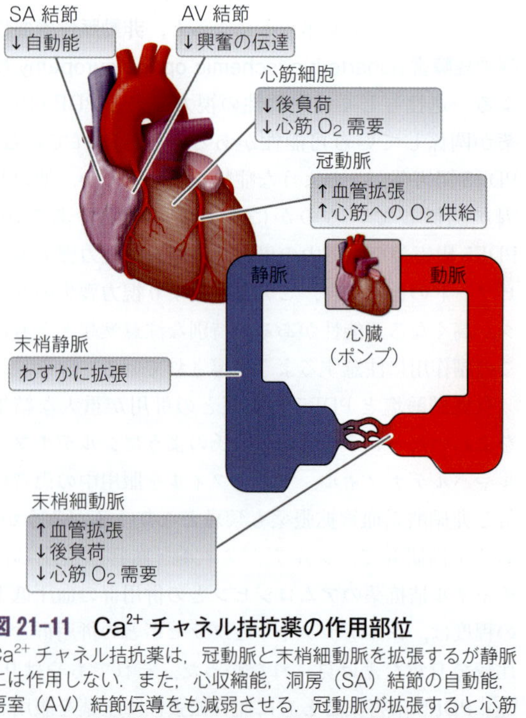


**図21-11 $Ca^{2+}$チャネル拮抗薬の作用部位**

$Ca^{2+}$チャネル拮抗薬は，冠動脈と末梢細動脈を拡張するが静脈には作用しない．また，心収縮能，洞房（SA）結節の自動能，房室（AV）結節伝導をも減弱させる．冠動脈が拡張すると心筋への$O_2$供給量が増加する．全身（末梢）の細動脈が拡張すると後負荷が減少して心筋の$O_2$需要量が少なくなる．しかしながら，いくつかの$Ca^{2+}$チャネル拮抗薬（特にジヒドロピリジン系）は反射性頻脈を生じ，逆に心筋の$O_2$需要量を増やす可能性がある（**図示せず**）．心筋収縮能やSA結節自動能が減弱しても心筋の$O_2$需要量が減少する．いくつかの$Ca^{2+}$チャネル拮抗薬は，AV結節伝導を抑制するために抗不整脈薬として有用である．ここで図示した作用は，クラス分類した薬物に見られる代表的な作用である．それぞれの作用に対する特異性の程度は個々の薬物により異なっている（表21-2参照）．＊↑増加，↓減少を示す．

弱させる．これに対し，すでに述べたようにジヒドロピリジン系薬物は $Ca^{2+}$ チャネル活性回復速度を大きく変えることはなく，したがって自動能や伝導速度への影響はごくわずかである．

## 薬物動態

一般に $Ca^{2+}$ チャネル拮抗薬は経口薬として投与されるが，ジルチアゼムとベラパミルは静注薬としても使用可能である．ニフェジピンとベラパミルは腎排泄，ジルチアゼムは肝排泄である．これら薬物の薬物動態学的特性のなかには最良とはいえないものもいくつかある．まず，経口薬のニフェジピン，ジルチアゼム，ベラパミルは消化管から肝臓を通過する際の初回通過効果によって代謝されやすいため，そのバイオアベイラビリティが低い．また，経口薬のニフェジピンは作用発現が早く（20 分未満），急峻は血圧低下を起こしやすい．このような薬物誘発性低血圧は，重篤な反射性頻脈を誘発しやすく，そのため心筋 $O_2$ 需要を増やし，（拡張充満期の短縮により）心筋 $O_2$ 供給を減らすため心筋虚血を悪化させることがある．さらに，経口薬のニフェジピンは半減期が短く（約 4 時間），頻回に投与する必要がある．

アムロジピンとニフェジピンは，薬力学的特性については類似しているが，薬物動態学的特性に関しては明らかな違いがある．経口投与されたアムロジピンは大半が未変化体のまま体循環に到達するためバイオアベイラビリティが高く，そのため低用量で効果を発揮できる．また，アムロジピンは最高血中濃度到達時間が遅く作用発現がゆっくりであることから，反射性頻脈はニフェジピンと比較し有意に少ない．アムロジピンの肝臓での分解が緩徐であるため，血中半減期（約 40 時間）と作用持続時間が長い．以上のことから，アムロジピンは 1 日 1 回投与を可能にしている．

## 毒性と禁忌

$Ca^{2+}$ チャネル拮抗薬の毒性は，おもに作用機序に基づいて捉え，その作用の延長線上に位置するものである．潮紅（ニフェジピンの一般的副作用）や便秘（ベラパミルの一般的副作用）は，それぞれ皮膚血管と消化管の平滑筋が過度に弛緩したことに起因することが多い．ベラパミルやジルチアゼムの陰性変時作用と陰性変力作用が過剰になると，徐脈，AV ブロック，心不全をきたすことがある．βアドレナリン受容体アンタゴニスト（同じく陰性変力作用を示す）を服用している患者は，過度の心機能低下をまねくリスクが高くなるため，ジルチアゼムやベラパミルとの併用をしないよう指導されることがよくある．$Ca^{2+}$ チャネル拮抗薬は心不全患者の死亡リスクを高めるため，心不全治療中の使用が禁忌であることがいくつかの研究により報告されている．また，短時間作用型のニフェジピンは，心筋の $O_2$ 需要：供給バランスに障害をきたしやすいため（前述），心筋虚血や心筋梗塞の発症リスクを高める可能性が報告されている．

# $K^+$ チャネル開口薬

$K^+$ チャネル開口薬は，血管平滑筋細胞膜の**アデノシン三リン酸感受性 $K^+$ チャネル adenosine triphosphate-modulated $K^+$ channel**（$K^+_{ATP}$ channel）を開口することにより，動脈を直接拡張する．この $K^+$ チャネル開口薬は，他の血管拡張薬とは全く異なったメカニズムにより作用するため，他の降圧薬が無効の高血圧に対する治療に使用できる強力な降圧薬である．

ATP 感受性 $K^+$ チャネルは通常どのように機能しているのであろうか．ネルンストの式 Nernst equation による $K^+$ の平衡電位は $-90$ mV 前後であるが，静止膜電位はこの値よりも浅い．したがって，$K^+$ チャネルが開口すると膜の**過分極**が起こる．十分な数の $K^+$ チャネルが同時に開口すると，通常の興奮刺激では膜の脱分極を起こすことができない．膜の脱分極が起き

**表 21-2　$Ca^{2+}$ チャネル拮抗薬の特異性**

| | 血管拡張（末梢細動脈，冠動脈） | 心筋収縮の抑制 | 自動能の抑制（SA 結節） | 興奮伝導の抑制（AV 結節） |
|---|---|---|---|---|
| ニフェジピン | 5 | 1 | 1 | 0 |
| ジルチアゼム | 3 | 2 | 5 | 4 |
| ベラパミル | 4 | 4 | 5 | 5 |

血管緊張，心筋収縮，心拍数，房室（AV）結節伝導に対する $Ca^{2+}$ チャネル拮抗薬 3 クラスの作用の程度を 0 ～ 5 で数値化した．0 ＝無効；5 ＝著明に有効．ニフェジピンは末梢血管拡張に対して最も特異性が高く，ジルチアゼムとベラパミルは心臓に対して比較的特異性が高いことに注目してほしい．

なければ，電位開口型 $Ca^{2+}$ チャネルは開かず，$Ca^{2+}$ 流入とそれに続く平滑筋収縮は抑制される(図 21-6).

ATP 感受性 $K^+$ チャネル開口薬には，**minoxidil**，**cromakalim**，**pinacidil**，**ニコランジル nicorandil** などがある．主として動脈の平滑筋細胞に作用して動脈圧を低下させる．ATP 感受性 $K^+$ チャネル開口薬の副作用には，脳動脈や皮膚動脈の過度の拡張に伴う頭痛や潮紅などがある．動脈拡張薬（$Ca^{2+}$ チャネル拮抗薬や ATP 感受性 $K^+$ チャネル開口薬など）を単剤で使用すると，動脈圧の低下によって反射性交感神経興奮が誘発されることがよくあり，そのため頻拍や心仕事量の増加をもたらすことになる．前述のニフェジピンの説明のなかで述べたように，反射性交感神経興奮は，心筋における $O_2$ の需要と供給とのバランスを崩し，心筋虚血を突如誘発するおそれがある．こうした作用は，すでに冠動脈病変を持つ患者には特に懸念されることである．しかし，β遮断薬の動脈拡張薬との併用は，反射性交感神経活性作用を遮断し，動脈拡張薬の治療上の有益性を保つことに役立つと思われる．

## エンドセリン受容体アンタゴニスト

**ボセンタン bosentan** は $ET_A$ と $ET_B$ 受容体に対する競合的アンタゴニストで，肺高血圧症治療に使用することが承認されている．肺高血圧症による息切れのある患者を対象とした臨床試験において，ボセンタンはプラセボ群と比較して 6 分間歩行距離（患者が 6 分間の制限時間内に歩行できる距離）を有意に改善し，肺血管抵抗を低下させた．ボセンタンのおもな副作用は血清トランスアミナーゼ値の上昇であり，約 10% の患者において正常値上限の 3 倍値を超える．そのため，ボセンタン服用中の患者に対しては月に 1 度程度の肝機能のモニタリングが必要である．

**アンブリセンタン ambrisentan** は $ET_A$ 受容体選択性の高いエンドセリン受容体アンタゴニストである．ボセンタンと同様に，肺高血圧症患者におけるアンブリセンタン服用時の 6 分間歩行距離と機能評価尺度が改善された．アンブリセンタンはボセンタンと比較して肝毒性が弱いと思われる．

## 他の血管緊張作用薬

### ヒドララジン

**ヒドララジン hydralazine** は経口投与型の細動脈拡張薬で，高血圧治療や二硝酸イソソルビドとの併用で心不全治療に使用されることがある．ヒドララジンの作用メカニズムは不明のままであるが，血管平滑筋細胞における膜の過分極作用，$K^+$ ATP チャネルの開口作用，筋小胞体からのイノシトール三リン酸 inositol triphosphate（$IP_3$）誘発性 $Ca^{2+}$ 放出抑制作用が関与している可能性が報告されている．ヒドララジンには硝酸薬に対する耐性出現を防ぐ作用があるようだが，この作用は血管におけるスーパーオキシド生成に対する抑制作用が関与していると考えられている．二硝酸イソソルビドとヒドララジンと配合薬が重症心不全を有するアフリカ系米国人患者の心不全増悪罹患率や死亡率を減らすことが近年明らかにされたが，この治療の恩恵が背景の異なる患者にももたらされるかどうかは不明である．しかし，二硝酸イソソルビド・ヒドララジン配合薬による心不全治療の成果がヒドララジンによる硝酸塩耐性抑制作用に関連しているのであれば，この配合薬は多様な心不全患者の治療において奏効する可能性がある．

ヒドララジンは血圧制御に頻回投与を要することや降圧作用の速成耐性が早期に発現することから，ヒドララジンの長期使用は非実用的と当初思われていた．そのためヒドララジンの実臨床での使用は一部に限られていた．しかし，高血圧や心不全に対する併用療法の有益性が評価されてきており，他の血管拡張薬（ACE 阻害薬など）が禁忌の患者などに，ヒドララジンがさらに効果的に使用される可能性がある．

ヒドララジンは，肝臓での初回通過効果を強力に受けるため，バイオアベイラビリティが低い．しかし，ヒドララジンの代謝率は，個々のアセチル化速度が緩徐か急速かに依存している．アセチル化が緩徐な場合（第 4 章参照），肝臓での分解速度が緩徐であるため，バイオアベイラビリティは高く血中薬物濃度も高くなる．ヒドララジンの稀な副作用の 1 つに可逆性のループス様症候群の発症があるが，この作用はおもにアセチル化が緩徐の症例に起きやすい．

### $\alpha_1$ アドレナリン受容体アンタゴニスト

アドレナリンとノルアドレナリンは，血管平滑筋の **$\alpha_1$ アドレナリン受容体 $\alpha_1$-adrenergic receptor** を刺激して血管収縮作用を誘発する．$\alpha_1$ アドレナリン受容体は G タンパク質共役型受容体であり，そのサブクラスはホスホリパーゼ C を活性化してイノシトール三リン酸とジアシルグリセロールを生成するヘテロ三量体型 G タンパク質 Gq である．**プラゾシン prazosin** などの $\alpha_1$ アドレナリン受容体アンタゴニストは，細動脈や細静脈の $\alpha_1$ アドレナリン受容体を遮断し血管拡張性に作用する．その作用は細静脈よりも細動脈に強く働く．$\alpha_1$ アドレナリン受容体アンタゴニストは，動脈圧を有意に低下させるため高血圧治療に有用である．$\alpha_1$ アドレナリン受容体アンタゴニストの治療導入時は，起立性低血圧を伴うことがある．他の動脈拡張薬と同様，$\alpha_1$ アドレナリン受容体アンタゴニストも塩分や水分の貯留を誘導することがある．こうした代償性応答を軽減するため，$\alpha_1$ アドレナリン受容体アンタゴニストにβアドレナリン受容体遮断薬や利尿薬を併用することもある．**テラゾシン terazosin** のように，$\alpha_1$ アドレナリン受容体アンタゴニストのなかには前立腺平滑筋などの血管以外の平滑筋の収縮を抑制するために用いられるものがあるが，このような薬物であっても血管にいくらかの作用をもたらす（第 10 章，アドレナリン作動性の薬理学参照）.

### βアドレナリン受容体アンタゴニスト（β遮断薬）

血管平滑筋細胞の **$\beta_2$ アドレナリン受容体 $\beta_2$-adrenergic receptor** を刺激すると血管が拡張する．$\beta_2$ アドレナリン受容体刺激により細胞内 cAMP が増加すると，MLCK の不活化と細胞からの $Ca^{2+}$ 排出が促進されるため平滑筋は弛緩する．血管内皮細胞の $\beta_2$ アドレナリン受容体刺激も eNOS を活性化して血管拡張を起こす．体循環系における $\beta_2$ および $\beta_3$ アドレナリン受容体アゴニストには有益な血管拡張作用があるにもかかわらず，高血圧，狭心症，不整脈などの治療においてはβアドレナリン受容体アンタゴニストが臨床上重要な薬物となっている．βアドレナリン受容体アンタゴニストは，心臓の $\beta_1$ アドレナリン受容体に作用して陰性の変力作用および変時作用を呈し，これらの作用は心筋の $O_2$ 需要や血圧の重要決定因子の 1 つである心拍出量を低下させる（式 21-2 参照）．心臓に対するβアドレナリン受容体アンタゴニストの作用については，第 10 章でさらに詳しく述べられている．βアドレナリン受容体アンタゴニストは血管に対する重要な作用も有している．すなわち，血管平滑筋細胞の $\beta_2$ アドレナリン受容体に対する拮抗作用は，$\alpha_1$ アドレナリン受容体刺激を介した血管収縮を生じ，その結果，体血管抵抗を増加させる．重要なことは，βアドレナリン受容体アンタゴニストのなかには導入時に体血管抵抗を増加させるものがあるが，最終的には血圧を低下させるということである．この降圧作用は，βアドレナリン受容体抑制による陰性変力作用（心拍出量の**減少**），レニン分泌抑制作用，β遮断薬の中枢神経系作用が組み合わされた結果を反映している．

### レニン-アンジオテンシン系遮断薬

第 20 章で解説したように，レニン-アンジオテンシン系を抑制すると血管は有意に弛緩する．ACE 阻害薬の降圧作用の一部は，炎症性刺激に応答して放出される血管弛緩物質のブラジキニンの分解抑制により生じると考えられている．$AT_1$ 受容体拮抗薬の作用は直接的であり，標的器官におけるアンジオテンシン II による血管収縮作用を選択的に抑制する．ACE 阻害薬と $AT_1$ 受容体拮抗薬は，動脈と静脈のいずれの緊張にも作用し，“バランスのとれた” 血管拡張薬と考えられている．第 25 章で解説するように，両薬物は高血圧と心不全の治療に有効である．

## まとめと今後の方向性

血管緊張は，体内のすべての組織に血液が行き渡るように絶妙に制御されている．血管緊張とは，血管平滑筋の弛緩と収縮とのバランスを意味するものである．細胞内 $Ca^{2+}$ の上昇により $Ca^{2+}$-CaM-依存性の MLCK が活性化された際に血管収縮が起こる．MLCK がミオシン軽鎖をリン酸化するとアクチン-ミオシン間の架橋形成がなされるのである．細胞内 $Ca^{2+}$ 濃度が基底値まで戻るとアクチン-ミオシン間の架橋形成がなくなり血管平滑筋が弛緩する．血管緊張は血管平滑筋細胞とそれを覆う内皮細胞の状態，交感神経支配，神経ホルモンや局所の調節因子の影響を受けている．

分子メカニズムや作用の異なる多彩な治療薬が，このような重要なシステムのなかの様々な構成要素に変化を与える．血管拡張薬のクラス分類のなかには，硝酸塩，$Ca^{2+}$ チャネル拮抗薬，$K^+$ チャネル開口薬，$\alpha_1$ アドレナリン受容体アンタゴニスト，ACE 阻害薬，$AT_1$ 受容体拮抗薬，エンドセリン受容体アンタゴニストがある（図 21-6）．硝酸塩は，動脈よりも静脈をおもに拡張する．この薬物は血管平滑筋細胞内に NO を遊離することにより作用する．すなわち，NO がグアニル酸シクラーゼを活性化すると，細胞内 cGMP の増加，cGMP 依存性プロテインキナーゼの活性化，ミオシン軽鎖ホスファターゼの活性化へと連鎖し，アクチン-ミオシン間の架橋形成がなくなるのである．$Ca^{2+}$ チャネル拮抗薬はおもに動脈と抵抗血管細動脈に作用し，心臓への直接作用をもたらすこともある．この薬物は，血管平滑筋細胞膜上の電位開口型 L 型 $Ca^{2+}$ チャネルを遮断し，収縮に不可欠なこのチャネルを介しての $Ca^{2+}$ 流入を抑制することにより血管を拡張させる．$K^+$ ATP チャネル開口薬は，$Ca^{2+}$ チャネル拮抗薬と同様に静脈拡張薬としての作用はなく，おもに細動脈拡張薬として作用する．このクラスに属する薬物は，ATP 依存性 $K^+$ チャネルを開口し血管平滑筋細胞を過分極させることにより，$Ca^{2+}$ 流入とそれに続く血管平滑筋収縮に不可欠な電位開口型 $Ca^{2+}$ チャネルの活性化を抑制する．$\alpha_1$ アドレナリン受容体アンタゴニスト，$AT_1$ 受容体拮抗薬，エンドセリン受容体アンタゴニストは，内因性アゴニストによるそれぞれの受容体活性を阻害することにより血管収縮を抑制している．

血管緊張を制御しているメカニズムは，多系統経路が交差するシグナル伝達によって調節されている．システム生物学における創発科学は，数学，コンピュータ，実験によるアプローチを組み合わせて組織や器官に広く配列された複雑なシグナル伝達を解明しようとしている．このようなシグナルに対する統合的アプローチによって，血管における細胞内シグナル経路の相互作用に関しての新規の定量的情報が提供され，新しい薬物治療標的が同定されることであろう．例えば，血管平滑筋細胞における複数の cGMP が関与する調節経路間の関連性を調べることにより，シルデナフィルといった PDE5 阻害薬が肺高血圧症や心不全に対する新規治療の適応となった．

新規薬物のクラスに分類される **ranolazine** は，狭心症治療において効果を示す一方，心収縮や血管緊張に及ぼす作用は極めて小さい．この ranolazine と他の新規薬物は，標的組織の代謝経路に作用することにより心血管系に主要な治療効果をもたらすと考えられている．近年承認された $\beta$ アドレナリン受容体遮断薬の **nebivolol** には，$\beta_1$ アドレナリン受容体アンタゴニストと $\beta_3$ アドレナリン受容体アゴニストの２つの作用を併せ持つ興味深い特性がある．この薬物は，高血圧治療に対しては他の $\beta$ 遮断薬と同等の効果があり，心臓選択的 $\beta_1$ アドレナリン受容体遮断作用と血管の NO 合成酵素を活性化する $\beta_3$ 受容体刺激作用とを併せ持つと考えられている．複雑なシグナル経路の解明を続けることが，血管壁細胞環境への薬理学的介入の新規ポイントを同定し，心血管疾患スペクトラムを横断する血管緊張の薬理学を築き上げる助けとなるであろう．

## 推奨文献


Abrams J. Chronic stable angina. *N Engl J Med* 2005;352:2524–2533. (*An informative case vignette and review of the pathophysiology and pharmacotherapy of angina pectoris.*)

Bloch KD, Ichinose F, Roberts JD Jr, Zapol WM. Inhaled NO as a therapeutic agent. *Cardiovasc Res* 2007;75:339–348. (*A useful review of the therapeutic applications of inhaled nitric oxide.*)

Cheng JW. Nebivolol: a third-generation beta-blocker for hypertension. *Clin Ther* 2009;31:447–462. (*A review of trials that study a recently approved β-adrenergic blocker that combines $\beta_1$-antagonist with $\beta_3$-agonist properties.*)

Mark JD, Griffiths M, Evans TW. Drug therapy: inhaled nitric oxide therapy in adults. *N Engl J Med* 2005;353:2683–2695. (*Reviews the history of inhaled NO and current indications for this therapy.*)

Tsai EJ, Kass DA. Cyclic GMP signaling in cardiovascular pathophysiology and therapeutics. *Pharm Ther* 2009;122:216–238. (*This review explores mechanisms and therapies involving cyclic GMP in the control of vascular tone and cardiac function.*)

## 主要薬物一覧：第 21 章　血管緊張の薬理学

| 薬　物 | 臨床応用 | 副作用(重篤なものは太字で示す) | 禁　忌 | 治療的考察 |
|---|---|---|---|---|
| **有機硝酸塩，吸入一酸化窒素（NO），ニトロプルシドナトリウム**<br>メカニズム—硝酸塩とニトロプルシド：NO を供与する．NO は血管平滑筋のグアニル酸シクラーゼを活性化しミオシン軽鎖を脱リン酸化することにより血管を拡張させる．NO 吸入ガス：肺血管を選択的に拡張する． | | | | |
| **二硝酸イソソルビド** | 短時間作用（舌下薬）：<br>狭心症発作の予防と治療<br>長時間作用（経口薬，遊離時間延長型）：<br>狭心症予防<br>慢性虚血性心疾患の治療<br>びまん性食道けいれん | **不応性低血圧，反射性頻脈による狭心症，動悸，意識消失**<br>紅潮，頭痛 | 重度の低血圧，ショック，低左室充満期圧を伴った急性心筋梗塞<br>頭蓋内圧高値，閉塞隅角緑内障，閉塞型肥大型心筋症による狭心症発作，重度の貧血<br>ホスホジエステラーゼ 5 型阻害薬（シルデナフィル，バルデナフィル，タダラフィル）との併用． | 細動脈拡張作用より静脈拡張作用が強い．<br>継続治療により耐性が生じることが指摘されている．このような耐性は硝酸薬の休薬期間（時間）を作ることにより回避することが可能である． |
| **5-一硝酸イソソルビド** | 狭心症予防，慢性虚血性心疾患の治療 | **二硝酸イソソルビドと同様** | 二硝酸イソソルビドと同様 | 治療の際考慮すべきことは二硝酸イソソルビドと同様．<br>さらに，5-一硝酸イソソルビドは，半減期が長い，消化管からの吸収性が良好，肝臓での初回通過効果を受けにくい，薬物非使用時の狭心症増悪が少ない，相当用量の有効性が高いなどの報告から二硝酸イソソルビドよりも好まれる傾向がある． |
| **ニトログリセリン（NTG）** | 短時間作用（舌下薬，噴霧薬）：<br>狭心症発作に対する短期間治療<br>長時間作用（経口薬，口腔薬，経皮薬）：<br>狭心症予防<br>慢性虚血性心疾患の治療<br>静注薬：<br>不安定狭心症<br>急性心不全 | **二硝酸イソソルビドと同様** | 二硝酸イソソルビドと同様<br>さらに，経皮薬は皮膚用テープにアレルギーのある患者には禁忌<br>静注薬は心タンポナーゼ，拘束型心筋症，収縮性心膜炎の患者には禁忌 | 治療の際考慮すべきことは二硝酸イソソルビドと同様．<br>さらに，ニトログリセリンは半減期が短いために相当用量での効果が二硝酸イソソルビドよりも低い可能性がある．<br>エルゴタミンが硝酸塩の冠動脈拡張作用を阻害する可能性がある． |
| **ニトロプルシドナトリウム** | 高血圧緊急症<br>重度の心不全<br>麦角アルカロイド中毒 | **シアン中毒，不整脈，過度の出血，過度の低血圧，代謝性アシドーシス，腸閉塞，メトヘモグロビン血症，頭蓋内圧亢進**<br>紅潮，頭痛，腎性高窒素血症 | 既存の低血圧，狭窄性心臓弁膜症，末梢血管抵抗の低下を伴った心不全<br>肝不全，腎不全<br>視神経萎縮<br>脳循環不全を合併した外科患者<br>タバコ弱視 | 細動脈と静脈のいずれに対しても拡張作用を呈する．<br>チオシアン酸塩の毒性はその血中濃度が 200 mg/L で致死的となる．<br>チオ硫酸塩との併用によりシアン中毒のリスクを軽減できると考えられるが，この相互作用については十分に研究されていない． |

**主要薬物一覧：第21章　血管緊張の薬理学（続き）**

| 薬　物 | 臨床応用 | 副作用（重篤なものは太字で示す） | 禁　忌 | 治療的考察 |
|---|---|---|---|---|
| **吸入一酸化窒素（NO）ガス** | 新生児呼吸不全<br>周産期低酸素血症<br>肺高血圧 | **低血圧，離脱症候群** | 右左シャント依存の新生児 | 吸入NOガスは半減期が短くその作用を速やかにリバースすることができる．<br>NOは血液中のヘモグロビンと結合して急速に不活化するため，吸入NOガスは選択的に肺血管を拡張させる． |
| **ホスホジエステラーゼ5（PDE5）型阻害薬**<br>メカニズム―サイクリックGMP（cGMP）からGMPへの変換酵素であるPDE5を抑制し，その結果，標的組織においてcGMPが貯留する． | | | | |
| **シルデナフィル<br>バルデナフィル<br>タダラフィル** | 勃起不全<br>肺高血圧症（シルデナフィル） | **心筋梗塞，非動脈炎性虚血性視神経症，陰茎強直**<br>頭痛，紅潮，発疹，下痢，消化不良 | 有機硝酸塩血管拡張薬との併用 | PDE5阻害薬を勃起不全治療用量よりかなり高い用量で使用すると体血管も拡張させる．<br>高用量のシルデナフィルが肺高血圧症治療に有効性を示している．<br>PDE5阻害薬は有機硝酸塩を使用している患者に対して禁忌である．<br>過去に視力喪失のエピソードのある患者において，非動脈性虚血性視神経障害のリスクが高くなることが指摘されている．<br>タダラフィルはシルデナフィルやバルデナフィルと比較して長い半減期を有している． |
| **$Ca^{2+}$ チャネル拮抗薬**<br>メカニズム―電位開口型L型チャネルを遮断しアクチン-ミオシン間の架橋形成を促進する $Ca^{2+}$ 流入を抑制する．分類された $Ca^{2+}$ チャネル拮抗薬の各クラスはそれぞれ $Ca^{2+}$ チャネルへの特有の結合部位があり，チャネルの高次元構造に対する結合親和性も各クラス間で異なっている． | | | | |
| **ジヒドロピリジン系：<br>ニフェジピン<br>アムロジピン<br>felodipine<br>clevidipine** | 労作性狭心症<br>不安定狭心症<br>冠動脈攣縮<br>高血圧<br>肥大型心筋症<br>レイノー現象<br>子癇前症 | **増強する狭心症，（稀に）心筋梗塞**<br>動悸，末梢性浮腫，紅潮，便秘，胸やけ，動揺性めまい | 既存の低血圧 | 静脈よりも細動脈拡張作用が強い．<br>血管選択性が高い（対心臓）：ジルチアゼムやベラパミルと比較して，心筋収縮に対する抑制作用は小さく，洞房（SA）結節の自動能や房室（AV）結節の伝導速度への影響もごくわずかである．<br>経口薬のニフェジピンは作用発現が早く急峻な血圧低下を起こしやすい．そのため重篤な反射性頻脈を誘発しやすい．<br>アムロジピンはニフェジピンと比較してバイオアベイラビリティが高く，最高血中濃度到達時間が遅く，肝代謝時間が長い．<br>nafcillinとの併用によりニフェジピン血中濃度が大きく低下する．<br>clevidipineは高血圧緊急症の治療において静脈内投与される． |
| **ベンゾチアゼピン系：<br>ジルチアゼム** | プリンツメタル型または異型狭心症，慢性安定狭心症<br>高血圧<br>心房細動または心房粗動，発作性上室性頻拍症 | **稀に不整脈，房室（AV）ブロック，徐脈性不整脈，心不全の増悪**<br>末梢性浮腫，意識消失発作，歯肉増殖，動揺性めまい | 洞不全症候群，Ⅱ～Ⅲ度AVブロック<br>副伝導路の関与する上室性頻拍症（図23-8参照）<br>左室不全<br>低血圧（収縮期血圧＜90 mmHg）<br>X線写真にて肺うっ血を合併した急性心筋梗塞（MI） | 心臓・血管に対する選択性が低い．<br>SA結節の自動能やAV結節の伝導速度を抑制する．<br>カルバマゼピンの血中濃度を上昇させカルバマゼピン中毒を起こすことがある．<br>βアドレナリン受容体遮断薬との併用を避ける． |

**主要薬物一覧：第 21 章　血管緊張の薬理学（続き）**

| 薬　物 | 臨床応用 | 副作用（重篤なものは太字で示す） | 禁　忌 | 治療的考察 |
|---|---|---|---|---|
| **フェニルアルキルアミン系：ベラパミル** | ジルチアゼムと同様 | **ジルチアゼムと同様** | ジルチアゼムと同様<br>さらに，ベラパミルの静注は心室性頻拍の患者やβ遮断薬の静注を受けている患者に対して禁忌 | 治療の際考慮すべきことはジルチアゼムと同様.<br>さらに，ベラパミルは心収縮に対する抑制作用がジルチアゼムよりも強い.<br>長期にわたるベラパミル治療によりアルコール摂取時のアルコール血中濃度が高くなる可能性がある.<br>ピモジドと併用するとピモジドの血中濃度が高くなり不整脈が起こる可能性がある.<br>シンバスタチンと併用するとシンバスタチンの血中濃度が著しく高くなる. |
| **$K^+$ チャネル開口型**<br>メカニズム—ATP 感受性 $K^+$ チャネルを開口し細胞膜を過分極させる．そのため電位開口型 $Ca^{2+}$ チャネルを介した $Ca^{2+}$ 流入が抑制される. | | | | |
| **minoxidil<br>pinacidil<br>ニコランジル<br>cromakalim** | 重度や不応性の高血圧<br>男性型脱毛症（外用 minoxidil） | **狭心症，心嚢水，反射性頻脈，スティーブンス・ジョンソン症候群，白血球減少，血小板減少**<br>頭痛，紅潮，低血圧，多毛症，水分貯留，高ナトリウム血症 | 褐色細胞腫 | 静脈よりも細動脈拡張作用が強い.<br>β遮断薬や Ca 拮抗薬と併用することが多い.<br>腎不全，大動脈解離，心筋梗塞後の患者に対しては注意して使用する. |
| **エンドセリン受容体アンタゴニスト**<br>メカニズム—内因性エンドセリンによる $ET_A$ および $ET_B$ 受容体の活性化を抑制する．アンブリセンタンはボセンタンと比較して $ET_A$ 受容体選択性が高い. | | | | |
| **ボセンタン<br>アンブリセンタン** | 重度肺高血圧症 | **肝毒性，貧血，低血圧，水分貯留**<br>頭痛，紅潮 | 妊婦<br>シクロスポリン A やグリベンクラミドとの併用 | 妊婦に対して使用してはならない.<br>肝機能を毎月モニターする.<br>中等度～重度の肝機能障害のある患者への使用は通常行わない.<br>低循環血液量，低血圧，心不全，貧血の患者に対しては注意して使用する.<br>CYP2C9 や CYP3A4 で代謝される薬物（ホルモン避妊薬，シンバスタチン，ケトコナゾールなど）との相互作用リスクあり.<br>アンブリセンタンはボセンタントと比較し肝毒性が弱い. |
| **ヒドララジン**<br>メカニズム—細動脈拡張薬．作用メカニズムは不明のままであるが，血管平滑筋細胞における膜の過分極作用，$K^+$ チャネル活性化作用，筋小胞体からの $IP_3$ 誘発性 $Ca^{2+}$ 放出抑制作用が考えられている. | | | | |
| **ヒドララジン** | 中等度～重度の高血圧<br>重度心不全 | **無顆粒球症，白血球減少，肝毒性，全身性エリテマトーデス**<br>頭痛，動悸，頻拍，食欲不振，下痢 | 大動脈解離<br>冠動脈疾患<br>リウマチ性僧帽弁心疾患 | 静脈よりも細動脈拡張作用が強い.<br>高血圧治療においてβ遮断薬や利尿薬と併用することが多い.<br>心不全治療において二硝酸イソソルビドと併用することがある．重度心不全の米国黒人において二硝酸イソソルビドとの併用により罹患率や死亡率を低下させる可能性がある. |

**主要薬物一覧：第21章　血管緊張の薬理学（続き）**

| 薬　物 | 臨床応用 | 副作用(重篤なものは太字で示す) | 禁　忌 | 治療的考察 |
|---|---|---|---|---|
| **$\alpha_1$ アドレナリン受容体アンタゴニスト**<br>メカニズム—内因性アゴニストによる $\alpha_1$ アドレナリン受容体の活性化を遮断する. | | | | |
| **プラゾシン**<br>**ドキサゾシン**<br>**テラゾシン** | 第10章，アドレナリン作動性の薬理学：主要薬物一覧参照 | | | |
| **$\beta$アドレナリン受容体アンタゴニスト**<br>メカニズム—内因性アゴニストによる $\beta$アドレナリン受容体の活性化を遮断する. | | | | |
| **プロプラノロール(非選択性)**<br>**アテノロール，メトプロロール（$\beta_1$ 選択性）** | 第10章，アドレナリン作動性の薬理学：主要薬物一覧参照 | | | |
| **ACE 阻害薬**<br>メカニズム—アンジオテンシン変換酵素（ACE）の切断によるアンジオテンシン（AT）ⅠからATⅡへの変換を抑制する．キニナーゼⅡによるブラジキニンの分解も抑制する. | | | | |
| **カプトプリル**<br>**エナラプリル**<br>**リシノプリル** | 第20章，体液調節の薬理学：主要薬物一覧参照 | | | |
| **$AT_1$ 受容体拮抗薬**<br>メカニズム—内因性ATⅡによる $AT_1$ 受容体の活性化を遮断する. | | | | |
| **ロサルタン**<br>**バルサルタン** | 第20章，体液調節の薬理学：主要薬物一覧参照 | | | |

# 22

# 止血と血栓の薬理学

April W. Armstrong and David E. Golan



## はじめに

血液は酸素と栄養を組織へ運搬し代謝老廃物を組織から除去する．ヒトは，正常血管内では血液の液性と血栓のない状態を維持し，傷害された血管内ではただちに局所で血栓を形成する巧みに制御された**止血 hemostasis** システムを進化させてきた．**血栓症 thrombosis** とは，この正常止血システムが不適切に活性化された病態のことである．例えば，血餅（血栓）は比較的小さな血管傷害の結果として生じ，血管樹の一部を閉塞することがある．本章では，正常な止血の生理，血栓症の病態生理，病的血栓の予防や治療を目的として使用される薬物の薬理について述べる．本章で紹介する薬物は，深部静脈血栓症，脳卒中，心筋梗塞などの様々な心血管疾患の治療に用いられている．

## 止血の生理学

傷害された血管では，血液の喪失を防ぎ治癒を促すために血餅が形成されなければならない．さらに，血液凝固が正常血管内にまで広がらないように血餅形成が局所にとどまっていなければならない．血管傷害部位に限局した血餅形成は，時間的に重複しながら4段階を経て完成する（図22-1）．まず，反射性神経系メカニズムやエンドセリンのような内皮依存性血管収縮物質の分泌に応答して，**局所の血管収縮 localized vasoconstriction** が起こる．次に，血管収縮に続いて速やかに**一次止血 primary hemostasis** が始まる．こ

## Case

S氏は55歳の男性．高血圧と喫煙歴あり．深夜，心窩部圧迫感，発汗，息苦しさを自覚して目を覚ました．911番に通報し，救急室へ救急搬送された．心電図所見はV2～V5誘導に深いT波の陰転を認めた．心臓疾患バイオマーカーは，クレアチンキナーゼ値が800 IU/L（正常値，60～400 IU/L）で，そのうちMB分画（心臓特異的アイソフォーム）が10%を占めており，心筋梗塞を示唆していた．静注用ニトログリセリン，アスピリン，未分画ヘパリン，eptifibatide［血小板糖タンパク（GP）Ⅱb-Ⅲaアンタゴニスト］を投与されたが，胸痛は持続したままであった．カテーテル造影検査室へ運ばれ，左前下行枝left anterior descending artery（LAD）の中部に造影遅延を伴う血栓性90%狭窄を認めた．冠動脈形成術とステント留置術が施行され成功した．ステント留置時には，初回負荷量の経口クロピドグレルが投与された．ヘパリンの中止後，静注用eptifibatideを18時間以上継続し，遠隔モニターのある病棟に移された．6時間後，S氏は動脈穿刺部位から末梢に広がる右大腿部の血腫（局所出血）に気づいた．eptifibatideが中止され，穿刺部位の圧迫により血腫の広がりは止まった．亜急性ステント内血栓閉塞の予防のため，クロピドグレルとアスピリンが処方され2日後に退院となった．

### Questions

1. S氏の冠動脈内にどのようにして血栓が生じたのか？
2. S氏の血栓治療と血栓再発予防を目的としたアスピリン，ヘパリン，クロピドグレル，eptifibatideはどのように作用するのか？
3. 血小板凝集を抑制するeptifibatide（血小板GP Ⅱb-Ⅲaアンタゴニスト）はどのようにして効果をもたらしているのか？
4. 血腫の広がりが見つかった時，eptifibatideによってもたらされた効果を元に戻すためにeptifibatideを中止する以外の方法はなかったのか？
5. もし低分子（LMW）ヘパリンを未分画ヘパリンの代わりに使用していたら，患者の凝固能のモニタリングはどのような影響を受けたか？

の段階において，血小板は活性化され，露出した内皮直下の基質に接着する．**血小板活性化 platelet activation**によって，血小板の形態変化と血小板からの分泌顆粒の放出が起こる．分泌された顆粒物質により他の血小板が集まり，多数の血小板が内皮下基質に接着し血管傷害部位で互いに凝集する．一次止血は，最終的に**一次止血血栓 primary hemostatic plug**の形成に帰する．

止血の最終２段階の目的は，安定した恒久的血栓を形成することである．**凝固カスケード coagulation cascade**としても知られている**二次止血 secondary hemostasis**では，活性化された血管内皮や他の近隣細胞（後述参照）は，**組織因子 tissue factor**（TF）と呼ばれる細胞膜結合型の前駆凝固因子を発現しており，TFは凝固カスケードを始動するⅦ凝固因子と複合体を形成している．この凝固カスケードは，重要酵素の１つであるトロンビンの活性化に帰する．トロンビンは，止血においてに２つの中心的機能を担っている．すなわち，トロンビンは，(1) 可溶性フィブリノゲンを血栓の基質となる不溶性フィブリン重合体に変換し，(2) さらに多くの血小板を集め活性化させる．フィブリン血栓の形成（二次止血）は，血小板血栓の形成（一次止血）と時間的に重複しながら，それぞれのプロセスが互いを強化し合っていることが明らかとなっている．最後の段階では，血小板凝集とフィブリン重合によって安定した**恒久的血栓 permanent plug**が形成される．さらに，恒久的血栓が不適切に拡大して血管を閉塞させないように，**抗血栓メカニズム antithrombotic mechanisms**が恒久的血栓を血管傷害部位内にとどめている．

## 血管収縮

血管が傷害されると速やかに，細動脈の一過性血管収縮が起こる．この血管収縮は，反射性神経系メカニズムを介して起こるとされているが，その詳細は不明のままである．**エンドセリン endothelin**（強力な血管収縮物質）が局所の内皮細胞から分泌されると，反射性の血管収縮が増強される．血管収縮は一過性であるため，万一，一次止血が活性化されなければ出血が再び起こるであろう．

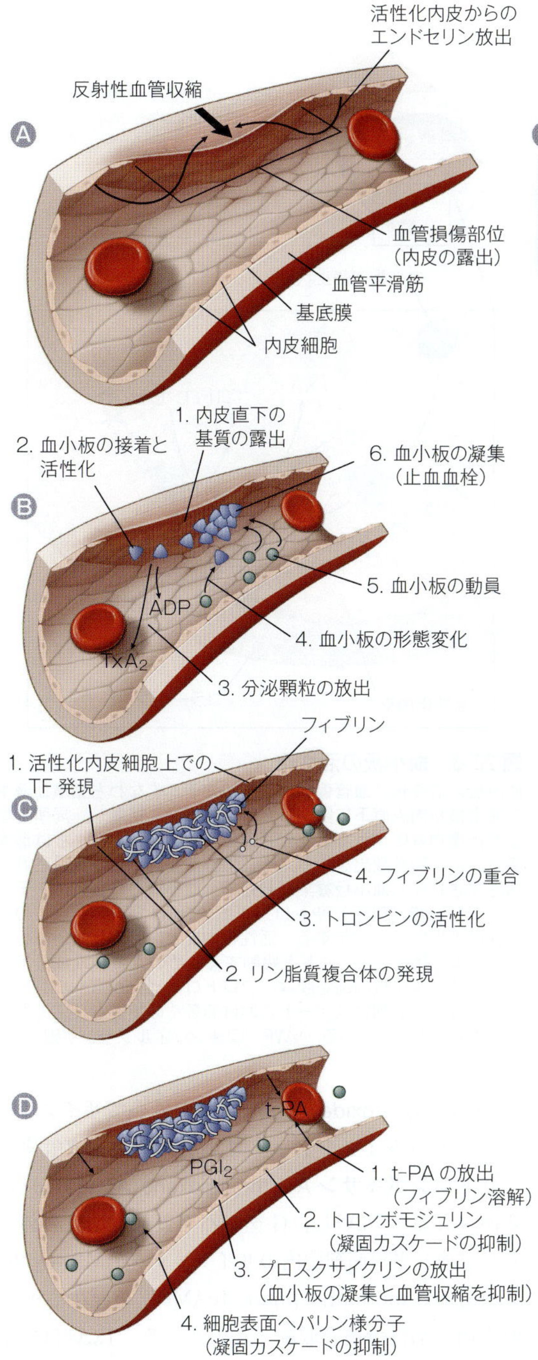


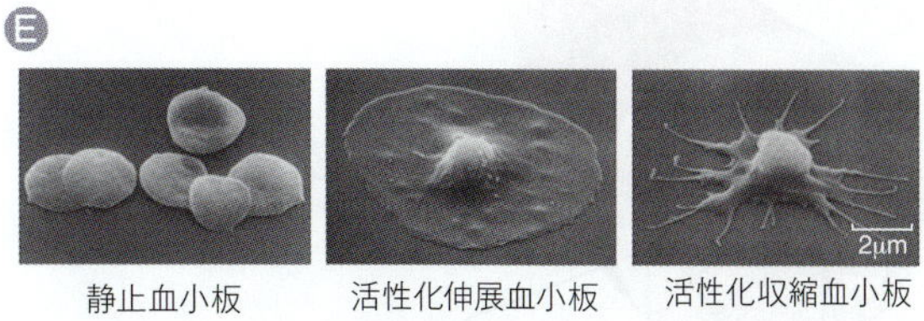


**図 22-1 止血の過程**
止血の過程は概念的に 4 段階［血管収縮，一次止血，二次止血，溶解（線溶）］に分けられるが，これらの各段階は時間的に重複しておりほぼ同時ということもありうることが近年の研究が明らかにしている．**A.** 血管傷害により内皮が剥離される．活性化した内皮から放出されたエンドセリンや神経液性因子は，一過性の血管収縮を引き起こす．**B.** 傷害により露出した内皮直下の基質 (**1**) は，血小板が接着し活性化を受けるための基質を提供する (**2**)．分泌顆粒の放出では活性化した血小板がトロンボキサン $A_2$（$TxA_2$）およびアデノシン二リン酸（ADP）を分泌する (**3**)．活性化した血小板から放出された $TxA_2$ と ADP は近傍の血小板を活性化して形態変化を誘導し (**4**)，この活性化血小板は傷害の部位に動員される (**5**)．傷害部位の活性化血小板の凝集により一次止血血栓を形成する (**6**)．**C.** 活性化内皮細胞上に発現した組織因子（TF）(**1**) と白血球マイクロパーティクル（**図示せず**）は，活性化した血小板や内皮細胞上に発現している酸性リン脂質とともに (2) 凝固カスケードを始動し，凝固カスケードはトロンビンの活性化で最高点に達する (**3**)．トロンビンは，フィブリノゲンをタンパク分解性に活性化してフィブリンに変換し，フィブリンは傷害部位周囲で重合する．こうして最終的（二次）止血血栓が形成される (**4**)．**D.** 抗凝固作用や血栓溶解作用をもたらす天然の因子が止血プロセスが血管傷害部位にとどまるように作用している．これらの因子には線溶系（フィブリン溶解）を活性化する組織プラスミノーゲン活性化因子（t-PA）(**1**)，凝固カスケード抑制因子を活性化するトロンボモジュリン (**2**)，血小板活性と血管収縮を抑制するプロスタサイクリン (**3**)，凝固因子の不活化を触媒する細胞表面へパリン様分子 (**4**) が含まれる．$PGI_2$：プロスタサイクリン．

## 一次止血

一次止血の目的は，血管傷害部位を速やかに安定化させるための血小板血栓を形成することである．**血小板 platelet** は，一次止血において中心的役割を果たしている．血小板は，骨髄中の巨核球から分離した細胞断片であり，この小さな細胞膜に覆われた円板内には細胞質はあるが核はない．血小板細胞膜内の糖タンパク受容体は，血小板を活性化させる最初のメディエーターとしての働きを有している．一次止血とは，3 つの反応を経て止血血栓になるまでの血小板の変容のことで，この 3 つの反応とは，(1) 接着，(2) 顆粒放出，(3) 凝集を指す．

### 血小板の接着

最初の反応では，血管が傷害されて露出した血管内皮直下のコラーゲンに血小板が接着する（図 22-2)．この接着には 2 つの分子間相互作用が関与している．まず，活性型血小板と傷害内皮細胞が分泌する多量体タンパクの**フォンウィルブランド因子 von Willebrand factor（vWF）**が，血小板膜上の表面受容体［特に糖タンパクⅠb glycoprotein Ⅰb（GPⅠb)］と露出したコラーゲンに結合する．この“架橋”作用が，血小板のコラーゲンへの接着を仲介している．次に，血小板糖タンパクⅥ glycoprotein Ⅵ（GPⅥ）が，直接的に露出した血管壁のコラーゲンとの相互作用をもた

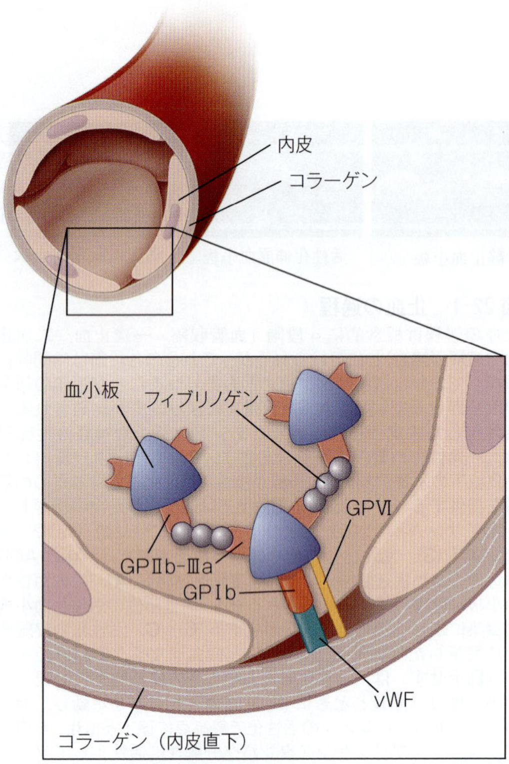


**図 22-2　血小板の接着と凝集**
フォンウィルブランド因子（vWF）は，血小板糖タンパクⅠb（GPⅠb）と露出した内皮直下コラーゲンの両方に結合することにより血小板の内皮下へ接着に関与する．血小板が内皮直下基質へ接着するためには，血小板膜上の糖タンパクⅥ（GPⅥ）と内皮直下コラーゲンとの直接結合による相互作用も必要とされる．フィブリノゲンは，血小板凝集中に血小板膜上の糖タンパクⅡb-Ⅲa（GPⅡb-Ⅲa）受容体に結合することにより血小板どうしを架橋結合させる．

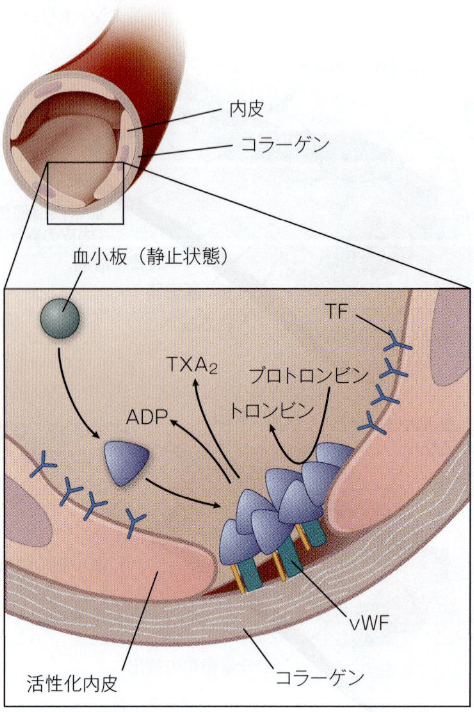


**図 22-3　血小板の活性化**
血小板の活性化は血管傷害部位で始まる．すなわち循環血液中の血小板が内皮直下に露出したコラーゲンに接着し，局所で生じた伝達物質によって活性化される．活性化した血小板は形態変化および顆粒放出を生じ，そこに新たな血小板が動員されて活性化されると血小板凝集が起こる．血小板の動員にはアデノシン二リン酸（ADP）やトロンボキサン $A_2$（$TxA_2$）などの可溶性血小板因子が関与する．活性化内皮上に発現した組織因子（TF）は，凝固カスケードを始動するための重要構成成分である．活性化血小板の細胞膜は，プロトロンビンからトロンビンへの変換など凝固カスケードにおける多くの重要な反応のための膜表面を提供している．vWF：フォンウィルブランド因子．

らす．GPⅠb：vWF：コラーゲン間相互作用とGPVI：コラーゲン間相互作用は，ともに一次止血の始動に必須である．

## 血小板の顆粒放出

接着した血小板は，その顆粒内容物質を放出する活性過程をたどる（図 22-3）．作動物質が細胞表面受容体に結合すると顆粒放出が惹起されるが，この作動物質は細胞内タンパクリン酸化カスケードを活性化し最終的に顆粒内容物質を放出させる．特に，アデノシン二リン酸 adenosine diphosphate（ADP）やアドレナリン（エピネフリン），コラーゲンによる刺激を受けると，血小板膜内のホスホリパーゼ $A_2$ phosphonpase $A_2$（$PLA_2$）が活性化される．$PLA_2$ は膜リン脂質を切り出し**アラキドン酸 arachidonic acid** を遊離させ，さらにアラキドン酸は血小板シクロオキシゲナーゼによって**サイクリックエンドペルオキシド cyclic endoperoxide** に変換される．続いてサイクリックエンドペルオキシドはトロンボキサン合成酵素により**トロンボキサン $A_2$ thromboxane $A_2$（$TxA_2$）**に変換される．$TxA_2$ は，G タンパク質共役型受容体を介して血管平滑筋細胞内のサイクリック AMP cyclic adenosine monophosphate（cAMP）を減少させて傷害血管部位で血管収縮を起こさせる．$TxA_2$ は血小板内の顆粒放出を刺激して血小板活性化と血管収縮のカスケードを促進させる．

顆粒放出の間，大量の ADP，カルシウムイオン（$Ca^{2+}$），アデノシン三リン酸 adenosine triphosphate（ATP），セロトニン，vWF，血小板第４因子が，血小板顆粒から**活発に分泌**される．**ADP は血小板凝集を仲介するうえで特に重要で**，血小板を“粘々”にし，血小板どうしを接着しやすくする（後述参照）．トロンビンやコラーゲンのような強力な作動物質は血小板凝集が抑制されている状態であっても顆粒分泌を惹起すことができるが，ADP は血小板凝集下でのみ顆粒分泌を誘発することができる．おそらく，この違いは，種々の作動物質受容体に連結する一連の細胞内作用物質によるものであろう．さらに，後に述べるが，$Ca^{2+}$ の放出も凝固カスケードにおいて重要である．

血小板の活性化は内皮細胞直下のコラーゲンの露出を介して始動するが，別々に同時進行する複数の血小板活性化のプロセスは，内皮の傷害や vWF の関与なしに進行する．この血小板活性化における第 2 の経路は，**組織因子 tissue factor（TF）**（活性化白血球や活性化白血球由来マイクロパーティクルにより発現するリポタンパク）によって発動する（後述参照）．凝固カスケードにおいて，TF はⅦa 因子と複合体を形成し，TF-Ⅶa 因子複合体がⅨ因子を活性化する．Ⅸ因子が活性化されると，凝固カスケードにおいて中心的役割を担っている多機能酵素の**トロンビン thrombin**（Ⅱa 因子）が生成される（後述参照）．TF が惹起する血小板活性経路において，トロンビンは，血小板表面のプロテアーゼ活性化型受容体 4 を切断し，その切断によって血小板から ADP，セロトニン，$TxA_2$ を放出させる．これらの作動物質は，他の近隣の血小板を活性化させることにより，血栓形成のシグナル伝達を増強させる．

## 血小板の凝集と硬化

$TxA_2$，ADP，線維状コラーゲンは，強力な血小板凝集メディエーターである．$TxA_2$ は，血小板膜内の G タンパク質共役型 $TxA_2$ 受容体を刺激して血小板の凝集を促進させる（図 22-4）．$TxA_2$ が血小板 $TxA_2$ 受容体に結合してホスホリパーゼ C phospholipase

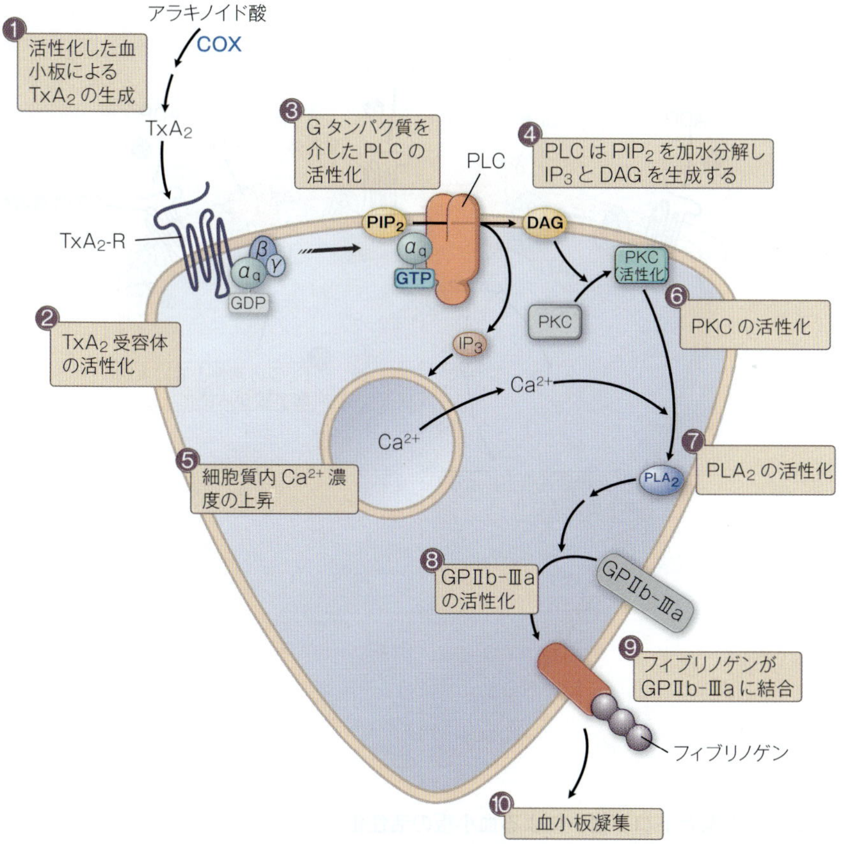


**図 22-4 トロンボキサン $A_2$ による血小板の活性化**

1. トロンボキサン $A_2$（$TxA_2$）は活性化血小板中のアラキドン酸から生成されるが，シクロオキシゲナーゼ（COX）がこのプロセスにおいて重要な反応を触媒する．2. 分泌された $TxA_2$ は細胞表面に存在する G タンパク質共役型受容体のトロンボキサン $A_2$ 受容体 throm boxane $A_2$ receptor（$TxA_2$-R）に結合する．3. その Gαアイソフォームの $G\alpha_q$ がホスホリパーゼ C（PLC）を活性化させる．4. PLC はホスファチジルイノシトール 4,5-二リン酸（$PIP_2$）を加水分解してイノシトール 1,4,5-三リン酸（$IP_3$）とジアシルグリセロール（DAG）を生成する．5. $IP_3$ は小胞体から細胞質への $Ca^{2+}$ 放出を促進することにより細胞内 $Ca^{2+}$ 濃度を上昇させる．6. DAG はプロテインキナーゼ C（PKC）を活性化させる．7. PKC はホスホリパーゼ $A_2$（$PLA_2$）を活性化する．8. メカニズムについては完全には解明されていないが，$PLA_2$ が活性化されると糖タンパクⅡb-Ⅲa（GPⅡb-Ⅲa）の活性化が起こる．9. 活性化した GPⅡb-Ⅲa はフィブリノゲンに結合する．10. フィブリノゲンは血小板上の GPⅡb-Ⅲa 受容体に結合することにより血小板どうし間を架橋する．この架橋により血小板凝集と一次止血血栓を形成する．GTP：グアノシン三リン酸，guanosine triphosphate，GDP：グアノシン三リン酸，guanosine diphosphate.

C（PLC）が活性化すると，ホスファチジルイノシトール 4,5-二リン酸 phosphatidylinositol 4,5-bisphosphate［PI（4,5）$P_2$］が加水分解されイノシトール 1,4,5-三リン酸 inositol 1,4,5-triphosphate（$IP_3$）とジアシルグリセロール diacylglycerol（DAG）が生じる．$IP_3$ は細胞質 $Ca^{2+}$ 濃度を上昇させ，DAG はプロテインキナーゼ C　protein kinase C（PKC）を活性化させるが，これらの作用は $PLA_2$ の活性化を促進する．詳しいメカニズムはわかっていないが，$PLA_2$ 活性は，血小板凝集に関与する膜インテグリンの機能型 GPⅡb-Ⅲa の発現を誘導する．

ADP は，血小板表面上の G タンパク質共役型 ADP 受容体に結合して血小板を活性化させる（図 22-5）．G タンパク質共役型血小板 ADP 受容体の２つのサブタイプは，**P2Y1 受容体 P2Y1 receptor** と **P2Y（ADP）受容体 P2Y（ADP）receptor** と呼ばれる．$G_q$ 共役型受容体の P2Y1 は，PLC を活性化させ細胞内カルシウム貯留部位内のカルシウムを開放させる．$G_i$ 共役型受容体の P2Y（ADP）受容体はアデニル酸シクラーゼを阻害する．この受容体は抗血小板作用薬の**チクロピジン ticlopidine**，**クロピドグレル clopidogrel**，**プラスグレル prasugrel** は，この P2Y（ADP）受容体を標的としている（後述参照）．ADP 受容体活性は，血小板形態の変化と機能型 GPⅡb-Ⅲa の発現にかかわっている．

線維状コラーゲンは，血小板糖タンパクⅥ　platelet glycoprotein Ⅵ（GPVI）に直接結合して血小板を活性化させる．コラーゲンによる GPVIの活性化により，顆粒放出を促進し細胞表面インテグリン（特に GPⅡb-Ⅲa と $\alpha_2\beta_1$）の立体構造的変化を誘導する情報伝達カスケードが発動する．この立体構造的変化により細胞表面インテグリンのコラーゲンへの直接的も

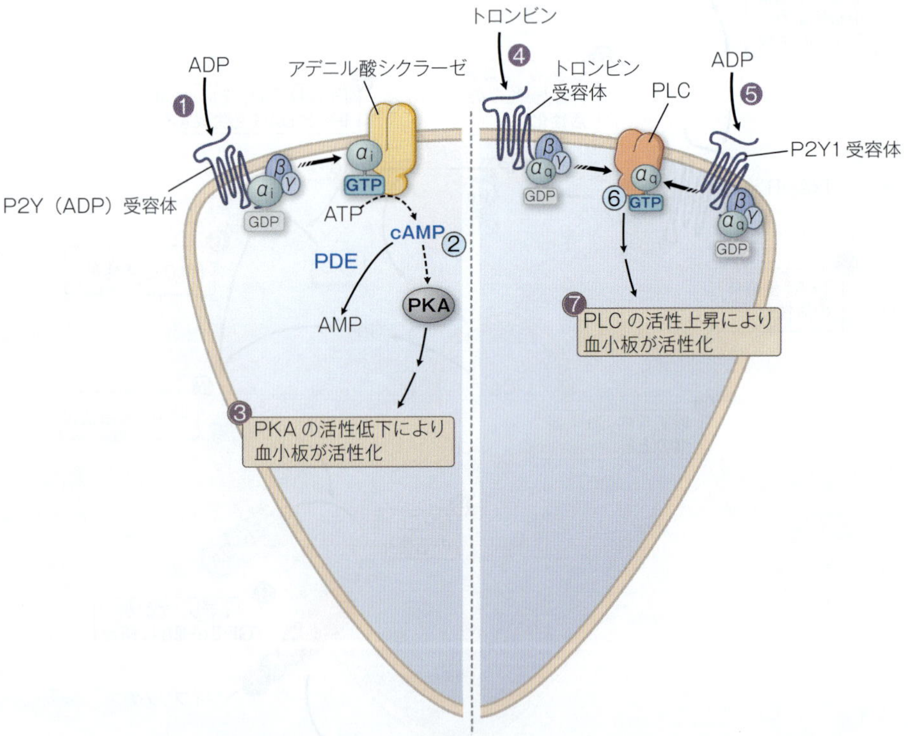


**図 22-5　アデノシン二リン酸とトロンビンによる血小板の活性化**

**左図**：1. アデノシン二リン酸（ADP）と P2Y（ADP）受容体の結合により $G_i$ タンパク質が活性化され，その活性によりアデニル酸シクラーゼが抑制される．2. アデニル酸シクラーゼの阻害によりサイクリック AMP（cAMP）の合成が減少するためプロテインキナーゼ A（PKA）の活性（**点線矢印**）も減少する．cAMP はホスホジエステラーゼ（PDE）によってアデノシン三リン酸（AMP）へと代謝される．3. PKA は未だ十分解明されていないいくつかのステップを踏んで血小板活性を抑制する．ゆえに，ADP が P2Y（ADP）受容体に結合して PKA 活性が減弱すると血小板の活性化が起こる．**右図**：4. トロンビンはトロンビン受容体の細胞外ドメインをタンパク分解性に切断する．この切断により新たな N-端末が作られ，この N-端末がトロンビン受容体の活性化部位に結合すると $G_q$ タンパク質が活性化される．5. ADP が P2Y1 受容体に結合すると $G_q$ タンパク質も活性化する．6. $G_q$ タンパク質が（トロンビンまたは ADP により）活性化するとホスホリパーゼ C（PLC）が活性化される．7. 図 22-4 が示すように，PLC の活性化により血小板が活性化を受ける．これまでの研究結果では血小板の完全な活性化には P2Y（ADP）受容体と P2Y1 受容体の両受容体の活性化が必要とされているが，ADP はこの両受容体のどちらにも結合して血小板を活性化させることができることに注目すべきである．GTP：グアノシン三リン酸，guanosine triphosphate，GDP：グアノシン三リン酸，guanosine diphosphate．ATP：アデノシン 5'-三リン酸．

しくは間接的結合が促進される．このような付加的な結合相互作用により，活性化血小板の内皮直下基質への結合がさらに強化される．

架橋分子の**フィブリノゲン** fibrinogen は機能型 GP Ⅱb-Ⅲa に対して複数の結合部位を有しているが，血小板はこのフィブリノゲンを介して互いに凝集する（図 22-2）．**露出した内皮直下のコラーゲンへの血小板接着において vWF：GPⅠb の相互作用が重要であるように，血小板凝集においてフィブリノゲン：GP Ⅱb-Ⅲa の相互作用が重要である**．血小板凝集は最終的に可逆性血餅や**一次止血血栓** primary hemostatic plug を形成することになる．

後に述べるが，**凝固カスケード** coagulation cascade の活性は一次静止血栓の形成とほぼ同時に進行する．凝固カスケードが活性化されると，まず一次止血血栓の表面周囲でフィブリンが形成される．血小板偽足は血栓表面周囲でフィブリン線維に接着し**収縮する**．血小板収縮により，密で堅固かつ不可逆性の血餅や**二次止血血栓** secondary hemostatic plug が生み出される．

## 二次止血：凝固カスケード

二次止血は**凝固カスケード** coagulation cascade とも呼ばれる．このカスケードの目的は，血管傷害部位で安定したフィブリン血栓を形成することである．凝固カスケードの詳細について図 22-6 のなかで図示した．全体的な原理についてここで述べておくべきことがいくつかある．

まず，凝固カスケードとは酵素反応の連鎖である．血漿中の凝固因子の大部分は，不活性型**酵素前駆体**として肝臓で合成され体循環している．このような酵素前駆体は，カスケードにおいて先行して活性化した因子によってタンパク分解性に切断されて活性する．その活性化反応は触媒反応であって化学量論的反応ではない．例えば，1“ユニット”の活性型X因子には 40“ユニット” のトロンビンを生成する能力がある．この強力な増幅過程により，急速に大量のフィブリンが血管傷害部位で生成されるのである．

次に，カスケード中のおもな活性化反応は，**リン脂質をベースとしたタンパク-タンパク複合体**が形成される部位において行われている（図 22-7）．この複合体は，細胞膜表面［活性化血小板，活性化内皮細胞，（おそらく）活性化白血球マイクロパーティクルが提供（後述参照）］，酵素（活性型凝固因子），基質（下流凝固因子前駆体），補助因子で構成されている．陰性荷電したリン脂質（特にホスファチジルセリン）は，その

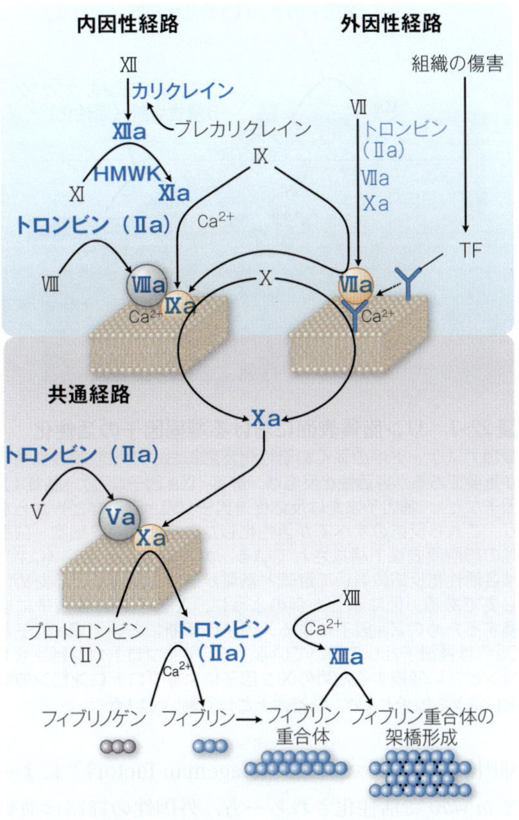


**図 22-6　凝固カスケード**
凝固カスケードは，任意に内因性経路，外因性経路，共通経路に分けられている．内因性経路と外因性経路はX因子活性化反応の段階で合流する．内因性経路の大部分は *in vitro* レベルで再現可能な経路であり，外因性経路は *in vivo* の凝固反応の大部分を占めている．活性化内皮細胞，活性化白血球（白血球マイクロパーティクル），内皮直下の血管平滑筋細胞や線維芽細胞など複数の異なる種類の細胞上に発現した組織因子（TF）によって外因性の経路が始動する．カルシウムイオン（$Ca^{2+}$）は多くの段階の補因子であること，活性化した血小板，内皮細胞，白血球（白血球マイクロパーティクルも含む）が提供するリン脂質表面上で各段階の多くの反応が起こることに注目すべきである．活性化した凝固因子は**青色**と小文字で“a”を付けて示した．HMWK：高分子量キニノーゲン，high-molecular-weight kininogen.

複合体の形成に重要である．ホスファチジルセリンは，通常，細胞膜の（細胞質に接する）内側単分子層内に隔離されているが，血小板・内皮細胞・白血球へのアゴニスト刺激に応答して（細胞外液に接する）外側単分子層へ移動する．凝固因子前駆体を活性型に変換するためのタンパク分解性切断が達成されるよう酵素，基質，補助因子を適切な立体配置にするためには，カルシウムが必要とされる．

第３に，凝固カスケードは，伝統的に**内因性経路** intrinsic と**外因性経路** extrinsic pathway に分けられている（図 22-6）．この区分は *in vitro* の検査結果であり，本質的に恣意的なものである．内因性の経路は

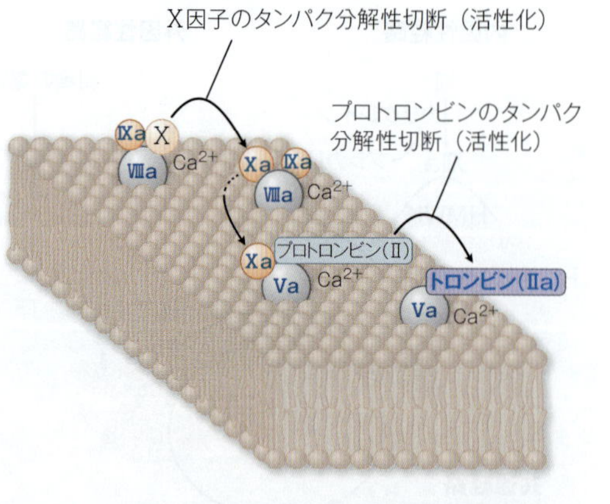


**図 22-7　リン脂質表面における凝固因子の活性化**
凝固カスケード中の多くの活性化反応において細胞膜表面触媒が重要である．各活性化反応は，酵素（IXa 因子など），基質（X 因子など），補因子または反応促進因子（VIIIa 因子など）からなり，これら反応のすべてが活性化した血小板，内皮細胞，白血球の細胞膜表面で構成されている．カルシウムイオン（$Ca^{2+}$）は各活性化反応において酵素と基質が適切な配座をとるために必要である．図に示した例のように，X 因子をＸa 因子に変換するためのIXa 因子によるX 因子の切断においてVIIIa 因子と $Ca^{2+}$ は補因子として働いている．そして，プロトロンビンをトロンビンに変換するためのＸa 因子によるプロトロンビンの切断にはVa 因子と $Ca^{2+}$ が補因子として働いている．

XII因子［ハーグマン因子（Hageman factor）］によって *in vitro* で活性化される一方，外因性の経路は血管傷害部位での TF，活性化された内皮細胞，内皮直下血管平滑筋細胞，内皮直下線維芽細胞によって *in vivo* で発動される．この２つの経路はどちらもX因子の活性に向かうが，それ以外にも両経路間には相互に交わる部分が数多くある．外因性経路により活性化されたVII因子はIX因子（内因性経路の中心的因子）をタンパク分解性に活性化することができるため，外因性の経路は *in vivo* での凝固開始のための主要経路であるとみなされている．

第４に，内因性および外因性の両凝固経路はX因子を活性する．V因子を必要とする重要反応において，活性型X因子はプロトロンビン（II因子）をタンパク分解性に切断して**トロンビン**（IIa 因子）に変換する（図 22-8）．トロンビンは，凝固カスケードで作用するにあたり重要なポイントが４つある．すなわち，(1) トロンビンは可溶性血漿タンパクのフィブリノゲンをフィブリンに変換し，フィブリンは長く難溶性のポリマー線維を形成する．(2) トロンビンはXIII因子を活性化し，活性型XIII因子はフィブリンポリマーどうしを架橋し非常に安定した網状構造や血餅にする．(3) トロンビンはVIII因子とV因子のフィードバック活性を触媒して血餅形成カスケードを増幅する．(4) トロンビンは血小板を強力に活性化して顆粒放出，血小板凝集，血小板由来マイクロパーティクル生成を誘導する．ト

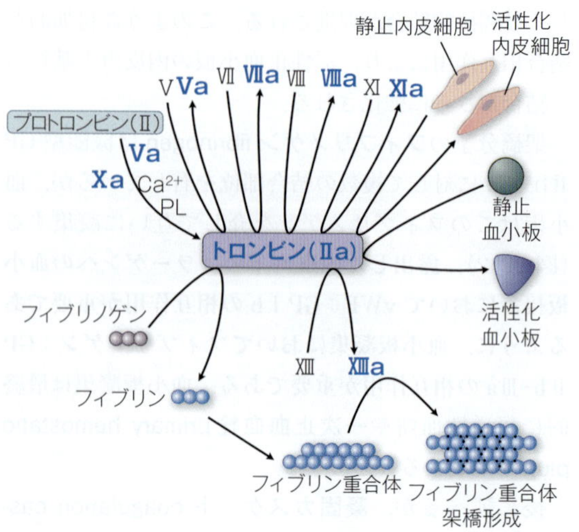


**図 22-8　凝固カスケードにおけるトロンビンの中心的役割**
凝固カスケードにおいて，プロトロンビンはＸa 因子により切断されてトロンビンに変換されるが，この時Va 因子とカルシウムイオン（$Ca^{2+}$）は補因子として作用し，これらの反応は活性化した（ホスファチジルセリンを発現した）リン脂質膜表面上 phospholipid surface（PL）で繰り広げられる．トロンビンは可溶性血漿タンパクフィブリノゲンをフィブリンに変換し，フィブリンは自ら重合を形成する．トロンビンは，トランスグルタミナーゼのXIII因子も活性化することによりフィブリン重合体を架橋結合させ，非常に安定した網状組織や血餅を形成する．VII因子とXI因子だけでなく補因子のVおよびVIIIも活性化し，さらに血小板と内皮細胞を活性化する．最後に，トロンビンは傷害血管付近の正常内皮細胞からプロスタサイクリン（$PGI_2$），NO，組織プラスミノーゲン活性化因子（t-PA）などの複数の抗血栓因子の放出を刺激するが，これらの因子は血管傷害部位における一次および二次止血を抑制する（**図示せず**）．

ロンビンはこのような凝固促進的特性の他に凝固反応に対する調節作用も有している．トロンビンは，血管傷害部位に隣接する**正常**血管内皮細胞上のトロンビン受容体に結合し，その受容体刺激により血小板抑制物質のプロスタサイクリン prostacyclin（$PGI_2$）と NO，フィブリン溶解タンパクの組織プラスミノーゲン活性化因子 tissue plasminogen activator（t-PA），内因性 t-PA 調節物質のプラスミノーゲン活性化因子抑制因子-1 plasminogen activator inhibitor 1（PAI-1）を放出する（後述参照）．

プロテアーゼ活性化Ｇタンパク質共役型受容体のトロンビン受容体は，血小板，血管内皮細胞，平滑筋，線維芽細胞の細胞膜に発現している．トロンビン受容体の活性化は，トロンビンが受容体の細胞外ドメインをタンパク分解性に**切断する**ことにより達成される．切断により新しく生じた $NH_2$ 末端基は，リガンドとして同受容体分子内の結合部位に分子内で結合し，細胞内シグナル伝達を惹起する．トロンビン受容体が活性化されると，Ｇタンパク質を介して PLC の活性（図 22-5）とアデニル酸シクラーゼの抑制が生じる．

最後に，顕微鏡的 *in vivo* 実験の結果によると，**マイクロパーティクル**には血小板血栓形成（一次止血）とフィブリン血栓形成（二次止血）をつなぐ重要な役割があることが示されている．マイクロパーティクルは，白血球，単核球，血小板，内皮細胞，平滑筋より生じた小胞体であり，起源とする細胞のタンパク質を提示する．例えば，マイクロパーティクルの一部は，組織の傷害や炎症が生じた状況下で活性化された単核球より放出される．このようなマイクロパーティクルの場合，TF と P セレクチン糖タンパクリガンド-1 P-selectin glycoprotein ligand-1（PSGL-1）の両方を発現していると考えられている．マイクロパーティクル上の PSGL-1 は，活性化した血小板上に発現した接着因子受容体としての P セレクチンに結合する．成長を続ける血小板血栓（一次血栓）から TF を持つマイクロパーティクルが集まることにより，トロンビン生成やフィブリン血栓形成（二次止血）が血栓内で急速に加速すると思われる．実際，（活性化した内皮細胞，内皮直下線維芽細胞，平滑筋細胞によって発現した）血管壁の TF とマイクロパーティクルの TF は，両者ともに安定した血栓形成にとって重要と思われる．

## 止血の制御

止血は２つ理由から緻密に制御されている．第１に，止血は血管傷害部位に限局されなければならないからである．すなわち，血漿中の血小板や凝固因子の活性化は，内皮傷害部位，TF 発現部位，凝固促進性のリン脂質露出部位に限局した所のみで起きなければならない．第２に，血管腔の開存を維持できるように，一次止血血栓や二次止血血栓のサイズが抑制されなければならないからである．血管が傷害されると，傷害部位に隣接した正常内皮が“活性化”される．この活性化された内皮は，傷害部位で止血を促す一連の凝固促進因子に加え，血栓の傷害部位を超えての拡大を抑制する抗凝固因子も呈する．TF やホスファチジルセリンのような凝固促進因子は，**膜に結合し**傷害部位に**限局する**傾向がある．つまり，凝固促進因子は，凝固カスケードが傷害部位表面で進行する場を提供しているのである．それに対し，抗凝固性因子は一般的に内皮から**分泌され**血液に**可溶性**である．以上のように，**活性化内皮は凝固促進因子と抗凝固因子のバランスをとりながら止血反応が血管傷害部位にとどまるように制御している．**

血管傷害後の止血プロセスの開始や拡大を傷害部位の極近傍にとどめるためのメカニズムが５つあるが，傷害部位周囲の内皮がこれら５つの独立したメカニズムすべてに関与している．この５つのメカニズムとは，$PGI_2$，アンチトロンビンⅢ，プロテイン C・プロテイン S，組織因子経路阻害因子 tissue factor pathway inhibitor（TFPI），t-PA の産生に関するメカニズムを指す．

**プロスタサイクリン prostacyclin（$PGI_2$）**は，血管内皮で合成・分泌されるエイコサノイドの一種（アラキドン酸代謝物）である．このアラキドン酸代謝物は，$G_s$ タンパク質共役型受容体の血小板 $PGI_2$ 受容体を刺激することにより血小板内の cAMP 濃度を上昇させるが，その上昇により血小板凝集や血小板顆粒放出が抑制される．$PGI_2$ は強力な血管拡張作用も有しており，血管平滑筋細胞内の cAMP 濃度を上昇させることにより血管平滑筋を弛緩させる［この $PGI_2$ のメカニズムは，$TxA_2$ のメカニズム（細胞内 cAMP 濃度を減少させることにより血小板の活性化や血管の収縮を引き起こす）に対して生理学的に拮抗的に作用していることに注意］．以上のように $PGI_2$ は，血管傷害部位を囲む正常内皮への血小板の接着を抑制し，かつ傷害部位付近の血管開存を維持しているのである．

**アンチトロンビンⅢ antithrombinⅢ**は，凝固因子との化学量論的な複合体を形成することにより，トロンビンや他の凝固因子（Ⅸa，Ⅹa，Ⅺa，Ⅻa；“a”は“活性型”を示す）を不活性化する（図 22-9）．アンチトロンビンⅢと凝固因子との相互作用は，正常内皮細胞表面に発現しているヘパリン様分子により増強し，このようなメカニズムが血管傷害により内皮が剥離された部位を**除いて**全血管部位で正常に機能するよう仕組まれている（後に述べるが，内皮細胞表面のプロテオグリカンが薬理学的作動物質ヘパリンと生理学的に同等であるため，“ヘパリン様”と呼ばれる）．内皮細胞上のヘパリン様分子は，アンチトロンビンⅢと結合して活性化させ，アンチトロンビンⅢが活性型凝固因子と複合体を形成する（つまり活性型凝固因子を不活化するということ）準備が整う．

**プロテイン C protein C** と**プロテイン S protein S** はビタミン K 依存性タンパクで，凝固因子Ⅴa およびⅧa を不活性化して凝固カスケードを緩徐にする．プロテイン C とプロテイン S はフィードバック制御機構の一部を担っており，トロンビン生成過剰はプロテイン C を活性化させ，活性型プロテイン C が大きさを増すフィブリン血栓が血管内腔を閉塞しないよう作用する．内皮細胞表面タンパクの**トロンボモジュリン thrombomodulin** は，血中のトロンビンとプロテイン C に対する受容体である．トロンボモジュリンはトロ

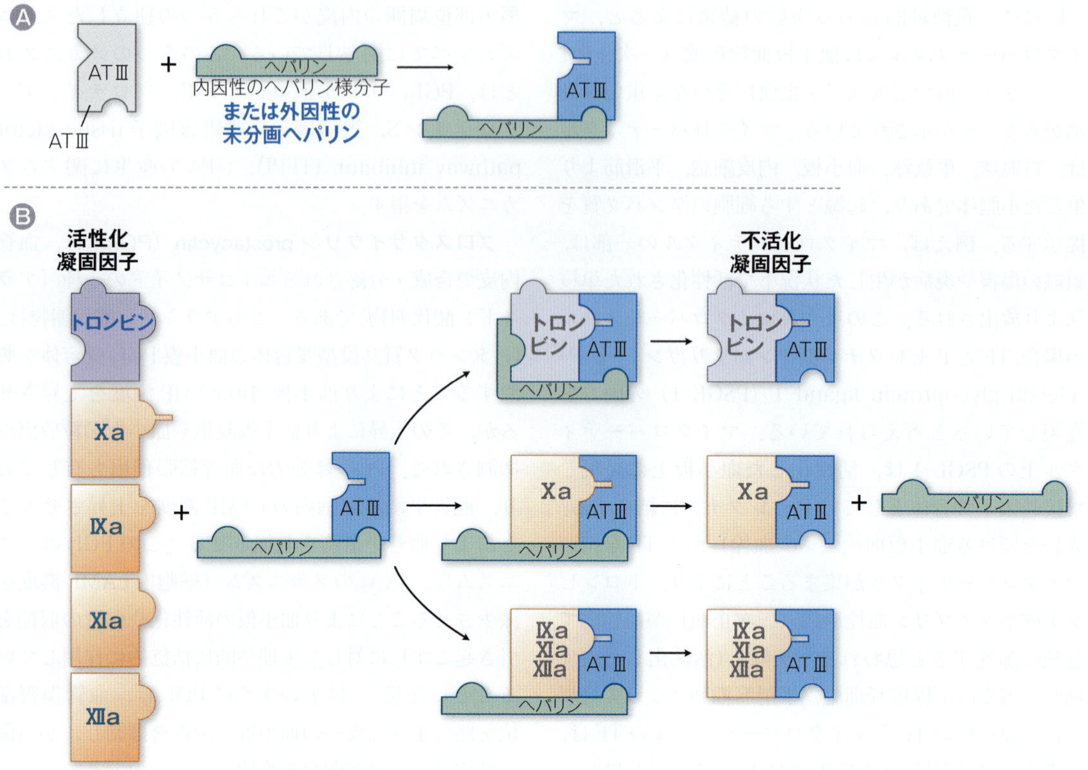


**図 22-9　アンチトロンビンⅢの作用**

アンチトロンビンⅢ antithrombin（ATⅢ）は，トロンビン，Ⅸa 因子，Ｘa 因子，Ⅻa 因子と化学量論的複合体を形成してこれらの凝固因子を不活化する．この反応は，正常内皮細胞上に発現しているヘパリン様分子が生理学的触媒を行っており，血管傷害部位では内皮細胞が剥がされていたり傷害されていたりするためヘパリン様分子を発現していない．薬理学的には，体外から投与されたヘパリンがこのような反応を触媒している．すなわち，ヘパリンが ATⅢに結合して ATⅢの構造変化を誘導すると（**A**），その構造変化により ATⅢがトロンビン，Ⅸa，Ｘa，Ⅺa，Ⅻa 凝固因子と結合することが可能となる．ATⅢと凝固因子との化学量論的複合体は非常に安定しており，そのため，複合体を壊すことなくヘパリンがその複合体から解離することができる（**B**）．

ンビンとプロテインＣに結合し，トロンボモジュリン結合型トロンビンがプロテインＣの一部を切断して活性型プロテインＣ（プロテインＣa とも記される）に変換する．補因子のプロテインＳを必要とする反応では，活性型プロテインＣは，Ｖa 因子およびⅧa 因子を切断（すなわち不活化）することにより血栓形成を抑制する．

**組織因子経路阻害因子 tissue factor pathway inhibitor（TFPI）**は，その名前の通り，TF の作用を抑制する．血管傷害部位でⅦa 因子が TF と複合体を形成すると，凝固カスケードが発動される（図 22-6）．そこで生じたⅦa 因子：TF 複合体は，Ⅸ因子とＸ因子の活性化を触媒する．Ⅸa 因子とＸa 因子がある量まで生成されると，Ⅶa 因子：TF 複合体は２段階の反応を経て TFPI によってフィードバック抑制される．まず，TFPI が $Ca^{2+}$ 非依存的反応によりＸa 因子に結合してその活性を中和する．次に，TFPI-Ｘa 複合体は，TFPI 第２領域を介したⅦa-TF 複合体との相互作用により四量体のＸa-TFPＩ-Ⅶa-TF 複合体を形成する．TFPI 分子の分子“結節”が，四量体を強固に結びつけているためⅦa-TF 複合体を不活性化している．このように，TFPI は，TF を介したⅨ因子とＸ因子の活性化が過剰とならないよう制御しているのである．

**プラスミン plasmin** はフィブリンをタンパク分解性に切断してフィブリン分解産物に変える抗凝固作用を呈する．プラスミンには強力な抗血栓作用があるため，プラスミン生成は研究者の好奇心を長年刺激し続け，プラスミン生成経路（図 22-10）を標的とした数多くの薬物の開発が進められてきた．プラスミンは，肝臓で合成される血漿タンパクのプラスミノーゲンがタンパク分解性に切断されて生じる．このタンパク分解性の切断は**組織プラスミノーゲン活性化因子 tissue plasminogen activator（t-PA）**により触媒されて起こり，t-PA は内皮細胞で合成・分泌される．プラスミンの血栓形成部位への作用を制限するため，プラスミン活性は３つの調節機構によって緻密に調節されている．第１に，t-PA はフィブリン網状構造に結

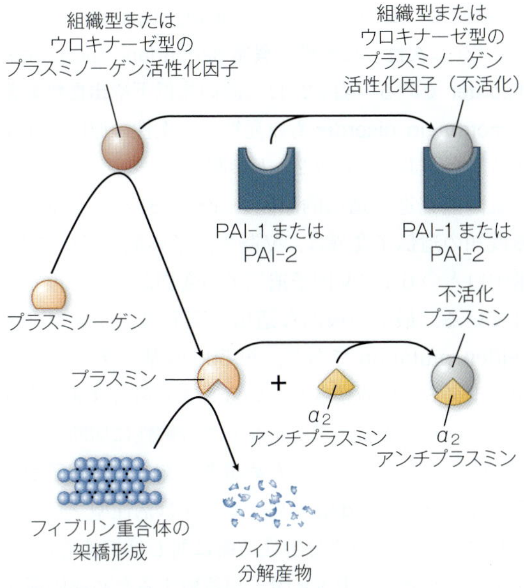


**図 22-10　線溶系（フィブリン溶解）**
組織型またはウロキナーゼ型のプラスミノーゲン活性化因子がプラスミノーゲンをタンパク分解性に切断することによってプラスミンが形成される．このプラスミン形成は PAI-1 または PAI-2 によって阻害されるが，この抑制因子はプラスミノーゲン活性化因子に直接結合して不活化する．フィブリン溶解反応において，プラスミンは架橋結合したフィブリン重合体を切断してフィブリン分解産物へと変化させる．体循環する$\alpha_2$ アンチプラスミンは循環血液中の遊離プラスミンを中和する．PAI：プラスミノーゲン活性化因子抑制因子，plasminogen activator inhibitor.

合するとその効果を発揮できる状態にある．第 2 に，t-PA 活性は**プラスミノーゲン活性化因子抑制因子 plasminogen activator inhibitor（PAI）**によって抑制される．トロンビンや炎症性サイトカイン［インターロイキン-1 interleukin-1（IL-1）や腫瘍壊死因子$\alpha$ tumor necrosis factor-$\alpha$（TNF-$\alpha$）など］の局所濃度が**高い**と，内皮細胞は PAI の放出を**増加**させて t-PA によるプラスミンの活性化を防ぐ．このような働きにより血管傷害部位での安定したフィブリン血栓形成がより確実になる．第 3 に，**$\alpha_2$ アンチプラスミン $\alpha_2$-antiplasmin** は血漿タンパクの一種であり，循環血液中の遊離型プラスミンを中和して血漿フィブリノゲンの無秩序な分解を防いでいる．血漿フィブリノゲンは，一次止血における血小板凝集に重要であり（前述参照），安定した血栓形成に必要なフィブリンポリマーの前駆体でもある．

## ▶ 血栓症の病因

血栓症は，病理学的には止血反応の延長線上ある．血栓症においては，凝固反応が不適切に制御されたために血栓が制御から逸脱して大きさを増し血管腔を閉塞する．この病的凝血塊は**血栓 thrombus** と呼ばれている．塞栓形成を起こす三大要因とは，(1) 内皮傷害，(2) 異常血流，(3) 凝固能亢進である．これらの 3 つの要因は互いに影響し合っており，まとめて**ウィルヒョウの三要素 Virchow triad** として知られている（図 22-11）．

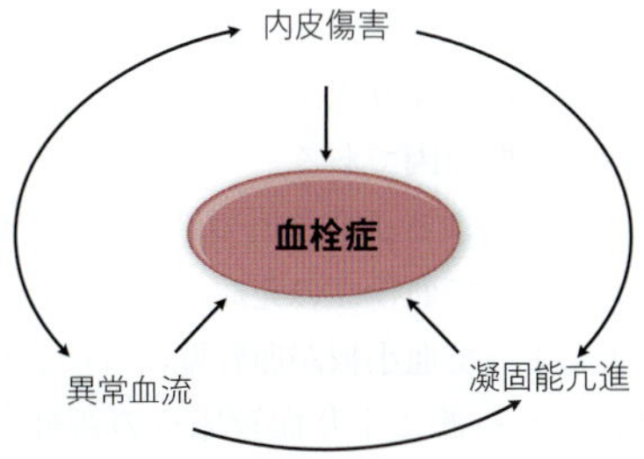


**図 22-11　ウィルヒョウの三主徴**
内皮傷害，異常血流，凝固能亢進が血栓形成に傾ける 3 因子である．これらの 3 因子は相互に作用し合っており，内皮傷害は異常血流や凝固能亢進を起こしやすくし，他方，異常血流は内皮傷害や凝固能亢進を引き起こす可能性がある．

### 内皮傷害

内皮傷害は，**心臓**や**動脈の循環血液内**での血栓形成に最も影響する．内皮傷害を生じうる原因としては数多くあるが，高血圧や乱流によるずり応力の変化，高脂血症，糖尿病による高血糖，外傷性血管傷害，ある種の感染などが挙げられる（S 氏は冠動脈血栓症を発症したが，おそらく高血圧や喫煙による内皮傷害がその原因であろう）．

内皮傷害は 3 つのメカニズムにより血管腔に血栓が形成されやすくなる．第 1 に，内皮細胞直下に露出したコラーゲンなどの血小板活性因子により傷害部位への血小板接着が促進される．第 2 に，傷害内皮上の TF の露出により凝固カスケードが発動される．第 3 に，t-PA や $PGI_2$ などの内因性抗血栓物質の生成が正常な内皮細胞層の働きに依存しているため，そのような内因性抗血栓物質が血管傷害部位で欠乏する．

### 異常血流

異常血流とは，層流ではなく**乱流 turbulence** や**うっ滞 stasis** を意味する．アテローム性プラークにより，その周辺に乱流が生じやすい．また，血管の分岐部も乱流領域を作りやすい．乱流自身が内皮傷害を引き起こしたり逆流を形成したりうっ滞を生じる局所ポケットを作ったりすることがある．局所のうっ滞が瘤（血管や心室の外側に突出した嚢）や心筋梗塞によって起きることもある．後者の病態では収縮のない梗塞心筋の領域でうっ滞が起きやすい．心房細動のような不整脈も局所的うっ滞を作り出すことがある．うっ滞は**静脈血栓形成**の主要原因である．

乱流やうっ滞による正常血流の破綻は，3つの主要メカニズムによって血栓症の発症を促進する．第1に，層流の喪失によって血小板が血管壁に近接しやすくなる．第2に，うっ滞により血管床への新鮮血の流入が阻害されてしまうため，その領域で活性化した凝固因子の排除や希釈がなされない．第3に，異常血流が内皮細胞の活性化を促進するため，血栓を生じやすい状態が作られる．

## 凝固能亢進

凝固能亢進は血栓症発症において内皮傷害や異常血流と比べると重要性は一般的に低いが，ある疾患の患者においては重要な因子となっている．凝固能亢進は，血管傷害に対する過度の凝固応答異常のことをいい，次のいずれかが原因となっている．すなわち，(1) **原発性（遺伝性）異常 primary（genetic）disorder**, (2) **二次性（後天性）異常 secondary（acquired）disorder** である（表 22-1）（凝固能低下や**出血性異常 hemorrhagic disorder** も原発性や二次性の原因に由来する場合がある．Box 22-1 参照）．

凝固能亢進の遺伝的原因のなかで最もよく見られる既知の遺伝子変異は，V凝固因子の遺伝子にある．米国白人の6%にV因子遺伝子の変異があると推定されている．最も一般的な遺伝子変異はライデン変異 Leiden mutation であり，第506残基のアルギニンがグルタミンに置換されている．この場所は活性型プロテインCがVa因子をタンパク分解性に切断する際の標的となる部分であるため重要である．**V因子ライデン factor V Leiden** 変異タンパクは活性型プロテインCによるタンパク分解性切断に対し抵抗性を示す．ライデン変異によりVa因子が蓄積するため凝固能が亢進しやすくなる．

2番目に頻度の高い遺伝子変異（発生率2%）は，

**表 22-1　凝固能亢進の主要な原因**

| 状　態 | 凝固能のメカニズム |
|---|---|
| **原発性（遺伝性）** | |
| V因子ライデン変異（V因子 R506Q）（頻度：普通） | 活性化プロテインCに抵抗性→Va因子過剰 |
| 高ホモシステイン血漿（頻度：普通） | ホモシステイン貯留による血管内皮傷害 |
| プロトロンビン G20210A 変異（頻度：普通） | プロトロンビン値および活性の上昇 |
| アンチトロンビンⅢ欠乏症（頻度：少ない） | Ⅱa，Ⅸa，Ⅹa 因子不活化の減弱 |
| プロテインCまたはS欠乏症（頻度：少ない） | Ⅷa およびVa因子に対するタンパク分解性不活化の減弱 |
| **二次性（後天性）** | |
| 抗リン脂質症候群 | 陰性荷電を帯びたリン脂質に自己抗体→↑血小板接着の亢進 |
| ヘパリン起因性血小板減少症 | 血小板第4因子に対する抗体→血小板活性化 |
| 悪性腫瘍 | 腫瘍細胞による組織因子発現 |
| 骨髄増殖性症候群 | 血液粘稠度の上昇，性質変化した血小板 |
| ネフローゼ症候群 | アンチトロンビンⅢの尿中への喪失，↑フィブリノーゲンの増加，↑血小板の活性化亢進 |
| 経口避妊薬の使用，エストロゲン置換療法 | ↑肝臓における凝固因子の生成亢進，血管内皮に対するエストロゲンの作用（この作用は原発性凝固能亢進疾患の患者においてさらに顕著になると思われる） |
| 発作性夜間ヘモグロビン尿症 | 赤血球，白血球，血小板上のグリコシルホスファチジルイノシトール結合型タンパク質の欠損により，補体による血管内溶血，血中遊離ヘモグロビンによるNO除去，凝固促進性マイクロベクシルの形成，線溶系や組織因子経路抑制機能の潜在的障害が起こる |
| 産褥期 | 静脈のうっ滞，凝固因子の増加，組織外傷 |
| 手術／外傷 | 運動抑止，組織傷害 |

＊↑上昇，↓低下を示す．

## Box 22-1 出血性異常

血管内皮が傷害されると，止血プロセスにより血管内腔に閉塞をきたさないように局所的で安定した血栓形成がなされる．生理学的プロセスを逸脱編成された病理バリエーションの1つが血栓症であるように，血小板や凝固因子の機能不全などの異常があると臨床的には制御不能の出血のエピソードを起こすような低凝固能の病態になることがある．出血性異常は，血管異常，ビタミンK欠乏，血小板・凝固因子・vWFの異常または欠乏などの多彩な原因から起こる．血友病Aは低凝固能を背景とする出血性異常の一例である．

血友病Aは重篤な出血をきたす遺伝疾患で，出血性遺伝疾患のなかでは最も一般的な疾患ある．この異常の特徴はⅧ凝固因子の活性低下または欠損である．この症候群はX染色体に関連する遺伝様式をとり，患者の大半は男性であり一部にホモ接合性の女性がいる．患者の30％は血友病Aの家族歴がなく突然変異で発症すると思われる．この疾患の重症度はⅧ因子遺伝子の変異タイプで決まる．Ⅷ因子活性が正常活性の6～50％の患者は軽度の症状を呈し，活性が2～5％の患者は中等度の病状を，活性が1％未満の患者は重度の症状を呈する．有症状患者はすべてあざができやすく，外傷や手術後に大量の出血をきたす可能性がある．日常的に小さな傷を負いやすい身体部分に突発性の出血を起こすことがあり，関節腔では突発性出血により出血性関節症をきたす．わずかな外傷による一時的な出血でも関節をはじめとする体部において起こる可能性があり，一過性の出血が関節血症となる．点状出血（毛細血管や細血管，特に粘膜皮膚部の微小出血）は通常，血小板異常を示唆するものであり，血友病患者では見られない．

血友病A患者は近年，遺伝子組換え型またはヒト血漿由来のⅧ因子の点滴治療を受けている．Ⅷ因子に対する抗体が作られた患者においては，Ⅷ因子の点滴治療は時にトラブルを生じることがある．HIV感染血液のスクリーニングのルーチン化が制度化される前に（1980年代半ば以前）Ⅷ因子製剤の投与を受けた患者においては，HIV感染は重篤な合併症であった．1981～1985年の間にⅧ因子濃縮製剤（多数のヒト血液から濃縮抽出したⅧ因子）を受けた血友病患者集団の全患者がHIVに感染したと報告されている．近年の血液スクリーニング技術と遺伝子組換え型Ⅷ因子の開発により，現在，Ⅷ因子製剤によるHIV感染リスクは事実上ゼロである．

**プロトロンビンG20210A変異 prothrombin G20210A mutation**であり，プロトロンビン遺伝子の3′-非翻訳領域においてグアニン guanine（G）がアデニン adenine（A）に置換されている．この変異の結果，血漿プロトロンビン濃度が30％増加する．V因子ライデン変異とプロトロンビンG20210A変異はともに静脈血栓症の明らかなリスク増加と動脈血栓症の中等度リスク増加を伴う．血栓症を起こしやすい他の遺伝子異常には，フィブリノゲン，プロテインC，プロテインS，アンチトロンビンⅢにおける遺伝子変異が報告されている．後半の異常は比較的稀（1％未満）であるが，プロテインC，プロテインS，アンチトロンビンⅢの遺伝子欠損の患者は突発性の静脈血栓症を発症することがよくある．

凝固能亢進状態が遺伝性というよりも二次性（後天性）と考えられるものがある．後天性凝固能亢進状態の例としては，**ヘパリン起因性血小板減少症 heparin-induced thrombocytopenia**が挙げられる．抗凝固薬としてのヘパリンの投与により免疫システムが刺激され，ヘパリンと血小板第4因子との複合体に対する循環抗体が生成される．血小板第4因子は血小板と内皮細胞の表面上に存在するため，ヘパリン-血小板第4因子複合体に結合した抗体によって抗体を介した循環血液からの血小板除去，すなわち血小板減少症が生じる．しかし，抗体の結合によって血小板の活性化，血管内皮の傷害，血栓形成亢進状態が引き起こされることがある．未分画ヘパリンおよび低分子 low-molecular-weight（LMW）ヘパリン（後述参照）はともに血小板減少症を起こすことがあるが，LMWヘパリンは血小板減少症の発症頻度が未分画ヘパリンと比較し低いようである．

TF **タンパク**を含有するマイクロパーティクルが健常人の血中に認められているが，そのTFは**活性化**されていない．このことから導き出された仮説として，そのようなマイクロパーティクルは不活性型TF（“暗号化された”状態）を含有しており血管傷害部位へパーティクルが動員された時のみTFが活性化するといったものである．病理学的には循環血液中のマイクロパーティクルが活性型TFを含有している可能性もあるが，そうだとすれば血栓症を発症しやすくなると思われる．循環血液中マイクロパーティクル量の高値とがん関連性血栓症，動脈血栓塞栓症，発作性夜間ヘモグロビン尿症などの疾患に伴う血栓症との間には関連性があるとされている．

## 薬理学上の分類

血栓形成を予防もしくはリバースするための薬物が開発されてきた．このような薬物は3クラス，すなわち，抗血小板薬，抗凝固薬，血栓溶解薬に分類される．止血薬は本章の最後で解説するが，抗凝固薬の効果をリバースするためや内因性のフィブリン溶解を抑制するために使用されることがある．

### 抗血小板薬

前述したように，内皮傷害に対する限局性血小板血栓の形成が動脈血栓症の第1段階である．したがって，血小板機能の抑制は，冠状動脈や大脳動脈の血栓症によって生じる心筋梗塞や脳卒中に対して有効な予防的および治療的戦略である．現在臨床現場で使用されている抗血小板薬のクラス分類には，シクロオキシゲナーゼ cyclooxygenase（COX）阻害薬，ホスホジエステラーゼ（PDE）阻害薬，アデノシン二リン酸（ADP）受容体経路阻害薬，糖タンパク（GP）Ⅱb-Ⅲa アンタゴニストがある．

### シクロオキシゲナーゼ（COX）阻害薬

**アスピリン aspirin** は複数のプロスタグランジン合成を抑制することにより血小板の顆粒放出を抑制し正常血小板の凝集を阻害する．

血小板や内皮細胞におけるプロスタグランジン合成に関する生化学的な知識は，抗血小板薬としてアスピリンの作用メカニズムを理解するための基礎となる．図 22-12 は，プロスタグランジン合成経路を示すが，その詳細については第 42 章，エイコサノイドの薬理学のなかで解説されている．簡単に述べると，血小板と内皮細胞がともに活性化すると，$PLA_2$ により細胞膜のリン脂質が切り出されアラキドン酸が放出される．アラキドン酸は酵素である COX によってサイクリックエンドペルオキシド［**プロスタグランジン $G_2$ prostaglandin $G_2$（$PGG_2$）**としても知られている］に変換される．血小板においては，サイクリックエンドペルオキシドは $TxA_2$ に変換される．$TxA_2$ は細胞表面の $TxA_2$ 受容体に作用して局所の血管収縮を起こし，血小板凝集と血小板顆粒放出を強力に誘発する．血管内皮細胞においては，サイクリックエンドペルオキシドは，プロスタサイクリン（$PGI_2$）に変換される．$PGI_2$ は局所の血管拡張を起こし，血小板凝集と血小板顆粒放出を抑制する．

アスピリンは COX 酵素活性部位の近くのセリン残基を**共有結合性**にアセチル化することにより作用し，サイクリックエンドペルオキシドやその代謝産物の合成を阻害する．$TxA_2$ がなければ血小板凝集や血小板顆粒放出（図 22-13A）は著明に障害される．**アスピリンによりいったん血小板 COX 酵素が不活化されてしまうと，血小板は DNA や RNA を持たないため新たに COX 酵素を再合成することができない．**すなわち，アスピリンの作用を受けた血小板は，血小板寿命（7～10日）の間，酵素活性が不可逆的に“阻害されたまま”になっている．アスピリンは血管内皮細胞の COX 酵素も阻害するが，内皮細胞は新たに COX 酵素を合成できるためアスピリンの作用が恒久的に続くことはない．したがって血管内皮による $PGI_2$ 生成は，薬理学的に低用量ではアスピリンの影響を受けにくい（後述参照）．

アスピリンは，一過性脳虚血発作，脳卒中，心筋梗塞をきたす動脈血栓症を予防するための抗血小板薬として最もよく使用されている．アスピリンは血小板上へ恒久的に作用するため，服用が**頻回でないか低用量**で投与された時に選択的抗血小板薬として非常に有効である．例えば，アスピリンは，抗血小板薬として1日1回 81 mg の用量で服用するが，抗炎症作用としての典型的用量は1回 650 mg を1日3～4回の服用である．アスピリンを高用量服用すると抗血小板薬としての薬効は増強しないで $PGI_2$ の生成を抑制してしまう．アスピリンの用途および毒性については，第 42 章でさらに詳しく述べる．他の非ステロイド性抗炎症薬 nonsteroidal anti-inflammatory drugs（NSAIDs）は，アスピリンと比較すると COX に対する抑制効果が恒久的でないため，動脈血栓症の予防を目的として使用されていない．

血小板においては COX-1 が COX アイソフォームの優勢を占めるが，内皮細胞は生理学的条件下では COX-1 と COX-2 の両アイソフォームを発現している．アスピリンは COX-1 と COX-2 を非選択的に阻害するため抗血小板薬として有効に働く．対照的に，選択的 COX-2 阻害薬は COX-1 阻害作用に乏しく抗血小板薬として使用されない．さらに複数の選択的 COX-2 阻害薬が心血管疾患リスクの増加との関連性があるとされ，そのためこの種の薬物のほとんどが市場から消えてしまった（第 42 章参照）．

### ホスホジエステラーゼ（PDE）阻害薬

血小板内の cAMP 濃度が**増加**すると血小板凝集能

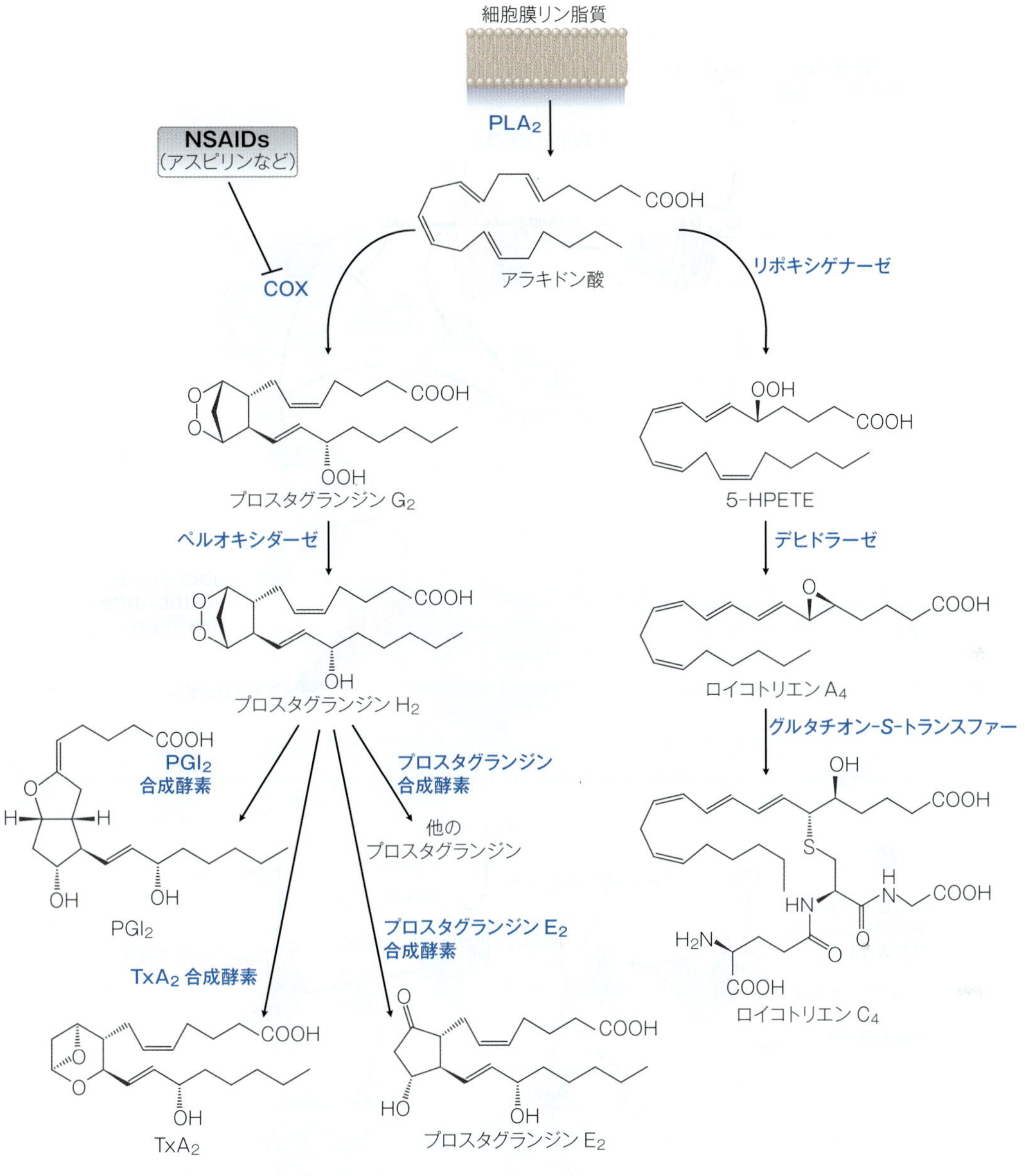


**図 22-12 プロスタグランジン合成の概要**
細胞膜リン脂質はホスホリパーゼ $A_2$（$PLA_2$）によって切断され遊離アラキドン酸を放出する．アラキドン酸はシクロオキシゲナーゼ（COX）経路あるいはリポキシゲナーゼ経路のいずれかの主要経路を介して代謝される．COX 経路はアスピリンなどの非ステロイド性抗炎症薬（NSAIDs）によって阻害される経路であるが，この経路を介してアラキドン酸はプロスタグランジンとトロンボキサンに変換される．血小板はトロンボキサン $A_2$（$TxA_2$）合成酵素を発現して血小板凝集促進メディエーターの $TxA_2$ を合成し，内皮細胞はプロスタサイクリン（$PGI_2$）合成酵素を発現して血小板凝集抑制メディエーターの $PGI_2$ を合成している．リポキシゲナーゼ経路はアラキドン酸をロイコトリエンに変換するが，ロイコトリエンは強力な炎症性メディエーターである（リポキシゲナーゼ経路と COX 経路の詳細な解説に関しては，第 42 章，エイコサノイドの薬理学参照）．アスピリンは酵素活性部位近傍を共有結合性にアセチル化することによって COX を阻害する．血小板は新規タンパク合成ができないため，アスピリンは血小板の生涯を通してトロンボキサン合成を阻害し続けることになる．

が**低下**する．血小板 cAMP 値は $TxA_2$ や $PGI_2$，その他のメディエーターを介して制御されている（前述参照）．細胞内 cAMP 濃度の増加が血小板凝集能を低下させるメカニズムについてはよくわかっていない．cAMP は PKA を活性化し，完全には解明されていないメカニズムを介して血小板凝集に必要な細胞内 $Ca^{2+}$ 利用率を低下させる（図 22-13B）．血小板ホスホジエステラーゼ阻害薬は cAMP の分解を阻害することにより血小板凝集能を低下させる一方，血小板アデニル酸シクラーゼ活性物質は cAMP 合成を増加させることにより血小板凝集能を低下させる（現時点で臨床使用されているアデニル酸シクラーゼ活性薬はな

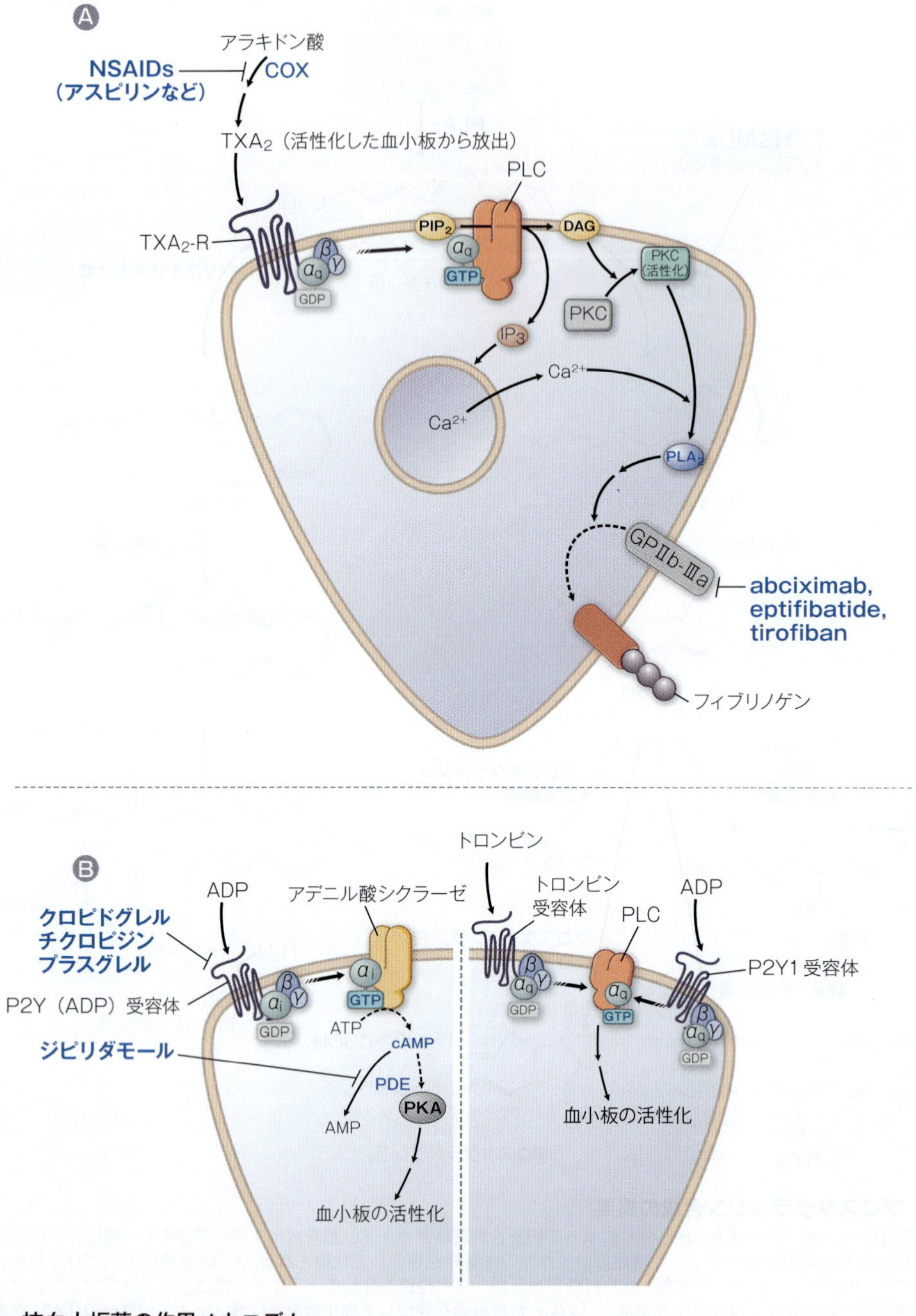


**図 22-13 抗血小板薬の作用メカニズム**

**A.** 非ステロイド性抗炎症薬（NSAIDs）と糖タンパクⅡb-Ⅲa（GPⅡb-Ⅲa）アンタゴニストはトロンボキサン $A_2$（$TxA_2$）による血小板活性化の段階を阻害する．アスピリンは酵素活性部位近傍を共有結合性にアセチル化することによってシクロオキシゲナーゼ（COX）を阻害し，その結果，$TxA_2$ の生成を減少させる．血小板は新規に酵素分子の合成ができないため，その効果は絶大である．モノクローナル抗体の abciximab や低分子アンタゴニストの eptifibatide や tirofiban などの GPⅡb-Ⅲa アンタゴニストは GPⅡb-Ⅲa の活性化を防ぎ（**点線**），その結果，フィブリノゲンによる血小板どうしの架橋が減少することにより血小板凝集を抑制する．
**B.** クロピドグレル，チクロピジン，プラスグレル，ジピリダモールは，アデノシン二リン酸（ADP）による血小板活性化の段階を抑制する．クロピドグレル，チクロピジン，プラスグレルは P2Y（ADP）受容体のアンタゴニストである．ジピリダモールはホスホジエステラーゼ（PDE）を阻害することによりサイクリック AMP（cAMP）の分解を抑制し細胞質内 cAMP 濃度を増加させる．
PKC：プロテインキナーゼ C，GDP：グアノシン二リン酸，guanosine diphosphate，$PIP_2$：ホスファチジルイノシトール 4,5-ビスリン酸，DAG：ジアシルグリセロール，diacylglycerol，GTP：グアノシン三リン酸，guanosine triphosphate，$IP_3$：イノシトール 1,4,5-三リン酸，$PLA_2$：ホスホリパーゼ $A_2$．

い).

**ジピリダモール dipyridamole** は血小板凝集能を低下させる血小板ホスホジエステラーゼ阻害薬である(図 22-13B). ジピリダモールの抗血小板効果は弱いため, 通常はワルファリンやアスピリンと併用して投与される. ジピリダモールとワルファリンとの併用は心臓弁膜人工弁の血栓形成を抑制するために行われ, ジピリダモールとアスピリンとの併用は血栓症素因のある患者の血栓症発症率を低下させるために行われる. ジピリダモールには血管を拡張させる特性も持ち合わせている. 逆説的であるが, この血管拡張の特性が強力な冠動脈拡張より冠血流スチール現象を起こし, 冠動脈疾患患者の狭心症を誘発することがある(第 21 章, 血管緊張の薬理学参照).

## アデノシン二リン酸 (ADP) 受容体経路阻害薬

**チクロピジン ticlopidine** と **クロピドグレル clopidogrel** はともにチエノピリジン誘導体である. これらの薬物は ADP による血小板活性化経路を不可逆性に阻害するが, その抗血小板作用は *in vivo* だけでなく *in vitro* の実験においても見られる. 血小板 P2Y (ADP) 受容体 (**$P2Y_{12}$** とも呼ばれる) は生理学的にはアデニル酸シクラーゼを抑制するよう作動するが, チクロピジンとクロピドグレルは, その血小板 P2Y (ADP) 受容体と共有結合性に結合してその受容体を修飾・不活化すると考えられている (図 22-13B). チクロピジンは, 第一世代チエノピリジンであり, 肝臓でチオール基を有する活性型代謝物に変換されることを必要とするプロドラッグである. 最大血小板抑制効果は投与開始 8 ～ 11 日後に見られ, アスピリンとの併用下では 4 ～ 7 日を要する. ローディングドーズ投与を行えばさらに急速な抗血小板作用が得られる. 米国内ではチクロピジンは 2 つの適応が承認されている. すなわち, (1) アスピリンに忍容性のない患者に対する血栓性脳卒中の二次予防と, (2) アスピリンとの併用による冠動脈内ステント留置後のステント内血栓予防である. チクロピジンの服用中に無顆粒球症, 血小板減少症, 血栓性血小板減少性紫斑病 thrombotic thrombocytopenic purpura (TTP) などを伴うことがあるため, チクロピジン服用中は血球数を頻回にモニターしなければならない. クロピドグレルはチクロピジンと比較して薬物の副作用の内容が良好で作用発現も速やかであるため, チクロピジンはクロピドグレルに広く置き換えられてきている.

クロピドグレルは, チクロピジンと関連深い第二世代チエノピリジン系薬物であり, 経皮的冠動脈形成術の術中や術後の血小板抑制を行うために**アスピリンとの併用**で広く用いられている. クロピドグレルはプロドラッグであるため活性型として機能するためには肝酵素 P450 により酸化を受けなければならず, ゆえにスタチンやプロトンポンプ阻害薬などの同種の P450 で代謝される薬物との相互作用も受ける可能性がある (第 4 章, 薬物代謝参照). 心筋梗塞, 脳卒中, 末梢動脈疾患の患者に対する二次予防薬として承認されている他, 経皮的冠動脈形成術や冠動脈バイパスグラフト術を受ける急性冠症候群に対する使用も承認されている. チクロピジンと同様にクロピドグレルによる抗血小板効果を最大かつ速やかに得るためにローディングドーズ投与が行われることがある. このようなことから S 氏は心筋梗塞の状況で経口的にクロピドグレルのローディングドーズ投与を受けたのである. クロピドグレルの副作用の内容はチクロピジンのものよりも容認できるものである. すなわち, クロピドグレルの胃腸への作用はアスピリンの場合と類似しており, チクロピジンに伴う重大な骨髄毒性はクロピドグレルには見られない.

**プラスグレル prasugrel** は, 第三世代チエノピリジン系薬物であり不可逆性 $P2Y_{12}$ ADP 受容体阻害薬である. この薬物は経皮的冠動脈形成術を受けた急性冠症候群に使用することが近年承認された. クロピドグレルと同様に, プラスグレルはプロドラッグでありアスピリンとの併用下で用いられる. プラスグレルはクロピドグレルと比較すると効率的に代謝されるため活性代謝物濃度が高くなり $P2Y_{12}$ ADP 受容体の阻害率も高い. プラスグレルの血小板抑制が強力であるためクロピドグレルよりも出血リスクが高くなる可能性があり, 特に 75 歳以上または体重 60 kg 未満の患者においてはよりリスクが高い.

クロピドグレルのおもな限界は不可逆性抗血小板作用と血小板抑制作用の個体間差に起因し, おそらく他のチエノピリジン系薬物も同様であろう. 個体間差の一部は薬理遺伝学的個体間差で説明することができる (第 4 章参照). このような限界があるために cangrelor, ticagrelor (AZD6140), SCH530348 といった非チエノピリジン系抗血小板薬の開発が進められており, これらの開発は後期相臨床試験の段階である. cangrelor と ticagrelor は $P2Y_{12}$ ADP 受容体に対する競合的アンタゴニストであり, SCH530348 はトロンビン受容体阻害薬である.

## 糖タンパク (GP) Ⅱb-Ⅲa アンタゴニスト

すでに述べたように, 血小板膜 GPⅡb-Ⅲa 受容体は，血小板凝集の最終共通経路の構成要素でありフィブリノゲン分子に結合し血小板間を架橋する働きをする．様々な刺激（$TxA_2$，ADP，アドレナリン，コラーゲン，トロンビンなど）は多様なシグナル伝達分子を介して血小板に作用し血小板表面に機能型 GPⅡb-Ⅲa 受容体を発現させることができる．したがって，GPⅡb-Ⅲa 受容体アンタゴニストは，フィブリノゲンの GPⅡb-Ⅲa 受容体への結合を防ぐことにより強力な血小板凝集阻害薬として働いていると考えられている（図 22-13A）．本章の冒頭の Case で使用された GPⅡb-Ⅲa 受容体アンタゴニスト **eptifibatide** は，強力な血小板凝集阻害薬である．合成ペプチドの eptifibatide は血小板 GPⅡb-Ⅲa 受容体に対し高親和性に結合し阻害する．この薬物は経皮的冠動脈形成術を受けた患者の虚血イベントに対する抑制や不安定狭心症および非 ST 上昇型心筋梗塞に対する治療に使用されている．

**abciximab** は，ヒト GPⅡb-Ⅲa 受容体に対するキメラ型マウス-ヒトモノクローナル抗体である．Abciximab の血小板 GPⅡb-Ⅲa 受容体占有率は 50％に達し，そのため血小板凝集を強力に抑制することが *in vitro* レベルの実験で示されている．abciximab の GPⅡb-Ⅲa 受容体への結合に関しては解離半減期が 18～24 時間であるが本質的には**不可逆性**である．ハイリスク冠動脈形成術を受けた患者を対象とした臨床試験では，従来の抗血栓療法に abciximab を追加すると長期的および短期的な虚血性イベント発生率が減少することが示された．

**tirofiban** は非ペプチド系チロシンアナログでフィブリノゲンの血小板 GPⅡb-Ⅲa 受容体への結合を可逆的に阻害する．*in vivo* および *in vitro* レベルの研究により，tirofiban が血小板凝集を阻害することが示された．tirofiban は急性冠症候群の患者への使用が承認されている．

GPⅡb-Ⅲa アンタゴニストは抗血小板薬としての作用メカニズムを有するため，副作用として出血を起こす可能性がある．冒頭 Case の S 氏には右大腿の動脈穿刺部位付近に血腫が生じた．血腫が拡大したのは，eptifibatide の過度の抗血小板作用によるものであった．ここで重要なことは，GPⅡb-Ⅲa アンタゴニストの効果をリバースする場合，その方法が個々の阻害薬の特性により異なるということである．abciximab は血小板機能に対する不可逆的阻害薬であり，先に静脈内投与された abciximab はすべて血小板に結合してしまっているため，abciximab の投与を中止した後に新鮮血小板を輸血すれば abciximab による抗血小板作用をリバースすることができる．これに対し，2つの低分子阻害薬（eptifibatide と tirofiban）は受容体に対し可逆的に結合し，受容体数に対して化学量論的に過剰に静脈内投与されるため，新鮮血小板を輸血しても阻害薬が結合するための新たな部位を提供するに過ぎず，過剰に存在する阻害薬量を凌駕するだけの十分な量の血小板を輸血することは現実的ではない．したがって，阻害薬の静脈内投与を中止し阻害薬が排泄されて血小板機能が正常に戻るのを待たなければならない．S 氏の場合，血腫が見つかったときに eptifibatide の効果をリバースするために他の方法を選択するということはできなかったであろう．

## 抗凝固薬

抗凝固薬は，抗血小板薬と同様，血栓性疾患の予防と治療のために使用される．抗凝固薬は 4 つにクラス分類される．すなわち，ワルファリン，未分画および低分子ヘパリン，選択的Ⅹa 因子阻害薬，直接トロンビン阻害薬である．抗凝固薬は凝固カスケード内の様々な凝固因子を標的とし，凝固カスケードを遮り安定フィブリン網の形成（二次止血血栓）を防ぐ．この項では，抗凝固薬 4 クラス分類に関し選択性の最も低い薬物（ワルファリン，未分画ヘパリン）から最も高い薬物（選択的Ⅹa 因子阻害薬，直接トロンビン阻害薬）まで選択性の順に述べる．遺伝子組換え活性型プロテイン C にも抗凝固薬としての作用があるが，その臨床適応は重症敗血症のみである．これら薬物の作用メカニズムのため，出血はすべての抗凝固薬に共通の副作用である．

### ワルファリン

1900 年代のはじめに，カナダおよびノースダコタの平原地帯で働く農民は，飼料用としてとうもろこしからスイートクローバーへの植え替えを行った．1921～1922 年の冬の数カ月間に，スイートクローバーで飼育された牛において致命的な出血性疾患が報告された．この発症した牛のほぼすべてが保存処理過程で腐らせてしまったスイートクローバーで飼育されていたことが判明した．自然科学者の K. P. Link 氏は，徹底した調査を行い腐敗したクローバーに 3,3′-メチレン-ビス-(4-ヒドロキシクマリン) または "dicumarol" と呼ばれる天然の抗凝固作動物質が含まれていたと発表した．dicumarol と**ワルファリン warfarin**（強力な合成同族種）は 1940 年代に殺鼠剤と経口抗凝固薬として販売された．経口抗凝固薬は凝固カスケード内のビタミン K 依存性反応に作用するため，ビタミンKがどのように機能しているのかを理解することが重要である．

## ビタミンKの作用とそのメカニズム

ビタミンK（"K"はドイツ語"Koagulation"に由来）は，4つの凝固因子（Ⅱ，Ⅶ，Ⅸ，Ⅹ因子）とプロテインC，プロテインSの肝臓での正常合成に必要である．凝固因子，プロテインC，プロテインSは，リボソームでタンパク合成された未修飾型ポリペプチドとして生物学的に不活性である．これらのタンパク質は翻訳後に9～12位のアミノ末端基のグルタミン酸残基がカルボキシ化されると生物学的活性を獲得することになる．γカルボキシ化されたグルタミン酸残基は $Ca^{2+}$ と結合することが可能となる（未修飾のグルタミン酸残基はその能力がない）．$Ca^{2+}$ との結合によりタンパク質の構造変化を生じ，この変化によりタンパク質が効率的にリン脂質表面に結合することができるようになる．γカルボキシ化を受けた分子が $Ca^{2+}$ と結合すると活性型凝固因子Ⅱa，Ⅶa，Ⅸa，Ⅹa，活性型プロテインCaといった酵素活性がおよそ1000倍まで増加する．このようにビタミンK依存性カルボキシ化は，4つの凝固因子とプロテインCの酵素活性やプロテインSの補酵素機能に対し必要不可欠なのである．

カルボキシ化反応に必要なものは，(1) 9～12位のアミノ末端基にグルタミン酸残基を有する標的タンパクとしての前駆物質，(2) 二酸化炭素，(3) 酸素分子，(4) **還元型**ビタミンKである．カルボキシ化反応については図22-14に図示した．この反応過程において，ビタミンKは酸化されて不活性型2,3-エポキシドになる．そして，ビタミンKエポキシド還元酵素 vitamin K epoxide reductase（VKORC1）は，非活性型2,3-エポキシドを活性型の還元型ビタミンKに変換する際に必要となる酵素である．**このようにⅡ，Ⅶ，Ⅸ，Ⅹ凝固因子は，すべて凝固カスケードに必須のコンポーネントであり，これらの生物学的に機能する凝固因子を持続的に生成するためには還元型ビタミンKの再生が必要不可欠である．**

## ワルファリンの作用とそのメカニズム

ワルファリンはカルボキシ化経路に作用するが，それはカルボキシラーゼへの直接阻害ではなく，還元型ビタミンKの再生に関与するエポキシド還元酵素の阻害によるものである（図22-14）．肝臓で還元型ビタミンKが枯渇すると生物学的に活性型の凝固因子の合成に必要なγカルボキシ化反応が妨げられる．そのため経口型抗凝固薬の作用の発現時期は循環血液中の凝固因子の半減期と一致する．抗凝固薬の作用を受ける4つの凝固因子（Ⅱ，Ⅶ，Ⅸ，Ⅹ）のうち，最短の半減期はⅦ因子の6時間である．したがって，ワルファリンの単回投与時の薬理学的効果は，およそ18～24時間（Ⅶ因子半減期の3～4倍）は現れない．このワルファリンの**遅延作用**はワルファリン類に分類される抗凝固薬とその他に分類される抗凝固薬とを分ける薬理学的特性の1つである．

殺鼠剤としての長期使用と抗凝固薬としての使用の研究によるエビデンスに基づき，エポキシド還元酵素が経口抗凝固薬の標的分子であるという仮説が支持されている．殺鼠剤としての経口抗凝固薬は農業地域で広く使用されてきた．米国のいくつかの地域で，4-ヒドロキシクマリンに耐性を示す野生ネズミの個体数に対して殺鼠剤の大量使用が選択されていた．これらのげっ歯類の組織を用いた *in vitro* レベルの研究により，抗凝固薬による抑制に対し耐性をもたらす遺伝子変異がげっ歯類エポキシド還元酵素にあることが示された．同様に，一部の患者はエポキシド還元酵素の遺伝子変異によって先天的にワルファリンに耐性を示す．このような患者では，望まれる抗凝固効果を得るためには通常量の10～20倍のワルファリンが必要である．*VKORC1* 遺伝子の多様性は一般的に見られワルファリン服用患者におけるワルファリン維持量のばらつきの25～30％に関与していることが近年報告されている（第6章，薬理ゲノミクス参照）．

## ワルファリンの臨床使用

ワルファリンはヘパリンによる抗凝固療法（後述参照）の補完や塞栓症リスク患者の血栓症発症予防のために投与される．経口投与されたワルファリンの生物学的利用率はほぼ100％であり，血中濃度は投与0.5～4時間後に最大となる．**血漿中ではラセミ体ワルファリンの99％は，血漿タンパク（アルブミン）に結合している．**ワルファリンの消失半減期は約36時間と比較的長い．肝シトクロムP450によって尿中に排泄される不活性型代謝産物にヒドロキシ化される（図6-4参照）．

**ワルファリン服用中の患者においては，薬物間相互作用を慎重に考慮するべきである．**血漿中ではワルファリンはアルブミンとの結合率が高いため，他のアルブミン結合型薬物と同時投与すると，両薬物の遊離型（非結合型）血漿中濃度が増加する可能性がある．さらに，ワルファリンは肝P450酵素により代謝されるため，P450代謝系を誘導または競合拮抗する薬物

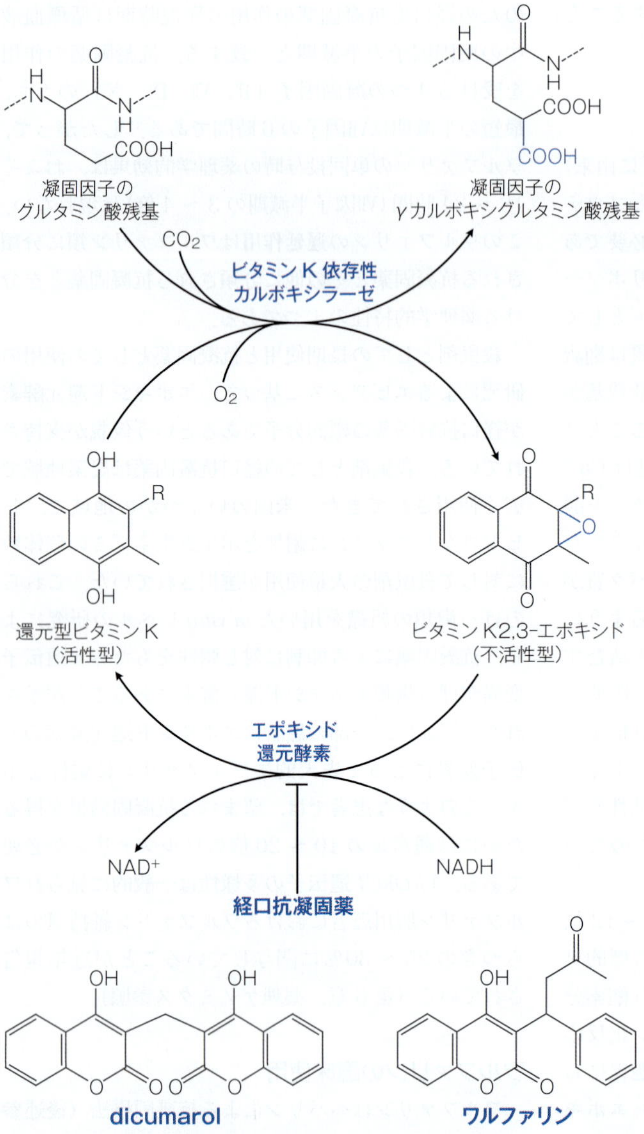


**図 22-14　ワルファリンの作用メカニズム**
ビタミンKは，Ⅱ，Ⅶ，Ⅸ，Ⅹ因子のグルタミン酸残基のカルボキシル化翻訳後修飾に必要な補因子である．カルボキシ化反応においてビタミンKは酸化されて不活性型2,3-エポキシドへと変換される．ビタミンKエポキシド還元酵素（VKORC1とも呼ばれている）は，不活性型ビタミンK 2,3-エポキシドを活性型の還元型ビタミンKに変換する．生物学的に機能するⅡ，Ⅶ，Ⅸ，Ⅹ凝固因子の合成を持続させるためには，還元型ビタミンKへの再生が不可欠である．ワルファリンは，還元型（活性型）ビタミンKへの再生に必要なエポキシド還元酵素を阻害することによりカルボキシ化経路に作用する．dicumarolは腐ったクローバーに生成される天然の抗凝固薬である．ワルファリンとdicumarolはともに経口投与による生物学的利用が可能であり，"経口抗凝固薬"と呼ばれることが多い．$NAD^+$：ニコチンアミドアデニンジヌクレオチドの酸化型，oxidized form nicotinamide adenine dinucleotide，NADH：ニコチンアミドアデニンジヌクレオチド，nicotinamide adenine dinucleotide.

と同時投与すると両薬物の血漿中濃度に影響する可能性がある．表22-2と表22-3にワルファリンとのおもな相互作用を列挙した．

ワルファリンの副作用のなかで，出血は最も重大かつ予測可能な毒性作用である．治療濃度であるにもかかわらず出血エピソードを繰り返す患者に対しては，服用の中止が勧められることがある．重篤な出血に対しては，生物学的機能を有するⅡ，Ⅶ，Ⅸ，Ⅹ因子を含む新鮮凍結血漿輸血を速やかに投与するべきである．ワルファリンは胎盤を通過し胎児に出血性障害を起こす可能性があるため，**ワルファリンを妊婦に投与すべきではない**．さらに，子宮内でワルファリンに曝露されていた新生児は，骨形成異常などの重篤な先天的異常を呈する可能性がある（ある骨基質タンパクはγカルボキシ化を受けることに注意）．ワルファリンが広範囲に及ぶ微小血管内血栓症を起こし皮膚壊死をきたすことが稀にある．ワルファリンが血栓症を起こすことがあるという事実は奇異に思われるかもしれない．ワルファリンが生物学的活性を有するⅡ，Ⅶ，Ⅸ，Ⅹ凝固因子の合成を阻害することに加え，天然抗凝固作用物質で生物学的活性を有するプロテインCおよびプロテインSの合成も阻害することを思い起こしてほしい．プロテインCあるいはプロテインSの先天的欠損患者（ヘテロ接合体プロテインC欠損症が最も一般的）において，ワルファリンの凝固因子への作用とプロテインC・プロテインSへの作用との不均衡によって微小血管内血栓症と皮膚壊死を生じる可能性がある．

ワルファリンは治療指数が狭いうえ多数の薬物間相互作用に関与しているため，長期ワルファリン療法の

**表 22-2 ワルファリンの抗凝固作用を減弱する薬物例**

| 薬物または薬物クラス | メカニズム |
|---|---|
| コレスチラミン | 消化管におけるワルファリンの吸収を抑制する |
| バルビツール，カルバマゼピン，フェニトイン，リファンピシン（別名：rifampin） | 肝臓における CYP（特に CYP2C9）を誘導してワルファリン代謝を促進する |
| ビタミン K（還元型） | ワルファリンによるエポキシド還元酵素の抑制を回避する |

**表 22-3 ワルファリンの抗凝固作用を増強する薬物例**

| 薬物または薬物クラス | メカニズム |
|---|---|
| 抱水クローラル | アルブミンに結合したワルファリンを遊離させる |
| アミオダロン，クロピドグレル，エタノール（intoxicating dose），フルコナゾール，メトロニダゾール | 肝臓における CYP（特に CYP2C9 を阻害してワルファリン代謝を抑制する |
| 広域スペクトル抗菌薬 | 腸内細菌の除去により消化管内ビタミン K 利用率が減少する |
| タンパク同化ステロイド（テストステロン） | 凝固因子の合成を抑制し，分解を亢進する |

薬力学的（機能的）影響を定期的（2～4 週間ごと）にモニタリングしなければならない．モニタリングは**プロトロンビン時間 prothrombin time（PT）**を用いて容易に行われているが，この PT とは凝固系の外因性経路および共通経路に関する簡易検査である．この検査において，患者の血漿は TF の粗調製物（トロンボプラスチンと呼ばれる）に添加され，フィブリン血栓形成までの時間が測定される．ワルファリンはおもに血漿中の生物学的機能を有するⅦ因子の量を減らすため，PT を延長する（Ⅶ因子は半減期が最も短いビタミン K 依存性凝固因子であることを思い起こしてほしい）．PT の測定は国際的に標準化され，患者サンプルの PT とコントロールサンプルの PT による**国際標準比 international normalized ratio（INR）**として表される．この 2 つの PT の比は WHO 標準トロンボプラスチン調製物をもとに算出された検査室用トロンボプラスチン調製物の国際感受性指標 international sensitivity index（ISI）により標準化される．INR の算出に使用される式は次の通りである．$INR = [PT_{patient}/PT_{control}]^{ISI}$

## 未分画ヘパリンと低分子ヘパリン

### ヘパリンの構造

**ヘパリン heparin** は肥満細胞の分泌顆粒内に貯留されている硫酸化ムコ多糖で，ウロン酸と D-グルコサミンの反復単位で構成される高硫酸化率重合体である．ヘパリン分子は陰性に強く帯電しており，内因性ヘパリンはヒトの体内で最も強い有機酸である．市販用製剤のヘパリンは分子量が 1～30 kDa と非常に不均質である．市販用製剤のヘパリンは，慣例的に未分画（スタンダード）ヘパリンと低分子 low molecular weight（LMW）ヘパリンに分類されている．**未分画ヘパリン unfractionated heparin** は，ウシの肺やブタの小腸粘膜から調製され，その分子量は 5～30 kDa である．**低分子ヘパリン low molecular weight（LMW）heparin** はゲル濾過クロマトグラフィーを用いてスタンダードヘパリンから分画され，その分子量は 1～5 kDa である．

### ヘパリンの作用とそのメカニズム

ヘパリンの作用メカニズムは特異的血漿プロテアーゼ阻害物質のアンチトロンビンⅢの有無の影響を大きく受ける（図 22-9）．アンチトロンビンⅢとの呼称は実際の働きからは間違っている．というのは，アンチトロンビンⅢはトロンビンの不活化に加えて，Ⅸa，Ⅹa，Ⅺa，Ⅻa 因子などのセリンプロテアーゼも不活化するからである．アンチトロンビンⅢは，これらのセリンプロテアーゼに対する化学量論的“自滅の罠”と見なすことができる．それらプロテアーゼのなかの 1 分子がアンチトロンビンⅢ1 分子に接すると，セリンプロテアーゼの活性部位であるセリン残基がアンチトロンビンの反応部位内の特定の Arg-Ser ペプチド結合を攻撃する．この求核性攻撃の結果，プロテアーゼのセリン残基とアンチトロンビンⅢのアルギニン残基との間に共有結合性のエステル結合が形成される．この反応によりプロテアーゼ分子とアンチトロンビン分子で構成される安定した 1：1 複合体が生じ，この複合体によりプロテアーゼが凝固カスケードへ導入されるのを防いでいる．

ヘパリンがない状態では，プロテアーゼとアンチトロンビンⅢとの結合反応は非常にゆっくり進む．ヘパリンは補因子として作用し 1000 倍まで反応を加速させる．ヘパリンには重要な 2 つの生理学的機能がある．すなわち，(1) アンチトロンビンⅢおよびいくつかのとセリンプロテアーゼの両方が結合する触媒表面として働く．(2) アンチトロンビンⅢの構造変化を引き起こすことにより，攻撃を仕かけてくるプロテアーゼがアンチトロンビンⅢの反応部位に到達しやすくなる．反応の第1ステップは，アンチトロンビンⅢ上の高リシン領域（陽性荷電領域）への陰性に荷電したヘパリンの強力な結合である．したがって，ヘパリンとアンチトロンビンⅢとの相互作用は部分的に静電気性といえる．プロテアーゼとアンチトロンビンとの複合体生成反応の間にヘパリンはアンチトロンビンⅢから遊離し，遊離したヘパリンは次のプロテアーゼ-アンチトロンビンⅢの相互作用の触媒として再度利用可能となる（ヘパリンは複合体生成反応により消費されてしまうことはない）．実際，ヘパリンは高陰性荷電により“粘着性”分子として働き，血栓周囲においてプロテアーゼやアンチトロンビンの他，近接する分子に静電気性に結合している．

興味深いことに，ヘパリンの分子量によりその抗凝固作用も異なる．このように作用が異なるのは，アンチトロンビンⅢによるトロンビンとXa因子の不活化を呈するヘパリン結合の特異的必要条件が異なることに起因している（図22-15）．ヘパリン分子がアンチトロンビンⅢによるトロンビンの不活化を最も効果的に触媒するために，ヘパリン分子はトロンビンとアンチトロンビンに同時に結合しなければならない．ヘパリンには，アンチトロンビンⅢとトロンビンとが結合しやすくなるためのアンチトロンビンⅢの構造変化を誘導する機能に加えて，トロンビンとアンチトロンビンの2分子への“足場の提供 scaffolding”機能が必要とされる．その一方，ヘパリン分子がアンチトロンビンⅢによるXa因子の不活性化を触媒する場合は，ヘパリン分子はアンチトロンビンのみに結合しなければならない．ヘパリン分子がアンチトロンビンとXa因子とを結合しやすくするためには，ヘパリン結合によって誘導されるアンチトロンビンⅢの構造変化のみで十分である．このようなことから，18個未満の単糖単位を含有する平均分子量3～4 kDaのLMW **ヘパリン**において，**アンチトロンビンⅢによるXa因子の不活化の触媒効率は高いが，アンチトロンビンⅢによるトロンビンの不活化の触媒効率は低い**．これに対し，18個以上の単糖単位を含有する平均分子量20 kDaの**未分画ヘパリン**は，トロンビンとアンチトロンビンに同時に結合するに十分な分子長であり，そのため**アンチトロンビンⅢによるトロンビンとXa因子の両方の不活化を効率的に触媒する**．定量的には，アンチトロンビン（抗Ⅱa因子）作用に対する抗Xa因子作用の比率に関して，LMWヘパリンの比率は未分画ヘパリンの比率の3倍以上である．ゆえに，LMWヘパリンは未分画ヘパリンよりも選択的治療薬といえる．LMWヘパリンと未分画ヘパリンはともに高陰性電荷を帯びたペンタサッカライド部分を利用してアンチトロンビンⅢに結合し，トロンビンやXa因子との結合に必要なアンチトロンビンの構造変化を誘導する．このペンタサッカライドはXa因子に対する高選択性Xa因子阻害薬としての使用が承認されている（**フォンダパリヌクス fondaparinux**；後述参照）．

## ヘパリンの臨床使用

ヘパリンは血栓塞栓症の予防と治療のために使用されている．未分画ヘパリンとLMWヘパリンはともに深部静脈血栓や肺動脈塞栓症などの確定診断された血栓塞栓症の進展を防ぐために用いられている．血栓症の予防として用いるヘパリンの用量は，確定診断された血栓塞栓症の治療で用いられる用量と比較してかなり低い．酵素による凝固カスケードは増幅システムとして機能しているため（例：Xa因子1ユニット当たりトロンビン40ユニット生成），ヘパリンが比較的少量であってもXa因子が最初に生成された時点で循環血液中に投与されれば高い有効性を得られる．ヘパリンは高陰性荷電を帯びており，未分画ヘパリンとLMWヘパリンはともに胃腸上皮細胞層を通過することができない．したがって，ヘパリンは静脈点滴や皮下注射といった非経口的投与経路により投与されなければならない．

**未分画ヘパリン unfractionated heparin**は急性冠症候群の治療において抗血小板薬と組み合わせてよく使用される．例えば，S氏の場合，心筋梗塞の進展を抑制するために未分画ヘパリンとともに抗血小板薬のアスピリンとeptifibatideを用いて治療された．ヘパリンの過剰投与により出血の危険が明らかに増加するため，未分画ヘパリン治療時のモニタリングは抗凝固効果を治療域内に維持するために重要である．モニタリングは**活性化部分トロンボプラスチン時間 activated partial thromboplastin time（aPTT）**の測定により行われる．aPTTは凝固カスケードにおける内因性経路および外因性との共通経路の簡易検査である．患者血漿を十分量のリン脂質に添加すると，内因性経路と共通経路の凝固因子が正常レベルであれば，フィブリンが正常速度で形成される．血漿中の未分画ヘパリン量が増加すると，フィブリン血栓の形成に要する時間が延長する．

他の抗凝固薬にも当てはまるようにおもな副作用は出血である．そのため，稀ではあるが重篤な頭蓋内出血といった副作用を防ぐために，未分画ヘパリンの抗凝固作用を治療域内に維持することが重要である．さ

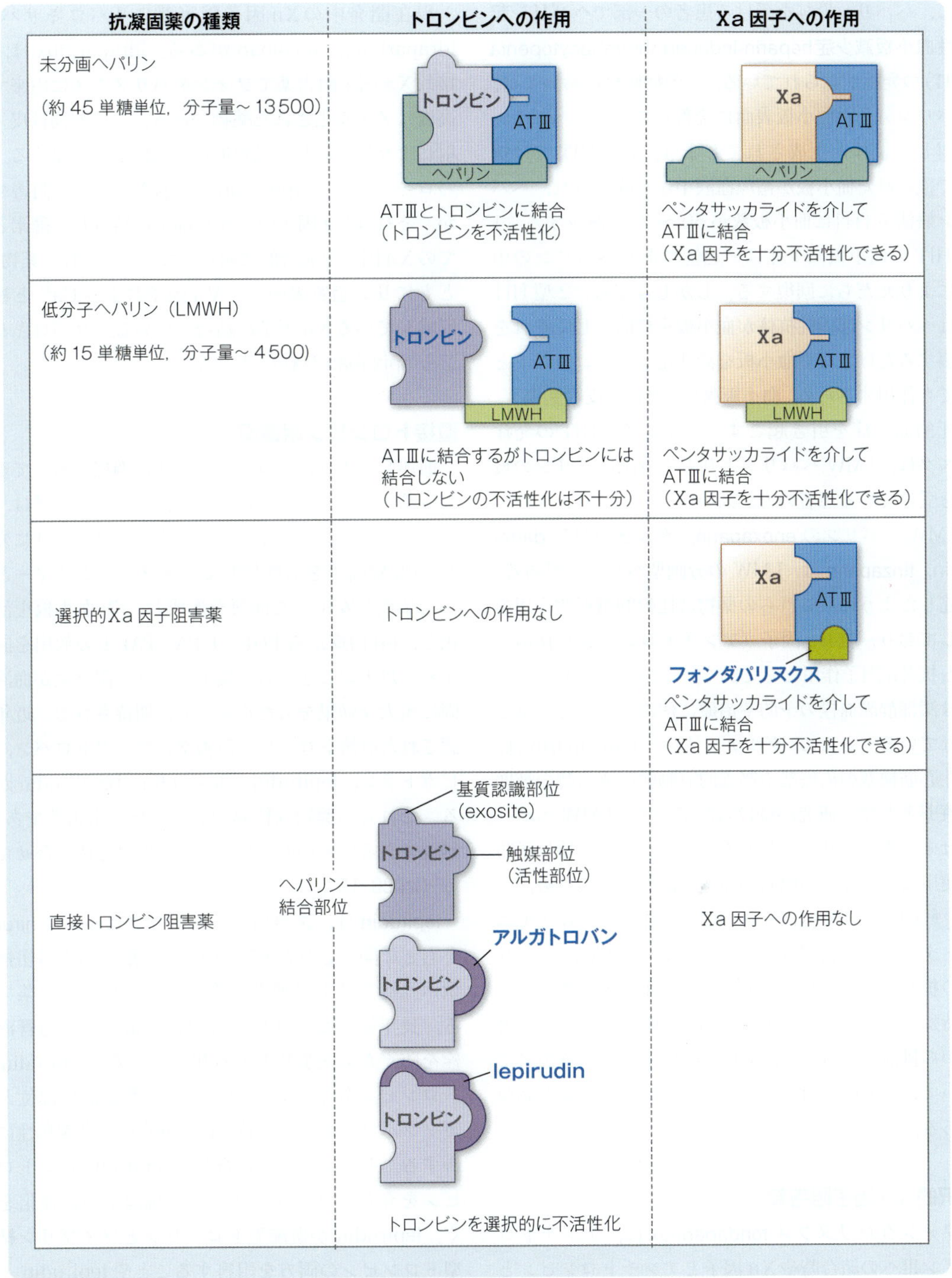

抗凝固薬の種類
トロンビンへの作用
Xa 因子への作用
未分画ヘパリン
(約 45 単糖単位，分子量～13500)
トロンビン
ATⅢ
ヘパリン
ATⅢとトロンビンに結合
(トロンビンを不活性化)
Xa
ATⅢ
ヘパリン
ペンタサッカライドを介して
ATⅢに結合
(Xa 因子を十分不活性化できる)
低分子ヘパリン (LMWH)
(約 15 単糖単位，分子量～4500)
トロンビン
ATⅢ
LMWH
ATⅢに結合するがトロンビンには
結合しない
(トロンビンの不活性化は不十分)
Xa
ATⅢ
LMWH
ペンタサッカライドを介して
ATⅢに結合
(Xa 因子を十分不活性化できる)
選択的Xa 因子阻害薬
トロンビンへの作用なし
Xa
ATⅢ
フォンダパリヌクス
ペンタサッカライドを介して
ATⅢに結合
(Xa 因子を十分不活性化できる)
直接トロンビン阻害薬
基質認識部位
(exosite)
トロンビン
触媒部位
(活性部位)
ヘパリン
結合部位
アルガトロバン
トロンビン
lepirudin
トロンビン
トロンビンを選択的に不活性化
Xa 因子への作用なし


**図 22-15　未分画ヘパリン，低分子ヘパリン，選択的Xa 因子阻害薬，直接トロンビン阻害薬による凝固因子不活化への作用**

**トロンビンへの作用**：トロンビンの不活化を触媒するためには，ヘパリンは高親和性のペンタサッカライドユニットを介してアンチトロンビンⅢ antithrombinⅢ (ATⅢ) に，さらに 13-サッカライドユニットを介してトロンビンに結合しなければならない．低分子ヘパリン low-molecular-weight heparin (LMWH) は，トロンビンとの結合に必要な数のサッカライドユニットを有していないため，トロンビン不活化の触媒作用は乏しい．選択的Xa 因子阻害薬はトロンビンを不活化しないが，直接トロンビン阻害薬は選択的にトロンビンを不活化する．アルガトロバンやダビガトラン (**図示せず**) はトロンビンの活性化 (触媒) 部位にのみ結合するが，lepirudin と bivalirudin (**図示せず**) はトロンビンの活性化部位と基質認識部位の両方に結合する．**Xa 因子への作用**：Xa 因子の不活化には高親和性ペンタサッカライドユニットへのアンチトロンビンⅢの結合のみでよい．未分画ヘパリン，LMWH，fondaparinux はいずれもこのペンタサッカライドを有しているため，これらの薬物はXa 因子の不活化を触媒することができる．直接トロンビン阻害薬はXa 因子に作用しない．

らに，ヘパリン投与を受ける患者の一部で**ヘパリン起因性血小板減少症 heparin-induced thrombocytopenia**（**HIT**）の発症が見られている．この症候群においては，ヘパリン分子が血小板表面に接着して生じるヘプテンに対して抗体が生成されてしまう．1型HITでは抗体で覆われた血小板が循環血液中から除去され，ヘパリン療法5日目に血小板数が50～75%減少する．1型HITの血小板減少症は一過性でありヘパリンの中止によりただちに回復する．しかしながら，2型HITではヘパリン起因性抗体が血小板を標的としてそれを破壊するだけでなく血小板を活性化するアゴニストとしても作用するため，血小板凝集，血管内皮細胞傷害，致死的血栓症を引き起こすことがある．HITの発症リスクは，LMWヘパリンよりも未分画ヘパリンの投与を受けている患者の方が高い．

LMWヘパリンの**enoxaparin**，**ダルテパリン dalteparin**，**tinzaparin**は，LMWの分画型ヘパリンである．前述したように，これらの薬物は比較的選択的作用を有しており，抗Ⅱa因子（アンチトロンビン）作用よりも抗Xa因子作用として働く．これらLMWヘパリンは深部静脈血栓の予防や治療に使用することが承認されている．さらに，ダルテパリンとenoxaparinは，急性心筋梗塞の治療薬や経皮的冠動脈形成術時の補助治療薬としての研究が続けられている．LMWヘパリンは未分画ヘパリンよりも治療指数が高く，特に予防的使用においてその傾向が顕著である．そのため，一般的にLMWヘパリンの血液中作用レベルをモニターする必要がないとされている．LMWヘパリンの抗凝固作用の正確な測定にはXa因子活性に対する特殊なアッセイが必要である．LMWヘパリンは腎臓から排泄されるため，腎機能が低下している患者においては抗凝固作用が過剰にならないよう注意が必要である．

5

## 選択的Xa因子阻害薬

**フォンダパリヌクス fondaparinux**は，アンチトロンビンⅢへの結合時やXa因子とアンチトロンビンとの結合に欠かせないアンチトロンビンの構造変化の誘導時に必須の5つの糖鎖を有する合成ペンタサッカライドである（図22-15；後述参照）．したがって，この薬物は抗Ⅱa因子（アンチトロンビン）作用を無視できるほどの特異的な間接的Xa因子阻害薬といえる．フォンダパリヌクスは深部静脈血栓症の予防と治療に関し承認されており，1日1回の皮下注射でよい．腎臓から排泄されるため腎不全患者に投与すべきではない．

現在開発中のXa因子阻害薬にリバロキサバン，idraparinux，apixabanがある．idraparinuxは，間接的Xa因子阻害薬でフォンダパリヌクスに由来する高度にメチル化された薬物である．この薬物は皮下注射により投与され予見可能な抗凝固応答を呈する．リバロキサバンとapixabanは直接Xa因子を阻害するが，それはXa因子の活性化部位に結合し，酵素としてのXa因子を競合的に阻害している．これら薬物は，ともにリン脂質表面上でVa因子および$Ca^{2+}$と複合形成しているXa因子に結合している．リバロキサバンとapixabanは経口薬である．

## 直接トロンビン阻害薬

前述したようにトロンビンは止血過程において重要な役割を担っている（図22-8）．この凝固因子は，(1) フィブリノゲンをフィブリンにタンパク分解性に変換し，(2) XIII因子を活性化してフィブリンポリマーどうしを架橋し安定した血餅を形成し，(3) 血小板を活性化し，(4) 内皮から$PGI_2$，t-PA，PAI-1の放出を誘発する．以上のことから直接トロンビン阻害薬が血液凝固に重大な効果をもたらすことが期待される．近年承認された直接トロンビン阻害薬にアルガトロバン，ダビガトラン，lepirudin，desirudin，bivalirudinがある．これらの薬物は特異的トロンビン阻害薬であり，無視できるほどの弱い抗Xa因子作用を持ち合せている（図22-15）．

**lepirudin**は，医療用ヒルタンパク**ヒルジン hirudin**をもとに開発された65個のアミノ酸からなる組換え型ポリペプチドで典型的直接トロンビン阻害薬である．長年にわたり外科医は再接合指の微小血管内血栓を防ぐため医療用ヒルを用いてきた．lepirudinはトロンビン分子上の2つの部位（酵素活性部位と基質タンパクリガンド部位“exosite”）へ高親和性に結合する．トロンビンに結合したlepirudinは，トロンビンを介したフィブリノゲンとXIII因子の活性化を防ぐ．lepirudinが遊離型トロンビンと**フィブリン結合型**トロンビンの両方を阻害することやlepirudinとトロンビンとの結合が基本的に不可逆性であることから，lepirudinは強力な抗凝固作用を呈する．ヘパリン起因性血小板減少症の治療にlepirudinの使用が承認されている．lepirudinの特性として短半減期，非経口投与，腎排泄型が挙げられる．肝機能不全の患者に対してlepirudinを比較的安全に投与することができる．すべての直接トロンビン阻害薬に当てはまることであるが，出血はlepirudinの主要な副作用であり，ゆえに凝固時間を密にモニターしなければならない．

稀に抗ヒルジン抗体が生成されることがあり，抗凝固薬としてのlepirudinの長期効果が失われてしまうことがある．もう1つのヒルジン遺伝子組換え型製剤の**desirudin**は，大腿骨頭置換術を受ける患者の深部静脈血栓予防に対し承認されている．

**bivalirudin**は20個のアミノ酸からなる合成ペプチドであり，lepirudinやdesirudinと同様にトロンビンの活性部位と基質タンパクリガンド部位（exosite）の両部位に結合してトロンビン活性を抑制する．トロンビンはゆっくりbivalirudinのアルギニン-プロリン結合部位を切断するためトロンビンは再度活性化を取り戻すことになる．bivalirudinは冠動脈造影検査や冠動脈形成術を受ける患者における抗凝固療法に対し承認されており，同様の適応患者に対するヘパリン使用と比較して出血リスクが少なくなる可能性がある．この薬物は腎排泄型で，その半減期は短い(25分)．

**アルガトロバン argatroban**は低分子型のトロンビン阻害薬でヘパリン起因性血小板減少症の治療に対し承認されている．アルガトロバンは他のトロンビン阻害薬とは異なり，トロンビンの活性化部位にのみ結合する（exositeとの相互作用はない）．また，胆汁分泌により排泄され，そのため腎不全患者に対しても比較的安全に投与することができるが，これも他のトロンビン阻害薬にはないアルガトロバンの特性である．

**ダビガトラン dabigatran**は経口投与が可能な直接トロンビン阻害薬であり，非弁膜症性心房細動（すなわち僧帽弁狭窄症や人工心臓弁に関連しない心房細動）における血栓性塞栓症の予防に対して近年承認された．ダビガトランは代謝を受けて活性体になるプロドラックで，アルガトロバンと同様にトロンビンの活性部位に競合的に結合する．ダビガトランは他の抗凝固薬と同様に出血事故を起こす可能性がある．ワルファリンと比較した際のダビガトランの有利な点は，ダビガトランの血漿中レベルをモニターする必要がないことである．

## 遺伝子組換え型活性型プロテインC（r-APC）

すでに述べたように，内因性に活性化されたプロテインC activated protein C（APC）は，Ⅴa因子とⅧa因子をタンパク分解性に切断して抗凝固作用を呈する．APCは循環血液中のPAI-1量も減らすため，その結果フィブリン溶解を増強する．さらに単球からのTNF-αの放出を抑制して炎症を抑える．増強した凝固能および炎症はともに敗血症性ショックの特徴であるため，APCはこの疾患モデル動物やヒトを対象とした研究がなされている．**遺伝子組換え型活性型プロテインC recombinant activated protein C（r-APC）**は，敗血症性ショックによる死亡のハイリスク患者の死亡率を有意に低下させることが明らかとなり，米国食品医薬品局Food and Drug Administration（FDA）は急性臓器機能不全，ショック，乏尿症，アシドーシス，低酸素血症の所見がある重症敗血症患者の治療に対してr-APCを承認した．しかしながら，重症敗血症患者であっても死亡リスクの低い場合はr-APCの適応はない．他の抗凝固薬を用いた場合と同様に，r-APCも出血リスクを増加させる．そのためこのr-APCは，外科的治療を受けて間もない患者や慢性肝不全，慢性腎不全，血小板減少症の患者に対して禁忌である．

## 血栓溶解薬

ワルファリン，未分画ヘパリン，LMWヘパリン，選択的Xa因子阻害薬，直接トロンビン阻害薬は血栓の形成および拡大を予防する効果があるが，これらの薬物は既存血栓に対しては一般的に無効である．血栓溶解薬は既存血栓を溶解して遠位組織が壊死を起こす前に閉塞血管を再開通させるために用いられる．血栓溶解薬は不活性酵素前駆体プラスミノーゲンを活性プロテアーゼプラスミンに変換することにより作用する（図22-10）．すでに述べたように，プラスミンは比較的特異性の低いプロテアーゼであり，フィブリンを分解してフィブリン分解産物にする．血栓溶解療法は病的血栓を溶解するだけでなく不運にも血管傷害に対して形成された生理学的に適切なフィブリン血栓をも溶解（全身性フィブリン溶解）してしまう可能性がある．そのため，血栓溶解薬の使用によって様々な重症度の出血が生じることがある．

### streptokinase

**streptokinase**は，β溶血性連鎖球菌属が器官組織を破壊する仕組みのなかで生成するタンパクである．streptokinaseの薬理学的作用において錯体生成と切断の2つのステップがある．streptokinase 1分子は錯体生成反応においてプラスミノーゲン1分子に対し安定した1：1非共有結合性複合体を形成する．streptokinaseとの複合体を形成したプラスミノーゲンは，活性化部位を露出して**他の**プラスミノーゲン分子をタンパク分解性に切断しプラスミンへと変換することができる．事実，熱力学的に安定したstreptokinase-プラスミノーゲン複合体は，*in vitro*の実験において最も触媒効率の高いプラスミノーゲン活性化因子である．

streptokinaseは新鮮血栓に対し最も奏効するが，2つの事柄によってその使用が制限されている．第1にstreptokinaseは投与を繰り返すうちに抗原反応を惹起する可能性のある異種性タンパクであるということである．streptokinaseの投与歴がある場合は，アナフィラキシー発症リスクのため投与禁忌である．第2にstreptokinaseの血栓溶解作用は比較的特異性が低く全身性のフィブリン溶解を起こす可能性があるということである．現在，streptokinaseはST上昇型心筋梗塞の治療や重篤な肺血栓塞栓症の治療にのみ承認されている．

### 遺伝子組換え型組織プラスミノーゲン活性化因子（t-PA）

理想的な血栓溶解薬は非抗原性で病理学的血栓部位でのみ局所的にフィブリンを溶解するものであろう．t-PAは，これらの条件をおおむね満たしている．t-PAはヒトの内皮細胞が産生するセリンプロテアーゼであるため抗原性はない．形成されて間もない（新鮮）血栓に高い親和性を持って結合し，血栓部位でフィブリンを溶解する．t-PAは新鮮な血栓へ結合すると構造変化を起こして強力なプラスミノーゲン活性化因子と化す．これに対し，t-PAがフィブリンと結合していない場合は，プラスミノーゲンに対するt-PAの活性化力は乏しい．

組換えDNA技術により，**アルテプラーゼ alteplase** といった**遺伝子組換え型組織プラスミノーゲン活性化因子 recombinant tissue plasminogen activator（t-PA）**の生産が可能となった．遺伝子組換え型t-PAは，ST上昇型心筋梗塞に続く血栓閉塞した冠動脈の再灌流，心機能不全の進展抑制，死亡率の低下に有効である．しかしながら，薬理学的用量でも全身性に血栓溶解状態となり，（他の血栓溶解薬と同様に）脳出血などの望まれない出血を生じる可能性がある．したがって，出血性脳卒中後間もない患者に対して，t-PAの使用は禁忌である．t-PAはstreptokinaseのようにST上昇型心筋梗塞や重篤な肺動脈血栓塞栓症の治療に対し承認されている．また，急性虚血性脳卒中の治療に対しても承認されている．

### tenecteplase

**tenecteplase**は遺伝子工学的に生産されたt-PAの変異種である．tenecteplaseは分子的改変により，t-PAと比較してフィブリン特異性が高くPAI-1に対する抵抗性も強い．大規模臨床試験により，tenecteplaseの有効性はt-PAと同等で，出血リスクも同等（もしくはそれ以下）であることが示された．さらに，tenecteplaseの半減期はt-PAよりも長い．このような薬物動態学的特性のため，体重当たりの1回ボーラス投与が可能であり投与を簡素化できる．

### reteplase

reteplaseはtenecteplaseと同様に遺伝子工学的に生産されたt-PAの変異種で，半減期が長くフィブリンに対する特異性も高い．有効性や有害反応はstreptokinaseやt-PAのものと同じである．半減期が長いためダブルボーラス（30分開けて“2回ボーラス”投与）による投与が可能である．

## 抗凝固薬と血栓溶解薬に対する阻害薬

### プロタミン

**プロタミン protamine**はLMWポリカチオンタンパクでヘパリンに対する化学的アンタゴニストである．陰性荷電を帯びたヘパリン分子と多重静電相互作用を介して複合体を形成する．プロタミンは，ヘパリン投与下の重篤な出血やヘパリン過剰投与時にヘパリンの作用をリバースするために経静脈的に投与する（例えば冠動脈バイパス術の終了時など）．プロタミンは未分画ヘパリン中の高分子ヘパリンに対して最も強く作用し，LMWヘパリンによる抗凝固作用に対しては部分的にしかリバースできず，fondaparinuxに対しては作用しない．

### セリンプロテアーゼ阻害薬

**aprotinin**は自然界に存在するポリペプチドでプラスミン，t-PA，トロンビンなどのセリンプロテアーゼに対する阻害薬である．フィブリン溶解を阻害して血栓の安定化を促進する．トロンビンに対する阻害作用は血小板への過剰刺激を防ぐことで血小板の活動を促進する可能性もある．高用量ではカリクレインも阻害するため，（逆説的であるが）凝固カスケードを抑制する．心臓手術中にaprotininを投与された患者において周術期の出血や赤血球輸血が減少することが臨床試験により示された．しかしながら近年，aprotininが術後の急性腎不全の発症リスクを増加させる可能性が他のフィブリン溶解阻害薬と比較した研究により示され，先のaprotininによるポジティブな臨床試験結果が薄らぎつつある．

### リジンアナログ

**aminocaproic acid**と**トラネキサム酸 tranexamic acid**は，プラスミノーゲンとプラスミンに結合しその活性を阻害するリジンアナログである．これらの薬物は，aprotinin と同様に冠動脈バイパス術における周術期の出血を減らす目的で使用されている．aprotinin と異なり術後の急性腎不全の発症リスクを増加させることはないと思われる．

## まとめと今後の方向性

止血とは，正常血管の流動性を保ちながら血管傷害に応答して安定したフィブリン血栓を速やかに形成する高度に制御されたプロセスである．病理学的血栓症は内皮傷害，血流異常，凝固能過剰状態などにより生じる．抗血小板薬，抗凝固薬，血栓溶解薬は，それぞれ血栓形成および血栓溶解における異なるステージを標的にしている．抗血小板薬は血小板接着，血小板顆粒放出，血小板凝集を妨げ，血栓症リスク患者の血栓症発症予防に大いに貢献している．抗凝固薬はおもに血漿中の凝固因子を標的とし，凝固カスケードのおもな伝達因子を阻害することにより凝固カスケードを遮断する．フィブリン血栓が形成された後，血栓溶解薬はプラスミノーゲンからプラスミンへの変換を促進することにより血栓溶解に関与する．このようなクラスに属する薬物は，血栓を破壊して血栓閉塞した血管の血流を回復するために単剤もしくは併用により投与される．

新規の抗血小板薬，抗凝固薬，血栓溶解薬の将来に向けた開発は 2 つの大きな壁に挑むことを強いられるであろう．第 1 に，この領域における多くの臨床適応に対して，有効性が高く経口投与が可能でしかも安価な治療薬（抗血小板薬のアスピリンや抗凝固薬のワルファリンなど）がすでに利用可能であるということである．第 2 に，すべての抗血小板薬と抗凝固薬が出血といったその薬理作用に基づいた毒性を本質的に持ち合わせているということであり，このような副作用は開発段階にある新規薬物の足かせになるであろう．とはいえ，さらに安全で有効性の高い治療の開発に向けての余地はまだ残されている．ゲノム薬理学技術（第 6 章参照）によって血栓症発症の遺伝的高リスクの個人を同定することが可能となり，このような人は長期的な抗血栓治療による恩恵を受ける可能性がある．抗血小板薬，LMW ヘパリン，経口投与可能な直接トロンビン阻害薬，そして止血メカニズムにおける未開発構成要素部分を標的とした新規薬物（Ⅶa 因子 /TF 経路の阻害薬など）との組み合わせが，今後の開発に有用となるであろう．血栓溶解薬領域における方向性に関して，ST 上昇型心筋梗塞や脳卒中などの生命危機にかかわる緊急疾患に関連する急性血栓に対し，即効性，非侵襲性，高利便性，高選択性の血栓溶解を可能とする新規治療薬に向けられている期待は今なお大きい．このような薬物や併用療法のための適応条件，用量，治療期間を最適化するためには，慎重にデザインされた臨床試験が重要である．

### 推奨文献


Angiolillo DJ, Bhatt DL, Gurbel PA, Jennings LK. Advances in antiplatelet therapy: agents in clinical development. *Am J Cardiol* 2009;103(3 Suppl):40A–51A. (*Reviews new antiplatelet agents, including prasugrel, cangrelor, ticagrelor, and SCH530348.*)

Bates SM, Ginsberg JS. Treatment of deep-vein thrombosis. *N Engl J Med* 2004;351:268–277. (*Reviews treatment options for deep vein thrombosis.*)

Brass LF. The molecular basis for platelet activation. In: Hoffman R, Benz EJ, Shattil SJ, et al, eds. *Hematology: basic principles and practice.* 5th ed. Philadelphia: Churchill Livingstone; 2008. (*Detailed and mechanistic description of platelet activation.*)

Di Nisio M, Middeldorp S, Buller HR. Direct thrombin inhibitors. *N Engl J Med* 2005;353:1028–1040. (*Reviews mechanism of action and clinical indications for direct thrombin inhibitors.*)

Franchini M, Veneri D, Salvagno GL, et al. Inherited thrombophilia. *Crit Rev Clin Lab Sci* 2006;43:249–290. (*Reviews epidemiology, pathophysiology, and treatment of hypercoagulable states.*)

Furie B, Furie BC. Mechanisms of thrombus formation. *N Engl J Med* 2008;359:938–949. (*Reviews mechanisms of hemostasis and thrombosis.*)

Grosser T, Fries S, FitzGerald GA. Biological basis for the cardiovascular consequences of COX-2 inhibition: therapeutic challenges and opportunities. *J Clin Invest* 2006;116:4–15. (*Reviews effects of COX-2 inhibition in cellular, animal, and human studies.*)

Levy JH. Hemostatic agents. *Transfusion* 2004;44:58S–62S. (*Reviews aprotinin, aminocaproic acid, and tranexamic acid.*)

## 主要薬物一覧：第22章　止血と血栓の薬理学

| 薬　物 | 臨床応用 | 副作用（重篤なものは太字で示す） | 禁　忌 | 治療的考察 |
|---|---|---|---|---|
| **抗血小板薬**<br>**シクロオキシゲナーゼ（COX）阻害薬**<br>メカニズム—シクロオキシゲナーゼを抑制することにより，トロンボキサン $A_2$ 産生を抑制し血小板顆粒放出や血小板凝集を抑制する． | | | | |
| **アスピリン** | 一過性虚血発作，心筋梗塞，血栓塞栓性疾患の予防<br>急性冠症候群の治療<br>冠動脈形成術やステント留置における血栓閉塞の予防<br>関節炎，若年性関節炎，リウマチ熱<br>軽度の疼痛と発熱 | **消化管出血，急性腎不全，血小板減少症，肝炎，血管性浮腫，喘息，ライ症候群**<br>耳鳴り，消化不良，血尿，出血時間延長，発疹 | NSAIDs 誘発性過敏反応<br>水痘やインフルエンザ様症状のある小児<br>G6PD 欠損症<br>血友病，フォンウィルブランド病，免疫性血小板減少症 | COX-1 と COX-2 を非選択的に阻害する．<br>消化管病変，腎機能障害，低プロトロンビン血症，ビタミン K 欠乏症，血栓性血小板減少症，肝障害の患者に対しては注意して使用する．<br>アミノグリコシド，ブメタニド，capreomycin，シスプラチン，エリスロマイシン，ethacrynic acid，フロセミド，バンコマイシンは聴毒性を増強する可能性がある．<br>塩化アンモニウムなどの尿酸性化薬との併用によりアスピリン中毒のリスクが高まる可能性がある．<br>アスピリンは phenylbutazone，プロベネシド，sulfinpyrazone による尿酸排泄作用を阻害するため，これらの薬剤との同時投与を避ける． |
| **ホリホスリピーゼ（PDE）阻害薬**<br>メカニズム—cAMP の分解を阻害することにより血小板凝集能を低下させる． | | | | |
| **ジピリダモール** | 血栓塞栓症の予防<br>タリウム心筋シンチグラフィー時の運動負荷の代替法（薬物負荷） | **狭心症の増悪（静脈投与時），（稀に）心筋梗塞，（稀に）心室性不整脈，（稀に）気管支攣縮**<br>心電図異常，低血圧（静脈投与時），腹部不快（経口投与時），動揺性めまい，頭痛 | ジピリダモールに対する過敏症 | 弱い抗血小板作用である．<br>通常，ワルファリンやアスピリンを併用することが多い．<br>血管拡張作用あり，逆説的であるが冠動脈スチール現象により狭心症を誘発することがある． |
| **アデノシン二リン酸（ADP）受容体経路阻害薬**<br>メカニズム—血小板 ADP 受容体と共有結合性に結合してその受容体を修飾することにより，ADP による血小板活性化経路を不可逆性に阻害する． | | | | |
| **チクロピジン** | アスピリン不耐性患者に対する血栓性脳卒中の二次予防<br>ステント内血栓の予防（アスピリンと併用） | **不応性貧血，好中球減少症，血栓性血小板減少性紫斑病**<br>掻痒，発疹，消化不良，肝機能異常，動揺性めまい | 出血性疾患活動期<br>好中球減少症，血小板減少症<br>重篤な肝機能障害 | 骨髄毒性の副作用により使用制限がある．<br>急速な抗血小板作用が得るためにローディングドーズ投与を行うことがある．<br>クロピドグレルに広く置き換えられている． |
| **クロピドグレル** | 亜急性心筋梗塞，脳卒中，末梢性血管疾患の患者に対する動脈硬化性イベントの二次予防<br>急性冠症候群<br>ステント内血栓の予防（アスピリンと併用） | **心房細動，心不全，多形性紅斑，消化管出血（アスピリン併用時），（非常に稀に）貧血と好中球減少，（稀に）頭蓋内出血，腎機能異常**<br>胸痛，浮腫，高血圧，紫斑，腹部不快，関節痛，動揺性めまい | 出血性疾患活動期 | チクロピジンと比較して骨髄毒性などの副作用が少なく受け入れやすい．<br>急速な抗血小板作用を得るためにローディングドーズ投与を行うことがある． |

**主要薬物一覧：第 22 章　止血と血栓の薬理学（続き）**

| 薬　物 | 臨床応用 | 副作用（重篤なものは太字で示す） | 禁　忌 | 治療的考察 |
|---|---|---|---|---|
| **プラスグレル** | 急性冠症候群<br>経皮的冠動脈形成術<br>血栓予防 | **心房細動，徐脈，出血，白血球減少症**<br>高血圧，高脂血症，背部痛，頭痛，鼻血 | 出血性疾患活動期<br>一過性虚血性発作<br>脳卒中 | アスピリンと併用することが多い．<br>クロピドグレルと比較すると効率的に代謝されるため十分な血小板抑制作用を得やすいが出血リスクは高くなる． |
| **糖タンパク（GP）Ⅱb-Ⅲa アンタゴニスト**<br>メカニズム―血小板 GPⅡb-Ⅲa 受容体に結合することにより，フィブリノーゲンやその他接着リガンドが GPⅡb-Ⅲa 受容体へ結合することを阻害する． | | | | |
| **eptifibatide** | 急性冠症候群<br>経皮的冠動脈形成術 | **大出血，脳出血，血小板減少症**<br>低血圧，出血 | 出血性体質を疑う既往，異常出血後<br>他の GPⅡb-Ⅲa アンタゴニストとの併用<br>外科手術後<br>脳卒中後，出血性脳卒中の既往<br>頭蓋内の出血，腫瘍，動静脈奇形<br>重度の治療抵抗性高血圧 | 他の GPⅡb-Ⅲa アンタゴニストとの併用を避ける．<br>動静脈穿刺や尿道カテーテル，経鼻気管内チューブ，経鼻胃内チューブの使用は必要最小限とする．<br>eptifibatide は非経口投与による合成ペプチド薬である． |
| **abciximab** | 経皮的冠動脈形成術や動脈内膜剥離術における急性心筋虚血予防<br>経皮的冠動脈形成術予定患者において通常治療が無効の不安定狭心症 | **eptifibatide と同様** | eptifibatide と同様 | abciximab はキメラ型マウス-ヒトモノクローナル抗体であること以外治療上考慮すべきことは eptifibatide と同様である．<br>ハイリスク冠動脈形成術を受けた患者に対し，従来の抗血栓療法に abciximab を追加すると長期的および短期的な虚血性イベント発生率が減少する． |
| **tirofiban** | 冠動脈形成術，内膜剥離術，薬物療法中の患者における急性冠症候群 | **eptifibatide と同様，稀に冠動脈解離が稀に見られる** | eptifibatide と同様 | tirofiban は非ペプチド系チロシンアナログであること以外治療上考慮すべきことは eptifibatide と同様である． |

## 主要薬物一覧：第 22 章　止血と血栓の薬理学（続き）

| 薬　物 | 臨床応用 | 副作用(重篤なものは太字で示す) | 禁　忌 | 治療的考察 |
|---|---|---|---|---|
| **抗凝固薬**<br>**ワルファリン**<br>メカニズム―還元型ビタミン K の再生に関与する肝エポキシド還元酵素を阻害する．この還元型ビタミン K は活性型凝固因子（Ⅱ，Ⅶ，Ⅸ，Ⅹ）と抗凝固タンパクのプロテイン C とプロテイン S の合成の際に必要とされる． | | | | |
| **ワルファリン** | 肺動脈塞栓症，深部静脈血栓症，心筋梗塞後の血栓塞栓症，心房細動・心臓弁膜障害を有するリウマチ性心疾患・人工機械弁に合併する血栓塞栓症 | **コレステロール塞栓症候群，皮膚などの組織壊死，出血，肝炎，過敏症** | 妊婦<br>出血傾向，血液疾患<br>胃潰瘍や粘膜病変の出血傾向，脳出血，脳または大動脈の動脈瘤，心膜炎，心嚢水，細菌性心内膜炎<br>眼・脳・脊髄の術後<br>重度の治療抵抗性高血圧<br>局所または腰椎麻酔<br>ワルファリン誘発性皮膚壊死の既往<br>非監視下の精神病・老衰・アルコール依存症・協調性欠如の患者，特に転倒リスクの患者 | プロトロンビン時間（PT）を用いてモニタリングしなければならない．このPT値は国際標準比(INR)として表される．<br>ワルファリンとの薬物間相互作用を慎重に検討すべきである（ワルファリンとのおもな相互作用例：表 22-2 と 22-3 を参照）．他のアルブミン結合型薬物と同時投与すると，両薬物の遊離型（非結合型）の血漿中濃度が増加する可能性がある．さらに，P450 代謝系を誘導または競合拮抗する薬物と同時投与すると両薬物の血漿中濃度が影響を受ける可能性がある．<br>胎児に出血性異常や先天性異常をもたらす危険があるためワルファリンを妊婦に投与すべきではない．<br>ワルファリンが広範囲に及ぶ微小血管内血栓症を起こし皮膚壊死をきたすことがある．<br>ワルファリンによる重篤な出血に対しては新鮮凍結血漿輸血を速やかに投与するべきである． |
| **未分画ヘパリンおよび低分子（LMW）ヘパリン**<br>メカニズム―未分画ヘパリン：アンチトロンビンⅢと結合し，トロンビン（Ⅱa 因子），Ⅹa 因子，Ⅸa 因子，Ⅺa 因子，Ⅻa 因子を非選択的に不活化して二次止血を抑制する．LMW ヘパリン：アンチトロンビンⅢと結合し，Ⅹa 因子を（他因子と比較し３倍）選択的に不活化して二次止血を抑制する． | | | | |
| **未分画ヘパリン** | 肺塞栓症，深部静脈血栓，脳動脈血栓，左心室内血栓の予防および治療<br>心筋梗塞に伴う血栓塞栓症の予防<br>不安定狭心症<br>開胸心臓手術<br>播種性血管内凝固<br>静脈投与用カテーテルの開存維持 | **出血，ヘパリン起因性血小板減少症，アナフィラキシーなどの過敏症**<br>凝固時間延長，粘膜潰瘍，血腫 | ヘパリン起因性血小板減少症<br>大量出血時<br>血友病，血小板減少症，低プロトロンビン血症を伴う肝疾患による出血傾向<br>頭蓋内出血が疑われる患者<br>開存する皮膚潰瘍や広範な皮膚剥離<br>毛細血管透過性亢進を生じる病状<br>細菌性心内膜炎<br>重度の高血圧 | ヘパリン起因性血小板減少症 HIT の発症リスクは，低分子ヘパリンよりも未分画ヘパリンの投与を受けている患者の方が高い．<br>抗ヒスタミン薬，強心配糖体，ニコチン，テトラサイクリンは抗凝固作用を減弱させる可能性がある．<br>セファロスポリン，ペニシリン，経口抗凝固薬，血小板抑制薬は抗凝固作用を増強させる可能性がある．<br>ドンクアイ，にんにく，イチョウ，motherwort，アカツメクサなどのハーブとの併用は出血リスクが高くなるため控える． |
| **低分子ヘパリン：**<br>**enoxaparin**<br>**ダルテパリン**<br>**tinzaparin** | 深部静脈血栓の予防および治療（すべての低分子ヘパリン）<br>急性冠症候群の治療，経皮的冠動脈形成術の補助薬（enoxaparin，ダルテパリン） | **出血，血小板減少症，肝機能異常，アナフィラキシー様反応，脊髄出血**<br>浮腫，下痢，悪心，血腫，正球性低色素性貧血，錯乱，疼痛，息切れ，発熱，局所刺激 | ヘパリン起因性血小板減少症<br>ヘパリンまたはブタ由来物質に対する過敏症<br>腎不全（相対的禁忌） | 体重により適量を皮下注射して投与する．<br>腎不全患者においては抗凝固作用が過度にならないよう注意する． |

**主要薬物一覧：第 22 章　止血と血栓の薬理学（続き）**

| 薬　物 | 臨床応用 | 副作用(重篤なものは太字で示す) | 禁　忌 | 治療的考察 |
| --- | --- | --- | --- | --- |
| **選択的Xa 因子阻害薬**<br>メカニズム—アンチトロンビンⅢと結合し，高い選択性でXa 因子を不活化し二次止血を抑制する． | | | | |
| **フォンダパリヌクス** | 深部静脈血栓症の予防および治療<br>肺塞栓症の予防および治療 | **出血，血小板減少，肝機能異常，アナフィラキシー様反応などの過敏症反応，脊髄出血**<br>浮腫，下痢，悪心，血腫，正球性低色素性貧血，錯乱，疼痛，息切れ，発熱，局所刺激 | 大量出血時<br>重篤な腎障害<br>細菌性心内膜炎 | フォンダパリヌクスはアンチトロンビンⅢとの結合に必須の５つの糖鎖を有するペンタサッカライドである．この薬物はアンチトロンビン（抗Ⅱa 因子）作用を無視できるほどの特異的な間接的Xa 因子阻害薬である．<br>腎不全患者に対しては抗凝固作用が過剰にならないよう注意すべきである．<br>フォンダパリヌクスはヘパリン起因性血小板減少症との関連性は認められていない． |
| **直接トロンビン阻害薬**<br>メカニズム—トロンビンと直接結合することにより二次止血を抑制する．時にXa 因子とアンチトロンビンとの結合． | | | | |
| **ヒルジン関連薬：**<br>**lepirudin**<br>**desirudin**<br>**bivalirudin** | ヘパリン起因性血小板減少症（lepirudin）<br>深部静脈血栓（desirudin）<br>冠動脈造影および形成術における抗凝固療法（bivalirudin） | **心不全，消化管出血，出血，肝機能異常，アナフィラキシー，高血圧，低血圧，脳虚血，頭蓋内出血，末梢神経麻痺，血尿，腎不全，外因性アレルギー性呼吸器疾患，肺炎，敗血症**<br>皮膚過敏症，貧血，発熱 | 大量出血<br>妊婦<br>重度の未治療高血圧<br>重度の腎不全 | 医療用ヒルタンパクヒルジンをもとに開発された組換え型ポリペプチドでトロンビン分子上の酵素活性部位と基質タンパクリガンド部位（exosite）の両部位に結合する．<br>lepirudin は遊離型トロンビンとフィブリン結合型トロンビンの両方を阻害する．<br>bivalirudin がトロンビンと結合すると，トロンビンが bivalirudin のアルギニン-プロリン結合部位をゆっくり切断するためトロンビンは再度活性を取り戻すことになる．<br>これらの薬物は腎臓を介して排泄されるため，腎不全患者においては用量調節が必要である． |
| **アルガトロバン** | 冠動脈内血栓<br>経皮的冠動脈形成術における血栓予防<br>ヘパリン起因性血小板減少症 | **心停止，脳血管傷害，心室性頻拍，敗血症，低血圧** | 大量出血<br>重度肝障害 | トロンビンの活性化部位に結合し基質タンパクリガンド部位（exosite）には結合しない．<br>アルガトロバンは胆汁内に排泄されるため，肝疾患患者に対しては用量調節が必要となる． |
| **ダビガトラン** | 非弁膜症性心房細動における血栓塞栓症の予防 | 出血，重度の過敏症反応 | 大量出血 | 経口投与が可能なプロドラックで，活性代謝物はトロンビンの活性化部位に結合し基質タンパクリガンド部位（exosite）には結合しない．<br>P 糖タンパクを誘導しダビガトラン排泄を促進するリファンピシン（別名：rifampin）との併用は控える． |

## 主要薬物一覧：第 22 章　止血と血栓の薬理学（続き）

| 薬　物 | 臨床応用 | 副作用（重篤なものは太字で示す） | 禁　忌 | 治療的考察 |
|---|---|---|---|---|
| **遺伝子組換え型プロテイン C（r-APC）**<br>メカニズム—Va 因子とⅧa 因子をタンパク分解性に不活化する．さらに腫瘍壊死因子（TNF）の生成を抑制しセレクチンへの白血球接着を遮断することにより抗炎症作用を呈する可能性もある． | | | | |
| **遺伝子組換え型プロテイン C（r-APC）** | 臓器不全を合併した致死的リスク高いの重度の敗血症 | **出血** | 内臓出血<br>頭蓋内腫瘍<br>発症後 3 カ月以内の出血性脳卒中<br>頭蓋内および髄腔内手術後，2 カ月以内の重篤な頭部外傷<br>硬膜外カテーテル留置<br>致死的出血リスクの高い外傷 | 活性化部分トロンボプラスチン時間（aPTT）を延長するがプロトロンビン時間（PT）への影響は小さい． |
| **血栓溶解薬**<br>メカニズム—プラスミノーゲンをタンパク分解性に活性化してプラスミンを生成する．このプラスミンはフィブリンを溶解してフィブリン分解産物へ変化させる． | | | | |
| **streptokinase** | ST 上昇型心筋梗塞<br>動脈内血栓症<br>深部静脈血栓症<br>肺塞栓症<br>動脈内または静脈内のカテーテル閉塞 | **不整脈，コレステロール塞栓症候群，大量出血，アナフィラキシー様反応，多発性神経障害，非心原性肺水腫，低血圧**<br>発熱，悪寒戦慄 | 内臓出血および既知の出血性素因<br>術後 2 カ月以内の頭蓋内および髄腔内手術，頭部外傷<br>発症後 2 カ月以内の脳卒中<br>頭蓋内腫瘍<br>重度の未治療高血圧 | streptokinase は投与を繰り返すうちに抗原反応を惹起する可能性のある異種性タンパク質である．ストレプロキナーゼの投与歴がある場合は，アナフィラキシー発症リスクのため投与禁忌である．<br>streptokinase の血栓溶解作用は比較的特異性が低く全身性のフィブリン溶解を起こす可能性がある． |
| **遺伝子組換え型組織プラスミノーゲン活性化因子（t-PA）** | 急性心筋梗塞<br>急性脳動脈血栓症<br>肺塞栓症<br>中心静脈カテーテル閉塞 | **不整脈，コレステロール塞栓症候群，消化管出血，（稀に）アレルギー反応，頭蓋内出血，敗血症** | streptokinase と同様 | 形成されて間もない（新鮮）血栓に高い親和性を持って結合し，血栓部位でフィブリンを溶解する．<br>他の血栓溶解薬と同様に，全身性に血栓溶解状態となり望まれない出血を生じる可能性がある． |
| **tenecteplase**<br>**reteplase** | 急性心筋梗塞 | **不整脈，コレステロール塞栓症候群，消化管出血，大量出血，アレルギー反応，アナフィラキシー，脳血管事故，頭蓋内出血** | streptokinase と同様 | 遺伝子工学的に生産されたフィブリン特異性の高い t-PA の変異種である．<br>半減期は t-PA よりも長く，tenecteplase は体重当たりの 1 回ボーラス投与，reteplase はダブルボーラス投与が可能である． |
| **抗凝固薬と血栓溶解薬に対する阻害薬**<br>**プロタミン**<br>メカニズム—プロタミン：安定したヘパリン複合体（1:1 結合）を形成することによりヘパリンを不活化する． | | | | |
| **プロタミン** | ヘパリン過量投与時 | **徐脈性不整脈，低血圧，アナフィラキシー様反応，循環虚脱，毛細血管漏出，非心原性肺水腫**<br>紅潮，悪心，嘔吐 | プロタミンに対する過敏症 | プロタミンは低分子ヘパリンによる抗凝固作用も部分的にリバースすることが可能であるが fondaparinux による抗凝固作用に対しては作用しない． |

**主要薬物一覧：第 22 章　止血と血栓の薬理学（続き）**

| 薬　物 | 臨床応用 | 副作用（重篤なものは太字で示す） | 禁　忌 | 治療的考察 |
|---|---|---|---|---|
| **セリンプロテアーゼ阻害薬**<br>メカニズム—プラスミン，t-PA，トロンビンなどのセリンプロテアーゼを抑制する． | | | | |
| **aprotinin** | 冠動脈バイパス術中の術中出血を低下させる | **心不全，心筋梗塞，ショック，血栓異常，再曝露時のアナフィラキシー，脳動脈閉塞，腎不全** | アプロチニンに対する過敏症 | 高用量ではカリクレインも阻害するため，（逆説的であるが）凝固カスケードを抑制する．<br>aprotinin が他のフィブリン溶解阻害薬と比較して術後の急性腎不全の発症リスクを増加させる可能性が指摘されている． |
| **リジンアナログ**<br>メカニズム—プラスミノーゲンとプラスミンに結合しその活性を阻害するリジンアナログである． | | | | |
| **aminocaproic acid**<br>**トラネキサム酸** | 線溶系異常<br>フィブリン溶解亢進による出血 | **徐脈性不整脈，低血圧，血栓異常，薬物誘発性筋障害（アミノカプロン酸），（稀に）腎不全** | 播種性血管内凝固<br>アミノカプロン酸に対する過敏症 | 急性腎不全が aprotinin と比較して起こりにくいとされている． |

# 23

# 心臓リズムの薬理学

Ehrin J. Armstrong, April W. Armstrong, and David E. Clapham



## はじめに

心臓は電気的興奮伝導機能と機械的機能を有する臓器である．心臓における機械的機能と電気的興奮伝達機能の協調があって，はじめて全身に十分な血液を送ることが可能となる．機械的機能とはポンプ機能であり，電気的興奮伝導機能が心臓のポンプ機能のリズムを司っている．たとえ電気的興奮伝導が正常であっても，ポンプ作用障害により心不全（第25章，心血管系にかかわる薬理学総論：高血圧，虚血性心疾患，心不全参照）が惹起される．また電気的興奮伝導の障害により不整脈と呼ばれる状態になると，心筋細胞の同調した収縮機能が損なわれポンプ機能が破綻する．心筋細胞の膜電位の変化により心臓のリズムは影響を受けており，抗不整脈薬の多くは細胞膜上のイオンチャネルを修飾することで作用を発揮する．本章では，心臓の刺激生成と刺激伝導におけるイオンの役割，電気的機能障害における病態生理，そして抗不整脈薬について述べる．

## 心臓の電気生理学

心筋細胞の脱分極と興奮伝導が正確になされることで心臓の電気的活動が生じ，それによって心臓は規則的に収縮することができる．一度電気的活動が始まると，心筋の活動電位は自動的に生じるが，その活動電位は種々のイオンチャネルに固有の応答により膜電位が変化することで発生する．1つのサイクルが終了すると，次いでペースメーカ細胞の脱分極が自動的に生じ，これにより活動電位が途切れることなく繰り返される．

### ペースメーカ細胞と非ペースメーカ細胞

心臓には2種類の心筋細胞がある．活動電位を自発的に発生可能な細胞と不可能な細胞である．活動電位を自発的に発生可能な細胞は**ペースメーカ細胞** pacemaker cell と呼ばれ，すべてのペースメーカ細胞は**自動能** automaticity，すなわちリズム形成をするために閾値電圧を超えて脱分極する能力を有している．自動能により自発的な活動電位を継続的に発生させることができる．ペースメーカ細胞は，洞房結節 sinoatrial

## Case

ある冬の朝，56 歳の J 教授は医学部 2 年生に心筋症の講義を行っていた時, 脈の不整を自覚し悪心を感じた．彼は講義を終えることができたが，午前中は強い息切れが持続していた．症状が持続していたため，彼は救急外来を受診した．

身体所見で 120～140 回 / 分の心拍と脈の不整が認められ，血圧は 132/76 mmHg，酸素飽和度は 100％であった．ECG では虚血を示唆する所見はなく，心房細動（AF）と診断された．ジルチアゼムの静脈内注射が実施され，心拍数は 80～100 回 / 分に減少したが，脈の不整は持続した．その後血液検査，心臓超音波，胸部 X 線などが行われたが J 教授の AF の原因になる異常は見つけられなかった．

12 時間の経過観察の後も J 教授の AF は持続していた．心拍数は良好に調節されていたが，動悸は依然として自覚されていた．ECG 監視下で循環器専門医により ibutilide の静脈内注射が実施された．ibutilide 投与後 20 分で J 教授の ECG は正常洞調律に回復した．年齢や全身状態が良好であることを考慮して，J 教授は再び AF の自覚があった場合には受診することを指導され，アスピリンの投与を受け帰宅した．

J 教授は当初調子がよかったが，3 週間のうちに動悸発作が再発した．循環器専門医と相談のうえで，アスピリンを継続し，アミオダロンを維持量 200 mg/ 日で内服することとなった．J 教授のアミオダロンの忍容性は良好で呼吸困難も認めなかった．彼はその後自覚症状なく循環器の講義を続けることができた．

## Questions

1. なぜ ibutilide とアミオダロンは J 教授の不整脈を正常洞調律に回復させるのに有効であったのか？
2. なぜ ibutilide は慎重な循環監視のうえで投与されたのか？
3. アミオダロンが高用量で投与された場合にはどのような副作用があるのか？
4. なぜジルチアゼムは J 教授の AF には抜本的な影響を与えず，心拍を徐拍化したのか？

node（SA 結節）や房室結節 atrioventricular node（AV 結節），心室内の刺激伝導系（ヒス束 His of bundle，脚，プルキンエ線維 Purkinje fiber）に認められる．すなわちペースメーカ細胞は心臓の電気的活動を制御する刺激伝導系を構成しているのである．もう一方の細胞は**非ペースメーカ細胞 nonpacemaker cell** であり，これらは心房筋，心室筋に広く存在する．非ペースメーカ細胞は脱分極刺激により収縮することで，心臓全体の収縮を担うこととなる．**病的**状態では，これらの非ペースメーカ細胞も自動能を有することができ，ペースメーカ細胞となりうる．

## 心臓の活動電位

イオン濃度の分布は細胞膜内外で均等ではない．輸送体（ポンプ）によるカリウムイオン（$K^+$）の細胞外から細胞内への取込みと，細胞内のナトリウムイオン（$Na^+$）とカルシウムイオン（$Ca^{2+}$）の細胞外への汲み出しにより，細胞膜内外でのイオン濃度の電気的・化学的な勾配が形成される．この電気的勾配が心筋細胞の膜電位の決定要因である．各イオンにおける**ネルンストの平衡電位 Nernst equilibrium potential** は細胞膜内外の各イオンの相対的濃度差から算出され，$E_{Na}=+70$ mV，$E_K=-94$ mV，$E_{Ca}=+150$ mV と算出される．このネルンストの平衡電位と心筋細胞膜電位の差がイオンの細胞内外へのイオンの取込みと汲み出しにおける駆動力となる．ネルンストの平衡電位の詳細については第 7 章，細胞興奮性と電気化学伝達の原理を参照のこと．

あるイオンに選択的なチャネルが開口すると，膜電位はそのイオンの平衡電位に向かうように変化する．例えば $K^+$ チャネルの開口に伴い，膜電位は $K^+$ の平衡電位である $E_K$（−94 mV）に向かい変化する．同様に $Na^+$ チャネルの開口に伴い膜電位は $E_{Na}$（+70 mV）に，$Ca^{2+}$ チャネルの開口に伴い膜電位は $E_{Ca}$（+150 mV）に向かう．また，非選択的なイオンチャネル（例えばすべての陽イオンを非選択的に通過させるようなチャネル）によって生じる逆転電位は 0 mV であることは注意が必要な点である．最終的な膜電位は，開口したチャネルの数，そのコンダクタンス（チャネルおけるイオンを通過させやすさ；伝導率）およびチャネル開口の持続時間に依存する．**心筋細胞は静止膜電位（興奮していない状況にある細胞膜）においては，相対的に $K^+$ に対する細胞膜透過性が高く（これはいくつかの選択的 $K^+$ チャネルが開口していること**

による）$Na^+$ や $Ca^{2+}$ に対しては低いため，**静止膜電位 resting membrane potential** は $K^+$ の平衡電位に近い値となる（実際の心筋細胞の静止膜電位は $K^+$ の平衡電位よりもわずかに高値を示すが，これは他のイオンチャネルの影響による）．

わずかなイオンが細胞膜を通過するだけでも膜電位は容易に変化を生じる．したがってイオンチャネルの開閉が生じても，細胞膜内外のイオン濃度勾配は比較的定常状態にあり，各々のイオンにおけるネルンストの平衡電位も定常状態が保持される．

ニューロンや骨格筋細胞と比較し心臓の活動電位の特徴は，非常に持続時間が長く 500 ミリ秒（ms）に及ぶことが挙げられる．この活動電位の持続により脱分極を長時間維持することができ，心臓は十分なポンプとして働くことが可能となる．すなわち SA 結節細胞により安静時心拍数は 60 ～ 100 回 / 分の間で規則正しく保持され，それにより心室筋細胞は全身に血液を拍出することが可能となる（図 23-1）．

SA 結節細胞の自発的興奮は 3 つの時相，すなわち**第 4 相**，**第 0 相**と**第 3 相**から構成される（図 23-2，表 23-1）．**第 4 相 phase 4** は緩徐な自発的脱分極であり，内向きペースメーカ電流である $I_f$ により惹起される．この自発的脱分極が SA 結節の自動能の構成因子である．$I_f$ 電流を生じさせるチャネルは，先行する活動電位が再分極することに伴って活性化する．$I_f$ 電流は比較的非選択的なイオンチャネルで構成されることが知られている．**第 0 相 phase 0** は非常に速い脱分極であり，選択性の高い電位開口型 $Ca^{2+}$ チャネルの開口によって惹起される．その開口中，膜電位は $Ca^{2+}$ の平衡電位（$E_{Ca}$）に近づくように変化する．**第 3 相 phase 3** において，$Ca^{2+}$ チャネルは緩徐に閉口し，$K^+$ 選択的チャネルが開口することにより再分極が生じる．そして膜電位が−60 mV 前後に再分極する，$I_f$ チャネルが開口して再び脱分極が始まり，以上のサイクルが繰り返されることとなる．

$I_f$（内向きペースメーカ）電流は SA 結節細胞の第 4 相における自発的で緩徐な脱分極を惹起するが，その脱分極の動態は SA 結節に発現している選択的電位開口型 $Na^+$ チャネルによって調節を受けている．SA 結節における $I_f$ チャネルと選択的電位開口型 $Na^+$ チャネルと $Ca^{2+}$ チャネルの発現には傾斜勾配があり，SA 結節の辺縁部の細胞においては，特に選択的電位開口型 $Na^+$ チャネルが多く発現している．逆に SA 結節の中心部の細胞においては $I_f$ チャネルと選択的電位開口型 $Ca^{2+}$ チャネルの発現が多い．SA 結節における電位開口型 $Na^+$ チャネルの発現は SA 結節細胞の自動能に

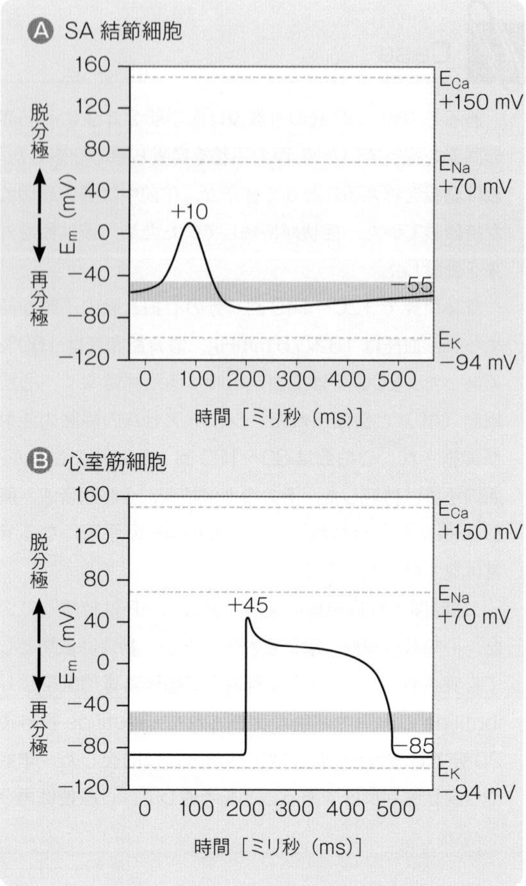


**図 23-1　洞房（SA）結節細胞と心室筋細胞の活動電位**
洞房結節細胞の静止膜電位は−55 mV 程度であるのに対し，心室筋細胞では−85 mV 程度である．紫色の影の部分は各々の細胞で活動電位が発生するのに必要な脱分極レベルを示す．心臓の活動電位の持続時間はおよそ 500 ミリ秒（ms）である．SA 結節細胞（**A**）では＋10 mV まで脱分極し，心室筋細胞（**B**）では＋45 mV まで脱分極する．心室筋細胞における活動電位プラトー相が非常に長いことは注目すべき点である．この長いプラトー相が存在することで心室筋細胞は次の活動電位が発生する前に，心臓は収縮するために十分な時間を確保することが可能になる．ネルンストの平衡電位（$E_{Ca}$，$E_{Na}$ および $E_K$）を**点線**で図中に示す．$E_m$ は膜電位を意味する．

おける抗不整脈作用に寄与すると考えられる（後述参照）．

SA 結節細胞と異なり，心室筋細胞は生理的な状況下において自発的には脱分極を生じない．結果的に心室筋では，近傍のペースメーカ細胞からの脱分極パルスを受けるまでは，静止膜電位は $K^+$ の平衡電位（$E_K$ 付近）のままである．第 0 相～第 4 相という 5 つの時相から構成される心室筋細胞の活動電位もまた，多くのイオンチャネルの開口と閉口の複雑なバランスのうえに成り立っている．（図 23-3，表 23-1）．

**第 0 相**における急速な脱分極による活動電位の立ち上がりは，電位開口型 $Na^+$ チャネルを介する内向

| SA 結節活動電位相 | 主要な電流 |
|---|---|
| 第 4 相 | $I_f$=ペースメーカ電流，非選択的．$I_{K_1}$=内向き整流，外向き $K^+$ 電流 |
| 第 0 相 | $I_{Ca}$= 内向き $Ca^{2+}$ 電流 |
| 第 3 相 | $I_K$=遅延整流，外向き $K^+$ 電流 |

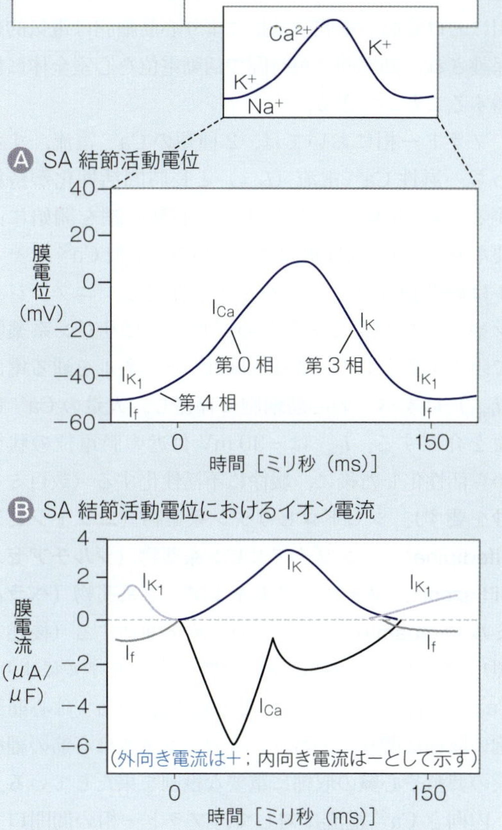


**図 23-2 洞房（SA）結節の活動電位とイオン電流**
**A.** 洞房結節細胞はペースメーカ電流（$I_f$）により緩徐に脱分極する（第 4 相）．$I_f$ はおもに内向きのナトリウムイオン（$Na^+$）（大部分がこれに起因する）およびカルシウムイオン（$Ca^{2+}$）電流に起因する．閾値に達した脱分極刺激により選択性の高い電位開口型 $Ca^{2+}$ チャネルが開口し，膜電位は $E_{Ca}$ に向かう（第 0 相）．$Ca^{2+}$ チャネルが閉口し，次いでカリウムイオン（$K^+$）チャネルが開口する（第 3 相）ことで膜電位は再分極する．**B.** 各々のイオンの動きはおおむね各活動電位相に一致している．陽性の電流曲線は外向き電流（**青色および紫色**），陰性の電流曲線は内向き電流（**灰色および黒色**）を示す．

きの $Na^+$ 電流（$I_{Na}$）の一過性の増加に起因する（SA 結節細胞と心室筋細胞の活動電位は，第 0 相ではそれぞれ異なるイオン，すなわち $Ca^{2+}$ と $Na^+$ に起因することに注意）．$Na^+$ チャネルの開口は急速な $Na^+$ の流入を惹起し，心室筋細胞の膜電位は脱分極を起こし，それにより膜電位は $E_{Na}$(+70 mV) に向かう．$Na^+$ チャネルは時間および電位依存的に不活性化されるため，

**表 23-1 洞房（SA）結節細胞と心室筋細胞の活動電位の時相と特徴**

| 時相 | 特徴 | 主要な電流 |
|---|---|---|
| **SA 結節細胞** | | |
| 第 4 相 | 緩徐脱分極 | 内向き $I_f$ 電流［主としてナトリウムイオン（$Na^+$）による］ |
| 第 0 相 | 活動電位立ち上がり | 電位感受性カルシウムイオン（$Ca^{2+}$）チャネルによる内向き $Ca^{2+}$ 電流（$I_{ca}$） |
| 第 3 相 | 再分極 | カリウムイオン（$K^+$）チャネルを介する外向き $K^+$ 電流（$I_K$） |
| **心室筋細胞** | | |
| 第 4 相 | 静止膜電位 | 内向き電流と外向き電流が平衡状態 |
| 第 0 相 | 急速脱分極 | $Na^+$ チャネルを介した内向き $Na^+$ 電流（$I_{Na}$） |
| 第 1 相 | 再分極早期 | 内向き $Na^+$ 電流の減少と，$K^+$ チャネルを介する外向きの $K^+$ 電流（$I_{to}$） |
| 第 2 相 | プラトー相 | $Ca^{2+}$ チャネルを介する内向き $Ca^{2+}$ 電流（$I_{Ca.T}$, $I_{Ca.l}$）と $K^+$ チャネルを介する外向き $K^+$ 電流（$I_K$, $I_{K1}$, $I_{to}$）の平衡状態 |
| 第 3 相 | 急速再分極の後期相 | 内向き $Ca^{2+}$ 電流の減少と外向き $K^+$ 電流の著しい増加 |

$Na^+$ コンダクタンスの増加は第 0 相では 1 ～ 2 ミリ秒しか持続しえない．速い $Na^+$ チャネルの不活性化により内向きの $Na^+$ 電流は著しく減少する．$Na^+$ チャネルが時間および電位開口型の不活性化状態から回復するまでの時間は，心筋細胞の**不応期**と呼ばれる．この不応期においては，細胞は他からの活動電位による刺激には反応しない．不応期があることで，心臓は血液を駆出するための十分な時間を確保することができる．不応期の持続時間は活動電位の立ち上がりから再分極相までである．$I_{Na}$ は心室における興奮伝導の速度を決定する重要な因子である．

$I_{Na}$ の閾値依存性活性化により細胞膜は急速に脱分極する．活動電位の立ち上がりは $E_{Na}$ までは到達せずに，次いで+20 mV 付近への急速な再分極が生じる．この**第 1 相 phase 1** 再分極は次の 2 つの原因で起こる．すなわち，(1) $I_{Na}$ における急速な電位依存性の不活性化と，(2) 一過性 $K^+$ 電流（$I_{to}$；一過性外向き電流）の活性化である．

**第 2 相 phase 2** は心室筋における活動電位のプラトー相で，心筋細胞に特徴的な電気生理学的所見である．このプラトー相は，2 種類の $Ca^{2+}$ チャネルによっ

| 心室筋活動電位相 | 主要な電流 |
|---|---|
| 第４相 | $I_{K_1}$＝内向き整流，外向き $K^+$ 電流<br>$I_{Na/Ca}$＝内向き $Na^+$ および $Ca^{2+}$ 電流 |
| 第０相 | $I_{Na}$＝速い内向き $Na^+$ 電流 |
| 第１相 | $I_{to}$＝一過性外向き $K^+$ 電流 |
| 第２相 | $I_{Ca}$＝内向き $Ca^{2+}$ 電流<br>$I_K$＝遅延整流，外向き $K^+$ 電流<br>$I_{K_1}$＝内向き整流，外向き $K^+$ 電流<br>$I_{to}$＝一過性外向き $K^+$ 電流 |
| 第３相 | $I_K$＝遅延整流，外向き $K^+$ 電流 |

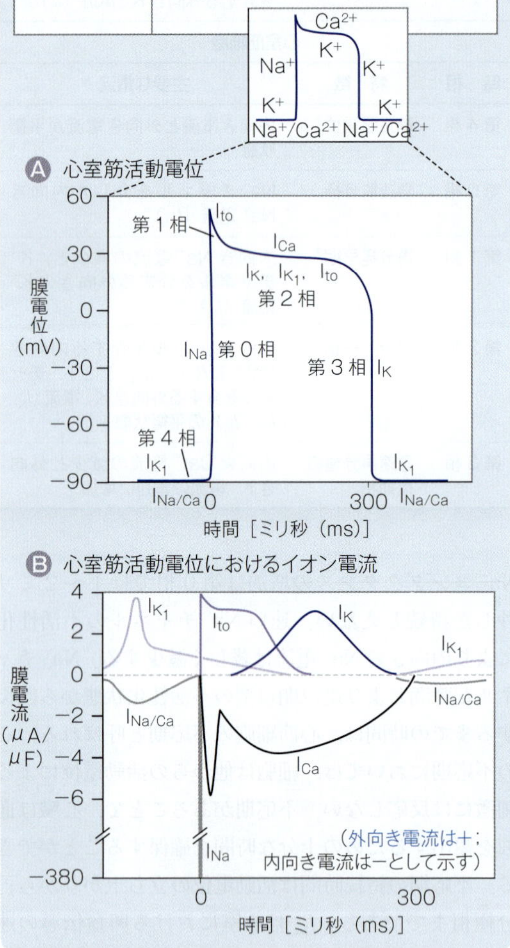


**図 23-3　心室筋の活動電位とイオン電流**

**A.** 静止膜電位（第４相）では内向きと外向きの電流が拮抗しており，膜電位はカリウムイオン（$K^+$）の平衡電位（$E_K$）に近い値を示す．活動電位の立ち上がり（第０相）では，大きな一過性のナトリウムイオン（$Na^+$）コンダクタンスの増加が認められる．この一過性の $Na^+$ コンダクタンスの増加に引き続き，一過性の外向き $K^+$ 電流による最初の短時間の再分極が認められる（第１相）．次いで内向きカルシウムイオン（$Ca^{2+}$）電流と外向き $K^+$ 電流の均衡により活動電位のプラトー相（第２相）が形成される．内向き $Ca^{2+}$ 電流が減少して外向き $K^+$ 電流が優位になると膜電位の再分極が生じる（第３相）．**B.** 心室筋活動電位を形成するイオンの動きは，刻一刻と変化する複雑な細胞膜のイオン透過性の変化の結果生じる．第０相の $Na^+$ 電流は非常に大きいが，その持続時間は非常に短いということに注目すべきである．

て介在される内向き $Ca^{2+}$ 電流（$I_{Ca.T}$，$I_{Ca.L}$）と，数種類の $K^+$ チャネルによって介在される外向き $K^+$ 電流（$I_K$，$I_{K1}$，$I_{to}$）による，きめ細かいバランスのうえに形成される．１つの細胞当たりわずか数百個のチャネルでこの細かな調整がなされていることは注目すべきである．心室筋活動電位のプラトー相は，非常に少ない数のチャネルの開口に起因しており，そのため細胞膜全体のコンダクタンスは非常に低値を示す．プラトー相における高い細胞膜抵抗により心筋細胞は電気的に保護され，効率的に短時間で活動電位を心室全体に伝播することができる．

プラトー相においては，２種類の $Ca^{2+}$ 電流，すなわち一過性 $Ca^{2+}$ 電流（$I_{Ca.T}$）と長時間活性化が持続する $Ca^{2+}$ 電流（$I_{Ca.L}$）により，心筋収縮を開始に必要な $Ca^{2+}$ の流入は制御されている．T 型 $Ca^{2+}$ チャネルは時間依存性にすばやく不活性化し，ニフェジピンやニトレンジピンなどのジヒドロピリジン系薬物で阻害できない．一方 L 型 $Ca^{2+}$ チャネルを通る電流（$I_{Ca.L}$）はすべての心筋細胞に存在し，大量の $Ca^{2+}$ 電流を介在する．$I_{Ca.L}$ は −30 mV 付近の膜電位の状態から活性化した後に，緩徐に不活性化する（数百ミリ秒を要す）．ジヒドロピリジン系薬物（**ニフェジピン nifedipine**），ベンゾチアゼピン系薬物（**ジルチアゼム diltiazem**），フェニルアルキルアミン系薬物（**ベラパミル verapamil**）などがこの電流を抑制する（後述参照）．プラトー相の持続中は L 型 $Ca^{2+}$ チャネルにより，$Ca^{2+}$ は細胞内に流入することとなる．$Ca^{2+}$ は心筋細胞の収縮に関与しており，このチャネルは心筋の細胞膜の興奮や心臓の収縮に重要な役割を果たしている．

内向き $Ca^{2+}$ 電流に対して，プラトー相の間開口する $K^+$ チャネルが介在する外向き電流が存在している．時間依存性に内向き $Ca^{2+}$ 電流が不活性化し，主として $I_K$ に起因する外向き $K^+$ 電流は，速やかに膜電位を $E_K$ に向かわせることで再分極相，すなわち**第３相 phase 3** が形成される．しかしながら，$I_K$ チャネルは −40 mV 付近で不活化されるため膜電位は $E_K$ まで変化できない．**第４相 phase 4** において，深い静止膜電位は時間非依存性 $K^+$ 電流（$I_{K1}$）の活性化が生じ，$I_{K1}$ が膜電位を $K^+$ 平衡電位に近づくように変化させることによって形成される．

臨床の場においては，１つの心筋細胞ではなく心臓全体の電気活動が測定される．この心臓全体の電気的活動の記録が心電図 electrocardiogram（ECG）である（Box 23-1，図 23-4）．

## Box 23-1 心電図

心電図（ECG あるいは EKG）は体表面の様々な部位における電位を記録し心臓の電気刺激の変化を推測するものである．ECG 記録は心臓の電気的興奮の変化を反映する．ECG の基本を習得することは様々な抗不整脈薬の臨床的効果について議論する際に役立つ．

正常の ECG は 3 種類の波形から成り立っている．すなわち P 波，QRS 複合体と T 波である．**P 波 P wave** は**心房の脱分極**を反映し，**QRS 複合体 QRS complex** は**心室の脱分極**を反映する．そして **T 波 T wave** は**心室の再分極**を反映する．心房の再分極は QRS 複合体に“隠されてしまう”ために，ECG では見ることができない．また ECG には 2 種類の間隔（時間）と 1 種類の部分（セグメント）が存在する．すなわち PR 間隔と QT 間隔，および ST 部分である．**PR 間隔 PR interval** は P 波の開始（心房脱分極の開始）から Q 波の開始（心室脱分極の開始）までの時間と定義される．よって PR 間隔の長さは AV 結節における刺激伝導時間により変化する．例えば AV 結節の伝導障害を持つ患者の場合，AV 結節の刺激伝導速度が低下すれば PR 間隔は延長することとなる．**QT 間隔 QT interval** は Q 波のはじまりから T 波の終末部までと定義され，心室の脱分極と再分極の時間を反映する．**ST 部分 ST segment** は S 波の終末部から T 波の開始までと定義され，心室筋が脱分極している時間（活動電位のプラトー相）を反映する．

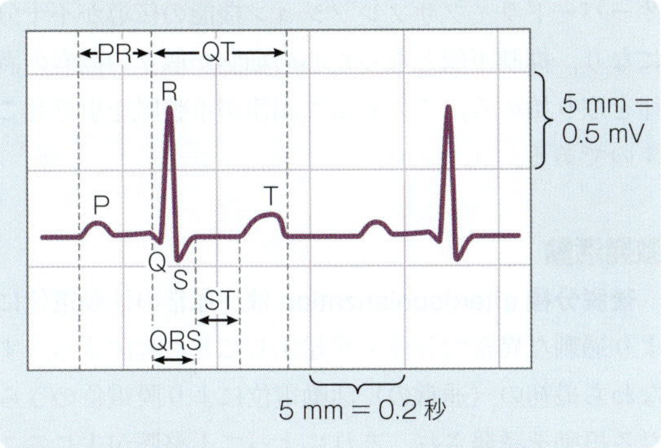


**図 23-4 心電図**
心電図（ECG あるいは EKG）は心臓の電気活動によって発生する体表面の電位を測定したものである．**P 波**は**心房の脱分極**，**QRS 複合体**は**心室の脱分極**そして **T 波**は**心室の再分極**を反映する．**PR 間隔**は P 波の開始（心房脱分極の開始）から Q 波の開始（心室脱分極の開始）までの時間と定義される．**QT 間隔**は Q 波のはじまりから T 波の終末部までと定義され，心室の脱分極と再分極の時間を反映する．**ST 部分**は S 波の終末部から T 波の開始までと定義され，心室筋が脱分極している時間（活動電位のプラトー相）を反映する．

### 心拍数の決定

心臓の刺激伝導系は SA 結節，AV 結節，ヒス束，プルキンエ線維からなる．これらの異なる細胞は異なる内因性の心拍数を有している．心拍数を決定する因子は 3 つ挙げられる．1 つ目として第 4 相の自発的な脱分極の増加が挙げられる．この脱分極が増加するほど，心拍数は増大する．2 つ目は閾値電位（活動電位の発生のきっかけとなるに必要な最小の電位）がより浅く（よりマイナス側）なることである．これによって閾値電位は第 4 相の終末により短時間で到達し，心拍数は増加することとなる．3 つ目に最大拡張期電位（静止膜電位に相当する）がより高くなることである．これによって第 3 相が短時間に収束することとなり心拍数が増加する．

それぞれのペースメーカ細胞ごとに異なる内因性固有心拍数が存在するため，全体の心拍数はそのなかで最も速いものとなる．SA 結節が最も速い内因性固有心拍数（60 ～ 100 回 / 分）を有するために，**心臓の固有のペースメーカ native pacemaker** となる．AV 結節細胞とヒス束細胞の内因性固有心拍数は 50 ～ 60 回・分であり，プルキンエ線維の細胞の内因性固有心拍数は最も緩徐で 30 ～ 40 回 / 分である．AV 結節，ヒス束，プルキンエ線維の細胞は，最も早い SA 結節の自動能に由来する内因性のリズムにより抑制されてしまうために，**潜在性ペースメーカ latent pacemaker** と呼ばれている．SA 結節のリズムにより，他のペースメーカ細胞の自動能が抑制され，SA 結節の心拍数に同調する現象は **overdrive suppression オーバードライブサプレッション**と呼ばれる．

## ▶ 電気的機能障害における病態生理学

心臓の電気的機能障害の原因には，電気的興奮刺激の形成と伝導の異常に分けることができる．前者の場合は SA 結節自動能が障害を受ける，あるいは変化することで，それぞれ心拍が欠落や異所性心拍が出現することとなる．後者の場合は刺激伝導の変化が生じ（例えば，リエントリ），結果として持続性不整脈が起こることとなる．

## 興奮刺激生成における障害（洞房結節）

心臓の固有のペースメーカである洞房（SA）結節は，正常な興奮刺激生成において重要な役割を担っている．SA結節機能の変化やオーバードライブサプレッション機能を障害するような電気的機能障害は，興奮刺激生成に影響を与える．興奮刺激形成の異常でしばしば認められる2つの機序として，異常自動能と激発活動 triggered activity がある．

### 異常自動能

SA結節の自動能に影響を与える機序の1つに生理的な影響が挙げられる．特に自律神経系は，しばしばSA結節の自動能に対して生理的反応の一部として影響を及ぼす．運動による交感神経刺激は，血中カテコールアミン濃度の増加を介して$\beta_1$アドレナリン（エピネフリン）受容体を活性化する．この$\beta_1$受容体の活性化により，ペースメーカチャネル（$I_f$チャネル）の開口が促進される．これにより多くのペースメーカ電流がこれらのチャネルを介在して流入することとなる．また第4相の脱分極も早められる．交感神経刺激は同様に$Ca^{2+}$チャネルの開口を促進し，それによりSA結節細胞の閾値電位は浅くなる．これらの機序により心拍数は増加することとなる．対して副交感（迷走）神経刺激は，SA結節に対して交感神経作用に拮抗するような心拍数に対する影響を及ぼしている．迷走神経刺激により放出されたアセチルコリンにより以下に示すような細胞内シグナル伝達が開始される．(1) ペースメーカチャネルの開口確率を減少することでペースメーカ電流が減少する．(2) $Ca^{2+}$チャネルの開口確率を減少し閾値電位をより高い電位へと移動させる．(3) $K^+$チャネル開口確率を増加し，最大拡張期電位（これら自動能を有する細胞の静止膜電位）がより深くなる．SA結節細胞，心房筋細胞やAV結節細胞は心室の刺激伝導系よりも迷走神経刺激感受性が高く影響を受けやすい．

病的状態において，潜在性ペースメーカ細胞による内因性固有心拍数がSA結節の心拍数を凌駕し，SA結節の心臓のペースーメーカとしての機能にとって代わることがある．**SA結節の心拍数が病的に遅くなった場合**やその興奮の伝導に障害を生じたりした場合には，潜在性ペースメーカからの興奮刺激として**補充収縮 escape beat**が発生する．SA結節の機能障害が長期化すると，一連の補充収縮は**補充調律 escape rhythm**と呼ばれるようになる．一方**異所性心拍 ectopic beat**とは，正常なSA結節機能が保たれているにもかかわらず，**潜在性ペースメーカ細胞の心拍数がSA結節の内因性固有心拍数よりも速くなった場合**に生じる．**異所性調律 ectopic rhythm**といわれる連続して起こる異所性心拍は，虚血や電解質異常，交感神経系の緊張亢進などで起こる．

（心筋梗塞後に見られるような）心筋組織の直接的障害によっても自動能の変化が生じうる．このような状況では心筋細胞は正常の細胞膜構造を維持できなくなる．そのために細胞内外のイオン勾配が維持できなくなるため，結果的に適切な膜電位を維持することができなくなる．静止膜電位が−60 mVより浅く（プラス側に）なると非ペースメーカ細胞も自発的な脱分極を生じるようになる．もう1つの心筋組織損傷に伴って認められる自動能の変化は，ギャップ結合の接合性が失われることによる．このギャップ結合による直接的な電気的結合は，SA結節から心筋細胞へとオーバードライブサプレッションを伝達するのに重要な役割を果たしている．ギャップ結合が障害を受けるとオーバードライブサプレッション機能の伝導が不十分になり，抑制不能となった心筋細胞が個々の固有の調律を取り始める．この異常な調律が不整脈を引き起こすのである．

### 激発活動

**後脱分極 afterdepolarization**は，**通常の**活動電位により過剰な**異常**脱分極を惹起することに起因する．すなわち最初の（通常の）活動電位により膜電位のさらなる摂動を誘発され，それによって不整脈が生じることとなる．2種類の後脱分極が存在し，各々早期後脱分極と遅延後脱分極と呼ばれる．

後脱分極が**活動電位の発生中に生じた場合**を**早期後脱分極 early afterdepolarization**と呼ぶ（図23-5）．**活動電位を延長させるような状況は**（**例えばQT間隔延長をきたすプロカインアミドやibutilideのような薬物が投与された場合**），**早期後脱分極が発生しやすい条件である**．特に，早期後脱分極は活動電位のプラトー相（第2相）あるいは急速再分極相（第3相）で発生しやすい．プラトー相ではほとんどの$Na^+$チャネルが不活性化しており，内向き$Ca^{2+}$電流が早期後脱分極の発生に関与する．一方，急速再分極相では$Na^+$チャネルが一部再開口しており，内向き$Na^+$電流を発生させる．この内向き$Na^+$電流が早期後脱分極の発生に関与する．早期後脱分極が持続すると，**トルサードポワン（トルサード型心室頻拍）*torsades de pointes***と呼ばれる心室性不整脈が発生する．トルサードポワン，すなわちフランス語でいうところの"twisting of pointes"とは，"ねじれるように（*tor-*

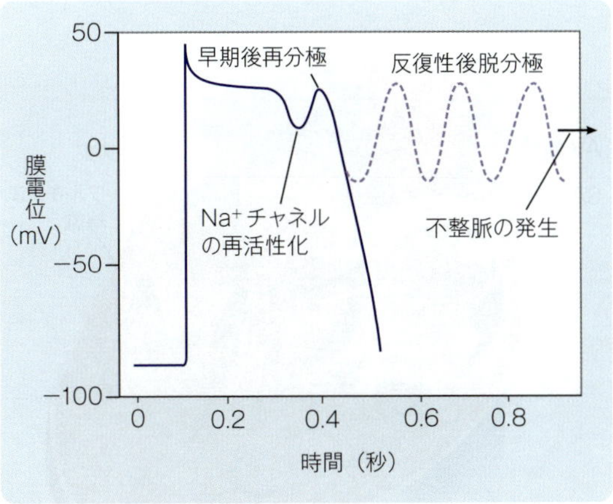


**図 23-5　早期後脱分極**
早期後脱分極は一般に活動電位の再分極相に発生する．しかしプラトー相においても発生しうる．繰り返す後脱分極は不整脈の誘因となる．

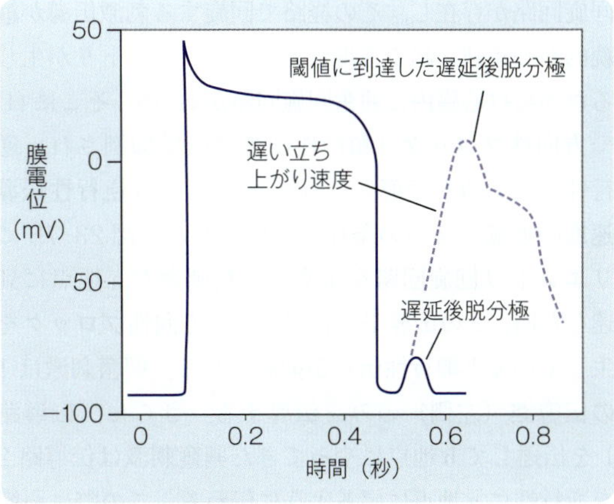


**図 23-6　遅延後脱分極**
遅延後脱分極は心筋細胞の再分極直後に発生する．その機序は十分に解明されていないが，細胞内のカルシウムイオン（$Ca^{2+}$）濃度上昇に伴い $Na^{+}/Ca^{2+}$ 交換機構が活性化する．その結果ナトリウムイオン（$Na^{+}$）3 分子の細胞内流入に対して $Ca^{2+}$ 1 分子が細胞外流出し，細胞が脱分極するため発生することが想定されている．

*sades*；twisting)”電位が基線の上下で変化するような QRS 複合体（*pointes*；points）として特徴づけられる．この不整脈は緊急を要する不整脈であり，抗不整脈薬の投与や除細動が適切に行われないと致死的になる．

早期後脱分極に対して，**遅延後脱分極 delayed afterdepolarization** は**再分極過程の終了直後**に発生する（図 23-6）．遅延後脱分極の発生機序はいまだ十分に解明されていない．細胞内 $Ca^{2+}$ 濃度の増加に伴い内向 $Na^{+}$ 電流が生じ，これが遅延後脱分極を誘発するという機序が提唱されている．

## 刺激伝導における障害

心臓における 2 つ目の電気的障害は刺激伝導における障害である．心臓が正常に働くためには，電気的刺激伝導が心筋細胞を通じて遅延なく規則正しく伝導されることが必要である．病的状態においては，リエントリ，伝導ブロック，副伝導路の 3 つの機序が単独あるいは組み合わさって刺激伝導における障害を形成する．

### リエントリ

正常の刺激伝導は SA 結節から始まり，AV 結節，ヒス束，プルキンエ線維，心筋へと伝達される．各部位の細胞の不応期は十分に長く，いったん興奮した場合この刺激伝導の間には再度脱分極することができない．図 23-7A は正常の刺激伝導を示しており，*a* 地点に到達した刺激は 1 と 2 の 2 つの並列する伝導路を介して同期して伝達される．

**リエントリ re-entry** は，心筋組織に独立した電気的

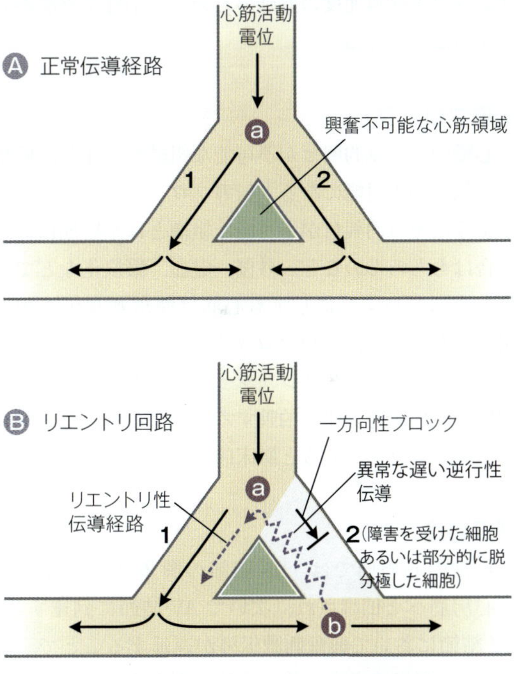


**図 23-7　正常およびリエントリ刺激伝導経路**
**A.** 正常な刺激伝導路では，図の **a** の部位に興奮が伝達されると刺激伝導路 1 あるいは 2 のいずれの方向にも刺激伝導をすることが可能である．リエントリが生じなければ刺激伝導が継続し各領域の心室筋の脱分極が生じる．**B.** 刺激伝導路 1 あるいは 2 のいずれかが病的に障害されると，リエントリ回路が形成される．図の **a** の部位に興奮が伝達された時点で，刺激伝導路 2 においては**一方向性**ブロックが生じているため，刺激伝導路 1 においてのみ刺激伝導が可能である（順行性伝導が抑制と同程度に刺激伝導路 2 の有効不応期は延長する）．興奮刺激は刺激伝導路 1 を通って **b** に到達する．この時に刺激伝導路 2 の細胞がすでに不応期を脱していた場合，興奮は逆行性に刺激伝導路 2 を通過して **a** 地点に到達可能となる．逆行性の興奮が a 地点に達するとリエントリが始まる．短時間で脱分極が繰り返し持続した場合，頻拍性不整脈の誘因となる．この機序は心臓の病的組織の大小にかかわらず生じうる．

回旋回路が存在し，その経路で回旋する刺激伝導が継続的かつ迅速に起こる現象である．リエントリが生じるためには心臓内に興奮回旋回路があって，そこに(1)**一方向性ブロック**（順行性伝導は伝導抑制され，逆行性伝導のみが伝導される状態）と，(2)**逆行性伝導速度の遅延**の２つの条件が必要である．図23-7Bにリエントリ回旋回路を示す．興奮刺激がa地点に到達した時，２の伝導路（右側）が**一方向性ブロック**を生じていると順行性伝導が抑制される．興奮刺激は１の伝導路（左側）のみを伝導する．さらに，伝導路１を伝達してb地点にやってきた興奮刺激は伝導路２を逆行性にa地点に戻るように伝わる．この際に心筋の障害や不応期にある細胞が一部残存するため，b地点からa地点への伝導は遅延する．興奮刺激がa地点に達するまでに最初の伝導を介在した伝導路１が不応期から脱して，この興奮刺激もまたb地点に伝達する．このようにして，異常伝導路における一方向性ブロックと伝導速度の遅延のために頻拍性不整脈が発生することとなる．

### 伝導ブロック

心臓内に電気的興奮が不可能な組織が存在し，興奮刺激伝導が不可能になると伝導ブロックが生じる．このような電気的興奮が不可能な組織とは不応期にある場合はもちろんのこと，外傷，虚血，瘢痕化などでも生じうる．いずれにしても心筋は興奮刺激伝導が不可能になるので，伝導ブロックによりSA結節によるオーバードライブサプレッションが障害され，心筋細胞は内因性固有調律で拍動することになる．したがって伝導ブロックがあると臨床的には徐脈となる．

### 副伝導路

正常の心周期では，SA結節の興奮刺激は速やかに心房筋へと伝導され，次いでAV結節に到達する．AV結節において興奮刺激伝導が遅延することで，心室収縮が始まる前に心室を血液で充満するのに十分な時間を得ることができる．AV結節を通過した興奮刺激は，ヒス-プルキンエ線維では速やかに伝導され心室の収縮の刺激となる．

一部の人々においてはAV結節を迂回する副伝導路が存在することがある．一般的な副伝導路の１つに**ケント束 bundle of Kent**がある．これはAV結節を迂回して心房から心室に直接興奮刺激を伝導する心筋束である（図23-8）．ケント束を有する人々においては，SA結節で生じた興奮刺激は，ケント束を介して心室へ伝達される方がAV結節を介するものよりはるかに速い．ケント束は**副伝導路**であるので，心筋組織は通常の伝導経路に加えて副伝導路からも刺激伝導を受けることとなる．その結果として一般的にケント束を有する人々の心電図は正常よりも幅の広いQRS複合体を示し，正常よりも短いPR時間を示すこととなる．さらに重要な点は，この２つの伝導路の伝導速度の違いにより副伝導路の存在がリエントリ回路を形成し，頻拍性不整脈が起こりうることである．

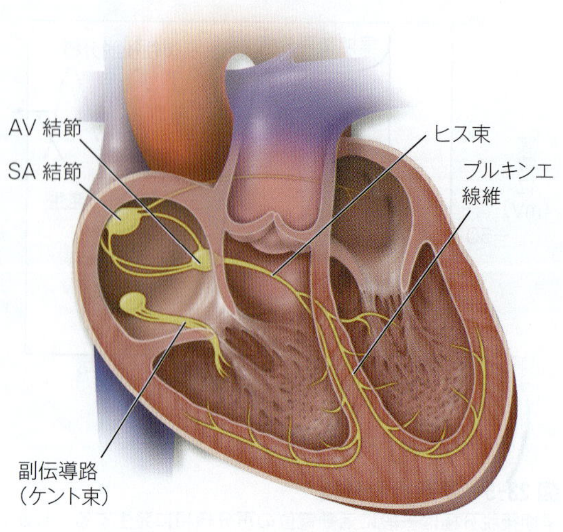


**図 23-8　ケント束**
ケント束は，房室（AV）結節を通過することなく心房から心室に直接興奮刺激を伝導する電気的副伝導路である．興奮刺激はこの副伝導路を通過する方がAV結節を通過するよりも速く伝導されるために，リエントリ性頻拍性不整脈の原因となる．SA：洞房．

## ▶ 薬理学上の分類

形質膜を透過するイオン電流により細胞の膜電位は変化する．ペースメーカ細胞の膜電位の変化は正常な心筋収縮に必須である．興奮刺激生成における障害や刺激伝導における障害は心臓のリズムの障害を惹起する．抗不整脈薬は心臓の催不整脈領域を標的に心臓のリズムを回復させるために使用される．

### 抗不整脈薬の一般的な作用機序

非常に多種類の抗不整脈薬があるにもかかわらず，抗不整脈の作用機序は驚くほど少ない．一般的に，心臓のリズムに影響を与える薬物は以下の機序のうちいずれかにあてはまる．(1)ペースメーカ細胞の最大拡張期電位（あるいは心室細胞の静止膜電位または両方），(2)第４相における脱分極，(3)閾値電位，(4)活動電位の持続時間のいずれかである．ある特定のイオンチャネルに作用する薬物の場合，その作用についてはチャネルが担っている電流の作用を阻害することから容易に想像できる．例えば，$Na^+$ チャネル拮抗薬や $Ca^{2+}$ チャネル拮抗薬の場合は閾値電位を変化させ，$K^+$ チャネル拮抗薬は活動電位の持続時間を延長させる．これらの薬物はイオンチャネルの細胞膜内側から作用する．これらの薬物は拡散によりチャネルの存在する脂質二重層を透過するか，あるいはチャネル孔を通過することで作用点に到達する．

**状態依存性イオンチャネルブロック state-dependent ion channel block** は抗不整脈薬の薬理作用において重要な概念である．イオンチャネルは状態に応じていくつかの構造状態に変化することが可能であり，イオンの膜透過性はイオンチャネル構造の変化によって調節されている．抗不整脈薬はしばしば同じイオンチャネルにおいて構造状態の差異によって異なる親和性を示す．すなわち，薬物がチャネルのある状態においてそれ以外の状態よりも高い結合親和性を示す場合，このような結合様式を“状態依存性”と呼んでいる．

$Na^+$ チャネル拮抗薬は，この状態依存性のイオンチャネルブロックの代表である．$Na^+$ チャネルは，活動電位の各時相において主として3つの状態の変化（開口-閉口-不活性化）をきたす．すなわち活動電位の立ち上がりではチャネルは開口状態にあり，プラトー相では不活性化状態となり，静止電位へ戻る際に再分極する時はまた静止（閉口）状態となる．一般にほとんどの $Na^+$ チャネル拮抗薬は $Na^+$ チャネルの開口状態あるいは不活性化状態に結合し，静止（閉口）状態に対して結合力は弱い．このように薬物は活動電位（心収縮期）の間にチャネルに結合して阻害し，拡張期にチャネルから解離するのである．

各種の $Na^+$ チャネル拮抗薬の非抑制率（解離率）は，$Na^+$ チャネルの定常状態でのブロック状態を決定する重要な因子である．例えば心拍数が高くなると薬物がチャネルから解離する（薬物の結合部位からに解離する）時間が短くなるため，定常状態でのチャネルブロックは強力になる．虚血心筋に対する $Na^+$ チャネル拮抗薬の作用は，状態依存性イオンチャネルブロックの治療効果をよく示している．すなわち虚血心筋の方が正常心筋よりも $Na^+$ チャネル拮抗薬の抑制作用は強いので，$Na^+$ チャネル拮抗薬による $Na^+$ 伝導は虚血組織において正常組織と比べて強く抑制されている．虚血部位において心筋の脱分極時間は遅延し，そのために活動電位持続時間が延長することとなる．したがって $Na^+$ チャネルはより長い時間不活性化状態にとどまるため，$Na^+$ チャネル拮抗薬は不活性化した $Na^+$ チャネルにより長い時間結合することができる．薬物による抑制からの回復も，脱分極した虚血心筋では活動電位延長のため遅延する．このように，**$Na^+$ チャネル拮抗薬は開口あるいは不活性化状態の $Na^+$ チャネルに対する親和性が高いため，これらの薬物は虚血組織で優先的に作用することが可能となる．そのため催不整脈の原因に焦点を当てて遮断することも可能となる．**第11章，局所麻酔薬の薬理学で，より詳しく状態依存性 $Na^+$ チャネルブロックについて述べているので参考にされたい．

抗不整脈薬そのものが催不整脈作用を有するため，その開発や使用はより困難なものになっている．例えば，多くの努力が不整脈の大部分の原因となるリエントリ治療薬の開発に注がれてきた．リエントリを治療する1つの方法は活動電位の伝導を阻害することである．もし，抗不整脈薬によってリエントリ回路内における逆行性の興奮伝導が完全に消失すれば，リエントリ回路内の心筋組織の脱分極は起こることはなく，不整脈は停止する．しかし興奮伝導が完全に消失しなければ，抗不整脈薬によって生じる伝導速度の減少により，逆にリエントリを増悪させることになる．“残存する”興奮伝導は現存するエントリ回路を介して不整脈を誘発することになる．さらにはその他の経路による不整脈の誘発や新たなリエントリ回路を形成することも生じうる．

## 抗不整脈薬の分類

伝統的に，抗不整脈薬はその作用機序に基づいてⅠ～Ⅳ群の4種類に分類されている．Ⅰ群の抗不整脈薬は $Na^+$ チャネル拮抗薬であり，Ⅱ群の抗不整脈薬は$\beta$アドレナリン受容体アンタゴニスト，Ⅲ群の抗不整脈薬は $K^+$ チャネル拮抗薬，そしてⅣ群薬の抗不整脈薬は $Ca^{2+}$ チャネル拮抗薬が属する．**しかしながら，多くの抗不整脈薬が $Na^+$，$K^+$ そして $Ca^{2+}$ チャネルに対してそれぞれ特異的にブロックするわけではないことと，むしろ抗不整脈薬の多くは実際には複数のイオンチャネルをブロックすることを覚えておくことは重要である．**ここではまず一般的な不整脈の定義を示し（Box 23-2），次いで各群に属する抗不整脈薬の作用機序について述べる．

### Ⅰ群抗不整脈薬：速い $Na^+$ チャネル拮抗薬

**$Na^+$ チャネル拮抗薬は，(1) 閾値電位を上昇させ，(2) 第4相の脱分極の立ち上がりを遅らせることによりSA 結節細胞の自動能を低下させる**（図 23-9）．$Na^+$ チャネルのブロックにより細胞膜の脱分極をさせるた

## Box 23-2　一般的な心臓の電気的活動障害の定義

様々な抗不整脈薬の臨床適用を理解するために，心臓における電気的活動障害の定義を理解しておくことは有用である．

**有効不応期 effective refractory period**：局所的に心筋が電気的な興奮刺激を受けても興奮できない時間．

**洞性頻拍 sinus tachycardia**：SA 結節が毎分 100～180 回の興奮をし，ECG で正常な P 波と QRS 複合体を呈する状態．洞性頻拍症は（運動中など）生理的な正常反応あるいは SA 結節の自動能が変化するような病的状態で認められる．

**発作性上室性頻拍 paroxysmal supraventricular tachycardia（PSVT）**：PSVT は心房が毎分 140～250 回の興奮をきたしている状態である．通常は一過性で自然停止を認める．90％の例で PSVT は AV 結節，SA 結節あるいは心房組織を含むリエントリに起因する．

**心房粗動 atrial flutter**：心房の心拍数は毎分 280～300 回を呈し，ECG では速い“鋸歯状波”を認める心房の電気的活動である．心房興奮の頻度が非常に早いために，いくつかの心房からの刺激は AV 結節の不応期に一致するため，これらの刺激は心室に伝導されず心室の興奮頻度は心房よりも減少する．心房–心室間の伝導比率は典型例では 2：1 である．

**心房細動 atrial fibrillation（AF）と心室細動 ventricular fibrillation（VF）**：これらの不整脈は無秩序なリエントリを介する興奮刺激伝導が心房あるいは心室で生じることが特徴である．VF は，治療がなされない場合には致死的となる．対して AF は長期にわたり生存することが可能である．

**心室頻拍 ventricular tachycardia（VT）**：3 連発以上の PVC が 100～250 回 / 分で生じるものを指す．

**トルサードポワン *torsades de pointes***：この不整脈はしばしば QT 間隔延長症候群の患者において後脱分極が原因となり発症する．QRS 複合体の電位が ECG の基線の上を変化する様子が“QRS 複合体（points）が捻じれる（twisting）”と表現される．トルサードポワンはしばしば一過性であるが生命を脅かす可能性のある不整脈である．

めに必要なチャネルの開口が減少し，そのために活動電位の発火閾値の上昇と脱分極の頻度減少が生じる．これらの機序により第４相の脱分極時間が遅延し心拍数が減少することとなる．これらの閾値電位の上昇によって，例えば臨床の場において植え込み型除細動器 implantable cardiverter-defibrillator（ICD）による治療を受けている患者が $Na^+$ チャネル拮抗薬を内服している場合には，除細動閾値電位が上昇をきたし，除細動に際して大きなエネルギーを要することとなる．したがって，ICD を埋め込む時には，その設定の際に $Na^+$ チャネル拮抗薬の効果についても考慮しておくことが重要である．

SA 結節の自動能の抑制作用に加えて，$Na^+$ チャネル拮抗薬は心室筋細胞に作用してリエントリを抑制する．これは，おもに活動電位第０相の立ち上がりの速度を抑制すること，一部の $Na^+$ チャネル拮抗薬においては再分極を延長する効果によりもたらされる（図 23-10）．第０相の立ち上がり速度を抑制することにより，$Na^+$ チャネル拮抗薬は心筋組織の刺激伝導速度を低下させる．理想的には，リエントリ回路内における不応期の回復前に，心筋興奮の伝導速度が減少し伝導波が消失することが望ましい．しかし伝導速度が十分に低下せずに興奮伝導が消失しない場合には，不応期から回復した細胞は速度の遅い興奮伝導に反応し，逆にリエントリが維持され不整脈が惹起されることとなる（前述参照）．第０相の立ち上がり速度の抑制に加えて，ⅠA 群の $Na^+$ チャネル拮抗薬は心筋の再分極を遅延させる．再分極の遅延により有効不応期が延長し，それによりリエントリ回路における心筋の脱分極が抑制される．まとめると，**$Na^+$ チャネル拮抗薬はリエントリの発生を減少することで，不整脈の抑制作用を発揮する．その機序は (1) 興奮刺激の伝導速度の低下作用と，(2) 心室筋細胞における不応期の延長である．**

Ⅰ群抗不整脈薬の $Na^+$ チャネル拮抗薬には３つのサブグループ（ⅠA 群，ⅠB 群とⅠC 群）があり，SA 結節の活動電位に対する作用は同様であるが，しかしながらこれらの心室筋の活動電位に対する作用には重要な違いがある．

### ⅠA 群抗不整脈薬

ⅠA 群抗不整脈薬は，中等度の $Na^+$ チャネル抑制

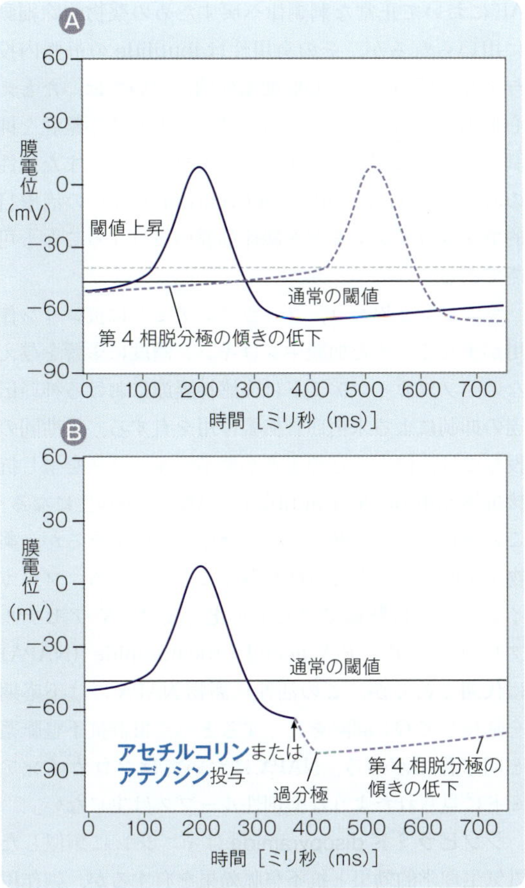


**図 23-9 Ⅰ群抗不整脈薬と生理的なアゴニストが洞房（SA）結節細胞の活動電位に及ぼす影響**
**A.** 正常の洞房結節の活動電位を実線で示す．Ⅰ群抗不整脈薬［ナトリウムイオン（$Na^+$）チャネル拮抗薬］は，SA 結節活動電位の２つの時相に作用することにより自動能を変化させる．すなわち，(1) 閾値電位をさせ，(2) 第 4 相脱分極の傾きを減少させる．**B.** アセチルコリンとアデノシンはカリウムイオン（$K^+$）チャネルを開口し，細胞を過分極させて第 4 相脱分極の傾きを低下させ，SA 結節の興奮頻度を低下させる．

作用と SA 結節細胞および心室筋細胞の再分極遅延作用を有している．これらの薬物は $Na^+$ チャネルの抑制作用により，第 0 相の立ち上がり速度を抑制することで心筋における刺激伝導速度を低下させる．さらには，このⅠA 群抗不整脈薬は $K^+$ チャネルを抑制し，細胞膜の再分極を惹起する外向き $K^+$ 電流を減弱する．これによる再分極の遅延は心筋細胞の有効不応期を延長させる．これら刺激伝導速度の低下と有効不応期の延長によりリエントリが生じにくくなる．

**キニジン quinidine** はⅠA 群抗不整脈薬の原型ともいえる薬剤である．かつては頻繁に用いられたが最近は副作用のために使用頻度が減っている．前述のⅠA 群抗不整脈薬における薬理学的特性に加えて，抗コリン作用（迷走神経抑制）がある．例えば，AV 結節における $M_2$ ムスカリン受容体を介した迷走神経刺激による $K^+$ チャネルの開口を抑制する作用などである（図 23-9 および図 9-1 参照）．**臨床の場において，抗コリン作用による AV 結節における刺激伝導速度の増加作用は重要である．** AV 結節における伝導性の亢進は，心房粗動の患者にとっては有害な影響がある可能性がある．心房粗動では心房の興奮頻度は 280 ～ 300 回 / 分であるが，AV 結節に伝達された興奮刺激のなかには，未だ不応期にある AV 結節に達するものもあり，すべての興奮刺激が心室へ伝達されるわけではない．心房の興奮頻度は心室の興奮頻度よりも高いため，通常は心房と心室間の刺激伝導比は 2：1 あるいは 4：1 となり，心室興奮頻度すなわち心拍数は減少する．心房粗動の患者にキニジンが投与された場合には，キニジンの刺激伝導速度は薬理作用により心房内の興奮伝導が遅くなるため心房の興奮頻度は減少する．しかしながら同時に抗コリン作用のために AV

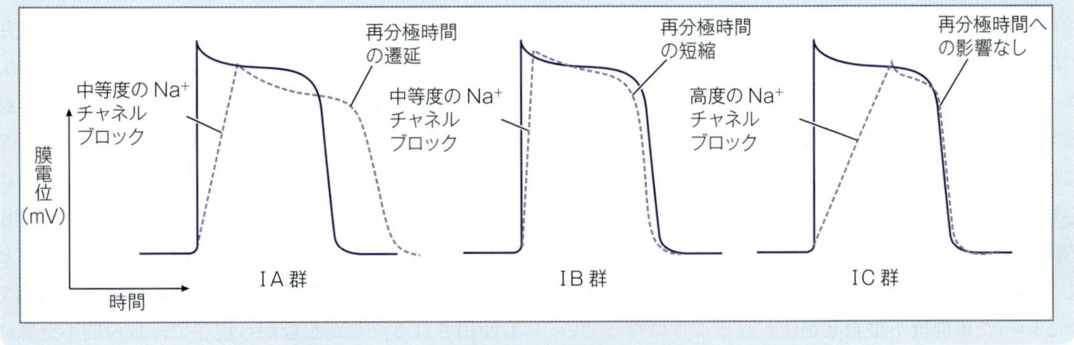


**図 23-10 ⅠA，ⅠB，ⅠC 群抗不整脈薬の心室筋細胞の活動電位に及ぼす影響**
Ⅰ群抗不整脈薬［ナトリウムイオン（$Na^+$）チャネル拮抗薬］は心室筋細胞に作用してリエントリを抑制する．すべてのⅠ群抗不整脈薬は $Na^+$ チャネルブロック作用を有するが，その阻害の程度には差が認められる．ⅠA 抗不整脈薬は中等度に，またⅠC 群抗不整脈薬は高度に $Na^+$ チャネル抑制し，ⅠB 群の $Na^+$ チャネルブロックはチャネルとの結合および解離が非常に速いのが特徴である．ⅠA，ⅠB，ⅠC の各群の抗不整脈薬は心室活動電位持続時間に対する影響においても各群間に差を認める．

結節における刺激伝導が亢進して，心房-心室間における伝導比率が2：1あるいは4：1の伝導ではなく，しばしば1：1伝導となる．例えば“心房粗動”の心房興奮頻度が300回/分で心房心室間における伝導比率が2：1伝導であれば心拍数は150回/分となり，この状況であればほとんどの患者において許容可能であるが，心房粗動の心房興奮頻度が200回/分に減少しても心房心室間における伝導比率が1：1になると心拍数200回/分となり，患者の血行動態は破綻してしまう．このため心房粗動の患者にキニジンを投与する際は，心房心室間における伝導亢進による心室応答の増加を予防するために，AV結節伝導を抑制するβアドレナリン受容体アンタゴニストやベラパミル（$Ca^{2+}$チャネル拮抗薬）を併用すべきである．

キニジンで最もよく見られる副作用は下痢，悪心，頭痛や浮動性めまいである．これらの副作用によりキニジンの長期間の投与が困難になることがある．また，キニジンはQT間隔延長が認められる患者やQT間隔延長をきたす可能性のある薬物を服用中の患者では，トルサードポワンを生じる危険性があるため絶対禁忌となっている．また洞不全症候群，脚ブロック，重症筋無力症（キニジンの抗コリン作用）や肝不全においては，キニジンは相対的禁忌となっている．

キニジンは経口投与され肝臓のシトクロムP450酵素によって代謝される．キニジンはジゴキシン（強心薬）の血漿中濃度を上昇させるが，これは肝臓でのシトクロムP450酵素によるジゴキシン代謝にキニジンが競合するためと考えられている．ジゴキシンの治療指数は非常に狭いため（第24章，心収縮性の薬理学参照），このキニジンによるジゴキシン中毒の発症は，一部の患者にとっては重要な問題となる．キニジンによる治療の際は血漿中$K^+$濃度をしっかり管理しておく必要がある．低カリウム血症によりキニジンの有効性が低下すること，QT間隔延長が助長することとともに，最も重要なこととしてトルサードポワンのリスクを高めることが知られている．**キニジン失神の原因としてトルサードポワンが考えられている．**キニジンには非常に多くの副作用や禁忌があるため，今日では心房粗動や心房細動atrial fibrillation（AF）の薬物的除細動・除粗動の目的で使用する薬物としては，多くの場合キニジンに代わってibutilideやアミオダロンといったIII群抗不整脈薬が使われるようになっている．

**プロカインアミドprocainamide**もIA群抗不整脈薬で，多くの心房あるいは心室性不整脈に対して有効性がある．プロカインアミドはしばしば新規発症のAFにおいて正常な洞調律へ戻すための薬物的除細動に用いられるが，その有用性はibutilideの静脈内投与よりも低い．急性心筋梗塞症例においては，たとえ心拍出量の低下があっても，リエントリ性不整脈を抑制するために安全に使用できる薬物である．また急性の心室頻拍ventricular tachycardia（VT）の治療目的でプロカインアミドを緩徐静脈内投与することも可能である．

キニジンと異なり，プロカインアミドは抗コリン作用が少なく，また血漿中ジゴキシン濃度に影響を与えない．プロカインアミドは交感神経節における神経伝達の抑制による末梢血管拡張作用を有する．長期間の投与では，ほとんどの患者が薬剤性ループスを呈し抗核抗体anti-nuclear antibody（ANA）が陽性になる．この症状を生じさせる詳細な機序は不明であるが，薬物を中断することで寛解を得ることができる．プロカインアミドは肝臓でアセチル化を受け，*N*-アセチルプロカインアミド*N*-acetyl-procainamide（NAPA）に代謝されるが，この活性代謝物NAPAには不応期を延長してQT間隔を長くするというIII群抗不整脈薬と同じ作用がある．NAPAにおいてはプロカインアミドに見られたような薬剤性ループスは生じない．

**ジソピラミドdisopyramide**はキニジンに類似した電気生理学的効果と抗不整脈効果を有するが，副作用の点ではこの2つの薬物で差異を認める．ジソピラミドの消化管症状は軽度であるが，尿閉や口渇のような抗コリン作用に基づく作用はキニジンよりもしばしば認められる．したがって，閉塞性尿路疾患や緑内障の患者においてジソピラミドは禁忌である．さらに，AVブロックのある患者や洞不全（SA結節機能不全）のある患者においてもジソピラミドは禁忌である．また，ジソピラミドには心収縮力の抑制作用という特出した原因が説明できない作用があり，その作用をして閉塞性肥大型心筋症や神経心臓性失神の治療にも使用されてきた．ジソピラミドはその陰性変力作用のため，非代償性心不全においては絶対禁忌となっている．経口投与のジソピラミドは致死的心室性不整脈に対してのみ認可されている【訳注：日本ではジソピラミドは期外収縮，発作性上室性頻拍，AFに対して保険適用を有する．】．ただし経口あるいは静脈内投与のジソピラミドは，時に上室性頻拍を正常洞調律化する目的でも使用される．しかしながら現在では致命的不整脈に対しての治療は，I群抗不整脈薬よりも，III群抗不整脈薬やICDが使用される傾向になっている．

### ⅠB 群抗不整脈薬

ⅠB 群抗不整脈薬には**リドカイン lidocaine**, **メキシレチン mexiletine** と**フェニトイン phenytoin** が属する．リドカインがⅠB 群薬物の原型である．これらの薬物は $Na^+$ チャネルを抑制および一部再分極の短縮作用により，心室の活動電位を変化させる．後者の再分極の短縮作用は，心筋活動電位の第 2 相の終末に不活性化されるわずかな $Na^+$ チャネルを抑制する作用による可能性がある（図 23-10）．ⅠA 群抗不整脈薬がおもに開口状態にある $Na^+$ チャネルに結合するのに対し，**ⅠB 群抗不整脈薬は開口および不活性化した状態の $Na^+$ チャネルに結合する**．したがってⅠB 群抗不整脈薬は，$Na^+$ チャネルを長時間にわたって開口あるいは不活性化状態に維持できるためより強力に $Na^+$ チャネルを抑制することが可能である．ⅠB 群抗不整脈薬の最大の特性は $Na^+$ チャネルとの**解離が速いこと**である．$Na^+$ チャネルはⅠB 群抗不整脈薬による抑制状態からの回復が速やかである．したがって，開口および不活性化を高頻度で繰り返しているような活発に活動するような組織や，脱分極を抑制されているような細胞において，ⅠB 群抗不整脈薬は効果的に作用する．すなわちⅠB 群抗不整脈薬は，高頻度で脱分極を繰り返しているような病的心筋において**使用依存性ブロック**を発揮することとなり，通常の心筋組織においてはほとんど効果を発揮しない．

心筋虚血はⅠB 群抗不整脈薬の使用依存性ブロックを理解するのによい例である．虚血組織で生じる細胞外水素イオン（$H^+$）濃度の増加（アシドーシス）は細胞膜上のポンプを活性化し細胞外 $K^+$ 濃度を上昇させる．細胞外 $K^+$ 濃度の上昇により細胞の $E_K$（$K^+$ 平衡電位）は脱分極側（よりプラス方向）に変化する．例えば，$E_K$ は $-94$ mV から $-85$ mV へ変化する．変化した電気化学的 $K^+$ 勾配は，細胞外への $K^+$ イオンを移動させるための弱い駆動力となる．そうして細胞は脱分極し活動電位を生じやすい状況となる．虚血性心筋細胞は容易に興奮しやすい状態にあるので，$Na^+$ チャネルは開口あるいは不活性化状態である確率が高く，ⅠB 群抗不整脈薬による治療のよい適応である．

**リドカイン lidocaine** は緊急を要する状況下での心室性不整脈の治療によく使用される抗不整脈薬である．この薬剤は上室性不整脈には効果がない．血行動態が安定している患者において，リドカインは血行動態に影響を与えうるか，あるいは生命にかかわるような VT や頻発する心室性期外収縮 premature ventricular contraction（PVC）に対してはしばしば使用される．

リドカインの血漿濃度の半減期は約 20 分と非常に短く，肝臓における脱メチル化により代謝される．代謝は，肝血流量とシトクロム P450 活性の 2 つの因子で決定される．高齢者や心不全により肝血流量が抵下しているような患者において，あるいはシメチジンなどにより P450 活性が抑制されているような患者では（第 4 章，薬物代謝参照），リドカインの減量を考慮しなければならない．バルビツール酸，フェニトイン，リファンピシン（別名：rifampin）などの薬物でシトクロム P450 活性が誘導されているような患者においては，逆にリドカイン量を増加する必要がある．

リドカインは再分極を短縮させるが，その機序は心筋活動電位の第 2 相終末において不活性化する少数の $Na^+$ チャネルを抑制することに基づく．その再分極短縮作用により QT 間隔延長を生じない．したがって，リドカインは QT 間隔延長症候群の患者においても安全に使用可能である．しかしながら，リドカインは中枢神経系 central nervous system（CNS）の $Na^+$ チャネルブロック作用も有するために錯乱，浮動性めまい，けいれんなどの CNS における副作用を生じうる．さらにリドカインは心室性不整脈のための静脈内投与による治療以外にも，局所麻酔薬としても使用されている（第 11 章参照）．

**メキシレチン mexiletine** はリドカインのアナログで経口投与可能な薬剤である．メキシレチンの有用性はキニジンに類似しているが，QT 間隔の延長は生じず，また迷走神経刺激作用は有さない．さらにはメキシレチンの使用に伴う血行動態の悪化は報告されていない．メキシレチンの第一の適応症は生命にかかわるような心室性不整脈である．実際にはしばしばメキシレチンは他の抗不整脈に併用される．例えば，メキシレチンは ICD を使用している患者や，再発性の VT の患者において**アミオダロン amiodarone** に併用して使用される．またメキシチレンは，**キニジン quinidine** や**ソタロール sotalol** の副作用を軽減し抗不整脈作用を増強する目的で併用されることもある．しかしながらメキシレチンや他のⅠB 群抗不整脈薬において生命予後を改善することを支持するデータはない．メキシレチンの主たる副作用は用量依存性の悪心と振戦であり，その副作用は食物といっしょに内服することで軽減することが可能である．メキシレチンは肝臓で代謝され，フェニトインやリファンピシンなど肝臓におけるシトクロム P450 を誘導する薬剤によりメキシチレンの血漿中濃度は影響を受ける．

**フェニトイン phenytoin** は通常抗てんかん薬として用いられる薬剤である．心筋における効果はⅠB 群抗不整脈薬として分類される薬剤と同様である．フェニトインの薬理学的特徴については第 15 章，中枢神経系における異常電気神経伝達の薬理学で述べた通りである．フェニトインの抗不整脈としての使用は限定的であるが，小児における VT において効果を有している．特にフェニトインは先天性 QT 間隔延長症候群においてβアドレナリン受容体アンタゴニスト単独での治療が奏効しない時に使用される．フェニトインはジギタリス中毒に起因する不整脈において AV 伝導を改善し，また稀ではあるがてんかんに不整脈を合併する例などで有効性を発揮する．フェニトインは肝臓におけるシトクロム P450 3A4 を誘導する薬剤であり，メキシレチン，リドカインやキニジンなど他の抗不整脈薬の血漿中濃度に影響を与える．

### ＩC 群抗不整脈薬

ＩC 群抗不整脈薬は最も強力な $Na^+$ チャネル拮抗薬であり，活動電位の持続時間にはほとんど影響を与えない（図 23-10）．心室筋細胞における脱分極第 0 相の立ち上がりを著明に抑制することで PVC に対して効果を示す．ＩC 群抗不整脈薬は PSVT や発作性 AF に対しても抑制効果を有する．しかし，これらＩC 群抗不整脈薬は心機能抑制作用が強いので慎重に使用することが必要である．さらに Cardiac Arrhythmia Suppression Trial（CAST）やその他の臨床研究において，ＩC 群抗不整脈薬の催不整脈作用に関して注意喚起がなされている．

**フレカイニド flecainide** はＩC 群抗不整服薬の原型であり，このＩC 群抗不整服薬にはほかに **encainide, moricizine** と **プロパフェノン propafenone** がある．フレカイニドは抗不整脈薬により不整脈が起こりうるという事実を示した．フレカイニドは心室性心拍症の既往歴のある患者や心筋梗塞の既往のある患者に投与した場合に，通常投与量であっても不整脈を増悪する可能性がある．現在フレカイニドは，例えば他の治療方法が無効な上室頻拍症や心室性不整脈などの，生命にかかわる不整脈のみ認可されている【訳注：日本ではフレカイニドは他の抗不整脈薬が使用できないか，または無効の場合の頻脈性不整脈（発作性 AF・発作性心房粗動，心室性頻脈性不整脈）に対して保険適用を有する．】．フレカイニドの排泄は非常に遅く，その血漿中濃度の半減期は 12 〜 30 時間である．$Na^+$ チャネルに対しての強い遮断作用と心機能抑制作用があり，フレカイニドの副作用として SA 結節の機能障害や伝導速度低下や伝導ブロックなどが挙げられる．

### Ⅱ群抗不整脈薬：βアドレナリン受容体アンタゴニスト

Ⅱ群抗不整脈薬はβアドレナリン受容体アンタゴニスト（β遮断薬とも呼ばれる）である．これらの薬剤は心臓のペースメーカ領域における交感神経入力を抑制する（βアドレナリン受容体アンタゴニストについては，第 10 章，アドレナリン作動性の薬理学で詳しく述べる）．自律神経系が除神経された状態においても心臓は自律的に拍動することができるが，交感神経線維および副交感神経線維が SA 結節や AV 結節に分布しており，それにより心臓の自動能は調節を受けている．交感神経が刺激によりノルアドレナリンが遊離され，これは AV 結節細胞の $\beta_1$ アドレナリン受容体に結合する（$\beta_1$ アドレナリン受容体は心臓に特異的に発現するアドレナリン受容体のサブタイプである）．例えば，SA 結節における $\beta_1$ アドレナリン受容体の活性化は，ペースメーカ電流（$I_f$）の増加を惹起し第 4 相の脱分極速度を増加することで，興奮頻度が増加する．また AV 結節の $\beta_1$ アドレナリン受容体刺激により $Ca^{2+}$ や $K^+$ 電流が増加し，AV 結節における刺激伝導速度の増加や，AV 結節の不応期が短縮する．

$\beta_1$ 遮断薬は，SA 結節と AV 結節における $\beta_1$ アドレナリン受容体の交感神経刺激を抑制する（図 23-11）．AV 結節の方が SA 結節よりも $\beta_1$ アンタゴニストに対する感受性が高い．$\beta_1$ アンタゴニストの SA 結節および AV 結節細胞の活動電位に対する作用をま

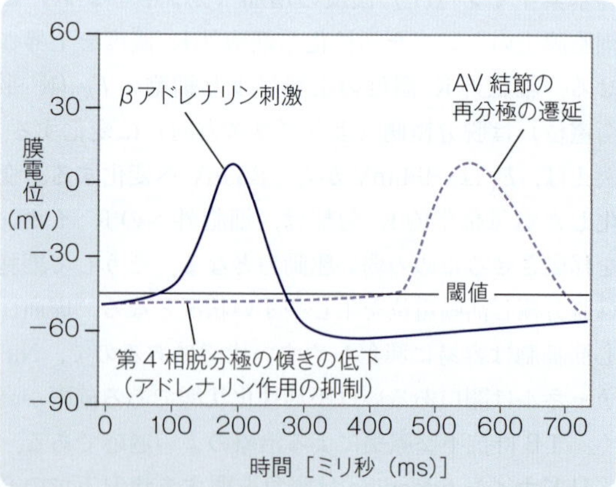


**図 23-11　Ⅱ群抗不整脈薬のペースメーカ細胞の活動電位に対する作用**
Ⅱ群抗不整脈薬（βアンタゴニスト）は，心臓の $\beta_1$ アドレナリン受容体を介する交感神経刺激を抑制する．洞房（SA）結節および房室（AV）結節の活動電位に対するアドレナリン作用を抑制することにより，第 4 相脱分極の傾きを低下させ（特に SA 結節において重要な影響である），再分極過程を遅延させる（特に AV 結節において重要な影響である）．交感神経刺激によって誘発される上室性不整脈あるいは心室性不整脈の治療に有効な薬物である．

とめると，(1) 第 4 相脱分極速度を低下させ，(2) 再分極を遅延させることである．第 4 相脱分極速度の低下は自動能の抑制を惹起し，心筋の酸素消費量を抑制することにつながる．AV 結節における再分極の遅延は有効不応期を延長し，リエントリ発生を抑制する効果がある．

$\beta_1$ アンタゴニストは，交感神経の過剰な活性化に伴い生じる上室性不整脈あるいは心室性不整脈の治療に最もよく使用される．$\beta_1$ アドレナリン受容体アンタゴニストは，重度の糖尿病や気管支喘息などの相対的禁忌とされる患者の場合であっても，心筋梗塞後の患者の死亡率を低下させることが示されている．$\beta$アドレナリン受容体アンタゴニストは臨床上の適用は広く，安全性も確立されており，現在使用可能な抗不整脈薬のなかで最も有用な薬物である．

$\beta$アンタゴニストにはいくつかの世代があり，薬理学的特性に若干の違いがある．**プロプラノロール propranolol** のような第一世代の$\beta$アンタゴニストは非特異的な$\beta$アドレナリン受容体アンタゴニストで，$\beta_1$ アドレナリン受容体と$\beta_2$ アドレナリン受容体の両方に拮抗する．運動や情動ストレスに伴うカテコールアミン刺激が原因で生じる頻拍性不整脈に対して広く使用されている．プロプラノロールは心室筋の再分極を遅延しないため，QT 間隔延長症候群の患者にも使用可能である．第二世代の$\beta$アンタゴニストは**アテノロール atenolol**，**メトプロロール metoprolol**，**アセブトロール acebutolol** と**ビソプロロール bisoprolol** があり，低用量では比較的$\beta_1$ アドレナリン受容体に対する選択性が高い．第三世代の$\beta$アンタゴニストは，$\beta_1$ 受容体拮抗作用に加えて血管拡張作用を有する．**ラベタロール labetalol** と**カルベジロール carvedilol** は$\alpha$アドレナリン受容体を介する血管収縮に拮抗することによって血管拡張作用を発揮する．**ピンドロール pindolol** は$\beta_2$ アドレナリン受容体の部分的作動作用を有する．そして **nebivolol** は内皮細胞における一酸化窒素の合成を促進する．

異なる世代の$\beta$アンタゴニストは様々な副作用を生じる．$\beta$遮断薬の副作用の機序としては一般的に 3 つが考えられている．第 1 に$\beta_2$ アドレナリン受容体の遮断作用により平滑筋の攣縮が起こり，気管支攣縮，手足の冷感やインポテンスを生じる．これらの副作用の多くは非選択的第一世代の$\beta$アンタゴニストで認められる．第 2 に，過剰な$\beta_1$ 受容体への拮抗作用により著しい陰性変力作用（心抑制），心ブロックや徐脈を生じる．第 3 に CNS への薬物移行により不眠やうつ状態を生じることである．

## Ⅲ群抗不整脈薬：再分極阻害薬

Ⅲ群抗不整脈薬は $K^+$ チャネルを遮断する．心室の活動電位のプラトー相の持続時間を決定する因子として，2 種類の電流が関与している．1 つは脱分極に作用する内向きの $Ca^{2+}$ 電流であり，もう 1 つは過分極に作用する外向き $K^+$ 電流である．正常の活動電位においては最終的には $K^+$ 電流の働きが優位となり，膜電位を過分極傾向になる．過分極に関与する $K^+$ 電流が大きくなるほどプラトー相は短縮し，静止膜電位へと速やかに帰する結果となる．一方，この $K^+$ 電流が減少するほどプラトー相は延長し，静止膜電位へ帰するのに要する時間は遅延する．

$K^+$ チャネルが遮断されると，過分極に関連する $K^+$ 電流は減少する．したがって，プラトー相は遅延し結果的に再分極は遅くなる（図 23-12）．$K^+$ チャネル拮抗薬がプラトー相を遅延する作用は薬理学的効果であるが，また同時に有害作用でもある．すなわち有益となる点では，プラトー相の遅延は有効不応期を延長してリエントリ性不整脈の発生の抑制につながる．逆に有害となる点としては，プラトー相の延長は早期後脱分極やトルサードポワンの危険性を増加することである．アミオダロンを除いて，多くの $K^+$ チャネル拮抗薬は好ましくない“逆使用依存性”を示す．これは，薬理作用である活動電位の延長が，徐脈において大きくなり（望ましくない），頻脈において小さくなる（望ましい）現象である．$K^+$ チャネル拮抗薬は，活動電位の立ち上がり（第 0 相）や刺激伝導速度にはほとんど影響を与えない．

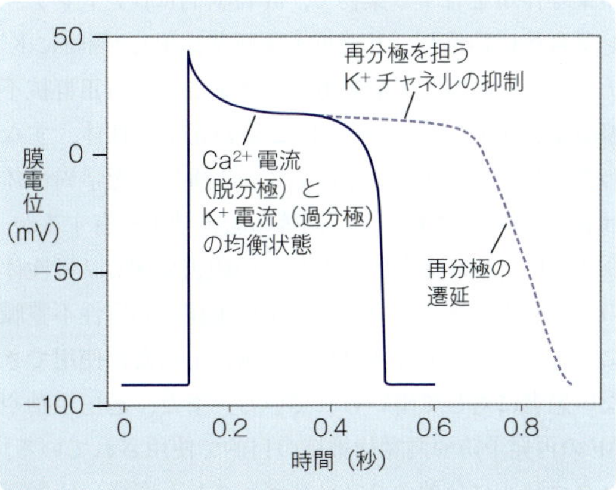


**図 23-12　Ⅲ群抗不整脈薬の心室筋細胞の活動電位に対する作用**

Ⅲ群抗不整脈薬［カリウムイオン（$K^+$）チャネル拮抗薬］は，活動電位第 2 相における再分極 $K^+$ 電流を阻害し，その活動電位の持続時間を遅延させる．この活動電位プラトー相の遅延によりリエントリが減少するが，同時に早期後脱分極を惹起する可能性もある．

**ibutilide** は心筋の遅延整流性 $K^+$ 電流を阻害することにより，再分極を遅延する作用を有するⅢ群抗不整脈薬である．この薬剤はさらに遅い内向 $Na^+$ 電流を増強し，さらに再分極を遅延させる作用を有する．Case に掲げたように，ibutilide は AF や心房粗動の停止を期待して投与される．そのおもな副作用は QT 間隔延長であり，重篤なトルサードポワンを発生させ，それが原因となり ibutilide を投与した患者の約 2％で電気的除細動が実施されることになる．そのために J 教授は循環器専門医により ibutilide を静脈内投与される際に慎重にモニタリングがなされたのである．ibutilide は一般的に QT 間隔延長症候群を有する患者には禁忌である．

**dofetilide** は経口投与のみが可能なⅢ群抗不整脈薬である．この薬物は遅延整流性 $K^+$ 電流の速い成分のみを専ら阻害し，内向き $Na^+$ 電流に対しては影響を与えない．dofetilide は用量依存的に活動電位の持続時間を遅延し，QT 間隔を延長させる．dofetilide は心室性不整脈を誘発する可能性があるために，その使用は強い症状を有する AF と心房粗動に限定される．AF と心房粗動の薬剤的除細動・粗動に使用されるとともに，除細動・粗動後の洞調律の維持にも有用性を示す．陰性変力作用を有さないため，左室駆出率の低下した症例でも使用可能である．ibutilide と同様に主たる副作用としてトルサードポワンが挙げられ，この薬物の使用者の 1 ～ 3％に認められる．dofetilide は腎排泄型の薬剤であり腎機能低下症例ではクレアチニンクリアランスに従って用量の減少が必要となる．

**ソタロール sotalol** はⅡ群とⅢ群抗不整脈薬の両方の薬理作用を有する薬物で，非特異的にβアドレナリン受容体に拮抗し（Ⅱ群抗不整脈薬作用），同時に $K^+$ チャネルを阻害して活動電位を遅延させる（Ⅲ群抗不整脈薬作用）．ソタロールは 2 つの光学異性体，すなわち *l* 異性体と *d* 異性体がある．2 種類の光学異性体は $K^+$ チャネルに対しては同等の阻害効果を有するが，βアドレナリン受容体に対しての阻害効果は *l* 異性体の方が強力である．ソタロールは重症の心室性不整脈に対して，特にアミオダロンが副作用のため使用できない患者に対して用いられている．また，心房粗動や AF の再発予防や洞調律維持の目的で使用されている．ソタロールには他のβアンタゴニストと同様に疲労感や徐脈を引き起こす可能性があり，また他のⅢ群抗不整脈薬と同様にトルサードポワンを誘発する可能性もある．

**bretylium** は降圧薬としての効果とⅢ群抗不整脈薬としての効果を有する薬剤である．guanethidine（第 10 章参照）と同様に交感神経末端において作用を発現しノルアドレナリンの初期放出を引き起こすが，その後はノルアドレナリン放出を阻害する．実際，bretylium は“化学的交感神経切除”作用を有し，降圧効果を発揮する．bretylium はまた正常あるいは虚血性心筋細胞において活動電位を遅延させる．そのおもな作用部位はプルキンエ線維，次いで心室筋細胞であって，心房筋（組織）では作用を発現しえない．bretylium は，リドカインや除細動器が無効な再発性の VT や心室細動 ventricular fibrillation（VF）の患者に対してのみ適用を有する．また交感神経遮断性作用として強い低血圧を引き起こす．

**アミオダロン amiodarone** はおもにⅢ群抗不整脈薬としての作用を有するが，Ⅰ群，Ⅱ群そしてⅣ群抗不整脈薬としての作用も併せ持つ薬剤である．アミオダロンのこのように多岐にわたる効果は，薬理学的な作用機序により説明がなされうる．つまりは**アミオダロンの持つ，イオンチャネルや受容体が発現している脂質膜の特性を変化させる薬理作用に起因する**．すべての心筋組織において，アミオダロンは再分極に関与する $K^+$ チャネルを阻害することで有効不応期を遅延させ，これによる活動電位の延長によりリエントリの発生が抑制される．強力なⅠ群抗不整脈薬としても，アミオダロンは $Na^+$ チャネルを抑制してペースメーカ細胞の刺激興奮頻度を減少させる作用を有する．不活性化状態にある $Na^+$ チャネルに特異的かつ選択的に結合し，使用依存性 $Na^+$ チャネルブロックを生じる．さらにはαアドレナリン受容体およびβアドレナリン受容体と非競合的に拮抗して，Ⅱ群抗不整脈薬の作用も発揮する．最後に，$Ca^{2+}$ チャネル拮抗薬（Ⅳ群抗不整脈薬）としての作用により，著明な AV 結節ブロックや徐脈を起こしうるが，幸運なことにトルサードポワンが合併症として発現することは比較的少ない．

近年行われた臨床研究の結果に基づき，アミオダロンは生命にかかわるような重篤な不整脈の治療においてしばしば使用される最終手段の薬物の 1 つとして位置づけされている．疾患の重症度によりアミオダロンの投与量は規定されており，高用量では副作用発現のリスクがより大きくなるため，他の抗不整脈薬が無効かつ血行動態が不安定な VT または VF の患者に対してのみ高用量のアミオダロンが適用となる．対して少量での使用では，心不全の患者や心筋梗塞の既往のある患者における重症心室性不整脈の予防薬として有効な薬物の 1 つである．また，Case に掲げたようにアミオダロンは再発性の発作性心房粗動あるいは AF の予防においても非常に有効な薬物である．

多様な作用を持つアミオダロンでは，長期投与や高用量投与により多くの重篤な副作用が現れる．例えば心臓，肺，甲状腺，肝臓，神経系などが挙げられる（表 23-2）．心臓においてアミオダロンは $Ca^{2+}$ チャネル活性を阻害することにより，SA 結節や AV 結節の機能を抑制する．αアドレナリン受容体拮抗作用によりアミオダロンは低血圧を惹起する．特に慢性投与により，βアドレナリン受容体拮抗作用による陰性変力作用が出現する．高用量のアミオダロン（400 mg / 日）を投与された患者においては，重篤な肺合併症が発症する．肺線維症を引き起こす肺臓炎は，アミオダロンの副作用のなかで最も危険なものである．幸いなことに，このような合併症は心室性不整脈あるいは心房性不整脈の予防的内服量（200 mg / 日）での投薬では稀である．アミオダロンはサイロキシンに類似の構造を有するため，末梢におけるサイロキシン thyroxine（$T_4$）からトリヨードサイロニン triiodothyronine（$T_3$）への転換を抑制し，甲状腺ホルモンの代謝に影響を及ぼす．甲状腺ホルモン代謝異常の結果として，本薬物により甲状腺機能亢進症あるいは甲状腺機能低下症のどちらもが発症しうる（第 27 章，甲状腺の薬理学参照）．アミオダロン内服患者の 10 ～ 20％に肝酵素の異常増加が観察されるが，この副作用は可逆的であり薬物を減量することによって改善を認めることが多い．神経症状としては末梢神経障害，頭痛，運動失調や振戦が挙げられる．したがって，アミオダロン投与中の患者においては定期的に肺，甲状腺や肝機能の異常について検査する必要性がある．心原性ショック，Ⅱ度あるいはⅢ度の AV ブロック，著しい洞性徐脈や失神を伴う高度の SA 結節の機能障害などを持つ患者においてアミオダロンは禁忌となる．

**表 23-2 アミオダロンの高用量投与における主たる副作用**

| 分 類 | 副作用 |
|---|---|
| 心血管系 | SA 結節および AV 結節機能低下<br>心収縮力低下<br>低血圧 |
| 肺 | 肺線維症をきたす肺臓炎 |
| 甲状腺 | 甲状腺機能低下症あるいは甲状腺機能亢進症 |
| 肝臓 | 肝酵素の上昇 |
| 神経系 | 末梢神経障害，頭痛，運動失調，振戦 |
| その他 | 角膜色素沈着<br>精巣機能障害<br>皮膚の退色 |

SA：洞房，AV：房室．

**dronedarone** はアミオダロンに類似した構造を持つ新しいⅢ群抗不整脈薬である．この薬剤はアミオダロンと同等の抗不整脈作用を有し，副作用の少ない薬剤を開発する目的で作られた．アミオダロンと比較して dronedarone は脂溶性薬剤で（結果として半減期が短く），ヨウ素を含まない（そのため甲状腺機能障害が少ない）薬剤である．AF 患者における臨床研究の結果で，プラセボと比較して dronedarone は AF の発生を抑制し，そして副作用はわずかであった．しかしながら他の研究において dronedarone は収縮機能障害を持つ心不全患者において死亡率を有意に増加させたという報告もある．よって，dronedarone は特に収縮機能障害を持つ心不全患者においては注意して投薬されるべきである．最近の報告で稀ではあるが重篤な肝臓毒性について報告されているため，肝機能障害の有無は定期的に検査すべきである．

## Ⅳ群抗不整脈薬：$Ca^{2+}$ チャネル拮抗薬

$Ca^{2+}$ チャネル拮抗薬は特に **SA 結節や AV 結節**において作用を発揮するが，それはこれらのペースメーカ細胞における活動電位の脱分極相が $Ca^{2+}$ 電流に依存しているからである（図 23-2）．したがって，$Ca^{2+}$ チャネル拮抗薬はプルキンエ線維，心房筋や心室筋などの，脱分極が速い $Na^+$ チャネルに依存している組織ではあまり作用を発揮できない．**Ⅳ群抗不整脈薬の主たる薬理作用は，AV 結節における活動電位の立ち上がりを緩徐にすることによる AV 結節の刺激伝導速度を抑制する作用である**（図 23-13）．この薬剤は AV 結節をリエントリ回路の一部に含むリエントリ性不整脈を抑制する．例示した Case においては，AF のリエントリ回路は心房内部に限局しており，このため $Ca^{2+}$ チャネル拮抗薬であるジルチアゼムは J 教授の心拍数を減少させることができたが，調律を変化させることはできなかったのである（第 21 章，血管緊張の薬理学において詳細な $Ca^{2+}$ チャネル阻害薬についての記載があるので参照されたい）．

様々な組織において様々な $Ca^{2+}$ チャネルのサブタイプが発現しており，各々の $Ca^{2+}$ チャネル拮抗薬は，様々な $Ca^{2+}$ チャネルのサブタイプに対する親和性が異なるため，各々の $Ca^{2+}$ チャネル拮抗薬は組織ごとに多彩な効果を発揮する．ジヒドロピリジン系薬物（例えば**ニフェジピン nifedipine**）は**血管平滑筋**の $Ca^{2+}$ 電流に対して強力に作用を発揮する．一方，**ベラパミル verapamil** と**ジルチアゼム diltiazem** は**心筋組織**でより強力に作用を発揮する．したがって，ベラパミル

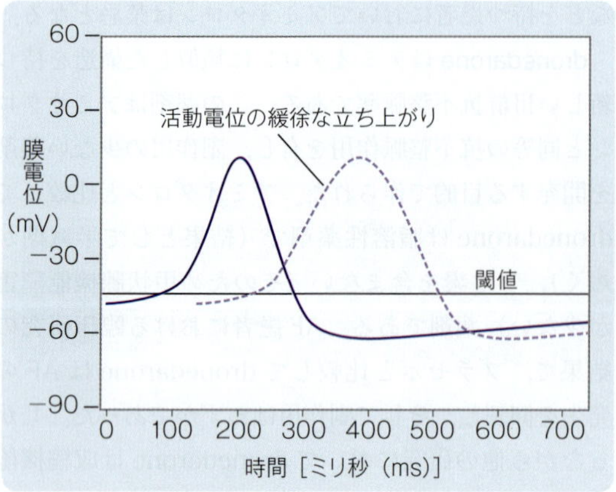


**図 23-13　Ⅳ群抗不整脈薬のペースメーカ細胞の活動電位に対する作用**

Ⅳ群抗不整脈薬［カルシウムイオン($Ca^{2+}$)チャネル拮抗薬］は，活動電位の立ち上がりを遅延させることで洞房（SA）結節細胞の興奮性を抑制し房室（AV）結節の伝導速度を低下させる．Ⅳ群抗不整脈薬はAV結節をリエントリ回路に含む不整脈に対して有効性を示す．$Ca^{2+}$ チャネル拮抗薬が過剰投与されると，過度のAV結節の刺激伝導延長を生じるため，心ブロックを生じる可能性がある．

やジルチアゼムはAV結節が関与するリエントリ性のPSVTの治療に使用される．逆に心室性不整脈においてはこれらの薬物は**めったに**使用されることがない．実際には，これらの $Ca^{2+}$ チャネル拮抗薬は心室性不整脈においては，特発性右室流出路頻脈とベラパミル感受性VTにおいてのみ使用される．ベラパミルはまた高血圧や冠攣縮性狭心症（プリンツメタル狭心症）においても使用される．副作用として，Ⅳ群抗不整脈薬はAV結節における刺激伝導速度を過度に抑制してAV結節ブロックを起こしうる．β遮断薬を内服している患者において経静脈的にベラパミルを投与した場合，重症の心不全や不可逆的な電気収縮解離を起こすことがある（ため禁忌である）．またベラパミルとジルチアゼムは腎臓におけるジゴキシンの排泄に拮抗し，血漿中ジゴキシン濃度を上昇させる．

## その他の抗不整脈薬

前述の古典的な抗不整脈薬とは同等の扱いではないが，**アデノシン adenosine** と**カリウム potassium** は心臓電気生理学において重要な役割を担っている．アデノシンはAV結節が関与する不整脈に有用であり，一方 $K^+$ を生理的濃度に保つことは不整脈の予防に大切である．**ranolazine** は近年慢性安定性狭心症に使用されるようになった薬剤であるが，この薬剤の薬理作用は遅い $Na^+$ 電流の抑制作用である．

### アデノシン

**アデノシン adenosine** は体中の様々な場所に分布するヌクレオシドである．P1群プリン受容体の刺激作用により，アデノシンはGタンパク質共役型 $K^+$ チャネル（$I_{KACh}$）の開口を促進し，その作用によりSA結節，心房とAV結節における刺激伝導を抑制する（図23-9B）．SA結節と比較してAV結節はアデノシンに対する高い感受性を有する．アデノシンはまた，サイクリックAMP cyclic adenosine monophosphate (cAMP) による $Ca^{2+}$ チャネルの活性化の増強作用を抑制し，それにより $Ca^{2+}$ 依存性活動電位の発生を抑制する作用を有する．アデノシンの血漿中半減期は10秒以下と短く，ECGでQRS幅の狭いPSVTを治療し正常洞調律に戻すための第一選択薬として使用されることが多い．この薬剤の使用方法は症例の90%近くで有効性を発揮する．アデノシンの副作用はほとんどが一過性の作用で，頭痛，顔面潮紅，胸痛や過度のSA結節およびAV結節における伝導遅延が挙げられる．また喘息患者においてアデノシンの使用により30分程度持続する気管支収縮を誘発することがある．患者の65%ではアデノシンの投与開始に伴い，一過性の不整脈が生じることがある．

### カリウム

低カリウム血症および高カリウム血症はいずれも不整脈の原因となりうる．したがって，血漿中 $K^+$ 濃度は注意して経過観察すべきである．低カリウム血症は，非ペースメーカ細胞において早期後脱分極，遅延後脱分極や異所性心拍などを引き起こす原因となりうる．高カリウム血症は細胞外カリウム濃度の上昇により $E_K$ を減少させることで細胞の脱分極を生じ，刺激伝導速度を極端に低下させる．このような高カリウム血症による生命にかかわる心臓への影響は，透析開始を考慮しないといけないような腎機能の腎不全患者において生じやすい．

カリウムの補正は不整脈に対して抑制的に作用する．血清 $K^+$ 濃度が3.5〜5 mMの生理的範囲から外れることは，催不整脈性という観点において重要な因子となる．また低カリウム血症や高カリウム血症の補正をするだけで，ある種の不整脈を止めることができる．意図的に血清 $K^+$ 濃度を生理学的な範囲外に調整することで，不整脈を止める試みをすることもあるが，腎機能が健常であれば外因的変化による血清 $K^+$ 濃度は急速に修正されるので血中 $K^+$ 濃度を正確に変化させることは困難であり実臨床においては**めったに**実施されない．

### ranolazine

慢性安定狭心症の患者においてはしばしば血行再建の後も胸痛発作が認められることがあり，βアドレナリン受容体アンタゴニストや $Ca^{2+}$ チャネル拮抗薬が使用される．**ranolazine** は近年開発された薬剤であり，慢性安定狭心症の患者において運動耐容能や狭心症発作を改善することができる．多くの研究がなされているが ranolazine の明確な作用機序は不明である．心筋細胞の脂肪酸のβ酸化の抑制，遅延整流性 $K^+$ 電流の抑制や遅い $Na^+$ 電流の抑制などがその機序として想定されている．心筋細胞の脂肪酸のβ酸化の抑制により心筋細胞のアデノシン三リン酸 adenosine triphosphate（ATP）の利用効率が改善し，$Na^+$ 電流の抑制により心筋細胞の再分極に伴うエネルギー需要が減少するとされる．

ranolazine は臨床試験において忍容性がおおむね良好である．その主たる副作用は悪心，便秘とめまいである．ranolazine は QT 間隔を延長する作用も有している．現在のところは慢性安定狭心症における第二選択薬として位置づけられる薬剤である．

## まとめと今後の方向性

不整脈は心臓における刺激興奮形成あるいは刺激伝導における異常，さらにはその両者の異常が重なって発症する．心筋細胞膜におけるイオン透過性の障害が不整脈の発生に関与することから，多くの抗不整脈薬は直接あるいは間接的にイオンチャネルの構造変化を生じさせ，イオンの膜透過性を変化させることにより効果を発揮する．抗不整脈薬が持つ使用依存性イオンチャネルブロックという特性により，病的心筋組織における電気生理学的変化に基づいて，正常心筋ではなく病的心筋組織を特異的に治療標的とすることが可能である．一般にⅠ群抗不整脈薬は $Na^+$ チャネルを抑制し，Ⅱ群抗不整脈薬（β遮断薬）は交感神経刺激を抑制することで自動能を抑制し，Ⅲ群抗不整脈薬は $K^+$ チャネルを遮断し，そしてⅣ群抗不整脈薬は $Ca^{2+}$ チャネルを遮断することで薬理学的作用を発揮する．抗不整脈薬の創薬は精力的に続けられているが，残念ながら抗不整脈薬が催不整脈作用を有するという副作用の問題は完全には解決していない．しかし抗不整脈薬の適正使用は臨床の場において死亡率を確実に低下させることができ，そして各症例に合った薬剤の使用方法を慎重に選択することで副作用も軽減することが可能である．

不整脈に関する薬理学で最も重要で新しい研究の方向性は，ヒト心臓におけるイオンチャネル特異遺伝子を同定することである（表 23-3）．現在，イオンチャネルの研究においては広く動物モデルが利用されている．対してヒトのイオンチャネル発現に関する臨床薬理学的知見は非常に少ない．マウスとヒトのゲノムは今や完全に配列決定されており，新たな治療薬における選択的標的分子をこれらの遺伝子産物のなかから見出すことが可能になっている．ヒト心臓の様々な組織（SA 結節，AV 結節，心房内刺激伝導経路，心内膜や心室内刺激伝導経路など）におけるイオンチャネル遺伝子発現を，心臓発生における各時期や種々の病態において研究することにより，未だ未知の特異的なタンパク質が発見される可能性もある．これらの遺伝子の多くはチャネルというヘテロ多量体の一部をコードしていると考えられ，また母集団の違いによって遺伝的な変異も数多く存在すると考えられる．この巨大で複雑化された研究領域は，創薬にとっては大きな可能性を秘めた領域であり，その研究の結果将来的には個々の患者に対して個別化された治療戦略を提供することができるようになるであろう．例えば AF についての近年の研究では心房に選択的に発現しているイオンチャネルに対して特異的に作用する抗不整脈薬の開発に焦点が当てられている．それと並行して埋め込み型のコンピュータや刺激装置，除細動器などの開発も不整脈の停止や予防における治療戦略として日々変化を遂げているのである．

### 推奨文献

Ackerman MJ, Clapham DE. Ion channels—basic science and

**表 23-3 同定されている心臓のイオンチャネルに関連する分子**

| イオン電流 | チャネルタンパク |
|---|---|
| $I_{Na}$ | $Na_V1.5$ |
| $I_{Ca.L}$（ジヒドロピリジン感受性） | $Ca_V1.2$ |
| $I_{Ca.T}$ | $Ca_V3.1$ |
| $I_f$ | HCN2，HCN4 |
| $I_{to}$ | $K_V4.3$ |
| $I_{Ks}$* | $K_V7.1$（KvLQT1） |
| $I_{Kr}$* | $K_V11$，HERG |
| $I_{K1}$ | Kir2.1（内向き電流） |
| $I_{KACh}$ | Kir3.1 + Kir3.4<br>（G タンパク質制御型） |

* $I_K$ とまとめられる．

clinical disease. *N Engl J Med* 1997;336:1575–1586. (*Broad review of ion channels.*)

Delacretaz E. Clinical practice. Supraventricular tachycardia. *N Engl J Med* 2006;354:1039–1051. (*Discussion of the clinical uses of antiarrhythmic agents in treating supraventricular tachycardia.*)

Hohnloser SH, Crijns HJ, van Eickels M, et al. Effect of dronedarone on cardiovascular events in patients with atrial fibrillation. *N Engl J Med* 2009;360:668–678. (*Trial of dronedarone suggesting safety in patients with atrial fibrillation.*)

McBride BF. The emerging role of antiarrhythmic compounds with atrial selectivity in the management of atrial fibrillation. *J Clin Pharmacol* 2009;49:258–267. (*Future directions in drug development for treatment of atrial fibrillation.*)

Nash DT, Nash SBD. Ranolazine for chronic stable angina. *Lancet* 2008;372:1335–1341. (*Recent review of ranolazine.*)

Rudy Y, Silva JR. Computational biology in the study of cardiac ion channels and cell electrophysiology. *Quarterly Rev Biophys* 2006;39:57–116. (*Summarizes the known cardiac ion channels in models of cardiac action potentials.*)

## 主要薬物一覧：第 23 章　心臓リズムの薬理学

| 薬　物 | 臨床応用 | 副作用(重篤なものは太字で示す) | 禁　忌 | 治療的考察 |
|---|---|---|---|---|
| **I A 群抗不整脈薬**<br>メカニズム—中等度の電位開口型 $Na^+$ チャネルブロックと心室筋細胞における $K^+$ チャネルブロック（第 0 相の立ち上がり速度の減少と再分極の遅延化），SA 結節における $K^+$ チャネルブロック（閾値電位の上昇と脱分極第 4 相の傾きの減少），キニジンにおいては AV 結節における $M_2$ ムスカリン受容体を介した迷走神経刺激による $K^+$ チャネルの開口の抑制による． | | | | |
| **キニジン** | AF・心房粗動の除細動・粗動，洞調律維持<br>PSVT<br>上室性期外収縮およびPVC<br>発作性 AV 結節調律や VT | **トルサードポワン，完全 AV ブロック，VT，無顆粒球症，血小板減少症，肝臓毒性，気管支喘息発作，呼吸停止，血管浮腫，薬剤性ループス（稀）**<br>易疲労感，頭痛，意識朦朧，QRS 幅の延長，QT 間隔・PR 間隔の延長，低血圧，PVC，頻拍症，下痢，キニーネ中毒 | トルサードポワンの既往あるいは QT 間隔の延長<br>QT 間隔延長をきたす薬剤との同時投与<br>伝導障害<br>重症筋無力症 | 既知の QT 間隔延長を生じうる薬剤との併用(チオリダジン，ziprasidone)は禁忌である．<br>キニジンはコデインからモルヒネへの代謝を抑制する，したがってコデインの鎮痛作用を減弱させる．<br>キニジン誘発性ジゴキシン中毒が一部の患者で生じうる．<br>アミオダロン，アンプレナビル，シメチジン，リトナビルによりキニジン濃度が上昇する．<br>抗コリン作用のある薬剤と併用した場合，抗コリン作用が増強する．<br>AF の患者にキニジンを投与する場合には，房室伝導を低下させる薬剤（βアドレナリン遮断薬や $Ca^{2+}$ チャネル拮抗薬）を併用すべきである． |
| **プロカインアミド** | 自覚症状のあるPVC<br>生命にかかわる VT<br>心房粗動の除粗動後の洞調律維持<br>悪性高熱症 | **抗コリン作用が少ない点を除いてキニジンと同様；長期投与で薬剤性ループスを生じる** | キニジンと同様<br>全身性エリテマトーデスには投与禁忌 | 既知の QT 間隔延長を生じうる薬剤との併用は禁忌である．<br>プロカインアミドはジゴキシン濃度に影響を与えない．<br>AV 結節における迷走神経抑制作用により，心室応答が増加する可能性があり，強心配糖体との併用が望ましい．<br>ANA の陽性化が認められることがあるため，薬剤性ループスに対しての定期的な評価が必要である． |
| **ジソピラミド** | PVC<br>VT<br>AF・心房粗動の除細動・粗動と PSVT の停止 | **抗コリン作用がキニジンよりも頻繁である点と，消化管症状が少ない点以外は，キニジンと同様** | キニジンと同様 | 既知の QT 間隔延長を生じうる薬剤との併用は禁忌である．<br>リファンピシンはジソピラミドの催不整脈作用を増強する．<br>AV 結節における迷走神経抑制作用により，心室応答が増加する可能性があり，強心配糖体との併用が望ましい．<br>ジソピラミドはしばしばキニジンやプロカインアミドに忍容性がない患者に投与される． |
| **I B 群抗不整脈薬**<br>メカニズム—心室筋細胞における電位開口型 $Na^+$ チャネルに対する使用依存性ブロック（第 0 相の立ち上がり速度の減少），再分極の短縮化による． | | | | |
| **リドカイン<br>メキシレチン<br>(リドカインの経口投与可能薬剤)** | 心筋梗塞，心臓手術時，強心配糖体誘発性の心室性不整脈<br>てんかん発作<br>皮膚・粘膜の局所麻酔<br>痛み，灼熱感，掻痒感<br>帯状疱疹後神経痛 | **けいれん，心静止，徐脈，心停止，不整脈の発生・増悪，呼吸抑制，アナフィラキシー，喘息用発作**<br>不穏状態，昏睡状態，振戦，低血圧，霧視，複視，耳鳴 | アダムス・ストークス症候群 Adams-Stokes syndrome<br>ウォルフ・パーキンソン・ホワイト症候群 Wolff-Parkinson-White syndrome<br>重度の SA ブロック，AV ブロック，心室内伝導障害<br>脊髄・硬膜外ブロック時のカテーテル挿入部位における炎症・感染，敗血症，重度の高血圧，神経疾患においては投与禁忌 | シメチジンのような P450 阻害作用のある薬剤，あるいはバルビツール類薬剤，フェニトインやリファンピシンなどの P450 誘導作用のある薬剤との併用時には用量調節が必要．<br>重症疾患の患者における中毒ではけいれんが初発症状のことがある．<br>リドカインの筋肉注射時にはクレアチニンキナーゼの著明な増加が生じうる． |

**主要薬物一覧：第23章　心臓リズムの薬理学（続き）**

| 薬　物 | 臨床応用 | 副作用（重篤なものは太字で示す） | 禁　忌 | 治療的考察 |
|---|---|---|---|---|
| **フェニトイン** | 強直性間代性けいれん発作，てんかん発作，非てんかん性のけいれん<br>子癇によるけいれん<br>神経痛<br>リドカイン，プロカインアミドが無効の心室性不整脈<br>強心配糖体誘発性の心室性不整脈 | **無顆粒球症，白血球減少症，汎血球減少症，血小板減少症，スティーブンス・ジョンソン症候群 Stevens-Johnson syndrome，中毒性表皮壊死症**<br>運動失調，意識障害，不明瞭発語，複視，眼振，歯肉腫脹，悪心，嘔吐，多毛症 | ヒダントイン過敏症<br>洞性徐脈，SA結節ブロック，Ⅱ度あるいはⅢ度AVブロック<br>アダムス・ストークス症候群 | フェニトインは肝代謝であり，多くの薬剤と相互作用を有する．<br>フェニトインはP450 2C9/10およびP450 2C19で代謝される．<br>これらの酵素で代謝される他の薬剤の投与時にはフェニトイン血漿濃度が増加する．<br>フェニトインはP450 3A4など種々のP450を誘導し経口避妊薬や他の薬剤の代謝を更新させる． |
| **ⅠC群抗不整脈薬**<br>メカニズム―心室筋細胞における電位開口型 $Na^{+}$ チャネルに対する強い遮断作用による（第0相の立ち上がり速度の減少）． | | | | |
| **encainide**<br>**フレカイニド**<br>**moricizine**<br>**プロパフェノン** | 持続性VT<br>PSVT，他剤が無効な発作性AF | **心停止，心不全，不整脈の発生・増悪，SA結節機能不全，刺激伝導速度の著明な低下，伝導ブロック**<br>めまい，頭痛，失神，視覚障害，呼吸困難 | 心原性ショック<br>Ⅱ度あるいはⅢ度AVブロック，2束ブロック<br>AF・心房粗動患者における催不整脈作用心房 | 致死的・非致死的心停止の増加と関連があり，投与対象は他剤が無効の患者に限定される．<br>心筋梗塞の既往がある患者，あるいはVTの既往がある患者においては不整脈を悪化する可能性がある．<br>急性あるいは慢性の心内膜側ペーシングをしている患者において閾値の上昇と心室補充収縮の抑制作用がある．<br>肝機能障害のある患者においては注意深い経過観察が必要である． |
| **Ⅱ群抗不整脈薬**<br>メカニズム―SA結節あるいはAV結節細胞における $\beta_1$ アドレナリン受容体刺激に拮抗し，脱分極第4相の傾きを低下させる（特にSA結節において重要），再分極過程を遅延（特にAV結節において重要）． | | | | |
| **プロプラノロール**<br>**アテノロール**<br>**メトプロロール**<br>**アセブトロール**<br>**ビソプロロール**<br>**nebivolol**<br>**ラベタロール**<br>**カルベジロール**<br>**ピンドロール** | 第10章，アドレナリン作動性の薬理学：主要薬物一覧参照 | | | |

**主要薬物一覧：第 23 章　心臓リズムの薬理学（続き）**

| 薬　物 | 臨床応用 | 副作用（重篤なものは太字で示す） | 禁　忌 | 治療的考察 |
|---|---|---|---|---|
| **Ⅲ群抗不整脈薬**<br>メカニズム—$K^+$ チャネルのブロックにより活動電位のプラトー相と再分極を遅延する. | | | | |
| **ibutilide** | AF・心房粗動の除細動・粗動 | **AV ブロック，徐脈，持続性 VT，2%でトルサードポワンにより除細動を要す** | トルサードポワンのような多源性 VT の既往<br>QT 間隔延長症候群 | ⅠA 群およびⅢ群抗不整脈薬は不応期を遅延する.<br>抗ヒスタミン薬，フェノチアジンおよびテトラサイクリンのような QT 間隔を延長する薬剤により不整脈の危険性が高まる.<br>ibutilide の投与中は QT 間隔の観察が必要である. |
| **dofetilide** | AF・心房粗動の除細動・粗動<br>自覚症状のある AF・心房粗動の患者における洞調律維持 | **ibutilide と同様** | ibutilide と同様<br>クレアチニンクリアランス 20 mL/ 分未満は禁忌 | 経口投与のみである.<br>dofetilide は心室性不整脈を誘発する際不整脈性が強いので，自覚症状が強い AF・粗動の患者にのみ投与は限定される.<br>腎機能低下症例では用量調節が必要である. |
| **ソタロール** | 生命にかかわる心室性不整脈<br>自覚症状のある AF・心房粗動の患者における洞調律維持 | **徐脈，トルサードポワン，PVC，VF，VT，心不全，気管支攣縮**<br>呼吸困難，胸痛，易疲労感 | 高度の SA 結節機能不全，洞性徐脈，Ⅱ度あるいはⅢ度 AV ブロック<br>QT 間隔延長症候群<br>心原性ショック，非代償性心不全<br>気管支喘息 | ソタロールはⅡ群およびⅢ群抗不整脈作用を併せ持ち，非選択的に$\beta$アドレナリン受容体に拮抗し，また $K^+$ チャネルを抑制することで，活動電位の持続時間を遅延する.<br>アミオダロンが副作用で使用できない患者でしばしば使用される.<br>糖尿病，および腎機能障害の患者では注意して使用すること.<br>QT 間隔延長をきたす ziprasidone や sparfloxacin などの併用は避けること. |
| **bretylium** | 生命にかかわる心室性不整脈 | **催不整脈作用**<br>著明な起立性低血圧，徐脈，めまい，不安症，体温上昇 | ジギタリス誘発性の不整脈 | 高血圧治療薬，Ⅲ群抗不整脈薬の両方の作用を併せ持つ. |
| **アミオダロン** | 再発性 VF，不安定な VT<br>AF<br>上室性不整脈 | **催不整脈作用，心静止，徐脈，心ブロック，心不全，低血圧，洞停止，好中球減少症，汎血球減少症，肝不全，重篤な肺毒性（肺臓炎，肺胞炎，線維化），甲状腺機能障害**<br>易疲労性，角膜沈着物，皮膚症状，日光過敏 | リトナビル投与中の患者<br>重篤な SA 結節不全<br>Ⅱ度あるいはⅢ度 AVブロック<br>失神を伴う徐脈 | 静脈内投与（cordarone®）はベンジルアルコールを含有し，新生児においてあえぎ様呼吸や循環虚脱を生じうる.<br>肺毒性は高用量使用で多く見られる.<br>$\beta$遮断薬や $Ca^{2+}$ チャネル拮抗薬の併用で徐脈，洞停止や AV ブロックの危険性が増加する.<br>コレスチラミンの併用でアミオダロンの排泄が増加する.<br>シクロスポリン，ジギトキシン，フレカイニド，リドカイン，フェニントイン，プロカインアミド，キニジンあるいはテオフィリンの併用によりこれら薬剤の濃度が上昇する.<br>ジソピラミド，チオリダジン，フェノチアジン，ピモジド，キニジン，sparfloxacin あるいは三環系抗うつ薬などの QT 間隔延長をきたす薬剤との併用で，QT 間隔延長をきたしトルサードポワンを生じうる.<br>フェニトインの併用でアミオダロン濃度の低下をきたす. |

**主要薬物一覧：第23章　心臓リズムの薬理学（続き）**

| 薬　物 | 臨床応用 | 副作用（重篤なものは太字で示す） | 禁　忌 | 治療的考察 |
|---|---|---|---|---|
| **dronedarone** | AF・心房粗動 | **心不全，肝不全**<br>QT 間隔延長，腹痛，下痢，消化不良，無力症および血清クレアチニン上昇 | 徐脈，QTc 間隔あるいは PR 間隔の延長，AV ブロック<br>心不全<br>肝機能障害<br>妊娠<br>QT 間隔延長をきたす薬剤との同時投与<br>CYP3A 抑制薬との同時投与 | dronedarone はアミオダロンと類似するが半減期が短く甲状腺障害の副作用の頻度は少ない．<br>dronedarone は収縮障害に基づく心不全では注意して投与すべきである．<br>糸球体濾過量に影響を与えることなくクレアチニンを増加させる． |
| **Ⅳ群抗不整脈薬**<br>メカニズム—心臓における $Ca^{2+}$ チャネルをブロックし，SA 結節や AV 結節における活動電位の立ち上がりを遅延させる． | | | | |
| **ベラパミル**<br>**ジルチアゼム** | 第 21 章，血管緊張の薬理学：主要薬物一覧参照 | | | |
| **その他の薬剤**<br>メカニズム—各薬物の項目を参照． | | | | |
| **アデノシン** | PSVT の停止 | 顔面紅潮，気管支喘息患者において気管支攣縮，胸部圧迫感，発汗，SA 結節・AV 結節に対する過剰な抑制 | Ⅱ度あるいはⅢ度 AV ブロック<br>アデノシンは AF・心房粗動への使用は不可 | G タンパク質共役型 $K^+$ チャネルの開口と $Ca^{2+}$ 依存活動電位の抑制作用により SA 結節，心房および AV 結節の刺激伝導を抑制する．<br>カルバマゼピンとの併用で心ブロックを増悪させる．<br>アデノシン投与開始直後に不整脈を生じる． |
| **ranolazine** | 慢性狭心症 | **QT 間隔延長，失神，急性腎障害**<br>便秘，めまい，頭痛 | QT 間隔の延長をきたす薬剤との同時投与<br>QT 間隔延長症候群の患者<br>P450 3A4 抑制作用（中等度以上）のある薬剤との同時投与<br>肝不全 | 明確な作用機序は不明だが，脂肪酸の β 酸化の抑制，遅延整流性 $K^+$ 電流の抑制や遅い $Na^+$ 電流の抑制などがその機序として想定される．<br>抗狭心症薬に抵抗性の患者において，しばしば β 遮断薬やアミオダロン，亜硝酸塩と併用される．<br>P450 3A 抑制作用のある薬剤や QT 間隔延長をきたす薬剤との同時投与は避けること．<br>重度の腎機能障害の患者での使用は避けること． |

# 24

# 心収縮性の薬理学

Ehrin J. Armstrong and Thomas P. Rocco



## はじめに

1785年，William Withering 博士はキツネノテブクロから精製したジギタリスの心血管系に対する有益性について報告した．彼は，間質への体液貯留により呼吸困難や末梢浮腫をきたす“dropsy 浮腫”の患者の治療にこの薬剤を使用した．これらの症状は現在では**心不全 heart failure（HF）**によるものと考えられている．HF は一般的には左室 left ventricle（LV）の収縮不全に伴い生じる症候群である．この状態においては，LV は正常の充満容積では十分な 1 回拍出量を維持することができないために，代償性に LV 拡張末期容積が増加することで拍出量が維持される．しかし，LV 拡張末期容積があるレベルを超えると LV 拡張期圧が上昇する．そしてその上昇は急激であることが多い．このように LV 拡張期圧の上昇により左房圧や肺毛細血管圧の上昇が引き起こされ，間質と肺胞における浮腫が生じることとなる．またさらに右心系や肺動脈 pulmonary artery（PA）圧の上昇も引き起こされる．そして右心系の圧の上昇に伴い全身の静脈圧上昇や末梢浮腫が生じることになる．

Withering 博士によるジギタリスの使用は，心収縮力低下に対しての使用される薬物である強心配糖体の 1 つである**ジゴキシン digoxin** の開発へと発展した．強心配糖体は**陽性変力薬 positive inotrope** を有する，すなわち**心筋細胞の収縮力を増加させる薬物である**．ジギタリスの出現により心収縮についての細胞内機序の解明がなされ，他の強心薬の開発が発展した．本章では，はじめに心収縮についての生理学と収縮不全における細胞内病態生理学を述べた後に，臨床投与可能あるいは臨床研究が実施されている 4 種類の陽性変力を有する薬剤について記載することとする．心不全の治療戦術については第 25 章，心血管系にかかわる薬理学総論：高血圧，虚血性心疾患，心不全で記載する．

## Case

心収縮障害と心不全（HF）を有する68歳男性，GW氏は息切れと悪心を訴えて入院した．この患者には2回の心筋梗塞歴があり，2回目の心筋梗塞は約2年前の発症であった．2回目の梗塞以来，運動耐容能の有意な低下を認めていた．二次元心臓超音波検査では左室（LV）駆出率は25％（正常は55％以上）と著明な低下と中等度の僧帽弁逆流が認められた．GW氏はアスピリン，カルベジロール（αβアンタゴニスト），カプトプリル（ACE阻害薬），ジゴキシン（強心配糖体），フロセミド（ループ利尿薬），スピロノラクトン（アルドステロン受容体アゴニスト）を投与され，持続性心室性頻拍と突然死の予防の目的で植え込み型除細動器 automatic internal cardio-verter-defibrillator（AICD）を留置されていた．

救急外来における理学所見では血圧が90/50 mmHgと低下し，脈は不整で心拍数は120回/分であった．心電図は心房細動を呈していた．アミオダロン（Ⅲ群抗不整脈薬）の投与が開始され，心拍数は80回/分となり適切な管理がなされた．血液検査ではナトリウムイオン（$Na^+$）が148 mEq/L（基準範囲135～145），血中尿素窒素 blood urea nitrogen（BUN）56mg/dL（基準範囲7～19），カリウムイオン（$K^+$）が2.9 mEq/L（基準範囲3.5～5.1），そしてクレアチニンが4.8 mg/dL（基準範囲0.6～1.2）と異常値を認めた．血漿ジゴキシン濃度は3.2 ng/dL（治療域は～1.0 ng/mL）であった．

この検査結果からGW氏は集中治療室 intensive care unit（ICU）に入院となった．ジゴキシン投与量は継続され，血清カリウム濃度の是正の目的で$K^+$の点滴静注が行われた．HFの状態に基づき，肺動脈（PA）カテーテルが留置され心内圧の測定が実施された．GW氏はカルベジロールの投与は継続したまま，ドブタミンの投与が開始された．ドブタミンの開始後にGW氏の尿量は増加し，症状も改善が見られるようになった．ICUで7日間治療を受け，血漿ジゴキシン濃度は治療域へと低下した．

### Questions

1. 心収縮性不全によるHFの病態に関連する，おもな細胞学的機序は何か？
2. ジゴキシンの作用機序は何か？
3. この患者におけるジゴキシン中毒の原因は何が考えられるか（薬物相互作用も含めて検討すること）？
4. なぜGW氏はβアンタゴニストを陽性変力薬（ジゴキシン）の同時投与で治療が開始されたのか？
5. ドブタミンの作用機序は何か？

## 心収縮性の生理学

脱酸素化された血液は末梢から心臓に送られ，心臓はこの血液を肺循環（ヘモグロビンが再酸素化される）へ駆出して，酸素化された血液は再び末梢組織に駆出される．末梢組織へと血液を駆出するためには，LVは末梢循環による駆出インピーダンスに対することができる十分な張力を発生しなければならない．心臓周期の収縮期に発生する張力とLV充満の程度との関連が，**心筋収縮状態 contractile state** を規定する．**前負荷 preload**（すなわち心室内の血液量），**後負荷 afterload**（すなわちLV駆出抵抗），**心拍数 heart rate**，そして心筋収縮力は心拍出量を規定する重要な因子である．長い間心臓生理学者の関心は臓器レベルでの心臓のポンプ機能にあったが，今日では心収縮の細胞学的機序および分子機序に関する解明が進んでいる．

### 心筋細胞の解剖

骨格筋と同様に，活動電位が心筋細胞の細胞膜を脱分極させることで心筋の収縮は生じる．**興奮-収縮連関 excitation-contraction（EC）coupling** は細胞内機構における電気化学的信号を機械的な力として伝達する機構であり，以下のカスケードからなる．すなわち，電位開口型カルシウムイオン（$Ca^{2+}$）チャネルの開口により細胞内$Ca^{2+}$が増加し，それに伴い収縮性タンパク質が活性化し，アクチンとミオシンの相互作用が起こり，心筋細胞が収縮する．

心室筋細胞の解剖学的特徴は，興奮と収縮の調節に非常によく適合していることである（図24-1）．その特別な構成要素は筋線維鞘，筋小胞体 sarcoplasmic reticulum（SR）と呼ばれる筋原線維を取り囲む大きな内膜系，そして筋原線維そのものである，筋原線維は精密に組織化された収縮性タンパク質を含む綱様の小器官で，これらのタンパク質の総合的な相互作用

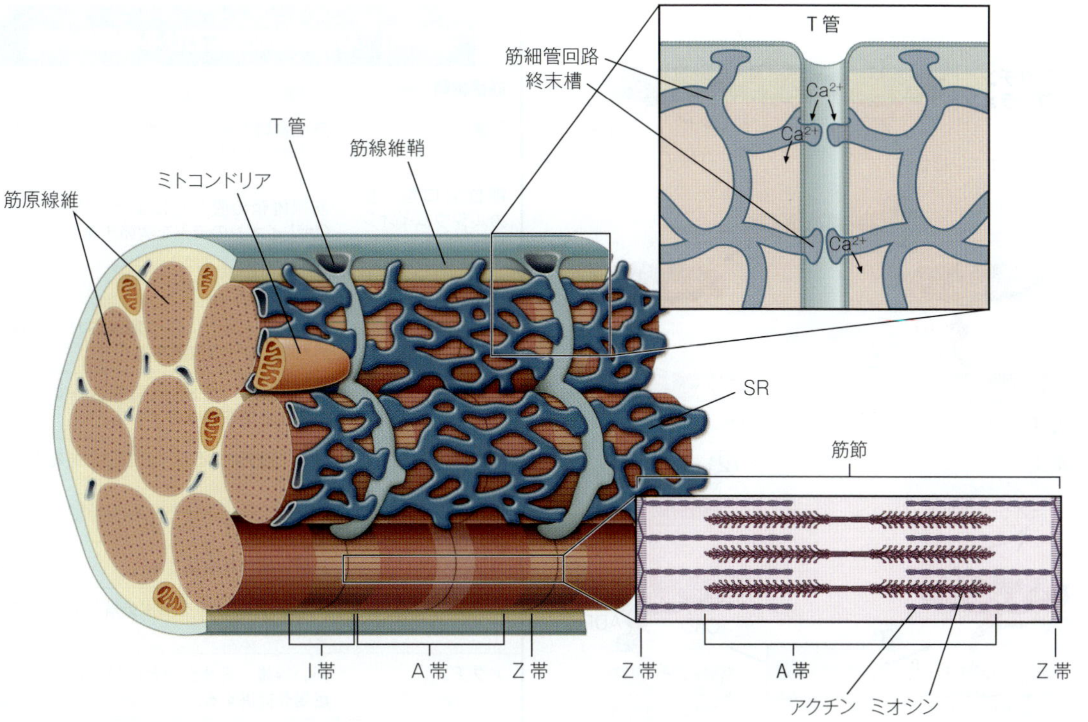


**図 24-1 心筋細胞の構造**
各心筋細胞は，**筋線維鞘**と呼ばれる特異化した形質膜で囲まれた筋原線維とミトコンドリアを有している．T 管と呼ばれる筋線維鞘の陥入がカルシウムイオン（$Ca^{2+}$）流入における導管となる．細胞内では広大な筋小胞体（SR）が収縮に用いられる $Ca^{2+}$ を貯蔵している．細胞外 $Ca^{2+}$ が活動電位第 2 相において筋線維鞘と T 管を介して流入する．このトリガー $Ca^{2+}$ は SR 膜上のチャネルに結合し，活性化 $Ca^{2+}$ と呼ばれる大量貯蔵された $Ca^{2+}$ を細胞質に放出する．細胞質内の $Ca^{2+}$ の増加により筋原線維の収縮が開始される．**筋節**は筋原線維の機能的単位である．各筋節はアクチンとミオシンの相互の結合からなる．この結合は電子顕微鏡を用いると特徴的な構造が観察可能である．**A** 帯はアクチンとミオシンの重合部分に相当する．**Z** 帯は各筋節の境界に相当する．**I** 帯は隣接する筋節にまたがり，ミオシンがミオシンと重合していないアクチンの領域に相当する．心筋細胞の収縮により，**I** 帯は短縮するが（すなわち **Z** 帯が互いに接近する），**A** 帯は一定の長さを維持する．

で心筋は収縮する．この解剖学的特性を図 24-1，図 24-2 に示し，表 24-1 に要約する．

## 心筋細胞の収縮

細胞質内 $Ca^{2+}$ 濃度の増加は心筋の興奮と収縮を関連づける因子である．心室の活動電位の持続中に（第 23 章，心臓リズムの薬理学参照），筋線維鞘の L 型 $Ca^{2+}$ チャネルを介して $Ca^{2+}$ の流入が生じ，細胞質内 $Ca^{2+}$ 濃度が増加する．この“トリガー $Ca^{2+}$”が SR のリアノジン受容体を刺激し，SR 内の貯蔵 $Ca^{2+}$ が細胞質内に放出される．細胞質内 $Ca^{2+}$ 濃度が約 $10^{-5}$ M に達すると $Ca^{2+}$ はトロポニン C と結合し，それによりトロポミオシンに構造変化が生じ，阻害タンパク質であるトロポニン I が遊離する．トロポニン I の遊離はアクチンフィラメントにおけるミオシンの相互作用部位を露出させ，次いでミオシンがアクチンへ結合し収縮周期が開始される．

図 24-2 は，アクチン-ミオシンの相互作用により筋節が短縮するサイクルを示す．各々のミオシンフィラメントは，たくさんの突出したしなやかな頭部でアクチンフィラメントに結合して可逆的な架橋を形成する．アクチン-ミオシンの架橋は構造上ミオシンの頭部が柔軟に折れ曲がることができ，またアクチン-ミオシンの架橋が解離することができる．これによりミオシンフィラメンはその両側に結合したアクチンフィラメントを“接近”させることが可能となり，それにより筋節の両端を収縮させることが可能となる．

筋節の架橋サイクルが正常に機能するにはアデノシン三リン酸 adenosine triphosphate（ATP）が必要である．ミオシンの ATP ヒドロラーゼ（ATP アーゼ）活性により，収縮および収縮性タンパク質を元に戻して弛緩させるために必要なエネルギーが供給される．架橋サイクルにおいて ATP が不足すると，ミオシンとアクチンは結合した状態で“固定”してしまい，心筋は弛緩することができなくなる．虚血により心筋収縮（収縮サイクルが持続不可能となる）と心筋弛緩（アクチンとミオシンが解離不可能となる）という重篤な影響が生じることは，ATP 依存性で説明することが

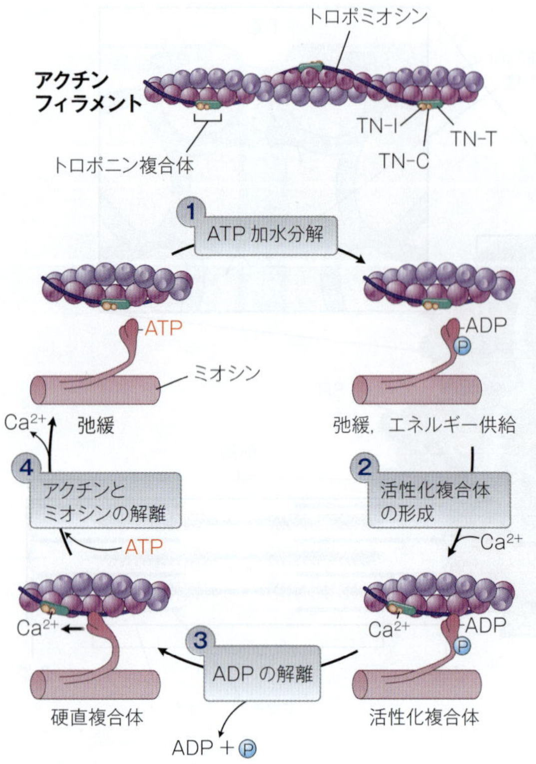


**図 24-2　心筋収縮性タンパク質と収縮周期**

収縮中にミオシンはアクチンフィラメントに沿って長軸方向に移動する．結果として筋節の長さが短縮する．アクチンフィラメント（**図の上部**）において，2 つのアクチンタンパク質が相互に絡み合うように存在し，また 3 つのトロポニンタンパク質［トロポニン I troponin I（TN-I），TN-C，TN-T］，およびトロポミオシンが存在する．カルシウムイオン（$Ca^{2+}$）がない状態では，トロポミオシンはアクチン上に存在して，アクチンとミオシンの相互作用を阻害している．収縮周期は**図の下部**に示すように，4 段階の過程で説明される．1．心筋細胞収縮はミオシンによるアデノシン三リン酸（ATP）のアデノシン二リン酸 adenosine diphosphate（ADP）への加水分解によって開始される．この反応はミオシン頭部を活性化する．2．筋小胞体（SR）から放出された $Ca^{2+}$ が TN-C に結合する．この反応はトロポミオシンの構造変化をきたし，ミオシンとアクチンの活性複合体が形成される．3．ADP がミオシンから解離しミオシンの頭部がしなるように屈曲する．この屈曲により **Z** 帯は相互に引き寄せられ，そして **I** 帯が短縮する（**図示せず**）．もし十分な ATP がなければ，ミオシン頭部とアクチンの解離が生じず，この短縮状態はしばしば**硬直複合体 rigor complex** と呼ばれる状態になる．4．新しい ATP 分子がミオシンに結合すると，アクチン-ミオシン複合体が解離する．$Ca^{2+}$ もまた TN-C から離れ，収縮周期が繰り返される．

可能である．

筋節構造と収縮における生理的機序により，筋肉長と張力の発生の間の基本的な関係が説明できる．筋肉が伸展すると，$Ca^{2+}$ の結合部位とアクチン-ミオシン相互作用のための部位がさらに露出することになる．筋肉の伸展はさらに SR からの $Ca^{2+}$ の放出を増加させる．細胞内で生じるこの一連の現象で，**フランク・スターリングの法則 Frank-Starling law** を説明することができる．すなわち，**LV 拡張終期容積の増加に伴い心室の 1 回拍出量も増加する．**組織レベルの Frank-Starling の法則の詳細な説明は第 25 章を参照．

**表 24-1　心筋細胞収縮における機能的解剖**

| | |
|---|---|
| **筋線維鞘** | |
| T 管 | 筋線維鞘の陥入．細胞膜を介したイオンの流動を促進する． |
| 電位開口型 L 型カルシウムイオン（$Ca^{2+}$）チャネル | 筋線維鞘の脱分極によってトリガー $Ca^{2+}$ イオンの流入を調節する． |
| **SR** | |
| $Ca^{2+}$ 遊離チャネル | トリガー $Ca^{2+}$ により刺激され，貯留された $Ca^{2+}$ を放出する． |
| $Ca^{2+}$ATP アーゼ（$Ca^{2+}$ ポンプ） | 細胞内 $Ca^{2+}$ を SR に再取込みすることで，心筋収縮を終了する． |
| 終末槽 | $Ca^{2+}$ を貯留する SR の遠位にある嚢状の部位． |
| **筋原線維** | |
| 筋節 | 筋原線維の収縮基本単位． |
| ミオシン | 太い線維，ATP を加水分解して利用する． |
| アクチン | 細い線維，ミオシンとの結合に際して足場を提供する． |
| トロポミオシン | アクチン周囲のコイル状の線維，静止期にアクチン-ミオシンの架橋形成を阻害する． |
| トロポニン複合体 | アクチン-ミオシンの架橋形成を調節する 3 つのタンパク質の複合体： |
| 　トロポニン T | 　トロポニン複合体をトロポミオシンに結合する． |
| 　トロポニン I | 　静止期にアクチン-ミオシンの架橋形成を阻害する． |
| 　トロポニン C | 　$Ca^{2+}$ と結合しアクチン-ミオシンの結合部位からトロポニン I を解離する． |

SR：筋小胞体．

## 心収縮力の調節

心筋細胞における $Ca^{2+}$ サイクリングと心筋収縮の調節機構として 3 つの機構が挙げられる．筋線維鞘においては，$Ca^{2+}$ の流入と排泄は $Na^+/K^+$ ATP アーゼと $Na^+/Ca^{2+}$ 交換系の相互作用によって規定されている．SR においては，$Ca^{2+}$ チャネルと $Ca^{2+}$ATP アーゼが $Ca^{2+}$ 放出と再取込みを調節している．βアドレナリンシグナル経路に代表される神経体液性因子は，これらのチャネルと輸送体を介した $Ca^{2+}$ サイクリングの調整機構に影響を与えている．

## $Na^+/K^+$ATP アーゼ（ナトリウムポンプ）とナトリウム-カルシウム交換系

筋線維鞘には$Ca^{2+}$調節に関与する3つの主要なタンパク質がある．すなわち$Na^+/K^+$ ATP アーゼ（**$Na^+/K^+$ポンプ，またはナトリウムポンプ sodium pump** とも呼ぶ），**$Na^+/Ca^{2+}$交換系 sodium-calcium exchanger**，そして$Ca^{2+}$ ATP アーゼ（**$Ca^{2+}$ポンプ calcium pump** とも呼ぶ）（図 24-3）である．$Na^+/K^+$ ATP アーゼ活性は静止膜電位の維持，および筋線維鞘における$Na^+$と$K^+$の濃度較差を維持するうえで重要な役割を担っている（生理的には$[Na^+]_{out}=145$ mM，$[Na^+]_{in}=15$ mM，$[K^+]_{out}=5$ mM，$[K^+]_{in}=150$ mM の濃度となっている）．$Na^+/K^+$ ATP アーゼの活性は，$Na^+/Ca^{2+}$交換系により調節される細胞内$Ca^{2+}$濃度と密接に関連している．この交換輸送体は筋線維鞘の内外両方向性に$Na^+$と$Ca^{2+}$を交換輸送することが可能である．細胞内外での$Na^+$あるいは$Ca^{2+}$の濃度変化が，$Na^+/Ca^{2+}$交換系の作用の方向性と活性を決定する．正常状態では，細胞内$Na^+$濃度が低いために$Na^+$を流入させ，$Ca^{2+}$を排出させるように働く．ある種の薬剤においては，$Na^+/K^+$ ATP アーゼと$Na^+/Ca^{2+}$交換系の間の機能的共役性を利用して陽性変力作用を発揮するものもある．例えば，冒頭の Case に例示された**ジゴキシン digoxin** は以下に述べるように$Na^+/K^+$ ATP アーゼに対する阻害作用により薬理作用を発揮する強心薬の原型である．筋線維鞘の$Ca^{2+}$ ATP アーゼもまた，心収縮後に細胞質内から$Ca^{2+}$を能動的に排泄することにより，$Ca^{2+}$のホメオスタシスを維持する役割を果たしている．高濃度 ATP により$Ca^{2+}$が排泄され心筋が弛緩するが，この作用は直接的に$Ca^{2+}$ ATP アーゼを介し，あるいは間接的には$Na^+/K^+$ ATP アーゼを介する作用に基づくものである．

## カルシウムの貯蔵と放出

前述のごとく，$Ca^{2+}$のシグナル伝達は心筋収縮と弛緩の両方にかかわりあいを持っている．したがって，心筋細胞はその心周期に一致して$Ca^{2+}$の流入-流出を調整する機構が発達している．SR では**リアノジン受容体 ryanodine receptor** と呼ばれる$Ca^{2+}$放出チャネルと**筋小胞体カルシウム ATP アーゼ（あるいは筋小胞体カルシウムポンプ）（sarcoendoplasmic reticulum $Ca^{2+}$ ATPase：SERCA）**と呼ばれる SR $Ca^{2+}$ATP アーゼが心筋の収縮調節において重要な役割を担っている（図 24-3）．心筋収縮が適切に行われるためには，収縮刺激に必要十分な$Ca^{2+}$放出が細胞質へなされることと，心筋を弛緩することができるように SR への$Ca^{2+}$再取込みにより$Ca^{2+}$貯蔵がなされ，細胞質$Ca^{2+}$濃度が低下することが必要である．SR のリアノジン受容体と SERCA の活性は$Ca^{2+}$および ATP の細胞質濃度によって調節を受けている．

前述のように，トリガー$Ca^{2+}$によりリアノジン受

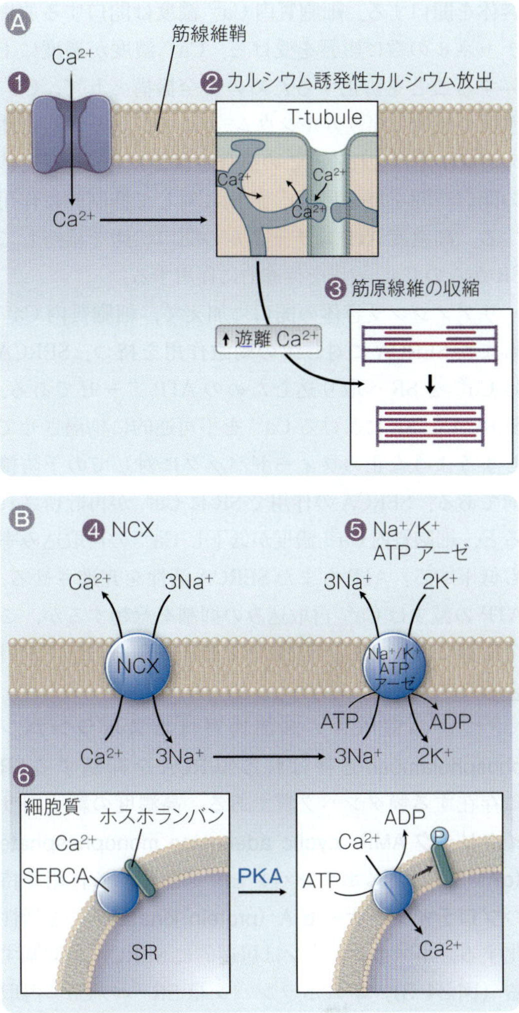


**図 24-3　心筋細胞のカルシウムイオン（$Ca^{2+}$）調節**
**A.** 収縮中：1．細胞外$Ca^{2+}$が筋線維鞘にある$Ca^{2+}$チャネルから心筋細胞内に流入する．2．トリガー$Ca^{2+}$は筋小胞体(SR)から細胞質への$Ca^{2+}$放出を生じる（いわゆるカルシウム誘発性カルシウム放出）．3．この増加した細胞質内$Ca^{2+}$が筋原線維の収縮を促進する．**B.** 弛緩中：4．$Na^+/Ca^{2+}$交換系 $Na^+/Ca^{2+}$ exchanger（NCX）は，駆出力として$Na^+$濃度差を利用して細胞質から$Ca^{2+}$を排泄する．5．$Na^+/K^+$ ATP アーゼは$Na^+$電位差を維持し，心筋細胞を過分極状態に保持する（**図示せず**）．6．SR 膜内にある SR $Ca^{2+}$ ATP アーゼ（SERCA）はホスホランバンによって抑制されている．プロテインキナーゼ A protein kinase A（PKA）によるホスホランバンのリン酸化により SERCA は脱抑制され，SR に細胞質内$Ca^{2+}$を再取込みして$Ca^{2+}$を貯蔵する．筋線維鞘の$Ca^{2+}$ATP アーゼも$Ca^{2+}$を細胞質から細胞外に排泄し，$Ca^{2+}$ホメオスタシスの調節にかかわる（**図示せず**）．ADP：アデノシン二リン酸，adenosine diphosphate，ATP：アデノシン三リン酸．

容体を開口する．細胞質内 $Ca^{2+}$ 濃度は開口する放出チャネルの数に影響を受ける．$Ca^{2+}$ 濃度が過度に上昇することを防止するための安全機構として，$Ca^{2+}$ 濃度の増加に伴うカルシウム-カルモジュリン複合体の形成が挙げられる．この複合体はリアノジン受容体の開口時間を短縮し $Ca^{2+}$ 放出に対して抑制的に作用する．高濃度 ATP はチャネルの開口状態を維持して SR からの $Ca^{2+}$ 放出を促進的に作用する．

リアノジン受容体の開口に加えて，細胞質内 $Ca^{2+}$ もまた SERCA に対しての刺激作用を持つ．SERCA は $Ca^{2+}$ を SR へ取り込むための ATP アーゼである．SERCA は SR における $Ca^{2+}$ を不可逆的に枯渇させてしまうような正のフィードバックに対しての予防機構である．SERCA の作用で SR に $Ca^{2+}$ が再貯留されると，細胞質内 $Ca^{2+}$ 濃度が低下し $Ca^{2+}$ の再取込み率も低下する．ATP もまた SERCA 活性を亢進させる．ATP の減少は $Ca^{2+}$ 再取込みの抑制を惹起するが，この影響により虚血心筋における拡張期弛緩の低下が引き起こされることとなる．

3つ目の SERCA の調節物質は**ホスホランバン phospholamban** と呼ばれる SERCA を抑制する SR に存在する膜タンパク質である．高濃度の細胞内**サイクリック AMP cyclic adenosine monophosphate (cAMP)** はホスホランバンをリン酸化する作用を持つ**プロテインキナーゼ A (protein kinase A)** を活性化する．ホスホランバンは可逆的に SERCA を抑制する（図 24-3）．ホスホランバンは SR への $Ca^{2+}$ 再取込みを調節し，それにより心筋の弛緩率を制御する．非リン酸化ホスホランバンは弛緩を遅延し，一方リン酸化ホスホランバンは弛緩を促進する作用を持つ．

## アドレナリン受容体シグナルとカルシウムサイクリング

$\beta_1$ アドレナリン受容体刺激は様々な条件における心臓の仕事に対して影響を与える．第1に，$\beta$受容体アゴニストは収縮期における$\beta$アドレナリン受容体が関連する $Ca^{2+}$ 流入を増加させる．その $Ca^{2+}$ 流入により収縮期の心筋の短縮率が増加することとなる．この**陽性変力作用 positive inotropic effect** は，結果的にいかなる拡張末期容積に対しても1回拍出量の増加を惹起する．第2に$\beta$アゴニストはまた，**陽性変時作用 positive chronotropic effect** も有しており薬剤の用量依存性に心拍数を増加させる．これら陽性変力作用と陽性変時作用の作用により心拍出量の増加が生じることとなる．

$$CO = HR \times SV \qquad \text{式 24-1}$$

*CO* は心拍出量，*HR* は心拍数，*SV* は1回拍出量を示す．あまり広くは認知されていないが，第3の機序は$\beta$アゴニストが拡張能を改善すること（時に**陽性変弛緩作用 positive lusitropic effect** と呼ばれる）で心臓の仕事量を改善することである．これは$\beta_1$受容体刺激の重要な薬理作用であり，心拍数の増加に伴う拡張時間の短縮にもかかわらず，陽性変弛緩作用により LV の充満が良好に保持される（例えば LV 拡張容積の保持など）．

末梢循環においては交感神経系の作用はより複雑である．末梢の$\beta_2$受容体刺激により血管平滑筋は弛緩するが，$\alpha_1$受容体刺激は血管を収縮させる．**この$\beta_2$受容体刺激は全身血管抵抗 systemic vascular resistance (SVR) の減少に寄与し，後負荷を減弱させる．しかし$\alpha_1$アドレナリン受容体刺激は逆に SVR を増加し，後負荷を増加させることとなる．**各種臓器と腎循環に存在するドパミン dopamine (DA) 受容体はこれらの血管床における抵抗血管を調整している．詳細は後述する．

交感神経系の心臓に対しての刺激作用は末梢循環や心筋細胞に発現している様々な受容体のサブタイプにより規定される．これら **G タンパク質共役型受容体 G protein-coupled receptor** の刺激が，**アデニル酸シクラーゼ adenylyl cyclase** を活性化させる構造変化を惹起し，細胞内 cAMP 濃度が増加する（図 24-4，表 24-2）．高濃度の cAMP は，細胞内で多くの標的部分をリン酸化するプロテインキナーゼ A を活性化する．プロテインキナーゼ A によるリン酸化部位は筋線維鞘の L 型 $Ca^{2+}$ チャネルや SR の膜状にあるホスホランバンなども含まれる．前述のごとく，ホスホランバンのリン酸化により SERCA の抑制が解除され細胞質から SR への $Ca^{2+}$ の再取込みが可能になる．この作用は心臓における$\beta_1$アドレナリン受容体刺激による拡張能の増強における分子学的機序の1つである．

## 収縮性タンパク質のカルシウム感受性

前述のように，収縮時に心筋細胞が発生する張力は，筋節の収縮前の長さに直接的に関連する．筋節の伸展が増加するのに伴い，トロポニン C における $Ca^{2+}$ 結合部位の増加と，アクチン-ミオシンの架橋形成部位の増加が生じ，その結果として $Ca^{2+}$ に対する収縮性タンパク質の**感受性**が増加する．他のいくつかの収縮

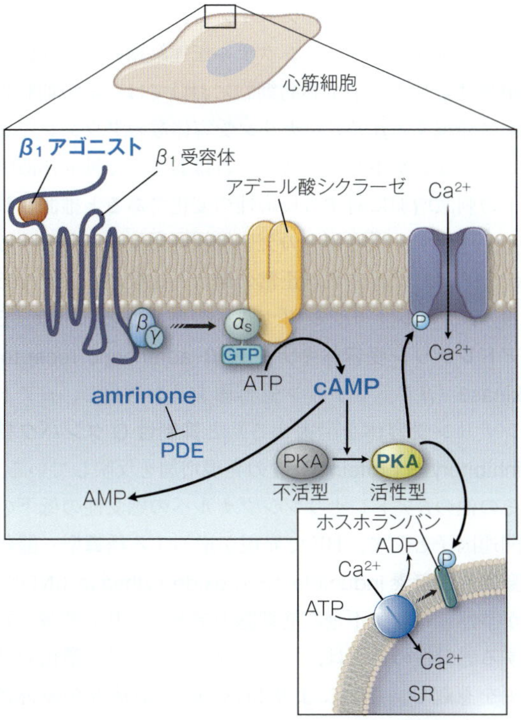


**図 24-4 βアドレナリン受容体による心筋収縮力の調節**

βアドレナリン受容体刺激は心筋細胞の収縮力を増加するだけでなく，弛緩改善作用も有する．心筋細胞表面にある$\beta_1$アドレナリン受容体に内因性あるいは外因性のアゴニストが結合すると，Gαタンパク質がアデニル酸シクラーゼを活性化し，その触媒作用によりATPがサイクリックAMP（cAMP）へ変換される．cAMPは，プロテインキナーゼA protein kinase A（PKA）をはじめとする多くのプロテインキナーゼを活性化する．PKAは筋線維鞘の$Ca^{2+}$チャネルをリン酸化することで活性化させ，その効果で心筋細胞の収縮力は増強する．PKAはまたホスホランバンもリン酸化する．ホスホランバンのリン酸化によりSERCAは脱抑制状態となり筋小胞体（SR）のなかへ$Ca^{2+}$を再取込みする．この$Ca^{2+}$の取込み率の増加は心筋弛緩を改善させる．PKAはホスホレマンのリン酸化により筋線維鞘の$Na^+/K^+$ ATPアーゼを脱抑制し，$Na^+/Ca^{2+}$交換系を亢進させる（**図示せず**）．ホスホジエステラーゼ（PDE）によりcAMPはアデノシン一リン酸 adenosine monophosphate（AMP）に変換され，$\beta_1$アドレナリン受容体を介した一連の作用は終了する．PDEは，心不全（HF）治療に適用のある薬物であるamrinoneによって阻害される．GTP：グアノシン三リン酸，guanosine triphosphate，ADP：アデノシン二リン酸，adenosine diphosphate．

性タンパク質の感受性調節機序も存在する．プロテインキナーゼAによるトロポニンIのリン酸化（ホスホランバンのリン酸化と同様に，その過程はcAMP濃度に依存している）は，$Ca^{2+}$に対する収縮性タンパク質の感受性を低下させる．収縮性タンパク質，特にトロポニンTの複数のアイソフォームの発現も$Ca^{2+}$に対する感受性の変化に関連している．収縮性タンパク質のカルシウム感受性に影響を与える薬剤についての研究は，現在実施されているところである．

**表 24-2 細胞内サイクリック AMP 増加による心筋細胞への影響**

| | |
|---|---|
| 筋線維鞘 | 電位開口型$Ca^{2+}$チャネルのリン酸化亢進により収縮力増強，心拍数増加，AV伝導の促進<br>ホスホレマンのリン酸化により$Na^+/Ca^{2+}$交換系を介した細胞内への$Ca^{2+}$流入の増加 |
| SR | ホスホランバンのリン酸化亢進による$Ca^{2+}$再取込みの亢進と放出の亢進 |
| 収縮性タンパク質 | トロポニンIのリン酸化亢進による$Ca^{2+}$感受性の低下 |
| エネルギー産生 | グリコーゲン分解亢進によるATP利用能の増加 |

AV：房室，SR：筋小胞体，ATP：アデノシン三リン酸．

## 病態生理学

多くの疾患において心筋細胞の機能低下や細胞死という経過をたどるが，それらは心筋組織が線維組織に置換された結果として生じており，またそれらにより心収縮障害が惹起される．米国における収縮障害の最も多い病因は冠動脈疾患 coronary artery disease（CAD），つまりは心筋梗塞であり，またその他の一般的な病因としては高血圧や弁膜症が挙げられる．前述のいずれの疾患においても，心筋細胞の障害は二次的に生じている．心筋細胞レベルで異常を生じる拡張型心筋症はLV機能障害の原因としては比較的稀である．

原因疾患とは無関係に，心筋の収縮障害が進行することで必然的に**収縮性心不全 systolic heart failure（systolic HF）**という症候群が発症する．しかしながら収縮障害がなくともHFは発症しうることは重要である．例えば，急性心筋虚血や拘束型心筋症などのしばしば認められる心血管疾患の病態においては，LV弛緩能あるいは充満能の異常に起因して心筋コンプライアンスの低下やLV拡張期圧の上昇が起こることが知られる．この心室内圧の異常な上昇は収縮機能が正常であっても生じることがあり，**拡張性心不全 diastolic heart failure**という症候群を引き起こす（LV駆出が保持されていてもHFを発症することで知られる）．臓器レベルでの病理学やHF治療については第25章で述べる．ここでは正常収縮機能および異常収縮機能における細胞および分子学的側面に焦点を当てることとする．

HFの臨床的発現は，心拍出の低下に伴い活性化される神経体液性因子を伴うことが多い．疾病の病期の進行した状態では，不全心筋細胞で生じている異常が一次的な心筋細胞の異常に起因するものであるか，あるいは心外刺激（循環サイトカインや神経内分泌ペプチドなど）に起因する二次的な反応に起因するものかを同定することは困難である．いずれの病態においても，不全心の分子細胞学的変化を正常収縮機能の心筋と対比することで，その変化の原因となる機序が解明されようとしている．この領域は今後ますます活発に研究がなされていく領域である．不全心の分子細胞学的変化についての研究をすることが，薬理学的介入をできる可能性がある新たな標的分子の同定につながるのである．

### 心収縮性不全の細胞病態生理学

細胞レベルでは，心収縮力の低下の病態は，$Ca^{2+}$ ホメオスタシスの調節障害，収縮性タンパク質の調節や発現様式の変化，そしてβアドレナリン受容体シグナル伝達経路の変化と関連している（図 24-5）．前述のように，これらの変化は局所的な心筋の病理に起因するが，その他の要因として循環ホルモンや炎症性シグナルの影響も存在する．

$Ca^{2+}$ ホメオスタシスの変化は，活動電位持続時間の延長と，不全心筋細胞における収縮ごとの $Ca^{2+}$ のトランジェントの結果として生じている．細胞質内 $Ca^{2+}$ 濃度増加と SR における $Ca^{2+}$ の枯渇が生じる機序は，SR における $Ca^{2+}$ 再取込みの低下と，筋線維鞘における $Na^{+}/Ca^{2+}$ 交換系の促進に起因する．前述したように，SR の $Ca^{2+}$ 再取込みは，心収縮を終了させるための重要な要因である．したがって心筋細胞内 $Ca^{2+}$ の制御障害は，収縮期における心筋収縮と拡張期における心筋弛緩の両方の障害要因となる．

不全心筋細胞において，収縮性タンパク質の障害は種々の遺伝子の転写障害により生じる．ある研究結果からは心筋細胞は不適切な増殖期に入ることと，いくつかのタンパク質の胎児型アイソフォームを産生することが示唆されている．例えば不全心筋細胞では，より効率的な胎児型アイソフォームのトロポニン T の発現が増加することがわかっている．その他の不全心筋の収縮性タンパク質の変化として，トロポニン I のリン酸化の減少やミオシンの ATP 加水分解の低下が知られており，それらの変化は架橋形成の周期を遅延させることとなる．さらにコラゲナーゼやマトリックスメタロプロテイナーゼの活性化が生じ，心筋の構造や機能を保持するための間質構造の破綻が生じることもある．

収縮性 HF 患者の心筋細胞における第３の主要な異常所見として，βアドレナリン受容体-G タンパク質-アデニル酸シクラーゼシグナル伝達経路の感受性低下が挙げられる．不全心筋細胞においては，その細胞表面に発現するβアドレナリン受容体数のダウンレギュレーションが生じている．これはおそらく神経体液因子の刺激増加に対する反応性の変化であると推測される．残存する受容体への交感神経刺激により発生する cAMP は，受容体数が正常の場合と比較して少量である．βアドレナリンシグナルへの感受性の低下は，**βアドレナリン受容体キナーゼ β-adrenergic receptor kinase**（βアドレナリン受容体をリン酸化し，βアドレナリン受容体を阻害する）と**抑制性 G タンパク質 inhibitory G protein** ($G\alpha_i$) の発現増加を反映している．その他のβアドレナリンシグナルへの感受性の低下の関連因子として，HF で発現が増加する**誘導型一酸化窒素合成酵素 inducible nitric oxide sythease（iNOS）**が挙げられる．不全心筋細胞のアドレナリン刺激に対する感受性の低下は，ホスホランバンのリン酸化の減少を惹起し，それにより SR の $Ca^{2+}$ 取込みが障害される．cAMP 濃度の低下もまた，ATP の産生および利用能力の低下をきたす．$Ca^{2+}$ 調節の障害と cAMP 濃度の低下はいずれも心筋細胞における収縮と弛緩の様々な過程を障害することになる．

## ▶ 薬理学上の分類

心筋細胞収縮において中心的役割を担う細胞内 $Ca^{2+}$ と cAMP が，強心薬を分類するうえで基盤となる．**強心配糖体 cardiac glycoside** は筋線維鞘の $Na^{+}/K^{+}$ ATP アーゼを阻害して細胞内 $Ca^{2+}$ 濃度を上昇させる作用を有する薬剤であり，一方**βアゴニスト β-agonist** と**ホスホジエステラーゼ阻害薬 phosphodiesterase inhibitor（PDE inhibitor）**は細胞内 cAMP 濃度を増加させる作用を有する薬剤である．**カルシウム感受性増強薬 calcium-sensitizing agent** は現在研究がさかんに行われている薬剤であり，これについては手短に後述する．

### 強心配糖体

強心配糖体にはジギタリスの誘導体である**ジゴキシン digoxin** や**ジギトキシン digitoxin** と，**ouabain** に代表される非ジギタリス製剤に分類される．強心配糖体は，ステロイド核と不飽和ラクトン環，そして１個以上の糖鎖を含む共通の化学骨格を有する．この共通構造によりこれらの薬物に共通する作用機序が理解可能である．実際の臨床において，ジゴキシンは強心配

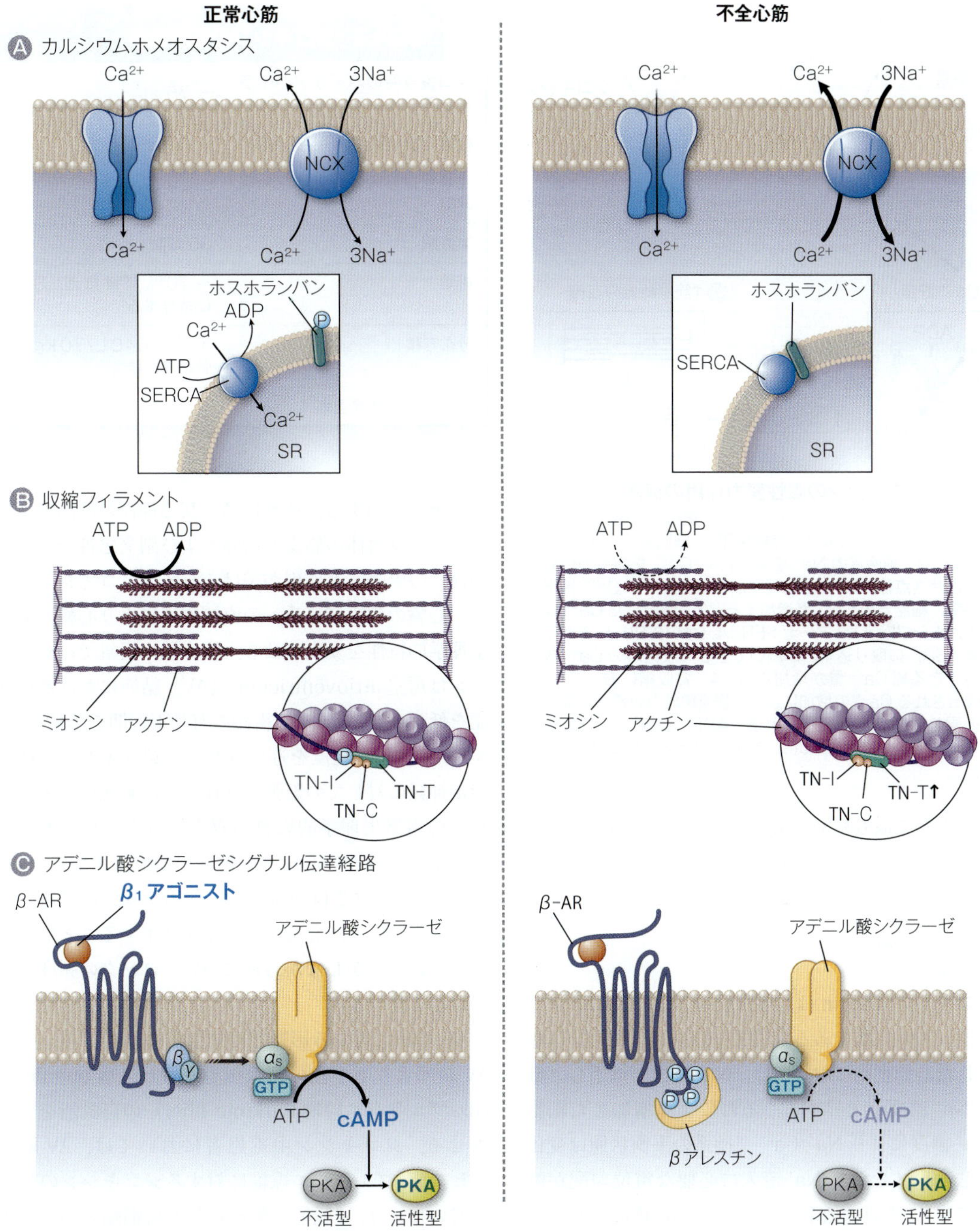


**図 24-5　収縮不全時の病態生理学における細胞内機序**

不全心筋において $Ca^{2+}$ ホメオスタシス，収縮分子，アデニル酸シクラーゼのシグナル伝達経路において異常が生じている．各図（A，B および C）において，**左側**が正常心筋，**右側**が不全心筋を示す．**A.** 正常心筋において，$Ca^{2+}$ ホメオスタシスは $Na^{+}/Ca^{2+}$ 交換系 $Na^{+}/Ca^{2+}$ exchanger（NCX）および $Ca^{2+}$ ATP アーゼ（SERCA）を含む $Ca^{2+}$ チャネルによって厳格に調節されている．これらの経路の作用により心筋は拡張期に弛緩することができる．不全心筋においては，ホスホランバンがリン酸化されずに持続的に SERCA を抑制するので，拡張期 $Ca^{2+}$ 濃度が高いまま保持される．また NCX の発現が増加し（**太い矢印**），$Ca^{2+}$ はそのため筋小胞体（SR）に貯留されずにむしろ心筋細胞から細胞外へが排出されることとなる．**B.** 正常心筋においては，トロポニン I troponin I（TN-I）のリン酸化によりアクチン-ミオシン相互作用部位が露出し，ミオシンは効率よく各収縮周期の間にアデノシン三リン酸（ATP）を加水分解する．不全心筋においては，TN-I のリン酸化が減少し，結果としてアクチン-ミオシンの架橋形成の効率が低下する．ミオシンの ATP 加水分解の効率が低下し（**点線矢印**），さらに各収縮周期の効率性を悪化させることとなる．また TN-T の胎児型アイソフォームの発現が増加する（この変化の意義は不明である）．**C.** 正常心筋においては，$\beta_1$ アゴニストはサイクリック AMP（cAMP）形成を促進し，結果としてプロテインキナーゼ A　protein kinase A（PKA）の活性化を亢進する．不全心筋においては，βアレスチンがβアドレナリン受容体β-adrenergic receptor（β-AR）に結合し阻害し，結果としてアデニル酸シクラーゼの活性化を低下させる（**点線矢印**）．また不全心筋においては抑制性 Gαのアイソフォームである $G\alpha_i$ の発現も誘導されている（**図示せず**）．ADP：アデノシン二リン酸，adenosine diphosphate，GTP：グアノシン三リン酸．

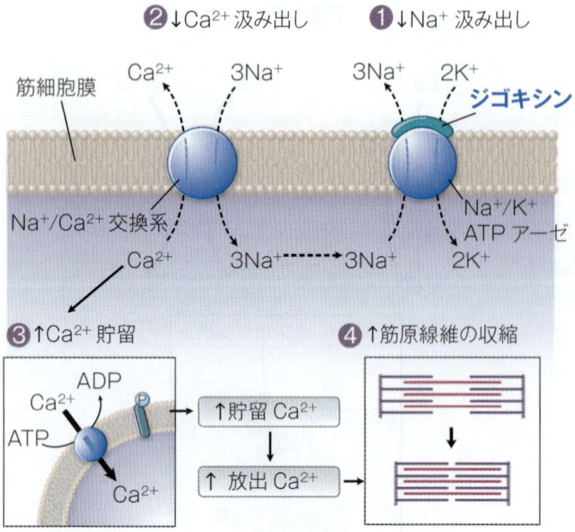


**図 24-6　ジゴキシンの陽性変力作用の機序**
1. ジゴキシンは $Na^+/K^+$ ATP アーゼに選択的に結合し阻害する．$Na^+$ 排出の低下により（**点線矢印**），細胞質内 $Na^+$ 濃度が増加する．2. 細胞質内 $Na^+$ 増加は $Na^+/Ca^{2+}$ 交換系の駆動力を低下させ（**点線矢印**），心筋細胞から細胞外への $Ca^{2+}$ 排出が低下して，細胞質内 $Ca^{2+}$ が増加する．3. 増加した $Ca^{2+}$ は筋小胞体カルシウム ATP アーゼ SERCA（**太い矢印**）によって筋小胞体（SR）に取り込まれ，続いて生じる収縮時の $Ca^{2+}$ 放出に利用できる総 $Ca^{2+}$ 量が増加する．4. 各収縮において，SR から放出される $Ca^{2+}$ の増加により，筋原線維の収縮が増強し，心臓の陽性変力作用が発揮される．ADP：アデノシン二リン酸，adenosine diphosphate，ATP：アデノシン三リン酸．

**表 24-3　ジゴキシンの薬物動態**

| | |
|---|---|
| 経口投与時のバイオアベイラビリティ | ～75％ |
| 経静脈投与時の作用発現時間 | ～30 分 |
| 経静脈投与時の最大効果発現時間 | 1 ～ 5 時間 |
| 半減期 | 36 時間 |
| 排泄 | ～70％が腎排泄，GFR に依存する |
| 分布容積 | 大（～640 L/70 kg）：骨格筋に結合 |

GFR：糸球体濾過率．

糖体のなかで最も頻繁に使用される薬剤であり，また強心薬全体のなかでも最も広く用いられている薬剤である．

## ジゴキシン

**ジゴキシン** digoxin は，形質膜の $Na^+/K^+$ ATP アーゼの選択的阻害薬である（図 24-6）．ジゴキシンに曝露された心筋細胞においては，$Na^+$ 排出が低下し，細胞内 $Na^+$ 濃度が上昇する．それにより増加した細胞内 $Na^+$ 濃度により $Na^+/Ca^{2+}$ 交換系の平衡状態は変化を生じる．すなわち $Na^+$ 流入に必要な電位勾配が減少して $Ca^{2+}$ 排泄は低下し，そして $Na^+$ 排泄に必要な電位勾配が増加し $Ca^{2+}$ 流入が増加し．その結果として細胞内 $Ca^{2+}$ 濃度は上昇することとなる．この $Ca^{2+}$ 濃度の増加により，ジゴキシン処理された細胞におけるSR ではより多くの $Ca^{2+}$ を取り込むこととなる．そしてジゴキシンで処理された細胞が活動電位によって脱分極する時には，より多くの $Ca^{2+}$ がトロポニン C に結合することができるために，収縮中の張力発生が亢進する．

心筋収縮に対する効果だけでなく，ジゴキシンは中枢神経系や末梢神経系のニューロンの形質膜にある $Na^+/K^+$ ATP アーゼに結合することで自律神経に対する効果も発揮する．それには，交感神経の節前線維の抑制，圧受容体の感受性増強および副交感神経（迷走神経）の緊張亢進作用が挙げられる．ジゴキシンはまた，心臓の刺激伝導系への直接作用により心臓の電気生理学的特性を変化させる．治療域の用量ではジゴキシンは房室 atrioventricular（AV）結節における自動能を低下させ，AV 結節組織の有効不応期を延長させ，AV 結節の伝導速度を遅延させる．ジゴキシンの持つ迷走神経に対しての緊張亢進作用と，刺激伝導系に対しての電気生理学的影響の双方の特性から，本薬剤は心室応答の速い心房細動患者の治療に用いられる．AV 結節における自動能の低下作用や刺激伝導速度の低下作用により，心室反応速度を低下することが可能となるが，しかしながら逆に AV ブロックの頻度の増加も起こりうる．

AV 結節に対する影響とは対照的に，ジゴキシンは AV 結節よりも下位の刺激伝導系（ヒス束 bundle of His-プルキンエ線維 Purkinje fiber）の自動能を亢進させる．ジゴキシン中毒患者においては，AV 結節とヒス束-プルキンエ線維に対するジゴキシンの効果の違いにより，“脈拍が整った”心房細動といわれる AV 解離を伴う完全房室ブロックが生じることがある．

ジゴキシンの**治療域は非常に狭く**，この薬剤の薬物動態を十分に理解しておくことが中毒を予防するのに必要である（表 24-3）．経口投与された場合にジゴキシンのバイオアベイラビリティは約 75％である．ジゴキシンを不活性体であるジヒドロジゴキシンへ代謝する能力を持つ腸内細菌叢を有する人々が少ないながらも存在することが知られている．これらの患者においては細菌叢からの影響を減弱させ経口摂取時の吸収を改善するために，時に抗菌薬の併用が必要になることがある．ジゴキシンは分布容積が非常に大きい特徴を有する．本質的には骨格筋の $Na^+/K^+$ATP アーゼ（$Na^+$ ポンプ）が主要な結合部位である．70％が未変化体で腎臓から排泄され，そして残りの 30％は腸管あるいは肝臓で代謝される．

ジゴキシンの薬物動態上の利点としていくつかの特殊な点を強調しておく．例えば，**慢性腎臓病**ではジゴキシンの分布量とクリアランスの両方が減少するために，初回投与量と維持量のいずれも減量が必要になる（第 3 章，薬物動態学参照）．分布容積の低下は薬物の組織結合が低下することと関連があると考えられる．**低カリウム血症**は心筋内ジゴキシン濃度を増加させる．細胞外 $K^+$ 濃度の低下により $Na^+/K^+$ ATP アーゼ，特に $Na^+/K^+$ ATP アーゼ調節タンパク質のリン酸化が亢進するが，ジゴキシンはタンパク質が脱リン酸化した状態よりもリン酸化した状態の $Na^+/K^+$ ATP アーゼに対して結合親和性が高いことに起因する（逆に血漿 $K^+$ 濃度の増加は，$Na^+/K^+$ ATP アーゼの脱リン酸化を促進することでジゴキシン中毒を改善させる作用がある）．

ジゴキシンは多くの薬物と**相互作用**を示す．薬物相互作用は薬力学的効果と薬物動態学的効果に分けることができる．薬力学的相互作用にはβアドレナリン受容体アンタゴニスト，$Ca^{2+}$ チャネル拮抗薬，そして $K^+$ 排泄作用のある利尿薬との相互作用がある．βアドレナリン受容体アンタゴニストは AV 結節の刺激伝導を低下させることから，βアドレナリン遮断薬とジゴキシンの併用は高度 AV ブロックの発生リスクを増加させる．βアンタゴニストと $Ca^{2+}$ チャネル拮抗薬はいずれも心収縮力を低下させるので，ジゴキシンの陽性変力効果に相反する．$K^+$ 排泄作用のある利尿薬（例えばフロセミド）は血漿 $K^+$ 濃度を低下させ，ジゴキシンの $Na^+/K^+$ ATP アーゼに対する親和性を増強する（前述参照）．

薬物動態学的相互作用は，ジゴキシンの吸収や分布容積の変化，腎クリアランスに起因して生じる（表 24-3）．多くの抗菌薬，例えばエリスロマイシンのような多くの抗菌薬は，経口投与されたジゴキシンが吸収される前にジゴキシンを通常代謝する腸内細菌を死滅させてしまい，ジゴキシンの吸収を増加させる．ジゴキシンとベラパミル（$Ca^{2+}$ チャネル拮抗薬），キニジン（ⅠA 群抗不整脈薬）やアミオダロン（Ⅲ群抗不整脈薬）との併用投与は，それらの薬物にジゴキシンの分布容積や腎クリアランスに影響を与えるため，ジゴキシン濃度を増加させうる．

冒頭の Case では，種々の因子が患者の血清ジゴキシン濃度の著しい増加に影響を与えた．糸球体濾過率 glomerular filtration rate（GFR）が低下し（クレアチニン上昇で判別可能），その結果ジゴキシンクリアランスが低下した．ループ利尿薬の投与は GFR の低下に関連したと考えられる．またアンジオテンシン変換酵素 angiotensin converting enzyme（ACE）阻害薬の併用もアンジオテンシンⅡによる糸球体内圧の自動調節能に影響を与え，GFR が低下した要因と考えられる．これらの要因が血清ジゴキシン濃度の上昇（3.2 ng/mL）に関連している．この数値を考慮すると心室性期外収縮 premature ventricular contraction（PVC）のような副作用は，2～3 ng/mL のジゴキシン濃度で出現し始めることがわかる．

ジゴキシン中毒の治療は，血漿 $K^+$ 濃度を正常化することと心室性不整脈を最小限にすることが重要である．さらに致死的なジゴキシン中毒は**抗ジゴキシン抗体 antidigoxin antibody** で治療可能である．このポリクローナル抗体はジゴキシンと 1：1 複合体を形成し，体内から速やかに消失する．この抗体の特異抗原結合フラグメント（すなわち抗原抗体反応を生じる抗体部分）は抗ジゴキシン免疫グロブリン G immunoglobulin G（IgG）抗体よりも免疫原性が少なく，大きな分布容積と，速い作用発現そして正常 IgG と比べて高いクリアランスを有することが示されている．

冒頭の Case において，ジゴキシン（陽性変力作用）とβアンタゴニストのカルベジロール（陰性変力作用）を同時に患者に投与するのは不合理に思えるかもしれない．しかし，いずれの薬物も HF 患者に恩恵をもたらしている．実際，βアンタゴニストは心不全患者の死亡率を 30％以上低下させることが知られている（βアンタゴニストは収縮不全の患者で惹起される慢性の交感神経刺激による心毒性効果に拮抗すると考えられている．またβアンタゴニストは心筋細胞の形態や心室のリモデリングを改善することが示されている）．ジゴキシンの心不全に対する有用性については十分に明らかになってはいない．だが，ジゴキシンの収縮改善作用や神経体液因子に対する有益な影響が想定されている．これについては第 25 章を参照のこと．

いくつかの大規模ランダム化研究で，ジゴキシンの臨床効果とその限界点について示されている．これらの研究によると，HF 患者でジゴキシンを中止した場合，ジゴキシン治療を継続している患者に比し，臨床症状が悪化することが示されている．例えばジゴキシンの中止に伴い運動耐容能の低下や，あるいは HF の増悪による入院の増加に関連することが示されている．しかしながら，ジゴキシンが HF 患者の生命予後に影響を与えることは示されていない．つまりジゴキシンは生存率を改善しないが，症状軽減と機能改善，そして入院回数を減少させる．これらの臨床面での改善がHF患者の生活の質を改善するのである．

ジゴキシンは，しばしば心房細動患者の心室応答の適正化の目的で用いられる．陰性変時作用と陽性変力作用を併せ持つジゴキシンは，とりわけ心房細動とHFを合併した患者にとって有益な薬剤であるといえる．

### ジギトキシン

**ジギトキシン digitoxin** は，ある限定的な臨床状況においてはジゴキシンよりも好んで使用される可能性があるが，一般に使用頻度の少ないジギタリス製剤である．ジギトキシンは，ステロイド核の12番目のヒドロキシ基の有無においてジゴキシンと構造上の相違がある．12番目のヒドロキシ基が存在するものがジゴキシンであり，存在しないものがジギトキシンである．この構造上の相違により，ジギトキシンはジゴキシンよりも親水性に乏しくなり，その薬物動態に相違が生じている．例えば，ジギトキシンはおもに肝臓によって代謝・排泄され，そのクリアランスが腎排泄に依存しないために，慢性腎臓病患者においてジゴキシンの代替薬剤として適切である．しかし，ジギトキシンの半減期はジゴキシンの長い半減期（約36時間）と比べても非常に長い（約7日）ことは注意を要する．

## βアドレナリン受容体アゴニスト

βアドレナリン受容体アゴニストに属する薬物は，アドレナリン受容体にそれぞれ特異的な作用を有することで様々な薬効を示す．吸入剤として，これらの薬物はしばしば気管支喘息の治療に用いられる．第47章，炎症にかかわる総合薬理学：喘息を参照のこと．重要な点は，**異なるサブタイプの受容体の活性化は，選択された薬物とその投与量の双方から影響を受ける**ことである．例えば，ドパミン（DA）の低用量投与（2〜5 μg/kg/分）は心臓刺激作用（収縮力の増強とSVRの低下による）を示すが，DAの高用量投与（>10 μg/kg/分）ではほとんどが$\alpha_1$受容体の活性化に関連する作用が生じる．このように薬物の薬力学的効果（表24-4）は患者の全体的な血行動態的特性と関連して考えなければならない．このためには，しばしば心内充満圧やSVR，そして心拍出量を定量するための血行動態モニター用のカテーテルを留置する必要がある．このことが，GW氏の主治医がPAカテーテルを留置してからドブタミンの投与を開始したことの理由である．

交感神経作動性強心薬は，一般的に循環不全における短期的な改善を目的として使用される．これは，これら薬物の副作用と薬力学的・薬物動態学的特性に基づいている．一般的に，心筋のβアドレナリン受容体を刺激する交感神経アゴニストは頻脈や不整脈，そして心筋酸素消費量の増加という共通の副作用が認められる．これらの薬物はまた標的臓器の細胞表面のアドレナリン受容体のダウンレギュレーションによって耐性を生じる．さらに，交感神経作動性アミン類は経口投与した際のバイオアベイラビリティが低いため，通常は持続静脈内注入で投与されることとなる．

### ドパミン

**ドパミン dopamine（DA）** は神経伝達物質として機能する内因性の交感神経作動性アミンである．またノルアドレナリン（ノルエピネフリン）noradrenalin（NA）やアドレナリン（エピネフリン）の生合成前駆体である（第10章，アドレナリン作動性の薬理学参照）．低用量では腎臓や腸間膜血管床にあるDA作働性$D_1$受容体の刺激により末梢血管を拡張させる．

**表24-4　交感神経アゴニストの受容体選択性**

| | 受容体タイプ | | | | |
|---|---|---|---|---|---|
| | $\alpha_1$ | $\alpha_2$ | $\beta_1$ | $\beta_2$ | $D_1$ |
| 薬物 | 末梢血管収縮 | NAシナプスにおける節前性阻害 | 心拍数増加，収縮力増加，拡張期弛緩改善 | 末梢血管拡張 | 低用量で腎血管の拡張 |
| DA | + | | ++ | + | ++ |
| ドブタミン | +/− | | ++ | + | |
| アドレナリン | ++ | ++ | ++ | ++ | |
| NA | ++ | ++ | ++ | | |

DA：ドパミン，NA：ノルアドレナリン．

この局所の血管拡張はLV駆出に対するインピーダンスを低下させる（後負荷を低下する）．中等用量では，DAは$\beta_2$受容体刺激を介して血管拡張作用を発揮するとともに，$\beta_1$受容体刺激作用により心収縮力を増強し心拍数を増加させる．高用量では末梢血管における$\alpha_1$受容体の刺激作用が優位となり全身血管の収縮を惹起し後負荷の増大をもたらすこととなる．

DAはモニター監視下で経静脈的に投与される．DAはモノアミンオキシダーゼ monoamine oxidase（MAO）により速やかな代謝を受け，次いでDA $\beta$ヒドロキシラーゼ dopamine $\beta$-hydroxylaseにより不活化代謝物となり腎臓から排泄される．MAO阻害薬を投与されている患者にDAが投与された場合，DAの代謝が低下する．これらの患者ではDAの投与によって頻脈，不整脈の発症や心筋酸素消費量の増加がきたしやすくなる．

薬理学的作用が複雑ではあるものの，DAは敗血症やアナフイラキシーなど末梢血管拡張が循環不全の主要因となる病態の患者に広い臨床適応がある．低用量～中等用量のDAはしばしば心原性ショックや心不全で用いられる．しかし心原性の循環不全に対するDAの使用は，末梢における血管拡張が期待でき，しかも頻脈や心室性不整脈を起こしにくい他の代替薬物（ドブタミンやPDE阻害薬など）に取って代わられてきている．

## ドブタミン

**ドブタミン dobutamine**は，心原性循環不全患者においてβアドレナリン受容体の活性化による至適血行動態改善作用を得るために開発された合成交感神経作動性アミンである．全体的には，ドブタミンの“純粋”な$\beta_1$アゴニスト作用により期待される血行動態の改善を得ることができる．しかしながらこの血行動態は選択的な$\beta_1$受容体活性のみの結果として得られるものではなく，臨床上入手できる製剤が光学異性体のラセミ酸混合体であり，アドレナリン受容体のサブタイプに対して異なった作用を発揮することに起因する．（＋）体と（－）体の光学異性体いずれも$\beta_1$受容体に対する刺激作用が強く，$\beta_2$受容体に対しては弱い作用を示す．（＋）光学異性体は$\alpha_1$受容体に拮抗作用を示すが，それに対して（－）光学異性体は$\alpha_1$アゴニストとして作用する．臨床上入手できる製剤には両光学異性体が含有されるので，$\alpha_1$受容体レベルではこれらの光学異性体による相反する血行動態に対する影響が効果的に相殺されることとなる．全体的として優位となる薬物効果は，末梢$\beta_2$受容体刺激作用による中等度の末梢血管拡張作用を伴った心臓$\beta_1$受容体刺激作用である．

ドブタミンは持続的に静脈内投与され，臨床上の至適効果が得られるように用量調節される．カテコール-*O*-メチルトランスフェラーゼによりドブタミンは速やかに代謝を受け，循環中の半減期はわずか約2.5分しかない．βアゴニスト効果を有するすべての交感神経作動性アミンと同様に，ドブタミンは不整脈を誘発させる可能性がある．臨床の場においては，ドブタミンによる上室性頻拍と重症な心室性不整脈の発生頻度はDAよりは少ない．これら臨床上の効果によりドブタミンは，心原性循環不全の患者に対して頻繁に使用される交感神経作動性強心薬となったのである．

## アドレナリン

**アドレナリン adrenaline**は，循環保持のために副腎から放出される内因性非選択的アドレナリン受容体作動性物質である．外因性に投与されたアドレナリンは$\beta_1$，$\beta_2$，$\alpha_1$，$\alpha_2$アドレナリン受容体刺激作用を有する．アドレナリンの総合的な効果は用量に依存している．すべての用量においてアドレナリンは陽性変力作用，陽性変時作用，陽性変弛緩作用を有する強力なアドレナリン作動性の効果を発揮する．低用量のアドレナリンは，おもに末梢の$\beta_2$受容体を刺激し血管拡張作用を発揮する．高用量のアドレナリンは，$\alpha_1$受容体を刺激して血管収縮と頻脈を惹起する．これら高用量アドレナリンによる影響はHF患者には望ましくない作用である．

アドレナリンはその他のアドレナリン受容体アゴニストと同様に静脈内投与されることが多いが，気管支喘息での投与例のように吸入剤として投与されることや，アナフィラキシーでの投与例のように皮下投与されることもある．アドレナリンは速やかに代謝を受け腎臓より排泄される．高用量投与の際には頻脈や致死的不整脈を発症することがある．

アドレナリンの基本的な適応は，自発的な循環機能の速やかな回復が必要な心停止からの蘇生にある．このような状況においてはアドレナリンの強力な陽性変力，変時作用は，その有害な末梢血管収縮効果を上回ると考えられる．アドレナリンの心血管系疾患以外の適用としては，気管支攣縮の寛解（$\beta_2$受容体を介した気管支弛緩）や，局所麻酔効果の増強作用（局所$\alpha_1$受容体を介した血管収縮作用），そしてアレルギー性過敏反応に対する治療が挙げられる．

## ノルアドレナリン

**ノルアドレナリン noradrenaline（NA）**は，交感神経末端から放出される内因性神経伝達物質である．NA は強力な$\beta_1$受容体アゴニストであり，そのため収縮期および拡張期における心臓機能改善効果を発揮する．NA はまた末梢血管において強力な$\alpha_1$アゴニストとして作用し，SVR を増加させる．運動中においては，NA 遊離は心拍数増加と収縮力増強作用と拡張期の弛緩改善作用を発揮し，また$\alpha_1$作動性作用による血管収縮作用を介して，有効な血流再配分作用を発揮する．

静脈内投与された NA は肝臓において代謝を受け不活性化される．治療用量においても NA は頻脈や不整脈を発症し，また心筋酸素需要の増加をきたす．また，心収縮性不全の患者に投与した場合には NA は洞房 sinoatrial（SA）結節，心房や心室の異所性部位に起因する頻脈を発症しうる．さらに NA による末梢血管収縮は後負荷を増大させ，この薬物の強心効果を減弱することになる．後者の有害作用は，すでに代償性血管収縮反応を示している患者（交感神経副腎ホルモンやレニン-アンジオテンシン-アルドステロン系の活性化により血管収縮をきたしていることが多い）において頻繁に発生する．しかしながら NA は基礎心疾患を有さない（グラム陰性 Gram-negative 菌による敗血症性ショックなどの）血流再分配性ショックにおいて急性循環不全の治療薬として頻用されている．

## イソプロテレノール

**イソプロテレノール isoproterenol** は比較的$\beta_1$選択性が高い合成$\beta$アドレナリン受容体アゴニストである．イソプロテレノールの血行動態に対する効果は陽性変時作用がおもであるが，末梢の$\beta_2$刺激により末梢血管拡張と低血圧を惹起することがある．イソプロテレノールは発作の起こりうる冠動脈疾患のある患者においては，虚血を悪化させる可能性があり投与するべきではない．イソプロテレノールは頻用される薬物ではないが，アトロピンが無効の治療抵抗性の徐脈に適用がある．また，$\beta$アンタゴニストの過剰投与時にも投与されることがある．

## ホスホジエステラーゼ（PDE）阻害薬

$\beta$アドレナリン受容体アゴニストと同じように，PDE 阻害薬は細胞内 cAMP 濃度を増加させることで心収縮力増強作用を発揮する（図 24-4）．PDE 阻害薬は cAMP を加水分解する酵素を阻害し細胞内 cAMP を増加させることで間接的に細胞内 $Ca^{2+}$ 濃度を増加させる薬理学的作用を有する薬剤である．PDE には多数のアイソフォームがあり，各々が別々のシグナル伝達経路と連関している．**テオフィリン theophylline** のような非特異的 PDE 阻害薬は 1960 年代以来研究されてきた．テオフィリンは当初は閉塞性気道疾患の治療に使用されたが（第 47 章参照），後に陽性変力作用が発見された．

心筋には多くの PDE アイソフォームがあるが，PDE3 の選択的阻害薬は心血管作用を有することが示されている．相対的な選択的 PDE3 阻害薬 **inamrinone** や**ミルリノン milrinone** は心収縮力増強作用と，拡張期の弛緩率と頻度を改善させる作用を有する．あるいは PDE3 阻害薬は末梢循環において重要な血管作動性作用を有する．これらの末梢における作用は，血管平滑筋の細胞内 $Ca^{2+}$ ハンドリングにおける cAMP の作用を介して発揮され，結果として血管の緊張低下をもたらす．全身の動脈系循環においては血管拡張作用により SVR の低下がもたらされ（後負荷低下），また全身の静脈系循環においては静脈容量の増加により心臓への静脈還流の低下作用が発揮される（前負荷低下）．陽性変力作用と動静脈の拡張作用を併せ持つために，PDE 阻害薬は“強心血管拡張薬”と呼ばれている．

$\beta$アゴニストと同様に，PDE 阻害薬には重症の循環不全を短期間で改善するという臨床上の有用性がある．inamrinone 投与により，患者の約 10％に臨床上重篤な血小板減少症が発生するため，その使用は限定的である．経口投与可能な PDE3 阻害薬の開発が進められてきたが，しかしながらこれら薬剤の長期投与による生存率の改善を示すデータは乏しい状況である．

## カルシウム感受性増強薬

**levosimendan** のような $Ca^{2+}$ 感受性増強薬は，今後の治療薬としての可能性について研究が進められている新しい陽性変力作用を示す薬剤である．カルシウム感受性増強薬は PDE 阻害薬と同様の“強心血管拡張”作用を示すが，この $Ca^{2+}$ 感受性の増強作用は，トロポニン C の $Ca^{2+}$ に対する感受性を増強することで発揮され，結果として心筋収縮力が増強する．この作用は心筋の酸素需要の増加を伴わずに，いかなる細胞内 $Ca^{2+}$ 濃度においてもアクチン-ミオシン相互作用を増強させることができる．末梢循環において，levosimendan は ATP 感受性 $K^+$ チャネルを活性化し末梢血管拡張作用を発揮する．予備的研究において levosimendan が重篤な収縮性 HF において血行動態を改善するが短期的な予後は悪化することが示されている．levosimendan はヨーロッパの各国では使用可能であるが，現在のところ米国では使用することができない【訳注：日本でも levosimendan は未発売．】．

## まとめと今後の方向性

心筋収縮における細胞生理学や分子生物学の研究が進むにつれ左室（LV）収縮不全に起因する心不全（HF）患者の心筋収縮力を改善させることができる薬物についての薬理学的戦略が明確になってきた．ジゴキシンは $Na^+/K^+$ ATP アーゼを阻害することで細胞内 $Ca^{2+}$ 濃度を増加させ心収縮力を増強する．この薬物は今日広く臨床使用されている唯一の経口強心薬である．ジゴキシンは HF 患者の死亡率改善効果は示すことができなかったが，HF 症状を緩和し運動耐容能を改善する効果を認めた．ジゴキシンは AV 結節の刺激伝導を遅延させる効果も有するが，この作用は速い心室応答を示す心房細動患者の治療にとって非常に有効である．内因性アミンである**ドパミン**，**ノルアドレナリン**，**アドレナリン**，そして合成アミンである**ドブタミン**や**イソプロテレノール**などの**βアドレナリン受容体アゴニスト**は，G タンパク質調節性の細胞内 cAMP 上昇を介して心収縮力と拡張期弛緩の両方を改善する．拡張期弛緩の改善効果により，これらの薬物の作用による心拍数の増加作用が発揮された状態においても，拡張期における十分な LV 充満が可能となる．βアゴニストは静脈内投与され，心原性循環不全に陥った患者で短期的な血行動態の改善作用を発揮する．バイオアベイラビリティの問題から経口投与ができない点と有害な副作用から，長期的投与における有用性は限定的である．一方，**inamrinone** や**ミルリノン**などの **PDE 阻害薬**は，心筋や血管平滑筋の cAMP 濃度を増加させることで陽性変力作用あるいは動静脈拡張作用を発揮する．しかし長期使用では死亡率が増加するため，その使用は重症 HF の短期的治療に限定される．

心筋収縮力を増強させる薬理学的な新しい薬物について活発な研究がなされている．これらの薬物は，いろいろな生物学的標的を対象として研究が進められている．たとえばアクチン-ミオシンの相互作用（**心筋ミオシン活性薬 cardiac myosin activator**）や合成収縮性タンパク質（**心ニューレグリン cardiac neuregulins**）などが挙げられる．これらの治療方法により，心筋酸素需要を増加させることなく，あるいは $Ca^{2+}$ ハンドリングを変化させることなく，心筋収縮を改善させることが可能である．代替治療法として，HF に関連した炎症性サイトカインの作用を阻害して心収縮力を保持することが試みられているが，これらの薬剤の効果を明らかにする臨床研究の結果から，例えばエンドセリン受容体アンタゴニストのように，その使用については限定的な状況である．最後になるが，**遺伝子治療 gene therapy** は心筋収縮力を改善する治療として研究されているところである．例えば心筋収縮性タンパク質，チャネルや心臓を調節する各種因子など発現に関与する心筋特異的なプロモーターへの遺伝子導入方法などの研究が進められている．現在最も可能性のある遺伝子治療の候補はとしては，SERCA，ホスホランバンそしてトロポニン I が挙げられる．

## 推奨文献


Endoh M. Cardiac calcium signaling and calcium sensitizers. *Circ J* 2008;72:1915–1925. (*Physiology of excitation–contraction coupling and pharmacology of investigational agents for treatment of heart failure.*)

Gheorghiade M, Adams KF, Colucci WS. Digoxin in the management of cardiovascular disorders. *Circulation* 2004;109:2959–2964. (*Reviews the clinical pharmacology of digoxin.*)

Libby P, ed. *Braunwald's heart disease: a textbook of cardiovascular medicine.* 8th ed. Philadelphia: WB Saunders; 2008. (*Encyclopedic reference that includes a good survey of pharmacologic agents, trials, and new approaches.*)

Lilly LS, ed. *Pathophysiology of heart disease.* 4th ed. Baltimore: Lippincott Williams & Wilkins; 2008. [*Excellent introduction to cardiovascular medicine: Chapters 1 (Basic Cardiac Structure and Function), 9 (Heart Failure), and 17 (Cardiovascular Drugs) relate to the physiology, pathophysiology, and pharmacology of contractile function.*]

Peterson JW, Felker GM. Inotropes in the treatment of acute heart failure. *Crit Care Med* 2008;36:S106–S111. (*Evidence underlying the use of inotropes, with emphasis on future directions.*)

Teerlink JR. A novel approach to improve cardiac performance: cardiac myosin activators. *Heart Fail Rev* 2009;14:289–298. (*One of the possible future approaches to treatment of acute heart failure.*)

## 主要薬物一覧：第24章　心収縮性の薬理学

| 薬　物 | 臨床応用 | 副作用（重篤なものは太字で示す） | 禁　忌 | 治療的考察 |
|---|---|---|---|---|
| **強心配糖体**<br>メカニズム—(1) 心筋においては形質膜状の $Na^+/K^+$ ATPアーゼ（$Na^+$ ポンプ）を抑制し，細胞質内 $Ca^{2+}$ 濃度を上昇させ陽性変力作用を発揮する．(2) 自律神経系においては交感神経節前線維を抑制し，副交感神経（迷走神経）緊張を亢進させる．(3)AV結節においては，有効不応期を延長し刺激伝導速度を低下させる．<br>ジゴキシンの抗体の抗原結合フラグメントはジゴキシンに結合し作用を抑制する． | | | | |
| **ジゴキシン**<br>**ジギトキシン** | 収縮性心不全<br>上室性不整脈<br>心房細動，心房粗動，発作性上室性頻拍 | **不整脈（特にAVブロックを伴う，あるいは伴わない刺激伝導抑制，PVC，上室性頻拍）**<br>興奮，易疲労感，筋力低下，霧視，視覚異常（物が黄色または緑色に見える），食思不振，悪心，嘔吐 | 心室細動<br>心室頻拍 | ジゴキシンの薬物相互作用を有する薬物は多い．<br>$\beta$遮断薬と併用した場合に高度AVブロックの危険性が高まる．<br>$\beta$遮断薬および $Ca^{2+}$ チャネル拮抗薬はジゴキシンの陽性変力作用に拮抗する．<br>カリウム排泄作用のある利尿薬および低カリウム血症ではジゴキシンの毒性が生じやすい．<br>エリスロマイシンのような一部の抗菌薬によりジゴキシンの吸収が促進される．<br>ベラパミル，キニジンおよびアミオダロンの併用によりジゴキシン濃度が増加する．<br>ジゴキシン中毒に対しては血漿カリウムの正常化，あるいは重篤な場合には抗ジゴキシン抗体の使用より治療される．<br>慢性腎臓病の患者では初回投与量と維持量の用量調整（減量）が必要である．<br>ジゴキシンによる生存率の改善は示されていない．症状の軽快と機能の改善が認められている．<br>ジギトキシンは肝臓で代謝され胆汁に排泄される． |
| **ジゴキシン特異抗原結合フラグメント** | 致死的なジギタリス中毒<br>用量が不明あるいは血清ジゴキシン濃度が不明な急性ジゴキシン中毒 | **HF，アナフィラキシー** | 禁忌はない<br>羊アレルギーを有する患者への投与は注意が必要 | ジゴキシン抗原結合フラグメントの投与に際しては心肺蘇生が可能な準備をすること． |
| **$\beta$アドレナリン受容体アゴニスト**<br>メカニズム—Gタンパク質共役型アドレナリン受容体の活性化を介したcAMPの増加；心臓の $\beta_1$ アドレナリン受容体に作用し，アゴニストは陽性変力，陽性変時および陽性変弛緩作用を発揮する． | | | | |
| **ドパミン（DA）** | 血流再分配性ショックあるいは心原性ショックにおいて，心拍出増加，血圧上昇，腎血流量の増加を期待して使用される<br>重症，治療抵抗性の慢性心不全に対する短期間の治療 | **QRS時間の延長，心原性不整脈**<br>低血圧，高血圧，動悸，頻脈 | 褐色細胞腫<br>未治療状態の不整脈<br>心室細動 | 低用量では腎臓や腸間膜血管床にあるDA作動性 $D_1$ 受容体の刺激により末梢血管を拡張させる．<br>中等用量では $\beta_2$ 受容体刺激を介して血管拡張作用を生じ，$\beta_1$ 受容体刺激作用により心収縮力を増強し心拍数を増加させる．<br>高用量では末梢血管における $\alpha_1$ 受容体の刺激作用によりり全身血管の収縮を生じる．<br>MAO阻害薬との併用でDAの代謝が低下し頻脈や不整脈が生じる． |

**主要薬物一覧：第 24 章　心収縮性の薬理学（続き）**

| 薬　物 | 臨床応用 | 副作用（重篤なものは太字で示す） | 禁　忌 | 治療的考察 |
|---|---|---|---|---|
| **ドブタミン** | 収縮不善に伴う二次性の代償不全（心原性ショック） | **心原性不整脈の頻度が少ないことを除いて，ドパミン（DA）と同様** | 特発性肥厚性大動脈弁下狭窄 | 臨床上入手できる製剤が光学異性体のラセミ酸混合体であり，アドレナリン受容体のサブタイプに対して異なった作用を発揮する．おおむね $\beta_1$ 作用がおもで次いで $\beta_2$ 作用が発揮させる．<br>心原性循環不全の患者に対して頻繁に使用される交感神経作動性強心薬である．<br>DA と比較して上室性頻拍や重篤な心室性不整脈を発症する頻度が少ない． |
| **アドレナリン** | 気管支攣縮<br>過敏症，アナフィラキシーショック<br>心肺蘇生時<br>止血（局所的な使用）<br>局所麻酔の増強（局所的な使用）<br>解放隅角緑内障<br>鼻閉 | **心室細動などの不整脈，脳出血，高度の高血圧**<br>頭痛，神経過敏，振戦，高血圧，動悸，頻脈 | 分娩出産時<br>閉塞隅角緑内障<br>（アナフィラキシーを除く）ショック<br>基質的な脳障害<br>心原性不整脈<br>冠動脈不全<br>高度の高血圧<br>脳血管の動脈硬化 | 非選択的な $\beta_1$，$\beta_2$，$\alpha_1$，$\alpha_2$ 受容体アゴニスト．<br>高用量では頻脈や致死的不整脈を生じる． |
| **ノルアドレナリン（NA）** | 急性の血圧低下時（ショック）における昇圧 | **アドレナリンと同様** | 末梢血管の血栓症<br>著明な低酸素<br>高炭酸ガス血症<br>血液循環量低下に伴う低血圧 | 非選択的な $\beta_1$，$\alpha_1$，$\alpha_2$ アドレナリン受容体アゴニスト．<br>心収縮性不全の患者に投与した場合には洞房（SA）結節，心房や心室の異所性部位に起因する頻脈を発症しうる．<br>MAO 阻害薬，アミトリプチリン，イミプラミン型の三環系抗うつ薬との併用で重篤な高血圧の危険性が高まる． |
| **イソプロテレノール** | 不整脈に対する緊急治療（静脈注射）<br>アトロピン抵抗性の血行動態に影響を与える徐脈（静脈注射）<br>心ブロック，ショック（静脈注射）<br>気管支攣縮（吸入） | **アドレナリンと同様** | ジギタリス中毒による頻脈<br>狭心症 | 非選択的な $\beta_1$，$\beta_2$ アドレナリン受容体アゴニスト．<br>イソプロテレノールはアトロピンが無効な徐脈や $\beta$ 遮断薬の過剰投与の患者に対する治療に対して有効．<br>不安定な冠動脈疾患の患者に対しては投与しないこと． |

**主要薬物一覧：第24章　心収縮性の薬理学（続き）**

| 薬　物 | 臨床応用 | 副作用（重篤なものは太字で示す） | 禁　忌 | 治療的考察 |
|---|---|---|---|---|
| **ホスホジエステラーゼ（PDE）阻害薬**<br>メカニズム― cAMP を加水分解する PDE 酵素を阻害し細胞内 cAMP を増加させる；心筋細動においては PDE 阻害薬は陽性変力作用と陽性変弛緩作用を発揮する；PDE 阻害薬は血管平滑筋を弛緩させ（静脈拡張作用による）前負荷軽減と（動脈拡張作用による）後負荷軽減作用を持つ. | | | | |
| **テオフィリン** | 第47章，炎症にかかわる統合薬理学：喘息参照：主要薬物一覧参照 | | | |
| **inamrinone**<br>**ミルリノン**<br>**vesnarinone** | 従来療法に治療抵抗性の重度の循環不全の患者における短期間の治療 | **心室性不整脈**<br>**血小板減少症（inamrinone においてミルリノンより高頻度）**<br>**可逆性の好中球減少症と無顆粒球症（vesnarinone）** | 弁狭窄患者の手術中の使用<br>急性心筋梗塞 | ジソピラミドの併用により高度の低血圧を生じる.<br>inamrinone を投与した患者の 10％で血小板減少症が生じる.<br>ミルリノンは経口投与可能．ミルリノンの使用により心不全患者の死亡率が有意に上昇する.<br>vesnarinone の生命予後への効果は不明.<br>PDE 阻害薬は肝機関の使用においては有益であるが，長期間の使用は死亡率の増加と関連がある. |
| **カルシウム感受性増強薬**<br>メカニズム―トロポニン C のカルシウム感受性を増強し，心筋酸素需要を増加することなくミオシン-アクチンの相互作用を増強する. | | | | |
| **levosimendan** | 米国においては使用できない | **用量依存性の低血圧，反復性の頻脈**<br>悪心，頭痛 | levosimendan あるいはラセミ体である simendan に対しての過敏症 | 予備的研究において levosimendan が重篤な収縮性 HF において血行動態を改善するが短期的な予後は悪化することが示唆されている. |

# 25

# 心血管系にかかわる薬理学総論：高血圧，虚血性心疾患，心不全

Ehrin J. Armstrong, April W. Armstrong, and Thomas P. Rocco

## Case 1：高血圧

通信系会社に勤務する45歳の管理職のThomas N氏は，強い息切れがするため循環器のクリニックを受診した．N氏はこれまで有酸素運動を熱心に行っていたが，循環器のクリニックを受診する６カ月前頃から，いつものジョギング中に長く緩やかな坂を上ると強い息切れが起きることに気づいていた．受診までの６カ月間に症状の悪化が認められ，毎日のジョギングコースを半分走ったところで休憩をするようになった．安静あるいは労作時に胸部不快感の自覚はなく，家族歴として高血圧および若年性動脈硬化症を有していた．またN氏は非喫煙者であった．

診察の結果，患者は高血圧（血圧160/102 mmHg）を認め，聴診検査で心尖部に明らかな前収縮期のⅣ音（S4）を聴取したが，それ以外に特筆すべき所見は認められなかった．胸部X線検査では異常所見を認めず，心電図electrocardiogram（ECG）は正常洞調律で左室(LV)高電位を呈していた．N氏は心臓超音波とトレッドミル負荷心電図検査treadmill exercise test（ETT）という非侵襲的な心機能検査を受けることとなった．ETTでは最大心拍数は170回／分で，7 METS到達時点で高度の呼吸困難により検査終了となった［METS（metabolic equivalents）とはエネルギー消費量を示す測定単位で，“7 METS”は患者年齢から見て正常値以下である］．負荷時の最大血圧は240/120 mmHgであった．ECGではIHDを示唆する所見は認められなかった．断層心臓超音波では，求心性LV肥大と左房（LA）拡大を認めたが，大動脈弁および僧帽弁の異常は認めなかった．LV全体およびLV局所の壁運動において収縮障害は認められなかったが，早期急速流入速度の低下と心房収縮によるLVの血液充満量の増加に起因するLV拡張期の血液充満異常を認めた．

### Questions

1. 現在の高血圧に対する薬物治療における，治療開始時の第一選択薬は何か，また治療の目的は何か？
2. 高血圧患者に対する第一選択薬としては，サイアザイド系利尿薬が長年にわたって使用されてきた．今日アンジオテオシン変換酵素（ACE）阻害薬などの他の薬物が好んで使用されるように至った臨床背景は何か？
3. 高血圧の重症度から判断するとN氏の血圧治療において至適治療目標値を達成するためには少なくとも２種類の薬物が必要と考えられる．多剤療法を開始する時期はいつか？

## はじめに

第19～24章で，心血管系の薬理学をそれぞれの生理機能の観点から記載した．例えば利尿薬は体内水分量の調節の観点で，アンジオテンシン変換酵素angiotensin converting enzyme（ACE）阻害薬は血管緊張の観点で述べてきた．しかし臨床において，心血管疾患ではこれらの様々な生理機能の障害が相互作用を生じていることがしばしば起こりうる．したがって治療には多種多様の薬物を併用することが必要になることが多い．本章では，３つの一般的な心血管疾患である高血圧，虚血性心疾患ischemic heart disease（IHD）と心不全heart failure（HF）についての臨床Caseを１例ずつ提示する．そして各疾患について，病態生理の理解が薬物治療の理論的根拠であることを記載する．また薬物の相互作用による重篤な副作用についても焦点を当てて述べた．本章の目的は病態生理学と薬理学の総合的な立場から，これら一般的な心血管疾患に対する今日の治療方法を理解することである．

## 高血圧の病態生理学

高血圧は非常に一般的な疾患であり，脳卒中，冠動脈疾患coronary artery disease（CAD），末梢血管疾患，HFや慢性腎不全などの種々の心血管系疾患における重要なリスクファクターである．一次予防の研究から血圧値と死亡を含む心血管疾患の予後については連続的な相関関係が認められている．この関係は，従来では“正常”とされていた範疇の血圧においても認められる．軽症高血圧についての重要性が評価されるようになったことは，厳格な診断基準，重症度分類や治療指針などといった高血圧に対しての臨床的指針が定期的に改定されるようになったことと関連性がある．例えばこれまで拡張期血圧の上昇は高血圧治療を開始する重要な基準であったが，今日では特に高齢患者においては，収縮期血圧の上昇のみ（**収縮期高血圧 isolated systolic hypertension**）が治療開始指針であると考えられるようになっている．今日において合意が得られていると考えられる高血圧の診断基準を表25-1に示す．

高血圧においては，収縮期血圧が相当に上昇している状態でも，多くの場合無症状であることが治療の妨げとなる．症状と長期的予後の不一致が，高血圧が“silent killer”といわれるゆえんである．例えば，N氏は当初は運動後だけに症状が出現していた．それにもかかわらず高血圧は重症であり，CAD，脳卒中やHFなどの重要なリスクファクターとなっていた．したがって，高血圧を発見して治療するという効果的な戦略が心血管疾患の一次予防や二次予防において重要である．

幸いなことにこの20年間で，高血圧患者の治療は多種多様の薬物が使用できるようになり飛躍的に進歩を遂げた．これらの治療薬は当初単剤療法で使用されるものもある．しかしながら，高血圧の進展により多剤療法が必要になることもしばしば経験される．治療に対する臨床的エンドポイントは，ある程度患者ごとに違いがあるものの，治療の主目的は血圧測定値を低下させることであり，通常は収縮期血圧140 mmHg以下，拡張期血圧90 mmHg以下を目標値とする（糖尿病や慢性腎臓病の患者においては130/80 mmHg以下）．

高血圧は一般に本態性高血圧と二次性高血圧に分類される．**本態性高血圧 essential hypertension**は血圧上昇の原因が不明であり，高血圧患者の90～95％を本態性高血圧が占めている．本態性高血圧の原因は遺伝的要因や飲酒，肥満や塩分過剰摂取などの環境要因など多岐にわたる．本態性高血圧の病態生理が解明されるには，遺伝学的素因や分子生物学的機序が明らかにされることが必要である．**二次性高血圧 seclondary hypertension**は血圧上昇の原因が明確な高血圧患者を指す．例えば二次性高血圧には原発性アルドステロン症，経口避妊薬の内服，原発性腎疾患や腎血管性疾患などが挙げられる．

**表 25-1 JNC-7による成人高血圧の分類**

| | 収縮期血圧（mmHg） | | 拡張期血圧（mmHg） |
|---|---|---|---|
| 正常 | ＜120 | かつ | ＜80 |
| 前高血圧 | 120～139 | または | 80～89 |
| 1度高血圧（中等症） | 140～159 | または | 90～99 |
| 2度高血圧（重症） | ≧160 | または | ≧100 |

(Seventh Report of the Joint National Committee on Prevention, Detection, Evaluation, and Treatment of High Blood Pressure; 2003.)

血圧の決定因子については第21章，血管緊張の薬理学で述べた．**血圧は心拍数，1回拍出量，全身血管抵抗 systemic vascular resistance（SVR）により規**

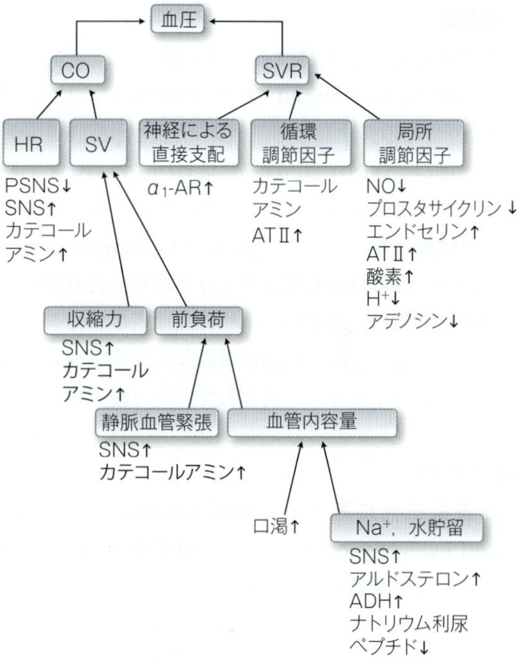


**図 25-1 血圧の決定因子**

血圧（**BP**）は心拍出量（**CO**），全身血管抵抗（**SVR**）で決定される．心泊出量は心拍数 heart rate（**HR**）と1回拍出量 stroke volume（**SV**）の積である．これらの血圧決定因子は，様々なホメオスタシス反応により影響を受ける．心拍数は交感神経系（**SNS**）とカテコールアミン刺激で増加し，副交感神経系 parasympathetic nervous system（**PSNS**）刺激で減少する．また，SVは心収縮力と前負荷増加により増加し，後負荷増加により減少する（**図示せず**）．これら決定因子のすべては重要な心機能のパラメーターである．前負荷は静脈における血管緊張と血管内容量の変化の影響を受ける．また，SNSとアルドステロン，抗利尿ホルモン（**ADH**），ナトリウム利尿ペプチドなどのホルモンは，血管内容量に影響を与える主要因子である．SVRは神経による直接支配，循環調節因子，局所調節因子により調節されている．神経による直接支配は$\alpha_1$アドレナリン受容体$\alpha_1$-adrenergic receptor（**$\alpha_1$-AR**）により調節されており，$\alpha_1$-AR刺激によりSVRが増加する．循環調節因子はカテコールアミン，アンジオテンシンⅡ（**ATⅡ**）などであり，いずれの物質によってもSVRが増加する．また，様々な局所調節因子によってもSVRは影響を受ける．これらの局所調節因子には，一酸化窒素（**NO**），プロスタサイクリン，エンドセリン，ATⅡなどの血管内皮由来の情報伝達分子があり，また局所における代謝性調節因子として，酸素，水素イオン（$H^+$）やアデノシンなどがある．SVRは後負荷の主要な決定因子であり，SVと逆相関が認められる．すなわち，「血圧に対するSVRの直接作用」と「SVに対する後負荷の逆作用」の2つの要因により，血圧システムが複雑になっていることを図示している．図中の矢印は，上部の対応因子に対して「↑が作用亢進，↓が作用減弱」を表す．

**定される**（図25-1）．心拍数は，主として交感神経活性で決定される．1回拍出量は心臓の負荷（前負荷および後負荷）と収縮力により決定される．SVRは体循環における細動脈網の血管緊張の総和により規定される．本態性および二次性高血圧の治療戦略においては，正常の血圧調整にかかわる生理学と個々の高血圧患者における発症メカニズムを理解することが重要である．

### 心機能

持続的に血圧が上昇する第1の機序は，一次的な心拍出量 cardiac output（CO）の増加（“高拍出性”高血圧）である．すなわち，“収縮亢進（hyperkinetic）”は交感神経活性の亢進，神経体液性因子に対する心臓の感受性亢進の両方あるいは一方に起因している．**心ポンプ機能に基づく高血圧 pump-based hypertension**（**すなわちSVRは正常でありCOが増加した状態**）という血行動態は，若年層の本態性高血圧患者でしばしば認められる．この血行動態は経年的に末梢血管の血行動態プロフィールへと変化していく（後述参照）．

### 血管機能

**血管抵抗性に基づく高血圧 vascular resistance-based hypertension**（**すなわちSVRが増加し，COは正常**）は高齢者の高血圧においてしばしば認められる発症メカニズムである．この形の高血圧患者においては血管系が交感神経刺激，循環調節因子や局所的な血圧調節物質による血管緊張調節に対して異常な反応を示していると考えられている．血管内皮の損傷または機能不全があると，局所産生された血管拡張物質［一酸化窒素 nitric oxide（NO）など］と血管収縮物質（エンドセリンなど）の正常な平衡状態が破綻する．さらに，血管平滑筋内のイオンチャネルが障害されるために血管運動の緊張が亢進し，その結果としてSVRが亢進すると考えられている．臨床研究においてこのタイプの高血圧の患者にサイアザイド系利尿薬の効果が示されており，第一選択薬として挙げられている．

### 腎機能

腎機能障害もまた高血圧の進展に関連している．腎臓における再吸収亢進によりナトリウムイオン（$Na^+$）と$H_2O$が過剰貯留となると，**血管内容量に基づく高血圧 volume-based hypertension**をきたす．糸球体の障害による**腎実質疾患**では機能的なネフロンの減少あるいはレニン過剰分泌が惹起され，結果的に血管内容量が異常に増加する．さらにはイオンチャネルの変異が生じ$Na^+$排泄の障害が起こる．また，**腎血管疾患**（例えばアテローム硬化性プラークによる腎動脈狭窄，線維筋性異形成，塞栓，血管炎や腎動脈の外部からの圧迫）により腎動脈血流の低下が引き起こされる．これらの疾患による灌流圧低下に伴って，傍糸球体細胞からのレニン分泌が増加しアンジオテンシンⅡとアルドステロンの産生が増加する．このアンジオテンシンⅡとアルドステロンにより血管運動神経の緊張と$Na^+$と$H_2O$の貯留が亢進し，その結果として血行動態においては**COとSVRの増加**が生じる．

### 神経内分泌機能

交感神経緊張に対する中枢性調節異常，非定型のストレス反応，圧受容器と血管内容積受容器からのシグナルに対する異常反応などの神経内分泌系の機能不全が生じると，心機能や血管機能，腎機能が変化しそのため血圧の上昇が生じる．高血圧を生じる内分泌異常の例としては，カテコールアミンの過剰分泌（褐色細胞腫），副腎皮質からのアルドステロンの過剰分泌（原発性アルドステロン症），甲状腺ホルモンの異常産生（甲状腺機能亢進症）などがある．

## ▶ 高血圧の臨床管理

前述のごとく，血圧の上昇により臓器障害が進行しても長年にわたって症状を伴わないことが多いため，高血圧は臨床的に難しい疾患であるといえる．その結果として，高血圧の治療においては，無症状の高血圧患者と血圧上昇に伴う臓器障害を生じるリスクが高い高血圧患者の両者を見つけ出し，治療方針を立てることが必要となる．無症候性の高血圧患者が降圧薬を希望することはあまりないので，個々の患者における至適アドヒアランスと有効性が実現するような治療薬物を選択する必要がある．このためには薬物の安全，投与量や医療費（薬価）を考慮する必要がある．

高血圧に対する治療の第一選択は生活習慣の改善の必要性についての指導をすることである．生活習慣の改善は体重減少，身体活動の増加，禁煙や低脂肪減塩食など，高血圧患者において望ましいものである．高血圧を惹起するような外的要因，例えば飲酒，経口避妊薬，グルココルチコイド（糖質コルチコイド）や覚醒剤などの減量や使用制限もまた高血圧患者には利益をもたらす．非薬物治療が奏功せず血圧が低下しない場合においても，生活習慣の改善は薬物治療の補助的手段として継続される．

高血圧に使用される薬剤は多種にわたる．最終的にはこれらの薬物はいずれもCOの低下あるいはSVRの減弱作用を発揮する．今日において高血圧の治療戦略（表25-2，図25-2）としては，血管拡張を伴う血管内容量の減少（利尿薬），交感神経緊張の低下［βアンタゴニスト，$\alpha_1$アンタゴニスト，中枢性交感神経遮断薬］，血管平滑筋の弛緩［カルシウムイオン（$Ca^{2+}$）チャネル拮抗薬calcium channel blocker（CCB），カリウムイオン（$K^+$）チャネル開口薬］，神経体液性因子の阻害［レニン阻害薬，ACE阻害薬，$AT_1$拮抗薬（アンジオテンシンIIタイプ1受容体拮抗薬）］などが用いられる．これらの治療薬による降圧作用は，圧受容器と腎傍糸球体細胞を介して逆に血圧上昇させようとする調節反応が生じるために減弱する．このような代償機構は重要であり，安定した血圧コントロールを長期的に行うためには，治療薬の用量設定や複数の薬物投与が必要となることがある（図25-3）．

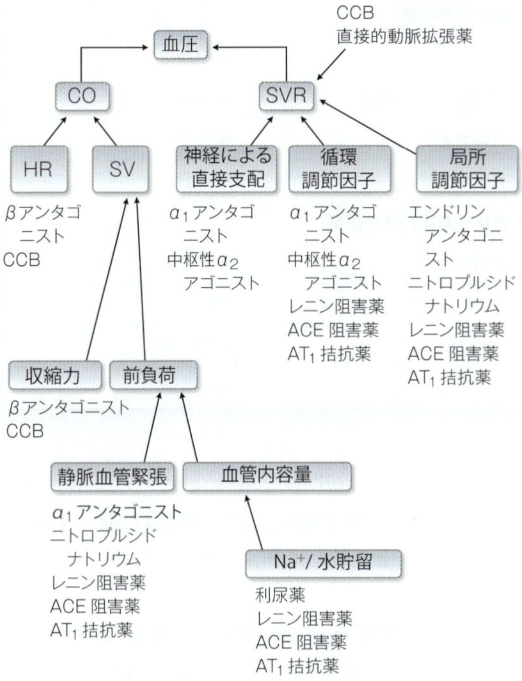


**図25-2 汎用される高血圧治療薬の薬理学的作用**
高血圧治療薬は，血圧（BP）を決める構成因子を阻害することによって血圧を調節する．高血圧治療薬の多くは，様々な降圧機序を持つ．例えばアンジオテンシン変換酵素（ACE）阻害薬や$AT_1$拮抗薬などはレニン-アンジオテンシン系の遮断作用を持つが，さらに局所調節因子と循環調節因子の濃度を変化させ，腎臓でのナトリウムイオン（$Na^+$）貯留と血管緊張に影響を与える．CO：心拍出量，SVR：全身血管抵抗，HR：心拍数，heart rate，SV：1回拍出量，stroke volume，CCB：カルシウムイオン（$Ca^{2+}$）チャネル拮抗薬．

## 循環血流量の減少

### 利尿薬

利尿薬は長きにわたり降圧治療に重要な役割を果たしてきたが，利尿薬の降圧作用は十分に解明されていない．第20章，体液調節の薬理学で述べたように，利尿薬は腎臓における$Na^+$と$H_2O$の排泄を増加させ血管内容量を減少させる．しかしながら血管内容量の減少だけでは利尿薬の降圧作用を十分には説明することができない．

**サイアザイド系利尿薬thiazide diuretics（ヒドロクロロチアジドhydrochlorothiazideなど）**は，高血圧治療で最も頻用されている$Na^+$排泄促進型利尿薬である（表25-3）．薬物動態的および薬力学的特性からサイアザイドは慢性の高血圧の治療に適した薬剤である．サイアザイドは経口投与が可能な薬剤であり，長時間にわたり作用を発揮する．投与後当初は血管内容量の低下に伴う降圧効果を発揮するため，**サイアザイドは特に血管内容量に基づく高血圧の患者，例えば原発性腎疾患の患者やアフリカ系米国人などに有効である．**サイアザイドによる初期の降圧効果は血管内容量の減少に伴う心拍出の減少に起因するが，しかしながらその心拍出の減少がレニン-アンジオテンシン系を刺激することで血管内容量の再度の増加が生じ，サイアザイドの降圧効果が減弱することとなる．サイア

**表25-2 高血圧における主要な薬物分類**

| 利尿薬 | 交感神経抑制薬 | 血管拡張薬 | レニン-アンジオテンシン-アルドステロン系阻害薬 |
|---|---|---|---|
| サイアザイド系利尿薬 | 中枢性交感神経アンタゴニスト | CCB | レニン阻害薬 |
| ループ利尿薬<br>カリウムイオン（$K^+$）保持性利尿薬 | 交感神経節アンタゴニスト<br>交感神経節後アンタゴニスト<br>$\alpha_1$アドレナリン受容体アンタゴニスト<br>$\beta_1$アドレナリン受容体アンタゴニスト<br>α/βアドレナリン受容体アンタゴニスト | minoxidil<br>ヒドララジン<br>ナトリウム | ACE阻害薬<br>$AT_1$拮抗薬<br>アルドステロンアンタゴニスト |

CCB：カルシウムイオン（$Ca^{2+}$）チャネル拮抗薬．

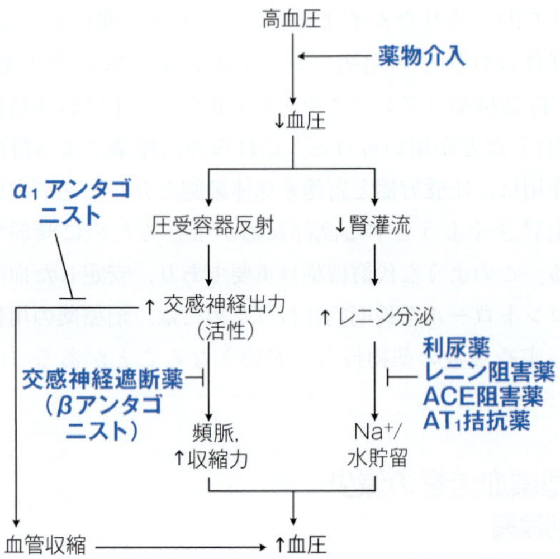


**図 25-3　高血圧治療における代償性ホメオスタシス反応**

薬物治療によって血圧が低下すると，ホメオスタシス反応により血圧を上昇させる．このような反応は圧受容器反射と腎灌流量低下に大まかに分類することができる．圧受容器反射は大動脈弓と頸動脈洞で生じ，交感神経出力（活性）を増加することで頻脈，心収縮増加，血管収縮を生じ血圧上昇を惹起する．βアンタゴニストなどの交感神経遮断薬は，交感神経の情報伝達系を遮断するために頻脈，心収縮亢進作用を生じにくい．$\alpha_1$アンタゴニストは血管収縮抑制作用を有し，頻脈，心収縮増加の影響はほとんどない．腎灌流量が低下すると，腎傍糸球体（JG）細胞からのレニン分泌が亢進する．レニンはアンジオテンシノーゲンをアンジオテンシンⅠに変換し，アンジオテンシンⅠは血管収縮作用を持つアンジオテンシンⅡ（ATⅡ）へと変換される（**図示せず**）．ATⅡは，副腎からのアルドステロン分泌を促進し，腎尿細管でのナトリウムイオン（$Na^+$）（および水分）の再吸収を促進する．$Na^+$ 再吸収が促進されると，循環血流量が増加し，このため結果的に血圧上昇を惹起する．利尿薬はネフロンからの $Na^+$ 再吸収を阻害してホメオスタシス反応を抑制する．一方，アンジオテンシン変換酵素（ACE）阻害薬と $AT_1$ 拮抗薬はATⅡの標的臓器への情報伝達を阻害することで，ホメオスタシス反応を抑制する．
＊↑上昇，↓低下を示す．

**表 25-3　高血圧治療に用いられる利尿薬**

| 薬　物 | 効果持続時間（時間） |
|---|---|
| **サイアザイド系利尿薬** | |
| chlorothiazide | 6～12 |
| chlorthalidone | 48～72 |
| ヒドロクロロチアジド | 16～24 |
| インダパミド | 24 |
| metolazone | 24 |
| **ループ利尿薬** | |
| ブメタニド | 4～5 |
| ethacrynic acid | 4～5 |
| フロセミド | 4～5 |
| トラセミド | 6～8 |
| **カリウム保持性利尿薬** | |
| amiloride | 6～24 |
| エプレレノン | 24 |
| スピロノラクトン | 72～96 |
| トリアムテレン | 8～12 |

ザイドによる最大の降圧作用が得られる投与量は，最大の利尿作用が得られる投与量よりも少ないことが多く，このことはサイアザイドによる血管拡張作用が発揮され代償性の血管内容量の増加を補完し降圧効果を発揮することを示唆している．すなわちサイアザイドによる降圧効果はCO減少とSVRの減少を介した作用と考えられている．

高血圧治療に関して，Joint National Committee（JNC）による治療アルゴリズムである“段階的多剤併用療法 stepped-care”において，特別に他の降圧薬を選択しなければならない要件がない限り（例えば糖尿病合併患者におけるACE阻害薬など），サイアザイドは多くの高血圧患者に対する第一選択薬として推奨されている．この提唱はサイアザイド治療により良好なアウトカムと医療費の削減が得られたという臨床試験の結果を踏まえてのものである．現在の提唱ではサイアザイドの初期投与量は（12.5～25 mg/日）低用量が推奨されており，この用量は以前のJNCのガイドラインと比較して非常に少ないものとなっている．

**ループ利尿薬 loop diuretic**（フロセミド furosemide など）は，軽症～中等症の高血圧においてはあまり処方されない薬剤である．一般にループ利尿薬は作用持続時間が短く（4～6時間），投与後に確実な利尿作用が認められるものの，降圧作用は強くない．降圧効果が弱い理由として，代償的に神経体液性因子の活性化が生じ血管内容量とSVRを増加させることが考えられている．**しかしながらある病態においては，サイアザイドよりもループ利尿薬の方が好ましい場合もあり，これには悪性高血圧**（次項以降を参照），**腎機能不全を伴う血管内容量に基づく高血圧患者が該当する．**

**カリウム保持性利尿薬 $K^+$ sparing diuretic**（例えば，**スピロノラクトン spironolactone，トリアムテレン triamterene，amiloride**）は，サイアザイド系利尿薬やループ利尿薬よりも有効性が乏しく，主として他の利尿薬と併用し薬物誘発性のカリウム尿（尿中への $K^+$ 排泄増加）により生じる低カリウム血症を抑制あるいは補正するために投薬される．例外的に**アルドステロン受容体アンタゴニストであるスピロノラクトン**

**は，高アルドステロン症による二次性高血圧治療に対して有効性を示す．**前述したように，サイアザイド系利尿薬とループ利尿薬には一般的な代謝性副作用として低カリウム血症が認められる．この作用はネフロンの近位尿細管での $Na^+$ 再吸収が促進されることでネフロンの遠位尿細管での $Na^+$ と水分の排泄が促進され，また遠位尿細管への $Na^+$ 運搬が促進されることで代償性のホメオスタシスにより結果的に遠位尿細管での $Na^+$ 再吸収が促進され，これに伴って $K^+$ 排泄が促進されることに起因する．後者の作用はアルドステロンに起因するものであり（第 20 章参照），カリウム保持性利尿薬はアルドステロン作用を減弱させることで血中カリウム濃度を正常基準範囲内に保持することができる．カリウム保持性利尿薬の臨床使用において致死的な高カリウム血症の報告があるため，カリウム保持性利尿薬を服用している患者では，ACE 阻害薬（アルドステロン活性抑制と $K^+$ 排泄抑制作用を有する）とカリウム補給剤を減量または投与中止すべきである．また腎機能障害患者における使用は，たとえ軽度の障害であっても注意が必要である．

## 交感神経緊張のダウンレギュレーション

第 10 章，アドレナリン作動性の薬理学で交感神経活性に影響を与える薬剤については記述した．αアドレナリン受容体ならびにβアドレナリン受容体の組織分布や，心血管系における作用についてはそちらを参考にされたい．**交感神経遮断薬の降圧作用には 2 つの機序が考えられる．1 つは SVR の減弱であり，もう 1 つは CO の減少である．**交感神経遮断薬はβアドレナリン受容体アンタゴニストとαアドレナリン受容体アンタゴニスト，中枢性交感神経遮断薬に分類される．

### βアドレナリン受容体アンタゴニスト

βアドレナリン受容体アンタゴニスト（**プロプラノロール propranolol，メトプロロール metoprolol，アテノロール atenolol，nebivolol**）は高血圧治療において一般的に処方される薬剤である．陰性変時作用および陰性変力作用（およびこれらの作用による心拍数，1 回拍出量，CO の減少）により，βアンタゴニストの初期降圧効果が発現される．また，βアンタゴニストの長期投与によって血管運動の緊張が抑制され，これに伴って SVR が減弱し降圧効果が発揮される．

βアンタゴニストによる血管運動神経の緊張抑制作用については，末梢血管においては $\beta_2$ アドレナリン受容体刺激により血管拡張作用が生じることから逆説的に思われる．しかし腎臓における $\beta_1$ アドレナリン受容体を阻害することでレニン分泌が抑制されることで血管収縮作用を持つアンジオテンシンⅡの産生が抑制される．後者のアンジオテンシンⅡ産生抑制が非選択的β受容体アンタゴニストを投与した場合においても主要な作用であると考えられている．また，βアンタゴニストは高血圧患者に対して効果的な降圧作用を示すが，一般的にはβアンタゴニストは正常血圧の正常人に対しては低血圧を起こすことはない．高血圧患者においては交感神経活性が亢進しているために，これらの患者においてβアンタゴニストによる降圧効果が発揮される．それに対して，正常人においては通常のβアドレナリン受容体活性は低いために血行動態に影響が認められることはない，βアンタゴニストの投薬により，血清中性脂肪濃度の上昇と高比重リポタンパク high-density lipoprotein（HDL）コレステロール低下を生じるとされるが，βアンタゴニストの代謝性作用に対する有害性については十分に解明されていない．βアンタゴニストの心外副作用として，耐糖能障害（高血糖），鎮静，インポテンス，抑うつや気管支収縮などが挙げられる．

α/βアンタゴニスト（**ラベタロール labetalol** など）は，経口薬と注射薬の両製剤がある．ラベタロールの静注によって十分な血圧低下が得られ，高血圧緊急症の治療にも広く用いられている．ラベタロールの経口薬は高血圧の長期治療において用いられる．本薬物の特徴の 1 つとして，SVR の減弱によって降圧効果が得られるが（$\alpha_1$ 受容体遮断作用），純粋な血管拡張薬を単独投与によって通常認められるような反射性の心拍数と CO の増加を惹起しないことが挙げられる（心筋の $\beta_1$ アドレナリン受容体の遮断作用による）．

近年βアドレナリン受容体アンタゴニストは高血圧の初期治療においてはあまり頻用されなくなった．なぜなら利尿薬やレニン-アンジオテンシンアルドステロン系抑制薬と比較して有益性が示されていなかったからである．しかしながらβアドレナリン受容体アンタゴニストは，例えば CAD や HF などのような高血圧以外の疾患を合併する患者における高血圧治療では重要な薬物である．β受容体アンタゴニストは若年者高血圧においては有効性な薬物である．

### αアドレナリン受容体アンタゴニスト

$\alpha_1$ アドレナリン受容体アンタゴニスト（例えば，**プラゾシン prazosin，テラゾシン terazosin，ドキサゾシン doxazosin**）も高血圧治療において使用される薬物である．$\alpha_1$ アドレナリン受容体アンタゴニストは末梢血管運動神経の緊張を低下させ，血管収縮の低下作用とSVRの減弱作用を発揮する．$\alpha_1$アドレナリン受容体アンタゴニストの長期投与により血清脂質に悪影響を与えないことが明らかになっており，この点は他の降圧薬と比較して本薬物の大きな利点となっている．しかし，この利点の長期的有用性については今後の無作為臨床試験において明らかにされるのを待たざるをえない．

非選択的αアドレナリン受容体アンタゴニスト（phenoxybenzamine，**フェントラミン phentolamine** など）は高血圧の長期治療には用いられないが，これは長期投与によって代償機転が亢進するからである．例えば，中枢性$\alpha_2$アドレナリン受容体の遮断によって交感神経出力（活性）の脱抑制が生じ，その結果として反射性頻脈が生じる．**本薬物の適用症は褐色細胞腫が挙げられる．**

### 中枢性交感神経遮断薬

$\alpha_2$アドレナリン受容体アゴニストである**メチルドパ methyldopa**，**クロニジン clonidine**，**グアナベンズ guanabenz** は副腎髄質からの交感神経出力（活性）を減少させ，心拍数減少，心収縮性低下，血管運動神経の緊張低下を発揮する．これらの薬物は経口投与製剤であり（クロニジンは貼付薬もある），好ましくない副作用の発現にもかかわらず，これまでは広く使用されてきた．種々の系統の薬物が利用可能になってきたことと，最大投与量未満での多剤併用療法を行う今日の治療傾向と重なって，高血圧治療における$\alpha_2$アゴニストの臨床的意義はしだいに低下してきた．

自律神経節遮断薬（trimethaphan, hexamethonium）は交感神経節でのニコチン性コリン作用活性を阻害する．これらの薬物による降圧作用は非常に大きいが，交感神経と副交感神経の双方の遮断による重篤な副作用（例えば便秘，視野のかすみ，性機能不全，起立性低血圧）が発現するため，自律神経節遮断薬は現在では使用されない薬物である．

ある種の交感神経遮断薬（**レセルピン reserpine**，guanethidine など）は，神経節後アドレナリン作動性ニューロン終末部に取り込まれ，ノルアドレナリンを含むシナプス小胞内からの神経伝達物質を長期間抑制する（第10章参照）．すなわち，アドレナリン作動性神経末端遮断薬は交感神経系 sympathetic nervous system（SNS）の緊張を低下させることで降圧作用を発揮する．しかし，レセルピンと guanethidine を投与すると重度のうつ症状（レセルピン投与）や起立性低血圧，性機能不全（guanethidine 投与）など重大な副作用が発現するため，今日の高血圧治療ではほとんど使用されない．

## 血管平滑筋の調節

第21章で述べたように，血管緊張は血管平滑筋の収縮に依存している．血管拡張薬は細動脈平滑筋および血管内皮，あるいはその一方に作用して末梢SVRを減弱させる．また，血管拡張薬のおもな作用機序には，$Ca^{2+}$チャネルの遮断と代謝調節性$K^+$チャネルの開口に起因する．

### $Ca^{2+}$チャネル拮抗薬

$Ca^{2+}$チャネル拮抗薬（CCB）（**ベラパミル verapamil**，**ジルチアゼム diltiazem**，**ニフェジピン nifedipine**，**アムロジピン amlodipine**）は経口薬であり，高血圧の長期治療に広く使用されている．CCBは多種多様の血行力学的作用を持ち，心周期における$Ca^{2+}$が関与する様々な部位における機械的・電気的な活動や血管調節作用に作用する．これらの薬物は血管拡張作用や陰性変力作用，陰性変時（変周期）作用を有する．ジヒドロピリジン系薬物（ニフェジピン，アムロジピン）は主作用として血管拡張作用を示す．反対に非ジヒドロピリジン系薬物（ベラパミル，ジルチアゼム）は陰性変力作用と陰性変時（変周期）作用のため，心筋収縮力の減弱，心拍数の減少，刺激伝導の減弱をもたらす．したがって，**CCBは，SVRの減弱とCOの減少によって降圧効果を発揮する．**CCBは高血圧患者における多剤併用療法，IHDと高血圧合併例などにおいて，他の心作用薬としばしば併用される．

各々のCCBは特徴的な薬力学的作用を示すため，その潜在的副作用（他の心血管系療法で用いる治療薬との有害な薬物相互作用を含む）は，投与されたCCBの種類に応じて特異的に発現する．例えば非ジヒドロピリジン系薬物は，左室 left ventricular（LV）収縮機能障害のある患者に対しては慎重投与すべきであるが，これは非ジヒドロピリジン系薬物投与によってHFの悪化をまねくからである（後述参照）．これらの薬物は刺激伝導障害のある患者においては慎重に投与するべきであるが，これは，これらの薬物が洞房 sinoatrial（SA）結節および房室 atrioventricular（AV）結節での刺激伝導を抑制することに起因する．これら2つの注意点はβアンタゴニストを投与中の患者において特に顕著になる．

### $K^+$チャネル開口薬

**minoxidil** と**ヒドララジン hydralazine** は経口投与可能な動脈拡張薬であり，高血圧の長期治療に用いられる．minoxidil は代謝調節性 $K^+$ チャネルを開口させ，血管平滑筋細胞を過分極させることで脱分極刺激による細胞応答を減弱させる．ヒドララジンは，minoxidil よりも血管拡張作用は劣る．両薬剤とも代償性に $Na^+$ と $H_2O$ の貯留と反射性頻脈を生じるが，これらの副作用はヒドララジンよりも minoxidil 投与時に頻繁に認められ重症度も高い．βアンタゴニストや利尿薬との併用投与により，このような代償性の副作用が軽減される．ヒドララジンは耐性や脱感作を生じやすいために，この薬剤は限定的に使用される．さらに，ヒドララジンの 1 日投与量の増加により薬剤性ループスを生じやすくなる．$K^+$ チャネル開口薬よりも CCB は安全性が高いので，今日では $K^+$ チャネル開口薬の minoxidil とヒドララジンは他剤で治療抵抗性の重症高血圧に限定されている．特筆すべきは，ヒドララジンは（硝酸イソソルビドとの併用で）アフリカ系米国人の収縮性 HF の治療において（すでに ACE 阻害薬とβアンタゴニストで治療されている患者などで）追加治療としての投与が広く行われるようになってきている．

## レニン-アンジオテンシン-アルドステロン系の調節

レニン-アンジオテンシン-アルドステロン系遮断薬には，レニン阻害薬である**アリスキレン aliskiren**，ACE 阻害薬（**カプトプリル captopril**，**エナラプリル enalapril**，**リシノプリル lisinopril** など），**アンジオテンシン受容体（$AT_1$）拮抗薬 angiotensin receptor（$AT_1$）antagonist**（**ロサルタン losartan**，**バルサルタン valsartan** など）がある．これらの薬剤は高血圧治療において使用頻度が増加している．

### レニン阻害薬

アリスキレンはアンジオテンシノーゲンをアンジオテンシンⅠに変換する酵素であるレニンに対する競合的抑制薬である．理論的にはレニン-アンジオテンシン-アルドステロン系をより上流で抑制することから，ACE 阻害薬あるいはアンジオテンシン受容体拮抗薬よりも血圧低下や LV 肥大の抑制作用においては効果的な作用を発揮すると考えられる．臨床研究においてアリスキレンは他のレニン-アンジオテンシン-アルドステロン系抑制薬と比較して降圧効果は弱く，長期的な生命予後に関しての効果も明確にされてはいない．

### アンジオテンシン変換酵素（ACE）阻害薬

ACE 阻害薬は，アンジオテンシンⅠからアンジオテンシンⅡへの変換に関与する ACE を阻害することにより，体循環中のアンジオテンシンⅡとアルドステロンを減少する．ACE 阻害薬はアンジオテンシンⅡを減少させることで SVR を低下し，LV 駆出に対するのインピーダンスを低下させる．また ACE 阻害薬はアルドステロンを減少させることにより，腎臓からの $Na^+$ 排泄を促進し循環血流量を減少させる．さらに ACE 阻害薬は，強力な血管拡張物質であるブラジキニンの分解を抑制することで，循環血液中のブラジキニンを増加させ血管拡張効果を発揮する．**ACE 阻害薬は高レニン性高血圧患者に有効であるが，血漿レニン濃度が低値～正常範囲の高血圧患者に対しても降圧作用を発揮する．**血漿レニン濃度が増加していない高血圧患者でも ACE 阻害薬によって降圧効果が認められることは，ブラジキニンによる血管拡張作用と考えられているが，この仮説は解明されていない．

高血圧治療において，ACE 阻害薬による高血圧治療は，サイアザイド系利尿薬またはβアンタゴニストによる治療と同等の有効性が認められる．ACE 阻害薬には降圧効果以外の有用性があり（例えば，慢性腎臓病患者における腎保護効果）また副作用の発現頻度も低い（ACE 阻害薬は低カリウム血症のリスク増加や血糖値上昇あるいは血中脂質上昇はきたさない）ために，非常に魅力的な高血圧治療薬である．これらの好ましい特徴はあるものの，少なくとも 1 つの大規模臨床比較試験においては，サイアザイド系利尿薬の方が ACE 阻害薬よりも心保護作用においてより効果的な結果が示されている．

ACE 阻害薬は，循環血流量が極端に低下している患者においては慎重に投与されるべきである．このような患者においては通常レベルの腎灌流量が低下しており，代償性にレニンとアンジオテンシンⅡが増加していることがある．アンジオテンシンⅡの産生増加は腎灌流量低下状態において糸球体濾過量 glomerular filtration rate（GFR）を維持するための 1 つの生理学的機序である．このような腎灌流量が低下した患者に ACE 阻害薬を投与すると，自己調節性機序が機能しなくなり腎機能障害が惹起されることとなる．同様の自己調節性機序が両側腎動脈狭窄患者（または片腎喪失の一側性腎動脈狭窄患者）においても存在していることから，ACE 阻害薬はこれらの患者においては原則禁忌となっている．このような ACE 阻害薬を慎重に投与する症例もあるが，**ACE 阻害薬投与は高血圧合併糖尿病患者では選択されるべき治療法であると**

2 **考えられる．**なぜならこれらの患者において ACE 阻害薬は腎糸球体高血圧を改善し，糖尿病性腎症の発症と進行を遅らせることが示されているからである．

## $AT_1$ 拮抗薬（アンジオテンシン受容体拮抗薬）

アンジオテンシンⅡ受容体（$AT_1$）拮抗薬（アンジオテンシン受容体拮抗薬 angiotensin receptor blocker あるいは ARB として知られている）は経口投与可能な高血圧治療薬であり，$AT_1$ 受容体に対するアンジオテンシンⅡの結合を競合的に阻害する．この種類の降圧薬にはロサルタン，バルサルタンやイルベサルタンが含まれる．また $AT_1$ 拮抗薬は，降圧作用に加えて小動脈内膜の増殖活性に対する抑制作用を有している．$AT_1$ 拮抗薬は ACE 阻害薬と同様に良好な降圧効果を示し，時に ACE 阻害薬投与の副作用で乾性咳嗽を起こす患者に対して ACE 阻害薬の代替薬として投与される．咳嗽は ACE 阻害薬の最も一般的な副作用であり，ACE 阻害薬のブラジキニンの増加作用に起因する．この副作用は ACE 阻害薬のアドヒアランスの低下や投薬中断の原因となりうる．$AT_1$ 拮抗薬は，ACE の活性に影響を与えないため，ARB による治療における副作用としては咳嗽は生じない．

## 単剤療法と段階的多剤併用療法

**単剤療法 monotherapy**（1 種類の薬物による治療法）により，軽症高血圧患者においては十分な降圧効果が得られることが多い．そしてこの治療法により患者のアドヒアランスを改善させることができ，さらに薬物相互作用のリスクが予防可能となる．どの薬剤を第一選択薬にするかという問題は未だ議論の余地があるところである．サイアザイド系利尿薬，ACE 阻害薬，$AT_1$ 拮抗薬，βアンタゴニストや CCB は結果的には降圧効果においては同等であった（30 ～ 50％の有効率である）．究極的には，至適薬物とは至適程度まで血圧を低下することができ，副作用が最も少ない薬物である．薬物の有害性はしばしば薬物の投与量に関連し，そのために臨床家は血圧低下作用が不十分な場合や不適切な場合には“相乗効果”を有する薬物を少量組み合わせて用いてきた．

臨床的な背景に依存して，ある種の降圧薬が第一選択薬として頻用される（表 25-4）．βアンタゴニストは心筋梗塞 myocardial infarction（MI）の既往のある患者において選択される薬剤である．ACE 阻害薬は LV 機能不全，糖尿病あるいは慢性腎臓病のある患者において推奨されている．利尿薬はネフローゼ症候群の患者における血管内容量負荷が関連するような高血圧治療において有効である．ACE 阻害薬はネフローゼ症候群の患者において尿タンパクの減少の目的でも使用される．

**表 25-4　降圧薬の相対的適用と禁忌**

| 薬物分類 | 適　用 | 禁　忌 |
|---|---|---|
| 利尿薬 | HF<br>収縮期高血圧 | 痛風 |
| βアンタゴニスト | CAD<br>HF<br>片頭痛<br>頻脈 | 気管支喘息<br>心ブロック |
| αアンタゴニスト | 前立腺肥大 | HF |
| CCB | 収縮期高血圧 | 心ブロック |
| ACE 阻害薬 | 糖尿病あるいは他の腎障害<br>HF<br>陳旧性 MI | 両側腎動脈狭窄<br>高カリウム血症<br>妊娠 |
| $AT_1$ 拮抗薬 | ACE 阻害薬に関連した咳<br>糖尿病あるいは他の腎障害<br>HF | 両側腎動脈狭窄<br>高カリウム血症<br>妊娠 |

CCB：カルシウムイオン（$Ca^{2+}$）チャネル拮抗薬，ACE：アンジオテンシン変換酵素，HF：心不全，CAD：冠動脈疾患，MI：心筋梗塞．

高血圧治療における**段階的多剤併用療法 stepped care** とは，徐々に薬物を追加投与する治療法である．併用療法は作用機序が異なる薬物を組み合わせることに基づいて行われる．また，最大量よりも少ない投与量とすることで副作用と薬物毒性の発現を抑制することも重要な点である．

例として ACE 阻害薬と利尿薬あるいは CCB の併用療法の 2 種類が挙げられる．これらの組み合わせは作用機序から考えるといくつかの利点が考えられる．サイアザイド系利尿薬の投与により軽度の血管内容量の減少が生じ，レニン-アンジオテンシン系が活性化される．この作用を ACE 阻害薬が抑制した場合にはサイアザイドの降圧効果が増強することとなる．さらにレニン-アンジオテンシン系の抑制により $Na^+$ 排泄が促進する．結果的にはサイアザイド系利尿薬と ACE 阻害薬の併用により SVR が減少することとなる．

ACE 阻害薬を CCB と併用した場合には LV 肥大に対する付加的効果が期待される．CCB の追加により ACE 阻害薬による末梢血管拡張作用が増強する可能性がある．近年実施された臨床研究（ACCOMPLISH 試験）において，ACE 阻害薬と CCB の併用により，ACE 阻害薬とサイアザイド系利尿薬の併用と比較して降圧効果は同等であったにもかかわらず心血管系イベントの発症率が減少したことが示されている．

## 患者背景因子の検討

高血圧治療薬の一部には，特定の患者集団において，より有効性が高い薬物があることがわかっている．いくつかの報告データから，患者集団の背景によって高血圧の明らかな病因の関与が大きい場合や小さい場合があることが示唆されている．

高齢患者では利尿薬，CCB の治療効果が他の薬剤と比較して良好な傾向がある．高齢患者にβアンタゴニストを投与した場合には，SA 結節または AV 結節の機能不全や心機能障害を惹起しやすい．これらの機能不全は刺激伝導系疾患，LV 収縮機能不全を持つ高齢患者で認められる割合が高いとされる．また高齢患者では循環レニン量が低下傾向にあり，ACE 阻害薬に対する反応性が乏しいと報告されている．

アフリカ系民族の高血圧患者では，βアンタゴニストや ACE 阻害薬と比較し，利尿薬や CCB の方がより治療効果が得られやすいとされる（唯一の例外として，アフリカ系米国人の若年患者ではβアンタゴニスト投与により良好な降圧が得られる）．報告によると，あるアフリカ系米国人では循環レニン量が低下しており，このことがこのような集団においては ACE 阻害薬の反応性が乏しいことの理由として挙げられている．また彼らのなかには，$Na^+$ 感受性が亢進状態にある人々が高血圧患者集団あるいは正常血圧集団にも混在していることが報告されている．また十分に研究はされていないものの，アジア系人種およびヒスパニック系人種における高血圧患者集団においても，種々の高血圧治療薬の分類ごとに様々な反応を示すことがあることを示唆する研究成果もある．

このような患者背景因子について研究されているにもかかわらず，薬剤反応性の違いに基づいた薬物選択の臨床的有用性についての体系的な評価は行われていない．例えば，高齢患者ではβアンタゴニストに対する反応性が乏しいと報告されているものの，Systolic Hypertension in the Elderly Project（SHEP 試験）から得られた研究結果によると，βアンタゴニストと利尿薬の投与により，実際には死亡率の低下が認められ，しかもこの好ましい治療効果は投与開始から数年以内に認められている．同様に，アフリカ系米国人患者ではβアンタゴニストと ACE 阻害薬に対しては反応性に乏しいとされているが，慢性腎臓病を合併したアフリカ系米国人の糖尿病合併高血圧患者の治療についてこれらの研究結果をそのままあてはめることは問題があると考えられ，また MI の既往歴のあるアフリカ系米国人の高血圧治療においてサイアザイド系利尿薬の使用を推奨することも問題があると考えられる．最後に，高血圧治療に関連した副作用のリスクは，血圧上昇の程度だけでは説明できないことに注意が必要である．逆にいえば，治療効果の評価は血圧低下の程度だけで説明できない．このような理由から，ある種類の降圧薬の効果がある患者集団において十分でなかったとしても，必ずしも将来の心血管疾患の発症や死亡の抑制効果が低いことを意味しているわけではない．これらの疑問を解決するにはさらなる研究が必要である．

## 高血圧クリーゼ

**高血圧クリーゼ hypertensive crisis** という用語は，重篤な（典型的には急性の経過をとる）血圧上昇を特徴とした症候群である．これに伴い急性の血管障害や二次的な臓器障害が惹起される．以前は重症の高血圧を“高血圧クリーゼ”または“悪性高血圧”と分類していたが，今日の臨床現場では血圧上昇と急性血管障害（すなわち**高血圧緊急症 hypertensive emergency**）が認められる患者集団と，一時的な血圧上昇が比較的緩徐であり臓器障害が慢性で緩やかに進行する患者集団をそれぞれ区別している．

本来の意味での高血圧緊急症は，急性血管障害を伴う重度の急性血圧上昇が認められる致死的な状況を指す．血管障害の臨床所見は，網膜出血，乳頭浮腫，脳症，急性腎障害（あるいは慢性腎不全の急性増悪）などを認める．この症候群はしばしば急性 LV 機能不全に関連を認める．悪性高血圧の病因は解明されていない．しかし，**フィブリノイド細動脈壊死 fibrinoid arteriolar necrosis** が，高血圧クリーゼの徴候や症状に関連があると考えられている．特定の動脈血管床でフィブリノイド細動脈壊死が発現すると，その結果として急性血管障害や臓器灌流の低下（例えば腎不全や脳梗塞）が発生する．またフィブリノイド細動脈壊死は微小血管症性溶血性貧血を惹起することもある．

このような高血圧緊急症の治療では速やかに血圧低下と臓器障害を予防する必要がある．本症状に対する治療薬としては，注射用血管拡張薬（clevidipine，ニトロプルシド，fenoldpam やニカルジピンなど）や注射用利尿薬（フロセミドなど），注射用βアンタゴニスト（ラベタロールなど）が用いられる．高血圧緊急症の重篤性を考えて，これらの強力な高血圧治療薬用量設定を慎重にするため，患者加療のため入院とする．急性期の病態のコントロールの後は，引き続き患者の血圧を正常基準範囲内に低下させ，さらに慎重

## Case 2：虚血性心疾患

N氏は，低用量のヒドロクロロチアジドとアンジオテンシン変換酵素（ACE）阻害薬を用いて高血圧治療が行われた．フォローアップの診察のため1カ月後と6カ月後に受診し，経過良好であった．患者は処方薬の用法と用量を遵守しており，明らかな運動耐容能の改善を認めた．血圧は130～150/86～90 mmHgの範囲内であり，血清脂質は中等度の低比重リポタンパク（LDL）コレステロール値の上昇を伴う総コレステロール値の上昇が認められた．低用量アスピリンが追加投与され，さらに脂質低下薬の服用も勧められたが，N氏は食事療法と生活習慣の改善を実践した後で再検査を受けることを希望した．

最初の受診から1年後の運動負荷試験では，N氏の運動耐容能は明らかに向上し（10 METSとなった），最大運動負荷時の心拍数は120回/分，血圧は190/90 mmHgと低下を認めた．心電図（ECG）所見では，心筋虚血を示す所見は認められなかった．血清脂質の再検査の結果LDLコレステロール値は正常基準範囲内（128 mg/dL）と改善し，処方薬を継続して（アスピリン，ヒドロクロロチアジドとACE阻害薬）定期的にフォローアップ診察を受けることとなった．

1週間後にN氏は発汗と呼吸困難を伴う胸骨後方部の突発的な強い圧迫痛を自覚した．自ら救急車を呼んで近くの救命救急室に搬送された．救急救命室でのECG検査で，洞性徐脈と下壁誘導のST上昇が認められた．緊急心臓カテーテル検査が実施され，（優位の）右冠動脈に完全閉塞を認めたために，経皮的冠動脈形成術（PTCA）が施行されステントが留置された．この治療は成功し患者の胸痛は消失し血行動態も安定した．ECG所見と心筋逸脱酵素［クレアチンキナーゼ creatine kinase（CK）最大値：2400 IU/L（正常範囲60～400 IU/L），クレアチンキナーゼ-MB分画 creatine kinase-MB（CK-MB）：陽性］から心筋梗塞（MI）と診断された．N氏の退院前に再度実施した心臓超音波検査では，左室（LV）肥大所見とLV駆出率40％（正常値＞55％）の機能低下，およびLV下壁における無収縮を認め，さらに下壁では心筋の菲薄化を伴っていた．

### Questions

**4.** 本症例には，どのようなタイプの脂肪低下薬が適当か？

**5.** 本症例には，救急救命室搬入から心臓カテーテル検査実施までの間に，どのような薬物治療をすべきか？

**6.** MI後のLV機能障害に対する薬物治療として，最も重要な処方薬は何か？

にこの状態を長時間（12～24時間）継続させ，重要臓器での灌流量低下のリスク軽減と，血管障害の進展抑制に最善を尽くすこととなる．

悪性高血圧は致死的な緊急状態であるが，高血圧患者における本疾患は稀な病態でありその発現率は1％未満をはるかに下回る．もっと一般的な病態は**高血圧切迫症 hypertensive urgency**であり，この病態では血圧上昇はあまり急激ではないものの，長期間にわたって標的臓器障害が存在するものである．本疾患をきたす臨床的な状況としては，重度の血圧上昇に伴い生じる脳血管障害，MIあるいは重度高血圧を合併したHFなどが挙げられる．

## ▶ 虚血性心疾患の病態生理学

虚血性心疾患（IHD）は，米国において死亡原因の上位を占め，年間死亡数は50万例以上に達する．1960年台初頭に心臓集中治療室が設置されるようになり，IHDの生態学的研究が進んだことで診断技術と治療方法が著しく進歩した．これらの進歩とともに一般市民の意識の向上，生活習慣の改善，一次予防や二次予防療法を向上させる継続的な努力がなされた結果，本疾患の死亡率は有意に低下した．

薬物療法においてはIHDが**慢性冠動脈疾患 chronic coronary artery disease（慢性CAD）**と**急性冠症候群 acute coronary syndrome（ACS）**の2つのカテゴリーに大別された．各々の病態には違いがあるために，その薬物療法も必然的に異なることは重要な点である．慢性CADの患者に対する治療目標は，**心筋の酸素供給量と酸素需要量のバランスを維持することである**．またACSの患者に対する治療目標は，**血管内腔の開存性を確保し維持することである**（図25-4）．

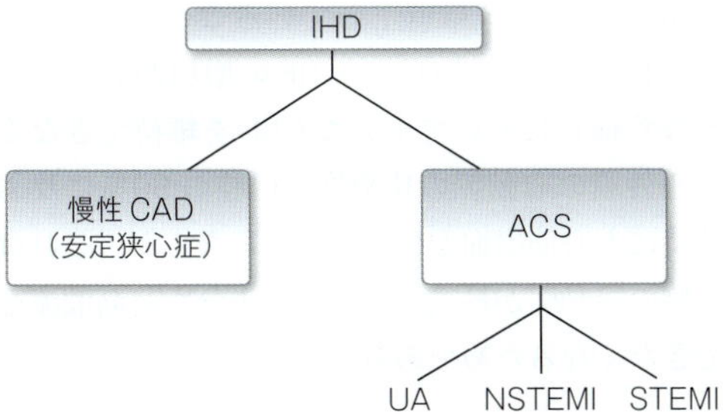


**図 25-4　虚血性心疾患の分類**
虚血性心疾患（IHD）は2つのカテゴリーに大別される．一方は慢性冠動脈疾患（CAD），もう一方は急性冠症候群（ACS）である．安定狭心症は慢性 CAD の典型的症状である．また ACS は，臨床的な表現型により（必ずしも症状悪化による一元的な分類ではない），不安定狭心症（UA），非 ST 上昇型心筋梗塞（NSTEMI）と ST 上昇型心筋梗塞（STEMI）に分類される．

## 慢性冠動脈疾患

慢性 CAD は冠動脈の血管拡張予備能の低下で特徴づけられる疾患である．充血性（血流量を増加する）負荷［冠動脈血流量 coronary blood flow（CBF）の増加が必要になるような負荷など］が認められるような状態においては心筋酸素供給と需要の不均衡を生じ，CAD の臨床症状が起こるとともに心筋の機能的障害（虚血部位の心筋収縮不全）が生じる．心筋の酸素需要と供給についての生理学の基礎は第 21 章で記述した．心筋の酸素需要と供給の不均衡はおもに冠動脈血流の低下と内皮機能の障害が原因である．

### 冠血流量の低下

冠動脈系は 2 種類の血管要素で構成される．1 つは心外膜表面を走行する太い心外膜血管，もう 1 つは心筋内に分枝した細い心内膜血管である．心外膜血管はアテローム形成を生じやすい血管である．病的状態では心外膜血管の動脈硬化の程度により冠動脈全体の血流量も影響を受ける．対して，心内膜血管は局所的な心筋の代謝の変化に対応し冠動脈血管抵抗を調節している．心筋での酸素需要が増加すると局所の代謝性因子に反応して心内膜血管が拡張し，その結果として局所での血流量が増加し代謝活性の高い心筋細胞により多くの酸素を供給することができる．

**狭心症 angina pectoris** は，慢性 CAD の臨床症状が顕在化したものである（図 25-5）．特徴的な症状としては，心筋虚血により生じる前胸部を圧迫されるような不快感である．慢性 CAD を持つ患者の多くは**安定狭心症 stable angina** を認めるが，この臨床的症候群では**特徴的な再現性のある運動負荷**（階段を 1 歩 1 歩上がるなど）で**虚血に伴う胸痛が誘発される**．病理学的には，慢性 CAD は心外膜側の冠動脈においてア

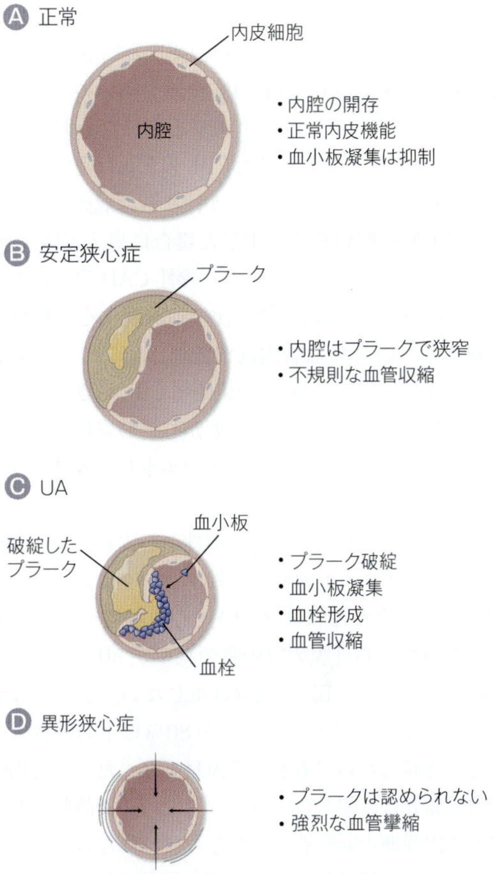


**図 25-5　各狭心症の病態生理**
**A.** 正常冠動脈では血管内腔は開存しており，血管内皮は正常機能であり血小板凝集は抑制されている．**B.** 安定狭心症ではアテローム性プラーク形成を認め，不規則な血管収縮（血管内皮損傷に起因）を生じ，血管内腔の狭小化とそれに伴う冠血流量の低下が認められる．**C.** 不安定狭心症（UA）では，プラークの破綻に伴う血小板凝集と血栓形成，および血管収縮が認められる．プラーク破綻部位の解剖学的位置から，UA が非 Q 波（ST 上昇なし）心筋梗塞（MI）または Q 波（ST 上昇あり）MI に進展することもある．**D.** 異形狭心症では，アテローム性プラーク形成は認められず虚血状態は極度の血管攣縮に起因して生じる．

テローム形成されて血管内皮下に沈着することに関連するとされる．一般的には慢性安定狭心症患者おけるアテロームは，線維性被膜で覆われており肥厚して破裂しにくいという特徴がある．

狭心症の直接原因は**心筋における酸素供給と酸素需要の不均衡**である．通常の生理的状態では，心筋での酸素需要の変化に応じて心筋組織における適切な灌流量が確保できるように調節が行われている．この血流調節能は**冠血流予備能 coronary flow reserve（CFR）**といわれ，以下の式から算出される．

**CFR＝最大 CBF/ 安静時 CBF**

CFR；冠血流予備能，CBF；冠動脈血流量．健常人において，最大CBFは安静時CBFの約５倍まで増加する．このようにCBFの安全域が広いので，冠動脈内腔に80～90％以上の狭窄を生じない限り安静時CBFは低下しない．最大CBFの変化は運動時において比較的容易に観察されるが，これは冠動脈内腔が50～70％程度の狭窄を生じた場合に最大CBFの低下が始まるためである．さらに慢性CAD患者においては，CFR低下は心外膜血管の動脈硬化を直接的に反映する．CFRは血管内皮機能低下によっても障害され（詳細は後述参照），結果的にCBFのさらなる低下が惹起される．心筋酸素需要が心筋酸素供給を上回る場合には需要依存性の心筋虚血が生じ，患者は狭心症発作を起こすこととなる．

心外膜の冠動脈の狭窄と代償性の心内膜側の冠動脈の拡張の程度により動脈硬化性プラークにおける血行動態が規定される（図25-6）．心内膜側の血管が正常であって，心外膜の冠動脈の狭窄が50％以下である場合には最大CBFの減少は生じない．しかしながら，心外膜の冠動脈の狭窄度が80％以上の時は，たとえ安静時においても心筋灌流量を保つために心内膜側の冠動脈は拡張しなければならない．安静時においても心内膜側の冠動脈が拡張しなければならない状態では，さらに運動負荷中に血管が拡張できなくなるため，結果的にCFRは低下していることとなる．CFRの低下により充血性負荷（CBFの増加が必要になるような負荷）において十分なCBFを維持できなくなる．心外膜の冠動脈の狭窄度が内腔の90％に及ぶと安静時にも心筋虚血が生じることとなるが，これは心内膜側の冠動脈が最大拡張時にも十分な心筋灌流を保持できなくなるためである．

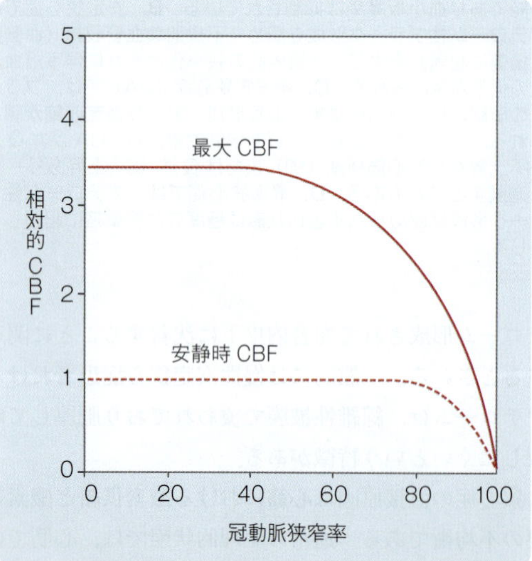


**図 25-6　安静時冠動脈血流量と最大冠動脈血流量に対しての冠動脈狭窄の影響**

**点線**は安静時冠動脈血流量（CBF），**実線**は最大冠動脈血流量をそれぞれ示す．いずれも最大冠動脈拡張時における血流量である．点線と実線を比較すると，血管狭窄率がおおむね50％以上に達すると最大CBFは影響を受けるが，安静時CBFは血管狭窄率がおおむね80％を超えるまで大きな影響を受けない．なお，y軸上の数値は，血管狭窄率が0％の時の安静時CBFを１とした場合の相対的CBFを示している．

## 血管内皮の機能不全

血管内皮機能不全は，血管内皮細胞の異常応答という意味の一般用語である．臨床的には血管内皮機能不全は，血管緊張における異常と凝固機能異常で特徴づけられる．

血管緊張の異常は血管内皮による血管平滑筋収縮に対しての制御不全に起因する．血管内皮機能不全が認められる動脈床血管充血刺激に対しての反応性拡張が障害されている．例えば，精神的ストレスや身体運動によってSNSが活性化されると，冠動脈の内皮においてはカテコールアミン作動性血管収縮とNO作動性血管拡張という２種類の対立作用が生じることとなる．通常，血流増加により生じる血管内皮ずり応力が刺激となり冠血管内皮からのNOが放出される．最終的には，NOによる血管拡張作用がSNS活性化による血管収縮作用を上回り，総合的な作用としては冠動脈が拡張することとなる．しかし，血管内皮が損傷していると，血管内皮から放出される血管拡張物質の産生量が低下し，その結果としてカテコールアミン作動性血管収縮が優位になる．

また血管内皮は血小板活性と血液凝固カスケードの調節機能という重要な役割を担っているので，血管内皮が機能不全に陥ると血管内皮の損傷部位において血液凝固が亢進状態（血栓症）となる．また血管内皮由来のNOとプロスタサイクリンは抗血小板作用を有しており，また正常な血管内皮表面上に存在する粒子状物質は抗凝固作用を有している（第22章，止血と血栓の薬理学参照）．血管内皮の損傷によりこのような内因性の抗血小板作用と抗凝固作用が抑制され，局所的に凝固促進因子が過剰となり血小板凝集能と凝固因子が活性化されることとなる．

## 急性冠症候群

急性冠症候群（ACS）の発症は通常アテローム性プラークの破綻によって発症する．これらは**不安定プラーク unstable plaque** あるいは**脆弱なプラーク vulnerable plaque** と呼ばれ，易破裂性を示唆する薄い線維性被膜が特徴的な所見である．プラーク破裂に

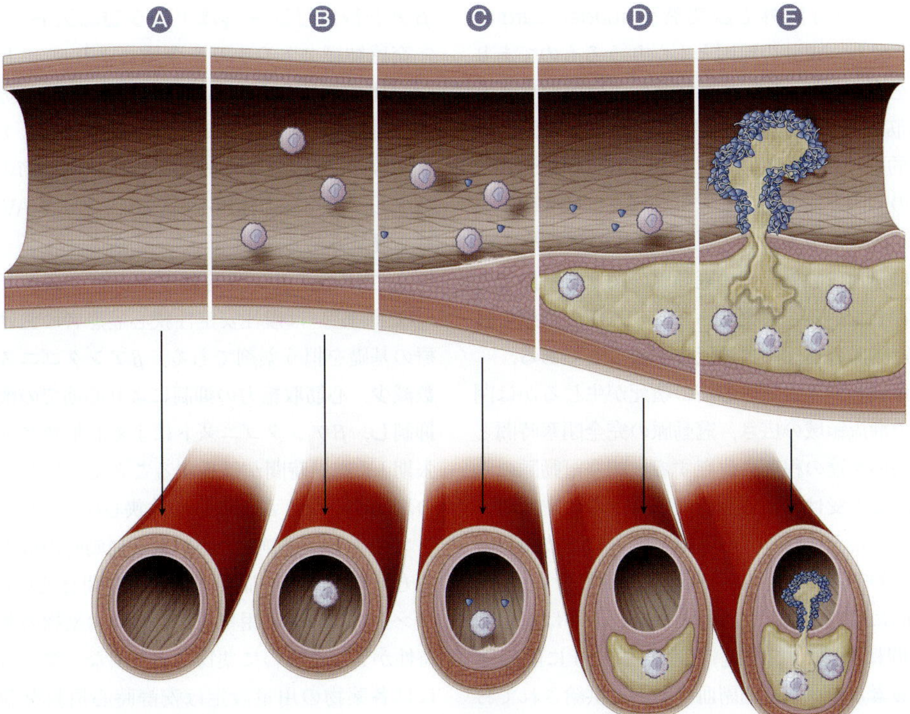


**図 25-7 急性冠症候群（ACS）の病理**
**A.** 正常冠動脈は正常の内皮細胞により平滑筋細胞は覆われている．**B.** 血管内皮細胞の活性化あるいは内皮障害による単球とＴ細胞が障害部位に集積し脂肪線条が形成される．**C.** 脂肪線条における持続的な酸化ストレスによりアテローム性プラーク形成が惹起される．**D.** マクロファージのアポトーシスとコレステロール蓄積によりさらにプラークが発達し，引き続き炎症性タンパク質やマトリックスメタロプロテイナーゼが誘導される．この時期にはフィブリンキャップ（被膜）は正常である．**E.** アテローム性プラークにおける炎症の持続はフィブリンキャップの菲薄化とプラークにおけるびらん形成あるいはプラーク破裂が生じる．プラーク内容物が内腔に曝露され血小板と凝固系の活性化が生じ，結果として冠動脈の閉塞を生じる．

より内皮細胞下にあるコラーゲンなどの凝固活性化因子に曝露されることになり（図 25-7），血小板の活性化と凝固カスケードの活性化が生じる．生理的条件下では血管損傷部位における止血機転は内因性抗凝固機能によって自然治癒する（第 22 章参照）．しかし，アテローム性プラーク形成部位で血管内皮機能不全が起こると，凝固領域を調整するために必要な抗凝固因子を十分に活用できないために，凝固反応が抑制されずに血管内腔で血栓が形成されることになる．凝固の調節障害により血管内腔で血栓が形成され，心筋虚血と不可逆的な心筋障害を惹起することとなる．

ACS は不安定狭心症，非 ST 上昇型心筋梗塞 non-ST elevation myocaridial infarction（NSTEMI）と ST 上昇型心筋梗塞 ST elevation myocaridial infarction（STEMI）の 3 種類に分類される．**不安定狭心症 unstable angina（UA）**では，胸痛の頻度や重症度の増悪や新規発症の狭心痛，特徴的な突然の安静時狭心痛を患者は経験する．MI で認められるような心筋逸脱酵素の上昇（トロポニンの上昇など）は UA においては認められないが，プラーク破裂部位においては凝固系が亢進しており MI の発症リスクが高い状態であると考えられる．

**非 ST 上昇型心筋梗塞 non-ST elevation myocaridial infarction（NSTEMI）**は不安定プラークが突然破裂した場合や心外膜側の冠動脈の内膜が障害された場合（完全な閉塞には至らない状態）に発症する．冠動脈は不完全閉塞しておりプラークの破裂部位においては凝固活性の亢進が持続しているので，NSTEMI の患者は虚血の再発リスクが高い状態である．UA と NSTEMI の病態生理と臨床的治療は類似しており，これら 2 つの症候群はまとめて**不安定狭心症 / 非 ST 上昇型心筋梗塞 unstable angina/non-ST elevation myocaridial infarction（UA/NSTEMI）**と表記されることが多い．

プラーク破裂部位における血栓により冠動脈が完全に閉塞すると，閉塞部位より下流の血流が完全に途絶することとなる．持続的な心外膜側の冠動脈の完全閉塞により急性の心筋障害が惹起され［**ST 上昇型心筋梗塞 ST elevation myocardial infarction（STEMI）**］，再灌流がなされない限りは貫壁性の MI へと移行する．この症候群は**院外心臓突然死 sudden cardiac death out of hospital** の原因ともなりうるものであり（～30％を占める），このような場合には虚血により生じた心筋の電気的脆弱性が死亡の主要な原因である．致死的な不整脈が生じなかった場合には STEMI は持続性の胸痛と随伴症状としてしばしば呼吸困難感と虚血性の LV 不全を認める．**STEMI の死亡率の改善はいかに迅速に心外膜側の冠動脈の閉塞を解除できるかに依存している．したがって STEMI の治療の目標は閉塞冠動脈の迅速な再灌流をすることである．**

虚血に伴いどのくらいの心筋の壊死が生じるかは閉塞冠動脈の灌流領域の広さ，冠動脈の完全閉塞時間と側副血行路の発達の程度に依存する．閉塞冠動脈のみから血液灌流を受けている心筋領域はさらに虚血障害を強く受けることとなる．心筋細胞障害は“波面”のように時間的空間的に心内膜側から心外膜側へと波及し，結果的に貫通性 MI に進展するかどうかは冠動脈の閉塞時間に関連している．“貫通性”MI に隣接する領域は酸素と栄養素を側副血行路から供給されており，この側副血行路からの灌流は境界領域の心筋細胞の生存性において重要な役割を担っている．しかしながら閉塞（梗塞責任）血管の再灌流が得られなかった場合には，これら境界領域の細胞も致死的な心筋障害を受けることになる．

## ▶ 虚血性心疾患の臨床的治療

前述のごとく，虚血性心疾患（IHD）の病態生理と臨床的治療は慢性 CAD と ACS とで異なっている．慢性 CAD は心筋における酸素供給と酸素需要の不均衡に起因しており，慢性 CAD の治療は酸素需要量を抑制し酸素供給と酸素需要の不均衡を是正することに焦点が当てられる．それに対して ACS の治療は，心外膜側の冠動脈をできるだけ迅速に再灌流してその開存を保持することが重要である．CAD のすべての患者においては慢性 CAD と ACS にかかわらず積極的な脂質低下療法と血圧コントロールを含むリスクファクターの是正が必要である．

### 慢性冠動脈疾患

慢性 CAD の治療目標は，心筋での酸素供給（冠血流量）と酸素需要（心筋酸素消費量）の不均衡の是正である．**薬物治療**は心拍数，心筋収縮や心室壁への負荷を減少することによって，**心筋酸素需要を抑制することに焦点が当てられる**．抗狭心症薬はこれらの因子に対する効果をもとに分類されている．

#### βアドレナリン受容体アンタゴニスト

交感神経アドレナリン刺激により$\beta_1$アドレナリン受容体が活性化されることで心拍数，心筋収縮力と AV 結節における刺激伝導が亢進する．$\beta_2$アドレナリン受容体に対するアンタゴニストは洞結節の心拍数を減少し，陽性変力作用を減弱し，そして AV 結節の伝導を遅延させる．

$\beta_1$アドレナリン受容体アンタゴニスト（いわゆる“β遮断薬”）は慢性安定性狭心症患者における薬物治療の基礎を担う薬剤である．**βアンタゴニストは心拍数減少，心筋収縮力の抑制により心筋での酸素需要を抑制し**，βアンタゴニストによる心拍数減少に伴い拡張期 LV 充満時間が延長することで結果的に冠血流量の増加がもたらされる．慢性狭心症において，βアンタゴニストは安静時の心拍数と運動時の最大心拍数の両方を減少し狭心症発症までの時間を延長させる．βアンタゴニストの用量設定は各々の薬物の薬力学的な特性が異なるために薬物により異なっている．一般的には各薬物の用量設定は安静時心拍数を 50 回 / 分，運動に伴う最大心拍数が 110 ～ 120 回 / 分になるように実施される．

βアンタゴニストは安定狭心症患者においてしばしば硝酸塩と併用される．これらの薬物の併用は各々を単剤で使用するよりも有用であることが多い．βアンタゴニストは，CCB ともしばしば併用される．併用される CCB はジヒドロピリジン系であることが一般的である（後述参照）（初期の臨床試験において，短時間作用型のジヒドロピリジン系 CCB であるニフェジピンの単独投与によって反射性頻脈を起こすことが報告されたが，ニフェジピンにβアンタゴニストを併用投与すると反射性頻脈が抑制されることが判明した．今日の臨床治療では，長時間作用型のジヒドロピリジン系製剤が登場し，この反射性頻脈は抑制できるようになった）．

βアンタゴニストは一般的に安定狭心症患者における忍容性は良好であるが，一部の臨床的背景がある場合には注意が必要である．βアンタゴニストを非ジヒドロピリジン系の CCB（ジルチアゼム，ベラパミル）と併用する際には SA 結節の自動能の抑制（高度の洞性徐脈を惹起する可能性がある）あるいは AV 結節伝導の抑制（高度 AV ブロックを惹起する可能性がある）が生じることがある．同様にβアンタゴニストの SA・AV 結節抑制作用により，もともと有していた洞性徐脈あるいは高度 AV ブロックが悪化することがある．しかしながら二次予防に対しての臨床研究でβアンタゴニストの死亡率改善効果は明白であり，そのようなリズム障害がβアンタゴニストに対する禁忌であるのであれば永久型ペースメーカの植え込みを実施したうえでのβアンタゴニストの投与も一般臨床において標準治療として実施されるようになっている（βアンタゴニストを用いた薬物介入の**二次予防試験 secondary prevention trial** では，**既知の CAD 患者**において心血管イベントの発症予防効果を検討している）.

βアンタゴニストは今日では安定 HF の患者にも投与されている（後述参照）．HF 患者を治療対象とした臨床試験において，臨床的に症状が安定した段階でβアンタゴニストの投与により生存率が上昇すると報告されている．ただし，**βアンタゴニストは非代償性 HF の患者に対しては禁忌である．**

純粋な血管攣縮性狭心症または**異型狭心症 variant angina**［心外膜の太い冠血管に器質的狭窄なし（図 25-5)］という稀な患者にを治療する際に，βアンタゴニストを使用するとα受容体刺激誘発性の血管収縮を起こし，**冠血管攣縮を惹起する**ことがある．また，βアンタゴニストは気管支喘息あるいは慢性閉塞性肺疾患の患者において気管支攣縮を誘発することがある．しかしながらこれらの患者においても，βアンタゴニストを投与することで気道狭窄が実際に生じるかを評価したうえでβアンタゴニストの投与の可否を決定すべきである．末梢血管性疾患はもう 1 つのβアンタゴニストが相対的禁止となる疾患である．この疾患においては$\beta_2$アドレナリン受容体の遮断により末梢血管拡張作用が阻害されるためである．しかし臨床の場においては，このような考え方はあてはまらないことが多い．さらに，末梢動脈疾患の患者は CAD のリスクが高い患者が多くβアンタゴニストの治療による有益性が高いことが多い．

βアンタゴニストの一般的な副作用としては疲労，傾眠，不眠，インポテンスなどがある．疲労の発症機序は不明であるが，運動耐容能の低下は運動時に生じる生理学的な脈拍増加がβアンタゴニストにより抑制されることと密接に関連している．また，$\beta_2$アドレナリン受容体作動性の末梢血管拡張作用が阻害されるため，βアンタゴニストの服用患者の 1%にインポテンスが報告されている．

### $Ca^{2+}$ チャネル拮抗薬

$Ca^{2+}$ チャネル拮抗薬（CCB）は，細胞膜の電位開口型 L 型 $Ca^{2+}$ チャネルを抑制して $Ca^{2+}$ の細胞内への流入を阻害する．細胞内 $Ca^{2+}$ 濃度が低下すると，心筋の収縮抑制，血管平滑筋の弛緩などが起こる（第 21 章参照）．

また，CCB は心筋での酸素需要を低下させ，同時に心筋への酸素供給を増加させると考えられている．すなわち，**CCB は SVR と心筋収縮力を減弱することにより心筋での酸素需要を低下させる．**末梢血管平滑筋の収縮には細胞内への $Ca^{2+}$ 流入が必要で，それが安静時の血管運動緊張を規定する因子である．CCB は $Ca^{2+}$ 流入を阻害し血管平滑筋を弛緩させることで SVR を減弱させる．CCB は理論上 $Ca^{2+}$ 依存性の冠血管緊張の亢進を抑制する．それにより心外膜側の冠動脈が拡張し，細動脈の血管抵抗が減少し理論的には冠動脈血流が増加することとなる．しかしながら薬理学的効果がない状況下においても，心筋での虚血による局所代謝異常が誘引となって強い血管拡張反応が起きるため，この血管拡張のメカニズムと臨床的な CCB の効果については議論の余地のあるところである．

CCB は，心筋細胞に対する変力作用から 3 種類に分類される．ベラパミルやジルチアゼムと比較してジヒドロピリジン系薬物（ニフェジピンなど）は末梢血管における $Ca^{2+}$ チャネルへの選択性が高い．しかしながら，すべての CCB は心筋細胞内の $Ca^{2+}$ 濃度を低下させ心筋収縮を低下する作用を有する．したがって，非代償性の HF において CCB はその陰性変力作用により禁忌となる．しかしながら新世代の血管選択性のジヒドロピリジン系薬剤，例えばアムロジピンやフェロジピンは LV の心拍出量が減少した患者においても一般的には忍容性があり，LV 機能低下の患者や治療抵抗性の狭心症患者においても投与可能である．

CCB は，慢性安定狭心症の治療においてはβアンタゴニストと同等の有効性が報告されている．狭心症の初期治療においてβアンタゴニストの単独投与が奏効しない場合は，CCB とβアンタゴニストとの併用療法，あるいは CCB 単剤療法が考慮される．CCB の単独投与と比較して，併用療法では徐脈の発生の懸念があるものの（後述参照），強い抗狭心症効果が得られると考えられている．このように慢性 CAD においては症状緩和に対して有用性が明らかであるにもかかわらず，CAD 患者において CCB の一次あるいは二次予防における死亡率低下を証明するデータは得られていない．

βアンタゴニストと異なり，**CCB は血管攣縮性狭心症の治療に対しても有効である．**CCB は，心外膜の冠動脈を拡張させ，細動脈の血管抵抗を減弱させることによって冠血管攣縮を緩和させる．臨床の場において血管攣縮性狭心症の治療目的で硝酸塩を CCB に併用することは広く一般に行われている．

## 硝酸塩

硝酸塩の主要な治療効果は末梢の容量血管を拡張させることで，心臓の前負荷を軽減し酸素需要を減少させることである（第21章参照）．硝酸塩には冠動脈の血管緊張を減弱させ心筋灌流血流量を増加するとの報告もあるが，局所心筋で虚血を生じている患者においてどの程度血管拡張作用が増強されるのか議論の余地もある．硝酸塩は，冠血管攣縮性狭心症患者においても冠動脈拡張作用があるとされる．さらに，硝酸塩は血小板凝集阻害作用も有している．

**安定労作性狭心症**患者において硝酸塩単剤療法は運動耐容能を改善し，βアンタゴニストあるいはCCBの併用により相乗効果が発揮される．ニトログリセリン nitroglycerin（NTG）舌下錠や噴霧薬は，労作性狭心症において速やかに症状を寛解させる効果を有する．長時間作用型の硝酸塩（二硝酸イソソルビド，一硝酸イソソルビドなど）の投与により，（薬剤耐性の発現を遅らせるために）硝酸塩の投与間隔を十分に開けることは，労作性狭心症の予防と治療に有効な治療法である．

硝酸塩は急性および慢性左HFの治療においても有効性が認められる．この治療効果は，硝酸塩の持つ強力な血管拡張作用によるもので，末梢での循環血流量の再分布と前負荷の著明な減少により発揮させる．硝酸塩の抗狭心症効果は特に虚血によるLV拡張性心不全を認める患者に有効である．この臨床的な状況においては，硝酸塩は前負荷を軽減し拡張期における心室のコンプライアンスと血液充満を是正すると考えられている．

硝酸塩を長期投与するにあたっては，薬剤耐性の発現が大きな問題となる．その機序は不明であるが（第21章参照），硝酸塩の持つ血管拡張作用および血小板凝集阻害作用のいずれにおいても薬剤耐性の発現が認められる．投与間隔を十分にあけるような（8～12時間）投与量の調節をすることで，硝酸塩の薬剤耐性の発現が予防可能である．頭痛は最もよく認められる副作用であり，脳血管の拡張に起因するものである．

## アスピリン

血小板の活性化は血栓形成の初期において重要な役割を持つ（第22章参照）．そしてCAD患者の治療において抗血小板薬は中心的な役割を担っている．アスピリンは前凝集因子であるトロンボキサン$A_2$ thromboxane $A_2$（$TxA_2$）の産生に必要な酵素である血小板シクロオキシゲナーゼを不可逆的に阻害する作用を有する．したがってアスピリンによる血小板凝集阻害作用は，血小板寿命の間（約10日間）持続することとなる．

特に禁忌となる状態がない限り，アスピリンは慢性CAD患者における標準治療薬である．アスピリンはMIだけでなく脳梗塞や一過性虚血性発作を生じうる動脈血栓の予防にも用いられる．**アスピリンは低用量投与または間欠的投与**（第22章参照）**した場合に，最も効果的な選択的抗血小板作用を発揮する**．臨床研究のデータでは，UA患者においても優れた治療効果が示されている（致死的あるいは非致死的MIを最大で50％減少させる効果）．本薬物はアスピリンアレルギーの既往歴がある患者には禁忌であり，このような患者においてはクロピトグレルが代替となる．肝機能障害のある患者においては，肝臓で合成される凝固因子の低下による出血傾向により，アスピリンや抗血小板薬は慎重に投与する必要がある．アスピリンによる胃炎あるいは胃潰瘍などの消化管における副作用も認められる．これらの副作用は胃酸分泌抑制薬の併用投与により軽減することができる（第46章，炎症にかかわる統合薬理学：消化性潰瘍参照）．

## 脂質低下薬

既知のCADの患者における臨床試験において血清低比重リポタンパク low-density lipoprotein（LDL）コレステロール低下作用のある薬物を投与することにより，虚血性心血管疾患の発症リスクが減少することが報告されている（第19章，コレステロールとリポタンパク代謝の薬理学において脂質低下薬の詳細は記述したので参照のこと）．脂質低下薬の選択は患者の脂質異常の表現型と臨床研究の結果を考慮して決定される．

ヒドロキシ-メチルグルタリル補酵素A hydroxy-methylglutaryl coenzyme A（HMG-CoA）還元酵素阻害薬（スタチン）は，最も処方機会が多く最もよく研究されている脂質低下薬である．HMG-CoA還元酵素はステロール生合成系における第1段階に影響を与えているため，HMG-CoA還元酵素阻害薬は肝臓におけるコレステロール生成を非常に効果的に抑制することができる．コレステロール合成が抑制されることによって肝臓におけるLDL受容体発現が増加し，このため血液中のコレステロール含有リポタンパク粒子のクリアランスが増加する．数々の臨床試験（例えば Scandinavian Simvastatin Survival Study and the Cnolesterol and Recurrent Events Study）において，脂質低下療法は既知のCAD患者における心血管疾患の発症を抑制することが示されている．すべてのMI患者ではスタチンが投与されるべきであり，その治療目標値はLDLコレステロール値で70 mg/dLあるいはそれ以下とされる．食事あるいは生活習慣の改善も一次予防および二次予防の治療の一環として実施されるべきである．本薬物は，妊娠中または妊娠希望の女性と授乳中の女性に対しては禁忌である．

### 代謝調節薬

一部の安定狭心症患者では血行再建を実施し最大の内服治療を実施しても頻繁に狭心症発作を認めることがある．これらの患者においては，アデノシン三リン酸 adenosine triphosphate（ATP）の利用効率を改善するような代謝調節薬が臨床的に有効なことがある．**ranolazine**はこのクラスに分類される薬物であり，最大の内服治療にもかかわらず治療抵抗性の狭心症における第二選択となっている．ranolazineの安定狭心症患者を対象にした臨床研究ではプラセボと比較して運動耐容能の改善と狭心症発作頻度の減少を認めている．他の代謝調節薬は現在研究と創薬が行われているところである．

## 不安定狭心症と非ST上昇型心筋梗塞

不安定狭心症（UA）と非ST上昇型心筋梗塞（NSTEMI）はCAD患者あるいは安定CADの既往を有する患者における初発の症状であることがある（安定CADの症例では，治療方針がUAに対するものから安定狭心症に対するものへ変わっていく）．UA患者においては治療が実施されない場合に4～6週間に急性MIへ移行するリスクが15～20%に達すると推定されている．積極的治療を実施することで，その急性MIへの移行リスクを50%以上も低下させることができる．UAの患者では心筋障害は認められないが，NSTEMIの患者においては心筋の壊死を反映するバイオマーカーの上昇が認められる．無治療のUAはNSTEMIに移行する可能性があるが，実はNSTEMIと同様に炎症反応と凝固活性化を伴うプラーク破綻によって生じているのである．

UA/NSTEMIにおける治療目標は虚血症状の改善とプラーク破綻部位におけるさらなる血栓形成の予防である．UA/NSTEMIは一般的にアスピリン，ヘパリンおよびβアンタゴニストで治療される．その他の抗血小板薬［糖タンパクⅡb-Ⅲa受容体アンタゴニストやアデノシン二リン酸 adenosine diphosphate（ADP）受容体アンタゴニスト］あるいは直接的トロンビン阻害薬bivalirudinは高リスク患者におけるさらなる血栓形成の予防に適用がある（図25-8）．従来から使用される抗狭心症薬はUA/NSTEMIにおける死亡率減少効果は示されていないが，これら“酸素需要”に関連した薬物もまた症状軽快の目的で経験的に使用されている．

**血栓溶解薬はUA/NSTEMIの患者に対しては禁忌となる．**これら血栓溶解薬をUA/NSTEMIの患者に使用した場合には（STEMIの）発症率が増加し，ひいては死亡率の増加傾向も認められる．治療開始後に虚血性の胸部症状が再発した場合や，患者が高リスク状態であると判断された場合には緊急の冠動脈造影検査（およびその結果に伴う冠動脈再建術）の実施を検討すべきである．

### 抗狭心症薬

UA/NSTEMIの発症後，最初の24時間においてはNTG静脈内投与がしばしば実施される．これは静脈内投与によって血中薬物濃度を予測可能なレベルに到達することとそれを維持することが容易であるからである．最初の24時間の治療後，症状がなくなった場合は長時間作用型の硝酸塩の経口投与に切り替えることができる．心筋の酸素需要を抑制する目的でβアンタゴニストの併用を実施すべきである．仮に胸痛がなくとも，βアンタゴニストはMI患者においては死亡率減少効果が認められていることから，経験的治療として投与がなされるべきである．ベラパミルやジルチアゼムなどのCCBの投与によっても心筋での酸素需要を抑制することができ症状を緩和することが可能であるが，βアンタゴニストと異なり，CCBはUA/NSTEMI患者においてMI再発リスクや心臓死のリスクを低下させる事実は証明されていない．

### ヘパリンおよびアスピリン

UA/NSTEMI患者では，ヘパリンおよびアスピリンの投与により再発および致死的な心血管疾患の発症リスクを最大50%も低下させることができる．ヘパリンおよびアスピリンは出血リスクを増加させるが，治療上の利益が薬物による副作用のリスクを上回るとされる．ヘパリンとアスピリンの併用療法により，それぞれを単剤投与した場合よりも心死亡率と虚血再発率をより低下させることができる．

### 糖タンパク（GP）Ⅱb-Ⅲaアンタゴニスト

GPⅡb-Ⅲaアンタゴニストは，非常に有効性の高い抗血小板薬である．血小板の凝集プロセスにおいては，活性化された血小板上に発現しているGPⅡb-

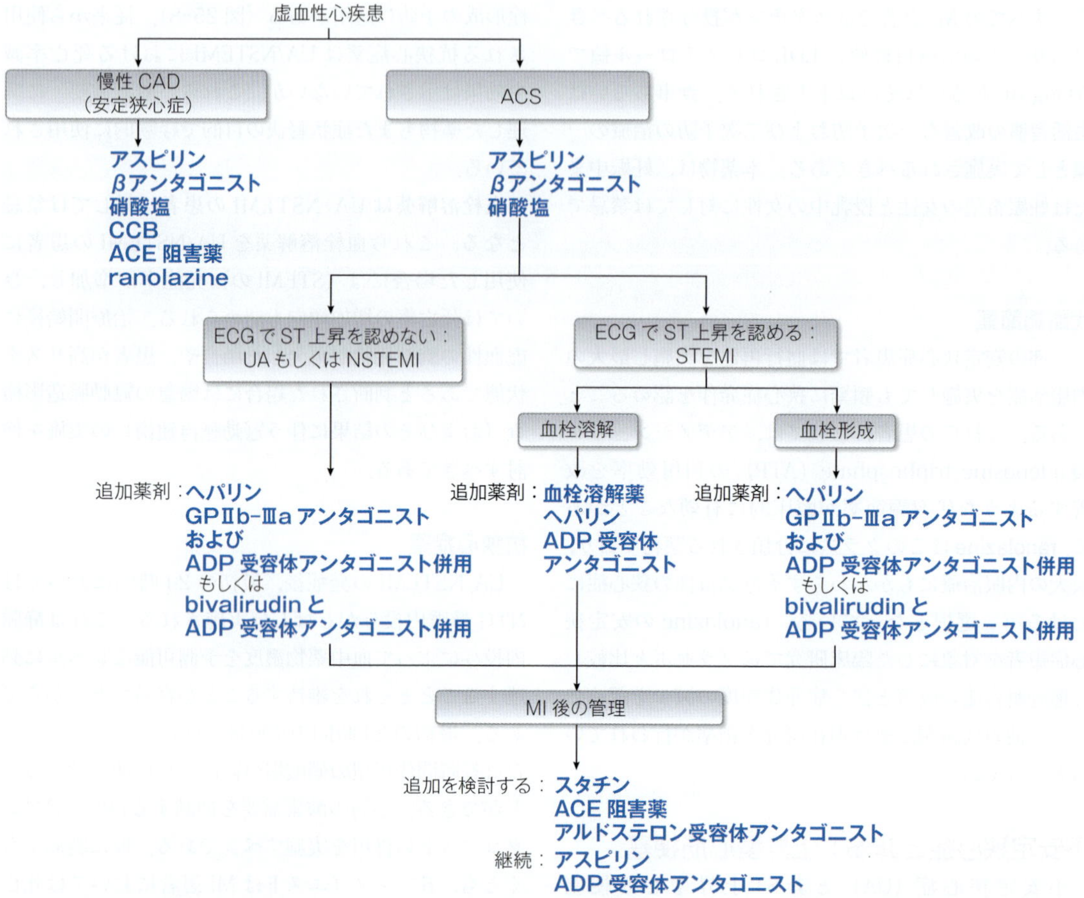


**図 25-8　急性冠症候群の薬物治療**
すべての慢性冠動脈疾患（CAD）の患者は，致死的な禁忌がない限りアスピリンを内服すべきである．βアンタゴニスト，硝酸塩，カルシウムイオン（$Ca^{2+}$）チャネル拮抗薬（CCB），アンジオテンシン変換酵素（ACE）阻害薬や ranolazine は心筋酸素需要の減少を期待して投与される．急性冠症候群（ACS）を疑う症状がある患者のすべてはアスピリンを処方されるべきであり，忍容性があればβアンタゴニストも投与すべきである．硝酸塩の舌下投与あるいは静脈内投与により胸痛を軽減し虚血範囲を小さくすることができる．心電図（ECG）で ST 上昇がある場合には血栓溶解薬により（血栓溶解療法）あるいは機械的な再灌流療法（血管形成術）により閉塞血管を再疎通するかを速やかに判断するべきである．ST 上昇型心筋梗塞（STEMI）において追加すべき補助的な薬物はアスピリン，βアンタゴニスト，硝酸塩，ヘパリン，アデノシン二リン酸（ADP）受容体アンタゴニスト，糖タンパク（GP）Ⅱb-Ⅲa アンタゴニストあるいは bivalirudin が挙げられる．ECG で ST 上昇を伴わない ACS の患者においては心筋障害を示唆する検査所見（トロポニンⅠあるいはトロポニン T）により，患者が古典的な不安定狭心症（UA）あるいは非 ST 上昇型心筋梗塞（NSTEMI）に分類される．いずれの病態でもアスピリン，βアンタゴニスト，硝酸塩，ADP 受容体アンタゴニスト，bivalirudin またはヘパリンを GP Ⅱb-Ⅲa 阻害薬と併用で治療を開始する．ACS の患者では心筋梗塞（MI）後の治療方針としてリスクファクターの削減を含んだ治療を考えるべきである．それには（スタチンによる）脂質低下薬，ACE 阻害薬，アルドステロン受容体アンタゴニストの投与とアスピリンの ADP 受容体アンタゴニストの併用継続も含まれる．

Ⅲa 受容体が架橋状構造のフィブリノゲンに結合する．GPⅡb-Ⅲa アンタゴニストは，血小板凝集における最も重要な段階を阻害し，このため血小板血栓の大きさを抑制することができる（第 22 章参照）．近年，心臓カテーテル検査時［経皮的冠動脈形成術 percutaneous transluminal coronary angioplasty (PTCA) の施行時］および UA/NSTEMI の薬物治療において，GPⅡb-Ⅲa アンタゴニストの使用が飛躍的に増加した．GPⅡb-Ⅲa アンタゴニストは，UA の患者における致死的および非致死的 MI の発症リスク低下と，NSTEMI 患者における MI の再発と緊急の冠動脈形成術の実施のリスクを減少させることができる．虚血が持続している，あるいは高リスク状態の UA/NSTEMI 患者において，GPⅡb-Ⅲa アンタゴニストはヘパリンとアスピリンに追加して投与されるべきであり eptifibatide と tirofiban がこの治療方法の適用となる薬物である．abciximab は，周術期（経皮的冠動脈インターベンションの施行前後）において限定的に使用される薬物である．

## アデノシン二リン酸（ADP）受容体アンタゴニスト

血小板 ADP 受容体アンタゴニストである**クロピド**

**グレル clopidogrel** は多くの ACS 患者で使用されるようになってきている．クロピドグレルは強力な抗血小板作用を有するためアスピリン過敏症をもつ ACS 患者のすべてに適用がある．クロピドグレルは血行再建術を施行した UA/NSTEMI 患者および非侵襲的な治療を受けていない（心臓カテーテル検査と責任病変の血行再建を実施されていない）UA/NSTEMI 患者においてCAD の再発リスクを低減させることができる．重要な点として，クロピトグレルとアスピリン，GPⅡb-Ⅲa アンタゴニストの併用により主要臓器の出血リスクが増加するが，正しく選別された患者で使用された場合には全心血管死亡や心血管疾患発症に関するリスク低減効果は，その副作用を凌駕することが挙げられる．

**prasugrel** は近年開発された ADP 受容体アンタゴニストであり，臨床用量においてクロピドグレルよりも強力な抗血小板作用を発揮する．血行再建術を施行された再発性 MI 患者におけるクロピドグレルとの比較試験において，prasugrel はすべての臨床的アウトカムにおいてクロピドグレルを凌駕する結果が認められた．しかしながら脳梗塞の既往，75 歳以上，体重 60 kg 未満などの一部の患者集団においては出血傾向の増加が認められている．

### 直接的トロンビン阻害薬

**bivalirudin** のような直接的トロンビン阻害薬は UA/NSTEMI 患者において使用頻度が増加している．これらの薬剤のおもな使用目的は冠動脈カテーテル室での経皮的インターベンションにおける補助的な抗血小板薬としての使用である．このような場合には直接的トロンビン阻害薬はヘパリンあるいは GPⅡb-Ⅲa アンタゴニストの代替として使用される．ヘパリンと GPⅡb-Ⅲa アンタゴニストの併用療法と比較して直接的トロンビン阻害薬の投与では，出血の副作用を減少させることができるかもしれない．

## ST 上昇型急性心筋梗塞

STEMI の治療は閉塞冠動脈の迅速な再灌流が目標である．UA/NSTEMI と同様にアスピリンとヘパリンの投与は STEMI における治療の基本的事項である．これらの薬物治療のみでは閉塞冠動脈の再疎通には不十分である（図 25-8）．閉塞冠動脈の再疎通方法は 2 通りの方法が挙げられる．1 つは薬物的治療（血栓溶解療法）でありもう 1 つは機械的治療（冠動脈形成術あるいは緊急の冠動脈バイパス手術）である．血栓溶解療法が実施された場合にはクロピドグレルを併用することで梗塞責任冠動脈の開存性を向上させることができる．GPⅡb-Ⅲa アンタゴニストは血栓溶解療法に併用することで出血性脳梗塞などの出血のリスクを増加することから，血栓溶解療法には使用されない．冠動脈形成術が実施された場合には GPⅡb-Ⅲa アンタゴニストはクロピドグレルとともに補助的治療としてしばしば使用される．

### 血栓溶解療法

現在では 4 種類の血栓溶解薬が STEMI の治療に用いられている．すなわち streptokinase，アルテプラーゼ，tenecteplase および reteplase である（これらは第 22 章で詳細に記載されている）．急性 MI 症例での血栓溶解療法の成否を規定する最大の因子は薬物投与までの時間である．**症状発症から 2 時間以内に血栓溶解療法を受けた患者においては，6 時間以上が経過してから投与された患者と比較して生存率が 2 倍高いことが報告されている．**冠動脈閉塞時間と MI 量の関係においても同様の結果が認められている．血栓溶解療法にはいくつかの禁忌があるが，重要な禁忌は出血傾向でありこれにより血栓溶解療法の実施は限定的になることが多い．

#### streptokinase

streptokinase の薬理作用は，複合体の形成と分割の 2 段階で説明される．複合体形成反応において，streptokinase はプラスミノーゲン（遊離プラスミノーゲンまたはフィブリン結合プラスミノーゲン）と 1：1 で結合し，安定した非共有結合の複合体を形成する．複合体形成反応により立体構造が変化してプラスミノーゲンの活性部位が露出し，この活性部位の露出したプラスミノーゲンが，**他の**プラスミノーゲン分子（遊離プラスミノーゲンまたはフィブリン結合プラスミノーゲン）をタンパク分解してプラスミンに分割し，血栓溶解が生じるきっかけとなる．

STEMI の治療では streptokinase の初回投与量を静脈内投与した後に，持続点滴が実施される．持続点滴開始 90 分後の，streptokinase による閉塞冠動脈の再疎通率は 60% である．しかし，streptokinase の使用においては次の 2 つの問題が存在する．1 つ目は，streptokinase が異種タンパク質のため，反復投与した場合に抗原反応を誘発する可能性がある．streptokinase に対する抗体保有患者（連鎖球菌の感染歴あるいは streptokinase を用いた治療歴のある患者）では，アレルギー反応と発熱を生じうる．2 つ目は，streptokinase：プラスミノーゲン複合体が，フィブリン結合プラスミノーゲンと遊離プラスミノーゲンの両方を活性化させるため，このような非特異的血栓溶解作用によって全身性の線維素溶解現象を引き起こす可能性である．

## アルテプラーゼ

**アルテプラーゼ alteplase** とは遺伝子組換え組織プラスミノーゲン活性化因子 tissue plasminogen activator（t-PA）の1つである．アルテプラーゼは閉塞冠動脈の再疎通効果を有し，心機能低下を抑制し，STEMI による死亡率を減少させる効果がある．内因性の t-PA と同様に遺伝子組換え t-PA は新しく生成された血栓に高い親和性で結合し，血栓形成部位における線維素溶解作用を発揮する．いったん初期の血栓に結合すると t-PA は立体構造変化を生じプラスミノーゲンの活性化を増強する．t-PA のプラスミノーゲン活性化作用はフィブリン結合がない状態では減弱する．

遺伝子組換え t-PA は，通常は高用量で1時間の持続点滴で投与された後に低用量で2時間の持続点滴により静脈内投与される．遺伝子組換え t-PA はフィブリンの結合したプラスミノーゲンに高い親和性を持つにもかかわらず，薬理学的用量であっても（他の血栓溶解薬と同様に）全身性の線溶亢進状態を惹起し，脳内出血などの予期せぬ出血を発症する可能性がある．したがって，この薬剤は直近の脳梗塞や出血性の疾患のある場合には禁忌である．

### tenecteplase

**tenecteplase** は遺伝子組換えの t-PA の1つである．tenecteplase は分子修飾することで，t-PA と比較してフィブリンとの親和性が高く，プラスミノーゲン活性化因子阻害薬1への抵抗性が強い．大規模試験の結果から tenecteplase は t-PA と効果が同等で，出血のリスクは同等（あるいは少ない）とされている．tenecteplase は t-PA と比較して半減期が長い．この薬物力学特性により体重による用量調整のうえで単回ボーラス投与が可能となり，投与方法が単純化された．

### reteplase

tenecteplase と同様に，**reteplase** は t-PA と比較して半減期が長くフィブリンとの親和性が高い遺伝子組換え t-PA の1つである．有効性と副作用については t-PA と同様である．reteplase は半減期が長いため“ダブルボーラス”投与（30分ごとに2回のボーラス投与）が可能である．

## 経皮的冠動脈インターベンション

米国では STEMI 患者の大半は血栓溶解療法を受けている．しかしながら多くの臨床研究で，救急外来到着後90分以内に実施された血管形成術の予後は血栓溶解療法よりも良好であることが示されている．徐々に血管形成術において**薬剤溶出性ステント drug-eluting stent** が使用されるようになってきている．現在では4つの薬物，すなわち**シロリムス sirolimus**，**エベロリムス evelolimus**，**ゾタロリムス zotalorimus** と**パクリタキセル paclitaxel** でコーティングされたステンレスステントが使用可能である．これらの薬物は細胞増殖を抑制することで早期の再狭窄を予防する効果がある（第45章，免疫抑制の薬理学参照）．薬物溶出性ステントは元来は安定 CAD の治療に使用されていたが，今日では ACS の治療にも使用されている．最近の研究では薬物溶出性ステントを使用した患者では遅発性の血栓症（ステント留置後30日以降に生じたステント内血栓症）の発症リスクの増加が報告されており，アスピリンと ADP 受容体アンタゴニストの2剤による抗血小板療法を長期間継続することでそのような合併症を予防できることが示唆されている．

## 心筋梗塞後の管理

心筋梗塞後の患者においては注意深い再梗塞予防のための管理が重要である．そのための治療目標は，次の2点に集約される．すなわち，(1) 残存虚血に対する発作予防と治療，(2) 高血圧，喫煙，高脂血症や糖尿病などのおもなリスクファクターを同定し治療することである．梗塞範囲や梗塞後の心機能障害の程度は患者によって様々なので，個々の症例に合わせて治療法を決める必要がある．しかし，American College of Cardiology（ACC）と American Heart Association（AHA）は，MI 後の治療について，以下の一般的治療方針を提唱している．

1. 禁忌でない患者に対してアスピリン（75～325 mg/日）投与，アスピリン禁忌の患者にはクロピドグレル
2. βアンタゴニスト投与
3. 脂質低下薬の投与（LDL コレルテロール値＜100 mg/dL を目標とする）
4. HF，LV 機能不全（駆出率＜40％），高血圧，糖尿病の患者には ACE 阻害薬の投与
5. LV 機能不全（駆出率＜40％）患者に対してのスピロノラクトン，あるいはエプレレノンの投与
6. 冠動脈形成術を受けた患者に対しての所定期間のアスピリンとクロピドグレルの併用

## Case 3：心不全

N氏はアスピリン，クロピドグレル，メトプロロール，アトルバスタチン，リシノプリル，エプレレノンの処方を受けて退院となった．心筋梗塞（MI）後の4～6週間で身体活動を増加していく過程において，彼の身体状態は良好であった．しかしながらその後中等度の強度の運動時に呼吸困難感を自覚するようになった．N氏は当初，体調不良によるもの考えたが，ある早朝に呼吸困難で覚醒した時に気がかりになった．彼は，その日の遅くに予約を入れて，主治医の診察を受けることになった．

診察室での診察の際には，N氏はまっすぐに座っており苦しくなさそうに見えた．心拍数は64回/分，血圧は168/100 mmHg，であった．心音ではⅡ音の肺動脈成分が亢進しており（過去の検査結果から変化），心尖部でⅣ音を聴取した．心尖部にⅢ/Ⅵ度の左腋窩に放散する汎収縮期雑音も聴取された．心臓超音波検査で，左室（LV）下壁基部は無収縮であり，この部位の非薄化と動脈瘤様のリモデリングが認められた．LV駆出率は40%であった．僧帽弁弁尖および弁の支持組織は正常に機能していると考えられたが，LV収縮時に（LVからLAへ）僧帽弁後尖の逸脱が認められた．ドプラーDoppler超音波検査により，中等度以上の僧帽弁逆流が判明した．右室は拡張して肥大していたが，収縮能は保持されていた．心臓カテーテル検査が新たに出現した両室不全の評価の目的で再施行された．血管造影では，経皮的冠動脈形成術（PTCA）とステント留置を行った右冠動脈は十分な開存が保持されており，左冠動脈にも閉塞・狭窄は認められなかった．血行動態のデータでは肺動脈圧，右室圧の上昇および肺動脈楔入圧の上昇が認められた．

N氏は適量の経口のフロセミドを処方され，3日間で5ポンド【訳注：約2kg】の体重が減少した．最大量のリシノプリルとメトプロロールの投与にもかかわらず血圧は依然高いままであったため，カンデサルタンを追加で投与された．1週間後にN氏の運動耐容能は改善した．彼は体重測定を頻繁に実施し，普段と比べて2ポンド以上の増加が見られた際にはフロセミドの追加内服をすることになった．

### Questions

7. フロセミドの追加でN氏の症状が軽快した機序は何か？
8. N氏にカンデサルタンを投与する際に注意すべき薬物相互作用は何か？
9. N氏の心不全（HF）が急性増悪した場合に使用できる非経口強心薬は何か？

個々の症例に合わせて治療法を決定することに加えて，医師はMIの再発をまねくリスクファクターについても患者を教育する必要がある．MI後患者に対する一般的治療法の暗記法はABCDEと記憶するとよい．A：アスピリンaspirin，ACE阻害薬ACE inhibitor，抗狭心症薬antianginal，アルドステロン拮抗薬aldosteron antagonist；B：βアンタゴニストβ-antagonist，血圧blood pressure管理；C：コレステロール低下cholesterol，喫煙cigarettes対策；D：食事療法diet，糖尿病diabetes対策；E：教育education，運動exercise．

## ▶ 心不全の病態生理学

心不全（HF）はしばしば経験する臨床上の症候群である．米国ではおよそ500万人がHFと診断され，毎年およそ50万例の新規の診断が下されている．HFという症候群は予後が悪く5年死亡率がおよそ50%とされる．重症例での年間死亡率は30～50%である．

HFの原因となる心機能障害はしばしば不可逆的であるので，HFは急性の代償不全の転機を伴う典型的な慢性疾患である．急性増悪の原因は多岐にわたり，例えば食事管理の不徹底（過剰な塩分摂取や水分摂取），処方された内服薬に対してのアドヒアランス不良，非心臓疾患の合併などが挙げられる．心臓疾患の直接的な原因である心筋虚血や神経体液性因子の活性化は，HFにおいて臨床的に代償不全を惹起する原因である．HFの治療は医師による治療方針の策定，評価と定期的な治療薬の変更が必要であり，これには有害な薬物相互作用を生じるリスクのある多剤併用療法も関連する．

本項では心原性の循環不全に重点をおいて述べるが，循環不全は心臓収縮障害が認められなくても発症することには注意が必要である（表25-5）．例えば，心内腔への血液充満における異常（循環血流量減少など），心臓のリズムにおける異常（徐脈，頻脈など）

**表 25-5 心臓ポンプ失調を伴わない循環不全の原因**

| 循環不全の原因 | 機序 |
|---|---|
| 心臓充満の障害 | 血管内容量減少（出血など）<br>心タンポナーデ（心外膜の液体貯留による拡張期充満の阻害） |
| 心臓リズムの障害 | 徐脈（脈拍↓→拍出↓）<br>頻脈（脈拍↑→拡張期充満時間↓） |
| 末梢循環障害 | 高血圧クリーゼ（SVR↑→LA駆出インピーダンス↑→1回拍出量↓）<br>血液量配分性ショック（SVR↓→MAP↓→臓器灌流低下） |

SVR：全身血管抵抗，MAP：平均動脈圧，mean arterial pressure.

＊↑上昇，↓低下を示す．

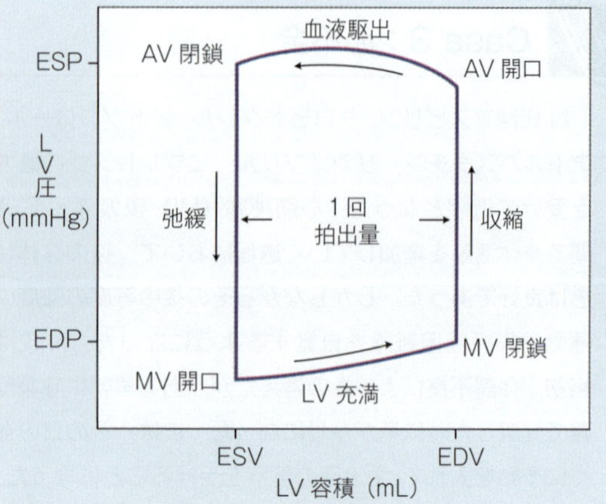


**図 25-9 正常な左室圧-容積曲線**
僧帽弁 mitral valve（**MV**）の開口により，左室（**LV**）拡張期にLV内へ血液が充満してLV容積が増加する．LV内圧が左房（LA）圧を超えるとMVが閉鎖し，LVの等容性収縮が生じる．この等容性収縮期にLV内圧が上昇しそれにより大動脈弁 aortic valve（**AV**）が開口する．LVからの血液駆出が開始され，LV圧が大動脈圧を下回ると大動脈弁が閉鎖する．次いで等容性弛緩期となりLV内圧が低下する．このように心周期が繰り返される．1回拍出量（すなわち各心収縮周期における血液駆出量）は，拡張末期容積 end-diastolic volume（**EDV**）と収縮末期容積 end-systolic volume（**ESV**）との差である．EDP：拡張末期圧 end-diastolic pressure，ESP：収縮末期圧 end-systolic pressure.

あるいは末梢循環における異常（敗血症による血液量配分性ショック）などがある．常に治療をする際には個々の病態を考慮すべきである．

## 収縮機能不全の病因論

LV収縮機能不全（**収縮不全 systolic heart failure**）は，HFの主たる要因である．収縮不全には多彩な病因があるが，左HFの大多数（〜70%）はCADに起因する．その他の病因には，心臓における負荷の慢性的な異常として高血圧（圧負荷）や弁膜症（僧帽弁逆流や大動脈弁閉鎖不全に伴う容量負荷，あるいは大動脈弁狭窄に伴う圧負荷）などがある．心負荷の異常を伴う疾患においては，心筋収縮能は当初は保持されているが，心負荷が是正されない場合には心筋障害が生じ心全体の収縮不全が生じることとなる．病態が進行し心臓のポンプ機能障害を生じた状況は慢性負荷による心筋症として認知されている．収縮不全もまた多彩な病態によって生じるが，直接的な病態生理は心筋細胞の障害あるいは機能不全に起因する．心筋細胞機能不全に起因する病態において，LVの構造変化により内腔の拡張が惹起されることがある（その際には壁菲薄化の有無は問わない），これらの病態は**拡張型心筋症 dilated cardiomyopathy**として知られている．

自覚症状を伴うHFは，LV駆出率が正常あるいはほぼ正常の患者（LV駆出率が保持された状態）においても発症する．このような症例において，HFの原因はLVの弛緩障害あるいは血液充満異常（**拡張性心不全 diastolic heart failure**）と考えられる．LVの弛緩障害に伴い，血液充満量の過少にかかわらずLV拡張期圧が上昇する．LV拡張期圧の上昇に伴い左房 left atrium（LA）圧と肺毛細管圧も上昇し，肺の間質へと水分の漏出が生じる（さらに二次的あるいは受動的に肺動脈圧と右心圧の上昇も生じる）．拡張性心不全の最も一般的な病因は急性の心筋虚血である．可逆的な急性虚血（MIを生じない虚血）に伴い，LVの弛緩不全が生じることでLV拡張期圧の上昇が認められる（第24章，心収縮性の薬理学において，心筋の弛緩と収縮はいずれも細胞内ATPに依存していることはすでに述べた）．

収縮性心不全と拡張不全のいずれにおいても，心機能の決定因子，およびそれに影響を与える病態生理学的要因を考慮すると理解しやすい．今日では拡張性心不全は臨床的HF状態においてしばしば認められる病態であるが，本項では収縮不全に伴うHFをおもに解説することとする．1回拍出量に影響を与える主要な各因子，すなわち前負荷，後負荷，収縮能については心機能曲線に表すことができる．図25-9に正常なLV圧-容積曲線を示す．正常心周期では，LV拡張期に僧帽弁が開口してLV容積が増加する．LV圧がLA圧を超えると僧帽弁が閉鎖しLV等容性収縮が開始する．この収縮において心腔内腔容積は一定であるが，LV内圧は上昇する．LV駆出インピーダンスが増加して大動脈弁が開口すると，LVからの血液駆出が開始される．LVから駆出された血液は弾性動脈である大動脈を介して末梢循環に移行する．LV圧が大動脈圧

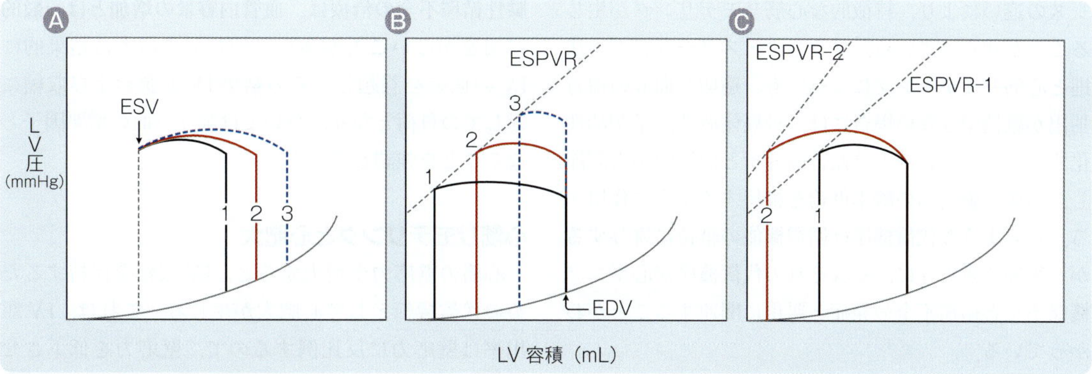


**図 25-10 心拍出量の決定因子**

前負荷，後負荷および心筋収縮の変化により，心周期における左室（LV）圧-容積曲線が変化する．**A.** 前負荷が増大（A の線 1 ～ 3）すると，LV 心筋は伸展し，LV 拡張末期圧が上昇し，1 回拍出量が増加する（フランク・スターリングの法則による機序）．収縮末期容積 end-systolic volume（**ESV**）は変化しないことは注意を要す．これは，心収縮能は変化しないことによる．**B.** 後負荷が増加（B の点 1 ～ 3）すると，LV 駆出インピーダンスが過大に増加し，それに伴い 1 回拍出量［拡張末期容積 end-diastolic volume（**EDV**）と **ESV** の差］が低下する．（LV）収縮末期圧は ESV に対して直線的に増加し，この直線関係を収縮末期圧容積関係（**ESPVR**）と呼ぶ．**C.** 陽性変力作用を持つ薬物投与などで，心筋収縮が増強（C の線 1，2）すると，ESPVR が左上方に移動しその結果として 1 回拍出量が増加する．

を下回ると大動脈弁が閉鎖する．この時点で，LV 内圧は急速に低下し（等容性弛緩期），僧帽弁の開口時の LV 内圧（おそらく僧帽弁の開口時の LV 内圧以上）まで低下し，次の心周期が繰り返される．

なお図 25-10A に示すように，LV から駆出される 1 回拍出量は，LV 拡張期に流入した血液量つまり**前負荷 preload** に依存する．このような前負荷と 1 回拍出量との基本的な関係が**フランク・スターリングの法則 Frank-Starlng law** である．この法則は，心筋線維長と短縮程度の関連で，第 24 章ですでに述べた．要約すると拡張期容積が増加に伴い心筋細胞が伸展する．その結果，細胞内ではより多くのアクチンフィラメントが筋節と会合することになり，心筋の脱分極により多くのアクチンとミオシンの架橋体が形成されることとなる．

LV 駆出に対する抵抗（インピーダンス），すなわち**後負荷 afterload** は 2 つ目の 1 回拍出量の決定因子である（図 25-10B）．この LV 駆出インピーダンス（後負荷）が増加すると，CO は低下する．この心臓の特性は心筋に対する抵抗が増加した場合には心筋の収縮は減弱（1 回拍出量が減少）することで説明される．後負荷の増加に伴う 1 回拍出量の低下は不全心においては著しい．このことから，後負荷を軽減する薬剤の 1 回拍出量を増加させる効果が説明できる（後述参照）．

心機能に対する第 3 の決定因子は**収縮性 contractility** である．LV の収縮状態は**収縮末期圧-容積関係 end-systolic pressure-volume relationship（ESPVR）**によって表される（図 25-10C）．ESPVR は，本質的にはフランク・スターリングの法則のと同じものである．すなわち，フランク・スターリングの法則が LV 拡張期容積（つまり前負荷）と LV 1 回拍出量（つまり CO）との相関性を表しているのに対して，ESPVR は心室等容性収縮期における LV 拡張期血液充満量と LV 緊張度との相関性を示している．図 25-10C に示すように，LV の収縮状態が増強すると ESPVR は上方へ移行し，結果的に拡張末期容積に関係なく LV 緊張が増強する．一定の後負荷状態では，心筋収縮力の増加に伴い心筋の短縮力は増強し 1 回拍出量は増加する．

心臓のポンプ機能に対する 4 つ目の決定因子は，**心拍数 heart rate** である．しかし，LV 収縮能が正常であれば，非生理学的な異常心拍数の時のみ CO に対しての影響が生じる．心拍数は収縮障害を有する患者においては CO を決定する重要な因子である．

## 心臓の代償機序

心臓が一定量の血液を前方へ拍出するという正常機能を維持できなくなると，循環機能を保持するために代償機転が生じる．フランク・スターリングの法則によると，前負荷が増大することで 1 回拍出量が増加する．このように前負荷の増大は，血行動態的ストレスに対する体循環系システムの一次的な反応である．フランク・スターリングの法則に従っても完全な代償機序が働かないような血行動態的ストレスはシグナル伝達を介して，心筋細胞レベルで構造変化をもたらす．この構造変化の過程を心筋**リモデリング remodeling** と呼ぶ．心筋リモデリングの増悪因子についての研究は現在なされているところであるが，血行力学的ストレスの違いにより，特徴的な心筋リモデリングが生じることが知られている．フランク・スターリングの法則と心筋リモデリングによっても，適切な血液の前方拍出が維持できない場合には，神経体液性因子が活性化する．このシステムは血管内容量と血管緊張を調節し，重要な臓器への酸素供給を維持するように作用する．このような代償機序は循環機能の維持に寄与するが，後述するように，それぞれの代償機序が心ポンプ機能不全と循環不全の発症と悪化に関連することがわかっている．

## フランク・スターリングの法則による機序

前述したように，正常な機能の心臓では，前負荷を増大することでフランク・スターリングの法則より1回拍出量が増加する．フランク・スターリングの法則はHF状態でも作用するが，拡張末期容積-1回拍出量の関係が変化する．すなわち**収縮不全患者では，拡張終期容積-1回拍出量の関係が平坦化する**（図25-11）．フランク・スターリング曲線の上向する位置にある患者に対しては，体液量を増量することで1回拍出量を増加させることは有効な治療法であるが，実際には，HF患者の多くは血管内容量が**増加**している．これは神経体液因子の活性化［交感神経アドレナリン作動系，レニン-アンジオテンシン-アルドステロン系（後述参照）］に起因するものである．このように，**心臓性循環不全の治療は，血管内容量の増加とは一般的に関連がないことが多い**．前負荷の増大は結果的にLVの拡張を惹起し，その結果LV拡張および収縮に対しての負荷となり，ひいては肺うっ血の増悪因子となることを強調しておく．

## 心筋リモデリングと心肥大

心筋の壁応力が増大すると，LV収縮を保持するための代償機転として心肥大が生じる．これは，LV駆出率は壁応力に反比例するので，壁応力を低下させLV駆出率を上昇させるための適応である．**ラプラスの法則 Laplace law**から，壁応力（$\sigma$）は心室の壁圧（$P$）と曲率半径（$R$）に直接比例し，壁厚（$h$）に反比例する．

$$\sigma = P \times R / 2h \qquad \text{式 25-1}$$

大動脈弁狭窄症や高血圧のような慢性的な圧負荷が増加した状態では，心筋細胞内において心筋線維に平行した収縮性タンパク質と筋節の新生が生じ，LVの心性心肥大が生じる．**求心性肥大 concentric hypertrophy**においては心筋の壁厚（$h$）の増大と内腔（$R$）の狭小化が同時に生じるため，収縮期の壁応力が全体的に低下し，その結果として収縮機能は保持される．求心性リモデリングの問題点はこのような心肥大のパターンの結果として生じる**LVのコンプライアンス低**

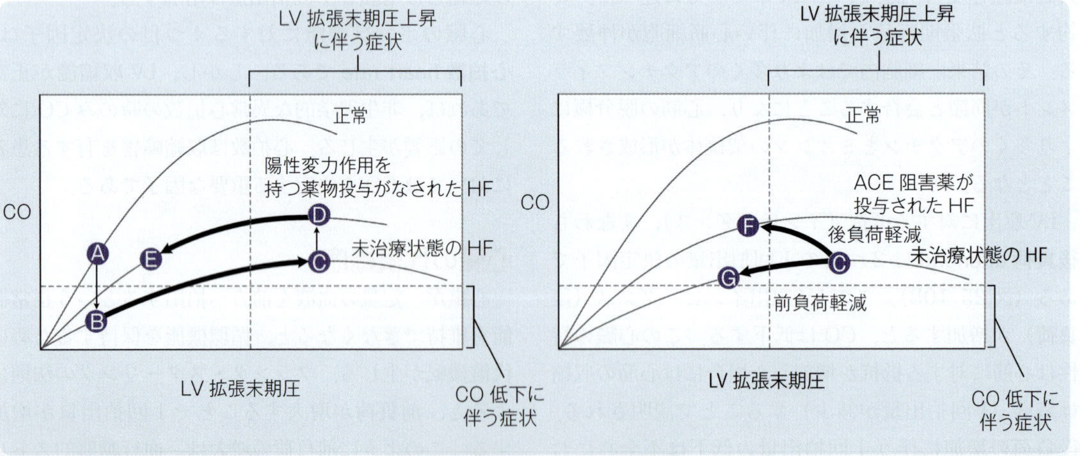


**図 25-11 心不全におけるフランク・スターリングの法則**

**左図：**正常状態のフランク・スターリングの法則によると左室（LV）拡張末期圧（前負荷）の上昇に伴って心拍出量（CO）は急激に増加する．**A点**は，心機能正常例での安静時のLV拡張末期圧とCOを示している．収縮機能不全［心不全（HF）の未治療状態］では，COが低下し（**B点**），フランク・スターリング曲線は平坦化し，前負荷が増大してもCOはわずかに増加するだけである（**C点**）．このようなCOの増加は，LV拡張末期圧の上昇を惹起し，それに伴う呼吸困難などの症状を呈することとなる．ジギタリスのような陽性変力作用を持つ薬物を投与すると，フランク・スターリング曲線が上方移動しCOが増加する（**D点**）．心筋収縮力の改善により前負荷が十分に軽減されると，血管のうっ血状態は改善する（**E点**）．**右図：**HFに対するおもな薬物治療として，後負荷の軽減［アンジオテンシン変換酵素（ACE）阻害薬など］と前負荷の軽減（利尿薬の投与など）の2種類が挙げられる．後負荷の軽減により（**F点**），前負荷に無関係にCOが増加するため，フランク・スターリング曲線は上方移動する．前負荷の軽減により（**G点**），（上方移動した）フランク・スターリング曲線上で見られるようにLV拡張末期圧が減少することでうっ血症状が改善する．

下である．コンプライアンスの低下した心室では，拡張期圧は血液充満量に関係なく上昇する．その結果として LA あるいは肺毛細血管圧が上昇し，うっ血に伴う症状を生じる前駆状態となる．

一方，僧帽弁逆流や大動脈弁逆流のように慢性的に容量負荷が増大した状態では，収縮性タンパク質と筋節が心筋細胞内で心筋線維と**縦列方向**へ新生されるために遠心性肥大を生じる．**遠心性肥大** eccentric hypertrophy では，拡張期の壁応力が至適状態に保持されることで心機能が維持される．求心性リモデリング状態と異なり，遠心性肥大では **LV のコンプライアンス上昇**が生じる．LV 内のコンプライアンスが上昇することで LV 拡張期圧や LA 拡張期圧の上昇を伴わずに，LV 拡張期容積を増加させることができる．この LV 圧を増加させない機序により，LV 容量依存性に 1 回拍出量の容量を増加させることができ，有効な LV 前方拍出を保持することができる．遠心性肥大による代償機序が機能している間は，LV 内の曲率半径の増加におおむね比例して LV 壁厚も増大することとなる．

### 神経液性機序の活性化

心臓が適切な拍出ができない状態になると，いくつかの神経体液因子の活性化が生じ，しばしば有害な結果を生じる（図 25-12）．動脈圧の低下に伴い圧受容体反射によりカテコールアミン放出刺激が生じる．その結果放出されたカテコールアミンは（$\beta_1$ 受容体刺激を介して）**頻脈**と（末梢血管の $\alpha_1$ 受容体を介して）**血管収縮**を惹起する．腎臓の傍糸球体 juxtaglomerular（JG）細胞の $\beta_1$ 受容体が刺激されるとレニン分泌が生じる．心拍出の低下による腎臓の循環血漿量の減少も JG 細胞でのレニン分泌を促進する刺激となる．レニンは循環中のアンジオテンシノーゲンをアンジオテンシンⅠに変換するが，さらに肺循環において ACE により，アンジオテンシンⅠがアンジオテンシンⅡ angiotensinⅡ（ATⅡ）に変換される．ATⅡは $AT_1$ 受容体に作用して**動脈の血管運動緊張を亢進させる**．ATⅡは様々な生理学的機序の活性化を介して血管内容量を増加させるが，このような機序には，副腎からのアルドステロン分泌促進（$Na^+$ と水分貯留を促進させる），下垂体後葉からのバソプレシン［抗利尿ホルモン antidiuretic hormone（ADH）］分泌促進，視床下部の口渇中枢の活性化などが挙げられる．さらに ATⅡは，血管や心筋の肥大を生じる重要なメディエーターとも考えられている．

頻脈や血管内容量の増加によりこれら神経体液性因子が活性化することで心拍出を保持する，また血管の収縮により局所的な血流の自動的制御機能が抑制され，局所血流が中枢支配を受けることとなる．これらの機序により心拍出が減少した状態でも重要臓器への血液灌流量が維持される．しかしながら心臓における交感神経刺激は後負荷増大（細動脈の収縮）および前負荷増大（$Na^+$ と水分貯留）を介して心筋での酸素需要を増加させる．交感神経刺激が持続すると，最終的にはβアドレナリン受容体のダウンレギュレーションを生じ，CO の保持機構が機能しなくなる．**HF に対する最近の薬理学的管理の主目的は，このような神経体液性因子の作用を調節することである**（図 25-13）．

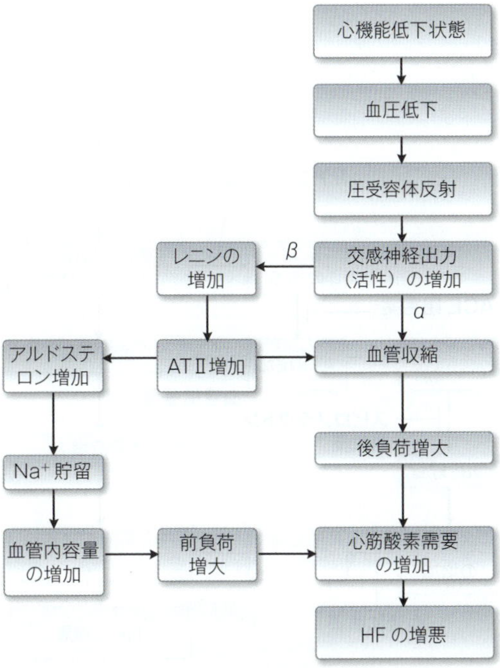


**図 25-12　心不全における神経体液性因子の関与**
心機能の低下に伴い血圧が低下すると圧受容体反射が生じ交感神経出力（活性）が増加する．αアドレナリン作動性交感神経出力（活性）（**α**）により血管収縮が生じ，後負荷が増加することとなる．増加した後負荷はすなわち心収縮における圧負荷となるので，心筋酸素需要が増加することとなる．βアドレナリン作動性交感神経出力（活性）（**β**）は傍糸球体（JG）細胞でのレニン分泌を促進する．レニンはアンジオテンシノーゲンをアンジオテンシンⅠに変換し，次いでアンジオテンシンⅠは活性化ホルモンであるアンジオテンシンⅡ（ATⅡ）へと変換される．ATⅡは血管に直接作用し血管収縮をもたらし，さらにはアルドステロンの産生と分泌を亢進させる．アルドステロンは腎集合管における $Na^+$ 再吸収を促進し血管内容量を増加することで前負荷が増大する．後負荷および前負荷の増大が相まって心筋酸素需要が増加するが，すでに心機能が低下した状態ではこれらの負荷により心不全（HF）が増悪することとなる．

## ▶ 心不全の臨床的治療

心不全（HF）に対する薬物治療は過去 30 年間で飛

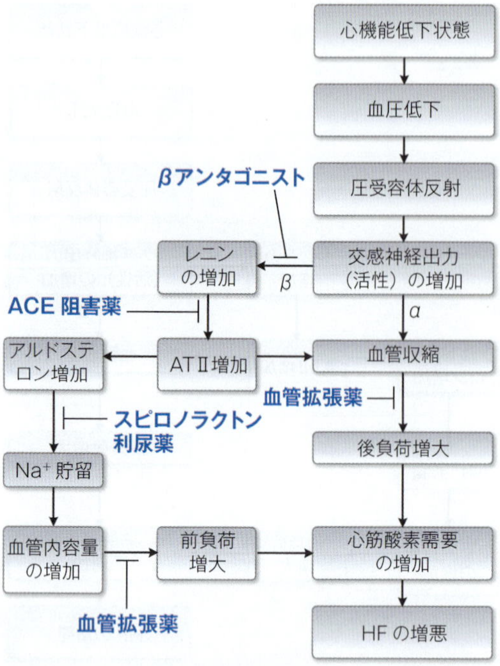


**図 25-13　心不全の神経液性機序に対する薬物治療**
心不全（HF）に使用される治療薬の多くが，心機能低下により活性化した神経体液因子を調整する作用を有する．レニン-アンジオテンシン-アルドステロン系を阻害する薬物として，(1)βアドレナリン受容体アンタゴニスト，これは腎傍糸球体（JB）細胞からのレニン分泌を抑制する，(2) アンジオテンシン変換酵素（ACE）阻害薬，これはアンジオテンシンⅠが活性ホルモンのアンジオテンシンⅡ（ATⅡ）へ変換するのを阻害する，(3) スピロノラクトン，これはミネラルコルチコイド受容体に対してアルドステロンの結合を競合的に阻害する，の３種がある．利尿薬は $Na^+$ 排泄を促進する作用を有するが，これが逆にレニン-アンジオテンシン-アルドステロン系を活性化することで $Na^+$ 貯留を生じさせることになる．血管拡張薬は，血管内容量の増加に対しての作用として，末梢静脈の血管容量を増加させることで前負荷を軽減する．動脈への直接作用を持つ血管拡張薬は，交感神経出力（活性）の増加作用の結果生じたα受容体刺激による血管収縮およびATⅡ受容体刺激による血管収縮を減弱させる．また強心配糖体，βアドレナリン受容体アゴニスト，ホスホジエステラーゼ阻害薬もまた心筋収縮力を高める目的で投与される（**図示せず**）．

躍的に進歩した．多数の大規模臨床試験において新しい“減負荷”治療法により統計的有意に HF 患者の死亡率と発症率が低下することが示されている．さらに，高血圧と複雑な多枝 CAD に対する早期発見と治療方法の進歩に伴い，収縮機能不全患者の予後も劇的に改善した．すでに HF 症状を呈しているあるいは HF 症状を呈するリスクのある患者における，収縮不全への治療戦略を以下に整理しておく．これには前負荷の軽減，後負荷の軽減，心収縮力の増強などの薬理学的治療が含まれる．表 25-6 に HF の治療に用いられる薬物の血行力学的作用と作用機序を要約する．

## 前負荷の軽減

### 利尿薬

利尿薬は長年にわたって左 HF 患者に対する薬物療法における基本薬であり，現在でもうっ血症状あるいは血管内容量増加を伴う患者に対する重要な治療薬の１つである．利尿薬はうっ血症状を寛解させるという有効性が認められるが，ループ利尿薬あるいはサイアザイド系利尿薬のいずれも死亡率を低下させるというエビデンスは存在しない．うっ血性 $Na^+$ 排泄促進型利尿薬のなかで HF に対して最も利用されている薬物はフロセミド，ブメタニドなどのループ利尿薬である．これらのループ利尿薬は，太いヘンレ係蹄 limb of Henle の上行脚において $Na^+$-$K^+$-$2Cl^-$ 共輸送体 $Na^+$-$K^+$-$2Cl^-$ co-transporter（NKCC2）を阻害し，$Na^+$，$K^+$ および水分の排泄を促進する．また，ヒドロクロロチアジドなどサイアザイド系利尿薬もうっ血症状の治療に用いるが，特に高血圧性心疾患患者や LV 収縮機能不全患者において使用される．サイアザイド系利尿薬は，腎の遠位尿細管において $Na^+$-$Cl^-$ 共輸送体 $Na^+$-$Cl^-$ co-transporter（NCC）を抑制する．ループ利尿薬と比較して $Na^+$ 排泄作用は弱く，慢性腎臓病の患者のうっ血症状の改善目的での単剤療法においては有効性を認めないことが多い．また，サイアザイド系利尿薬は GFR が減少した患者，治療抵抗性の容量負荷がある患者あるいはループ利尿薬の単剤療法では十分な利尿効果が得られない HF 患者に対して，ループ利尿薬併用投与がなされることがある（利尿薬についての詳細は第 20 章を参照）．Case においてフロセミド投与により血管内容量の減少が認められ，N 氏のうっ血症状が軽快した．彼はその後症状を安定化するために長期間にわたり経口でフロセミドを投与されることになったのである．

### 水利尿薬

HF 患者においてはバソプレシンの分泌が増加しており，そのバソプレシンの増加量は HF の重症度と相関が認められる．バソプレシン $V_2$ 受容体の選択的アンタゴニストは，HF 患者において尿中の水分排泄のみを増加し，血清 $Na^+$ 濃度を上昇させる．バソプレシンアンタゴニストの HF における臨床適用については現在議論されているところであるが，**conivaptan** と**トルバプタン tolvaptan** は HF 患者に対して使用可能な薬剤である．conivaptan は希釈性低ナトリウム血症の治療として静脈内投与が可能な薬物である．急性非代償性 HF で入院加療が必要な患者において，経口のトルバプタンを通常治療に加えた場合には投与初

**表 25-6 心不全に使用する薬剤**

| 薬物または薬物の分類 | 作用機序 | 血行動態に与える影響 | 臨床上の注意 |
|---|---|---|---|
| **死亡率減少が証明されている薬物** | | | |
| ACE 阻害薬 | ATⅡ産生抑制<br>→ $AT_1$ 受容体活性化↓ | 後負荷軽減<br>前負荷軽減 | 高カリウム血症の発症の可能性 |
| βアンタゴニスト | βアドレナリン受容体の競合阻害<br>→レニン分泌↓ | 後負荷軽減<br>前負荷軽減 | 高度の非代償性 HF では禁忌 |
| スピロノラクトン | アルドステロン受容体の競合阻害 | 前負荷軽減 | 死亡率減少効果は血行動態に依存しない；高カリウム血症の発症の可能性 |
| **症状改善に寄与する薬物あるいは治療方法** | | | |
| ナトリウムイオン（$Na^+$）および水分排泄 | 血管内容量の減少 | 前負荷軽減 | 浮腫の改善に効果 |
| 利尿薬 | 腎臓における $Na^+$ 再吸収阻害 | 前負荷軽減 | うっ血症状の改善にはフロセミドが最も有効 |
| 水利尿薬 | バソプレシン $V_2$ 受容体の競合阻害<br>→腎臓における水チャネルと膜輸送↓<br>→自由水の再吸収↓ | 前負荷軽減 | 水利尿の増加，血中ナトリウムの増加 |
| ジゴキシン | $Na^+/K^+$ ATPアーゼ($Na^+/K^+$ポンプ)の抑制<br>→細胞内 $Ca^{2+}$↑<br>→収縮力増加↑ | 収縮力増加 | AV 結節伝導の抑制 |
| 硝酸塩 | NO の増加→血管平滑筋の弛緩<br>→静脈容量↑ | 前負荷軽減 | 心筋酸素需要の減少 |
| ドブタミン | βアドレナリン受容体刺激 | 収縮力増加（$\beta_1$ 作用）<br>後負荷減少（$\beta_2$ 作用） | 急性期のみの使用 |
| inamrinone，ミルリノン | ホスホジエステラーゼの抑制<br>→βアドレナリン作用↑ | 収縮力増加<br>後負荷軽減<br>前負荷軽減 | 急性期のみの使用 |

ACE：アンジオテンシン変換酵素，ATⅡ：アンジオテンシンⅡ，HF：心不全，ATP：アデノシン三リン酸，NO：一酸化窒素，AV：房室．

＊↑上昇，↓低下を示す．

期の 7 日間で体重減少と浮腫の減少が認められたが，長期的な生命予後や再入院の回避については効果が認められなかったことが示されている（EVEREST 試験）．

### アルドステロン受容体アンタゴニスト

スピロノラクトンはカリウム保持性利尿薬であり，アルドステロン受容体に対して競合的に拮抗し，ネフロンの遠位尿細管と集合管における $Na^+$ 排泄を促進して $K^+$ 排泄を抑制する作用を有する．収縮性 HF 患者を対象とした，スピロノラクトンの臨床試験（RALES 試験）は多くの注目を集めた研究である．本試験では，重度 HF 患者に対して低用量のスピロノラクトン（25〜50 mg/ 日）を投与した効果が検証された．被験者は，著しい腎機能不全を有しておらず，HF に対する標準療法（ACE 阻害薬，β遮断薬とループ利尿薬の投与，あるいはジゴキシンの併用投与）を受けていた．その結果スピロノラクトン治療を受けた患者において，すべての死因を含めた死亡率（心臓突然死，HF の悪化による死亡を含む）が約 30%低下し，HF の悪化による入院患者の割合も同様であった．次いで行われた同様の薬物であるエプレレノンを用いた研究において，MI 後の HF 患者における効果も実証された（EPHESUS 試験）．スピロノラクトンは ACE 阻害薬あるいはアンジオテンシン受容体拮抗薬と併用投与される機会が多い（後述参照）．スピロノラクトン，ACE 阻害薬とアンジオテンシン受容体拮抗薬はいずれも $K^+$ 排泄を抑制するため，血漿中カリウム濃度は注意深く観察する必要がある．

### 血管拡張薬

血管拡張薬は，うっ血症状を有する患者に対してしばしば利尿薬と併用投与される．NTG は代表的な拡張薬である．この薬物は静脈の血管拡張作用により血管容量を増加させ，それにより心臓への血液還流量が低下することとなる．静脈還流量の低下により，その結果としてLV内の血液容積の減少とLV拡張期圧の低下がもたらされる．これら硝酸塩の効果により心筋の酸素需要が減少することとなり，狭心症とLV機能不全を併発している患者においては特に有効であると考えられる．

また硝酸塩は，急性心筋虚血により左HFを発症した症例に対しても特に有効である．このような症例では，LV弛緩能障害，LVコンプライアンスの低下とLV拡張期圧の上昇が生じている．硝酸塩の静脈の血管容量増加作用により，血管から心臓への血液還流量が低下しLV拡張期容積は減少する．LV拡張期容積の減少により心筋の酸素消費が減少する．硝酸塩はLV弛緩能を改善させることにより虚血症状を減弱する可能性がある．このように，前負荷の軽減とLVコンプライアンスの改善においても硝酸塩の投与は効果的な作用を発揮するのである．

## 後負荷の軽減

### アンジオテンシン変換酵素（ACE）阻害薬

ACE阻害薬は可逆的にACEを阻害することで，AT IIの産生量を減少し様々な有益な効果を発揮する．AT IIは，循環不全状態にある神経体液性因子において重要な調節機序を担っている．前述のように，腎血流量の低下における反応として腎臓からのレニン分泌が促進され，AT IIの産生量が増加する（第20章参照）．次いでAT IIは副腎においてアルドステロンの分泌を刺激する．これらレニン-アンジオテンシン-アルドステロン系の活性化により血管運動緊張が亢進し，$Na^+$および水分の貯留が促進されることとなる．このような血行力学的変化によって結果的に血管内容量が増加し（最終的には，LV拡張期の血液充満量の増加とLV心拍出量の増加がもたらされる），血液が末梢に再分配される（AT IIの血管収縮作用による）．

ACE阻害薬を投与することで，レニン-アンジオテンシン-アルドステロン系により活性化された血管収縮と$Na^+$および水分貯留が抑制される．この後負荷の軽減作用により，LV駆出インピーダンスが低下しLV拍出量が増加することとなる．これらの効果はHF患者において多彩な相乗効果をもたらすこととなる．例えばLV拍出量が増加しGFRも増加するが，これによりネフロンの遠位尿細管への$Na^+$および水分の供給量が増加し（レニン刺激によるアルドステロン濃度上昇がない状態でなので）$Na^+$排泄と利尿が促進される．ACEの抑制によりさらに内因性血管拡張作用のあるブラジキニンの分解も抑制され，静脈の血管容量が増加する（そのため前負荷が軽減される）．STEMI後の心筋リモデリングの予防においても，ACE阻害薬はHFとCADを合併した患者に対して効果を発揮する．

ACE阻害薬はHF患者の生存率を有意に改善する効果が示されている．このような生命予後改善効果を最初に示したのは，重度のHF患者を対象として行われたCONSENSUS試験である．この臨床試験では，対照群に比べてACE阻害薬投与群において投与後6カ月で40%，投与後1年で31%の死亡率減少が示された．また，対象患者を拡大して行ったSOLVD Treatment試験（死亡率減少率：16%），V-Heft II試験（死亡率減少率：28%）からもACE阻害薬による生存率改善が確認され，MI後の回復期患者を対象とした研究でも同様の結果が確認されている（SAVE試験，死亡率減少率：19%）．

$AT_1$拮抗薬（しばしばアンジオテンシン受容体拮抗薬，あるいはARBとも呼ばれる）は，レニン-アンジオテンシン-アルドステロン系をAT II受容体レベルで阻害する薬物である．$AT_1$拮抗薬は，ACE阻害薬に類似した血行力学に対する効果を持つ．重度の収縮性HF患者（LV駆出率＜40%）でACE阻害薬に忍容性がない患者を対象として近年行われた臨床試験によると，$AT_1$拮抗薬による死亡率減少効果が認められた．またACE阻害薬をすでに投与されている患者に$AT_1$拮抗薬を追加投与すると，死亡率は低下しないが再入院率が低下することが示されている（CHARM-Added試験）．

### βアドレナリン受容体アンタゴニスト

近年，HF患者の治療薬としてβアドレナリン受容体アンタゴニストの投与が注目を集めている．直感的にはβアンタゴニストをHFに投与することは逆説的であるが，この薬物をHF患者に投与することで生存率が改善することが，今日においては臨床研究の結果から確立されている．βアンタゴニストのHF患者における有益性はいくつかの機序によるものが想定されているが，(1) レニン分泌の抑制作用，(2) 増加した循環カテコールアミンによる細胞傷害作用と（化学的）伝達作用の減弱作用，さらに一般的には (3) 心筋虚血の予防が考えられている．このようにβアンタゴニストは，ACE阻害薬と同様にHF患者における有害な作用を有する神経体液性因子を調節することで薬効を発揮すると考えられている．さらにβアンタゴニストとACE阻害薬の作用機序が異なり，その副作用も重複しないことから，HF 患者においてこれらの薬物を併用投与することは有用であると考えられる．

### 血管拡張薬

ヒドララジンは直接作用する血管拡張薬であり，SVR を減弱させ後負荷を軽減する．ヒドララジンの作用機序はまだ解明されていない．ヒドララジンによる動脈拡張作用は，特に静脈内投与において顕著である．ヒドララジンはいくつかの要因により臨床的には使用頻度が多くない．それは静脈内投与時に反射性頻脈を誘発すること，短期間的に体制を生じやすいことや慢性的な投与により薬剤性ループスを起こすことなどが原因として挙げられる．ヒドララジンと硝酸塩の併用投与により HF 患者における死亡率が減少することが報告されている（AHEFT 試験）．この硝酸塩とヒドララジンの併用投与療法は，ACE 阻害薬に忍容性のない患者の治療法として残しておくのがよい．

## 強心薬

### 強心配糖体

心筋細胞において，ジギタリス配糖体は心筋細胞膜の $Na^+/K^+$ATP アーゼ（$Na^+/K^+$ ポンプ）を阻害する．この作用により細胞内 $Na^+$ 濃度が上昇し，細胞内で $Na^+$-$Ca^{2+}$ 交換系が活性化し細胞内 $Ca^{2+}$ 濃度と筋小胞体 $Ca^{2+}$ 貯留が増加する．心筋細胞刺激によって筋小胞体からの $Ca^{2+}$ 放出が亢進すると，収縮性タンパク質の作用が増強し，その結果として心筋収縮が増強される［収縮末期圧容積関係 end-systolic pressure-volume relationship（ESPVR）が上方 / 左方移動する］．強心配糖体を用いた治療で HF 症状が改善することはしばしば認められるが，強心配糖体によるその死亡率減少効果は示されていない．

### 交感神経作用アミン類

ドブタミンは非経口投与される交感神経作用アミンであり，収縮不全（CO の減少に伴う肺うっ血が認められる）による HF の治療薬として使用されることが最も多い．ドブタミンはアドレナリンと同種の合成薬であり，おもに $\beta_1$ 受容体の刺激作用を発揮するが，$\beta_2$ 受容体と $\alpha_1$ 受容体に対してもある程度の刺激作用を有する．治療濃度で投与された場合には $\beta_1$ 受容体に対する刺激作用が優位であり，心筋収縮力を増強させ心拍出を増加させる．また $\beta_2$ 受容体遮断薬作用により，動脈拡張作用が発揮され後負荷が軽減される．すなわち，心筋収縮力増強作用と後負荷軽減の 2 面的な効果により，全体的な心機能の改善が得られるのである．ドブタミンは通常急性期の治療薬として用いられる（例えば集中治療室などで）．Case においては，N 氏が低心拍出により低血圧になった場合にはクレアチニンの上昇などの臓器血流の障害が発生すると考えられ，そのような場合にはドブタミンの投与により血行動態の安定が得られるものと思われる．

### ホスホジエステラーゼ（PDE）阻害薬

ホスホジエステラーゼ阻害薬は（inamrinone やミルリノン milrinone），心筋細胞内のサイクリック AMP cyclic adenosine monophosphate（cAMP）分解を阻害し，細胞内 $Ca^{2+}$ 濃度を上昇させ心筋収縮力を増強させる（陽性変力作用）．全身の血管において，ホスホジエステラーゼ阻害薬は，細動脈の抵抗血管，静脈の容量血管のいずれに対しても拡張作用を発揮し，これにより前負荷と後負荷の双方が軽減される．このような集合的効果により，ホスホジエステラーゼ阻害薬は“強心性血管拡張薬 ino-dilator”と呼ばれている．これらの強心性血管拡張作用にもかかわらず，ホスホジエステラーゼ阻害薬および交感神経作用アミンは非代償性急性 HF 患者に対しての短期療法に使用される．1 つの理由としてホスホジエステラーゼ阻害薬を長期に経口投与した場合には死亡率が**上昇する**ことが示されているからである．

## 併用療法

本章で解説した薬物が示すように，HF の薬物治療には様々な方法がある．代表的なものとして ACE 阻害薬と $\beta$ アンタゴニストが挙げられるが，いくつかの薬物はランダム化比較試験において有意な死亡率減少効果が報告されており，治療上の新たな基本的薬物として位置づけられていくものもあると考えられる．また，ジゴキシンや利尿薬などのその他の薬物は，死亡率減少の効果は示されていないものの，症状を軽快するための主要薬物として位置づけられてきた．

HF 患者における併用療法は低血圧，不整脈，電解質異常や腎機能障害などといった副作用を避けるように慎重に実施する必要がある．一般に HF 患者においては新機能の状態に応じた多剤併用療法が必要となることが多い．

# ▶ まとめと今後の方向性

高血圧，IHD そして HF は一般的な心血管疾患であり単独あるいは併発して発症しうる疾患である．これらの疾患においては，機能不全を起こす原因として多様な細胞学的あるいは分子生物学的機序に焦点を当て様々な治療法が開発されてきた．これらの疾患に対する治療においては，病態が複雑ゆえに，治療目標に到達するにはしばしば多剤併用療法が必要になることが多い．

近年の心血管疾患領域における遺伝子学あるいは神経体液性因子についての研究は，これら疾患における病態生理学的解明に深い役割を果たしている．例えばこれまでの仮説では，本態性高血圧の病態生理は，症例の多くでアンジオテンシン，レニン，ATⅡ受容体($AT_1$)，エンドセリン，グルココルチコイド受容体，インスリン受容体，血管内皮NO合成酵素，血管上皮$Na^+$チャネル epithelial $Na^+$ channel (ENaC) などをコードする遺伝子の突然変異あるいは遺伝子多型が関与していることが解明されてきた．心血管系を調節する遺伝的決定因子が明らかになることで前向きに高リスク患者を検出し，このような患者における疾病に関与すると考えられる細胞学的あるいは分子生物学的機序に対しての治療を実施し，治療あるいは予防効果を発揮するような治療目標を立てることも可能となる．

近年，ACE阻害薬や$\beta$アンタゴニストのように，神経体液性因子を治療目標とした薬物がすべての心血管疾患に対する治療の基本的薬物として位置づけられるようになった．大規模臨床試験においても，高血圧，CADあるいは陳旧性MI，収縮性HFなどの患者において，このような薬物投与による死亡を含む重篤な心血管イベントの抑制効果が次々に示された．この25年の間に，例えばCADに対する一次予防やHFに対する神経体液性因子の修飾などのように，疾患の機序の解明が進み心血管疾患の発症あるいは進展に対しての治療効果が劇的に改善した．近年の研究ではHF状態において異常を示す体内伝達物質などの同定とそれに対する創薬がさかんになされている．例えば，腫瘍壊死因子$\alpha$ tumor necrosis factor-$\alpha$ (TNF-$\alpha$)，インターロイキン-6 interleukin-6 (IL-6)，エンドセリン1などの炎症性メディエーターや各種酵素（誘導性NO合成酵素など），コラゲナーゼ，マトリックスメタロプロテイナーゼなどは，不全心における構造的あるいは機能的変化における影響などが判明している．

# 推奨文献

## 高血圧


ALLHAT Officers and Coordinators for the ALLHAT Collaborative Research Group. Major outcomes in high-risk hypertensive patients randomized to angiotensin-converting enzyme inhibitor or calcium channel blocker vs. diuretic: The Antihypertensive and Lipid-Lowering Treatment to Prevent Heart Attack Trial (ALLHAT). *JAMA* 2002;288:2981–2997. (*Results of a major trial comparing agents for initial treatment of hypertension.*)

Chobanian AV. Isolated systolic hypertension in the elderly. *N Engl J Med* 2007;357:789–796. (*Clinical practice review of a common subset of hypertension.*)

Chobanian AV, Bakris GL, Black HR, et al. The seventh report of the Joint National Committee on Prevention, Detection, Evaluation, and Treatment of High Blood Pressure: the JNC 7 report. *JAMA* 2003;289:2560–2571. (*Current guidelines for classifying and treating hypertension.*)

Jamerson K, Weber MA, Bakris GL, et al. Benazepril plus amlodipine or hydrochlorothiazide for hypertension in high-risk patients. *N Engl J Med* 2008;359:2417–2428. (*Recent clinical trial suggesting benefit of combination therapy with ACE inhibitor and calcium channel blocker.*)

Varon J. The diagnosis and management of hypertensive crises. *Postgrad Med* 2009;121:5–13. (*Clinical management of hypertensive emergency.*)


## 虚血性心疾患


Abrams J. Chronic stable angina. *N Engl J Med* 2005;352:2524–2533. (*Clinical pharmacology of chronic coronary artery disease treatments.*)

American Heart Association 2005 guidelines for cardiopulmonary resuscitation and emergency cardiac care. Part 8: stabilization of the patient with acute coronary syndromes. *Circulation* 2005;IV(Suppl):89–110. (*Emergency management of acute coronary syndromes.*)

Anderson JL, Adams CD, Antman EM, et al. ACC/AHA 2007 guidelines for the management of patients with unstable angina and non-ST elevation myocardial infarction. Summary article: a report of the American College of Cardiology/American Heart Association Task Force on practice guidelines. *J Am Coll Cardiol* 2007;50:652–726. (*Current guidelines for evaluating and treating patients with unstable angina and non-ST elevation myocardial infarction.*)

Armstrong EJ, Morrow DA, Sabatine MS. Inflammatory biomarkers in acute coronary syndromes. Part I: introduction and cytokines. Part II: acute-phase reactants and biomarkers of endothelial cell activation. Part III: biomarkers of oxidative stress and angiogenic growth factors. Part IV: matrix metalloproteinases and biomarkers of platelet activation. *Circulation* 2006;113:72–75, 152–155, 289–292, 382–385. (*Four-part series reviewing pathophysiology and clinical evidence concerning the role of inflammatory mediators in acute coronary syndromes.*)

Cannon CP, Braunwald E, McCabe CH, et al. Intensive versus moderate lipid lowering with statins after acute coronary syndromes. *N Engl J Med* 2004;350:1495–1504. (*Trial demonstrating clinical benefit for aggressive statin therapy after acute coronary syndrome.*)

Libby P. The molecular mechanisms of the thrombotic complications of atherosclerosis. *J Int Med* 2008;263:517–527. (*Molecular basis of coronary artery atherosclerosis.*)


## 心不全


ACCF/AHA 2009 focused update: guidelines for the diagnosis and management of heart failure in adults. *J Am Coll Cardiol* 2009;53:e1–e90. (*Consensus guidelines for management of heart failure.*)

Jessup M, Brozena S. Heart failure. *N Engl J Med* 2003;348:2007–2018. (*Clinical approach to heart failure.*)

Opie LH. Cellular basis for therapeutic choices in heart failure. *Circulation* 2004;110:2559–2561. (*Molecular basis of heart failure therapeutics.*)

Stevenson LW. Clinical use of inotropic agents for heart failure: looking backward or forward. Part I: inotropic infusions during hospitalization. Part II: chronic inotropic therapy. *Circulation* 2003;108:367–372, 492–497. (*Two-part series examining use of inotropic agents in heart failure.*)

Taylor AL, Ziesche S, Yancy C, et al. Combination of isosorbide dinitrate and hydralazine in blacks with heart failure. *N Engl J Med* 2004;351:2049–2057. (*Trial showing mortality benefit in self-identified black patients.*)

# Section 4

# 内分泌系薬理学の原理

*Principle of Endocrine Pharmacology*

# 26

# 視床下部と下垂体の薬理学

Anand Vaidya and Ursula B. Kaiser



## はじめに

視床下部と下垂体は内分泌系のマスター調節役として協働で機能している．視床下部と下垂体から分泌されるホルモンは協力して，生殖や成長，授乳，甲状腺や副腎の生理，水分調節など重要なホメオスタシスと代謝機能を制御している．本章では，フィードバック調節機構とホルモン調節の多様な軸を議論し，視床下部と下垂体ホルモンの生理と調節について紹介する．その後，特異的な内分泌経路の調節について強調し，視床下部と下垂体因子の薬理的応用について議論する．本章では３つの概念が特に重要である．(1) 視床下部による下垂体ホルモン分泌調節，(2) 負のフィードバックによる抑制機構，(3) 内分泌軸．これらの経路とその調節機構を十分に理解することが，視床下部-下垂体軸を修飾する薬理学的治療への理解の礎となる．

## 視床下部と下垂体の生理学

### 視床下部と下垂体の関連

発生学的観点から，下垂体は関連深い２つの器官から構成されている．**下垂体前葉 anterior pituitary**（腺性下垂体）は外胚葉組織から由来し，**下垂体後葉 posterior pituitary**（神経下垂体）は間脳の腹側表面由来の神経組織である．腺性および神経性の接頭語は，下垂体前葉と後葉がそれぞれ口腔外胚葉および神経外胚葉に由来することを意味している．中間葉は，ほとんどの哺乳類で認められるが，ヒトでは退化している．

下垂体前葉と後葉の発生母地は異なっているものの，視床下部は両者の活性を制御している．視床下部と下垂体との連絡は，神経系と内分泌系が相互作用する最も重要な部位である．視床下部は脳からの神経性情報を統合し，下垂体ホルモン分泌を制御する化学情報（ほとんどがペプチド）に変換することにより，神経内分泌の変換器として作用している．さらに，下垂体ホルモンは末梢内分泌臓器の活動を変化させる．

視床下部による下垂体前葉機能調節は**視床下部-下垂体門脈系 hypothalamic-pituitary portal vascular system**（図 26-1）へ分泌される視床下部ホルモンにより行われている．この下垂体門脈の一次毛細血管叢は視床下部ニューロンの神経終末の周囲に広がる上下垂体動脈の分枝により形成されている．毛細管血管床内皮の開窓部が血流のなかに視床下部因子を放出するのを助けている．毛細血管が集合して下垂体の短い静脈となり下垂体前葉に至る．下垂体前葉に到達すると，静脈は二次毛細血管叢を形成し，視床下部から分泌されたホルモンで下垂体前葉の内分泌細胞を還流する．

視床下部と下垂体前葉は血管による間接的連結であるのに対し，視床下部と下垂体後葉は神経による直接的連結である．下垂体後葉に貯蔵されるはずのホルモンは，視床下部の視索上核と室傍核のニューロン体内

## Case

GR さんは 42 歳の販売部門幹部である．彼女は常に仕事で空を飛び回り，自分自身が活動的でいつも四半期に販売予想が上回っていることが自慢である．3 年前から，月経周期が不規則となり，ついに無月経となった．過去 2 年間は，著しい疲労を感じ，空港のターミナル間で急ぐことが困難になり，たびたび頭痛に悩まされている．握手の力はいつも十分であるが，ここのところ結婚指輪がとてもきつくなった．靴のサイズが 7 と 1/2 から 9 に大きく，かつ幅広が必要となり今までの靴の収集を替えなければならないことに不満である．その他に，特に頑張らない時でも発汗が多く，歯間の隙間が開大していることに気づいていた．進行する美容上の変化と無月経から，インターネット検索で情報を入手し，先端巨大症と呼ばれる病名に出会った．

自分の愁訴とインターネットでの情報が異常なほど類似していることにショックを受け，GR さんはさらなる評価のためにかかりつけ医への受診を予約した．年齢性別に合わせても血清インスリン様成長因子 1（IGF-1）値は非常に高く，血清 GH 値は，75 g 経口ブドウ糖下でも 10 ng/mL（正常＜ 1ng/mL）であった．頭部 MRI では最大径 1.5 cm の下垂体腫瘍が発見された．以上の結果は，GH 産生下垂体腺腫による先端巨大症の診断に合致するものであった．内分泌専門医と脳神経外科医に紹介された後，経蝶形骨洞的下垂体手術が予定された．GR さんは手術を受けたが，術後の GH と IGF-1 濃度は高いままであった．

血清 GH と IGF-1 値が持続して高いことから，内分泌専門医はオクトレオチドによる内科治療を推奨した．時に軽度の悪心を伴ったが 1 日 3 回の皮下注を続けた 2 週間後，1 カ月に 1 回のオクトレオチド徐放性製剤へ切り替えた．注射の回数が減少したのでグッと気分はよくなったが，薬物治療の副作用である軽度の悪心と腹部膨満の自覚症状は続いていた．

オクトレオチド徐放性製剤による治療 6 カ月後でも GH と IGF-1 値はともにまだ高かった．生化学指標では改善が認められなかったが，治療前よりも元気に感じており，月経も復活した．内分泌専門医は GH 高値の影響を治療する他の内科的手段としてペグビソマントによる治療を推奨した．GR さんは連日のペグビソマント治療を開始した．開始 6 カ月後，IGF-1 値は基準範囲内になった．GR さんは増えた販売に対応するため再び国内を飛行機で飛び回り，年に 1 回の MRI 検査と肝機能検査を調べるための最小限度の期間，街に立ち寄っている．

### Questions

1. どうして，経口薬ではなくオクトレオチドやペグビソマントの注射が必要であったか？
2. どうして，先端巨大症のスクリーニング検査として，GH 値よりも血清 IGF-1 値がより適正なのか？
3. 正常月経周期が急に消失することの，解剖学的および内分泌学的意義を挙げなさい．
4. オクトレオチドおよびペグビソマントの IGF-1 低下作用の機序はどうであるか？

で合成される．これらのホルモンは下垂体後葉への神経軸索を通って輸送され，放出刺激がくるまで神経終末に貯蔵されている．したがって，下垂体後葉は視床下部の延長とも考えられる．下垂体前葉と同様，下垂体後葉を囲む有窓の内皮細胞が全身循環へのホルモン放出を促す．

発生・増殖段階において下垂体前葉細胞の運命は，転写因子のネットワークにより決定され，甲状腺刺激ホルモン thyroid-stimulating hormone（TSH）細胞，副腎皮質刺激ホルモン adrenocorticotropin（ACTH）細胞，プロラクチン prolactin（PRL）細胞，成長ホルモン growth hormone（GH）細胞，性腺刺激ホルモン（ゴナドトロピン）細胞の最終分化へと導かれる．下垂体前葉細胞の発生に役立つ転写因子の代表例は，Pit-1, T-Pit と Prop-1（Pit-1 の先駆者）の 3 つである．

下垂体前葉は，多くの細胞種の不均一な集合体であり，それぞれの細胞種は特異的刺激に反応して，特異的ホルモンを全身循環に放出することができる．視床下部からの放出促進因子および放出抑制因子は，一つまたは複数の種類の下垂体前葉細胞からのホルモン分泌を修飾している．下垂体前葉において，放出促進因子はさらに，ホルモン合成や下垂体細胞の増殖などの細胞機能調節も行っている．興味深いことに，**視床下部放出促進因子と下垂体前葉ホルモンの関係は，必ずしも 1：1 ではなく，また相互関係もいつも促進とは限らない**．例を挙げると，ソマトスタチンは一義

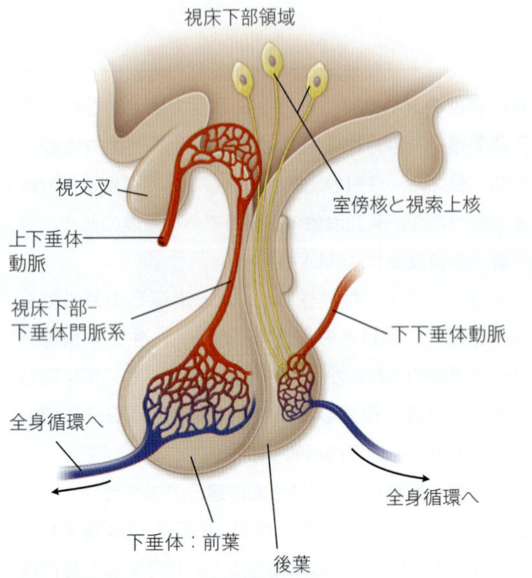


**図 26-1　視床下部-下垂体門脈系**
視床下部のニューロンが調節因子を放出し，それが下垂体門脈系で運ばれて下垂体前葉に到達し，下垂体前葉ホルモンの分泌を調節する．下垂体後葉ホルモンは視床下部の視索上核と室傍核の細胞体で合成され，下垂体後葉の神経終末まで軸索を通って運ばれる．下垂体後葉に貯蔵され，全身循環に放出される．下垂体の前葉と後葉の血管支配の違いに注目．

的には GH 分泌を抑制するが，甲状腺刺激ホルモン thyroid-stimulating hormone（TSH）や PRL の分泌も抑制しうる．逆に，甲状腺刺激ホルモン放出ホルモン thyrotropin-releasing hormone（TRH）は一義的に TSH 分泌を促進するが，PRL 分泌も促進しうる．いくつかの放出促進因子と放出抑制因子の作用が重複すること，ある種の視床下部促進因子や抑制因子が拮抗作用を示すことは分泌経路の精緻な調節の機序となっている．

**ドパミンを除き，知られている視床下部放出因子はすべてペプチドである．下垂体前葉ホルモンはタンパク質および糖タンパク質である．**下垂体前葉ホルモンは 3 つのグループに分類される．**成長ホルモン growth hormone（GH）とプロラクチン prolactin（PRL）**を含む成長ホルモン群は，それぞれ 191 個と 198 個のアミノ酸残基からなり，構造類似性が非常に高い単量体で存在する．糖タンパクホルモン群は，**黄体化ホルモン luteinizing hormone（LH）**，**卵胞刺激ホルモン follicle-stimulating hormone（FSH）**と**甲状腺刺激ホルモン thyroid-stimulating hormone（TSH）**を含み，ある種のアミノ酸残基に糖鎖が付着したヘテロ二量体タンパクである．この 3 種類のホルモンは，同一の相同な $\alpha$ サブユニットが共通し，ヒト絨毛性性腺刺激ホルモン（ゴナドトロピン）human chorionic gonadotropin (hCG) hormone も共通である．それぞれに特有の $\beta$ サブユニットが生物学的特性を付与している．**副腎皮質刺激ホルモン adrenocorticotropin（ACTH）**は別の群に属し，大きな前駆体タンパクからタンパク質分解により処理され作られる．重要なことであるが，未変化のペプチドやタンパク質は小腸管腔からは吸収されず，局所プロテアーゼにより構成アミノ酸まで分解を受ける．このため，ペプチドホルモンやホルモンアンタゴニストの治療的投与では，非経口経路によらなければならない．これが，提示 Case の GR さんでオクトレオチドとペグビソマントの注射による投与が必要であった理由である．

下垂体前葉細胞が視床下部因子に反応するのは，適切な前葉細胞の細胞膜にある特異的な G タンパク質共役型受容体に視床下部因子が結合することから始まる．多くの受容体は，細胞内のサイクリック AMP cyclic AMP（cAMP）やイノシトール三リン酸 inositol triphosphate（$IP_3$），カルシウム濃度を変化させる（第 1 章，薬物-受容体相互作用参照）．受容体シグナル伝達の詳細は視床下部因子の作用を理解する基盤となる．例えば，**成長ホルモン放出ホルモン growth hormone-releasing hormone（GHRH）**は GH 細胞の受容体に結合し，細胞内 cAMP とカルシウムイオン（$Ca^{2+}$）濃度を増加させる．一方，ソマトスタチンは GH 細胞の受容体に結合し，細胞内 cAMP と $Ca^{2+}$ 濃度を減少させる．これらのシグナル伝達経路が，GH 細胞からの GH 分泌に GHRH とソマトスタチンが相反的な作用を示す生化学的根拠となっている．

視床下部ホルモン放出の時間経過や放出様式は下垂体前葉細胞の反応性の重要な決定因子である．**大部分の視床下部放出因子は，持続的な分泌より周期的または脈動的な分泌をしている．**例えば，視床下部からの性腺刺激ホルモン（ゴナドトロピン）放出ホルモン gonadotropin-releasing hormone（GnRH）は数時間に 1 回パルス状に分泌される．GnRH 放出のパルス頻度と振幅が下垂体性腺刺激ホルモン分泌量を規定し，LH と FSH の分泌比率をも調節している．興味深いことに，GnRH の連続投与は下垂体性腺刺激ホルモン細胞の活性を刺激せず，むしろ抑制してしまう．この投与頻度と様式により GnRH の薬理効果が異なる場合，臨床上重要な結果をもたらすことは後述する．十分詳細に検討はされていないが，他の視床下部放出ホルモンも大部分はパルス状分泌を示すと考えられている．

## フィードバック抑制機構

最終産物による抑制機構は，視床下部および下垂体ホルモン分泌を厳密に制御している．それぞれの視床下部-下垂体-標的器官系において，ホルモンのセットが全体の系を調整する像が描かれる．それぞれの経路は，視床下部因子，下垂体細胞の種類，最終標的臓器からなり，**内分泌軸 endocrine axis** と称される．軸という言語は，視床下部と下垂体が調節するホメオスタシス系の 1 つを意味するものとして使われる．簡略化したモデルでは 5 つの内分泌軸があり，下垂体前葉細胞の 1 種類がそれぞれの軸の中心に位置する（表 26-1）．

それぞれの軸は内分泌によるホメオスタシスの重要な局面を調節し，緻密な制御を行っている．フィードバック機構は，しばしばループとして表現されるが，これはあるホルモンと標的との調節関係がそのホルモン分泌量を変化させるループ状の関係を示すからである．このフィードバックループはそれぞれの作用部位において調節レベルを規定し視床下部-下垂体軸を厳密に調整することになる（図 26-2）．**一般に，標的臓器で産生された全身ホルモンはホルモン分泌を平衡状態に維持するため，下垂体と視床下部を抑制的に制御する．**

制御ループがホルモンと標的臓器との関係で言及されるのと同様，多くの内分泌疾患は，その原因が視床下部にあるか，下垂体か，標的臓器かにより記述されている．また，障害部位が標的臓器，下垂体，視床下部にあるかによって原発性，二次性，三次性とも称される．**したがって，原発性内分泌疾患は標的臓器の病変が原因であり，二次性内分泌疾患は下垂体病変が，三次性内分泌疾患は視床下部病変が原因している．**原因病変が原発性か，二次性か，三次性かにより疾患の診断と治療に重要な結果をもたらすことは，以下に述べる．

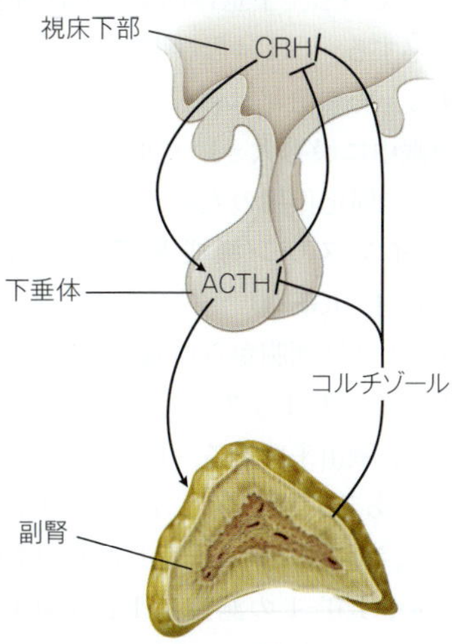


**図 26-2　視床下部-下垂体-標的臓器のフィードバック機構**
視床下部-下垂体-副腎軸を例として，視床下部-下垂体-標的臓器のフィードバックの全般的な機序を図示する．視床下部刺激因子［この場合，コルチコトロピン放出ホルモン CRH)］は下垂体ホルモン［この場合，副腎皮質刺激ホルモン（ACTH)］分泌を刺激する．下垂体ホルモンに反応して，標的臓器（この場合，副腎皮質）がホルモン（この場合，コルチゾール）を産生する．全身への生理作用（**図示せず**）に加えて，コルチゾールは視床下部-下垂体—副腎軸を抑制するように制御し，CRH や ACTH を抑制する．ACTH も CRH に抑制的に作用し，軸の制御をさらに感度よく調整する．

**表 26-1　下垂体前葉細胞の種類，視床下部調節因子とホルモンの標的**

| 下垂体前葉細胞の種類 | 視床下部促進因子 | 視床下部抑制因子 | 下垂体ホルモン | 主要な標的ホルモン臓器 | 標的臓器のホルモン |
|---|---|---|---|---|---|
| GH 細胞（ソマトトローフ） | GHRH，グレリン | ソマトスタチン | GH | 肝臓，軟骨 | インスリン様成長因子 |
| PRL 細胞（ラクトトローフ） | TRH | ドパミン，ソマトスタチン | PRL | 乳腺 | なし |
| TSH 細胞（サイロトローフ） | TRH | ソマトスタチン | TSH | 甲状腺 | サイロキシンとトリヨードサイロニン |
| ACTH 細胞（コルチコトローフ） | CRH | 不明 | ACTH | 副腎皮質 | コルチゾール，副腎アンドロゲン |
| 性腺刺激ホルモン細胞（ゴナドトローフ） | GnRH | 不明 | LH と FSH | 性腺 | エストロゲン，プロゲステロンとテストステロン |

それぞれの下垂体前葉細胞は，多種の視床下部促進および抑制因子に反応し，これらの情報を統合して下垂体前葉から相対的なホルモン分泌量が決定される．それぞれのホルモンは 1 つかそれ以上の特異的な標的臓器を持ち，次に，標的臓器のホルモン分泌が促進される．標的ホルモンは視床下部，下垂体でフィードバック抑制をかける．
GH：成長ホルモン，PRL：プロラクチン，TSH：甲状腺刺激ホルモン，ACTH：副腎皮質刺激ホルモン，TRH：甲状腺刺激ホルモン放出ホルモン，CRH コルチコトロピン放出ホルモン，GnRH：性腺刺激ホルモン放出ホルモン，LH：黄体化ホルモン，FSH 卵胞刺激ホルモン．

# 個別の軸における生理学，病態生理学と薬理学

## 下垂体前葉

### 視床下部-下垂体-成長ホルモン（GH）軸

視床下部-下垂体-GH 軸は，成長を促進させる全体過程を調節している．下垂体前葉の GH 細胞は，GH を産生，分泌する．GH は思春期において初めて高濃度に発現する．その分泌は著しいパルス状を示し，通常，夜間睡眠中に最も大きいパルス分泌が見られる．GH のタンパク同化作用の大部分はインスリン様成長因子，特に**インスリン様成長因子-1 insulin-like growth factor 1（IGF-1）**が仲介している．IGF-1 は GH の刺激により肝細胞から血液中に放出される．いくつかの細胞で IGF-1 産生が行われるが，血中 IGF-1 の大部分は肝臓由来である．血中半減期が短く，パルス状分泌である GH と異なり，IGF-1 は血中でタンパク結合し，半減期が長く安定した血中濃度を示す．そのため，IGF-1 の測定は 1 日を通じた GH の生物活性の統合代理マーカーであり，（Case のように）先端巨大症のスクリーニングには IGF-1 濃度が GH 濃度よりもより適切な手段である．

環境因子や生物学的刺激により GH 分泌は調整されている．低血糖，睡眠，運動，十分な栄養摂取などの環境因子はすべて GH 分泌を促進する．内因性生体因子で GH 分泌を促進するのは，視床下部 GHRH，性ステロイド（思春期に見られる），ドパミンと**グレリン ghrelin** である．グレリンは，最近の 10 年間に同定され，研究された重要な内因性 GH 分泌刺激ペプチドである．グレリンは GHRH 受容体と異なる受容体に結合して，GHRH と協働して GH 分泌を促進する．グレリンの大部分は胃底腺細胞から空腹時に分泌され，栄養状態とエネルギーバランスを成長に関連づけている．非ペプチド性，経口で活性のあるグレリンアゴニストが GH 分泌亢進薬として臨床研究が行われている．またグレリンアンタゴニストが食欲を制御するか研究されている．高血糖，断眠，栄養状態不良などの環境因子が GH 分泌を抑制する．GH 分泌を最も抑制する内因性因子はソマトスタチン，IGF-1 と GH である．

### 成長ホルモン分泌不全症の病態生理学と薬理学

GH の分泌障害や思春期に IGF-1 分泌を促進できないと成長障害をきたす（図 26-3A ～ D）．GH 分泌不全は視床下部 GHRH 分泌障害（三次性分泌不全，図 26-3D）または下垂体障害（二次性分泌不全，図 26-3C）によるものが多い．しかし，GH に IGF-1 分泌が反応しない（ラロン型低身長症 Laron dwarfism，原発性障害，図 26-3B）場合，GH 治療でも改善の見られない低身長症の原因の 1 つである．**セルモレリン sermorelin**（合成 GHRH）は病因検索のため投与されることがある．**テサモレリン tesamoreline** は，新規 GHRH アナログであり，GH の基礎分泌とパルス状分泌を増強させることが示されている．視床下部からの GHRH 分泌障害がある患者で下垂体前葉の GH 細胞機能が正常であれば，外因性 GHRH の投与で GH 分泌は増加する．2009 年からセルモレリンは製造されなくなり米国で利用できなくなった．GH 分泌刺激として代わりの外因性薬剤には，**グルカゴン glucagon**，**アルギニン arginine**，**クロニジン clonidine** と**インスリン insulin**【訳注：日本では成長ホルモン放出ペプチド growth hormone releasing peptide（GHRP）-2 が使われる．】が用いられている．

GH 依存性の成長障害患者の大部分は，**遺伝子組換え型ヒト成長ホルモン recombinant human growth hormone（GH）**，一般名**ソマトロピン somatropin**，による補充療法で治療される．典型的投与スケジュールは連日の皮下注射または筋肉注射である．GH 治療は高価であり，米国の適応は特定の疾患に限定されている．成人領域では，**GH 分泌不全症の確定診断**または**汎下垂体機能低下症**（最低 3 系統のホルモン障害がある）が承認に必須であるが，スポーツ競技では未承認での使用がよく行われている．小児領域の GH 適応疾患は，特発性低身長症，慢性腎疾患，ターナー症候群 Turner syndrome とプラダー-ウィリ症候群 Prader-Willi syndrome【訳注：日本では SGA 性低身長症，軟骨異栄養症が含まれる．】である．後天性免疫不全症候群 acquired immune deficiency syndrome（AIDS）の悪液質や重症疾患における GH 治療が活発に研究されているが，未だ承認されていない【訳注：日本では AIDS の悪液質に使用できる．】．経口でバイオアベイラビリティ（生物学的利用能）が高い GH ペプチド模倣薬も活発な研究分野である．

遺伝子組換え型 IGF-1 は，一般名**メカセルミン mecasermine** であるが，GH 不応症の患者（いわゆるラロン型低身長症）に有効な治療法である．メカセルミンは GH 抗体が出現した GH 分泌不全症の患者への使用が承認されている．しかし治療に伴い，低血糖や稀な頭蓋内脳圧亢進などの副作用が見られる．

### 成長ホルモン（GH）過剰の病態生理学と薬理学

GH 過剰症は通常，成長ホルモン産生下垂体腺腫に

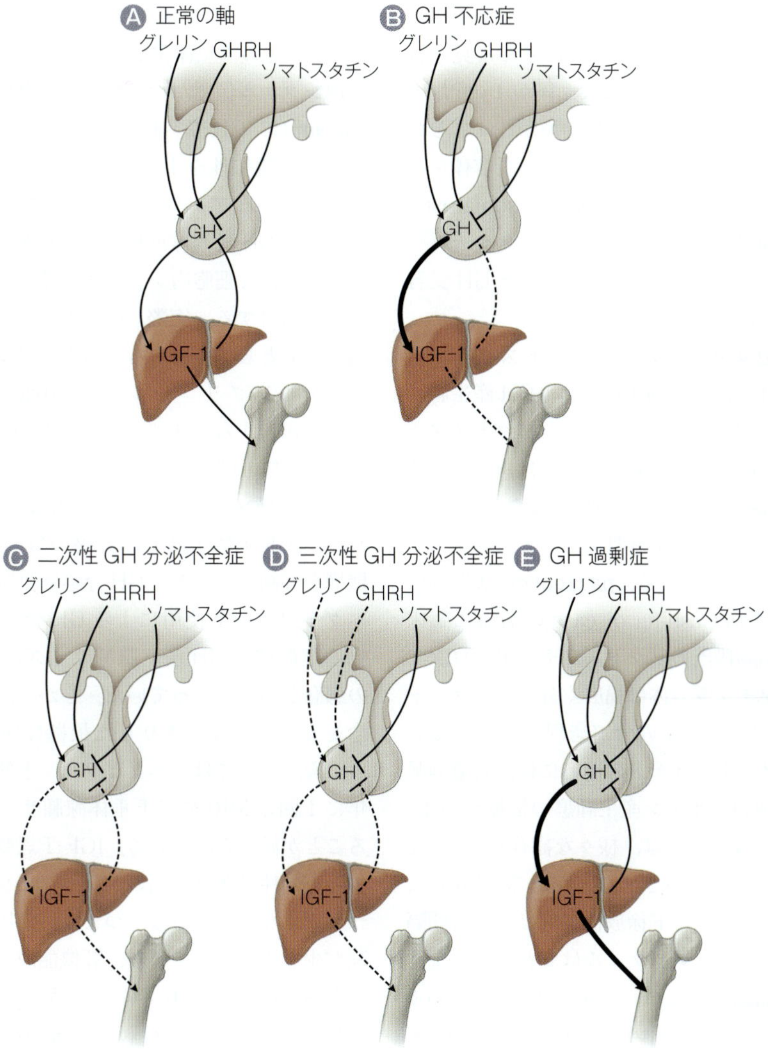


**図 26-3 正常および病的状態での視床下部-下垂体-成長ホルモン軸**

**A.** 正常の視床下部-下垂体-成長ホルモン（GH）軸では，視床下部からの成長ホルモン放出ホルモン（GHRH）またはグレリンがGH 分泌を刺激し，ソマトスタチンが GH 分泌を抑制する．分泌された GH は肝臓に働きインスリン様成長因子-1（IG-1）を分泌させ，全身の成長を促進する．IGF-1 は下垂体前葉からの GH 分泌を抑制する．**B.** GH 不応症において，下垂体前葉は GH を分泌するが，肝臓では GH による刺激に反応しない．その結果，IGF-1 分泌は減弱する（**点線**）．GH 分泌へのフィードバック抑制が減弱するため，血中 GH は高値となる（**実線**）．**C.** 二次性 GH 分泌不全症では下垂体前葉が反応しないという病理で，GH 分泌は減弱する．GH 濃度が低いため，肝臓での IGF-1 産生が刺激されない．**D.** 三次性 GH 分泌不全症では，視床下部の GHRH が適切に分泌できない（**点線**）．グレリンの役割は不明である．GHRH が不十分のため，下垂体前葉の GH 分泌の刺激が不十分となり，IGF-1 産生が減弱する．**E.** GH 過剰症では，通常下垂体腺腫から GH が過剰分泌される．GH 値が高値で調節を受けておらず肝臓における IGF-1 産生が増加し，全身への作用が見られる．GH 産生腺腫からの GH 分泌は自律性があるため，IGF-1 による負のフィードバックは通常ほとんど働かない．

よる（図 26-3E）．もっと稀な GH 過剰症候群には，異所性の GH または GHRH 産生によるものがあるが，本章の範疇を逸脱している．GH 過剰症には，GH 過剰が骨端軟骨の閉鎖前に起こるか後に起こるかによって 2 つの異なる病気の表現形となる．骨端軟骨閉鎖前に GH が異常に多く分泌されると，IGF-1 増加により長軸方向に骨の過剰成長が促進され，巨人症が起こる．骨端軟骨閉鎖後は GH 過剰分泌により，Case のように**先端巨大症 acromegaly** となる．IGF-1 は，長管骨の成長を促進しないものの内臓や軟骨組織などの成長を促進するために起こる．典型的には，Case の GR さんが経験したような，手掌の腫脹，靴のサイズの増大，発汗過多や疲労の非特異的症状がある．その他よく見られる症状に，大きな顔貌，舌肥大，臓器肥大がある．下垂体病変（腺腫）による症状には頭痛，他の下垂体ホルモン機能障害（Case の GR さんでの無月経に見られる），視野障害がある．

GH 産生腺腫の治療手段には，外科手術，薬物療法と放射線治療がある．経蝶形骨洞的下垂体腫瘍摘出術が現在の標準治療である．Case の GR さんに見られるように，外科手術成績は，特に最大径が 1 cm 以上を超えると様々であり，術後の内科治療が往々にして必要になる．薬物として，ソマトスタチン受容体アゴニスト［ソマトスタチン受容体リガンド somatostatin receptor ligand（SRL）またはソマトスタチンアナログとも呼ばれる］，ドパミンアナログと GH 受容体アンタゴニストがある．

SRL が薬物療法の中心である．ソマトスタチンは生理的に GH 分泌を抑制するため，GH 産生腺腫の治療として理論にかなっている．ソマトスタチンは半減期が数分間であるため，臨床にはほとんど使えない．**オクトレオチド octreotide** と**ランレオチド lanreotide** は合成の長時間作用型ソマトスタチンアナログで十分な臨床経験がある．**pasireotide** は先端巨大症とクッシング病 Cushing disease の治療に臨床効果が示された治験段階のソマトスタチンアナログである．ソマトスタチン受容体は幅広く分布し，ソマトスタチンとアナログは多くの分泌過程に影響している．その結果，オクトレオチドの適応には，食道静脈瘤の治療，ある種のホルモン産生腫瘍の治療がある．しかし，SRL の全身投与では，様々な副作用として，悪心，下痢，胆石，ふらつき感などがある．Case に使われているオクトレオチド徐放性製剤は，注射間隔は延ばせるが副作用のプロファイルは変わらないようである．SRL の有効性として，先端巨大症患者の 60～80％に GH および IGF-1 の正常化，および 40～50％の例で下垂体腺腫サイズの縮小が見られる．

ドパミンはおもに PRL 細胞に作用して，PRL 分泌の生理的抑制を示す視床下部因子である．ドパミンは生理的条件下では GH 細胞を刺激して GH 分泌を促すが，先端巨大症患者ではドパミンにより GH 分泌は逆説的に抑制される．この作用の一部は，PRL 細胞と GH 細胞が胎生期に共通の祖先から由来することに関連するかもしれない．実際に GH 産生腺腫の 20～30％は PRL の過剰分泌を示す．このような観察から，ドパミンアゴニストである**ブロモクリプチン bromocriptine** と**カベルゴリン cabergoline** が時に先端巨大症の補助治療として用いられる．これらの薬物は SRL よりはるかに安価で経口投与が可能であるが，ドパミン受容体アゴニストは SRL より有効性がはるかに劣るため，先端巨大症の薬物治療では第二選択薬として位置づけられている．これらの薬物については，次の視床下部-下垂体-PRL 軸に関連して述べる．

GH 分子には，GH 受容体の単量体にそれぞれ結合する 2 カ所の部位がある．GH 作用には GH による GH 受容体の二量体化が必要で，受容体の活性化と細胞内シグナル伝達が行われる．**ペグビソマント pegvisomant** は，GH 受容体に結合する 1 つの結合部位を修飾して親和性を上げて，もう 1 つの結合部位を不活化した GH アナログである．このため，ペグビソマントは GH 受容体単量体としっかり結合するが，受容体活性化と細胞内シグナル伝達に必要な受容体二量体化を阻害する．実際，GH 活性の競合的アンタゴニストとして作用する．ペグビソマントは，ポリエチレングリコール polyethylene glycol（PEG）分子を包含することで薬剤の半減期を延ばし，1 日に 1 回の投与を可能とした．利用できる薬物療法のなかで，ペグビソマントは最も強力な IGF-1 低下作用を有し，IGF-1 による GH 分泌の負のフィードバック機構を抑制することで GH 分泌は増加する．そのため，ペグビソマント使用による GH 分泌増加により，腫瘍増殖促進と GH 産生腺腫サイズが増大することへの懸念がつきまとっていた．しかし，現段階でその懸念を支持するはっきりした根拠は何も得られていない．臨床実地では，ペグビソマント使用患者において年に 1 回は MRI にて下垂体腺腫サイズをモニターすることが勧められている．IGF-1 過剰をコントロールする有効性は非常に高いが，ペグビソマントにはいくつか大きな限界がある．つまり，使用に際してまだ経験が少なく，高価であり，肝機能障害が見られることである．Case の GR さんのように，ペグビソマントは現在，SRL 治療が行われた後の第二または第三選択薬として使用されている．将来も安全性プロファイルに問題がないままであれば，ペグビソマントはもっと広く使用されるであろう．

## 視床下部-下垂体-プロラクチン（PRL）軸

下垂体前葉の PRL 細胞は，PRL を産生・分泌する．細胞活動は視床下部からの**ドパミン dopamine** 分泌により抑制されている．TRH は PRL 分泌を促進するとともに，下垂体前葉 TSH 細胞をも刺激する．エストロゲンと授乳刺激も以下に示すように PRL 分泌を促進する．

他の下垂体前葉細胞とは異なり，PRL 細胞は視床下部により持続的に**抑制**されている．これにはおそらく視床下部からのドパミン分泌が介している（図 26-4）．したがって，**視床下部-下垂体門脈系が障害される病気では，ほとんどの下垂体前葉ホルモンの分泌は低下するが，PRL 分泌だけは増加する．**フェノチアジン系抗精神薬やメトクロプラミド（第 13 章，ドパ

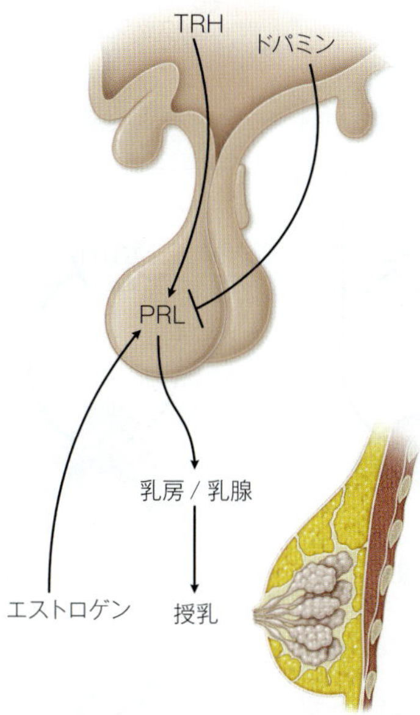


**図 26-4 視床下部-下垂体-プロラクチン軸**
下垂体前葉プロラクチン（PRL）細胞からの PRL 分泌は視床下部ドパミンにより持続的に抑制されている．視床下部甲状腺刺激ホルモン放出ホルモン（TRH）やエストロゲンは PRL 分泌を促進する．PRL 産生は，この PRL 細胞への刺激性および抑制性入力により基礎状態で平衡関係にある．この平衡関係が崩れると PRL 分泌障害となる．例えば，下垂体茎断裂により視床下部ドパミンは PRL 細胞に到達しないため，PRL 分泌は亢進する．

ミン作動性神経伝達の薬理学参照）を内服している患者では，ドパミン受容体アンタゴニストであるため，PRL の上昇がしばしば認められる．PRL 分泌は，いかなる負のフィードバック機構による調節も受けていないようである．

PRL の生理作用として，乳腺発達の調節およびミルクタンパクの合成と分泌にかかわっている．PRL 値は通常男性や非妊娠女性で低い．妊娠時のエストロゲン増加により PRL 細胞は刺激され，PRL 分泌亢進となる．妊娠中は，エストロゲンは乳腺における PRL 作用に拮抗するため，分娩後まで乳汁分泌は阻止されている．授乳開始 30 分以内に PRL 値は 100 倍ほど増加する．授乳刺激が PRL 分泌に正のフィードバックをかけることで，ミルク貯留量の継続した補充を確保している．授乳をしないと，PRL 値は数週間の経過で減少する．

興味深いことに，PRL 高値により視床下部 GnRH 分泌に拮抗し，GnRH に対する性腺刺激ホルモン細胞の感受性を低下させることにより，エストロゲン合成は抑制される．LH と FSH 分泌が減少するため，視床下部-下垂体-性腺軸による標的臓器刺激は低下する．PRL によるエストロゲン合成抑制作用は，授乳中に母親の排卵を抑制する生理的機序であろう．**プロラクチノーマに見られるような PRL の慢性的な高値も，視床下部-下垂体-性腺軸を抑制する．**このため，プロラクチノーマは，特に女性における不妊のよく見られる原因で，希発月経や無月経を呈する．

**ブロモクリプチン** bromocriptine は，PRL 細胞の増殖を抑制する合成ドパミン受容体アゴニストであり，プロラクチノーマの薬物療法として確立されている．ブロモクリプチンは経口で有効である．オクトレオチドと同様，ブロモクリプチンの副作用の大部分は，薬剤の全身への作用の結果である．副作用の 1 つに，悪心と嘔吐があるが，これは嘔吐中枢である延髄最後野がドパミン受容体を有しているからである．ドパミン受容体アゴニストの副作用プロファイルは，種々のドパミン受容体サブタイプに対する相対的な特異度に依存する（第 13 章参照）．

**カベルゴリン** cabergoline と quinagolide もプロラクチノーマの治療に用いられるドパミン受容体アゴニストである．カベルゴリンは米国でよく使われ，キナゴリドは欧州でのみ処方されている．カベルゴリンが有利な点は，週に 1 ～ 2 回の投与間隔でよいことと消化器症状の副作用の頻度が少ないことである．カベルゴリンとブロモクリプチンはともに妊娠に対しカテゴリー B（妊娠時での安全性データが不十分または動物実験で副作用が見られる）と考えられている．多くの臨床家は妊娠時にカベルゴリンよりもブロモクリプチンを使用するが，これはブロモクリプチンの方がいままでの経験と安全性について長期の記録情報があるからである．

最近の報告では，カベルゴリン使用と心臓弁膜症との関連が示されている．比較研究では，パーキンソン病 Parkinson disease で用いられる高用量のカベルゴリン治療がこのリスクに関連するが，プロラクチノーマの治療によく使用される少量では弁膜疾患との関連は今まで証明されていない．

## 視床下部-下垂体-甲状腺軸

視床下部は TRH を分泌し，TRH は下垂体前葉の TSH 細胞を刺激し，TSH 合成と分泌を促す．さらに，TSH は甲状腺から甲状腺ホルモンの合成と分泌を促進する．甲状腺ホルモンは全身のエネルギーホメオスタシスを調節している．甲状腺ホルモンは，視床下部 TRH 分泌および下垂体 TSH 分泌をそれぞれ負に調節している（図 27-4 参照）．

甲状腺ホルモンの補充が甲状腺機能低下症の治療に有効なので，TRH や TSH はおもに疾患の原因診断に用いられている．もし甲状腺が無反応（原発性機能低下）のため甲状腺機能低下症が起きているのなら，甲状腺ホルモンによる負のフィードバック機構が減じるため血清 TSH 値は高値となる．**この理由で，血清 TSH 値は原発性甲状腺疾患の主要なスクリーニング検査として用いられている．** TRH 刺激試験は TSH の過剰増加をきたすが，臨床現場で日常的に使われることはない．逆に，もし甲状腺機能低下症が下垂体 TSH 産生の障害（二次性の機能低下）によるものならば，甲状腺ホルモンが低値でも TSH 値はそれほど高値ではない．この状況では，TRH 投与で TSH の正常増加反応は欠如するか，有意に低下するであろう．

遺伝子組換え型 TSH（**サイロトロピン thyrotropin**）は甲状腺がんの放射線ヨード治療においてよく使われる．甲状腺がん患者で甲状腺組織への放射線ヨード $^{131}$I の摂取を最大にするため，放射線ヨード治療前に TSH が使用される．この方法により，少量のアイソトープ量にて甲状腺以外の組織への放射線被曝を減らして，甲状腺組織に特異的に最大限の放射線照射を可能とした．甲状腺薬理学の他の内容は，第 27 章，甲状腺の薬理学で議論される．

## 視床下部-下垂体-副腎軸

視床下部室傍核のニューロンは，**コルチコトロピン放出ホルモン（副腎皮質刺激ホルモン放出ホルモン）corticotropin-releasing hormone（CRH）**を合成し分泌する．CRH は，下垂体前葉の ACTH 細胞の細胞膜受容体に結合して ACTH 細胞を刺激し，ACTH を合成し分泌させる．ACTH は前駆体プロオピオメラノコルチン proopiomelanocortine（POMC）の一部として合成され，POMC はいくつかの生理活性分子へと分解される．ACTH のほか，**メラニン細胞刺激ホルモン melanocyte-stimulating hormone（MSH），リポトロピン lipotropin，βエンドルフィン β-endorphin** がある．MSH は皮膚の色素沈着作用を有する．ACTH と MSH は構造が類似しているため，高濃度の ACTH は MSH 受容体に結合し活性化できる．これは原発性副腎不全において重要で，増加した ACTH が皮膚色素沈着を増強させることになる．

ACTH は，グルココルチコイド(糖質コルチコイド)，アンドロゲン，ミネラルコルチコイド（電解質コルチコイド，鉱質コルチコイド）の副腎皮質ステロイドホルモンの合成，分泌を促進する（図 26-5A）．ACTH はグルココルチコイドと副腎アンドロゲンの分泌に必要である．ミネラルコルチコイド産生は，カリウムバランスと体液状態で調節され，ACTH はミネラルコ

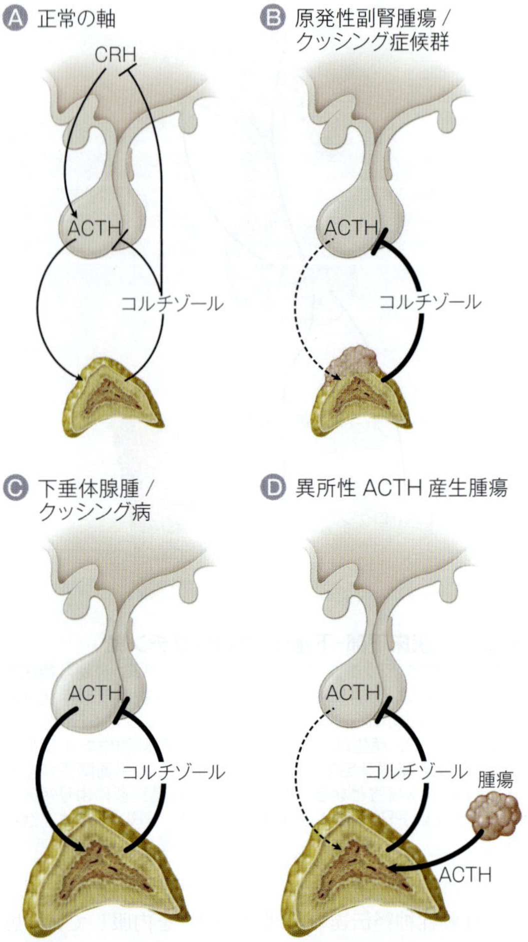


**図 26-5　正常および病的状態での視床下部-下垂体-副腎軸**
**A.** 正常の視床下部-下垂体-副腎軸では，視床下部コルチコトロピン放出ホルモン（CRH）分泌が副腎皮質刺激ホルモン（ACTH）分泌を促進する．次に ACTH が副腎皮質のコルチゾール合成と分泌を刺激する．コルチゾールはさらに CRH および ACTH 分泌を抑制する．**B.** 原発性副腎腫瘍の ACTH による調節に無関係な自律性コルチゾール分泌（**太線**）によるクッシング症候群．コルチゾール過剰分泌により ACTH 産生は抑制される（**点線**）．**C.** ACTH 産生下垂体腺腫の自律性 ACTH 過剰分泌（**太線**）によるクッシング病．ACTH 過剰分泌により副腎が刺激され，コルチゾール高値をきたす（**太線**）．腺腫からの ACTH 分泌には，コルチゾールによる負の抑制に対し部分的障害がある．**D.** 異所性 ACTH 産生腫瘍（肺小細胞がんなど）も副腎が刺激されコルチゾール高値をきたすが，下垂体 ACTH 産生は抑制される．血中 ACTH 濃度は異所性産生のため高値のままである．

ルチコイド調節への関与は比較的少ない．ACTH は副腎皮質の束状層と網状層への増殖作用を持つ（図 28-1 参照）．過剰な ACTH 分泌は副腎過形成を引き起こし，ACTH 欠乏は最終的に副腎萎縮を引き起こす．副腎のステロイド合成産物のなかで，コルチゾールがほぼ間違いなく最も重要である．下垂体 ACTH 分泌の主要なフィードバック抑制因子であるのみならず，“ストレスホルモン”として機能し，血管緊張や電解

質バランス，糖ホメオスタシスにも関与している．コルチゾール欠乏では容易に重症疾患となり，死に至りうるが，コルチゾール過剰ではクッシング症候群となる（図 26-5B）．

ACTH の合成製剤は cosyntropin® 【訳注：日本ではコートロシン®】として知られており，副腎不全が疑われる症例の診断に用いられ，特に副腎不全が原発性か二次性かを確認するのに役立つ．原発性副腎不全症患者へ ACTH を投与しても，本来の副腎ステロイド合成の機能障害から血漿コルチゾール濃度は増加できない．逆に，新規発症した二次性副腎不全症患者では，ACTH 投与により血漿コルチゾールは十分な増加を示す．しかし，長期にわたる二次性副腎不全症患者では，ACTH の栄養効果がないため進行性の副腎皮質萎縮をきたし，ACTH に対するコルチゾール増加反応は減弱する．グルココルチコイドの生理的補充が必要な場合，通常 ACTH ではなくコルチゾールの合成アナログにより治療される．標的ホルモン薬を使う方が緻密な生理的コントロールがしやすいからである．コルチゾールの生理学と薬理学は第 28 章，副腎皮質の薬理学で詳細に述べられる．

CRH は ACTH の下垂体静脈サンプリングにおいて診断として用いられる．コルチゾール過剰分泌が ACTH 産生下垂体腺腫によるものか，異所性 ACTH 産生腫瘍によるものかの鑑別に用いられる（図 26-5）．副腎皮質機能亢進症が下垂体 ACTH 産生腺腫（クッシング病）によるものであれば，CRH 投与により血中 ACTH は通常増加する（図 26-5C）．自律的に一定の ACTH を分泌する異所性 ACTH 産生腫瘍症例では，この増加反応は見られない（図 26-5D）．

原発性副腎腫瘍によるクッシング症候群は，多く外科摘除されるが，内科治療もいくつか存在する．**メチラポン metyrapone**，**ケトコナゾール ketoconazole** と**ミトタン mitotane** は，強力な副腎ステロイド合成阻害作用を有し，コルチゾール産生を抑制するのに使用される．一方，**mifepristone** は末梢のコルチゾール受容体結合に拮抗する（第 28 章参照）．

## 視床下部-下垂体-性腺軸

性腺刺激ホルモン細胞は，下垂体前葉細胞のなかで 2 つの糖タンパクホルモンである LH と FSH を分泌する点で特異である．2 つを総称して**性腺刺激ホルモン**と呼んでいる．LH と FSH は両者とも $\alpha$ サブユニットと $\beta$ サブユニットのヘテロ二量体を形成している．LH と FSH は，TSH や hCG と同一の $\alpha$ サブユニットを共有しているが，$\beta$ サブユニットはお互い特異的である．性腺刺激ホルモンは FSH と LH の分泌を独立して制御している．図 26-6 にこの軸について図示している．

性腺刺激ホルモンは性腺におけるホルモン産生を調節し，アンドロゲンやエストロゲン合成を促進している．エストロゲンや他の生殖ホルモンの下垂体前葉に対する作用は複雑である．男性ではテストステロンによる負のフィードバック機構によって性腺刺激ホルモンは抑制される．一方，女性ではエストロゲン変化率やその絶対濃度，および月経周期の時期によって，エストロゲンは性腺刺激ホルモン分泌に抑制と促進の両作用を示す．**インヒビン inhibin** は性腺で産生されるホルモンで，LH 分泌にはほとんど作用しない

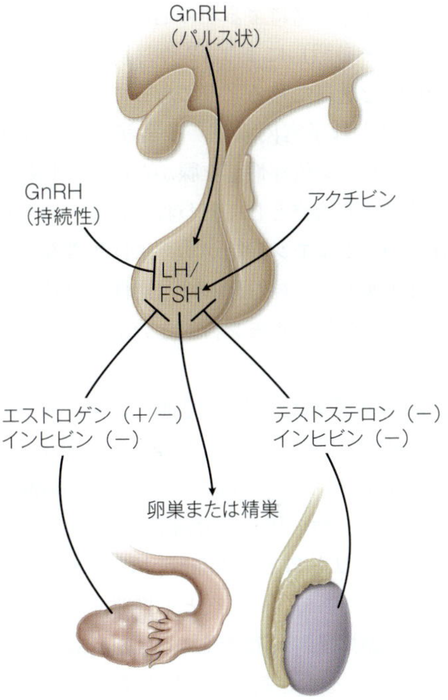


**図 26-6 視床下部-下垂体-性腺軸**
性腺刺激ホルモン放出ホルモン（GnRH）は，視床下部からパルス状に分泌され，下垂体前葉の性腺刺激ホルモン細胞を刺激し，黄体化ホルモン（LH）と卵細胞刺激ホルモン（FSH）を分泌させる．LH と FSH は卵巣または精巣を刺激し，それぞれの性ホルモンであるエストロゲンとテストステロンを産生させる．性ホルモンは LH および FSH 分泌を抑制する．逆説的ではあるが，月経周期の卵胞期において発達卵胞から分泌されるエストロゲンの増加により正のフィードバックをきたし，LH および FSH の排卵期サージを誘発する．インヒビンは FSH に反応して性腺で産生され，性腺刺激ホルモン細胞への負のフィードバックにより FSH 分泌をさらに抑制する．下垂体局所で産生されるアクチビンは，傍分泌として FSH 分泌を促進する．外因性のパルス状 GnRH は視床下部障害による不妊症女性への排卵誘発に使われる．しかし，GnRH の持続投与は内因性 GnRH に対する性腺刺激ホルモン細胞の反応を抑制し，性ホルモン産生を減弱させる．分解代謝を受けにくくした半減期の長い GnRH アナログは，この抑制作用をうまく使い，思春期早発症や前立腺がんなどの臨床病態で性ホルモン産生を抑制するのに使われている．

が，FSH分泌の抑制作用を一義的に示す．**アクチビン activin**は下垂体と性腺の局所で産生されて作用を示す傍分泌因子であり，下垂体ではFSH分泌の促進作用を一義的に示す（図26-6）．生殖における内分泌制御の詳細は，第29章，生殖の薬理学で述べられる．

**GnRHそのものは短半減期であり，パルス状に投与すると性腺刺激ホルモン分泌を促進させる．一方，半減期が長いGnRHアナログは，下垂体で放出因子の促進効果に対し脱感作を引き起こし，性ホルモン産生抑制として使われる**（図26-6）．現在臨床で使用されているGnRHアナログのおもな薬理学的相違点は，投与形式である．**leuprolide**【訳注：日本ではリュープリン®】は最もよく使われているGnRHアナログで，連日皮下投与や1カ月間のデポ製剤投与が行われる．浸透圧ポンプによる埋め込み（第54章，ドラッグデリバリー参照）により12カ月以上一定の速度でleuprolideを送達できるようになっている．長時間作用アゴニストは子宮内膜症，子宮筋腫，思春期早発症，アンドロゲン依存性前立腺がんなど性腺刺激ホルモンを抑制する治療として使われている．おもな欠点は，性腺刺激ホルモン抑制がすぐには起きないことである．性ホルモンは(数日間の)一過性上昇(“フレア”)をきたし，その後ホルモン合成と分泌が長期的に抑制される．

FSHは人工受精での排卵促進のために使われる．2つの製剤が米国食品医薬品局Food and Drug Administration（FDA）に承認されている．**urofollitropin**は，閉経後女性の尿から分離された精製FSH製剤であり，**フォリトロピン follitropin**はFSHの遺伝子組換え型製剤である．両製剤とも排卵促進に効果的であるが時に**卵巣過剰刺激症候群 ovarian hyperstimulation syndrome**を引き起こす．興味あることに，妊娠時に起きる卵巣過剰刺激症候群の特殊型（家族性妊娠性卵巣過剰刺激症候群）がFSH受容体の遺伝子変異によって引き起こされる．この変異があることで，妊娠初期に大量に存在するhCGがFSH受容体を活性化する．FSH受容体の過剰刺激により，卵胞腫大とこの症候群に特徴的な他の徴候が引き起こされる．同様のFSH受容体異常が薬剤誘発卵巣過剰刺激症候群に関係するかは活発に研究されている分野である．

GnRHアンタゴニストである**セトロリクス cetrorelix**と**ガニレリクス ganirelix**は，時に生殖補助として，月経周期の卵胞期初期～中期におけるLHサージの早期発来を抑制し，着床・妊娠率を向上させるために使われている（第29章，生殖の薬理学参照）．GnRHアンタゴニストは転移性前立腺がんの緩和治療に応用されている．この場合，GnRHアンタゴニストの利点は，GnRHアゴニスト治療による初期のテストステロン上昇を避けることにある．

## 下垂体後葉

下垂体前葉の多くのホルモンと比較して，下垂体後葉からは抗利尿ホルモン antidiuretic hormone（ADH）とオキシトシンの2種類のホルモンを分泌する．ADHは血漿量と浸透圧の重要な調節因子であり，オキシトシンは子宮収縮と授乳に対し生理的作用を示す．

### 抗利尿ホルモン（ADH）

ADHは視床下部の大細胞で産生されるペプチドホルモンである．この領域の細胞は，細胞外液の浸透圧変化を感知する浸透圧受容体を有している．浸透圧の上昇は下垂体後葉の神経終末からのADH分泌を刺激する．ADHは，$V_1$および$V_2$の2種類の受容体に結合する．$V_1$受容体は全身小動脈に存在し，血管収縮を仲介する．この作用からADHは別に**バソプレシン vasopressin**とも呼ばれる．$V_2$受容体は，腎ネフロンに存在し，水チャネルの細胞膜表面への発現を促進して，集合管での水の再吸収を増加させる（第20章，体液調節の薬理学参照）．ADHの2つの作用が合わさり，①血圧を上昇させ，②水再吸収を増加させて血管緊張を維持している．

ADHホメオスタシスの破綻により2つの重要な病態が起きる．ADHの過剰分泌により**抗利尿ホルモン（ADH）不適切分泌症候群 syndrome of inappropriate antidiuretic hormone（SIADH）**が，ADHの分泌障害やADHに対する反応性低下により**尿崩症 diabetes insipidus**が引き起こされる．SIADHでは，血漿量の状態や浸透圧にかかわらずADH分泌が起こってしまう．SIADHの最も多い原因の1つに，肺小細胞がんによる異所性ADH産生がある．SIADHは，薬剤性でも，ほとんどの肺病変でも，中枢神経系の障害や下垂体手術でも引き起こされる．ADH過剰分泌により$V_1$受容体と$V_2$受容体は持続的に刺激され，高血圧と過剰な水貯留が起きる．不適切な水貯留により低ナトリウム血症となる．最近まで，過剰ADH分泌の原因が除去できない場合，有効な治療法は水分摂取制限か高張食塩水投与しかなかった．最近の十年間で，バソプレシン受容体アンタゴニストが発見され臨床応用されたことで，SIADHと戦う武器が用意できている．

**conivaptan**と**トルバプタン tolvaptan**が，SIADHによる低ナトリウム血症に対しFDAが最近認可した

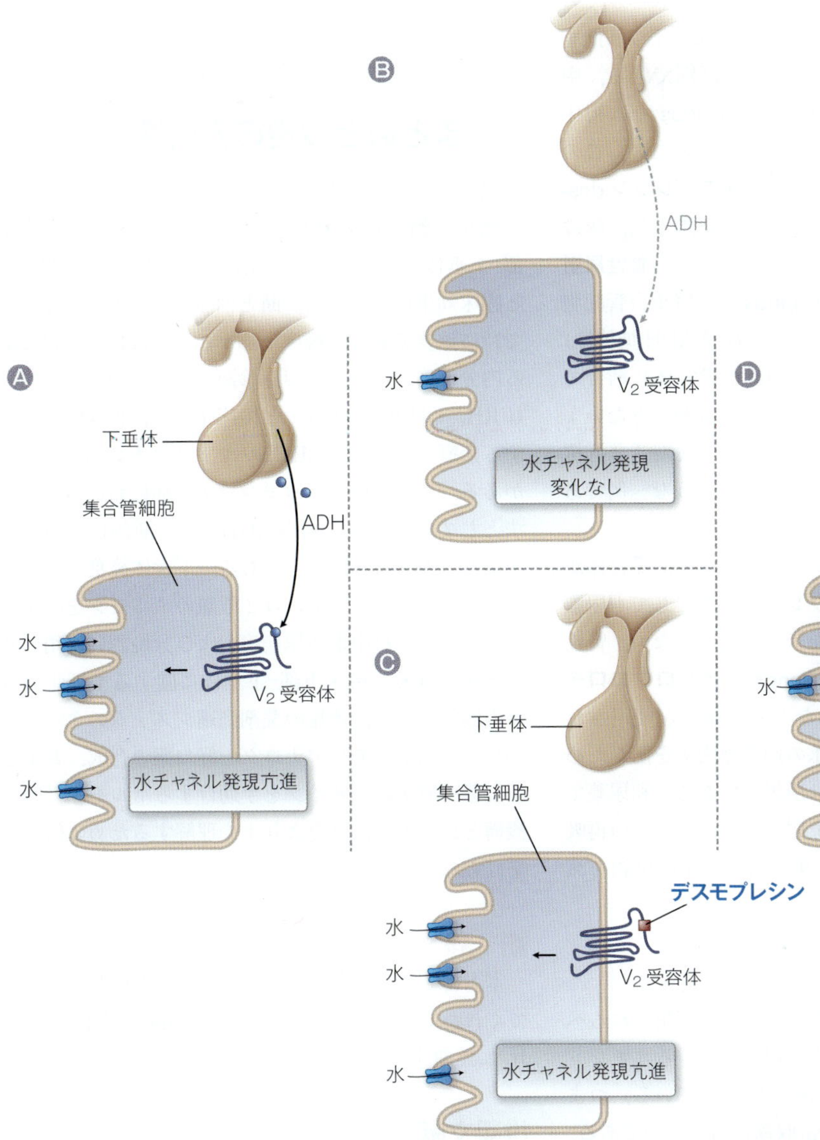


**図 26-7 中枢性尿崩症と腎性尿崩症の比較**
**A.** 抗利尿ホルモン（ADH）は，下垂体後葉の神経終末から放出され，腎集合管の $V_2$ 受容体を刺激し，管腔側細胞膜への水チャネルの発現を増加させる．水チャネルの発現亢進は細胞への水の取込みを増加させる．**B.** 中枢性尿崩症では下垂体後葉から ADH 分泌ができない．その結果，ADH による腎 $V_2$ 受容体刺激はされず，集合管細胞で水チャネルの発現促進は見られない．**C.** ADH アナログデスモプレシンの外因性投与により，下垂体後葉由来の ADH 欠乏を置き換えることで，中枢性尿崩症を治療できる．**D.** 腎性尿崩症では，$V_2$ 受容体が欠損しているか，ADH 刺激に無反応のどちらかである．機能的 $V_2$ 受容体の欠失によって ADH による水チャネル発現亢進反応が見られない．

バソプレシン受容体アンタゴニストである．トルバプタンは心不全に対して承認された $V_2$ 受容体に特異的なアンタゴニストであるが，conivaptan は血漿量が正常もしくは増加した低ナトリウム血症に承認された $V_{1a}$ 受容体と $V_2$ 受容体に対する混合型アンタゴニストである．両薬剤とも経口で利用できる．**デメチルクロルサイクリン demethylchlortetracycline（別名：demeclocycline）**（テトラサイクリン系抗菌薬：第 33 章，細菌感染の薬理学：DNA 複製，転写，翻訳参照）と**リチウム lithium**（第 14 章，セロトニンとアドレナリンの中枢神経伝達の薬理学参照）はともに SIADH 治療に使用できる薬剤である．

尿崩症も糖尿病も，口渇，多飲，多尿の症状を特徴とする．表現型は類似しているが，両者の原因は全く関連がない．尿崩症はバソプレシン欠乏またはバソプレシン抵抗性の疾患であり，糖尿病はインスリン産生障害または標的組織のインスリン抵抗性によって引き起こされる（第 30 章，膵内分泌および糖ホメオスタシスの薬理学参照）．尿崩症は，腎集合管レベルでの尿濃縮力障害と自由水貯留のため，多尿および多飲をきたす．尿崩症には 2 つのタイプが区別できる．**中枢性尿崩症 neurogenic diabetes insipidus** では視床下部ニューロンが ADH 合成や分泌ができない．この場合，外因性の ADH アナログ，**デスモプレシン desmopressin** の投与により $V_2$ 受容体が刺激され，尿は十分濃縮され，口渇も減少する（図 26-7）．**腎性尿崩症 nephrogenic diabetes insipidus** は，腎集合管細胞が ADH に反応できない（言い換えれば ADH 抵抗性）ことによる．腎性尿崩症は，ADH が受容体に結合できない，または受容体シグナル伝達を刺激できないような $V_2$ 受容体変異によって生じるし，薬剤誘発抵抗性によることもある．リチウムはそのような一例である．

腎性尿崩症では，ADH やそのアナログに受容体が無反応であるため，デスモプレシンを投与しても尿濃縮や口渇には，ほとんどまたは全く反応しない．腎性尿崩症患者の治療には，**amiloride** や**ヒドロクロロチアジド hydrochlorothiazide** などの利尿薬が使用される．これらの利尿薬が自由水の過剰な喪失を防ぐために提唱されている作用機序は逆説的である．利尿薬で循環血液量を減少させ，近位尿細管における水の再吸収を促進し，ADH 抵抗性の集合管への水の供給を減らすことである．

### オキシトシン

オキシトシンは視床下部室傍核細胞で産生されるペプチドホルモンである．今まで知られているオキシトシンの生理学的意義は，筋収縮に関連している．つまり授乳中の乳汁分泌作用，子宮収縮作用の 2 つである．授乳反応では，視床下部への刺激で下垂体後葉神経終末から血中にオキシトシンが分泌される．オキシトシンは，乳腺組織腺房を取り囲む筋上皮細胞の収縮を引き起こす．これは授乳時の重要な生理作用である．さらに以前から，オキシトシンの投与で子宮収縮が起こることはよく知られている．オキシトシン分泌は，おそらく妊娠中の分娩開始の生理的刺激ではないようであるが，人工的に分娩を誘発する薬剤としてオキシトシンが使われている．

## まとめと今後の方向性

視床下部と下垂体のホルモンは，それぞれのホルモン軸を修飾する薬剤として使用可能である．視床下部-下垂体軸の原発性，二次性，三次性障害の関連性と臨床効果は，適正な診断と治療選択を理解するうえで特に重要である．視床下部ホルモンには，背景にある内分泌病理の原因検索，診断のために使われる場合（CRH，GHRH，TRH）と視床下部-下垂体軸を抑制する治療薬の場合（GnRH，ソマトスタチン，ドパミン）がある．下垂体前葉ホルモンは欠乏症における補充療法として投与される場合（GH）や診断的に使用される場合（ACTH，TSH）がある．下垂体後葉ホルモンは ADH とオキシトシンの 2 種類のホルモンを産生するが，それぞれ中枢性尿崩症および分娩誘発に用いることができる．視床下部-下垂体に関する薬理学の今後の展望として，新規の薬剤到達システムの企画，非ペプチド性ホルモンアナログの経口薬の合成，および新規薬物療法のデザインを手助けするホルモン受容体機構とシグナル伝達をよりよく理解するための研究が挙げられる．

### 謝　辞

本書の 1 版と 2 版において，本章に貴重な貢献をしてくれた Ehrin J. Armstrong と Armen H.Tashjian, Jr. に感謝する．

### 推奨文献

Hays R. Vasopressin antagonists – progress and promise. *N Engl J Med* 2006;355:2146–2148. (*Perspective on SIADH and the future of vasopressin antagonists.*)

Melmed S. Acromegaly. *N Engl J Med* 2006;355:2558–2273. (*Review of growth hormone pathophysiology and treatment for acromegaly.*)

Verhelst J, Abs R. Hyperprolactinemia. *Treat Endocrinol* 2003;2:23–32. (*Review of the pathophysiology and management of hyperprolactinemia.*)

## 主要薬物一覧：第 26 章　視床下部と下垂体の薬理学

| 薬　物 | 臨床応用 | 副作用（重篤なものは太字で示す） | 禁　忌 | 治療的考察 |
|---|---|---|---|---|
| **成長ホルモン（GH）およびインスリン様成長因子の補充**<br>メカニズム—GH またはインスリン様成長因子の分泌促進または補充. | | | | |
| **ソマトロピン（GH）**<br>**somatrem** | GH 分泌不全小児における成長障害，ターナー症候群，プラダー－ウィリ症候群，慢性腎臓病<br>特発性低身長症<br>成人 GH 分泌不全症における内因性 GH の補充 | **頭蓋内圧亢進，膵炎，黒子の急速な成長**<br>高血糖，末梢性浮腫，注射部位反応，関節痛，頭痛 | 骨端線閉鎖の患者<br>頭蓋内圧亢進状態<br>活動性悪性腫瘍<br>増殖性糖尿病網膜症 | 糖尿病や頭蓋内病変による GH 分泌不全の小児に注意する.<br>徐放性注射薬が利用可能.<br>グルココルチコイドはソマトロピンの成長促進作用を抑制する. |
| **セルモレリン［成長ホルモン放出ホルモン（GHRH）］**<br>**テサモレリン** | 血中 GH 分泌低下の診断評価（セルモレリン）<br>ヒト免疫不全ウイルス human immunodeficiency virus（HIV）脂肪萎縮症（テサモレリン） | 一過性紅潮，胸部圧迫感，注射部位反応，抗体産生（セルモレリン）<br>関節痛，注射部位反応，末梢性浮腫，筋痛（テサモレリン） | 下垂体に影響する他の薬剤と併用しない<br>活動性悪性腫瘍，妊娠（テサモレリン） | 2009 年の時点で，セルモレリンは米国で使用できなくなった.<br>治療中の IGF-1 および血糖値のモニタリングが必要（テサモレリン）. |
| **メカセルミン** | ラロン型小人症<br>中和抗体陽性の GH 分泌不全症 | **低血糖，大腿骨頭すべり症，頭蓋内圧亢進，けいれん**<br>扁桃肥大，注射部位反応 | 骨端軟骨線閉鎖の患者における成長促進<br>活動性新生物の疑い | 遺伝子組換え型インスリン様成長因子-1（IGF-1）である.<br>1 日 1 ないし 2 回の注射が可能である. |
| **GH 分泌または作用を減弱させる薬剤**<br>メカニズム—GH 分泌抑制（オクトレオチド），GH 受容体拮抗（ペグビソマント）による. | | | | |
| **オクトレオチド** | 先端巨大症<br>カルチノイド腫瘍による紅潮・下痢<br>カルチノイドクリーゼ<br>血管作動性腸管ペプチド（VIP）産生腫瘍による下痢<br>甲状腺刺激ホルモン（TSH）産生腫瘍 | **不整脈，徐脈，低血糖，胆石形成**<br>腹痛，便秘，下痢，悪心，嘔吐 | オクトレオチド過敏症 | 消化管出血のコントロールや分泌性下痢を減らすことに使用される.<br>オクトレオチドは月に 1 回のデポ製剤がある.<br>ランレオチドは欧州で使用可の同系統薬剤である. |
| **ペグビソマント** | 先端巨大症 | **肝機能障害**<br>高血圧，末梢性浮腫，異常感覚，ふらつき | ペグビソマント過敏症<br>既知の悪性腫瘍 | 毎年の MRI 撮像で腺腫増大を除外する.<br>生化学的コントロールを得るのに有効であるが，高価である.<br>GH による腫瘍発生と GH 産生腺腫の増大に懸念がある. |

**主要薬物一覧：第26章　視床下部と下垂体の薬理学（続き）**

| 薬　物 | 臨床応用 | 副作用（重篤なものは太字で示す） | 禁　忌 | 治療的考察 |
|---|---|---|---|---|
| **プロラクチン（PRL）値を低下させる薬剤**<br>メカニズム—下垂体PRL分泌を抑制する． | | | | |
| **ブロモクリプチン** | 高PRL血症による無月経・乳汁漏出<br>先端巨大症<br>パーキンソン病<br>月経前緊張症候群 | ふらつき，低血圧，腹痛，悪心 | エルゴット誘導体への過敏症<br>コントロールできない高血圧<br>妊娠高血圧症候群 | エルゴットアルカロイドは1日2回服用である．<br>腟内投与で消化管の副作用を軽減する．<br>アルコール不耐の可能性がある．<br>投与初期反応が1%にあり，失神することがある．<br>アミトリプチリン，ブチロフェノン，イミプラミン，メチルドパ，phenothiazine，レセルピンの投与：PRL値を増加させる．<br>降圧薬の併用で低血圧を増強する．<br>産褥後の乳汁分泌抑制への使用は推奨されない． |
| **カベルゴリン** | 高PRL血症 | **不整脈，心筋梗塞，心不全，肺線維症，胸水，心臓弁膜症**<br>悪心，ふらつき，運動障害，失声，幻覚，嗜眠，起立性低血圧，鼻炎 | コントロールされていない高血圧<br>エルゴット誘導体への過敏症 | 不整脈や精神疾患にかかりやすい患者には注意が必要である．<br>胸膜炎，胸水，肺線維症，心外膜炎，心臓弁膜疾患，後腹膜線維症などの既往がある患者には注意が必要である．<br>中枢神経抑制薬で相加作用がある．<br>カベルゴリンはブロモクリプチンに比し悪心が少ない． |
| **甲状腺機能検査またはヨード摂取を促進する薬剤**<br>メカニズム—甲状腺刺激ホルモン放出ホルモン（TRH）は下垂体TSH分泌を促進し，TSHは甲状腺ヨード摂取を促進する． | | | | |
| **プロチレリン（TRH）** | 甲状腺機能の診断 | **けいれん，下垂体腫瘍患者での一過性黒内障**<br>不安，発汗，高血圧と低血圧 | | 臨床ではほとんど用いられない．<br>投与直後に一過性に血圧変動が起こりうる．<br>シプロヘプタジンとthioridazineがTRHによるTSH分泌を抑制する． |
| **チロトロピン（TSH）** | 甲状腺悪性腫瘍の補助治療 | **再投与時のアナフィラキシー反応**<br>悪心，嘔吐，無力症，頭痛 | 副腎不全<br>冠動脈血栓 | 甲状腺がん治療における放射線ヨード摂取促進のため用いられる． |
| **副腎機能検査の薬剤**<br>メカニズム—副腎コルチゾールとアンドロゲン産生を刺激． | | | | |
| **cosyntropin®（別名：コートロシン®）［副腎皮質刺激ホルモン（ACTH）1-24］** | 副腎皮質機能の診断 | **乳頭浮腫を伴う頭蓋内圧亢進，偽脳腫瘍，けいれん，心不全，壊死性血管炎，ショック，膵炎，穿孔消化性潰瘍，低カリウム血症性アルカローシス，不顕性糖尿病の誘発，気管支攣縮**<br>ふらつき | 消化性潰瘍，強皮症，骨粗鬆症，全身真菌感染症，眼単純性ヘルペス，心不全，高血圧，ブタ過敏性，最近の手術歴，副腎皮質機能亢進または原発性機能不全，クッシング症候群 | 原発性と二次性副腎不全の鑑別に役立つcosyntropin®（別名：コートロシン®）（ACTHのアミノ酸残基1-24を含有）は抗原性が低く，ACTH1-39よりアレルギー反応を起こしにくい． |

**主要薬物一覧：第 26 章　視床下部と下垂体の薬理学（続き）**

| 薬　物 | 臨床応用 | 副作用（重篤なものは太字で示す） | 禁　忌 | 治療的考察 |
|---|---|---|---|---|
| **性腺刺激ホルモン発現を変える，性腺成熟とステロイド産生を抑制または刺激する薬剤**<br>メカニズム—性腺刺激ホルモン放出ホルモン（GnRH）アナログ：持続で黄体化ホルモン（LH），卵胞刺激ホルモン（FSH）分泌を抑制，パルス状で LH，FSH 分泌を刺激する．<br>メカニズム—ガニレリックス，セトロレリックス：GnRH 受容体拮抗．メカニズム—FSH：性腺成熟とステロイド産生を刺激する． | | | | |
| **ゴナドレリン（GnRH アナログ）** | 性腺機能低下症の診断<br>排卵促進 | **複数回投与によるアナフィラキシー**<br>ふらつき，紅潮，頭痛 | GnRH または GnRH アナログに対する過敏性 | GnRH 試験で正常反応であれば，下垂体性腺刺激ホルモン機能があることを意味する．<br>パルス状分泌で排卵を促進する． |
| **ゴセレリン**<br>**histrelin**<br>**leuprolide**<br>**ナファレリン（GnRH アナログ）** | 乳がん<br>前立腺がん<br>子宮内膜症<br>思春期早発症<br>急性間欠性ポルフィリン症 | **深部静脈血栓症（ゴセレリン，leuprolide），下垂体卒中（leuprolide）**<br>皮膚紅潮，女性化乳房，骨粗鬆症，一過性疼痛，性機能障害 | GnRH または GnRH アナログに対する過敏性<br>妊娠 | デポ製剤で性腺刺激ホルモン抑制と性腺ステロイド産生の抑制が起こる．<br>初期にテストステロンやエストロゲン値の増加がある． |
| **ガニレリクス**<br>**セトロレリクス** | 卵巣過剰刺激をコントロールしている女性における早期 LH サージの抑制 | **異所性妊娠，血栓性疾患，人工流産（ガニレリクス）**<br>**アナフィラキシー（セトロレリクス）**<br>卵巣過剰刺激症候群 | 妊娠，授乳，卵巣嚢腫または多嚢胞性卵巣症候群以外の卵巣腫大，原発性卵巣不全，性ホルモン依存性腫瘍，甲状腺機能障害または副腎機能障害，原因不明の腟出血 | GnRH 受容体アンタゴニストである． |
| **フォリトロピン（rFSH）**<br>**urofollitropin（FSH）** | 排卵誘発<br>男性低性腺刺激ホルモン性性腺機能低下症 | **塞栓症と血栓症，急性呼吸切迫症候群，卵巣過剰刺激症候群**<br>卵巣嚢腫と過形成，上部気道感染 | 無排卵以外の内分泌疾患，異常不整出血，原発性性腺機能不全，下垂体腫瘍，卵巣嚢腫または多嚢胞性卵巣症候群以外の卵巣腫大，原発性卵巣不全，性ホルモン依存性腫瘍，甲状腺機能障害または副腎機能障害 | 多胎妊娠のことがある． |
| バソプレシンアンタゴニスト<br>メカニズム—$V_1/V_2$ 受容体アンタゴニスト． | | | | |
| **conivaptan**<br>**トルバプタン** | 正常体液量性と体液量増加性低ナトリウム血症（conivaptan とトルバプタン）<br>心不全（トルバプタン） | 高血圧，起立性低血圧，注射部位反応，低カリウム血症，口渇増強，多尿 | P450 3A4 酵素阻害の併用投与<br>体液量減少性低ナトリウム血症 | 低ナトリウム血症の過剰補正を避け，注意深く用量調整が必要である．<br>conivaptan が P450 3A4 の基質のため，ケトコナゾール，イトラコナゾール，リトナビル，クラリスロマイシン，インジナビルなどの P450 3A4 阻害活性を有する薬剤との併用は禁忌である．<br>トルバプタンは $V_2$ 受容体選択的アンタゴニストである． |

# 27

# 甲状腺の薬理学

Ehrin J. Armstrong, Armen H. Tashjian, Jr., and William W. Chin



## はじめに

甲状腺は，代謝ホメオスタシスの多くの点に関して，多様かつ重要な影響を及ぼしている．**甲状腺濾胞細胞 follicular thyroid cell** は甲状腺組織の大部分を占める細胞であり，古典的な甲状腺ホルモン［サイロキシン thyroxine ($T_4$)，トリヨードサイロニン triiodothyronine ($T_3$)，リバーストリヨードサイロニン reverse triiodothyronine ($rT_3$)］を合成・分泌する．甲状腺ホルモンは，酸素消費量から心臓の収縮性に及ぶ成長，代謝，エネルギー消費の制御を行っている．甲状腺の**傍濾胞細胞（C 細胞）parafollicular C cell** は，骨代謝を制御する**カルシトニン calcitonin** を分泌する．カルシトニンについては第 31 章，骨・ミネラルのホメオスタシスに関する薬理学参照．

甲状腺においては，視床下部-下垂体-甲状腺軸の破綻による疾患が重要である（第 26 章，視床下部と下垂体の薬理学参照）．甲状腺機能低下症に対しては，欠乏しているホルモンを補充することが，有効かつ確立された治療法である．甲状腺機能亢進症に対する治療はより複雑であり，抗甲状腺薬の投与，放射性ヨードから外科手術に至るまで，様々な選択肢がある．甲状腺ホルモン合成のフィードバック調節や甲状腺ホルモン作用の経路および機序を理解しておくことは，甲状腺疾患に対する有効な薬物治療の理論的根拠を説明するうえで重要である．

## 甲状腺の生理学

### 甲状腺ホルモンの合成と分泌

甲状腺は頸部に存在する内分泌腺であり，喉頭の下方，気管の前面に位置している．甲状腺のおもな役割は，甲状腺ホルモンである $T_3$ と $T_4$ を分泌することである．ヨード化されたチロシン 2 分子がエーテル結合した形が，甲状腺ホルモン分子の基本構造である（図 27-1）．甲状腺ホルモンの構造的に重要な特徴はヨウ素分子が含まれている点であり，チロシンのどの位置にヨウ素が結合しているかによって，甲状腺ホルモンは下記のように分類される．**3,5,3′,5′-テトラヨードサイロニン 3,5,3′,5′-tetraiodothyronine［サイロキシン thyroxine ($T_4$)］**はチロシンに 4 つのヨードが結合したものであり，甲状腺から分泌される甲状腺ホルモンの多くを占める．**3,5,3′-トリヨードサイロニン 3,5,3′-triiodothyronine ($T_3$)** はヨードが 3 つ結合しており，その大半が末梢における $T_4$ からの 5′-脱ヨード反応により産生される（後述参照）．生物学的に不活性型の

## Case

数カ月前から，Lさん（45歳，女性）は体調不良を自覚していた．体調不良の症状は自覚されるものや，外見からもわかるものなど様々であった．Lさんはいつもいらいらしており，些細なことで興奮していた．家のなかでは，夫や子どもが文句を言うほどにまで空調の温度を下げていた．これらの症状に加え，ときどき“脈が飛ぶ”ような感覚もするので医師の外来を受診した．問診の後，医師は彼女の頸部を触診し，甲状腺がびまん性に腫大していること，そして眼球が突出していることに気づいた．甲状腺ホルモンに関する血液検査では，血清トリヨードサイロニン（$T_3$）が高値であり，甲状腺刺激ホルモン（TSH）が低値であった．さらに，TSH受容体抗体陽性であった．Lさんは甲状腺機能亢進症の一種であるグレーヴス病と診断され，メチマゾールによる治療が行われた．当初，彼女は主治医から病状の説明を聞き安心したが，数週間経っても症状の改善が見られないため，すぐにまた落胆してしまった．しかしながら，1カ月ほど経過すると彼女の症状は少しずつ和らいでいき，複数回施行した検査でも甲状腺機能の正常化が確認された．メチマゾール投与開始から1年後，再度動悸と不安を自覚するようになった．主治医は，メチマゾール内服中であるにもかかわらず彼女の甲状腺ホルモン値が再上昇していることを確認した．Lさんと主治医とで相談した結果，Lさんは放射性ヨード治療を選択することとした．彼女は治療を受け入れ，以後3年間にわたって甲状腺機能の検査を受けていた．放射性ヨード治療から4年後には，当初とは逆の症状を自覚するようになった．常に疲労感や寒さを自覚し，6カ月で体重が30ポンド【訳注：13.6 kg】増加した．主治医はLさんが甲状腺機能低下症をきたしていると診断し，サイロキシン（$T_4$）を処方した．現在，彼女は1日1回この薬剤を内服しており，症状の改善が得られている．

### Questions

1. なぜLさんの血清TSH濃度は低値で，$T_3$濃度は高値だったのか？
2. 甲状腺のどのような性質により，放射性ヨード治療が，甲状腺機能亢進症に対する一般的に安全で特異的な治療となっているのか？
3. なぜLさんは放射性ヨード治療後に甲状腺機能低下症をきたしたのか？
4. メチマゾールの作用機序とはどのようなものか？　なぜ最終的にメチマゾールが有効ではなくなったのか？

甲状腺ホルモンは，3,3′,5′-トリヨードサイロニン（$T_3$）であり，3つのうち1つのヨードが，$T_3$とは反対側のチロシンに結合しているために，**リバーストリヨードサイロニン reverse triiodothyronine（$rT_3$）**とも呼ばれる．正常人での血中甲状腺ホルモンの割合は，$T_4$が約90％，$T_3$が9％，$rT_3$が1％であり，ほとんどのホルモンは血中のタンパク（甲状腺ホルモンに特異的な結合タンパク【訳注：サイロキシン結合グロブリン，後述.】およびアルブミン）と結合している．

ヨードは微量元素であり，甲状腺ホルモンの重要な構成成分である．甲状腺ホルモンを合成・分泌する濾胞細胞は，側底細胞膜に存在する$Na^+/I^-$共輸送体symporterを介して，ヨードを選択的に濃縮する（図27-2）．これは能動輸送過程であり，最大血漿中濃度の500倍まで濾胞細胞内のヨード濃度を高めることができるが，通常のヒトでは，甲状腺内と血漿のヨードの濃度比は約30倍である．

ヨードはいったん甲状腺濾胞細胞内に入った後，頂端膜から分泌されると同時に，**甲状腺ペルオキシダーゼ thyroid peroxidase**という酵素によって酸化される（図27-2）．この酸化反応により，ヨードは反応性に富む中間体となって，**サイログロブリン thyroglobulin**の特定のチロシン残基に結合する．サイログロブリンは甲状腺濾胞細胞で合成され，頂端膜からコロイド腔に分泌される．甲状腺ペルオキシダーゼもまた頂端膜に豊富に存在しており，ヨウ素がこの部位で酸化されることによって，新たに合成されたサイログロブリン分子のチロシン残基をヨウ素化しうるものと考えられている．このサイログロブリン分子がヨウ素化される過程は，**有機化 organification**と呼ばれる．有機化の結果，サイログロブリン分子内に，チロシン残基にヨウ素が1つ共有結合した**モノヨードチロシン monoiodotyrosine（MIT）**や2つ結合した**ジヨードチロシン diiodotyrosine（DIT）**ができる．

このようにサイログロブリン分子内にMITやDITが生成された後，甲状腺ペルオキシダーゼがこれら残基間のカップリング反応も触媒する．MITとDITが縮合すると$T_3$，2つのDITが縮合すると$T_4$となるが，

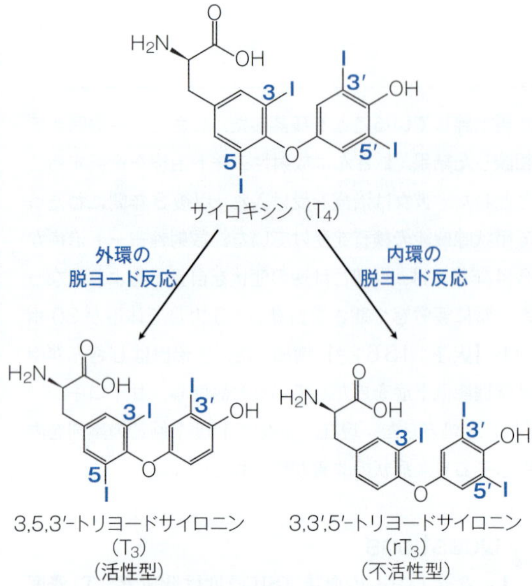


**図 27-1　甲状腺ホルモンの構造と末梢における代謝**
甲状腺ホルモンは，ヨウ素化を受けたチロシン２分子がエーテル結合することで生成する．外側のベンゼン環 outer ring は水酸化されているが，内側のベンゼン環 inner ring は甲状腺ホルモン合成過程の間，サイログロブリンに結合している．ヨウ素は，チロシンの骨格に対して３ないし４分子結合するため，結合様式が複数存在することとなる．サイロキシン（$T_4$）は各環２分子ずつ計４分子のヨウ素が結合しており，甲状腺で産生される主要な甲状腺ホルモンである．トリヨードサイロニン（$T_3$）には内環に２分子，外環に１分子ヨウ素が結合している．一方，リバーストリヨードサイロニン（$rT_3$）には内環に１分子，外環に２分子ヨウ素が結合している．末梢での代謝により，サイロキシンは標的臓器や肝臓に存在する脱ヨード酵素から脱ヨード反応を受ける．脱ヨード反応の違いにより，$T_3$ または $rT_3$ のどちらかが産生される．すなわち，外環のヨウ素が除去されれば，生物学的に活性の高い $T_3$ が産生され，内環のヨウ素が除去されれば，生物学的に不活性な $rT_3$ が産生されることとなる．

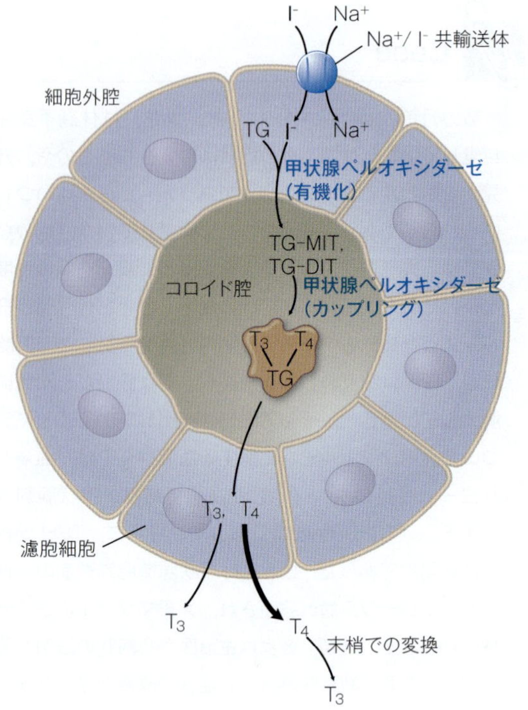


**図 27-2　甲状腺ホルモンの合成，貯蔵，放出**
甲状腺濾胞細胞は，側底基底膜の $Na^+/I^-$ 共輸送体 symporter を介して，血液からヨード（$I^-$）を濃縮する．細胞内に取り込まれたヨードは，頂端膜側において，甲状腺ペルオキシダーゼの触媒反応（“有機化”）を受け，サイログロブリン thyroglobulin（TG）分子中のチロシン残基と共有結合する．チロシン残基に１分子のヨウ素が結合するとモノヨードチロシン（MIT），２分子のヨウ素が結合するとジヨードチロシン（DIT）が生成される．MIT や DIT は，TG 分子上で共有結合し（カップリング），この反応も甲状腺ペルオキシダーゼにより触媒される．このように修飾を受けた TG は，甲状腺濾胞内にコロイドとして蓄えられる．甲状腺刺激ホルモン（TSH）による刺激を受けると，甲状腺濾胞細胞はエンドサイトーシスによってコロイドをリソソームに取り込む．そこで TG が分解され，遊離サイロキシン（$T_4$），遊離トリヨードサイロニン（$T_3$），“カップリング”を受けなかった MIT や DIT が生じる．$T_3$，$T_4$ は血液中に分泌され，一方で MIT，DIT は細胞内で脱ヨード反応を受ける．MIT，DIT の脱ヨード反応により生じた遊離ヨードは，新たな甲状腺ホルモンの合成のために再利用される（**図示せず**）．末梢組織において $T_4$ は $T_3$ に変換されるが，甲状腺においては $T_3$ よりも $T_4$ が多く分泌される．

$T_3$ の多くは循環血液中の $T_4$ から変換されて生成され（「甲状腺ホルモンの代謝」の項を参照），またこの段階では $T_3$ や $T_4$ はサイログロブリンに結合した形で存在している．これらのサイログロブリンは濾胞細胞の内腔に**コロイド colloid** として蓄えられる．

甲状腺が，甲状腺刺激ホルモン thyroid-stimulating hormone（TSH）（後述参照）によって甲状腺ホルモンを分泌するように指示されると，濾胞細胞はコロイドのエンドサイトーシスを起こす．取り込まれたサイログロブリンはリソソームに入り，プロテアーゼの作用を受け，その結果遊離した $T_3$，$T_4$，MIT，DIT が放出される．$T_3$ や $T_4$ は濾胞細胞の側底細胞膜側から血液に放出される．遊離 MIT，DIT はただちに細胞内で脱ヨード化され，ヨードは新たな甲状腺ホルモン合成のために再利用される．

内分泌腺のほとんどは，ホルモン分泌を刺激された場合には，新たにホルモンを合成・分泌する．大量のホルモンを前駆体として蓄えておくことは稀である．**甲状腺は，サイログロブリンという形で大量のプロホルモンを蓄えており，この点において内分泌腺のなかでも特異な存在である．**なぜ甲状腺がこのような複雑な過程によってホルモンの合成・分泌を行うのかはよくわかっていない．しかし，ヨウ素という微量元素が不可欠の材料であることを考えると，ヨウ素が食事から常時安定供給されなくても血中甲状腺ホルモンレベルを一定に保つうえで有用な方法であることは確かである．

## 甲状腺ホルモンの代謝

甲状腺ホルモンは，血液中ではほとんどが血漿タンパクと結合している．おもな結合タンパクは，**サイロキシン結合グロブリン thyroxine binding globulin（TBG）**とトランスサイレチンである．血液中の主要な甲状腺ホルモンは $T_4$ であるが，標的臓器における作用は $T_4$ より $T_3$ の方がはるかに強い．$T_4$ の一部は，脱アミノ反応，脱炭酸，抱合後肝臓から排泄，などの経路によって不活化されるが，$T_4$ の大半は，種々の臓器における脱ヨード反応によって，より活性型の $T_3$ に代謝される．この脱ヨード反応は，**ヨードサイロニン 5′-脱ヨード酵素 iodothyronine 5′-deiodinase** という酵素によって触媒される（図 27-1）．

脱ヨード酵素には，3つのサブタイプが存在する．肝臓や腎臓に豊富な **I 型脱ヨード酵素 type I 5′-deiodinase** によって $T_4$ から変換される $T_3$ が，血液中 $T_3$ のおもな供給源である．**II 型脱ヨード酵素 type II 5′-deiodinase** は，下垂体・脳・褐色脂肪組織などに存在する細胞内酵素であり，局所での $T_3$ 産生に寄与している．**III 型脱ヨード酵素 type III 5-deiodinase** は，$T_4$ から不活性型の $rT_3$ への変換に関与している．

血液中に $T_4$ が存在することは，甲状腺ホルモンの影響に対するバッファもしくはリザーバとなっている．ほとんどの $T_4$ から $T_3$ への変換は肝臓で起こる．肝シトクロム P450 酵素活性を増加させる薬剤は，$T_4$ から $T_3$ への変換を増加させる．また，$T_4$ の血中半減期は約 6 日であるのに対し，$T_3$ の半減期はわずか 1 日である．**このように $T_4$ の血中半減期は長いため，**L さんのケースのように，**投薬による甲状腺機能の変化は一般的に 1 〜 2 週間経つまでは明らかとはならない．**

## 標的組織に対する甲状腺ホルモンの作用

甲状腺ホルモンは，実質的には全身すべての細胞に作用する．甲状腺ホルモンのおもな作用は遺伝子の転写レベルで生じているが（核内作用），一方で細胞膜のレベルにおいても見られると考えられている（核外作用）．これらの作用はともに，甲状腺ホルモン受容体 thyroid hormone receptor（TR）に結合することで生じる．血中遊離ホルモンは受動拡散または能動輸送で細胞内に入るが，後者は有機アニオン輸送体 organic anion transporter（OAT）やモノカルボン酸輸送体 monocarboxylate transporter（MCT）などのホルモン特異的ないし非特異的輸送体が関与する．

TR は，甲状腺ホルモン結合，DNA 結合，二量体形成のための各ドメインをもつタンパク質である．**甲状腺ホルモン受容体 α thyroid hormone receptor α（TRα）**と**甲状腺ホルモン受容体 β thyroid hormone receptor β（TRβ）**の 2 つのクラスに分類され，それぞれさらにアイソフォームを持っている．TR は，TR 単量体どうしで結合してホモ二量体を形成するか，あるいは別の転写因子である**レチノイド X 受容体 retinoid X receptor（RXR）**とヘテロ二量体を形成する．これらの TR ヘテロ二量体は，遺伝子のプロモーター領域に結合し，甲状腺ホルモンが結合することによって活性化される．このように TR が二量体を形成するうえで複数の方法があり，また TR の分布が臓器ごとに異なっていることから，甲状腺ホルモン作用の組織特異性が生じる．

甲状腺ホルモンの存在しない状態では，TR 二量体はコリプレッサー分子（抑制補助因子）と結合しており，甲状腺ホルモン反応性遺伝子発現を抑制する．TR：RXR もしくは TR：TR 二量体に甲状腺ホルモンが結合すると，コリプレッサーが解離し，代わりに活性化補助因子が DNA に結合する．このように TR 二量体に結合することで，甲状腺ホルモンは，遺伝子発現を抑制から促進に切り替える分子学的なスイッチとしての機能を果たしている（図 27-3）．甲状腺ホルモンはまた，TR 依存性の機序により遺伝子発現を抑制することがあるが，その機序については不明である．例えば，甲状腺ホルモンは TSH 遺伝子の発現を抑制するが，その結果，甲状腺ホルモンによる視床下部-下垂体-甲状腺軸のネガティブフィードバックが起こる（第 26 章参照）．近年の知見からは，甲状腺ホルモンがミトコンドリアの代謝に対して非遺伝学的な影響を及ぼしていることや，細胞膜との間で相互作用し，細胞内情報伝達を刺激していることが示されつつある．

甲状腺ホルモンは，幼児期の成長や神経系の発達の観点からも重要である．先天性の甲状腺ホルモン欠乏により，**クレチン症 cretinism** を発症する．これは，重篤ではあるが予防可能な精神発達遅滞である．成人においては，甲状腺ホルモンは体の代謝全般や，エネルギー消費を制御する．$Na^+/K^+$ ATP アーゼ（$Na^+/K^+$ ポンプ），中間代謝に関与する酵素を含め，同化・異化の両者にかかわる酵素の多くが，甲状腺ホルモンによる調節を受けている．甲状腺ホルモンが高値になると，エネルギー浪費サイクルに陥り体温が上昇する．こういった理由で，L さんはいつも部屋の温度を下げていたのである．甲状腺ホルモンによる影響は，心収縮力増加，脈拍増加，易興奮性，神経質，発汗過多など，交感神経刺激症状と似ている．これらの症状は L

さんにおいても見られたものであり，実際彼女はいつも神経質で，ちょっとしたことですぐに興奮してしまいがちであった．逆に，甲状腺ホルモンが低値の場合には嗜眠，皮膚乾燥，嗄声，耐寒能低下など，低代謝回転状態である**粘液水腫 myxedema** となることがある．

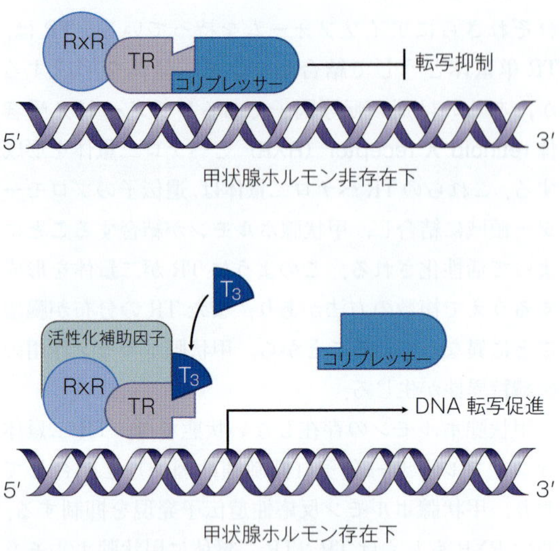


**図 27-3　甲状腺ホルモン受容体を介する作用**
甲状腺ホルモンが存在しない状態では，甲状腺ホルモン受容体（TR）とレチノイドX受容体（RXR）のヘテロ二量体はコリプレッサーと結合し，さらにDNAのプロモーター領域に結合して遺伝子発現を抑制する．甲状腺ホルモン［トリヨードサイロニン（$T_3$）］が存在する状態では，TR：RXRのヘテロ二量体からコリプレッサーがはずれて，代わりに活性化補助因子が結合し遺伝子の転写が促進される．ここではTR：RXRの例を示したが，TR：TRホモ二量体についても同様の機序が想定される．将来的に有効な治療戦略として，組織特異的なコリプレッサーや活性化補助因子を薬理学的な標的とする治療法が挙げられる．

## 視床下部-下垂体-甲状腺軸

甲状腺ホルモンの分泌は，他のホルモンの視床下部-下垂体-標的臓器軸と同じく，ネガティブフィードバックによる調節を受けている（図27-4）．**甲状腺刺激ホルモン放出ホルモン thyrotropin-releasing hormone（TRH）**は，視床下部から分泌されるトリペプチドであり，視床下部から下垂体門脈を経て下垂体前葉へと到達する（第26章参照）．TRHは下垂体前葉におけるTSH産生細胞の細胞膜に存在するGタンパク質共役型受容体に結合する．その結果，細胞内情報伝達カスケードが刺激され，**甲状腺刺激ホルモン thyroid-stimulating hormone（TSH）**の合成・分泌が促進する．TSHは甲状腺機能において最も重要な，直接的制御因子である．ヨードの取込み，有機化，カップリング，サイログロブリンの吸収，甲状腺ホルモンの分泌など，ほとんどすべての過程においてTSHが促進的に働く．さらに，TSHは甲状腺の血管新生や，甲状腺の増殖も刺激する．TSHまたはTSH類似物質（後述参照）が高濃度に分泌されるような病的状態においては，甲状腺は通常の数倍の大きさにまで増大する．

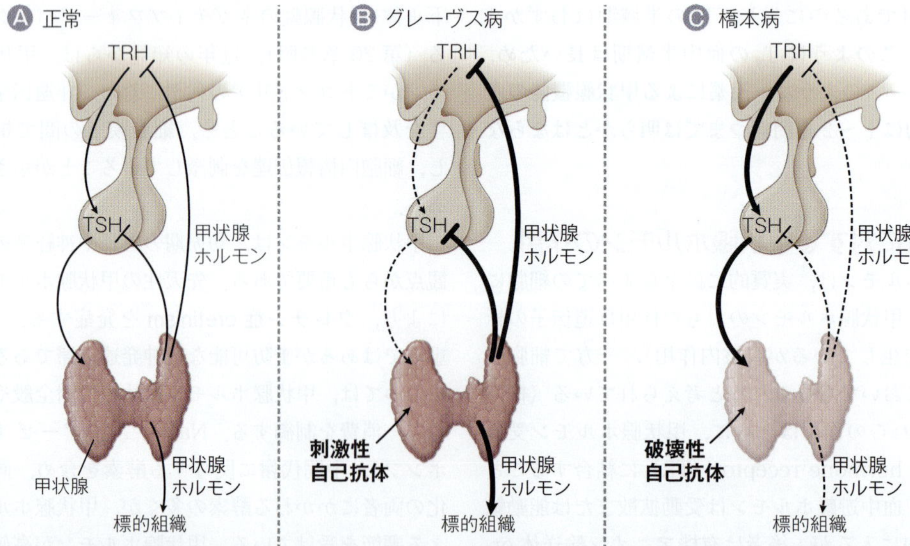


**図 27-4　正常および疾患時における視床下部-下垂体-甲状腺軸**
**A.** 正常の場合，甲状腺刺激ホルモン放出ホルモン（TRH）が，下垂体前葉の甲状腺刺激ホルモン（TSH）分泌細胞を刺激しTSH分泌を促す．TSHは甲状腺における甲状腺ホルモンの合成と分泌を促進する．甲状腺ホルモンは標的組織に対する作用に加えて，視床下部・下垂体前葉におけるTRH・TSH分泌を抑制する．**B.** グレーヴス病の場合，刺激性の自己抗体が自律的に甲状腺のTSH受容体を活性化させる．その結果，甲状腺が持続的に刺激され，血中の甲状腺ホルモンが増加し（**太線**），TRHおよびTSH分泌が抑制される（**点線**）．**C.** 橋本病の場合，破壊性の自己抗体のため甲状腺機能が低下し，甲状腺ホルモンの合成と分泌が低下する（**点線**）．その結果，視床下部・下垂体に対するフィードバック阻害が解除され，血中TSH濃度が上昇する（**太線**）．

この特徴的なびまん性の甲状腺腫大は**甲状腺腫 goiter**と呼ばれ，Lさんの主治医が彼女の頸部を触診した時に気づいたものである．

視床下部-下垂体-甲状腺軸におけるネガティブフィードバックは，視床下部と下垂体の両方において見られる．分泌された甲状腺ホルモンは，下垂体前葉のTSH産生細胞内に拡散流入し，核内のTRに結合し，活性化させる．その結果，TSH遺伝子の転写，すなわちTSHの産生が抑制される．甲状腺ホルモンはまた，視床下部に対する重要な制御機能を有している．甲状腺ホルモンが視床下部細胞の受容体に結合することで，TRH前駆体をコードする遺伝子の転写が抑制される．

## 病態生理学

甲状腺疾患の病態生理は，生理的な視床下部-下垂体-甲状腺軸の破綻として理解することができる．例えば甲状腺ホルモンの生理的な減少が見られると，通常の場合，下垂体でのTSH合成・分泌が促進され，結果的に甲状腺からの甲状腺ホルモン分泌が増加し正常レベルに回復する．甲状腺に病的な問題があり甲状腺ホルモンが不足している場合においても，甲状腺ホルモンによるTSH分泌に対するネガティブフィードバックが緩和される．その結果，TSH分泌は亢進するが，甲状腺ホルモンの増加は見られない．甲状腺自体がTSHに反応することができないためである．

日常的によく見られる甲状腺疾患は，甲状腺ホルモン過剰状態（甲状腺機能亢進症）と欠乏状態（甲状腺機能低下症）に大別される【訳注：甲状腺中毒症，甲状腺機能亢進症，およびグレーヴス病（わが国ではバセドウ病 Basedow disease と呼ばれることが多い）という用語はしばしば混同されている．厳密には，原因のいかんにかかわらず甲状腺ホルモンが過剰となる状態を甲状腺中毒症と呼び，甲状腺中毒症のうち，甲状腺自体の活動性亢進により甲状腺ホルモンが上昇しているものを甲状腺機能亢進症という．グレーヴス病は甲状腺機能亢進症を呈する疾患のうちの1つである．一方，甲状腺組織が破壊されることで甲状腺ホルモン過剰状態が見られる亜急性甲状腺炎や無痛性甲状腺炎は，甲状腺中毒症ではあるが，甲状腺機能亢進症ではない．治療方針が異なるため，これらの鑑別は臨床的に重要である．】．**グレーヴス病 Graves disease** と**橋本病 Hashimoto thyroiditis** は，頻度の高い甲状腺疾患であり，いずれも自己免疫によるものと考えられている（図27-4）．グレーヴス病は甲状腺機能亢進症を呈し，一方，橋本病は最終的には甲状腺機能低下症に至る疾患である．

グレーヴス病の病態は，視床下部-下垂体-甲状腺軸のホメオスタシスの維持における，甲状腺ホルモンの果たす重要な役割を理解するうえで役立つ．この疾患では，TSH受容体に特異的な免疫グロブリンG immunoglobulin G（IgG）抗体である**甲状腺刺激免疫グロブリン thyroid-stimulating immunoglobulin（TsIg）**が産生されている【訳注：わが国では抗TSH受容体抗体 anti-TSH receptor antibody（TRAb）と呼ばれることが多い．TRAbのうち，TSH受容体を刺激してサイクリックAMP cyclic adenosine monophosphate（cAMP）を上昇させる甲状腺刺激抗体 thyroid-stimulating antibody（TSAb）と，逆にTSHの受容体刺激作用を阻害する甲状腺刺激阻害抗体 thyroid stimulation blocking antibody（TSBAb）が存在する．グレーヴス病の大部分で，TRAbおよびTSAbが陽性となる．また，橋本病の一部においてTSBAbが陽性となることがある．】．この抗体はTSH受容体に対するアゴニストとして作用し，甲状腺濾胞細胞のホルモン合成・分泌を促進するが，**TSHと異なりネガティブフィードバックを受けない．したがって，甲状腺ホルモン値が病的なレベルにまで上昇したとしても，この自己抗体によって甲状腺は刺激され続ける**．すなわち，グレーヴス病においては，自己抗体が視床下部-下垂体-甲状腺軸から独立して働くため，甲状腺ホルモンのホメオスタシスが破綻することとなる．甲状腺機能亢進症としての臨床症状が見られ，血液検査では甲状腺ホルモン高値，TSH低値または感度以下，TsIg高値が認められる．冒頭のCaseにおいて，LさんのTSHは低値であったが，これは過剰な甲状腺ホルモンが下垂体前葉からのTSH分泌を抑制しているためである．

これに対し，橋本病では甲状腺が選択的に破壊される．サイログロブリンや甲状腺ペルオキシダーゼなどの甲状腺に存在する種々のタンパク質に対する特異的な抗体が，橋本病患者の血液中に検出される．グレーヴス病同様に，橋本病の病態の本質は自己免疫であろうと考えられている．橋本病の臨床経過は，甲状腺細胞が徐々に破壊され，その結果，甲状腺機能低下症となるものである．ただし病初期においては，甲状腺濾胞細胞の破壊により，蓄えられていた多量のホルモンが血液中に放出され，一過性の甲状腺ホルモン上昇が見られることがある【訳注：これを無痛性甲状腺炎といい，グレーヴス病との鑑別が重要となる．橋本病では，病期によっては甲状腺中毒症，甲状腺機能正常，甲状腺機能低下症いずれの状態も呈しうる.】. 最終的には甲状腺は完全に破壊され，傾眠や代謝低下といった甲状腺機能低下症の症状が現れる．橋本病に対する治療は，合成甲状腺ホルモン薬を経口的に投与する補充療法である．

その他にも，甲状腺の発生異常，亜急性甲状腺炎（ド・ケルヴァン甲状腺炎 de Quervain thyroiditis)，甲状腺腺腫やがんなどによっても甲状腺機能亢進症【訳注：より厳密には甲状腺中毒症である.】，または機能低下症をきたすことがある．それぞれの病態生理は異なるが，薬物療法を選択するうえで，患者の甲状腺機能が亢進，正常，低下のいずれであるかを見極めることが重要である．

## ▶ 薬理学上の分類

甲状腺の病態生理に基づいた薬物療法とは，ホルモンが足りなければ補充し，過剰ならそれに拮抗することである．補充療法は単純でわかりやすいが，拮抗療法は甲状腺ホルモンの合成と分泌における複数の過程が関係するため，より複雑である（図 27-5）．さらに，甲状腺疾患以外の疾患で用いられる薬物のなかには，甲状腺ホルモンの代謝に影響するものが少なくないが，それらの作用機序については本章の末尾で述べる．

### 甲状腺機能低下症の治療

甲状腺ホルモン補充療法は，**甲状腺機能低下症 hypothyroidism** に対する長期的治療として十分に確立され，かつ安全とされる治療法である．その治療目的は，定期的に外因性に甲状腺ホルモンを投与することにより，内因性に不足しているホルモンを補うことである．治療薬として投与される甲状腺ホルモンは通常 $T_4$ であり，化学的に合成されたものであるが，内因性ホルモンと全く同一である．

過去の甲状腺ホルモン補充療法臨床試験において，$T_3$ 補充と $T_4$ 補充のいずれがよいかという議論があった．$T_3$ は活性型のホルモンであるため，不足したホルモンを $T_3$ で補う方が，甲状腺ホルモンのホメオスタシスを効率的に是正できると考えられるかもしれない．しかしながら，これまでの数多くの知見がこの考え方が誤っていることを示している．まず，$T_4$ 自体のホルモン活性は低く，また最終的には $T_3$ に代謝されるとはいえ，血中甲状腺ホルモンのほとんどは $T_4$ である．血液中に $T_4$ という甲状腺ホルモンの“プロドラッグ”が多量に存在することは，おそらく種々の

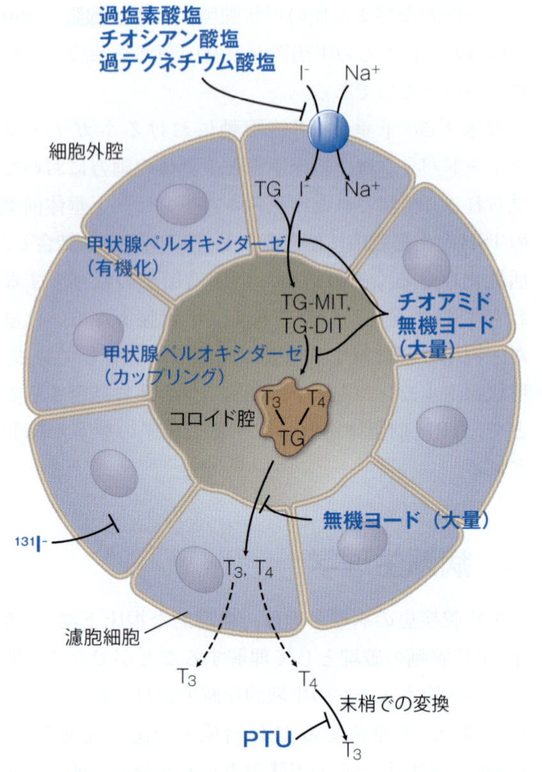


**図 27-5　甲状腺ホルモン合成に影響する薬物治療**
過塩素酸塩，チオシアン酸塩，過テクネチウム酸塩などのヨウ素イオン（I⁻）に類似した大きさの一価陰イオンは，$Na^+/I^-$ 共輸送体を介するヨードの取込みに対して競合的阻害を起こす．放射性ヨード（$^{131}I^-$）は，甲状腺細胞内に濃縮されることで，甲状腺を選択的に破壊する．大量の無機ヨードは有機化，カップリング，サイログロブリン（TG）の分解を阻害することにより，一過性に甲状腺機能を抑制する．プロピルチオウラシル（PTU）やメチマゾールといったチオアミドは，有機化とカップリングを阻害する．PTU には，末梢での $T_4$ から $T_3$ への変換を阻害する作用もある．MIT：モノヨードチロシン，DIT：ジヨードチロシン．

条件下で，代謝活性を一定に保つのに有効に働いていると考えられる．次に，$T_3$ の半減期が 1 日であるのに対して，$T_4$ の半減期は約 6 日である．半減期が長いため，患者が $T_4$ を服用するのは 1 日 1 回ですむ．これらの理由により，甲状腺機能低下症に対する治療薬としては，L 型 $T_4$ である**レボチロキシン levothyroxine** が用いられている．例外的に，粘液水腫昏睡においては，致死的な甲状腺機能低下症から回復させるため，より速効性の $T_3$ が用いられることもあるかもしれない．ホルモン補充療法がうまくいっているかどうかは，血液中 TSH および甲状腺ホルモン濃度の測定によって判断される．下垂体前葉からの TSH 分泌は，血液中の甲状腺ホルモンのフィードバックに対して極めて鋭敏であるため，TSH 値が甲状腺機能の状態を判断するうえで正確な指標となる．

レボチロキシンの内服量が安定すると，一般に

TSH値のモニタリングは6カ月ごととなる．レボチロキシンの投与量に変更がないにもかかわらずTSH値に変化が見られる場合，吸収や代謝に影響する薬物相互作用が関与していることがある．例えば，**ポリスチレンスルホン酸ナトリウム sodium polystyrene sulfonate**（ケイキサレート®）や**コレスチラミン cholestyramine**のようなレジンが用いられていると，$T_4$の吸収量が減少することがある．また，外因性のレボチロキシンを吸収するためには，適切な胃酸分泌が必要である．ヘリコバクター・ピロリ *Helicobacter pylori* に感染している場合やプロトンポンプ阻害薬を内服している場合には，レボチロキシンを増量しなければならない．**リファンピシン（別名：rifampin）**や**フェニトイン phenytoin**のような，肝臓における特定のP450酵素の活性を増加させる薬剤は，肝臓における$T_4$の排泄を促進させる．このような薬剤を用いる場合には，甲状腺機能正常状態を維持するために，$T_4$増量が必要となることがある．

## 甲状腺機能亢進症の治療

甲状腺のヨード取込みから有機化，カップリングまで，甲状腺ホルモン合成の各段階に作用する薬物，さらに$T_4$から$T_3$への代謝に影響する薬物がある．臨床的には，**甲状腺機能亢進症 hyperthyroidism**に対する治療薬としては，放射性ヨウ素および**チオアミド thyioamide**系薬物が用いられる．また甲状腺機能亢進症の症状を改善するために，β遮断薬が用いられることもある．

### ヨウ素取込み阻害薬

ヨウ素は$Na^+/I^-$共輸送体を介して濾胞細胞内に取り込まれる．**過塩素酸塩 perchlorate**，**チオシアン酸塩 thiocyanate**，**過テクネチウム酸塩 pertechnetate**のような，ヨウ素イオンとほぼ同じ大きさの陰イオンは，ヨウ素が濾胞細胞に取り込まれる過程で競合する（図27-5）．その結果，甲状腺ホルモンの合成に利用可能なヨウ素量は減少する．ただし，コロイド内にはすでに大量の甲状腺ホルモンが貯蔵されているため，上記のような陰イオンによる取込み阻害は速効性ではない．

ヨウ素取込み阻害薬は，甲状腺ホルモン合成に必要なヨウ素の甲状腺への供給を減らす．したがって，甲状腺機能亢進症の治療に用いることが可能であるはずである．しかしながら，再生不良性貧血のリスクがあることや後述のチオアミド系薬物の方が効果的であることから，あまり用いられていない．このような取込み阻害薬のなかには放射線検査で用いられるものがあり，検査後に甲状腺機能低下症が見られる場合には，ヨウ素取込み阻害による生理学的拮抗作用の可能性について留意することが重要である．

### 有機化およびホルモン分泌の阻害薬

#### ヨウ素

実臨床では，2種類のヨウ素が用いられており，いずれも甲状腺が血液中よりはるかに高い濃度でヨウ素を選択的に濃縮する性質を利用している．

1つ目のヨウ素である$^{131}I^-$はヨウ素の放射性同位体であり，強いβ線を放出して甲状腺細胞を破壊する．
2 甲状腺濾胞細胞表面に存在する$Na^+/I^-$共輸送体は，$^{131}I^-$と通常の安定ヨウ素（$^{127}I^-$）を区別できないため，$^{131}I^-$も甲状腺内に取り込まれることとなる．この性質により，$^{131}I^-$は甲状腺機能亢進症に対する特異的で有効な治療法となっている．濾胞細胞内で濃縮された放射性ヨウ素はβ線を放出し続け，甲状腺を選択的に破壊する．放射性ヨウ素は甲状腺中毒症の治療に用いられ，甲状腺機能亢進症に対する外科治療の代
3 替となりうる．ただ，甲状腺濾胞細胞を破壊するうえでの，患者個々に適した$^{131}I^-$投与量を確定することは難しいため，将来的に甲状腺機能低下症に至ってしまう懸念が存在する．**治療目標は，甲状腺機能低下症に陥らせることなく，十分な$^{131}I^-$を投与して甲状腺機能の正常化を達成することであるが**，必ずしもその通りにはならない．例えば，冒頭のCaseのLさんも，$^{131}I^-$治療後に甲状腺機能低下症に至っている．とはいえ，甲状腺機能低下症は亢進症よりも臨床的に管理が容易である．これまで行われた疫学研究によれば，治療目的の用量での放射性ヨウ素投与が，将来の甲状腺がんリスクを高める可能性は否定的と考えられている．

臨床的に重要な2つ目のヨウ素は，逆説的ではあるが，安定ヨウ素である．高濃度のヨウ素はかえって甲状腺ホルモンの合成・分泌を阻害する．この現象は**ウォルフ・チャイコフ効果 Wolff-Chaikoff effect**と呼ばれており，甲状腺における$Na^+/I^-$共輸送体のダウンレギュレーションによるものと考えられている．甲状腺内のヨード濃度上昇によるネガティブフィードバックは可逆性かつ一過性のものである．血液中のヨード濃度が上昇してから数日後には，甲状腺ホルモンの合成・分泌は通常の状態に戻る．したがって，無機ヨウ素は甲状腺機能亢進症の長期的な治療としてはあまり役に立たないが，異なる目的においては一定の用途がある．例えば，高濃度ヨウ素投与により甲状腺が縮小

し血管が減少するが，甲状腺の手術前にヨウ素を投与にすることで，切除が技術的により容易なものとなる．

ヨウ素はまた，予防的な観点からも重要な役割を果たす．チェルノブイリにおける原発事故の際，大気中に放出された放射性ヨウ素がポーランドに降り注ぎ，地域住民全体に甲状腺障害を引き起こすことが懸念された．その予防策として，何万人ものポーランドの子どもたちに一時的な甲状腺機能抑制のための多量のヨウ素が投与されたが，その結果，環境中の放射性ヨウ素の取込みを防ぐことができたのである．

## チオアミド

チオアミドに属する**プロピルチオウラシル propylthiouracil（PTU）**と**メチマゾール methimazole**【訳注：チアマゾール thiamazole とも呼ばれ，わが国ではバセドウ病治療の第一選択薬である．】は，甲状腺ホルモン生成を抑制する重要かつ有用な薬剤である．チオアミドは，甲状腺ペルオキシダーゼの触媒過程で，酸化ヨードとの結合においてサイログロブリンと競合する（図 27-5）．**酸化ヨードを巡る競合により，チオアミドは甲状腺ホルモン前駆物質の有機化，カップリングを選択的に減少させ，その結果，甲状腺ホルモン産生を阻害する．**ヨウ素化されたチオアミドはサイログロブリンに結合し，さらにカップリング反応も阻害する可能性がある．ここで，甲状腺濾胞細胞が，コロイドの形で大量の甲状腺ホルモン前駆物質を貯蔵していることを思い出してほしい．このコロイドの存在により，たとえ新たなホルモン合成がなかったとしても，1 週間は十分量の甲状腺ホルモンの供給が可能である．チオアミドは甲状腺ホルモンの合成を抑制する薬剤ではあるが，分泌そのものは抑制しないため，治療開始後数週間経過しなければ薬効は現れない．

チオアミド投与により，しばしば甲状腺腫の出現が見られる．そのため，チオアミドは**甲状腺腫誘発物質 goitrogen** と呼ばれる．チオアミドによる甲状腺ホルモン合成抑制の結果，ホメオスタシス維持のため，下垂体前葉からの TSH 分泌亢進が見られる．しかしながら TSH が上昇したところで，チオアミドの薬効のために甲状腺ホルモンの上昇は起こらない．この TSH の刺激に反応し，甲状腺ホルモンを増産しようとして甲状腺は腫大する．

**プロピルチオウラシル propylthiouracil（PTU）**はチオアミドの基本型であり，**メチマゾール methimazole** はより頻用される同効薬である．PTU は甲状腺ペルオキシダーゼだけでなく，末梢の $T_4$ から $T_3$ への変換を阻害するが，メチマゾールは甲状腺ペルオキシダーゼを阻害するのみである．PTU は半減期が短いために 1 日に 3 回の服用が必要であるが，メチマゾールは 1 回の内服ですむ．

PTU，メチマゾールともに，一般的には忍容性が良好である．これらの薬剤で最も高頻度に見られる副作用は治療開始後早期に見られる掻痒を伴う皮疹であるが，自然に軽快することが多い．関節痛もまた，治療中断の原因となりうる．PTU，メチマゾールのいずれも，ビタミン K 依存凝固因子であるプロトロンビンの合成を阻害することで低プロトロンビン血症をきたし，出血傾向を呈することがある．

PTU，メチマゾール投与に伴う，稀ではあるが重篤な 3 つの副作用はそれぞれ無顆粒球症，肝障害，血管炎である．無顆粒球症は，0.1％未満の症例で見られ，これらの薬剤開始後 90 日以内に生じることが多い．このリスクのために，チオアミド投与患者においては，治療開始前の白血球数の測定や高熱，咽頭炎出現時の服薬中断の指導などが必須となる．肝障害もまた，チオアミドにおける稀な副作用である．多くは胆汁うっ滞性肝炎を呈し，薬剤アレルギー反応に伴うものである可能性がある．肝不全や死亡につながるような重篤な肝障害は，特に PTU で見られる．これらの薬剤による血管炎は，薬剤性ループスまたは抗好中球細胞質抗体 antineutrophil cytoplasmic antibody（ANCA）関連血管炎として出現する．

重篤な副作用は，PTU よりもメチマゾールにおいて出現頻度が少ない．そのため，実臨床では一般にメチマゾールが好まれる．例外となるのは，甲状腺クリーゼ thyroid storm 時，および妊娠時においてである．重篤な甲状腺機能亢進症（クリーゼ）の治療においては，末梢における $T_4$ から $T_3$ への変換阻害作用を有する点で，PTU がより好まれる．妊娠時においても同様に PTU が好まれるが，これは，PTU がより大規模な安全性データを有している点，また妊娠中のメチマゾール投与が児の皮膚欠損症に関連している点による．

チオアミドは，概して甲状腺機能亢進症の改善に効果的な薬剤である．チオアミドを服用する患者の多くは，治療開始後 6 カ月～1 年で寛解に至り，服薬中止後も甲状腺機能正常状態を維持する．しかしながら冒頭の Case のように，治療にもかかわらず甲状腺機能亢進状態が持続する患者も存在する．そのような患者においては，放射性ヨード治療や外科的な甲状腺切除などの治療が必要となる．

### 末梢における甲状腺ホルモン代謝阻害薬

甲状腺において合成される甲状腺ホルモンの大半は$T_4$であるが，末梢組織においてはおもに$T_3$が作用する．$T_4$から$T_3$への変換は末梢の5′-脱ヨード酵素の作用によるため，この酵素の阻害薬は甲状腺機能亢進症の症状改善において有用である．前述のようにPTUは，甲状腺におけるヨウ素の有機化と，末梢での$T_4$から$T_3$の変換の両方を阻害する．他の薬剤では，後述のように，β遮断薬とipodateが$T_3$への変換阻害作用を有している．

### β遮断薬

β遮断薬（βアドレナリン受容体アンタゴニスト）は甲状腺機能亢進症の**症状**に対する有効な治療薬物である．血液中甲状腺ホルモン高値時の症状の多くは，発汗，振戦，頻脈など非特異的βアドレナリン刺激症状に類似しているからである．β遮断薬はまた，末梢における$T_4$から$T_3$の変換を阻害する作用を有することが知られているが，臨床的に意義がある作用とまでは考えられていない．甲状腺クリーゼの際には，迅速な作用発現と短い血中半減期のために，**エスモロール esmolol**が好んで用いられる【訳注：わが国では甲状腺中毒症の症状抑制のため，β遮断薬としてプロプラノロールが用いられることが多い.】.

### ipodate

ipodateは，かつて内視鏡的逆行性胆管膵管造影 endoscopic retrograde cholangiopancreatography (ERCP) 検査の際に用いられた造影剤である．造影剤として有用であるだけでなく，5′-脱ヨード酵素阻害により，末梢での$T_4$から$T_3$の変換を阻害する．過去には甲状腺機能亢進症治療のために用いられることがあったが，現在は販売されていない．

## 甲状腺ホルモンのホメオスタシスに影響する他の薬物

### リチウム

リチウムは双極性障害の治療に用いられる薬物であるが（第14章，セロトニンとアドレナリンの中枢神経伝達の薬理学参照），甲状腺機能低下症をきたすことがある．リチウムは甲状腺に集積する性質があり，高濃度リチウムの投与により，甲状腺濾胞細胞からのホルモン分泌が抑制されることが知られている．リチウムが甲状腺ホルモンの合成を抑制するとの報告もあるが，これらの作用の詳細については依然不明である．

### アミオダロン

アミオダロンは抗不整脈薬である（第23章，心臓リズムの薬理学参照）．甲状腺機能に関しては甲状腺ホルモン上昇と低下，両方の作用をきたしうる．アミオダロンは分子構造が甲状腺ホルモンに類似しており，ヨウ素を多量に含有する（アミオダロン200 mg錠中に75 mgのヨウ素を含んでいる）．アミオダロンが代謝されると，ヨウ素が放出され，増加した血液中ヨウ素が甲状腺内に濃縮される．そして，ウォルフ・チャイコフ効果により甲状腺機能低下症をきたす．

アミオダロンはまた，逆に甲状腺中毒症をきたしうるが，その機序としては2つのメカニズム（合成・分泌が高まるI型と破壊性中毒症であるII型）が知られている【訳注：それぞれの発症頻度はヨード充足状況により異なる．ヨード不足地域ではI型が多いが，わが国のように充足している地域ではII型が多い.】．I型は，アミオダロン由来のヨード過剰状態により甲状腺ホルモンの合成・分泌が亢進する．II型では，破壊性の甲状腺炎により，コロイドから甲状腺ホルモンが放出される．構造が甲状腺ホルモンに類似していることから，受容体レベルにおいて甲状腺ホルモン類縁体として作用する可能性もある．

さらに，アミオダロンはI型5′-脱ヨード酵素を競合的に阻害するため，末梢での$T_4$から$T_3$の変換を抑制し，血中の$rT_3$を増加させる．

### コルチコステロイド

コルチゾルやグルココルチコイド（糖質コルチコイド）アナログなどのコルチコステロイドは，$T_4$から$T_3$への変換を行う5′-脱ヨード酵素を抑制する．$T_4$は$T_3$よりも生理学的な活性が弱いため，コルチコステロイドによる治療は甲状腺ホルモンの作用を全体として減弱させることとなる．さらに，血中$T_3$の減少によりTSHの分泌は亢進する．その結果，視床下部や下垂体を抑制するのに十分な$T_3$が産生されるまでの間，$T_4$の合成が増加することとなる．すなわち，末梢での$T_4$から$T_3$への変換が減弱した際には，甲状腺はより多くの$T_4$を分泌し，結果的に血中の$T_4$と$T_3$濃度は新たに安定した状態に落ち着くこととなる．

## ▶ まとめと今後の方向性

甲状腺ホルモンの合成においては，合成や分解などの各段階が複雑に関与している．そのためヨウ素の取込みに始まり，末梢における$T_4$から$T_3$への変換まで，多くの薬理学的な作用点が存在する．甲状腺ホルモンの補充は，甲状腺ホルモン欠乏に対する安全かつ有効な長期的治療法である．甲状腺中毒症に対しては，いくつかの有効な治療法が存在し，おもに放射性ヨードやチオアミドが選択される．放射性ヨードは甲状腺を選択的に破壊し，チオアミドは有機化やカップリングを阻害する．甲状腺疾患に対する将来的な治療としては，グレーヴス病や橋本病といった自己免疫疾患の病因そのものに対するものや，甲状腺ホルモン作用の標的分子に対するものとなるであろう．

## 推奨文献

Anonymous. Drugs for hypothyroidism and hyperthyroidism. *Treat Guidel Med Lett* 2006;4:17–24. (*Review of therapeutic considerations, including important drug interactions.*)

Brent GA. Graves' disease. *N Engl J Med* 2008;358:2594–2605. (*Reviews the clinical approach to Graves' disease and discusses other causes of hyperthyroidism.*)

Cooper DS. Antithyroid drugs. *N Engl J Med* 2005;352:905–917. (*An excellent, detailed summary of the clinical uses and adverse effects of methimazole and propylthiouracil.*)

Davis PJ, Leonard JL, Davis FB. Mechanisms of nongenomic actions of thyroid hormone. *Front Neuroendocrinol* 2008;29:211–218. (*Review of recent developments in thyroid hormone signaling.*)

Jonklaas J, Davidson B, Bhagat S, Soldin SJ. Triiodothyronine levels in athyreotic individuals during levothyroxine therapy. *JAMA* 2008;299:769–777. (*Clinical study suggesting that levothyroxine replacement alone is sufficient in individuals without a thyroid gland.*)

## 主要薬物一覧：第 27 章　甲状腺の薬理学

| 薬　物 | 臨床応用 | 副作用(重篤なものは太字で示す) | 禁　忌 | 治療的考察 |
|---|---|---|---|---|
| **甲状腺ホルモン補充療法**<br>メカニズム—不足している内因性の甲状腺ホルモンを外因性に補う. | | | | |
| **レボチロキシン（$T_4$）**<br>**リオチロニン（$T_3$）** | 甲状腺機能低下症<br>粘液水腫昏睡 | **甲状腺機能亢進症，骨粗鬆症，偽性脳腫瘍，けいれん，心筋梗塞** | 急性心筋梗塞<br>未治療の副腎不全<br>未治療の甲状腺中毒症 | コレスチラミンとポリスチレンスルホン酸ナトリウムは合成甲状腺ホルモンの吸収を阻害する.<br>リファンピシン（別名：rifampin）とフェニトインは合成甲状腺ホルモンの代謝を促進する.<br>半減期が長いため，甲状腺機能低下症の治療として通常 $T_4$ の方が好まれる.<br>粘液水腫昏睡に対しては，効果発現が早いため $T_3$ が用いられることがある. |
| **ヨード取込み阻害薬**<br>メカニズム—$Na^+/I^-$ 共輸送体を介する甲状腺濾胞細胞内への取込みにおいて，ヨウ素と競合する．その結果，甲状腺ホルモンの合成に利用可能なヨウ素供給量が減少する. | | | | |
| **過塩素酸塩**<br>**チオシアン酸塩**<br>**過テクネチウム酸塩** | 甲状腺機能亢進症<br>放射線検査 | **再生不良性貧血**<br>消化器症状 | 特になし | 再生不良性貧血発症リスクのため，実臨床での使用は限定的.<br>放射線検査のための薬剤として用いられる. |
| **有機化およびホルモン分泌の阻害薬**<br>メカニズム—放射性ヨードは，強力な β 線を放出して甲状腺濾胞細胞を破壊する．多量の無機ヨードは，ウォルフ・チャイコフ効果によりヨード取込みおよび有機化を阻害する．PTU は甲状腺ペルオキシダーゼおよび $T_4$ から $T_3$ への変換を阻害する．メチマゾールは甲状腺ペルオキシダーゼを阻害する. | | | | |
| **$^{131}I^-$（放射性ヨード）** | 甲状腺機能亢進症 | **グレーヴス病眼症を悪化させることがある** | 妊娠 | 外科治療に代わる治療法.<br>過剰な照射により甲状腺が破壊され，甲状腺機能低下症に至ることがある. |
| **多量の無機ヨード** | 甲状腺機能亢進症 | **中毒性甲状腺腫を悪化させることがある** | | 一時的な甲状腺機能抑制のために用いる.<br>甲状腺外科的切除の手技を容易にするために術前投与する. |
| **PTU**<br>**メチマゾール** | 甲状腺機能亢進症 | **無顆粒球症，肝障害，血管炎，低プロトロンビン血症**<br>皮疹，関節炎 | 妊娠<br>授乳中(メチマゾール) | 重篤な副作用の頻度が低いため，甲状腺機能亢進症の治療において通常メチマゾールが好まれる.<br>甲状腺クリーゼの際には，末梢での $T_4$ から $T_3$ への変換を抑制する効果も持つため，PTU が好まれる. |
| **末梢における甲状腺ホルモン代謝阻害薬**<br>メカニズム—5′-脱ヨード酵素を阻害し $T_4$ から $T_3$ への変換を抑制する. | | | | |
| **β遮断薬** | 第 10 章，アドレナリン作動性の薬理学：主要薬物一覧参照 | | | 甲状腺機能亢進症の症状に対する治療としては，5′-脱ヨード酵素に対するわずかな影響よりも，交感神経抑制効果の方が重要である.<br>速やかな効果発現と短い半減期のため，甲状腺クリーゼにおいてはエスモロールが好まれる. |
| **ipodate** | 甲状腺機能亢進症 | 蕁麻疹，血清病，甲状腺機能亢進症状を悪化させることがある | 造影剤に対する過敏症 | かつて造影剤として用いられた.<br>現在は販売されていない. |

# 28

# 副腎皮質の薬理学

Rajesh Garg and Gail K. Adler



## ▶ はじめに

副腎は，下垂体と同じく胎児期の発達過程で融合した2つの器官によって構成されている．外層の副腎皮質は中胚葉に由来し，内層の副腎髄質は神経堤細胞から分化する．副腎皮質が合成・分泌するステロイドホルモンは，塩分バランス，中間代謝物の代謝，および女性の性ホルモン作用に必須である．副腎髄質はカテコールアミンのアドレナリン（エピネフリン）を合成・分泌し，これは交感神経の緊張を維持するうえで必須ではないが重要なものである．本章では副腎皮質に焦点を当てる．副腎髄質については，その神経薬理学的重要性に鑑み第10章，アドレナリン作動性の薬理学で述べる．

副腎皮質ホルモンの治療的活用は，ほとんどすべての医学分野に広がっている．これは主として，グルココルチコイド（糖質コルチコイド）アナログ（合成ステロイド）が効果的で強力な抗炎症作用を持つ薬剤として有用だからである．残念ながら，長期にわたる全身的なグルココルチコイド治療では多くの予測可能な，しかし望ましくない副作用も生じる．ミネラルコルチコイド（電解質コルチコイド，鉱質コルチコイド）の生理学は高血圧，心血管疾患，腎疾患の原因として研究されてきており，これらの疾患に対する治療としてミネラルコルチコイド受容体アンタゴニストの利用に大きな関心が持たれている．副腎アンドロゲンは現時点で治療への適応は明確でないものの，女性の性機能障害に対する治療薬として研究対象になっている．副腎皮質ホルモンの欠乏，過剰はいずれもヒトの疾患の原因となる．欠乏状態はホルモンを治療薬の形で補充することによって治療され，過剰状態の治療には副腎皮質ホルモン生合成酵素の阻害薬が用いられる．

## Case

8歳のJohnny君は，ときどき，特に運動している時に息が苦しくなることに気がついた．彼の喘息は出たり止まったりしていたが，どんな治療をしても完全に発作を止めることはできないように思われた．彼の主治医はJohnny君の成長が妨げられるのではないかと心配しつつも，ついに経口prednisone（合成ステロイド）を処方し，Johnny君の両親に彼が毎日薬を飲んでいることを確かめるよう伝えた．2～3週間後，Johnny君の発作は治まり，全く正常な子どもらしい生活を送れるようになった．この時期，医師はJohnny君の直線的な成長に細心の注意を払った．2年後，Johnny君の主治医は，新しい吸入グルココルチコイドが彼にとってより安全な治療になると考えた．Johnny君は吸入グルココルチコイドへ治療を変更し，経口prednisoneは中止した．3日後，彼は呼吸器感染を起こし，低血圧と華氏103℉【訳注：摂氏39.4℃】の発熱で救急室に運ばれた．prednisoneの使用歴に基づいて，ただちにヒドロコルチゾン（コルチゾール）と生理食塩水が静脈投与された．Johnny君は回復し，その後の6カ月間，吸入のグルココルチコイドを継続しながら内服prednisoneの量をゆっくりと減らしていった．最終的に，彼は吸入グルココルチコイドの使用のみで喘息を効果的に治療できるようになった．

### Questions

**1.** prednisoneのような合成ステロイドが喘息治療に用いられるのはなぜか？

**2.** 経口prednisoneを急に中止したことが，救急外来でのJohnny君の臨床症状を引き起こしたのはなぜか？

**3.** 喘息の長期治療において，吸入のグルココルチコイドが内服のグルココルチコイドよりも安全であるのはなぜか？

**4.** 主治医がJohnny君の直線的な成長をモニターしていたのはなぜか？

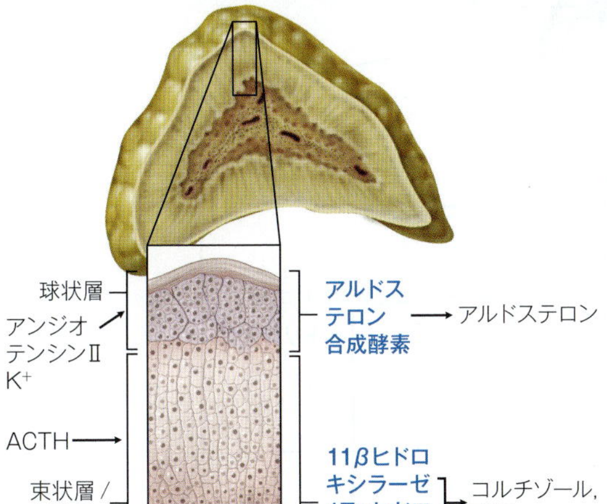


**図 28-1 副腎皮質の領域**
副腎皮質は3つの領域に分けられる．最も外側の部分である球状層はアルドステロンを合成し，主として循環血中のアンジオテンシンⅡとカリウムの濃度によって調節される．束状層と網状層はコルチゾールと副腎アンドロゲンを合成する．下垂体前葉から放出された副腎皮質刺激ホルモン（ACTH）はコルチゾールと副腎アンドロゲン両者の産生を刺激する．副腎皮質の各層における臓器特異的な酵素発現（球状層のアルドステロン合成酵素，束状層 / 網状層でのステロイド11βヒドロキシラーゼとステロイド17αヒドロキシラーゼ）が，その層でのホルモン産生の特異性を決める．

## ▶ 副腎皮質の概要

副腎皮質は3種類のホルモンを合成する．**ミネラルコルチコイド mineralcorticoid**，**グルココルチコイド glucocorticoid**，**アンドロゲン androgen** である．組織学的には，副腎皮質は3つの層に分けられる．被膜から髄質に向かって球状層，束状層，網状層である（図28-1）．球状層はミネラルコルチコイドの産生部位であり，**アンジオテンシンⅡ angiotensin Ⅱ**，血中カリウム **potassium** 濃度，および，それほど強くはないものの**副腎皮質刺激ホルモン adrenocorticotropic hormone（ACTH）**による調節を受けている．束状層と網状層はそれぞれグルココルチコイドとアンドロゲンを合成する．束状層と網状層は主としてACTHによる調節を受けており，ACTHは副腎皮質刺激ホルモン放出ホルモン corticotropin-releasing hormone（CRH），バソプレシン，およびコルチゾールにより調節されている（第26章，視床下部・下垂体の薬理学参照）．

副腎皮質は，ミネラルコルチコイド，グルココルチコイド，副腎アンドロゲンを介してホメオスタシスの様々な局面で役割を果たしている．以下では副腎ホルモンそれぞれの生理学，病態生理学，薬理学について解説する．最初にグルココルチコイド，次にミネラルコルチコイド，そして副腎アンドロゲンについて述べる．

# ▶ グルココルチコイド

## 生理学

### 合　成

内因性グルココルチコイドである**コルチゾール cortisol** は，コレステロールから合成される．その合成の最初は，律速段階であるコレステロールからプレグネノロンへの変換で，側鎖切断酵素によって触媒される反応である（図 28-2）．この最初の段階により，炭素数 27 のコレステロールが炭素数 21 の副腎皮質ホルモンすべてに共通の前駆体へと変換される．この共通の前駆体から，ステロイド代謝は3つの異なった経路で進行し，ミネラルコルチコイド，グルココルチコイド，副腎アンドロゲンを産生するのである．

副腎皮質ホルモン合成経路では，1つのオキシダーゼが各ステップを触媒する．その酵素はミトコンドリアの**シトクロム cytochromes** であり，肝における P450 オキシダーゼ系と同様のものである．副腎皮質の各層には特定の臓器特異的オキシダーゼが発現しており，皮質の各層におけるホルモン最終産物の差異を生む生化学的な基盤となる．例えば，束状層はコルチゾールを合成するが，アルドステロンやアンドロゲンは合成しない（図 28-1）．これはコルチゾール合成だけに必要とされる酵素—例えば 11β ヒドロキシラーゼなど—が束状層に発現しており，一方アルドステロンやアンドロゲンの合成に必要な酵素は発現していな

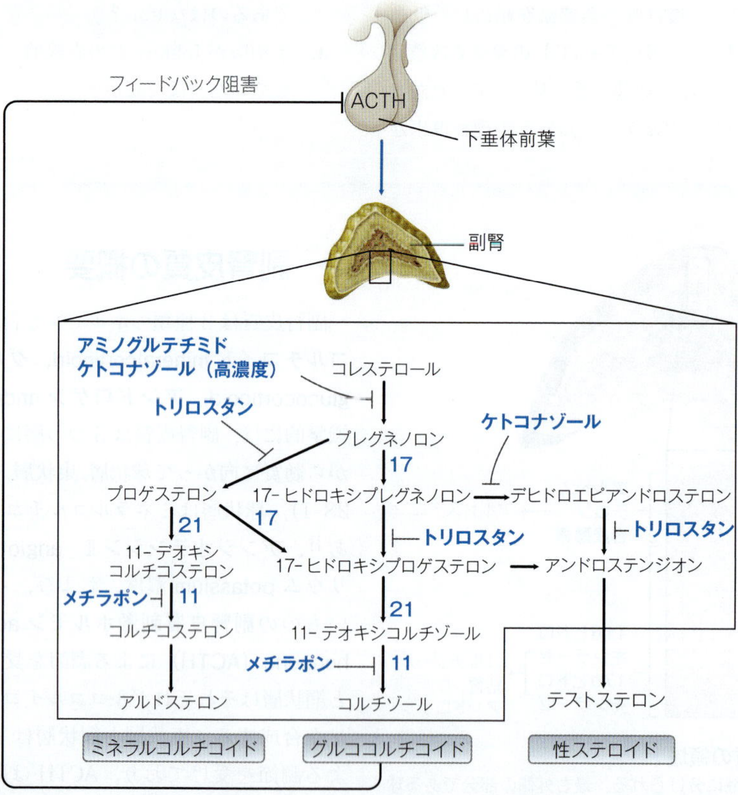


**図 28-2　副腎皮質におけるホルモン合成**

副腎皮質ホルモンはコレステロールから派生するステロイドである．副腎ホルモン生合成の律速段階は，側鎖切断酵素によるコレステロールからプレグレノロンへの変換である．この段階の後，プレグネノロンの代謝はアルドステロン，コルチゾール，あるいはアンドロステンジオン合成の3方向に向かう．各経路の代謝物の流れは，副腎の様々な細胞タイプにおける臓器特異的な酵素発現，および様々な合成酵素の相対的な活性に依存している．いくつかの酵素は2つ以上の経路に関係し，これらの酵素の欠損は複数のホルモンの合成に影響を与えることに注意が必要である．例えば，ステロイド 21-ヒドロキシラーゼの欠損はアルドステロンとコルチゾール双方の合成を障害する．この合成活性の重複によって，トリロスタンのようなグルココルチコイド合成阻害薬の非選択的作用も生じる．酵素は，番号で示されている．17：ステロイド 17α ヒドロキシラーゼ，21：ステロイド 21-ヒドロキシラーゼ，11：ステロイド 11β ヒドロキシラーゼ．アミノグルテチミドと高濃度のケトコナゾールは側鎖切断酵素を阻害する．ケトコナゾールは 17,20-リアーゼも阻害する．トリロスタンは 3β ヒドロキシステロイドデヒドロゲナーゼを阻害する．メチラポンはステロイド 11β ヒドロキシラーゼを阻害する．

いからである．ヒトの球状層は 17αヒドロキシラーゼを発現していない．この酵素はコルチゾールやアンドロゲンの合成に必要とされるが，アルドステロンの合成には必要ないのである（図 28-2）．

## 代 謝

循環血中のコルチゾールの約 90％は，血漿タンパクに結合している．そのなかで最も重要なものは，**コルチコステロイド結合グロブリン corticosteroid-binding globulin**（CBG，**トランスコルチン**とも呼ばれる）およびアルブミンである．CBG はコルチゾールに対して高い親和性を持つが，全体としての結合能は低い．一方，アルブミンはコルチゾールに対する親和性は低いが全体としての結合能は高い．タンパクに結合していないコルチゾール分子（いわゆる**フリー分画**）だけがバイオアベイラビリティ（生物学的利用能），すなわち細胞膜を通して細胞内に拡散する能力を持つ．したがって，血漿結合タンパクの親和性と結合能によって活性のあるホルモンの利用可能性が調節され，結果としてホルモン活性が決まることになる．

肝臓と腎臓は末梢におけるコルチゾール代謝の最も重要な場である．肝臓は，還元とそれに引き続くグルクロン酸抱合によって血漿中のコルチゾールを不活性化する役割を持つ．抱合反応によってコルチゾールはより水溶性が強くなり，腎臓からの排出が可能となる．重要なこととして，肝臓と腎臓はコルチゾール活性の調節物質である酵素 **11βヒドロキシステロイドデヒドロゲナーゼ 11β-hydroxysteroid dehydrogenase** の異なったアイソフォームを発現している．2 つのアイソフォームは逆の反応を触媒する．腎臓の集合管では 11βヒドロキシステロイドデヒドロゲナーゼ 2 型 11β-hydroxysteroid dehydrogenase type 2（11β-HSD 2）が，コルチゾールを生物学的に不活性な**コルチゾン cortisone** に変換する．コルチゾンは（コルチゾールとは違って）ミネラルコルチコイド受容体には結合しない（後述，図 28-3B 参照）．11β-HSD 2 の発現は，内皮細胞や血管平滑筋細胞など様々なタイプの細胞においてコルチゾールがミネラルコルチコイド受容体を活性化するのを防止している．これに対し，コルチゾンは肝臓において 11βヒドロキシステロイドデヒドロゲナーゼ 1 型 11β-hydroxysteroid dehydrogenase type 1（11β-HSD 1，図 28-3A）によって，再びコルチゾール（**ハイドロコルチゾン**とも呼ばれる）に変換される．これら逆方向の反応の相互作用によって，全体としてのグルココルチコイド活性が決定される．さらに，以下に述べるように，これらの酵素の活性はグルココルチコイドの薬理作用においても重要である．

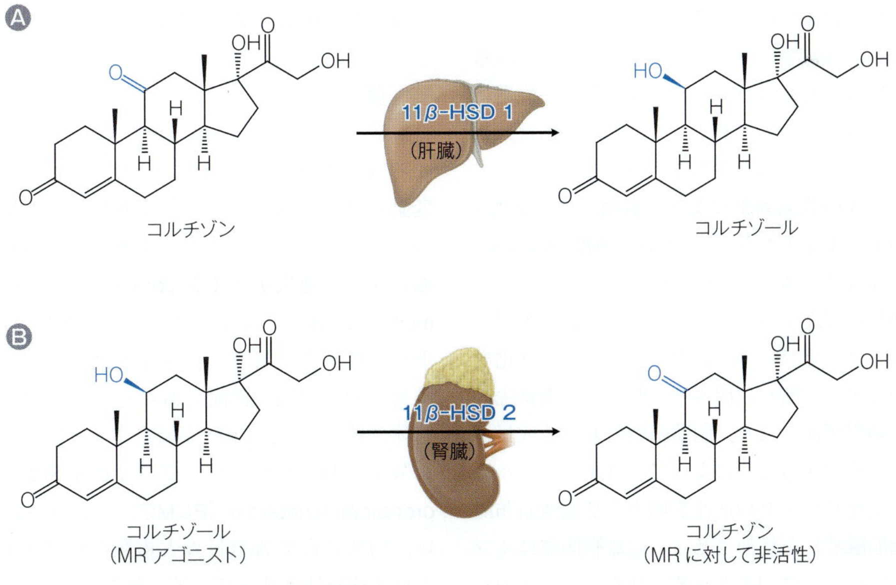


**図 28-3　11βヒドロキシステロイドデヒドロゲナーゼ**
11βヒドロキシステロイドデヒドロゲナーゼ（11β-HSD）は 2 つのアイソフォームが存在し，相反する反応を触媒する．**A.** 肝臓で，11βヒドロキシステロイドデヒドロゲナーゼ 1 型（11β-HSD 1）がコルチゾンなどの 11-ケトグルココルチコイドをコルチゾールなどの 11-ヒドロキシグルココルチコイドに変換する．**B.** *in vitro* では，コルチゾールはミネラルコルチコイド受容体 mineralocorticoid receptor（MR）のアゴニスト作用を持つ．しかし腎臓では，コルチゾールを不活性なコルチゾンに変換する酵素 11βヒドロキシステロイドデヒドロゲナーゼ 2 型（11β-HSD 2）の働きによって，MR がコルチゾールから“防御”されている．この仕組みによって，生理的な濃度ではコルチゾールがミネラルコルチコイド作用を発揮することはない．しかし高濃度ではコルチゾールが 11β-HSD 2 の処理能力を超え，腎 MR を刺激することがある．

## 生理作用

他のステロイドホルモンと同様に，タンパクに結合していないコルチゾールは細胞膜を通して標的細胞の細胞質内に拡散し，そこでホルモンが細胞質内受容体に結合する．グルココルチコイド受容体には２つのタイプがある．**Ⅰ型（ミネラルコルチコイド）受容体 typeⅠ (mineralocorticoid) receptor** と **Ⅱ型グルココルチコイド受容体 typeⅡ glucocorticoid receptor** である．Ⅰ型受容体は分泌臓器（腎臓，大腸，唾液腺，汗腺）および海馬，血管系，心臓，脂肪組織，末梢血などの組織に発現している．Ⅱ型受容体はより広範な臓器に分布している．**Ⅰ型グルココルチコイド受容体はミネラルコルチコイド受容体と同義である．**この命名法は不便なので，本章では以後，Ⅰ型受容体を“ミネラルコルチコイド受容体”と呼ぶことにする．

ひとたびコルチゾールが細胞質受容体に結合してホルモン-受容体複合体を形成すると，その複合体は別のホルモン-受容体複合体と二量体を形成して核内に輸送される．コルチゾールの場合，二量体化されたホルモン-受容体複合体は**グルココルチコイド応答エレメント glucocorticoid response element (GRE)** と呼ばれる遺伝子プロモーター領域に結合し，この領域が特定の遺伝子の発現を増幅したり阻害したりする．コルチゾールはメッセンジャーRNA messenger RNA (mRNA) の発現に重大な影響を持つ．すべてのヒトの遺伝子の10％はGREを持っていると推測されており，GREの活性化によって発現が影響される遺伝子が多数あるため，コルチゾールは多くの臓器において生理作用を持つのである．これらの作用は，代謝効果と抗炎症効果に大別することができる．

**コルチゾールの代謝効果により，血糖・アミノ酸・中性脂肪のレベルが上がり，栄養素の利用度が高まる．**コルチゾールはインスリン作用に拮抗し，また空腹状態での糖新生を促進することによって血糖値を上昇させる．また，コルチゾールは筋肉でのタンパク異化を促進するのでアミノ酸が放出され，肝臓での糖新生の燃料として利用可能となる．脂肪細胞における成長ホルモン作用を増強することによって，コルチゾールはホルモン感受性リパーゼの活性を増大させ遊離脂肪酸の放出（脂肪融解）を増加させる．遊離脂肪酸はインスリン抵抗性をさらに増加させる．コルチゾールのレベルは激しい運動，心理的ストレス，急性外傷，手術，恐怖，重症感染，低血糖，疼痛など様々な出来事によって引き起こされるストレス反応の一要素として上昇する．血糖値を上昇させることによってストレス反応の間のエネルギーのホメオスタシスを維持するのがグルココルチコイドの生理作用である．それによって，脳などの重要な臓器が栄養分を受け取り続けることができるようにするのである．

また，コルチゾールは複数の抗炎症作用を有する．コルチゾールは核内因子κB nuclear factor κB (NFκB) を抑制することによって免疫系細胞からのサイトカインの放出を調節する．この作用は，免疫反応の程度を制限し，炎症反応を調節する重要なメカニズムである可能性がある．逆に，インターロイキン interleukin (IL) -1，IL-2，IL-6，腫瘍壊死因子 tumor necrosis factor (TNF)-αなどのサイトカインは視床下部からのCRHの放出を刺激する力を持ち，CRHはACTHとコルチゾールの放出を刺激する．この一連の刺激と抑制の効果がフィードバックループを形成し，そこでは炎症性サイトカインとコルチゾールが免疫と炎症反応をコントロールするために協調的に調節される（図28-4）．グルココルチコイドを介した炎症反応の抑制は，臓器移植，関節リウマチ，喘息などの臨床的状態に対しても重要な薬理学的意義を持つ．実際，冒頭に示したCaseはグルココルチコイドが喘息に対する効果的な治療であることを示している．グルココルチコイドが喘息の症状を改善させる正確なメカニズムはわかっていないが，グルココルチコイドによる気道内炎症の減少作用に関係があると考えられている（後述および第47章，炎症にかかわる統合薬理学：喘息参照）．

## 調　節

視床下部-下垂体系はコルチゾールの産生を調節する（第26章，はじめに参照）．中枢における日内変動リズムとストレスに反応して，視床下部室傍核のニューロンがペプチドホルモンである**副腎皮質刺激ホルモン放出ホルモン corticotropin-releasing hormone (CRH)** を合成・分泌する．CRHは視床下部-下垂体門脈系を通り，下垂体前葉の副腎皮質刺激ホルモン分泌細胞の表面にあるGタンパク質共役型受容体に結合する．CRHが結合すると副腎皮質ホルモン分泌細胞が刺激され，**プロオピオメラノコルチン proopiomelanocortin (POMC)** が合成される．これは，切断されてACTHなど複数のペプチドホルモンを作る前駆体ポリペプチドである．ストレスに反応してCRHを合成分泌する室傍核ニューロンは，同時にストレスに反応してバソプレシンも合成・分泌する．このバソプレシンはCRHとともに視床下部-下垂体門脈系に放出され，CRHと相乗作用して下垂体前葉でのACTH放出を増強させる．おもしろいことに，

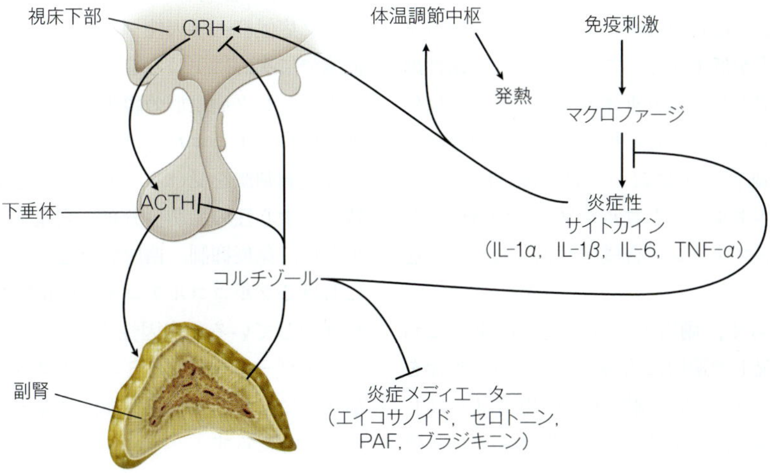


**図 28-4 免疫-副腎系**

コルチゾールは強い免疫抑制作用を持つ. コルチゾールはいくつかの炎症メディエーター［エイコサノイド, セロトニン, 血小板活性化因子 platelet activating factor (PAF), ブラジキニン］の作用を抑制する. またコルチゾールは多くのサイトカイン［インターロイキン (IL)-1α, IL-1β, IL-6, 腫瘍壊死因子 (TNF)-αなど］のマクロファージからの放出を抑制する. これらのサイトカインは視床下部からの副腎皮質刺激ホルモン放出ホルモン (CRH) 放出を促進して血中コルチゾール濃度を上昇させるので, ストレスによるコルチゾールの上昇は炎症反応の程度を限定させるものではないかとの仮説が立てられている.

CRH とバソプレシンを視床下部-下垂体門脈系に分泌するストレス反応性の小細胞性ニューロンと, バソプレシンを合成し下垂体後葉へと輸送する浸透圧反応性の大細胞性ニューロンは, ともに視床下部の室傍核に位置してはいるが異なったものである(第 26 章参照). 室傍核における小細胞系と大細胞系の相互作用の可能性については, 現在積極的に研究が行われている.

POMC のタンパク分解的切断によって ACTH ばかりではなくγメラノサイト刺激ホルモン melanocyte-stimulating hormone (MSH), リポトロピン, βエンドルフィンが産生される. MSH は皮膚のメラノサイトにある受容体に結合して色素生成を促進させることにより, 皮膚の色素沈着を亢進させる. ACTH と MSH のペプチド配列は類似しているので, 高濃度の ACTH は MSH 受容体に結合し活性化することができる. この作用は, 原発性副腎機能低下症において顕在化する (後述参照). すなわち, ACTH 濃度の上昇が皮膚の色素沈着増強につながるのである. ヒトにおけるリポトロピンの生理的役割は明らかでないが, 脂肪融解の調節に関係すると考えられている. βエンドルフィンは疼痛の調節や生殖生理の調節に重要な内因性オピオイドである.

ステロイドホルモンは細胞膜を自由に通過して拡散することができ, 副腎にはほとんどコルチゾールが蓄えられていないので, ACTH はホルモン合成を促進することによってコルチゾールの産生を調整する. また, ACTH は副腎皮質の束状層と網状層に対して栄養作用を有しており, 慢性的な ACTH 濃度上昇への反応として皮質の過形成が起こりうる.

他の内分泌軸と同様に, 標的臓器 (副腎皮質) で産生されたホルモン (コルチゾール) は視床下部と下垂体前葉双方のレベルにおいて負のフィードバック調節機構を持つ. **高濃度のコルチゾールによって CRH と ACTH の合成および放出がともに減少する.** ACTH は副腎皮質に対して重要な栄養作用を持つため, ACTH が欠乏するとコルチゾールを産生する束状層およびアンドロゲンを産生する網状層の萎縮が起こる. しかしながら, アルドステロンを産生する球状層は ACTH がなくても機能し続ける. なぜならば, アンジオテンシンⅡと血清カリウムがアルドステロンの産生を刺激し続けるからである.

## 病態生理学

グルココルチコイドの生理学に関連する疾患は, ホルモン欠乏による障害とホルモン過剰による障害に分けることができる. アジソン病 Addison disease は副腎不全の古典的な例であり, 一方クッシング症候群 Cushing syndrome はコルチゾール過剰のよい例である.

### 副腎不全

**アジソン病 Addison disease** は, 副腎皮質が選択的に破壊される**原発性副腎不全**の例である. 最も一般的には T 細胞 (T リンパ球) を介した自己免疫反応であるが，感染，浸潤，がん，あるいは出血によって起こることもある．皮質の破壊によりすべての副腎皮質ホルモンの合成が低下する．これに対し，**二次性副腎不全**は視床下部もしくは下垂体の障害，あるいは外因性グルココルチコイドの長期投与によって引き起こされる．二次性副腎不全においては，ACTHレベルの低下によって性ホルモンとコルチゾールの合成が減少するが，アルドステロンの合成は変化しない（前述参照）．

原因にかかわらず，副腎不全は重篤な結果をまねき，ストレス状況下で適切に治療されなければ生命を脅かすことにもなりうる．副腎不全の患者はしばしば疲労感，食欲喪失，体重減少，立位時のめまい，悪心などを経験する．原発性副腎不全においては，アルドステロンの不足による高カリウム血症が一般的に見られる．もし副腎不全が外因性グルココルチコイドの高用量かつ長期投与の結果として起こっている場合は，**視床下部-下垂体-副腎系 hypothalamic-pituitary-adrenal（HPA）axis** が十分な活動性を取り戻すことができるように，グルココルチコイドの用量をゆっくりと減量する必要がある．重要なことは，外因性のグルココルチコイド治療を中止してからHPA系が機能を取り戻すまでには，1年かかることもあるということである．

冒頭のCaseでは，Johnny君は経口のグルココルチコイドから吸入グルココルチコイドに薬を変更したため，全身のグルココルチコイド濃度がずっと低くなった．彼は2年間の間，慢性的に高用量のprednisoneを内服していたため，副腎皮質が萎縮していた．そのため彼は，呼吸器感染というストレスに対応するのに十分な量のコルチゾールを産生できなかった．結果として，彼は急性副腎不全になって救急外来に搬送され，生理食塩水とヒドロコルチゾンの静脈投与を必要としたのである．

### グルココルチコイド過剰

**クッシング症候群 Cushing syndrome** には基盤となる病態生理が数多くあるが，そのすべてでコルチゾール産生が増大している．“クッシング病”という用語は，ACTH分泌下垂体腺腫によるコルチゾール産生増加を指す（図26-5C）．クッシング症候群の他の原因としては異所性クッシング分泌があり，肺の小細胞がんによるものが最も一般的である（図26-5D）．また（稀に）異所性CRH産生もある．クッシング症候群は副腎皮質のコルチゾール分泌腫瘍（腺腫またはがん）からも生じうる（図26-5B）．しかしながら，現時点で最も一般的なクッシング症候群の原因は，医原性クッシング症候群—外因性グルココルチコイドによる薬物治療で二次的に生じるもの—である．

クッシング症候群の臨床的特徴は，内因性もしくは外因性のグルココルチコイドによって標的臓器が慢性的な過剰刺激を受けることによって生じる．これらの特徴—中心性の脂肪再分布，高血圧，近位筋萎縮，骨粗鬆症，免疫抑制，糖尿病など—は，様々な標的臓器におけるグルココルチコイドの正常な生理作用の増強を反映している．内因性クッシング症候群の場合は，コルチゾールを介したミネラルコルチコイド受容体の活性化により，体液量増加，高血圧および低カリウム血症をもたらす．

## 薬理学上の分類

### コルチゾールとグルココルチコイドアナログ（合成ステロイド）

グルココルチコイドによる薬物療法は，おもに2つの目的で使用される．第1に，副腎不全の場合に**補充療法**として外因性グルココルチコイドが用いられる．この治療法のゴールは，副腎不全の影響をなくすのに必要な生理量のグルココルチコイドを投与することである．第2に，そしてより一般的なものとして，喘息，関節リウマチ，および臓器移植後の拒絶反応などの疾患に関連した炎症と免疫反応を抑制する目的で，**薬理量**のグルココルチコイドが投与される．

全身のグルココルチコイドを薬理学的なレベルにすると必ず深刻な副作用が生じるため，グルココルチコイドに対する不都合な反応を最小限にするための戦略としては，治療を必要とする領域へグルココルチコイドを局所的に到達させることに焦点が当てられてきた．薬剤に対する全身的な曝露を制限することによって，HPA系の抑制および医原性クッシング症候群の他の症候を最小化，もしくは回避することができる．局所的なグルココルチコイド投与の例としては，喘息に対する吸入，炎症性皮膚疾患に対する軟膏，および関節炎に対する関節内投与などがある．

数多くのグルココルチコイドアナログ（合成ステロイド）が合成されてきている．以下では，いくつかの一般的に使用されているコルチゾールアナログ—**prednisone，プレドニゾロン prednisolone，フルドロコルチゾン fludrocortisone，デキサメタゾン dexamethasone**—に焦点を当て，それらの構造，効果，作用時間についてコルチゾールと比較していく．

## 構造と効果

グルココルチコイドは11位の炭素の構造部分によって2つのクラスに分けられる．コルチゾールなど11位にヒドロキシ基（-OH）を持つ化合物は，内因性のグルココルチコイド活性を有する．それに対して，コルチゾンなど11位の炭素にカルボニル基（=O）を持つグループは非活性である．肝臓の酵素，11β-HSD 1は11カルボニル化合物を同種の11ヒドロキシ化合物に還元して活性を持たせる．言い換えれば，**コルチゾンは不活性なプロドラッグであり，肝臓で変換されて初めて活性のある薬物，コルチゾールになる．**グルココルチコイドが最初から活性を持つことは，軟膏で投与される薬剤の場合に特に重要である．なぜならば皮膚には十分な量の11β-HSD 1が存在しないからである（後述参照）．また，肝機能障害のある患者の場合は可能な限り活性型の薬剤の方が不活性型の薬剤よりも望ましい．なぜならば，これらの患者は不活性のプロドラッグを活性型に変換することができない可能性があるからである．

基本的なコルチゾールの“骨格”はグルココルチコイドの活性にとって本質的なものであり，**すべての合成グルココルチコイドは内因性のグルココルチコイドであるコルチゾールのアナログである**（図28-5）．例えば，コルチゾールの1位と2位の炭素の間に二重結合を加えることで**プレドニゾロン prednisolone**ができる（図28-6）．これは，コルチゾールの4～5倍の抗炎症作用を持つ．さらに，プレドニゾロンの6位の炭素にαメチル基（αは化合物の軸に対して側鎖の方向と定義され，βは赤道方向と定義される）を加えると**メチルプレドニゾロン methylprednisolone**ができ，これはコルチゾールの5～6倍の抗炎症作用を持つ．

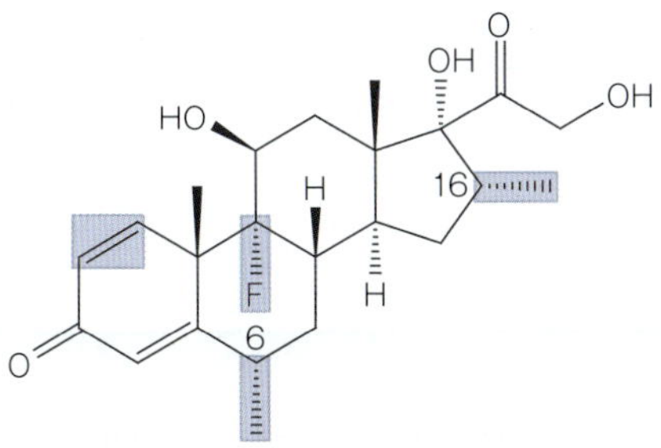


**図28-5 コルチゾール骨格への合成的修飾**
合成グルココルチコイドではコルチゾール骨格への4つの修飾が一般的である．1-2二重結合の追加（**左端**），6位の炭素または16位の炭素のメチル化は，コルチゾールに比較して化合物のグルココルチコイド活性を強くする．9位の炭素へのフルオリン追加は，グルココルチコイドの活性を強めると同時にミネラルコルチコイド活性を著明に高める．9-フルオリン化が16-メチル化と同時に行われると，ミネラルコルチコイド作用は鈍くなる．1-2二重結合，16位炭素のメチル基，9位炭素のフルオリンを同時に追加するとデキサメサゾンができ，これは非常に強いグルココルチコイド作用を持つが，本質的にはミネラルコルチコイド作用は持たない．

プレドニゾロンとメチルプレドニゾロンはともにコルチゾールよりも強いグルココルチコイド作用を持つが，ミネラルコルチコイド受容体に対する作用はコルチゾールよりも弱い．これに対して，コルチゾールの9位の炭素にαフルオリン（F）を加えるとグルココルチコイドとミネラルコルチコイド作用がともに強い化合物になり，これは**フルドロコルチゾン fludrocortisone**として知られている（図28-6）．特にミネラルコルチコイド作用が強いため，フルドロコルチゾンはミネラルコルチコイド欠乏状態の治療に有用である（後述参照）．

**デキサメタゾン dexamethasone**はコルチゾール骨格に上記の2つの変化（1-2，二重結合と9αフルオリン）をともに加え，さらに16位の炭素にαメチル基を加えたものである（図28-6）．この化合物は，コルチゾールの18倍以上のグルココルチコイド作用を持つが，ミネラルコルチコイド作用は事実上ない．

他の合成グルココルチコイドでも多くのコルチゾール骨格の置換が行われているが，最も一般的な合成グルココルチコイドの間での構造的な違いを上記で明らかにした．**臨床的には，それぞれの薬剤の作用の強さをコルチゾールと比較して知っていることが最も重要である．特に，1つのアナログから異なったグルココルチコイドとミネラルコルチコイド作用を持つ他のアナログへの変更を考慮する時には重要である．**一般的に，グルココルチコイドを薬理量で使用する場合には，ミネラルコルチコイド過剰による結果（低カリウム血症，体液増加，高血圧）を避けるために，ミネラルコルチコイド作用は最小限である方がよい．表28-1はいくつかのよく使われる合成ステロイドについて，相対的なグルココルチコイド作用とミネラルコルチコイド作用をまとめたものである．

## 作用持続時間

グルココルチコイドの作用時間は複雑な薬物動態変数であり，以下の条件に依存する．

1. 血漿タンパクに結合する薬物の分画．循環しているコルチゾールの90%以上はタンパクに結合しているが，そのタンパクは主としてCBGであり，アルブミンとの結合はより少ない．これに対し，合成ステロイドは一般的にCBGとの結合親和性が低い．結果として，典型的な合成ステロイドは約2/3がアルブミンと結合して血中を循環し，残りはフリー

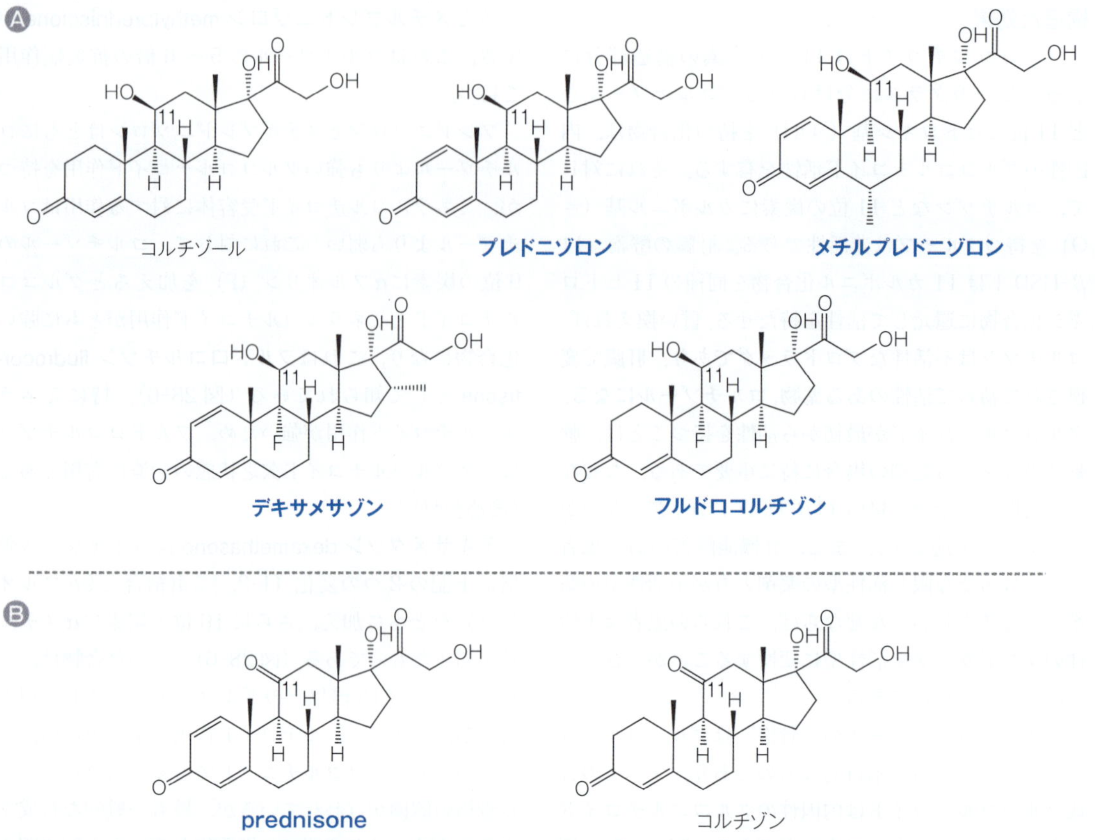


**図 28-6　グルココルチコイドアナログ（合成ステロイド）**
**A** は多くの 11-ヒドロキシグルココルチコイド，**B** は２つの 11-ケト化合物を示す．A の薬剤は生理学的に活性があるが，B の薬剤はプロドラッグであり，活性型化合物になるには 11βヒドロキシステロイドデヒドロゲナーゼ１型（11β-HSD 1）によって変換されなければならない．合成ステロイドの構造的分類は，治療上の意思決定に重要である．例えば皮膚には 11β-HSD 1 活性がないので，グルココルチコイドの軟膏には 11-ヒドロキシグルココルチコイドしか使えない．

**表 28-1　代表的な合成ステロイドの相対的効果および作用時間**

| 薬　剤 | 相対的なグルココルチコイド効果 | 相対的なミネラルコルチコイド効果 | 作用時間 |
|---|---|---|---|
| ヒドロコルチゾン（コルチゾール） | 1 | 1 | 短時間 |
| プレドニゾロン | 4～5 | 0.25 | 短時間 |
| メチルプレドニゾロン | 5～6 | 0.25 | 短時間 |
| デキサメサゾン | 18 | ＜0.01 | 長時間 |

短時間型の薬剤は半減期が 12 時間未満であり，長時間型の薬剤は半減期が 48 時間以上である．

のステロイドとして存在する．代謝されるのはフリーのステロイドのみであるので，血漿タンパクへの結合の程度が，その薬剤の作用持続時間の決定因子となる．

2. 11β-HSD 2 に対する薬剤の親和性．11β-HSD 2 に対する親和性の低いグルココルチコイドは，不活性な代謝物に変換されるのが速くないため，血中でより長い半減期を持つ．
3. 薬剤の脂溶性．脂溶性が高くなると，薬剤は脂肪組織のなかに分散しやすくなる．その結果，代謝と分泌が遅れ血中の半減期が長くなる．
4. グルココルチコイド受容体に対する薬剤の親和性．グルココルコイド受容体に対する合成ステロイドの親和性が高いと，薬剤の作用時間は長くなる．受容体に結合した薬剤は，薬剤-受容体複合体が解離するまでの間その効果を発揮し続けるからである．

これら４つの変数が総合的に働いて，それぞれの合成ステロイドに特徴的な作用プロファイルを作る．

表 28-1 では代表的なアナログの作用時間を“短時間”あるいは“長時間”としてまとめている．**一般的に，強い抗炎症作用（グルココルチコイド作用）を持つグルココルチコイド薬は，より作用時間が長い．**

## 補充療法

原発性副腎不全の治療目標は，生理的な量のグルココルチコイドとミネラルコルチコイドを補充することである．**経口ヒドロコルチゾン oral hydrocortisone** はよく選択されるグルココルチコイドである．グルココルチコイド補充療法は生涯にわたって続けなければならないものであるので，可能な限り少量のコルチゾールで効果を得て，慢性のグルココルチコイド過剰による副作用を最小限に抑えることが治療のゴールとなる．後で述べるように，原発性副腎不全の患者にはミネラルコルチコイドの補充も必要である．二次性副腎不全の患者では，ミネラルコルチコイドの産生はレニン-アンジオテンシン系によって維持されているので，グルココルチコイドの補充のみが必要となる（第 20 章，体液調節の薬理学参照）．

## 薬理学的投与

### 薬理学的レベルでの効果

グルココルチコイドはストレス反応の重要なメディエーターであり，糖のホメオスタシスと免疫系の両方を制御する．グルココルチコイドは免疫と炎症のプロセスに大きな影響を与えるため，抗炎症薬として臨床的に広く用いられている．薬理量のグルココルチコイドは**サイトカイン放出 cytokine release** を抑制し，IL-1，IL-2，IL-6 および TNF-$\alpha$の作用を減弱させる（図 28-4）．局所におけるサイトカイン放出の制御は白血球の動員と活性化に非常に重要であり，このシグナリング過程を停止させると免疫機能は強く抑制される．また，グルココルチコイドはホスホリパーゼ $A_2$ の作用を抑制することによって，アラキドン酸代謝産物の合成を阻害する．第 42 章で述べるように，トロンボキサン，プロスタグランジン，ロイコトリエンといった，アラキドン酸の代謝物エイコサノイドは，血管透過性，血小板凝集，血管収縮など，早期の炎症反応の多くを媒介する．グルココルチコイドは，これらの代謝産物の産生を抑えることによって炎症反応を有意に減少させる．

前述した多彩な効果のために，グルココルチコイドは気管支喘息，関節リウマチ，クローン病，結節性多発動脈炎，側頭動脈炎および臓器移植後の拒絶反応といった多くの炎症および自己免疫疾患の治療において有用な薬剤となっている．しかし，**グルココルチコイドによる薬物療法は背景にある疾患の原因を修正しているわけではなく，単に炎症の効果を減少させているに過ぎない**，ということは肝に銘じるべきである．したがって長期間のグルココルチコイド治療を中止すると，その疾患が自然寛解するか他の方法で治療されていない限りは，しばしば炎症反応が再燃する．

内因性のグルココルチコイドは多くの代謝プロセスに影響を与え，外因性のグルココルチコイド投与はこれらの反応を増強させる．このため，副作用は長期にわたるグルココルチコイドの薬理量投与に伴って起こるのが典型的である．**易感染性**は，外因性のグルココルチコイドによる長期間の免疫抑制によって起こりうる副作用である．前述のようにグルココルチコイドは**血糖値**を上昇させ，薬理量のグルココルチコイドはこれらの作用を増強させる．インスリン抵抗性と血漿グルコース濃度の上昇に対して，膵$\beta$細胞は血糖値を正常化するためインスリンの産生を増加させる必要がある．その結果，長期間のグルココルチコイド投与では**糖尿病**が一般的な合併症であり，特に膵$\beta$細胞の予備能が減弱した患者では起こりやすい．

薬理量のグルココルチコイドは，ビタミン D を介したカルシウムの吸収を抑制する．これによって，**二次性副甲状腺機能亢進症**が起こり，骨吸収が促進される．また，グルココルチコイドは骨芽細胞の機能を直接的に抑制する．これらの 2 つのメカニズムが骨の喪失を起こし，長期間のグルココルチコイド治療によってしばしば**骨粗鬆症**をきたす．ステロイドによる骨吸収はビスホスホネートによって予防することができる．これは，破骨細胞の機能を抑制して骨量減少の進展を遅延させるものである（第 31 章，骨・ミネラル代謝の薬理学参照）．小児に対するグルココルチコイドの長期投与は**長管骨の成長**を遅らせ，グルココルチコイド投与によって成長の遅滞が起こることがある．思春期を通じてグルココルチコイドを内服した小児では，結果として低身長が起こりうる．このため，Johnny 君の主治医は彼が経口 prednisone を内服している間，注意深く成長を監視していたのである．

薬理量のグルココルチコイドは速筋線維の選択的な萎縮を起こし，主として近位筋の異化と筋力低下をまねく．また，グルココルチコイドは末梢の脂肪喪失と中心性肥満という特徴的な脂肪の再分布を起こす．過度の脂肪蓄積が起こるのは，首の後ろ（バッファローハンプ）および顔面（ムーンフェイス）である．

グルココルチコイドの副作用の可能性を考える際に

は，ハイリスク集団という概念を理解することが重要である．グルココルチコイドによって治療されたすべての人が同じ副作用を起こすわけではない．遺伝的，環境的な多様性によって，人が違えば後遺症のリスクも異なるからである．例えば，境界型糖尿病を持つ患者をグルココルチコイドで治療した場合，顕性糖尿病が起こりやすい．一方，十分な膵β細胞の予備能を持った患者ではこの副作用は起こらないかもしれない．**患者のリスクファクターを注意深く判定することによって，その患者におけるグルココルチコイドの副作用の起こりやすさを予測することがしばしば可能である．**

### グルココルチコイド治療の中止

長期のグルココルチコイド治療を中断する時にも問題が起こりうる．薬理量のグルココルチコイドで長期の治療を行っている間には，高い血漿グルココルチコイド濃度によってCRHとACTHの放出が抑制され，副腎皮質の萎縮を生じる．HPA系を再活性化するには何カ月もかかるため，グルココルチコイド治療を急激に中止すると**急性副腎不全 acute adrenal insufficiency** を起こすことがある．ACTHの分泌が回復した後でも，副腎皮質が生理的な量のコルチゾールを再度分泌し始めるには，さらに何カ月かかかる可能性がある．また治療が開始される理由となった炎症性疾患は，免疫系の抑制が解除されるために，この期間に悪化することがありうる．明らかに，**可能な限りどんな場合でも長期のグルココルチコイド治療は徐々に用量を減らしつつ，ゆっくりと減量中止するべきである．**この漸減によって視床下部，下垂体前葉，副腎皮質は正常な機能をしだいに取り戻し，副腎不全を避けることができるとともに，元にある炎症性疾患の再燃を避けることが期待できる．

## 投与経路

いくつかの異なった薬剤投与方法を用いて，特定の臓器をグルココルチコイドの選択的な標的にすることが可能になっている．基本となる考え方は，**グルココルチコイドは局所的には頻繁に投与しても正常な血中濃度が保たれる一方，全身的な副作用を最小限にすることができる，**ということである．これらの方法の例はグルココルチコイドの吸入，皮下投与，およびデポ剤である．妊娠中のグルココルチコイド投与も，選択的な標的療法の一例である．なぜならば，胎盤は母と胎児の間に代謝的な隔壁を作ることができるからである．

### 吸入グルココルチコイド

吸入グルココルチコイドは，喘息の慢性期治療でよく用いられる方法である．グルココルチコイドは気道の炎症反応，とりわけ好酸球を介する炎症を抑制することによって喘息の症状を軽減する．その正確なメカニズムはまだわかっていないが，サイトカイン放出の抑制とそれに引き続いて起こる炎症カスケードの抑制に関係すると考えられている（第47章参照）．グルココルチコイドによる全身治療は重大な副作用を起こしうるため，経口での吸収の少ない吸入グルココルチコイドを開発する努力がなされてきた．これによって全身的な投与量を最小限にしつつ，高濃度の薬剤を直接気道粘膜に届かせることが可能になる．吸入グルココルチコイド治療の目標は，グルココルチコイド濃度の局所対全身の比率を最大にすることである．吸入グルココルチコイドは全身の循環を経由してというよりも，むしろ直接的に炎症のある気管に到達するため，気道の炎症を制御するのに必要な量は経口グルココルチコイドよりも吸入グルココルチコイドの方が少ない．吸入という投与経路によって，とりわけ小児においてグルココルチコイドの長期投与がより安全なものとなる．現在では，吸入治療として**フルチカゾン fluticasone**，**ベクロメタゾン beclomethasone**，**flunisolide**，および**トリアムシノロン triamcinolone**（図28-7）のような強力なグルココルチコイドの微結晶粉末と定量吸入器が利用可能である．

**もしも全身的なグルココルチコイド投与によって長期間治療されてきた患者を吸入グルココルチコイド治療に切り替える場合には，全身的な投与を急激に中止しないよう注意しなければならない．**冒頭のCaseで急性副腎不全が起こったのは，Johnny君が経口prednisoneから吸入グルココルチコイドへ急速に治療変更されたためである．平均的に，吸入による投与では投与量の約20％が肺に到達し，それ以外の80％は嚥下される．しかし，吸入で利用可能なグルココルチコイド（前述参照）は初回通過時に肝臓で代謝されるものであるため，嚥下された薬剤は肝臓によって不活性な代謝産物に変換される．例えば，嚥下されたフルチカゾンで全身的に生物活性を持つのは1％未満である．このため，経口グルココルチコイドから吸入治療への急速な変更によって，Johnny君に急性副腎不全が引き起こされたのである．急性副腎不全は生命を脅かすものであり，速やかに大量のグルココルチコイド静脈内投与によって治療しなければならない．このため，Johnny君はヒドロコルチゾンの静脈内投与を受けたのである．その後，Johnny君は経口

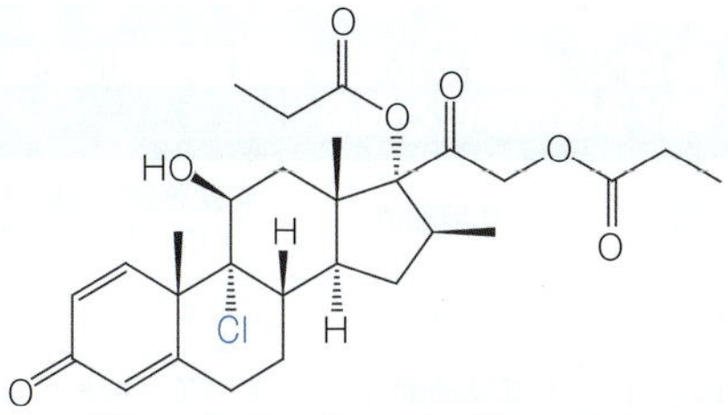

**ベクロメタゾンプロピオン酸エステル**

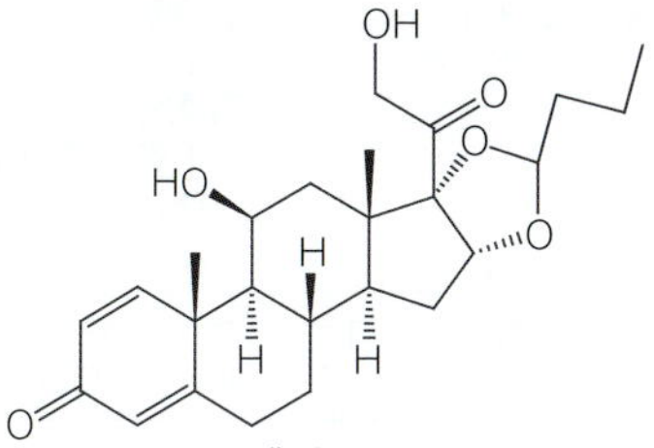

**ブデソニド**

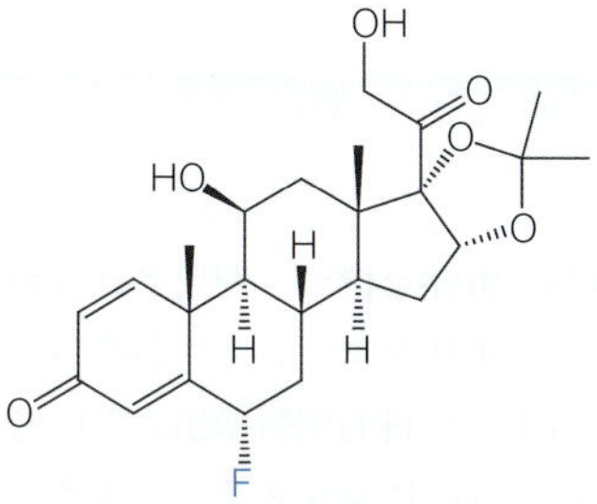

**flunisolide**

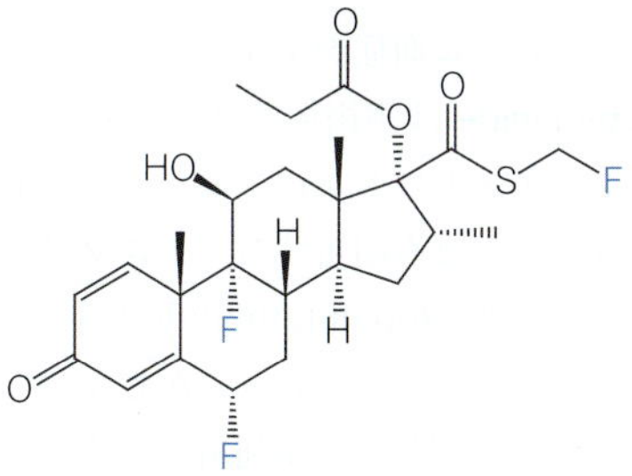

**フルチカゾンプロピオン**

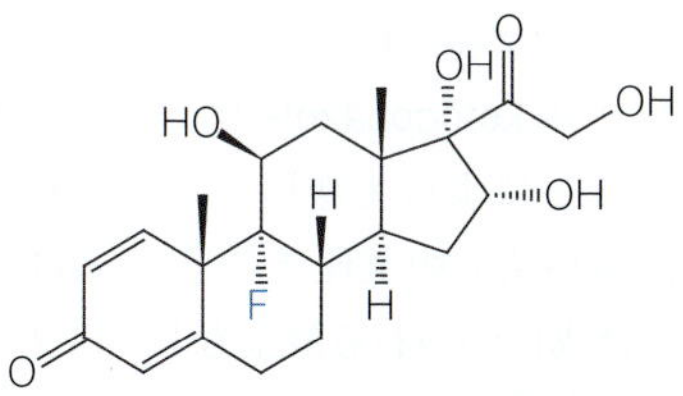

**トリアムシノロン**

**図 28-7　一般的な吸入グルココルチコイドの構造**
吸入グルココルチコイドの多くは，強力なグルココルチコイドアゴニストだが，ミネラルコルチコイド活性をほとんど持たないハロゲン化アナログである（ハロゲン分子は**青字**で示されている）．その強力な作用により，吸入グルココルチコイドは喘息の病態生理の重要な要素である局所での炎症反応を少ない量で抑制することができる．さらに，これらの化合物の多くはほぼ完全に肝臓の初回通過で代謝されるため，不注意で嚥下されてしまうグルココルチコイド（吸入量の 80%）は不活化され，全身的には利用されない．肺に到達した一部の吸入グルココルチコイドは，最終的には体循環に吸収される．

prednisone 治療に戻った後，ゆっくりと投与量を漸減することができ，彼の HPA 系が再度活性化された後には，吸入のグルココルチコイドのみを使用するようになることができた．

吸入グルココルチコイド治療では一部のグルココルチコイドが口腔および咽頭の粘膜に直接到達するため，局所の合併症として**口腔内カンジダ症 oropharyngeal candidiasis** が起こりうる．これは局所の免疫抑制につながり，日和見感染を起こす．口腔内カンジダ症は吸入グルココルチコイドを投与した後に毎回水で口をすすぐこと，もしくは抗真菌作用のある含嗽薬を使用することによって予防できる．

合成ステロイドの経鼻的投与は，アレルギー性鼻炎の有効な治療法である．グルココルチコイドは好酸球の反応を強く抑制し，この疾患の治療において抗ヒスタミン薬よりも有効性が高いことが多い．

### 経皮的グルココルチコイド

グルココルチコイドの軟膏治療は乾癬，扁平苔癬，アトピー性皮膚炎など多くの皮膚科的疾患に利用可能である．経皮的投与によって全身に到達するグルココルチコイドは極めてわずかな量であるので，軟膏治療では全身的投与によって安全に達成できる局所の濃度よりも何倍も高いグルココルチコイド濃度を達成できる．皮膚にはグルココルチコイドのプロドラッグを活性のある化合物に変換する酵素，11$\beta$-HSD 1 がほとんど存在しないため，投与されるグルココルチコイドは生物学的に活性のあるものでなければならない．ヒドロコルチゾン，メチルプレドニゾロンおよびデキサメサゾンは，経皮的使用で効果のあるステロイドである．

### グルココルチコイドのデポ剤

合成ステロイドのデポ剤による筋肉内投与は，効果が数日～数週間続き，炎症性疾患の治療における経口グルココルチコイドの連日もしくは隔日投与に代わりるものである．デポ剤は連日経口投与の必要性を減じるものではあるが，頻繁に用量調節ができないため，あまり用いられない方法である．しかしながら，メチルプレドニゾロンをポリエチレングリコールに浮遊させたデポ剤は**関節内投与 intra-articular administration** に一般的に用いられている．この方法は，関節リウマチや痛風など関節に限局した炎症の場合に適応となる．グルココルチコイドの関節内注入は，コルヒチンやインドメタシンに反応しない急性痛風発作に有用である．関節組織には 11$\beta$-HSD 1 が存在しないため，関節内および関節包への注射には活性型のグルココルチコイドが必要である．

### 妊 娠

胎盤-母体バリアは選択的なグルココルチコイド標的治療の別の例である．妊娠期間中，胎盤は代謝の面で胎児と母体とを分断する．このため，妊娠中の母体には胎児に副作用を起こすことなく prednisone を投与することができる．母体の肝臓は prednisone をプレドニゾロンへと活性化するが，胎盤の 11β-HSD 2 がプレドニゾロンを再び不活性な prednisone へと変換するのである．胎生期には肝臓は機能しないため，胎児が再度 prednisone を活性化することはない．**したがって，妊娠中に prednisone を使用することは胎児に活性型グルココルチコイドを投与することにはつながらないのである．**

グルココルチコイドは胎児の肺の発達を促進する．胎児の肺の成熟を促すためにグルココルチコイド治療が行われる際には，母体にデキサメサゾンが投与されるのが一般的である．デキサメサゾンは胎盤の 11β-HSD 2 の基質にはなりにくいため，活性型のまま胎盤を通過し，母体循環から胎児の循環へと入って肺の成熟を促す．過剰なグルココルチコイドへの曝露は胎児の発達に有害な作用を及ぼすことがあるため，デキサメサゾンの投与量は慎重に調節しなければならない．

**表 28-2 副腎ホルモン合成阻害薬に影響を受ける作用部位と経路**

| 阻害薬 | 作用部位 | 影響を受ける副腎ステロイド合成経路 |
|---|---|---|
| ミトタン | ミトコンドリア | すべて |
| aminoglutethimide | 側鎖切断酵素 | すべて（卵巣のアロマターゼも阻害される） |
| ケトコナゾール | おもに 17,20-リアーゼ | 低濃度：<br>↓アンドロゲン合成<br>高濃度：<br>↓すべての副腎および性腺ステロイドホルモン合成 |
| メチラポン | 17βヒドロキシラーゼ | コルチゾールおよびアルドステロン合成 |
| トリロスタン | 3βヒドロキシステロイドデヒドロゲナーゼ | すべて（おもにコルチゾールおよびアルドステロン合成） |

＊↓低下を示す．

## 副腎皮質ホルモン合成阻害薬

副腎皮質におけるホルモン生合成を抑制するのに，いくつかの化合物が利用可能である．これらの薬剤は個々の副腎の酵素（表 28-2）に対してある程度の特異性を持ってはいるが，単一の副腎ホルモンの産生を他のホルモンと独立して変化させることは一般的には不可能である．副腎ホルモンの合成に必要な酵素は P450 酵素群であり，これらの阻害薬を使用することは潜在的に肝臓の P450 酵素に対する毒性にも結びつく．一般的にこれらの薬剤は，副腎ホルモン合成の早期の段階と後期の段階に影響する 2 つのグループに分けることができる．早い段階を抑制する薬剤は広範囲な効果を持ち，一方，より後期の段階に影響する薬剤はより選択的な作用を有する．

ミトタン，aminoglutethimide およびケトコナゾールは副腎ホルモン合成の早期の段階を抑制する．**ミトタン mitotane** はジクロロジフェニルトリクロロエタン dichlorodiphenyltrichloroethane（DDT）（強力な殺虫剤）の構造アナログであり，副腎皮質のミトコンドリアに対して毒性を持つ．使用される頻度は少ないが，ミトタンは重症クッシング病あるいは副腎皮質がんの症例に対する内科的副腎摘出の際に適応となりうる．この薬剤は同時にコレステロールオキシダーゼも阻害するため，ミトタンを内服している患者は一般的に高コレステロール血症を呈する．

**aminoglutethimide** は側鎖切断酵素を阻害し，またアンドロゲンをエストロゲンに変換するのに重要な酵素であるアロマターゼも阻害する．アロマターゼ阻害効果があるため，aminoglutethimide は乳がんの治療に効果的であるとされてきた．しかしながら，より特異的なアロマターゼ阻害薬が利用できるようになったため，この目的に使用されることはなくなった（第 29 章，生殖の薬理学参照）．

**ケトコナゾール ketoconazole** は真菌の P450 酵素群を阻害することによって作用する抗真菌薬である（第 35 章，真菌感染症の薬理学参照）．副腎および性腺のホルモン合成にかかわる酵素も P450 ファミリーの一部であり，高用量のケトコナゾールはこれらの臓器におけるステロイド合成も抑制する．この薬剤は主として 17,20-リアーゼ（副腎アンドロゲン合成に重要）を阻害する．高用量のケトコナゾールはコレステロールをプレグネノロンに変換する側鎖切断酵素も阻害する．プレグネノロンの生成はすべての副腎ホルモンの合成に必要であるため，高用量のケトコナゾールは副腎皮質ホルモン合成に広範な阻害効果を示す．

メチラポンとトリロスタンは副腎ホルモン合成に対してより選択的な作用を持つ．**メチラポン metyra-**

pone は11βの水酸化を阻害し，コルチゾールとアルドステロンの合成を減少させる（図28-2）．メチラポンは循環血中のコルチゾール濃度の減少に対する視床下部および下垂体の反応をテストするための診断薬として，使用が認められている【訳注：日本においては，副腎がんおよび手術適応とならないクッシング症候群の治療薬として承認されている.】．**トリロスタン trilostane** は3βヒドロキシステロイドデヒドロゲナーゼの可逆的な阻害薬である．この薬剤は副腎皮質でのコルチゾール産生を減少させ，イヌのクッシング病の治療に用いられる．トリロスタンをヒトに使用することは認められていない【訳注：日本においては，特発性アルドステロン症，ならびに手術適応にならない原発性アルドステロン症およびクッシング症候群に対して保険適用がある.】．

### グルココルチコイド受容体アンタゴニスト

**mifepristone**（RU-486）はプロゲステロン受容体アンタゴニストであり，妊娠早期の中絶に用いられる（第29章参照）．高濃度では，mifepristone はグルココルチコイド受容体もブロックする．このため mifepristone は，異所性 ACTH 症候群など生命に危険を及ぼすようなグルココルチコイド上昇の治療に役立つ可能性があるが，この目的に対する臨床的有用性はまだ十分に評価できていない．

# ▶ ミネラルコルチコイド

## 生理学

### 合 成

**アルドステロン aldosterone** は，コルチゾールと同様にコレステロールから派生する炭素21個のステロイドホルモンである．アルドステロンの合成に特異的な酵素は球状層にのみ発現している．アルドステロンの分泌はアンジオテンシンII，血中カリウム濃度および ACTH によって刺激される（図28-1）．

### 代 謝

循環血中のアルドステロンはトランスコルチン，アルブミンおよび特異的なミネラルコルチコイド結合タンパクに結合するが，その親和性は低い．循環血中のアルドステロンで輸送タンパクに結合しているのは50～60%に過ぎず，アルドステロンの半減期は短い（20分）．また，経口で投与されたアルドステロンは肝臓の初回通過による代謝率が高い．肝臓を通過するたびに，このホルモンの約75%が不活性な形に代謝される．結果として，経口投与されたアルドステロンは副腎不全の状態における有効な補充療法にはならない．

### 生理作用

ミネラルコルチコイドは腎臓，結腸，汗腺，唾液腺におけるナトリウム再吸収を調節するのに重要な役割を果たす．循環血中のアルドステロンは細胞膜を通過して拡散し，細胞質にある**ミネラルコルチコイド受容体 mineralcorticoid receptor**（タイプIグルココルチコイド受容体と同義）に結合する．アルドステロン-ミネラルコルチコイド受容体複合体はその後核内に輸送され，そこで転写複合体との相互作用，および特定の遺伝子プロモーター上にあるホルモン反応性エレメント DNA 結合ドメインとの結合によって，特定の遺伝子の転写を増加させたり減少させたりする．これらの転写効果に加えて，アルドステロンは細胞内のシグナリング経路に対して迅速な作用を持つ．これらの非遺伝子的な作用は，細胞表面に位置するミネラルコルチコイド受容体に結合するホルモンの作用を介していると思われる．この第2のシグナリング機構に関する生理的および病態生理学的作用は，現在活発に研究されている分野である．

腎臓においては，アルドステロンは遠位ネフロン細胞の基底膜における **$Na^+/K^+$ ATP アーゼ（$Na^+/K^+$ ポンプ）$Na^+/K^+$ ATPase** の発現を増加させる．$Na^+/K^+$ ATP アーゼ活性の増加は二次的にネフロンの管腔側上皮におけるナトリウム再吸収とカリウム分泌を増大させる（第20章参照）．結果として，ナトリウム再吸収，カリウム分泌および水素イオン（$H^+$）分泌はいずれもアルドステロンによって増加する．ナトリウム保持量の増加は水分保持量の増加を伴い，細胞外体液量増加につながる．アルドステロンの過剰は低カリウム性アルカローシスと高血圧の原因となり，一方低アルドステロン血症は高カリウム性アシドーシスと低血圧の原因となる．

ミネラルコルチコイド受容体は内皮細胞，血管平滑筋細胞，心筋細胞，脂肪細胞，ニューロンおよび炎症性細胞など，ナトリウム再吸収に関係しない細胞にも発現している．前臨床的な研究において，血管障害，動脈硬化，心疾患，腎疾患および脳卒中におけるミネラルコルチコイド受容体の役割が示されている．ミネラルコルチコイド受容体の活性化は酸化ストレスを増大させ，炎症を促進し，脂肪細胞の分化を調節し，インスリン感受性を低下させる．ヒトにおいてスピロノラクトンやエプレレノンなどミネラルコルチコイド受容体でのアルドステロン作用のアンタゴニストは，心不全における合併症と致死率を減少させ，血管機能を改善させ，心筋肥大を軽減させ，アルブミン尿を減少させる．ミネラルコルチコイド受容体の阻害によるこれらの好ましい効果は，血圧の変化とは独立して起こっているようである．

## 調　節

３つのシステムがアルドステロン合成を調節する．レニン-アンジオテンシン-アルドステロン系，血中カリウム濃度，および ACTH である．

**レニン-アンジオテンシン-アルドステロン系 renin-angiotensin-aldosterone system** は細胞外体液量の中心的な調節因子である．細胞外液量の減少によって，腎糸球体の輸出細動脈の灌流圧が減少し，それが圧受容体として作用する．これが傍糸球体細胞を刺激して，ホルモン前駆体のアンジオテンシノーゲンをアンジオテンシンⅠに切断するタンパクプロテアーゼレニンを分泌させる．アンジオテンシンⅠはアンジオテンシン変換酵素 angiotensin converting enzyme（ACE）によってアンジオテンシンⅡに変換されるが，この酵素は肺の毛細血管内皮細胞に高発現している．アンジオテンシンⅡは直接的な小動脈の昇圧作用を持ち，また副腎皮質球状層において G タンパク質共役型受容体に結合してそれを活性化することにより，アルドステロン合成を刺激する．

**カリウム負荷 potassium loading** は，レニン活性とは独立してアルドステロン合成を増加させる．遠位ネフロンでのアルドステロン活性はカリウム排泄を促進させるので，この調節メカニズムはカリウムのバランスを調整するうえでホメオスタシス維持の役割を担っている．

最後に**副腎皮質刺激ホルモン adrenocorticotropic hormone（ACTH）**は，球状層におけるアルドステロン合成を急速に刺激する．ACTH レベルの変化はアルドステロンの日内変動および低血糖などの急性ストレスに関連したアルドステロン上昇に役立っている．コルチゾールとは違って，アルドステロンは ACTH の分泌を負に調節することはない．

## 病態生理学

### アルドステロン機能低下

アルドステロン機能低下（低アルドステロン血症）はアルドステロンの合成もしくは作用における一時的な低下，もしくはアンジオテンシンⅡのようなアルドステロン調節因子の二次的な低下によって起こる．低アルドステロン血症のほとんどのケースはアルドステロン合成の減少によって起こる．アルドステロンとグルココルチコイド双方の合成に必要な酵素であるステロイド 21-ヒドロキシラーゼをコードする遺伝子の欠損は先天性副腎過形成（副腎アンドロゲンの病態生理学で述べる）をきたし，アルドステロン作用不全の結果として塩分の喪失を起こす．**アジソン病 Addison disease** あるいは原発性副腎不全は，球状層の破壊に引き続いて低アルドステロン血症をきたす．アジソン病のほとんどのケースは自己免疫性の副腎の炎症によって起こる．副腎皮質が破壊される他の原因としては，結核，がん転移および出血がある．どの場合でも，アルドステロンの機能低下は塩類喪失，体液量減少，高カリウム血症，アシドーシスを起こす．低アルドステロン血症はレニン産生の減少した状態（いわゆる**低レニン性低アルドステロン血症**で，これは糖尿病性腎不全で一般的に見られる）でも起こる．ミネラルコルチコイド受容体レベルでのアルドステロン作用抵抗性，およびネフロンの皮質集合管におけるアルドステロン調節性内皮ナトリウムチャネル（ENaC）の不活性型変異は，ともに臨床的な低アルドステロン血症をきたすが，この場合血中のアルドステロンレベルは正常，もしくは上昇している．

### アルドステロン機能亢進

**原発性アルドステロン症 primary hyperaldosteronism** は，副腎皮質における過剰なアルドステロン産生によって起こる．両側性の副腎皮質球状層過形成，およびアルドステロン産生腺腫が，最も一般的な２つの原因である．アルドステロン合成の増加によってナトリウムのバランスは正に傾き，その結果として細胞外液量の増加，血漿レニン活性の低下，カリウム喪失および低カリウム血症，高血圧をきたす．また原発性アルドステロン症は，血圧に対する作用とは独立して，内皮細胞機能障害，内膜肥厚の増悪，血管の硬化，左室の壁肥厚など心血管系への悪影響を有する．原発性アルドステロン症はインスリン抵抗性の原因ともなる．

## 薬理学上の分類

### ミネラルコルチコイド受容体アゴニスト

低アルドステロン血症につながる病的な状況では，ミネラルコルチコイドの生理的な量での補充が必要となる．肝臓の初回通過時の代謝によって経口投与したアルドステロンの 75％以上が不活性な代謝産物になるため，アルドステロンそのものを治療薬として投与することは不可能である．その代わりに，コルチゾールアナログである**フルドロコルチゾン fludrocortisone**が用いられる．この薬剤は，肝臓での初回通過代謝が少なく，またミネラルコルチコイド-グルココルチコイド作用比が高い．フルドロコルチゾン治療の副作用はすべてこの薬剤がミネラルコルチコイド過剰状態を模する力を持つことによるものであり，高血圧，低カリウム血症，あるいは心不全すら起こしうる．薬剤が適量で投与されているかどうかを確かめるため，フルドロコルチゾンを投与されているすべての患者において，血清カリウムと血圧のレベルを慎重にモニターすることが重要である．

### ミネラルコルチコイド受容体アンタゴニスト

**スピロノラクトン spironolactone**（第 20 章，29 章でも述べる）はミネラルコルチコイド受容体のアンタゴニストであるが，この薬剤はアンドロゲンとプロゲステロンの受容体にも結合しそれを抑制する．後者の作用が男性における女性化乳房のような副作用を起こし，一部の患者におけるこの薬剤の有用性を限定的なものとしている．**エプレレノン eplerenone** はミネラルコルチコイド受容体に選択的に結合するミネラルコルチコイド受容体アンタゴニストである．この選択性のおかげで，エプレレノンにはスピロノラクトンのような副作用が見られない．スピロノラクトンとエプレレノンはいずれも降圧薬として使うことができ，心不全の患者への使用もともに認められている．

ミネラルコルチコイド受容体の阻害は重症の高カリウム血症を引き起こす可能性がある．心不全の患者の多くがスピロノラクトンまたはエプレレノンと ACE 阻害薬（これも血中カリウム濃度を上昇させる）の両方を処方されているので，これらの患者においてはカリウムの濃度を綿密に観察することが重要である．

## ▶ 副腎アンドロゲン

### 生理学

副腎皮質で産生される性ステロイドは主として**デヒドロエピアンドロステロン dehydroepiandrosterone (DHEA)** であるが，ヒトにおけるその生理的な役割は明確になっていない．DHEA は末梢でテストステロンなどのより強力なアンドロゲンに変換されるプロホルモンであると思われる．副腎皮質アンドロゲンは，女性におけるテストステロンの重要な供給源である．これらのホルモンは，思春期，すなわち副腎アンドロゲンの分泌が活性化される時期（副腎皮質徴候発現 adrenarche）に女性の腋毛・恥毛が発達するのに必要である．

### 病態生理学

副腎皮質のアンドロゲン産生に関連する 2 つの重要な疾患は，**先天性副腎過形成 congenital adrenal hyperplasia（CAH）**および**多嚢胞性卵巣症候群 polycystic ovarian syndrome** である．**先天性副腎過形成**は，副腎皮質における多くの遺伝的酵素欠損を表す臨床用語である．酵素欠損によって副腎皮質アンドロゲンの産生が増加する場合，女性では多毛と男性化徴候が生じる．多嚢胞性卵巣症候群については第 29 章で述べるが，一部の患者では先天的な副腎過形成によって生じる可能性がある．

先天性副腎過形成の最も一般的な形は，**ステロイド 21-ヒドロキシラーゼ steroid 21-hydroxylase** の欠損によって生じる．21-ヒドロキシラーゼ欠損症では，副腎皮質がアルドステロンとコルチゾールのいずれも合成できなくなる（図 28-8）．コルチゾールは下垂体からの ACTH 放出の主要な調節因子であるため，21-ヒドロキシラーゼ欠損によるコルチゾール産生減少によって ACTH 放出の抑制がきかなくなる．ACTH が増加することにより部分酵素欠損の患者ではコルチゾールのレベルが回復するが，前駆体ホルモンから“ブロックされていない”アンドロゲン経路へのシャントも起こるため，DHEA とアンドロステンジオンの産生が増加する．それに続いて，肝臓がこれらのホルモンをテストステロンに変換する．重症の 21-ヒドロキシラーゼ欠損症では，女子胎児の発達段階で男性化作用が生じることがある．その結果，重症 21-ヒドロキシラーゼ欠損症の女子新生児では，男性化もしくは両性型の外性器を有するのが一般的である．しかし男子新生児では，副腎アンドロゲンが増加しても表現型の変化はごくわずかであるか，あるいは気づかれない程度である．重症 21-ヒドロキシラーゼ欠損症の小児は，アルドステロンとコルチゾールを合成できないために急性の塩類喪失クリーゼをきたして幼児期に診断されるのが一般的である．軽症 21-ヒドロキシラーゼ欠損症の場合はもっと遅くなってから，男性型多毛，痤瘡，あるいは初潮を迎えた若年女性の希発月経などで明らかになることもある．

重症の酵素欠損による先天性副腎過形成の治療としては，生理的な量のグルココルチコイドとミネラルコルチコイドの補充が必要である．軽度の酵素欠損を持つ先天性副腎過形成の患者に対しては，外因性のグルココルチコイドを投与して視床下部および下垂体から

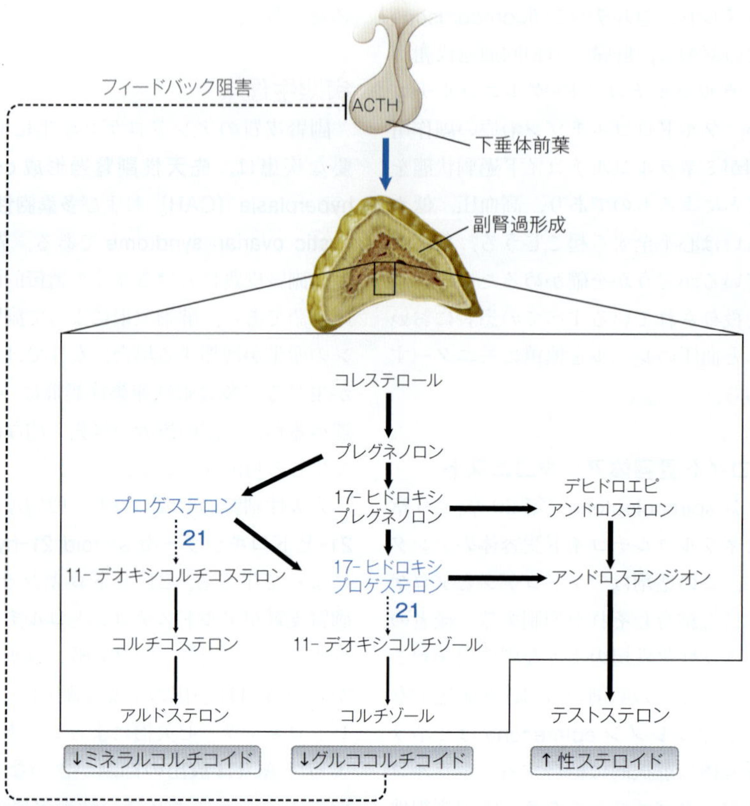


**図 28-8　先天性副腎過形成**

先天性副腎過形成の最も一般的な原因であるステロイド21-ヒドロキシラーゼ欠損症では，アルドステロンとコルチゾールの合成が低下する（**点線**）．そのため副腎皮質でのステロイドホルモン合成は性ステロイドの産生増加に向かって流れる（**太線**）．コルチゾールが産生されないため下垂体前葉の副腎皮質刺激細胞に対する負のフィードバックが減少し（**点線**），副腎皮質刺激ホルモン（ACTH）の分泌が増加する（**青い太線**）．ACTHの増加によって副腎過形成が起こり，さらに性ステロイドの合成が刺激される．この経路は外因性のコルチゾールを投与することによって遮断できる．欠損している酵素は数字で示されている．21：ステロイド21-ヒドロキシラーゼ．＊↑上昇，↓低下を示す．

のCRHとACTHの過剰放出を抑制し，それによって副腎アンドロゲンの産生を減少させる治療がありうる．

## 薬理学上の分類

副腎で合成されるアンドロゲンは，プロホルモンと見なすことができる．DHEAやアンドロステンジオンに対する特異的な受容体は発見されていないので，これらのホルモンの活性は末梢の標的臓器でのテストステロンへ，次いでジヒドロテストステロンへの変換に依存する．前述のように副腎アンドロゲンの過剰は，女性において様々な症状をきたしうる．過剰なアンドロゲン活性に対する薬理学的な遮断法については，第29章で述べる．

DHEAは米国食品医薬品局 Food and Drug Administration（FDA）による規制を受けておらず，"一般用医薬品"の薬として広く使われている．住民横断調査によって，年齢に伴うDHEA濃度の低下が心血管疾患やがんのリスクと関連することが示されている．DHEAの補充療法は，アジソン病で真のDHEA欠乏があるケースなどには適応があるかもしれない．外因性のDHEAは肝臓でテストステロンに変換される．その結果，DHEAは同化作用があるために乱用されている．

## ▶ まとめと今後の方向性

アルドステロン，コルチゾールおよび副腎アンドロゲンは，多くの基本的なホメオスタシスを調節している．アルドステロンはナトリウム再吸収と体液貯留を促進することによって細胞外液量を調節する．コルチゾールはエネルギー平衡や炎症反応など，多様な生理学的プロセスを調節している．副腎アンドロゲンの生理学的な役割は不明であるが，副腎アンドロゲン産生の増加を起こす病態生理学的状態は，女性において著しい男性化作用を有する．現在，アルドステロンアンタゴニストは高血圧をコントロールするために用いられている．しかし，アルドステロン受容体に特異的なアンタゴニストは，高血圧だけでなく心不全や糖尿病における心血管・腎血管疾患に対しても重要な治療になりうるというエビデンスが集積されつつある．アルドステロン合成阻害薬は現在開発中であり，将来はアルドステロン産生を減少させるために使われる可能性がある．グルココルチコイドの薬理学は広大な領域であり，これは主としてグルココルチコイドが数多くの疾患において炎症の抑制に用いられるからである．グルココルチコイドを長期間使用すると多くの予測可能な副作用が生じるので，この分野における将来の研究では，グルココルチコイドの抗炎症作用を維持しつつ副作用を最小限に抑えることを目指すようになるだろう．このような試みとしては，薬剤の送達方法をさらに洗練されたものにすることと同時に，臓器選択的なグルココルチコイドのアゴニストおよびアンタゴニスト（選択的エストロゲン受容体モデュレータに類似したもの）の開発も考えられる．副腎アンドロゲンの薬理学では，DHEA 療法の適応（もしあるとすれば）を決定するために，もっと徹底した研究が必要である．

## 謝　辞

本書の 1 版と 2 版において，本章に貴重な貢献をしてくれた Ehrin J. Armstrong と Robert G. Dluhy に感謝する．

## 推奨文献


Barnes PJ. Corticosteroids: the drugs to beat. *Eur J Pharmacol* 2006;533:2–14. (*Review of glucocorticoid pharmacology, with emphasis on inhaled steroids.*)

Fuller PJ, Young MJ. Mechanisms of mineralocorticoid action. *Hypertension* 2005;46:1227–1235. (*Molecular mechanisms of mineralocorticoid action, including cardiovascular effects.*)

Nair KS, Rizza RA, O'Brien P, et al. DHEA in elderly women and DHEA or testosterone in elderly men. *N Engl J Med* 2006;355:1647–1659. (*Large clinical trial of DHEA.*)

Salvatori R. Adrenal insufficiency. *JAMA* 2005;294:2481–2488. (*Pathophysiology and treatment of adrenal insufficiency.*)

Sapolsky R. How do glucocorticoids influence stress responses? Integrating permissive, suppressive, stimulatory, and preparative actions. *Endocrine Rev* 2000;21:55–89. (*Thorough review discussing the numerous roles of glucocorticoids in stress responses.*)

Stellato C. Post-transcriptional and nongenomic effects of glucocorticoids. *Proc Am Thorac Soc* 2004;1:255–263. (*Details of recent advances in glucocorticoid signaling.*)

Williams JS, Williams GH. 50th anniversary of aldosterone. *J Clin Endocrinol Metab* 2003;88:2364–2372. (*Historical review of mineralocorticoids.*)

## 主要薬物一覧：第 28 章　副腎皮質の薬理学

| 薬　物 | 臨床応用 | 副作用（重篤なものは太字で示す） | 禁　忌 | 治療的考察 |
|---|---|---|---|---|
| **グルココルチコイド受容体アゴニスト**<br>メカニズム—グルココルチコイド受容体のアゴニストとして作用しコルチゾールの機能を模倣する． | | | | |
| **prednisone**<br>**プレドニゾロン**<br>**メチルプレドニゾロン**<br>**デキサメサゾン**<br>**ヒドロコルチゾン**<br>**フルチカゾン**<br>**ベクロメタゾン**<br>**flunisolide**<br>**トリアムシノロン**<br>**ブデソニド** | 様々な臓器における<br>炎症状態<br>自己免疫疾患<br>原発性および二次性<br>副腎不全に対する<br>補充療法<br>（ヒドロコルチゾン） | **免疫抑制，白内障，高血糖，高コルチゾール血症，抑うつ，多幸，骨粗鬆症，小児の発育遅延，筋萎縮**<br>創傷治癒不良，高血圧，体液貯留<br>吸入グルココルチコイドは口腔内カンジダ症と発音障害をきたすことがある<br>グルココルチコイド軟膏は皮膚の萎縮をきたすことがある | 全身性真菌感染症 | 各薬剤の効果と作用時間については表 28-1 を参照．<br>薬理量のグルココルチコイド治療は原疾患の病因を取り除いているわけではなく，炎症の程度を軽減させるものである．<br>長期のグルココルチコイド治療は緩徐に減量するべきである． 全身的なグルココルチコイド投与を急激に中止すると，急性副腎不全を起こすことがある．<br>経鼻および吸入の処方は全身的な副作用を著明に軽減する．<br>高用量の経口投与から吸入グルココルチコイドへは，急激に切り替えてはならない．<br>軟膏で処方される薬剤の場合は特にグルココルチコイド本来の活性が重要である．<br>強い抗炎症作用を持つ薬剤は，一般的に作用時間が長い．<br>吸入グルココルチコイドにはフルチカゾン，ベクロメタゾン，flunisolide，トリアムシノロン，ブデソニドがある． |
| **グルココルチコイド受容体アンタゴニスト**<br>メカニズム—グルココルチコイド受容体のコルチゾール作用に対する競合的阻害を示す． | | | | |
| **mifepristone**<br>**（RU-486）** | 中絶（妊娠 49 日まで） | **出血時間延長，細菌感染，敗血症**<br>悪心，嘔吐，下痢，けいれん，不正性器出血，頭痛 | 慢性副腎不全<br>子宮外妊娠<br>出血性疾患<br>抗凝固療法<br>遺伝性ポルフィリア<br>子宮内避妊器具<br>診断のついていない付属器腫瘍 | mifepristone は妊娠早期に中絶を起こすために用いられるプロゲステロン受容体アンタゴニストである．高濃度ではグルココルチコイド受容体もブロックする．後者の作用により，異所性副腎皮質刺激ホルモン（ACTH）症候群など生命に危険を及ぼすようなグルココルチコイド上昇の治療に役立つ可能性がある． |
| **グルココルチコイド合成阻害薬**<br>メカニズム—グルココルチコイドホルモン生合成の様々な段階を阻害する． | | | | |
| **ミトタン** | 重症クッシング症候群<br>または副腎がんに対する<br>内科的副腎摘出 | **視覚障害，出血性膀胱炎**<br>高コレステロール血症，眠気，悪心，抑うつ | ロタウイルス生ワクチン | ジクロロジフェニルトリクロロエタン（DDT）の構造アナログで，副腎皮質ミトコンドリアに対して毒性を持つ．<br>コレステロールオキシダーゼを阻害するため，高コレステロール血症が起こる可能性がある． |
| **aminoglutethimide** | クッシング症候群 | **コルチゾール作用不足，無顆粒球症，白血球減少，好中球減少，汎血球減少**<br>掻痒症，悪心，低血圧，眠気 | glutethimide または aminoglutethimide に対する過敏症 | aminoglutethimide は側鎖切断酵素を阻害し，同時にアンドロゲンをエストロゲンに変換するのに重要なアロマターゼも阻害する． |

**主要薬物一覧：第 28 章　副腎皮質の薬理学（続き）**

| 薬　物 | 臨床応用 | 副作用（重篤なものは太字で示す） | 禁　忌 | 治療的考察 |
|---|---|---|---|---|
| **メチラポン** | 視床下部-下垂体-副腎（HAP）系の診断的評価 | **コルチゾール作用不足**<br>高血圧 | 副腎皮質機能不全 | 11 β水酸化を阻害してコレステロール合成を低下させる．メチラポン処置により ACTH 分泌の抑制が解除されるため，ACTH 予備能の試験として投与される． |
| **トリロスタン** | イヌのクッシング症候群 | **アジソン病クリーゼ**<br>体位性低血圧，低血糖，下痢，悪心 | 副腎皮質機能不全<br>腎障害または肝障害 | トリロスタンは 3 βヒドロキシステロイドデヒドロゲナーゼの可逆的な阻害薬で，副腎皮質のアルドステロンおよびコルチゾール産生を減少させる．<br>トリロスタンはヒトでの使用は認められていない【訳注：わが国では処方可能．】． |
| **ケトコナゾール** | 第 35 章，真菌感染症の薬理学：主要薬物一覧参照 | | | |
| **ミネラルコルチコイド受容体アゴニスト**<br>メカニズム－ミネラルコルチコイド受容体のアゴニスト． | | | | |
| **フルドロコルチゾン** | 低アルドステロン血症 | **高血圧，低カリウム血症，心不全，血栓性静脈炎，二次性低コルチゾール血症，脳圧亢進**<br>浮腫，創傷治癒不良，発疹，ミオパチー，高血糖，月経不順 | 全身性真菌感染症 | フルドロコルチゾン治療の副作用はこの薬剤がミネラルコルチコイド過剰状態を模する力を持つことによるものであり，高血圧，低カリウム血症，心不全などがある，血清カリウムと血圧を慎重にモニターする必要がある． |
| **ミネラルコルチコイド受容体アンタゴニスト**<br>メカニズム－ミネラルコルチコイド受容体のアルドステロン作用に対する拮抗的阻害． | | | | |
| **スピロノラクトン**<br>**エプレレノン** | 第 20 章，体液調節の薬理学：主要薬物一覧参照 | | | |
| **副腎性ステロイド**<br>メカニズム－デヒドロエピアンドロステロン（DHEA）は末梢でテストステロンに変換されるプロホルモンである． | | | | |
| **デヒドロエピアンドロステロン（DHEA）** | 研究中 | 痤瘡，肝炎，男性型多毛，男性化 | 乳がん，卵巣がん，前立腺がん | 明らかな DHEA 不足のあるアジソン病の症例では補充療法として使える可能性がある，DHEA は同化作用があるため一般の人々の間で乱用されている【訳注：米国では一般用医薬品として使用されている．】． |

# 29

# 生殖の薬理学

Ehrin J. Armstrong and Robert L. Barbieri



## はじめに

本章では男性および女性の生殖器系に重要な内分泌薬理学を取り扱う．男女においてホルモン動態は異なるが，アンドロゲンとエストロゲンはともに下垂体前葉性腺刺激ホルモン（ゴナドトロピン）である黄体形成ホルモン luteinizing hormone（LH）と卵胞刺激ホルモン follicle-stimulating hormone（FSH）によりコントロールされ，さらに LH と FSH は視床下部の性腺刺激ホルモン（ゴナドトロピン）放出ホルモン gonadotropin-releasing hormone（GnRH）により調節されている．女性のホルモン動態は男性と比較して複雑で周期性がある．性ホルモンが複雑な生理機構を調節している具体例として月経周期の内分泌調節が挙げられる．月経周期の理解は避妊に関する薬理学的理解の基礎にもなる．

いくつかの疾患で生殖に関するホルモン活性を修飾することによる薬理学的治療が行われている．不妊や子宮内膜症から乳がんや前立腺がんが含まれている．本章のキーとなる概念として，(1) エストロゲンと下垂体の相互作用，(2)GnRH 分泌の頻度が性腺刺激ホルモン分泌に及ぼす影響，(3) エストロゲン受容体アゴニスト・アンタゴニストの組織選択性，(4) 視床下部-下垂体-生殖（性腺）軸の抑制から標的組織の受容体における拮抗作用に至るまで，内因性の性ホルモン作用に拮抗する種々の戦略，がある．エストロゲン補充療法については骨粗鬆症予防の歴史から本章と第 31 章，骨・ミネラルのホメオスタシスに関する薬理学で解説する．アンドロゲン補充療法については本章の最後で解説する．

## 生殖ホルモンの生理学

### プロゲスチン，アンドロゲンおよびエストロゲンの合成

プロゲスチン，アンドロゲンおよびエストロゲンの合成は相互に関連している．これら 3 つのホルモン群はコレステロール代謝に由来するステロイドホルモンであり，その合成経路は第 28 章，副腎皮質の薬理学で述べている副腎性ホルモン合成と同様である．

“プロゲスチン”“アンドロゲン”“エストロゲン”という用語は各々の群における単一分子（図 29-1）

## Case

Amy J さんは 10 歳代で自分の毛髪が薄くなったことに初めて気づいた．また，頭部の毛髪が抜けるにもかかわらず，顔髭は多毛であることに気づいた．彼女はときどき髭を剃らずにはいられなかった．24 歳時，毛髪の問題と月経が不規則であることを主訴に病院を受診した．医師は，さらなる問診から月経周期が最長で 6 カ月，最短で 22 日であることを知る．J さんの月経は重く，平均 5 日間以上は続いている．顔面や四肢，腹部，乳房の多毛は 15 歳頃から始まっていた．中学ではサッカーや陸上ホッケー，水泳でとても活躍していたが，高校から体重増加で困っていたことも伝えた．医師は検査をオーダーし，遊離および総テストステロン値の軽度上昇と血漿黄体形成ホルモン（LH）/ 卵胞刺激ホルモン（FSH）比の上昇が判明する．

これらの所見から，医師は J さんにおそらく多嚢胞性卵巣症候群（PCOS）と呼ばれる疾患があることを伝えた．そして月経周期を整えるため，合剤の経口避妊薬を勧め，多毛や頭部脱毛の問題を改善するためにスピロノラクトンを処方した．

### Questions

1. 多毛と PCOS による不妊との間に，どのような病態生理学的な関連があるのか？
2. なぜ，J さんの毛髪の問題に対する治療でスピノロラクトンが処方されたのか？
3. 経口避妊薬はどのように作用し，J さんの月経周期の調節にどう助けるのか？

ではなく，いくつかの関連ホルモンを総称している．**プロゲスチン progestin** は，テストステロンやエストロゲン合成の前駆物質である**プロゲステロン progesterone** を含んでいる（図 28-2 参照）．いくつかの合成プロゲステロン誘導体が治療目的で使われている．プロゲスチンは子宮内膜細胞を増殖から分泌へと促し，女性の子宮内膜の増殖抑制作用がある（後述参照）．また，プロゲステロンは妊娠の維持にも必要である．**アンドロゲン androgen** は，どれも男性化をもたらし，デヒドロエピアンドロステロン dehydroepiandrosterone（DHEA），アンドロステンジオン，**テストステロン testosterone，ジヒドロテストステロン dihydrotestosterone（DHT）** が含まれる．なかでもテストステロンは血中の古典的アンドロゲン，DHT は細胞内の古典的アンドロゲンと考えられている．アンドロゲンは発達過程で男性型への転換と男性の性成熟に必要である．**エストロゲン estrogen** は女性化作用を有するいくつかのホルモンを称している．**17βエストラジオール 17β-estradiol** が最も強力な内因性エストロゲンであり，エストロンやエストリオールは作用が弱い．

ここで留意すべき点は，**エストロゲンはすべて前駆物質であるアンドロゲンの変換により生成される**ということである（図 29-1）．卵巣と胎盤ではアンドロゲンをエストロゲンに変換する**アロマターゼ aromatase** が最も合成されているが，脂肪組織や視床下部ニューロン，筋肉などの非生殖組織でもアンドロゲンからエストロゲンへの変換が見られる．閉経後の血中エストロゲンは大部分脂肪組織由来であり，男性における血中エストロゲンもおもに脂肪組織由来である．

## ホルモン作用と代謝

プロゲスチン，アンドロゲン，エストロゲンは核内ホルモン受容体のスーパーファミリーに結合するホルモンである．グルココルチコイド（糖質コルチコイド）やミネラルコルチコイド（電解質コルチコイド，鉱質コルチコイド），ビタミン D，甲状腺ホルモンも同様の核内受容体スーパーファミリーに結合する．これらのホルモンは合成されると血漿中に拡散し，性ホルモン結合グロブリン sex hormone-binding globulin（SHBG）やアルブミンのような担体タンパクと強固に結合する．結合しないホルモン分画のみが細胞内に入ることができ，細胞内受容体に結合できる．興味深いことに**テストステロンは本質的にはプロホルモン（前駆体）である**．テストステロンはアンドロゲン受容体に結合するが，その親和性が弱いため，アンドロゲン作用は軽度にとどまる．その代わり，テストステロンは標的組織で作用がより強い**ジヒドロテストステロン dihydrotestosterone（DHT）**（図 29-2）に変換されて，テストステロンの 10 倍の親和性でアンドロゲン受容体に結合する．テストステロンから DHT への変換は **5α還元酵素 5α-reductase** により行われる．5α還元酵素には少なくとも 2 つのサブタイプが存在する．組織においてそれぞれの酵素の発現が異なるた

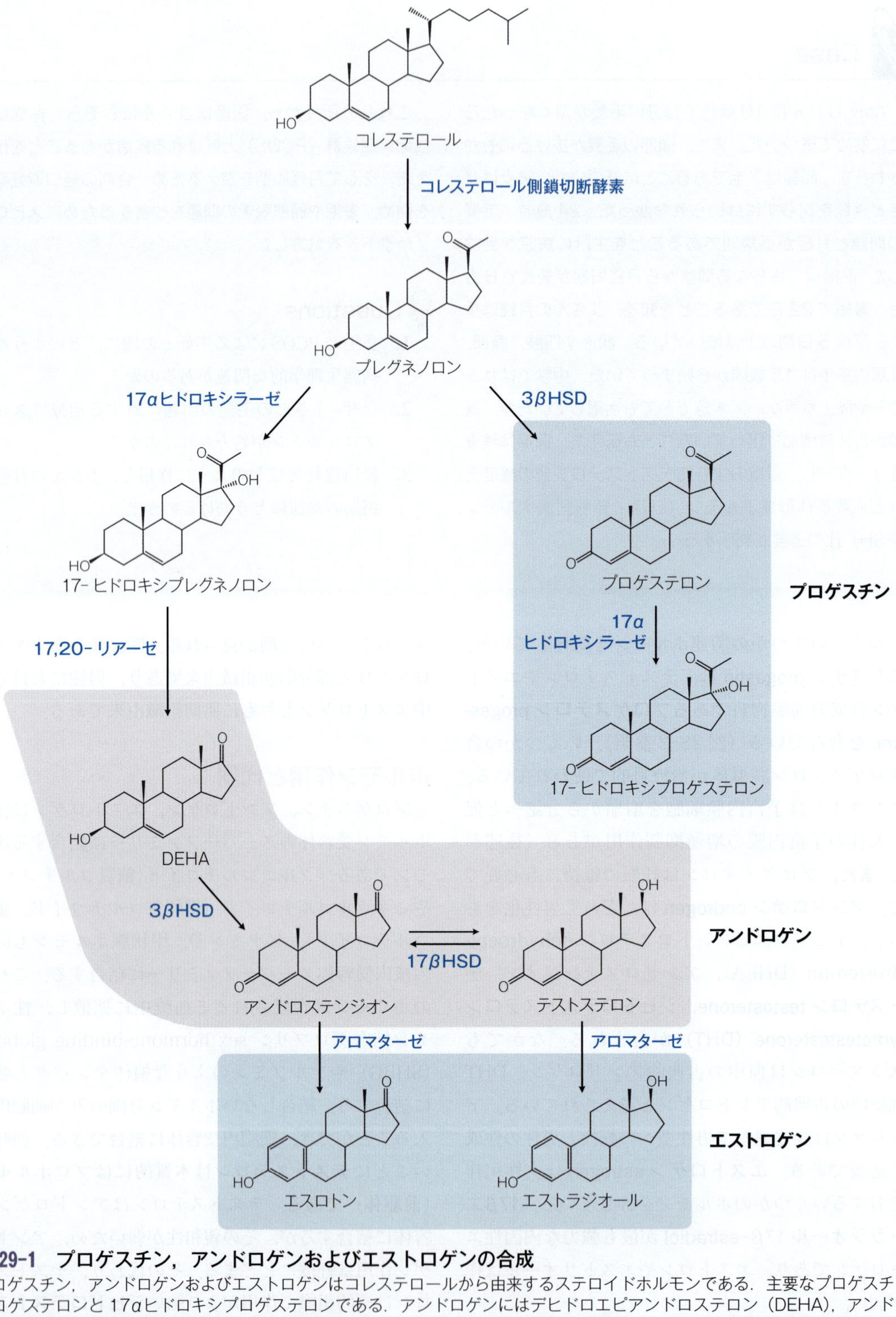


**図 29-1　プロゲスチン，アンドロゲンおよびエストロゲンの合成**
プロゲスチン，アンドロゲンおよびエストロゲンはコレステロールから由来するステロイドホルモンである．主要なプロゲスチンはプロゲステロンと 17αヒドロキシプロゲステロンである．アンドロゲンにはデヒドロエピアンドロステロン（DEHA），アンドロステンジオンとテストステロンがある．エストロゲンにはエストロンとエストラジオールがある．エストロゲンは共役するアンドロゲンが変換されたものである．アンドロステンジオンはエストロンに，テストステロンはエストラジオールに変換される．そして，エストラジオールとエストロンはともに弱いエストロゲンであるエストリオール（**図示せず**）へ代謝を受ける．なお，わかりやすいようにホルモンの前駆物質の関係は一部省略して記載している（図 28-2 参照）．HSD：ヒドロキシステロイドデヒドロゲナーゼ，hydroxysteroid dehydrogenase.

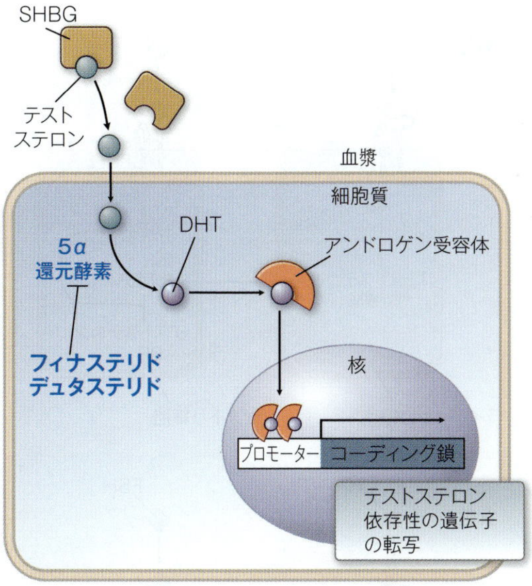


**図 29-2 テストステロンからジヒドロステロンへの細胞内変換**
血漿中でテストステロンは性ホルモン結合グロブリン（SHBG）とアルブミンに結合している（**図示せず**）．遊離テストステロンは細胞形質膜を通して細胞質内へ拡散する．標的組織では5α還元酵素によってテストステロンから，テストステロンより高いアンドロゲン活性を持つジヒドロテストステロン（DHT）へと変換される．DHTはアンドロゲン受容体に高い親和性で結合し，複合体として核内へ輸送される．DHTとアンドロゲン受容体のホモ二量体はアンドロゲン依存性の遺伝子の転写を開始する．良性前立腺肥大症や男性型脱毛症の治療で使われるフィナステリドとデュタステリドは5α還元酵素を阻害する．

め5α還元酵素アンタゴニストに対し薬理学的特異性に違いが生じることになる．最も強力なアンドロゲンであるDHTが重要であることは遺伝的に5α還元酵素の欠損症において明らかである．この酵素欠損の男性ではテストステロンをDHTに変換できず，発育段階で男性への分化プログラムの活性化が起きないため，表現型が女性となる．

**エストロゲン受容体 estrogen receptor（ER）**は性ホルモン受容体として最もよく研究され，3つのホルモン受容体（すなわちエストロゲン受容体，アンドロゲン受容体，プロゲステロン受容体）の例として取り上げられている．プロゲスチン，アンドロゲン，エストロゲンは脂溶性ステロイドホルモンであるため，ホルモンの一部は血漿タンパクと結合せず細胞膜から細胞質内へ自由に拡散できる．いったん細胞内に入るとリガンドのホルモンは特異的細胞内受容体と結合し，二量体を形成する．例えば，エストロゲンはERと結合すると，2つのエストロゲン-エストロゲン受容体複合体で二量体を形成し，DNAプロモーター領域にある**エストロゲン応答エレメント estrogen response element（ERE）**に結合する．EREと結合しコアクチベーターあるいはコリプレッサーを動員して特異的な遺伝子の転写を増強あるいは抑制することで，ホルモンの生理作用が発揮される．エストロゲンには膜結合受容体を介するシグナル伝達もあり，この別経路の生理的作用について活発な研究が行われている．

エストロゲン受容体にはERαとERβのサブタイプが2種類存在する．現在，ERの作用の多くは受容体と転写共役因子（コファクター）の協調が関与していると考えられている．つまり，ERが二量体を形成しEREに結合することだけでは，種々の組織において複雑で多様なエストロゲン作用を説明しきれない．**ERにより動員される特異的な転写因子には組織およびリガンド依存性があり，それにより標的に特異的なエストロゲン作用が一部説明できるであろう**．アンドロゲンとプロゲステロン受容体のサブタイプや分子動態はエストロゲン受容体ほど十分には研究されていないが，同様に複雑な機序が存在すると思われる．現在，薬理研究者が組織特異的な選択作用を持つ受容体アゴニストとアンタゴニストの開発を続けており，転写因子モジュールとERとの結合差異によりエストロゲン作用を変容しうることが認識され，近い将来急成長する薬理研究分野となろう．選択的エストロゲン受容体モデュレータ selective estrogen receptor modulator（SERM；後述参照）は，性ホルモン受容体機能の組織選択性を利用した最初の薬剤である．

## 視床下部-下垂体-生殖（性腺）軸

視床下部-下垂体-生殖（性腺）軸は性ホルモン産生を調節している．GnRHは3階層の最上位にある．視床下部からGnRHがパルス状に分泌される（図29-3）．GnRHは，視床下部-下垂体門脈系を通って下垂体前葉性腺刺激ホルモン産生細胞を刺激する．Gタンパク質共役型受容体を介して性腺刺激ホルモン産生細胞は刺激され，LHとFSHの合成および分泌が促進される．LHとFSHは併せて**性腺刺激ホルモン（ゴナドトロピン）**と呼ばれる．

1つの細胞がLHとFSHの両方を産生するが，これらのホルモンの合成と放出は互いに別々に制御されている．最近の研究からGnRHの分泌頻度がLHとFSHの分泌様式を変えていることが示唆されている．GnRHのパルス状分泌は，視床下部-下垂体-生殖軸が適正に機能するのに最重要である．**GnRHの持続的投与では，性腺刺激ホルモン細胞からLH・FSH放出は刺激されずかえって抑制される**．この効果は薬理学的に重要な意義を持つ．すなわちパルス状に外因性GnRHを投与すると性腺刺激ホルモン放出を刺激

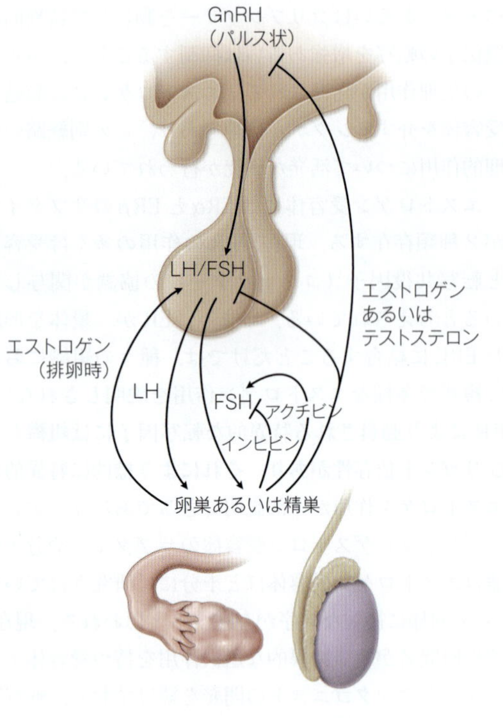


**図 29-3　視床下部－下垂体－生殖（性腺）軸**
視床下部は，視床下部-下垂体門脈系へ性腺刺激ホルモン（ゴナドトロピン）放出ホルモン（GnRH）をパルス状に分泌する．GnRH は下垂体前葉性腺刺激ホルモン細胞を刺激し，黄体形成ホルモン（LH）と卵胞刺激ホルモン（FSH）の合成および放出をする．これらのホルモンは性腺刺激ホルモンと称され，卵巣および精巣で各々，エストロゲンとテストステロンの合成を促進する．エストロゲンとテストステロンは GnRH，LH，FSH 放出を抑制する．月経周期の時期に応じたエストロゲンの血漿濃度と血漿濃度の増加速度によって，エストロゲンは下垂体性腺刺激ホルモン放出を刺激することができる（例えば排卵時）．卵巣および精巣からは FSH 分泌を選択的に抑制するインヒビンと FSH 分泌を選択的に促進するアクチビンとが分泌される．

するが，持続的に GnRH を投与すると LH・FSH 放出を抑制し，標的細胞機能を阻害するのである．

LH と FSH は，男性および女性において類似しているものの若干異なる作用を示す．男性における重要な標的細胞として精巣の**ライディッヒ細胞 Leydig cell** と**セルトリ細胞 Sertoli cell** が，女性においては卵巣の**莢膜細胞 thecal cell** と**顆粒膜細胞 gramulosa cell** が，性腺刺激ホルモン機能を仲介する（図 29-4）．どちらの場合でも 2 つの細胞系が協働して性ホルモン作用を仲介している．男性では LH が精巣ライディッヒ細胞を刺激してテストステロン合成を促進する．そして隣接するセルトリ細胞に浸透する．セルトリ細胞では FSH 刺激がアンドロゲン結合タンパク androgen binding protein（ABP）の産生を促進する．ABP は精子形成に必要なテストステロンを精巣内で高濃度に維持するのに重要である．FSH はセルトリ細胞を刺激し，精子の成熟に必要な他のタンパク質の

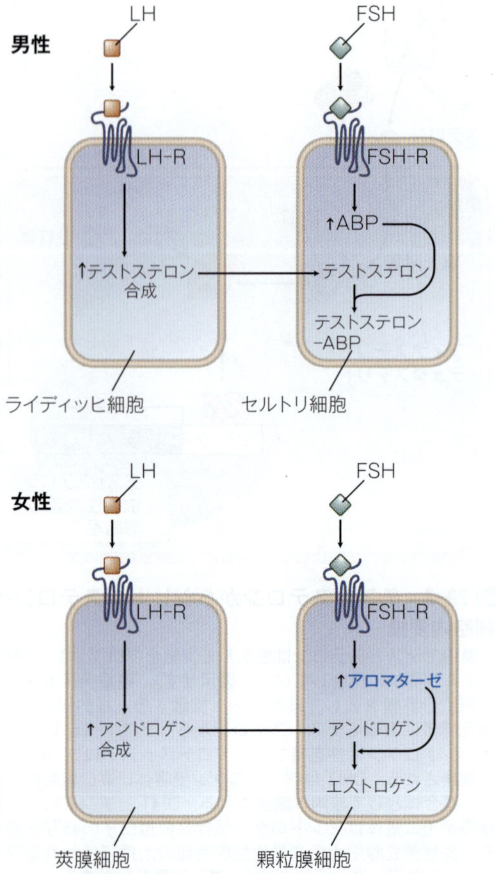


**図 29-4　性腺刺激ホルモン作用における 2 細胞系**
**男性**では，黄体形成ホルモン（LH）がライディッヒ細胞の LH 受容体 LH receptor（LH-R）に結合してテストステロン合成を活性化する．テストステロンは近傍のセルトリ細胞に拡散する．卵胞刺激ホルモン（FSH）がセルトリ細胞の FSH 受容体 FSH receptor（FSH-R）に結合し，アンドロゲン結合タンパク（ABP）を増加させる．ABP はテストステロンを高濃度に保ち，セルトリ細胞で合成される他の FSH 誘導タンパクとともに近くの胚上皮において精子形成を促進する（**図示せず**）．**女性**では LH は莢膜細胞において，男性と同様にアンドロゲン（アンドロステンジオン）合成を促進する．アンドロゲンは近傍の顆粒膜細胞に拡散し，アロマターゼによってアンドロステンジオンがエストロンへ変換され，生物活性を有するエストロゲンであるエストラジオールに還元される．FSH は顆粒膜細胞においてアロマターゼ活性を増加させ，アンドロゲンからエストロゲンへの変換を促進する．ジヒドロテストステロン（DHT）はアロマターゼの基質ではないことに留意する．＊↑増加を示す．

生成も促す．女性では LH は莢膜細胞を刺激してアンドロゲンのアンドロステンジオンを合成し，顆粒膜細胞内では FSH 作用の下，アンドロステンジオンが芳香化されエストロンおよびエストラジオールが作られる．

セルトリ細胞と顆粒膜細胞からは調節作用を持つタンパク質**インヒビン A inhibin A**，**インヒビン B inhibin B** および**アクチビン activin** が合成・分泌される．性腺から分泌されたインヒビンは下垂体前葉に作用して FSH 放出を抑制するが，アクチビンは FSH 放

出を促進する．インヒビンやアクチビンは下垂体前葉のLH放出には作用しない（図29-3）．これらの調節タンパクのホルモン作用制御における役割についてはまだ十分に解明されていない．男性ではテストステロンは下垂体および視床下部ホルモンの放出への重要な抑制因子である，女性においてエストロゲンの役割はさらに複雑であり，その場のホルモン環境に応じて正のフィードバックにも負のフィードバックにも作用しうる．この点については，月経周期の解説に一部記載されている．女性ではエストラジオールとプロゲステロンはともに視床下部と下垂体の両者に作用してGnRH，LH，FSH分泌を協働して抑制している．

## 内分泌調節の統合：月経周期

女性の月経周期は約28日（正常範囲：24～35日）のホルモン周期により制御されている．月経周期は思春期発現から始まり（妊娠中を除き）閉経期まで連続して続く（図29-5）．周期の始まり（1日目）は，月経開始日と便宜的に定義されている．排卵は月経周期の中間（約14日）で起こる．月経周期のうち排卵前の期間は**卵胞期** follicular あるいは**増殖期** proliferative と呼ばれる．この時期は卵巣の発育中の**卵胞**から多くの性腺ホルモンが産生され，子宮内膜の**細胞増殖**が促される．排卵に引き続き，**黄体** corpus luteum からプロゲステロンが産生され，子宮内膜は増殖期から**分泌期**に移行する．月経周期の後半は**黄体期** luteal あるいは**分泌期** secretory と呼ばれるが，これらは卵巣あるいは子宮内膜のどちらを参照しているかで区別されている．

月経周期の始まりではエストロゲンとインヒビンAの産生は非常に低い．その結果，下垂体前葉からFSHとLH分泌が増加する．これらのホルモンは，減数分裂前期で停止した状態の卵子を含んだ4～6個の卵胞成熟を促す．成熟卵胞からエストロゲン，インヒビンA，インヒビンB分泌量が増加する．エストロゲンにより莢膜細胞ではLH受容体が，顆粒膜細胞ではFSH受容体が発現増加する．受容体のアップレギュレーションにより，下垂体前葉性腺刺激ホルモンに対する卵胞の反応性が高まり，1つの卵胞のみからエストロゲンの分泌量が増加することになる．血漿エストロゲンとインヒビンの増加により下垂体のLH・FSH放出が部分的に抑制される．性腺刺激ホルモン値の低下により他の卵胞は閉鎖卵胞となり，単独の卵胞が成熟する．同時に，増加したエストロゲン刺激により子宮内膜は急速に増殖する．

主席卵胞が発育するにつれ，エストロゲンは高いレベルで分泌が維持される．詳細な機序は未だ不明であるが，エストロゲンの高値かつ急速な上昇が性腺刺激ホルモン細胞からの性腺刺激ホルモン放出に短期的な正のフィードバックを引き起こし，LH・FSH放出は抑制されずに刺激される．月経周期の中期LH・FSH分泌サージにより主席卵胞は腫脹し，タンパク分解酵

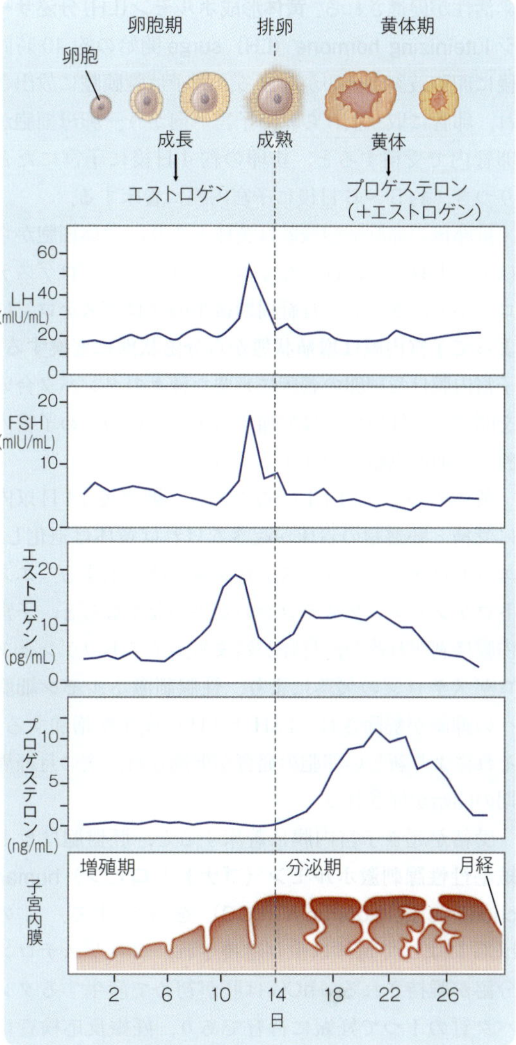


**図 29-5　月経周期**
月経周期は卵胞期と黄体期に分けられる．排卵がこの2つの期間の移行期である．卵胞期では，下垂体前葉性腺刺激ホルモン細胞が性腺刺激ホルモン放出ホルモン（GnRH）のパルス状刺激に応じて黄体形成ホルモン（LH）・卵胞刺激ホルモン（FSH）を分泌する．血中のLH・FSHは卵胞の発育・成熟を促す．成熟卵胞はエストロゲン分泌を増加する．エストロゲンは最初，性腺刺激ホルモン放出に抑制的に作用するが，月経周期の半ば直前になると，LHとFSHに対して短時間正のフィードバックをもたらす．その結果，卵胞が破裂し，卵管内へ卵子が放出される．月経周期後半では黄体からエストロゲンとプロゲステロンが分泌される．プロゲステロンは子宮内膜に作用し，増殖期から分泌期へと変化させる．排卵後14日以内に受精および胚盤胞の着床が起こらなければ，黄体は退縮し，エストロゲンとプロゲステロン分泌は低下し，月経が起こり，新しい周期が始まる．

素活性が促進される．**黄体形成ホルモン（LH）分泌サージ luteinizing hormone（LH）surge** 開始の約40時間後に卵胞破裂，排卵が起きる．卵子は腹膜腔に放出され，卵管に取り上げられ，子宮へ向かう．卵母細胞が卵管内で受精すると，排卵の約4日後に子宮にたどりつき，約5～6日後に子宮内膜に着床する．

排卵後の卵胞細胞残骸は黄体となり，黄体細胞からはエストロゲンだけでなくエストロゲンとプロゲステロンが分泌される．**月経周期後半のプロゲステロンによって子宮内膜は増殖状態から分泌状態に変換する．**子宮内膜は受精卵の着床に必要な種々のタンパク合成を開始し，妊娠すれば増加する栄養供給のため子宮内膜への血液供給が増加する．

黄体の寿命は約14日間である．排卵後14日以内に受精と胚盤胞の着床が起きなければ黄体は退化し，エストロゲンとプロゲステロン産生は停止する．エストロゲンとプロゲステロンの効果がなくなると，子宮内膜は剥がれ落ち，月経が始まる．エストロゲンとプロゲステロンの欠落により，性腺刺激ホルモン細胞への抑制が解除され，FSHとLHの産生が増加する．それにより新しい卵胞の発育が促進され，次の月経周期の開始が促される．

受精が起き子宮内膜に着床すると，胚盤胞は**ヒト絨毛性性腺刺激ホルモン（ゴナドトロピン）human chorionic gonadotropin（hCG）**を分泌する．このhCGによって黄体は生存維持され，プロゲステロン分泌が維持される．hCGは胚が初めて産生するタンパク質の1つで妊娠に特有であり，妊娠反応検査はhCGの存在を測定している．胎盤からのプロゲステロン自律分泌が始まる妊娠10～12週後，hCG産生は低下する．妊娠中の薬物使用に関する注意点については Box 5-1 で説明する．

## ▶ 病態生理学

生殖器官における病態は，全般的に3つの機能障害に分けられる（表29-1）．第1に視床下部-下垂体-生殖（性腺）軸の破綻であり，不妊症に至るような原因疾患を引き起こす．第2にエストロゲンあるいはテストステロン依存性組織の異常増殖である．これにより乳がんや前立腺がん，また子宮内膜症や内膜増殖症のような良性でかつ臨床的に重要な病態が引き起こされる．第3に，閉経で見られるエストロゲン分泌低下または高齢男性に見られるアンドロゲン分泌低下はいくつかの望ましくない健康障害に関連している．

**表29-1 薬物治療が行われる生殖器官障害の一般的なメカニズム**

| メカニズム | 例 |
|---|---|
| 視床下部-下垂体-生殖（性腺）軸の破綻 | PCOS<br>プロラクチン産生腺腫 |
| ホルモン依存組織の異常増殖 | 乳がん<br>前立腺肥大症，前立腺がん<br>子宮内膜症，子宮内膜増殖症<br>平滑筋腫（子宮筋腫） |
| エストロゲンまたはアンドロゲン分泌の低下 | 性腺機能低下症<br>閉経 |

PCOS：多嚢胞性卵巣症候群．

### 視床下部-下垂体-生殖（性腺）軸の破綻

視床下部-下垂体-生殖（性腺）軸は，ホルモンによる負のフィードバックあるいは正のフィードバックにより通常，毎月規則的な月経周期の維持のため厳密に制御されている．この軸が障害されると不妊症となる．性ホルモン産生障害による不妊の原因として多いものに多嚢胞性卵巣症候群 polycystic ovarian syndrome（PCOS）とプロラクチン産生腺腫が含まれる．

**多嚢胞性卵巣症候群 polycystic ovarian syndrome（PCOS）**は血中アンドロゲン増加と無排卵や希発排卵を主徴とする症候群である．PCOSは生殖年齢の女性の3～5%が罹患する．診断は，JさんのCaseのように臨床的診断であり，希発排卵と多毛症（過剰な発毛）とを同時に認めることによる．多くの原因がPCOSに関与しているが，どの原因でもアンドロゲン分泌が増加し正常の排卵周期が抑制される．アンドロゲン分泌増加により男性化が引き起こされ，JさんのCaseのように男性型脱毛症や顔面の発毛がよく見られる．PCOSの女性の多くは，卵巣でのテストステロン産生の抑制のためエストロゲン・プロゲステロン合剤の避妊薬投与と，増加した血中テストステロンの男性化作用阻害のためスピノロラクトンのような抗アンドロゲン薬（後述参照）によって治療される．

PCOSの発症を説明可能な仮説が3つある．最初は**黄体形成ホルモン（LH）仮説 luteinizing hormone（LH）hypothesis** と呼ばれ，多くのPCOS女性で下垂体LHのパルス頻度と振幅とが増加しているとの観察が根拠となっている．実際，PCOSの90%において血中LHの高値が見られる．増加したLH活性は卵巣莢膜細胞を刺激し，アンドロステンジオンとテストステロンを含むアンドロゲン合成量が増加する．さらに増加したLHとアンドロゲンは卵胞発育を抑制して，その結果卵胞からの大量のエストロゲン分泌が阻害される．

エストロゲンによる“引き金”がなくなるとLH分泌サージと排卵が阻止される．冒頭のCaseのように，PCOS患者は月経は不順で，月経時には月経過多の傾向がある．

2つ目は**インスリン仮説 insulin theory** と呼ばれ，多くのPCOS女性が肥満でありインスリン抵抗性があり，インスリン分泌が過剰であるとの観察が根拠となっている．増加したインスリンがSHBG産生を減少させ，遊離テストステロンが高値となり，末梢組織でのアンドロゲン作用が高まることになる．また，インスリンが直接にLHと協働して莢膜細胞からのアンドロゲン産生を増加させることも観察されている．興味深いことに，PCOS女性ではメトホルミンのようなインスリン抵抗性を特異的に改善させる薬剤により規則的な排卵性周期が回復し，テストステロン値の正常化が得られることがある．

3つ目は**卵巣仮説 ovarian hypothesis** である．この説明では莢膜細胞レベルにおける性ステロイド合成の調節障害を仮定している．例えば，アンドロゲン合成を司る酸化酵素活性の異常増加により，何らかの刺激に反応して莢膜細胞によるアンドロゲン産生が過剰となってしまう可能性がある．以上の仮説どうしは互いを排除するわけでなくPCOSが2つもしくは3つの機序の重複で引き起こされるかもしれないことが重要である．この疾病の根底にある細胞機構が少しでも解明されれば，結果ではなく原因に基づいた新しい薬理治療を開発することができよう．

**プロラクチン産生腺腫 prolactinomas** は生殖年齢女性の不妊の原因としてPCOS同様よく見られる．下垂体前葉プロラクチン細胞の単クローン性良性腫瘍は2つの並行した経路により不妊を引き起こす．1つ目は，増加したプロラクチンが視床下部からのGnRH放出に拮抗すること，およびGnRHに対する性腺刺激ホルモン細胞の反応性を低下させることの両方からエストロゲン合成を抑制する．この拮抗作用によりLH・FSH放出は低下し，視床下部-下垂体-生殖（性腺）軸による末梢組織への刺激が低下することとなる．2つ目の機序は下垂体腫瘍すべてに共通である，押し出し効果または腫瘍圧迫効果である．下垂体は骨性のトルコ鞍内にあり，プロラクチン細胞の増殖によって他の細胞が圧迫され近傍の性腺刺激ホルモン細胞の機能が抑制されてしまう．多くの症例では**カベルゴリン cabergoline** や**ブロモクリプチン bromocriptine** などドパミンアゴニストの長期投与によりプロラクチン分泌が抑制され，腫瘍細胞の縮小から腫瘍サイズが減少し，性腺刺激ホルモン細胞機能の回復と排卵が引き起こされる．

## ホルモン依存組織の異常増殖

乳腺組織の発育はエストロゲン，プロゲステロン，アンドロゲン，プロラクチン，インスリン様成長因子など多くのホルモンに依存している．多くの（すべてではないが）乳がんはERを発現し，内因性エストロゲンによりしばしば増殖促進が，抗エストロゲンにより増殖抑制が見られる．**乳がん breast carcinoma** でER発現が認められると，ERアンタゴニスト（**フルベストラント fulvestrant** などの純アンタゴニストや**タモキシフェン tamoxifen** などのSERM；後述参照）やエストロゲン合成阻害薬（**アナストロゾール anastrozole**，**レトロゾール letrozole**，**エキセメスタン exemestane**，**formestane** などのアロマターゼ阻害薬）が腫瘍発育を緩徐にするため投与される．前立腺の発育はアンドロゲン依存的であり，前立腺間質細胞で5α還元酵素II型によってテストステロンからDHTに転換される必要がある．酵素阻害薬（**フィナステリド finasteride** や**デュタステリド dutasteride**）や受容体アンタゴニスト（**フルタミド flutamide**）が**良性前立腺肥大症 benign prostatic hyperplasia** や転移性**前立腺がん prostate cancer** などの前立腺組織の異常増殖状態に対する治療として用いられる（後述参照）．

**子宮内膜症 endometriosis** では子宮外に子宮内膜組織が増殖する．子宮内膜症は通常，卵管周囲領域（卵巣，直腸膀胱窩，子宮靭帯）に見られることから，月経中に子宮内膜組織が卵管を通じて逆流することで子宮内膜症が起こるとの仮説がある．その他には，腹膜から化生した組織の増殖説やリンパ管を通した子宮内膜細胞の子宮外への拡散説がある．また，一部の症例で子宮内膜組織においてアロマターゼ活性が増加しているとの根拠がある．子宮内膜症の病巣はエストロゲン刺激に反応するため，月経周期に合わせて子宮内膜症の増殖と消退を繰り返す．このため強度の疼痛，不正出血や腹腔内の癒着形成が起きる．癒着により不妊症が起きうる．通常子宮内膜症はエストロゲン依存性であり，半減期が長いGnRHアゴニスト治療により往々にして改善する（後述参照）．

## エストロゲンまたはアンドロゲンの分泌低下

性ホルモン産生低下による作用は，症状が生じた時点の患者年齢によって大きく異なる．**性腺機能低下 hypogonadism** は青年期前に性ホルモン産生が障害された場合に生じる．性腺機能低下患者では性的成熟に至らないが，適切なホルモン補充により，多くの場合，二次性徴の発達がもたらされる．

**閉経 menopause** は卵胞の消耗による正常な生理反応である．女性では生涯，卵胞は減数分裂の状態で休止している．ごく少数の卵胞のみが 1 回の月経周期で成熟し，その残りは最終的に退化する．卵巣内の卵胞が全部枯渇した時点で月経周期は終了する．卵胞の枯渇によりエストロゲンとインヒビンは低下し（閉経前女性では発育卵胞がおもなエストロゲンとインヒビンの産生源），LH と FSH は増加する（エストロゲンとインヒビンは性腺刺激ホルモン放出を抑制するため）．**閉経後は末梢組織（おもに脂肪）においてアンドロステンジオンはアロマターゼによってエストロンへ変換され続ける．ただし，エストロンはエストラジオールよりエストロゲン作用が弱い．** 閉経後はエストロゲンの相対欠乏のため女性の多くは顔面紅潮や腟の乾燥，性欲減退を経験する．閉経後女性は骨粗鬆症の危険もある．骨量維持に関するエストロゲンの役割については第 31 章で詳しく説明する．

男性では，女性の閉経と同様な性ホルモンが突然低下することはないが，アンドロゲン分泌は加齢とともに徐々に低下する．高齢男性におけるアンドロゲン治療の役割について現在論議はあるが，テストステロンが低下し性腺機能低下症の症状が見られる成人性腺機能低下症ではアンドロゲン補充療法の適応がある．

## ▶ 薬理学上の分類

性腺の生理学や病態生理学における諸段階のほとんどを標的とした薬剤が開発されている．重要な薬剤クラスには下垂体前葉性腺刺激ホルモン細胞の活性を修飾する調節薬や末梢ホルモン作用に対する特異的アンタゴニストが含まれている．性ホルモン製剤は補充治療として，また性腺刺激ホルモン分泌を修飾するためによく用いられる（図 29-6）．

### 性腺ホルモン阻害薬

#### 合成阻害薬

#### 性腺刺激ホルモン（ゴナドトロピン）放出ホルモン（GnRH）アゴニスト，アンタゴニスト

生理的条件下で視床下部から GnRH はパルス状に放出される．GnRH のパルス頻度が下垂体前葉か

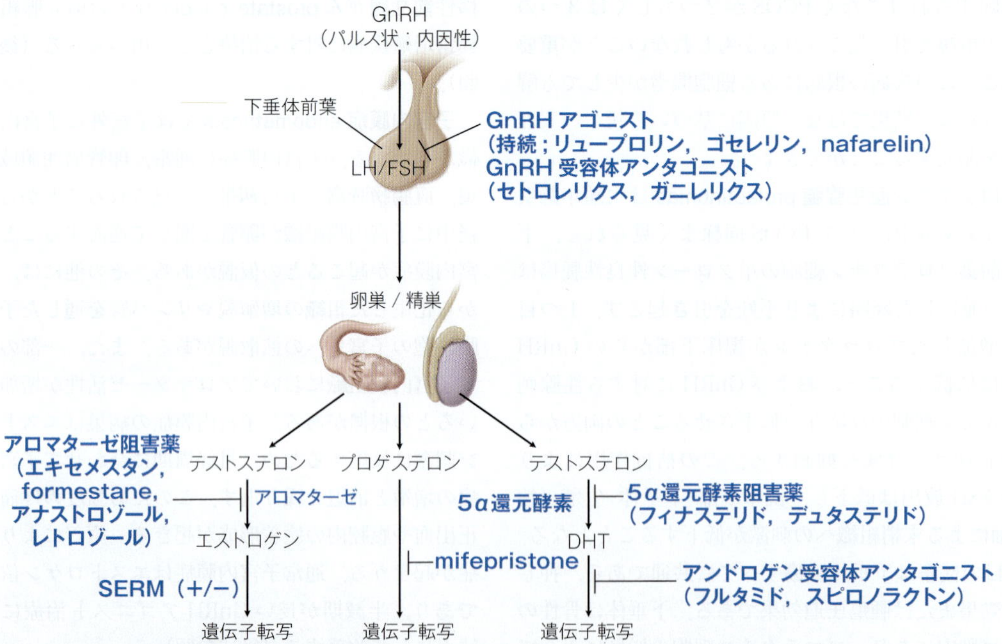


**図 29-6　性腺ホルモン作用の薬理学的修飾**

性腺ホルモン作用の薬理学的修飾には，大別してホルモン合成の阻害薬とホルモン受容体アンタゴニストがある．性腺刺激ホルモン放出ホルモン（GnRH）の持続的投与によって下垂体前葉の黄体形成ホルモン（LH）・卵胞刺激ホルモン（FSH）の分泌は抑制され，性腺ホルモンの合成も阻害される．GnRH 受容体アンタゴニスト（セトロレリクス，ガニレリクス）も同様の目的で使用される．フィナステリドとデュタステリドは 5α還元酵素を阻害し，テストステロンからさらに強い活性を有するジヒドロテストステロン（DHT）への変換を抑制する．アロマターゼ阻害薬（エキセメスタン，formestane，アナストロゾール，レトロゾール）はアンドロゲンからエストロゲンへの生成を抑制する．いくつかのホルモン受容体アンタゴニストとモデュレータ（調節薬）は内因性エストロゲン[選択的エストロゲン受容体モデュレータ（SERM）のいくつか]，アンドロゲン（フルタミド，スピロノラクトン），プロゲステロン（mifepristone）の作用を抑制する．

らのLH・FSHの相対的放出を制御している．一方，GnRHの持続投与は下垂体性腺刺激ホルモン細胞の活性は刺激されずに抑制されてしまう．GnRHアゴニスト（**リュープロレリン leuprolide，ゴセレリン goserelin，nafarelin**）の持続的投与またはGnRH受容体アンタゴニスト（**セトロレリクス cetrorelix，ガニレリクス ganirelix**）の投与によって視床下部-下垂体-生殖（性腺）軸を抑制することが可能である．GnRHアゴニストの持続的投与は前立腺がんや一部の乳がんでホルモン依存腫瘍の治療に用いられる．個々の治療薬は第26章，視床下部と下垂体の薬理学で詳細に述べる．現在利用可能なGnRHアナログはペプチド製剤であり，注射薬や点鼻スプレーなど非経口経路で投与される．非ペプチド性経口GnRHアンタゴニストである elagolix は子宮内膜症における骨盤痛の治療薬として後期臨床試験が行われている．

### 5α還元酵素阻害薬

**フィナステリド finasteride** と **デュタステリド dutasteride** は，テストステロンをDHTへ変換する酵素である5α還元酵素の阻害薬である．フィナステリドは前立腺に高濃度に発現している還元酵素II型の選択的阻害薬である．デュタステリドは還元酵素II型と還元酵素I型（皮膚や前立腺に発現）の両方を阻害する．DHTはテストステロンよりアンドロゲン受容体に高親和性で結合することを思い出してほしい．**テストステロンからDHTへの局所転換を阻害することで，効率よくテストステロンの局所作用を阻害できる．**前立腺細胞の生存はアンドロゲン刺激に依存しており，還元酵素阻害薬投与で前立腺組織の成長は鈍化する．フィナステリドとデュタステリドは良性前立腺肥大症の尿流量低下や排尿開始遅延などの症状に対する治療薬として認可されている．これらの薬剤は症候性の前立腺過形成に対して一般的な経尿道的前立腺切除術 transurethral resection of the prostate (TURP) に代わる治療の可能性がある．1年間の治療で前立腺サイズは最大25%の縮小効果が得られている．また，すでに十分肥大した前立腺過形成において臨床的に最大効果が認められ，前立腺肥大例ほど効果的である．副作用に性欲減退や勃起障害がある．

### アロマターゼ阻害薬

アロマターゼ作用によりアンドロゲン前駆体からエストロゲンが合成されるため，アロマターゼの酵素阻害でエストロゲン生成を効率的に抑制できる．これでER陽性乳がんなどのエストロゲン依存性腫瘍の発育抑制薬として使用されている．選択性の高いアロマターゼ阻害薬が数種類，近年開発されている．**アナストロゾール anastrozole** と **レトロゾール letrozole** はアロマターゼの競合型阻害薬で，**エキセメスタン exemestane** と formestane はアロマターゼと共有結合する．現在これらの薬剤は，すべて転移性乳がんの治療や手術や放射線治療で初期治療を行ったがんの再発予防のため使用されている．最近の試験では，乳がん治療においてタモキシフェンなどのERアンタゴニストよりもアロマターゼ阻害薬の治療効果が高いことが示されている．アロマターゼ阻害薬はエストロゲン作用に対し強力な抑制を示し，一方エストロゲンが骨密度の主要な制御因子であることから，アロマターゼ阻害薬を服用している女性では骨粗鬆症による骨折リスクが高まっている．

## 受容体アンタゴニスト

### 選択的エストロゲン受容体モデュレータ（SERM）

“選択的エストロゲン受容体モデュレータ selective estrogen receptor modulators”（SERM）の名称は，抗エストロゲン薬が純粋なアンタゴニストではなく，アゴニストとアンタゴニスト作用が混在するものであり（表29-2），ある組織ではエストロゲン作用を抑制し，別の組織ではエストロゲン作用を促進するといった観察から由来する．組織選択性の基礎にはいくつかの機序がある．1つにはエストロゲン受容体に2種類のサブタイプ，ERαとERβがあり，これらの受容体サブタイプの発現が組織特異的である．2つにはERと転写共役因子（コアクチベーターおよびコリプレッ

**表29-2 組織特異的アゴニスト・アンタゴニスト選択的エストロゲン受容体モデュレータ活性**

| | 乳 腺 | 子宮内膜 | 骨 |
|---|---|---|---|
| エストロゲン | +++ | +++ | +++ |
| タモキシフェン | − | + | + |
| ラロキシフェン | − | − | ++ |

生理的ホルモンのエストロゲンは乳腺，子宮内膜，骨への刺激作用がある．タモキシフェンは乳腺組織にはアンタゴニストとして作用するため，エストロゲン受容体陽性の乳がんにおける治療として使用される．最も新しい選択的エストロゲン受容体モデュレータ（SERM）であるラロキシフェンは骨にはアゴニストとして作用するが，乳腺と子宮内膜にはアンタゴニストとして作用する．ラロキシフェンは閉経後女性の骨粗鬆症の予防と治療，乳がんの予防に承認されている．クロミフェン（**表示せず**）は視床下部と下垂体前葉でのエストロゲン受容体アンタゴニストとして作用するSERMであり，臨床では卵胞刺激ホルモン（FSH）分泌を増加させ排卵を起こさせるため，使用される．

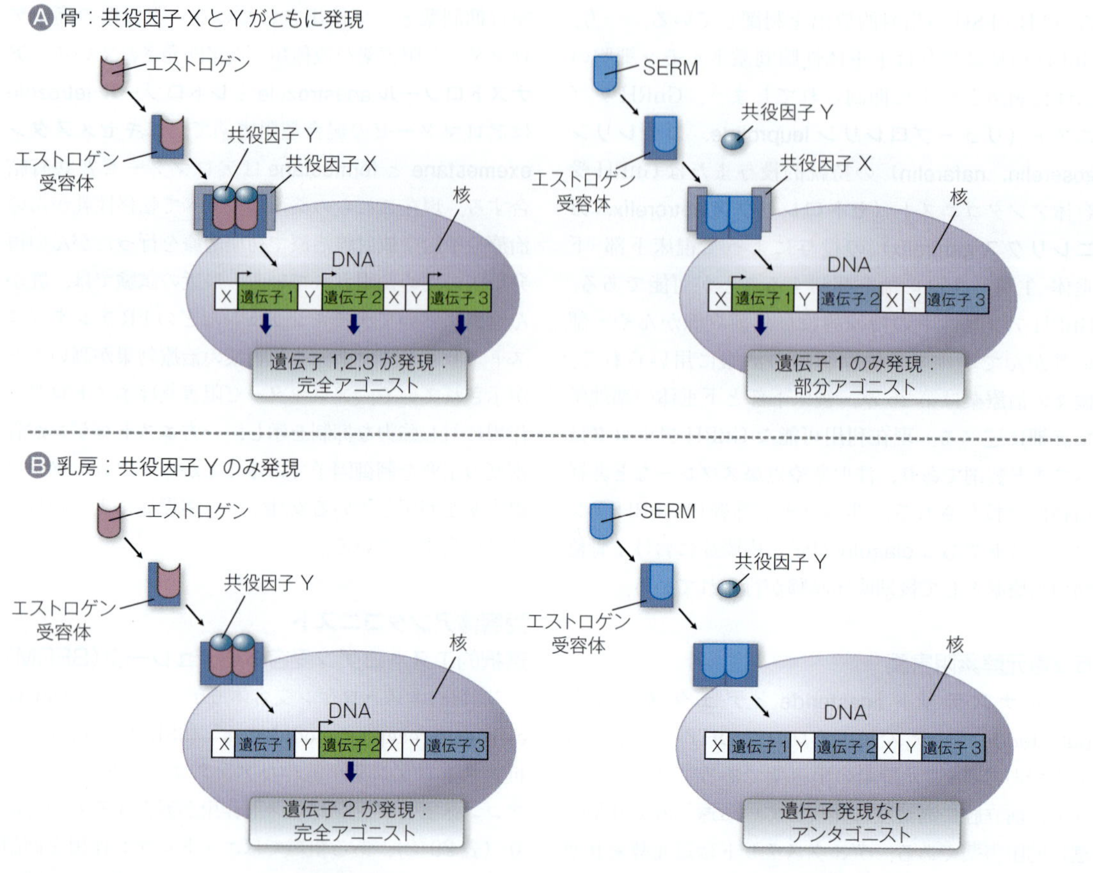


**図 29-7　選択的エストロゲン受容体モデュレータの組織特異的作用を説明するモデル**
選択的エストロゲン受容体モデュレータ（SERM）は組織特異的なエストロゲン受容体アンタゴニストあるいは部分アゴニスト活性を持つ．この組織特異的作用は以下の観察から説明されよう．(1) 転写コアクチベーターおよび / またはコリプレッサーが組織特異的に発現する．(2) SERM-エストロゲン受容体（ER）複合体はある種のコアクチベーターまたはコリプレッサーと結合するが，他の共役因子と関連しない．(3) 遺伝子は SERM-ER とコアクチベーターやコリプレッサーの異なった種類の組み合せによって活性化あるいは抑制される．例えば，骨細胞がコアクチベーター X,Y（共役因子）を発現していると仮定する．乳腺細胞ではコアクチベーター Y のみを発現する．エストロゲン-ER 複合体は X,Y と結合できるが，SERM-ER 複合体は X のみに結合する．**A.** 骨細胞ではエストロゲンは ER に結合しコアクチベーター X，Y を動員し，遺伝子 1，2，3 を発現する．SEMR-ER 複合体はコアクチベーター Y に結合できず，SERM-ER-共役因子 X の複合体は遺伝子 1 のみを発現させる．骨ではエストロゲンは完全アゴニストであるが，SERM は部分アゴニストである．**B.** 乳腺細胞ではエストロゲンは ER と結合しコアクチベーター Y を動員し，遺伝子 2 を発現させるが，SERM はどの遺伝子の発現も動かさない．乳腺細胞で SERM はアンタゴニストとして作用する．簡潔にするためにコアクチベーターのみを示したが，SERM 作用にはコリプレッサーも関与する．

サー）との相互作用は受容体に結合するリガンド構造に依存する．図 29-7 で例を挙げるが，17βエストラジオール（図では“エストロゲン”と記載）が ER と結合すると受容体の構造変化を引き起こし，2 つの転写共役因子である X と Y とが受容体に結合できる．その結果，受容体複合体は 3 つの遺伝子，すなわち X に依存性の遺伝子，Y に依存性の遺伝子と X かつ Y に依存性の遺伝子が活性化させる．一方，SERM が ER に結合すると異なる構造変化を引き起こし，転写因子 X は結合できるが，転写因子 Y は結合できず，その結果，SERM-ER 受容体-X 複合体は X 依存性の遺伝子の活性化はできるが，Y 依存性の遺伝子や（X + Y）依存性の遺伝子を活性化できないことになる．

さらに，骨細胞では転写因子 X と Y が発現し，乳腺細胞には転写因子 Y しか発現していないと仮定すると，乳腺ではこの SERM はアンタゴニストとして作用する．理由として，(1) 転写因子 Y は SERM-ER 複合体に結合できないため，SERM によるエストロゲン依存性作用の活性化が阻害される，(2)SERM が ER に結合すると内因性エストロゲンと受容体との結合を競合阻害する．一方，骨では SERM は Y 依存性の遺伝子を活性化せず，X 依存性の遺伝子の活性化により部分アゴニストとして作用する．

SERM のこのような組織特異的作用は，薬剤により期待される効果と副作用の両面で重要な意義がある．もしエストロゲンによる子宮内膜過形成を起こさずに，エストロゲン依存性の乳がん増殖を抑制するSERMをデザインすることが可能なら，タモキシフェン（後述で説明）の望ましくない副作用は減らせただろう．精密な特異性を有するSERMは骨粗鬆症，乳がん，さらには心血管疾患の治療に重要な意義があろう．現在臨床で使用可能なSERMはタモキシフェン，ラロキシフェンとクロミフェンである．

**タモキシフェン tamoxifen** は，乳がんの治療と予防に使用が承認された唯一のSERMである．タモキシフェンは転移性乳がんに対する姑息的治療および乳腺腫瘍摘出後の術後治療として採用された．**タモキシフェンは乳腺ではERアンタゴニストであるが，子宮内膜や骨では部分アゴニストである．**この薬理作用でエストロゲン依存性の乳がん増殖を抑制するが，子宮内膜の増殖は促進する．後者の作用により，タモキシフェン投与によって子宮内膜がんの発症は4～6倍に増加してしまう．したがって医原性子宮内膜がんリスクを減らすため，タモキシフェンは通常5年以上の投与は行わない．

**ラロキシフェン raloxifene** は新しいSERMであり，**骨においてERアゴニスト作用を持ち，乳腺と子宮内膜組織においてアンタゴニスト作用を持つ．**作用機序は図29-7で示し，分子構造は図29-8で示す．組織特異性プロファイルからラロキシフェンは子宮内膜がんの発症を増加させないようである．骨に対するラロキシフェンのアゴニスト作用によって骨吸収は減少し，閉経後女性の骨粗鬆症の進行を予防し遅延させる（詳細については第31章で説明）．ラロキシフェンは乳がんの予防および骨粗鬆症の予防と治療に対して承認されている．大規模臨床試験として乳がんハイリスク女性における乳がん予防に対するラロキシフェンとタモキシフェンの比較試験が行われ，両薬剤ともに浸潤性乳がんの発症を50%抑制した．タモキシフェン群でラロキシフェン群と比較して子宮内膜過形成や子宮内膜がん，白内障，深部静脈血栓症の症例が増加していた．一方，タモキシフェンはラロキシフェンと比較し非浸潤性乳がんの発症を予防した．

**クロミフェン clomiphene** は排卵誘発に用いられるSERMである．**この薬剤は視床下部，下垂体前葉においてはERアンタゴニストとして，卵巣においては部分アゴニストとして作用する**．視床下部と下垂体前葉においてクロミフェンのアンタゴニスト作用で内因性エストロゲンによる負のフィードバックによる抑制を軽減することで，GnRHと性腺刺激ホルモン放出が

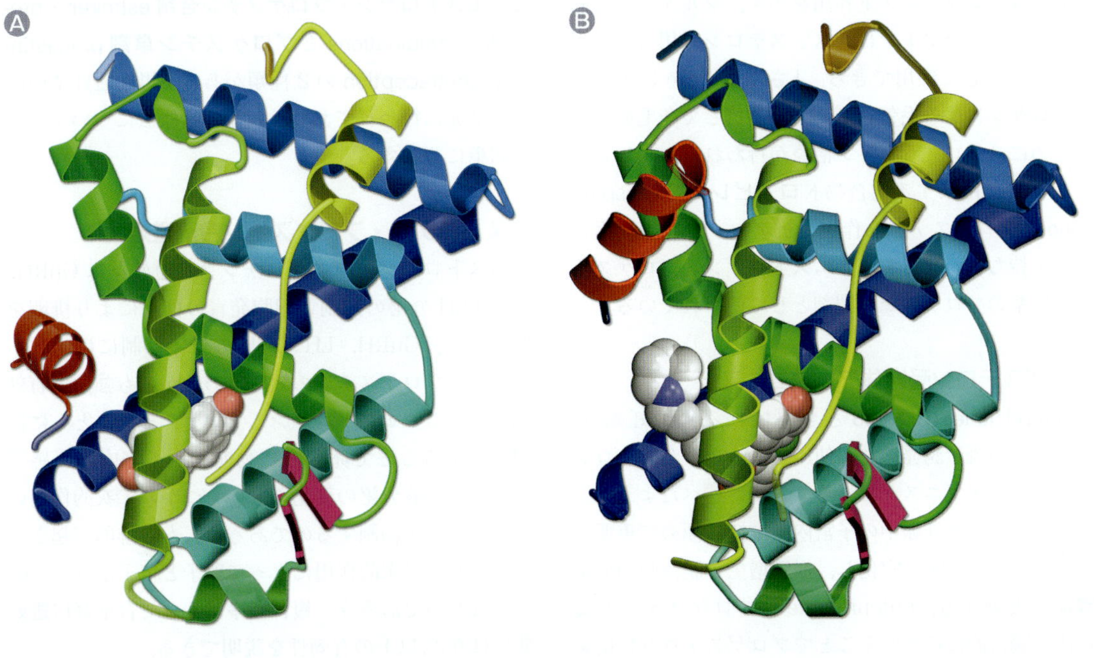


**図29-8　エストロゲン受容体に結合するエストロゲン（天然リガンド）およびラロキシフェン（SERM）構造の比較**
エストロゲン受容体（ER）αのリガンド結合ドメインは黄褐色のN末端からダークブルーのC末端までリボン状で表示．天然リガンドである17βエストラジオール（エストロゲン）と選択的エストロゲン受容体モデュレータ（SERM）のラロキシフェンは空間充填形式で表示．**A.** エストロゲンの結合構造では，オレンジ色のヘリックス（H12）の位置が受容体のアゴニストとしての構造を決定し，コアクチベーターを動員してエストロゲンで制御される遺伝子の転写調節が起こる（図29-7参照）．**B.** ラロキシフェンの結合構造では，ラロキシフェンの大きな側鎖が受容体アゴニストとしての構造を破壊する（H12が大きく移動）；この構造では受容体はある種のコアクチベーターを動員することができるが，他のコアクチベーターの動員はできない（図29-7参照）．

増加する．FSH増加により卵胞発育が刺激され，エストロゲンのトリガーでLHサージと排卵が起きる．おもな副作用として複数の卵胞を発育させるため，卵巣腫大をきたす．しかし外因性FSH投与と異なり（第26章参照），クロミフェン使用により卵巣過剰刺激症候群が起きることはほとんどない．

多くの新しいSERMは後期臨床試験中である．**バゼドキシフェン bazedoxifene** は骨粗鬆症の治療として開発中で，**ospemifene** は閉経後女性の外陰腟萎縮や腟乾燥の治療薬として開発中である．

### アンドロゲン受容体アンタゴニスト

アンドロゲン受容体アンタゴニストは，内因性アンドロゲンとアンドロゲン受容体との結合を競合的に阻害する．この機序によって受容体アンタゴニストは標的組織におけるテストステロンとDTTの作用を阻害する．アンドロゲン受容体アンタゴニストには**フルタミド flutamide** と**スピロノラクトン spironolactone** がある．フルタミドは転移性前立腺がんの治療にのみ承認されているが，良性前立腺肥大症の治療にも使われている．スピロノラクトンはアルドステロン受容体アンタゴニストとして承認されているが（第20章，体液調節の薬理学参照），アンドロゲン受容体にも結合し有意なアンタゴニスト作用を示す．フルタミドと同様，スピロノラクトンはテストステロン作用の競合阻害薬として使用できる．JさんのCaseはアンドロゲンによる毛包過剰刺激に拮抗して多毛症改善のためにスピロノラクトン治療が行われた．スピロノラクトンに由来する化合物**ドロスピレノン drospirenone** はプロゲステロン作用と抗アンドロゲン作用の両者を持ち合わせており，エストロゲン・プロゲスチン避妊薬のプロゲスチン製剤として使われている．

### プロゲステロン受容体アンタゴニスト

**mifepristone**（**RU-486** とも呼ばれる）は妊娠63日目までの流産誘発のため使用されるプロゲステロン受容体アンタゴニストである．すでに述べたようにプロゲステロンは妊娠中の子宮内膜維持に極めて重要である．子宮内膜を安定化し，血管増生と脱落膜の分泌機能を促進する．mifepristoneはプロゲステロン受容体に競合的に結合することでプロゲステロン作用を抑制する．プロゲステロン作用の阻害により脱落膜が崩壊死滅し，脱落膜から栄養されず，胚盤胞は死滅し子宮から剥がれ落ちる．胚盤胞はhCGを分泌しなくなり，黄体は退縮してプロゲステロン合成と分泌は低下する．

mifepristoneは通常プロスタグランジンアナログ（第42章，エイコサノイドの薬理学参照）である**ミソプロストール misoprostol** に引き続いて投与される．ミソプロストールは子宮収縮を促し，プロゲステロンアンタゴニスト作用と子宮収縮の両効果によって妊娠初期における中絶の95%以上で有効である．

mifepristoneは1回量で投与されるため，プロゲステロンアンタゴニストとしての副作用は稀である．合併症の主たるものはその後の流産に関連するもので，腟からの多量出血が起きうる．ミソプロストールとの同時投与で悪心と嘔吐をきたすことがある．

**asoprisnil** は新規プロゲステロン受容体アンタゴニストで流産を起こさないが，内膜と筋層由来の子宮組織の発育を抑制する．予備的研究ではasoprisnilは子宮内膜症と子宮平滑筋腫（類線維腫）の治療に有効であるようだ．mifepristoneとasoprisnilの組織特異性の違いはプロゲステロン受容体複合体に対する転写共役因子（コファクター）の結合への影響の違いによるのであろう．

## ホルモンおよびホルモンアナログ：避妊

安全で有効な女性避妊薬の開発によって性行動は大きな変化を遂げた．広く使用されている経口避妊薬には**エストロゲン・プロゲスチン合剤 estrogen・progestin combinations** と**プロゲスチン単剤 progestin-only contraception** の2種類がある．男性避妊薬の開発も活発に行われており，現在の治療法について章末で簡単に説明する．

### エストロゲン・プロゲスチン合剤避妊薬

エストロゲン・プロゲスチン合剤避妊薬はGnRH，LH・FSH分泌の抑制と卵胞発育の抑制により排卵を抑制する．GnRH，LH・FSHの分泌抑制にはエストロゲンとプロゲスチンの組み合わせが最も強力で有効である．エストロゲンとプロゲスチンをともに投与することで卵管の蠕動運動や子宮内膜の感受性，頸管粘液分泌の変化などいくつかの二次的作用のため，妊娠を抑制するのであろう．もし排卵が起きたとしても，二次的作用によって卵子と精子がうまく輸送されないであろう．**複合機序によって合剤経口避妊薬には95%以上の有効性を説明できる．**

エストロゲン-プロゲスチン合剤避妊薬で使用されるエストロゲンは，**エチニルエストラジオール ethinyl estradiol** あるいは**メストラノール mestranol** である（図29-9）．“反対がない”エストロゲン使用が子宮内膜増殖を促進し，エストロゲンが主体を占める避妊薬に関する初期の研究では，これらの薬剤は子宮内膜がんのリスクを増やすことが示され，子宮がある女性には子宮内膜の増殖抑制のため，エストロゲンは常にプロゲスチンと併用して投与される．

多くのプロゲスチン製剤がエストロゲン・プロゲスチン合剤避妊薬に使われ，どれも強力なプロゲステロン受容体アゴニスト作用を持つ（図 29-10，図 29-11）．理想的にはプロゲスチンがプロゲステロン受容体のみ活性化すればよいが，使用可能なプロゲスチン製剤のほとんどはアンドロゲンとの交差反応性があり，製剤ごとでアンドロゲン活性に違いがある．モル比で**ノルゲストレル norgestrel** と**レボノルゲストレル levonorgestrel** は最も強いアンドロゲン活性を持ち，**norethindrone** と **norethindrone acetate** はやや低いアンドロゲン活性である（図 29-10）．いわゆる第三世代のプロゲスチンには，**ethynodiol**，**norgestimate**，**gestodene**，**デソゲストレル desogestrel** があり，アンドロゲン受容体との交差反応はさらに弱い（図 29-11）．**ドロスピレノン drospirenone** は抗アンドロゲン活性も持ち合わせる特殊な合成プロゲスチンである．

エストロゲン・プロゲスチン合剤避妊薬には腟リング，経皮吸収型製剤，経口錠の 3 つの投与方法がある．腟リングはエチニルエストラジオールとプロゲスチン製剤である **etonogestrel** を充塡したシリコン製シリンダーからなり，ゼロ次反応速度で放出される（第 3 章，薬物動態学参照）．リングは腟に装着し 21 日間留置した後，取り除き，7 日後に新しいリングを再留置する．リングを留置しない 7 日間で月経を起こす（後述参照）．経皮吸収型製剤はエチニルエストラジオールと合成プロゲスチンの **norelgestromin** を持続的に放出する基質を含有し，3 週間は 1 週ごとに貼り替え，4 週目は貼らず，月経を起こす．

合剤避妊経口錠の古典的な投与法では，21 日間実薬を服用しその後 7 日間は偽薬を服用する．7 日間の偽薬服用時期に外因性ホルモン刺激が解かれる結果，子宮内膜の脱落により消退出血が起きる．プロゲスチン投与により子宮内膜増殖が抑制されるため，経口合剤避妊薬の服用により多くの女性では月経は軽くなり，月経周期もより規則的となる．21-7 サイクル処方は 28 日周期を模したが便宜的なものである．合剤錠剤包装で 42 日間は活性ホルモン薬を服用し 7 日間の休薬，または 63 日間の活性ホルモン薬服

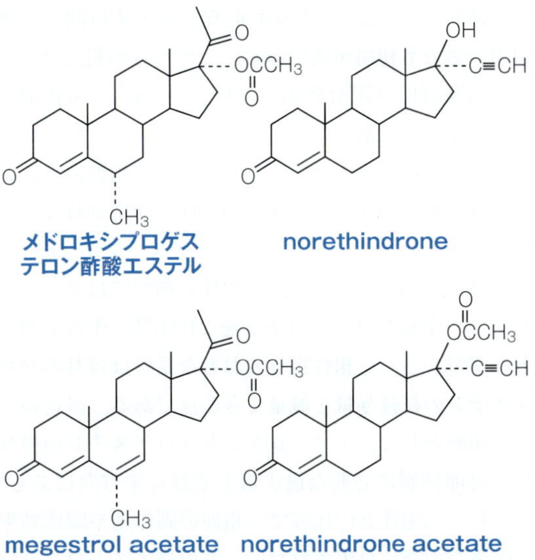


**図 29-10　合成プロゲスチン製剤の構造**
メドロキシプロゲステロン酢酸エステルは閉経後女性のホルモン療法としてエストロゲンとともに使用される．megestrol acetate は子宮内膜がんの治療薬としてよく使用される．norethindrone は合剤経口避妊薬を大量生産するに十分な量が合成できた最初のプロゲスチン製剤である．norethindrone acetate は避妊薬として使用されるが，代謝されて親化合物の norethindrone になる．

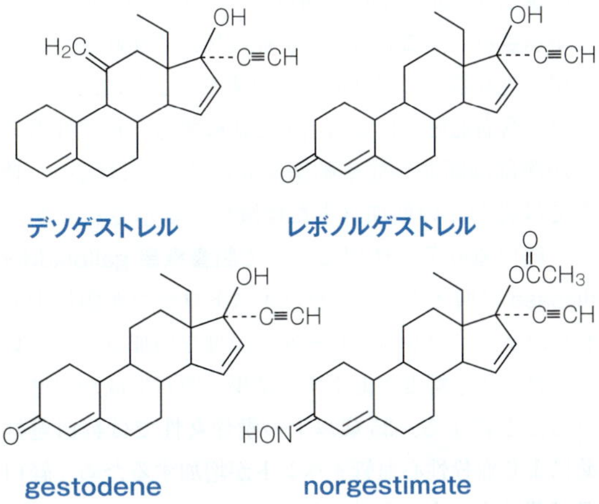


**図 29-11　経口避妊薬で使用されるプロゲスチン製剤の構造**
レボノルゲストレルは広く使用されるプロゲスチン製剤のなかでアンドロゲン作用が最も強い．gestodene，norgestimate，デソゲストレルはレボノルゲストレルよりアンドロゲン作用が弱い．

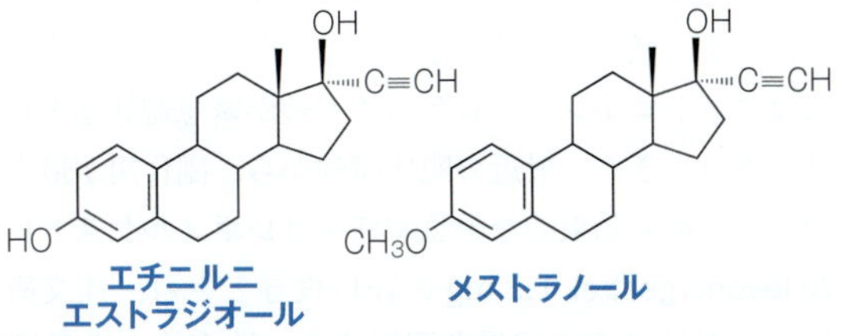


**図 29-9　合成エストロゲン製剤の構造**
エチニルエストラジオールとメストラノールはエストロゲン・プロゲスチン合剤避妊薬として使用される．

用と7日間の休薬といった“長周期”規格も容易に処方できる．“長周期”処方で月経による出血の頻度を少なくできるが，不規則で予定外の出血，いわゆる破綻出血が増える可能性がある．エチニルエストラジオールとレボノルゲストレルを使用したさらに長周期の剤形も使用可能で，84日間の合剤とその後7日間の偽薬投与となる．この処方では古典的処方と同程度の避妊効果がありながら，1年間の月経回数は4回にまで減らせる．24日間のホルモン薬と4日間の偽薬服用の処方も利用可能である．この処方の利点は，新しい服薬周期の開始を3，4日忘れた場合でも排卵が起きにくい点にある．

合剤経口避妊薬ではホルモン変動が一相性のものと三相性のものがある．大多数の女性で使用されている標準的剤形はエストロゲンとプロゲスチンが21日間一定量（一相性）である．三相性の剤形ではエストロゲンは一定量でプロゲスチンを21日間のうち1週ごとに増量する．**三相性投与のおもな長所は毎月のプロゲスチンの総投与量を減量できる点である**．最近の一般的傾向として，エストロゲンとプロゲスチンの投与量を排卵抑制に必要な最少量まで減らす方向にある．しかし，三相性との比較で一相性の副作用や臨床効果に明確な相違は見出されない．低用量エストロゲンは深部静脈血栓症のリスクを低下させると考えられており，一般的にエチニルエストラジオールは最小有効用量が望まれている（後述参照）．

避妊薬使用による長期の副作用については多くの調査研究が行われてきた．これらの調査では合剤経口避妊薬で**深部静脈血栓症 deep vein thrombosis** の頻度と**肺塞栓症 pulmonary embolism** の頻度が増加することが示された．これらの合併症は稀にしか起きず，副作用の絶対数としては低い．興味深いことに，エストロゲン含有避妊薬による治療と比較すると自然妊娠の方が深部静脈血栓症や肺塞栓症のリスクは高い．調査では乳がんの増加（または減少）は示されなかった．経口避妊薬の使用によって**胆嚢疾患 gallbladder disease** は増えるが，これはエストロゲンが胆汁中で胆汁塩よりもコレステロールの濃度を増加させ，コレステロール溶解度が低下する結果，胆石形成が促進されることによる．**35歳以上の喫煙女性では経口避妊薬により血栓性心血管イベントが増加するため，経口避妊薬は投与すべきではない．**

最近の研究では経口避妊薬の副作用より利点の方に焦点を当てている．新しい合剤経口避妊薬は，おそらくプロゲスチンの持続投与による子宮内膜の増殖抑制から子宮内膜がんのリスクを減らす．さらに，エストロゲン・プロゲスチン合剤の投与により，おそらく性腺刺激ホルモン血中濃度の低下により卵巣がんのリスクを減らす．**経口避妊薬は総じて有害な影響よりも有益な効果の方が大きいとの意見で一致している．**

## プロゲスチン単剤避妊薬

エストロゲンが使用禁忌の場合，低用量プロゲスチンの持続投与が勧められる．米国で使用できるプロゲスチン単剤経口避妊薬，いわゆる“ミニピル”と呼ばれるのは**ノルゲストレル norgestrel** と norethindrone の2つである．

プロゲスチン製剤がおそらくGnRH分泌パルスの頻度を変化させ，GnRHに対する下垂体前葉の反応性を低下させることにより，プロゲスチン単剤経口避妊薬は70～80％の確率で排卵を抑制する．排卵は比較的高率に起きるにもかかわらず，避妊効果が96～98％と高いのは頸管粘液や子宮内膜感受性，卵管蠕動の変化などの第2の機序が作動していると考えられる．プロゲステロンは子宮内膜増殖を抑制し，子宮内膜分泌を促進するため，プロゲスチンに曝露されている子宮内膜に卵子が着床できないのであろう．これらの薬剤を服用している患者では通常の月経はこないが，服用1年目には破綻出血や不規則で軽度の月経がよく起こる．

プロゲスチン単剤避妊薬は注射あるいは埋め込み薬でも使用できる．**メドロキシプロゲステロン酢酸エステル medroxyprogesterone acetate**（皮下注射で104 mg，筋肉内注射で150 mgの処方）は3カ月ごとに非経口投与できる（図29-10）．この用法は1日1回タイプの経口薬や週1回タイプの貼付薬を忘れがちな女性に特に有用である．シリコン製埋め込み型避妊薬は etonogestrel 放出タイプが使用でき，3年間は効果がある．埋め込み型は通常，前腕背面に挿入される．

## 緊急（事後）避妊薬

緊急避妊薬はバリア避妊法に失敗した場合（コンドーム破損）や避妊手段がとれない性交渉（強姦を含む）による妊娠を予防するために投与される．歴史的にはエストロゲン・プロゲスチン錠が緊急避妊薬として出されてきた．最近の臨床試験から，副作用が最も少なく，最も効果的な緊急避妊薬は**レボノルゲストレル levonorgestrel** 1.5 mgの経口投与とされ，性交後できるだけ早く1回量を服用する．性交後120時間以内であれば，処方は最も有効である．レボノルゲストレルは，LHサージを妨害し，正常排卵を抑制し，子宮内膜の変化から着床を阻止することができる，強力なプロゲスチン製剤である．

### 男性避妊薬

ホルモンによる男性避妊の目標は内因性の精子形成を可逆的に抑制すること，つまり，性欲や勃起機能に影響せず，無精子状態（精液中に精子がない状態）を作り出すことにある．たとえ，精子形成を99％減少させても受精に十分な数の生きた精子があるため，精子形成を確実に抑えることは困難である．男性避妊薬に関する初期の研究ではテストステロンエナント酸エステルや testosterone undecanoate といったテストステロンエステルの非経口投与が中心であった．視床下部-下垂体-生殖（性腺）軸の最終産物であるテストステロンは性腺刺激ホルモン放出を有意に抑制する．血中 LH と FSH を低下させ，セルトリ細胞への刺激をなくし精子形成を低下させる．大規模臨床試験によれば，この方法で男性 100 例 / 年のうち 1 例の割で避妊は失敗した．

最近の臨床試験では，精子形成抑制にはアンドロゲン単剤投与よりアンドロゲンとプロゲスチン併用投与が勝ることが示されている．併用で GnRH 分泌と性腺刺激ホルモン放出がより完全に阻害されるからである．非経口**テストステロンエナント酸エステル testosterone enanthate** と経口レボノルゲストレル連日投与，非経口 **testosterone undecanoate** とメドロキシプロゲステロン酢酸エステル注射，テストステロン貼付薬と合成プロゲスチン **nestorone** 貼付薬，などの組み合せにより有効で可逆的な男性避妊が可能となった．この併用法でおもな不都合点には，精子形成阻害（無精子状態は平均で 60％に過ぎない）に集団による大きなばらつきがあること，痤瘡や体重増加，赤血球増多症，前立腺肥大などの明らかな副作用があることである．

## ホルモンおよびホルモンアナログ：補充療法

ホルモン欠乏症に対して，エストロゲン，プロゲスチン，アンドロゲン製剤が補充療法に用いられる．

### エストロゲン製剤とプロゲスチン製剤

閉経時のエストロゲン低下がいろいろな悪影響を及ぼすことがわかり，更年期や更年期以後のホルモン補充療法が開発された（詳細については第 31 章参照）．これらの療法の主要な適応は顔面紅潮の抑制，膣の乾燥などで示される尿生殖器の萎縮に対してである．

子宮がある女性に対するエストロゲン療法では，子宮内膜がんの発生を防ぐためにプロゲスチン療法を併用しなければならない．子宮のない女性に対するエストロゲン単剤はホルモン補充療法として通常行われている．大規模臨床試験の WHI（Women's Health Initiative；女性健康イニシアチブ）では，閉経後女性へのホルモン補充療法が健康に及ぼす有益性およびリスクについて評価した．子宮のない女性におけるエストロゲン単独療法と偽薬とを比較した臨床試験，および子宮がある女性におけるエストロゲン・プロゲスチン持続療法と偽薬とを比較した臨床試験が別々に行われた．様々なエンドポイントについてホルモン療法と偽薬とを比較する相対危険度で表した試験結果を表 29-3 に提示する．エストロゲン療法は心血管疾患や乳がんのリスクを増加させず，脳卒中や塞栓症のリスクは増加させ，骨粗鬆症による骨折リスクを低下させた．エストロゲン・プロゲスチン持続療法は心血管イベント，乳がん，脳卒中のリスクを増加させ，骨粗鬆症による骨折リスクを低下させた（第 31 章参照）．リスクと有益性のバランスを考えた結果，現在の推奨治療は，閉経後女性について血管運動性症状や膣の乾燥などの不都合な症状を治療する場合のみホルモン療法を行う，その時は最短期間で最低の用量で実施することである．2002 年に WHI の結果が公表された後，

**表 29-3 女性健康イニシアチブの結果の要約**

| | エストロゲン単剤治療 vs 偽薬 | エストロゲン・プロゲスチン持続投与 vs 偽薬 |
|---|---|---|
| 症例数 | 10739 | 16608 |
| 症例平均年齢 | 63 歳 | 63 歳 |
| ホルモン療法の平均期間 | 6.8 年 | 5.2 年 |
| 冠動脈心疾患 | 0.91 (0.75 ～ 1.12) | 1.29 (1.02 ～ 1.63) |
| 乳がん | 0.77 (0.59 ～ 1.01) | 1.26 (1.00 ～ 1.59) |
| 脳卒中 | 1.39 (1.10 ～ 1.77) | 1.41 (1.07 ～ 1.85) |
| 肺塞栓症 | 1.34 (0.87 ～ 2.06) | 2.13 (1.39 ～ 3.25) |
| 骨粗鬆症性大腿骨骨折 | 0.61 (0.41 ～ 0.91) | 0.67 (0.47 ～ 0.96) |
| 骨粗鬆症性脊椎骨骨折 | 0.62 (0.42 ～ 0.93) | 0.65 (0.46 ～ 0.92) |

ホルモン療法あるいは偽薬の治療期間における種々のイベントについてハザード比（95％信頼区間）を示している．信頼区間が 1.00 をまたいだ場合には統計学的な有意差はない（$p > 0.05$）．

エストロゲン・プロゲスチン療法の閉経後女性患者の数は激減し，それに併せ乳がんの診断例も減少した．

合成プロゲスチン製剤の多くは閉経後女性に対するホルモン療法として使用できる．最近の疫学研究では，メドロキシプロゲステロン酢酸エステルなどの一般的に使用される合成プロゲスチンと比較して，微粒子状プロゲステロン製剤は乳がんリスクを低下させることが示されている．プロゲステロン結晶を直径nm範囲内で合成し微粒子化することで，経口投与時の吸収が促進される．

避妊薬同様，ホルモン療法は経口錠，経皮的貼付薬，腟リングや腟錠として投与可能である．腟リングはある速度でエストラジオールが溶解し（第54章，ドラッグデリバリー参照）エストロゲンが局所投与されるため，吸収されることによる全身への影響は最小限となる．腟リングは閉経後の腟乾燥や萎縮に有効な治療である．

### アンドロゲン製剤

アンドロゲン補充療法は性腺機能低下症の治療として有効である．経口テストステロンは肝臓での初回通過による代謝効率が高いため無効である．テストステロンの2つのエステル，**テストステロンエナント酸エステル testosterone enanthate** と **testosterone cypionate** は筋肉内投与ができる．これらの製剤を2～4週間ごとに投与すると，性腺機能低下症男性患者において血漿テストステロンは生理的な濃度内に増加する．**経皮的テストステロン貼付薬 testosterone patche** も開発されており，このドラッグデリバリーシステムでは血漿テストステロン値は比較的一定に維持され，肝臓での初回通過による代謝が回避される．また，テストステロンは局所ゲル剤でも使用可能であり，このゲル剤を1日1回塗布することにより血漿テストステロン値は徐々に増加し，塗布開始1カ月後には生理的な補充濃度に達する．テストステロンは頬粘膜に接着させる錠剤としても投与可能で，全身に急速吸収される．

高齢男性では，活動力低下，性欲低下，女性化乳房，筋量や顔髭の減少などの性腺機能低下の症状と徴候が生じることがある．最近の診療ガイドラインでは，アンドロゲン補充療法は，性腺機能低下の症状や徴候があり，血漿テストステロン値が低い（< 3.0 ng/mL）場合にのみ実施することを推奨している．テストステロン製剤は前立腺がんの発育を促進するため，前立腺がん患者には投与すべきではない．

運動選手のなかで，治療量を超えてアンドロゲン製剤を不正に自己投与する人がいる．アンドロゲンは筋肉量と除脂肪量を増加させることが示されている．ある調査によれば高校の運動選手の約5%がアンドロゲンサプリを服用していたと報告された．アンドロステンジオン前駆体やDHEAを含め，ほとんどすべての種類のアンドロゲン製剤が運動能力増強の目的で不正使用されていた．非公式な施設で標準的な薬物試験プログラムで検出されないような新規の合成アンドロゲンが開発され続けている．このような“デザインされた”アンドロゲンは運動能力の増強とスポーツ監督官庁の検出を免れる目的で製造されている．薬理量のアンドロゲンは，視床下部-下垂体-生殖（性腺）軸を抑制し，その結果，精巣機能の抑制，精子形成の低下，不妊となる．アンドロゲン製剤の多くはアロマターゼによってエストロゲンに転換されるため，薬理量のアンドロゲンも血漿エストロゲン値を増加させ，女性化乳房をきたす．さらに，高アンドロゲン血症は赤血球増多や重症痤瘡，脂質代謝異常［低比重リポタンパク low-density lipoprotein（LDL）増加，高比重リポタンパク high-density lipoprotein（HDL）低下］を合併する．運動選手のなかにはスポーツ規制当局に検出されないことを願って，ライディッヒ細胞による内因性テストステロン産生を刺激するためにhCG製剤の注射を使い始めている．また，SERMとアロマターゼ阻害薬を内因性LH分泌の促進とライディッヒ細胞のテストステロン産生促進のために使用している選手もいる．

## ▶ まとめと今後の方向性

生殖にかかわる男性ホルモンと女性ホルモンは互いに重要な作用機序を共有し合っている．アンドロゲン，エストロゲン，プロゲスチンはすべて，細胞内受容体に結合して，核内に移行し，遺伝子の転写を調節することにより生理作用を発揮するステロイドホルモンである．最近，エストロゲンは細胞膜の受容体にも作用して非ゲノム作用を発揮することが示されている．生殖ホルモンの生理作用の障害には，視床下部-下垂体-生殖（性腺）軸の障害，ホルモン依存組織の異常な増殖，または標的組織における性腺ホルモンの活性低下が関連している．現在使用可能な薬剤は，内分泌軸を変化させたり（例：GnRHアゴニスト），活性ホルモンの合成を阻害したり（例：5$\alpha$還元酵素阻害薬，アロマターゼ阻害薬），受容体レベルで末梢臓器への効果を抑制する（例：SERM，抗アンドロゲン製剤，mifepristone）ことが可能である．エストロゲン・プロゲスチン合剤やプロゲスチン単剤などの経口避妊薬は精巧な仕組みの月経周期を中断させ，その結果排卵を抑制する．有効な男性避妊薬の開発にはまだ様々な障壁があるが，将来大きく発展するであろう．多様な組織特異的活性を持つ新規 SERM の設計企画においても胸躍らせる進歩が見られている．このような研究から乳がんを予防し，かつ閉経後の骨粗鬆症にも有効な新しい薬剤が生まれるであろう．

## 推奨文献

Anderson GL, Limacher M, Assaf AR, et al. Effects of conjugated equine estrogen in postmenopausal women with hysterectomy: the Women's Health Initiative randomized controlled trial. *JAMA* 2004;291:1701–1712. (*Reports the "Estrogen Alone vs. Placebo".*)

Archer DF, Pinkerton JV, Utian WH, et al. Bazedoxifene, a selective estrogen receptor modulator: effects on the endometrium, ovaries and breast from a randomized controlled trial in osteoporotic postmenopausal women. *Menopause* 2009;16:1109–1115. (*Bazedoxifene is one of many new SERMs being developed to treat problems associated with menopause. Bazedoxifene is an estrogen agonist in bone and an antagonist in endometrium and breast.*)

Bhasin S, Cunningham GR, Hayes FJ, et al. Testosterone therapy in adult men with androgen deficiency syndromes: an Endocrine Society Clinical Practice Guideline. *J Clin Endocrinol Metab* 2006;91:1995–2010. (*Aging men should have both consistent symptoms of hypogonadism and low serum testosterone in order to be treated with androgen replacement.*)

Chlebowski RY, Kuller LH, Prentice RL, et al. Breast cancer after use of estrogen plus progestin in postmenopausal women. *N Engl J Med* 2009;360:573–587. (*After the results of the WHI trial were published in 2002, there was a marked decrease in the number of menopausal women using estrogen–progestin therapy and a parallel reduction in the number of cases of diagnosed breast cancer.*)

Ehrmann DA. Polycystic ovary syndrome. *N Engl J Med* 2005;352:1223–1236. (*A clinically oriented review of the polycystic ovarian syndrome, the diagnosis for the patient presented in this chapter.*)

Gu Y, Liang X, Wu W, et al. Multicenter contraceptive efficacy trial of injectable testosterone undecanoate in Chinese men. *J Clin Endocrinol Metab* 2009;94:1910–1915. (*The administration of testosterone is an effective contraception. The safety profile of this approach has not been fully explored.*)

Struthers RS, Nicholls AJ, Grundy J, et al. Suppression of gonadotropins and estradiol in premenopausal women by oral administration of the nonpeptide gonadotropin-releasing hormone antagonist, elagolix. *J Clin Endocrinol Metab* 2009;94:545–551. (*An orally active nonpeptide GnRH antagonist would represent an important new drug for suppressing the pituitary–reproduction axis.*)

Writing Group for the Women's Health Initiative Investigators. Risks and benefits of estrogen plus progestin in healthy postmenopausal women: principal results from the Women's Health Initiative randomized controlled trial. *JAMA* 2002;288:321–333. (*Reports the "Continuous Estrogen–Progestin vs. Placebo".*)

## 主要薬物一覧：第 29 章　生殖の薬理学

| 薬　物 | 臨床応用 | 副作用（重篤なものは太字で示す） | 禁　忌 | 治療的考察 |
| --- | --- | --- | --- | --- |
| **性腺刺激ホルモン（ゴナドトロピン）放出ホルモン（GnRH）アゴニスト**<br>メカニズム―持続投与により黄体形成ホルモン（LH）・卵胞刺激ホルモン（FSH）分泌を抑制，パルス状投与により LH・FSH 分泌を促進する． | | | | |
| **ゴナドレリン**<br>**ゴセレリン**<br>**histrelin**<br>**リュープロレリン**<br>**nafarelin** | 第 26 章，視床下部と下垂体の薬理学：主要薬物一覧参照 | | | |
| **性腺刺激ホルモン（ゴナドトロピン）放出ホルモン（GnRH）アンタゴニスト**<br>メカニズム―GnRH 受容体アンタゴニストである． | | | | |
| **セトロレリクス**<br>**ガニレリクス** | 第 26 章，視床下部と下垂体の薬理学：主要薬物一覧参照 | | | |
| **末梢におけるテストステロンからデヒドロテストステロン（DHT）への変換阻害薬**<br>メカニズム―前立腺，肝臓，皮膚においてテストステロンを DHT へ変換する 5α還元酵素を阻害する．フィナステリドは 5α還元酵素Ⅱ型の選択的阻害薬で，デュタステリドは 5α還元酵素Ⅰ型とⅡ型を阻害する． | | | | |
| **フィナステリド**<br>**デュタステリド** | 良性前立腺肥大症（フィナステリド，デュタステリド）<br>男性型脱毛症（フィナステリド） | **男性乳房腫瘍（稀であり試験中）**<br>乳房の圧痛，性欲減退，勃起障害，射精機能不全 | 妊娠がわかっている場合や妊娠の疑いがある場合<br>女性と小児 | 尿流量低下症状を改善する．<br>経尿道的前立腺切除術（TURP）の代替の可能性がある．<br>1 年間の治療で前立腺サイズは最大 25%の縮小が得られ，前立腺が大きい症例に対してフィナステリドが最も有効である．<br>女性はフィナステリドやデュタステリドを服用すべきではない． |
| **アロマターゼ阻害薬**<br>メカニズム―アナストロゾールとレトロゾールはアンドロゲン前駆体からエストロゲンへの変換を触媒する酵素，アロマターゼの競合阻害薬である．エキセメスタンと formestane はアロマターゼの非可逆的（共有結合）阻害薬である． | | | | |
| **アナストロゾール**<br>**レトロゾール**<br>**エキセメスタン**<br>**formestane** | エストロゲン受容体陽性の早期乳がん，局所進行乳がん，転移性乳がんの治療と予防 | **骨粗鬆症性骨折，静脈血栓症，高コレステロール血症，大量性器出血**<br>末梢浮腫，ほてり，悪心，関節痛，骨痛，頭痛，抑うつ，呼吸困難 | アナストロゾール，レトロゾール，エキセメスタン，formestane の過敏症 | アロマターゼ阻害薬はエストロゲン依存性腫瘍の治療に使用される．<br>乳がんの治療ではアロマターゼ阻害薬はエストロゲン受容体（ER）アンタゴニストや SERM より有効であろう．<br>アロマターゼ阻害薬服用の女性ではエストロゲン作用抑制のため，骨粗鬆症性骨折のリスクが高い． |

## 主要薬物一覧：第 29 章　生殖の薬理学（続き）

| 薬　物 | 臨床応用 | 副作用（重篤なものは太字で示す） | 禁　忌 | 治療的考察 |
|---|---|---|---|---|
| **選択的エストロゲン受容体モデュレータ（SERM）**<br>メカニズム—ある組織ではエストロゲンアンタゴニストとして働き，別の組織ではエストロゲンアゴニストとして働く．組織特異性の原理は ER サブタイプが組織特異性に発現していること，リガンド-受容体複合体によって転写共役因子のコアクチベーターとコリプレッサーの動員が異なることによる． | | | | |
| **タモキシフェン** | 乳がんの予防<br>転移性乳がんの姑息的治療<br>腫瘍切除（乳腺腫瘍摘出術）後の治療 | **子宮内膜の悪性腫瘍，脳卒中，白内障，肺塞栓症**<br>顔面紅潮，月経異常，帯下 | 乳がんの予防や腺管上皮内がんに対して使用する場合には静脈血栓症や肺塞栓症の既往がある場合（浸潤性乳がんの場合では血栓塞栓性疾患の再燃のリスクよりタモキシフェンの有用性が勝る）<br>妊娠 | 乳腺組織では ER アンタゴニストとして働き，子宮内膜や骨では部分アゴニストとして働く．<br>タモキシフェンは子宮内膜の増殖を促進するため，タモキシフェンの投与によって子宮内膜がんが 4～6 倍増加する．<br>医原性子宮内膜がんのリスクを軽減するため 5 年以内の投与期間にする． |
| **クロミフェン** | 排卵障害による女性不妊症 | **血栓塞栓症**<br>卵巣嚢腫，卵巣腫大，顔面紅潮，血管運動症状，腹部不快感 | 妊娠<br>コントロールされていない甲状腺および副腎機能障害<br>肝疾患<br>子宮内膜がん<br>卵巣嚢腫<br>器質的頭蓋内病変 | 視床下部と下垂体前葉においては ER アンタゴニストとして働き，卵巣では部分アゴニストとして働く．GnRH 分泌の抑制を解除するため，LH・FSH は増加し，増加した FSH が卵胞発育を促進し，エストロゲンのトリガー信号が起きて，LH サージ，排卵が起こる．<br>外因性 FSH と違い，クロミフェンは卵巣過剰刺激症候群を発症することはほとんどない． |
| **バゼドキシフェン（試験研究中）** | 骨粗鬆症 | | | 臨床試験中 |
| **ospemifene（試験研究中）** | 外陰部の萎縮，外陰部の乾燥 | | | 臨床試験中 |
| **ラロキシフェン** | 第 31 章，骨・ミネラルのホメオスタシスに関する薬理学：主要薬物一覧参照 | | | |
| **エストロゲン受容体（ER）アンタゴニスト**<br>メカニズム—受容体へのエストロゲン結合を競合的に阻害し，標的組織におけるエストロゲン作用を阻害する． | | | | |
| **フルベストラント** | 抗エストロゲン薬治療後に病勢進行が認められた ER 陽性の閉経後転移乳がん | 悪心，無力症，疼痛，血管拡張（顔面紅潮），頭痛 | 妊娠 | アゴニスト作用を持たない純粋な ER アンタゴニストであり，ER に高い親和性で結合し，受容体の二量体形成を阻害し，ER の分解を促進する．選択的 ER ダウンレギュレーター selective estrogen receptor down-regulator（SERD）として初の薬物と紹介されることもある． |

**主要薬物一覧：第 29 章　生殖の薬理学（続き）**

| 薬　物 | 臨床応用 | 副作用（重篤なものは太字で示す） | 禁　忌 | 治療的考察 |
|---|---|---|---|---|
| **アンドロゲン受容体アンタゴニスト**<br>メカニズム—ジヒドロテストステロン（DHT）とテストステロンの受容体への結合を競合的に阻害し，標的組織におけるテストステロンと DHT の作用を阻害する． | | | | |
| **フルタミド** | 転移性前立腺がん<br>良性前立腺肥大症 | **肝毒性，造血障害**<br>ほてり，下痢，悪心，発疹 | 重症肝機能障害 | 前立腺がんの治療ではフルタミドはリュープロレリン単独治療に遜色ない．<br>フルタミドは薬物的あるいは外科的精巣摘除との併用に最も有効である． |
| **スピロノラクトン** | 多毛症，尋常性痤瘡，高血圧症，心不全や肝硬変（腹水の有無にかかわらず）やネフローゼ症候群による浮腫，低カリウム血症，原発性アルドステロン症 | **高カリウム性代謝性アシドーシス，消化管出血，無顆粒球症，全身性エリテマトーデス，乳がん（証明されていないが）**<br>女性化乳房，消化不良，昏睡，月経異常，勃起障害，ほてり | 無尿<br>高カリウム血症<br>急性腎不全 | アルドステロン受容体アンタゴニストはアンドロゲン受容体のアンタゴニスト活性も持つ．<br>アンドロゲン受容体に結合するテストステロンと DHT の競合阻害薬として使用される．<br>ドロスピレノン（スピロノラクトンから生成）はプロゲステロン作用も抗アンドロゲン作用も持ち合わせており，いくつかのエストロゲン・プロゲスチン避妊薬のプロゲスチン製剤として使用されている． |
| **プロゲステロン受容体アンタゴニスト**<br>メカニズム—プロゲステロンが受容体へ結合することを阻害する．mifepristone と asoprisnil の組織特異性の違いはプロゲステロン受容体複合体に対する転写共役因子であるコアクチベーターとコリプレッサーの結合の違いに起因するのであろう． | | | | |
| **mifepristone（RU-486）** | 流産（妊娠 63 日まで） | **出血時間の延長，細菌感染，敗血症**<br>悪心，嘔吐，下痢，生理痛，異常腟出血，頭痛 | 慢性副腎不全<br>子宮外妊娠<br>出血性疾患<br>抗凝固療法<br>遺伝性ポルフィリン症<br>避妊リング<br>診断されていない付属器腫瘤 | mifepristone（RU-486）は流産を目的に使用されるプロゲステロン受容体アンタゴニストである．<br>プロゲステロンの作用が阻害され，脱落膜が崩壊死滅し，脱落膜からの栄養が不足し胚盤胞は死滅し子宮から脱落する．<br>mifepristone は通常は子宮収縮を刺激するプロスタグランジンアナログであるミソプロストールに続いて投与され，ミソプロストールと併用投与されることで吐気や嘔吐が起きうる．<br>高濃度ではミソプロストールはグルココルチコイド受容体を阻害するため，異所性副腎皮質刺激ホルモン adrenocorticotropic hormone（ACTH）症候群のような命にかかわるグルココルチコイド過剰に関連した状態の治療に使用されることがある． |
| **asoprisnil** | 子宮内膜症・子宮平滑筋腫（類線維腫）治療の治験薬 | 試験中 | 試験中 | 子宮内膜や子宮筋層由来の組織の発育を抑制するプロゲステロン受容体アンタゴニストで，予備調査では asoprisnil は子宮内膜症と子宮平滑筋腫（類線維腫）の治療に有効性が示唆された． |

**主要薬物一覧：第 29 章　生殖の薬理学（続き）**

| 薬　物 | 臨床応用 | 副作用（重篤なものは太字で示す） | 禁　忌 | 治療的考察 |
|---|---|---|---|---|
| **エストロゲン・プロゲスチン合剤避妊薬**<br>メカニズム—GnRH，LH･FSH 分泌を抑制し，卵胞発育を抑制し，排卵を抑制する．妊娠予防の第 2 の機序として卵管の蠕動運動，子宮内膜の感受性，頸管粘液の分泌の変化があり，これらの機序によって卵子と精子は正常に移送されない． | | | | |
| **エストロゲン製剤：**<br>**エチニルエストラジオール**<br>**メストラノール**<br>**プロゲステロン製剤：**<br>**ノルゲストレル**<br>**レボノルゲストレル**<br>**norethindrone**<br>**norethindrone acetate**<br>**ethynodiol**<br>**norgestimate**<br>**gestodene**<br>**デソゲストレル**<br>**ドロスピレノン** | 避妊 | **動脈と静脈の血栓塞栓症，肺塞栓症，脳血栓症，胆嚢疾患，高血圧症，肝腫瘍**<br>月経異常，破綻出血，乳房の圧痛，膨満症状，片頭痛，体重変化 | 乳がん<br>子宮内膜がんやその他のエストロゲン依存性腫瘍<br>脳血管疾患や冠動脈疾患<br>妊娠中の胆汁うっ滞性黄疸やホルモン避妊薬による黄疸<br>良性あるいは悪性肝腫瘍<br>重症高血圧症<br>長期臥床<br>妊娠<br>35 歳以上の喫煙女性<br>血栓疾患 | エストロゲンの曝露によって子宮内膜がんのリスクを増えるため，子宮がある女性ではプロゲスチンを併用投与する．<br>プロゲスチン製剤はアンドロゲン活性の点で異なる．<br>ノルゲストレルとレボノルゲストレルは高いアンドロゲン活性を持つ．norethindrone と norethindrone acetate は中等度のアンドロゲン活性を持つ．ethynodiol，norgestimate，gestodene，デソゲストレルはアンドロゲン受容体との交差反応は弱い．ドロスピレノンは抗アンドロゲン活性を持つ合成プロゲスチンである．<br>エストロゲン・プロゲスチン合剤避妊薬には経口錠，膣リング，経皮貼付の投与方法がある．<br>三相性経口薬は 1 カ月当たりのプロゲスチン総投与量が少ない．<br>深部静脈血栓症のリスクを低下させるためエチニルエストラジオールの最小有効量が好ましい．<br>レボノルゲストレルは緊急（事後）避妊薬としても使用される． |
| **プロゲスチン単剤避妊薬**<br>メカニズム—GnRH パルス状分泌の頻度を変化させ，GnRH に対する下垂体前葉の反応を低下させる．妊娠予防の第 2 の機序として卵管の蠕動運動，子宮内膜の感受性，頸管粘液の分泌の変化があり，これらの機序によって卵子と精子は正常に移送されない． | | | | |
| **ノルゲストレル**<br>**norethindrone**<br>**メドロキシプロゲステロン酢酸エステル（注射薬）**<br>**etonogestrel（シリコン製埋め込み型）** | 避妊 | 生理不順，乳房の圧痛，吐気，めまい，頭痛 | 急性肝疾患<br>良性あるいは悪性肝腫瘍<br>乳がんと診断されている場合や疑いがある場合<br>妊娠 | 服用 1 年目は出血や不規則で軽い月経が起こることが多い．<br>メドロキシプロゲステロン酢酸エステルは 3 カ月ごとの非経口投与が可能である．<br>etonogestrel を放出するシリコン製埋め込み型避妊薬は効果が 3 年間続く．<br>経口レボノルゲストレルは緊急避妊薬として使用される． |

**主要薬物一覧：第 29 章　生殖の薬理学（続き）**

| 薬　物 | 臨床応用 | 副作用（重篤なものは太字で示す） | 禁　忌 | 治療的考察 |
|---|---|---|---|---|
| **ホルモン補充療法で使用されるアンドロゲン製剤**<br>メカニズム―テストステロン補充療法により，前立腺や精嚢，陰茎，陰嚢の発達や成熟といったアンドロゲン作用が得られる．また，男性型の毛髪分布，喉頭腫大，声帯肥大をもたらす．身体の筋肉脂肪分布も変わる． | | | | |
| **テストステロンエナント酸エステル testosterone cypionate** | 性腺機能低下症 | **胆汁うっ滞性黄疸，肝臓がん，良性前立腺肥大症，前立腺がん**<br>尋常性痤瘡，女性化乳房，頬粘膜に接着させる製剤における口内炎，経皮吸収型製剤における皮膚炎，局所ゲル使用による女性パートナーへの薬剤の移行，頭痛 | 男性乳がん<br>前立腺がん<br>妊婦 | テストステロン補充療法では，様々な投与経路が開発されてきた（筋注，経皮，貼付）．経皮的投与経路は，血漿テストステロン濃度を比較的一定とし，肝代謝の影響を受けないことが利点である．テストステロンは頬粘膜に貼付する錠剤としても投与できる．<br>性腺機能低下症の症状や徴候が持続し，血漿テストステロン値が低値（$< 3.0$ ng/mL）の男性に限りアンドロゲン補充療法を推奨している．なお，テストステロン製剤は前立腺がんの男性には投与すべきではない．<br>運動選手のなかに治療量以上のアンドロゲン製剤を不正に使用する者がいる． |

# 30

# 膵内分泌および糖ホメオスタシスの薬理学

Aimee D. Shu and Steven E. Shoelson



## はじめに

本章では，インスリン，グルカゴンなどの糖ホメオスタシスを調節するホルモンの生理学および薬理学について述べる．絶対的または相対的なインスリン分泌の不足により引き起こされる糖尿病は，これらの内分泌系において臨床的に最もよく見られる疾患である．それゆえ，本章の多くはインスリンの生理学および薬理学をおもに扱う．カナダの医学部 4 年生であった，Charles Best がインスリンの発見に重要な役割を果たしたことに，興味を覚える医学生もいるかもしれない．Best は指導者の外科医 Frederick Banting とともに，糖尿病のイヌやヒトの血糖を低下させる物質をイヌの膵臓から抽出した．1923 年のノーベル医学生理学賞は外科医 Frederick Banting と生理学者 J.J.R. MacLeod に与えられたが，Banting はその賞金を Best とともに分かち合った．

## 生化学と生理学

### 膵臓の解剖

膵臓は，外分泌と内分泌，両方の組織を有する腺臓器である．膵臓全体の 99％を占める外分泌領域は，重炭酸塩や消化酵素を消化管に向かって分泌する．外分泌組織のなかで，約 100 万個の小さな島状の内分泌組織が散在しており，そこからホルモンが直接血中

## Case

55歳の女性であるS夫人は，年1回の定期検診で，倦怠感と夜間も続く頻尿（多尿）を訴えた．彼女はまた，「喉の渇きを癒すために水分を多量に摂取（多飲）する」と訴えた．これらの症状は“しばらく続いており”，徐々に悪化しつつあるが，正確な発症時期はわからないという．排尿時痛や血尿，尿漏れ，尿失禁など，尿に関する他の症状はない．既往歴としては，10年前より高脂血症がある．両親はともに60歳代前半に虚血性心疾患で死亡している．

身体所見に関しては，S夫人は中等度の肥満であったが，その他は正常であった．尿検査で尿糖を認めたが，尿タンパクやケトン体は陰性であった．血液検査では，血糖値の上昇（240 mg/dL），総コレステロール値の上昇（340 mg/dL），およびHbA1c（グリコヘモグロビン）の上昇（9.2%）を認めた．主治医はS夫人に対し，2型糖尿病に罹患していると説明した．この疾患では，身体がインスリンに対し正常に反応できず（インスリン抵抗性），この抵抗性に打ち勝つのに十分な量のインスリンを分泌できなくなっている．

主治医は，S夫人に対して，代謝状態を改善するためにカロリー摂取を減らし，運動量を増やすことが重要であると話した．そして，ビグアナイド薬の一種であるメトホルミンを処方した．

### Questions

1. インスリンの細胞レベルおよび分子レベルでの作用とはどのようなものであるか？
2. 糖尿病の病因は何であるか，また，1型糖尿病と2型糖尿病はどのように異なるのか？
3. 多飲や多尿といった症状を軽減する以外に，S夫人の糖尿病をコントロールすることがなぜ重要であるのか（すなわち，どのような急性合併症，慢性合併症が起こるのか）？
4. この血糖値とHbA1c値からS夫人の糖尿病についてどのようなことがわかるか？　一方の検査値が上昇し，他方が正常であるという状況は起こりうるか？
5. なぜ主治医はメトホルミンを治療薬として選択したのか？

に分泌される．これらの小さな内分泌組織は，集合的に**ランゲルハンス島 islets of Langerhans** と呼ばれる．ランゲルハンス島には，異なるホルモンを分泌する種々のタイプの細胞が含まれている．**α細胞 α-cell** は**グルカゴン glucagon** を，**β細胞 β-cell** は**インスリン insulin**，**アミリン amylin** を，**δ細胞 δ-cell** は**ソマトスタチン somatostatin** とガストリン gastrin を，そしてPP細胞は膵ポリペプチド pancreatic polypeptide を分泌する．

## エネルギーのホメオスタシス

栄養素の貯蔵，およびそれに引き続き起こる放出により，常に栄養素を補給し続けなくても細胞の栄養状態のホメオスタシスを維持することができる．栄養素の取込み，利用，貯蔵，そして放出の制御においては，様々なホルモンが関与している．インスリンはグルコースまたは他の小さなエネルギー含有分子の取込み，貯蔵を促進する．食物摂取に反応し消化管から分泌される**グルカゴン様ペプチド-1 glucagon-like peptide-1（GLP-1）** は，インスリンの分泌を増強する．アミリンは肝臓における内因性のグルコース産生を抑制する．グルカゴン，カテコールアミン［交感神経系や副腎髄質から分泌されるノルエピネフリン（ノルアドレナリン），エピネフリン（アドレナリン）］，グルココルチコイド（糖質コルチコイド；副腎皮質から分泌されるコルチゾール），成長ホルモン（下垂体から分泌される）といったホルモンは **“インスリン拮抗”ホルモン counter-regulatory hormones** と総称される．これらのホルモンはインスリンの作用に拮抗し，栄養素の放出を促進する（表30-1）．血糖値は容易に測定することができ，インスリンと拮抗ホルモンのバランスの正確な指標となる．このバランスにより，直近の食事摂取の有無にかかわらず，血糖値は狭い範囲（70～120 mg/dL）で正常に維持されている．全身の臓器，特に脳は適切な機能の維持のため，絶え間ないグルコースの補給を必要としており，低血糖は危険な状態である．逆に，慢性的な高血糖は多くの細胞，組織において有害である．

### 摂食ないし飽食時

食後，炭水化物の複合体は消化管内腔で単糖類（グルコース，ガラクトース，フルクトースなど）に分解

**表 30-1 エネルギーホメオスタシスに与える各種ホルモンの影響**

| ホルモン | 由 来 | 標的組織 | 作 用 |
|---|---|---|---|
| グルカゴン | α細胞（膵臓） | 肝臓（脂肪，骨格筋） | 肝臓でのグリコーゲン分解，糖新生を促進する |
| インスリン | β細胞（膵臓） | 肝臓（脂肪，骨格筋） | グルコース，アミノ酸，脂肪酸の細胞への取込みを促進し，グリコーゲン，タンパク質，トリグリセリドとして貯蔵する |
| アミリン | β細胞（膵臓） | 中枢神経系 | グルカゴン分泌を抑制する<br>胃内容排泄を遅延させる<br>食事摂取量を減少させる |
| ソマトスタチン | δ細胞（膵臓）<br>消化管<br>視床下部 | 他の膵島細胞，消化管，脳，および下垂体 | インスリンやグルカゴンの分泌を抑制する<br>消化管の運動やホルモン分泌を抑制する<br>成長ホルモン分泌を抑制する |
| アドレナリン | 副腎髄質 | 多数 | 肝臓でのグリコーゲン分解を促進する<br>ホルモン感受性リパーゼの活性化を介して脂肪を分解する |
| コルチゾール | 副腎皮質 | 多数 | 標的組織でインスリン作用と拮抗する<br>肝臓での糖新生を促進する<br>筋肉でのタンパク分解を促進する |
| GLP-1 | 回腸 | 膵内分泌組織，胃，脳，心臓 | β細胞量を増加させ，インスリン分泌を促進する<br>胃内容排泄を遅延させる<br>食事摂取量を減少させ，グルカゴン分泌を抑制する |
| レプチン | 脂肪細胞 | 中枢神経系（視床下部） | 身体のエネルギー貯留が十分であるとのシグナルを伝達する<br>食事摂取量を減少させる<br>エネルギーを消費する神経内分泌機能を発揮させる |

生理学的に，インスリンとグルカゴンは，糖ホメオスタシスを制御する最も重要な2種類のホルモンである．インスリンは標的組織においてエネルギーの貯蔵を促進する．グルカゴン，アドレナリン，コルチゾール，成長ホルモンといった"拮抗"ホルモンは，血糖を上昇させ，インスリン作用と拮抗的に働く．レプチンは"肥満センサー"として働き，身体全体のエネルギー貯蔵状態について情報を与え，長期的なエネルギーバランスを調節している．GLP-1：グルカゴン様ペプチド-1．

される．そしてこれらの単糖類は，管腔側の能動輸送体と受動輸送体の連携により，消化管上皮細胞に送り込まれる．その後，糖質は基底膜の細胞側の輸送体により上皮細胞の細胞質から細胞間隙に輸送され，毛細血管に流入する．血液中のグルコースが上昇すると，膵β細胞がこれに反応してインスリンを分泌し，インスリンは門脈に流入する．したがって，肝臓は消化管から吸収された栄養素と同時に高濃度のインスリンを受けとることとなる．**肝臓やその他のエネルギー貯蔵臓器，例えば骨格筋や脂肪組織などはインスリンの主たる標的臓器である**（図 30-1）．インスリンはまた，膵α細胞からのグルカゴンの分泌を抑制する．

エネルギーの貯蔵および長期的なバランスに対する神経内分泌的な反応において，**レプチン leptin** も重要な役割を果たしているホルモンである．レプチンは脂肪細胞から分泌され，血中レプチン濃度は体脂肪量に比例する．**それゆえ，レプチンは末梢から中枢神経系へ向かって，脂肪組織の形をとっているエネルギー貯蔵が充足していることを伝達している．**レプチンはまた，食欲を抑制し，体をエネルギーの蓄積状態から利用状態に切り替える．この切り替えにより，他の機能，例えば成長や生殖状態への切り替えも可能となる．逆に，長期的な飢餓状態で引き起こされるレプチンの欠乏によって，食欲の持続的な増大，エネルギー利用機能の抑制がもたらされる．

エネルギー貯蔵において鍵となる細胞内のメディエーターは，核内受容体の**ペルオキシソーム増殖活性化受容体 peroxisome proliferator-activated receptor γ（PPARγ）**である．PPARγは脂肪細胞の分化において主要な調節因子であると同時に，脂質代謝においても重要な役割を果たしている転写因子である．内因性の脂肪酸リガンドによるPPARγの活性化は，血清中の遊離脂肪酸濃度を減少させ，脂肪組織における脂肪合成を促進させる．脂肪組織における脂肪酸の貯蔵量の増加によって，他の組織（例えば肝臓）の脂肪含有量の低下や糖産生の低下，インスリン感受性の増強がもたらされる．PPARγは本来脂肪組織において発現するが，膵臓のβ細胞，血管内皮細胞，白血球，骨格筋，肝臓においても低レベルで発現している．PPARγはチアゾリジン薬 thiazolidinedione（TZD）

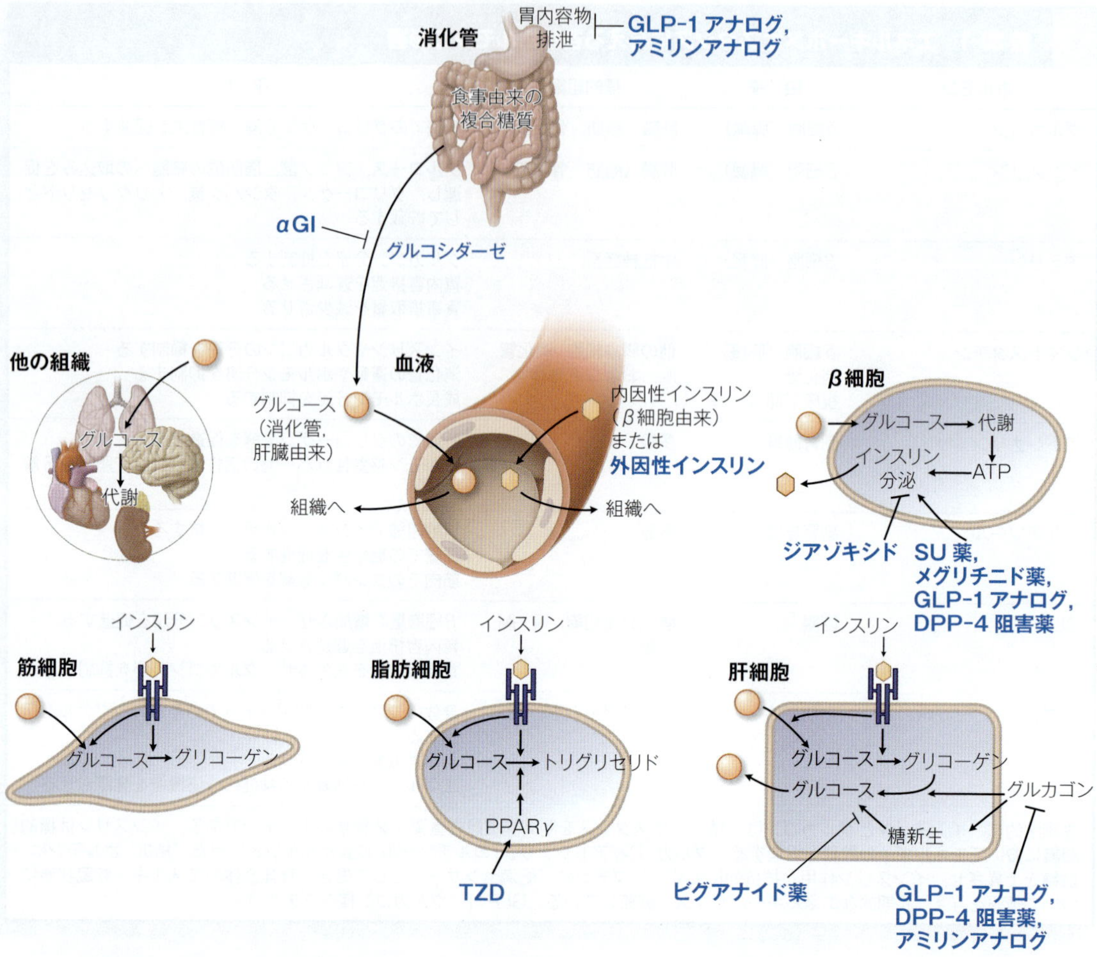


**図 30-1 糖ホメオスタシスの生理学的および薬理学的調節**

食事中の複合糖質は，グルコシダーゼの働きにより消化管で単純糖質に分解される．単純糖質はその後，消化管上皮細胞に吸収され，血液中に輸送される．血中のグルコースは代謝活性を持つ体内の各組織に取り込まれる．膵β細胞では，グルコース代謝が細胞質のアデノシン三リン酸（ATP）濃度を上昇させ，インスリン分泌を刺激する．インスリンはその後，標的組織（筋肉，脂肪，肝臓）の細胞膜インスリン受容体に作用し，グルコース取込みを増やし，グリコーゲンやトリグリセリド（中性脂肪）として貯蔵する．グルコースはまた，その他の細胞や組織に取り込まれ，エネルギー産生のため代謝される．筋肉や肝臓において，インスリンはグリコーゲンとしてグルコース貯留を促進する．脂肪細胞においては，インスリンはグルコースのトリグリセリドへの変換を促進する．ペルオキシソーム増殖活性化受容体（PPARγ）も，脂肪細胞においてグルコースのトリグリセリドへの変換を促進する．グルカゴンは，肝臓における糖新生とグリコーゲン分解の両方を促進する．これにより新たに産生されたグルコースは，肝臓から血流に輸送される．食事による複合糖質由来のグルコースと，膵β細胞から分泌されたインスリンが，ともに門脈循環を介して高濃度で肝臓に流入することは重要である（**図示せず**）．血糖値を低下させるための薬理学的介入としては，グルカゴン様ペプチド-1（GLP-1）アナログまたはアミリンアナログによる胃内容排泄遅延，αグルコシダーゼ阻害薬（αGI）による腸管のαグルコシダーゼ阻害，外因性インスリンの投与，スルホニル尿素（SU）薬・メグリチニド薬・インクレチン関連薬［GLP-1 アナログ，DPP-4（dipeptidyl peptide-4）阻害薬］によるβ細胞からのインスリン分泌増強，インクレチン関連薬・アミリンアナログ・ビグアナイド薬によるグルカゴンおよび糖新生の抑制，チアゾリジン薬（TZD）による脂肪細胞におけるインスリンの作用増強が挙げられる．高インスリン血症による低血糖を治療するためには，膵β細胞からのインスリン分泌を抑制するジアゾキシドが用いられる．

の標的分子でもある．

### 空腹ないし飢餓時

血糖値が低下すると，膵α細胞はより多くのグルカゴンを分泌し，膵β細胞はインスリン分泌量を減らすようになる．食事状態で細胞のグルコース取込みを促進するインスリンとは対照的に，グルカゴンは肝臓における糖新生とグリコーゲン分解を刺激することで，肝臓からグルコースを動員する．空腹状態が続けば，カテコールアミンやグルココルチコイド濃度も上昇し，脂肪組織からの脂肪酸放出や，筋肉でのタンパク質からアミノ酸への分解が促進される．

低エネルギー［低アデノシン三リン酸 adenosine triphosphate（ATP）］状態においては，**AMP 活性化プロテインキナーゼ adenosine 5′-monophosphate-activated protein kinase（AMPK）**という酵素もま

た，同化から異化状態へ切り替わるトリガーとなる．AMPK は体中の組織に存在し，細胞および臓器レベルにおいてエネルギー代謝調節に寄与している．運動は AMPK を活性化させ，筋肉におけるグルコースの取込みを促進させる．活性化 AMPK はまた，肝臓での糖新生や脂肪，タンパク質合成を減少させる．メトホルミンや他のビグアナイド薬の標的分子はまだ解明されてはいないが，実際，これらの薬剤は AMPK や関連するキナーゼを活性化している．またメトホルミンなどの薬理学的な効果の多くは，これらのキナーゼの活性化によるものである．

## インスリン

### 生化学

インスリンは 51 個のアミノ酸よりなるタンパク質で，ジスルフィド結合により 2 本のペプチド鎖が結合した構造である．その名前は，ラテン語でランゲルハンス島の“島”を意味する *insula* に由来している．ヒトの膵臓はおよそ 8 mg のインスリンを含有しており，うち 0.5 ～ 1.0 mg が毎日分泌されつつ，合成・再補充されている．インスリンは，膵$\beta$細胞でまずプレプロインスリンとして合成され，切断されてプロインスリンとなる．さらに，インスリンと C ペプチドに分解される（図 30-2）．

### 分　泌

静止状態の膵$\beta$細胞において，細胞膜直下の分泌顆粒内にインスリンがあらかじめ形成・蓄積されており，インスリンはすぐに分泌できる状態となっている．$\beta$細胞がグルコースに曝露することで，低かったインスリン基礎分泌量が劇的に増加する．グルコース代謝によって細胞内 **ATP/ADP 比**が上昇し，インスリン分泌が刺激される（後述参照）【訳注：ADP，アデノシン二リン酸 adenosine diphosphate.】．

グルコースは特異的な細胞膜輸送体である **GLUT2** を介して$\beta$細胞に流入する．食後など血糖値が上昇した時には，より多くのグルコースが$\beta$細胞内に流入し，リン酸化を受けグルコース-6-リン酸となり解糖系に入る．解糖系およびクエン酸回路においてグルコースが代謝されると ATP が産生され，$\beta$細胞における ATP/ADP 比が増加する．ATP/ADP 比は，細胞膜に分布する **ATP 感受性カリウムイオン（$K^+$）チャネル ATP- sensitive $K^+$ channel（$K^+_{ATP}$ チャネル）**の活性を調節する．$K^+_{ATP}$ **チャネルの開口時には，$K^+$ の細胞外流出により細胞は過分極し，インスリン分泌は抑制されている．**一方，チャネル閉鎖時には，細胞は脱

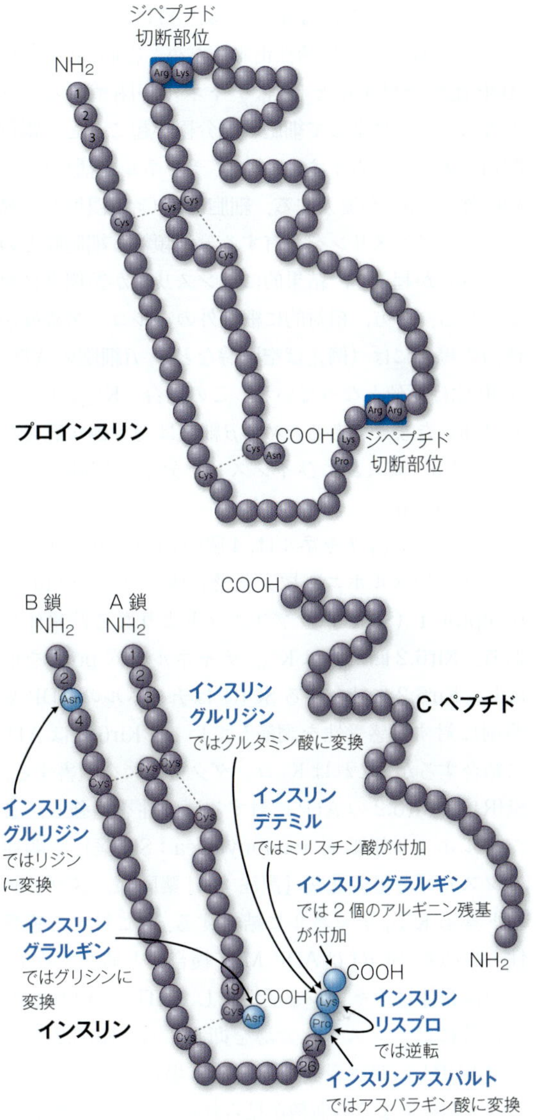


**図 30-2　ヒトインスリンのプロセシング**

プレプロインスリンは合成された後に小胞体に運ばれ，シグナルペプチド（**図示せず**）が切断されてプロインスリンとなる（**上図**）．分子内にあるジスルフィド結合（cys-cys）によって，プロインスリンは適切な折りたたみ構造を保っている．プロインスリンは分泌顆粒に運ばれ，プロホルモン変換酵素によってジペプチド切断部位（**図中青いボックスで示された部分**）で切断され，その結果，インスリンと **C** ペプチドが作られる．こうして作られたインスリンの A 鎖と B 鎖は，2 つのジスルフィド結合に支持されて構造を保っている．インスリンと C ペプチドは膵$\beta$細胞から一緒に分泌される（**下図**）．インスリンのアミノ酸配列を改変することで，様々なインスリンアナログ製剤の薬物動態を変化させることができる．リスプロ，アスパルト，グルリジンは超速効型インスリンである一方，グラルギンとデテミルは吸収が遅い持効型インスリンである．リスプロは，B 鎖 28 位のプロリンと B 鎖 29 位のリジンが逆転している．アスパルトは，B 鎖 28 位のプロリンがアスパラギン酸に変換されている．グルリジンは，B 鎖 3 位のアスパラギンがリジンに，B 鎖 29 位のリジンがグルタミン酸に変換されている．グラルギンは，A 鎖 21 位のアスパラギンがグリシンに置換され，B 鎖カルボキシ基末端に 2 個のアルギニンが付加されている．デテミルは，B 鎖 29 位のリジンの$\varepsilon$アミノ基において，脂肪酸（ミリスチン酸）がエステル結合している．

**分極しインスリンが分泌される．**ATPはチャネルを阻害し，ADPは逆に活性化するため，細胞内のATP/ADP比が上昇すると$K^+_{ATP}$チャネルが閉鎖することとなる．これによって細胞の脱分極が起こると，電位開口型カルシウムイオン（$Ca^{2+}$）チャネルが活性化し，細胞外の$Ca^{2+}$が流入する．細胞内の$Ca^{2+}$濃度が上昇すると，インスリンを含有する分泌顆粒と細胞膜との間で融合が起こり，結果的にインスリンが循環系に放出される．一方，相対的に細胞外のグルコース濃度が低値の場合には（例えば空腹時など），β細胞のATP/ADP比は低値となっている．この場合，$K^+_{ATP}$チャネルは開いたままであるため，β細胞は過分極状態を維持し，$Ca^{2+}$流入およびインスリン分泌を抑制している（図30-3）．

β細胞の$K^+_{ATP}$チャネルは，4個のKir6.2サブユニットと4個のスルホニル尿素薬受容体1 sulfonylurea receptor 1（SUR1）サブユニットよりなる八量体である．Kir6.2四量体は$K^+_{ATP}$チャネルの穴poreを形成し，Kir6.2に結合するSUR1はチャネルのADPや薬剤に対する感受性を調節している．Kir6.2はATPに結合するが，これは$K^+$コンダクタンスを阻害する．SUR1はKir6.2のATPに対する感受性を増強し，またスルホニル尿素薬（sulfonylurea：SU薬）や関連インスリン分泌促進薬【訳注：SU薬同様，メグリチニド薬も$K^+_{ATP}$チャネルに結合する．】に対する感受性も高める．SUR1はADP-$Mg^{2+}$複合体と結合するが，この複合体はチャネルを活性化し，ATP/ADP比が低値の時にはインスリン分泌を抑制する．Kir6.2もしくはSUR1に突然変異が見られる場合には，高インスリン血症による低血糖が見られる．これは，細胞外のグルコース濃度が低値で，細胞内のATP/ADP比が低い状態であったとしても，チャネルが閉鎖したままでβ細胞が持続的に脱分極することによるものである【訳注：$K^+_{ATP}$チャネル遺伝子の突然変異部位によっては，逆に糖尿病が見られることもある．】．

血漿グルコース以外に，他の糖類，アミノ酸，脂肪酸も細胞内のATP/ADP比を高め，インスリン分泌を刺激する．また，副交感神経系の活性化およびGLP-1やグルコース依存性インスリン分泌ポリペプチドglucose-dependent insulinotropic polypeptide（GIP）といった消化管ホルモンにより，Gタンパク質を介する$K^+_{ATP}$チャネル活性化のインスリン分泌が刺激される．β細胞が栄養素に曝露すると，インスリン分泌に加え，インスリンの転写，翻訳，プロセシング，分泌顆粒の形成も促進される．

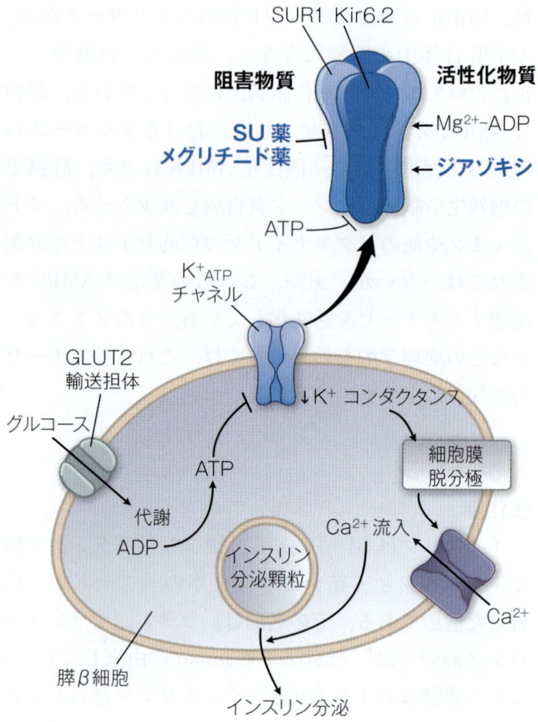


**図30-3　膵β細胞からのインスリン分泌に対する生理学的・薬理学的調節**
**$K^+_{ATP}$チャネルは基礎状態では開口しており，インスリン分泌量は少ない．$K^+_{ATP}$チャネルが閉鎖すると，より多くのインスリンが分泌される．**基礎状態ではβ細胞の細胞膜は過分極しており，インスリン分泌速度は遅い．グルコース濃度が上昇すると，グルコースがGLUT2輸送担体を介して細胞内に入り，代謝されて細胞内でアデノシン三リン酸（ATP）を産生する．ATPは細胞膜の$K^+_{ATP}$チャネルに結合し，活性を抑制する．$K^+_{ATP}$チャネル抑制により細胞膜のカリウムイオン（$K^+$）コンダクタンスが減少する．その結果，細胞膜が脱分極して電位開口型カルシウムイオン（$Ca^{2+}$）チャネルが活性化され，$Ca^{2+}$の流入が惹起される．$Ca^{2+}$の流入により，インスリンを含有する分泌顆粒と細胞膜が融合し，インスリンが細胞外に分泌される．$K^+_{ATP}$チャネルはKir6.2とSUR1のサブユニットからなる八量体で，生理学的・薬理学的調節因子の標的分子である．ATPはKir6.2に結合してチャネル活性を抑制し，一方，スルホニル尿素（SU）薬とメグリチニド薬はSUR1に結合してチャネル活性を抑制する．ATP，SU薬，メグリチニド薬いずれもインスリン分泌を促進する．グルカゴン様ペプチド-1（GLP-1）ミメティクスであるエキセナチドは，β細胞膜に存在するGタンパク質共役型GLP-1受容体に対してアゴニストとして作用し，グルコース依存性のインスリン分泌を促進する．エキセナチドのこの作用は，細胞内のサイクリックAMP（cAMP）の増加を介するものと考えられており，$K^+_{ATP}$チャネルに対しても間接的な作用を有している可能性がある（**図示せず**）．$Mg^{2+}_{ADP}$とジアゾキシドはSUR1に結合しこれを活性化させ，インスリン分泌を抑制する（簡略化のために，$K^+_{ATP}$チャネルのサブユニット8個のうち4個を図中に示す）．

## 標的組織における作用

インスリンは標的細胞表面の受容体に結合する．実質的にすべての組織が**インスリン受容体insulin receptor**を発現しているものの，エネルギー貯蔵組織（肝臓，筋肉，脂肪）はとりわけ多くの受容体を発現しており，インスリンの主要な標的組織となっている．

インスリン受容体（図30-4）は細胞外に存在する2個のαサブユニットと2個のβサブユニットの計4個がジスルフィド結合した糖タンパク質である．各βサブユニットは，短い細胞外ドメインと細胞膜貫通型ドメイン，チロシンキナーゼドメインを含む細胞内の尾部で構成されている．インスリンがインスリン受容体の細胞外部分に結合すると，細胞内のチロシンキナーゼが活性化し，近傍のβサブユニットのチロシンの“自己リン酸化”，そしてインスリン受容体基質タンパク insulin receptor substrate proteins（IRS）のリン酸化が生じる．チロシンにリン酸化を受けたIRS-1は，リン酸化されたチロシン残基を結合できるsrcホモロジー2 src homology 2（SH2）ドメインを持つ，種々のセカンドメッセンジャータンパクを引き寄せる．ＩA型**ホスファチジルイノシトール-3′-キナーゼ phosphatidylinositol-3′-kinase（PI3-キナーゼ）**は多彩なインスリン作用において重要な役割を果たしているセカンドメッセンジャータンパクである．

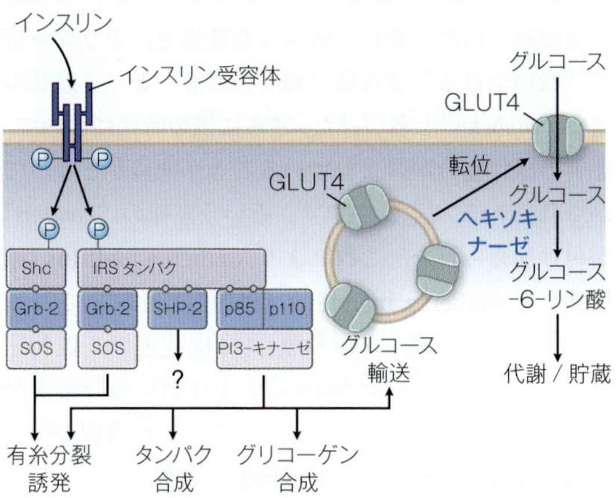


**図30-4 インスリン受容体活性化から下流への影響**
インスリン受容体は2つのαサブユニットと2つのβサブユニットよりなり，細胞膜表面に存在する四量体である．αサブユニットは完全に細胞外に存在する一方，βサブユニットは細胞外，細胞膜貫通部分，細胞内のドメインで構成されている．インスリンが受容体の細胞外の部分に結合すると，βサブユニットの細胞内ドメインにあるチロシンキナーゼが活性化する．これらのチロシンキナーゼドメインは受容体の“自己リン酸化”を起こし（実際はβサブユニットどうしが互いにリン酸化する），ShcやIRSタンパクなど細胞質にある基質のチロシンリン酸化を起こす．リン酸化されたShcは有糸分裂を促進し，リン酸化されたIRSタンパクは他の多くのタンパク（Grb-2，SHP-2，p85，p110）と作用して細胞機能に変化を及ぼす．IRSはp85，p110へ作用し，ホスファチジルイノシトール3′-キナーゼ（PI3-キナーゼ）を動員する．PI3-キナーゼは，グルコース輸送（グルコースの輸送体であるGLUT4の細胞表面への転位を介して），タンパク合成，グリコーゲン合成などを含めたインスリンの多彩な作用を制御するシグナル伝達経路を活性化する．細胞内に入ったグルコースは，ヘキソキナーゼによって迅速にリン酸化され，代謝されエネルギーとして用いられるか，グリコーゲンやトリグリセリド（中性脂肪）として細胞内に貯蔵される．

インスリン受容体のセカンドメッセンジャーとインスリンによる代謝効果との関係の詳細については，今後も検討が必要であるが，一方でインスリン作用の代謝効果そのものについてはよく知られている．**インスリンは典型的な同化（エネルギー貯蔵）ホルモンである**（図30-1）．肝臓において，インスリンはグルコキナーゼの活性を増加させ，肝細胞でのグルコースのリン酸化および取込みを亢進させる．肝細胞におけるグルコース供給の増加により，グリコーゲン合成，解糖，脂肪酸合成が促進される．インスリンによってグリコーゲン合成酵素，脂肪酸合成酵素が活性化され，グリコーゲンホスホリラーゼと糖新生酵素が抑制されると，これらが協同的に作用し，さらに同化作用が強まる．

骨格筋および脂肪組織において，インスリンは，インスリン応答性グルコース輸送体であるGLUT4の細胞内小胞体から細胞膜表面への転位（トランスロケーション）を増加させる．GLUT4の転位が起こると，グルコースの細胞内への流入が促進される（図30-4）．筋肉においては，インスリンはアミノ酸取込みを増加させ，リボソームタンパクの合成機構を活性化する．また，グリコーゲン合成酵素活性を上昇させ，それに続くグリコーゲンの貯蔵も亢進させる．脂肪組織においては，インスリンはリポタンパクリパーゼの発現を促進する．リポタンパクリパーゼは，循環血液中のリポタンパク由来のトリグリセリドを加水分解し，脂肪細胞に送り込む．脂肪細胞内にひとたび取り込まれると，グルコースや脂肪酸はおもにトリグリセリドとして貯蔵される．この過程はピルビン酸キナーゼ，ピルビン酸デヒドロゲナーゼ，アセチル補酵素A coenzyme A（CoA）カルボキシラーゼ，グリセロールリン酸アシルトランスフェラーゼといった脂質合成酵素の活性化や，トリグリセリドを分解するホルモン感受性リパーゼの不活性化により増強される．インスリンは肝臓や腎臓におけるインスリナーゼにより速やかに分解され，その循環血液中の半減期は6分である．

## グルカゴン

**グルカゴン glucagon**は29個のアミノ酸からなる一本鎖のポリペプチドである．異化ホルモンであり（エネルギーを放出する），膵臓のα細胞から分泌される．血漿グルコースが低値の時には，貯蔵されていたグルコース，脂肪，タンパク質がグルカゴンによりエネルギー源として動員される．低血糖や高インスリン状態以外では，交感神経系の興奮，ストレス，運動，血漿中の高濃度アミノ酸状態（飢餓状態を意味する）

により，グルカゴンの分泌が刺激される．グルカゴンは，肝細胞の細胞膜に位置するGタンパク質共役型受容体に結合し，細胞内のサイクリックAMP cyclic adenosine monophosphate（cAMP）を増加させ，セリン/スレオニンキナーゼであるプロテインキナーゼAを活性化する．グルカゴンは肝臓におけるグリコーゲン分解および糖新生を促進する（図30-1）．また，脂肪組織においては脂肪分解を促す働きもある．グルカゴンはインスリン同様，肝臓および腎臓で分解され，循環血液中における半減期はおよそ6分である．

### アミリン

**アミリン amylin** は37個のアミノ酸からなるタンパク質で，β細胞の分泌顆粒中にインスリンといっしょに詰め込まれている．インスリンとアミリンはともに食後に分泌される．アミリンは中枢神経系の受容体に結合し，インスリンの糖制御機構を補完する働きをする．とりわけアミリンはグルカゴンの放出を抑制し，胃内容の排出を遅延させ，食事摂取量を減少させる．これらの作用は，食後血糖の上昇を**緩やかに**させる方向に働く．アミリンは腎臓で排泄され，半減期はおよそ10分である．

### ソマトスタチン

**ソマトスタチン somatostatin** は，14個または28個のアミノ酸からなり，膵臓のδ細胞，消化管，視床下部から選択的に分泌される．ソマトスタチンの主要な作用は各ホルモンの抑制である．まず，下垂体からの成長ホルモンや甲状腺刺激ホルモンの分泌を抑制する（第26章参照）．また，膵臓からのインスリン，グルカゴンの分泌を抑制し，消化管運動および様々な消化管ホルモン分泌の抑制作用も有する．膵臓からのソマトスタチン分泌はインスリン同様，血漿中のグルコース，アミノ酸，脂肪酸が高濃度の時に促進される．局所のソマトスタチン分泌はパラクライン作用として働く．循環血液中の半減期は短く，2分に過ぎない．

### グルカゴン様ペプチド-1（GLP-1）

GLP-1はおもに下部小腸（回腸）の内分泌細胞（L細胞）において産生され，グルカゴン遺伝子によりコードされる．プログルカゴンから，膵α細胞ではグルカゴンが，小腸L細胞ではGLP-1や他のペプチドが産生される．生物活性のあるGLP-1は29個または30個のアミノ酸の形態をとる．空腹時の血中GLP-1濃度は低値だが，食後に上昇する．GLP-1はGタンパク質共役型受容体に結合するが，GLP-1受容体は膵臓のα細胞，β細胞，中枢および末梢神経系，心臓，腎臓，肺，消化管など幅広く分布している．**膵β細胞において，GLP-1は経口的なグルコース負荷に反応したインスリン分泌を増大させる**（GLP-1の **“インクレチン”効果 incretin effect** である）．膵α細胞においては，GLP-1はグルカゴンを抑制する．胃においては，胃内容排泄を遅延させ，視床下部では食欲を減少させる．GLP-1はdipeptidyl peptide-4（DPP-4）により酵素的に分解されるため，その半減期は短く，循環血液中ではおよそ1～2分である．エキセナチドは臨床的に利用可能な，長時間作用型GLP-1受容体アゴニストである．また，DPP-4阻害薬は内因性のGLP-1の作用を延長する．どちらの種類の薬剤も，膵β細胞からのインスリン分泌を増加させる．

## 病態生理学

### 糖尿病

紀元200年頃には早くも，古代ギリシャの医師Aretaeusは強い口渇と多尿を呈する患者がいることに気づいていた．彼はこのような状態を，ギリシャ語で“吸い上げる”または“通り抜ける”という意味の言葉，“*diabetes*”と名づけた．さらに後の時代において，患者の尿に糖分が含まれていることが明らかとなってからは，ラテン語で“甘い”，という意味の“*mellitus*”が付け加えられた．これにより，diabetes mellitus（糖尿病）とdiabetes insipidus（尿崩症）が区別されるようになった（第26章参照）．尿崩症とは，抗利尿ホルモン antidiuretic hormone（ADH）の分泌不全により，ネフロンの集合管における水の再吸収が障害され，多量の希釈尿を呈する疾患である．

**糖尿病は，様々な代謝異常に起因するが高血糖という所見において共通している，「症候群」であるといえる**（表30-2）．高血糖はインスリンの絶対的欠乏［**1型糖尿病 type 1 diabetes mellitus**，または**インスリン依存型糖尿病** insulin-dependent diabetes mellitus（IDDM）ないし**若年発症型糖尿病**］により生じることもあれば，インスリン抵抗性に比し相対的にインスリンが欠乏することによって生じることもある．［**2型糖尿病 type 2 diabetes mellitus**，もしくは**インスリン非依存型糖尿病** insulin-dependent diabetes mellitus（NIDDM）ないし**成人発症型糖尿病**］．

#### 1型糖尿病

米国の糖尿病のうち，5～10%を占めている1型糖尿病は，自己免疫による膵臓のβ細胞の破壊により

**表 30-2 1型糖尿病と2型糖尿病**

| | 1型 | 2型 |
|---|---|---|
| **病 因** | 膵β細胞の自己免疫による破壊 | インスリン抵抗性とそれを代償するには不十分な膵β細胞機能 |
| **インスリン濃度** | ゼロまたはわずか | 典型的には正常値以上【訳注：インスリン抵抗性よりもインスリン分泌能低下が病態の主体である2型糖尿病の場合，低値となることもある.】 |
| **インスリン作用** | ゼロまたはわずか | 減弱 |
| **インスリン抵抗性** | 存在しなくてもよいが，一部に存在（肥満例など） | あり |
| **発症年齢** | 典型的には30歳未満 | 典型的には40歳以上 |
| **急性合併症** | ケトアシドーシス<br>消耗状態 | 高血糖（高浸透圧性のけいれんや昏睡をきたしうる） |
| **慢性合併症** | 神経障害<br>網膜症<br>腎症<br>末梢動脈疾患<br>冠動脈疾患 | 1型に同じ |
| **薬物療法** | インスリン | 多種類の薬物が使用可能，経口薬治療が無効であればインスリン |

1型糖尿病と2型糖尿病は，血糖上昇という点では類似するが，その病態生理により区別される．1型糖尿病では膵β細胞の自己免疫性の破壊によるインスリンの絶対的欠乏が認められる．2型糖尿病の病因については不明な点が多いが，インスリン感受性の低下と，それに見合うだけのインスリンを膵β細胞が産生できなくなることが原因と考えられている．1型糖尿病と2型糖尿病の急性合併症は異なるが（**本文参照**），慢性合併症においては共通している．インスリンは1型糖尿病では薬物療法の第一選択であるが，2型糖尿病ではインスリン以外の多くの薬物が使用可能である．

発症する．β細胞の欠落により，インスリンは産生も分泌もされなくなり，循環血液中のインスリン濃度はほとんどゼロにまで低下する【訳注：成因分類としての1型糖尿病において，自己免疫学的機序によるβ細胞障害が示唆されるものの，内因性インスリン分泌能は必ずしも枯渇していない一群が存在し，緩徐進行1型糖尿病またはlatent autoimmune diabetes (LADA)と呼ばれている.】．インスリン欠乏状態においては，インスリン応答性組織でのグルコースやアミノ酸，脂質などの栄養素の取込みおよび貯蔵が障害されている．この現象は，循環血液中のこれらの栄養素が高い状態であったとしても見られるものである．**インスリンによる細胞内への栄養素の取込みが行われなくなると，拮抗ホルモンの作用も相まって，体内の細胞や組織は飢餓のような反応を示す**．それゆえ，血糖値が高値であっても，肝臓におけるグリコーゲン分解や糖新生は無制御に進行し，グルコースが血中に放出されることとなる．筋組織からはタンパク質が分解され，放出されたアミノ酸は肝臓に運ばれて糖新生に利用される．脂肪組織からはトリグリセリドが分解され，循環血液中へと放出される．さらに肝臓では，分解された脂肪酸が糖新生の材料として利用されるか，または脳でのエネルギー源として利用できるケトン体として放出される．これらのケトン体にはβヒドロキシ酪酸，アセト酢酸が含まれる．これらの酸の濃度が過度に上昇すると，血清中の重炭酸イオンが減少し，最終的に**糖尿病性ケトアシドーシス diabetic ketoacidosis（DKA）**といわれる代謝性アシドーシスの状態に陥る．DKAは重篤な状態であり生命の危険があるため，緊急の積極的治療を必要とする．

1型糖尿病患者の血糖値は，腎臓の糸球体濾過後の再吸収能力を超えるレベルであり，尿中にあふれたグルコースによって尿が“甘くなる”のみならず，浸透圧利尿をきたす．この現象によって，多くの患者が経験する**多尿**とそれ続く**口渇・多飲**が引き起こされる．食欲は刺激され，著しい空腹感と**過食**が見られるが，食事由来の栄養素を利用できないため，体重は減少する．

たいていの場合，1型糖尿病の臨床症状は小児期ないし思春期において，突然出現する．実際のβ細胞の破壊はより段階的に起こっているのであるが，β細胞のおよそ85%が破壊されるまでは必要量のインスリンが分泌され続ける．最終的に，β細胞の代償が破綻をきたした時点で，突然臨床症状の出現が見られるのである．この時点では15%のβ細胞が残存しているので，多くの患者は“ハネムーン期”を経験する．ハネムーン期とは，最終的なインスリン分泌枯渇に至る前の段階，内因性のインスリン分泌能が一時的に残存している時期のことである．多くの1型糖尿病症例において，糖尿病症状の発症の2～3週前に，“インフルエンザ様”の前駆症候が見られる．この症候に関して，遺伝的に1型糖尿病に罹患しやすい個体における，自己免疫反応のきっかけとなるウイルス感染である，とする仮説が存在する一方，本疾患初期に見られる一過性のインスリン抵抗性に伴う食欲の減退やストレスを反映しているものかもしれないとする仮説も存在する．

1型糖尿病の遺伝的素因としては，抗原提示にかかわるヒト白血球抗原 human leukocyte antigen (HLA)，または別名，**主要組織適合遺伝子複合体 major histocompatiblity complex**（MHC）の遺伝子座が強くかかわっており，それ以外の遺伝子座の関連は弱い．ほとんどの1型糖尿病患者において，β細胞のタンパク質に対する自己抗体が検出される．1型糖尿病の進展には環境因子も関与しており，一卵性双生児の片方が1型糖尿病に罹患した場合，もう片方が1型糖尿病を発症する割合はおよそ50%である．

1型糖尿病患者では，内因性インスリン分泌能が低下もしくは枯渇しているため，外因性のインスリン補充が常に必要となる．

## 2型糖尿病

2型糖尿病は，米国では糖尿病の90%以上を占めている．若年成人や小児での発症例が急速に増加しつつあるものの，典型的には40歳以上で発症する疾患である．肥満がまさに最も重要なリスクファクターであり，2型糖尿病患者の80%以上が肥満である【訳注：従来わが国では，やせ型で相対的なインスリン分泌能低下を呈する2型糖尿病が多いとされてきたが，欧米に多く見られる肥満およびインスリン抵抗性主体の2型糖尿病も，近年増加しつつある.】．典型的な2型糖尿病は，徐々に進行し，発症時にも明らかな症状はない．スクリーニング血液検査での高血糖で診断されるか，もしくは冒頭のCaseのように，疾患がかなり進行して重篤となり，多尿や口渇を呈するようになってから診断されることがほとんどである．

2型糖尿病の進行は，しばしば**インスリン抵抗性 insulin resistance** の状態から始まる．加齢や体重増加により，かつてはインスリンに対して正常に反応していた組織の反応性が相対的に低下し，正常に反応するためにはより高いインスリン濃度が必要となる．最近の研究では，インスリン抵抗性の病態に関して，2つの潜在的なメカニズムに焦点が当てられている．1つ目は，肝臓や筋肉における異所性の脂肪の蓄積であり，2つ目は，肥満に伴う炎症反応である．詳細はまだ解明されていないが，免疫系がインスリン抵抗性において重要な役割を果たしていることについては，根拠が蓄積されつつある．多くの症例で，初期のインスリン抵抗性は，膵β細胞からのインスリン分泌の増加によって代償されている．実際，肥満，およびインスリン抵抗性が存在しても，多くの場合β細胞のインスリン分泌増加が継続されるために，明らかな糖尿病には進展しない．しかしながら，S夫人のように一部の患者では，インスリン必要量の増加にβ細胞が追いつかなくなってしまう．

一般的に，2型糖尿病患者の血中インスリン濃度は通常よりも高値であるが【訳注：欧米の2型糖尿病患者の場合は，肥満および空腹時血中インスリン高値を示すことが多いが，わが国の場合は必ずしもそうではない.】，標的組織でのインスリン抵抗性を上回るには不十分である．アポトーシス（プログラムされた細胞死）の増加によるβ細胞の減少や再生されるβ細胞の減少により，最終的にはβ細胞による代償は困難なものとなる．インスリン量がインスリン抵抗性を代償することができなくなると，インスリン作用と拮抗ホルモン作用との間のバランスが崩れてしまう．すなわち，肝臓や脂肪組織において貯蔵されていた栄養素が不適切に放出され，高血糖や脂質異常症を呈することとなる．

2型糖尿病は，複雑な多因子遺伝疾患（多くの遺伝子の多型が疾患リスクに関連しうる疾患）である．ただし，それぞれの遺伝子多型の疾患リスクへの寄与度は多くの場合，極めて小さい．現在，40以上の2型糖尿病関連遺伝子が同定されており，その多くはβ細胞の作用に関連する．同定された2型糖尿病関連遺伝子のうち，肥満もしくはインスリン抵抗性のリスクに寄与していることが示されたものはほとんどない．それゆえ，やせ型でインスリン感受性のある2型糖尿病患者は，β細胞機能不全になりやすい傾向が強いといえる．家族性の，単一遺伝子による糖尿病は比較的稀なものであるが，これらもほとんどがβ細胞機能に影響する遺伝子領域により引き起こされるものである．軽度，もしくは早期の2型糖尿病は，一過性のインスリン抵抗性により顕在化する．例えばグルココルチコイドによる治療（第28章，副腎皮質の薬理学参照）や妊娠（妊娠糖尿病）によるものである．

2型糖尿病は自己免疫疾患と考えられているわけではないが，肥満患者の脂肪細胞においては，自然免疫系（マクロファージおよび肥満細胞）および適応免疫系（制御性T細胞，Th1細胞，$CD8^+$ T細胞）の要素がインスリン抵抗性にかかわっているかもしれないといわれている．

S夫人のようにインスリン分泌能が保たれている2型糖尿病患者の場合，経口血糖降下薬による治療が可能である．具体的には，標的細胞におけるインスリン感受性を改善させる薬剤（メトホルミンやTZDなど），β細胞からのインスリン分泌を促進させる薬剤（SU薬および他のインスリン分泌促進薬）が挙げられる．消化管からの糖の吸収を遅らせることで血糖を降下させる薬剤（アカルボースなど）は，あまり用いられない【訳注：アカルボースなどのαグルコシダーゼ阻害薬は欧米ではあまり用いられておらず（表30-3参照），承認薬の種類も比較的少ない．】．β細胞機能が大きく損なわれた患者や，経口薬での血糖コントロールが難しい患者の場合，インスリン治療が望ましい．

## 罹病の影響

【訳注：原文では本項の見出しが「罹病率・死亡率」となっていたが，内容と異なるためタイトルを変更した．】1型糖尿病，2型糖尿病ともに急性または慢性の合併症をきたしうる．コントロール不良な1型糖尿病の場合，インスリン作用のない状態で拮抗ホルモンが作用し，ケトアシドーシスが生じることで急速に昏睡や死亡に至る可能性がある．実際のところ，糖尿病性ケトアシドーシスで救急治療室に搬送された時に，初めて1型糖尿病と診断される症例も多い．もし重篤なケトアシドーシスをきたさなかったとしても，未治療のまま放置された1型糖尿病では，インスリン欠乏により組織の消耗をきたし，数週〜数カ月のうちに死亡する可能性がある．2型糖尿病の場合には，内因性のインスリン分泌能が比較的保たれているため，ケトアシドーシスをきたすことは少ない．しかしながら，1型，2型のどちらであろうとも極端な高血糖を呈する場合には高浸透圧症候群をきたし，精神変調，けいれん，昏睡，死亡に至ることがある．

1型糖尿病，2型糖尿病ともに，長期的には血管病変と関連する．これらの**慢性合併症 chronic complications**には**早発性アテローム動脈硬化**，**網膜症**，**腎症**，**神経障害**が含まれる．合併症が生じる機序の詳細については不明であるが，おそらく慢性的な高血糖，慢性的な高脂血症，炎症シグナルの増加のすべてがかかわっているものと考えられている．S夫人の糖尿病を治療するうえでの治療の目標は多飲や多尿を改善し，血糖値などの検査値を正常値化することだけではなく，深刻な慢性合併症を予防することである．糖尿病患者の治療においては，血糖値を下げることに加えて，血圧とコレステロール値の両方を正常値化させることも重要である．

このように，コントロール不良な糖尿病では重篤な合併症をきたしうるため，治療に際しコントロールの指標を正確に評価することが極めて重要である．1型糖尿病を対象としたDiabetes Control and Complications Trial/Epidemiology of Diabetes Interventions and Complications（DCCT/EDIC：1983-2005）および，新規2型糖尿病を対象としたthe United Kingdom Prospective Diabetes Study（UKPDS：1977-1997）といった画期的な大規模臨床研究の結果から，血糖コントロールの改善により，慢性合併症（**網膜症**，**腎症**，**神経障害**といった糖尿病細小血管障害）のリスクが低下することが明らかとなった．**血糖正常値化を維持するための厳格な治療によって，これらの糖尿病の長期合併症の頻度は劇的に減少するかもしれないと考えられている**．しかしながら，血糖コントロールと大血管症もしくは動脈硬化症との関係についてはまだ不明な点も多い．

血糖値は2つの方法により評価される．1つは血糖測定器による血糖値の測定であり，もう1つは長期的な指標としての**グリコヘモグロビン glycohemoglobin（HbA1c）**である．"厳格なコントロール"，すなわち正常血糖の維持は一般に，1日のなかで血糖を頻回に測定し，食事やインスリンを適宜調節することによって得られる．数カ月前からの血糖値の平均を見積もるために，内科医はHbA1cを測定する．血中のグルコースによって非酵素的に血中のタンパク質の糖化が起こるが，赤血球内のヘモグロビンの非酵素的な糖化によって生じるのが，HbA1cである．非酵素的な糖化の速度は血中のグルコース濃度に比例しており，また赤血球の寿命はおよそ120日であるため，HbA1c値により過去数カ月間の血糖コントロール状態を推測することができる．したがって，同時に測定した血糖値が正常であっても，HbA1cが高値であることが起こりうる．すなわち，実際にその時の血糖値は正常であるが，慢性的には数カ月にわたって血糖値が高値であった場合である．HbA1cが7.5%を超えると劇的に糖尿病慢性合併症の発生率が高まるため，S夫人の9.2%というHbA1c値は懸念材料である【訳注：2012年に米国糖尿病学会および欧州糖尿病学会が共同で発表したposition statementでは，HbA1cの目標値は患者個人の年齢，合併症の程度，罹病期間などに基づき，個々に設定すべきとされている．例えば，合併症がある程度進行した高齢者の場合，厳格すぎるコントロールは低血糖など予後に影響する重篤な病態の原因となりうる．】．赤血球寿命の短い患者（溶血性貧血など）では，見かけ上のHbA1c低値を示すことがある【訳注：HbA1c値が異常低値を示す状態としては，赤血球寿命の短縮（出血，溶血，脾機能亢進），鉄欠乏性貧血の回復期，エリスロポエチン投与，異常ヘモグロビン血症などが挙げられる．一方，異常高値を示す状態は異常ヘモグロビン血症，腎不全，アルコール中毒，アスピリン大量内服などが挙げられる．】．

### 低血糖

**高インスリン血症 hyperinsulinemia** は，低血糖を引き起こしうる病態の1つである．脳は常にグルコースの供給を必要とし，末梢組織のように他のエネルギー源を利用できないため，低血糖は脳にとって危険な状態であるといえる．高インスリン血症は様々な原因で生じるが，最も多いのは医原性のものである（1型または2型糖尿病のインスリン治療におけるインスリン過剰投与など）．1型でも2型でも，糖尿病治療における重要な課題は過剰な治療で低血糖を生じさせることなく，血糖を正常値化させることである．低血糖の原因として稀なものとしては，インスリノーマ（インスリンを分泌する膵β細胞の腫瘍），β細胞の $K^+_{ATP}$ チャネルの変異（Kir6.2またはSUR1の遺伝子異常により持続的な脱分極が起こる；前述参照）が含まれる．

## ▶ 薬理学上の分類

### 糖尿病治療薬

糖ホメオスタシスを制御するうえでの様々な段階に作用する薬剤が，糖尿病治療薬として用いられている．具体的には，グルコースの吸収を阻害する薬剤［αグルコシダーゼ阻害薬 α-glucosidase inhibitor（αGI）］，インスリン製剤，インスリン分泌促進薬（SU薬やメグリチニド薬），肝臓における糖新生を阻害する薬物（ビグアナイド薬），アミリンやGLP-1のアナログ製剤，インスリン抵抗性改善薬（TZD）が挙げられる．

糖尿病に対する薬物治療の主要な目標は，長期的な合併症のリスクを減少させるために血糖値などの代謝パラメーターを正常値化することである．1型糖尿病における薬物療法の治療方針は，低血糖を起こすことなく正常血糖に近づけるために，十分量の外因性インスリンを投与することである．1型糖尿病に対する適切な治療によって，正常血糖を達成するのみでなく，拮抗ホルモンのみが作用することで生じる代謝的飢餓状態から回復することができる．例えば，インスリンは筋肉におけるアミノ酸の分解や，肝臓におけるケトン体産生を抑制する．

2型糖尿病の治療は多面的である．まず，肥満患者はインスリン感受性を改善させるために，減量し運動するよう努めるべきである．なかには，食事を変えて運動するようにしただけで良好な血糖コントロールを達成する患者も存在する．本章冒頭のS夫人の場合，このような生活習慣の変更により劇的に改善するものと考えられる．生活習慣の変化が不十分な場合（たいていは不十分であるが），1種類またはそれ以上の経口薬が投与される．どの血糖降下薬が選択されるかについては，血糖降下の程度，使いやすさ，副作用の頻度などといった要因が判断基準となる（表30-3）．2型糖尿病患者のうちおよそ70%の患者において，単

**表30-3　米国における糖尿病治療薬の推定使用頻度**

| 薬剤分類 | 1回以上薬剤を請求した患者の割合（%） | 糖尿病治療薬請求の割合（%） |
|---|---|---|
| αGI | 0.5 | 0.2 |
| インスリン | 29 | 22 |
| SU薬 | 41 | 21 |
| メグリチニド薬 | 2 | 1 |
| メトホルミン | 65 | 32 |
| アミリンアナログ | 0.4 | 0.2 |
| GLP-1受容体アゴニスト（イレクチン関連薬） | 3 | 2 |
| DPP-4阻害薬 | 12 | 4 |
| TZD | 20 | 12 |

使用頻度の推定はMedco Health Solutions, Inc.【訳注：米国の薬剤給付管理会社】の2009年データベースに基づく．少なくとも1回以上糖尿病治療薬の請求を行った450万人の成人患者データ，および延べ4100万の処方薬請求データが含まれる．患者によっては複数の投薬を受けているため，中央のカラムの合計は100%を超えている．また，約5%の請求は配合剤［特にスルホニル尿素（SU）薬／メトホルミン，DPP-4阻害薬／メトホルミン］であるため，右のカラムの合計は100%を下回っている．上記の結果は，すべての糖尿病患者について集計されており，1型糖尿病と2型糖尿病を区別していない．αGI：αグルコシダーゼ阻害薬，GLP-1：グルカゴン様ペプチド-1，TZD：チアゾリジン薬．
Adapted from: Medco Health Solutions Diabetes TRC. Medco Diabetes Drug Usage: 2009. 2010; Medco Health Solutions, Inc.

剤または他剤との併用でビグアナイド薬であるメトホルミンが投与されており，最も高頻度である【訳注：これまで，わが国においてメトホルミンは欧米ほどには広く用いられていなかったが，近年，処方頻度が増加傾向である．承認用量に関しても，従来は欧米に比し低用量であったが，2010年に用量増量が承認された．インスリン抵抗性が強い患者における増量効果が期待される一方で，高齢者や腎機能障害患者など，潜在的な副作用リスクを抱える患者においては，これまで通り慎重な投与が求められている．】．

## 腸管でのグルコース吸収阻害薬

**αグルコシダーゼ阻害薬 α-glucosidase inhibitor（αGI）** は，“でんぷん阻害薬”の異名を持つ．腸管の刷子縁に存在するαグルコシダーゼを阻害することで，食事由来の炭水化物の吸収を遅らせる．αGIは糖質アナログであり，αグルコシダーゼに結合し，複合糖質からグルコースへの分解を阻害する．複合糖質の吸収速度を遅らせることにより，食後血糖値のピークの低下が得られる．αGIは食事直前に摂取すると有効であるが，他の時間帯では有効ではない．

αGIは単独療法または他療法に対する追加として用いられる．低血糖のリスクは少なく，食後高血糖を呈する場合や，血糖上昇の程度が軽い新規発症の場合に特に有用である．αGIでは鼓腸，腹部膨満感・不快感，下痢といった消化器症状がしばしば見られるため，患者の忍容性が限られている．これらの副作用は，消化されなかった炭水化物が大腸に至り，腸内細菌の栄養となることによる．前述の消化器症状のために，αGIは炎症性腸疾患の患者においては禁忌である．用量依存的に肝トランスアミナーゼの上昇が見られるが，薬剤中止により元に戻る．体重変化とは関連がないとされる．

## インスリン補充療法：外因性インスリン

インスリンは1型糖尿病患者における治療の基礎であるばかりでなく，2型糖尿病患者における，食事療法や他の治療法で十分な治療効果が得られなかった場合の潜在的に有用な治療の選択肢である．初期に作られたインスリン製剤はブタやウシに由来するが，現在使用されている組換え型ヒトインスリンは *in vitro* で生産されている．

**インスリンは消化管で分解されやすいタンパク質であるため，経口薬としては有効ではない．** その代わり非経口的に，一般的には細いゲージの針で皮下注射される．注射部位には小さなインスリン貯留が形成されるが，このインスリン貯留の吸収速度はインスリン製剤の溶解性や局所の血流など，様々な要因に依存している．製剤の吸収速度が速いほど作用発現が早くなり，作用持続時間は短くなる．個人によって，また注射部位によって吸収速度に大きな違いがあるため，注射されたインスリン作用の経時変化にも差が生じる．表30-4は，最もよく用いられるインスリンを，**食前に用いるボーラスインスリン prandial bolus insulin** と**基礎インスリン basal insulin** の2つのカテゴリーに分類している．血糖コントロールを最適化するためには，ボーラスインスリンと基礎インスリンの両者が必要になることが多い．

食前のボーラスインスリンは，投与後速やかに作用し，持続時間が比較的短いため，本来食事時にβ細胞から分泌されるインスリンを再現する目的で用いられる．**速効型インスリン（レギュラーインスリン）regular insulin** は古典的な食前投与インスリンであり，構造的には内因性インスリンに類似するが，安定性のために亜鉛イオンが付加されている．速効型インスリンは六量体となって凝集する傾向があり，六量体から単量体への分離が吸収における律速段階となっている．皮下注射後30分ほどで血流に到達するため，食事の30分前に投与されなければならない．

近年，何種類かの**“超”速効型インスリン “rapid-acting” engineered insulins** が用いられるようになった．これらのインスリンは速効型インスリンよりも一段と速く循環系に到達するので，食事の直前に投与される．構造は速効型インスリンに類似するが，六量体から単量体へより分離しやすいように，わずかに改変されている（図30-2）．これらのインスリンアナログ製剤の名前は，構造変換に由来している．例えば**インスリンリスプロ insulin lispro** は，B鎖28位および29位のアミノ酸である**プロリン** *pro*line と**リジン** *ly*sine が逆転していることから，そして**インスリンアスパルト insulin aspart** は，B鎖28位のプロリンが**アスパラギン酸** *aspar*tie に変換されていることから，**インスリングルリジン insulin glulisine** は，B鎖3位のアスパラギンが**リジン** *lysine* に，B鎖29位のリジンが**グルタミン酸** *glu*tamine に変換されていることからそれぞれ名づけられている．

基礎分泌を補う“長時間作用型”インスリンは，より少量のインスリンをコンスタントに供給することを目的として1日に1度または2度投与される．**中間型インスリン neutral protamine Hagedorn insulin（NPHインスリン）** は，現在もまだ用いられている，最も古い基礎インスリンである．NPHインスリンは，

**表 30-4 よく使用されるインスリン製剤**

| タイプと製剤 | 構造 | 作用動態（時間） 作用発現 | ピーク | 持続 | 使用法 |
|---|---|---|---|---|---|
| **食前ボーラスインスリン** | | | | | |
| レギュラー | 非修飾 | 0.5～1 | 2～3 | 6～8 | 食事ごとあるいは急性の高血糖時 |
| リスプロ | 修飾 | 0.1～0.25 | 0.5～3 | 4 | 食事ごとあるいは急性の高血糖時 |
| アスパルト | 修飾 | 0.1～0.25 | 0.5～3 | 4 | 食事ごとあるいは急性の高血糖時 |
| グルリジン | 修飾 | 0.1～0.25 | 0.5～3 | 4 | 食事ごとあるいは急性の高血糖時 |
| **基礎インスリン** | | | | | |
| NPH | 修飾（プロタミン） | 2～4 | 4～10 | 12～18 | インスリン基礎分泌補充（特に妊娠時に選択） |
| グラルギン | 修飾 | 2～4 | なし | 20～24 | インスリン基礎分泌補充 |
| デテミル | 修飾 | 2～4 | なし | 20～23 | インスリン基礎分泌補充 |

天然のヒトインスリンを修飾したものとして，(1) インスリン分子のアミノ酸配列を変化させたもの，(2) インスリン分子の物理学的状態を変化させたものが存在する．これらの修飾により，インスリンが吸収される速度や，インスリン作用の経時的変化が影響を受ける．アミノ酸配列の変更により，インスリンの凝集傾向が変化する．リスプロの場合，修飾により凝集が低下し，より早く吸収されてより迅速に作用することとなる．一方グラルギンの場合，中性化によって凝集しやすくなり，皮下注射部位からのインスリン吸収速度が遅れるため，長時間にわたって作用する．

亜鉛とプロタミン（魚の精子から単離されたアルギニンを多く含むタンパク質）が添加され懸濁したレギュラーインスリンである．プロタミンは，インスリンの吸収に必要な時間を延長する．これは，タンパク質分解酵素（プロテイナーゼ）がプロタミンをインスリンから解離するまで，両者は結合し複合体を形成しているためである．NPHインスリンは，作用時間にばらつきが生じやすいため，投与前に静かに再懸濁させなければならない．NPHの作用のピークは投与後4～10時間であり，この最大効果時間のばらつきは，低血糖リスク（特に夜間就寝中）の増加と関連する．

NPH以外にも，構造変換された2種類の長時間作用型インスリンが広く用いられている．1つは**インスリングラルギン insulin glargine**であり，B鎖30位に2個のアルギニンが付加され，A鎖21位のアスパラギンがグリシンに置換されている．これらの修飾により，インスリンの$pK_a$（酸性度）がより中性に傾き，可溶性が減弱することで注射部位からの吸収が緩徐となる【訳注：pH 4の注射液中では溶解しているが，皮下注射されるとpH 7.4前後の中性に近い環境となるため，結晶化して吸収が遅延する．】．2つ目の**インスリンデテミル insulin detemir**は，B鎖29位のリジンにミリスチン酸（炭素数14の飽和脂肪酸）が付加されている．脂肪酸鎖によって，インスリンアナログ製剤の血中および組織中のアルブミンへの結合が促進され，その結果，薬剤の吸収，作用，クリアランスがそれぞれ遅延する．構造変換された長時間作用型インスリンは，NPHと比較してより安定した血中インスリンレベルを維持し，長時間にわたってプラトーを形成することができる．そして，夜間低血糖のリスクを低下させつつ，インスリン基礎分泌をカバーすることができる【訳注：2013年5月現在，わが国では新たな持効型インスリン製剤であるデグルデクが承認されている．】．

インスリン処方は，製剤，投与量，投与回数などを含め，個々の患者の状態に合わせて調整されるべきである．さらに，患者のその日の活動量，食事量と内容，血糖値などによって日ごとに少量の調整が行われることもある．典型的なインスリン処方は1日1回または2回の長時間作用型基礎インスリンと，毎食前の短時間作用型インスリンの組み合わせである．インスリンの製剤や薬剤デリバリー法は進歩し続けている．混合型インスリン製剤は25～30%の短時間作用型と，70～75%の長時間作用型アナログよりなり【訳注：その他にも，両者50%ずつなど種々の比率の混合型インスリン製剤が存在する．】，主として1日2回投与される．注射回数が少ないため，一部の患者にとっては便利であるかもしれない．インスリン“ポンプ”装置（インスリン持続皮下注入CSII：continuous subcutaneous insulin infusion）は特に1型糖尿病患者において広まりつつある．このデバイスは十分に小さく，また投与量をプログラムすることが可能である．頻回注射することなく，皮下留置カニューレを介して基礎およびボーラスインスリンを持続投与することができ，投与量もリアルタイムに調整可能である【訳注：近年はCGMS（continuous glucose measurement system：皮下間質液のグルコース濃度を連続的に測定し解析する装置）との組み合わせによって，より血糖変動の少ないコントロールが可能となりつつある．】．

**インスリン治療に伴うおもなリスクは，適切に糖質を摂取することなくインスリンが投与されることにより生じる低血糖である．**正常血糖維持を目指す厳格な血糖コントロールは，糖尿病合併症のリスクを低下させるが，一方で低血糖発作の頻度を増加させてしまう．それゆえ，1型であろうと2型であろうとも，インスリン治療中の糖尿病患者は過量投与に注意しなければならない．実際のところ，不十分量と過量との間でインスリン投与量のバランスをうまくとり続けることは，骨の折れる仕事である．

S夫人のような2型糖尿病患者では，典型的には脂肪細胞よりも筋肉や肝臓においてインスリン抵抗性が強い．したがって，インスリンは脂肪組織に優先的にエネルギーを貯蔵する．インスリン抵抗性の強い患者（特にS夫人のようにすでに肥満状態である場合）においては，インスリン治療によってしばしば体重増加をきたすこととなる．

## インスリン分泌促進薬：スルホニル尿素薬とメグリチニド薬

### スルホニル尿素薬

1950年代以来，**スルホニル尿素薬**（**sulfonylurea：SU薬**）は，糖尿病治療薬として長く使用されている．SU薬は膵β細胞からのインスリン分泌を促進し，それによって，インスリン抵抗性に打ち勝つうえで十分なレベルにまで血中インスリン濃度を上昇させる．**分子レベルでは，SU薬はSUR1サブユニットに結合し，β細胞の$K^+_{ATP}$チャネルを抑制することにより作用する**（図30-3）．SU薬は，SUR1に結合してチャネルを活性化させる内因性のADP-$Mg^{2+}$を置換することにより作用する可能性がある．2型糖尿病治療に用いられるSU薬は，SUR2アイソフォームよりも高い親和性でSUR1アイソフォームに結合する．SU薬が比較的，β細胞に特異的に作用することはこの事実により説明される．SU薬による$K^+_{ATP}$チャネルの抑制現象は，飽食状態において生理的に誘発される一連の分子レベルでの現象と機能的に類似している．飽食状態ではグルコース代謝の増加により，β細胞内にATPが蓄積，細胞膜が脱分極し，$Ca^{2+}$が流入，インスリン顆粒と細胞膜が融合し，インスリン分泌が起こる（前述参照）．

SU薬は経口投与可能で，肝で代謝される．おもな副作用はインスリンの過剰分泌による低血糖である．したがって，交感神経機能が障害されている患者，意識障害のある患者，高齢者など，低血糖を認知できない，または適切な対応ができない患者においては，慎重に投与されるべきである．SU薬投与により，わずかに血中脂質が低下したという研究が報告されている．しかし，SU薬は脂肪組織におけるインスリン作用を増強させることで，体重増加をきたしうるため，S夫人のような肥満患者においては逆効果である．よって，SU薬は非肥満者においてより適している薬剤であるといえる．第一世代のSU薬は第二世代のものと比較してSUR1への結合親和性が弱く，同程度の血糖降下作用を達成するためには，より高用量で使用しなければならない．SU薬は有効，安全，そして安価な薬剤であり，特にメトホルミンとの併用は2型糖尿病治療の主軸である．

### メグリチニド薬

SU薬同様，**メグリチニド薬 meglitinide**はSUR1に結合してβ細胞の$K^+_{ATP}$チャネルを抑制することにより，インスリン分泌を促進する．SU薬もメグリチニド薬もともにSUR1に作用するが，これらの2種類の薬物はSUR1への結合部位が異なっている．メグリチニド薬の吸収，代謝，副作用はSU薬と類似している【訳注：メグリチニド薬は短時間作用型のインスリン分泌促進薬であるため，重症低血糖のリスクはSU薬よりも低い．】．

## 肝臓における糖産生の抑制：ビグアナイド薬

2型糖尿病において，肝臓からの糖産生が異常亢進している場合がある．ビグアナイド薬である**メトホルミン metformin**はエネルギー制御酵素であるAMPKを活性化させることで，肝臓における糖産生を減少させる．肝臓のAMPKに作用することで，メトホルミンは糖新生，遊離脂肪酸合成，コレステロール合成を阻害する．また，メトホルミンは末梢筋組織におけるグルコース取込みを改善するが，その分子生物学的メカニズムについては十分にわかっていない．メトホルミンはインスリンシグナルを増強するが（インスリン受容体を活性化する），この作用は，肥満でインスリン抵抗性が強い2型糖尿病患者の血糖降下において，特に効果的である．インスリンやインスリン分泌促進薬と異なり，ビグアナイド薬は血清脂質の低下や体重減少に関連する．さらに，メトホルミンは，多嚢胞性卵巣症候群などのインスリン抵抗性や高インスリン血症と関連する状態に対し，適応外［米国食品医薬品局Food and Drug Administration（FDA）未承認］で使用されることがある．

メトホルミンの最も頻度が高い副作用は，軽度の胃腸障害であるが，たいていの場合一過性であり，緩徐な用量設定により最小化することができる．潜在的に，より危険な副作用は**乳酸アシドーシス lactic acidosis**である．ビグアナイド薬は糖新生経路において，酸性グルコース代謝産物の代謝を減少させるため，治療中の患者で乳酸が危険なレベルにまで蓄積するおそれがある．乳酸アシドーシスは，メトホルミンにおいてはめったに見られない（米国では使用が認められていないphenforminとは対照的である）．メトホルミンが代謝性アシドーシスになりやすい他の疾患を併発している場合，より高頻度に乳酸アシドーシスが発症するかもしれない．具体的には肝疾患，心不全，呼吸器疾患，低酸素血症，重症感染症，アルコール乱用，ケトアシドーシス傾向，腎疾患（ビグアナイド薬は腎臓より排泄される）などである．ビグアナイド薬はインスリン分泌に直接的に影響せず，単独では低血糖に関連しない．

### アミリンアナログ：pramlintide

**pramlintide**はヒトアミリンの安定化したアナログとして開発された．アミリンはインスリンとともにβ細胞から分泌され，食後血糖の制御に寄与する．1型糖尿病では内因性のアミリンが欠落しており，2型糖尿病では相対的にアミリンが不足している．よって，pramlintideは1型糖尿病およびインスリン治療を必要とする2型糖尿病の両者において，使用が認められている．pramlintideとアミリンの構造はほぼ同じであるが，可溶性と安定性を増すために3個のアミノ酸が置換されている（3個のプロリンが1個のアラニンと2個のリジンから置換されている）．pramlintideは胃内容の排出を遅延させ，食後グルカゴン分泌・食後血糖上昇を抑制し，満腹感を促進する．食前に皮下注射にて投与され，ある程度の体重減少が得られる．最も多い副作用は悪心であり，しばしば投与を制限するものとなるが，患者によっては継続的な投与により軽減しうる．他の低血糖を引き起こす薬剤と併用されない限り，pramlintideは低血糖と関連しない．

## グルカゴン様ペプチド-1（GLP-1）関連“インクレチン”治療

### グルカゴン様ペプチド-1（GLP-1）アナログ

**エキセナチド exenatide**は，もともとアメリカドクトカゲの唾液腺から分離された長時間作用型GLP-1アナログである．ヒトGLP-1受容体のアゴニストとして作用する薬剤であり，2005年，米国で2型糖尿病に対する治療薬として承認された．注射薬であり，典型的には1日に2回投与される．血糖コントロール改善のためにメトホルミン，SU薬，TZDと併用されることもある．GLP-1アナログとして，エキセナチドには，糖尿病患者にとってメリットのある以下のような作用がある．まず，グルコース濃度依存性に膵β細胞からのインスリン分泌を促進し，一方で膵α細胞からのグルカゴン分泌を抑制する．さらに胃内容物排泄遅延により，栄養素の吸収および循環系への流入率を遅らせる作用や，食欲を減退させる作用も有する．患者によっては，エキセナチドは体重減少とも関連がある．最もよく起こる副作用は悪心であるが，長期間の投与により改善する．急性膵炎は潜在的な副作用であり，稀ではあるがより重篤である．エキセナチドは経口的なグルコース負荷に反応してインスリン分泌を促進するため，SU薬などと併用されない限りは，低血糖を引き起こさない．2010年には，**リラグルチド liraglutide**がこの種類の薬剤において2番目にFDAより承認を得た【訳注：2013年5月現在，わが国ではリラグルチド，エキセナチド，エキセナチドの徐放製剤（週1回投与製剤）が販売されている．】．

### DPP-4阻害薬

DPP-4阻害薬は，血中DPP-4酵素を不活性化することにより，内因性のGLP-1の半減期を延長する．DPP-4阻害薬は，グルコース濃度依存性に循環血液中のGLP-1およびインスリン濃度を増加させ，一方でグルカゴン濃度を減少させる．単独療法も可能であるが，おもにTZDもしくはメトホルミン（後述参照）と併用される．**シタグリプチン sitagliptin**と**サキサグリプチン saxagliptin**の2種類が，それぞれ2006年，2009年にFDAより2型糖尿病の治療薬として承認された【訳注：2013年5月現在，わが国ではシタグリプチン，ビルダグリプチン，アログリプチン，リナグリプチン，テネリグリプチン，アナグリプチン，サキサグリプチンが販売されている．】．経口薬であり，概してHbA1cを0.5%程度低下させる．忍容性は良好で，体重を変動させにくい．メトホルミン，pramlintide，エキセナチド同様，DPP-4阻害薬も単独では低血糖を引き起こさない.

### インスリン抵抗性改善薬：チアゾリジン薬（TZD）

**チアゾリジン薬** thiazolidinedione（TZD）は，**標的臓器におけるインスリンの作用を増強させる**インスリン“抵抗性改善薬”である．インスリン分泌に直接影響することはない．TZDは，脂肪細胞分化や脂質代謝に影響する転写因子PPARγに対する合成リガンドである．TZDによりPPARγが活性化すると，骨格筋や肝臓よりもむしろ脂肪細胞において，遊離脂肪酸の取込みおよび貯蔵が促進される．筋肉や肝臓における脂肪含有の減少によって，組織のインスリン感受性は亢進し，また肝臓における糖産生も抑制される．TZDはビグアナイド薬同様，エネルギー制御酵素であるAMPKを刺激することによって，筋肉や肝臓におけるインスリン感受性を改善させているのかもしれない．

現在使用することができるTZDは，**rosiglitazone**および**ピオグリタゾン pioglitazone**である【訳注：2013年5月現在，わが国で使用可能なTZDはピオグリタゾンのみである.】．脂肪，筋肉，肝臓における脂質貯蔵の再分配に加えて，TZDは抗炎症作用を有しており，薬効に寄与しているかもしれない．TZDの副作用としては2～4kgの体重増加，液体貯留（浮腫），心不全，骨折リスクが挙げられる．近年行われた**事後**解析のなかには，rosiglitazoneにより心筋梗塞リスクが増加する可能性を示しているものもある．これらの懸念のためにrosiglitazoneは，他の糖尿病治療薬にて効果不十分な患者おいてのみの使用に制限されている．初めて承認されたTZDであるtroglitazoneは，肝毒性のために市場から撤退した．

### 併用療法

前述のように，1型，2型糖尿病にかかわらずインスリンを必要とする患者は，短時間および長時間作用型インスリン製剤を組み合わせた，個々の患者において最適化されたインスリン治療によって効果を得ることができる．また，多くの経口薬が2型糖尿病において使用可能となったことで，**経口剤併用療法 oral combination therapy**がより現実的なものとなってきている．**一般的に，異なる標的分子に作用する薬剤や，異なる作用機序を有する薬剤を組み合わせて投与することによって，低用量で血糖コントロールを改善し，副作用を減少させることができる**．例えば，メトホルミンをインスリンまたはインスリン分泌促進薬と併用することによって，コントロール不良な2型糖尿病患者の血糖コントロールを改善させると同時に，それぞれの薬剤の必要量を減らすことができる．

では，選べる薬剤がたくさんあるとして，冒頭のCaseのS夫人にとって最適の治療とはどのようなものであろうか？　まず，すべての糖尿病においていえることだが減量や運動を増やすことは重要である【訳注：日本人に一定の頻度で見られる，インスリン分泌不全が主体の非肥満2型糖尿病患者の場合，減量は必ずしも必須ではない.】．2型糖尿病（特に高齢者や肥満患者）においては，高血糖を改善し体重増加もきたさないメトホルミンがしばしば用いられる．S夫人は腎疾患や他の禁忌を有していないようなので，ほとんどの内科医はメトホルミン投与を開始するだろう．メトホルミン単剤で血糖値やHbA1cが十分に低下しない場合は，新たな薬剤が追加されることとなる．2型糖尿病における様々な薬剤の長期投与における副作用の比較については，表30-5を参照のこと．

### 高インスリン血症に対する治療

外科的な膵切除がインスリノーマの根本的な治療であるが，術前に低血糖を安定化させる目的で，**ジアゾキシド diazoxide**および**オクトレオチド octreotide**が用いられる．ジアゾキシドは，膵β細胞における$K^+_{ATP}$チャネルのサブユニットであるSUR1に結合し，チャネルを開口状態に保つことでβ細胞を過分極させ，インスリン分泌を減少させる．このように$K^+_{ATP}$チャネルを開口させる薬剤は数多く知られているが，

**表30-5　10年間の使用期間中の副作用：2型糖尿病における各剤単独使用での比較**

| 薬　剤 | 体重増加（食事療法単独と比較），kg | 重症低血糖患者*（%） | 症候性低血糖患者**（%） |
|---|---|---|---|
| インスリン | 4.0 | 2.3 | 36 |
| SU薬 | 2.2 | 0.5 | 14 |
| ビグアナイド薬 | 0 | 0 | 4 |

糖尿病は慢性疾患であるため，治療の長期的意義が治療方針を考えるうえで重要である．インスリンとスルホニル尿素（SU）薬はともに血糖を危険なレベルにまで低下させることがあるが，ビグアナイド薬にはこの副作用はない．加えて，ビグアナイド薬の使用は体重増加を伴わないが，インスリンやSU薬の使用では，体重が増加する傾向がある．
* 重症低血糖とは入院や第三者の介入を必要とする低血糖と定義される．
** 症候性低血糖とは，入院を必要としない低血糖と定義される．［データはUnited Kingdom Prospective Diabetes Study(UKPDS)1998より］

ほとんどはSUR2アイソフォームに特異的なものであり，膵β細胞に発現するSUR1/Kir6.2を標的とするうえでは有用でない．ジアゾキシドはSUR1およびSUR2いずれかのアイソフォームを含むチャネルに結合する．そのため，膵β細胞からのインスリン分泌を減少させるのみならず，SUR2を発現する心筋細胞や平滑筋細胞において，細胞を過分極させるためにも用いられる．適応外使用となるが，ジアゾキシドによりこれらの細胞を過分極させ弛緩状態とすることで，高血圧緊急症において血圧を低下させられるかもしれない．遺伝性の高インスリン血症性低血糖のうち稀な病型において，変異SUR1は$ADP-Mg^{2+}$に対する感受性が比較的不良だが，ジアゾキシドには反応する．しかしながら本疾患のほとんどの場合，変異チャネルは細胞表面に輸送されていないため，ジアゾキシドは効果的ではない．

**オクトレオチドはソマトスタチンアナログであり，**内因性のソマトスタチンよりも作用時間が長い．ソマトスタチン同様，インスリノーマ，グルカゴノーマ，甲状腺刺激ホルモン（TSH）産生下垂体腫瘍といった内分泌腫瘍からのホルモン分泌を抑制する．オクトレオチドは他にもいくつか臨床的な適応を有している（第26章参照）．

## 治療薬としてのグルカゴン

**グルカゴン glucagon**は，経口ないし経静脈的にグルコースを投与できない時の重症低血糖を治療するために用いられる．インスリンと同様に，グルカゴンは皮下注射で投与される．グルカゴンの血糖上昇作用は一過性であり，肝におけるグリコーゲンの十分な貯蔵を必要とする．グルカゴンはまた，消化管の放射線検査およびMRI検査前の消化管弛緩のために用いられる．グルカゴンによる消化管弛緩の機序については，依然明らかとなっていない．

# ▶ まとめと今後の方向性

栄養素代謝のホメオスタシスには，膵ホルモンであるインスリン，グルカゴン，アミリン，ソマトスタチン，そして消化管ホルモンであるGLP-1とGIPがかかわっている．これらのホルモン濃度が病的に変化すると，高血糖（例えば糖尿病）や低血糖状態となる．様々な薬理学的物質は，種々の異なる標的細胞や標的分子に作用し，血糖を正常化する．αGIは小腸での糖質の吸収を遅らせる．外因性のインスリン，SU薬，メグリチニド，GLP-1関連薬はインスリン濃度を増加させる一方，ジアゾキシドは減少させる．TZDおよびビグアナイド薬は標的組織においてインスリン感受性を増加させる．アミリンアナログは食後血糖値を低下させる．ソマトスタチンアナログであるオクトレオチドはホルモン分泌を広範に抑制する．外因性のグルカゴンは血糖値を上昇させるために使われることがある．

新しい薬理学的治療法としては，初期の1型糖尿病に対する，β細胞機能不全を回復させる免疫調整療法が挙げられる．2型糖尿病に関しても，様々な薬剤の開発が進んでいくものと思われる．具体的には，グルコースの産生を抑制するためにグリコーゲンの合成ないし分解酵素を阻害する薬剤（グリコーゲン合成を促進するグリコーゲン合成酵素キナーゼ3阻害薬や，グリコーゲン分解を抑制する肝グリコーゲンホスホリラーゼ阻害薬など），腎臓の近位尿細管におけるグルコース排泄を促進させる薬剤（ナトリウム-グルコース共輸送体-2阻害薬 inhibitors of sodium-glucose cotransporter-2（SGLT2阻害薬【訳注：2013年5月現在，米国でcanagliflozin，欧州でdapagliflozinが承認されている．わが国でも複数の品目が承認申請中である．】）などが挙げられる．その他，抗炎症作用を有する低分子化合物や，特定のサイトカインの作用を阻害する生物学的製剤を用いた，炎症をターゲットとする治療法も期待されている．

## 謝　辞

本書の1版と2版において，本章に貴重な貢献をしてくれたMartin G. Myers, Jrに感謝する．

## 推奨文献

DeWitt DE, Hirsch IB. Outpatient insulin therapy in type 1 and type 2 diabetes mellitus: scientific review. *JAMA* 2003;299:2254–2264. (*Reviews currently available insulin preparations and their pharmacodynamic and pharmacokinetic profiles.*)

Drucker DJ. The biology of incretin hormones. *Cell Metab* 2006;3:153–165. (*Reviews basic physiology of GLP-1 and related hormones.*)

Hardie DG. Minireview: the AMP-activated protein kinase cascade: the key sensor of cellular energy status. *Endocrinology* 2003;144:5179–5183. (*Reviews function and mechanism of action of probable biguanide target.*)

Krentz AJ, Bailey CJ. Oral antidiabetic agents: current role in type 2 diabetes mellitus. *Drugs* 2005;65:385–411. (*Thorough review of the pharmacology of oral agents for the treatment of diabetes, with an emphasis on therapeutics.*)

Krentz AJ, Patel MB, Bailey CJ. New drugs for type 2 diabetes mellitus. *Drugs* 2008;68:2131–2162. (*Reviews currently available oral and injectable pharmacologic agents, their indications, and adverse effects.*)

Nathan DM. Initial management of glycemia in type 2 diabetes mellitus. *N Engl J Med* 2002;347:1342–1349. (*Clinically oriented approach to treatment of type 2 diabetes, including diet, exercise, insulin, oral agents, and combination therapy.*)

## 主要薬物一覧：第 30 章　膵内分泌および糖ホメオスタシスの薬理学

| 薬　物 | 臨床応用 | 副作用（重篤なものは太字で示す） | 禁　忌 | 治療的考察 |
|---|---|---|---|---|
| **αグルコシダーゼ阻害薬（αGI）**<br>作用機序—腸管刷子縁膜のαグルコシダーゼ酵素に結合し，食事由来の炭水化物の分解と吸収を遅延させる． | | | | |
| **アカルボース**<br>**ミグリトール**<br>**ボグリボース** | 2 型糖尿病 | 腹痛，下痢，鼓腸，肝トランスアミナーゼ上昇，トリグリセリド（中性脂肪）上昇 | 肝硬変<br>糖尿病ケトアシドーシス<br>重篤な消化機能障害<br>炎症性腸疾患<br>消化管閉塞 | 低血糖のリスクはない【訳注：他剤と併用する場合には低血糖のリスクがある．】．<br>食後高血糖を呈する患者や軽症の新規発症患者において有用である．<br>継続的な使用により消化管症状は軽減する．<br>投与中は定期的な肝トランスアミナーゼのモニタリングが必要である．<br>軽度のトリグリセリド上昇が見られることがある． |
| **外因性インスリン**<br>メカニズム—古典的な同化ホルモンであり，血液中から肝臓，心臓および骨格筋，脂肪組織へグルコース，アミノ酸，トリグリセリドを取り込ませる． | | | | |
| **食前ボーラスインスリン：**<br>**レギュラーインスリン（速効型）**<br>**インスリンリスプロ（超速効型）**<br>**インスリンアスパルト（超速効型）**<br>**インスリングルリジン（超速効型）**<br>**“長時間作用”基礎インスリン：**<br>**中間型（NPH）インスリン**<br>**インスリングラルギン**<br>**インスリンデテミル** | 糖尿病 | **低血糖**<br>注射部位反応，リポジストロフィー | 低血糖 | 経口投与不可；おもに皮下注射される．<br>“超速効型”アナログ（リスプロ，アスパルト，グルリジン）は食事直前の投与が可能である．<br>速効型レギュラーインスリンは食事の 30 分前に投与しなければならない．<br>NPH：プロタミンを含有し，吸収時間が遅延している．1 日に 2 回投与される．<br>インスリングラルギン，デテミルは長時間作用が持続し，ピークがなく安定している（“基礎”インスリン分泌を模倣している）．おもに 1 日 1 回投与される．<br>適切な炭水化物摂取なしにインスリンを投与した場合，低血糖のリスクが生じる． |
| **インスリン分泌促進薬：スルホニル尿素薬（SU 薬）とメグリチニド薬**<br>メカニズム—膵β細胞の $K^{+}_{ATP}$ チャネル阻害を介して，インスリン分泌を促進する． | | | | |
| **第一世代 SU 薬：**<br>**アセトヘキサミド**<br>**クロルプロパミド**<br>**tolazamide**<br>**トルブタミド**<br>**第二世代スルホニル尿素薬：**<br>**グリメピリド**<br>**glipizide**<br>**グリベンクラミド (glyburide)**<br>**グリクラジド**<br>**gliquidone** | 2 型糖尿病 | **低血糖**<br>発疹，下痢，悪心，めまい | 糖尿病性ケトアシドーシス<br>1 型糖尿病 | SU 薬は 2 型糖尿病治療の中心的存在である；経口投与され，おもに肝臓で代謝される．<br>おもな副作用はインスリン過剰分泌に伴う低血糖である．低血糖を認識できない，または反応できない患者に対しては，慎重に投与すべきである．<br>脂肪組織におけるインスリン作用の増加により，体重増加をきたしうる．<br>第一世代の SU 薬は，第二世代よりも SUR1 親和性が低いため，より高用量を必要とする． |
| **メグリチニド薬：**<br>**ナテグリニド**<br>**レパグリニド** | 2 型糖尿病 | **低血糖**<br>下痢，悪心，上気道感染症 | 糖尿病性ケトアシドーシス<br>1 型糖尿病 | メグリチニド投与に際しての留意事項は SU 薬に類似する． |

**主要薬物一覧：第30章　膵内分泌および糖ホメオスタシスの薬理学（続き）**

| 薬　物 | 臨床応用 | 副作用（重篤なものは太字で示す） | 禁　忌 | 治療的考察 |
|---|---|---|---|---|
| **インスリン抵抗性改善薬：ビグアナイド薬**<br>メカニズム—AMP活性化プロテインキナーゼ（AMPK）を活性化し，脂肪酸の合成，肝臓における糖新生・グリコーゲン分解を抑制する．インスリン受容体を活性化し，肝臓や骨格筋における代謝の応答性を高める． | | | | |
| **メトホルミン** | 2型糖尿病<br>多嚢胞性卵巣症候群（適応外使用） | **乳酸アシドーシス**<br>下痢，消化障害，鼓腸，悪心，嘔吐，コバラミン欠乏 | 心不全<br>敗血症<br>アルコール乱用<br>肝疾患<br>呼吸器疾患<br>腎障害<br>腎機能の変化が疑われる場合のヨード造影剤（乳酸アシドーシスの原因となりうる）<br>代謝性アシドーシス | 消化器症状は多くの場合一過性であり，投与量調節を緩徐にすることで軽減できる．<br>乳酸アシドーシスの頻度は低く，また発症予想も可能である；代謝性アシドーシスをきたしやすい状態の患者において見られやすい．<br>低血糖を起こさない【訳注：他剤と併用する場合には低血糖のリスクがある．】<br>血清脂質を低下させ，体重を減少させる． |
| **アミリンアナログ**<br>メカニズム—β細胞からインスリンとともに分泌されるホルモンであり，中枢神経系の受容体に作用する．胃内容物排泄を遅延させ，食後のグルカゴン・血糖上昇を抑制し，満腹感を促進する． | | | | |
| **pramlintide** | 1型糖尿病<br>2型糖尿病 | 悪心 | 低血糖<br>胃不全麻痺 | 食前の注射で投与される．<br>インスリンとともに用いられる；併用の際にはインスリンを減量する． |
| **インクレチン関連薬**<br>メカニズム—GLP-1受容体に作用する（GLP-1アナログ）か，またはGLP-1活性を延長させる（DPP-4阻害薬）．グルコース依存性のインスリン分泌を増強し，グルカゴン分泌を抑制する．胃内容排泄を遅延，食欲を減少させる． | | | | |
| **グルカゴン様ペプチド-1（GLP-1）アナログ：**<br>**エキセナチド**<br>**リラグルチド** | 2型糖尿病 | 低血糖，悪心，嘔吐，下痢，神経過敏症，めまい，頭痛 | 1型糖尿病<br>糖尿病性ケトアシドーシス | 皮下注射にて投与される．<br>メトホルミンまたはSU薬との併用で用いられることが多い． |
| **DPP-4阻害薬：**<br>**シタグリプチン**<br>**サキサグリプチン** | 2型糖尿病 | 上気道感染症，鼻咽頭炎，頭痛，悪心，下痢，軽度の血清クレアチニン上昇 | 1型糖尿病<br>糖尿病性ケトアシドーシス | 中等度または高度の腎機能障害の患者においては，用量調節が必要である．<br>SU薬またはインスリンとの併用では，低血糖を起こすことがある．<br>ジゴキシンとシタグリプチンの併用では，ジゴキシン濃度のモニタリングが必要である． |
| **インスリン抵抗性改善薬：チアゾリジン薬（TZD）**<br>メカニズム—核内受容体であるPPARγに結合し活性化させる．脂肪組織，肝臓，筋肉におけるインスリン感受性を増強させる． | | | | |
| **ピオグリタゾン**<br>**rosiglitazone** | 2型糖尿病 | **心不全，胆汁うっ滞型肝炎，肝毒性，糖尿病性黄斑浮腫**<br>浮腫，体重増加，HDLおよびLDLの増加，トリグリセリドおよび遊離脂肪酸の低下 | 心不全 | インスリンを増加させず，低血糖を引き起こさない【訳注：他剤と併用する場合には低血糖のリスクがある．】．<br>新規TZD薬の方が，肝毒性は少ないと考えられている．<br>rosiglitazoneの使用は，他の糖尿病治療薬が無効である患者に制限されている． |

**主要薬物一覧：第 30 章　膵内分泌および糖ホメオスタシスの薬理学（続き）**

| 薬　物 | 臨床応用 | 副作用（重篤なものは太字で示す） | 禁　忌 | 治療的考察 |
|---|---|---|---|---|
| **ジアゾキシド**<br>メカニズム—β細胞における $K^{+}_{ATP}$ チャネルの SUR1 サブユニットに結合し，チャネルを開口させβ細胞を過分極状態とする．その結果，β細胞からのインスリン分泌量が低下する． | | | | |
| **ジアゾキシド** | 高インスリン血症による低血糖<br>悪性高血圧症（適応外使用） | **心不全，体液貯留，糖尿病性ケトアシドーシス，高ナトリウム血症，腸閉塞，膵炎，好中球減少，血小板減少，錐体外路症状**<br>狭心症，低血圧，頻脈性不整脈，多毛症，高血糖，消化不良症，めまい，尿糖 | ジアゾキシドに対する過敏症 | 心筋，平滑筋における SUR2 を含むチャネルを過分極させる．高血圧緊急症において，降圧目的で適応外使用される． |
| **ソマトスタチンアナログ**<br>メカニズム—GHRH 分泌を阻害する． | | | | |
| **オクトレオチド** | 第 26 章，視床下部と下垂体の薬理学：主要薬物一覧参照 | | | |
| **外因性グルカゴン**<br>メカニズム—膵ランゲルハンス島のα細胞から分泌されるポリペプチドホルモンであり，肝臓における糖新生とグリコーゲン分解を促進することで，血糖を上昇させる． | | | | |
| **グルカゴン** | 低血糖<br>消化管の造影検査前の腸管の弛緩 | 皮疹，悪心，嘔吐 | すでに診断された褐色細胞腫 | 経口または経静脈的なグルコース投与が不可能な重症低血糖に用いられる．<br>血糖上昇作用は一過性であり，肝臓に十分なグリコーゲン貯蔵があるかどうかに依存する． |

# 31

# 骨・ミネラルのホメオスタシスに関する薬理学

Robert M. Neer, Ehrin J. Armstrong, and Armen H. Tashjian, Jr.



## ▶ はじめに

ヒトには206の骨があり，それらは静的なものと思われがちだが，実際には絶えずリモデリングを続ける動的なものである．また，骨は体の構造を支え臓器を保護すること以外にも，造血やミネラルの貯蔵など様々な機能を有している．本章ではミネラルのホメオスタシス，骨リモデリング，それらが障害された結果生じる疾患，およびその治療薬について概説する．本章で述べる薬物に関する考え方で特に重要な点は，骨量減少を抑制する骨吸収抑制薬と，全般的な骨量増加に作用する骨形成促進薬の特徴を明確に理解することである．

## ▶ 骨・ミネラルのホメオスタシスに関する生理学

骨芽細胞や破骨細胞と呼ばれる特化した細胞が，力学的刺激や内分泌もしくはパラクリン作用を受けて骨の再構成（リモデリング）を行っている．また，副甲状腺ホルモンとビタミンDという2つの内分泌因子が細胞外液のカルシウムのホメオスタシスを保つべく骨代謝を調節している．他にもグルココルチコイド（糖質コルチコイド），甲状腺ホルモン，性腺ステロイド，線維芽細胞増殖因子 fibroblast growth factor（FGF）-23などのホルモンが，健常な骨の維持に重要な役割を果たしている．本章では，骨形成および骨吸収を制御する細胞レベルおよび分子レベルの仕組みと，各種

## Case

60 歳の白人女性 MS さんが，道路の段差を踏み外してから背部痛が生じるようになったという主訴で来院した．

初潮は 11 歳で，38 歳時に出産した．54 歳で閉経したが，更年期の症状はほとんどなく，ホルモン補充療法（HRT）も受けていなかった．患者本人は現在でもテニスを週 1 回 1 時間している．母は乳がんのために 55 歳で死去しており，58 歳の妹も最近乳がんと診断された．父と母方の叔母は冠動脈疾患のために 60 歳代で死去した．

身体所見上，第 1 腰椎に圧痛が認められた．身長 64 inch【訳注：163 cm】，体重 135 lb【訳注：61 kg】であり，ここ数年で身長が縮んだという自覚がある．一般血液検査では特記すべき所見なく，腰椎側面 X 線像で第 1 腰椎の圧迫骨折が認められた．また，全体的に骨の透過性が亢進しており，骨量減少の所見であった．腰椎および大腿骨の骨密度は，健常な若年女性と比較して標準偏差にして−2.6 SD と低下していた．以上から，閉経後骨粗鬆症および最近受傷した第 1 腰椎の圧迫骨折と診断された．患者は担当医に可能な治療法の選択肢について尋ねた．とりわけ，それぞれの選択肢のもたらす潜在的なリスクと治療効果について関心を示した．

### Questions

1. MS さんの骨粗鬆症の原因を考えるにあたって，治療可能な原因として何を除外すべきか？
2. MS さんはなぜ骨粗鬆症の高リスク患者であるのか？
3. 家族歴から MS さんは乳がんや冠動脈疾患のリスクが高いと考えられるが，MS さんに骨粗鬆症治療薬を処方するにあたって何に注意すべきか？
4. MS さんにおける骨粗鬆症治療薬の選択肢として何が挙げられるか．また，それらの利点と欠点は何か？
5. MS さんは骨粗鬆症治療薬に加えてカルシウムを摂取すべきかどうか？

のホルモン（特に副甲状腺ホルモンとビタミン D）によって血中カルシウム濃度が生理的な狭い範囲内に維持される機構について概説する．

## 骨の構造

骨は 25％の有機物と 75％の無機物からできている．有機物には骨芽細胞，破骨細胞，骨細胞，**休止期骨芽細胞 bone lining cell**，骨髄間質細胞などの細胞や，I 型コラーゲンやその他微量タンパクなどからなる類骨が含まれる．一方，無機物にはリン酸カルシウム結晶，おもには**ヒドロキシアパタイト hydroxyapatite** $(Ca)_5(PO_4)_3OH$ が含まれる．体内のカルシウムの 99％は骨に蓄えられており，そのほとんどはヒドロキシアパタイトの形をとっている．長管骨の構造を図 31-1 に示す．

## ミネラルバランス

カルシウムは腸管から 2 つの経路によって取り込まれる．1 つは小腸全体での促進輸送であり，もう 1 つはおもに十二指腸でのカルシトリオール依存性の能動輸送である．1 日摂取推奨量である 1000 mg のカルシウムを摂取すると，そのうちの 300 mg が腸管から吸収される（図 31-2）．カルシウム摂取量が少ないと腸管からの吸収効率が高くなり，逆にカルシウム摂取量が多いと吸収効率は低くなる．こうした調節はカルシウムのホメオスタシス維持に重要であり，腸管からのカルシウム吸収は活性型ビタミン $D_3$ である**カルシトリオール calcitriol** 高値の条件では最大 600 mg/日にまで増加する．通常，カルシウムの腸管からの吸収は，腎からの排泄（200 mg/ 日）および唾液や胆汁からの排泄（100 mg/ 日）と平衡が保たれている．なお，無機リンの腸管からの吸収はホメオスタシスを保つような調節を受けておらず，摂取量にかかわらずそのおよそ 2/3 が吸収される．

## 骨リモデリングの調節

**破骨細胞 osteoclast は骨吸収を，骨芽細胞 osteoblast は骨形成を担う細胞である．**これらの細胞が力学的要因やホルモンおよびパラクリン因子により制御されることで骨形成と骨吸収のバランスが規定されている．その機構を以下に述べる．

**RANK リガンド receptor activator of NF-κB（RANK）ligand（RANKL）**およびマクロファージコロニー刺激因子 macrophage colony-stimulating factor（M-

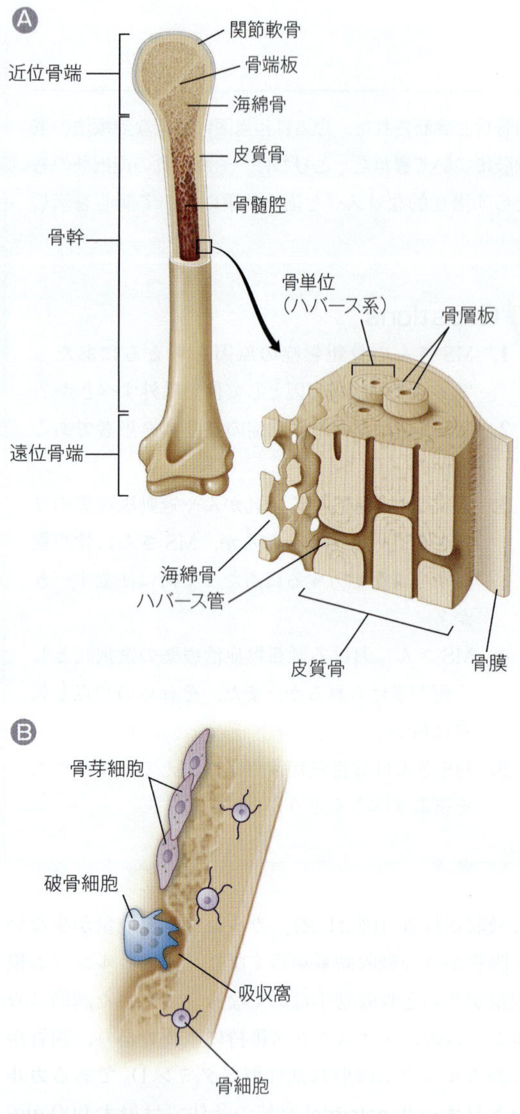


**図 31-1　骨の構造**

**A.** 長管骨の構造を示す．骨幹では厚い皮質骨が骨髄腔を囲んでいるが，一方骨端では皮質骨は薄く，海綿骨と骨髄を囲んでいる．海綿骨は椎体や骨盤の大部分を占める．**B.** 骨の細部構造を示す．骨リモデリングは骨芽細胞による同化作用（骨形成）と破骨細胞による異化作用（骨吸収）の間の動的なバランスからなっている．皮質骨や多くの海綿骨の表面を覆う骨内膜を含め，すべての骨の表面に骨芽細胞や破骨細胞は存在し，骨リモデリングは特に海綿骨で活発である．したがって，骨リモデリングや骨の石灰化が障害されると海綿骨が特に影響を受ける．例えば，骨粗鬆症による骨折は，主として海綿骨から構成されている椎体に生じることが多い．

CSF）という2つのシグナル伝達タンパクが破骨細胞の形成に不可欠である．RANKLは骨芽細胞と骨芽細胞前駆細胞で合成され，それらの細胞表面に発現される．骨髄中の破骨細胞や破骨細胞前駆細胞の細胞表面にはreceptor activator of NF-κB（RANK）という受容体が発現しており，RANKLはRANKに結合する．この結合により破骨細胞前駆細胞が成熟破骨細胞に分化する（図31-3）．また，骨芽細胞は可溶性の細胞外タンパクである**オステオプロテゲリン osteoprotegerin（OPG）**も合成・分泌しており，RANKLはOPGとも結合する．OPGは“おとり受容体”であり，RANKLがRANKと結合することを阻害する．RANKLもしくはRANKを遺伝的に欠損していると，骨吸収が抑制されて骨量が増加して大理石骨病を発症し，一方OPGを遺伝的に欠損していると骨吸収が亢進して骨粗鬆症となる．

骨が長年にわたって強度を保ち，力学的負荷に適切に反応するために，**リモデリング remodeling**と呼ばれる吸収と形成の繰り返しが絶えず行われている．成人ではリモデリングによって1年間で25％もの海綿骨が新たに置き換わっている．これには，骨リモデリングが起こりうる骨表面積が海綿骨では大きいことがいくらか関与している．一方，皮質骨ではリモデリングの起こる表面積が小さいため，1年間で新たに置換されるのは3％のみである．**骨リモデリングが障害されると，椎体など海綿骨を多く含む骨が優先的に影響を受ける**のはこうした理由からである．

リモデリングは，骨芽細胞と破骨細胞からなる多数の細胞単位の協調のもとに進行する．この細胞単位は**基本多細胞単位 basic multicellular unit（BMU）**と呼ばれる．物理的もしくは化学的信号（後述参照）によって破骨細胞が骨表面に動員されることによって骨吸収が開始される．動員された破骨細胞は骨表面で環状に強固に結合し，絨毛のような突起をその環の内部に伸ばす．その絨毛の先から乳酸，炭酸，クエン酸が分泌され，Ⅱ型炭酸脱水酵素によって水素イオン（$H^+$）が生成され，$H^+$-ATPアーゼによってそれらの$H^+$が骨表面に汲み出される（この炭酸脱水酵素を欠損した患者は大理石骨病を発症することが知られており，動物実験でも証明されている）．破骨細胞と骨表面との強固な結合によって，破骨細胞直下に密閉された円状の微小環境が形成され，その内部で分泌される有機酸や$H^+$が骨表面の水酸化物を消費し，ヒドロキシアパタイトが溶解する．ヒドロキシアパタイトの溶解は下記の式で表される．

$$(Ca)_5(PO_4)_3OH \rightarrow 5Ca^{2+} + 3PO_4^{3-} + OH^- \quad \text{式 31-1}$$

ルシャトリエの法則Le Chatelier principleにより，$OH^-$が消費されると平衡が右に傾き，ヒドロキシアパタイトの溶解が進行する．

脱灰されることによって，骨基質は，破骨細胞の突起から有機酸などと同時に分泌されるカテプシン

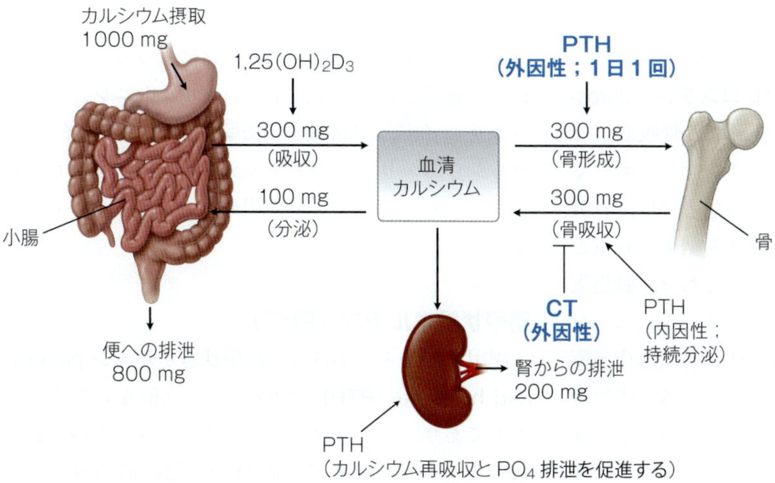


**図 31-2 カルシウムの出納**
体全体でのカルシウムの1日当たりの出納は，腸管から正味 200 mg を取り込み，200 mg を腎から排泄している．カルシトリオール [1,25$(OH)_2D_3$] は腸管からのカルシウムの吸収を促進する．副甲状腺ホルモン（PTH）の持続的な分泌は骨形成を亢進させるが，それ以上に骨吸収を亢進する．さらに，腎でのカルシウムの再吸収が促進されるため，血清カルシウム濃度が上昇する．PTH の持続分泌は腎での無機リン（$PO_4$）排泄も促進する．一方，PTH の1日1回の注射（**青字**）の効果は，骨吸収の促進よりも骨形成の亢進（あるいは骨の増加）の方が強力である．また，1日1回の PTH 投与は，腎からのカルシウムや無機リンの排泄には一時的かつわずかな影響しか与えない．外因性のカルシトニン（CT）投与（**青字**）では骨吸収が抑制される．

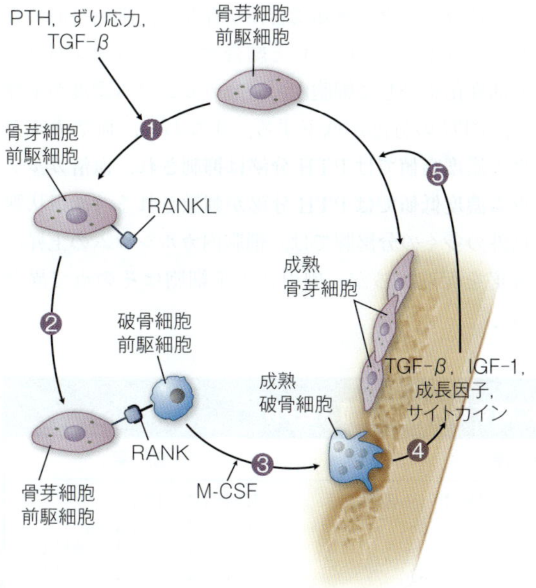


**図 31-3 骨リモデリングにおける骨芽細胞と破骨細胞の相互作用**
骨吸収と骨形成は骨芽細胞と破骨細胞の相互作用から成り立っている．(1) 副甲状腺ホルモン（PTH），ずり応力，形質転換成長因子（TGF)-βなどの因子によって，骨芽細胞前駆細胞が破骨細胞分化誘導因子である RANK リガンド（RANKL）を発現する．(2)RANKL は破骨細胞前駆細胞表面に発現している受容体である RANK に結合する．(3) この結合とマクロファージコロニー刺激因子（M-CSF）によって破骨細胞前駆細胞が成熟破骨細胞に分化する．(4) 成熟破骨細胞による骨吸収の結果，骨基質に結合している TGF-β，インスリン様成長因子（IGF)-1 やその他成長因子，サイトカインが遊離する．(5) 遊離したこれらの因子により骨芽細胞前駆細胞が成熟骨芽細胞に分化し，骨吸収の結果生じた吸収窩を骨形成で補填する．

K，コラゲナーゼなどのプロテアーゼに曝露されるようになる．これらの酵素により骨基質の大部分が完全に分解されるが，一部のＩ型コラーゲンペプチドは部分的にしか分解を受けず，血液中に漏出する．それらのＩ型コラーゲンペプチドの代謝物［type I collagen cross-linked N-telopeptide（NTX），type I collagen cross-linked C-telopeptide（CTX）など］の血中濃度はＩ型コラーゲン分解や全身の骨吸収の指標となる．骨表面の大部分はヒドロキシアパタイトに覆われているため，骨は周囲環境に存在するインスリン様成長因子 insulin-like growth factor（IGF)-1 や形質転換成長因子 transforming growth factor（TGF)-βなどの非骨格タンパクおよびペプチドを吸着し蓄積する．これらの**吸着された成長因子 adsorbed growth factor** は骨の脱灰によって，破骨細胞の突起から分泌されるタンパク質分解酵素に曝露されるが，一部はタンパク分解を受けずに近傍の破骨細胞，骨芽細胞，骨細胞の細胞活性に影響を与える．

骨吸収が開始されてから3週間ほど経つと，骨基質から遊離されたサイトカインや成長因子がホルモンやその他の因子と協働して，骨芽細胞の増殖と分化およびアポトーシスの抑制をもたらし，骨芽細胞の局所への集積を促進する．それらの骨芽細胞は吸収窩に存在する破骨細胞と置き換わり，同心円状に広がった何層もの非石灰化有機基質（類骨）からなる**骨層板 lamella** でその吸収窩を補填する（図 31-3）．その際に**アルカリホスファターゼ alkaline phosphatase** も分泌され，骨石灰化の阻害作用も有するピロリン酸塩などのリン酸エステルが加水分解される．これにより局所の無機リン濃度が上昇し，リン酸カルシウムの結晶化と骨基質の石灰化が促進される．

骨芽細胞周囲で骨基質の石灰化が進行すると，骨芽細胞の一部は石灰化した骨基質に完全に覆われ，骨細胞と呼ばれるようになる（図31-1）．骨細胞は骨形成を抑制するタンパク質である**スクレロスチン sclerostin** などの因子を分泌することで骨形成と骨吸収のバランスを調節している．スクレロスチンを欠損もしくは不活性化させるような変異を有する患者では，骨吸収は**亢進せず**に，骨形成のみが亢進する結果，骨量と骨強度が著しく増加することが知られており，動物実験でも証明されている．したがって，スクレロスチンを不活性化させるモノクローナル抗体は骨粗鬆症治療薬として期待され，現在臨床開発途上である．成熟骨細胞は力学的負荷に応じてスクレロスチンの分泌を変化させている．それに伴い局所での骨リモデリングを調節することにより，重力やその他の力学的負荷に抗するのに適した骨格を形成するうえで，骨細胞は必須の役割を果たしている．

## カルシウム・リンのホルモンによる調整

カルシウムは神経伝達物質の放出，筋収縮，血液凝固などの多くの重要な生理反応に不可欠であり，細胞外カルシウム濃度の逸脱は重篤な影響を及ぼす．このため血中カルシウム濃度は厳密に調整されている．無機リン濃度も血中カルシウム濃度に影響を与えるため，調整される必要がある．これらは，副甲状腺ホルモン parathyroid hormone（PTH），ビタミンD，FGF-23の3つの主要なホルモンによってホメオスタシスが維持されている．また，カルシトニン，グルココルチコイド，甲状腺ホルモン，性腺ステロイドも，カルシウム・リンのホメオスタシス維持に関与している．これらのホルモンの作用のまとめを表31-1に示す．

### 副甲状腺ホルモン（PHT）

副甲状腺から分泌される**副甲状腺ホルモン parathyroid hormone（PTH）**は84のアミノ酸からなるペプチドであり，カルシウムのホメオスタシス維持に最も重要なホルモンである．PTHの分泌は血清カルシウム濃度に応じて精密に調節されている．副甲状腺主細胞の細胞膜上にはGタンパク質共役型受容体の1つであるカルシウム感知受容体が存在し，細胞外液のカルシウムイオン（$Ca^{2+}$）と結合すると，Gタンパク質の活性化を介して細胞内の遊離カルシウム濃度が上昇し，PTHの分泌が低下する．すなわち，**血清カルシウム濃度高値ではPTH分泌は抑制され，血清カルシウム濃度低値ではPTH分泌が刺激される**（副甲状腺以外の多くの分泌腺では，細胞内カルシウムの上昇は分泌を促進するが，副甲状腺主細胞はその点で異なる）．

**表31-1　カルシウム・無機リンのホメオスタシスに関する内分泌調節（要約）**

| ホルモン | 標的臓器 | 機序 | 効果 |
|---|---|---|---|
| PTH | 腸管 | ビタミンD作用を介して $Ca^{2+}$ 吸収↑，$P_i$ 吸収↑ | $[Ca^{2+}]$↑，$[P_i]$↑ |
| | 腎 | $Ca^{2+}$ 再吸収↑，$P_i$ 再吸収↓ | $[Ca^{2+}]$↑，$[P_i]$↓ |
| | 骨 | 破骨細胞活性↑（持続投与時） | $[Ca^{2+}]$↑，$[P_i]$↑，骨量↓ |
| | | 骨芽細胞活性↑（3～5時間／日投与時） | $[Ca^{2+}]$↓，$[P_i]$↓，骨量↑ |
| ビタミンD | 腸管 | $Ca^{2+}$ 吸収↑，$P_i$ 吸収↑ | $[Ca^{2+}]$↑，$[P_i]$↑ |
| | 骨 | 破骨細胞数・活性↑ | $[Ca^{2+}]$↑，$[P_i]$↑ |
| | 副甲状腺 | PTH合成↓ | |
| FGF-23 | 腎尿細管 | $P_i$ 再吸収↓，カルシトリオール分泌↓ | $[P_i]$↓ |
| | 腸管 | カルシトリオール分泌↓により $Ca^{2+}$ 吸収↓，$P_i$ 吸収↓ | $[Ca^{2+}]$↓，$[P_i]$↓ |
| | 骨 | 骨基質の石灰化↓ | $[Ca^{2+}]$↑，$[P_i]$↑ |
| カルシトニン | 骨 | 破骨細胞活性↓ | $[Ca^{2+}]$↓ |
| | 腎尿細管 | $Ca^{2+}$ 再吸収↓（薬理量で） | $[Ca^{2+}]$↓ |
| グルココルチコイド | 腸管 | $Ca^{2+}$ 吸収↓ | $[Ca^{2+}]$↓，$[P_i]$↓ |
| | 腎尿細管 | $Ca^{2+}$ 再吸収↓，$P_i$ 再吸収↓（薬理量で） | $[Ca^{2+}]$↓，$[P_i]$↓ |
| | 骨 | 骨芽細胞アポトーシス↑，骨芽細胞活性↓ | 骨量↓ |
| | | 骨細胞アポトーシス↑ | 骨量↓ |
| 甲状腺ホルモン | 骨 | 骨吸収↑＞骨形成↑ | $[Ca^{2+}]$↑，骨量↓ |
| 性腺ステロイド | 骨 | 破骨細胞活性↓ | $[Ca^{2+}]$↓，$[P_i]$↓ |
| | | 破骨細胞アポトーシス↑ | 骨吸収↓ |
| | | 骨芽細胞アポトーシス↓ | |

PTH：副甲状腺ホルモン，FGF 線維芽細胞増殖因子，Pi：無機リン，$Ca^{2+}$：カルシウムイオン．

＊↑上昇，↓低下を示す．

PTHによる血中カルシウム濃度の上昇には，腎臓や骨への直接的作用および腸管への間接作用が関与している（図31-4）．そのなかでも生理的に最も速やかに現れる効果は，腎尿細管でのカルシウム再吸収の増加と無機リン再吸収の低下である．すなわち，カルシウムのクリアランスは低下し，無機リンのクリアランスは増加する．このようにしてPTHは血清カルシウム濃度を上昇させ，血清無機リン濃度を低下させる．

PTHの骨への直接作用も重要であるが，効果発現は腎への作用に比べると緩徐である．生理的範囲内の濃度であれば，PTHは骨芽細胞表面のPTH受容体を刺激し，刺激された骨芽細胞では破骨細胞分化因子であるRANKLの発現が上昇し，RANKL阻害作用のあるOPGの発現が低下する（図31-3）．結果として破骨細胞活性が亢進し，骨吸収が進み，カルシウムや無機リンの血液中への供給が増加する．またPTH作用により骨髄間質細胞からインターロイキン interleukin（IL）-6などのサイトカインの分泌も増加し，それらのサイトカインの作用により破骨細胞分化と骨吸収が亢進する．

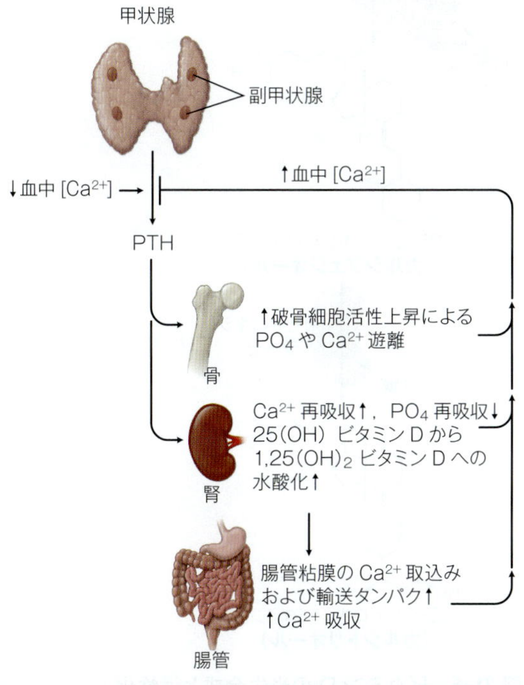


**図31-4　副甲状腺ホルモンの骨，腎，腸管への作用（要約）**
血清カルシウムイオン（$Ca^{2+}$）濃度の低下が，副甲状腺からの副甲状腺ホルモン（PTH）分泌の最大の刺激であり，PTHは骨，腎，腸管への作用を介して血中$Ca^{2+}$濃度を上昇させる．骨では，PTHは破骨細胞前駆細胞から成熟破骨細胞への分化を促進する．破骨細胞の骨吸収により，無機リンや$Ca^{2+}$が血漿中に放出される．腎ではPTHは腎尿細管からの$Ca^{2+}$再吸収を増加させ，無機リンの再吸収を減少させる．さらに，PTHは近位尿細管細胞による25(OH)ビタミンDから$1,25(OH)_2$ビタミンDへの水酸化を促進する．$1,25(OH)_2$ビタミンDは腸管粘膜での$Ca^{2+}$の取込みおよび輸送タンパクの発現を増加させることで，腸管からのカルシウム吸収を増加させる．PTHの腸管への作用は，腎での活性型ビタミンD合成亢進を介する間接的な作用であることに注意が必要である．厳密に制御されたネガティブフィードバック機構の存在により，血中$Ca^{2+}$濃度が上昇すると，副甲状腺からのPTH分泌は抑制される．

さらに，PTHの腸管への間接作用によっても血清カルシウム濃度が上昇する．前述したように，PTHが腎に作用するとカルシウムの再吸収が亢進し，無機リンの再吸収が低下する．それに加えて，PTHは25-ヒドロキシビタミンDから1,25-ジヒドロキシビタミン$D_3$（カルシトリオール）への酵素反応を促進する．この水酸化反応は腎の近位尿細管で起こるが，生じたカルシトリオールは小腸からのカルシウム吸収を増加させ，無機リンの吸収も（カルシウムほどではないが）増加させる（後述参照）．

PTHによる骨からのカルシウムや無機リンの遊離は異化作用といえるが，同時にPTHは同化作用も有している．PTHは，骨芽細胞前駆細胞から成熟骨芽細胞への分化を促進し，骨芽細胞の生存期間を延長させることとも併せて骨形成を促進する．PTHが成熟骨芽細胞表面のPTH受容体に結合すると受容体共役の$G\alpha_s$が刺激され，アデニル酸シクラーゼが活性化され，細胞内のサイクリックAMP cyclic AMP（cAMP）が増加する．これによって骨芽細胞のアポトーシスが抑制され，また，骨芽細胞からのIGF-1の分泌が進み，骨髄中の骨芽細胞前駆細胞から成熟骨芽細胞への分化が促進される（図31-3）．

PTHの同化作用と異化作用のどちらが優位となるかは，骨芽細胞表面のPTH受容体が細胞外のPTHにどれくらいの時間曝露されるかによる．特に，短時間（1～3時間）の間欠的な細胞外PTHの上昇では骨吸収亢進よりも骨形成亢進の作用の方が強く，正味の骨量は増加する．したがって，1日1回の注射もしくは何らかのドラッグデリバリー技術による間欠的なPTH投与は，骨基質産生の亢進，骨量の増加，骨密度の上昇，骨強度の増強につながる（後述参照）．一方，原発性および二次性副甲状腺機能亢進症の患者で見られるように，細胞外PTH濃度が持続的に高値であると，骨形成亢進は間欠的にPTHが高値の場合と同程度であるが，骨吸収がそれ以上に亢進し，正味の骨量は減少する．

## ビタミンD

**ビタミン$D_3$ vitamin $D_3$**はビタミンという名前がついているが，皮膚で合成される物質であり，日光を十分に浴びているならば食事から摂る必要はない．体内で合成され，血液中を移動して遠隔の標的臓器に作用するという性質からすると，ビタミン$D_3$はより正確にはホルモンと考えるべきものである．ビタミンDという用語は**コレカルシフェロール cholecalciferol**と**エルゴカルシフェロール ergocalciferol**という2つの化合物を指す．コレカルシフェロールはビタミン$D_3$のことであるが，これは7-デヒドロコレステロールが皮膚で短波長紫外線（UV-B）から**光子 photon**を吸収することで酵素反応を経ずに合成される（図31-5）．一方，エルゴカルシフェロールはビタミン$D_2$のことであるが，これは植物中のエルゴステロールが同様に光子を吸収することで合成される．ビタミン$D_2$やビタミン$D_3$は乳製品などに添加されており【訳注：日本では通常の牛乳に対する添加物はビタミンDを含めて認められていない．】，栄養補助食品としても摂取でき，また処方薬としてもより高用量で利用できる【訳注：日本では特殊な場合を除き，処方薬として投与できるビタミンDは存在しない．日本では，通常，活性型ビタミン$D_3$が処方薬として用いられている．】．ビタミン$D_2$とビタミン$D_3$のバイオアベイラビリティ（生物学的利用能）は同じである．以下では“ビタミンD”はビタミン$D_2$とビタミン$D_3$の両方を指すものとする．

内因性（皮膚で合成）であれ外因性（食物から摂取）であれ，ビタミンDは肝臓に運ばれ，そこで貯蔵されるか，もしくは第1段階の水酸化を受けてカルシフェジオール［25-ヒドロキシビタミンD，25(OH)D］に変換される．その後，第2段階の水酸化によってカルシフェジオールは最終産物である活性型ビタミンD，すなわちカルシトリオール［1α,25-ジヒドロキシビタミン$D_3$，$1,25(OH)_2D_3$］に変換される．この第2段階の水酸化は多くの組織で認められるが，とりわけ腎臓の近位尿細管でPTH依存性に進行する．ただし，腸管にはこの第2段階の水酸化を触媒する酵素が存在しないため，腸管ではこの反応は起こらない．**カルシトリオールによるカルシウム調節は主として小腸を介したものであり，カルシトリオールは食事からのカルシウム吸収を増加させる．**すなわち，カルシトリオールは腸上皮細胞の核内受容体に作用し，多数の刷子縁タンパクをコードしている遺伝子の発現を活性化させることで腸管からの$Ca^{2+}$の吸収を増加させる．また，カルシトリオールは，(1) 腸上皮細胞の管腔側表面のカルシウム取込みポンプ（TRPV6），(2) 細胞内$Ca^{2+}$結合タンパクであるカルビンジン，(3) 腸上皮細胞から周囲の毛細血管内に$Ca^{2+}$を汲み出すアデノシン三リン酸 adenosine triphosphate（ATP）依存性の$Ca^{2+}$ポンプ（PMCA1）の発現を誘導する

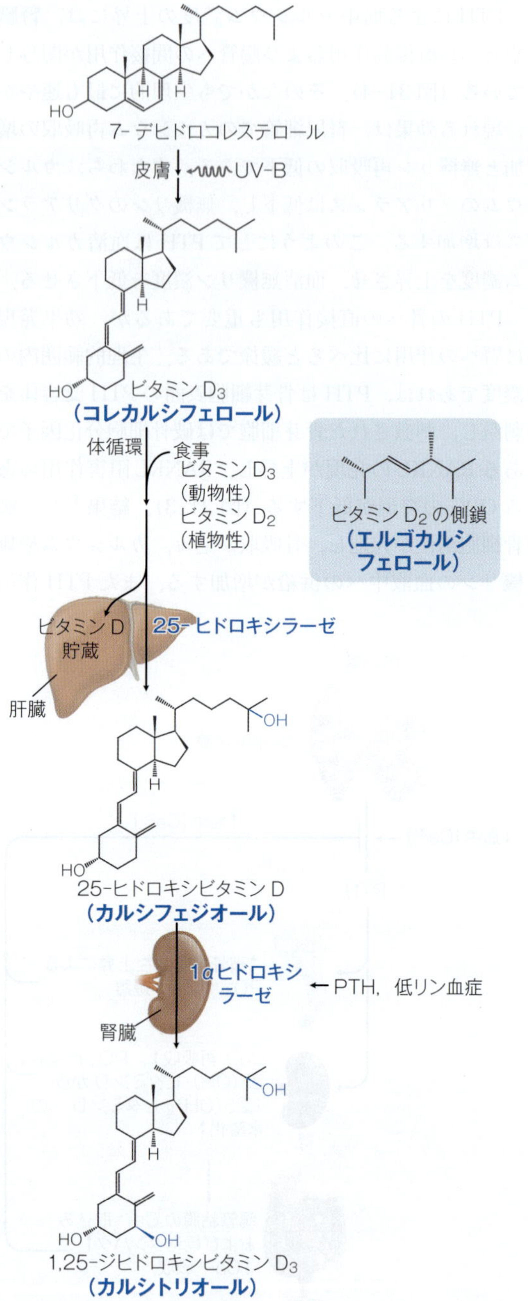


**図31-5 ビタミンDの光生合成と活性化**
内因性のビタミンDも外因性のビタミンDも肝臓で25-ヒドロキシビタミンDに変換され，その後腎臓で活性型ビタミン$D_3$であるカルシトリオールに変換される．内因性のビタミン$D_3$は皮膚で7-デヒドロコレステロールから紫外線（UV-B）で触媒されて合成される．外因性のビタミンDは動物性であればビタミン$D_3$として，植物性であればビタミン$D_2$として供給される．$D_3$も$D_2$もバイオアベイラビリティは同じである．低リン血症でも同様の減少が認められる．副甲状腺ホルモン（PTH）は腎臓での1αヒドロキシラーゼを上昇させ，25-ヒドロキシビタミン$D_3$からカルシトリオールへの変換を促進する．

ことで，管腔内から腸上皮細胞を通過して毛細血管内へと至る $Ca^{2+}$ の移動を促進する．25(OH)D から $1,25(OH)_2D$ を合成するのに必要な酵素は腸上皮細胞には発現していないため，腸上皮細胞でのカルシウムの吸収は $1,25(OH)_2D$ の血中濃度によって調節されており，その $1,25(OH)_2D$ は腎尿細管機能や PTH の血中濃度によって調節されている．

カルシトリオールは，副甲状腺，骨，腎臓，免疫系など腸管以外の標的臓器にも重要な作用を及ぼす．副甲状腺ではカルシトリオールは副甲状腺細胞の核内受容体に結合し，PTH の合成や分泌を阻害する．骨ではカルシトリオールは破骨細胞数を増加させ，活性も上昇させることで骨吸収を亢進させる．一方で，カルシトリオールの血中濃度が高値で，カルシトリオールのある種のアナログの血中濃度が低値であると，骨形成が亢進する．腎臓の遠位尿細管ではカルシトリオールはカルシウムとリンの再吸収を増加させる．免疫系では，カルシトリオールはマクロファージによって産生され，適応免疫系細胞を局所的に抑制する可能性がある．この知見を契機として，カルシトリオールやそのアナログが乾癬の治療薬として用いられるに至った【訳注：これは全くの誤りとはいえないが，あまり正確な記述ではない．実際には，骨粗鬆症に対してアルファカルシドールを内服すると，尋常性乾癬の患者の皮膚病変が改善することがあるという事実に日本の医師が気づいたことを契機に，日本でビタミンDの乾癬治療に関する臨床研究が進められた．その薬効の理論的背景の一部にビタミンDの免疫系細胞に対する影響が挙げられる．しかしながら，乾癬の皮膚症状の改善には，ビタミンDのケラチノサイト分化促進作用がおもに関与するという考え方が一般的である．】．

## 線維芽細胞増殖因子(FGF)-23 とホスファトニン

無機リンの腎クリアランスは高リン食では増加し，低リン食では低下することが，副甲状腺機能低下症の有無にかかわらず，ヒトでも動物でも以前から知られていた．最近の研究によってこのリンのホメオスタシスを維持する機構が明らかになってきた．その 1 つの因子は，**線維芽細胞増殖因子-23 fibroblast growth factor-23（FGF-23）**という 251 のアミノ酸からなるタンパク質である．FGF-23 の投与によって腎尿細管のナトリウム-リン共輸送体である NaPi-2a や NaPi-2c の活性が速やかに変化し，**無機リンの腎クリアランスが増加する**．また，FGF-23 は腎尿細管の 25-ヒドロキシビタミン D 1α-ヒドロキシラーゼを抑制して 25-ヒドロキシビタミン D 24-ヒドロキシラーゼを誘導し，$1,25(OH)_2D$ の腎からの分泌を低下させる．結果として血中の $1,25(OH)_2D$ が低下し，腸管でのカルシウムやリンの能動輸送が減少し，それらの直接的かつ間接的な作用を受けて，副甲状腺ホルモンの分泌が増加する．リンの腎クリアランスや $1,25(OH)_2D$ 分泌に対して FGF-23 と同様の作用を及ぼすタンパク質には，分泌型 frizzled 関連タンパク［secreted frizzled-related protein (sFRP)-4］，FGF-7，細胞外基質リン酸化糖タンパク matrix extracellular phosphoglycoprotein (MEPE)［ただし MEPE は腎からの $1,25(OH)_2D$ 分泌を抑制しない］がある．FGF-23 を含むこれらのタンパクは**ホスファトニン phosphatonin** と総称される．

FGF-23 は骨細胞を含む多くの細胞で発現している．骨細胞での FGF-23 発現が亢進したヒトや動物モデルではリンの腎クリアランスが増加して低リン血症を呈し，その際に $1,25(OH)_2D$ が低値あるいは低リン血症のわりに上昇を認めないために，結果として骨基質の石灰化が障害される．こうしたことから，血中に FGF-23 を供給している細胞として骨細胞が特に重要であることが示唆される．タンパク分解抵抗性の FGF-23 を合成するような FGF-23 遺伝子変異がある場合にも，前述とほぼ同じ症状を呈することがマウスおよびヒトで知られている．その一例がヒトの**常染色体優性低リン血症性くる病 autosomal dominant hypophosphatemic rickets（ADHR）**である．ヒトで FGF-23 やホスファトニン過剰を引き起こす，より頻度の高い遺伝性疾患は **X 染色体優性低リン血症性くる病 X-linked hypophosphatemic rickets（XLH）**であり，エンドペプチダーゼ PHEX の遺伝子変異が原因である．PHEX 遺伝子変異がどのようにして血中の FGF-23 やホスファトニンを上昇させるかに関しては諸説あり，未だ見解の一致を見ていない．

リンの腎クリアランス増加により低リン血症を呈し，同時に $1,25(OH)_2D$ 低値，もしくは低リン血症のわりに相対的低値を認め，骨基質の石灰化が障害される非遺伝性の原因がいくつか知られている．このような原因として，含糖鉄の頻回の静脈投与（含糖鉄は血中の FGF-23 を上昇させる）や，稀ではあるが，FGF-23 やホスファトニンを分泌する間葉系の良性腫瘍（**腫瘍性骨軟化症 oncogenic osteomalacia**）が知られている．それぞれ，含糖鉄投与の中止や腫瘍の摘出によって症状の進行は速やかに治まる．

慢性腎不全で維持透析中の患者では血中 FGF-23 は著明に高値である．血中 FGF-23 高値は死亡率，心肥大，血管内皮細胞機能障害と関連する独立したリスクファクターであるが，血中 FGF-23 を低下させたり中和したりすることが生命予後の改善につながるかどうかは明らかではない．

血中 FGF-23 が低値となることで様々な症状が生じることからも，FGF-23 がカルシウム・リンのホメオスタシス維持に重要であることが明らかになっている．実験的にマウスの FGF-23 遺伝子を欠損させると高リン血症および血中 $1,25(OH)_2D_3$ 高値となり，カルシトリオール中毒（高カルシウム血症性腎不全），リン酸カルシウムの異所性沈着（**異所性石灰化 ectopic calcification**，重篤な場合には**腫瘍性石灰沈着症 tumoral calcinosis** と呼ばれる），骨石灰化障害が生じる．FGF-23 遺伝子欠損マウスでカルシトリオール中毒を防ぐためには食事制限や遺伝子操作が必要であることから，FGF-23 を欠損すると高リン食や低リン食に応じたリンの腎クリアランス調節が障害されることがわかる．FGF-23 の糖鎖付加を障害したり，FGF-23 受容体を不活性化したりしても同様の結果が得られる．

高リン食や低リン食によってリンの腎クリアランスは前述のように変化するが，血中 FGF-23 濃度は想定されるほどは変化せず，全く変化しないことさえもある．これはリン調節において FGF-23 以外のホスファトニンが重要であるということを示唆するものなのか，その他の因子の関与を反映するものかは不明である．また，血中無機リンの変化が血中 FGF-23 の変化と必ずしも連動しないことから，血中無機リンが FGF-23 の分泌や異化を調節しているかどうかも明らかではない．$1,25(OH)_2D$ は FGF-23 の分泌を亢進させ，その血中濃度を上昇させるが，血中 FGF-23 と血中 $1,25(OH)_2D$ の相関は非常に弱いため，FGF-23 の調節には他の機序があることが想定されている．

## カルシトニン，グルココルチコイド，甲状腺ホルモン，性腺ステロイド

PTH，ビタミン D，FGF-23 がカルシウム・リンのホメオスタシス維持に働く主要な因子であるが，カルシトニン，グルココルチコイド，甲状腺ホルモン，エストロゲン，アンドロゲンなど他の内因性ホルモンも骨・ミネラル代謝に重要である．

**カルシトニン calcitonin** はある種の動物ではカルシウムのホメオスタシス維持に重要であるが，ヒトではそれほど重要ではない．カルシトニンは 32 個のアミノ酸からなるペプチドであり，高カルシウム血症になると甲状腺傍濾胞 C 細胞で合成され，分泌される．**カルシトニンは破骨細胞上の受容体に直接結合して破骨細胞活性を抑制し，骨吸収を抑制して血中カルシウム濃度を低下させる**．成人では内因性のカルシトニンは血中カルシウム濃度に対してごくわずかな影響しか及ぼさず，甲状腺全摘術後でカルシトニンを合成・分泌できなくなった状況であっても血中カルシウム濃度は通常ほとんど変化しない．しかし一方で，外因性のカルシトニンは，ある種の高カルシウム血症の緊急時の治療において有用である．

薬理量のグルココルチコイドは骨細胞や骨芽細胞のアポトーシスを促進し，骨芽細胞の分化や活性を阻害し，結果として，骨吸収も低下するがそれ以上に骨形成が低下する．グルココルチコイドの長期使用は，しばしば医原性の骨量減少や骨粗鬆症や骨折の原因となる．冒頭に挙げた MS さんのような患者の病歴を聴取する際には，グルココルチコイドを何カ月も使用したことがこれまであるかどうか確かめることが重要である．薬理量のグルココルチコイドを使用すると腸管でのカルシウム吸収が減少し，さらに高用量では腎尿細管でのカルシウム再吸収も減少する．後者の作用の結果として血中カルシウム濃度の低下が期待されるが，実際にはグルココルチコイドを使用しても低カルシウム血症とはならず，血中 PTH 濃度にも変化はない．これは，グルココルチコイドによって骨量が減少する際に骨からカルシウムが遊離され，前述の作用を相殺しているためであると考えられている．

甲状腺ホルモン過剰も骨代謝回転を亢進させる．甲状腺ホルモンが長期間高値であると骨形成以上に骨吸収が促進され，骨量が減少する．実際に，骨量減少は甲状腺機能亢進症でよく認められる所見である．したがって，冒頭の MS さんのような骨粗鬆症では，甲状腺刺激ホルモン thyroid stimulating hormone（TSH）を測定して甲状腺機能を評価し，甲状腺機能亢進症を除外する必要がある（第 27 章参照）．

エストロゲンやアンドロゲンは破骨細胞活性を抑制し，骨代謝回転を低下させ，骨量減少を遅らせる．これらの性腺ステロイドは，免疫細胞での RANKL 産生を阻害する．また，破骨細胞を動員し活性化させる IL-6 などのサイトカインの骨芽細胞における産生を阻害する．エストロゲンには，破骨細胞に対するアポトーシス促進効果や，骨芽細胞に対する抗アポトーシス効果もある．第 29 章で詳述されているが，エストロゲンは核内転写因子であるエストロゲン受容体 estrogen receptor（ER）に結合することでその作用を発揮する．エストロゲンが受容体に結合すると ER の二量体化が促進され，エストロゲン-ER 複合体がコアクチベーターやコリプレッサーを動員し，標的遺

伝子のプロモーター領域に結合する．このようにしてエストロゲンは，例えば骨代謝回転に重要なサイトカインなどをコードする標的遺伝子の転写を調節している．

## ▶ 病態生理学

健常な骨格を維持していくためには，骨吸収と骨形成の繰り返しである骨代謝回転が必要である．骨・ミネラルのホメオスタシスの障害を伴う頻度の高い2つの疾患は，**骨粗鬆症** osteoporosis と**慢性腎臓病** chronic renal disease である．骨粗鬆症で見られる骨代謝回転の障害は，骨吸収が骨形成を上回るというものである．一方，慢性腎臓病では，ミネラルの吸収低下と**続発性副甲状腺機能亢進症** secondary hyperparathyroidism の複雑な相互作用が関与する病態を呈する．これらの疾患や骨・ミネラルのホメオスタシスに関連したその他の疾患に関して，その機序，臨床像，治療の要約を表 31-2 に示す．

### 骨粗鬆症

骨粗鬆症は，骨形成の低下もしくは骨吸収の亢進，またはその両者の結果，全身の骨量が減少して骨の内部構造が劣化する，頻度の高い疾患である．そうした状態では骨が脆弱となり，軽微な外傷でも骨折しやすくなる．冒頭の MS さんで提示したように，腰椎の圧迫骨折により腰痛を訴えるというのが典型的である．

骨のミネラル含有量は X 線の減衰量から測定でき，同時に撮影した X 線写真上に投影された骨の面積でその値を割ることによって，骨のサイズに合わせた調整がなされる．その比 **“面積骨密度 areal bone mineral density（aBMD）”** と呼ばれ，部位によって値が異なる．このばらつきを補正するために，aBMD 測定では，同部位の若年成人平均値と比較した標準偏差（“T-スコア”）や同年齢の平均値と比較した標準偏差（“Z-スコア”）として表される．55 歳以上の女性における骨折の発生率は Z-スコアが 1 低下するごとに約 2 倍となることがこれまでの前向き観察研究で繰り返し示されており，aBMD，T-スコア，Z-スコアは，摘出された骨の *in vitro* での破壊試験の結果とも相関する．aBMD の正常値は T-スコア −1 〜 ＋1 であり，−1.0 〜 −2.5 は**骨量減少** osteopenia，−2.5 以下に低下していると**骨粗鬆症** osteoporosis と定義されている．

骨量は青年期に最大となり，その最大骨量はカルシウム摂取量，思春期開始年齢，その後の性腺ホルモンの状況，身体活動，まだ完全には解明されていないその他様々な遺伝因子の相互作用など複数の要因によって決定される．**骨量が最大になると，その後成人中期〜後期では骨量は非常に緩徐にではあるが減少する．**この減少は骨リモデリングが不完全であることによると考えられている．なぜなら，骨芽細胞を介した骨形成は破骨細胞を介した骨吸収と完全に同調しては進まないからである．加えて，骨芽細胞の増殖能，骨基質を構成する有機物の合成能，成長因子への反応性は年齢とともに低下する．結果として，骨量は 1 年当たり平均 0.7％ずつ減少する（図 31-6）．

中年女性における骨リモデリングの速度は，月経の持続日数や周期に変化が生じるような頃になると速くなる．しかし，骨量減少の速度に変化が見られるようになるのは，月経周期が 3 カ月以上となり無月経ともいえるくらいの**閉経周辺期の後期** late perimenopause になってからである．その頃には，エストロゲン低値であることで破骨細胞活性が上昇し，骨代謝回転が加速する結果，骨形成と骨吸収のバランスが崩れている．エストロゲンのない環境では破骨細胞のアポトーシスが減少するために，破骨細胞によって形成される海綿骨の吸収窩が深くなり，骨梁の密度が低下するとともに，相互の結合も乏しく粗なものとなる．こうした骨梁は，閉経前女性で見られる密度が高く相互の結合も密な骨梁と比べると，荷重に対して構造的に

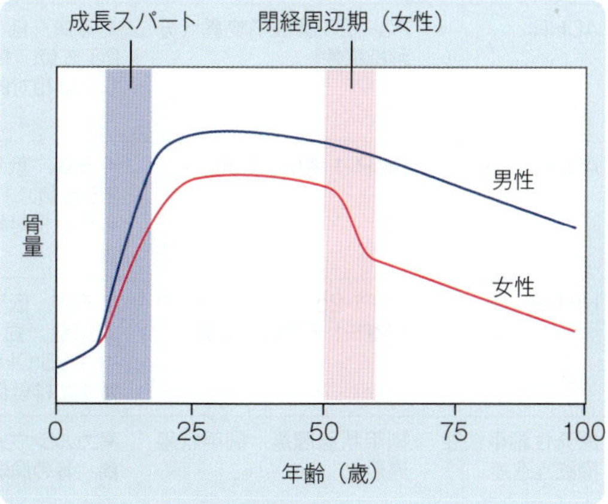


**図 31-6 年齢と骨量の関係**
男性でも女性でも，青年期に骨量が最大となるまでは，年齢とともに骨量が増加する．女性の方がより若年で急上昇する時期が訪れ，最大骨量に達する年齢も若い．最大骨量に達した後は，骨量は 1 年当たり平均 0.7％ずつ低下する．エストロゲン産生の低下によって骨吸収が亢進するため，女性では閉経周辺期に骨量が急激に減少する．年齢とともに骨量が減少していくにつれて骨が脆弱となり，軽微な外傷でも骨折しやすくなる．骨吸収抑制薬は骨量減少を停止もしくは緩徐にし，骨形成促進薬はすでに失われた骨量や骨の構造を回復することを目的としている．

## 表 31-2 骨・ミネラルのホメオスタシスに関連した疾患の機序，臨床像，治療

| 疾患 | 機序 | 臨床像 | 治療 |
|---|---|---|---|
| エストロゲン欠乏による骨量減少 | 骨吸収＞骨形成 | 骨量減少，骨強度低下 | カルシウム，ビタミンD，SERM，エストロゲン，BP，RANKL阻害薬，カルシトニン |
| 骨粗鬆症 | 骨吸収＞骨形成 | 骨量減少，骨強度低下，骨の脆弱化 | カルシウム，ビタミンD，SERM，エストロゲン，BP，RANKL阻害薬，PTH皮下注射（1日1回）【訳注：日本では他に週1回皮下注射のPTH製剤が認可されている.】，カテプシンK阻害薬（申請中） |
| 慢性腎臓病 | リン排泄↓，$1,25(OH)_2D$ 分泌↓，続発性PTH↑ | 異所性石灰化，低カルシウム血症，骨軟化症，嚢胞性線維性骨炎 | リン制限，経口リン吸着薬，カルシトリオールやそのアナログ，カルシウム受容体アゴニスト |
| HHS，高リン血症性腫瘍状石灰沈着症 | FGF-23，GALNT3，Klotho遺伝子変異，リン排泄↓ | 皮膚・関節周囲の異所性石灰化，骨化過剰 | リン制限，経口リン吸着薬 |
| ビタミンD欠乏症 | 日光照射不足，摂取不足 | 小児：骨変形，骨痛，骨の脆弱化<br>成人発症：骨痛，骨の脆弱化 | カルシウム，ビタミンD |
| ビタミンD依存症Ⅰ型 | 1-ヒドロキシラーゼ遺伝子変異 | 低カルシウム血症，くる病 | カルシトリオール【訳注：日本ではカルシトリオールの他にアルファカルシドールが頻用される.】 |
| ビタミンD依存症Ⅱ型 | ビタミンD受容体（カルシトリオール受容体）遺伝子変異 | 低カルシウム血症，くる病，脱毛症 | カルシトリオール（高用量），経静脈的カルシウム投与 |
| 腫瘍性骨軟化症 | FGF-23分泌過剰 | 血中FGF-23高値，$1,25(OH)_2D$ が低値もしくは相対的に低値 | FGF-23産生腫瘍の摘出 |
| 含糖酸化鉄による低リン血症 | 医原性のFGF-23分泌過剰 | 血中FGF-23高値，$1,25(OH)_2D$ が低値もしくは相対的に低値 | 含糖酸化鉄の中止 |
| XLH | PHEX遺伝子変異 | くる病，低リン血症，血中FGF-23高値，$1,25(OH)_2D$ が低値もしくは相対的に低値 | 中性リン酸カリウム，カルシトリオール【訳注：日本ではカルシトリオールの他にアルファカルシドールが頻用される.】，カルシウム受容体アゴニスト（臨床開発中） |
| ADHR | FGF-23遺伝子変異（分解抵抗性） | くる病，低リン血症，血中FGF-23高値，$1,25(OH)_2D$ が低値もしくは相対的に低値 | 中性リン酸カリウム，カルシトリオール【訳注：日本ではカルシトリオールの他にアルファカルシドールが頻用される.】，カルシウム受容体アゴニスト（臨床開発中） |
| ARHP | DMP-1遺伝子変異 | くる病，低リン血症，血中FGF-23高値，$1,25(OH)_2D$ が低値もしくは相対的に低値，歯髄腔の拡大 | 中性リン酸カリウム，カルシトリオール【訳注：日本ではカルシトリオールの他にアルファカルシドールが頻用される.】，カルシウム受容体アゴニスト（臨床開発中） |
| HHRH | NaPi-2cリン輸送体やDMP-1の遺伝子変異 | くる病，低リン血症，高カルシウム尿症，血中FGF-23高値，血中 $1,25(OH)_2D$ 高値，PTHは正常または低値 | 中性リン酸カリウム |
| 原発性副甲状腺機能亢進症 | 副甲状腺腫瘍，副甲状腺過形成 | 高カルシウム血症，骨量減少，骨痛，骨の脆弱化，腎結石 | 骨量減少抑制のためにBP，外科的摘出，カルシウム受容体アゴニスト（臨床開発中【訳注：日本では手術不能の副甲状腺がんにおける高カルシウム血症，および手術不能あるいは困難な原発性副甲状腺機能亢進症に対して，カルシウム受容体アゴニストとしてシナカルセトが認可されている.】） |
| FHH | カルシウム感知受容体遺伝子変異（不活性型） | 高カルシウム血症，低カルシウム尿症，低マグネシウム血症 | 経過観察 |

（続く）

**表 31-2 骨・ミネラルのホメオスタシスに関連した疾患の機序，臨床像，治療（続き）**

| 疾 患 | 機 序 | 臨床像 | 治 療 |
|---|---|---|---|
| 偽性副甲状腺機能低下症Ⅰ型 | $G\alpha_s$ 遺伝子変異，PTH 作用の障害 | 低カルシウム血症，けいれん，テタニー，中手骨や中足骨の短縮，低身長 | カルシトリオール【訳注：日本ではカルシトリオールの他にアルファカルシドールが頻用される.】，高用量のビタミン D |
| カルシウム感知受容体の異常による副甲状腺機能低下症 | カルシウム感知受容体遺伝子変異（活性型） | 血中 PTH 低値，低カルシウム血症，けいれん，テタニー | カルシトリオール【訳注：日本ではカルシトリオールの他にアルファカルシドールが頻用される.】＋クロルタリドン，1 日 2 回の PTH 皮下注射（臨床開発中【訳注：1 日 1 回の PTH 皮下注射も臨床開発中である.】） |
| 副甲状腺機能低下症 | 副甲状腺欠損，副甲状腺の活性低下 | 低カルシウム血症，けいれん，テタニー | カルシトリオール【訳注：日本ではカルシトリオールの他にアルファカルシドールが頻用される.】＋クロルタリドン |
| パジェット病 | 局所の骨回転↑ | 局所の骨痛や脆弱化，難聴，高拍出性心不全 | BP，カルシトニン（稀） |

SERM：選択的エストロゲン受容体モデュレータ, RANKL：RANK リガンド, BP：ビスホスホネート, PTH：副甲状腺ホルモン, HHS：骨化過剰症-高リン血症症候群，hyperphosphatemia-hyperostosis syndrome，FGF：線維芽細胞増殖因子，XLH：X 染色体遺伝性低リン血症性くる病，ADHR：常染色体優性低リン血症性くる病，ARHP：常染色体劣性低リン血症性くる病，autosomal recessive hypophosphatemia，HHRH：高カルシウム尿症を伴う低リン血症性くる病，hypophosphatemic rickets with hypercalciuria，FHH：家族性低カルシウム尿性高カルシウム血症，familial hypocalciuric hypercalcemia.

＊↑上昇，↓減少を示す.

脆弱である．皮質骨では，吸収窩が深くなると互いに癒合し多孔化が生じる．エストロゲン欠乏では骨芽細胞のアポトーシスが亢進し，骨形成の速度が破骨細胞による骨吸収の速度に追いつかなくなる．また，骨細胞のアポトーシスも亢進する結果，骨の微細な損傷を検出して修復するための力学的な強度を感知するネットワークも障害される．閉経後も骨量減少速度は亢進状態が続くが，数年すると減少速度は半分程度に低下する．しかしその頃にはすでに骨吸収が進み，骨の微細損傷も蓄積しているため，骨は非常に脆弱になっている．例えば冒頭の MS さんでは，閉経の約 6 年後に骨粗鬆症と診断された．まとめると，**閉経後や閉経周辺期の後期の女性では，破骨細胞活性が亢進して吸収窩が大きくなり，骨芽細胞活性も上昇するものの破骨細胞に匹敵するほどではなく，また骨細胞による力学的な強度を感知するネットワークも障害される**（図 31-7）.

前述のように，リモデリングは皮質骨よりも海綿骨でより活発に進行する．四肢の骨は骨幹端にしか海綿骨を含まないが，脊椎や骨盤などの躯幹骨では骨全体に海綿骨が含まれるため，骨粗鬆症性の骨折は躯幹骨で起こりやすい．閉経後 25 ～ 35 年のうちに，女性は皮質骨量が 35％減少し，海綿骨量に至っては 50％も減少する．

全身性疾患や薬物によっても**続発性骨粗鬆症 secondary osteoporosis** が生じる．よく見られる原因は，

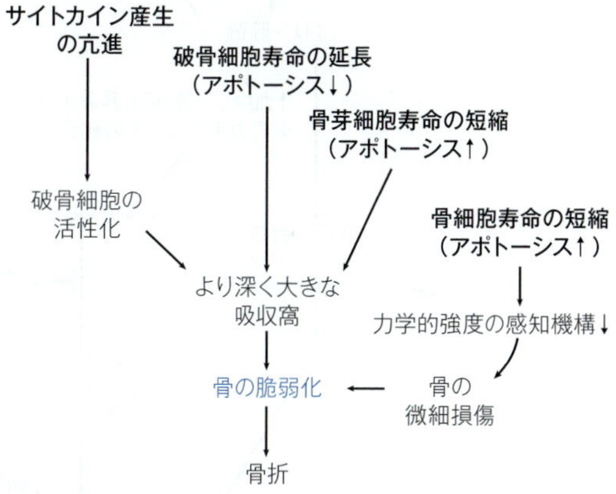


**図 31-7 骨粗鬆症の基本的な病態生理**

骨粗鬆症の発生には相互に関連のある複数の因子が関与している．それらの因子の多くは閉経周辺期の女性でエストロゲン量が低下することによって活性化される．エストロゲン量が低下すると，サイトカインや他の調節分子が抑制を受けずに産生され，破骨細胞が活性化される．破骨細胞のアポトーシスも抑制される．逆に，骨芽細胞や骨細胞のアポトーシスは亢進する．結果として破骨細胞と骨芽細胞のバランスが崩れ，吸収窩が深く大きくなり，骨が脆弱となり骨折しやすくなる．骨細胞が相対的に不足することで力学的な強度を感知するネットワークも障害され，骨の微細損傷の修復に支障をきたすようになる．微細損傷が蓄積することも骨の脆弱性，ひいては骨折につながる．図には示さないが，エストロゲンやラロキシフェンはサイトカイン産生を抑制し，破骨細胞のアポトーシスを促進し，骨芽細胞や骨細胞のアポトーシスを抑制することで前述の連鎖を阻止する．＊↑上昇，↓低下を示す.

甲状腺中毒症，副甲状腺機能亢進症，高用量のグルココルチコイド使用，喫煙，アルコール依存症，腸管での吸収不良・消化不良，肝硬変，骨髄疾患などである.

原因の除去ないし修復が続発性骨粗鬆症にとって最善の治療となる．

## 慢性腎臓病

慢性腎臓病で起こる骨・ミネラル代謝疾患として，**続発性副甲状腺機能亢進症 secondary hyperparathyroidism，骨軟化症 osteomalacia，嚢胞性線維性骨炎 osteitis fibrosa cystica** がある．続発性副甲状腺機能亢進症では骨吸収と骨形成が亢進し，骨軟化症では石灰化していない骨基質が過剰となり，嚢胞性線維性骨炎では骨吸収と骨形成が亢進し，骨髄の造血細胞が間質細胞で置換される．**慢性腎臓病での副甲状腺機能亢進症は，高リン血症，血中 FGF-23 高値，$1,25(OH)_2$ ビタミン D 産生低下，低カルシウム血症など複数の要因の相互作用に起因している**（図 31-8）．これらの要因はいずれも腎機能低下の結果生じるものであり，とりわけ $1,25(OH)_2D$ 合成における重要な段階である 1α 水酸化の障害と，リン排泄に重要な腎尿細管機能の低下の両者に起因することが示されている．$1,25(OH)_2D$ が低値であるとカルシウムの腸管からの吸収が減少して低カルシウム血症となり，副甲状腺細胞での PTH の合成・分泌が刺激され，PTH の分解は抑制される．また，$1,25(OH)_2D$ が低値であると副甲状腺主細胞でのカルシウム感知受容体の合成が低下する．カルシウム感知受容体の数が減少するとカルシウム調節のセットポイントが上昇し，PTH 分泌を抑制するためにはより高濃度の血中カルシウムが必要となる．血清カルシウム濃度が低下していないにもかかわらず続発性副甲状腺機能亢進症が生じうるのは，こうした機序によるものである．また，$1,25(OH)_2D$ は副甲状腺細胞の増殖と PTH 遺伝子の転写を抑制することが示唆されており，慢性腎臓病における

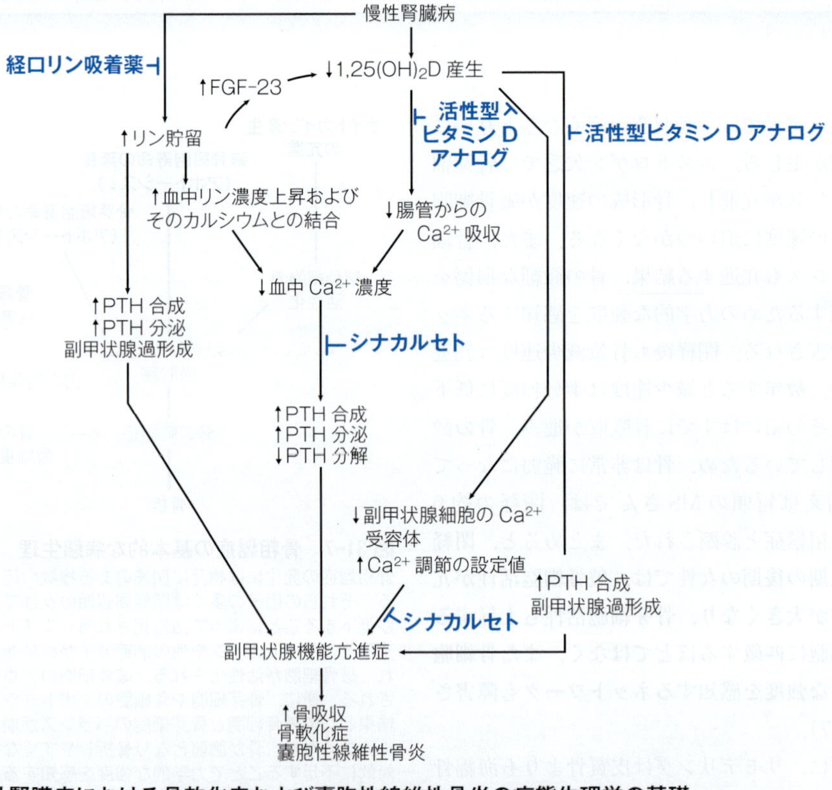


**図 31-8　慢性腎臓病における骨軟化症および嚢胞性線維性骨炎の病態生理学の基礎**

慢性腎臓病では，腎機能低下が 1,25 水酸化ビタミン D［$1,25(OH)_2D$］合成の低下とリン酸排泄の減少をもたらす．$1,25(OH)_2D$ の減少は腸管でのカルシウムイオン（$Ca^{2+}$）の吸収を低下させる一方で，リン酸貯留の増加は血中リン濃度の上昇をもたらす．血中のリンは $Ca^{2+}$ と結合する．これらの２つの機序により，慢性腎臓病では低カルシウム血症を生じる．低カルシウム血症は副甲状腺ホルモン（PTH）の分泌を刺激する．血中 $1,25(OH)_2D$ 濃度の低下は，PTH 合成と副甲状腺の過形成を促進する．また，副甲状腺主細胞に発現する $Ca^{2+}$ 感知受容体の数を減少させ，$Ca^{2+}$ 調節における設定値を上昇させる．高リン血症は，PTH 合成と分泌を直接的に刺激するとともに，FGF-23 の血中濃度を上昇させることにより $1,25(OH)_2D$ の血中濃度を低下させる可能性がある．このような複雑な調節現象の組み合わせにより，骨吸収の亢進，非石灰化類骨の増加および嚢胞性線維性骨炎により特徴づけられる症候群としての副甲状腺機能亢進症がもたらされる．経口リン吸着薬は，食物中のリン酸の腸管からの吸収を阻害することにより血中リン濃度を低下させる．慢性腎臓病における腎での 1α ヒドロキシラーゼ活性の障害を認める場合でも，活性型ビタミン D アナログを用いることでビタミン D 作用を発揮することができる．カルシウム受容体アゴニスト（シナカルセト）は，副甲状腺主細胞に発現するカルシウム受容体の活性を制御する．シナカルセト投与により，$Ca^{2+}$ 受容体は，より低い血中 $Ca^{2+}$ 濃度において活性化される．

$1,25(OH)_2D$ 不足による続発性副甲状腺機能亢進症には複数の機序が関与している．このため慢性腎臓病で生じる骨ミネラル代謝障害の治療の選択肢には，腎臓での $1\alpha$-ヒドロキシラーゼを必要としない活性型ビタミン D アナログや，副甲状腺主細胞のカルシウム感知受容体の感度を調節するカルシウム受容体アゴニストのシナカルセトなどの複数の選択肢がある．

慢性腎臓病で腎からのリン排泄低下によって高リン血症となると，前述の式 31-1 で表されるヒドロキシアパタイトの形成と溶解の平衡が崩れ，低カルシウム血症となる．また，高リン血症は腫瘍状石灰沈着症のようなリン酸カルシウムの異所性沈着の原因となり，さらに慢性腎臓病では FGF-23 分泌も刺激される．血中 FGF-23 が上昇すると腎からの $1,25(OH)_2D$ の分泌が抑制される．また，血中 FGF-23 高値は前述のように心血管リスクでもある．一見矛盾しているようだが，骨軟化症でもリン酸カルシウムの異所性沈着は生じるが，それは骨軟化症では骨基質の正常な石灰化が起こらないためである．慢性腎臓病による代謝性アシドーシスによっても骨の石灰化は阻害されるが，骨石灰化障害には，まだ明らかにはなっていない他の因子の関与も考えられている．

## 薬理学上の分類

近年骨粗鬆症や慢性腎臓病の治療が大きく進展している．骨粗鬆症治療薬は**骨吸収を抑制する薬剤**と**骨形成を刺激する薬剤**の 2 種類に大きく分けられる．骨吸収抑制薬にはホルモン補充療法 hormone replacement therapy（HRT）【訳注：エストロゲンを主体とした卵巣ホルモンの補充療法】，選択的エストロゲン受容体モデュレータ selective estrogen receptor modulator（SERM），ビスホスホネート bisphosphonate（BP），RANKL 阻害薬，カルシトニン，カテプシン K 阻害薬（開発中）があり，骨形成促進薬にはフッ化物，PTH がある．一方，慢性腎臓病の治療薬には**血中リン濃度を低下させる薬剤**（経口リン吸着薬）と，**PTH の合成や分泌を低下させる薬剤**（ビタミン D とそのアナログ，カルシウム受容体アゴニスト）がある．経口でのカルシウム補充やビタミン D 補充も骨粗鬆症，くる病，副甲状腺機能低下症の予防や治療において重要である．

### 骨吸収抑制薬

骨吸収抑制薬は破骨細胞による骨吸収を阻害することで骨量減少を防いだり進行を止めたりする．しかし，骨吸収と骨形成は密に関連しているため，分子レベルでの機序は不明であるが，一方が低下すると通常他方も低下する．結果として，HRT，SERM，BP，RANKL 阻害薬，カルシトニンでは骨組織の量はほとんど増加しない．これらの薬剤による治療により初めの 12 ～ 18 カ月は骨密度が上昇するが，これは薬剤開始前の骨吸収が亢進していた時期に形成された吸収窩が補填されて石灰化を受け，また，薬剤開始の 12 ～ 18 カ月前に形成されて石灰化の途中であった部位の石灰化が完了する（二次石灰化）ためである．これらの薬剤開始後 12 ～ 18 カ月経つと，その後の骨密度の上昇は緩やかになる．これは骨吸収が抑制されると新しい骨の形成や石灰化の速度も低下するということを反映している．カテプシン K 阻害薬だけは例外で，骨吸収は抑制されるが骨形成は抑制されない．

#### ホルモン補充療法（HRT）

エストロゲンは，RANKL や IL-6 など破骨細胞の増殖と分化やその活性化を誘導するサイトカインをコードしている遺伝子の転写を抑制することで骨吸収を減少させる．また，エストロゲンは破骨細胞のアポトーシスを促進する一方で，骨芽細胞や骨細胞のアポトーシスは抑制する．前述したようにエストロゲンは骨形成を減少させるが，より強力な骨吸収抑制薬ほどは減少させない．通常，エストロゲンは，子宮体がんのリスクを低下させるためのプロゲステロン製剤とともに投与される（HRT，第 29 章参照）．エストロゲンには閉経後のほてりや腟乾燥を軽減させる作用もある．

しかし，性器出血や乳房の圧痛などのエストロゲンによる副作用のために補充療法を中止してしまう患者もいる．経口補充されたエストロゲンによって肝臓での凝固因子合成が亢進する影響もあり，静脈血栓塞栓症のリスクが上昇する．多くの女性にとって非常に関心があるのは長期的な乳がんのリスクが上昇することであり，実際に，統計学的にも有意な上昇が認められる．HRT はかつては閉経後骨粗鬆症に対してよく選択されていたが，2002 年に米国政府支援の大規模研究の結果，HRT による乳がんや脳卒中のリスク上昇は骨などに対する潜在的利益を上回るものであると結論づけられた．冒頭の Case では，親族の 2 名が乳がんを発症しているため，MS さんの骨粗鬆症治療には HRT 以外の薬剤を選択することが強く推奨される．

### 選択的エストロゲン受容体モデュレータ（SERM）

SERMはERと結合し，エストロゲンの標的臓器に組織特異的な作用を及ぼす化合物の一群である．作用する臓器によって，SERMはエストロゲンのアゴニストとしてもアンタゴニストとしても機能しうる．これは，組織が異なるとSERM-ER複合体が結合するホルモン応答配列や転写にかかわるコアクチベーターおよびコリプレッサーが異なるためである（第29章参照）．

SERM開発の目標は，エストロゲンの一部の臓器に対する有益な効果を残しつつ他の臓器に対する好ましくない影響をなくすことである．例えば**ラロキシフェン raloxifene**は骨に対してはエストロゲンのアゴニストとして働くが，子宮内膜や乳房に対してはアンタゴニストとして働く（図31-9）．ラロキシフェンは椎体および非椎体の骨密度を上昇させ，椎体骨折を減らすため，骨粗鬆症の予防や治療のための使用が承認されている．また，ラロキシフェンは閉経後女性や乳がんの家族歴を持つ女性の乳がん発生リスクを大きく減少させる．

ラロキシフェンは低比重リポタンパク low-density lipoprotein（LDL）コレステロール値をわずかに低下させるが，閉経後女性の心疾患発生率には変化をもたらさない．静脈血栓塞栓症や肺塞栓症のリスクはエストロゲンの場合と同程度上昇させる．**乳がんを持つ女性や乳がんの家族歴を持つ女性の骨粗鬆症を予防するには，ラロキシフェンはよい選択肢かもしれない．**

4 冒頭のCaseでは，患者MSさんには乳がんの家族歴があるため，骨粗鬆症治療薬としてラロキシフェンが有益である可能性がある．しかしラロキシフェンでは非椎体骨折は減少しないことが大規模研究で示されているため，冒頭のCaseのような，すでに椎体骨折の既往があり，この先3～5年での大腿骨近位部骨折を含む非椎体骨折のリスクが高い患者では十分な効果が期待できないかもしれない．

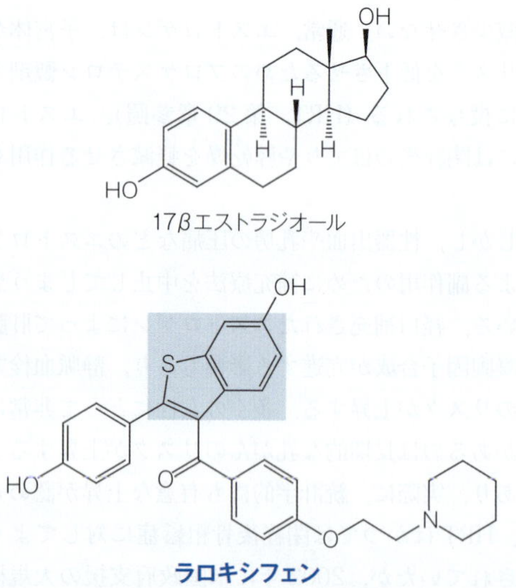


**図31-9　17βエストラジオールとラロキシフェンの構造**
ラロキシフェンはステロイド分子ではないが，17βエストラジオールに類似した構造である．ラロキシフェンはエストロゲン受容体のリガンド結合領域に結合し，ある組織（骨）ではエストロゲンのパーシャルアゴニストとして，またある組織（子宮内膜，乳房）ではアンタゴニストとして作用する．この組織選択的な作用は，ラロキシフェン-エストロゲン受容体複合体が，組織によって異なる転写にかかわるコアクチベーターやコリプレッサーを動員することで可能となっている（詳細は第29章参照）．ラロキシフェンのベンゾチオフェン核を**青枠**で示す．

### ビスホスホネート（BP）

BPは現在最も広く使われている骨吸収抑制薬であり，加水分解を受けやすいP-O-P結合が加水分解を受けないP-C-P結合に置換されたピロリン酸アナログである．おもな5つのBP（いわゆるアミノビスホスホネート）である**アレンドロン酸 alendronate，リセドロン酸 risedronate，イバンドロン酸 ibandronate，パミドロン酸 pamidronate，ゾレドロン酸 zoledronate**は側鎖に窒素含有のアミノ，ピリジン，またはイミダゾール部分を有しており，これにより骨吸収阻害作用が増強される（図31-10）．

ホスホン酸基の酸素原子はカルシウムなどの二価陽イオンと配位結合を形成するため，BPは石灰化された組織に集積し，そこで無機物内に取り込まれ，代謝されずに生物学的活性を保った状態のまま維持される．その後骨吸収が起こると，破骨細胞から分泌された酸によってBPから骨の無機物が解離し，遊離したBPは骨の他の部分に沈着するか破骨細胞に取り込まれる．破骨細胞内ではアミノビスホスホネートは**メバロン酸経路 mevalonate pathway**を阻害する．メバロン酸経路が阻害されるとプレニル化という，ある種の脂質（ファルネシル部分やゲラニルゲラニル部分）とGTPアーゼなどの細胞内調節タンパクを含む様々なタンパクとの共有結合反応が低下し，$H^+$-ATPアーゼ活性などの様々な破骨細胞機能が障害され，最終的には破骨細胞のアポトーシスをもたらす．BPによって阻害されるメバロン酸経路は破骨細胞に限られているようだが，これは，破骨細胞による骨吸収が破骨細胞周囲のBP濃度を大きく上昇させることと，破骨細胞下の酸性環境からBPにプロトンが供与され，その結果BPが破骨細胞の細胞膜を通って拡散しやすくなることが理由として考えられている．

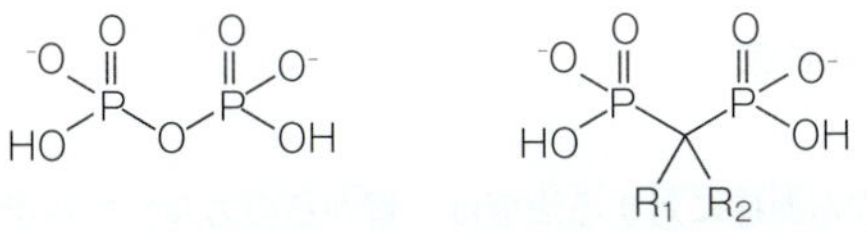


ピロリン酸　　BP

| BP | $R_1$ | $R_2$ |
|---|---|---|
| エチドロン酸 | –OH | $-CH_3$ |
| パミドロン酸 | –OH | $-CH_2-CH_2-NH_2$ |
| アレンドロン酸 | –OH | $-CH_2-CH_2-CH_2-NH_2$ |
| イバンドロン酸 | –OH | $-CH_2-CH_2-N(CH_3)(CH_2)_4-CH_3$ |
| リセドロン酸 | –OH | 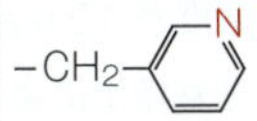 |
| ゾレドロン酸 | –OH | 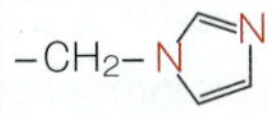 |
| tiludronate | –H | 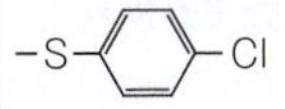 |

**図 31-10　ピロリン酸と各種ビスホスホネートの構造**
ピロリン酸の P-O-P 結合がビスホスホネート（BP）では P-C-P 結合に置換されているという点が重要である．このモチーフは市販されているすべての BP で共通である．側鎖 $R_1$，$R_2$ の構造は薬剤により異なるが，窒素原子を含むものの方が強力である．$R_1$ の水素が水酸基であると構造が安定となる．

パミドロン酸やゾレドロン酸の静注は破骨細胞の活性化による骨吸収亢進を速やかに阻害するため，これらの薬剤は**悪性腫瘍に伴う高カルシウム血症 hypercalcemia associated with malignancy** の治療薬として承認されている．この種の悪性腫瘍には，骨髄腫瘍，転移性骨腫瘍，副甲状腺ホルモンや副甲状腺ホルモン関連ペプチド parathyroid hormone-related peptide（PTHrP）を分泌する悪性腫瘍などが含まれる．PTHrP は構造的にも機能的にも PTH に類似したペプチドであり，PTH と同じ機序で高カルシウム血症を引き起こす．腸管からのカルシウム吸収亢進による高カルシウム血症や，腎からのカルシウム排泄低下による高カルシウム血症に対しては，BP は無効である（Box 31-1）．一部のリンパ腫や乳がんには，カルシトリオールの過剰分泌によって高カルシウム血症を起こすものもある．そのような症例では BP 静注はそれほど効果的ではない．というのは，そうした症例での高カルシウム血症は骨吸収の亢進だけでなく，食事からのカルシウム吸収亢進の結果生じているからである．同様に，アレンドロン酸の 1 日 1 回の内服や週 1 回の内服は，軽症の原発性副甲状腺機能亢進症患者の骨量減少を抑制して骨密度を上昇させるものの，血中カルシウム濃度は低下させないということが，複数の前向き二重盲検ランダム化比較試験で示されている．

悪性腫瘍が原因ではない高カルシウム血症に対しては，BP の経口投与も静注も承認されていないが，長期臥床，麻痺，ビタミン A 中毒，甲状腺機能亢進症，低カルシウム食に伴う原発性副甲状腺機能亢進症など，骨吸収亢進が原因の高カルシウム血症であれば BP 静注は有効である．イバンドロン酸静注は高カルシウム血症の治療薬として承認されていないが，悪性腫瘍の有無にかかわらず骨吸収亢進による高カルシウム血症を是正できることが複数の前向き二重盲検ランダム化比較試験で示されている．

パミドロン酸やゾレドロン酸の静注は，転移性骨腫瘍や多発性骨髄腫による骨溶解病変を持つ患者において骨痛や骨折などの骨関連合併症を減少させるため，そうした目的での使用が承認されている．白血病やリンパ腫などその他の造血器悪性腫瘍では，BP 静注のそうした用途での使用は承認されていないが，実際は効果が証明されていないにもかかわらず広く用いられている．

経口でのアレンドロン酸やリセドロン酸，静注でのパミドロン酸やゾレドロン酸は骨パジェット病 Paget disease での骨回転を低下させ，骨痛を減弱させる．同時に，骨パジェット病に特徴的な溶骨性病変や皮質骨の亀裂といった X 線所見の改善を加速させる．これら 4 種の BP は骨パジェット病患者のうち，有症状，骨折・麻痺・心不全などの合併症のリスクが高い，あるいは血中アルカリホスファターゼが正常上限の 2 倍以上あるといった条件を満たす場合に，治療薬として承認されている【訳注：日本で骨パジェット病に対して承認されているのは，エチドロン酸と高用量のリセドロン酸の経口投与のみである．】．病変が広範囲にわたったり，溶骨が非常に高度であったり，アルカリホスファターゼが非常に高値である場合にはゾレドロン酸静注が必要となることが多いが，軽症の骨パジェット病では通常上記 4 種の BP のいずれでもコントロール可能である．

原因を問わず甲状腺機能亢進となっている患者や，対麻痺，四肢麻痺，片麻痺あるいはギラン・バレー症候群 Guillain-Barré syndrome などのために長期臥床となっている患者において，BP は骨吸収を低下させ，骨量減少を抑制または停止させることが前向き二重盲検ランダム化比較試験で示されている．ただし，これらの目的での使用は承認されていない．

## Box 31-1 高カルシウム血症および低カルシウム血症の治療

### 高カルシウム血症とその治療

高カルシウム血症は，腸管からのカルシウム吸収低下，腎からのカルシウム排泄増加，骨吸収抑制の３つのアプローチのうちのいずれか，もしくはそれらを複数組み合わせて治療されることが多い．

重症の高カルシウム血症の緊急時の治療は**生理食塩水による利尿**である．この際，生理食塩水の静注とともに，腎からのカルシウム排泄を増加させるフロセミドなどのループ利尿薬が投与される．上昇した血中カルシウム濃度を急速に低下させるには生理食塩水による利尿は非常に効果的である．生理食塩水投与によって脱水も補正され，適正な腎臓糸球体濾過が確保される．腎でのカルシウム再吸収の一部は，ナトリウム再吸収に関連した電気化学的勾配による受動的なものである．ループ利尿薬はナトリウム再吸収を阻害することでカルシウム再吸収を低下させ，腎からのカルシウム排泄を増加させる．また，高カルシウム血症の緊急時の治療には**カルシトニン**も用いられる．本文でも述べているが，カルシトニンは破骨細胞活性を阻害することで血中カルシウム濃度を低下させる．カルシトニンによる血中カルシウム濃度低下作用は即座に現れるが，数日以内にタキフィラキシーが生じるため，効果が持続する期間は限られている．

結核やサルコイドーシスなどの肉芽腫性疾患では，活性化された単球が異所性にカルシトリオールを過剰産生するため高カルシウム血症を呈する．カルシトリオール増加による腸管からのカルシウム吸収亢進に対しては，乳製品，カルシウム強化オレンジジュースやその他カルシウム含有量の多い食品を摂らないことや，**経口リン酸塩**投与によって食物中のカルシウムと不溶性の複合体を形成させてカルシウム吸収を減少させるといった方法がとられる．prednisone【訳注：日本ではプレドニゾロンが用いられる．】をはじめとするグルココルチコイドは効果的に異所性カルシトリオール産生を低下させ，カルシトリオールの異化を亢進させる．ある種のリンパ腫など一部の悪性腫瘍も異所性にカルシトリオールを過剰産生することで高カルシウム血症を引き起こすが，治療は肉芽腫性疾患の場合と同様である．

骨髄腫瘍や転移性骨腫瘍などの多くの腫瘍による高カルシウム血症に対する治療は，腎からのカルシウム排泄を増加させることと，骨吸収を抑制させることからなる．そうした高カルシウム血症の長期管理には**BP**が用いられる．カルシトニンと同様に，BPは破骨細胞活性を阻害することで血中カルシウム濃度を低下させる．一方，カルシトニンと異なるのは，BPではタキフィラキシーが生じないということである．複数のBPがこの点で有効であるが，米国ではパミドロン酸やゾレドロン酸が最もよく使用される【訳注：日本ではこの他にインカドロン酸とアレンドロン酸の点滴静注製剤も使用可能である．】．重症もしくは有症状の急性の高カルシウム血症（血中カルシウム濃度が12 mg/dL以上）では一般的には前述の，(1)生理食塩水による利尿とフロセミド，(2)カルシトニン，(3)BPの３つを組み合わせて治療する．通常，前二者ははじめの24時間に有効であり，BPは３日目までには効果が現れる．

### 低カルシウム血症とその治療

低カルシウム血症となりうる原因はいくつか知られているが，その原因を同定してから治療に移るのがよい．例えば，低マグネシウム血症はPTHの標的臓器でのPTHへの反応性を低下させ，PTH分泌も低下させるため，低カルシウム血症の栄養面での原因となることが多い．この場合には**塩化マグネシウム**投与によって最終的には血中カルシウム濃度も上昇する．硫酸マグネシウムは，硫酸塩8 mEq当たり8 mEq（160 mg）のカルシウムと結合して尿中に排泄させ，低カルシウム血症を増悪させるため，禁忌である【訳注：日本では電解質補正用のマグネシウム製剤は硫酸マグネシウムであり，通常，低マグネシウム血症に伴う低カルシウム血症の初期治療には，硫酸マグネシウムの点滴静注が用いられる．】．血中マグネシウム濃度が正常の場合は，低カルシウム血症の治療は主として経口でのカルシウムまたはビタミンD（カルシトリオールまたはエルゴカルシフェロール）の補充となり，必要であればクロルタリドンを併用して腎でのカルシウムクリアランスを低下させるという選択肢が追加される．

閉経後女性において，経口のアレンドロン酸，リセドロン酸，イバンドロン酸，および静注のイバンドロン酸，ゾレドロン酸のいずれもが，骨吸収を抑制し，骨量減少を停止させ，脊椎や大腿骨近位部の骨密度を軽度ながら増加させることが，適切な対照をおいた比較試験で示されており，これらのBPは閉経後女性の骨粗鬆症の予防・治療薬として承認されている【訳注：日本では骨粗鬆症の予防に対して承認される薬剤はない．日本ではゾレドロン酸は骨粗鬆症治療に対しては臨床開発中である．また日本では経口ミノドロン酸と静注アレンドロン酸が骨粗鬆症治療薬として承認されている.】．閉経後女性においてこれら４種のBPは新規の椎体骨折のリスクを低下させ，（市販されている用量でのイバンドロン酸を除く）３種のBPは非椎体骨折や大腿骨近位部骨折を減少させる．したがって，冒頭のMSさんのような患者ではBPが妥当な治療薬であろう．ただし，同患者は非椎体骨折のリスクが高いことを考えると，イバンドロン酸では効果が不十分かもしれない．アレンドロン酸の後発薬が最も安価である．

化学療法あるいはアロマターゼ阻害薬によるエストロゲン欠乏や，下垂体機能不全などが原因で性腺機能低下症となった女性の大半で，BPは骨吸収を抑制し，骨量減少を停止させ，脊椎や大腿骨近位部の骨密度を軽度ながら増加させる．ただし，これらの目的での使用は承認されていない．特発性もしくは性腺機能低下症による骨密度低下が見られる男性においても，アレンドロン酸内服やゾレドロン酸静注は骨吸収を抑制し，骨量減少を停止させ，脊椎や大腿骨近位部の骨密度を軽度ながら増加させるため，このような患者に対する使用が承認されている．ただし，男性ではイバンドロン酸もリセドロン酸も骨量減少の予防や停止のための使用は承認されていない．prednisone換算で１日当たり7.5 mgを上回るグルココルチコイドを長期的に使用している場合は，男性であっても女性であっても，骨量減少の予防や停止のために経口でのアレンドロン酸やリセドロン酸，静注でのゾレドロン酸の使用が承認されている【訳注：日本では「ステロイド性骨粗鬆症の管理と治療のガイドライン 2014年改訂版」に詳細が記載されており，参照されたい.】．

腸管からの吸収が悪いため，経口BPは１晩絶食の後に早朝に内服せねばならず，また，内服時および内服後30～60分間は水以外のものを摂ってはならない．その後であれば他の内服薬や水以外の飲料や食事を摂って構わない．経口BPは局所での食道炎や食道びらんを起こす可能性があるため，250 mLの水【訳注：日本では180 mLの水】といっしょに内服し，内服後30～60分間は体を起こしていることが推奨されている．したがって，経口BPは食道通過障害のある患者では禁忌である．静注BP，特にパミドロン酸とゾレドロン酸は急性腎不全や肝機能障害を起こすことがあるが，稀である．静注BPによる腎障害の発生頻度は，15分かけて静脈投与を行えば５分で投与する場合よりも低下するが，２～３時間以上かけて投与すれば腎毒性が完全になくなるかどうかは定かではない．BPはいずれも糸球体濾過によって排泄されるため，腎障害がある場合には経口および静注BPの投与量は腎障害の程度に応じて減量するか，投与を中止せねばならない．推算糸球体濾過率が30～35 mL/分以下の患者でのBPの使用は承認されておらず【訳注：日本では薬剤ごとに扱いが異なるので詳細は個々の添付文書を参照のこと.】，実測もしくは同時測定のアルブミン補正から推定された血中イオン化カルシウムが低値の患者では使用禁忌である．

アミノビスホスホネートは骨パジェット病の治療に20年以上使用されてきており，骨粗鬆症の治療薬としても広く使われるようになって14年以上が経つ．重篤な副作用は稀であるが，BPは代謝されないため，長期間使用すると，薬理学的活性を保ったBPが骨にしだいに蓄積する．これが治療上骨吸収を抑制して好ましい影響を及ぼすのか，それとも望ましくないことなのかは明らかではない．長期にわたって骨代謝回転を抑制すると，骨が力学的負荷を繰り返し受けることで通常生じる微細な亀裂の修復も抑制されうる．理論上は，強力なBPを何年も使用している患者では，こうした亀裂が蓄積し融合することで最終的には骨強度が低下し，晩発性の骨折が増加する可能性がある．もしこの仮説が正しいならば，BPを一定期間使用後一時的に中止するか，もしくは５～10年使用したらその後は使用しないという治療が有益となろう．しかしある研究で，アレンドロン酸の使用開始後５年経過した女性をその後も使用を継続するか中止するか無作為に割り付けてその後５年間の経過を追ったところ，新規の症候性の椎体骨折の発生は使用を中止した群の方が高かったことが明らかにされており，そうした仮説に対する反証とされている．

長期間BPで治療されている患者のなかには，骨吸収が過度に抑制されたり（骨のコラーゲン分解の血中および尿中の指標が正常以下となる），新しい骨の形成が全く起こらなくなったりする（*in vivo*でテトラサイクリン標識化後に骨生検をしたところ新たな骨形成が確認されなかった）患者が時折存在する．後者の所見は，長期間のBP治療中に発生する，治癒の遅延した疲労骨折や非定型大腿骨骨幹部骨折の患者に特徴的である．しかし，これがBP過量によるものなのか，それともそうした患者固有の原因で骨形成が障害されているのかはまだ明らかではない．例えば，そうした患者の多くは，他の疾患の治療のために長期間グルココルチコイドを使用しているといった問題を抱えている．

強力なBPを使用していると，歯科・口腔外科手術の後に歯茎の壊死性骨髄炎（顎骨壊死）を発症する患者がいることは現在よく認識されている．顎骨壊死は悪性腫瘍に伴う高カルシウム血症やその他骨関連合併症のために静注BPを長期間使用している患者において時折発生するが，骨粗鬆症に対して経口ないし静注BPを長期間使用している患者での発生は稀である．これには，悪性腫瘍患者に使用するBP量は骨粗鬆症患者に用いる量の9～10倍と高用量であることに加え，担がん患者は化学療法，食事摂取量低下，全身転移した悪性腫瘍による種々の症候などにより易感染状態となっていることが原因として挙げられる．

## RANKリガンド阻害薬

**デノスマブ denosumab** はRANKLに対する完全ヒト化モノクローナル抗体であり，骨粗鬆症の患者や動物モデルにおいて，破骨細胞数を減少させ骨吸収を抑制する．デノスマブは骨吸収を抑制し，骨量減少を停止させ，脊椎や大腿骨近位部の骨密度を軽度ながら増加させる．こうした結果は，閉経後骨粗鬆症女性，アロマターゼ阻害薬による医原性のエストロゲン欠乏の女性，特発性もしくは性腺機能低下による骨粗鬆症男性，前立腺がん治療による医原性の性腺機能低下症の男性など，多くの患者集団で観察されている．

デノスマブは閉経後骨粗鬆症女性において椎体骨折，非椎体骨折および大腿骨近位部骨折の減少を目的とした使用が承認されている．前立腺がん治療による医原性の性腺機能低下症の男性では，デノスマブは椎体骨折を減少させ，橈骨体などの骨幹の骨密度を改善させる（ただし，その臨床研究の規模がそれほど大きくはないため，非椎体骨折や大腿骨近位部骨折に対する効果に関しては検証されていない）．

骨髄の悪性腫瘍や転移性骨腫瘍の患者においても，デノスマブは骨吸収を抑制し，骨関連合併症を減少させる．しかし，そのような目的での使用はまだ承認されていない【訳注：日本では承認済みである．ただし，骨粗鬆症とは投与量と投与間隔が異なる．】．デノスマブは関節リウマチの患者でも骨吸収を抑制するが，関節リウマチにおいても骨量を増加させ，骨関連合併症を減らすかどうかは現段階では明らかではない．高カルシウム血症，骨パジェット病，顎骨壊死に対するデノスマブの効果も今のところ実証されていない．

## カルシトニン

前述したように，カルシトニンは破骨細胞上のGタンパク質共役受容体に結合して同受容体を活性化させ，破骨細胞による骨吸収活性を低下させる．こうした作用があるため，外因性のカルシトニンはある種の高カルシウム血症，骨パジェット病，閉経後骨粗鬆症など破骨細胞活性の亢進した病態の治療に使用される．

米国で販売されている合成カルシトニンはサケ由来のアミノ酸配列を有している．その理由は，サケカルシトニンの方がヒトカルシトニンよりもヒトカルシトニン受容体への親和性が高く，半減期も長いからである．サケカルシトニンはペプチドであるため，投与経路は皮下注射（骨パジェット病，高カルシウム血症）または点鼻スプレー（閉経後骨粗鬆症）である【訳注：日本ではおもにウナギ由来のエルカトニンが，筋注もしくは点滴静注で使用される．点鼻スプレー製剤は市販されていない．】．1日2回の皮下注射は重症の高カルシウム血症の緊急時の治療として有効である（Box 31-1 参照）．カルシトニンの長期投与に関する大きな難点は，受容体–シグナル経路の脱感作のためにタキフィラキシーが生じることである．骨パジェット病の患者を対象にした臨床試験では，1日1回のサケカルシトニン皮下注射は骨代謝回転を低下させ，骨痛を緩和し，溶骨性病変のX線上の治癒を加速させることが示されている．しかしながら，骨パジェット病の治療としては，特に重症の骨パジェット病の場合には，BPの方が有効性が高い．

閉経後5年以内，すなわち急速に骨量が減少している女性おいて，1日1回のサケカルシトニン経鼻投与は椎骨の骨量低下を緩徐にさせることがある．それ以上高齢の閉経後骨粗鬆症女性では，椎体骨折を減少させる可能性があるが，非椎体骨折は減少しない．またカルシトニンは，鎮痛作用を発揮することもある．

サケカルシトニン経鼻投与は効果が弱いため，冒頭に挙げたようなMSさんのCaseではよい選択肢とはいえない．閉経後5年以内で，ラロキシフェン，エストロゲン，BPあるいはテリパラチドなどのより効果的な治療薬のいずれも使用できない，もしくは使用を希望しない場合には有効かもしれない．(4)

## 骨形成促進薬

骨吸収抑制薬は骨量減少の速度を低下させるが，薬剤自身により新たな骨が形成されることはない．骨密度が標準偏差にして3.0以上も正常範囲を下回るほど骨量がすでに著しく減少した患者や，脆弱性骨折の既往のある患者では，骨吸収抑制薬は最適な治療ではない．こうしたことが認識されるようになり，骨量減少を防ぐだけでなく実際に骨量を増加させ骨強度を増強させる骨形成促進薬が開発されるに至った．

### フッ化物

初めて世の中に出た骨形成促進薬はフッ化物であり，フッ化物添加水から摂取される量よりもかなり多い量で投与された．そうした大量投与ではフッ化物は骨芽細胞の増殖促進因子として作用し，皮質骨の骨量減少を加速させるものの，海綿骨の骨量を増加させる．しかし，フッ化物使用によりヒドロキシアパタイトはフルオロアパタイトに変換され，骨密度は上昇するものの，骨強度は低下する．フッ化物が椎体骨や非椎体骨骨折を防ぐことができるかどうかに関しては，今までの研究ではどちらの結果も出ており，はっきりとした結論は出ていない．

### 副甲状腺ホルモン（PTH）

副甲状腺機能亢進症などのように，血中 PTH 濃度が持続的に高値であると骨リモデリングが亢進し，骨吸収が骨形成を上回る．結果として骨が脆弱化し，骨折リスクが高まるのみならず嚢胞性線維性骨炎にもなりやすくなる．一方，骨が間欠的に PTH に曝露されても骨リモデリングは亢進するが，この場合には骨形成が骨吸収を上回る．つまり，**1 日 1 回の PTH 皮下投与では骨は同化の方向に，持続的に PTH に曝露されると骨は異化の方向に進む**．

天然の PTH は 84 個のアミノ酸からなるペプチドであるが，はじめの 31 ～ 34 個のアミノ酸を含む N 末端断片により，天然の PTH の持つ重要な機能特性のほぼすべてが発揮される．臨床試験では **PTH（1-34）**に強力な骨同化作用があることが示されている．PTH（1-34）はペプチドであるため，経口投与ではバイオアベイラビリティはほぼ 0% である．現在利用可能なのは，自己注射での皮下投与製剤である【訳注：日本では 1 週 1 回の医療機関における皮下投与製剤も市販されている．】．経皮など他の剤形についても臨床開発が進んでいる．

ヒト PTH（1-34）は**テリパラチド teriparatide** の一般名で，閉経後女性の骨粗鬆症，男性の特発性もしくは性腺機能低下による骨粗鬆症，および男女問わずグルココルチコイド誘発性の骨粗鬆症の治療薬として認可されており，骨折リスクの高い閉経後骨粗鬆症の女性で椎体骨折や非椎体骨折を減少させる目的での使用も認可されている．全長ヒト PTH（1-84）が認可されている国もあるが，市販されている用量では高カルシウム血症やその他の重篤な副作用が起こるために米国では認可されていない【訳注：日本でも承認されていない．】．げっ歯類に PTH（1-34）または PTH（1-84）を長期間投与すると，骨の異常増殖を契機として骨肉腫が発生することが報告されているため，テリパラチドは骨折リスクの高い患者に限定して使用される．しかし，PTH（1-34）にしろ PTH（1-84）にしろ，ヒトにおいて骨肉腫の発生を増加させるという証拠はない．ヒトにおいて，テリパラチドによる骨同化作用はアレンドロン酸を同時に投与すると減弱する．他の BP の同時投与や，何らかの BP をそれ以前に投与していた場合にも，テリパラチドの効果が弱まるかどうかは定かではない．

## 慢性腎臓病での続発性副甲状腺機能亢進症の治療

慢性腎臓病に伴う骨合併症の予防や治療のためにとられる薬理学的アプローチとして，現在のところ，経口リン吸着薬，カルシトリオールとそのアナログ，カルシウム受容体アゴニストの 3 つがある．

### 経口リン吸着薬

慢性腎臓病やその他の理由で高リン血症となっている患者では，増加した血中のリンは血中のカルシウムと結合するため，血中カルシウム濃度が低下して続発性副甲状腺機能亢進症となる．また，リン酸カルシウムが異所性に沈着してその組織の機能を障害することにもなる．食物中のリンを制限し経口リン吸着薬を使用することでこれらの過程を抑えることができる．

**水酸化アルミニウム aluminum hydroxide** は高リン血症の治療に用いられた最初の薬剤である．アルミニウムは腸管内でリンと結合し，不溶性の化合物を形成する．ただ，血中リン濃度を低下させる点では有効ではあるものの，アルミニウムを基盤とした経口リン吸着薬を長年使用すると，慢性的な貧血，骨軟化症あるいは神経毒性などのアルミニウム中毒が出現するため，難治性の高リン血症の場合を除き，この方法は用いられることはなくなった．

**炭酸カルシウム calcium carbonate** や**酢酸カルシウム calcium acetate** の経口薬は，食事といっしょに服用すると食物中のリンと結合し，腸管からの吸収を阻害するため，高リン血症の治療となる．しかし，薬理量での投与では医原性の高カルシウム血症を引き起こす可能性があり，血管石灰化の危険性を高めるおそれもある．

**セベラマー sevelamer** は非吸収性の陽イオン交換樹脂であり，腸管内でリンと結合し，食物中のリンの吸収を低下させる．セベラマーは胆汁酸とも結合するため，腸肝循環を阻害し，コレステロールの吸収も低下させる．高価であるというのが主たる問題点である．セベラマーは慢性腎臓病の患者の高リン血症に用いられるが，FGF-23の分泌や作用が障害された骨化過剰症-高リン血症症候群（別名：高リン血症性腫瘍状石灰沈着症）の患者における高リン血症の治療にも用いられる（表31-2）．

## カルシトリオールとそのアナログ

慢性腎臓病で続発性副甲状腺機能亢進症を生じるおもな原因の1つとして1α水酸化ビタミンDアナログの合成障害が挙げられるため，ビタミンDの補充は理にかなった治療である．続発性副甲状腺機能亢進症の治療薬として3つの活性型ビタミンD（すわなち1α水酸化ビタミンD）アナログが認可されている．**これら3つの活性型ビタミンDアナログは，いずれも腎で1α水酸化を受ける必要がないため，腎不全に合併した骨病変の治療に有効である．**活性型ビタミンDは食物中からのカルシウム吸収を増加させ，結果として血中カルシウム濃度が上昇することにより副甲状腺主細胞からのPTH分泌が抑制される．加えて，これらの活性型ビタミンD製剤は副甲状腺主細胞のビタミンD受容体に結合してPTH遺伝子の転写を抑制し，副甲状腺の過形成も抑制する．活性型ビタミンDアナログを投与する際には高カルシウム血症とならないよう注意が必要である．

**カルシトリオール calcitriol**［1,25$(OH)_2D_3$］はビタミン$D_3$が2カ所で水酸化を受けた化合物である．カルシトリオールは経口でも静注でも使用できる．血液透析患者では静注製剤の方がより有効かもしれないとする報告がある．慢性腎臓病の患者では，高リン血症が食事や薬剤でコントロールがつくまではカルシトリオールを投与してはならない．なぜなら，カルシトリオールを投与すると血中カルシウム濃度だけでなく血中リン濃度も上昇するためである．

**paricalcitol**［19-nor-1,25$(OH)_2D_2$］はビタミンDの合成アナログである．**doxercalciferol**［1α-(OH)$D_2$］はビタミン$D_2$が1α水酸化を受けた化合物であり，肝臓で25-水酸化を受けると活性型1,25ジヒドロキシビタミンDとなる．paricalcitolもdoxercalciferolも，血中カルシウム濃度をあまり上昇させることなく，血中PTH濃度を低下させる可能性がある．

## カルシウム受容体アゴニスト

ビタミンDやそのアナログは続発性副甲状腺機能亢進症の治療に有効であるが，高カルシウム血症や高リン血症といった望ましくない結果ももたらしうる．いわゆるカルシウム受容体アゴニストとは，副甲状腺主細胞のカルシウム感知受容体の活性を調整する薬剤であり，高カルシウム血症や高リン血症を引き起こさない副甲状腺機能亢進症の治療薬である．**シナカルセト cinacalcet**はカルシウム受容体アゴニストとして最初に米国食品医薬品局Food and Drug Administration（FDA）の認可を受けた薬剤であり，カルシウム感知受容体の膜貫通型ドメインに結合し，受容体のカルシウム感受性を高めることで受容体の活性を調節する．シナカルセトの結合したカルシウム感知受容体はより低い血中カルシウム濃度で活性化され，結果としてPTHの合成や分泌がより低い血中カルシウム濃度で抑制される．図31-8に示したように，こうした作用により，慢性腎臓病から続発性副甲状腺機能亢進症に至る流れが抑えられる．シナカルセトは続発性副甲状腺機能亢進症や副甲状腺がんに伴う高カルシウム血症の治療薬として認可されている．予想に反し，続発性副甲状腺機能亢進症でも副甲状腺がんでもシナカルセトを投与しても骨量減少が停止したり回復したりすることはないが，その理由は不明である．

## カルシウム

経口カルシウム補充は治療目的でも予防目的でも使われる．ビタミンD依存性くる病や副甲状腺機能低下症などの疾患に関連した低カルシウム血症では治療として用いられる．重度の低カルシウム血症ではカルシウムを静注投与する．静注製剤としてよく使用されるのは**グルコン酸カルシウム calcium gluconate**や**塩化カルシウム calcium chloride**である．血管から漏出した際の組織障害が軽いという点からはグルコン酸カルシウムの方が好ましい．

骨粗鬆症の予防や軽度の低カルシウム血症の治療では，カルシウムは**クエン酸カルシウム calcium citrate**，**炭酸カルシウム calcium carbonate**，**リン酸カルシウム calcium phosphate**あるいは**乳酸カルシウム calcium lactate**として経口投与されることが多い．最も吸収されやすいのはクエン酸カルシウムだが，低価格で，重量当たりのカルシウム含有量が多く，広く使用されており（例：Tums），制酸作用もあるという点から，炭酸カルシウムが用いられることが最も多い．食事でのカルシウム補充は閉経後女性における椎体骨の骨量減少をやや軽減することが臨床試験で示されているが，骨折予防の効果まであるかどうかは明らかではない．もし冒頭に提示した患者MSさんが閉経周辺期の後期や閉経後も定期的にカルシウムを摂取していたならば，椎体骨の骨量減少はより緩徐になり，椎体骨骨折のリスクは低下したかもしれない．この患者には，骨粗鬆症の治療の一環として毎日カルシウム（とビタミンD）を摂取するよう勧めるべきである．ただし，ある大規模な米国政府出資の研究では，カルシウム摂取量の合計（食事＋栄養補助食品）は1100 mg/日を超える必要はないし，超えるべきでもないことが示されている．

## 無機リン

無機リンは，腎からのリン喪失，腸管でのリンの吸収不良，急速な骨石灰化，敗血症などによって生じる低リン血症の治療のために投与される．よく使用される製剤は中性リン酸カリウムや中性リン酸ナトリウムである．ナトリウムは細胞外液量を増加させることで腎からのリンのクリアランスを増加させる可能性があるため，一般的にはカリウム塩の方が好ましい．中性というのは塩が溶解した際のpHが中性にあるということである（無機リンの酸性塩では治療が不必要に困難になる）．重量当たりのリン含有量は製剤によって異なるため，無機リンは重量ではなくミリモル単位で処方すべきである【訳注：日本で処方可能なリン補給薬は，リン酸二水素ナトリウム一水和物・無水リン酸水素二ナトリウム顆粒のみであり，規格はリン当量で100 mg/包となっている．】．重度の低リン血症の場合には，血中カルシウム濃度に注意しながらリン酸カリウムやリン酸ナトリウムを経静脈的に投与する．経口リン製剤の過量内服は下痢を引き起こし，静注リン製剤の過量投与は低カルシウム血症を引き起こす（前述参照）．

## ビタミンD

ビタミンD製剤には**コレカルシフェロール cholecalciferol**（ビタミン$D_3$），**エルゴカルシフェロール ergocalciferol**（ビタミン$D_2$），**calcifediol**［25(OH)D］および**カルシトリオール calcitriol**［$1,25(OH)_2D_3$］がある（図31-5）．前述したように，その他多数の合成ビタミンDアナログも利用可能である．

ビタミンDは副甲状腺機能低下症，くる病，骨軟化症，骨粗鬆症，慢性腎臓病の治療に用いられる．作用発現までの時間が最短で，作用消失までの時間も最も短く（12時間），定常状態に達するまでの時間も早い（72～96時間）という点から，カルシトリオールが好まれる．ビタミンDは血中カルシウム濃度も血中リン濃度も上昇させるため，両者の血中濃度には十分注意しなければならない．

**副甲状腺機能低下症**の場合には，腸管でのカルシウム吸収を増加させるためにカルシトリオールが使用され，腎でのカルシウムクリアランスを低下させるサイアザイド系利尿薬が併用されることもある（作用時間の長いクロルタリドンが望ましい）．血中カルシウム濃度が正常化すると，通常腎でのリンクリアランスは増加し，血中無機リン濃度が低下して正常となる．もし血中無機リン濃度が正常化しなければ，経口リン吸着薬を追加すべきである．血中カルシウム濃度と血中無機リン濃度が正常に近づいたら，高カルシウム尿症とならないよう，尿中カルシウム排泄に注意しなければならない．

**ビタミンD依存症Ⅰ型**ではカルシトリオールが使用される．ビタミンD依存症Ⅱ型は通常量のカルシトリオールには抵抗性であるが，高用量を投与すれば効果を示す患者もいる（表31-2）．

**栄養性くる病**では，ビタミンDを予防目的では少量で，治療目的では高用量で投与する．低リン血症を伴うビタミンD抵抗性くる病では，中性リン酸カリウムやカルシトリオールが経口投与される．

高齢者の多くはカルシウム摂取量が少なくビタミンD不足でもあるため，ビタミンD製剤や食事でのカルシウム補充は，両者の組み合わせで，**骨粗鬆症**の治療目的のみならず予防目的でも使用される．ビタミンD製剤とカルシウムの併用で椎体骨折，非椎体骨折や大腿骨近位部骨折を予防できたとする報告もあるが，そうでなかったという報告もある．研究によってこのような結果の不一致が生じる理由としては，腎臓における25-OHビタミンD 1$\alpha$ヒドロキシラーゼ反応が障害されるとビタミンDではなくカルシトリオールの補充が必要となるが，このような患者の頻度が研究対象となった集団ごとに異なるという可能性がある．

# まとめと今後の方向性

骨は有機物と無機物からなっている．有機物には骨芽細胞，破骨細胞，骨細胞などの細胞や，主としてⅠ型コラーゲンからなる類骨と呼ばれる有機基質が含まれ，一方，無機物にはおもにリン酸カルシウム塩であるヒドロキシアパタイトが含まれる．骨の動的構造を決めているのは，同化と異化の相対的なバランスや，カルシウムやリンのホメオスタシスを生理的に調節する因子である．

骨のリモデリングや骨・ミネラルのホメオスタシスを調節している最も重要な因子は，PTH，カルシトリオール，FGF-23である．これらは骨，腎，腸管に作用し，時には骨格そのものを犠牲にして，骨・ミネラルのホメオスタシスを維持する．骨疾患は，これらのホルモンの血中濃度の異常（副甲状腺機能亢進症ではPTH高値，栄養性くる病ではビタミンD低値，低リン血症性くる病・骨軟化症ではFGF-23高値など），骨リモデリングの亢進（骨粗鬆症での骨形成とつりあわない過度な骨吸収，骨パジェット病での無秩序な骨の増生など）あるいはミネラルのホメオスタシス維持に重要な臓器の機能不全（慢性腎臓病など）によって生じる．骨疾患では通常骨が構造的に脆弱となるが，(1) 骨吸収亢進もしくは骨形成低下によって骨量が減少する，または，(2) 骨形成の過度な亢進（線維性骨）や骨石灰化の障害（くる病や骨軟化症）によって構造的に欠陥のある骨が形成される，といったことがその原因となる．このようにして骨が脆弱化すると，骨折や骨変形をきたしやすくなる．

骨疾患の治療には，背景となっているホルモンやミネラルの不均衡を正すアプローチ（ビタミンD，カルシウムなど）と，骨リモデリングを調節するアプローチ（SERM，BP，RANKL阻害薬など）がある．骨リモデリングの生理学を対象にした薬理的介入は，骨吸収抑制薬と骨形成促進薬の2つに大きく分けられる．骨粗鬆症治療薬として現在FDAに認可されている薬剤の大部分は骨吸収抑制薬である．骨吸収抑制薬は破骨細胞による骨吸収を阻害し，骨量減少を抑制する．しかし，骨吸収抑制薬は新しい骨の形成を刺激しないため，**真の骨量（骨基質＋ミネラル）は増加しない．**したがって，骨吸収抑制薬はすでに骨量低下が著しい患者では最適な治療法とはいえない．骨形成促進薬として唯一FDAに認可されているのは1日1回のPTH投与である．1日1回のPTH投与は骨形成を促進するため，骨量が非常に低い患者では最も有益な治療薬である．PTHと関連した構造を持つ天然タンパクであるPTH関連ペプチドも動物モデルではPTHと同様の作用を示し，合成PTHrPアナログはヒトでも骨量を増加させるため，現在臨床開発中である．骨吸収を低下させる薬剤のほとんどは結果的に骨形成も低下させる．重要な2つの例外はスクレロスチンを中和する完全ヒト化モノクローナル抗体と経口のカテプシンK阻害薬である．抗スクレロスチン抗体は骨形成を促進するが，骨吸収は促進させない．また，カテプシンK阻害薬は骨吸収を低下させるが，骨形成は低下させない．これら2つの薬剤の作用からは，骨吸収と骨形成を切り離して有効な骨粗鬆症治療を行うことができる可能性が示唆される．

## 謝　辞

本書の1版と2版において，本章に貴重な貢献をしてくれたAllen S. LiuとAriel Weissmannに感謝する．

## 推奨文献


Andress DL. Vitamin D treatment in chronic kidney disease. *Semin Dial* 2005;18:315–321. (*Reviews progression of chronic kidney disease and indications for vitamin D therapy.*)

Bergwitz C, Juppner H. Disorders of phosphate homeostasis and tissue mineralisation. *Endocr Dev* 2009;16:133–156. (*Current understanding of the pathophysiology, diagnosis, and treatment of abnormal phosphate homeostasis and tissue mineralization.*)

Bilezikian JP. Efficacy of bisphosphonates in reducing fracture risk in postmenopausal osteoporosis. *Am J Med* 2009;122(Suppl 2):14S–21S. (*Summarizes effects on fracture incidence, effects of less-frequent dosing regimens, and efficacy during long-term treatment.*)

Cranney A, Weiler HA, O'Donnell S, Puil L. Summary of evidence-based review on vitamin D efficacy and safety in relation to bone health. *Am J Clin Nutr* 2008;88:513S–519S. (*Current clinical evidence for use of vitamin D in prevention and treatment of osteoporosis.*)

Drake MT, Clarke BL, Khosla S. Bisphosphonates: mechanism of action and role in clinical practice. *Mayo Clin Proc* 2008;83:1032–1045. (*Selective review of medical literature from the preceding decade.*)

Ebeling PR. Osteoporosis in men. *N Engl J Med* 2008;358:1474–1482. (*Review of an underappreciated public health problem.*)

Maclean C, Newberry S, Maglione M, et al. Systematic review: comparative effectiveness of treatments to prevent fractures in men and women with low bone density or osteoporosis. *Ann Intern Med* 2008;148:197–213, 423–425, 884–887. (*Excellent overview of the comparative effectiveness of various agents for the treatment of osteoporosis.*)

Querfeld U. The therapeutic potential of novel phosphate binders. *Pediatr Nephrol* 2005;20:389–392. (*Review of agents used to lower serum phosphate levels.*)

Rahmani P, Morin S. Prevention of osteoporosis-related fractures among postmenopausal women and older men. *Can Med Assn J* 2009;181:815–820. (*Focus on prevention of fractures rather than prevention of bone loss.*)

Raisz LG. Pathogenesis of osteoporosis: concepts, conflicts, and prospects. *J Clin Invest* 2005;115:3318–3325. (*Current understanding of osteoporosis pathophysiology.*)

Rosen CJ. Postmenopausal osteoporosis. *N Engl J Med* 2005;353:595–603. (*Succinct overview of the clinical management of osteoporosis.*)

Steddon SJ, Cunningham J. Calcimimetics and calcilytics—fooling the calcium receptor. *Lancet* 2005;365:2237–2239. (*New approaches to pharmacologic modulation of the calcium-sensing receptor.*)

**主要薬物一覧：第 31 章　骨・ミネラルのホメオスタシスに関する薬理学**

| 薬　物 | 臨床応用 | 副作用(重篤なものは太字で示す) | 禁　忌 | 治療的考察 |
|---|---|---|---|---|
| **ホルモン補充療法（HRT）**<br>メカニズム—破骨細胞による骨吸収を抑制する. | | | | |
| **エストロゲン＋プロゲステロン製剤** | 骨粗鬆症の予防，治療 | 第 29 章，生殖の薬理学：主要薬物一覧参照 | | |
| **選択的エストロゲン受容体モデュレータ（SERM）**<br>メカニズム—骨ではエストロゲン受容体のアゴニストとして，子宮や乳房ではエストロゲン受容体のアンタゴニストとして機能する. | | | | |
| **ラロキシフェン** | 骨粗鬆症の予防，治療 | **網膜静脈血栓症，静脈血栓塞栓症**<br>ほてり，下肢の筋けいれん | 妊婦<br>静脈血栓塞栓症またはその既往 | 乳がんの発生率を低下させる. |
| **ビスホスホネート（BP）**<br>メカニズム—破骨細胞による骨吸収を抑制する. | | | | |
| **アレンドロン酸**<br>**リセドロン酸**<br>**イバンドロン酸**<br>**パミドロン酸**<br>**ゾレドロン酸** | 骨粗鬆症の予防，治療（アレンドロン酸，リセドロン酸，イバンドロン酸，ゾレドロン酸）<br>多発性骨髄腫や乳がんの溶骨性病変（パミドロン酸，ゾレドロン酸）<br>悪性腫瘍に伴う高カルシウム血症（パミドロン酸，ゾレドロン酸）<br>骨パジェット病（アレンドロン酸，リセドロン酸，パミドロン酸，ゾレドロン酸） | **担がん患者での顎骨壊死，骨リモデリング停止**<br>胃食道痛 | 食道疾患<br>胃蠕動運動低下<br>経口摂取後に 30 分間起き上がっていられない場合<br>低カルシウム血症 | 骨痛などの骨関連合併症を減少させる.<br>過量投与の定義が不明瞭.<br>パミドロン酸とゾレドロン酸は経静脈的投与のみ可.<br>点滴静注で使用すると数日で高カルシウム血症が是正される. |
| **RANK リガンド（RANKL）阻害薬**<br>メカニズム—破骨細胞による骨吸収を抑制する. | | | | |
| **デノスマブ** | 骨粗鬆症の予防，治療<br>多発性骨髄腫や乳がんの溶骨性病変（臨床開発中） | **担がん患者での顎骨壊死**<br>低カルシウム血症 | 低カルシウム血症 | 骨粗鬆症では 6 カ月ごとに，悪性腫瘍では月 1 回皮下注射で投与する. |
| **カルシトニン**<br>メカニズム—破骨細胞による骨吸収を抑制する. | | | | |
| **サケカルシトニン** | 高カルシウム血症 | 顔面紅潮，悪心，下痢 | 本剤に対する過敏症 | 点鼻スプレーまたは皮下投与.<br>皮下投与により数時間に渡り血中カルシウム濃度を低下させる. |

**主要薬物一覧：第31章　骨・ミネラルのホメオスタシスに関する薬理学（続き）**

| 薬　物 | 臨床応用 | 副作用（重篤なものは太字で示す） | 禁　忌 | 治療的考察 |
|---|---|---|---|---|
| **骨形成促進薬**<br>メカニズム—骨芽細胞による骨形成を促進する. | | | | |
| **ヒトPTH 1-34（テリパラチド）** | 重症の骨粗鬆症 | 下肢の筋けいれん | 骨端線未閉鎖<br>放射線治療歴<br>骨パジェット病<br>高カルシウム血症 | げっ歯類では長期使用により骨硬化症や骨肉腫が発生する. |
| **ヒトPTH 1-84**（臨床開発中） | 重症の骨粗鬆症 | **高カルシウム血症**<br>下肢の筋けいれん，悪心，下痢 | 骨端線未閉鎖<br>放射線治療歴<br>骨パジェット病<br>高カルシウム血症 | げっ歯類では長期使用により骨硬化症や骨肉腫が発生する. |
| **フッ化物**（臨床開発中） | 骨粗鬆症の予防，治療 | **四肢の骨の骨折，骨軟化症** | 腎不全 | |
| **経口リン吸着薬**<br>メカニズム—食事からの無機リンの吸収を減少させる. | | | | |
| **水酸化アルミニウム** | 慢性腎臓病<br>腫瘍状石灰沈着症<br>骨化過剰症-高リン血症症候群 | **脳症，骨軟化症** | | 副作用のために使用されることは稀. |
| **炭酸カルシウム**<br>**酢酸カルシウム** | 慢性腎臓病<br>腫瘍状石灰沈着症<br>骨化過剰症-高リン血症症候群 | **腎結石，高カルシウム血症**<br>便秘 | 高カルシウム血症<br>高カルシウム尿症 | 炭酸カルシウムの吸収には胃酸による酸性環境が必要である. |
| **セベラマー** | 慢性腎臓病<br>腫瘍状石灰沈着症<br>骨化過剰症-高リン血症症候群 | **血栓症，高血圧**<br>便秘 | 低リン血症<br>腸閉塞 | 胆汁酸にも結合するため血中コレステロール値を低下させる. |

**主要薬物一覧：第 31 章　骨・ミネラルのホメオスタシスに関する薬理学（続き）**

| 薬　物 | 臨床応用 | 副作用(重篤なものは太字で示す) | 禁　忌 | 治療的考察 |
|---|---|---|---|---|
| **ビタミン D とそのアナログ**<br>メカニズム―食事からのカルシウム吸収を増加させ，副甲状腺ホルモン（PTH）遺伝子の転写を抑制する． | | | | |
| **コレカルシフェロール（ビタミン $D_3$）**<br>**エルゴカルシフェロール（ビタミン $D_2$）**<br>**calcifediol［$25(OH)D_3$］**<br>**カルシトリオール［$1,25(OH)_2D_3$］**<br>**doxercalciferol［$1\alpha$-$(OH)D_2$］**<br>**paricalcitol［19-nor-$1,25(OH)_2D_2$］** | 続発性副甲状腺機能亢進症<br>副甲状腺機能低下症<br>くる病<br>骨軟化症<br>骨粗鬆症 | **高カルシウム血症，腎結石**<br>浮腫（paricalcitol） | 高カルシウム血症<br>高カルシウム尿症<br>腎結石 | paricalcitol や doxercalciferol に比べてカルシトリオールは高カルシウム血症を引き起こしやすい． |
| **カルシウム受容体アゴニスト**<br>メカニズム―副甲状腺細胞のカルシウム感知受容体のカルシウムに対する感受性を高め，PTH 分泌を低下させる． | | | | |
| **シナカルセト** | 慢性腎臓病による続発性副甲状腺機能亢進症<br>副甲状腺がんによる高カルシウム血症 | **低カルシウム血症，低リン血症**<br>悪心，嘔吐，めまい | 低カルシウム血症<br>高カルシウム尿症 | その他の続発性副甲状腺機能亢進症に対して適応外使用されることがある． |
| **カルシウム**<br>メカニズム―骨石灰化に不可欠である． | | | | |
| **グルコン酸カルシウム（静注）**<br>**炭酸カルシウム（経口）**<br>**クエン酸カルシウム（経口）** | 続発性副甲状腺機能亢進症<br>副甲状腺機能低下症<br>くる病<br>骨軟化症 | **高カルシウム血症，腎結石**<br>便秘，高カルシウム尿症 | 高カルシウム血症<br>高カルシウム尿症 | 胃酸分泌が正常であるか不明の場合は炭酸カルシウムは食事とともに服用しなければならない．<br>皮下に漏出した際の組織障害は塩化カルシウムよりもグルコン酸カルシウムの方が軽度である． |
| **無機リン**<br>メカニズム―骨石灰化に不可欠である． | | | | |
| **リン酸カリウム（pH 7）** | 重度の低リン血症 | 下痢 | 高カリウム血症<br>高リン血症<br>低カルシウム血症 | 腎からのリン排泄を最小限にし，併存する低カリウム血症を是正するという点で，一般的には，リン酸ナトリウムよりもリン酸カリウムが好ましい． |

# Section 5

# 化学療法の原理

*Principle of Chemotherapy*

# 32

# 抗菌薬，抗がん薬の薬理学の原理

Quentin J. Baca, Donald M. Coen, and David E. Golan



## ▶ はじめに

感染症と悪性腫瘍は根本的な病因こそ異なるが，薬理学的な視点から見るとおおよその治療原則は類似している．これらに共通する薬理学的な戦略は，**微生物あるいはがん細胞と正常な宿主細胞の相違点を選択的に標的化する**という点である．微生物とがん細胞はどちらも薬物治療に対して耐性を示すようになっていくため，新しい治療法を絶えず開発していく必要がある．

感染症とがんは人類社会をむしばむ最も重大な疾病である．世界保健機関 World Health Organization（WHO）によると，2004 年における全世界の総死亡数 5900 万人のうち，五大感染症がおよそ 1100 万人，悪性新生物が 740 万人と推算されている．感染症のうち，世界的に共通の死因として挙げられるのは肺炎（418 万人），下痢性疾患（216 万人），ヒト免疫不全ウイルス human immunodeficiency virus（HIV）/ 後天性免疫不全症候群 acquired immunodeficiency syndrome（AIDS）（204 万人），結核（146 万人），マラリア（100 万人）である．先進国においては，感染症による死亡率も上昇しているが，がん（心疾患・脳卒中と並んで）が死因としてより重要となっている．現在，米国において死亡人数の多いがんの上位は，肺がん（2009 年の推定死亡数 15 万 9390 人），大腸がん（4 万 9920 人），乳がん（4 万 0610 人），膵臓がん（3 万 5240 人），前立腺がん（2 万 7360 人）である．今後有効な治療法や予防対策が開発され普及することで，感染症，悪性新生物ともにその疾病パターンは変化していくものと思われる．

本章では抗菌薬および抗がん薬の薬理学に焦点を当

## Case

1935年, ドイツでのこと. Gerhard Domagk医師の娘であるHildegardは, 針の刺し傷からの連鎖球菌感染症で死に瀕していた. これまでにどの治療にも反応していない. 父であるDomagk医師は藁にもすがる思いで, 自身の研究室で実験を行っていた赤色染料であるprontosilを投与した. 奇跡的にHildegardは完治した.

この逸話のはじまりは3年前にさかのぼる. Domagk医師は致死量のブドウ球菌と連鎖球菌を与えたマウスとラットが, prontosilによって救命できる現象を観察していた. Domagk医師は何千もの染色物質をスクリーニングするなかでこの抗菌作用を発見したのだが, これらはもともとはタンパク質を結合させるだけの化学物質であった. 自分の娘が病気になった時も, prontosilがマウスだけでなくヒトの感染症にも抗菌効果をもたらすかどうか, Domagk医師は確信が持てなかった. 他の医師がこの薬物で感染症患者を治癒することができると報告するまで, Domagk医師は自身の試験データを秘していたのである. 1939年, Gerhard Domagkはprontosilの治療的効果の発見に対して, ノーベル生理学・医学賞を受賞した.

### Questions

1. 抗菌作用をもたらすprontosilの機序とはどのようなものか?
2. prontosilは殺菌的効果を持ちながら, ヒト細胞を殺傷しないのはなぜか?
3. この75年の間に, prontosilなどの薬物の有用性が低下しているのはなぜか?
4. prontosilと同系統の薬物が, 現在は他の抗菌薬との併用で使用されるのはなぜか?

てるが, 病原菌やがんと闘うには薬物療法以外にも重要かつ効果的な方法が多数存在する. 公衆衛生対策, ワクチン接種, 検診がこれに当たる. 公衆衛生やワクチン接種計画の多くは, すでにある疾患の治療というよりも感染症予防を目的としている. 例えば天然痘は積極的なワクチン接種計画によって, 1977年に全世界的に撲滅された. しかしその一方で, この天然痘ウイルスが生物兵器テロの手段として利用される可能性があるという懸念も出てきている. これと同様のポリオ撲滅運動が現在進行中である. 喫煙やその他の環境発がん物質の削減によって, がん死亡率に大きな影響を及ぼしている. 治療可能な段階でのがんの早期発見を目的として, マンモグラム(乳房撮影), 大腸ファイバー, その他の各種検査による定期的がん検診が広く行われている. パパニコロー細胞診Papanicolaou cytologic test (Pap塗抹標本) は子宮頸がんの早期発見のために広く用いられているが, この検査により米国の子宮頸がん死亡率は2/3以上減少し, 以前は首位であった女性のがん死亡ランクも15位となった. ヒトパピローマウイルスhuman papilloma virus (HPV) の特定の型は子宮頸がん発症の最大の病因であるが, このウイルスに対するワクチンの普及によって子宮頸がんの死亡率がさらに低下することが期待される. 薬物治療を含む疾患への効果的戦略は, 社会経済的な要因にも依存している. 経済的に豊かな国では抗菌薬の広範な使用と衛生面および栄養面の改善により, 感染症による死亡率は著明に減少した. しかし発展途上国においてはこうした進歩は実現しておらず, 治療可能であるはずの肺炎, 下痢性疾患, HIV/AIDS, 結核, マラリアのような感染症が未だ主要な死因となっている.

公衆衛生対策, ワクチン接種, 検診の重要性に変わりはないが, 薬物治療は現在でも感染症およびがん治療の主要な手段である. 薬物治療に対する耐性の出現は避けがたいものと考えられており, それゆえ既存の薬物を効果的に処方したり, 新たな薬物を開発したりするためには, 抗菌薬および抗がん薬の薬理学的一般的原則, およびその作用メカニズムを理解することが必要である.

## 選択的標的化のメカニズム

抗菌薬および抗がん薬治療の目標は, **選択的毒性 selective toxicity**である. すなわち, 宿主の代謝経路に影響を与えない程度の低い薬物濃度で, 病原体やがん細胞の生存および複製に必要な代謝経路や標的物質を阻害することである. こうした選択的阻害の実現には以下のような方法がある. (1) 宿主には存在せず, 病原体やがん細胞のみにある特異的な標的を攻撃する. (2) 宿主と病原菌やがん細胞とで類似したものはあるが, 同一ではない標的を攻撃する. (3) 宿主および病原菌・がん細胞に共通して存在するが, その重要

**表 32-1　化学療法薬による選択的標的化のメカニズム**

| 標的タイプ | メカニズム | 例 |
|---|---|---|
| 特異的 | 病原体に特有の遺伝子または生化学経路を標的にする. | 細菌細胞壁の合成阻害薬 |
| 選択的 | 病原体に特有のタンパク質アイソフォームを標的にする. | DHFR 阻害薬 |
| 共　通 | 病原体に特有の代謝上必要な物質を標的にする. | 5-FU |

DHFR：ジヒドロ葉酸還元酵素, 5-FU：5-フルオロウラシル.

性が異なる標的を攻撃する（表 32-1）. こうした選択的標的の差異は, 病原菌に固有のタンパク質では大きく, がん細胞と正常細胞で共通のタンパク質においては, 1つのアミノ酸変異程度の小さな差異である. 原則的に, 特異的な差異を標的とする薬物の毒性は低く, 宿主と共通の代謝経路を標的とする薬物の毒性は高くなる. このため抗がん薬の多くでは抗菌薬よりも毒性が高いのである.

薬物の治療量に対する中毒量の比率を**治療指数 therapeutic index** と呼ぶ（第2章, 薬力学参照）. 治療指数は, 期待する薬効を得ようとする時に薬物がどの程度選択的であるかを見る指標となる. ペニシリンのように選択性の高い薬物では, 治療濃度と中毒濃度に大きな違いがあるため, ほとんどの場合に安全に投与できる. 抗がん薬であるメトトレキサート methotrexate（MTX）のような選択性の低い薬物では, 治療指数が低いためその安全域はかなり狭い. 病原菌やがん細胞の生態がより詳しくわかるにつれて, 標的に対してより選択的な薬物を設計できるようになる. 例えばイマチニブは, 新規に発見された慢性骨髄性白血病細胞に存在し正常細胞には存在しない遺伝子再構成産物を標的とする, 非常に特異性の高い抗がん薬である（第1章, 薬物-受容体相互作用参照）. しかし多くの既知の物質が標的としての可能性を持ちながら, 予想外の副作用, 不都合な薬物動態, あるいは実験的薬物開発に伴う非常に高額な費用などのために, 未だ未開発のままであることを知っておくことが重要である.

## 特異的な薬物標的

薬物の特異的な標的として, 病原菌やがん細胞に存在するが宿主には存在しない代謝経路, 酵素, 変異遺伝子およびその遺伝子産物がある. 抗菌薬の標的として好都合な物質の1つに細胞壁ペプチドグリカンがある（第34章, 細菌およびマイコバクテリア感染症の薬理学：細胞壁合成参照）. この構造は生化学的に細菌に特異的であると同時に, 増殖する細菌の生存に極めて重要である. ペニシリンおよびその他のβラクタム系抗菌薬は, ペプチドグリカン合成の最終の架橋形成段階を触媒するトランスペプチダーゼを阻害する. ペプチドグリカンがなければ細菌の細胞壁合成は障害され, その結果として細胞の融解が起きる. ペニシリンはこうした細菌トランスペプチダーゼタンパクに対して特異的な選択性を持つため, 同薬は宿主に対してはごくわずかな毒性しか示さない. 実際この薬物の主要な副作用は, アレルギー性過敏症である.

真菌にはターゲットとなる2つの特異的な標的があり, 現在使用されている抗真菌薬はこれを利用している. 細胞壁と同様に, 真菌の細胞壁も生化学的に真菌に特異的であると同時に, その生存に極めて重要である. エキノキャンディン系はβ-(1,3)-D-グルカンの合成を阻害するが, これは真菌細胞壁の重要な構成要素である. 細胞壁の完全性が崩れることで, 真菌細胞の融解が起こる. エルゴステロールは真菌に存在し宿主の細胞膜に存在しないステロールの成分であり, 抗真菌薬の第2の標的である（第35章, 真菌感染症の薬理学参照）. 現在エルゴステロールを標的とする薬物は2種類ある. 1つはアゾール系であり, 真菌細胞におけるエルゴステロール生合成を阻害する. もう1つはポリエン系であり, 真菌細胞膜のエルゴステロールをキレートする. どちらの薬物も細胞膜の透過性を変化させ, 真菌細胞を死に至らしめる. こうした薬物のなかには真菌細胞のエルゴステロール代謝と同様に, ヒト細胞でのコレステロール代謝に影響を及ぼすものがある. これら薬物の治療指数は低く, 重大な副作用を合併することがある. 例えばアムホテリシンは全身性の真菌感染症治療に用いられるポリエン系抗真菌薬であるが, しばしば発熱や悪寒, 腎毒性を引き起こす. このように特異的な物質を標的にしていても, その選択性の程度によっては大きな問題がもたらされる可能性がある.

## 類似標的に対する選択的阻害

多くの微生物はヒトと類似した代謝経路を持っている. しかし進化の過程で多様性が生じ, 独自の酵素や受容体のアイソフォームを有するようになった. 薬物はその生化学的な差異に基づき, 量的に異なる結合特性を持ちうる. これらの標的物質には宿主と病原体間で差異はあるが特異的ではないため, 治療指数は特異的な標的物質と比べて通常は小さい．実例として，ジヒドロ葉酸還元酵素 dihydrofolate reductase (DHFR) 阻害薬，および細菌のタンパク合成阻害薬がある．DHFR は多くの微生物の DNA 構成要素であるプリンやピリミジンの合成に必須の酵素である（後述）．ヒト，細菌，原虫はいずれもその DNA 合成に DHFR を利用している．しかしそれら DHFR のアイソフォームは遺伝的・構造的に区別することができ，そのため異なる薬物で標的化することができる．抗がん薬である**メトトレキサート methotrexate**（**MTX**）は，微生物や原虫の細胞と同様にヒトの DHFR アイソフォームを強力に阻害，薬物選択性は低く宿主細胞に強い毒性をもたらす．がん治療における MTX の選択性は，がん細胞と正常細胞のアイソフォームの差異に基づくものではなく，MTX ががん細砲に対してアポトーシスを誘発し，正常細胞には影響しないという特性による．一方，**トリメトプリム trimethoprim** は細菌の DHFR を選択的に阻害し，**pyrimethamine** はマラリア原虫の DHFR を選択的に阻害する．このようにこうしたすべての DHFR アイソフォームは同じ基質に結合し同じ反応を触媒するが，生化学的な DHFR の構造差異を選択的な阻害薬に利用することができる．今後，異なる生物種に関してその DHFR アイソフォームのアミノ酸配列や三次元的構造が解明されれば，より効果的で選択的な阻害薬の開発を合理的に行う分子的基盤となるだろう（Box 32-1）．

ヒトのタンパク合成と同様に，細菌のタンパク合成には多段階の過程がある．mRNA のリボソームへの結合，mRNA の翻訳，ペプチド結合の合成，ポリペプチド鎖の転移，リボソームからのポリペプチド分離などである．細菌のタンパク合成機構とヒトの機構とで異なるのは，リボソームのサイズと，使われるリボソーム RNA 種およびタンパク質種である．マクロライドやアミノグリコシドなどのいくつかの系統の薬物は，細菌のタンパク合成を阻害する（第 33 章，細菌感染症の薬理学：DNA 複製，転写，翻訳参照）．**エリスロマイシン erythromycin** などのマクロライド系抗菌薬は細菌のリボソーム 50S サブユニットに結合し，リボソームからのタンパク質の分離を妨げることでペプチドの転移を阻止する．**ストレプトマイシン streptomycin** や**ゲンタマイシン gentamicin** などのアミノグリコシド系抗菌薬はリボソーム 30S サブユニットに結合し，mRNA の翻訳を阻害する．細菌のタンパク合成阻害薬は多岐にわたりその機序も様々であるが，もう少し大きく捉えると，それら薬物の選択性や用量制限毒性は，その薬物分類ないしはその薬物そのものに特有である場合が多い．例えばマクロライド系では重篤な副作用はほとんど発生しないが，アミノグリコシド系には用量制限毒性となる中毒性難聴や腎毒性の副作用を持つ薬物がある．こうした副作用は，細菌のリボソームだけでなくヒトのミトコンドリアリボソームにまで薬物が結合することで発生すると考えられる．以上，DHFR 阻害薬やタンパク合成阻害薬の例に示した通り，宿主と病原体とで類似する標的への選択性は個々の薬物や薬物の系統により異なるが，治療指数によってその効果が特徴づけられるため，投与薬物を検討する際に参考となるだろう．

## 共通する標的

宿主と病原菌ないしはがん細胞が，生化学的および生理学的に共通の代謝経路を持つ場合はどうであろうか．薬物の選択性は，宿主よりも病原菌ないしはがん

### Box 32-1 ジヒドロ葉酸還元酵素阻害薬の展望

現在使用されているジヒドロ葉酸還元酵素（DHFR）阻害薬は有効性があるが，新規化合物の開発の方により強い関心が持たれている．薬物耐性は大きな問題となっており，ほとんどの病原体に関して選択的な阻害薬は存在していない．近年の技術開発により，アミノ酸配列や DHFR アイソフォームの三次元的構造が解明される微生物がいくつか出てきた．小分子阻害薬と酵素複合体の結合状態もわかるようになってきた．こうした研究によって酵素の触媒反応と阻害作用の双方を分子学的に理解する基盤が整った（例えばトリメトプリムのような阻害薬が，細菌の DHFR を効果的に阻害しながら哺乳類の DHFR に影響を与えない理由が判明している）．こうした研究が，より高い効果やより選択的な阻害作用を持つ新薬の設計に新たな道筋を示しているという点も非常に重要である．つまり，現在使用される数多くの酵素阻害薬を生み出してきた“ランダムスクリーニング”法（ある程度成功を収めているが非効率的）に代わり，こうした強力なテクノロジーを駆使することで，より選択性の高い物質を効率的に設計できる可能性が見えてきたのだ．こうした“合理的な薬物設計”は将来的に実現可能であると期待されている．

細胞において代謝活性が高いか，またはその阻害によってより強い影響を受ける場合に限られるだろう．このように比較的小さな差異を利用してがん治療薬の開発は行われており，多くの抗がん薬で治療指数が狭い理由を物語っている．腫瘍細胞とは，もともとは正常細胞であったものに遺伝子突然変異が生じ，細胞増殖が無秩序に行われるようになったものである．腫瘍細胞は正常細胞と同じ増殖・複製機構を利用している．そのためがん細胞の増殖を選択的に阻害する薬物の開発は非常に困難である．

近年の研究によって，がん細胞における突然変異または過剰発現しているタンパク質がいくつも同定されており，そうしたタンパク質に対する選択的阻害薬が次々と臨床で使用されている（第39章，がんの薬理学：シグナル伝達参照）．しかし今なお，使用される抗がん薬の多くでは生化学的な差異を選択性の基礎としておらず，がん細胞の増殖様式におけるばらつきや，がん細胞がアポトーシスや老化への誘導に対して感受性が亢進しているという特性に依存している．がんは永続的な増殖を特徴とする疾患であり，持続的な細胞分裂が要求される．そのためDNA合成，有糸分裂，細胞周期の亢進などの過程を標的とする薬物は，正常細胞に比べ細胞周期の速いがん細胞に対して，優先的に殺細胞作用をもたらす（これは多くの化学療法が，成長の遅いがんよりも成長の速いがんに対してより効果的であるという事実と一致する）．**5-フルオロウラシル 5-fluorouracil（5-FU）**のような代謝拮抗薬は，分裂細胞におけるDNA合成を阻害する（第38章，がんの薬理学：ゲノム合成，安定性，維持参照）．5-FUはデオキシウリジン一リン酸 deoxyuridine monophosphate（dUMP）をデオキシチミジン一リン酸 deoxythymidine monophosphate（dTMP）に変換させるチミジル酸合成酵素を阻害する．dTMPはDNAのピリミジン構成要素である．5-FUはピリミジンアナログでもあるため，伸張するRNA鎖およびDNA鎖に組み込まれてその合成を阻害する．5-FUはDNA損傷を引き起こすことで細胞のアポトーシス経路を活性化させ，プログラム細胞死に至らせる．5-FUはDNA合成を行うすべてのヒト細胞に対して毒性があるが，細胞周期の速いがん細胞に対して選択的毒性を持つ（治療効果）と同時に，骨髄や消化管粘膜のような細胞周期の速い宿主細胞に対しても毒性を持つ（副作用）のである．

以上の例からは，細胞生物学，分子生物学，そして微生物やがん細胞の生化学を学ぶことが，特異的な標的や選択的阻害を同定するために重要であることがわかる．臨床的には薬物の作用機序や選択性の原理を知ることで，薬物投与量や治療戦略に影響する治療指数を理解する一助となるだろう．標的に対する薬物の選択性を理解することは，薬物耐性の闘いにおいても重要である．このように薬物-受容体の相互作用，治療効果および副作用，そして薬物耐性に関する薬理学的な原理が，選択的標的化の基礎となり，抗菌薬や抗がん薬治療を形成しているのである．

## ▶ 病原菌とがん細胞の生物学，およびその薬物分類

薬理学的治療では，宿主と病原微生物ないしはがん細胞における特異的な差異を標的とする．この項では微生物が進化の過程で獲得した固有の特性について触れ，宿主細胞，病原菌ならびにがん細胞間の分子的差異を標的とする薬物分類について解説する．

### 細 菌

細菌は，薬理学的治療の標的となる特異的な標的物質をいくつも持つ微生物である．これら薬物標的のいくつかについてはすでに述べてきたが，図32-1に全体像を図示する．現在使用されている薬物は，細菌のDNA複製とその修復（本章および第33章），転写と翻訳（第33章），そして細胞壁合成（第34章）を阻害することで作用する．

薬物が標的とする物質が細胞生理上どのような役割を担っているかによって，その抗菌薬が静菌的に作用するか殺菌的に作用するかが決まる．微生物の細胞死を引き起こさずにその増殖を抑制する薬物を**静菌的 bacteriostatic**と呼ぶ．このような薬物が標的とするのは，細菌の増殖には必要だがその生存には必須ではない代謝経路である．大部分のタンパク合成阻害薬（アミノグリコシド系を除く）には静菌的作用がある．これらの薬剤が臨床的に効果を発揮するには，宿主の免疫機構が非増殖性の細菌（生存はしている）を排除できることが条件となる．それに対して**殺菌的 bactericidal**薬物は細菌を殺す．例えば，細胞壁合成阻害薬（ペニシリン系，セファロスポリン系など）は，細菌が高浸透圧もしくは低浸透圧の環境下で増殖するか，細菌がその環境に曝された時に溶菌を引き起こす．以上のことから，免疫能が正常な宿主の細菌感染症は静菌的薬物で治療しうるのに対し，免疫不全の宿主では治療に殺菌的薬物が必要となることが多い．

静菌的効果および殺菌的効果についての考え方は，臨床でこれらの薬物を併用する際に重要となる（第

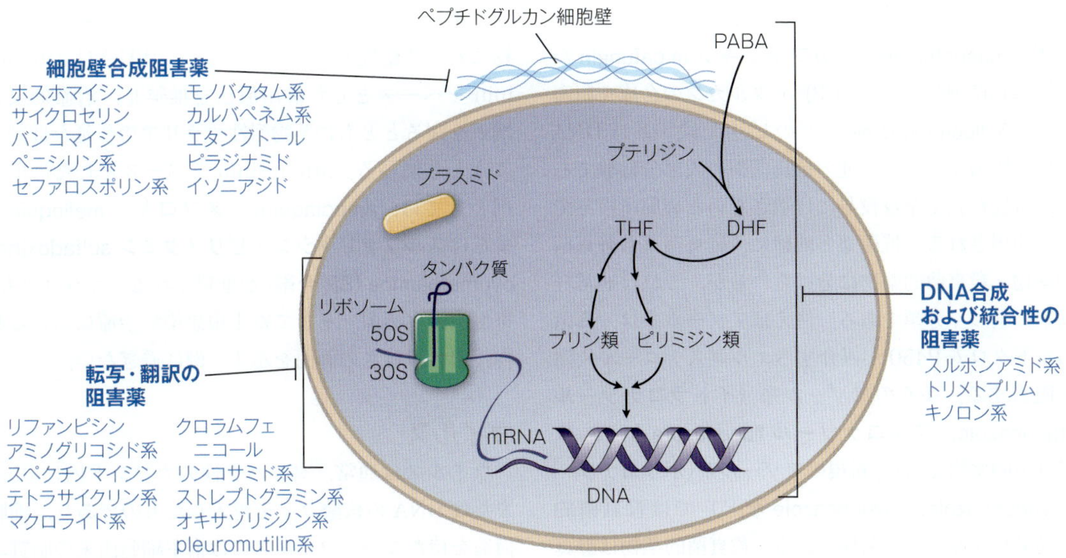


**図 32-1 抗菌薬の作用部位**

抗菌薬の系統は３つのグループに分類されることが多い．第１のグループは，DNA 合成および DNA の統合性にかかわる特定の酵素を阻害する．スルホンアミド系およびトリメトプリムはヌクレオチド合成に必須の葉酸化合物の形成やその利用を阻害する．キノロン系は細菌のトポイソメラーゼⅡを阻害する．第２の転写・翻訳を標的とする薬物は，RNA およびタンパク合成を媒介する細菌の過程を阻害する．リファンピシン（別名：rifampin）は DNA 依存性 RNA ポリメラーゼを阻害する．アミノグリコシド系，スペクチノマイシン，テトラサイクリン系は細菌の 30S リボソームサブユニットを阻害する．マクロライド系，クロラムフェニコール，リンコサミド系，ストレプトグラミン系，オキサゾリジノン系，pleuromutilin 系は，細菌の 50S リボソームサブユニットを阻害する．第３のグループは，細胞壁合成の特定の段階を阻害する．ホスホマイシンおよびサイクロセリンはペプチドグリカン単量体合成の初期段階を阻害する．バンコマイシンはペプチドグリカン中間体に結合し，その重合を阻害する．ペニシリン系，セファロスポリン系，モノバクタム系，カルバペネム系はペプチドグリカンの架橋を阻害する．エタンブトール，ピラジナミド，イソニアジドはヒト結核菌 *Mycobacterium tuberculosis* の細胞壁および外膜の合成に必要な過程を阻害する．その他，これら３つのグループに属さないが臨床的に有用である抗菌薬がいくつかあり，近年の例としてはダプトマイシンがこれにあたる．耐性の出現はすべての抗菌薬で問題となる．細菌の多くは，抗菌薬またはその系統薬全体に対する耐性をもたらすプラスミド（小環状 DNA 片）を持っている．PABA：パラアミノ安息香酸，DHF：ジヒドロ葉酸，THF：テトラヒドロ葉酸．

40 章，併用化学療法の原理参照）．**静菌的薬物と殺菌的薬物の併用療法では，その作用が拮抗 antagonistic することがある．**例えば，静菌的薬物であるテトラサイクリンはタンパク合成を阻害することで細菌の増殖と分裂を遅延させる．テトラサイクリンのこの作用は，細菌増殖下でより効果的となるペニシリンなどの細胞壁合成阻害薬の作用と拮抗する．その一方，**2 つの殺菌的薬物の併用により相乗効果 synergistic がもたらされることがある．**相乗効果とは，併用した時に各々の薬物単独の効果を足し合わせた以上の効果を発揮することである（各々同用量の場合）．例えばペニシリンとアミノグリコシドの併用は相乗効果を持つが，これはペニシリンが細胞壁の合成を阻害することでアミノグリコシドが細菌内へ侵入しやすくなるためである．同様に静菌的薬物の併用療法でも相乗効果が得られる（後述の「ジヒドロ葉酸還元酵素阻害薬とサルファ薬による相乗効果」の項を参照）．

## 真菌と寄生虫

真核生物には，真菌（酵母とカビ），寄生虫（原虫と蠕虫），およびすべての多核細胞微生物が含まれており，細菌よりも複雑な構造をしている．これら微生物の細胞には核，膜結合型の細胞小器官，細胞膜が存在する．真核生物は二分裂ではなく，有糸分裂により増殖する．ヒト，真菌そして寄生虫の細胞には類似性があるため，細菌感染症と比べ真菌や寄生虫の感染症では標的化がより難しくなる．しかし真菌や寄生虫による疾病の被害は甚大である．原虫や蠕虫による感染症は全世界で 30 億人を超え，なかでも発展途上国における罹患率および死亡率は壊滅的である．先進国，発展途上国を問わず，AIDS，抗がん薬治療，臓器移植，高齢などによる免疫不全患者数は増加している．免疫不全患者は真菌や寄生虫感染に特に罹患しやすく，こうした状況は近年より顕著となっており，将来的に注意深く見守る必要がある．

現在使用できる抗真菌薬はおもに４種類に分類される．前述したポリエン系（**アムホテリシン amphotericin，ナイスタチン nystatin** など）およびアゾール系（**ミコナゾール miconazole，フルコナゾール fluconazole** など）は真菌の細胞膜にあるエルゴステロールを選択的に標的とする．エキノキャンディン系（**カスポファンギン caspofungin**，**ミカファンギン micafungin** など）は真菌細胞壁の$\beta$-(1,3)-D-グルカンの合成を阻害する．**5-fluorocytosine** などのピリミジン系は DNA 合成を阻害する．その他の抗真菌薬の大部分は酸であり，毒性が強く全身投与には適さないため局所投与でのみ使用される．抗菌薬と同様に，抗真菌薬も静真菌的薬物と殺真菌的薬物に分けられるが，これは通常経験則に基づく分類である．例えばアゾール系は，真菌のシトクロム P450 が媒介するエルゴステロール代謝を阻害する．多くのアゾール系（**イトラコナゾール itraconazole**，**フルコナゾール fluconazole** など）は静真菌的薬物である．新規のアゾール系（**ボリコナゾール voriconazole**，**ravuconazole** など）では殺真菌的な効果を発揮する真菌種もある．殺真菌的薬物は静真菌的薬物と比べると，より有効でより迅速に作用し，投与計画を立てやすいという利点がある．抗真菌薬については第35章で詳しく述べる．

寄生虫は複雑かつ多様な生活環と代謝経路を持っており，寄生虫感染症の治療には多様な抗寄生虫薬が用いられる（第36章，寄生虫症の薬理学参照）．マラリアは複雑な寄生虫の一例である．理論的には多くの種類の薬物に対して感受性を持っているはずだが，実際には既存の治療方法の多くに対し抵抗性となりつつある．マラリアは，メスのハマダラカ *Anopheles* がマラリア原虫 *Plasmodia* のスポロゾイト（種虫 sporozoite）をヒトの血流中に注入することで感染する．寄生したマラリアは血液循環から肝臓へ移動し，組織繁殖体 tissue schizont となる．この組織繁殖体が破裂して分裂小体 merozoite を放出し，再び循環血液中に入り込んで赤血球に感染する．さらに成熟して栄養型 trophozoite となり，最終的に成熟繁殖体 mature schizont となる．成熟繁殖体は赤血球の破裂により血流中に放出されることで，マラリア特有の周期熱を引き起こす．抗マラリア薬は原虫の生活環の複数の段階を標的としており，各地域の耐性パターンに応じて数種類の薬物を使用する．アミノキノリン系（以前第一選択薬であった **chloroquine** など）は赤血球内のヘム重合を阻害する．非重合ヘムは赤血球内のマラリア原虫に対して毒性を持つと考えられている．DHFR 阻害薬，タンパク合成阻害薬，artemisinin，その他の種類の薬剤もマラリア治療に用いられる．今日，chloroquine 耐性は広がり，多くの抗マラリア薬に対する耐性も増加しているため，WHO は抗マラリアの第一選択治療としての単剤療法すべてを推奨していない．それに代わり現在では併用療法が第一選択治療として推奨されている．artemisinin およびその派生薬物に対する耐性も観測されるなか，WHO は artemisinin をベースとした併用療法を推奨し，治療効果の増大を図るとともに薬物耐性マラリアの蔓延を抑制しようとしている．artemisinin をベースとした併用薬剤としては，**amodiaquine**，**メフロキン mefloquine**，または**スルファドキシン・ピリメタミン sulfadoxine-pyrimethamine（SP 合剤）**が推奨される．マラリアも，寄生虫の生活環，そして寄生虫感染症治療における薬物使用の複雑さの両面を示す一例に過ぎない．

## ウイルス

ウイルスは通常，タンパク性のカプシド内に RNA または DNA の核酸コアを封入したものであり，細胞構造を持たない．ウイルスには宿主細胞由来の脂質エンベロープを持ち，そのなかにウイルスタンパクを内包しているものもある．ウイルス自身はタンパク合成能を持たず，その代わりに宿主細胞のタンパク合成機構に依存している．しかしながら大部分のウイルスは，正常のヒト細胞では産生されないウイルス特有ないしは固有のタンパク質をコードしている．これらタンパク質の多くはウイルスの生活環に関与しており，ウイルスの宿主細胞への接着や侵入，ウイルスカプシドからの脱殻，ウイルスゲノムの複製，ウイルス粒子の組み立てと成熟，宿主細胞からの子孫ウイルスの放出と関連している．抗ウイルス薬はこのようなウイルスに特有な過程を標的とすることが多い．抗ウイルス薬の標的となるウイルス複製の各段階を図解したウイルス生活環の概要を示す（図 32-2）．このような標的はウイルス複製の活性が高い時にのみ出現するため，潜伏状態にあるウイルスを抗ウイルス薬でコントロールすることは困難である．

HIV プロテアーゼは，ウイルスタンパクのなかでも注目すべき1つである．この酵素はウイルスの前駆タンパク質を切断して，構造タンパク質およびウイルス成熟に必要な酵素を作り出す．HIV プロテアーゼがなければ，未熟で非感染性のビリオン（ウイルス粒子）が産生されるだけである．HIV プロテアーゼ阻害薬は，プロテアーゼ基質に類似した構造を持ちながらタンパク切断能を持たない．こうした薬物は酵素活性が高い場所で，酵素に対する競合的阻害薬として作用する（第37章，ウイルス感染症の薬理学参照）．プロテアーゼ阻害薬は他種の抗 HIV 薬と併用され，HIV/AIDS 患者の治療革命の一翼を担った．

インフルエンザウイルスがコードする特異的なタンパク質を標的とする薬物は数種類ある．**ザナミビ**

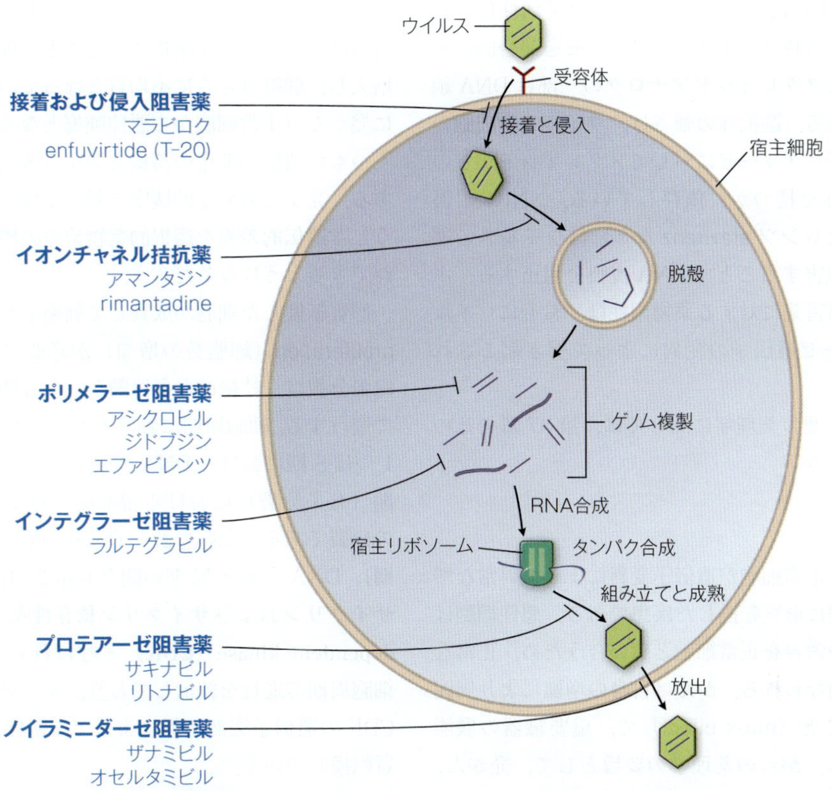


**図 32-2 ウイルスの生活環と薬物標的**
ウイルスの生活環は，ウイルスが宿主細胞の受容体に接着して細胞内に侵入することから始まる．侵入後にウイルスは脱殻するが，これはエンドソーム内で生じることもある．脱殻したウイルス核酸は遺伝子複製の過程に入る．ウイルス遺伝子は転写され（RNA 合成），ウイルス情報をコードした RNA は宿主細胞のリボソームでタンパク質へと転換される．複製されたウイルス遺伝子とタンパク質はビリオン（ウイルス粒子）に組み立てられ，宿主細胞から放出される．多くの場合ビリオンの組み立て，ないしは放出と同時にウイルスの成熟が起こり感染性を獲得し，これによって別の宿主細胞で生活環を繰り返すことが可能となる．抗ヒト免疫不全ウイルス（HIV）薬であるマラビロクや enfuvirtide（T-20）は HIV の接着と侵入を阻止する．イオンチャネル拮抗薬であるアマンタジンと rimantadine は，インフルエンザウイルスの脱殻を阻害する．ポリメラーゼ阻害薬は抗ウイルス薬で大きな領域を占め，アシクロビル，ジドブジン，エファビレンツなどがある．これらの薬物はウイルスの DNA ポリメラーゼを阻害したり（アシクロビル），逆転写酵素を阻害したりすることにより（ジドブジン，エファビレンツ），ウイルス遺伝子の複製を阻害する．抗 HIV 薬のラルテグラビルは，ウイルスのインテグラーゼを妨げることでウイルス遺伝子の複製を阻害する．抗 HIV 薬であるサキナビルやリトナビルなどのプロテアーゼ阻害薬は，ウイルスの成熟過程を阻害する．ノイラミニダーゼ阻害薬は，インフルエンザウイルス粒子の宿主細胞からの放出を妨げる．

ル zanamivir と**オセルタミビル oseltamivir** は宿主細胞からのビリオン放出に極めて重要なノイラミニダーゼを標的としている．**アマンタジン amantadine** と **rimantadine** はウイルス膜タンパク質 M2（プロトンチャネル）に作用し，ウイルスの脱殻を阻害する．これらの抗インフルエンザ薬は，それぞれがウイルスのノイラミニダーゼやプロトンチャネルに対して強い作用をもたらす阻害薬であるが，抗 HIV 薬の HIV に対するほどにはインフルエンザ治療に革命をもたらしていない．大部分のインフルエンザ感染は，免疫系がすでにウイルスを除去し始めた頃に臨床的な診断がされるため，抗インフルエンザ薬はインフルエンザ症状の改善にある一定の効果を示すだけである．このような例は，高い治療指数を持つ選択的阻害薬であっても，臨床においては必ずしも有用性の高い薬物とならないことを示している．

現在のところ，抗ウイルス薬で最も重要なのはポリメラーゼ阻害薬である．多くのウイルスでは遺伝子複製にウイルスポリメラーゼ（RNA または DNA ポリメラーゼ）を利用している．ポリメラーゼ阻害薬は，ヒトヘルペスウイルス，HIV ウイルス，B 型肝炎ウイルスに対して特に有効である．ポリメラーゼ阻害薬には 2 種類ある．ヌクレオシドアナログと，非ヌクレオシド逆転写酵素 non-nucleoside reverse transcriptase（NNRT）阻害薬である．ヌクレオシドアナログ［**ジドブジン zidovudine**（ZDV，アジドチミジン azidothymidine（AZT）とも呼ばれる］，**アシクロビル acyclovir** など］はウイルスまたは細胞のキナーゼ

（リン酸化酵素）によるリン酸化を受けて活性化されるのだが，この時ウイルスポリメラーゼを競合的に阻害する．またヌクレオシドアナログの一部はDNA鎖に組み込まれる．選択性の強さは，ウイルスや細胞のキナーゼとポリメラーゼに対してヌクレオシドがどの程度の親和性を持つかに依存している．NNRT阻害薬（**エファビレンツ efavirenz**など）はウイルスの逆転写酵素を阻害することでDNA複製を阻止する．ポリメラーゼ阻害薬に対する薬物耐性は，おもにウイルスポリメラーゼ遺伝子の変異によって引き起こされる．

抗ウイルス薬の薬理学に関しては，第37章でその詳細を解説する．

## がん細胞

がんとは，正常細胞が遺伝子変異によって異常な増殖を行う細胞に形質転換した疾患である．悪性細胞はエネルギーや栄養を正常細胞と奪い合うため，正常な臓器機能が損なわれる．がんは自身の増殖により周囲を圧迫すること（mass effect）で，重要臓器の機能をも侵害する．がんの薬理学の要旨として，発がん，化学療法，対数細胞死モデルによる腫瘍退縮について解説する．第38章および第39章はこれらの原則を念頭において読んでいただきたい．第40章では，がんに対する併用化学療法の統合的な臨床適応例を示す．

### 発がんと細胞増殖

発がんは3つの主要な段階（形質転換，増殖，転移）を経て生じる．**形質転換 transformation**とは，正常な増殖調節を持つ正常細胞が無秩序な増殖をする細胞へとその表現型を変えることをいう．非致死的な遺伝子の損傷（突然変異）は生殖細胞系を通じて遺伝されうるが，突然変異が自然発生的に出現することもあれば，化学物質や放射線，ウイルスなどの環境要因により引き起こされることもある．DNA損傷が修復されなければ，突然変異を起こした遺伝子（例：増殖調節やDNA修復に関与する遺伝子）は変化した遺伝子産物を発現し，異常な細胞の増殖を許してしまう．突然変異では，成長促進遺伝子の活性化や成長抑制遺伝子の不活化，アポトーシス制御遺伝子の変化，細胞の不死化，DNA修復遺伝子の不活化などが起こりうる．変化した遺伝子産物の発現ないしは制御タンパク質の欠落は，遺伝子の不安定さと無秩序な増殖の原因となる．大部分のがんは当初クローン性（単一の前駆細胞と遺伝子的に同一）であるが，突然変異が徐々に増えていくと娘細胞の遺伝的多様性は増していく．生存能力の高い子孫細胞が選択されることで細胞増殖はより増大し，腫瘍はさらに不均質となっていく．このように発がん（正常細胞から悪性腫瘍となる過程）は，いくつもの遺伝子変化の蓄積を要する多段階プロセスである．発がんの分子的機序に対する理解が進めば，こうした遺伝的差異を選択的薬物治療の標的とすることができるようになるだろう．

形質転換した細胞が成長して腫瘍となるには，**増殖 proliferation**（細胞数の増加）が必要である．ヒト細胞の分裂は，特徴的な各段階からなる細胞周期に沿って進行する．細胞周期における重要な事象は2つある．1つは**S期**におけるDNA合成であり，もう1つは**M期**（有糸分裂）における親細胞から2つの娘細胞への分裂である．細胞分裂とDNA合成の間をGap 1（$G_1$期），DNA合成とM期の間をGap 2（**$G_2$期**）と呼ぶ．**サイクリン**および**サイクリン依存性キナーゼ cyclin-dependent kinase**（CDK）と呼ばれるタンパク質が細胞周期の進行を統治しており，サイクリンあるいはCDKの遺伝子突然変異によって，悪性新生物へと形質転換していく．

増殖中のがん細胞は，(1) 娘細胞が**$G_0$期**と呼ばれる静止期に入り増殖が停止するか，(2) 細胞周期に入り増殖が続くか，(3) 細胞が死亡することになる．腫瘍の全細胞数に対する増殖中の細胞の割合を**増殖分画 growth fraction**と呼ぶ．平均的な腫瘍の増殖分画は20％程度であるが，これはある時点において5細胞中細胞周期に入っているのは1細胞だけであることを意味する．抗がん薬の多くは分裂細胞を標的としている．そのため，巨大腫瘍の中心部にある栄養飢餓状態の細胞のような静止期（$G_0$期）にいる腫瘍細胞を，化学療法で殺傷することは容易でない．サイズが小さい，または急速に増殖しているがん（白血病のように増殖分画の高いがん）は巨大腫瘍に比べて化学療法により良好に反応することが多い．しかし残念なことに，骨髄や消化管粘膜のような増殖分画の高い正常組織の細胞も抗がん薬による影響で殺傷されるため，これが抗がん薬の用量制限毒性となる．

腫瘍細胞は孤立した状態では増殖しない．形質転換したがん細胞は多様な化学伝達物質を分泌・誘導し，特殊な局所環境を作り出す．これらの化学伝達物質には上皮細胞成長因子 epidermal growth factor（EGF）のような成長因子があり，成長因子阻害薬は臨床でがん化学療法に使用されている．腫瘍のなかには線維性結合組織基質を作り出し，腫瘍の保護を行うものもある．このため例えば乳がんでは，がんを結節として触知できるようになる．固形がんの多くでは血管形成を誘導し（血管新生），腫瘍の中心部に栄養を取り込もうとする．そのため血管新生阻害薬は，非常に有用な抗がん薬となっている．

がん細胞は組織への浸潤や全身への**転移 metastasis** を起こす能力を獲得する．腫瘍細胞は突然変異によって，組織や血管への浸潤，窩洞内への播種，リンパ管や血管を通じた拡散，そして新しい環境下での増殖を行う能力を獲得し，転移を起こすようになる．活性が高く急速に成長する原発性腫瘍は，おとなしくて成長が緩徐な腫瘍と比べると一般的に転移を起こしやすい．腫瘍細胞は突然変異を獲得していくなかで，受容体の発現パターンや薬物感受性も変化させていく．原発巣が化学療法に良好に反応したとしても，より高度に脱分化した転移巣では治療反応性が悪いことがある．そのため転移の拡大は予後不良の徴候を意味する．

## 化学療法

典型的な固形腫瘍は臨床的に顕性化するまでに，少なくとも10億個の細胞を持ち，内部は不均一化していて，その周囲は間質で覆われている．腫瘍はもともとの発生部位（原発巣 primary site）からすでに複数の病巣に転移していることもあれば，転移していないこともある．こうした要因によってがんの薬物治療は困難なものとなっている．従来からの化学療法薬の多くは細胞増殖に干渉するものであり，こうした化学療法薬ががん細胞に対し相対的な選択性を示すのは，がん細胞の細胞周期が速い場合か，アポトーシスが誘導されることによる（図32-3）．すでに述べたように，腫瘍が急速に増大する時には細胞周期の回転が速くなるため，これを標的とする化学療法に対してより感受性が高まる．**このような代謝活性の高い細胞は，細胞の成長・分裂に干渉する薬物に対して感受性を示す（有糸分裂毒性仮説 mitotoxicity hypothesis）**．抗がん薬の多くは細胞周期の特定の相を阻害するものであり，こうした薬物は**細胞周期特異的 cell-cycle specific** と呼ばれる．それ以外の細胞周期と独立して作用する薬物は**細胞周期非特異的 cell-cycle nonspecific** と呼ばれる（図32-4）．代謝拮抗薬や葉酸代謝経路阻害薬のようなDNA合成阻害薬はS期に特異的である．タキサン系やビンカアルカロイド系などの微小管機能阻害薬は，M期における紡錘体形成を阻害する．アルキ

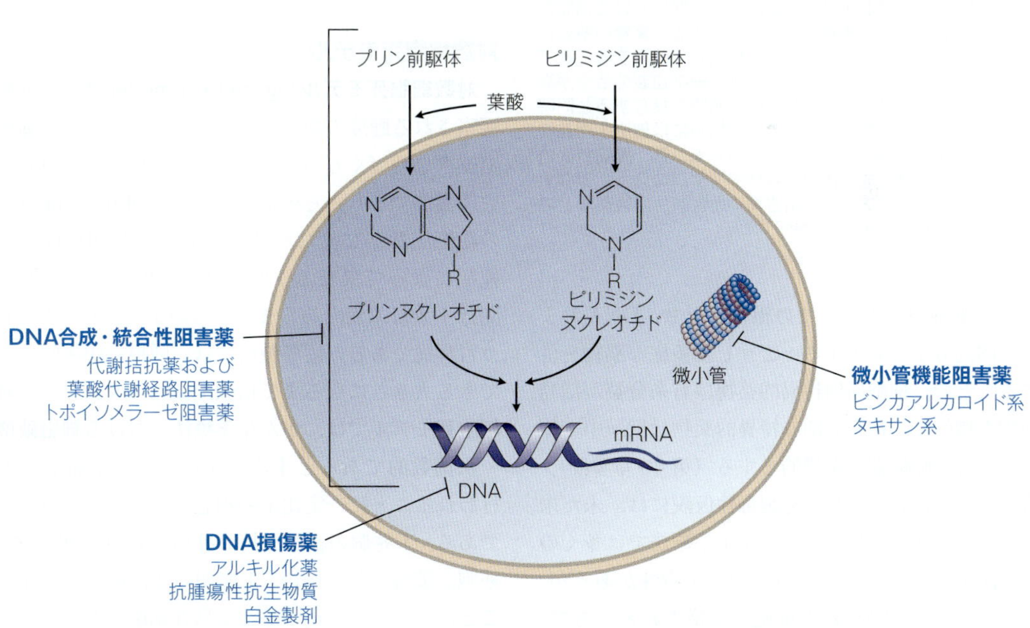


**図 32-3 抗がん薬の分類**

がん細胞の多くは正常細胞に比べ頻回に分裂を行うため，細胞の成長および分裂において決定的に重要な3つの過程を標的にすることで，がん細胞を優先的に殺傷することができる．DNA損傷薬は，DNAの構造を変化させて細胞のアポトーシスを促進する．このタイプの薬物には，アルキル化薬（DNAの求核部位にアルキル基を共有結合させる），抗腫瘍性抗生物質（DNAを損傷するフリーラジカルを産生する），白金製剤（DNAを架橋する）がある．DNA合成・統合性阻害薬は，DNA合成を中間段階で停止させる．このタイプの薬物には，代謝拮抗薬・葉酸代謝経路阻害薬（プリン，ピリミジン代謝を阻害する），トポイソメラーゼ阻害薬（DNA巻き上げ winding，巻き戻し unwinding 時にDNA損傷を引き起こす）がある．微小管機能阻害薬は，細胞分裂に必要な有糸分裂紡錘体に干渉する．このタイプの薬物には，ビンカアルカロイド系（微小管の重合を阻害する），タキサン系（重合微小管を安定化して脱重合を阻害する）がある．その他の抗がん薬として，ホルモン類，腫瘍特異的モノクローナル抗体，成長因子受容体アンタゴニスト，シグナル伝達阻害薬，プロテアソーム阻害薬，血管新生阻害薬などがあるが，ここでは図示していない（第39章参照）．

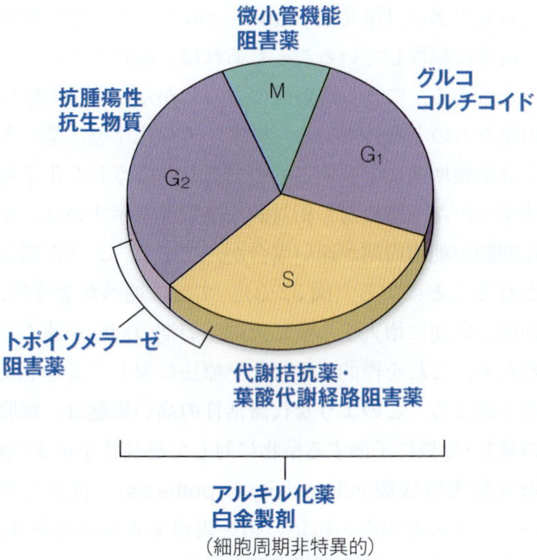


**図 32-4 抗がん薬の細胞周期特異性**
細胞周期は4つの相で構成される．有糸分裂期（M期）に細胞は2個の娘細胞に分裂する．次に細胞はGap 1（$G_1$期）に入り活発な代謝が行われるが，DNA合成は行われない．DNA複製は$G_1$期に続くDNA合成期（S期）に行われる．S期が完了すると，細胞は有糸分裂の準備を行うGap 2（$G_2$期）に入る．抗がん薬にはそれぞれの作用機序に応じ，異なる細胞周期の相に特異性を持つものがある．微小管機能阻害薬はM期の細胞に作用する．グルココルチコイド（糖質コルチコイド）は$G_1$期，代謝拮抗薬・葉酸代謝経路阻害薬はS期，抗腫瘍性抗生物質は$G_2$期，トポイソメラーゼ阻害薬はS期と$G_2$期に，それぞれ作用する．アルキル化薬および白金製剤は全周期における細胞機能に作用するため，細胞周期非特異的といえる．薬物の系統によって細胞周期特異性が異なるため，併用して使用することで異なる細胞集団を標的にできる．例えば，細胞複製の活性が高い腫瘍細胞に対しては細胞周期特異的な薬物を投与すると同時に，静止期（細胞複製期にない）の腫瘍細胞には細胞周期非特異的な薬物を併用投与する．その他のホルモン類，腫瘍特異的モノクローナル抗体，成長因子受容体アンタゴニスト，シグナル伝達阻害薬，プロテアソーム阻害薬，血管新生阻害薬などの抗がん薬については第39章を参照．

ル化薬は細胞周期のすべての相にわたり，DNAおよび細胞内高分子を傷害する．こうした多様な薬物を併用することで，細胞周期特異的薬物は有糸分裂が活発な細胞を標的に，細胞周期非特異的薬物は増殖中・休止中の双方の腫瘍細胞を標的とする（第40章参照）．

抗がん治療における有糸分裂毒性仮説には，未だ未解決の疑問が残されている．がん化学療法では多くの場合，骨髄，消化管上皮，毛嚢に対して毒性があるが，同等の成長速度を持つがん細胞が根絶される一方で，こうした組織は（治療が順調であれば）通常は回復する．**現在，ほぼすべての化学療法薬でがん細胞のアポトーシスも誘導することが立証されている．**DNA損傷は通常p53などの分子により検出され，細胞周期を停止して損傷修復の時間を作る．DNA損傷が修復できない場合には，一連の生化学的反応が開始し，**アポトーシス apoptosis**（プログラム細胞死）が引き起こされる．したがってDNA修復能力に欠けるがん細胞ではアポトーシスが起こり，正常細胞ではDNAが修復されて回復することができる．大部分の白血病やリンパ腫，精巣がんなどの野生型p53を発現しているがんでは，化学療法に対する感受性が高いことが多い．その一方，p53に突然変異のある膵臓がん，肺がん，大腸がんなどでは，その多くがDNA損傷薬に対してわずかに反応するか，あるいは抵抗性である．p53に変異がある場合，DNA損傷に対する反応としてのアポトーシスが引き起こされないからである．

ここ数十年のがん細胞生物学の進歩に伴い，無秩序な増殖をするがん細胞の分子学的経路を特異的に標的とする新系統の治療薬が開発されてきた．特定のがんはその成長や生存を特定の成長因子またはシグナル伝達に依存するようになっており，こうした経路を選択的に標的化することで，正常細胞に影響を与えずにがん細胞を選択的に殺傷できる（正常細胞は1つの特定経路に依存していない）という概念が現れた．このような概念，および近年新たに開発された抗がん薬（腫瘍特異的モノクローナル抗体，成長因子受容体アンタゴニスト，シグナル伝達阻害薬，プロテアソーム阻害薬，血管新生阻害薬）については第39章で解説する．

## 対数細胞死モデル

**対数細胞死モデル log cell kill model** は，実験的に観察される腫瘍の増殖率と，化学療法に対する腫瘍の退縮率に基づくものである．腫瘍の増殖は一般的に指数関数的であり，その倍加時間 doubling time（がんの総細胞数が2倍になるのに必要な時間）はがんの種類によって異なる．例えば，精巣がんでは倍加時間は1カ月未満であることが多いが，大腸がんでは3カ月程度である．固形腫瘍では，腫瘍は臨床的に発見できる大きさになるまで指数関数的に成長する．**対数細胞死モデルでは，がん化学療法における細胞破壊は一次関数的であるとする．**すなわち化学療法が1回行われるごとに一定比率の細胞死が起こるということである．1兆個の細胞を持つ腫瘍において99.99％の細胞が破壊された場合，1億個の悪性細胞が残存することになる．次の化学療法で残存細胞の99.99％を殺傷し，それ以降も同様のことが続く．抗菌薬では細菌が根絶するまで高用量を投与し続けることが多いが，抗がん薬では有害な副作用を軽減するため，間欠的な投与にせざるをえない．間欠的に投与することで正常細胞の部分的な回復が望めるが，一方で腫瘍細胞に対しても再増殖や薬物耐性化する時間的猶予を与えることになる．図32-5に示すように，化学療法の間欠的

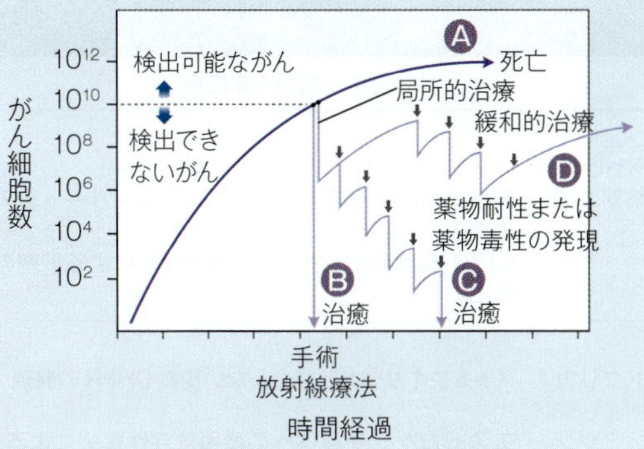


**図 32-5 腫瘍の成長と退縮における対数細胞死モデル**
対数細胞死モデルでは，抗がん薬による治療効果は一次関数としてモデル化される．つまり，投与された薬物はある一定の**割合**で腫瘍細胞を殺傷するということであり，殺傷される細胞数は残存している腫瘍の総細胞数によって決まるのである．図に示した4つの曲線（A ～ D）は，抗がん薬治療によって起こりうる結果を表している．**曲線 A** は無治療でのがんの増殖を示す．がんは時間とともに成長し続け，最終的に患者を死に至らしめる．**曲線 B** はがんが遠隔転移を起こす前に局所的な治療（手術ないしは放射線療法）によって治癒する場合を示す．**曲線 C** は原発巣に対する局所的な治療の後，速やかに全身的な化学療法を周期的に行って（**下向き矢印**），残存する転移腫瘍を根絶する場合を示す．ここで注意すべきことは，化学療法の 1 周期ごとに一定の割合（ここでは約 2 "log"，すなわち約 99%）でがん細胞が減少する一方，次の化学療法までの期間に正常細胞の回復だけでなく，がん細胞の増殖も起こるという点である．**曲線 D** は局所的治療の後に全身的化学療法が行われたが，腫瘍が薬剤耐性を獲得するか，もしくは患者に許容できない程度の薬物毒性が生じて，治療が失敗に終わる場合を示す．ここで注意すべきことは，がん細胞は $10^9$ ～ $10^{10}$ 個存在しないと，腫瘍として検出できないという点である．検出できる腫瘍が残存していなくても，がんを根絶するために化学療法を繰り返し行う必要があるのはこのためである．

投与“サイクル”は腫瘍細胞がすべて死滅するか，あるいは腫瘍が耐性を獲得するまで繰り返される．耐性化した腫瘍細胞は治療を続けても指数関数的に増殖し，最終的に宿主を死に至らしめる．悪性細胞の除去率を向上させるには，より高用量の化学療法薬を投与するか（薬物毒性と耐性が治療制限となる），あるいは腫瘍の細胞数がより少ない段階から治療を開始する（より早期の段階で発見する）ことが要求される．手術や放射線治療のようなアジュバント（補助）療法は，化学療法開始前に腫瘍細胞数を減らす手段として重要である【訳注：日本では現在でも，外科的治療を中心としてがん治療を考えることが多い．そのため日本における“アジュバント（補助）療法”とは，手術に対する補助としての化学療法や放射線治療を指すことが多い．】．手術や放射線治療は，より多くの腫瘍細胞を細胞周期に導入する作用もあり，これにより細胞周期特異的薬物に対する腫瘍細胞の感受性を増加させることになる．

## ▶ 薬物耐性の機序

これまで，細菌，ウイルス，真菌，寄生虫，がんの薬理学に関する概説を行ってきた．ここからは薬物耐性の機序について解説していくが，これはすべての抗菌薬および抗がん薬の薬理学において主要な問題となっている．現在行われる薬物療法に対し，耐性化は急速に出現しているのに比べ，新薬の採用（特に抗菌薬）は相対的に遅い．以前は治癒可能であった淋病や腸チフスのような疾患の治療は年々難しくなっており，古くからの死病である結核やマラリアなどの疾患は，世界的に耐性化が進んでいる．中国のいくつかの地域では，淋菌分離株の 99%が多剤耐性 multidrug resistance（MDR）である．米国の院内感染の 60%は，薬物耐性のグラム陽性菌が原因となっている．結核は全世界の感染症で 4 番目に死亡数の多い疾患であり，その多剤耐性率は 5%と推定されている．しかし結核の新規症例における MDR 率は，ウズベキスタンの 14.6%からアゼルバイジャンの 22.3%まで，アジア諸国でばらつきが生じている．結核菌は空気感染するため，米国でこの MDR 菌がいつ出現するのか大きな懸念となっている．こうした不穏な徴候があるにもかかわらず，この 40 年の間に新規に臨床使用されるようになった抗菌薬はわずか 5 種類，オキサゾリジノン系（**リネゾリド linezolid**），リポペプチド系（**ダプトマイシン daptomycin**），pleuromutilin 系（retapamulin），ストレプトグラミン系（**キヌプリスチン・ダルホプリスチン quinupristin/dalfopristin**），およびグリシルサイクリン系（**チゲサイクリン tigecycline**）のみである．薬物耐性菌の出現例は非常に多く，この問題に対して早急な対応が必要である．

病原菌やがん細胞は，適応圧力 adaptive pressure に対する反応として急速な進化を発現するため，どのような抗菌薬や抗がん薬が使用されてもいずれは耐性が出現する．微生物や形質転換した細胞集団では，ランダムな突然変異によって環境適応できる細胞が生き残る．そのため細胞数が多く，成長速度が速く，突然変異率が高いと，不均一な細胞集団の形成が促進され，突然変異を通じて細胞は耐性を獲得する．ある薬物を使用するということは，本質的にはその薬物の高濃度環境下で生き残れる病原菌を選択することであり，薬物療法を行う限りあらゆる所で耐性は出現するのである．実際に多くの症例で，薬物耐性の出現が治療効果を妨げている．

**表 32-2 遺伝子的な薬物耐性のメカニズム**

| メカニズム | 抗菌薬の例 | 抗がん薬の例 |
|---|---|---|
| **細胞内薬物濃度の低下** | | |
| 薬物の不活化 | βラクタマーゼによるβラクタム系薬の不活化 | デアミナーゼによる代謝拮抗薬の不活化 |
| 薬物取込みの阻害 | ポーリンの変化によるアミノグリコシド系薬の細胞内流入阻害 | 葉酸担体の発現低下によるメトトレキサート流入の減少 |
| 薬物排出の促進 | MDR 膜排出ポンプによる多剤の排出 | p170 細胞膜流出ポンプ（MDR1）による多剤の排出 |
| **標的による耐性機序** | | |
| 薬物標的の変化 | バンコマイシンと結合しない変異ペプチドグリカンの発現 | メトトレキサートと結合しない変異 DHFR の発現 |
| 代謝に必須な物質の迂回路による運搬 | チミジン生成酵素阻害薬に対する外因性チミジンの利用 | エストロゲン受容体への増殖依存性喪失による，タモキシフェンへの耐性化 |
| **アポトーシスに対する感受性の低下** | 該当なし | p53 活性の消失 |

MDR：多剤耐性，DHFR：ジヒドロ葉酸還元酵素．

## 薬物耐性の遺伝子的要因

近年急増している薬物耐性の背景には，遺伝子的要因と非遺伝子的要因がある．耐性の遺伝子的な機序として，遺伝子突然変異と遺伝子物質交換がある．表 32-2 に遺伝子突然変異または遺伝子物質交換によって生じる主要な遺伝子的な薬物耐性の機序を記載した．

一般的に遺伝子突然変異は，薬物の標的物質をコードする遺伝子，もしくは薬物輸送や代謝をコードする遺伝子に生じる．こうした突然変異は娘細胞に伝わり（**垂直伝播 vertical transmission**），薬物耐性の病原菌やがん細胞となる．また別の手段として，細菌は他の細菌から遺伝子物質を得ることで（**水平伝播 horizontal transmission**），耐性を獲得することがある．例えばメチシリン耐性黄色ブドウ球菌 methicillin-resistant *Staphylococcus aureus*（MRSA）とバンコマイシン耐性腸球菌 vancomycin-resistant enterococcus（VRE）は耐性遺伝子を獲得しており，院内感染症を引き起こす細菌として非常に恐れられている．細菌はおもに，接合，形質導入，および形質転換という 3 つの機序により遺伝子物質を獲得する．**接合 conjugation** では，染色体あるいはプラスミド DNA が細菌間で直接伝播する．DNA は 1 つの細胞から別の細胞へ細菌ウイルス（バクテリオファージ）によって伝播することもあり，これを**形質導入 transduction** と呼ぶ．**形質転換 transformation** では，周囲の環境中に存在する裸の DNA を細菌が取り込む．

**細菌における薬物耐性は，プラスミドの伝播により生じることが最も多い．プラスミドとは，薬物耐性遺伝子を持つ染色体外の DNA 鎖である．**プラスミドの伝播は同菌種間あるいは異菌種間のいずれにおいても高頻度に生じており，また MDR 遺伝子が伝播されうることから，薬物耐性の機序として DNA プラスミドの伝播は特に重要である．

### 細胞内薬物濃度の低下

薬物が効果を発揮するには，その薬物の標的に到達しなければならない．十分量の薬物が標的に到達しなければ，病原体あるいは腫瘍細胞は増殖し，薬物耐性株の出現を許すことになる．微生物やがん細胞は，薬物が標的物質に結合する前の段階で**薬物を不活化させる**幾多の機序を進化させてきた．細菌の多くはペニシリン系やセファロスポリン系に対して耐性であるが，これは細菌が抗菌薬のβラクタム環を開裂し薬物の活性部位を無効化させるヒドロラーゼの**βラクタマーゼ β-lactamase** を産生するためである．1 個のβラクタマーゼ酵素は 1 秒当たり 1000 個のペニシリン分子を加水分解することができ，細胞内の活性薬物濃度は著しく低下する．また別の例として，デアミナーゼ（脱アミノ酵素）を過剰発現するがん細胞は，プリンやピリミジンアナログ（代謝拮抗薬）を速やかに不活化することで，こうした抗がん薬の効果を減少させる．

病原菌やがん細胞は突然変異の獲得により，細胞内への**薬物の取込み阻害**や，薬物の標的物質へのアクセス抑制を行うこともある．例えば，葉酸の輸送系に突然変異のあるがん細胞は，**メトトレキサート methotrexate（MTX）**などの葉酸アナログに対して耐性を示すが，これは MTX 自体が活発に細胞内に取り込まれなければ，DHFR を阻害することができないためである．

最終的には，細菌，がん細胞の両者ともに，能動的な**薬物排出**の能力を獲得するようになる．一般的に細菌は，脂溶性または両親媒性の分子（抗菌薬など）を細胞内外へ輸送する細胞膜ポンプを持つ．この膜タンパク質あるいはその変異体が過剰に産生されると，ポンプ機能が活性化され，抗菌薬が細胞内に入るよりも速い速度で細胞外へ排出されるようになる．抗菌薬の血中濃度が有効治療域に達しても，この能動排出によって細菌内部の薬物濃度は低下し，薬物治療が無効となりうる．これと同様に，MDR がんの出現は，**P 糖タンパク質 P-glycoprotein**（p170，MDR1）と呼ばれる膜タンパク質の過剰発現と関連しており，このポンプ機能により抗がん薬は能動的に細胞外へ排出される．こうした排出ポンプは複数の種類の薬物を排出できるため，病原菌やがん細胞が機序の異なる多剤に対して耐性化するという点で非常に重要である．

### 標的による耐性機序

薬物の化学的な分解や細胞外への排出以外にも，細胞は薬物の標的物質を再プログラムしたりカモフラージュしたりすることがある．標的物質をコードする遺伝子の突然変異で標的物質が変化して薬物耐性となるのは，薬物耐性の機序としてよく見られる．VRE に発現する vanHAX 遺伝子は，全く新規の酵素経路をコードし，正常では D-Ala-D-Ala となるべき膜表面のペプチドグリカンの端末を D-Ala-D-Lactate に置換してしまう．この置換によって，細菌細胞壁の合成におけるペプチドグリカン架橋は影響を受けないが，**バンコマイシン vancomycin** のジペプチド部分に対する結合親和力は 1/1000 に低減される．抗ウイルス薬の耐性例は，ほとんどすべてが標的物質の変化によるものである．がん細胞では量的・質的の両面で，抗がん薬の標的酵素（DHFR，チミジル産生酵素，トポイソメラーゼなど）に変化が生じ，薬物の結合（効果）が減少することで薬物耐性が生じる．

その他，薬物標的に関連する薬物耐性の機序として，薬物標的が必要とする代謝物を迂回して運搬する方法がある．表 32-2 にその例を掲示した．

### アポトーシスに対する感受性の低下

がん細胞の薬物耐性は遺伝子の突然変異によって生じ，それが娘細胞に伝わることで薬物耐性の腫瘍が生まれる．細胞傷害性の抗がん薬は様々な分子を標的として作用するが，大部分の薬物はアポトーシスを誘導して最終的に細胞死を引き起こす．一般的に薬物が誘導する分子的損傷 molecular lesion はその結果として細胞周期を停止させるか，損傷治癒の過程を活性化させるか，もしくはアポトーシスを誘導する．p53 や Bcl-2 などのアポトーシス制御の重要タンパク質に突然変異があると，DNA 損傷に対してアポトーシス反応が誘導されず，抗がん薬に対する腫瘍細胞の感受性が減少する．前述したように，白血病や悪性リンパ腫および精巣がんのような野生型の p53 を持つ腫瘍の多くは，化学療法に対して高い反応性を持つことが多い．それとは対照的に，膵臓がん，肺がん，大腸がんの多くでは p53 の突然変異率が高く，化学療法に対する反応性はわずかである．

このように薬物耐性の遺伝子的要因としては，遺伝子 DNA の突然変異，および外部からの遺伝子物質獲得の 2 つがある．遺伝子的な耐性は，薬物の不活化，取込みの減少，排出の促進，標的物質の変化や代謝経路の再構築，薬物誘発性の損傷の修復，およびアポトーシスに対する感受性の低下によってもたらされる．薬物耐性の発生は，感染症治療およびがん治療の双方にとって，治療の有効性を制限する主要因となるだろう．薬物治療とは，新薬開発と薬物耐性を生じる進化との間の動的な釣り合い，すなわち“進化的な軍備拡張競争”なのである．

## 薬物耐性を助長する臨床的要因

薬物耐性発生の重要な機序の 1 つとして，抗菌薬の不適切な過剰投与が挙げられる．過剰投与はヒトにおける問題のみならず，動物の感染症治療および予防の問題でもある．広範な薬物の使用はその耐性出現を助長し，前述した機序によって 1 つの細菌から次の細菌へと広がっていく．その他の薬物耐性の機序としては，膿瘍壁や血液脳関門のような薬理学的・解剖学的な薬物の障壁がある．発展途上国（および先進国の一部地域）で見られる抗菌薬の異常な使用状況【訳注：広域スペクトラム抗菌薬の乱用など，抗菌薬の使用が適切にコントロールされていない状況を指す．】と同様に，薬物使用遵守（アドヒアランス）がなされない状況も薬物耐性の出現を助長しうる．海外旅行がさかんになったことで地球全体が 1 つの疾病共同体を形成するようになり，ロシアやペルーで見られた MDR 結核菌は，いずれ米国の病院で発見されるようになる．さらに，人口の変動やその他の動向変化により，免疫不全状態のがん患者，AIDS 患者，高齢者層などの感染症に罹患しやすい人々の大集団が生じていることも要因の 1 つである．

## 治療の方法

### 併用化学療法

薬物耐性の出現は，治療前の微生物またはがんの細胞数，微生物または細胞の複製率や“世代時間 generation time”，内因性の突然変異発生率，そして耐性微生物や耐性がん細胞の環境への適応度などの因子に依存している．薬物の併用療法は，単剤療法と比べると薬物耐性の出現率を有意に低下させる．併用化学療法は結核や HIV の治療，大部分のがん治療の薬物レジメン regimen（治療計画）における標準療法となっている．併用化学療法レジメンで複数の薬物が同時に投与されるのにはいくつかの理由がある．その論拠については第 40 章で詳細を述べる．第 1 の理由として，異なる作用機序を持つ薬物を複数使用することで，微生物やがん細胞の増殖における複数の過程を薬物の標的にすることができ，望みうる最大の殺細胞率が得られる．第 2 に，病原菌やがん細胞の異なる代謝経路や分子を標的とする薬物を併用することで，薬物に対する耐性がより生じにくくなる．1 つの薬物に対して耐性化する突然変異の発生率が比較的高くても，異なる数種類の薬物に対して別々の突然変異が同時に起こる確率は低くなる．第 3 に，相乗効果を持つ薬物をより低い濃度で併用することで，薬物の副作用を減少させることができる．これは特に抗菌薬治療において重要であり，薬物併用による相乗効果は明確に示されている．第 4 に，抗がん薬の多くに用量制限の副作用（毒性）があるため，各薬物をそれぞれの最大投与可能量まで使用することで，全体としての細胞死を増加させることができる．併用化学療法の概念は新しい治療が可能となるにつれ，再定義されてきている．将来的には免疫療法，ホルモン療法，生物学的療法が，より多くの併用化学療法レジメンに組み込まれていくだろう（第 53 章，タンパク質医薬品参照）．

### 予防的化学療法

ほとんどの場合，抗菌薬や抗がん薬は顕在的な疾患の治療に用いられる．こうした種類の薬物は発症予防にも用いられることがあり（化学的予防），曝露される前，あるいは曝露後の両方で使用される．化学的予防には，病原菌やがん細胞の薬剤耐性化のリスクや，使用薬物による有害事象の可能性があるため，化学的予防がもたらす利益とリスクとを常に比較検討しなければならない．抗菌薬の化学的予防は，ハイリスク患者に対しては感染予防目的で頻用される．マラリア多発地域への旅行者は，メフロキンなどの抗マラリア薬を予防的に服用する（第 36 章参照）．化学的予防はある種の手術においても，創部感染の予防に用いられる．大腸切除術のように細菌が創部を汚染しうる手術では，手術中に抗菌薬の予防投与が行われるのが一般的である．心内膜炎のハイリスク患者では歯科的処置の前にも抗菌薬の予防投与が行われるが，これは歯科的処置によって一過性に菌血症の状態になりうるからである．免疫不全患者は特定の状況下において，日和見感染を防ぐ目的で抗菌薬，抗真菌薬，抗ウイルス薬，場合によっては抗寄生虫薬が予防的に投与される．例えば**アシクロビル acyclovir** は，単純ヘルペスウイルス既感染（潜在感染）の免疫不全患者に投与することで，ヘルペスウイルス再活性化による感染症から患者を守ることができる．

化学的予防または先制治療は，特定の病原菌に曝露された健康人に対しても用いられることがある．淋病，梅毒，細菌性髄膜炎，HIV などに曝露あるいは曝露の疑いのある場合，予防的治療により疾患発生の大半を防ぐことができる．HIV 感染血液の 1 回の針刺し事故によるウイルス感染率は，約 0.3%［95%信頼区間 confidence interval（CI）0.2 ～ 0.5%］とされる．予防的投与による感染のリスク減少を示すデータは限られているが，米国疾病管理センター Centers for Disease Control and Prevention（CDC）は近年，HIV 曝露後の治療として 2 剤または 3 剤による抗レトロウイルス治療レジメン［**ジドブジン zidovudine（AZT）**と**ラミブジン lamivudine（3TC）**による基本的な曝露後療法，または AZT ＋ 3TC 曝露後療法に追加して，**ロピナビル・リトナビル lopinavir/ritonavir**，その他 HIV プロテアーゼ阻害薬か NNRT 阻害薬のいずれかによる延長曝露後療法］を曝露後 4 週間行うことを推奨している．2 剤レジメンは低リスクの曝露に対して推奨され（薬剤の副作用を最小限にする），高リスクの曝露（例：太い中空針による穿刺，深い刺創，機器への明らかな血液付着，高ウイルス量または症状のある HIV 感染患者の針による穿刺）に対しては 3 剤目を追加するレジメンが望ましい．ZDV は胎児に対する化学的予防としても，HIV の母子感染を減少させることがわかっている（第 37 章参照）．

## 薬物の選択的標的化および相乗的薬物相互作用の例：葉酸代謝阻害薬

**葉酸 folic acid** は複数の酵素反応にかかわるビタミンであり，一炭素単位の転移反応に関与している．こうした反応は，DNA および RNA 前駆体の生合成（グリシン，メチオニン，グルタミン酸などのアミノ酸や，tRNA を開始するホルミルメチオニン，その他の重要代謝物）の生合成に必須のものである．細胞の生合成における葉酸代謝の重要性を考えれば，葉酸生合成の阻害や葉酸サイクルに干渉する手法が細菌感染症，寄生虫感染症，およびがんの治療に広く用いられているのは当然といえる．

## 葉酸代謝

葉酸の構造は 3 つの化学構成成分から成り立っている（図 32-6A）．プテリジン環，**パラアミノ安息香酸 para-aminobenzoic acid（PABA）**，アミノ酸グルタミン酸塩である（PABA は紫外線の吸収能があるため，日焼け止め剤の原料として広く用いられる）．ヒトにとって葉酸は必須ビタミンであり，食物から摂取する必要がある．しかしながら下等動物では図 32-7 に示すように，前駆体から葉酸を生合成している．

食物から摂取した葉酸も前駆体から合成された葉酸も，葉酸サイクルに入る（図 32-7）．このサイクル内で，ジヒドロ葉酸 dihydrofolate（DHF）は DHFR によってテトラヒドロ葉酸 tetrahydrofolata（THF）に還元される．この後 THF は，一炭素単位の転移が関与する多くの代謝相互変換反応に入っていく．例えば THF は，イノシン一リン酸 inosine monophosphate（IMP）合成における炭素原子の供与体として重要であり［IMP からアデノシン一リン酸 adenosine monophosphate（AMP）およびグアノシン一リン酸 guanosine monophosphate（GMP）が合成される］，また dUMP から dTMP への変換にも重要である（図 38-2 参照）．こうした反応のすべてにおいて，THF は炭素原子を供給し，その過程で自身は酸化され DHF となる．さらにヌクレオチド合成が進むためには，DHF は DHFR により THF に還元される必要がある．

## 葉酸代謝阻害薬

**代謝拮抗薬 antimetabolite** は，葉酸代謝阻害薬，プリン代謝阻害薬，リボヌクレオチド還元酵素阻害薬，そして DNA 内に包含されるヌクレオチドアナログに分類できる．本章では**葉酸代謝阻害薬 inhibitor of folate metabolism** を扱い，薬物標的の独自性に照らしながら抗菌薬および抗がん薬における選択的阻害の原理を例示していく（その他の種類の代謝拮抗薬については第 38 章で検討する）．すでに解説してきたように，次のような形態が選択的な標的となる：(1) 病

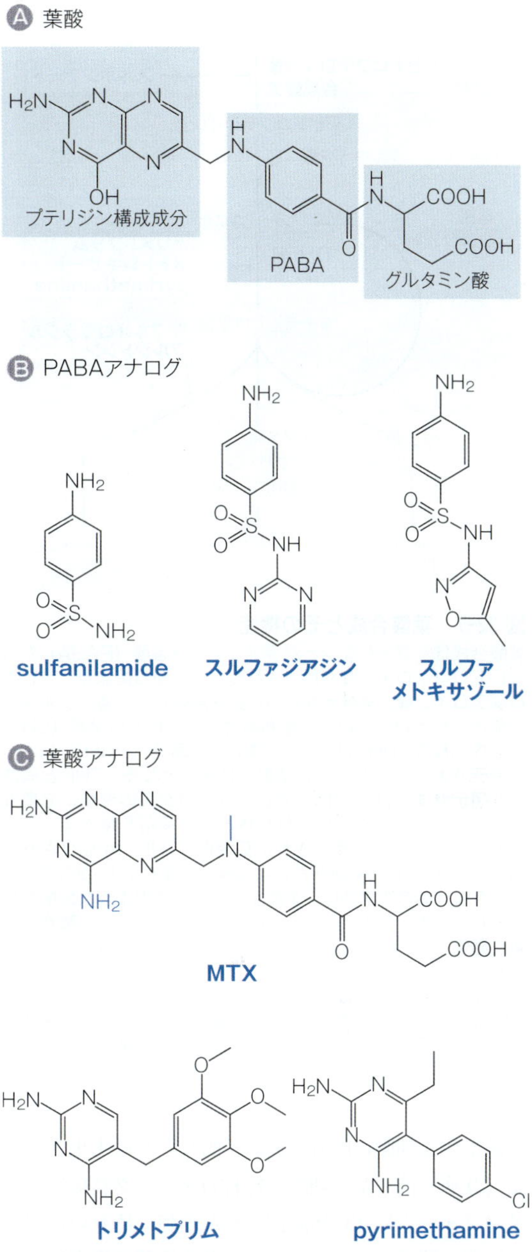


**図 32-6 葉酸，パラアミノ安息香酸アナログ（スルホンアミド），および葉酸アナログ（ジヒドロ葉酸還元酵素阻害薬）の構造**

**A.** 葉酸はプテリジン，パラアミノ安息香酸（PABA），およびグルタミン酸の縮合により形成される（図 32-7 参照）．葉酸塩 folate は葉酸の脱プロトン体である．**B.** PABA アナログ（スルホンアミド）は構造的に PABA と類似している．ジヒドロプテロイン酸合成酵素は，PABA とプテリジンがジヒドロプテロイン酸となる工程を触媒するが，PABA アナログはこの酵素を阻害する（図 32-7 参照）．**C.** 葉酸アナログ［ジヒドロ葉酸還元酵素（DHFR）］は構造的に葉酸と類似している．DHFR はジヒドロ葉酸（DHF）をテトラヒドロ葉酸（THF）に変換するが，葉酸アナログはこの酵素を阻害する．MTX：メトトレキサート．

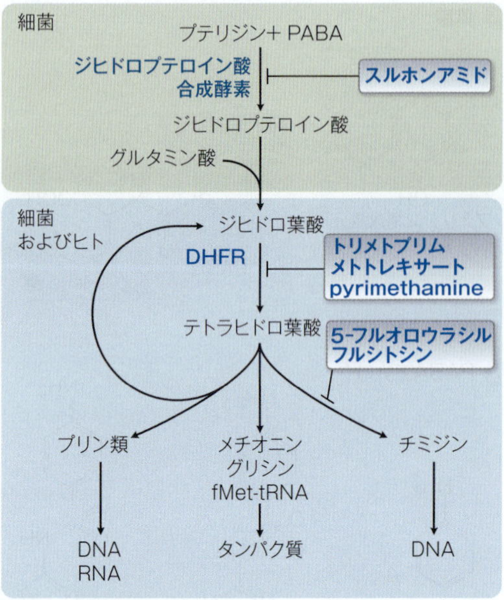


**図 32-7　葉酸合成とその機能**
葉酸合成は，プテリジンとパラアミノ安息香酸（PABA）からジヒドロプテロイン酸が形成されるところから始まり，ジヒドロプテロイン酸合成酵素がこの反応を触媒している．グルタミン酸とジヒドロプテロイン酸が縮合し，ジヒドロ葉酸（DHF）が形成される．DHF はジヒドロ葉酸還元酵素（DHFR）によって還元され，テトラヒドロ葉酸（THF）となる．THF と同族体（**図示せず**）は，DNA・RNA・タンパク質の形成に必要な多くの反応で，一炭素原子供与体として役割を果たす．こうした反応において，還元された葉酸塩（THF）は酸化されて DHF となり，その後 DHFR による還元を経て THF が再生される．葉酸代謝の阻害薬は，葉酸サイクルのこのような段階を標的としている．スルホンアミドはジヒドロプテロイン酸合成酵素を阻害する．トリメトプリム，メトトレキサート（MTX），pyrimethamine は DHFR を阻害する．5-フルオロウラシル（5-FU）とフルシトシンはチミジル酸生成酵素を阻害する（図 38-4 参照）．ここで注意すべきことは，細菌はプテリジンと PABA から新たに葉酸を合成するが，ヒトは食物から葉酸を摂取する必要があるという点である．

原菌やがん細胞に固有の遺伝子的ないしは生化学的経路，(2) 病原菌やがん細胞に特有のタンパク質構造（アイソフォーム），(3) 病原菌やがん細胞に特有の代謝必須物質．関連のあるところで，各治療薬の選択性の原理について詳しく触れることにする．

葉酸代謝阻害薬には，ジヒドロプテロイン酸合成酵素阻害薬，DHFR 阻害薬がある．いずれの薬物も，構造的に酵素の生理学的基質に類似しているものは，酵素阻害薬として作用する．

## 特異的な薬物標的：ジヒドロプテロイン酸合成酵素阻害による抗菌薬

細菌は周辺環境から葉酸を取り込むことができないため，PABA，プテリジン，およびグルタミン酸から新規に葉酸を合成しなくてはならない（図 32-7）．これとは対照的に哺乳類細胞では，細胞膜にある葉酸受容体と葉酸担体を利用して葉酸の取込みを行う．代謝に関し病原菌と宿主細胞間にこうした本質的な差異があることから，ジヒドロプテロイン酸合成酵素は抗菌薬治療における理想的な標的となっている．**スルファメトキサゾール sulfamethoxazole** や**スルファジアジン sulfadiazine** のような**サルファ薬 sulfa drug** は PABA アナログであり，ジヒドロプテロイン酸合成酵素を競合的に阻害することで細菌の葉酸合成を抑制する．葉酸が欠乏すると，細菌におけるプリン，ピリミジン，その他複数のアミノ酸の合成が妨げられ，その結果，細菌増殖が停止する．サルファ薬は一般的には静菌的に作用するため，細菌増殖を阻害するが細菌そのものは殺傷しない．サルファ薬には構造的に 2 種類の薬物があり，スルホンアミド系とスルホン系に分類されている．

## スルホンアミド系とスルホン系

Hildegard Domagk の Case で説明したように，**スルホンアミド系 sulfonamides** は，細菌感染症の治療に採用された近代最初の物質であった（prontosil はスルホンアミドの前駆体である）．図 32-6 は PABA とスルホンアミドアナログである **sulfanilamide**，**スルファジアジン sulfadiazine**，**スルファメトキサゾール sulfamethoxazole** が構造的に類似していることを示している．スルホンアミドは細菌増殖に必要な酵素活性を阻害する一方，哺乳類細胞ではこの酵素は発現すらしていないため，非常に高い選択性を持った薬剤である．そのため哺乳類細胞は本質的にスルホンアミドの影響を受けることがなく，比較的副作用が発生しにくい薬物である（後述するように，新生児などの特殊例は例外である）．

スルホンアミドは非常に優れた選択性を持つ薬物でありながら，薬剤耐性が進んだことでその使用は減少している．スルホンアミドに対する耐性化には次の機序が考えられている：(1) 内因性の基質である PABA の過剰な産生，(2) ジヒドロプテロイン酸合成酵素の PABA 結合部位の遺伝子変異によりスルホンアミドに対する親和性が低下，または (3) スルホンアミドに対する細菌細胞膜の透過性の低下．耐性化した連鎖球菌のなかには，正常レベルの 70 倍もの PABA を産生するものがある．スルホンアミドに対する細菌細胞膜の低透過性は，細菌の耐性プラスミドによって伝播される．

スルホンアミドの耐性率が高いことから，これを単剤として投与することは稀である．その代わり，相乗効果のある**トリメトプリム trimethoprim** または pyrimethamine との併用が一般的になっており，その詳細は後述する．

スルホンアミドは，ビリルビンと血清アルブミンの結合部位を競合するため，新生児では核黄疸を引き起こすことがある．**核黄疸 kernicterus** とは，新生児における血中非抱合型（遊離型）ビリルビン値の著明な上昇を特徴とする病態であり，重篤な脳障害を引き起こすことがある．こうした理由から，新生児ではスルホンアミドによる治療は行われるべきではない．

**ジアフェニルスルホン diaphenylsulfone（別名：dapsone）** は**スルホン sulfone** と同種のジヒドロプテロイン酸合成酵素阻害薬の 1 つであり，ハンセン病 Hansen disease やニューモシスチス・カリニ肺炎 *Pneumocystis carinii* pneumonia（PCP）【訳注：以前はこの名称で呼ばれていたが，現在は *Pneumocystis jirovecii* に名称が変更されている．略語は以前と同じく PCP である．】に使用される．ジアフェニルスルホンの作用機序はスルホンアミドと同様であるため，ジアフェニルスルホンもトリメトプリムや pyrimethamine との相乗的併用療法として用いられる（後述の解説を参照）．この薬物に比較的多い副作用で患者の約 5%に見られるのが，**メトヘモグロビン血症 methemoglobinemia** である．副作用の起こりやすい患者は，典型的には赤血球酵素のグルコース-6-リン酸デヒドロゲナーゼ glucose-6-phosphate dehydrogenase dificiency（G6PD）を欠損している．この酵素は内因性および外因性の酸化物質（ジアフェニルスルホンなど）の解毒に関与している．

## 類似標的に対する選択的阻害：ジヒドロ葉酸還元酵素阻害による抗菌薬

ジヒドロ葉酸還元酵素（DHFR）は，DHF を THF に還元する酵素である．**トリメトプリム trimethoprim，pyrimethamine，メトトレキサート methotrexate（MTX）** などの数種の葉酸アナログは，DHFR を競合的に阻害し，DHF から THF に再生するのを阻害する（図 32-6，図 32-7）．これによりプリンヌクレオチドの合成を阻害し，また dUMP から dTMP へのメチル化も阻害する（前述参照）．DHFR の薬理学的阻害は，感染症治療およびがん化学療法の両者で用いられる．

これまでに数々の DHFR 阻害薬が開発されてきた．表 32-3 にあるように，**メトトレキサート methotrexate（MTX）** は，哺乳類，細菌，原虫の酵素アイソフォームに対する選択性はほとんどないが，（ナノモル濃度以下で）強力な DHFR 阻害薬である．その一方，葉酸塩とは少し異なる構造を持つ**トリメトプリム trimethoprim** や **pyrimethamine**（図 32-6 参照）は，酵素アイソフォームの種類に応じた DHFR 阻害の選択性を発揮する．そのためトリメトプリムは選択的かつ強力な抗菌薬であり，pyrimethamine は選択的かつ強力な抗マラリア薬である．

**表 32-3 ジヒドロ葉酸還元酵素阻害薬 3 種の $IC_{50}$ 値**

| DHFR 阻害薬 | DHFR アイソフォーム | | |
|---|---|---|---|
| | 大腸菌の DHFR | マラリアの DHFR | 哺乳類の DHFR |
| トリメトプリム | **7** | 1800 | 350000 |
| pyrimethamine | 2500 | **0.5** | 1800 |
| MTX | 0.1 | 0.7 | **0.2** |

値は nM（$10^{-9}$ M）単位で表示．トリメトプリムと pyrimethamine は，それぞれ大腸菌 *Escherichia coli*，マラリアのジヒドロ葉酸還元酵素（DHFR）アイソフォームに選択的である．対照的に，メトトレキサート（MTX）は 3 種の DHFR アイソフォームに対し選択的な阻害薬ではない．$IC_{50}$：50% の酵素を阻害するのに必要な薬物濃度．

トリメトプリムと pyrimethamine は特定の DHFR のアイソフォームに対して選択的に作用するのに対し，MTX がそうでないのはなぜか．多種の生物における DHFR 酵素のアミノ酸配列が判明し，細菌，原虫，ヒトでその配列が大きく異なることがわかっている．その一方，DHFR の基質である DHF とニコチアミドアデニンジヌクレオチドリン酸 nicotinamide adenine dinucleotide phosphate（NADPH）は，進化の全過程を通じて変化していない．それにもかかわらず，すべての種の酵素アイソフォームで効率的に DHF を THF に還元している（同様のことは解糖系酵素などの多くの酵素で見られる）．こうした事実から触媒に必要な結合部位および配座柔軟性を持つタンパク質をコードする方法が多数あることが暗示される．選択性の基本的な部分は酵素の構造が決定しており，天然基質の結合には概して影響はないが，アナログ（薬物）の結合に関しては重要な役割を持つ．MTX と正常の DHF 基質は構造的に非常に類似しており（図 32-6 参照），MTX が多種にわたる DHFR アイソフォームに対してほとんど選択性を持たないのはこのためである．その一方，トリメトプリムと pyrimethamine は DHFR 基質と異なる構造をしており，アイソフォーム結合および阻害についてより高い選択性を持つ．これまで以上に DHFR 阻害について分子学的に解明されれば，より選択的な薬物の開発につながるはずである（Box 32-1 参照）．

### トリメトプリム

**トリメトプリム trimethoprim** は，細菌の DHFR を選択的に阻害する葉酸アナログであり（図 32-6C，表 32-3），DHF から THF への変換を阻害する．トリメトプリムはスルホンアミドと同様に静菌的に作用する．トリメトプリムはそのままの形で尿路から排泄されるため，単純性尿路感染症に対して単剤で用いられる．しかしながらその他の感染症では，トリメトプリムはスルファメトキサゾールとの併用で用いられる．この併用による抗菌薬療法の原理については，後ほど解説する．

### pyrimethamine

**pyrimethamine** は寄生虫の DHFR を選択的に阻害する葉酸アナログである（図 32-6C，表 32-3）．pyrimethamine は，近年ではトキソプラズマ症に対してのみ有効な化学療法薬である．この適応に関して，通常はスルファジアジンとの併用で投与される．pyrimethamine はマラリア治療にも使用されるが，近年では薬物耐性が広がっているためその効果は限定的である．pyrimethamine およびスルファジアジンの治療適応の詳細については，第 36 章で解説する．

## 共通標的：ジヒドロ葉酸還元酵素阻害による抗がん薬

### メトトレキサート

これまでに解説してきたように，**メトトレキサート methotrexate（MTX）** は DHFR を可逆的に阻害する葉酸アナログである．哺乳類細胞においては，DHFR を阻害すると細胞内の THF 供給は危機的に不足し，プリンおよびチミジル酸の新規合成が停止，その結果 DNA および RNA の合成が中断される．DNA 合成が中断するため，MTX の治療を受けた哺乳類細胞は細胞周期 S 期で停止することになる．

MTX が正常細胞よりもがん細胞に対して相対的な選択性を持つ原理として，増殖速度の速いがん細胞では，DNA 合成に必要な葉酸中間体（プリンやチミジンなど）に依存する多種の化合物への要求度が高まっていると考えられる．付け加えれば，悪性細胞は正常細胞と比べ，MTX のアポトーシス誘導効果に対する感受性が高い可能性もある（後述の解説を参照）．抗がん化学療法における MTX 大量療法では，**フォリン酸救援療法 folinic acid rescue** が広く用いられる．この手法は，フォリン酸（$N^5$-ホルミルテトラヒドロ葉酸，別名：**ロイコボリン leucovorin**）を MTX 投与の数時間後に投与するのだが，この時の MTX 量は救援療法なしでは致死的である．この方法の理論は，悪性細胞が選択的に殺傷されるなかで，正常細胞はフォリン酸によって“救援”されるというものである．フォリン酸救援療法の効果は分子学的には解明されていない．1 つの仮説としては，正常（非悪性）細胞は葉酸を濃縮する能力を持つため MTX の影響から細胞を保護することができるが，悪性細胞では葉酸の輸送率が低下しており，このため MTX 大量療法で優先的に傷害されると考えられる．別の仮説として考えられるのは，MTX 大量療法は悪性細胞ではアポトーシスを誘導し，正常細胞では細胞周期の停止を誘導するというものである．正常細胞はその後フォリン酸を利用することで細胞増殖と分裂を再開するが，悪性細胞はすでにプログラム細胞死を遂行していることになる．

MTX は乳がん，肺がん，頭頸部がん，急性リンパ性白血病，絨毛がんなど多種の腫瘍の治療に使用されている．MTX は乾癬や関節リウマチなどの特定の自己免疫疾患にも適応がある．MTX の毒性は細胞周期の回転が速い細胞で見られ，胃腸粘膜や骨髄に障害を引き起こす．このような副作用のほとんどは可逆的であり，治療が終了すると回復する．葉酸は胎児細胞では適切な分化や神経管の閉塞に重要であるため，胎児にとって MTX は極めて毒性が高い．MTX は流産誘導薬として，単剤またはプロスタグランジンアナログの**ミソプロストール misoprostol** との併用による臨床試験が行われており，適応外使用として早期の子宮外妊娠の中絶に用いられることもある．

## ジヒドロ葉酸還元酵素阻害薬とサルファ薬による相乗効果

トリメトプリム，pyrimethamine ともにスルホンアミドとの併用療法で用いることで，THF に変換される生合成経路を連続的に遮断できる（図 32-7）．このような併用療法を**連続遮断 sequential blockade** と呼び，寄生虫感染症の治療（pyrimethamine とスルファジアジン）および細菌感染症の治療（トリメトプリムとスルファメトキサゾール）で効果を上げている．DHFR 阻害薬とサルファ薬を併用することで際立った相乗効果が生じるため，これら 2 種の薬物の併用は理に適ったものといえる（第 40 章参照）．スルホンアミドは DHF の細胞内濃度を低下させるが，DHFR 阻害薬は DHF と競合して酵素に結合するため，併用により DHFR 阻害薬の効果が増強する．DHFR 阻害薬単独に対して耐性を示す細菌株や寄生虫株に対しても，サルファ薬とDHFR阻害薬の併用療法は効果を発揮する．この薬剤耐性はDHFRの構造的変化によって起こり，阻害薬に対するDHFRの親和性が低くなっている．その代償として，変異型DHFRを持つ細菌株や寄生虫株では，天然のDHFRリガンドに対しても親和性が低下していることが多い．このような菌株に対してスルホンアミドの治療を行うと，変異型DHFRでは細胞の代謝要求に応じられないレベルにまでDHFの細胞内濃度を低下させることができるのである．

トリメトプリム・スルファメトキサゾール併用療法の重要な点のもう1つに，トリメトプリムないしはスルファメトキサゾール単剤では耐性が生じやすく，この併用療法では耐性が生じにくいことが挙げられる．この2剤は異なる酵素に対して作用するため，この併用療法に対して耐性となるには，2つの異なる遺伝子変異が同時に生じなければならない．1つの遺伝子変異が起こる確率と比較すると，2つの遺伝子変異の同時発生率はずっと低いのである(第40章参照)．

## ▶ まとめと今後の方向性

感染症およびがんの薬理学的治療において，その原理の多くは類似している．感染症治療とがん治療の両者で，宿主機能を妨害する副作用を最小限に抑えながら，病原菌やがん細胞の増殖や生存を阻害する選択的な阻害薬を利用している．細菌細胞壁のような特有標的に対する選択的な阻害は理想的である．病原菌やがん細胞と宿主細胞で類似，または同一の分子や代謝経路を標的とした，選択性の低い治療法を用いなくてはならないことも少なからずある．高い選択性を持つ薬物で完全に特異的な標的を対象にする場合でも，微生物やがん細胞に遺伝子変異が生じ耐性化すればその薬物は無効となる．微生物やがん細胞はともに増殖が速く，耐性をもたらす遺伝子変異を起こしたり獲得したりする潜在能力がある．耐性の発生を回避するために，早期に治療を開始し，許容しうる最大容量の薬物を使用し，複数の薬物を併用することが必要である．しかしこうした戦略にもかかわらず，薬物耐性がおもな障害となり治療成果が挙げられない事態が生じている．微生物やがん細胞の生態をよく学び今以上に特異的な標的が発見されれば，より選択的で，より毒性が少なく，薬物耐性の生じにくい治療となることが期待できる．

## 謝　辞

本書の1版と2版において，本章に貴重な貢献をしてくれたHeidi HarbisonとHarris S. Roseに感謝する．

## 推奨文献

American Cancer Society Statistics. Available at http://www.cancer.org/docroot/STT/stt_0.asp. (*Source of cancer statistics provided in this chapter.*)

Antimicrobial Resistance Prevention Initiative: proceedings of an expert panel on resistance. *Am J Med* 2006;119(6 Suppl 1):S1–S76. (*Series of seven articles and discussion on current status and mechanisms of antimicrobial drug resistance.*)

Coen DM, Richman DD. Antiviral agents. In: Knipe DM, Howley PM, Griffin DE, et al., eds. *Fields virology*. 5th ed. Philadelphia: Lippincott Williams & Wilkins; 2007. (*Detailed review of the mechanisms and uses of antiviral drugs.*)

Fischbach MA, Walsh CT. Antibiotics for emerging pathogens. *Science* 2009;325:1089–1093. (*Overview of the need for new antibiotics to treat infections with multidrug-resistant organisms and discussion of approaches to identifying novel classes of antibiotics.*)

LaFemina R, ed. *Antiviral research: strategies in antiviral drug discovery*. Washington, DC: ASM Press; 2009. (*Current review of strategies used to discover antiviral drugs.*)

Mandell GL, Bennett JE, Dolin R, eds. *Principles and practice of infectious diseases*. 7th ed. Philadelphia: Churchill Livingstone Inc.; 2009. (*Authoritative textbook on clinical management of infectious diseases.*)

Moscow J, Morrow CS, Cowan KH. Drug resistance and its clinical circumvention. In: Kufe DW, Bast RC Jr, Hait W, et al., eds. *Holland-Frei cancer medicine*. 7th ed. Hamilton, Ontario, Canada: BC Decker and American Association for Cancer Research; 2005. (*Discusses mechanisms of resistance to antineoplastic agents.*)

Okeke IN, Laxminarayan R, Bhutta ZA, et al. Antimicrobial resistance in developing countries. Part I: recent trends and current status. *Lancet Infect Dis* 2005;5:481–493. (*Documents rise of antimicrobial drug resistance in developing countries.*)

Su X, Jiang F, Qimuge S, et al. Surveillance of antimicrobial susceptibilities in *Neisseria gonorrhoeae* in Nanjing, China, 1999-2006. *Sex Transm Dis* 2007;34:995–999. (*Primary data describing changes in* N. gonorrhoeae *drug resistance profiles over time.*)

Vousden KH, Prives C. Blinded by the light: the growing complexity of p53. *Cell* 2009;137:413–431. (*Current review of p53 mechanisms, functions, and pharmacology.*)

Walsh CT. *Antibiotics: actions, origins, resistance*. Washington, DC: ASM Press; 2003. (*Reviews structural and chemical basis for drug resistance.*)

WHO Statistical Information System. Available at http://www.who.int/whosis/. (*Source of world health statistics provided in this chapter.*)

**主要薬物一覧：第 32 章　抗菌薬，抗がん薬の薬理学の原理**

| 薬　物 | 臨床応用 | 副作用（重篤なものは太字で示す） | 禁　忌 | 治療的考察 |
|---|---|---|---|---|
| **抗菌薬：ジヒドロプテロイン酸合成阻害薬**<br>メカニズム―パラアミノ安息香酸（PABA）アナログとして，微生物のジヒドロプテロイン酸合成を競合的に阻害し，その結果として葉酸合成を阻害する． | | | | |
| **スルホンアミド：**<br>**sulfanilamide**<br>**スルファジアジン**<br>**スルファメトキサゾール**<br>**sulfadoxine**<br>**（第 36 章参照）**<br>**sulfalene**<br>**（第 36 章参照）** | 感受性のある腟感染症（sulfanilamide）<br>トキソプラズマ症（スルファジアジン）<br>PCP，細菌性赤痢，旅行者下痢症，尿路感染症，鼠径部肉芽腫，急性中耳炎（スルファメトキサゾール・トリメトプリム） | **新生児核黄疸，結晶尿，スティーブンス・ジョンソン症候群 Stevens-Johnson syndrome，顆粒球減少症，再生不良性貧血，肝不全**<br>消化管障害，皮疹 | 月齢 2 カ月未満の新生児<br>妊娠女性<br>授乳中女性<br>葉酸欠乏による巨赤芽球性貧血 | スルホンアミドの耐性が高頻度に見られるため，併用で相乗効果の期待できるトリメトプリムや pyrimethamine とともに投与されることが多い．<br>スルホンアミドは血漿アルブミンとの結合に関してビリルビンと競合するため，新生児では核黄疸を生じる可能性がある．<br>天然のジヒドロプテロイン酸合成酵素である PABA との併用を避ける． |
| **スルホン：ジアフェニルスルホン（別名：dapsone）** | ハンセン病<br>疱疹状皮膚炎<br>PCP | **溶血性貧血，メトヘモグロビン血症，中毒性表皮壊死剥離症 toxic epidermal necrolysis（TEN），結節性紅斑，膵炎，中毒性肝炎，末梢性ニューロパチー**<br>腹痛 | G6PD 欠損症 | ジアフェニルスルホンとトリメトプリムまたは pyrimethamine は相乗効果的な併用療法として使用可能．<br>溶血性貧血やメトヘモグロビン血症の傾向のある患者では，赤血球の G6PD 酵素を欠損していることが多い． |
| **抗菌薬：ジヒドロ葉酸還元酵素（DHFR）阻害薬**<br>メカニズム―葉酸アナログとして，微生物の DHFR を競合的に阻害し，その結果として DHF から THF への再生を阻害する． | | | | |
| **トリメトプリム** | 尿路感染症<br>上記のスルファメトキサゾール・トリメトプリム併用療法の適応参照 | **スティーブンス・ジョンソン症候群，白血球減少症，巨赤芽球性貧血**<br>皮疹，掻痒 | 葉酸欠乏による巨赤芽球性貧血 | 細菌の DHFR を選択的に阻害する．<br>トリメトプリムは静菌的に作用し，単純性尿路感染症の治療には単剤で使用できる．<br>スルファメトキサゾールと併用するのが一般的である． |
| **pyrimethamine**<br>**（第 36 章参照）** | トキソプラズマ症<br>マラリア | **スティーブンス・ジョンソン症候群，白血球減少症，巨赤芽球性貧血**<br>皮疹 | 葉酸欠乏による巨赤芽球性貧血 | 寄生虫の DHFR を選択的に阻害する．<br>トキソプラズマ症の治療ではスルファジアジンと併用するのが一般的である．<br>葉酸は pyrimethamine の効果を減弱させる可能性がある． |

**主要薬物一覧：第 32 章　抗菌薬，抗がん薬の薬理学の原理（続き）**

| 薬　物 | 臨床応用 | 副作用（重篤なものは太字で示す） | 禁　忌 | 治療的考察 |
|---|---|---|---|---|
| **抗がん薬：ジヒドロ葉酸還元酵素（DHFR）阻害薬**<br>メカニズム—葉酸アナログとして，哺乳類の DHFR を競合的に阻害し，その結果として DHF から THF への再生を阻害する． | | | | |
| **メトトレキサート（MTX）** | 乳がん，肺がん，頭頸部がん，急性リンパ球性白血病，絨毛がんなどの腫瘍<br>乾癬，関節リウマチなどの自己免疫疾患<br>早期子宮外妊娠 | **骨髄抑制，肝不全，消化管出血，粘膜炎，肝硬変，腎不全，間質性肺疾患，高尿酸血症**<br>消化管障害，口内炎，脱毛症，光線過敏症，皮疹 | 妊娠女性<br>授乳中女性<br>乾癬または関節リウマチの患者で，アルコール依存症，アルコール性肝疾患，慢性肝疾患，血液疾患，検査上免疫不全症候群の徴候のある者 | がん化学療法における大量 MTX 療法は，フォリン酸救援療法の適用により拡大した．<br>MTX の消化管粘膜および骨髄への毒性は，多くの場合治療の終了により可逆的に回復する．<br>葉酸は胎児細胞の分化および神経管の閉鎖に重要であるため，胎児毒性は極めて強い．<br>中絶誘導薬としては，単剤もしくはプロスタグランジンアナログのミソプロストールとの併用について，現在研究中である．<br>化学療法の一部として MTX 投与中の免疫抑制患者は，ポリオワクチン接種を避ける．<br>アルコール摂取を避ける．<br>ナプロキセンや phenylbutazone との併用は，死亡例の報告があるため，極めて慎重に行う．<br>トリメトプリムとの併用で MTX 毒性が重篤となることがある．<br>paromomycin，neomycin，ナイスタチン，およびバンコマイシンを含む抗菌薬を投与されている患者では，経口投与による MTX の吸収が 50%まで低下することがある． |

# 33

# 細菌感染症の薬理学：DNA 複製，転写，翻訳

Marvin Ryou, Donald M. Coen



## はじめに

DNA の複製，転写，翻訳というセントラルドグマの過程の多くは，細菌とヒトで類似している．DNA は RNA に複製・転写され，メッセンジャー RNA messenger RNA（mRNA）はタンパク質に翻訳される．しかしながら，細菌とヒトのセントラルドグマの過程における生化学的側面には重要な差異が存在しており，こうした差異は抗菌薬の開発や臨床応用に利用できる．現在使用できる抗菌薬は，次の 3 つの差異を標的としている．(1) **トポイソメラーゼ**：DNA の超らせん形成を制御し，複製された DNA らせん構造の分離に介在する．(2) **RNA ポリメラーゼ**：DNA を RNA に転写する．(3) **リボソーム**：mRNA をタンパク質に翻訳する．この章では，細菌におけるセントラルドグマの生化学について簡潔に復習し，このプロセスにおける細菌とヒトとの差異について解説する．そのうえで，阻害薬がどのように細菌の DNA 複製，転写，翻訳を阻害するか，その機序について説明する．

## 細菌 DNA の複製，転写，翻訳の生化学

分子生物学のセントラルドグマについて DNA の構造から解説する．DNA は遺伝子情報を持つ高分子である．遺伝子情報を 2 つの子孫細胞に伝達するには，親 DNA を完全にコピー（複製）することが必要であり，コピーの 1 つずつが各子孫細胞に伝わるよう，作られた 2 つのコピーは分離されなくてはならない．DNA に組み込まれた遺伝子が発現するよう DNA の特定部分が RNA に写し取られる（転写）．RNA の一部（mRNA）はタンパク質合成機構によって読み取られ（翻訳），タンパク質が産生される．トランスファー RNA transfer RNA（tRNA）やリボソーム RNA ribosomal RNA（rRNA）などのその他の RNA は，タンパク質合成に必須の複雑な機能を果たす．この後解説する細菌の各過程は，抗菌薬による阻害作用を強調するためかなり単純化していることに注意していただきたい．

### DNA の構造

DNA は重合化デオキシリボヌクレオチドの二本鎖からなっており，相互に巻きつく“二重らせん”の形態をしている．それぞれのヌクレオチドのデオキシリボース環の 5′ヒドロキシ基は，リン酸基によって次のヌクレオチドの 3′ヒドロキシ（水酸）基に結合して，ホスホジエステルによる主鎖を形成し二重らせん“ラダー（はしご）”となる（図 33-1，図 33-2）．

## Case

1976 年の夏のこと．フィラデルフィアで行われた米国在郷軍人会大会に参加した人々は，次々と奇妙な型の重症肺炎に陥った．発生の中心はベルビュー・ストラトフォードホテルで，150 名の宿泊者および 32 名のホテル内通行者が“在郷軍人病（レジオネラ病）”に罹患した．最終的に 29 名の死者が発生した．通常の喀痰染色，培養，さらには剖検材料からはこの病態を説明できる病原体を発見できなかった．原因不明の流行病という恐怖から，毒ガス説，汚染水供給説，テロリスト説，致死的ウイルス説などの風説や報道がまたたく間に広がった．

数カ月後，米国疾病予防管理センター Centers for Disease Control and Prevention（CDC）の研究班および現地調査チームによって，原因となる好気性グラム陰性菌が同定され，レジオネラ・ニューモフィラ（在郷軍人病菌）と名づけられた．エリスロマイシンやテトラサイクリンで治療を受けた症例では，他の薬物で治療を受けた症例に比べ転帰が良好であったことが観察されている．今日では，エリスロマイシンやその他のマクロライド系薬であるクラリスロマイシンおよびアジスロマイシンは，クラミジア，連鎖球菌，ブドウ球菌感染症と同様に，レジオネラ症の治療薬として広く用いられている．

### Questions

1. テトラサイクリン系やマクロライド系が静菌的であるの対し，キノロン系やアミノグリコシド系が殺菌的であるのはなぜか？，
2. テトラサイクリン系，マクロライド系が障害するのは翻訳のどの段階か？
3. 細菌はどのようにエリスロマイシンやその他のマクロライド系抗菌薬に対する耐性を獲得するか？

プリン類である**アデニン adenine**（A）および**グアニン guanine**（G），ピリミジン類の**チミン thymine**（T）および**シトシン cytosine**（C）はデオキシリボース環に共有結合しており，A と T，G と C が水素結合し，はしごの“横木”を形成している（図 33-2）．これは細胞の遺伝子情報をコードする直鎖状配列の塩基である．ヌクレオチド前駆体がこうした塩基にどのように合成されるかについては，第 38 章，がんの薬理学：ゲノム合成，安定性，維持で解説する．DNA の構造は細菌と真核生物とで等しく重要である．しかしながら，細菌の染色体は一般的に環状 DNA であるのに対し，真核生物の染色体はヒトを含めて線状 DNA である．

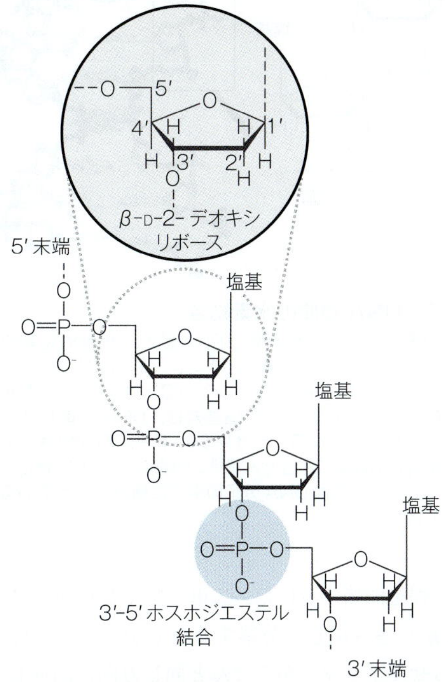


**図 33-1 DNA 主鎖の構造**
DNA は，隣り合うヌクレオチドの 2′-デオキシリボース糖がホスホジエステル結合で連結したヌクレオチド重合体である．ホスホジエステル結合は，1 つのデオキシリボースの 3′-OH が次のデオキシリボースの 5′-OH を結びつけ，DNA の主鎖を形成する．

## DNA の複製，分離，トポイソメラーゼ

細菌 DNA が忠実に子孫細胞に複製，分離される過程には数多くの段階があり，このなかの多くは抗菌薬のよい標的となりうる．これまでのところ，この段階における標的酵素として最も成果があったのは**トポイソメラーゼ topoisomerase** である．トポイソメラーゼは DNA の複製および分離の過程で複数の作用を有する．

DNA 複製では，DNA の相補鎖が双方向から合成され，2 つの複製フォークと呼ばれるものを形成する．

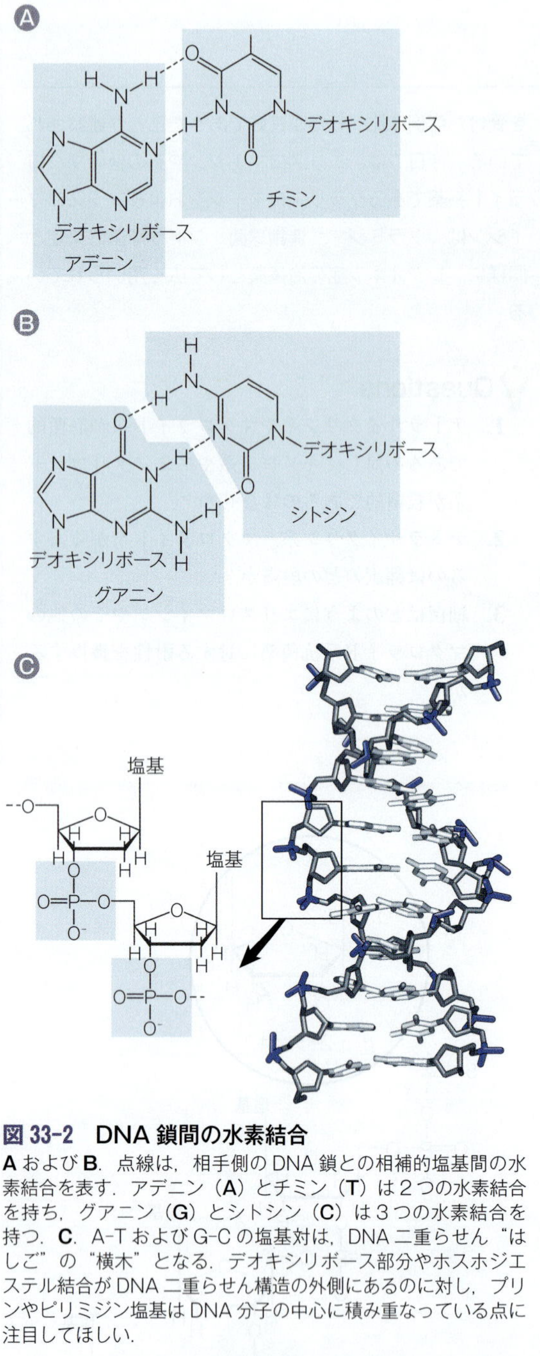


**図 33-2 DNA 鎖間の水素結合**
**A** および **B**．点線は，相手側の DNA 鎖との相補的塩基間の水素結合を表す．アデニン（**A**）とチミン（**T**）は２つの水素結合を持ち，グアニン（**G**）とシトシン（**C**）は３つの水素結合を持つ．**C**．A-T および G-C の塩基対は，DNA 二重らせん“はしご”の“横木”となる．デオキシリボース部分やホスホジエステル結合が DNA 二重らせん構造の外側にあるのに対し，プリンやピリミジン塩基は DNA 分子の中心に積み重なっている点に注目してほしい．

この過程を開始するには，二重らせんからなる２本の DNA 鎖を巻き戻して分離する必要がある．このなかで，らせんポリマーがらせんと同じ方向に回転して捻じれが生じる DNA 鎖の過剰な“**超らせん supercoil**”が形成される（使用中の電話コードに起こることと似ている）．超らせん構造は DNA 鎖の張力を増幅させ，それ以上の巻き戻しが生じるのを防ぐ．超らせんによる応力を緩和する過程がないため，染色体全体が回転する必要が生じる．この工程は複雑でかつエネルギーを消費するものであり，分子全体を巻き込むものである．

DNA の複製が完了すると，２つの子孫 DNA コピーは互いに巻きつく．細菌では染色体が環状であるため，絡み合った DNA コピーは鎖状の連結環（カテナン）を形成する．この絡み合った環は，子孫細胞に分配される前に分離される必要がある．

トポイソメラーゼは，DNA 複製の際に過剰な DNA の超らせんを取り除き，絡み合った子孫 DNA を分離するという両方の機能を持っている．**トポイソメラーゼは DNA 鎖を切断，回転，再結合することで，こうした作用を触媒している．**トポイソメラーゼには２種類ある．**Ⅰ型トポイソメラーゼ type Ⅰ topoisomerase** は DNA のうち一本鎖を切断したり再結合したりすることで，正の超らせん状態を緩和する（図 33-3）．**Ⅱ型トポイソメラーゼ type Ⅱ topoisomerase** は，DNA の両鎖においてヌクレアーゼおよびリガーゼ作用を果たす(図 33-4)．どちらのトポイソメラーゼも，DNA 複製時における DNA の過剰な超らせん状態を取り除くことができる．しかしⅡ型トポイソメラーゼのみが，二重らせん DNA コピーの絡み合った状態を解消し，娘細胞への DNA 分離を可能にする．Ⅱ型トポイソメラーゼはⅠ型と比べてより複雑でより多用途であり，化学療法薬の標的として利用されることが多い．

Ⅱ型トポイソメラーゼの作用は，次の２段階で進行する．第一段階は，Ⅱ型トポイソメラーゼが DNA の一部分と結合し，２本の DNA 鎖のリン酸基とそれぞれ共有結合を形成して両鎖を切断する．第二段階では，Ⅱ型トポイソメラーゼによって DNA の片方の鎖がもう一方の DNA 切断部を通過し，超らせん構造が緩和される（図 33-4）．二重らせん DNA が二重らせん断片になることで，複製の後に起こる絡み合った DNA コピーの引き離し，および子孫細胞への分離が可能となる．

細菌のⅡ型トポイソメラーゼにはおもに２つある．最初に同定されたのは **DNA ジャイレース DNA gyrase** という細菌が持つⅡ型トポイソメラーゼである．これは DNA 鎖が引き離される前に負の超らせんを導入できるという特徴がある．すなわち DNA ジャイレースは，DNA 鎖がほどける時にできる正の超らせん構造を解消するのである．次に重要なⅡ型トポイソメラーゼは，**トポイソメラーゼⅣ topoisomerase Ⅳ** である．DNA ジャイレースは一部の細菌の分離において極めて重要であるが，その一方でトポイソメラーゼⅣはその他の細菌において重要である．

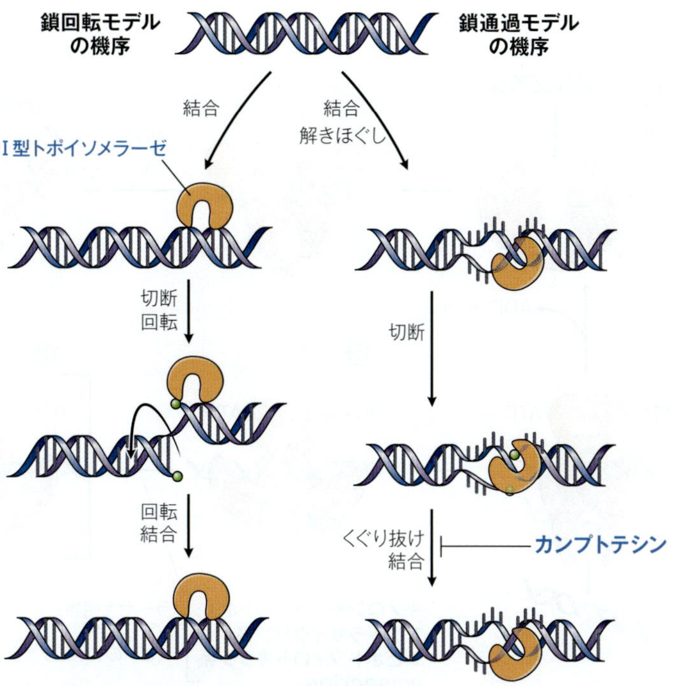


**図 33-3 I型トポイソメラーゼによる DNA 超らせんの調節**
I型トポイソメラーゼの作用機序として，２つのモデルが提唱されている．１つ目は鎖回転モデル strand-rotation model であり，このモデルではI型トポイソメラーゼは DNA 二重らせんの相対する両方の鎖に結合する．その後１本の鎖を切断するが，その切断端の一方と結合を維持する（**緑の丸**）．トポイソメラーゼと結合していないもう一方の切断端は１回転ないしは複数回転捻じれを解消することができ，その後は切断端どうしで再結合する．２つ目は鎖通過モデル strand-passage model であり，I型トポイソメラーゼは DNA 二重らせんに結合してその二本鎖を解きほぐす（分離）．DNA に結合したトポイソメラーゼは一本鎖を切断するが，その切断鎖の両端と結合を維持する（**緑の丸**）．切断鎖がらせんをくぐり抜けて再結合し，結果的に DNA の捻じれが解消する．カンプトテシンはがん化学療法に使用されており（第 38 章参照），DNA の切断鎖がらせんをくぐり抜けた後の再結合を阻害する．

超らせん形成は，分離と同様に転写に関しても重要な意味を持つため，トポイソメラーゼもこのセントラルドグマに影響を与えているといえる．トポイソメラーゼには複数の機能があり，多くの場合 DNA とかかわっているため，トポイソメラーゼは薬物標的として重要な役割を担っている．トポイソメラーゼは抗菌薬の標的としてだけでなく，抗がん化学療法の標的としても重要である（第 38 章参照）．

## 細菌の転写

遺伝子の発現は，鋳型となる DNA から一本鎖 RNA を合成する“転写”から始まる．転写は **RNA ポリメラーゼ RNA polymerase** という酵素によって触媒される．細菌では５つのサブユニット（$\alpha$2 つ，$\beta$，$\beta'$，$\sigma$ 各１つずつ）からなるホロ酵素を形成している．後に述べる通り，$\sigma$ サブユニットは転写の開始に必要なものであり，コア酵素として知られるその他の RNA ポリメラーゼ酵素は，RNA 合成の触媒機構を有している．

**転写は，“開始”，“伸長”，“終止”の３段階からなる**（図 33-5）．“開始”では，RNA ポリメラーゼホロ酵素の $\sigma$ サブユニットが，転写する DNA 鎖の上流部位を認識して，DNA の二重らせんの一部を解きほぐす．二本鎖の一部がほどけて一本鎖の鋳型 DNA になると，RNA ポリメラーゼは DNA の転写開始点から RNA 合成を開始する．“伸長”では，ホスホジエステル結合を介してリボヌクレオシド三リン酸を結合させることにより，RNA ポリメラーゼは鋳型 DNA 鎖に相補的な RNA 鎖を合成する．この過程では，$\sigma$ サブユニットは RNA ポリメラーゼホロ酵素から解離している．RNA 合成は新生 RNA 鎖がポリメラーゼから押し出されながら 5′→ 3′の方向に進み，終止配列に達するまで行われる．

RNA ポリメラーゼは細菌とヒトとで異なるため，抗菌薬が作用する選択的標的として利用することができる．細菌では１種類の RNA ポリメラーゼが細胞内のすべての RNA を合成する（例外として DNA 複製に必要な短鎖の RNA プライマーは，**プライマーゼ primase** によって合成される）．さらに細菌の RNA ポリメラーゼは，わずか５つのサブユニットで構成されている．その一方，真核生物では３種類の RNA ポリメラーゼを発現しており，各ポリメラーゼも細菌の

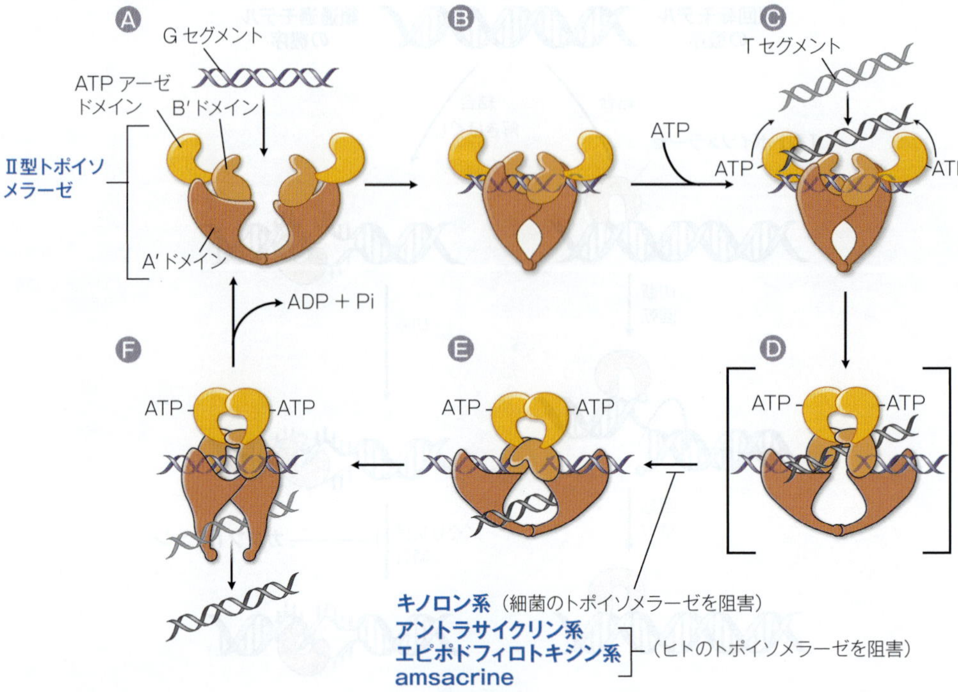


**図 33-4 Ⅱ型トポイソメラーゼによる DNA 超らせんの調節**
**A.** Ⅱ型トポイソメラーゼには，A′，B′，ATP アーゼ（あるいはポンプ）の３つのドメインがある．A′および B′ドメインが，DNA 二重らせんの一部（G セグメント）を挟み込む．**B.** G セグメントと反応してⅡ型トポイソメラーゼの構造が変化し，G セグメントを囲って“錠”をかける．**C.** アデノシン三リン酸 adenosine triphosphate（ATP）がトポイソメラーゼの ATP アーゼドメインに結合し，DNA らせんの２つ目のセグメント（T セグメント）が入り込むと，B′ドメインに閉じ込められ“錠”がかかる．**D.** ２つの DNA のセグメントを挟み込むと，トポイソメラーゼは G セグメントの二本鎖を切断する．**E.** G セグメントの二本鎖が切断された状態になったことで，T セグメントは G セグメントを通り抜けてトポイソメラーゼの反対側に移動できるようになる．**F.** T セグメントはトポイソメラーゼから離され，G セグメントの切断部は再結合する．ATP は加水分解を受けてアデノシン二リン酸 adenosine diphosphate（ADP）となってトポイソメラーゼから分離されると，トポイソメラーゼの次の周期が開始される．以上のような周期ごとに DNA のらせん状態が変化する．また２つの環状 DNA 分子が連鎖している場合には，カテナン（鎖状の連結環）が解消されることになる．キノロン系抗菌薬は，細菌のⅡ型トポイソメラーゼによる T セグメントの通り抜けと G セグメントの再結合を阻害する．治療濃度では，キノロン系薬はトポイソメラーゼのサブユニットの分離を促進し，その結果 DNA の二重らせんが壊れて細菌が死滅する．アントラサイクリン系，エピポドフィロトキシン系，amsacrine などのいくつかの系統のがん化学療法薬は，ヒトのⅡ型トポイソメラーゼによる T セグメントの通り抜けと G セグメントの再結合を阻害し，DNA の二重らせん構造を破壊してがん細胞のアポトーシスを誘導する（第 38 章参照）．

ポリメラーゼと比べ，サブユニット構造の面でかなり複雑になっている．例えば，mRNA の前駆体を合成する真核生物の RNA ポリメラーゼⅡは，12 個のサブユニットで構成されている．

## 細菌のタンパク質合成

転写産物である mRNA が合成されると，細菌の翻訳機構によってタンパク質へと翻訳される．全般的な翻訳の過程は細菌と高等生物とで類似しているが，詳細を見てみると薬理学的に標的として利用できる翻訳機構上の違いがいくつも存在する．特にリボソームに関しては，細菌とヒトとでは rRNA 分子の数と組成が異なる．したがって細菌のリボソームは抗菌薬の選択的な標的として利用できる．

代表的な細菌である大腸菌 *Escherichia coli* は沈降係数 **70S** のリボソームを持つが，これは **30S サブユニット 30S subunit** と **50S サブユニット 50S subunit** で構成される．30S サブユニットは１分子の **16S rRNA** と 21 種類のタンパク質からなる．その一方，50S サブユニットは２分子の rRNA（**23S rRNA，5S rRNA**），および 30 種類のタンパク質からなる．**重要なのは，タンパク質ではなく rRNA がリボソームの主要な活動を担っているということである．リボソームの主要活動として，mRNA の解読，アミノ酸の結合，翻訳機構の転位がある．**70S リボソームには翻訳中の tRNA と結合する２つの部位がある．１つは **P“ペプチジル”部位“peptidyl”site** で，伸長中のペプチド鎖を収める．もう１つは **A“アミノアシル”部位“aminoacyl”site**（**“受容体”部位“acceptor”site** としても知られる）で，各種アミノ酸を運搬する tRNA 分子がやってくるとこれと結合する（図 33-6）［その他に E“exit”部位も存在し，これは翻訳が終

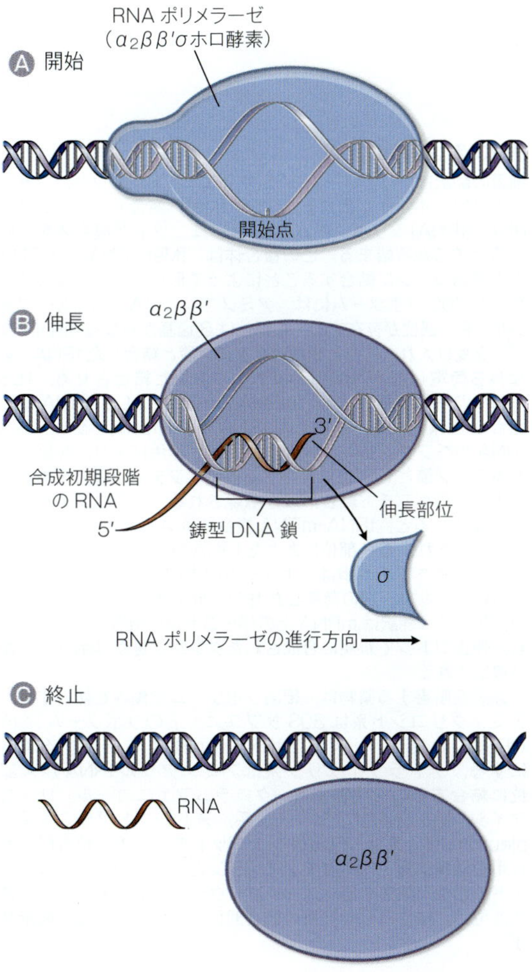


**図 33-5 細菌の転写**

**A.** “開始” では，RNA ポリメラーゼホロ酵素（$\alpha_2\beta\beta'\sigma$）が DNA 上のプロモーター領域を探して認識する．ホロ酵素は，次に DNA の二重らせん構造を解きほぐして転写開始点を表出させ，新規の RNA 鎖合成を開始する．**B.** “伸長” では，コア酵素（σサブユニットのない状態）がほどかれた DNA 鎖を鋳型として用いながら，新規 RNA 鎖を 5′→3′ の方向に合成する．RNA ポリメラーゼは鋳型の DNA 鎖に沿って進みながら DNA 二重らせん鎖を解きほぐし，転写産物を 5′末端から押し出していく．リファンピシンは RNA ポリメラーゼのβサブユニットと複合体を形成することで，“伸長” の過程を阻害する（**図示せず**）．**C.** “終止” 領域に達すると，DNA，コア酵素，新規に合成された RNA はそれぞれ解離する．

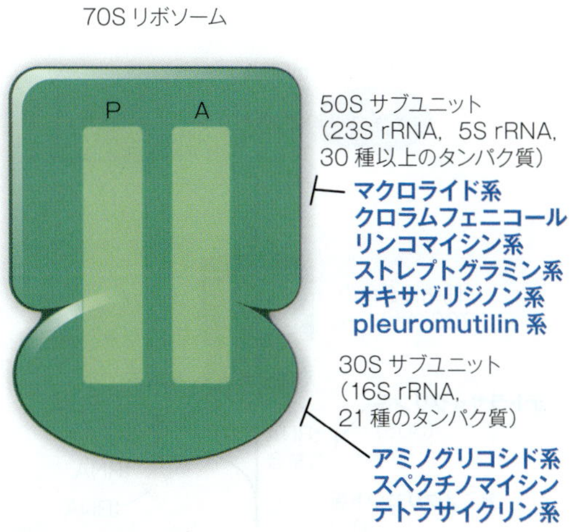


**図 33-6 細菌の 70S リボソーム**

細菌の 70S リボソームは 30S サブユニットと 50S サブユニットで構成される．各サブユニットにはリボソーム RNA（rRNA）および多くのタンパク質が含まれている．rRNA はリボソームの重要な活動の多くに関与しており，転写を阻害する抗菌薬の標的となっている．アミノグリコシド系，スペクチノマイシン，テトラサイクリン系は 30S サブユニットの 16S rRNA に結合しその活性を阻害する．マクロライド系，クロラムフェニコール，リンコサミド系，ストレプトグラミン系，オキサゾリジノン系，pleuromutilin 系は 50S サブユニットの 23S rRNA と結合しその活性を阻害する．**A**：アミノアシル部位（アミノアシル tRNA との結合部位），**P**：ペプチジル部位（伸長ペプチド鎖と共有結合している tRNA との結合部位）．

わりリボソームから排出される tRNA と結合する］．

転写と同様に，翻訳は 3 つの段階に分けられる（図 33-7）．“**開始 initiation**” では，翻訳に関連する構成因子が集合する．まず mRNA が，細菌リボソームの 30S サブユニット，および**ホルミル化メチオニン formylated methionine（fMet）**と結合した特定の tRNA 分子と複合体を形成する．fMet は，すべての細菌の mRNA によってコードされる最初のアミノ酸である．tRNA-fMet 分子（fMet-$tRNA_f$）は，mRNA 上の開始コドン（AUG）に結合する．次に 50S サブユニットが 30S サブユニットと結合して 70S リボソームが形成される．この時点で fMet-$tRNA_f$ は，70S リボソームの P 部位に存在している．

“**伸長 elongation**” では，翻訳される mRNA の 5′末端から 3′末端に向かってリボソームが移動するのに従い，成長ペプチド鎖のカルボキシ基末端にアミノ酸が付加される．特定のアミノ酸を運搬する tRNA 分子（アミノアシル tRNA）は，リボソームの A 部位に入り mRNA 上の相補コドンと塩基対を形成する．この時正確な tRNA の認識には，tRNA および mRNA それぞれとのアンチコドン-コドン対応のみならず，リボソーム 30S サブユニット内の 16S rRNA による“**解読 decoding**” 機能も必要となる．**ペプチジルトランスフェラーゼ peptidyl transferase** は，リボソーム 50S サブユニット内の 23S rRNA に由来する活性を持つ酵素であり（つまりペプチジルトランスフェラーゼはリボザイムである），fMet と次のアミノ酸との間のペプチド結合を触媒する．fMet と次に続くアミノ酸がペプチド結合すると，次にこれが A 部位の tRNA に結合する（つまり A 部位の tRNA が fMet を“受け取った” 状態になる）．このペプチド結合が形成されると，リボソームは mRNA の 3′末端に向かって 3 塩基分進む．この過程で，fMet と結合し

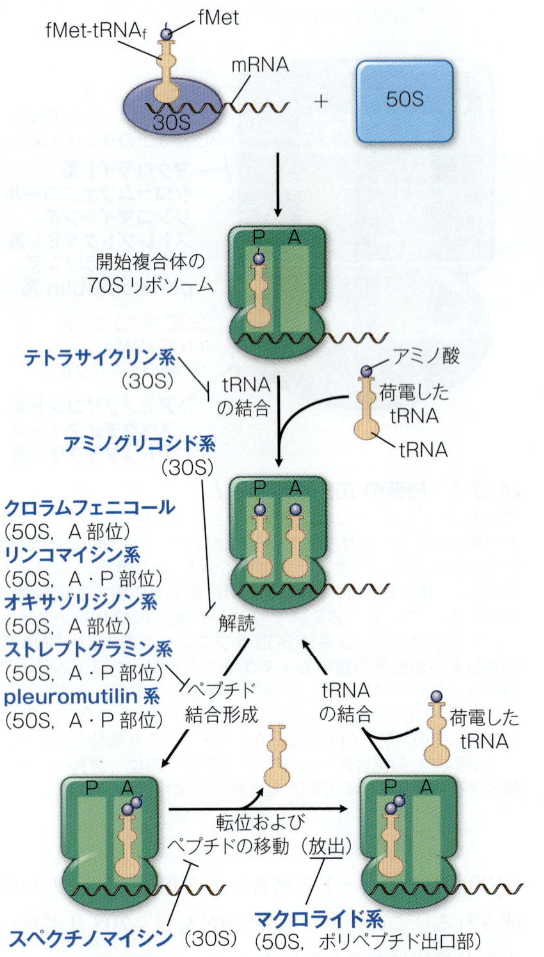


**図 33-7 細菌の翻訳**
細菌の翻訳は，リボソーム30Sサブユニット，メッセンジャー（mRNA），ホルミル化メチオニン（fMet）結合トランスファーRNA（tRNA），リボソーム50Sサブユニットが複合体を形成するところから始まる．この複合体は，fMet-tRNA$_f$ が mRNA 上の開始コドンに結合することによって形成される．複合体となった70Sリボソームには，アミノアシル（**A**）部位とペプチジル（**P**）部位が存在する．A部位は3塩基からなるmRNAコドンを受け入れ，これと相補的なアミノ酸と結合したtRNA（すなわち荷電したtRNA）をmRNAコドンと結合させる．16S rRNAの解読機能により，mRNAコドンと正しいtRNAとの結合が担保される．荷電したtRNAがA部位に入ると，23S rRNAのペプチジルトランスフェラーゼ作用により，A部位にあるアミノ酸とP部位に存在する成長ペプチド鎖のカルボキシ基末端とのペプチド結合形成が触媒される．このペプチド結合が形成されると，tRNA-mRNA複合体はA部位からP部位に転位し，それまでP部位にあったtRNA分子はP部位から放出され，成長ペプチド鎖はリボソームの出口部から出てくる．A部位は空となり，次の荷電したtRNA分子がA部位に入り周期が完了する．翻訳はmRNA上の停止コドンに遭遇するまで継続し，停止コドンで新規に合成されたタンパク質がリボソームから放出される．
　翻訳を阻害する薬物は，細菌リボソームの働きを妨害する．アミノグリコシド系は30Sサブユニットのリボソーム RNA（rRNA）と結合し，誤ったtRNAがmRNAに結合するようにする．テトラサイクリン系はアミノアシルtRNAがA部位に結合するのを阻害する．クロラムフェニコール，リンコマイシン系，オキサゾリジノン系，ストレプトグラミン系，pleuromutilin系は，50Sサブユニットのペプチド結合形成の作用を阻害する．スペクチノマイシンとマクロライド系はペプチドの転位を阻害する．ストレプトグラミン系の第2成分の結合部位は，マクロライド系の結合部位と共通している（**図示せず**）．

ていたtRNA（tRNA$_f$）はP部位から放出され（そしてE部位に結合する），2つのアミノ酸と結合しているA部位のtRNAが，空きになったP部位に移動する．A部位は新たに利用できる状態になり，成長ペプチド鎖はリボソームの出口通路から出現する．この過程は**転位 translocation** として知られる．このようにポリペプチド鎖の伸長は，アミノアシルtRNAのA部位への結合，ペプチド結合の形成，転位といった複数のサイクルによって生じる．

“**終止 termination**”では，**遊離因子 release factor** と呼ばれるタンパク質がA部位の終止コドンを認識し，新規に合成されたタンパク質を放出してリボソーム-mRNA複合体を解離させる．この過程では，少なくともいくつかの例において，遊離因子とtRNAとの構造上の類似性が関与しているようである．

細菌の翻訳について，一般的に次の3つのポイントに注目する必要がある．第1に，**2つのリボソームサブユニットは別々の役割を行っている**ということである．30Sサブユニットはm RNA情報の正確な解読を担い，50Sサブユニットはペプチド結合の形成を触媒する．しかし転位に関しては，両方のサブユニットが関与しているようである．第2に，**リボソームの構成要素のうち，タンパク質ではなくRNAが触媒機構を持っている**ということである．言い換えれば，“仕事をする”のはrRNAである．第3に，**タンパク合成阻害薬は，翻訳過程のいくつかの段階でタンパク合成を阻害している**ということである．

## ▶ 薬理学上の分類

細菌のDNA複製，転写，翻訳を標的とした薬物は，大きく3つに分類される．(1) キノロン系，(2) リファマイシン誘導体，(3) 細菌リボソームを標的とした薬物である．キノロン系は広域スペクトラムの抗菌薬である．キノロン系は特定のトポイソメラーゼを阻害するだけでなく，それらをDNA障害物質に変換させる．リファマイシン誘導体は細菌RNAポリメラーゼと結合してこれを阻害する．この誘導体の1つであるリファンピシン（別名：rifampin）は，結核治療の主力薬である．細菌リボソームに結合してタンパク質の合成を阻害する薬物にはいくつか種類がある．具体的には，アミノグリコシド系，スペクチノマイシン，テトラサイクリン系はリボソーム 30S サブユニットに結合し，マクロライド系，クロラムフェニコール，リンコマイシン系，ストレプトグラミン系，オキサゾリジノン系，pleuromutilin 系はリボソーム 50S サブユニットを標的にしている．タンパク合成阻害薬は一般的にグラム陽性 Gram-positive 菌とグラム陰性 Gram-negative 菌の双方に作用するため，臨床適応が広い（第 34 章のグラム陽性菌・グラム陰性菌の解説参照）．

後ほど説明するが，薬物の作用機序の解明は細菌遺伝学の分野に極めて強く依存してきた．具体的には，抗菌薬の分子標的を同定するには，特定の抗菌薬（例：リファンピシン）に耐性のある細菌を分離し，次に抗菌薬に生化学的な耐性を示す標的分子（例：RNA ポリメラーゼ）を明らかにし，最終的にその標的をコードする遺伝子のなかから薬物耐性を示す遺伝子変異を明らかにするのである．さらに近年の研究では，核磁気共鳴分析法や X 線結晶学的技法を用いることで，より詳細な標的構造や種々の薬物-標的相互作用の分子的性状を解明できるようになった．2009 年のノーベル化学賞には，リボソームと抗菌薬の結合に関する結晶学的解析が受賞した．

## トポイソメラーゼ阻害薬：キノロン系

**キノロン系** quinolone は，細菌のⅡ型トポイソメラーゼ阻害作用を持つ殺細菌的抗菌薬の主要な薬物分類である．臨床使用された初期キノロン系の 1 つが**ナリジクス酸** nalidixic acid（図 33-8）であり，キノロン系の作用機序は大部分がこの薬物の研究によって解明された．**シプロフロキサシン** ciprofloxacin，**オフロキサシン** ofloxacin，**レボフロキサシン** levofloxacin などの近年登場したキノロン系の多くはフッ素化されている．こうしたフッ素化キノロン系（**フルオロキノロン系** fluoroquinolone）は，"〜フロキサシン" で終わる典型的な一般名から見分けがつく（図 33-8）．フルオロキノロン系は，大腸菌，肺炎桿菌 *Klebsiella pneumoniae*，カンピロバクター・ジェジュニ *Campylobacter jejuni*，緑膿菌 *Pseudomonas aeruginosa*，淋菌 *Neisseria gonorrhoeae*，エンテロバクター属 *Enterobacter*，サルモネラ属 *Salmonella*，赤痢菌属 *Shigella* species などのグラム陰性菌による一般的な泌尿生殖器，呼吸器，消化器感染症の治療に広く用いられる．細菌がキノロン系に対し耐性化するおもな手段には，Ⅱ型トポイソメラーゼをコードする遺伝子の染色体突然変異や，細菌内の薬物濃度を左右する細胞膜ポーリンや排出ポンプの発現の変化が挙げられる．副作用の頻度は少ないが，悪心，嘔吐，下痢などがある．

キノロン系は感受性のある細菌に対しては，**DNA ジャイレース** DNA gyrase（トポイソメラーゼⅡ）と

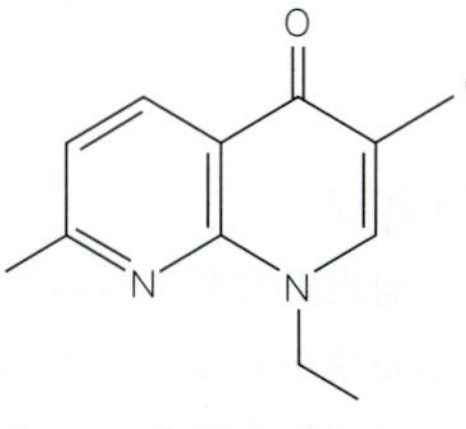

ナリジクス酸

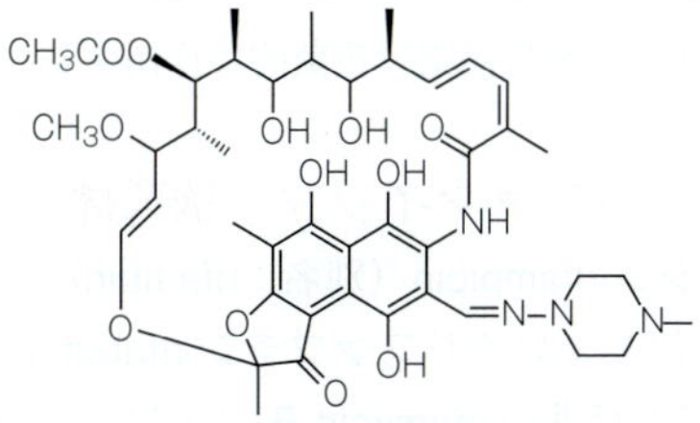

リファンピシン

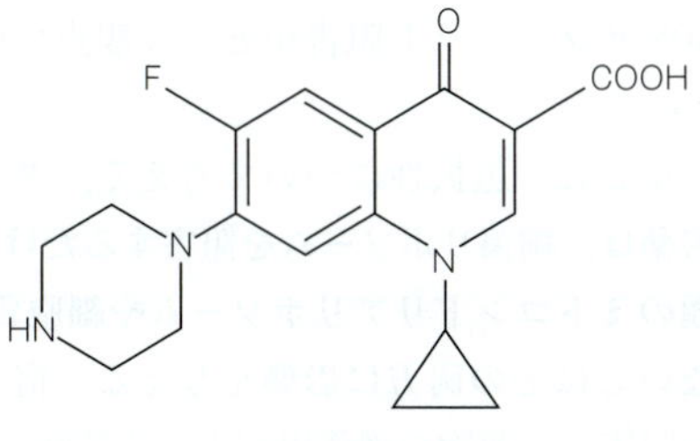

シプロフロキサシン

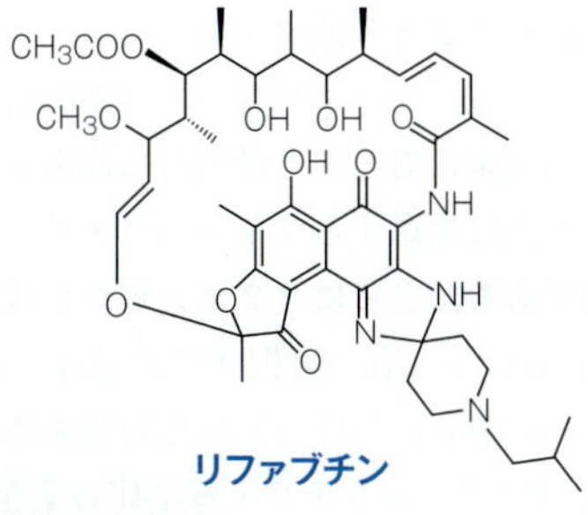

リファブチン

**図 33-8 細菌のトポイソメラーゼおよび転写を標的とする抗菌薬の構造**
ナリジクス酸とシプロフロキサシンは細菌のⅡ型トポイソメラーゼを阻害するキノロン系抗菌薬である．リファンピシンとリファブチンは細菌の DNA 依存性 RNA ポリメラーゼを阻害する．

**トポイソメラーゼⅣ topoisomerase Ⅳ**のうち1つないしは両方を阻害する．細菌と真核生物のⅡ型トポイソメラーゼの構造が異なるため，薬物作用の選択性が生じる．キノロン系はおもにグラム陰性菌のDNAジャイレースを阻害するが，同時に黄色ブドウ球菌 *Staphylococcus aureus* などのグラム陽性菌のトポイソメラーゼⅣも阻害する．黄色ブドウ球菌に対する耐性化は広く蔓延しており，キノロン系も黄色ブドウ球菌による感染症に対して効果が低下している．そのためキノロン系の薬物は，おもにグラム陰性菌に対して使用されている．

キノロン系の作用機序に，細菌のⅡ型トポイソメラーゼ機能の破壊がある．通常，Ⅱ型トポイソメラーゼはDNA分子両鎖の結合や切断を行い，一方の鎖がDNA二重らせんの切断部を通り抜けることを可能にしている（図33-4）．キノロン系は，DNAのくぐり抜けが起こる前段階でトポイソメラーゼを阻害するため，DNA重合が壊れた状態でDNA構造を固定化する．キノロン系は低濃度では，Ⅱ型トポイソメラーゼを可逆的に阻害して静菌的に作用する．しかし臨床ではキノロン系は速やかにより高濃度に達し，この状態のキノロン系はトポイソメラーゼのサブユニットを損傷DNAから解離するよう促進することで，トポイソメラーゼをDNA傷害物質に変換させる．両鎖が切断されたDNAは複製されず，転写も切断部から先に進むことができない．二重らせんの損傷そのもの，ないしは二重らせん損傷に対する細菌の反応の結果，最終的に細胞死に至る．以上のように治療用量においては，キノロン系抗菌薬は殺菌的に作用する．

## 転写阻害薬：リファマイシン系誘導体

**リファンピシン rifampicin（別名：rifampin）**および構造的に類似している**リファブチン rifabutin** は，天然に存在する抗菌薬の rifamycin B（図33-8）の半合成誘導体である．リファンピシンは髄膜炎菌性疾患の予防やその他の細菌感染症の治療にも使用されるが，おもには結核およびその他マイコバクテリア感染症の治療に使用される．リファンピシンは細胞外細菌だけでなく細胞内細菌に対しても殺菌的に作用するため，ファゴソーム内に生息するマイコバクテリアに対して特に効果的である．さらにリファンピシンは，結核併用療法のもう1つの第一選択薬である**イソニアジド isoniazid** の *in vitro* における活性を増強する（第34章，細菌およびマイコバクテリア感染症の薬理学：細胞壁合成，および第40章，併用化学療法の原理参照）．

リファマイシン系は，DNA依存性RNAポリメラーゼと非常に安定した複合体を形成してRNA合成を阻害し，マイコバクテリアに対して殺菌的作用を発揮する．リファマイシン系は細菌RNAポリメラーゼの$\beta$サブユニットを標的としている．リファンピシンは転写の開始は行わせるが，新生RNAが2～3個のヌクレオチドに達すると，それ以上のRNA伸長を阻止する．すべてのリファマイシン系および細菌RNAポリメラーゼに関する作用機序は完全には解明されていないが，ある細菌RNAポリメラーゼに関しては，ポリメラーゼから新生RNAが押し出される経路をリファンピシンが閉塞しているという結晶学的証拠がある．リファンピシンは細菌に対して高い選択性を示すが，これは哺乳類のポリメラーゼ（細菌様と考えられるミトコンドリアのRNAポリメラーゼも含め）は，はるかに高濃度のリファンピシンでなければ阻害されないからである．したがってリファンピシンの忍容性は一般的に良好で，副作用（通常は皮疹，発熱，悪心，嘔吐，黄疸）の頻度は低い．

結核に対してリファンピシンを単剤で使用すると速やかに耐性が生じ，効果がないだけではなく逆効果にさえなるため，他の抗結核薬との併用で投与される．*in vitro* の研究では，$10^6$～$10^8$個に1個の割合の結核菌が，ポリメラーゼ上の薬物結合部位に変化をもたらす突然変異の1段階過程を経て，リファンピシンに対する耐性を獲得する．しかし多剤併用療法の1つとしてリファンピシンを用いる場合には，潜伏性結核症再燃の生涯発生率を著明に低下させる（第40章参照）．

## 翻訳阻害薬

細菌の翻訳阻害薬については，以下の3点について考える必要がある．第1に**翻訳阻害薬は，細菌リボソームの30Sサブユニットまたは50Sサブユニットのいずれかを標的にしている**ということである．ここでは翻訳阻害薬について，30Sサブユニット阻害か50Sサブユニット阻害かという観点で解説する（表33-1）．

第2に，選択性について考える．**タンパク合成阻害薬は，細菌リボソームを阻害するだけでなく，哺乳類のミトコンドリアリボソームや細胞質リボソーム，ないしはその両方に影響を与える**．宿主リボソームの阻害は，薬物の副作用が生じる頻度の高い機序の1つである．クロラムフェニコールのような抗菌薬では，哺乳類のリボソームをも阻害してしまう大きな欠点があり，重篤かつ致死的となる副作用を引き起こす可能

**表 33-1 翻訳阻害抗菌薬の作用部位および作用機序**

| 薬物，薬物分類 | 作用部位 | 作用機序 |
|---|---|---|
| **リボソーム 30S サブユニットを標的とする薬物** | | |
| アミノグリコシド系 | 16S rRNA | 誤解読を誘導；高濃度ではタンパク質合成を停止 |
| スペクチノマイシン | 16S rRNA | 転位の過程を阻害 |
| テトラサイクリン系 | 16S rRNA | アミノアシル tRNA の A 部位への結合を妨害 |
| **リボソーム 50S サブユニットを標的とする薬物** | | |
| マクロライド系 | 23S rRNA | ポリペプチド鎖の伸長を妨害して転位過程を阻害 |
| クロラムフェニコール | 23S rRNA | tRNA の位置決めに干渉しペプチド結合形成を阻害 |
| リンコマイシン系 | 23S rRNA | ポリペプチド鎖の伸長阻害と A 部位および P 部位の阻害によりペプチド結合形成を阻害 |
| ストレプトグラミン系 | 23S rRNA | A 部位および P 部位の阻害によりペプチド結合形成を阻害；第 2 成分の作用機序はマクロライド系と重複 |
| オキサゾリジノン系 | 23S rRNA | アミノアシル成分の A 部位への結合を阻止しペプチド結合形成を阻害 |
| pleuromutilin 系 | 23S rRNA | A 部位および P 部位の阻害によりペプチド結合形成を阻害 |

rRNA：リボソーム RNA，tRNA：トランスファー RNA．

性がある．テトラサイクリン系も *in vitro* では哺乳類のリボソームを阻害するが，幸いなことにテトラサイクリン系は選択的に細菌細胞内で濃縮される．その他の翻訳阻害薬は，臨床で使用される濃度では哺乳類のリボソームをほとんど，あるいは全く阻害しない．こうした薬物では，用量制限毒性は別の機序に起因するようである．大半の広域スペクトラムの経口抗菌薬と同様に，消化管の副作用は腸管内菌叢の喪失によるようである．

1990 年代に，この選択性に関する事案が意外な展開を見せた．ある種のアミノグリコシド系，マクロライド系，リンコマイシン系抗菌薬が，後天性免疫不全症候群 acquired immunological deficiency syndrome（AIDS）やその他の免疫不全患者に日和見感染症を引き起こす真核微生物（例えば寄生原虫類）に対し，一定の効果を発揮することがわかったのである．こうした微生物では，細胞小器官におけるタンパク質合成の阻害が抗菌薬作用を担っていると考えられている（第 36 章，寄生虫症の薬理学参照）．

第 3 に考えるべきことは，**タンパク質合成を完全に阻害しても，細菌を殺すには至らない**ということである．細菌は，その成長を抑制する様々な治療に対していくつもの反応を見せ，抗菌薬治療が終わるまでの間，休眠状態でやり過ごすのである．タンパク質合成が完全に阻害されても細菌が生き延びるのは，細菌のこうした反応による．そのためタンパク合成阻害薬の多くは静菌的作用を持つ．アミノグリコシド系はこの原則の主要な例外である．

## リボソーム 30S サブユニットを標的とする抗菌薬

### アミノグリコシド系

**アミノグリコシド系** aminoglycosides は，おもにグラム陰性菌感染症の治療に使用される．アミノグリコシド系は荷電分子であり，経口では生体に吸収されないため静脈投与する必要がある．アミノグリコシド系には，**ストレプトマイシン** streptomycin（1944 年に発見された最初のアミノグリコシド系薬），**フラジオマイシン** fradiomycin（別名：neomycin），**カナマイシン** kanamycin，**トブラマイシン** tobramycin，paromomycin，**ゲンタマイシン** gentamicin，netilmicin，**アミカシン** amikacin がある（図 33-9）．このうちゲンタマイシン，トブラマイシン，アミカシンは，相対的に毒性が低くカバーできる細菌が多いため，最も広く使用されている（しかし，嫌気性菌やグラム陽性菌の多くに対しては無効である）．

アミノグリコシド系はリボソーム 30S サブユニットの 16S rRNA に結合し，濃度依存的にタンパク質合成に対する作用を発揮する．低濃度では，ポリペプチド鎖伸長の過程でリボソームに mRNA を誤翻訳させる．その結果，誤ったアミノ酸配列を持つタンパク質が合成される．このことから，アミノグリコシド系は 30S サブユニットの mRNA 解読機能に干渉すると推察される．30S-アミノグリコシド複合体の結晶構造から，30S サブユニットの解読機能の理解が非常に進んだ．アミノグリコシド系がどのように解読に影響を与えるかについては paromomycin で最も解明されている．paromomycin は 30S サブユニットと結合することで 16S rRNA 内の構造変化を引き起こすが，この構造変化は正しい tRNA アンチコドンが mRNA コドンに結合して生じる変化を模倣している．この構造変化によって，30S サブユニットは 50S サブユニットにシグナル伝達を行い，誤った tRNA が A 部位にいた場合にもペプチド結合を形成させると考えられて

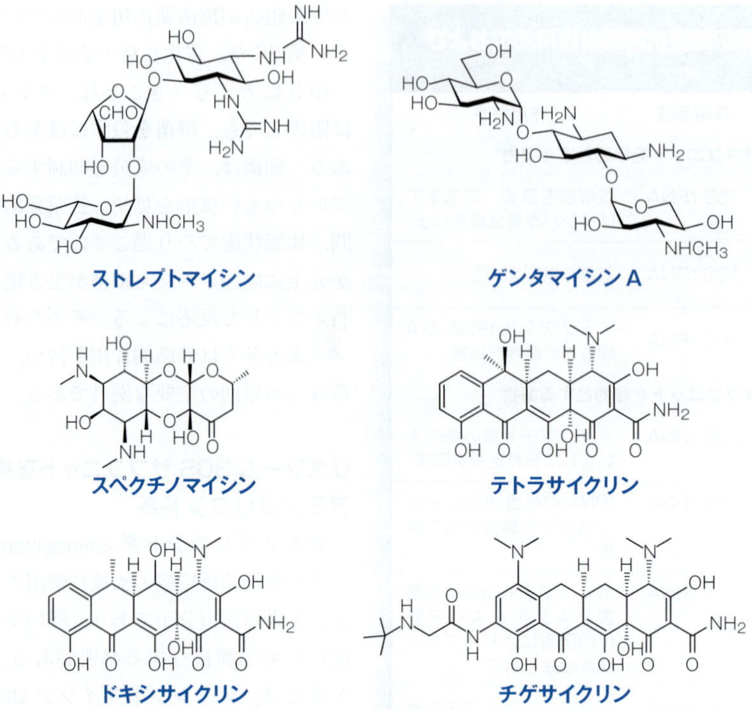


**図 33-9　リボソーム 30S サブユニットを標的とする抗菌薬の構造**
ストレプトマイシンおよびゲンタマイシンはアミノグリコシド系である．スペクチノマイシンは構造的にアミノグリコシド系に近い関係にある．テトラサイクリンおよびドキシサイクリンはテトラサイクリン系である．チゲサイクリンはグリシルサイクリン系である．

いる（図 33-10）（ストレプトマイシンも誤解読を誘導するが，その結合は paromomycin の結合部位と近傍の異なった部位であり，その機序の詳細は解明されていない）．高濃度では，アミノグリコシドはタンパク質合成を完全に阻害する．これがどのようにして起こるのかは正確にはわかっていないが，*in vitro* では少なくとも数種のアミノグリコシド系薬物が転位の過程を阻害することが証明されており，実際のところ tRNA が反対の方向に移動するような刺激を与えている（逆転位）．そのため抗菌薬に曝露された細菌では，mRNA 開始コドンの AUG 位置でリボソームが動けない状態となる．最終的には，薬物と結合していないリボソームが存在していても，こうした異常な開始複合体の蓄積により翻訳は停止する．

他のタンパク合成阻害薬とは対照的に，アミノグリコシド系は**殺菌的 bactericidal** である．これは重症感染症の治療においては重要な薬物特性である．殺菌的作用の機序の詳細はわかっていないが，故 Bernard Davis 氏が提唱した興味深いモデルが一定の支持を得ている（図 33-10）．この **Davis モデル Davis model** は，アミノグリコシド系が持つ濃度依存的効果の観点から，細菌の細胞死に至る流れを説明している．最初にアミノグリコシド系抗菌薬が細菌細胞内に入ろうとする時には，その細胞膜輸送は十分に行われない．この最初の低濃度の状態では，mRNA の誤解読が生じ異常なタンパク質が産生される．これら異常タンパク質の一部が細胞膜に入り込んで細胞膜に小孔が形成されると，この小孔からアミノグリコシド系抗菌薬が細胞内に流れ込み，タンパク質の合成は完全に停止する．その結果，細胞膜損傷を修復することができず，イオンの流出やより大きな細胞内分子の流出が生じて細菌の細胞死に至る．別のモデルでも誤翻訳や誤ったタンパク質の折りたたみ現象が殺菌的作用を発揮するための重要なステップとされているが，こちらのモデルでは誤って折りたたまれたタンパク質が，細菌の細胞内膜を通過して移行し，ストレス応答センサーを活性化させることを前提とする．センサーを活性化すると酸化ストレス経路が活性化され，最終的に水酸ラジカルを形成して DNA，タンパク質，脂質に傷害を与え，細胞を死に至らしめる．

アミノグリコシド系のもう 1 つの重要な作用として，細胞壁合成を阻害する β ラクタム系薬物などの抗菌薬と**相乗的 synergistically** に作用することが挙げられる．そのため，アミノグリコシド系と β ラクタム系は併用されることも多い（第 40 章参照）．この相乗効果については，β ラクタム系が細胞壁合成を阻害す

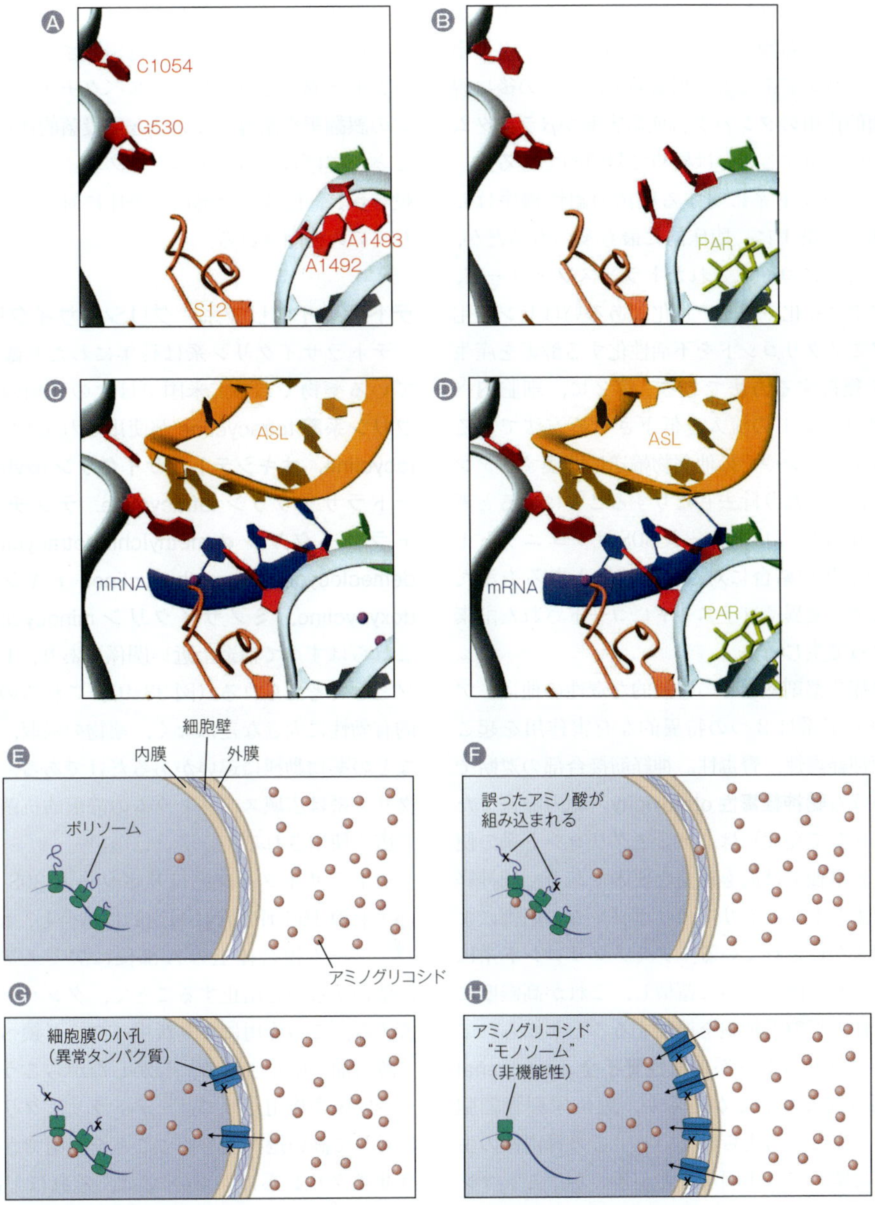


**図 33-10 リボソーム 30S サブユニットの解読機能の破綻，および Davis モデルのアミノグリコシド系の濃度依存的効果の両者による，抗菌薬の殺菌的作用の説明**

**上段.** paromomycin（アミノグリコシド系薬）がリボソーム 30S サブユニットに結合することにより 16S リボソーム RNA（rRNA）内に構造変化が生じるが，これは正しい（同種の）トランスファー RNA（tRNA）アンチコドンがメッセンジャー RNA（mRNA）コドンに結合することで生じる変化を模倣していることが，結晶学的解析によって解明された．**A.** 天然のリボソーム 30S サブユニットの A 部位である．A1492 および A1493 の塩基は A 部位ポケットから離れた位置でスタッキングしている．**B.** paromomycin（PAR）存在下の A 部位である．薬物の結合によって，A1492 および A1493 の塩基は A 部位ポケット内に移動している．**C.** mRNA，および tRNA のアンチコドンステムループ anticodon-stem loop（ASL）で満たされた状態の A 部位である．mRNA と tRNA が A 部位を占有することで A1492 と A1493 は “活性化” され，コドン-アンチコドンの相互作用を監視（解読）するようになる．G530 の構造変化も解読に関与している．**D.** 占有された状態の A 部位ポケットにおいて，paromomycin は A1492 と A1493 の配座を大きく変化させてはいない．しかし A1492 と A1493 を活性（解読）型の配座にすることで，paromomycin（およびおそらくは他のアミノグリコシド系）は誤った（類似した）tRNA アンチコドンと mRNA コドンとの対合を促進させ，mRNA の誤翻訳を生じさせる．**下段.** アミノグリコシド作用の Davis モデルは，低濃度ではアミノグリコシドはタンパク質の誤翻訳を誘導し，誤翻訳された（異常な）タンパク質が細胞内のアミノグリコシド濃度を上昇させてタンパク質合成を停止させると提唱している．**E.** 最初，細菌細胞内のアミノグリコシドは低濃度である．細胞外では治療濃度（高濃度）であっても，細胞内への薬物分子の取込みが乏しいためである．**F.** 細胞内の低濃度アミノグリコシドは細菌のリボソームと結合し，新生ポリペプチド内に誤ったアミノ酸の取込みを引き起こす（誤翻訳）．**G.** こうして作られた異常なタンパク質は，細菌細胞膜に取り込まれて小孔を形成し，細胞膜を傷害する．**H.** 傷害された細胞膜はアミノグリコシド分子の細胞内への侵入を許し，リボソームの作用が完全に阻害される．この効果は不可逆的であるが，これは薬物が細胞内に “閉じ込められる” ためと考えられる．新規にタンパク質が合成されないため細胞膜の損傷は修復されず，結果的に細胞死に至る．

ることでアミノグリコシド系の細菌細胞内への流入が増加するというする説が一般的である．βラクタム系とアミノグリコシド系による相乗効果は，この後に説明する静菌的作用のタンパク合成阻害薬がβラクタム系と拮抗的に作用するのとは極めて対照的である．

アミノグリコシド系に対する細菌の耐性機序はおもに3つある．第1に，臨床的に最も多いものだが，細菌プラスミドにコードされたトランスフェラーゼ，すなわちアデニル化，アセチル化，あるいはリン酸化によってアミノグリコシドを不活性化する酵素を産生して耐性を獲得する方法である．第2に，細胞内へのアミノグリコシドの流入を低下させる方法であるが，これはポーリンやその他薬物輸送に関連するタンパク質を変化させたり除去したりすることによると考えられる．第3に，リボソーム30Sサブユニット上の薬物標的が薬物結合に対して抵抗性となる方法だが，これは突然変異やプラスミドにコードされた酵素の作用によって生じる．

薬物過敏症や薬剤熱などの一般的な毒性の他に，アミノグリコシド系は3つの特異的な有害作用を起こしうる．聴神経毒性，腎毒性，神経筋接合部の遮断である．このうち**聴神経毒性 ototoxicity**（聴力障害または前庭障害として発症）は，アミノグリコシド系の使用を制限する単独では最も重要な要素である．聴神経毒性は，宿主ミトコンドリアのリボソームの阻害によることが明らかにされている．アミノグリコシド系は内耳の外リンパと内リンパに蓄積し，これが高濃度になると感受性の高い毛細胞を損傷することが知られている．アミノグリコシド系は**急性腎不全 acute renal failure** を引き起こすことがあるが，近位尿細管細胞内への蓄積によると考えられている．この腎毒性の生化学的機序に関しては不明なことが多いが，ミトコンドリアに対する毒性や細胞膜の不安定化が原因ではないかと考えられている．アミノグリコシド系が非常に高濃度になると神経筋接合部に非脱分極型の遮断を起こすことがあり，呼吸筋麻痺の原因となることがある．この作用は，神経筋接合部におけるシナプス前部位でアミノグリコシド系がカルシウムと競合することにより，アセチルコリンの放出が減少してシナプス後神経終末端の脱分極を障害，その結果筋麻揮が起こるとされる．

## スペクチノマイシン

**スペクチノマイシン spectinomycin** もリボソーム30Sサブユニットの16S rRNAに結合する（ただしアミノグリコシドとは結合部位が異なる）（図33-9）．スペクチノマイシン存在下では，70Sリボソーム複合体の形成は行われる，転位は阻害される．アミノグリコシドと異なる点として，スペクチノマイシンはコドンの誤翻訳を誘導しないこと，殺菌的作用を持たないことが挙げられる．スペクチノマイシンは非経口的に投与され，臨床では淋菌感染症に対する代替的治療としてのみ使用される．

## テトラサイクリン系，グリシルサイクリン系

テトラサイクリン系は長年にわたり臨床使用されている薬物である．米国では次の種類の**テトラサイクリン系薬 tetracycline** が使用されている．**chlortetracycline，オキシテトラサイクリン oxytetracycline，テトラサイクリン tetracycline，デメチルクロルテトラサイクリン demethylchlortetracycline**（**別名：demeclocycline**），**methacycline，ドキシサイクリン doxycycline，ミノサイクリン minocycline** である．これらはすべて構造上近い関係にあり，1つのグループとして考えられる（図33-9）．これらの薬物は臨床的有効性に大きな差はなく，薬物の吸収，分布，排泄などの薬物動態に違いがあるだけである．テトラサイクリン系は広域スペクトラムの静菌的抗菌薬で，臨床で広く使用される．

テトラサイクリン系はリボソーム30Sサブユニットの16S rRNAに可逆的に結合し，mRNA-リボソーム複合体上のA部位にアミノアシルtRNAが結合するのを阻止することで，タンパク質合成を阻害する．この作用により新生ペプチド鎖への新規アミノ酸付加が阻止される．しかしながらこうしたタンパク合成阻害作用だけでは，テトラサイクリン系が細菌に対して高い選択性を持つことを説明できない．テトラサイクリン系は *in vitro* では，それほど高濃度でなくても真核細胞のタンパク質合成を停止させるからである．**テトラサイクリン系の高い選択性は細菌細胞内への能動的蓄積によるものであり，哺乳類細胞ではこれが起きない**．グラム陰性菌に対しては，テトラサイクリン系薬は細胞外膜のポーリンタンパク質を介した受動的拡散で細菌内に流入し，その後エネルギー依存性の能動輸送により内膜を通過する．炭疽菌 *Bacillus anthracis*（炭疽病の原因となる病原体）のようなグラム陽性菌に対しては，類似のエネルギー依存性能動輸送システムを介して細胞内に流入する．これらとは対照的に，哺乳類細胞にはテトラサイクリン系感受性細菌で見られる能動輸送システムが存在しない．

テトラサイクリン系の選択性は薬物濃縮機構に由来しているため，細菌が薬物排出を増加したり薬物流

入を減少したりすることで薬物耐性が生じる．実際に，プラスミドにコードされている**排出ポンプ efflux pump** は，テトラサイクリン耐性の微生物で最もよく見られる耐性機序である．耐性獲得の第 2 の機序として，テトラサイクリンとリボソームの結合を妨害するタンパク質の産生がある．さらに第 3 として，テトラサイクリンを酵素によって不活性化する機序がある．

テトラサイクリン系の薬物動態学的に重要な特徴として，乳製品のようなカルシウムに富む食品や，制酸薬などの二価，三価の陽イオンを含む薬物との相互作用がある．こうした食物や薬物はテトラサイクリン系の吸収を減少させるため，テトラサイクリン系は通常空腹時に投与される．テトラサイクリン系がいったん血液循環に入っても，陽イオン（特にカルシウム）との間に同様の相互作用が生じて骨や歯牙に薬物が蓄積することがあり，小児患者では発育不全をもたらす可能性がある．また，テトラサイクリン系には紫外線を吸収する特性があるため，歯牙の変色や重篤な皮膚の光線過敏症の原因となることがある．

テトラサイクリン系で最も問題となる副作用は腎毒性と胃腸障害であり，治療中断の理由として最も頻度が高いのは悪心・嘔吐である．テトラサイクリン系は尿中および胆汁に排泄されるが，ほとんどのテトラサイクリン系薬はおもに尿中に排泄される．他のテトラサイクリン系と比較して，**ドキシサイクリン doxycycline** は尿中排泄の割合が低いため，腎障害を有する患者に対して比較的安全に使用することができる．また，大半が不活性型で便中に排泄されるため，腸管の細菌叢への影響が少ないという利点もある．したがってドキシサイクリンは悪心や嘔吐，そして特に免疫不全患者で生じやすい病原菌の重複感染の頻度が少ない．

**チゲサイクリン tigecycline** は，抗菌薬の新規分類となる**グリシルサイクリン系 glycylcycline** の最初の薬物である．【訳注：米国では】2005 年に承認を受けた．チゲサイクリンは 4 環構造をしており，テトラサイクリン系に類似している（図 33-9）．チゲサイクリンは広域の作用スペクトラムを有しており，チゲサイクリン感受性細菌による重症の皮膚感染症，腹部感染症，および市中肺炎に対して経静脈投与の適応がある．

## リボソーム 50S サブユニットを標的とする抗菌薬

臨床で使用可能なリボソーム 50S サブユニットを標的とする抗菌薬にはマクロライド系，クロラムフェニコール，リンコサミド系，オキサゾリジノン系，pleuromutilin 系などがある．これらはペプチジルトランスフェラーゼ活性中心近傍にある 23S rRNA の限られた領域に結合する．各薬物の結合部位にはわずかな違いがあり，これがそれぞれの作用機序の差異に関連している可能性がある．

### マクロライド系，ケトライド系

マクロライドは，その巨大なラクトン環にちなんで命名された．それぞれのラクトン環には 1 つないしは複数のデオキシ糖が結合している（図 33-11）．**エリスロマイシン erythromycin** はマクロライド系に属する代表的な薬物である．エリスロマイシンの半合成誘導体である**アジスロマイシン azithromycin** および**クラリスロマイシン clarithromycin** は，エリスロマイシンよりも広い抗菌スペクトラムと優れた忍容性を有しており，使用頻度が増加している．マクロライド系は，レジオネラ症を含む肺感染症の治療に特に重要であることが実証されている．マクロライド系は肺組織への移行性に非常に優れており，細胞内のレジオネラ属 *Legionella* に対しても効果を発揮する点で重要である．

マクロライド系は静菌的抗菌薬であり，リボソーム 50S サブユニットの 23S rRNA を標的としてタンパク質合成の転位過程を阻害する．50S サブユニットへの結合状態は図 33-12 に結晶構造で示す通り，エリスロマイシンは 23S rRNA の特定部位に結合し，新生ポリペプチド鎖が出口部から出てくるところを阻害する（図 33-12）．

マクロライドは耐性の問題があることから，使用法が複雑になっている．マクロライド耐性の多くはプラスミドのコードによるものである．耐性機序の第 1 は，マクロライド系を加水分解するエステラーゼの産生であり，腸内細菌科 Enterobacteriaceae などの耐性株で見られる．第 2 は，染色体上の遺伝子突然変異により，リボソーム上のマクロライド結合部位を変化させるものである．第 3 に，細胞膜におけるマクロライド系薬の透過性を減少させる細菌も存在するが，より多いのは薬物の能動排出を増加させる細菌である．マクロライド耐性のグラム陽性菌で最も多く見られるのはメチラーゼ産生である．メチラーゼはマクロライドの標的であるリボソーム上の部位を修飾し，マクロライド系薬の結合を減少させる．メチラーゼの構成産物によって，構造上の関連はないが機構的に類似する**クリンダマイシン clindamycin** や **streptogramin B** に対しても耐性が生じる（後述の解説参照）．

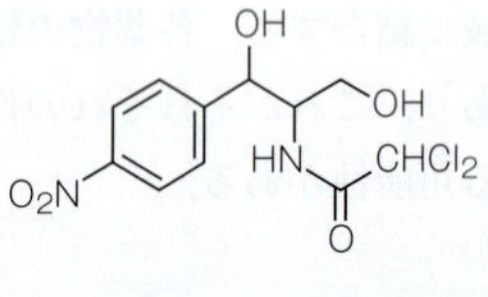

クロラムフェニコール

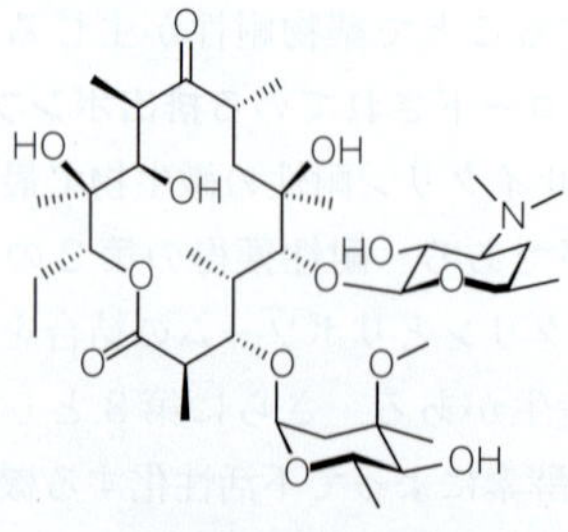

エリスロマイシン A

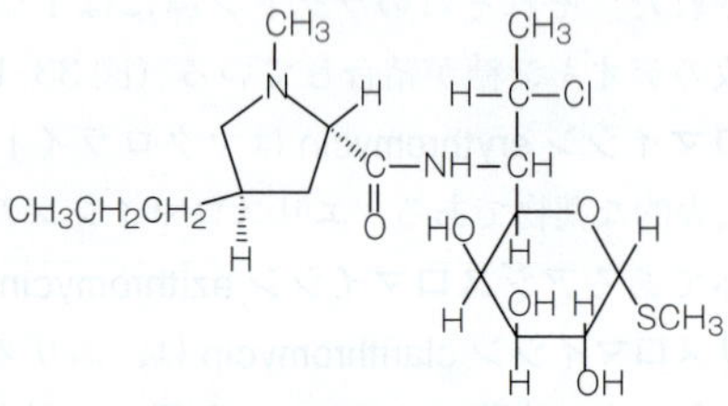

クリンダマイシン

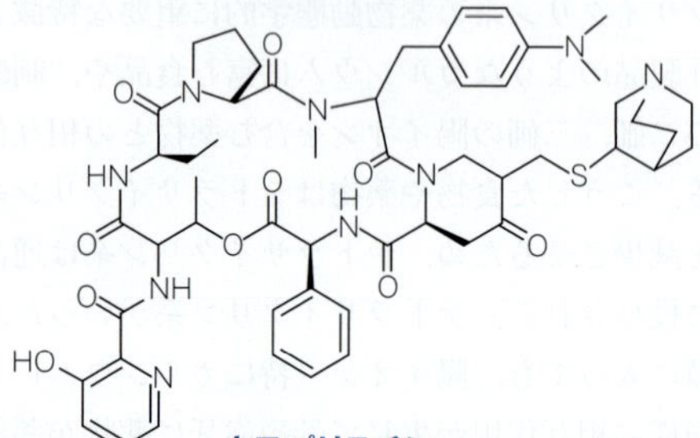

キヌプリスチン

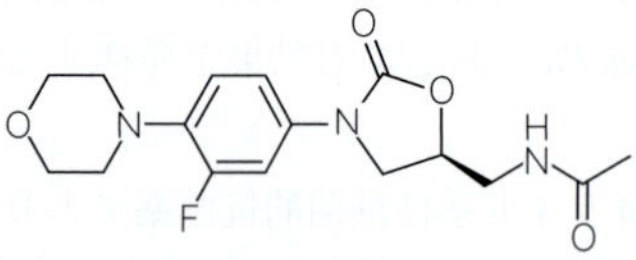

リネゾリド

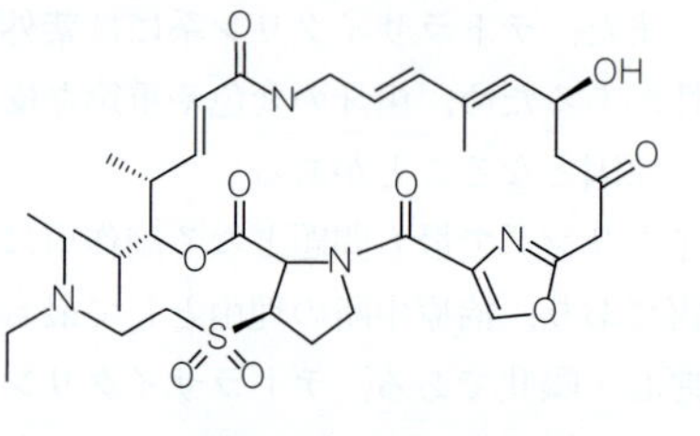

ダルホプリスチン

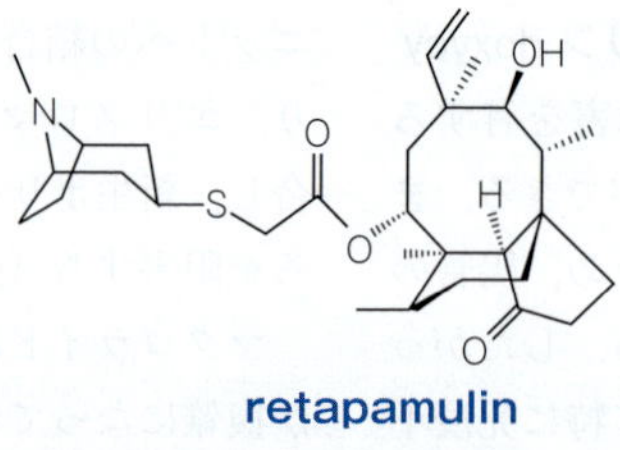

retapamulin

**図 33-11　リボソーム 50S サブユニットを標的とする抗菌薬の構造**
クロラムフェニコール，エリスロマイシン（マクロライド系），クリンダマイシン（リンコマイシン系），キヌプリスチン（ストレプトグラミン系），ダルホプリスチン（ストレプトグラミン系），リネゾリド（オキサゾリジノン系），retapamulin（pleuromutilin 系）．リボソーム 50S サブユニットを標的として，細菌の翻訳を阻害する．

エリスロマイシンの一般的な副作用は，消化管や肝に生じることが多い．消化管症状のためにエリスロマイシンが中止となることが最も多いが，これはエリスロマイシンが消化管運動を直接刺激し，悪心，嘔吐，下痢，時に食欲不振を引き起こすためである．エリスロマイシンは発熱や黄疸，肝機能障害を伴う急性胆汁うっ滞型肝炎を引き起こすことがあるが，これは過敏性反応によるものと考えられる．エリスロマイシンの代謝産物は特定の肝シトクロム P450 アイソザイムを阻害するため，肝代謝を受ける多くの薬物の血中濃度が上昇する．アジスロマイシンとクラリスロマイシンの忍容性は一般的に高いが，肝機能障害が生じることがある．

telithromycin は，第３のエリスロマイシン半合成誘導体であり，2004 年に米国食品医薬品局 Food and Drug Administration（FDA）の承認を受けた．telithromycin は正式にはマクロライド系ではなく**ケトライド系 ketolide** として知られる．マクロライド系と類似した作用機序を持つが，23S rRNA 内のより多くの部位に結合する能力を有することから，リボソーム 50S サブユニットに対する親和性が高い．このためマクロライド系に対して耐性を持つ特定の細菌

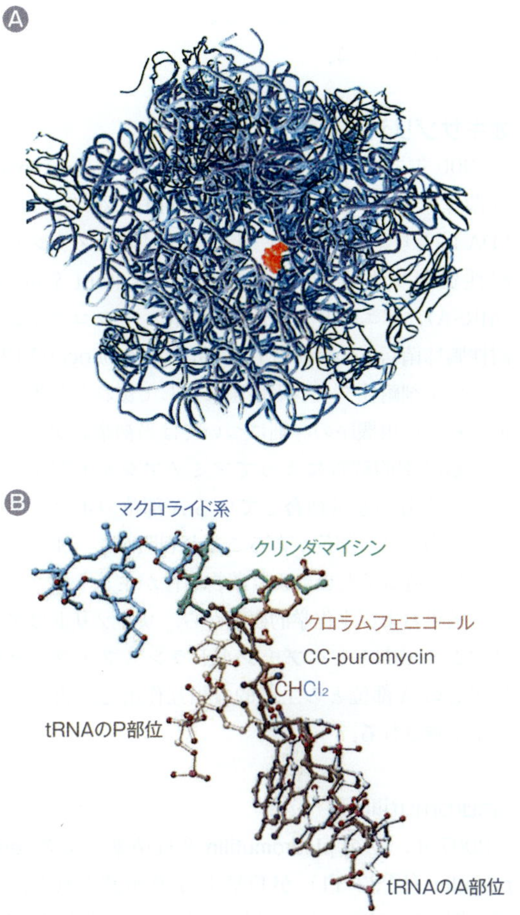


**図 33-12 薬物-リボソーム 50S サブユニット結合の結晶構造解析で解明されたエリスロマイシン，クリンダマイシン，クロラムフェニコールの作用機序**
**A.** エリスロマイシンは 23S rRNA の特定部位に結合し，新生ポリペプチド鎖が出口部から出てくるところを阻害する．**B.** クリンダマイシンとクロラムフェニコールは，リボソーム 50S サブユニットにおける結合部位が部分的に重複しており，マクロライド結合部位の近傍である．トランスファー RNA（tRNA）の A 部位および P 部位も図示した．

株の治療に用いられる．エリスロマイシンと同様に，telithromycin にも多くの薬物間相互作用があり，また稀ではあるが劇症型肝壊死の報告もある．

## クロラムフェニコール

**クロラムフェニコール chloramphenicol** は静菌的な広域スペクトラムの抗菌薬で，好気性・嫌気性双方のグラム陽性菌およびグラム陰性菌に活性を持つ．感受性の高い細菌には，インフルエンザ桿菌 *Haemophilus influenzae*，髄膜炎菌 *Neisseria meningitidis*，一部のバクテロイデス属 *Bacteroides* がある．しかしクロラムフェニコールには重篤な毒性を生じる可能性があり，全身的投与の使用機会は限られている．今でも腸チフス，細菌性髄膜炎，リケッチア症の治療にクロラムフェニコールが用いられることがあるが，他の比較的安全な抗菌薬が薬物耐性またはアレルギーなどのために使用できない場合に限られる．

クロラムフェニコールは 23S rRNA に結合してペプチド結合の形成を阻害する．これは 23S rRNA のある部位を占拠することで，A 部位における tRNA のアミノアシル部分が適正に位置取りできないよう妨害しているようである（図 33-12B）．

クロラムフェニコールに対する細菌の耐性獲得の機序はおもに 2 つある．低レベルの耐性は，もともとクロラムフェニコールに感受性のある多くの細菌群のなかから，クロラムフェニコール透過性が低い変異株が選択されることで出現してきた．より臨床的に問題となる耐性は，プラスミドにコードされた**アセチルトランスフエラーゼ acetyltransferase**（現在少なくとも 3 種が同定）というクロラムフェニコールを不活性化する酵素の蔓延により生じている．

クロラムフェニコールが持つ毒性の機序の本質は，ミトコンドリアのタンパク質合成を阻害することにあると考えられる．この毒性の 1 つの徴候として**グレイ症候群 gray baby syndrome** がある．これは新生児に高用量のクロラムフェニコールが投与されることで発症しうる．新生児はクロラムフェニコールを代謝および解毒するグルクロン酸抱合能が未熟なため，薬物が中毒域まで蓄積されて嘔吐，脱力，低体温，皮膚の灰白色への変色，呼吸不全，代謝性アシドーシスが生じる．より頻度の高い有害事象としては，用量依存性に生じる可逆的な赤血球生成の抑制や，消化管障害（悪心，嘔吐，下痢）がある．頻度は稀だが致死的になりうるものとして，**再生不良性貧血 aplastic anemia** がある．この発症は投与量と関連がなく，その機序は不明である．

特に注意すべき点として，クロラムフェニコールと他の薬物との併用時に生じる副作用がある．マクロライド系と同様に，クロラムフェニコールはフェニトインやワルファリンなどの特定の薬物の半減期を延長させる．これは薬物を代謝するシトクロム P450 酵素を阻害することによる．また他の静菌的な細菌タンパク合成阻害薬と同様に，ペニシリン系やアミノグリコシド系の殺菌的抗菌薬の作用に拮抗する．

## リンコマイシン系

臨床で使用されるおもな**リンコマイシン系 lincosamide** は**クリンダマイシン clindamycin** である（図 33-11）．クリンダマイシンはペプチド結合の形成を阻害するが，これは A 部位（クロラムフェニコールと同様に）およびP部位の双方との相互作用を介する作用のようである（図33-12B）．

クリンダマイシンの適応で最も重要なのは，バクテロイデス属による重篤な嫌気性感染症，および他の嫌気性菌による混合感染症の治療である．クリンダマイシンは，クロストリジウム・ディフィシル *Clostridium difficile* の重複感染による**偽膜性腸炎 pseudomembranous colitis** 発症の潜在的原因であると考えられている．クロストリジウム・ディフィシルは正常な腸内細菌叢内では数少ないが，クリンダマイシンや他の広域スペクラムの経口抗菌薬が投与されると選択的に増殖する．クリストリジム・ディフィシルは細胞毒素を産生し，粘膜の潰瘍形成，重度の下痢，発熱を特徴とする腸炎を引き起こす．こうした重篤な副作用がクリンダマイシン使用時の主な懸案事項である．

## ストレプトグラミン系

1999年，タンパク合成阻害薬である**ストレプトグラミン系 streptogramin** の最初の薬物がFDAにより承認された．この薬物は2種類の異なる物質，すなわちA群ストレプトグラミンの**ダルホプリスチン dalfopristin** とB群ストレプトグラミンの**キヌプリスチン quinupristin** との合剤である（図33-11）．ダルホプリスチン/キヌプリスチンは，バンコマイシン耐性のエンテロコッカス・フェシウム *Enterococcus faecium* や化膿性連鎖球菌 *Streptococcus pyogenes* による重篤または致死的な感染症の治療に対して適応を承認された．ストレプトグラミン系は，細菌の23S rRNAのペプチジルトランスフェラーゼ活性中心に結合することでタンパク質合成を阻害する．この領域に影響を与えるような変異や修飾が起これば細菌は耐性化する．B群ストレプトグラミンの結合部位はマクロライド系と共通であり，マクロライド系と同様に新生ペプチド鎖がリボソームから出てくるところを阻害すると考えられている．A群ストレプトグラミンの結合部位は，ペプチジルトランスフェラーゼ中心内のA部位とB部位の双方と共通しており，*in vitro* ではペプチジルトランスフェラーゼを阻害することがわかっている．

ストレプトグラミン系は50Sサブユニットを阻害する抗菌薬のなかでは特異な存在であり，感受性のある多くの細菌種に対して殺菌的作用を持っている．この現象に対しての明確な説明は困難である．現時点での仮説としては，他の50Sサブユニット阻害薬と異なり，ストレプトグラミン系にはリボソームの立体構造を変化させる作用があり，この構造変化はリボソームのサブユニットが解離するまで続くためではないかと考えられている．

## オキサゾリジノン系

2000年，初の**オキサゾリジノン系 oxazolidinone** 抗菌薬である**リネゾリド linezolid**（図33-11）がFDAにより承認された．リネゾリドは，メチシリン耐性黄色ブドウ球菌 methicillin-resistant *S. aureus* (MRSA)，ペニシリン耐性連鎖球菌，バンコマイシン耐性腸球菌 vancomycin-resistant enterococci (VRE) などの薬剤耐性グラム陽性菌に対して優れた効果を発揮する．作用機序の詳細については当初議論があったが，結晶学的解析によってアミノアシルtRNAのアミノ酸成分が通常結合しているA部位のポケット内に，薬物の結合部位があることが判明した．また23S rRNAの遺伝子変異により薬物耐性が生じうる．これらの結果および生化学的研究から，リネゾリドはアミノアシルtRNAとペプチジルトランスフェラーゼ活性中心のA部位との生産的な相互作用を妨害することが示唆される．

## pleuromutilin系

2007年，初の**pleuromutilin**系抗菌薬である**retapamulin**（図33-11）がFDAにより承認された．皮膚の細菌感染症に対して局所投与される薬物であり，その作用機序の解明は比較的よく進んでいる．pleuromutilin系はリネゾリドと同様に，通常アミノアシルtRNAが結合しているペプチジルトランスフェラーゼ活性中心のA部位のポケットに結合する．リネゾリドと異なるのは，pleuromutilin系はP部位にも結合部位を持つ点である．そのためpleuromutilin系の結合部位は，A群ストレプトグラミンの結合部位と類似している．耐性化を引き起こす遺伝子変異の部位は，pleuromutilin系薬が結合する部位と一致する．pleuromutilinが結合するとペプチド結合の形成が阻害されるが，いったんペプチド鎖の伸長が開始されてA・P部位が占拠されると，pleuromutilin系は活性を示さなくなる．

以上のような新規開発の3種のリボソーム阻害抗菌薬を見ると，今後の薬物開発もこの複合体構造が標的として重要な意味を持つと考えられる．今も新規のタンパク合成阻害薬を発見する努力は続いており，薬物と結合するリボソーム構造が解明されることで，こうした研究はより促進される．

## まとめと今後の方向性

多くの種類の抗菌薬は，細菌のセントラルドグマに関与する機構を標的とし，様々な段階で遺伝子発現を阻害する．こうした薬物の多くは，細菌の酵素や RNA に対し選択的に結合するため，副作用は比較的少ない．しかしながら，いずれの薬物にもある程度の毒性があり，なかにはクロラムフェニコールのように致死的となりうる副作用のために臨床での使用が制限されるものもある．キノロン系，リファマイシン誘導体，その他いくつかのタンパク合成阻害薬は殺菌性を示すが，タンパク合成阻害薬の多くは静菌的である．薬剤耐性はこうした薬物すべてに共通する永続的かつ深刻な問題である．薬物耐性は抗菌薬使用の結果生じるとわかっているものだが，適切な薬物投与，多剤併用療法，そして新規抗菌薬を継続的に開発することによって，耐性化の出現に対抗することができる．新規の細菌リボソーム阻害薬であるグリシルサイクリン系，ストレプトグラミン系，オキサゾリジノン系，pleuromutilin 系の開発は，耐性菌に対する有効な薬物を研究するうえで重要な前進となる．さらにこうした薬物の作用機序が解明されることで，翻訳の基礎生物学に新たな知見がもたらされるとともに，薬物治療における新しい生化学的標的の発見につながるだろう．

### 推奨文献


Campbell EA, Korzheva N, Mustaev A, et al. Structural mechanism for rifampicin inhibition of bacterial RNA polymerase. *Cell* 2001;104:901–912. (*Mechanism of rifampin action.*)

Kohanski MA, Dwyer DJ, Wierzbowski J, et al. Mistranslation of membrane proteins and two-component system activation trigger antibiotic-mediated cell death. *Cell* 2008;135:679–690. (*Presents a new model for bactericidal action of aminoglycosides.*)

Ogle JM, Murphy FV, Tarry MJ, et al. Selection of tRNA by the ribosome requires a transition from an open to a closed form. *Cell* 2002;111:721–732. (*Structural basis for the mechanism of aminoglycoside-induced codon misreading.*)

Steitz TA, Moore PB. RNA, the first macromolecular catalyst: the ribosome is a ribozyme. *Trends Biochem Sci* 2003;28:411–418. (*Reviews function of RNA as a target of antibiotic action in the 50S subunit.*)

Walsh CT. *Antibiotics: actions, origins, resistance*. Washington, DC: ASM Press; 2003. (*Reviews antibiotic synthesis, action, and mechanisms of resistance.*)

## 主要薬物一覧：第33章　細菌感染症の薬理学：DNA 複製，転写，翻訳

| 薬　物 | 臨床応用 | 副作用（重篤なものは太字で示す） | 禁　忌 | 治療的考察 |
|---|---|---|---|---|
| **トポイソメラーゼ阻害薬：キノロン系**<br>メカニズム―細菌のⅡ型トポイソメラーゼを阻害する．キノロン系は治療濃度では殺菌的効果を持っており，切断された DNA からトポイソメラーゼを解離させることで，DNA 二重らせんの破壊と細胞死を引き起こす． | | | | |
| **シプロフロキサシン<br>gatifloxacin<br>レボフロキサシン<br>モキシフロキサシン<br>ノルフロキサシン<br>オフロキサシン** | グラム陰性菌感染症 | **軟骨損傷，腱断裂，末梢神経障害，頭蓋内圧亢進，けいれん，重篤な過敏性反応**<br>皮疹，消化管障害 | チザニジンとの併用（シプロフロキサシン）<br>キノロン過敏症 | 細菌はⅡ型トポイソメラーゼをコードする遺伝子の染色体突然変異，または細菌内部の薬物濃度を左右する細胞膜ポーリンや排出ポンプの発現の変化によって，耐性を獲得する．<br>チオリダジンとの併用により，心毒性（QT 間隔延長，トルサードポアン，心停止）のリスクが上昇するため，これを避ける． |
| **転写阻害薬**<br>メカニズム―DNA 依存性 RNA ポリメラーゼと安定した複合体を形成して RNA 合成を阻害する． | | | | |
| **リファブチン<br>リファンピシン（別名：rifampin）** | 髄膜炎菌性疾患の予防（リファンピシン）<br>結核症を含むマイコバクテリア感染症 | **血小板減少症，肝毒性**<br>唾液・涙液・汗・尿の変色，インフルエンザ様症状，肝酵素検査値の上昇，消化管障害 | 活動性の髄膜炎菌感染症 | 単剤では速やかに耐性が生じるため，単剤では用いない．<br>リファンピシンはシクロスポリンの血中濃度および効果を低下させることがある．<br>クラリスロマイシンとリファブチンの併用で，リファブチン血中濃度は上昇しクラリスロマイシン血中濃度は低下するため，併用投与を避ける． |
| **リボソーム 30S サブユニットを標的とする抗菌薬**<br>メカニズム―リボソーム 30S サブユニットの 16S rRNA に結合し，濃度依存的にタンパク質合成に作用する．アミノグリコシド系は殺菌的作用を持ち，mRNA の誤翻訳を誘導する．誤翻訳された mRNA は異常なタンパク質を合成し，酸化ストレス経路を活性化，ないしは細胞膜に入り込んで膜に小孔を形成し，最終的に細胞死を引き起こす．その他の薬物は静菌的である． | | | | |
| **アミノグリコシド系：<br>アミカシン<br>ゲンタマイシン<br>カナマイシン<br>フラジオマイシン（別名：neomycin）<br>netilmicin<br>paromomycin<br>ストレプトマイシン<br>トブラマイシン** | 重篤なグラム陰性菌感染症 | **聴神経毒性，急性腎不全，神経筋接合部遮断，呼吸筋麻痺** | アミノグリコシド過敏症 | βラクタム抗菌薬との相乗効果を持つ．<br>耐性化には次の３つの機序がある．<br>1．プラスミドにコードされたアミノグリコシド系を不活化するトランスフェラーゼやその他酵素を産生する．<br>2．細胞膜ポーリンや薬物輸送にかかわるタンパク質の変異により，薬物の流入が低下する．<br>3．リボソーム 30S サブユニット上の薬物標的が突然変異を起こす． |
| **スペクチノマイシン** | 淋病（代替療法） | 注入部位の疼痛，悪心，めまい，不眠 | スペクチノマイシン過敏症 | 70S リボソーム複合体の形成は行われる，転位は阻害される． |

## 主要薬物一覧：第 33 章　細菌感染症の薬理学：DNA 複製，転写，翻訳（続き）

| 薬　物 | 臨床応用 | 副作用（重篤なものは太字で示す） | 禁　忌 | 治療的考察 |
|---|---|---|---|---|
| **テトラサイクリン系：**<br>**chlortetracycline**<br>**デメチルクロルテトラサイクリン（別名：demeclocycline）**<br>**ドキシサイクリン**<br>**methacycline**<br>**ミノサイクリン**<br>**oxytetracycline**<br>**テトラサイクリン** | 幅広い感染症治療に用いられる．<br>特にコリネバクテリウム・アクネス *Corynebacterium acnes*，インフルエンザ桿菌，コレラ菌 *Vibrio cholerae*，スピロヘータ，肺炎マイコプラズマ *Mycoplasma pneumoniae*，クラミジア種 *Chlamydia* species，リケッチア種．<br>マラリア予防（ドキシサイクリン） | **泉門膨隆，歯牙の変色および低形成，一過性の発育阻害，肝毒性，偽脳腫瘍**<br>光線過敏症，皮疹，消化管障害，前庭障害（ミノサイクリン），カンジダ感染症 | 妊娠後期<br>幼児<br>8 歳未満の小児<br>重症な腎障害のある患者は，ドキシサイクリンを除き，テトラサイクリン系で治療すべきではない | テトラサイクリン系は細菌細胞内に能動的に輸送される．<br>薬物耐性は，プラスミドにコードされている排出ポンプ，テトラサイクリンとリボソームの結合を妨害するタンパク質の産生，酵素によるテトラサイクリンの不活化によって生じる．<br>テトラサイクリンはカルシウム含有物によりその吸収が妨げられるため，空腹時に投与する．<br>頭蓋内圧上昇のリスクが増加するため，acitretin との併用を避ける． |
| **グリシルサイクリン系：**<br>**チゲサイクリン** | 皮膚または皮下組織感染症<br>複雑性腹部感染症<br>市中肺炎 | 消化管障害 | チゲサイクリン過敏症 | 構造はテトラサイクリン系に類似している． |
| **リボソーム 50S サブユニットを標的とする抗菌薬**<br>メカニズム―ペプチジルトランスフェラーゼ活性中心近傍にあるリボソーム 50S サブユニットの 23S rRNA 小領域に結合する．殺菌的なストレプトグラミン系を除き，全薬物が静菌的である． | | | | |
| **マクロライド系，ケトライド系：**<br>**アジスロマイシン**<br>**クラリスロマイシン**<br>**エリスロマイシン**<br>**telithromycin** | エリスロマイシンは幅広い感染症治療に用いられる．特にコリネバクテリウム・アクネス，レジオネラ・ニューモフィラ *L. pneumophila*，梅毒トレポネーマ *Treponema pallidum*（梅毒），肺炎マイコプラズマ，クラミジア種による感染症に使用される<br>クラリスロマイシンは，インフルエンザ桿菌に対する活性が増強されている<br>アジスロマイシンはインフルエンザ桿菌およびモラキセラ・カタラリス *Moraxella catarrhalis* に対する活性が増強されている | **急性胆汁うっ滞型肝炎，聴神経毒性，劇症型肝壊死（頻度は稀，telithromycin）**<br>消化管障害 | 肝機能障害 | 耐性化は染色体の突然変異によって生じ，リボソーム 50S サブユニット上の結合部位の変化や，50S 結合部位を変化させるメチラーゼの産生，またはマクロライドを分解するエステラーゼの産生を引き起こす．<br>マクロライド系とケトライド系は，シクロスポリン，カルバマゼピン，ワルファリン，テオフィリンの肝代謝を阻害し，血中濃度を毒性域まで上昇させる．<br>マクロライド系は腸管細菌叢のジゴキシンを不活化する特定菌種を消滅させ，経口投与の吸収率が上昇することがある． |
| **クロラムフェニコール** | 細菌（特に嫌気性菌）およびリケッチアに対して広域スペクトラムの抗菌活性を持つ | **G6PD が低レベルの患者における溶血性貧血，再生不良性貧血，グレイ症候群** | クロラムフェニコール過敏症 | クロラムフェニコールは，ペニシリン系およびアミノグリコシド系の殺菌作用に対して拮抗する．<br>多くの副作用は，ミトコンドリア作用の阻害による．<br>ワルファリン，フェニトイン，トルブタミド，クロルプロパミドの肝代謝を阻害し，それらの薬効を増強する． |
| **リンコマイシン系：**<br>**クリンダマイシン** | 嫌気性菌による細菌感染症 | **偽膜性腸炎，肝酵素値上昇，黄疸**<br>消化管障害，皮疹 | クリンダマイシン過敏症 | クリンダマイシンはクロストリジウム・ディフィシルの過増殖と関連しており，偽膜性腸炎を引き起こす． |

**主要薬物一覧：第33章　細菌感染症の薬理学：DNA 複製，転写，翻訳（続き）**

| 薬　物 | 臨床応用 | 副作用（重篤なものは太字で示す） | 禁　忌 | 治療的考察 |
|---|---|---|---|---|
| **ストレプトグラミン系：ダルホプリスチン / キヌプリスチン** | バンコマイシン耐性腸球菌（VRE）黄色ブドウ球菌または化膿性連鎖球菌による皮膚感染症 | 注入部の炎症，消化管障害，高ビリルビン血症，関節痛，筋肉痛，頭痛 | ダルホプリスチン / キヌプリスチン過敏症 | セロトニン症候群のリスクがあるため，SSRI と併用しない．<br>心毒性（QT 間隔延長，トルサードポアン，心停止）のリスクが上昇するため，ピモジドとの併用も避ける． |
| **オキサゾリジノン系：リネゾリド** | VRE，MRSA，ストレプトコッカス・アガラクチエ *S. agalactiae*，肺炎連鎖球菌 *S. pneumoniae*（多剤耐性株を含む），化膿性連鎖球菌などのグラム陽性菌感染症<br>院内肺炎<br>糖尿病に合併した足感染症 | **骨髄抑制，末梢神経障害，視神経症**<br>消化管障害，頭痛 | リネゾリド過敏症 | リネゾリドの作用機序の詳細は未だ不明である．<br>リネゾリドには経口薬と経静脈薬がある． |
| **pleuromutilin 系：retapamulin** | MRSA または化膿性連鎖球菌による膿痂疹 | 投与部位の刺激 | 特に禁忌はない | 細菌皮膚感染症に局所投与する． |

# 34

# 細菌およびマイコバクテリア感染症の薬理学：細胞壁合成

Tania Lupoli, David C. Hooper, Ramy A. Arnaout, Daniel Kahne, and Suzanne Walker



## はじめに

1928 年，Alexander Fleming は細菌増殖の阻害物質を産生するカビを偶然発見し，細菌感染症の治療に革命をもたらした．Fleming が分離した物質は**ペニシリン penicillin** である．細菌の細胞壁のおもな構成物である**ペプチドグリカン peptidoglycan** の生合成阻害作用を持つ抗菌薬は数多くあるが，その最初となる薬物であった．ペプチドグリカンは独特な構造上の特性を持つため，抗菌化学療法の標的として魅力的で傑出している．しかし抗菌薬に対する耐性が出現・蔓延したことで，細胞壁合成阻害薬の臨床での使用はしだいに複雑になっている．本章では，ペプチドグリカン合成の生化学について概説し，この過程を妨げる抗菌薬の作用機序，使用方法，そしてその限界について説明する．この限界には薬物耐性，毒性，薬物間相互作用などがある．細菌細胞壁におけるその他の重要構成物を標的とする抗菌薬についても解説する．

## 細菌における細胞壁合成の生化学

### 細胞壁の構造と機能

ペプチドグリカンは，細胞膜のすぐ外側で細胞を囲んでおり，ペプチドで架橋された糖類重合体からなる三次元の編み目構造物である（図 34-1）．そのペプチドと糖組成が名前の由来である．ペプチドグリカンは**ムレイン murein** としても知られるが，これはラテン語で壁を意味する *murus* に由来している．臨床上重要なほぼすべての細菌がペプチドグリカンを産生している．おもな例外には，非定型肺炎を起こす肺炎マイコプラズマ *Mycoplasma pneumoniae*，そして性感染症の原因菌であるクラミジア・トラコマチス *Chlamydia trachomatis* の細胞内形態（または“網状体”）がある．細菌は周囲環境の浸透圧変動の影響を受けるため，ペプチドグリカンは細胞の生存に不可欠のものである．細胞を囲むペプチドグリカン層は，高い細胞膨圧に耐えうる張力を生み出しており，これがなければ細胞膜

## Case

1953年4月のことである．朝鮮戦争は困難な膠着状態に陥っていた．東京にある総合病院のAlan Pierce医師の病棟に，前線から新たな負傷者が到着した．3日前，22歳の兵卒であるMorgan H兵卒は偵察中に狙撃され，左膝の直上を負傷した．H兵卒は移動病院部隊で創傷処置と創傷被覆を受け，速やかに高用量のペニシリン投与が開始されていた．それにもかかわらず，東京に到着した頃にはH兵卒は意識混濁の状態となっており，体温は103°F【訳注：39.4℃】に達していた．Pierce医師は，最初の診察でH兵卒の下肢からひどく甘い匂いがすることに気づいた．被覆材を剥がすと下肢は膝下が腫脹し，創部は腐敗した血性の膿に浸かった状態であった．Pierce医師の診断は，グラム陽性菌であるウェルシュ菌感染による壊疽であった．若い兵卒の生命を救うため，ただちに下肢切断術の準備が始められた．

Pierce医師はこの症例に対し困惑していた．これまでにH兵卒よりも重傷の創を数多く見てきたが，どの症例もペニシリン大量療法に対する反応は良好であった．このことを熟考していたところ，Little Switch捕虜交換作戦で解放された兵士のうち，結核に罹患していると噂される8人が間もなく到着するという連絡を受けた．Pierce医師はストレプトマイシンの手持ちがあることは把握していたが，米国本国から新規の抗結核薬であるイソニアジド（INH）6カ月分を何とか供給してもらえるよう検討することにした．

### Questions

1. H兵卒の感染症がグラム陽性菌によるものであることを確認するため，Pierce医師が行うことができた検査は何か？
2. ペニシリンとは何か？　そしてその作用機序とはどのようなものか？
3. 過去には多くの患者に効いていたペニシリンが，H兵卒に対しては無効だったのはなぜか？
4. Pierce医師が本国に対してINHの供給を要請したのはなぜか？

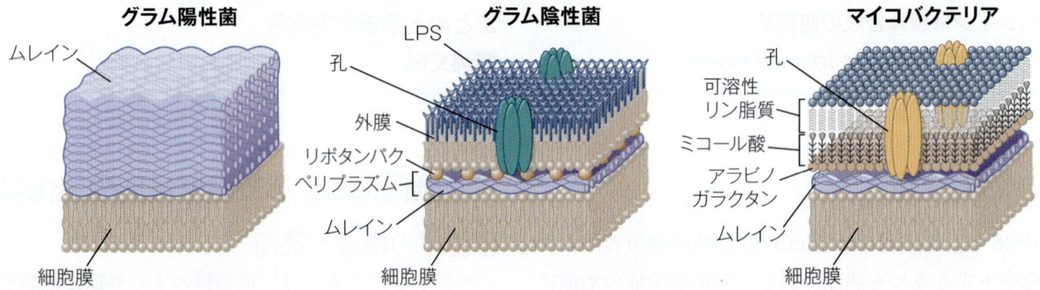


**図 34-1　細菌細胞壁の構造**
グラム陽性菌では（**左図**），細胞壁はムレインの厚い層で構成されており，栄養物，老廃物，抗菌薬はこれを通過して拡散する．細胞膜外葉のリポタイコ酸は，グラム陽性菌の細胞壁外表に貫通するよう挿入されている（**図示せず**）．これら分子の親水性側鎖は，細菌の接着，栄養の供給，宿主の免疫応答からの回避に関与している．グラム陰性菌では（**中央図**），ムレイン層は薄く，その外側を第2の脂質二重層の膜で囲まれている．親水性分子は，孔タンパク質（ポーリン）が円筒状に配列して形成されたチャネルを通ってこの外膜を通過する．グラム陰性菌は外膜にリポ多糖体（LPS）を持っている．LPSは，グラム陰性菌に対する免疫応答の主要な抗原である．マイコバクテリアには（**右図**），結核（結核菌）やハンセン病Hansen disease（らい菌）の原因菌などがあり，その細胞壁はグラム陰性菌と類似している．マイコバクテリアとグラム陰性菌の細胞壁構造のおもな違いは，ムレイン層の外側の脂質構造にある．マイコバクテリアの外膜には，アラビノガラクタンと結合したミコール酸，可溶性リン脂質，その他脂質成分がある．マイコバクテリア属外膜の簡易化モデルを図示する．

は破裂してしまう．ペプチドグリカンは細胞の生存に必須であるため，細胞壁の生合成は抗菌薬の主要な標的となる．細菌細胞壁合成を阻害する抗菌薬のなかで最も種類が多く広く使用されるのは**βラクタム系抗菌薬**β**-lactam antibiotic**であり，ペプチド架橋形成を仲介する**トランスペプチダーゼ transpeptidase（TP）**を阻害する作用を持つ．

細菌は通常，**グラム陽性菌 Gram-positive**と**グラム陰性菌 Gram-negative**の2つのグループに分類される．これは，アセトンなどの有機溶剤による洗浄後，グラム染色のゲンチアナ紫色素を保持できるかに基づき分類される．グラム陽性菌は色素を保持して紫色に見える．グラム陰性菌は紫色素を失い，後から染色されるサフラニン対比染色によってピンク色となる．グラム染色は尿，喀痰，膿などの体液検体中に存在する細菌の同定によく用いられる．Case の Pierce 医師が 1953 年にウェルシュ菌 *Clostridium perfringens* 感染を診断した手段の 1 つがこのグラム染色であり，現在においても標準的な手法である．グラム染色の紫色素を保持できるか否かは，細胞壁構造の 2 つの特徴的な性質による（図 34-1）．第 1 の特徴として，グラム陰性菌には外膜があり，これはリポ多糖体からなる外葉を持った非対称性の二重膜である．この独特な膜構造は浸透性のバリアとなり各種分子の細胞内への流入を妨げ，グラム染色がペリプラズムに入り込むのを制限している．ペリプラズムとは，ペプチドグリカン層における内側と外側の膜の間隙を指す．第 2 の特徴として，グラム陽性菌のムレイン層は非常に厚いのに比べ，グラム陰性菌ではムレイン層が薄い．グラム染色はペプチドグリカンに結合するが，グラム陽性菌ではその結合部位が豊富であり厚いムレイン層へのアクセスが容易なため，グラム陽性菌は紫に染まる．

グラム陰性菌の外膜はグラム染色がペリプラズムに入り込むのを防ぐだけではなく，バンコマイシンやバシトラシンのようなペプチドグリカン合成を標的とした抗菌薬など多くの分子の侵入を妨げる．したがって，グラム陰性菌が上記の抗菌薬の分子標的を有していても，これに対する感受性はないのである．グラム陰性菌は外膜に**ポーリン porin** を持っており親水性の栄養素の取り込みおよび親水性の老廃物の排出が可能となっている．ポーリンとは外膜を貫通する $\beta$ バレルタンパク質であり，特定分子の流入および排出を担う（図 34-1 参照）．グラム陰性菌に対して活性を持つ親水性抗菌薬のほとんどが，この孔を通ってムレイン層とその下部構造に到達するため，この孔の構造は薬理学的に重要である．グラム陰性菌の外膜の外葉を構成する**リポ多糖体 lipopolysaccharide（LPS）**もまた薬理学的に重要である．LPS は両親媒性の分子であり，胆汁塩のような親水性の宿主分子から細菌を保護している．LPS は，細菌の宿主細胞への接着や宿主の免疫応答を回避するうえでも重要である．ポリミキシンは，LPS に結合してペリプラズムに侵入し，外膜の完全性を破壊するタイプの抗菌薬である．いったんペリプラズムに侵入すると，ポリミキシンは内膜に浸透して膜電位を低下させるため，細胞は生存に必要なエネルギーを産生できなくなる．ポリミキシンは毒性が強くヒトへの全身投与はできないが，その作用機序からは，グラム陰性菌の外膜を破壊し細菌の分子標的へ到達する，より毒性の低い分子の開発の可能性が示唆される．

グラム陽性菌は外膜を持たない．そのためグラム陰性菌と比較すると，細胞壁合成に関与する細胞外酵素により多種の抗菌薬が到達できる．しかしグラム陽性菌の細胞壁は，単純にペプチドグリカンのみで構成されているわけではない．ペプチドグリカン以外にも一連の細胞壁高分子化合物があり，宿主組織への接着や病原性にかかわる部分で重要な役割を担っている．代表的なものに**リポタイコ酸 lipoteichoic acid** や**壁タイコ酸 wall teichoic acid** がある．これらは陰イオン性の高分子化合物で非環式の糖リン酸の繰り返し体であり，D-アラニンやグルコースなどの環状糖によって分子としての機能を示す．リポタイコ酸は細胞膜につなぎとめられており，ペプチドグリカン層内に達するまで伸長する．壁タイコ酸はペプチドグリカンと共有結合しており，最も外側の層を貫通しこれを越えるまで伸長する．こうした高分子化合物は宿主への感染に重要であり，生合成の経路は抗菌薬の標的として利用できる可能性がある．黄色ブドウ球菌 *Staphylococcus aureus* などのグラム陽性菌では，病原性に必要なタンパク質によってペプチドグリカン層も機能化されているものがある．こうしたタンパク質は sortase と呼ばれる酵素によって，ペプチドグリカン内で非架橋結合ペプチドと共有結合されている．sortase はまた，感染の拡大を防ぐ抗菌薬の標的としてもその可能性が示唆されている．

このようなグラム陰性菌とグラム陽性菌細胞の外膜構造の違いは，細胞内標的へのアクセスの違いとなり，新規抗菌薬の開発に関しても異なる方式が提言されている．しかしながら，ペプチドグリカン生合成はグラム陰性菌，グラム陽性菌の特質として保存されているものであり，細胞外膜に対する抗菌薬の標的として最も重要なものであることに変わりはない．実際，ペプチドグリカン生合成経路は，数少ない広域抗菌薬の標的の 1 つである．これ以外の広域抗菌薬の標的としては，DNA 合成，RNA 合成，そしてタンパク質合成がある（第 33 章，細菌感染症の薬理学：DNA 複製，転写，翻訳参照）．こうした過程のなかでは，唯一ペプチドグリカン合成が細菌に固有のものである．

## ペプチドグリカンの生合成

ペプチドグリカンの生合成はおもに 3 つの段階で行われる．第 1 段階は細胞内で行われ，アミノ酸と糖がブロックを積み上げるようにムレイン単量体を合成する．第2・第3段階ではムレイン単量体が内膜表面に運び出され，直鎖状のペプチドグリカン重合体となり，二次元格子状や三次元マット状に架橋される（図34-2）．細菌細胞壁合成の詳細はとっつきにくい部分であるが，この後の考察ではおもな3つの段階，**単量体の合成**，**グリカンの重合**，**重合体の架橋**を念頭においておくと理解しやすい．原理的には，ペプチドグリカン合成のどの段階でも抗菌薬の標的になりうる．しかし実際に臨床の場で使用される抗菌薬の標的は，生化学的段階のうちのいくつかに過ぎない．土壌や海の微生物が生み出す膨大な種類の二次性代謝物にも，ペプチドグリカン合成を阻害する作用がある．こうした物質は，耐性の蔓延により現在の抗菌薬が無効となるなか，構造的・機能的に新規の化合物の貯蔵タンクとなり，将来的に臨床開発に結びつく可能性を持つ．

## ムレイン単量体の合成

“ムレイン単量体”は，*N*-アセチルムラミン酸のC4ヒドロキシ（水酸）基に$\beta$連鎖で結合された*N*-アセチルグルコサミンからなる二糖類であり，C3乳酸部分がペプチドによって官能基化されている（図34-2）．ペプチドグリカン合成の第1段階は細胞質で行われ，多くの細胞壁の高分子化合物で構成成分として用いられるヌクレオチド糖のウリジン二リン酸-*N*-アセチルグルコサミン uridine diphosphate-*N*-acetylglucosamin（UDP-NAG）から，UDP-*N*-アセチルムラミン酸ペプチド UDP-*N*-acetyl muramic acid pentapeptide（UDP-NAM ペプチド，別名パークヌクレオチド）へと変換される．この過程で2つの最初の酵素であるMurAとMurBが，NAGのC3ヒドロキシ基を乳酸に変換させる．エノールピルビン酸トランスフェラーゼとしても知られる**MurA**は，エノールピルビン酸を**ホスホエノールピルビン酸 phosphoenolpyruvate（PEP）**からUDP-NAGへ転移させ，UDP-NAGピルビン酸エノールエーテルを形成する（Box 34-1）．第2段階では，フラビン酵素である**MurB（別名：UDP-NAG-エノールピルビン酸還元酵素）**が二重結合を還元してUDP-NAMを産生する．UDP-NAMは，ペプチド鎖のハンドルとして作用する遊離カルボン酸を持つ．UDP-NAMは細菌に特異的な糖類であり，その生合成を標的とすることで選択的な抗菌薬を作り出せる可能性がある．臨床使用されている抗菌薬でUDP-NAMの生合成を遮断するものとして**ホスホマイシン fosfomycin**がある．これはPEPアナログでMurAを阻害する．

UDP-NAMペプチドのペプチド成分は，アデノシン三リン酸 adenosine triphosphate（ATP）依存性リガーゼの一連の作用により，アミノ酸とジペプチドを材料としてアミノ酸C3乳酸上に組み立てられる．**MurC**，**MurD**，**MurE**によって，アミノ酸のL-アラニン，D-グルタミン酸，ジアミノ酸［L-リジン，または**ジアミノピメリン酸 diaminopimelic acid（DAP）**］が連続的にUDP-NAMに付加される．DAPがリジンと異なるのは，DAPには側鎖にカルボキシ基とアミンがついている点である．グラム陽性菌の多くではL-リジンが利用されるが，グラム陽性菌の一部とすべてのグラム陰性菌ではDAPが利用されている．*m*-DAP（DAPのメソ体）は人体に存在しないため，将来的な薬物開発における特異的な標的として注目に値する．

ペプチド形成はD-アラニル-D-アラニン D-alanyl-D-alanine（D-Ala-D-Ala）ジペプチドが成長鎖に付加されることで続く．D-Ala-D-Alaは2つの反応を介した2分子のL-アラニンから合成される．アミノ酸は生体環境では通常L体が利用されるため（哺乳動物のタンパク質のほとんどはL体からなる），最初の反応では2分子のL-アラニンがD-アラニンに変換される必要がある．この反応は**アラニンラセマーゼ alanine racemase**によって触媒される（グルタミン酸ラセマーゼがL-グルタミン酸をD-グルタミン酸に変換させ，ペプチド鎖の2番目のアミノ酸の構成成分を供給するのと類似している）．2つ目の反応では，D-Ala-D-Ala合成酵素［または**D-Ala-D-Ala リガーゼB** D-Ala-D-Ala ligase B（DdlB）］と呼ばれるATP依存性酵素の作用により，2分子のD-アラニンの1つがまずアデノシン一リン酸 adenosine monophosphate（AMP）エステルとして活性化し，その後に結合する．その結果形成されたD-Ala-D-Alaジペプチドは，**MurF**によってUDP-NAM-トリペプチドに付加され，**パークヌクレオチド Park nucleotide**と称される分子UDP-NAM-L-Ala-D-Glu-L-Lys（または*m*-DAP-）-D-Ala-D-Alaが形成される（図34-2A）．

ペプチドグリカン合成の第2段階は細胞膜の内側面で起こり，膜に埋め込まれたリン脂質担体にUDP-NAM-ペプチドが移送されることから始まる（図34-2下段）．この担体はバクトプレニルリン酸，あるいは11個の五炭素化合物であるイソプレン単位11個から構成されていることからウンデカプレニルリン酸とも呼ばれる．**バクトプレニルリン酸 bactoprenyl phosphate（BP）**は“担体”と呼ばれる．他の細胞壁前駆物質と同様に，ムレイン単量体はBP上で組み立てられ，細胞膜の外側面に輸送され，担体が次の反応サイクルや前駆物質の輸送に再生される過程で放出

## Box 34-1 細胞壁生合成の酵素

多くの酵素と同様に，細胞壁生合成の酵素には複数の名称がある．本書で用いられている Mur 命名規則は近年標準となっているが，（他著では）以下の名称でも知られている．

GlmU ジアミン *N*-アセチルトランスフェラーゼ
MurA エノールピルビン酸トランスフェラーゼ
MurB UDP-NAG-エノールピルビン酸還元酵素
MurC UDP-NAM-L-Ala 合成酵素
MurD UDP-NAM-L-Ala-D-Glu 合成酵素
MurE UDP-NAM-L-Ala-D-Glu-2,6-ジアミノピメレート合成酵素
MurF UDP-NAM-トリペプチド-D-Ala-D-Ala 合成酵素
MraY UDP-NAM-ペンタペプチド：ウンデカプレニルリン酸トランスフェラーゼ
MurG ウンデカプレニルニリン酸-NAM-ペンタペプチド：NAG トランスフェラーゼ

注釈：ウンデカプレノールは，バクトプレニルリン酸の別名である．

される．UDP-NAM-ペプチドがこの担体脂質に固定される反応は，**MraY** と呼ばれる内在性膜タンパク質が介在する．この酵素は二リン酸交換反応を触媒しているが，こう呼ばれるゆえんは，図 34-2B で示すような化学交換反応により NAM-ペプチドへのウリジン二リン酸結合がウンデカプレニルリン酸結合に置き換わるためである．これによる生成物は最初の物質と同種の化学結合を持つため，この反応は熱力学的に中性である．また MraY は速やかに元の状態に戻る酵素である．NAM-ペプチドが細胞質面において担体脂質に固定されると，**MurG** と呼ばれる膜結合型酵素が *N*-アセチルグルコサミンを NAM 糖類の C4 ヒドロキシ基に転移する反応を触媒し，**Lipid Ⅱ** として一般に知られる脂質アンカー型 NAM-NAG 二糖類が生成される．最終的に，黄色ブドウ球菌などのグラム陽性菌では，5 つのグリシン残基からなるリンカーペプチドが，通常は側鎖アミンのリジン（または DAP）部位に付加される．分枝ペプチドへのアミノ酸の付加は，主ペプチド鎖へのアミノ酸付加とは方式が異なる．AMP エステルのような求核アミンによる攻撃というより，tRNA 分子へのエステル結合によってアミノ酸の活性化がされるのである．

黄色ブドウ球菌では，3 つの酵素（**FemA**，**FemB**，**FemX**）が適切に荷電された tRNA からグリシンペプチド分枝を組み立てる．はじめのグリシンに付着する FemX は，生存には不可欠なものである．FemA と FemB（これらは 2 ～ 5 番目のグリシンに付着する）は生存にとっては必須ではないが，これらが欠失すると架橋形成や細胞壁の完全性に影響を及ぼし，微生物の生存能力を低下させる．そのためこれらの酵素は，抗菌薬開発の標的になりうる物質である．グラム陰性菌では通常分枝ペプチドを用いることなく，ムレイン単量体どうしが直接架橋し合って結合する．

以上の段階を経て**ムレイン単量体 murein monomer** の合成が完了する．細胞壁合成の最終段階が開始する前に，ムレイン単量体は細胞膜の内表面から外表面へと移送されなくてはならない．これがどのように行われているかについては，未だ解明されていない．“フリッパーゼ”や外部への輸送体は，その他の細胞質で合成された BP 結合型重合前駆体のために存在しているが，その行先は細胞表面である．細胞内に局在するムレイン単量体が細胞外に移送される何らかの輸送物質が存在すると考えられる．これまでにいくつもの候補物質が特定されてきたが，実証されたものはまだない．現在，膨大な数の微生物のゲノム配列や重要遺伝子の迅速同定の手法が存在するにもかかわらず，われわれの理解はこうした細菌の最も根本的な過程の 1 つについて，遠く及んでいない．BP の長い脂質鎖はムレイン単量体の周囲を包み，細胞膜を透過して拡散できるようになっているため，輸送は自己触媒的であると考えられる．このような自己触媒過程の速度が，増殖速度の速い細菌細胞のペプチドグリカン合成に必要とされる速度に達するかを証明した研究はない．無論，細胞壁前駆体を細胞外に輸送する専用のタンパク質があれば，新規抗菌薬の重要な標的になることは間違いないだろう．

### 重合体の形成

ムレイン単量体は細胞膜の外表面で**重合 polymerization** を受け，数回の糖鎖付加を受けて長いグリカン鎖となる．重合化は**ペプチドグリカングリコシルトランスフェラーゼ peptidoglycan glycosyltransferase**（PGT，かつてのトランスグリコシラーゼ）と呼ばれる酵素によって触媒される．この酵素は重合体を放出

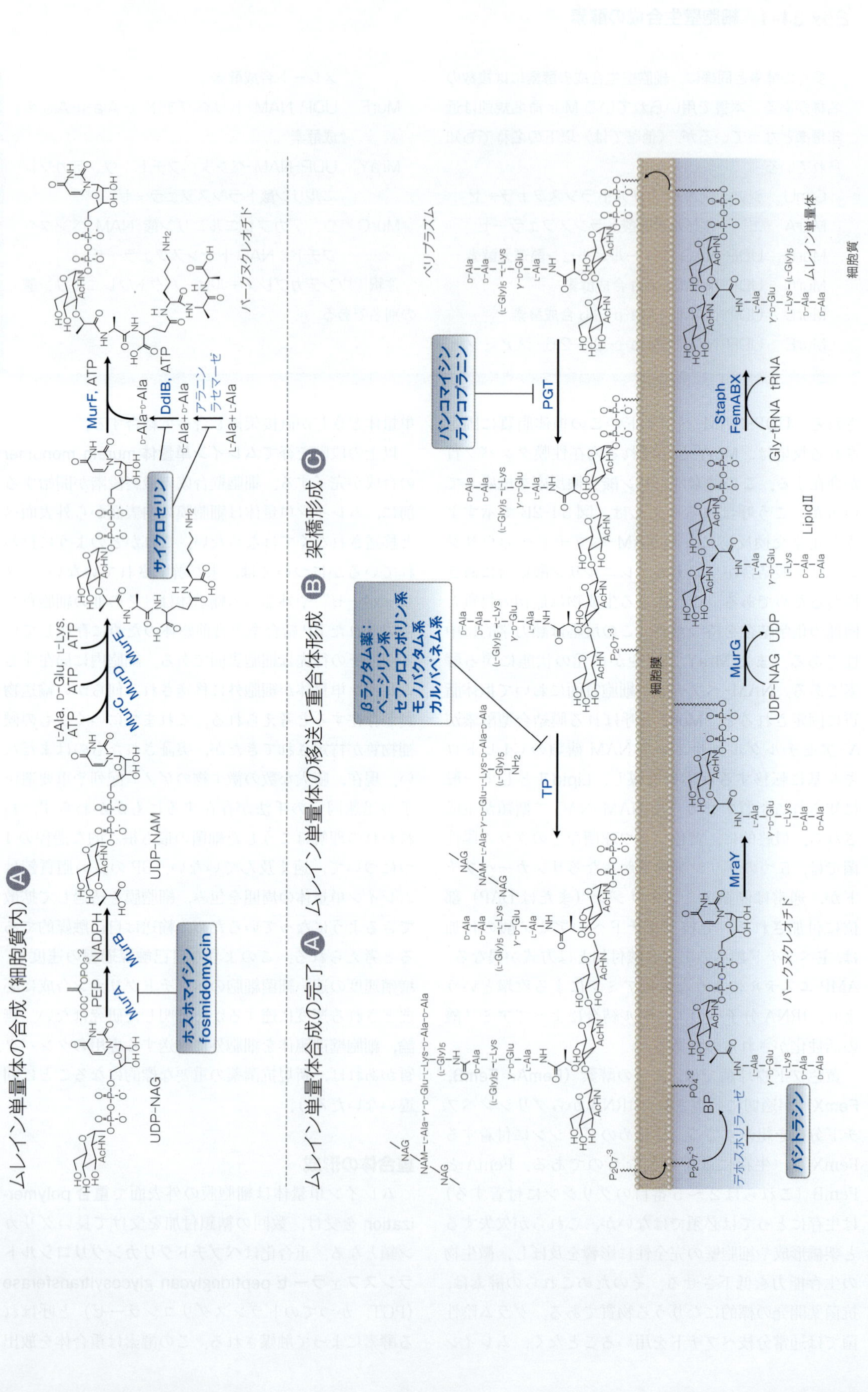
ムレイン単量体の合成（細胞質内）A
UDP-NAG
PEP
MurA
NADPH
MurB
ホスホマイシン
fosmidomycin
UDP-NAM
L-Ala, D-Glu, L-Lys,
ATP ATP ATP
MurC MurD MurE
サイクロセリン
D-Ala-D-Ala
MurF, ATP
DdlB, ATP
D-Ala+D-Ala
アラニン
ラセマーゼ
L-Ala+L-Ala
パークスクレオチド
ムレイン単量体合成の完了 A ムレイン単量体の移送と重合体形成 B，架橋形成 C
βラクタム薬：
ペニシリン系
セファロスポリン系
モノバクタム系
カルバペネム系
TP
バンコマイシン
テイコプラニン
PGT
ペリプラスム
細胞膜
BP
デホスホリラーゼ
バシトラシン
パークスクレオチド
MraY
MurG
UDP-NAG UDP
LipidII
Staph
FemABX
Gly-tRNA tRNA
ムレイン単量体
細胞質

**図 34-2 細菌細胞壁の生合成と薬物による阻害**

細菌細胞壁の生合成は，**A ～ C** の 3 段階に分けることができる．

**A.** 細胞質内でのムレイン単量体生合成の段階では，グルコースがアミド化され，リン酸化を受けてグルコサミン−リン酸となる（**図示せず**）．グルコサミン−リン酸はアセチル化を受け，GlmU 酵素（**図示せず**）によってウリジン二リン酸（UDP）ヌクレオチドと共役結合し，UDP-*N*-アセチルグルコサミン（UDP-NAG）を形成する．エノールピルビン酸トランスフェラーゼ（MurA）によるホスホエノールピルビン酸（PEP）の付加と，その結果生じた産物の MurB による還元によって，UDP-*N*-アセチルムラミン酸（UDP-NAM）が形成される．NAG および NAM は，後に起こる細胞壁合成の二糖類成分である．MurC，MurD，MurE は UDP-NAM に対して，アミノ酸である L-アラニン，D-グルタミン酸，L-リジンをそれぞれ連続的に付加する．一部の細菌では，L-リジンの代わりにジアミノピメリン酸(DAP)が付加される．アラニンラセマーゼは L-アラニンを D-アラニンに変換し，D-Ala-D-Ala リガーゼ B（DdlB）が D-Ala-D-Ala ジペプチドを形成する．このジペプチドは次に MurF によって L-Ala-D-Glu-L-Lys（または L-Ala-D-Glu-DAP）トリペプチドに付加され，5 個のアミノ酸と結合した UDP-NAM 分子（パークヌクレオチド）となる．ホスホマイシンと fosmidomycin は MurA の選択的阻害薬である．サイクロセリンはアラニンラセマーゼおよび DdlB を阻害し，成長ペプチド鎖へのアラニン残基の付加を抑制する．NAM-ペンタペプチド複合体が，MraY 酵素により UDP から脂質担体であるバクトプレニルリン酸（BP）に移送され，これに UDP-NAG からの NAG が MurG の作用によって付加される．一部の細菌では，1 ～ 5 個のアミノ酸が L-リジンまたは DAP に付加されて分枝ペプチドグリカンを形成するが，このアミノ酸はアミノアシル tRNA から付与される(図では例として，5 個のグリシン残基がグリシル tRNA から付加されている)．これでムレイン単量体の合成が完了する．

**B.** ムレイン単量体の移送と重合体形成の段階では，BP-ペプチドグリカン複合体が細胞内膜からペリプラズム空間に移送され，そこでムレイン単量体はペプチドグリカングリコシルトランスフェラーゼ（PGT）により成長ペプチドグリカン鎖に結合する．これと同時に BP が遊離して，次のムレイン単量体輸送に備える．バクトプレニル二リン酸は，デホスホリラーゼによって脱リン酸化されて BP となり，パークヌクレオチドと反応できる脂質担体が再生される．

**C.** 細胞壁の生合成の最終段階では，細菌トランスペプチダーゼ（TP）による触媒作用によって，隣接したグリコペプチド重合体が架橋される．図 34-3 の例では，この反応で末端の D-Ala 残基が置換されている．

バシトラシンは BP の脱リン酸化を阻害し，ムレイン単量体の合成とその移送を遮断する．バンコマイシン，telavancin（**図示せず**），テイコプラニンは，BP に接合したムレイン単量体単位の D-Ala-D-Ala 終末端と結合することで，PGT が媒介する成長ペプチドグリカン鎖へのムレイン単量体付加を阻害する．$\beta$ラクタム抗菌薬（ペニシリン系，セファロスポリン系，モノバクタム系，カルバペネム系）は，隣接したペプチドグリカン重合体を架橋する TP を阻害する．

しないまま，その還元末端に二糖類サブユニットを付加することで，複数回の伸長を触媒する．糖鎖付加反応が起こるごとにバクトプレニル二リン酸が放出され，細胞膜の内表面に戻ってくる．そこでバクトプレニル二リン酸はリン酸基を失って BP となる．この過程は**デホスホリラーゼ dephosphorylase** により触媒される．BP は，こうして次のパークヌクレオチドと結合する準備が整う（図 34-2A）．

PGT は，C 末端ペプチド転移領域も持つ二官能性タンパク質の N 末端触媒領域として見られることが多い．しかし単官能基 PGT monofunctional PGT (MGT として知られる）として見られることもある．細菌の多くが構造的に関連した PGT を持っており，二官能基のものも単官能基のものもある．これら酵素の作用は *in vitro*【訳注：試験管内，人工的に作られた環境のなかを意味する．】では類似しているが，細胞では異なる役割を持つと推測されている．例えば桿菌において，PGT は側壁ペプチドグリカンの合成のみにかかわるものもあれば，中隔ペプチドグリカンの合成のみにかかわるものもある．それでもなお，これら酵素は部分的には互いを補完し合っており，各々に特定の役割を理解するのを難しくしている．このように生物は複雑系であるが，それは個々の器官に何らかの問題が生じた場合でも，細菌がその生存を担保するために機能が重複したシステムを進化させてきたと考えれば理解することができる．こうした細菌の余剰性を抗菌薬治療の視点で考えると，それぞれの症例によっては強みにもなれば弱みにもなりうる．

## 架橋形成

細胞壁合成の最終段階では，**トランスペプチダーゼ transpeptidase（TP）**と呼ばれる酵素によって，ムレイン鎖は互いに架橋を形成する（図 34-2C）．TP はペニシリンの分子標的として最初に同定されたことから，**ペニシリン結合タンパク質 penicillin-binding protein（PBP）**とも呼ばれる．PGT 領域はムレイン単量体を連結して，グリカンらせん構造を作り出す．細菌の細胞壁で見られるようなムレインを形成するには，これらオリゴ糖鎖が幹となるペプチドを貫通して架橋する必要がある．ペプチド転移反応は，活性化と連結の 2 段階で行われる．**活性化段階 activation step** では，TP 酵素活性部位のセリンヒドロキシ基が，グリカン重合体の幹ペプチドの 1 つと D-Ala-D-Ala とのアミド結合に作用して，共有結合化した酵素-ペプチドグリカン中間体を形成しアラニンを放出する．**連結段階 coupling step** では，橋渡しをするペプチドの末端アミノ酸（大部分のグラム陽性菌ではグリシン），または DAP（グラム陰性菌）の遊離アミノ基が，この酵素-ペプチドグリカン中間体に作用し，2 個の幹ペプチド間に新規のアミド結合架橋が形成されて活性化酵素が再生される（図 34-2C，図 34-3）．**ペニシリン penicillin** は$\beta$ラクタム系薬であり，D-Ala-D-Ala 末端基質に疑似している．ペニシリンは TP 活性部位に結合し，セリン求核剤と反応して共有結合性の酵素-ペニシリン複合体を形成する（図 34-3）．この修飾によって酵素は不活化し，その結果細胞壁の架橋強度は低下する．これにより細胞壁の完全性は崩れ，最終的に細胞融解を引き起こす（後述参照）．

細菌は一般的に数種類の TP を持ち，これらにはそれぞれ特異性があるが共通する部分もある．PGT で説明したが，酵素はアイソフォームごとに構築する細胞壁の部位が異なっている．例えば大腸菌 *Escherichia coli* は 6 種の TP を持っており，桿状の細菌の中央に円筒状の中央部を作るものもあれば，半球状の末端を構築するものもある．架橋の数や種類，グリカン鎖の長さの違いが，各細菌種に特徴的な形状と大きさ，そして各細菌に特徴的な細胞壁の厚さを生み出すと考えられている．この仮説を裏づけるように，一組の TP は細菌種ごとに異なっており，特に大腸菌やウェルシュ菌のような桿菌と，連鎖球菌やブドウ球菌のような球菌では大きく異なっている．

臨床においては，一部の細菌は TP が複数存在する

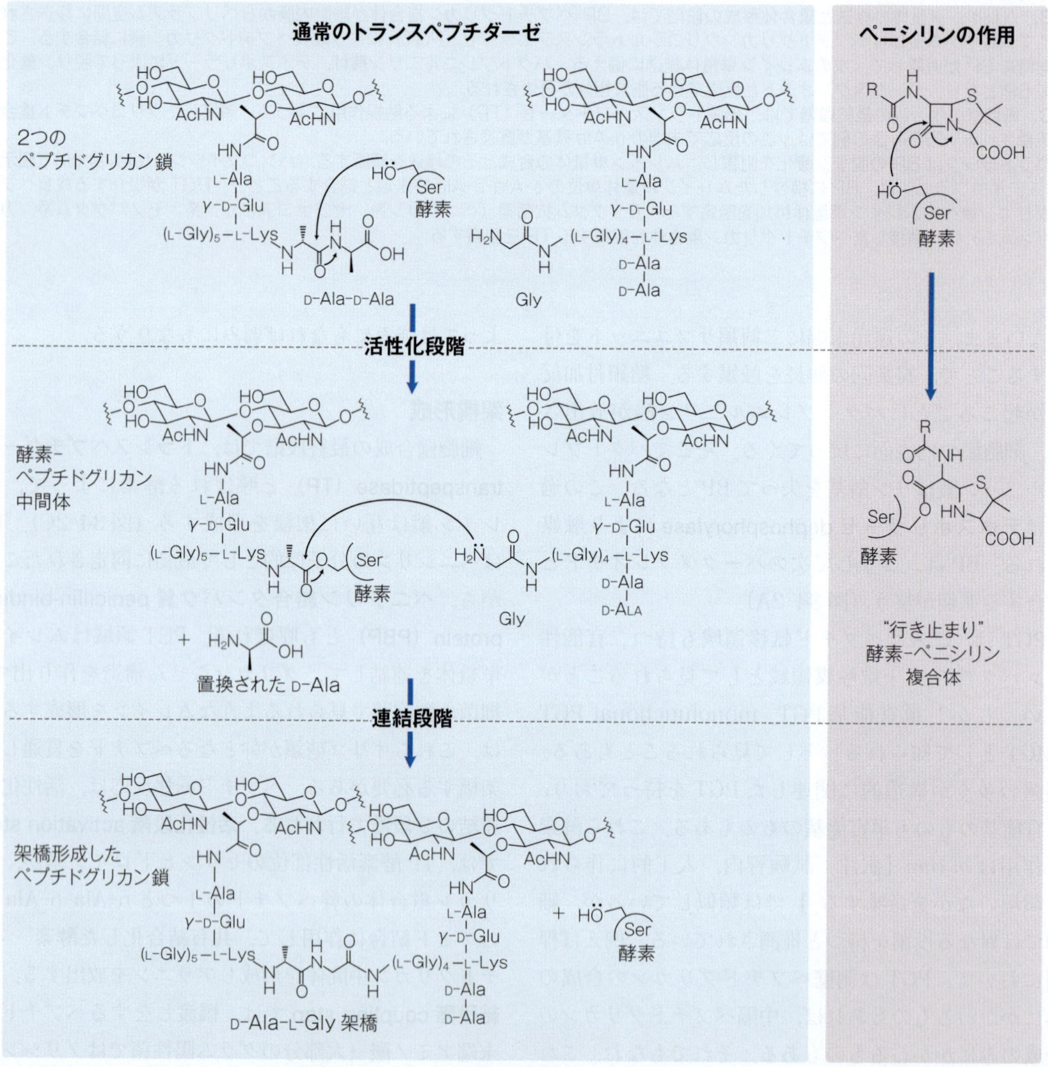


**図 34-3 トランスペプチダーゼの作用とペニシリンによる阻害**
図の左側はトランスペプチダーゼ（TP）がペプチド転移を触媒するメカニズム（細菌内で生じるが哺乳類細胞では生じない反応）を示す．TP の作用部位の求核性ヒドロキシ基は，ペプチドグリカン鎖上のペンタペプチド構成成分の末端にある 2 つの D-Ala 残基間のペプチド結合に作用する（**上図**）．末端の D-Ala 残基はペプチドグリカン鎖から置換され，酵素-D-Ala-ペプチドグリカン中間体が形成される．この中間体は，カルボキシル末端で L-リジンに結合したポリグリシンペンタペプチドのアミノ末端，もしくは隣接したペプチドグリカン鎖のジアミノピメリン酸の作用を受ける（図 34-2 参照）（**中央図**）．酵素が中間体から遊離すると，ペプチドグリカン鎖上の末端グリシン残基と，それに隣接するペプチドグリカン鎖上の酵素で活性化された D-アラニン残基との間に，新規のペプチド結合（架橋）が形成される．遊離した酵素は次のペプチド転移反応を触媒する（**下図**）．図の右側はペニシリンがペプチド転移を阻害し，ペニシロイル-酵素の "行き止まり複合体" を形成するメカニズムを示す．この形成では，酵素は次のペプチド転移（架橋）反応を触媒することはできない．

ことを利用して，抗菌薬耐性を獲得すると考えられている．黄色ブドウ球菌の耐性獲得のおもな様式は，菌株がβラクタム系の methicillin 曝露下でもペプチドグリカンを架橋できる耐性 TP を獲得するというものである．methicillin は，一般的にペニシリンと同様の方法で TP を不活化する（後述参照）．メチシリン耐性黄色ブドウ球菌 methicillin-resistant *Staphylococcus aureus*（MRSA）によって産生された細胞壁は，薬物のある状態ではない時と比べて架橋強度は低下する．これは耐性 TP が効率性で劣るためと考えられる．MRSA を打開する戦略の 1 つとして考えられるのは，こうした耐性 TP の架橋能力をさらに弱体化させることである．

## マイコバクテリアの細胞壁合成

これまでに考察してきた細胞壁構造は，連鎖球菌やブドウ球菌などのグラム陽性球菌，大腸菌や緑膿菌 *Pseudomonas aeruginosa* などのグラム陰性桿菌，ウェルシュ菌などのグラム陽性桿菌のような，臨床上重要な細菌の大部分に関するものである．しかし，細胞壁の構造について論じる際には，コリネバクテリアに見られる独特の細胞エンベロープについて触れる必要がある．コリネバクテリアは，結核菌 *Mycobacterium tuberculosis* やらい菌 *Mycobacterium leprae* などの重要な病原菌を含む細菌群である．これらの細菌は高 G+C（DNA 内に高率にグアニンとシトシンを含む）のグラム陽性菌であるが，その細胞壁はグラム陽性菌と陰性菌の両者の特徴を持っている．

他のグラム陽性菌とは異なり，コリネバクテリアには外膜がある．ペプチドグリカン層にある NAM 糖類は細胞（内）膜を取り囲み，ミコール酸と結合する NAG-アラビノガラクタン重合体と共有結合している．ミコール酸は，90 もの炭素を持つ長いアルキル鎖を有しており，このアルキル鎖がワックス様の層を形成して酸による脱色から細菌を保護している（抗酸性）．ミコール酸は外膜の構成には必須であるが，その構成の詳細はまだわかっていない．ミコール酸以外にも，マイコバクテリアの外膜は分泌型のリン脂質を含んでおり，**可溶性脂質 extractable lipid** と呼ばれている（図 34-1 参照）．マイコバクテリアの外膜には膜孔が存在するが，その構造はグラム陰性菌で見られる孔とは異なっている．

**NAG-アラビノガラクタン NAG-arabinogalactan** の合成では，まず NAG リン酸分子が UDP-NAG からマイコバクテリアの BP に移送される．次に糖ラムノース分子が付加され，続いてアラビノガラクタンとなる数個のガラクトースとアラビノース単位が付加される．**アラビノシルトランスフェラーゼ arabinosyl transferase** はアラビノース単位の付加を触媒する．**ミコール酸 mycolic acid** は長い複雑な分枝状の脂肪酸である．ミコール酸合成の開始物質は多数の長鎖飽和炭化水素であるが，これはアセチル CoA が運搬した 2 炭素単位から作られたものである．**脂肪酸合成酵素 1 fatty acid synthetase 1（FAS1）** は飽和炭化水素鎖の形成を触媒し，**脂肪酸合成酵素 2 fatty acid synthetase（FAS2）** はこうした飽和炭化水素鎖の結合を触媒する．結合した物質は酵素反応による変化をいくつか受けて，ミコール酸となる．ミコール酸は最終的には NAG-アラビノガラクタンに付加され，次にこの NAG-アラビノガラクタンが NAM に付加されて，マイコバクテリア外膜の主要な構成物が形成される（図 34-1，図 34-4）．原則的には，この合成過程のどの段階も薬理学的介入に対して感受性がある．以下で考察するが，標準的な抗マイコバクテリア療法には，NAG-アラビノガラクタンの合成，および早期段階のミコール酸合成の双方を標的とする抗菌薬がある．

マイコバクテリアの細胞壁は厚く非対称的であり，親水性・疎水性の両方の物質を透過させない．結核菌は根絶させるのが最も困難な病原菌の 1 つである．その理由は抗菌薬の多くは結核菌の細胞壁に侵入することができず，またこの菌の成長が非常に遅いためである．一般的に，細胞壁に対して効果を発揮する抗菌薬は活発に成長し新しく細胞壁を次々と作るような細菌に対して最も効果的であることを思い出してほしい．結核感染症の治癒には，長期にわたる抗菌薬の併用療法を用いた特別な治療レジメンが必要となる．

## 自己融解と細胞壁の分解

細胞壁は構造的に安定しているが，動的な構造体である．細胞壁は合成酵素と分解酵素によって絶え間なく変化しており，細胞が融解することなくその成長と分裂が行われるよう精密に調整されている．細胞が増殖するには，細胞壁が拡張しなくてはならない．細胞壁の拡張には，既存の細胞壁に新たにムレイン単位が組み込まれる必要がある．すでに“完成”した細胞壁では，グリカン重合体の長さやそれを架橋形成する幹ペプチドがすべて適切に整っていることから，こうした新規の組み込みは発生しがたい．また細菌が 2 つの娘細胞に分裂するには，細胞壁はある時点で壊れる必要がある．細菌は高度に制御された**自己融解酵素 autolysin** を用いることで，こうした問題に対応して

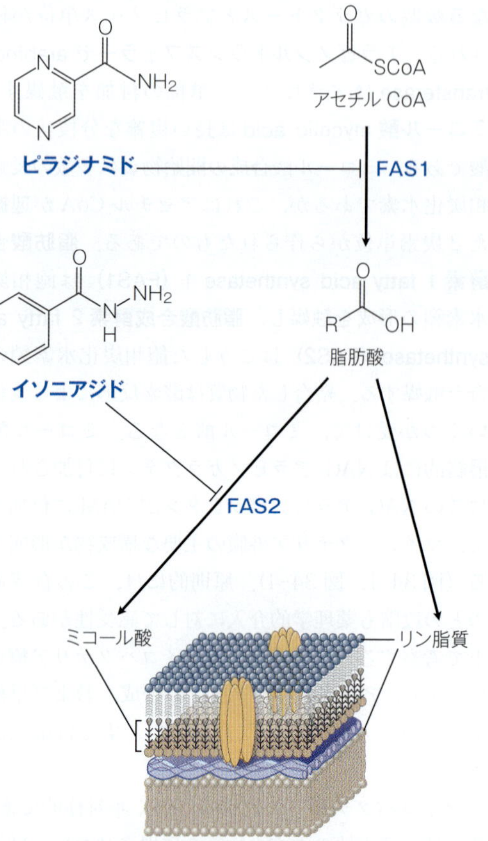


**図 34-4　ミコール酸合成に対する抗マイコバクテリア薬の作用**
ミコール酸は，アセチル補酵素 A（アセチル CoA）由来の脂肪酸鎖の架橋形成により作られる．この簡易図の矢印は，合成における複数の段階を示している．脂肪酸合成酵素（FAS1 および FAS2）は薬物標的として重要なため，注目すべき点である．具体的には，FAS1 はピラジナミドにより阻害され，FAS2 はイソニアジドにより阻害される．

いる．この酵素は細胞壁に穴をあけることで，細胞壁のリモデリングや拡張を可能としている．ムレインの結合の違いにより，自己融解酵素も異なる種類が対応する．合成酵素と同じように，自己融解酵素の多くは複数の機能を有しているが，細胞では必要な働きをしている．例えば大腸菌では，NAM-L-アラニンアミダーゼと呼ばれる３種の自己融解酵素が，ムレインから幹ペプチドを切断し，細胞分裂における娘細胞への分離を促進する．この３種のアミダーゼが欠損すると細胞分裂に明らかな不具合が生じるが，１種の欠損では通常ほとんど影響はない．

細菌が生存するには，新規のムレイン合成と自己融解酵素が媒介する細胞壁分解との間に慎重なバランスが要求される．実際に研究からは，ムレイン合成を一方的に阻害することで（例えばペニシリンのような薬物によって），自己融解酵素による細胞の**自己融解 autolysis** と細胞死が起こることがわかっている．自己融解を開始させる分子学的事象については，まだ十分にわかっていない．現在考えられているのは，細胞壁合成を担う機構の組み立てが完成して初めて，ある特定のタンパク質が細胞壁分解機構を開始させるというものである．このような仕組みであれば，新規の細胞壁合成が始まらない限り分解は起こらないことになる．第一世代セファロスポリンで**殺菌的効果 bactericidal effect** を持つセファレキシンは，細胞壁合成のペプチド転移段階を特異的に阻害することで細胞壁合成を標的とし，その制御機構を破壊する（後述参照）．セファレキシンは細胞壁合成機構の組み立て作業を阻害しているわけではなく，トランスペプチダーゼを阻害して複合体を不活化するだけである．こうして考えると細胞の制御メカニズムというのは，新規の細胞壁合成の機構が存在しているかのみを判断していて，それが真に機能しているかどうかは見ていないようである．その結果として，実際には壁合成が行われていなくても壁分解機構が開始され，細胞溶解が起こる．

この章で解説したβラクタム系薬の多くは，細胞壁の合成と分解の間のバランスに干渉するものである．

## ▶ 薬理学上の分類

細菌の細胞壁合成を阻害する各種薬物の薬理作用について，細胞壁合成の生合成と同じ順に考察していく（図 34-2）．細胞壁合成の生化学的段階の多くについて，これを阻害する薬物が特定されてきているが，重合体の架橋形成（ペプチド転移）の段階が，臨床的には圧倒的に最重要の生化学的標的である．このことから，おもにペプチドグリカン重合体の架橋形成を阻害する薬物群に焦点を当てて説明を行うこととする．

### ムレイン単量体合成の阻害薬

#### ホスホマイシンと fosmidomycin

ホスホマイシンと fosmidomycin の２つの薬物は，UDP-NAG から UDP-NAM への合成を抑制することでムレイン単量体の産生を阻害する（図 34-2A）．**ホスホマイシン fosfomycin**（**phosphomycin** とも記載される）は，PEP アナログであり，細菌のエノールピルビン酸トランスフェラーゼ（別名：MurA）の酵素活性部位を共有結合的に変化させることで阻害する．PEP が（哺乳類の）解糖において重要な中間体であることを考えると，ホスホマイシンがヒト細胞の炭水化物代謝に干渉しないのは意外なことのように思える．こうした抗菌作用の選択性は，PEP に作用する酵素の構造が哺乳類と細菌とで異なることによると考えられる．つまりホスホマイシンは，ヒトのエノラーゼやピルビン酸キナーゼ，カルボキシキナーゼに対して大きな影響を及ぼさず，相対的に毒性のない薬物なのである．ホスホマイシンはβラクタム系薬やアミノグリコシド，フルオロキノロンとの間に，抗菌薬的相乗効果を有することが *in vitro* 試験で示されている．

ホスホマイシンはグリセロリン酸またはグルコース-6-リン酸の輸送体を用いて細胞に侵入するが，この輸送体は通常は細菌が環境中から栄養分を集めるために用いる．ホスホマイシンは尿路感染した大腸菌，クレブシエラ属 *Klebsiella*，セラチア属 *Serratia* などのグラム陰性菌に対して特に効果的であるが，これはホスホマイシンが未変化体のまま尿中に排泄されるからである．尿路感染症の治療では，ホスホマイシン 3 g の 1 回経口投与が他の薬物の複数回投与と同等の効果があることが示されている．一般に，ホスホマイシンはグラム陽性菌に対しての効果は劣っている．これはグラム陽性菌の多くで，グリセロリン酸およびグルコース-6-リン酸に選択的な輸送体がないためである．通常，耐性はこれら輸送体の突然変異によって生じるが，温度感受性大腸菌株では，エノールピルビン酸トランスフェラーゼの突然変異によって PEP に対する酵素の親和性が低下し，同様にホスホマイシンに対する酵素の親和性も低下することがわかっている．ホスホマイシンの副作用はあまり見られない．1～10％の患者に頭痛，下痢，悪心が生じるといわれる．重大な薬物相互作用も稀である．制酸薬やカルシウム塩と同時に内服するとホスホマイシンが沈殿することがあり，メトクロプラミドなどの機能調節薬と併用すると，吸収率が低下する．

もう 1 つの PEP アナログである **fosmidomycin** は，ホスホマイシンと同じ機序で作用する．その耐性は，一般的にグリセロリン酸またはグルコース-6-リン酸輸送体の突然変異を介して生じる．しかしこれにもまた例外が存在する．耐性大腸菌の少なくとも 1 菌株には，細胞外に fosmidomycin を能動的に汲み出すタンパク質が存在するようである．

## サイクロセリン

D-Ala の構造上のアナログである**サイクロセリン cycloserine** は，多剤耐性結核菌感染症に対する第二選択薬である（図 34-5）．サイクロセリンは，L-Ala を D-Ala に変換させるアラニンラセマーゼと，2 つの D-Ala 分子を結合させる D-Ala-D-Ala リガーゼの両方を阻害する（図 34-2A）．サイクロセリンはこれら酵素に対する不可逆的阻害薬であり，実際にこれら酵素の天然基質である D-Ala よりも強固に結合する．サイクロセリンの耐性には複数の機序があるが，未だわかっていないものもある．既知の機序としては，アラニンラセマーゼの過剰発現とアラニン取込みシステムの突然変異がある．ホスホマイシンをはじめとする多くの小分子と同様，サイクロセリンは尿中に排泄される．副作用としてけいれん発作や，末梢神経障害のような神経学的症候群がある．神経精神疾患やアルコール依存症，慢性腎不全のある患者にこの薬剤を使用すべきではない．アルコール，イソニアジド isoniazid (INH)，エチオナミドはこの毒性を増悪させる．サイクロセリンによる末梢神経障害は，ピリドキシンの使用で軽減する可能性がある．サイクロセリンはフェニトインの肝代謝を阻害する．

## バシトラシン

**バシトラシン bacitracin** は，バシラス属 *Bacillus* のある菌株から初めて同定されたことからこのように名づけられた．バシトラシンはペプチドの抗菌薬で，バクトプレニル二リン酸の脱リン酸化を妨げ，バクトプレニルリン酸脂質担体をムレイン単量体合成および輸送に使えない状態にする（図 34-2B）．バシトラシンは，タンパク質やペプチドではなく脂質をその標的としているため，抗細胞壁薬のなかでも特徴的である．バシトラシンは，バシトラシンのイミダゾール環およびチアゾリン環などのバクトロプレニル二リン酸を用いて複合体を形成することで，脱リン酸化を阻害する．この相互作用には二価金属イオン，通常は $Zn^{2+}$ や $Mg^{2+}$ が必要となる．そのため金属キレート薬として作用する薬物は，バシトラシンの作用を阻害することがある．バシトラシンには腎毒性，神経毒性，骨髄毒性があることから，全身投与では用いない．通常は真皮上層や眼科の感染症に局所的に使用される．バシトラシンは経口投与で吸収されず腸管内壁に残存するため，クロストリジウム・ディフィシル

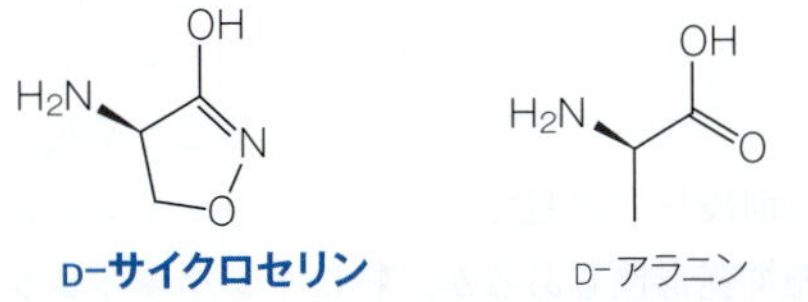


**図 34-5 サイクロセリンの構造**
サイクロセリンは構造上の D-アラニンアナログであり，アラニンラセマーゼが L-アラニンを D-アラニンに変換するラセミ相互変換を阻害する．サイクロセリンは D-Ala-D-Ala リガーゼ B (DdlB) の活性を阻害する．この酵素は D-Ala-D-Ala ジペプチドの形成を触媒し，これがその後ムレイン単量体の合成に利用される（図 34-2A 参照）．

*Clostridium difficile* 大腸炎や**バンコマイシン耐性腸球菌 vancomycin-resistant enterococcus**（VRE）の消化管除菌に経口で投与されることがある．バシトラシンは他の腎毒性薬物や神経筋遮断薬と併用すべきではなく，後者では相乗的な神経筋遮断効果を引き起こすこともある．

## ムレイン重合体合成の阻害薬

### バンコマイシン，テイコプラニン，telavancin

**バンコマイシン vancomycin** と**テイコプラニン teicoplanin** は，グラム陽性桿菌および球菌に対して殺細菌活性を持つグリコペプチドである．telavancin はバンコマイシンと類似する活性スペクトラムを持つ脂質化グリコペプチドである．グラム陰性桿菌はこれらの薬物活性に対し耐性である．これらの薬物は，ムレイン単量体単位での D-Ala-D-Ala 末端に強く結合して**ペプチドグリカンの重合化 peptidoglycan polymerization** を阻害し，その結果成長ポリマー鎖へのムレイン単位の付加を阻止して，細胞壁合成を遮断する．telavancin は脂質側にさらなる鎖があり，これが細菌の細胞膜に作用する．この脂質アンカーは，D-Ala-D-Ala 末端への結合と細胞膜の脱分極作用を増強し，バンコマイシンよりも強力な抗菌効果をもたらす．バンコマイシンの静脈内投与は，**メチシリン耐性黄色ブドウ球菌 methicillin-resistant *Staphylococcus aureus***（MRSA）（後述参照）による敗血症や心内膜炎の治療として最も一般的である．telavancin の静脈投与は，ブドウ球菌属および連鎖球菌属による重症皮膚感染症の治療に用いられる．経口のバンコマイシンはバシトラシン（前述参照）と同様にあまり吸収されず腸管内にとどまるため，クロストリジウム・ディフィシルの腸管感染症治療に使用される．テイコプラニンは米国内では臨床的に使用されていない．

バンコマイシンには毒性があるため，通常は他の薬物に対して耐性のある感染症に限りその使用が認められる．バンコマイシンの副作用として皮膚潮紅や発疹，いわゆる**レッドマン症候群 red man syndrome** と呼ばれるものがあり，これはヒスタミンの放出に起因する．そのため点滴速度を遅くすることや抗ヒスタミン薬の前投与で回避できる．バンコマイシンには腎毒性と聴神経毒性もあるが，特にゲンタマイシンのような腎毒性や聴神経毒性を持つ薬物との併用時に顕著となる．腎機能障害のある患者では薬物の減量や，さらなる腎障害の予防のために薬物血中濃度の測定が必要である．その他，薬剤熱や過敏性発疹，薬剤性好中球減少症も起こりうる．telavancin はバンコマイシンと似た毒性特性を持つが，腎毒性はやや強い．

バンコマイシンおよび telavancin に対する耐性は，D-Ala-D-Ala に代わって D-Ala-D-乳酸の形成を触媒する酵素をコードする DNA の獲得により生じるのが最も一般的である．D-Ala-D-Ala と同様に，D-Ala-D-乳酸はムレイン単量体単位に組み込まれると，すぐにペプチド転移反応に関与するが，D-Ala-D-乳酸ジペプチドにはバンコマイシンは結合しない．2つの酵素が D-Ala-D-乳酸の合成を媒介する．VanH と呼ばれるデヒドロゲナーゼは，ピルビン酸から D-乳酸を生成する．VanA と呼ばれるリガーゼは，D-Ala と D-乳酸を結合させる．VanH および VanA は，細菌の染色体または染色体外プラスミドで見られる転移因子によってコードされる．この成分は D-Ala-D-Ala を分解する酵素もコードしており，バンコマイシンの残存標的は一掃されてしまう．臨床診療において，バンコマイシン耐性菌（VRE など）は，他の抗菌薬に対しても耐性であることが多い．プラスミドが介在するバンコマイシン耐性の拡大は，深刻な医療問題となっている．腸球菌の耐性遺伝子を獲得したバンコマイシン耐性黄色ブドウ球菌 vancomycin-resistant *Staphylococcus aureus*（VRSA）の症例報告もいくつか見られる．バンコマイシン中等度耐性黄色ブドウ球菌 vancomycin-intermediate *Staphylococcus aureus*（VISA）も報告されている．こうした微生物は厚いムレイン層を持ち，そこで増加している遊離 D-Ala-D-Ala がバンコマイシンのおとり標的として作用する．

## 重合体架橋形成の阻害薬

### βラクタム系抗菌薬：概論

Case の H 兵卒の治療として試みられた初代の**ペニシリン penicillin** をはじめ，現在 30 以上の抗菌薬が使用されているが，βラクタム系は細菌の細胞壁合成を阻害する抗菌薬として最多かつ最も広く処方される薬物である．この種類の薬物はそれぞれ化学構造（図 34-6）が異なっており，そのため作用スペクトラムも異なる．しかしすべてのβラクタム系は同じ抗菌作用機序，すなわちムレイン重合体架橋形成の阻害作用を有している．

化学的に見ると，作用機序の鍵となっているのは4員環である**βラクタム環 β-lactam ring**（図 34-6）の存在である．この環の存在により，すべてのβラクタム系薬はパークヌクレオチドの末端 D-Ala-D-Ala ジペプチドと構造的なアナログとなり，1つまたは複数の細菌 TP に対する基質となる．パークヌクレオチドと同様に，βラクタムは TP の活性部位セリ

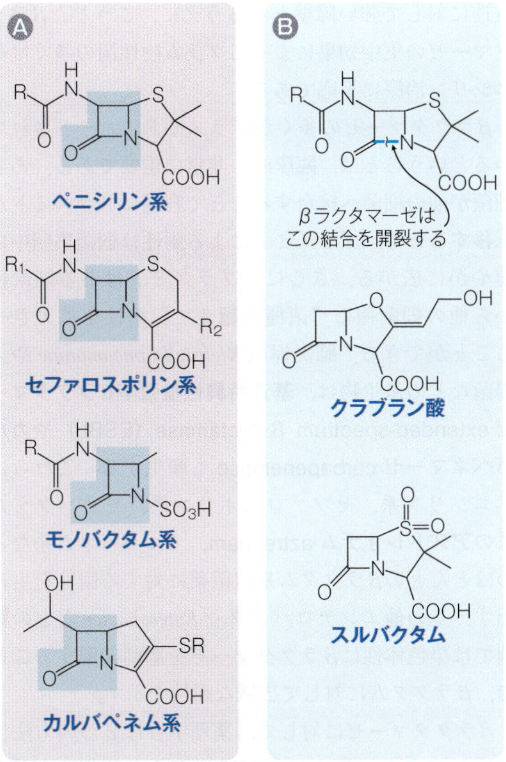


**図 34-6 βラクタム系抗菌薬およびβラクタマーゼ阻害薬の構造的特徴**
**A.** βラクタム系薬剤（ペニシリン系，セファロスポリン系，モノバクタム系，カルバペネム系）は，分類ごとに中心となる構造が異なる．各分類内での個々の薬剤はR基が異なっている．4つの分類に共通するβラクタム4員環（**青色の部分**）に注目してほしい．薬物のペプチド転移反応を抑制する能力は，このβラクタム環によるものである．**B.** βラクタマーゼを発現している細菌はβラクタム環（**青線**）を開裂する．βラクタマーゼ阻害薬であるクラブラン酸やスルバクタムは，βラクタマーゼ酵素に結合（結果的に阻害）することでおとりとして作用する．βラクタマーゼ阻害薬とβラクタム系抗菌薬が構造的に類似していることに注目してほしい．

ンに共有結合し，アシル酵素中間体を形成する．しかし通常のパークヌクレオチドの基質反応と異なり，βラクタム環はβラクタムのカルボキシ末端基が残分子から解離できない状態にする．その結果，隣接するペプチドのアミノ末端基がやってきてもアシル酵素中間体に作用することができず，TPは**"行き止まり"複合体** **"dead-end" complex**（図34-3）の状態となる（こうした不可逆性の酵素阻害は**自殺基質阻害 suicide substrate inhibition**とも呼ばれる）．この時細胞が成長状態にあるならば，TPの阻害によって自己融解酵素を介した細胞融解および細胞死が生じる．そのため，通常βラクタム系は活発に分裂している細菌に対して**殺菌的 bactericidal**に働く．

βラクタム系薬の亜分類は4つの群に分類される．**ペニシリン系 penicillins**，**セファロスポリン系 cephalosporins**（さらに5世代に分けられる），**モノバクタム系 monobactams**，**カルバペネム系 carbapenems**である．これらの亜分類は，ぞれぞれβラクタム環に結合する化学的置換基が構造的に異なっている（図34-6）．こうした薬物群の多くは，H兵卒のCaseで見られた**抗菌薬耐性 antibiotic resistance**の拡大に先んじようとする薬理学者たちの研究努力により生み出されたものであり，ペニシリンの**抗菌作用スペクトラム spectrum of action**を向上させたものである．作用スペクトラムとは，抗菌薬が殺菌性や静菌性作用を示す細菌の種類および多岐性に基づくものであることを思い出してほしい．そのため，広域スペクトラムのβラクタム系薬では一般的にグラム陽性菌およびグラム陰性菌に活性を示し，狭域スペクトラムのβラクタム系薬ではグラム陽性菌に対してのみ効果を示す．

細菌のTPは細胞膜と細胞壁の間にあるペリプラズム空間に位置するため，βラクタム系薬は細胞壁を透過しなければならず，それがグラム陰性菌であれば薬物効果を発揮するためには外膜も透過する必要がある．そのためβラクタム系の作用スペクトラムは2つの因子によって決定される．外膜および細胞壁を透過する能力，そしていったんペリプラズム空間に入った時の特異的TPを阻害する能力である．親水性および（やや少ないが）疎水性の薬物はともに，グラム陽性菌の厚いムレイン層を通過して拡散する．しかしグラム陰性菌では，親水性の方が疎水性薬物に比べ，外膜孔を通過しやすい．その結果，親水性の**アンピシリン ampicillin**，**アモキシシリン amoxicillin**，そして特に**ピペラシリン piperacillin**，ticarcillin，carbenicillin，mezlocillinは広域な作用スペクトラムを有する傾向にある．その一方，疎水性薬物のoxacillin，**クロキサシリン cloxacillin**，dicloxacillin，nafcillin，methicillin，**ペニシリンG penicillin G**は狭域な作用スペクトルを有する傾向にあり（詳細は後述参照），朝鮮戦争で兵士たちに用いられた薬物に近いものである．このことは，グラム陰性菌の持つ外膜が透過性の障害となるため，狭域スペクトラムのβラクタム薬に対して自然耐性を示すグラム陰性菌も存在することを意味する（同様に，クラミジアのようなヒト細胞内に生存する**細胞内寄生菌 intracellular bacteria**は，多くの場合βラクタム系に自然耐性を示す．その理由として，哺乳類の細砲にはβラクタムを取り込む機序が存在しないこと，細胞内寄生菌も独特な細胞壁構造を持つか細胞壁自体を欠如していることの両方が考えられる）．

βラクタム系の作用スペクトラムを決定する第2の因子は，ペリプラズム空間に到達した後，薬物が標的であるTPを阻害する強さである．この大部分はβラクタムのTPに対する親和性によって決定する．すでに解説した通り，細菌は通常いくつかのTPを有しており，その基質の特異性や架橋形成作用は微妙に異なっている．こうした相違は特に桿菌と球菌の間で顕著である．βラクタム系薬の多くは異なる複数のTPに対して特異性を持つが，以前は黄色ブドウ球菌に対して使われていたペニシリンアナログであるmethicillinのように，1種類のTPに対してのみ特異的な薬物もある．

抗菌薬の耐性化は，**染色体性 chromosomal**（**内因性 intrinsic**），もしくは**獲得性 acquired**（**外因性 extrinsic**）のいずれかによって出現する．βラクタム系に関しては，グラム陽性菌における染色体性の耐性化が最も多い．これはTPをコードする遺伝子の突然変異によって生じ，TPのβラクタム系薬への結合能力を失活させる．または，βラクタム系薬に対して親和性の低いTPをコードする遺伝子を獲得することでも耐性化が生じる．これは黄色ブドウ球菌がmethicillinに対する耐性を獲得する機序であり，また肺炎球菌がペニシリンに対する耐性を獲得する機序でもある．βラクタム系に対する耐性化として，遺伝子的機序でTPを変化させるのは一般的でなく例外と考えられる．βラクタム系薬の多くが複数のTPに対して活性があるため，抗菌力を失活するためには標的となる複数のTPのすべてに突然変異が生じる必要があるからである．

βラクタム系薬に対する耐性の多くは，**βラクタマーゼ β-lactamase**と呼ばれるタンパク質によるもので，染色体上にコードされているか，もしくは染色体外のDNA**プラスミド plasmid**上にコードされている．H兵卒に感染したウェルシュ菌に出現した耐性は，おそらくこうしたプラスミドの獲得によるものである．その名前からもわかるように，βラクタマーゼはβラクタム環の（加水分解による）開裂によって，βラクタムを不活性化する酵素である．100種類以上のβラクタマーゼが特定されており，それぞれが特定のβラクタム系薬もしくは複数のβラクタム系薬に対して活性を持つ．グラム陽性菌はβラクタマーゼを分泌している．グラム陰性菌では，細胞壁と外膜との間のペリプラズム空間にこれを保有している．グラム陰性菌はグラム陽性菌に比べてかなり少量のβラクタマーゼしか産生しないが，グラム陰性菌はβラクタマーゼをペリプラズム空間の必要なところに集中させるため，βラクタマーゼは耐性化に関してより効果的に働く．グラム陰性菌の外膜はペニシリンの浸透に対して強い障壁となるうえに，こうしたβラクタマーゼの集中効果によってグラム陰性菌の多くはペニシリン治療に不応である．

βラクタマーゼの多くがプラスミドにコードされているということは，臨床的に非常に重要である．ある細菌が他の細菌へ接合することで容易にプラスミドが転移するため，プラスミドによる耐性は細菌集団中に速やかに広がる．さらに，プラスミドはある細菌種から他の細菌種に“菌種を超えて”耐性を拡大させることができる．肺炎桿菌 *Klebsiella pneumoniae* や大腸菌などの微生物は，**基質特異性拡張型βラクタマーゼ extended-spectrum β-lactamase**（**ESBL**）や**カルバペネマーゼ carbapenemase**も産生する．これらはペニシリン系，セファロスポリン系，モノバクタム系の**アズトレオナム aztreonam**，カルバペネム系などのほとんどのβラクタム系抗菌薬に対する耐性を生み出す．その他エンテロバクター *Enterobacter* などの細菌では染色体性にβラクタマーゼを過剰発現することで，βラクタムに対して広域な耐性を示す．

βラクタマーゼに対して，薬理学者は2つの方法で対応してきた．第1に，前述のような新規βラクタム系薬の開発であり，これは既存のβラクタマーゼによるβラクタム環の開裂に対して抵抗性の強い構造を持つものである．第2に，**βラクタマーゼ阻害薬 β-lactamase inhibitor**の開発，およびβラクタム系薬との併用療法である．βラクタマーゼ阻害薬とはβラクタマーゼの活性部位に結合するβラクタムに類似した分子であり，βラクタマーゼ阻害薬を併用投与することで，βラクタマーゼによるβラクタム系薬の分解を防ぐ．βラクタマーゼ阻害薬の例としては，**クラブラン酸 clavulanic acid**（**clavulanate**），**スルバクタム sulbactam**，**タゾバクタム tazobactam**の3つがある（図34-6）．

βラクタム系薬は，第33章で解説した殺菌性のタンパク合成阻害薬である**アミノグリコシド系薬 aminoglycosides**と相乗効果がある（相乗効果については第40章，併用化学療法の原理参照）．アミノグリコシドは，細胞の細胞質内にあるリボソーム30Sサブユニットに結合することでタンパク質合成を阻害する．アミノグリコシドが細胞質に到達するには，受動的拡散で細胞壁を通過する必要があり，その後は細胞膜を能動輸送される．アミノグリコシドを単剤で投与した場合，腸球菌などの一部の細菌では細胞壁の透過性が不良であると考えられる．βラクタム系は細胞壁の透過性を増加させるので，βラクタム系とアミノグリコシドの併用療法によってアミノグリコシドの細胞内への取込みが促進され，その抗菌作用が増強される．

果たしてアミノグリコシドはβラクタム系の作用を強化するのか？ それとも自己融解酵素の合成を阻害することでβラクタム系に拮抗するのか？ 枯草菌 *Bacillus subtilis* の研究によると，細菌の細胞壁には細胞増殖期を通じて致死量の自己融解酵素が含まれており，細菌細胞はこのタンパク質の活性状態を調節することで能動的に自己融解活性を抑制しているようである．このことは，自己融解には新たな自己融解酵素の合成を必要とせず，それゆえアミノグリコシドはβラクタム系に拮抗しないことを示唆している．いずれにせよ重要なことは，抗菌薬の耐性がない状況であれば，βラクタム系とアミノグリコシドは臨床的に相乗効果を持つということなのである．

βラクタム系で最も出現頻度の高い副作用は過敏性反応である．βラクタムは小さい分子であるため，βラクタム系薬そのものが免疫応答を刺激するとは考えにくく，実際にそのようなことは起こらない．しかしβラクタムはヒトタンパク質のアミノ基と反応し，ハプテンと呼ばれる担体複合体を生み出す（図 34-7）．βラクタム-タンパク質複合体は過敏性反応を誘発する．最も恐ろしい過敏性反応は**アナフィラキシー anaphylaxis** であり，典型的には投与後 1 時間以内に発生し，気管支けいれんや血管性浮腫，場合によっては循環虚脱をきたす．蕁麻疹や麻疹様薬剤疹，血清病，薬剤熱も出現しうる．赤血球細胞にあるタンパク質がペニシリンによって修飾を受けることで，薬剤誘発性の自己免疫性溶血性貧血を起こすことがある．稀ではあるが，βラクタム系抗菌薬によってループス［全身性エリテマトーデス systemic lupus erythematosus (SLE)］が誘発されることがある．ほとんどの場合，こうした反応は用量依存的である．過敏性反応の起こる確率は，βラクタム系薬を投与するごとに上昇する．βラクタム系でも 1 つの分類中の薬剤は交差反応が生じやすいが，分類が異なるβラクタム系薬での交差反応はあまり起こらない．ペニシリンアレルギーのある患者では交差反応の危険性が高いため，アンピシリンや他のペニシリン系薬を使用すべきではない．その一方，アナフィラキシー以外のペニシリンアレルギー患者では，セファロスポリン系を使用することができる．**アズトレオナム aztreonam**（モノバクタム系）は，ペニシリン系やカルバペネム系との交差反応性がないという点が特徴的である．しかしアズトレオナムとセフタジジム（セファロスポリンの 1 つ）は共通の側鎖を持っているため，交差反応性を認める．ペニシリンアレルギー患者に関して，セファロスポリン系に対するアレルギー反応は起こりうるものの，その頻度は低い．

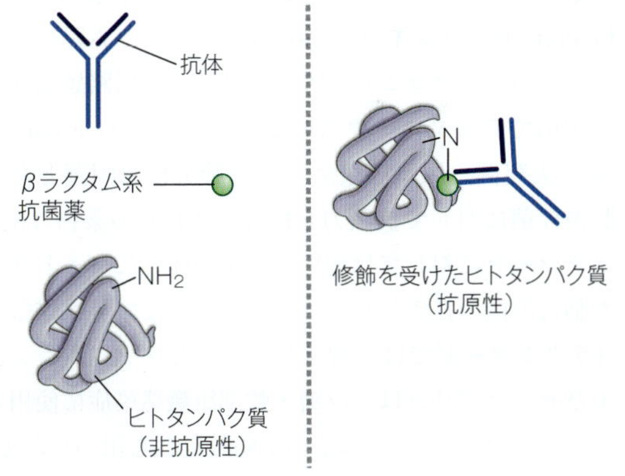


**図 34-7 βラクタムの毒性**
一般的にヒトタンパク質は修飾を受けなければ，抗原性を持たない．βラクタム系薬はヒトタンパク質のアミノ基を修飾し，免疫原性のβラクタムハプテンを作り出す．この抗原決定基は宿主免疫機構の抗体により"非自己"として認識される．

## βラクタム系抗菌薬：具体的な薬物

### ペニシリン系

これまで述べたように，βラクタム系抗菌薬はその構造的によって 4 つの亜分類に分類される（図 34-6A 参照）．その最初の 1 つがペニシリン系であり，抗菌スペクトラムによってさらに 5 つのグループに分けられる．

ペニシリン系の最初のグループには，経静脈投与用の**ペニシリン G penicillin G** と，胃酸に安定性の経口投与用の **penicillin V** がある．ペニシリン G は penicillin V に比べ幅広く使用されている．penicillin V はおもに歯の膿瘍などの頭頸部の好気性菌・嫌気性菌の混合感染症に使用される．また penicillin V は，リウマチ熱患者の再発予防やリンパ浮腫患者の再発性連鎖球菌性蜂巣炎の予防にも用いられる．ペニシリン G は，肺炎球菌や化膿性連鎖球菌 *Streptococcus pyogenes*（各々その数種の菌株）などのグラム陽性菌や，ナイセリア属 *Neisseria*（ペニシリナーゼ産生の淋菌 *N. gonorrhoeae* を除く）などのグラム陰性双球菌，グラム陽性桿菌属（クロストリジウム属，バクテロイデス *Bacteroides* を除く大部分の嫌気性菌），および梅毒やレプトスピラ属 *Leptospira* などのスピロヘータの重症感染症の治療に使用される．高用量のペニシリン G は，すでに言及した過敏性反応や皮疹の他に，けいれん発作を引き起こすことがある．すべてのペニシリン系薬で急性間質性腎炎の可能性がある．薬物間相互作用は稀だが，ペニシリンとの同時投与でワルファリンの抗凝固作用が増強されることがある．

ペニシリン系の第２のグループは**抗ブドウ球菌用ペニシリン antistaphylococcal penicillins** であり，**oxacillin，クロキサシリン cloxacillin，dicloxacillin，nafcillin，methicillin** がある．これらは構造上，ブドウ球菌のβラクタマーゼによる分解に対しては強く，臨床的に分離されるこのβラクタマーゼの多くは，プラスミド遺伝子がコードするものである．比較的疎水性が高いため，グラム陰性菌に対しては抗菌活性を持たない（methicillin は１種類の TP しか結合しないことを思い出してほしい）．そのため，これらは皮膚・軟部組織感染症，もしくはメチシリン感受性黄色ブドウ球菌による感染症であると確定した症例に用いられる．抗ブドウ球菌用ペニシリンの経口薬（クロキサシリン，dicloxacillin）には消化管副作用（悪心，嘔吐，抗菌薬関連性下痢）があること，またクロストリジウム・ディフィシル大腸炎への二次性の進展があることから，その使用は限定的である．nafcillin の経静脈投与による副作用には，注射部位の静脈炎がある．oxacillin には肝毒性があるが，これは薬物の中止により可逆的に改善する．MRSA の出現によって，抗ブドウ球菌用ペニシリンによる黄色ブドウ球菌感染症の治療は困難となっている．院内で MRSA の症例が見つかると，他の患者への拡大予防のために特殊な予防措置がとられる．MRSA 感染症の患者は一般的にバンコマイシンで治療される．

**アンピシリン ampicillin** および**アモキシシリン amoxicillin** はペニシリン系第３のグループに属している．**アミノペニシリン amino penicillin** と呼ばれており，R 側鎖に正電荷のアミノ基を有する（図 34-6A 参照）．この正電荷はポーリンチャネルを通じた拡散を強化するが，βラクタマーゼに対する抵抗性はない．アミノペニシリンはグラム陽性球菌の多くや，淋菌や髄膜炎菌 *Neisseria meningitidis* などのグラム陰性球菌，大腸菌やインフルエンザ桿菌 *Haemophilus influenzae* などのグラム陰性桿菌に効果があるが，βラクタマーゼに対しては弱いため，そのスペクトラムは限定的である．アモキシシリンの経静脈投与は，侵襲性の腸球菌感染症やリステリア *Listeria* 性髄膜炎の治療で頻用される．アモキシシリンの経口薬は，耳鼻咽喉領域の単純性の感染症や，心内膜炎の高リスク患者が歯科治療を受ける際の予防的投与，ヘリコバクター・ピロリ *Helicobacter pylori* 感染症の併用薬の１つとして使用される．副作用としては非蕁麻疹様の皮疹の頻度が最も高い．この２剤はクラブラン酸（アモキシシリンと）やスルバクタム（アンピシリンと）などのβラクタマーゼ阻害薬と併用することで抗菌スペクトラムが拡大し，βラクタマーゼ産生菌である黄色ブドウ球菌，インフルエンザ桿菌，大腸菌，クレブシエラ属，嫌気性菌の治療に使用できる．スルバクタム自体は，アシネトバクターに対する抗菌活性を有している．

ペニシリン系第４のグループは**カルボキシペニシリン carboxy penicillin** と呼ばれ，広域な抗菌スペクトラムを有する．その R 側鎖上のカルボキシ基は負電荷を帯びており，βラクタマーゼのいくつかを克服することができるが，ポーリンチャネルを通じた拡散促進については正電荷を帯びたアミノ基に比べて弱い．拡散能における制約を克服するため，高用量で使用される．このグループの薬物は，エンテロバクター属 *Enterobacter* やシュードモナス属 *Pseudomonas* が染色体上にコードするβラクタマーゼに対して抵抗性を持つため，カルボキシペニシリンはこれらの菌に対する抗菌スペクトラムを持つ．このグループには２種類の薬物があり，**carbenicillin** および **ticarcillin** である．

第５のグループは**ウレイドペニシリン ureido penicillin** であり，**ピペラシリン piperacillin** と **mezlocillin** がその代表である．これらは正電荷と負電荷の両方を R 側鎖に持っており，一般的にカルボキシペニシリンと比べて拡散能が高い．抗菌スペクトラムはカルボキシペニシリンと類似している．またクレブシエラ属および腸球菌に対して抗菌活性を持つ．

## セファロスポリン系

セファロスポリン系は，βラクタム環に隣接する骨格として５員環ではなく６員環を有しており，構造的にペニシリン系とは異なる．

第一世代のセファロスポリン（**セファゾリン cefazolin，セファレキシン cefalexin**）はグラム陽性菌に有効であり，グラム陰性桿菌に関しては尿路感染症の原因菌であるプロテウス・ミラビリス *Proteus mirabilis* や大腸菌，尿路感染症および肺炎の原因菌となる肺炎桿菌に対して抗菌力を持つ．これらの薬物はβラクタマーゼに対しては弱いが，染色体性にコードされた肺炎桿菌のβラクタマーゼや一般的なブドウ球菌のβラクタマーゼでは分解されない．セファレキシンおよびセファゾリンは，皮膚・軟部組織感染症に使用される．セファゾリンは術前の予防投与にも用いられる．

第二世代のセファロスポリンは２つのグループに分けられる．**セフロキシム cefuroxime** は第１グループの代表的な薬物であり，第一世代セファロスポリンに比べインフルエンザ桿菌に対する抗菌力が強くなっている．cefotetan，cefoxitin は第2グループを代表する薬物であり，バクテロイデス属に対する活性が増強されている．また第二世代セファロスポリンは，一般的に第一世代と比べてβラクタマーゼに対する抵抗性が強くなっている．そのためセフロキシムは市中肺炎の治療で使用されることが多く，cefotetan は腹腔内や骨盤内炎症性疾患などの骨盤内感染症に用いられる．第二世代セファロスポリンの有害事象には下痢，軽度の肝酵素上昇，過敏性反応があり，稀に顆粒球減少症，間質性腎炎が起こりうる．

第三世代のセファロスポリン（**セフトリアキソン ceftriaxone，セフォタキシム cefotaxime**）は多くのβラクタマーゼに対して抵抗性があり，そのため腸内細菌科（大腸菌，インドール陽性プロテウス，クレブシエラ属，エンテロバクター属，セラチア属，シトロバクター属 *Citrobacter*）およびナイセリアやインフルエンザ桿菌に対して抗菌力を持つ．第三世代セファロスポリンはグラム陽性菌に対しての活性は第一世代に比べ劣る．しかしながら，ペニシリン中等度耐性肺炎球菌に対しての抗菌活性は高い（しかしセファロスポリンに対する耐性も出現しうる）．一般的な使用用途は，下気道感染症，黄色ブドウ球菌による市中髄膜炎，非複雑性の淋菌感染症，培養陰性の心内膜炎，複雑性のライム病 Lyme disease である．これまでに言及した副作用の他に，セフトリアキソンでは胆汁うっ滞性肝炎が起こりうるが稀である．**セフタジジム ceftazidime** は，第三世代セファロスポリンでは3番目に頻用される薬物である．この薬物の抗菌スペクトラムは他の2つとは異なっており，セフタジジムは抗緑膿菌作用を有するが，グラム陽性菌に対する効果はわずかである．使用用途の大部分は院内感染のグラム陰性菌感染症，緑膿菌によることが確認された感染症，そして発熱性好中球減少症の患者に対する経験的治療 empiric therapy である．基質特異性拡張型βラクタマーゼを持つグラム陰性菌は，第三世代セファロスポリンに対して耐性である．

**セフェピム cefepime** は，現在使用できる唯一の第四世代セファロスポリンである【訳注：日本ではセフォゾプランも使用できる．】．セフトリアキソンと同様に，エンテロバクター属，ナイセリア属，インフルエンザ桿菌，およびグラム陽性菌に対して高い抗菌活性を持つ．さらにセフタジジムと同じく，抗緑膿菌作用を有している．セフェピムは染色体にコードされたエンテロバクター属のβラクタマーゼに対し，第三世代よりも強い抵抗性がある．セフタジジムと異なるのは，セフェピムは髄膜炎治療に対する適応がない点である．稀な副作用として，赤血球抗原に対する自己抗体が産生されることがあるが，多くの場合に重大な溶血は起こらない．

**ceftaroline** および **ceftobiprole** は第五世代のセファロスポリンである【訳注：日本では第五世代セファロスポリンは未承認である．】．これらの薬物は，MRSA，VISA，バンコマイシン耐性株などの多剤耐性黄色ブドウ球菌をはじめ，肺炎球菌やモラキセラ・カタラーリス *Moraxella catarrhalis*，インフルエンザ桿菌などの呼吸器関連グラム陰性菌のうち，βラクタマーゼを発現している株に対しての抗菌活性を有する点が注目される．両薬とも経静脈的に投与する必要がある．ceftaroline は市中肺炎および皮膚感染症に適応がある．ceftobiprole は現在，米国食品医薬品局 Food and Drug Administration（FDA）の承認審査段階にある．臨床試験からは，他のセファロスポリン系と同様の安全性が示されている．

前述したように，生命にかかわるようなアレルギーでなければペニシリン過敏症の患者に対して通常セファロスポリン系は使用可能である．しかしセファロスポリン系自体も過敏性反応を起こしうるため，セファロスポリン過敏症の患者への使用は避けるべきである．興味深いことに，**cefotetan** と**セフォペラゾン cefoperazone** には *N*-メチルチオテトラゾール *N*-methylthiotetrazole（NMTT）側鎖があり，これが2つの特徴的な副作用を引き起こす．1つ目は，**ジスルフィラム様反応 disulfiram-like reaction** として知られるアルコール不耐性症候群である（ジスルフィラムはアルコール代謝を阻害する薬物である．第18章，乱用薬物の薬理学参照）．2つ目は，ビタミンK代謝に影響を及ぼすことで，ビタミンK依存性の凝固因子の合成が低下することである．そのためワルファリン使用中の患者や凝固異常のある患者では，cefotetan やセフォペラゾンの使用には注意を要する（第22章，止血と血栓の薬理学参照）．cefotetan は多くのセファロスポリン系と同様，抗体が媒介する溶血を引き起こす可能性がある．

## モノバクタム系とカルバペネム系

現在使用できる唯一のモノバクタム系抗菌薬である**アズトレオナム aztreonam** は，緑膿菌を含む多くのグラム陰性菌に抗菌作用を持つが，グラム陽性菌に対しては無効である．アズトレオナムはペニシリンとの交差アレルゲン性がないことから，とりわけ重症なペニシリンアレルギー患者の耐性グラム陰性菌感染症に対して有用である．しかし ESBL を持つグラム陰性菌には無効である．注射部位の静脈炎という副作用があるためその使用は限られており，半減期が短いことから頻回の投与が必要となる．

現在，臨床使用が可能なカルバペネム系薬物は4つある．**イミペネム imipenem**，**メロペネム meropenem**，**ドリペネム doripenem**，**ertapenem** である．これらすべてが広域抗菌スペクトラムを持ち，ほとんどのグラム陽性菌，グラム陰性菌，嫌気性菌をカバーしている．どの薬物も MRSA，VRE，レジオネラ属 *Legionella* に対しては無効であり，カルバペネマーゼを持つグラム陰性菌（特に肺炎桿菌）もカルバペネム系に耐性を示す．重要なこととしては，ertapenem の緑膿菌およびアシネトバクター属 *Acinetobacter* に対する抗菌活性は，他の3つの薬物に比べ弱い．ertapenem が優れるのは，1日1回投与でよい点である．イミペネムはヒトの腎酵素であるデヒドロペプチダーゼⅠによって不活化されるため，デヒドロペプチダーゼ阻害薬である**シラスタチン cilastatin** との合剤として使用される．メロペネム，ドリペネム，ertapenem は腎酵素による不活化を受けない．いずれの薬物でも過敏性反応および注射部位の静脈炎が起こりうる．薬物の血中濃度が高くなると，イミペネムやメロペネムではけいれんが出現する可能性がある．プロベネシドはメロペネムの血中濃度を上昇させることがあり，またカルバペネム系薬はバルプロ酸血中濃度を低下させることがある．

## 細胞膜安定性阻害薬

**ダプトマイシン daptomycin** は，近年臨床使用が承認された環状リポペプチド抗菌薬である．正確な抗菌作用機序はわかっていないが，ダプトマイシンはグラム陽性菌の細胞膜に融合するようである．ダプトマイシンのオリゴマー化が細胞膜に孔を形成し，細胞外へカリウムが流出して細胞膜の脱分極が起こり，細胞死へと至る．ダプトマイシンは経静脈的に投与される薬物であり，黄色ブドウ球菌性の複雑性皮膚感染症と右心系の心内膜炎の治療で承認されている．ダプトマイシンはメチシリン感受性および耐性の両方のグラム陽性菌株に対する治療効果を持つ．副作用にはミオパチー（筋障害），好酸球性肺炎，クロストリジウム・ディフィシルによる抗菌薬関連下痢症がある．ミオパチーとの関連から，ヒドロキシメチルグルタリル補酵素 A hydroxymethylglutaryl-coenzyme A（HMG-CoA）還元酵素阻害薬（スタチン系）とダプトマイシンは併用すべきではない．

## 抗マイコバクテリア薬

### エタンブトール，ピラジナミド，イソニアジド

**エタンブトール ethambutol**，**ピラジナミド pyrazinamide**，**イソニアジド isoniazid（INH）**は，結核の治療で用いる5つの第一選択薬のなかの3つである［リファンピシン（別名：rifampin）およびストレプトマイシンが残りの2つである．第33章参照］．活動型の結核で過去に治療歴がなく，その地域における INH 耐性が 4% を超える場合，4剤併用療法で治療を開始する．INH 耐性が稀な場合には，エタンブトールを除く3剤療法での治療が可能である（第40章参照）．

エタンブトールは静菌性の薬物である．アラビノガラクタン成長鎖にアラビノース単位を付加するアラビノシルトランスフェラーゼを阻害して，アラビノガラクタン合成を減少させる．ピラジナミドおよび INH は細胞壁のミコール酸合成を阻害する．ピラジナミドはプロドラッグであり，ピラジナミダーゼという酵素によって活性型であるピラジン酸に変換される必要がある．ピラジン酸はミコール酸の脂肪酸前駆体を合成する FAS1 を阻害する．INH および同系統で第二選択薬である**エチノナミド ethinonamide** は，FAS2 複合体を標的とする殺菌的薬物だが，明確な殺菌機序はわかっていない．ピラジナミドおよび INH の標的については，図 34-4 にまとめた．

活動型の結核治療には，多剤併用療法が必要となる．抗マイコバクテリア薬に対する耐性は突然変異によって生じることが多く，突然変異による耐性出現の頻度と感染発症時の菌量の多さが，結核治療における多剤併用療法の戦略を支持する強力な根拠となっている．肺における各感染巣には $10^8$ 個の結核菌が存在するが，突然変異によって抗マイコバクテリア薬1つに対する耐性が出現する頻度は，およそ $1/10^6$ である．この頻度が意味することとは，抗マイコバクテリア薬の投与前であっても，平均で約100個の耐性結核菌が各感染巣に存在しているということである．2剤併用療法では，このような潜在的な耐性菌に遭遇する確率は $1/10^{12}$ となり，4剤併用療法では $1/10^{24}$ にまでその確率が減少する（第40章参照）．こうした数値は Case の Pierce 医師が INH を要請した頃には判明されていなかったことだが，質的分析からストレプトマイシンと INH（1952年に導入された選択的抗マイコバクテリア薬）を併用することで，自分の患者が結核から生存および治癒できる可能性を最大にできることを Pierce 医師は知っていたのである．

抗マイコバクテリア薬には多くの副作用が存在す

る．エタンブトールは視神経炎と関連があり，視力障害，色彩弁の喪失，視野狭窄，ないしは中心・周辺暗点の報告がある．こうした症状は通常治療から1カ月以上たってから生じるが可逆的であるとされる．しかしその一方，突然発症の不可逆的な失明の報告もある【訳注：日本での失明の定義は指数弁（目の前の指の本数を数えられる状態）の消失であるが，世界保健機関（WHO）の基準では矯正視力でよい方が0.05以下を意味する．】．そのためエタンブトールを使用する患者は毎月眼科検査を受け，視力および色彩弁を確認すべきである．ピラジナミドは関節痛や高尿酸血症（通常は無症候性）と関連があるが，より重要なこととして，ピラジナミドによる肝毒性の頻度は比較的高く，重症化や不可逆的になりうる点である．INHによる軽度の肝障害があった患者に対してはINHの再チャレンジができるが，ピラジナミドによる肝障害があった患者にはピラジナミドを再投与すべきではない．INHは肝炎および末梢神経障害と関連がある．INH誘発性の肝障害は軽度であることが多く，肝酵素の軽度上昇が見られる程度であり，この場合には薬物を中断する必要はない（10～20%の患者で出現する）．肝障害が重症化することもあり，症候性の肝炎を引き起こすことがある（患者全体の0.1%に出現するが，リファンピシンも併用投与されている肝疾患を有する高齢患者ではそのリスクが上昇する）．INHの神経症状には，知覚障害，末梢神経障害，運動失調がある．この毒性は，神経伝達物質合成におけるピリドキシンに対してINHが競合的に阻害することによるもので，ピリドキシンの補充によって予防することができる．INHはシトクロムP450酵素を阻害または誘導するため，リファンピシンや抗けいれん薬のカルバマゼピンおよびフェニトイン，アゾール系の抗真菌薬やアルコールなど，他の多くの物質と相互作用が生じる．

これら薬剤や一般的な抗マイコバクテリア薬に対する耐性は，染色体性のものである．エタンブトール耐性はアラビノシルトランスフェラーゼ遺伝子に起こる突然変異によることが多く，そのなかには標的となる酵素の過剰発現を起こすものがある．INH耐性は，マイコバクテリア酵素である**カタラーゼ-ペルオキシダーゼ catalase-peroxidase**を不活化する突然変異によるものが多い．カタラーゼ-ペルオキシダーゼは，INHを活性型に変化させる酵素である．ミコール酸合成に必須の*inhA*遺伝子が突然変異を起こすと，INHに対しても耐性を示すようになる．ピラジナミド耐性は一般的にピラジナミダーゼ遺伝子の突然変異で起こり，プロドラッグが活性型に変換されない状態となる．

結核菌などのマイコバクテリアはほとんどのβラクタム系薬に対して高度の耐性を示すが，これは基質特異性拡張型βラクタマーゼによるものである．カルバペネム系の**メロペネム meropenem**はβラクタマーゼ阻害薬のクラブラン酸との併用で，多剤耐性結核菌の治療に期待が持てる．βラクタム系のなかでもメロペネムが特徴的なのは，結核菌のβラクタマーゼに対する弱い基質であると同時に弱い阻害薬であるという点である．メロペネムおよびクラブラン酸の両薬はすでにFDAから承認を受けており，両薬とも重篤な副作用がないことから小児の治療に使用できる．この2薬物による結核菌の併用療法は静脈投与によって行われ，現在第II相臨床試験が行われている．

## まとめと今後の方向性

細菌の細胞壁には，抗菌薬の標的となる箇所がいくつも存在する．細胞壁は**ムレイン**と呼ばれるペプチド-糖重合体の架橋形成による三次元マットの構造物で，次の3段階を経て合成される．(1) ムレイン単量体の合成，(2) 単量体の重合化によるムレイン重合体の形成，(3) 重合体の架橋形成による細胞壁の完成，である．

抗菌薬は細胞壁合成の3つの段階すべてに対して作用する．ホスホマイシンとサイクロセリンは第1段階に作用し，バンコマイシン，テイコプラニン，telavancin，バシトラシンは第2段階に作用する．抗菌薬の最大かつ最重要群であるβラクタム系薬は第3段階に作用する．ペニシリン系，セファロスポリン系，モノバクタム系，カルバペネム系からなるβラクタム系薬は殺菌的効果を持つ．**自己融解酵素**と呼ばれる細胞壁リモデリングタンパク質が作用することにより，自己融解による細胞死が生じると考えられている．βラクタム系のなかでも構造上や化学的な違いがあるが，細菌細胞壁の構造様式にも違いがあり，これに対する活性によってそれぞれの薬物の抗菌スペクトラムが決まる．

βラクタム系抗菌薬に対する耐性は，通常プラスミド上にコードされたβラクタマーゼにより付与される．薬理学者はこの耐性機序に対し，(1) 既存のβラクタマーゼ分解に抵抗性のある第二，第三世代のセファロスポリン系薬物など，新規βラクタム系薬を開発する，(2) クラブラン酸やスルバクタムなどをβラクタマーゼ阻害薬として併用して，βラクタムの“おとり”とする，といった方法で対処してきた．しかし

βラクタマーゼはプラスミド上にコードされているため，細菌（およびヒト）の集団中に速やかに広がり，抗菌薬開発はまるで進行する“軍備拡張競争”の様相を呈している．

抗マイコバクテリア薬は，マイコバクテリアの細胞壁に特徴的なミコール酸やアラビノガラクタンなどの分子合成におけるいくつもの段階を阻止するように作用する．抗マイコバクテリア薬に対する耐性は，典型的には遺伝子突然変異によるものであり，こうした耐性拡大を回避するうえで併用療法は非常に重要である．将来的な方向性としては，細菌細胞壁を生化学的に分析することで解明してくる，新たな細菌特異的分子を標的とする新規薬物の開発へと進んでいくものと思われる．

## 謝　辞

本書の1版と2版において，本章に貴重な貢献をしてくれた Robert R. Rando と Anne G. Kasmar に感謝する．

## 推奨文献

Brennan PJ. The envelope of mycobacteria. *Annu Rev Biochem* 1995;64:29–63. (*Reviews the structure, composition, and synthesis of the mycobacterial cell wall.*)

Bush K. Alarming β-lactamase-mediated resistance in multidrug-resistant *Enterobacteriaceae*. *Curr Opin Microbiol* 2010;13:558–564. (*Reviews β-lactam resistance in Gram-negative bacteria, focusing on recent reports of ESBL- and carbapenemase-mediated resistance.*)

El Zoeiby A, Sanschagrin F, Levesque RC. Structure and function of the Mur enzymes: development of novel inhibitors. *Mol Microbiol* 2003;47:1–12. (*Reviews the structure, catalytic action, and inhibition of MurA–MurF.*)

Gale EF, Cundliffe E, Reynolds PE, et al. *The molecular basis of antibiotic action*. 2nd ed. London: John Wiley; 1981. (*Classic on antibiotics that describes the experiments that led to the determination of many of the mechanisms of action discussed in this chapter.*)

Howden BP, Davies JK, Johnson PD, et al. Reduced vancomycin susceptibility in *Staphylococcus aureus*: resistance mechanisms, laboratory detection, and clinical implications. *Clin Microbiol Rev* 2010;23:99–139. (*Reviews VISA and VRSA, including definitions, risk factors, and mechanisms of resistance.*)

Jacoby GA, Munoz-Price LS. The new beta-lactamases. *N Engl J Med* 2005;352:380–391. (*Reviews the pharmacology of β-lactamases.*)

Kelkar PS, Li JT. Cephalosporin allergy. *N Engl J Med* 2001;345:804–809. (*Comprehensive literature review of cephalosporin reactions in patients with a history of penicillin allergy.*)

Ma Z, Lienhardt C, McIlleron H, et al. Global tuberculosis drug development pipeline: the need and the reality. *Lancet* 2010;375:2100–2109. (*Reviews approved and investigational drugs for the treatment of tuberculosis.*)

Paterson DL, Bonomo DA. Extended-spectrum beta-lactamases: a clinical update. *Clin Microbiol Rev* 2005;18:657–686. (*Reviews the microbiology, transmission, and treatment of extended-spectrum β-lactamase-producing organisms.*)

Rattan A, Kalia A, Ahmad N. Multidrug-resistant *Mycobacterium tuberculosis*: molecular perspectives. *Emerg Infect Dis* 1998;4:195–209. (*Discusses the problem of resistance in tuberculosis.*)

**主要薬物一覧：第 34 章　細菌およびマイコバクテリア感染症の薬理学：細胞壁合成**

| 薬　物 | 臨床応用 | 副作用（重篤なものは太字で示す） | 禁　忌 | 治療的考察 |
|---|---|---|---|---|
| **ムレイン単量体合成阻害薬**<br>メカニズム―各薬物の項を参照. | | | | |
| **ホスホマイシン**<br>**fosmidomycin** | グラム陰性菌の尿路感染症：大腸菌，クレブシエラ属，セラチア属，クロストリジウム属 | 頭痛，下痢，悪心 | ホスホマイシンまたは fosmidomycin に対する過敏症 | PEP のアナログで，酵素活性部位に共有結合することで細菌のエノールピルビン酸トランスフェラーゼ（MurA）を抑制し，UDP-NAG から UDP-NAM への合成を阻害する.<br>βラクタム系，アミノグリコシド系，フルオロキノロン系と相乗効果がある.<br>制酸薬および消化管運動改善薬との併用で，吸収が減弱する. |
| **サイクロセリン** | ヒト型結核菌<br>トリ型結核菌 *M.avium* 複合体 | **けいれん**<br>眠気，末梢神経障害，精神症状 | てんかん<br>うつ病，不安神経症，精神症状<br>重症腎機能障害<br>アルコール依存症 | アラニンラセマーゼおよび D-Ala-D-Ala リガーゼの両方を阻害する.<br>アルコール，イソニアジド，エチオナミドはサイクロセリンの毒性を増悪させる.<br>ピリドキシンはサイクロセリンが誘発する末梢性ニューロパチーを予防しうる.<br>サイクロセリンはフェニトインの肝代謝を阻害する. |
| **バシトラシン** | 皮膚および眼科感染症（局所投与）<br>消化管におけるクロストリジウム・ディフィシル，またはバンコマイシン耐性腸球菌の除菌（経口投与） | **体内吸収された場合：腎毒性，神経毒性，骨髄抑制**<br>局所投与：接触性皮膚炎，霧視，眼の充血 | 腎毒性のある薬物，または神経筋遮断薬との併用（バシトラシンの経口投与に対する禁忌） | バクトプレニル二リン酸の脱リン酸化を阻害する. |
| **ムレイン重合体合成阻害薬**<br>メカニズム―ムレイン単量体単位での D-Ala-D-Ala 末端に結合してペプチドグリカンの重合化（PGT）を抑制，これにより成長ポリマー鎖へのムレイン単位の付加を阻害する. | | | | |
| **バンコマイシン**<br>**telavancin**<br>**テイコプラニン** | メチシリン耐性黄色ブドウ球菌感染症（静脈投与）<br>ブドウ球菌属および連鎖球菌属による重症皮膚感染症（静脈投与）<br>クロストリジウム・ディフィシル腸炎（経口投与） | **好中球減少症，聴神経毒性，腎毒性，アナフィラキシー**<br>“レッドマン症候群”（顔面紅潮や紅皮症），薬剤熱，過敏性発疹 | トウモロコシアレルギーのある患者に対する，D 型グルコースを含む溶液 | アミノグリコシドとの併用で腎毒性が生じやすくなる.<br>“レッドマン症候群”は，点滴速度を遅くすることや抗ヒスタミン薬の前投与で回避できる.<br>バンコマイシン耐性は，D-Ala-D-乳酸の形成を触媒する酵素をコードする DNA の獲得により生じるのが最も一般的である.<br>telavancin はバンコマイシンと比べ，腎毒性がやや強い.<br>テイコプラニンは米国内では臨床使用されていない. |

**主要薬物一覧：第34章　細菌およびマイコバクテリア感染症の薬理学：細胞壁合成（続き）**

| 薬　物 | 臨床応用 | 副作用(重篤なものは太字で示す) | 禁　忌 | 治療的考察 |
|---|---|---|---|---|
| **重合体架橋形成阻害薬：ペニシリン系**<br>メカニズム—βラクタム系は共有結合して（“行き止まり”），アシル酵素中間体を形成してトランスペプチダーゼ（TP）を阻害する．ペニシリン系は5員環の付属環がβラクタム環に付随している． | | | | |
| **ペニシリンG**<br>**penicillin V** | ペニシリン感受性黄色ブドウ球菌，化膿連鎖球菌，口腔内嫌気性菌，髄膜炎菌，クロストリジウム属<br>梅毒<br>いちご腫<br>レプトスピラ症<br>リウマチ熱の予防（penicillin V） | **けいれん，偽膜性腸炎，薬剤誘発性好酸球増多症，溶血性貧血，神経障害，急性間質性腎炎，アナフィラキシー**<br>皮疹，発熱，注射部位反応，梅毒治療時のヤーリッシュ・ヘルクスハイマー反応 Jarish-Herxheimer reaction | ペニシリン過敏症 | ペニシリンGは経静脈投与用，penicillin Vは経口投与用である．<br>ペニシリンとの同時投与でワルファリンの抗凝固作用が増強されることがある．<br>病院においては，penicillin V経口投与よりもペニシリンGの経静脈的投与が望ましい．<br>βラクタマーゼに対しては弱い． |
| **oxacillin**<br>**クロキサシリン**<br>**dicloxacillin**<br>**nafcillin**<br>**methicillin** | βラクタマーゼ産生のメチシリン感受性黄色ブドウ球菌による，皮膚・軟部組織感染症または全身性感染症 | 下痢，悪心，嘔吐，偽膜性腸炎（クロキサシリン，dicloxacillin）<br>肝炎（oxacillin）<br>間質性腎炎，静脈炎（nafcillin） | ペニシリン過敏症 | βラクタマーゼに対して抵抗性がある．<br>狭域スペクトラムの抗菌活性：おもには，皮膚・軟部組織感染症，もしくはメチシリン感受性黄色ブドウ球菌による感染症であると確定した症例に用いられる． |
| **アンピシリン**<br>**アモキシシリン**<br>**アモキシシリン・クラブラン酸**<br>**アンピシリン・スルバクタム** | 侵襲性の腸球菌感染症，リステリア性髄膜炎（アンピシリン）<br>耳鼻咽喉領域の単純性感染症や，心内膜炎の予防投与，歯科手術の予防投与，ヘリコバクター・ピロリ感染症の併用薬の1つ（アモキシシリン）<br>βラクタマーゼ産生の黄色ブドウ球菌，インフルエンザ桿菌，大腸菌，クレブシエラ属，アシネトバクター属，エンテロバクター属，嫌気性菌（アモキシシリン・クラブラン酸，アンピシリン・スルバクタム） | 皮疹，悪心，嘔吐，下痢 | ペニシリン過敏症 | 広域スペクトラムの抗菌活性．<br>アンピシリンおよびアモキシシリンは，単剤ではβラクタマーゼに弱い．クラブラン酸やスルバクタムがβラクタマーゼ阻害薬となる．<br>側鎖に正電荷のアミノ基を有しており，これがグラム陰性菌のポーリンチャネルを通じた拡散を強化している． |
| **carbenicillin**<br>**ticarcillin**<br>**ピペラシリン**<br>**mezlocillin** | 緑膿菌感染症の第一選択薬，または予防投与<br>グラム陰性菌による院内肺炎 | アンピシリン，アモキシシリンと同じ | ペニシリン過敏症 | 広域スペクトラムの抗菌活性を持つが，一義的には緑膿菌に対して用いる．<br>一般的にβラクタマーゼに対しては弱い．<br>carbenicillinとticarcilinは側鎖上にカルボキシ基を持ち，βラクタマーゼのいくつかを克服することができる．<br>全般的にピペラシリンとmezlocillinは，carbenicillinとticarcillinと比べ，類似の微生物スペクトラムに対して強力である．carbenicillinとticarcillinとは異なり，ピペラシリンとmezlocillinはクレブシエラ属や腸球菌に対して抗菌力がある． |

**主要薬物一覧：第 34 章　細菌およびマイコバクテリア感染症の薬理学：細胞壁合成（続き）**

| 薬　物 | 臨床応用 | 副作用（重篤なものは太字で示す） | 禁　忌 | 治療的考察 |
|---|---|---|---|---|
| **重合体架橋形成阻害薬：セファロスポリン系**<br>メカニズム—βラクタム系は共有結合して（“行き止まり”），アシル酵素中間体を形成してトランスペプチダーゼ（TP）を阻害する．セファロスポリン系は 6 員環の付属環が βラクタム環に付随している． | | | | |
| **セファゾリン**<br>**セファレキシン** | プロテウス・ミラビリス，大腸菌，肺炎桿菌<br>皮膚・軟部組織感染症<br>手術時の予防投与 | **偽膜性腸炎，白血球減少症，血小板減少症，肝毒性**<br>悪心，嘔吐，下痢，皮疹 | セファロスポリン過敏症（ペニシリンとの交差作用は稀） | 第一世代のセファロスポリン．<br>相対的にグラム陽性菌カバーに優れる．<br>多くの βラクタマーゼに対して弱い． |
| **セフロキシム**<br>**cefotetan**<br>**cefoxitin** | インフルエンザ桿菌（セフロキシム）<br>インフルエンザ桿菌，エンテロバクター属，ナイセリア属，プロテウス・ミラビリス，大腸菌，肺炎桿菌（cefotetan，cefoxitin） | セファゾリンと同じ．ただし cefotetan では，アルコール摂取でジスルフィラム様反応が起こりうる．ビタミン K 依存性凝固因子の合成が阻害される． | セファロスポリン過敏症（ペニシリンとの交差作用は稀） | 第二世代のセファロスポリン．<br>第一世代と比べ，相対的にグラム陰性菌のカバーが広がっている．<br>第一世代と比べると，βラクタマーゼに対する抵抗性がやや強い．<br>セフロキシムは市中肺炎に対して第一選択で用いる．<br>cefotetan および cefoxitin は，腹腔内や骨盤内感染症に第一選択で用いられる． |
| **セフォタキシム**<br>**セフチゾキシム**<br>**セフトリアキソン**<br>**セフォペラゾン**<br>**セフタジジム** | 淋菌，ボレリア・ブルグドルフェリ *Borrelia burgdorferi*，インフルエンザ桿菌，多くの腸内細菌科（セフトリアキソン）<br>インフルエンザ桿菌（セフォタキシム）<br>緑膿菌（セフタジジム） | セファゾリンと同じ．ただしセフトリアキソンで胆汁うっ滞性肝炎の可能性がある．セフォペラゾンではアルコール摂取でジスルフィラム様反応が起こりうる．ビタミン K 依存性凝固因子の合成が阻害される． | セファロスポリン過敏症（ペニシリンとの交差作用は稀） | 第三世代のセファロスポリン．<br>セファロスポリンでは，中枢神経系 central nervous system（CNS）への移行が最もよい．<br>多くの βラクタマーゼに対して抵抗性がある．<br>腸内細菌科に対して高い抗菌活性を持つが，グラム陽性菌に対しては第一世代セファロスポリンに比べ活性が劣る． |
| **セフェピム** | 腸内細菌科，ナイセリア属，インフルエンザ桿菌，緑膿菌，グラム陽性菌 | セファゾリンと同じ．ただしセフェピムでは重大な溶血を伴わない抗赤血球自己抗体の産生が生じうる． | セファロスポリン過敏症（ペニシリンとの交差作用は稀） | 第四世代のセファロスポリン．<br>多くの βラクタマーゼに対して抵抗性がある． |
| **ceftaroline** | MRSA感染症，VRSA 感染症，肺炎球菌，モラキセラ・カタラーリス，インフルエンザ桿菌 | セファゾリンと同じ．ただし ceftaroline では薬剤誘発性の溶血性貧血が起こることがある． | セファロスポリン過敏症（ペニシリンとの交差作用は稀） | 第五世代のセファロスポリン．<br>ceftobiprole は第五世代セファロスポリンであり，臨床試験の後期相にある．ceftaroline と類似した抗菌スペクトラムを持つ． |
| **重合体架橋形成阻害薬：モノバクタム / カルバペネム系**<br>メカニズム—βラクタム系は共有結合して（“行き止まり”），アシル酵素中間体を形成して TP を阻害する． | | | | |
| **アズトレオナム** | グラム陰性菌<br>ペニシリンアレルギー患者に使用 | ペニシリンと同じ． | アズトレオナム過敏症 | モノバクタム系．<br>グラム陽性菌はカバーしていない． |

**主要薬物一覧：第34章　細菌およびマイコバクテリア感染症の薬理学：細胞壁合成（続き）**

| 薬　物 | 臨床応用 | 副作用(重篤なものは太字で示す) | 禁　忌 | 治療的考察 |
|---|---|---|---|---|
| **イミペネム・シラスタチン**<br>**メロペネム**<br>**ドリペネム**<br>**ertapenem** | グラム陽性菌およびグラム陰性菌．ただしMRSA，VRE，レジオネラ属を除く（ertapenemはシュードモナス属ないしはアシネトバクター属に対する抗菌活性はない） | ペニシリンと同じ．<br>薬物の血中濃度が高くなると，イミペネムやメロペネムではけいれんが出現する可能性がある． | イミペネム，メロペネム，ドリペネム，ertapenemの過敏症 | シラスタチンは腎のデヒドロペプチダーゼⅠを阻害し，これによるイミペネムの不活化を防いでいる．<br>プロベネシドはメロペネムの血中濃度を上昇させる．<br>カルバペネム系はバルプロ酸の血中濃度を低下させる． |
| **細胞膜安定性阻害薬**<br>メカニズム—ダプトマイシンはグラム陽性菌の細胞膜に融合し，ダプトマイシンのオリゴマー化が細胞膜に孔を形成．これにより細胞外へカリウムが流出して細胞膜の脱分極が起こり，細胞死へと至る． | | | | |
| **ダプトマイシン** | 複雑性皮膚感染症<br>黄色ブドウ球菌の敗血症または右心系の心内膜炎 | **ミオパチー，好酸球性肺炎，クロストリジウム・ディフィシルによる抗菌薬関連下痢症**<br>嘔吐，便秘，貧血 | ダプトマイシン過敏症 | ミオパチーのリスクが上昇するため，スタチンと併用すべきではない． |
| **抗マイコバクテリア薬**<br>メカニズム—各薬物の項を参照． | | | | |
| **エタンブトール** | マイコバクテリア属 | **視神経炎，失明，末梢神経障害，好中球減少症，血小板減少症**<br>高尿酸血症，躁病，悪心，嘔吐 | 既知の視神経炎<br>幼い小児で，自分の視覚変化を伝えられない者<br>制酸薬との併用 | アラビノガラクタン成長鎖にアラビノース単位を付加するアラビノシルトランスフェラーゼを阻害して，アラビノガラクタン合成を減少させる．<br>静菌的にマイコバクテリアに作用し，他の抗マイコバクテリア薬であるリファンピシンやストレプトマイシンとの併用で用いる． |
| **ピラジナミド** | マイコバクテリア属 | **貧血，肝毒性**<br>関節痛，高尿酸血症（通常は無症候性） | 痛風の急性期<br>重症の肝障害 | ピラジナミドはプロドラッグであり，活性型であるピラジン酸に変換されてFAS1を阻害する．<br>他の抗マイコバクテリア薬であるリファンピシンやストレプトマイシンとの併用で用いる． |
| **イソニアジド**<br>**エチノナミド** | マイコバクテリア属 | **肝炎，神経毒性（知覚障害，末梢神経障害，運動失調），SLE，けいれん，血液学的異常** | 活動性の肝疾患 | FAS2を標的とし，ミコール酸合成を阻害する．<br>シトクロムP450酵素を阻害または誘導するため，リファンピシンや抗けいれん薬（カルバマゼピン，フェニトイン），アゾール系の抗真菌薬やアルコールなどと相互作用が生じる．<br>殺マイコバクテリア性であり，リファンピシンやストレプトマイシンなどの他の抗マイコバクテリア薬との併用で使用される．<br>イソニアジドの神経毒性はピリドキシンの補充によって予防できる． |

# 35

# 真菌感染症の薬理学

Ali Alikhan, Charles R. Taylor, and April W. Armstrong



## はじめに

真菌は，**酵母菌 yeast**（単細胞で球形の真菌），**糸状菌 mold**（多細胞でフィラメント状の真菌），または両者の形態をとるもの（いわゆる**二形性真菌**）として存在する自由生活微生物である．すべての真菌は真核生物である．真菌と人類の系統発生は類似しており，エネルギー産生，タンパク質合成，細胞分裂における代謝経路は相同のものである．そのため**抗菌薬に比べると，選択性のある抗真菌薬の開発は非常に困難となる**．細菌に特異的な標的分子が同定されたことによって数多くの抗菌薬開発が成功しており，抗真菌薬の開発においても真菌に特異的な標的を同定することが必要である．

特に真菌感染症（真菌症）には罹患しやすい特定の患者群が存在する．外科や集中治療部 intensive care unit（ICU）の患者，人工物を装着している患者，免疫不全状態にある患者などである．過去 30 年間において，広域スペクトラム抗生物質の長期使用，静脈カテーテルの長期留置，ヒト免疫不全ウイルス human immunodeficiency virus（HIV）感染は，日和見的な全身性真菌症の発生率増加に深くかかわってきた．さらに臓器移植成功例の増加や免疫抑制療法，がんの化学療法も，慢性的な免疫抑制状態の患者が増加する要因となっており，こうした患者は真菌感染症に罹患しやすい．

真菌感染症の診断は，従来からの培養検査と光学顕微鏡による検体観察に基づく．しかし真菌は生育速度が遅いため培養検査の効率は悪く，また検体の直接鏡検は必ずしも確実でなく，真菌種を同定することができないことがある．真菌感染症の予後は，症状の発現から確定診断までの時間に逆相関することが多く，前述のような検査上の不具合は臨床的に重大な問題であることを意味する．したがって現代の真菌学における主要な関心の 1 つは，迅速でかつ培養を必要としない早期診断法の開発である．新規の診断法は，ポリメラーゼ連鎖反応 polymerase chain reaction（PCR）法，ウェスタンブロット法 Western blotting，抗原検出法，真菌代謝物同定法に依存する．こうした検査法は現在のところ研究段階のものであり，培養を基本とする従来の方法と並行して行う必要がある．

これまで全身性の真菌日和見感染症は治療の選択肢が限られていると考えられていたが，今日ではその選択肢は広がっている．抗真菌薬の開発で利用される真菌の経路には，核酸合成，有糸分裂，細胞膜合成およびその安定化がある．従来の抗真菌薬であるアゾール系やポリエン系は，真菌細胞膜の合成および安定化における標的分子を直接狙ったものである．新規の抗真菌薬であるエキノキャンディン系は，真菌細胞壁合成に関与する酵素複合体を標的とする．耐性真菌の出現が拡大しているため，抗真菌療法にとって新規の標的分子を同定，利用していくことがより重要となっていくであろう．

## Case

James F 氏は HIV 陽性の 31 歳男性である．南カリフォルニア旅行の後に主治医を受診し，3 週間続く発熱，咳嗽，胸痛を訴えた．彼には過去に静脈注射による薬物乱用の経歴があった．臨床所見および胸部X線写真からは，左下肺野の浸潤影と左気管傍リンパ節の腫大が見られた．喀痰培養はコクシジオイデス･イミティスが陽性，血液検査からもこの真菌に対する抗体力価の上昇を認めた．主治医は肺コクシジオイデス症と初期診断し，アムホテリシン B を処方した．

数日が経過してもF氏の病状は改善しなかった．発熱，悪寒，発汗，咳嗽，全身倦怠感および頭痛を訴え，救急外来を受診した．体温は 100℉【訳注：37.8℃】，髄膜炎徴候や表在リンパ節の腫脹は見られなかった．胸部聴診で吸気時・呼気時ともに，左肺野全体にびまん性の喘鳴を聴取した．気管支鏡検査では，粘膜上の多数の肉芽腫により左主気管支から気管中央部にかけての狭窄が観察された．真菌培養でコクシジオイデス・イミティスが検出され，慢性肺コクシジオイデス症と確定診断された．肉芽腫は気管支鏡下に摘出され，アムホテリシン B の投与が継続された．1 週間後，F 氏の症状は落ち着いたためアムホテリシン B は終了となり，フルコナゾールによる治療が開始された．

### Questions

1. F 氏が真菌感染症に罹患しやすくなったのはどのような要因によるものか？
2. アムホテリシン B とフルコナゾールの作用機序はどのようなものか？
3. アムホテリシン B とフルコナゾールの治療により，F 氏にどのような副作用が生じる可能性があるか？

## ▶ 真菌の細胞膜および細胞壁の生化学

真菌細胞の超微細構造は動物細胞と類似しているが，真菌に固有の生化学的な相違点も数多くあり，抗真菌薬の開発に利用されている．これまでのところ，最も重要な生化学的な差異は，細胞膜の構造および機能の維持に利用されるおもなステロールである．哺乳類細胞ではコレステロールが利用されるのに対し，真菌細胞ではその構造が独特な**エルゴステロール ergosterol** が利用される．エルゴステロールの生合成にはいくつかの段階があり，そのうちの 2 つが現在使用される抗真菌薬の標的となっている（図 35-1）．エルゴステロール合成を触媒する酵素は真菌のミクロソームに局在しているが，これは哺乳類の肝ミクロソームとほぼ同一の電子伝達系を持っている．第 1 の標的となる段階は，**スクアレン squalene** から**ラノステロール lanosterol** への変換であり，**スクアレンエポキシダーゼ squalene epoxidase** によって触媒される．この酵素は**アリルアミン系 allylamines** や**ベンジルアミン系 benzylamines** などの抗真菌薬の標的分子となっている．真菌に特異的なシトクロム P450 酵素の **14α ステロールデメチラーゼ** 14α-sterol demethylase が第 2 の標的となる段階の重要な反応を介在しており，ラノステロールをエルゴステロールに変換する．**イミダゾール系 imidazoles** や**トリアゾール系 triazoles** の抗真菌薬は，14α ステロールデメチラーゼを阻害する．以上より，アリルアミン系，ベンジルアミン系，イミダゾール系，トリアゾール系の抗真菌薬は，すべてがエルゴステロールの生合成を阻害する．エルゴステロールは細胞膜の構造および機能の維持に必須であるため，こうした抗真菌薬は真菌の細胞膜の完全性を障害する．エルゴステロール合成阻害薬は，ほとんどの状況下で真菌細胞の成長を抑制し（**静真菌的 fungistatic** 効果），時に真菌の細胞死も引き起こす（**殺真菌的 fungicidal** 効果）．

真菌細胞は強固な構造物である細胞壁に覆われているが，抗真菌薬治療の新規の重要標的として集中的に研究されている．真菌細胞壁の主要な成分は，**キチン chitin**，**β-(1,3)-D-グルカン β-(1,3)-D-glucan**，**β-(1,6)-D-グルカン β-(1,6)-D-glucan**，細胞壁糖タンパク質（特にマンノース鎖複合体を含むタンパク質である**マンノタンパク質 mannoprotein**）である．キチンは β-(1,4) 結合による 2000 以上の *N*-アセチルグルコサミン単位からなる線状の多糖である．こうした鎖が束ねられて微小線維となり，細胞壁の基礎となる足場を形成する．β-(1,3)-D-グルカンと β-(1,6)-D-グルカンは，それぞれ β-(1,3) および β-(1,6) グリコシド結合による糖重合体の単位であり，細胞壁の構成成分として豊富に存在する．こうしたグルカン重合体はキ

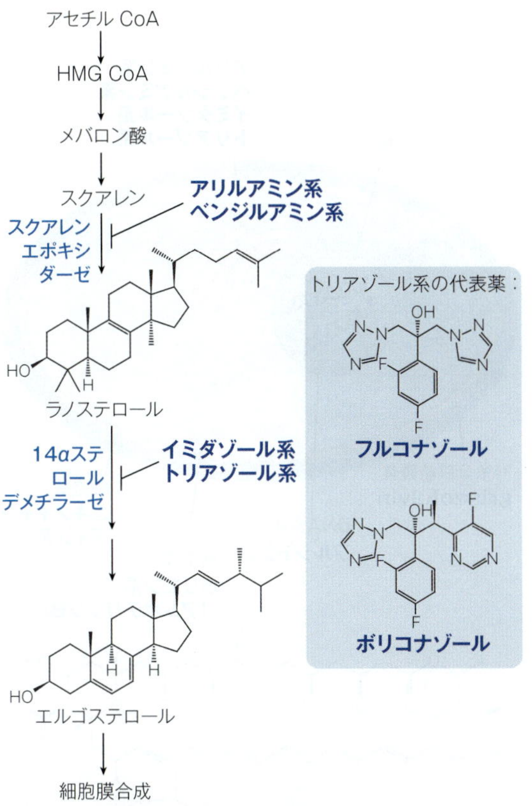


**図 35-1 エルゴステロール合成経路**

エルゴステロールは真菌細胞内において，アセチル補酵素 A coenzyme A（CoA）構成要素から合成される．中間体の 1 つであるスクアレンは，スクアレンエポキシダーゼの作用によりラノステロールに変換される．哺乳類細胞で発現していないシトクロム P450 である 14αステロールデメチラーゼは，ラノステロールを真菌に特有のステロールであるエルゴステロールに変換する最初の段階を触媒する．イミダゾール系およびトリアゾール系は 14αステロールデメチラーゼを阻害し，真菌細胞膜の主要成分であるエルゴステロール合成を阻止する．トリアゾール系の代表的薬物として，フルコナゾールとボリコナゾールがある．

チンの足場と共有結合している．細胞壁の糖タンパク質は様々な種類のタンパク質からなっており，他の細胞壁成分と共有結合していないものもあれば，キチンやグルカン，その他細胞壁タンパク質と共有結合しているものもある．哺乳類細胞は細胞壁を持たないため，真菌細胞壁を標的とする薬物は，治療指数が高いと考えられる．**エキノキャンディン系 echinocandins** の抗真菌薬は，**β-(1,3)-D-グルカン合成酵素 β-(1,3)-D-glucan synthase** を標的としている．この酵素は，供与体であるウリジン二リン酸 uridine diphosphate (UDP)-グルコースからのグルコース残基を成長多糖鎖に付与する．細胞壁の生合成を阻害することにより，エキノキャンディン系は真菌細胞壁の完全性を障害する．エキノキャンディン系は多くの場合に殺真菌作用を示すが，一部の環境下では静真菌的となることがある（推奨文献を参照）．

抗真菌薬の第 3 の標的は真菌の接着である．真菌の**付着因子 adhesin** が宿主細胞の受容体に結合することで真菌は宿主細胞に接着する．酵母菌では，アスパラチルプロテアーゼおよびホスホリパーゼが接着を媒介する．真菌細胞と哺乳類細胞との接着を阻害する薬物は，現在開発中の段階である．

## ▶ 真菌感染症の病態生理学

真菌症（真菌感染症）は表在性，皮膚，皮下，全身性，または原発性，日和見感染症というような分類がされる．免疫能が保たれている宿主に対して，重症感染症を引き起こす一次病原体となるほどの十分な病原性を持つ真菌はほとんどない．しかし免疫不全状態の宿主においては，正常人には病原性を持たない真菌によって重症な全身性感染症が引き起こされる．Case 1 の F 氏は，HIV 感染症によってコクシジオイデス・イミティス *Coccidioides immitis* による感染症のリスクが高くなっていた．つまり真菌感染症の発症は，宿主の免疫機構と真菌の病原性の相互作用によって決まる．多形核白血球，細胞性免疫，体液性免疫は，すべてが真菌病原体に対する宿主免疫防御として重要な要素である．

真菌感染症の病態生理学は，その一部しか解明されておらず，また真菌はそれぞれ特有の特徴的な毒性因子を持っている．接着は感染初期における最初の段階である．接着と定着は皮膚，粘膜，人工機器の表面でも起こる．例えばカンジダ属 *Candida* は，特有のリガンド-受容体相互作用や，非特異的なファン・デル・ワールス力 van der Waals force および静電気相互作用を組み合わせて，あらゆる表面に接着する．感染力のある病原菌は，次いで定着面から侵入して深部組織で増殖し，時に全身循環系に到達することもある．全身への播種は，抗がん化学療法や虚血，あるいは人工機器の存在などで損傷した局所的組織障害により助長されうる．さらに真菌のなかには溶解酵素を分泌し，侵入の促進や全身への播種を可能とするものがある．コクシジオイデス・イミティスは，肺組織の構造タンパク質を溶解するアルカリ性のプロテアーゼを産生し，気道粘膜を破壊する．コクシジオイデス・イミティスはさらに，ヒトのエラスチン，コラーゲン，免疫グロブリン，ヘモグロビンなどを分解する 36 kDa の細胞外プロテアーゼを産生する．

真菌細胞壁の構成物は，真菌感染症の発症機序に重要な役割を担っている．ブラストミセス・デルマチチ

ジス *Blastomyces dermatitidis*，ヒストプラスマ・カプスラーツム *Histoplasma capsulatum*，パラコクシジオイデス・ブラジリエンシス *Paracoccidioides brasiliensis* などの病原菌は，宿主の免疫機構反応に応じて細胞壁の糖タンパク質の構成物を変化させる．例えば，ブラストミセス・デルマチチジスの細胞壁は WI-1 という 120 kDa の糖タンパク質を含有しているが，これは強力な液性および細胞性免疫反応を引き起こす．非病原性株のブラストミセス・デルマチチジスでは WI-1 が多く発現しており，宿主の免疫機構によって認識され，貪食作用によって病原菌は排除される．これとは対称的に，病原性株のブラストミセス・デルマチチジスでは高レベルの$\alpha$-(1,3)-グルカンを有しており，この量は細胞表面で検出される WI-1 量と逆相関の関係にある．細胞壁における$\alpha$-(1,3)-グルカン量の増加によって WI-1 の表面糖タンパク質がうまくマスクされ，その結果として病原性株では宿主の免疫検出およびその破壊を回避していることが推察される．

真菌が 1 つの形態から別の形態に変化することを**表現型転換 phenotype switching** と呼ぶ．微環境の変化に応じて，カンジダ属は酵母から菌糸へと形態変化を行うことができる．カンジダ属の菌糸形態は"触覚"を持ち，これにより隙間や孔で成長できるため，その浸潤能力は増大する．同様に，ブラストミセス・デルマチチジスは分生子（小型の無生殖構造体）から大型の酵母形態に変化する．大型の形態では好中球やマクロファージによる貪食作用に抵抗できるため，生存に有利である．

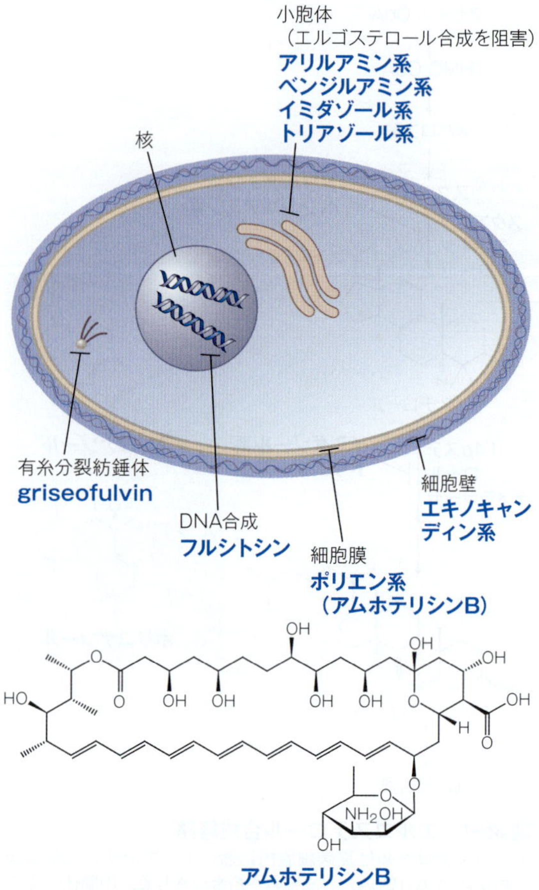


**図 35-2　抗真菌薬の細胞標的**
現在使用可能な抗真菌薬は，特徴的な標的分子に作用する．フルシトシンは真菌の DNA 合成を阻害する．griseofulvin は有糸分裂紡錘体を妨害して真菌の有糸分裂を阻害する．アリルアミン系，ベンジルアミン系，イミダゾール系，トリアゾール系は，小胞体でのエルゴステロール合成を阻害する．ポリエン系は真菌細胞膜のエルゴステロールを結合させることで，細胞膜の完全性を妨害する．アムホテリシン B はポリエン系の代表的な薬物である．エキノキャンディン系は細胞壁合成を阻害する．

## ▶ 薬理学上の分類

理想的な抗真菌薬とは，次の 4 つの特徴を持つものである．多様な真菌をカバーする広域スペクトラムな抗真菌作用，低い薬物毒性，複数の投与方法，そして脳脊髄液 cerebrospinal fluid（CSF），尿路，骨への移行性のよさである．近年，抗真菌療法に新規の標的が次々と同定されていることに伴い，表在性および深在性真菌感染症の治療選択は広がってきている．抗真菌薬のなかには表在性と深在性の両方の真菌症の治療に使用できる薬物もある（剤形が異なることもある）．その一方，限られた適応に使用が制限される薬物もある．この節では，現在使用可能な抗真菌薬を標的分子および作用機序によって分類している．抗真菌療法のおもな標的分子は，真菌の DNA 合成，遊糸分裂，細胞膜合成，細胞壁合成に関与する酵素やその他分子である（図 35-2）．新規薬物の規制認可のための臨床試験では小児や妊娠の可能性がある女性を除外することが多いため（第 50 章，医薬品の臨床評価と承認参照），こうした患者群における新規の抗真菌薬の安全性は厳密には定まっていない．このため治療にあたる医師は，治療によるリスクと期待される効果を比較検討しなくてはならない．

### 真菌核酸合成阻害薬：フルシトシン

フルシトシン flucytosine はフッ素化ピリミジン 5-フルオロシトシンのことである．フルシトシンは，真菌の細胞膜にのみ発現しているシトシン特異的透過酵素を介して，真菌細胞に選択的に取り込まれる．哺乳類細胞にはこの輸送体がないため，薬物の影響を受けない．真菌細胞内では，シトシンデアミナーゼという酵素によって 5-フルオロウラシル 5-fluorouracil (5-FU) に変換される (5-FU 自体は代謝拮抗薬としてがん化学療法に用いられる. 第 38 章, がんの薬理学：ゲノム合成, 安定化, 維持参照). 続いて 5-FU は 5-フルオロデオキシウリジル一リン酸 5-fluorodeoxyuridine monophosphate (5-FdUMP) に変換されるが, これは**チミジル酸合成 thymidylate synthase** の阻害効果がある. チミジル酸合成が阻害されることで, DNA 合成および細胞分裂が抑制される (図 35-3). フルシトシンは多くの場合, 静真菌的に作用する. 哺乳類細胞にはシトシン特異的透過酵素やシトシンデアミナーゼは存在しないが, 腸管内の真菌や細菌がフルシトシンを 5-FU に変換するため, これが宿主細胞に副作用を引き起こしうる.

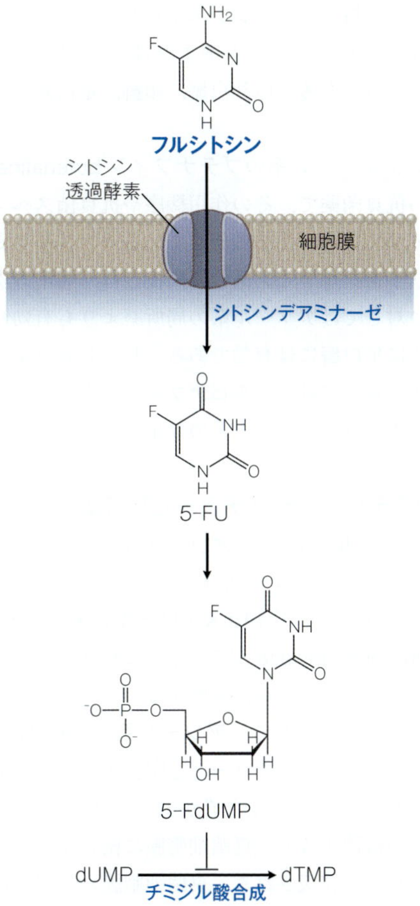


**図 35-3 フルシトシンの作用機序**
フルシトシンは膜貫通型のシトシン透過酵素を介して真菌細胞に取り込まれる. 細胞内で, シトシンデアミナーゼによって 5-フルオロウラシル (5-FU) に変換され, その後さらに 5-フルオロデオキシウリジル一リン酸 (5-FdUMP) へと変わる. 5-FdUMP はチミジル酸合成を阻害し, その結果デオキシウリジル酸 [デオキシウリジン一リン酸 deoxyuridine monophosphate (dUMP)] からデオキシチミジル酸 [デオキシチミジン一リン酸 deoxythymidine monophosphate (dTMP)] への変換を遮断する. dTMP がない状態では DNA 合成は阻害される.

フルシトシンは一般的にはアムホテリシン B との併用で全身性真菌症の治療に用いられる. フルシトシン単剤では, シトシン透過酵素やシトシンデアミナーゼの突然変異によって速やかに耐性が生じる. フルシトシンは本質的にはアスペルギルス属 *Aspergillus* に対する活性はないが, 実験的にはアムホテリシン B との併用で相乗的な殺真菌作用を示す. この相乗的な相互作用は, アムホテリシン B による真菌細胞膜の損傷によって, 真菌細胞内へのフルシトシンの取込みが増強するためと考えられている. フルシトシン単剤での抗真菌スペクトラムは, カンジダ症, クリプトコッカス症, クロモミコーシスに限られる. HIV 感染の成人における急性クリプトコッカス髄膜炎では, アムホテリシン B との併用が推奨されている. フルシトシンの薬物動態における利点は分布の広さであり, 中枢神経系 central nervous system (CNS), 眼球, 尿路への移行も優れている. 用量依存的な副作用として, 白血球減少症や血小板減少症などの骨髄抑制, 悪心, 嘔吐, 下痢, 肝機能障害がある. フルシトシンの妊娠期間中の投与は禁忌である.

## 真菌有糸分裂阻害薬：griseofulvin

1950 年代にペニシリウム・グリセオフルバム *Penicillium griseofulvum* より分離された **griseofulvin** は, チューブリンおよび微小管結合タンパク質に結合して有糸分裂紡錘体の組み立てを妨害することで, 真菌の有糸分裂を阻害する. これと同時に真菌 RNA および DNA 合成も阻害することが報告されている. griseofulvin はケラチン前駆細胞に蓄積され, 分化細胞内ではケラチンに強く結合している. griseofulvin が長期にわたりケラチンと強く結合しているため, 新たに生育する皮膚, 毛髪, 爪は皮膚糸状菌感染症にかからない. griseofulvin は多くの場合, 静真菌的に作用する.

griseofulvin は抗真菌局所薬として有用であり, 経口薬としては他に副作用の少ない薬物があるため, griseofulvin の経口薬としての使用は限定的である. griseofluvin は, 白癬菌属 *Trichophyton*, 小胞子菌 *Microsporum*, 表皮菌 *Epidermophyton* による皮膚, 毛髪, 爪の真菌感染症治療に使用される. 酵母菌 (ピチロスポルム属 *Pityrosporum* など) や二形性真菌に対する抗真菌効果はない. griseofulvin の血中濃度は変化しやすいため, 内服は 6 時間ごとに行う必要がある. また脂肪の多い食事とともに摂取すると, 薬物吸収が亢進する. 感染した皮膚, 毛髪, 爪が完全に正常組織に置き換わるまでは, 治療を継続することが重要である.

griseofulvinには重篤な副作用は多くない．比較的よく見られる（15%）副作用は頭痛であるが，これは治療を継続しているなかで消失することが多い．その他の神経系への影響には嗜眠，めまい，霧視などがある．こうした副作用はアルコール摂取で増悪する．時に肝毒性や腎機能障害を伴わないタンパク尿が見られることがある．血液学的副作用には，白血球減少症，好中球減少症，単球増加などが治療開始の1カ月以内に起こることがある．血清病，血管性浮腫，剥脱性皮膚炎，中毒性表皮壊死剥離症 toxic epidermal necrolysis（TEN）は極めて稀であるが，致死的な副作用となりうる．長期にわたり使用し続けると，便中プロトポルフィリン値が上昇することがある．バルビツレートとの併用投与で消化管におけるgriseofulvinの吸収は低下する．griseofulvinは肝シトクロムP450を誘導するため，ワルファリンの代謝を促進し，また低用量エストロゲンによる経口避妊薬の効果を低下させる可能性がある．胎児奇形が報告されているため，griseofulvinの妊娠期間中の使用は避けるべきである．

## エルゴステロール合成経路阻害薬

### スクアレンエポキシダーゼ阻害薬

#### アリルアミン系とベンジルアミン系

エルゴステロール合成経路において（図35-1），**スクアレンエポキシダーゼ squalene epoxidase** の作用によってスクアレンはラノステロールに変換される．スクアレンエポキシダーゼ阻害薬はエルゴステロールの前駆体であるラノステロール形成を抑制する．またスクアレンエポキシダーゼ阻害薬は，真菌細胞内に有毒なスクアレン代謝物の蓄積も促進し，多くの場合殺真菌的に作用する．スクアレンエポキシダーゼを阻害する薬物は，科学的構造に基づき**アリルアミン系 allylamines** と**ベンジルアミン系 benzylamines** に分類される．**テルビナフィン terbinafine** と **naftifine** はアリルアミン系であり，**ブテナフィン butenafine** はベンジルアミン系である．

**テルビナフィン terbinafine** には，経口薬と局所薬の両剤形がある．経口投与では薬物の99%が血漿中でタンパク質と結合状態となり，肝において初回通過代謝を受ける．この初回通過代謝のため，経口によるテルビナフィンの生体利用効率は40%である．薬物の消失半減期は極めて長く約300時間であるが，これはテルビナフィンが皮膚や爪，脂肪中に広範に蓄積するためである．テルビナフィンの経口薬は，爪甲真菌症，体部白癬，頑癬，足白癬，頭部白癬の治療に用いられる．腎不全または肝不全，もしくは妊娠中の患者にはテルビナフィンの使用は推奨されない．非常に稀ではあるがテルビナフィンの経口投与により，肝毒性，スティーブンス・ジョンソン症候群 Stevens-Johnson syndrome，好中球減少症，乾癬や亜急性皮膚エリテマトーデスの増悪を招くことがある．治療期間中は肝酵素をモニターする必要がある．テルビナフィンの血中濃度はシメチジン（シトクロムP450の阻害基質）との併用で上昇し，リファンピシン（別名：rifampin）（シトクロムP450の誘導基質）との併用で低下する．テルビナフィンの局所薬にはクリーム剤とスプレー剤があり，足白癬，頑癬，体部白癬への適応がある．

テルビナフィンと同じように，**naftifine** は広域の抗真菌効果を持つスクアレンエポキシダーゼ阻害薬である．naftifineはクリーム剤またはゲル剤として局所投与薬のみである．体部白癬，頑癬，足白癬に効果がある．

ベンジルアミン系の**ブテナフィン butenafine** は局所用の抗真菌薬で，その作用機序や抗真菌スペクトラムはアリルアミン系と類似している．アリルアミン系およびベンジルアミン系の局所投与は，通常の皮膚糸状菌に対してはアゾール系の局所薬よりも有効性が高く，特に足白癬には有効である．しかしカンジダ皮膚感染症に対しては，テルビナフィンおよびブテナフィンの局所投与はアゾール系の効果に劣る（後述参照）．

### 14αステロールデメチラーゼ阻害薬

#### イミダゾール系とトリアゾール系

エルゴステロール合成経路におけるもう1つの重要な標的分子として**14αステロールデメチラーゼ 14α-sterol demethylase** があるが，これはラノステロールをエルゴステロールに変換するミクロソームシトクロムP450酵素である．**アゾール系 azoles** は真菌の14αステロールデメチラーゼを阻害する抗真菌薬である．エルゴステロール合成が低下し14αメチルステロールが蓄積すると，真菌細胞膜に密集するリン脂質のアシル鎖が破壊される．真菌細胞膜の不安定化が起こると，電子伝達系などの膜結合型酵素に機能障害が生じ，最終的に細胞死を引き起こす．アゾール系薬は真菌のP450酵素に完全に特異的ではなく，肝P450酵素も阻害する．アゾール系薬のなかでも肝P450酵素に対する阻害の程度は様々であるが，**アゾール系の抗真菌薬を処方する際，薬物間相互作用を考慮に入れることは重要である**．例えば，免疫抑制薬であるシクロスポリンは，腎，肝，心の同種移植者における移植片拒絶の防止に使用される．シクロスポリンは肝P450酵素によって代謝を受け，胆汁内に排泄される．シクロスポリン関連の腎毒性や肝毒性を最小限に抑えるため，アゾール系の抗真菌薬を併用している患者では，シクロスポリン量を減量する必要がある．

アゾール系薬は幅広い抗真菌活性を持ち，臨床的にはブラストミセス・デルマチチジス，クリプトコッカス・ネオフォルマンス *Cryptococcus neoformans*，ヒストプラスマ・カプスラーツム，コクシジオイデス属，パラコクシジオイデス・ブラジリエンシス，皮膚糸状菌，大部分のカンジダ属に効果がある．またフサリウム属 *Fusarium*，スポロトリクス・シェンキイ *Sporothrix schenckii*，セドスポリウム・アピオスペルムム *Scedosporium apiospermum*，アスペルギルス属に対しては中程度の効果を持つ．接合真菌症（接合真菌種 *Zygomycetes* によって生じる侵襲性真菌感染症）を媒介する病原菌やカンジダ・クルセイ *C. krusei* はアゾール系に耐性である．一般的にアゾール系は感受性のある微生物に対して，殺真菌的というよりも静真菌的に作用する．

アゾール系の抗真菌薬は**イミダゾール系 imidazoles** と**トリアゾール系 triazoles** の2つに分類することができる．両者は同じ作用機序および類似した抗真菌スペクトラムを持つ．全身投与した場合に，トリアゾール系ではイミダゾール系よりもヒトのステロール合成に対する影響が少ないため，近年の薬物開発はおもにトリアゾール系に集中している．

イミダゾール系の抗真菌薬には，**ケトコナゾール ketoconazole**，**クロトリマゾール clotrimazole**，**ミコナゾール miconazole**，**エコナゾール econazole**，**butoconazole**，**オキシコナゾール oxiconazole**，**sertaconazole**，**スルコナゾール sulonazole** がある．**ケトコナゾール ketoconazole** はこの系統の薬物の原型として1977年に登場した．ケトコナゾールは経口薬と局所薬の両剤形がある．活性スペクトラムは広く，コクシジオイデス・イミティス，クリプトコッカス・ネオフォルマンス，カンジダ属，ヒストプラスマ・カプスラーツム，ブラストミセス・デルマチチジス，および各種皮膚糸状菌に対して抗真菌活性を持つ．ケトコナゾールには薬物動態上および副作用面での問題があり，臨床使用上の制限となっている（実際に多くの真菌症治療に関して，経口のケトコナゾールはイトラコナゾールに代替されている．後述の解説を参照）．ケトコナゾールの消化管吸収は，胃酸環境下で薬物がどの程度塩に変換されるかに依存している．そのためケトコナゾールは無酸症の患者や，重炭酸塩や制酸薬である $H_2$ ブロッカー（ヒスタミン $H_2$ 受容体拮抗薬）やプロトンポンプ阻害薬を投与されている患者では使用できない．ケトコナゾールは CSF や尿中にはほとんど移行せず，そのため CNS や尿路の感染症での効果はわずかである．およそ 20％の患者で悪心，嘔吐，食思不振の副作用がある．また 1 ～ 2％の患者で肝機能不全が出現する．

ケトコナゾールは肝 P450 酵素を強く阻害し，多くの薬物の代謝に影響を及ぼす．治療用量で，副腎および性腺における P450 酵素 17,20-リアーゼや側鎖切断酵素も阻害し，ステロイドホルモンの合成を減少させる．ケトコナゾール治療に関連する持続的な副腎不全が報告されており，高用量では重大なアンドロゲン合成阻害が生じて女性化乳房や陰萎が生じる．こうした用量依存性の副作用を治療的に利用し，進行性前立腺がん患者ではアンドロゲン産生の抑制を，進行性副腎がん患者ではコルチコステロイド合成の抑制を目的にケトコナゾールが使用されることがある．

ケトコナゾールの局所薬は多くの皮膚糸状菌感染症や脂漏性皮膚炎に用いられる．ケトコナゾール局所薬はヒドロコルチゾンに匹敵する抗炎症効果を持つことがわかっている．クリーム剤には亜硫酸塩が含まれているため，亜硫酸塩に対して過敏症を持つ患者では使用すべきではない．気管支喘息やアナフィラキシー例の報告もある．

**クロトリマゾール clotrimazole**，**ミコナゾール miconazole**，**エコナゾール econazole**，**butoconazole**，**オキシコナゾール oxiconazole**，**sertaconazole**，**スルコナゾール sulonazole** は局所的イミダゾール抗真菌薬であり，角質層，鱗状粘膜，角膜の表在性真菌感染症の治療に用いられる．効果においてはどの薬物も同等である．14$\alpha$ステロールデメチラーゼの阻害に加え，ミコナゾールでは脂肪酸合成に影響を及ぼし真菌の酸化およびペルオキシダーゼ酵素を阻害する．現在使用されるアゾール系の局所薬は，一般的に毛髪や爪の真菌感染症には効果がなく，アゾール系局所薬は皮下や全身性の真菌症の治療に使用すべきではない．アゾール系局所薬は皮膚および膣への適応があり，薬物の選択は費用や入手状況に基づき決まる．稀な副作用として，掻痒感，灼熱感，感作などがある．

トリアゾール系の抗真菌薬には，**イトラコナゾール itraconazole**，**フルコナゾール fluconazole**，**ボリコナゾール voriconazole**，**terconazole**，**posaconazole** などがある．この系統のもう1つの薬物として **ravuconazole** が現在臨床試験中である．**イトラコナゾール itraconazole** には経口薬と経静脈薬の両剤形がある．

抗真菌活性は広域であり，多くの真菌症治療に関して，経口のケトコナゾールはイトラコナゾールに取って代わられた．イトラコナゾールの経口薬は，胃酸環境下で最大の吸収率となる．しかしイトラコナゾールの経口薬はバイオアベイラビリティが予測できないため，経静脈投与が推奨される場合がある．イトラコナゾールは肝で酸化されて活性型代謝物であるヒドロキシイトラコナゾールとなり，90％以上が血漿タンパク質と結合した状態で存在する．ヒドロキシイトラコナゾールが真菌の 14$\alpha$ステロールデメチラーゼを阻害する．ケトコナゾールやフルコナゾールと比較すると，イトラコナゾールではアスペルギルス症，ブラストミセス症，ヒストプラスマ症に対する抗真菌活性が向上している．イトラコナゾールは CSF や尿中，唾液への移行が十分ではないが，髄膜での薬物濃度が高いため，ある一定の髄膜感染症には使用することができる．イトラコナゾールのおもな副作用は肝毒性である．その他の副作用としては悪心，嘔吐，腹痛，下痢，低カリウム血症，足の浮腫，脱毛などがある．

**posaconazole** は経口のトリアゾール系薬で，イトラコナゾールから開発された．posaconazole は多くのカンジダ属，クリプトコッカス属，トリコスポロン属 *Trichosporon*，フサリウム属の特定種に対して静真菌的に作用する．多剤耐性のカンジダ属，アスペルギルス属，接合菌綱の分離株に対しても抗真菌活性を持つ．posaconazole はおもに侵襲性真菌感染症の予防薬として用いられる．頻度の高い副作用としては悪心，嘔吐，下痢，皮疹，低カリウム血症，血小板減少症，肝酵素検査値異常がある．薬物相互作用としてはシメチジン，リファブチン，フェニトインとの併用で生じうる．そのため posaconazole を使用する患者ではこれらの薬物の使用を控えるべきである．さらに posaconazole 使用中の患者では，シクロスポリン，タクロリムス，ミダゾラムを減量して使用する必要がある．

**フルコナゾール fluconazole** は近年最も広く使用されている抗真菌薬である．フルコナゾールは親水性のトリアゾール系薬で，経口薬と経静脈薬の両剤形がある．経口フルコナゾールのバイオアベイラビリティは 100％に近く，ケトコナゾールやイトラコナゾールとは異なり，その吸収率は胃酸 pH に左右されない．フルコナゾールはいったん吸収されると，CSF，喀痰，尿，唾液中に制約なく拡散する．フルコナゾールはおもに腎から排泄される．

フルコナゾールには比較的副作用が少なく（後述を参照），また CSF への移行に優れていることから，全身性カンジダ症やクリプトコッカス髄膜炎の選択薬となっている．アムホテリシン B の髄腔内投与は危険性を伴うことから，フルコナゾールはコクシジオイデス髄膜炎の選択薬にもなっている．フルコナゾールはブラストミセス症，ヒストプラスマ症，スポロトリクム症に対して抗真菌活性があるが，イトラコナゾールに比べると効果でやや劣る．フルコナゾールはアスペルギルス症に対しては効果がない．

真菌のフルコナゾール耐性の拡大は速く，カンジダ属は耐性を獲得した病原菌として注目すべきである（例：カンジダ・グラブラータ *C. glabrata*）．薬物耐性の機序には，真菌 P450 酵素の突然変異や多剤排出輸送タンパク質の過剰発現などがある．

フルコナゾールには数多くの薬物相互作用がある．例えばフルコナゾールはアミトリプチリンやシクロスポリン，フェニトイン，ワルファリンの血中濃度を上昇させる一方，カルバマゼピン，イソニアジド，フェノバルビタール血中濃度を低下させる．副作用としては悪心，嘔吐，腹痛，下痢が約 10％の患者に見られ，長期間の経口投与では可逆的な脱毛症も認められる．稀ながらスティーブンス・ジョンソン症候群，肝不全の報告がある．

**ravuconazole** はフルコナゾールの誘導体で，現在臨床試験中である．*in vitro* では複数の真菌種に対して拡大した抗真菌スペクトラムを示しており，アスペルギルス属や比較的薬物耐性であるカンジダ属のカンジダ・クルセイやカンジダ・グラブラータもこれに含まれる．

**ボリコナゾール voriconazole** はトリアゾール系の抗真菌薬で，経口薬と注射薬の両剤形がある．侵襲性アスペルギルス症の治療や，フサリウム属やセドスポリウム属などの糸状菌治療の選択薬となる．ボリコナゾールは原則的に，アスペルギルス属の全種，抗真菌スペクトラム内のカンジダ属（カンジダ・クルセイ，カンジダ・グラブラータを含む），および多くの新興真菌に対して殺真菌的に作用する．接合真菌症に対しての効果はない．アムホテリシンと比較すると，特に同種骨髄移植患者，CNS 感染症，播種性真菌感染症などの治療困難例で有意に良好な成果を上げている．ボリコナゾールは肝 P450 酵素をかなり強く阻害することから，併用する場合にはシクロスポリンやタクロリムスを減量して使用する．リトナビル，リファンピシン，リファブチンはボリコナゾールの代謝を促進するため，併用は禁忌である．腎不全患者では，ボリコナゾール経静脈薬の添加物であるシクロデキストリンが蓄積して CNS 毒性を引き起こすため，経静脈薬を使用すべきではない．肝毒性の頻度は高いが，投与量の減量で対処できることが多い．血中濃度のピーク時に視覚異常症状（羞明，色覚異常）が出現することがあるが，これらの症状は通常は30～60分程度の持続である．

terconazoleはトリアゾール系の局所薬であり，膣カンジダ症に用いられる．作用機序および抗真菌スペクトラムは他のアゾール系局所薬と類似している．terconazoleは経膣薬であり，就寝時に使用する．

## 真菌細胞膜安定化阻害薬：ポリエン系

**アムホテリシンB amphotericin B**および**ナイスタチン nystatin**は**ポリエン系 polyenes**の抗真菌薬で，1950年代に開発された．これら薬物はエルゴステロールに結合し，真菌細胞膜の安定化を破綻させる．両薬物ともにストレプトマイセス属由来の天然産物である．数十年もの間アムホテリシンBは，カンジダ症，クリプトコッカス髄膜炎，侵襲性アスペルギルス症，接合真菌症，コクシジオイデス症，ブラストミセス症，ヒストプラスマ症などの全身性真菌症に対する唯一の治療薬であった．両薬物の治療効果および毒性は，細胞膜ステロールに対する親和性と関連がある．**幸いなことに，アムホテリシンBのエルゴステロールに対する親和性は，コレステロールに対する親和性の500倍である．**アムホテリシンBがエルゴステロールに結合すると，真菌細胞膜のチャネルや孔を生じて膜透過性が変化し，重要な細胞内含有物が漏出して最終的には細胞死に至る．真菌の種類により膜結合エルゴステロール濃度は異なるが，これによってアムホテリシンBが殺真菌的に作用するか静真菌的に作用するかが決まる．アムホテリシンBへの耐性は真菌細胞膜のエルゴステロール含有量の低下に起因するが，他の抗真菌薬に比べると頻度は低い．アムホテリシンBは孔形成作用に加え，薬物自身の酸化により毒性のあるフリーラジカルを生じさせ，これによって真菌細胞膜を不安定化させるようである．

アムホテリシンBは高度に不溶性の薬物であるため，デオキシコール酸による緩衝コロイド懸濁液の状態で供給される．この懸濁液は消化管からの吸収は不良であるため，経静脈的に投与しなくてはならない．いったん血中内に入れば，90%以上の薬物が速やかに組織部位に結合し，残りは血漿タンパク質と結合する．アムホテリシンBのCSFへの移行は極めて低い（2～4%）．そのため重症の髄膜病変の治療には髄腔内投与が必要となる．また硝子体液や羊水への移行も乏しい．

アムホテリシンBには毒性があり，臨床での使用は限定的である．その副作用は，即時性全身性反応，腎への影響，および血液学的影響の3つに分類される．即時性全身性反応にはサイトカインストーム【訳注：高サイトカイン血症】があるが，これはアムホテリシンBが宿主免疫系細胞からの腫瘍壊死因子α tumor necrosis factor-α（TNF-α）およびインターロイキン-1 interleukin-1（IL-1）放出を誘発することにより起こる．そしてTNF-αとIL-1は薬物投与後数時間以内に発熱，悪寒，血圧低下を引き起こす．通常こうした反応は薬物の投与速度を遅くするか，事前に解熱薬［アセトアミノフェン，非ステロイド性抗炎症薬 nonsteroidal anti-inflammatory drugs（NSAIDs），ヒドロコルチゾンなど］を投与することで最小限に抑えることができる．

アムホテリシンBの腎毒性は重大な副作用である．腎毒性の機序は不明だが，アムホテリシンが媒介する輸入細動脈の血管収縮が腎虚血をもたらしている可能性がある．腎毒性がアムホテリシンBの治療反応性を決める制限因子となることが多い．血中尿素窒素 blood urea nitrogen（BUN）が50 mg/dLを超えるか，血清クレアチニンが3 mg/dLを超える場合には投与を中止する必要がある（BUNおよびクレアチニンは腎機能の代替的測定値）．尿細管性アシドーシス，円柱尿（尿中への腎細胞円柱の出現），低カリウム血症が起こり，電解質補正が必要となることがある．本章の冒頭で紹介したCaseでは腎毒性予防のため，F氏の症状が落ち着くとすぐにアムホテリシンBは中断されている．

血液毒性もアムホテリシンBではよく見られる．貧血はエリスロポエチン産生低下を受けた二次性のものと考えられる．アムホテリシンBの腎毒性および血液毒性は蓄積性かつ用量依存性である．こうした毒性を最小限に抑える治療法には，アミノグリコシドやシクロスポリンなどの腎毒性のある他の薬剤との併用を避け，十分な腎血流量を保つために正常な体液量を維持すること等がある．

腎毒性を減らす試みとして，アムホテリシンBの脂肪製剤 lipid formulationが開発された．アムホテリシンBをリポソームや他の脂質担体で封入することで，ネフロンの近位尿細管が高濃度の薬物に曝露するのを防ぐものである．**Amphotec®**，**Abelcet®**，**アムビゾーム® AmBisome®**は，すべて米国食品医薬品局 Food and Drug Administration（FDA）で認可されたアムホテリシンBの脂肪製剤である．これらの薬効は互いに等しく，元のアムホテリシンBデオキシコール酸塩とも同等である．これらは元のアムホテリシンBよりも毒性は低いが，価格は高い．

アムホテリシンBと構造上の関連物質である**ナイスタチン nystatin** はポリエン系の抗真菌薬で，エルゴステロールに結合することで真菌細胞膜に孔を開ける．皮膚，腟粘膜，口腔粘膜のカンジダ症治療に局所薬として用いられる．ナイスタチンは皮膚や腟，消化管からは全身性に吸収されない．

## 真菌細胞壁合成阻害薬：エキノキャンディン系

真菌細胞壁の主要な成分は，キチン，β-(1,3)-D-グルカン，β-(1,6)-D-グルカン，および細胞壁糖タンパク質である．ヒト細胞は細胞壁を持たないため，真菌細胞壁の構成成分は抗真菌薬治療の特異的な標的となり，そうした抗真菌薬は比較的毒性が少ない．**エキノキャンディン系 echinocandins** は，β-(1,3)-D-グルカン合成を非競合的に阻害する真菌細胞壁合成を標的とした抗真菌薬である．細胞壁の完全性を崩すことで浸透圧ストレスが生じ，真菌細胞は融解して死に至る．この分類の抗真菌薬には，**カスポファンギン caspofungin**，**ミカファンギン micafungin**，**anidulafungin** の3つがある．すべて天然産物由来の半合成リポペプチドである．エキノキャンディン系は *in vitro* および *in vivo* において，カンジダ属とアスペルギルス属に抗真菌活性を持つ．エキノキャンディン系はカンジダ属（カンジダ・クルセイとカンジダ・グラブラータを含む）に対して殺真菌的に作用し，アスペルギルス属に対しては静真菌的に作用する．接合菌綱に対しての活性は低い．経口投与でのバイオアベイラビリティが不十分であるため，現在のところ3薬物とも非経口の剤形のみである．

**カスポファンギン caspofungin** はエキノキャンディン系で最初に認可された薬物である．カスポファンギンは食道カンジダ症やカンジダ血症の第一選択薬，アスペルギルス感染症のサルベージ療法，発熱性好中球減少症に対する経験的治療 empiric therapy に用いられる．他のエキノキャンディン系と同様の特徴だが，カスポファンギンは血漿中で高率（97%）にタンパク質と結合しており，ペプチド結合加水分解および *N*-アセチル化によって肝で代謝され，CSF への移行は乏しい（動物実験データでは CNS においてある程度の活性を認めている）．カスポファンギンは腎機能障害に対しての用量調節は必要ないが，中等度の肝障害では用量調節が必要となる．シクロスポリンとの併用によってカスポファンギンの血中濃度は著明に上昇し肝酵素の上昇を招くことから，併用によるメリットがリスクを上回らない限りはこの併用療法は推奨されない．同様に，タクロリムスとの併用ではタクロリムスの血中濃度が著明に上昇する．ネルフィナビル，エファビレンツ，フェニトイン，リファンピシン，カルバマゼピン，デキサメタゾンとの併用では，カスポファンギンの血中濃度を治療域にするためにカスポファンギン投与量を増やす必要がある．

**ミカファンギン micafungin** は，食道カンジダ症と造血幹細胞移植者の抗真菌予防薬としての適応がある．カンジダ血症や肺アスペルギルス症に対しても効果がある．**anidulafungin** は食道カンジダ症とカンジダ血症に適応がある．小規模のケースシリーズからは，難治性の真菌感染症患者に対しエキノキャンディン系とアムホテリシンB，フルシトシン，イトラコナゾール，ボリコナゾールとの併用療法が有用であったとの報告がある．**aminocanin** は研究開発中のエキノキャンディン系薬で，他のエキノキャンディン系と類似した活性スペクトラムを持つ．半減期が他のエキノキャンディン系の3～4倍あるため，頻回の投与が不要となる．

一般的にエキノキャンディン系は忍容性のある薬物である．副作用の特徴はフルコナゾールと同様である．エキノキャンディン系はペプチドをベースにしているため，ヒスタミン放出に関連した症状が見られることがある（推奨文献参照）．その他の副作用としては頭痛，発熱（カスポファンギンでよく見られる），皮疹，肝機能検査値異常，そして稀に溶血がある．

# ▶ まとめと今後の方向性

アムホテリシンBの導入以降，抗真菌薬は著しい発達を遂げてきた．免疫不全患者の人口が増加するなか，従来の抗真菌薬に耐性の日和見真菌感染症の出現は，新たな課題として研究者や臨床医に突きつけられている．例えば，接合真菌症に対する新規の抗真菌薬治療の必要性は切実である．表在性真菌感染症に対する経口治療は肝毒性などのリスクがあるため，爪や毛髪の皮膚糸状菌症に効果的な抗真菌局所薬が待ち望まれている．カンジダ属に対するプロテアーゼ阻害薬やクリプトコッカス属に対するホスホリパーゼ阻害薬の開発等は，最先端の真菌治療を象徴している．真菌に特異的な標的分子が新たに同定されれば，作用機序に基づく毒性を最小限に抑えながら，抗真菌作用スペクトラムを拡大した新たな抗真菌薬が開発されるだろう．

## 推奨文献

Gauwerky K, Borelli C, Korting HC. Targeting virulence: a new paradigm for antifungals. *Drug Discov Today* 2009;14:214–222. (*Discusses virulence factors of fungi and their inhibitors, with an emphasis on new options for antifungal development, including inhibitors of the secreted aspartic proteinase of* C. albicans.)

Mohr J, Jonson M, Cooper T, et al. Current options in antifungal pharmacotherapy. *Pharmacotherapy* 2008;28:614–645. (*Discusses mechanism of action, clinical efficacy, and safety of polyenes, azoles, echinocandins, and investigational antifungal drugs.*)

Naeger-Murphy N, Pile JC. Clinical indications for newer antifungal agents. *J Hosp Med* 2008;4:102–111. (*Discusses the use of newly available drugs in the echinocandin class and newer generation triazoles in several common and/or important clinical situations.*)

Patterson TF. Advances and challenges in management of invasive mycosis. *Lancet* 2005;366:1013–1025. (*Focused discussion of fungal pathogens that occur in immunocompromised hosts and management strategies for these opportunistic pathogens.*)

Ruiz-Herrera J, Victoria Elorza M, Valentin E, et al. Molecular organization of the cell wall of *Candida albicans* and its relation to pathogenicity. *FEMS Yeast Res* 2006;6:14–29. (*Comprehensive review of the fungal cell wall.*)

## 主要薬物一覧：第 35 章　真菌感染症の薬理学

| 薬　物 | 臨床応用 | 副作用（重篤なものは太字で示す） | 禁　忌 | 治療的考察 |
|---|---|---|---|---|
| **真菌核酸合成阻害薬：フルシトシン**<br>メカニズム—フルシトシンはいくつかの段階を経て 5-FdUMP に変換されるが，これがチミジル酸合成を阻害し，その結果 DNA 合成が抑制される． | | | | |
| **フルシトシン** | カンジダ症<br>クリプトコッカス症<br>クロモミコーシス | **骨髄抑制（白血球減少症，血小板減少症），心毒性**<br>消化管障害，肝機能障害 | 妊婦 | シトシン透過酵素またはシトシンデアミナーゼの突然変異によって耐性化が生じる．<br>フルシトシンとアムホテリシン B の併用により，アスペルギルス属に対する相乗的殺真菌効果が発揮される．<br>腎機能障害のある患者への投与は慎重に行う． |
| **真菌有糸分裂阻害薬：griseofulvin**<br>メカニズム—チューブリンおよび微小管結合タンパク質に結合して，有糸分裂紡錘体の組み立てを妨害する． | | | | |
| **griseofulvin** | 白癬菌属，小胞子菌属，表皮菌属による皮膚，毛髪，爪の真菌感染症 | **肝毒性，アルブミン尿，白血球減少症，好中球減少症，単球増加症，血清病，血管性浮腫，TEN**<br>頭痛，嗜眠，めまい，霧視，便中プロトポルフィリン値上昇 | 妊婦<br>ポルフィリン症，肝不全 | 感染した皮膚，毛髪，爪が完全に正常組織に置き換わるまで治療を継続する．<br>バルビツレートとの併用投与で，griseofulvin の消化管吸収は低下する．<br>griseofulvin は肝シトクロム P450 を誘導するため，ワルファリンの代謝を促進し，また低用量エストロゲンによる経口避妊薬の効果を低下させることがある． |
| **スクアレンエポキシダーゼ阻害薬：アリルアミン系とベンジルアミン系**<br>メカニズム—スクアレンエポキシダーゼの阻害により，スクアレンのラノステロールへの変換を抑制する． | | | | |
| **テルビナフィン**<br>**naftifine**<br>**ブテナフィン** | 爪甲真菌症（テルビナフィン）<br>体部白癬<br>頑癬<br>足白癬<br>頭部白癬 | **肝毒性，スティーブンス・ジョンソン症候群，乾癬や亜急性皮膚エリテマトーデスの増悪（経口テルビナフィン）**<br>消化管障害（経口テルビナフィン）<br>灼熱感，皮膚の局所刺激（局所使用） | テルビナフィン，naftifine，ブテナフィンの過敏症 | テルビナフィンと naftifine はアリルアミン系であり，ブテナフィンはベンジルアミン系である．<br>テルビナフィンの血中濃度はシメチジンとの併用で上昇し，リファンピシンとの併用で低下する．<br>naftifine はクリームまたはゲル剤として局所投与薬のみある．<br>アリルアミン系およびベンジルアミン系の局所投与は，通常の皮膚糸状菌に対してアゾール系の局所薬よりも有効性が高く，特に足白癬には有効である． |

**主要薬物一覧：第 35 章　真菌感染症の薬理学（続き）**

| 薬　物 | 臨床応用 | 副作用（重篤なものは太字で示す） | 禁　忌 | 治療的考察 |
|---|---|---|---|---|
| **14 αステロールデメチラーゼ阻害薬：イミダゾール系とトリアゾール系**<br>メカニズム―14 αステロールデメチラーゼの阻害により最終的なラノステロールからエルゴステロールへの変換を抑制する．エルゴステロール合成の低下と，14 αメチルステロールの蓄積によって真菌細胞膜に密集するリン脂質のアシル鎖が破壊される． | | | | |
| **イミダゾール系抗真菌薬：**<br>**ケトコナゾール**<br>**butoconazole**<br>**クロトリマゾール**<br>**エコナゾール**<br>**ミコナゾール**<br>**オキシコナゾール**<br>**sertaconazole**<br>**スルコナゾール** | コクシジオイデス・イミティス，クリプトコッカス・ネオフォルマンス，カンジダ属，ヒストプラスマ・カプスラーツム，ブラストミセス・デルマチチジス，各種皮膚糸状菌（ケトコナゾール）<br>角質層，鱗状粘膜，角膜の表在性真菌感染症（butoconazole，クロトリマゾール，エコナゾール，ミコナゾール，オキシコナゾール，sertaconazole，スルコナゾール） | 消化管障害，肝機能障害，女性化乳房，性欲減退，月経不順（ケトコナゾール）<br>掻痒感，灼熱感（butoconazole，クロトリマゾール，エコナゾール，ミコナゾール，オキシコナゾール，sertaconazole，スルコナゾール） | アムホテリシン B または経口トリアゾラムとの併用（ケトコナゾール）<br>ケトコナゾール，butoconazole，クロトリマゾール，エコナゾール，ミコナゾール，オキシコナゾール，serutaconazole，スルコナゾールの過敏症 | ケトコナゾールには経口薬と局所薬の両剤形がある．<br>ケトコナゾールは P450 3A4 を阻害し，ワルファリン，トルブタミド，フェニトイン，シクロスポリン，$H_2$ ブロッカー，その他の薬物の血中濃度を上昇させる．<br>胃酸を低下させる薬物はケトコナゾールの吸収を妨害する．<br>butoconazole，クロトリマゾール，エコナゾール，ミコナゾール，オキシコナゾール，sertaconazole，スルコナゾールはイミダゾール系の抗真菌局所薬である．<br>アゾール系の局所薬は皮膚に 1 日 2 回塗布を 3 ～ 6 週間行う．腟剤は 1 日 1 回を 1 ～ 7 日間就寝時に使用する． |
| **トリアゾール系抗真菌薬：**<br>**フルコナゾール**<br>**イトラコナゾール**<br>**posaconazole**<br>**terconazole**<br>**ボリコナゾール** | アスペルギルス症，ブラストミセス症，カンジダ症，ヒストプラスマ症，爪甲真菌症（イトラコナゾール）<br>カンジダ症，クリプトコッカス髄膜炎（フルコナゾール）<br>アスペルギルス症，カンジダ症，フサリウム属，セドスポリウム属（ボリコナゾール）<br>外陰腟カンジダ症（terconazole）<br>アスペルギルス症の予防，カンジダ症の予防および治療（posaconazole） | **肝毒性，スティーブンス・ジョンソン症候群**<br>消化管障害，皮疹，低カリウム血症，高血圧，浮腫，頭痛（イトラコナゾール） | dofetilide，経口ミダゾラム，ピモジド，levacetylmethadol，キニジン，lovastatin，シンバスタチン，トリアゾラムとの併用（イトラコナゾール，フルコナゾール）<br>ジヒドロエルゴタミン，エルゴタミン，ergonovine，methylergonovine などの P450 3A4 で代謝される麦角アルカロイド類（イトラコナゾール，フルコナゾール）<br>妊婦<br>フルコナゾール，イトラコナゾール，posaconazole，terconazole，ボリコナゾールの過敏症 | フルコナゾールとイトラコナゾールは P450 3A4 を阻害する．<br>外陰腟カンジダ症に対して，terconazole の 0.4%クリーム剤は 7 日間使用する一方，0.8%クリーム剤は 3 日間使用する．<br>ravuconazole は臨床試験中である． |

**主要薬物一覧：第35章　真菌感染症の薬理学（続き）**

| 薬物 | 臨床応用 | 副作用（重篤なものは太字で示す） | 禁忌 | 治療的考察 |
|---|---|---|---|---|
| **真菌細胞膜安定化阻害薬：ポリエン系**<br>メカニズム—エルゴステロールに結合して孔を形成し，真菌細胞膜の透過性や安定性を変化させる． | | | | |
| **アムホテリシンB** | 生命にかかわるおそれのあるアスペルギルス症，クリプトコッカス症，北アメリカブラストミセス症，全身性カンジダ症，コクシジオイデス真菌症，ヒストプラスマ症，接合真菌症 | **腎毒性（尿細管性アシドーシス，円柱尿，低カリウム血症），サイトカインストーム（発熱，悪寒，血圧低下），貧血**<br>体重減少，消化管障害 | アムホテリシンBの過敏症 | アムホテリシンBはデオキシコール酸による緩衝コロイド懸濁液の状態で供給され，経静脈的に投与しなくてはならない．重症の髄膜病変では髄腔内への投与が必要となることがある．<br>アムホテリシンBの脂肪製剤はネフロンの近位尿細管への薬物曝露を減少させて腎毒性を最小限に抑えるよう設計されている．<br>Amphotec®，Abelcet®，アムビゾーム®は，すべてFDAで認可されたアムホテリシンBの脂肪製剤である．<br>HIV感染成人の急性クリプトコッカス髄膜炎には，フルシトシンとの併用療法が推奨されている． |
| **ナイスタチン** | 粘膜皮膚カンジダ症 | 稀に接触性皮膚炎 | ナイスタチンの過敏症 | ナイスタチンは皮膚や腟，消化管からは全身性に吸収されない．<br>ナイスタチンは臨床上，皮膚，腟粘膜，口腔粘膜のカンジダ症の局所薬として用いられる． |
| **真菌細胞壁合成阻害薬：エキノキャンディン系**<br>メカニズム—非競合的に$\beta$-(1,3)-D-グルカン合成を阻害し，細胞壁の完全性を崩す． | | | | |
| **カスポファンギン**<br>**ミカファンギン**<br>**anidulafungin** | 食道カンジダ症，カンジダ血症，アスペルギルス属感染症のサルベージ療法，発熱性好中球減少症の経験的治療（カスポファンギン）<br>食道カンジダ症，造血幹細胞移植者の抗真菌予防カンジダ血症，肺アスペルギルス症（ミカファンギン）<br>食道カンジダ症，カンジダ血症（anidulafungin） | 掻痒症，皮疹，消化管障害，肝酵素上昇，血栓性静脈炎，頭痛，発熱 | カスポファンギン，ミカファンギン，anidulafunginの過敏症 | エキノキャンディン系の3薬物は，カンジダ属（カンジダ・クルセイとカンジダ・グラブラータを含む）に対して殺真菌的に作用し，アスペルギルス属に対しては静真菌的に作用する．<br>シクロスポリンとの併用によってカスポファンギンの血中濃度の著明な上昇と肝酵素の上昇が生じる．<br>タクロリムスとの併用で，タクロリムスの血中濃度が著明に上昇する．<br>カスポファンギンは中等度の肝障害患者では用量調節が必要となる． |

# 36

# 寄生虫症の薬理学

Louise C. Ivers and Edward T. Ryan



## ▶ はじめに

全世界では10億人以上が寄生虫に感染している．医学的に重要な寄生虫としては，原虫（マラリア，トキソプラズマ症，ジアルジア症，アメーバ症，リーシュマニア症，トリパノソーマ症の原因）と蠕虫がある．ヒトに寄生する蠕虫には，条虫（“サナダムシ”と呼ばれ条虫症の原因となる），線虫や回虫（フィラリア症，糞線虫症，“回虫症”の原因），吸虫（住血吸虫症の原因）がある．

抗寄生虫薬は，寄生虫に特異的な構造や生化学的経路を標的とするのが理想だが，多くの抗寄生虫薬の作用機序は不明ないしは十分に解明されていない．本章では，作用機序が比較的解明されている抗寄生虫薬に焦点を絞り，マラリア原虫属 *Plasmodia*（マラリアの原因），赤痢アメーバ *Entamoeba histolytica*（アメーバ症の原因），回旋糸状虫 *Onchocerca volvulus*（“オンコセルカ症”とも呼ばれる回旋糸状虫症の原因）に効果を有する薬物について述べる．いずれの場合でも，抗寄生虫薬は寄生虫が必要とする代謝性要求に干渉して効果を発揮する．すなわち，マラリア原虫ではヘム代謝に，消化管寄生虫では特定の発酵経路に，蠕虫では神経筋作用に干渉する．これら3つの例で抗寄生虫薬のすべてを網羅できるわけではないが，寄生虫に特異的な代謝要求性に干渉する薬物の使用や創薬に重点をおいて解説する．

## ▶ マラリア原虫

毎年90以上の国の約300万人がマラリアに罹患し，100万人近くが命を落としている．マラリアはヒトの寄生虫症として最も重要であり，ヒトの感染症として重要なものの1つである．ヒトマラリアは次の5種のマラリア原虫のいずれかによって引き起こされる．

## Case 1

Binataさんはセネガル在住の生来健康な3歳女児である．ある日，熱感，発汗，悪寒戦慄および食欲低下をきたし，間欠的にぐったりとして眠り込むようになった．数日後に症状はピークに達し，けいれんや昏睡をきたしたため，両親に連れられて近医を受診した．来院時，項部硬直はなかったが意識はなく，体温は103℉【訳注：39.4℃】であった．聴診上の肺音は清，皮疹は見られなかった．末梢血スメアで赤血球の約10%に熱帯熱マラリア原虫の環状栄養体の存在が判明した．その医院で処方可能であった抗マラリア薬のchloroquineとsulfadoxine・pyrimethamineのみ処方を受けたが症状は改善せず，24時間以内に死亡した．

### Questions

1. 救命できなかったのはなぜか？
2. なぜ抗マラリア薬の投与後も改善が認められなかったのか？
3. 小児がマラリアで死亡する頻度はどれくらいか？

## Case 2

Gさんはインド出身の36歳既婚男性であり，職業はコンピュータソフト開発である．渡米してから6カ月間の体調は良好であった．しかしその後，発熱，頭痛，体の痛みを自覚するようになったため，1週間後にかかりつけ医を受診した．末梢血スメアでマラリアと診断され，chloroquineを処方された．このchloroquine治療で症状は改善したが，その3カ月後には発熱やその他の症状が再発し，再度かかりつけ医を受診した．

### Questions

4. 発熱が再発した理由として可能性が高いのは何か？
5. 症状の再発を防ぐには，どのような治療に変更すればよいか？

**熱帯熱マラリア原虫 *Plasmodium falciparum*，三日熱マラリア原虫 *P. vivax*，卵形マラリア原虫 *P. ovale*，四日熱マラリア原虫 *P. malariae*，サルマラリア原虫 *P. knowlesi*** である．最も重篤なマラリアは熱帯熱マラリア原虫が原因となる．

## マラリア原虫の生理学

### 生活環

マラリアの生活環には，寄生者のマラリア原虫，媒介者の蚊，宿主としてのヒトが含まれる（図36-1）．**ハマダラカ anopheles** は，マラリアに感染しているヒトから吸血する際，マラリア原虫の有性型（生殖母細胞）を体内に取り込むことができる．蚊の体内で雄性生殖母細胞と雌性生殖母細胞が接合して接合体となり，これが成熟して**スポロゾイト sporozoite** となってオーシストから放出される．スポロゾイトは蚊の唾液腺に移行し，その後の吸血時に別のヒトの血中に接種される．ヒトの体内で，スポロゾイトは血中から肝臓へ移行して増殖し，**組織型シゾント tissue schizont** を形成する．この**赤外（肝内）期**は無症状である．典型的な熱帯熱マラリアでは，刺された1～12週後に肝細胞から血中に**メロゾイト merozoite** として原虫が放出される．1個のスポロゾイトから3万以上のメロゾイトが産生される．メロゾイトは赤血球に侵入すると無性生殖で増殖し，**赤内型シゾント blood schizont** となる．これが**赤内期**である．マラリア原虫が感染した赤血球は最終的に破裂して多数のメロゾイトを放出し，赤内期が持続する．メロゾイトは時に生殖母細胞へと成熟することがある．血流中の生殖母細胞が特定の蚊の体内に取り込まれると，マラリア原虫の生活環は完結する．マラリアに特徴的な臨床症状である発熱は，血管内溶血とその後に生じる血中へのメロゾイト放出によって起こる．Case 1のBinataさんとCase 2のGさんに見られた発熱は，この溶血症状の発現に伴うものである．Binataさんは不幸にも熱帯熱マラリア原虫による脳マラリアを発症した．

熱帯熱マラリア原虫に感染した赤血球の表面には，宿主と原虫双方のタンパク質からなる“取っ手”様構

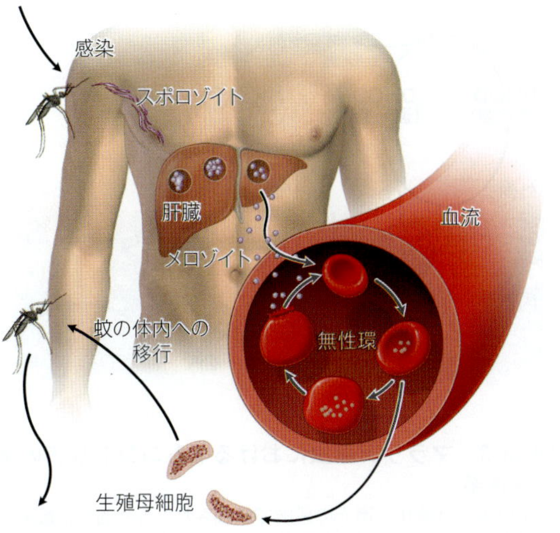


**図 36-1 マラリアの生活環**
マラリア原虫は，ヒトとハマダラカの両者に依存する複雑な生活環を有する．感染者内の生殖母細胞は，吸血時に蚊の体内に取り込まれる．蚊の消化管内で接合体が形成され，これが消化管壁を貫通し，そこで成熟してオーシストとなる（**図示せず**）．オーシストからスポロゾイトが放出されこれが蚊の唾液腺へと移行し，次の吸血時に唾液を介してマラリア原虫が別のヒトに接種される．ヒトの血流内に入ったスポロゾイトは肝臓へと移行してそこで増殖し，感染した肝細胞を破壊して血流中にメロゾイトを放出する．メロゾイトは赤血球に感染し，赤血球への感染と破壊を繰り返す無性環を行う．メロゾイトの一部は生殖母細胞へと分化し，他の蚊に取り込まれて感染サイクルを繰り返す．三日熱マラリア原虫および卵形マラリア原虫にはヒプノゾイトと呼ばれる休眠型が存在し，血流中に放出されるまで感染した肝細胞内で数カ月～数年にわたり生存することができる（**図示せず**）．

造が出現する．原虫のタンパク質に PfEMP-1 があるが，これは約 100 ～ 150 の遺伝子産物からなるタンパク質の一群であり，ヒト内皮細胞表面の受容体（CD36，ICAM-1，ELAM-1，コンドロイチン硫酸など）に感染赤血球が接着するのを仲介する．こうした感染赤血球の血管内接着はマラリア症では熱帯熱マラリア原虫のみに見られるものであり，血管内の“血泥形成”に寄与する．内皮細胞に接着することで感染赤血球が全身を循環する総時間が減少し，脾臓における感染赤血球の除去率が低下する．この血泥形成は熱帯熱マラリアの病態生理の大部分を担っている．血泥形成はいずれの臓器にも生じうるものであり，脳，肺，腎などの臓器障害から，組織の低酸素，局所壊死，出血をきたす．Case 1 では脳に臓器障害が生じ，いわゆる**“脳マラリア”**を呈した．

無治療の場合，脳マラリアはほぼ救命不能であり，たとえ適切な治療を行った場合でも致死率は 20％を超える．Case 1 では，マラリア治療において歴史的に極めて重要な 2 種類の薬物が使用された．しかし不幸なことに，薬物耐性の熱帯熱マラリア原虫は世界的に拡散しているため，現在では多くの地域でこれら薬物は無効となっている．chloroquine および sulfadoxine・pyrimethamine 合剤は，おもに安価で入手しやすいという理由から，発展途上地域ではマラリアに一部免疫を持つ年長児や成人の治療に広く使用されている．しかしこれらの薬物は，Case 1 のようなマラリアに免疫を持たない患者の治療にはほとんど臨床的効果がない．こうした昔からの薬物が無効な状況が広がっていることから，現在ではサハラ以南のアフリカのマラリア患者に対しては artemisinin 誘導体をベースとした他薬物との併用療法が推奨されている（後述参照）．

残念ながら Case 1 のような話は決してめずらしいものではない．世界的には平均で 60 秒に 1 人の割合でマラリアによって子どもが死亡している．その 90％以上がサハラ以南のアフリカで発生し，その 90％以上が 5 歳以下の子どもに生じており，その 95％以上が熱帯熱マラリア原虫の感染によるものである．マラリア原虫が感染した赤血球を血管内皮細胞に接着させる PfEMP-1 の作用が解明されたのは近年のことであるが，未だこれを阻害する薬物は開発されていない．

Case 2 の G さんでは，末梢血スメアで赤血球内に三日熱マラリア原虫が観察された．熱帯熱マラリア原虫および四日熱マラリア原虫の感染では，肝細胞への侵入が 1 回しか起こらないため，赤血球中から原虫を除去する薬物による治療で十分なことが多い．しかし三日熱マラリア原虫および卵形マラリア原虫は肝内で休眠型（**ヒプノゾイト hypnozoite**）としても存在しており，数カ月から 1 ～ 2 年にわたってメロゾイトを放出し続ける．そのため三日熱マラリア原虫や卵形マラリア原虫の感染患者は，赤内型だけでなく赤外型のマラリア原虫にも有効な薬物で治療する必要がある（後述参照）．chloroquine は肝内の三日熱マラリア原虫および卵形マラリア原虫を除去することができないため，Case 2 の三日熱マラリア原虫の感染は再発したのである．

## ヘム代謝

マラリア原虫には，ごく限られた *de novo* アミノ酸合成経路しかない．その代わりに，宿主の**ヘモグロビン hemoglobin** を取り込み，その分子から放出されるアミノ酸に依存している．赤血球内のマラリア原虫は，酸性 pH によってリソソームが変性してできた消化胞のなかでヘモグロビンを分解する（図 36-2）．ヘモグ

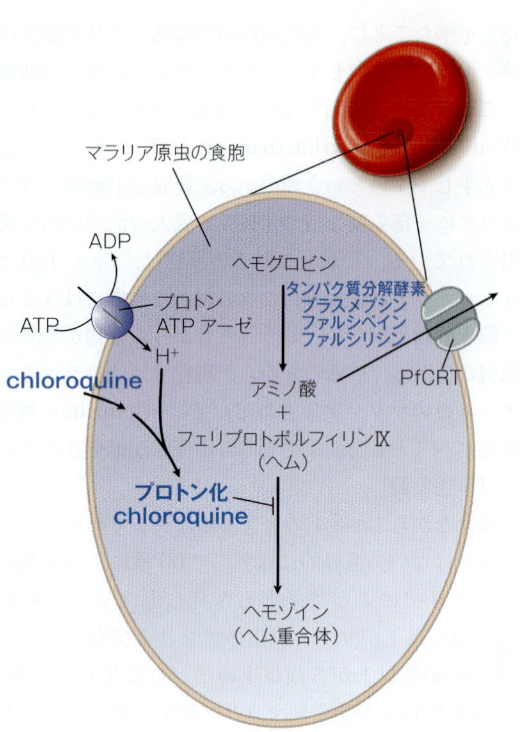


**図 36-2　提唱されているマラリア原虫の食胞におけるヘム代謝機序**

マラリア原虫は特殊な食胞を有しており，食胞膜のプロトンポンプの働きによって，食胞内は酸性環境が維持されている．食胞内ではヒトヘモグロビンが栄養源として利用されている．ヘモグロビンは複数のマラリア原虫由来のプラスメプシン，ファルシペイン，ファルシリシンなどのタンパク質分解酵素によってアミノ酸に分解される．プロトン化されたアミノ酸は，PfCRT 輸送体を介して食胞から排出される．ヘモグロビン分解によってヘム（フェリプロトポルフィリンIX）も放出される．遊離フェリプロトポルフィリンIXは酸素と反応し，スーパーオキシド（$O_2^-$）を産生する．こうした酸化体に対する防御酵素としてマラリア原虫由来のスーパーオキシドジスムターゼやカタラーゼがあり，これらは細胞傷害性のスーパーオキシドを $H_2O$ に変換する（**図示せず**）．マラリア原虫はフェリプロトポルフィリンIXを重合化し，非毒性誘導体であるヘモゾインに変換する．報告によれば，この重合化には正電荷を帯びたヒスチジン豊富なタンパク質の作用が必要とされる（**図示せず**）．フェリプロトポルフィリンIXに含まれる鉄イオンも二価（$Fe^{2+}$）から三価（$Fe^{3+}$）へと酸化され，この過程で過酸化水素（$H_2O_2$）が発生する．抗マラリア薬の多くがマラリア原虫のヘム代謝の過程を阻害すると考えられている．薬物作用の機序としては，ヘム重合阻害，酸化物産生亢進，ヘムとの反応による細胞傷害性代謝物の形成などが考えられている．図には，プロトン化 chloroquine によるフェリプロトポルフィリンIX重合の阻害を示した．ADP：アデノシン三リン酸，adenosine diphosphate，ATP：アデノシン三リン酸．

ロビンは，アルパラギン酸プロテアーゼ（プラスメプシン）やシステインプロテアーゼ（ファルシペイン），メタロプロテアーゼ（ファルシリシン）などによって，段階的にアミノ酸へと分解されていく．ヘモグロビンの分解に伴い，プロトン化された塩基性アミノ酸と，毒性ヘム代謝産物であるフェリプロトポルフィリンIXが放出される．フェリプロトポルフィリンIXは重

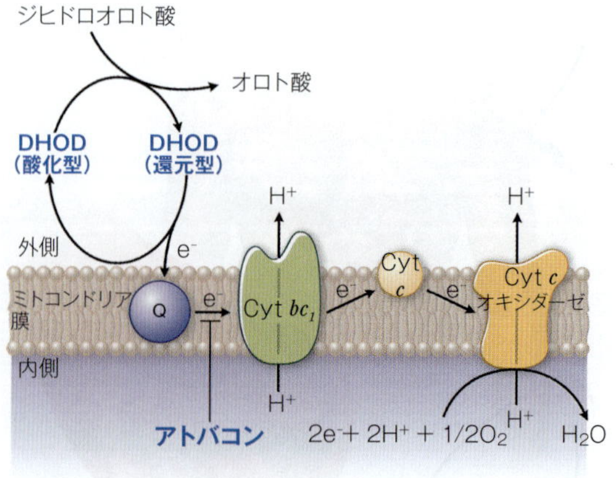


**図 36-3　マラリア原虫におけるミトコンドリアの電子伝達系**

電子伝達系は酸化・還元の段階で構成され，最終的には酸素に電子が供与されて水が発生する．マラリア原虫における電子伝達系は，ピリミジン合成に必須であるジヒドロオロト酸デヒドロゲナーゼ（DHOD）の還元型から電子を受け取る働きを持つ．このカスケードにおいて電子は，還元ユビキノン（**Q**）はシトクロム $bc_1$ 複合体（**Cyt $bc_1$**）に，次にシトクロム $c$（**Cyt $c$**）に，そして最終的にはシトクロム $c$ オキシダーゼ（**Cyt $c$ オキシダーゼ**）に伝達される．酸素分子を４電子で還元する過程（**図では反応の半分を示す**）において，シトクロム $c$ オキシダーゼは酸素に電子を供与して水を生成する．この電子伝達系には，Cyt $bc_1$ や Cyt $c$ オキシダーゼによってミトコンドリア膜を越えたプロトンの汲み出し過程も存在する．その結果生じたプロトンの電気化学的勾配は，アデノシン三リン酸（ATP）生成に利用される（**図示せず**）．アトバコンはユビキノンとシトクロム $bc_1$ 複合体の相互作用に拮抗することで酸化型 DHOD の再生を妨げ，マラリア原虫のピリミジン合成を阻害する．

合してヘモゾイン結晶になることで解毒される．フェリプロトポルフィリンIXの重合が生じない場合は，リソソーム膜に損傷が生じてマラリア原虫に対し毒性を発揮する．キノリン系抗マラリア薬（後述参照）はヘムの重合を阻害することにより，赤血球内のマラリア原虫に対して毒性の環境を作り出す作用を有すると考えられている．

## 電子伝達系

マラリア原虫のミトコンドリアゲノムは小さく（約 6 kb），3 種類の**シトクロム cytochrome**（電子伝達および酸化的リン酸化に関与する高分子タンパク質複合体）のみをコードする．これらシトクロムは，マラリア原虫の核ゲノムがコードする多数のミトコンドリア標的タンパク質とともに不完全な電子伝達系を形成しており，その構造は哺乳動物のものと類似している（図 36-3）．この電子伝達系では，ミトコンドリア内膜にある内在性膜タンパク質が，中間タンパク質から次のタンパク質へと電子伝達する過程で，自身は還元と酸化を繰り返す．電子伝達により生じたエネルギーは，ミトコンドリア膜を貫通するプロトンポンプの駆動に

使用され，これにより蓄えられたプロトン勾配によりアデノシン三リン酸 adenosine triphosphate（ATP）が合成される．この電子伝達系において最終的に電子を受け取るのは酸素であり，酸素は還元されて水となる．

マラリア原虫はATPのほとんどを解糖系から直接的に得ており，ミトコンドリアの電子伝達系を重要なエネルギー源として利用することはないと考えられている．しかしマラリア原虫は，核酸合成に関与する重要な酵素の酸化については，電子伝達系に依存している．例えば，**ジヒドロオロト酸デヒドロゲナーゼ dihydroorotate dehydrogenase（DHOD）**はピリミジン合成の初期過程を担い（第38章，がんの薬理学：ゲノム合成，安定化，維持参照），ジヒドロオロト酸からオロト酸への還元反応を触媒する．この反応の一部としてDHODは還元されるが，次の触媒サイクルを行うためには再度酸化を受ける必要がある．**ユビキノン ubiquinone**は電子伝達系の開始点近くに位置する内在性膜タンパク質であり，還元型DHODから電子を受け取り，ピリミジン合成に必要な酸化型DHODを再生している．マラリア原虫のDNA複製には新規のピリミジン合成が不可欠であるため，ユビキノンのDHOD酸化能を阻害することでマラリア原虫のDNA複製を阻害することができる（後述参照）．

## 抗マラリア薬の薬理学

現在使用されている抗マラリア薬は，マラリア原虫における4つの生理的代謝経路を標的としている．ヘム代謝（**chloroquine**，**キニーネ quinine**，**メフロキン mefloquine**, artemisinin），電子伝達系（primaquine，**アトバコン atovaquone**），タンパク翻訳（**ドキシサイクリン doxycycline**，**テトラサイクリン tetracycline**，**クリンダマイシン clindamycin**），葉酸代謝（sulfadoxine・pyrimethamine, **プログアニル proguanil**）である．以下の項では，これらの経路を標的とした薬物について解説する．

臨床上抗マラリア薬は，予防（マラリア流行地に居住する，あるいは流行地を旅行する際の感染防止），急性血液期のマラリア治療，そして肝内期マラリアのヒプノゾイト排除の3つの用途に分類される．一般的に予防薬は忍容性が良好で，投与しやすいものである必要がある．

### ヘム代謝阻害薬

赤内期のマラリア原虫を阻害する薬物は，何世紀にもわたりマラリア治療の基盤であった．こうした化合物の多くはキノリン系と同種であることから，類似の作用機序を持つと考えられている．この項の最後に解説するartemisininはキノリン系とは構造の異なる化合物であるが，同じくヘム代謝を阻害することで作用すると考えられている．

#### Chloroquine

過去2000年の間，ヒトはマラリア患者の治療薬としてユキノシタ科ジョウザンアジサイ *Dichroa febrifuga* の根やアジサイの葉を使用していた．近年になってからは，**キナ cinchona**の木の樹皮の方がより効果があることが判明した．これらすべての植物に関して，抗マラリア薬として薬物的活性を有しているのは**キノリン quinoline**という化合物である．4-アミノキノリンである**chloroquine**は，1935年に抗マラリア薬として使用が開始された．chloroquineは弱塩基性であり，中性型としてマラリア原虫の食胞膜を通過して自由に拡散する．いったん酸性環境の食胞内部に入ると，chloroquineは速やかにプロトン化し，食胞外へと拡散できなくなる．その結果，プロトン化chloroquineはマラリア原虫の食胞内に蓄積して高濃度となり，フェリプロトポルフィリンⅨと結合してヘム代謝物の重合化を阻害する．非重合化フェリプロトポルフィリンⅨが蓄積すると，酸化的膜損傷が生じ，マラリア原虫に対して毒性を示す．**chloroquineは，ヘモグロビン異化による毒性産物の解毒を阻害することで，マラリア原虫に対し有毒となる**（図36-2）．

chloroquineは，感染赤血球内では非感染赤血球と比べて100倍の濃度となる．また哺乳類細胞のリソソームをアルカリ化するには，マラリア原虫の食胞のpHを上昇させるよりもかなり高濃度のchloroquineが必要である．そのためchloroquineはヒトに対して比較的毒性が低い．ただし有色人種では掻痒感が起こりやすく，また乾癬やポルフィリン症を増悪させることがある．chloroquineは治療量を超える用量では，嘔吐，網膜症，低血圧，錯乱状態が生じ，さらには死亡例もある．実際のところ，世界的にはchloroquineによる自殺が毎年発生しており（おもな理由はchloroquineが安価であり手に入りやすいこと，高用量で毒性があることによる），小児による誤飲は致命的となりうる．

chloroquineが臨床で使用開始された当初は，全タイプのマラリアに対する第一選択薬であった．しかし現在では，アフリカ，アジア，南米における熱帯熱マラリア原虫のほとんどの株で無効となっている（図36-4）．chloroquine耐性の機序としては，chloro-

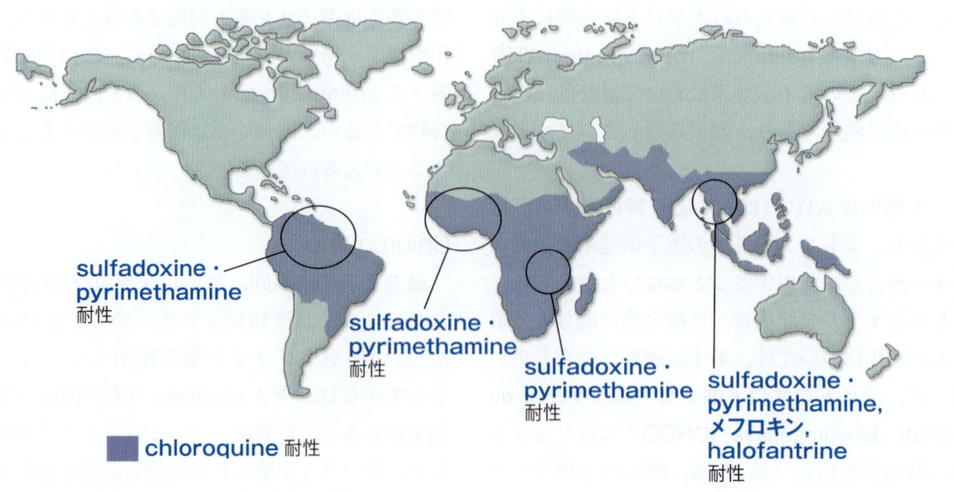


**図 36-4　薬物耐性熱帯熱マラリア原虫の地理的分布**
歴史的には，chloroquine は熱帯熱マラリア原虫に対する予防および治療の第一選択薬であった．残念ながら，現在の熱帯熱マラリア原虫は世界のほとんどの地域で chloroquine 耐性となっている（**青色部**）．多くの地域では，熱帯熱マラリア原虫は sulfadoxine・pyrimethamine，メフロキン，halofantrine などの他の抗マラリア薬に対しても耐性を示す（halofantrine は致死的な心毒性を持つ可能性があるため，ほとんど使用されていない）．

quine 感受性マラリア原虫と比べ，耐性マラリア原虫では食胞内の chloroquine 集積が少ないという研究結果に基づく仮説がある．食胞内ではマラリア原虫によってヘモグロビンが分解され，プロトン化アミノ酸が生成される．このプロトン化アミノ酸は，熱帯熱マラリア原虫の7番染色体上の *pfcrt* にコードされる膜貫通型タンパク PfCRT によって，リソソームから排出される．chloroquine 耐性にはいくつもの PfCRT 突然変異が関与している．例えば，76位のリジンからスレオニンへの置換（K76T）は，chloroquine 耐性と高い相関性がある．この PfCRT 変異によって，プロトン化 chloroquine が食胞からポンプ排出されると考えられる．このポンプ機能の変異は，アミノ酸排出を変化させ食胞内 pH も変化することから，マラリア原虫にとっての弊害にもなる．*pfcrt* に変異を有する熱帯熱マラリア原虫の株の多くは，pH 制御に関与する食胞膜タンパクの Pgh1 をコードする *pfmdr1* 遺伝子に2つ目の変異が生じている．この2つ目の変異は，chloroquine 耐性の熱帯熱マラリア原虫が *pfcrt* 変異の存在下でも増殖し続けることができるよう，"矯正手段" として作用していると推測される．

chloroquine に低感受性の三日熱マラリア原虫株の報告は，パプアニューギニアやインドネシアなどのオセアニアおよびラテンアメリカの諸地域においてその頻度が上がっている．しかしこうした株が chloroquine に低感受性となる正確な機序は未だ解明されていない．耐性増加の懸念はあるものの，chloroquine は今でも三日熱マラリア，卵形マラリア，サルマラリア，および感受性のある熱帯熱マラリアの治療の選択肢となっている．chloroquine は感受性株のマラリア予防薬としても使用される．

## キニーネ，キニジン

**キニーネ** quinine は，二級カルビノールがキヌクリジン環に結合したキノリン環を有するアルカロイドである．キニーネの光学異性体である**キニジン** quinidine は，これと同じ薬理作用を有する．キニーネの構造は他の抗マラリア薬であるキノリン系と類似しているため，キニーネも前述の機序でマラリア原虫を攻撃すると考えられている．キニーネはまた，水素結合を介して DNA 内にインターカレートすることがわかっており，これによって DNA 鎖の分離，転写，翻訳を阻害する．キニーネの総合的な効果としては，赤内型マラリア原虫の増殖と複製の抑制となる．キニーネおよびキニジンは急性血内期のマラリア患者の治療に使用されるが，予防的には用いられない．キニーネの使用によって**キニーネ中毒** cinchonism が生じることがある．キニーネ中毒とは，耳鳴，失聴，頭痛，悪心，嘔吐，視力障害などの症候群である．キニーネおよびキニジンは QT 間隔の延長を引き起こすことがある（第23章，心臓リズムの薬理学参照）．

## メフロキン

**メフロキン** mefloquine は，構造上他の抗マラリア薬と類似するキノリン化合物である．メフロキンは DNA に結合しない点でキニーネと異なる．メフロキンは赤血球におけるマラリア原虫内のヘモゾイン重合を妨げていると考えられるが，その正確な機序は不明である．メフロキンの副作用は数多く存在し，悪心，心伝導異常（徐脈，QT 間隔延長，不整脈など），鮮明な夢，悪夢，不眠，不安，抑うつ，幻覚，けいれん，精神病（稀）などの神経精神への影響がある．こうした副作用が生じる機序は明らかになっていない．メフロキンは治療と予防の両方に使用できる．東南アジア地域では，chloroquine とメフロキンの両者に耐性の熱帯熱マラリア原虫の存在が報告されている．

## artemisinin

**artemisinin** はヨモギ属の植物であるクソニンジン *Artemisia annua* から分離され，中国では何世紀にもわたり発熱患者の治療に用いられてきた（中国では青蒿 *qinghao* として知られる）．現在では artemisinin 誘導体は，世界の多くの地域で熱帯熱マラリア治療の第一選択薬となっている．その化合物はセスキテルペン・ラクトンと環状エンドペルオキシドである．artemisinin は遊離鉄やヘム結合鉄によって活性化されると，炭素中心フリーラジカル化合物を形成する（図 36-5）．このフリーラジカルはヘムなどのタンパク質の多くをアルキル化する能力を持つ．artemisinin がマラリア原虫の感染した赤血球に対し特異性を示す機序はわかっていない．特異性を持つ理由の 1 つとしては，artemisinin のフリーラジカル形成にヘムが必要であるため，ヘムの蓄積するマラリア原虫に対し優先傾向を示すと考えられる．artemisinin の薬物作用は，マラリア原虫の食胞内でのフリーラジカル形成，およびその後に生じる PfATP6 の阻害と関係があると考えられる．PfATP6 とは，哺乳類の筋小体カルシウム ATP アーゼ（あるいは筋小胞体カルシウムポンプ）sarcoendoplasmic reticulum $Ca^{2+}$ ATPase (SERCA) と相同分子種であるマラリア原虫のカルシウムイオン（$Ca^{2+}$）ATP アーゼ（ポンプ）である（第 24 章，心収縮性の薬理学参照）．artemisinin やその誘導体（**artesunate**，**artemether**，**dihydroartemisinin**）を投与すると，血中のマラリア原虫数が速やかに減少し，血内期マラリアの症状は速やかに緩和される．他の抗マラリア薬とは異なり，artemisinin は血内期の生殖母細胞にも作用するため，感染者からのマラリア伝染を低減させることができる．artemisinin はマラリア予防薬としては効果を持たない．

artemisinin は半減期が短くマラリア再発のリスクがある．また薬物耐性の発生確率を下げるため，世界保健機関 World Health Organization（WHO）は artemisinin の単剤療法を行わないよう，強く勧告している．artemisinin は固定の併用療法として使用するべきであり，通常は即効性の artemisinin に半減期の長い薬物を組み合わせる［artemisinin 併用療法

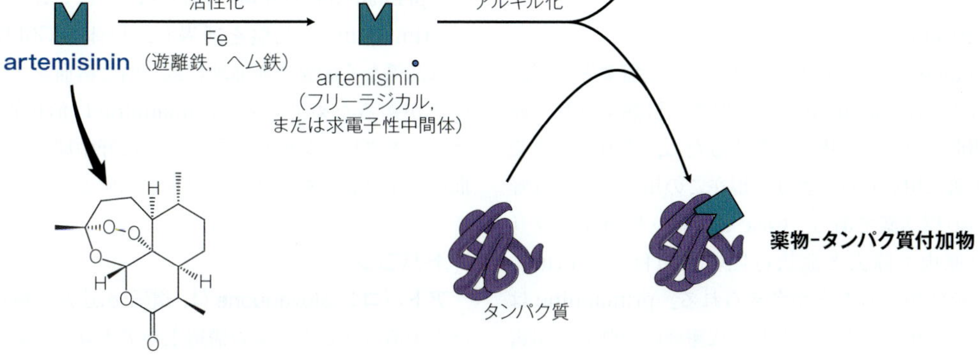


**図 36-5　提唱されている artemisinin の作用機序**
artemisinin は環状エンドペルオキシドであり，鉄（Fe）により活性化されるとフリーラジカルを形成する．artemisinin の作用機序は正確にはわかっていないが，ヘムやタンパク質などの高分子をアルキル化し，その結果マラリア原虫に対し毒性を示す artemisinin-ヘム付加物や artemisinin-タンパク質付加物を形成すると考えられている．こうした付加物の 1 つに，マラリア原虫の $Ca^{2+}$ アデノシン酸（ATP）アーゼ（ポンプ）である PfATP6 と関連するものがある（**図示せず**）．

artemisinin combination therapy（ACT）と称される］．併用療法には，artemether ＋ lumefantrine, artesunate ＋ メフロキン，artesunate ＋ amodiaquine, dihydroartemisinin ＋ piperazine などがある．経口薬，静注薬，坐薬の形態で使用可能である．WHO は現在，chloroquine 耐性熱帯熱マラリアに対して ACT を第一選択の治療に推奨している．キニーネと比較すると，artesunate は死亡率を低下させ，より速やかにマラリア原虫を排除し，副作用の頻度が低い．*in vitro* では，マラリア原虫のカルシウムポンプ PfATP6（前述参照）が artemisinin に対する耐性と関連しており，近年ではアジアでこれに関連した患者での artemisinin 耐性が報告されている．

全般的に artemisinin とその誘導体は，他の抗マラリア薬の多くに比べ忍容性が高い．実験動物においては，油性剤形の artemisinin を筋肉内注射すると，脳幹ニューロパチーが生じたという報告がある．ヒトにおいては，これまでにこうした致死的な可能性のある影響は見られていないが，artemisinin がヒトにおける聴覚障害や他の神経毒性作用と関連があるとする研究もある．キニーネによる治療に比べると，artemisinin での低血糖発生率は低い．妊婦における安全データは存在しない．

## 電子伝達系阻害薬

電子伝達系は真核細胞では至るところに見られる特性だが，マラリア原虫の電子伝達系を選択的に阻害すると考えられる２つの薬物が開発されている．この選択性は，生化学的に標的が同じであっても分子構造が異なっていれば生じるものであり，マラリア原虫に特有の酵素経路が存在するためではない（第 32 章，抗菌薬・抗がん薬の薬理学の原理参照）．

### primaquine

**primaquine** は，1952 年にマラリア治療薬として認可された．primaquine は赤外型の三日熱マラリア原虫や卵形マラリア原虫を攻撃するため，これらの感染再発予防に用いられており，現在この用途としては唯一の標準薬である．Case 2 では，血外型マラリア原虫の除去と症状再燃の予防目的に primaquine を使用することが考えられる．primaquine はマラリア原虫のミトコンドリア代謝経路を強力に阻害する．抗マラリア活性は，primaquine 代謝産物の**キノン quinone** によるものと考えられており，このキノンが呼吸鎖の電子伝達体である**ユビキノン ubiquinone** の機能を阻害する．その他の作用機序としては，マラリア原虫のミトコンドリアに対して非特異的な酸化的損傷を及ぼすような特定の primaquine 代謝産物の関与が考えられる．

primaquine の使用はその多くが，三日熱マラリア原虫や卵形マラリア原虫の肝内ヒプノゾイトの排除目的である．三日熱マラリア原虫は潜在的に，株ごとに様々な primaquine 感受性を示す．例えば，1940 年代にパプアニューギニアの米国兵から最初に分離された Chesson 株は，他の株に比べ primaquine 感受性が低い．このように株ごとに感受性にばらつきがあることから，現在では primaquine の増量（歴史的に最も頻用された投与量と比較して）が標準治療として推奨されている．

**グルコース-6-リン酸デヒドロゲナーゼ欠損症 glucose-6-phosphate dehydrogenase（G6PD）deficiency** の患者は，酸化的損傷から赤血球を防御する能力が乏しい．G6PD は酸化型ニコチンアミドアデニンジヌクレオチドリン酸 oxidized form of nicotinamide adenine dinucleotide phosphate（$NADP^+$）から還元型ニコチンアミドアデニンジヌクレオチドリン酸 reduced nicotinamide adenine dinucleotide phosphate（NADPH）への還元に必要であり，これによって酸化型**グルタチオン glutathione** が還元型グルタチオンに変換される．還元型グルタチオンは，毒性のある酸化化合物の分解を触媒することで赤血球を保護する．primaquine 投与によって，非常に多くの酸化化合物が生成されるため，重大な酸化ストレスが引き起こされる．その結果，G6PD 欠損症患者では primaquine により大量かつ致命的になりうる**溶血 hemolysis** が生じる可能性がある．したがって患者の赤血球に十分な G6PD 活性があるかを確認してからでなければ，決して primaquine を投与してはならない．**primaquine の妊婦への投与は禁忌である**．これは primaquine が胎盤を通過し，母体の G6PD 活性とは関係なく胎児の赤血球に致命的な溶血を起こす可能性があるためである．primaquine は消化管障害，メトヘモグロビン血症，ごくまれに好中球減少症，高血圧，不整脈，神経症状を引き起こすこともある．

### アトバコン

**アトバコン atovaquone** は，電子伝達系の輸送タンパクであるユビキノンの構造上のアナログである．生理的条件下では，２つの電子が還元ユビキチンからシトクロム $bc_1$ 複合体に伝達されることでユビキチンが酸化される（図 36-3）．アトバコンは，還元型ユビキノンとシトクロム $bc_1$ 複合体との相互作用を阻害することによって電子伝達を妨げる．マラリア原虫は酸化型DHODの再生を電子伝達系に依存しているため，アトバコン治療によりピリミジン合成が阻害され，マラリア原虫のDNA複製が妨げられる．電子伝達系を阻害することにより，タンパク質の酸化/還元サイクルに依存したマラリア原虫の代謝中間過程の他段階も障害されると考えられる．

シトクロム $bc_1$ 複合体は，真核細胞に広く存在する．アトバコンのマラリア原虫に対する選択性は，ユビキノン-シトクロム $bc_1$ 複合体の結合部位のアミノ酸配列が，ヒトとマラリア原虫で異なることによって生じると考えられる．アトバコンはマラリア原虫のシトクロム複合体の活性を，ヒト型と比較すると約100倍も選択的に阻害する．しかしこの選択性は容易に失われる．シトクロム $bc_1$ 複合体に単一の点突然変異が生じると，マラリア原虫はアトバコンに対する耐性を獲得しうる．そのためアトバコンは単剤では使用されない．タンパク合成阻害薬の**ドキシサイクリン doxycycline** との併用や，ジヒドロ葉酸還元酵素阻害薬（後述参照）であるプログアニルとの合剤として使用される．プログアニルとアトバコンは，抗マラリア活性における相乗作用が認められる．興味深いことに，この相乗作用は**プログアニル proguanil** の葉酸合成阻害薬としての作用とは関連がない可能性がある．他のジヒドロ葉酸還元酵素阻害薬にはアトバコンとの相乗作用がないためである．それよりもむしろアトバコンとの併用時には，プログアニルはミトコンドリア膜における脱共役薬として作用していると考えられ，これによりアトバコンが媒介するミトコンドリアの脱分極を増強している．

一般的にアトバコンの忍容性は高い．頻度は低いが消化器系の副作用や発疹が見られることがある．アトバコンは他の抗マラリア第二選択薬と併用して，治療と予防の両方の目的で用いられる．

## 翻訳阻害薬

### ドキシサイクリン，テトラサイクリン，クリンダマイシン

寄生虫のタンパク合成を阻害する薬物には，**ドキシサイクリン doxycycline**，**テトラサイクリン tetracycline**，**クリンダマイシン clindamycin** がある．ドキシサイクリンはテトラサイクリンの構造異性体であり，オキシテトラサイクリンまたはメタサイクリンを半合成して生成される．ドキシサイクリンは，30S リボソームサブユニットに結合してアミノアシルトランスファーRNA transfer RNA (tRNA) のメッセンジャーRNA messengerRNA (mRNA) への結合を妨害することで，寄生虫のタンパク合成を阻害する（第33章参照）．ドキシサイクリンは脂溶性であるため，組織内によく浸透して広く分布し，さらに尿細管や消化管から再吸収されるため，その半減期は長い．ドキシサイクリンは経口バイオアベイラビリティが良好で半減期も長いため，chloroquine 耐性熱帯熱マラリア原虫の治療に（artesunate またはキニーネとの併用で）有用である．ドキシサイクリンは抗マラリア薬として単剤で使用すべきではない．ドキシサイクリンの副作用には皮膚光線過敏症，小児の歯牙変色，腟カンジダ症がある．消化器系への影響（悪心，下痢，消化不良など）は一般的に軽度であるが，稀に食道潰瘍が生じうる．

テトラサイクリンとドキシサイクリンは類似した薬理学的特徴を持つが，テトラサイクリンは日に4回投与する必要がある．テトラサイクリンはキニーネと併用することで chloroquine 耐性マラリア治療に使用できるが，マラリアの化学的予防には推奨されていない．

クリンダマイシンは，50S リボソームサブユニットに結合することでタンパク合成を阻害する（第33章参照）．テトラサイクリンやドキシサイクリンが禁忌の場合（例えば妊婦や8歳未満の小児），クリンダマイシンが artesunate またはキニーネとの併用でマラリア治療に使用されることがある．クリンダマイシンの忍容性は通常，小児を含めて良好である．おもな副作用には，抗菌薬関連下痢症やクロストリジウム・ディフィシル *Clostridium difficile* による腸炎のリスク増大がある．クリンダマイシンはマラリアの化学的予防には使用されない．

## 葉酸代謝阻害薬

葉酸は，DNA や RNA 前駆体，特定のアミノ酸などの様々な生合成経路における一炭素単位転移にかかわるビタミンである（第32章参照）．ヒトにとって葉酸は必須ビタミンであり，食物から摂取しなくてはならない．寄生虫や細菌は葉酸を新規に合成することから，選択的薬物作用の標的として有用である．葉酸代謝を阻害することで，寄生虫感染症の治療を成功させることができる．マラリアに関して抗葉酸薬は，寄生虫に特異的なジヒドロプテロイン酸合成酵素およびジヒドロ葉酸還元酵素のアイソフォームに対して作用する．スルホンアミドと pyrimethamine が併用療法として用いられる．抗マラリア製剤として，**sulfadoxine・pyrimethamine** と，使用頻度の少ない

sulfalene・pyrimethamine がある．

### sulfadoxine・pyrimethamine

**sulfadoxine** はパラアミノ安息香酸 para-aminobenzoic acid (PABA) アナログであり，寄生虫の葉酸合成経路に必須の酵素であるジヒドロプテロイン酸合成酵素を競合的に阻害する．**pyrimethamine** は葉酸アナログであり，寄生虫のジヒドロ葉酸をテトラヒドロ葉酸に変換するジヒドロ葉酸還元酵素を競合的に阻害する（図 32-6，図 32-7 参照）．sulfadoxine と pyrimethamine は併用することで，マラリア原虫の増殖阻害に相乗的に作用する．

スルホンアミド・pyrimethamine の併用は，熱帯熱マラリア原虫の赤内型シゾントに対しては非常に効果が高いが，生殖母細胞には効果がなく，他のマラリア原虫種では効果が劣る．両薬ともにタンパク結合率が高いため，排出半減期が長い．この半減期の長さによって，高レベルのマラリア伝染地域における薬物耐性の出現に選択圧を与えることになり，この併用療法に対する耐性が進むことで世界各地における治療および予防が無効になってきている（図 36-4）．

感受性株のマラリア感染患者は，sulfadoxine・pyrimethamine の単剤で治療することも可能である．最も重篤な薬物反応としては，化学成分であるスルホンアミドに対する過敏症がある．スティーブンス・ジョンソン症候群 Stevens-Johnson syndrome や多形性紅斑などの重症な皮膚反応の報告はあるが，マラリア単剤治療ではこうした副作用の発生は稀である．血液学的な副作用には，巨赤芽球性貧血，白血球減少，血小板減少などがある．スルホンアミド・pyrimethamine はマラリアに対する化学的予防薬としては使用されない．

### プログアニル

**プログアニル proguanil** はピリミジン誘導体であり，pyrimethamine と同様にジヒドロ葉酸還元酵素の阻害薬である．プログアニルは熱帯熱マラリア原虫および三日熱マラリア原虫の赤外型，前赤内型に作用する．プログアニルは，chloroquine 耐性が広がっていない地域において，chloroquine との併用で予防薬として使用されてきた．しかしながら他の予防薬の方が有意に効果的であるため，この併用は推奨されていない．プログアニルはマラリアの治療と予防の両方で，相乗効果を期待してアトバコンと併用されることがある（前述参照）．一般的にプログアニルの忍容性は高いが，口腔内潰瘍，汎血球減少，血小板減少，顆粒球減少と関連がある．

## 抗マラリア薬に対する耐性

抗マラリア薬に対する耐性は公衆衛生上の主要な問題であり，マラリア感染患者を効果的に治療する際の重大な障害である．実効的な予防努力の崩壊や政治意思の欠如，そして社会経済学的因子と関連して，抗マラリア薬の効果が減衰することにより，マラリアの罹患率と死亡率は世界的に深刻化する．

chloroquine は 1946 年に登場して以降，長い間マラリア患者の標準的治療薬であった．chloroquine 耐性は 1950 年代に最初に報告され，以降は着実に増加していった．現在では，ヒスパニオラ島，中米や南米，アジアの一部地域を除く世界各地で chloroquine 耐性が報告されている．chloroquine 耐性の熱帯熱マラリア原虫のハプロタイプは，近年ではハイチで検出されているが，臨床的耐性はまだ報告されていない．chloroquine による治療不成功のリスクは，サハラ以南のアフリカの多くの地域で 60％を超え，東南アジアでは 80％を超えている．chloroquine および sulfadoxine・pyrimethamine 耐性が増加するのに伴い，東アフリカと南アフリカでは小児の死亡率が 1980 年代から 1990 年代にかけて 2 倍となった．Chloroquine 耐性はマラリアによる小児の全般的な死亡率の倍加に関連しており，ある特定地域では 11 倍にまで増加した．同様に，三日熱マラリア原虫の chloroquine 耐性は 1989 年までは知られていなかったが，現在ではインドネシアとパプアニューギニアにおける風土病となっている．chloroquine 耐性の三日熱マラリアは，南米，ブラジル，ミャンマー，インドでもその出現が報告されている．

sulfadoxine・pyrimethamine 耐性は，この併用療法が 1971 年に chloroquine 耐性熱帯熱マラリア患者の第二選択療法として導入された後から報告された．sulfadoxine・pyrimethamine 耐性は当初東南アジアで報告されていたが，現在では比較的広範囲の南米やアフリカの広域で見られる．

メフロキン耐性の熱帯熱マラリア原虫株は，1980 年代にメフロキンが広く使用されるようになってから東南アジアで見られるようになった．メフロキン耐性は現時点ではそこまで広がってはいないが，これはおもにメフロキンがマラリア患者治療でルーチンに使用されていないためである．

artemisinin に対して比較的耐性の熱帯熱マラリア原虫株は，2008 年にカンボジアで報告された．

マラリア原虫の薬物耐性化には多くの要因が関与し

ている．要因としては，不適切ないしは管理されていない服薬状況，連続性のない薬物供給，副作用やその他要因による治療レジメンの遵守不履行，製薬品質の不安定性，高額な薬物価格などがある．併用療法は薬物耐性の出現を減少させる方法として，結核やハンセン病 Hansen disease，HIV 感染症の治療で以前より用いられており，マラリア患者の治療でも強く推奨されている．WHO はすべての artemisinin 単剤の製造中止と，2 剤併用，固定の併用，artemisinin 配合薬の製造を要請している．即効性の artemisinin は，治療サイクルごとに $10^4$ 個のマラリア原虫を減少させ，その結果血流からマラリア原虫を速やかに排除するが，artemisinin の半減期は短いため感染再燃の可能性と，薬物耐性に対する選択圧のリスクがある．こうしたリスクに対抗するため，WHO では artemisinin と赤内型シゾントに効果のある緩徐溶出薬の併用を推奨している．

## ▶ その他の原虫類

臨床上重要な原虫類にはマラリア原虫の他に，アメーバ症の病原体である赤痢アメーバ *Entamoeba histolytica* や，ランブル鞭毛虫症の病原体であるランブル鞭毛虫 *Giardia lamblia*，クリプトスポリジウム症の病原体である *Cryptosporidium hominis* または *C. parvum*，アフリカトリパノソーマ症の病原体である *Trypanosoma brucei rhodesiense* および *T. b. gambiense*，シャーガス病 Chagas disease の病原体である *Trypanosoma cruzi*，リーシュマニア症の病原体であるリーシュマニア *Leishmania* などがある．赤痢アメーバについては多くのことが解明されているため，以下の生理学の項ではこれに焦点を当てるが，薬理学の項ではアメーバ症に有効な薬物だけでなく，アフリカ睡眠病やシャーガス病，リーシュマニア症の治療薬についても述べる．

### 消化管原虫の生理学

腸管寄生原虫である *Entamoeba dispar* と赤痢アメーバは形態学的には区別できないが，特異的モノクローナル抗体を用いることで区別することができる．*E. dispar* は侵襲性疾患を起こさない（腸管上皮を傷害しない）が，赤痢アメーバは無症候性キャリア状態の他，侵襲性大腸炎や，いわゆる転移性感染症（通常は肝膿瘍）を引き起こす．

発展途上国の貧困地区に住む人々の 5 ～ 10％は，血清学的に過去の赤痢アメーバ感染歴を有する．毎年約 5000 万人が赤痢アメーバによるに赤痢を起こし，その結果 4 万～ 10 万人が死亡していると推定される．S さんの妻は S さんと同じ食事と水を摂取していたため，彼女も同様に赤痢アメーバに感染していたと考えられる．6 理由ははっきりしないが，S さんが侵襲性疾患を発症した一方で，妻は無症状のうちに赤痢アメーバを排出していたのである．

#### 赤痢アメーバの生活環

赤痢アメーバの腸管感染は，汚染水を飲むなどの糞口経路を介した嚢子の摂取により起こる．腸管への侵入が起こるかどうかは，摂取した嚢子の数やアメーバの種類，宿主消化管の運動性，アメーバの栄養に適した腸内細菌の存在などによると考えられる．活性化し

### Case 3

29 歳の米国人ジャーナリストの S さんは，東南アジア旅行から帰国した．帰国後 5 週間の体調はよかったが，その後軽い下痢，腹痛，倦怠感が出現した．帰国後しばらくしてからこうした症状が出現したため，S さんは症状が旅行のせいだとは考えなかった．さらに，旅行中彼と同じ食事や水を摂取していた彼の妻には症状は出ていなかった．そのため S さんはこうした症状を 1 週間ほど放置していたが症状が自然軽快しなかったため，最終的にはかかりつけ医を受診した．身体診察では右上腹部に圧痛が認められた．血液検査では顕著な肝逸脱酵素の上昇が見られ，CT スキャンでは肝膿瘍が認められた．便検査では潜血陽性であり，赤痢アメーバ嚢子が認められた．S さんには 10 日間分のメトロニダゾールが処方され，その後さらに 1 週間分のパロモマイシンを内服した．フォローアップの画像では，肝膿瘍の改善が確認された．

#### Questions

**6.** S さんの妻はなぜ無症状だったのか？
**7.** メトロニダゾールで起こりうる副作用は何か？
**8.** メトロニダゾール治療の後，S さんがパロモマイシンを内服したのはなぜか？

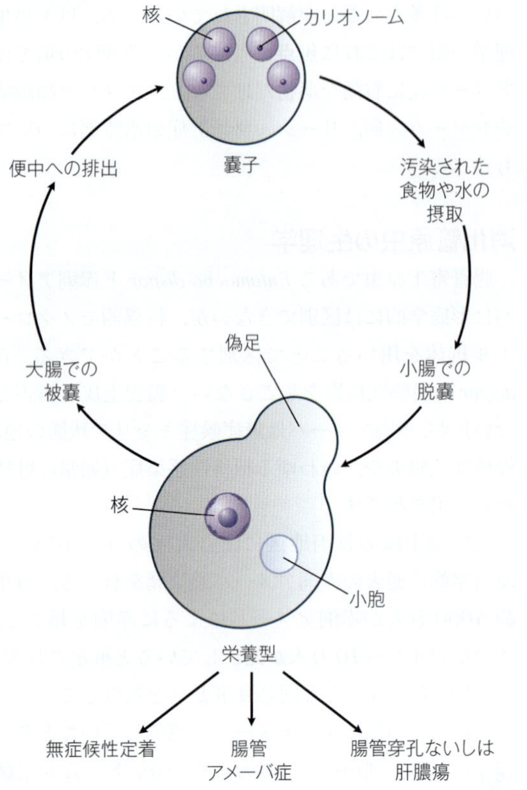


**図 36-6　アメーバ症の発症**
赤痢アメーバの嚢子を摂取すると，無症状のまま嚢子を排除するものや侵襲性疾患を発症するものなど，多彩な臨床転帰を呈す．無症候性感染では，摂取された嚢子は小腸で脱嚢（成熟）するが腸管粘膜には侵入しない．その後栄養型は大腸で被嚢し，便中に排出される．侵襲性疾患は，活性化した栄養型が小腸上皮に侵入して起こる．栄養型が侵入すると，無症候性に定着することもあれば，下痢や腹部疝痛などを特徴とする腸管アメーバ症（アメーバ赤痢），もしくは腸管穿孔をきたすこともある．門脈を介して感染が広がると，肝膿瘍を形成することがある．

た栄養型アメーバが腸管上皮に侵入することで発症し，二次性に門脈循環を通じて肝臓へと広がる（図 36-6）．その名前（histolytica）が示すように，赤痢アメーバはヒトの組織を融解して破壊する．栄養型は通常，腸管の粘膜筋板表面で増殖して側方に拡散する．また，より深部に侵入することもあり，場合によっては腸管壁を穿通して局所的に広がることもある．肝臓への播種もよく見られる．S さんの Case では，CT スキャンによって肝臓に膿瘍を形成していることが判明した．

赤痢アメーバには，不活性型だが感染性のある**嚢子 cyst** と，活性型である**栄養型 trophozoite** という２つの形態がある．汚染された食物や水の摂取によって嚢子が取り込まれる．嚢子は小腸で脱嚢し，成熟して栄養型となる．栄養型は宿主の組織に侵入することができる．栄養型はヒトの体内では偽足を使って移動し，細菌や他の原虫，宿主の赤血球を捕食する．栄養型は２核の嚢子に変化し，さらに４核の成熟嚢子へと変化していく．この４核の嚢子は大腸内を移動できるが，粘膜への侵入はできない（図 36-6）．

アメーバ症の症状は，下痢や腹部仙痛から，劇症型赤痢や肝膿瘍形成まで多岐にわたる．アメーバ赤痢患者のうち発熱するのは40％未満であり，通常は便の鏡検で好中球はほとんど見られない．感染から発症までの潜伏期は２～３日から１年に及ぶ場合もあるが，無症状に終わることもある．S さんの場合，曝露から少なくとも１カ月以上も症状が出現しなかったため，彼は自分の症状が旅行とは関連がないと思ったのである．

## 発酵経路

赤痢アメーバおよびその他の腸管寄生原虫は，嫌気的条件に対し新たな形で適応した点で，他の真核生物と異なっている．例えば赤痢アメーバは，酵母や他の真核生物に見られる**発酵酵素 fermentation enzyme**（乳酸デヒドロゲナーゼ, ピルビン酸デカルボキシラーゼ）を持たない．さらに，酸化的リン酸化の酵素やクレブス回路, ピルビン酸デヒドロゲナーゼも持たない．その代わりとして，アメーバ（および多くの嫌気性微生物）は新規の酵素を利用し，代謝を促進する電子伝達の供給源としている．

**アメーバはグルコースからエタノールを生成する偏性発酵生物である**（図 36-7）．アメーバの発酵酵素の多くは，ヒトや酵母，多くの真正細菌には存在しないものであり，強い還元的（嫌気的）条件下で電子伝達を行う**フェレドキシン ferredoxin** と呼ばれる鉄硫黄中心を有している．こうしたフェレドキシンの作用は，主として鉄中心を用いて酸化的（好気的）条件下で電子伝達をするヘムやシトクロムとは対照的である．単一のフェレドキシン部位を有する**ピルビン酸フェレドキシンオキシド還元酵素 pyruvate-ferredoxin oxidoreductase（PFOR）**は，ピルビン酸からアセチル CoA 補酵素 A　conezyme A への脱炭酸反応を触媒して $CO_2$ を産生する．PFOR の作用により還元型フェレドキシンも生成されるが，これによって陽子が還元されて水素ガスが生じたり，$NADP^+$ から NADPH への還元が生じたりする．アセチル CoA は，アルコールデヒドロゲナーゼ E　alcohol dehydrogenase E（ADHE）を介してエタノールへと還元されるが，この反応で２つの $NAD^+$ 補因子が再生される．嫌気性菌（例えば，ヘリコバクター属 *Helicobacter*，クロストリジウム属 *Clostridia*）は，腸管寄生原虫と類似した PFOR 類やフェレドキシン，ADHE 類を有する．実際に，寄生虫の発酵酵素をコードする遺伝子の大部分や，核となるエネルギー代謝を担う寄生虫の酵素をコードする遺伝子の多くが，嫌気性菌から水平伝播してきたことが系統発生学的な解析から示唆される．遺伝子の水平伝播は，細菌間では極めて頻繁に見られるが，細菌と環境的ニッチを共有する赤痢アメーバなどの寄生虫を除けば，配偶子を無菌的環境で維持するような高等な真核生物と細菌との間での遺伝子水平伝播は極めて稀なことである．

## 抗原虫薬の薬理学

### メトロニダゾール

**メトロニダゾール metronidazole** は，嫌気性または微好気性の腸管寄生虫などの大きな負の酸化還元能を持つ宿主や微生物内で還元されるまでは不活性型である．還元型フェレドキシンまたは特定のニトロ還元酵素との相互作用によって活性型となる（図 36-7）．活性型メトロニダゾールは還元型細胞傷害性化合物を形成し，これが標的細胞のタンパク質や膜，DNA に結合して重大な傷害を与える．

**メトロニダゾールに対する感受性は，PFOR 活性の存在に直接関連する**．多くの真核生物や真正細菌は PFOR を持たないため，メトロニダゾールは活性化されない．しかし膿瘍など酸素化が乏しい組織内ではメトロニダゾールは活性化される．原虫は PFOR を発現しているが，哺乳動物にはそれに該当するものがないため，メトロニダゾールはアメーバや嫌気性微生物に対し選択的毒性を発揮する．

メトロニダゾールの汎用によって，ヘリコバクター・ピロリ *H. pylori* の薬物耐性が誘導された．ヘリコバクター・ピロリは胃炎や消化性潰瘍の原因菌である（第 46 章，炎症にかかわる統合薬理学：消化性潰瘍参照）．この耐性は，酸素感受性のない NADPH ニトロ還元酵素をコードする *rdxA* 遺伝子にヌル変異が生じることによる．メトロニダゾールに対する低レベルの耐性は，トリコモナス（フェレドキシンの発現低下による），ジアルジア *Giardia*（PFOR 活性の低下，薬物透過性の低下による），アメーバ（**スーパーオキシドジスムターゼ superoxide dismutase** の発現増加による）など多くの嫌気性原虫で認められる．しかしながら，腸管寄生虫におけるメトロニダゾール耐性は，今のところ臨床上重大な問題にはなっていない．

腸管寄生虫のメトロニダゾール耐性化が緩徐な理由は 3 つある．第 1 に，腸管寄生虫は一般的に 2 倍体であるため，単一の遺伝子変異では通常は耐性化しない．これは 1 倍体の細菌や 1 倍体段階の熱帯熱マラリア原虫において，耐性化が速やかに進むのとは対照的である．第 2 に，腸管寄生虫は PFOR 作用に代わる代謝経路をほとんど持たない．第 3 に，メトロニダゾールは親水性であるため，疎水性薬物の耐性化を引き起こす P 糖タンパク質の過剰発現や修飾では，メトロニダゾール排出を増加させない．

メトロニダゾールの副作用としては，胃腸不快感，

7 頭痛，時には末梢神経障害，金属味，悪心などがある．メトロニダゾールはアルコールと一緒に服

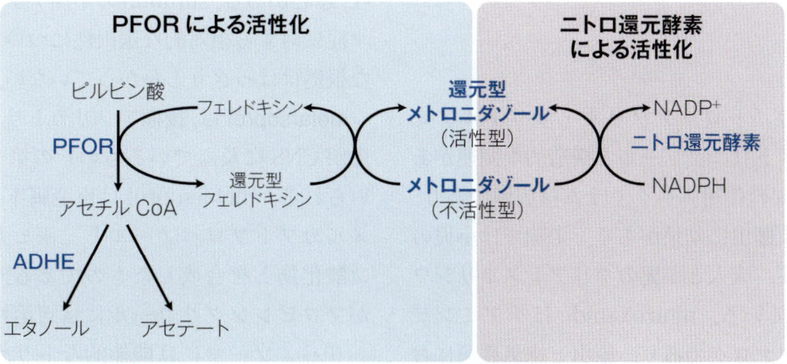


**図 36-7 嫌気性微生物の発酵酵素とメトロニダゾール活性の機序**

嫌気性微生物はピルビン酸をアセチル補酵素 A（CoA）に代謝する．この代謝は，ピルビン酸フェレドキシンオキシド還元酵素（PFOR）が触媒する．その後，アセチル CoA はアセテートへと加水分解されるか，アルコールデヒドロゲナーゼ E（ADHE）によって酸化されエタノールとなる．メトロニダゾールはニトロ基を有するプロドラッグであり，活性型となるには還元される必要がある．還元型メトロニダゾールは嫌気性微生物に対して高い効果を示すが，これは DNA やタンパク質，膜などに損傷を与える細胞傷害性中間体を形成するためと考えられる．嫌気性代謝においてニトロ基の選択的な還元が生じるのは 2 つの局面である．1 つ目は，PFOR が触媒する反応によりフェレドキシンが還元され，この還元型フェレドキシンが自身の電子をメトロニダゾールに伝達することにより，還元型（活性型）メトロニダゾールと再度酸化されたフェレドキシンが生成されるというものである．2 つ目は，多くの嫌気性微生物はニトロ還元酵素を発現しており，これが選択的にメトロニダゾールを還元するが，その反応の過程で NADPH を $NADP^+$ に酸化するというものである．

用すると悪心と紅潮が起こる（いわゆるジスルフィラム様作用であり，エタノール代謝の阻害により引き起こされる）．メトロニダゾールは組織内の赤痢アメーバの栄養型に対しては効果があるが，腸管内のアメーバに対しての効果は低い（おそらく，メトロニダゾールは上部消化管で非常によく吸収されることから，アメーバの生息する大腸腔内では薬物濃度が低くなるためと考えられる）．そのため侵襲性アメーバ症患者に対する初期治療には通常メトロニダゾールを用い（ヒト組織に侵入している栄養型の排除のため），その後，腸管内でより効果の高い薬物である iodoquinol や**パロモマイシン paromomycin** などによる治療を行う．この２つの薬物の作用機序は不明であるがアメーバ殺傷力を有しており，腸管からの吸収率が低いため大腸腔内における薬物濃度は高くなる．

## チニダゾール

**チニダゾール tindazole** はメトロニダゾールに関連する第二世代のニトロイミダゾールである．多くの原虫に対して効果があり，ランブル鞭毛虫症やアメーバ症，腟トリコモナス症の治療に承認されている．チニダゾールの作用機序は明らかではないが，メトロニダゾールと類似しており，細胞傷害フリーラジカル生成が関与していると考えられている．チニダゾールの注目すべきメリットは，メトロニダゾールと比べて薬物療法の期間が短いことである．またメトロニダゾールよりも忍容性は高いが，腸管内アメーバ殺傷力のある薬物と比較するとやはり効果は低い．チニダゾールは妊婦，授乳中，３歳未満の小児への使用は推奨されていない．

## nitazoxanide

**nitazoxanide** はニトロチアゾリル・サリチルアミドの誘導体で，メトロニダゾールと構造的な関連がある．nitazoxanide の作用スペクトラムは広域であり，原虫，嫌気性菌，蠕虫に効果がある．米国では小児のランブル鞭毛虫症，成人と小児のクリプトスポリジウム症で承認されている．nitazoxanide はチアミンピロリン酸の構造アナログであり，原虫と嫌気性菌におけるピルビン酸をアセチル CoA に変換する PFOR を阻害する（図 36-7）．蠕虫に対する作用機序は不明である．nitazoxanide は経口投与されると，速やかに加水分解されて活性代謝物である tizoxanide となる．活性代謝物は尿，胆汁，便中に排泄される．nitazoxanide は副作用の報告がほとんどなく，一般的に忍容性が高い．

## その他の抗原虫薬

**ペンタミジン pentamidine** は，***Trypanosoma brucei gambiense*** や特定株の ***T. b. rhodesiense*** によって引き起こされる早期のアフリカトリパノソーマ症（アフリカ睡眠病）の治療に使用できる．早期とは，疾患が中枢神経系 central nervous system（CNS）に及んでいない状態と定義される．ペンタミジンは DNA，RNA，タンパク質，リン脂質の生合成を阻害する．この薬物はキネトプラスト（特定の原虫に存在する DNA を含む細胞小器官）にある DNA に高い親和性を持ち，キネトプラストの複製や機能を抑制する．キネトプラストを持つ原虫類には，トリパノソーマ属やリーシュマニア属がある．ペンタミジンは**ジヒドロ葉酸還元酵素 dihydrofolate reductase** も阻害すると考えられる．トリパノソーマのなかにはペンタミジンに対して高い親和性を持つ取込み経路を有する株もあり，ペンタミジンの選択性がより高くなっている．副作用としては疲労感，浮動性めまい，低血圧，膵炎，腎障害がある．現在ではペンタミジンは AIDS 患者でよく見られる**ニューモシスチス肺炎 *Pneumocystis jiroveci* pneumonia（PCP）**の第二選択薬として使用されることが多い．

**suramin** は，早期アフリカトリパノソーマ症の治療に用いられるもう１つの薬物である．suramin は多くの高分子物質と結合し，エネルギー代謝に関与する酵素（例えば，グリセロールリン酸デヒドロゲナーゼ）をはじめとする多くの酵素を阻害する．suramin は RNA ポリメラーゼも阻害するため，寄生虫の複製を阻害する．副作用としては，掻痒感，異常感覚，嘔吐，悪心がある．suramin の早期アフリカトリパノソーマ症に対する相対的な選択性について，その生化学的な根拠ははっきりとわかっていない．

**melarsoprol** は，後期アフリカトリパノソーマ症（疾患が CNS に及んでいるもの）の第一選択薬として用いられる．melarsoprol は重金属キレート薬であるジメルカプトプロパノールと三価ヒ素を含むメラルセン酸化物とを合成したものである．水には不溶性だがプロピレングリコールには可溶性である．赤内型トリパノソーマには機能的なトリカルボン酸回路がないため，ATP 産生は完全に解糖系に依存している．melarsoprol はトリパノソーマのピルビン酸キナーゼを阻害することで解糖系を阻害し，ATP 産生を低下させる．melarsoprol に曝露されたトリパノソーマは速やかに運動性を失い溶解する．また melarsoprol は，トリパノソーマの輸送系によるアデニンやアデノシンの取込みも阻害する．哺乳動物の細胞はトリパノソーマの細胞に比べて melarsoprol 透過性が低いため，melarsoprol にはある程度選択性がある．しかし残念なことに，melarsoprol は静脈注射で投与されるが，重篤な静脈炎を引き起こすことがある．またプラスチックを腐食させるため，その保存や投与方法に制約がある．さらに，melarsoprol 投与をされた後期トリパノソーマ症患者の 5 〜 10％に重度の脳炎（“反応性脳症”）が生じ，この合併症の死亡率は 50％を超える．コルチコステロイドを併用投与することにより，この反応性脳症の発症率を低減することができる．melarsoprol 投与後の多発性ニューロパチーもよく見られる（10％）が，チアミンの併用投与により低減することができる．

**eflornithine**（$\alpha$-ジフルオロメチロルニチン）は，*T. b. gambiense* によるアフリカトリパノソーマ症（西アフリカ睡眠病）の治療において，melarsoprol よりも毒性のずっと低い代替薬である．eflornithine は，早期および後期の西アフリカ睡眠病に対して非常に有効であるが，東アフリカ睡眠病（*T. b. rhodesiense* が原因）には無効である．eflornithine は**オルニチンデカルボキシラーゼ ornithine decarboxylase** を選択的かつ不可逆的に阻害し，ポリアミン合成を阻害する．オルニチンデカルボキシラーゼはオルニチンをプトレシンに変換する酵素であり，これがプトレシンやポリアミン類であるスペルミンおよびスペルミジン合成での律速段階となっている．ポリアミン類は核酸合成に関与し，タンパク合成を制御している．*T. b. gambiense* は，オルニチンデカルボキシラーゼの代謝回転が遅いために eflornithin に感受性を示すと考えられるが，*T. b. rhodesiense* は代謝回転が（ヒト細胞と同様に）速いため，感受性が低い．

**nifurtimox** は，***Trypanosoma cuzi*** によって引き起こされる南アメリカトリパノソーマ症（シャーガス病）の治療に使用される．この薬物は寄生虫内で還元され，細胞内で毒性のある酸素ラジカルを産生する．はじめに，ニトロアニオンラジカルのような還元型中間体が形成される．その後，こうしたラジカルが再酸化して**スーパーオキシド superoxide** アニオンを生成し，さらにこれが水と反応して細胞傷害性のある過酸化水素が生じる．トリパノソーマなど一部の寄生虫は，**カタラーゼ catalase** や過酸化水素分解能を有する他の酵素を持たない．こうした寄生虫は芳香族ニトロ薬物の毒性に対して感受性を示す．哺乳類細胞にはカタラーゼやグルタチオンペルオキシダーゼ，スーパーオキシドジスムターゼのような抗酸化酵素が存在するため，この薬物の作用を受けない．nifurtimox には，食欲不振，嘔吐，記憶障害，睡眠障害の副作用がある．

**sodium stibogluconate** および **meglumine antimonate** はリーシュマニア属によって起こるリーシュマニア症の治療に使用される．作用機序は解明されていないが，五価アンチモンを含有している．これらの薬物は，中間代謝に欠かせない解糖系と脂肪酸酸化を阻害すると想定されている．五価アンチモンは他にも多くの非特異的な効果があり，スルフヒドリル基の修飾などがある．副作用として，骨髄抑制，QT 間隔の延長，膵炎，皮疹がある．

リーシュマニア属のアンチモン薬物に対する耐性は増加傾向にあることがわかっており，特に南アジアにおいて顕著である．これに代替する薬物には，**アムホテリシン amphotericin** や **miltefosine** などがある．miltefosine の作用機序はわかっていない．miltefosine は合成エーテルリン脂質のアナログであり，細胞膜に存在する天然のリン脂質に化学的に類似している．miltefosine には抗腫瘍作用，免疫調節作用，抗原虫作用が見られる．miltefosine の細胞増殖抑制および細胞傷害作用は，細胞膜に関連する酵素系（プロテインキナーゼ C など）の阻害や，ホスファチジルコリン生合成の阻害によると考えられる．また，血小板活性化因子誘導反応やイノシトールリン酸形成を阻害するとも考えられている．免疫調節作用には，T 細胞（T リンパ球）活性の上昇，末梢単核球でのインターフェロン$\gamma$産生，インターロイキン-2 受容体および HLA-DR 発現の増加などがある．miltefosine は経口投与が可能で，内臓リーシュマニア症の治療に用いられる．

## ▶ 蠕虫類

蠕虫類は消化器，排泄器，神経系，生殖器を有する多細胞生物である．寄生性の蠕虫類は，ヒト宿主の肝臓や血液，腸管をはじめ，その他の組織に感染する．臨床的に重要な蠕虫類は系統発生学的に**線虫類 nematode**（回虫），**吸虫類 trematode**，**条虫類 cestode** の 3 つに分類できる．蠕虫類は神経系の発達が不完全なため，駆虫薬の標的となりうるものが数多く存在する．オンコセルカ症（“眼オンコセルカ症”）を引き起こす**回旋糸状虫 *Onchocerca volvulus*** を生理学的に研究することによって，駆虫薬の標的となりうるものが解明されている．以下の説明の大部分はオンコセルカ症の生理学および薬理学に主眼をおくが，他にも駆虫薬は複数存在する．

## 蠕虫類の生理学

蠕虫の虫卵または幼虫で汚染された食物や水を摂取することにより，ヒトは蠕虫に感染する．さらに，土壌中の幼虫がヒトの皮膚に侵入したり，昆虫の刺咬により幼虫が伝染させられたりする場合もある．ヒトが固有宿主の場合，虫卵や幼虫はヒト体内で成虫へと成長し，成虫は組織内を遊走して生殖期に入る．生殖期に成虫は虫卵や幼虫を放出するが，これらは宿主の消化管や尿路を通って宿主外に出ることがある．また，ヒト体内の幼虫は，昆虫に吸血された時に昆虫に摂取されうる．虫卵や幼虫は環境中または媒介宿主の体内でヒトに対する感染性を持つようになり，前述のサイクルを繰り返す．

## 回旋糸状虫の生活環

オンコセルカ症は，8つあるヒトフィラリア感染症（線虫感染症の特異型）の1つである．Thumbi さんの Case ではアフリカで回旋糸状虫に感染したブユ科 *Simulium* の昆虫に刺咬され，回旋糸状虫の幼虫が皮膚に接種された後，Thumbi さんの皮下組織内で成虫となった．雄と雌の成虫は皮下小結節内で成長の休止状態となり，そこで交尾が行われた（図36-8）．成虫は大きく（体長3～80 cm），スパゲッティのような外見をしており，寿命は10～15年ある．小結節は特徴的な外観をしており，これが病理学的に鑑

9

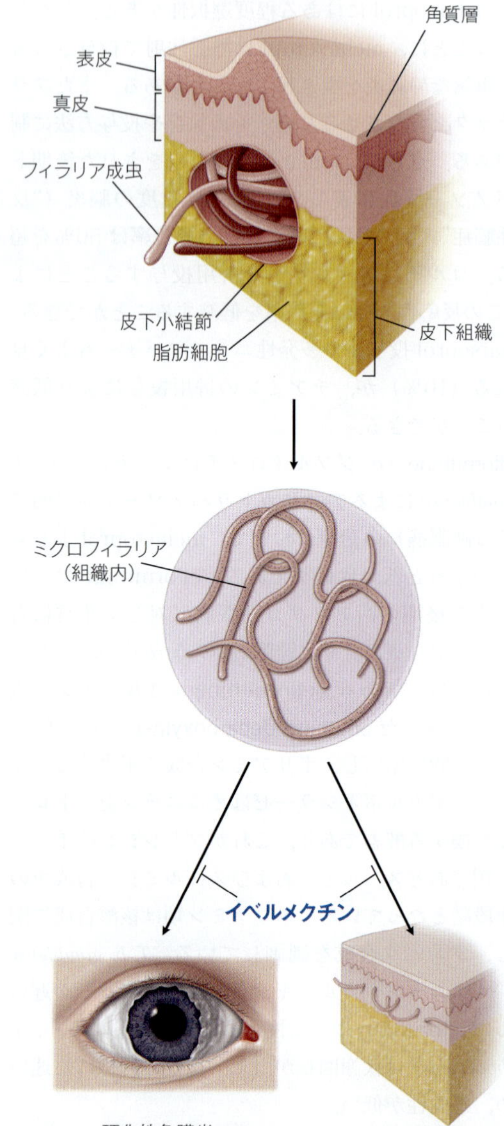


**図36-8 回旋糸状虫の生活環**
フィラリア成虫はヒトの小結節内で交尾し，ミクロフィラリアを放出する．ミクロフィラリアは皮膚や皮下組織を遊走し，死滅すると皮膚炎や掻痒を引き起こす．ミクロフィラリアが角膜内で死滅すると眼の炎症が生じ，角膜を瘢痕化させ失明に至る（"眼オンコセルカ症"）．オンコセルカ症の治療薬の選択肢であるイベルメクチンは，ミクロフィラリアにのみ効果があり，フィラリア成虫に対しては殺線虫効果を持たない．

### Case 4

Thumbi さんはコンゴ民主共和国に住む少年で，村近くの川で釣りをするのが好きだった．13歳のとき家族とともに米国に移住したが，その後間もなくしきりに腕や脚を掻くようになった．6カ月後，母親は Thumbi さんを皮膚科に受診させた．身体所見上，腕と脚に擦過傷を伴う斑状の皮疹と丘疹の他，数個の皮下小結節が確認された．末梢血液検査からは高度の好酸球増加が判明した．小結節切除が行われ，病理医検査から診断がついた．Thumbi さんにはイベルメクチンによる治療が開始されたが，翌日に発熱し掻痒感も以前より強くなったため再診した．

#### Questions

**9.** 病理学的に皮下小結節内に認められたものは何か？

**10.** イベルメクチン治療の後すぐに症状が増悪したのはなぜか？

別された．妊娠した雌の成虫はこれらの小結節（“オンコセルカ腫瘤”）から何百万ものミクロフィリアを放出する．ミクロフィリアは皮膚や角膜のなかを自由に遊走する．ミクロフィリアがブユ科の昆虫に摂取されると，さらなる成熟が起きて生活環が継続すると考えられる．オンコセルカ症の診断は通常，切除したオンコセルカ腫瘤の病理学的検査ではなく，皮膚切片中のミクロフィリアを鏡検上検出することによって行われる．ミクロフィリアは小さく（200～400 $\mu$m），これが変性して死滅する時には局所的な炎症反応，掻痒感，皮膚炎を引き起こし，最終的に瘢痕化する．ミクロフィリアが角膜内で死滅すると点状角膜炎が生じ，長年の間に瘢痕化して失明に至る．こうした眼症状のため，オンコセルカ症は（トラコーマに次いで）感染症による失明の原因の世界第２位となっており，オンコセルカ症が“河川盲目症 *river blindness*”（または眼オンコセルカ症）と呼ばれる理由である．この名称は，Thumbi さんが釣りをしていたような川岸に，幼虫を運んでくるブユが住んでいるという事実も反映されている．治療を受けていなければ，Thumbi さんもおそらくオンコセルカ症による失明あるいは視力障害を有する数 10 万人の１人になっていたであろう．

#### 神経筋作用

線虫類の表皮下層の縦走筋は，**GABA 作動性 GABAergic** 神経伝達物質で活動が抑制され，**コリン作動性 cholinergic** 物質で活性化される．無脊椎動物の運動ニューロンには髄鞘がなく，有髄であるヒトの体性運動ニューロンよりも神経毒に対して脆弱である（ヒト神経系の詳細については第８章，神経系の生理学と薬理学の原理参照）．駆虫薬の多くは抑制性信号を増強させるか，興奮性信号に拮抗的に作用（非脱分極性遮断）するか，興奮性信号を持続的に刺激（脱分極性遮断）することにより寄生虫の神経筋活動を調節する．

## 抗蠕虫薬の薬理学

### 神経筋作用抑制薬

#### イベルメクチン

**イベルメクチン ivermectin** は半合成大環状ラクトンであり，蠕虫類や節足動物に対して広く作用し，オンコセルカ症の治療および制御に最もよく使用されてきた．イベルメクチンの正確な作用機序は不明であるが，シノラブディス・エレガンス *Caenorhabditis elegans*（単純生物モデルとして真核生物学において広く研究されている土壌蠕虫）の研究から，線虫類の細胞膜の**グルタミン作動性塩素イオンチャネル glutamate-gated chloride channel** の増強作用ないしは直接的活性化が関与していることが示唆されている．これによって神経筋細胞の過分極が起こり，咽頭麻痺を引き起こす．イベルメクチンは，シナプス前終末から **γアミノ酪酸 γ-aminobutyric acid（GABA）**の放出を増強したり，GABA 受容体を直接活性化したり，GABA の受容体への結合を増強したりして，GABA の抑制性伝達に作用するとも考えられている．これらの作用はすべて，末梢神経における GABA を介したシグナル伝達を増強し，その結果として過分極を引き起こす．研究対象となる線虫のモデル系統によっても正味の効果は様々であるが，**最終的な効果としては神経筋伝達を遮断し，線虫の麻痺が生じる**．

回旋糸状虫に咽頭麻痺が生じると栄養摂取が阻害され，成長している幼虫（ミクロフィラリア）は死滅する．残念なことに，イベルメクチンには成虫フィラリアを死滅させる効果はない．しかしながら，回旋糸状虫の子宮内に存在するミクロフィラリアに対しては効果があるため，雌の成虫から新しいミクロフィラリアの放出を最低６カ月間阻止することができる．したがって，イベルメクチンはミクロフィラリアによる眼障害を防止し，ヒトから媒介者へのミクロフィラリア伝播（ミクロフィラリアはブユに感染する）を減少させるために用いられるが，ヒト宿主の回旋糸状虫感染症を治癒させることはできないのである．イベルメクチンでは治癒できないことから，成虫の生存期間（10～15 年）の間は，６～12 カ月ごとに感染者に対して投与するのが一般的である．

イベルメクチンは脊椎動物の GABA 受容体と相互作用があるが，無脊椎動物の GABA 受容体に対する親和性は脊椎動物に対する親和性の約 100 倍である．条虫類および吸虫類のイベルメクチン受容体は親和性が高くない．このことは，条虫類や吸虫類がイベルメクチンに対して感受性でない理由を説明している．ヒトの GABA 受容体はおもに CNS に存在するが，イベルメクチンは血液脳関門を通過しないため，通常イベルメクチンの忍容性は高い．髄膜炎の患者など血液脳関門の透過性が亢進している場合，イベルメクチンの毒性が高くなることがあり，頭痛や運動失調，昏睡が引き起こされうる．イベルメクチンの副作用は通常はミクロフィラリアの死滅に伴う炎症またはアレルギー反応（“**マゾッティ反応** Mazzotti-type reaction”）によるもので，頭痛，浮動性めまい，掻痒感，浮腫，腹痛，低血圧，発熱などがある．これが Case の Thumbi さんが初回治療の翌日に症状の増悪をきたした理由である．

イベルメクチンは線虫類に感染した動物の治療に広く使用されており，家畜における寄生虫のイベルメクチン耐性がすでにわかっている．正確な耐性の機序は今のところ解明されていないが，P 糖タンパク質が関与している可能性がある．マウスにおける研究では，P 糖タンパク質の膜輸送体をコードする *mdrla* 遺伝子を破壊するとイベルメクチンに過感受性となる．さらに，捻転胃虫 *Haemonchus contortus*（獣医学上重要な線虫）の P 糖タンパク質を cDNA 解析したところ，P 糖タンパク質もしくは多剤耐性 multidrug resistance（MDR）タンパク質の塩基配列について，マウスとヒトとの間で 65％の相同性を示した．P 糖タンパク質の mRNA 発現は，イベルメクチンで選択された *H. contortus* の株（イベルメクチン耐性株）の方が，選択されていない株（イベルメクチン感受性株）よりも増加している．またベラパミルは P 糖タンパク質チャネルを阻害することで MDR を失わせ，イベルメクチンの効力を増強させる．幸い，臨床的に重大な耐性はヒトにおいては確認されていない．

イベルメクチンはオンコセルカ症以外にも，糞線虫症や皮膚幼虫移行症（両者とも線虫感染症），疥癬（外部寄生虫の侵入）の治療に用いられる．

### ピペラジンおよびピランテルパモ酸塩

**ピペラジン** piperazine および**ピランテルパモ酸塩** pyrantel pamoate は，主として歴史的に興味深い抗蠕虫薬である．章末の主要薬物一覧で簡潔に解説する．

### その他の抗蠕虫薬

**アルベンダゾール** albendazole，**メベンダゾール** mebendazole，thiabendazole は，βチューブリンと結合することでチューブリンの重合を阻害する．これらの薬物は線虫類のβチューブリンアイソフォームに選択的に作用するため，人体への毒性は低いことが証明されている．チューブリン重合を阻害することで，線虫類の運動や DNA 複製が阻害され（第 38 章参照），これにより線虫類の外皮や腸管の細胞が変性し，最終的に線虫類の運動は抑止され死に至る．条虫類の幼虫の非可動組織（例えば，嚢虫症やエキノコッカス症）に対するこれら薬物の作用はあまりよくわかっていないが，おそらくβチューブリンの結合が関連していると考えられる．この場合の薬物の作用は，最終的に成虫の“頭部”となる原頭節という幼虫構造物の外皮の完全性を損なわせることによる．thiabendazole は治療用量で重大な悪心，嘔吐，食欲不振を引き起こすため，使用されることは稀である．メベンダゾールとアルベンダゾールの忍容性は比較的高く，アルベンダゾールの経口摂取によるバイオアベイラビリティは 3 つの薬物のなかで最も高い．

**プラジカンテル** praziquantel は，条虫類と吸虫類の成虫に感染した患者の治療で選択される薬物である．特に，全世界的に罹患率および死亡率の高い吸虫類感染症である住血吸虫症に対する選択薬である．プラジカンテルの正確な作用機序は明らかでないが，虫体の膜のカルシウム透過性を上昇させて攣縮と麻痺を引き起こすと考えられている．プラジカンテルのおもな副作用には悪心，頭痛，腹部不快感がある．

**ジエチルカルバマジン** diethylcarbamazine（DEC）はピペラジン誘導体であり，リンパ性フィラリア症を含む特定株のフィラリア感染症における選択薬である．フィラリア感染症の 1 つであるオンコセルカ症の治療では，イベルメクチンが代わりに用いられることが多くなっている（おもにイベルメクチンの忍容性が高いことと投与の簡便さによる）．しかしながら，イベルメクチンとは異なり DEC はフィラリア成虫を死滅させるため，治癒を望める薬物である．DEC の作用機序は不明だが，現在のところ先天性免疫作用の刺激や微小管重合の阻害，アラキドン酸代謝の阻害がその機序として考えられている．DEC は低用量では忍容性が高いが，おもな副作用に食欲不振，頭痛，悪心がある．しかしながら感染したミクロフィラリアの虫体量が非常に多い患者の場合，DEC の投与によって急速にマゾッティ反応が出現することがあり，この反応は致命的となりうる．DEC の投与量を徐々に増加させて投与することで，こうした反応が起こる可能性を最小限に抑えることができる．DEC は腎排泄されるため，腎機能が低下した患者では用量調節が必要となる．

抗菌薬も特定の蠕虫類感染症の治療では使用されることがある．例えば，回旋糸状虫は生殖のうえで重要な偏性共生生物（*Wolbachia endobacteria*）を持つことがわかっており，オンコセルカ症の治療にドキシサイクリンを用いることで，回旋糸状虫の生殖能力，胚形成，生存能力を低下させることができる．

## ▶ まとめと今後の方向性

新規の抗寄生虫薬の開発には，寄生虫と宿主との間の分子的，代謝的な相違点を継続的に探していくことが必要となるだろう．寄生性真核生物の研究に応用される分子生物学的技術や遺伝子技術は近年進歩しており，これによって得られた寄生虫，媒介者，宿主のゲノムや，トランスクリプトーム，プロテオームに関する詳細な知識によって，多くの寄生虫感染症に有効でより選択的な薬物開発が促進されるはずである．抗寄生虫薬に対する耐性の出現は，特にマラリア原虫やリーシュマニアの感染症ではますます大きな問題となっており，現在使用されている薬物を慎重に使用すること，抗寄生虫ワクチンをはじめとする新規薬物を開発することの両方が必要となるだろう．

マラリアの治療薬開発には長年努力が重ねられてきたが，マラリアは現在でも世界的な有病率と死亡率の高い疾患となっている．こうした世界的な疾病に対しては，効果的なマラリアワクチンの開発が大きな影響を与える可能性がある．しかしながら，有効なワクチン開発には困難な科学的課題が立ちはだかっている．マラリア原虫の種類や株が多様であること，生活形態が多様であること，細胞内にとどまっていること，熱帯熱マラリア原虫には抗原性変異能があること，などである．さらにワクチン開発に対する有意義な経済的誘因がないこともこの状況を悪化させている．不幸なことに，寄生虫自体，そして寄生虫と密接な関係にあるその感染宿主が複雑であるため，有効な抗寄生虫ワクチン（特にマラリアに対して）の開発は困難となるであろう．

## 推奨文献


Anderson VR, Curran MP. Nitazoxanide: a review of its use in the treatment of gastrointestinal infections. *Drugs* 2007;67:1947–1967. (*Reviews antiparasitic and antianaerobic bacterial properties of this interesting agent.*)

Hoerauf A. Filariasis: new drugs and new opportunities for lymphatic filariasis and onchocerciasis. *Curr Opin Infect Dis* 2008;6:673–681. (*Reports antibacterial treatment targeting endosymbionts for filarial infections.*)

Noedl H, Se Y, Schaecher K, Smith BL, Socheat D, Fukuda MM. Evidence of artemisinin-resistant malaria in western Cambodia. Artemisinin Resistance in Cambodia 1 (ARC1) Study Consortium. *N Engl J Med* 2008;359:2619–2620. (*Reports disturbing harbinger of resistance to artemisinin derivatives.*)

Nosten F, White NJ. Artemisinin-based combination treatment of falciparum malaria. *Am J Trop Med Hyg* 2007;77(6 Suppl):181–192. (*Reviews artemisinin combination treatment of malaria.*)

Omura S. Ivermectin: 25 years and still going strong. *Int J Antimicrob Agents* 2008;3:91–98. (*Reviews a major antiparasitic agent with a number of uses.*)

Whitty CJ, Chandler C, Ansah E, Leslie T, Staedke SG. Deployment of ACT antimalarials for treatment of malaria: challenges and opportunities. *Malar J* 2008;7(Suppl 1):S7. (*Addresses challenges of delivering artemisinin combination treatment courses.*)

## 主要薬物一覧：第36章　寄生虫症の薬理学

| 薬　物 | 臨床応用 | 副作用(重篤なものは太字で示す) | 禁　忌 | 治療的考察 |
|---|---|---|---|---|
| **抗マラリア薬：ヘム代謝阻害薬**<br>メカニズム—毒性のあるヘム産物の代謝ないしは除去を阻害することで，マラリア原虫に対する毒性が増加する． | | | | |
| **chloroquine** | マラリア全種 | **網膜症，QT 間隔延長，メトヘモグロビン血症，健忘，死亡（治療用量を超える用量）**<br>掻痒，筋力低下，乾癬およびポルフィリン症の増悪 | 視野変化 | プロトン化 chloroquine はマラリア原虫の食胞内に蓄積，フェリプロトポルフィリンⅨ（ヘム）と結合して重合化を阻害する．非重合化フェリプロトポルフィリンⅨが蓄積すると，酸化的膜損傷が生じる．<br>アフリカ，アジア，南米における熱帯熱マラリア原虫のほとんどの株は chloroquine に耐性化している．<br>赤内期のマラリア原虫のみ殺効果がある．<br>治療薬，予防薬に用いられる． |
| **キニーネ**<br>**キニジン（第23章参照）** | マラリア，特に熱帯熱マラリア原虫 | **キニーネ中毒（耳鳴，難聴，頭痛，悪心，嘔吐，視覚障害），QT 間隔延長，播種性血管内凝固，血小板減少，肝毒性，溶血性尿毒症症候群，間質性腎炎**<br>皮疹，低血糖，消化管障害，頭痛 | G6PD 欠損<br>重症筋無力症 | chloroquine と類似した機序である．さらにキニーネは DNA 内にインターカレートする．<br>急性血内期のマラリア治療に使用されるが，予防的には用いない． |
| **メフロキン** | chloroquine 耐性マラリア | **けいれん，神経精神症状（明晰夢，不眠，抑うつ，幻覚，精神病），心臓伝導障害（徐脈，QT 間隔延長，不整脈）**<br>消化管障害，めまい | 抑うつ<br>全般性不安障害<br>精神病<br>統合失調症<br>けいれん | 赤血球におけるマラリア原虫内のヘムが重合してヘモゾインになるのを妨げていると考えられる．<br>治療薬，予防薬に用いられる． |
| **artemisinin**<br>**artesunate**<br>**artemether**<br>**dihydroartemis-inin** | マラリア全種 | **溶血性貧血，徐脈，潜在的な神経毒性** | artemisinin およびその誘導体への過敏症 | ヘムをアルキル化する炭素中心フリーラジカル化合物を形成する．<br>別の薬物との併用療法として，非複雑型・複雑型マラリアの第一選択薬である．<br>予防薬としては使用しない．<br>経口の artemether・lumefantrine 合剤は米国では非複雑型マラリア治療薬として市販されている．<br>artesunate の静脈投与は，疾病対策予防センターおよび非複雑型の熱帯熱マラリア治療の治験薬プログラムを通じて入手可能である． |

**主要薬物一覧：第 36 章　寄生虫症の薬理学（続き）**

| 薬　物 | 臨床応用 | 副作用（重篤なものは太字で示す） | 禁　忌 | 治療的考察 |
|---|---|---|---|---|
| **抗マラリア薬：電子伝達系阻害薬**<br>メカニズム—マラリア原虫の電子伝達鎖を阻害する. | | | | |
| **primaquine** | 三日熱マラリア原虫<br>卵形マラリア原虫 | **溶血性貧血，白血球減少，メトヘモグロビン血症**<br>消化管障害 | G6PD 欠損<br>妊婦<br>骨髄抑制をきたす薬物との併用<br>関節リウマチ<br>エリテマトーデス | マラリア原虫のミトコンドリア代謝経路を阻害する．ユビキノンの阻害と，非特異的な酸化的損傷によると考えられる.<br>三日熱マラリア原虫や卵形マラリア原虫の肝内ヒプノゾイトの排除目的で使用する．すべてのマラリア原虫に対する初期予防として使用されることがある.<br>赤外型，赤内型の療法のマラリア原虫を殺傷する. |
| **アトバコン** | 熱帯熱マラリア原虫<br>トキソプラズマ症<br>バベシア症 | 消化管障害，頭痛，肝酵素の上昇 | アトバコンへの過敏症 | 還元ユビキノンとシトクロム $bc_1$ 複合体の相互作用を阻害する.<br>プログアニルまたはドキシサイクリンとの併用で使用される. |
| **抗マラリア薬：翻訳阻害薬**<br>メカニズム—30S リボソームサブユニット（ドキシサイクリン，テトラサイクリン）または 50S リボソームサブユニット（クリンダマイシン）に結合してタンパク合成を阻害する. | | | | |
| **ドキシサイクリン**<br>**テトラサイクリン**<br>**クリンダマイシン** | マラリア全種（他の適応については第 33 章参照） | 光線過敏症，消化管障害，食道潰瘍，小児の歯芽変色，新生児の泉門膨隆，腟カンジダ症（ドキシサイクリン，テトラサイクリン）<br>消化管障害，クロストリジウム・ディフィシル腸炎のリスク増大（クリンダマイシン） | ドキシサイクリン，テトラサイクリン，クリンダマイシンへの過敏症<br>妊娠後期および 8 歳までの小児（ドキシサイクリン，テトラサイクリン） | キニーネとの併用で，ドキシサイクリンやテトラサイクリンは chloroquine 耐性熱帯熱マラリア原虫の治療に使用される.<br>クリンダマイシンは，ドキシサイクリンやテトラサイクリンが禁忌の症例（例えば，妊婦や 8 歳未満の小児）に対し，キニーネとの併用で使用される. |
| **抗マラリア薬：葉酸代謝阻害薬**<br>メカニズム—各薬物の項を参照. | | | | |
| **sulfadoxine・pyrimethamine**<br>**sulfalene・pyrimethamine** | 熱帯熱マラリア原虫 | **スティーブンス・ジョンソン症候群，中毒性表皮壊死，巨赤芽球性貧血，白血球減少，血小板減少，腎毒性**<br>消化管障害，蕁麻疹 | 血液障害<br>2 カ月未満の幼児<br>妊婦または授乳中<br>重篤な肝疾患または腎疾患 | sulfadoxine および sulfalene は PABA アナログであり，ジヒドロプテロイン酸合成酵素を競合的に阻害する.<br>pyrimethamine は葉酸アナログであり，寄生虫のジヒドロ葉酸還元酵素を競合的に阻害する.<br>熱帯熱マラリア原虫の赤内型シゾント期に対しては効果的だが，生殖母細胞期には効果がない.<br>sulfadoxine・pyrimethamine 単剤で治療することも可能であるが，この合剤に対する耐性が世界的に広がっていることから使用は極めて限定的となっている. |

## 主要薬物一覧：第36章　寄生虫症の薬理学（続き）

| 薬　物 | 臨床応用 | 副作用(重篤なものは太字で示す) | 禁　忌 | 治療的考察 |
|---|---|---|---|---|
| **プログアニル** | マラリア全種 | **汎血球減少，血小板減少，顆粒球減少**<br>口腔内潰瘍，消化管障害，掻痒，頭痛 | 重篤な腎障害のある患者に対する熱帯熱マラリアの予防投与 | ピリミジン誘導体であり，ジヒドロ葉酸還元酵素を阻害する．<br>おもに熱帯熱マラリア原虫および三日熱マラリア原虫の赤外型，前赤内型に効果がある．<br>chloroquine 耐性が広がっていない地域において，chloroquine との併用で予防薬として使用される．<br>マラリアの治療と予防の両方に関してアトバコンとも併用される． |
| **抗原虫薬**<br>メカニズム—各薬物の項を参照 | | | | |
| **メトロニダゾール**<br>**チニダゾール** | 嫌気性菌<br>アメーバ症<br>ランブル鞭毛虫症<br>トリコモナス症 | **白血球減少，血小板減少，聴神経障害**<br>アルコールによるジスルフィラム様作用，消化管障害，頭痛，神経障害，金属味，腟炎 | メトロニダゾールまたは他のニトロミダゾール薬への過敏症<br>パラベンへの過敏症<br>妊娠第1三半期<br>アルコールとの併用によるジスルフィラム様反応 | メトロニダゾールは寄生虫や嫌気性菌の酵素により活性化されて還元型細胞傷害性化合物を形成し，これが標的細胞のタンパク質や膜，DNA を傷害する．<br>組織内の赤痢アメーバの栄養型に対しては効果があるが，腸管内のアメーバに対しての効果は低い．<br>侵襲性アメーバ症患者に対する初期治療には通常メトロニダゾールを用い，その後 iodoquinol やパロモマイシンなどによる治療を行う．<br>チニダゾールはメトロニダゾールに関連する第二世代のニトロイミダゾールであり，メトロニダゾールと比べ忍容性が高く，薬物療法の期間が短い． |
| **nitazoxanide** | ランブル鞭毛虫症<br>クリプトスポリジウム症 | 消化管障害，頭痛 | nitazoxanide への過敏症 | メトロニダゾールと構造的な関連がある．<br>原虫と嫌気性菌におけるピルビン酸をアセチル CoA に変換する PFOR を阻害する．<br>蠕虫に対する作用機序は不明である． |
| **ペンタミジン** | アフリカトリパノソーマ症<br>PCP | **膵炎，腎毒性，不整脈，低血圧，低血糖，白血球減少，血小板減少**<br>皮疹，肝酵素異常，気管支けいれん，めまい | ペンタミジンへの過敏症 | DNA，RNA，タンパク質，リン脂質の生合成，およびジヒドロ葉酸還元酵素を阻害する．<br>キネトプラストにある DNA に高い親和性を持ち，キネトプラストの複製や機能を抑制する．<br>PCP の第二選択薬として使用されることが多い． |
| **suramin** | 早期アフリカトリパノソーマ症 | 掻痒，異常感覚，嘔吐，悪心 | suramin への過敏症 | RNA ポリメラーゼとグリセロールリン酸デヒドロゲナーゼを阻害する． |

**主要薬物一覧：第 36 章　寄生虫症の薬理学（続き）**

| 薬　物 | 臨床応用 | 副作用(重篤なものは太字で示す) | 禁　忌 | 治療的考察 |
|---|---|---|---|---|
| **melarsoprol** | 後期アフリカトリパノソーマ症 | **反応性脳炎，死亡**<br>発熱，静脈炎，神経障害 | melarsoprol への過敏症 | 後期アフリカトリパノソーマ症（疾患が CNS に及んでいるもの）の第一選択薬として用いられる．<br>melarsoprol はトリパノソーマのピルビン酸キナーゼを阻害することで解糖系を阻害し，ATP 産生を低下させる．melarsoprol は，トリパノソーマの輸送系によるアデニンやアデノシンの取込みも阻害する．<br>melarsoprol 治療では死亡率が 4 ～ 6%となる．<br>コルチコステロイドの併用投与により，反応性脳症の発症率を低減できる．<br>チアミンの併用投与により，多発性ニューロパチーの発症率を低減できる． |
| **eflornithine** | 西アフリカトリパノソーマ症（静脈内投与）<br>除毛（局所投与） | **骨髄抑制，血小板減少，けいれん，聴神経障害** | eflornithine への過敏症 | 早期および後期の西アフリカ睡眠病（*T. b. gambiense* が原因）に対しては有効であるが，東アフリカ睡眠病（*T. b. rhodesiense* が原因）には無効である．<br>オルニチンデカルボキシラーゼを選択的かつ不可逆的に阻害する．<br>*T. b. gambiense* は，オルニチンデカルボキシラーゼの代謝回転が遅いために eflornithine に感受性を示すと考えられる．<br>米国では eflornithine の局所製剤が除毛に使用されている． |
| **nifurtimox** | 南アメリカトリパノソーマ症（シャーガス病） | **汎血球減少，神経障害，けいれん**<br>嘔吐，食欲不振，記憶障害，睡眠障害 | nifurtimox への過敏症 | 寄生虫内で細胞内酸素ラジカルを産生する．哺乳類細胞は，カタラーゼやグルタチオンペルオキシダーゼ，スーパーオキシドジスムターゼのような抗酸化酵素によって保護される． |
| **sodium stibogluconate meglumine antimonate** | リーシュマニア症 | **骨髄抑制，化学性膵炎，QT 間隔延長，腎機能障害**<br>皮疹 | sodium stibogluconate または meglumine antimonate への過敏症 | 五価アンチモンを含有し，未解明の作用機序を有する．解糖系と脂肪酸酸化を阻害すると想定されている． |
| **miltefosine** | 内臓リーシュマニア症（経口投与）<br>皮膚リンパ腫および乳がんの皮膚転移（局所投与） | **白血球増加，血小板増加**<br>消化管障害，掻痒，皮疹 | 授乳中<br>罹患皮膚への放射線治療の併用<br>巨大転移巣<br>狭すぎる領域や手術または放射線の治療が成功すると思われる領域には推奨されない<br>妊婦 | 合成エーテルリン脂質のアナログであり，細胞膜の天然のリン脂質に化学的に類似している．<br>抗腫瘍作用，免疫調節作用，抗原虫作用がある．<br>細胞膜に関連する酵素系（プロテインキナーゼ C など）や，ホスファチジルコリン生合成を阻害すると考えられている．<br>血小板活性化因子誘導反応やイノシトールリン酸形成も阻害すると考えられている．<br>免疫調節作用には，T 細胞の活性化，末梢単核球でのインターフェロン $\gamma$ の産生，インターロイキン-2 受容体および HLA-DR 発現の増加などがある． |

**主要薬物一覧：第36章　寄生虫症の薬理学（続き）**

| 薬　物 | 臨床応用 | 副作用（重篤なものは太字で示す） | 禁　忌 | 治療的考察 |
|---|---|---|---|---|
| **抗蠕虫薬**<br>メカニズム—すべての機序において蠕虫の麻痺および死滅が生じる．個別の機序については各薬物の項目を参照． | | | | |
| **イベルメクチン** | オンコセルカ症<br>リンパ管フィラリア症<br>糞線虫症<br>疥癬<br>皮膚幼虫移行症 | **けいれん**<br>かゆみ，発熱，めまい，頭痛などの死滅ミクロフィラリアに対する炎症性またはアレルギー性反応（"マゾッティ反応"） | イベルメクチンへの過敏症 | 線虫類の細胞膜のグルタミン作動性塩素イオンチャネルとシナプス前終末からのGABA放出の両方を増強する→神経筋細胞の過分極が起こり，咽頭麻痺を引き起こす．<br>成虫フィラリアを死滅させる効果はなく，ヒト宿主の回旋糸状虫感染症を治癒させることはできない．<br>イベルメクチンは血液脳関門を通過しないが，血液脳関門の透過性が亢進している場合（髄膜炎など），イベルメクチンの毒性（頭痛，運動失調，昏睡）が高くなる．<br>家畜における寄生虫のイベルメクチン耐性がすでにわかっているが，ヒトでは（現時点では）確認されていない．家畜の寄生虫については，P糖タンパク質がイベルメクチン耐性に関与している可能性がある |
| **アルベンダゾール**<br>**メベンダゾール**<br>**thiabendazole** | 線虫類感染症<br>神経嚢虫症<br>エキノコッカス症 | **無顆粒球症，白血球減少，汎血球減少，血小板減少，肝毒性，急性腎不全**<br>消化管障害，頭痛 | アルベンダゾール，メベンダゾール，thiabendazoleへの過敏症 | βチューブリンと結合することでチューブリンの重合を阻害する→線虫類の外皮や腸管の細胞が変性する．<br>thiabendazoleは治療用量で重大な悪心，嘔吐，食欲不振を引き起こすため，使用されることは稀である．<br>メベンダゾールとアルベンダゾールの忍容性は比較的高く，アルベンダゾールの経口摂取によるバイオアベイラビリティは3つの薬物のなかで最も高い．<br>腎障害のある患者では，用量の減量が必要となる． |
| **プラジカンテル** | 住血吸虫症<br>条虫感染症<br>肝蛭症 | 頭痛，消化管障害 | プラジカンテルへの過敏症 | 虫体の膜のカルシウム透過性を上昇させる→寄生虫の攣縮と麻痺を引き起こす． |
| **ジエチルカルバマジン** | フィラリア症 | **ミクロフィラリア量の多い患者での"マゾッティ反応"**<br>食欲不振，頭痛，悪心 | ジエチルカルバマジンへの過敏症 | 作用機序は不明だが，現在のところ先天性免疫作用の刺激や微小管重合の阻害，アラキドン酸代謝の阻害がその機序として考えられている．<br>フィラリア成虫を死滅させるため，治癒を望める薬物である．<br>腎排泄されるため，腎機能が低下した患者では用量調節が必要となる． |
| **ピランテルパモ酸塩** | 蟯虫，回虫，鉤虫感染症 | 消化管障害，めまい | ピランテルパモ酸塩への過敏症 | アセチルコリンを持続的に放出→寄生虫のニコチン性アセチルコリン受容体を持続的に刺激→強直性麻痺．<br>多くはより効果的で忍容性の高い薬物に置き替わっている． |
| **ピペラジン** | 回虫感染症 | 消化管障害，掻痒 | ピペラジンへの過敏症 | GABAアゴニスト→弛緩性麻痺．<br>使用されることは稀． |

# 37

# ウイルス感染症の薬理学

Robert W. Yeh, Donald M. Coen



## はじめに

ウイルス感染症は，世界的に見て患者数および死亡者数の多い疾患の 1 つである．抗ウイルス薬の開発は発展してきているが，ウイルス感染症の拡大を社会的にコントロールするおもな手段は，今も公衆衛生対策や予防的ワクチンである．後天性免疫不全症候群 acquired immunodeficiency syndrome（AIDS）の流行が続いていることを見れば，このことを思い知らされる．抗ヒト免疫不全ウイルス anti-human immunodeficiency virus（抗 HIV）薬治療の進歩に反し，AIDS が死因としてありふれている状況が続いており，特にアフリカの国々のなかには 5 名に 1 名が HIV に感染しているところもある．抗 HIV 薬が高価で使用できない環境においては，この爆発的な流行はおもに公衆衛生対策の不足と，HIV に対する効果的なワクチンがないことに起因している．

AIDS に関しての統計はこのように見通しが暗いものの，多くの抗ウイルス薬は毎年何百万人もの生命を救い，ウイルス感染症に苦しむ数え切れないほど多くの患者の生活の質 quality of life（QOL）の改善に貢献してきた．本章では，ウイルス複製に関する生理学と最新の抗ウイルス薬の標的となるウイルス生活環の各段階について解説する．重要な概念は以下の通りである．(1) ウイルスは宿主細胞内で宿主細胞の機構を利用して複製される．(2) こうしたウイルス複製の方式にもかかわらず，薬物標的となりうる多くの物質が抗ウイルス薬治療に利用されている．(3) 現在の抗ウイルス薬の多くは，ウイルスとヒトにおけるタンパク質の構造および機能の違いを利用し，抗ウイルス作用の選択性を高めている．

## ウイルス複製の生理学

ウイルスは，感染した宿主細胞の代謝系機構を利用して複製される．そのため細菌-ヒト間に比べて，ウイルス-ヒト間では抗ウイルス薬開発に利用できる差異がより少ない．さらに抗菌薬と比べると，抗ウイルス薬では広域スペクトラムの薬物開発がより困難である．これは一般細菌では細胞壁構造や特有の転写・翻

## Case

1993年，26歳の男性であるM氏は，数週間持続する咽頭痛，発熱，倦怠感を訴え，かかりつけ医であるローズ医師を受診した．身体診察でローズ医師は，患者の訴える“インフルエンザ様症状”と矛盾しない両側性の頸部リンパ節腫脹に気づいた．ローズ医師は，M氏の症状は感染症で，おそらく単純な“感冒”や“インフルエンザ”，または咽頭溶連菌感染であろうと考えた．M氏に伝染性単核球症様の症状があったことから，鑑別診断としてCMV，エプスタイン・バーウイルスEpstein-Barr Virus（EBV），トキソプラズマ症，そしてHIVの可能性を考えた．検体検査では，溶連菌 *Streptococcus*，サイトメガロウイルス（CMV），EBV，トキソプラズマ症，そしてHIV感染症は陰性であった．M氏は避妊手段をとらない性交渉や静脈注射の薬物使用，その他の考えうるリスクに対する曝露を否定したが，HIV感染の可能性については気にしていた．ローズ医師はM氏に対し，症状は養生すればおそらく治まるが，6カ月以内に再受診するよう伝えた．もし最近HIVに感染したのであれば，抗HIV抗体検査が陽性になるまでの抗体価はまだ産生されていないであろう，と説明した．

5年後，M氏はローズ医師を再診した．その間M氏は他の医師を受診しておらず，多くの新たな症状を訴えるようになっていた．口唇と口腔内には開放性の病巣がいくつも見られ，陰部にも同様の病変があると打ち明けた．酵素免疫測定法 enzyme-linked immunosorbent assay（ELISA）でHIV抗体は陽性であり，ウイルス量測定で，血中のHIV RNAが高レベル存在しているとわかった．CD4数は100/mm$^3$（正常範囲：800～1200/mm$^3$）であった．ローズ医師は，抗HIV薬の併用療法は，ウイルス量を低下させてより重篤な症状を防ぐ最善の方法であることを説明し，ジドブジン（AZT），ラミブジン（3TC），リトナビルによる治療を速やかに開始した．さらに口腔と陰部のヘルペス治療薬として経口アシクロビル（ACV）を処方した．

3年後，M氏のHIVウイルス量は検出限界以下に低下し，症状も改善した．ヘルペス感染症も抑制されていた．現在，M氏は健康状態を保ち，かなりの努力をしながらも薬物治療に真剣に取り組んでいる．

### Questions

1. ACVの作用機序はどのようなものか？
2. AZTは毒性があるのに対して，ACVではヒトに対して通常重大な毒性がないのはなぜか？
3. ローズ医師が処方した3種の抗HIV薬の作用機序はどのようなものか？
4. HIV感染症を効果的に治療するために抗ウイルス薬の併用療法が必要なのはなぜか？
5. リトナビルによる長期的な治療で，M氏に起こりうる副作用はどのようなものか？

訳の機構が共通にしているのに対し，ウイルスでは感染性病原体として不均質な集団となっているためである．

こうした障害はあるものの，すべてのウイルスは実質的にヒト細胞とは異なるタンパク質をコードしている．またいくつかの宿主タンパク質は，ヒトの健康に関与する以上にウイルス複製にとって重要となっている．原則的には，こうしたタンパク質の多くを抗ウイルス薬の作用標的とすることが可能である．しかし現実的には，わずかなウイルスタンパク質とさらに少数の宿主タンパク質が有用な作用標的として利用されているだけである．とはいうものの，抗菌薬治療に利用される細菌タンパク質よりも多数のウイルスタンパク質が抗ウイルス薬に利用されているということは，抗ウイルス薬開発における著しい進歩の証拠である．しかしながら，多くの抗菌薬が複数の細菌種を標的とするのに対して，抗ウイルス薬の多くは単一ないしは少数のウイルスに対しての効果しか発揮しない．

ウイルスは**ビリオン virion** と呼ばれる小粒子として存在する．ビリオンは，**カプシド capsid** と呼ばれるウイルスにコードされたタンパク質の殻のなかに，核酸ゲノムを包み込んだもので構成される．ウイルスによっては，カプシドが**エンベロープ envelope** に囲まれたものもある．エンベロープは脂質二重膜で，ウイルスがコードするエンベロープタンパク質を含んでいる．ウイルスゲノムはDNAまたはRNAのいずれかであり，一本鎖または二本鎖構造をとりうる．

## ウイルスの生活環

ほとんどのウイルスでは，複製に関して共通する生活環を有している（図37-1）．図37-2にはレトロウイルスであるHIVの生活環を示したが，ここでは

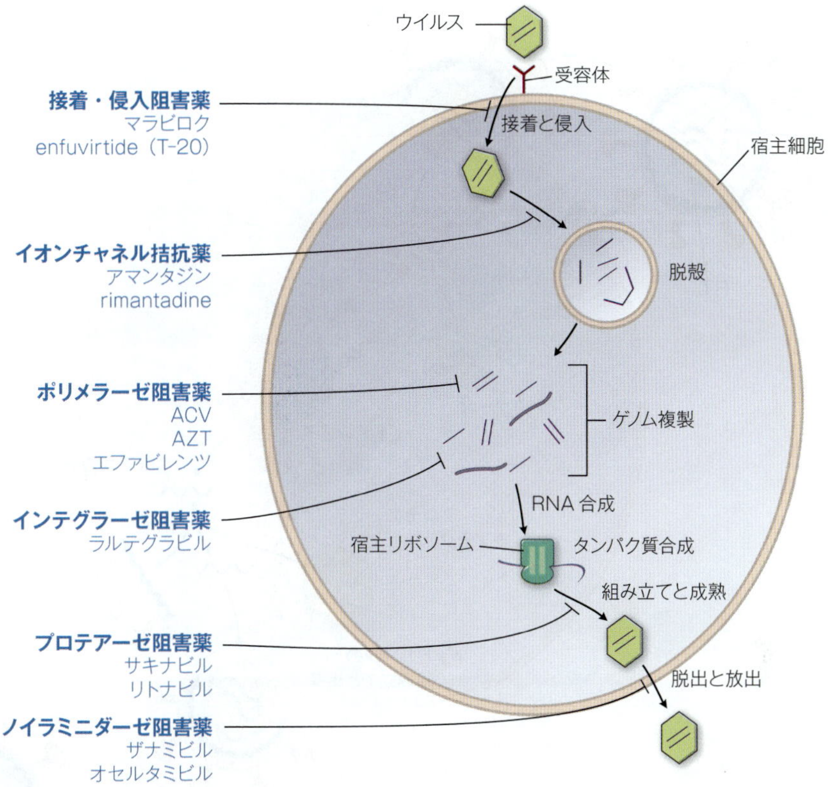


**図 37-1 ウイルスの生活環と薬理学的介入**
ウイルスの生活環は個々の段階の連続と考えられ，各段階は薬理学的介入の作用部位となる可能性を持つ．図には宿主細胞内におけるウイルスの一般的な複製サイクルと，その横に各段階を阻害する薬物分類と代表的な薬物例を示す．現在承認されている抗ウイルス薬の多くはゲノム複製を標的としたヌクレオシドアナログで，主としてウイルスの DNA ポリメラーゼまたは逆転写酵素（RT）を阻害する．これ以外のウイルス生活環の段階（接着，侵入，脱殻，組み立て，成熟，脱出，放出）を標的とする薬物も数種類ある．ウイルス複製の詳細はそれぞれのウイルスによって異なっており，薬理学的介入や薬物開発の特異的標的として利用されることが多いことに注目してほしい．ACV：アシクロビル，AZT：ジドブジン．

RNA が逆転写されて DNA となる（インフルエンザなどの特定の RNA を含むウイルスでは，RNA そのものが複製･転写されるため，この図とは多少異なる）．感染のはじまりは，ウイルスによる宿主細胞への接着である．この**接着** attachment は，ウイルス表面のタンパク質を介して行われ，宿主細胞膜の特定の成分に特異的に結合する．例えば，HIV のエンベロープは gp120 という糖タンパク質を有しているが，これは膜貫通型タンパク質として CD4 を発現する宿主細胞や，CCR5 あるいは CXCR4 などのケモカイン受容体へのウイルスの結合および接着を媒介している（図 37-2）．次に，ビリオンが宿主の細胞膜を横切って**侵入** entry する．HIV の場合，gp41 というエンベロープタンパク質が HIV 膜と標的細胞の膜を融合することで侵入の過程が進行する．

こうしてビリオンがカプシドのタンパク質を十分に消費して**脱殻** uncoating するが，この過程を経てビリオン内の核酸はメッセンジャー RNA messenger RNA（mRNA）への**転写** transcription が可能となり，その後，細胞のリボソームで**翻訳** translation される．レトロウイルスでは，脱殻が逆転写の引き金となっている．ある特定の RNA ウイルスでは，脱殻してすぐにウイルス RNA の翻訳が行われる．

生活環の次の段階が**ゲノム複製** genome replication である．この段階において，RNA ウイルスではリボヌクレオシド三リン酸が，DNA ウイルスではデオキシリボヌクレオシド三リン酸の供給が必要となる．DNA ウイルスの場合，デオキシリボヌクレオシド三リン酸の生成は 2 つの経路で行われる．1 つはサルベージ経路で，薬理学的に関連のある酵素のチミジンキナーゼ thymidine kinase（TK）を利用するもの，もう 1 つは *de novo* 経路で，チミジル酸キナーゼを用いるものである．ヌクレオシド三リン酸は，ウイルスまたは宿主細胞のポリメラーゼによって新しいウイル

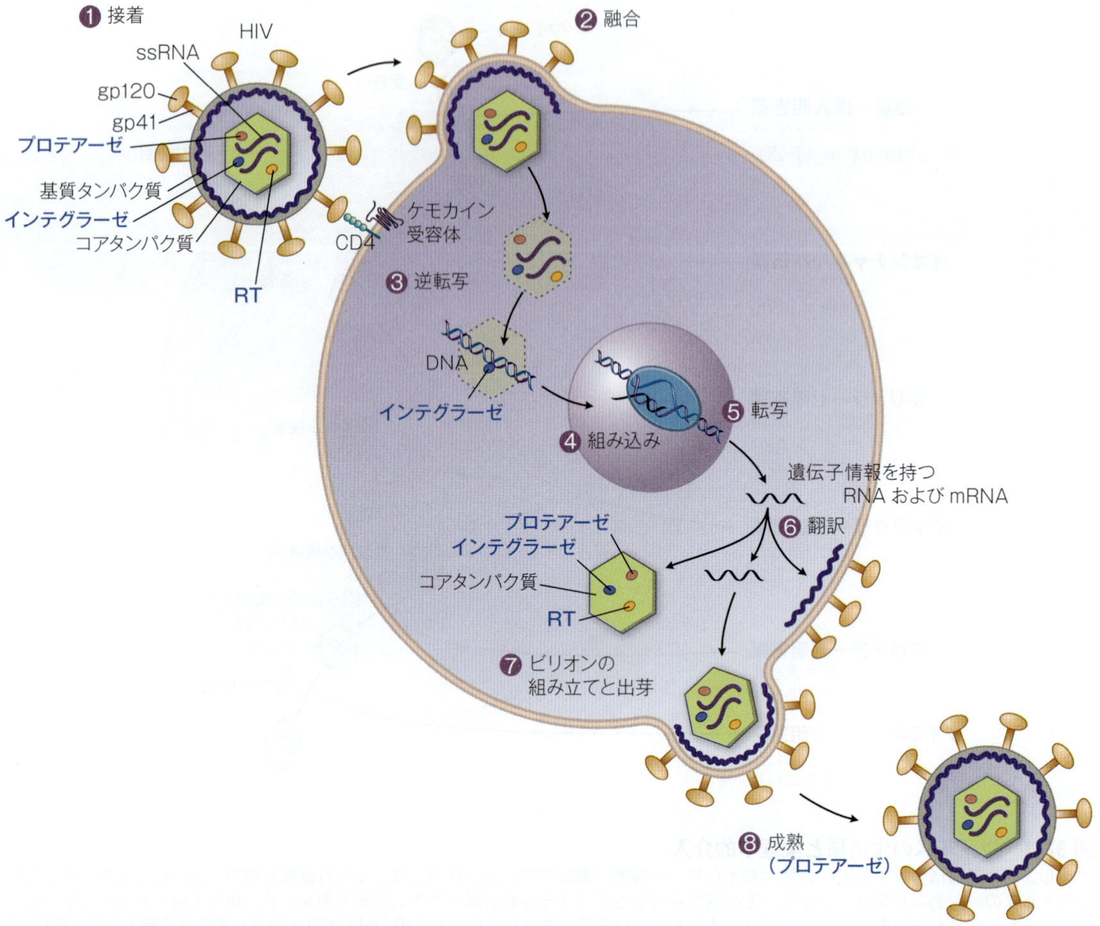


**図 37-2　ヒト免疫不全ウイルスの生活環**
ヒト免疫不全ウイルス（HIV）は $CD4^+$ 細胞に感染するレトロウイルスである．**1.** ウイルスの接着は，ウイルスの gp41 および gp120 タンパク質と宿主細胞の CD4 および特定のケモカイン受容体との相互作用に依存する．**2.** ウイルス膜（エンベロープ）と宿主細胞の細胞膜との融合により，HIV ゲノムと特定のビリオンタンパク質の複合体が宿主細胞に侵入する．**3.** 脱殻が起こり，HIV ゲノムの一本鎖 RNA は逆転写酵素（RT）によってコピーされて二本鎖 DNA となる．**4.** HIV DNA は，HIV にコードされているインテグラーゼの反応によって，宿主ゲノムに組み込まれる．**5.** 宿主細胞の酵素によって遺伝子転写と転写後プロセッシングが起こり，ゲノムを持つ HIV RNA とウイルス性のメッセンジャー RNA（mRNA）が生じる．**6.** ウイルス性の mRNA は，宿主細胞のリボソームによってタンパク質に翻訳される．**7.** タンパク質が組み立てられて未熟ビリオンとなり，宿主細胞膜から出芽する．**8.** ビリオンはタンパク質分解切断を受け，完全な感染性を持つビリオンに成熟する．現在承認されている抗 HIV 薬はウイルスの接着，融合，逆転写，組み込み，成熟を標的としている．薬物耐性の発生は，ある１つの段階を標的とする薬物どうしの併用療法(例：２剤，あるいはそれ以上の RT 阻害薬)，または HIV 生活環の複数の段階を標的とする薬物の併用療法（例：RT 阻害薬とプロテアーゼ阻害薬）によって，有意に遅らせることができる．

スのゲノムに組み込まれる（ヌクレオチドの代謝の詳細は第 38 章，がんの薬理学：ゲノム合成，安定化，維持参照）．単純ヘルペスウイルス herpes simplex virus（HSV）の場合，デオキシリボヌクレオシド三リン酸の合成は，ウイルスの TK によるサルベージ経路を介して行われる．その後ウイルスの DNA ポリメラーゼによって，デオキシリボヌクレオシド三リン酸は伸長する DNA ゲノムに付与される．この２段階の過程を利用して，現在使用できる抗ウイルス薬のなかでも最も有効で安全な薬物が開発された．**ヒトとウイルスとではキナーゼとポリメラーゼが異なっており，薬物開発において１つの経路で異なる２つの段階を利用することができたからである．**

宿主の細胞内で合成されたウイルスタンパク質とウイルスゲノムをまとめ上げる過程を**組み立て assembly** と呼ぶ．多くのウイルスでは，この組み立てに引き続いて**成熟 maturation** が起こるが，これにより新規に形成されたビリオンが感染性を持つようになる．この過程では通常，ウイルスのポリタンパク質はプロテアーゼによって切断される．ウイルスによっては，成熟が宿主の細胞内で行われるものもあれば，HIVなどのように細胞外で行われるものもある．ウイルスの宿主細胞からの**脱出 egress** は，宿主細胞の融解または細胞膜からの出芽という様式で起こる．インフルエンザウイルスでは，新規に形成されたビリオンは宿主細胞の外表面から**放出 release** というさらなる段階を経て細胞外に出ていく．

以上を要約すると，ほとんどすべてのウイルスの複製は接着，侵入，脱殻，転写，翻訳，ゲノム複製，組み立て，そして脱出を経て行われる．ウイルスのなかには，さらに成熟と放出の段階を経るものがある．レトロウイルスの感染は大半のウイルスとは異なる様式で起こり，その生活環にはさらにいくつかの段階が存在する．例えば HIV の複製には**組み込み integration** という付加的な段階があり，そこではウイルスゲノムが宿主細胞のゲノムのなかに組み込まれる(図 37-2)．宿主ないしはウイルスの特異的なタンパク質が，これらの段階に関与している．いずれの段階においても，ヒトとウイルス間のタンパク質の差異が抗ウイルス薬療法の標的となりうる．

ウイルスが違えばその遺伝子配列も大きく異なる．例えば B 型肝炎ウイルス hepatitis B (HBV) は，外皮タンパク質と遺伝子発現や複製に関与する少数のタンパク質をコードするだけのコンパクトなゲノムしか持っていない．一方でヘルペスウイルスは，多様な機能を有する多数のタンパク質をコードするゲノムを持つ．これまでのところ抗ウイルス薬にとって至適な標的とは，ゲノム複製や成熟に関与する酵素である．しかしその他のウイルス生活環の各段階も抗ウイルス薬の標的となりうる．

## 薬理学上の分類

### ウイルス接着・侵入阻害薬

すべてのウイルスは，細胞に感染しなければ自身を複製することができない．したがって，ウイルス感染の初期段階である接着と侵入を阻害することは，概念的には感染の“防止”であり，全身へのウイルスの拡散を抑えることができる．**マラビロク maraviroc** と **enfuvirtide (T-20)** の 2 つの抗 HIV 薬は，この段階に作用する．両薬とも抗ウイルス薬としては変わった特性を持つ．マラビロクはウイルスタンパク質ではなく宿主タンパク質を標的とし，また enfuvirtide はペプチドである．

#### マラビロク

マラビロクはケモカイン受容体 CCR5 を標的とする．マラビロクの開発は，繰り返し HIV に曝露されながら AIDS を発症しない人々の臨床研究から始まった．こうした人々のなかに *CCR5* 遺伝子を欠損した人がいることがわかった．*CCR5* 遺伝子産物が存在しなければ，ヒト-ヒト間感染で最も頻度の高い HIV 株による感染が防止されるのである．一方，この遺伝子欠損はヒトの健康に関してはほとんど悪影響がない．これを受けて製薬会社は，CCR5 にケモカインが結合するのを防ぐことができる化合物のスクリーニングを行い，有力な候補化合物に対して薬力学的および薬物動態学的に最適な特性を持つよう，化学的な修飾を加える（こうした“標的に基づくスクリーニング法”は，初期における抗 HIV 非ヌクレオシド系逆転写酵素阻害薬の開発では成功を収めていた；BOX 37-2 参照)．こうした手法の最後の成果物であるマラビロクは，接着と侵入に CCR5 を利用する HIV 株の感染を阻害する（図 37-3)．しかしマラビロクは，CXCR4 受容体を利用する HIV 株に対しては活性がない．マラビロクはウイルス量が持続的に検出される患者，または多剤耐性ウイルスを持つ患者に対して，他の抗 HIV 薬との併用療法として承認されている．

#### enfuvirtide (T-20)

enfuvirtide は，融合を媒介する HIV タンパク質である gp41 部分と類似構造を持つペプチドである．gp41 が媒介する膜融合と T-20 作用の機序については図 37-3 に図示する．gp4l は本来の状態では構造体に閉じ込められており，宿主細胞膜への融合や T-20 との結合は起こらない．HIV が宿主細胞の受容体に結合すると，これが引き金となって gp41 に構造変化が起こり，細胞膜に挿入される部位（融合ペプチド）である 7 つの繰り返し領域 1 heptad repeat region 1 (HR1) および T-20 がその形を模倣する 7 つの繰り返し領域 2 second heptad repeat region (HR2) が出現する．その後 gp41 は折りたたまれ，HR2 は HR1 に直接結合する．融合ペプチドが適切に宿主細胞膜に挿入されると，その折りたたみによってビリオンのエンベロープと宿主細胞膜が近づき，膜融合が発生する（その機序はまだよく解明されていない)．しかしそこに T-20 が存在すると，T-20 は出現した HR1 に結合して折りたたみ反応を妨害し，その結果 HIV エンベロープと宿主細胞膜の融合が阻害される．

enfuvirtide は，第一選択の抗 HIV 薬でコントロールができない HIV 感染症患者に対して，他の抗 HIV

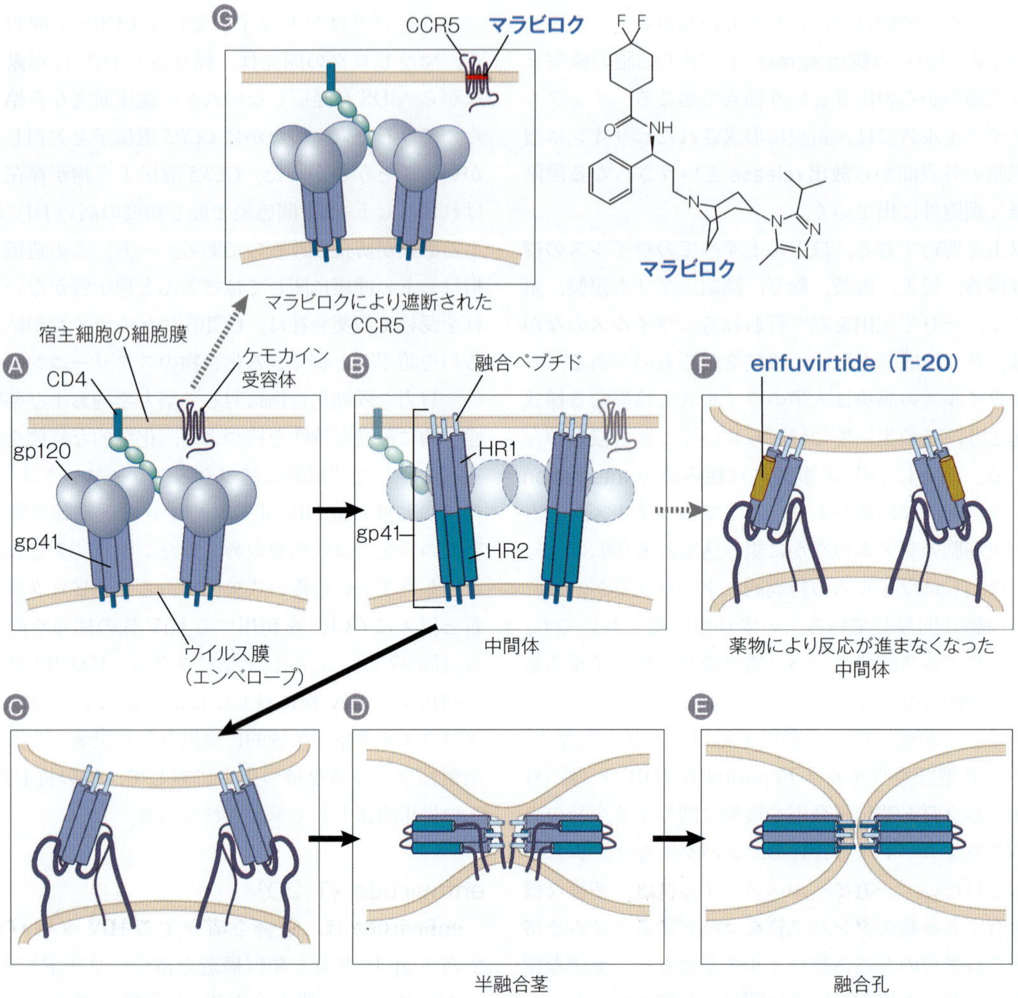


**図 37-3 gp41 を介した融合とマラビロクおよび enfuvirtide（T-20）作用のモデル**

**A.** ヒト免疫不全ウイルス（HIV）の糖タンパク質はウイルス膜（エンベロープ）内に三量体として存在する．gp120 分子は球体として描写されており，それぞれが gp41 に非共有結合している．**B.** gp120 が宿主細胞膜の CD4 および特定のケモカイン受容体と結合すると，gp41 内の構造変化が生じて，融合ペプチドである 7 つの繰り返し領域 1（HR1）および 7 つの繰り返し領域 2（HR2）が出現する．融合ペプチドは宿主細胞膜に挿入される．**C.** gp41 ではさらなる構造変化が生じ，HR2 が開いたり折りたたまれたりを繰り返す．**D.** HR 領域の折りたたみが完了すると半融合茎が形成され，この内部でウイルスの外葉と宿主細胞膜の融合が起こる．**E.** 融合が完了して孔が形成されると，ウイルスが宿主細胞内に侵入する．**F.** enfuvirtide（T-20）は HR2 に構造が似た合成ペプチド薬で HR1 と結合し，HR2 と HR1 の相互作用を阻害する（**点線矢印**）．そのため接着段階におけるウイルス-宿主細胞の相互作用が発生せず，膜融合やウイルス侵入が抑制される．**G.** マラビロクは CCR5 ケモカイン受容体の小分子アンタゴニストであり，接着と侵入に CCR5 を利用する HIV 株の細胞感染を防ぐ（**点線矢印**）．マラビロクの構造を図示する．

薬との併用として承認されている．T-20 はペプチドのため非経口的に投与する必要があり，一般的には 1 日 2 回皮下注射される．

## ウイルス脱殻阻害薬

アダマンタン系である**アマンタジン amantadine** と **rimantadine**（図 37-4 に構造を図示）はウイルス脱殻の阻害薬であり，A 型のインフルエンザウイルスに対してのみ活性がある（B 型，C 型には無効）．

これまでの研究で裏づけられているこれら 2 つの薬物の作用機序を図 37-4 に図示する．インフルエンザウイルスは受容体を介したエンドサイトーシスによって細胞内に侵入し，エンドソーム内に取り込まれる（第 1 章，薬物-受容体相互作用参照）．エンドソームのプロトンポンプ作用によってエンドソームが酸性化すると，2 つの現象が起こる．第 1 に，ウイルスエンベロープのタンパク質である**血球凝集素（ヘマグルチニン）hemagglutinin** の構造が大きく変わる．この

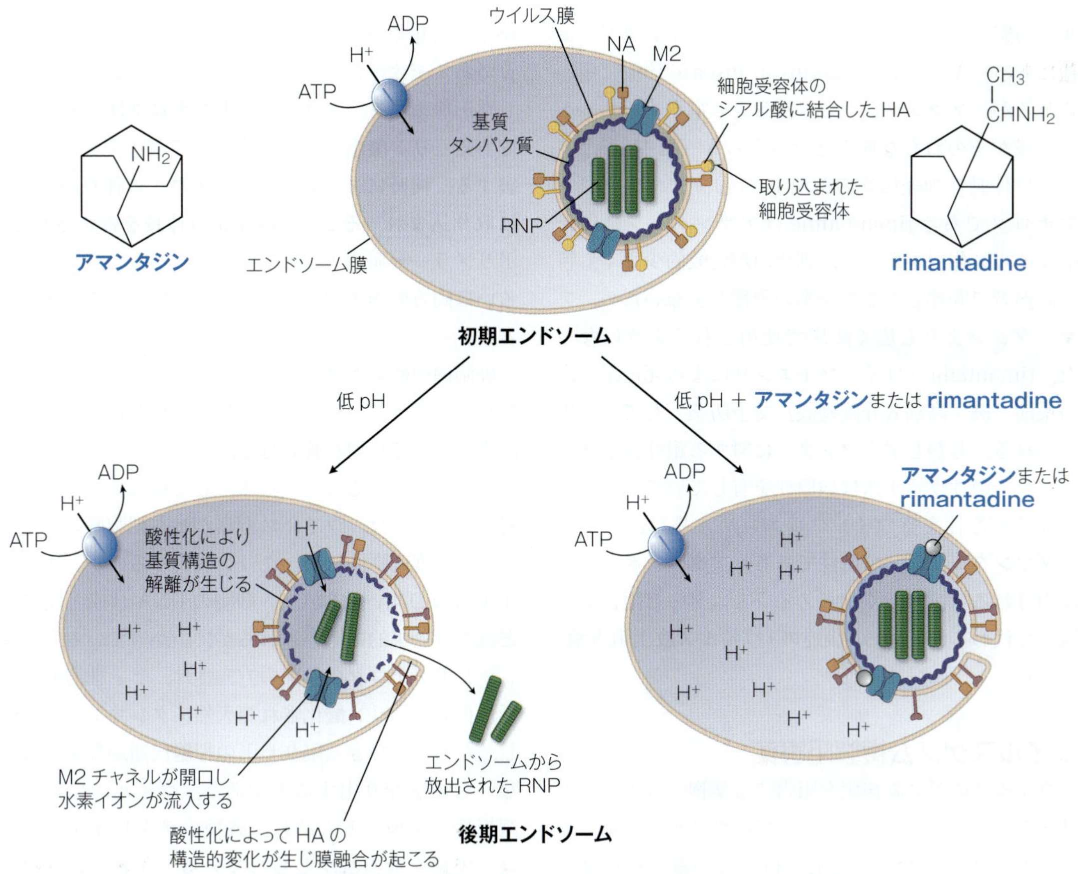


**図 37-4 インフルエンザウイルスの脱殻とアマンタジン・rimantadine の作用**
アダマンタン系であるアマンタジンと rimantadine の構造を示す．インフルエンザウイルスは，受容体を介したエンドサイトーシスによって宿主細胞内に侵入し（**図示せず**），初期エンドソーム内に取り込まれる．初期エンドソーム内には $H^+$-ATP アーゼ（あるいはポンプ）が存在しており，この働きによってサイトゾルからエンドソーム内に水素イオン（$H^+$）が取り込まれ，エンドソームは酸性化される．pH が低下するとウイルスエンベロープの血球凝集素 hemagglutinin（HA）タンパク質に構造的変化が生じ，これを契機にウイルス膜とエンドソーム膜の融合が起こる．融合だけではウイルス脱殻は生じず，さらなる反応として低 pH のエンドソームからの $H^+$ が M2 を介してウイルス内に流入する必要がある．M2 はウイルスエンベロープに存在する pH 制御のプロトンチャネルで，酸性化に反応して開口する．ウイルスエンベロープを介して $H^+$ が流入すると，インフルエンザウイルスのリボ核タンパク質 ribonucleoprotein（RNP）から基質タンパク質が解離し，RNP が放出されてウイルスの遺伝物質が宿主細胞のサイトゾルに入り込む．アマンタジンおよび rimantadine は M2 イオンチャネル機能を遮断して，ビリオン内部の酸性化や基質タンパク質の解離，そしてウイルス脱殻を阻害する．右下図の上部チャネルでは薬物がチャネルの“蓋”として描かれる一方，同図の下部チャネルのように薬物がチャネルの外側にも結合しうるという研究証拠もあることに注目してほしい．NA：ノイラミニダーゼ．

構造変化によりインフルエンザウイルスのエンベロープとエンドソーム膜が融合する（前述の HIV による膜融合を参照）．この膜融合反応そのものによってウイルスのリボ核タンパク質（ビリオン RNA ゲノムもこれにあたる）が放出されることもあるが，通常それだけでは転写は起こらず，ビリオン内における pH 依存性の第二の反応が必要となる．すなわちウイルスエンベロープ内の **M2** と呼ばれるプロトンチャネルを介して水素イオン（$H^+$）が流入し，これによってビリオンの**基質タンパク質 matrix protein** がリボ核タンパク質から解離する必要がある．アマンタジンおよび rimantadine は，M2 を介した $H^+$ の流入を阻害する．具体的にこの阻害がどのようにして起こるかは明らかになっていない．一方の端が正電荷を帯びた疎水性分子である点で，これら薬物は細胞のイオンチャネル拮抗薬に類似する（第 11 章，第 23 章参照）．しかしながら現時点では，アダマンタンが M2 チャネルを遮断する具体的な機序に関しては賛否両論がある．ある研究ではアダマンタンは単純にチャネルに“蓋をする”（物理的に閉塞する）というモデルが支持され，また別の研究では薬物はチャネルの外側に結合し，アロステリックにその開口を阻害するモデルが支持されている．

アマンタジンは立ちくらみと集中力低下を引き起こ

すことがある．こうした副作用は宿主のイオンチャネルへの影響によるものと考えられる．アマンタジンは他にもパーキンソン病 Parkinson disease 治療に用いられるが，アマンタジンの意図しない宿主チャネルへの効果がそのおもな理由となるだろう（第13章，ドパミン作動性神経伝達の薬理学参照）．アマンタジンアナログである rimantadine はアマンタジンに似た抗ウイルス作用があるが，副作用が比較的少なく，特に高齢者で問題となる神経系の影響が少ないため，アマンタジンよりも広く臨床で使用されるようになった．rimantadine はインフルエンザによる死亡率の高い集団（例：高齢者介護施設）で予防薬としてよく用いられる．しかしアダマンタンに対する耐性は急速に広がり，耐性ウイルスは病原性を有している．ヒトに対する病原性を持つインフルエンザA株は，すでにアダマンタンに対して耐性である．アダマンタン系が使用される状況の多くは，ノイラミニダーゼ阻害薬に取って代わられている（後述の「ウイルス放出阻害薬」参照）．

## ウイルスゲノム複製阻害薬

ウイルスのゲノム複製を阻害する薬物の大半は，ポリメラーゼ阻害薬である．すべてのウイルスはポリメラーゼを用いてゲノム複製を行っている．パピローマウイルスなど少数のウイルスは宿主細胞のポリメラーゼを使用する．そのためポリメラーゼ阻害薬が宿主細胞の DNA 複製をも阻害し，許容できないほどの毒性を呈することがある．しかしながら，多くのウイルスは自身でポリメラーゼをコードしているため，ウイルス生活環においてこの段階は抗ウイルス薬の格好の標的となる．そうしたポリメラーゼを標的とすることに成功し，米国食品医薬品局 Food and Drug Administration（FDA）の認可薬となったウイルスにはヒトヘルペスウイルス，レトロウイルスの HIV，そして肝炎ウイルスの HBV がある．これら抗ウイルス薬の多くは，いわゆる**ヌクレオシドアナログ nucleoside analogue** である（図37-5）．後に解説するように，DNA ポリメラーゼや逆転写酵素 reverse transcriptase（RT）に対する**非ヌクレオシド系阻害薬 nonnucleoside inhibitor** もいくつかある．非ヌクレオシド系阻害薬は，構造的には生理的なヌクレオシドと類似していないが，デオキシリボヌクレオシド転写酵素の結合部位とは異なる部位に結合することで，DNA ポリメラーゼや RT の活性を阻害する．

ヌクレオシドアナログが抗ウイルス作用を発揮するには，リン酸化を受けて活性化される必要があり，通常は三リン酸塩の形態をとる．ヌクレオシドアナログがリン酸化を受けると，DNA ポリメラーゼの天然基質であるデオキシリボヌクレオシド三リン酸塩に類似した形態になる．**ヌクレオシドアナログは，天然基質である三リン酸塩と競合することでポリメラーゼを阻害する．同時にヌクレオシドアナログは伸長 DNA 鎖に取り込まれ，そこで DNA 鎖の伸長を停止させる．**ポリメラーゼ阻害と DNA への取込みのいずれか，あるいは両方の作用が抗ウイルス作用において重要となる．

細胞内の酵素がヌクレオシドアナログを効率よくリン酸化するほど，そしてリン酸化された物質が細胞内酵素に対して作用が強いほど，ヌクレオシドアナログの毒性は強くなることになる．したがってウイルスに対する選択性は，ウイルス酵素がヒト細胞酵素と比べてどの程度効率的に薬物をリン酸化するのか，またウイルスの DNA 合成がヒト細胞の DNA 合成と比べてどれだけ効果的に阻害されるかにかかっている．ヌクレオシドアナログの創薬の方向性は，ヒト細胞酵素で活性化され三リン酸化される天然ヌクレオシドに類似し，なおかつできる限りヒトの細胞代謝過程を阻害しないものを作り出すことである．ウイルスに対する選択性を実現するために，各種のヌクレオシドアナログで様々な方法がとられている．代表的な分類として，抗ヘルペスウイルス薬と抗 HIV 薬の2つがある．抗 HIV 薬である**アデホビル adefovir** と**ラミブジン lamivudine（3TC）**，さらに**エンテカビル entecavir**（図37-5）は，B型肝炎ウイルスに対する使用も承認された【訳注：日本ではアデホビルとエンテカビルは，B型肝炎ウイルスに対してのみ適応がある．】．

### 抗ヘルペスウイルスヌクレオシド・ヌクレオチドアナログ

ヘルペスウイルスが引き起こす病気は多くの人々にとって致死的ではなく，例えば HSV によって起こる性器ヘルペスや，水痘帯状疱疹ウイルス varicella zoster virus（VZV）による帯状疱疹などでは，痛みによって精神的に衰弱することがある程度である．しかし Case の M 氏のような免疫不全宿主では，HSV 食道炎やサイトメガロウイルス cytomegalovirus（CMV）肺炎または網膜炎などのヘルペスウイルスが起こす病気は，重症ないしは致死的となりうる．またヘルペスウイルスには**潜伏 latency** という特徴がある．潜伏期には，ウイルスゲノムは宿主細胞内に存在し，最大でも2～3種の遺伝子を大量に発現することで，免疫学的監視の目を逃れている．ウイルスは初感染から長期間を経て再活性化し，病気を引き起こす．現在のところ，潜伏期にあるウイルスを攻撃する抗ウイルス薬は存在しない．すなわち使用できる抗ウイルス薬はすべて，活発に遺伝子複製を行っているウイルスにのみ有効なのである．

HSV はその複製について最も解明が進んでいるヘルペスウイルスであり，その模式図を図 37-1 に示す．他のヘルペスウイルスと同様に，HSV は DNA 複製に関与するいくつものタンパク質をコードする二本鎖 DNA を持つ大型ウイルスである．これらのタンパク質は 2 つのグループに分類される．1 つはウイルスの **DNA ポリメラーゼ DNA polymerase** であり，これは DNA 複製に直接関与するもので，ウイルスの複製には絶対不可欠である．もう 1 つはウイルスの**チミジンキナーゼ thymidine kinase（TK）**であり，DNA 複製に必要なデオキシリボヌクレオシド三リン酸の形成を触媒する．この 2 つ目のタンパク質は，培養細胞や哺乳類の特定の細胞においてはウイルス複製に必須のものではない．宿主細胞の酵素がその働きを補完できるからである．ウイルスの DNA ポリメラーゼと TK は，宿主細胞のものと構造がかなり異なるため，それを標的とする選択的な抗ウイルスヌクレオシドアナログの開発が可能である．

## アシクロビル

**アシクロビル acyclovir（ACV）**は HSV と VZV に対して使用される薬物である．ACV はヌクレオシドアナログの基本機能を代表するものであり，医療界に抗ウイルス薬が安全で有効であることを確信させた薬物である．ACV は，HSV の複製を阻害する化合物のスクリーニングにおいて発見された．高い選択性を持つことから，ACV は高い治療指数（中毒量 / 有効量）を有する．

ACV は，解離した不完全な糖環にグアニン塩基が結合した構造をしている（図 37-5）．この非環式（acyclic）の糖様分子が ACV の名前の由来となっており，その作用の特徴を示している．

HSV と VZV のゲノムはそれぞれ TK をコードするが，この酵素はチミジン thymidine（dT）だけでなく，その他のデオキシウリジン deoxycytidine（dU），デオキシシチジン deoxycytidine（dC），チミジル酸 thymidylate（dTMP）などのピリミジンや，さらには ACV などのピリミジン塩基を持たない種々のヌクレオシドアナログをもリン酸化することができる．哺乳類が持つ酵素は，HSV や VZV の TK ほど ACV を効率的にリン酸化することができない．そのため HSV や VZV が感染した細胞には，非感染細胞よりも多くのリン酸化 ACV が蓄積することになる．こうしたことが ACV のウイルスに対する選択性のおもな理由と考えられる．非感染細胞でも ACV のリン酸化は多少生じており，これが ACV の毒性（相対的に頻度は低い）の理由であろう．

ACV がリン酸化されると ACV 一リン酸が形成される．ACV 一リン酸はその後，ACV 二リン酸と ACV 三リン酸に変換されるが，これは宿主細胞の酵素のみによって変換されると考えられている（図 37-6A）．

1 ACV 三リン酸はヘルペスウイルスの DNA ポリメラーゼを阻害するが，宿主細胞の DNA ポリメラーゼよりもウイルスのポリメラーゼをより強力に阻害する．*in vitro* では，HSV の DNA ポリメラーゼ阻害は 3 段階で起こる．第 1 段階では，ACV 三リン酸が拮抗的にデオキシグアノシン三リン酸 deoxyguanosine triphosphate（dGTP）の取込みを阻害する（dGTP が高濃度の場合には，この初期段階の阻害が無効となりうる）．次に，ACV 三リン酸が基質として作用し，シトシン（C）残基の相補基として伸長 DNA 鎖に取り込まれる．ポリメラーゼが鋳型鎖の次の位置に移動しても，ACV 三リン酸には 3′-ヒドロキシ基を持たないために，さらに新規のデオキシリボヌクレオシド三リン酸が付加されることはない．それゆえ ACV 三リン酸は，DNA 鎖の終止コドンとなる．次に結合するはずのデオキシリボヌクレオシド三リン酸が存在している状態で，ウイルスのポリメラーゼは“末端複合体”としてその作用を凍結し，酵素は見かけ上不活性化した状態となる（図 37-6B）（このポリメラーゼの“凍結”の機序は解明されていない）．興味深いことに，宿主細胞の DNA ポリメラーゼ$\alpha$はこの不活性化を受けない．この不活性化の行程が *in vivo* で重要なのかどうか，ACV の取込みと DNA 鎖伸長の終止がウイルス複製の阻止に十分かどうか，未だ明らかとなっていない．しかしながら，ウイルス DNA のポリメラーゼ遺伝子における ACV 耐性遺伝子変異の研究では，ACV 三リン酸のウイルスポリメラーゼに対する効果が，ACV の持つ選択性のおもな理由であることが示されている．

今日まで研究されてきたすべての ACV 耐性変異株には，TK 遺伝子，DNA ポリメラーゼ遺伝子，あるいはその両方に変異がある．TK は培養細胞のウイルス複製に必須でないため，これを完全または不完全に不活化する遺伝子変異が起きてもウイルス複製は阻害されない．また dT のリン酸化は行うが ACV のリン酸化は行わないという TK 遺伝子変異も存在する．一

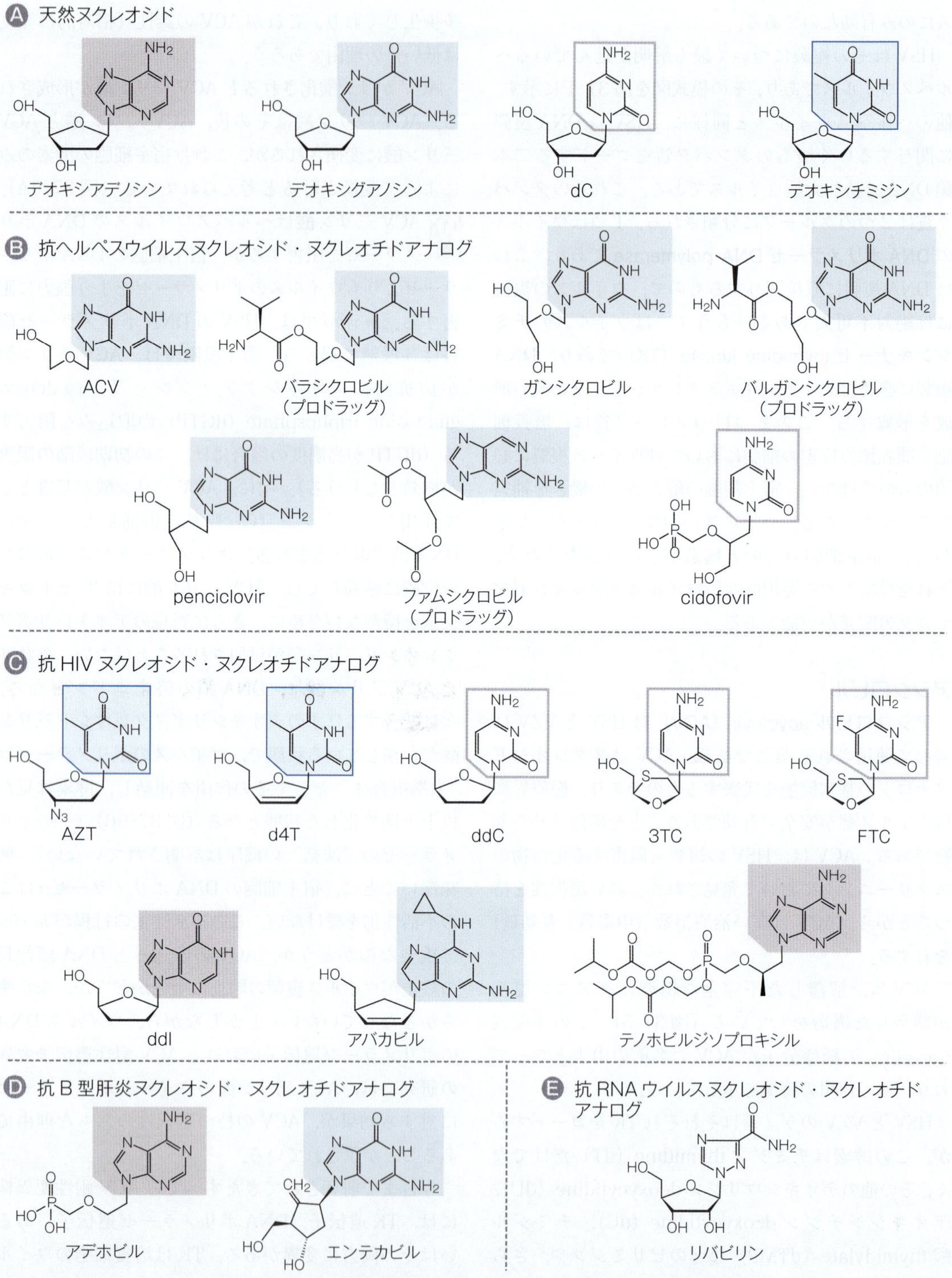
A 天然ヌクレオシド
デオキシアデノシン
デオキシグアノシン
dC
デオキシチミジン
B 抗ヘルペスウイルスヌクレオシド・ヌクレオチドアナログ
ACV
バラシクロビル
（プロドラッグ）
ガンシクロビル
バルガンシクロビル
（プロドラッグ）
penciclovir
ファムシクロビル
（プロドラッグ）
cidofovir
C 抗 HIV ヌクレオシド・ヌクレオチドアナログ
AZT
d4T
ddC
3TC
FTC
ddI
アバカビル
テノホビルジソプロキシル
D 抗 B 型肝炎ヌクレオシド・ヌクレオチドアナログ
アデホビル
エンテカビル
E 抗 RNA ウイルスヌクレオシド・ヌクレオチド
アナログ
リバビリン

**図 37-5 抗ウイルスヌクレオシド・ヌクレオチドアナログ**
**A.** DNA 合成の前駆体として利用されるヌクレオシドを，**対**の構造として図に示す．ヌクレオシドは，デオキシリボース糖のプリン基（アデニン，グアニン）ないしはピリミジン基（シトシン，チミジン）が結合して構成される．これらのデオキシヌクレオシドは段階的にリン酸化されて三リン酸となり（**図示せず**），核酸合成に利用される．**B.** cidofovir を除くと，抗ヘルペスヌクレオシドおよびヌクレオチドアナログは，構造的にデオキシグアノシンに類似している．例えば，アシクロビル（ACV）は非環状糖にグアニン基が結合した構造をとっている．cidofovir はデオキシシチジンーリン酸と類似しており，ホスホン酸（C-P）結合を利用して天然ヌクレオチドの生理学的 P-O 結合に類似させている．バラシクロビル，ファムシクロビル，バルガンシクロビルはそれぞれ，ACV，penciclovir，ガンシクロビルのプロドラッグで，経口によるバイオアベイラビリティが向上している．**C.** 抗 HIV ヌクレオシドとヌクレオチドアナログは，多種の内因性のヌクレオシドとヌクレオチドに類似しており，糖だけでなく塩基部分にも多様性を持つ．例えばジドブジン（AZT）は，天然型の 3′-OH 基が 3′-アジド基に置き換わったデオキシチミジンアナログである．stavudine，zalcitabine，ラミブジン（3TC）も，天然の塩基部分に修飾された糖部分が結合している．テノホビルはプロドラッグのテノホビルジソプロキシルとして図示しているが，これはデオキシアデノシンーリン酸のホスホン酸アナログである．修飾された塩基部分を持つアナログでは，ジダノシンはデオキシイノシンと類似しジデオキシアデノシンに変換される．エムトリシタビン（FTC）はフルオロ修飾シトシンを有し，アバカビルはシクロプロピル修飾グアニンを有する．**D.** アデホビルは内因性ヌクレオチドであるデオキシアデノシンーリン酸のホスホン酸アナログであり，エンテカビルはデオキシリボースが独特な成分に置き換わったデオキシグアノシンアナログである．この 2 つの薬物と 3TC（**パネル C** 参照）は B 型肝炎ウイルス（HBV）感染症の治療に対して承認されている．**E.** リバビリンはリボースにプリン基様成分が結合した構造で，RNA ウイルスである C 型肝炎ウイルス（HCV）や RS ウイルス（RSV）に対し承認されている【訳注：日本では慢性 C 型肝炎に対してのみ適応がある．】．dC：デオキシシチジン，d4T：サニルブジン，stavudine，ddC：zalcitabine，ddI：didanosine，ジダノシン．

方，DNA ポリメラーゼはウイルス複製に必須であるため，耐性変異株は酵素を不活性化するのではなく変化させる．そのためより高濃度の ACV 三リン酸でなければ，DNA ポリメラーゼを阻害できない状態となる．

臨床的には，ACV 耐性の HSV はおもに免疫不全宿主で問題となる．HSV 感染の動物モデルにおいて，ACV 耐性変異株では病原性が減少している場合が多いが，その減少の程度は変異タイプにより大きく異なる．これらの研究からは，ウイルスが変異により薬剤耐性と病原性の双方を保持する複数の機序が存在することが示唆される．

**バラシクロビル valacyclovir** は ACV のプロドラッグであり，経口投与で ACV の約 5 倍のバイオアベイラビリティを有する（図 37-5）．バラシクロビルはバリンの一部に ACV 構造が共有結合したものであり，経口摂取後速やかに ACV に変換される．

## ファムシクロビルと penciclovir

**ファムシクロビル famciclovir**（図 37-5）は，その活性型である **penciclovir** のジアセチル 6-デオキシアナログである．ファムシクロビルは経口吸収率がよく，吸収後はエステラーゼとオキシダーゼによって修飾され penciclovir となる．その結果，ヒトにおける経口のバイオアベイラビリティは約 70％となる．penciclovir は ACV と同様に，2′ $CH_2$ 部分を欠く非環状糖様分子にグアニン塩基が結合した構造となっている．

penciclovir の作用機序は ACV と類似しており（図 37-6），生化学的アッセイや耐性変異株の解析でわずかな定量的差異が認められる程度である．penciclovir は ACV と比べ，より効率的に HSV と VZV の TK による活性化を受けるが，penciclovir 三リン酸はウイルス DNA ポリメラーゼの阻害に関し，ACV 三リン酸と比べ選択性で劣る．ファムシクロビルは HSV 感染症や帯状疱疹（VZV の再活性化により生じる）の治療に用いられ，penciclovir 軟膏は HSV による口唇ヘルペスの治療に使用される．

## ガンシクロビル

ヒト CMV 感染症は，多くの健常成人では不顕性であるが，免疫不全者では肺炎によって致死的となったり，網膜炎によって失明したりすることがある．CMV は HSV や VZV と比べて ACV 感受性がはるかに低いが，これは CMV 感染細胞には，HSV や VZV 感染細胞よりも極めて少量のリン酸化 ACV しか蓄積されないことがおもな理由である．**ガンシクロビル ganciclovir** は，別の抗 HSV 薬開発の目的で，ACV 誘導体として合成されたヌクレオシドアナログであるが，HSV 治療薬としては毒性が強過ぎた．しかしながら CMV に対しては ACV よりもより有効性が高いことから，CMV に対する抗ウイルス薬として承認を受ける最初の薬物となった．

ACV と同様，ガンシクロビルは 2′部分を欠く非環状糖様分子にグアニン塩基が結合したものである．しかしガンシクロビルは，ACV にはない 3′ CHOH 基を有している（図 37-5）．このようにガンシクロビルは天然化合物のデオキシグアノシンにより類似した構造であることから，より高い毒性を示すのである（ガンシクロビルは毒性が高いため，重症感染症に対してのみ使用するべきと考えられている）．

CMV は HSV の TK に相当する物質（ガンシクロビルを効率的にリン酸化する物質）をコードしていない．しかし遺伝学的研究からは，ガンシクロビルをリン酸化する UL97 と呼ばれるウイルスプロテインキナー

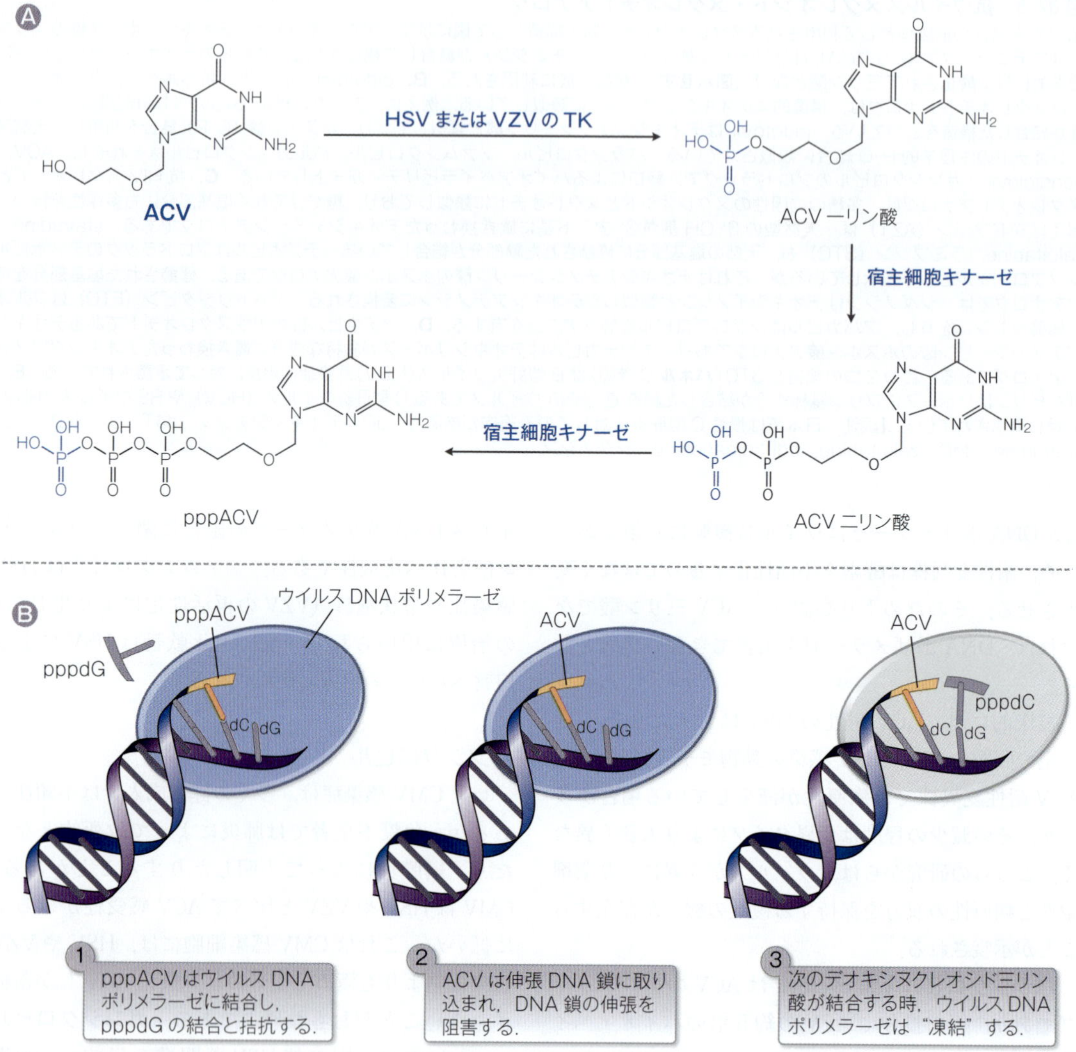


**図 37-6　アシクロビルの作用機序**
**A.** アシクロビル（ACV）はヌクレオシドアナログであり，単純ヘルペスウイルス（HSV）または水痘帯状疱疹ウイルス（VZV）のチミジンキナーゼにより選択的にリン酸化されて ACV 一リン酸となる．その後，宿主細胞の酵素によってリン酸化を受けて ACV 二リン酸，ACV 三リン酸（pppACV）となる．**B.** pppACV は，*in vitro* では3段階の機序でヘルペスウイルス DNA ポリメラーゼの阻害が起こる．**(1)** デオキシグアノシン三リン酸（dGTP または pppdG）の拮抗的な阻害薬として作用する．**(2)** 基質として作用し，シトシン（C）残基の相補基として伸長 DNA 鎖に取り込まれることで，DNA 鎖の伸張を停止させる．**(3)** 次のデオキシリボヌクレオシド三リン酸（**dCTP または pppdC と表示**）が結合する時，ポリメラーゼは ACV により停止した DNA 鎖上で捕えられる．TK：チミジンキナーゼ．

ゼが存在しており，感染細胞では非感染細胞の 30 倍ものリン酸化ガンシクロビルが集積されることが解明されている．ガンシクロビル三リン酸は，宿主細胞 DNA ポリメラーゼよりも効率的に CMV の DNA ポリメラーゼを阻害する．したがってガンシクロビルは，HSV に対する ACV のように，**CMV に対してリン酸化および DNA 複製という2段階で選択的に阻害する**．しかし HSV に対する ACV ほど，ガンシクロビルの CMV に対する各段階での選択性は高くはない．そのためガンシクロビルは，ACV よりも毒性が高い．毒性は通常，骨髄抑制，特に好中球減少症として現れる．ガンシクロビル耐性は，臨床上かなりの割合の患者で問題となっている．

**バルガンシクロビル valganciclovir** はガンシクロビルのプロドラッグであり，経口によるバイオアベイラビリティがガンシクロビルよりも向上している．バルガンシクロビルはガンシクロビルのバリンエステルであり，バラシクロビルと ACV の関係性と似ている（図 37-5）．

### cidofovir

**cidofovir** はホスホン酸含有非環状シトシンアナログであり，ヒドロキシホスホニルメトキシプロピルシトシン hydroxyphosphonylmethoxypropylcytosine (HPMPC) としても知られるが，抗ヘルペスヌクレオシドアナログとしては変わった作用機序を持っている．実際 HPMPC は，ヌクレオシドではなくヌクレオチドアナログと考えられている．cidofovir はホスホン酸基を有しており，デオキシシチジン一リン酸に類似する．つまり cidofovir はすでにリン酸化した状態なのである（図 37-5）．そのため cidofovir はリン酸化のためのウイルスキナーゼを必要とせず，結果的にガンシクロビル耐性のキナーゼ欠損ウイルス変異に対して有効である．cidofovir はリン酸化化合物であるにもかかわらず，細胞内に効率よく浸透する．宿主細胞の酵素によってさらに 2 回のリン酸化を受けてデオキシシチジン三リン酸（dCTP）アナログとなるが，これは宿主細胞の DNA ポリメラーゼを阻害するよりもより効率的にヘルペスウイルス DNA ポリメラーゼを阻害する．CMV ポリメラーゼ遺伝子上の cidofovir 耐性変異をマッピングすることで，cidofovir の持つ選択性が確認されている．

cidofovir は HIV/AIDS 患者の CMV 網膜炎治療に承認されている．cidofovir 二リン酸は細胞内での半減期が長く，そのため投与回数は比較的少なくてすむ（1 週間に 1 回以下）．腎排泄されるため，cidofovir はプロペネシドと併用する（プロベネシドは近位尿細管の陰イオン輸送体を阻害して cidofovir 排泄を減少させる）．おもな副作用は腎毒性であり，cidofovir 投与時には十分注意する必要がある．

非環状デオキシアデノシン一リン酸アナログである**テノホビル tenofovir** と**アデホビル adefovir** は，ホスホン酸を含有する同系統の薬物である（図 37-5）．テノホビルは抗 HIV 薬として 2001 年に承認されたが，テノホビルは 1 日 1 回のみの投与であり，複雑な併用化学療法を受けなくてはならない HIV 感染者にとって重要な利点となっている．アデホビルは抗 HBV 薬として 2002 年に承認された．これら薬物の抗ウイルス作用機序は，CMV に対する cidofovir のそれと類似している（後述の HIV と HBV の複製の解説，その他薬物の抗ウイルス作用に関する解説を参照）．

### その他の抗ヘルペスウイルスヌクレオシドアナログ

ACV 開発の前にも，抗ヘルペスウイルス作用を持つヌクレオシドアナログがいくつか開発され承認されていた．これらの薬物は ACV に比べ毒性が高いため一般には用いられていないが，本章末の「主要薬物一覧」に記載した．

## 抗ヒト免疫不全ウイルス，抗 B 型肝炎ウイルスヌクレオシド・ヌクレオチドアナログ

HIV はレトロウイルスである．レトロウイルスは，糖タンパク質がちりばめられた脂質のエンベロープ（被膜）に囲まれたカプシドのなかに RNA 遺伝子を持っている．カプシドにはいくつかの酵素が含まれており，薬理学的観点から特に重要である．酵素とは，RT，インテグラーゼ，プロテアーゼであり，これら 3 酵素とも HIV の複製に必須である（図 37-2）．**逆転写酵素 reverse transcriptase（RT）** は，DNA と RNA をともに転写することのできる DNA ポリメラーゼである．RT はウイルスが新しい宿主細胞に侵入した後，レトロウイルスゲノムの RNA を二本鎖 DNA に逆転写する．次にこのウイルス DNA が**インテグラーゼ integrase** と呼ばれるウイルス酵素の作用で宿主ゲノムに組み込まれる．その後，宿主細胞の RNA ポリメラーゼは取り込まれたウイルス DNA を RNA に転写し直し，完全なウイルスゲノム RNA と各種のウイルスタンパク質をコードする mRNA を作り出す．構造タンパク質はウイルスゲノム RNA 上で組み立てられ，その後間もなくウイルスは宿主細胞膜から出芽し，新しい細胞に感染しうる形態に成熟する．**プロテアーゼ protease** は組み立てと成熟の段階において，ウイルスタンパク質を開裂させる（後述の解説を参照）．この開裂が行われなければ，形成されたウイルス粒子は機能的に未成熟のままとなり，感染性を持たない状態となる．

HIV はヘルペスウイルスと同様にヒトに潜伏感染するが，現在使用されている抗ウイルス薬は潜伏期間中の HIV に対して効果はないと考えられている．むしろ現存する抗ウイルス薬は，複製を行うウイルスにのみ効果がある．

### ジドブジン

前述した抗ヘルペスウイルス薬と同様に，**ジドブジン zidovudine［アジドチミジン azidothymicline (AZT)］** は，糖分子成分を変えたヌクレオシドアナログである．具体的には，通常は 3′-ヒドロキシ基であるところをアジド基に変換された糖に，チミン塩基が結合した構造をとなっている（図 37-5）．したがって ACV と同じように，AZT は DNA 鎖伸長の強制的終止コドンとなる．

AZTは宿主細胞のTKの基質であり，TKによってAZTはリン酸化されてAZT一リン酸に変換される(ヘルペスウイルスとは異なり，HIVは自身のキナーゼ遺伝子をコードしていない)．AZT一リン酸は，宿主細胞のチミジル酸キナーゼによって二リン酸に変換され，さらに宿主細胞ヌクレオシド二リン酸キナーゼによって三リン酸に変換される．このようにAZTはACVやガンシクロビルとは異なり，活性化段階における選択性は有しておらず，**リン酸化されたAZTは感染した宿主細胞だけではなく，全身のほぼすべての分裂細胞に蓄積される**．このためACVなどと比べると，AZTの毒性は高い．

AZT三リン酸はHIV RTを標的としており，これまで調べられてきたヒトDNAポリメラーゼよりも，HIV RTをより強く阻害する．AZTがRTを阻害する機序の詳細は完全には解明されていないが，ACVと同じように，AZT三リン酸のDNA伸長鎖への取込みが重要と考えられている．

このように，AZTはACVやガンシクロビルと比較して考えることができる（表37-1）．ACVはこれら薬物のなかでも，活性化段階（キナーゼ）と阻害段階（ポリメラーゼ）の双方で高い選択性を持つ．AZTは活性化段階において非選択的であるため，おそらく最も選択性の低い薬物である．AZTは阻害段階においては比較的選択性があるものの，リン酸化AZTは宿主細胞の重要な酵素を阻害してしまう．例えばAZT一リン酸は，宿主細胞のTKの基質であり阻害物でもあるが，宿主細胞TKは細胞複製には必須のものである．ガンシクロビルは選択性に関しては中間的であり，活性段階でも阻害段階でも中等度の選択性を有している．

**表37-1 抗ウイルスヌクレオシドアナログの作用の選択性は，ウイルスおよび宿主細胞のキナーゼとポリメラーゼに対する特異性により決定する**

| 薬　物 | キナーゼ特異性 | ポリメラーゼ特異性 |
|---|---|---|
| ACV | ウイルスTK ≫ 宿主細胞キナーゼ | ウイルスDNAポリメラーゼ ≫ 宿主細胞DNAポリメラーゼ |
| ガンシクロビル | ウイルスUL97 > 宿主細胞キナーゼ | ウイルスDNAポリメラーゼ > 宿主細胞DNAポリメラーゼ |
| AZT | 宿主細胞TK | ウイルスRT ≫ 宿主細胞DNAポリメラーゼ |

薬物は作用の選択性が高い順に表示．≫特異性に大きな差あり，>特異性に中程度の差あり，ACV：アシクロビル，TK：チミジンキナーゼ，AZT：ジドブジン，RT：逆転写酵素．

とりわけリン酸化AZTは全身のほぼすべての分裂細胞に蓄積するため，その毒性は深刻な臨床的問題を引き起こす．具体的にはAZTによる骨髄抑制があり，おもに好中球減少症や貧血として症状を呈する．AZTの毒性はAZT三リン酸による宿主細胞ポリメラーゼに対する影響だけでなく，AZT一リン酸による宿主細胞チミジル酸キナーゼに対する影響もある（前述参照）．AZTにはこうした臨床上の効果の限界や毒性と耐性の問題があったことから，その他の抗HIV薬の開発が行われ，HIV併用化学療法が行われるようになった（Box 37-1）．

## ラミブジン

その他にもいくつかの抗HIVヌクレオシドアナログが利用可能であるが，これらはすべてウイルスの酵素よりも宿主細胞の酵素をその三リン酸形態の活性化に利用している．こうした薬物は図37-5と本章末の「主要薬物一覧」に記載した．AZTと同様に，これら薬物はすべてDNA鎖の強制的な終止コドンである．その多くでは，ミトコンドリアDNAポリメラーゼの阻害によると考えられる毒性を呈する．そのなかでも**ラミブジンlamivudine（3TC）**は毒性が最も少ない．これは3TCが非常に独特な構造をしていることと関連していると考えられる．3TCは通常の生物学的なヌクレオシドの形態であるD-立体異性体ではなくL-立体異性体であり，5員環のなかに硫黄原子を有している（図37-5）．3TCの毒性が少ないのは，ミトコンドリアDNAポリメラーゼに対する阻害が比較的弱いためであると考えられる．実際3TC三リン酸は，宿主細胞のポリメラーゼよりもHIV RTに対してより強く阻害する．しかし3TC単剤治療を行った患者では速やかに耐性が出現するため，ほぼ全例で他の抗HIV薬との併用で用いられる（Box 37-1）．

**エムトリシタビンemtricitabine（FTC）**は3TCと構造的に同系統の薬物である（図37-5）．FTCは1日1回の投与のみでよく，HIV患者にとって重要な利点となっている．実際にFTCは，他の1日1回投与の抗HIV薬との併用としてよく用いられる．

3TCはHIV感染症の治療以外にも，慢性のHBV感染やウイルス複製の活性化徴候のある患者に使用される．HBVは独特なDNAウイルスである．HBVのビリオン中には，二本鎖DNAゲノムの一部と，RTとしても機能するウイルスDNAポリメラーゼが含まれている．宿主細胞の核に侵入すると，このポリメラーゼによってウイルスDNA合成が完成する．通常合成

## Box 37-1 ヒト免疫不全ウイルス治療における併用化学療法

最初にジドブジン（AZT）が導入された時，AZT 単剤療法は HIV 感染者の疾患の進行を遅らせ，進行した AIDS 患者の生命予後を延長させた．1980 年代後半から 1990 年代前半においては，これらは治療上の大きな進展であった．しかしその後，AZT の単剤療法の問題点が広く知られるようになった．AZT には貧血，悪心，頭痛，不眠，関節痛，稀ながら乳酸アシドーシスなど相当な毒性があり，またその効果も血漿中の HIV 量を中程度（3～10 倍），かつ一時的に減少させるだけであった．AZT 単剤療法を受けた患者は，否応なく AIDS へと進行した．こうした患者からは AZT 耐性ウイルスが検出され，AZT 耐性変異株が AZT 単剤療法を低効果で長期的なものにする一因であると広く受け止められていた．

同様の問題は，他の多くの抗 HIV 薬による単剤療法でも生じていた．3TL や NNRTI，ないしはプロテアーゼ阻害薬が単剤で使用され，使用開始時の効果は AZT より優れてはいたが（血漿中 HIV 濃度を 30 倍以上減少），やはり効果は完全ではなく，耐性の出現は AZT よりも速やかに生じた．毒性や好ましくない薬物動態特性，薬物間相互作用も多くの薬物に関して重大な問題となった．

こうした問題点から，併用化学療法（“薬物カクテル”の使用．第 40 章，併用化学療法の原理参照）が HIV 感染者の標準治療となった．カクテル療法は単剤よりも効果が高く，HIV 量をさらに減少させることができた．併用療法では，ウイルス複製が効果的に阻害されウイルス複製中の突然変異の機会が減少したこと，またカクテルに使用されたすべての薬物に対して耐性化するためには複数の突然変異が必要であることから，薬物耐性ウイルスの出現も減少した．理論上，併用化学療法では各薬剤を低用量で使用することが可能となるため，毒性を減少させることができる．現在では単剤療法に代わり，HIV 感染者の治療は開始時点から併用化学療法で行うようになっている．実際，現在の新規の抗 HIV 薬はすべてが併用療法による使用のみが FDA によって認可され，また特定の薬物は合剤化されている．現在でも議論となっているのは，併用化学療法をできるだけ速やかに導入するか［患者に副作用を負わせ，服薬遵守率の低下のリスクが増加する（耐性化の懸念）］，それともウイルス量がある一定の閾値を超えるまで（または $CD4^+$ T 細胞が一定の閾値以下となるまで）は併用化学療法を待つか，という問題である．この疑問を解決するには，十分なフォローアップ期間を含む長期的な臨床試験が必要となる．2006 年には 3 種の抗 HIV 薬（テノホビル，FTC，エファビレンツ）が含まれた 1 日 1 回投与の合剤が承認され，服薬遵守率の向上が期待されている．

抗菌薬や抗がん薬の併用化学療法においては，異なる標的に作用する薬物を組み合わせるのが一般的となっている（第 40 章，併用化学療法の原理参照）．しかし抗 HIV 薬の併用化学療法では，2 剤ないしは 3 剤の RT 阻害薬（例：テノホビル，FTC，エファビレンツ）が併用され，確かな効果を上げている．このような成功の 1 つの要因として，各薬物単独では効果が不十分であり，そうした薬物を組み合わせることでより高い効果を生み出すことができると考えられている（抗 HIV 薬には毒性の特徴が異なるものがあり，それらの薬物を併用することで総合的には重大な毒性を増加させずにすむことが可能）．2 つ目の要因としては，1 つの薬物に対して耐性を生じさせる突然変異が，必ずしも他の薬物の耐性を生み出さないということである．例えば，AZT 耐性の突然変異株は，NNRTI に対する感受性を保っており，場合によっては他のヌクレオシドアナログにも感受性であることもある．3 つ目の要因としては，臨床的意義については議論のあるところだが，1 つの薬物に対して耐性を生じさせる突然変異が，他の薬剤に対する耐性獲得突然変異には抑制的に作用する可能性があるということである．4 つ目の要因として，特定の耐性突然変異はウイルスの“適応力”を減少させるということであり，これは患者体内におけるウイルス複製能の低下を意味する．そのため，併用療法のレジメンのなかにウイルスがすでに耐性を持つ薬物を用いることで，薬物耐性を持つウイルスにとって有利な選択圧を維持することとなり，治療全体としては有利に働く可能性がある．

抗 HIV の併用療法［**高活性抗レトロウイルス療法 highly active antiretroviral therapy (HAART)**］を行う多くの患者では，血中ウイルス濃度は検出感度以下（標準検査で HIV RNA/mL が 50 コピー未満）となる．研究者のなかには，十分な期間カクテル療法を継続すれば，ウイルスを根絶させることも可能と推測する者もいる．しかしながら，抗ヘルペス薬と同様に抗 HIV 薬は，複製を行っているウイルスにのみ有効で潜伏期ウイルスには効果がなく，さらに潜伏ウイルスは長期間体内に残ると考えられている．こうした治療上の制約や抗 HIV 薬にかかる法外なコストはあるものの，多くの患者にとって AIDS に対する併用療法は，AIDS 流行が始まって以来最高の福音である．

されたDNAは組み込まれず，宿主細胞RNAポリメラーゼによる転写に用いられるエピソームの鋳型となり，宿主細胞RNAポリメラーゼによって，ゲノムRNAの全長，および種々のウイルスタンパク質をコードするmRNAの両者を作り出すRNAにコピーされる．ウイルスポリメラーゼをはじめとする構造タンパク質は，ウイルスゲノムRNA全長上で組み立てられる．感染細胞中に存在するこうした粒子の内部では，ポリメラーゼによってRNAが部分的に二本鎖DNAに逆転写される．最終的にウイルス粒子は宿主細胞から出芽して，脂質エンベロープを獲得する．3TC三リン酸は，HBVポリメラーゼに対する非常に効果的な阻害薬である．この他にも，アデホビルとエンテカビルという2種類の抗HBV薬がある（図37-5）.

## 非ヌクレオシド系DNAポリメラーゼ阻害薬

ヌクレオシドアナログは，宿主細胞およびウイルスの両者の酵素を阻害する．そのためウイルスの酵素を選択的に標的とするような，様々な構造の化合物を探す努力が積み重ねられてきた．そうした化合物のなかでも臨床的に最初に使用された薬物が**ホスカルネット foscarnet［ホスホノギ酸 phosphonoformic acid（PFA）**；図37-7］である．PFAは，幅広い種類のウイルスのDNAおよびRNAポリメラーゼの双方を阻害する．*in vitro*ではHIVを含む比較的広範な抗ウイルス活性を有するが，臨床的にはACVやガンシクロビル治療が奏効しなかった特定の重症HSVおよびCMV感染症（薬物耐性など）の治療に用いられる．しかしながら，ACVやガンシクロビル耐性のポリメラーゼ変異株は，少なくとも中程度のPFA耐性を示すことに注意すべきである．

PFAは，宿主細胞またはウイルスの酵素による活性化を必要としない点で，ヌクレオシドアナログとメカニズムが異なる．むしろPFAは，DNA重合反応におけるピロリン酸生成物と類似していることで，ウイルスのDNAポリメラーゼを直接的に阻害する．薬物の選択性は，宿主細胞の酵素よりもウイルスDNAポリメラーゼに対する感受性が相対的に高いことに基づく．PFA耐性のDNAポリメラーゼ変異株の存在により，こうした生化学的な特徴が確認された．天然化合物（ピロリン酸）に類似した化合物であることから予測されるように，PFAの選択性はACVほど高くない．PFAでは，宿主細胞の分裂を阻害する薬物濃度と，抗ヘルペスウイルス効果に必要な薬物濃度とに大きな差がないのである．PFAのおもな欠点は，経口では吸収されない，溶解性が低いことである．腎機能障害

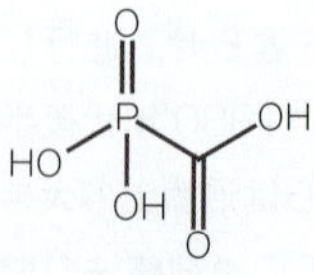


**PFA**

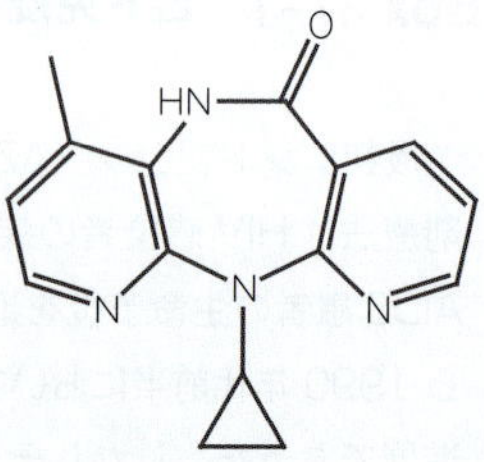


**ネビラピン**

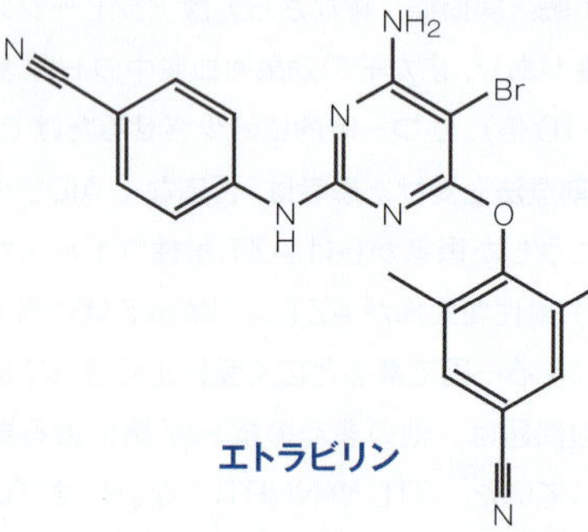


**エトラビリン**

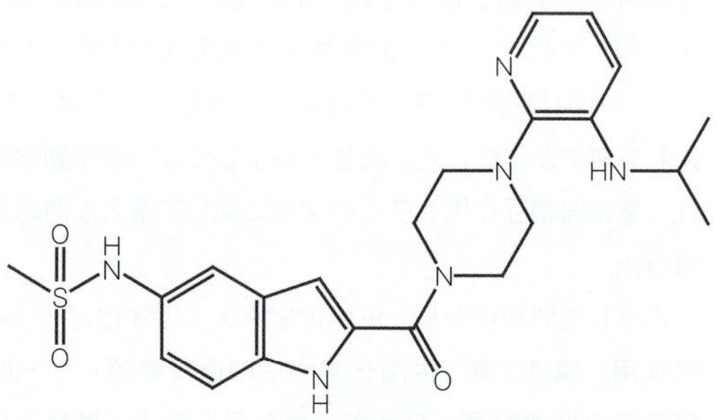


**デラビルジン**

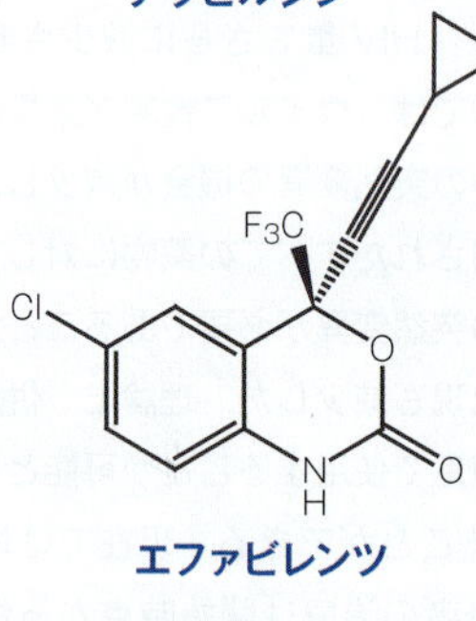


**エファビレンツ**

**図37-7 非ヌクレオシド系のDNAポリメラーゼ阻害薬と逆転写酵素阻害薬**

ホスカルネット（PFA）はピロリン酸アナログであり，ウイルスのDNAとRNAポリメラーゼを阻害する．PFAは，抗ヘルペスヌクレオシドアナログに耐性の単純ヘルペスウイルス（HSV）およびサイトメガロウイルス（CMV）感染症治療に適応がある．非ヌクレオシド系逆転写酵素阻害薬（NNRTI）であるエファビレンツ，ネビラピン，デラビルジン，エトラビリンは，ヒト免疫不全ウイルス（HIV）-1逆転写酵素（RT）を阻害する．NNRTIは，他の抗レトロウイルス薬との併用としてHIV-1感染症治療に承認されている．NNRTIの構造が，抗HIVヌクレオシド・ヌクレオチドアナログとはかなり異なっていることに着目してほしい（図37-5と比較）.

## Box 37-2 非ヌクレオシド系逆転写酵素阻害薬（NNRTI）とCCR5拮抗薬の開発

NNRTIは，薬物標的を設定したハイスループット・スクリーニング法によって発見された．HIV RTを大腸菌 *Escherichia coli* で過剰発現させて大量のRTを抽出し，これを自動化が容易なRTアッセイに使用した．このアッセイを利用して，RTを阻害する能力を持つ何千もの化合物をスクリーニングした．次に薬物候補となった化合物に逆スクリーニングを行い，関連のないポリメラーゼを阻害しないことを確認してその特異度が検査された．選ばれた化合物には安定性，薬物動態，毒性を改善するため，その特性に化学的な改良が加えられた．こうした過程を経て，低濃度でHIV-1 RTを阻害し，近縁のHIV-2であっても阻害しない特異性の高いNNRTIが得られた．

CCR拮抗薬であるマラビロクも薬物標的を設定したハイスループット・スクリーニング法を利用して開発されている．マラビロクの場合には，内因性リガンド（ケモカイン）がCCR5に結合するのを阻害する主要な化合物を発見するようにアッセイを設定した．NNRTIの開発と同様，発見された主要化合物はCCR5に対する特異度が検査され，その有効性や抗ウイルス活性，薬物動態，毒性を最適化するよう，その特性に化学的な改良が加えられた．こうして生まれたのが選択的CCR5拮抗薬であるマラビロクであり，CCR5陽性HIV-1感染症の成人に対する抗レトロウイルス治療の併用薬の1つとして使用されている．

が容量制限毒性となることが多い．

### 非ヌクレオシド系逆転写酵素阻害薬（NNRTI）

非ヌクレオシド系逆転写酵素阻害薬 non-nucleoside reverse transcriptase inhibitor（NNRTI）である**エファビレンツ efavirenz**，**ネビラピン nevirapine**，**delavirdine**，**エトラビリン etravirine**は，薬物標的を設定したハイスループット・スクリーニングによる合理的な手法を用いて開発された薬物である（Box 37-2，図37-7）．このスクリーニング法は現在広く使われており，NNRTIはこの方法で開発された最初の薬物である．ヌクレオシドアナログとは異なり，NNRTIは直接的に標的を阻害するため，化学的な修飾を受ける必要がない．X線結晶学的研究により，NNRTIはRTの触媒部位の近傍に結合することが明らかとなっている．NNRTI存在下では，RTがヌクレオシド三リン酸およびプライマー鋳型に結合することはできるが，この2つの結合が阻害される．NNRTIは経口投与が可能であり，またその有害事象（最多は皮疹）は，一般的にPFAや他のヌクレオシドアナログよりも軽度である．NNRTIの使用上のおもな制約は耐性獲得が早いことであり，他の抗HIV薬との併用が必要である（Box 37-1）．NNRTIの1つである**エファビレンツ efavirenz**は，抗HIV薬としては初めての1日1回投与の薬物である．2006年には，エファビレンツ，テノホビル，エムトリシタビンの合剤が1日1回投与の薬物としてFDAに認可された．

### ヒト免疫不全ウイルスインテグラーゼ阻害薬

インテグラーゼはHIVゲノムの組み込みを実行する酵素であり，HIVゲノム複製に必須の酵素である．インテグラーゼはHIV DNA末端の配列上で組み立てられ，ジヌクレオチドをそれぞれの3′末端側の鎖から切り離し，これを標的の（宿主細胞）DNAの下に転移させ，HIV DNAを標的の宿主DNAに共有結合させる（図37-8）．研究者たちはインテグラーゼのDNA鎖転移反応を阻害するアッセイを開発し，このアッセイを用いて活性のある化合物のスクリーニングを行った．このアッセイで活性を認め，かつ培養細胞で抗HIV活性を示した数種類の化合物のなかから，これまでのところ1つの薬物が開発に成功し，経口薬としてFDAの承認を得た．これが**ラルテグラビル raltegravir**である（構造は図37-8C）．ラルテグラビルは他の抗HIV薬との併用薬として承認されている．現在，ラルテグラビルを使用した初期治療を評価する臨床試験が行われており，現時点ではラルテグラビルはおもに他の抗HIV薬に対して耐性となった患者に用いられる．ラルテグラビルへの耐性はHIVインテグラーゼ遺伝子での複数の点突然変異に起因すると考えられており，他の抗レトロウイルス薬との併用の必要性が強調される．

## ウイルス成熟阻害薬

HIVをはじめとする多くのウイルスでは，タンパク質や核酸を粒子に組み立てるだけでは感染性のあるビリオンにならない．**成熟 maturation**と呼ばれるさらなる段階が必要となる．HIVを含む多くの場合で，

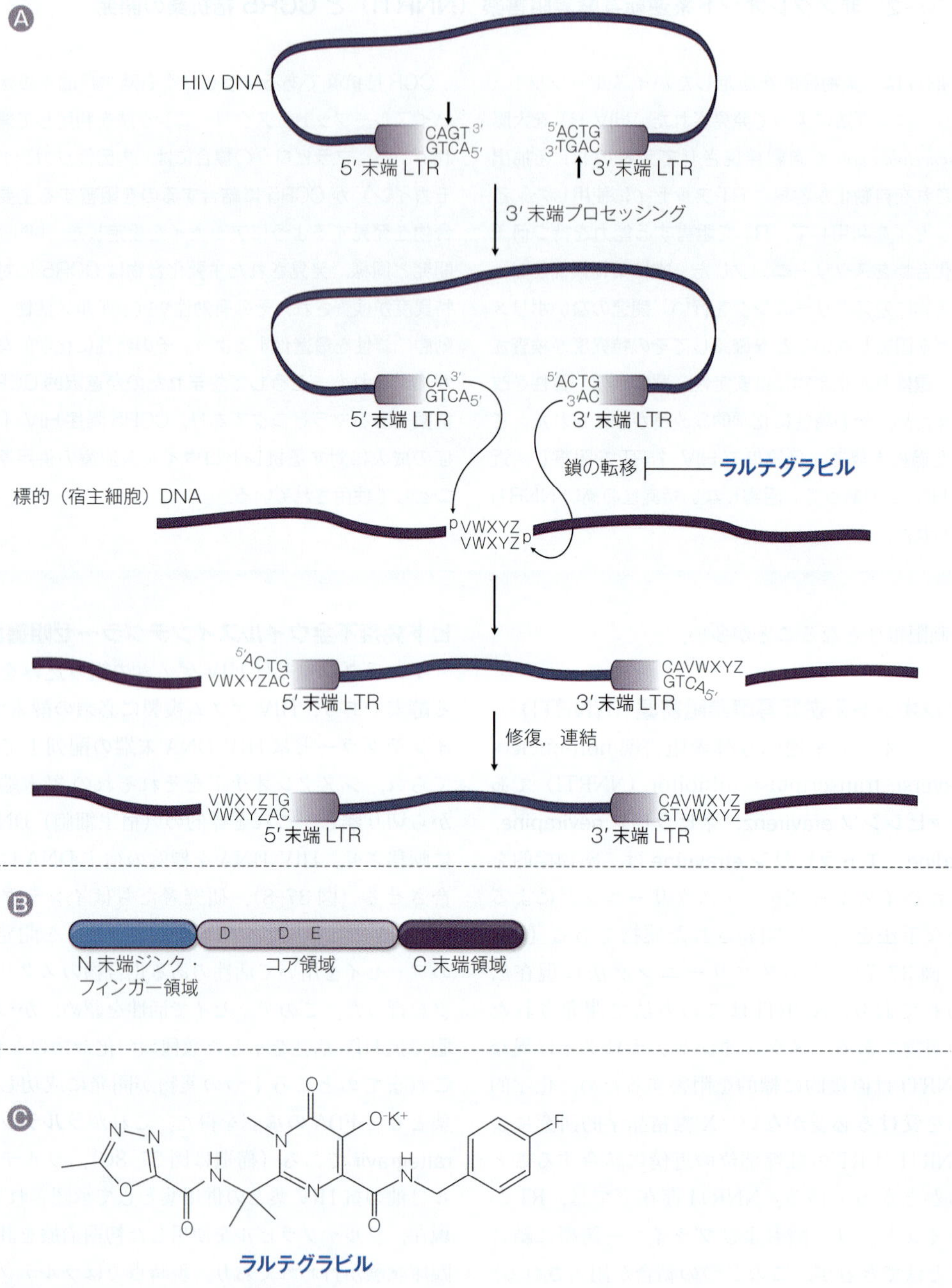


**図 37-8　宿主細胞 DNA へのヒト免疫不全ウイルス DNA 組み込みと抗ヒト免疫不全ウイルスインテグラーゼ阻害薬の効果**

**A.** ヒト免疫不全ウイルス（HIV）インテグラーゼの作用を概略図に示した．二本鎖の HIV DNA は逆転写により，LTR として知られる両末端が平滑な長い末端反復配列 long terminal repeat を持つ直鎖分子として生成される．5′末端側の LTR には HIV 転写のプロモーターやエンハンサーが含まれ，3′末端側にはポリアデニル化信号が含まれる．両側の LTR は同一の４塩基対による末端となっている．組み込み integration の第１段階では，HIV インテグラーゼによってウイルス DNA の両側の 3′末端側の鎖から２つの末端ヌクレオチドが取り除かれ，5′末端の２塩基（AC）が突き出した状態になる．第２段階（鎖の転移）では，インテグラーゼは宿主 DNA をジグザグ状に切り出し，ウイルス DNA の 3′末端側の OH が宿主 DNA のリン酸ジエステル結合を攻撃するのを触媒する．これによりウイルスゲノムの両端に宿主 DNA とウイルス DNA の新規のリン酸ジエステル結合が形成される．ウイルス DNA の突き出した AC は結合されず，そのためウイルスゲノムの両端では宿主 DNA との間の一本鎖で間隙が生じる．この後の第３段階（修復，連結）で突き出した AC 部は除去され，組み込まれたウイルス DNA の両端に宿主配列の短い複製が作られることで DNA の間隙が埋められる．**B.** HIV インテグラーゼの領域構造は単量体である．ラルテグラビルは触媒コアの活性部位に結合し，鎖の転移反応を阻害する．触媒に関与する Asp-64，Asp-116，Glu-152 はコア領域における D-D-E として示す．**C.** ラルテグラビルの構造．

ウイルスは成熟に必須となるプロテアーゼをコードしている．HIV プロテアーゼは gag と gag-pol ポリタンパク質を切断し，機能的なカプシドタンパク質およびウイルス酵素を産生する．多くのウイルスにとってウイルスプロテアーゼは複製に必須であることから，プロテアーゼに対して活性を持つ薬物開発に多大な労力が費やされてきた．こうした努力のもととなってきたのは，**HIV プロテアーゼ阻害薬 HIV protease inhibitor** の成功と開発における課題であった．HIV プロテアーゼを標的とした抗ウイルス薬で認可されているのは**サキナビル saquinavir**，**リトナビル ritonavir**，**amprenavir**（ならびにより経口吸収率の高いプロドラッグ誘導体の**ホスアンプレナビル fosamprenavir**），**インジナビル indinavir**，**ネルフィナビル nelfinavir**，**ロピナビル lopinavir**，**アタザナビル atazanavir**，**tipranavir**，**ダルナビル darunavir**（ホスアンプレナビルとダルナビル以外は図 37-9 で図示）であり，合理的な薬物設計の成功例とされている（Box 37-3，図 37-10）．

HIV プロテアーゼが薬理学的な標的として魅力的であったのには，いくつかの理由がある．第 1 に，HIV プロテアーゼが HIV 複製にとって必須であること．第 2 に，点突然変異が起こるだけで HIV プロテアーゼは不活性化されることから，小分子でもその活

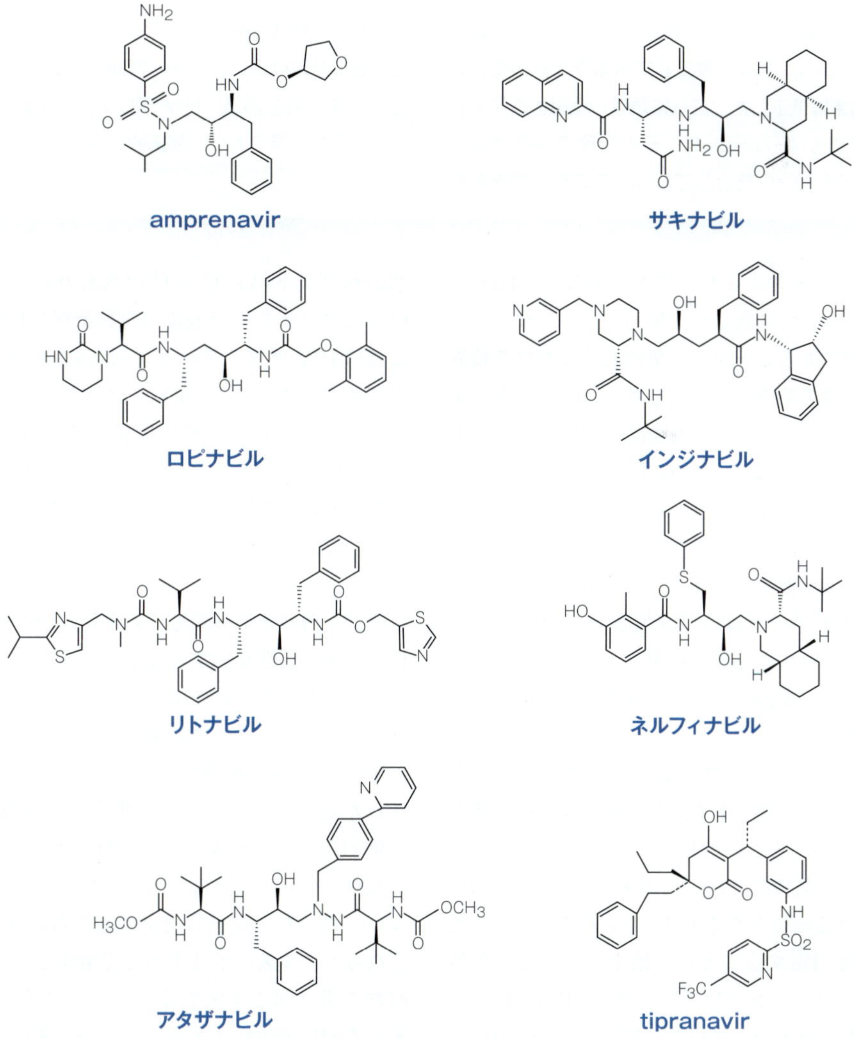


**図 37-9 抗ヒト免疫不全ウイルスプロテアーゼ阻害薬**
抗ヒト免疫不全ウイルス（HIV）プロテアーゼ阻害薬の amprenavir，サキナビル，ロピナビル，インジナビル，リトナビル，ネルフィナビル，アタザナビル，tipranavir の構造を図示する．これら化合物はペプチドを模倣しており（ペプチド模倣薬），tipranavir 以外はすべてペプチド結合を有する．抗 HIV プロテアーゼ阻害薬のダルナビルとホスアンプレナビル（amprenavir のプロドラッグ）の 2 つは図示していない．

## Box 37-3　リトナビルの開発

リトナビルの開発は構造基盤的（“合理的”）な薬物設計の一例である．その開発はHIVプロテアーゼによる基質の切断によって形成される遷移状態をモデルとして始まった（図37-10）．切断部位の各端にある1残基を利用して，遷移状態のアナログが設計された．HIVプロテアーゼは対称的な二量体であることがわかっていたことから，切断部位の両端には同一の残基（フェニルアラニン）が選ばれ，対称の中心には遷移状態を模倣したCHOH基が使われた．このA-74702という分子はHIVプロテアーゼ薬としては非常に弱いものであったが，両端に対象的な基を付加したA-74704では，阻害効果は40000倍以上（$IC_{50}$ = 5 nM）となった（図37-10，Val：バリン，Cbz：カルボベンジルオキシ）．さらにA-74704を改変して水溶性を高めたところ，阻害効果は低下した．これに類似した阻害作用を持つ化合物であるA-75925は，その対称の中心が2つのCHOH基がC−C結合しており，この化合物を基礎としてさらなる改良が行われた．この分子の両端を対称性に変更したことで，水溶性でかつ高い阻害効果を持つA-77003が生まれた．しかしこの化合物は経口投与でのバイオアベイラビリティがなかった．そのため中心のOH基を取り外し，分子の各末端に他の機能基に変更して誕生した化合物がリトナビルである．リトナビルでは水溶性は低下したものの抗ウイルス活性および経口バイオアベイラビリティが向上している．治療においてリトナビルが到達する血漿中濃度は，抗ウイルス活性に必要な濃度を大きく超える．こうした構造基盤的な薬物設計では，HIVプロテアーゼと各阻害化合物による複合体のX線構造を利用して，分子に対して次々と変更が加えられた．構造を解析することで，どの化学基を付加しどれを取り除けばいいのか，情報に基づいて推測することができたのである．HIVプロテアーゼ阻害薬リトナビルはその成果であり，臨床的に有用な薬物となっている．

性を阻害できると考えられたこと．第3に，HIVプロテアーゼによって切断された配列は保存され，かついくぶん独特であることから，薬物設計における特異性，および開発の始点にもなると考えられたこと．第4に，HIVプロテアーゼは最も密接な関係にあるヒトのプロテアーゼと異なり，2つの同一のサブユニットによる対称的な二量体であり，それぞれが活性部位に寄与しているため，これもまた薬物設計における特異性，および開発の始点になると考えられたこと．第5に，HIVプロテアーゼは過剰発現させて分析するのが容易であり，その結晶構造が明らかにされていること．以上すべての要因によって，薬物開発の成功の確率は上昇した．

HIVプロテアーゼ阻害薬であるリトナビルは，合理的な薬物設計の一例である．リトナビルはペプチド模倣薬（ペプチド構造に類似；Box 37-3，図37-10参照）である．薬物設計は，長鎖タンパク質からRTが切り出される部位となるHIVプロテアーゼの自然基質の1つを同定することから始まった．この部位は，フェニルアラニン-プロリン（Phe-Pro）結合を有する点で他とは異なっている（図37-10上部）．哺乳類の酵素がこうした部位を切断することはほとんどない．HIVプロテアーゼ構造が対称的な二量体であることを利用し，これに対応した対称構造を持つProをPheに置換した阻害薬が設計された．さらに，天然のペプチド結合C＝Oの代わりにCHOH基を使用してプロテアーゼ触媒の遷移状態に模倣させたが，これはHIVプロテアーゼに最も強固に結合する触媒中間体である（図37-10）．設計された阻害薬は，元のペプチド結合や天然の遷移状態とは違い，酵素によって切断されることがない．こうした対称構造の阻害薬がどのようにリトナビルへと発展していったのかについて，Box 37-3で述べる（図37-10も参照のこと）．

設計が巧妙であってもその薬物が期待通りの機序で抗ウイルス活性を示すとは限らないが，プロテアーゼ阻害薬は期待通りに作用する．化合物は培養細胞で有効であっても，ウイルス複製に対しての効果は，多くの場合 *in vitro* の酵素に対する効果よりも低い．予想された通り，プロテアーゼ阻害薬に曝露されたHIV感染細胞はウイルスタンパク質を生成し続けた．が，これらのタンパク質は効果的にプロセシングされていない．ウイルス粒子は感染細胞から発芽するものの，これらウイルス粒子は未熟で感染性を持たない．薬物耐性を引き起こす突然変異が，プロテアーゼをコードするHIV配列上に位置することが観察されており，プロテアーゼ阻害薬が期待通りの機能を発揮する確固たる証拠となっている．

プロテアーゼ阻害薬は他の抗HIV薬と併用され，AIDS治療に多大な影響を与えてきた（Box 37-1）．

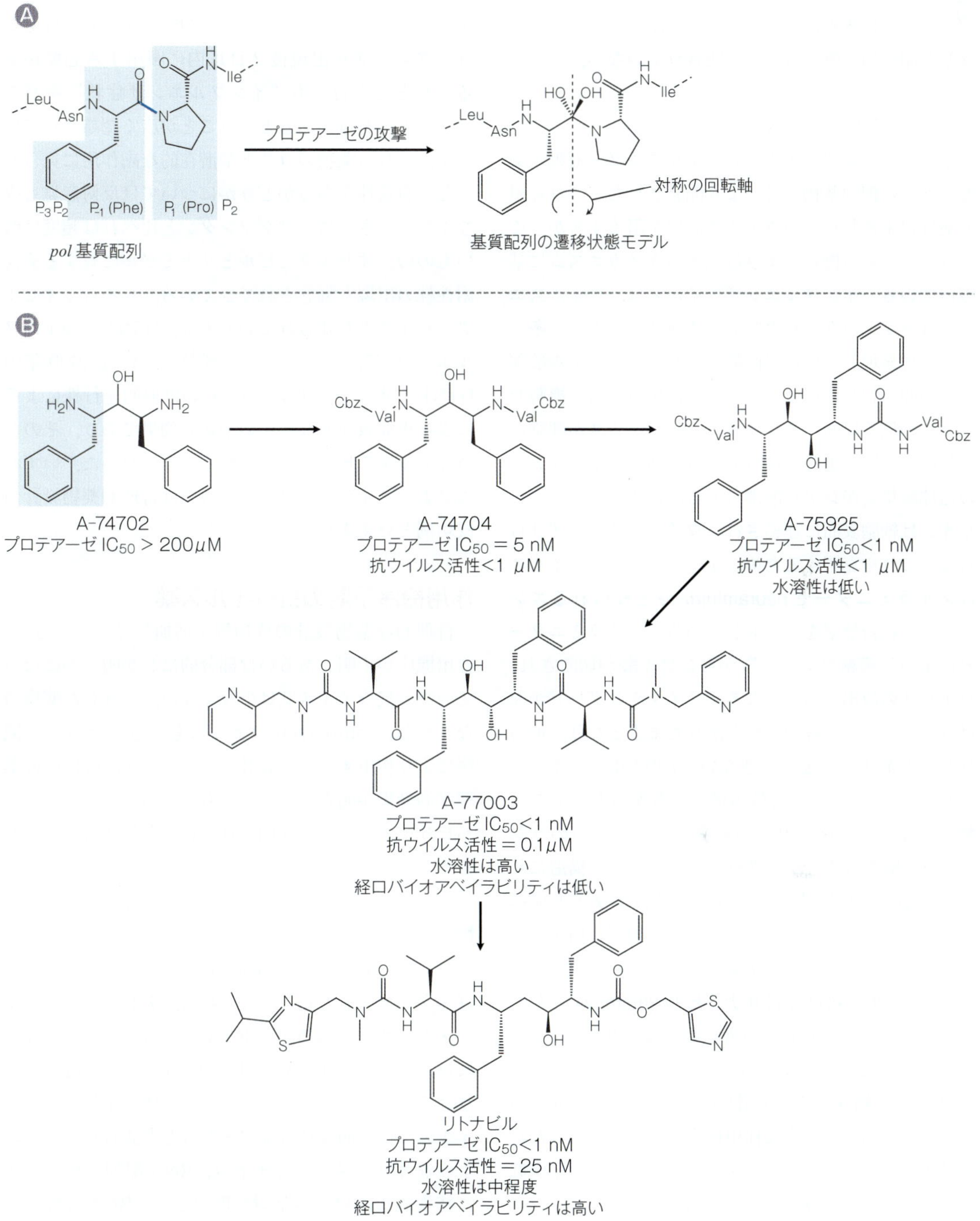


**図 37-10 リトナビル開発の過程**

**A.** ヒト免疫不全ウイルス（HIV）の *pol*（ポリメラーゼ）遺伝子産物はフェニルアラニン（Phe）-プロリン（Pro）配列を有しているが，これはヒトのプロテアーゼの切断部位としては稀な配列である．HIV プロテアーゼはこの Phe-Pro 結合を切断する．プロテアーゼ反応の遷移状態には対称の回転軸がある．**B.** 選択的 HIV プロテアーゼ阻害薬の構造基盤的な開発は，2 つのフェニルアラニンアナログとその間の CHOH 部分を持つ化合物（A-74702）から始まった．この化合物には弱い阻害作用しかなかったが，その後抗プロテアーゼ活性を最大限に高めながら，抗ウイルス効果，水溶性，経口バイオアベイラビリティの向上が図られた．抗プロテアーゼ活性の最大化は，酵素の 50%が阻害される薬物濃度を示す $IC_{50}$ が測定され，この漸減が確認された．詳細は Box 37-3 を参照．

5 しかしながら，プロテアーゼ阻害薬には脂肪分布異常や代謝異常などの予測外の副作用があり，こうした副作用の機序は未だ解明されていない．

## ウイルス放出阻害薬

インフルエンザウイルスのノイラミニダーゼ阻害薬もまた，合理的薬物設計により開発された．これら阻害薬は宿主細胞からのウイルス放出を阻害するが，これはウイルスの接着および放出というメカニズムに基づいている．インフルエンザウイルスは，ウイルスエンベロープ上のタンパク質である血球凝集素と，多くの細胞で発現している表面糖タンパク質のシアル酸部分との間の相互作用によって細胞に接着する．複製サイクルの最終局面でインフルエンザウイルスが細胞から脱出する際，出芽しかけている初期段階ビリオン上の血球凝集素がシアル酸部分と再結合することで，ビリオンは細胞表面に連結され，ウイルス放出が妨げられる．これを克服するため，インフルエンザウイルスは**ノイラミニダーゼ neuraminidase** と呼ばれるエンベロープ結合酵素をコードしている．ノイラミニダーゼによって膜糖タンパク質からシアル酸が切断され，ウイルスの放出が可能となる．ノイラミニダーゼがなければウイルスは細胞につながれたままとなり，他の細胞へ拡散することはできない．1992年にノイラミニダーゼ-シアル酸複合体の構造が解明され，シアル酸がノイラミニダーゼ上の結合ポケット3つのうち2つを占拠することが示された．おもにこの構造に基づき，結合の可能性のある3つの結合ポケットすべてに対してエネルギー的に最も有利な相互作用を引き起こす新規のシアル酸アナログが設計された（図37-11）．この化合物は今日**ザナミビル zanamivir** として知られており，その $K_i$（阻害定数）は約0.1 nMである．ザナミビルはインフルエンザA型，B型の双方に対し $K_i$ で約30 nMの活性を有する．耐性変異株の研究から，前述のような作用機序が確認された．ただしザナミビルは経口でのバイオアベイラビリティが低いため，吸入で投与する必要がある．

ザナミビルの薬物動態を改良して誕生した新薬が**オセルタミビル oseltamivir**（図37-11）であり，経口でのバイオアベイラビリティは約75%である．オセルタミビルはノイラミニダーゼの結合ポケット3つのうち，2つとよく結合する．インフルエンザに罹患しやすい集団（例：高齢者福祉施設の入居者）においてオセルタミビルを予防的に投与すると，インフルエンザ患者数が減少することが示されている．オセルタミビルとザナミビルの両薬ともに，インフルエンザウイルスに感染した患者の有症状期間を減少させる効果がある．しかしこの減少は平均でわずか1日であり，さらに症状出現後2日以内に服用する必要がある．たとえ1日でも“インフルエンザ症状”を減らせることは有益であるということが広く認識されているが，これら薬物のコストや潜在的な副作用に見合うほどの有益性があるかどうかについては反対意見も少なくない．さらに，アダマンタンと比べれば頻度は低いものの，オセルタミビルとザナミビルに対する薬物耐性株の出現も懸念されてきている．おそらくオセルタミビルでより知られているのは，H5N1鳥類インフルエンザ（“鳥インフルエンザ”），または2009年のH1N1（“豚インフルエンザ”）の世界的流行株によるによる重症致死的な疾患の予防的効果であり，そのためオセルタミビルは備蓄されるようになった．いずれにせよ，ノイラミニダーゼ阻害薬は合理的薬物設計の成功例といえよう．

## 作用機序不明の抗ウイルス薬

合理的な薬物設計の成功例が増加している一方で，作用機序が不明，あるいは部分的にしか明らかになっていない抗ウイルス薬は少なくない．こうした薬物のなかには，fomivirsenのようにもともとは特定の機序により作用するよう設計されていたが，後に他の薬理学的効果が明らかになったものがある．その他にリバビリンのように経験則に基づいて発見されたものもある．

### fomivirsen

抗CMV薬である**fomivirsen**は，アンチセンスオリゴヌクレオチドとして設計された．アンチセンスオリゴヌクレオチドは特定のRNAを標的とする．統計的には，ウイルスRNAに相補的な15塩基を超えるオリゴヌクレオチドは，ヒトゲノム全体に相対してもウイルスに特異的な結合部位となると考えられる．このようなオリゴヌクレオチドは，RNA配列でウイルスに特異的な部分と塩基対を形成して，RNA分解を促進するか，頻度は低いがRNAプロセシングや翻訳を阻害することでその機能を妨害する．ウイルスRNAがmRNAの場合には，オリゴヌクレオチドの結合によってmRNAがコードするタンパク質の合成が阻害される．

fomivirsenはFDAが認可した最初のオリゴヌクレオチド薬である．fomivirsenはホスホロチオアートオリゴヌクレオチド（リン酸ジエステル骨格の酸素の1つが硫黄に置換されたもの）であり，CMVの遺伝

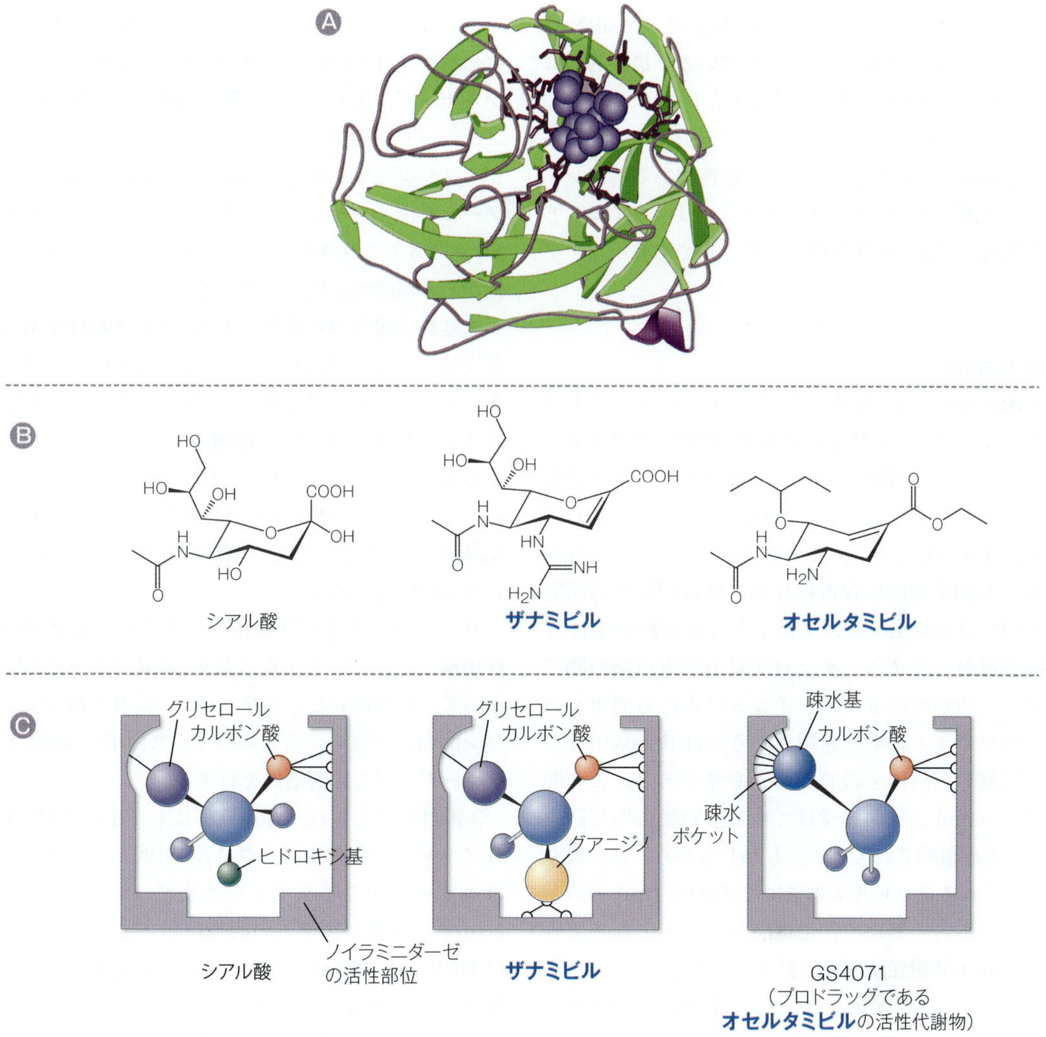


**図 37-11 ノイラミニダーゼ阻害薬の構造基盤的設計**
**A.** シアル酸（空間充填構造）がインフルエンザ A ウイルスのノイラミニダーゼに結合しているモデルを示す．シアル酸に結合したアミノ酸は棒状で描写している．この構造を利用し，シアル酸よりもより強固にノイラミニダーゼと結合する遷移状態アナログが設計され，これがノイラミニダーゼ阻害薬のもととなった．**B.** シアル酸と，ノイラミニダーゼ阻害薬のザナミビル，オセルタミビルの構造．**C.** インフルエンザウイルスのノイラミニダーゼにおける活性部位の概略図である．シアル酸，ザナミビル，GS4071 と活性部位との様々な結合様式を描写している（オセルタミビルは GS4071 のエチルエステルプロドラッグである）．

子制御タンパク質である IE2 をコードする mRNA と結合するよう設計されている．強い陰性電荷であるにもかかわらず，オリゴヌクレオチドは効率よく細胞内へ侵入する．適正条件下の培養細胞では，fomivirsen はガンシクロビルよりも強力な抗 CMV 活性を有し，マイクロモル以下の濃度で作用する．

こうした設計にもかかわらず，fomivirsen が IE2 の mRNA へ結合して作用する保証はない．塩基対形成を減少させる fomivirsen の配列変異は，抗ウイルス活性を大きく減少させないのに対し，塩基対形成を減少させない配列変異は，抗ウイルス活性を大きく減少させるからである．耐性 CMV 変異株が分離されているが，その変異は fomivirsen と相補的な領域にはない．いずれにせよ，fomivirsen は CMV 網膜炎などの CMV 眼病変の治療に対する承認を受けている．しかしその一方で，fomivirsen は硝子体内投与であるため，患者が治療を受けるに際しては強い動機づけが必要であり，また抗 HIV 併用療法によって発展途上国における CMV 網膜炎が減少していることから，fomivirsen の使用頻度は低下している．

こうした限界はあるが，fomivirsen は他のオリゴヌクレオチド薬の開発への道を拓いたといえる．特に，ウイルスmRNA切断を誘導する抗ウイルス薬としての低分子干渉RNA short interfering RNA（siRNA）の開発には多大な労力が費やされている．最終的にはアンチセンスRNA，siRNA，抗ウイルスリボザイム，さらには抑制性タンパク質さえも，遺伝子治療という手段で投与ができるようになる可能性がある．アンチセンスや遺伝子治療というアプローチは，ウイルスと宿主細胞の遺伝子機能を理解するうえでも有用なアプローチである．

## docosanol

***n*-docosanol** は，HSVや特定のエンベロープを持つウイルスに対し活性を有する22炭素飽和アルコールである．短鎖の飽和アルコールがビリオンの感染性を不活化することは以前より知られていたが，同時に細胞毒性を有していた．これまでのところdocosanolに重大な細胞毒性の報告はない．培養細胞での研究においてdocosanolは，少なくともある程度はHSVの接着段階とウイルスタンパク質の翻訳段階の間で作用し，特定の容量ではウイルス侵入にも効果がある．抗ウイルス効果を発揮させるにはdocosanolによる細胞の前処理を数時間行う必要があり，この間にdocosanolは代謝を受けて宿主細胞膜に取り込まれることが証明されている．しかしながら，多少なりとも見られる抗ウイルス効果になぜ選択性があるのかは不明である．薬物の作用機序のヒントとなるようなdocosanol耐性変異はこれまで報告されていない．docosanolの臨床効果については，同様の抗ウイルス薬の効能との関係で賛否両論があるものの，再発性の口腔・顔面のHSV症状（単純ヘルペス）治療に対して店頭販売（一般用医薬品over the counter）の局所治療薬としてFDAの認可を受けている．

## リバビリン

**リバビリン ribavirin** は“広域の抗ウイルス薬”と謳われてきた．事実，*in vitro* では多くのウイルスに対して活性を示し，*in vivo* でも数種のウイルスに対して有効である．しかしながら臨床的には，重篤なRSウイルス respiratory syncytial virus（RSV）感染に対するエアロゾル投与（肺への局所投与），および慢性C型肝炎ウイルス hepatitis C virus（HCV）感染でのインターフェロンとの併用に対してのみ認可されている【訳注：日本では慢性C型肝炎に対してのみ適応がある．】．

リバビリンの構造は，天然糖鎖（リボース）がプリン（アデニン，グアニン）に類似した人工の塩基様機能基に結合しており，この点で他のヌクレオシドアナログと異なる（図37-5）．その作用機序は未だ十分には解明されていない．リバビリンは細胞内アデノシンキナーゼによって一リン酸に変換され，細胞内のイノシン一リン酸デヒドロゲナーゼを阻害し，その結果グアノシン三リン酸 guanosine triphosphate（GTP）プールを減少させることが知られている（第38章参照）．こうした作用機序から，選択的な抗ウイルス活性がある可能性は低いと当初考えられていたが，ウイルス変異の研究から抗ウイルス活性の選択性がある程度支持されるようになっている．mRNAに7-メチルグアノシンキャップを付加する酵素などのある特定のウイルス酵素では，宿主細胞の酵素と比べGTPに対する$K_m$値が高い（つまり親和性が低い）可能性がある．そのため，細胞内のGTP濃度をウイルス酵素の$K_m$値以下にすることで，選択的抗ウイルス効果を得られる可能性がある．

リバビリンが選択性を持つと考えられる2番目の作用機序として，ウイルスRNAポリメラーゼの阻害がある．興味深いことにリバビリン二リン酸および三リン酸のいずれも，特定のウイルス由来のRNAポリメラーゼに対し阻害活性を有する．

3番目に考えられる作用機序にもウイルスRNAポリメラーゼが関与する．ウイルスRNAポリメラーゼはエラーを起こしやすく突然変異の頻度が高い．*in vitro* での複製システムの研究において，リバビリンはHCVなどの数種のウイルスにおいて突然変異の頻度を上昇させる．この突然変異率の上昇は，リバビリンがRNAに取り込まれることで生じる（鎖終止が消失する）と考えられるが，リバビリンのGTPプールに対する効果も関与している．“エラーカタストロフィー”と呼ばれる機序が提案されており，これによると突然変異率が上昇すると，もともと高いポリメラーゼのエラー頻度を“エラー閾値”の“限界以上”に押し上げることになり，これによって機能性を有するウイルスゲノムがほとんど，あるいは完全に産生されなくなる，というものである．この説は興味深いものの，議論の余地のあるところである．例えば，HCVのRNA複製がリバビリンに対して耐性となるウイルスRNAポリメラーゼ遺伝子はまだ発見されていない．

これまでに提案されてきたリバビリンの作用機序が，ヒトでのRSVやHCV感染症治療薬の効果と関連があるかどうかはわかっていない．実際に，HCVに関するリバビリンの治療効果が免疫システムを介している部分もあると考えられる．リバビリンの作用機序の解明が進めば，抗ウイルス治療の進歩につながるであろう．

## 免疫機構を修飾する薬物

宿主の免疫作用を利用したウイルス感染症の治療薬には3種類ある．免疫付与，インターフェロン，イミキモドである．免疫システムの背景については，第41章，炎症と免疫系の薬理学を参照していただきたい．

**能動免疫 active immunization** および **受動免疫 passive immunization** は，ウイルスエンベロープタンパク質に対する抗体を供給することによってウイルス感染を抑止する方法である．これらの抗体はビリオンの細胞への接着と侵入を阻害し，ビリオン排除を促進する．抗体には直接の殺ウイルス作用を持つものもあり，ビリオンは標的細胞の受容体との相互作用を生じる前に，破壊または不活化される．ウイルスに対する能動免疫の例としては，数多くのワクチン（麻疹，水痘，風疹，B型肝炎）があり，ワクチンの多くは予防的に用いられる．治療的に用いられるワクチンの例として **狂犬病ワクチン rabies vaccine** があり，すでに狂犬病ウイルスに感染した患者の生命を救うことができる．受動免疫の例としては，保存抗RSVヒト免疫グロブリンや，ヒト化モノクローナル抗体の **パリビズマブ palivizumab** があり，高リスクの小児に対するRSV感染症の予防として使用される．

インターフェロンやイミキモドは先天性免疫応答を利用したもので（第41章参照），直接的にはウイルスの遺伝子産物を標的としていない．インターフェロンは当初，ウイルス感染への反応で産生されるタンパク質であり，同種または他種ウイルスの複製を阻害するものと認識されていた．インターフェロンにはおもに2種類がある．**タイプⅠインターフェロン type Ⅰ interferon** には **インターフェロンα interferon-α** と **インターフェロンβ interferon-β** があり，これらは多くの細胞で産生され同細胞の表面にある受容体に作用する．**タイプⅡインターフェロン type Ⅱ interferon** には **インターフェロンγ interferon-γ** がある．これは一般的に免疫系細胞でも特にT細胞が産生しており，他の細胞の受容体に作用する．インターフェロンとその受容体の相互作用によって一連のシグナル伝達現象が誘発され，これによりウイルス感染症に対抗するタンパク質の発現が活性化ないしは誘導される．このようなタンパク質のなかで比較的よくわかっているものに **PKR** と呼ばれるプロテインキナーゼがあり，二本鎖RNAによって活性化される（二本鎖RNAはウイルス感染症において産生されることが多い）．PKRは宿主の翻訳機構の一部をリン酸化し，タンパク質合成を止めることで感染細胞におけるウイルスの産生を停止させる．

**インターフェロンα interferon-α** は，HCV，HBV，尖圭コンジローマ［特定のヒトパピローマウイルス human papillomavirus（HPV）により生じる］，カポジ肉腫 kaposi sarcoma［カポジ肉腫関連ヘルペスウイルス Kaposi sarcoma-associated herpesvirus（KSHV），別名：ヒトヘルペスウイルス8により生じる］の治療薬として使用される【訳注：日本では尖圭コンジローマ，カポジ肉腫に対する適応はない．】．インターフェロンαは通常，ポリエチレン・グリコール（ペグ）により投与後の薬物動態が改善された形態で使用される．インターフェロンが特定のウイルスの複製を阻害する機序はある程度解明しているが（PKRなど），インターフェロンのHCV，HBV，HPV，KSHVに対する作用機序には不明な点が多く残る．興味深いのは，これらのウイルスすべてがインターフェロンの作用を阻害するタンパク質をコードしている点である．この阻害の機序がわかれば，ウイルス複製を阻害するインターフェロン作用の解明の一助となる可能性があり，この分野での研究がさかんに行われている．

インターフェロンαは比較的稀な特定の悪性腫瘍にも用いられ，**インターフェロンβ interferon-β** は多発性硬化症の治療に使用される．こうした疾患に対しインターフェロンが治療効果を発揮する機序もまた，不明な点が多い．

**イミキモド imiquimod** は，HPVによる特定の疾患の治療薬として認可されている．イミキモドはトール様受容体 Toll-like receptor（TLR）7とTLR8に相互作用し，先天免疫を強化してインターフェロン分泌などを引き起こす．TLRは膜タンパク質であり，病原体関連分子パターンを認識する．TLRを活性化すると，病原体防御に必要となる細胞内のシグナル伝達が誘導される．イミキモドの場合，こうしたシグナル刺激がHPVによる疾患の治療効果にどのように影響を及ぼしているのか，はっきりとわかっていない．

# ▶ まとめと今後の方向性

ウイルスの生活環における多様な段階を考えていくことで，現在利用されている抗ウイルス薬の作用機序を理解し，さらに新しい抗ウイルス治療を開発する基礎となる．今日の抗ウイルス薬の大部分は，ウイルスと宿主ポリメラーゼの構造上や機能上の差異を利用してゲノム複製段階のウイルスを抑制するものである．さらに，マラビロクやenfuvirtide（T-20）はウイルスの接着と侵入を，アダマンタン系はウイルスの脱殻を，プロテアーゼ阻害薬はウイルスの成熟を，ノイラミニダーゼ阻害薬はウイルスの放出を阻害する．しかし，こうした薬物の多くは1つのウイルス（例：HIV）を抑制するだけであり，場合によってはそのウイルス中でも1種に対してのみ有効である（例：HIV-1には効果があるがHIV-2には効かない）ことを知っておく必要がある．現在ある抗ウイルス薬では，ヒトに病気を生じるとされるウイルスのうちのごくわずかにしか効果的な治療ができない．とはいえ，これまでに大きな進歩がなされてきたのは事実である．本書の執筆時点で，新規の抗HCV薬がFDAの審査に入っている．CaseのM氏のように，薬物の併用療法によってHIVのウイルス量を検出感度以下にまで減少させ，AIDS発症の進行を長年にわたり遅らせることができるのである．HIVに対する抗ウイルス治療は，未だHIV予防や治癒を達成してはいないが，これまでに何百万人ものHIV/AIDS患者の死亡率と罹患率を低下させてきたのは事実である．

## 推奨文献

Coen DM, Richman DD. Antiviral agents. In: Knipe DM, Howley PN, Griffin DE, et al., eds. *Fields virology.* 5th ed. Philadelphia: Lippincott Williams & Wilkins; 2006. (*Detailed review of the general and specific aspects of the mechanisms and uses of antiviral drugs.*)

Hay AJ, Wolstenholme AJ, Skehel JJ, et al. The molecular basis of the specific anti-influenza inhibition of amantadine. *EMBO J* 1985;4:3021–3024. (*This classic paper illustrates how viral genetics can be used to identify a drug target.*)

LaBranche C, Galasso G, Moore JP, et al. HIV fusion and its inhibition. *Antiviral Res* 2001;50:95–115. (*Summarizes the understanding of HIV fusion and includes a discussion of fusion inhibitors under investigation.*)

von Itzstein M, Wu WY, Kok GB, et al. Rational design of potent sialidase-based inhibitors of influenza virus replication. *Nature* 1993;363:418–423. (*Describes the structure-based design of zanamivir.*)

Yazdanpanah Y, Sissoko D, Egger M, et al. Clinical efficacy of antiretroviral combination therapy based on protease inhibitors or non-nucleoside analogue reverse transcriptase inhibitors: indirect comparison of controlled trials. *Br Med J* 2004;328:249–256. (*Reviews combination therapies used in the treatment of HIV.*)

## 主要薬物一覧：第 37 章　ウイルス感染症の薬理学

| 薬物 | 臨床応用 | 副作用（重篤なものは太字で示す） | 禁忌 | 治療的考察 |
|---|---|---|---|---|
| **ウイルス接着・侵入阻害薬**<br>メカニズム―マラビロクはケモカイン受容体 CCR5 を妨害する．enfuvirtide は，gp41 が媒介する HIV エンベロープと宿主細胞膜との融合を阻害し，HIV の接着と侵入を抑制する． | | | | |
| **マラビロク** | HIV | **肝毒性，心筋梗塞 / 虚血，免疫再構築症候群，感染リスク**<br>皮疹，めまい，上気道感染症，発熱 | マラビロクの過敏症 | マラビロクは，接着と侵入に CCR5 を利用する HIV 株の感染を阻害するが，CXCR4 受容体を利用する HIV 株に対しては活性がない．<br>マラビロクはウイルス量が持続的に検出される患者，または多剤耐性ウイルスを持つ患者に対して，他の抗 HIV 薬との併用で使用される． |
| **enfuvirtide（T-20）** | HIV | **ギラン・バレー症候群 Guillain-Barré syndrome，腎不全，血小板減少症，好中球減少症，好酸球増多症**<br>末梢神経障害，第 6 脳神経麻痺，結膜炎 | enfuvirtide の過敏症 | enfuvirtide はペプチドであり，非経口的に 1 日 2 回投与する必要がある．<br>enfuvirtide は，他の抗 HIV 薬ででコントロールできない HIV 感染症患者に対して，他の抗 HIV 薬との併用で使用される． |
| **ウイルス脱殻阻害薬**<br>メカニズム―ウイルス内部を酸性化するプロトンチャネルの M2 を抑制し，インフルエンザ A の脱殻を阻害する．酸性化はウイルスの基質タンパク質がウイルスリボ核タンパク質から解離するのに必要である． | | | | |
| **アマンタジン**<br>**rimantadine** | インフルエンザ A<br>パーキンソン症候群（アマンタジン） | **神経弛緩薬性悪性症候群，精神疾患の増悪**<br>起立性低血圧，末梢浮腫，消化管障害，錯乱，めまい，不眠，易刺激性，幻覚 | アマンタジン，rimantadine の過敏症 | rimantadine はアマンタジンと比べ，神経系への影響が少ない．<br>これらの薬物が使用される状況の多くは，ノイラミニダーゼ阻害薬に取って代わられている． |
| **抗ヘルペスウイルスヌクレオシド・ヌクレオチドアナログ**<br>メカニズム―ウイルスキナーゼにより薬物がリン酸化されることで，ウイルス感染細胞の DNA 合成が阻害される．アシクロビル，バラシクロビル，ファムシクロビル，penciclovir，ガンシクロビル，バルガンシクロビルはウイルスキナーゼによるリン酸化を受けることで，ウイルス DNA ポリメラーゼを阻害する．cidofovir は宿主細胞の酵素によってリン酸化を受けて，CMV の DNA ポリメラーゼを阻害する． | | | | |
| **アシクロビル（ACV）**<br>**バラシクロビル** | HSV<br>VZV | **腎不全（経静脈投与），免疫不全患者における血栓性血小板減少性紫斑病，脳障害，溶血性尿毒症症候群**<br>消化管障害，興奮，めまい | ACV，バラシクロビルの過敏症 | バラシクロビルは ACV のプロドラッグで，経口バイオアベイラビリティが向上している． |
| **penciclovir**<br>**ファムシクロビル** | HSV<br>VZV | **多形性紅斑**<br>消化管障害，頭痛 | ファムシクロビル，penciclovir の過敏症 | ファムシクロビルは，その活性型である penciclovir のジアセチル 6-デオキシアナログプロドラッグである． |

**主要薬物一覧：第37章　ウイルス感染症の薬理学（続き）**

| 薬　物 | 臨床応用 | 副作用（重篤なものは太字で示す） | 禁　忌 | 治療的考察 |
|---|---|---|---|---|
| **ガンシクロビル**<br>**バルガンシクロビル** | CMV | 好中球減少症，血小板減少症，貧血，発熱，静脈炎 | 重症好中球減少症<br>重症血小板減少症 | バルガンシクロビルはガンシクロビルのプロドラッグで，経口バイオアベイラビリティが向上している． |
| **cidofovir** | CMV 網膜炎 | **腎毒性，好中球減少症，代謝性アシドーシス，眼圧低下**<br>消化管障害，頭痛，皮疹 | 腎不全<br>腎毒性のある薬物との併用 | プロベネシドと併用投与する．<br>半減期が長く，1 週間に 1 回の投与ですむ． |
| **ビダラビン**<br>**idoxuridine**<br>**trifluridine** | HSV 角膜炎<br>稀にビダラビンを重症 HSV，VZV に使用<br>【訳注：日本では HSV 脳炎，免疫抑制患者における帯状疱疹に適応がある．】 | 眼刺激，流涙，光過敏 | ビダラビン，idoxuridine，trifluridine の過敏症 | 初期の抗 HSV 薬であり，他薬と比べると毒性が高い．<br>trifluridine は点眼薬として使用する． |
| **抗 HIV および HBV ヌクレオシド・ヌクレオチドアナログ**<br>メカニズム—抗 HIV ヌクレオシドアナログは宿主細胞キナーゼによってリン酸化され，ウイルスの逆転写酵素を阻害する．抗 HBV ヌクレオシドアナログも宿主細胞キナーゼによるリン酸化を受け，HBV ポリメラーゼを阻害する． | | | | |
| **ジドブジン（AZT）**<br>**サニルブジン（d4T）**<br>**ザルシタビン（ddC）**<br>**ラミブジン（3TC）**<br>**エムトリシタビン（FTC）**<br>**ジダノシン（ddI）**<br>**アバカビル** | HIV<br>HBV（3TC） | **好中球減少症，貧血，膵炎，乳酸アシドーシス，脂肪症を伴う肝腫大，視神経炎，末梢神経障害，致死的な過敏症（アバカビル）** | AZT，d4T，ddC，3TC，FTC，ddI，アバカビルの過敏症 | 毒性の多くは，薬物の三リン酸がミトコンドリア DNA ポリメラーゼを阻害することにより生じる．<br>3TC は毒性が低いが，これは 3TC が L-立体異性体構造をとっているためと考えられる．<br>FTC は 1 日 1 回投与である． |
| **テノホビル**<br>**アデホビル**<br>**エンテカビル** | HIV（テノホビル）<br>HBV（アデホビル，エンテカビル） | **乳酸アシドーシス，肝毒性（テノホビル），腎毒性（アデホビル）** | テノホビル，アデホビル，エンテカビルの過敏症 | エンテカビルは腎機能障害のある患者では用量調節が必要である． |
| **非ヌクレオシド系ポリメラーゼ阻害薬**<br>メカニズム—DNA 重合反応の三リン酸化合物を模倣し，ウイルス DNA ポリメラーゼを直接阻害する． | | | | |
| **ホスカルネット〔ホスホノギ酸（PFA）〕** | HSV<br>CMV | **腎機能障害，電解質不均衡，けいれん**<br>貧血，発熱，消化管障害 | 亜ヒ酸，bepridil，levomethadyl，mesoridazine，ピモジド，プロブコール，thioridazine，ziprasidone，ペンタミジン静脈投与との併用投与 | おもな容量制限毒性は腎機能障害である． |

**主要薬物一覧：第 37 章　ウイルス感染症の薬理学（続き）**

| 薬　物 | 臨床応用 | 副作用（重篤なものは太字で示す） | 禁　忌 | 治療的考察 |
|---|---|---|---|---|
| **非ヌクレオシド逆転写酵素阻害薬（NNRTI）**<br>メカニズム―逆転写酵素の触媒部位近傍に結合し，逆転写酵素がデオキシリボヌクレオチドとプライマー鋳型鎖を結合するのを妨害する． | | | | |
| **エファビレンツ**<br>**エビラピン**<br>**delavirdine**<br>**エトラビリン** | HIV | 皮疹，精神的作用（抑うつ，自殺念慮），めまい，不眠 | P450 3A4 により代謝を受ける薬物は，すべての NNRTI との併用禁忌である．NNRTI 投与前に，併用薬の代謝を確認すること． | 耐性化が速いため，他の抗 HIV 薬と併用する必要がある． |
| **ウイルスインテグラーゼ阻害薬**<br>メカニズム―HIV を宿主細胞ゲノムに取り込む機能を持つウイルス酵素のインテグラーゼを阻害する． | | | | |
| **ラルテグラビル** | HIV | **自殺の危険性，腎不全，横紋筋融解症**<br>不眠，悪心，無力症，めまい，頭痛，倦怠感 | ラルテグラビルの過敏症 | ラルテグラビルは，他の抗 HIV 薬との併用療法としてのみ認可されている． |
| **ウイルス成熟阻害薬**<br>メカニズム―ウイルス成熟に必須の HIV プロテアーゼを阻害する：HIV ビリオンは複製され宿主細胞から出芽するが，これらの粒子には感染性がない． | | | | |
| **サキナビル**<br>**リトナビル**<br>**amprenavir**<br>**ホスアンプレナビル**<br>**インジナビル**<br>**ネルフィナビル**<br>**ロピナビル**<br>**アタザナビル**<br>**tipranavir**<br>**ダルナビル** | HIV | 脂質異常症（コレステロール↑，中性脂肪↑），脂肪異栄養症，高血糖 | 重症肝機能障害<br>P450 3A4 の基質で治療指数の低い麦角誘導体，ピモジド，ミダゾラム，トリアゾラムなどとの併用 | ロピナビルはリトナビルとの併用で使用される．リトナビルは P450 3A4 を阻害するため，ロピナビルの血漿中濃度が上昇する．<br>多くのプロテアーゼ阻害薬は P450 酵素を誘導ないしは阻害する．特に P450 3A4 に関しては，数多くの薬物動態的相互作用をきたす．<br>ホスアンプレナビルは amprenavir のプロドラッグで，経口バイオアベイラビリティが向上している． |
| **ウイルス放出阻害薬**<br>メカニズム―インフルエンザウイルスのノイラミニダーゼを阻害し，新規に合成されたビリオンは宿主細胞に接着したままになる． | | | | |
| **ザナミビル**<br>**オセルタミビル** | インフルエンザ A および B | **気管支けいれん，呼吸抑制**<br>消化管障害，頭痛，鼻症状 | ザナミビル，オセルタミビルの過敏症 | インフルエンザ A および B の両方を阻害する．<br>ザナミビルは吸入で投与する．<br>オセルタミビルは予防と治療の両面で認可されているが，ザナミビルは治療目的のみ適応がある．<br>オセルタミビルは H5N1（鳥インフルエンザ）および H1N1（豚インフルエンザ）による重症ヒト感染症の治療に使用される． |

**主要薬物一覧：第 37 章　ウイルス感染症の薬理学（続き）**

| 薬　物 | 臨床応用 | 副作用（重篤なものは太字で示す） | 禁　忌 | 治療的考察 |
|---|---|---|---|---|
| **作用機序不明の抗ウイルス薬**<br>メカニズム―各薬物を参照. | | | | |
| **fomivirsen** | CMV 網膜炎（第二選択） | 眼の炎症性疾患，眼球内圧の一時的な上昇 | 眼の炎症増悪のリスクがあるため，cidofovir の経静脈的または硝子体内投与が 2 ～ 4 週間以内に行われたもの | fomivirsen はアンチセンスオリゴヌクレオチドとして設計されたが，実際の作用機序は不明である.<br>経静脈的に投与される. |
| **リバビリン** | 呼吸器合胞体ウイルス（RSV）<br>HCV（インターフェロン α と併用）<br>【訳注：日本では慢性 C 型肝炎に対してのみ適応がある.】 | **徐脈性不整薬，低血圧，膵炎，溶血性貧血，血栓性血小板減少性紫斑病，肝毒性，細菌感染症，自殺**<br>皮疹，消化管障害，頭痛，結膜炎，倦怠感 | 妊婦または妊娠の可能性がある女性（吸入）<br>クレアチニンクリアランスが 50 mL/ 分未満（経口）<br>重大な心疾患（経口）<br>異常ヘモグロビン症（経口）<br>自己免疫性肝炎（ペグインターフェロン α-2a との併用での経口）<br>重症の肝代償不全 | リバビリンはイノシン一リン酸デヒドロゲナーゼを阻害し，その結果細胞内の GTP 濃度を低下させると考えられている. リバビリンはウイルス RNA ポリメラーゼの阻害，またはポリメラーゼを変異性に変化させている可能性もある.<br>RSV 治療にはエアロゾルの形態で投与する. |
| **docosanol** | HSV | 頭痛，投与部位反応 | docosanol の過敏症 | docosanol には重大な細胞毒性がない.<br>正確な作用機序は解明されていない. |
| **免疫機構を修飾する抗ウイルス薬**<br>メカニズム―インターフェロンはシグナル伝達を活性化させることで，プロテインキナーゼ R などの抗ウイルスタンパク質の産生を促進し，ウイルス感染細胞における翻訳機構を停止させる. イミキモドは TLR と相互作用し，インターフェロン分泌などの先天免疫を強化する. | | | | |
| **インターフェロン α** | HCV<br>HBV<br>カポジ肉腫<br>慢性骨髄性白血病<br>有毛細胞白血病<br>多発性骨髄腫<br>腎細胞がん<br>【訳注：日本ではカポジ肉腫に対する適応はない.】 | **胃出血，再生不良性貧血，好中球減少症，血小板減少症，肝酵素上昇，自己免疫疾患，精神異常**<br>抑うつ，精神状態の変化，インフルエンザ様症状 | インターフェロン α の過敏症 | ポリエチレン・グリコール（ペグ）による修飾で，薬物動態が改善された. |
| **イミキモド** | HPV<br>基底細胞がん<br>光線角化症 | 紅斑，表在性びらんおよび痂皮形成，灼熱感などの皮膚炎 | イミキモドの過敏症 | 塗布前後には手洗いを行う. |

# 38

# がんの薬理学：ゲノム合成，安定化，維持

David A. Barbie and David A. Frank



## ▶ はじめに

これまで伝統的に，がん細胞は細胞周期を頻繁に横断し，そのため正常細胞と比べ DNA 合成や有糸分裂が干渉されやすいと考えられており，がん治療はこうした原理に基づいてきた．実際に，内因性の葉酸やプリン，ピリミジンなどのアナログは**代謝拮抗薬 antimetabolite** とよばれ，ヌクレオチド合成酵素の阻害薬として機能し，化学療法薬のなかでも最初に臨床試験が行われた薬物である．1940 年代の後半，Sidney Farber とその同僚により抗葉酸化合物である aminopterin が急性白血病の患者に投与され，半数以上の患者で一時的な寛解を認めた．

がん細胞は成長と分裂が速いため，正常細胞と比べ DNA を損傷する薬物に対してもより反応性が高いと考えられている．戦時中の曝露で骨髄抑制の発生が判明していた薬物誘導体の**ナイトロジェンマスタード nitrogen mustard** は，同じく 1940 年代の後半にリンパ腫と白血病の患者に試験的に投与され，寛解導入を得られた．

こうした発見やその他の研究によって，DNA 合成や有糸分裂の構成要素を干渉し，また DNA 損傷や染色体の不安定化を生じさせることで細胞傷害やプログラム細胞死（**アポトーシス apoptosis**）を引き起こす抗新生物薬が，何種類も設計・開発されてきた．残念ながらこれら薬物の治療濃度域は狭く，消化管や骨髄などの細胞分裂期にある組織の正常細胞にも影響を与える．多種類の薬物を用いた併用化学療法は，その効

## Case

ある日のこと．生来健康な23歳の大学院生のJLさんは，シャワー中に左の精巣に硬いしこりがあることに気づいた．この症状に対してJLさんの主治医が超音波検査を指示したところ，がんが疑われる硬い腫瘤を認めた．手術により精巣が摘出され，病理学的に精巣がんと診断された．胸部X線写真では肺野に複数の結節が認められ，がんの転移と考えられた．JLさんはブレオマイシン，エトポシド（VP-16），シスプラチンなどの併用化学療法を数サイクル受けた．肺の結節は完全に消失した．1年後にはJLさんは研究を再開することができ，がんの再発の徴候は見られなかった．それでもなお，経過観察の受診のたびにJLさんの主治医は息切れの出現がないかを確認している．

### Questions

1. 精巣がんに対し最も有効な薬物であるシスプラチンは，どのようなきっかけで発見されたか？
2. JLさんの併用化学療法レジメンの各薬物は，それぞれ何を標的分子としているか？
3. なぜJLさんの主治医は，経過観察の受診のたびに息切れについて確認するのか？
4. JLさんの精巣がんに対し，ブレオマイシン，VP-16，シスプラチンはどのような機序で相乗効果を挙げていたか？

果を強化しながら重複する用量制限毒性を最小化する一助となる．しかし進行がんの多くに対する治療効果は限定的である．一部において，薬物効果の限界は複数の**耐性** resistance の機序に起因しており，DNA損傷やストレスに対する反応としてのアポトーシスが生じなくなった腫瘍細胞もこれにあたる．さらに，**がん幹細胞** cancer stem cell は増殖速度が遅く，細胞毒性による化学療法に対して耐性を示す特性が備わっていることが徐々に明らかになってきている．

## ゲノムの合成，安定性，維持の生化学

分子生物学の中心原理では，DNAには細胞の高分子をコードするための必要な情報のすべてが含まれているとされる．これは具体的には，DNAはRNAに転写され，RNAはタンパク質に翻訳されるというものである．代謝拮抗薬は，DNAおよびRNAの構成成分であるヌクレオチド合成を阻害する．図38-1Aにヌクレオチド合成の概略を，図38-1Bには本章で解説する薬物のヌクレオチド代謝阻害過程を示す．

### ヌクレオチド合成

ヌクレオチドはDNAとRNAの前駆体であり，**プリン** purine ヌクレオチドと**ピリミジン** pyrimidine ヌクレオチドがある．プリン類とピリミジン類はDNAとRNAの化学的コードを決定する塩基である．アデニンとグアニンはプリン類に属し，シトシン，チミン，ウラシルはピリミジン類に属する．**ヌクレオシド** nucleoside は，リボースまたはデオキシリボースがプリン類やピリミジン類と結合した誘導体である．**ヌクレオチド** nucleotide は，対応するヌクレオシドにリン酸基が結合した一リン酸，二リン酸，三リン酸エステルである．例えば，アデニン基がリボース糖と共有結合し，次いで二リン酸化されると**アデノシン二リン酸** adenosine diphosphate（ADP）となる．プリンおよびピリミジンの塩基，ヌクレオシド，ヌクレオチドの数々を表38-1に示す．

ヌクレオチド合成は大きく分けて，(1) リボヌクレオチド合成，(2) リボヌクレオチドからデオキシリボヌクレオチドへの還元反応，(3) デオキシウリジン一リン酸 deoxyuridine monophosphate（dUMP）からデオキシチミジン一リン酸 deoxythimidine monophosphate（dTMP）への変換，という逐次反応からなる（図38-2）．リボヌクレオチド合成はプリン類とピリミジン類では異なるため，それぞれ個別に説明する．すべてのリボヌクレオチドは，**リボヌクレオチド還元酵素** ribonucleotide reductase という単一の酵素によってデオキシリボヌクレオチドに還元される．リボヌクレオチドやdUMPから生成されたデオキシリボヌクレオチドは，DNA合成に用いられる．葉酸はプリンリボヌクレオチドとdTMPの合成において必須の補助因子であるため，葉酸代謝については別で解説する（第32章，抗菌薬・抗がん薬の薬理学の原理参照）．

#### プリンリボヌクレオチド合成

プリン基である**アデニン** adenine と**グアニン** gua-

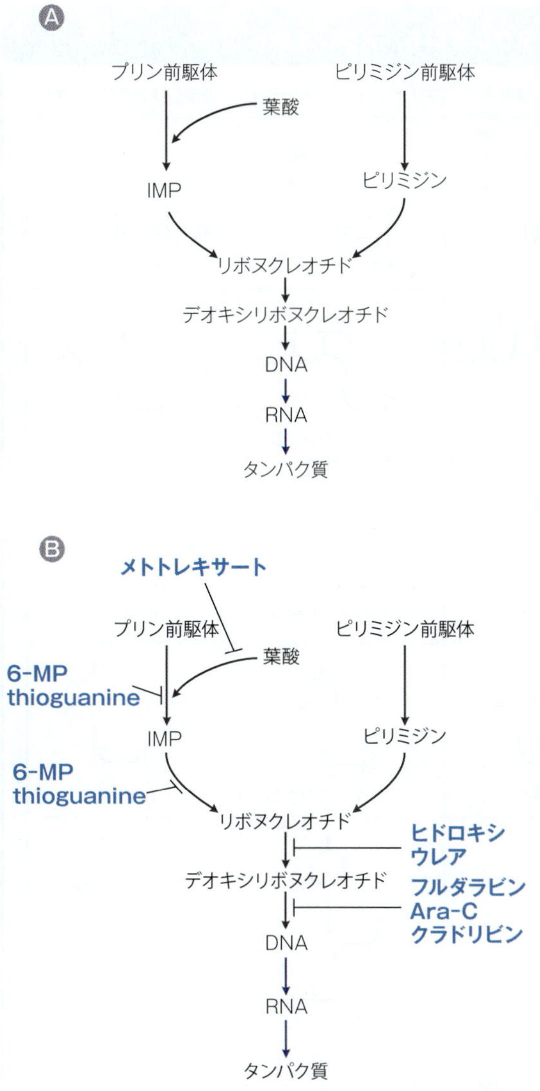


**図 38-1　ヌクレオチドの新生（*de novo*）生合成の概略**
**A.** すべてのプリンヌクレオチドはイノシン一リン酸（IMP）から生成される．葉酸は IMP 合成に必須の補助因子である．デオキシウリジン一リン酸（dUMP）からデオキシチミジン一リン酸（dTMP）へのメチル化に葉酸は必要であるが，必ずしもピリミジン合成には必須ではない（図 38-2 参照）．リボヌクレオチドはプリン基またはピリミジン基がリボースリン酸に結合したものである．これにリボースの 2′ 位に還元反応が生じてデオキシリボヌクレオチドとなる．デオキシリボヌクレオチドは重合して DNA となり，リボヌクレオチドは RNA の材料となる（**図示せず**）．分子生物学の中心原理では，DNA コードが RNA 配列を決定し（転写），RNA はタンパク質に翻訳されるのである．**B.** メトトレキサートはジヒドロ葉酸還元酵素（DHFR）を阻害し，これによって葉酸はプリンヌクレオチドや dTMP の合成に利用できなくなる．6-メルカプトプリン 6-MP および thioguanine はプリンヌクレオチド形成を阻害する．ヒドロキシウレア【訳注：日本での一般名はヒドロキシカルバミド．】は，リボヌクレオチドをデオキシリボヌクレオチドへ変化させる酵素を阻害する．フルダラビン，シタラビン（Ara-C），クラドリビンはプリンおよびピリミジンアナログであり，DNA 合成を阻害する．5-フルオロウラシル（5-FU）は dUMP を dTMP に変換する酵素を阻害する（**図示せず**）．

nine（表 38-1）は，RNA 合成のためのリボヌクレオチドと，DNA 合成のためのデオキシリボヌクレオチドという構成要素として合成される．アデニンとグアニンの誘導体にはアデノシン三リン酸 adenosine triphosphate（ATP），グアノシン三リン酸 guanosine triphosphate（GTP），サイクリック AMP cyclic adenosine monophosphate（cAMP），サイクリック GMP cyclic guanosine monophosphate（cGMP）があるが，これらはエネルギー貯蔵および細胞のシグナル伝達にも利用される．プリン合成はリボースリン酸から**イノシン一リン酸 inosinate / inosine monophosphate（IMP）**を組み立てるところから始まる．リボースリン酸は，アミノ酸であるグリシンアスパラギン酸，グルタミン由来の成分であり，**テトラヒドロ葉酸 tetrahydrofolate（THF）**が 1 炭素基転移を触媒する（図 38-2）．プリン合成において THF は中心的役割を担っていることから，化学療法の重要な戦略の 1 つに，細胞が利用できる THF 量を減少させ，プリン合成を阻害するという方法がある．

図 38-3 に示すように，プリン合成において IMP は中心的な役割を果たしている．IMP はアミノ化されるとアデノシン一リン酸 adenosine monophosphate（AMP）になり，酸化されるとグアノシン一リン酸 guanosine monophosphate（GMP）になる．次に，AMP と GMP はそれぞれ ATP と GTP に変換されて RNA に組み込まれるか，または後述するようにデオキシアデノシン一リン酸 deoxyadenosine monophosphate（dAMP）とデオキシグアノシン一リン酸 deoxyguanosine monophosphate（dGMP）にそれぞれ還元される．

プリン基，ヌクレオシド，ヌクレオチドは，細胞内に存在する多種の酵素によって速やかに相互転換される．このような反応の 1 つとして，**アデノシンデアミナーゼ adenosine deaminase（ADA）**という酵素を触媒として，アデノシンや 2′-デオキシアデノシンはそれぞれイノシン，2′-デオキシイノシンへと不可逆的に変換される．ADA を阻害するとアデノシンおよび 2′-デオキシアデノシンの細胞内貯蔵量が他のプリン誘導体より多くなるため，結果として細胞にとって有害な代謝作用を生じることになる（後述のペントスタチンの項を参照）．

## ピリミジンリボヌクレオチド合成

ピリミジンリボヌクレオチドは図 38-4 に示す代謝経路で合成される．基本のピリミジン環であるオロト酸は，カルバモイルリン酸とアスパラギン酸から生成

**表 38-1　プリンおよびピリミジン誘導体：塩基，ヌクレオシド，ヌクレオチド**

| | 塩基 | リボヌクレオシド | リボヌクレオチド | デオキシリボヌクレオシド | デオキシリボヌクレオチド |
|---|---|---|---|---|---|
| **プリン誘導体** | 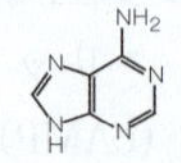 アデニン（A） | 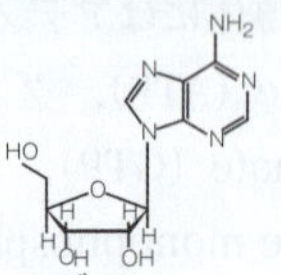 アデノシン | 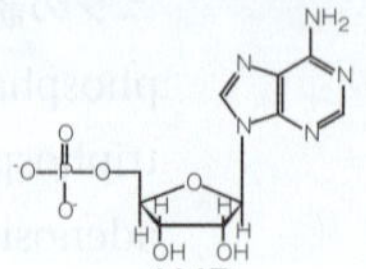 AMP | 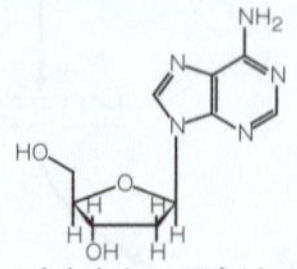 デオキシアデノシン | 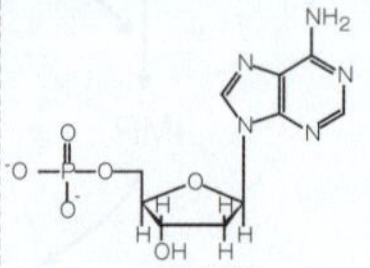 dAMP |
| | 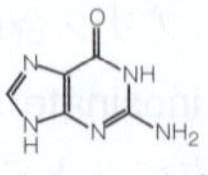 グアニン（G） | 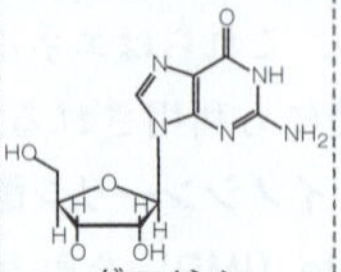 グアノシン | 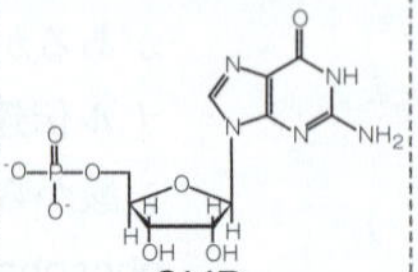 GMP | 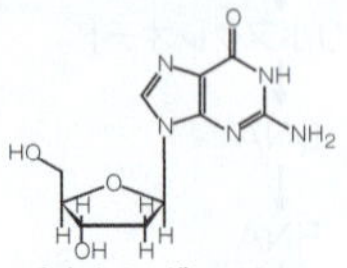 デオキシグアノシン | 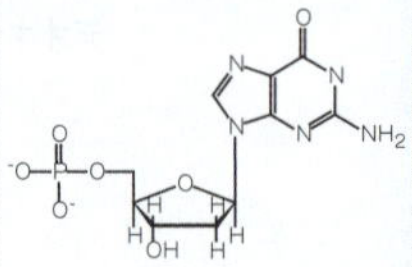 dGMP |
| **ピリミジン誘導体** | 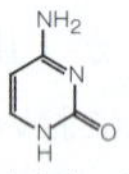 シトシン（C） | 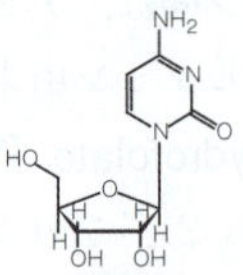 シチジン | 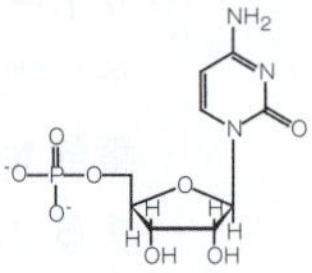 CMP | 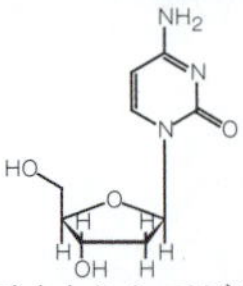 デオキシシチジン | 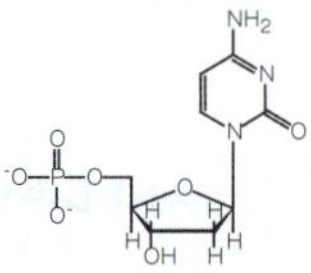 dCMP |
| | 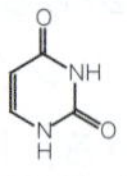 ウラシル（U） | 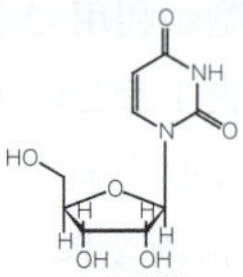 ウリジン | 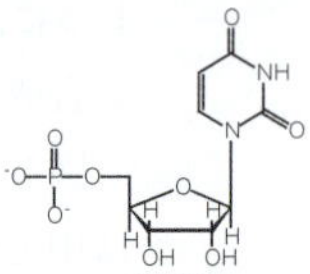 UMP | 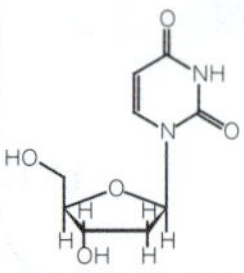 デオキシウリジン | 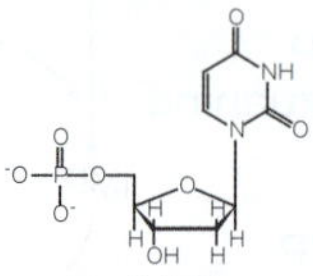 dUMP |
| | 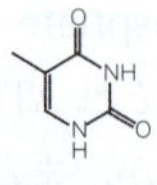 チミン（T） | なし | なし | 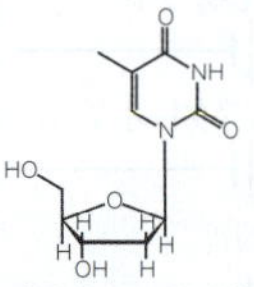 デオキシチミジン | 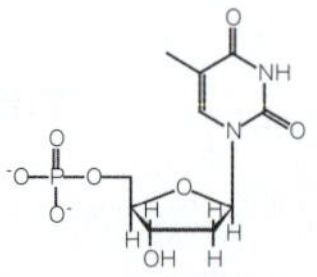 dTMP |

AMP：アデノシン一リン酸，GMP：グアノシン一リン酸，CMP：シチジン一リン酸，UMP：ウリジン一リン酸，dAMP：デオキシアデノシン一リン酸，dGMP：デオキシグアノシン一リン酸，dCMP：デオキシシチジン一リン酸，dUMP：デオキシウリジン一リン酸，dTMP：デオキシチミジン一リン酸

される．オロト酸はその後リボースリン酸と反応する．この反応の脱カルボキシル化にして生成されるのが**ウリジン一リン酸 uridylate / uridine monophosphate（UMP）**である．プリン合成における IMP 同様に，UMP はピリミジン合成において中心的役割を果たす．UMP はそれ自体が RNA のヌクレオチド構成成分である一方，RNA や DNA の構成成分であるシチジン一リン酸 cytidine monophosphate（CMP），デオキシシチジン一リン酸 deoxycytidine monophosphate（dCMP），dTMP の前駆体でもある．シチジン三リン酸 cytidine triphosphate（CTP）はウリジン三リン酸 uridine triphosphate（UTP）がアミノ化を受けて生成される．

## リボヌクレオチド還元とチミジル酸合成

リボヌクレオチドである ATP，GTP，UTP，CTP は RNA 合成に必須であり，これらは DNA 鋳型上で RNA へと組み立てられる．また，リボヌクレオチドはリボースの 2′位が還元されることで，デオキシリボヌクレオチドであるデオキシアデノシン三リン酸 deoxyadenosine triphosphate（dATP），デオキシグアノシン三リン酸 deoxyguanosine triphosphate（dGTP），デオキシウリジン三リン酸 deoxyuridine triphosphate（dUTP），デオキシシチジン三リン酸 deoxycytidine triphosphate（dCTP）となりうる．リボヌクレオチドからデオキシリボヌクレオチドへの変換は，**リボヌクレオチド還元酵素 ribonucleotide reductase** によって触媒される（実際には，リ

ボヌクレオチド還元酵素は各リボヌクレオチドの二リン酸を基質としてデオキシアデノシン二リン酸 deoxyadenosine diphosphate（dADP），デオキシグアノシン二リン酸 deoxyguanosine diphosphate（dGDP），デオキシウリジン二リン酸 deoxyuridine diphosphate（dUDP），デオキシシチジン二リン酸 deoxycytidine diphosphate（dCDP）を生成する．ただしヌクレオチドは，一リン酸，二リン酸，三リン酸間で速やかに相互変換される）．

図 38-2～図 38-4 に示すように，リボヌクレオチド還元酵素は DNA 前駆体である dATP，dGTP，dCTP の生成を触媒していることに注目してほしい．ただし同じ DNA 前駆体であるデオキシチミジン三リン酸 deoxythymidine triphosphate（dTTP）は，リボヌクレオチド還元酵素が直接は合成に関与しない．むしろ dUMP が dTMP になるには修飾を受ける必要がある．表 38-1 に示すように，dTMP は dUMP がメチル化した物質である．このメチル化は**チミジル酸合成酵素 thymidylate synthase** の触媒を受けており，メチレンテトラヒドロ葉酸 methylenetetrahydrofolate（MTHF）がメチル基の供与体となっている（図 38-4）．MTHF はメチル基を供与すると，ジヒドロ葉酸 dihydrofolate（DHF）による酸化を受ける．DHF は**ジヒドロ葉酸還元酵素 dihydrofolate**

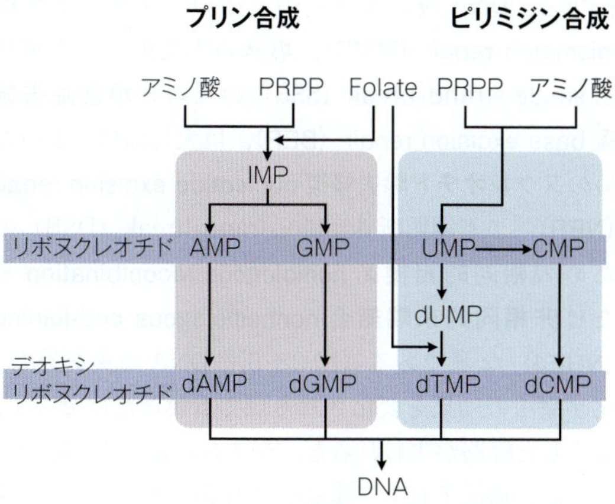


**図 38-2 ヌクレオチド合成**
プリン合成（**左**）は，アミノ酸，ホスホリボシルピロリン酸 phosphoribosyl pyrophosphate（PRPP）および葉酸からイノシン一リン酸（IMP）を合成することから始まる．IMP はアミノ化されてアデノシン一リン酸（AMP）になるか，または酸化を受けてグアノシン一リン酸（GMP）となる．リボヌクレオチドである AMP および GMP は還元され，それぞれのデオキシリボヌクレオチドであるデオキシアデノシン一リン酸（dAMP）とデオキシグアノシン一リン酸（dGMP）となる（実際のリボヌクレオチドからデオキシリボヌクレオチドへの変換は，それぞれに対応する二リン酸，三リン酸のレベルで生じる．例：ADP→dADP，ATP→dATP）．ピリミジン合成（**右**）は，アスパラギン酸とカルバモイルリン酸からオロト酸を生成することから始まる（図 38-4 参照）．オロト酸はリボシル化と脱カルボキシル化を受けてウリジン一リン酸（UMP）となる．UMP がアミノ化するとシチジル酸（CMP）となる（実際の UMP から CMP への変換は，対応する三リン酸のレベルで生じる．例：UTP→CTP）．リボヌクレオチドである UMP および CMP は還元され，それぞれのデオキシリボヌクレオチドであるデオキシウリジン一リン酸（dUMP）とデオキシシチジン一リン酸（dCMP）となる．dUMP のデオキシチミジル一リン酸（dTMP）への転換は，葉酸依存性の反応である．対応する三リン酸のレベル（**図示せず**）では，デオキシリボヌクレオチドは DNA に，リボヌクレオチドは RNA に取り込まれる（**図示せず**）．葉酸がプリンヌクレオチドと dTMP の合成に中心的役割を果たしている点に着目してほしい．

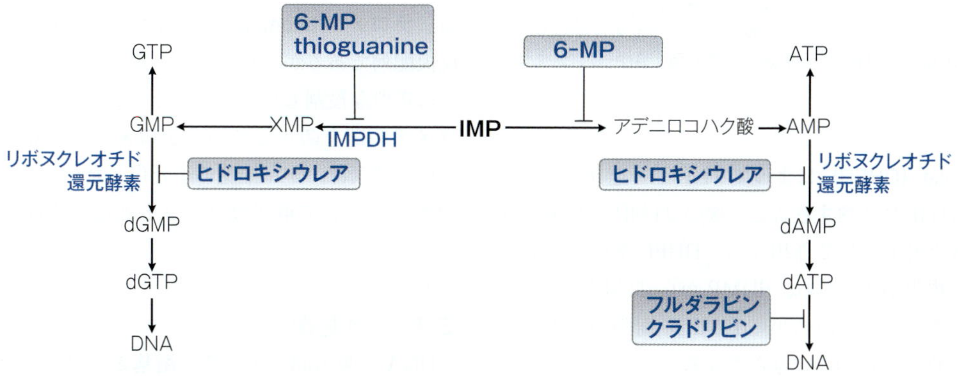


**図 38-3 プリン合成の詳細**
イノシン一リン酸（IMP）はプリンヌクレオチド合成の中心的存在である．IMP はイノシン一リン酸デヒドロゲナーゼ（IMPDH）によって酸化を受けてキサンチル酸 xanthylate（XMP）となり，XMP はグアノシン一リン酸（GMP）に変換される．GMP はデオキシグアノシン三リン酸（dGTP）またはグアノシン三リン酸（GTP）として，それぞれ DNA または RNA に取り込まれる．一方，IMP はアデニロコハク酸という中間体を経て，アデノシン一リン酸（AMP）にアミノ化される経路もある．AMP はデオキシアデノシン三リン酸（dATP）またはアデノシン三リン酸（ATP）として，それぞれ DNA または RNA に取り込まれる．6-メルカプトプリン（6-MP）と thioguanine は IMPDH を阻害し，これにより GMP 合成を妨害する．6-MP は IMP のアデニロコハク酸への変換をも阻害して，AMP 合成を妨害する．ヒドロキシウレアはリボヌクレオチド還元酵素を阻害することで，DNA 合成に必要なデオキシヌクレオチド形成を抑制する．フルダラビンおよびクラドリビンはハロゲン化されたアデノシンアナログであり，DNA 合成を阻害する．

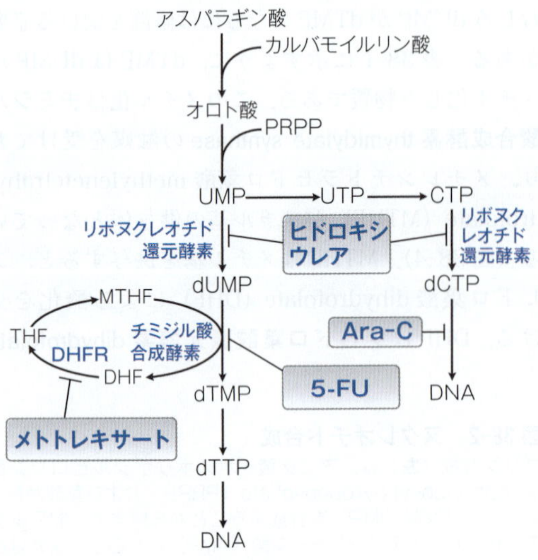


**図 38-4　ピリミジン合成の詳細**
アミノ酸の1つであるアスパラギン酸とカルバモイルリン酸が結合してオロト酸となり，さらにホスホリボシルピロリン酸 phosphoribosylpyrophosphate（PRPP）と結合してウリジンーリン酸（UMP）を形成する．UMP はピリミジンヌクレオチド合成において中心的役割を担っている．UMP は次々にリン酸化を受けてウリジン三リン酸（UTP）にもなりうる．UTP は RNA に取り込まれるか（**図示せず**），またはアミノ化されてシチジン三リン酸（CTP）となる．CTP は RNA に取り込まれるか（**図示せず**），またはリボヌクレオチド還元酵素による還元を受けてデオキシシチジン三リン酸（dCTP）となって DNA に取り込まれる．一方，UMP は還元を受けてデオキシウリジンーリン酸（dUMP）される経路もある．チミジル酸合成酵素によって dUMP がデオキシチミジンーリン酸（dTMP）に変換される反応は，葉酸依存性である．dTMP はリン酸化を受けてデオキシチミジン三リン酸（dTTP）となり，DNA に取り込まれる．ヒドロキシウレアはデオキシリボヌクレオチド形成を阻害することで DNA 合成を抑制する．シチジンアナログであるシタラビンは，dCTP の DNA への取り込みを阻害する．5-フルオロウラシル（5-FU）はチミジル酸合成酵素を阻害することで，dTMP 合成を妨害する．メトトレキサートは，ジヒドロ葉酸（DHF）からテトラヒドロ葉酸（THF）を再生する酵素であるジヒドロ葉酸還元酵素（DHFR）を阻害する．DHFR の阻害によって，dTMP 合成に必要とされる葉酸化合物であるメチレンテトラヒドロ葉酸（MTHF）の生成を阻害する．Ara-C：シタラビン．

reductase（DHFR）によって THF へと還元され，その後 MTHF に変換することで次の dTMP 合成サイクルの補助因子として作用する．DHFR を阻害すると THF の再生が妨げられ，dUMP から dTMP への変換が抑制される．その結果，dTMP の細胞内濃度は低下し，DNA の複製ができなくなる．

## 核酸合成

ヌクレオチドが十分に供給されている状態では DNA と RNA が合成され，さらにタンパク合成，細胞増殖や細胞分裂が起こる．この章で解説する代謝拮抗薬などの多くの薬物は DNA と RNA の両方の合成を阻害することができる．解説が重複しないよう，DNA・RNA 合成の詳細は第 33 章，細菌感染症の薬理学：DNA 複製，転写，翻訳で述べる．本章における目標は，**RNA と DNA がそれぞれリボヌクレオチドとデオキシリボヌクレオチドの重合によって形成されていることを理解することである**．RNA 鎖は **RNA ポリメラーゼ RNA polymerase** という酵素によって，DNA 鎖は **DNA ポリメラーゼ DNA polymerase** によって伸長する．代謝拮抗薬はおもにはヌクレオチド合成を仲介する酵素を阻害するが，代謝拮抗薬には DNA・RNA ポリメラーゼの両方を阻害するものもある（後述を参照）．

## DNA 修復と染色体維持

突然変異や DNA 損傷は 自然発生的に，または DNA 損傷性の化学物質や放射線の曝露の結果として生じる．こうした損傷を修復する経路がいくつか存在する．DNA 複製エラーのための**ミスマッチ修復 mismatch repair（MMR）**，塩基の小変更や一本鎖切断 single-strand break（SSB）のための**塩基除去修復 base excision repair（BER）**，巨大付加物除去のための**ヌクレオチド除去修復 nucleotide excision repair（NER）**，二本鎖切断 double-strand break（DSB）のための**相同的組換え homologous recombination** または**非相同的末端結合 nonhomologous end-joining（NHEJ）**などである（図 38-5）．DNA 修復経路は，化学療法の効果を変化させる点で重要なだけでなく，こうした経路が失われると，ゲノムの完全性が障害され，がん遺伝子および腫瘍抑制因子の突然変異が促進されるなど，腫瘍の増大を高頻度に助長することになる．**テロメア telomere** は染色体の末端を覆っている反復配列であるが，ゲノムの安定化と染色体融合の防止に重要な役割も果たしている．がん細胞においてテロメア短縮を防止している**テロメラーゼ telomerase** という酵素は，がん細胞の不死化と発がん性形質転換の過程において重要なポイントとなる構成成分である．

### ミスマッチ修復

DNA 複製の間に生じる一塩基ミスマッチやマイクロサテライト反復配列の挿入や欠失などのエラーは，MMR 機構のタンパク質によって認識・修復される．一塩基ミスマッチではタンパク質である MSH2 と MSH6 の間のヘテロ二量体によって認識される．一方，ループの挿入 / 欠失では MSH2 は MSH3 とも提携を行う（図 38-6）．これら複合体はタンパク質 MLH1 および PMS2（ループの挿入 / 欠失では MLH3 も）

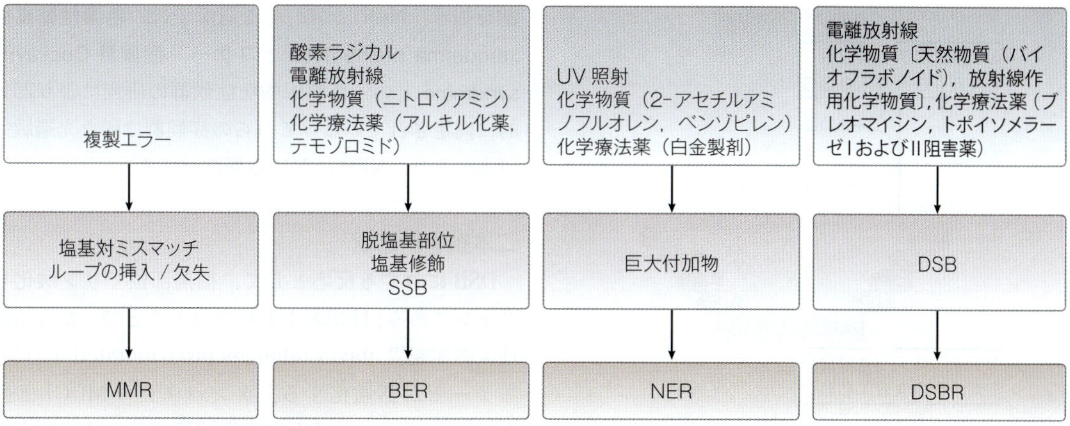


**図 38-5　DNA 損傷と修復の機序**
DNA 損傷に対する反応には，損傷部位の修復を媒介する経路がいくつかある．複製エラーの多くは，塩基対ミスマッチや DNA の反復配列であるマイクロサテライトにおけるループの挿入／欠失である．こうした損傷はミスマッチ修復（MMR）経路により修復される．酸素ラジカル，電離放射線，様々な化学物質，化学療法薬によって脱塩基部位形成，塩基修飾，一本鎖切断（SSB）が生じるが，これらは塩基除去修復（BER）経路によって修復される．紫外線 ultraviolet（UV）照射や，特定の DNA 修飾をする化学物質および化学療法薬によって巨大付加物の形成が生じるが，これらはヌクレオチド除去修復（NER）によって除去修復される．電離放射線，放射線作用化学物質，ブレオマイシン，天然物質（バイオフラボノイド）や化学療法薬（カンプトテシン系，アントラサイクリン系，エピポドフィロトキシン系），トポイソメラーゼ阻害薬は二本鎖 DNA の切断を引き起こすことがあるが，これは二本鎖切断修復（DSBR）経路で修復される．DSB：二本鎖切断．

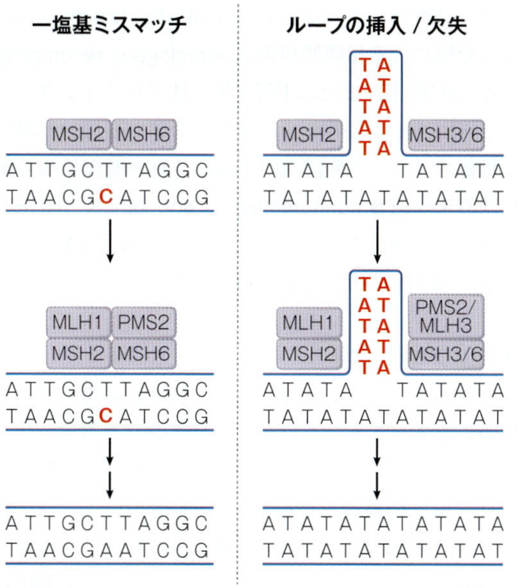


**図 38-6　ミスマッチ修復経路**
複製におけるエラーは，一塩基対ミスマッチや，鎖内の相補的塩基対合の結果として起こるマイクロサテライト反復領域でのループの挿入／欠失を生じる．一塩基ミスマッチは MSH2/MSH6 ヘテロ二量体によって認識され，ループの挿入／欠失は MSH2/MSH3 または MSH2/MSH6 ヘテロ二量体によって認識される．次にミスマッチ修復（MMR）機構の追加成分が動員されるが，これには一塩基ミスマッチのための MLH1/PMS2 や，ループの挿入／欠失のための MLH1/PMS2 または MLH1/MLH3 がある．続いてエクソヌクレアーゼおよび DNA 複製機構の構成成分が動員され，損傷部の除去・修復が行われる．

を動員し，これにより今度はエクソヌクレアーゼと DNA 複製機構の構成成分が動員され，損傷部の除去・修復が起こる．MLH1，PMS2，MSH2 または MSH6 における構造遺伝子の変異は，**遺伝性非ポリポーシス大腸がん hereditary nonpolyposis colon cancer** の症例の 70〜80％に関与する．さらに MMR 不全を代表する**マイクロサテライトの不安定性 microsatellite instability** は，散発性結腸直腸がんの 15〜25％に見られる．

## 塩基除去修復

DNA SSB は，電離放射線によって直接的に生じるか，もしくは DNA グリコシラーゼによる修飾塩基の酵素的除去に起因して間接的に生じる．DNA SSB は**ポリ（ADP-リボース）ポリメラーゼ 1 poly（ADP-ribose）polymerase 1（PARP1）**という酵素を活性化する（図 38-7）．DNA 鎖の損傷部において，PARP1 はニコチンアミドアデニンジヌクレオチド nicotineamide adenine dinucleeotide（NAD）から ADP-リボース成分を酵素自身やクロマチン代謝にかかわるその他のタンパク質に転移させる．負の電荷を帯びた ADP-リボースオリゴマーの共有結合的付加により，こうしたタンパク質と DNA やその他タンパク質との相互的作用を変化させる．PARP1 は BER タンパク質である XRCC1 を動員する．XRCC1 は **DNA ポリメラーゼβ DNA polymerase β**および **DNA リガーゼⅢ DNA ligase Ⅲ**と協働することで，損傷部

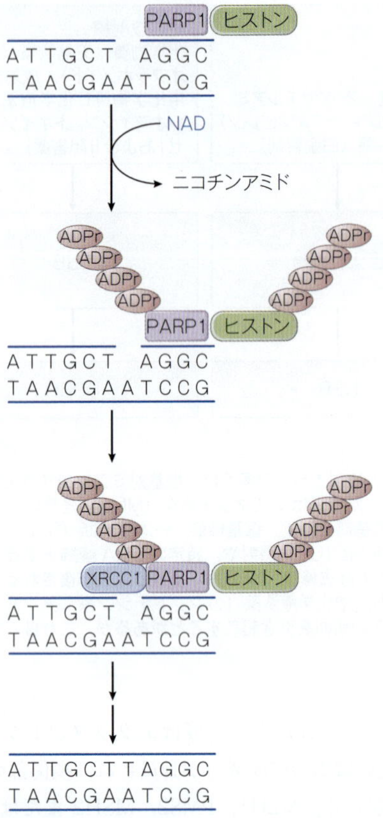


**図 38-7　塩基除去修復経路**
ポリ（ADP-リボース）ポリメラーゼ１（PARP1）は，電離放射線や塩基障害の除去の結果生じた一本鎖切断（SSB）部位に動員される．PARP1 は損傷部位のあらゆる物質（酵素自身，ヒストンを含む）をポリ ADP-リボース poly-ADP ribosylate（ADPr）化する．ADPr 化されたタンパク質は，XRCC1 などのタンパク質を動員し，こうしたタンパク質が DNA 損傷部を修復する DNA ポリメラーゼβや DNA リガーゼⅢを動員する．

の修復を促進する．PARP1 には，DNA DSB の認識，DSB 修復における **DNA 依存性プロテインキナーゼ DNA-dependent protein kinase** の動員への関与（後述参照）の他，細胞死経路，クロマチン構造の修飾，転写制御，分裂装置機能への関与も示唆されている．

## ヌクレオチド除去修復

紫外線照射や DNA 損傷性の化学療法薬によって生じる巨大付加物は DNA 二重らせんを変形させるが，これに対する反応としてタンパク質複合体が損傷部位を認識し，**ヌクレオチド除去修復 nucleotide excision repair（NER）** と呼ばれる経路で修復を開始する．修復過程で，損傷部の二重らせんを局所的に開いて損傷鎖もしくは両鎖を切断し，損傷部を含むオリゴヌクレオチドを除去した後，DNA 修復合成および連結反応が起こる．エンドヌクレアーゼである ERCC1 は標的となる DNA 損傷部の除去において重要な役割を担う．NER にかかわる遺伝子は，**色素性乾皮症 xeroderma pigmentosa** と**コケーン症候群 Cockayne syndrome** といった臨床的な症候群の研究により部分的に同定されている．これらの症候群は稀な光過敏性障害であり，NER における異常がある．

## 二本鎖切断修復

DSB に対する反応として，損傷部位でリン酸化ヒストンであるγH2AX が形成されることで，血管拡張性失調症変異 ataxia telangiectasia mutated（ATM）キナーゼが活性化する．タンパク質の MDC1 と協働してγH2AX は，DNA 損傷遺伝子座に MRN 複合体［Mre11，Rad50，ナイミーヘン染色体不安定症候群遺伝子１ Nijmegen breakage syndrome gene 1（NBS1）］を動員する（図 38-8）．乳がんと卵巣がんの感受性遺伝子産物である **BRCA1** は，DSB の反応として ATM，ATR，CHK2 などのキナーゼによってもリン酸化されるが，リン酸化された BRCA1，RAD51，**BRCA2** もまた損傷部位に動員される．これに続く修復は，ホリデイ構造 Holliday junction の形成と分解による**相同的組換え homologous recombination**（図 38-8），または DNA 依存性プロテインキナーゼと XRCC4 などのタンパク質複合体が核酸分解過程を触媒することで起こる，DNA リガーゼⅣによる**非相同的末端結合 nonhomologous end-joining（NHEJ）**の介在で行われる．相同的組換えによる DNA 修復の方が，NHEJ に比べてより精密である．

## テロメアの生物学

ヒトのテロメアは，TTAGGG という単純な反復配列からなる．こうした反復配列はタンパク質複合体による成形，折りたたみ，結合を受け，“t ループ” と呼ばれる独自の構造を形成する（図 38-9）．t ループ構造では，DNA の 3′末端側に突き出た長い一本鎖が二本鎖 DNA 成分の基部に侵入する．この過程は TRF1，TRF2 およびその他のタンパク質因子によって促進される．t ループおよび関連のタンパク質複合体は，染色体末端を覆い保護すると同時に，DNA 損傷の監視機構によってテロメアが認識されるのを防御するうえで重要な役割を担っていると考えられている．

DNA ポリメラーゼは直線状染色体の末端を完全には複製できないため，正常細胞のテロメアは細胞分裂ごとに短縮していく．テロメアが短縮化すると，最終的にはテロメアキャップが崩壊し，DNA 損傷の監視機構が活性化して，**細胞老化 cellular senescence** と呼ばれる細胞周期が停止した状態となる（図 38-10）．

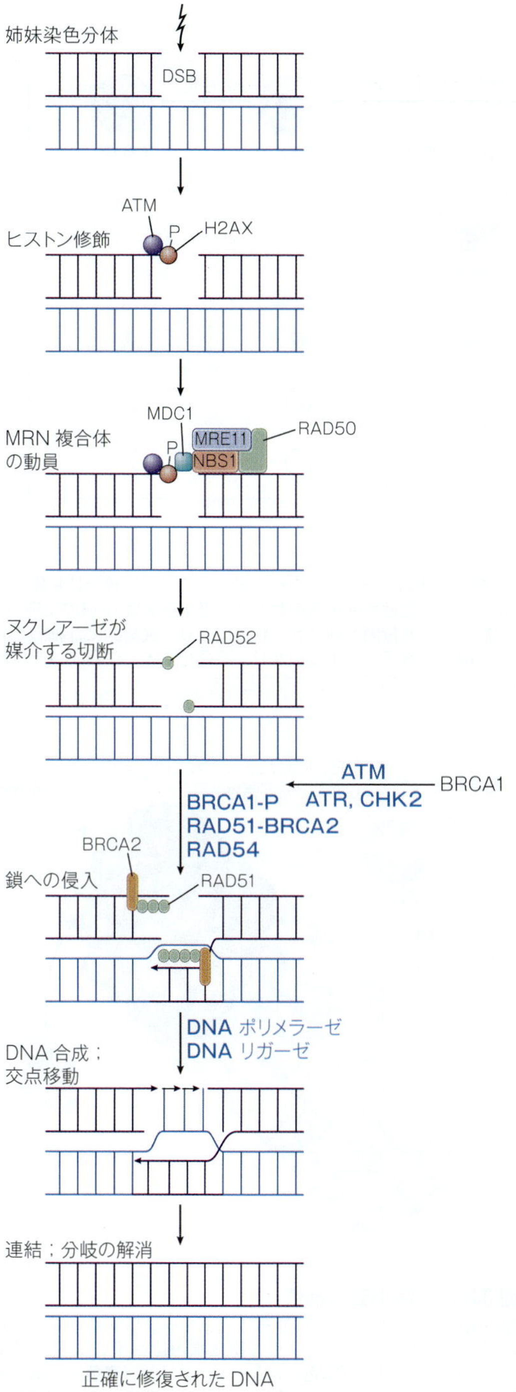


**図 38-8　二本鎖切断修復経路**
血管拡張性失調症変異（ATM）キナーゼは二本鎖 DNA 切断部位を認識しその部位に結合する．ATM キナーゼが活性化すると，リン酸化ヒストンであるγH2AX を生成して損傷部位のマーキングを行う．γH2AX とタンパク質 MDC1 は Mre11 / Rad50 / ナイミーヘン染色体不安定症候群遺伝子 1（NBS1）の複合体（MRN）を損傷部位に動員する．RAD52 が動員され，ヌクレアーゼが媒介する DNA 切除が行われると，損傷部位に BRCA1 が動員されて ATM，ATR，CHK2 キナーゼによるリン酸化を受ける．リン酸化された BRCA1 は RAD51 や BRCA2 と協働して，相同的組換えによる二本鎖切断（DSB）修復（**図に示す**），もしくは非相同的末端結合（**NHEJ；図示せず**）を促進する．

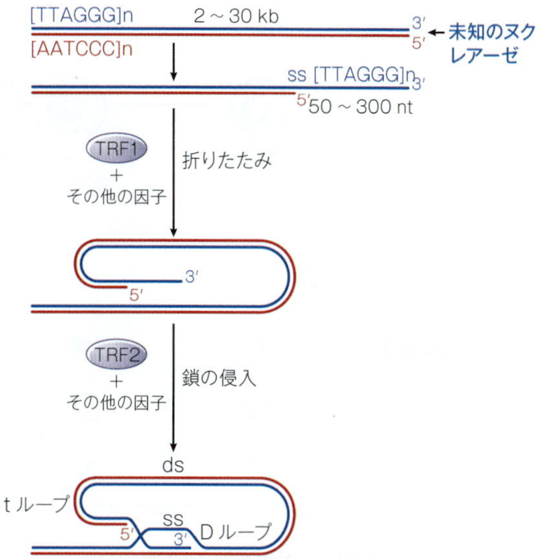


**図 38-9　テロメアの構造**
ヒトのテロメアは 2 ~ 30 キロ塩基（kb）長であり，TTAGGG という単純な反復配列からなる．3′末端側には 50 ~ 300 ヌクレオチド（nt）の一本鎖が突き出しているが，これを生成するヌクレアーゼはまだ同定されていない．TRF1，TRF2 およびその他の因子がテロメアに結合し，テロメアを折りたたんで二本鎖テロメア DNA の基部に一本鎖突出部分を侵入させることで，安定した“t ループ”構造を作り出す．この構造は染色体末端を覆い保護する上で重要な役割を担っている．

通常は DNA 損傷に対する細胞周期停止やアポトーシスの制御を行っている**腫瘍抑制タンパク質 tumor suppressor protein** の **p53** が不活化されると，細胞は監視機構を回避することができ，染色体融合が観察される．テロメアが年齢とともに短縮していくとゲノムの不安定性が増加し，これががん化に寄与していると考えられている．しかしながらこうした状況下であっても細胞は死んでいく．逆転写酵素である**テロメラーゼ telomerase** は RNA 鋳型を利用して TTAGGG 反復の合成を行っているが，テロメラーゼが活性化することでテロメアはその長さを回復し，無制限に分裂するようになる．テロメラーゼの活性化は正常の生殖細胞やいくつかの幹細胞群で確認されており，正常細胞における 3′末端の突出は維持されている．テロメアの活性化に関連する不死化の過程は，腫瘍の形成や維持にとっても不可欠である．少数の腫瘍では，代替テロメラーゼ伸長 alternative lengthening of telomeres (ALT) 経路が活性化している．

## 微小管と有糸分裂

細胞で DNA が複製されると，有糸分裂の準備段階へと入る．この段階で染色体は凝縮し，同一の 2 つの娘細胞へと分離する．細胞周期における DNA 複

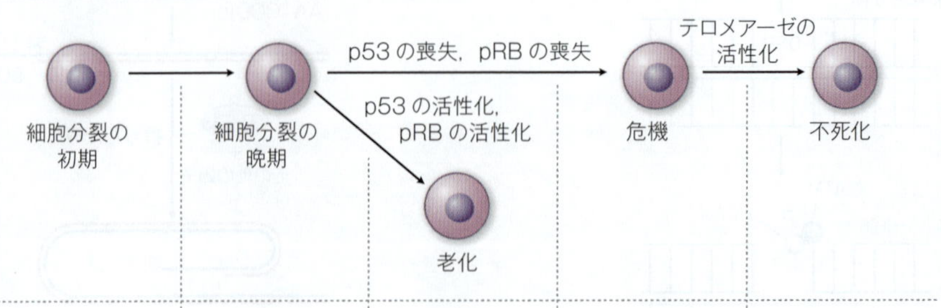


| | 細胞分裂の初期 | 細胞分裂の晩期 | 老化 | 危機 | 不死化 |
|---|---|---|---|---|---|
| テロメア | 長 | 中間 | 短 | 短 | 長 |
| 増殖 | ○ | ○ | × | ○ | ○ |
| 細胞死 | × | × | × | ○ | × |

**図 38-10　染色体維持と不死化との関係**
初代培養細胞が連続的に倍加していくと，DNA ポリメラーゼは直線状染色体の末端を複製できないため，テロメアは徐々に短縮していく．最終的には p53 や pRB が制御する監視機構が作動し，**細胞老化**と呼ばれる細胞停止状態となる．老化現象は p53 や pRB の不活化によって回避することができる．しかしながらテロメアが極端に短くなると**危機**と呼ばれる状態になり，最終的には細胞死を迎える．テロメアが活性化すると細胞は適度なテロメア長を維持して無制限に分裂できるようになり，不死化する．注目すべき点としては，初代培養細胞に外因性にテロメアを発現させると，老化を回避することができ不死化することである．

製（S 期）から $G_2$ 期，さらに有糸分裂（M 期）への遷移は複雑であり，**サイクリン依存キナーゼ cyclin-dependent kinase**（**CDK**；第 32 章参照）と呼ばれるいくつもの酵素の協調的作用に依存している．有糸分裂への進行も，オーロラキナーゼやポロ様キナーゼなどの酵素が司る．がん細胞の多くでは細胞周期タイミングの調節異常や有糸分裂での異常が見られる．そのためこうした調節機能を持つキナーゼの薬理学的阻害は，がん研究がさかんに行われている分野である．しかしながら近年では微小管機構がおもな薬物標的とされ，有糸分裂期に作用する薬物が出てきている．

**微小管 microtubule** は円筒状のチューブリン重合体からなる中空糸である．チューブリン重合体は，**α チューブリン α-tubulin** と **β チューブリン β-tubulin** の基本単位で構成されるヘテロ二量体タンパク質である（図 38-11）．α チューブリンと β チューブリンは別の遺伝子によってコードされているが，類似した三次元構造を持つ．α，β チューブリンともに GTP と結合している．さらに β チューブリンは GTP を加水分解してグアノシン二リン酸 guanosine diphosphate（GDP）にすることができる（α チューブリンにはこれができない）．微小管は中央微小管形成中心（2 つの中心小体と関連タンパク質からなる中心体）を起源としており，そこでは **γ チューブリン γ-tubulin**（α チューブリン，β チューブリンと同族のタンパク質）がチューブリン重合の核をなしている．新生の微小管

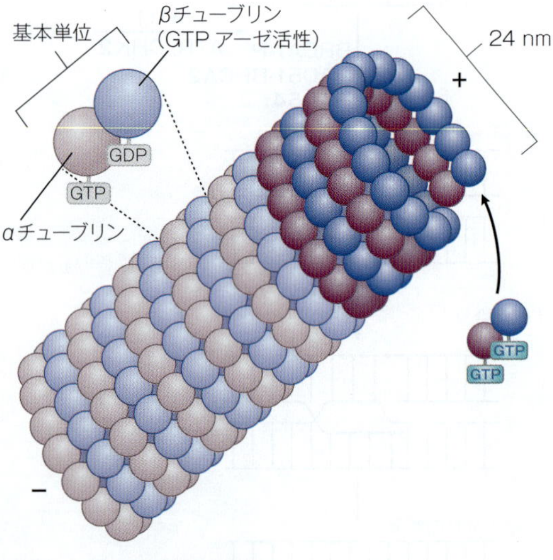


**図 38-11　微小管の構造**
微小管は中空の円筒状の管であり，チューブリン基本構造の重合で形成される．チューブリン基本構造はヘテロ二量体であり，α チューブリン（**紫色**）と β チューブリン（**青色**）で構成される．α，β チューブリンともにグアノシン三リン酸（GTP）と結合している（**濃い紫色と青色**）．β チューブリンは，チューブリン基本単位が微小管端に付加されると GTP をグアノシン二リン酸（GDP）に加水分解する（**淡い紫色と青色**）．微小管は動的な構造体であり，縦方向の伸長と収縮を行う．円筒状の管は 13 のサブユニットが同心円状に配列したもので，直径は 24 nm となる．微小管は生来構造的に非対称である点に注目してほしい．α チューブリンに縁とられた微小管端は −（“マイナス”）端と呼ばれ，反対側は β チューブリンに縁取られており ＋（“プラス”）端と呼ばれる．

はまず，プロトフィラメントという縦方向のチューブリン基本単位の重合体に組み立てられる．2つのプロトフィラメントはその側面で相互作用を起こして中空コア管を形成する．直径は24 nmで，13のプロトフィラメントが同心円状に配列したものである．**チューブリンはヘテロ二量体であるため，この中空管は非対称の性質を持つ．**中心体に近いαチューブリンに縁どられた微小管端は－（“マイナス”）端と呼ばれ，中心体から伸長するβチューブリンに縁どられた端は＋（“プラス”）端と呼ばれる（図38-11）．＋端では－端の2倍の速度でチューブリン単位が付加され，微小管は伸長する．

微小管は静的な構造体ではない．むしろ微小管には**動的不安定性 dynamic instability** として知られる固有の性質がある（図38-12）．チューブリンのヘテロ二量体は，αおよびβチューブリン基本単位にGTPが結合することで微小管端に付加される．微小管が伸長すると，各チューブリンヘテロ二量体のβチューブリンはGTPをGDPに加水分解する．GTPからGDPへと加水分解されることでチューブリンの構造変化が起こり，微小管を不安定化させる．この不安定化の正確な機序は不明だが，縦のプロトフィラメント間の相互作用強度が低下するか，もしくはプロトフィラメントが“弯曲”することでまっすぐな微小管から離れる傾向が増強されることに関連している可能性がある．

以上のことから，微小管の安定性はβチューブリンのGTP加水分解速度に関連した微小管重合化の速度によって決まる．微小管のチューブリン重合速度がβチューブリンによるGTPからGDPへの加水分解速度を上回れば，定常状態では微小管の＋端にはβチューブリンに結合したGTPの蓋（キャップ）ができる．このGTPキャップは微小管構造に安定性をも

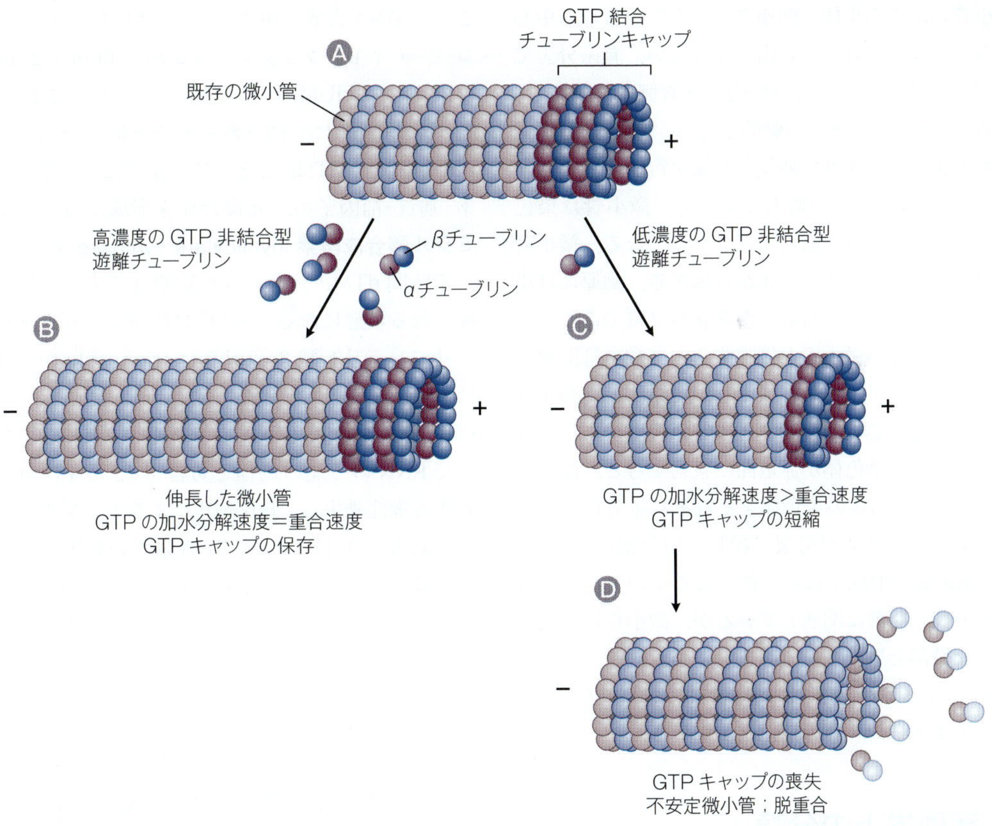


**図 38-12 微小管の動的不安定性**
**A.** 既存の微小管は，大部分がβチューブリンによってグアノシン三リン酸（GTP）からグアノシン二リン酸（GDP）に加水分解されたチューブリン基本単位（**淡い紫色と淡い青色**）であるという特徴がある．一方で，微小管に付加されたばかりのβチューブリン基本単位では，GTPはまだ加水分解されていない（**濃い紫色と濃い青色**）．GTP結合チューブリン基本単位は，微小管の＋端にGTP結合チューブリンキャップを形成する．**B.** GTPが結合していない遊離チューブリンが高濃度で存在する場合，GTP結合チューブリンが微小管の＋端に付加される速度は，βチューブリンがGTPを加水分解する速度と同等もしくはそれを上回る．GTP結合チューブリンキャップは維持され，その結果微小管は安定性を保つ．**C.** GTPが結合していない遊離チューブリンが低濃度で存在する場合，GTP結合チューブリンが微小管の＋端に付加される速度は，βチューブリンのGTP加水分解速度を下回る．その結果，GTP結合チューブリンキャップは縮小する．**D.** GTP結合チューブリンキャップを欠く微小管は不安定であり，脱重合を起こす．

たらし，微小管ではさらなる重合が進む．その反対に，チューブリンの重合速度がβチューブリンによるGTPからGDPへの加水分解速度を下回ると，定常状態では微小管の＋端にはGDP結合のβチューブリンが増える．このGDP結合チューブリンは構造的に不安定であり，微小管の脱重合は促進される．微小管が速やかに組み立てや分解を行えるという能力は，微小管が数多くの生理学的な役割を果たすうえで非常に重要である．薬物はチューブリンの微小管への組込みを妨害するか，既存の微小管の安定化（微小管の分解の妨害）によって微小管機能を阻害する．

微小管は有糸分裂や細胞内タンパク質輸送，小胞移動，細胞の構造や形態維持において，生理学上重要な役割を担っている．有糸分裂は薬物標的となる微小管の生理学的側面である．しかしながら微小管の他の役割は，薬物によってその機能を阻害されることにより，数多くの副作用が生じると予測される．

微小管は，中心小体と関連タンパク質からなる中心体から核をなすことを思い出してほしい．有糸分裂では2つの中心体それぞれが細胞の反対側に整列する．微小管はM期には極めて動的となり，他の細胞周期よりも非常に速い速度で伸長と収縮を行う．こうしたM期での動的不安定の増大によって，微小管は染色体の元へ移動しこれと結合できるようになる．微小管は動原体に結合した各中心体から広がる．動原体は染色体のセントロメアに付着したタンパク質である．各染色体の動原体が微小管と接着すると，微小管関連タンパク質がモーターとして作用し，動原体と結合する染色体を細胞赤道（2つの中心体の中間点）に整列させる．すべての染色体が赤道面に整列すると，微小管は短縮化し，2倍体の染色体をそれぞれ半分に分離させる．最終的に細胞質分裂（細胞質の分割）が生じ，2つの娘細胞が形成される．他にも多くのタンパク質が有糸分裂の制御に関連しているが，微小管は決定的に重要な役割を果たすのである．微小管機能の阻害により細胞はM期で停止し，最終的にはプログラム細胞死（アポトーシス）の活性化が生じる．

## ▶ 薬理学上の分類

従来の抗悪性新生物の化学療法薬には，いくつかの分類がある．代謝拮抗薬には，ヌクレオチドの合成や代謝に関与する酵素を阻害するものと，アナログとしてDNAに取り込まれることで鎖の伸長を停止・破壊するものがある．これらの薬物はおもにDNA複製が行われる細胞周期のS期に作用する．別の分類の薬物として，DNA構造を変化させたりDNA損傷を生じさせることで細胞毒性を誘導するものがあり，アルキル化薬，白金製剤，ブレオマイシン，トポイソメラーゼ阻害薬がこれにあたる．これらの薬物は細胞周期の複数の期で効果を発揮する．3つ目の分類は微小管の重合または脱重合を阻害する薬物であり，有糸分裂紡錘体を妨害することで有糸分裂に干渉する．化学療法薬の主分類，細胞周期特性，おもな毒性のまとめとして，表40-2（第40章，併用化学療法の原理）を参考にしてほしい．

### チミジル酸合成阻害薬

チミジル酸（dTMP）はdUMPの2′位がメチル化されて合成される．この反応はチミジル酸合成酵素が触媒するが，補因子としてMTHFが必要となる（図38-4）．**5-フルオロウラシル 5-fluorouracil**（**5-FU**；図38-13）はおもにチミジル酸の生合成を妨害することでDNA合成を阻害する．5-FUはまず5-フルオロ-2′-デオキシウリジン一リン酸 5-fluoro-2′-deoxyuridylate（FdUMP）に変換されるが，これはウラシルがdUMPに変換される経路と同じである．次にFdUMPは，MTHFとともに安定的に共有結合した酵素-基質-補因子の三元複合体を形成することで，**チミジル酸合成酵素 thymidylate synthase** を阻害する．一定時間dTMPを奪われた細胞は“チミン餓死”と呼ばれる状態になる．5-FUは代謝されるとフロキシウリジン三リン酸 floxuridine triphosphate（FUTP）にもなり，ウリジン酸の代わりにメッセンジャーRNA messenger RNA（mRNA）に取り込まれることでRNAの一連の過程を妨害する．5-FUの細胞に対する毒性効果は，FdUMPによるチミジル酸合成酵素の阻害，FUTPによるRNA過程の妨害，またはその両機序により説明できる．ただし特定の5-FU同族体では，チミジル酸合成酵素を阻害しRNAに取り込

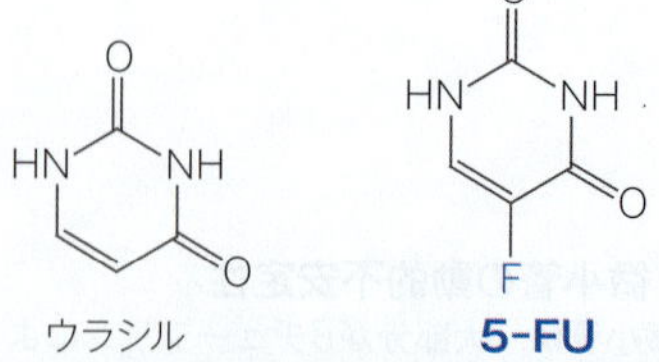


**図38-13　ウラシルおよび5-フルオロウラシルの構造**
ウラシルと5-フルオロウラシル（5-FU）の構造的類似に注目してほしい．ウラシルはデオキシウリジン一リン酸（dUMP）の塩基であり，dUMPはチミジル酸合成酵素の内因性基質である（図38-4参照）．5-FUは代謝されて5-フルオロ-2′-デオキシウリジン一リン酸（FdUMP）となるが，これはチミジル酸合成酵素の不可逆的阻害物質である．

まれることはないが，それにもかかわらず5-FUと類似した抗腫瘍効果を持つ．この結果からは，5-FU作用の主要機序はチミジル酸合成酵素阻害であることが示唆される．

5-FUは抗悪性新生物薬として使用され，特に乳腺や消化管の上皮性悪性腫瘍に用いられる．また皮膚の前がん性角化症や多発性の表在性基底細胞がんに対する局所療法薬としても使用されている．5-FUはがん細胞と同様に正常細胞のチミジル酸も枯渇させるため，毒性が強く慎重に使用する必要がある．

**カペシタビン capecitabine**は経口投与の5-FUのプロドラッグである．消化管粘膜から吸収され，3段階の酵素反応によって5-FUに変換される．カペシタビンは転移性結腸直腸がん，および転移性乳がんの第二選択薬として承認されている.臨床試験の結果から，経口カペシタビンは5-FUの経静脈投与と同等の効果が証明されている．

5-FUの作用機序が解明されると，**5-FU / 葉酸 5-FU / folinic acid**（ロイコボリン）併用療法が結腸直腸がんに対する化学療法の第一選択となった．5-FUは酵素（チミジル酸合成酵素），基質（5-FdUMP），補因子（MTHF）の三元複合体を形成することでチミジル酸合成酵素を阻害することから，MTHF濃度が高くなれば5-FUの作用を高められるのではないかと推測された．臨床試験では併用レジメンが5-FU単独よりも高い効果を示し，この仮説が正しいことが証明された．これは薬物の作用機序の解明が薬物の臨床効果を向上させるという重要な例である．

**ペメトレキセド pemetrexed**は葉酸アナログであり，内因性の葉酸やDHFRであるメトトレキサートに似ている（第32章参照）．ペメトレキセドは還元葉酸担体によって細胞内に運び込まれ，細胞内酵素のホリルポリグルタミン酸合成酵素によってポリグルタミン化される．ポリグルタミン化されたペメトレキセドはチミジル酸合成酵素に対して強い阻害作用を有し，DHFRに対しては弱い阻害作用を持つ．5-FUと同様に，ペメトレキセドの細胞毒性は“チミン餓死”の誘導による［5-FU誘導体の5-FdUMPは，酵素のdUMP（基質）部位に結合してチミジル酸合成酵素を阻害するが，ペメトレキセドは酵素のMTHF（補因子）部位に結合してチミジル酸合成酵素を阻害する点に注意］．ペメトレキセドは扁平上皮がん以外の非小細胞肺がんの治療薬として認可されている．肺扁平上皮がんに対する効果は認められていない．ペメトレキセドはシスプラチンとの併用療法（後述）で，悪性胸膜中皮腫の治療にも用いられる．正常細胞に対する毒性軽減のため，ペメトレキセドの治療を受ける患者には葉酸およびビタミン$B_{12}$が補給される．

## プリン代謝拮抗薬

**6-メルカプトプリン 6-mercaptopurine（6-MP）**，および組織内で非酵素的に6-MPに変換されるプロドラッグの**アザチオプリン azathioprine（AZAあるいはAZP）**は，イノシンアナログとしてプリンヌクレオチド間の相互変換を阻害する（図38-14）．6-MPはプリン環のC-6の位置にケト基の代わりに硫黄原子を持つ．細胞内に入るとメルカプトプリンは**ヒポキサンチン・グアニンホスホリボシルトランスフェラーゼ hypoxanthine-guanine phosphoribosyl transferase（HGPRT**；第48章参照）という酵素によってヌクレオチド形態である6-チオイノシン-5′-一リン酸 6-thioinosine-5′-monophosphate（T-IMP）に変換される．T-IMPは複数の機序でプリンヌクレオチド合成を阻害すると考えられている．第1にT-IMPは，イノシン一リン酸デヒドロゲナーゼ inosine monophosphate dehydrogenase（IMPDH）などのIMP

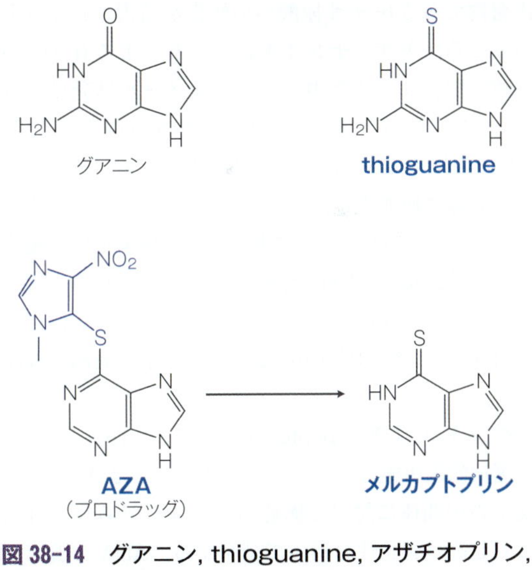


**図38-14 グアニン, thioguanine, アザチオプリン, メルカプトプリンの構造**

thioguanine，アザチオプリン（AZA），メルカプトプリンはプリン類の構造的アナログである．thioguanineはグアニンと類似しているため，内因性のヌクレオチドと同じようにリボース化・リン酸化を受ける．ヌクレオチド形態となったthioguanineはイノシン一リン酸デヒドロゲナーゼ（IMPDH）（図38-3参照）を不可逆的に阻害し，DNAに取り込まれるとDNA複製を阻害する．AZAはメルカプトプリンのプロドラッグである．AZAは肝臓のスルフヒドリル化合物（例：グルタチオン）と反応し，メルカプトプリンを放出する．メルカプトプリンのヌクレオチド形態である6-チオイノシン-5′-一リン酸（T-IMP）は，イノシン一リン酸（IMP）をアデノシン一リン酸（AMP）やグアノシン一リン酸（GMP）に変換する酵素を阻害する（図38-3参照）．T-IMPはプリンヌクレオチド合成の初期関与段階も阻害する．

をAMPやGMPに変換する酵素を阻害する(図38-3)．第2に，T-IMPはAMPやGMPと同様，プリンヌクレオチド合成の最初のステップであるホスホリボシルアミン合成を行う酵素に対して“フィードバック”阻害作用を持つ．これら2つの機序によって，DNA合成，RNA合成，エネルギー貯蔵，細胞シグナリングなどに必須の代謝体であるAMPとGMPの細胞内濃度が有意に低下する．6-MP自体もDNA・RNA合成を阻害するが，その機序はあまりよくわかっていない．

6-MPは臨床ではおもに急性リンパ性白血病 acute lymphoblastic leukemia (ALL) で使用されるが，おもには維持療法期における長期併用化学療法レジメンで用いられる．6-MPは正常のリンパ球に対しても作用するため，免疫抑制薬として使用される．理由は不明だが，プロドラッグであるAZAの方が6-MPよりも免疫抑制薬として効果が高く，そのため免疫抑制の目的では一般にAZAが用いられる．AZAについては第45章，免疫抑制の薬理学で解説する．

6-MPの効果と毒性はともに，**アロプリノール allopurinol** によって増強する．アロプリノールはキサンチンオキシダーゼを阻害するため，6-MPが非活性代謝物である6-チオ尿酸への酸化が妨害される（実のところ，キサンチンオキシダーゼによる6-MPの代謝を阻害する研究中にアロプリノールは発見された）．アロプリノールを6-MPと併用する場合には，6-MPの用量を2/3に減量することができる（一方で毒性も同様に増加する）．アロプリノールは，化学療法薬によるがん細胞の崩壊に起因する高尿酸血症（**腫瘍崩壊症候群 tumor lysis syndrome**）に対し単剤で頻用される．痛風の治療におけるアロプリノールの使用法は第48章，炎症にかかわる統合薬理学：痛風で解説する．

**ペントスタチン pentostatin**（図38-15）はADAの選択的阻害薬である．ペントスタチンはADA触媒反応の中間体に対する構造的アナログであり，ADAに対し高い親和性を持って結合する．ADAを阻害することで細胞内のアデノシンと2′-デオキシアデノシン濃度が上昇する．アデノシンと2′-デオキシアデノシン濃度の上昇はプリンヌクレオチド代謝にいくつもの影響を及ぼす．特に2′-デオキシアデノシンはS-アデノシルホモシステインヒドロラーゼを不可逆的に阻害し，細胞内のS-アデノシルホモシステイン濃度を上昇させることでリンパ球に毒性を示す．ペントスタチンの白血病やリンパ腫に対する効果はこうした作用による可能性がある．ペントスタチンは有毛細胞白血病に対して特に効果がある．

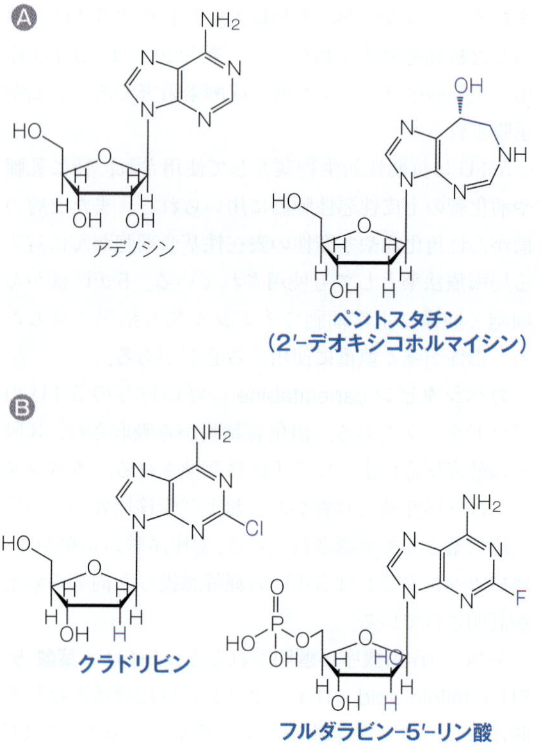


**図38-15 アデノシン，ペントスタチン，クラドリビン，フルダラビンの構造**

**A.** ペントスタチンは，アデノシンを2′-デオキシアデノシン，イノシンを2′-デオキシイノシンに変換する酵素のアデノシンデアミナーゼ（ADA）を阻害する．ペントスタチンは高い親和性を持ってADAと結合するが（$K_d = 2.5 \times 10^{-12}$ M），これはペントスタチンがADAの酵素反応における中間体（遷移状態）に構造的に類似しているためである．**B.** クラドリビンおよびフルダラビン-5′-リン酸はともにアデノシンアナログである．クラドリビンは塩素化されたプリンアナログであり，DNAに取り込まれてDNA鎖切断を引き起こす．フルダラビンリン酸はフッ素化されたプリンアナログであり，DNAおよびRNAに取り込まれる．フルダラビンはDNAポリメラーゼとリボヌクレオチド還元酵素も阻害する．

## リボヌクレオチド還元酵素阻害薬

**ヒドロキシウレア hydroxyurea** は，リボヌクレオチド還元酵素の活性部位でチロシルラジカルをスカベンジングすることでこれを阻害する．フリーラジカルが存在しない状況では，リボヌクレオチド還元酵素はヌクレオチドをデオキシヌクレオチドに変換することができず，そのためDNA合成が阻害される．

ヒドロキシウレアは成人の鎌状赤血球症や特定の腫瘍性疾患の治療での使用が認可されている．鎌状赤血球症治療におけるヒドロキシウレアの作用機序は，リボヌクレオチド還元酵素の阻害と関連があるともないともいえない．これに代わる機序として，ヒドロキシウレアは胎児ヘモグロビン fetal hemoglobin (HbF) の発現を増加させ，これにより鎌状ヘモグロビン sickle hemoglobin (HbS) の重合を阻害して低酸素状態における赤血球の鎌状化を減少させると考えられる．ヒドロキシウレアは鎌状赤血球症患者の疼痛クリーゼ（血管閉塞性）の頻度を有意に減少させる．ヒドロキシウレアがHbF産生を増加させる機序はわかっていない．鎌状赤血球症治療におけるヒドロキシウレアの役割については，第44章，造血と免疫調節の薬理学で詳細を解説する．

ヒドロキシウレアは，真性赤血球増加症，本態性血小板血症などの骨髄増殖性疾患の治療や，急性骨髄性白血病での緩和的な血球数コントロール療法として広く用いられる．骨髄増殖性疾患では，ヒドロキシウレアは単剤もしくは他の薬物と併用で用いられ，骨髄における過剰な骨髄性細胞の増殖を阻害する．長期間のヒドロキシウレアの使用は白血病を誘発する懸念があり，こうした適応はやや限定的である．これは特定の抗がん薬によるがん誘発現象の一例である．

## DNAに組み込まれるプリン・ピリミジンアナログ

多くの代謝拮抗薬は，おもにヌクレオチドの“不良品”として作用することで治療効果を発揮する．こうした薬物は，リボース化，リボヌクレオチド還元化，ヌクレオシド・ヌクレオチドリン酸化等の様々なヌクレオチド代謝の経路における基質である．糖三リン酸の形態をとる薬物はDNAに取り込まれる．薬物がDNAに取り込まれるとDNA構造は破壊され，DNA鎖の停止やDNA鎖の切断，細胞増殖の阻害を引き起こす．**thioguanine**はプリン環のC-6位の酸素原子が硫黄原子に置換したグアニンアナログである（図38-14）．メルカプトプリンと同様に，thioguanineはHGPRTによってヌクレオチド形態である6-チオグアノシン-5′-一リン酸 6-thioguanosine-5′-monophosphate（6-チオGMP）となる．メルカプトプリンのヌクレオチド形態であるT-IMPと違うのは，6-チオGMPは，GMPからGTPへの変換を触媒する酵素のグアニリルキナーゼに対する優れた基質である点である．この機序によって6-チオGMPは6-チオGTPに変わり，それはDNAに取り込まれる．DNA構造の内部で6-チオGTPはRNAの翻訳やDNA複製を妨害し，細胞死を引き起こす．6-チオGMPはまたIMPDHを不可逆的に阻害し，細胞のGMP貯蔵を枯渇させる（図38-3）．thioguanineは急性骨髄性白血病治療に使用される．thioguanineのおもな副作用には，骨髄抑制と消化管障害がある．

**フルダラビンリン酸 fludarabine phosphate**（図38-15）はフッ素化されたプリンアナログであり，抗ウイルス薬のビダラビンと構造的に類似している（第37章，ウイルス感染症の薬理学参照）．フルダラビンの三リン酸形態はDNAおよびRNAに取り込まれ，DNA鎖の停止を引き起こす．フルダラビンはDNAポリメラーゼとリボヌクレオチド還元酵素も阻害するため，細胞でのヌクレオチドおよび核酸の合成が低下する．フルダラビンリン酸はリンパ球増殖性疾患の治療に使用されるが，特に慢性リンパ性白血病 chronic lymphocytic leukemia（CLL）と低悪性度B細胞性リンパ腫に用いられる．

**クラドリビン cladribine**は塩素化されたプリンアナログであり，フルダラビンリン酸と構造的に類似している（図38-15）．クラドリビン三リン酸はDNAに取り込まれ，DNA鎖切断を引き起こす．クラドリビンはまた，必須プリン代謝体であるNADとATPの細胞内貯蔵を枯渇させる．クラドリビンは有毛細胞白血病に対する使用が承認されているが，経験的に他種の白血病やリンパ腫の治療にも利用される．

**シタラビン cytarabine（Ara-C）**はアラビノフラノシルシトシン三リン酸 arabinofuranosyl-cytosine triphosphate（araCTP）への代謝されるシチジンアナログである(図38-16)．araCTPはDNAポリメラーゼに関してCTPと拮抗し，またDNAに取り込まれることでDNA鎖の停止と細胞死を引き起こす（図38-4）．Ara-Cとシクロホスファミドの相乗効果は注目すべき点であり，おそらくこれはAra-CのDNAポリメラーゼ阻害によってDNA修復が低下することによるものと考えられる．Ara-Cは急性骨髄性白血病の寛解導入および寛解維持に用いられる．アントラサイクリンとの併用によって非常に効果的となる．

**5-アザシチジン 5-azacytidine**は，その三リン酸代謝体がDNAとRNAに取り込まれるシチジンアナログである（図38-16）．DNAに取り込まれるとアザシチジンはシトシンのメチル化を妨害し，遺伝子発現や細胞分化を変化させる．アザシチジンとその2′-デオキシ誘導体である**decitabine**（5-アザ-2′-デオキシシタビン）は骨髄異形成症候群の治療薬として承認されている．

**ゲムシタビン gemcitabine**はフッ素化されたシチジンアナログで，デオキシシチジンの2′位炭素上の水素原子がフッ素原子に置換されている．ゲムシタビンの二リン酸はリボヌクレオチド還元酵素を阻害する．ゲムシタビンの三リン酸はDNAに取り込まれ，DNA複製を妨害することで細胞死を引き起こす．ゲムシタビンは，膵がん，乳腺がん，膀胱がん，非小細胞肺がんなどの数種の固形腫瘍に活性を持ち，ホジキ

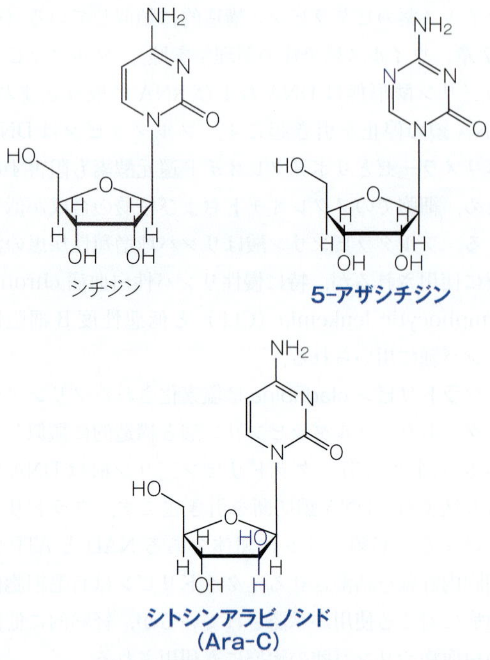


**図 38-16 シチジン，シタラビン，アザシチジンの構造**
シタラビン（Ara-C）とアザシチジンは両者とも，ヌクレオチドであるシチジンのアナログである．Ara-C はリボースの代わりにアラビノース糖を持つ［青で示したヒドロキシ基のキラリティに注目］．シタラビン三リン酸 cytarabine triphosphate（araCTP）が DNA に取り込まれると，核酸合成が阻害される．2'-デオキシリボースがアラビノースに置換されたことで DNA 鎖の伸長が遮断されるためである．アザシチジンはピリミジン環の中にアジド基（**青**）を持つ．アザシチジンは核酸に取り込まれると，シトシン塩基のメチル化を妨げる．

ン病 Hodgkin disease などの血液悪性疾患のレジメンにも組み込まれている．

## DNA 構造を直接変化させる薬物

### アルキル化薬

現代の化学療法の出現は 1940 年代に始まり，他には治療法のなかった悪性腫瘍の寛解導入の手段として，活性の高いアルキル化薬が最初に注目された．戦時中に見出された誘導体のナイトロジェンマスタードは造血細胞を著明に抑制し，白血病やリンパ腫などの血液由来の悪性腫瘍の治療に有用であることがわかると，こうした薬物の臨床使用に拍車がかかった．それから間もなくして，アルキル化薬は上皮腫瘍，間葉腫瘍，上皮性悪性腫瘍，肉腫の治療にも有効であることがわかってきた．実際にアルキル化薬は今日これらの疾患に対して日常的に使用されている．

**シクロホスファミド cyclophosphamide，mechlorethamine，メルファラン melphalan，chlorambucil，thiotepa** などのアルキル化薬は求電子性の分子であり，DNA の求核部位からの攻撃を受けることで，アルキル基が求核部位と共有結合する．薬物の種類にもよるが，アルキル化は塩基，リン酸主鎖，DNA 関連タンパク質の窒素または酸素原子上に生じる．特にグアニンの N-7 や O-6 原子はアルキル化に対して感受性がある．アルキル化薬は一般的に２つの強力な脱離基を有する（図 38-17）．この構造によって ***bis*-アルキル化 *bis*-alkylate**（２つのアルキル化反応を起こす）が可能となり，アルキル化薬は DNA の分子同士（例：２つのグアニン残基）に架橋を形成，もしくは DNA 分子とタンパク質に架橋を形成することができる．*bis*-アルキル化（架橋形成）は毒性のおもな機序と考えられる（図 38-18A）．グアニン残基をアルキル化することによって，グアニンイミダゾール環の開裂，アルキル化グアニンとチミン間の異常な塩基対合，もしくは脱プリン反応（グアニン残基の切除）が生じる（図 32-18B ～ D）．環の開裂は DNA の分子構造を破壊し，異常な DNA 塩基対合は誤コードや突然変異を生じさせる．脱プリン反応は糖-リン酸 DNA 主鎖の切断をまねく．重要なことは，このような突然変異によって新たながん発生のリスクが高まるという点である．

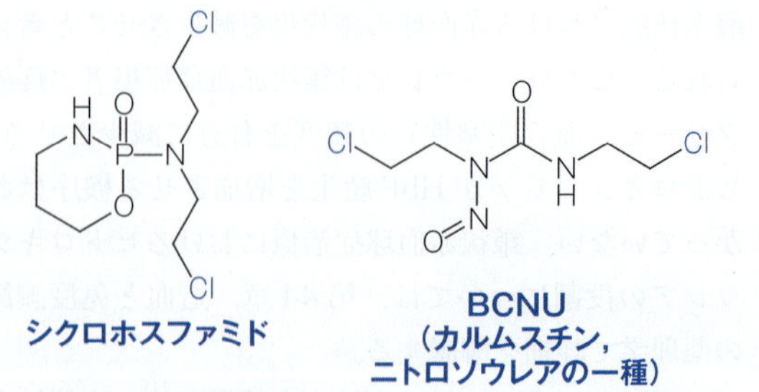


**図 38-17 シクロホスファミドと BCNU の構造**
シクロホスファミドと BCNU（カルムスチン）はそれぞれ２つの塩素脱離基を持つ（**青字**）．この２つの脱離基によって，これらは２カ所でアルキル化を行い，その結果 DNA などの高分子を架橋する．DNA を架橋することにより，これら薬物は DNA 損傷を引き起こす．

ナイトロジェンマスタード類は相対的に活性が高いが，各薬物の求核反応速度は多岐に及んでおり，これは臨床での使用に際して重要な意味を持つ．mechlorethamine のような不安定な化合物は，数秒～分の単位で標的分子をアルキル化するため経口で投与することはできない．反応性が高いためこうした化合物は強い水疱形成力を持ち，血管外に漏出すると皮膚や軟部組織に重篤な障害を生じる可能性がある．アルキル化薬の反応性の速さを利用して，腫瘍の部位に直接薬物を注入することも可能である．例えば表在性の膀胱がんの治療では，thiotepa を膀胱内に注入する．mechlorethamine とは対照的に，thiotepa,

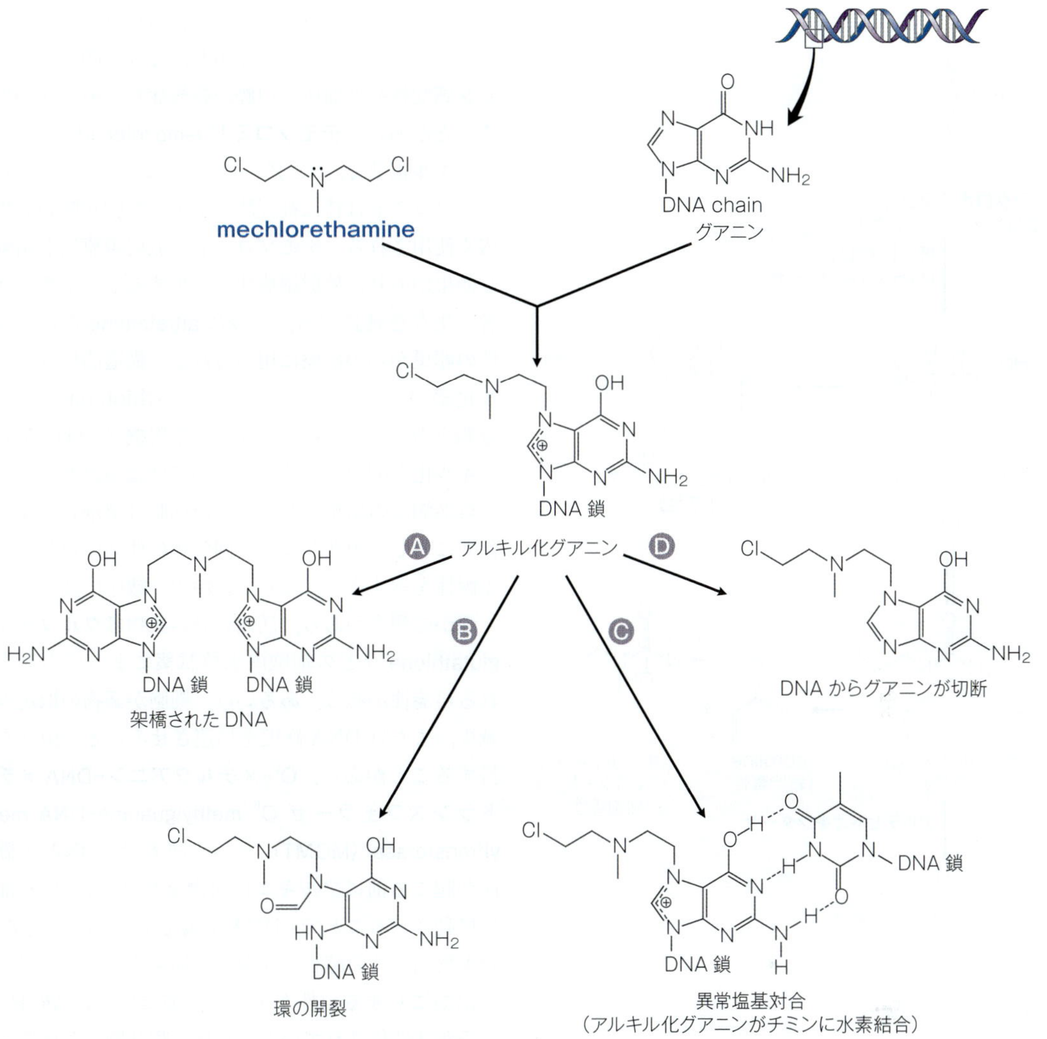


**図 38-18　グアニンアルキル化による生化学的結果**
ここでは mechlorethamine を例として示したが，こうした反応においてグアニンのアルキル化は複数種の DNA 損傷を生じうる．mechlorethamine の窒素は自身のβ炭素基の 1 つに対して求核攻撃を行い，その結果高度に求電子性で不安定な中間体となる（**図示せず**）．求核性のグアニンの N-7 はこの不安定な中間体と反応し，アルキル化グアニンとなる．この初期のアルキル化から派生しうる産物は 4 つあり，そのすべてが DNA の構造損傷を引き起こす．**A.** アルキル化グアニンが求核試薬として反応することで，アルキル化の過程が繰り返し生じる．この結果生じる DNA 架橋が，アルキル化薬の DNA 損傷のおもな機序と考えられる．**B.** イミダゾール環が開裂し，グアニン基の構造が破壊される．**C.** アルキル化グアニンがシトシンではなくチミンに水素結合することで，DNA に突然変異が生じる．**D.** アルキル化グアニン残基が切断されて，DNA 鎖は脱プリン化する．

chlorambuci，メルファランでは活性がかなり低く，経口で投与することができる．シクロホスファミドは肝臓のシトクロム P450 によって活性化される非活性型プロドラッグで，経口でも経静脈的にも投与することが可能で非常に使用しやすい（図 38-19）．

BCNU（**カルムスチン carmustine**；図 38-17）などの**ニトロソウレア nitrosourea** は，シクロホスファミドやその他のアルキル化薬とほぼ同じ方式で DNA を標的とする．シクロホスファミドのように生体内での活性化が必要である．多くのアルキル化薬と異なるのは，ニトロソウレアではカルバモイル基を DNA 関連標的に結合させる点である．カルバモイル化がニトロソウレアの作用に重要な意味を持つかどうかはわかっていない．

アルキル化薬にはそれぞれ，得意とする特定の腫瘍標的がある．例えば，ニトロソウレアは脳腫瘍の治療に有用であるが，これはニトロソウレアの脂溶性が高く血液脳関門を通過することが可能なためである．同様に，アルキル化抗生物質の**マイトマイシン mitomycin** は固形腫瘍の中心部に存在するような低酸素腫瘍細胞を標的とするが，これはマイトマイシンが生体還元性の活性化を要するためであり，この反応は低酸素

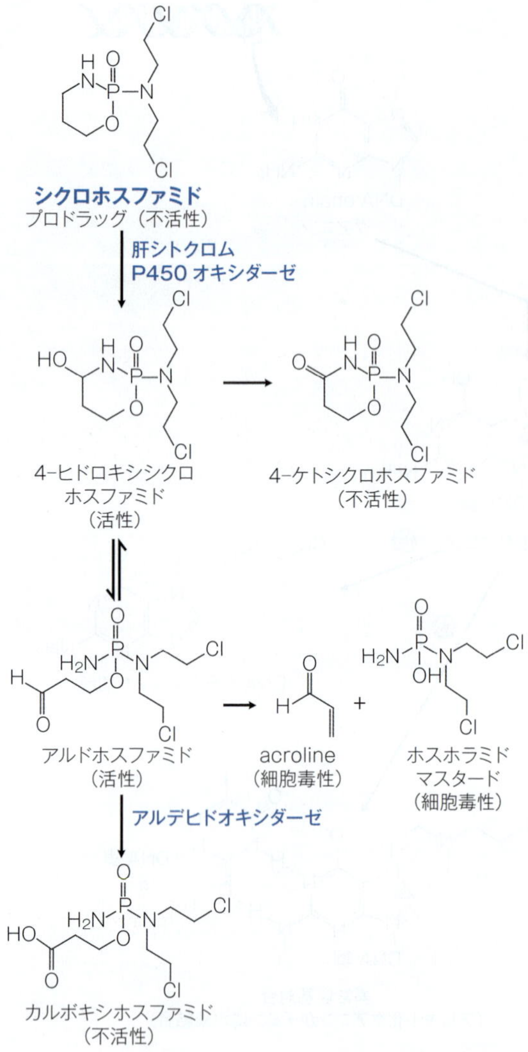


**図 38-19　シクロホスファミドの活性化および代謝**
シクロホスファミドはプロドラッグであり，薬理学的に活性化するには肝の P450 酵素によって酸化を受ける必要がある．水酸化によってシクロホスファミドは 4-ヒドロキシシクロホスファミドに変換される．この活性代謝物はさらに酸化され，不活性代謝物の 4-ケトシクロホスファミド，もしくは環開裂を経て活性代謝物のアルドホスファミドへと変換される．アルドホスファミドはアルデヒドオキシダーゼによって酸化され，不活性代謝物のカルボキシホスファミドとなるか，または高い毒性を持つ acroline とホスホラミドマスタードへ変換される．acroline が膀胱に蓄積すると出血性膀胱炎が生じる．この副作用はメスナの併用投与によって改善が得られる．メスナはスルフヒドリル化合物であり，acroline を不活化する（**図示せず**）．

環境下でより生じやすいためである．

他にも臨床的に有用な薬物として触れておくべき非古典的アルキル化薬がいくつかある．まず**ダカルバジン dacarbazine** であるが，これは合成分子で，ホジキン病の併用化学療法のレジメンの1つとして使用されうる薬物である．ダカルバジンはメラノーマや肉腫の治療でもある程度の活性を有する．**プロカルバジン procarbazine** はホジキン病に対して活性を持つ経口薬である．プロカルバジンの代謝物はモノアミンオキシダーゼ阻害薬として作用し，これに関連するチラミン感受性や低血圧，口腔内乾燥症などの毒性が生じることがある．**テモゾロミド temozolomide** は経口のアルキル化薬で，イミダゾテトラジンの誘導体である．テモゾロミドは特に神経膠腫や多形性膠芽腫の治療に広く使用される．テモゾロミドは放射線療法と相乗的な効果があり，放射線療法と併用することで膠芽腫患者の生存を延長する．最後に **altretamine** だが，再発性の卵巣がんの治療に用いられる．構造的にはアルキル化薬のトリエチレンメラミン（thiotepa など）に分類されるが，altretamine の作用機序が DNA のアルキル化と関連があるかについては議論がある．

自然淘汰の結果として，腫瘍細胞は単剤のアルキル化薬に対して耐性となり，同分類の他薬に対しても交差耐性を示すようになる．耐性化の機序に関してはいくつかの報告がある．活性の高い薬物は**グルタチオン glutathione** などの細胞内求核試薬によって不活化される可能性がある．あるいは，細胞が薬物の取込みを減少，または DNA 修復を加速させることで耐性を獲得することがある．**$O^6$-メチルグアニン-DNA メチルトランスフェラーゼ $O^6$-methylguanine-DNA methyltransferase（MGMT）** という酵素は，DNA 架橋形成が起こる前にアルキル付加物をグアニンの $O^6$ 部位に移動させることで，DNA 損傷を永久的に抑制する．新生物内でこの酵素の発現が増加することで，アルキル化薬に対する耐性が生じる．逆にいえば *MGMT* 遺伝子が活性化されていなければ，膠芽腫におけるテモゾロミドの臨床効果を期待することができるのである．

アルキル化薬の毒性は用量依存的であり，時に重大な問題となる．一般に正常細胞の DNA に対する損傷の結果，副作用が生じる．3種類の細胞が優先的にアルキル化薬の影響を受けやすい．第1に，増殖の速い組織では概して毒性が出現しやすい．骨髄，消化管や尿生殖器の上皮，毛嚢などがこれにあたる．この結果，骨髄抑制，胃腸障害，脱毛症が起こる．第2に，DNA 損傷の修復経路の活性が低い組織では，臓器特異的に毒性が生じる．第3に，毒性物質が特定の組織に蓄積することで，選択的に組織が傷害されることがある．例えば，**acrolein**（シクロホスファミドまたはそのアナログである**イホスファミド ifosfamide** の活性副産物）は出血性膀胱炎を引き起こすが，これは **acrolein** が膀胱で蓄積し高濃度となるためである（図 38-19）．この毒性に対してはスルフヒドリル含有分子の**メスナ mesna** で治療することが可能である．メスナもまた尿中に蓄積して速やかに acrolein を不活化する．

リンパ球は免疫応答に対応するため，迅速な増殖が要求される．そのためリンパ球はアルキル化薬による損傷に対し特に脆弱である．ゆえに，シクロホスファミドなどのアルキル化薬には抗がん効果とは別に，免疫抑制効果も有するのである．この“毒性”は臨床に用いられている．抗新生物治療で必要とするよりも低用量で投与することで，アルキル化薬は自己免疫疾患や臓器拒絶反応に対する治療に用いられている（第45章，免疫抑制の薬理学参照）．

毒性を抑える方法の1つに，選択的に腫瘍細胞内に蓄積するアルキル化薬の開発がある．メルファラン（フェニルアラニンマスタード）はその一例である．メルファランはメラノーマ細胞を標的として開発された．メラノーマ細胞はメラニン生合成のためにフェニルアラニンを蓄積するのである．別の例として**エストラムスチン estramustine** がある．エストラムスチンはマスタード化合物をエストロゲンと結合させたものである．エストロゲン受容体を発現する乳がん細胞を標的として開発された．興味深いことに，メルファランとエストラムスチンのいずれも意図したようには作用しなかったものの，臨床的には有用である．未だほとんど解明されていない機序を通じ，メルファランは多発性骨髄腫に有効であり，エストラムスチンは前立腺がんの治療に使用されている．

## 白金化合物

1970年代に**シスプラチン cisplatin**［CDDP：*cis*-diamminedichloroplatinum（II）］が臨床に導入されてから，それまで難治性と考えられていた精巣がんなどの腫瘍が治癒可能なものとなった．アルキル化薬と同様に，シスプラチンの抗がん作用は偶然発見された．細菌の電気反応を調べている時，白金電極からの産物が細菌の DNA 合成を阻害することが発見されたのである．その化合物を精製するとシスプラチンであることがわかった．シスプラチンは，2つのアミンと2つの塩素に結合した白金原子を *cis* 配座に持つ．この思いがけない発見によってシスプラチンは臨床で使用されることになるが，今では精巣がん治療における最も効果的な薬物である（JL さんの Case を参照）．抗がん薬としてのシスプラチンは，グアニン（N-7 および O-6），アデニン（N-1 および N-3），シトシン（N-3）の求核中心を標的とすることから，*bis*-アルキル化薬（2つの脱離基を持つアルキル化薬）と類似する活性を持つと考えられている．

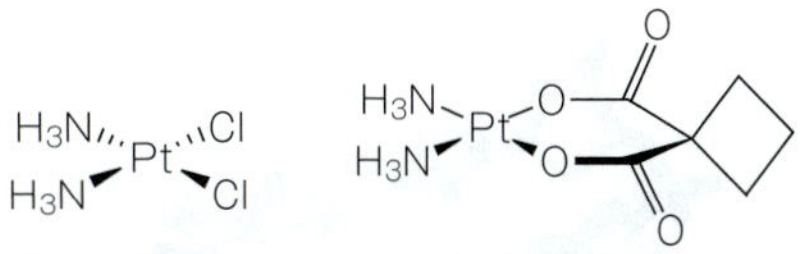


**図 38-20 シスプラチンとカルボプラチンの構造**
シスプラチンとカルボプラチンは白金 platinum（Pt）の配位錯体である．これらの *cis*-構造（2つの脱離基が分子の対側ではなく同側に存在する状態）には同一 DNA 鎖内の隣接するグアニンを架橋（鎖内架橋），または頻度は低いが反対側の DNA 鎖とを架橋（鎖間架橋）することができる．類似の *trans* 配座の化合物では，隣接するグアニンを効果的に架橋することができない．

*cis* 配座のシスプラチン（図 38-20）は，隣接するグアニン残基を鎖内で架橋形成し，DNA 損傷を生じさせる（図 38-21B）．この構造特性はシスプラチンの作用に欠かせない．*trans* 型の異性体は DNA に共有結合することはできても，抗腫瘍効果はほとんど持たない．腫瘍細胞は，DNA 損傷部位に対する修復能の増強，薬物取込みの低下，もしくはグルタチオンのような求核試薬の産生亢進により薬物の不活化を増強することで，シスプラチンに対し耐性化する．

冒頭の JL さんの Case で見たように，シスプラチンは精巣，膀胱，卵巣などの泌尿生殖器のがん治療に有効である．シスプラチンおよび関連化合物の**カルボプラチン carboplatin**（図 38-20）は，肺がんに対しても効果的な薬物である．多くの化学療法薬と同様，特定種の腫瘍に対してシスプラチンとカルボプラチンが有効である論理的根拠は明らかではない．

シスプラチンは経静脈的に投与されるが，腫瘍細胞に直接曝露させても効果がある．この治療例として，腹腔の内壁に沿って播種した卵巣がんの治療がある．この適応ではシスプラチンは直接腹腔内に注入されるが，これにより薬物の局所濃度を高めながら全身性の毒性を減少させることができる．

JL さんの担当のがん専門医は，慎重にシスプラチンの毒性を見極めて，シスプラチンや併用化学療法レジメンに含まれる他の薬物の投与量を決定した．シスプラチン，ブレオマイシン，エトポシド etoposide（VP-16）の用量制限毒性はそれぞれ異なるため，各薬物を最大耐用量まで使用することが可能である（第40章，併用化学療法の原理参照）．シスプラチンの用量制限毒性は**腎毒性 nephrotoxicity** である．悪心や嘔吐のような胃腸症状もよく見られる．長期に続く嘔吐は脱水状態を引き起こし，これがシスプラチンによる腎障害を増悪させ，不可逆的な腎不全を起こしうる．神経毒性はまず手足の感覚異常や難聴として症状が出現

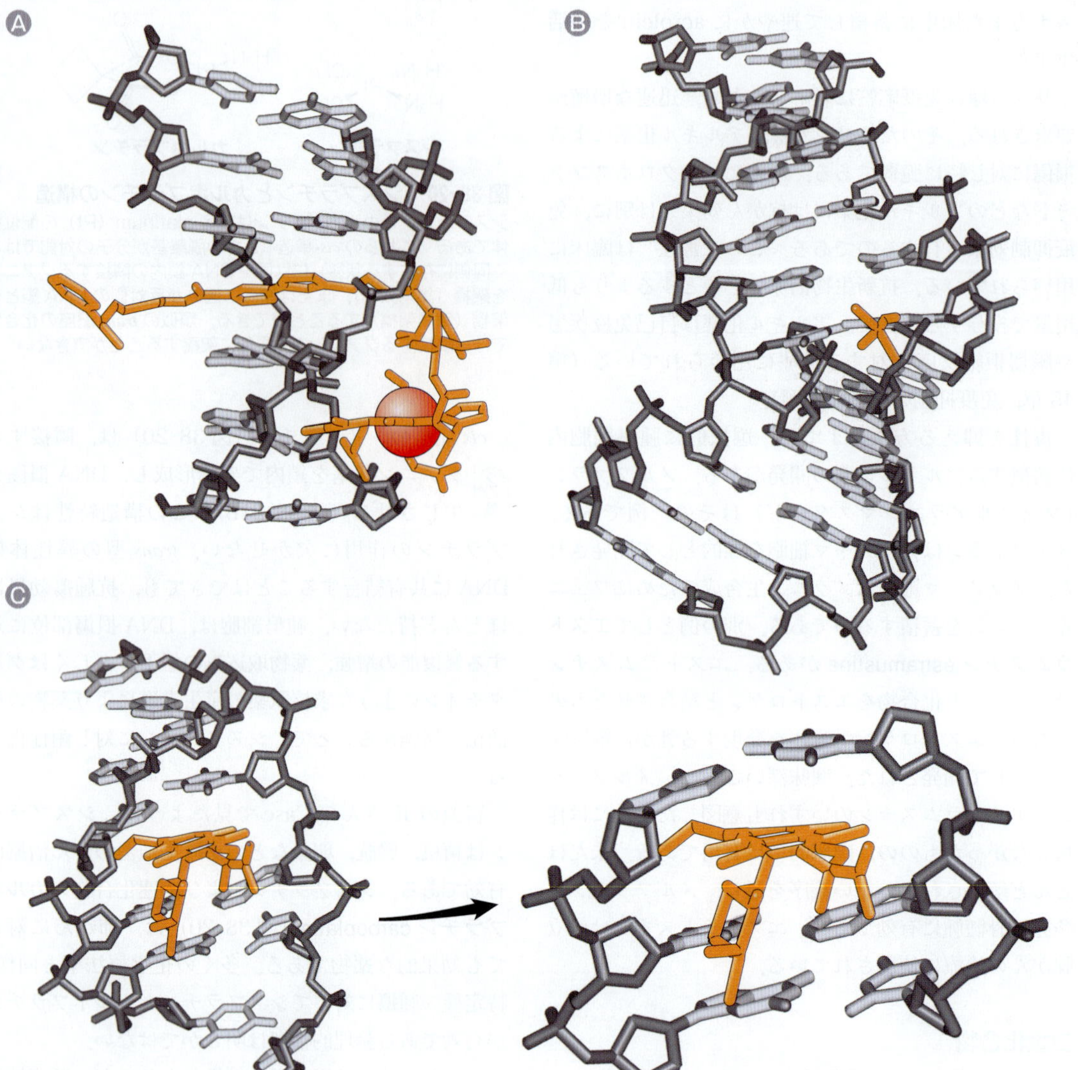


**図 38-21　DNA に対するブレオマイシン，白金化合物，アントラサイクリンの相互作用**
**A.** ブレオマイシン（**オレンジ色**）は DNA の二重らせんに結合し，ブレオマイシンに組み込まれた二価鉄原子（**大きな赤の球体**）に DNA のヌクレオチドを曝露させる．酸素分子存在下では鉄-ブレオマイシン複合体は活性化酸素種を発生し，フリーラジカルの機序によって DNA の一本鎖および二本鎖を切断する．**B.** 白金複合体（**オレンジ色**）は隣接するグアニン残基の N-7 原子を架橋し，DNA 鎖内架橋を形成する．**C.** アントラサイクリン系であるダウノルビシン（**オレンジ色**）は DNA 構造内に挿入され（**右側の拡大図参照**），これによりⅡ型トポイソメラーゼの触媒サイクル（図 33-4 参照）の一部である鎖の移行や再連結段階を阻害する．アントラサイクリン系はフリーラジカル機序によっても DNA を損傷する．

し，その頻度も高い．チオールを含む **amifostine** などの化合物は，シスプラチンの抗腫瘍効果を減弱させることなくその腎毒性を緩和することができる．**カルボプラチン carboplatin** は腎毒性の少ないシスプラチンアナログであり，多くの化学療法レジメンでシスプラチンに取って代わるようになっている．**オキサリプラチン oxaliplatin** は第３の白金化合物であり，結腸直腸がんの治療に効果がある．シスプラチンのように，オキサリプラチンにも蓄積性の腎毒性がある．オキサリプラチンは独自の急性神経毒性を誘発することがあり，寒冷への曝露で増悪する．

非小細胞肺がんでは，NER タンパク質である ERCC1 の発現レベルが，白金化合物をベースとする補助化学療法の反応性を予測することが知られている．前述したように NER 経路は，シスプラチンなどによって形成される DNA の巨大付加物を取り除く機能を果たしている．実際に，ERCC1 が低発現の場合には白金ベースの治療が非常に効果的であるが，これは NER の機能が低いと白金製剤による DNA 損傷が修復できないためと考えられている．

### ブレオマイシン

**ブレオマイシン bleomycin** は真正細菌であるストレプトマイセス *Streptomyces* 種から合成された天然グリコペプチドであり，特筆すべき細胞傷害活性を有する．こうしたグリコペプチドには何種類かあるが側鎖が異なるだけであり，その混合物が臨床で使用されている（図 38-21A）．ブレオマイシンは DNA に結合し，二価鉄をキレートすることでフリーラジカルを形成し，DNA の一本鎖および二本鎖を切断する．多くの化学療法薬と同様に，腫瘍細胞が薬物排泄を亢進するなどの多剤耐性機序によって，腫瘍細胞はブレオマイシンに対する感受性を低下させる．

鉄をキレートすることでブレオマイシンはヘム様環を形成する．キレート複合体は近傍のピリミジン残基（チミンまたはシトシン）の 4′位から水素ラジカルを抽出していると考えられている．不安定な中間体は酸素の存在下で分解され，DNA 鎖の一方または両方で抽出後ピリミジンやフリーなリン酸化エステルを産生する（図 38-21A）．

他の DNA 傷害薬と比べると，ブレオマイシンは骨髄抑制の副作用が少ない．しかし酸素との反応があるため，ブレオマイシンは**肺線維症 pulmonary fibrosis** を引き起こすことがある．これがブレオマイシン最大の毒性であり，用量制限毒性である．ブレオマイシンの肺機能への影響は蓄積性があり，不可逆的である．そのためブレオマイシンの使用は，治癒の可能性のある精巣がんとホジキン病の化学療法レジメンに限定される．JL さんの Case では，担当医はこの肺毒性を懸念して，治療期間中は患者肺機能を慎重にモニターし，診察ごとに息切れについて尋ねた．肺機能の悪化があれば，JL さんの治療を調整する必要があったのである．

## トポイソメラーゼ阻害薬

化学療法薬のなかには，天然トポイソメラーゼのヌクレアーゼやリガーゼ機能を利用して DNA を傷害するものがある．この過程の基本的な生理については第 33 章で解説する．**カンプトテシン系 camptothecins**，**アントラサイクリン系 anthracyclines**，**エピポドフィロトキシン系 epipodophyllotoxins**，**amsacrine** はこの方法で抗腫瘍効果を生じる．これらの化合物はトポイソメラーゼの正常機能を妨害し，トポイソメラーゼを DNA 破壊に利用する．

### カンプトテシン系

カンプトテシン系薬物は，カンレンボク *Camptotheca* という樹木から抽出されるアルカロイド由来の半合成分子である．カンプトテシン系は**Ⅰ型トポイソメラーゼ topoisomerase Ⅰ** を標的としており，DNA 鎖を傷害する．

Ⅰ型トポイソメラーゼは DNA に入り込み，2 本鎖のうちの 1 本を切断することで超らせん構造を調節する（図 33-3 参照）．カンプトテシンは切断された DNA を安定化させ，Ⅰ型トポイソメラーゼによる鎖の再連結を阻止する．次に別の複製酵素によってカンプトテシン-DNA-トポイソメラーゼ複合体が結合され，一本鎖 DNA 傷害が DSB へと変換される．腫瘍細胞の多くでは，こうして生じた損傷を修復することができない．

カンプトテシン系には**イリノテカン irinotecan** と**トポテカン topotecan** の 2 つの誘導体が臨床使用されている．イリノテカンは当初，進行性結腸がんの治療薬として導入されたが，他のタイプの腫瘍にも効果がある可能性があった．イリノテカンは水溶性のプロドラッグで，カルボキシルエステラーゼの切断を受けて脂溶性代謝物である **SN-38** を放出する．SN-38 はイリノテカンと比べ，約 1 000 倍のⅠ型トポイソメラーゼ阻害活性を持つが，イリノテカンよりもタンパク結合率が高く，*in vivo* での半減期が短い．こうしたことから，SN-38 がイリノテカンの抗がん作用に対してどの程度関与しているかは不明である．イリノテカンには重篤な消化管毒性があり，致死的な下痢を生じる可能性があるため，その使用は限定されている．多くの化学療法薬と同様に，イリノテカンも用量依存的に骨髄抑制を生じる．NS-38 は UDP-グルクロノシルトランスフェラーゼ UDP-glucuronosyltransferase（UGT）A1 によって代謝されるため，ジルベール症候群 Gilbert syndrome などの酵素に異常がある患者では，イリノテカン毒性が出現しやすい．こうした事実から，SN-38 はイリノテカンの効果に重要な役割を果たしていると考えられている．

トポテカンは転移性卵巣がん，肺小細胞がん，その他悪性新生物の治療に使用される．シスプラチン抵抗性の卵巣がんは治療困難であるが，トポテカンはこれに対して効果を発揮する．

### アントラサイクリン系

アントラサイクリン系薬物はストレプトマイセスという真菌種から分離された天然の抗腫瘍性抗生物質である．臨床では細胞傷害性のがん化学療法薬として頻用される．アントラサイクリンの作用機序にはいくつかあると考えられているが，アントラサイクリンが

DNA傷害を引き起こすおもな機序はDNAへのインターカレーションである（図38-21C）．アントラサイクリン系薬はインターカレーションによって**Ⅱ型トポイソメラーゼ topoisomeraseⅡ**の作用を阻害し，鎖切断や最終的には細胞死などを引き起こすDNA損傷を生じさせる（図33-4参照）．

多くの化学療法薬と同様に，アントラサイクリン系薬は骨髄抑制と脱毛症を引き起こす．アントラサイクリンは胆管に排泄されるため，肝障害のある患者では減量する必要がある．アントラサイクリンは様々な悪性腫瘍の化学療法レジメンで主要成分であるが，白血病やリンパ腫などの血液がんや乳がんでは特に重要な薬物である．

このクラスで最も有名なのは**ドキソルビシン doxorubicin**（**アドリアマイシン adriamycin**）であるが，**心不全 heart failure**と関連がある．ドキソルビシンは心筋内で過剰なフリーラジカルの産生を促進し，そのため心筋細胞膜を傷害すると考えられている．この心毒性は，ドキソルビシンの最高血中濃度および累積投与量の両方と関連がある．dexrazoxaneを併用することでドキソルビシンの心毒性を軽減することができる．dexrazoxaneは細胞内鉄をキレートし，鉄が仲介するフリーラジカル生成を抑制することで，フリーラジカル形成を阻害すると考えられている．

## エピポドフィロトキシン系

アントラサイクリン系と同様，**エピポドフィロトキシン系 epipodophyllotoxins**薬物は，おもにⅡ型トポイソメラーゼが介在する二本鎖DNA切断の再連結に作用していると考えられている（図33-4参照）．抗がん薬の**エトポシド etoposide**（**VP-16**）および**teniposide**（**VM-26**）は，ポドフィルム *Podophyllum* という植物から分離された成分の半合成誘導体である．これらはⅡ型トポイソメラーゼとDNAに結合し，これによりできた複合体を開裂状態にする．腫瘍細胞は**P糖タンパク質 P-glycoprotein**の発現を増加させることで，VP-16に対して耐性化する．P糖タンパク質は通常，天然の代謝副産物などの毒性分子を細胞外に排出するポンプとして作用するが，細胞傷害作用を発揮する前に天然物由来の化学療法薬を除去する作用もある．VP-16は精巣がんや肺がん，白血病治療に利用される．VP-16およびVM-26の両者ともに，各種リンパ腫治療に使用されている．両薬物とも骨髄抑制が臨床上のおもな毒性である．

直接DNAを傷害するシスプラチンやブレオマイシンなどと，Ⅱ型トポイソメラーゼを阻害するVP-16などを組み合わせることで，強力で相乗的な抗がん作用を発揮する．こうした相乗効果は，DNA修復におけるトポイソメラーゼの作用によるか，またはこれら2種の薬物が効果的にDNAを損傷しアポトーシスを誘導するためと考えられる．実際に，これらの薬物は多くの抗がん薬レジメンで成果を上げている．JLさんのCaseで見られたように，VP-16，ブレオマイシン，シスプラチンの組み合わせで転移性の精巣がんの多くの症例を治癒させることができる．

## amsacrine系

amsacrine系薬物は，おもにⅡ型トポイソメラーゼが介在する二本鎖DNA切断の再連結に作用する化学療法薬の1つである．この系統の薬物はDNAを標的としており，塩基対へのインターカレーションによって二重らせんを変形させ，DNAとタンパク質の架橋を形成し，一本鎖および二本鎖DNAを傷害する．一般的には臨床での使用は再発性の白血病および卵巣がんに制限されている．

# 微小管阻害薬

微小管の生理的機能は，動的に不安定な性質に依存している．その長さをすばやく変化できなければ，微小管の役割は休止細胞の構造維持くらいしかない．微小管は細胞生理で多数の重要な役割を担っているが，微小管機能を阻害する薬物投与時には，その毒性はM期細胞に選択的に出現する．ビンカアルカロイド系薬物は微小管の重合を阻害し，タキサン系薬物は微小管の脱重合を阻害する．これ以外のgriseofulvinやコルヒチンなどの微小管重合阻害薬については，それぞれ第35章，第48章で解説する．

## 微小管重合阻害薬：ビンカアルカロイド系

ビンカアルカロイド系の**ビンブラスチン vinblastine**と**ビンクリスチン vincristine**は，もともとはツルニチニチソウ *Vinca rosea* という植物から分離された天然物である．ビンカアルカロイドは，分子タンパク上に存在するGTP結合部位と同じβチューブリンに結合する（図38-22）．ビンカアルカロイドが微小管＋端のβチューブリンに結合するとチューブリンの重合が阻害され，微小管の伸長が阻止される．微小管が安定化するためには，絶えずチューブリンが付加される必要があるため（微小管はGTP結合チューブリンキャップを保持しなくてはならない），チューブリン付加が阻害されることによって既存の微小管は脱重合していくことになる（図38-12）．

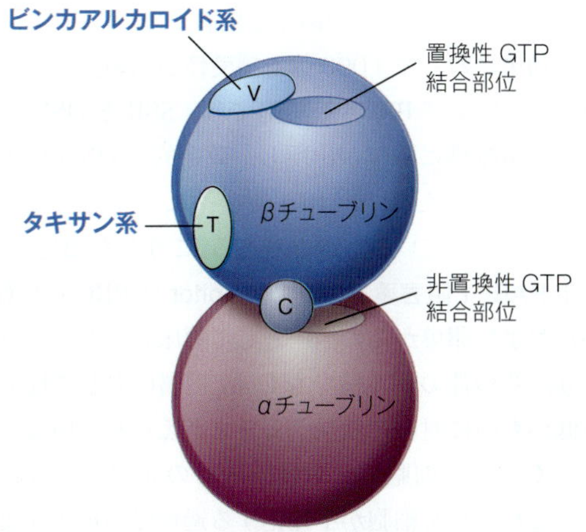


**図 38-22 微小管阻害薬のチューブリン結合部位**
チューブリンのヘテロ二量体は，αチューブリン（**紫**）とβチューブリン（**青**）で構成される．αチューブリンおよびβチューブリンは，両者ともにグアノシン三リン酸（GTP）と結合する．αチューブリン上の GTP は加水分解されていないことから，αチューブリン上の GTP 結合部位は非置換性 GTP 結合部位と呼ばれる．βチューブリンでは GTP をグアノシン二リン酸（GDP）に加水分解をするため，βチューブリン上の GTP 結合部位は置換性 GTP 結合部位と呼ばれる．微小管を阻害する抗がん薬のおもなものは，チューブリンヘテロ二量体の特定部位に結合する．微小管重合を阻害するビンカアルカロイド系薬物は，βチューブリン上の置換性 GTP 結合部位に近い部分に結合する（**V**）．ビンカアルカロイド系は微小管の＋端に優先的に結びつくため，微小管に新規のチューブリンサブユニットが付与されるのを阻害する．微小管重合を安定化させるタキサン系薬物は，βチューブリン上の別部位に結合する（**T**）．タキサン系はチューブリンサブユニット間の相互作用を安定化させるか，または微小管プロトフィラメントの形状を安定化させる．コルヒチンはαチューブリンとβチューブリンの間の接触面に結合する（**C**）．コルヒチンはがん化学療法では用いられないが，痛風治療で使用される薬物である（第 48 章参照）．

ビンブラスチンは，特定のリンパ腫の治療や転移性精巣がんの多剤併用療法（シスプラチンおよびブオマイシンとの併用）で用いられる．治療用量で悪心や嘔吐が生じる．**骨髄抑制 myelosuppression** がビンブラスチンの用量制限毒性となる副作用である．

ビンクリスチンは小児白血病の化学療法で重要な役割を担う．またホジキン病やいくつかの非ホジキンリンパ腫の化学療法にも用いられる．ビンクリスチンは治療用量で悪心および嘔吐が生じる．ビンクリスチンではある程度の骨髄抑制が生じるが，ビンブラスチンほどではない．**末梢神経障害 peripheral neuropathy** がビンクリスチンの用量制限毒性となることが多い．微小管は脊髄から四肢に伸びる末梢神経における輸送機能を担うが，ビンクリスチンによりこれが障害されるためこうした毒性が生じると考えられている．

エリブリン *Eribulin* は海綿のハリコンドリン類 *Halichondria* から抽出した天然物のアナログである．微小管の＋端に結合し，微小管の動的変化を阻害する．エリブリンは 2010 年に転移性乳がん治療の適応が承認された【訳注：日本では 2011 年に薬価収載された．】．

## 微小管脱重合阻害薬：タキサン系

**パクリタキセル paclitaxel** や**ドセタキセル docetaxel** などのタキサン系薬物は，もともとは西洋イチイの樹皮から抽出された天然物である．タキサン系は微小管のβチューブリンサブユニットに結合するが，この部位はビンカアルカロイド系の結合部位とは異なっている（図 38-22）．パクリタキセルは微小管の**内側**に結合するとされる．ビンカアルカロイドとは異なり，タキサン系は微小管重合を促進し，脱重合を阻害する．重合状態の微小管を安定化させることで細胞を有糸分裂状態で停止させ，最終的にアポトーシスを誘導する．

タキサン系薬物の微小管安定化作用にはおもに 2 つの仮説がある．第 1 に，タキサン系は微小管プロトフィラメントの側面の相互作用を強化するというものである．側面の相互作用が増強すると，微小管円柱からプロトフィラメントが“剥がれる”傾向が弱まる．第 2 に，タキサン系は各プロトフィラメントをまっすぐに伸ばすというものである．βチューブリンが GTP を GDP に加水分解すると，プロトフィラメントは“丸まる”性質を持つようになるが，これが微小管円柱の変形を引き起こす．タキサン系がプロトフィラメントをまっすぐに伸ばすことで，プロトフィラメントが微小管から分離する傾向を減弱させるのである．*in vivo* では，これら 2 つの機序ともにタキサン系がもたらす微小管安定化作用として重要であるが，それ以外の機序である可能性もある．

パクリタキセルは多くの固形がんの治療薬として使用されるが，特に乳がん，卵巣がん，非小細胞肺がんで用いられることが多い．パクリタキセルには注意すべき副作用がいくつも存在する．パクリタキセルに対する急性過敏性反応は頻度が高いが，これはパクリタキセルを溶解する媒体に対することが多い．この反応は，パクリタキセル治療前にデキサメタゾン［グルココルチコイド（糖質コルチコイド）受容体アゴニスト］とヒスタミン $H_1$ 受容体拮抗薬を投与することで予防することができる．パクリタキセルは筋肉痛や骨髄抑制を起こすことも多く，高用量では肺毒性を生じる可能性がある．**末梢神経障害 peripheral neuropathy** は典型的には“靴下・手袋型”の四肢の感覚障害として出現するが，これが総投与量の制限毒性となることがある．

**アブラキサン®** **Abraxane®** は，平均粒径 130 nm のアルブミン結合パクリタキセルである．アルブミンと結合したナノ粒子パクリタキセルは，過敏性反応が起こらないため前投薬が不要であり，溶剤型パクリタキセルに比べて骨髄抑制の発症頻度が低い．アブラキサン®は最近転移性乳がんの治療薬として認可され，他の固形がんに対する効果について現在試験中である．

ドセタキセルは，乳がんおよび非小細胞肺がんで使用されることが多い．パクリタキセルと同様に，ドセタキセルでも急性過敏性反応が生じるが，グルココルチコイドの前投薬で予防が可能である．ドセタキセルでは時に薬物特異的な体液貯留の副作用が生じるが，これは毛細血管透過性の亢進によるものと考えられている．ドセタキセルの神経障害はパクリタキセルでの頻度よりも低い．しかしながらドセタキセルによる骨髄抑制は深刻であり，これが用量制限毒性となることが多い．

## ▶ まとめと今後の方向性

本章で解説した抗がん薬は，DNA や有糸分裂の妨害などで DNA 複製を効果的に阻止することで，ゲノムに対する効果を発揮するものであった．がん細胞と同様に多くの正常細胞も細胞周期のなかにあることから，こうした抗がん薬にはいくつもの用量制限毒性が見られる．さらにがん細胞が DNA 傷害による感受性がある場合でも，p53 のような重要なチェックポイントタンパクに変異があると，抗がん薬によって生じるはずのアポトーシスが阻害されることがある．

現在開発されている新規の治療法は，より厳密に DNA 傷害を標的としている．例えば PARP1 欠損マウスでは，SSB 修復機構が欠如していても，SSB を DSB に変換させ，DSB 修復機構を用いて DNA を修復することが可能である．さらに培養した正常のヒト細胞では，これらの細胞が SSB 修復機構の欠如で DNA 損傷に対する感受性が増大している場合でも，PARP1 阻害薬を加えることで通常の細胞分裂を行うことができる．その一方で，DSB 修復に関与する BRCA1 や BRCA2 が欠損している細胞では，PARP1 阻害薬を加えると細胞死が起こる．正常細胞と比べると，BRCA1⁻および BRCA2⁻細胞では，PARP1 阻害薬の効果に対して 1000 倍も感受性が高い．おそらく BRCA1⁻および BRCA2⁻細胞では，SSB と DSB の両方の修復機構に障害が出現し，致命的な DNA 傷害の蓄積が生じるため，PARP1 阻害薬に対する感受性がより高くなっているものと考える．こうした知見から，近年 **PARP1 阻害薬 PARP1 inhibitor** は BRCA 欠損乳がんおよび卵巣がんの治療として臨床試験が行われており，その他のがん種でも DNA 損傷に対して反応性の低いものに対して効果があると考えられている．

多くのがん細胞でテロメラーゼの発現が見られるが，これはがん細胞が不死化する過程での重要な要素であり，テロメラーゼは将来のがん治療における重要な標的になると注目されている．テロメラーゼは幹細胞や通常の細胞周期中の細胞でもある程度発現しているが，多くの正常細胞ではテロメラーゼは発現していない．そのため，不死化状態をテロメラーゼに頼っている腫瘍細胞に対しては，**テロメラーゼ阻害薬 telomerase inhibitor** は高い治療指数を示すと期待される．しかしながら効果的な薬物はまだ見つかっておらず，また細胞生存を脅かすレベルまでテロメア長が短縮するには，複数回の細胞分裂を要する点が懸念される．テロメラーゼ阻害薬と従来の細胞傷害性薬または新規の分子標的薬を組み合わせることで，相乗効果が生じると期待される．こうした治療戦略は，第 39 章，がんの薬理学：シグナル伝達で解説するものと同様に，一般的な細胞傷害性の治療法を超え，腫瘍形成を促進する分子異常に焦点を合わせており，さらなるがん治療の発展につながるだろう．

## 推奨文献


Brody LC. Treating cancer by targeting a weakness. *N Engl J Med* 2005;353:949–950. (*Advances in targeted cancer therapy.*)

Gazdar A. DNA repair and survival in lung cancer. *N Engl J Med* 2007;356:771–773. (*DNA repair pathway status in relationship to survival and chemotherapy responsiveness.*)

Hahn WC. Role of telomeres and telomerase in the pathogenesis of human cancer. *J Clin Oncol* 2003;21:2034–2043. (*Possible therapeutic applications of telomerase inhibitors.*)

Peltomaki P. Role of DNA mismatch repair defects in the pathogenesis of human cancer. *J Clin Oncol* 2003;21:1174–1179. (*Insights into pathophysiology of DNA repair mechanisms.*)

Venkitaraman AR. Cancer susceptibility and the functions of BRCA1 and BRCA2. *Cell* 2002;108:171–182. (*Pathophysiology of BRCA1 and BRCA2.*)

## 主要薬物一覧：第 38 章　がんの薬理学：ゲノム合成，安定化，維持

| 薬　物 | 臨床応用 | 副作用(重篤なものは太字で示す) | 禁　忌 | 治療的考察 |
|---|---|---|---|---|
| **チミジル酸合成阻害薬**<br>メカニズム—チミジル酸合成を阻害し，細胞におけるデオキシチミジンーリン酸（dTMP）供給を減少させることで“チミン飢餓”による細胞死を引き起こす． | | | | |
| **5-フルオロウラシル(5-FU)** | 乳がん<br>消化管がん<br>皮膚がん（局所投与） | **冠動脈アテローム性動脈硬化，血栓性静脈炎，消化管潰瘍，骨髄抑制，小脳症候群，視覚変化，涙器系狭窄**<br>脱毛，皮疹，掻痒，光線過敏，消化管障害，口内炎，頭痛 | 重篤な骨髄抑制<br>低栄養状態<br>重症感染症<br>ジヒドロピリミジンデヒドロゲナーゼ欠損症<br>妊婦 | 5-FU はウラシルアナログである．細胞内で変化を受けると，酵素上のデオキシウリジル酸（基質）の部位に結合して，チミジル酸合成を阻害する．<br>さらに 5-FU は，その代謝物 FUTP が mRNA に取り込まれることでもタンパク合成を妨害する．<br>葉酸の使用により，5-FU の効果が増強される． |
| **カペシタビン** | 転移性結腸直腸がん<br>乳がん | 5-FU と同じ | ジヒドロピリミジンデヒドロゲナーゼ欠損症<br>重症な腎機能障害 | 5-FU のプロドラッグとして経口で利用される． |
| **ペメトレキセド** | 非小細胞肺がん<br>悪性胸膜中皮腫（シスプラチンと併用） | **骨髄抑制，狭心症，心筋梗塞，脳卒中，血栓性静脈炎，肝障害，水疱性皮疹**<br>倦怠感，悪心，嘔吐，下痢，口内炎 | ペメトレキセドの過敏症<br>重症な腎機能障害 | ペメトレキセドは葉酸アナログであり，細胞内で変化を受ける．酵素上の MTHF（補因子）部位に結合することで，チミジル酸合成を阻害する．<br>葉酸とビタミン $B_{12}$ を併用することで，血液毒性および消化管毒性を軽減できる． |
| **プリン代謝拮抗薬**<br>メカニズム—薬物の代謝物がイノシンーリン酸デヒドロゲナーゼ（IMPDH）およびその他の合成酵素を阻害し，アデノシンーリン酸（AMP）およびグアノシンーリン酸（GMP）の産生が妨害される． | | | | |
| **6-メルカプトプリン(6-MP)**<br>**アザチオプリン(AZA)** | 急性リンパ性白血病（ALL），急性骨髄性白血病，クローン病 crohn disease（6-MP）<br>腎移植，関節リウマチ，炎症性腸疾患における免疫抑制（AZA） | **膵炎，骨髄抑制，肝毒性，感染症**<br>胃炎 | 妊婦 | アロプリノールによって効果および毒性が増大する．<br>AZA は 6-MP のプロドラッグで，毒性がやや少ない．<br>AZA は自己免疫疾患の免疫抑制に用いられる． |
| **ペントスタチン** | 有毛細胞白血病<br>T 細胞性リンパ腫 | **不整脈，心不全，骨髄抑制，肝毒性，神経毒性，腎毒性，肺毒性**<br>皮疹，悪寒戦慄，嘔吐，筋肉痛，上気道感染症，発熱 | ペントスタチンの過敏症 | アデノシンデアミナーゼ（ADA）の選択的阻害薬である． |
| **リボヌクレオチド還元酵素阻害薬**<br>メカニズム—リボヌクレオチドをデオキシリボヌクレオチドに変換するリボヌクレオチド還元酵素を阻害する． | | | | |
| **ヒドロキシウレア** | 血液悪性腫瘍<br>頭頸部がん<br>メラノーマ<br>卵巣がん<br>鎌状赤血球性貧血（成人のみ） | **骨髄抑制，長期使用での二次性白血病**<br>胃腸毒性，皮膚潰瘍 | 重篤な骨髄抑制 | リボヌクレオチド還元酵素の活性部位でチロシルラジカルをスカベンジングすることで，この酵素を阻害する．<br>鎌状赤血球症では，ヒドロキシウレアは HbF を増加させることで効果を発揮すると考えられている． |

**主要薬物一覧：第38章　がんの薬理学：ゲノム合成，安定化，維持（続き）**

| 薬　物 | 臨床応用 | 副作用（重篤なものは太字で示す） | 禁　忌 | 治療的考察 |
|---|---|---|---|---|
| **DNAに組み込まれるプリン・ピリミジンアナログ**<br>メカニズム—DNAおよびRNAに組み込まれることによってDNAポリメラーゼを阻害し，細胞死を引き起こす． | | | | |
| **thioguanine** | 急性骨髄性白血病 | **骨髄抑制，高尿酸血症，腸穿孔，肝毒性，感染症**<br>消化管障害 | thioguanineまたはメルカプトプリンに対する耐性歴 | グアニンアナログ． |
| **フルダラビンリン酸** | B細胞性慢性リンパ性白血病（CLL）<br>非ホジキンリンパ腫 | **皮膚形成不全，自己免疫性溶血性貧血，骨髄抑制，神経毒性，肺炎，感染症**<br>浮腫，消化管障害，脱力，倦怠感 | フルダラビンの過敏症 | プリンヌクレオチドアナログ． |
| **クラドリビン** | 有毛細胞白血病<br>多発性硬化症 | **発熱性好中球減少症，骨髄抑制，神経毒性，感染症**<br>皮疹，注入部位反応，悪心，頭痛 | クラドリビンの過敏症 | アデノシンアナログ． |
| **シタラビン（Ara-C）** | ALL<br>急性骨髄性白血病<br>慢性骨髄性白血病<br>髄膜白血病<br>ホジンキン病<br>非ホジキンリンパ腫 | **骨髄抑制，神経障害，腎毒性，肝機能障害，感染症**<br>血栓性静脈炎，皮疹，高尿酸血症，消化管障害，口腔および肛門潰瘍 | Ara-Cの過敏症 | シチジンアナログ． |
| **5-アザシチジン**<br>**decitabine** | 骨髄異形成症候群 | **骨髄抑制，腎不全**<br>末梢浮腫，消化管障害，肝性昏睡，嗜眠，咳嗽，発熱 | 進行性悪性肝腫瘍 | シチジンアナログ． |
| **ゲムシタビン** | 膵がん<br>非小細胞肺がん<br>乳がん<br>卵巣がん<br>膀胱がん<br>肉腫<br>ホジンキン病 | **骨髄抑制，発熱性好中球減少症，肺毒性，肝毒性，溶血性尿毒症症候群**<br>発熱，消化管障害，肝酵素上昇，浮腫，皮疹，感覚異常 | ゲムシタビンの過敏症<br>妊婦 | シチジンアナログ． |

## 主要薬物一覧：第 38 章　がんの薬理学：ゲノム合成，安定化，維持（続き）

| 薬　物 | 臨床応用 | 副作用(重篤なものは太字で示す) | 禁　忌 | 治療的考察 |
|---|---|---|---|---|
| **DNA 構造を直接変化させる薬物：アルキル化薬**<br>メカニズム—DNA と共有結合し，DNA や関連するタンパク質に架橋を形成する． | | | | |
| **シクロホスファミド** | 自己免疫性疾患<br>白血病およびリンパ腫<br>進行性菌状息肉腫<br>神経芽細胞腫<br>卵巣がん<br>網膜芽腫<br>乳がん<br>悪性組織球増殖症 | **骨髄抑制，心筋症，スティーブンス・ジョンソン症候群 Stevens-Johnson syndrome，出血性膀胱炎，無精子症，間質性肺炎，感染症**<br>脱毛，消化管障害，白血球減少症，無月経 | 重篤な骨髄機能抑制 | シクロホスファミドの代謝物である acrolein は，出血性膀胱炎を引き起こす．メスナの併用でこの副作用を予防できる． |
| **mechlorethamine**<br>**メルファラン**<br>**エストラムスチン**<br>**chlorambucil**<br>**マイトマイシン**<br>**thiotepa**<br>**カルムスチン**<br>**ダカルバジン**<br>**プロカルバジン**<br>**テモゾロミド**<br>**altretamine**<br>**イホスファミド** | 白血病およびホジンキン病（mechlorethamine）<br>リンパ腫（メルファラン）<br>前立腺がん（エストラムスチン）<br>白血病（chloramubucil）<br>胃がん，膵がん（マイトマイシン）<br>膀胱がん（thiotepa）<br>脳腫瘍（カルムスチン）<br>ホジキン病（ダカルバジン）<br>ホジキン病（プロカルバジン）<br>未分化星状細胞腫，多形性膠芽腫（テモゾロミド）<br>卵巣がん（altretamine）<br>胚細胞精巣がん（イホスファミド） | シクロホスファミドと同じ | 感染症の存在（mechlorethamine）<br>活動性の血栓性静脈炎または血栓塞栓症（エストラムスチン）<br>凝固障害または腎機能障害（マイトマイシン）<br>肝，腎，骨髄の機能障害（thiotepa）<br>重篤な骨髄抑制（プロカルバジン，altretamine，イホスファミド）<br>重篤な神経毒性（altretamine） | thiotepa は膀胱内に直接注入する．<br>カルムスチンはニトロソウレアであり，カルバモイル基を標的タンパク質に結合させる．<br>イホスファミドは通常，メスナと併用される． |
| **DNA 構造を直接変化させる薬物：白金化合物**<br>メカニズム—鎖間のグアニン塩基どうしを架橋する． | | | | |
| **シスプラチン**<br>**カルボプラチン** | 泌尿生殖器がん<br>肺がん | **腎毒性（シスプラチン），骨髄抑制，末梢神経障害，聴神経障害**<br>電解質不均衡 | 重篤な骨髄機能抑制<br>腎または聴覚機能障害 | シスプラチンは卵巣がん治療では腹腔内に投与される．<br>amifostine を併用することで腎毒性を制限できる． |
| **オキサリプラチン** | 結腸直腸がん | **急性および持続性の神経毒性，骨髄抑制，大腸炎，肝機能障害**<br>消化管障害，背部痛，咳嗽，発熱 | オキサリプラチンの過敏症 | 寒冷曝露で急性神経毒性が出現する． |

**主要薬物一覧：第38章　がんの薬理学：ゲノム合成，安定化，維持（続き）**

| 薬　物 | 臨床応用 | 副作用（重篤なものは太字で示す） | 禁　忌 | 治療的考察 |
|---|---|---|---|---|
| **DNA構造を直接変化させる薬物：ブレオマイシン**<br>メカニズム—酸素と結合し二価鉄をキレートする．DNAと結合し，酸化中間体の産生により鎖を切断する． | | | | |
| **ブレオマイシン** | 精巣がん<br>ホジキン病<br>非ホジキンリンパ腫<br>扁平上皮がん | **肺線維症，血管障害，心筋梗塞，脳卒中，レイノー病 Raynaud disease，肝毒性，腎毒性，稀に骨髄抑制**<br>脱毛，皮疹，色素沈着，皮膚の圧痛，消化管障害，口内炎 | ブレオマイシンの過敏症 | 用量制限毒性は肺機能への影響であり，この副作用は不可逆的である． |
| **トポイソメラーゼ阻害薬**<br>メカニズム—Ⅰ型またはⅡ型トポイソメラーゼを阻害し，DNA鎖の切断を引き起こす． | | | | |
| **イリノテカン**<br>**トポテカン** | 結腸直腸がん（イリノテカン）<br>小細胞肺がん，子宮頸がん，卵巣がん（トポテカン） | **致死的な下痢，骨髄抑制，発熱性好中球減少症，肝機能障害，間質性肺疾患**<br>脱毛，好酸球増多 | 重篤な骨髄抑制 | イリノテカンとトポテカンはⅠ型トポイソメラーゼを阻害するカンプトテシン系薬物である．<br>細胞周期のS期に特異的に作用する． |
| **ドキソルビシン**<br>**ダウノルビシン**<br>**エピルビシン** | 白血病，リンパ腫，乳がん，膀胱がん，甲状腺がん，消化器がん，腎芽細胞腫，骨肉腫，卵巣がん，小細胞肺がん，軟部組織肉腫（ドキソルビシン）<br>ALL，急性骨髄性白血病（ダウノルビシン）<br>乳がん（エピルビシン） | **心不全（特にドキソルビシン），骨髄抑制**<br>脱毛，皮疹，消化管障害 | 既存の心不全<br>重篤な骨髄抑制<br>重篤な肝機能障害（エピルビシン） | ドキソルビシン，ダウノルビシン，エピルビシンはⅡ型トポイソメラーゼを阻害するアントラサイクリン系薬物である．<br>胆汁排泄であり，肝機能障害のある患者では減量する．<br>細胞周期の$G_2$期に特異的に作用する． |
| **エトポシド（VP-16）**<br>**teniposide（VM-26）** | 精巣がん，肺がん，白血病（VP-16）<br>ALL，非ホジキンリンパ腫（VM-26） | ドキソルビシンと同じ | VP-16またはVM-26の過敏症 | VP-16とVM-26はⅡ型トポイソメラーゼを阻害するエピポドフィロトキシン系薬物である．<br>細胞周期のS期後半と$G_2$期に特異的に作用する． |
| **amsacrine** | 再発性白血病<br>卵巣がん | **QT間隔延長などのECG変化，麻痺性イレウス，骨髄抑制，けいれん，無精子症，肝毒性**<br>脱毛，消化管障害 | amsacrineの過敏症 | Ⅱ型トポイソメラーゼを阻害． |

## 主要薬物一覧：第 38 章　がんの薬理学：ゲノム合成，安定化，維持（続き）

| 薬物 | 臨床応用 | 副作用（重篤なものは太字で示す） | 禁忌 | 治療的考察 |
| --- | --- | --- | --- | --- |
| **微小管重合阻害薬**<br>メカニズム―チューブリンサブユニットに結合し，微小管重合を阻害する． | | | | |
| **ビンブラスチン** | 転移性精巣がん<br>リンパ腫<br>後天性免疫不全症候群 acquired immune deficiency syndrom（AIDS）関連カポジ肉腫 Kaposi sarcoma<br>乳がん<br>絨毛がん<br>悪性組織球増殖症<br>菌状息肉腫 | **骨髄抑制，高血圧症，神経毒性，無精子症**<br>脱毛，骨痛，消化管障害 | 細菌感染症<br>著明な顆粒球減少症 | 用量制限毒性は骨髄抑制である． |
| **ビンクリスチン** | 白血病<br>ホジキン病<br>非ホジキンリンパ腫<br>横紋筋肉腫<br>腎芽細胞腫 | **末梢神経障害，ミオパチー，骨髄抑制**<br>脱毛，消化管障害，複視 | シャルコー・マリー・トゥス症候群 Charcot-Marie-Tooth Syndrome<br>くも膜下投与 | 用量制限毒性は末梢神経障害である． |
| **エリブリン** | アントラサイクリンおよびタキサンの両薬を含む化学療法レジメンを過去に 2 回以上受けている転移性乳がんの患者 | **骨髄抑制，末梢神経障害，QT 間隔延長**<br>脱毛，消化管障害 | 先天性 QT 間隔延長症候群 | 用量制限毒性は末梢神経障害および骨髄抑制である． |
| **微小管脱重合阻害薬**<br>メカニズム―重合化したチューブリンに結合し，微小管の脱重合を阻害する． | | | | |
| **パクリタキセル**<br>**アブラキサン** | 卵巣がん（パクリタキセル）<br>非小細胞肺がん（パクリタキセル）<br>AIDS 関連カポジ肉腫（パクリタキセル）<br>乳がん（アブラキサン） | **骨髄抑制，肺毒性，重症過敏性反応，ミオパチー，末梢神経障害**<br>脱毛，消化管障害，関節痛 | 重篤な好中球減少症 | 用量制限毒性は末梢神経障害である． |
| **ドセタキセル** | 乳がん<br>胃がん<br>前立腺がん<br>非小細胞肺がん | **骨髄抑制，スティーブンス・ジョンソン症候群，重篤な浮腫を引き起こす体液貯留症候群，神経障害，肝毒性，大腸炎**<br>脱毛，消化管障害，無力症，発熱 | 重篤な好中球減少症 | 用量制限毒性は骨髄抑制である． |

# 39

# がんの薬理学：シグナル伝達

David A. Barbie and David A. Frank



## はじめに

従来の抗がん治療とは，DNA 複製や細胞分裂に直接影響する薬物によるものである．高い増殖分画を持つがん細胞や，正常細胞よりも DNA 損傷に対する感受性の高いがん細胞では，こうした薬物はがん細胞に対する選択性を示す．しかしながらこれら薬物の治療域は狭く，正常幹細胞に対する毒性や血液および消化管の副作用を引き起こす．この数十年の間に，基礎的な腫瘍細胞生物学は目覚ましい発展を遂げ，数多くのがん遺伝子およびがん抑制遺伝子が同定されてきた．これにより，がん細胞の無調節な増殖の原因となる分子回路をより特異的に標的とする薬物開発の可能性が広がっている．こうした薬物の初期の例としてエストロゲン受容体調節薬である**タモキシフェン tamoxifen**（第 29 章，生殖の薬理学参照）がある．タモキシフェンはホルモン受容体陽性の乳がん治療において，最も効果の高い薬物の 1 つであり，副作用も比較的穏やかである．より最近の例としては，慢性骨髄性白血病 chronic myelogenous leukemia（CML）の治療薬である**イマチニブメシル塩酸 imatinib mesylate** があり非常に優れた成績を収めているが，これは一部の腫瘍細胞が BCR-ABL などのがん遺伝子に依存していることを示唆する．本章では標的化がん治療の基本原理に注目し，近年の進歩および将来の方向性について詳述する．

## 細胞間および細胞内シグナル変換の生化学

### 成長因子および成長因子受容体

細胞の成長および増殖は細胞外からのシグナル刺激によって起こるが，これは成長因子と細胞表面による特異的受容体との相互作用を介して行われる．一般的に成長因子は，細胞外リガンド結合ドメイン，疎水性膜貫通型ドメイン，内因性チロシンキナーゼ活性またはチロシンキナーゼ関連タンパク質を有する細胞質尾部からなる（図 39-1A，B）．多くの場合，成長因子リガンドが結合すると，受容体はオリゴマー化し，受容体の細胞質ドメインに構造変化が生じて，チロシンキナーゼが活性化する．続いて細胞内標的がリン酸化し，シグナルが伝播して細胞周期が開始され細胞増殖

## Case

MW さんは 65 歳女性で，転移性の非小細胞肺がん（NSCLC）を患っていた．MW さんは非喫煙者であり，原発は細気管支肺胞上皮腺がんであった．初期治療としてカルボプラチン，パクリタキセル，ベバシズマブが用いられたが，腫瘍は増大した．がん専門医と相談のうえ，経口の上皮細胞成長因子受容体（EGFR）阻害薬であるエルロチニブによる治療を開始した．皮疹と下痢が出現したが，それ以外の治療忍容性は良好であった．エルロチニブ療法開始から 2 カ月後，CT による評価が行われた．MW さんの腫瘍径は劇的に縮小しており，6 カ月後にはがん病変の残存は確認できなかった．原発巣の EGFR 遺伝子シークエンシングでは，キナーゼドメインの 858 番目のコドンに変異があり，その結果ロイシンがアルギニンに置換されていた（L858R）．残念なことに，その後 MW さんはがんを再発した．繰り返し生検が行われ，再発した腫瘍には MET 受容体チロシンキナーゼの増幅も見られた．MW さんは NSCLC 治療の MET 阻害薬の臨床試験に参加することを決めた．

### Questions

1. EGFR を介したシグナル伝達は，どのように細胞増殖および細胞生存を促進したか？
2. どのような機序でエルロチニブは EGFR を阻害し，がん細胞の増殖を抑制したか？
3. エルロチニブ治療にもかかわらず，どのようにして MET 発現の増幅はがんの再発をまねいたか？
4. ベバシズマブの作用機序はどのようなものか，ベバシズマブは細胞傷害性化学療法の治療効果をどのようにして高めるか？

が起こる．

チロシンキナーゼ受容体の一つに**上皮細胞成長因子受容体 epidermal growth factor receptor（EGFR）**がある．EGFR は，EGFR（ErbB1），HER2/*neu*（ErbB2），ErbB3，ErbB4 といった内因性のチロシンキナーゼ活性を有する．上皮細胞成長因子 epidermal growth factor（EGF）または形質転換成長因子 $\alpha$ transforming growth factor-$\alpha$（TGF-$\alpha$）が EGFR に結合すると受容体がホモ二量体化し，成長シグナルの伝播が起こる．これ以外にも同族の受容体間でヘテロ二量体化が起こり，シグナルが変換されてさらなる多様性が生じる．ErbB 受容体は上皮細胞上に発現するが，がん細胞では活性化や過剰発現していることが多い［例えば非小細胞肺がん non-small cell lung cancer（NSCLC）の EGFR や，乳がんの ER2/*neu*］．

その他のチロシンキナーゼ受容体には，血小板由来増殖因子受容体 platelet-derived growth factor receptor（PDGFR），線維芽細胞増殖因子 fibroblast growth factor receptor（FGFR），c-KIT，FMS 様チロシンキナーゼ FMS-like tyrosine kinase（FLT-3），MET などがある．こうした受容体を経由したシグナルは，特定の造血および間葉組織の増殖を活性化するが，これら受容体の調節異常は骨髄増殖性疾患，白血病，肉腫で高頻度に見られる（表 39-1）．

その他の造血関連受容体は，増殖シグナル変換に関わる細胞質チロシンキナーゼとの相互作用に依存する．例えば，I 型サイトカイン受容体であるエリスロポエチン受容体 erythropoietin receptor（EpoR）や，トロンボポエチン受容体 thrombopoietin receptor（TpoR），顆粒球コロニー刺激因子受容体 glranulocyte colony-stimulating factor receptor（GCSFR）では，リガンドが結合するとホモ二量体を形成し，関連するチロシンキナーゼ JAK2 を活性化させる．これがさらなるシグナルを生み，最終的に細胞増殖が起こる．受容体が自ら変異を活性化することで（例えば EpoR），先天性赤血球増加症などの状態になることが示唆される．JAK2 変異の活性化は比較的よく見られ，これにより 617 位でバリンがフェニルアラニンに置換される（V617F）．この変異は骨髄増殖性疾患である真性赤血球増加症の患者の大半に，また本態性血小板血症や骨髄線維症患者のかなりの割合で認められる．

## 細胞内シグナル変換経路

成長因子受容体の活性化により一連の細胞内シグナル変換が開始され，その結果細胞周期へのエントリー，タンパク質翻訳の促進，細胞増殖，細胞生存の強化が生じる．チロシンキナーゼ受容体による二大活性化経路は，**RAS-MAP キナーゼ RAS-MAP kinase** 経路と**ホスファチジルイノシトール-3-キナーゼ phosphatidylinositol-3-kinase（PI3K）**-AKT 経路である（図 39-2）．

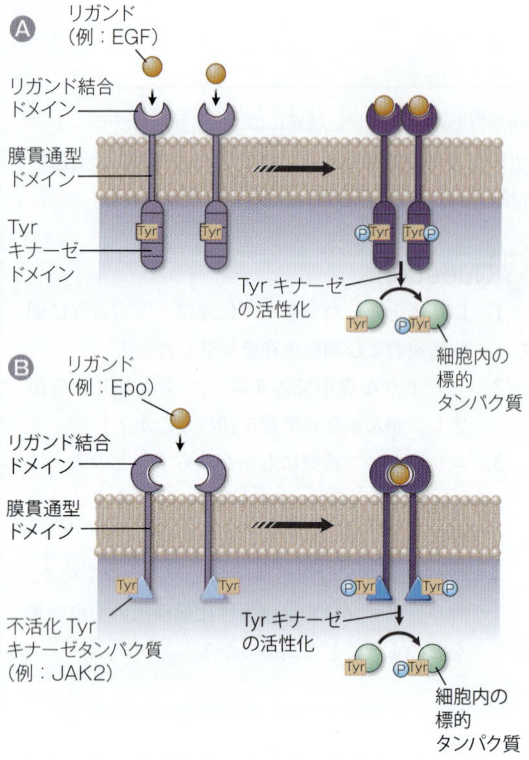


**図 39-1　成長因子受容体の構造と機能**
**A.** 上皮細胞成長因子（EGF）受容体に代表される成長因子受容体は，細胞外リガンド結合ドメイン，疎水性膜貫通型ドメイン，内因性チロシンキナーゼ活性を有する細胞質尾部からなる．リガンドが結合すると，受容体はホモ二量体化し（もしくは他の同族受容体間でのヘテロ二量体化），チロシンキナーゼが活性化され，チロシン tyrosine（Tyr）残基上の受容体が自己リン酸化して，細胞内の標的タンパク質のリン酸化が起こる．**B.** Ⅰ型サイトカイン受容体［エリスロポエチン（Epo）受容体など］に代表される成長因子受容体では，内因性の Tyr キナーゼ活性が欠如している．その代わり，こうした受容体ではヤヌスキナーゼ（JAK）2 などの細胞内タンパク質の Tyr キナーゼと関連を持っている．リガンド結合により受容体が二量体化すると，関連キナーゼが活性化され Tyr 残基上で自己リン酸化が生じ，細胞内の標的タンパク質のリン酸化が誘導される．

**表 39-1　がんに関連するチロシンキナーゼ受容体**

| チロシンキナーゼ受容体 | 悪性腫瘍，骨髄増殖性疾患 |
|---|---|
| EGFR（ErbB1） | NSCLC<br>頭頸部がん<br>結腸がん<br>膵がん<br>膠芽細胞腫 |
| HER2/*neu*（ErbB2） | 乳がん<br>卵巣がん<br>頭頸部がん |
| PDGFR | 好酸球増多加症候群<br>肥満細胞症<br>隆起性皮膚線維肉腫<br>GIST |
| FGFR3 | 多発性骨髄腫<br>膀胱がん |
| KIT | GIST，全身性肥満細胞症 |
| FLT-3 | AML |
| RET | MEN2 型<br>家族性甲状腺髄様がん |
| c-MET | 肝細胞がん<br>メラノーマ<br>膠芽細胞腫<br>上皮性悪性腫瘍 |

EGFR：上皮細胞成長因子受容体，PDGFR：血小板由来増殖因子受容体，FGFR：線維芽細胞増殖因子，NSCLC：非小細胞肺がん，GIST：消化管間質腫瘍，AML：急性骨髄性白血病，MEN：多発性内分泌腫瘍．

カーステン Kirsten *ras* 遺伝子は，当初ラットのレトロウイルスがん遺伝子として同定され，その後 K-*ras*，H-*ras*，N-*ras* などのヒト相同体があることが発見された．RAS タンパク質は *ras* によりコードされる．ファルネシルトランスフェラーゼが RAS の COOH 末端に疎水性のファルネシル基を付与することにより，RAS タンパク質は細胞膜に結合する．この結合により，RAS は活性化したチロシンキナーゼ受容体近傍へと移動する．その他，ABL や SRC などの細胞内非受容体チロシンキナーゼは当初よりがん遺伝子として同定された．これらもまた RAS を通じたシグナリングを活性化させる（図 39-2A）．

RAS はグアノシン三リン酸 guanosine triphosphate（GTP）の結合で活性化すると，キナーゼである RAF，MEK，ERK（MAP キナーゼ）を介して一連のリン酸化を引き起こす．これらのキナーゼは，増殖関連遺伝子の活性を促進する転写因子を標的としている．例えばサイクリン D の転写を活性化すると，サイクリン D が発現して触媒パートナーであるサイクリン依存性キナーゼ 4 cyclin-dependent kinases 4（CDK4），および CDK6 と結合する（図 39-3）．これら複合体により**網膜芽細胞腫タンパク質 retinoblastoma protein（pRB）**のリン酸化が開始され，pRB による転写因子 E2F に対する抑制が外れる．E2F は DNA 複製機構における構成成分やヌクレオチド合成に関連する酵素の発現を仲介する．そのためサイクリン D-CDK4/6 によって pRB がリン酸化され，それに続いて他のサイクリン-CDK 複合体（サイクリン E-CDK2 など）が活性化されると，細胞周期の $G_1$ から S 期に遷移して細胞周期が進むことになる．こうしたシグナルカスケードはいたずらに複雑に見えるが，こうしたカスケードが存在することで多様な細胞外および細胞内シグナルを統合し，フィードバック調整を行える複数のポイントを設置し，細胞増殖などの重大事

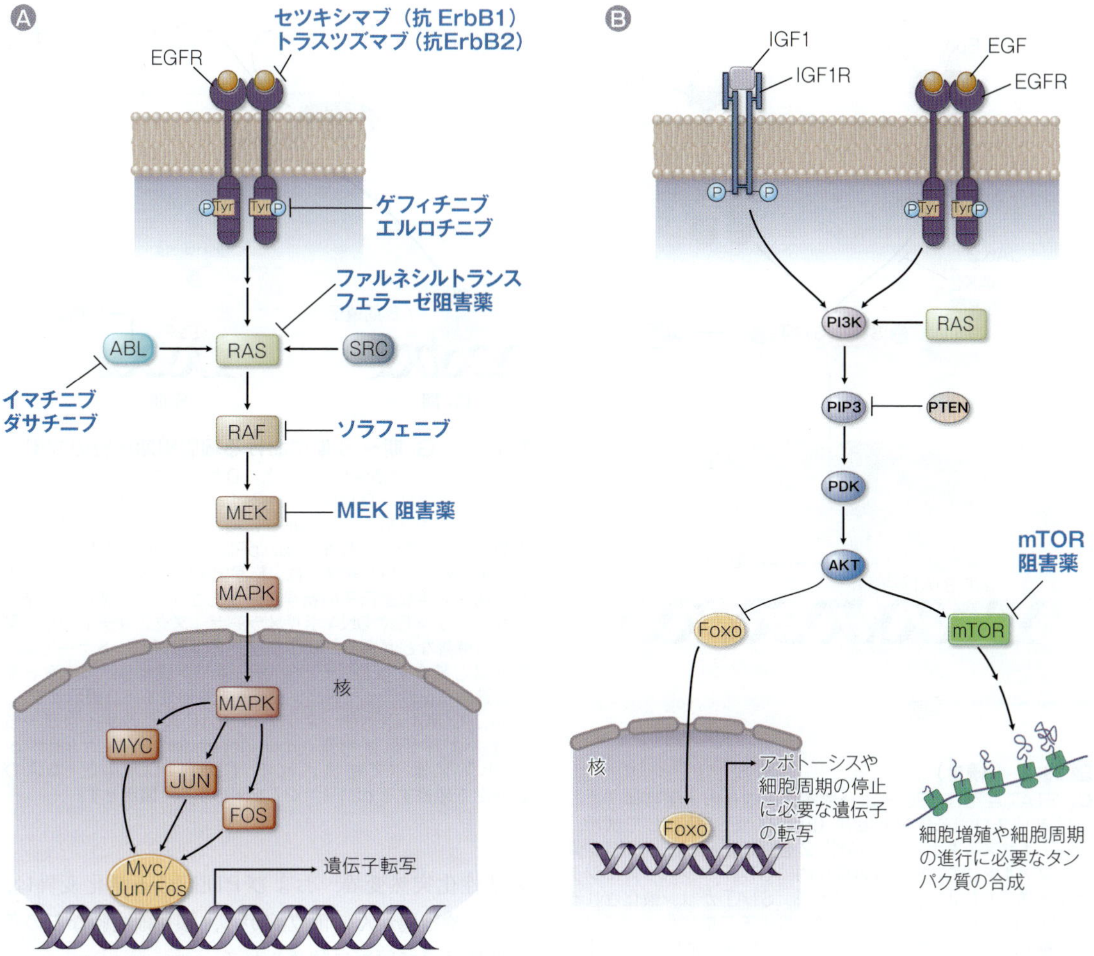


**図 39-2　細胞内シグナル経路**

**A.** SRC や ABL などの細胞内チロシンキナーゼと同様に，RAS-MAP キナーゼ経路は複数の成長因子受容体［ここでは上皮細胞成長因子受容体（EGFR）として例示］によって活性化される．グアノシン三リン酸（GTP）結合によるファルネシル化と活性化を受けると，RAS は細胞膜に動員される．RAS の活性化により，RAF，MEK，ERK（MAP）キナーゼを媒介とした一連のリン酸化が促進される．MAP キナーゼ MAP kinase（MAPK）が活性化されると核へと移行して，MYC，JUN，FOS などの細胞周期の進行に関連する転写因子を促進するタンパク質を活性化する．セツキシマブとトラスツズマブは，それぞれ EGFR（ErbB1）と HER2 受容体（ErbB2）のアンタゴニストとして作用する．ゲフィチニブとエルロチニブはチロシンキナーゼ受容体を阻害する．ファルネシルトランスフェラーゼ阻害薬（FTI）は RAS の活性化を抑制する．イマチニブとダサチニブは ABL キナーゼを阻害する．ソラフェニブは RAF キナーゼを阻害する．現在開発中の複数の薬物（本文参照）は MEK キナーゼを阻害する．**B.** ホスファチジルイノシトール-3-キナーゼ（PI3K）経路は RAS や多くの成長因子受容体［ここではインスリン様成長因子-1 受容体（IGF1R）と EGFR として例示］によって活性化される．活性化 PI3K はホスファチジルイノシトール-3,4,5-三リン酸（PIP3）を生成し，PIP3 はホスホイノシチチド依存性キナーゼ-1（PDK）を活性化する．次に PDK が AKT をリン酸化する．PTEN は内因性の AKT 活性化阻害物質である．リン酸化 AKT は，rapamycin 哺乳類標的（mTOR）の活性化やフォークヘッド転写因子群（FOXO）の阻害など，複数の下流シグナルを変換する．mTOR が活性化すると細胞増殖および細胞周期の進行に必要なタンパク質が合成される．FOXO は，細胞周期の停止やストレス耐性，アポトーシスなどに関与する遺伝子の発現を活性化するため，FOXO を阻害すると細胞増殖やアポトーシスに対する耐性が促進される．rapamycin（別名：シロリスム）【注：「凡例」では，米国での薬事承認薬名と日本での薬事承認薬名が異なる場合，日本承認名：和文表記（別名：米国承認名：欧文表記）とするとしているが，2014 年 7 月シロリムスが薬事承認されたため，原書表記の rapamycine の別名として日本承認薬名を入れている．】およびその誘導体は mTOR 阻害薬であり，細胞周期の進行を阻害しアポトーシスを促進する．**（続く）**

象を厳格に規制することができるのである．

第 2 の鍵となる細胞内シグナル経路は，**ホスファチジルイノシトール-3-キナーゼ phosphatidylinositol-3-kinase（PI3K）**と呼ばれる脂質キナーゼにより調節されている．インスリンやインスリン様成長因子 insulin-like growth factor（IGF）のような成長因子に対する受容体の刺激は，通常は関連するインスリン受容体基質タンパク insulin receptor substrate protein（IRS）を経由して PI3K が活性化される．ErbB の類縁受容体はホスホリパーゼ C-$\gamma$ phospholipase C-$\gamma$（PLC-$\gamma$）を経由するこの経路で活性化し，RAS もこの経路でシグナルを促進する（図 39-2B）．PI3K

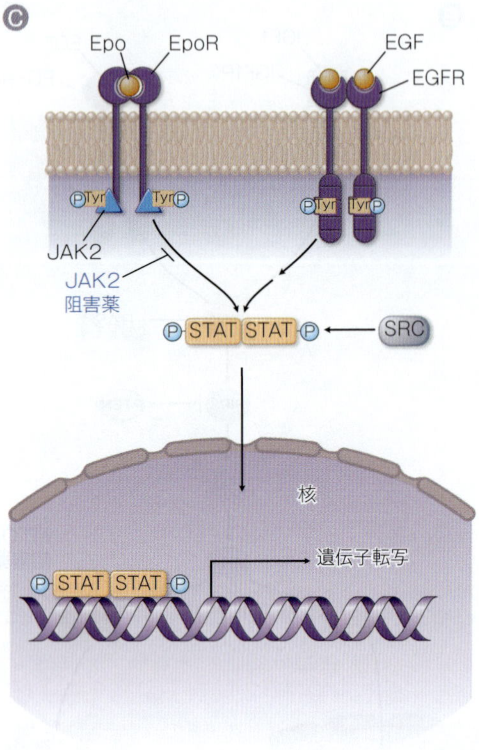


**図 39-2 （続き）**

**C.** STAT 経路は SRC および数多くの成長因子受容体［ここではエリスロポエチン受容体（EpoR），EGFR として例示．EpoR はヤヌスキナーゼ（JAK）2 を介して STAT タンパク質にシグナルを送る．EGFR は間接的に STAT タンパク質にシグナルを送る］によって活性化される．STAT がリン酸化されると SH2 ドメインが介在して STAT のホモ二量体化が起こり，リン酸化 STAT 二量体は核へ移行して転写を活性化させる．JAK2 阻害薬は真性赤血球増加症およびその他の骨髄増殖性疾患の治療薬として開発中である．こうした疾患の多くでは，共通して JAK2（V617F）の活性化突然変異を認める．

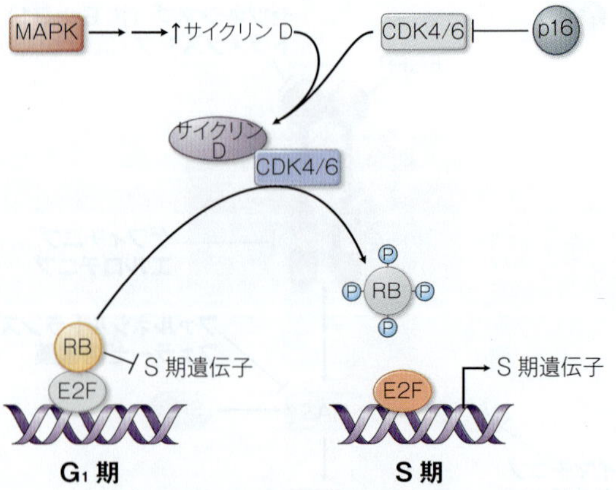


**図 39-3　$G_1$ 期～ S 期における細胞周期移行の制御**

MAP キナーゼが活性化されると，D 型サイクリンの発現が増加する．サイクリン D は触媒パートナーであるサイクリン依存性キナーゼ 4（CDK4）と CDK6 に結合し，網膜芽細胞腫タンパク質（pRB）をリン酸化する．pRB がリン酸化されると S 期遺伝子の転写抑制が解除され，転写因子である E2F によって S 期開始に必要な遺伝子の転写が活性化される．必要な遺伝子にはサイクリン E や DNA ポリメラーゼ，ヌクレオチド合成に関与する酵素などがある．サイクリン E は触媒パートナーである CDK2 と結合すると，その後 pRB をリン酸化し，細胞を S 期へと進める正のフィードバックループを形成する（**図示せず**）．CDK2/CDK4/CDK6 システムは，p16 などのサイクリン依存性キナーゼ阻害物質 cyclin-dependent kinase inhibitor（CDKI）によって拮抗される．CDKI は CDK4/6，および CDK2 を阻害する p21 と p27 を阻害する（**図示せず**）．

が活性化すると，細胞膜のリン脂質からホスファチジルイノシトール-3, 4, 5-三リン酸 phosphatidylinositol-3,4,5-trisphosphate（PIP3）が産生され，細胞膜へ移動してホスホイノシチド依存性キナーゼ-1 phosphoinositide dependent kinase-1（PDK-1）が活性化し，PDK-1 によって AKT がリン酸化される．この経路は脂質ホスファターゼの PTEN による負の調節を受けている．PTEN は PIP3 の分解物である．AKT 活性の下流効果として，翻訳の促進や rapamycin 哺乳類標的 mammalian target of rapamycin（mTOR）による細胞増殖などがある．さらにフォークヘッド転写因子群 forkhead transcription factors（FOXO）が AKT によるリン酸化を受けると核から排泄され，細胞周期の停止やストレス抵抗性，アポトーシスなどに関与する遺伝子の発現が抑制される．そのため PI3K-AKT 経路活性化の正味の影響は，細胞生存の促進となる．PI3K の触媒サブユニット（PI3KCA）の活性化突然変異，および PTEN の不活化変異は，乳がんや結腸がん，前立腺がん，膠芽細胞腫などの各種悪性腫瘍で頻繁に認められる．

I 型サイトカイン受容体を経由したシグナル伝達には，**ヤヌスキナーゼ Janus kinase（JAK）-STAT 経路**の活性化が関与する（図 39-2C）．EGFR などの成長因子受容体は SRC などの細胞内チロシンキナーゼと同様に，**STAT** の活性化経由でもシグナルが伝達される．STAT は細胞質と核の間を移動し，直接的に転写を調節している．JAK は，受容体の二量体化によるリン酸転移を経て活性化する．JAK が活性化されると，SH2 ドメインを介して STAT タンパク質が動員される．次いで STAT タンパク質はリン酸化され，SH2 ドメインが介在して STAT のホモまたはヘテロ二量体が形成される．STAT 二量体は核へと移行し転写を調節する．

## プロテアソームの構造と機能

細胞周期の進行やアポトーシスのような鍵となる細胞過程は，翻訳後の段階でもタンパク質分解により制御されている．こうした制御システムのおもなものの 1 つに**ユビキチン-プロテアソーム経路 ubiquitin-proteasome pathway** がある．これは特定のタンパク

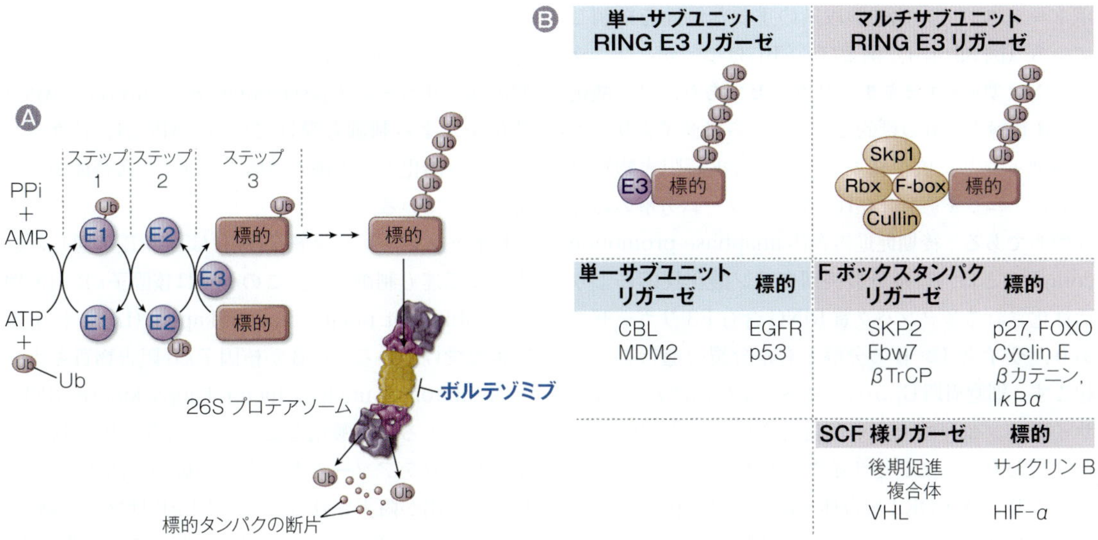


**図 39-4 ユビキチン - プロテアソーム経路**
**A.** ユビキチン Ubiquitin（Ub）はアデノシン三リン酸（ATP）を利用した E1 との結合により活性化される．E1 はこの経路の最初の酵素である．活性化された Ub は，E1 の活性部位システインから Ub-結合酵素 E2 の活性部位システインへと渡される．これと Ub リガーゼ E3 が協働して，標的タンパク質 Ub を結合させる．ポリ Ub 化された標的タンパク質は，26S プロテアソームによって認識されるようになる．このプロテアソームは外側の 16S 制御サブユニットと内側の 20S コアチャンバーからなる．プロテアソームは，標的タンパク質の短いペプチド断片への分解に介在する．ボルテゾミブはプロテアソーム阻害薬であり，多発性骨髄腫への適応を持つ．また他の悪性腫瘍における使用も研究中である．**B.** E3 Ub リガーゼの RING ファミリーには，単一サブユニット酵素（**左**）とマルチサブユニットタンパク複合体（**右**）がある．単一サブユニットリガーゼには CBL と MDM2 があり，前者は上皮細胞成長因子受容体（EGFR）を，後者は p53 を分解の対象とする．マルチサブユニット RING E3 リガーゼ複合体には SCF と SCF 類縁リガーゼがあるが，これは Skp1，Cullin，F ボックスタンパクサブユニットに由来する．F ボックスタンパク成分はタンパク質を特異的に標的化する．例えば，SKP2 は p27 とフォークヘッド転写因子群（FOXO）を，Fbw7 はサイクリン E を，βTrCP はβカテニンと核因子κB 阻害物質（IκBα）をそれぞれ分解の対象とする．Skp1-Cullin-F ボックスタンパクファミリー（SCF）様リガーゼ複合体には後期促進複合体があるが，これはサイクリン B とフォンヒッペル・リンドウ（VHL）を分解の対象とする．なお VHL は低酸素誘導因子-1α（HIF-1α）を分解の対象とする．

質を標的とする 3 つの酵素から構成されており，ユビキチン抱合とプロテアソームによる破壊が行われる（図 39-4A）．**ユビキチン ubiquitin** は 9 kDa のタンパク質である．真核生物全体で保存され，組織内のいたるところに存在する（ubiquitous）ことからこの名前がついた．第一の酵素 E1 は，アデノシン三リン酸 adenosine triphosphate（ATP）を利用してユビキチンを活性化する．第 2 の酵素 E2 はユビキチン結合酵素と呼ばれ，一時的にユビキチンを輸送し第 3 の酵素との結合に作用する．第 3 の酵素 E3 はユビキチンリガーゼであり，リシン残基上の標的タンパクに別のユビキチンを移送してポリユビキチン鎖を形成する．

E1 は非特異的である．E2 のユビキチン結合酵素にはいくつもの種類が存在し，ある程度の特異性がある．E3 ユビキチンリガーゼの大部分は，標的タンパクに対して特異的である．RING フィンガー型の E3 は，中央に 2 つの亜鉛イオン（$Zn^{2+}$）を持つヒスチジンとシステイン残基の複合体という特徴的な RING フィンガードメインを有する．RING 型の E3 は単一サブユニット E3 リガーゼと，Skp1-Cullin-F ボックスタンパクファミリー Skp1-Cullin-F-box protein family（SCF）E3 リガーゼなどのマルチサブユニット複合体に分類される．後者の複合体では，RING フィンガー構成要素である Rbx は，特異的構成要素である F ボックスタンパク質とは異なっている．F ボックスタンパク質は，サイクリン F で最初に同定された特徴的なモチーフから名づけられた．

選択的にタンパク質がユビキチン化されると，26S プロテアソームによる分解の標的となる．26S プロテアソームは円筒状の粒子であり，細胞質と核の両方に存在する．コア 20S サブユニットは複数のタンパク質分解部位を持つ触媒成分である．一方，19S は調節成分としてユビキチン結合タンパク質に結合し，基質の展開や中央の 20S チャンバーへの移送に関与する複数の ATP アーゼを持つ．1 つのタンパク質が完全に分解されて初めて次のタンパク質が結合するため，基質はしだいに短く切断されていく．平均で 6 〜 10 個のアミノ酸からなる短ペプチド断片は，しだいにサイトゾル中に押し出され，加水分解を受けて単一のアミノ酸となる．

タンパク質分解の調節は多くの場合 E3 ユビキチンリガーゼの段階で起こり，細胞周期コントロールやアポトーシス，その他細胞段階の重要な側面を統制している（図39-4B）．例えば，CBLは単一サブユニットRING型E3ユビキチンリガーゼであり，リン酸化EGFR類縁を分解の標的とする．さらにサイクリンおよびサイクリン依存性キナーゼ（CDK）阻害物質はともに，ユビキチン介在性プロテアソーム分解のおもな標的である．後期促進複合体 anaphase-promoting complexとは，有糸分裂後期のリン酸化反応により活性化される多タンパク質RING含有E3リガーゼであり，サイクリンBの分解と有糸分裂の進行を引き起こす．細胞周期$G_1$からS期への遷移制御の一部は，サイクリン依存性キナーゼ阻害物質であるp27の介在で行われる．p27はサイクリンE-CDK2複合体やサイクリンA-CDK2複合体を阻害する．p27の分解は別のSCF E3リガーゼによって制御されるが，そのFボックス特異成分であるSkp2を介してp27に結合する．そのためSkp2が過剰発現するとp27が分解されて細胞周期が進行する．これは多くの種類の腫瘍で見られる現象である．Skp2の過剰発現が腫瘍形成を促進する機序の2つ目に，Skp2によるFOXOの分解がある．さらに別のSCF E3リガーゼ複合体が，Fボックスタンパク質のFbw7を介した分解によりサイクリンE活性を制御する．Fbw7の欠損は高濃度サイクリンEを生じて腫瘍の発育に寄与すると考えられている．

E3リガーゼのアポトーシスや細胞周期制御における重要な役割の別の例として，単一サブユニットRINGフィンガーE3リガーゼのMDM2がある．MDM2はp53を分解標的とする．MDM2の活性化はアポトーシス機能障害，そしてp53の喪失を経由して腫瘍発生の促進につながる．MDM2は$p14^{ARF}$タンパク質によって阻害されるが，このタンパク質はCDK4/6阻害物質であるp16と同じゲノム遺伝子座を有する．がんにおいてはこの遺伝子座の分断は頻回に発生する事象であり，最終的にp53とpRBの両者の不活化が生じる．

これ以外のユビキチンが介在するプロテアソーム分解による重要な細胞経路としては，WNTシグナル伝達や核因子κB nuclear factor-kappa B（NFκB）経路がある．両経路とも通常のFボックスタンパク質βTrCPを標的としており，βTrCPはリン酸化基質を認識する（図39-5）．WNTシグナル伝達が活性化するとβカテニンのリン酸化が阻害され，これによりβカテニンはβTrCPによる認識，およびSCF E3リガーゼによるユビキチン結合を回避できるようになる．リン酸化を受けていないβカテニンは，パートナーであるTCF/LEFとともに核へ移動し，mycやサイクリンD1などの転写遺伝子を活性化する．この経路は大腸腺腫様ポリポーシス *adenomatous polyposis coli*（APC）遺伝子による制御も受けている．APCは，βカテニンのリン酸化とその後の破壊を促進する複合体の一部を形成している．

FボックスタンパクβTrCPはNFκBを通じたシグナル伝達も制御する．この経路は核因子κB阻害物質 inhibitor of nuclear factor-kappa（IκB）による阻害を受けている．IκBが核因子κB阻害物質キナーゼ inhibitor of nuclear factor-kappa kinase（IKK）の一種によるリン酸化を受けると，βTrCPはIκBに結合しプロテアソームが介在する破壊を活性化する．IκBの放出が阻害されることでNFκBは核へ移動し，炎症，増殖，生存にかかわる遺伝子転写を活性化する．がん細胞では特定のIKKが異常に活性化されており，それにより腫瘍細胞の生存に適した環境が作られる．

## 血管新生

固形腫瘍ではその増殖を維持し低酸素状態で生存するため，血管新生の発達が必須となる．腫瘍の血管新生は数多くの血管新生因子と抗血管新生因子が関与する複雑な過程である．**血管内皮細胞成長因子 vascular endothelial growth factor（VEGF）**ファミリーのタンパク質および受容体は，この過程を制御する鍵として重要である．VEGFファミリーには次の7つのリガンドがある．VEGF-A，B，C，D，E，そして胎盤成長因子 placenta growth factor（PlGF）-1，2である（表39-2）．これらのリガンドはおもな血管内皮細胞成長因子受容体 vascular endothelial growth factor receptor（VEGFR）であるVEGFR1（別名Flt-1），VEGFR2（Flk-1/KDR），VEGFR3（Flt-4）に対して異なる親和性を持つ．VEGF受容体はチロシンキナーゼ受容体である．ニューロピリン（NRP-1，2）は補助受容体であり，細胞のシグナル伝達ドメインを持たずVEGFR1やVEGFR2に対するリガンド結合を強化する．VEGFR1とVEGFR2は血管内皮に発現しており，血管新生シグナル伝達の重要な役割を担う．その一方VEGFR3を経由するシグナル伝達は，おもにリンパ管形成を行うと考えられている．VEGFR2はVEGF-Aの標的となるおもな血管新生受容体であるが，内皮細胞の増殖を促進するRAF/MAPキナーゼ経路，そして内皮細胞の生存を促進するPI3K/AKT経路の両方を経由するシグナル伝達を行うことがわかっている．VEGFはまた，同様のシグナル伝達経路を利用して血管透過性を強く誘導し，経内皮的な水疱

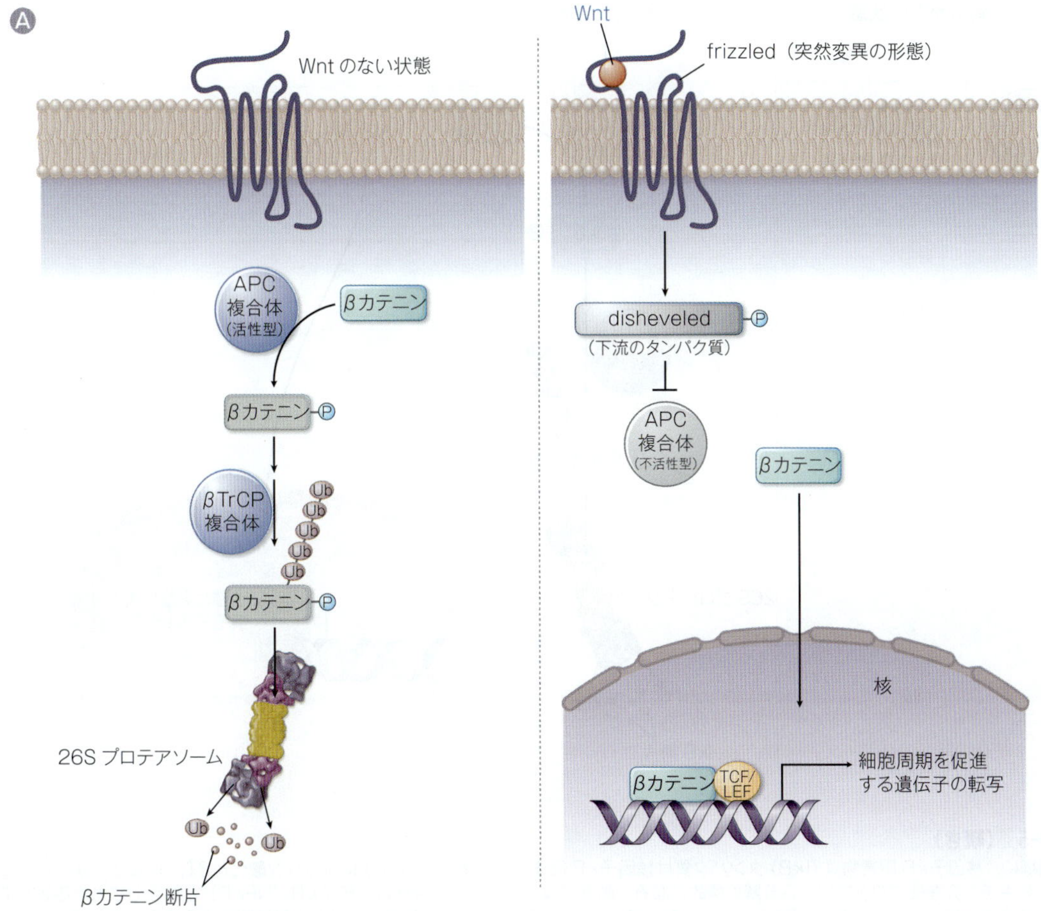


**図 39-5 WNT シグナル伝達と核因子 κB 経路**

**A.** WNT シグナル伝達がない状態では，βカテニンは大腸腺腫様ポリポーシス（APC）タンパク複合体によってリン酸化される．リン酸化βカテニンはβTrCP により認識され，ユビキチン介在性プロテアソーム分解の標的となる．WNT シグナル伝達が活性化されると APC 機能が阻害され，βカテニンが蓄積して核へ移動できるようになる．核内ではβカテニンは TCF-LEF と複合体を形成し，細胞周期を進行させる遺伝子の転写を活性化する．遺伝性または後天的な APC 欠損ではβカテニンが蓄積し，大腸がん発がんの一因となる．**（続く）**

状細胞小器官の形成を促進し，内皮間の結合を開く．内皮細胞の浸潤および遊走は，マトリックスメタロプロテイナーゼおよびセリンプロテアーゼの活性化と，細胞内アクチンによる認識によって促進される．

VEGF の活性化には，低酸素などの刺激，サイトカインおよび成長因子，多様ながん遺伝子や腫瘍抑制因子が介在する．低酸素に対する反応制御に介在するのは**フォンヒッペル・リンダウ von Hippel-Lindau（VHL）**タンパクであり，これは**低酸素誘導因子 1α hypoxia-inducible factor-1α（HIF-1α）**を破壊の対象とする SCH 様 RING E3 ユビキチンリガーゼ複合体の構成成分である（図 39-6）．VHL の喪失は遺伝性 VHL 症候群の決定的事象であり，散在性の腎明細胞がんでよく見られる現象である．

酸素正常状態では HIF-1αは酸素依存性にヒドロキシル化され，これにより VHL と結合してユビキチン介在性分解を受ける．低酸素状態では HIF-1αはヒドロキシル化されず，VHL はこれに結合できない．素のままの HIF-1αは核へと移行し，結合パートナーである HIF-1βと対となることで VEGF，PDGF-β，TGF-αなどの低酸素誘導遺伝子の転写を活性化させる．このように，血管新生は低酸素状態，もしくは腫瘍における VHL 発現喪失による HIF-1 の不適切な活性化によって誘導されるのである．

インターロキン-1 interleukin-1（IL-1）や IL-6 などのサイトカイン，およびプロスタグランジンやシクロオキシゲナーゼ-2 cyclooxygenase-2（COX-2）の活性化も VEGF 生成を誘導する．EGFR ファミリー，PDGFR，インスリン様成長因子-1 受容体 insulin-like growth factor-1 receptor（IGF-1R）を経由したシグナル伝達は，VEGF 発現も誘導することがわかっている．RAS，SRC，BCR-ABL などのがん

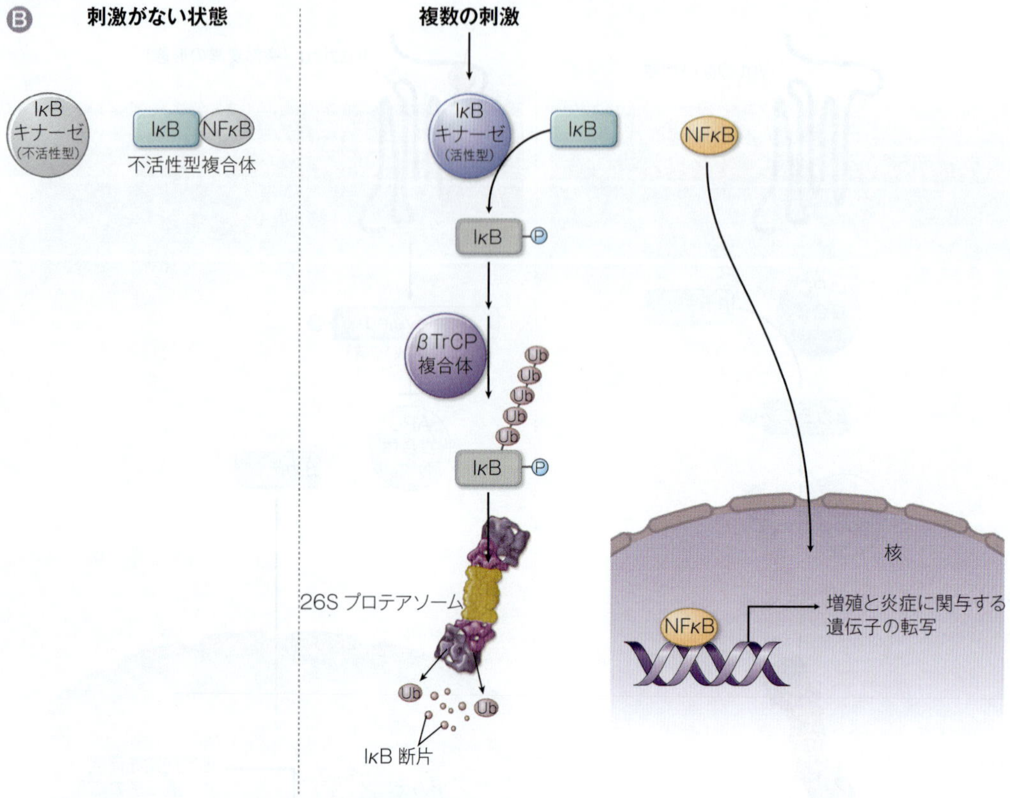


**図 39-5 （続き）**
**B.** 同様に，核因子κB 阻害物質（IκB）タンパク質は核因子κB 阻害物質キナーゼ（IKK）によるリン酸化とβTrCP による認識によって，ユビキチン介在性プロテアソーム分解の標的となる．刺激がない状態では，IκB は核因子κB（NFκB）と結合しこれを阻害している．刺激を受けることで IκB はプロテアソームの分解を受け，NFκB は核へと移動し増殖と炎症に関与する遺伝子の転写を活性化する．

**表 39-2 血管内皮細胞成長因子受容体**

| 受容体 | 発現組織 | 補助受容体 | リガンド |
|---|---|---|---|
| VEGFR1 | 血管内皮細胞<br>造血細胞<br>平滑筋細胞<br>破骨細胞 | ニューロピリン-1<br>ニューロピリン-2 | VEGF-A<br>VEGF-B<br>PIGF-1<br>PIGF-2 |
| VEGFR2 | 血管内皮細胞<br>ニューロン | ニューロピリン-1<br>ニューロピリン-2 | VEGF-A<br>VEGF-E |
| VEGFR3 | 血管内皮細胞<br>リンパ管内皮<br>単球およびマクロファージ | なし | VEGF-C<br>VEGF-D |

VEGFR：血管内皮細胞成長因子受容体，PIGF：胎盤成長因子．

遺伝子の活性化，および p53 や PTEN などの腫瘍抑制遺伝子の不活化は最終的に VEGF の産生をもたらし，その結果血管新生が促進され腫瘍が維持される．

## ▶ 薬理学上の分類

### 成長因子受容体とシグナル変換アンタゴニスト

腫瘍において制御が異常となった特定経路を同定することにより，そうした経路の鍵となる標的成分をより選択的に利用できるようになる．これまでに解説してきた成長因子やシグナル変換経路は正常細胞で生理的に活性があるが，腫瘍のなかには特にその増殖や生存について，1 つの経路に依存するようになるものがある．逆にいえば，正常細胞ではシグナル伝達経路に余力があるため，機能が補償される．これは EGFR 遺伝子が不活化されたマウスで，最小限の欠陥しか生じないという観察研究からも実証されている．そのためこうした新規標的薬では，従来の細胞傷害性化学療法に比べると治療域が広い傾向があり，また副作用の分布も異なっている．

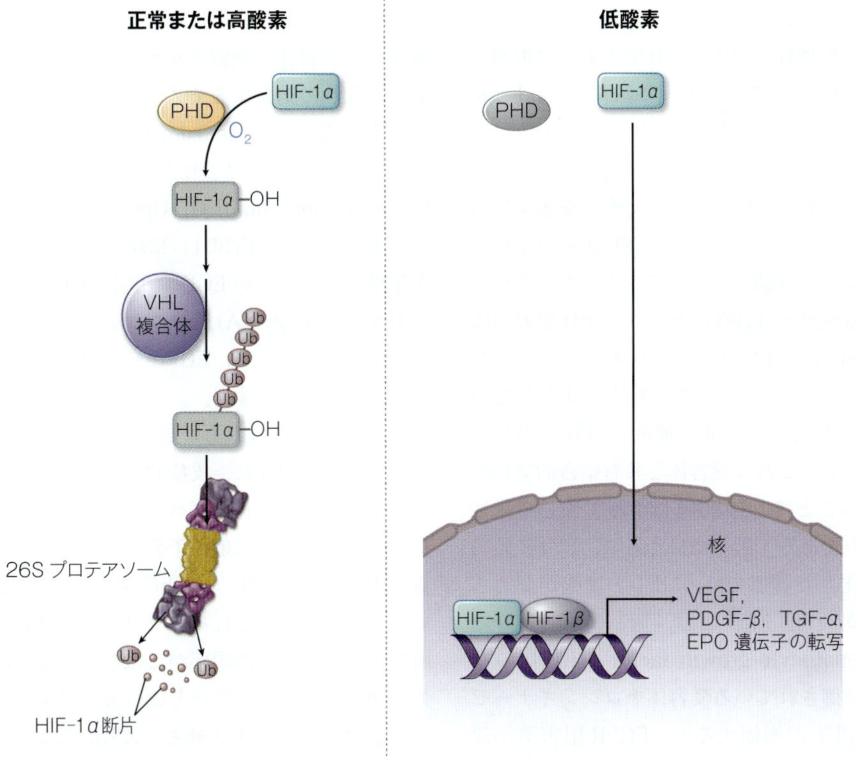


**図 39-6　低酸素に対する反応の制御**
**左図：**正常または高酸素状態では，低酸素誘導因子 1α（HIF-1α）はプロリルヒドロキシラーゼ prolyl hydroxylase（PHD）によってヒドロキシル化される（酸素依存性反応）．ヒドロキシル化された HIF-1αはフォンヒッペル･リンドウ（VHL）によって認識され，ユビキチン介在性プロテアソーム分解の標的となる．**右図：**PHD は低酸素状態では不活化し，HIF-1αは蓄積して核へと移行できるようになる．核では HIF-1αは HIF-1βと複合体を形成し，血管内皮細胞成長因子（VEGF），血小板由来増殖因子（PDGF)-β，形質転換成長因子α（TGF-α），エリスロポエチン（EPO）などの低酸素誘導遺伝子の転写を活性化する．

## 上皮細胞成長因子受容体(EGFR) アンタゴニスト

### ゲフィチニブ，エルロチニブ

NSCLC のかなりの割合で，上皮細胞上の EGFR 発現が増幅ないしは活性化していることを利用し，小分子の EGFR 阻害薬が開発され，進行性の NSCLC 患者に対して臨床試験が行われた．**ゲフィチニブ gefitinib** はこの分類で最初に臨床試験が実施された薬物である．ゲフィチニブは経口投与で吸収される薬物で，EGFR の細胞質チロシンキナーゼドメインへの結合に関して ATP と競合する．その結果 EGFR のチロシンキナーゼ活性に対する可逆的な阻害薬として作用する（図 39-2A）．ゲフィチニブは，すでに複数の化学療法レジメンの治療を受けた転移性 NSCLC 患者において，米国の臨床試験で 10%，日本と欧州の試験で 20%の奏効率であった．こうした臨床試験の経過中に，女性，非喫煙者，アジア人，気管支肺胞がんで奏効する傾向が明らかとなった．

ゲフィチニブが著効する症例が見られたことから，それらの患者の腫瘍 EGFR 遺伝子のシークエンシングが実施された．EGFR のキナーゼドメインにおいて，L858R や 746 から 753 の間のインフレーム欠失など，共通する活性変異が発見された．これらの突然変異は EGF に対する反応としてのチロシンキナーゼ活性を増強し，ゲフィチニブに対する感受性が亢進している．こうした変異 EGFR によるシグナルは AKT と STAT 経路を選択的に活性化し，細胞生存を促進する．近年の研究から，肺がん患者の EGFR 変異をスクリーニングすることで，EGFR 阻害薬の治療による恩恵が受けやすい患者を特定できることがわかった．これは通常の化学療法開始前に検査することができる．

**エルロチニブ erlotinib** は，ゲフィチニブに類似した経口の小分子 EGFR 阻害薬である（図 39-2A）．両薬物ともに第Ⅱ相試験で同等の成績を上げており，皮疹や下痢などの副作用も同じであった．しかしランダム化された第Ⅲ相ピボタル試験では，エルロチニブで統計学的に有意な生存利益が証明されたが，ゲフィチニブでは証明できなかった（EGFR の変異状態で層別化していない患者群が対象）．この結果，エルロチニブは転移性 NSCLC に対する第二選択および第三選択の治療として米国食品医薬品局 Food and Drug Administration（FDA）により承認された．

エルロチニブまたはゲフィチニブに対して，治療開始当初は薬効を認めるもののしだいに耐性を示す患者では，EGFR キナーゼドメインに T790M という単一の二次性突然変異が確認されている．チロシンキナーゼを活性化する変異と T790M という二次性変異の両方を有する EGF 受容体では，エルロチニブおよびゲフィチニブによる阻害に対して感受性が低下している．より新規の薬物として非可逆的 EGFR 阻害薬が開発されているが，これは受容体と共有結合的架橋形成して作用することで，T790M によって生じる耐性を克服するものである．近年ではさらに，EGFR 阻害薬に対し耐性化した腫瘍では，MET の増幅が認められることがわかった．MET とは，通常状態では肝細胞増殖因子 hepatocyte growth factor（HGF）のリガンドにより制御されている受容体チロシンキナーゼである．MET が増幅すると，EGFR 阻害薬が遮断した細胞の生存経路は，その下流で再活性化される．最新の治療戦略として EGFR アンタゴニストと **MET 阻害薬 MET inhibitor** の併用があり，現在臨床開発中である．上記以外に EGFR 阻害薬の効果を増強する方法として，EGFR と ErbB2（HER2）の両方を阻害する**ラパチニブ lapatinib** や，EGFR，VEGFR，RET を阻害する **vandetanib** などの阻害薬の開発が挙げられる．

エルロチニブは NSCLC 以外の EGFR を過剰発現する上皮性悪性腫瘍に対して広く効果を認めており，大腸がん，膵がん，頭頸部がんで使用されている．膠芽細胞腫の患者では高い頻度で EGFR の増幅，変異，過剰発現が認められるが，EGFR アンタゴニストに対する奏効率は 10～20％程度にとどまる．これは進行性 NSCLC 患者の奏効率と同等である．膠芽細胞腫患者のかなりの割合で，構成的活性化 EGFR のゲノム欠失変異型である EGFRvIII が同定されている．この変異受容体は PI3K/AKT シグナル伝達にも依存しており，AKT が独立的に活性化している状況では，PTEN の喪失によって EGFR 阻害薬に対する反応が減弱していることが推測される（図 39-2B）．膠芽細胞腫における EGFRvIII と PTEN の共発現が，エルロチニブに対する反応性と関連があるということは確かである．

## セツキシマブ，トラスツズマブ

EGFR ファミリーによるシグナル伝達を標的化する戦略に，受容体の細胞外リガンド結合ドメインに対し高い親和性で結合するモノクローナル抗体の開発がある．**セツキシマブ cetuximab** はその一例である．セツキシマブはマウス／ヒトのキメラ免疫グロブリン GI immunoglobulin GI（IgG1）モノクローナル抗体であり EGFR（ErbB1）に結合するが，高い特異性と生理的リガンドの EGF や TGF-$\alpha$よりも高い親和性を有する（図 39-2A）．セツキシマブはイリノテカンとの併用投与により，EGFR を発現する結腸直腸がんでの奏効率が向上する．

セツキシマブのおもな副作用は小分子 EGFR アンタゴニストと同様に，皮疹および下痢である．興味深いことに，セツキシマブへの反応としての皮疹の出現は，腫瘍に対する反応の予測因子となる．これはおそらくセツキシマブによる EGFR 阻害の程度を反映しているものと考えられる．セツキシマブの単剤は，局所における進行性頭頸部がんの放射線療法の効果を増大させ，放射線療法単独と比べると局所コントロールおよび全生存を向上させる．NSCLC においては劇的な効果はなく，EGFR 変異はセツキシマブに対する反応の予測因子とはならない．

近年，KRAS 活性化突然変異が EGFR 阻害薬に対する耐性と関連があることがわかった．おそらく EGFR シグナル伝達において，構成的活性化 RAS がその上流でのシグナル遮断をバイパスすることによると考えられる（図 39-2A）．EGFR 阻害薬治療に対する反応を事前に予測するため，肺がんや大腸がんなどの腫瘍では KRAS の突然変異状態の確認がルーチン検査として実施されている．

**トラスツズマブ trastuzumab** はマウス／ヒトのキメラ IgG モノクローナル抗体であり，直接的に ErbB2（HER2）を阻害する（図 39-2A）．乳がんのおよそ 25～30％が *Her2/neu* の増幅や過剰発現と関連しており，これらのがんはより侵襲的な性質を帯びている．HER2 は他の ErbB ファミリーがヘテロ二量体を形成することで生成するシグナルを増幅させる．トラスツズマブは HER2 を下方制御し，それによりシグナル伝達を中断させる．さらに *in vivo* においては，トラスツズマブは抗体依存性の細胞傷害性を誘導し，血管新生を阻害すると考えられている．

トラスツズマブは，HER2 増幅が高度の乳がんで著明な活性を示す．トラスツズマブは進行性や転移性の乳がんで固有の活性を示すだけではなく，HER2 増幅乳がんの術後補助療法で使用することで，化学療法の効果が増強し再発率が50%減少する．トラスツズマブのおもな副作用は心毒性であり，アントラサイクリン系との併用時に顕著である．トラスツズマブは血液脳関門を通過しないため，乳がんの中枢神経再発が生じうる．**ラパチニブ lapatinib** はEGFR/HER2の両者に対する小分子阻害薬であり，この薬物もHER2過剰発現の転移性乳がん治療に対して適応を持つ．ラパチニブは血液脳関門を通過するため，脳転移に対しても効果を発揮する．

## BCR-ABL/C-KIT/血小板由来増殖因子受容体（PDGFR）阻害薬

### イマチニブ

**イマチニブ imatinib** は小分子チロシンキナーゼ阻害薬である．当初はPDGFRに特異的な2-フェニルアミノピリミジン誘導体として開発され，その後ABLキナーゼ阻害薬としての可能性がわかってきた．ABLキナーゼには，**慢性骨髄性白血病 chronic myelogenous leukemia（CML）**で見られるt(9；22)染色体転座（フィラデルフィア染色体）の結果生じるBCR-ABL融合タンパク質がある．さらに受容体チロシンキナーゼC-KITを阻害することもわかった（図39-2A）．**BCR-ABLは白血病細胞特有に発現しており，白血病細胞の生存に必須であることから，イマチニブは標的療法薬の模範例であるといえる．**

最初の *in vitro* の研究では，イマチニブはBCR-ABLを発現する細胞の増殖を特異的に阻害する効果が証明された．次に経口製剤をマウスに投与したところ，ヒトBCR-ABL陽性腫瘍の増殖が抑制され，副作用もごくわずかであった．慢性期CML患者における初期臨床試験では優れた結果を達成，血球数の正常化（血液学的効果）は95%，フィラデルフィア染色体を発現する細胞の著明な減少（細胞遺伝学的効果）は41%の患者に認められた．慢性期CML患者を対象とした第Ⅲ相試験では，イマチニブはそれまでの標準療法であったインターフェロン・シタラビン療法に対して優位性を示し，血液学的効果を95%で，細胞遺伝学的完全寛解を76%の患者で認めた．移行期や急性期のCMLではイマチニブの治療効果はやや低下するが，ある程度の反応は期待できる．イマチニブの忍容性は比較的良好であるが，おもな副作用には骨髄抑制，表在性浮腫，悪心，筋けいれん，皮疹，下痢がある．

イマチニブは近年開発された薬物であり，どの程度の期間効果が維持されるかについては長期的なフォローアップが必要である．実際のところ，逆転写ポリメラーゼ連鎖反応法 reverse transcriptase polymerase chain reaction（RT-PCR）による高感度検査を行うと，かなりの割合の患者でBCR-ABL転写産物が検出される．これは細胞遺伝学的完全寛解を達成した症例でも見られる．

幹細胞因子 stem cell factor（SCF）であるC-KITの突然変異は，**消化管間質腫瘍 gastrointestinal stromal tumor（GIST）**や**全身性肥満細胞症 systemic mastocytosis** で頻繁に見られる．典型的なGISTでは，C-KITの点突然変異やインフレーム欠失が膜近傍領域に見られ，リガンドがない状態でもチロシンキナーゼの構成的活性化が生じる．これとは対照的に全身性肥満細胞症では，特徴的なD816V活性型C-KIT突然変異がチロシンキナーゼドメインの内部で起こる．イマチニブは進行性GISTで著明な効果があるが，全身性肥満細胞症に対しては多くの場合無効である．これを裏づけるように生化学的な研究からは，D816V突然変異を持つC-KITキナーゼにはイマチニブは効果がないことが実証されている．

**特発性好酸球増加症候群 idiopathic hypereosinophilic syndrome** や全身性肥満細胞症の亜型で好酸球増加を伴うものは，いずれもFLPL1-PDGFRA融合タンパク質の発現という特徴を持つ．このタンパク質は染色体の中間部欠失によって生成され，PDGFRAを通じた構成的シグナル伝達を引き起こす．イマチニブによるPDGFRAの阻害は，両病態に対して治療的効果を認めている．

### ダサチニブ，ニロチニブ

結晶学的研究によると，イマチニブはキナーゼの活性化ループが閉じている時のみABLのATP結合部位を標的としており，これによりタンパク質を不活性型形態で安定化させる（図1-2参照）．CML患者におけるイマチニブに対する臨床的耐性は，BCR-ABLの増幅によるものもあるが，多くの場合は耐性突然変異の獲得による．直接的に薬物結合を妨害する変異は一部であり，その多くはイマチニブが結合するABLの閉鎖形態に対して影響を及ぼすものである．

チロシンキナーゼ阻害薬の第二世代はSRCとABLの双方に対する阻害薬であり，活性化ループの立体配座状態にかかわらずABLのATP結合部位に結合できる．こうした薬物の1つである**ダサチニブ dasatinib** は，イマチニブに比べ野生型BCR-ABLに対する効果が非常に強く，T315I点突然変異を除く臨床的にイマチニブ耐性と関連のあるBCR-ABLアイソフォームのほとんどに対し活性を有する（図39-2A）．

イマチニブの効果を向上させる構造的な手法とし

て，別の結合基であるN-メチルピペラジン基を代替にする方法があり，これにより開発されたのが**ニロチニブ nilotinib** である．ダサチニブと同様に，ニロチニブは野生型BCR-ABLに対してイマチニブよりも非常に高い親和性を有しており，T315Iを除くほとんどのイマチニブ耐性突然変異に対して有効である．ダサチニブおよびニロチニブは，イマチニブ耐性となったCML患者に効果があり，両者ともさらなる臨床試験が行われている．ダサチニブとイマチニブは *in vitro* の実験において，D816V点突然変異を有するC-KITキナーゼに対しても阻害効果を示しており，全身性肥満細胞症の患者に対する試験が行われている．

## FMS様チロシンキナーゼ-3（FLT-3）阻害薬

**急性骨髄性白血病 acute myelogenous leukemia（AML）** 患者の約25～30%に生じるおもな突然変異の1つに，FLT-3受容体チロシンキナーゼの膜近傍領域における遺伝子内縦列重複がある．この突然変異により受容体にリガンド非依存性の二量化が生じ，RAS/MAPKおよびSTAT経路を経由するシグナル伝達が活性化する．数種類のFLT-3阻害薬が開発され，*in vitro* の研究では抗白血病細胞の効果が証明されている．PKC412などの実験的薬剤では，FLT-3変異を有する再発性AMLの患者における単剤での効果が実証されている．FLT-3阻害薬を標準化学療法と併用することで治療効果が向上するかどうか，現在検証が行われている．

## ヤヌスキナーゼ2（JAK2）阻害薬

CML治療ではイマチニブが成功を収めたものの，その他の**骨髄増殖性疾患 myeloproliferative disorder**（真性赤血球増加症，本態性血小板血症，骨髄線維症）の遺伝学的基盤は未だ不明である．現在JAK2（V617F）の点突然変異が，これら疾患の多くの症例で共通する異常シグナル伝達および増殖の原因となっていることが明らかとなってきたが，1つの変異がどのように疾患群の種類を生み出しているかはわかっていない（図39-2C参照）．V617F点突然変異はJAK2の偽キナーゼドメインで発見されたが，この自己阻害領域が崩壊するとキナーゼ活性の抑制がきかなくなる．*in vitro* の実験では，選択的JAK2阻害薬はJAK2 V617F変異を持つ細胞の成長を阻害してアポトーシスを生じさせる．動物モデルにおいては，JAK2阻害薬はJAK2（V617F）誘導性血液疾患に対し治療効果を実証している．以上のようにJAK2阻害薬は現在，真性赤血球増加症，本態性血小板血症，骨髄線維症の治療薬として開発中である．

## RAS/MAPキナーゼ経路阻害薬

*ras* の発がん突然変異は悪性腫瘍でよく見られる現象の1つであり，ヒトのがんの約30%に生じる．K-*ras* 変異は，NSCLC，結腸直腸がん，膵がんでよくみられ，H-*ras* 変異は腎，膀胱，甲状腺がんで，N-*ras* 変異はメラノーマ，肝細胞がん，血液悪性腫瘍で見られる．しかしこれらの突然変異の頻度に反し，RAS阻害はこれまでのところ達成が困難であり，臨床での成果はほとんど挙がっていない．研究の多くは，RASのファルネシル化および下流エフェクターの阻害を目標として努力が重ねられている．

RASのファルネシル化は，細胞膜との結びつきとその後の活性に必須である．RASのファルネシル化を阻害するファルネシルトランスフェラーゼ阻害薬 farnesyltransferase inhibitor（FTI）が数多く開発されてきた（図39-2A）．これら阻害薬は *in vitro* の実験ではRASに対する活性が実証されているものの，RAS変異によっては耐性を示すものも存在する．さらにFTIによって阻害されるファルネシル化の他の標的は数多く存在しており，FTIは細胞毒性を引き起こす可能性が高い．FTIは **tipifarnib** や **lonafarnib** で臨床試験が実施されている．tipifarnibは再発性AMLにおける効果が実証されているが，その効果は *ras* 変異とは無関係と考えられている．FTIの固形腫瘍の臨床試験では，未だ成果は挙がっていない．

RASの直接の下流はセリン/スレオニンキナーゼのRAFでMEKをリン酸化し，次にMEKがMAPキナーゼをリン酸化することで転写因子の活性化が生じる（図39-2A）．RAFファミリーには，A-RAF，B-RAF，C-RAFの3種類がある．B-RAFの活性化突然変異はメラノーマのかなりの割合で認められ，肺，直腸結腸，卵巣，甲状腺のがんでも低い頻度ながら見られる．**ソラフェニブ sorafenib** は当初C-RAF阻害薬として設計されたが，野生型および変異型のB-RAFにおいても強い阻害活性を示す．ソラフェニブは活性型B-RAF変異を有するメラノーマ細胞株に対して有意な活性を示しており，現在メラノーマに対する臨床試験が行われている．ソラフェニブはVEGFR-2およびPDGFR-βのチロシンキナーゼ活性も阻害し，進行性の腎細胞がんや肝細胞がんの治療において臨床上の成果を挙げている．

MEKにはMEK1とMEK2の2つの同族体がある．いずれもセリン-スレオニンとチロシンの両キナーゼ活性を有し，ERK1とERK2のリン酸化および活性化を行う．CI-1040 は MEK1 と MEK2 に対し強い阻害活性を持つ（図 39-2A）．初期の臨床試験では CI-1040 は固形がん患者に対してある程度の効果を証明したが，薬物動態的に不都合な性質があった．より強力で体内吸収率の改善された第二世代の MEK 阻害薬が開発され，臨床試験が行われている．

**現在，新しい概念として重要かつ必要なのは，ゲフィチニブやエルロチニブに対し感受性を示す EGFR 変異 NSCLC に代表されるような，特定の標的薬物に感受性を示す特定のがん集団を同定するということである．**がん遺伝子活性のマーカーである遺伝子発現プロファイルの同定は，現在行われている方法の 1 つである．例えば，特定の遺伝子発現プロファイルは RAS 活性により特徴づけられ，またこのプロファイルは，細胞株や腫瘍の検体における RAS 変異および RAS 経路活性に関連している．*in vitro* の実験では，RAS 活性と調和する遺伝子発現プロファイルを持つ細胞株のみが FTI に対して反応を示す．したがって，臨床試験に際しこうした方法で患者群を選択することで，FTI などの臨床効果を高められる可能性がある．また MEK などの下流での標的阻害に対する反応性を予測する別の方法として，RAS 経路活性プロファイルの集団タイプによる同定がある．活性化 N-RAS 変異と活性化 B-RAF 変異の細胞株を比較すると，後者のみが MEK 阻害物質である CI-1040 に対して高い感受性を示した．これは経路上，MEK が RAF の直下にあるためと考えられる．以上より，B-RAF 変異を持つ腫瘍患者を MEK 阻害物質の臨床試験における対象者として選択することで，より高い効果を引き出せる可能性がある．最後に，K-RAS などのがん遺伝子の存在下では，予測もしなかった経路が特に重要な標的となる可能性がある．RNA 干渉 RNA interference（RNAi）を用いた哺乳類細胞の遺伝子スクリーニング検査の出現により，腫瘍が依存する特定のシグナル伝達経路を同定することが可能となった．

## rapamycin 哺乳類標的（mTOR）阻害薬

PI3K/AKT 経路を経由するシグナル伝達は，下流にある mTOR（rapamycin の哺乳類標的）を活性化する（図 39-2B）．mTOR は複数の細胞機能を制御するセリン-スレオニンキナーゼであり，その機能にはタンパク質合成の活性化を介した細胞成長や増殖がある．mTOR 制御の一部は 40S リボソームタンパク S6 キナーゼ（p70S6k）の活性化と，4E 結合タンパク 4E-binding protein（4E-BP1）の不活化によって行われ，特定のメッセンジャー RNA messenger RNA（mRNA）の翻訳を制御する．mTOR 活性の調節異常は多種の悪性腫瘍で認められ，PI3K 経路の活性化または PTEN の欠失が見られる．なお結節性硬化症などの過誤腫症候群では mTOR の活性化が生じる．結節性硬化症タンパク質複合体 tuberous sclerosis protein complex（TSC）1/2 は AKT と mTOR の中間物として作用する．野生型の TSC1/2 は mTOR を阻害するが，AKT が活性化すると TSC1/2 はリン酸化を受けて mTOR を抑制する．

TOR はもともと，rapamycin に対する耐性を獲得した酵母菌の点突然変異スクリーニングで同定され，その後その哺乳類同族体として mTOR が発見された．**rapamycin（別名：シロリムス）**は FK506 結合タンパクファミリーの 1 つである FKBP12 と結合し，rapamycin-FKBP12 複合体が mTOR と結合してその活性を阻害する．その免疫抑制特性に加え，サイクリン D1，c-MYC，抗アポトーシスタンパクの BAD，HIF-1α などの mTOR の下流にある標的物質の翻訳を妨害することにより，rapamycin は細胞周期阻害やアポトーシス，血管新生抑制を促進する．

rapamycin 誘導体には，**テムシロリムス temsirolimus** や**エベロリムス everolimus** があり，多種の悪性腫瘍に対して現在臨床試験が行われている．両薬物とも rapamycin の可溶性エステルアナログであり，*in vitro* の実験では用量依存性に腫瘍細胞増殖に対する抑制効果が見られる．テムシロリムスは腎細胞がんの治療に適応があり，乳がんやマントル細胞非ホジキンリンパ腫 non-Hodgkin lymphoma（NHL）で効果を認められている．その毒性には皮疹，粘膜炎，血小板減少，白血球減少がある．

特定の患者群において mTOR 阻害薬が奏効する可能性があり，将来的にはこれに沿った形で臨床試験が設計されるようになるはずである．例えば腎細胞がんでは，VHL 発現の喪失により HIF-1α が活性化すると，mTOR 阻害に対し細胞を感受性にさせる．この現象は一部の患者群でテムシロリムスの臨床的活性が認められる原因である可能性がある．PTEN 発現を喪失している膠芽細胞腫の患者では，この腫瘍における PI3K/AKT 経路が活性化していると考えられ，mTOR 阻害薬に対し特に大きな効果を期待できる可能性がある．さらに，EGFR シグナル伝達がこの経路にも依存していることから（図 39-2B），EGFR 阻害薬と mTOR 阻害薬の併用療法が模索されている．

## プロテアソーム阻害薬

細胞周期，アポトーシス，およびその他の悪性腫瘍性形質転換の制御にユビキチン介在性プロテアソーム分解が重要であることを踏まえ，プロテアソーム阻害薬は *in vitro* の実験と *in vivo* の両方でその抗腫瘍効果が検証されてきた．小分子である**ボルテゾミブ bortezomib** は，ホウ酸化成分が結合したジペプチドであり，高い親和性と特異性を持って，プロテアソームの20S触媒サブユニット内にあるN末端スレオニン残基活性部位を標的とする（図39-4A）．ボルテゾミブは，正常細胞に対しての毒性は比較的少なく，腫瘍の成長阻害とアポトーシスを誘導する．臨床的にはボルテゾミブの効果は可逆的であり，週に2回のスケジュールで経静脈的投与が必要となる．

ボルテゾミブは臨床試験において，多発性骨髄腫の患者に対して相当な効果を挙げている．おもな副作用には神経障害，血小板減少，好中球減少がある．副作用が比較的穏やかであることから，ボルテゾミブは多発性骨髄腫の第一選択の併用療法レジメンに組み込まれており，これまでの治療のなかでは最も高い奏効率を誇る方法の1つである．さらに他の様々な種類の悪性腫瘍に対しても，単剤や標準化学療法との併用薬としての臨床試験が行われている．

多発性骨髄腫に対するボルテゾミブの効果は，その説明としていくつの機序が提案されている．その1つ目は，I$\kappa$Bの安定化を通したNF$\kappa$Bの阻害である（図39-5B）．NF$\kappa$Bは，炎症やその他の刺激に対する反応としての細胞増殖やアポトーシス抑制を促進する遺伝子の転写を活性化することから，こうした反応にボルテゾミブが拮抗することで，増殖阻害とアポトーシスが誘導されると考えられる．2つ目は，異常な折りたたみ構造のタンパク質が蓄積されることで，細胞死が起こるというものである．多発性骨髄腫の形質細胞内では，大量のIgが合成されている．プロテアソームは異常な折りたたみ構造のタンパク質の分解に重要な役割を担っており，ボルテゾミブによるプロテアソーム機能を阻害は細胞にとって致命的となる．ボルテゾミブはCDK阻害物質とp53の安定化も引き起こすと考えられている．実際にp53の突然変異はボルテゾミブに対する耐性化に関与している．ボルテゾミブ耐性の2つ目の機序として，熱ショックタンパク-27 heat shock protein-27（HSP-27）発現の増加が考えられる．ボルテゾミブ耐性は克服し，その効果を強化することを目的としたHPS阻害の研究が進行中である．

## 血管新生阻害薬

血管新生の制御において，VEGFとその受容体が主要な役割を担っていることが解明されると，VEGF機能を遮断することが腫瘍の血管新生阻害の戦略となった．これまでに最も成功を収めた方法には，VEGFやVEGFRに対する中和抗体，VEGFRチロシンキナーゼドメインの小分子阻害薬がある．

### 抗血管内皮細胞成長因子（VEGF-A）抗体

**ベバシズマブ bevacizumab** は，VEGF-Aに対する組換えヒト化マウスモノクローナルIgG1抗体であり，血管新生を促進するVEGFファミリーのなかでも主要な1つである（表39-2）．マウスモデルでは，VEGFとともにモノクローナル抗体を投与すると血管新生が抑制され，異種移植されたヒト腫瘍の増殖が阻害される．早期臨床試験では転移性腎細胞がんにおけるベバシズマブの効果が検討された．これは転移性がんの多くで，VHL発現の喪失やHIF-1の活性化によってVEGFが過剰発現していることに基づく．

標準化学療法レジメンとベバシズマブの併用は，数多くの腫瘍タイプで効果を挙げている．転移性大腸がんに対してベバシズマブを化学療法に追加することにより，奏効率と生存率で有意な改善を得ている．転移性NSCLCに対してカルボプラチン，パクリタキセルにベバシズマブを追加することで生存率の改善が示されたが，腫瘍内出血により致死的な脳出血や重篤な喀血が生じる可能性があるため，この臨床試験からは脳転移，扁平上皮がん，中枢神経腫瘍が除外されている．奏効率の向上は，転移性腎細胞がん，転移性乳がん，膠芽細胞腫で認められており，こうした腫瘍においてベバシズマブが生存率の向上に寄与するかどうか臨床試験が実施されている．卵巣がんや膵がんなどの他の固形がんについてもベバシズマブの効果を確認する研究が進行中である．

ベバシズマブは細胞傷害性の化学療法の作用を増強し，単剤では控えめな作用を示すことを考えると，その作用機序は腫瘍を低酸素や栄養飢餓状態にするといった単純なものではなさそうである．VEGFRのシグナル伝達は血管の透過性を亢進させることで，腫瘍の間質液圧を上昇させる．この間質液圧の上昇のために，化学療法が適切に腫瘍に送り届けることができないと想定すれば，ベバシズマブによりVEGFを阻害することで血管透過性が低下し，間質液圧を下降させ，腫瘍への薬物送達 drug delivery が向上していることになる．

ベバシズマブの副作用として，タンパク尿，高血圧，血栓または出血のリスク，消化管穿孔，創傷治癒の障害などがある．

### 血管内皮細胞成長因子受容体（VEGFR）阻害薬

VEGFシグナル伝達を阻害する方法として，VEGFRに対するモノクローナル抗体やVEGFRチロシンキナーゼ作用の小分子阻害薬の開発がある．VEGFRの小分子阻害薬は複数の受容体チロシンキナーゼを阻害するものが多く，強い関心を集めている（表39-3）．例えば，**vandetanib**は，EGFRとRETの他にも，VEGFR-1，VEGFR-2，VEGFR-3を阻害する．NSCLC治療におけるベバシズマブやエルロチニブの効果と同じく，vandetanibはVEGFとEGFRを個々に阻害することで，NSCLC患者で効果をあげると考えられている．

これら薬物が持つ広範な薬物活性は，明細胞腎細胞がんの治療でも活用されている．VHL発現の喪失とHIF-1の活性化によって，多くの腫瘍ではVEGF，PDGF-$\beta$，TGF-$\alpha$の発現が生じており，ベバシズマブのみによるVEGFの阻害では転移性腎がん患者に対する効果は限定的である．VEGFR-1，VEGFR-2，PDGFRを阻害する**スニチニブ sunitinib**や，B-RAF，VEGFR-1，VEGFR-2，PDGFRを阻害する**ソラフェニブ sorafenib**などの受容体チロシンキナーゼ阻害薬は，より強い効果を発揮する．従来の化学療法に対し難治性となった腎細胞がんの性質を考えれば，腫瘍細胞生物学をより深く理解し新規薬物を開発および利用することで，難治性腎細胞がんの治療の進歩に大きく貢献するだろう．

スニチニブやその他のマルチ標的化VEGFRは，甲状腺がん，肝細胞がん，他の固形がんにおいてその効果が検証されている．vandetanibについても，多発性内分泌腫瘍 multiple endocrine neoplasia（MEN）2型や甲状腺髄様がんを引き起こすがん遺伝子RETを阻害する作用を前提として，特に甲状腺髄様がんで検証が行われている．

**表39-3 血管内皮成細胞長因子受容体阻害薬**

| VEGFRチロシンキナーゼ阻害薬 | 標的 |
|---|---|
| スニチニブ | VEGFR-1，VEGFR-2，VEGFR-3，PDGFR，KIT，RET，FLT-3，CSF-1R |
| ソラフェニブ | VEGFR-1，VEGFR-2，VEGFR-3，PDGFR，B-RAF，KIT，RET，FLT-3 |
| パゾパニブ | VEGFR-1，VEGFR-2，VEGFR-3，PDGFR，EGFR-1，EGFR-3，KIT，Itk，Lck，c-Fms |
| アキシチニブ | VEGFR-1，VEGFR-2 |
| vatalanib | VEGFR-1，VEGFR-2 |
| vandetanib | VEGFR-1，VEGFR-2，VEGFR-3，EGFR，RET |

VEGFR：血管内皮細胞成長因子受容体，PDGFR：血小板由来増殖因子受容体，FGFR：線維芽細胞増殖因子受容体，Itk：インターロイキン-2受容体誘導T細胞キナーゼ，interleukin-2 receptor inducible T-cell kinase.

### サリドマイド，レナリドミド

合成グルタミン酸誘導体の**サリドマイド thalidomide**は鎮痛および制吐作用を持つことから，米国以外の国では1950年代中頃に妊娠女性のつわりに対する治療薬として販売されていた．不幸にもサリドマイドには催奇形性があることが後に判明し，アザラシ肢症と呼ばれる重篤な肢体発育不全を引き起こした．その後サリドマイドには腫瘍壊死因子$\alpha$ tumor necrosis factor-$\alpha$（TNF-$\alpha$）合成を阻害する免疫調節性を有することが解明され，らい性結節性紅斑 erythema nodosum leprosum（ENL）治療での有効性が実証されている．サリドマイドによる肢体発達異常の機序としては抗血管新生性が推測され，その後サリドマイドが塩基性線維芽細胞増殖因子 basic fibroblast growth factor（bFGF）が誘導する血管新生を阻害することが解明された．サリドマイドはT細胞（Tリンパ球）を共刺激することも示されている．こうした特性を併せ持つことから，現在サリドマイドは**免疫調節薬 immunomodulatory drug（IMiD）**と呼ばれる．

多発性骨髄腫では，骨髄における微小血管密度の増加が予後不良と関連することから，当初サリドマイドは進行性の多発性骨髄腫患者で臨床試験が行われ，高い臨床効果を認めた．現在ではサリドマイドとデキサメタゾンの併用療法は，標準的な第一選択レジメンとして多発性骨髄腫患者に用いられる．おもな副作用には血小板減少，神経障害，便秘，傾眠などがある．多発性骨髄腫治療におけるサリドマイドの効果は，免疫調節と抗血管新生性の両方と関連しているというエビデンスが集積しつつある．

**レナリドミド lenalidomide**はサリドマイドのアナログで，第二世代の合成IMiDである．レナリドミドではサリドマイドの抗血管新生活性を維持しながら，TNF-$\alpha$の阻害とT細胞の共刺激をはじめとするアポトーシス誘導による直接的な抗腫瘍効果が強化されている．レナリドミドはサリドマイド抵抗性の多発性骨髄腫にも効果を発揮し，多発性骨髄腫の初期治療では非常に高い奏効率を示す．サリドマイドと比べるとレナリドミドによる血栓症の発症率は極めて低く，神経障害，便秘，傾眠の頻度も低い．レナリドミドは骨髄異形成症候群の治療でも有意な効果を挙げており，特に染色体5番長腕の欠損（del 5q）のある患者や細胞遺伝学的に正常な患者では効果が高い．レナリドミドのおもな副作用は骨髄抑制と血小板減少症である．

## がん特異的モノクローナル抗体

血液悪性腫瘍の多くは特異的な細胞表面マーカーを発現しており，これを利用した免疫組織化学やフローサイトメトリーにより悪性腫瘍の下位分類が行われる．こうした抗原に対するキメラ化モノクローナル抗体が開発され，いくつかの疾患では標的抗体療法が行えるようになってきた（表53-1）．

モノクローナル抗体の作用機序は完全には解明されていないが，抗体依存的に生じる細胞媒介性の細胞毒性やアポトーシスが関連していると考えられている．例えば，B細胞性リンパ腫では特徴的なCD20細胞表面抗原を発現しているが，これは正常ではもっぱら成熟B細胞で見られる．抗CD20 IgG1モノクローナル抗体である**リツキシマブ rituximab**は，B細胞性NHLに対する単剤での有効性と化学療法の強化作用が実証され，現在ではNHLに対する治療に組み込まれている．おもな副作用には，正常成熟B細胞を標的とするため生じる免疫抑制と，抗体のキメラ性質に関連する過敏性反応がある．

抗CD20抗体に放射性同位元素を結合させたヨード131（$^{131}$I）の**tositumomab**，およびイットリウム90（$^{90}$Y）の**イブリツモマブ チウキセタン ibritumomab tiuxetan**は，B細胞性NHLの標的化放射免疫治療として用いられる．これらは難治性NHLや幹細胞移植の導入療法として治療レジメンに組み込まれている．

**alemtuzumab**は，汎白血球抗原であるCD52を標的としたヒト化モノクローナル抗体である．慢性リンパ性白血病 chronic lymphocytic leukemia（CLL）治療や，幹細胞移植の前処置レジメンの一薬物として用いられる．alemtuzumabはT細胞とB細胞の両方を崩壊させることから，おもな副作用として重篤な免疫抑制があり，ニューモシスチス（Pneumocystis jiroveci）肺炎や，真菌，サイトメガロウイルス，ヘルペスウイルス感染症のリスクが増大する．そのため日和見感染症に対する予防が必須となる．

抗体複合体の例は他に2つある．denileukin diftitoxとゲムツズマブオゾガマイシンである．**denileukin diftitox**は，ジフテリア毒素とヒトIL-2の断片を有する組換え融合タンパク質である．IL-2受容体のCD25成分を標的とし，T細胞性NHLにおいて活性が実証されている．**ゲムツズマブオゾガマイシン gemtuzumab ozogamicin**は抗腫瘍抗生物質であるカリケアマイシンと抗CD33モノクローナル抗体の結合体である．CD33は80％以上のAML患者の白血病性芽球の表面に認められる抗原である．

## まとめと今後の方向性

正常細胞の増殖を制御する分子および生化学回路を解明し，発がんを促進する鍵となる突然変異を同定することにより，調節異常が生じた腫瘍における特定の経路を標的化することが可能となった．CML治療でのイマチニブの成功例からは，がんはBCR-ABLなどのがん遺伝子に依存性となっており，その増殖と生存を維持するにはがんタンパク質シグナル伝達を要することが明らかとなった．従来の抗がん治療に比べると受容体チロシンキナーゼおよび細胞内キナーゼは高い治療指数を有し，特定のがんでは成果を挙げているが，多くの場合では治療反応性は長続きしておらず，また完全でもない．NSCLCにおけるEGFR変異のように，特定の経路が活性化している腫瘍群を同定することによって，治療指針が導かれ奏効率の向上につながることになる．マイクロアレイ解析による発がん性のゲノムサイン，および特定の遺伝子変異と標的薬物への感受性との相関が明らかになれば，薬物反応を得られる可能性の高い患者群に対象を絞った臨床試験を設計できるはずである．標的に対してより高い特異性と突然変異による耐性を打開する能力を有する第二，第三世代の薬物が出現すれば，薬効自体も向上するだろう．

しかしながら腫瘍の進行には複数の因子が関与していることは明らかである．これには細胞周期進行やアポトーシス，プロテアソーム分解，血管新生を制御する経路の下流での突然変異などがある．こうした過程や腫瘍細胞の浸潤，転移能の獲得などの生態が解明されれば，標的療法の新規標的となる．これまでの併用化学療法と同様に，将来的には標的療法においても腫瘍それぞれの欠陥部を標的とする薬物を併用し複数経路を阻害することで，成果をあげるようになるだろう．さらにRNAiや化学スクリーニングなどの体系的な取り組みによって，以前であれば予期できなかった特定がん遺伝子型に関連する脆弱性を特定できる可能性がある．この考え方は酵母菌における“合成致死”スクリーニングに由来している．こうした治療戦略は高い特異性を有することから，従来の併用抗がん化学療法と比べ治療指数が優れており，臨床的にも高い成果が期待できる．

## 推奨文献

Bartlett JB, Dredge K, Dagleish AG. The evolution of thalidomide and its IMiD derivatives as anticancer agents. *Nat Rev Cancer* 2004;4:314–322. (*Historic and scientific overview of thalidomide and its derivatives.*)

Hanahan D, Weinberg RA. The hallmarks of cancer. *Cell* 2000;100:57–70. (*Seminal overview of the characteristic genetic changes leading to oncogenesis.*)

Hicklin DJ, Ellis LM. Role of the vascular endothelial growth factor pathway in tumor growth and angiogenesis. *J Clin Oncol* 2005;23:1011–1027. (*Overview of VEGF pathways.*)

Kaelin WG. The concept of synthetic lethality in the context of anticancer therapy. *Nat Rev Cancer* 2005;5:689–698. (*Novel approaches to cancer genotype-guided drug development.*)

Krause DS, van Etten RA. Tyrosine kinases as targets for cancer therapy. *N Engl J Med* 2005;353:172–187. (*Advances in tyrosine kinase inhibition.*)

Mani A, Gelmann EP. The ubiquitin-proteasome pathway and its role in cancer. *J Clin Oncol* 2005;23:4776–4789. (*Biochemical details of ubiquitin pathways.*)

Wullchleger S, Loewith R, Hall M. TOR signaling in growth and metabolism. *Cell* 2006;124:471–484. (*Possible applications of mTOR inhibitors.*)

## 主要薬物一覧：第39章　がんの薬理学：シグナル伝達

| 薬　物 | 臨床応用 | 副作用（重篤なものは太字で示す） | 禁　忌 | 治療的考察 |
|---|---|---|---|---|
| **上皮細胞成長因子受容体［EGFR（ErbB1）］および HER2/*neu*（ErbB2）阻害薬**<br>メカニズム—EGFR および HER2/*neu* の小分子モノクローナル抗体阻害薬：各薬物の項を参照. | | | | |
| **ゲフィチニブ** | 非小細胞がん（NSCLC） | **間質性肺炎，角膜びらん**<br>皮疹，下痢 | ゲフィチニブの過敏症 | EGFR（ErbB1）細胞質チロシンキナーゼドメインに対する可逆的な阻害薬であり，キナーゼドメインへの結合で ATP と競合する.<br>気管支肺胞がんの患者で，高い奏効率が期待できる. |
| **エルロチニブ** | NSCLC<br>膵がん | **心筋梗塞，消化管出血，深部静脈血栓，微小血管症性溶血性貧血，肝酵素の上昇，脳卒中，結膜炎，角膜炎**<br>皮疹，下痢 | エルロチニブの過敏症 | エルロチニブは EGFR（ErbB1）細胞質チロシンキナーゼドメインに対する可逆的な阻害薬であり，キナーゼドメインへの結合で ATP と競合する.<br>エルロチニブはゲフィチニブと比較して，統計学的に有意な生存率の向上を示す. |
| **セツキシマブ** | 結腸直腸がん<br>頭頸部がん | **心停止，白血球減少，腎不全，間質性肺炎，肺塞栓，感染症**<br>皮疹，下痢，低マグネシウム血症，消化管障害，無力症，頭痛 | セツキシマブの過敏症 | EGFR（ErbB1）の細胞外ドメインに結合するモノクローナル抗体である.<br>EGFR を発現している結腸直腸がんにおいて，イリノテカンと併用すると奏効率が向上する.<br>皮疹の出現は，腫瘍に対する反応の予測因子である. |
| **トラスツズマブ** | HER2 過剰発現を伴う乳がんおよび転移性胃がん | **心毒性，ネフローゼ症候群，間質性肺炎**<br>下痢，貧血，白血球減少 | トラスツズマブの過敏症 | ErbB2（HER2）に対するモノクローナル抗体である.<br>術後補助療法でトラスツズマブを使用することで化学療法の効果が増強し，再発率が低下する. |
| **ラパチニブ** | HER2 過剰発現を伴う乳がん | **心毒性，肝毒性，間質性肺炎**<br>皮疹，下痢，悪心，倦怠感 | ラパチニブの過敏症 | ラパチニブは EGFR および ErbB2 の可逆的阻害薬である.<br>ラパチニブは QT 間隔を延長させることがある. |
| **BCR-ABL，C-KIT，血小板由来増殖因子受容体（PDGFR）阻害薬**<br>メカニズム—ABL キナーゼ（BCR-ABL 融合タンパク質を含む），KIT，PDGFR に対して活性を有する小分子チロシンキナーゼ阻害薬. | | | | |
| **イマチニブ** | フィラデルフィア染色体を発現する CML<br>Kit（CD117）を発現する GIST<br>特発性好酸球増加症候群 | **浮腫，骨髄抑制，肝毒性**<br>悪心，筋けいれん，下痢，皮疹 | イマチニブの過敏症 | 慢性期 CML 患者の大部分で，血液学的効果および細胞遺伝学的効果（フィラデルフィア染色体の消失）が見られるが，分子学的効果（BCR-ABL の消失）の達成率は低下する. |
| **ダサチニブ**<br>**ニロチニブ** | 慢性骨髄性白血病（CML）<br>フィラデルフィア染色体を発現する急性リンパ性白血病 | **骨髄抑制，血小板減少，QT 間隔延長，突然死（ニロチニブのみ）**<br>皮疹，胃腸不快感，筋骨格系疼痛，頭痛，倦怠感，呼吸困難感，発熱 | 高カリウム血症，低マグネシウム血症，QT 間隔延長症候群（ニロチニブ）<br>ダサチニブに関する禁忌はない | ダサチニブおよびニロチニブは *in vitro* の研究において，野生型 BCR-ABL に対してイマチニブよりも強い効果を発揮する．T315I 点突然変異を除き，イマチニブ耐性 BCR-ABL アイソフォームを阻害する. |

**主要薬物一覧：第 39 章　がんの薬理学：シグナル伝達（続き）**

| 薬　物 | 臨床応用 | 副作用（重篤なものは太字で示す） | 禁　忌 | 治療的考察 |
|---|---|---|---|---|
| **RAS/MAP キナーゼ経路阻害薬**<br>メカニズム—野生型と変異型の両方の B-RAF を阻害する. | | | | |
| **ソラフェニブ** | 腎細胞がん<br>肝細胞がん | **心血管疾患，多形性紅斑，出血，血栓塞栓症，急性腎不全**<br>高血圧，脱毛，手足の皮疹および細胞傷害性治療による疼痛，皮疹，消化管障害，アミラーゼおよびリパーゼ値の上昇，血球数現象，神経障害 | ソラフェニブの過敏症 | 活性型 B-RAF 変異を有するメラノーマ細胞株に対して有意な活性を示す.<br>VEGFR-2, PDGFR-$\beta$および他の受容体チロシンキナーゼも阻害する. |
| **rapamycin 哺乳類標準的（mTOR）阻害薬**<br>メカニズム—セリン-スレオニンキナーゼである mTOR は，翻訳の活性化を介して細胞成長と増殖を制御している．rapamycin は FKBP12 と結合し，この rapamycin-FKBP12 複合体が mTOR と結合してその活性を阻害する. | | | | |
| **rapamycin（別名：シロリムス）** | 腎移植における移植片拒絶の予防 | **感染症のリスク増加，リンパ腫，悪性腫瘍，間質性肺炎，血栓性微小血管症**<br>高血圧，末梢性浮腫，過敏性反応，血管性浮腫，高脂血症，腎毒性，血小板減少 | rapamycin の過敏症 | rapamycin は mTOR の阻害に加え，サイクリン D1，c-MYC，抗アポトーシスタンパク質の BAD，HIF-1 $\alpha$などの mTOR の下流標的も抑制する.<br>CYP3A4 を誘導または阻害する薬物との併用は避ける. |
| **テムシロリムス**<br>**エベロリムス** | 腎細胞がん | **過敏性反応，肺炎，間質性肺炎，感染症**<br>皮疹，無力症，粘膜炎，貧血，電解質レベルの変化 | テムシロリムス，エベロリムスの過敏症 | テムシロリムスおよびエベロリムスは rapamycin のエステルアナログである. |
| **プロテアソーム阻害薬**<br>メカニズム—プロテアソームの 20S 触媒サブユニット内のスレオニン残基の N 末端活性部位を阻害する. | | | | |
| **ボルテゾミブ** | 多発性骨髄腫<br>マントル細胞リンパ腫 | **心不全，好中球減少，血小板減少**<br>神経障害，低血圧，皮疹，消化管障害，関節痛 | ボルテゾミブ，ホウ酸，マンニトールの過敏症 | ボルテゾミブの副作用は比較的軽微であるため，多発性骨髄腫における第一選択の併用療法レジメンに組み込まれ，良好な奏効率を上げている. |

**主要薬物一覧：第39章　がんの薬理学：シグナル伝達（続き）**

| 薬　物 | 臨床応用 | 副作用（重篤なものは太字で示す） | 禁　忌 | 治療的考察 |
|---|---|---|---|---|
| **血管新生阻害薬**<br>メカニズム—血管内皮細胞成長因子（VEGF）またはVEGFRに対する中和抗体，およびVEGFRチロシンキナーゼ領域の小分子阻害薬：各薬物の項を参照． | | | | |
| **ベバシズマブ** | 転移性直腸結腸がん<br>NSCLC | **動脈血栓塞栓症，高血圧クリーゼ，創傷治癒不全，消化管穿孔，ネフローゼ症候群**<br>神経障害，めまい，頭痛，消化管障害 | ベバシズマブの過敏症 | VEGF-Aに対するモノクローナルIgG1抗体である．<br>乳がん，腎細胞がん，卵巣がん，膵がん，膠芽細胞腫などの他の固形がんにおける効果を見る臨床試験が実施されている． |
| **スニチニブ** | 腎細胞がん<br>消化管間質腫瘍（GIST） | **左心室不全，貧血，出血，好中球減少，血小板減少，リンパ球減少，肝毒性**<br>粘膜の炎症，神経障害，消化管障害，甲状腺機能障害 | スニチニブの過敏症 | スニチニブはVEGFR-1，VEGFR-2，血小板由来増殖因子受容体（PDGFR）および他の受容体チロシンキナーゼを阻害する． |
| **パゾパニブ** | 腎細胞がん | **肝毒性，出血，動脈血栓症**<br>消化管障害，甲状腺機能低下，高血圧 | パゾパニブの過敏症 | パゾパニブはVEGFR-2，PDGFR-β，KITおよび他の受容体チロシンキナーゼを阻害する．<br>パゾパニブはQT間隔を延長することがある． |
| **サリドマイド** | 多発性骨髄腫<br>らい性結節性紅斑（ENL） | **催奇形性，血栓疾患，好中球減少，血球減少，スティーブンス・ジョンソン症候群 Stevens-Johnson syndrome**<br>末梢性神経障害，浮腫，高カルシウム血症，便秘，傾眠 | 妊婦<br>妊娠の可能性のある女性<br>ラテックス製コンドームを使用しない男性 | bFGF誘導性の血管新生を阻害するIMiDであり，T細胞の共刺激にも作用する．<br>サリドマイドとデキサメタゾンとの併用療法は，多発性骨髄腫に対する標準的第一選択レジメンである． |
| **レナリドミド** | 多発性骨髄腫<br>骨髄異形成症候群 | **サリドマイドと同様．ただし，血栓症，神経障害，便秘，傾眠の頻度は低い．** | 妊婦<br>妊娠の可能性のある女性<br>ラテックス製コンドームを使用しない男性 | 腫瘍壊死因子（TNF）-α阻害とT細胞共刺激の作用を強化したサリドマイドアナログであり，抗血管新生活性は維持されている．<br>レナリドミドとボルテゾミブ・デキサメタゾンの併用療法は，多発性骨髄腫に対して非常に高い奏効率を示す． |
| **がん特異的モノクローナル抗体**<br>メカニズム—各薬物の項目，および第53章，タンパク質医薬品を参照． | | | | |
| **リツキシマブ<br>tositumomab<br>ibritumomab<br>alemtuzumab<br>denileukin diftitox<br>ゲムツズマブ** | B細胞性非ホジキンリンパ腫（NHL）（リツキシマブ，tositumomab，ibritumomab）<br>CLL（alemtuzumab）<br>T細胞性NHL（denileukin diftitox）<br>急性骨髄性白血病（AML）（ゲムツズマブ） | **重篤な免疫抑制（細菌，真菌，ウイルスによる日和見感染症など），過敏性，キメラ抗体に対するアナフィラキシー様反応**<br>血液学的異常，注入反応 | 過敏性反応 | リツキシマブ：抗CD20抗体．<br>tositumomab：抗CD20抗体．<br>ibritumomab：抗CD20抗体．<br>alemtuzumab：抗CD52抗体．<br>denileukin diftitox：ジフテリア毒素とヒトIL-2の融合タンパク質．<br>ゲムツズマブ：カリケアマイシン（抗腫瘍性抗生物質）と抗CD33抗体の結合体． |

# 40

# 併用化学療法の原理

Quentin J. Baca, Donald M. Coen, and David E. Golan



## ▶ はじめに

多くの感染症およびある種のがんでは，単剤療法で効果的な治療が可能である．しかし，病原体や腫瘍細胞が化学療法薬に耐性化している場合や，薬物感受性が異なる複数種類の病原体が同時に存在している場合，または毒性のため薬物投与量に制限がある場合には，単剤療法は失敗に終わることがある．こうした状況では，併用療法に大きな利点がある．併用療法では，薬物どうしが相乗的に作用することで抗菌力や抗腫瘍効果を高めたり，薬剤耐性を生じるリスクを低下させたりすることができる．病原体が最終的に同定される前に治療を開始する必要がある場合や，個々の薬物の治療指数が低く毒性を軽減させる場合に，併用療法が利用されることが多い．併用化学療法は病原体や腫瘍細胞の除去に新たな道を拓く一方，これによって新たな副作用や薬物相互作用などが生じる可能性もある．すべての併用療法においてその目的は，患者の許容できない毒性を発生させることなく，原因病原体や腫瘍細胞を効果的に除去することである．

## ▶ 抗菌薬の併用療法

感染症治療で併用療法を行うのには，次のような理由がある．(1) 薬物耐性の出現を防止する，(2) 特定の感染症に対して薬物療法の活性（効果）を増強する（相乗効果），(3) 宿主への毒性を軽減する，(4) 複数の菌による同時感染を治療する（**複数菌感染症**），(5) 致死的な感染症に対し，原因菌同定前に経験的に治療する．微生物とヒトの遺伝子は異なるため，微生物に特異的な標的分子を数種類同時に攻撃しても，副作用は増えない可能性がある．その一方，抗がん薬の併用療法では副作用のために治療が制限されることが多い（後述参照）．この後の項では，異なる種類の抗菌薬による薬物相互作用の概念的な枠組みを紹介し，抗菌薬併用療法の具体例について解説する．

### 最小発育阻止濃度と最小殺菌濃度

病原体となる細菌，原虫，真菌に対する抗菌薬の活性は，薬物-病原体の組み合わせによる**最小発育阻止濃度** minimum inhibitory concentration（MIC）および**最小殺菌濃度** minimum bactericidal concentra-

## Case

Ｍさんはハイチの農村部出身の27歳の男性．慢性的な咳嗽を主訴にクリニックを受診した．Ｍさんは個人病院での治療費を負担することができなかったため，薬局へ行き薬剤師に適切な市販薬について尋ねた．薬剤師はＭさんに肺結核の可能性があると考え，２週間分のイソニアジドとリファンピシン（別名：rifampin）を販売した．Ｍさんは両薬物を数日間服用したが悪心が出現したため，イソニアジドだけを２週間内服することにした．Ｍさんの症状は改善した．

３カ月後，Ｍさんは再び咳嗽を呈した．しかし今回は喀痰に血が混じっていることに気づいた．また寝汗をかくようになった．２週間分のリファンピシンの残薬を服用したところ，症状は一時的に軽快した．しかし数日後には咳嗽，血痰，寝汗が再び出現した．Ｍさんには追加の薬物を購入する金銭的余裕がなかったため，無償の医療と医薬品を求めて一番近い公立病院まではるばる出かけて行った．公立病院の医師が３連続の喀痰検査を実施すると，すべて抗酸菌陽性となった．医師は培養検査のため研究所にも喀痰サンプルを送ったが，ヒト結核菌（肺結核を引き起こす病原体）の成長は遅いことから，Ｍさんに対してイソニアジド，リファンピシン，ピラジナミド，エタンブトールを２カ月，その後イソニアジドとリファンピシンを４カ月服用する併用療法を開始した．

数週間後，培養検査の結果からＭさんの結核菌はイソニアジドおよびリファンピシンの両薬物に対して感受性を持たないことが判明した．そのためＭさんには改めて治療法の模索が必要となった．

### Questions

1. なぜ公立病院の医師はＭさんに対して4種類の薬物を投与したのか？
2. 結核菌ではどのように耐性が次の世代へと伝達されるか？　この耐性伝達の機序は，ペニシリン耐性の伝達機序と比較するとどのように異なっているか？
3. Ｍさんの初期治療が不成功となったのはなぜか？　この治療の失敗を回避するには，どのような治療戦略を用いるべきであったか？
4. Ｍさんの結核菌はMDR-TBか？　Ｍさんはイソニアジドとリファンピシンを含む4剤レジメンを継続すべきか？　そうでなければ，Ｍさんの治療をどのように修正すべきか？

tion（MBC）によって示すことができる．MICは，*in vitro*で18～24時間培養した際，その微生物の増殖を阻止する最小の薬物濃度と定義される．MBCは，*in vitro*で18～24時間培養した際，その微生物の99.9％を死滅させる最小の薬物濃度と定義される．一般的にMBCはMICよりも大きくなる．MIC値またはMBC値と臨床的に達成可能な抗菌薬濃度の比較により，抗菌薬は**殺菌性**と**静菌性**の２つに大別される（表40-1；第32章，抗菌薬・抗がん薬の薬理学の原理参照）．抗菌薬のMICはその治療域よりも低いが，MBCが治療域よりも高い場合には**静菌的（静細菌的，静真菌的）**であり，抗菌薬のMBCが治療域よりも低い場合には**殺菌的（殺細菌的，殺真菌的）**である．注意すべきことは，MICとMBCは特定の条件下における特定の薬物-微生物の組み合わせに対する値である，という点である．ある成長培地上で特定の微生物に対して静菌的活性を持つ薬物は，他の培地上では殺菌的となりうる．また*in vitro*で十分に高い濃度にすることで殺菌的となる．また特定の抗菌薬では，MICとMBCが微生物によって大きく異なっており，ある微生物に対して静菌的であっても他の微生物に対しては殺菌的となりうる．実務上の定義としては，**治療濃度において，殺菌性抗菌薬は微生物を死滅させ，静菌性抗菌薬は微生物の増殖を停止させるのみである**，と表現できる．この定義における治療濃度とは，患者にとって許容しえない毒性をもたらすことなく，薬理学的活性（ここでは微生物に対する殺菌性または静菌性）

**表 40-1　殺細菌性抗菌薬と静細菌性抗菌薬の例**

| 殺細菌性抗菌薬 | | |
|---|---|---|
| 濃度依存性 | 時間依存性 | 静細菌性抗菌薬 |
| アミノグリコシド系 | βラクタム系 | クロラムフェニコール |
| バシトラシン | イソニアジド | クリンダマイシン |
| キノロン系 | メトロニダゾール | エタンブトール |
| | ピラジナミド | マクロライド系 |
| | リファンピシン（別名：rifampin） | スルホンアミド系 |
| | バンコマイシン | テトラサイクリン系 |
| | | トリメトプリム |

を発揮するのに十分な薬物の血漿中濃度を指す．例えば，細菌細胞壁合成阻害薬の多くは殺細菌性であり，細菌タンパク合成阻害薬の多くは静細菌性である（第33章，細菌感染症の薬理学：DNA複製，転写，翻訳，第34章，細菌およびマイコバクテリア感染症の薬理学：細胞壁合成参照）．

第32章で述べたように，抗菌薬を臨床で使用する際には静菌性と殺菌性を区別することが重要性である．**一般的に，静菌性抗菌薬による感染症治療が成功するためには，宿主の免疫システムが保たれている必要がある**．静菌性抗菌薬は微生物の増殖を抑制するものの死滅させる効果はなく，そのためヒト体内からの微生物の排除は，宿主の持つ免疫反応および炎症反応の機序に依存する．こうした静菌性抗菌薬は，病原微生物数が少ない感染症の初期に使用することでより効果を得られる．さらに，免疫システムが感染微生物を完全に排除する前に静菌性抗菌薬を終了すると，微生物は増殖を再開して感染症が再燃する（図40-1）．

微生物を死滅させる機序によって，殺菌性抗菌薬はさらに**時間依存性** time-dependent と**濃度依存性** concentration-dependent に分類される（図40-2）．時間依存性の殺菌性抗菌薬は，抗菌薬濃度がMBC以上を上回っていれば，その濃度にかかわらず一定速度での殺菌率を発揮する．すなわちこうした抗菌薬を臨床使用する際の最優先事項は，達成した絶対的薬物濃度ではなく，どれだけ長く薬物濃度を治療域に維持できるか，なのである（薬物濃度＞MBCと定義）．これに対して濃度依存性の殺菌性抗菌薬では，薬物濃度がMBCよりも高ければ高いほど一定時間における殺菌率が上昇する．こうした薬物では，1回の大量投与によって感染症の排除が十分にできることもある．

## 薬物相互作用の種類—相乗効果，相加効果，拮抗作用

ここまでは，微生物感染症の治療において単剤で投与する薬物の一般特性について解説した．こうした薬物を他の薬物と併用する場合には，その効果は修飾を受ける可能性がある（増強または減弱）．事実，単剤で使用しても効果がほとんどない，または全くない薬物でも，他の薬物と併用することで高い活性を発揮することがある．その一例として，グラム陽性菌である *Enterococcus faecalis*（腸球菌の一種）があるが，この細菌は**アミノグリコシド系** aminoglycosides に対してはほとんど感受性がない．アミノグリコシド系は，遺伝子コードの誤解読の誘導によって欠陥タンパク質を翻訳させ，これにより細胞傷害を引き起こして細菌を死滅させると考えられている薬物である（第33章参照）．*E. faecalis* に関しては細胞壁が厚いことから，アミノグリコシド系は標的タンパク質であるリボソーム30Sサブユニットに到達できない．しかし，細胞壁合成阻害薬である**バンコマイシン** vancomycin や**βラクタム** β-lactam 系抗菌薬と併用すると，アミノグリコシド系薬が細菌リボソームに到達できるようになり，効果的に細菌を死滅できる（第34章参照）．細

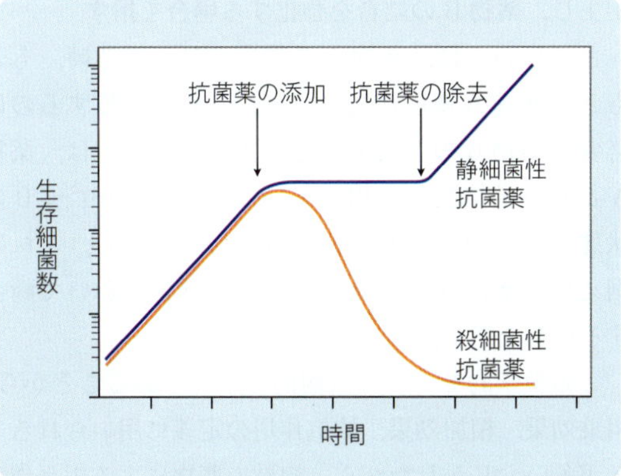


**図 40-1 *in vitro* における静細菌性抗菌薬と殺細菌性抗菌薬の細菌増殖速度の比較**

薬物を添加しない状態での細菌は，指数関数的（一次）速度で増殖する．殺細菌性抗菌薬は，時間依存的に生存細菌数が減少することが示すように，標的微生物を死滅させる．静細菌性抗菌薬は，細菌を死滅させることなくその増殖を抑制する．静細菌性抗菌薬を除去すると抑制されていた細菌が増殖を再開し，細菌数は指数関数的に増加する．静細菌性抗菌薬は，宿主の免疫システムが細菌を死滅させるだけの十分な期間，感染細菌の増殖を制限することによって感染症を一掃する．

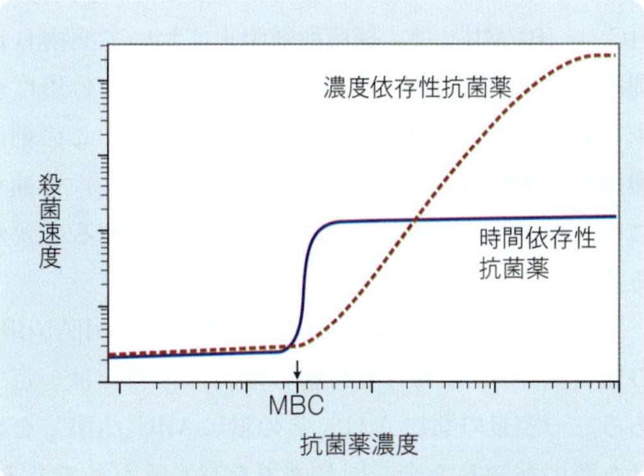


**図 40-2 時間依存性および濃度依存性の殺細菌性抗菌薬における殺菌速度と薬物濃度の関係**

時間依存性の殺細菌性抗菌薬は，最小殺菌濃度（MBC）より高い薬物濃度において，一定の速度で細菌を死滅させる（**実線**）．これに対して，濃度依存性の殺細菌性抗菌薬では，薬物濃度の上昇に従って殺菌速度も増加する（**点線**）．注目すべきことは，濃度依存性の殺細菌性抗菌薬でも，最終的には殺菌速度がプラトーに達する点である．これは標的分子への薬物拡散速度に限界があり，これによって効果的な薬物濃度に制限が生じるためである．

胞壁合成阻害薬がアミノグリコシド系の活性を増強する効果は，**相乗効果 synergy** という薬理学上重要な概念の一例である．

この例を見ると，特定の微生物に対してそれぞれ活性を持つ2種類の薬物を併用すれば，その効果は確実に増強するだろうと考えたくなる．意外なことに，多くの例ではそううまくはいかない．実際に，2種類の薬物を同じ病原体に対して併用した場合，相互に効果を高めあう場合（相乗効果）と，相互に効果を減弱しあう場合（**拮抗作用 antagonism**）とがある．あるいは薬物どうしが相互作用することなく，単純にそれぞれの効果が加わるだけという場合（**相加効果 additivity**）がある．2つの抗菌薬における相互作用は，特定の評価項目（例：細菌増殖の阻害）を設定し，その評価基準を達成するよう様々な薬物を組み合わせてその定量化を行う．得られたデータをグラフ化することで，より多くの情報が得られる（図40-3）．図40-3のx軸とy軸は2種類の薬物のMICを表しており，カーブが描く凸方向によってこれら2薬物の相互作用の性質がわかる．カーブが下に凸であれば相乗効果，上に凸であれば拮抗作用にあることを示し，直線であれば相加効果を示す．以下，これらの関係に関する数学的原理について解説する．

例えば薬物Aと薬物Bがあり，これらは細菌の増殖に必要なある特定の酵素を阻害すると仮定する．この場合，$[A]/MIC_A$（[A]は薬物Aの血中濃度）で示される比は，細菌増殖阻止において薬物Aが関与する割合を表す．これをAの阻止濃度分画 fractional inhibitory concentration of A($FIC_A$)と呼ぶ．同様に，$FIC_B = [B]/MIC_B$ は，細菌増殖阻止において薬物Bが関与する割合を表す．ではここで，薬物Aの濃度が少し低下した状態（$-d[A]$）を考えてみる．この細菌増殖阻止力の低下分（$dFIC_A = -d[A]/MIC_A$）を補うには，薬物Bの濃度を$+d[B]$だけ上昇させる必要がある．

薬物どうしが相加的に作用する場合，$-d[A]/d[B]$の比（図40-3における青線の傾斜に相当）は一定である．一定量の薬物Aは，その量に$MIC_A/MIC_B$を乗じた時の薬物Bと全く同じ効果を有するためである．これは例えば，薬物AとBが互いに酵素の異なる部位に結合する場合であり，すなわち薬物AとBが互いの結合に干渉しあわない状況を指す．

これとは対照的に，薬物AとBが相乗的に作用する場合には，薬物Aの濃度低下分（$-d[A]$）を代償するのに必要な薬物Bの濃度上昇（$d[B]$）は，その時存在する薬物Aの濃度に依存している．薬物Aは

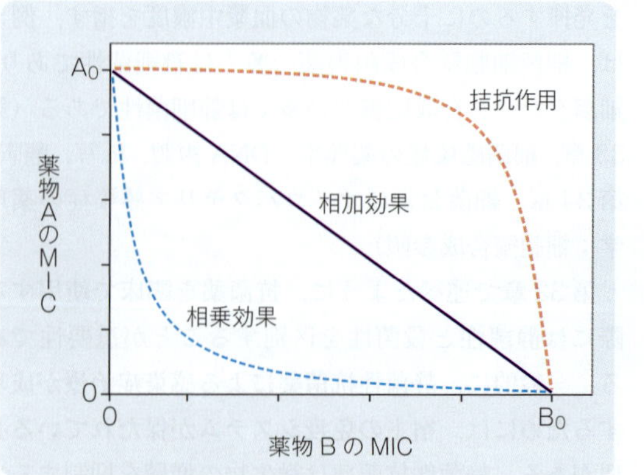


**図40-3 薬物相互作用における相加効果，相乗効果，拮抗作用の定量化**
薬物を併用することで，相加効果，相乗効果，もしくは拮抗作用を生じることがある．各薬物が他の薬物の最小発育阻止濃度（MIC）に与える影響を観察することで，こうした相互作用の性質をグラフ化することができる．2つの薬物が相加的な相互作用を持つ場合，薬物Aに対して薬物Bを増量していくと，薬物AのMICは直線的に下降する．この場合には，薬物AとBは相互に置き換え可能であると考えられる．2つの薬物が相乗的な相互作用を持つ場合，薬物Aに対して薬物Bを追加すると，薬物AのMICは著明に低下する(薬物Aの有効性が増大する)．2つの薬物が拮抗的な相互作用を持つ場合，薬物Aに対して薬物Bを追加すると，薬物AのMICが著明に低下することはない．場合によっては（**図示せず**），薬物A，Bともにより高用量を使用しなければ，各薬物を単独で使用した時と同じ効果を得ることができない．なお，$A_0$，$B_0$はそれぞれを単独で使用した場合のMICを示す．

薬物Bの効果を高めるため，その時の薬物A濃度が高ければ$d[B]$は低くてすむ（$d^2[A]/d[B]^2 > 0$の状態で，図40-3の下に凸の青点線に相当）．これは例えば，薬物Aが酵素に結合することでその酵素に構造変化が生じ，薬物Bの結合を強化する場合を指す．

さらにいえば，薬物Aの濃度が低下する時，もともとの薬物A濃度が高いほど，これを代償するのに必要な薬物Bの濃度上昇分が大きくなる時は，薬物AとBは拮抗的に作用している（$d^2[A]/d[B]^2 < 0$の状態で，図40-3の上に凸の赤点線に相当）．これは例えば，薬物AとBが酵素の結合部位において競合する場合を指す．

この数学的モデルは直観的で単純であることから，相乗効果，相加効果，拮抗作用の定義に用いられることが多い．しかしながら，複数の薬物による相互作用の実験的測定や定量分析は複雑なテーマであり，本書の範囲を超える．興味のある読者は，1984年および2006年のTC Chou氏の研究でこのテーマをより詳しく扱っているので，そちらを参照されることを勧める．

異なる種類の抗菌薬間での薬物相互作用の性質に関して，いくつかの一般論が成り立つ．1つ目は，多く

の静菌性抗菌薬（**テトラサイクリン tetracycline**，**エリスロマイシン erythromycin**，**クロラムフェニコール chloramphenicol** など）は，殺菌性抗菌薬（**バンコマイシン vancomycin**，**ペニシリン penicillin** など）の作用に拮抗するということである．これは殺菌性抗菌薬が作用するのに必要な細胞増殖ないしは細胞過程を，静菌性抗菌薬が妨げるからである（詳細は後述）．2つ目は，2種類の殺菌性抗菌薬は通常，相乗的に作用するということである．この一般論の例外として**リファンピシン rifampicin**（別名：rifampin）がある．リファンピシンはRNAポリメラーゼを阻害する殺菌性抗菌薬であるが，細胞増殖を妨げるために他の殺菌性抗菌薬に拮抗する．最後に，2種類の静菌性抗菌薬は相加効果を示すことが多いが，すべての場合においてそうであるとはいえない．

## 抗菌薬併用療法の実例

### 結核菌感染症

結核菌感染症の治療は，併用化学療法のおもな理由の1つである薬物耐性出現の抑制を示すよい例である．この疾患の進行過程では，結核菌（別名**マイコバクテリア**）は吸入されると肺胞のマクロファージの貪食を受けるが，マクロファージの細胞内空胞内で増殖する．次に，主としてT細胞（Tリンパ球）を介したリンパ球性の反応が惹起され，マクロファージとヘルパーT細胞が巨大な肉芽腫を形成し，感染巣を周辺組織から隔絶する．活性化されたマクロファージは通常，増殖する結核菌を殺傷して感染を制御することが可能だが，残念なことに感染を完全に根絶することはできない．活性化マクロファージから放出された中性プロテアーゼや活性酸素中間体によって組織は傷害され，最終的には肺内の結核性空洞内に中心性壊死が生じる．こうした空洞内には，マクロファージやヘルパーT細胞により抑制された $10^8$ ～ $10^9$ 個もの生きた結核菌が存在している．

結核菌感染症を治癒に導くには，通常は抗マイコバクテリア活性を持つ薬物の併用療法を要する．通常用いられる薬物として，**イソニアジド isoniazid**，**リファンピシン rifampicin**，**ピラジナミド pyrazinamide**，**エタンブトール ethambutol** がある（第34章参照）．Mさんの Case で示されたように，標準療法としてはイソニアジド，リファンピシン，ピラジナミドを2カ月間投与し，次の4カ月間はイソニアジドとリファンピシンを投与するレジメンがある．その結核菌に薬物耐性が生じている場合，このレジメン内の薬物の1つか2つを**ストレプトマイシン streptomycin** や他の第二選択薬で代替することがある．イソニアジドとリファンピシンは，細胞内だけでなく細胞外に存在するマイコバクテリアをも殺傷する能力を持つため，優先的に選択されることが多い．

第34章で述べたように，抗マイコバクテリア薬に対する耐性はおもに染色体突然変異によって生じ，いずれかの薬物1つに対する耐性化頻度は，結核菌 $10^6$ 個のうち1個である．こうした突然変異は，細菌複製の際に娘細胞に引き継がれ，薬物耐性菌群を形成するようになる．第34章で示唆したように，1つの結核性空洞内には $10^8$ ～ $10^9$ 個の結核菌が存在している事実がある一方で，単剤療法による突然変異耐性の頻度は $10^6$ 個のうち1個である．平均的には，薬物治療開始前であっても，すべての結核菌巣内に100個の結核菌が各薬物に対しすでに耐性化していることになる．さらに単剤のみによる治療は，薬物耐性の結核菌を選択する結果となる．Mさんの Case においては，Mさんが最初の2週間イソニアジド単剤を内服したことで，空洞内のイソニアジド感受性菌のすべてを死滅させた可能性が高い．2週間の内服後には症状が一時おさまったことが，これを裏づける．しかしながら，Mさんの単剤療法により選択された100個程度のイソニアジド耐性菌は残存し，そして増殖した．もしMさんがイソニアジドとともにリファンピシンを内服していたとしたら，両薬物に対して耐性の結核菌は $10^{12}$ 個のうち，わずかに1個であっただろう．

Mさんがイソニアジドの内服をやめてから3カ月の間，肺に残存したイソニアジド耐性菌は増殖し，症状の再発をまねいた．次にMさんはリファンピシンの内服を開始した．各感染巣における $10^8$ ～ $10^9$ 個のイソニアジド耐性菌は，再び $10^6$ 個に1個の確率でリファンピシン耐性の突然変異を生じた．リファンピシンを2週間内服したことで，Mさんはリファンピシン感受性菌をすべて死滅させたが，リファンピシン耐性株を選択する結果となった．Mさんに残存したのはイソニアジドおよびリファンピシンの両薬物に対する耐性菌，**多剤耐性結核菌 multidrug-resistant tuberculosis**（**MDR-TB**）の表現型であった．

MさんにはMDR-TB治療のため，新規の薬物レジメンが必要となる．理想的には，レジメンは感受性試験で効果があると判定された薬物を用いて構成されるべきである．また，これまでの治療に使用されてきた薬物は回避すべきである（ピラジナミドとエタンブトール）．これは結核菌がこれら薬物に対しても耐性化している可能性があるためである．MDR-TBの治療は，Mさんから分離された結核菌が感受性を示す，少なくとも4種類の新規薬物で開始すべきである．そうしたレジメンでは通常，非経口薬のアミノグリコシド系（**ストレプトマイシン streptomycin，カナマイシン kanamycin，アミカシン amikacin**），またはペプチド抗菌薬（**capreomycin**）を，フルオロキノロン系（**レボフロキサシン levofloxacin，モキシフロキサシン moxifloxacin**）と併用し，最短でも4～6カ月間連日投与する．喀痰培養が陰性化した後，アミノグリコシド系およびフルオロキノロン系とともに，3～5種類の経口薬を18～24カ月間併用投与すべきである．**エチオナミド eghionamide** と**クロファジミン clofazimine** は，レジメンに取り入れうる第二選択薬である．注意すべきは，総じて第二選択レジメンは第一選択レジメンと比べると著明に毒性が高い点である．

前述したすべての論点を考慮すれば，MDR-TB の出現は是が非でも回避すべきである．薬物感受性の結核菌による患者には，併用療法へのアクセスとともに，薬物耐性菌の出現を回避するよう併用療法遵守の支援が必要となる．この論理的根拠が**直接服薬確認療法 Directly Observed Therapy Short Course（DOTS）**の基盤となっている．DOTS は世界保健機関 World Health Organization（WHO）が推奨する結核症治療戦略である．DOTS は以下の5つから構成される公衆衛生プログラムである．(1) 結核コントロールへの政治的関与および援助，(2) 結核感染症の正確な診断のための喀痰標本顕微鏡検査，(3) 最短でも導入の2カ月間は，地域保健従事者が直接確認する標準的6～8カ月療法，(4) 定期的かつ不断の薬物供給，(5) 中央当局に対する各患者の治療と経過の標準的記録および報告．薬物感受性の結核症例では，DOTS は優れた治癒率を示し，耐性出現を防止できる．前述の通り，MDR-TB には標準的 DOTS レジメンと比べ，より徹底的かつ侵襲的であり，より毒性が強いうえに長期間に及ぶ治療が必要となる．

超多剤耐性結核菌 extensively drug-resistant TB（XDR-TB）が蔓延してきていることから，MCR-TB コントロールの重要性が強調されており，XDR-TB は2006年までにすべての地域で確認されている．XDR-TB の治療には，極めて限られた選択肢しか残されていない．その定義として XDR-TB の臨床分離株は，MDR-TB の表現型（イソニアジドとリファンピシンに耐性），フルオロキノロン系耐性，そして通常使用されている3つの非経口抗結核薬（capreomycin，カナマイシン，アミカシン）のうち，少なくとも1つに対する耐性を示す．XDR-TB の罹患率は概して小資源国において高く，またヒト免疫不全ウイルス human immunodeficiency virus（HIV）との重感染率が高いことから，WHO は近年，XDR-TB の蔓延に歯止めをかけるには世界規模での協調的な活動が必要であると強調している．

## 相乗効果のある併用療法

併用化学療法を行う2つ目の理由として，2種類の薬物の相乗効果を利用することが挙げられる．この考え方は，特には免疫力の低下した患者のように免疫防御による感染症コントロールが容易でない場合に重要となる．免疫力が保たれている患者では，静菌性薬物と殺菌性薬物の両者において，ほぼ同等の効力で感染症を除去できることが多い．しかし免疫不全患者［例えば HIV/ 後天性免疫不全症候群 acquired immune deficiency syndrome（AIDS）患者，免疫抑制された臓器移植患者，好中球減少状態のがん患者］や血管内感染症（例えば細菌性心内膜炎），髄膜炎に対しては，殺菌性薬物が強く推奨される．免疫力不全患者に対して殺菌性薬物を併用する理由は明白である．こうした患者では，機能するリンパ球ないしは好中球数が不十分であるため，増殖していない細菌群の除去さえできない．心内膜炎の場合には，その理由はやや複雑である．心内膜炎では，白血球の絶対数が十分でも，細菌を取り巻く“疣贅”（フィブリンや血小板，細菌産物からなる網目状の構造物）が厚いために，貪食細胞がこれを効率よく通過することができないのである．髄膜炎に対し殺菌性薬物の併用が推奨されることが多いのは，髄液腔が抗体や補体による細菌のオプソニン化の起こりにくい免疫学的に特殊な部位だからであり，これを克服する可能性を最大限にするためである（第8章，神経系の生理学と薬理学の原理参照）．

抗菌薬による相乗効果の一例として，**ペニシリン penicillin** と**アミノグリコシド aminoglycoside** の併用がある．この併用療法は，急性心内膜炎と亜急性心内膜炎の原因菌としてそれぞれ最多の黄色ブドウ球菌 *Staphylococcus aureus* と緑色連鎖球菌 *Streptococcus viridans* の治療に用いられる．前述したようにこの相乗効果はペニシリンによる細胞壁生合成阻害作用に依存しており，これによりアミノグリコシドは，上記グラム陽性 Gram-positive 菌が持つ厚いペプチドグリカン層を浸透できるようになる．

その他の相乗効果を期待した併用療法としてよく用いられる組み合わせには，(1) 真菌感染症治療における**アムホテリシン B amphotericin B** と**フルシトシ**

ン flucytosine, (2) スルホンアミド sulfonamide とトリメトプリム trimethoprim またはピリメタミン pyrimethamine の２つがある．こうした古典的な併用療法は，一方の薬物がもう一方の薬物の効果を高めるという２つの基本的な機序のよい例である．グラム陽性菌によるアミノグリコシド系薬の取込みを促進するペニシリン系薬と同じように，アムホテリシンＢはエルゴステロールが豊富な真菌細胞膜を傷害して，フルシトシンの真菌細胞への取込みを促進する（第 35 章，真菌感染症の薬理学参照）．真菌細胞膜に浸透してはじめて，フルシトシンは真菌特異的デアミナーゼにより活性型［5-フルオロウラシル 5-fluorouracil (5-FU)：その後さらにチミジル酸合成酵素の不可逆的阻害物である 5-フルオロデオキシウリジル酸 5-fluoro deoxyuridylate（5-FdUMP）へと変換］に変換される．アムホテリシンＢは単剤で使用すると（おもに腎毒性のため）治療指数が低いが，クリプトコッカス髄膜炎などの全身性真菌感染症の治療では，フルシトシンとの併用による相乗効果によりアムホテリシンＢの投与量を減らすことができる．

**スルファメトキサゾール sulfamethoxazole** と**トリメトプリム trimethoprim** の併用療法は，AIDS 患者の日和見感染症として頻回に遭遇するニューモシスチス *Pneumocystis jiroveci* 肺炎や，グラム陰性腸内細菌による尿路感染症の治療に用いられることが多い．類似の併用療法に**スルファドキシン sulfadoxine** と**ピリメタミン pyrimethamine** の組み合わせがあり，マラリアやトキソプラズマ症，その他原虫感染症の治療に用いられる．これらの併用療法は，薬物どうしによる相乗効果が発揮される２つ目の機序を示す好例である．この相乗効果の機序は，葉酸生合成経路の２つの段階の阻害であり，これによって重要な代謝産物であるジヒドロ葉酸の細胞内濃度に影響を与える（第 32 章参照）．この代謝産物の還元型がテトラヒドロ葉酸であるが，これはプリン合成や多くの一炭素原子転移反応に必要な物質であり，そのため DNA 複製や細胞分裂に必要不可欠である（図 32-7 参照）．

### ペニシリン系抗菌薬とβラクタマーゼ阻害薬の併用

βラクタム系抗菌薬とβラクタマーゼ阻害薬（例えば**クラブラン酸 clavulanic acid**，**スルバクタム sulbactam**，**タゾバクタム tazobactam**）の併用は，厳密には相乗効果ではないが（βラクタマーゼ阻害薬自体には抗菌作用がないため），機能的にはこれまで述べてきた併用療法と類似性を持つ薬物相互作用の機序を示す．βラクタマーゼはペニシリン系抗菌薬を不活化する酵素で，多くのβラクタム耐性グラム陽性菌およびグラム陰性菌がこれを有するが，クラブラン酸はβラクタマーゼ阻害薬である（第 34 章参照）．ペニシリン系抗菌薬の加水分解および不活化を抑制することで，クラブラン酸（および他のβラクタマーゼ阻害薬）はβラクタマーゼ産生菌に対するペニシリン系抗菌薬（および他のβラクタム系抗菌薬）の有効性を飛躍的に高める．この併用療法は，小児の中耳炎の原因菌として一般的なペニシリン耐性の肺炎球菌 *Streptococcus pneumoniae* による感染症の治療に有効である．このような微生物は主として，プラスミドにコードされたβラクタマーゼ遺伝子を介してペニシリン耐性を獲得する．

### 複数菌感染症および致死的な感染症

抗菌薬の併用療法は，耐性出現の抑制や既知の特定微生物への相乗効果を狙って行うだけでなく，複数菌感染症や，原因菌の同定前に治療を開始しなければならない感染症の治療目的としても行われる．例えば，虫垂や大腸憩室の破裂による腹腔内への細菌漏出の症例について考えてみる．こうした腹腔内膿瘍には広範な種類の微生物が存在していることが多く，単一の抗菌薬ではすべての想定菌をカバーすることができない．膿瘍ドレナージを実施後，**アミノグリコシド系 aminoglycoside** などの好気性グラム陰性腸内細菌（大腸菌 *Escherichia coli* など）を殺傷する抗菌薬と，嫌気性菌（*Bacteroides fragilis* など；第 36 章参照）を殺傷する**クリンダマイシン clindamycin** または**メトロニダゾール metronidazole** との併用療法によって多くの場合，感染を排除できる（存在が想定される微生物の範囲をカバーするため，必要な場合には拮抗作用を持つ抗菌薬との併用を行うことがある点に注意）．原因菌同定前の治療が適応される状況では，治療開始前に血液，痰，尿，髄液 cerebrospinal fluid（CSF）などの体液を培養検査に提出する必要がある．感染症に関与している可能性が最も高い微生物（または重大な結果をもたらす可能性のある微生物）に対し，効果のある抗菌薬による併用療法を実施し，細菌学的検査が陽性となり薬物感受性結果が判明するまでの間は，この治療を継続する．結果が得られた時点で，不要な薬物を中止し，原因菌に特異的な単剤療法へと切り替えることが可能である．

## 回避すべき薬物併用

抗菌薬の併用療法において，可能であれば回避すべきではあるが，時に拮抗作用が生じることがある．拮抗作用が最も見られるのは，殺菌性薬物と静菌性薬物を併用したときである．例えば，**テトラサイクリン系薬 tetracyclines** は静菌性の抗菌薬であるが，これは**ペニシリン系薬 penicillins** の殺菌効果に拮抗する（第33章参照）．ペニシリン系薬の殺菌作用は，細菌の細胞増殖に依存していることを思い出していただきたい．ペニシリン系薬は，細菌細胞壁の架橋形成におけるトランスペプチダーゼ反応を阻害することで，細胞壁合成と自己溶解酵素による細胞壁分解のバランスを崩すのである．テトラサイクリンなどのタンパク合成阻害薬は細胞増殖を停止させるため，ペニシリンなどの$\beta$ラクタム系抗菌薬の作用に拮抗することになる．これと同様に，**イミダゾール系薬 imidazoles** と**トリアゾール系薬 triazoles** は静菌性の抗真菌薬であるため，**アムホテリシン B amphotericin B** の殺真菌作用に拮抗する（第35章参照）．この拮抗作用の機序は，以下のように説明できる．アムホテリシンBはエルゴステロールに結合し真菌細胞膜に孔を形成することで作用するのに対し，イミダゾール系薬とトリアゾール系薬はミクロソームに局在するシトクロム P450 依存性の酵素 14$\alpha$ステロールデメチラーゼを阻害するのだが，この酵素はエルゴステロール生合成に関与する酵素である．したがって，イミダゾール系およびトリアゾール系は，アムホテリシンBの標的となる物質の濃度を低下させることとなり，そのためアムホテリシンBの作用に拮抗するのである．こうした懸念はあるものの，臨床の場では他に適切な代替法がなければ，静菌性薬物と殺菌性薬物を併用することがある．このような場合，薬物相互的な拮抗作用を克服するために，静菌性薬物と殺菌性薬物のどちらか一方ないしは両薬の増加が必要になることがある．治療的な薬物濃度が結果的に上昇することによって，副作用の発生率も増加しうる．

## 抗ウイルス薬の併用療法：HIV

第37章，ウイルス感染症の薬理学で解説したように，どの抗HIV薬も単剤での使用では長期的なウイルス抑制効果をあげられない．これは主として薬物耐性の出現によるところが大きい．

HIVに対して単剤療法では長期的にウイルス複製を抑制できない理由は，ウイルスの生活環を中心に考えると理解が容易である（第37章；図37-2参照）．ウイルスが宿主細胞に接着・融合すると，ウイルスはその逆転写酵素によって一本鎖ウイルスRNAゲノムから二本鎖DNAを合成する．次にこのDNAが宿主細胞のゲノムに組み込まれ，宿主細胞の転写機構を利用して繰り返し転写される．最終的にはゲノム転写物はビリオン内に詰め込まれて，別の宿主細胞に感染する．しかしながらHIVの逆転写酵素は比較的不確実であるため，複製エラーがかなり高率に生じる．さらに宿主細胞に組み込まれたDNAがRNAに転写される時もエラーが生じやすい．その結果，親世代のウイルスと比較して，新規のHIV粒子には平均的に1つの突然変異が含まれていることになる．こうしたエラーの確率はウイルスにとっては致命的というほど高くはないが，感染・逆転写・転写サイクルの繰り返しのなかで，抗HIV療法の標的部位が変異したウイルスは相当数となり，治療前であってもすでに耐性を獲得していることもある．

このように突然変異の発生率が高いことから，HIV治療には併用化学療法が有益である．逆転写酵素阻害薬の併用［ジドブジン zidovudine（AZT）とラミブジン lamivudine（3TC）など］は，単剤で使用するよりも効果が高い．その理由の1つに，1つのヌクレオシドアナログに対して耐性となっても，他のヌクレオシドアナログに対して必ずしも耐性を獲得するわけではないことが挙げられる．HIV感染症に対する現在の標準療法は“3剤併用療法”である．3剤併用療法の例として，2種類のヌクレオシド系逆転写酵素阻害薬と非ヌクレオシド系逆転写酵素阻害薬 nonnucleoside reverse transcriptase inhibitor（NNRTI），ヌクレオシド系薬とNNRTIおよびプロテアーゼ阻害薬，または2種類のヌクレオシド系薬とプロテアーゼ阻害薬などがある．臨床試験では，こうした併用療法によって血漿中のウイルスRNA量は測定感度以下（通常50コピー/mL未満）に減少できることが示されている．このようにウイルス複製を低頻度に抑えることができれば，HIVが併用療法中の1剤に対し耐性を生じる確率が非常に低くなる．そのため併用療法は，いずれかの薬物を単剤で使用した時と比べ，はるかに長期にわたりその効果を維持できる．しかし，服用スケジュールの煩雑さと副作用のため，併用療法のなかには内服のアドヒアランスを低下させるものも存在する．頻用される抗HIV薬の合剤により“内服の負荷”は軽減され，治療は簡素化し，アドヒアランスは向上してきたが，いつ治療を開始するのが最適なのかということについては不明なままである．有症状で$CD4^+$ T細胞数の少ない患者（< 350細胞/$\mu$L）では，早期治療によってHIV関連の死亡率を低下させるが，無症状で$CD4^+$ T細胞数が保たれている患者に対する積極的な治療に関する相対危険度および利益は確立

されていない.

## ▶ 抗がん薬の併用化学療法

抗がん薬の併用療法は，いくつかの問題が内在している．**がん細胞とは“変異した自己”細胞とも考えられ，がんではない正常細胞と共通する性質を数多く有しているため，がん細胞を特異的に標的化することが困難なのである**．また，現在使用できるがん化学療法薬には重篤な副作用があり，そのため投与量や投与回数を制限されることが少なくない．こうしたハードルはあるが，併用化学療法によってがん治療は目覚ましい進歩を遂げており，本章末で解説するホジキン病 Hodgkin disease（HD）や精巣がんなどはそのよい例である．表 40-2 には，主要な抗がん薬を挙げ，その作用機序，細胞周期における特異性，おもな耐性化機序，用量制限毒性について記す．これら薬物の概要はすべてこれまでの章で解説しているため，本章では各薬物の臨床における関連情報についてまとめる．

### 概　論

薬物がん治療における直面する課題を認識するには，現在の発がん性形質転換モデルを検討するのが有意義である．正常な体細胞は，再生可能な幹細胞の小集団から成熟するに従って分化が進む．細胞は分化するに従って分裂能を失うため，がん細胞は未成熟または未分化の細胞集団から（幹細胞からさえも）発生する傾向がある．分子レベルでは，悪性形質転換は複数の段階を経て起こる．これら段階には，体細胞の突然変異や DNA 転座，遺伝子増幅などによって引き起こされる腫瘍抑制遺伝子産物の喪失（p53，Rb など），がん原遺伝子の活性化（ras，c-myc など）がある．細胞周期を通じて，細胞の成熟を調節する遺伝子に後天的な変異が生じると，正常な増殖調節シグナルが存在しなくても細胞増殖が生じる．増殖スピードの最も速い形質転換細胞では，1 日に 2 回の頻度で細胞分裂が生じるものがある．この速度で増殖すると，1 個の細胞が臨床的に発見できる 1 g の塊（細胞数 $10^9$ 個）となるには 15 日あればよく，生命の維持が困難となる 1 kg の腫瘍組織量（細胞数 $10^{12}$ 個）には 20 日あればよいことになる．

幸いなことに，一般的な腫瘍形成はこれよりずっと遅い．そのため多くのがん腫（子宮頸がん，前立腺がん，大腸がんなど）で，検診という概念が意味を持つ．悪性細胞は，小塊（細胞数 $10^6$ 個）となるにはさほど時間を要しないが，そこから先は栄養や酸素の供給が制限されることから，増殖は容易ではなくなる．酸素の組織内への受動拡散はわずか 2 ～ 3 mm の距離でしかないため，増殖する腫瘍中心部の細胞は低酸素状態となり，$G_0$ 期（休止期）に入る．そのため活発に分裂する細胞の割合（腫瘍の増殖分画）は，腫瘍サイズが大きくなるほど減少する．さらには，腫瘍の辺縁で細胞増殖が続けば腫瘍中心部の $pO_2$ はさらに低下するため，低酸素状態となった腫瘍細胞は壊死する（中心壊死）．しかし速度は低下しても腫瘍細胞は増殖し続ける．これは腫瘍辺縁での細胞分裂速度が，腫瘍中心での壊死速度を上回るためである．そしてある時点で，低酸素状態の細胞は血管内皮細胞成長因子 vascular endothelial growth factor（VEGF）などの血管新生因子を発現または間質組織での発現誘導を行い，腫瘍の血管新生が促進される．腫瘍細胞は $G_0$ 期から出て細胞周期に入ると，増殖分画の急激な増加に伴って血管新生が生じることがある．

1 個の悪性細胞が単クローン性に分裂して腫瘤形成に至ることから，がんの根治効果をあげるにはすべての悪性細胞を根絶することが必要であると考えられている．この仮説および腫瘍細胞殺傷の“対数細胞死モデル”（第 32 章参照）から示唆されるのは，**根治を達成するためには，忍容できる最大投与量で，かつできる限り頻回に繰り返し化学療法を行う必要がある**ということである．抗がん薬の化学療法の効果は通常一次関数的である（化学療法のサイクルごとに，一定の**割合**の腫瘍細胞が殺傷される）．時間依存性の抗菌薬の多くはこれとは異なり，その効果はゼロ次関数的である（単位時間当たり一定の**個数**の微生物が殺傷される）．

がん治療を成功させる別の難しさとして，腫瘍が進行していくなかで起こる現象がある．これは，もともとは単クローン性の細胞集団だった悪性腫瘍が，遺伝子的および非遺伝子的な変異を繰り返すなかで不均一な細胞集団へと変化していくということである．宿主の免疫学的監視や抗がん薬投与による選択圧にさらされると，相対的に非抗原性の腫瘍サブクローンか，薬物耐性の腫瘍細胞が選択されることになる．形質転換を生じた細胞の多くは DNA 損傷の修復能を喪失しており，遺伝子的に不安定であることから，薬剤耐性を獲得する遺伝子変異が特に懸念される．したがって，遺伝子の欠失，増幅，転座，点突然変異の発生が少なからず生じ，表 40-3 に示すいずれかの機序によって抗がん薬への耐性を獲得しうる．

悪性細胞が特異的に発現する分子を標的とした近年開発の薬物を除けば（腫瘍細胞抗原に対するモノク

**表 40-2 がん化学療法薬の分類と代表薬**

| 薬物の種類 | 作用機序 | おもな耐性化機序 | 用量制限毒性 |
|---|---|---|---|
| **アルキル化薬**<br>シクロホスファミド | DNA，RNA，タンパク質における架橋形成（細胞周期非特異的） | DNA 修復↑，薬物取込み↓，薬物不活化↑ | 骨髄抑制 |
| **プラチナ製剤**<br>シスプラチン | DNA 鎖間の架橋形成（G-G）（細胞周期非特異的） | DNA 修復↑，薬物取込み↓，薬物不活化↑ | 腎障害 |
| **代謝拮抗薬** | | | |
| **葉酸代謝**<br>メトトレキサート<br>**プリンアナログ**<br>メルカプトプリン<br>**ピリミジンアナログ**<br>フルオロウラシル | ヌクレオチド合成・利用・取込み阻害（S 期特異的） | 薬物取込み↓，薬物活性化↓，薬物不活化↑，標的酵素↑または変化，サルベージ経路 | 骨髄抑制 |
| **置換尿素**<br>ヒドロキシウレア | リボヌクレオチド還元酵素阻害（S 期特異的） | DNA 修復↑，薬物取込み↓，薬物不活化↑ | 骨髄抑制 |
| **天然産物** | | | |
| **ブレオマイシン** | DNA 鎖切断（$G_2$ 期特異的） | DNA 修復↑？，薬物取込み↓？，薬物不活化↑？，薬物排出↑？， | 肺線維症 |
| **カンプトテシン系**<br>カンプトテシン | Ⅰ型トポイソメラーゼ阻害（S 期特異的） | 薬物排出↑？ | 骨髄抑制 |
| **アントラサイクリン系**<br>ドキソルビシン | DNA インターカレーション，Ⅱ型トポイソメラーゼ阻害，脂質過酸化反応（$G_2$ 期特異的） | 薬物排出↑ | 骨髄抑制，心毒性 |
| **エピポドフィロトキシン系**<br>エトポシド | Ⅱ型トポイソメラーゼ阻害（S/$G_2$ 期特異的） | 薬物排出↑ | 骨髄抑制，消化管障害（下痢） |
| **ビンカアルカロイド系**<br>ビンクリスチン | 微小管の重合阻害（M 期特異的） | 薬物排出↑ | 骨髄抑制，末梢神経障害 |
| **タキサン系**<br>パクリタキセル | 微小管の脱重合阻害（M 期特異的） | 薬物排出↑ | 骨髄抑制（軽度） |
| **細胞分化誘導薬**<br>トレチノイン | がん細胞の分化誘導<br>レチノイン酸 α 受容体アゴニスト | PML-RAR-α遺伝子変異 | レチノイン酸症候群 |
| **内因性経路修飾薬** | | | |
| **ホルモン修飾薬** | | | |
| prednisone | グルココルチコイド受容体アゴニスト | ホルモン感受性喪失（↑または標的受容体の変化） | クッシング様症候群 |
| タモキシフェン | エストロゲン受容体アゴニスト/モジュレータ | エストロゲン依存性増殖性の喪失 | 子宮内膜がん，血栓症 |
| アナスタゾール | アロマターゼ阻害薬 | エストロゲン依存性増殖性の喪失 | 骨粗鬆症 |
| フタミド | アンドロゲン受容体アンタゴニスト | アンドロゲン依存性増殖性の喪失 | 肝毒性 |
| leuprolide | GnRH 受容体アゴニスト | アンドロゲン依存性増殖性の喪失 | 骨粗鬆症 |
| **免疫調節薬** | | | |
| インターフェロン α | インターフェロン受容体アゴニスト（特異的な機序は不明） | | 骨髄抑制，神経毒性，心毒性 |
| インターロイキン 2<br>（詳細は表 53-2 参照） | IL-2 受容体アゴニスト（T 細胞および B 細胞の増殖と分化を促進） | | 高血圧，肺水腫 |
| **薬物またはタンパク質の標的導入** | | | |
| **毒素複合体**<br>denileukin difititox | IL-2 受容体を発現する細胞にジフテリア毒素を導入 | 発現受容体の減少 | 重症浮腫，インフルエンザ様全身症状 |
| **小分子複合体**<br>ゲムツズマブオゾガマイシン | CD33 表面抗原発現の骨髄性白血病細胞にカリケアマイシンを導入 | 発現受容体の減少 | 肝毒性，注入反応 |
| **放射性物質複合体**<br>Iodine-131 tositumomab<br>（詳細は表 53-4 参照） | CD20 表面抗原の発現細胞に放射性ヨードを導入 | 発現受容体の減少 | 過敏性反応，骨髄抑制 |

（続く）

**表 40-2　がん化学療法薬の分類と代表薬（続き）**

| 薬物の種類 | 作用機序 | おもな耐性化機序 | 用量制限毒性 |
|---|---|---|---|
| **シグナル伝達経路の妨害** | | | |
| セツキシマブ | EGFR に結合し，これを阻害 | EGFR 変異 | 皮膚障害，消化管障害（下痢） |
| トラスツズマブ | ErbB2（Her2/*neu*）細胞表面受容体に結合しがん細胞増殖を制御 | シグナル伝達経路の変調，結合部位の破壊 | 心毒性 |
| ベバシズマブ | VEGF に結合し，これを中和 | VEGF 依存性血管新生を回避する適応的ないしは内因性機序 | 腎（タンパク尿），高血圧症 |
| BCR-ABL/C-KIT/PDGFR 阻害薬（詳細は表 53-4 参照） | タンパクチロシンキナーゼ部位を阻害 | 標的酵素の変異（BCR-ABL 変異など） | 皮膚障害，消化管障害（下痢），体液貯留 |
| **プロテアソーム阻害薬** | | | |
| ボルテゾミブ | プロテアソームによるタンパク分解を阻害 | p53 変異，HSP-27 発現↑ | 末梢神経障害，骨髄抑制 |

IL：インターロイキン，interleukin，EGFR：上皮細胞成長因子受容体，epidermal growth factor receptor，GnRH：性腺刺激ホルモン（ゴナドトロピン）放出ホルモン，VEGF：血管内皮細胞成長因子．

＊↑上昇，↓低下を示す．

ローナル抗体，変異シグナル伝達に対する酵素阻害薬については，第 1 章，薬物-受容体相互作用，第 39 章，がんの薬理学：シグナル伝達，第 53 章，タンパク質医薬品参照），抗がん薬化学療法は，分裂速度の速い細胞の細胞周期に主眼をおいている．こうした抗がん薬には，細胞周期のどの段階に対しても DNA 損傷およびその後のアポトーシスを引き起こす作用の薬物もあれば，特定の細胞周期にある細胞に選択的に作用する薬物もある（第 32 章，特に図 32-4 参照）．残念なことに，これらの薬物には重篤な毒性があり，特に細胞回転の速い組織（骨髄，毛包，腸管上皮など）に対しての影響は大きい．したがって好中球減少症，血小板減少症，貧血，脱毛，口腔・腸管粘膜潰瘍は多くの抗がん薬に共通する副作用である．

急速に増殖する悪性リンパ腫や白血病は，抗がん薬化学療法で消失するように見えるが，より増殖速度の遅い固形腫瘍では補助的な（化学療法の効果を高める意味での）放射線療法ないしは手術が必要となる．これらの腫瘍が臨床で見つかる時には，すでに腫瘍はかなりの大きさになっており，広範に転移していることもある．こうした症例では，原発巣の切除後に放射線療法や化学療法を実施することが一般的であり，抗がん薬としては，転移巣が存在すると考えられる様々な臓器（脳，肝臓など）に移行する薬物が選択される．

要約すると，がん治療においては体内からすべての悪性細胞を除去しなければならず，そのため高用量の化学療法薬投与が望まれる（実際には，がん細胞に十分な抗原性があれば，残存した少数のがん細胞は免疫機序により排除される可能性がある）．しかしこうした抗がん薬は相対的に選択性が低いため，投与可能な量が制限される．また遺伝子変異によっても抗がん薬に対する耐性は生じうる．さらにいえば，抗がん薬はおもに増殖速度の速い細胞を標的とするため，増殖分画の低い巨大化した固形腫瘍への効果は低い．こうした問題から，がん治療には併用療法が必要ということになる．併用療法レジメンに関する薬理学的な基本概念については，以下で解説する．

## 併用化学療法の論理的背景

抗がん薬の併用療法では，標的分子や作用する細胞周期の相，用量制限毒性が異なる薬物を併用するのが一般的である（表 40-2）．こうした戦略をとることによって，分裂時期の異なる腫瘍細胞を標的としたり，薬剤耐性出現のリスクを減らしたり，あるいは各薬物の最大耐容量まで投与したりすることが可能となり，その結果，過剰な毒性なく治療効果を最大限にすることができる．最近では補助療法が進歩したことで，多くの抗がん薬の最大耐容量をさらに上げられるようになってきた．例えば，ルーチンでの制吐薬の使用，自家骨髄移植，造血成長因子［**顆粒球マクロファージコロニー刺激因子 granulocyte-macrophage colony-stimulating factor（GM-CSF），顆粒球コロニー刺激因子 granulocyte colony-stimulating factor（G-CSF），エリスロポエチン erythropoietin** など］，広域抗菌薬の予防的投与によって，骨髄抑制を伴う化学療法の合併症を減少させている．これと同様に，**アロプリノール allopurinol** の使用によって，腫瘍細胞の壊死により生じるプリンの広範な放出や代謝が原因の高尿酸血症（**腫瘍崩壊症候群 tumor lysis syndrome**）を抑制し，高用量の全身化学療法に伴う死亡率を低下さ

**表 40-3 抗がん薬に対する耐性機序**

| 耐性機序 | 薬物例 |
|---|---|
| **薬物動態的機序** | |
| 薬物濃度の低下 | |
| 薬物取込みの低下 | メトトレキサート |
| 腫瘍細胞からの薬物排泄（多剤耐性表現型） | ビンカアルカロイド系，エトポシド系，ドキソルビシン |
| 薬物分布の不足 | |
| 薬物的聖域（脳，精巣など） | メトトレキサート，Ara-C |
| 薬物またはプロドラッグの代謝変化 | |
| プロドラッグ活性化の低下 | 5-FU，6-MP，Ara-C，6-TG |
| 薬物不活化の亢進 | |
| シチジンデアミナーゼの過剰発現 | Ara-C |
| アルカリホスファターゼの過剰発現 | 6-TG，6-MP |
| **薬力学的機序** | |
| 標的分子の過剰発現，変異，喪失* | |
| ジヒドロ葉酸還元酵素 | メトトレキサート |
| 補因子濃度の低下 | 5-FU |
| 競合分子濃度の増加 | Ara-C 代謝物（dCTP） |
| 薬物による DNA，タンパク質，脂質（細胞膜）損傷の修復 | アルキル化薬 |
| 代替経路利用の増加 | 代謝拮抗薬 |
| 薬物誘導性アポトーシスに対する耐性 | 多くの抗がん薬 |

*DNA の突然変異・増幅・欠失，または転写や転写後過程の変異，翻訳や翻訳後過程の修飾，標的安定性の変化などの後生的な変化による．Ara-C：シタラビン，cytarabine，5-FU：5-フルオロウラシル，6-MP：6-メルカプトプリン，6-mercaptopurine，6-TG：6-チオグアニン，dCTP：デオキシシチジン三リン酸．

せている（第 48 章，炎症にかかわる統合薬理学：痛風参照）．また高用量の**メトトレキサート methotrexate** 投与後に行う，いわゆる“**ロイコボリン救援療法 leucovorin rescue**”によって，テトラヒドロ葉酸欠乏のために生じる正常細胞の死滅を防止している（第 32 章参照）．

細菌およびウイルス感染の治療とは異なり，がん化学療法では一般的に間欠的投与の戦略をとる．こうした戦略のおもな根拠は，正常細胞や正常組織に許容範囲以上の毒性が及ぶのを回避するためであり，具体的には骨髄の回復時間をとるためである．抗がん薬治療の間欠的投与には，分裂期にない腫瘍細胞を G0 期（休止期）から“牽引”して細胞周期に入れることで，その後の化学療法に対する感受性を高める利点もある．後者の理論の延長線上に，補助放射線療法の利用や，特定の化学療法によっては細胞周期非特異的な薬物の使用がある．この 2 つの戦略はともに，腫瘍の増殖分画を高める効果があることが研究からわかっている．こうした考察に反して，細胞回転の遅い腫瘍（多発性骨髄腫など）の治療や，ボーラス投与により毒性が強まる薬物（**アントラサイクリン系 anthracyclines** など）では，持続的な薬物投与が有益な場合がある．

最後に，抗がん薬併用療法には，すでに知られた相乗効果を利用しているものがある．臨床的に重要な例としては，**5-フルオロウラシル 5-fluorouracil（5-FU）**と**メトトレキサート methotrexate** である．この併用療法は，乳がん，大腸がん，前立腺がんなどの多くの腺がん治療に用いられる．両薬物ともに S 期特異的であり，用量制限毒性（骨髄抑制と腸管粘膜障害）も共通しているため，これらの併用は一見奇異に見える（第 32 章，第 38 章，がんの薬理学：ゲノム合成，安定化，維持参照）．この相乗効果の機序は，メトトレキサートの存在下で 5-FU の効果が高まるためと考えられている．メトトレキサートはプリン合成を阻害すること，そして 5-FU は細胞内サルベージ経路で代謝を受け，最終的に活性体である 5-FdUMP に変換されることを思い出していただきたい．5-FU 活性化の第 1 段階では，5-ホスホリボシル 1-ピロリン酸 5-phosphoribosyl 1-pyrophosphate（PRPP）が必須であり，ホスホリボシルトランスフェラーゼを触媒として，5-FU＋PRPP → 5-FUMP＋$PP_i$ と反応が進む．メトトレキサートは PRPP の細胞内濃度を上昇させるが，これはプリン合成経路での PRPP 利用が減少することによると考えられる．PRPP 濃度が上昇することで 5-FU は 5-FUMP に変換されやすくなり，最終的にはリボヌクレオチド還元酵素やその他酵素の作用を経て 5-FdUMP への変換が促進されることになる．

## 抗がん薬併用化学療法の実例

### ホジキン病

HD の治療は，抗がん薬併用療法のよい具体例である．この疾患では，高密度の活性化炎症細胞を背景にリード・シュテルンベルグ Reed-Sternberg（RS）細胞が単クローン性に増殖する．HD は 1 個のリンパ節から始まり，隣接するリンパ組織を巻き込むように連続的に進展する．RS 細胞は腫瘍細胞であり，B 細胞（B リンパ球）由来とされているため，この疾患は真性リンパ腫に分類される．病理学的には，RS 細胞の形態や周囲を取り巻く活性化炎症細胞の変化パターンによって，結節硬化型，混合細胞型，リンパ球枯渇型に亜分類される．

典型的な臨床症状は，リンパ節腫脹（頸部，鎖骨上窩，腋窩，鼠径部），あるいは発熱，倦怠感，掻痒感，寝汗，体重減少などの全身症状である．病期に基づいて治療法が決定される．初期（ステージⅠまたはⅡ）では放射線療法を実施し，これに化学療法を加えるオプションがある．進行期（ステージⅢまたはⅣ）では，併用化学療法が必要となる（表 40-4）．

1960年代半ばにアルキル化薬が導入される以前は，進行期の HD に対する単剤化学療法による平均生存期間は1年であった．**MOPP 療法**（**mechlorethamine，ビンクリスチン vincristine，プロカルバジン procarbazine，prednisone**）が開発され，半数の患者が治癒するようになった．これは併用化学療法の初の成功レジメンである．しかしながら MOPP 療法には，早期の消化管障害や神経障害，晩期の性腺機能障害や二次性悪性腫瘍（骨髄異形成症候群，急性非リンパ球性白血病，非ホジキンリンパ腫）などの重篤な毒性があり，治療として限界があった．さらに研究が進み，MOPP 療法よりも毒性が少なく効果の高い **ABVD 療法**（**ドキソルビシン doxorubicin，ブレオマイシン bleomycin，ビンブラスチン vinblastine，ダカルバジン dacarbazine**）が開発された．現在 ABVD 療法が進行性 HD の標準療法であるが，新規の併用療法による臨床試験が進行中である．ABVD 療法は理論的に，細胞周期に特異的な薬物と非特異的な薬物の組み合わせであり，また用量制限毒性が異なる薬物どうしによるものである．MOPP 療法に比べると，ABVD 療法では血液学的毒性や性腺機能障害，二次性がんの頻度が著明に低いとされる．

**表 40-4　ホジキン病の Ann Arbor 病期分類**

| 病期 | 定　義 | 下位分類 |
|---|---|---|
| Ⅰ | 単一リンパ節領域の病変 | ⅠA：全身症状なし<br>ⅠB：全身症状あり（発熱，寝汗，体重減少など）<br>ⅠE：リンパ節外への連続的進展 |
| Ⅱ | 横隔膜を境とした同側における２カ所以上のリンパ節領域の病変 | ⅡA：全身症状なし<br>ⅡB：全身症状あり（発熱，寝汗，体重減少など）<br>ⅡS：脾病変を伴う<br>ⅡE：リンパ節外への連続的進展 |
| Ⅲ | 横隔膜の両側におけるリンパ節領域の病変 | ⅢA：全身症状なし<br>ⅢB：全身症状あり（発熱，寝汗，体重減少など）<br>ⅢS：脾病変を伴う<br>ⅢE：リンパ節外への連続的進展 |
| Ⅳ | 複数のリンパ節外組織（肝，脾，骨髄など）へのびまん性浸潤 | ⅣA：全身症状なし<br>ⅣB：全身症状あり（発熱，寝汗，体重減少など） |

## 精巣がん

抗がん薬併用療法の原理を示すもう１つの例として，精巣がん治療がある．この腫瘍は精巣の精子形成上皮から発生し，身体所見上の精巣腫瘤の触知で発見されることが多い．精巣がんはリンパ管経由で骨盤内や腹部大動脈周囲のリンパ節に転移し，その後血行性に広範に播種する．限局性の病変（転移を認めない）では患側精巣の外科的摘出を行い，骨盤内臓器への放射線療法はオプションとなる．進行期では，併用化学療法による全身的治療が必要となる．標準療法は **BEP 療法**である（図 40-4）．このレジメンの３つの薬物（**ブレオマイシン bleomycin，エトポシド etoposide，シスプラチン cisplatin**）のうち，シスプラチンは細胞周期に非特異的な薬物であり，休止期にある腫瘍細胞を活発な細胞周期へと移行させる．これによって細胞周期に特異的なブレオマイシンとエトポシドの相乗効果に対し感受性となる．この併用療法の薬物は，それぞれ異なる分子を標的とし，異なる細胞周期相に作用し，異なる用量制限毒性を持つ．これらを間欠的に投与することで，薬物の影響を受けた臓器（肺，腎，骨髄）は，投与サイクルの間に回復することができる．原発巣の摘出後にこの治療を行うことで，治癒することも多い．

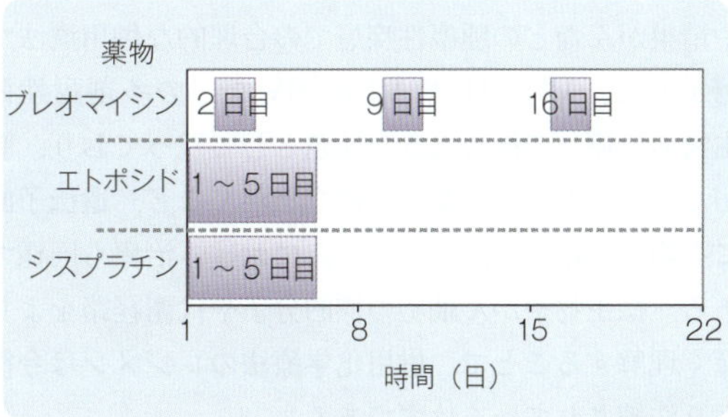


**図 40-4　精巣がんの BEP 療法（ブレオマイシン，エトポシド，プラチナ製剤）レジメン**

精巣がん治療に用いられる BEP 療法は，ブレオマイシン，エトポシド，シスプラチンからなる．シスプラチンは細胞周期非特異的薬物である．シスプラチンにより休止期にある腫瘍細胞を細胞周期へと移行させ，$G_2$ 期に特異的なブレオマイシンと S/$G_2$ 期に特異的なエトポシドによって腫瘍細胞を殺傷する．間欠的投与スケジュールによって薬物毒性を軽減し，薬物による骨髄抑制状態から骨髄が回復する時間を確保する．図に示す３週サイクルの投与を連続４回実施する（合計 12 週）．

## 治療不応例，再発例の治療

併用化学療法によって，がんによっては著しい生存率の向上が見られたが，その他多くのがんでは標準化学療法に対してがんが耐性化し治療に不応となる．標準療法が無効となった場合，試験的な薬物療法を行うか，緩和ケアを行うか，または前治療無効例に適応のある新薬投与を行うオプションがある．多くの患者は試験的な臨床試験への参加を選択する．治験薬は効果を証明できるはずという希望からこのような選択がなされるが，治験薬による真の利益を享受するのは将来の患者のみであることを理解する必要がある．緩和およびホスピスケアは，進行期の転移性疾患において治療継続に代わる1つの選択肢である．治療に不応となった悪性腫瘍に対し，新規の作用機序を持つ薬物が次々と増えてきている．第39章，第53章で解説したように，こうした新規薬の多くは腫瘍に特異的な抗原やシグナル伝達経路を標的としている．こうした薬物と他の抗がん薬の適切な組み合わせの模索は，有効かつ安全な治療のための将来に向けた課題である．

# ▶ まとめと今後の方向性

本章で述べた併用化学療法の原理は，臨床における様々な状況での薬物併用療法の重要性に主眼をおいた．薬物の併用により，感染症および腫瘍性疾患の治療効果を大きく向上させることができる．単剤療法に比べ，併用療法では抗菌効果，抗ウイルス効果，抗腫瘍効果が高く，また薬剤耐性全般や宿主への毒性を減少させ，想定される病原微生物をより広範にカバーできる．こうした利点については，結核菌 *Mycobacterium tuberculosis* や HIV 感染症，そして HD や精巣がんなどの腫瘍性疾患での合理的な併用療法で例示した．MDR-TB や MDR-HIV などの多剤耐性微生物の治療は今後も大きな課題として残っており，肺がん，結腸がん，乳がん，前立腺がんなど，遺伝子的に不均一で増殖分画の低いがんにおける治療も同様である．微生物やがん細胞の標的分子や代謝経路をより深く理解することで，併用化学療法のレジメンは今後より洗練されていくはずである．

## 謝　辞

Mさんの Case の原案や，章内でこの症例に関連した箇所を執筆するにあたり，協力をしてくれた Shreya Kangovi と Gia Landry に感謝する．また，本書の1版と2版において，本章に貴重な貢献をしてくれた Ryan L. Albritton に感謝する．

## 推奨文献

Bergers G, Hanahan D. Modes of resistance to anti-angiogenic therapy. *Nat Rev Cancer* 2008;8:592–603. (*Reviews adaptive and intrinsic mechanisms that may explain cancer resistance to bevacizumab and other antiangiogenic therapies.*)

Canellos GP, Anderson JR, Propert KJ, et al. Chemotherapy of advanced Hodgkin's disease with MOPP, ABVD, or MOPP alternating with ABVD. *N Engl J Med* 1992;327:1478–1484. (*These antineoplastic drug combinations remain the standard of care for advanced Hodgkin's disease.*)

Centers for Disease Control and Prevention (CDC). Emergence of *Mycobacterium tuberculosis* with extensive resistance to second-line drugs—worldwide, 2000–2004. *MMWR Morb Mortal Wkly Rep* 2006;55:301–305. (*Surveys international network of tuberculosis [TB] laboratories for incidence and prevalence of multidrug-resistant [MDR] and extensively drug-resistant [XDR] TB isolates.*)

Chou R, Huffman LH, Fu R, et al. Screening for HIV: a review of the evidence for the U.S. Preventive Services Task Force. *Ann Intern Med* 2005;143:55–73. (*Compares benefits and risks of screening for HIV and reviews efficacy of highly active antiretroviral therapy [HAART] for patients with advanced HIV infection.*)

Chou TC, Talalay P. Quantitative analysis of dose-effect relationships: the combined effects of multiple drugs or enzyme inhibitors. *Adv Enzyme Regul* 1984;22:27–55. (*Detailed analysis of models for synergistic, antagonistic, and additive drug combinations.*)

Chou TC. Theoretical basis, experimental design, and computerized simulation of synergism and antagonism in drug combination studies. *Pharmacol Rev* 2006;58:621–681. (*Detailed analysis of models for synergistic, antagonistic, and additive drug combinations.*)

Dancey JE, Chen HX. Strategies for optimizing combinations of molecular targeted anticancer agents. *Nat Rev Drug Discov* 2006;5:649–659. (*Discusses principles for determining combinations of antineoplastic agents that could be most promising to test in preclinical and clinical trials.*)

Harvey RJ. Synergism in the folate pathway. *Rev Infect Dis* 1982;4:255–260. (*Describes the kinetics of synergism between trimethoprim and the sulfonamides.*)

Luo J, Solimini NL, Elledge SJ. Principles of cancer therapy: oncogene and non-oncogene addiction. *Cell* 2009;136:823–837. (*Reviews antineoplastic therapies targeting the 12 hallmarks of cancer and proposes principles for developing new antineoplastic therapies and combinations.*)

Ormerod LP. Multidrug-resistant tuberculosis (MDR-TB): epidemiology, prevention and treatment. *Br Med Bull* 2005;73/74:17–24. (*Reviews epidemiology, prevention, and treatment of multi-drug-resistant tuberculosis.*)

Yazdanpanah Y, Sissoko D, Egger M, et al. Clinical efficacy of antiretroviral combination therapy based on protease inhibitors or non-nucleoside analogue reverse transcriptase inhibitors: indirect comparison of controlled trials. *Br Med J* 2004;328:249–256. (*Reviews combination therapies used in the treatment of HIV.*)

Section 6

# 炎症と免疫薬理学の原理

*Principle of Inflammation and Immune Pharmacology*

# 41

# 炎症と免疫系の原理

Ehrin J. Armstrong and Lloyd B. Klickstein



## はじめに

炎症と免疫系は密接に結びついている．炎症は，組織の損傷や感染に対する複雑な反応系であり，古典的な徴候である発赤 rubor，熱 calor，腫脹 tumor，疼痛 dolor や機能低下 functio laesa によって特徴づけられる．免疫系は，細胞性因子および抗体や補体のような液性因子から構成され，炎症反応を仲介する．またこれらの細胞性因子および液性因子は，炎症誘発刺激を除去し，免疫学的記憶を形成する．

通常，炎症反応は急性の過程であり，誘発刺激が取り除かれると寛解する．不適切な炎症が起きた時，あるいは正常な炎症反応が慢性炎症に進行した時，炎症や免疫の病気が生ずる．こういう状況は，刺激に対して長期にわたり不適切に反応したり（例：アレルギー），原因物質が除去されなかったりした時（例：慢性感染，移植，自己免疫）に起こる．

免疫疾患の病態生理を標的とした薬理学的戦略には 2 つある．1 つ目は，炎症過程メディエーターの調節や免疫構成因子の抑制である．エイコサノイド経路（第 42 章，エイコサノイドの薬理学），ヒスタミン（第 43 章，ヒスタミンの薬理学），免疫系の細胞（第 44 章，造血と免疫調節の薬理学，第 45 章，免疫抑制の薬理学）に影響する薬物はこの戦略に基づくものである．このアプローチによる戦略は（関連する経路における分子レベルでの事象の理解に依存するため）まだ始まったばかりであるが，近い将来多くの新薬を生むことが期待されている．

2 つ目の薬理学的戦略は，消化性潰瘍（第 46 章，炎症にかかわる統合薬理学：消化性潰瘍），喘息（第 47 章，炎症にかかわる統合薬理学：喘息），痛風（第 48 章，炎症にかかわる統合薬理学：痛風）といった疾患治療に用いられるが，基盤にある病態生理学的刺激を調節し，炎症の誘発要因を取り除くものである．これら 2 つの戦略は時に区別しがたく，慢性炎症疾患の病態生理が分子レベルでより深く理解されればされるほど，その違いはより不明瞭になるであろう．

本章では，炎症および免疫系の生理学について，以降の章を理解するのに十分な背景を述べる．説明はやむをえず簡潔にし，薬理学的に関連する炎症反応の標

### Case

Mark 氏はストレスを感じていた．USMLE（米国医師資格試験）を２週間後に控えているにもかかわらず，ようやく勉強を始めたところだったからである．規則正しい生活から抜け出して，彼はある晩遅く，グラム染色の手技を復習するために微生物学研究室へやって来た．そして，ゲンチアナ紫で染色している時に，スライドグラスの縁で親指を切ってしまった．最悪の事態を恐れたものの，きちんと親指を消毒する時間もないと思い，彼はそのまま熱心に勉強を続けた．その後５時間の間に，Mark 氏の親指は見る見るうちに腫れて，熱を持ち，赤くなり，触れると痛くなった．それでも Mark 氏はその晩ずっと熱心に勉強を続けたが，その夜には発熱し親指の腫れはさらにひどくなった．３日後には傷口が化膿したが，次の日には Mark 氏の身体の方が傷口の攻撃物質より優勢になったようで，親指の腫れは引き，特徴的だった赤みもなくなり，あっという間に熱も下がった．もたもたしてひどいことにならずよかったと安心して，Mark 氏は勉強を続け，試験も好成績を収めた．その傷によって免疫学の基本的見識を得たことが，その大きな理由であろう．

### Questions

1. 傷口の細菌に反応して Mark 氏の免疫系が活性化した原因は何か？
2. Mark 氏の発熱の原因となるメディエーターにはどんなものがあるか？
3. Mark 氏の親指が急激に腫れたのは血管にどんな変化が起きたからか？
4. Mark 氏の親指の炎症反応を媒介した化学シグナルにはどんなものがあるか？

的に重きをおく．この章は４つの部分からなる．最初に免疫系の総括を述べ，次に細胞間の情報伝達と炎症を仲介するシグナル分子について紹介する．さらに総合的な炎症反応のなかでの，免疫細胞・炎症細胞とシグナル分子について説明し，最後に自己免疫にしばしば関連する病態である慢性炎症について述べる．急速に変化するこのテーマに関するより包括的な説明は，章末の推奨文献を参照されたい．

## 免疫系の概要

免疫系の基本的な役割は自己と非自己を区別することである．“非自己”とは感染性の微生物や移植された臓器であり，あるいは自分ではないと誤って認識された自己の組織である．古典的には，感染防御が免疫系の役割であるから，たいていの場合“感染”あるいは“感染性因子”といった言葉は，免疫反応を惹起する刺激という意味で使われる．しかし当然のことながら，免疫系はいかなる非自己因子に対しても反応しうる．

皮膚やその他のバリア組織は，感染に対する防御の最前線である（先の Case で，Mark 氏は皮膚を切ったから感染したのである）．攻撃性因子がこれらのバリアを通過すると免疫系は反応し始める．免疫反応には自然免疫反応と適応免疫反応がある．**自然免疫反応 innate response** は，刺激に対して常に同じように反応する（例：ヒスタミンの放出や細菌の貪食）．自然免疫反応だけで攻撃因子を中和できる場合もあるだろう．自然免疫系の細胞，特に抗原提示細胞 antigen-presenting cell（APC）は，攻撃因子を処理し小さい断片にすることもできる．この処理は適応免疫系を活性化するのに必要である．一方，**適応免疫反応 adaptive response** はその攻撃因子を特異的に中和する反応である［例：抗体や細胞傷害性 T 細胞 cytotoxic T cell（$T_C$）］．概していうと，**自然免疫系は非自己を認識して，その非自己の攻撃因子に対する反応を開始するとともに活性化する．そして適応免疫系はその攻撃因子を特異的に中和したり殺傷したりする．**

免疫系にはたくさんの種類の細胞があり，それらが相互に複雑に絡まり合い全体の反応を生む．免疫系の細胞は骨髄中の２系統の多能性細胞に由来する．**骨髄系幹細胞 myeloid stem cell** と**リンパ系幹細胞 lymphoid stem cell** である．リンパ系幹細胞は B 細胞（B リンパ球）と T 細胞（T リンパ球）の両方になるので，**共通リンパ系幹細胞 common lymphoid stem cell** と呼ばれることもある．いくつかの例外を除けば，骨髄系幹細胞は自然免疫系の前駆細胞になり，リンパ系幹細胞は適応免疫系の前駆細胞となる．図 41-1 は骨髄系およびリンパ系の幹細胞とそれらが分化する成熟細胞を示す．これらの細胞の由来については第 44 章でも述べる．次のように捉えるとわかりやすいかもしれない．自然免疫系はその**生物種**に備わった免疫学的記憶である．すなわち，ある個体において一生涯不変であり，またその種のどの個体間でも同じように反応す

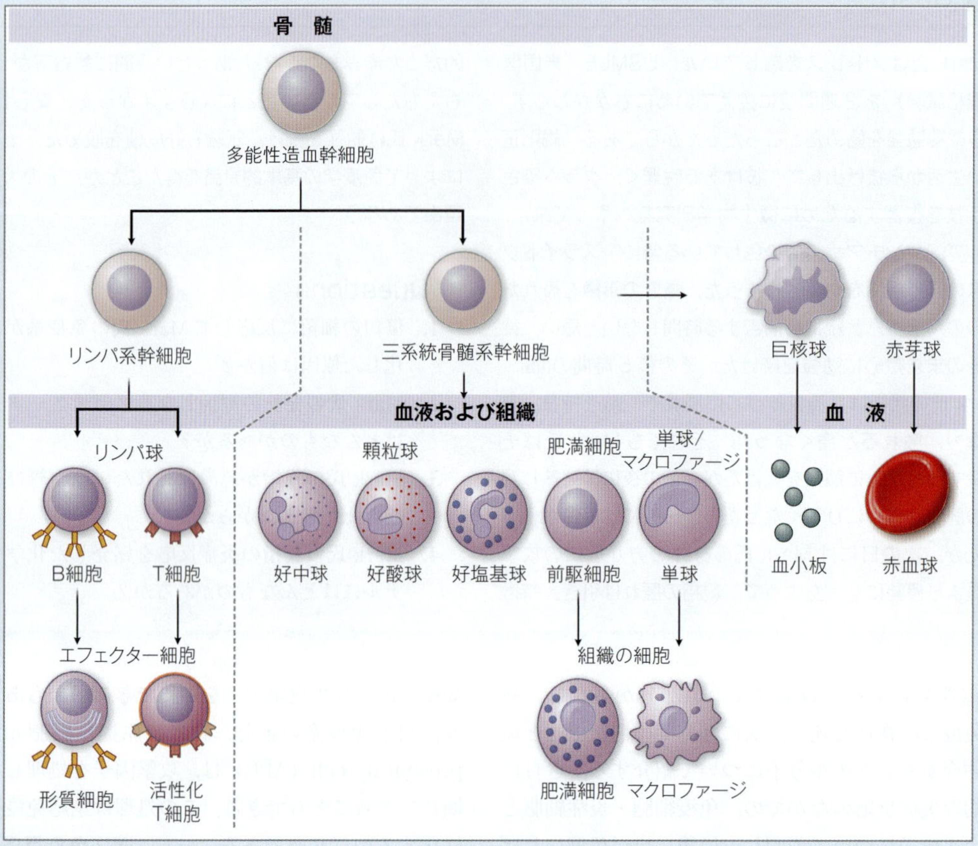


**図 41-1　免疫系の細胞分化**
すべての血球細胞は多能性造血幹細胞から分化する．この幹細胞はリンパ系幹細胞と三系統骨髄系幹細胞へ分化する．リンパ系幹細胞とその前駆細胞（**図示せず**）は適応免疫反応を媒介する成熟リンパ球（B 細胞と T 細胞）に分化する．特異的な抗原に曝露されると，B 細胞は抗体産生細胞である形質細胞へと分化し，T 細胞は活性化する．骨髄系幹細胞そして巨核球，赤芽球，骨髄系前駆細胞（**図示せず**）などの前駆細胞は増殖し，成熟した好中球，好酸球，好塩基球，肥満細胞，単球，血小板，赤血球へと分化する．組織では単球はマクロファージへと分化し，肥満細胞前駆細胞は肥満細胞へと分化する（骨髄における細胞分化系列の詳細については図 44-1 を参照のこと）．

る．それに対して，適応免疫系は病原体，ワクチン，あるいはその他の免疫学的刺激に曝されることによって確立される**個体**の記憶であり，一生涯残るものである．したがって適応免疫とは個々の個体に比較的ユニークなものである．

## 自然免疫

自然免疫系の細胞は，皮膚やその他のバリアを通過した攻撃因子に対して最初に反応する（表 41-1）．自然免疫細胞には 3 つの重要な任務がある．1 つ目は細菌感染や寄生虫感染に対する防御であり，細胞傷害性の分泌タンパク質により感染性因子を中和したり，細菌や寄生虫を貪食（飲み込むこと）したりする．2 つ目の任務は，攻撃因子を貪食した後微生物由来の高分子を断片（抗原）に消化し，主要組織適合性複合体 major histocompatibility complex（MHC）のクラスII分子とともに APC 表面に提示することである．そしてその後マクロファージや樹状細胞といった APC は適応免疫系の細胞を活性化する．3 つ目は免疫反応をさらに増幅する種々のサイトカイン（後述参照）を放出することである．おもな自然免疫細胞は，**顆粒球 granulocyte**（好中球，好酸球，好塩基球），**肥満細胞 mast cell**，そして**抗原提示細胞 antigen-presenting cell（APC）**（マクロファージ，樹状細胞）である．ナチュラルキラー natural killer（NK）細胞，NK T 細胞，そして γδ T 細胞も自然免疫細胞として働いていると考える免疫学者もいるが，これらの細胞については本書では述べない．

“顆粒球”は細胞質に顆粒を持つことに由来する記述的用語である．**好中球 neutrophil** は自然免疫細胞の

**表 41-1 免疫系の細胞**

| 細胞型 | 機能 |
|---|---|
| **自然免疫** | |
| マクロファージ | 単球に由来し，組織に存在する<br>細胞や外来異物の破片を貪食する<br>慢性炎症に関与<br>APC |
| 樹状細胞 | リンパ節へ抗原を輸送しT細胞に提示する<br>APC |
| 好中球 | 侵入病原体（特に細菌）を貪食し殺す |
| 好酸球 | 寄生虫からの防御 |
| 好塩基球 / 肥満細胞 | 抗原に曝露されるとヒスタミン，ロイコトリエン，その他のメディエーターを放出する |
| **適応免疫** | |
| $T_C$ | 細胞性適応免疫のエフェクター |
| $T_H$ | 適応免疫をコントロールする |
| B 細胞 | 抗体産生<br>APC |

$T_C$：細胞傷害性T細胞，$T_H$：ヘルパーT細胞，APC：抗原提示細胞．

なかで最も多く存在するものであるが，貪食能を持ち，おもに細菌感染に対する防御にかかわる．好中球は食胞内に侵入細菌を包み込み，ミエロペルオキシダーゼのような酵素で細菌を破壊する．**好酸球 eosinophil** は血中を循環している顆粒球でありおもに寄生虫感染に対する防御にかかわる．寄生虫はたいていの場合貪食するには大き過ぎるので，好酸球は寄生虫外側に付着して細胞傷害性の物質を直接分泌する．**好塩基球 basophil**（血中に存在）と**肥満細胞**（組織に存在）はともに IgE 抗体を細胞表面に結合することができる．また，ヒスタミン含有顆粒を持ち，外来抗原の結合により IgE が架橋された時，この顆粒を放出する．これらの細胞はアレルギー反応の時重要である．好酸球および好塩基球の名前はそれぞれライト・ギムザ染色 Wright-Giemsa stain の時に好酸性および好塩基性に染色されることに由来する．

## 抗原提示細胞

APC は侵入物質の巨大分子（特にタンパク質）を処理し断片化して細胞表面に提示する．処理された断片は，適応免疫系の細胞が侵入物質を認識するための分子レベルの“指紋”として働く．APC は免疫反応の開始にとても重要である．なぜなら APC は非自己の抗原を T 細胞に提示するだけではなく（後述参照），T 細胞の活性化に必要な共刺激シグナルも提供するからである．**共刺激 costimulation** という概念は，2つの独立した刺激が免疫反応の惹起に必要であるという考え方であるが，これについては後述する．

血管を出て組織に居を定めた単球は**マクロファージ macrophage** へと分化する．“プロフェッショナルな APC”として，マクロファージは侵入病原体の抗原断片が T 細胞によって認識されるように提示する．抗体や補体によるオプソニン化や殺傷能を強化するサイトカインなどの他の因子によって，マクロファージが病原体を包み込み破壊する能力は増強する．さらにマクロファージは腫瘍壊死因子α tumor necrosis factor-α（TNF-α）などの免疫反応を調節するサイトカインを産生する．**樹状細胞 dendritic cell** は APC であり，おもにリンパ組織の T 細胞の領域に分化・成熟した形で存在する．樹状細胞は適応免疫反応の開始において最も重要な APC である．未分化な樹状細胞は非リンパ組織に存在し，外来抗原を取り込んで処理できるよう準備をしている．リンパ組織へ抗原を運んできた樹状細胞は T 細胞へ抗原を提示する．

## 自然免疫反応の活性化

自然免疫の細胞は多くの侵入物質に共通して存在する決定基［例えばグラム陰性細菌 Gram-negative bacteria の外膜にあるリポ多糖体 lipopolysaccharide（LPS）］に反応する．ここでは**パターン認識 pattern recognition** によって特定の感染性因子というよりはむしろ一群の病原体を認識する．対照的に適応免疫の細胞は，後述するが，**エピトープ epitope**（抗原決定基）といわれる特定の抗原の立体構造に対して特異的に反応する．目的論的に見ると，自然免疫は広いゲートでコントロールする役割を持っており，外来の侵入者からの有害な効果をすばやく中和しようとし，そして適応免疫によるさらなる攻撃が必要かどうか決定する．対して適応免疫の反応は特定の侵入病原体に特異的なものである．ある個体で見ると，自然免疫の細胞は同じ病原体による感染が繰り返し起きた時に，いつも同じ方法で同じ程度の反応を引き起こすのに対して，適応免疫の細胞は再感染の時にはより速くより強く反応する．

自然免疫細胞のパターン認識機能は多彩なメカニズムによる．**トール様受容体 Toll-like receptor（TLR）**も重要なメカニズムの1つである．TLR は膜貫通型タンパク質で，グラム陰性細菌の LPS，真菌のマンナン，ウイルスの二本鎖 RNA のような微生物に共通する構成要素に結合する．ヒトでは 10 種類の TLR が知られ，免疫細胞における発現分布や，病原体に関連するリガンドも各々の受容体に特徴的である．例えばTLR4はAPCに発現しておりリガンドはLPSである．TLRにリガンドが結合すると一連の細胞内シグナルが活性化され，炎症性サイトカインの発現へと収束する．その結果さらに免疫細胞が動員されて炎症反応が活発になる．自然免疫の根本的な役割は即時的な“警報”を鳴らして適応免疫要員を動員することである．この警報は，病原体のある分子構造が検出され，早期の警報システムとして機能した結果，TLRアゴニストとしての病原体関連抗原や他の自然免疫シグナルに対して適応免疫系が反応するということを意味する．いくつかのTLRシグナル調節薬が研究されており，第37章で述べる**イミキモド imiquimod**はTLRアゴニストとして機能しているようである．

## 適応免疫

外来抗原に対する特異性と自己抗原に対する寛容は，適応免疫系の主たる特性であるが，これらは2つの原理に依存している．1つ目は外来抗原に対して特異的に反応するための機序があるということである．もう1つは自己の細胞や可溶性因子と外来（非自己）のそれらを区別することができるということである．最初の特性は**主要組織適合性複合体 major histocompatibility complex（MHC）**とT細胞やB細胞で見られる体細胞遺伝子組換えによってもたらされる．2つ目の特性は，自然免疫系からのシグナル，制御された免疫細胞の発達，そして共刺激によるものである．

### 主要組織適合性複合体

MHC分子はタンパク質分解による断片や時には糖脂質抗原を結合し表面に提示する膜貫通型タンパク質である．MHC分子にはクラスⅠとクラスⅡの2種類がある．MHCクラスⅠ分子はおもに細胞質タンパク質の断片を提示する（図41-2）．すべての有核細胞はMHCクラスⅠ分子を発現している．ある細胞の表面にMHCクラスⅠ分子によって提示されているタンパク質断片のレパートリーはその細胞に発現しているすべてのタンパク質の指紋のようなものである．もしある細胞が見覚えのあるタンパク質のパターンを発現していれば，その細胞は免疫系からの攻撃を受けないだろう．しかし，もし外来の（例えばウイルス性の）タンパク質がその細胞で作られている場合，そのウイルス性タンパク質が分解された断片が細胞表面のMHCクラスⅠ分子上に提示され，その結果免疫系は

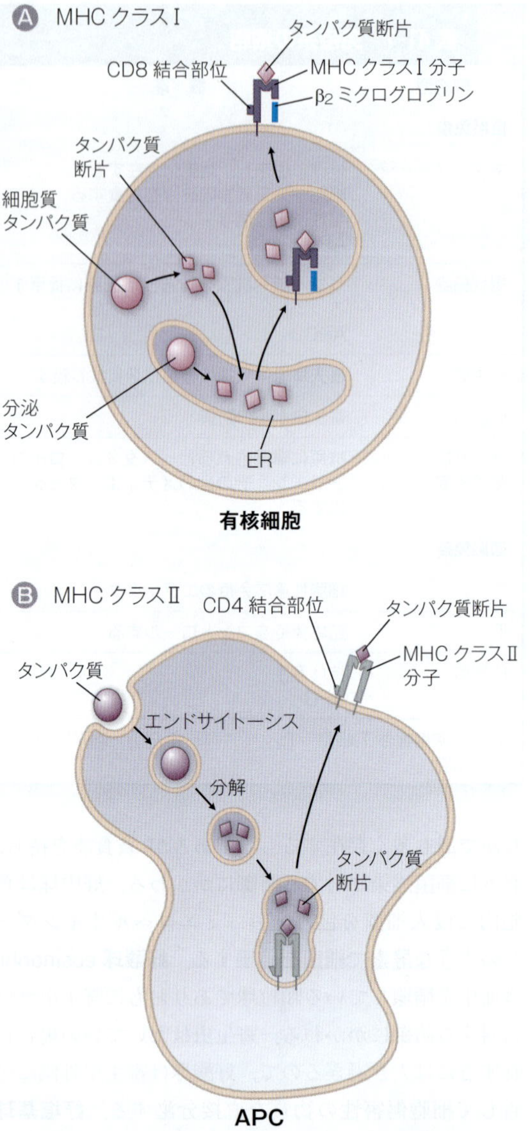


**図41-2 主要組織適合性複合体クラスⅠおよびクラスⅡ分子**
**A.** 細胞質の代表的なタンパク質は細胞質で分解され，その断片は小胞体 endoplasmic reticulum（ER）へと輸送される．分泌タンパク質の一部はERにおいて直接分解される．主要組織適合性複合体（MHC）クラスⅠ分子は$\beta_2$ミクログロブリンとともにERにおいて分解された細胞質タンパク質や分泌タンパク質の断片を結合する．MHCクラスⅠ分子-タンパク質断片複合体は細胞表面へ輸送され，その細胞に発現している多様なタンパク質の指紋として機能する．MHCクラスⅠ分子にはCD8結合部位があるためクラスⅠ分子-抗原複合体はCD8を発現している細胞傷害性T細胞（$T_C$）にしか相互作用しない．ヒトの有核細胞はすべてMHCクラスⅠ分子を発現している．**B.** 抗原提示細胞（APC）は細菌やその他の外来異物を貪食し分解して，ERにおいてMHCクラスⅡ分子に結合するタンパク質断片を作り出す．MHCクラスⅡ分子-タンパク質断片複合体は細胞表面へと輸送され，そのAPCによって取り込まれた非自己抗原すべてを提示する．MHCクラスⅡ分子にはCD4結合部位があるためクラスⅡ分子-抗原複合体はCD4を発現しているヘルパーT細胞（$T_H$）にしか相互作用しない．通常はプロフェッショナルなAPC（B細胞，マクロファージ，樹状細胞）のみがMHCクラスⅡ分子を発現しているが，他の細胞でも状況によってはクラスⅡ分子が誘導により発現し抗原を提示することがある．

その細胞がウイルスに感染していると認識するであろう．MHC クラスⅠ分子によって提示された抗原は表面に CD8 という分子を持つ T 細胞によって認識される（“CD” は “cluster of differentiation” あるいは “cluster designation” の略であり，白血球などに関連する抗原の命名システムで，その数は現在数百に達し今後も増えるであろう．“CD” の指定を受けるためには各抗原は少なくとも 2 種類以上のモノクローナル抗体によって特徴づけられなければならない）．

MHC クラスⅡ分子はエンドサイトーシス小胞に由来するタンパク質断片を提示する．MHC クラスⅡ分子はおもに APC（例：マクロファージや樹状細胞）に発現しているが，いくつかの他の細胞では誘導されて発現する．エンドサイトーシス小胞には感染性因子を貪食し取り込んで消化した結果生ずる抗原性のあるタンパク質断片が含まれているので，一般に MHC クラスⅡ分子に提示されるタンパク質断片によって識別されるのは，細胞外の外来性因子（例：細菌）である．後述するが，MHC クラスⅡ分子によって提示された抗原は表面に CD4 という分子を持つ T 細胞によって認識される．この時 CD4 陽性（$CD4^+$）T 細胞は APC を刺激して**サイトカイン**や**ケモカイン**と呼ばれる可溶性因子を産生させ，今度はこれらの因子が T 細胞の抗原に対する反応を助ける．以上を概していうと，**MHC クラスⅠ上のタンパク質断片は感染した細胞の識別に，MHC クラスⅡ上のタンパク質断片は感染性因子そのものの識別に重要である**．しかし交差提示 cross-presentation という現象も知られており，細胞質のタンパク質が MHC クラスⅡ分子によって $CD4^+$ T 細胞に提示されたり，貪食された抗原が MHC クラスⅠ分子によって CD8 陽性（$CD8^+$）T 細胞に提示されたりすることもある．

## 免疫の多様性

MHC 分子のおかげで，感染した細胞や感染性因子と感染していない細胞とを区別することができる一方で，**体細胞遺伝子組換え somatic gene recombination** やその他の多様性を生み出す機序によって，感染に対する特異的反応を生み出すことができる．**免疫グロブリン immunoglobulin** や **T 細胞受容体 T cell receptor（TCR）**の遺伝子は組換えによって**可変領域**と呼ばれる何百万ものタンパク質の立体構造モジュールをランダムに生み出すことができる．組み換えられた可変領域は，体細胞超変異によってさらなる多様性を作り出すことができ，これらをすべて合わせるとほぼすべてのどんな構造をも認識しうる．免疫系はこのような機序で驚くほど多様な免疫反応を作り出しているのである．

## 液性免疫と細胞性免疫

適応免疫は**液性免疫 humoral immunity** と**細胞性免疫 cellular immunity** に分けられる．簡単なモデルでは，これら 2 つを媒介する主役はそれぞれ **B 細胞 B cell** と **T 細胞 T cell** である（表 41-1）．液性免疫反応では，ある抗原に対する特異的な**抗体 antibody** を産生する．これらの抗体は形質細胞（分化した B 細胞）が分泌するのでおもに**細胞外の**感染性因子（例えば細菌）に対して有効である．対して細胞性免疫では，ある特異抗原を認識する T 細胞が活性化されクローン性に増殖する．T 細胞は感染した細胞を認識し，**パーフォリン perforin** や**グランザイム granzyme** といった細胞傷害性タンパク質でそれらを破壊する．つまり細胞性免疫は**細胞内の**感染性因子（例えばウイルス）に対して有効である．

T 細胞は，細胞性免疫以外にも免疫反応の度合いを調節するという役割がある．個々の T 細胞は，ただ 1 つの MHC 抗原複合体のみによって活性化されるよう発達する．すべての T 細胞はある MHC-抗原複合体に特異的な TCR を発現している．T 細胞は発現している共受容体とその機能から $T_C$ とヘルパー T 細胞 helper T cell（$T_H$）に分けられる（図 41-3）．

**$T_C$ 細胞 $T_C$ cell** は細胞性適応免疫の**媒介細胞**である．この細胞は MHC クラスⅠ分子の定常ドメイン（つまり抗原非依存性領域）を認識する CD8 共受容体を発現している．この共受容体のおかげで $T_C$ 上の抗原特異的 TCR は MHC クラスⅠ-抗原複合体と十分に高い親和性でもって結合することができ，その結果 $T_C$ 細胞はその MHC クラスⅠ-抗原複合体を発現している細胞によって活性化されるのである．特異的な $T_C$ 細胞の活性化に引き続き，膜貫通性タンパク質であるパーフォリンやアポトーシス誘導性タンパク質であるグランザイムが分泌され，その結果外来抗原を発現している細胞は死に至る．

**$T_H$ 細胞 $T_H$ cell** はおもに適応免疫の**調節役**である．この細胞は MHC クラスⅡ分子の抗原非依存性ドメインを認識する CD4 共受容体を発現している．この共受容体のおかげで $T_H$ 上の抗原特異的 TCR は MHC クラスⅡ-抗原複合体と十分に高い親和性でもって結合することができ，その結果 $T_H$ 細胞は APC によって活性化されるのである．免疫反応を開始したり強化したりすることに加えて，$T_H$ 細胞は産生するサイトカインの組み合わせにより免疫反応の型をコントロール

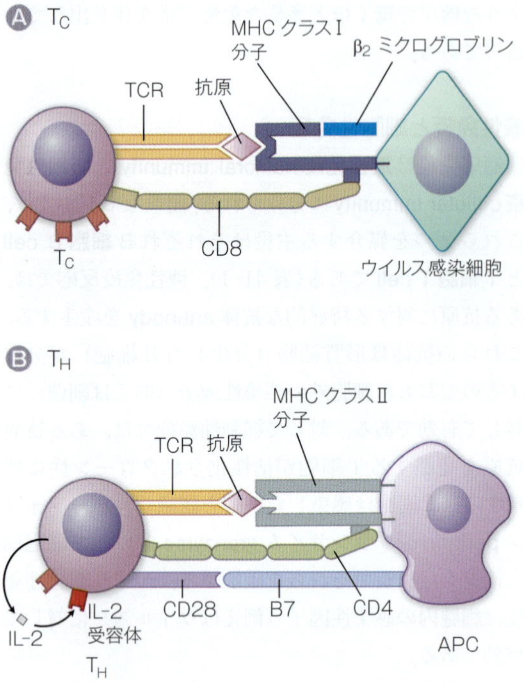


**図 41-3 細胞傷害性 T細胞とヘルパー T細胞の活性化**
T 細胞は細胞性の免疫反応を媒介し調節する．**A.** 細胞傷害性 T 細胞（$T_C$）は細胞性免疫の主たる**媒介細胞**である．$T_C$ は T 細胞受容体（TCR）と CD8 分子を発現している．TCR は主要組織適合性複合体（MHC）分子に結合した非自己抗原を認識し，CD8 は $T_C$ が MHC クラスⅠ分子を発現した細胞としか相互作用できないようにしている．図の例では，$T_C$ とウイルス感染細胞の MHC クラスⅠ分子との相互作用によって，その $T_C$ は活性化され，その結果ウイルス感染細胞は死に至る．**B.** ヘルパー T 細胞（$T_H$）は細胞性免疫の主たる**調節細胞**である．$T_H$ は TCR と CD4 分子を発現している．CD4 は抗原提示細胞（APC）の MHC クラスⅡ分子に結合する．この結合により，$T_H$ は MHC クラスⅡ分子を発現した細胞としか相互作用できないようになっている．$T_H$ 細胞の活性化をさらに特異的にするのは，$T_H$ 上の CD28 分子と APC 上の B7 ファミリー分子との相互作用による“共刺激シグナル”である．図の例では，$T_H$ は APC の MHC クラスⅡ分子および B7 分子と相互作用することによって，活性化される．活性化 $T_H$ 細胞は IL-2 を分泌すると同時に IL-2 受容体を発現する．この自己分泌経路によって，$T_H$ 細胞はさらに増殖し活性化する．$T_H$ 細胞により分泌される IL-2 やその他のサイトカインは $T_H$ 細胞だけでなく $T_C$ 細胞や B 細胞も活性化する．

する．$T_H$ 細胞は産生するサイトカインの種類により $T_H1$ 型と $T_H2$ 型に分けられる．$T_H1$ 細胞に特徴的なサイトカインはインターフェロン$γ$ interferon-gamma（IFN-$γ$）やインターロイキン-2 interleukin-2（IL-2）であり，これらのサイトカインは $CD8^+$ TC 細胞や $CD4^+$ $T_H$ 細胞による細胞性免疫反応の発達に影響を与える．対して $T_H2$ 細胞に特徴的なサイトカインは IL-4，IL-5，IL-10 であり，これらは B 細胞の抗体産生を増強する．$T_H2$ 細胞はしばしば自己免疫に関与する（第 45 章参照）．適応免疫の調節の他にも，$T_H$ 細胞は貪食細胞を活性化するサイトカインを分泌し，より効率的に感染微生物を殺傷できるようにする．$T_H1$ 型と $T_H2$ 型以外の $T_H$ 細胞型も見つかっておりヒトの病気で重要なものもある．例えば IL-23 はナイーブ $CD4^+$ 細胞を刺激し $T_H17$ 細胞へと分化させるが，この細胞は IL-17 を産生し，その結果好中球が動員されたり免疫反応が増幅されたりする．$T_H17$ 細胞の成熟や増殖を抑える薬物が臨床的に使用可能になりつつある．

## 免疫寛容と共刺激

免疫グロブリンや TCR の可変領域は，それが多様であるがゆえにもともと持っているタンパク質を認識して攻撃してしまう可能性を生む．これは“自己免疫”と呼ばれる状況である．自己免疫を防ぐ機序にはおもに 2 つある．1 つ目は**クローン除去 clonal deletion** で，高い親和性で自己抗原を認識する受容体を発現するような T 細胞が分化段階で死ぬことである．2 つ目の機序は**免疫寛容 tolerance** あるいは**アネルギー anergy** といわれるもので，慎重に制御された一連の発達過程において，成熟免疫細胞が自己のタンパク質を認識しないようになる機序である．

**共刺激 costimulation**（免疫反応を開始するためには複数の同時シグナルが必要であるということ）のおかげで，1 つの免疫受容体の刺激だけでは破壊的な免疫反応が活性化されないようになっている．シグナル 1 は反応の特異性を決定し，シグナル 2 はそれを許容するもので，その結果適切な反応が起こる．共刺激分子を調節することによって自然免疫系は免疫反応の程度を制御している．もしも抗原が提示された時に共刺激シグナルがなければ（つまり自然免疫の活性化がなければ）アネルギーとなり細胞はその後どんなに抗原刺激を受けても反応しなくなる．アネルギーを誘導するような薬物は，長期間にわたって移植臓器を許容したり，自己免疫病の症状を局限したりできるので臨床治療上魅力的なものになるであろう．

T 細胞にとってシグナル 1 は MHC-抗原と TCR の相互作用から生ずる．シグナル 2 はおもに T 細胞側の **CD28** と活性化された APC の B7-1（CD80 ともいう）や B7-2（CD86）との相互作用である（図 41-4）．休止状態の T 細胞は CD28 を発現しており，B7-1 あるいは B7-2 と結合することができる．B7-1 と B7-2 は通常 APC 上にはないが，病原体に対する免疫反応の過程で自然免疫系における発現量が増加する．自然免疫反応がなければ B7 分子の発現がないので，不適切な適応免疫反応も起こらない．ある T 細胞がシグナル 1 とシグナル 2 の両方の刺激を受けた時は，

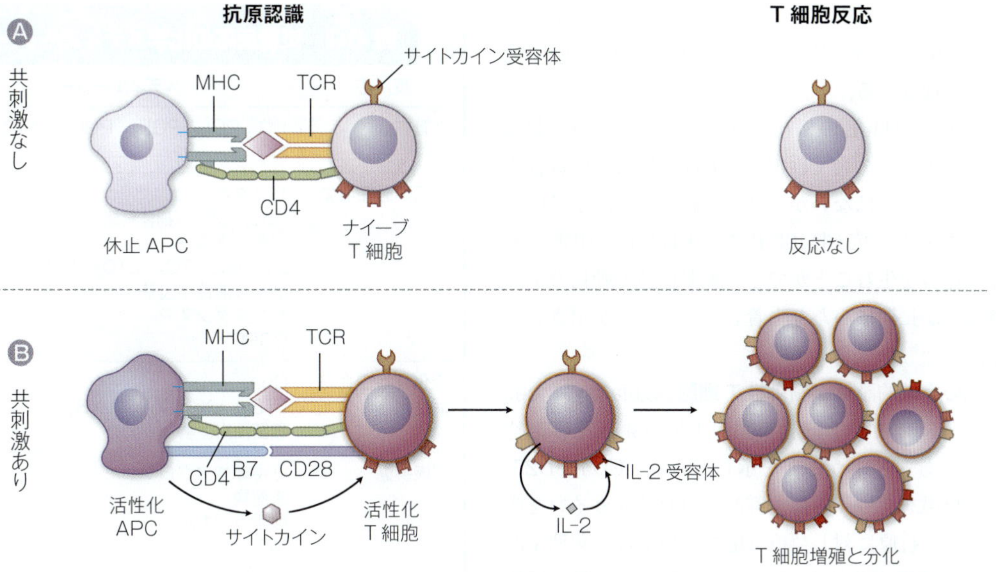


**図 41-4 T 細胞活性化経路における共刺激**
抗原に対する T 細胞の活性化には 2 つのシグナルが必要である. **A.** もしも抗原提示細胞（APC）が適切な共刺激シグナルなしに T 細胞に抗原を提示したら，その T 細胞は反応せず，アネルギーとなるであろう. **B.** もしも APC が抗原とともに B7 のような共刺激分子を提示したら T 細胞はその抗原刺激に反応して増殖し分化する. 活性化 APC から分泌されるサイトカインは T 細胞の活性化を増強する.

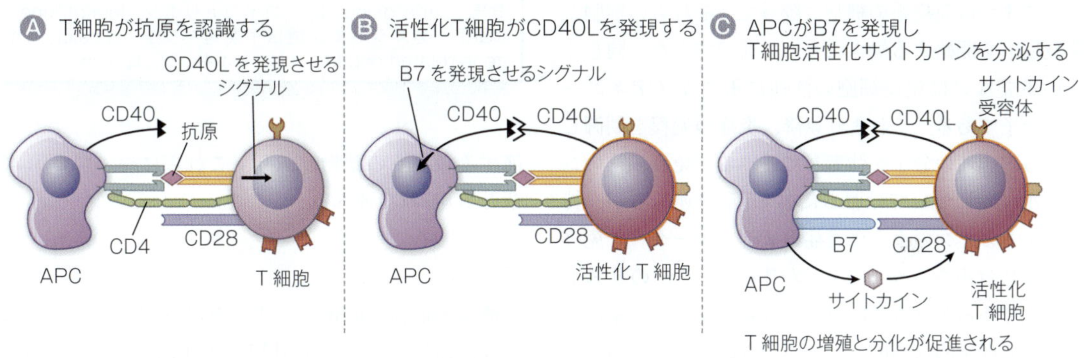


**図 41-5 共刺激と CD40-CD40 リガンド相互作用**
**A.** 抗原提示細胞（APC）が主要組織適合性複合体（MHC）クラスⅡ分子に結合した抗原を $CD4^+$ T 細胞へ提示する. T 細胞が抗原を認識すると，一連の細胞内シグナルが動き出し，その T 細胞表面に CD40 リガンド（CD40L）が発現する. **B.** 活性化 T 細胞上の CD40L は APC 上の CD40 に結合する. CD40 の活性化により一連の細胞内シグナルが生じ，その APC 表面に B7 分子が発現する. **C.** T 細胞の増殖および分化の強化は，MHC クラスⅡ抗原［T 細胞受容体（TCR）に結合］，CD40（T 細胞の CD40L に結合），そして B7（T 細胞の CD28 に結合）による T 細胞への共刺激によって促進される. さらに活性化 APC から分泌されるサイトカインも T 細胞の増殖および分化を増強する.

IL-2 が発現し，T 細胞が活性化し，その外来抗原に特異的な $T_H$ 細胞がクローン性に増殖する. 活性化 T 細胞では CD28 の発現は減少し CTLA-4 の発現が増加する. **CTLA-4** は CD28 と同様に B7-1 と B7-2 に結合するが，その親和性は CD28 よりもさらに高い. CD28 による活性化シグナルとは対照的に，CTLA-4 の B7-1 および B7-2 との相互作用は T 細胞の増殖を抑制する. これは免疫反応の自己制御の生理的機序であろう.

**CD40 リガンド CD40 ligand（CD40L）** はもう 1 つの共刺激分子である. 活性化 T 細胞は CD40L（CD154）を発現する. CD40 は B 細胞やマクロファージなどの APC に発現している（図 41-5）. $T_H$ 細胞側の CD40L と B 細胞側の CD40 の相互作用により B 細胞の活性化，アイソタイプの切り換え，親和性成熟が促進される. $T_H$ 細胞 CD40L とマクロファージ CD40 の相互作用はマクロファージの B7-1 および B7-2 の発現を促進する. これらの分子は前述したように T 細胞の共刺激に極めて重要である. この経路により活性化 T 細胞がさらに活性化 T 細胞を増殖させる正のフィードバック機構が生まれる．マクロファージ上のB7-1とB7-2の発現増加はまた，$CD8^+$ $T_C$細胞の活性化をも促進する．

CD40とCD40Lの相互作用は非常に多くの共刺激経路を促進するのでCD40Lを阻害すれば免疫寛容を作り出せるのではないかと考えられてきた．予備的研究ではあるが，抗CD40L抗体でCD40Lを阻害すると免疫寛容を生むことができ，臓器移植の動物モデルで移植片が長期にわたり生着し続けることが示されている．

多くの実験的証拠が**制御性T細胞 regulatory T cell**（$T_{reg}$）といわれるT細胞集団が末梢の免疫寛容維持に重要であるということを示している．$CD4^+CD25^+$という特徴を持つ$T_{reg}$は，抑制性のサイトカインを産生し，自己抗原に対し免疫反応を限局する．薬理学的に$T_{reg}$を誘導することができれば移植や1型糖尿病などの自己免疫疾患への応用もありうる．

**表41-2 炎症反応の化学メディエーター**

| 反 応 | メディエーター |
|---|---|
| 血管拡張 | PG：$PGI_2$，$PGE_1$，$PGE_2$，$PGD_2$<br>NO |
| 血管透過性増加 | ヒスタミン<br>C3a，C5a（補体要素）<br>ブラジキニン<br>LT，特に$LTC_4$，$LTD_4$，$LTE_4$<br>血小板活性化因子<br>サブスタンスP<br>CGRP |
| 走化性と白血球活性化 | C5a<br>$LTB_4$，LX：$LXA_4$，$LXB_4$<br>細菌由来産物 |
| 組織損傷 | 好中球やマクロファージのリソソーム由来産物<br>酸素ラジカル<br>NO |
| 発 熱 | IL-1，IL-6，TNF<br>$PGE_2$，$PGI_2$，$LTB_4$，$LXA_4$，$LXB_4$ |
| 疼 痛 | $PGE_2$，$PGI_2$，$LTB_4$<br>ブラジキニン<br>CGRP |

PG：プロスタグランジン，prostaglandin，NO：一酸化窒素，nitric oxide，LT：ロイコトリエン，leukotriene，CGRP：カルシトニン遺伝子関連ペプチド，calcitonin gene-related peptide，LX：リポキシン，lipoxin．

## 炎症の化学メディエーター

ここまでは免疫系の細胞に絞って，それらの細胞が免疫反応を開始する働きについて述べてきた．同じくらい重要なのは免疫細胞の活性に重要なメディエーター分子である．これより以降，**炎症**の過程を制御している内因性の分子を強調して述べる（免疫細胞のシグナル経路についてはおもに第45章で述べるが，特にサイトカインのように炎症のメディエーターと免疫のそれには重なりがある）．メディエーターのリストは膨大であるが（表41-2），これらのシグナル系はすべて，薬理学的な標的として研究されてきたものである．ここではなかでも特に炎症に重要で，かつすでに治療応用されているものについて詳しく述べる．

### ヒスタミン

**ヒスタミン histamine**は肥満細胞や好塩基球で恒常的に産生され顆粒中に蓄えられているメディエーターであり，炎症反応の開始に重要なものの1つである．これらの細胞は組織を継続的に移動している．物理的外傷から微生物の侵入に至るまで，いかなる損傷でも肥満細胞は刺激されヒスタミンを放出する．ヒスタミンはその炎症性効果がおもに血管に対して起こるので，"血管作動性アミン"と呼ばれる．ヒスタミンの放出により小動脈および後毛細血管小静脈は拡張するが，静脈は収縮し，また血管内皮細胞も収縮する．これらの効果によって後述するように初期の血行動態や血管透過性の変化が起きる．ヒスタミンシグナルを調節する数多くの薬物があり，これらについては第43章と第46章で述べる．

### 補 体

**補体 complement**は一連のセリンプロテアーゼであり，損傷に反応して最初に活性化される自然免疫系機序の1つである．補体系の活性化は，抗原抗体相互作用（古典的経路），外来異物表面との直接相互作用（第2経路），そしてある種の複合糖質との相互作用（レクチン経路）によって起こる．どの経路においても一連のタンパク質分解反応によって，補体前駆体は活性型へ変換される．前駆体は例えばC3のように"C"の後に数字をつけて表され，活性型はC3aやC3bのように"a"や"b"で表される（この場合ともに活性型）．補体の活性化経路は凝固カスケードに似ている（第22章，止血と血栓の薬理学参照）．どちらにおいても前駆タンパク質からタンパク分解により活性型産物が生じ一連の反応が生じる．

補体が活性化された後，2つの機序によって炎症反応が引き起こされる．第1に，いくつかの補体分解産物は炎症を刺激する能力が高い．例えば，C3bは重要なオプソニンであるし，C3aとC5aは白血球遊走を媒介する．第2に，補体活性化経路の最終ステップでは**細胞膜傷害複合体 membrane attack complex** が形成される．この複合体はグラム陰性細菌の外膜に大きな穴を開け溶菌へと導く．可溶性あるいは細胞膜上にある数多くの補体調節タンパク質によって慎重にコントロールされるため，補体の活性化は炎症の局所に限局される．補体活性化の阻害薬は，不適切な炎症反応による組織損傷（例えば発作性夜間へモグロビン尿症や加齢黄斑変性症，そしてもしかしたら心筋梗塞も）を抑える可能性を持っており，開発過程にある．

### エイコサノイド

**エイコサノイド eicosanoid** はアラキドン酸の代謝物である．アラキドン酸は多くの細胞の細胞膜内葉にあるリン脂質を構成する脂肪酸である．サイトカインや補体のような炎症メディエーターは酵素を刺激し細胞膜からアラキドン酸を遊離する．それに続き多くの生化学反応が起き，プロスタグランジン，ロイコトリエン，その他のエイコサノイドが作られる．注目すべきは，ある種のアラキドン酸代謝物は炎症促進性であるのに対し，また別のものは抑制性であるということである．ここで強調されるのは，急性炎症は自己限局的な過程であるということ，そして病原体破壊の過程は組織修復過程と密接につながっているということである．エイコサノイドの生理学，病態生理学，そして薬理学については第42章でより詳しく述べる．

### サイトカイン

**サイトカイン cytokine** は傍分泌によって作用し白血球の活性を調節するタンパク質である．**インターロイキン interleukin** はおもに血球系の細胞によって分泌されるサイトカインのことである．IL-1 と TNF-α は急性の炎症反応において産生される2つのサイトカインである．Mark 氏の発熱はこれら2つのメディエーターによるものである．**ケモカイン chemokine** は炎症部位への免疫細胞の移動や限局を促進する一群のサイトカインのことである．例えば，マクロファージ走化性タンパク質-1 macrophage chemoattractant protein-1（MCP-1）は単球の移動と活性化を促進する．顆粒球単球コロニー刺激因子 granulocyte-monocyte colony-stimulating factor（GM-CSF）や顆粒球コロニー刺激因子 granulocyte colony-stimulating factor（G-CSF）などの血球系細胞の成長因子も知っておくべきである（第44章参照）．

サイトカインは自然免疫と適応免疫にかかわる細胞の増殖と機能に影響するので，サイトカイン作用を選択的に阻害したり刺激したりすれば，免疫反応および炎症反応を制御できる可能性がある．薬物としてのサイトカイン使用および抗サイトカイン療法は，それぞれ第44章と第45章で述べる．

### その他

表41-2を見ればわかるように，他にも多くのシグナル分子が炎症反応を調節している．キニン，血小板活性化因子，一酸化窒素，酸素ラジカル，そして貪食により放出される白血球や細菌由来の物質などがそうである．各々の経路を調節する薬物が開発されてはいるが，各メディエーターの作用を特異的に遮断する抗炎症薬のうち認可されているものは今のところない．

## 炎症反応

免疫系の細胞と可溶性メディエーターは相互に作用し合って通常は4相からなる**炎症反応 inflammatory response** を引き起こす．第1に，損傷部位周囲の血管が反応して免疫系の細胞を動員する．第2に，循環している免疫細胞が血管から損傷組織へと遊走する．第3に，自然免疫と適応免疫の機序（前述）により刺激を中和し除去する．最後に，修復と組織の治癒過程が起き，急性炎症は終結する．もしも炎症が止まらずくすぶり続けると慢性炎症が起こる．

### 血管拡張

Mark 氏の親指は切った後の数時間で，「はじめに」で提示したように古典的な炎症の5つのサインが見られるようになる．最初は，これらの徴候は損傷部位の血行動態の変化によるものである．組織への損傷は炎症性のメディエーター（前述参照）を放出させ小動脈と後毛細血管小静脈を拡張させ局所への血流を増加させる．これが発赤や熱感といった臨床的徴候をもたらす．炎症メディエーターはまた血管内皮細胞を収縮させ，その結果毛細血管の透過性が増し滲出液（つまり高タンパク質を含む間質液）を生ずる．これが腫脹という臨床徴候である．痛みは組織圧が高まることといろいろな炎症メディエーターの作用によって起こる．

### 細胞の動員

血管透過性の亢進によって細胞も血液から間質に入ってくる．血液からの細胞遊走は無秩序に起きるのではない．むしろ白血球の動員は感染の除去と損傷組織の修復を最適化するよう統合される（図41-6）．炎

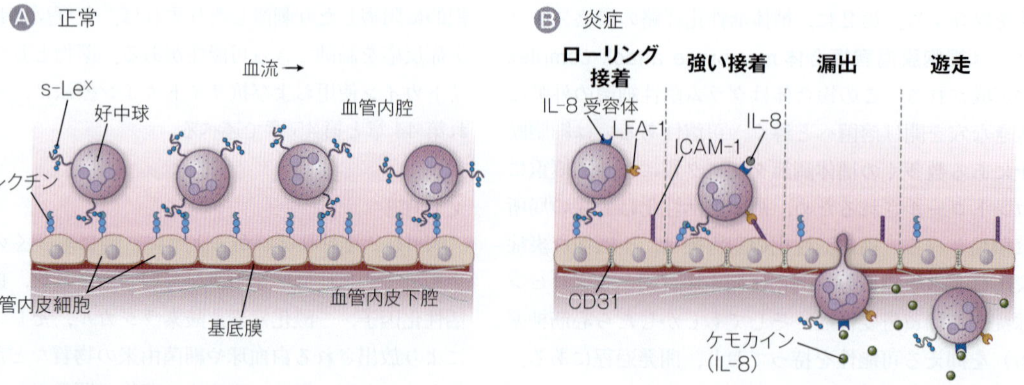


**図 41-6　炎症反応の概観**

**A.** 血液中を循環している白血球は血管内皮細胞表面のセレクチンに結合する．炎症がない状態では，白血球と血管内皮細胞の結合は弱く，白血球はそのまま流されるか，内皮細胞上を転がっている．好中球のローリングは内皮細胞上の E セレクチンと好中球上のシアリルルイス$^{X}$ (sialyl-Lewis$^{X}$) 抗原 (s-Le$^{X}$) との相互作用によるものである．**B.** 炎症反応が起きると，内皮細胞では細胞間接着分子 (ICAM) の発現が増える．ICAM の発現により白血球と活性化された内皮細胞との強固な相互作用の可能性が増す．例えば内皮細胞上の ICAM-1 は好中球上の LFA-1 に強固に結合する．強固な結合により白血球は血管内皮細胞上に接着し，血管内腔から血管外組織へと漏出・遊走し始める．白血球は損傷した組織中をインターロイキン (IL)-8 のようなケモカインに反応して移動する．IL-8 は炎症性メディエーターであり，損傷細胞や損傷組織に先に到着した他の免疫細胞から放出される．

症反応が始まると損傷局所の血管内皮細胞は活性化され，白血球に発現しているある種の受容体に結合する接着因子を発現する．例えば**細胞間接着分子 intercellular adhesion molecule** (ICAM) は活性化内皮細胞に発現し白血球表面のインテグリンに結合する．この結合によって，通常は緩くて一過性の結合力によって内皮細胞表面を転がっている白血球が，損傷局所の活性化内皮細胞に強く接着する．そして接着した白血球は内皮細胞上の別の受容体に結合して血管から間質への**遊出 transmigration** (漏出 diapedesis) が促進される．免疫反応の特異性は，活性化内皮細胞といろんな型の白血球が発現している接着分子のパターンによって決まる．例えば炎症反応の初期には好中球がおもな白血球であるが，24 時間後には単球が多くなる．

## 走化性

免疫系の細胞が内皮細胞のバリアを越えると今度は間質中を損傷部位や感染部位へ向かって移動する．免疫細胞が標的部位へと向かう過程を**走化性 chemotaxis** あるいは化学的シグナリングという．例えば細菌の

4 タンパク質に由来する *N*-ホルミルペプチドや内因性メディエーターである C5a やロイコトリエン $B_4$ leukotriene $B_4$ ($LTB_4$) といった炎症メディエーターは損傷部位で放出され，その結果化学的勾配が生ずる．白血球はその化学的勾配に反応し炎症反応が起きている部位へと優先的に移動していくのである．

## 貪　食

好中球，マクロファージ，その他の免疫系の細胞は，損傷や感染の部位に到着した時にはすでに仕事をする準備ができているが，これらの細胞の殺傷装置を活性化するにはさらにもう 1 つの刺激が必要である．白血球が貪食するためには外来異物はオプソニンで覆われる必要がある．**オプソニン opsonin** は異物表面を覆うアダプター分子であると同時に，その異物を攻撃せよという白血球への信号である．おもなオプソニンには補体，免疫グロブリン (抗体)，**コレクチン collectin** (ある種の細菌由来炭水化物に結合する血漿タンパク質) がある．貪食細胞とオプソニン化された粒子が相互作用して初めてその攻撃物質の貪食や破壊が始まる．この過程は自然免疫と適応免疫の極めて重要な相互作用点である．APC は貪食した異物を処理し，B 細胞や T 細胞へ抗原を提示する．そして B 細胞や T 細胞はその抗原に反応する．はじめの Case では Mark 氏の切傷によっておそらく細菌が皮膚バリアを通過し感染を生じた．この細菌によって炎症反応が生じ，APC による細菌の貪食，$T_H$ 細胞への細菌抗原の提示，$T_H$ 細胞の活性化と増殖，$T_H$ 細胞による APC による貪食のさらなる活性化，そしてその細菌に特異的な抗体の産生と分泌，などが次々と起きたのであろう．

## 寛　解

組織の修復とホメオスタシスの再構築は急性炎症反応の最終段階である．炎症を活性化させたメディエーターと同じものが組織修復も開始させる．この過程は，上皮細胞成長因子 epidermal growth factor (EGF)，血小板由来成長因子 platelet-derived growth factor

(PDGF)，塩基性線維芽細胞成長因子 basic fibroblast growth factor-2 (bFGF-2)，形質転換成長因子$\beta$1 transforming growth factor-$\beta$1 (TGF-$\beta$1)，IL-1，TNF-$\alpha$などの成長因子とサイトカインのカスケードにより開始される．これらの因子は内皮細胞や線維芽細胞に対して分裂促進因子として働き，究極的には血管新生（新しい血管の形成）や肉芽組織形成により治癒と瘢痕形成を促す．はじめの Case では，肉芽組織とその後の瘢痕のみが Mark 氏の急性炎症の証拠となるだろう．血管新生が異常血管の形成や腫瘍の成長にかかわる場合は病態として注目すべきであり，血管新生の阻害薬は現在，加齢黄斑変性症（異常な血管新生によって視覚が不明瞭になる）の治療薬や，抗腫瘍薬として使用されている（第 39 章，がんの薬理学：シグナル伝達参照）．

## ▶ 慢性炎症

**慢性炎症とは，免疫系が炎症刺激に対して継続的にかつ不適切に反応している病態である．**慢性炎症は多くの自己免疫疾患の症状の原因であり，おそらくは移植臓器の拒絶の重要な原因であろう．好中球が多い急性炎症反応とは対照的に，慢性炎症ではマクロファージが多いのが特徴である．活性化マクロファージはプロテアーゼやエイコサノイドといった炎症性メディエーター以外にもコラゲナーゼや成長因子を分泌する．これらの分泌物は組織の損傷と修復のサイクルを繰り返しながら組織の再構築を行う．そうしているうちに慢性炎症はひどい組織崩壊をまねく．慢性炎症を長引かせる一連のシグナルのメディエーターを中和するようなサイトカイン阻害薬は，慢性炎症の有望な治療薬となるだろう．これらについては第 45 章で述べる．

## ▶ まとめと今後の方向性

免疫系は組織損傷や感染に対する反応を複雑に制御している．免疫学を総ざらいするのはこの教科書のねらいを超えているので，この章では概観を述べるにとどめ，そして薬理学的に重要な免疫の要素を強調した．自然免疫的機序においては，細菌の LPS やウイルスの RNA のようにある種類の感染性因子の間で共通した要素に対して反応する．自然免疫系はまた，これらを処理しリンパ球に提示し，そして適応免疫系を活性化する．適応免疫系は感染性因子や炎症刺激に対する特異的反応を生じる．炎症反応の一部分として，適応免疫反応は自己と非自己を区別できるように免疫寛容を生ずることもできる．これらが破綻すると慢性炎症や自己免疫疾患へつながる．多くの抗炎症薬の作用機序は，自然免疫系あるいは適応免疫系の細胞集団の全体あるいは一部を枯渇させることである．これについては第 45 章，免疫抑制の薬理学でより詳しく述べる．

炎症反応の化学メディエーター，例えばヒスタミン，補体，エイコサノイド，サイトカインなどもまた現在の薬物療法のおもな標的である．これらの化学メディエーターの調節において，最近では抗体医薬が重要になってきている．例えば TNF-$\alpha$阻害薬のような多くの抗サイトカイン抗体が該当し，関節リウマチ，乾癬性関節炎，炎症性腸疾患の治療のために開発されてきた．もう 1 つのアプローチは免疫反応の開始に必要な細胞内シグナルカスケードを標的にすることである．そういう例としては第 45 章で述べるシクロスポリンがある．数多くの薬物が免疫疾患の治療に使用できるようになってきたので，抗体医薬と低分子阻害薬を併用して炎症経路を多段階で制御するべきかどうかがより重要になってくるであろう．

## 開　示

Lloyd B. Klickstein は本章で述べられている機序によって作用する薬物（例えばラニビズマブ）の製造および流通を行う Novartis, Inc. の社員であり株主である．

## 推奨文献

Akira S, Uematsu S, Takeuchi O. Pathogen recognition and innate immunity. *Cell* 2006;124:783–801. (*Advances in understanding the innate immune system.*)

Dinarello CA. Anti-inflammatory agents: present and future. *Cell* 2010;140:935–950. (*A signaling-oriented overview of targets for development of new anti-inflammatory agents.*)

Ibelgaufts H. *COPE: Cytokines & Cells Online Pathfinder Encyclopedia.* Available at: http://www.copewithcytokines.de/cope.cgi. (*Website that describes all known actions of cytokines.*)

Littman DR, Rudensky AY. Th17 and regulatory T cells in mediating and restraining inflammation. *Cell* 2010;140:845–858. (*Discusses advances in T-cell subsets and regulatory T-cell biology.*)

Murphy KM, Travers P, Walport M. *Janeway's immunobiology.* 7th ed. New York: Garland Publishing; 2007. (*A general immunology textbook.*)

Pier GB, Lyczak JB, Wetzler L. *Immunology, infection and immunity.* Washington, DC: ASM Press; 2004. (*A detailed text with a focus on immunologic mechanisms.*)

Zola H, Swart B, Banham A, et al. CD molecules 2006: human cell differentiation molecules. *J Immunol Meth* 2007;319:1–5. (*Summarizes classification of molecules with the "CD" designation.*)

# 42 エイコサノイドの薬理学

David M. Dudzinski and Charles N. Serhan



## ▶ はじめに

オータコイド autacoid は特定の刺激に応答して速やかに合成される物質であり，周辺環境に対して即効的に作用し，その活性は分解されるまでの短い時間だけ持続する．エイコサノイド eicosanoid はおもにアラキドン酸から生成するオータコイドで，化学構造的に多様なファミリーを形成する．エイコサノイドに関しては炎症，腫瘍，そして循環器系の生理機能および病態生理機能における重要な役割を解明するための研究が現在も続けられている．エイコサノイド経路に作用する薬物は，非ステロイド性抗炎症薬 nonsteroidal anti-inflammatory drugs（NSAIDs），シクロオキシゲナーゼ-2 cyclooxygenase-2（COX-2）阻害薬，ロイコトリエン阻害薬など数多くあり，それらは炎症や痛み，発熱などの臨床管理に役立つ．エイコサノイドの多種多様な生理活性を考えれば，その生理学的および薬理学的研究によって，将来的に喘息，炎症性疾患，自己免疫疾患，糸球体腎炎，がん，循環器系疾患，その他の臨床疾患に対する新しい治療薬が開発されるかもしれない．

## Case

49 歳の女性ネイティブアメリカンであるG婦人は，膝の痛みと慢性的な疲労感が理由で主治医を訪ねた．彼女の症状の経過は，3週間前から一般的な膝のこわばりと痛みがあり，特に早朝に中手指節関節と近位指節間関節が最もひどくなっていた．G婦人はイブプロフェンを必要に応じて服用するようにアドバイスされ，この薬でしばらくの間は彼女の痛みは和らいだ．

6カ月後，G婦人は消化不良を示し，“コーヒーかす”様のものを初めて嘔吐した．主治医は上部消化管内視鏡検査を勧め，その結果，胃粘膜びらんと出血が明らかになった．この所見に基づいて，G婦人はイブプロフェンによる治療をやめた．主治医は，休止期間中の膝のこわばりと痛みの進行についても心配し，リウマチ専門のクリニックを受診させた．G婦人はリウマチ専門医に対して，痛みが両足，両手，両手首，両肘，いくつかの頸椎，左臀部にまで進行したことを報告した．ここ数カ月にかけて，G婦人は基本的な家事が困難になり，身体的活動を避けてきた．検査では，両手の中手指節関節と近位指節間関節が圧痛と熱を伴って確認された．またG婦人は，指の尺側偏位とスワン・ネック変形の特徴も伴った．両前腕の伸筋表面に皮膚結節が明らかになった．臨床検査では，ESRの上昇，標準低めのヘマトクリット，そしてリウマチ因子［免疫グロブリンM immunoglobulin M（IgM）と関節で生成する自己反応性IgGとの免疫複合体］の検出という結果であった．吸引された関節液に白血球細胞が顕著に存在した．手のX線写真から，びらんと骨欠損が明らかになった．

症状，検査，臨床検査，そしてX線写真は関節リウマチの診断基準を満たしていたため，G婦人はセレコキシブ（COX-2 選択的阻害薬），エタネルセプト（TNF-$\alpha$アンタゴニスト），そして prednisone（グルココルチコイド）による治療を開始した．数カ月後，関節の痛み，腫脹，そして圧痛が顕著に減少した．手の関節機能は回復し，G婦人はいくつかの身体的活動を再開した．

### Questions

1. どの種類のエイコサノイドメディエーターがG婦人の関節痛を引き起こしたか？
2. prednisone のようなグルココルチコイドは，どのようなメカニズムでエイコサノイドのレベルと生物活性に影響を与えるか？
3. イブプロフェンは，G婦人の胃のびらんと出血をどのようなメカニズムで引き起こしたか？
4. セレコキシブの長期使用に関して，どのような懸念がありうるか？
5. エタネルセプトは，どのようなメカニズムでエイコサノイドのレベルと生物活性に影響を与えるか？

## エイコサノイド代謝の生理学

エイコサノイドは，数多くの代謝経路において中心的な働きをし，炎症や細胞情報伝達において多種多様な役割を担う．これら代謝経路の大多数では，アラキドン酸代謝の反応が中心となっている（図 42-1）．続く項ではアラキドン酸の生合成につながる生化学的反応ステップについて考察し，その後，アラキドン酸代謝におけるシクロオキシゲナーゼ，リポキシゲナーゼ，エポキシゲナーゼ，イソプロスタン経路について論じる．**エイコサノイド**という言葉の語源はギリシャ語の20に由来し，古典的には，その用語はアラキドン酸酸化に由来する炭素数 20 の分子のことを指す．またエイコサノイドという用語は，その他の様々な分子，例えば炭素数 22 のドコサヘキサエン酸 docosahexaenoic acid（DHA）を前駆化合物とするレゾルビン，プロテクチン，マレシンにも広く適用される．**ドコサノイド**という用語もまた，炭素数 22 の化合物を記述する際にときどき使用される．

### アラキドン酸および$\omega$-3 脂肪酸の産生

**アラキドン酸** arachidonic acid（all-cis-5,8,11,14-エイコサテトラエン酸）は，大多数のエイコサノイドに共通する前駆化合物である（図 42-1）．アラキドン酸はヒトが食物源からしか得られない必須脂肪酸であり，前駆化合物の**リノール酸** linoleic acid（all-cis-9,12-オクタデカジエン酸）から生合成される必要がある．**エイコサペンタエン酸** eicosapentaenoic acid（all-cis-5,8,11,14,17-エイコサペンタエン酸；EPA）と**ドコサヘキサエン酸** docosahexaenoic acid（all-cis-4,7,10,13,16,19-ドコサヘキサエン酸；DHA）は，レゾルビン，プロテクチン，マレシンの前駆化合物である．ヒトは，EPA と DHA を食物源または必須脂肪酸の前駆化合物**$\alpha$リノレン酸** $\alpha$-linolenic acid（all-

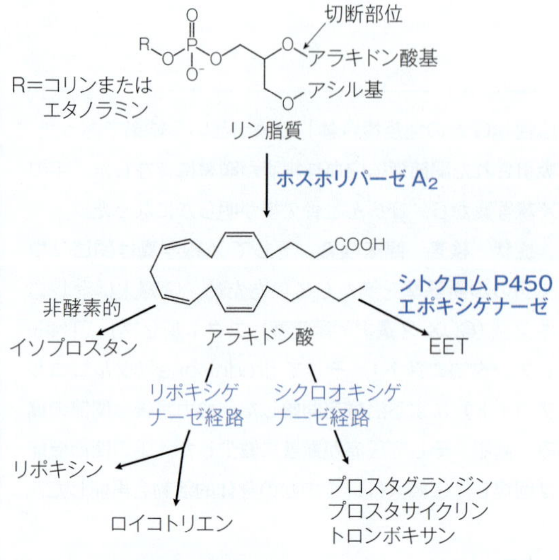


**図 42-1 アラキドン酸経路のまとめ**
ホスホリパーゼ $A_2$ は，リン脂質のホスファチジルコリン phosphatidylcholine（**PC**），ホスファチジルエタノラミン phosphatidylethanolamine（**PE**），そしてホスファチジルイノシトール phosphatidylinositol（**PI**）に作用してアラキドン酸を放出させる．続いて非エステル型アラキドン酸はシクロオキシゲナーゼ，リポキシゲナーゼ，そしてエポキシゲナーゼの経路において，基質として利用される．シクロオキシゲナーゼ経路ではプロスタグランジン，プロスタサイクリン，トロンボキサンが合成される．リポキシゲナーゼ経路ではロイコトリエンとリポキシンが合成される．エポキシゲナーゼ経路ではエポキシエイコサテトラエン酸（EET）が合成される．アラキドン酸の非酵素性過酸化反応によって，イソプロスタンが生成する．ホスホリパーゼ $A_2$ は，**矢印**で示したエステル結合（"切断箇所"）で切断してアラキドン酸を遊離させる．

cis-9,12,15-オクタデカトリエン酸）の生体内変換によって得ることができる．αリノレン酸，EPA および DHA は，いずれも分子末端（ω位）から3番目と4番目の炭素間に二重結合を含んでいるため**ω-3 脂肪酸 omega-3 fatty acid** とも呼ばれる．

アラキドン酸は，細胞内において遊離脂肪酸として存在せず，おもに膜リン脂質であるホスファチジルコリンやホスファチジルエタノラミンの $sn_2$ 位にエステル結合する形で存在している．アラキドン酸は，アシル酸エステル結合を加水分解する**ホスホリパーゼ $A_2$ phospholipase $A_2$** という酵素の働きによって細胞のリン脂質から遊離する(図 42-1)．**この反応は，アラキドン酸カスケードの第1段階として重要であり，全体としてエイコサノイド産生の律速段階となっている．**

ホスホリパーゼ $A_2$ には，膜結合性と溶解性のものが2種類存在して，それぞれ分泌型（$sPLA_2$）と細胞質型（$cPLA_2$）に分類される．ホスホリパーゼ $A_2$ は，その分子量，pH 感受性，制御と阻害の性質，カルシウム要求性，基質特異性に基づいて数多くのアイソフォームに区別される．複数のアイソフォームが存在することによって，異なる組織ごとに調節された酵素の制御が可能となり，結果として選択的な生物学的反応がなされる．炎症に関連したホスホリパーゼ $A_2$ アイソフォームは，サイトカイン［例えば腫瘍壊死因子α tumor necrosis factor-α（TNF-α），顆粒球マクロファージコロニー刺激因子 granulocyte-macrophage colony-stimulating factor（GM-CSF），インターフェロンγ interferon-γ（IFN-γ）］や成長因子［例えば上皮細胞成長因子 epidermal growth factor（EGF）やマイトジェン活性化プロテインキナーゼ-プロテインキナーゼC mitogen-activated protein kinase-protein kinase C（MAPK-PKC）カスケード］によって刺激を受ける．かつてグルココルチノイド(糖質コルチコイド）は直接的にホスホリパーゼ $A_2$ を阻害すると考えられていたが，現在では，ホスホリパーゼ $A_2$ 制御タンパク質ファミリーに属する**リポコルチン lipocortin** を産生誘導することで阻害していることが示されている．グルココルチノイドの抗炎症作用のいくつかは，リポコルチンの一種であるアネキシン1が介在している（後述参照）．

## シクロオキシゲナーゼ経路

細胞内のエステル化されていないアラキドン酸は，**シクロオキシゲナーゼ cyclooxygenase**，**リポキシゲナーゼ lipoxygenase**，またはシトクロム含有**エポキシゲナーゼ epoxygenase** の酵素によって産生する．すなわちエイコサノイドは，その種類ごとに特定の酵素によって支配的に産生される．**シクロオキシゲナーゼ経路では，プロスタグランジン prostaglandin，プロスタサイクリン prostacyclin，トロンボキサン thromboxane が，リポキシゲナーゼ経路ではロイコトリエン leukotriene，リポキシン lipoxin が，エポキシゲナーゼ経路ではエポキシエイコサテトラエン酸 epoxyeicosatetraenoic acid（EET）が，それぞれ産生される**（図 42-1）．

シクロオキシゲナーゼ（PGH 合成酵素としても知られる）は，グリコシル化された膜結合性ホモ二量体のヘム含有酵素で，無脊椎動物からヒトに至るまでの動物細胞に広範に存在する．**ヒトにおいては，シクロオキシゲナーゼ-1 cyclooxygenase-1（COX-1）およびシクロオキシゲナーゼ-2 cyclooxygenase-2（COX-2）と表記される2種類のシクロオキシゲナーゼアイソフォームが存在する．** COX-1 と COX-2 は約60%の配列相同性を有し，三次元構造もほぼ一致するが，その遺伝子は異なる染色体上に存在し，その細胞や遺伝子の性質，また生理学的・病理学的・薬

**表 42-1 シクロオキシゲナーゼ-1 とシクロオキシゲナーゼ-2 の比較**

| 特 性 | COX-1 | COX-2 |
|---|---|---|
| 発 現 | 恒常型 | 誘発型（ほとんどの組織では通常発現していない）<br>恒常型（一部の神経系） |
| 組織分布 | 偏在的な発現 | 炎症化および活性化された組織 |
| 細胞局在性 | ER | ER および核膜 |
| 基質特異性 | アラキドン酸，エイコサペンタエン酸 | アラキドン酸，γリノレン酸，αリノレン酸，リノール酸，エイコサペンタエン酸 |
| 役 割 | 生体の保護および維持機能 | 炎症促進性および分裂促進機能 |
| 誘 導 | 通常，誘導されない<br>hCG は，羊膜の COX-1 を発現増加させる | LPS，TNF-α，IL-1，IL-2，EGF，IFN-γによって誘導される<br>mRNA は 20 ～ 80 倍に上昇する<br>1 ～ 3 時間以内に制御される |
| 阻 害 | 薬 物：NSAIDs（低用量アスピリン） | *in vivo* 因子：抗炎症性グルココルチコイド，IL-1β，IL-4，IL-10，IL-13<br>薬 物：NSAIDs，COX-2 選択的阻害薬 |

COX：シクロオキシゲナーゼ，ER：小胞体，endoplasmic reticulum，hCG：ヒト絨毛性性腺刺激ホルモン（ゴナドトロピン），human chorionic gonadotropin，LPS：リポ多糖体，lipopolysaccharide，TNF-α：腫瘍壊死因子α，IL：インターロイキン，EGF：上皮細胞成長因子，IFN-γ：インターフェロンγ，NSAIDs：非ステロイド性抗炎症薬．

理学的な特徴は異なる（表 42-1，表 42-2）．各シクロオキシゲナーゼは，2 連続の反応を触媒する．第 1 段階の反応では，シクロオキシゲナーゼによって酸素依存的にアラキドン酸から**プロスタグランジン $G_2$ prostaglandin $G_2$（$PGG_2$）**に環化され，第 2 段階の反応ではペルオキシダーゼによって $PGG_2$ から**プロスタグランジン $H_2$ prostaglandin $H_2$（$PGH_2$）**に還元される（図 42-2）．

**COX-1 と COX-2 はその細胞局在性，制御特性，組織発現性，そして必要とされる基質の違いによって，互いに異なる経路と機能に関連したエイコサノイドを異なる組み合わせで産生する．**恒常的に発現している COX-1 は，血管ホメオスタシス，腎および胃腸の血流維持，腎機能，腸粘膜分化，血小板機能，抗血栓形成などの生理的な働き，すなわち“ハウスキーピング”な働きをすると考えられている．誘導型 COX-2 酵素の生成物は数多くの“必要に応じた”機能，すなわち特殊化した機能を誘発するが，それには炎症，発熱，

**表 42-2 非選択的シクロオキシゲナーゼ阻害薬およびシクロオキシゲナーゼ-2 選択的阻害薬のおもな副作用**

| 副作用 | 非選択的 COX 阻害薬（NSAIDs） | COX-2 選択的阻害薬 |
|---|---|---|
| 胃潰瘍形成 | あり | あり * |
| 血小板機能の阻害 | あり | なし |
| 分娩誘発 | あり | あり |
| 腎機能障害 | あり | あり |
| 過敏性反応 | あり | ? |

* シクロオキシゲナーゼ-2（COX-2）選択的阻害薬の胃腸管系毒性は，非選択的 COX 阻害薬よりも少ないが，未だにある程度の毒性発生率が見られる．NSAIDs：非ステロイド性抗炎症薬．

痛み，脊髄中有痛刺激伝達，有子分裂誘発（特に胃腸上皮），腎臓ストレス順応，海綿骨形成，排卵，胎盤形成，分娩子宮収縮がある．神経系部位，例えば海馬，視床下部，扁桃体において恒常的に COX-2 が発現している役割については未解明である．

タンパク質の動態研究では，第 3 の機能性シクロオキシゲナーゼアイソフォームの存在が示唆されている．想定される COX-3 アイソフォームは，おそらく COX-1 と同じ遺伝子産物であるが異なるタンパク質の特徴を有しており，それは代替の mRNA スプライシングまたは翻訳後の修飾が原因であると考えられる．さらに，おもに中枢神経系で発現していると見られる COX-3 は，おそらく**アセトアミノフェン acetaminophen** の潜在的作用部位となっている．しかし，COX-3 が存在することの確定的な証明は解決されないままでいる．

## プロスタグランジン

プロスタグランジンは，強力で特異的な生物学的作用を示す構造類似化合物からなる大きなファミリーである．プロスタグランジンの名称は，それが雄ヒツジの尿生殖器系で最初に同定されたことに由来する．すべてのプロスタグランジンは，**プロスタノイド prostanoid** と呼ばれる 5 員環と 15 位のヒドロキシ（水酸）基を特徴とする炭素数 20 のカルボン酸構造を共有している（図 42-3）．

プロスタグランジンは，$PG_1$，$PG_2$，$PG_3$ の 3 種類に大きく分類される．添字の数字は分子内の二重結合の数を表している．$PG_2$ シリーズは，エイコサテトラエン酸であるアラキドン酸から直接的に合成されるため，生物学的に最も広く存在している．$PG_1$ シリーズ

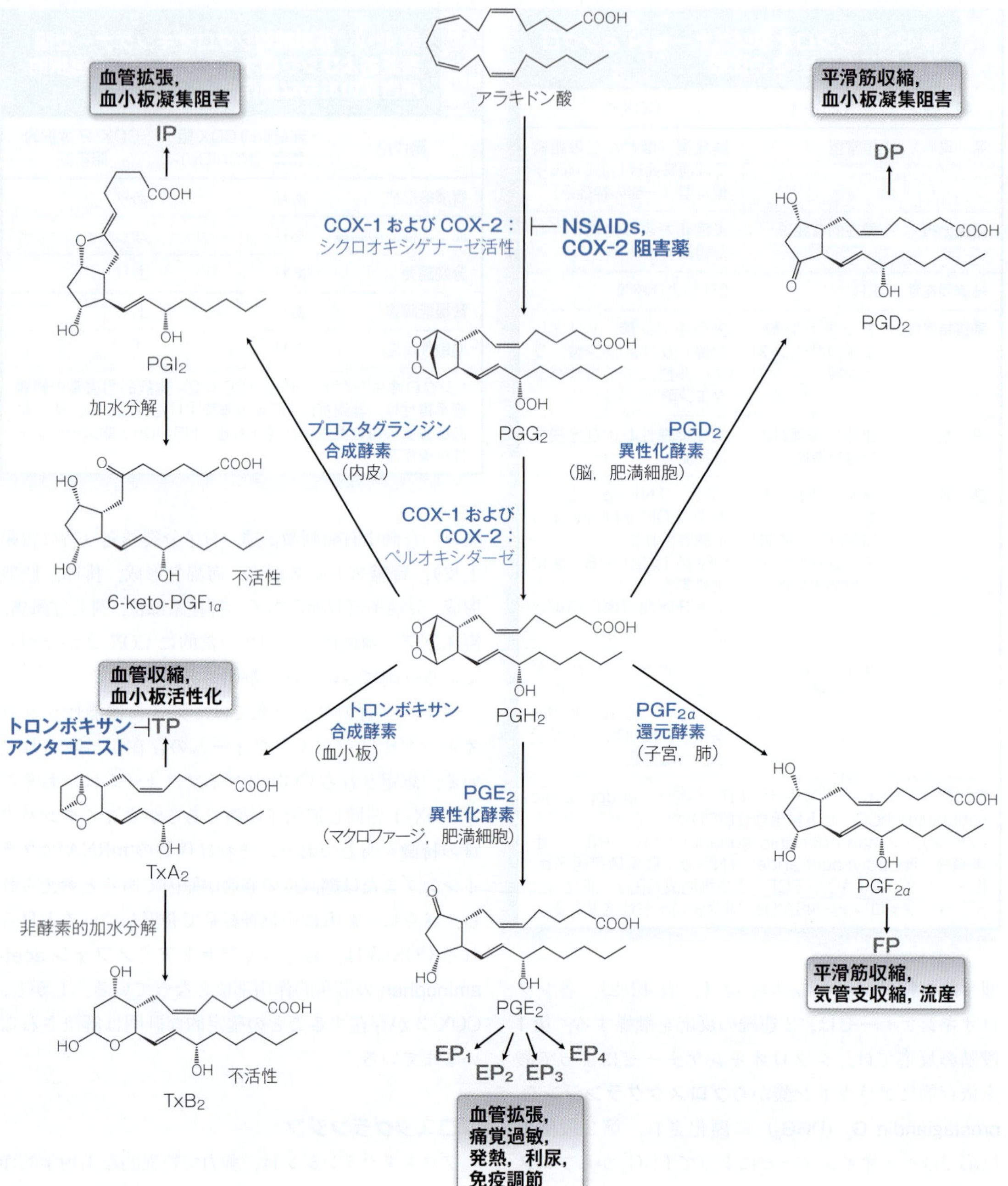


**図 42-2　プロスタグランジンの生合成，機能，そして薬理学的阻害作用**
アラキドン酸からプロスタグランジン，プロスタサイクリン，トロンボキサンへの生合成経路を示す．様々なプロスタグランジン $H_2$（$PGH_2$）由来生成物がどの組織で生合成されるかは，組織特異的な酵素の発現状態によって決定される．非ステロイド性抗炎症薬（NSAIDs）とシクロオキシゲナーゼ-2（COX-2）阻害薬は，プロスタグランジンの合成を調節する薬物のなかで最も重要なクラスである．現在開発が進められているトロンボキサンアンタゴニストと $PGE_2$ 合成酵素阻害薬は，将来有望な治療薬である．Tx：トロンボキサン，DP：$PGD_2$ 受容体，EP：$PGE_2$ 受容体，FP：$PGF_{2\alpha}$受容体，IP：$PGI_2$ 受容体，TP：$TxA_2$ 受容体，DP，EP，FP，IP，そして TP はすべて G タンパク質共役型受容体（GPCR）であることに注目．

は，アラキドン酸の前駆物質であるエイコサトリエン酸のジホモ-γ-リノレン酸 dihomo-γ-linolenic acid（DHGLA）由来であり，$PG_3$ シリーズはエイコサペンタエン酸［EPA，C20：5］由来である（先に言及したように，プロテクチン，D-シリーズレゾルビン，マレシンは DHA（C22：6）由来である］．プロスタグランジン $PGH_2$ は $PGD_2$，$PGE_2$，$PGF_{2\alpha}$，**トロンボキサン $A_2$ thromboxane $A_2$（$TxA_2$），プロスタサイク**

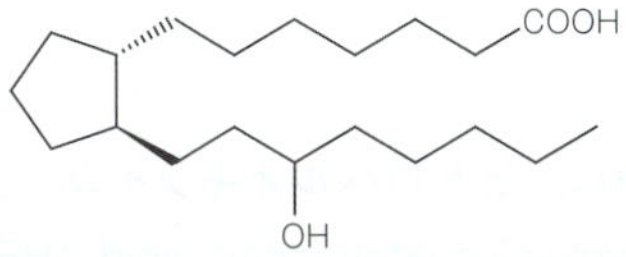

プロスタノイド骨格

**図 42-3 プロスタノイドの構造**
プロスタノイド構造の原型は，シクロペンタン構造を伴う炭素数20のカルボン酸で，15位にヒドロキシ基を有する．すべてのプロスタグランジン，トロンボキサン，プロスタサイクリンは，この共通構造を基本骨格としている．

リン prostacyclin（$PGI_2$）に直接つながる前駆体であることから，シクロオキシゲナーゼ経路の重要な連結役を担っている（図42-2）．種々の組織におけるこれらエイコサノイドの分布は，個々のプロスタグランジン合成酵素（すなわちプロスタグランジン合成酵素）の発現パターンによって決定される．

プロスタグランジンは多くの生理学的過程において重要であり，その多くは炎症に直接的に関連しない．これらの機能については，表42-3に強調してある．特に重要な $PGE_2$ のハウスキーピング機能に注目すること．その機能は**細胞保護的 cytoprotective** な役割として広く知られており，例えば胃粘膜，心筋，腎実質のような臓器組織は，$PGE_2$ が介在する血管拡張と血流の全体制御によって虚血の影響から守られている．また，$PGE_2$ は炎症細胞の活性化にも関与しており，さらに視床下部近傍の細胞でCOX-2と $PGE_2$ 合成酵素によって合成された $PGE_2$ は，発熱に関与しているようである．

## トロンボキサンとプロスタサイクリン

血小板は高レベルのトロンボキサン合成酵素を発現しているが，プロスタサイクリン合成酵素を有してはいない．したがって，**血小板の主要エイコサノイド生成物は $TxA_2$ である．**$TxA_2$ が非酵素的な加水分解によって不活性な $TxB_2$ に変換されるまでの半減期はわずか10～20秒である．$TxA_2$ は，血小板の接着と凝集の促進物質であると同時に，7回膜貫通型Gタンパク質共役型受容体 G protein-coupled receptor (GPCR)-$G_q$ 伝達系を介して情報伝達する強力な血管収縮物質でもある．対照的に，血管内皮細胞はトロンボキサン合成酵素を欠くがプロスタサイクリン合成酵素を発現している．したがって，**血管内皮細胞の主要エイコサノイド生成物は $PGI_2$ である．**$PGI_2$ は $G_s$ を介して情報伝達し，血管拡張物質，静脈拡張物質，血小板凝集阻害物質として機能している．すなわち $PGI_2$ は，$TxA_2$ の生理学的なアンタゴニストである．$PGE_2$ と同様に，$PGI_2$ の血管拡張作用は細胞保護的な性質を示す．

**$TxA_2$ レベルと $PGI_2$ レベルが局所的に均衡を保つことが，全身血圧および血栓形成の制御にとって重大である．**その不均衡は，高血圧，虚血，血栓症，凝固障害，心筋梗塞，脳卒中につながる．北極地方の特定の住民（イヌイット，グリーンランド人，アイルランド人，デンマーク人を含む）では，心臓病，脳卒中，

**表 42-3 プロスタグランジンの生成物，合成，受容体，機能**

| プロスタグランジン | 合成酵素 | 合成酵素発現組織 | 受容体の種類と情報伝達機序 | 機能 |
|---|---|---|---|---|
| $PGD_2$ | $PGD_2$ 異性化酵素 | 肥満細胞<br>ニューロン | DP $G_s$ | 気管支収縮（喘息）<br>睡眠制御機能<br>アルツハイマー病 |
| $PGE_2$ | $PGE_2$ 異性化酵素 | 多くの組織（マクロファージおよび肥満細胞を含む） | EP1 $G_q$<br>EP2 $G_s$<br>EP3 $G_i$<br>EP4 $G_s$<br>他 | 有痛性刺激の増強<br>血管拡張<br>気管支収縮<br>細胞保護作用：胃の粘膜酸分泌，粘液，血流の調節<br>血管拡張<br>気管支収縮<br>炎症細胞活性化<br>発熱<br>粘膜産生<br>おそらく勃起機能 |
| $PGF_{2\alpha}$ | $PGF_{2\alpha}$ 還元酵素 | 血管平滑筋<br>子宮平滑筋 | FP $G_q$ | 血管緊張<br>生殖生理機能（流産）<br>気管支収縮 |

プロスタノイド受容体は，すべてGタンパク質共役型受容体（GPCR）である．PG：プロスタグランジン，DP：$PGD_2$ 受容体，EP：$PGE_2$ 受容体，FP：$PGF_{2\alpha}$ 受容体．

血栓症の発生率が他の住民よりも低い．これら北極圏に住む人々の食事はより魚油に富んでいるため，結果として海洋性油脂（EPA および DHA を含む）を相対的に多く含んでいる．アラキドン酸が $TxA_2$ と $PGI_2$ に変換するのと類似して，EPA は $TxA_3$ と $PGI_3$ に変換する．重要なことは，$TxA_3$ の血管収縮性と血小板凝集の効果は相対的に弱いということである．結果として，トロンボキサン-プロスタサイクリンのバランスは，血管拡張，血小板凝集抑制，そして抗血栓性の方向に傾く．これは，北極圏住民の心臓病発生率が低いという知見を説明できる理由の1つであり，食事での魚消費量が増加している合理的理由の1つである．最近では，強力な抗炎症性および消炎症性作用を有する新しい海洋性油脂誘導メディエーターも発見されている（後述の「リポキシン，レゾルビン，プロテクチン，マレシン」の項を参照）．

## リポキシゲナーゼ経路

アラキドン酸のおもな代謝は，シクロオキシゲナーゼ経路以外ではリポキシゲナーゼ経路があり，その経路ではロイコトリエンとリポキシンが産生される．リポキシゲナーゼは，アラキドン酸への酸素分子（$O_2$）の挿入反応を触媒する酵素であり，非ヘム鉄を利用して特定のヒドロキシペルオキシドを産生する．ヒトで見つかっているおもなリポキシゲナーゼアイソフォームは，**5-リポキシゲナーゼ 5-lipoxygenase（5-LOX）**，**12-リポキシゲナーゼ 12-lipoxygenase（12-LOX）**，**15-リポキシゲナーゼ 15-lipoxygenase（15-LOX）**の3種類である（表42-4）．そのリポキシゲナーゼの名称は，アラキドン酸への酸素分子の挿入位置によって決まる．リポキシゲナーゼ反応の直接の生成物は，**ヒドロペルオキシイコサテトラエン酸 hydroperoxyeicosatetraenoic acid（HPETE）**である．HPETE は，**グルタチオンペルオキシダーゼ glutathione peroxidase（GSP）**依存性酵素によって対応する**ヒドロキシイコサテトラエン酸 hydroxyicosatetraenoic acid（HETE）**に還元される．**ロイコトリエン $A_4$ leukotriene $A_4$（$LTA_4$）**はすべての生理活性を有するロイコトリエンの前駆物質であるが，5-LOX から産生する 5-HPETE は，その $LTA_4$ の直接の前駆物質である（図42-4）．リポキシゲナーゼは，15-HETE および $LTA_4$ がリポキシンに変換する代謝経路にも関与している（図42-5）．

5-LOX の活性化には，核膜へのトランスロケーションが必要である．**5-リポキシゲナーゼ活性化タンパク質 5-lipoxygenase-activating protein（FLAP）**は，5-LOX が核膜へと移動するのを助け，活性型の酵素複合体を形成し，ホスホリパーゼ $A_2$ からアラキドン酸を基質として受け取る．

## ロイコトリエン

ロイコトリエンの生合成は，5-LOX が介在する 5-HPETE から $LTA_4$ への変換より始まる．したがって，**5-LOX はロイコトリエン生合成の最初の2段階を触媒することになる**（図42-4）．その2段階反応の間で，5-HPETE が 5-LOX の酵素活性部位からいったん離れるのか，それとも同じ 5-LOX 酵素に結合したままでいるのか，その機序については不明である．

**表42-4 リポキシゲナーゼの組織分布とリポキシゲナーゼ作用による生成物**

| リポキシゲナーゼ | 組織分布 | 生成物 | 経路 | 備考 |
|---|---|---|---|---|
| 5-LOX | 好中球<br>マクロファージ<br>肥満細胞<br>好酸球 | 5-HPETE/5-HETE<br>$LTA_4$<br>エポキシテトラエン | ロイコトリエン／リポキシン<br>リポキシン<br>リポキシン／アスピリン誘発リポキシン | FLAP 活性が必要 |
| 12-LOX<br>血小板タイプ<br><br>上皮タイプ<br>白血球タイプ | <br>血小板<br>巨核球（腫瘍）<br>皮膚<br>マクロファージ<br>消化管系<br>脳 | <br>12-HPETE/12-HETE<br>エポキシテトラエン | <br>リポキシン | |
| 15-LOX | マクロファージ<br>単球<br>気道内皮 | 15-HPETE/15-HETE<br>エポキシテトラエン | リポキシン<br>リポキシン | |

LOX：リポキシゲナーゼ，HPETE：ヒドロペルオキシイコサテトラエン酸，HETE：ヒドロキシイコサテトラエン酸，FLAP：5-リポキシゲナーゼ活性化タンパク質，$LTA_4$：ロイコトリエン $A_4$.

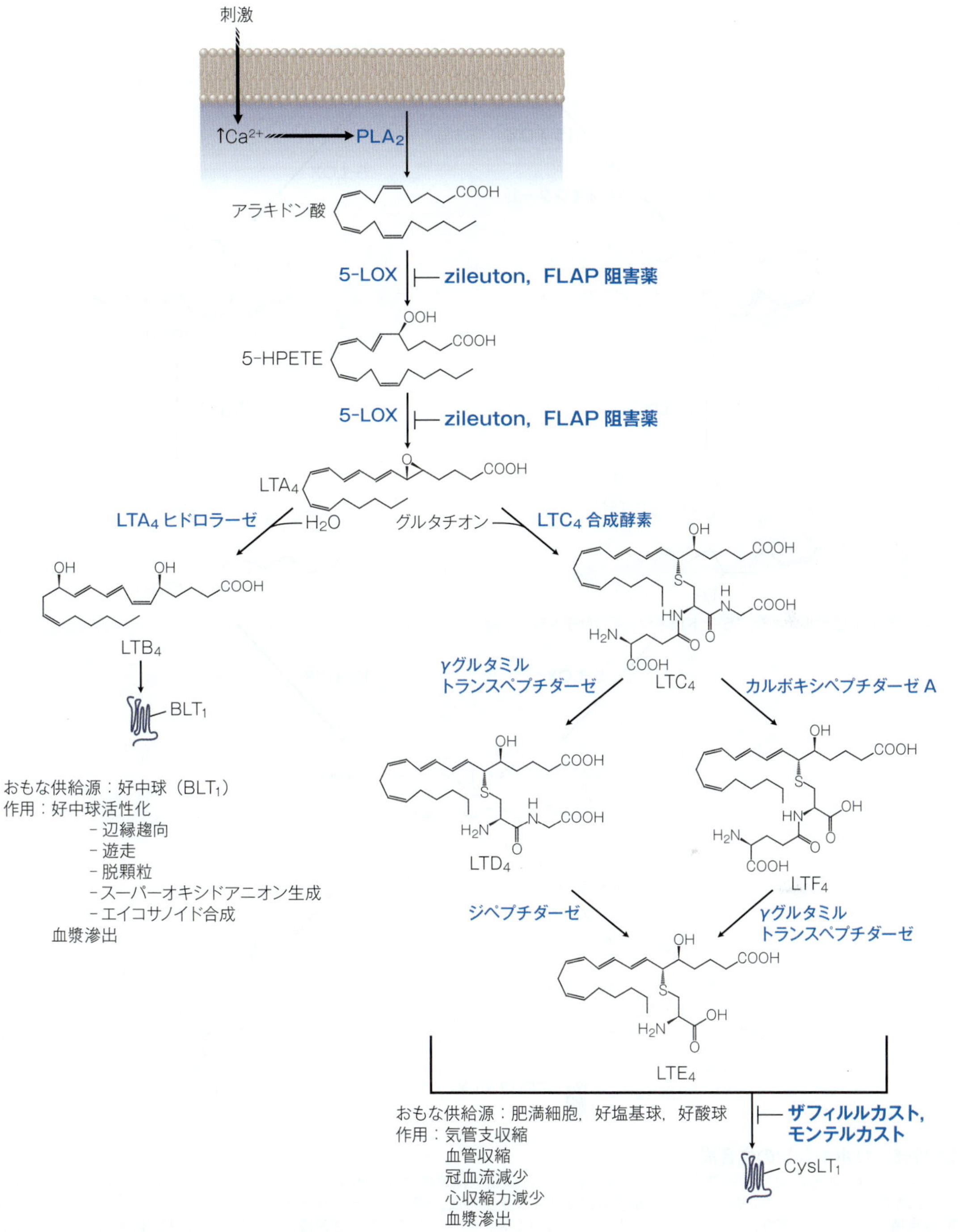


**図 42-4 ロイコトリエンの生合成，機能，そして薬理学的阻害作用**
アラキドン酸からロイコトリエンへの生合成経路を示す．zileuton と 5-リポキシゲナーゼ活性化タンパク質（FLAP）の阻害薬は，アラキドン酸から 5-ヒドロペルオキシイコサテトラエン酸（5-HPETE）とロイコトリエン $A_4$（$LTA_4$）への変換を阻害する．zileuton は，喘息の長期管理薬として用いられている．ザフィルルカストとモンテルカストは，すべてのシステイニルロイコトリエン類（おもに $LTC_4$ と $LTD_4$）の受容体である $CysLT_1$ のアンタゴニストで，喘息の長期管理薬として用いられている．システイニルロイコトリエンは，$CysLT_2$（**図示せず**）とも相互作用する．$BLT_1$ と $BLT_2$ は $LTB_4$ 関連 G タンパク質共役型受容体（GPCR）であり，$BLT_1$ はおもに $LTB_4$ 受容体で，$BLT_2$ はシクロオキシゲナーゼ産物である 12-ヒドロキシ-5,8,10-ヘプタデカトリエン酸（12-HHT）の GPCR である（**図示せず**，詳細は本文参照）．5-LOX：5-リポキシゲナーゼ．

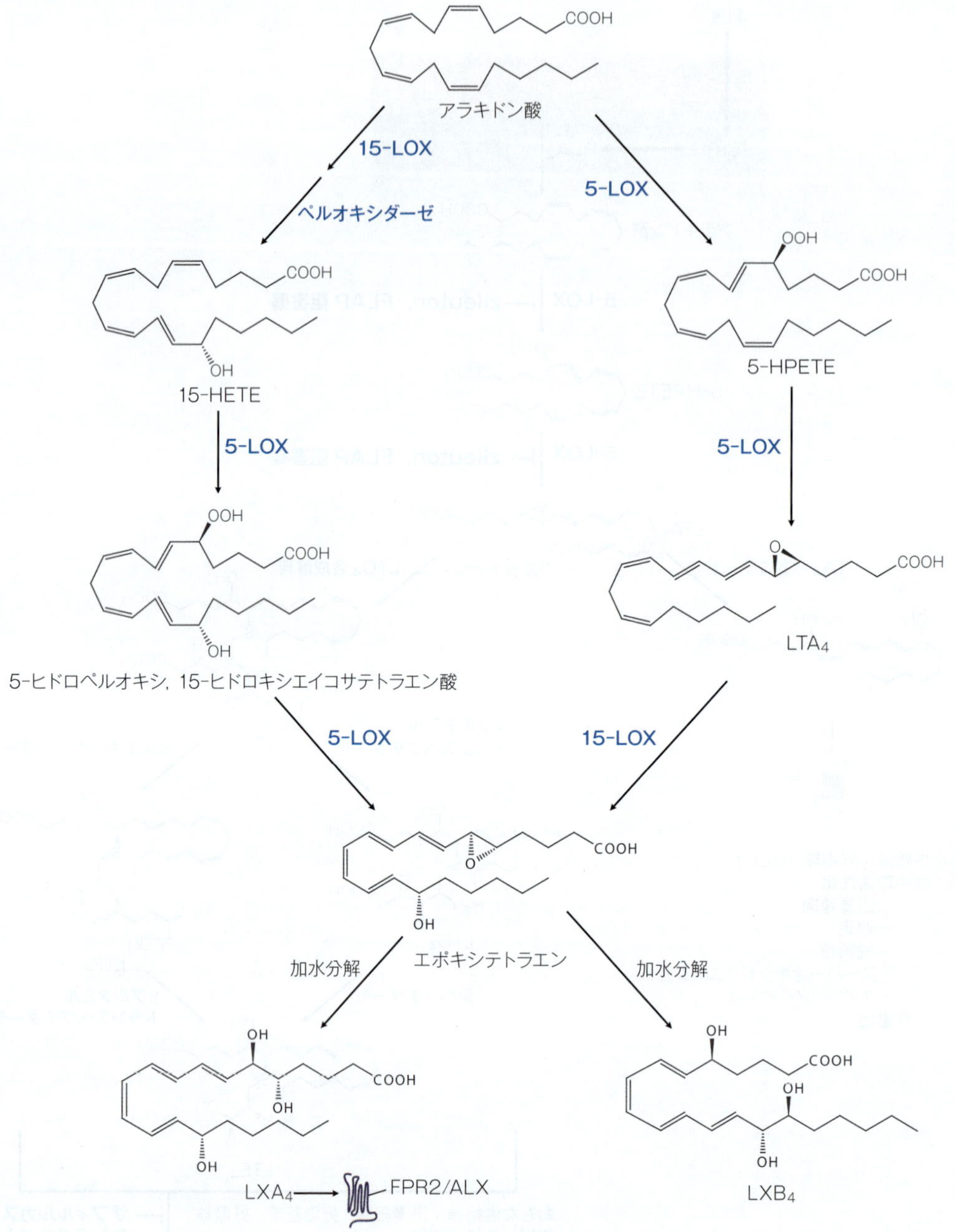


**図 42-5　リポキシンの生合成**

リポキシンは，おもに２つの経路を経て生合成される．各経路では連続的なリポキシゲナーゼの反応が必要であり，その後加水分解反応が続く．リポキシンになる直前の前駆物質はエポキシテトラエンであり，その加水分解によってリポキシンが合成される．**左側の経路**：アラキドン酸が，15-リポキシゲナーゼ（15-LOX）とペルオキシダーゼの連続反応によって 15-ヒドロキシエイコサテトラエン酸（15-HETE）に変換される．15-HETE は，5-LOX によって化学中間体である 5-ヒドロペルオキシ，15-ヒドロキシエイコサテトラエン酸に変換され，これに 5-LOX が作用してエポキシテトラエンが合成される．**右側の経路**：アラキドン酸は，5-LOX によってヒドロペルオキシエイコサテトラエン酸（5-HPETE）に変換され，さらに 5-LOX の活性によって $LTA_4$ に変換される．$LTA_4$ は，15-LOX によってエポキシテトラエンに変換される．**共通の経路**：エポキシテトラエンは，活性リポキシンの $LXA_4$ と $LXB_4$ に加水分解される．そのリポキシンは抗炎症性と消炎症性の両役割を担い，ロイコトリエン作用の逆制御因子として，多くのサイトカインや成長因子を制御する．$LXA_4$ は，G タンパク質共役型受容体（GPCR）の FPR2/ALX に対する高選択的アゴニストである．血小板の 12-LOX は，細胞間反応において好中球由来の $LTA_4$ から $LXA_4$ の形成を触媒もするが，その詳細なメカニズムについてはまだ解明されていない（**不記載**，図 42-7 も参照）．

$LTA_4$ は，次に $LTB_4$ または $LTC_4$ に変換される．$LTA_4$ ヒドロラーゼは好中球および赤血球のなかで $LTA_4$ を $LTB_4$ に変換する．$LTA_4$ から $LTC_4$ への変換は，肥満細胞，好塩基球，好酸球，マクロファージにおいて，γグルタミルシステイニルグリシントリペプチド（グルタチオン）が加わることにより起きる．**システイニルロイコトリエン cysteinyl leukotriene** である $LTC_4$，$LTD_4$，$LTE_4$，$LTF_4$ は，γグルタミルシステイニルグリシントリペプチドのアミノ酸部分の除去によって相互変換する（図 42-4）．

$LTB_4$ は，$BLT_1$ および $BLT_2$ という 2 つの GPCR を介して作用を発現する．$BLT_1$ は，生体防御と炎症に関与している組織（白血球，胸腺，脾臓）に主として発現しているが，$LTB_4$ の $BLT_1$ への結合は，好中球の走化性と集合，そして上皮と内皮を通過する遊出といった炎症促進性の余波を引き起こす．$LTB_4$ は，リソソーム機能をアップレギュレーションして**活性酸素種 reactive oxygen species（ROS）**を発生させ，サイトカインの産生を亢進して**ナチュラルキラー細胞 natural killer（NK）cell** の作用を増強する．最近，$BLT_2$ はシクロオキシゲナーゼ生成物の **12-ヒドロキシ-5,8,10-ヘプタデカトリエン酸 12-hydroxy-5,8,10-heptadecatrienoic acid（12-HHT）**に結合して白血球細胞の走化性を惹起することが見出された．

システイニルロイコトリエン（$LTC_4$ と $LTD_4$）は $CysLT_1$ 受容体に結合して血管収縮，気管支けいれん，血管透過性の亢進をもたらす．システイニルロイコトリエンは刺激に対する反応亢進性と，喘息，アレルギー，過敏性過程で起きる気道ならびに血管平滑筋の収縮の原因となっている．ロイコトリエンの両代謝経路（すなわち $LTB_4$ 産生系と $LTC_4/LTD_4$ 産生系）は乾癬，関節炎，そして様々な炎症反応においてともに重要な役割を担っている．それらはまた血管疾患の重要なメディエーターでもあり，粥状硬化症，肥満，喘息においても重要である．

## リポキシン，レゾルビン，プロテクチン，マレシン

**リポキシン** lipoxin（lipoxygenase interaction product）は，4 つの二重結合を有するアラキドン酸誘導体である．**主要なリポキシンはリポキシン $A_4$ lipoxin $A_4$（$LXA_4$）と $LXB_4$（図 42-5）の 2 つであり，ロイコトリエンとサイトカインの作用を調節し，炎症の消散にとって重要である．**

炎症部位では，リポキシンとロイコトリエンの存在量は典型的な逆相関の関係にある．この知見から，リポキシンはロイコトリエン作用の逆制御シグナルまたはネガティブ制御因子として作用していることが示唆される．$LTX_4$ 受容体は好中球や肺，脾臓，血管に発現している．リポキシンの作用は，好中球の走化性，接着，血管内皮を通過する遊走の阻止（P セレクチンの発現量減少による），好酸球動員の制限，血管拡張の刺激（$PGI_2$ と $PGE_2$ の合成誘導による），$LTC_4$ および $LTD_4$ 刺激による血管収縮，$LTB_4$ 炎症効果の阻害，そして NK 細胞機能の阻害である．リポキシンはマクロファージによるアポトーシス好中球の取込みと除去を刺激し，それによって炎症応答の消散をもたらす．**リポキシンの合成は炎症の消散に重要であると見られるため，おそらくリポキシン-ロイコトリエンホメオスタシスの不均衡は炎症性疾患の発病において重要な因子となっている．**例えば Case の G 婦人の慢性関節炎は，患部関節のロイコトリエンとリポキシンの相対量の不均衡が関与している可能性がある．

マウス疾患モデルを用いた研究において定型的な炎症性滲出液の成分がメタボロミクスの手法により分析されてきた．これらの研究によって炎症の程度と期間の両方を制御する $\omega$-3 脂肪酸由来の内因性メディエーターファミリーが初めて同定された（図 42-6）．レゾルビン，プロテクチン，マレシンはリポキシンとともに新しい化学メディエーターファミリーを構成し，それらは**特殊消炎症メディエーター specialized pro-resolving mediator（SPM）**の化学属を形成している．レゾルビン，プロテクチン，マレシンは必須 $\omega$-3 脂肪酸を前駆物質として，特に EPA と DHA から生合成される．

この内因性の炎症-消炎回路をマッピングすることによって，広範にわたる多くの炎症性疾患の分子基盤を探求するための新しい手段が得られる．レゾルビン，プロテクチン，マレシンは，それぞれヒト細胞や動物疾患モデルにおいて複数の強力で立体選択的な作用を有する．一般的にこれらの特殊な局所メディエーターは，好中球の炎症部位への動員を制限し，マクロファージを刺激して炎症部位でのアポトーシス細胞の取込みと除去を促進する．レゾルビンとプロテクチンは炎症部位だけでなく骨髄や脳においても合成されるが，そこにおいても強力な局所メディエーターとして働いていると考えられる．**重要なことは，炎症と消炎のプロセスで生合成される機能性 SPM を同定することで消炎は能動的な過程であることが示されるが，**それは *in vivo* における急性炎症の収束は受動的現象であるという考え方からのパラダイムシフトである．最近の知見によれば，消炎機序の欠陥または欠損がいくつかの慢性炎症疾患の根底にあることが示唆されている．将

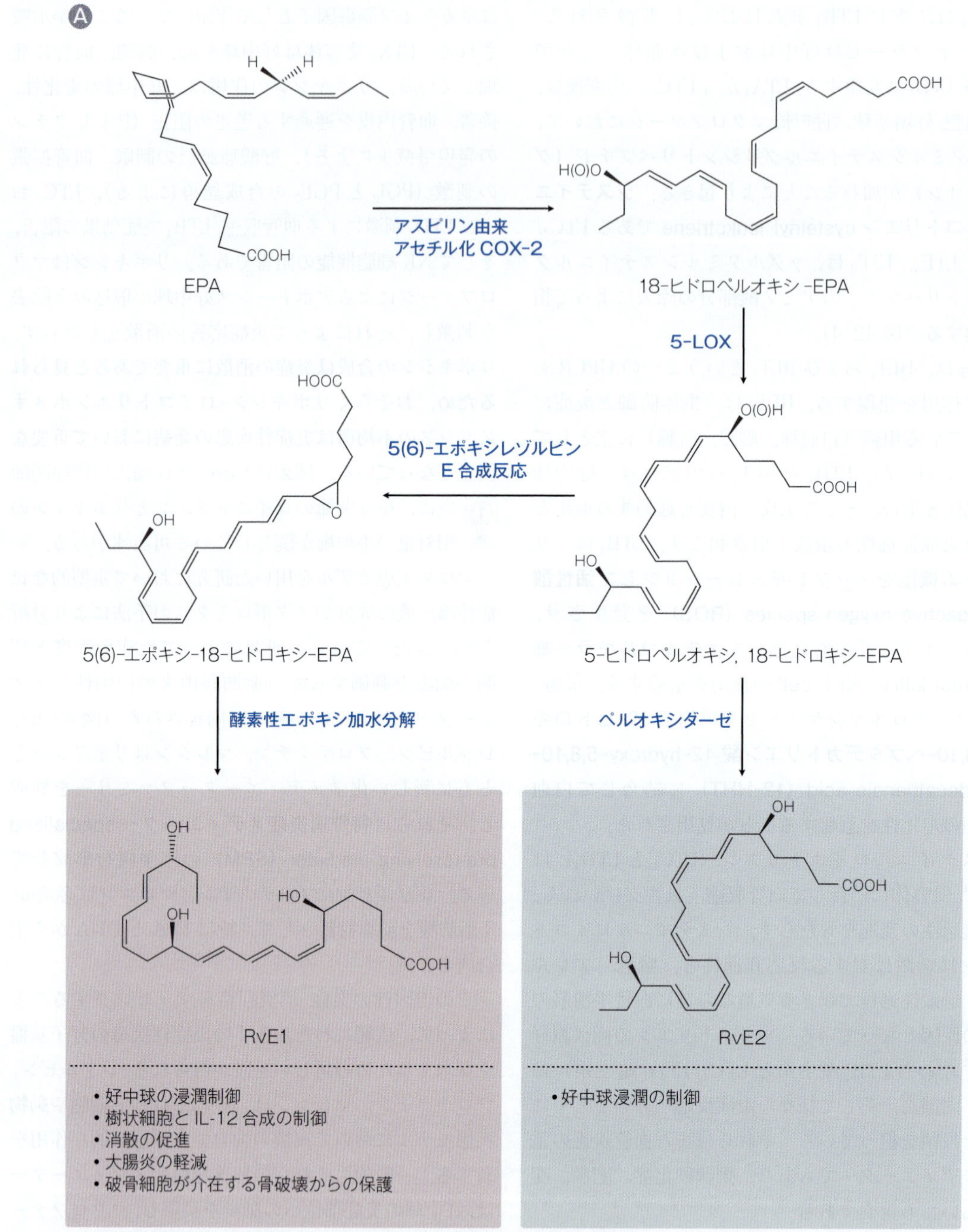


**図 42-6　レゾルビン，プロテクチン，マレシン：新規 ω-3 脂肪酸由来メディエーターファミリーの生合成と作用**
**A.** エイコサペンタエン酸（EPA）は，E-シリーズレゾルビンの前駆物質である．**B, C.** ドコサヘキサエン酸（DHA）は D-シリーズレゾルビン，プロテクチン，マレシンの前駆物質である．いくつかのメディエーター［レゾルビン E1 resolvin E1（RvE1），RvE2，プロテクチン D1 protectin D1（PD1），マレシン 1 maresin 1（MaR1）］については，主たる内因性の抗炎症性および消炎性機能を収載した．さらに，RvD1 は，好中球浸潤を制御し，RvD2 は微生物の貪食作用と除去を亢進する．COX-2：シクロオキシゲナーゼ-2，5-LOX：5-リポキシゲナーゼ，IL：インターロイキン，TNF：腫瘍壊死因子．（**続く**）

来，鍵となる内在性の炎症-消炎メカニズムを刺激する新しい治療薬によって，炎症をコントロールする手段が完成するかもしれない．

## エポキシゲナーゼ経路

ミクロソームのシトクロム P450 エポキシゲナーゼはアラキドン酸を酸化し，**エポキシエイコサテトラエン酸 epoxyeicosatetraenoic acid（EET）**とヒドロキシ酸誘導体に変換する（図 42-1）．エポキシゲナーゼ

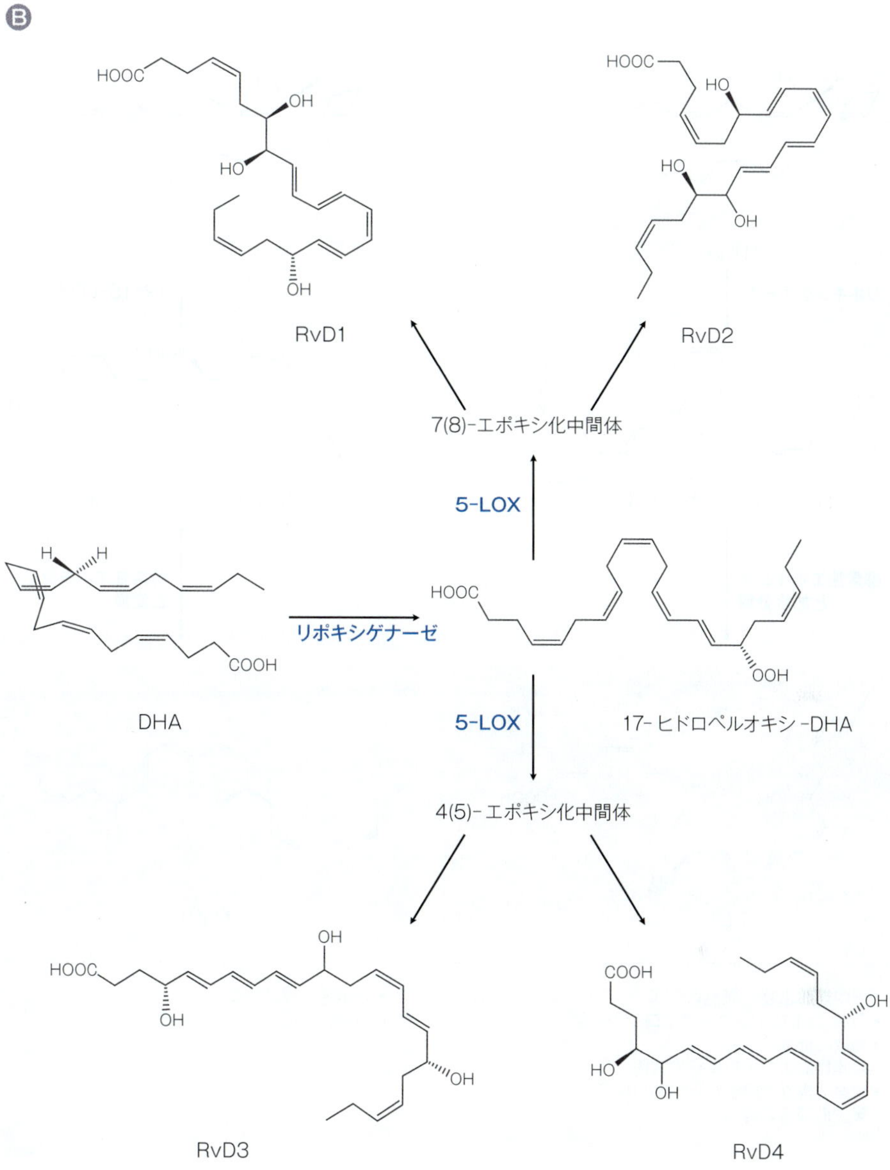


**図 42-6 （続き）**

経路は，腎臓のある細胞のようにシクロオキシゲナーゼまたはリポキシゲナーゼを発現しない組織において重要である．アラキドン酸のエポキシ化では，どの位置の二重結合が修飾されるかによって4種類の異なるEETが産生される．加水分解によって生じるEETのジヒドロキシ誘導体は，おそらく血管平滑筋細胞内の $Na^+/K^+$ ATPアーゼ（$Na^+/K^+$ ポンプ）の阻害によって血管緊張を制御しており，また，イオンの吸収と排泄の制御によって腎機能に影響を及ぼしている．将来の研究によって，ヒトの生理機能におけるEETの役割がより明確に解明されるであろう．

## イソプロスタン

リン脂質にエステル化されたアラキドン酸は，フリーラジカルが介在する過酸化反応を受けやすく，この修飾を受けた脂質がホスホリパーゼ $A_2$ によってリン脂質から遊離するとイソプロスタンが増加する（図42-1）．酸化ストレスを受けている間，イソプロスタンは，シクロオキシゲナーゼ産物の場合と比較してはるかに高いレベルで血液中に見出される．特に，8-epi-$PGF_{2\alpha}$ と 8-epi-$PGE_2$ の2つのイソプロスタンは強力な血管収縮因子である．イソプロスタンは，核内因子 $\kappa$B nuclear factor $\kappa$B（NF$\kappa$B），ホスホリパーゼ C$\gamma$，プロテインキナーゼ C，カルシウム流を活性化する．**イソプロスタンの生成速度は細胞の酸化条件**

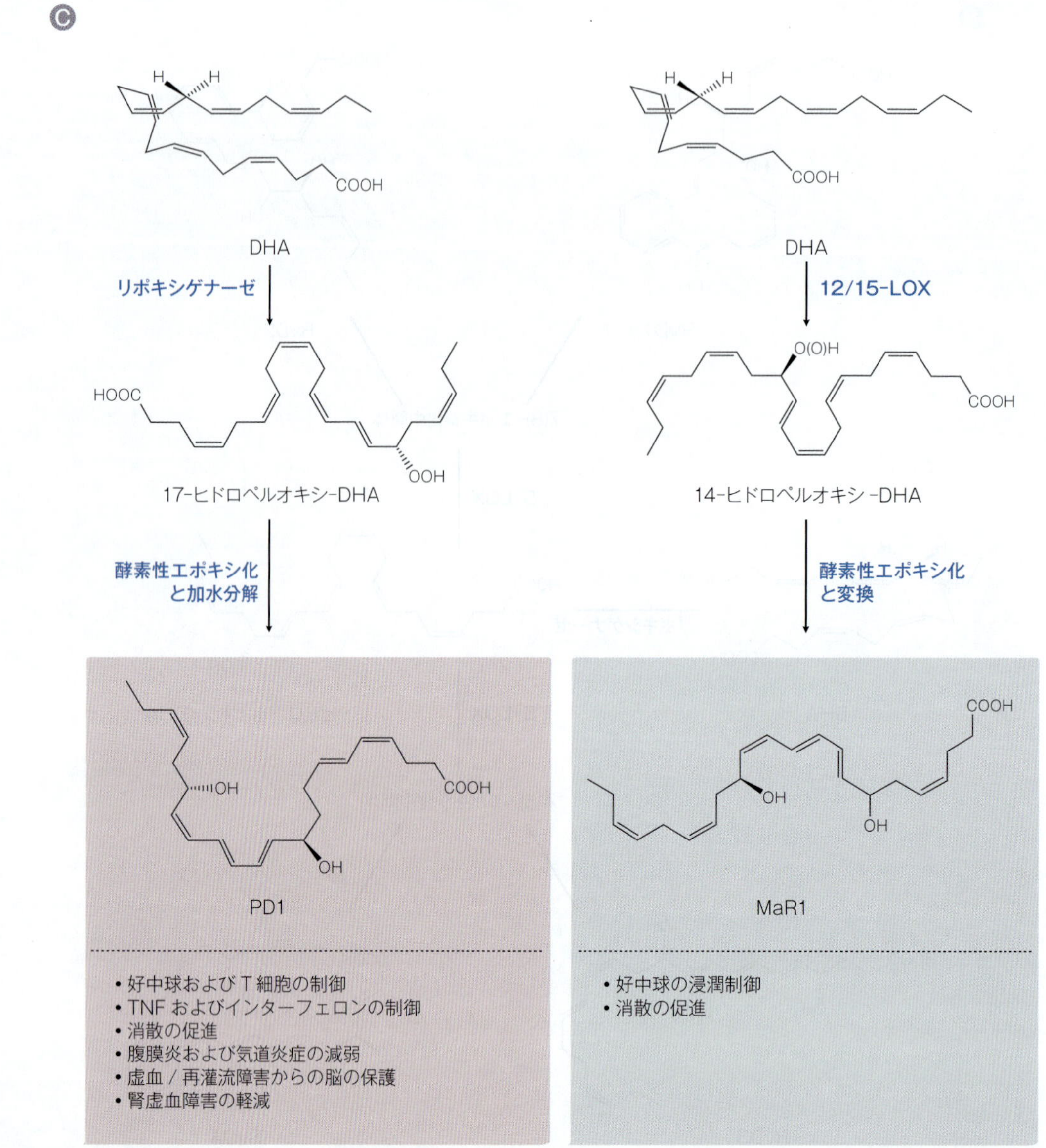


**図 42-6　（続き）**

**に依存するため，おそらくイソプロスタンのレベルは様々な病的条件における酸化ストレスの指標になる．**尿中のイソプロスタンレベルは虚血性症候群，再灌流障害，粥状硬化症，肝疾患などの酸化ストレスのバイオマーカーとして利用されている．

## 局所エイコサノイドの代謝不活性化

プロスタグランジン，ロイコトリエン，トロンボキサン，リポキシンはヒドロキシル化，β酸化（2 つの炭素原子の消失），またはω酸化（ジカルボン酸誘導体化）によって不活性化される．これらの分解過程によって，分子はより水溶性が高く尿中に排泄されやすいものに変換される．

## 炎症の統合的構図

先に記したように，エイコサノイドは多くの複雑な反応によって局所的に産生される．各メディエーターを覚えるのではなく，むしろこれらの生合成経路のスキームを理解する必要がある．この項では，表 42-5 とともに，炎症と生体防御に関連するエイコサノイドの生理学的機能の全体像を簡潔に示す．

急性の炎症は，心的外傷，虚血，感染病原体，抗体反応などの様々な刺激に応答して複雑なネットワークをなす分子-細胞間の相互作用が生じ，その結果とし

**表 42-5 炎症の段階におけるエイコサノイドの役割**

| 作 用 | エイコサノイド |
|---|---|
| 血管収縮 | $PGF_{2\alpha}$, $TxA_2$, $LTC_4$, $LTD_4$, $LTE_4$ |
| 血管拡張（紅斑） | $PGI_2$, $PGE_1$, $PGE_2$, $PGD_2$, $LXA_4$, $LXB_4$, $LTB_4$ |
| 浮腫（腫脹） | $PGE_2$, $LTB_4$, $LTC_4$, $LTD_4$, $LTE_4$ |
| 走化作用，白血球接着 | $LTB_4$, HETE, $LXA_4$, $LXB_4$ |
| 血管透過性の増加 | $LTC_4$, $LTD_4$, $LTE_4$ |
| 痛み，痛覚過敏 | $PGE_2$, $PGI_2$, $LTB_4$ |
| 局部熱，全身性発熱 | $PGE_2$, $PGI_2$, $LXA_4$ |

PG：プロスタグランジン，Tx：トロンボキサン，LT：ロイコトリエン，LX：リポキシン，HETE：ヒドロキシエイコサテトラエン酸．

て誘発される．急性の表在性炎症では局所刺激，浮腫，紅斑，温感が生じるが，内臓器官での炎症でも似たような徴候や症状が生じ（ある特定のケースでは，臓器被膜の膨張をきたす），結果として重度の臓器機能障害に至る．

**ロイコトリエンとリポキシンは，トロンボキサン，プロスタグランジン，プロスタサイクリンと同様に，炎症応答の発生，維持，介在にとって欠くことができない．**特定領域にある細胞が異物に曝されるかダメージを受けた時に炎症カスケードが惹起する．その侵襲が局所サイトカインカスケードを刺激し（インターロイキンまたはTNFを含む），それによってCOX-2のmRNAとエンザイムの濃度が上昇する．そしてCOX-2は，炎症促進性および血管作動性エイコサノイドの合成を亢進する．

$PGE_2$，$LTB_4$，システイニルロイコトリエンは局所的に濃度が高まることで，血流と血管透過性の増加によって炎症細胞の集簇と浸潤を促進する．$LTB_4$と5-HETEも好中球を誘引し活性化するために重要である．炎症部位で活性化された好中球によって生合成され放出される$LTB_4$は，好中球とリンパ球が内皮表面に接着して間質スペースに遊出するように，それらを追加的に動員して活性化する．血管透過性が増加すると，体液の漏出や細胞の浸潤をきたし，浮腫の原因となる．

多数の炎症細胞が集合すると，エイコサノイドを産生するために**細胞間生合成ルート transcellular biosynthetic route**が活用される（図 42-7）．**細胞間生合成では，エイコサノイド中間体がある細胞種から別の細胞種へと供与され，結果として極めて多様な局所ケミカルメディエーターを産生する．**これは，炎症や免疫応答における細胞接着や細胞間相互作用の重要性を証明している．

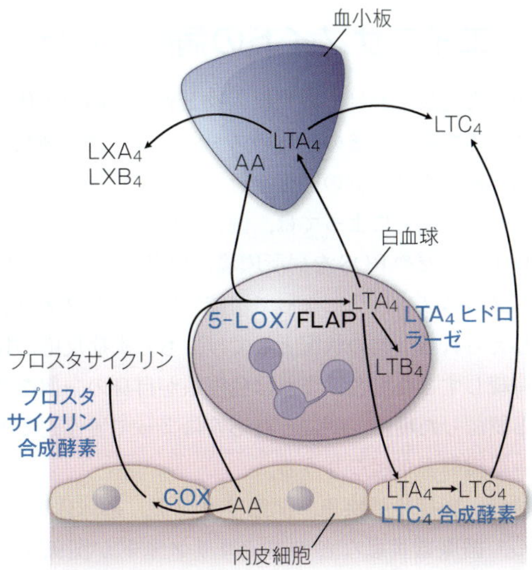


**図 42-7 細胞間生合成の例**

細胞間生合成は，リポキシンやシステイニルロイコトリエンを局所的に発生させるために利用される．ここに示した例では，白血球（好中球）が血小板からアラキドン酸 arachidonic acid（**AA**）を受け取り，ロイコトリエン $A_4$（**$LTA_4$**）と**$LTB_4$**を合成するために使用する．$LTA_4$は，白血球から血小板と内皮細胞に移動し，そこで**$LTC_4$**に変換されて分泌される．血小板は$LTA_4$からリポキシン［リポキシン $A_4$ lipoxin $A_4$（**$LXA_4$**），**$LXB_4$**］も合成し，内皮細胞は内在性AAを使用してプロスタサイクリンを合成する．各種類の細胞内で合成されるエイコサノイドは，その細胞種が有する酵素の種類によって決まることに注意すること．例えば好中球は，5-リポキシゲナーゼ（5-LOX）と$LTA_4$ヒドロラーゼを発現するため主として$LTA_4$と$LTB_4$を合成するが，内皮細胞はシクロオキシゲナーゼ-1（COX-1），COX-2，プロスタサイクリン合成酵素，$LTC_4$合成酵素を発現しているため，プロスタサイクリンと$LTC_4$を生合成する．FLAP：5-リポキシゲナーゼ活性化タンパク質．

フィードバックメカニズムは，炎症応答が抑制なく進行しないことを保証するために設計されている．リポキシンは炎症の収束を助け，組織，臓器，生命体のホメオスタシスへの回復を促進する．COX-2由来のエイコサノイドもまた，創傷治癒や消炎において機能しているだろう．したがって組織化された免疫応答の発現には，各炎症反応の時間的順序が重要である．$LTB_4$とシステイニルロイコトリエンはT細胞（Tリンパ球）の増殖を制御している一方で，$PGE_2$は，B細胞（Bリンパ球），T細胞，NK細胞の機能を阻害する．$PGE_2$と$PGI_2$は強力な痛みの感作物質であり，リポキシンは侵害受容性を減少させる．これらの因子は，急性炎症から慢性炎症への移行を協調的に仲介および制御している（図 42-2，図 42-4，図 42-6）．

## エイコサノイドの病態生理学

炎症と免疫応答は，外来侵入物と戦うための生体メカニズムである．その全体のスキームは，誘発刺激の除去と組織ダメージの回復を行うように設計されている．しかし場合によっては，例えば好中球が偶発的にプロテアーゼやROSを局所環境に放出する時などは，応答メカニズム自身によって組織に局所的なダメージが与えられる．他の状況としては，もし炎症反応が長く持続しすぎた場合，または免疫系が自身の一部を異物と誤認した場合，間違った応答によって慢性的で著しい組織傷害が起こりうる．

喘息，炎症性腸疾患，関節リウマチ，糸球体腎炎，がん，循環器疾患などのエイコサノイドが関係する炎症性疾患を選んで，その概要を次項以下にまとめた．ここでは論じていないが，他にエイコサノイド関連の炎症を基盤としている可能性がある疾患としては，特定の皮膚疾患，再灌流障害，アルツハイマー病 Alzheimer disease，成人呼吸窮迫症候群がある．

### 喘　息

喘息は気道の炎症疾患であり，典型的な症状として断続的な呼吸困難，咳，息切れを示す．その症状は慢性的な気道の炎症，過敏性，収縮，閉塞によって起こる．喘息では，肺に入った抗原が刺激となってサイトカインカスケードが亢進し，プロスタグランジン（$PGD_2$ など）とロイコトリエンの両方が産生される．$LTB_4$ の生成は炎症細胞を誘引し，細胞の集合を促進する．$LTB_4$ は，特にBリンパ球に作用して細胞の活性化，増殖，分化を引き起こす．また $LTB_4$ は，肥満細胞と好塩基球に作用して，抗原刺激されたBリンパ球が放出する免疫グロブリンE immunoglobulin E（IgE）抗体を結合する FcεRII受容体（IgE抗体定常鎖の受容体）の発現も促進する．$LTC_4$ と $LTD_4$ は，非常に強力な気管支収縮作用を示す化合物で［本来は**アナフィラキシーの遅延反応性物質 slow-reacting substance of anaphylaxis (SRS-A)** として知られる］，ヒスタミンと比べて1000倍以上も強力である．これらのシステイニルロイコトリエンも気道上皮に作用して粘液分泌を引き起こすが，一方で気道上皮の繊毛運動の阻害によって粘液排除機能は損なわれている．粘液分泌は，好中球と好酸球によって悪化すると，滲出液の一部となって気道を詰まらせる．$LTD_4$ と $LTE_4$ もまた好酸球を喘息性の気道に動員するが，その好酸球はTリンパ球からのシグナルを統合し，活性化されると，気道上皮にダメージを与えて局所的に気道炎症を亢進する因子を分泌する．

5-LOX または $CysLT_1$ 遺伝子をノックアウトした喘息モデルマウスでは，気道の過敏性と白血球の浸潤の減少が観察された．これらの結果は，ロイコトリエンが喘息の病態発生において重要な役割を担っていることを強く示している．喘息治療におけるロイコトリエン阻害薬の役割については後の章で議論しており，補足情報については第47章，炎症にかかわる統合薬理学：喘息を参照すること．

### 炎症性腸疾患

クローン病 Crohn disease と潰瘍性大腸炎は原因不明の炎症性消化管系疾患であり，慢性的で再発性があり，潰瘍を伴う．両疾患は病理学的に異なるものとして区別されるが，ともに患部粘膜で $LTB_4$ の産生が亢進し，実質への異常な白血球浸潤が起きている．慢性炎症と白血球の浸潤は粘膜傷害の進行につながり，明らかに組織学的に変化する．クローン病では局所的なダメージ，裂溝状潰瘍，肉芽腫が特徴とされ，潰瘍性大腸炎では粘膜炎症と結腸拡張が観察される．両疾患はともに患部領域における大腸腺がんのリスクが高まる．$LXA_4$ の安定アナログは，クローン病と大腸炎のマウスモデルで治療効果が認められるので，将来，潰瘍性大腸炎の新しい薬物療法につながる期待が高い．

### 関節リウマチ

関節リウマチは慢性，全身性，自己免疫性，炎症疾患で，おもに関節が冒されるが，皮膚，循環器系，肺，筋肉も障害を受ける．関節リウマチは北米人の1.5%が発症しており，女性は男性と比べて3倍多く罹患している．正常関節タンパク質を標的とする自己免疫によって炎症が起き，その結果としてサイトカイン，TNF，成長因子，インターロイキンが局所的に分泌され，そのすべての因子がCOX-2発現を誘発する．**そして患部関節の滑液中のCOX-2酵素と $PGE_2$ の発現レベルは著しく上昇する**．$PGE_2$ は疼痛経路を刺激し，(1) 他のCOX-2由来のエイコサノイドと5-LOX由来のロイコトリエンは周囲の内皮を活性化して炎症細胞を動員する．マクロファージはコラゲナーゼとプロテアーゼを分泌し，一方ではリンパ球は活性化によって免疫複合体を誘導するが，これらのプロセスはともに関節組織にさらなるダメージを与え，慢性炎症を加速する物質を与える．通常の所見は滑膜炎，白血球増加，リウマトイド結節，リウマトイド因子の存在（IgGに対する血中抗体）である．

Case のG婦人は，およそ50歳の米国人女性であることから関節リウマチの高リスクグループに属する．彼女の関節は自己免疫によって破壊され，結果として高い赤血球沈降速度 erythrocyte sedimentation rate (ESR)（慢性炎症状態に一致する），滑液の白血球増加，そして進行性の関節可動性および関節機能の障害という所見を示した．関節リウマチに関する補足情報については，第 45 章，免疫抑制の薬理学を参照すること．

## 糸球体腎炎

糸球体腎炎とは，腎の血行動態と糸球体濾過機能の悪化を経て，最終的に腎不全に至る炎症性腎疾患群の総称である．局所的な補体活性化によって好中球とマクロファージの浸潤が促進される．糸球体の浸潤は疾患に特徴的な早期の病理学的所見であり，関連して $LTB_4$ は異常なレベルを示すが，その $LTB_4$ は腎臓の糸球体間質に存在する $LTA_4$ ヒドロラーゼによって生合成され，好中球の糸球体間質および上皮への接着を促進する．$LTA_4$ は，$LTC_4$ および $LTD_4$ の生合成に用いられる基質でもある．すべてのシステイニルロイコトリエン（$LTC_4$，$LTD_4$，$LTE_4$，$LTF_4$）は，内皮と糸球体間質の増殖を促進する．また，システイニルロイコトリエンは糸球体機能に直接的に害を及ぼすが，特に $LTC_4$ と $LTD_4$ は，細動脈の血管収縮と糸球体間質の収縮によって腎血流と糸球体濾過量 glomerular filtration rate（GFR）を減少させる．阻害薬を用いた研究によって糸球体腎炎におけるロイコトリエンの役割が確認されており，リポキシゲナーゼ阻害薬は糸球体腎炎の早期に投与した場合，糸球体の炎症と構造的ダメージの徴候を阻止し，またリポキシゲナーゼ阻害薬および $LTD_4$ 受容体アンタゴニストはともに GFR を増加してタンパク尿を減少する．

興味深いことに，腎臓の糸球体間質には $LTA_4$ ヒドロラーゼと 12-LOX の両方が発現しており，白血球由来の $LTA_4$ から $LTB_4$ または $LXA_4$ のいずれかを生合成できる能力が備わっている．$LTA_4$ は低濃度ではおもに $LTB_4$ の合成に利用されるが，その濃度条件は炎症開始時もしくは慢性炎症時の低いレベルに相当する．反対に，長期にわたる炎症時のように $LTA_4$ 濃度が相対的に高い時は，$LTA_4$ のほとんどは $LXA_4$ に変換され，免疫応答に対して自己抑制的で対抗制御的な影響を与える．糸球体では，GFR へのロイコトリエンの効果と同様に，$LXA_4$ はロイコトリエンの有害な炎症促進性の成り行きに抵抗作用を示す．

## が ん

長期間の疫学的研究によって，慢性的な NSAIDs 治療と大腸がん発症率低下は相関することが示唆されている．ヒトの大腸腺がんおよび大腸がんは大量の COX-2 を発現しているが，胃腺がんや乳がんにおいても同様の結果が見出されている．これらの組織では，COX-2 は腫瘍の成長を促進させる $PGE_2$ や他のエイコサノイドを産生していると考えられている．核周囲への COX-2 酵素の局在性（表 42-1）は，発がんにおけるエイコサノイド産物の細胞内機能の可能性を示唆している．いくつかのエイコサノイド誘導体は転写制御因子の**レチノイン酸受容体 retinoic acid receptor (RXR)** ファミリーのホモログに結合できるが，その因子は，細胞の成長と分化の制御も含む多くの機能に関与している．COX-2 の過剰発現は，RXR 情報伝達系に殺到するエイコサノイドを産生し，過剰な成長刺激を与えるであろう．COX-2 阻害薬は，大腸がんのリスクがある家族性腺腫性ポリポーシス患者の予防的治療薬としての可能性が調べられている（後述する COX-2 阻害薬の解説を参照）．

## 循環器疾患

血小板由来 $TxA_2$ は，急性冠動脈症候群（不安定狭心症，非 ST 上昇型心筋梗塞，ST 上昇型心筋梗塞）やその他循環器疾患における血栓症の重要なメディエーターであるが，COX-2 阻害薬のアスピリンは，これら疾患の予防および治療の効果的な抗血小板薬である（第 22 章，止血と血栓の薬理学を参照）．アテローム性プラーク破綻時の血管内のロイコトリエン産生も，急性冠動脈症候群の病態生理に寄与していると考えられている．最近の研究により 5-LOX，FLAP，$LTA_4$ ヒドロラーゼは，一般的に心筋梗塞と関連し，5-LOX 阻害薬，FLAP アンタゴニスト，$LTA_4$ ヒドロラーゼ阻害薬は，粥状硬化症や心筋梗塞の新しいクラスの治療薬になる可能性が示唆された．

# ▶ 薬理学上の分類

エイコサノイドの生合成および機能を標的とした薬物療法は，特に炎症の制御およびホメオスタシスの回復に役立つ．薬物の優れた組織選択性，分布性，そして動態性によって希望する治療効果を達成するためには，薬物療法は前述した生合成経路のどのステップも標的となりうる．その戦略としては，鍵となる酵素の発現量を変化させる，競合的または非競合的に特定酵素の活性を阻害する（例えば $PGE_2$ 合成酵素），外因性アゴニストにより受容体を活性化する，または外因性アンタゴニストにより受容体活性化を抑止する，などの方法がある．ただしすべての薬物の場合と同様に，治療による利益は考えられる副作用の不利益よりも大きくなくてはならない．

## ホスホリパーゼ阻害薬

ホスホリパーゼ $A_2$ 阻害薬は，エイコサノイド生合成の律速段階である細胞膜リン脂質からのアラキドン酸遊離を阻害する．アラキドン酸由来の炎症促進性メディエーターが欠乏すると，炎症の促進は制限される．

**グルココルチコイド（糖質コルチコイド）glucocorticoid**（コルチコステロイドとしても知られ，**prednisone**，**プレドニゾロン prednisolone**，**デキサメタゾン dexamethasone** がある）は，多数の自己免疫疾患や炎症疾患の治療の主力となっている．グルココルチコイドは，**リポコルチン lipocortin** と呼ばれるカルシウムおよびリン脂質依存性分泌型タンパク質ファミリーを誘導する．リポコルチンは，ホスホリパーゼ $A_2$ の作用に干渉してアラキドン酸を効果的に利用できなくする．また，グルココルチコイドはアネキシン-1やそれに由来するペプチドなどのアネキシン類も誘導する．そしてアネキシンは白血球のGPCRに作用して炎症促進性応答を阻止し，内在性の抗炎症メカニズムを亢進するが，その抗炎症メカニズムの1つは $LXA_4$ 受容体の活性化である．さらに，グルココルチコイドはCOX-2の作用を阻害してプロスタグランジンの生成を抑制するが，そのメカニズムは，(1)COX-2遺伝子および酵素の発現抑制，(2)COX-2を活性化するサイトカインの発現抑制，そして，(3)上述のホスホリパーゼ $A_2$ の間接的阻害によるCOX-2反応性基質（アラキドン酸）量の制限，である．このようにグルココルチコイドは顕著に幅広く免疫および炎症応答を抑制するため，数多くの自己免疫疾患の治療に利用されている（第45章，免疫抑制の薬理学を参照）

ホスホリパーゼ選択的低分子阻害薬の開発が進められているが，それらを用いた場合，グルココルチコイドと比較して副作用は少なくなる可能性がある．グルココルチコイドに関するより詳細な議論については，第28章，副腎皮質の薬理学を参照すること．

## シクロオキシゲナーゼ阻害薬

シクロオキシゲナーゼ経路の阻害薬は，医薬品のなかで最も頻繁に処方されているものの1つである．そのなかで，NSAIDsとアセトアミノフェンが最もよく利用されている薬である．

### 古典的な非選択的阻害薬：非ステロイド性抗炎症薬（NSAIDs）

**NSAIDsは，抗炎症性，解熱性，鎮痛性といった複合的な薬効を有する重要な抗炎症治療薬である．** NSAIDsによる治療の最終目標はほとんどの場合，シクロオキシゲナーゼが介在する炎症促進性エイコサノイドの産生を阻害して，炎症，発熱，痛みの広がりを制限することである．NSAIDsの解熱作用は，特に視床下部周辺脳領域の $PGE_2$ レベルを低下させる効力とよく相関する傾向にある．**現状のNSAIDsの利用に利益はあるものの，これらの薬は炎症応答が根底にある徴候を抑制するだけで，おそらく必ずしも炎症プロセスを元に戻す，もしくは収束させるわけではない．**

多くのNSAIDsは20世紀中に開発されたが，ほとんどは多環系カルボン酸誘導体である．アスピリンを除いて，すべてのNSAIDsはシクロオキシゲナーゼの可逆的・競合的阻害薬として作用する（図42-2）．これらの薬は，酵素基質であるアラキドン酸が結合するシクロオキシゲナーゼタンパク質の疎水性チャネルをブロックして，アラキドン酸が $PGG_2$ に変換するのを阻害している．古典的なNSAIDsは，程度は異なるもののCOX-1とCOX-2の両方を阻害する．NSAIDsはCOX-1を阻害するため，長期間の治療に用いると多くの副作用を伴う．COX-1により生じるエイコサノイド産物は細胞保護的な働きを有するため，それが阻害されると消化不良，胃毒性，上皮下の損傷と出血，胃粘膜びらん，明らかな潰瘍形成，胃粘膜壊死といった一連の**NSAIDs誘発性胃障害 NSAIDs-induced gastropathy** を誘発する．CaseのG婦人のように，胃潰瘍を伴う患者は胃内部への出血があり，そこでヘモグロビンと胃酸が反応して結果的に吐血することになるが，その際はコーヒーかすのような色と硬さのものを嘔吐する．同様に腎臓への血流制御も乱されるため，GFRが減少し，腎虚血，乳頭壊死，間質性腎炎，そして腎不全が誘発される可能性がある．COX-2阻害薬に関する研究の結果（後述参照）から，COX-1阻害薬と古典的NSAIDsの効果に関する再調査が促進され，これらの薬は循環器系のリスクにも関係しているという知見が得られた．米国食品医薬品局 Food and Drug Administration（FDA）は，非処方薬NSAIDsの製造者に対して，循環器系のリスクに関する明示的な情報を加えて“患者はこれら製品の使用量と使用期間は制限されていることに注意”するようにラベル表示の更新を要請した．疫学的研究によれば，60歳以上の入院患者では，その20～30％がNSAIDs使用による合併症が原因であると示唆されている.

NSAIDsは有機酸であるため，腸からのほぼ完全な吸収，血漿アルブミンへの結合，炎症部位への蓄積，効率的腎排泄といった薬物動態学的に重要な特徴を示す．NSAIDsは，生体内半減期の短いもの（< 6時間）と長いもの（> 10時間）に分類される．排泄半減期の長いNSAIDsには，**ナプロキセン naproxen，サリチル酸 salicylate，ピロキシカム piroxicam，**phenylbutazoneがある.

NSAIDsの化学的分類は，各薬物サブクラスが有する鍵となる部分構造に基づいて行われる（図42-8)．続く項では，NSAIDsを化学的に分類して論じており，臨床症状に応じた特定NSAIDsの選択については，個々の薬物の解説の後に続けて論じている.

## サリチル酸

サリチル酸には，**アスピリン aspirin**（アセチルサリチル酸）とその誘導体が含まれる.

アスピリンは，NSAIDsのなかで最も古いものであり，軽度～中程度の痛み，頭痛，筋肉痛，関節痛の治療に幅広く使用されている．**他のNSAIDsとは対照的に，アスピリンはCOX-1とCOX-2の活性部位にあるセリン残基の不可逆的なアセチル化によって作用する．**COX-1のアセチル化は，酵素のシクロオキシゲナーゼ活性を破綻させ，COX-1由来のプロスタグランジン，トロンボキサン，プロスタサイクリンの生成を阻害する．またサリチル酸は，インドメタシン，ピロキシカム，イブプロフェンとともに，NADPHオキシダーゼ活性を低下させて好中球の酸化バーストを抑制する.

**連日服用する低用量アスピリンは，急性冠動脈症候群や虚血性脳卒中の予防および事後管理を目的とした抗血栓症薬のように利用される．**アスピリンは，シクロオキシゲナーゼの不可逆的な阻害によって血小板の$TxA_2$生合成を妨げるので，抗血栓性を示すことを思い起こしてほしい．血小板に存在するCOX-1の活性は，アスピリンを服用して1時間以内に不可逆的に失活する．核を持たない血小板は，新たにタンパク質を合成できない．すなわち，不可逆的にアセチル化されたCOX-1酵素は新たに合成されたタンパク質と入れ替わることができず，そのため血小板のシクロオキシゲナーゼ活性は，血小板の循環寿命（約10日）の間は不可逆的に阻害されることになる．また，アスピリンは血管内皮細胞のCOX-1およびCOX-2も不可逆的に阻害するが，内皮細胞は新しいシクロオキシゲナーゼタンパク質を合成できるため，速やかに$PGI_2$の合成を再開できる．**したがってアスピリンを単回投与すると，数日の間，合成されるトロンボキサンの量が減少するため，血管の$TxA_2$-$PGI_2$バランスが崩れて$PGI_2$を介した血管収縮，血小板阻害，抗血栓性が促進される.**

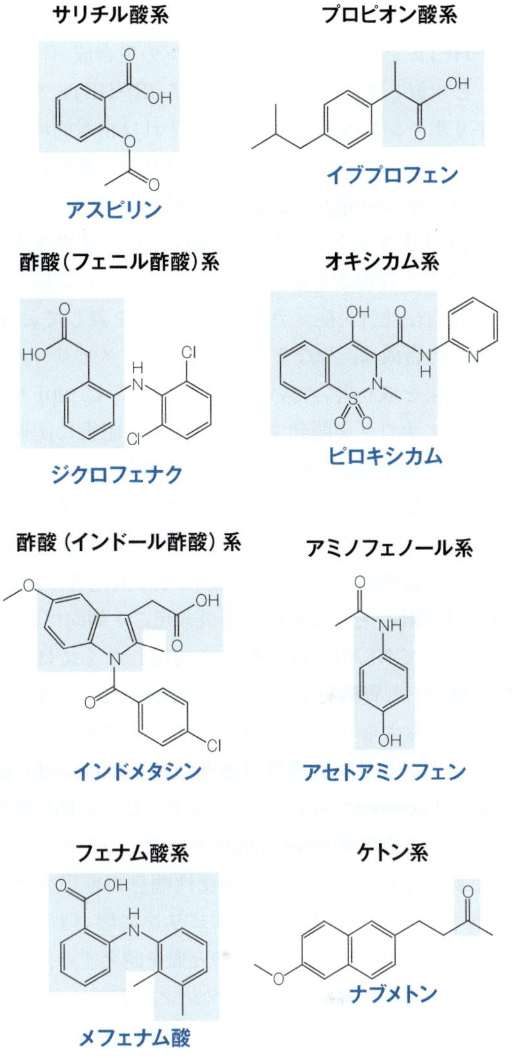


**図42-8 非ステロイド性抗炎症薬の構造分類**
非ステロイド性抗炎症薬（NSAIDs）は一般的に疎水性分子であり，そのほとんどがカルボキシ基を有する．NSAIDsは，その構造に含まれる1つ以上の重要な部分構造で決まる系によって分類される．各系に共通する部分構造を色つきの囲みで強調してある．各NSAIDsの構造は，その特定の薬物動態性を決定するために役立つ．アセトアミノフェンは弱い抗炎症作用しか示さないため，実際はNSAIDsではない．しかしここにアセトアミノフェンを記載したのは，この薬物がNSAIDsのように鎮痛と解熱効果を目的として一般的に利用されるからである.

アスピリンが介在するCOX-2の阻害では，プロスタグランジンの合成が妨げられる．アスピリンによって完全に不活化されるCOX-1とは異なり，アスピリン修飾を受けたCOX-2酵素は異なる部分の触媒活性を保持し，アラキドン酸から新しい生成物として15-(R)-HETEを合成する．リポキシンの生合成（図42-5）と類似して，5-LOXは次に15-(R)-HETEを15-epi-リポキシンへと変換するが，それは相対的に安定なリポキシンの立体異性体で，**アスピリン誘発性リポキシン aspirin-triggered lipoxin（ATL）**と総称される．**15-epi-リポキシンは，抗炎症物質としてリポキシンと似たような働きを示す**．15-epi-リポキシンはもう1つの内在性抗炎症メカニズムの存在を表しており，それらの合成は，少なくとも部分的にアスピリンの抗炎症効果を取り次いでいる．したがって15-epi-リポキシンアナログを開発すれば，COX-1阻害に関連した副作用を伴わない抗炎症薬になるであろう．

アスピリンは一般的に耐用性がよい．その主たる毒性は，すべてのNSAIDsに共通した胃障害と腎障害である．長期間のアスピリン療法では消化管の潰瘍，出血，腎毒性，そして肝障害を引き起こす傾向にある．したがってNSAIDsは注意して使用しなくてはならず，特にもし腎機能不全や心疾患を患っている患者の場合はなおさらである．独特な毒性としては，喘息における**アスピリン誘発性気道過敏性 aspirin-induced airway hyperreactivity**（いわゆる**アスピリン感受性喘息**）と**ライ症候群 Reye syndrome**の2つがある．喘息患者のなかでアスピリン感受性喘息の罹患率は約10％である．その患者がアスピリンに曝されると，重度の気道閉塞を伴う眼と鼻の充血を誘発する．アスピリン感受性患者はインドメタシン，ナプロキセン，イブプロフェン，メフェナム酸，phenylbutazoneを含む他のいくつかのNSAIDsに対しても反応を示す．喘息患者のアスピリン/NSAIDs感受性は，喘息の発病と関係しているロイコトリエン濃度の上昇が，それらの薬物曝露によって誘発されることが1つの病因である可能性がある（図42-1参照）．

ライ症候群は，幼い子どもに見られる肝性脳症と肝脂肪組織炎によって特徴づけられる疾患である．発熱性ウイルス感染が進行中にアスピリン治療を施すと，肝臓障害の潜在的な原因になると関係づけられてきた．アスピリンとライ症候群の因果関係は厳密には確立されてはいないが，ライ症候群のおそれを理由として，一般的にはアスピリンは子どもに投与されない．アスピリンの代わりに，子どもにはアセトアミノフェンが広く用いられている．

## プロピオン酸誘導体

プロピオン酸型NSAIDsには，**イブプロフェン ibuprofen**，**ナプロキセン naproxen**，**ケトプロフェン ketoprofen**，**フルルビプロフェン flurbiprofen**がある．イブプロフェンは相対的に強力な鎮痛薬で，関節リウマチ（G婦人のように断続的な痛みを和らげる），変形性関節症，強直性脊椎炎，痛風，機能性月経困難症に使用される．ナプロキセンは血漿中半減期が長く，アスピリンと比較して20倍以上強力で，白血球の機能を直接阻害し，誘発される胃腸性副作用はアスピリンよりも深刻ではない．

## 酢酸誘導体

酢酸型NSAIDsには，**インドメタシン indomethacin**，**スリンダク sulindac**，**エトドラク etodolac**などのインドール酢酸と，フェニル酢酸系の**ジクロフェナク diclofenac**と**ketorolac**（置換型フェニル酢酸誘導体）がある．多くの酢酸型NSAIDsはシクロオキシゲナーゼの阻害作用とは別に，非エステル型アラキドン酸のトリグリセリドへの取込みを促進するため，シクロオキシゲナーゼとリポキシゲナーゼの基質利用能を低下させる．インドメタシンは好中球の運動性を直接阻害し，イブプロフェンと同様に患者に対して耐用性がない．ジクロフェナクも細胞の脂肪酸輸送を変化させることで細胞内アラキドン酸濃度を減少させる．ジクロフェナクは，インドメタシンやナプロキセンよりも強力な抗炎症薬で，腎結石の痛み治療に広く利用されている．ketorolacは，おもに強力な鎮静作用が理由で特に術後の患者に利用されるが，一部はその効力と副作用のために3～5日以上は使用されない．

酢酸型NSAIDsはおもに関節リウマチ，変形性関節症，強直性脊椎炎，および他の筋骨格系疾患の長期療法で症状を鎮めるために利用されている．酢酸型NSAIDsの使用は胃腸管系の潰瘍や，稀ではあるが肝炎，黄疸の原因となる．インドメタシンには，血管拡張性の$PGE_2$と$PGI_2$を阻害することで新生児の動脈管閉鎖を促進させるという特別な用途もある．

## オキシカム誘導体

**ピロキシカム piroxicam**は，関節リウマチや変形性関節症の治療において，アスピリン，ナプロキセン，イブプロフェンと同程度の効き目を示すが，耐用性はより優れている．ピロキシカムにはさらなる効果もあり，コラゲナーゼ，プロテオグリカナーゼ，酸化バーストを阻害することで好中球の働きを和らげる．ピロキシカムは血中半減期が非常に長いので，服用は1日に1回ですむ．他のNSAIDsと同様に，ピロキシカムは胃潰瘍のような胃腸性の副作用を示し，またその抗血小板作用によって出血時間が長引く．

### フェナム酸誘導体

フェナム酸型 NSAIDs には，**メフェナム酸 mefenamate** と **meclofenamate** の 2 種類がある．両薬物はともにシクロオキシゲナーゼを阻害するが，様々な程度でプロスタノイド受容体に対する拮抗作用も示す．フェナム酸類はアスピリンと比較して抗炎症性が弱く，またより毒性が強いため，これらを使用する利点はほとんどない．メフェナム酸は機能性月経困難症だけに使用され，meclofenamate は関節リウマチと変形性関節症の治療に使用される．

### ケトン型非ステロイド性抗炎症薬

**ナブメトン nabumetone** はケトンプロドラッグで，体内で活性のある酸型に酸化される．他の非選択的 NSAIDs と比較して，ナブメトンは COX-2 に対して優先的に活性を示す．胃腸性の副作用は発生率が相対的に低いものの，頭痛とめまいが副作用としてしばしば報告されている．

### アセトアミノフェン

**アセトアミノフェン acetaminophen** は時にはNSAIDs に分類されることもあるが，技術的に NSAIDs ではない．**アセトアミノフェンは，アスピリンと類似した鎮痛性と解熱性の作用を示すが，シクロオキシゲナーゼ阻害作用が弱いためアセトアミノフェンの抗炎症効果は十分ではない．**しかし，アスピリンの副作用リスクが高い子どものような患者にとってアセトアミノフェンの治療は有益である．アセトアミノフェンの最も重要な副作用は，肝毒性である．アセトアミノフェンは，肝臓のシトクロム P450 によって修飾を受けると反応性の代謝物が生成される．ただしその生成物は通常グルタチオンと結合して無毒性化される．アセトアミノフェンの過剰摂取はグルタチオンの貯蔵を枯渇させるため，細胞毒性や酸化的障害が誘発され，重度の場合は亜急性肝壊死に至る（第 5 章，薬物毒性学を参照）．

### 非ステロイド性抗炎症薬（NSAIDs）の適切な選択

NSAIDs に分類される多くの薬物は，その抗炎症作用，鎮痛作用，解熱作用が薬物ごとに異なるように見える．しかし化学性，組織選択性，酵素選択性，薬物動態性，薬動力学性に違いはあるものの，その薬効の違いは臨床的に重要ではないだろう．全体的に見ると，通常 NSAIDs の理論的根拠や選択が理由で関節リウマチや変形性関節症の治療において実質的に差が生じることはない．しかし，NSAIDs による治療で成功するためには今もなお科学よりも技術が重要であると考えられており，各患者の治療は副作用を最小化しつつ，望ましい抗炎症性，鎮痛性，解熱性を達成するために行われるべきである．NSAIDs の長期療法による胃への副作用は，$H_2$ ブロッカーまたはプロトンポンプ阻害薬の同時投与によって軽減することができる（第 46 章，炎症にかかわる統合薬理学：消化性潰瘍を参照）．

### シクロオキシゲナーゼ-2（COX-2）阻害薬

上述のように，NSAIDs の長期治療は重度の胃腸管性副作用と関係しているが，その副作用は胃腸管の COX-1 阻害によって起きると考えられている．したがって COX-2 選択的阻害薬には，COX-1 活性産物による細胞保護的作用を維持したまま炎症に必要な化学メディエーターを阻害するという理論的優位性がある．

### シクロオキシゲナーゼ-2（COX-2）選択的阻害薬

COX-2 は 1990 年代に見出されたばかりであるが，熱心な研究によって臨床利用向けの COX-2 選択的阻害薬の開発が迅速に進められた．**COX-1 と比較すると，COX-2 にはより大きな疎水性チャネルがあり，基質（アラキドン酸）はそこを通り抜けて活性部位に到達する．**COX-2 と COX-1 の間のわずかな構造の違いによって，COX-2 に優先的に作用する薬の開発が可能になる．

COX-2 選択的阻害薬の**セレコキシブ celecoxib**，**rofecoxib**，**valdecoxib**，**メロキシカム meloxicam**（図 42-9）はスルホン酸誘導体で，COX-1 よりも COX-2 に対して 100 倍高い選択性を示す．ある組織における COX-1 と COX-2 の相対的な阻害作用は，薬物代謝，薬物動態，そしておそらく酵素多形に依存しても決まる．COX-2 選択的阻害薬は古典的 NSAIDs と同様に抗炎症性，解熱性，鎮静性の性質を示すが，COX-1 阻害薬の抗血小板作用は示さない．様々な COX-2 阻害薬が変形性関節症，関節リウマチ，成人の急性痛，機能性月経困難症の治療薬として承認を受けた．しかし他の NSAIDs と比べて，COX-2 選択的阻害薬の安全性の側面については不明である．現時点では，セレコキシブだけが米国で承認を受けている．rofecoxib は，長期の使用によって心筋梗塞や脳卒中の原因になる血栓形成が増加したため，2004 年に世界中の市場から撤退した．そして valdecoxib も 2005 年に撤退した．

臨床使用で明らかになった血栓形成の促進は，血管内皮細胞内の COX-2 を長期阻害することで $PGI_2$ 形

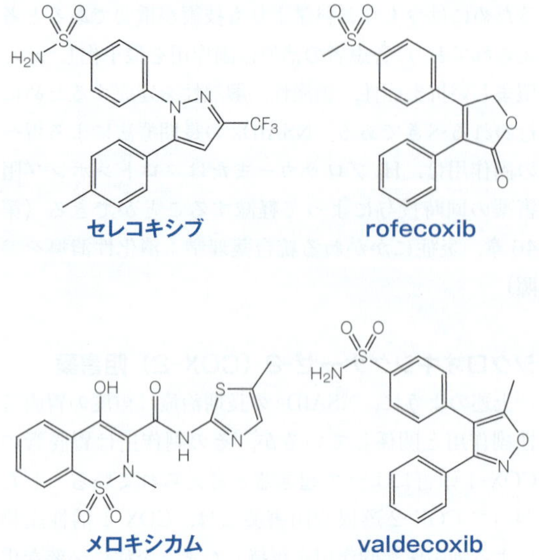


**図 42-9　シクロオキシゲナーゼ-2 選択的阻害薬**
シクロオキシゲナーゼ-2（COX-2）選択的阻害薬は，疎水性のスルホン酸誘導体である．古典的非ステロイド性抗炎症薬（NSAIDs）のように，これらの分子は，シクロオキシゲナーゼ活性部位につながる疎水性チャネルを遮断して酵素を阻害する．COX-2 選択的薬物は，一般的に NSAIDs よりも大きな分子であることに注目すること．これらの薬物は，COX-2 の疎水性チャネルが COX-1 のものよりも大きいために，COX-1 よりも COX-2 を優先的に阻害する（すなわち，COX-2 選択的薬物は立体的にかさばり過ぎているため，COX-1 酵素のより小さな疎水性チャネルには接近できない）．COX-2 選択的阻害薬は，COX-1 と比較して，約 100 倍の優れた選択性を示す．

成が減少したために起きたと考えられる．さらに，おそらく COX-2 の阻害は創傷治癒，血管新生，炎症の収束に問題を起こす．G 婦人の Case に注目してみると，担当医は，NSAIDs 誘発性胃障害の症状と内視鏡所見を根拠の一部としてイブプロフェンから COX-2 阻害薬へ切り替えたが，そこには COX-2 選択阻害薬が有する優れた胃腸への安全性の利点を活かす意図があった．しかし，COX-2 阻害薬は以前考えられていたほど胃疾患や消化管出血を減らすことはなく，古典的 NSAIDs よりも有意に優れているわけではないことがますます認識されるようになってきた．例えば rofecoxib を使用したある研究では，プラセボと比較して，COX-2 阻害薬では上部胃腸管の出血が有意に 5 倍増加することが実証された．この毒性メカニズムは，胃潰瘍回復に対する COX-2 阻害薬の有害作用と考えられる．

セレコキシブは，今でも FDA から承認を受けている唯一の COX-2 選択的阻害薬である．現在承認を受けている適応症は，変形性関節症，関節リウマチ，若年性関節リウマチ（2 歳以上），強直性脊椎炎，成人の急性痛，機能性月経困難症である．セレコキシブは，**家族性腺腫性ポリポーシス familial adenomatous polyposis** を伴う個人の腺腫性結腸直腸ポリープを減らす用途でも承認されている．セレコキシブは，成長制御に関連した転写制御因子 RXR とヘテロ二量化する転写制御因子のペルオキシソーム増殖活性化受容体δ peroxisome proliferator-activated receptor δ（PPARδ）の活性を抑制する．そのメカニズムについては，COX-2 阻害薬が直接 PPARδ に結合するのか，または COX-2 阻害薬が間接的に PPARδ を阻害する分子の生成を誘発するのかは，未だ明らかになっていない．いずれの場合でも PPARδ の阻害は，PPARδ 経路を伝わる情報伝達を妨げ，その結果，結腸がんの発達を促進する強力な分裂促進性の刺激を取り除く．

他の COX-2 阻害薬と同じように，セレコキシブの注意書きには，服用の量と期間に依存して致死性の心血管血栓性イベント（心筋梗塞と脳卒中）が亢進すると記されている．セレコキシブは，特に高用量では高血圧，浮腫，心疾患のリスクも増大させる．セレコキシブは，冠動脈バイパス手術に関連した痛みの治療には禁忌である．

COX-2 阻害薬による鎮痛治療の処方では，患者には抗炎症薬の併用が必要であるかどうかを第 1 に考える．もし患者が鎮痛薬を必要とすれば，アセトアミノフェンで十分であり，おそらく鎮痛補助薬または補助的鎮痛療法を組み合わせて対応する（例えば関節症の場合，理学療法または手術介入を考慮する）．しかし，もし慢性抗炎症治療に対する確立した指針があり，胃障害のリスクファクター（例えば潰瘍疾患の病歴や高齢，または抗血小板療法，抗凝固薬療法，グルココルチコイド療法のいずれかを同時に行う場合）もあれば，COX-2 阻害薬による治療もしくは NSAIDs とプロトンポンプ阻害薬の併用療法が考えられる．すべてのケースにおいて，虚血性心疾患や脳血管障害のリスクがある患者では，全体的なリスクベネフィットバランスの分析において，その一部として COX-2 阻害薬のリスクを考慮しなくてはならない．

開発中の第二世代 COX-2 阻害薬，例えば parecoxib（valdecoxib の水溶性プロドラッグ），etoricoxib，lumiracoxib などは COX-1 と比べて COX-2 への選択性が増加し，既存の COX-2 阻害薬で見られる心血管系副作用を有さないと期待された．しかし，このクラスの薬物のさらなる臨床開発については，疑問の余地がある．

## サイトカイン阻害薬

炎症促進性サイトカインの TNF-α とインターロイキン-1 interleukin-1（IL-1）はプロスタグランジン

の合成を亢進し，COX-2を発現増加させる．新しい分子生物学的技術によって，これらのサイトカインを阻害することで傷害刺激によるCOX-2の活性化と炎症応答の開始に関する過程を阻害することが可能となった．抗体型TNF-αアンタゴニストとして，**エタネルセプト etanercept**，**インフリキシマブ infliximab**，**アダリムマブ adalimumab**，**ゴリムマブ golimumab**，**セルトリズマブ certolizumab** の5つが現在利用可能である．エタネルセプトはTNF-α受容体の細胞外ドメインとヒトIgG1を結合させた構造で，インフリキシマブはTNF-αに対するヒト化型マウスモノクローナル抗体であり，アダリムマブ，ゴリムマブ，セルトリズマブはTNF-αに対するヒト化型モノクローナルIgG1抗体またはFab抗体フラグメントである．

TNF-αアンタゴニストは，関節リウマチの治療を目的として初めて承認された．副作用は少なく，これらの薬は関節破壊と骨びらんの進行を止め，痛みを減らし，関節の腫脹と圧痛を落ち着かせることで，全体として関節リウマチの病態進行を制限する．抗TNF抗体医薬品は強直性脊椎炎，乾癬性関節炎，尋常性乾癬，若年性特発性関節炎（アダリムマブは4歳以上，エタネルセプトは2歳以上），クローン病（アダリムマブ，セルトリズマブ，インフリキシマブ），潰瘍性大腸炎（インフリキシマブ）など，関節リウマチ以外にも多くの自己免疫疾患（第45章参照）への使用が承認されてきた．このクラスの薬を多年にわたって使用してきた経験から，播種性結核または肺外結核，侵襲性真菌症（アスペルギルス *Aspergillus* やヒストプラズマ *Histoplasma* のような固有真菌），B型肝炎の再活性化，日和見感染などの重度の感染症リスクの増加が示されてきた．患者はルーチン的に治療に先立って潜伏結核の検査を受け，治療中は活動性結核を観察しなくてはならない．他の副作用としてはリンパ腫，脱髄疾患，心疾患，汎血球減少のリスクが，小さいものの増加する可能性がある．

リポキシン，ATL，そしてリポキシンの安定アナログもTNF-αの作用をブロックするため，有望な新しい治療方法となりうる（後述参照）．

**anakinra** は，大腸菌 *Escherichia coli* から作られる組換え型ヒトIL-1受容体で，1つ以上の病態修飾性抗リウマチ薬による治療に失敗したリウマチ患者への適用が承認されている．TNFアンタゴニストと同様に，anakinraは重大な感染症リスクの増大を伴う．炎症性疾患および免疫疾患のためのIL-1アンタゴニストの開発がさらに進められている．これらの薬物に関する追加情報は，第45章を参照すること．

## プロスタノイド受容体模倣薬

プロスタノイド受容体のアゴニストのいくつかの応用については，本章最後の主要薬物一覧に掲載してある．

## トロンボキサンアンタゴニスト

トロンボキサン（Tx）$A_2$受容体アンタゴニストとトロンボキサン合成酵素の阻害薬は，ともに理論的には強力で高い選択性によって血小板活性を阻害し，血栓症および血管疾患から身を守ることができる薬物である．トロンボキサンアンタゴニストは，おそらく循環器系疾患を患う患者の処置において，“超高性能な”血小板阻害薬として役立つ．$TxA_2$受容体アンタゴニストはアスピリンとは異なり，イソプロスタンの血管収縮作用も阻止すると期待されている．**dazoxiben** や **pirmagrel** といった化合物はトロンボキサン合成酵素を阻害し，**ridogrel** は$TxA_2$受容体のアンタゴニストである．しかし，これらのトロンボキサンアンタゴニストの臨床上の利益は，かなり安価なアスピリンと比較して有意に優れているわけではないため，その臨床的有用性についてはまだ見出されていない．

## ロイコトリエン阻害薬

### リポキシゲナーゼ阻害薬

喘息，炎症，腸疾患，関節リウマチの病態生理ではロイコトリエンがメディエーターとして働いているが，その病態生理が関与する疾患に対して，5-LOX阻害は重要な治療モダリティになる可能性を秘めている．ロイコトリエンは局在的に強力な作用を示すメディエーターであるため，リポキシゲナーゼ阻害はそれらの疾患における治療方法として魅力的である．

リポキシゲナーゼ阻害薬の分子設計，リポキシゲナーゼ酵素の構造，機能，活性メカニズムを基盤として，いくつかの戦略が考えられる．酵素活性部位に共有結合を形成して不活化するリポキシゲナーゼの自殺阻害薬（二重結合の代わりに三重結合を有するアラキドン酸誘導体）は開発が進められてきたが，臨床用途では利用できない．カテコール，ブチルヒドロキシトルエン butylated hydroxytoluene (BHT)，αトコフェノールのようなラジカル消去剤はリポキシゲナーゼ反応のラジカル中間体を補足し，それによって酵素の活性化を阻止するものの，これらの非特異的化合物はリポキシゲナーゼ阻害薬として臨床では利用できない．

非ヘム鉄を利用するためにリポキシゲナーゼの能力

を障害または変化させる薬物は，その酵素活性を阻害すると期待される．臨床で唯一使用されているリポキシゲナーゼ阻害薬は，zileuton（図42-10A）であり，5-LOXの非ヘム鉄にキレート化して阻害するN-ヒドロキシウレアのベンゾチオフェン誘導体である．喘息では，zileutonは気管支拡張作用を誘発して症状を緩和し，肺機能検査で改善結果が長続きする．zileutonは寒さ，薬物，アレルゲンで誘導される喘息の治療に有効である．しかしzileutonはその低い生物学的利用率，弱い薬効，肝毒性のような重大な副作用が理由で，他のロイコトリエン喘息薬のように幅広く使用されていない（後述参照）．

## 5-リポキシゲナーゼ活性化タンパク質（FLAP）阻害薬

FLAP機能の阻害は，5-LOX活性およびロイコトリエン機能を選択的に阻害する手段の代わりとなるものであろう．5-LOXは，核膜へ移動した後に活性化してFLAPと結合すること，そしてFLAPがホスホリパーゼ$A_2$で切り出されたアラキドン酸を結合して5-LOXの活性部位まで運ぶことを思い出してほしい．FLAP阻害薬は，リポキシゲナーゼのFLAPへの結合を阻害かつ分離させ，アラキドン酸結合部位をブロックするものが開発されてきたが，現時点では臨床使用できるFLAP阻害薬はない．

## ロイコトリエン合成阻害薬

ロイコトリエン合成に関連した酵素を特異的に阻害する薬物で，臨床利用できるものはzileutonだけである．$LTA_4$ヒドロラーゼの特異的阻害薬，すなわち$LTB_4$の生合成阻害薬は，現在開発が進められている．**アデノシン adenosine**は，好中球のアデノシン受容体を介してアラキドン酸の遊離を制御し，おそらくカルシウムの流入にも干渉して$LTB_4$の生合成を阻害する．さらに，アデノシンは炎症中の細胞および組織の損傷を限定する役割があると考えられている．炎症部位では細胞の代謝回転が早いため，局所的にアデノシン濃度が高くなり，それによって$LTB_4$の生合成が抑制され，白血球の動員と活性化を減少させる．アデノシン受容体選択的アゴニストは，炎症を制御する薬物としての開発が考えられるだろう．

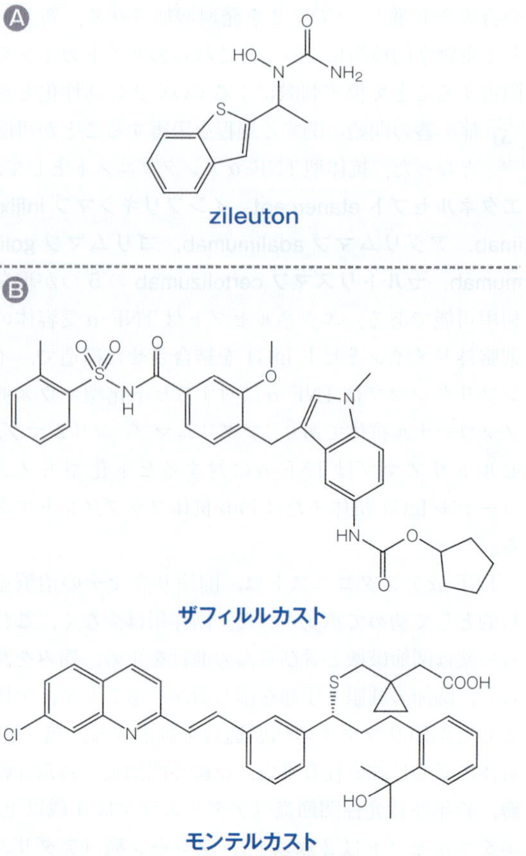


**図42-10 ロイコトリエン経路阻害薬**
**A.** zileutonはアラキドン酸からロイコトリエンへの生合成を遮断する5-リポキシゲナーゼ（5-LOX）阻害薬である．**B.** ザフィルルカストとモンテルカストはシステイニルロイコトリエン受容体［システイニルロイコトリエンタイプ1（$CysLT_1$）］受容体アンタゴニストである．これら3つの薬物は，成人および子どもの喘息に対する予防や長期的治療の用途で承認されている．これらの薬物は，いずれも急性喘息発作の治療には効き目がない．

## ロイコトリエン受容体アンタゴニスト

ロイコトリエン受容体の拮抗作用は，受容体を基盤としたメカニズムでロイコトリエンが仲介する気管支収縮や他の効果を阻害する（図42-4）．**システイニルロイコトリエン受容体 cysteinyl leukotriene receptor［システイニルロイコトリエンタイプ1 cysteinyl leukotriene type 1（$CysLT_1$）］**のアンタゴニストは抗原，運動，寒さ，アスピリンによって誘発される喘息に対して効果を示す．この種の薬物は，気管支の緊張，肺機能検査の結果，喘息の徴候を十分に改善する．**モンテルカスト montelukast**と**ザフィルルカスト zafirlukast**（図42-10B）は，現在利用できるシステイニルロイコトリエン受容体アンタゴニストであり，その主たる臨床応用は喘息の治療である．

より強力な$CysLT_1$アンタゴニストとして，pobilukast, tomelukast, verlukastが開発中である．さらなる研究によって，システイニルロイコトリエン受容体のサブタイプやそれぞれの組織分布が明らかにされるであろう．するとその組織を標的とした拮抗作用が可能となり，組織選択的アンタゴニストを関節リウマチ，炎症性腸疾患，様々なアレルギー疾患などの症状に適用できるであろう．

### リポキシン，アスピリン誘発リポキシン，レゾルビン / プロテクチン / マレシン，リポキシン安定アナログ

リポキシン，アスピリン誘発リポキシン（ATL），$\omega$-3 脂肪酸誘導レゾルビン，プロテクチン，マレシンはすべて，ロイコトリエンや他の炎症性メディエーターの炎症作用に拮抗作用し，炎症の収束を促進する可能性がある．これら化合物の安定な経口性および非経口性のアナログは，直接的な酵素阻害薬や受容体アンタゴニストというよりは，内因性の抗炎症および消炎症経路のアゴニストであるため，新しい治療へのアプローチになる可能性がある．リポキシンは内因性の制御因子であり，副作用をほとんど伴わない選択的な作用を示すと期待されている．リポキシンと ATL の安定アナログが現在開発中であり，第二世代の安定リポキシンアナログは，動物疾患モデルで皮膚炎における急性炎症の反復性発作および胃腸性炎症からの回復を促進した．この新しい炎症治療のアプローチについては，まだヒトの試験で有効性が立証されてはいない．

## ▶ まとめと今後の方向性

エイコサノイドは，ホメオスタシス維持および生体防御や炎症に関連した病態生理学的過程の重要なメディエーターである．アラキドン酸は重要な基質で，プロスタグランジン，トロンボキサン，プロスタサイクリン，ロイコトリエン，リポキシン，イソプロスタン，EET に変換される．プロスタグランジンは血管緊張制御，消化管制御，子宮生理機能，鎮痛，そして炎症において多種多様な役割を担う．プロスタグランジンとトロンボキサンは協調的に血管緊張，血小板活性，血栓形成を制御する．ロイコトリエン（$LTC_4$，$LTD_4$）は，気管支収縮と気道過敏性の主要なメディエーターであり，$LTB_4$ は白血球の化学遊走と浸潤に関する主たる活性化因子である．リポキシンはロイコトリエンの効果に拮抗作用を示し，炎症の程度を減じて，炎症収束経路を活性化する．

これらの経路には決定的に重要なポイントがたくさんあり，そこに対する薬理学的介入は炎症の後遺症を制限するのに役立つ．グルココルチコイドは，エイコサノイド生成過程において，ホスホリパーゼ $A_2$ が関与している律速段階ステップを含む複数のステップを阻害する．しかし，慢性的なグルココルチコイドの使用は骨粗鬆症，筋消耗，糖代謝異常など多くの重大な副作用を示す．シクロオキシゲナーゼ阻害薬は，プロスタグランジン生合成の最初のステップを阻止して，炎症のプロスタノイドメディエーターの生成を阻止する．リポキシゲナーゼ阻害薬，FLAP 阻害薬，ロイコトリエン合成阻害薬，ロイコトリエン受容体アンタゴニストは，ロイコトリエンの情報伝達を遮断し，それによって炎症とその有害な効果を制限する．将来的に，医薬品開発の懸命な努力によって，多くの疾患に関連したエイコサノイド経路に対する選択的な標的薬剤が得られるだろう．

システム生物学によって炎症の根底にあるメカニズムが明らかにされ，新しい学問分野として消散薬理学が作り出された．必須$\omega$-3 脂肪酸，特にエイコサペンタエン酸とドコサヘキサエン酸は消炎性および抗炎症性 SPM の前駆物質であり，その SPM は炎症のプログラムされた回復につながる重要な生理学的役割を担っている（図 42-6）．これらの新しい生理活性を有するメディエーターは，それぞれの$\omega$-3 前駆物質と比べて何倍も強力な活性を示すことから，$\omega$-3 脂肪酸の本質的で有益な効果を伝達している．近い将来，レゾルビンおよびプロテクチンは，炎症の収束を促進する新しい治療薬として開発されるだろう．

### 推奨文献


Brink C, Dahlen SE, Drazen J, et al. International Union of Pharmacology XXXVII. Nomenclature for leukotriene and lipoxin receptors. *Pharmacol Rev* 2003;55:195–227. (*International consensus report on eicosanoid receptors and their antagonists.*)

Gilroy DW, Perretti M. Aspirin and steroids: new mechanistic findings and avenues for drug discovery. *Curr Opin Pharmacol* 2005;5:1–7. (*Reviews the anti-inflammatory actions of aspirin-triggered lipoxins and the discovery of annexin and related compounds in the actions of glucocorticoids.*)

Patrono C, Baigent C. Low-dose aspirin, coxibs, and other NSAIDS: a clinical mosaic emerges. *Mol Interv* 2009;9:31–39. (*Reviews the data regarding cardiovascular risks of NSAIDs and coxibs.*)

Psaty BM, Furberg CD. COX-2 inhibitors—lessons in drug safety. *N Engl J Med* 2005;352:1133–1135. (*Reviews issues surrounding withdrawal of COX-2 selective inhibitors.*)

Serhan CN. Resolution phases of inflammation: novel endogenous anti-inflammatory and pro-resolving lipid mediators and pathways. *Annu Rev Immunol* 2007;25:101–137. (*Reviews the pathways mediating resolution of inflammation.*)

Serhan CN, Chiang N, Van Dyke TE. Resolving inflammation: dual anti-inflammatory and pro-resolution lipid mediators. *Nat Rev Immunol* 2008;8:249–261. (*Reviews advances in the role of eicosanoid pathways and novel lipid mediators in resolution programs of inflammation.*)

Vane JR, Bakhle YS, Botting RM. Cyclooxygenases 1 and 2. *Ann Rev Pharmacol Toxicol* 1998;38:97–120. (*Historic overview of prostaglandin research, including discussion of the pharmacologic manipulation of these pathways.*)

## 主要薬物一覧：第42章　エイコサノイドの薬理学

| 薬　物 | 臨床応用 | 副作用（重篤なものは太字で示す） | 禁　忌 | 治療的考察 |
|---|---|---|---|---|
| **非ステロイド性抗炎症薬（NSAIDs）**<br>メカニズム―シクロオキシゲナーゼ-1（COX-1）およびシクロオキシゲナーゼ-2（COX-2）を阻害し，下流エイコサノイドの生合成を減少させることで炎症応答を制限する． | | | | |
| **アスピリン** | 軽度～中程度の痛み<br>頭痛，筋肉痛，関節痛<br>脳卒中と心筋梗塞の予防（抗血栓作用） | **消化管系の潰瘍，出血，ライ症候群，気管支喘息の悪化，気管支けいれん，血管浮腫**<br>消化管障害，耳鳴り | アスピリン過敏症<br>アスピリン喘息<br>ライ症候群のリスクがあるため，水痘またはインフルエンザ症状を有する子どもおよび10歳代の若者 | 最も古いNSAIDs.<br>軽度～中程度の痛み，頭痛，筋肉痛，関節痛に広く使用されている.<br>他のNSAIDsとは対照的に，アスピリンはCOX-1およびCOX-2の活性部位のセリン残基を不可逆的にアセチル化して作用を示す.<br>アスピリンはアセタゾラミドの血漿中濃度を上昇させ，中枢神経毒性を引き起こす.<br>イブプロフェンはアスピリンの抗血小板作用をおそらく阻害する.<br>報告数は少ないが，サリチル酸はメトトレキサートの毒性を増強する.<br>アスピリンは，抗凝固処置された患者の出血リスクを高める. |
| **プロピオン酸系：**<br>**イブプロフェン**<br>**ナプロキセン**<br>**ケトプロフェン**<br>**フルルビプロフェン**<br>**酢酸系：**<br>**インドメタシン**<br>**スリンダク**<br>**エトドラク**<br>**ジクロフェナク**<br>**ketorolac**<br>**オキシカム系：**<br>**ピロキシカム**<br>**フェナム酸系：**<br>**メフェナム酸**<br>**meclofenamate**<br>**ケトン系：**<br>**ナブメトン** | 軽度～中程度の痛み<br>発熱<br>変形性関節症，関節リウマチ<br>月経困難症<br>痛風<br>動脈管開存症の閉鎖 | **消化管系の出血，潰瘍，穿孔；腎毒性；スティーブンス・ジョンソン症候群 Stevens-Johnson syndrome；偽性ポルフィリン症（ナプロキセン）**<br>消化管障害，耳鳴り | 消化管系または脳内の出血<br>凝固因子欠乏症<br>気管支喘息，蕁麻疹，またはNSAIDs服用後のアレルギー性反応（致死的な重度のアナフィラキシーショックのリスクがある）<br>著しい腎不全 | ナプロキセンはアスピリンと比べて体内半減期が長く，20倍強力で消化管系副作用も少ない.<br>ketorolacは術後患者の鎮痛目的で使用されるが，3～5日以上は用いない.<br>ピロキシカムは体内半減期が長く1日に1度の服用ですむ.<br>ナブメトンはこのグループのなかでCOX-2に対して最も選択性が高い.<br>フェナム酸はアスピリンと比較して抗炎症性が低く，毒性が強いため，使用が限られている. |
| **アセトアミノフェン**<br>メカニズム―末梢性シクロオキシゲナーゼの阻害は弱く，おそらく中枢神経系 central nervous system（CNS）のCOX-3の阻害が主たる作用. | | | | |
| **アセトアミノフェン** | 発熱<br>軽度～中程度の痛み | **肝毒性，腎毒性（稀）**<br>発疹，体温上昇 | アセトアミノフェンに対する過敏症 | アセトアミノフェンはアスピリンと類似した鎮痛と解熱作用を示すが，末梢性シクロオキシゲナーゼの阻害が弱いため，抗炎症作用は不十分である.<br>一般的に，手術中や歯科治療中の患者でも安全に使用できる.<br>おそらくCNSのCOX-3アイソフォームを阻害している.<br>アセトアミノフェンの過剰摂取は肝疾患の原因となる.<br>アセトアミノフェンの解毒は，*N*-アセチルシステインの過剰摂取である. |

**主要薬物一覧：第 42 章　エイコサノイドの薬理学（続き）**

| 薬　物 | 臨床応用 | 副作用（重篤なものは太字で示す） | 禁　忌 | 治療的考察 |
|---|---|---|---|---|
| **シクロオキシゲナーゼ-2（COX-2）選択的阻害薬**<br>メカニズム― COX-2 を選択的に阻害する. | | | | |
| **セレコキシブ** | 変形性関節症，成人の関節リウマチ，強直性脊椎炎<br>機能性月経困難症<br>成人の急性痛<br>家族性腺腫性ポリポーシス | **心筋梗塞，虚血性脳卒中，心疾患；消化管系の出血，潰瘍，穿孔；腎乳頭壊死；気管支喘息の悪化**<br>消化管障害，末梢性浮腫 | スルホンアミドに対する過敏症<br>セレコキシブに対する過敏症<br>気管支喘息，蕁麻疹，または NSAIDs 服用後のアレルギー性反応（致死的な重度のアナフィラキシーショックのリスクがある）<br>冠動脈バイパス手術に関連した痛み | アンジオテンシン変換酵素 angiotensin converting enzyme（ACE）阻害薬の効果減弱.<br>胃疾患および腎症は，その発生率は NSAIDs と比較して低いが，未だ重要である.<br>valdecoxib と rofecoxib は，心血管死亡率の増加が理由で米国の市場から撤退した. |
| **グルココルチコイド（糖質コルチコイド）**<br>メカニズム―リポコルチン誘導，内在性抗炎症経路の活性化，その他の機序によって，COX-2 作用とプロスタグランジン生合成を阻害する. | | | | |
| **prednisone**<br>**プレドニゾロン**<br>**メチルプレドニゾロン**<br>**デキサメタゾン** | 第 28 章，副腎皮質の薬理学：主要薬物一覧参照 | | | |
| **サイトカインアンタゴニスト**<br>メカニズム―エタネルセプト，インフリキシマブ，アダリムマム，ゴリムマブ，セルトリズマブは TNF-αを阻害する；anakinra は IL-1 を阻害する. | | | | |
| **エタネルセプト**<br>**インフリキシマブ**<br>**アダリムマム**<br>**ゴリムマブ**<br>**セルトリズマブ** | 第 45 章，免疫抑制の薬理学：主要薬物一覧参照 | | | |
| **anakinra** | 第 45 章，免疫抑制の薬理学：主要薬物一覧参照 | | | |

**主要薬物一覧：第42章　エイコサノイドの薬理学（続き）**

| 薬　物 | 臨床応用 | 副作用（重篤なものは太字で示す） | 禁　忌 | 治療的考察 |
|---|---|---|---|---|
| **プロスタノイド模倣薬**<br>メカニズム―プロスタノイド受容体へのアゴニスト作用：特異的薬物の項を参照. | | | | |
| **アルプロスタジル** | 動脈管開存の維持<br>勃起不全 | **心疾患，不整脈と刺激伝導障害，播種性血管内凝固 disseminated intravascular coagulation（DIC），骨発育障害，けいれん，持続勃起，新生児無呼吸**<br>低血圧，陰茎線維症，陰茎不快 | 鎌状赤血球貧血または鎌状赤血球傾向<br>白血病<br>新生児呼吸窮迫症候群<br>陰茎の解剖学的変形，陰茎インプラント，ペロニー病 Peyronie disease | 血管拡張作用を有する $PGE_1$ アナログ.<br>おもにファロー四徴症 tetralogy of Fallot，アイゼンメンゲル肺高血圧症 Eisenmenger pulmonary hypertension，そして大動脈弁閉鎖における動脈管開存の維持に使用される. |
| **misoprostol** | NSAIDs の長期治療に伴う胃潰瘍に対する細胞保護的かつ抗分泌性効果<br>ミフェプリストンによる堕胎 | **稀な貧血，稀な不整脈**<br>消化管障害 | 妊娠 | 血管拡張作用を有する $PGE_1$ アナログ.<br>消化性潰瘍にも使用される（第46章参照）.<br>胃粘液と炭酸水素産生の増加によってもたらされる細胞保護的効果（壁細胞による基礎および夜間の胃酸分泌の阻害を介した抗分泌作用）. |
| **carboprost** | 2番目三半期の流産<br>分娩後出血 | **ジストニア，肺水腫**<br>流行性下痢，頭痛，感覚異常，発熱，胸部圧痛を伴う消化管障害 | 急性骨盤内感染症<br>循環器，肺，腎臓，肝臓の疾患 | 堕胎活動のための子宮収縮を刺激する $PGF_{2\alpha}$ アナログ（黄体退行作用は受胎能を制御する）. |
| **ラタノプロスト**<br>**ビマトプロスト**<br>**トラボプロスト** | 高眼圧症<br>開放隅角緑内障 | **黄斑網膜浮腫**<br>かすみ目，眼瞼色素沈着過剰，虹彩色素沈着 | ラタノプロスト，ビマトプロスト，トラボプロストに対する過敏症 | 血管拡張性を有する $PGF_{2\alpha}$ アナログ（高眼圧症治療薬）. |
| **エポプロステノール** | 肺高血圧症 | **上室性頻拍，出血，血小板減少症**<br>高血圧，発疹，消化管障害，骨格筋痛，感覚異常，不安症，インフルエンザ様疾患 | 重度の左室機能不全を伴う心疾患<br>肺水腫を起こしている患者への長期使用 | 肺および全身血管の拡張を刺激するプロスタサイクリンアナログで血小板凝集も阻害する. |
| **トロンボキサンアンタゴニスト**<br>メカニズム―トロンボキサン合成の阻害またはトロンボキサン受容体のアンタゴニスト作用による：治験薬物. | | | | |
| **dazoxiben**<br>**pirmagrel**<br>**ridogrel** | dazoxiben と pirmagrel はトロンボキサン合成酵素を阻害する；ridogrel はトロンボキサン $A_2$ 受容体のアンタゴニストである<br>これら薬物のアスピリンを超える利点は未証明<br>血小板凝集効果はほとんどない | | | |

**主要薬物一覧：第 42 章　エイコサノイドの薬理学（続き）**

| 薬　物 | 臨床応用 | 副作用（重篤なものは太字で示す） | 禁　忌 | 治療的考察 |
| --- | --- | --- | --- | --- |
| **リポキシゲナーゼ阻害薬**<br>メカニズム―アラキドン酸からロイコトリエン形成を触媒する 5-リポキシゲナーゼを阻害する． | | | | |
| **zileuton** | 気管支喘息 | **肝臓由来酵素の増加**<br>蕁麻疹，腹部不快感，めまい，不眠 | 活動性肝疾患<br>肝臓由来酵素の上昇 | 麦角中毒（悪心，嘔吐，血管攣縮性虚血）のリスク上昇があるので，ジヒドロエルゴタミン，ergoloid mesylate，ergonovine，そして methylergonovine との同時使用は避ける． |
| **ロイコトリエン受容体アンタゴニスト**<br>メカニズム―システイニルロイコトリエン（CysLT）タイプ 1 受容体の選択的アンタゴニスト作用による． | | | | |
| **モンテルカスト**<br>**ザフィルルカスト** | 慢性喘息<br>通年性アレルギー性鼻炎（モンテルカスト）<br>季節性アレルギー性鼻炎（モンテルカスト） | **アレルギー性肉芽腫症，肝炎**<br>消化管障害，幻覚，激越 | モンテルカストまたはザフィルルカストに対する過敏症 | モンテルカストおよびザフィルルカストは急性喘息発作へは適応されておらず，一般的に気管支喘息への単剤治療には適していない．<br>両薬物は母乳に分泌される． |

# 43

# ヒスタミンの薬理学

Cindy Chambers, Joseph C. Kvedar, and April W. Armstrong



## ▶ はじめに

ヒスタミンは生理活性物質の 1 つであり，肥満細胞や好塩基球，リンパ球，ニューロン，胃エンテロクロマフィン様 enterochromaffin-like（ECL）細胞など多くの組織に存在している．ヒスタミンはオータコイドであり，局所的に放出され近傍の細胞の活動性を調整している．また，**ヒスタミンはアレルギー反応や炎症反応を調節するおもなメディエーターとして機能している．さらに胃酸分泌や神経伝達，免疫の調節においても重要である．**これまでに積み重ねられたヒスタミンの研究成果を元に，病的状態においてヒスタミンの作用を制御する多くの薬剤が開発されてきた．本章では $H_1$ 受容体の抗ヒスタミン薬に焦点を当てて解説する．$H_2$ ブロッカー（$H_2$ 受容体の抗ヒスタミン薬）については第 46 章，炎症にかかわる統合薬理学：消化性潰瘍にて解説を行う．

## ▶ ヒスタミンの生理学

### ヒスタミン合成，貯蔵，放出

ヒスタミンはアミノ酸であるL-ヒスチジンから合成される．この合成反応は**ヒスチジンデカルボキシラーゼ** histidine decarboxylase によって触媒され，L-ヒスチジンからカルボキシ基が外されて 2-(4-イミダゾール) エチルアミンとなり，この一般名称が**ヒスタミン** histamine である（図 43-1）．ヒスタミンの合成は肥満細胞や好塩基球，胃粘膜に存在する ECL 細胞，ヒスタミンを神経伝達物質として利用する中枢神経系 central nervous system（CNS）のニューロンなどで行われる．肝臓では循環しているヒスタミンを速やかに酸化して不活化する．ヒスタミンのおもな代謝産物であるイミダゾール酢酸は尿中で検出することができ，この代謝産物の濃度は全身で放出されたヒスタミンの濃度の目安となる．

**ヒスタミン合成・貯蔵は 2 つの“プール”，すなわち低代謝回転プールと高代謝回転プールに分けることができる．低代謝回転プール** slowly turning over pool は肥満細胞や好塩基球に存在している．ヒスタミンはこれらの炎症細胞内にある大きな顆粒中に蓄えられ，脱顆粒の際にヒスタミンは放出される．アレルギー反応やアナフィラキシー，外傷，低温刺激やその他の損傷による細胞破壊などによって脱顆粒は引き起こされる．このプールは低代謝回転プールと呼ばれ，いったん脱顆粒が生じると顆粒内にヒスタミンが蓄えられるまで数週間を要する．一方，**高代謝回転プール**

## Case

Ellen さんは，全般に健康な 76 歳の女性であるが，アレルギー性鼻炎を患っている．毎年春になると鼻汁やくしゃみが出て，眼の掻痒感を覚える．症状緩和のために市販の抗ヒスタミン薬であるジフェンヒドラミンを内服しているが，副作用に悩まされている．抗ヒスタミン薬を内服すると眠気に襲われ，口渇を覚えるからである．医師の診察を受けた結果，ロラタジンを服用するように勧められた．ロラタジンを服用してから，症状は緩和され，眠気や他の副作用に悩まされることもなくなった．

### Questions

1. なぜ Ellen さんは季節性の鼻炎を起こすのか？
2. ジフェンヒドラミンとロラタジンの作用機序は？
3. ジフェンヒドラミンはなぜ眠気と口渇を引き起こすのか，またロラタジンはなぜ眠気と口渇を引き起こさないのか？

rapidly turning over pool は胃 ECL 細胞やヒスタミン CNS 細胞に存在している．肥満細胞や好塩基球と異なり，これらの細胞はヒスタミンを細胞内に貯蔵しない．その代わり，生理的な刺激によりヒスタミンの生合成と放出が誘導される．例えば，腸管においては食物摂取によってヒスチジンデカルボキシラーゼが活性化される．

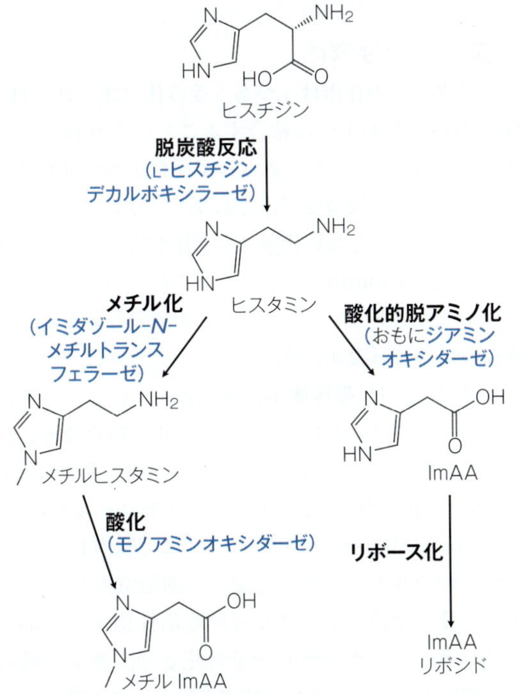


**図 43-1 ヒスタミン生合成と分解**
ヒスタミンは L-ヒスチジンデカルボキシラーゼが触媒するデカルボキシラーゼによって，ヒスチジンから合成される．ヒスタミンは肝臓で代謝されて不活性型副産物となる．また，ヒスタミンの代謝経路には２種類あり，イミダゾール環がメチル化される経路とアミノ基が酸化的に脱アミノ化される経路である．これらの代謝産物はさらに酸化されたり，リボース化されたりする．ジアミンオキシダーゼはヒスタミナーゼとも呼ばれている．ImAA：イミダゾール酢酸，imidazole acetic acid.

## ヒスタミンの作用

ヒスタミンは多くの組織において様々な作用を持っている．ヒスタミンの役割を理解するためには，平滑筋や血管内皮細胞，末梢神経，心臓，消化管，CNS におけるヒスタミンの生理作用を考慮する必要がある（表 43-1）．

**平滑筋組織に対するヒスタミンの作用は収縮させたり，弛緩させたりと一定ではない**．また，すべての終末細動脈や後毛細血管細静脈はヒスタミンよって弛緩するが，静脈はヒスタミン刺激で収縮する．**ヒスタミンの後毛細血管細静脈床拡張作用は，血管系に対するヒスタミンの最も顕著な作用である**．感染や外傷の際にはヒスタミンによる細静脈の拡張が生じて，局所的に微細血管を充血させる．これにより免疫細胞の集積が促進され，損傷部位の修復が開始される．この充血は炎症部位の**紅斑 erythema** として認められる．

ヒトの呼吸器においてヒスタミンは**気管収縮 bronchoconstriction** を起こす（他の動物種では反応はまちまちである）．しかし気管平滑筋のヒスタミンに対する反応性は個人により差が大きく，喘息患者でのヒスタミンに対する感受性は一般人の 1000 倍にも及ぶ．腸管や膀胱，虹彩，子宮などの他の平滑筋もヒスタミン曝露により収縮するが，これらの効果は生理的あるいは臨床的に大きな役割は持たないと考えられている．

ヒスタミンは血管内皮細胞の収縮も引き起こす．**ヒスタミンによって誘導される内皮細胞の収縮により細胞間隙が広がり，血漿タンパク質や液性成分が毛細血管後細静脈から漏出し，浮腫 edema を引き起こす**．このようにヒスタミンは損傷部位での局所的な応答の

**表 43-1 ヒスタミンのおもな生理的作用**

| 組 織 | ヒスタミンの効果 | 臨床的徴候 | 受容体サブタイプ |
|---|---|---|---|
| 肺 | 気管支収縮 | 喘息様症状 | $H_1$ |
| 血管平滑筋 | 後毛細血管細静脈拡張<br>終末細動脈拡張<br>静脈収縮 | 紅斑 | $H_1$ |
| 血管内皮細胞 | 内皮細胞収縮と乖離 | 浮腫，膨疹反応 | $H_1$ |
| 末梢神経 | 求心性神経終末の感作 | 掻痒，疼痛 | $H_1$ |
| 心臓 | 心拍数と心収縮力の軽度増加 | 軽微 | $H_2$ |
| 胃 | 胃酸分泌増加 | 消化性潰瘍，胸やけ | $H_2$ |
| CNS | 神経伝達物質 | 概日リズム，覚醒 | $H_3$ |

CNS：中枢神経系.

重要なメディエーターである.

末梢感覚神経終末もヒスタミンに対して反応する. **かゆみ itch** や**痛み pain** の感覚は**直接ヒスタミンが求心性神経終末を脱分極させることにより起こる**. 例えば，虫刺され後に生じる疼痛や掻痒感は，感覚神経終末におけるヒスタミン作用が原因である.

皮膚でのヒスタミン遊離によって生じる**膨疹・発赤反応 wheal and flare reaction** は，血管平滑筋，血管内皮細胞および末梢神経終末へのヒスタミンの作用が複合して起こったものである. **内皮細胞の収縮 endothelial cell contraction** により浮腫性の膨疹が起こり，一方で**血管拡張 vasodilation** と**感覚神経刺激 sensory nerve stimulation** によって疼痛を伴う発赤が生じる. ヒスタミンは同様の現象を鼻粘膜でも引き起こす. 内皮細胞の収縮，血管透過性の亢進，分泌腺からの過分泌，受容体の刺激によって，鼻のかゆみやくしゃみ，粘膜の浮腫や鼻汁が生じる.

ヒスタミンは心臓に対しても作用し，心拍出力と心拍数を少し増加させる. ヒスタミンは心筋細胞へのカルシウムイオン（$Ca^{2+}$）流入を促進することにより，陽性変力作用を発揮する. また，心拍数に関しては洞房結節細胞における第4相脱分極の頻度を増加することにより，陽性変時作用を発揮する.

胃粘膜におけるヒスタミンのおもな作用は，ガストリンによる胃酸分泌を増加させることである. **ヒスタミンは胃において胃酸分泌を制御する3つの分子の1つと考えられており，その他の2つはガストリンとアセチルコリンである**. 胃のヒスタミン受容体を活性化させることにより，壁細胞の細胞内 $Ca^{2+}$ 濃度が上昇し，その結果胃粘膜からの塩酸分泌が促進される.

ヒスタミンは CNS において神経伝達物質として機能する. ヒスタミン神経は視床下部の結節乳頭核を起点として，脳や脊髄全体に投射している. CNS におけるヒスタミンの機能は十分には解明されていないが，睡眠覚醒サイクルや認知機能（注意，記憶，学習）や摂食行動（食欲抑制）に重要であると考えられている.

## ヒスタミン受容体

**ヒスタミンの作用は4つある受容体（$H_1$，$H_2$，$H_3$，$H_4$）のいずれか1つに結合することにより細胞内に伝えられる**. 4つの受容体はいずれも7回膜貫通型のGタンパク質共役型受容体であり，リガンドであるヒスタミンが結合しない状態でも活性を持っている（構造的活性 constitutive activity）. これらの受容体は発現量やセカンドメッセンジャー，組織発現分布などが異なっている（表 43-2）.

ヒスタミン **$H_1$ 受容体 $H_1$ receptor** はGタンパク質を介してホスファチジルイノシトールの加水分解を行い，その結果細胞内のイノシトール三リン酸 inositol triphosphate（$IP_3$）とジアシルグリセロール diacylglycerol（DAG）が増加する. $IP_3$ は細胞内 $Ca^{2+}$ プールからのカルシウム放出を促し，細胞室内 $Ca^{2+}$ 濃度上昇とその下流のシグナル経路を活性化する. DAG はプロテインキナーゼCを活性化させ，多くの細胞質内標的タンパク質のリン酸化を行う. また例えば気管支平滑筋のような組織では，細胞質内 $Ca^{2+}$ 濃度の上昇により，$Ca^{2+}$/カルモジュリン依存的なミオシン軽鎖のリン酸化が生じ，筋収縮が起こる. 他の組織，特に前毛細血管細動脈括約筋や後毛細血管細静脈では，細胞内 $Ca^{2+}$ 濃度上昇に伴い一酸化窒素の合成が誘導され，その結果平滑筋の弛緩が起こる（第21章,

**表 43-2 ヒスタミン受容体サブタイプ**

| 受容体サブタイプ | 受容体刺激後の細胞内シグナル | 組織分布 |
|---|---|---|
| $H_1$ | $G_{q/11}$ → $IP_3$ 増加，DAG 増加，細胞内 $Ca^{2+}$ 増加，NF$\kappa$B 活性化 | 平滑筋，血管内皮，脳 |
| $H_2$ | $G_s$ → cAMP 増加 | 胃壁細胞，心筋，肥満細胞，脳 |
| $H_3$ | $G_{i/o}$ → cAMP 減少 | CNS，一部の末梢神経 |
| $H_4$ | $G_{i/o}$ → cAMP 減少，細胞内 $Ca^{2+}$ 増加 | 造血細胞，胃粘膜 |

G：G タンパク質，$IP_3$：イノシトール三リン酸，DAG：ジアシルグリセロール，NF$\kappa$B：核内因子 $\kappa$B，cAMP：サイクリック AMP，CNS：中枢神経系．

血管緊張の薬理学参照）．さらにヒスタミン $H_1$ 受容体の刺激により，核内因子 $\kappa$B nuclear factor $\kappa$B（NF$\kappa$B）の活性化も起こる．これは，重要でユビキタスな転写因子であり，接着分子や前炎症性サイトカインの発現が促進される．

ヒスタミン $H_1$ 受容体は主として血管内皮細胞と平滑筋細胞に発現しており，これらの受容体は**炎症反応 inflammatory** と**アレルギー反応 allergic reaction** を引き起こす．ヒスタミン $H_1$ 受容体の刺激による応答は組織により異なっており，(1) 浮腫，(2) 気管支収縮，(3) 一次求心性神経終末の刺激などが各々の組織において生じる．さらにヒスタミンは視床下部の結節乳頭核や大脳皮質，辺縁系にある後シナプス神経にも発現している．これらの神経は概日リズムや覚醒，エネルギー代謝の調整に携わっている可能性がある．

**ヒスタミン $H_2$ 受容体 $H_2$ receptor のおもな機能は胃酸分泌を調節することである．** $H_2$ 受容体は胃粘膜の壁細胞に発現しており，ヒスタミンはガストリンとアセチルコリンと協調して胃酸分泌を制御している（第 46 章参照）．$H_2$ 受容体は心筋細胞やある種の免疫細胞，CNS の後シナプスニューロンにも発現している．壁細胞の $H_2$ 受容体は G タンパク質依存的にサイクリック AMP cyclic adenosine monophosphate（cAMP）経路を活性化させ，プロトンポンプを活性化し，胃内腔へのプロトン放出を増加させる．

$H_1$ 受容体と $H_2$ 受容体については研究が進んでいるものの，$H_3$ 受容体，$H_4$ 受容体およびその下流のシグナルについては，現在精力的に研究が行われているところである．ヒスタミン **$H_3$ 受容体 $H_3$ receptor** は大脳皮質や基底核，視床下部結節乳頭核のシナプス前ニューロンに局在している．$H_3$ 受容体は自己受容体 autoreceptor やヘテロ受容体 heteroreceptor として機能しており，そのためヒスタミンやドパミン，アセチルコリン，ノルアドレナリン（ノルエピネフリン），$\gamma$アミノ酪酸 $\gamma$-aminobutyric acid（GABA），セロトニンといった他の神経伝達物質の放出や合成を抑制している．このヒスタミンと他の神経伝達物質の複雑な相互関係によって，ヒスタミンは覚醒，食欲，記憶といった多彩な CNS 機能に作用を及ぼすと思われる．$H_3$ 受容体は末梢神経にも発現しており，胃粘膜や気管支平滑筋のヒスタミン機能を抑制しているとの報告もある．$H_3$ 受容体の下流のシグナルは，細胞内への $Ca^{2+}$ 流入を減少させることによりもたらされる．

ヒスタミン **$H_4$ 受容体 $H_4$ receptor** は造血細胞由来の細胞，具体的には肥満細胞や好酸球，好塩基球に存在している．$H_4$ 受容体は $H_3$ 受容体と 40％の相同性を示すため，多くの $H_3$ 受容体拮抗薬が低親和性ながらも結合する．$H_4$ 受容体は $G_{i/o}$ タンパク質を介して細胞内 cAMP 濃度を低下させホスホリパーゼ C$\beta$ を活性化し，$Ca^{2+}$ 濃度を上昇させる．$H_4$ 受容体は免疫反応に重要な働きをしていると考えられており，注目を集めている．ヒスタミンによるロイコトリエン $B_4$ の産生や接着分子の機能向上，肥満細胞・好酸球・樹状細胞の走化性は $H_4$ 受容体の活性化によって生じると考えられている．

## 病態生理学

**ヒスタミンは免疫反応や炎症反応の主要な制御因子の 1 つである．** ヒスタミンは**アレルギー反応 allergic reaction** と呼ばれる，**免疫グロブリン E immunoglobulin E（IgE）によるⅠ型過敏反応 IgE-mediated type I hypersensitivity reaction** を引き起こす主要因子である．局所的なアレルギー反応は，アレルゲン（抗原）が皮膚や鼻粘膜といった上皮を通過することから始まる．アレルゲンは全身に運ばれることもあり，例えばペニシリンに対するアレルギー反応などはこのケースである．ヘルパー T helper T（$T_H$）細胞の助けを得て，アレルゲンは B 細胞（B リンパ球）を刺激し，アレルゲンに対して特異的な IgE 抗体を産生させる．次に IgE は肥満細胞や好塩基球の細胞膜上にある Fc 受容体に結合するが，この過程は“感作 sensitization”と呼ばれている．いったん IgE 抗体により感作された免疫細胞は，再びアレルゲンに曝されるとすぐにアレルゲンを認識し応答する．このような 2 回目以降の曝露によって，アレルゲンは IgE-Fc 受容体の複合体に結合して架橋化を起こし，脱顆粒が誘

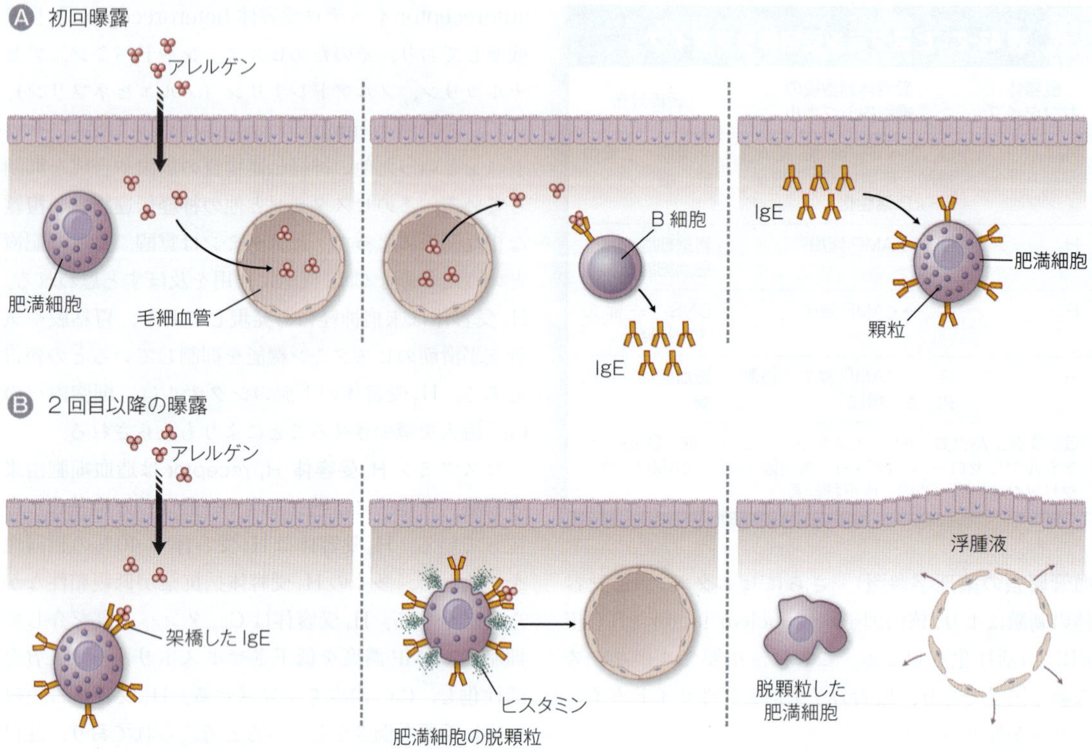


**図 43-2　免疫グロブリン E 介在性過敏反応の病態生理学**
アレルゲンが肥満細胞の脱顆粒を起こすためには，アレルゲンに対して２回別々に曝露されなければならない．**A.** 初回の曝露では，アレルゲンは粘膜表面を通過することによって免疫細胞と遭遇する必要がある．免疫細胞の活性化によって，Ｂ細胞がアレルゲン特異的な免疫グロブリンＥ（IgE）抗体を分泌する．これらの IgE が肥満細胞上の Fc 受容体と結合し，肥満細胞は感作される．**B.** ２回目以降の曝露では，多価のアレルゲンが肥満細胞表面にある２つの IgE-Fc 受容体複合体を架橋する．受容体どうしの架橋によって肥満細胞の脱顆粒が生じる．局所的なヒスタミン放出は，上図の浮腫のように，免疫反応を引き起こす．

導される（図 43-2）．

肥満細胞や好塩基球から放出されたヒスタミンは血管平滑筋細胞や血管内皮細胞に発現している $H_1$ 受容体に結合する．$H_1$ 受容体が活性化すると局所の血流量が増加し，血管透過性が亢進する．ここで炎症の初期反応が完成する．さらに炎症が持続するためには，他の免疫細胞も活性化がされなければならない．ヒスタミンによる局所的な血管拡張によって，免疫細胞が損傷部位に集まりやすくなり，さらには血管透過性の亢進により免疫細胞の組織内への遊走が促進される．

**肥満細胞の脱顆粒は，液性免疫反応が起こっていない場合でも，局所的な組織損傷に対する応答としても起こることがある．**例えば外傷や化学損傷は物理的に肥満細胞の細胞膜を破壊し，それにより脱顆粒が起こる．ヒスタミン遊離によってマクロファージや他の免疫細胞の集積が促進され，損傷部位の修復が開始される．

## ヒスタミンの病態生理学に基づく臨床的徴候

IgE を介した過敏反応は，**アレルギー性鼻炎 allergic rhinitis** や**急性蕁麻疹 acute urticaria** などの炎症疾患の原因となる．冒頭に紹介した Case では，Ellen さんはアレルギー性鼻炎を患っており，鼻汁や眼の掻痒感，くしゃみに悩まされていた．アレルギー性鼻炎では花粉などの環境中に存在するアレルゲンが鼻粘膜上皮を通過し，その上皮下組織に到達する．そこでアレルゲンはすでに感作された肥満細胞と遭遇し，肥満細胞上の IgE-Fc 受容体の複合体を架橋する．結果的に肥満細胞の脱顆粒が生じ，ヒスタミンが放出される．このヒスタミンは鼻粘膜や周辺組織の $H_1$ 受容体と結合する．$H_1$ 受容体の活性化により血管拡張と血管透過性の亢進が起こり，浮腫となる．鼻粘膜内の浮腫はアレルギー性鼻炎で起こる鼻閉の原因となる．随伴する掻痒感やくしゃみ，鼻汁，流涙はヒスタミンに加えて，キニンやプロスタグランジン，ロイコトリエンなど他の炎症メディエーターとヒスタミンとの相互作用によって引き起こされるものである．これらの分子はアレルギー性鼻炎に特徴的な過分泌や易刺激状態をもたらす．

肥満細胞の活性化は急性蕁麻疹でも起こる．この場合，ペニシリンのようなアレルゲンは食事や注射などによって体内に入り，循環して皮膚に運搬される．ヒスタミンの放出によって播種性膨疹と発赤反応が生じ，浮腫性の赤い痒疹ができる．

### ヒスタミンとアナフィラキシー

肥満細胞の脱顆粒が全身で生じると，**アナフィラキシー anaphylaxis** と呼ばれる致死的な状況になりうる．アナフィラキシーショックは，一般的にすでにアレルゲンに感作された人に起こり，虫刺されやペニシリンなどの抗菌薬，ナッツなどアレルゲンを多く含んだ食事摂取に対する過敏反応によって引き起こされる．全身に分布したアレルゲンは肥満細胞や好塩基球の脱顆粒を引き起こし，大量のヒスタミンを放出させる．その結果生じる全身の血管拡張と血漿の間質への血管外漏出によって，高度の低血圧が惹起される．全身におけるヒスタミンの放出は気管支収縮と喉頭蓋腫脹も引き起こし，アドレナリン投与によって迅速に治療されなければ数分以内に死に至る（後述参照）．

## ▶ 薬理学上の分類

**ヒスタミンの薬理学に基づいてヒスタミンの作用を阻害するには，3 種類の方法がある**（表 43-3）．1つ目は最も広く用いられる方法で，**抗ヒスタミン薬 antihistamine** の投与である．$H_1$ 受容体，$H_2$ 受容体，$H_3$ 受容体，$H_4$ 受容体に対する特異的な競合的アンタゴニストかインバースアゴニストが用いられる．$H_1$ 抗ヒスタミン薬については下記に詳細に示すが，その作用機序は不活性型の $H_1$ 受容体をより安定化させることであり，これにより炎症反応を引き起こすシグナルを減少させる．2つ目は肥満細胞上の IgE-Fc 受容体複合体に抗原が結合することによって起こる肥満細胞の脱顆粒を妨げることである．**クロモグリク酸ナトリウム sodium cromoglicate（別名：cromolyn）**と **nedocromil** がこの作用機序によって喘息発作を防ぐ（第 47 章，炎症にかかわる統合的薬理学：喘息参照）．これらの薬剤は脱顆粒の重要なシグナルである肥満細胞膜における塩素イオンの流れを妨げる．3つ目はヒスタミンの作用と機能的に反作用する薬剤を投与することである．このやりかたの代表例がアナフィラキシーの際に用いられるアドレナリンの使用である．アドレナリンはアドレナリンアゴニストであり，気管支拡張と血管収縮をもたらす（第 10 章，アドレナリン作動性の薬理学参照）．これらの作用はアナフィラキシーショックの際にヒスタミンによって起こる気管収縮，血管拡張，低血圧に拮抗する．

**表 43-3 ヒスタミンの薬理学に基づいた治療戦略**

| 方 法 | 薬剤例 | 疾患例 |
|---|---|---|
| ヒスタミン受容体のインバースアゴニストの投与 | ジフェンヒドラミン，ロラタジン | アレルギー |
| 肥満細胞の脱顆粒抑制 | クロモグリク酸ナトリウム sodium cromoglicate（別名：cromolyn），nedocromil | 喘息 |
| ヒスタミンの薬理作用に拮抗する薬剤の投与 | アドレナリン | アナフィラキシー |

### $H_1$ 抗ヒスタミン薬

#### 作用機序

ヒスタミンによる気管平滑筋収縮反応が $H_1$ 抗ヒスタミン薬の濃度によって変化する実験に基づき，$H_1$ 抗ヒスタミン薬は歴史的にヒスタミン $H_1$ 受容体拮抗薬と呼ばれてきた．しかしながら，近年，ヒスタミン薬理学の発展により，**ヒスタミン $H_1$ 受容体拮抗薬はアンタゴニストというよりも，インバースアゴニストであることが明らか**となってきた．

$H_1$ 受容体には活性型構造と不活性型構造の 2 つの構造が存在している．ヒスタミンや $H_1$ 抗ヒスタミン薬が結合していない状態であっても，2 つの構造が共存して平衡状態で存在している（図 43-3）．基底状態においては，受容体は活性型に向かう傾向にある．ヒスタミンは $H_1$ 受容体の活性型構造のアゴニストで，平衡状態を活性型受容体の方へシフトさせる．逆に $H_1$ 抗ヒスタミン薬は**インバースアゴニスト inverse agonist** であり，インバースアゴニストは不活性型の $H_1$ 受容体に結合し，平衡状態を不活性型へシフトさせる．このように，内因性のヒスタミンが存在しない状態であっても，$H_1$ 抗ヒスタミン薬は構造的受容体活性を低下させるのである．

#### 第一世代と第二世代の $H_1$ 抗ヒスタミン薬の分類

ヒスタミンがアレルギー性過敏反応の主要なメディエーターであるとの知見に基づいて，1937 年には Bovet と Staub によって最初の **$H_1$ 抗ヒスタミン薬 $H_1$-antihistamine** が発見された．1940 年代に入ると，臨床的にヒスタミン作用を十分抑制する薬剤が誕生した．**現在では，$H_1$ 抗ヒスタミン薬は 2 種類のカテゴリーに分類されており，第一世代と第二世代に分けられる**

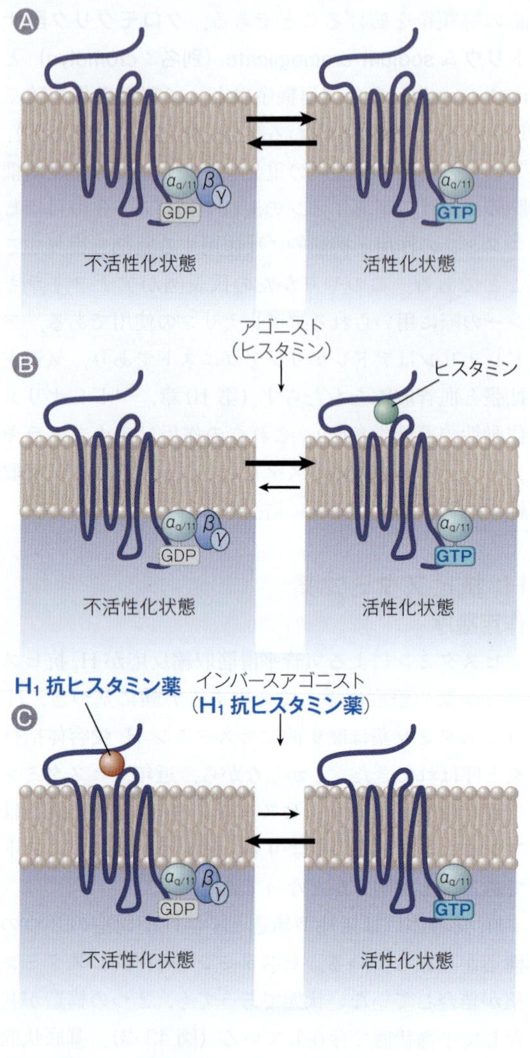


**図 43-3　$H_1$ 受容体の two-state モデル**
**A.** $H_1$ 受容体は2つの構造（two-state），すなわち不活性型構造と活性型構造が共存した状態になっており，構造的平衡状態となっている．**B.** ヒスタミンは活性型構造をとっている $H_1$ 受容体に作用し，この平衡を活性型構造の方へとシフトさせる．**C.** 抗ヒスタミン薬はインバースアゴニストとして作用し，$H_1$ 受容体の不活性型構造へ結合し安定化させる．そのため平衡状態は不活性型構造へとシフトする．

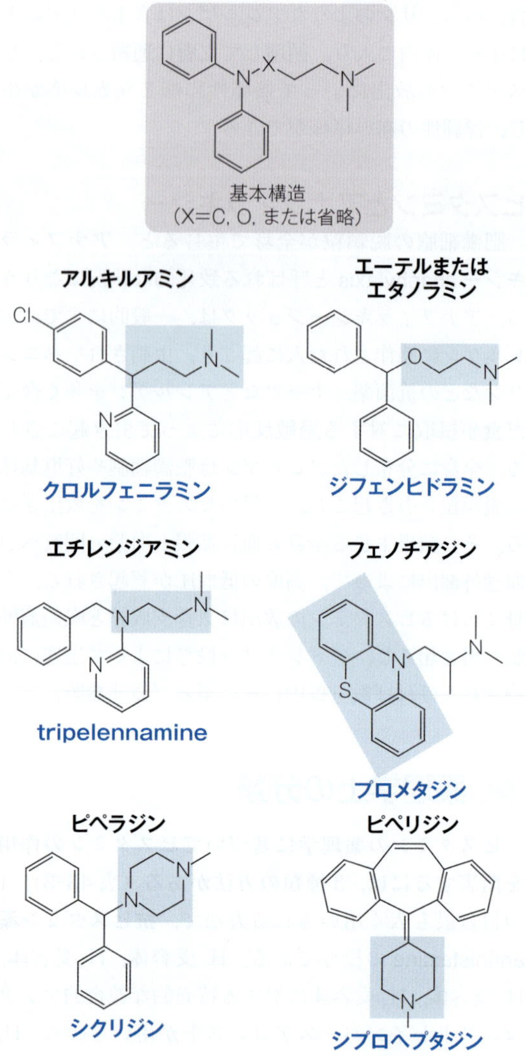


**図 43-4　第一世代 $H_1$ 抗ヒスタミン薬の構造**
第一世代 $H_1$ 抗ヒスタミン薬の基本骨格は，末端に2つの芳香環を持つ弛緩されたエチルアミン骨格からなる（これらの薬剤のエチルアミン骨格と図 43-1 に示したヒスタミンのエチルアミン側鎖の類似性に注目）．6つの各サブクラス（**青で示されている**）は，これらの基本構造が変化したものである．第一世代 $H_1$ 抗ヒスタミン薬は生理的 pH において荷電していないため，容易に血液脳関門を通過できる．一方，第二世代 $H_1$ 抗ヒスタミン薬（例えばロラタジン，セチリジン，フェキソフェナジン）は生理的 pH において荷電しているため，容易に血液脳関門を通過できない（**図示せず**）．血液脳関門透過性の相違によって，第一世代と第二世代の $H_1$ 抗ヒスタミン薬による鎮静作用に大きな差が出てくる．

（$H_1$ 抗ヒスタミン薬の詳細な分類に関しては主要薬物一覧を参照のこと）．

**第一世代 $H_1$ 抗ヒスタミン薬 first-generation $H_1$-antihistamine** の基本的な構造は，置換されたエチルアミン骨格に結合する2つの芳香環からなる．その置換された側鎖の種類によって，さらに6つのサブタイプ（エタノラミン，エチレンジアミン，アルキルアミン，ピペラジン，フェノチアジン，ピペリジン）に分類することができる（図 43-4）．**ジフェンヒドラミン diphenhydramine**，**ヒドロキシジン hydroxyzine**，**クロルフェニラミン chlorpheniramine**，**プロメタジン promethazine** は最もよく用いられた第一世代 $H_1$ 抗ヒスタミン薬である．第一世代 $H_1$ 抗ヒスタミン薬は生理的な pH において荷電しておらず，簡単に血液脳関門を通過でき，CNS のヒスタミン神経の作用をブロックできる．第二世代 $H_1$ 抗ヒスタミン薬と比較して，第一世代 $H_1$ 抗ヒスタミン薬は $H_1$ 受容体に対する選択性も低く，通常用量でコリン受容体やαアドレナリン受容体，セロトニン受容体に結合する場合もある．

**第二世代 $H_1$ 抗ヒスタミン薬 second-generation $H_1$-antihistamine** は構造的にアルキルアミン，ピペラジン，フタラジノン，ピペリジンの 4 種類に分けることができる．広く用いられている第二世代 $H_1$ 抗ヒスタミン薬は**ロラタジン loratadine**，**セチリジン cetirizine**，**フェキソフェナジン fexofenadine** である．新たな第二世代の $H_1$ 抗ヒスタミン薬としてはセチリジンの活性型エナンチオマーである**レボセチリジン levocetirizine** やロラタジンの活性型代謝物である **desloratadine** などがある．第二世代の $H_1$ 抗ヒスタミン薬は生理的な pH で荷電しており，血液脳関門をほとんど通過することができない．このように第一世代と第二世代では脂溶性および受容体選択性が異なっているため，その副作用にも大きな違いがある．特に CNS 抑制作用（眠気）や抗コリン作用による口渇などで顕著である．

## 薬理学的効果と臨床での使用

抗ヒスタミン薬はアレルギーや掻痒感，悪心，嘔吐，乗り物酔い，不眠症といった様々な疾患に対して用いられる．気管支収縮やアナフィラキシーにヒスタミンがかかわっていることが知られているものの，喘息やアナフィラキシー反応の治療に抗ヒスタミン薬はそれほど用いられていない．

### アレルギー疾患

$H_1$ 抗ヒスタミン薬は鼻炎や結膜炎，蕁麻疹，掻痒感といったアレルギー疾患の症状を緩和するために広く用いられている．$H_1$ 抗ヒスタミン薬は浮腫を引き起こす毛細血管透過性亢進を強力に抑制する．そのためアレルギー反応が始まった後に用いられるよりも，予防的に用いられた方がより強い作用を発揮できる．$H_1$ 抗ヒスタミン薬は NF$\kappa$B 経路を抑制することにより，前炎症性サイトカインの転写や炎症細胞の遊走，接着因子の発現などを減少させ，抗炎症作用を発揮する．

第一世代および第二世代の $H_1$ 抗ヒスタミン薬は慢性蕁麻疹やアレルギー性鼻炎の治療において同様の効果を持っている．しかし第二世代の方が副作用が少ないため，長期間用いる場合には第二世代 $H_1$ 抗ヒスタミン薬が好んで用いられる．鼻閉の症状に対して，経口の抗ヒスタミン薬だけは不十分な場合が多いが，**オロパタジン olopatadine** や**アゼラスチン azelastine** などの抗ヒスタミン薬の点鼻薬は効果的であることが多く，特に点鼻ステロイド薬と併用で用いるとさらに有効であることが多い．

### 全身の掻痒感

**ヒドロキシジン hydroxyzine** と **doxepin** は強力な抗掻痒作用を持つ薬剤であるが，その抗掻痒効果は著明な CNS 抑制作用と関係している．doxepin は三環系の抗うつ薬であり，うつ病の患者によく用いられている．そのためうつ病ではない患者へ少量でも投与すると，錯乱や失見当識を引き起こす場合がある．経口 $H_1$ 抗ヒスタミン薬と比較して，点鼻や点眼といった局所的な $H_1$ 抗ヒスタミン薬はすぐに薬効が現れるものの，1 日に複数回用いる必要がある．掻痒性皮膚疾患に用いられる外用 $H_1$ 抗ヒスタミン薬は，逆説的であるが，アレルギー性皮膚炎を引き起こすこともある．

### 悪心および乗り物酔い

第一世代 $H_1$ 抗ヒスタミン薬は化学療法や片頭痛時に生じる悪心や嘔吐にも用いられるが，乗り物酔いにも用いられている．前庭神経核から中脳の嘔吐中枢へのヒスタミン神経シグナルを抑制することによって制吐作用を発揮し，**ジメンヒドリナート dimenhydrinate** や**ジフェンヒドラミン diphenhydramine**，**meclizine**，**プロメタジン promethazine** などの $H_1$ 抗ヒスタミン薬が制吐薬として用いられる．

### 不眠症

顕著な CNS 抑制作用のために，**ジフェンヒドラミン diphenhydramine**，**doxylamine**，**pyrilamine** などの第一世代 $H_1$ 抗ヒスタミン薬は不眠症の治療薬としても用いられる．睡眠促進作用がある一方で，翌日まで残る鎮静作用といった副作用も増えてしまうため臨床での使用は限られている．通常用量の $H_1$ 抗ヒスタミン薬はアルコール摂取と同等の注意力欠如や精神活動低下をもたらすことがわかっている．そのため第一世代 $H_1$ 抗ヒスタミン薬は，覚醒状態を保ち，正確な判断力が要求される人には用いることができない．

またトラゾドン（抗うつ薬）やクエチアピン（抗精神病薬）といった神経疾患治療薬は CNS において抗ヒスタミン作用を発揮するものもあり，不眠症の治療にも用いられることがある．

### 限定的な使用：喘息とアナフィラキシー

気管支喘息における $H_1$ 抗ヒスタミン薬の効果は弱いため，喘息に対する単独療法としては用いるべきではない．モルモットでは $H_1$ 抗ヒスタミン薬が気管支平滑筋収縮を抑制するものの，ヒトではロイコトリエンやセロトニンなどの他のメディエーターの関与が大きいので，ヒトにおいてはヒスタミンの気管支平滑筋収縮作用はあまり顕著ではない．

全身のアナフィラキシーや喉頭蓋浮腫を伴う重篤な血管浮腫に対しても，$H_1$ 抗ヒスタミン薬単独療法は効果がない．このような場合，局所的に放出された他のメディエーターによる作用に対して $H_1$ 抗ヒスタミン薬は効果がないものの，アドレナリンは有効である．

## 薬物動態

経口 $H_1$ 抗ヒスタミン薬は消化管からよく吸収され，2～3時間で血漿中濃度がピークに達する．作用時間は各々の $H_1$ 抗ヒスタミン薬によって異なっている．多くの $H_1$ 抗ヒスタミン薬は肝臓のシトクロム P450 で代謝されるので，重篤な肝障害を持つ患者では投与量の調整に深慮する必要がある．また $H_1$ 抗ヒスタミン薬は肝シトクロム P450 阻害薬と同様に，シトクロム P450 系によって代謝される他剤の代謝に影響を与える可能性がある．同じ酵素に対して競合する薬剤を同時に投与すれば，$H_1$ 抗ヒスタミン薬の代謝は低下し，その濃度は上昇する．

## 副作用

$H_1$ 抗ヒスタミン薬のおもな副作用は CNS 毒性，心毒性および抗コリン作用である．第二世代の $H_1$ 抗ヒスタミン薬の副作用についてはよく研究されているが，第一世代 $H_1$ 抗ヒスタミン薬は60年以上用いられているにもかかわらず，長期服用の安全性について未だによくわかっていない．

第一世代 $H_1$ 抗ヒスタミン薬は脂溶性が高いため，容易に血液脳関門を通過する．このため CNS（特に視床下部）や末梢神経に存在する $H_1$ 受容体へヒスタミンが作用できなくなる．前述のように CNS への移行性がよいため，鎮静作用を発揮する．Case では，Ellen さんはアレルギー性鼻炎に対してジフェンヒドラミンを服用したため，眠気を感じていた．CNS への毒性を増やす因子としては，体重が少ないことや重篤な肝障害・腎障害，アルコールのような CNS 機能を障害するものと同時に服用すること，などが挙げられる．

第二世代 $H_1$ 抗ヒスタミン薬は，その分子構造に特徴があるため CNS への移行性が低下している．まずはじめに，上述のようにこれらの薬剤は生理的な pH において荷電していることが挙げられ，そのために簡単に細胞膜を透過することができない．2つ目として，血管内皮の管腔表面にある排出ポンプの P 糖タンパク質やアルブミンに対して高い結合能を持っていることがあり，CNS に移行しにくい．このように鎮静作用が少ないため，第二世代 $H_1$ 抗ヒスタミン薬は広く受け入れられている．例えば，航空機のパイロットが服用可能な経口 $H_1$ 抗ヒスタミン薬は第二世代 $H_1$ 抗ヒスタミン薬であるロラタジン，desloratadine，フェキソフェナジンのみである．

QT 間隔を延長させる $H_1$ 抗ヒスタミン薬は，特に心機能が低下した患者において心毒性を示すことがある．初期の第二世代 $H_1$ 抗ヒスタミン薬には，血中濃度が上がると重篤な心毒性を示す薬剤があった．これらの薬剤のうち terfenadine と astemizole の2剤は，心室性不整脈につながる QT 間隔延長を引き起こす可能性があるため米国食品医薬品局 Food and Drug Administration（FDA）によって承認を取り消された．$H_1$ 抗ヒスタミン薬による QT 間隔延長のメカニズムは $H_1$ 受容体をブロックするためではなく，$I_{Kr}$ 電流 rapidly activating $K^+$ current の阻害によるものだと考えられている．ヒト ether-a-go-go 関連遺伝子 human ether-a-go-go gene（*HERG*）は $I_{Kr}$ 電流を起こす $K^+$ チャネルの $\alpha$ サブユニットをコードしており，HERG の変異体を用いた *in vitro* の実験によって，薬剤が $I_{Kr}$ 電流を阻害するかどうか評価できる．

抗コリン作用は，第二世代よりも第一世代 $H_1$ 抗ヒスタミン薬に顕著に認められ，散瞳やドライアイ，口渇，尿閉，排尿困難などを引き起こす．第一世代 $H_1$ 抗ヒスタミン薬の抗コリン作用や鎮静作用は高齢者によく見られる．多くの薬剤を服用している高齢者では，他剤との相互作用による副作用も多い．例えば，高齢者が低血圧を引き起こす $\alpha$ 遮断薬と第一世代 $H_1$ 抗ヒスタミン薬とを併用していると，転倒の危険性が高まる．

幼児も抗ヒスタミン薬の副作用が出やすい．幼児では抗ヒスタミン薬の副作用が出やすく，またその効果についても十分な証拠がないため，FDA は2歳以下の幼児では抗ヒスタミン薬を含んだかぜ薬を処方しないよう勧告している．

稀ではあるが第一世代 $H_1$ 抗ヒスタミン薬を過量に摂取すると，傾眠や運動失調，昏睡といった重篤な CNS 抑制作用を引き起こす場合がある．しかし幼児や高齢者では，急性中毒症状として呼吸不全や循環不全が進展する前に逆説的な刺激反応が起こることが多く，幻覚や興奮，けいれんなどの症状が先行することもある．またこういった CNS 作用は脱水や散瞳，発熱といった抗コリン作用を伴うことが多い．

## 他の抗ヒスタミン薬

競合的アンタゴニストおよびインバースアゴニストは $H_2$ 受容体，$H_3$ 受容体，$H_4$ 受容体に対しても開発されてきた．ヒスタミンによる胃酸分泌を抑制する選択的 **$H_2$ ブロッカー（ヒスタミン $H_2$ 受容体拮抗薬）$H_2$ receptor antagonist** の開発には非常に興味が注がれてきた．$H_2$ ブロッカーについては第 46 章で詳細に述べるが，$H_1$ 抗ヒスタミン薬と構造が異なり，5 員環と非荷電側鎖を持っている（図 43-5；図 46-5 参照）．$H_2$ ブロッカーは胃の壁細胞にある $H_2$ 受容体に可逆的かつ拮抗的に作用し，胃酸分泌を減少させる．臨床では胃食道逆流症（胸やけ）や潰瘍疾患に用いられる．多くの $H_2$ ブロッカーは胸やけの治療のために，一般用医薬品 over the counter（OTC）としても販売されている．**シメチジン cimetidine** と**ラニチジン ranitidine** は $H_2$ ブロッカーのなかで最もよく用いられている 2 剤である．シメチジンによる最も重要な副作用はシトクロム P450 を介した薬物代謝を阻害することによって生じ，同時に投与された薬剤の血漿中濃度が異常に上昇する．$H_2$ 受容体は CNS や心筋にも発現しているが，治療濃度域であれば $H_2$ ブロッカーは，心臓や CNS に影響を与えない．

$H_3$ 受容体と $H_4$ 受容体の薬理学は現在積極的に研究が行われている．現在までに，$H_3$ 受容体や $H_4$ 受容体に作用する薬剤で臨床に用いられているものはない．**$H_3$ 受容体 $H_3$ receptor** は CNS や ECL 細胞においてヒスタミンの作用をフィードバック阻害すると考えられている．動物を用いた研究では，$H_3$ 受容体拮抗薬は大脳皮質の $H_1$ 受容体を刺激することによって覚醒を誘導し，注意力を改善する．研究に用いられている $H_3$ 受容体拮抗薬は thioperamide，clobenpropit，ciproxifan，proxyfan などがある．

$H_3$ 受容体と同様に，**$H_4$ 受容体 $H_4$ receptor** も $G_{i/o}$ と共役しており，細胞内 cAMP 濃度を低下させる．$H_4$ 受容体は造血細胞由来の細胞，特に肥満細胞，好塩基球，好酸球に発現している．そのため炎症反応において $H_4$ 受容体がどのような役割を果たしているのかに関心が集まっている．肥満細胞や好酸球が関与する炎症状態を治療する薬剤として $H_4$ 受容体の拮抗薬が期待されている．

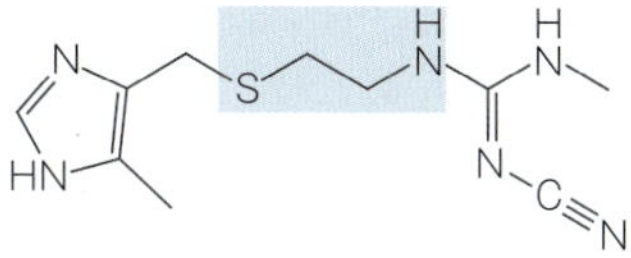

シメチジン

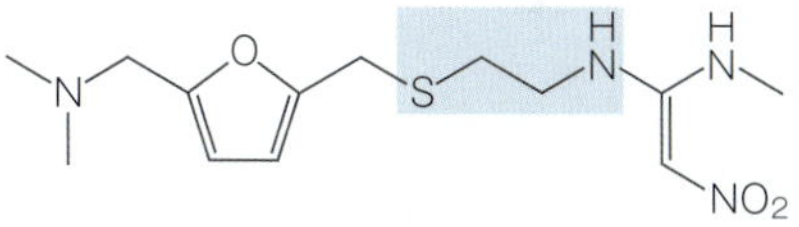

ラニチジン

**図 43-5　$H_2$ ブロッカー（ヒスタミン $H_2$ 受容体拮抗薬）の構造**

$H_2$ ブロッカーはチオエタノラミン骨格（**青四角**）を持ち，このアミノ基が大きな側鎖で置換され，末端には 1 つの 5 員環を持っている（$H_2$ ブロッカーの大きな *N*-置換側鎖と図 43-4 に示した $H_1$ 抗ヒスタミン薬の単純な第三級アミンを比較すること，また $H_2$ ブロッカーの小さな 5 員環であるイミダゾール環あるいはフラン環と $H_1$ 抗ヒスタミン薬の持つ大きな 2 つの芳香環を比較すること）．このように構造が異なっているため，シメチジンやラニチジン，他の $H_2$ ブロッカーは胃粘膜の $H_2$ 受容体に選択的に結合することができ，胃酸の産生を低下させる．

## ▶ まとめと今後の方向性

ヒスタミンはアレルギーや炎症，神経伝達および胃酸分泌といった多様な生理的作用に重要な役割を果たしている．$H_1$ 受容体や $H_2$ 受容体を標的とした薬剤の開発により，アレルギーや潰瘍疾患の治療における選択肢は飛躍的に増加した．アレルギー性鼻炎や蕁麻疹の治療効果についてはどの $H_1$ 抗ヒスタミン薬でも同等であるが，第一世代と第二世代 $H_1$ 抗ヒスタミン薬には副作用において大きな違いがある．

CNS 疾患におけるヒスタミンの役割は，近年の $H_3$ 受容体および $H_4$ 受容体の発見によって再び注目を集めている．$H_3$ 受容体特異的な薬剤開発は，認知障害や神経内分泌疾患，精神神経疾患に対する新たな治療法となるかもしれない．睡眠覚醒障害（ナルコレプシーや不眠症），精神神経疾患［アルツハイマー病 Alzheimer disease，注意欠陥・多動性障害 attention deficit hyperactivity disorder（ADHA），認知症，うつ病，統合失調症］，神経障害（てんかん），侵害受容性過程（神経原性疼痛），摂食およびエネルギーホメオスタシス（肥満や糖尿病）といった様々な疾患に対する $H_3$ 受容体拮抗薬のプロトタイプの効能について，臨床試験や前臨床試験が現在行われている．$H_4$ 受容体は肥満細胞や好酸球が関与する炎症状態において重要な役割を持っていると考えられており，この受容体も薬剤開発における興味深い分子標的となっている．$H_4$ 受容体を標的とする薬剤は喘息やアレルギー疾患，炎症性腸疾患，関節リウマチなどの様々な炎症疾患を治療するための薬剤としていつの日か用いられるかもしれない．

## 推奨文献

Leurs R, Church MK, Taglialatea M. H1-antihistamines: inverse agonism, anti-inflammatory actions and cardiac effects. *Clin Exp Allergy* 2002;32:489–498. (*Mechanism-based discussion of $H_1$-antihistamines as inverse agonists.*)

Nicolas JM. The metabolic profile of second-generation antihistamine. *Allergy* 2000;55:46–52. (*Discussion of differences among second-generation drugs.*)

Sander K, Kottke T, Stark H. Histamine H3 receptor antagonists go to clinics. *Biol Pharm Bull* 2008;31:2163–2181. (*Comprehensively reviews the current state of $H_3$ receptor antagonist research.*)

Simons FE. Advances in H1-antihistamines. *N Engl J Med* 2004;351:2203–2217. (*Comprehensively summarizes the mechanism of action and clinical uses of $H_1$-antihistamines.*)

Thurmond RL, Gelfand EW, Dunford PJ. The role of histamine H1 and H4 receptors in allergic inflammation: the search for new antihistamines. *Nat Rev Drug Discov* 2008;7:41–53. (*Reviews the role of histamine in inflammation and immune modulation, with emphasis on the role of the $H_4$ receptor.*)

## 主要薬物一覧：第 43 章　ヒスタミンの薬理学

| 薬　物 | 臨床応用 | 副作用(重篤なものは太字で示す) | 禁　忌 | 治療的考察 |
|---|---|---|---|---|
| **第一世代 $H_1$ 抗ヒスタミン薬（ヒスタミン $H_1$ 受容体拮抗薬）**<br>メカニズム―不活性型の $H_1$ 受容体に親和性が高いインバースアゴニストで，不活性型へ平衡をシフトさせる. | | | | |
| **エタノラミン：**<br>**ジフェンヒドラミン**<br>**carbinoxamine**<br>**クレマスチン**<br>**ジメンヒドリナート** | アレルギー性鼻炎<br>アナフィラキシー<br>不眠症<br>乗り物酔い<br>パーキンソン症候<br>蕁麻疹 | 鎮静作用，眠気，散瞳，ドライアイ，口渇，尿閉，排尿困難 | ジフェンヒドラミン：新生児，未熟児，授乳期間中の母親<br>carbinoxamine：急性喘息発作，モノアミンオキシダーゼ阻害薬 monoamine oxidase inhibitor（MAOI）使用時，閉塞隅角緑内障，消化性潰瘍，冠動脈疾患，高度の高血圧，尿閉<br>クレマスチン：授乳中，下気道症状，MAOI 服用時，新生児，未熟児<br>ジメンヒドリナート：ジメンヒドリナートに対する過敏症 | 一般的に，第一世代 $H_1$ 抗ヒスタミン薬は第二世代と比較して，CNS の副作用と抗コリン作用が強い.<br>ジフェンヒドラミン（米国での商品名は Benadryl®）は錠剤，液状剤，筋肉注射，静脈注射，外用で使用できる.<br>ジフェンヒドラミンはチオリダジンの血漿濃度を上昇させる可能性があり，不整脈の危険性を高める. |
| **エチレンジアミン：**<br>**pyrilamine**<br>**tripelennamine** | ジフェンヒドラミンと同様 | ジフェンヒドラミンと同様 | pyrilamine：pyrilamine に対する過敏症.<br>tripelennamine：閉塞隅角緑内障，狭窄性消化性潰瘍，症候性前立腺肥大症，膀胱頸部閉塞，幽門十二指腸閉塞，下気道症状，未熟児，新生児，授乳時，MAOI 服用時 | ジフェンヒドラミンと同様. |
| **アルキルアミン：**<br>**クロルフェニラミン**<br>**brompheniramine** | ジフェンヒドラミンと同様 | ジフェンヒドラミンと同様 | クロルフェニラミン：クロルフェニラミンに対する過敏症<br>brompheniramine：MAOI 服用時，局所性神経病変，brompheniramine や類似薬に対する過敏症 | ジフェンヒドラミンと同様. |
| **ピペリジン：**<br>**シプロヘプタジン**<br>**phenindamine** | ジフェンヒドラミンと同様 | ジフェンヒドラミンと同様 | シプロヘプタジン：閉塞隅角緑内障，MAOI 服用時，新生児，未熟児，授乳時，狭窄性消化性潰瘍，幽門十二指腸閉塞，症候性前立腺肥大症，膀胱頸部閉塞<br>phenindamine：12 歳未満の小児 | ジフェンヒドラミンと同様. |
| **フェノチアジン：**<br>**プロメタジン** | ジフェンヒドラミンと同様 | ジフェンヒドラミンと同様の副作用に加えて，光線過敏症および黄疸が報告されている | 無気力状態<br>喘息を含めた下気道症状<br>2 歳未満の幼児<br>皮下注射，動脈注射 | プロメタジンは術前の不安，術後の悪心，嘔吐を軽減するためにおもに用いられる. |
| **ピペラジン：**<br>**ヒドロキシジン**<br>**シクリジン**<br>**meclizine** | 掻痒感，アルコール離脱症，不安，嘔吐（ヒドロキシジン）<br>乗り物酔い，めまい（シクリジン，meclizine） | ジフェンヒドラミンと同様 | ヒドロキシジン：妊娠初期<br>シクリジン：シクリジン過敏症<br>meclizine：meclizine 過敏症 | ヒドロキシジンは掻痒感に有効な薬剤である. |

## 主要薬物一覧：第 43 章　ヒスタミンの薬理学（続き）

| 薬　物 | 臨床応用 | 副作用（重篤なものは太字で示す） | 禁　忌 | 治療的考察 |
|---|---|---|---|---|
| **三環系ジベンゾキセピン：**<br>**doxepin** | 不安<br>うつ<br>掻痒感 | **高血圧，低血圧，無顆粒球症，血小板減少症，うつの増悪，自殺企図**<br>体重増加，便秘，口渇，眠気，霧視，尿閉 | 緑内障<br>尿閉 | doxepin は三環系抗うつ薬である．うつ病を患っている患者に投与すべきで，うつ病のない患者では少量の投与でも錯乱や失見当識を起こしうる． |
| **第二世代 $H_1$ 抗ヒスタミン薬（ヒスタミン $H_1$ 受容体拮抗薬）**<br>メカニズム—不活性型の $H_1$ 受容体に親和性が高いインバースアゴニストで，不活性型へ平衡をシフトさせる． | | | | |
| **ピペラジン：**<br>**セチリジン**<br>**レボセチリジン** | アレルギー性鼻炎<br>蕁麻疹 | 眠気，口渇，頭痛，疲労感（抗コリン作用や鎮静作用は第一世代 $H_1$ 抗ヒスタミン薬と比較して顕著に少ない） | セチリジンやレボセチリジンに対する過敏症 | 一般的に，第二世代 $H_1$ 抗ヒスタミン薬は第一世代 $H_1$ 抗ヒスタミン薬よりも CNS 移行性が少ないため，抗コリン作用や鎮静作用がずっと少ない． |
| **アルキルアミン：**<br>**acrivastine** | アレルギー性鼻炎 | セチリジンと同様 | MAOI 服用時<br>重度の冠動脈疾患<br>高度の高血圧 | セチリジンと同様． |
| **ピペリジン：**<br>**ロラタジン**<br>**desloratadine**<br>**レボカバスチン**<br>**エバスチン**<br>**mizolastine**<br>**フェキソフェナジン** | アレルギー性鼻炎<br>蕁麻疹 | セチリジンと同様 | ロラタジン：ロラタジン過敏症<br>desloratadine：desloratadine 過敏症<br>レボカバスチン：ソフトコンタクトレンズ装着時<br>エバスチン：エバスチン過敏症<br>mizolastine：mizolastine 過敏症<br>フェキソフェナジン：フェキソフェナジン過敏症 | セチリジンと同様． |
| **フタラジノン：**<br>**アゼラスチン** | アレルギー性鼻炎，血管運動性鼻炎，アレルギー性結膜炎 | セチリジンと同様<br>苦み，鼻血 | アルコール服用時，中枢神経抑制薬服用時 | セチリジンと同様．<br>点鼻薬あるいは点眼薬として使用． |
| **三環系ジベンゾキセピン：**<br>**オロパタジン** | アレルギー性鼻炎，アレルギー性結膜炎 | セチリジンと同様<br>苦み，鼻血 | オロパタジン過敏症 | 点鼻薬あるいは点眼薬として使用． |
| **$H_2$ ブロッカー（ヒスタミン $H_2$ 受容体拮抗薬）** | | | | |
| **シメチジン**<br>**ファモチジン**<br>**ニザチジン**<br>**ラニチジン** | 第 46 章，炎症にかかわる統合薬理学：消化性潰瘍：主要薬物一覧参照 | | | |

44

# 造血と免疫調節の薬理学

Andrew J. Wagner, Ramy A. Arnaout, and George D. Demetri



## はじめに

臨床では，多くの状況で赤血球，白血球，あるいは血小板といった造血系細胞の欠乏が起こる．本章では造血系細胞の産生を刺激するために使用される薬物について述べる（他にも，輸血や骨髄移植のような薬物によらない方法についても知っておくべきである）．血液細胞の産生は生理的状況においては造血系の成長因子によってコントロールされている．これら成長因子は特定のシグナルに反応して生体内で作られる一群の糖タンパク質であり，種類は多様であるが，機能的には重なりがある．例えば，低酸素状態は赤血球系の成長因子であるエリスロポエチンの産生を刺激し，その結果，低酸素状態を改善しようと赤血球の産生が促進される．血球産生を刺激するためにおもに用いられる薬物療法は，体外で作られた成長因子やその合成アナログを投与することである．本章では，造血系の細胞，その産生を刺激する成長因子，そして血球産生を増加させる薬物について紹介する．また，抗腫瘍薬として用いられる免疫調節薬についてもその概略を述べる．

## 造血の生理学

造血系細胞の機能は多様である（表 44-1）．**赤血球 erythrocyte** は酸素を運搬する．**顆粒球 granulocyte**，**マクロファージ macrophage**，**リンパ球 lymphocyte** といった多くの白血球は感染と戦い，がんからの防御に役立つ．そして**血小板 platelet** は出血の制御に重要である．しかしながらこれらの細胞に共通する特徴が

## Case

52歳のMさんの左胸にしこりが見つかり，マンモグラフィー，生検，腫瘤摘出の結果，浸潤性乳管がんと診断された．腫瘍は限局していたが，リンパ節転移が陽性であった．Mさんは，ドキソルビシンとシクロホスファミドの補助化学療法を始めた．予想されていたことではあったが，化学療法の第1サイクルの10日後，白血球 white blood cell count（WBC）数が減少し，その後9日間でWBCは正常値に戻った．化学療法第3サイクル目までにMさんはヘマトクリット28%（正常値，37～48%）の軽度貧血となり，疲労感を訴えるようになった．第4サイクル目の7日後，WBCが800/μL（正常値，4300～10800/μL）まで急に減少し，絶対好中球数 absolute neutrophil count（ANC）は300/μLになった．また，悪寒戦慄と102℉【訳注：38.9℃】の発熱があった．彼女は5日間入院し，非経口で抗菌薬を投与され，ANCは許容レベルにまで戻った．Mさんはドキソルビシンとシクロホスファミドの補助化学療法を終え，パクリタキセルを続け，局所の放射線治療も受けた．

2年後，Mさんは左足が痛むようになった．検査の結果，がんが左の大腿骨と肝臓に転移していることがわかった．再び疲労感を訴えるようになり，ヘマトクリットは27%になった．ドキソルビシンとドセタキセルの化学療法を開始したが，またしても重度の好中球減少症と発熱が見られた．そこで，ポリエチレングリコール（PEG）化ヒト組換え顆粒球コロニー刺激因子（G-CSF）（PEG-フィルグラスチム）とヒトエリスロポエチンアナログ（ダルベポエチン）を追加した．すると好中球減少症と発熱は再発せず，エリスロポエチン療法開始後4週間後にはヘマトクリットは34.5%に戻り，あまり疲労も感じなくなった．化学療法は奏功し，1年後の今でも寛解状態で活動的に暮らしている．

### Questions

1. G-CSFやエリスロポエチンはどのようなタイプの成長因子か？
2. エリスロポエチンはいかにして赤血球を増やすのか？
3. ダルベポエチンやPEG-フィルグラスチムのような造血成長因子アナログは，内因性の“天然の”成長因子とどのように違うのか？
4. エリスロポエチンの重要な副作用にはどのようなものがあるか？

**表44-1 造血系細胞，成長因子，成長因子アナログ**

| 細胞の型 | おもな機能 | 系統特異的成長因子 | 欠乏状態 | 治療薬 |
|---|---|---|---|---|
| 赤血球 | 酸素の運搬 | EPO | 貧血 | rhEPO，ダルベポエチン |
| 血小板 | 止血 | TPO | 血小板減少症 | rhTPO，PEG-rHuMGDF，エルトロンボパグ，ロミプロスチム，IL-11 |
| 単球/マクロファージ | 細菌・細胞残骸の貪食，T細胞刺激 | M-CSF | — | — |
| 好中球 | 細菌の貪食，免疫刺激 | G-CSF | 好中球減少症 | フィルグラスチム，PEG-フィルグラスチム，サルグラモスチム |
| 好酸球 | 寄生虫の抑制 | IL-5 | — | — |
| B細胞 | 抗体産生，T細胞刺激 | 特異的IL | 様々な免疫不全症候群 | — |
| T細胞 | ウイルス感染細胞や細菌感染細胞の殺傷，免疫反応の制御 | 特異的IL | 様々な免疫不全症候群 | rhIL-2 |
| NK細胞 | がん細胞の殺傷 | — | — | — |

NK：ナチュラルキラー，natural killer，EPO：エリスロポエチン，erythropoietin，TPO：トロンボポエチン，M-CSF：単球コロニー刺激因子，G-CSF：顆粒球コロニー刺激因子，IL：インターロイキン，PEG：ポリエチレングリコール，rhEPO：組換えヒトエリスロポエチン，rhTPO：組換えヒトトロンボポエチン，rHuMGDF：組換えヒト巨核球増殖分化因子，rhIL-2：組換えヒトインターロイキン-2．

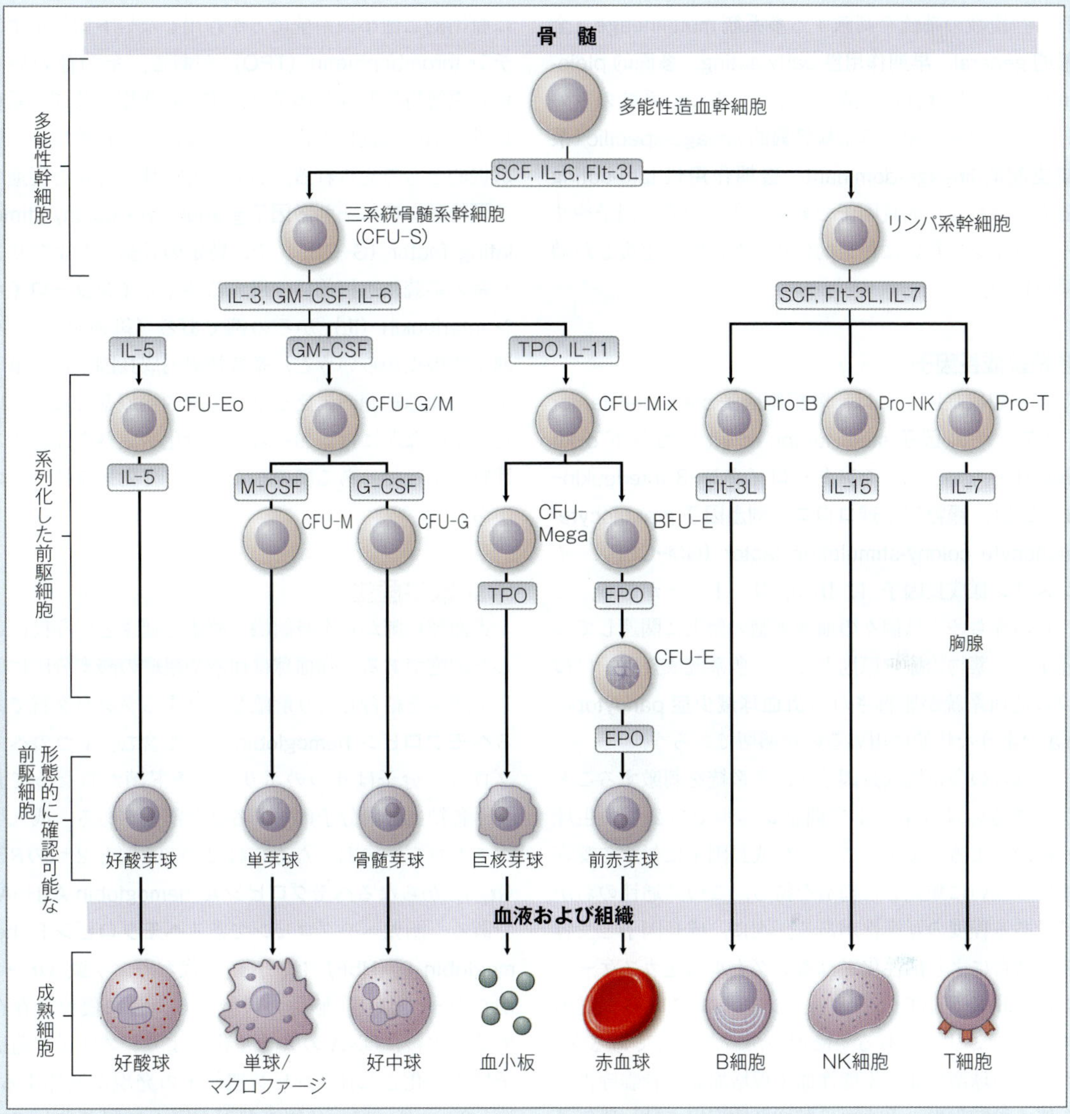


**図 44-1 造血系細胞の発生**

造血系の成熟細胞はすべて骨髄の多能性幹細胞から生ずる．どういう成熟細胞に分化するかは，細胞外の環境や，幹細胞および前駆細胞が曝される特異的成長因子によって決まる．多能性幹細胞は三系統骨髄系幹細胞（CFU-S）あるいはリンパ系幹細胞へ分化する．そこにある成長因子に依存して，CFU-S 細胞は顆粒球（好酸球，好中球），単球 / マクロファージ，血小板，あるいは赤血球のどれかに分化する．リンパ系幹細胞は B 細胞，ナチュラルキラー natural killer（NK）細胞，あるいは T 細胞のどれかに分化する．胸腺で起きる前 T 細胞から成熟 T 細胞への分化以外，すべての造血幹細胞，前駆細胞の分化は骨髄で起きる．ここに示した成長因子のなかで，G-CSF（顆粒球コロニー刺激因子），GM-CSF（顆粒球単球コロニー刺激因子），エリスロポエチン erythropoietin（EPO），IL-11 は治療薬として用いられている．BFU：バースト形成単位，CFU：コロニー形成単位，CSF：コロニー刺激因子，IL：インターロイキン，TPO：トロンボポエチン，SCF：幹細胞因子，stem cell factor.

1 つある．すべて骨髄の**多能性造血幹細胞 pluripotent hematopoietic stem cell** と呼ばれる細胞から発生することである（図 44-1）．造血幹細胞は**造血成長因子 hematopoietic growth factor** と呼ばれる糖タンパク質群によって誘導され，赤血球，白血球，血小板といった系統へ分化していく．

## 造血成長因子の中心的な役割

造血成長因子とサイトカインは，血液細胞の産生，成熟，そして機能を制御する多様な分子群である．36 種類もの因子が同定されており，その大きさは 9 kDa から 90 kDa にまで及ぶ．これらの因子に対する膜受容体は少なくとも 6 個のファミリーをなし，成長因子の遺伝子は 11 個の異なる染色体に存在する．

概念上，成長因子は大きく2つのグループに分けられる．複数の系統を刺激する**多系統 multilineage**（**全般的 general**，**早期作用性 early-acting**，**多面的 pleiotropic** とも呼ばれる）成長因子と，1つの系統のみの分化と生存を刺激する**系統特異的 lineage-specific**（**系統支配的 lineage-dominant**，**後期作用性 late-acting** とも呼ばれる）成長因子である．多くの成長因子やサイトカインは互いに相乗的に作用し，時に重複した効果を持つ．

## 多系統成長因子

多系統成長因子には，**幹細胞因子 stem cell factor**（**スティール因子 steel factor**，**c-kit リガンド c-kit ligand** ともいう），**インターロイキン-3 interleukin-3**（**IL-3**），**顆粒球単球コロニー刺激因子 granulocyte-monocyte colony-stimulating factor**（**GM-CSF**），インスリン様成長因子-1，IL-9，IL-11 などがある．これらのうち多くは個々の血球細胞の発生に関連して後述する．薬物治療の原則として，多系統成長因子は複数の造血系統が影響される**汎血球減少症 pancytopenia** のような状態に用いるのが適切であろう．

これらの多系統成長因子が，多系統を刺激することができるのは分子および細胞レベルでの2つの生理的特徴による．まず，これらの成長因子に対する受容体群は互いに類似した構造を持ち，この共通性のおかげである程度の互換性がある．次に，成長因子と受容体の結合により活性化されるシグナル伝達カスケードには，JAK-STAT 分子というシグナルタンパク質の共通ファミリーがある．最近わかったことであるが，真性赤血球増加症，本態性血小板増加症，骨髄線維症を伴う骨髄化生のような骨髄増殖性疾患では，遺伝子単一変異によるアミノ酸置換（V617F）があるため JAK2 キナーゼが恒常的に活性化している．これらの疾患ではすべての系統がクローン性に増殖するという特徴からも，JAK-STAT 経路が造血において全般的に機能していることが強調される．この多系統成長因子シグナルの特徴を利用して，新規特性を持った合成成長因子の開発が行われてきた（後述参照）．

## 系統特異的成長因子

成長因子が系統特異的であるためには以下の2つの条件のうち少なくとも1つを満たす必要がある：(1) その成長因子受容体の発現が単一系統上の前駆細胞に限られている，(2) その成長因子が抑制性あるいはアポトーシス誘導性のシグナルを他系統の細胞へもたらす．**エリスロポエチン erythropoietin** は系統特異的成長因子の一例であり，また別の例としては原則的に血小板系統にしか作用しない**トロンボポエチン thrombopoietin**（**TPO**）がある．その他のいわゆる系統特異的成長因子は，主たる作用を及ぼす系統以外の別の系統にも作用するので，より正確には系統選択的とも考えられる．おもに好中球の分化を促進する**顆粒球コロニー刺激因子 granulocyte colony-stimulating factor**（**G-CSF**）や，特定の骨髄系およびリンパ系の系統に選択的に作用する多くの**インターロイキン interleukin**（**IL**）がその例である（後述参照）．薬理学的視点からいうと，系統特異的成長因子は，単一系統の血球細胞の欠乏を補う選択的治療薬となる．成長因子のなかには，おそらくは分化や成熟を促進する性質によって，ある種のがんに対して効果を持つものがある．

## 赤血球の産生

赤血球は肺から全身組織へ酸素を運ぶという役に適した細胞である．赤血球は血液や組織の酸素分圧に応じて酸素を結合したり解離したりするタンパク質である**ヘモグロビン hemoglobin** を多く含む．1つのヘモグロビン分子は4つのポリペプチド鎖からなっており，各鎖に酸素分子に対する結合部位がある．成人型ヘモグロビンのおもなものは2つの$\alpha$鎖と2つの$\beta$鎖（$\alpha_2\beta_2$）からなる**ヘモグロビンA hemoglobin A**（**HbA**）である．胎児ヘモグロビンである**ヘモグロビンF hemoglobin F**（**HbF**）は，$\beta$鎖の代わりに$\gamma$鎖（$\alpha_2\gamma_2$）からなっており，胎生の最後の6カ月に優位に存在する．生後，DNA のメチル化により$\gamma$グロビン遺伝子は不活化され$\beta$グロビン遺伝子の発現が増加する．$\alpha$，$\beta$，$\gamma$グロビン各鎖の発現が別々に制御されているということは留意すべき重要な点である．そのため**異常ヘモグロビン症 hemoglobinopathy** にはいろいろなものがあり，遺伝性の変異によって異常な$\alpha$鎖や$\beta$鎖が生じたり，発現量が低かったりする．**鎌状赤血球貧血 sickle cell anemia** では$\beta$グロビン遺伝子の点変異によって**ヘモグロビンS hemoglobin S**（**HbS**）という異常ヘモグロビンが生じる．HbS は酸素が解離すると重合するため赤血球の形状が“鎌型化”し，溶血性の貧血を生ずる．そして痛みを伴う血管塞栓性の病態と深刻な末端器官障害となる．この常染色体性劣性遺伝病は米国で最も多い遺伝性の血液疾患で，患者数は7万名以上である．**$\beta$サラセミア $\beta$-thalassemia** もよくある異常ヘモグロビン症の1つであり，$\beta$鎖は構造も機能も正常であるが発現量が低くなっている．

骨髄を出ると正常な赤血球は，およそ 120 日間の寿命の間，血中を循環する．血中の赤血球数は，骨髄で新しく産生される赤血球と血球破壊や出血により失われる赤血球とのバランスにより決まるが，臨床的にはヘモグロビン値（単位血液容量当たりのヘモグロビン濃度）や**ヘマトクリット値** hematocrit（血液中に占める赤血球の割合）が指標となる．ヘモグロビンの正常値は男性では 14 ～ 17 g/dL であり，女性では 12 ～ 15 g/dL である．ヘマトクリットの正常値は男性では 42 ～ 50％であり，女性では 37 ～ 46％である．女性では月経による生理的出血があること，男性ではアンドロゲンにより（核内機序で）赤血球産生が促進されることが，これらの性差のおもな理由である．ヘモグロビン値やヘマトクリット値が正常範囲を下回ると**貧血** anemia となる．

## エリスロポエチン

**赤血球産生** erythropoiesis はいくつかの成長因子によって制御されるが，なかでも主たる成長因子はエリスロポエチンである．エリスロポエチンは高度に糖鎖修飾を受けたタンパク質で，胎児期の肝臓と，生後はおもに腎臓において作られる．エリスロポエチンは系統特異的成長因子であり，赤血球系の早期前駆細胞のみに作用し，他の系統にはほとんど影響しないため，臨床的に非常に注目されてきた．エリスロポエチンが生理的に重要であるということは，マウスの実験やヒトの病態において欠如すると重度の貧血になるということにより証明されている．さらに，稀ではあるが，家族性多血症ではエリスロポエチン受容体の活性型変異が知られており，エリスロポエチンに対する反応性が増加し赤血球系のみの産生過多が認められる．フィンランド人クロスカントリースキー選手の Eero Mantyranta は 1964 年のオリンピックで金メダルを獲得したが，異常に高いヘマトクリット値のため“血液ドーピング”（酸素運搬能を高めるために赤血球輸血をすること）であると告発された．30 年後，研究者たちが彼と彼の家族の試料を調べ，エリスロポエチン受容体に活性型変異があることを同定し，潔白が証明された．

赤血球の仕事は酸素を運搬することであるからエリスロポエチンの産生が低酸素によってもたらされるのは当然である．エリスロポエチンの発現は**低酸素誘導因子 1α hypoxia-inducible factor-1α（HIF-1α）**がエリスロポエチン遺伝子のエンハンサーに結合して転写を活性化することで強力に誘導される（図 44-2）．ある細胞の HIF-1α 量は局所の酸素分圧によって大きく影響を受ける．正常酸素あるいは高酸素下では，HIF-1α はプロリンヒドロキシラーゼ prolyl hydroxylase（PHD）の Fe（II）依存性ジオキシゲナーゼ活性によりヒドロキシル化（水酸化）されている．HIF-1α はプロリンのヒドロキシル化を受けるとフォンヒッペル・リンダウ von Hippel-Lindau（pVHL）E3 ユビキチンリガーゼ複合体に結合しやすくなるので，HIF-1α のプロテアソームにおける分解が促進される．一方，低酸素下では，HIF-1α のプロリンヒドロキシル化が起きないので pVHL とも結合せず，HIF-1α は核へ移行し，エリスロポエチンのような低酸素誘導性遺伝子の転写を促進する．稀な常染色体性劣性遺伝疾患である家族性赤血球増加症（最初に報告されたボルガ川中域の民族名から**チュバシ多血症**ともいわれる）では，pVHL 遺伝子に変異があり HIF-1α と結合できないので，HIF-1α の分解が減少し，その結果エリスロポエチンやその他の標的遺伝子の発現が増加する．

転写と翻訳の後，166 アミノ酸からなる 18 kDa のエリスロポエチンは糖鎖修飾を受け 34 ～ 39 kDa になる．その後，末端アルギニンの切断を経て，分泌され血液を介して骨髄へ運ばれる．そして，バースト形成単位 burst-forming unit（BFU）-E および**網状赤血球** reticulocyte などの赤血球系のすべての前駆細胞の表面にある受容体に結合する．エリスロポエチン受容体の活性化は JAK-STAT を介する細胞内シグナルカスケードを経て，網状赤血球から赤血球への最終分化を含む赤血球系統の増殖と分化を促進する．赤血球数が増えると（つまりヘモグロビン値やヘマトクリット値が高くなると）酸素運搬能は高まるので，赤血球造血は負のフィードバックによりエリスロポエチン産生を抑制する．心肺疾患がなければ，高酸素運搬能によって低酸素は改善されるのでエリスロポエチン産生を増加させる刺激はなくなるのである．

赤血球造血を刺激したり抑制したりするようなよく知られた病態とその機序を表 44-2 に示す．

## 白血球の産生

**白血球** leukocyte は免疫系の重要な細胞である．白血球には 2 つの大きなグループがあり，それぞれが免疫系の 2 つの主たる分枝に相当している．免疫系のうち**自然免疫の分枝** innate branch を担当する細胞には顆粒球（**好中球** neutrophil，**好酸球** eosinophil，**好塩基球** basophil），**単球 / マクロファージ** monocyte/macrophage，そしてその他のマクロファージ系統の細胞がある．好中球の標的は細菌であるが，好酸球は寄生虫を標的にする．好塩基球は過敏性反応に重要で

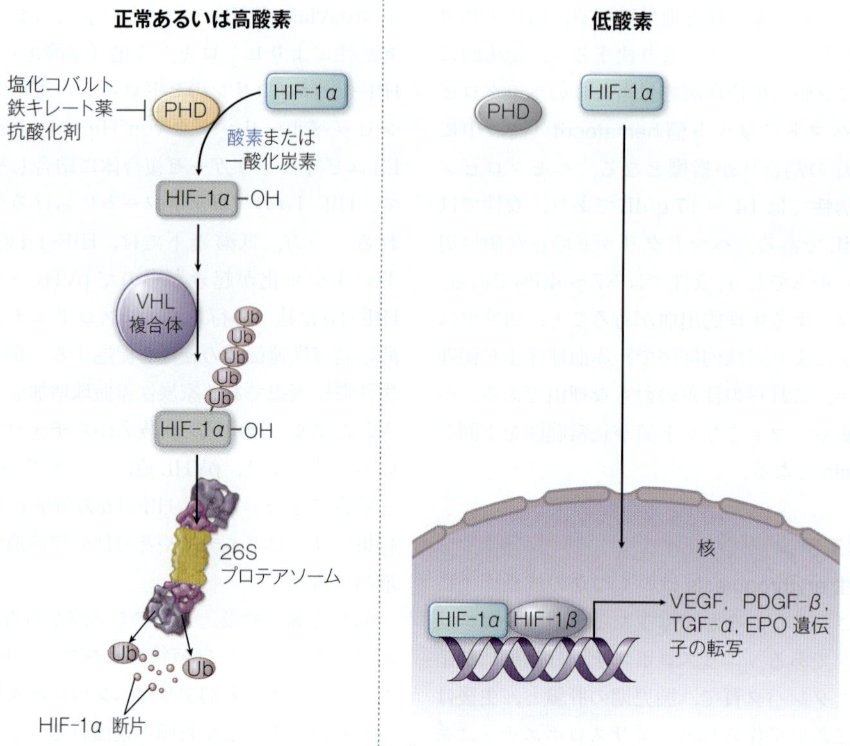


**図 44-2　エリスロポエチン合成の制御**
腎臓でのエリスロポエチン（EPO）合成は血中酸素濃度が低い時には増加し，また血中酸素濃度が正常か高い時には減少する．生理的な酸素のセンサーは鉄含有ジオキシゲナーゼのプロリンヒドロキシラーゼ（PHD）である（$CoCl_2$，鉄キレート薬，抗酸化剤，一酸化炭素を用いた *in vitro* の実験で，酸素センサーは鉄含有タンパク質であることが示されている）．正常あるいは高濃度の酸素下では（**左図**）活性化 PHD が低酸素誘導因子（HIF-1α）のプロリン残基をヒドロキシル化する．この翻訳後修飾により HIF-1αのユビキチンリガーゼ pVHL（VHL 複合体）への結合が促進され HIF-1αのユビキチン化 ubiquitination（Ub）と 26S プロテアソームによる分解が起きる．低酸素下では（**右図**）PHD は不活化され，HIF-1αが蓄積し核へ移行する．そして EPO などの多くの遺伝子の発現が誘導される．慢性腎臓病のような病態では，通常 EPO を合成している腎臓の細胞が傷害される．そして低酸素状態においても十分量の EPO を作ることができなくなり，貧血になる．足りない成長因子を補って貧血を治療するために，外来性に rhEPO の投与が行われる．貧血および慢性腎臓病の患者における EPO 治療のリスクと利益については本文を参照のこと．

ある．マクロファージも細菌を標的にするが，**樹状細胞** dendritic cell，**ランゲルハンス細胞** Langerhans cell，**破骨細胞** osteoclast などと同じく別の重要な機能を持っている．マクロファージは感染時や生体由来の残骸を除去する時に免疫系の両方の分枝を刺激し調節する．樹状細胞とランゲルハンス細胞は免疫反応を開始し，標的を定めるのに重要である．これらの細胞は抗原を局所からリンパ節に運搬し，そこでリンパ球は協調して反応する．破骨細胞は骨吸収に重要である．免疫系のうち**適応免疫の分枝** adaptive branch を担当する細胞は**リンパ球** lymphocyte である．リンパ球には２つあり，抗体を作る B 細胞（B リンパ球）とウイルス感染細胞や腫瘍細胞を標的とする T 細胞（T リンパ球）がある．“適応”とは特定の感染性因子やその他の標的をこれらの細胞が認識し反応できるようになるということを意味する（第 41 章，炎症と免疫系の原理参照）．

すべての白血球は多能性造血幹細胞から発生する（図 44-1）．成長因子の影響下でこの幹細胞は**骨髄系幹細胞** myeloid stem cell か**リンパ系幹細胞** lymphoid stem cell のどちらかに分化する．骨髄系幹細胞はさらに自然免疫系のいろいろな細胞へ（赤血球や血小板へも）分化し，リンパ系幹細胞は適応免疫系の細胞へと分化する．これらの分化経路を調節する成長因子についてこれから述べる．

## 顆粒球刺激因子

多能性幹細胞から骨髄系幹細胞への分化は，幹細胞因子や IL-3 のような多系統成長因子による．そこから好中球や単球・マクロファージなどへのさらなる分化には多系統成長因子である**顆粒球単球コロニー刺激因子** granulocyte-monocyte colony-stimulating factor

**表 44-2 赤血球造血を刺激・抑制する病態**

| 病態 | 機序 |
|---|---|
| **赤血球造血を刺激する病態：** | |
| 出血<br>溶血<br>高地<br>肺疾患 | 組織低酸素の誘導 |
| 骨髄増殖性疾患における JAK2 活性化変異 | 細胞内 JAK-STAT シグナルの増加 |
| **赤血球造血を抑制する病態：** | |
| 慢性腎臓病 | 腎臓におけるエリスロポエチン合成の減少 |
| 鉄，葉酸，ビタミン $B_{12}$ の欠乏<br>慢性炎症<br>鉄芽球性貧血<br>サラセミア<br>悪性腫瘍の骨髄浸潤<br>再生不良性貧血，赤芽球癆<br>薬物性骨髄毒性 | 赤芽球分化と赤血球産生の抑制 |

**(GM-CSF)** や系統特異的成長因子である**顆粒球コロニー刺激因子 granulocyte colony-stimulating factor (G-CSF)** および**単球刺激因子 monocyte colony-stimulating factor (M-CSF)** によって調節される．骨髄系幹細胞から好酸球への分化は**インターロイキン-5 interleukin-5 (IL-5)** によって制御される．

GM-CSF は，骨髄系統の細胞に比較的広く作用する．おもにマクロファージと T 細胞が産生する 18 ～ 28 kDa の糖タンパク質であり，骨髄系幹細胞および前駆細胞から，形態的にはっきりとわかる好酸球，単球・マクロファージ，好中球などの前駆細胞への分化を促進する．GM-CSF はまた，これらの成熟白血球の活性を増強したり，マクロファージからランゲルハンス細胞への分化を促進したりする．GM-CSF には間接的な作用もある．例えば好中球産生や好中球の機能に対する効果は，好中球前駆細胞に対する直接作用だけではなく，他の細胞を刺激してサイトカイン［腫瘍壊死因子 tumor necrosis factor (TNF) や IL-1］を分泌させる作用にも由来する．他の成長因子同様，GM-CSF は JAK-STAT 経路でシグナルを伝達する．

G-CSF の作用は GM-CSF に比べると系統特異的である．G-CSF は 18 kDa の糖タンパク質で GM-CSF 同様，JAK-STAT 経路でシグナルを伝える．G-CSF は感染部位の単球，マクロファージ，上皮細胞，線維芽細胞によって産生され，循環血液中へと放出される．G-CSF は骨髄で好中球産生を刺激し，その結果免疫系が感染に対して闘う能力が増強する．局所で放出された G-CSF は好中球による貪食作用を刺激する．

M-CSF（CSF1 ともいう）の作用は単球/マクロファージとその類縁細胞（破骨細胞など）の分化と活性化に限局している．正のフィードバックにより，これらの細胞はまた M-CSF を産生する．選択的スプライシングにより 70 ～ 80 kDa と 40 ～ 50 kDa のアイソフォームがある．

IL-5 はヘルパー T 細胞の一部によって作られる．IL-5 は選択的に好酸球に対して働き，その分化，接着，脱顆粒，生存を促進する．ゆえに IL-5 はアレルギー反応や喘息の病態生理において重要な働きをしていると信じられている．

## リンパ球刺激因子

**インターロイキン interleukin (IL)** と呼ばれる調節タンパク質はリンパ球の発生と活性化をコントロールしている．これまでに 30 以上の IL が決定されており，IL-1，IL-2，というふうに番号がつけられている．IL は，リンパ球の分化を調節するだけではなく，T 細胞やマクロファージの刺激などを通じて自然免疫と適応免疫の様々な局面も制御している．なかには，前述の通り顆粒球刺激因子として働くものもあるし，後述する通り血小板産生にかかわるものもある．

**インターロイキン-2 interleukin-2 (IL-2)** と**インターロイキン-7 interleukin-7 (IL-7)** は，白血球の分化に極めて重要な 2 つの IL である．IL-2 は T 細胞が作る 45 kDa のタンパク質である．IL-2 は T 細胞および B 細胞の成長を促進するので，かつては免疫刺激薬としての可能性を注目された．しかし IL-2 を欠損するマウスでは，リンパ球が減少するのではなく，増加していた．この予期せぬ結果が強調するのは，成長因子や免疫細胞は *in vivo* においては多様な機能を持っているということである．例えば，この例のように刺激する効果と同様に，制御する（寛容原性の）効果もあるということである．さらに，分化が適切に制御されないと，ある種のがんのように，成長がコントロールできなくなるということもいえよう．IL-7 は脾臓，胸腺，骨髄間質の細胞によって産生される多系統のリンパ球刺激性成長因子であり，B 細胞と T 細胞の成長と分化を促進する．

**インターフェロン interferon (IFN)** はリンパ球の増殖と活性を調節するもう 1 つのグループである．IL と同様，IFN は T 細胞とマクロファージの活性を刺激する．IFN は抗ウイルス作用が顕著なので B 型肝炎や C 型肝炎のような感染症の治療に用いられる（第 37 章，ウイルス感染症の薬理学参照）．他にも，リンパ球の最終分化を促進する作用，（ある状況において）細胞分裂を抑制する作用，ストレスを受けた細胞に対する直接的な細胞傷害作用がある．IFN には3つの型，すなわちインターフェロンα interferon-α（IFN-α），IFN-β，IFN-γがあり，それぞれ異なる生物学的活性を持つ．IFN は，成長因子の場合と同様に，特異的な細胞表面の受容体と JAK-STAT シグナル伝達経路を介して効果を表す．

## 血小板の産生

**血小板 thrombocyte** は血栓形成に必須である．この小さな細胞は核がないので新規タンパク質合成ができず血中での半減期は9～10日である．血小板の産生は，他の造血系の細胞と同様，多系統成長因子と系統特異的成長因子の両方によってコントロールされている（図44-3）．多系統成長因子で血小板産生に重要なのは，IL-11，IL-3，GM-CSF，幹細胞因子，そして IL-6 である．赤血球と血小板は共通の前駆細胞であるコロニー形成単位 colony-forming unit（CFU）-Mix 細胞から分化するので，当然のことながら，これらの成長因子は赤血球産生も刺激する．CFU-Mix 細胞が赤血球になるのか，血小板になるのかは，その後どのような系統特異的成長因子に接するかによって決まる．BFU-E などの赤血球系統への分化はエリスロポエチンによって促進される．一方，CFU-Mega 細胞，さらには巨核球（この細胞から血小板ができる）への分化は，系統特異的成長因子であるトロンボポエチンによって促進される（図44-1）．

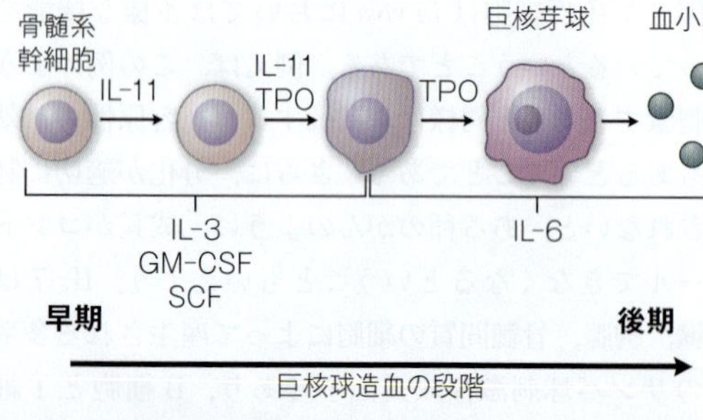


**図 44-3 血小板産生にかかわる成長因子**
血小板産生には多くの成長因子が関与する．インターロイキン-11（IL-11）はおもに初期段階で作用する．IL-11 は顆粒球単球コロニー刺激因子（GM-CSF）の産生を促進し，IL-3 および幹細胞因子 stem cell factor（SCF）と相乗的に働き，巨核球前駆細胞の成長や分化を増加させる．IL-6 とトロンボポエチン（TPO）はおもに後期段階で働く．組換えヒト IL-11（オプレルベキン）と TPO 受容体アゴニスト（エルトロンボパグとロミプロスチム）はともに，血小板産生を増加させるために治療に用いられる．

### トロンボポエチン（TPO）

TPO は，おもに肝臓で，一部は腎臓の近位尿細管で産生される．エリスロポエチン同様，高度に糖鎖修飾を受けたタンパク質（35 kDa）であり単一の細胞系統のみに作用する．JAK-STAT 経路を介して作用することもエリスロポエチンと同じである．エリスロポエチンと違うのは，その活性調節が遺伝子発現レベルで制御されておらず，TPO は恒常的に発現しているということである．循環血中の TPO 量は，*c-mpl* 遺伝子産物である TPO 受容体（*Mpl* ともいう）で，興味深い機序により調節されている．

TPO 受容体は，構造的にも機能的にも，IL-3 受容体，エリスロポエチン受容体，GM-CSF 受容体に似ている．TPO 受容体は，CFU-S，CFU-Mix，CFU-Mega，巨核球といった血小板の前駆細胞と血小板そのものに発現している．しかし TPO のこれらの細胞に対する作用は異なっている．前駆細胞に対しては，TPO は細胞の成長と分化を促進する方向に働くが，血小板では TPO 受容体が TPO の吸収分子のように働き過剰な TPO を結合し，血小板が十分に存在している場合，それ以上過剰に産生されないように防いでいる．TPO には，トロンビンやコラーゲンに対する血小板の感受性を高め，血小板機能を増強する働きもある（第22章，止血と血栓の薬理学参照）．

# ▶ 薬理学上の分類

臨床的に用いられる造血成長因子は大きく2つに分けられる．1つ目は様々な血球細胞の欠乏状態を治療するために用いられる，成長因子の組換え体や合成アナログである．Case で M さんに投与された G-CSF やエリスロポエチンアナログもこれに入る．もう1つは，様々な悪性腫瘍の治療に用いられる成長因子である．

## 赤血球産生を刺激する薬物

エリスロポエチンは，赤血球系統に特異的に作用するので，ある種の貧血の治療に用いられる．貧血は，正常な赤血球造血の障害や，未成熟な赤血球の損失や成熟した赤血球の破壊など，様々な基礎疾患によって生ずる（表44-2）．エリスロポエチンの適応で多いのは慢性腎臓病であり，機能的な腎組織が消失し，生理的状況でエリスロポエチンを産生している細胞が減少している状態である．またがんにより，炎症性サイトカイン，酸化ストレス，抗エリスロポエチン抗体などが生じ，内因性のエリスロポエチンが効きにくくなることがある．このような場合もエリスロポエチンの適応の可能性がある（がんによる貧血は，出血，低栄養状態，腫瘍細胞の骨髄浸潤などが原因となることがある．このように診断された場合はその原因に対して直接治療が行われる）．また，がんを治療するために用いる化学療法薬の骨髄毒性によって貧血が生ずることもよくある．M さんの Case で見られたような，がんに関連する貧血を伴う疲労は，状況によってはエリスロポエチンを治療に用いる．

### 組換えヒトエリスロポエチン（rhEPO）とダルベポエチン（NESP）

現在北米で使用されている赤血球造血性の薬物は，**組換えヒトエリスロポエチン recombinant human erythropoietin（rhEPO）**（エポエチン$\alpha$　epoetin $\alpha$ ともいう）と**ダルベポエチン darbepoetin**［以前は**“新規赤血球造血刺激タンパク質” novel erythropoiesis stimulatig protein（NESP）**といわれた］である（エポエチン$\beta$は生物工学的に作られた rhEPO の構造類似物質であり北米以外で利用可能な治療薬である）．内因性のエリスロポエチンと同様，エポエチン$\alpha$とダルベポエチンは，エリスロポエチン受容体を刺激して赤血球造血を促す．rhEPO は，貧血の原因や投与量にもよるが，1/2 ～ 3/4 の患者で少なくとも 6%ヘマトクリット値を増加させる．

rhEPO とダルベポエチンはよく似た構造をしており，タンパク質を修飾しているシアル酸（糖質）の数が違うだけである．ダルベポエチンは，シアル酸の数が多いほどエリスロポエチンの効力が大きいという観察がきっかけとなって開発された．シアル酸が 2 個多く付加されているダルベポエチンは，半減期がエリスロポエチンに比べ 3 倍長いので頻回に投与しなくてすむ．ともにタンパク質であるから，非経口で投与しなければならない．

赤血球造血作用に加えて，エリスロポエチンは侵害刺激や虚血性傷害の後のグリア細胞とニューロンの生存に何らかの役割を果たしているかもしれない．エリスロポエチンの神経保護作用について，臨床試験が進行中である．

貧血ではない人，あるいは軽度貧血の患者にエリスロポエチンを投与すると，多血症，過粘稠血，脳卒中，心筋梗塞のおそれがある．1980 年代に自転車のプロ競技界に非合法的にエリスロポエチンが導入され，18 名の若い選手が突然死したが，これはおそらくエリスロポエチンの副作用によるものである．1998 ～ 2003 年の間に明らかになった，ある特定の組換えエリスロポエチン製剤の副作用もある．ある組換えエリスロポエチン製剤を投与された 200 名以上の患者に赤芽球癆とエリスロポエチンに対する中和抗体が認められたのである．この免疫反応の正確な原因は不明であるが，このエリスロポエチン製剤の部分的に変性した部位が新規抗原となったという説がある．エリスロポエチンとダルベポエチンは高血圧を生じうるので，コントロールされていない高血圧の患者には禁忌である．エリスロポエチンによる高血圧の機序は不明である．

最近の臨床研究によって，貧血と慢性腎臓病の患者を赤血球造血刺激薬（エポエチンやダルベポエチン）で治療し，ヘモグロビン値が 13 g/dL 以上になると，死亡，重度心血管イベントおよび脳卒中のリスクが高いことがわかった．この効果の原因となる機序は現在調べられている．米国食品医薬品局 Food and Drug Administration（FDA）の現行のガイドラインでは，赤血球造血刺激薬の投与量は個人に合わせて決定すべきで，ヘモグロビン値を監視し 10 ～ 12 g/dL の間に維持すべきとしている．

エリスロポエチンは，乳がん，非小細胞肺がん，頭頸部がん，リンパ腫，子宮頸がんの患者で，化学療法による貧血は改善するものの，生存率を減少させ，腫瘍の進行や再発のリスクを高めるという報告がある．これらの結果についての機序や推測は意見が分かれたままである．可能性としては，ある種のがん細胞にはエリスロポエチン受容体が発現していること，エリスロポエチンと化学療法や放射線療法を併用することによる相乗的な毒性，エリスロポエチン療法によってヘモグロビン値が高くなり血栓ができやすくなることなどが考えられている．これらのことから FDA は赤血球造血刺激薬の使用法を変更し，治癒目的で骨髄抑制性の化学療法薬を投与されている患者にはもはや適応されなくなった．症状緩和を目的とするような状況においては，医師は，赤血球造血刺激薬による造血促進で起こりうる利益と危険性について，患者とよく話し合うことが大切である．

## 胎児ヘモグロビン（HbF）を誘導する薬物

鎌状赤血球症の特徴は，急性の疼痛発作，易感染性，重度の溶血性貧血である．鎌状ヘモグロビン（HbS）を含む赤血球が，この疾患の臨床症状の根本的原因であり，HbS が作られ始める小児期に現れる．新生児期や幼児期は無症状である．これは胎児のグロビン遺伝子の発現が生後何カ月も残っており胎児ヘモグロビン（HbF）値が高いからである（鎌状赤血球症患者の

HbF値は，通常2歳で全ヘモグロビンの15%，成人で1～5%である）．このことと一致して，成人患者でHbF値が高い人は，低い人に比べてあまり疼痛発作が起きず，貧血の程度も軽度である．以上のことからHbF値を増加させることが，治療上の最終目標である．

原則として，HbFを増加させるには2つのアプローチがある．1つは成人においてHbFの発現を促進すること，もう1つは小児において胎児ヘモグロビン（HbF）から成人ヘモグロビン（HbS）への切替えを防ぐことである．現在臨床で使用されている**5-アザシチジン 5-azacytidine**と**ヒドロキシウレア hydroxyurea**の2種類は前者のアプローチで，また**酪酸塩 butyrate**はまだ治験中であるがおそらく両方のアプローチで効果を現す．初期の研究によると5-アザシチジンとヒドロキシウレアは酪酸塩やエリスロポエチンと相乗的に作用しうるが，エリスロポエチンを鎌状赤血球症の患者に使用するとHbFを持つ赤血球のみならずHbSを持つ赤血球も刺激してしまうので注意が必要である．

### 5-アザシチジンとデシタビン

**5-アザシチジン 5-azacytidine**とその同種の5-アザ-2′-デオキシシチジン（**デシタビン decitabine**）はDNAを脱メチル化する薬物であり，鎌状赤血球症や$\beta$サラセミアの患者で全グロビン発現量の20%以上にまでHbF発現量を増加させる（理論研究によるとHbF発現量が30～40%になると症状がなくなるといわれる）．5-アザシチジンとデシタビンは$\gamma$グロビン遺伝子のメチル化を外すことによって作用すると考えられているが証明されたわけではない．未知の機序に対する心配や長期投与によるがんのリスクのおそれ（ともに正常のDNA合成を阻害する．第38章，がんの薬理学：ゲノム合成，安定化，維持参照）によって，これらの薬を鎌状赤血球症の予防投与することは認められずにいる．

### ヒドロキシウレア

**ヒドロキシウレア hydroxyurea**は1990年代に初めて鎌状赤血球症に使われた．ヒドロキシウレアはリボヌクレオチド還元酵素を阻害し細胞分裂を抑制する細胞増殖抑制薬であり，以前は慢性骨髄性白血病や真性赤血球増加症のようなクローン性の血液疾患に使われていた（第38章参照）．この経験から小児でも長期投与での安全性が知られている．白血球と血小板の産生抑制が主たる副作用である．ヒドロキシウレアによるHbFの誘導効果発現はアザシチジンよりも遅いが，ヒドロキシウレアは鎌状赤血球症患者のおよそ60%で有効であることがわかっている．有効な患者においては，ヒドロキシウレアはHbF値を20%以上まで増やし，疼痛発作の回数を半分に減らす（年間発作回数が平均で4.5回から2.5回に減る）．さらに年に3回以上発作がある患者で，必要な輸血の回数を減らす．しかし，ヒドロキシウレアは末端器官障害や脳卒中の予防には効果がない．1998年にヒドロキシウレアの鎌状赤血球症治療での使用がFDAによって認められた．

長く使用されているにもかかわらず，ヒドロキシウレアの鎌状赤血球症での作用機序はわかっていない．現在の説では，ヒドロキシウレアはHbSを持つ赤血球前駆細胞の分裂を阻害し，そして赤血球造血を維持するために何らかの形でヘモグロビン発現を胎児の頃のパターンに逆戻りさせると考えられている．興味深いことに，ヒドロキシウレアによるHbF発現量の増加はリボヌクレオチド還元酵素の阻害作用とは全く関係ない．

### 酪酸塩

酪酸塩（例：酪酸アルギニン，フェニル酪酸塩）は，ヒストン脱アセチル化酵素を阻害する短鎖脂肪酸である．ヒストン脱アセチル化酵素は転写因子がDNAに近づけないように，DNAを修飾する酵素である．初期の臨床治験では，酪酸塩はHbF値を2%から20%以上にまで増やしたが，HbFの基礎レベルが1%未満の患者には無効であった．実験動物ではHbFからHbSへの切替えを邪魔する．また，糖尿病の母親から生まれた子ども（血中酪酸塩レベルが上昇している）は，HbFの値が高い．酪酸塩はある種の転写因子が活性を持ち続けるように作用すると考えられている．このメカニズムではHbF産生が酪酸塩に反応して増加することは説明できるが，鎌状赤血球症患者で選択的にHbSではなくHbFの産生が増すことは説明できない．

## 白血球産生を刺激する薬物

好中球数が少ない状態，つまり**好中球減少症 neutropenia**が最もよく見られるのは，前駆細胞の成熟白血球への増殖・分化が阻害される場合（**骨髄抑制 myelosuppression**）である．好中球減少症は，白血病やその他の悪性腫瘍が骨髄に浸潤した場合，あるいはがん化学療法の副作用として起きることが多い．頻度は少ないが，骨髄移植によるもの，先天性好中球減少症，ヒト免疫不全ウイルス human immunodeficiency virus（HIV）やジドブジンに関連した好中球減少がある．がんや化学療法による好中球減少症の治療に認められている薬物が3つある．組換えヒト G-CSF（**フィルグラスチム filgrastim**），それをポリエチレングリコール polyethylene glycol（PEG）化し長期作用型にした PEG-G-CSF（**PEG-フィルグラスチム PEG-filgrastim**），組換えヒト GM-CSF（**サルグラモスチム sargramostim**）である．

### 組換えヒト顆粒球コロニー刺激因子（G-CSF）と組換えヒト顆粒球単球コロニー刺激因子（GM-CSF）

フィルグラスチムとサルグラモスチムは天然の成長因子である G-CSF および GM-CSF とほとんど変わらず，作用機序も内因性タンパク質と同じである．GM-CSF は多系統成長因子であるが，GM-CSF や G-CSF 投与の主たる臨床効果は用量非依存的な絶対好中球数の増加である（GM-CSF は中程度の用量に依存した好酸球増加作用もある）．G-CSF と GM-CSF には，好中球産生を促進する働きの他，前述したように好中球の微生物殺傷活性の増強効果もある．M さんの場合（冒頭の Case 参照），PEG-フィルグラスチムは化学療法後の好中球数の回復を早めたとともに，好中球が感染と闘う能力を強化した．さらに，G-CSF と GM-CSF は骨髄から末梢血へ造血幹細胞を動員する作用があり，このため，移植のために末梢血幹細胞を回収する前にしばしば用いられる．GM-CSF の免疫刺激作用は，それが抗腫瘍免疫活性を増強することができるかという研究へと発展している．

フィルグラスチムに PEG を付加した類縁化合物，3 PEG-フィルグラスチムは天然の分子に比べてよりゆっくりと代謝される．したがってフィルグラスチムなら 1 日に複数回投与しなければならないところを，PEG-フィルグラスチムなら 1 回の注射で同じくらいの効果がある．

組換えヒト G-CSF のおもな副作用は骨痛であるが，投薬を中止すればよくなる．理論上 G-CSF は急性骨髄性白血病 acute myelogenous leukemia（AML）や骨髄異形成症候群 myelodysplastic syndrome（MDS）を発症させるリスクがあるが，これについては意見が分かれている．一般に，観察に基づいたいくつかの研究ではリスクは増えないとされているが，化学療法を受けた乳がん患者についてのある研究によると，G-CSF を投与されると AML や MDS の発症率が 5 倍になる．しかし注意しなければならないのは，発症患者群が，AML や MDS を発症しなかった患者群よりも高用量のシクロホスファミドを投与されていたということである．GM-CSF は発熱，関節痛，浮腫，胸水，心膜液貯留と関連がある．G-CSF と GM-CSF はタンパク質なので非経口で投与する必要があり，通常は，数週間にわたり毎日注射される．

## 血小板産生を刺激する薬物

血小板数の減少あるいは**血小板減少症 thrombocytopenia** は多くのがん化学療法薬の副作用であり，適度の安全性と忍容性で投与できる薬物用量を制限してしまうことがある．血小板減少症の合併症は，出血リスクの増加と血小板輸血が必要になることである．そして，血小板輸血は，感染や発熱のリスク増加，そして稀にではあるが移植片対宿主病との関連がある．

化学療法による血小板減少症を薬物治療で管理する研究は，TPO アナログの**組換えヒトトロンボポエチン recombinant human thrombopoietin（rhTPO）**や **PEG 化組換えヒト巨核球成長分化因子 pegylated recombinant human megakaryocyte growth and development factor（PEG-rHuMGDF）**（後述参照）に絞られてきている．しかし今のところ，この適応で FDA に認可されているのは**組換えヒト IL-11 recombinant human IL-11（rhIL-11 または オプレルベキン oprelvekin）**のみである．これらの薬物はすべて，用量依存的に巨核球造血（血小板産生）を促進する能力がある．多能性あるいは系統特異的前駆細胞のうち，これらの薬物で刺激されるものもあるが，ヘマトクリットや白血球数を増加させることはない．重要なことは，これらはすべて予防的に投与される必要があるということで，これは，投与してから臨床的に血小板数が上昇してくるまでに 1 ～ 2 週間の遅れがあるからである．

### トロンボポエチンとアナログ

トロンボポエチン（TPO）遺伝子が 1994 年にクローン化されてから，2 種類の TPO アナログが開発された．1 つは rhTPO で，これは全長の糖鎖修飾されたアナログである．もう 1 つは PEG-rHuMGDF で，これは TPO の N 末端 163 アミノ酸に PEG が付加されたものである．天然の TPO のように，これらはともに Mpl（myeloproliferative leukemia protein：内因性の TPO 受容体であり，マウスの骨髄増殖性白血病で重要であることから名づけられた）に結合し，そして Mpl の活性化がこれら薬物の作用の基礎である．rhTPO も PEG-rHuMGDF も，予防治療薬として試されており，化学療法による血小板減少症を最小に抑え，血小板数を2～10倍程度増加させる．

血小板産生を刺激して，産生された血小板が活性化された場合，血栓形成が起こりうるということは警戒しなければならない．PEG-rHuMGDFの小規模治験では，たとえAML細胞がTPO受容体を発現しているかもしれないとしても，PEG-rHuMGDFは，AMLに伴う血小板減少症治療のために安全に使用できることが示唆されている．天然TPOを生物工学的に大きく変えた変異体（例：PEG-rHuMGDF）は抗TPO自己抗体を生ずるリスクが高く，そのため本来の血小板産生が抑制されてしまうとして，最近，臨床開発から外された．全長rhTPOの治験は継続中で，今のところ中和抗体が生じたという報告はない．rhTPOは生物工学的改変が少なく天然のヒトTPOと違うのは糖鎖修飾パターンのみである．

最近FDAで認可された2種類の新規TPO受容体アゴニストは，難治性の特発性血小板減少性紫斑病immune（idiopathic）thrombocytopenic purpura（ITP）の治療に用いられる．この病気は患者自身の血小板に対する自己抗体が原因である．2種類の新規薬物とは，低分子TPO受容体アゴニストの**エルトロンボパグ eltrombopag**とTPO受容体に結合し刺激するIgG1 Fc領域とペプチドの組換え融合タンパク質，**ロミプロスチム romiplostim**である．ともにTPO受容体刺激作用により一過性に血小板数を増加させる．しかし，投薬中止後に血小板減少症が悪化することがあり，また骨髄線維化やその他の症状として骨髄毒性が現れるという報告もある．

### インターロイキン-11（IL-11）[rhIL-11（オプレルベキン）]

rhIL-11である**オプレルベキン oprelvekin**は，骨髄抑制性の化学療法による重度の血小板減少症に対する予防使用が現在認められている唯一の薬物である．オプレルベキンは大腸菌*Escherichia coli*で作られるが，天然のIL-11との違いはN末端のプロリン残基が欠如していることのみである．rhIL-11は用量依存的に血小板数および骨髄中の巨核球数を増加させる．実際のオプレルベキンによる治療目標は，生命を脅かすような出血リスクを最小にするために，血小板数を20000/μL以上（正常値，150000～450000/μL）に維持することである．しかし，rhIL-11の使用は重要な副作用，特に疲労感と体液貯留との関連がある．心房細動も見られることがあり，基礎に心疾患を持つ患者には注意が必要である．rhIL-11の好ましくない効果は，造血系以外の組織に分布する受容体に働きかけて，多様な効果を及ぼすことに起因しているようである．rhIL-11の治療効果が全身性の副作用のリスクを上回るかどうかは，不明である．

## 抗腫瘍薬としての免疫調節薬

### インターフェロン（IFN）

臨床研究によって，IFNは数々の悪性腫瘍に対する治療薬として用いられるようになり，それなりによい成績を残している．しかし，多様でしかも重なり合う効果があるので，ある臨床的状況においてこの薬物がどのような機序で作用しているかわかりにくい．抗腫瘍免疫の誘導作用，分裂している腫瘍細胞を最終分化させる作用，直接的な細胞傷害作用などが，種々の悪性腫瘍の治療におけるIFNの重要な働きであると考えられている．ある種のウイルス感染症の治療にも用いられるが，これについては第37章で詳しく述べる．

### levamisole

**levamisole**は，抗がん作用が発見されるまで，何十年も寄生蠕虫に対する薬物として用いられてきた．代謝拮抗薬の5-フルオロウラシル（第38章参照）との併用で，大腸がんに対する使用が認められている．レバミゾールの作用機序は不明だが，マクロファージやT細胞から腫瘍細胞の増殖を抑えるサイトカイン（例えばIL-1）やその他の因子を分泌させると考えられている．

### インターロイキン-2（IL-2）

IL-2はメラノーマの治療薬としてFDAによって認められている．しかし通常の治療用量では，有効性は比較的低く，逆に毒性が比較的強い．詳しくは第45章の免疫抑制の薬理学を参照のこと．

### トレチノイン

オールトランス型レチノイン酸all-trans retinoic acid（ATRA，**トレチノイン tretinoin**）はレチノイン酸受容体retinoic acid receptor（RAR）のリガンドである．ATRAは前骨髄性白血病の治療に用いられる．この疾患ではt（15；17）染色体転座のため*RARα*遺伝子の一部と*PML*遺伝子が融合し，その結果生じた融合タンパク質が分化を阻害し白血病になる．ATRAによる治療は，この白血病細胞を刺激し，より正常な顆粒球に分化させる．分化誘導により生命を脅かすような白血球の過剰産生が起きる患者もいる．ATRAはまた，発熱，急性の呼吸困難（肺浸潤，浮腫，体重増加を伴う)，多臓器不全からなる急速進行性の症候群を引き起こすことがある．このATRA症候群には高用量のグルココルチコイド（糖質コルチコイド）による治療が有効である場合が多い．

## まとめと今後の方向性

赤血球，白血球（好中球，単球，リンパ球，その他)，血小板といった造血系細胞の産生は様々な成長因子あるいはサイトカインと呼ばれるタンパク質によってコントロールされている．がん化学療法，悪性腫瘍の骨髄浸潤やその他の状況によって，これらの細胞の欠乏（貧血，好中球減少症，血小板減少症）が起こりうる．これらの欠乏状態を治療するために現在用いられている薬物は，主として天然成長因子の組換えアナログあるいは成長因子受容体のアゴニストである．エリスロポエチンアナログであるrhEPOやダルベポエチンは貧血の治療に，G-CSFおよびGM-CSFアナログのフィルグラスチム，PEG-フィルグラスチム，サルグラモスチムは好中球減少症の治療に，そして，rhIL-11やTPO受容体アゴニストのrhTPO，エルトロンボパグ，ロミプロスチムは血小板減少症の治療に用いられる．また，常染色体性劣性遺伝病である鎌状赤血球症の治療に用いられる薬物もいくつかある．これら（ヒドロキシウレア，5-アザシチジン，デシタビン）は胎児ヘモグロビン（HbF）の発現を増加させ，正常な赤血球の構造と機能を回復させる働きがある．また，免疫刺激性のIFNの組換えタンパク質，levamisole，レチノイン酸などは，正確な作用機序は不明であるが，ある種のがんの治療に用いられる．

造血を活性化する薬物は他にも次々と同定されている．臨床前段階のエビデンスによれば，副甲状腺ホルモン parathyroid hormone (PTH) アナログ (PTH 1-34）の連日注射は血球細胞の発生を促進する．これはおそらく，造血幹細胞近傍にある骨芽細胞の刺激性受容体を活性化するためであろう．この知見から，移植のための幹細胞産生を促進したり，化学療法の細胞傷害効果から造血幹細胞を保護する目的でPTHを用いる臨床治験が開始された．造血を制御するタンパク質の複雑に重なり合う機能性を解きほぐす研究から，将来的にはより選択的な薬物治療が生まれるであろう．

## 推奨文献


Demetri GD. Anaemia and its functional consequences in cancer patients: current challenges in management and prospects for improving therapy. *Br J Cancer* 2001;84:31–37. (*Reviews the use and effectiveness of recombinant human erythropoietin.*)

Hankins J, Aygun B. Pharmacotherapy in sickle cell disease—state of the art and future prospects. *Br J Haematol* 2009;145:296–308. (*Reviews use of hydroxyurea and decitabine.*)

Henke M, Laszig R, Rube C, et al. Erythropoietin to treat head and neck cancer patients with anaemia undergoing radiotherapy: randomised, double-blind, placebo-controlled trial. *Lancet* 2003;362(9392):1255–1260. (*Describes unfavorable outcome in head and neck cancer patients receiving epoetin beta.*)

Kaushansky K. Lineage-specific hematopoietic growth factors. *N Engl J Med* 2006;354:2034–2045. (*Reviews hematopoietic growth factors.*)

Kuter DJ. Thrombopoietin and thrombopoietin mimetics in the treatment of thrombocytopenia. *Annu Rev Med* 2009;60:193–206. (*Reviews recent advances in treatment of thrombocytopenia, including use of romiplostim and eltrombopag.*)

Singh AK, Szczech L, Tang KL, et al. Correction of anemia with epoetin alfa in chronic kidney disease. *N Engl J Med* 2006;355:2085–2098.

Pfeffer MA, Burdmann EA, Chen CY, et al. A trial of darbepoetin alfa in type 2 diabetes and chronic kidney disease. *N Engl J Med* 2009;361:2019–2032.

(*Clinical trials of erythropoiesis-stimulating agents in patients with anemia and chronic kidney disease.*)

Smith TJ, Khatcheressian J, Lyman GH, et al. Update of recommendations for the use of white blood cell growth factors: an evidence-based clinical practice guideline. *J Clin Oncol* 2006;24:3187–3205. (*American Society of Clinical Oncology guidelines for the use of myeloid growth factors.*)

Vansteenkiste J, Pirker R, Massuti B, et al. Double-blind, placebo-controlled, randomized phase III trial of darbepoetin alfa in lung cancer patients receiving chemotherapy. *J Natl Cancer Inst* 2002;94:1211–1220. (*Evidence for clinical effectiveness of darbepoetin.*)

## 主要薬物一覧：第 44 章　造血と免疫調節の薬理学

| 薬　物 | 臨床応用 | 副作用（重篤なものは太字で示す） | 禁　忌 | 治療的考察 |
|---|---|---|---|---|
| **赤血球産生を刺激する薬物**<br>メカニズム―エリスロポエチン受容体を活性化して赤血球造血を刺激する． | | | | |
| **エリスロポエチン（エポエチンα）**<br>**ダルベポエチン** | がんによる貧血<br>化学療法による貧血<br>慢性腎臓病による貧血 | **腎不全，血栓性疾患，心筋梗塞，脳卒中，呼吸不全，脱水，発熱の患者で不整脈や心不全**<br>高血圧，浮腫，消化管障害，頭痛，疲労感 | 管理不良の高血圧<br>高血圧性脳症 | ダルベポエチンはシアル酸残基数が多く，半減期が長い．<br>エポエチンやダルベポエチンを正常あるいは軽度貧血の患者に投与すると多血症，過粘稠血，脳卒中，心筋梗塞になる可能性がある．<br>貧血および慢性腎臓病患者における目標ヘモグロビン値は 10 ～ 12 g/dL である．<br>治療目的で骨髄抑制性の化学療法を受けている患者へは**使用すべきでない**．<br>運動選手による不正使用のおそれがある． |
| **胎児ヘモグロビン（HbF）を誘導する薬物**<br>メカニズム―5-アザシチジンとデシタビンはγグロビン遺伝子の脱メチル化により HbF 発現を増やす；ヒドロキシウレアは HbS を持つ赤血球系前駆細胞の細胞分裂を抑制し HbF の発現を増加させる． | | | | |
| **5-アザシチジン** | 第 38 章，がんの薬理学：ゲノムの合成，安定化，維持参照 | | | |
| **デシタビン** | 骨髄異形成症候群 | **不整脈，心不全，汎血球減少症，脳出血，肺炎，肺浮腫，感染**<br>末梢浮腫，発疹，高血糖，電解質異常，消化管障害，白血球減少症，関節痛，頭痛，発熱 | デシタビンに対する過敏症 | デシタビンと 5-アザシチジンは正常な DNA 合成を阻害する．<br>長期的には発がんリスクの可能性がある． |
| **ヒドロキシウレア** | 鎌状赤血球貧血<br>難治性慢性骨髄性白血病<br>頭頸部がん<br>悪性黒色腫<br>卵巣がん | **骨髄抑制，皮膚潰瘍，長期使用による二次的白血病** | 重度の骨髄抑制ロタウイルス生ワクチン | がんに対する作用機序はリボヌクレオチド還元酵素の阻害である．<br>鎌状赤血球貧血に対する作用機序は不明がある． |
| **白血球産生を刺激する薬物**<br>メカニズム―顆粒球単球コロニー刺激因子（GM-CSF）は多系統成長因子として，また顆粒球コロニー刺激因子（G-CSF）は系統特異的成長因子として骨髄造血を刺激する．GM-CSF および G-CSF の主たる効果は好中球数を増やすことである；GM-CSF は好酸球も増やす． | | | | |
| **フィルグラスチム（rhG-CSF）**<br>**PEG-フィルグラスチム** | 好中球減少症<br>末梢血幹細胞採取 | **鎌状赤血球病の発作増悪，皮膚血管炎，急性呼吸窮迫症候群，脾臓破裂**<br>骨痛，インフルエンザ様症状，吐気，嘔吐 | 大腸菌由来タンパク質やフィルグラスチムに対する過敏症 | PEG-フィルグラスチムは PEG 付加により半減期が長い．<br>G-CSF と GM-CSF は好中球産生を刺激する以外にも好中球の細菌殺傷能を増強する． |

**主要薬物一覧：第 44 章　造血と免疫調節の薬理学（続き）**

| 薬　物 | 臨床応用 | 副作用（重篤なものは太字で示す） | 禁　忌 | 治療的考察 |
|---|---|---|---|---|
| **サルグラモスチム（rhGM-CSF）** | 好中球減少症<br>末梢血幹細胞採取 | **アレルギー反応，低血圧，頻脈，呼吸困難**<br>骨痛，発熱，関節痛，浮腫，胸水，心膜液貯留 | 化学療法や放射線療法との併用（前後 24 時間以内）<br>血中や骨髄中に過剰の（10%以上）白血病性骨髄芽球がある時<br>GM-CSF や酵母由来産物に対する過敏症 | GM-CSF は用量依存的に好酸球をやや増加させる． |
| **血小板産生を刺激する薬物**<br>メカニズム—各薬物の項目参照． | | | | |
| **トロンボポエチンアナログ：**<br>rhTPO<br>PEG-rHuMGDF | 化学療法による重度貧血の予防のための治験薬 | 治験中：理論上血栓症のリスク | 治験中 | rhTPO と PEG-rHuMGDF はともに内因性 TPO 受容体である Mpl に結合する．<br>rhTPO はトロンボポエチンの全長の組換えタンパク質で，糖鎖修飾を持つ．<br>PEG-rHuMGDF は TPO の N 末端 163 アミノ酸にポリエチレングリコールが付加されている． |
| **エルトロンボパグ** | コルチコステロイドや免疫グロブリン，脾臓摘出術で改善しない特発性血小板減少性紫斑病 | **肝毒性，出血，血小板減少症**<br>吐き気，上腹部痛，口渇，関節痛，筋肉痛，抑うつ，疲労感，頭痛，感冒様症状，悪寒 | なし | エルトロンボパグは低分子の TPO 受容体アゴニスト．<br>経口投与可能． |
| **ロミプロスチム** | コルチコステロイドや免疫グロブリン，脾臓摘出術で改善しない特発性血小板減少性紫斑病 | **出血，血小板減少症，骨髄線維症**<br>関節痛，筋肉痛，頭痛，めまい，不眠，感覚異常，消化不良 | なし | ロミプロスチムは IgG1 Fc 領域とペプチドの組換え融合タンパク質で TPO 受容体に結合し活性化する．<br>週に 1 回皮下注射する． |
| **オプレルベキン（rhIL-11）** | 化学療法による重度血小板減少症の予防 | **体液貯留，心房細動**<br>口腔カンジダ，結膜充血，疲労感 | オプレルベキンに対する過敏症 | 天然の IL-11 とは N 末端のプロリン残基が欠如しているだけの違い．<br>rhIL-11 は用量依存的に骨髄中の巨核球数を増やし，血小板数を増加させる． |
| **抗腫瘍薬としての免疫調節薬**<br>メカニズム—各薬物の項目参照． | | | | |
| **インターフェロン（IFN）** | 第 37 章，ウイルス感染症の薬理学：主要薬物一覧参照 | | | |
| **levamisole** | 大腸がん（5-フルオロウラシルとの併用） | **白血球減少症，好中球減少症，血小板減少症，けいれん，剥脱性皮膚炎**<br>消化管障害，関節痛，めまい | levamisole に対する過敏症 | マクロファージと T 細胞からサイトカイン（IL-1 など）やその他の因子を分泌させ腫瘍増殖を抑制する． |

## 主要薬物一覧：第 44 章　造血と免疫調節の薬理学（続き）

| 薬　物 | 臨床応用 | 副作用（重篤なものは太字で示す） | 禁　忌 | 治療的考察 |
|---|---|---|---|---|
| **インターロイキン-2 (IL-2)** | 第 45 章，免疫抑制の薬理学：主要薬物一覧参照 | | | |
| **トレチノイン** | 急性前骨髄性白血病<br>尋常性痤瘡<br>顔面の縮緬皺（局所投与） | **ATRA 症候群（発熱，肺浸潤・浮腫・体重増加を伴う急性の呼吸困難，多臓器不全），白血球増加症，偽脳腫瘍，発熱，骨痛，不整脈**<br>皮膚や粘膜の重度の乾燥，脂質異常症，肝酵素の上昇，疲労感 | トレチノインやパラベンに対する過敏症 | トレチノインは ATRA であり，前骨髄球をより正常な顆粒球へと分化させる．<br>中等度から重度の尋常性痤瘡の治療に広く用いられる． |

# 45

# 免疫抑制の薬理学

April W. Armstrong, Ehrin J. Armstrong, and Lloyd B. Klickstein



## はじめに

自己免疫疾患患者と組織または臓器を移植した患者では，一般的に，免疫抑制薬による治療を必要とする．コルチコステロイドに始まり，代謝拮抗薬，アルキル化薬と免疫抑制薬は 50 年以上使用されてきた．これらの初期の化学物質はそれまでの治療不能な疾患の治療の一助となったが，それらは特異性を欠いていて，多くの重篤な副作用を引き起こした．過去 20 年の間に免疫抑制薬の分野は，免疫経路に直接作用する特異的な免疫抑制薬に方向性を移した．この変遷は有効性の向上と毒性軽減のために重要である．それは，これらの化学物質の作用機序が発見されるにつれて，免疫系の働きについての理解が得られるからである．

## 病態生理学

### 移　植

ヒトで成功した最初の移植は，一卵性双生児間の腎臓移植だった．免疫抑制薬は使われなかったが，その個人の健康は回復した．現在では，大部分の臓器移植は無関係な個人の間で行われている．移植組織のドナーとレシピエントは異なる主要組織適合性複合体 major histocompatibility complex（MHC）クラス I 分子を発現していて，そのためにレシピエントの免疫細胞は移植組織を異物として認識する．これは alloimmunity と呼ばれているもので，レシピエントの免疫系が移植臓器を攻撃する時に発生する．骨髄または幹細胞移植の場合，移植片のリンパ球が享受者組織に攻撃を開始する時，**移植片対宿主病 graft-versus-host disease（GVHD）**が起こる可能性がある．

## Case

W婦人は59歳の時，慢性重度僧帽弁逆流のために心不全となり，1990年の春に心臓移植を受けた．彼女の最初の免疫抑制性療法は，シクロスポリン（CsA），グルココルチコイド（糖質コルチコイド）とアザチオプリン（AZA）によって行われた．移植後最初の3カ月の間の経過は良好だったが，W婦人は食欲不振になり，心エコー図では心拍出量にかなりの低下が見られた．グルココルチコイドの用量を増加したところ，心拍出量が回復して，彼女は病院から退院した．

手術の4カ月後に，W婦人は呼吸困難と疲労で病院に入院した．右室の生検は，局所リンパ球浸潤と壊死を伴う中程度の急性拒絶反応の所見を示した．彼女は，OKT3（T細胞に対するモノクローナル抗体）の10日間コースの治療を受け，熱，筋肉痛，悪心と下痢の副作用が生じた．彼女自身も「OKT3の治療を受けると，眠くなります」と訴えた．W婦人は，心臓状態の改善後，退院した．しかし，彼女は2，3カ月後に呼吸困難と疲労で病院へ戻った．右室生検では拒絶反応の所見が示されなかったが，拒絶反応が病歴と徴候に基づき疑われた．彼女は，抗OKT3抗体の有無について検査を受けた．中和抗体が見つからなかったので，2回目のOKT3が投与され，彼女の徴候は弱まった．

2000年12月に，W婦人は，定期的な年1回の検査のために病院に到着した．彼女は，CsA，AZAとグルココルチコイドの基本的な免疫抑制性療法により健康だった．1990年以降拒絶反応の所見はなかった．冠動脈造影は，冠動脈が非常に正常であることを示した．これはたぶん彼女の医師が積極的な血清脂質レベルの維持を行った結果であろう．しかし，W婦人の血中尿素窒素 blood urea nitrogen（BUN）とクレアチニン濃度は上がり，腎臓の損傷徴候が見られた．腎臓病を患ったために，CsA服用を減らし，シロリムスの服用を開始した．それから2年の間，彼女のクレアチニンレベルは安定した状態を保ち，彼女は孫との時間を楽しんでいる．

### Questions

1. W婦人に処方されたそれぞれの薬剤は，どのように拒絶反応の可能性を低減したのか？
2. W婦人の腎臓病の考えられる原因は何か？なぜ，彼女のCsA服用量を減らし，免疫抑制性レジメンにシロリムスが加えられたのか？
3. なぜ，W婦人はOKT3の投与の後，熱，筋肉痛，悪心と下痢を発症したのか？
4. なぜ，W婦人は2回目のOKT3の投与を受ける前に，中和抗体の検査を受けたのか？

## 固体臓器拒絶反応

固体臓器の拒絶反応は，発症の時間に従って，3つの主要な段階に分けることができる．これらの段階（**超急性拒絶反応** hyperacute，**急性拒絶反応** acute，**慢性拒絶反応** chronic rejection）は異なるメカニズムに起因するため，治療は異なる．以下の3つの項では，これらのそれぞれの過程について解説する．表45-1にそれらの違いをまとめる．

### 超急性拒絶反応

**超急性拒絶反応** hyperacute rejection は，ドナー抗原に対してレシピエントの抗体があらかじめ生成されることによって引き起こされる．これらの抗体は臓器移植の時に存在するので，超急性拒絶反応が移植臓器の再灌流の直後にほとんど発生する．実際，外科医は血液を流した数分後に，臓器の変化を観察できる．移植臓器の正常で健康なピンクの外観は，速やかにチア

**表 45-1 免疫拒絶反応の様式**

| | 超急性拒絶反応 | 急性拒絶反応 | 慢性拒絶反応 |
|---|---|---|---|
| **メカニズム** | レシピエントの抗体がドナーの抗原に反応して補体を活性化する． | 細胞性―ドナー抗原がレシピエントのT細胞を活性化する．<br>体液性―レシピエントがドナー抗原に対して抗体産生反応を起こす． | 未知，ドナー抗原へ活性化したT細胞が反応することから慢性炎症が起こることが原因と考えられる． |
| **経過時間** | 分～時間単位 | 週～月単位 | 月～年単位 |
| **抑制方法** | ドナーとレシピエントの血液型を適合させる | 免疫抑制 | 今のところ抑制できない |

ノーゼを起こし，まだらになり，弛緩する．この急速な変化は移植臓器の血管内皮細胞へ抗体が結合することによって補体が活性化して起こった結果であり，血栓症と虚血を引き起こす．最も一般的に，超急性拒絶反応では，ドナー臓器の血液型抗原に対してレシピエント抗体が反応を起こす（例：O型のレシピエントへのAB型のドナー）．ドナーとレシピエント間の血液型を適合させることは，超急性拒絶反応を予防する．この場合，超急性拒絶反応への薬物治療は特に必要としない．超急性拒絶反応はまた，異種移植で生じ（例：ブタの心臓をヒトに移植するような異種間での臓器移植），これはあらかじめ形成されたヒトの抗体の存在が，提供種に発現している抗原性タンパク質と糖鎖に反応することが原因である．

### 急性拒絶反応

急性拒絶反応には，細胞性と体液性がある．**急性細胞拒絶反応 acute cellular rejection** は細胞傷害性T細胞によって引き起こされ，脈管だけでなく間質にも傷害が起こる．この細胞反応は，移植後の最初の月に最も一般的に見られる．T細胞（Tリンパ球）の免疫抑制は，移植臓器によるレシピエントの免疫系の活性化を制限するか予防することで，非常に効果が出る．それによって急性細胞拒絶反応を防ぐ．**急性体液性拒絶反応 acute humoral rejection** では，レシピエントのB細胞（Bリンパ球）は移植されたドナーの抗原に感作され，7〜10日の期間後これらの同種抗原に対して抗体を産生する．この抗体反応は，一般に内皮細胞に直接接触して起こるため，**急性血管拒絶反応 acute vascular rejection** としても知られている．急性細胞拒絶反応のように，急性体液性拒絶反応は，通常移植のレシピエントの免疫抑制によって防ぐことができる．しかし免疫抑制薬を用いても，急性拒絶反応症状の発現は移植の後，何カ月もまたは何年も起こる可能性がある．

### 慢性拒絶反応

**慢性拒絶反応 chronic rejection** は，本来体液性と細胞性の両方があり，移植の後数カ月あるいは数年まで起こらないと考えられてきた．超急性拒絶反応と急性拒絶反応は，ドナーとレシピエント間の免疫的な適合と免疫抑制療法によって一般に良好にコントロールされるので，慢性拒絶反応は現在臓器移植に伴う最も共通な生命を脅かす病状である．

慢性拒絶反応は，ドナーの抗原に対して活性化したT細胞が反応し，慢性炎症が引き起こされた結果と考えられている．活性化したT細胞は，移植片へマクロファージを動員するサイトカインを遊離する．マクロファージは，血管内膜増殖と移植片組織の瘢痕化を導き，慢性炎症を誘発する．この慢性化は，最終的に不可逆性の臓器機能不全を引き起こす．他の非免疫要因には，虚血再灌流障害と感染がある．

慢性拒絶反応を排除するための有効な治療計画には，現在利用できるものはない．しかし，いくつかの実験的治療法には慢性拒絶反応を減少させる可能性があると思われる．とりわけ見込みのあるものは，副刺激（後述参照）の除去による免疫寛容の研究である．

### 移植片対宿主病（GVHD）

白血病や原発性免疫不全，その他の疾患は，骨髄または末梢血幹細胞移植で治療可能である．この方法は，患者の骨髄を集中的な化学療法や放射線療法によって根絶した後に，造血と免疫機能を回復させる．移植片対宿主病（GVHD）は，同種異系骨髄または幹細胞移植の主要な合併症である．GVHDは，同種移植片免疫反応で，移植された免疫細胞がレシピエントの細胞を攻撃する時に起こる．GVHDの重症度の範囲としては穏やかなものから致命的なものまであり，一般的に皮膚（皮疹），消化管（下痢），肺（肺臓炎）と肝臓（静脈閉塞疾患）からなる．GVHDは，移植の前にドナー骨髄からT細胞を取り除くことによって多くの場合改善できる．軽症〜中程度のGVHDでは，集中的な化学療法と放射線療法から生き残ったレシピエント腫瘍細胞をドナー免疫細胞が攻撃するという利点もある（白血病の場合，これは**移植片対白血病効果 graft-versus-leukemia effect** または **GVL** と呼ばれている）．したがって，“移植片”からドナーのT細胞を取り除くことはGVHDの危険性を減らすが，これは抗腫瘍治療で使われる骨髄移植のためには最善の選択ではない可能性がある．

## 自己免疫

自己免疫疾患は，宿主の免疫系が，自己抗体を異物と誤認して自分自身の組織を攻撃することで引き起こされる．典型的な症状は，組織発現抗原による慢性炎症である．

自己免疫疾患は，最も一般的には中枢性，末梢性両方の自己寛容の崩壊によって起こる．**中枢性寛容 central tolerance** は，胸腺（T細胞）と骨髄（B細胞）の前駆細胞から分化する間に，特殊な自己反応性T細胞とB細胞のクローンが消滅することによりもたらされる．中枢性寛容は，大多数の未熟な免疫自己反応性T細胞とB細胞が，自己反応クローンを分化させないようにする．しかし，胸腺と骨髄が体のすべての抗原を発現するというわけではない．いくつかのタンパク質は，特定の組織でのみ発現する．この理由から，**末梢性寛容 peripheral tolerance** も重要である．末梢性寛容は，Fas-Fas リガンドを介したアポトーシスによる自己反応性T細胞の除去，サプレッサーT細胞の活性化，または副刺激非存在下での抗原提示によるT細胞アネルギーの誘導［細胞性免疫（遅延型アレルギー）の反応性の低下または無反応状態］によって起こる．

免疫寛容の崩壊は，すべての自己免疫疾患の中心に位置するといってもよいくらいであるが，寛容性の損失を誘導する刺激についてはわからないことが多い．特定のMHCサブタイプが存在すると，T細胞の自己寛容性が喪失するといった，遺伝的要因もあるのかもしれない．例えば，ヒト白血球抗原 human leukocyte antigen（HLA）-B27は，自己免疫脊椎炎の多くの種類の疾患の原因としての関係が指摘されている．複数の他の自己免疫疾患は，自己免疫の遺伝素因はもしかしたら原因ではないかもしれないが，特定のHLA部位と関連づけられているものがある．感染性病原体からのエピトープが自己抗原と類似してしまう**分子擬態 molecular mimicry** も寛容の崩壊につながる可能性があり，溶連菌感染後糸球体腎炎の発症機序である可能性もある．その他に，T細胞のアポトーシス不全，多クローン性リンパ球の活性化，潜在していた自己抗原の曝露が，自己免疫を誘発するという仮説も立てられている．これらのメカニズムの詳細はこの本の領域を越えているが，各々が**寛容性の喪失**を起こす．

いったん自己免疫寛容が損なわれると，自己免疫の特有の症状は3つの一般的な型（表45-2）の1つをとるだろう．いくつかの疾患で特異的抗原に対する自己抗体の生成が生じると，標的臓器中の細胞の抗体依存的オプソニン化作用と細胞傷害が起こる．1つ目の例はグッドパスチャー症候群 Goodpasture syndrome で，腎糸球体基底膜でコラーゲンタイプⅣに対する自己抗体から生じる．いくつかの自己免疫血管症候群においては，循環する抗原抗体複合体は血管に沈着し，血管に炎症と障害を引き起こす．免疫複合体疾患の2つ目の例は，混合性の本態性クリオグロブリン血症と

**表45-2　組織障害により分類される自己免疫疾患の代表例**

| | | |
|---|---|---|
| **自己抗原に対する抗体** | | |
| 疾　患 | 自己抗原 | 結　果 |
| 急性リウマチ熱 | 心筋と交差反応する連鎖球菌細胞壁抗原 | 関節炎，心筋炎 |
| 自己免疫性溶血性貧血 | Rh血液型抗原 | 赤血球細胞の破壊 |
| グッドパスチャー症候群 | 腎糸球体基底膜Ⅳ型コラーゲン | 糸球体腎炎，肺出血 |
| 自己免疫性血小板減少症性紫斑病 | 血小板GPⅡb-Ⅲa | 過度の出血 |
| 尋常性天疱瘡 | 表皮カドヘリン | 皮膚の水疱 |
| **免疫複合体疾患** | | |
| 疾　患 | 自己抗原 | 結　果 |
| 混合性本態性クリオグロブリン血症 | IgG型リウマトイド因子複合体 | 全身性血管炎 |
| 全身性エリテマトーデス | DNA，ヒストン，リボソーム，snRNP，scRNP | 糸球体腎炎，血管炎，関節炎 |
| **T細胞介在性疾患** | | |
| 疾　患 | 自己抗原 | 結　果 |
| 実験的自己免疫性脳炎，多発性硬化症 | ミエリン塩基性タンパク質，プロテオリピドタンパク質，ミエリン乏突起グリア細胞糖タンパク質 | CD4 T細胞による脳浸潤，多くのCNS障害 |
| 関節リウマチ | 未知：関節滑膜抗原の可能性 | 関節の炎症と破壊 |
| 1型糖尿病 | 膵臓β細胞抗原 | β細胞の破壊，インスリン依存性糖尿病 |

Rh：Rh因子，Rhesus factor，IgG：免疫グロブリンG，CNS：中枢神経系，central nervous system，snRNP：核内低分子リボ核タンパク質，small nuclear ribonucleoprotein，scRNP：細胞質内低分子リボ核タンパク質 small cytoplasmic ribonucleoprotein.

全身性エリテマトーデスである．最後に，T細胞を介する疾患は，自己抗原に特異的な細胞傷害性T細胞によって引き起こされ，その抗原を発現する組織の破壊を起こす．1つの例は1型糖尿病で，細胞傷害性T細胞が膵臓のβ細胞で自己抗原と反応する．

自己免疫疾患の薬物療法では，発症の原因となる生物学的プロセスを選択的に阻害できるものは見つかっていない．現在最も利用されている薬物は全身性に免疫抑制を引き起こし，特定の病態生理を標的にしていない．自己免疫疾患を引き起こす分子経路の理解が深まれば，自己免疫状態が起こる前に特異的自己免疫反応を抑制するような，新しい薬理的標的が明らかになるだろう．

## 薬理学上の分類

免疫系の薬理学的抑制には，8つのメカニズムからのアプローチ（図 45-1）を利用する．

1. 炎症反応を調整する遺伝子の発現の抑制
2. 増殖したリンパ球数を減少させる細胞傷害性薬剤の使用
3. リンパ球の活性化と増殖を抑制するためのリンパ球シグナル伝達の阻害
4. 免疫反応を伝達するのに必要なサイトカインとサイトカイン受容体の中和
5. 特異的な抗体を使った特定の免疫細胞の除去
6. アネルギー（免疫不応答）【訳注：特定抗原に対する反応性の低下または反応が起こらない状態を指す.】を誘発する副刺激の阻害
7. 炎症性細胞の移動とホーミングを防ぐための細胞接着の阻止
8. 補体の活性化を含む遺伝免疫の抑制

### 遺伝子発現抑制薬

#### グルココルチコイド

**グルココルチコイド（糖質コルチコイド）glucocorticoid** は，幅広い抗炎症性作用を持つ．コルチゾールと免疫系の密接な関係は第 28 章，副腎皮質の薬理学で述べた．手短にいうと，グルココルチコイドはステロイドホルモンで，細胞質のグルココルチコイド受容体と結合することによって，生理活性を発揮する．このグルココルチコイド-グルココルチコイド受容体複合体は核へ移動し，特定の遺伝子のプロモーター地域でグルココルチコイド反応性エレメント glucocorticoid response element（GRE）に結合して，遺伝子発現の亢進や抑制を行う．

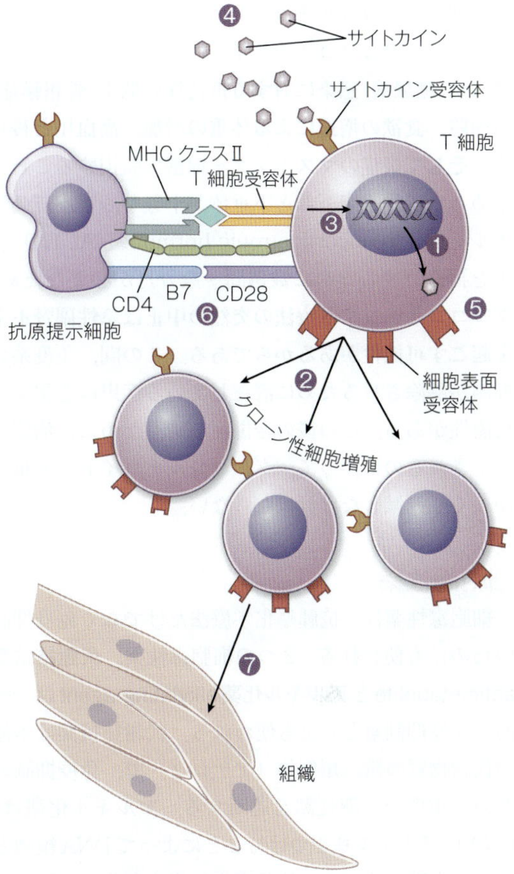


**図 45-1 免疫抑制の薬理的なメカニズムの概要**
免疫細胞が活性化されて作用する分子機構には，免疫抑制薬による薬理的な介入に重要な8つのポイントがある．T細胞の活性化遮断は，(1) 遺伝子発現の抑制，(2) クローン性増殖するリンパ球への選択的な攻撃，(3) 細胞内シグナリング伝達の阻害，(4)T 細胞を刺激のために必要なサイトカインとサイトカイン受容体の中和，(5)T 細胞（または他の免疫細胞）の選択的な除去，(6) 抗原提示細胞による副刺激の阻害，(7) リンパ球とその標的細胞の相互作用の抑制．自然免疫細胞と補体活性化の抑制は，初期免疫反応の開始を阻害する可能性もある（**図示せず**）.

グルココルチコイドは，基本的に体のすべての細胞の代謝に重要な作用を及ぼして，薬理学的用量で自然免疫細胞と獲得免疫細胞の機能や活性化を抑制する．グルココルチコイドは，腫瘍壊死因子α tumor necrosis factor-α (TNF-α)，インターロイキン-1 interleukin-1（IL-1）と IL-4 のような重要なサイトカインなどの多くの炎症性メディエーターの発現を抑制する．グルココルチコイドによるエイコサノイドの生合成とシグナル伝達の抑制については第 42 章，エイコサノイドの薬理学で述べた．全体的に見ればグルココルチコイドの投与による効果は抗炎症と免疫抑制にあり，リウマチ疾患や移植拒絶反応のように非常に多くの炎症性疾患の治療にグルココルチコイドが使われている．

長期のグルココルチコイドの投与には，重要な副作用が伴う．グルココルチコイドの投与を受けている患者には，**糖尿病，感染に対する抵抗性の低下，骨粗鬆症，白内障，食欲の増進による体重の増加，高血圧と後遺症，そして炎症のマスキング**を綿密に監視することが求められる．視床下部と下垂体が十分な副腎皮質刺激ホルモン adrenocorticotropic hormone（ACTH）産生を再確立するために数週間〜数カ月が必要なため，**グルココルチコイド療法の突然の中止は急性副腎不全を起こす可能性がある**からである．この間，免疫系の抑制が解除されるために潜在している疾患は悪化する可能性がある．その後の合併症を防ぐために，治療が終了されるのに伴って，グルココルチコイド投薬量はゆっくり漸減しなければならない．

## 細胞毒性薬

細胞毒性薬は，抗腫瘍化学療法だけでなく免疫抑制のためにも使われる．2つの細胞毒性薬，**代謝拮抗薬 antimetabolite** と**アルキル化薬 alkylating agent** は一般的に免疫抑制薬としても使われる．代謝拮抗薬は本体の代謝物質の構造類似体（アナログ）で，免疫抑制のために重要な代謝経路を遮断する．アルキル化薬は，DNAにアルキル基をつけることによってDNA複製と遺伝子発現を妨げる．抗腫瘍化学療法と免疫抑制の治療の目標は，好ましくない細胞を除去することである．

### 代謝拮抗薬

長年，代謝拮抗薬は免疫抑制性療法の中心であった．免疫細胞に対するそれらの強力な抑制作用は，選択性の欠如により多くの副作用を伴っている．アザチオプリン azathioprine（AZA）とメトトレキサート methotrexate（MTX）のような古い代謝拮抗薬は，迅速に分裂しているすべての細胞に作用し，胃腸粘膜と骨髄に損傷効果を起こす可能性がある．**ミコフェノール酸モフェチル mycophenolate mofetil（MMF）** と**レフルノミド leflunomide** のようなより新しい代謝拮抗薬では，より副作用が減少した．MMFもまた高い免疫細胞選択性を持っている可能性があり，毒性がさらに低下した．代謝拮抗薬は一般的に細胞性免疫と体液性免疫の両方に効果があり，仮にこれらの免疫系の一方が影響を受けた場合と比べると，代謝拮抗薬の投与を受けている患者は感染症を起こしやすい．

代謝拮抗薬は悪性腫瘍の治療に広く使われていて，その作用機序は第38章，がんの薬理学：ゲノム合成，安定性と維持で詳述した．ここでは，免疫抑制のために使われる代謝拮抗薬に焦点を当て，それらの抗炎症性のメカニズムと活性を説明する．

#### アザチオプリン

**アザチオプリン azathioprine（AZA）** は移植後の免疫系の抑制のために使われた最初の薬で，今もこの目的で使用する薬物の主力として残っている．AZAはプリンアナログである6-メルカプトプリン 6-mercaptopurine（6-MP）のプロドラッグで，グルタチオンのようなスルフヒドリル合成物と非酵素的に反応して，AZAとしてゆっくり遊離される（図45-2）．

1 **AZAからの6-MPのゆっくりとした遊離は，免疫抑制に都合がよい**．AZAは臓器移植片の生存を引き延ばすが，この薬はMMFの作用よりも効果が弱い．AZAと6-MPは免疫抑制薬として炎症性腸疾患と自己免疫皮膚疾患の治療にも使われる．

#### メトトレキサート

**メトトレキサート methotrexate（MTX）** は，悪性腫瘍を治療するために1950年代から使われている葉酸のアナログである．それ以来，MTXもまた，関節リウマチと乾癬を含む多種多様な免疫疾患を治療する極めて万能な薬になった．さらに，MTXはGVHDの予防のために使われている．

MTXが抗炎症効果を発揮する機序は明らかではない．関節リウマチの治療におけるMTXと低用量の葉酸の併用はMTX単独投与と同程度の有効性がある

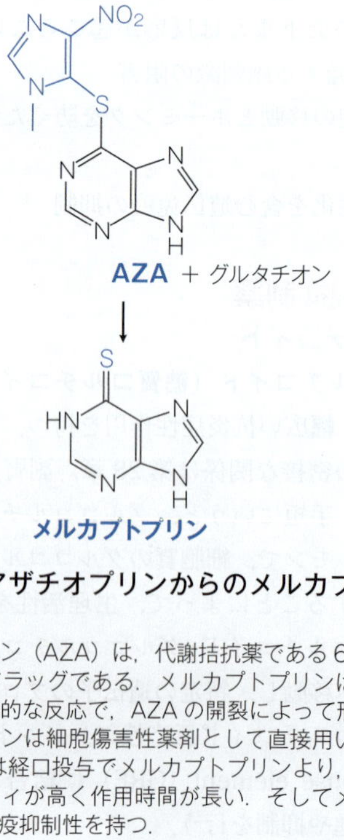


**図45-2 アザチオプリンからのメルカプトプリンの形成**
アザチオプリン（AZA）は，代謝拮抗薬である6-メルカプトプリンのプロドラッグである．メルカプトプリンは，グルタチオンとの非酵素的な反応で，AZAの開裂によって形成される．メルカプトプリンは細胞傷害性薬剤として直接用いることもできるが，AZAは経口投与でメルカプトプリンより，よりバイオアベイラビリティが高く作用時間が長い．そしてメルカプトプリンより高い免疫抑制性を持つ．

が，高用量の葉酸は有効性を妨害する．MTX は，アデノシン濃度を上昇させることにより抗炎症薬として作用している可能性がある．アデノシンは，好中球接着，食作用，過酸化物の発生を抑制する強力な内因性抗炎症物質である．MTX も T 細胞の静止期ではなく，活性化された CD4 T 細胞と CD8 T 細胞のアポトーシスを引き起こすが，5-フルオロウラシル，6-MP，ミコフェノール酸（MPA）などの他の免疫抑制薬もまた，活性化した T 細胞のアポトーシスを促進する．MTX は抗好中球，抗 T 細胞，抗体液性作用を併せ持つため，万能薬のようなものとなっているのだろう．

## ミコフェノール酸とミコフェノール酸モフェチル

**ミコフェノール酸 mycophenolic acid（MPA）**は，グアノシンの生成に関与する律速酵素のイノシン一リン酸デヒドロゲナーゼ inosine monophosphate dehydrogenase（IMPDH）の阻害薬である（図 38-3 参照）．MPA は経口バイオアベイラビリティが低いので，通常ナトリウム塩として，またはプロドラッグの形［**ミコフェノール酸モフェチル mycophenolate mofetil（MMF）**］で投与される．これらは経口でより高いバイオアベイラビリティ（図 45-3）を持つ．MMF は，リンパ球に対する高い選択性と強力な効果のため，免疫疾患の治療への使用が増えている．

MPA と MMF は，両方ともおもにリンパ球に作用する．2 つのおもな要因は，この特異性の一因となっている．第 1 には，第 38 章で述べられたように，リンパ球はプリン合成の新生経路 *de novo* pathway に依存しているのに対して，大部分の他の組織は非常にサルベージ経路 salvage pathway に依存している．IMPDH はサルベージ経路のためではなく，グアノシンヌクレオチドの新生合成のために必要とされるので，MPA は新規のプリン合成に依存するリンパ球のような細胞だけに作用する．第 2 には，IMPDH は 2 つのアイソフォーム，タイプ I とタイプ II がある．MPA はおもにリンパ球で発現する II 型 IMPDH を選択的に阻害する．つまり，MPA と MMF が T 細胞と B 細胞に対して選択的に作用するため，他の細胞への毒性は比較的低い．

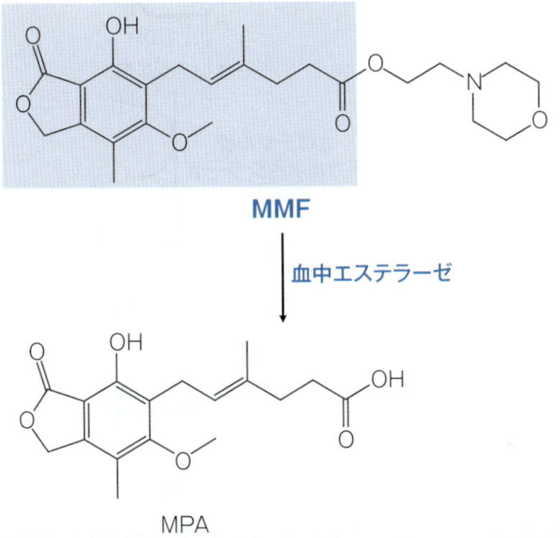


**図 45-3 ミコフェノール酸とミコフェノール酸モフェチル**
ミコフェノール酸モフェチル（MMF）は，ミコフェノール酸（MPA）より経口投与での高いバイオアベイラビリティを持つ．経口投与された MMF は血液に吸収され，そこで，血中エステラーゼによってエステル結合が開裂され，MPA が生成する．両方の薬剤とも，グアノシン新生合成のために重要な，イノシン一リン酸デヒドロゲナーゼタイプ II（IMPDH II）を阻害する．経口投与での高いバイオアベイラビリティのため，MMF（または MPA のナトリウム塩）が通常使われる．

MPA による IMPDH の阻害は，細胞内グアノシン濃度を減らして細胞内アデノシン濃度を上げるため，多くのリンパ球の活性化と活性に関係する機能に影響を与える．MPA はリンパ球の増殖抑制作用を持つが，増殖細胞の反応性クローンの消去も誘導することで，活性化している T 細胞のアポトーシスを引き起こすこともできる．グアノシンはいくつかのグリコシル化反応のために必要で，グアノシンヌクレオチドの減少は，炎症場所へ免疫細胞を動員するために必要な接着分子の発現を低下させる．さらにグアノシンは，誘導型一酸化窒素合成酵素 inducible nitric oxide synthase（iNOS）を調整するテトラヒドロビオプテリン tetrahydrobiopterin（BH4）の前駆体なので，グアノシン量の減少は好中球による一酸化窒素生産の減少を引き起こす．そのため血管収縮を制御し，カルシウムやカルモジュリンにより調節される血管細胞内皮構成型一酸化窒素合成酵素 endothelial nitric oxide synthase（eNOS）は，グアノシン量の変化に影響されない，このことからも MPA のかなりの選択性を説明することができる．

前述したように MMF と AZA を比較している臨床研究は，MMF の方が腎臓移植の急性拒絶反応を防止するのに有効であることを示した．動物モデルにおいて，レシピエントの慢性拒絶反応は，AZA またはシクロスポリン cyclosporine（CsA）で処置されるよりも MMF で処置することにより有効に抑えられることを示した．慢性拒絶反応の治療への MMF の効果は，慢性拒絶反応に特有なリンパ球と平滑筋細胞増殖の両方を抑制することに関連しているだろう．

MMF はまた，自己免疫疾患の治療にも効果がある．関節リウマチではリウマトイド因子，免疫グロブリンと T 細胞の量が，MMF での治療により減少する．MMF

は，ループス腎炎の初期の治療に多用される．MMFを用いて重症筋無力症，乾癬，自己免疫溶血性貧血と炎症性腸疾患の治療に成功した症例報告もある．

MMFの最も一般な副作用は，用量依存的な悪心，下痢，軟便，食欲不振と嘔吐を含む胃腸障害である．

## レフルノミド

活性化したリンパ球は増殖し，大量のサイトカインと他のエフェクター分子の両方を合成する．これらの過程ではDNAとRNAの生成の増加を必要とする．したがって，細胞内ヌクレオチドを減少させる薬剤は，これらの活性化した細胞に影響を与える．**レフルノミド leflunomide** はピリミジン合成を抑制する．特にジヒドロオロト酸デヒドロゲナーゼ dihydroorotate dehydrogenase（DHOD）を抑制することによってウリジン5′-一リン酸 uridine 5′-monophosphate（UMP）の合成を特異的に阻害する．DHODはUMP（図45-4）の合成に重要な酵素で，それはすべてのピリミジンの合成にとって不可欠である（ピリミジン合成の総説は第38章を参照）．実験的に，レフルノミドはB細胞増殖を減らすことに最も効果を持つことが示されたが，T細胞に対する有効性も観察された．

レフルノミドは現在関節リウマチへの使用が承認されているが，この薬は全身性エリテマトーデスと重症筋無力症を含む他の免疫疾患の治療にもかなりの有効性を示した．レフルノミドは動物モデルにおいて，移植組織の生存期間を延長し，GVHDを抑制する．

レフルノミドの最も重要な副作用は，下痢と可逆性の脱毛症である．レフルノミドは著しい腸管循環をして，薬理作用の延長を示す．もし，レフルノミドを速やかに患者の体から除去しなければならない時には，コレスチラミンが投与されるだろう．胆汁酸と結合することによって，コレスチラミンは腸肝臓循環を阻害して，レフルノミドを排出させる．

## アルキル化薬

### シクロホスファミド

**シクロホスファミド cyclophosphamide（Cy）** は，DNAをアルキル化する非常に毒性の高い薬剤である．Cyの作用機序と使用法は，第38章で広範囲に述べた．したがってこの章では，Cyの免疫系疾患の治療への有用性に限定して述べる．CyはB細胞増殖を強く抑制する効果があるが，T細胞の反応性を増強するので，免疫系の疾患へのCyの使用は液性免疫疾患，特に全身性エリテマトーデスに限定される．Cyで検討されている他の用途としては，異種間移植組織に対する抗

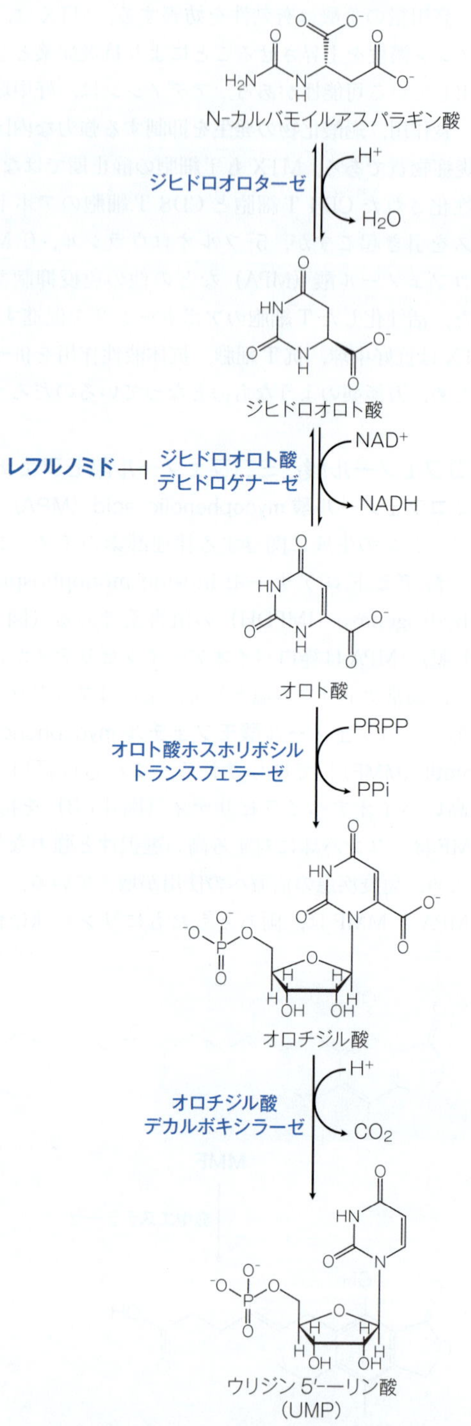


**図45-4 レフルノミドによるピリミジン合成の阻害**
ピリミジンの新生合成は，ジヒドロオロト酸のオロト酸への酸化に依存している．この反応はオロト酸デヒドロゲナーゼによって触媒される．レフルノミドはジヒドロオロト酸デヒドロゲナーゼを阻害することによってピリミジン合成を阻害する．免疫細胞活性化後のリンパ球の細胞増殖とクローン性（腫瘍性）増殖はピリミジン新生合成に依存するので，貯蔵していたピリミジンが枯渇するとリンパ球増殖が阻害される．実験上では，レフルノミドは，優先的にB細胞の分裂を抑制するようである．この優先的な作用の理由は不明である．

体形成の抑制が考えられる．Cy の副作用は白血球減少症，心毒性，脱毛症と変異原性を持つためにがんのリスクが増大することなど，重篤かつ広範囲にわたる．膀胱がんのリスクは，Cy が尿中に高い濃度の発がん性代謝物である**アクロレイン acrolein** を生成するので，特に重大である．高用量の Cy を静脈内点滴によって投与する時には，アクロレインを**メスナ mesna**（アクロレインの反応性部分を無効にするスルフヒドリルを含有する合成物）の併用投与によって無毒化することができる．

## 特異的リンパ球シグナル伝達阻害薬

### シクロスポリンとタクロリムス

1976 年に発見された**シクロスポリン cyclosporine**（**CsA**；または**シクロスポリン A** と呼ばれる）は，T 細胞を介する免疫の特異的阻害薬で，広範囲にわたりすべての臓器移植に広く使用可能である．実際，CsA は末期の心不全の治療に，心臓移植を正当な選択肢とした．CsA は，土壌の真菌 *Tolypocladium inflatum* から分離された環状デカペプチドである．

CsA は，活性化 T 細胞による IL-2 の生産を阻害する．IL-2 は，オートクリン（自己分泌）とパラクリン（傍分泌）のように作用する重要なサイトカインで，T 細胞の活性化と増殖（図 45-5）を引き起こす．活性化した T 細胞は，細胞質転写制御因子［nuclear factor of activated T cell（**NFAT**；活性化 T 細胞の核因子）］の脱リン酸化から始まり，IL-2 の生成を増加させる．NFAT は細胞質ホスファターゼ酵素**カルシニューリン calcineurin** によって脱リン酸化される．脱リン酸化時に NFAT は核に移動し，IL-2 遺伝子の転写を促進する．CsA は**シクロフィリン cyclophilin** に結合することによって作動する．CsA-シクロフィリン複合体はカルシニューリンに結合して，リン酸化活性を阻害する．CsA はカルシニューリンを介した NFAT 脱リン酸化を阻害することにより，NFAT の核への移動を阻害して，IL-2 の増殖を抑制する．

CsA は臓器移植，疥癬と関節リウマチで使用することが承認されている．CsA は他の免疫抑制薬に反応しない，稀な自己免疫疾患の治療にも時折使用される．CsA 点眼薬は，慢性ドライアイの治療に承認されている．

CsA の使用は**腎毒性**，**高血圧**，**高脂血症**，**神経毒性と肝毒性**を含む重大な副作用により制限がある．CsA の腎毒性は，W 婦人の慢性腎臓病を引き起こした原因として推定される．CsA 毒性のメカニズムは複雑であるが，形質転換成長因子β transforming growth factor-β（TGF-β）生成の刺激を含む可能性がある．TGF-β は細胞外基質の生合成を増加し，間質性線維症を引き起こす．

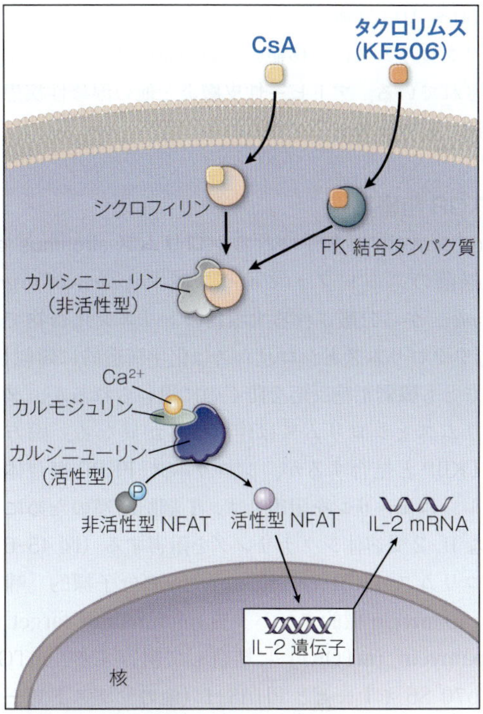


**図 45-5 シクロスポリンとタクロリムスの作用メカニズム**
シクロスポリン（CsA）とタクロリムス（別名：FK506）の作用は，細胞内 T 細胞シグナル伝達を阻害することによって生じる．通常の T 細胞シグナル伝達（**図の下部**）において，T 細胞の刺激は細胞内カルシウムの濃度を上昇させ，そして $Ca^{2+}$/カルモジュリンは，細胞質転写制御因子（NFAT）のカルシニューリンを介する脱リン酸化を作動さる．活性化した NFAT は核に移行し，IL-2 遺伝子の転写を誘導する．CsA とタクロリムスは細胞膜を通過して，細胞質イムノフィリンであるシクロフィリンと FK 結合タンパク質（FKBP）にそれぞれ結合する（**図の上部**）．シクロスポリン-シクロフィリン複合体とタクロリムス-FKBP 複合体はカルシニューリンに結合し，$Ca^{2+}$/カルモジュリンによるカルシニュリンホスファターゼ活性の起動を阻害する．

**タクロリムス tacrolimus**（**別名：FK506**）は，化学構造は CsA と異なるが CsA より強力な免疫抑制薬で，作用機序は類似している（図 45-5）．タクロリムスは，土壌細菌ストレプトマイセス属ツクバエンシス *Streptomyces tsukubaensis* から分離された大環状トリエン化合物である．タクロリムスは **FK 結合タンパク質 FK-binding protein**（**FKBP**）と結合し，形成されたタクロリムス-FKBP 複合体はカルシニューリンを阻害する．タクロリムスは *in vitro* で IL-3, IL-4, インターフェロンγ interferon-γ（IFN-γ）と TNF-α 生成を阻害するが，B 細胞またはナチュラルキラー natural killer（NK）細胞の機能を抑えることなく細胞性免疫を抑制すると思われる．タクロリムスは概して CsA より 50～100 倍強力だが, CsA のように腎毒性を持つ.

タクロリムスは, 移植のための免疫抑制薬として承認されている. アトピー性皮膚炎と他の湿疹性疾患の治療に局所製剤として使われる.

## mTOR 阻害薬

rapamycin とも呼ばれる**シロリムス sirolimus** は, 放線菌のストレプトマイセス属 *Streptomyces hygroscopicus* から分離される大環状のトリエン化合物である. タクロリムスとシロリムスは化学構造的に類似し, 両方とも臓器拒絶反応を防ぐのに用いられるが, タクロリムスとシロリムスは作用機序が異なる. 両方とも FKBP と結合するが, シロリムス-FKBP 複合体はカルシニューリンを阻害せず, T 細胞増殖のために必須な IL-2 受容体シグナリングを阻害する（図 45-6). シロリムス-FKBP は, rapamycin の分子標的［哺乳類 rapamycin 標的タンパク質 mammalian target of rapamycin (mTOR)］に結合して阻害する. mTOR は p70 S6 キナーゼと PHAS-1（他のサブストレートの間で）をリン酸化するセリン-スレオニンキナーゼである. p70 S6 キナーゼは, タンパク合成を伴うリボソーム S6 タンパク質を含タンパク質のリン酸化を, PHAS-1 は翻訳に必要な因子［真核生物開始因子 eukaryotic initiation factor (eIF4E)］の活性化を抑制することにより転写を調整する. mTOR を阻害することによって, シロリムス-FKBP はタンパク質合成を阻害して, G1 期（図 45-6）の細胞分裂を抑える.

シロリムスのおもな副作用は, 高脂血症, 白血球減少症と血小板減少を引き起こすことである. しかし注目すべきことに, CsA とタクロリムスに関連している腎毒性はシロリムスでは認められない. これが, (2) CsA による腎毒性発現後の W 婦人の免疫療法にシロリムスを加える（CsA 用量を少なくするために）論理的根拠である.

エベロリムスと zotarolimus は, シロリムスに化学構造的に相関している mTOR 阻害薬である. zotarolimus は薬剤溶出性ステントのみに使用が限られ, エベロリムスは腎移植の拒絶反応と腎細胞がんの阻止のために使用が認可されている. シロリムス, エベロリムスと zotarolimus は, mTOR 複合体 1 を阻害するが, mTOR 複合体 2 の阻害は弱いことを最近の研究は示した. より新しい薬は両方の複合体を阻害するように開発されている.

**シロリムス, エベロリムスと zotarolimus 溶出性ステント sirolimus-, everolimus-, and zotarolimus-eluting stent** は, 冠動脈疾患の治療で使用することが承認された. この独特な薬物送達システムでは, mTOR 抑制薬はステント留置後はじめの数週間にステントから流出し, 冠動脈平滑筋細胞の増殖を局部的に抑制することで, 血管平滑筋細胞の新生内膜増殖から生じるステントの再狭窄率を減少させる.

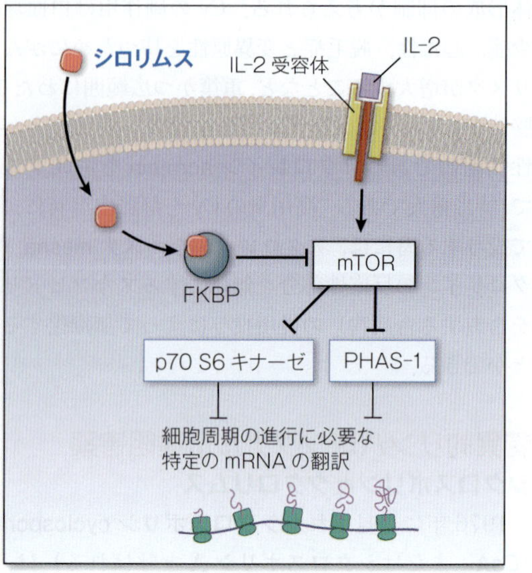


**図 45-6 シロリムスの作用のメカニズム**
IL-2 受容体のシグナル伝達は, 複雑な一連のタンパク質-タンパク質相互作用に影響を与え, T 細胞増殖のために必要とされるタンパク質をコードする特定の mRNA の翻訳を亢進する. 特に, IL-2 受容体の活性化は細胞内シグナル伝達カスケードを開始させ, rapamycin の標的分子［哺乳類 rapamycin 標的タンパク質 (mTOR)］がリン酸化される. mTOR はキナーゼで, PHAS-1 キナーゼと p70 S6 キナーゼをリン酸化することにより調節する. PHAS-1 は翻訳のために必要とされる因子 (eIF4E) の活性化を阻害し, p70 S6 キナーゼはタンパク質合成（**図示せず**）に関係するタンパク質をリン酸化する. mTOR 活性化はタンパク質の合成を増加させ, 細胞周期の G1 から S 相への移行を促進する. シロリムス（別名：rapamycin）は, 細胞膜を通過して, 細胞内の FK 結合性タンパク質 (FKBP) と結合する. シロリムス-FKBP 複合体は mTOR を阻害し, それにより翻訳を抑制して G1 期で停止させる. エベロリムスと zotarolimus は, シロリムスのアナログで同じ機序で作用する.

## サイトカイン阻害

サイトカインは, 免疫機能の重要なシグナル伝達物質である. サイトカインの効果は多面的で, 標的細胞と全体的なサイトカイン環境によって異なる作用を発揮する. この理由から, サイトカインまたはサイトカイン阻害の薬物としての使用は, 予測できない作用を起こす可能性がある. 抗サイトカイン療法は 10 年以上の間, 免疫疾患に臨床使用されてきた. 臨床使用のために承認された初期の抗サイトカイン薬は**エタネルセプト etanercept** で, 抗 TNF-$\alpha$ 薬は関節リウマチのために開発された. 初期の臨床研究の期間内に, 薬剤抵抗性の関節リウマチ患者の何人かはエタネルセプトの投与後に，まさに車椅子から立ち上がって歩いた．この劇的な効果は自己免疫病気の生物学的療法の新しい時代の到来を告げ，そして炎症誘発性サイトカインを阻害する新薬の数は急激に増加している．

## 腫瘍壊死因子α（TNF-α）阻害薬

**腫瘍壊死因子α tumor necrosis factor-α（TNF-α）**は，炎症反応の多くの局面で中心となるサイトカインである．マクロファージ，肥満細胞と活性化されたヘルパー T 細胞 helper T cell ($T_H$) 細胞 (特に $T_H1$ 細胞) は TNF-αを分泌する．TNF-αは細胞毒性代謝物質を生産するマクロファージを刺激することで，貪食作用による殺活性を増加させる．TNF-αも急性期タンパク質の生産を刺激して発熱作用を持ち，末梢の炎症反応抑制を促進する．これらの作用の一部には，TNF-αによって誘導される他のサイトカインによってもたらされる間接的なものもある．

TNF-αは，多数の自己免疫疾患に関与しているとされてきた．関節リウマチ，乾癬とクローン病 Crohn disease は TNF-αの阻害が治療効果を示す 3 つの疾患である．関節リウマチは，自己免疫疾患の病態生理における TNF-αの中心的な役割を説明するよい例となる（図 45-7）．関節炎の初期刺激についてはまだ議論されているが，罹患した関節でマクロファージが TNF-αを分泌し，内皮細胞，単球，滑膜線維芽細胞の活性化をすると考えられる．活性化した内皮細胞は細胞接着分子の発現を増加させ，関節へ炎症性細胞の動員を引き起こす．活性化した単球は，T 細胞と滑膜線維芽細胞起動に正のフィードバックを起こす．活性化した滑膜線維芽細胞はインターロイキンを分泌し，さらに炎症性細胞を補充する．時間とともに関節滑膜の肥大，関節の骨と軟骨組織を破壊するパンヌス（炎症性肉芽組織）を作り，関節リウマチの特徴的な変形と痛みを引き起こす．

TNF-α活性を妨げる 5 つの治療法が承認されている．**エタネルセプト etanercept** は可溶性 TNF 受容体の二量体で，細胞外のヒト免疫グロブリン G1 immunoglobulin G1（IgG1）の Fc 領域へヒト TNF 受容体タイプⅡのリガンド結合領域を結びつける．**インフリキシマブ infliximab** は，ヒト TNF-αに対する部分的なヒト化マウスモノクローナル抗体 monoclonal antibody (mAb) である．**アダリムマム adalimumab** は，TNF-αに対する完全ヒト IgG1 mAb である（図 45-8）．**certolizumab pegol** は抗体の Fc 部分を欠損させたペグ化抗 TNF-α mAb であるため，インフリキシマブとアダリムマブとは異なり，certolizumab は *in vitro* で抗体依存性細胞性の細胞毒性または補体を作らない．**ゴリムマブ golimumab** は他の抗 TNF-α薬剤より半減期が長く，TNF-αに対する完全ヒト IgG1 mAb である．

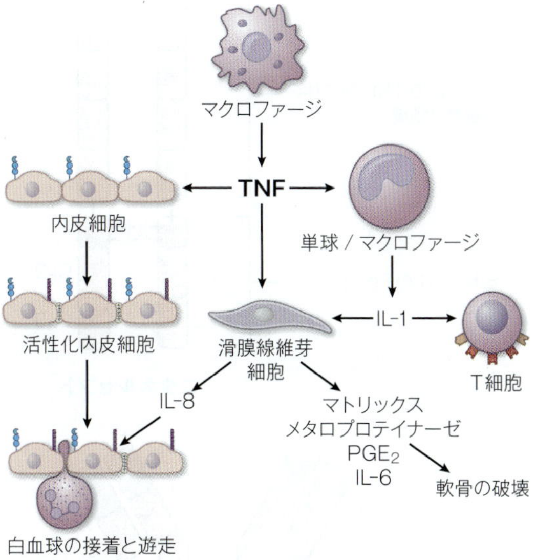


**図 45-7　関節リウマチで提起されている腫瘍壊死因子の役割**
腫瘍壊死因子（TNF）は罹患した関節内で活性化するマクロファージによって分泌される．そこでは，このサイトカインは複数の炎症誘発作用を起こす．第 1 には，細胞表面の接着分子（**内皮細胞の突起として示した**）の発現を亢進して，白血球の接着と遊走を促進するような他の表現型へ変化させる．第 2 には，TNF は近くの単球とマクロファージに正のフィードバック影響を及ぼし，IL-1 のようなサイトカインの分泌を促進する．次に，IL-1 は T 細胞（いくつかある機能のなかで特に）を活性化させ，そして，IL-1 と TNF の組み合わせは滑膜線維芽細胞を刺激して，マトリックスメタロプロテイナーゼ，プロスタグランジン prostaglandin（特に $PGE_2$）と関節軟骨を低下させるサイトカイン（例えば IL-6）の発現を亢進する．滑膜線維芽細胞も IL-8 を分泌し，好中球の遊走を促進する．

これらの薬剤はすべて TNF-αを標的とするが，エタネルセプトは TNF-αと TNF-βの両方に結合するので，特異性が少ない．インフリキシマブ，アダリムマブ，certolizumab とゴリムマブは TNF-αに特異的に結合し，TNF-βには結合しない．インフリキシマブ，アダリムマブとゴリムマブの Fc 部分は，補体結合とエフェクター細胞の Fc 受容体への結合に配慮する特異的な活性も持つ可能性もある．これらの薬剤の免疫賦活効果は，TNF-αが細胞表面（特にマクロファージ）に発現して，細胞表面の構造が可溶性サイトカインを生成するために固着することが作用機序に関係している可能性がある．エフェクター（効果器）機能を持つ抗 TNF-α薬は，Fc 受容体への結合または補体調節薬より異なった生物学的影響を持っているかもしれない．

エタネルセプトは関節リウマチ，若年性特発性関節

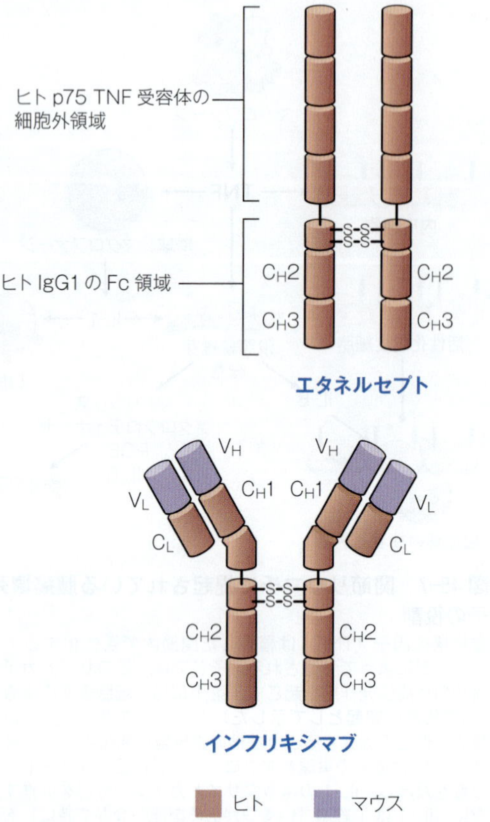


**図 45-8　抗腫瘍壊死因子薬**
エタネルセプトとインフリキシマブの分子領域構成を示す．エタネルセプトは，ヒト IgG1 の Fc 領域と融合したヒト腫瘍壊死因子（TNF）受容体の細胞外領域からなる．この“おとり”受容体は血液循環中に TNF-$\alpha$と TNF-$\beta$に結合し，標的組織へこれらのサイトカインの接近を妨げる．インフリキシマブは，TNF-$\alpha$に対する部分的ヒト化されたモノクローナル抗体（mAb）である．重鎖の可変領域（$V_H$）と軽鎖の可変領域（$V_L$）領域はマウス抗ヒト配列に由来する．抗体［**定常部**（**$C_H$ と $C_L$ によって意味される**）］の残りがヒト抗体配列からなる．元のマウス抗 TNF-$\alpha$ mAb のこの組換えは，インフリキシマブに対する中和抗体の発生を低下させる．さらに TNF-$\alpha$阻害薬には，アダリムマブ（完全ヒト化 mAb），ペグ化 certolizumab，ペグ化 mAb 断片，完全ヒト mAb のゴリムマブ（**図示せず**）がある．

炎，尋常性乾癬，乾癬性関節炎と強直性脊椎炎での，インフリキシマブは関節リウマチ，クローン病，潰瘍性大腸炎，慢性尋常性乾癬と強直性脊椎炎での，アダリムマブは関節リウマチ，若年性特発性関節炎，乾癬の関節炎，強直性脊椎炎，慢性尋常性乾癬とクローン病での使用が認められている．certolizumab はクローン病の治療に認可されている．ゴリムマブは，大人の関節リウマチ（MTX と併用して），乾癬性関節炎と強直性脊椎炎へ使用することが認可されている．

重要なことは TNF-$\alpha$の濃度が高い点を認識することで，高濃度の TNF-$\alpha$は病態生理学的過程のメディエーターとして関与するだろう．しかし抗 TNF-$\alpha$薬での治療は症状をしばしば改善するが，原因となっている病態生理を逆転させる可能性はない．したがって薬の中断，臨床反応の維持に関しては不明である．エタネルセプト，インフリキシマブ，アダリムマブ，certolizumab とゴリムマブはタンパク質であり，非経口投与されるべきである．経口で有効な TNF-$\alpha$阻害薬と TNF-$\alpha$変換酵素 TNF-$\alpha$ converting enzyme（TACE）の阻害薬は，研究中である．

TNF 阻害薬の投与時に，いくつかの重要な副作用を考慮しなければならない．すべての患者は治療を始める前に結核のスクリーニングを受けなければならない．潜状結核の再活性化の危険性を増加させるからである．TNF-$\alpha$阻害薬の服用中に感染症を発症した患者は全員診察を受け，集中的な抗菌薬による治療を受けるべきである．抗 TNF 療法は脱髄疾患の危険性を増加させるかもしれないということが疫学的調査で示唆されているが，因果関係についてはまだ確定されていない．

## インターロイキン-12（IL-12）/インターロイキン-23p40（IL-23p40）阻害薬

T 細胞を介する疾患の治療のための新しい生物学的療法には，IL-12 と IL-23 に対する抗体などがある．IL-12 と IL-23 は，NK 細胞の活性化と $CD4^+$ T 細胞の分化と活性化などにかかわるサイトカインである．IL-12（p40 と p35 サブユニットからなるヘテロ二量体）はナイーブ T 細胞の $T_H1$ 細胞への分化を導き，IL-2，TFN-$\alpha$と TNF-$\gamma$を分泌する．IL-23 は，同じ p40 サブユニットと p19 サブユニットが共有結合するヘテロ二量体でもある．IL-23 はナイーブ T 細胞を $T_H17$ 細胞の分化に導く．$T_H17$ 細胞は IL-17 と IL-22 を分泌する．**ウステキヌマブ ustekinumab** は，高い親和性のある IgG1 ヒト mAb で，IL-12 と IL-23 によって共有される p40 サブユニットと結合する．ウステキヌマブは乾癬への使用が承認され，後期臨床試験では，多発性硬化症と乾癬性関節炎の治療に使うことが承認された．副作用は，感染症リスクの増加などである．

## インターロイキン-1（IL-1）阻害薬

**インターロイキン-1 interleukin-1（IL-1）**は古くから知られたサイトカインで，脊椎動物と無脊椎動物の両方で発現し，自然免疫と獲得免疫の間の橋渡しとしての機能を果たしている．IL-1 の 2 つの形（IL-1$\alpha$と IL-1$\beta$）は，異なる遺伝子の上でコード化されている．ヒトにおいては，IL-1$\alpha$が上皮細胞機能の維持に関与するかもしれないとはいえ，IL-1$\beta$がおもに免疫学的役割を持つ．ヒトの遺伝子のデータと IL-1$\beta$

アンタゴニストを用いた研究は，炎症性媒体としてのIL-1$\beta$の役割には無駄がないこと指摘する．したがって，“IL-1”という語はIL-1$\beta$を指す．

大部分のIL-1は，活性化した単球によって産生される．IL-1はIL-6の産生，細胞接着分子の増進を刺激して，細胞増殖を促進する．*in vivo*のIL-1活性の調節は，内在性IL-1受容体アンタゴニスト（IL-1ra）によってある程度調整される．

**anakinra**は，IL-1raの組換え体で，関節リウマチで使用することが承認された．anakinraは痛みと腫脹にはささやかな効果を持つが，骨侵食を有意に減らす．おそらくanakinraは砕骨細胞を減少させて，滑膜細胞からのIL-1誘発性メタロプロテイナーゼの遊離を阻害するのだろう．マックル・ウェルズ症候群Muckle-Wells syndromeとヒベルニアン熱Hibernian feverなど，IL-1の増加が1つの引き金になるいくつかの稀な症候群もまた，anakinraで効果的な治療ができる．全体的に，これらの症候群はクリオピン関連周期熱症候群cryopyrin-associated periodic fever syndrome(CAPS)と呼ばれる．anakinraは好中球減少と感染症への感受性を高める場合がある．この小さな組換えペプチドの迅速なクリアランスとその競合的結合機序により，効果を得るためには毎日の注射が必要であることを説明できるだろう．

**rilonacept**は可溶性IL-1受容体Fc融合タンパク質の組換え体で，CAPSで使用することが承認された．rilonaceptは，IL-1と内因性IL-1raの両方ともを結合させる．内因性の受容体アンタゴニストへ結合するので，rilonaceptの週1回の注射は，CAPSの治療に有効性が十分ある．

**カナキヌマブcanakinumab**はIL-1$\beta$のヒトIgG1 mAbで，CAPSでの使用が承認された．おそらくIL-1$\beta$に特異的なため，カナキヌマブは毎月1回の投与でも有効性を示す可能性がある．3つの抗IL-1$\beta$療法を比較した比較効果研究は，まだない．

## サイトカイン受容体アンタゴニスト

炎症性サイトカインの活性を阻害する代替的アプローチは，サイトカイン受容体を標的とする．もし抗体が最小の作用薬活性を持つならば，有害作用のリスクを増加する可能性があるので，このアプローチは薬剤開発がそれほど多く試みられていない．**トシリズマブtocilizumab**は，抗TNF薬へ不十分な反応を持つ関節リウマチ患者に使用するために承認された，IL-6受容体アンタゴニストmAbである．薬は，4週おきに静脈内点滴として投与される．

## 特異的免疫細胞の除去

適切な標的抗体は免疫系の活性細胞を除去して，その結果，自己免疫疾患と移植の拒絶反応に効果的な治療をもたらす．獲得免疫系が抗原に反応する時，免疫学的反応が起こり，その抗原に対して特異的に反応する細胞がクローン性増殖する．反応性免疫細胞で選択的に発現する細胞表面分子に対する外因性抗体を用いた治療は，これらの反応性細胞の免疫系を優先的に除去することができる．悪質な免疫細胞に選択的に発現する細胞表面の受容体を標的とする抗体は，第39章，がんの薬理学：シグナル伝達で説明した．

### ポリクローナル抗体

### antithymocyte globuline

**抗胸腺細胞グロブリンantithymocyte globuline（ATG）**は，ウサギまたはウマにヒトの胸腺細胞を注射して作製された抗体製剤である．ウサギまたはウマの抗体は多クローン性で，ヒトT細胞の多くの抗原を標的とする．ATGは基本的にすべてのT細胞を標的とし，激しいリンパ球減少を導くので，ATG療法では感染を引き起こすような幅広い免疫抑制が起こりうる．ATGは腎移植拒絶反応の阻害または治療で使用することが承認され，そしてウマ由来の物質は再生不良性貧血の治療のためにも承認された．ATGは1日1回，28日間，静脈内投与する．

ATG療法は，**サイトカイン遊離症候群cytokine release syndrome**の顕著な熱と頭痛によってしばしば経過を悪化する．この症候群はリンパ球を標的とする多くの抗体製剤に共通に見られ，抗体がくっついたT細胞がマクロファージによって除去される前の活性化したT細胞とT細胞サイトカインの遊離が原因である．サイトカイン遊離症候群はATG療法の最初の2，3回投与後で一般的に起こり，症状はT細胞が除去されることにより消失する．しかしATGの連続投与は，投与した免疫グロブリンに存在するウサギやウマ特有のエピトープに対して抗体が産生することで，症状を悪化させる．ATGは，注入反応を緩和するために，通常グルココルチコイドと抗ヒスタミンと解熱薬を併用投与する．

### モノクローナル抗体

### OKT3

**OKT3**（ムロモナブ-CD3，抗CD3）は，T細胞の活性に重要な細胞表面のシグナル伝達分子の1つであるヒトCD3抗原に対して作られた，マウスmAbである．CD3は，T細胞(CD4細胞とCD8細胞の両方)

で特異的に発現する．OKT3による治療は，抗体を介した補体の活性化と免疫複合体の除去によって，貯蔵されていたT細胞を枯渇させる．OKT3は急性腎臓移植拒絶反応で使用するために承認され，CsAまたはグルココルチコイドでうまくいかなかった時に使う，第二選択薬と考えられる．

OKT3はすべてのT細胞を標的とするので，OKT3処置は激しい免疫抑制を起こすことができるが，免疫抑制は一過性で，T細胞量は治療を中止した後1週間以内に正常値に戻る．またOKT3が結合するCD3は，T細胞の活性化に重要である．そのためOKT3療法では，時々T細胞が広範に活性化することがあるため，サイトカイン遊離症候群を起こす．冒頭のCaseで紹介したように，OKT3投与後の熱，筋肉痛，悪心と下痢と，W婦人の「このOKT3は，私を眠くする」という訴えは，サイトカイン遊離症候群の症状だったのであろう．

もう1つの欠点は，OKT3がマウス抗ヒト抗体であるということである．マウス抗体は異物なので，OKT3療法ではOKT3のマウスに特有の領域に対して抗体の産生を誘発することが可能である．これが，W婦人が1990年12月に病院に戻った時に，抗OKT3抗体を中和するための検査を受けた理由である．抗OKT3抗体の存在は，望ましい効果が出る前にOKT3が消失することによって薬の効果が減少する．このような臨床的問題に対処するための1つの方法は，治療抗体を**ヒト化 humanize** することである．この方法では，抗原への結合に関与しないタンパク質の一部を，ヒトの配列に一致するように変える．抗体はこれらの変換の程度によって，**一部**または**完全にヒト化**することが可能である．ヒト化は，治療抗体に対してのヒト抗体の生産の可能性を抑制して，抗体の臨床効果と長期の使用（第53章，タンパク質医薬品参照）を増加させる．治療抗体製剤のより最近の作製方法は，ヒトの免疫系を支持する実験動物で抗体を準備する，または *in vitro* でヒトの抗体系を使って抗体を準備することである．この戦略は，治療抗体製剤を非免疫原にするためのさらなる操作を要求しない**完全なヒト抗体 fully human antibody** を生み出す．

## 抗CD20モノクローナル抗体

**リツキシマブ rituximab** はキメラ型で，部分的にヒト化した抗CD20 mAbである．CD20はすべての成熟B細胞の表面に発現し，リツキシマブの投与は循環するB細胞の大規模な削除を引き起こす．当初 $CD20^+$ 非ホジキンリンパ腫 $CD20^+$ non-Hodgkin lymphoma（第39章参照）の治療に承認されて，リツキシマブはTNF-α阻害薬で難治性の関節リウマチで使用するためにも承認された．いくつかのさらなる抗CD20抗体は臨床開発中である．**オファツムマブ ofatumumab** は，リツキシマブとは異なるエピトープを認識する完全ヒト抗CD20 mAbである．オファツムマブは，慢性リンパ性白血病への使用が承認されている．

## 抗CD25モノクローナル抗体

**daclizumab** と **バシリキシマブ basiliximab** は，CD25のmAbである．CD25は高親和性IL-2受容体あり，IL-2は，T細胞活性化の初期段階に介在する．CD25は活性化したT細胞の表面にのみ発現するので，抗CD25抗体療法はMHC抗原刺激によって活性化したT細胞を選択的に標的とする．

daclizumabは急性臓器拒絶反応を抑制するために，腎移植において予防的に投与される．また，臓器移植後の一般的な免疫抑制性療法としても使われる．daclizumabは通常5回投与される．移植直後に最初の投与，それから2週間の間隔でさらに4回投与される．この種の投与法（薬を移植の直後の限られた期間の間投与する）は，**導入療法 induction therapy** と呼ばれる．

## 抗CD52モノクローナル抗体

**キャンパス-1 campath-1（CD52）**は，大部分の成熟したリンパ球と，一部のリンパ球前駆体で発現する抗原である．この抗原に対する抗体は，当初関節リウマチでテストされ，すべてのT細胞を長期にわたり持続的に除去することがわかった．持続するリンパ球除去の原因は不明である．抗CD52 mAb治療は関節炎症の若干の改善を導いたが，継続的にリンパ球が除去されること，感染症が懸念されることから，自己免疫状態でのこの抗体の研究は進んでいない．一般名は **alemtuzumab** で，抗CD52 mAbは白血球細胞の持続的な除去が望ましい，B細胞慢性リンパ性白血病の治療に補助療法として承認された．

## リンパ球機能関連抗原（LFA-3）

**リンパ球機能関連抗原 lymphocyte function associatednantigen-3［LFA-3（CD58とも呼ばれる）］**は CD2の対抗受容体であり，抗原提示細胞上でLFA-3の表面に高水準で発現する．抗原提示細胞上のLFA-3とT細胞上のCD2の相互作用はT細胞増殖を促進して，T細胞依存性細胞毒性を強化する．メモリーT

細胞の増殖が乾癬患者で増加するので，CD2-LFA-3相互作用を中断させる薬物の乾癬への使用を試みた．

**alefacept** は LFA-3/Fc 融合タンパク質で，T細胞表面の CD2 と結合することによってシグナル伝達の CD2-LFA-3 を中断することによりT細胞の活性化を阻害する．その作用に加えて alefacept の Fc 部分は，メモリーT細胞の免疫系を抑制するために NK 細胞を活性化させる可能性がある．臨床的に，alefacept は慢性尋常性乾癬の重症度を著しく低下させる．CD2 は他の適応免疫細胞に発現するので，alefacept もまた CD4 細胞と CD8 T細胞増幅に用量依存的に減少を引き起こす．したがって，その使用はヒト免疫不全ウイルス human immunodeficiency virus（HIV）患者では禁忌で，alefacept を用いている患者には重篤な感染症のリスクが増加する可能性がある．alefacept 療法は，悪性腫瘍（おもに皮膚がん）のリスクの増加に関係する可能性もある．

## 副刺激の阻害

**副刺激 costimulation** は免疫系の細胞が活性化するために，一般的に2つのシグナルを必要とする系列のことをいう（第41章，炎症と免疫系の原理参照）．もし最初のシグナルが第2のシグナルがない場合を規定するならば，標的免疫細胞は活性化するよりはむしろ，アネルギー（免疫不応答）になるだろう．アネルギーの誘導は，臓器移植片を長期間受容できるまたは自己免疫疾患をある程度抑えることができるので，副刺激の抑制は免疫抑制に対して持続力のある戦略となる．いくつかの治療薬は細胞活性化のために必要とされる第2のシグナルを遮断することにより，副刺激を阻害する．さらに，そのような薬剤が開発されている．

### アバタセプト

**アバタセプト abatacept** は，IgG1 定常（Fc）領域へ融合する細胞傷害性Tリンパ球抗原 cytotoxic T-lymphocyte antigen 4（CTLA-4）からなる．アバタセプトは抗原提示細胞表面上にある副刺激 B7 分子と複合体を形成する．抗原提示細胞がT細胞（MHC）と相互作用する時，MHC：抗原-T細胞受容体 T cell receptor（TCR）相互作用（"シグナル 1"）が起こるが，アバタセプトと B7 の複合体は副刺激シグナル（"シグナル 2"）の伝達を妨げ，T細胞はアネルギーを起こすか，アポトーシスを起こす．このメカニズムによって，アバタセプト療法は特異的なT細胞増殖をダウンレギュレーションすることで効果が出ると思われる．

アバタセプトは，MTX または TNF-α阻害薬が無効である関節リウマチの治療に使うことが承認された．臨床的に，MTX または TNF-α阻害薬の効果が不十分な患者で，アバタセプトは関節リウマチの症状を著しく好転させた．アバタセプトの深刻な副作用は，既存の閉塞性肺疾患患者の気管支炎を悪化させ，感染性を高めることである．アバタセプトは，TNF-α阻害薬または anakinra と同時に投与するべきではない．この組み合わせは感染性に対して大きな危険を伴う．

**belatacept** は，B7-1 と B7-2 への親和性を増加させたアバタセプトの化学性質と似ている近似構造を持つ．大規模臨床試験で belatacept は，腎臓移植レシピエントでの急性拒絶反応を妨げる効果が CsA と同程度だった．belatacept は現在，臓器移植のための免疫抑制薬として研究が継続されている．

## 細胞接着の阻害

炎症部分で動員，集積された炎症細胞は，大部分の自己免疫疾患の必須要素である．この規則に対する唯一の例外は，純粋に液性免疫の自己免疫疾患（例えば重症筋無力症）である．炎症部分への細胞移動を阻害する薬物は，抗原提示と細胞障害も抑制する可能性があり，有益な作用の多数の作用機序がある．

### natalizumab

$\alpha_4$ インテグリンは，免疫細胞粘着力とホーミングに不可欠である．$\alpha_4\beta_1$ インテグリンは，$\alpha_4\beta_7$ インテグリンが粘膜アドレッシン細胞接着分子 1 mucosal addressin cell adhesion molecule 1（MAdCAM-1）を発現している細胞へ免疫細胞が結合すると同時に，血管細胞接着分子 1 vascular cell adhesion molecule 1（VCAM-1）が発現している細胞と免疫細胞を調節する．**natalizumab** は，$\alpha_4$ インテグリンに対する mAb で，VCAM-1 または MAdCAM-1 を発現している細胞と免疫細胞相互作用を阻害する．

natalizumab は，再発性多発性硬化症の治療のために承認された．薬剤の市販後調査の間，natalizumab で治療した数人の患者が進行性中枢性（多巣性）白質脳症 progressive multifocal leukoencephalopathy（PML）を発症した．この稀な脱髄性障害は，JC ウイルスへの感染が原因であった．この調査結果は薬剤の自発的な使用中止を招いた．さらに米国食品医薬品局 Food and Drug Administration（FDA）による調査が行われた後，natalizumab の試験再開が決定され，明らかな関連性に関しての警告を製品ラベルに加えた．natalizumab はその後，多発性硬化症とクローン病の治療で使用することが再承認された．

## 補体活性化の阻害

補体系は，いくつかの自然免疫反応（第41章参照）を起こす．異種タンパク質または糖質の認識は，補体タンパク質の連続した活性化と**膜侵襲複合体 membrane attack complex**（細胞溶解を引き起こすことが可能な多タンパク質構造）によって引き起こされる．発作性夜間ヘモグロビン尿症 paroxysmal nocturnal hemoglobinuria（PNH）患者は補体調節タンパク質を欠損し，補体の不適切な活性化と赤血球の溶血を引き起こす．エクリズマブは，ヒト補体C5（補体活性化の遅い段階を調停し，膜侵襲複合体の集合を誘発する補体タンパク質）のヒト化mAbである．**エクリズマブ eculizumab** は，PNHの治療のために承認された．エクリズマブは，PNHの患者で，ヘモグロビン尿症を改善し赤血球輸血の必要性を著しく減少させる．発生学的証拠は，補体の活性化が年齢依存的な黄斑変性の病因の役割を担う可能性を示し，補体カスケードの阻害薬がこの病気の局所治療に役立つことを示唆した．

## ▶ まとめと今後の方向性

いくつかの方法は，薬物による獲得免疫の抑制に利用できる．グルココルチコイドによって代表される比較的特異性の低い薬物から，より特異性の高い細胞内シグナル伝達阻害薬に代表される細胞傷害性薬と抗体療法に使うことが可能である．**グルココルチコイド**は広範囲な免疫応答と免疫系の抑制を引き起こすが，多くの副作用を引き起こす．そのほとんどは免疫系外の細胞への薬剤の効果が原因である．グルココルチコイド受容体調節物質としては，グルココルチコイドの抗感染症作用を持ち，骨のミネラルのホメオスタシスと代謝に関して低い副作用を持つものを探している．**細胞傷害性薬剤**は，DNA複製を標的とする．免疫細胞はこれらの薬に非常に影響されやすい．胃腸内の上皮細胞のなかにあるような正常細胞も同様である．細胞傷害性薬のMMFは高い選択性を持つ．リンパ球が新生プリン合成に依存すること，そしてMPAは，イノシン一リン酸デヒドロゲナーゼのイソエンザイムを発現しているリンパ球を標的とすること，この両方が高い選択性の理由である．**リンパ球-シグナル伝達阻害薬**，例えば，CsA，タクロリムス，シロリムスとエベロリムスは，T細胞活性化（これもかなり選択的である）に必要な，細胞内のシグナル伝達経路を標的とする．多くの新しいリンパ球の細胞内シグナル伝達阻害薬は調査中で，ヤヌスキナーゼ Janus kinase ファミリーの阻害は特に見込みがある．**サイトカイン阻害薬**は，免疫細胞の活性化を媒体している水溶性シグナルを遮断する．エタネルセプト，インフリキシマブ，アダリムマブのようなTNF-α阻害薬は薬物の種類が増えている．期待される新しい標的は，$T_H$17細胞に付随するサイトカインがある．免疫細胞の活性化を防止するという考えは，抗リウマチ製剤のアバタセプトによって示される**副刺激の阻害**へと広がってきた．**B細胞の特異的枯渇**はリンパ腫と関節リウマチで確立された治療である．**T細胞の特異的枯渇**は臓器移植に都合がよいだろう．ATG，OKT3とdaclizumabはT細胞に特異的なエピトープに対する抗体である．いくつかの抗体療法と小分子は，**免疫細胞の接着**とホーミング**を阻害**するのに有効に利用できる．そのような薬剤の多くは開発中である．

新しい研究では，免疫系の操作に関する新しいアイデアが生み出されている．例えば，マイクロRNA micro RNA（miRNA）は免疫を調整する重要な役割を持つことが示され，疾患の動物モデルの実験的操作は，miRNAの選択的な調節が免疫抑制のより大きな程度のコントロールを可能にするかもしれないことを示唆した．

## 開　示

Lloyd Klicksteinは，ノバルティス社の従業員で株主である．ノバルティス社は本章で述べている薬剤（CsA，mycophenolate sodium，エベロリムス，カナキムマブとバシリキシマブを含む）の生産，流通元である．

## 推奨文献


Allison AC. Mechanisms of action of mycophenolate mofetil. *Lupus* 2005;14(Suppl 1):s2–8. (*Review of mycophenolate mofetil.*)

Murphy K, Travers P, Walport M. *Janeway's immunobiology: the immune system in health and disease.* 7th ed. New York: Garland Publishing; 2007. (*Discussion of autoimmunity and transplantation immunity.*)

Lindsay MA. microRNAs and the immune response. *Trends Immunol* 2008;29:343–351. (*Discusses role that microRNAs may have in regulating inflammation.*)

Nucleotide biosynthesis. In: Berg JM, Tymoczko JL, Stryer L, eds. *Biochemistry.* 6th ed. New York: W. H. Freeman and Company; 2007. (*Review of nucleotide biosynthesis.*)

Vincenti F, Larsen C, Durrbach A, et al. Costimulation with belatacept in renal transplantation. *N Engl J Med* 2005;353:770–781. (*Clinical trial demonstrating noninferiority of belatacept relative to cyclosporine.*)

## 主要薬物一覧：第 45 章　免疫抑制の薬理学

| 薬　物 | 臨床応用 | 副作用（重篤なものは太字で示す） | 禁　忌 | 治療的考察 |
|---|---|---|---|---|
| **遺伝子発現抑制薬**<br>メカニズム—シクロオキシゲナーゼ-2 cyclooxygenase-2（COX-2）発現抑制；リポコルチンと内因性抗炎症経路の誘導. | | | | |
| **prednisone**<br>**プレドニゾロン**<br>**メチルプレドニゾロン**<br>**デキサメタゾン** | 第 28 章，副腎皮質の薬理学の主要薬物一覧参照 | | | |
| **細胞傷害薬**<br>メカニズム—特異的薬物参照. | | | | |
| **ミコフェノール酸（MPA）**<br>**ミコフェノール酸モフェチル（MMF）**<br>**mycophenolate sodium** | 固形臓器移植<br>ループス腎炎<br>関節リウマチ<br>天疱瘡 | **高血圧，末梢浮腫，消化管出血，白血球減少，骨髄抑制，好中球減少，感染のリスクの増加，リンパ腫**<br>消化管障害，頭痛 | MMF または MPA への過敏性<br>ポリソルベート 80 への過感受性（Ⅳ投与製剤） | グアノシン新生合成の律速段階酵素の IMPDH を阻害.<br>経口での鉄の併用投与は，MMF のバイオアベイラビリティを著しく低下させる. |
| **レフルノミド** | 関節リウマチ | **高血圧，肝毒性，間質性肺疾患**<br>アロデニア，下痢，発疹 | 妊娠 | DHOD を阻害して，ピリミジン合成を阻害する.<br>レフルノミドは著しく腸管循環するので，長時間の薬理効果を持つ. |
| **アザチオプリン（AZA）**<br>**メトトレキサート（MTX）**<br>**シクロホスファミド（Cy）** | 第 32 章，抗菌薬と抗がん薬の薬理学の原理（MTX）と第 38 章，がんの薬理学：ゲノム合成，安定化，維持（AZA と Cy）の主要薬物一覧参照 | | | |
| **特異的リンパ球シグナル伝達阻害薬**<br>メカニズム—特異的薬物参照. | | | | |
| **シクロスポリン（CsA）** | 乾性角結膜炎（局所使用の CsA） | **腎毒性，高血圧，神経毒性，血液毒性，感染**<br>歯肉増殖症，高脂血症，多毛症，消化管障害 | 進行中の眼感染症（局所の CsA） | CsA がカルシニューリンに結合した複合体は，T 細胞の活性化が介在する細胞シグナル伝達タンパク質のホスファターゼ活性を阻害する.<br>CsA は活性化 T 細胞による IL-2 の産生を阻害する.<br>ダナゾールと他のアンドロゲンは血中 CsA の濃度を上げる.<br>リファンピシン（別名：rifampin）とセント・ジョーンズ・ワート（別名：セイヨウオトギリソウ）は，CsA レベルを下げる可能性がある. |
| **タクロリムス** | 臓器移植<br>アトピー性皮膚炎（局所使用のタクロリムス） | **腎毒性，高血圧，QT 間隔の延長，高血糖，リンパ腫，感染**<br>脱毛症，消化管障害，貧血，白血病，血小板減少症，頭痛，不眠症，知覚障害，振戦，皮膚感染（局所使用） | 水素添加ヒマシ油（タクロリムスのⅣ型） | タクロリムスは FKBP に結合し，タクロリムス-FKBP 複合体はカルシニューリンを阻害する.<br>局所でタクロリムスは，アトピー性皮膚炎と他の皮膚失神に使用される<br>セント・ジョーンズ・ワート（別名：セイヨウオトギリソウ）は著しく血中タクロリムスの濃度を低下させる. |

**主要薬物一覧：第45章　免疫抑制の薬理学（続き）**

| 薬　物 | 臨床応用 | 副作用（重篤なものは太字で示す） | 禁　忌 | 治療的考察 |
|---|---|---|---|---|
| **シロリムス（別名：rapamycin）**<br>**エベロリムス**<br>**zotarolimus** | 腎移植拒絶反応の予防（シロリムス）<br>腎がん細胞（エベロリムス）<br>冠動脈疾患（心ステント）（シロリスム，エベロリムス，zotarolimus） | **高血圧，末梢の浮腫，感染，リンパ腫，間質性肺炎，血栓性微小血管症**<br>貧血，血小板減少症，関節痛，喘息，頭痛，過敏性反応，血管性浮腫，高脂血症，腎毒性 | シロリムス，エベロリムスまたはzotarolimusへの過敏性 | シロリムスはFKBPに結合し，シロリムス-FKBP複合体はmTORを阻害し，タンパク質の翻訳を調整する．エベロリムスとzotarolimusも同様の機序により働く．<br>シトクロムP450 cytochrome P450（CYP）3A4を阻害または誘導する薬物とシロリムスまたはエベロリムスの併用投与は回避する．<br>CsAとエベロリムスの併用投与は回避する． |
| **腫瘍壊死因子α（TNF-α）阻害薬**<br>メカニズム―エタネルセプトは可溶性TNF受容体の二量体であり，インフリキシマブ，アダリムマブ，certolizumabとゴリムマブは抗TNF抗体である． | | | | |
| **エタネルセプト** | 関節リウマチ<br>若年性突発性関節炎<br>尋常性乾癬<br>乾癬性関節炎<br>硬直性脊椎炎 | **骨髄抑制，心不全，視神経炎，結核の再活性化，感染リスクの増加，中枢神経系の脱髄疾患，リンパ腫と白血病のリスクの増加**<br>注入部位反応，上気道感染，腹痛，嘔吐 | 敗血症<br>心不全 | すべての患者はTNF阻害薬で治療を開始する前に，潜在性の結核を再活性化するリスクが高いため，結核のスクリーニングを行う．<br>TNF阻害薬を投与している間に感染症を起こした患者は，全員診察を受け，積極的な抗菌薬による治療を受けるべきである．<br>エタネルセプトはTNF-α，TNF-βの両方に結合する可溶性のTNF受容体の二量体であるが，インフリキシマブ，アダリムマブ，certolizumabとゴリムマブはTNF-αに特異的に結合するmAbである． |
| **インフリキシマブ**<br>**アダリムマブ**<br>**certolizumab**<br>**ゴリムマブ** | 関節リウマチ（インフリキシマブ，アダリムマブ，ゴリムマブ）<br>若年性突発性関節炎（アダリムマブ）<br>クローン病（インフリキシマブ，アダリムマブ，certolizumab）<br>潰瘍性大腸炎（インフリキシマブ）<br>硬直性脊椎炎（インフリキシマブ，アダリムマブ，ゴリムマブ）<br>尋常性乾癬（インフリキシマブ，アダリムマブ）<br>乾癬性関節炎（アダリムマブ，ゴリムマブ） | エタネルセプトと同様 | インフリキシマブへの過敏性<br>今までアダリムマブ，certolizumabとゴリムマブの禁忌はない | インフリキシマブはヒトTNF-αに対して作製された一部ヒト化されたマウス抗体である．<br>アダリムマブとゴリムマブは完全ヒト化IgG1抗TNF-α抗体，ゴリムマブはアダリムマブよりも半減期が長い．<br>certolizumabはペグ化抗TNF-α抗体断片． |
| **インターロキン-12/インターロイキン-23p40（IL-12/IL-23p40）阻害薬**<br>メカニズム―ウステキヌマブはヒトIgG1 mAbで，IL-12とIL-23により共有されるp40タンパク質サブユニットへ結合する．IL-12とIL-23はNK細胞活性化を$CD4^{+}$細胞に関与するサイトカインである．NK細胞活性化と$CD4^{+}$細胞を伴うサイトカインである． | | | | |
| **ウステキヌマブ** | 尋常性乾癬 | **感染リスクの増加，可逆性後頭葉白質脳症，悪性腫瘍のリスクの増加の可能性**<br>鼻咽頭炎，上気道感染症，頭痛，倦怠感 | なし | 初期の投与量の後，ウステキヌマブは3カ月ごとに皮下投与する． |

### 主要薬物一覧：第 45 章　免疫抑制の薬理学（続き）

| 薬　物 | 臨床応用 | 副作用（重篤なものは太字で示す） | 禁　忌 | 治療的考察 |
|---|---|---|---|---|
| **インターロイキン（IL-1）阻害薬**<br>メカニズム―anakinra は組換え型 IL-1 受容体アンタゴニスト，rilonacept は可溶性 IL-1 受容体 Fc 融合組換え，カナキルマブは IL-1 βへのヒト IgG1 mAb である． | | | | |
| **anakinra** | 関節リウマチ | **好中球減少，感染リスクの増加** | anakinra または大腸菌由来タンパク質への過敏症 | 骨侵食の減少，滑膜細胞からのメタロプロテイナーゼ遊離減少による可能性． |
| **rilonacept**<br>**カナキヌマブ** | CAPS，家族性寒冷自己炎症性症候群と Muckle-Wells 症候群を含む | **重篤な感染症**<br>注入部位反応と上気道感染 | なし | 活動性，再発性，慢性感染症の患者への投与は回避する．<br>生ワクチンの投与を回避する． |
| **サイトカイン受容体アンタゴニスト**<br>メカニズム―IL-6 への組換えヒト化 mAb. | | | | |
| **トシリズマブ** | 関節リウマチ | **重篤な感染症，胃腸穿孔，アナフィラキシー**<br>上気道感染，好中球減少，頭痛，高血圧 | なし | 生ワクチンの投与を回避する． |
| **特異的な免疫細胞の除去**<br>メカニズム―特異的薬物参照. | | | | |
| **抗胸腺細胞グロブリン（ATG）** | 腎移植<br>再生不良性貧血 | **サイトカイン遊離症候群（発熱，悪寒戦慄，筋肉痛，頭痛），高血圧，貧血，白血病，血小板減少症，感染リスクの増加** | 急性ウイルス性疾患<br>ウサギまたはウマのタンパク質へのアレルギーまたはアナフィラキシーの既往歴 | ヒトＴ細胞エピトープに対するウサギまたはウマのポリクロナール抗体．<br>ATG 療法は，感染を引き起こすような広範な免疫抑制が起こりうる． |
| **OKT3** | 臓器移植 | ATG と同様 | 抗マウス抗体力価は 1：1000 よりも大きい<br>心臓麻痺<br>けいれん<br>妊娠または授乳中<br>制御不能な高血圧 | Ｔ細胞受容体の活性化に重要な細胞シグナル伝達分子の 1 つの，ヒト CD3 抗原に対して作製されたマウス mAb である．<br>治療では，OKT3 に存在するマウス特異的な領域に対して抗体ができる可能性がある． |
| **リツキシマブ**<br>**オファツムマブ** | B 細胞非ホジキンリンパ腫（リツキシマブ）<br>慢性リンパ性白血病（リツキシマブ，オファツムマブ）<br>関節リウマチ（リツキシマブ） | **著しい免疫抑制，注入反応，PML（リツキシマブ，オファツムマブ）**<br>**組織壊死症候群，重度の粘膜皮膚反応（リツキシマブ）**<br>**好中球減少症，血小板減少症（オファツムマブ）**<br>血液異常，注入反応 | なし | リツキシマブは部分ヒト化抗 CD20 抗体である．それに対して，オファツムマブは完全ヒト化抗 CD20 抗体である． |

**主要薬物一覧：第 45 章　免疫抑制の薬理学（続き）**

| 薬　物 | 臨床応用 | 副作用（重篤なものは太字で示す） | 禁　忌 | 治療的考察 |
|---|---|---|---|---|
| **daclizumab**<br>**バシリキシマブ** | 臓器移植 | ATG 参照 | daclizumab またはバシリキシマブへの過敏性 | CD25 の高親和性 IL-2 受容体の抗体. |
| **alemtuzumab** | B 細胞慢性リンパ性白血病 | ATG 参照 | 活動性全身感染症<br>潜在免疫不全 | 大半のリンパ球と一部の前駆細胞上に発現する抗原のキャンパス-1（CD52）の抗体. |
| **alefacept** | 乾癬 | ATG 参照 | HIV 感染<br>CD4 T 細胞量の低下 | T 細胞 CD2 と結合することにより，CD2-LFA-3 シグナル伝達を阻害する LFA-3/Fc 融合タンパク質で，T 細胞の活性化の阻害を導く. |
| **副刺激の阻害**<br>メカニズム—CTLA-4 アナログは，IgG1 の定常領域と融合され，細胞表面の B7 分子と複合体を形成し，副刺激のシグナル伝達の阻害と T 細胞のアネルギーまたはアポトーシスを起こす. | | | | |
| **アバタセプト** | MTX または TNF-$\alpha$ で難治性の関節リウマチ | **慢性閉塞性肺疾患 chronic obstructive pulmonary disease（COPD）の悪化，感染症へ感受性の増加**<br>悪心，頭痛，尿路感染症 urinary tract infection（UTI） | アバタセプトへの過敏性 | アバタセプトは感染へのリスクを高めるため，TNF-$\alpha$ または anakinra との併用投与を避けるべきである. |
| **belatacept** | 開発中<br>B7-1 と B7-2 への親和性を高めたアバタセプトの緊密な構造同族体 | | | |
| **細胞接着の阻害**<br>メカニズム—natalizumab は，$\alpha_4$ インテグリンに対する mAb で，VCAM-1 または MAdCAM-1 を発現している細胞と免疫細胞相互作用を阻害する. | | | | |
| **natalizumab** | 多発性硬化症<br>クローン病 | **PML，免疫抑制，うつ，肝毒性，肺炎**<br>頭痛，発疹，関節痛，倦怠感，UTI | PML の既往症または既存の PML | 注入反応が起こる可能性. |
| **補体活性化の阻害**<br>メカニズム—補体の活性化と膜侵襲複合体の集合を後期段階で媒体する補体タンパク質である抗 C5 のヒト化 mAb. | | | | |
| **エクリズマブ** | PNH | **感染**<br>頭痛，鼻咽頭炎，背痛，悪心 | 髄膜炎菌 *Neisseria meningitidis* 感染<br>髄膜炎菌に対する予防接種はない | エクリズマブを中止したすべての患者は，徴候と血管内溶血の症状をモニタリングし，血漿乳酸デヒドロゲナーゼ lactate dehydrogenase（LD）の評価をする必要がある. |

# 46

# 炎症にかかわる統合薬理学：消化性潰瘍

Dalia S. Nagel and Helen M. Shields



## はじめに

消化性潰瘍とは，胃粘膜の破綻（胃潰瘍）あるいは十二指腸粘膜の破綻（十二指腸潰瘍）によって生じる疾患である．米国における消化性潰瘍の患者数は450万人であり，毎年50万人が新たに消化性潰瘍の診断を受けている．消化性潰瘍の生涯有病率はおよそ10%とされており，年間10億ドルを超える医療費の要因となっている．

消化性潰瘍には複数の病態生理機序が存在することから，多角的な治療戦略が求められる．本章では胃酸分泌の生理学と潰瘍形成の病態生理学について述べた後，消化性潰瘍の治療に用いられる薬剤の作用機序を，その病態生理学とからめながら解説する．

## 胃酸分泌の生理学

### 胃酸分泌の神経内分泌による制御

胃酸は，胃底部と胃体部に存在する酸分泌細胞である壁細胞から分泌される．壁細胞は，細胞外のカリウムイオン（$K^+$）と細胞内の水素イオン（$H^+$）を交換する $H^+/K^+$ ATP アーゼ（プロトンポンプ）を介して，胃内腔に面した小管細胞膜から $H^+$ を能動的に細胞外へ輸送する．胃酸分泌を調節する神経内分泌因子として知られているのは，**ヒスタミン histamine**，**ガストリン gastrin**，**アセチルコリン acetylcholine（ACh）**の3つである．これらの胃酸分泌刺激因子は壁細胞の基底膜側細胞膜に存在する特異的受容体に結合し，胃酸分泌を刺激し，細胞外へ $H^+$ を能動的に輸送するのに必要な生化学的変化をもたらす．

ヒスタミンは，酸分泌腺内あるいは隣接して存在する**エンテロクロマフィン様細胞 enterochromaffin-like（ECL）cell** や粘膜固有層内の**肥満細胞 mast cell** から分泌され，壁細胞のヒスタミン **$H_2$ 受容体 $H_2$ receptor** に結合する．$H_2$ 受容体が刺激されるとアデニル酸シクラーゼが活性化され，細胞内のサイクリック AMP cyclic adenosine monophosphate（cAMP）が増加する．cAMP は cAMP 依存性プロテインキナーゼ［プ

## Case

### 初発時のエピソード

Tomさんは24歳の大学院生で健康状態は良好だが，1日40本のタバコと5杯のコーヒーを毎日嗜んでいる．ここ最近，コンピュータ科学の論文提出期限が迫っており，ストレスを感じていた．さらに冬休みのスキーで痛めた膝の怪我のため，1日2錠のアスピリンを2カ月間にわたって服用してきた．

Tomさんはこの2週間，食後1〜2時間にわたって上腹部に焼けるような痛みを感じていた．さらに夜中の午前3時頃に腹痛で目が覚めることもたびたびあった．このような痛みは通常，食事を摂取することによって，あるいは市販の制酸薬を服用することで軽快していた．

しかし痛みがひどくなってきたため，Tomさんは大学の健康管理センターの内科医Smith医師の診察を受けることにした．腹部の診察で心窩部に圧痛が認められたため，Smith医師は上部消化管造影検査か内視鏡検査のどちらかを受けることをTomさんに勧め，Tomさんは内視鏡検査を選択した．内視鏡検査の結果，十二指腸近位部後壁に直径0.5 cmの潰瘍が見つかった．さらにヘリコバクター・ピロリ感染の有無をチェックするため，胃前庭部粘膜の生検を実施した．

Tomさんは十二指腸潰瘍と診断され，Smith医師はプロトンポンプ阻害薬（PPI）であるオメプラゾールを処方した．翌日病理学的検査の結果が届き，ヘリコバクター・ピロリ感染が確認されたことから，PPIに加えてビスマス製剤，クラリスロマイシン，アモキシシリンを新たに処方した．さらに喫煙，コーヒー摂取の中止，そしてとても重要なことであるが，アスピリンの服用をやめるようTomさんに指示した．

### 再発時のエピソード

十二指腸潰瘍の治癒後，10年間にわたり何の医学的問題も見られなかった．34歳の時，Tomさんは手根管症候群を発症し，痛みを和らげるため1日数錠のアスピリンを服用し始めた．1カ月後，彼は上腹部に焼けるような痛みを感じ始めた．そのうえ，“コーヒー残渣様”の嘔吐と黒色便に気づいたため，内科を受診することにした．Smith医師は内視鏡検査で胃潰瘍を見つけ，さらにその胃潰瘍が最近出血を起こしていることが判明した．Smith医師はTomさんに対して消化性潰瘍の再発であることを告げ，またヘリコバクター・ピロリに関する呼気検査は陰性であることから，アスピリンが再発の最も考えられる原因であると説明した．そこでTomさんに対して制酸薬と$H_2$ブロッカーであるラニチジンを処方し，またアスピリンの服用を中止するよう指導した．Smith医師はTomさんに対して，どの鎮痛薬が非ステロイド性抗炎症薬（NSAIDs）であるか，繰り返し説明した．

2週間後，Tomさんは手首の痛みをこれ以上我慢できず，仕事に集中するためにはアスピリンを服用せざるをえない，とSmith医師に告げた．そこでSmith医師は，抗潰瘍薬を$H_2$ブロッカーからPPIに変更すればアスピリンを服用してもかまわないと彼に説明した．

### Questions

1. どのようなリスクファクターが原因で，Tomさんは消化性潰瘍を発症したと考えられるか？また，本疾患においてヘリコバクター・ピロリやNSAIDsはどのような役割を果たしているのか？
2. Tomさんの消化性潰瘍の初発時，なぜPPIが処方されたのか？ 再発時になぜ$H_2$ブロッカーが処方され，その後，Tomさんが鎮痛薬としてアスピリンの服用を希望した際，なぜPPIに処方が変更されたのか？
3. Tomさんのヘリコバクター・ピロリ感染に対する治療薬として，なぜメトロニダゾールではなくクラリスロマイシンが投与されたのか？

ロテインキナーゼA protein kinase A（PKA）］を活性化する．細胞質内には$H^+/K^+$ ATPアーゼを有する管状小胞が存在し，この管状小胞を胃内腔側の細胞膜へ移送するのに必要なタンパク質は，PKAによってリン酸化され，活性化する．この管状小胞の膜は$K^+$透過性が低いので，$H^+/K^+$ ATPアーゼが小胞内に$H^+$を輸送することはない．管状小胞が胃内腔側の細胞膜と融合すると，$H^+/K^+$ ATPアーゼが細胞外の$K^+$を流入させ，壁細胞から管腔側へ$H^+$が汲み出される．細胞質内管状小胞が胃内腔側細胞膜へ移送されるのと同時に，胃内腔側細胞膜に存在する$K^+$チャネルが活性化し，細胞外へ$K^+$が供給される（図46-1）．

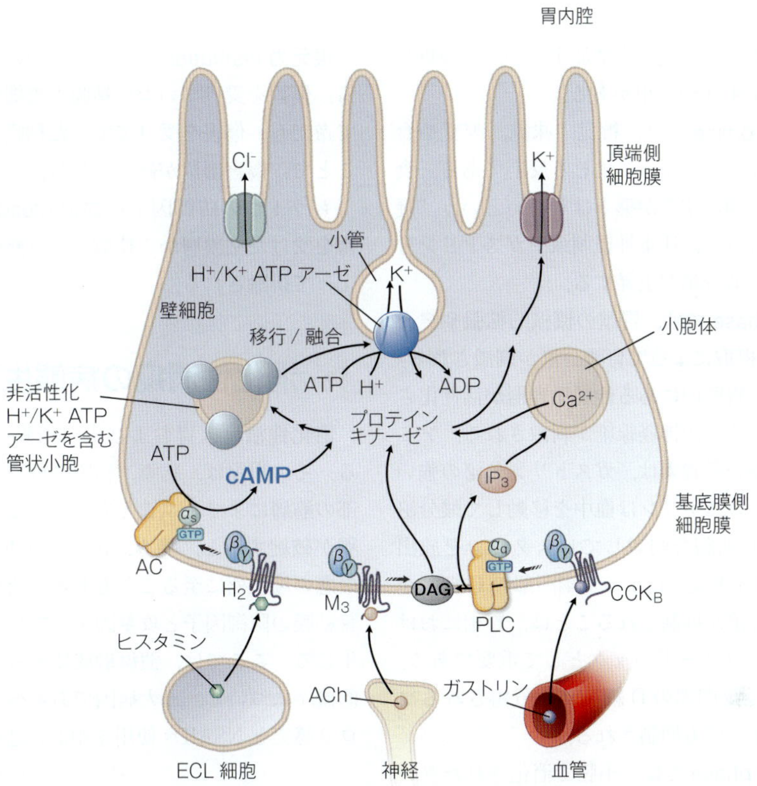


**図 46-1　壁細胞の酸分泌調節**

壁細胞の酸分泌刺激はパラ分泌（ヒスタミン），神経内分泌［アセチルコリン（ACh）］，内分泌（ガストリン）によって調節され，それぞれ対応する受容体（$H_2$，$M_3$，$CCK_B$）を賦活する．$H_2$ 受容体の賦活によってサイクリック AMP（cAMP）が増加し，プロテインキナーゼ A（PKA）を活性化する．$M_3$ 受容体と $CCK_B$ 受容体の賦活は，$G_q$ タンパク質を介した $IP_3$/DAG 経路によってカルシウムイオン（$Ca^{2+}$）放出を刺激する．これらのシグナルは，プロテインキナーゼ C（PKC）も刺激する．プロテインキナーゼが活性化されると，活性を持たない $H^+/K^+$ ATP アーゼ（プロトンポンプ）を含む管状小胞が胃内腔側の細胞膜へ移行する．管状小胞が胃内腔側の細胞膜と融合すると，$H^+/K^+$ ATP アーゼが活性化し，水素イオンを胃内腔へ汲み出す．さらに胃内腔側細胞膜の塩素イオン（$Cl^-$）チャネルの働きで水素イオン（$H^+$）の流出に合わせて $Cl^-$ が流出し，さらに胃内腔側細胞膜のカリウムイオン（$K^+$）チャネルの働きで細胞外へ $K^+$ が流出する．以上の過程により，HCl が胃内腔に速やかに放出される．ガストリンは壁細胞の $CCK_B$ 受容体に直接作用する他，エンテロクロマフィン様（ECL）細胞の $CCK_B$ 受容体を刺激してヒスタミン放出を促進する（**図示せず**）．AC：adenylate cyclase，アデニル酸シクラーゼ，PLC：phospholipase C，ホスホリパーゼ C，DAG：diacylglycerol，ジアシルグリセロール．

ガストリンは，胃幽門部に存在する **G 細胞 G cell** から血中に分泌される．一方，ACh は粘膜下に存在する細胞体を持った節後神経（マイスナー神経叢 Meissner plexus）から分泌される．これらの胃酸分泌刺激因子はともに壁細胞にあるそれぞれの特異的な G タンパク質共役型受容体に結合し，ホスホリパーゼ C を活性化して，細胞内カルシウムイオン（$Ca^{2+}$）濃度を上昇させる．その先の $H^+/K^+$ ATP アーゼ活性化を導くシグナル伝達経路については，まだ十分に解明されていない．プロテインキナーゼ C protein kinase C（PKC）はおそらく関与していると思われるが，その役割についてはまだ議論がある（図 46-1）．またガストリンは，直接的に壁細胞を刺激する役割に加えて，ECL 細胞のヒスタミン遊離を刺激するという大きな役割を担っている．

ヒスタミン，ガストリン，ACh は壁細胞からの胃酸分泌を促進するが，**ソマトスタチンを分泌する D 細胞 somatostatin-secreting D cell** や**プロスタグランジン prostaglandin** は胃酸分泌を抑制する．ソマトスタチンは，(1) パラ分泌作用による G 細胞からのガストリン分泌の抑制，(2)ECL 細胞や肥満細胞からのヒスタミン放出の抑制，(3) 壁細胞からの胃酸分泌の直接的な抑制，という 3 つの機序で胃酸分泌を抑制する．プロスタグランジン $E_2$ prostaglandin $E_2$（$PGE_2$）は，(1) 胃酸の基礎分泌，刺激後分泌を抑制し，(2) 粘膜上皮細胞からの重炭酸塩の分泌，粘液産生，細胞のターンオーバー，局所血流量などを増加させることによって，組織傷害に対する胃粘膜の抵抗性を高める．

### 胃酸分泌の相

胃酸分泌量は食事中に大きく増加するが，この胃酸分泌には以下に示す3つの相がある．

**脳相 cephalic phase** とは，視覚，味覚，嗅覚や食物について考えることによって生じる反応である．食物を口に入れて咀嚼はするが嚥下はしないという“疑似食事”実験を行うと，迷走神経刺激やガストリン分泌増加を介して胃酸分泌が上昇する．

**胃相 gastric phase** では，胃壁の機械的拡張やアミノ酸，ペプチドの摂取によって胃酸分泌が刺激される．胃壁拡張により，胃壁内にある伸展受容器が活性化され，粘膜内短神経や迷走神経線維が刺激される．アミノ酸などの胃内腔の栄養素は，ガストリン分泌の強い刺激因子である．ガストリンは血中を移動して酸分泌粘膜に達し，ECL 細胞を刺激してヒスタミンを放出させる．酸（pH 3未満）によって幽門部の G 細胞からのガストリン分泌が抑制されることは，胃相における胃酸分泌の負のフィードバックとして重要である．また胃酸分泌は，幽門部の D 細胞から分泌されるソマトスタチンによっても抑制される．

**腸相 intestinal phase** では，小腸で消化されたタンパク質によって胃酸分泌が刺激される．ここでもガストリンが重要な役割を果たす．

### 防御因子

胃粘膜を防御する因子としては，胃粘液，プロスタグランジン（前述，第42章，エイコサノイドの薬理学参照），胃および十二指腸の重炭酸塩，復元力（修復能），血流などが挙げられる．胃の粘膜上皮細胞は**粘液 mucus** を分泌して，胃粘膜細胞の剥脱を防ぐ潤滑剤として作用する．粘液は，粘稠（ねんちゅう）でゲル状の親水性糖タンパク質を成分とするため，粘膜上皮細胞表面に連続した水層を形成する．こうして形成された粘液層と水層が，胃内腔の酸性環境に起因する傷害から粘膜細胞を保護する．**プロスタグランジン prostaglandin** は粘液分泌を刺激する．一方，非ステロイド性抗炎症薬 nonsteroidal anti-inflammatory drugs（NSAIDs）や抗コリン作用を有する薬物は粘液産生を阻害する．さらにヘリコバクター・ピロリ *Helicobacter pylori* は粘液層の形成を阻害する（後述参照）．

**重炭酸塩 bicarbonate** は，胃酸を中和することによって胃粘膜上皮細胞を保護する．重炭酸塩は，胃粘膜の表面，胃小窩，十二指腸粘膜の表面に存在する上皮細胞から分泌される．十二指腸で分泌される重炭酸塩は，胃から小腸に流入する胃酸を中和する働きを持つ．

**復元力 restitution** とは，胃粘膜の修復能力を意味する．傷害を受けていない粘膜上皮細胞が基底膜に沿って遊走し，傷害を受けてできた粘膜欠損部位を埋めることで，傷害部位が修復される．

もう1つの防御因子は**血流 blood flow** である．傷害を受けた粘膜層から拡散した胃酸は，胃粘膜血流によって排除される．

## ▶ 消化性潰瘍の病態生理学

消化性潰瘍は胃および十二指腸の内壁の損傷である．その損傷は，粘膜，粘膜筋板，粘膜下層，時に深部の筋層にまで及ぶこともある．このような形で粘膜層が破綻すると，痛み，出血，閉塞，穿孔が起こり，最悪の場合死に至ることもある．消化性潰瘍は，消化管粘膜の防御因子と攻撃因子のアンバランスによって生じる．ここでは，潰瘍形成に至る主要な病態生理学的機序について，二大病因であるヘリコバクター・ピロリ感染と NSAIDs 使用を中心に述べる．

### ヘリコバクター・ピロリ

**ヘリコバクター・ピロリ *Helicobacter pylori*** は，グラム陰性のらせん型をした細菌で，NSAIDs と関連しない消化性潰瘍の最大の原因である．ヘリコバクター・ピロリは，十二指腸潰瘍や胃潰瘍の多くの患者の幽門部から検出されている．冒頭に紹介した Tom さんも，その初発時に Smith 医師の行った検査でヘリコバクター・ピロリが検出されている．消化性潰瘍の患者においてヘリコバクター・ピロリの除菌を行えば，その再発および再燃率は低下する．こうした所見と，多くの消化性潰瘍患者がヘリコバクター・ピロリに感染しているという事実が，ヘリコバクター・ピロリ感染が消化性潰瘍の原因として関与していることを示唆する大きな根拠となっている．

ヘリコバクター・ピロリは，胃の酸性環境下でも発育する．最初の感染は経口ルートで生じ，微好気性細菌であるヘリコバクター・ピロリは4～6本の鞭毛を用いて胃粘液層のなかへらせん状に侵入する．そしてヘリコバクター・ピロリは胃粘膜上皮細胞表面の接着分子に結合する．十二指腸においては，過剰な胃酸によって傷害を受けて胃粘膜上皮細胞が形成された（胃粘膜化生）領域にのみ，ヘリコバクター・ピロリは結合する．ヘリコバクター・ピロリは，自らが産生する**ウレアーゼ urease** の作用によって，そのような厳しい環境下でも生存することができる．ウレアーゼは尿素をアンモニアに変換する．アンモニアは$H^+$を緩衝して水酸化アンモニウムを生成し，菌体周囲にアルカリ性の障壁を形成することで，胃内の酸性環境から自らを保護する．

ヘリコバクター・ピロリの毒性因子は宿主に傷害を加える．ウレアーゼは強力な免疫応答を引き起こす抗原であるため，傷害因子の1つとなる．さらに，ウレアーゼによって産生される水酸化アンモニウムも胃粘膜上皮細胞に傷害を与える．その他の毒性因子としては，細菌から分泌され胃粘膜を変性させるリパーゼやプロテアーゼに加えて，菌体細胞外膜を構成するリポ多糖（エンドトキシン）などが挙げられる．またヘリコバクター・ピロリによって生ずる細胞毒性には，空胞を形成させる細胞毒素と関連する2つのタンパク質 cagA，vacA が関係している．

ヘリコバクター・ピロリの持続感染によって，部分的に異常な免疫応答が生じることがある．分泌型免疫グロブリンA immunoglobulin A（IgA）抗体によって消化管内の感染を制御する正常なヘルパーT細胞 helper T cell（$T_H$）2型粘膜免疫応答の代わりに，ヘリコバクター・ピロリ病原体は$T_H1$型の免疫応答を引き起こす．この$T_H1$型の免疫応答によって誘導されるサイトカインは，炎症や粘膜上皮細胞の傷害をもたらす．

ヘリコバクター・ピロリによる消化性潰瘍には，これ以外にもいくつかの特徴的な発症機序が存在する（図46-2）．ヘリコバクター・ピロリ感染による十二指腸潰瘍の患者では，胃酸分泌が亢進している．これは血中ガストリン濃度が増加した結果と考えられ，その結果として壁細胞が増殖し，胃酸分泌が亢進する．ガストリンの分泌は，次に述べる2つのメカニズムによって上昇する．その1つは，(1) ヘリコバクター・ピロリによって産生されたアンモニアがG細胞周囲にアルカリ性の環境を形成し，ガストリン分泌が刺激されるという機序であり，もう1つは (2) ヘリコバクター・ピロリ感染患者では正常人に比べて幽門部のD細胞の数が減少しており，結果としてソマトスタチン産生が減少し，ガストリン分泌が上昇するという機序である．またヘリコバクター・ピロリは，十二指腸における重炭酸塩の分泌を減少させ，その結果，十二指腸粘膜層の防御機構を減弱させる．

ヘリコバクター・ピロリ感染の有無は，**$^{13}C$尿素呼気テスト $^{13}C$-urea breath test** によって調べることができる．本検査は，ヘリコバクター・ピロリが産生するウレアーゼを利用する．もし胃内にヘリコバクター・ピロリが存在すると，ウレアーゼによって吸入された$^{13}C$標識尿素が$^{13}CO_2$に変換され，呼気中で$^{13}CO_2$が検出される．$^{13}C$尿素呼気テストは，ヘリコバクター・ピロリ感染の有無を調べる検査として現在最も優れている．この他の検出法としては，Case で紹介した Tom さんに実施された胃粘膜生検による病理組織学的検査，血中ヘリコバクター・ピロリ抗体測定法，便中抗原測定法などが知られている．

## 非ステロイド性抗炎症薬（NSAIDs）

毎年10万人以上の患者がNSAIDsによって生じた消化管合併症のために入院しており，消化管出血による死亡率は5～10％とされている．消化管は，NSAIDsによる副作用が最も現れやすい臓器である．

NSAIDsに関連した消化管障害は，粘膜における**局所損傷**と**全身作用**の両方によって生じる（図46-3）．多くのNSAIDsは弱有機酸である．胃内の酸性

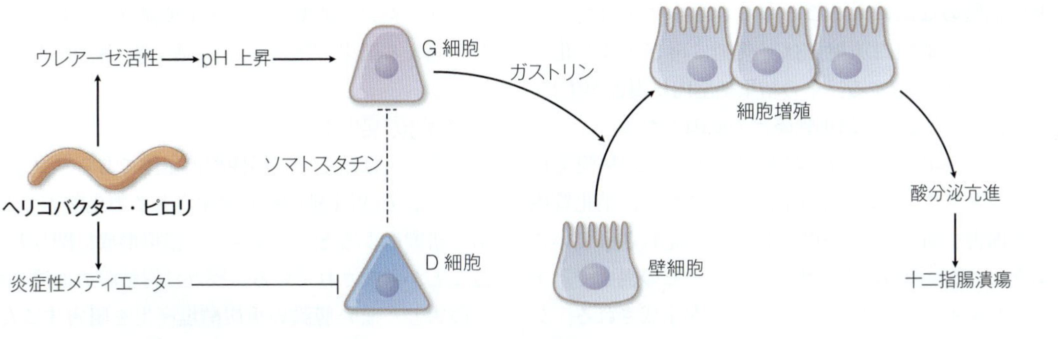


**図 46-2 十二指腸潰瘍におけるヘリコバクター・ピロリの役割**
ヘリコバクター・ピロリ感染によって消化性潰瘍を発症しやすくする2つの機序を図で示した．第1の機序は，ヘリコバクター・ピロリによって誘発された炎症性メディエーターが，胃幽門部のD細胞からのソマトスタチン分泌を阻害することである．D細胞からのソマトスタチン分泌が減少すると，G細胞からのガストリン放出の抑制が解除される．第2の機序は，ヘリコバクター・ピロリが生成するウレアーゼから産生された水酸化アンモニウムにより胃内のpHが上昇し，ガストリンの分泌が亢進することである．これら2つの機序によってもたらされるガストリン分泌の亢進は，壁細胞を増殖させ，胃粘膜からの$H^+$分泌能を高めることで，十二指腸潰瘍を形成しやすくする．

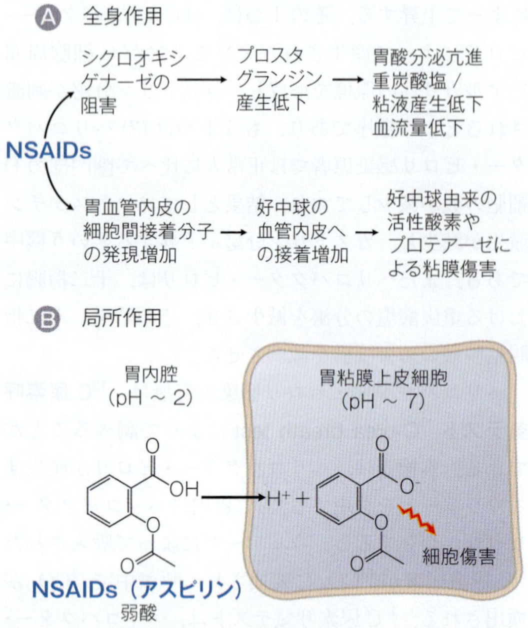


**図 46-3　消化性潰瘍における非ステロイド性抗炎症薬の役割**

非ステロイド性抗炎症薬（NSAIDs）に関連する消化性潰瘍は，全身作用と局所作用の両方によって生じる．**A.** 全身作用：NSAIDs はシクロオキシゲナーゼを阻害し，プロスタグランジンの産生を低下させる．プロスタグランジンは壁細胞の G タンパク質（$G_i$）を活性化し，細胞内のサイクリック AMP（cAMP）産生を低下させるため，プロスタクランジンの産生が低下すると胃酸分泌が亢進する．またプロスタグランジンの産生が低下すると，重炭酸塩や粘液の産生が減少し，胃粘膜血流量も低下する．その他の全身作用として，胃血管内皮において細胞間接着分子 intercellular adhesion molecule（ICAM）の発現を増加させ，好中球の血管内皮への接着を増加させる．好中球は活性酸素やプロテアーゼを放出し，粘膜傷害の原因となる．**B.** 局所作用：NSAIDs はイオン捕捉を介して局所粘膜に傷害を加える．NSAIDs は，胃内腔から胃粘膜上皮細胞内に水素イオンを伴った形（非荷電）で移行する．そして細胞質の中性環境下で NSAIDs はイオン化され，細胞内に蓄積して細胞傷害をもたらす．

環境下では，これらの薬剤は細胞膜を通過し，胃粘膜上皮細胞のなかに入ることのできる中性化合物である．中性の細胞内環境では，薬剤は再びイオン化され，細胞内に蓄積する．その結果細胞内に傷害が生じ，NSAIDs による局所消化管障害の原因となる．

また NSAIDs はその全身作用によって，粘膜でのプロスタグランジン産生を低下させるため，消化管内壁に傷害を加える．第 42 章に詳細が記載されているように，2 種類のシクロオキシゲナーゼの働きで，アラキドン酸からプロスタグランジンが生成される．シクロオキシゲナーゼ-1 cyclooxygenase-1（COX-1）は恒常的に発現し，消化管粘膜を正常に保つ役割をもつ．一方，シクロオキシゲナーゼ-2 cyclooxygenase-2（COX-2）は，炎症刺激によって発現が誘導される．NSAIDs によって COX-1 が阻害されると，$PGE_2$ の生成が阻害されて胃粘膜を正常に保つ防御機構の 1 つが失われ，粘膜潰瘍が形成される．**COX-2 選択的 NSAIDs COX-2 selective NSAIDs**（coxib）は**非選択的 NSAIDs nonselective NSAIDs** に比べて潰瘍形成のリスクは小さいものの，心筋梗塞や脳梗塞のリスクを高めることが知られている．いくつかの COX-2 選択的 NSAIDs は販売が中止され（rofecoxib と valdecoxib），もう 1 つの薬剤（セレコキシブ）も使用制限が設けられている．COX-2 選択的阻害薬による心血管性副作用は，血管内皮細胞におけるプロスタサイクリン産生（COX-1 と COX-2 が触媒）が抑制される一方，血小板におけるトロンボキサン産生（COX-1 が触媒）は保たれるため，血栓形成に歯止めがかからなくなるためではないかと考えられている（第 42 章参照）．

NSAIDs がプロスタグランジン合成を阻害することで消化管障害をもたらすというエビデンスは数多く得られているが，NSAIDs の全身作用で潰瘍が形成される機序はこの他にも存在する．例えば，NSAIDs は胃粘膜の血管内皮において細胞間接着分子の発現を増やし，この血管内皮への好中球の接着が増すことによって，活性酸素やプロテアーゼが放出され，胃粘膜が傷害される．

## 胃酸過剰分泌

胃酸の過剰分泌は，一部の消化性潰瘍の患者においては潰瘍の重要な原因となる．**ゾリンジャー・エリソン症候群 Zollinger-Ellison syndrome** と**クッシング潰瘍 Cushing ulcer** は，胃酸の過剰分泌により消化性潰瘍が生じる臨床例である．Zollinger-Ellison 症候群では，膵臓の非β細胞のガストリン産生腫瘍によって胃酸分泌が亢進する．一方，重度の頭部外傷時に見られるクッシング潰瘍では，迷走神経（コリン系）の緊張が高まる結果，胃酸分泌が亢進する（図 46-1 参照）．

## その他の要因

ペプシンは，その不活性型前駆体であるペプシノーゲンとして，胃主細胞から分泌される消化酵素である．ある研究によると，ペプシンが潰瘍形成に関与していることが示唆されている．喫煙は胃粘膜の血流や修復を障害し，また膵臓の重炭酸塩産生を阻害するため，消化性潰瘍の発症と関係する．カフェインの摂取（胃酸分泌の増加），アルコール性肝硬変，グルココルチコイド（糖質コルチコイド）の使用，遺伝的要因も消化性潰瘍の発症と関連している．さらに慢性的に加わった精神的ストレスも，時に消化性潰瘍の重要な原因となる．冒頭で紹介した Case でも，Tom さんは喫煙し，大量のコーヒーを飲み，アスピリンを服用し，コンピュータ科学の論文をまとめるために精神的ストレスを抱えていた．これら複数の因子が潰瘍形成に関与したと考えられる．

## ▶ 薬理学上の分類

複数の病態生理学的機序が消化性潰瘍の発症に関与するため，その臨床管理においては数多くの治療薬のなかから薬を選択することが求められる．使用可能な薬物は，(1) 胃酸分泌を減少させる薬，(2) 胃酸を中和する薬，(3) 粘膜防御を促進する薬，(4) リスクファクターを軽減する薬，の 4 つに分類される（図 46-4）．

## 胃酸分泌抑制薬

### $H_2$ ブロッカー（ヒスタミン $H_2$ 受容体拮抗薬）

**$H_2$ ブロッカー（ヒスタミン $H_2$ 受容体拮抗薬）$H_2$ receptor antagonist** は 1970 年代に Black らによって発見され，消化性潰瘍の治療を一変させた．この研究者らはヒスタミンの 2 番目の受容体を同定し（1 番目は $H_1$ 受容体；第 43 章，ヒスタミンの薬理学参照），胃酸分泌においてその役割を果たすことを明らかにした．**$H_2$ ブロッカー $H_2$ blocker** は，$H_2$ 受容体へのヒスタミンの結合を可逆的かつ競合的に阻害し，胃酸分泌を抑制する．また $H_2$ ブロッカーは，ガストリンやアセチルコリンによってもたらされる胃酸分泌も間接的に減少させる作用をもつ．

**シメチジン cimetidine**，**ラニチジン ranitidine**，**ファモチジン famotidine**，**ニザチジン nizatidine** の 4 種類【訳注：現在，日本ではこれに加え，ロキサチジン，

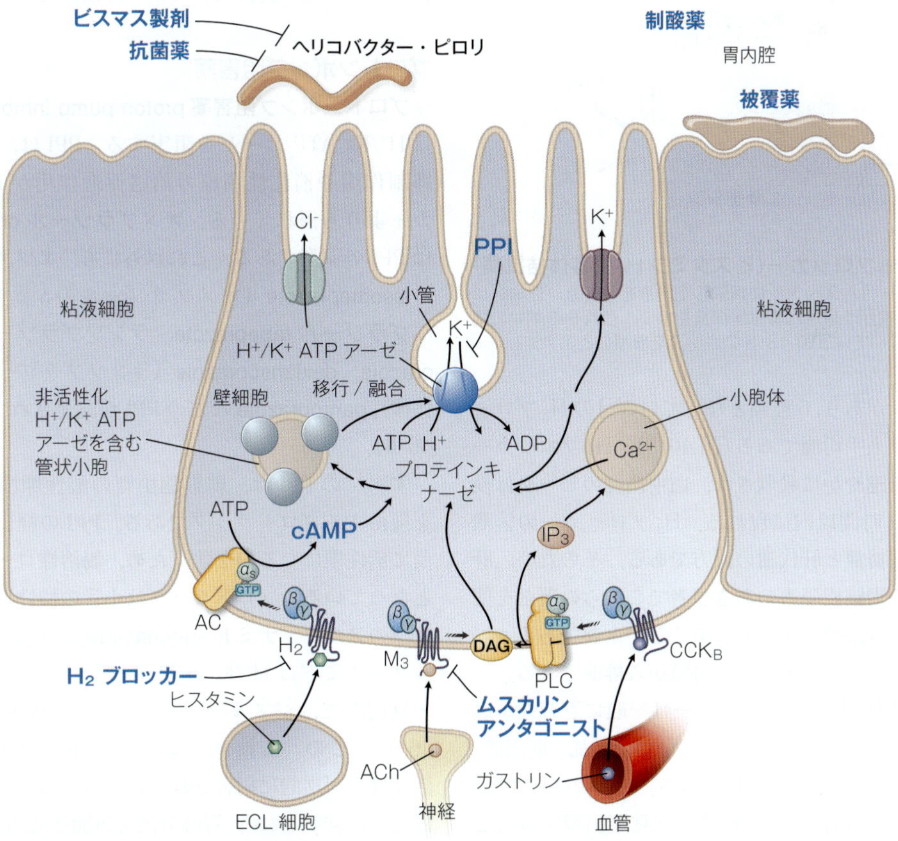


**図 46-4　消化性潰瘍治療薬の作用部位**

$H_2$ ブロッカー（ヒスタミン $H_2$ 受容体拮抗薬）は，内因性ヒスタミンによるヒスタミン $H_2$ 受容体の刺激を阻害する．ムスカリンアンタゴニストは $M_3$ ムスカリン性アセチルコリン（ACh）受容体からのシグナルを抑制する．プロトンポンプ阻害薬（PPI）は壁細胞の小管細胞膜に存在する $H^+/K^+$ ATP アーゼ（プロトンポンプ）の活性を低下させる．制酸薬は胃内腔で胃酸を中和する．被覆薬は胃粘膜上皮表面に保護層を形成する．ビスマス製剤と抗菌薬は胃粘膜を覆う粘液層からヘリコバクター・ピロリを排除する．なおヘリコバクター・ピロリは消化性潰瘍の病態形成において重要な役割を果たしている．ECL：エンテロクロマフィン様，AC：アデニル酸シクラーゼ，PLC：ホスホリパーゼ C，DAG：ジアシルグリセロール．

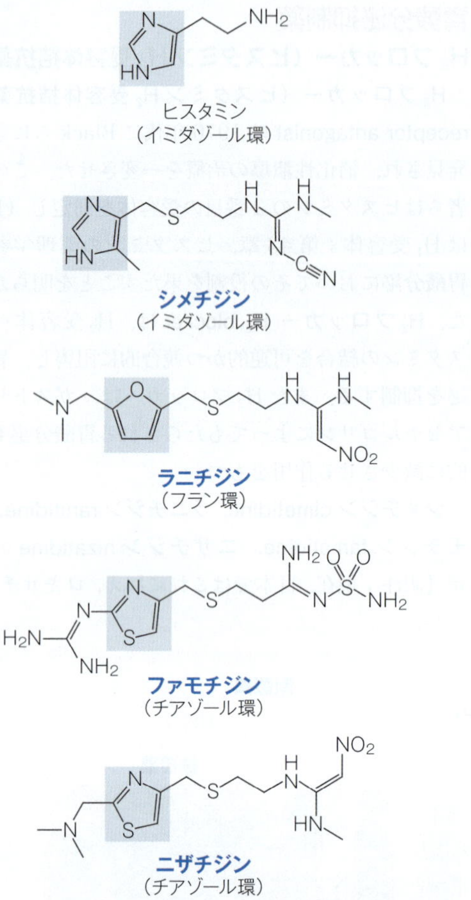


**図 46-5　$H_2$ ブロッカー（ヒスタミン $H_2$ 受容体拮抗薬）**
$H_2$ ブロッカーはヒスタミンに類似した構造を共有し，理論的に $H_2$ 受容体阻害が予想される化学構造を持つ．これらの薬物の構造の詳細については，図 43-5 の説明文を参照のこと．

ラフケジンがあり，6種類となっている．】の $H_2$ ブロッカーが現在入手可能である（図 46-5）．$H_2$ ブロッカーは小腸から速やかに吸収され，血中濃度のピークは投与後1～3時間以内に現れる．$H_2$ ブロッカーの排泄経路は，腎排泄と肝代謝の両方である．そのため，肝機能障害や腎機能障害のある患者でこれらの薬剤を使用する際には，投与量を減らすことが重要である．ニザチジンは例外で，主として腎臓から排泄される．

これら4種類の $H_2$ ブロッカーは一般に忍容性が高いが，重篤でない副作用として，下痢，頭痛，筋肉痛，便秘，倦怠感などが時に見られる．一部の患者では $H_2$ ブロッカーの投与時に錯乱や幻覚が出現することもある．これら中枢神経系副作用の頻度は高くないが，$H_2$ ブロッカーを静脈内投与した際には見られやすい．なお最初に開発された $H_2$ ブロッカーシメチジンの特異的副作用については後ほど述べる．

$H_2$ ブロッカーでは薬物間相互作用がしばしば問題となる．例えば，ケトコナゾールは胃での吸収に胃酸を必要とするため，$H_2$ ブロッカーによって胃内がアルカリ性環境にある場合には，吸収量が減少する．また $H_2$ ブロッカーは，腎尿細管分泌される際にプロカインアミドや他の薬剤と競合する．

シメチジンはシトクロム P450 を阻害して，多くの薬物の肝代謝に影響を及ぼす可能性がある．例えばリドカイン，フェニトイン，キニジン，テオフィリン，ワルファリンの代謝はシメチジンによって阻害されるため，これらの薬剤の血中濃度が中毒域に達する危険性が増す．シメチジンは，他の $H_2$ ブロッカーよりもシトクロム P450 の阻害作用が強いと思われるため，他の薬物と併用する場合にはシメチジン以外の $H_2$ ブロッカーを使用することが望ましい．

シメチジンは胎盤を通過し，母乳中に分泌されるため，妊娠中や授乳中には使用すべきでない．またシメチジンは，アンドロゲン受容体に対して拮抗作用を示すため，抗アンドロゲン作用を生じることがあり，男性では女性化乳房，女性では乳汁漏出をきたす．

## プロトンポンプ阻害薬

**プロトンポンプ阻害薬** proton pump inhibitor（PPI）は $H^+/K^+$ ATP アーゼを阻害する．PPI は，胃酸分泌抑制作用や消化性潰瘍の治癒促進作用が $H_2$ ブロッカーよりも優れている．**オメプラゾール** omeprazole は PPI の原型である．これ以外にも，**エソメプラゾール** esomeprazole（オメプラゾールの *S* 異性体），**ラベプラゾール** rabeprazole，**ランソプラゾール** lansoprazole，dexlansoprazole（ランソプラゾールの *R* 異性体），pantoprazole などの PPI が開発されている（図 46-6）．

すべての PPI は，壁細胞小管の酸性環境下で活性を獲得するプロドラッグである．PPI の経口薬は吸収前に活性型になるのを防ぐため，腸溶性コーティングとなっている．プロドラッグは小管の酸性環境下で活性型の**スルフェナミド** sulfenamide に変換される．スルフェナミドは $H^+/K^+$ ATP アーゼのシステイン残基と反応して，ジスルフィド共有結合を形成する（図 46-7）．この共有結合によって $H^+/K^+$ ATP アーゼの活性は不可逆的に阻害され，胃酸分泌は持続的かつほぼ完全に抑制される．胃酸分泌を再開させるためには，壁細胞で新たに $H^+/K^+$ ATP アーゼを合成しなければならず，これにはおよそ 18 時間かかる．

現在入手可能な6つの PPI は，同程度の吸収速度と経口バイオアベイラビリティを有する．ラベプラゾールとランソプラゾールは，オメプラゾールや pantoprazole よりも作用発現時間が早い．薬効を比

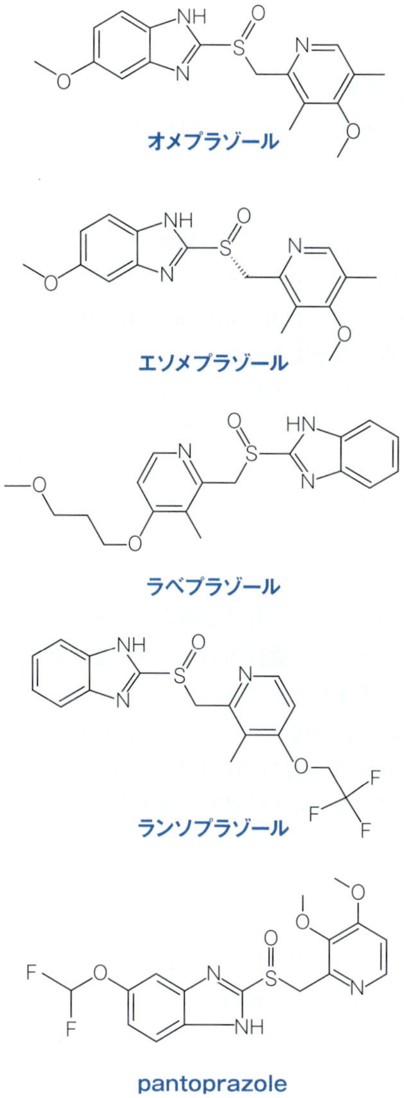


**図 46-6 プロトンポンプ阻害薬**

プロトンポンプ阻害薬（PPI）はそれぞれ構造的に類似したプロドラッグであり，すべての薬剤は図 46-7 に示した機序で活性化される．エソメプラゾールはオメプラゾールの *S* 異性体であり，オメプラゾールは *R* 体と *S* 体のラセミ混合物である．また dexlansoprazole（**図示せず**）はランソプラゾールの *R* 異性体である．

較した研究によると，エソメプラゾールは治療薬量で他の PPI よりも胃酸分泌抑制作用は高いようである．

## 臨床適応

PPI は，ヘリコバクター・ピロリに関連した潰瘍や出血性潰瘍に対して用いられ，また消化性潰瘍の既往がある患者において NSAIDs の服用を継続させることができる．

さらに PPI はヘリコバクター・ピロリの発育を阻害することによって除菌にも役立つので，ヘリコバクター・ピロリに感染している消化性潰瘍患者の治療で用いることが推奨されている．

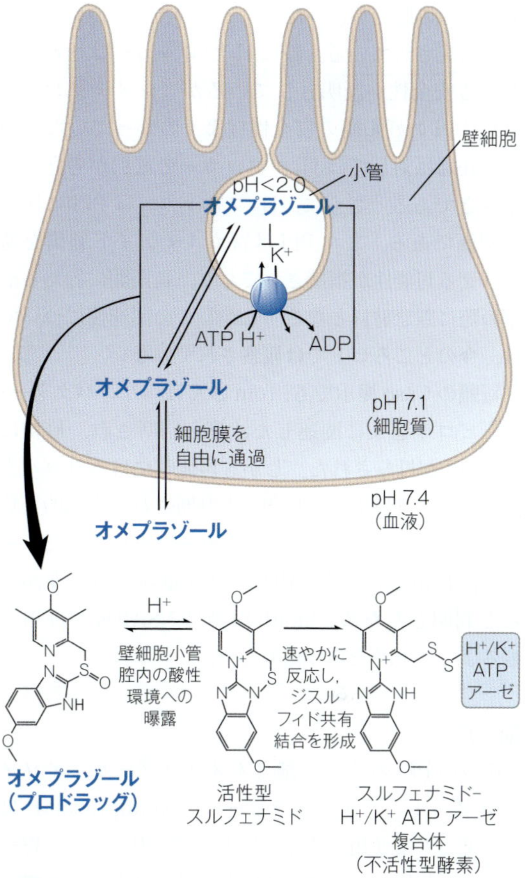


**図 46-7 プロトンポンプ阻害薬オメプラゾールの作用機序**

オメプラゾールは，非荷電の形で壁細胞の細胞質内（pH 7.1）に自由に移行する．壁細胞小管の酸性環境下（pH < 2.0）において，オメプラゾールは活性型のスルフェナミドへと変換される．スルフェナミドは $H^+/K^+$ ATP アーゼのシステイン残基と反応し，ジスルフィド共有結合を形成する．$H^+/K^+$ ATP アーゼが共有結合で修飾されると，プロトンポンプの活性が阻害され，胃酸分泌が抑制される．

PPI には，出血性潰瘍の再発を防ぐ作用がある．血栓形成過程は酸性環境で阻害されるため，PPI で胃酸分泌を抑えると潰瘍底での凝血塊形成能力が維持される．例えばオメプラゾールを静脈内投与すると，胃内 pH は 6.0 以上に維持できるので，血小板凝集や凝固系は安定する（後述参照）．

NSAIDs に関連する胃十二指腸潰瘍で NSAIDs の服用が継続された場合には，PPI は $H_2$ ブロッカー（ラニチジン）よりも有効性が高い．これは PPI の方が胃内の pH を高く保つ効果に優れているためと思われる．

PPI よりも $H_2$ ブロッカーの選択が考慮されるケースも存在する．$H_2$ ブロッカーは PPI よりも使われ始めてからの歴史が長いため，その副作用については十分に研究されている．特に$H_2$ブロッカーは妊娠時における安全性が証明されているが（シメチジンは除く），PPIの妊娠時の安全性はよくわかっていないので，妊婦に対しては$H_2$ブロッカーの選択が考慮されるべきである．さらに，$H_2$ブロッカーはPPIに比べて安価である．またPPIは胃カルチノイド腫瘍を発生させる可能性が指摘されており，長期間にわたる治療の際に懸念材料となる．しかしこの関連性については，今のところヒトでは観察されていない．

冒頭のCase提示でも，Tomさんはヘリコバクター・ピロリ感染に関連した潰瘍と判断され，最初にPPIが投与された．しかし再発時にはヘリコバクター・ピロリ感染とは無関係と判断され，金銭的な負担も考慮して安価な$H_2$ブロッカーが投与された．その後，TomさんがNSAIDs服用を継続する必要があると判明したため，Smith医師はNSAIDsが併用できるようにPPIを再び処方した．

## 剤形

6つのPPIのうち4剤（オメプラゾール，エソメプラゾール，ランソプラゾール，pantoprazole）は注射薬として使用できる．PPIの静脈内投与は，胃や上部十二指腸の強い酸性環境をバイパスして投与できるので，臨床での有用性が高い．静脈内投与により薬剤の分解を避け，効率よく壁細胞小管の作用部位に薬剤を到達させることができる．例えばエソメプラゾールは，経口投与の代わりに静脈内投与することによって，血中濃度のピークが2倍となり，血中濃度の曲線下面積area under the plasma concentration curve（AUC）が66～83%上昇する．米国食品医薬品局Food and Drug Administration（FDA）は，経口投与が困難なびらん性食道炎の治療へのランソプラゾール（最長7日間まで），エソメプラゾール（最長10日間まで），pantoprazole（最長10日間まで）の注射薬使用を承認している．pantoprazoleの静脈内投与は，ゾリンジャー・エリソン症候群によって生じたガストリン誘発性の胃酸過剰分泌状態の治療においても承認を受けている．

注射薬の使用は，胃酸分泌の強い抑制が必要な患者や経口投与が困難な患者に限定されるべきである．びらん性食道炎の患者や消化管吸収が障害された患者もまた，PPI静注療法の適応がある．前述のように胃酸は凝固系に影響を与えるため，内視鏡で血管が可視状態にある上部消化管出血に対してもPPIの静注は適応があるが，いったん出血が止まれば経口薬に切り替えるべきである．

## 代謝と排泄

6つのPPIの代謝速度はほぼ同等である．5つの薬剤は肝臓においてシトクロムP450（CYP2C19とCYP3A4）によって代謝される．ラベプラゾールは非酵素的な代謝経路をとる．Box 46-1に，薬理遺伝学的な違いがオメプラゾール，ランソプラゾール，エソメプラゾール，pantoprazoleのP450を介した代謝に与える影響をまとめた．

PPIは肝臓で代謝を受けた後，代謝物が腎臓から排泄される．慢性腎疾患の患者では通常，投与量の調節は必要とされない．しかし肝不全の患者では投与量の減量が必要である．PPIの血中半減期は短く，体内への蓄積は生じにくい．したがって，高齢者では薬剤のクリアランスが低下していたとしても通常，減量の必要はない．高齢者で肝機能障害と腎機能障害を合併している場合には，副作用のリスクを避けるため減量することが望まれる．

PPIは胎盤を通過する．ただし最近のメタ分析研究では，妊娠3カ月以内にPPIを服用した女性から産まれた子どもで先天性奇形の発生率が上昇したとの報告はない．

## 副作用

PPIは一般に忍容性が高い．副作用としては頭痛，悪心，腸機能障害，腹痛などがある．潜在的に懸念されるのは，PPIの使用によって血中ガストリン濃度が大幅に上昇することである．胃酸分泌を生理的に制御しているのは胃前庭部のG細胞から分泌されるガストリンなので，PPIの治療で胃酸分泌量が低下すると，ガストリン分泌量が上昇する．ガストリン過剰な状態は，胃粘膜においてECL細胞と壁細胞の過形成をもたらす．長期にわたってオメプラゾールを投与されたラットではカルチノイド腫瘍の発生が観察されているが，ヒトでは観察されていない．ゾリンジャー・エリソン症候群の患者では通常，ECL細胞と壁細胞の過形成が見られ，カルチノイド腫瘍が発生することもある．しかしながら，PPIを服用したゾリンジャー・エリソン症候群の患者でカルチノイド腫瘍の発生頻度が増加したとの報告はない．またガストリン過剰状態の場合，PPIの服用を中断した際にリバウンドで胃酸分泌が過剰となることもありうる．

PPIが抗血小板薬のクロピドグレルの作用を減弱させる可能性がいくつかの研究で示唆されている．この潜在的な薬物間相互作用は，PPIとクロピドグレルが

## Box 46-1 プロトンポンプ阻害薬の代謝

プロトンポンプ阻害薬（PPI）の治療反応性は，胃酸分泌が著明に低下する場合からほとんど変化しない場合まで，個体差が大きい．薬物代謝の薬理遺伝学的背景がこのような個体差を生み出す大きな要因となっている．オメプラゾール，ランソプラゾール，エソメプラゾール，dexlansoprazole，pantoprazoleは，肝臓でほぼ完全に代謝され，活性の低いあるいは活性を持たない代謝物となる．この5つの薬剤のなかでは，オメプラゾールが最も代謝される割合が高く，pantoprazoleは逆に代謝される割合が最も低い．PPIは2種類のシトクロムP450のアイソザイムであるCYP2C19とCYP3A4（それぞれP450 2C19，P450 3A4とも呼ばれる）によって代謝される．CYP2C19がPPIの代謝において中心的な役割を果たし，このCYP2C19の代謝経路が飽和に達した場合にはCYP3A4が補助的な代謝経路として働く．CYP2C19アイソザイムには遺伝子多型が存在するため，これらの薬物の代謝やクリアランスの速度には個人差があることが報告されている．

CYP2C19の2種類の多型（CYP2C19m1とCYP2C19m2）は，酵素活性の低下と関連している．この遺伝子多型を2つ持つホモ型は，PPIの“低代謝型”である．多型を1つ持つヘテロ型は“中～高代謝型”であり，CYP2C19による薬物代謝速度は低下するが，ホモ型ほどではない．これらの遺伝子多型はアジア人で頻度が高い．白人の2～6%が低代謝型であるのに対し，アジア人では20%が低代謝型とされている．

正常人（“高代謝型”）と比較して，同じ用量のオメプラゾール，ランソプラゾール，エソメプラゾール，dexlansoprazole，pantoprazoleを服用した場合，低代謝型ではPPIのクリアランスが低下し，薬物血中濃度の上昇と胃酸分泌抑制効果の増強が見られる．幸いにもPPIの標準的な推奨投与量はこのような代謝の個体差が考慮されており，薬物代謝に個体差が見られても大多数の患者で胃酸分泌抑制効果が得られる．しかしながら，PPI代謝の薬理遺伝学的背景の違いは，薬物間相互作用の原因となりうる．今日までオメプラゾールでのみ，CYP2C19で代謝される他の薬剤との相互作用が観察されている．臨床的に問題となる相互作用は通常発生しないが，もしオメプラゾールを服用している患者がワルファリン，フェニトイン，ジアゼパム，カルバマゼピンを併用している場合には注意を払うべきである．将来，CYP2C19遺伝子多型のスクリーニングを実施することによって，個々の患者に適したPPIの選択，また薬物間相互作用を起こさず有効な胃酸分泌抑制効果が得られる薬物用量を医師が判断できるようになる．

肝臓のシトクロムP450アイソザイムのCYP2C19による代謝経路を共有していることによって説明できる．先に述べたように，多くのPPIはCYP2C19によって代謝され，クロピドグレルも同じ酵素でプロドラッグから活性型に変換される．しかしながら本相互作用の臨床的重要性については複数の観察研究で相反する結果が示されており，まだ明らかでない．少なくとも1つの大規模臨床研究では，クロピドグレル単独群とクロピドグレル・PPI併用群の間で，臨床転帰（心血管死，心筋梗塞，脳梗塞）に有意差は見られていない．

長期にわたりPPIを服用していた患者において，股関節骨折のリスク上昇を示唆する研究もある．この問題に関しては，今日まで様々なエビデンスが示されている．ある研究ではPPIの治療によって胃内pHが上昇し，不溶性カルシウムの吸収が減少する可能性を指摘しており，また別の研究では破骨細胞の空胞型$H^+$/$K^+$ ATPアーゼを阻害することによって，骨吸収が減少する可能性も示唆されている．

入院中にPPIを使用すると，院内肺炎，クロストリジウム・ディフィシル *Clostridium difficile* 感染症，サルモネラ *Salmonella* や大腸菌 *Escherichia coli* による腸管感染症のリスクが高まることが知られている．このような感染リスクの上昇は，PPIによって正常な（胃酸による）防御メカニズムが障害されたことと関係しており，経口摂取された微生物が胃酸による傷害を免れるためかもしれない．

### 抗コリン薬

**ジサイクロミン dicyclomine** などの抗コリン薬は，壁細胞のムスカリン性ACh受容体に結合して，胃酸分泌を減少させる．しかしながら抗コリン薬は，$H_2$ブロッカーやPPIほどの効果はなく，潰瘍治療に用いられることは稀である．さらに口渇，霧視，不整脈，尿閉など副作用も多い．

### 胃酸中和薬

**制酸薬 antacid** は消化不良の症状を改善させるために，必要に応じて用いられる．これは酸と反応して水と塩を形成することによって胃酸を中和する．最も広く使用されている制酸薬は，**水酸化アルミニウム aluminum hydroxide** と**水酸化マグネシウム magnesium hydroxide** の混合物（マーロックス®）である．水酸化物イオンは胃内の水素イオンと反応して水を形成し，マグネシウムとアルミニウムは膵臓から分泌される重炭酸塩や食物中のリン酸と反応して塩を形成する．制酸薬でよく見られる副作用は，下痢（マグネシウム）と便秘（アルミニウム）である．アルミニウムとマグネシウムを含む制酸薬を同時に服用することで，便秘や下痢を防ぐことができる．アルミニウムを含む制酸薬はリン酸と結合するため，低リン酸血症によって脱力，倦怠感，食欲不振を生じることがある．慢性腎疾患の患者に対しては，マグネシウムを含む制酸薬が高マグネシウム血症をもたらすため，処方を避ける必要がある．

**炭酸水素ナトリウム sodium bicarbonate** は胃内の塩酸と速やかに反応して，水，二酸化炭素，塩を形成する．炭酸水素ナトリウムを含む制酸薬は，ナトリウムを多く含む．したがって高血圧や体液過剰状態にある患者では，ナトリウムの貯留が起こる．

**炭酸カルシウム calcium carbonate** は炭酸水素ナトリウムよりも水に溶けにくく，胃酸と反応すると塩化カルシウムと二酸化炭素を生成する．炭酸カルシウムは制酸薬としての有用性に加えて，骨粗鬆症の予防のためのカルシウム補助にも役立つ．ただし本剤に含まれる大量のカルシウムが原因で便秘を生じることがある．

## 粘膜保護薬

粘膜保護薬は消化性潰瘍の症状緩和に用いられる．粘膜保護薬には被覆薬とプロスタグランジンがある．

### 粘膜被覆薬

**スクラルファート sucralfate** は硫酸スクロースと水酸化アルミニウムの塩であり，消化性潰瘍の症状緩和に用いられる被覆薬である．スクラルファートは，胃内の pH を変化させる作用はほとんどない．その代わりに胃内の酸性環境下において粘性のゲルを形成し，正に荷電したタンパク質に結合して，胃粘膜上皮細胞（潰瘍病変を含む）に付着する．このゲルは，酸やペプシンによる変性から胃内腔表面を保護する．スクラルファートは難溶性のため全身性には吸収されず，毒性は示さない．数少ない副作用は便秘である．またスクラルファートはキノロン系抗菌薬，フェニトイン，ワルファリンなどの薬物と結合し，その吸収を阻害する可能性がある．

**コロイドビスマス製剤 colloidal bismuth** は，消化性潰瘍に用いられるもう１つの粘膜被覆薬である．ビスマス塩は粘液の糖タンパク質と結合して，酸やペプシンによる傷害から潰瘍を保護する障壁を形成する．またビスマス製剤は，粘膜の重炭酸塩や $PGE_2$ の分泌を刺激することによって，酸やペプシンによる変性から粘膜を保護する作用も持つ．さらにコロイドビスマス製剤にはヘリコバクター・ピロリの発育を妨げる作用が確認されており，ヘリコバクター・ピロリによる消化性潰瘍における除菌療法の処方レジメンを構成する１剤としてよく使用される（後述参照）．

### プロスタグランジン製剤

プロスタグランジンは，消化性潰瘍，特に NSAIDs を原因とする潰瘍の治療に用いられる（第 42 章参照）．NSAIDs はプロスタグランジンの産生を抑制し，$PGE_2$ の“胃保護機能”を阻害するため，潰瘍を発生させる作用を持つ．$PGE_2$ は胃酸分泌を減らし，重炭酸塩の分泌，粘液産生，胃血流を増加させることにより，胃粘膜保護作用を発揮する．

**ミソプロストール misoprostol** は，NSAIDs 服用時の消化性潰瘍を予防するために使用されるプロスタグランジンアナログである．本剤で最も多く見られる副作用は，腹部不快感と下痢である．臨床で使用された際には，これらの副作用によって患者の服薬アドヒアランスが低下しやすい．また妊娠中や妊娠の可能性のある女性では子宮収縮を起こして流産に至る可能性があるため，ミソプロストールは使用禁忌とされている（第 29 章，生殖の薬理学参照）．

## 消化性潰瘍のリスクファクターを減らす治療

### 食事，喫煙，飲酒

冒頭で紹介した Case のように，食事療法として，胃酸分泌を増加させるカフェインを含む飲食物は避けることが推奨される．飲酒や喫煙も避けた方がよい．過剰なアルコール摂取は粘膜への直接の毒性があるため，びらん性胃炎を引き起こし，また消化性潰瘍の発生率を高める．喫煙は十二指腸における重炭酸塩の産生を減らし，粘膜血流を低下させるため，潰瘍治癒を遅延させると考えられている．

### ヘリコバクター・ピロリの除菌治療

ヘリコバクター・ピロリを除菌することによって，ヘリコバクター・ピロリを原因とする消化性潰瘍を治癒させることができる．ヘリコバクター・ピロリ感染の治療では，**アモキシシリン amoxicillin** あるいは**テトラサイクリン tetracycline** に，**メトロニダゾール metronidazole** あるいは**クラリスロマイシン clarithromycin** を組み合わせた広い抗菌スペクトルをカバーする複数の抗菌薬を使用し，これに bismuth citrate と PPI もしくはラニチジンを併用する．アモキシシリン，クラリスロマイシン，PPI の**三者併用療法 triple therapy**，あるいはテトラサイクリン，メトロニダゾール，PPI，ビスマス製剤の**四者併用療法 quadruple therapy** が一般に採用されている．

ヘリコバクター・ピロリは抗菌薬による治療後，耐性を獲得することがある．米国ではヘリコバクター・ピロリ感染患者でメトロニダゾール耐性例が報告されている．クラリスロマイシンに対する耐性例は比較的少ない．ヘリコバクター・ピロリの 23S rRNA 遺伝子のクラリスロマイシン結合部位の突然変異（A2143G，A2142G，A2142C）は，クラリスロマイシンに対する耐性獲得と関係しており，特に A2143G 変異は除菌率低下と関連性が高い．レボフロキサシンは，クラリスロマイシン耐性の患者の二次治療における代替薬として有用とされている．冒頭で紹介した 3 Case でも，Tom さんにはメトロニダゾールではなくクラリスロマイシンが投与されたが，これはクラリスロマイシンの方が薬剤耐性の可能性が低いためである．

ヘリコバクター・ピロリ感染治療の副作用としては，ペニシリン製剤に対する過敏反応，悪心，頭痛，クロストリジウム・ディフィシルの重複感染による抗菌薬誘発性下痢などが挙げられる．このような副作用に，三者併用あるいは四者併用という複雑な薬物投与計画が組み合わさるため，服薬がうまくいかない可能性がある．耐性ヘリコバクター・ピロリの問題は日増しに拡大しつつあり，問題に対処するため抗菌薬の投与計画は今後変更される可能性がある．

## ▶ まとめと今後の方向性

米国では，消化性潰瘍の罹病率や死亡率が高いことが問題となっている．消化性潰瘍には複数の病態生理機序が関与しているため，様々な治療薬がその予防や治療に用いられる（図 46-4）．消化性潰瘍に作用する治療薬は胃酸分泌を低下させ，粘膜保護を促進し，リスクファクターを是正する．PPI の静脈内投与とシトクロム P450 遺伝子多型のスクリーニングによって治療効果は高まり，またリスクを有する患者への治療を個別化できるようになる．ピロリ菌感染に対する治療が進歩することによって，消化性潰瘍の発症率が低下する可能性がある．COX-2 阻害薬は心血管系の副作用が問題となり，期待外れな状況にある．潰瘍形成を促進せず，心血管系への副作用がない新しい NSAIDs を開発することが今後の課題である．

今後の研究は，PPI が原因となる潜在的な副作用について解明し，理解する方向へと向かうであろう．今日の医療において PPI が広く使用されていることを考慮すると，チエノピリジン系抗血小板薬（クロピドグレル，prasugrel）との相互作用，骨形成・骨吸収に対する作用，院内感染のリスク，腸管感染症のリスクについては，今後も入念に調査されなければならない．

## 推奨文献


Bhatt DL, Cryer BL, Contant CF, et al. Clopidogrel with or without omeprazole in coronary artery disease. *N Engl J Med* 2010;363:1909–1917. (*Discusses potential interaction of omeprazole and clopidogrel.*)

Chan FKL, Lau JYW. Treatment of peptic ulcer disease. In: Feldman M, Friedman LS, Brandt LJ, eds. *Sleisenger and Fordtran's gastrointestinal and liver disease.* 8th ed. Philadelphia: WB Saunders; 2006:1111–1137. (*Clinical overview of the management of peptic ulcer disease.*)

de Argila CM. Safety of potent gastric acid inhibition. *Drugs* 2005;65(Suppl 1):97–104. (*Reviews proton pump inhibitor metabolism and drug–drug interactions.*)

De Francesco V, Margiotta M, Zullo A, et al. Clarithromycin-resistant genotypes and eradication of *Helicobacter pylori. Ann Intern Med* 2006;144:94–100. (*Discusses clarithromycin-resistant genotypes in* H. pylori.)

Forte JG, Zhu L. Apical recycling of the gastric parietal cell H,K-ATPase. *Annu Rev Physiol* 2010;72:273–296. (*Detailed review of the membrane recycling pathway responsible for translocation of cytoplasmic tubulovesicles and their fusion with the apical membrane of gastric parietal cells.*)

Herzig SJ, Howell MD, Ngo LH, Marcantonio ER. Acid-suppressive medication use and the risk for hospital-acquired pneumonia. *JAMA* 2009;301:2120–2128. (*Epidemiologic data suggesting an association between proton pump inhibitors and development of pneumonia.*)

Kopic S, Murek M, Geibel JP. Revisiting the parietal cell. *Am J Physiol Cell Physiol* 2010;298:C1–C10. (*Detailed review of parietal cell physiology and ion transport, focusing on ion transporters in the apical and basolateral membranes.*)

McColl KEL. Effect of proton pump inhibitors on vitamins and iron. *Am J Gastroenterol* 2009;104:S5–S9. (*Physiology of proton pump inhibitors and absorption of nutrients.*)

Yang Y-X, Lewis JD, Epstein S, et al. Long-term proton pump inhibitor therapy and risk of hip fracture. *JAMA* 2006;296:2947–2953. (*Epidemiologic data suggesting an association between proton pump inhibitors and hip fracture.*)

## 主要薬物一覧：第46章　炎症にかかわる統合薬理学：消化性潰瘍

| 薬　物 | 臨床応用 | 副作用(重篤なものは太字で示す) | 禁　忌 | 治療的考察 |
|---|---|---|---|---|
| **$H_2$ ブロッカー（ヒスタミン $H_2$ 受容体拮抗薬）**<br>メカニズム―壁細胞の $H_2$ 受容体へのヒスタミン結合を阻害し，胃酸分泌を低下させる． | | | | |
| **シメチジン** | 消化性潰瘍<br>胃食道逆流症 gastroesophageal reflux disease（GERD）<br>びらん性食道炎<br>胃酸分泌過多 | **胎児あるいは新生児期の壊死性腸炎，無顆粒球症，精神異常**<br>頭痛，めまい，関節痛，筋肉痛，便秘，下痢，女性化乳房，乳汁漏出，性欲低下 | シメチジンへの過敏症 | シメチジンはテオフィリン，ワルファリン，フェニトイン，リドカイン，キニジンなどの薬剤のシトクロム P450 による代謝を阻害するため，これらの薬剤のクリアランスを遅延させ，血中濃度を上昇させる． |
| **ラニチジン**<br>**ファモチジン**<br>**ニザチジン** | 消化性潰瘍<br>GERD<br>びらん性食道炎<br>胃酸分泌過多 | **胎児あるいは新生児期の壊死性腸炎，膵炎**<br>頭痛，めまい，関節痛，筋肉痛，便秘，下痢 | ラニチジン，ファモチジン，ニザチジンへの過敏症 | ラニチジンは胃酸分泌過剰な状態や経口投与が困難な患者に対し，静脈内投与が可能である．<br>ニザチジンのバイオアベイラビリティは他の $H_2$ ブロッカーよりも高い． |
| **プロトンポンプ阻害薬（PPI）**<br>メカニズム―壁細胞の $H^+/K^+$ ATP アーゼを不可逆的に阻害することで胃酸分泌を抑制する． | | | | |
| **オメプラゾール**<br>**エソメプラゾール**<br>**ランソプラゾール**<br>**dexlansoprazole**<br>**pantoprazole**<br>**ラベプラゾール** | 消化性潰瘍<br>GERD<br>びらん性食道炎<br>胃酸分泌過多<br>消化管ヘリコバクター・ピロリ感染症 | **膵炎，肝毒性，間質性腎炎，クロピドグレルの抗血小板作用を阻害する可能性，股関節・手関節・脊椎骨折のリスクを高める可能性，院内肺炎，クロストリジウム・ディフィシル，サルモネラ，大腸菌の腸管感染症**<br>頭痛，下痢，発疹，胃腸不快感，食欲低下，無気力，背部痛 | オメプラゾール，エソメプラゾール，ランソプラゾール，dexlansoprazole，pantoprazole，ラベプラゾールへの過敏症 | プロトンポンプ阻害薬は肝臓で CYP2C19 と CYP3A4 によって代謝される．<br>pantoprazole は経口投与が困難な患者に対し，静脈内投与が可能である．<br>ケトコナゾールやイトラコナゾールは吸収に酸性環境が必要なため，薬物相互作用を示す． |
| **制酸薬**<br>メカニズム―胃酸を中和する． | | | | |
| **水酸化アルミニウム** | 消化性潰瘍，胃炎，GERD，裂孔ヘルニアによる消化不良症状の改善 | **リン酸欠乏（重度の脱力，倦怠感，食欲低下）**<br>腎不全患者における便秘，骨軟化症 | 水酸化アルミニウムへの過敏性 | すべての制酸薬は，併用された経口薬の通過時間を変えたり薬物と結合することにより，吸収率や吸収量を増減させる可能性がある． |
| **水酸化マグネシウム** | 消化性潰瘍，胃炎，GERD，裂孔ヘルニアによる消化不良症状の改善 | 下痢，高マグネシウム血症（腎不全の患者） | 水酸化マグネシウムへの過敏性 | 水酸化アルミニウムと同じ． |

**主要薬物一覧：第 46 章　炎症にかかわる統合薬理学：消化性潰瘍（続き）**

| 薬　物 | 臨床応用 | 副作用（重篤なものは太字で示す） | 禁　忌 | 治療的考察 |
|---|---|---|---|---|
| **炭酸水素ナトリウム** | 消化不良症状の改善<br>代謝性アシドーシス<br>尿のアルカリ化<br>尿酸腎結石<br>下痢 | 腹部けいれん，鼓腸，アルカローシス，嘔吐 | 呼吸性アルカローシス<br>低カルシウム血症<br>低クロール血症 | 水酸化アルミニウムと同じ．<br>高血圧や体液過剰の患者ではナトリウム貯留が生じる． |
| **炭酸カルシウム** | 消化不良症状の改善<br>骨粗鬆症 | 高カルシウム血症，悪心，嘔吐，食欲低下 | 重症腎不全 | 水酸化アルミニウムと同じ．<br>腎機能障害の患者では高カルシウム血症が生じる． |
| **粘膜被覆薬**<br>メカニズム—胃粘膜に保護層を形成する． | | | | |
| **スクラルファート** | 消化性潰瘍<br>胃潰瘍<br>GERD | **アルミニウム蓄積と毒性（特に腎機能障害の患者）**<br>便秘 | スクラルファートへの過敏性 | キノロン系抗菌薬（シプロフロキサシンなど）をキレート化し，吸収を阻害して，効果を減弱させる． |
| **コロイドビスマス製剤** | 消化性潰瘍<br>胃潰瘍<br>GERD<br>腹部けいれんに伴う下痢<br>ヘリコバクター・ピロリ感染 | 舌および便の黒色化，悪心，嘔吐 | アスピリンやアスピリン以外のサリチル酸塩に対する過敏性 | ビスマスは微生物の発育を抑えるので，ヘリコバクター・ピロリの除菌療法の処方に含まれる．<br>キレート化，あるいは胃 pH を上昇させることによって可溶性を減らして，テトラサイクリン系薬剤の吸収を減らす．<br>急性ビスマス中毒では消化管障害，口内炎，粘膜変色などの症状が現れ，腎・肝障害をきたす可能性がある． |
| **プロスタグランジン製剤**<br>メカニズム—胃酸の基礎分泌量，刺激時分泌量を減少させる．重炭酸塩分泌，粘液産生，胃血流を増加させる． | | | | |
| **ミソプロストール** | 第 42 章，エイコサノイドの薬理学：主要薬物一覧参照 | | | |
| **抗コリン薬**<br>メカニズム—壁細胞のムスカリン性 ACh 受容体への ACh 結合を阻害して，胃酸分泌を減少させる． | | | | |
| **ジサイクロミン** | 過敏性腸症候群<br>消化性潰瘍 | 口渇，霧視，頻脈，尿閉，便秘 | 生後 6 カ月未満<br>授乳中<br>消化管閉塞<br>緑内障<br>重症筋無力症<br>閉塞性尿路疾患<br>逆流性食道炎<br>重症潰瘍性大腸炎，中毒性巨大結腸 | 消化性潰瘍の治療においては，$H_2$ ブロッカーや PPI ほどの効果はない． |

# 47

# 炎症にかかわる統合薬理学：喘息

Joshua M. Galanter and Stephen Lazarus



## はじめに

喘息は気道における慢性疾患であり，顕著な気道炎症および気管支平滑筋の過剰反応性亢進による可逆性の気道狭窄を特徴とする．喘息の症状は呼吸困難，喘鳴，痰，咳などであり，これらは夜間に増悪しやすい．喘息は閉塞性肺疾患であると同時に，炎症疾患でもある．閉塞性肺疾患としての側面は気管支狭窄によって特徴づけられ，一方，炎症疾患としての側面は気道浮腫，杯細胞過形成，粘液分泌，免疫・炎症細胞浸潤とサイトカイン放出によって特徴づけられる．気道閉塞は通常可逆的であるが，長期の経過をたどると気道リモデリングを生じ，不可逆的な肺機能障害がもたらされる．

喘息治療薬は，気管支平滑筋を弛緩，または気道炎症を予防・治療することによって作用する．本章では，喘息を気管支閉塞疾患，炎症疾患の両面から取り扱う．気管支筋張力の生理的コントロールや気道における免疫系の役割について最初に述べ，続いて喘息の病態生理について説明する．その後，気管支拡張薬および抗炎症薬の薬理学についての議論を交えながら，現在行われている薬物治療について述べる．

## 気道平滑筋張力と免疫反応の生理学

喘息は気道における平滑筋張力と免疫機能を制御する経路に障害をもたらす．したがって喘息の病態生理について話を進める前に，まずは上記システムの正常な生理的機能について説明する．

### 気道平滑筋収縮の生理学

第 8 章，神経系の生理学と薬理学の原理で説明したように，平滑筋の不随意反応は自律神経系によって制御されている．気道において，**交感神経系 sympathetic**（アドレナリン作動性）の緊張は気管支の拡張

## Case

Ｙさんは 51 歳の男性で，長年にわたる喘息とアレルギーの既往歴がある．6 歳の時に初めて喘息と診断された．1 日 2 回の吸入フルチカゾン（吸入ステロイド薬）と，息切れや喘鳴が生じた際にサルブタモール（別名：albuterol）（βアドレナリン受容体アゴニスト）を頓用することによって，喘息のコントロール状況は長期間にわたって良好であった．ここ数年，Ｙさんは症状の悪化と喘息発作の頻発を自覚していた．例えばバスに乗ろうと走っている際，息切れ，喘鳴，胸苦しさを感じるようになった．また咳も夜間を中心にひどくなり，サルブタモールを 1 日のうちに何度も思わず使ってしまうこともあった．

ある夏のかすみがかかった暑い日，Ｙさんは激しい咳，喘鳴と安静時息切れを自覚した．そこでサルブタモールを 2 パフ使用したものの，症状の改善はほとんど見られなかった．彼は主治医に電話したが，会話するのも難しい状態であった．主治医はすぐに救急診療部を受診するよう彼に指示した．

救急診療部を受診すると，ただちにサルブタモールのネブライザー吸入を行い，さらに高用量のメチルプレドニゾロン（コルチコステロイド）静脈内投与を受けた．これでかなり状態はよくなったが，胸苦しさはまだ続いており，呼吸音の異常も残っていた．そこでさらにサルブタモール吸入を継続し，イプラトロピウム（抗コリン薬）吸入を併用することによって，数時間後にはＹさんの症状は軽快した．彼は 2 日間入院した後，経口ステロイド薬である prednisone を漸減投与することによって退院にこぎつけた．

呼吸器科医による再来予約の際，Ｙさんは自分の喘息が悪化したのではないかと危惧していた．急性期の症状が和らいだ後も喘息の症状は頻発しており，また診察や肺機能検査の結果からも，彼の呼吸機能が低下していることが示唆された．呼吸器科医は服薬アドヒアランスについて語り，フルチカゾン吸入の際にスペーサーを使用し，使用後にうがいを行う必要性など吸入剤の適切な使用法について説明した．呼吸器科医はさらに投薬量を増やし，長時間作用型βアドレナリン受容体アゴニストであるサルメテロールと，システィニルロイコトリエン受容体アンタゴニストであるモンテルカストの処方を追加した．

3 カ月後，Ｙさんの非発作時の症状は改善したものの，prednisone の投与が必要になるほどの喘息発作の増悪を繰り返していた．Ｙさんの喘息のコントロール状況はまだ十分でなく，血中 IgE 濃度も上昇していたため，彼の担当医は抗 IgE 抗体のオマリズマブの使用開始を勧めた．Ｙさんは現在，月 2 回のオマリズマブ投与を受けており，喘息発作の頻度は減ってきた．

### Questions

1. なぜＹさんは喘息を発症したのか？
2. なぜＹさんは当初，吸入ステロイド（フルチカゾン）1 日 2 回とβアドレナリン受容体アゴニスト（サルブタモール）頓用で管理されていたのか？
3. ステロイド全身投与の代わりに吸入ステロイド（フルチカゾン）で管理することが望ましいのはなぜか？　喘息の急性増悪時にステロイドの全身投与（メチルプレドニゾロン静脈内投与，prednisone 経口投与）を行う必要があるのはなぜか？
4. 抗 IgE 抗体のオマリズマブは，どのような機序で喘息の増悪を防ぐのか？

をもたらし，**副交感神経系** parasympathetic（コリン作動性）の緊張は気管支の収縮をもたらす．気管支平滑筋の張力は，呼吸樹に分布する**非アドレナリン非コリン作動性** nonadrenergic, noncholinergic（NANC）神経線維によっても制御されている．

肺におけるアドレナリン作動性神経の分布は，主として血管壁と粘膜下腺に集中しており，気管支平滑筋への直接神経支配は少ない．しかしながら，気道平滑筋細胞は**$β_2$アドレナリン受容体** $β_2$-adrenergic receptor（と少量の$β_1$アドレナリン受容体）を発現しており，体内を循環するカテコールアミンへの反応性を有する．副腎髄質から分泌される**アドレナリン** adrenaline（**エピネフリン** epinephrine）は$β_2$アドレナリン受容体を刺激し，気管支を拡張させる．外来性のアドレナリンは喘息の治療薬として最初に使われ，今でも一般用医薬品 over the counter（OTC）の一成分として使用されている．その後，冒頭で紹介したＹさんに用いられた**サルブタモール** salbutamol（別名：albuterol）などの$β_2$選択的アドレナリン受容体アゴニストが開発され，喘息の急性期における気管支拡張薬の第一選択薬として現在位置づけられている.

迷走神経は副交感神経として肺に分布する. 気道平滑筋細胞は**ムスカリン受容体 muscarinic receptor**, 特に興奮性の $M_3$ 受容体を発現している. 副交感神経節後ニューロンはアセチルコリンを放出し, ムスカリン受容体を刺激することによって気管支収縮をもたらす. このように副交感神経系は気道平滑筋張力の制御を支配しており, **抗コリン薬 anticholinergic agent** は気管支拡張作用を発揮する. 抗コリン薬はおもに慢性閉塞性肺疾患（COPD）の治療（Box 47-1 参照）に用いられるが, Y さんの Case のような喘息の急性増悪時や, βアドレナリン受容体アゴニストが禁忌とされている場面でも使用される.

気道の NANC 線維は, 主として副交感神経系の支配下にある. これらの神経は興奮性（気管支収縮）にも抑制性（気管支拡張）にも作用しうる. NANC 神経線維はノルアドレナリンやアセチルコリンの代わりにニューロペプチドを放出する. NANC 線維から放出される**ニューロキニン neurokinin A**, **カルシトニン遺伝子関連ペプチド calcitonin gene-related peptide**, **サブスタンス P substance P**, **ブラジキニン bradykinin**, **タキキニン tachykinin**, **ニューロペプチド Y neuropeptide Y** は気管支収縮物質として知られ, 一方, **一酸化窒素 nitric oxide（NO）**, **血管作動性腸管ペプチド vasoactive intestical polypeptide（VIP）** は気管支拡張作用を示す. NANC の経路に作用する治療薬は未だ開発されていないが, NO は気道の炎症状態のマーカーとなり, 喘息の重症度評価や治療判定に NO の測定が利用されている.

### 気道における免疫機能

第 41 章, 炎症と免疫系の原理で述べられているように, **T 細胞 T cell（T リンパ球 T lymphocyte）** は免疫反応の制御において中心的な役割を果たしている. T 細胞は CD8 陽性（$CD8^+$）の**細胞傷害性 T 細胞 cytotoxic T cell ($T_C$)** と CD4 陽性（$CD4^+$）の**ヘルパー T 細胞 helper T cell（$T_H$）** に分類され, 前者は細胞性適応免疫のメディエーターとして, 後者は適応免疫反応に関与する. $T_H$ 細胞は, その産生するサイトカインによって 1 型ヘルパー T ($T_H1$) 細胞と 2 型ヘルパー T（$T_H2$）細胞に分けられる. $T_H1$ 細胞は**インターフェロンγ interferon-γ**, **インターロイキン-2 interleukin-2（IL-2）**, **腫瘍壊死因子α tumor necrosis factor-α（TNF-α）** をおもに産生し, T 細胞が関与する細胞性免疫反応に関与する. 一方, $T_H2$ 細胞は**インターロイキン-4 interleukin-4（IL-4）**, **インターロイキン-5 interleukin-5（IL-5）**, **インターロイキン-6 interleukin-6（IL-6）**, **インターロイキン-9 interleukin-9（IL-9）**, **インターロイキン-10 interleukin-10（IL-10）**, **インターロイキン-13 interleukin-13（IL-13）** を産生し, B 細胞（B リンパ球）による抗体産生がかかわる液性免疫反応に関与する. 活性化された $T_H1$ 細胞と $T_H2$ 細胞によってそれぞれ産生されるサイトカインは互いに抑制的に作用するため, いかなる免疫刺激が加わっても, いずれかの反応が優位となって現れる（図 47-1）.

われわれは皆, ネコのふけ, 花粉, チリダニ, その他多くの抗原などのエアロアレルゲンを絶え間なく吸入している. これらのアレルゲンは, 気道の裏側を覆っている抗原提示細胞によって貪食される. 抗原は $T_H$ 細胞によって異物と認識され, 低レベルの免疫グロブリン G immunoglobulin G（IgG）抗体を産生し, またおもにインターフェロンγを介した低レベルの $T_H1$ 反応をもたらす. しかしながら喘息においては増幅された $T_H2$ 反応が優位となり, 気道炎症と気管支過敏性がもたらされる（図 47-1）.

## 喘息の病態生理学

喘息は, 気道炎症, 気道平滑筋の過剰反応性, 症候性気管支収縮を特徴とする複合疾患である. 喘息の最も代表的な臨床像は気管支収縮であるため, 疾患を理解するための単純化アプローチとして気道平滑筋収縮に焦点が当てられる. しかしその最も根源的なレベルにおいて, 喘息は気道の炎症性疾患であり, 炎症に対する根本的な治療が気道の正常機能を維持するのに不可欠である. したがって, この後で詳細を述べるが, 喘息の治療では気管支拡張薬と抗炎症薬の両方を使用する.

### 気道閉塞疾患としての喘息

アレルゲン, 環境刺激, 運動, 冷気, 感染などの多様な刺激に反応して, 喘息の気道が収縮する性質は**過剰反応性 hyperresponsiveness** と呼ばれる. 気道過剰反応性は, 刺激に対する喘息反応（**過敏性 hypersensitivity**）と非喘息性の反応（**過反応性 hyperreactivity**）の 2 つに区別される. 過敏性とは, 通常では起こりえない低レベルの刺激に対する正常な反応, すなわち正常人では反応を誘発しないような刺激に対して喘息の気道が収縮してしまうことを意味する. これに対して過反応性とは, 正常レベルの刺激に対する過剰な反応, すなわち喘息の気道が非常に活発に反応すること

## Box 47-1 慢性閉塞性肺疾患の薬理学

**慢性閉塞性肺疾患 chronic obstructive pulmonary disease（COPD）**は，閉塞性肺障害をきたす複数の疾患群の総称である．COPDは喘息と異なり，症状に可逆性がないのが通常である．COPDは，吸入された環境刺激への異常な炎症反応が原因となる．症例の90%では，タバコの煙が肺への障害因子となっている．臨床的には，COPDは**肺気腫 emphysema**と**慢性気管支炎 chronic bronchitis**という互いに重複しやすい2つの疾患に分類される．肺気腫は肺胞壁の破壊が原因となって生ずる肺胞の拡張と肺弾性収縮力の消失が特徴である．一方，慢性気管支炎は，2年連続で毎年3カ月以上にわたり慢性的に咳が持続し，それが他の要因では説明できない場合に診断が下される．

上記のようにCOPDはタバコの煙や他の毒物の吸引による異常反応が原因となる．喘息では $CD4^+$ T細胞，B細胞，肥満細胞，好酸球が主要な炎症細胞となるのとは対照的に，タバコの煙に対する炎症反応は，好中球と単球が主体となる．タバコの煙は肺胞の在住マクロファージを刺激し，好中球を引きつけるサイトカインを産生する．これら好中球と在住マクロファージはプロテイナーゼ，特に**マトリックスメタロプロテイナーゼ matrix metalloproteinase**を放出する．プロテイナーゼは，肺胞に弾性収縮力をもたらしているエラスチンを分解し，また肺実質を支えるマトリックスを構成する他のタンパク質も分解する．すると肺胞細胞が分解されたマトリックスに付着できなくなり，さらに炎症細胞による毒性作用，外界からの刺激が加わって，細胞死に至る．その結果，肺胞の破壊と融合が生じ，肺気腫に特有の含気区域が拡大した状態がもたらされる．また粘液産生の亢進と線維化も生じるが，これらの病理学的現象をもたらす機序についてはまだ十分に解明されていない．

COPDにおける炎症は吸入ステロイドによって抑止可能ではないかと考えたくなるが，残念ながら本疾患においてステロイドの有効性は高くない．COPDの原因となる炎症細胞はマクロファージと好中球であり，これらはリンパ球や好酸球よりもステロイドに対する反応が乏しいことが原因ではないかと考えられる．さらに，ヒストンデアセチラーゼ（脱アセチル化酵素）の活性がCOPDでは低下しているため，炎症反応性転写因子の抑制作用が生じにくいことも原因の1つである．COPDの肺機能に対する吸入ステロイドの効果を検証する研究が数多く実施されたが，統計的に有意な効果が見られたとする報告はない．しかしながら，吸入ステロイドはCOPDの急性増悪の頻度や重症度を軽減する作用を持つ．したがって，COPDの治療においてコルチコステロイドの定期的な使用は奨励されないものの，重度の急性増悪の頻度が増した患者においては適応があるかもしれない．

システイニルロイコトリエン，肥満細胞，IgEはCOPDの病態には関与しないため，これらの経路を標的とした喘息治療薬はCOPDには有用ではない．**ロイコトリエン $B_4$ leukotriene $B_4$（$LTB_4$）**は好中球の強力な走化性因子であるが，興味深いことに，$LTB_4$の拮抗作用がCOPDに有効であったとの報告はない．

気管支拡張薬はCOPD患者の気流を改善させる作用はそれほど高くない．しかしながら，たとえわずかな気流の改善効果であっても，特に肺が過膨張したCOPD患者ではその症状を有意に改善させることができる．喘息では急性の発作が生じるのに対して，COPD患者の多くは労作によって悪化する慢性的な息切れ症状がある．したがって短時間作用性のリリーバー治療薬は長時間作用薬ほどCOPDでは有用ではない．βアドレナリン受容体アゴニストと吸入抗コリン薬はともにCOPDの気管支を拡張させる作用がある．しかしながらCOPD患者の多くは冠動脈疾患を合併しており，このような患者には抗コリン薬の使用が望ましい．βアゴニスト，抗コリン薬（およびテオフィリン）の作用は相加的であるため，重症のCOPD患者ではホルモテロールとチオトロピウムの併用が有用かもしれない．

を意味する．図47-2に示したように，過敏性は刺激-反応曲線が左にシフトすることを意味するのに対し，過反応性は曲線が上方にシフトすることを意味する．全体として喘息の反応は過敏性と過反応性が組み合わさったものとなる．

喘息における気道過剰反応性の原因は，まだ十分には解明されていない．過大な反応は炎症への反応に起因して，気道平滑筋の筋細胞が大きくなり（肥大），数が増える（過形成）ことで説明できるかもしれない（図47-1）．過敏な反応は平滑筋の興奮収縮連関の変化に起因する．その機序として，細胞内カルシウム放出チャネルの反応性増大，カルシウム感受性の亢進，イオンチャネル，受容体，セカンドメッセンジャーの発現レベルの変化などが考えられる．

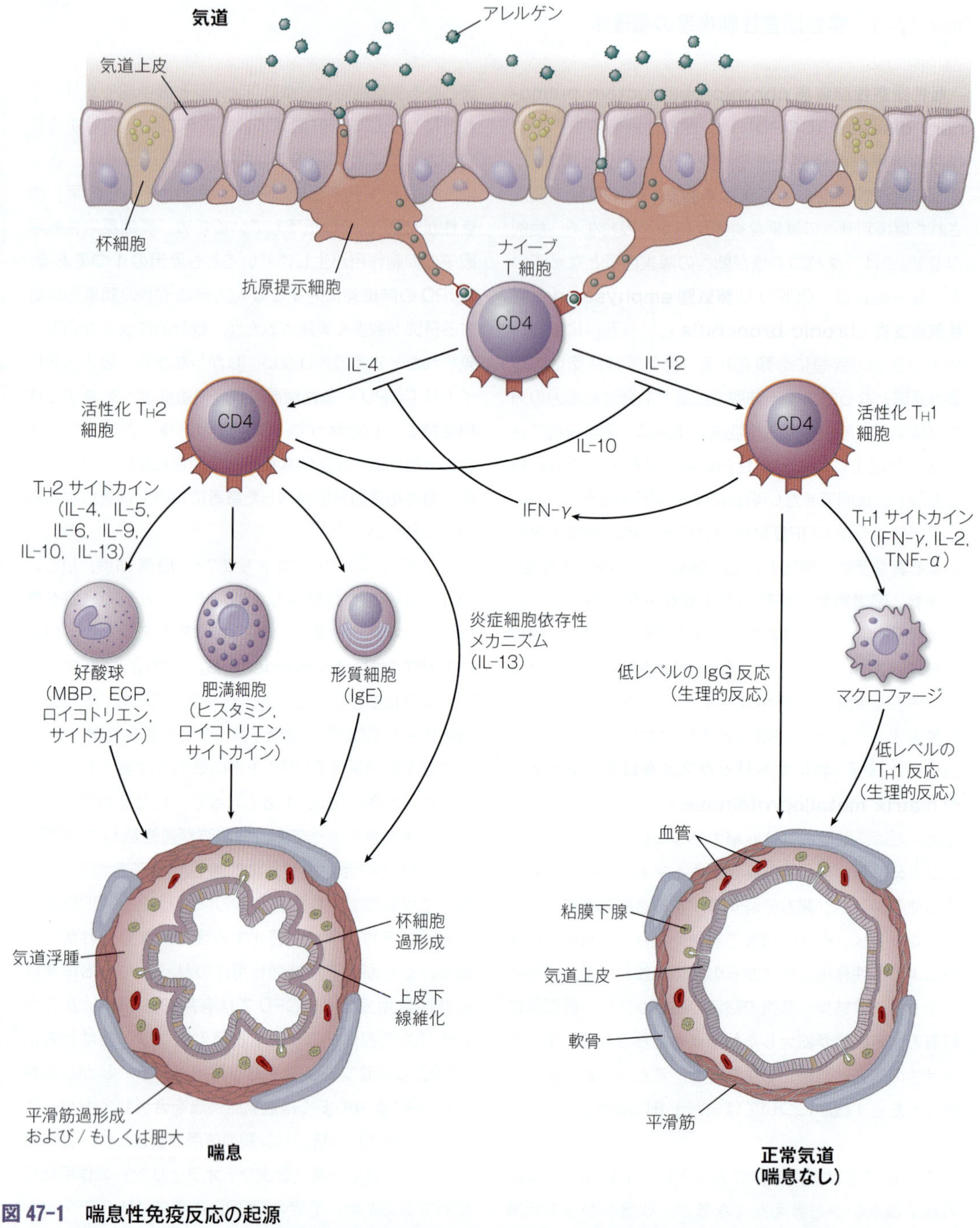


**図 47-1　喘息性免疫反応の起源**

アレルギーのない人の場合，抗原提示細胞である樹状細胞によってアレルゲンに由来する抗原が提示され，低レベルの生理的な 1 型ヘルパー T 細胞（$T_H1$）反応が生み出される．この反応は，気道炎症や気管支収縮の原因とはならない（**右側**）．活性化された $T_H1$ 細胞によって産生されるインターフェロンγ interferon-γ（INF-γ）は，$T_H2$ 反応を抑制する．喘息になりやすい人の場合，アレルゲン由来の抗原が未熟な $CD4^+$ T 細胞に提示されると，これらの細胞が活性化した $T_H2$ 細胞に分化する．$T_H2$ 細胞は好酸球，肥満細胞，免疫グロブリン E（IgE）産生 B 細胞などの他の炎症細胞を集める働きのあるサイトカインを放出する．これらの細胞がともに作用して，気道の炎症反応が形成される．また活性化した $T_H2$ 細胞は，インターロイキン-13（IL-13）の放出などを通じて喘息反応を直接誘発する．最終的な結果として，気道過剰反応性，杯細胞による粘液産生，気道浮腫，上皮下の線維化，気管支収縮などが生じ，これらが喘息反応を形成する（**左側**）．MBP：主要塩基性タンパク質，ECP：好酸球カチオンタンパク質，TNF-α：腫瘍壊死因子α．

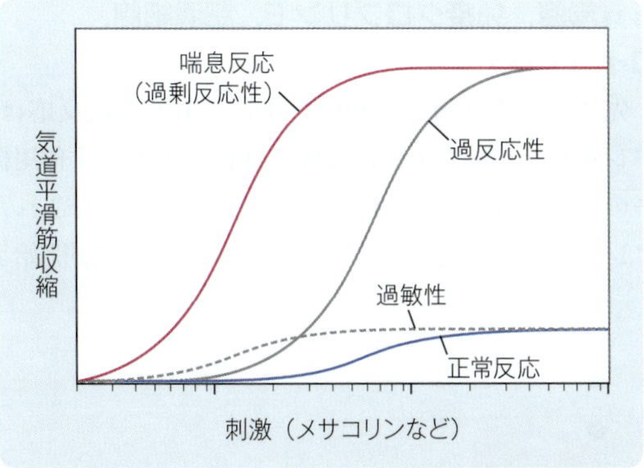


**図 47-2 喘息における気道過剰反応性**
非喘息患者は，刺激増大時に軽度の平滑筋収縮を生み出す刺激に対し低レベルの反応を示す（正常反応）．喘息患者では低レベルの刺激に強く反応して（過剰反応性），平滑筋の過大な収縮（気管支収縮）を示す．過剰反応性は，過敏性（通常では反応が見られない低レベルの刺激に対する正常レベルの反応）と過反応性（正常レベルの刺激に対する過大な反応）という２つの構成因子からなる．

## 炎症性疾患としての喘息

多くの喘息患者における主要な症状（喘鳴と息切れ）は気管支収縮に起因するものの，喘息の根本的な原因は気道のアレルギー性炎症である．その炎症プロセスは気道浮腫，杯細胞過形成，上皮下の線維化，粘液過分泌，そして $T_H2$ 細胞，抗原提示細胞，形質細胞，肥満細胞，好中球，好酸球などの様々な炎症細胞の浸潤などの形で組織学的に観察することができる（図 47-1）．気道炎症は，症候性の気管支収縮が生じていなくとも，喘息患者の慢性的な咳の原因となりうる（このような場合，**咳喘息 cough variant asthma** と診断される）．多くの炎症性メディエーターやサイトカインが，様々な炎症細胞の相互作用を制御している．抗炎症治療薬，特にコルチコステロイドは，喘息の薬物治療における大黒柱に位置づけられている．複雑な喘息の病態生理が今後さらに解明されれば，新たな分子標的療法が開発されるものと思われる．

### $T_H2$ 細胞と喘息の起源

喘息の正確な原因はまだ十分には理解されていないが，喘息（と他のアレルギー疾患）は免疫系のバランスが $T_H1$ 細胞よりも $T_H2$ 細胞優位な方向に傾いた結果として生じるとする仮説がある．$T_H2$ 細胞は，次に示す３つのメカニズムによって喘息を生み出す．１つ目のメカニズムとして，遺伝的に**アトピー atopy**（ギリシャ語に由来し，“場違い” を意味する）の体質の患者では，アレルゲンが**Ⅰ型過敏 type I hypersensitivity** 反応を誘引する．（非アトピー性の）正常人においては，アレルゲンは抗原提示細胞によって貪食され，低レベルの $T_H1$ 反応とアレルゲンに対して適量の IgG 抗体の産生を促す．しかしながらアトピー体質の人の場合，同じアレルゲンが IL-4 の放出を介して強い $T_H2$ 反応を惹起し，B 細胞の産生を促して，アレルゲンに対して過剰な量の IgE 抗体を産生する（図 47-1）．IgE 抗体は肥満細胞表面の高親和性 IgE 受容体に結合し，アレルゲンの再曝露によって IgE 受容体が架橋を形成することで肥満細胞の脱顆粒が生じ，アレルギー反応のトリガーとなる（図 47-2，後述参照）．２つ目のメカニズムとして，$T_H2$ 細胞が IL-13 の産生（とそれほど多くはないが IL-4 の産生）を介して，**Ⅳ型過敏 type Ⅳ hypersensitivity** 反応を直接誘導する．気道において，IL-13 は杯細胞過形成，粘液産生の増大，平滑筋の過形成や肥大の原因となる（図 47-1）．３つ目のメカニズムとして，$T_H2$ 細胞は顆粒球マクロファージコロニー刺激因子 granulocyte-macrophage colony-stimulating factor（GM-CSF），IL-4 に加えて IL-5 の産生によって好酸球浸潤をもたらす．これらのサイトカイン（特に IL-5）は，好酸球の増加とその骨髄からの放出を促進し，循環血液中や組織中における好酸球の数を保つ働きを示す．多くの喘息患者と同様，冒頭で紹介した Y さんでは好酸球の増加と血清 IgE 値の上昇が見られた．

では喘息患者で $T_H1$，$T_H2$ 細胞のバランスに不均衡が生じる原因はいったい何であろうか？ 正確な原因はまだ十分には解明されていないが，遺伝的に感受性の高い人に加わった環境因子がその原因となっているように思われる．疫学研究によると，結核や麻疹・A 型肝炎などのウイルスへの曝露が，喘息の発生に対して抑制的に作用することが報告されている．年上の兄弟がいることや，保育施設で他の子どもたちと接触すること（これらはともに感染源に曝露する機会が増えることと関連している）もまた，喘息の発症率を低下させる．田舎の環境（細菌エンドトキシンへの接触が多い）で生活することも，喘息に対して抑制的に働く．１つの有力な考え方として，幼少時に $T_H1$ 反応を引き起こす微生物への接触機会が減少するなどの “西洋的ライフスタイル” が原因で，感受性の高い人が喘息やその他のアレルギー疾患に罹患することが示唆されている．このような “衛生仮説” と呼ばれる考え方は，喘息のような複雑な疾患の原因を説明するには単純すぎるかもしれないが，本疾患について理解するうえで役立つモデルであり，西洋諸国で喘息発生率が急激に上昇していることに対する有力な解釈となっている．

1 Y さんの喘息の原因を特定することは困難であるが，彼がアレルギー性鼻炎に罹患し，IgE の上昇が見られたという事実から，環境アレルゲンによって誘発されたアトピー体質を持っていたことが示唆される．

## 形質細胞，免疫グロブリン E，肥満細胞，ロイコトリエン

先に述べたように，IgE を介した I 型過敏反応は，アレルゲンが喘息の病的な臨床症候をもたらす作用機序の 1 つである（図 47-3）．樹状細胞が吸入されたアレルゲンを貪食した時点でアレルギー反応が開始さ

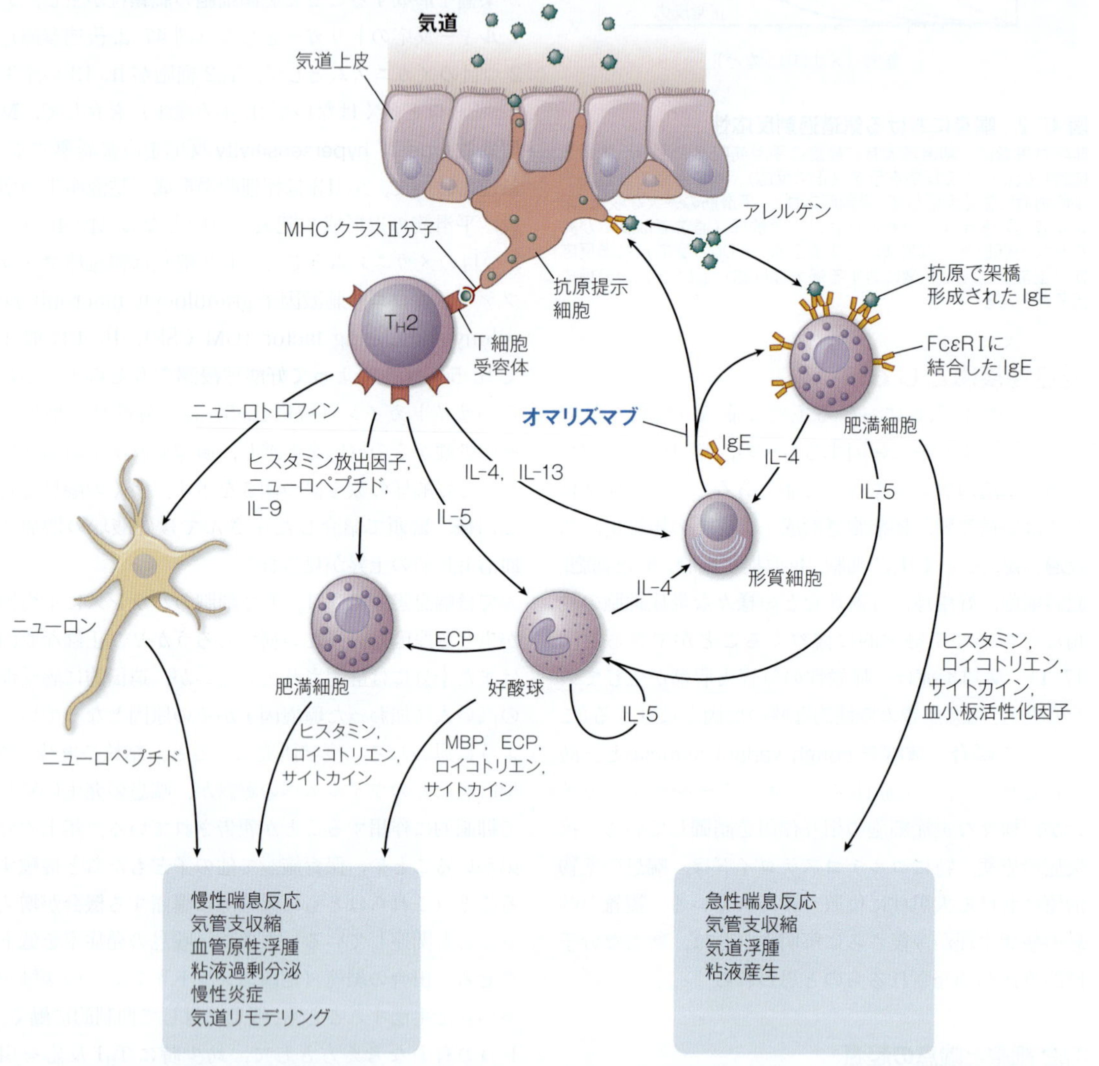


**図 47-3　喘息におけるアレルギー性反応**
喘息は気道に急性および慢性の炎症反応をもたらす．抗原提示細胞はアレルゲンを貪食，処理し，抗原を $CD4^+$ T 細胞に提示する．これらの細胞はサイトカイン産生能を持つ 2 型ヘルパー T 細胞（$T_H2$）に分化する．活性化された $T_H2$ 細胞はインターロイキン-4（IL-4），IL-13，IL-5 を分泌し，B 細胞と好酸球の遊走を促す．B 細胞は免疫グロブリン E（IgE）を産生する形質細胞へ分化する．IgE は肥満細胞と抗原提示細胞の表面に発現した Fcε受容体Ⅰ（FcεRⅠ）に結合する．アレルゲンに再び曝露されると，IgE の結合した FcεRⅠが架橋を形成し，肥満細胞の脱顆粒，ヒスタミン，システイニルロイコトリエン，血小板活性化因子，その他のサイトカインなど，顆粒内に貯蔵あるいは新たに産生された炎症性メディエーターの放出をもたらす．これらのサイトカインは急性気道炎症の原因となり，急性の喘息症状（喘息 "発作" あるいは増悪）をもたらす．慢性的には，活性化された $T_H2$ 細胞と肥満細胞は IL-5 を産生し，好酸球の遊走を促す．さらに $T_H2$ 細胞は局所の肥満細胞やニューロンを刺激する因子も分泌する．好酸球，肥満細胞，ニューロンが産生する炎症性メディエーターと分解酵素が複合的に作用して，慢性気道炎症が生じ，気道リモデリングをもたらす．オマリズマブは，IgE の FcεRⅠ結合ドメインに対するヒト化モノクローナル抗体である．肥満細胞上の IgE 受容体（FcεRⅠ）への IgE の結合を防ぐことにより，オマリズマブはアレルゲンに再曝露された肥満細胞からの脱顆粒を阻害し，急性の喘息反応を制御する．またオマリズマブは抗原提示細胞上の FcεRⅠの発現も減少させるため，$CD4^+$ T 細胞への抗原提示を減らす作用も持つ．未分化 T 細胞が抗原によって $T_H2$ 細胞に分化しにくくなるため，慢性的な喘息反応も減弱する．MHC：主要組織適合性複合体，major histocompatibility complex，MBP：主要塩基性タンパク質，ECP：好酸球カチオンタンパク質．

れる．樹状細胞は処理したアレルゲンを $T_H2$ 細胞に提示し，活性化させる．活性化された $T_H2$ 細胞は，B細胞の表面上に発現する CD40 を介して B 細胞に結合し，活性化させる．また活性化された $T_H2$ 細胞は IL-4 と IL-13 を産生し，B 細胞が IgE を産生する形質細胞へ分化するのを誘導する．

IgE はしばらく血流に乗って循環した後，肥満細胞上に発現している高親和性 IgE 受容体 high-affinity IgE receptor［**Fcε 受容体Ⅰ Fcε receptor Ⅰ**（FcεRⅠ）］に結合する．アレルゲンに再び曝露されると，肥満細胞に結合した IgE にアレルゲンが結合し，FcεRⅠが架橋を形成して，肥満細胞を活性化する．活性化された肥満細胞は脱顆粒し，顆粒内に蓄えられた炎症性メディエーターを放出する．こうして脱顆粒される分子には，**ヒスタミン histamine**，タンパク質分解酵素，ある種のサイトカイン（**血小板活性化因子 platelet-activating factor**）などがある．活性化された肥満細胞は，細胞膜から**アラキドン酸 arachidonic acid** を細胞内に遊離させ，**ロイコトリエン leukotriene** と**プロスタグランジン $D_2$ prostaglandin $D_2$**（**$PGD_2$**）を産生する（図 47-4）．

急性の反応として，肥満細胞の脱顆粒は気管支収縮と気道炎症をもたらす．肥満細胞から分泌されるヒスタミンは，毛細血管透過性を亢進させ，気道浮腫の原因となる．肥満細胞はまた**ロイコトリエン $C_4$ leukotriene $C_4$**（**$LTC_4$**）を放出し，これはさらに**ロイコトリエン $D_4$ leukotriene $D_4$**（**$LTD_4$**）と**ロイコトリエン $E_4$ leukotriene $E_4$**（**$LTE_4$**）に変換される（第 42 章，エイコサノイドの薬理学参照）．これらの 3 つのロイコトリエンは**システイニルロイコトリエン cysteinyl leukotriene** と総称され，顕著な気管支収縮作用を有するため喘息の病態生理の中核をなす．**$LTD_4$ はヒスタミンよりも気管支収縮作用が 1000 倍強い**．ロイコトリエンは粘液過剰分泌，毛細血管漏出，血管原性浮腫の原因にもなる．ロイコトリエンの作用は，立ち上がりこそ遅いものの，脱顆粒されるメディエーターよりも強力かつ持続的である．その発現は遅いながらも強力な炎症作用から，ロイコトリエンはその構造が同定されるまで**アナフィラキシー低速反応物質 slow-reacting substance of anaphylaxis**（**SRS-A**）と呼ばれていた．

肥満細胞はサイトカインを放出することによって，他の炎症細胞を動員する．この作用は，アレルゲンへの曝露後 4～6 時間かけて現れる遅延反応をもたらす（図 47-3）．また肥満細胞は**トリプターゼ tryptase** を放出し，このプロテアーゼは上皮細胞や内皮細胞上に存在する受容体を活性化し，好酸球や好塩基球を引きつける接着分子の発現を誘導する．トリプターゼは平滑筋の分裂促進因子でもあり，気道平滑筋細胞の過形成を引き起こすことによって気道の過剰反応性をもたらす．肥満細胞から産生される IL-1，IL-2，IL-3，

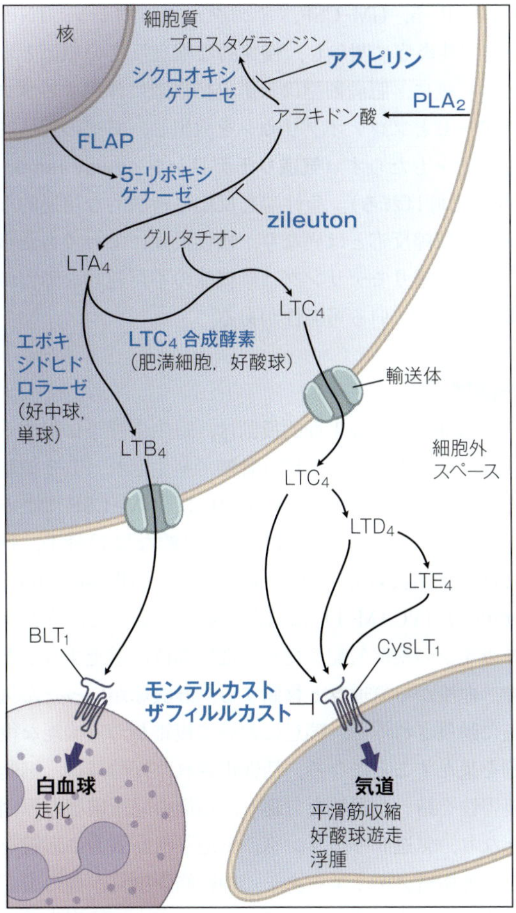


**図 47-4 喘息におけるロイコトリエン経路**
ロイコトリエンは最も強力な気管支収縮因子であり，気道炎症における重要なメディエーターである．ロイコトリエンの産生を阻害，あるいはロイコトリエン受容体への結合を阻害する薬剤は，喘息治療薬としての作用を持つ．アラキドン酸がホスホリパーゼ phospholipase $A_2$（$PLA_2$）の働きで細胞膜の内側の単分子層から遊離すると，ロイコトリエンが形成される．アラキドン酸は 5-リポキシゲナーゼの働きでロイコトリエン $A_4$（$LTA_4$）に変換される．5-リポキシゲナーゼは，膜タンパク質である 5-リポキシゲナーゼ活性化タンパク質（FLAP）によって活性化される．肥満細胞や好酸球では，$LTA_4$ は $LTC_4$ 合成酵素の作用で $LTC_4$ に変換され，細胞外へ輸送される．$LTC_4$ は $LTD_4$ に変換された後，さらに $LTE_4$ へと変換される．これら 3 つのシステイニルロイコトリエンは，気道平滑筋細胞上に発現したシステイニルロイコトリエンタイプ 1（$CysLT_1$）受容体に結合し，気管支収縮と気道浮腫を引き起こす．好中球と単球では，$LTA_4$ はエポキシドヒドラーゼによって $LTB_4$ へと変換される．$LTB_4$ もまた細胞外へ輸送され，白血球上に発現している $BLT_1$ 受容体に結合し，白血球の走化と動員をもたらす．ロイコトリエン経路は，5-リポキシゲナーゼ阻害薬である zileuton，あるいは $CysLT_1$ 受容体アンタゴニストであるモンテルカスト，ザフィルルカストによって阻害することができる．

IL-4，IL-5，GM-CSF，インターフェロン$\gamma$，TNF-$\alpha$は慢性炎症に関与し，慢性的な喘息反応の原因となる．最後に，肥満細胞は気道支持構造に作用するプロテアーゼとプロテオグリカンを放出し，気道の慢性的な変化をもたらす（**気道リモデリング airway remodeling** と呼ばれる）．急性喘息反応に特徴的な可逆的な気管支収縮反応とは異なり，慢性炎症によってもたらされる気道リモデリングは肺機能の不可逆的な障害の原因となっている可能性がある．

### 好酸球

好酸球のおもな生理的役割は，寄生虫感染に対する防御反応である．好酸球は骨髄で産生され，$T_H2$ 細胞と肥満細胞が産生する IL-4，IL-5，GM-CSF によって刺激される．好酸球はその特異的な接着分子，特に血管細胞接着分子-1 vascular cell adhesion molecule-1（VCAM-1）に結合することよって，またケモカインの濃度勾配に従って炎症部位に遊走することで，血流から気道へと移動する．好酸球がいったん気道に動員されると，喘息において複雑かつ多機能な役割を果たすことになる．活性化された好酸球は，細胞傷害性を持った顆粒を分泌し，組織の局所破壊の原因となり，気道リモデリング，気道平滑筋張力に影響を与える脂質メディエーター，神経修飾物質，他の炎症細胞を動員するサイトカインとケモカインの産生をもたらす．

好酸球の毒性顆粒は，**主要塩基性タンパク質 major basic protein**（MBP），**好酸球カチオンタンパク質 eosinophilic cationic protein**（ECP），**好酸球ペルオキシダーゼ eosinophil peroxidase**，**好酸球由来ニューロトキシン eosinophil-derived neurotoxin** などの複数のカチオン性タンパク質を含んでおり，これらは気管支上皮に直接障害を与える．例えば ECP は細胞膜にイオン選択的，電位非感受性の穴をあけることで標的細胞の膜を破壊するし，好酸球ペルオキシダーゼは標的細胞タンパク質を酸化し，アポトーシスを誘導する高活性の活性酸素の産生を触媒する．また好酸球は，気道リモデリングに関与する**マトリックスメタロプロテイナーゼ matrix metalloproteinase** を産生する．

好酸球は直接的かつ間接的に気道の過剰反応性に影響を及ぼす．MBP や ECP は平滑筋張力に影響を与え，細胞内カルシウム濃度を上昇させ，また抑制性の $M_2$ ムスカリン受容体に障害を与えることで迷走神経のトーンを高めて，気道の過剰反応性をもたらす．好酸球由来のシステイニルロイコトリエンとニューロペプチド（サブスタンスPなど）は，血管拡張，血管透過性亢進，粘液過分泌，気道平滑筋収縮などの作用を持つ．

最後に，好酸球は喘息における免疫反応を増幅する作用を持つ免疫制御細胞である．好酸球は内皮細胞における接着分子の発現を増加させ，他の炎症細胞を動員する．また好酸球は，T 細胞を活性化することのできる抗原提示細胞でもある．

## ▶ 薬理学上の分類

喘息治療に用いられる薬物は，2つの大きなカテゴリー，すなわち**発作治療薬 reliever** と**長期管理薬 controller**（または**予防薬 preventer**）に分類される．こうした区別によってこれらの薬剤の臨床での使いかたが明確となり，患者に処方計画を理解させ，遵守させるのに役立つ．この分類体系は，抗喘息薬の作用機序とも関連している．**一般に，気管支拡張薬は気管支平滑筋の収縮を和らげるため発作治療薬として用いられ，抗炎症薬は気道炎症を減らすので長期管理薬として用いられる．**一部の治療薬，例えば**メチルキサンチン methylxanthine** では気管支拡張作用と抗炎症作用を併せ持つというエビデンスもある．最初に紹介した Case の Y さんは，発作治療薬としてサルブタモール（短時間作用型$\beta_2$ アゴニスト）を用いながら，長期管理薬として吸入ステロイド薬（フルチカゾン）を使用していた．

### 気管支拡張薬

気管支拡張薬は，自律神経系の受容体とシグナル伝達経路に作用することによって，気道平滑筋の緊張に影響を及ぼす．（おもに$\beta_2$ アドレナリン受容体を介した）交感神経系の賦活は気管支拡張をもたらし，（ムスカリン性アセチルコリン受容体を介した）副交感神経系の賦活は気管支収縮をもたらす．交感神経作動薬は気道平滑筋を速やかに弛緩させるので，$\beta_2$ アドレナリン受容体アゴニストは喘息の急性症状の緩和に特に効果がある．

### 抗コリン薬

抗コリン薬は，西洋医学で最初に喘息治療薬として用いられた薬物である．早くも 1896 年に，喘息発作はシロバナヨウシュチョウセンアサガオ *Datura stramonium* から抽出された**ストラモニウム stramonium** を含有する“喘息タバコ”を吸うことで治療できると，ステッドマンの *Twentieth Century Practice of Modern Medical Science* に記載されている．ストラモニウムの有効成分は，抗コリン薬のベラドンナアルカロイドであった．今日に至るまで，吸入$\beta_2$アドレナリン受容体アゴニストで反応が見られない場合や吸入$\beta$アゴニストが使用禁忌の状態（虚血性心疾患や不整脈の患者など）にある喘息増悪に対しては，**臭化イプラトロピウム** ipratropium bromideの吸入が治療に用いられる．

臭化イプラトロピウムは，**アトロピン** atropine誘導体の四級アンモニウム塩である．アトロピンは吸入すると気道上皮を通って高度に体内吸収されるため，頻脈，悪心，口渇，便秘，尿閉といった全身性の抗コリン性の副作用が生じる．アトロピンとは違って，イプラトロピウムの吸収量はそれほど多くないため，上記の副作用は最小限に抑えられる．それでもなお，吸入イプラトロピウムは口腔内に付着したり，経口で消化管から吸収されてしまうことによって，口渇や胃腸障害の原因となる．もしネブライザーで噴霧化されたイプラトロピウムが誤って眼に入ってしまうと散瞳が生じ，眼圧が上昇することで，閉塞隅角緑内障となる．

**チオトロピウム** tiotropiumは**慢性閉塞性肺疾患** chronic obstructive pulmonary disease（COPD；Box 47-1）の治療薬としてよく用いられている長時間作用型の抗コリン薬である．イプラトロピウムと同様，チオトロピウムも四級アンモニウム塩なので，吸入時に体内吸収されることはなく，全身性の副作用は少ない．

アトロピン，イプラトロピウム，チオトロピウムはいずれもムスカリン性アセチルコリン受容体の競合的アンタゴニストである．肺に発現している4つのムスカリン受容体サブタイプ（$M_1$, $M_2$, $M_3$, $M_4$）のうち，興奮性の$M_3$受容体は気道における平滑筋収縮と粘液腺分泌の調節において最も重要な役割を果たしている．イプラトロピウムとチオトロピウムは$M_3$受容体において内因性のアセチルコリンの作用と拮抗することによって，気管支拡張と粘液分泌低下をもたらす．チオトロピウムは$M_1$，$M_3$受容体からの解離が遅いため，長時間作用性であり，半減期は5～6日である．

COPDにおける可逆性の気管支収縮反応の多くはコリン神経系の緊張状態によって調節されているため，イプラトロピウムやチオトロピウムはおもにCOPDの治療に用いられる．迷走神経刺激の増加は夜間における喘息症状の原因として重要かもしれないが，喘息の慢性期において，コリン系の刺激は気管支収縮において二次的な役割しか果たさない．喘息の治療薬として米国食品医薬品局 Food and Drug Administration（FDA）で承認された抗コリン薬は1つもないが，喘息の急性増悪の治療や，$\beta$アドレナリン受容体アゴニストに不耐容な患者あるいは虚血性心疾患や不整脈が原因で交感神経作動薬が使用禁忌となっている患者へのレスキュー薬として，イプラトロピウムが有効であることを示唆する研究もいくつかある．

## $\beta$アドレナリン受容体アゴニスト

$\beta_2$アドレナリン受容体を刺激すると気道平滑筋が弛緩するので，$\beta_2$アドレナリン受容体を刺激する薬を全身性に，あるいはエアロゾル化して投与することは喘息の治療として有効である．喘息治療薬の開発初期には，**アドレナリン** adrenalineの皮下投与が行われた．20世紀の中頃までに，今日においても入手可能なアドレナリンの吸入剤が開発された．非選択的なアドレナリン受容体アゴニストである**エフェドリン** ephedrine（**麻黄** Ma-Huang）は，喘息治療薬として何世紀にもわたり漢方医によって処方されてきた．

アドレナリンは，$\alpha$，$\beta_1$，$\beta_2$アドレナリン受容体に対して非選択的なアドレナリン受容体アゴニストである（第10章，アドレナリン作動性の薬理学参照）．アドレナリンは$\beta_1$受容体を介して心臓を刺激して，頻脈や動悸を引き起こし，また不整脈をもたらすおそれがあり，また$\alpha$受容体を介して末梢血管を収縮させ，高血圧をもたらす．

**イソプロテレノール** isoproterenolはアドレナリンに近い化学構造を有する．アドレナリンが$\alpha$と$\beta$アドレナリン受容体の両者を刺激するのに対して，イソプロテレノールは$\beta$アドレナリン受容体のみを刺激する．イソプロテレノールは$\beta_1$，$\beta_2$アドレナリン受容体の両方を刺激するため，気管支拡張と心刺激がともに生じるが，$\alpha$受容体は刺激しないので末梢血管の収縮は生じない．今日においては，より$\beta_2$受容体に選択的な薬物が使用できるので，イソプロテレノールが使用される機会は少ない．

$\beta_2$受容体に対して相対的な選択性を示した最初の薬物はisoetharineとmetaproterenolであったが，これらの薬剤はともに中等度の$\beta_1$作用を有する．より新しい薬である**テルブタリン** terbutaline，**サルブタモール** salbutamol（**別名**：albuterol），pirbuterol，bitolterolは$\beta_2$受容体に対する結合性が$\beta_1$受容体よりも200～400倍強いので，選択性の低い選択的アドレナリン受容体アゴニストよりも心臓への作用が少ない．サルブタモールは吸入で使用可能な最初の高選択的$\beta_2$刺激薬であったため，全身性の副作用を減らすことができた．これらの吸入$\beta_2$選択的アゴニストは，副作用が許容範囲内で，定期的投与が可能な最初の喘息治療薬であった．それでも高用量で，特に経口で投与された場合には心刺激作用がもたらされる．さらに$\beta_2$アドレナリン受容体は末梢の骨格筋にも発現しているため，$\beta_2$選択性のある薬物がこれらの受容体を刺激すると，振戦が生じる．

サルブタモールは，2つの立体異性体である*R*-サルブタモール（**levalbuterol**）と*S*-サルブタモールのラセミ混合物である．levalbuterolは純粋な*R*異性体として入手可能であり，$\beta_2$受容体への結合親和性と選択性がより高い．一方，*S*異性体は動物モデルにおいて気道の過剰反応性をもたらすが，臨床ではその作用は確認されていない．サルブタモールのラセミ体とlevalbuterolは多くの患者では同程度の作用，副作用を示すが，一部の患者においては*S*-サルブタモールの$\beta_1$受容体に対する作用がより強く現れやすく，levalbuterolに処方を切り替えると頻脈や動悸が減少する可能性がある．

$\beta$アドレナリン受容体は，促進性Gタンパク質である$G_s$と共役している（第10章参照）．$G_s$の$\alpha$サブユニットはアデニル酸シクラーゼを活性化し，サイクリックAMP cyclic adenosine monophosphate（cAMP）の産生を触媒する．肺において，cAMPは細胞内カルシウム濃度の減少をもたらし，プロテインキナーゼAの活性化を介してミオシン軽鎖キナーゼを不活化し，ミオシン軽鎖ホスホリラーゼを活性化する（図47-5）．これに加えて，$\beta_2$アゴニストはコンダクタンスの高いカルシウム依存性カリウムチャネル（$K_{Ca}$）を開き，気道平滑筋細胞の過分極をもたらす．細胞内カルシウムの減少と膜におけるカリウムコンダクタンスの上昇，それにミオシン軽鎖のリン酸化の減少が組み合わさって平滑筋が弛緩し，気管支が拡張する．

$\beta_2$アゴニストを用いた患者の治療反応性には個体差が見られるようである．このような個体差は，$\beta_2$アドレナリン受容体をコードする遺伝子の多様体に起因するかもしれない．**一塩基多型 single nucleotide polymorphism（SNP）**の影響を調べた研究者は，夜間喘息の生じやすさと関連した遺伝子変異を見出した．この遺伝子変異のホモ接合体を有する患者がサルブタモールを定期的に使用すると最大呼気流量（気管支収縮の指標）の低下が見られるが，遺伝子多型を持たない患者ではサルブタモールの定期使用によって，最大呼気流量が上昇する．$\beta_2$アドレナリン受容体の薬理遺伝学は複雑で，矛盾した関連性が生み出されてきたが，薬物応答の個体差の一部は遺伝的影響によって説明できそうである．

多くの$\beta_2$アドレナリン受容体アゴニストは薬効の発現が早く（15～30分），薬効のピークは30～60分後に現れ，作用持続時間はおよそ4～6時間である．このような薬効の時間推移から，$\beta_2$アゴニストは急性発作時の発作治療薬（あるいはレスキュー吸入剤）として使用するためのよい候補薬となる．しかしながらこうした側面は，運動のような既知の要因に曝露される前に予防的に使用することはできても，夜間喘息のコントロールや発作の予防に$\beta_2$アゴニストを使うのには適さない．いくつかの新しい治療薬である**ホルモテロール formoterol**（とその純粋な異性体でCOPDにのみ承認されている**arformoterol**）と**サルメテロール salmeterol**は，**長時間作用型$\beta$アゴニスト long-acting $\beta$-agonist（LABA）**として知られている．LABAは脂溶性の側鎖を組み込むことで，分解されにくいように設計されている．これらの薬剤は12～24時間にわたって作用が持続し，気管支収縮を予防する目的においてよい候補薬となる．ホルモテロールとサルメテロールは手頃な喘息コントロール薬であるが，炎症には作用しない．実際のところ，ホルモテロールやサルメテロールの定期使用によって喘息死が増加する可能性がある．その正確なメカニズムは不明であるが，長時間作用型$\beta$アゴニストが，背後に存在

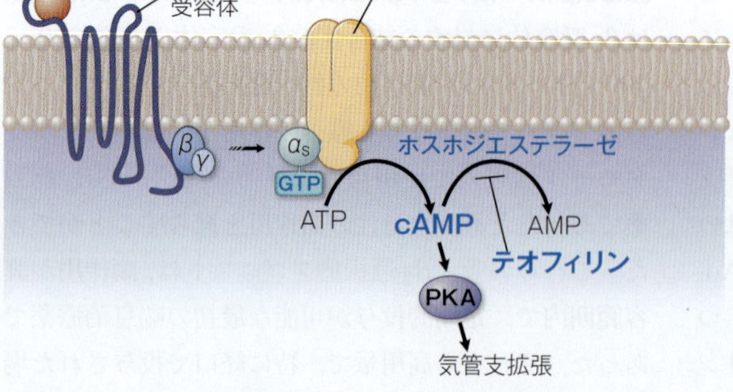


**図47-5　$\beta_2$アゴニストとテオフィリンのメカニズム**

気道平滑筋細胞では，サイクリックAMP（cAMP）によるプロテインキナーゼAの活性化によって，多くの細胞内タンパクがリン酸化され，平滑筋の弛緩と気管支拡張が生じる．したがって細胞内cAMP濃度を増加させる治療によって，気管支拡張作用が期待できる．実際，気管支拡張作用はcAMP産生の増加，あるいは分解の抑制によって達成される．Gタンパク質共役受容体である$\beta_2$アドレナリン受容体が$\beta_2$アゴニストによって賦活されると，cAMPの産生が促進される．一方，テオフィリンはホスホジエステラーゼの活性を阻害することによって，cAMPの分解を阻害する．

する重篤な喘息増悪のリスクを治療することなく，慢性症状のみを改善させていることに起因するのかもしれない．すなわち，長時間作用型βアゴニストによって患者の症状が改善することで，吸入ステロイド薬の使用量が減る，あるいは全く使わなくなる，ということが起こりうるわけである．吸入ステロイド薬は喘息増悪のリスクを減らすので（後述参照），吸入ステロイド薬の減量や中止は，喘息の悪化による入院や致死的な喘息発作のリスクを高める可能性がある．このような理由から，FDA の諮問委員会はホルモテロールやサルメテロールを吸入ステロイド薬との併用でのみ使用することを奨励している．

サルメテロールはサルブタモールよりも作用の発現が遅いため，急性喘息発作に対しては使用すべきでない．ホルモテロールは作用発現時間が早いので，レスキュー吸入剤として使用することができるが，米国ではこのような使用法はまだ認められていない．そこで治療戦略の1つとして提案されているのが，ホルモテロールと吸入ステロイド薬（ブデソニド）の合剤を，軽症の喘息患者に頓用で使用することである．毎回この合剤を患者が用いると，ホルモテロールが急性症状を緩和し，かつ吸入ステロイド薬によって炎症が抑えられるわけである．

## メチルキサンチン薬

**テオフィリン theophylline** と**アミノフィリン aminophylline** という2つのメチルキサンチン薬が，喘息治療にしばしば使用される．これらの薬剤の作用機序は複雑であるが，その主要な気管支拡張作用はホスホジエステラーゼ phosphodiesterase（PDE）アイソザイムの非選択的阻害によると考えられている．PDEⅢとⅣの阻害によって気道平滑筋における cAMP の分解が抑制され，先に述べた細胞・分子メカニズム（すなわち細胞内カルシウムの減少，膜におけるカリウムコンダクタンスの上昇，ミオシン軽鎖のリン酸化の減少）によって平滑筋が弛緩する．図 47-5 に示したように，メチルキサンチン薬は $\beta_2$ アゴニストと同じ作用経路に働くことによって気管支拡張作用をもたらすが，その作用部位は $\beta_2$ アドレナリン受容体の刺激よりも下流にある．

またメチルキサンチンは，炎症細胞の PDE アイソザイムも阻害する．T細胞と好酸球の PDEⅣの阻害は，免疫調節作用と抗炎症作用をもたらす．この作用機序によって，テオフィリンは気管支拡張作用単独で期待されるよりも効果的に慢性喘息を制御する．不整脈，悪心，嘔吐などのメチルキサンチン薬のいくつかの副作用も PDE の阻害を介すると考えられているが，これらの副作用にどのアイソザイムが関与するかについては，まだ明らかにされていない．

テオフィリンは**カフェイン caffeine** と構造的に近く，メチル基1つの違いでしかない．カフェインとテオフィリンはともにアデノシン受容体のアンタゴニストである．アデノシン受容体は気道平滑筋細胞と肥満細胞上に発現しており，これらの受容体と拮抗作用を示すことで気管支平滑筋の収縮を抑制すると同時に，炎症を抑える作用も示す．実際のところ，コーヒーは過去に喘息治療で用いられた歴史がある．しかしながら PDE を阻害せず，アデノシン受容体のみを特異的に拮抗させる実験を行っても，気管支拡張作用はそれほど強く現れない．このことから，PDE の阻害こそがメチルキサンチン薬の主要な作用機序と考えられる．それでもなお，低酸素時の換気量上昇，横隔膜の筋持久力の改善，アデノシンによって刺激された肥満細胞からのメディエーター放出量の減少，といった二次的な薬効をテオフィリンは有しており，これらにはアデノシン受容体の拮抗作用が関与している．さらに頻脈，精神運動興奮，胃酸分泌，利尿などのテオフィリンの副作用の一部にも，アデノシン受容体の拮抗作用が関与している．

メチルキサンチン薬は非選択的で多くの作用機序を持つため，多くの副作用の原因になり，治療可能域は他の薬剤に比べて相対的に狭い．さらに，P450 のアイソザイムである CYP3A によるテオフィリンの代謝には大きな個体差があり，シメチジンやアゾール系抗真菌薬のような CYP3A 阻害作用を持つ薬剤による薬物間相互作用を受けやすい．テオフィリンは治療域を超えると悪心，下痢，嘔吐，頭痛，興奮，不眠などの症状が現れる．さらに過量となった場合にはけいれん，中毒性脳炎，高熱，脳障害，高血糖，低カリウム血症，低血圧，不整脈などが生じ，最悪の場合には死に至る．このような理由から，慢性喘息の治療でテオフィリンが使用されることは少なくなった．ただし，βアドレナリン受容体アゴニストやコルチコステロイドが無効あるいは使用禁忌な場合には，血漿中薬物濃度を定期的にモニターしながらテオフィリンが用いられる場合もある．

## マグネシウム

マグネシウムイオンは，平滑筋細胞へのカルシウムの輸送を阻害し，平滑筋収縮をもたらす細胞内リン酸化反応を妨げる作用がある．このため，**硫酸マグネシウム magnesium sulfate** が子宮を弛緩させ，早期陣痛を遅らせる子宮収縮抑制薬としてよく用いられている．マグネシウムは気道平滑筋にも同様の作用を示すことから，急性喘息増悪時に試験的に使用されてきた．臨床研究成績にはばらつきが見られるものの，救急診療部を受診した重症の喘息患者における硫酸マグネシウムの有用性が2つのメタアナリシス研究によって示唆されている．マグネシウムは冒頭に示したCaseでは使用されなかったが，Yさんが救急診療部を受診した際の治療選択の1つであったと思われる．

## 抗炎症薬

これまで詳しく述べたように，気道におけるアレルギー性の炎症は喘息の病態生理の基礎をなすものである．持続性の喘息を制御し，喘息の急性増悪を予防するには，初期段階の治療であっても，一般に抗炎症薬を使用すべきである．コルチコステロイドは吸入剤が開発されるまでは全身性に投与され，その重大な副作用が問題視されてきたが，長年にわたり喘息治療の中軸をなしてきた．これに加えてクロモグリク酸ナトリウム（別名：cromolyn），ロイコトリエン経路修飾薬，ヒト化モノクローナル抗IgE抗体の3薬剤が抗炎症薬として喘息治療に用いられる．

### コルチコステロイド

吸入ステロイド薬は，大半の喘息患者において主体となる予防的治療薬である．吸入ステロイド薬は，同等の量のステロイド薬を全身投与するよりも気道の局所薬物濃度をより高めることができるので，結果としてより少ない投与量ですみ，全身性副作用の可能性を減らすことができる．

コルチコステロイドは多くの遺伝子の転写レベルを調節する．一般に，コルチコステロイドは$\beta_2$アドレナリン受容体とIL-10，IL-12，IL-1受容体アンタゴニスト interleukin-1 receptor antagonist（IL-1Ra）などの数多くの抗炎症タンパク質をコードする遺伝子の転写レベルを高める．またコルチコステロイドは，多くの炎症誘発タンパク質（とその他のタンパク質）をコードする遺伝子の転写レベルを低下させる．そのタンパク質とは，例えばIL-2，IL-3，IL-4，IL-5，IL-6，IL-11，IL-13，IL-15，TNF-$\alpha$，GM-CSF，幹細胞因子 stem cell factor（SCF），内皮接着分子 endothelial adhesion molecules，ケモカイン，誘導型一酸化窒素合成酵素 inducible nitric oxide synthase（iNOS），シクロオキシゲナーゼ，ホスホリパーゼ$A_2$，エンドセリン-1，ニューロキニン2受容体（$NK_1$-2受容体）などである．これまでに述べたように，IL-4はB細胞のIgE産生を促進するのに重要な役割を持ち，一方IL-5は好酸球の浸潤において重要な役割を果たす（図47-3）．**したがって，IL-4とIL-5の阻害によって，喘息の炎症反応は著しく減少する．**さらにコルチコステロイドは多くの炎症細胞，特に好酸球と$T_H2$細胞を介してアポトーシスを誘導する．コルチコステロイドは肥満細胞には直接作用しないが，これは多くの肥満細胞のメディエーターがあらかじめ形成され，蓄えられたものであるためと思われる．しかしながらすべての炎症細胞が鎮静化するにつれて，肥満細胞も時間とともに間接的に抑制される．

コルチコステロイドは気道の炎症細胞数を減少させ，気道上皮への障害を減らす．血管透過性もまた低下し，気道浮腫を改善に向かわせる．また，ステロイドは気道平滑筋の収縮機能には直接影響を与えないが，時間とともに炎症が治まることによって気道の過剰反応性も低下していく．最終的な結果として，コルチコステロイドは喘息の際に見られる多くの特徴的な現象を改善に導く．残念ながらステロイドは炎症カスケードをただ抑制するだけで，喘息を治癒させるわけではないので，慢性的に使用されなければならない．さらにステロイドは，長期間にわたってコントロール不良な喘息で見られる気道リモデリングを回復させることはできない．それでもステロイドの薬効は広い範囲に及ぶため，吸入ステロイド薬は多くの喘息において，最も重要な薬剤として位置づけられ続けている．

ステロイドの全身作用は気道へ直接薬剤を供給，すなわち吸入することによって，完全に排除できなくても軽減させることができる．すべてのコルチコステロイドは，全身投与されれば喘息に有効であるが，17$\alpha$位を置換すると局所での吸収が増し，吸入投与で活性が現れる（図28-7参照）．現在米国で入手可能な吸入ステロイド薬は，**ベクロメタゾン** beclomethasone，**トリアムシノロン** triamcinolone，**フルチカゾン** fluticasone，**ブデソニド** budesonide，flunisolide，**モメタゾン** mometasone，**シクレソニド** ciclesonide である．これらの薬剤の吸入によって気道に到達する量は投与量の10～20%に過ぎないが（残りは吸入後にうがいしなければ中咽頭に吸着して，嚥下されてしまう），同じ量を全身投与するよりもはるかに高濃度の薬剤が気道に到達する．全身投与時の用量と比較して，吸入投与では，同じ抗炎症効果を得るのに必要な用量を1/100まで減らすことができる．さらに，新しいステロイド薬（ベクロメタゾンとトリアムシノロンを除く）は肝臓で初回通過代謝を受けるので，誤って嚥下された薬剤の多くは全身循環には移行しない．最近承認された吸入ステロイド薬であるシクレソニドはエステル化プロドラッグであり，上部および下部気道上皮に発現したカルボキシエステラーゼとコリンエステラーゼによって活性型のデシソブチリルシクレソニドに変換される．これにより咽頭部の局所副作用と全身性の副作用をさらに防ぐことができる．

低用量での使用と肝臓での初回通過代謝によって，吸入ステロイド薬の副作用発現率は低く抑えられる．しかしながら高用量で使用した場合には，かなりの量の薬剤が消化管や肺上皮から吸収されて全身性の副作用が生じる．さらに継続して使用すると，成人では骨減少あるいは骨粗鬆症，小児では成長障害の原因となる．さらに吸入ステロイド薬は，口腔・咽頭への薬剤の付着によるカンジダ症，喉頭への薬剤の付着による嗄声などの局所副作用の原因にもなる．これらの副作用は，口腔内に付着しやすい大粒のステロイドを取り除くために大型のスペーサーを使用したり，吸入後に口腔内をうがいしたりすることで予防することができる．

しかしながら吸入ステロイド薬では効果が不十分な場合もあり，急性増悪時のパルス療法として，あるいは他の薬剤ではコントロールがつかない場合の長期療法として，prednisone などのコルチコステロイド薬を全身投与することもある．その例が冒頭の Y さんの Case であり，急性発作時の症状をコントロールするためにステロイド全身投与が必要であった．ステロイドの全身投与は，吸入剤よりも広範な抗炎症効果を示す．しかしそれと同時に，第 28 章，副腎皮質の薬理学で述べたように，はるかに大きな副作用ももたらされる．このような理由から，ステロイドの全身投与は，重度の急性喘息発作や他の薬剤ではコントロールのつかない慢性喘息に限定して使用される．

## cromolyn

Roger Altounyan 医師は，自身がモルモットの鱗屑に対して予測可能な喘息反応を示す患者でもあった．1960 年代に Altounyan 医師は，エジプトの伝統的な民間療法薬をもとにした一連の合成化合物がモルモットの鱗屑抽出物に対する喘息反応を減少させるか否か，自らを実験台にして調べた．その結果，新しい化合物群を発見し，そのうちの 2 つ，すなわち**クロモグリク酸ナトリウム sodium cromoglycate**（**別名：cromolyn**）と **nedocromil** が臨床試験に移行した．

研究の結果，クロモグリク酸ナトリウムは抗原負荷に対する即時型アレルギー反応を抑制したが，いったん活性化したアレルギー反応を軽減することはなかった．その後の研究で，クロモグリク酸ナトリウムは肥満細胞の活性を抑え，抗原チャレンジによる炎症性メディエーターの放出を防ぐことが明らかにされた．このような理由で，クロモグリク酸ナトリウムは“肥満細胞安定薬”として一般に扱われている．しかしながらこれは少し単純化し過ぎであり，好酸球，好中球，単球，マクロファージ，リンパ球からのメディエーター放出もまたクロモグリク酸ナトリウムによって抑制される．その作用メカニズムはまだ十分に解明されていないが，塩素イオン（$Cl^-$）輸送を抑制することで細胞内へのカルシウムの流入に影響を与え，細胞内顆粒からのメディエーターの放出を防いでいる可能性が考えられている．

クロモグリク酸ナトリウムは，過敏性を持った患者の急性アレルギー反応を抑制するため，特定の誘因が関与するアレルギー性喘息患者の予防薬としての役割がある．また運動誘発性喘息の患者においても運動直前に使用できるので，発作予防薬としても有用である．これまでの臨床での使用経験からすると，クロモグリク酸ナトリウムは高齢者よりも小児や若年者において有効性が高い．

クロモグリク酸ナトリウムは他の喘息治療薬よりも安全性が高いが，これは主として全身性の吸収が少ないためと考えられる．クロモグリク酸ナトリウムは吸入投与されるが，体内に吸収されるのは下部気道に到達した薬剤の 10％未満であり，消化管に到達した薬剤で吸収されるのは 1％未満である．残念ながらクロモグリク酸ナトリウムは，中等度～重度の喘息患者においては吸入ステロイドよりも効果が弱く，また 1 日 4 回の吸入が必要なため，臨床での用途は限られる．

## ロイコトリエン経路修飾薬

喘息の病因にロイコトリエンが中心的な役割を果たしていることから，ロイコトリエン経路の阻害は疾患の治療に役立つものと考えられる．本治療戦略によってこれまでに 2 種類の薬剤が実用化され，第 3 の薬剤は開発段階にある．ロイコトリエン経路では最初に，アラキドン酸が 5-リポキシゲナーゼの作用で $LTA_4$ に変換される．治療薬 **zileuton** によって 5-リポキシゲナーゼを阻害すると，$LTA_4$ とその活性を持つ誘導体であるシステイニルロイコトリエンの生合成が阻害される（図 47-4）．その下流では，治療薬**モンテルカスト montelukast**，**ザフィルルカスト zafirlukast** がシステイニルロイコトリエン受容体［システイニルロイコトリエンタイプ1 cystinyl leukotriene receptor type 1（$CysLT_1$）］受容体への$LTC_4$，$LTD_4$，$LTE_4$の結合を阻害する．最後に，5-リポキシゲナーゼを活性化するタンパク質（**5-リポキシゲナーゼ活性化タンパク質 5-lipoxygenase activating protein** または **FLAP**）の阻害作用を有する薬物の開発がさかんに進められているが，今のところ本機序で作用する薬剤はまだ承認されていない．

ロイコトリエン経路修飾薬は2つの大きな臨床作用がある．ベースラインの段階で肺機能障害を持った中等度～重度の患者では zileuton，モンテルカスト，ザフィルルカストは，作用は小さいものの即時的な肺機能改善効果をもたらす．この作用は，ベースライン段階でシステイニルロイコトリエンが$CysLT_1$受容体を刺激することが原因で生じている異常な気管支収縮状態に対して拮抗的に作用するためと思われる．ロイコトリエン修飾薬を慢性的に投与し続けると，喘息の増悪頻度が減り，コントロール状況が改善する．その効果は症状の減少や吸入$\beta$アゴニスト使用頻度が減少する形となって現れ，軽症の喘息や散発的な症状しか見られない患者においても有効である．それでもロイコトリエン修飾薬の肺機能や症状コントロールへの作用は，吸入ステロイド薬に比べると効果が弱い．ロイコトリエン経路は喘息の炎症反応にかかわる複数のプロセスの1つにしか過ぎないので，極めて広範な抗炎症作用を持つ吸入ステロイド薬に比べて効果が弱いのは当然といえる．

ロイコトリエン修飾薬は，**アスピリン悪化呼吸器疾患 aspirin exacerbated respiratory disease**（**別名：アスピリン喘息**）の治療において特に有用性が高い．アスピリン喘息は，5-リポキシゲナーゼ経路に抑制的に作用する$PGE_2$の合成が減少した結果，ロイコトリエン経路が活性化することによって生ずると考えられている．アスピリンや他の非ステロイド性抗炎症薬 nonsteroidal anti-inflammatory drugs（NSAIDs）はシクロオキシゲナーゼ経路を阻害し，$PGE_2$を含むプロスタグランジンの合成を減らす．アスピリン喘息の患者は，アスピリンに対するロイコトリエン反応が過剰に働いているため，ロイコトリエン修飾薬によるロイコトリエン経路の阻害は優れた治療効果をもたらす．

喘息治療に用いられる他の多くの薬剤とは異なり，ロイコトリエン修飾薬はすべて吸入剤ではなく経口錠として服用できる．一般に，吸入剤は標的臓器に薬剤が直接到達するので副作用を軽減できるが，経口投与されるロイコトリエン修飾薬にもいくつかの利点がある．第1に多くの患者，特に小児では吸入剤を使用するよりも錠剤を服用する方が容易なので，服薬アドヒアランスが改善しやすい．第2に吸入剤はしばしば不適切に使用されるので，錠剤として投与した方が意図した量の薬剤を患者の体内へ到達させやすい．最後に，経口投与された薬剤は全身性に吸収されるので，アレルギー性鼻炎などの他のアレルギー疾患の治療にも使用することができる．

すべてのロイコトリエン修飾薬は忍容性が高く，ステロイドの経口投与に比べて呼吸器系以外への作用が少ない．zileuton は4%の頻度で肝毒性が見られるため，定期的な肝機能検査が必要である．ロイコトリエン受容体アンタゴニストはおおむね安全性が高いと思われるが，稀ではあるがチャーグ・ストラウス症候群 Churg-Strauss syndrome の発症との関連性が指摘されている．チャーグ・ストラウス症候群は，肺，心臓，腎臓，膵臓，脾臓，皮膚の小動脈や静脈に重篤な肉芽腫性血管炎をもたらす疾患である．チャーグ・ストラウス症候群は薬剤の使用とは無関係に，喘息や好酸球増多症と関連性を持つ．したがって報告されている発症頻度の増加は，薬剤そのものの副作用である可能性の他，治療薬としてロイコトリエン受容体アンタゴニストを追加したことでステロイド薬の使用量が減り，結果として元から存在していた症候群が表面化したという可能性もあり，その詳細は不明である．

## 抗免疫グロブリンE抗体

喘息では（免疫グロブリン）IgE を介したアレルギー反応が主要な役割を果たすので，全身に循環する IgE 抗体の不活化もしくは排除によって，吸入されたアレルゲンに対する急性反応を和らげることができる．**オマリズマブ omalizumab** は，ヒト IgE の高親和性 IgE 受容体（Fc$\varepsilon$RⅠ）への結合部位に結合するヒト化マウスモノクローナル抗体である．オマリズマブは血中の IgE 量を減少させ，さらに残存する IgE が肥満細胞の Fc$\varepsilon$RⅠに結合するのを阻害する（図47-3）．オマリズマブは Fc$\varepsilon$RⅠに結合した IgE を架橋形成させることはなく，通常アナフィラキシーを誘導することはない．さらにオマリズマブは，吸入されたアレルゲンによる攻撃に対する早期の喘息反応だけでなく，遅発性の喘息反応にも作用する．血中を循環する IgE 量が減ることで，肥満細胞，好塩基球，樹状細胞上の Fc$\varepsilon$RⅠの発現量も減少する．受容体のダウンレギュレーションによって，$T_H2$細胞の刺激が減少し，また血中 IgE の排除によって期待される以上の遅発性喘息反応の減少が見られる．このような作用機序でオマリズマブを投与された患者の喘息増悪回数は減少する．

オマリズマブは抗体製剤なので，2〜4週ごとに皮下投与されなければならない．高コストで経口投与が困難なことから，オマリズマブの喘息重症例への使用機会は限られるが，（冒頭で紹介したYさんのように）中等度の喘息においてもコントロールに必要なステロイドの使用量が減り，急性増悪の頻度が減少する．オマリズマブは，元のマウスのアミノ酸配列の95％をヒトのアミノ酸配列に置換したヒト化抗体であるが，稀に抗原と認識されて免疫反応を惹起することがある．したがって，投与後数時間は患者をしっかり観察しなければならない．

## ドラッグデリバリー

喘息治療に用いられる薬，特にステロイド薬とβアゴニストの多くの副作用は，気道へ直接薬物を到達させることによって軽減することができる．吸入剤のデリバリー方法としては，**定量噴霧式吸入器 metered-dose inhaler**，**ドライパウダー吸入器 dry-powder inhaler**，**ネブライザー nebulizer** の3つが主流である．定量噴霧式吸入器では，カニスタを押すと圧縮ガスの働きで一定量の薬剤が外に押し出される．以前はフレオン®などのクロロフルオロカーボン chlorofluorocarbon（CFC）が高圧ガスに使用されていたが，CFCが自然環境のオゾン量に影響を与えることからヒドロキシルフルオロアルカン hydroxylfluoroalkane（HFA）に切り替えられた．カニスタは使い勝手はよいものの，吸入と器具操作を連動させる必要がある．ドライパウダー吸入器の場合はその必要はなく，吸入によって器具内で乱流が発生し，ドライパウダーがエアロゾル化し，散乱する．定量噴霧式吸入器よりもドライパウダー吸入器の方が使いやすいという患者がいる一方，粉末を不快に感じたり，器具を作動させるに足る吸気力を生み出せないと感じる患者もいる．ネブライザーは液体の薬剤を吸入できるようミスト化し，これに酸素などの圧縮ガスを通して吸入させる方法である．ネブライザーは他の器具のような可搬性はないので，喘息の急性増悪時に病院や自宅に設置して使用することができ，吸入剤のデリバリー方法としてはより簡便である．このような理由から，定量噴霧式吸入器が使えない幼児では，ネブライザーを用いた治療が可能である．

## 喘息の臨床管理

喘息の治療方針は，病気の重症度に基づいて決定される．一般的なガイドラインでは，症状を十分コントロールするに足る最小限の用量が使用されるべきと述べられている．実際のところは，まず十分なコントロールが得られるように治療薬の投与量を設定し，その後必要最小限な量まで減量される．喘息の救急治療を容易にするため，段階的な治療アプローチが提唱されてきた．本治療アプローチでは，(1) 障害（現在の喘息症状を表す指標）と (2) リスク（増悪の頻度と重症度の指標）に基づいて，患者を4つの臨床カテゴリーに分類する（表47-1）．例えば軽症間欠型に分類される喘息患者の場合，肺機能障害を持たず，週2回を超える頻度で症状は現れず，月2回を超える頻度で喘息による夜間中途覚醒が現れず，レスキュー治療薬の使用頻度はそれほど多くなく，ステロイドの全身投与が必要となる喘息増悪はないか，あっても年1回である．このような患者は通常，症状の改善目的あるいは既知の喘息誘発因子への曝露前に吸入βアゴニストを頓用することで満足な状態に管理でき，長期管理薬はほぼ不要である．これよりも高頻度あるいは重い症状で，あるいは肺機能の障害を伴っている場合には，吸入ステロイド薬などの予防薬を定期的に使用すべきあり，重症度に応じて投与量を段階的に増やすことが望まれる．喘息のコントロール状況を改善するために，長時間作用型βアゴニストやロイコトリエン修飾薬などの他の薬剤を追加処方してもよい．吸入ステロイドと長時間作用型吸入βアゴニストの合剤（Yさんで最終的に処方されたフルチカゾン/サルメテロール配合薬など）は，吸入剤の本数を減らすことでアドヒアランスを向上させることができる．

Yさんの例で示したように，気道炎症を誘発する既知の環境要因を排除することでも喘息を管理することができる．例えば親や養護者が喫煙者の場合，環境内のタバコの煙を取り除くことで小児の喘息症状を減らし，発作回数を減らすことができる．アレルゲンを減らすことは，喘息症状のコントロール状況を維持するための親への教育として重要である．

# ▶ まとめと今後の方向性

喘息患者数が増えることによって障害，経済コスト，死亡に伴う負担が増すが，喘息の病態生理の重要な特徴がこれまでの研究によって明らかにされ，治療管理に役立てられてきた．その中核は，気道過剰反応性と気管支収縮をもたらす異常な気道炎症反応である．喘息の根治的な治療法はないが，抗炎症薬と気管支拡張薬を用いて喘息の2つの側面を治療するアプローチ，

**表 47-1 喘息の臨床管理**

| 喘息の重症度 | 臨床的特徴 | 発作時の治療 | 長期管理の治療 |
|---|---|---|---|
| 軽症間欠型<br>（ステップ1） | 症状が週2回以内<br>夜間覚醒が月2回以内<br>短時間の増悪<br>増悪時も肺機能は正常<br>ピークフローの変動は少ない | 発作時あるいは予防的に短時間作用型βアゴニストを使用 | 必要なし |
| 軽症持続型<br>（ステップ2） | 症状が週2回を超える<br>夜間覚醒が月2回を超える<br>短時間の増悪で，時に日常活動に影響あり<br>無症状時は肺機能正常<br>有症状時にピークフローが20～30%低下 | 短時間作用型βアゴニストを頓用 | 推奨：低用量の吸入ステロイド薬<br>その他の選択枝：ロイコトリエン経路修飾薬，肥満細胞安定薬，テオフィリン |
| 中等症持続型<br>（ステップ3） | 症状が毎日出現する<br>夜間覚醒が週1回を超える<br>数日にわたって持続する増悪が頻繁にあり，日常活動に影響あり<br>肺機能が正常の60～80%に低下<br>ピークフローの変動が30%を超える | 短時間作用型βアゴニストを頓用 | 推奨：低用量～中等量の吸入ステロイド薬と長時間作用型吸入βアゴニストを併用<br>その他の選択枝：中等量の吸入ステロイド薬単独使用，あるいは低用量～中等量の吸入ステロイド薬と徐放性テオフィリン薬の併用，あるいは低用量～中等量の吸入ステロイド薬とロイコトリエン経路修飾薬の併用 |
| 重症持続型<br>（ステップ4） | 常に症状がある<br>日常活動が制限される<br>夜間覚醒が頻発<br>重度の増悪が頻発<br>肺機能が正常の60%未満まで低下<br>ピークフローの変動が30%を超える | 短時間作用型βアゴニストを頓用 | 推奨：高用量の吸入ステロイド薬と長時間作用型吸入βアゴニストを併用<br>必要時には経口ステロイド薬を使用<br>その他の治療薬追加の意義は不明 |

さらに既知の発作誘発因子を避けることによって喘息の長期的なコントロールを達成することができ，大部分の患者で治療管理を成功に導く．

喘息の病態解明が進むにつれて，新たな治療標的が生まれる．一般に，最近の研究は次の3つに焦点が当てられている．それは，(1) 薬効を保ちながら副作用を軽減することによって既存の治療法を改良すること，(2) 新しい標的に対する治療を考案すること，そして (3) 長期にわたる喘息で見られる気道リモデリングを予防もしくは治療することである．(1) のアプローチの一例としては，全身性副作用を軽減する新たな吸入ステロイド薬の開発が挙げられる．例えば抗炎症作用を保持しつつ，副作用を最小限にできる選択的グルココルチコイド（糖質コルチコイド）受容体調節物質に関する研究が進んでいる．

多くの炎症性サイトカイン阻害薬が喘息の新しい標的療法として開発中である．しかしながら喘息の複雑さが意味するのは，単一経路を阻害しただけでは十分な治療効果が得られないという可能性である．例えば抗IL-5モノクローナル抗体の **mepolizumab** が新たな治療薬として検討されてきた．だが残念なことに，本薬剤は血中および気道の好酸球数を減らすことには成功したものの，複数の臨床試験でその臨床有用性が証明されなかった．最近の臨床試験では，喀痰中好酸球の増加した prednisone 依存性の喘息という稀な一亜群において，喘息の増悪頻度を減らすことが確認されている．IL-13 と IL-4 の阻害薬，抑制性サイトカインの IL-10 を用いた研究も進行中である．例えば IL-4 と IL-13 が IL-4 受容体αへ結合するのを阻害する IL-4 変異体の **pitrakinra** は，初期の臨床研究で有望な結果が示されている．TNF-α（第45章参照）は喘息において発現が亢進し，好中球や好酸球を気道に集める役割を果たすサイトカインである．エタネルセプト（TNF-αを阻害する組換え融合タンパク質）とインフリキシマブ（抗 TNF-αモノクローナル抗体）もまた，初期の臨床研究において有望な結果が示されている．

PDE Ⅳの阻害は，喘息の炎症を軽減する新たな薬理学的アプローチである．PDE Ⅳは喘息の病態生理に関与する数多くの種類の炎症細胞において cAMP を加水分解するが，これまでの研究で，細胞内 cAMP の増加が TNF-αやその他のサイトカインの放出を抑制することが示されてきた．2つの PDE Ⅳ阻害薬である **roflumilast** と **cilomilast** が喘息と COPD の臨床試験で評価されてきた．残念ながら，これらの薬剤は脳内の PDE Ⅳを阻害することによると思われる悪心，嘔吐のために投与量を増やすことができず，十分な有効性を発揮できていない．そこで最近の研究は，催吐作用のない PDE Ⅳ阻害薬の探索や，吸入剤の開発に焦点が向けられている．

## 推奨文献

Barnes PJ. The cytokine network in asthma and chronic obstructive pulmonary disease. *J Clin Invest* 2008;118:3546–3556. (*Reviews the role of cytokines in the chronic asthmatic reaction and suggests targets for new drug development.*)

Chu EK, Drazen JM. Asthma: one hundred years of treatment and onward. *Am J Respir Crit Care Med* 2005;171:1203–1208. (*Historic view of the evolution of asthma therapy over the last 100 years.*)

Fanta CH. Asthma. *N Engl J Med* 2009;360:1002–1014. (*Discusses the clinical management of asthma, focusing on commonly prescribed therapeutics.*)

Guidelines for the Diagnosis and Management of Asthma (EPR-3). Available at: http://www.nhlbi.nih.gov/guidelines/asthma/ (*This is most recent set of practice guidelines for the diagnosis and treatment of asthma, from the expert panel convened by the National Heart Lung and Blood Institute of the National Institutes of Health.*)

Hanania NA. Targeting airway inflammation in asthma: current and future therapies. *Chest* 2008;133:989–998. (*A review of anti-inflammatory therapies for asthma, including inhaled corticosteroids, anti-IgE therapy, and novel treatments focused on immunomodulation.*)

Lemanske RG. Asthma therapies revisited: what have we learned. *Proc Am Thorac Soc* 2009;6:312–315. (*Discusses the treatment of asthma, focusing on who and when to treat, and identifying the appropriate treatment.*)

Locksley RM. Asthma and allergic inflammation. *Cell* 2010;140:777–783. (*Reviews the dysregulated interactions between airway epithelia and innate immune cells that initiate and maintain asthma.*)

Rhen T, Cidlowski JA. Anti-inflammatory action of glucocorticoids—new mechanisms for old drugs. *N Engl J Med* 2005;353:1711–1723. (*Discusses the molecular mechanisms by which glucocorticoids act and efforts to develop novel glucocorticoids with improved adverse-effect profiles.*)

**主要薬物一覧：第47章　炎症にかかわる統合薬理学：喘息**

| 薬　物 | 臨床応用 | 副作用（重篤なものは太字で示す） | 禁　忌 | 治療的考察 |
|---|---|---|---|---|
| **抗コリン薬**<br>メカニズム—気道平滑筋，粘液腺のムスカリン受容体への拮抗作用を示し，気管支収縮や粘液分泌を低下させる． | | | | |
| **イプラトロピウム**<br>**チオトロピウム** | 喘息<br>COPD<br>鼻炎 | **麻痺性イレウス，血管浮腫，気管支けいれん**<br>味覚異常，口渇，鼻粘膜乾燥，便秘，頻脈，尿閉 | イプラトロピウム，チオトロピウムへの過敏性<br>大豆レシチンや関連食品への過敏性（吸入エアロゾル） | チオトロピウムは$M_1$および$M_3$受容体からの解離が遅く，長時間作用性である． |
| **βアドレナリン受容体アゴニスト**<br>メカニズム—気道平滑筋のβアドレナリン受容体へのアゴニストであり，促進性Gタンパク質（$G_s$）を介して平滑筋弛緩と気管支拡張をもたらす． | | | | |
| **アドレナリン** | 喘息<br>アナフィラキシー<br>心停止<br>開放隅角緑内障 | **心不整脈，高血圧クリーゼ，肺水腫**<br>頻脈，動悸，発汗，悪心，嘔吐，振戦，不安，呼吸困難 | 閉塞隅角緑内障（点眼薬）<br>2週間以内にモノアミンオキシダーゼ monoamine oxidase（MAO）阻害薬を使用した場合 | アドレナリンはα，$\beta_1$，$\beta_2$アドレナリン受容体に結合する非選択性アドレナリン受容体アゴニストである．<br>$\beta_1$受容体を介した心刺激およびα受容体を介した高血圧を引き起こす． |
| **イソプロテレノール** | 喘息<br>心停止<br>血流減少<br>心ブロック<br>ショック<br>アダムス・ストークス症候群 Adams-Stokes syndrome | 頻脈，動悸，めまい，頭痛，振戦，いらいら感 | 頻脈性不整脈<br>狭心症<br>ジギタリスによる頻脈や心ブロック | $\beta_1$受容体と$\beta_2$受容体の両方を刺激し，気管支拡張と心刺激をともに引き起こす． |
| **isoetharine**<br>**metaproterenol**<br>**テルブタリン**<br>**サルブタモール（別名：albuterol）**<br>**レバルブテロール**<br>**pirbuterol**<br>**bitolterol** | 喘息<br>COPD | イソプロテレノールと同様であるが，$\beta_2$受容体への選択性があるため，心臓への作用は少ない | isoetharine，metaproterenol，テルブタリン，サルブタモール，pirbuterol，bitolterolへの過敏性 | これらの薬物は$\beta_2$受容体への選択的アゴニストである．<br>新しい薬剤であるテルブタリン，サルブタモール，pirbuterol，bitolterolは$\beta_1$受容体よりも$\beta_2$受容体に対して200～400倍強く結合するため，選択性の低いアドレナリン受容体アゴニストよりも心臓への作用が少ない．<br>レバルブテロールはラセミ化合物のサルブタモールよりも$\beta_2$受容体への結合親和性が高く，より$\beta_2$選択性も高い． |
| **ホルモテロール**<br>**サルメテロール**<br>**arformoterol** | COPD（ホルモテロール，サルメテロール，arformoterol）<br>喘息（ホルモテロール，サルメテロール） | イソプロテレノールと同様であるが，$\beta_2$受容体への選択性があるため，心臓への作用は少ない | ホルモテロール，サルメテロールへの過敏性 | 分解を防ぐ脂溶性側鎖によって，12～24時間にわたって作用が持続する長時間作用型$\beta_2$アゴニスト（LABA）である．<br>サルメテロールは効果発現に時間がかかるので，急性喘息発作には使用すべきでない．<br>これらの薬剤の単独での使用は喘息の死亡リスクを高めるため，推奨されない． |

**主要薬物一覧：第 47 章　炎症にかかわる統合薬理学：喘息（続き）**

| 薬　物 | 臨床応用 | 副作用（重篤なものは太字で示す） | 禁　忌 | 治療的考察 |
|---|---|---|---|---|
| **メチルキサンチン薬**<br>メカニズム—cAMP の分解を抑制する非選択的ホスホジエステラーゼ（PDE）阻害薬であり，またアデノシン受容体アンタゴニストとしても作用する．これらの複合作用によって平滑筋が弛緩し，気管支が拡張する． | | | | |
| **テオフィリン**<br>**アミノフィリン** | 喘息<br>COPD | **心室性不整脈，けいれん発作**<br>頻脈性不整脈，嘔吐，不眠，振戦，いらいら感 | テオフィリン，アミノフィリンへの過敏性 | 気道平滑筋細胞と炎症細胞における PDE の非選択的阻害薬である．<br>平滑筋細胞の PDE Ⅲと PDE Ⅳの阻害によって気管支拡張作用を示し，また T 細胞と好酸球の PDE Ⅳの阻害によって免疫調節作用と抗炎症作用を発揮する．<br>本薬剤の中毒を防ぐため，血中濃度のモニタリングが必要である．<br>フルボキサミン，エノキサシン，メキシレチン，プロプラノロール，troleandomycin は，テオフィリン中毒のリスクを高めるため，併用を避ける．<br>テオフィリンはザフィルルカストの血中濃度を下げるため，併用を避ける． |
| **マグネシウム**<br>メカニズム—平滑筋細胞へのカルシウム輸送を阻害し，平滑筋弛緩作用を示す． | | | | |
| **硫酸マグネシウム** | 発作性心房頻拍<br>バリウム中毒<br>脳浮腫<br>子癇<br>低マグネシウム血症<br>けいれん発作 | **心ブロック，低血圧，出血時間の延長，反射低下，抑うつ，呼吸筋麻痺** | 心ブロック，心筋障害 | 子宮を弛緩させ，早期陣痛を遅らせる目的で頻用される子宮収縮抑制薬である．<br>急性喘息増悪にも効果を示す可能性がある． |
| **吸入ステロイド薬**<br>メカニズム—シクロオキシゲナーゼ-2 cyclooxygenase-2（COX-2）の働きを阻害し，リポコルチンを誘導することによってプロスタグランジン生合成を阻害する．これによって内因性の抗炎症経路を賦活する．またこれ以外のメカニズムも存在する． | | | | |
| **ベクロメタゾン**<br>**トリアムシノロン**<br>**フルチカゾン**<br>**ブデソニド**<br>**flunisolide**<br>**モメタゾン**<br>**シクレソニド** | 第 28 章，副腎皮質の薬理学：主要薬物一覧参照 | | | |

**主要薬物一覧：第 47 章　炎症にかかわる統合薬理学：喘息（続き）**

| 薬　物 | 臨床応用 | 副作用（重篤なものは太字で示す） | 禁　忌 | 治療的考察 |
|---|---|---|---|---|
| **クロモグリク酸ナトリウム（別名：cromolyn）**<br>メカニズム―塩素イオン輸送を阻害し，細胞内へのカルシウム流入に影響を与え，細胞内顆粒放出を防ぐことによって，肥満細胞の炎症刺激に対する反応を減弱させる． | | | | |
| **cromolyn**<br>**nedocromil** | 喘息<br>アレルギー性鼻炎<br>角膜炎<br>角結膜炎<br>肥満細胞症<br>春季カタル | 味覚異常，眼の焼灼感，咳，喉の刺激感 | cromolyn，nedocromil に対する過敏性 | 特定の要因によって生じるアレルギー性喘息患者において，予防薬としておもに用いる．<br>運動誘発性喘息の患者において，運動直前に使用する予防薬としても有用である．<br>高齢者よりも小児や若年者で有効性が高い．<br>安全性に優れているが，他の喘息治療薬に比べて効果が弱い． |
| **ロイコトリエン経路修飾薬**<br>メカニズム―zileuton は 5-リポキシゲナーゼを阻害することにより，ロイコトリエンの合成を減少させる．モンテルカストとザフィルルカストはシステイニルロイコトリエン受容体のアンタゴニストである． | | | | |
| **zileuton**<br>**モンテルカスト**<br>**ザフィルルカスト** | 第 42 章，エイコサノイドの薬理学：主要薬物一覧参照 | | | |
| **抗免疫グロブリン E 抗体**<br>メカニズム―高親和性 IgE 受容体(Fc εR I )結合部位に対するヒト化マウスモノクローナル抗体であり，IgE が肥満細胞や抗原提示細胞の Fc εR I に結合することを防ぎ，また血中 IgE 量を減少させる．これらの複合作用によって喘息のアレルギー反応が低下する． | | | | |
| **オマリズマブ** | 喘息 | **極めて稀にアナフィラキシー反応**<br>注射部位の反応，発疹，頭痛 | オマリズマブへの過敏性 | 吸入アレルゲンに対する急性および慢性の喘息反応に作用する．<br>2 ～ 4 週ごとに皮下投与する．<br>高価なため，喘息の重症例でのみ使用される． |

# 48

# 炎症にかかわる統合薬理学：痛風

Ehrin J. Armstrong and Lloyd B. Klickstein



## はじめに

痛風は人類にだけ起こる疾患である．大半の哺乳動物は尿酸分解酵素 uricase を持っており，これにより尿酸を水溶性のアラントインへと代謝することができる．一方，ヒトにはこの酵素がないため大半のプリンを水溶性に乏しい尿酸として排出しなければならない．血漿中の尿酸値が高い場合には，関節，特に第1中足趾節関節（足の親指）に尿酸塩結晶が沈着する．急性痛風発作は強烈な痛みをもたらすが，発作頻度は高くないことが多い．痛風には多くの治療法があるが，大別して2つの群に分けることができる．急性痛風発作を治療するものと，痛風発作の再発を予防するものである．結晶沈着のために生じた炎症反応を抑制させる薬剤，あるいは炎症を軽減させる薬剤は急性発作の治療のために用いられることが多いが，再発予防にも用いられる．尿酸合成阻害薬や尿酸排泄促進薬は尿酸結晶の形成を抑制し，発作の再発を予防するのに有用である．このような薬剤はほとんどの症例に対して有効である．

## プリン代謝の生理学

痛風はプリン代謝のバランス不良により生じる疾患である．痛風の原因と治療を理解するためには，ヌクレオチドの生合成を思い出す必要がある．シトシンやチミジン，ウラシルといったピリミジンは容易に代謝され体内から排出されるが，プリン（特にグアニンとアデニン）の代謝は難しい．プリン代謝の中間代謝産物はある種の細胞に対して有毒であるため，プリンの合成と分解は厳密に調整されなければならない．さらに，プリン代謝の最終分解産物である尿酸は血液や尿中にほとんど溶解しない．高尿酸血症は痛風の最も重要な危険因子であるものの，高尿酸血症を持つ全員が痛風になるわけではなく，またその理由も不明である．

プリンの合成は2つの経路によって行われる．***de novo*** **合成経路** ***de novo*** **synthesis** と**サルベージ経路 salvage pathway** である（図 48-1）．*de novo* 合成経路の最初の段階は**ホスホリボシルピロリン酸 phosphoribosyl pyrophosphate（PRPP）**（リボース糖に2つのピロリン酸がついたもの）とグルタミンとの反応である．PRPP は新生ヌクレオチドの前駆体であるリボース糖を供給する．後半の反応においてピロリン酸の加水分解が起こり，このため *de novo* 経路は不可

## Case

Ｊさんは53歳の男性である．ある朝，足の親指に激痛を感じて起床した．ベッドシーツが親指にかかっても叫びたくなるほどの痛みであり，靴下や靴を履くことなど到底無理であった．恐ろしいことが起こったと思い，かかりつけ医へと急いだ．病歴および理学的所見から，医師は急性痛風発作と診断し，イブプロフェンを処方した．服用によりその日のうちに症状は軽減し，３日後には疼痛は鎮まった．その後無症状で経過していたが，５年後に再び痛風発作が起きた．Ｊさんはイブプロフェンを自己服用し，うまく疼痛を和らげることができた．それ以来，Ｊさんはあらかじめ発作を予測できるようになり，痛みの気配を感じるとすぐにイブプロフェンを服用するようになった．その後10年間にわたり発作の頻度は徐々に増加し，今では１週間に１度は起こるようになった．

ある朝発作が起きてイブプロフェンを内服したものの，症状が十分に軽減しなかったため，Ｊさんはかかりつけ医へと急いだ．詳細に診察が行われ，左膝，右第３趾，右第１中足趾節関節に腫脹，発赤，熱感が認められた．さらに両側の肘頭付近と右膝蓋骨下極には，0.5 cm大の可動性結節が認められた．他には所見が認められなかった．医師が左膝関節液を穿刺したところ，混濁した黄色の液体であり，検鏡したところ多数の白血球が含まれていた．赤色位相板を備えたポラライザを通して数多くの青色や黄色の針状結晶が確認でき，一部は細胞内にも存在していた．左膝のＸ線写真では関節液貯留以外に所見を認めなかったが，右足の写真には第１趾中足骨遠位部に骨びらんが認められた．

Ｊさんは初日に高用量のprednisone治療を受け，10日間かけてその用量を漸減していった．彼の状態は急速に改善した．３週間後にかかりつけ医を再受診し，アロプリノールを長期間服用するよう指示された．またアロプリノール服用開始から半年間はコルヒチンを併用するようにも指示された．

### Questions

1. なぜイブプロフェンはＪさんのほとんどの急性発作に有効であったのか？
2. 急性痛風発作時にprednisoneはどのようなメカニズムで炎症反応を抑制するのか？
3. どのようにしてアロプリノールは作用するのか？　この薬剤はＪさんの発作頻度を変えるだろうか？
4. アロプリノール治療の最初半年間になぜコルヒチンを併用する必要があるのか？

逆的となる．グルタミンはイノシン一リン酸 inosine monophosphate（IMP）の前駆体であり，またIMPはアデニンとグアニン生合成における共通の前駆体となる．PRPPとグルタミンとの反応は**アミドホスホリボシルトランスフェラーゼ amido-phosphorybosyl transferase**（amidoPRT）によって触媒される．amidoPRTは高濃度のPRPPによるアロステリック効果によって活性化される．そのためPRPPはamidoPRTの基質でもあり，活性化因子でもある．したがって，**PRPPの細胞内濃度は，*de novo* プリン合成の最も重要な要素である．**高濃度のPRPPによって *de novo* プリン合成は増加するが，低濃度のPRPPはその合成速度を低下させる．

サルベージ経路はプリン合成の２つ目の重要な経路である．サルベージ経路の第１段階は，重要な調節酵素である**ヒポキサンチングアニンホスホリボシルトランスフェラーゼ hypothanthine-guanine phosphoribosyl transferase**（HGPRT）によって触媒される．HGPRTはPRPPをヒポキサンチンあるいはグアニンへ転移する酵素で，この反応によりIMPかグアノシン一リン酸 guanosine monophosphate（GMP）が合成される．その後，ヌクレオチドの相互交換によってアデノシン三リン酸 adenosine triphosphate（ATP）やグアノシン三リン酸 guanosine triphosphate（GTP）が産生される．

サルベージ経路の活性化によって，２つ重要なことが起こる．まず１つ目は，サルベージ経路の活性化によって細胞内のPRPPが枯渇し，その結果 *de novo* プリン合成が低下することである．２つ目はサルベージ経路によってATPとGTPの生成が増加することである．これらのヌクレオチドが増加することによってフィードバック阻害がかかり，amidoPRTの活性が抑制され，さらに *de novo* プリン合成が低下する．

このようにプリンは２つの相互に関連する経路によって合成されるが，**分解系は１つの経路に集約される**（図48-1）．例えば，アデノシン一リン酸 adenos-

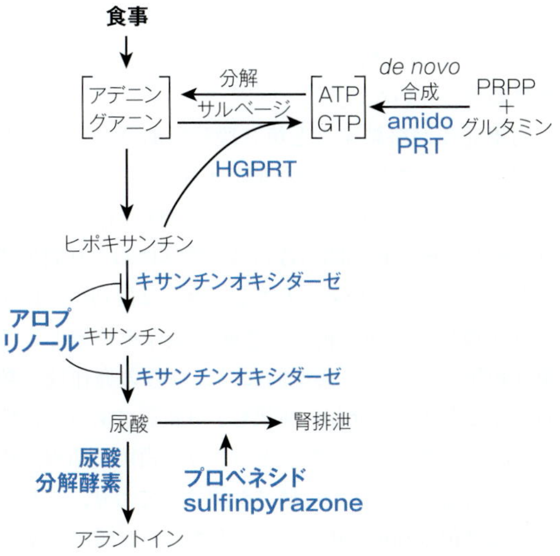


**図 48-1 プリン代謝**
プリンは *de novo* 経路あるいはサルベージ経路によって合成される．*de novo* 経路はアミドホスホリボシルトランスフェラーゼ（amidoPRT）によって触媒される経路で，アミノ酸のグルタミンとホスホリボシルピロリン酸（PRPP）を用いてプリンを合成する．サルベージ経路は，ヒポキサンチングアニンホスホリボシルトランスフェラーゼ（HGPRT）によって触媒される経路で，食事中のアデニンやグアニンをリン酸化しさらにリボシル化することによって DNA 合成や RNA 合成に必要なアデノシン三リン酸（ATP）やグアノシン三リン酸（GTP）といったヌクレオチドを産生する．プリンの分解によってヒポキサンチンが産生され，キサンチンオキシダーゼによりヒポキサンチンはキサンチンへ，最終的には尿酸へと代謝される．尿酸は腎臓あるいは消化管から（**図示せず**）排泄される．血漿尿酸値を低下させる薬剤は，尿酸合成阻害薬（アロプリノールやその代謝物であるオキシプリノール），尿酸排泄を促進させる薬剤（プロベネシドや sulfinpyrazone），尿酸を可用性の高いアラントインに変換する薬剤（尿酸分解酵素）がある．

ine monophosphate（AMP）はアミノ基が除かれ，脱リン酸化され，脱リボシル化され，ヒポキサンチンとなる．GMP も同様にアミノ基が除かれ，脱リン酸化され，脱リボシル化され，ヒポキサンチンとなる．中程度に可溶性であるヒポキサンチンは，キサンチンへと酸化される．このようにキサンチンはプリン代謝において共通の代謝産物である．そしてさらに酸化反応が起こり，キサンチンは尿酸となる．ヒポキサンチンをキサンチンへと酸化する酵素と，キサンチンを尿酸へと酸化する酵素は共通のもので，**キサンチンオキシダーゼ xanthine oxidase** である．

*de novo* 経路とサルベージ経路とのクロストークはプリン代謝全体の調節に重要である．プリン最終代謝産物である尿酸の合成においては *de novo* 経路が最も重要な産生経路である．**高い *de novo* 合成経路活性によってプリンの代謝回転が上昇し，結果として高尿酸血症となる．**逆に，サルベージ経路活性が上昇すると *de novo* 合成が減少するため，血漿尿酸値は低下する．

プリン代謝のクロストークの重要性は，遺伝性疾患の存在からも明らかである．例えば PRPP 合成活性を増加させるような遺伝子多型により，細胞内 PRPP 量は増加する．PRPP は amidoPRT を活性化させるので，高濃度の PRPP は *de novo* プリン合成を増加させ，プリンの代謝回転と分解を促進し，高尿酸血症に至る．同様に HGPRT（サルベージ経路の主要酵素）の遺伝的欠失によりサルベージ経路活性が減少し，*de novo* 経路でのプリン合成と分解が増加し，尿酸値が上昇する．HGPRT 欠損による遺伝病は**レッシュ・ナイハン症候群 Lesch-Nyhan syndrome** と呼ばれ，自傷行為や精神発達遅滞，高尿酸血症を特徴とする重病である．また HGPRT 活性の部分的欠如（例えば HGPRT の生合成や活性を低下させるような HGPRT 遺伝子多型など）によって遺伝性痛風が起こることもある．

尿酸は腎臓（65%）と肝臓（35%）によって体内から除去される．尿酸は他の有機陰イオンと同じ機序で濾過され，分泌される．濾過された尿酸の 90% 程度は再吸収される．尿酸の再吸収にかかわる主要分子として尿酸輸送体 1 urate transporter 1（URAT1）が挙げられる．これは有機陰イオン輸送体ファミリーに属する輸送体で，*SLC22A12* 遺伝子にコードされており，近位尿細管に発現している．近年の遺伝学研究により URAT1 の遺伝子多型によって痛風の発症を予見できる可能性が出てきている．血漿尿酸値を正常に保つために尿中への排出は極めて重要であるため，腎不全の際にはしばしば高尿酸血症となる．

## 痛風の病態生理学

痛風を発症するかどうかは血漿中の尿酸値の高さと相関している．尿酸は弱酸であり（$pK_a = 5.6$），生理的な pH では，99% の尿酸はイオン化した尿酸塩となっている．ヒトにおける正常血漿尿酸値は 4～6 mg/dL であり，尿酸塩の合成，分解，排出のバランスによって決まる．尿酸塩はほとんど溶けないので，尿酸値が 6.8 mg/dL を超えると飽和状態となっている．臨床的には男性で，7.0 mg/dL，女性で 6.0 mg/dL を超えると高尿酸血症と診断される．この男女間での相違は，尿酸の排泄に相違があることによるものである．

**尿酸塩の溶解性を減少させるような因子があれば，尿酸塩結晶は沈着しやすくなる．**尿酸塩は温度が低いとさらに溶解性が下がることから，末梢の関節に尿酸塩結晶が沈着しやすいと考えられている．また関節滑液は血液よりも酸性であるため，さらに結晶沈着が起こりやすい．このように結晶沈着を起こす因子について理解が進んでいるものの，痛風における関節の病変部位パターンを完全に説明するのは難しいとされている．

数年間高尿酸血症が続いた後に，関節周囲の線維組織に尿酸結晶が沈着することによって痛風が発症すると考えられている．しかしながら，高尿酸血症でなくても痛風を発症することもある（例えば，尿酸塩に対する免疫反応が起こる際や，滑液内に尿酸塩が優先的に沈着しやすいことなどに起因する）．

痛風の自然歴は4つの段階に分けられる（表48-1）．第1段階では，プリンの分解亢進や尿酸排泄の低下によって，無症候性の高尿酸血症を発症する．高尿酸血症のほとんどの症例では痛風に至らないので，痛風の症状がない高尿酸血症に対して治療が行われることはない．しかし，高尿酸血症を起こしうる基礎疾患について調べておくことは重要であり，例えばリンパ腫（プリン代謝回転の亢進）や腎不全（尿酸排泄低下）に起因している場合もある．

症候性痛風の患者は第2段階に入っており，急性の関節痛や，稀に尿酸結石による腎疝痛を訴える場合がある．関節炎は1つの関節に急激に急性疼痛が発生することが典型的であり，CaseのJさんに起こったように痛風患者の50%以上は第1中足趾節関節に最初の痛風発作が生じる（この部分の痛みは**足部痛風 podagra**と呼ばれる）．ほとんどの痛風患者は経過中に足部痛風を経験している．痛風の急性発作は治療を行わなければ数日〜数週間継続するが，一般的には自然に軽快していく．なぜ痛風発作が周期的に生じるのか，なぜ自然に発作が軽快していくのかについては未だにわかっていない．

痛風発作が終結すると第3段階であり，これは間欠期に入る．これは高尿酸血症はあるものの急性の痛風発作がない期間のことを指す．急性発作を1回だけ経験した後，長期間あるいは一生涯にわたり間欠期にとどまる患者もいる．Jさんの場合は最初の発作から5年後に，慢性で再発する痛風発作を特徴とする第4段階に進んだ．典型的にはこれらの発作は複数の関節で発症し，発作の症状もより重篤である．慢性的に高尿酸血症が続いたことにより，滑膜関節周囲や組織損傷部位にも尿酸塩結晶が沈着しており，これらは**痛風結節 tophi**と呼ばれる．Jさんの肘頭部位や膝蓋結節は痛風結節である．関節近傍部の痛風結節がやがて滑膜の表層や軟骨の破壊をもたらす場合もある．

近年の研究により尿酸塩結晶の沈着によって始まる炎症反応の細胞メカニズムおよび分子メカニズムが明らかになりつつある（図48-2）．生理的な状態では，損傷を受けた細胞や死細胞から放出された尿酸は，“危険信号”として機能し，炎症反応を開始させ，組織の修復や生体防御を引き起こす．興味深いことに，尿酸塩結晶の沈着による炎症メカニズムも生理的な反応と同様の機序で生じる．この場合，病的な尿酸塩結晶は単球や滑膜細胞に発現しているトール様受容体 Toll-like receptor（TLR）に結合して，これらの細胞を活性化し，初期の炎症反応を開始させる．単球の場合，尿酸塩結晶の結合と貪食によって，NALP-3と呼ばれるインフラマゾームの複合体形成が開始される．インフラマゾーム複合体は，カスパーゼ-1というタンパク質分解酵素を活性化させ，不活性型のプロインターロイキン-1$\beta$ pro-interleukin-1$\beta$（pro IL-1$\beta$）を切断して活性型のIL-1$\beta$を産生する．IL-1$\beta$は強力なサイトカインで，内皮細胞の活性化や炎症部位への好中球の遊走亢進を誘導し，炎症カスケードを開始する．IL-1$\beta$はフィードバック機構も備えており，自身の転写をさらに促進し初期炎症反応をさらに増幅させてしまうことから，IL-1$\beta$の重要性が着目されている．そのため急性の痛風発作治療におけるIL-1$\beta$アンタゴニストやIL-1受容体のアンタゴニストの効用について臨床試験が行われているところである．

**表48-1 痛風の自然歴**

| 段階 | 特徴 | 薬剤 |
|---|---|---|
| 1．無症候性高尿酸血症 | 血漿中尿酸値<br>＞6.0 mg/dL（女性）<br>＞7.0 mg/dL（男性） | なし |
| 2．急性痛風 | 急性関節炎<br>典型的には第1中足趾節関節<br>激しい疼痛 | NSAIDs<br>コルヒチン<br>グルココルチコイド |
| 3．間欠期 | 無症候性高尿酸血症<br>10%の症例では二度と急性発作が起きない | なし |
| 4．慢性痛風 | 高尿酸血症<br>痛風結節の形成<br>反復する急性発作 | アロプリノール<br>プロベネシド<br>sulfinpyrazone |

高尿酸血症の程度は痛風へ進展する可能性と相関する．しかし，尿酸値が正常でも痛風を発症することもある．無症候性の高尿酸血症に対しては薬物治療の適応はないものの，原因については精査しておく必要がある．NSAIDs：非ステロイド性抗炎症薬．

## ▶ 薬理学上の分類

痛風の治療には大きく2つの戦略がある．(1) 関節炎による急性痛風発作の治療と，(2) 慢性の痛風に対

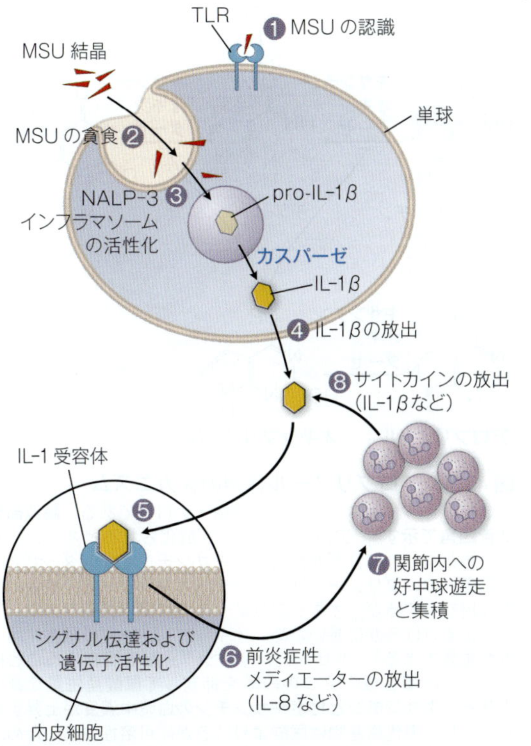


**図 48-2　尿酸血症に対する炎症反応メカニズム**
急性痛風発作時には，尿酸ナトリウム monosodium urate（MSU）が単球上のトール様受容体（TLR）に結合する (1)．TLR が活性化により MSU が貪食され (2)，NALP-3 インフラマソームと呼ばれる炎症反応にかかわる酵素の集合体が細胞内に形成される (3)．NALP-3 インフラマソームはカスパーゼ-1 を活性化し，カスパーゼ-1 は不活性型のプロインターロイキン-1β（pro-IL-1β）を切断して，活性型サイトカインの IL-1βを作り出す (4)．IL-1βは細胞外へ分泌され，内皮細胞に発現している受容体へと結合する．内皮細胞が活性化されると (5)，IL-8 のような走化性因子が放出され (6)，好中球の遊走が生じる (7)．活性化した内皮細胞や好中球は前炎症性メディエーターを放出して正のフィードバックを形成し，さらなる IL-1βの放出や内皮細胞の活性化，好中球の浸潤が生じる (8)．

する長期的管理である．急性および慢性の痛風の両者に用いられる薬剤もあるが，治療目的は異なっている．急性の痛風関節炎における治療目標は疼痛のコントロールであり，関節の炎症を抑制するような薬剤が用いられる．一方，慢性痛風に対する治療では，結晶尿酸値を正常に保つためにプリン代謝を調節することが目的となる．したがって，尿酸産生を抑制したり，尿中への排泄を促進する薬剤が慢性痛風の治療に用いられる．

## 急性痛風の治療：白血球の遊走と活性化の抑制因子

### 非ステロイド性抗炎症薬（NSAIDs）

アラキドン酸の代謝産物は，関節内尿酸塩結晶に対する炎症に重要な役割を果たしている．非ステロイド性抗炎症薬 nonsteroidal anti-inflammatory drugs（NSAIDs）はシクロオキシゲナーゼを阻害するため，プロスタグランジンやトロンボキサンの生合成が減少する（第 42 章，エイコサノイドの薬理学参照）．これらの薬剤は J さんに起こったような急性発作に対しておおむね有効である．実際彼の痛みはイブプロフェンによって軽快していた．臨床的には，**インドメタシン indomethacin** は急性の痛風発作に対して最もよく用いられている NSAIDs の 1 つである．NSAIDs を用いるかコルヒチン（後述参照）を用いるかについては，副作用を考慮に入れて検討されることが多い．NSAIDs の重要な副作用は出血，水分・塩分の貯留，腎不全などである．シクロオキシゲナーゼ-2 cyclooxygenase-2（COX-2）選択的阻害薬は消化管出血のリスクを減らすことから痛風発作の治療に効果的であるが，心血管系への副作用から長期間の服用は避けられることが多い．

### コルヒチン

**コルヒチン colchicine** は，チュブリンに結合することでチュブリンの多量体化を抑制し，微小管の形成を阻害する．微小管は細胞分裂の際の染色体の整列と解離に極めて重要なので，コルヒチンは細胞分裂を抑制する（第 38 章，がんの薬理学：ゲノム合成，安定化，維持参照）．また，微小管は細胞内輸送においても不可欠である．急性炎症時の関節では，コルヒチンは好中球の活性化を阻害することによって炎症反応を抑える．コルヒチンによる好中球抑制の機序については以下の通りである．(1) 貪食した分子のリソソームへの運搬を低下させる，(2) 走化性因子の放出を抑制する，(3) 好中球の走化性と接着を抑制する，(4) 好中球内のタンパク質のチロシンリン酸化を抑制し，ロイコトリエン $B_4$ の生合成を減らす．コルヒチンは慢性痛風時の発作頻度を減らすために予防的に少量投与されることもある．尿酸代謝を変化させるような薬剤は，急性発作を予防するために，はじめのうちはコルヒチンと併用で用いられることが多い（後述参照）．

コルヒチンには重要な副作用がいくつかある．消化管上皮細胞の交替を抑制するので，中用量から高用量のコルヒチンを服用していると下痢に悩まされることが多い．また特に高用量のコルヒチンを用いている場合や，骨髄抑制作用を持つガンシクロビルやアザチオプリンと併用していると，骨髄抑制効果を示すことがある．コルヒチンは腸管循環を行うが，胆管への分泌は肝臓の多剤耐性 multidrug-resistance（MDR）タンパク質が行っている．肝臓から消化管へ繰り返しコ

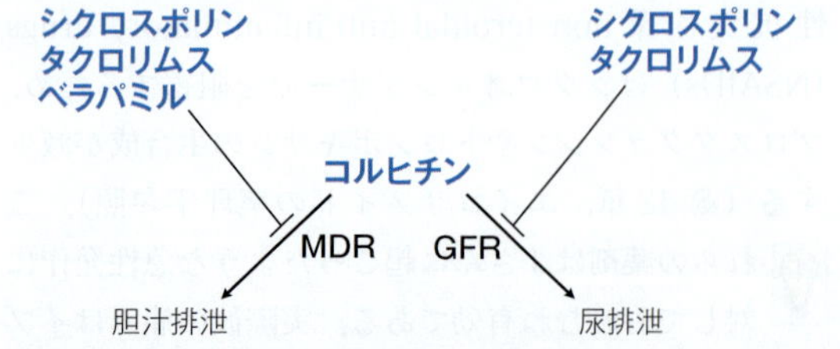


**図 48-3　コルヒチンと他剤との相互作用**
シクロスポリンやタクロリムス（臓器移植後に頻繁に処方される免疫抑制薬），ベラパミル（高血圧やある種の不整脈治療に用いられる $Ca^{2+}$ チャネル拮抗薬）はコルヒチン肝排泄に重要な多剤耐性（MDR）タンパク質の活性を抑制する．シクロスポリンとタクロリムスには腎毒性もあり，糸球体濾過量 glomerular filtration rate（GFR）を低下させる場合がある．そのためコルヒチンの腎排泄をも阻害することがある．したがって，シクロスポリンやタクロリムス，ベラパミル，他の肝 MDR タンパク質阻害薬とコルヒチンを併用すると，通常用量のコルヒチンしか用いていなくても，中毒域まで血漿コルヒチン濃度が上昇する可能性がある．コルヒチン投与により通常は下痢に悩まされることが多いが，全身性のコルヒチン中毒の場合，腸管循環が起こらず消化管に運ばれないため，下痢の症状を随伴することはない．

ルヒチンが循環するので（腸管再循環），下痢が生じやすくなる．肝臓の MDR タンパク質を阻害するような薬剤，例えばシクロスポリンやベラパミルを同時に投与すると，体循環に運ばれる（そしてとどまる）コルヒチン量が増加する（図 48-3）．このような機序で全身のコルヒチン中毒症状が起こり，この場合は下痢は生じない．したがって，MDR の活性を低下させるような薬剤と併用する場合にはコルヒチンの用量を減らしておく必要がある．

### グルココルチコイド

グルココルチコイド（糖質コルチコイド）は強力な抗炎症作用と免疫抑制作用を持っている（第 28 章，副腎皮質の薬理学参照）．グルココルチコイドは痛風発作の際に起こる炎症反応の多くの段階を阻害することができる．全身性に投与すると多様な副作用が起こるため，グルココルチコイドの使用は限られている．例えば最近 J さんに起こった急性の多発関節性発作の治療や，腎不全の合併により他の治療法が選択できない場合などには用いられる．痛風発作部位が 1 つの関節のみで NSAIDs やコルヒチンが効かなかった場合には，局所的グルココルチコイド濃度を高めるために，プレドニゾロンや他のグルココルチコイドを関節内へ直接注射することもある．

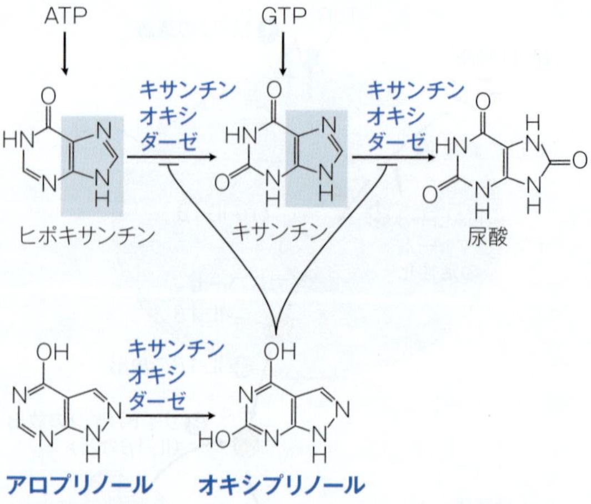


**図 48-4　アロプリノール作用のメカニズム**
アロプリノールはキサンチンの構造アナログである（**類似部分は青四角で示す**）．アロプリノールが酸化されるとオキシプリノールとなり，これが非競合的にキサンチンオキシダーゼを阻害する（アロプリノールはキサンチンオキシダーゼの競合的阻害作用を有するが，オキシプリノールの排出半減期がアロプリノールよりはるかに長いため，オキシプリノールの阻害作用の方が重要である）．キサンチンオキシダーゼを阻害することによって，尿酸合成の２つの段階を抑制して尿酸産生量を減少させる．キサンチンとヒポキサンチンの血漿中濃度が上昇するが，これらの代謝産物は尿酸よりはるかに可溶性が高いため，問題とならない．ATP：アデノシン三リン酸，GTP：グアノシン三リン酸．

## 慢性痛風の治療：血漿中の尿酸濃度を低下させる薬剤

### 尿酸合成阻害薬

**アロプリノール allopurinol** は尿酸代謝経路が解明された後に開発された薬剤である．アロプリノールはキサンチンの構造アナログである．キサンチンオキシダーゼを抑制することにより，アロプリノールは血液中の尿酸濃度を低下させる（図 48-4）．キサンチンとの構造類似性のため，アロプリノールはキサンチンオキシダーゼの基質としても機能する．酸化されたアロプリノールは**オキシプリノール oxypurinol** と呼ばれ，この酸化物は酵素活性部位にあるモリブデンが＋４と＋６酸化段階の間で変換されることを妨げて，本質的に酵素を“凍結”することによって，キサンチンオキシダーゼを阻害する．プリン分解においてキサンチンオキシダーゼは２つの連続した段階，ヒポキサンチンのキサンチンへの酸化，そしてキサンチンの尿酸への酸化において重要である．そのためキサンチンオキシダーゼを阻害することによって，血漿中のヒポキサンチンとキサンチンの濃度が上昇する（図 48-1 参照）．尿酸と異なり，ヒポキサンチンとキサンチンは血液中へ中程度溶解し，また結晶沈着を起こすことなく腎臓によって濾過される．

アロプリノールは慢性痛風の治療のために用いられ，とりわけプリン分解が増加している場合には積極的に使用される．しかし，アロプリノールによって尿酸代謝を変化させると痛風関節炎の発作を増悪したり，発作を誘発する場合があるため，急性の痛風発作の際には使用するべきではない．したがって**アロプリノールを処方し始めてから4～6カ月間くらいはNSAIDsあるいはコルヒチンと併用し，痛風発作を減らすことが慣用である．** Jさんの主治医がアロプリノール治療開始から6カ月間はコルヒチンを併用していたのはこのためである．

アロプリノールはプリン分解を阻害するため，他のプリンアナログを使用している患者への投与には注意が必要である．例えば，アザチオプリンやその活性型である6-メルカプトプリン（第38章参照）はプリン骨格を持つ抗腫瘍・免疫抑制薬であり，6-メルカプトプリンはキサンチンオキシダーゼにより代謝される（図48-5）．アロプリノールによってキサンチンオキシダーゼを阻害すると，アザチオプリンや6-メルカプトプリンの濃度は分解の減少によって中毒域にまで達する．そのためアロプリノールと併用する場合には，メルカプトプリンやアザチオプリンの濃度を75%減らす必要がある．症例によってはアザチオプリンからミコフェノール酸などの非プリンの免疫抑制薬（第45章，免疫抑制の薬理学参照）に変えることも選択肢の1つである．

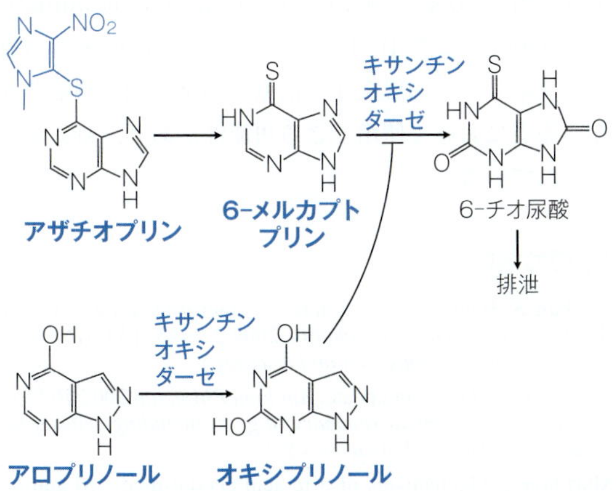


**図48-5 6-メルカプトプリンとアロプリノールの相互作用**

6-メルカプトプリンとアザチオプリン（プロドラッグ）は他のプリンと同じ経路を経て代謝され，排泄される．アロプリノールとその代謝産物であるオキシプリノールはキサンチンオキシダーゼを阻害するので，6-メルカプトプリンの分解を抑制することとなる．分解が低下すると，6-メルカプトプリンの血漿濃度が上昇する．6-メルカプトプリンとアロプリノールを同時に投与する場合には（例えばがん化学療法の際などに），6-メルカプトプリンの投与量はしっかりと減量しなければならない．

アロプリノールは一般的に忍容性の高い薬剤であるが，この薬剤を処方する場合には重要な副作用について考えておく必要がある．アロプリノールを服用している患者では過敏反応による皮疹が生じる場合があり，稀にスティーブンス・ジョンソン症候群 Stevens-Johnson syndrome に至る．このためアロプリノールに対して薬疹が生じた場合には，この薬剤を中止すべきである．稀ではあるが，白血球減少や好酸球増加症，肝壊死なども起こりうる．

**フェブキソスタット febuxostat** は慢性痛風の治療薬として最近承認された薬剤で，キサンチンオキシダーゼの非プリン低分子阻害薬である．大規模臨床研究により，フェブキソスタットは反復する痛風発作を予防するのにアロプリノールと同等の効果を示す．アロプリノールと異なり，フェブキソスタットは肝臓によって速やかに代謝されるので，腎不全症例においても用量を調節する必要はない．非プリン構造であるため，皮疹を起こす心配も少ない．ただアロプリノールと同様に，服用開始後数カ月間は痛風発作の危険を減らすために，コルヒチンなどと併薬する必要がある．

## 尿酸排泄促進薬

腎臓は濾過された尿酸の大半を再吸収してしまうため，尿細管の再吸収を抑制する薬剤は尿酸排泄を促進する．これらの薬剤を**尿酸排泄促進薬 uricosuric agent** と呼ぶ．

**プロベネシド probenecid** は尿酸排泄を増加させるために用いられる薬の1つである．URAT1 陰イオン輸送体タンパク質を欠損している人の血漿尿酸値は極めて低く，プロベネシドなどの尿酸排泄促進薬に対して反応しない．したがって，**URAT1 はこの種類の薬剤の標的分子であることがわかる．** プロベネシドはURAT1 選択的阻害薬ではなく，ペニシリンの排泄に必要な腎臓の有機陰イオン輸送体 organic anion transporter（OAT）をはじめとする，他の輸送体も阻害する．ペニシリンの使用可能量が限られていた数十年前にはプロベネシドとペニシリンを併用することで半減期を延ばし，治療に必要なペニシリンを節約していたものである．

痛風患者においては，プロベネシドは慢性の高尿酸血症に有効な薬剤である．プロベネシドは腎排泄と内在性の尿酸生合成のバランスを変化させ，血漿尿酸値を低下させる．尿酸値が6.0～6.5 mg/dL 以下にまで低下すれば尿酸結晶の分解が進むので，滑膜関節への結晶沈着が元に戻ることとなる．しかしながら，腎への尿酸排泄が増加することによって腎臓や尿管における尿酸結石の形成が促進されてしまう．水分摂取量を増やしたり，尿の pH を上昇させるようなクエン酸カルシウムや重炭酸ナトリウムと併用することによって，尿酸結石のリスクを減らすことができる．尿酸の $pK_a$ は 5.6 であり，尿の pH が 6.0 以上であれば大半の尿酸はより可溶性の高いイオン型をとる．プロベネシドは多くの有機陰イオンの分泌を抑制するため，この経路で処理される薬剤をプロベネシドと併用する場合には用量を減少させる必要がある．また少量のアスピリンはプロベネシドの作用に拮抗する場合があるが，そのメカニズムはわかっていない．

**sulfinpyrazone** はプロベネシドと同様の作用機序で作用する尿酸排泄促進薬である．プロベネシドよりも強力で，中程度の腎不全時でも用いることが可能である．尿酸排泄促進薬として作用するだけではなく，sulfinpyrazone は抗血小板作用も併せ持つ．そのため，他の抗血小板薬や抗凝固薬を使用している患者には注意が必要である．

**ベンズブロマロン benzbromarone** はプロベネシドと sulfinpyrazone と同様のメカニズムで機能する尿酸排泄促進薬である．ベンズブロマロンはプロベネシドや sulfinpyrazone よりも強力であり，特に腎不全の患者でも機能する．しかし肝障害を起こす事例が多いため使用が限られており，米国では現在使用することができない．

**ロサルタン losartan** はアンジオテンシンⅡ受容体拮抗薬（第 21 章，血管緊張の薬理学参照）であるが，弱いながらも尿酸排泄作用を持っている．そのため高血圧と痛風を合併した患者に用いるのは理にかなっているが，ロサルタンが急性の痛風発作を減らすかどうかについてはまだわかっていない．

### 尿酸代謝促進薬

ヒト以外のたいていの哺乳動物は尿酸分解酵素を発現している．この酵素は尿酸をアラントインに酸化し，これは容易に尿中に排泄される．がんの化学療法時に腫瘍細胞が急速に壊死すると，ヌクレオチドが遊離し血漿尿酸値が異常に上昇する．このメカニズムによって生じる**腫瘍壊死症候群 tumor lysis syndrome** は腎臓に大きな障害を与える場合がある．抗がん薬とともに外来性に**尿酸分解酵素 uricase** を投与することで血漿尿酸値は速やかに低下し，腎障害を防ぐことができる．アロプリノールは腫瘍壊死症候群の際にも用いられる．

現在では尿酸分解酵素はカビの一種であるアスペルギルス *Aspergillus flavus* から精製されたタンパク質としてヨーロッパで使用することができる．アスペルギルスの尿酸分解酵素を遺伝子組換え技術を用いて作製したものが**ラスブリカーゼ rasburicase** であり，米国で用いることができる．外来性のタンパク質に対してアレルギー反応を示したり，薬剤に対して抗体を作ってしまう場合もある．遺伝子組換えブタ尿酸分解酵素をポリエチレングリコール化した **pegloticase** は，従来の治療法に対して抵抗性のある痛風に対して近年承認された．

## ▶ まとめと今後の方向性

痛風はプリン代謝および排泄の障害によって起こる疾患である．尿酸の生合成と排泄のバランス不良によって高尿酸血症となる．一部の患者では高尿酸血症に引き続き，痛風を発症する．急性期の治療は痛風発作の症状を緩和することを目的としたものである．これらの治療は好中球や単球の活性化を阻害することによって，炎症反応を阻害する．慢性の痛風に対する治療は尿酸の生合成と排泄のバランスを補正することによって，血漿尿酸値を低下させる．アロプリノールとフェブキソスタットは尿酸の生合成を抑制し，プロベネシドは尿酸排泄を増加させる．遺伝子組換え尿酸分解酵素は尿酸をアラントインに変換することによって尿酸値を速やかに低下させ，腫瘍壊死症候群によって生じる腎障害を防ぐことができる．新たな治療薬も開発中である．例えば anakinra，canakinumab，rilonacept などの IL-1 アンタゴニストは従来の治療法に反応しない痛風発作の治療や通常治療が適応できない患者において使用できる可能性があり，研究が進められている．

## 推奨文献

Chohan S, Becker MA. Update on emerging urate-lowering therapies. *Curr Opin Rheumatol* 2009;21:143–149. (*Provides clinical details on febuxostat and uricases.*)

Eggebeen AT. Gout: an update. *Am Fam Physician* 2007;76:801–808. (*Excellent clinical summary of gout, including criteria for diagnosis and clinical guidelines.*)

Martinon F. Mechanisms of uric acid crystal-mediated autoinflammation. *Immunol Rev* 2010;233:218–232. (*Detailed review of uric acid-induced inflammation and inflammasome biology.*)

Neogi T. Gout. *N Engl J Med* 2011;364:443–452. (*Recent clinical practice review of gout.*)

So A, Busso N. A magic bullet for gout? *Ann Rheum Dis* 2009;68:1517–1519. (*Reviews advances in gout pathophysiology, including the role of IL-1 and development of IL-1 antagonists.*)

## 主要薬物一覧：第 48 章　炎症にかかわる統合薬理学：痛風

| 薬　物 | 臨床応用 | 副作用(重篤なものは太字で示す) | 禁　忌 | 治療的考察 |
|---|---|---|---|---|
| **白血球の遊走・活性化抑制剤**<br>メカニズム―痛風関節で生じる炎症経路の阻害，第 48 章，本文参照. | | | | |
| **コルヒチン** | 急性痛風<br>反復する痛風発作の予防 | **骨髄抑制，神経筋障害**<br>下痢，悪心，腹痛 | 重篤な心疾患，消化管疾患，心疾患<br>肝障害<br>血液疾患 | コルヒチンはチュブリンのヘテロ二量体に結合して，微小管の形成を阻害する．これにより，好中球を介した炎症反応に必要な細胞運動性などが低下する.<br>シクロスポリンやタクロリムス，ベラパミルと同時に使用すると，コルヒチンの血漿中濃度が上昇する場合がある. |
| **イブプロフェン**<br>**インドメタシン** | 第 42 章，エイコサノイドの薬理学：主要薬物一覧参照 | | | |
| prednisone<br>**メチルプレドニゾロン** | 第 28 章，副腎皮質の薬理学：主要薬物一覧参照 | | | メチルプレドニゾロンは急性痛風の治療の際に，炎症関節に注射されることもある. |
| **尿酸合成阻害薬**<br>メカニズム―ヒポキサンチンをキサンチンへ，さらにキサンチンを尿酸へと代謝するキサンチンオキシダーゼを阻害することにより，血漿尿酸値を低下させ，尿酸結晶の形成を抑制する. | | | | |
| **アロプリノール**<br>**オキシプリノール** | 反復する痛風発作の予防<br>がん関連高尿酸血症<br>尿酸結石 | **無顆粒球症，再生不良性貧血，腎不全，肝壊死，スティーブンス・ジョンソン症候群，中毒性表皮壊死症**<br>掻痒症，皮疹，消化管障害 | 特発性ヘモクロマトーシス | アロプリノールはキサンチンオキシダーゼの阻害薬かつ基質である．アロプリノールの酸化物であるオキシプリノールもキサンチンオキシダーゼを阻害する.<br>オキシプリノールは認可外使用となる.<br>両剤ともにアザチオプリンと 6-メルカプトプリンの濃度を上昇させる.<br>アモキシシリン，アンピシリン，サイアザイド系利尿薬は重篤な皮疹を起こす危険を高める. |
| **フェブキソスタット** | 反復する痛風発作の予防 | **心筋梗塞，脳卒中**<br>肝機能障害 | アザチオプリン，メルカプトプリン，テオフィリンとの同時使用 | 非プリン低分子キサンチンオキシダーゼ阻害薬.<br>フェブキソスタット治療を始める際には，痛風発作を減らすために，初めの数カ月間コルヒチンなどと併薬する必要がある. |
| **尿酸排泄促進薬**<br>メカニズム―第 48 章，本文参照. | | | | |
| sulfinpyrazone<br>**プロベネシド** | 反復する痛風発作の予防 | **白血球減少症，血小板減少症，喘息患者における気管支収縮，再生不良性貧血（プロベネシド），肝壊死（プロベネシド），アナフィラキシー（プロベネシド）**<br>消化管障害 | 急性痛風発作<br>血液疾患<br>2 歳未満の幼児<br>サリチル酸との併薬<br>尿酸結石 | sulfinpyrazone とプロベネシドは尿細管管腔側にある URAT1 陰イオン交換体を阻害し，尿酸の排泄を促進する.<br>sulfinpyrazone とプロベネシドはペニシリンや他の有機陰イオンの濃度を上昇させる．ニトロフラントインの濃度も上昇させる可能性がある.<br>プロベネシドはメトトレキサートの血漿濃度を上昇させる. |
| **ロサルタン** | 高血圧<br>反復する痛風発作の予防 | **血管浮腫，横紋筋融解症，血小板減少症**<br>貧血，疲労感，背部痛，低血糖 | 妊娠 | ロサルタンはアンジオテンシンⅡ受容体拮抗薬であり，弱い尿酸排泄作用を併せ持っている. |

## 主要薬物一覧：第48章 炎症にかかわる統合薬理学：痛風（続き）

| 薬 物 | 臨床応用 | 副作用（重篤なものは太字で示す） | 禁 忌 | 治療的考察 |
|---|---|---|---|---|
| **尿酸代謝促進薬**<br>メカニズム―不溶性の尿酸を可溶性のアラントインへと変換する酵素である． | | | | |
| **ラスブリカーゼ**<br>**pegloticase** | 腫瘍壊死症候群（ラスブリカーゼ）<br>通常治療に反応しない痛風治療（pegloticase） | **溶血，メトヘモグロビン血症，好中球減少症，呼吸不全，敗血症**<br>皮疹，消化管障害，発熱 | グルコース-6-リン酸デヒドロゲナーゼ glucose-6-phosphate dehydrogenase（G6PD）欠損症<br>アスペルギルス過敏症 | ラスブリカーゼはアスペルギルスの尿酸分解酵素の遺伝子組換え体であり，不溶性の尿酸を可溶性のアラントインへと変換する．<br>pegloticase はポリエチレングリコール化してあるため，半減期が長い． |

# Section 7

# 医薬品開発と規制の基礎

*Fundamental of Drug Development and Regulation*

# 49

# 医薬品の探索研究と非臨床開発

John L. Vahle, David L. Hutto, Daniel M. Scott, and Armen H. Tashjian, Jr.



## はじめに

過去10年間にわたり，**米国食品医薬品局 Food and Drug Administration（FDA）** は，240の治療用の新薬およびバイオロジクスを承認してきた．その多くは，それまで治療できなかった疾患の治療を可能にした．あるいは，より効果的で副作用が少ない製品によって，治療の選択肢が広がった．感染症との闘いにおいては，製薬企業，バイオテクノロジー企業，大学の研究室などが，既存薬剤に対する耐性を持つようになった感染症に対する新たな治療薬の開発を続けている．ノックアウト動物モデル，ヒトゲノム計画からの情報など新たな技術が利用可能になり，今後の数十年間には新たなクラスの医薬品の開発が続くことが予想されている．

新薬の開発は困難であり，かつ費用がかかる．探索研究段階から開発段階にたどりついた化合物のなかでも最終的に医薬品として承認を得ることができるのはごくわずかである．開発初期のスクリーニング段階で有望とされた化合物1万個のうち臨床試験に入ることができるのは10個未満，承認されるのはわずか2個とされる．さらに，新薬の探索研究から開発にかけて要する費用は約8億ドルとされる【訳注：開発の成功確率，費用については諸説あり，8億ドルは過大評価だとする見解もある．】．新薬開発は危険な賭けだが，成功すればリスクをとった者には大きな利益がもたらされる．商業的に最も成功した医薬品では，**アトルバスタチン atorvastatin** もその一例であるが，毎年120億ドル以上の売り上げが得られている．

近年になって特に，生物医学研究に携わる人々の間で革新的な新規治療法を創出できていない状況についての関心が高まっている．FDAが2004年に発表したクリティカルパス・イニシアチブ Critical Path Initiatives 報告書（推奨文献を参照）では，新薬の探索研究から開発における困難な課題への挑戦，考えられる解決法を提唱している．この報告書は，米国国立衛生研究所 National Institutes of Health（NIH）の予算と製薬企業の研究開発費が1993年以来の過去10年間に倍増したことを述べている．このような投資の増加にもかかわらず新薬開発の成功率は増加して

## Case

1987 年，Abbott Laboratories 社の研究者らは，新規の抗ウイルス治療探索の標的としてヒト免疫不全ウイルス human immunodeficiency virus（HIV）プロテアーゼを同定した．このプロテアーゼは HIV の複製に不可欠であり，稀に見る基質特異性を有している（第 37 章，ウイルス感染症の薬理学参照）．この酵素の天然基質にはフェニルアラニン-プロリン結合が含まれ，これは哺乳類プロテアーゼには稀であるため，HIV プロテアーゼを阻害する薬であれば副作用は比較的少ないであろうと研究者らは考えた．

1989 年，Merck 社の結晶学者らは，HIV プロテアーゼの結晶学的構造を解明したと発表した．新たに解明された構造に基づき，ウイルスプロテアーゼは 2 つの同一のサブユニットの対称二量体であることが明らかになった（図 49-1；図 37-10，Box 37-3 も参照）．Abbott 社の研究者らは分子モデルを用いて，フェニルアラニンとプロリンを自然な順序で置き換えることにより，酵素の天然基質アナログをデザインした．このアナログは，構造体の両端に同一のアミノ酸を含む対称分子であった．彼らはまた，分子の中央のペプチド結合を，酵素反応における遷移状態の模倣であるがプロテアーゼによる切断に耐性である官能基に置換した．この最初の分子はウイルスプロテアーゼの弱い阻害薬であったが，研究者らは，酵素の構造に関する知識を駆使して，付加的な官能基を追加することでその分子の効力を増加させうると考えた．その結果，最初の構造体よりも 1 万倍高い親和性を有する酵素を結合した候補化合物が誕生した．しかしながら，この化合物の薬物動態学的特性は好ましいものではなかった．

化学者らは，候補化合物の官能基に対する修飾を繰り返し，ついに許容しうる薬物動態学的特性を持つ，非常に強力な分子を作製することに成功した．これが**リトナビル ritonavir** である．その後，培養組織を用いたリトナビルの研究において，リトナビルが他の候補となるプロテアーゼ阻害薬の代謝に関与するシトクロム P450 酵素を阻害することが示された．

1996 年，初期の探索研究から約 9 年後に FDA はリトナビルの販売を承認した．2000 年には，リトナビルが第 2 のプロテアーゼ阻害薬**ロピナビル lopinavir** のバイオアベイラビリティを増加させることを示す薬物動態学的研究および臨床研究に基づき，FDA は，リトナビルとロピナビルの両方を含有する配合薬の販売を承認した．

### Questions

1. リトナビルのような新薬を発見するに至るまでの“標的中心のアプローチ”の利点は何か？
2. 医薬品探索研究のプロセスにおいて，HIV プロテアーゼのような標的分子の構造を研究することは，どのように役立つか？
3. 候補とする標的分子に対する親和性が高いにもかかわらず，その後の開発を中断せざるをえなくなる要因としては，どのようなものがあるか？
4. 化学合成の成功に不可欠な要素には，何があるか？

いないことを，FDA に申請された主要な医薬品またはバイオロジクスの数が減少していることを証拠として明示している．この問題に対する考えられる解決策をいくつか示すなかで，FDA と米国医科大学協会 Association of American Medical Colleges（AAMC）の共同報告書において，医薬品の研究開発の効率向上には医師である科学研究者の役割が重視されていることを述べている点が注目に値する．

本章では，医薬品の研究開発の過程と，各段階における科学的原則について概説する．**医薬品探索研究 drug discovery** とは，潜在的な治療標的の同定からヒトによる臨床試験の対象とする 1 個の化合物を選択するまでの期間の研究をいう．**医薬品開発 drug development** とは，一般に，最初の臨床試験の実施に求められる非臨床試験から臨床試験を経て規制当局の承認を取得するまでの営みをいう．この探索と開発のプロセスは複雑であり，多種多様な異なる科学専門領域からの参画が必要とされる．

## 医薬品探索研究のプロセス

**医薬品探索研究 drug discovery** という言葉は，製薬企業，バイオテクノロジー企業や研究機関の研究室で，化合物を同定しスクリーニングし薬理学的作用があると予想される化合物を選定するプロセスにおける研究を示す．スクリーニングとは，標的とする疾患に

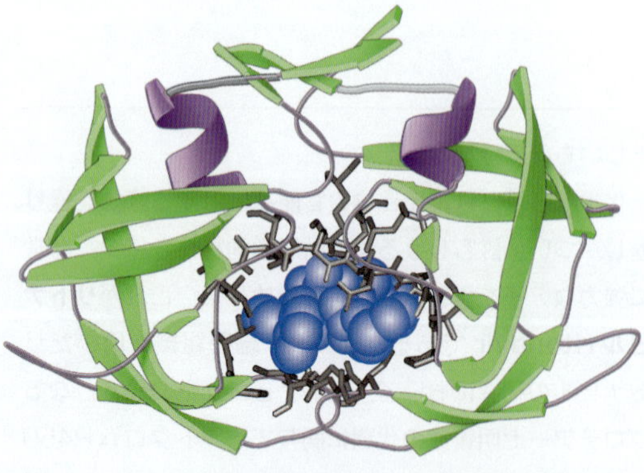

**図 49-1 リトナビルに結合するヒト免疫不全ウイルス-1 プロテアーゼの結晶構造**
ヒト免疫不全ウイルス（HIV）プロテアーゼの構造は，活性部位を占有するリトナビル（**青で示す空間充填モデル**）とともにリボンのように示されている．酵素の回転対称軸は明白であり，薬物の設計の基礎であった．HIV プロテアーゼの結晶構造を利用して，研究者は阻害薬の構造を微調整して，5 nM 未満の $K_i$ 値（阻害定数）を達成した（図 37-10 も参照）．

適したアッセイにおいて多数の化合物を試験する一連の過程である．スクリーニングを経て選ばれた化合物は**ヒット化合物** hit と呼ばれる．ヒット化合物またはその誘導体の生物学的・化学的特性がさらに明らかにされなおも有望であれば，それは**リード化合物** lead と呼ばれる．医薬品の探索研究は，費用対効果がよい，すなわちヒット化合物からリード化合物へ，最終的には医薬品としての成功に導く確率が高いことが理想とされる（図 49-2）．

ヒット化合物を同定する基本的な戦略は２種類ある．**化合物中心のアプローチ** compound-centered approach では，何種類かあるうちの１つの手法によってある化合物が同定され（後述参照），その生物学的プロファイルが吟味される．化合物の薬理学的活性が好ましいものであれば，さらに改良され開発が進められる．**標的中心のアプローチ** target-centered approach は近年より一般的になっているが，最初に標的と推定されるものを同定する．標的となるのは，疾患の経過と関連して生物学的に重要な分子，例えば受容体，酵素などである．標的が同定されると，研究者らはその標的に対するアゴニスト agonist，アンタゴニスト antagonist，調節物質 modulator として相互作用を持つ化合物を探索する．この探索は，標的の構造に関する情報を出発点として系統的に行われるが，**ショットガンアプローチ** shotgun approach とも呼ばれる手法によることもある．この場合，**コンビナトリアルケミストリー** combinatorial chemistry と呼ばれる方法で合成された化合物の膨大なライブラリのすべてを高速自動分析装置による試験にかけて，化合物を選択する．これらの手法によって同定されたヒット化合物は，標的に対する特有の知識に基づき修飾される．例えば，そのような知識は**ハイスループットスクリーニング** high-throughput screening と呼ばれるプロセスのデザインに活用される．このプロセスで，最初のヒット化合物に化学修飾を加えた化合物の生物学的活性が試験される．

## 化合物中心の医薬品デザイン

### 天然または合成化合物

伝統的に医薬品の探索研究は化合物中心のアプローチがとられてきた．その歴史の初期においては植物，カビなどの有機物から分離された**天然物** natural product から探索研究が開始された．多くの場合，予期しない偶然からの発見によってこうした化合物が生まれている．例えば**ペニシリン** penicillin（第 34 章，細菌およびマイコバクテリア感染症の薬理学：細胞壁合成参照）は，Alexander Fleming が，ペトリ皿上の培地に混入し生えていたアオカビ *Penicillium notatum* のコロニーを観察したことによって発見された．また，天然物からの医薬品開発の他の成功例として，太平洋イチイの抽出物から合成された化学療法薬**パクリタキセル** paclitaxel，アヘン用のケシ由来のオピオイド鎮痛薬**モルヒネ** morphine，連鎖球菌由来の血栓溶解薬 streptokinase【訳注：国内では血栓溶解薬としては認可なし，抗炎症薬として認可されている．】，細菌由来の免疫抑制薬**シクロスポリン** cyclosporine などがある．表 49-1 に，天然物由来の医薬品を例示した．

天然物を医薬品候補化合物探索の資源とすることにはいくつかの利点がある．第１に，天然物には生物学的活性が存在する合理的な可能性がある．第２に，*de novo* 化合物を合成するより天然物から物質を単離する方が容易である．構造が複雑であったり困難な合成手順を伴う場合にはなおさらである．例えば**パクリタキセル** paclitaxel の場合は，４つの縮合環を含みそのうち１つが８個の炭素を有する複雑な構造で，化学合成には 50 のステップがあり，総収率は 1%未満である．第３の利点として，合成によって微調整するにしても天然物からスタートして**半合成生成物** semisynthetic product を製造する戦略は実現性が高い．しかし当然ながら，天然物には欠点もある．天然物を単離する作業は大変な労力を必要とし，成功が約束されたものではない．天然物は化学合成された化合物と比べて生物学的活性がある可能性が高いが，分子の機能を試験するのに最適な分析システムを予測することが困難な場合もある．薬理学的な活性が明らかに

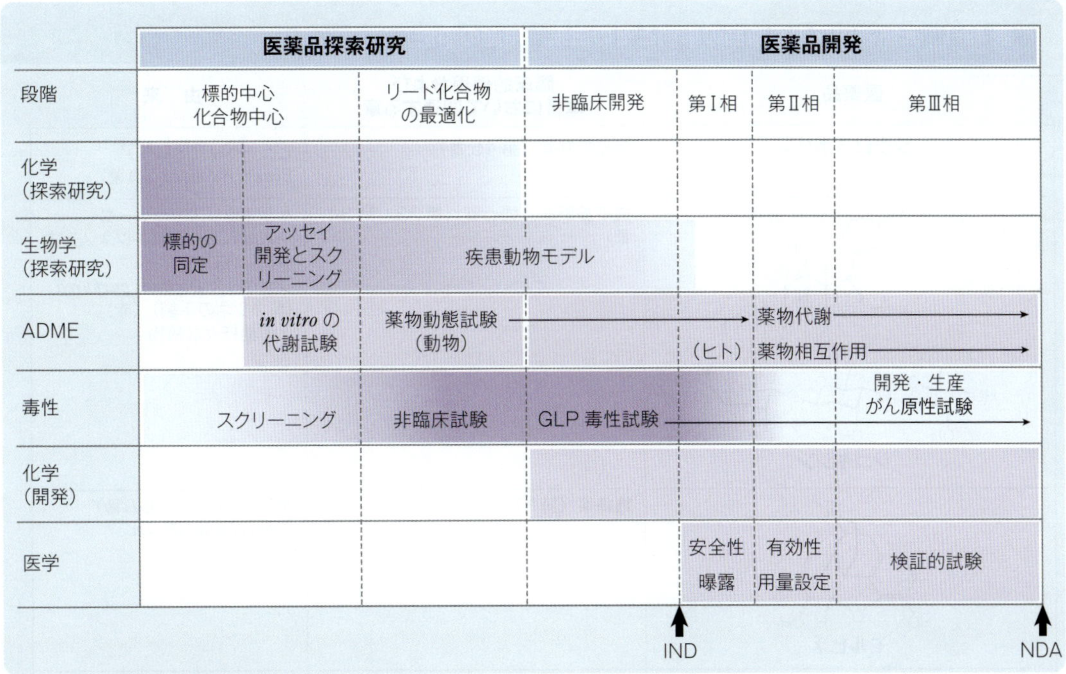

医薬品探索研究
医薬品開発
段階
標的中心
化合物中心
リード化合物
の最適化
非臨床開発
第Ⅰ相
第Ⅱ相
第Ⅲ相
化学
(探索研究)
生物学
(探索研究)
標的の
同定
アッセイ
開発とスク
リーニング
疾患動物モデル
ADME
*in vitro* の
代謝試験
薬物動態試験
(動物)
薬物代謝
(ヒト)
薬物相互作用
毒性
スクリーニング
非臨床試験
GLP 毒性試験
開発・生産
がん原性試験
化学
(開発)
医学
安全性
曝露
有効性
用量設定
検証的試験
IND
NDA


**図 49-2 医薬品の探索研究・開発の各段階**
図に示す各段階の活動には連続性があると同時に，多くの活動が機能的・時間的に重なりあっている．化合物の有効性を最大化し，副作用を最小化し，安全性を最大化することを目的として，様々な専門領域間で高度に相互連関して活動が進められる．臨床試験および承認取得のプロセスは第 50 章で述べる．ヒット化合物から医薬品としての承認に至る全過程は 8 ～ 12 年の年月と 8 億ドル以上の費用がかかる．IND：研究用新薬申請，investigational new drug，NDA：新薬承認申請，new drug application，ADME：吸収，分布，代謝，排泄，GLP：医薬品の安全性に関する非臨床試験の実施の基準（優良試験所基準），good laboratory practice.

なっても，単離し修飾を加える過程に高額な費用がかかることもある．

近年は新薬の探索に**合成物** synthetic compound が用いられる場合が多くなっている．この種のアプローチのため，様々な構造的特性を持ち，特定の種類の探索に適するように調整された，何千もの化合物からなるライブラリが構築されてきている．こうしたライブラリは，例えば，特定のクラスの受容体に作用または拮抗する傾向のあるフェニルアラニン-ポリン結合を含有する多数の化合物で構成されている，といった具合である．

## 天然リガンドのアナログ

もう 1 つの化合物中心のアプローチは，医薬品開発の出発点として受容体の天然リガンド（多くの場合アゴニスト）を使用するものである．例えば，**ドパミン** dopamine の不足がパーキンソン病 Parkinson disease と関連しており（第 13 章，ドパミン作動性神経伝達の薬理学参照），ドパミン代謝前駆体である**レボドパ** levodopa L-dihydroxyphenylalanine（L-DOPA）は，パーキンソン病の薬物治療における有効な第一選択薬の 1 つとされる．**インスリン** insulin も大変よく似た方法で開発された．糖尿病の徴候と症状はインスリン分泌の低下により引き起こされることが明らかになり，効果的な治療法としてインスリン投与が行われるようになった．

天然の受容体作動物質（アゴニスト）は，化学修飾を加える骨格構造となる．化学修飾によって，化合物の結合親和性，生理学的効果（アゴニストをアンタゴニストに作り変えるなど；第 1 章，薬物-受容体相互作用参照），分布，代謝，薬物動態などが変化する．この方法は，$H_2$ ブロッカー（ヒスタミン $H_2$ 受容体拮抗薬）である**シメチジン** cimetidine（第 43 章，ヒスタミンの薬理学参照）の開発で採用された．ヒスタミンから始めて，その骨格構造に修飾を加え，受容体親和性がより高く毒性がより少ないアンタゴニストを合成することに成功した．同様に，薬物動態学的特性を変化させたインスリンは糖尿病患者の治療に使われている．

低分子化合物であるアゴニストを修飾する手法は，比較的成功確率が高い．天然のアゴニストは生物学的活性を有しているので，その化学的誘導体も同様に生

**表 49-1 天然物由来の医薬品の事例とその由来，用途の事例**

| 医薬品 | 臨床的使用および本書において関連する章 | 由来 |
|---|---|---|
| **シクロスポリン** | 免疫抑制薬（第 45 章） | ビューベリア・ニベア *Beauveria nivea*（真菌） |
| 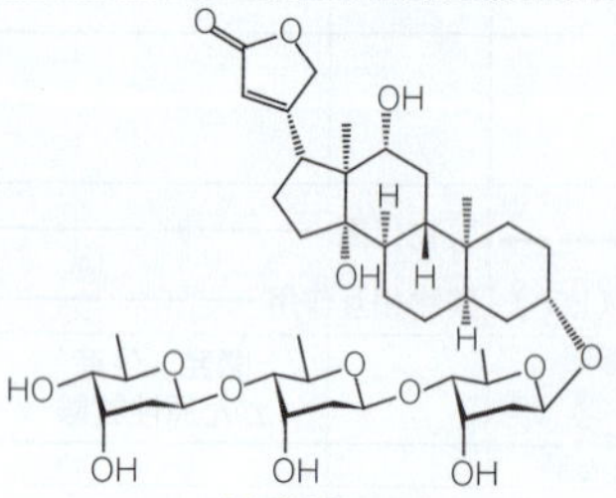 **ジゴキシン** | 抗不整脈薬，強心薬（第 23，第 34 章） | ケジギタリス・ラナータ *Digitalis lanata*（キツネノテブクロ）（白）<br>ジギタリス *Digitalis purpurea*（紫キツネの手袋）（赤）<br>その他様々な植物 |
| 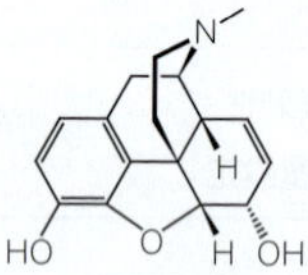 **モルヒネ** | 鎮痛薬（第 17 章） | ケシ（ソムニフェルム種）*Papaver somniferum* |
| 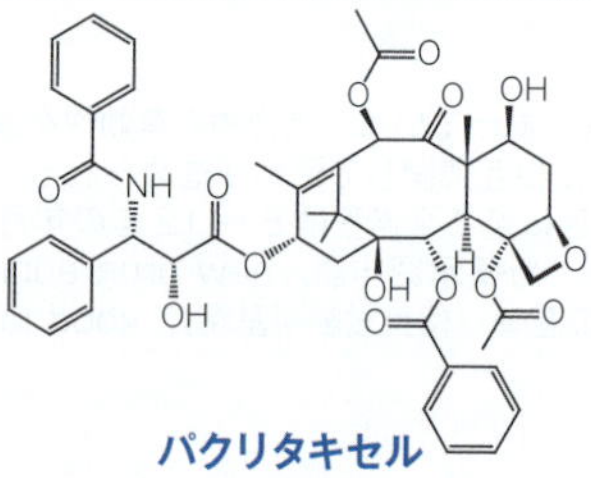 **パクリタキセル** | がん化学療法薬（第 38 章） | 太平洋イチイ *Taxus brevifolia* |
| 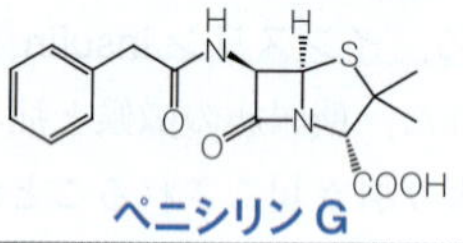 **ペニシリン G** | 抗菌薬（第 34 章） | アオカビ *Penicillium chrysogenum* |
| 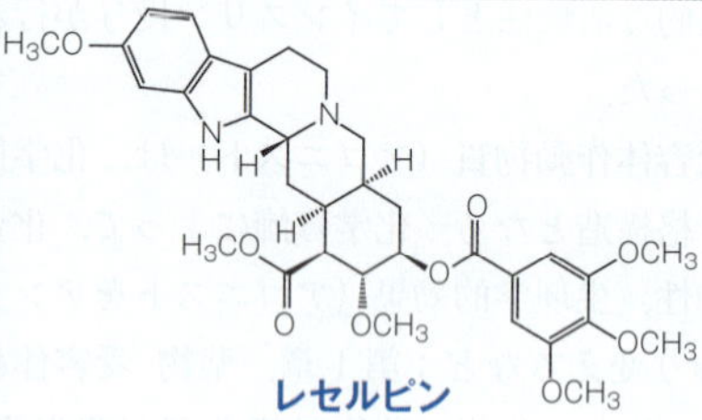 **レセルピン** | 抗高血圧薬（第 25 章） | インドジャボク（ラウオルフィア）*Rauwolfia serpentina*（植物） |
| **streptokinase** | 血栓溶解薬（第 22 章） | β溶血性連鎖球菌 |

シクロスポリンと streptokinase の構造は複雑であるため本表に入れていない．

物学的活性を有する可能性が高いからである．もちろん問題もある．外来性の L-DOPA によるドパミンが脳内の望ましくない領域に結合して幻覚を引き起こすこともある．さらに，多くの疾患の経過は，低分子化合物のアゴニストとその受容体の相互作用によって緩和されるものではない．電位開口型イオンチャネルや他のタンパク質と相互作用する細胞内シグナル伝達タンパク質などの標的分子の多くは，内因性低分子アゴニストを持たないため，アナログ的アプローチに適していない．

## 標的中心の医薬品デザイン

標的中心のアプローチでは，標的となる疾患に不可欠な生化学的標的または標的分子（“妥当性のある”

標的）を使って，ヒット化合物を探索する．この方法には次のような利点がある．第1に，標的が疾患の経過に関連していれば，標的と的確な相互作用を持つヒット化合物は，有用な薬理学的活性を持つ可能性が比較的高い．第2に，標的が知られているので，標的に対する薬剤の効果のみを明らかにできるアッセイを考案することが比較的容易である．この点は，疾患の経過が複雑で細胞組織の標本では観察しにくい場合に特に該当する．例えば，ある候補化合物について，アテローム性動脈硬化症の経過に対する効果を即座に予測することは難しいが，ヒドロキシメチルグルタリル補酵素A hydroxymethylglutaryl coenzyme A（HMG-CoA）還元酵素（第19章，コレステロールとリポタンパク代謝の薬理学参照）など，アテローム性動脈硬化症の発症に関連することが知られている酵素を阻害するかどうかを見出すことは比較的容易である．疾患の経過に対する病態生理学的理解が進むにつれて，標的中心のアプローチの成功確率は向上しており，この方法により多くの新規化合物が見出されてきた．HIVプロテアーゼ阻害薬である**リトナビル ritonavir** はその顕著な例である．こうした標的中心アプローチを補完する形で，内在する生物学的経路の詳細な分析が進んだことによって，その経路に介入する革新的医薬品である抗体薬などの高分子の開発が可能になってきた（Box 49-1）．

## ハイスループットスクリーニング

最もシンプルな標的中心アプローチでは，標的に基づくアッセイを使って多数の分子をスクリーニングする手法を急速に取り入れるようになった．**ハイスループットスクリーニング high-throughput screening** という手法は，標的に基づくアッセイとロボット工学によるオートメーションの技術を用いて，数日のうちに何千・何万もの化合物をスクリーニングする．

この手法において重要な側面が2つある．第1に，スクリーニングに供する膨大な化合物**ライブラリ library** が存在していなければならない．第2に，真のヒット化合物を見出す頑健な**アッセイ assay** が開発されていなければならない．そのアッセイは，候補化合物の受容体結合（第2章，薬力学参照）を検出するといったシンプルなもの，または複雑な生化学的もしくは細胞ベースの操作を含む精緻なものなど，

### Box 49-1 高分子バイオロジクスと治療学

近年になって製薬企業やバイオテクノロジー企業は，**ペプチド peptide**，**ペプチド模倣物 peptidomimetic**，**タンパク質 protein**，**アンチセンスオリゴヌクレオチド antisens oligonucleotide**，**モノクローナル抗体 monoclonal antibody** のような高分子化合物に目を向けるようになっている．こうした治療法の薬理学的特性と臨床的有用性は，第53章，タンパク質医薬品で記述される．

こうした高分子の探索と開発の手法は，低分子の場合とは大幅に異なる可能性がある．例えば，**インスリン insulin** 不足による糖尿病，**エリスロポエチン erythropoietin** の不足による貧血，遺伝性凝固障害における凝固因子（**第Ⅷ因子 factor Ⅷ**または**第Ⅸ因子 factor Ⅸ**）など，内因性物質の不足または欠如と関連する疾患の治療薬開発について考えてみよう．こうした治療法は**補充療法**と呼ばれるが，これらの内因性物質を修飾する必要があるか否かを判断するために多数の分子の大規模スクリーニングを行う必要はない．このため，こうした化合物は早期に開発およびヒト試験へと進めることができるかもしれない．

天然または修飾高分子は，置換のみならず生理学的プロセスの調節にますます利用されるようになっており，抗体などの人工高分子が疾患の治療に利用されるようになっている（表49-2）．抗体の探索および開発プロセスでは，狙う標的分子への親和性や特異性を高め，免疫原性を最小限にするために，抗体の“ヒト化”を伴う修飾を行うことがある．この種の高分子は通常非経口的に投与する必要があるので，薬物動態特性をみるためのスクリーニングの必要性が軽減される．さらに，バイオロジクスの毒性は，通常，“薬理作用の高発現”に関連したものであり，“標的を外れた”作用によるリスクは少ないため，生物学的試験や動物による毒性試験はあまり広範囲に求められない可能性もある（第5章，薬物毒性学参照）．一方，バイオロジクスの製造はより多くの困難が伴う．おもな課題は，細菌，酵母，哺乳動物細胞などを用いて所望の高分子を製造できるシステムを開発すること，その後，合成過程でしばしば生じる代謝産物が多量に混入した状態から純粋な化合物を単離することである．高分子の合成と精製にかかわる複雑な手順を確実に再現することは難しいため，バイオロジクスのジェネリックの製造には著しい困難が伴う．

様々である．ライブラリにある化合物がアッセイを“通り抜けた”後，有望と見られたヒット化合物はさらに綿密に探索される．96または384ウェルプレートのアッセイを利用することで，多数の化合物を同時にスクリーニングすることが可能になった．さらに，1つの化合物ライブラリをスクリーニングにかける時には，同じライブラリを多数の異なるアッセイにかける．アッセイと化合物ライブラリの質によって，得られる結果の質が決まるため，アッセイのデザインが拙かったりライブラリの化合物が限られていたりすると，誤ったヒット化合物が選択され，有望な候補化合物を見出せないという結果になる．実際，ハイスループットスクリーニングは急速なスピードが利点なので，偽陽性や偽陰性はめずらしくない．真のヒット化合物が見出されたとしても，多くの場合，結合親和性を向上させたり薬理学的特性（特異性，溶解性，安定性など）を修飾したりすることで，より精緻なものとする必要がある．このプロセスを，**“ヒットからリードへの開発 hit-to-lead development”**と呼ぶ．

## コンビナトリアルケミストリー

**コンビナトリアルケミストリー combinatorial chemistry** と称する手法の導入によって，ハイスループットスクリーニングのプロセスは精緻化されてきた．自然界において，比較的少数のアミノ酸（約20個）から多種類のタンパク質が構成されていることに似せて，コンビナトリアルケミストリーは比較的少数の前駆体分子から多数の化合物を合成する戦略である．ここから得られるのは天然化合物に限られない．共通の官能基を持つが側鎖の異なる一連の前駆体を用いるのが一般的である．例えば，30の前駆体合成ブロックが3セットあれば，2段階の合成ステップで27000（30×30×30）個の異なる化合物を合成することができる（図49-3）．理論上は個々の化合物を個々の反応に応じて作り出すことになるが，実際にはポリスチレンビーズなどの固体支持体上での合成によってさらに容易になる．**スプリット合成 split-mix synthesis** においては，何千ものビーズが一度に反応できるように

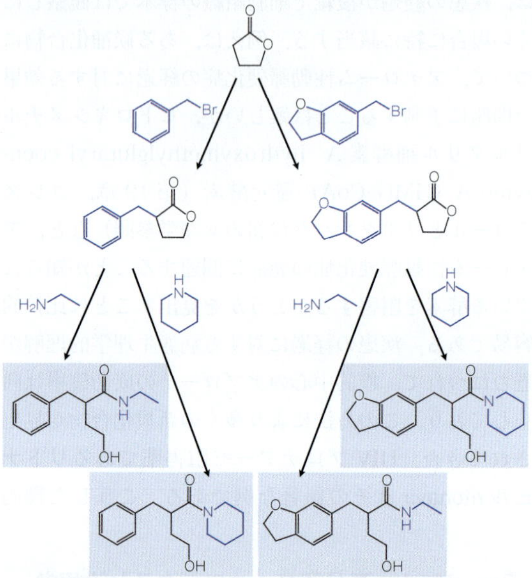


**図49-3　コンビナトリアルケミストリーにおける多様性**
コンビナトリアルケミストリーでは，単純な合成ブロックを用いて複雑な化合物ライブラリを合成する．この図の例では，官能基化された骨格（**黒**）には複数の結合形成可能部位がある．2つの合成ブロック（**青**）は，多種多様な物質を合成するために，官能基化された骨格と結合する．この例では，2つの合成ブロックのそれぞれに2つの異なる側基があるため，4（$2^2$）つの物質を合成できる（青の四角で示した部分）．コンビナトリアルケミストリーのライブラリにおいては，いくつかの合成ブロックを使い，それぞれが20以上の異なる側基となり，同じ化学的過程に基づき何千もの複雑な分子を合成することができる．

**表49-2　高分子化合物による治療の例**

| 医薬品名 | 適応 | 分子の分類 | 由来 |
|---|---|---|---|
| 抗蛇毒 | 蛇咬傷 | 抗体 | ウマまたは細胞培養 |
| エリスロポエチン | 貧血 | 成長因子 | バクテリア（ヒト遺伝子組換え型） |
| ヘパリン | 血液凝固阻止薬 | グリコサミノグリカン | バクテリア（ヒト遺伝子組換え型） |
| ヒト成長ホルモン | 成長障害 | ホルモン | バクテリア（ヒト遺伝子組換え型） |
| インスリン | 糖尿病 | ホルモン | バクテリア（ヒト遺伝子組換え型） |
| 副甲状腺ホルモン | 骨粗鬆症 | ホルモン | バクテリア（ヒト遺伝子組換え型） |
| streptokinase | 血栓溶解薬 | タンパク質 | 連鎖球菌 *Streptococcus* |
| トラスツズマブ | がん | 抗体 | チャイニーズハムスター卵巣（ヒト化モノクローナル抗体） |

ビーズを分配し，反応後に再び合わせて混合し，次の反応を行うためにまた分配する．この戦略は，合成における反応の回数を著しく減らすことができる（前述の例では，1 度に 27000 回の反応が必要だが，代わりに 30 回で済む）．しかしながら，どの化合物がどのビーズで合成されたかを見分けることは困難である．そのため，各反応を行うときに，リボ核酸配列のようなある種の化学コードを使って個々のビーズを**タグづけ tagging** することで，その問題が解決されている．成功したヒット化合物が結合しているビーズを同定するために，タグは，ビーズから切り離され，標準化された方法によって増幅され，配列が決定される．コード化によって反応とビーズの関係が同定され，その結果成功した化合物を同定できるのである．この方法によって膨大な化合物ライブラリが構成され，ハイスループットスクリーニングにかけるわけだが，その過程でもビーズがつけられている場合もある．

コンビナトリアルケミストリーとハイルスープットスクリーニングの手法を用いるアプローチは，**ショットガンアプローチ shotgun approach** とも呼ばれている．目をつぶって膨大な数の化合物のなかから 1 つの標的を当てるようなものだからである．この方法は，いくつかの異なるタイプの標的に**偏った複数のライブラリ biased libraries** を使うことで修正をかけた方法として用いることもある．それぞれの標的の構造的特徴に基づき，G タンパク質共役型受容体，タンパク質分解酵素，キナーゼ，またはイオンチャネルなどと相互作用する可能性の高い数多くの化合物のライブラリが，これまで作られてきている．

## 構造に基づく医薬品デザイン

もう 1 つの標的中心のアプローチは，**構造に基づく医薬品デザイン structure-based drug design 合理的医薬品デザイン rational drug design** と呼ばれる．この方法では，**核磁気共鳴 nuclear magnetic resonance（NMR）**，**X 線結晶構造解析 x-ray crystallography** などにより得られる標的の三次元構造を使って候補化合物を探索する．理論的には，活性部位の形状を探索するためのモデリングアルゴリズムを使って，標的の構造内に活性部位を同定することができる．しかしより一般的には，活性部位の構造を同定するためには，標的を基質アナログや受容体リガンド（アゴニストまたはアンタゴニスト）と共結晶化させる．これによりアナログの構造は，冒頭で紹介したリトナビルの Case でそうであったように，分子の親和性を増大するように改良される．これに代わって，標的に結合する新規化合物の構造をスクリーニングアッセイを通して改良することも可能である．標的の活性部位におけるプロトタイプ分子のフィット感を繰り返し改良することで，結合親和性が高まるのである（図 49-1）．

構造に基づく医薬品デザインという手法にはいくつかの利点がある．改良されたヒット化合物（**リード化合物**となったもの）の結合親和性は多くの場合，ナノモル範囲では極めて強力である．さらに，1 つ以上のデザインされた化合物が標的と結合する可能性が高いため，限られた候補化合物のみが試験される必要がある．加えて，化合物のどの部分が標的の活性部位と結合するのに重要かということはわかっているので，繰り返し行う化合物の改良の方向性はストレートである．このため，構造を考慮しないアプローチと比べて構造に基づくアプローチでは，見出されるアナログはより少ないが，個々のアナログが活性を持つ可能性はより高くなる．構造に基づく医薬品デザインの不利な点は，分子のデザインは特定の部位が特定の機能を持つ必要があるので，改良された化合物を合成することが難しい場合が多い，ということである．もう 1 つの不利な点は，標的の結晶構造を見出すことが難しい場合もある，ということである．特に膜結合性タンパク質などは難しい．他の方法を用いることによって，標的の結晶構造が見出されるよりはるか以前にヒット化合物が得られるケースも少なくない．しかし多くの場合には，他の手法によって最初のヒット化合物が得られても，構造に基づくデザインのアプローチを用いてリード化合物へと改良する必要がある．

冒頭の Case で述べたように，リトナビルのような HIV プロテアーゼ阻害薬の開発には合理的な医薬品デザインは不可欠とされてきた．構造に基づく方法は，第 2 のクラスの抗ウイルス薬であるノイラミニダーゼ阻害薬の開発に用いられてきた(第 37 章参照)．構造に基づくデザインは実現可能性を高めているため，たとえ最初のヒット化合物が他の方法によって探索されるとしても，その後の研究において標的の構造的な情報を用いる手法は増えていくと思われる．

## リード最適化

探索研究の初期には，標的と好ましい形で相互作用を持つように見える有望な一連のリード化合物が同定される．しかしこの段階の有望な分子については，有効な医薬品の特性として重要な物理学的，化学的，生物学的，薬理学的特性に関する情報はまだ得られていない．こうした化合物の特性は，**リード最適化 lead optimization** と呼ばれる段階で，臨床試験に入り正式な医薬品開発を行うべき1個の化合物を選択するという重要な目標を持って，明確化され改良される．

実際には，多くのリード化合物は，臨床に用いるには問題があるような特性を1つまたはいくつか持っている（例えば溶解性が低い，経口のバイオアベイラビリティが低い，代謝が複雑，毒性が強いなど）．リード最適化の過程で得られた情報を用いて，こうした問題を克服するための分子構造の改良が行われる．冒頭のCaseで述べたように，リトナビルの複数の前駆体はいくつかの改良を経て，臨床試験に進める最終的な化合物が選択された．

3 リード最適化の段階で開発中断が決定される要因は，以下のように様々ある．

- ヒトの疾患の的確な動物モデルにおいて効力を示さない．
- 経口投与において適切な系統的曝露を示さない（バイオアベイラビリティが低い）．
- 生体内における代謝が広範囲または複雑であるため，危険な代謝物を生成する可能性がある．
- 溶解性が極めて低いため，投与に適した製剤化が困難である．
- 予備的な動物毒性試験で毒性が検出される．
- *in vitro* で得られたデータからDNAに損傷を与える可能性が示唆される（遺伝毒性）．
- 化学合成が極めて難しいため，費用対効果のよい方法で製造するための“スケールアップ”ができない．

## 医薬品開発の段階

リード最適化の結果得られた化合物は，臨床試験に供するために選択されたことになる．この時点で，化合物は探索段階から開発段階へと移行することになる．医薬品開発の初期においては，臨床試験の実施，臨床開発の実行を支持するために組まれた一連の前臨床試験を行う．医薬品開発における前臨床試験には以下のような活動が含まれる．

- 動物における安全性試験と臨床試験の双方に用いるための高品質な試験薬を十分に製造し，製剤化し，包装する．
- ヒトに対する最初の投与を安全に実施する条件を設定するための，動物における毒性試験，薬物動態試験を行う．
- 規制当局に申請を行うための文書を作成する；この活動については第50章，医薬品の臨床評価と承認において詳述する．

臨床開発の計画の開始は，非臨床開発の計画と並行して進められる．開始時の重要な活動には，臨床試験における評価項目の設定，臨床試験を実施する医師らの選択，臨床試験プロトコルの作成などがある．規制当局に申請する文書には，当局が臨床試験の安全性を評価できるように詳細に記された臨床試験プロトコルが含まれていなければならない．近年では，グローバル開発や多国間での同時承認を迅速化するため手順の国際標準化の努力が進められている（Box 49-2）．

臨床開発においては，広範囲な臨床試験が行われる．第50章でさらに詳述されるが，こうした試験は化合物の安全性と有効性を厳格に試験する目的の下，3つの相に分かれて行われるのが典型的である．求められる臨床試験の数，期間，複雑さなどは，目的とする適応の性質によって決まってくる．例えば，高血圧の患者に医薬品を投与し降圧効果を評価する試験は数週間で実施可能であるが，骨粗鬆症の患者に投与して骨折リスクの減少を評価するには2年間を要することもある．

ヒトにおける化合物の作用を評価することは医薬品開発の最重要課題であるが，各段階での臨床試験の実施および最終的な当局による承認の取得に向けて，様々な科学専門領域による集中的な活動が完遂されなければならない．開発から承認に向けた活動については以降で詳述していくが，医薬品開発が効率的に進むように，綿密なプロジェクトマネジメントの下に進める必要がある．

## 医薬品の探索研究と開発における基本原則

医薬品の探索研究から開発に至るプロセス全体について検討してきたが，ここで新薬の探索・開発において決定的に重要な基本的方法論，すなわち基礎化学および生物学から製造および製剤化の方法論について，改めて記述する．

### 探索段階の化学

医薬品探索研究の初期においては，化学者と生物学者がともに協力し合って作業を進める．化合物中心の医薬品デザインの場合，**医薬品化学 medicinal chemistry** の専門家が，生物学的および薬理学的分析のための試験に供する化合物を生成する探索研究に着手する．標的中心のデザインの場合，まず標的の同定から作業を開始する．その標的に対して，化学者が試験に供する化合物をデザインし合成する．どちらのアプローチでも，化学者と生物学者の密な協力関係が必

## Box 49-2 日米EU医薬品規制調和国際会議

日米EU医薬品規制調和国際会議 International Conference on Harmonization of Technical Requirements for Registration of Pharmaceuticals for Human Use（ICH）では，日本，欧州連合 European Union（EU），米国の規制当局と製薬企業の専門家が協議を行う．この会議の使命は，医薬品開発の科学的・技術的側面について合意形成に導くことである．公式に表明された目的は以下のようである．

「人間，動物および物質的な資源をより効率的に活用し，グローバル開発と新薬の利用促進における不必要な遅延を避け，品質，安全性，有効性を確保し，規制当局による公共の健康を守る任務を維持させることである．」【訳注：ここに記される公式表明された目的の他，日本でICHの活動に携わる医薬品医療機器総合機構 Pharmaceutical and Medical Devices Agency（PMDA）のホームページには，次のように記載されている．「ICHの目的は，各地域の規制当局（日本では厚生労働省）による新薬承認審査の基準を国際的に統一し，医薬品の特性を検討するための非臨床試験・臨床試験の実施方法やルール，提出書類のフォーマットなどを標準化することにより，製薬企業による各種試験の不必要な繰り返しを防いで医薬品開発・承認申請の非効率を減らし，結果としてよりよい医薬品をより早く患者のもとへ届けることです．」また，各領域のガイドラインは日本の規制として通知などに取り入れられており，原文とともにPMDAホームページで閲覧できる．】

ICHの活動は，以下4つの専門領域に分かれている．

1）品質 quality—製造物の化学的品質の保証
2）安全性 safety—非臨床安全性試験
3）有効性 efficacy—ヒトを対象とする臨床試験や臨床の安全性
4）複合領域 multidisciplinary—上記の複数領域にかかわる事項

各領域において，様々なトピックが議論されガイドラインが作成されている．ICHの創設以前には，異なる地域（米国，EU，日本）においては異なる，あるいは相反する規制要件が，非臨床試験にも臨床試験にも課されている状況がめずらしくなかった．ある地域で承認申請の要件とされる“データパッケージ”が，別の地域ではそのまま使えない場合もあった．このため，製薬企業が何年もかかって計画し完成させた申請資料をある地域に提出した後に，他の地域では新たに追加的資料を求められたり，臨床開発のやり直しを求められることさえあった．そこで，地域を越えて承認に必要とされる要求事項を統一し明確化するためにICHの営みが開始された．

ICHにおける非臨床試験に関する要件は以下のようなトピックを含む．

1）がん原性—催腫瘍性
2）遺伝毒性—遺伝的傷害
3）トキシコキネティクスと薬物動態—動物における化合物のADME
4）毒性—急性および慢性毒性
5）生殖発生毒性—受胎能および発生に及ぼす悪影響
6）バイオテクノロジー応用医薬品—バイオテクノロジー応用医薬品の非臨床試験に特有の事項
7）薬理—各種の器官系に対する急性の影響
8）免疫毒性—免疫系の組織や機能に対する影響

さらに，複合領域のガイドラインでは，上記の各試験を臨床試験の実施中および承認までの過程のどの時点で実施すべきかについて記述している【訳注：日本の通知は，厚生労働省医薬食品局審査管理課長．「医薬品の臨床試験及び製造販売承認申請のための非臨床安全性試験の実施についてのガイダンス」について．2010年2月19日，薬食審査発第219004号.】．このガイダンスでは，小児における毒性や，光毒性などについても解説している．

要になる．

最初は，スクリーニングアッセイにかける必要のある候補化合物の量は少なく，典型的には1 mg以下である．このことが重要なのは，たとえ少量であっても化合物の合成や単離を行うことは，少なくともその改良が行われるまでのプロセスにおいては高額な費用がかかるからである．リード化合物が選定されると生物学的，毒性学的，化学的特性を検討するため，何gかの量を精製する必要がある．臨床試験の段階になるとkg単位が必要になり，承認に至れば日常診療で使われると期待される量の製造を行う施設が必要となる．こうした製造量のスケールアップの過程を通じて，製造手順の品質保証と文書化が維持されなければならない（第50章参照）．

化学的特性とは，融点，結晶形，溶解性，純度，安定性などの物性を含む候補化合物の化学的性質のことである．物理的および化学的特質は，候補化合物の最善の投与方法，保管方法を決定するのに極めて重要である（表 49-3）．化合物の化学的構造は，通常は一連のアッセイを用いて解明される．化合物の分子重量を決定する質量分析 mass spectrometry，原子組成を決定する元素分析 element analysis，分子内原子のタイプと接続パターンを解明する NMR，分子の三次元構造を決定する X 線結晶構造解析 x-ray crystallography，などである．同じ化合物の様々な異性体を区別することも重要である．個々の立体異性体が固有の生物学的活性を有しているためである．例えば，プロプラノロール（第 10 章，アドレナリン作動性の薬理学参照）は立体異性体の l 体と d 体が混合しているが，l 体のみが β アドレナリン受容体アンタゴニストとして機能する．

化学者は，酸性または塩基性薬物の $pK_a$（酸解離定数）といった分子の物性の明確化も行うが，こうした情報は製剤開発に用いられる（後述参照）．加えて，薬物の溶解度が様々な溶媒，特に水において測定されるが，この情報は多くは経口バイオアベイラビリティ，場合によっては肝代謝の予測に用いられる．分配係数は，分子が血液の類似物である水性溶媒と，形質膜の類似物である疎水性溶媒との間でどのように分配するかを示すものである．そして最後に，化合物の安定性および不純物プロファイルを決定する．

## 探索段階の生物学：生化学的アッセイ，細胞または動物モデルによるアッセイ

探索段階における生物学の目標は，特定の疾患の状態において化合物が効果を持つ可能性を判断することであり，生化学物質，細胞，組織，臓器，生体レベルにおける効力を評価する．好ましくない生物学的特性が見出されたならば，化合物の構造を変更し，薬理学的プロファイルを改善しようとする．探索研究の初期では概して，生化学的および細胞ベースの分析により検討され，リード最適化の段階になるとより複雑な組織や動物の生体での試験が行われ，化合物の薬理学的特性が明らかにされる．

**生化学的アッセイ biochemical assay** においては，候補化合物の作用機序が分子レベルで評価される．**受容体結合アッセイ receptor binding assay** では，標的となる受容体に対する結合親和性と選択性が評価される．**酵素活性アッセイ enzyme activity assay** においては，標的となる酵素の活動に対し阻害する効力が評価される．標的に対する選択性は，リード化合物のデザインと試験において極めて重要である．こうしたアッセイの開発は，重要な試薬の決定と合成，アッセイの広範囲に及ぶ最適化とバリデーションが必要であるため，探索研究のプロセスにおいて費用がかかり律速となる場合が多い．

**細胞アッセイ cellular assay** では，リード化合物がより *in vivo* に近い環境で適切に作用するかどうかを確認する．例えば，化合物が細胞質で作用するものとしてデザインされたならば，形質膜を透過するかどうかが極めて重要である．リード化合物について早い段階で肝細胞や細胞抽出物など様々な組織細胞において毒性を評価したり，代謝物の探索，肝酵素への影響や他の医薬品との相互作用を検討したりすることもある．リトナビルがシトクロム P450 酵素を阻害することもこうしたアッセイにおいて見出された．遺伝子発現の複雑なパターンが薬剤によって変化する可能性も，一度に何千もの遺伝子についてメッセンジャー RNA　messenger RNA（mRNA）レベルを計測できる遺伝子配列チップを用いて評価できるようになっている．

最終段階の最も複雑な作業は，候補化合物の生体での効果を確立することである．ヒトにおける標的疾患の病態生理についての**動物モデル animal model** を使

**表 49-3　化合物の特性を把握するための試験で得られる情報**

| アッセイの種類 | 実験手法 | 臨床的意味 |
|---|---|---|
| 特性，構造 | NMR，IR 分光法；質量分析，X 線結晶構造解析 | 異性体純度，活性化合物 |
| 不純物 | HPLC，GC，質量分析 | 不純物による有害事象，毒性 |
| 分配係数 | オクタノール / 水の分配 | ADME を含む薬物動態，組織分布 |
| 溶解性 | 様々な溶媒における溶解性 | ADME を含む薬物動態，製剤 |
| 安定性 | 様々な環境要因（高温，低温，湿気，光）における安定性の測定 | 有効期間，分解物 |

NMR：核磁気共鳴，IR：赤外線，infared，HPLC：高速液体クロマトグラフィー，high performance liquid chromatography，GC：ガスクロマトグラフィ，gas chromatagraphy，ADME：吸収，分布，代謝，排泄．

うことが理想である．例えば，がん化学療法であれば，ヒトの腫瘍細胞を移植したヌードマウス［T細胞（Tリンパ球）欠損］で試験を行う．

閉経後の骨粗鬆症のための薬であれば，閉経後のモデル動物として，卵巣除去したラットで試験を行う．医薬品研究で用いる数多くのモデル動物のうちのいくつかの例を表49-4に示した．

## 吸収，分布，代謝，排泄（ADME）

化合物が体内に投与された後の挙動を知ることは，効果，安全性を理解するために必要不可欠である．このような研究を総じて **ADME**（**吸収 absorption**，**分布 distribution**，**代謝 metabolism**，**排泄 excretion**）と呼んでいる【訳注：日本語では「アドメ」という呼称が一般的である．】．ADMEに関する研究は，最初は動物で行われ，臨床試験において補完的な情報を収集する．この種の研究の基本原則は第3章，薬物動態学および第4章，薬物代謝で詳述した．

候補化合物の全身における曝露については，薬物動態試験で決定されるのが典型的である．この種の試験では，化合物の投与後に全身における血液循環中の各時点における血中濃度を測定する．重要なパラメーターは，最高血中濃度すなわち全身における曝露が最高水準（ピーク）に達する時の血中濃度と時間，投与後の全身曝露量総量，および化合物が血液中に残っている時間などである．これらのパラメーターは，異なる投与量，また急性期（単回投与）・慢性期（反復投与）について測定される．薬剤が分布する組織や排泄する経路は，典型的には薬剤を放射性標識して異なる臓器・体液における放射能レベルを測定することで定量化する．

第4章で述べたように，薬物代謝や薬剤の生体内変化とは，生化学的反応の結果として体内の薬物が変化するプロセスのことをいう．候補化合物についてこのプロセスを理解するための情報を収集する営みは，探索研究と開発が進む間は絶え間なく続く．最初の段階では，薬物代謝酵素が含まれる動物やヒトのミクロソームや肝細胞などを使って *in vitro* の実験を行う．そこで測定するパラメーターには，化合物の代謝安定性や重要な薬物代謝酵素を阻害または誘導する効力が含まれる．その後の研究では，化合物の代謝が薬物相互作用を引き起こす可能性についても評価する．開発後期では，化合物の代謝経路の特性を明らかにする研究が動物とヒトで行われる．さらに開発中の化合物が，同じ標的疾患に対して臨床使用されている医薬品の代謝に影響する可能性について評価するための，正式な薬物相互作用試験が行われる．

**表49-4 化合物探索に用いられる動物モデルの例**

| 疾 患 | 動物モデル | 医薬品 |
|---|---|---|
| がん | ヌードマウスでの腫瘍 | シスプラチン |
| 糖尿病 | 遺伝的素因を有するげっ歯類（Zucker糖尿病肥満ラット） | インスリン<br>メトホルミン<br>thiazolidinediones |
| 高コレステロール血症 | 高コレステロール血症の遺伝的素因を有するラット，マウス<br>食事誘導性高コレステロール血症 | スタチン系 |
| 肥 満 | db/db および ob/ob ラット（遺伝的糖尿病および肥満ラット）【訳注：日本の文献ではマウス．】 | oristat<br>rimonabant<br>sibutramine |
| 閉経後骨粗鬆症 | 卵巣切除ラット | ビスホスホネート<br>SERM（ラロキシフェン）<br>テリパラチド |
| 関節リウマチ | コラーゲン誘導関節炎 | 抗TNF抗体 |

SERM：選択的エストロゲン受容体モデュレータ，selective estrogen receptor modulator, TNF：腫瘍壊死因子，tumor necrosis factor.

## 毒 性

動物による毒性試験は，臨床試験を開始する際，また最終的に市場に出す際に，安全に使用するための条件を決定する目的で実施される．臨床試験の段階が進むにつれて，より長い期間を要する複雑な毒性試験の完遂が求められる．動物による毒性試験のプログラムは，目標とする臨床使用の方法に合わせて組まれる．例えば，重篤な疾患の治療に用いるための医薬品については短期間の毒性試験のみが求められるが，慢性疾患のための医薬品は動物の生存期間に近い期間の実施が求められることもある．これらの毒性試験は，臨床試験における被験者のリスクをできる限り正確に評価する必要性から決定的に重要であり，詳細な規制によって定められている．また試験データの品質保証のため，臨床試験の実施を直接に支持する重要な毒性試験は，医薬品の非臨床試験の基準（優良試験所基準）good laboratory practice（GLP）【訳注：日本の薬事法に基づく実施基準は「医薬品の安全性に関する非臨床試験の実施の基準に関する省令」である．】に基づいて実施しなければならない．

多くの場合，最初の毒性試験はリード最適化の期間中に実施される．この段階での毒性評価は，化合物がDNAに変更を加える可能性の評価（遺伝毒性試験），心血管に影響する可能性の評価（心血管薬理試験），動物による短期間の毒性評価などである．こうした試験によって，候補化合物の潜在的な毒性の性質やメカニズムに関する知見を得る．標的臓器における，機能的または組織病理学的な毒性が許容しがたいものであった場合には，その時点で開発中止される理由となることがしばしばある．

臨床試験の実施許可の要件となる毒性試験は，より広範囲にわたる．最も重要な安全性データのうちのいくつかは，**反復投与毒性試験 repeat-dose toxicity study** から得られる．この試験は，げっ歯類（ラットまたはマウスなど）および非げっ歯類（イヌまたはサルなど）の両方での実施が求められるのが一般的である．低分子化合物の場合には，多くの場合，ヒトと動物の肝細胞での曝露で生成される代謝物の種類と数の類似性によって，毒性試験に用いる動物種が選択される．生物学的製剤の場合には，薬理学的反応性に基づいて動物種が選択される．反復投与毒性試験では，臨床試験の計画に応じて様々な用量，期間の設定の下に実施される（2週間から1年間にわたる場合もある）．反復投与毒性試験においては体重，臨床所見，臨床検査パラメーター（血液学的検査，生化学検査，尿検査）が測定され，すべての臓器の組織学的検査が行われる．安全性薬理試験は中枢神経系，心血管系，呼吸器系の，好ましくない影響の可能性を評価するために行われる．遺伝毒性試験は広範囲に実施される．受胎，生殖，発生に対する影響，動物モデルにおける腫瘍形成の可能性を評価する試験が行われる．ヒト特異的な代謝物が同定され，毒性試験用に選定された動物種にそれが見られない場合，その代謝物は別個に毒性試験を実施して評価しなければならない．こうした一連の試験の結果によって化合物をヒトに投与した際の毒性の可能性が評価され，副作用が起きる可能性のある全身曝露量と投与期間についての推定が可能になる．さらに，動物による毒性試験で得られた情報に基づいて，患者の副作用を早期に検出するモニタリング方法が立案されることもある．

## 開発段階の化学：化学合成，スケールアップ，製造

効率的な化学合成はいくつかの要件を満たしている必要がある．合成ステップが何段階にも及ばない方が理想的である．合成ステップが増えるごとに不純物が増え，生成物（合成の結果得られる目的とする化合物の量）が減り，費用が増大するからである．合成によって複数の異性体が生成される可能性がある場合，標的となる異性体のみを生成しうるような合成法が望まれる．最終的にはスケールアップに耐えうる合成法が必要である．

4

効率的な合成方法を確立するための手法として，**逆合成解析 retrosynthetic analysis**，**収束的合成 convergent synthesis** という2つの技術がある．逆合成解析においては，最終生成物の重要な構造的要素を精査し，いかにして特定の反応が最終生成物を導くのかを解明することで鍵となるステップが開発される（図49-4）．この手順は反復して実施されるので，複雑な最終生成物はより単純な中間体へと導かれる．この手法の利点は，複雑な製造物の合成プランを相当程度に単純化し，収束した合成法へと導くことである．収束的合成においては，化合物の個々の部分が別個に合成され，それらが合成の最終段階においてのみ集められるというものである（図49-5）．この方法では，必要とされる直線的なステップの数を減らしてより多くの量を合成することができ，最終生成物の鍵となる要素のそれぞれが個々に最適化される．これら2つの手法は相補的なものであり，化合物の化学合成の計画において両方ともが採用される．

医薬品開発初期における合成法開発の目的は，化学的・生物学的特性を明らかにし，特に動物の毒性試験および製剤研究に必要な量を生産することである．必要な量が増えるに従い，合成方法も改良される．例えば，化学合成の初期段階では入手可能な原材料を使って着手するが，それは非常に高価な特別の化学物質であることもある．スケールアップに従って，これらの試薬はより安価（および/またはより安全）なものに置き換えられる．さらに合成法開発の初期において，連続的なステップの各段階でより効果的に合成できるようにそれぞれの中間体が単離され，純化され，特性が明らかにされる．しかし，合成化学者が多くの経験を積むと，反応の各段階において単離・精製を行わず，何段階ものステップを一度に行う手法を用いることがある．この手法を**ワンポット合成 one-pot synthesis** と呼ぶ．

候補化合物の合成法が最終的に定まると，プロセスケミストが大規模な商業用の製造へと合成法を適用する．このプロセスは医薬品が承認される前に開始される．承認プロセスにおいてはいくつかのバッチが正しく製造され，製剤化され（後述参照），その品質と安定性を厳格に試験されなければならないからである．製薬企業は承認後ただちに，市場の需要を満たすため

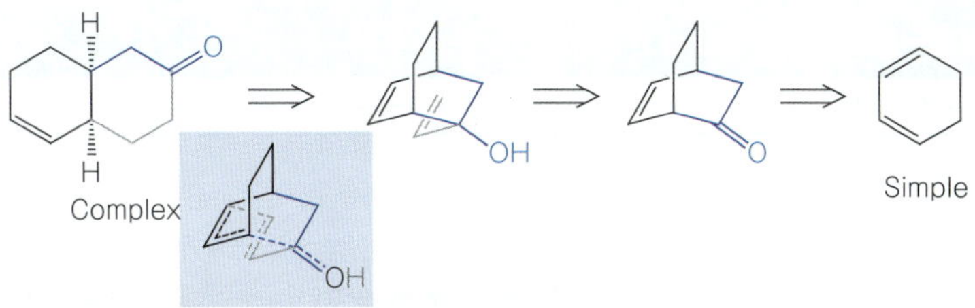


**図 49-4 複雑な化合物の逆合成解析**
図に示す二環式化合物のような複雑な分子の逆合成解析は，cyclohexadiene のような単純な出発物質の選定を可能にする．構造要素（**青**）の分析は，複雑な構造がいかにして構成要素に分解されるかを理解するのに必要な創造的プロセスを示している．青い四角内の構造は，分子を分解する際に必要な考え方を示している．これらの単純な出発物質は，複雑な分子を作るための一連の工程によって結合させていくことができる．単純化のため，合成の詳細は示していない．

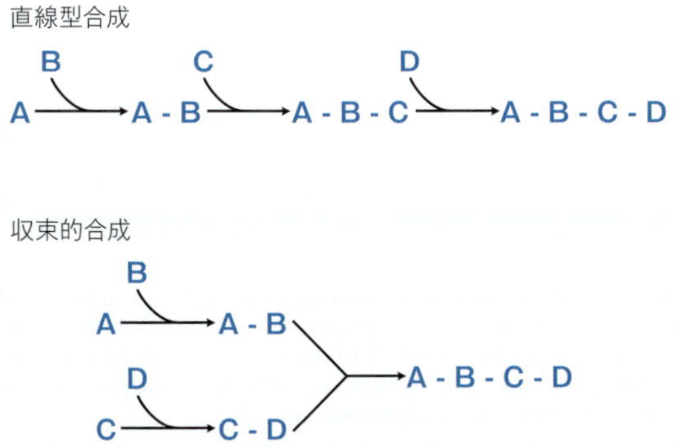


**図 49-5 収束的合成と直線型合成**
直線型合成では，各成分が連続的に付け加えられる．収束的合成では，各成分が別々に組み立てられ最後のステップで合わされる．収束的合成アプローチは一般に，より高い収率をもたらす．**矢印**は連続的な合成反応を示す．

の製品を供給しなければならないため，販売が開始される前に，製造プロセスを確立しなければならない．

プロセスケミストは，合成が安全に行われ，環境に関する規制に従った方法で排出・廃棄されることも確実にしなければならない．このため，小規模な実験的合成の段階で使われていた溶媒は使用されない場合もある．

## 製 剤

医薬品は，決まった用量で動物またはヒトに投与できるような製剤の形（剤形）で製造しなければならない．剤形は意図された投与経路によって決まる（表 49-5）．**経腸製剤 enteral formulation** は経口，舌下，または直腸投与の剤形で，消化管の部分を通って吸収されるように設計される．**非経口製剤 parenteral formulation** は静脈，筋肉，または皮下の注射，吸入，局所製剤，貼付薬などである．投与経路は，薬剤の安定性や吸収，分布，代謝（初回通過代謝を含む），排泄などの薬物動態学的特性といった様々な要素によって決定される．経口製剤は消化管における安定性が比較的よく，肝臓での代謝が急速ではなく，経口でのバイオアベイラビリティが高く，即効性が求められない薬剤に適している．非経口製剤は即効性が必要で，腸管を通さない方が確かな吸収性が得られる薬剤に適している．経口のバイオアベイラビリティがよくない，あるいはない高分子化合物の場合には，注射液として投与されるのが典型的である（第 53 章，タンパク質医薬品参照）．

多くの医薬品は錠剤またはカプセルで経口投与される．一定の用量の化合物に加えて，成分を結合させるための**結合剤（バインダー binder）**，保存をよくするための**安定剤（スタビライザー stabilizer）**が添加される．酸に鋭敏な化合物であれば，耐酸性があるが腸内で溶けやすい**腸溶性コーティング enteric coating** が使われることもある．製剤化学者は，錠剤やカプセルの溶解率を操作し，何時間かかけてゆっくり溶解する“徐放薬”sustained-release を作ることもできる（第 54 章，ドラッグデリバリー参照）．

吸収プロファイルと初回通過代謝は，静注製剤においては問題にならない．しかし，溶媒（多くは水）の中で溶解する必要がある．しかも溶解はサリン，デキストロース，マンニトールなどの浸透活性化合物を加えることによって，溶血を起こさないよう，血液と等張となっていなければならない．静脈注射のためには溶液も滅菌されていなければならない．最終的に，医薬品は固形である時よりも溶媒に溶かすと安定性は低くなる．医薬品が安定していない場合，**凍結乾燥パウダー lyophilized powder** にして，水または緩衝液で投与直前に溶かすようにすることもある．

## まとめと今後の方向性

新薬の探索と開発は複雑で，学際的なプロセスで

**表 49-5 様々な一般的剤形のメリット・デメリット**

| 剤形 | メリット | デメリット | 例 |
|---|---|---|---|
| **経腸** | | | |
| 経口 | 投与が容易 | 吸収が遅い<br>初回通過代謝<br>バイオアベイラビリティが低い | アセトアミノフェン<br>オキシコドン<br>プラバスタチン |
| 舌下 | 即効作用<br>初回通過代謝なし | 舌下で吸収される薬物は少ない | ニトログリセリン<br>モルヒネ |
| 直腸 | 即効作用<br>初回通過代謝なし | 不快感 | |
| **非経口** | | | |
| 静脈 | 即効作用<br>バイオアベイラビリティが高い<br>用量調整が容易 | 感染リスク<br>不快<br>訓練を受けたスタッフが投与する必要性あり | リドカイン<br>モルヒネ<br>組織プラスミノーゲン活性化因子(t-PA) |
| 筋肉 | 徐放性製剤が可能 | 不快<br>副作用の可能性 | メペリジン<br>成長ホルモン |
| 皮下 | 作用が遅い | 服薬遵守が困難 | インスリン |
| 経皮 | 徐放性<br>初回通過代謝なし | 吸収が悪い<br>作用が遅い | エストロゲン<br>ニコチン（貼付） |
| 吸入 | 広い表面積で吸収される便利（注射でないため） | 不便（医療機器であるため） | albuterol<br>グルココルチコイド（喘息） |

あり，10年以上の年月と何億ドルもの費用がかかる．創薬の研究は生物学的に活性のある化合物を探すところから始まる．化合物中心のアプローチ，標的中心のアプローチなど様々な手法が用いられる．近年，新たな薬理学的標的は，疾患の原因となる遺伝的因子を解析し遺伝子配列を同定する，ノックアウト動物による実験を行うなどの方法によって探索されている．例えば現在では，最終的な遺伝子産物自体であるよりむしろ，遺伝子の表現型を導くタンパク質を標的とすることが可能になっている．さらに遺伝子多型に関する情報は，特定の突然変異遺伝子の産物を新薬の標的とすることを可能にする（第6章，薬理ゲノミクス参照）．そして，こうした標的に作用する化合物を発見するための様々な新たな方法が利用可能になってきている．

## 推奨文献

Drews J. Drug discovery: a historical perspective. *Science* 2000;287:1960–1964. (*Historical description of the major methods of drug discovery.*)

International Conference on Harmonization: guidance on non-clinical safety studies for the conduct of human clinical trials and marketing authorization for pharmaceuticals 2009. http://www.ich.org/cache/compo/276-254-1.html (*Describes the types of animal studies required by regulatory authorities to support clinical testing and registration of pharmaceuticals.*)

Levine RR. *Pharmacology, drug actions and reaction.* 6th ed. New York: Parthenon Publishing; 2000. (*Explains how new drugs are discovered and describes the drug development process through clinical development.*)

Pritchard JF, Jurima-Romet M, Reimer ML, et al. Making better drugs: decision gates in nonclinical drug development. *Nat Rev Drug Discov* 2003;2:542–553. (*Explores the key scientific questions that are addressed during drug discovery and preclinical development.*)

Rademann J, Günther J. Integrating combinatorial synthesis and bioassays. *Science* 2000;287:1947–1948. *(Novel techniques for screening large libraries of compounds.)*

Sams-Dodd F. Strategies to optimize the validity of disease models in the drug discovery process. *Drug Discov Today* 2006;11:355–363. *(Discusses how to optimize animal models of human disease to allow selection of better drug candidates.)*

United States Food and Drug Administration, United States Department of Health and Human Services. *Innovation or stagnation: challenge and opportunity on the critical path to new medical products.* 03/16/04. http://www.fda.gov/oc/initiatives/criticalpath/whitepaper.pdf. *(Discusses current challenges and opportunities in the development of new drugs, biologic products, and medical devices.)*

50

# 医薬品の臨床評価と承認

Mark A. Goldberg, Alexander E. Kuta, and John L. Vahle



## はじめに

世界中の規制当局が新たな医療用医薬品を評価し販売承認を与える際に科学的･法的根拠としているのは，比較臨床試験の結果である．米国では，医薬品・医療機器の審査を行うのは**米国食品医薬品局 U.S. Food and Drug Administration**（**FDA**）である．過去50年間にわたり，大規模臨床試験の方法論の進歩によって，**根拠に基づく医療 evidence-based medicine**（**EBM**）が推進され，医薬品開発が推進されてきた．そして，新薬の安全性と有効性の適切な評価のために臨床試験を重視する傾向が強化されることによって，医薬品開発コストの急激な高騰をまねいてきた．医薬品候補化合物の発見から非臨床および臨床開発を経て新薬承認に至るまでのコストは様々に試算され報告されてきたが，おおむね5～20億ドルとされている．医薬品開発のうち臨床開発だけでも平均7～8年の歳月が費やされる．臨床試験の段階に入る医薬品10品目のうち承認までたどりつくのはたった1品目である【訳注：ここに記された開発費用，時間，成功確率は，この当時の比較的広く語られる試算によるもので，費用については当初より様々な見かたがあり，時間については近年さらに短縮された事例も公表されている.】．臨床開発には膨大な費用と時間がかかるため，綿密な計画と効率的な実施が必要不可欠である．臨床開発プログラムの計画が優れたものでなければならないのは，安全性と有効性を適切に論証するという目的のためだけではない．適切なバイオマーカー，薬力学的マーカーの活用と適切な安全性モニタリングの実施によって，開発中止すべき医薬品を早く見極めることも重要である．

臨床試験は，医薬品開発のなかでも心躍る挑戦である．生物学的な科学の飛躍的な進歩によって多数の疾患に関する分子レベルの理解が深まり，人類の苦痛を緩和しうる可能性が未だかつて経験したことがないほどに拡大している．しかしながら，こうした科学の進歩を応用して，ヒトの疾患に対する新しくより効果的な治療への橋渡しとするには多大な困難を伴うことも明らかにされてきた．1993～2003年までの10年間に，規制当局に承認申請された低分子化合物とバ

## Case

20 世紀後半における悪性腫瘍の薬理学的治療の進歩は，細胞の生存性と増殖の種々の側面を標的とする細胞毒性製剤の使用によるものが大半であった．この種の製剤は腫瘍細胞とともに正常細胞を殺すため用量の幅が狭い．1970 年代から 1980 年代にかけて，Michael Bishop，Harold Varmus らの研究によりレトロウイルス性がん遺伝子が同定されるようになった．これは，細胞の生存，分化，増殖をコントロールする正常細胞遺伝子の変異型である．こうしたがん遺伝子の多くは，ヒトの悪性腫瘍の原因と関連するプロテインキナーゼの変異型をエンコードすることが明らかにされてきた．慢性骨髄性白血病 chronic myelogenous leukemia（CML）は，分子レベルで十分に解明されている腫瘍のなかの 1 つである．CML は，9 番染色体と 22 番染色体の各長腕の相互転座が c-abl と呼ばれる特定のチロシンキナーゼの転位および調節異常を引き起こすことがその特性であるフィラデルフィア染色体と呼ばれる染色体転座によることが証明されている．

これらの発見は，オレゴン健康科学大学の腫瘍学者 Brian Druker と，Novartis 社の研究者 Nick Lydon による比類のない成功を導く共同研究の舞台を準備した．Druker はチロシンキナーゼの生物学的メカニズムにフォーカスし，c-abl チロシンキナーゼを標的とする CML の効果的な治療法の発見に向けて研究を進めた．Lydon はプロテイン・チロシンキナーゼの選択的阻害方法の特定に向けて研究を進めた．Druker と Lydon は STI-571（**イマチニブ imatinib**）と称する低分子化合物を同定した．これは c-abl を効果的に阻害すると同時に，少なくとも他の 2 つのチロシンキナーゼ，すなわち c-kit および血小板由来増殖因子受容体 B をも阻害するものであった．細胞培養研究によって，STI-571 が調整異常を起こした c-abl を含む細胞に特異的な標的毒性を持つことが証明され，適切な動物モデルを用いた前臨床試験でこの仮説が検証された．ラット，イヌ，サルによる前臨床毒性試験によって，イマチニブの血液学的毒性，腎毒性，肝胆汁毒性が明らかにされた．そして 83 例の CML 患者による第Ⅰ相試験では，25～1000 mg/ 日の範囲の経口投与では用量制限毒性が見られなかった．さらに前臨床動物モデルによる試験では，イマチニブの生物学的利用率および薬物動態学的プロファイルは優れており，1 日 1 回経口投与で c-abl を十分に阻害する血中濃度を持続しうることが明らかにされた．イマチニブの第Ⅱ相臨床試験は様々な進行度の CML 患者合計 1027 例を対象として 3 つの非盲検単一群試験が行われ，細胞遺伝学的反応および血液学的反応についてはすべて著効を示し，既存の標準治療において典型的に観察される毒性の発現は少ないことが示された．

イマチニブは，進行症例およびファーストラインのインターフェロン α による治療に失敗した患者に対し著明な効果を示したことから，2001 年 5 月米国食品医薬品局（FDA）はたった 3 カ月間の迅速審査で承認を与えた．これは FDA において先例のない最速の審査として代表的な事例である．さらに，正常細胞と比べて調整異常のある CML 細胞に選択的に作用する分子標的がん治療薬の最初の承認として記憶に新しい．完全な承認ではなく迅速承認とされた理由は，細胞遺伝学的反応や血液学的反応は臨床的な代替エンドポイントであり，適度な確率で臨床的有用性を予測する指標であるものの，生存期間の延長といった究極の臨床的エンドポイントではない，ということである．迅速承認の場合には，申請者（この場合は Novartis 社）は製品の臨床的有用性を証明する市販後臨床試験【訳注：日本の規制用語では，「製造販売後臨床試験」ということになる．】の実施を求められる．このため Novartis 社は，新規に CML と診断された患者に対し全生存期間を主要評価項目としてイマチニブ群とインターフェロン α およびシタラビンの併用治療群とで比較する第Ⅲ相ランダム化比較試験の実施を申請した．Novartis 社は小児に対するイマチニブの第Ⅰ相および第Ⅱ相試験も実施した．そして，以前に行われた第Ⅱ相臨床試験の対象患者の長期追跡データおよび第Ⅲ相臨床試験のデータ，さらに小児対象試験のデータに基づいて，イマチニブは成人と小児のすべての進行度の CML についての完全承認を得ることができた．

### Questions

1. 臨床研究における医師と患者の関係についてはいかなる倫理的基準が適用されるか？
2. 臨床試験のプロトコルを作成する際に検討すべき重要な要素は何か？
3. FDA は新薬の承認について検討する際にどのようなデータを審査するか？

イオロジクス【訳注：biologicsに相当する日本語は，「バイオロジクス」とする他，生物製剤または生物学的製剤，生物由来製品，バイオテクノロジー医薬品など様々あり，それぞれ包括する範囲が異なるが，FDAにおける定義のままに用いる意味で「バイオロジクス」とする．審査部門の別については次頁左段の訳注を参照.】の数は確実に減少している．このことはすなわち，当局に承認されて患者の手元に届く新たな医薬品の数が減少していることを意味する．基礎科学的な探索研究が革新的に進歩する一方で革新的新規治療法の承認が停滞しているという，このギャップを埋めるためには，精緻な臨床開発プログラムの確立が必要とされる．すなわち，厳格で適切に管理された臨床試験の実施，知識の統合された臨床開発計画の立案，そして開発の様々な段階における最新の統計学的手法，新たな薬力学的その他のバイオマーカーの活用が促進されなければならない．候補化合物の発見から前臨床開発，規制当局による承認を経て最終的に患者の手に届けるプロセスをつなぐ臨床開発プログラムにおいては，各領域の専門家からなるチームによる共同作業が必要とされる．

医薬品の探索研究と開発のプロセスは，長い時間がかかりハイリスクで複雑なプロセスである．**米国研究製薬工業協会 Pharmaceutical Research and Manufacturers of America（PhRMA）**によれば，5000～10000個の化合物が有望であるとして選択されたなかから，たった1個の化合物のみが医薬品として承認に至るということである．前章（第49章，医薬品の探索研究と非臨床開発）では，医薬品開発のなかでも臨床試験より前の段階の，標的同定から開発候補化合物の選定に至るプロセスを概説した．本章では，候補化合物が臨床試験で評価され，市販承認を獲得し，米国での販売に至るまでの過程を概説する．

## ▶ 米国食品医薬品法の歴史

医薬品の開発，試験，承認は長期にわたるプロセスである．その主要な工程を図50-1に示した．これら各段階における目標達成には，研究者，臨床家，患者，製薬企業またはバイオテクノロジー企業，規制当局の担当者の間の協力が必要とされる．新薬や新規バイオロジクスの開発プロセスに対する管理と規制は20世紀を通して高度に厳格化されてきた．それは，以下に示すようないくつかの公衆衛生上の危機が導いた法制化の過程である．

1. 精肉会社の非衛生的で危険な作業状況に対する一般市民の抗議によって，**食品医薬品法 Pure Food and Drugs Act**（1906年）が成立した．
2. サルファ薬と不凍液の化学的アナログを含み試験を行っていない製剤“連鎖球菌エリキシル剤”を服用後に100例を超える死亡が発生し，これにより**食品医薬品化粧品法 Food, Drug, and Cosmetic Act**が成立した（1938年）．
3. つわりに対してサリドマイドが用いられたことにより欧州で多数の新生児に四肢欠損を引き起こしたことが明らかになり，米国で**キーフォーバー・ハリス**

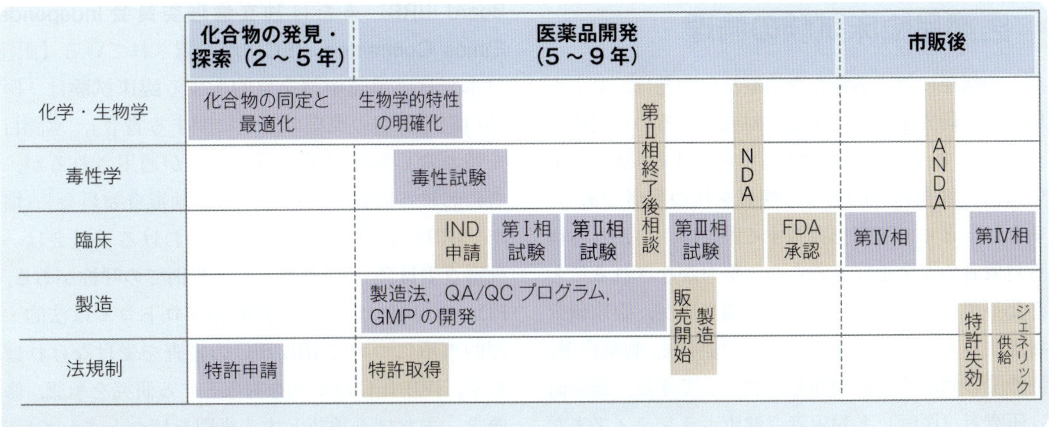


**図50-1 医薬品承認のライフサイクル**
新薬承認のライフサイクルは複雑であり，その完遂には平均11年の年月を必要とする．第49章で検討したように医薬品の探索段階で新たな候補化合物を発見すると，この段階で最初の特許が申請され，数年後に特許付与される．開発段階では，研究用新薬申請（IND）の前に，動物試験によって生物学的特性と毒性を明確化する．INDが受理されると，臨床試験が開始される．臨床試験が完了しよい結果が得られれば，製薬企業は米国食品医薬品局（FDA）に対し新薬承認申請（NDA）を行う．医薬品が承認されると，市場に出ている限りは安全性の監視が求められる（市販後調査）．医薬品の最初の特許は申請後20年で切れる．ANDA：簡易新薬承認申請，GMP：医薬品製造管理および品質管理基準，QA/QC：品質保証quality assurance/品質管理quality control.

**修正法 Kefauver-Harris Amendments** が通過した（1962年）．これによって，医薬品の承認に先立ち安全性と有効性の証明が必要とされ，有害事象の報告も義務化された【訳注：同法は臨床試験におけるインフォームドコンセントを規定したこともよく知られる．】．

4. 最近では，シクロオキシゲナーゼ-2 cyclooxygenase-2（COX-2）阻害薬やその他いくつかの医薬品に関する安全性上の問題が広く一般社会で議論されたことに対応して，2007年に **FDA 改革法 Food and Drug Administration Amendments Act（FDAAA）** が議会を通過した【訳注：同法は臨床試験の登録公開を法的に義務づけたことでもよく知られる．】同法は，承認された医薬品の安全性管理についてのFDAの管理責任を強化した．特にFDAは，既承認薬と新薬についての**リスク評価および軽減戦略 Risk Evaluation and Mitigation Strategies（REMS）** の実施に注力した．

現在米国FDAにおいては，**医薬品評価研究センター Center for Drug Evaluation and Research（CDER）とバイオロジクス評価研究センター Center for Biologics Evaluation and Research（CBER）** が，新薬の開発と承認の管理規制の責任を担っている【訳注：CBERは「生物製剤評価研究センター」との訳もあるが，ここではFDAの定義に合わせる意味で「バイオロジクス」を用いた．なお，日本の医薬品医療機器総合機構においても，新薬審査部門と生物系審査部門に分かれている．】．

## ▶ 医薬品臨床試験の倫理

ヒトの疾患に対する新たな治療法の開発は，ヒトを対象とする研究を必要とする．対象となるのは健康なボランティア（典型的にはある種の第I相試験），あるいは研究開発の標的となる疾患を持つ患者である．ヒトを対象として研究を実施する際には，いかなる場合も対象者の安全を守るあらゆる努力がなされることが必要不可欠である．世界中の規制当局が，臨床研究に参加するすべての患者のための，臨床家，製薬企業，医療機関の倫理的行動規範を法制化してきた．臨床研究は研究者（医師）と対象者（健康ボランティアまたは患者）の間のパートナーシップによって成り立つという考え方に基づいて，倫理的な関係が構築される．①**日米EU医薬品規制調和国際会議 International Conference on Harmonization（ICH）**【訳注：正式名称はThe International Conference on Harmonisation of Technical Requirements for Registration of Pharmaceuticals for Human Use.】のガイドラインおよび世界医師会の**ヘルシンキ宣言 Declaration of Helsinki** によって確立された4つの主要な倫理原則がこのパートナーシップを支えている．その原則とは以下のようなものである．

- 臨床試験においては参加者（被験者）のリスクを最小化しなければならない．
- 患者に対しては全般的なケアが提供されなければならない．
- 研究者はリスクが研究の目的に見合わなくなった時点で研究を中止する責任がある．
- 有害事象が生じた場合にはただちに倫理委員会または安全委員会に報告しなければならない．
- 研究者は，対象者から**インフォームドコンセント informed consent** を受けなければならない．

インフォームドコンセントは，単なる署名された文書ではない．インフォームドコンセントはプロセスであり，(1) 患者が研究の潜在的なリスクとベネフィットを理解していること，(2) 患者は情報を得たうえで自発的に研究に参加する意思決定をしていること，を示すものでなければならない．治癒の見込みの少ない患者や健康ボランティアの場合には，研究は対象者自身の利益になるものではないが将来の患者の利益となる可能性があるということを対象者が理解している必要がある．

研究を実施する施設においては，臨床研究の参加者の権利と福利を守ることを確実にする責任をFDAから課せられる**研究審査委員会 Institutional Review Board（IRB）** または**独立倫理委員会 Independent Ethics Committee（IEC）** が設置されている【訳注：日本では，承認申請を目的とする臨床試験は「医薬品の臨床試験の実施の基準に関する省令」，承認目的を持たない臨床試験は行政指針が適用されるが，前者における同様の委員会は「治験審査委員会」（慣例で「IRB」と呼ばれる），後者における委員会は「倫理審査委員会」と，それぞれの規則での呼称がある．】．FDAの規則では，臨床研究のプロトコルは法的・倫理的事項についてIRB/IECの審査を受けなければならず，IRB/IECはヒトを対象とする研究を承認，修正要求，または不承認とする権限を持つとされている．特に，以下のような点について判断する責務がある．

- 対象者の潜在的リスクを最小化しているか．
- リスクは予想される利益および潜在的な科学的成果と比較して合理的なものか．
- 対象者の選択は公平か．

- インフォームドコンセントのプロセスは適正か.
- 小児，精神科領域の患者などの弱者を保護する措置が講じられているか.

IRB/IEC は臨床試験について審査し，承認可否の意見を述べ，実施中に監視する責務がある．IRB/IEC の審査委員は 5 名以上の，様々な背景を持つ専門家・非専門家で構成される．連邦規則では，少なくとも 1 名の委員はその第一義的専門が科学分野であり，少なくとも 1 名の委員は第一義的専門が科学以外の分野であり，少なくとも 1 名の委員は研究を管理する施設に所属しない者でなければならない，としている【訳注：日本の GCP の規定による治験審査委員会は，5 名以上で，医学，歯学，薬学その他の医療または臨床試験に関する専門的知識を有しない者，実施医療機関と利害関係を有しない者，委員会の設置者と利害関係を有しない者（これらは同一の者でもよい）を含む，とされる.】．いずれの委員も，施設の規則，適用法，研究領域における標準，コミュニティの考え方や行動様式などの点から，研究計画を評価する能力を有していなければならない．このため，多くの IRB の委員には，医師や研究者その他の医療専門職だけではなく，聖職者，ソーシャルワーカー，弁護士なども含まれている.

臨床試験は，ベネフィット / リスク比を最適化し，かつ，研究設問に対して十分に回答を与えうるように適切に計画され，実施されなければならない．臨床試験はその科学的必要性に応じて，比較対照群を設けたり，ランダム化やブラインド化を伴ったり【訳注：本章，「臨床試験の実施」訳注参照.】，症例数，その他，以下に述べるような要素を適切に設定して計画する．施設によっては，ヒトを対象とする研究についてはすべて科学審査委員会による承認を要するものとすることで，研究設問に適切に回答を出すプロトコルが組まれることを確実にしようとする場合もある．さらに，臨床試験の結果を新薬の承認に活用する場合には，試験結果の正確性と信頼性および対象者の権利保護を保証するため，規制当局は**医薬品の臨床試験の実施の基準 Good Clinical Practice（GCP）**に従って実施することを求めている．臨床試験の計画，実施，記録，モニタリング，分析，監査，報告などに関する GCP 基準は，ICH において日米欧州連合 European Union（EU）三極で合意されたものである.

## ▶ 医薬品評価と臨床開発

新薬候補化合物の研究開発には，前臨床評価から第Ⅲ相試験に至るまでのいくつかの段階がある．このプロセスを経て FDA への承認申請へとたどりつき，FDA は承認可否を審査する.

### 臨床試験開始の承認

**前臨床試験 preclinical research** は，化合物のヒト試験における有効性と安全性を予測する情報を得るために実施する．第 49 章で概説したように，前臨床試験によって，化合物の生物学的作用，化学的特性，代謝に関する情報，合成・精製の手順などが決定される．前臨床試験において最も重視されるのは，ヒト試験の前に動物において化合物の安全性プロファイルが受容可能なものかどうかを評価することである．臨床試験の段階や種類によって，その実施に必要とされる前臨床試験は，ICH のガイダンスで定められている【訳注：第 49 章 Box 49-2 の訳注参照.】．臨床開発の要件となる主要な前臨床試験は，動物による毒性試験と，吸収・分布・代謝・排泄 absorption, distribution, metabolism, and excretion（ADME）についての試験である．第 49 章で述べたように，前臨床試験の実施期間は，実施が予定されている臨床試験の期間によって定められる．このため，医薬品開発チームにおいては，前臨床と臨床の研究者の綿密な協力体制が必要不可欠である．多くの開発候補化合物は，臨床試験に進むことができなかったり，有害事象のため臨床試験を中止しなければならなかったりする．前臨床試験の期間中に，臨床試験を進める際に必要となる重要な薬力学的なマーカーやその他のバイオマーカーを探索することも重要である.

米国においては，臨床試験を実施するためには FDA に対する**研究用新薬申請 Investigational New Drug application（IND）**【訳注：「臨床試験実施申請」という訳もある．日本の「治験届」に該当するが，承認申請を目的とする臨床試験に限定されず適用され，臨床試験の実施について FDA への申請が求められる.】が必要とされる．IND には，非臨床試験で得られたデータ，入手可能な場合には既存の臨床試験データ，臨床試験プロトコル，その他の背景情報が含まれる．また，**試験薬概要書 Investigator's Brochure（IB）**【訳注：日本では，治験では「治験薬概要書」，臨床研究では規制上の用語はない.】も含まれている．IB は，規制当局，試験参加医師，IRBs/IECs に提供されるが，試験薬についてのあらゆる情報の要約がおおむね数百ページにまとめられている．IND には，試験薬の化学構造式や安定性に関する情報，臨床試験用のバッチの製造における一貫性に関する証拠も含まれていなければならない．商業的INDは，新薬の市販承認を取得するという最終的な目標に向けて提出される．非商業的なINDには，**研究者主導IND investigator-IND**，**緊急的使用IND emergency use Investigational New Drug application**，**治療用IND treatment Investigational New Drug application** などそれぞれ異なる目的による申請があるが，これらについては後述する．

提出されたINDに対してFDAは30日以内に審査を行い，臨床試験の実施可否について判断をしなければならない．図50-2はFDAによるIND審査の手順を表すフローチャートで，**化学的審査 chemistry review**，**薬理学的／毒性学的審査 pharmacology/toxicology review**，**医学的審査 medical review** の各領域に分かれて審査が行われる．IND審査で安全性上の懸念が見出されなければ，30日後にINDが開かれ有効となる．審査によって被験者にとって不合理なリスクの可能性が明らかになれば，FDAは申請者に連絡し，**クリニカル・ホールド clinical hold**（臨床試験差し止め）の措置がとられ，臨床試験の実施は差し止められる．申請者は，提起されたあらゆる懸念事項に回答しなければ臨床試験を再開できない．クリニカル・ホールドは臨床開発の過程のいかなる時期にも出される可能性があり，それは，新たな動物試験の情報や許容できない安全性プロファイルを示唆する臨床データ，あるいは申請者が研究者や被験者に対してリスクを正確に開示していなかったと見なされる情報などに基づいて発出される．

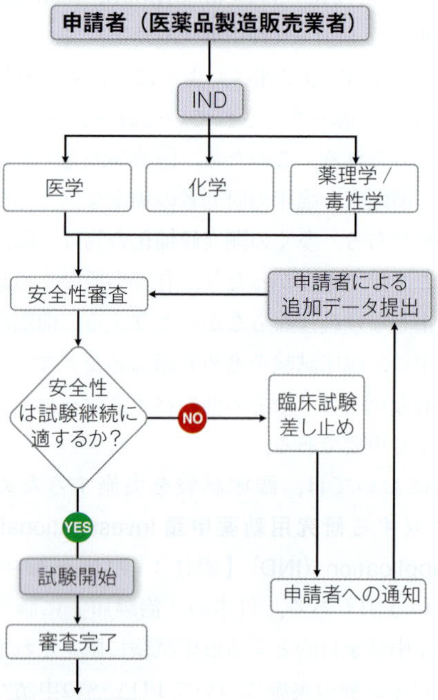


**図50-2 研究用新薬申請に対する審査のプロセス**
研究用新薬申請（IND）に対する米国食品医薬品局（FDA）の審査の持ち時間は30日間である．フローチャートは，FDA内部における審査のプロセスを表す．申請されたデータ・パッケージに応じてFDA内部の様々な専門領域で審査が行われる．これらの審査が集約されて，FDAによる臨床試験実施可否の判断がなされる．安全性上の懸念が許容されない場合，INDに対してクリニカル・ホールドが出され，臨床試験は実施できない．安全性上の懸念に対応して追加的なデータが提出されると，安全性に対する審査が再開され，安全性上の問題が許容されれば，30日が過ぎた後に臨床試験は開始可能となる．FDAは審査を終えるが，その後も，開発の後の段階で検討が必要となる事項に対するコメントを出す場合もある．図の**紫の囲み**は申請者の行動，**白い囲み**はFDAの行動を表す．

## 臨床開発

医薬品の臨床開発は，それに伴う時間，費用，リスクの面からも，綿密に計画され慎重に実施されなければならない．医薬品の臨床開発の目標には以下のような事項が含まれる．

- 用量反応プロファイルの評価．
- 用量レジメン決定のための毒性プロファイルの評価．
- 薬物動態学的／薬力学的（PK/PD）関係の評価．
- 適切に規定された標的患者集団における適切な比較対照試験による安全性と有効性の実証．

これらの目標は，臨床試験の実施によって達成される．個々の臨床試験は，個別の課題に回答を出すために計画される．言い換えれば，個々の臨床試験は，最終的に適切な比較対照臨床試験によって安全性と有効性を証明することに向けた開発計画へと統合される，個々の部分である，ということである．

## 標的製品プロファイル

標的製品プロファイルとは，臨床開発プログラムの目標として明確化される．標的製品プロファイルの重要な要素には，主たる適応，標的患者集団，投与経路，剤形，投与スケジュール，効果判定方法，主要な臨床試験における主要評価項目，安全性プロファイル，既存製品との差別化の重要な要素などが含まれる．臨床開発計画が進捗しデータが集積するに従って，標的製品プロファイルの詳細がある程度変化することもある．しかし，標的製品プロファイルとして受け入れることのできる最小限の要求事項は何かを理解し，それが達成されないと判断された場合にはできる限り早く責任を持って開発を中止するための方針を明確にしておくことが重要である．

## 臨床試験の実施

臨床試験はその定義からしてヒトを対象とする研究である．対象者は正常な健康人であったり特定の疾患を持った患者であったりする．臨床試験は，探索的な(例えば，患者であっても試験的な治療法や検査方法を受ける）場合と，観察的な場合とがある．いかなる状況でも，臨床試験の実施者には，あらゆる試験のあらゆる要素において，結果として得られる知見が最適なものとなるように最適のデザインで組むという，被験者に対する倫理的責務がある．臨床試験を進める際に検討すべき重要事項を，表 50-1 に示す．

臨床試験のプロトコルは，特定の設問に対して信頼に足る回答を提供するように組まれなければならない．個々の試験や手順は，開発計画全体に統合されるべき個別の目標を明確に設定されたものであることが望ましい．以下の点が特に重要である．

- 適格基準と除外基準を適切なバランスにより設定する．優れた試験計画と結果の解釈のためには，被験者集団が均質であるほうが望ましいことが多い．しかし実際の患者集団や疾患は多種多様であるという現実とのバランスを図る必要がある．参加基準を厳しく設定すると，参加者の組み入れが難しくなるとともに，試験結果を適用できる特定の疾患を持つ患者集団が狭くなり，開発された医薬品から利益を得られる可能性のある患者集団も少なくなる．さらに，承認までたどりついて規制当局との議論を経て，臨床試験において有効性と安全性が証明されたある種の特徴を持つ患者集団のみが適応として認められることになる．
- 計画において設定するアウトカム評価項目が実現可能なものであり，かつ，科学的に妥当なものであるようにする．
- 対照群の設定が実現可能なものであるか，また対照群に治療を提供する場合には何を使うかを検討する．
- 患者，研究者に対してブラインド化を用いる場合には，それが困難でないかどうか．
- 参加施設数と参加症例数．

研究者は，臨床試験の結果に影響するような**偶然**，**バイアス**，**交絡因子**を評価し，これらを検討する方法を導入しなければならない．**主観バイアス subject bias** を回避するためにはプラセボや，外見が試験薬と変わらない無効な成分を用いることがある．**観察者バイアス observer bias** を回避するためには，**ブラインド化**を用いて，試験薬とプラセボをコード化したうえそれぞれが区別できないようにして，研究者がどの被験者にどちらが処方されたかを判別できないようにマスキングをする．被験者と観察者の双方にとって介入の判別ができないデザインは，**二重盲検試験 double-blind study** と呼ばれる【訳注：バイアスは，

**表 50-1 臨床試験デザインの要素**

1. 試験タイトル
2. 研究仮説（仮説検証方法を含む）
3. 研究目的
4. 研究デザイン
   - 予備的研究があればそのデザインを含む
   - 中間解析の有無，あればその目的
   (例：早期の用量設定，早期によい・よくない結果が得られた場合の中止など)
5. 研究の合理的根拠
   - 研究が製品開発計画全体にいかに適合するか
6. 研究対象集団
   - 組み入れ・除外基準（箇条書きにする）
   - 地域的な検討事項
     1. 地域特有の規制
     2. 試験デザインが地域の日常診療に適合するか
7. 症例数
   - 算定された症例数，必要な実施施設数，施設ごとの症例数
   - 検出可能と予測される差および検出力を含む，症例数の設定根拠となるパラメーター
8. 組み入れ期間
   - 研究実施期間および組み入れ期間，その他スクリーニング期間など詳細な設定期間
   - 施設における組み入れ率の規定があれば記載
9. 研究期間
   - 研究実施期間および研究対象となる治療の期間
10. ランダム化
    - ランダム化の方法および比率
11. 用量設定根拠
12. 治療方法（または製造物）
    - すべての利用する治療法（研究対象および比較対照）とその入手方法
13. 投与方法
    - 投与方法を特定する（滴定その他の方法による変更が許容されるまたは実施される場合にはその説明）
14. PK/PD 評価方法
    - PK/PD 評価の指標および実施方法
15. 有効性評価方法
    - 主要および副次的評価項目および実施方法
    - 評価方法に詳細なスケールや質問項目が含まれる場合には，補遺として記載する
16. 安全性評価方法
    - 臨床検査を含む，すべての安全性評価項目
    - その他，実施される手法や評価方法をすべて記載する
17. 統計解析計画
    - 研究仮説を検証するための主たる統計学的方法および / または統計解析の目的，症例数計算および設定条件

PK/PD：薬物動態学的 / 薬学的．

大きく分けて選択バイアス，観察（者）バイアス，報告バイアスの３つに分かれるといわれる．主観バイアスは観察者バイアスの一種である．最初に被験者を選択する局面，組み入れた被験者を観察し情報を収集する局面，得られた情報を解析し報告する局面，に着目した呼称である．「二重盲検」を「ダブルブラインド」，「盲検」を「ブラインド」とカタカナ表記する場合も多い．】．

疾患の自然変動や自然寛解も臨床試験における交絡因子となる．**クロスオーバーデザイン crossover design** は，各群が試験薬とプラセボを交互に割り付けられるが，疾患の自然経過の結果に起因する結果の解釈の誤りを回避する手法である．リスクファクターや**共存症 comorbid disease** およびそれに対する治療の存在も，既知であれ未知であれ，やはり交絡因子となる．病歴の注意深い検討や適切な**ランダム化 randomization** によって，そうしたリスクファクターの影響を避けることができる．臨床的に重要な既知の**共変量 covariate** に基づき層別化する，臨床的に重要な共変量による不整合を統計解析において修正する計画を事前に立案するなどにより，交絡因子の影響を最小化する一助となるだろう．加えて，プラセボ対照，ブラインド化，クロスオーバー，ランダム化，症例数を大きくすることなどによって，こうした因子の影響を最小化しうる．第Ⅲ相臨床試験は，医薬品承認の最重要の根拠となる試験で，**ピボタル試験 pivotal trial** と呼ばれることも多いが，それは多くの場合，**適切にコントロールされた二重盲検ランダム化比較試験**として実施される【訳注："well-controlled" な臨床試験は，米国で承認要件として求められる試験計画として食品医薬品化粧品法の規定にも記載されるが(本章「米国食品医薬品法の歴史」のキーフォーバー・ハリス修正法以来の規定参照)，この種の臨床試験が承認要件となる検証的試験であるとする考え方は日本も同じである．例外的に少ない症例数で比較対照が十分ではない場合にも医薬品の必要性や緊急性に応じて承認される場合もあることは，日米同様である．】．

さらにいえば，試験のスケジュールはそれが実施される環境に即した形で立案することが必要不可欠である．このため，試験の実務にあたる医師，看護師，試験コーディネイターとの十分な議論が必要になる．

IND が提出され IRB の承認が得られた後に開始される臨床試験は，通常３つの相に分かれている．表 50-2 は各相におけるおおよその症例数，期間，目的を要約したものである．

**表 50-2　医薬品の臨床試験**

| 相 | 症例数 | 実施期間 | 目的 |
|---|---|---|---|
| 第Ⅰ相 | 20～100 例 | 数カ月 | 主として安全性 |
| 第Ⅱ相 | 数百例まで | 数カ月～２年 | 有効性，短期の安全性 |
| 第Ⅲ相 | 数百～数千例 | １～４年 | 安全性，用量，有効性 |

## 第Ⅰ相試験

**第Ⅰ相試験 phase Ⅰ study** は，臨床開発の初期段階で，試験薬の安全性と忍容性を確立することを目的として実施される．第Ⅰ相Ａでは単回投与，第Ⅰ相Ｂでは反復投与で行う．被験者の安全確保のため，第Ⅰ相試験は用量漸増で行うのが典型的である．影響がほとんど見られないと予想されるような低用量から開始して，用量を上げていく．第Ⅰ相試験では，**試験薬の薬物動態学的／薬力学的 pharmacokinetics/pharmacodynamics**（PK/PD）特性，**最大耐量 maximum-tolerated dose**（MTD），**用量制限毒性 dose-limiting toxicity**（DLT），ADME について検討する．被験者数は20～100例ほどで，多くの場合は健康なボランティアであるが，がんの治療薬など高い毒性が予想されるものは，その試験薬の標的疾患を持つ患者を被験者とする場合もある．

第Ⅰ相試験の主たる目的は，安全性，毒性，動態，主たる副作用の確認である．通常は**非盲検試験 non-blinded trial** なので，研究者も被験者も何が投与されるのかを知っている状態で行う．第Ⅰ相試験によって得られた薬物動態に関する情報に基づき，第Ⅱ相試験の計画を立案する．例えば，試験薬の分布量やクリアランスに関する情報によって，第Ⅱ相，第Ⅲ相試験における適切な維持用量や投与頻度をデザインすることができる（第３章，薬物動態学を参照）．

第Ⅰ相試験は安全性と忍容性に焦点を当てるが，臨床開発の早い段階で，化合物の有効性に関する情報を得るため，標的とする薬理学的作用に関する**バイオマーカー biomarker** を第Ⅰ相試験のなかで検討するケースが増えている．例えば末梢血リンパ球は，Ｂ細胞（Ｂリンパ球）を阻害するとして開発された化合物の試験におけるシンプルなマーカーとなる．また，化合物が標的となる酵素，細胞型，組織を効果的に調整しているかどうかを確認するため生化学的または細胞によるアッセイを用いることも，より一般的になっている．

### 第Ⅱ相試験

**第Ⅱ相試験 phaseⅡstudy** は，標的となる症状を持つ患者で多くて数百例ほどを対象に行う．第Ⅱ相試験には，特定の症状の治療効果に関する予備的なデータの取得など，多くの目的がある．第Ⅰ相試験と同様に安全性の確認も行う．第Ⅱ相試験は患者を対象とするため，頻度のさほど高くない有害事象も見出すことが可能である．**用量反応関係 dose-response** および投与スケジュールの評価を行うが，これは当該医薬品の投与量・頻度の最適化のために決定的に重要である．

典型的な第Ⅱ相試験は，単盲検（**シングルブラインド single-blind**）または二重盲検（**ダブルブラインド double-blind**）で，プラセボまたは既存治療を対照として実施する．最適な用量幅と毒性の情報を得るため，何通りかの投与スケジュールを比較する．第Ⅱ相試験の結果は，第Ⅲ相試験のプロトコル作成のためには極めて重要である．特に第Ⅱ相試験は，実験的な治療方法の治療効果の大きさについて合理的な予測を得るためにデザインする．その情報は，第Ⅲ相試験の症例数を適切に設定するためにも使われる．また，例えば第Ⅱ相試験で肝毒性の可能性が示唆されたならば第Ⅲ相では肝機能モニタリングを行うなど，第Ⅱ相では第Ⅲ相で追加的に収集すべき情報に狙いをつけることも目的とする．

開発プロセスを通じて，**スポンサー sponsor** は当局と正式に相談をする【訳注：米国の制度では「スポンサー」とは，製薬企業，医療・研究機関の研究者とを区別しないので，日本の治験制度における企業主導治験の場合の「治験依頼者」，医師主導治験の場合の「自ら治験を実施する者」の両方が該当する．日本の「臨床研究」の「研究責任者」に該当する場合にも，医薬品・医療機器の臨床試験を行う場合にはIND申請をして，必要に応じてFDAとの相談を行う．】．第Ⅱ相試験を終えて第Ⅲ相試験（ピボタル試験）を開始する前に，スポンサーはFDAと相談するための会議を申し込み，得られた情報に基づき第Ⅲ相試験をいかに計画するかを審査官と議論する．第Ⅲ相試験は時間と費用がかかるので，開始前にFDAと試験デザインの適切性について合意しておくことが決定的に重要である．

### 第Ⅲ相試験

**第Ⅲ相試験 phaseⅢstudy** は，数百，数千という患者を対象として，多数の施設で，実際にその薬が使われる環境と近い環境で実施する．第Ⅲ相試験では，特定の**臨床的評価項目 clinical endpoint** を**主要エンドポイント primary endpoint** として設定する．広く認められる評価項目として，生存，患者の機能の状態，患者の感じ方の改善（例えば生活の質など）などがある．臨床的ベネフィットについての**代替エンドポイント surrogate endpoint** が使われることもある【訳注：「主要評価項目」「代替評価項目」の語もよく使われる．】．例えば，血漿生化学検査における検査値の減少［グルコース，低比重リポタンパク low density lipoprotein（LDL）コレステロールなど］，心拍出量の増加，腫瘍縮小などの，疾病負荷軽減のマーカーを用いることがある．代替エンドポイントについて，すでに他の臨床試験で妥当性が確認されていれば（例えば，血清LDLコレステロールの減少は，臨床的に意味のある心関連アウトカム改善の代替エンドポイントとして妥当性が確認されている），それは第Ⅲ相のピボタル試験におけるエンドポントとして認められる．

広く認められる治療法のない致死的疾患では，臨床的ベネフィットを合理的に予測しうる（しかし妥当性が確認されてはいない）代替エンドポイントがピボタル試験のエンドポイントとして使われるかもしれない．このような場合，FDAは**迅速承認 accelerated approval** を与えるかもしれない．迅速承認は，薬を必要とする患者に対してより迅速に新薬を提供する仕組みである．迅速承認の対象となるような医薬品は**優先審査 priority review** の対象となる．通常の医薬品の審査期間は10カ月であるのに対して，優先審査は6カ月である．優先審査は，後天性免疫不全症候群 acquired immunodeficiency syndrome（AIDS）やある種のがんに対する治療薬の承認に際して，特に活用されてきた．迅速承認の場合には，申請者は承認後の第Ⅳ相試験で臨床的ベネフィットを証明しなければならない．前述のイマチニブの事例でも代替的な臨床的エンドポイントに基づき迅速承認が与えられたが，市販後臨床試験を完遂し好ましい成績を出すことによって，完全な承認を与えられた【訳注：「迅速承認」は臨床試験で真のエンドポイントが証明されていなくても代替エンドポイントにより承認する制度，「優先審査」は審査期間を短縮する制度である．日本には「優先審査」制度はあるが「迅速承認」制度は特にない．抗がん薬の場合などは米国では原則は真のエンドポイント（生存期間延長など）の証明が求められるのに対して第Ⅱ相の代替エンドポイント（腫瘍縮小など）の証明により承認するのが迅速承認であるが，日本では第Ⅱ相の代替エンドポイントの証明で承認することが通常となっており，日米とも承認後の臨床試験が求められるため，実際の制度枠組みとしては大きな差はない．】．

## 臨床薬理

多くの製薬企業やバイオテクノロジー企業は開発中の製品の臨床薬理試験に従事するチームや部門を構成している．部門の名称は，実験医学，分子医学，臨床薬理など様々である．このチームは，絶食時・摂食時における単回投与・反復投与薬物動態試験，薬物相互作用試験，薬物代謝に対するCYP450イソ型の影響，腎・肝の機能障害の影響を特に検討する試験など，医薬品の臨床薬理的側面を検討する試験を実施する．医薬品の心臓性の電気生理学的作用の影響を評価する広範囲のQT試験も行う．タンパク製剤の場合には免疫原性の評価を注意深く行い，小児あるいはアジア地域の特定の民族についての臨床薬理を特に検討することもある．臨床薬理のチームは，臨床開発のできる限り早い段階で医薬品の影響をより適切に評価できるバイオマーカーを開発するために前臨床の研究者と綿密に協力する．バイオマーカーの評価は，最もベネフィットを得られそうな患者集団あるいは毒性に対する感受性が最も強いと予想される患者集団についての検討や，薬力学的マーカーの検討など，様々な形で行われる．遺伝子多型や表現型と反応性の相関性を検討することもある．こうした臨床薬理試験は，第Ⅰ相，第Ⅱ相，第Ⅲ相試験を通しての臨床開発プログラムのなかに組み込まれた形で実施される．

## 希少疾病用医薬品開発への挑戦

かねてより製薬企業は対象となる患者数の少ない疾患を標的とする製品の開発には興味を示さないものである．その理由は，市場の小さい医薬品でもその開発コストは，より大きな患者集団のための大規模な市場を持つ製品の場合と変わらず，結果的に得られる収入は少ないためである．稀な疾患のための医薬品の開発を促すため，議会では1983年に**オーファンドラッグ法 Orphan Drug Act**を成立させた．これは**希少疾病 orphan disease**のための医薬品を開発する企業に対して金銭的なインセンティブを与える制度である．希少疾病は米国内の患者数が20万名未満であるものと定義している【訳注：日本では5万名未満で，助成金，優先審査，審査料の減額，税制上の優遇措置などがある．】．FDAは希少疾病の開発と承認のための特別な規制を設けている．さらに，希少疾病用医薬品は，承認後7年間は排他的な承認を与えられる．この制度は明らかに希少疾病用の新薬開発の促進に寄与している．1983年以来FDAは300以上の希少疾病用医薬品を承認してきた．例えば，ゴーシェ病 Gaucher disease Ⅰ型に対する**イミグルセラーゼ imiglucerase**，腎臓病末期の貧血に対する**エポエチンアルファ epoetin alfa**，有毛細胞白血病に対する**クラドリビン cladribine**，などである．

しかしながら希少疾病制度があっても希少疾病の開発には様々な困難が伴う．FDAは希少疾病の場合にも通常の医薬品と同程度の厳格さで，適切にコントロールされた臨床試験によって安全性および統計学的に有意な有効性を証明することを求める．世界中での患者数が5000名といったような疾患の場合，臨床試験を組むこと自体が困難である．こうした疾患の臨床試験は高度な専門性を求められ，世界中の少数の傑出した研究機関においてのみ実施可能である．このため，患者やその介護者は自宅から遠く離れた臨床試験実施施設に一定期間滞在して試験に参加する場合もある．さらに，たとえ非常に効果的な医薬品であっても，疾患が長い自然経過をたどる場合には，十分な数の患者の長期間の参加を得て統計学的な有意差を出すようなプラセボ対照試験を実施することは，現実的に困難である．さらに，その疾患の臨床的経過が多様である場合には，疾患の自然経過の理解も十分ではないことから種々の交絡因子の影響を受けることになる．このため，統計学的に十分な有意差の検出力を持たせるのに必要な症例数の決定は困難となる．このためスポンサーは，典型的な早期介入試験と並行して疾患の自然経過を観察する研究を組むことで，自然経過の理解を深め，後に続く相のピボタルな試験に必要な情報を得ようとすることがある．

近年，希少疾病用医薬品の開発への関心は高まりつつある．基礎科学の発展によって疾患に対する分子レベルの理解が進んだためである．この種の疾患理解の結果，これまでは1つの疾患単位として把握されてきた一連の多様な疾患群を，特定の分子マーカーや遺伝子変異に基づきサブグループとして分類する傾向となってきている．

## 医薬品開発の成功に向けて：計画と実施

医薬品開発の成功には，深い思考と優れた着想と戦略的な開発計画を必要とするだけではなく，厳格で責任ある実施が求められる．そのためには，強力な組織と有能なリーダー，十分な資源，優れて機能的で学際的なグローバル・チームが必要とされる．医薬品開発の成功は，広範囲な領域の数多くの人々による徹底した多岐にわたる共同作業によってのみ可能になることを忘れてはならない．表50-3に，広範囲に及ぶ計画を必要とする臨床研究の活動のなかでも最重要の事項を挙げた．何らかの誤りがあれば，それによってプロ

**表 50-3 臨床試験実施において検討すべき要点：計画と実施**

| | |
|---|---|
| **研究マネジメント** | |
| • 症例報告書のデザインおよび，EDC が用いられない場合には印刷<br>• 組み入れ率に関する計画（または要件）<br>• 医療経済学的課題<br>• 独立データモニタリング委員会，その他の監視委員会や判定委員会（委員会の権限や実施手順も含む）<br>• 特別な実験室の必要性<br>• CRO に試験実施の重要な側面を委託するかどうか<br>• 試験物の取り扱いや輸送に関する事項<br>• 会議の設定<br>• データベースの作成 | • データ・マネジメント<br>• メディカル・ライティング<br>• 臨床モニタリング<br>• 医学モニタリング<br>• 紙媒体または電子媒体による申請<br>• 論文の分析および執筆<br>• ファーマコビジランス計画，REMS<br>• ランダム化の方法<br>• 中央臨床検査 / 診断<br>• 臨床試験製造物のラベリングと取り扱い |
| **施設におけるスタートアップ** | |
| • 守秘契約の締結<br>• 臨床試験実施契約の締結<br>• 文書類の提供<br>• 施設の適格性認定のための訪問<br>• 倫理委員会または IRB の承認を得るための支援 | • 記録の収集<br>• 試験薬および症例報告書の提供<br>• 会議の設定<br>• 試験開始および施設訪問の開始 |
| **期間中の施設モニタリング** | |
| • 組み入れ状況の調査<br>• インフォームドコンセント書式への署名状況の調査<br>• 規制上必要とされる文書記録の調査<br>• 医薬品に関する説明<br>• 原資料と取得データの検証（CRF と医療記録の照合） | • 重篤な有害事象報告の調査<br>• プロトコル適合および GCP 適合の調査<br>• スタッフおよび施設の適合性評価<br>• 得られた知見についてのスタッフとの議論<br>• 通常は 4 ～ 6 週間に 1 度の施設モニタリングの実施 |
| **期間中の施設マネジメント** | |
| • 症例組み入れの確認<br>• 施設支援の継続<br>• 試験薬供給の確認<br>• モニタリング報告書，エラー発生率の確認 | • プロトコル逸脱 / 違反の調査<br>• プロトコル修正の必要性の評価<br>• QA のための監査の支援 |
| **施設における試験終了** | |
| • 最終的な試験薬のチェック<br>• 余剰試験薬の回収・廃棄<br>• 必要ならば，原資料からの取得データの検証<br>• 終了施設における文書の確認 | • 施設における文書写しの取得<br>• FDA 査察についての施設への情報提供<br>• 記録保管および公表の方針についての検討 |

EDC：電子的データ取得，electronic data capture，CRO：開発業務受託機関，contract research organization，REMS：リスク評価および最小化計画，risk evaluation and mitigation strategies，IRB：研究審査委員会，CRF：症例報告書，case report form，GCP：医薬品の臨床試験の実施の基準，ICH：日米 EU 医薬品規制調和国際会議，International Conference on Harmonization，QA：品質保証，quality assurance，FDA：米国食品医薬品局.

トコル修正が必要となり，結果の統合性が脅かされ，多くの時間と経費が無駄になり，結果の信頼性を損ね，そして何より重要なのは患者を不適切なリスクに曝すことになりかねないため，注意深い計画立案が必要不可欠である．臨床研究の実施には，実施施設での準備と開始，実施中の施設モニタリングと施設マネジメント，終了時の対応などがある．これらの活動は，表 50-3 に示すより小さな活動のそれぞれを適切に完遂することにより成り立つ．

## ▶ 医薬品承認プロセス

### 米国食品医薬品局による審査

米国における新薬の承認は，低分子化合物の場合には**新薬承認申請** New Drug Application（NDA），バイオロジクスの場合には**バイオロジクス承認申請** Biologics License Application（BLA）に基づく【訳注：審査を行う部門の別については本章「米国食品医薬品法の歴史」の末尾訳注参照．】．NDA/BLA には，新薬の研究開発によって収集されたすべてのデータの提出が求められる．IND のために収集されたデータも，NDA/BLA の資料のなかに統合される．FDA は以下のような項目の資料を，すべての NDA/BLA に対して要求する．すなわち目次，要約，化学，製造，品質管理，サンプル，方法論の妥当性，包装，表示，非臨床薬理試験および毒性試験，ヒト薬物動態試験，代謝および生物学的利用性，微生物学的特性，臨床試験，安全性報告（これらは NDA/BLA 申請の 120 日後に提出を求められる），統計学的情報，症例一覧，症例報告書，患者情報，患者証明書，その他．典型的な NDA/BLA 申請は何冊にも分かれた何千ページにも及ぶ文書からなる．世界各国の規制当局への申請データの提出を促進するため，**コモン・テクニカル・ドキュメント Common Technical Document（CTD）**と呼ばれる国際標準の申請データ様式が定められている【訳注：CTD は第 49 章の Box 49-2 に示す ICH の複合領域 multidisciplinary において定められている．日本の医薬品医療機器総合機構（PMDA）のホームページで各領域のガイドラインを閲覧できるので，項目の詳細はガイドラインを参照されたい．CTD の電子化仕様も定められている．】．

FDA は NDA/BLA を受け取ると，製品の適応に応じて，特定の専門領域の審査部門に申請資料を回す．審査チームは優先審査に該当するか，標準審査かを決定する．優先審査に該当するかどうかは，**アンメット・メディカル・ニーズ**に対する医薬品か【訳注：「アンメット・メディカル・ニーズ」（未充足の医療ニーズ）の概念は日本の厚生労働省においてもカタカナ表記で用いられており，これに対応する医薬品の迅速な開発，承認を促進するための措置がとられている．】，すでに市販されている同様の治療効果のある医薬品がないかどうか，などによって決まる．FDA は優先審査は 6 カ月，標準審査は 10 カ月以内に完了しなければならない【訳注：日本では近年，目標値として優先品目は 9 カ月（行政側 6 カ月，申請者側 3 カ月），通常品目は 12 カ月（行政側 9 カ月，申請者側 3 カ月）とされ，おおむね目標が達成されている．】．NDA/BLA においては，申請資料における情報の完全性についての予備的審査も行う．

FDA は，NDA/BLA 審査をいくつかの専門領域にわたるチームを構成して実施する．**医学的審査 medical review**，**生物薬剤学的審査 biopharmaceutical review**，**薬理学的審査 pharmacology review**，**統計学的審査 statistical review**，**化学的審査 chemistry review**，**微生物学的審査 microbiology review** などである．それぞれのチームで FDA の専門官が，申請されたデータパッケージを審査し，新薬の安全性と有効性の評価を行う．図 50-3 は NDA/BLA 審査の手順を示すフローチャートである．

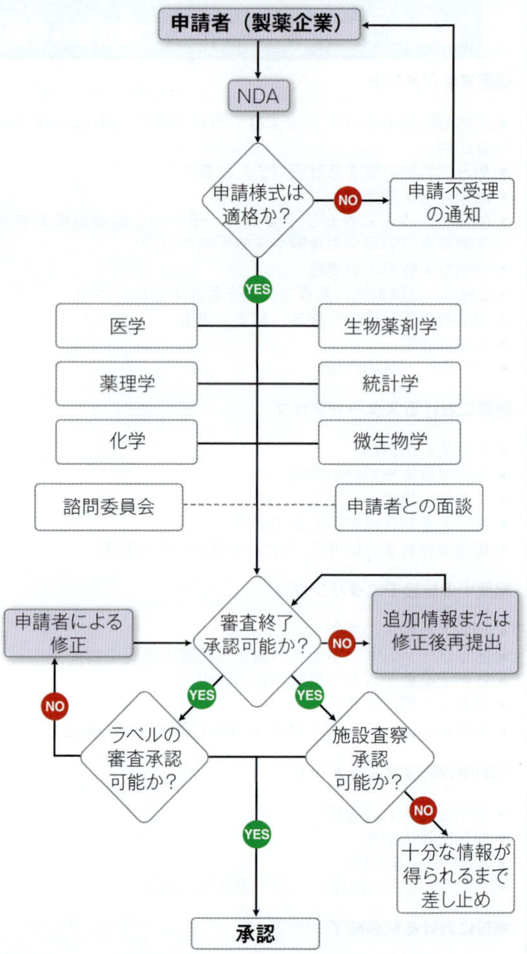


**図 50-3 新薬承認申請に対する審査のプロセス**
新薬承認申請（NDA）において申請者は，医薬品の医学的，薬理学的，化学的，生物薬剤学的，統計学的，微生物学的特性に関するデータを提出する．これらのデータは米国食品医薬品局（FDA）における各担当委員会で審査される．FDA または，必要に応じて設けられる FDA の諮問委員会は，申請者と面談する．審査を終えて承認可能とされれば，ラベリング（使用のための正式な指示書）のための審査に移る．製造所および主たる臨床試験実施施設は FDA の監査・査察を受ける．図の**紫の囲み**は申請者の行動，**白い囲み**は FDA の行動を表す．

FDA は，当局内での審査を行うだけではなく，NDA/BLA についての意見を聴くための**外部諮問委員会 external advisory committee** を招集することがある【訳注：日本では，独立行政法人である医薬品医療機器総合機構（PMDA）による審査報告書を厚生労働省が受け取った後，厚生労働省が薬事・食品衛生審議会の薬事分科会において同様に諮問委員会を構成する．】．こうした委員会は FDA に対して外部意見を提供し，個別領域の外部専門家の立場からの検討を行う．FDA は通常は外部諮問委員会の意見を承認可否の判断に取り入れるが，必ずしもその意見に従わなければならないわけではない．

FDAは審査中に発生した科学的その他の問題点について，申請者とのコミュニケーションを継続する．特に追加情報が必要とされる場合に，FDAと申請者の間で会議が行われることもある．FDAは申請者に対し書面で質問を出すことも頻繁にあり，申請者はそれに対して追加的なデータを提出したり既存のデータに新たな分析を加えたりして回答する．新たな情報が相当に多い場合には，NDA/BLAの変更と見なされ，承認までの期間が引き延ばされる．

## 米国食品医薬品局による承認

FDAは，NDA/BLAの審査を完了すると，次の2通りのいずれかの措置をとる．申請を承認するか，または申請内容には承認を付与できないほどの不備があることを示す審査完了報告通知 Complete Response Letterを出すか，のいずれかである．審査完了報告通知には，承認の再検討にあたってはいかなる不備に対してどのような十分な対応がなされていなければならないかを個別具体的に列記しなければならない．FDAは申請者と面談して確実に承認取得するために必要な措置について議論することもしばしばある．これによって新たな試験を実施し相当のデータを揃えなければならない場合も多く，申請が取り下げられることもしばしばある．

## 他の国における承認

米国外で販売される医薬品も，同様に各国の規制当局において審査されたうえで承認される．米国におけるNDA/BLA審査と同様にすべてのデータを包括的に審査する国もある一方で，国外の主たる市場（米国，欧州，日本）ですでに承認されているならば限られた範囲の審査のみ行うという国もある．こうした審査において米国では求められないような追加的試験が求められる場合もある．さらに，製品表示に求められるデータの性質と量は国によって様々である．欧州では，多くの医薬品は**欧州医薬品庁 European Medicines Evaluation Agency（EMA）**で最初に審査され，**欧州連合 European Union（EU）**で承認される．カナダでは，カナダ食品医薬品法に基づき**保健省 Health Canada**が承認する．日本では，**厚生労働省 Ministry of Health, Labor and Welfare（MHLW）**が新薬を承認する．重要なこととして，日本の規制当局は日本の患者の試験データを要求し，日本人と西洋人の薬物動態および安全性プロファイルが類似していることの証明を求める．日本の患者における有効性の証明を求められる場合もある．

## コンパッショネート・ユース

FDAは**コンパッショネート・ユース（例外的使用プロトコル）compassionate use protocol（CU）**の枠組みを設けている．**治療用IND treatment IND**として，臨床試験中の医薬品をより広く利用可能にする枠組みである【訳注：米国のコンパッショネート・ユースは，日本のような新薬承認申請目的の薬事法に基づく「治験」と，行政指針に基づき実施する「臨床研究」との区別なく，FDAに対するIND申請が必要とされる臨床試験の枠組みの例外規定のような形で制度設計されている．日本でも厚生労働省においてCU制度が検討されてきている．】．この枠組みは，臨床試験の適格基準に適合しない極度に重篤な患者に対し有望な試験的治療方法を承認前に試みることを許可するものである．試験薬をコンパッショネート・ユースとして使うためには以下の3つの条件を満たす必要がある．(1) 当該試験薬がすでに有効性のエビデンスを示している，(2) 患者が数カ月以内に死亡または急速な悪化の可能性が高い，(3) すでに承認された治療法が存在しない．

## 医薬品の表示

承認医薬品の表示（ラベリング）【訳注：米国における「ラベリング」は，製品やその容器上に記載されたものと，製品に付随するすべての表示や印刷物などを含む．】についての標準書式と構成は各国の規制当局によって定められている．**表示 drug label**には，医薬品の商品名と一般名，化学構造式と成分，臨床薬理，適応と使用方法，禁忌，警告，予防策，有害事象，薬物乱用または依存の可能性，過量服用の問題，用量，投与速度と投与経路，供給経路が記載されていなければならない．米国では，これらの情報は**添付文書 package insert**にも記されている．新医薬品が承認されると，FDAは申請者がNDAとして提出したデータと最終的な添付文書の記載内容とが整合するよう審査し，申請者と議論する．より入手しやすく適切な医薬品情報が提供されるよう，FDAは処方する医療者にとって重要な情報を含むよう構成された記載様式を定めている．

規制当局ではさらに，医薬品の重要な特性が明確に伝わる手法を追加的に用いることがある．米国では，添付文書において重要な安全性情報についての警告は目立つように**“黒枠”による警告 “black box” warning**に囲まれている．さらにFDAは，**薬物治療ガイド Medication Guides**を作成し患者に配布することを求めることもある．こうしたガイドは，わかりやすい言葉で重要な安全性情報を伝達する．

### 医薬品の命名

医薬品承認のプロセスには，医薬品の名称の決定も含まれる．医薬品名には**一般名 generic name** と**商品名 brand name**（**商標 trade name**）がある．医薬品の一般名は化合物の名称に基づくもので，商標としての権利保護を受けない．商品名は，会社が保有する化合物または製品としての医薬品の独占的な名称であり，商標に関する法律によって権利保護される．例えば，本章の冒頭で例示した医薬品のイマニチブメシル酸塩は一般名，その商品名はグリベック®である．

### 効能追加

医薬品が承認されると，医師その他の医療提供者は承認された様々な用量･用法で処方できるようになる．しかし時には，**適応外使用 "off-label" use** として承認外の適応に対して処方することもある．また，医師が臨床研究に使用することもあるが，その場合には IRB 承認と患者のインフォームドコンセントという規則を遵守する必要がある．医療提供者は適応外使用を行うことができるものの，そのような使用法は，他のあらゆる治療上の意思決定がそうであるように，不適正使用の法的責任を問われる可能性がある．一方製薬企業は，FDA に承認された適応以外のために医薬品を販売してはならない．

近年の規制では，製薬企業が適応外使用についての広報資材を提供することは禁じられており，科学的論文でさえも，医師に求められるのでない限り禁止されている．製薬企業が医薬品を新たな適応のために販売するためには，追加的な開発プログラムを実施して，新規の効能についての安全性と有効性を証明しなければならない．こうして得られたデータを**効能追加申請 supplement NDA**（**sNDA**）として当局に申請し，審査を受けて承認取得しなければ販売できない【訳注：ここに記載される既承認医薬品の適応外使用の法的位置づけは日本においてもほぼ同じであるが，広報資料の提供に関する規制は米国の方が厳しい．】．

## ▶ 医薬品製造と品質管理の規制的側面

医薬品の安全性と有効性の証明に加えて，製造業者は，FDA の製造に承認要件である**医薬品製造管理および品質管理基準 Good Manufacturing Practice**（**GMP**）に従って製造しなければならない【訳注：日本における市販医薬品の GMP は薬事法に基づく「医薬品及び医薬部外品の製造管理及び品質管理の基準に関する省令」である．米国では市販後と臨床試験中で同じ薬事法に基づく規則が適用されるが，日本では，治験中は「治験薬の製造管理，品質管理等に関する基準（治験薬 GMP)」と題する通知が適用される．】．GMP は，医薬品製造に関するあらゆる側面の，品質管理・品質保証のガイドラインである．FDA は GMP 遵守を確認するため製造所に対する査察を行う権限を持っている．FDA の規則では，不純物量の閾値，品質管理手順，サンプル・バッチの検査などについて規定している．

製造業者は，製造プロセスのうち，製造物の同一性，強度，品質，純度，力価など，安全性と有効性に相当の影響を与えうるとして FDA により定義された事項の変更を行う場合には，事前に FDA の承認を得なければならない．その他の製造法の変更についても，追加的申請をして承認を得なければならない場合と，そうでない場合とがある．追加的申請を求められない場合には，変更について年次報告書またはその他の所定の期日に提出する報告書への記載を求められる．

## ▶ ジェネリック医薬品

FDA は**ジェネリック医薬品**（**後発医薬品**）**generic drug** についても監督し承認を与える．ジェネリック医薬品とは，剤形，安全性，強度，投与経路，品質，製剤機能の特性，適応などについて，すでに承認されている先発医薬品と同等と見なされる医薬品である．1984 年の医薬品の価格競争および特許期間延長法 Drug Price Competition and Patent Term Restoration Act of 1984，これは**ハッチ・ワックスマン法 Hatch-Waxman Act** という呼称で知られているが，企業はこの法律に基づいて，先発のブランド医薬品の特許が切れる前にジェネリック医薬品の**簡易新薬承認申請 Abbreviated New Drug Application**（**ANDA**）を行うことができる【訳注：日本では，ジェネリック医薬品の販売を行えるのは特許保護期間終了後および再審査期間（原則８年で製品により異なる）終了後である．】．実際に販売を開始できるのは先発医薬品の特許が切れた後である．ANDA を最初に申請した企業は 180 日間の排他的販売権を持つ．

ジェネリック医薬品の ANDA においては，安全性と有効性を証明するデータの提出は求められない．先発医薬品の NDA において安全性と有効性はすでに確立しているためである．ANDA においては**生物学的**

**同等性 bioequivalence**（BE）を証明することが求められており，先発医薬品とジェネリック医薬品との間で，製剤比較，溶出試験（*in vitro* および *in vivo*）などにおける同等性および *in vivo* の生物学的同等性（吸収速度と吸収量の比較）の証明を求められる．吸収性が従来の医薬品と異なる場合には，臨床的エンドポイントについての効果の比較が求められることもある【訳注：日本におけるジェネリック医薬品の承認申請も同様に先発医薬品との同等性の証明が求められるが，大きく違う点は，原則として，日本では臨床試験データを求めるが米国ではこれが求められないという点である．】．製造工程，製造施設，外部の検査施設や包装施設については，GMP に従っていることが求められる．

バイオロジクスの“ジェネリック”については，特にタンパク質製剤の場合などに顕著であるが，低分子化合物のジェネリックよりは多くの困難がある．低分子化合物の場合には先発医薬品との比較方法が前述のように定式化されているが，多くの場合に翻訳後修飾 post-translational modification される遺伝子組換えタンパクなどの場合には同等性の比較は難しい．翻訳後修飾による小さな変更でも，安全性と有効性に大きな変化をもたらす可能性がある．あるいはまた製造に用いる細胞株や製造工程の部分的な変更によって異なる翻訳後修飾が起こる場合もある．このため，“バイオシミラー”という呼称で，バイオロジクスのジェネリック開発に関する規制上の手順について，議会とFDA の間で活発に議論されている【訳注：米国食品医薬品化粧品法ではバイオロジクスの後発品という概念がなかったが，2010 年の医療保険改革法にバイオシミラーに関する条項も含まれ，可能となった．日本では 2009 年の通知で考え方が整理された．】．

## 非処方箋医薬品とサプリメント

食品医薬品化粧品法の 1951 年**デュラム・ハンフリー改正法 Durham-Humphrey Amendment** は，専門家の監督下で処方されなければ安全ではないという医薬品を処方箋医薬品として定義した．専門家による処方を必要としない医薬品かどうかを決定するにあたって，FDA は，当該医薬品の毒性と，患者が症状を自己診断できる条件について検討する．このような処方箋を必要としない医薬品を**一般用医薬品 over-the-counter**（**OTC**）と呼ぶ【訳注：日本では，「非処方箋医薬品」とは医療用医薬品のうちの「処方箋医薬品以外」の通称で，医療用医薬品ではないものを「一般用医薬品（OTC)」という．】．これらは処方箋医薬品よりは低い用量で，主として疾患の症状を緩和するためのものとして販売される．FDA は OTC 医薬品のラベルには以下が含まれることを要求している．

- 用法，効能．
- 使用についての適切な指示．
- 安全ではない使用に関する警告．
- 副作用．

OTC によって医師の監督のないところで誤った診断，治療が行われる危険性がある一方で，こうした製品の使用促進によって，米国市民は比較的安い価格で有効な医薬品を入手できるようになっている．

1994 年の**ダイエタリ・サプリメント健康教育法 Dietary Supplement Health and Education Act** は，**ダイエタリ・サプリメント dietary supplement** を，ビタミン，ミネラル，ハーブ，植物，その他植物由来の成分，アミノ酸，濃縮物，代謝物，これらの生成物や抽出物など，食事に対して追加的に摂取する成分であると定義した【訳注：日本では，厚生労働省の説明によると，健康食品やサプリメントに行政的定義はなく，一般に健康食品とは「健康の保持増進に資する食品全般」，サプリメントとは「特定成分が濃縮された錠剤やカプセル形態の製品」と考えられており，国が制度を設けて表示を許可しているものには，特別用途食品，特定保健用食品，栄養機能食品などがある．サプリメントを「栄養補助食品」と呼ぶこともある．】．FDA は，ダイエタリ・サプリメントの安全性，製造，保健効果の表示などを監視する．しかし，サプリメントの効果を，医薬品の場合のように評価することは行わない．FDA は，安全でないダイエタリ・サプリメントの販売を制限または禁止することはあるが，そうした措置を講じる前に安全でないことを証明しなければならない．エフェドリン・アルカロイドを含むダイエタリ・サプリメント（**エフェドラ ephedra**）と関連して死亡を含む相当数の有害事象が起こった際に，FDA はこれを審査したうえ，2003 年 12 月に，これら製品の販売を禁止する措置をとることを発表した．

## まとめと今後の方向性

新薬の開発に関する法規制はすでに確立され，これに伴い臨床試験の参加者のプライバシーと安全の保護が確実にされてきた．当局による医薬品の承認は，非臨床，臨床の長期にわたる研究の結果として得られるものである．開発の各段階において，次の段階のプロトコルを規定する重要な情報が得られる．しかしながら，動物データや臨床試験データがどれほどあっても，将来の患者の安全を完全に保証できるものではない．このため，FDA と製薬企業は，医薬品のライフサイクルを通じて，副作用や製造プロセスを監視し続ける（第 51 章，副作用の系統的な検出を参照）．新薬の臨床試験の実施中，承認後，そしてより多様な患者集団へと使用が広がるなかで，安全性の評価は今後さらに重視されるようになるであろう．

## 謝 辞

本書の２版において，本章に貴重な貢献をしてくれた Armen H. Tashjian, Jr. に感謝する．

## 推奨文献

Adams CP, Brantner VV. Estimating the cost of new drug development: is it really $802 million? *Health Aff* 2006;25:420–428. (*Finds that developing a new drug costs between $500 million and $2 billion, depending on the indication.*)

Center for Drug Evaluation and Research, Food and Drug Administration, United States Department of Health and Human Services. The CDER Handbook. Revised 03/16/98. Available at http://www.fda.gov/downloads/AboutFDA/CentersOffices/CDER/UCM198415.pdf. (*Describes the processes by which the FDA evaluates and regulates drugs, including new drug evaluation and postmarketing monitoring of drug safety and effectiveness.*)

Cohen MH, Williams G, Johnson JR, et al. Approval summary for imatinib mesylate capsules in the treatment of chronic myelogenous leukemia. *Clin Cancer Res* 2002;8:935–942. (*Summarizes the approval of imatinib mesylate, the drug discussed in the introductory case.*)

DiMasi JA, Grabowski HG. The cost of biopharmaceutical R&D: is biotech different? *Manag Decis Econ* 2007;28:469–479. (*First paper to estimate costs of biopharmaceutical development compared to costs of traditional pharmaceutical development.*)

Dixon JR. The International Conference on Harmonization Good Clinical Practice guideline. *Qual Assur* 1999;6:65–74. (*Guidelines for standard design of drug development.*)

Innovation/stagnation: challenge and opportunity on the critical path to new medical products. U.S. Department of Health and Human Services, Food and Drug Administration. March 2004. (*An FDA report that addresses the recent slowdown in innovative drug development.*)

# 51

# 副作用の系統的な検出

Jerry Avorn



## はじめに

薬物治療による作用は分子や細胞の機能の複数の側面が介在するので，様々な反応が予測できないものも含んで混在し，好ましくない作用が起こることも回避できない．いかなる医薬品にもリスクが存在するので，薬物治療の目標はリスクフリーの投与計画の実践ではない．目標とすべきは，薬物治療のリスクをできる限り低減し，その臨床的ベネフィットの観点から受容可能な範囲にとどめることである．

薬物の副作用は，開発の初期に明らかにされ，なかには狙った治療効果と関連した作用として引き起こされる場合もある（がん化学療法による細胞毒性など）．しかしながらこうした予測可能な副作用でさえも，医薬品が日常診療に使用されるようになって初めて，その頻度や重篤度が顕在化することを知っておく必要がある．医薬品が承認された後には，そのリスクをできるだけ早く確実に定量的に検出することが目標となる．

広く使われている医薬品の多くが重篤または致死的な副作用のために市販中止へと導かれてきた．このため，臨床家も患者も，**薬剤疫学** pharmacoepidemiology という比較的新しい専門分野に関心を持つようになってきた．薬剤疫学は，“リアルワールド”の患者集団における薬物に対する反応を評価する学問である．この領域における情報科学と分析技術の進歩によって，医薬品のリスクへの理解が深まり強化され，管理が可能となってきた．その目標は，医薬品のリスクをベネフィットとの関係で理解し，臨床的な意思決定と規制当局の対応の道標を示すことである．

## 医薬品安全性調査における課題

**ランダム化比較試験** randomized controlled trial（RCT）は，医薬品の有効性を判定するためのゴールドスタンダードであり，**米国食品医薬品局** U.S. Food and Drug Administration（FDA）が新薬承認の決定に不可欠な基準として採用している．しかしながら RCT という価値あるツールにも限界があり，医薬品のベネフィットとリスクを評価するためにはその限界を理解することが重要である．

## Case

Edna C は，重症２型糖尿病を持つ 42 歳の女性である．彼女はインスリン自己注射を指示通りに行うことが難しく，最近の外来での検査ではヘモグロビン A1c が異常に高かった．彼女の主治医は，チアゾリジンジオン系薬剤 thiazolidinediones（TZD，インスリン抵抗解除薬）は，インスリン分泌に作用するのではなく標的組織におけるインスリンの作用を強化するということを聞いていた．主治医は Edna の治療のためこの薬を使ってみたいと強く思った．そして，この種の医薬品のなかで最初に承認された troglitazone（Rezulin®）を処方した．Edna の血糖値とヘモグロビン A1c は正常値まで下がり，多尿症や疲労の症状が改善された．

troglitazone の使用開始から３カ月ほど経って，Edna はインフルエンザのような症状や悪心，食欲減退を訴えるようになった．その後しばらくして彼女の夫は彼女の肌が“黄色く”なっていることに気づいた．さらに５日後には彼女は昏睡状態に陥り，肌は明らかな黄疸を示した．総ビリルビン値は 10.7 mg/dL（正常値は 0.0〜1.0 mg/dL）となり，血清トランスアミナーゼは正常値の上限の 30 倍に達した．１週間にわたり昏睡状態が続き，主治医は劇症急性肝壊死と診断し，おそらくは troglitazone に起因すると判断した．適合するドナーが見つかり，Edna は肝移植手術を受けることに成功した．その後は免疫抑制薬を使用し続けながらも，糖尿病はインスリンとメトホルミンを用いて順調に管理されている．

Edna が肝移植手術を受ける前後の数週間に，同様の症例が報告され，多くの国で規制当局による承認取り消し，または製薬企業による販売中止の決定がなされた．それでも米国ではしばらく市場に残っていたが，それは稀に肝毒性が発生するとしてもより優れた糖尿病の管理が可能になるという公衆衛生上のメリットがあるとの主張があったためである．この間，troglitazone に起因する肝不全の報告はさらに続き，２年後に，本剤は米国市場から撤退した【訳注：troglitazone は米国では 1997 年承認，2000 年販売中止．この間 63 例の肝障害による死亡が報告された．日本でもノスカール® の商品名で販売されていたが，米国の販売中止の直後に販売中止された．なお肝障害と薬物代謝酵素との関連性についての多くの研究がある．詳細は第５章，薬物誘発性の肝毒性の項を参照．】．

troglitazone が撤退した後に，同じクラスの薬剤（ピオグリタゾン，rosiglitazone）が使われるようになった．化学構造や作用機序は似たようなものであるにもかかわらず，肝障害のリスクは同様ではないかのように見受けられた．しかし一方で，これらの薬は心不全と骨折のリスクを増大させた．実施を許可された臨床試験データのメタアナリシスから，rosiglitazone は心筋梗塞のリスクを増大させることが示唆された．

### Questions

1. troglitazone や rosiglitazone のような医薬品は，ヘモグロビン A1c を低下させるといったような代替的なアウトカム評価によって承認された．このようなアプローチはなぜ問題を引き起こしたのか？
2. これによって医師と患者は，承認後の副作用の頻度と重篤度について何を学んだだろうか？
3. 医薬品のリスクを明らかにするために行われる観察研究では，どのような問題をおもに検討すべきだろうか？
4. 米国食品医薬品局（FDA）は一度承認した医薬品に対する管理についていかなる権限を持つべきだろうか？

## 調査の規模と一般化可能性

日常診療で医薬品を使う患者数に比べて，その医薬品の承認の根拠とされた臨床試験の症例数は少ない．承認の決定は臨床試験における 2000 〜 4000 人の被験者から得られた情報に基づいてなされるのが一般的であり，稀な疾患の場合にはさらに少ない例数である場合もある．ある有害事象が 1000 人の患者のうち１人に起こるとすれば，それは臨床試験のなかでは起こらないかもしれないし，起こったとしても試験薬群において対照群よりも高い頻度かどうかを判定することは難しい，あるいは不可能であるかもしれない．1000 人に１人というと稀な事象に思えるかもしれないが，毎年 1000 万人がその薬を服用すれば，毎年１万人に有害事象が起こることになる．例えば劇症肝炎などの致死的な副作用であれば，このような副作用の発生率は重大な臨床的，あるいは公衆衛生上の結果をもたらす．

臨床試験の被験者はほとんどの場合ボランティアで

ある．つまり，インフォームドコンセントを与えて医学研究に参加する人たちである．こうした人たちは日常診療で薬物治療を受ける典型的な患者とは異なる集団であることを示す十分なエビデンスがある．被験者集団は，比較的低年齢で，より健康で，教育水準も高く，社会経済的地位も高いという傾向がある．この傾向は，承認されたプロトコルにおける被験者の適格基準が厳しいほど，顕著になる．こうした適格基準のなかに，年齢による除外基準がある（65 歳や 70 歳を上限とする場合など）．実際に医薬品を使用する患者が高齢者であってもこうした除外基準が設けられることもある．また，試験薬の対象疾患だけでなく問題ある共存症を有する患者を除外することもある（このため，他の治療薬を複数服用している患者は除外される）．このように，“できる限りクリーンな”患者集団で臨床試験が行われるので，実際に日常臨床で使用される患者における一般化可能性には限界があることに対する懸念が高まってきている．さらに，抗いがたい倫理的理由から，妊娠中の女性や小児を承認前の臨床試験に組み入れることは難しい場合が多い．しかし，こうした患者が日常診療で薬を使う際に，適正使用を導くための情報が少ないという問題が起こっている．

臨床試験とは，臨床研究の経験が豊富な医師と支援スタッフによって，整備された環境のなかで実施されるものである．臨床試験における行為はプロトコルに定められており，多くの場合，有効性のみならず有害事象も綿密に監視することが規定されている．また，患者がプロトコルの指示通りに，処方された試験薬を確実に服用するように規定されている．こうした環境は，日常診療とはかけ離れている．日常診療では，患者の服薬遵守も十分ではなく，副作用の早期発見のための診察もそれほど綿密なものではない．

## 代替的アウトカムと比較対照

すべての抗高血圧薬の新たな承認を，脳卒中の発生率の減少を評価尺度として先延ばしにするわけにはいかないだろう．スタチン系の脂質低下薬の新たな承認を，心筋梗塞の予防が証明されるまで先延ばしにするわけにもいかない．そのような要求をすれば，有用である可能性のある新薬の利用を遅らせ，ひいては医薬品の価格を引き上げることになる．このため，新薬は“代替的アウトカム”の評価に基づき承認されることがある【訳注：本章で「代替的アウトカム」「代替的マーカー」というのは第50章の「代替エンドポイント」とほぼ同義であるが，前向き研究で事前に設定する指標は「エンドポイント」，後ろ向き研究で結果を見る指標は「アウトカム」の語が使われる傾向がある．】．例えば，抗高血圧薬における血圧，糖尿病治療薬におけるヘモグロビン A1c，スタチン系薬剤における血清低比重リポタンパク low density lipoprotein (LDL)，緑内障用薬における眼圧，がん治療薬における腫瘍縮小などのバイオマーカーなどである．**医薬品の承認を，代替的なマーカーと目的とする臨床的アウトカムとの関連性に基づく有用性の観点から迅速かつ効率的に行うという考え方は理にかなっている．**代替マーカーと臨床的アウトカムは多くの場合相関するが，常にとは限らない．例えば，抗不整脈薬である encainide とフレカイニド flecainide は，代替的アウトカムである心筋梗塞後の心室期外収縮を減少させるが，大規模研究（CAST 試験）では，代替的マーカーは“改善する”にもかかわらず死亡率を増大させることが示された．同様に，rosiglitazone（Avandia®）は，承認の根拠となった試験ではヘモグロビン A1c を下げることが示されたが，広範囲に使われるようになり，メタアナリシスでは心筋梗塞のリスクを増大させることが示された．

FDA と製薬企業は，承認要件となる臨床試験として，実現可能な場合にはプラセボ対照試験を好む．プラセボ対照は，最も明確な比較対照結果が得られ，統計解析もストレートに行える．比較対照群に用いる実薬による治療効果や有害事象による混乱の可能性を回避できる．プラセボ対照は，すでに承認されている医薬品と同様の効果を持つ新薬の承認を促進できる．既存薬との“同等性”や“非劣性”を証明する試験は，より多くの症例数を必要とし，統計学的な要求事項も多くなる．倫理的あるいは実現性に関する問題からプラセボ対照試験が実施できない場合［例えば後天性免疫不全症候群 acquired immune deficiency syndrome (AIDS) 治療薬や，長期間の治療計画を必要とする場合など］には，実薬対照が用いられる．

しかし，“プラセボよりはよい”という比較結果は，製薬企業や FDA が法的要件を満たすには十分であるかもしれないが，それによって得られる情報は臨床家や患者，支払い者が新薬の安全性や既存薬との比較による効果について知りたいと考える情報としては十分ではない．新薬はプラセボよりは効くかもしれないが，医師が既存薬よりも新薬を選択するに値するほど効く，またよいものなのか？ 新薬には副作用があるのかもしれないが（スタチンによる横紋筋融解症など），その発生率は既存薬よりも高いのか，低いのか？ 新薬は予測できる副作用のリスクは大きくても既存薬より効果が高いものなのか(虚血性心疾患の予防など)？

もしそうであるならば，リスクとベネフィットのトレードオフ関係を受け入れることができるが，そうでないなら容認できない．こうした比較対照データがなければ，疑問は解消されないのである．

## 調査実施期間と市販後研究

新薬の有効性についての臨床試験は，代替エンドポイントが有効性についての法的要件を満たすのであれば，8～16週間と短いものである．しかし，このような短期の臨床試験で得られた情報は，この時間枠を超えて発生する事象に関するベネフィットとリスクの情報としては十分ではない．FDAは，慢性疾患に用いる新薬については，最短で6カ月の安全性試験の実施を求めている（慢性疾患用薬の定義は6カ月以上使用する場合と定義されている）【訳注：この考え方は，日米EU規制調和国際会議International Conference on Harmonization（ICH，詳細は第49章Box 49-2参照）のガイダンスにもまとめられている．「致命的でない疾患に対し長期間の投与が想定される新医薬品の治験段階において安全性を評価するために必要な症例数と投与期間について」1995年5月24日，薬審第592号.】．ただし，この期間は，何年間もの薬物治療を要する慢性疾患の場合にはあまりにも短い．

広範囲に使用される新薬については，FDAは製薬企業に追加的な市販後臨床試験（**第Ⅳ相試験 phase Ⅳ study**と呼ばれる【訳注：第Ⅰ～第Ⅲ相試験については第50章を参照.】）の実施を求めることがある．これによって，承認申請時に提出したエビデンスだけでは回答できない問題に回答を与える．この種の試験によって新たに有用なベネフィットとリスクの情報が得られることもある．しかし最近まで，FDAは製薬企業に対してこの種の試験を実施することを義務づける十分な権限を持っていなかった．FDAの権限は，一度承認されてしまった医薬品に対しては，市場から撤退させるかもしれないという脅威を与えるという“最終兵器”しか持っておらず，撤退させるために必要なエビデンスを得る方策がなかったためである．FDAは毎年，製薬企業がいかに“市販後の要件”に対応しているかを報告書にまとめてきたが，FDAを含む当局の活動を監視する**米国会計検査院 Government Accountability Office（GAO）**の報告書は，前述のようにFDAから“義務づけられた”市販後安全性試験の半数ほどが，医薬品が承認され広く使用されるようになって数年経っても開始されていなかったことを明らかにした．こうした問題は，いくつかの顕著であった医薬品安全性上の問題に対する一般社会の懸念をさらに紛糾させた．特に，**rofecoxib**（Vioxx®）の問題は顕著であった．この医薬品は，心筋梗塞や脳卒中のリスクを2倍近く増大させることが市販後の研究によって示されたが，市場から撤退するまで，5年間ほど広範に使用されてきた．2006年の米国医学研究所Institute of Medicine（IOM）の報告書は，FDAの安全性問題に対する対応を一新させることを求めた（後述参照）．

## ▶ 薬剤疫学

薬剤疫学とは，大規模な患者集団における医薬品使用のアウトカムを研究する学問である．薬剤疫学を理解するためには，従来の薬理学とは異なるアプローチで医薬品の作用を検討することが必要となる（表51-1）．薬剤疫学では，**母集団**を，研究対象となる実験系として考察する．従来の薬理学では個々の患者，培養組織，単離された細胞の標本に対する薬物の反応を研究するのに対し，薬剤疫学においては薬物治療を変数として母集団におけるその反応について研究する．患者母集団においては基本的にランダム化が起こることはなく，介入についての意思決定や医師・患者の行動が医薬品の効果に影響し，アウトカムは事象の発生確率（または割合）で表現され，分析対象となる標本の規模は従来の薬理学と比べてはるかに大きく，何万人もの患者，長期間にわたる曝露について検討することになる．

ここ数年間でいくつもの医薬品が市場から撤退した顕著な事例を経験して，薬剤疫学の重要性が際立ってきた．これらの事例は，承認時には認識されなかった，または正当に評価されなかった，重篤もしくは致死的

**表51-1　従来型の薬理学と薬剤疫学の比較**

| 従来型の薬理学 | 薬剤疫学 |
|---|---|
| 比較的少数の患者について研究する | 患者母集団について研究する |
| 薬物投与と反応の直接的関係を研究する | ベネフィットとリスクの確率を推論する |
| 生物学的メカニズムに着目する | 生物学的メカニズムのみならず処方者と患者の行動に着目する |
| 短時間におけるアウトカムを研究する | 長期間にわたる研究を行う |
| 稀な事象を検討することは困難である | 稀な事象を発見できる |

**表 51-2 広く使用された医薬品の市販中止の主要な事例**

| 商品名（一般名） | 市販中止の理由 |
|---|---|
| Duract®（bromfenac） | 肝毒性 |
| Posicor®（mibefradil） | 血圧低下，除脈 |
| Fen-phen®（fenfluramine/phentermine） | 肺高血圧症，心弁膜症 |
| ノスカール®（現在販売中止），米国における商品名はRezulin®（troglitazone） | 肝毒性 |
| Baycol®（cerivastatin） | 横紋筋融解症 |
| PPA | 脳内出血 |
| Vioxx®（refecoxib） | 心筋梗塞，脳卒中 |
| Bextra®（valdecoxib） | スティーブンス・ジョンソン症候群 Stevens-Johnson syndrome，心筋梗塞 |

PPA：phenylpropanolamine.

な副作用の発生によるものであった（表 51-2）．RCT では見逃されがちな副作用も，薬剤疫学の手法で検出することが可能になる．その理由は，副作用はその発生率が稀であるとともに，ベースライン・リスクの高いサブグループにおいてより頻度高く発生し（例えば心筋梗塞や脳卒中は高齢者において発生リスクが増加する），臨床試験では除外されがちな患者集団（高齢者，小児，妊婦など）で主として発生し，顕在化するのに数カ月～数年を要し，また特定の他の医薬品と併用することで発生したり，あるいは特定の共存症や遺伝子型を持つ患者に主として発生したりするためである．

## 薬剤疫学的データの情報源

医薬品が市販されるようになると，その副作用の情報源は様々となり，次のようなものがある．(1) 医師その他の医療従事者，患者から FDA または企業に報告される自発報告；(2) **健康維持機構 Health Maintenance Organization（HMO）**，政府プログラム，民間保険会社などが処方や診療に対して支払うプロセスで収集するデータからの分析；(3) 特定の原疾患や薬物治療についての疾患登録；(4) 特定の疑問に回答するために計画された個別の研究などである．これらはそれぞれに特有の強みと弱みがあるので，各情報源から得られるエビデンスの質を評価する際に考慮する必要がある．

### 自発報告

自発報告は，FDA が一般用医薬品の副作用を追跡する際に活用する情報であるが，最も信頼性の低い情報源の 1 つであることは疑いようがない．自発報告は，医療従事者または患者から製薬企業または FDA に届けられるが，患者に起こった好ましくないアウトカムのうち医薬品と関連するかもしれない事象を記述したものである．自発報告の強みは，それまで疑われていなかった医薬品の作用についての最初のシグナルとなる場合が多い，ということである（例えば，fenfluramine などの食欲抑制薬の服用による心弁膜症の事例）．

こうした自発報告は新たな仮説を生成するには有用であるが，その限界を知っておくことも重要である．第 1 に，薬剤に起因する疾患の大部分（90～99％）は報告されていない．このことは未知の重篤な副作用についても同様である．報告の頻度は医薬品の新規性，学術論文や一般メディアでの発表，その他の要素に強く影響を受ける．自発報告は，特定されない集団から発するものなので，頻度については多くの知見が得られるものではない．すなわち特定の副作用について，ある薬を使った集団と使っていない同種の集団との間で発生頻度を比較することが重要であるが，母集団が特定されないためこれが難しい．さらに，報告されたケースについての臨床データへのアクセスが限られているため，医薬品とアウトカムの関連性の推論に影響しうる交絡因子の評価が困難である（後述参照）．

### データベース

薬物治療と副作用の関連性を検出するにあたり，支払い機関によって構築されたデータベースの役割は重要性を増している．患者に対する処方のほぼすべてが費用請求目的でコンピュータ化されたデータベースに記録されており，これがヘルスケアシステムにおいて唯一の"ネットワーク化"された情報源となっている．多くの患者の個々の臨床上の経験（診察，入院，処置，検査など）は，1 つまたは関連する複数の診断名を伴って，同じ目的を持っていくつかの請求用データベースに記録される．これらのデータベースはメディケア・メディケイドを利用する患者の場合であっても十分に調整されたものではないが，情報分析の手がかりとなる．これによって，特定の定義された集団における特定の医薬品の使用頻度，およびその使用者における特定の好ましい，あるいは好ましくないアウトカムの発生頻度を測定することが可能になる．

患者集団が比較的十分に特定され安定しているものであれば（公的保険プログラムや特定の HMO による場合など），曝露とアウトカムの関係を系統的に評価することができる．こうしたデータセットの形で適切な臨床情報が利用可能となっていれば(例えば診断名，特定の理由による入院数・入院期間など)，以下に述べるように，特定の医薬品とアウトカムの関連性についての頑健性のある研究を行うことが可能になる．こうしたデータベースを情報源とする際に考慮すべき問題点は，診断に関する情報が，外来患者の場合は特に限られたものであり，信頼性が十分ではないことである．この種の診断情報を評価する際には注意が必要である．例えば，シンバスタチン 30 mg を 30 日分処方したという薬局の記録は明白なものであるが，うつ病，医薬品アレルギー，心不全といった疾患名コードの記録，あるいは記録がないことが表現しうる臨床的実態にはずっと広範囲なものがある．一方で，股関節部骨折に対する手術，心筋梗塞による入院といったオンライン請求データから診断名が明らかになる場合もある．あるいはまた，診療記録に立ち返ることによってコンピュータ化された診断情報の妥当性評価が必要になる場合もあるだろう．幸いにして，こうした情報の量は増大し質も向上してきており，特に診療記録の電子化が急速に進んでいることも伴って，この種の情報源の限界も解消されつつある．

### 疾患登録

ある種の医薬品については，FDA が製薬企業に対して当該医薬品を使用する全症例の追跡（あるいは十分に定義された症例の全例追跡）を求めることがある．この要求は，特に危険な副作用を検出しかつ発症を防ぐためのものである（例えば抗精神病薬である**クロザピン clozapine** による顆粒球減少症など）．

### 特定課題についての研究

薬剤疫学における重要課題のなかには，前述のような方法論では認識できず，特定の疾患を持つ患者集団または特定のクラスの医薬品を服用する患者集団を対象として新たにデータ収集することによってしか回答できないものもある．一例として，パーキンソン病 Parkinson disease（PD）の治療薬としてドパミンアゴニストを服用する患者に起こる制御できない突発的睡眠（"睡眠発作"）がある．こうしたイベントは，この種の医薬品の大規模臨床試験のほとんどにおいて系統的に記録されてこなかったし，外来において新規に診断された記録も見出されなかった．ある種の医薬品が他の医薬品よりもこのイベントを引き起こしやすいのかどうかを明らかにするため，様々なクラスの医薬品を服用する大規模な患者集団に対するインタビュー調査が必要とされた．

## 研究デザイン

薬剤疫学の情報源が特定できたならば，次には，データを分析・評価して医薬品と副作用の関連性についての結論を得るための統計学的手法を検討する必要がある．こうした観察研究的なデータを評価するための分析法として，2 つの一般的な方法がある．**コホート研究 cohort study** と，**ケースコントロール（症例対照）研究 case-control study** である．いずれも，特定の医薬品への曝露と関連しうる特定の好ましくないアウトカムの発生リスクを統計学的に評価するための方法である．

### コホート研究とケースコントロール研究

コホート研究では，まず，ある医薬品に曝露している患者集団を特定し［例えば，特定の非ステロイド性抗炎症薬（NSAIDs）で治療を受ける関節炎患者］，その集団とできる限り似ていて当該医薬品に曝露していない患者集団を特定する（例えば，別種の NSAIDs で治療を受ける同等の重篤度の関節炎患者）．両方の集団を追跡し，特定の副作用が各集団に発生する件数を見出す（例えば心筋梗塞など；図 51-1 参照）．この追跡をリアルタイムで行うこともできるが，通常は，既存のデータベースから過去の曝露(または曝露なし)を特定し，続いて起こったイベントの情報を収集して，後ろ向きに分析する．コホート研究では，実際の発生率（特定の医薬品の使用に引き続いて起こるアウトカムの発生率）を測定し，様々なアウトカムを追跡することが可能である．

ケースコントロール研究（症例対照研究）では，まず，ケースとして定義するイベント（アウトカム）を特定し（例えば心筋梗塞），ある集団のなかでそのイベントを経験した患者集団を特定する．コントロールは，同じ集団のなかで，ケースとして特定した患者集団とできる限り似ているが当該イベントを経験していない患者である（例えば年齢，性別が同様で，同様の心疾患リスクファクターがあるが，心筋梗塞を経験していない患者）．そして，ケースおよびコントロールについて過去にさかのぼって受けた薬物治療をすべて振り返り，ある特定の医薬品への曝露の割合が，コントロールとした集団よりもケースとした集団において多いかどうかを分析する(図51-1)．ケースコントロール研究は，研究対象とするアウトカムが稀であり，すべての患者に対するインタビューを必要とするような場合には，コホート研究よりも効率的に実施できる．

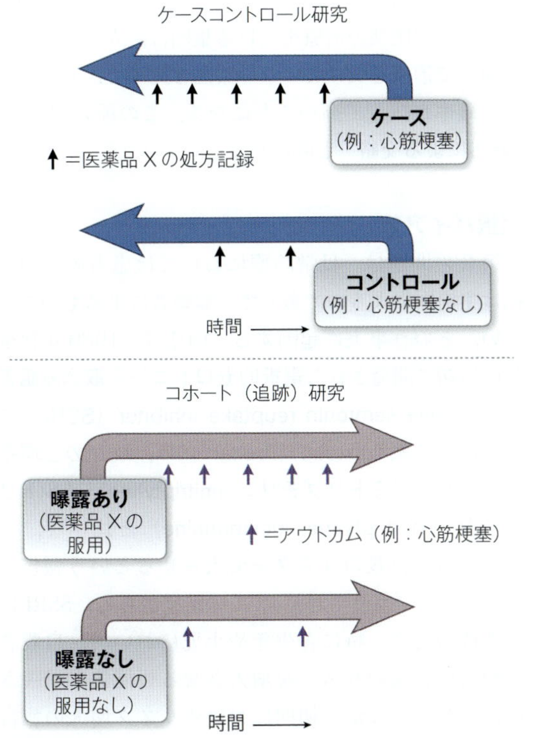


**図 51-1　ケースコントロール研究とコホート研究の概念図**

**上図．** ケースコントロール研究（症例対照研究）では，ある集団のなかでケースとして定義したイベント（アウトカム）（例：心筋梗塞）を経験した患者をケースとして特定し，同じ集団のなかで，ケースとして特定した患者とできる限り似ているが当該イベントを経験していない患者をコントロールとする．そして，ケースおよびコントロールについて過去にさかのぼって受けた薬物治療をすべて振り返り，ある特定の医薬品への曝露の割合が，コントロールとした集団よりもケースとした集団において多いかどうかを分析する．**下図．** コホート研究では，ある医薬品に曝露している患者集団と，その集団とできる限り似ていて当該医薬品に曝露していない患者集団を特定する．両方の集団を追跡し，特定の副作用（例：心筋梗塞）が各集団に発生する件数を明らかにする．

当該イベントを発生したことがわかっている患者集団に絞って調査することができるからである．

## リスク評価

最も基本的な分析としては図 51-2 に示すように，コホート研究もケースコントロール研究も，曝露のあり・なし，イベントのあり・なしで構成される 2 × 2 の四分表を作成して得られたデータを提示する．すなわち，(A) 当該医薬品を服用しイベントを発生した患者；(B) 当該医薬品を服用しイベントを発生しなかった患者；(C) 当該医薬品を服用せずイベントを発生した患者；(D) 当該医薬品を服用せずイベントを発生しなかった患者，の 4 つに分類する．

セル A と D は曝露とアウトカムが関連していることを示す．セル B と C は曝露とアウトカムが関連していないことを示す．A × D を B × C で割った数値は関連性の強さを表す．コホート研究では，この数値は**リスク比** relative risk（RR）として示される．ケースコントロール研究では，この数値は**オッズ比** odds ratio として示される．リスク比またはオッズ比が 2 であるということは，当該医薬品を使った患者には，使わない患者に対してイベントの発生率が 2 倍であることを意味する．リスク比またはオッズ比が 0.5 であるということは，当該医薬品を使った患者のイベント発生率は使わない患者における発生率の半分であるということを示す（この場合，当該医薬品が当該イベントの発生予防の効果を持つことを示すことになる）．

| | 副作用あり | 副作用なし |
|---|---|---|
| 曝露あり | A 曝露＋ アウトカム（イベント）＋ | B 曝露＋ アウトカム（イベント）− |
| 曝露なし | C 曝露− アウトカム（イベント）＋ | D 曝露− アウトカム（イベント）− |

**図 51-2　ケースコントロールおよびコホート研究から得られるデータの基本的な分析法**

2 × 2 四分表は，対象医薬品への曝露のあり・なし，対象アウトカム（イベント）のあり・なしを示す．セル **A** ～ **D** は，(**A**) 当該医薬品を服用しイベントを発生した患者；(**B**) 当該医薬品を服用しイベントを発生しなかった患者；(**C**) 当該医薬品を服用せずイベントを発生した患者；(**D**) 当該医薬品を服用せずイベントを発生しなかった患者を示す．単純に考えるならば，**A** × **D** を **B** × **C** で割った数値は医薬品とイベントの関連性の強さを表す．ケースコントロール研究では，この数値は（ケースとしたイベントの発生率が特に高くない限り）**オッズ比**として示される．コホート研究では，この数値は**リスク比**として示される．

## 研究デザインと解釈

疫学者や統計学者は，観察研究に付随する諸問題に対応するための様々な戦略を考案してきた．最も重要な問題は**交絡** confounding である．すなわち，その医薬品があるアウトカムの原因ではないにもかかわらず，第 3 の交絡因子が双方と関連しているために，医薬品とアウトカムが関連しているかのように見えてしまう，という問題である．例えば肺がんはコーヒーを好む人の間によく発生するが，コーヒーが肺がんの原因になっているのではなく，コーヒーを好む人はタバコを吸う傾向があるためである．交絡を検討するためには，研究対象とする薬物の治療を受ける患者の特性をできる限り明らかにする必要がある．その薬を処方される患者は，比較対照とする薬を処方される患者よりも高齢ではないか？　より重篤ではないか？　アウトカム発生率に影響するような他の治療を受けている傾向が強く，あるいは弱くないか？　例えば **rofecoxib** (Vioxx®) を服用する患者と，**セレコキシブ** (Celebrex®【訳注：日本における商品名はセレコックス®.】)，**イブプロフェン** (Motrin®【訳注：日本における商品名はブルフェン®，ユニブロン®.】)，または非 NSAIDs を服用する患者との間で心筋梗塞の発症率を比較する研究では，この種の患者における心疾患系のリスクファクターのみならず，心疾患を発生した履歴をできるだけ知っておく必要がある．比較するそれぞれの医薬品におけるこうした特性が同様であれば問題は起こりにくい．しかし同様でない場合（例えば，rofecoxib を服用する患者はセレコキシブを服用する患者よりも喫煙率が高い，あるいはアスピリンの予防投与を受ける割合が少ないなど），解析する際に補正をかける必要がある．この種の補正は，重回帰分析，傾向スコア，操作変数などの高度な統計学的技術を用いて行う．

## 適応症による交絡

RCT では，患者を任意に複数の治療群に割り付ける．症例数が十分に多く，ランダム化が適切に機能していれば，異なる治療群間のアウトカムの差は，それぞれの治療法がもたらす結果を示すことになる．というのはランダム化の定義からして理論上，治療法以外の要素は各群間で異なることがないように任意に振り分けられるからである．これに対し観察研究では，医師の判断によってすでに A 薬，B 薬を処方する，あるいは薬を処方しない，などが決められた患者のアウトカムを研究する．このため，単純な 2 × 2 四分表を超えて，異なる薬を服用する患者間においてすでに存在するかもしれない差異による影響を考慮して補正を行う必要がある．

例えば，抗高血圧薬による治療を受ける患者は，同じコミュニティのなかにいて同様の治療を受けていない患者で年齢，性別などをマッチングした集団と比較して，より心血管系の疾患を持っている割合が高い．当然ながら，抗高血圧薬が心疾患の原因となっているためではない．逆に，抗高血圧薬による治療はその種の患者における心血管系の疾患（心不全，心筋梗塞，脳卒中など）のリスクを減少させる．しかし，治療によって心疾患のリスクを減らせるものの，ゼロにできるわけではない．さらに，高血圧患者の多くは高齢になってから抗高血圧薬による治療を開始したり，また服薬遵守が適切でなかったりする場合がある．その結果，抗高血圧薬の治療を受ける集団は，人口統計学的に同一で治療を受けていない集団と比べて，心疾患の発生確率が概して高いことになる．この種の問題は，**“適応による交絡”** と呼ばれる．

## 選択バイアス

第2の問題は，日常診療においては患者の薬の選択は主治医によるのであって，観察者によるものではない，という事実に起因する．例えば，1980 年代後半に最初に開発された**選択的セロトニン再取込み阻害薬 selective serotonin reuptake inhibitor (SSRI)** である抗うつ薬 **fluoxetin** (Prozac®) は，既存の三環系抗うつ薬（**アミトリプチリン amitriptyline，ノルトリプチリン nortriptyline，desipramine**）と比べて，うつ病患者の自殺のリスクを増大させるという報告が相次いだ．プラセボ対照 RCT の結果からも，SSRI はある種の患者，特に青少年や小児において，自殺念慮や自殺企図のリスクを増大させる可能性が示唆された．しかしながら初期におけるリスク増大の報告は，fluoxetin を服用した患者の自殺傾向が**選択バイアス selection bias** によって説明できる可能性も考えられた．既存の抗うつ薬による治療経過が良好であった患者は，新薬が市場に出たとたんにそれに切り替えられる可能性は低い．治療経過が思わしくなかった患者の方が，画期的な新薬へと切り替えられる割合が多かったかもしれない．そしてこれらの患者の自殺念慮は継続していたのかもしれない．さらに，古い薬は心疾患系の毒性のため 50％致死量 medion lethal dose ($LD_{50}$) の値が低く，SSRI の方が過量服用しても死に至る可能性が低いため，医師は，自殺の可能性が高い外来患者に対して三環系抗うつ薬よりも fluoxetin を処方する傾向があったかもしれない．これらの薬の潜在的な自殺リスクがいかなるものであったとしても，観察研究によるデータからは，ここに述べたような要素によって新規の fluoxetin 服用者において既存の三環系抗うつ薬服用者よりも高い自殺率が示される可能性は否定できない．

## “ヘルシーユーザー” 効果

薬の使用と効果について，RCT では示されなかったような関連性が疫学的研究によって示されてきた．閉経後エストロゲンを服用する女性において心疾患，失禁，うつ病の発生が減少する，スタチン系薬剤を服用する患者において，がん，アルツハイマー病 Alzheimer disease の発生が減少する，などがその例である．こうした研究は，“ヘルシーユーザー効果”と呼ばれる問題を含んでいる場合が多い．予防的な薬物治療を常に選択しているような患者は，そうでない患者と比べて，行動パターンが異なっている．こうした患者は，予防的治療を求めて医師の診察を受けようとする傾向にあり，あるいは少なくとも，その種の治療に対する受容性が高い．この種の患者を診る医師は，予防的な処方を好む傾向にある．そしてこの種の患者は，他の健康増進に向けた行動傾向があるかもしれない．禁煙，体重コントロール，運動，他の薬物に対する服薬遵守などである．

いくつかの大規模RCTにおいても，同様の傾向が示されている．プラセボに割り付けられた患者のなかでも，服薬遵守傾向の強い患者は，そうでない患者と比べてアウトカム（死亡も含む）がよい傾向にある．プラセボ自体がこのような効果を生み出しているわけではないので，これらの知見から，健康増進に向けた行動を維持する傾向の強い患者は，特定の薬物による治療効果とは別に，よりよい臨床的アウトカムが得られる傾向があるという明確なエビデンスがある，と考えられている．観察研究においてこの点を重視する研究グループは，比較対照群に“実薬コントロール”をおくようになってきている．例えば，単にスタチン系の薬剤を服用する患者としない患者を比べるのではなく，これらの薬剤をきちんと服用する患者と，他の予防的薬をきちんと服用する患者とを比較する，といった形である．

## 統計的有意差の解釈

観察研究やRCTの結果を評価する際に，$p$ 値（検定結果の有意確率）が0.05であるということを，統計学的に有意かどうかの限界として設定することが慣例となっている．この基準は誤った解釈を導く傾向があるため注意が必要である．すなわち，$p$ 値が0.05よりも低ければ両群の差があるという結果に“現実的な意味がある”，0.05を超えていれば“現実的な意味がない”，と解釈してしまうとしたら，それは誤りである．論文における統計結果の解釈に習熟した読者であれば，この0.05という値がいかに恣意的なものであるかを知っている（この値は0.03，0.07などとすることもできる）．そして，$p$ 値だけではなく，得られた差の大きさに着目すべきであることも知っている．例えば，$p$ 値が0.05を下回っていても，薬とプラセボの効果の差が2%しかないとすれば，差が出たという点についての臨床的な意味は乏しい，ということである．

副作用に関する統計学的有意差の評価は，RCTの結果でも，観察研究の結果でも，さらにクリティカルである．$p$ 値はサンプルサイズと，観察された差の大きさによって決まってくる．臨床試験において，試験薬群と比較対照群との差を，比較的よく知られた臨床的アウトカム（例えば血圧低下やLDLの低下など）について検出しようとする場合には，通常はその差を検出するのに十分な大きさのサンプルサイズでデザインする．ところがこうした臨床試験では，より頻度の低い事象（例えば肝機能の悪化など）について“統計学的に有意”な差を比較群間において検出するのに足る検出力を持っているわけではない．すなわち，“$p < 0.05$”という基準だけで考えようとすると，その試験では差を検出することができないような稀な副作用についての重要なリスクを見逃してしまう可能性がある．

解決策は，副作用発生率の差を統計学的な意味にかかわらずすべて重視すればよいということではない．そうではなく，副作用発生率の差については十分に深く検討し，$p$ 値は“統計学的に有意”でないことを示しているとしても，懸念される関連性について明らかにするような追加的なエビデンスを探す，ということが重要である．例えば，FDAが抗うつ薬のプラセボ対照試験におけるSSRI服用群の青少年や小児の自殺念慮や自殺行動のリスクを評価した時，この種の比較的稀な事象の発生率はプラセボ群よりも実薬群において概して高くなっていた．個々の臨床試験においては $p$ 値が0.05を下回ってはおらず，統計学的に有意な差があると示されてはいなかった．しかし，FDAがこれらの臨床試験をすべて集計することによって（試験終了後何年も経っているものもあった），すべての試験においてリスクの傾向が一致していることが明らかになった（結果を統合することによって $p < 0.05$ という伝統的な有意差も得られた）．

地域住民を対象とする大規模な疫学研究において統計学的に有意な差が示された場合には，逆の問題が生じることもある．この種の研究，特にオンライン請求データベースから数百，数千人という患者のデータを使うことができるような場合には，サンプルサイズ（統計学的検出力）が限界となることはない．治療効果でも副作用でも，4～5%の差については，単に研究対象とする母集団のサンプルサイズが大きいという理由だけで，0.001を下回る $p$ 値を獲得することもできる．しかし，統計学的に有意な差が得られたとしても，そのような小さな差が臨床的に意味のある結果といえるとは限らない．

## 薬の副作用とヘルスケアシステム

1990 ～ 2000 年代初頭にかけて，広く使われる薬が立て続けに市場から撤退したことによって，こうした問題を防ぐ方法，あるいは少なくとも副作用をより早く検出しリスクに曝される患者の数をできる限り少なくするための方法を開発することへの関心が，改めて喚起された．その結果として，“リスクマネジメント”というコンセプトが，医薬品開発と規制における課題として改めて重要視されるようになった．

### ベネフィットとリスクのバランス

すでに述べてきたように，新たな製品の承認可否を判断するための評価は常に既存製品と比較して行われるとは限らず，また承認後に既存製品との比較研究が常に行われるとも限らない．このため既知のリスクについても，同じクラスの医薬品のなかで既存薬と新薬とでどちらの副作用発生率が高いのかを明らかにすることは容易ではない（例えば NSAIDs による消化管出血，スタチン系薬剤による横紋筋融解症など）．副作用発生率が比較的高くても，相当な効果が期待できるものであれば，副作用については容認できる場合がある．ところが，実薬どうしを比較した臨床試験が十分に行われていないため，こうした評価も難しい場合が多い．このため多くの場合，個々の臨床家が確信を持って選択するに足るだけの情報が得られないままに治療法選択の意思決定をしなければならないことになる．こうした問題に対処するため，近年では効果比較研究 comparative effectiveness research への関心が高まってきている．この概念の下に，公的資金によって治療法どうしの効果を系統的に比較する研究プログラムが開始されている．2009 年に開始されたこのプログラムには 11 億ドルの政府資金が投入され，いくつかの省庁から提示される重要課題に取り組んでいく計画である．

薬物治療に関する臨床家の判断は，製薬企業が毎年 300 億ドルを費やすマーケティング活動に強く影響される．この費用は“先取り手数料”のようなもので，巨額の費用が販売開始直後に投入され，製品の特許が有効な期間に，できる限り長い期間にわたって最大限の売り上げを獲得しようとする．皮肉なことに，企業が販売促進活動に最大限の力を入れるのは，標的となる患者集団にとって使用経験が最も少なく，効果についても十分に知られていない市販開始直後の時期である．承認取得時においては，薬の効果と安全性についてピアレビュー誌に掲載された情報は少なく（あるいは存在せず），企業の販売促進活動のためのパンフレット類が，医師が新薬にとって学ぶための主要な情報源となっている場合が少なくない．企業に対して批判的な論客たちは，この種のパンフレット類はリスクについて伝えるよりもより説得力を持って効果について強調し過ぎている，と警告する．こうした状況に対応するため，公的資金によって非商業的に“マーケティング”を行い，エビデンスに基づく医薬品のベネフィット，リスク，コストについての情報を医師に伝える画期的なプログラムも開始されている（例えば，www.RxFacts.org を参照）．

### 米国食品医薬品局の役割

1960 年代前半にサリドマイドの悲劇を経験したことによって FDA が新薬を承認するにあたって薬の有効性の証明を求める権限を持つよう急激な規制改革が行われたのと同様に，2004 年の rofecoxib（Vioxx®）の市販中止によって新たな規制改革が求められ，特に副作用の検出と追跡法に大きな改革がもたらされた．特に激しく論争されたのは，市販後の医薬品のリスクについての研究を求める FDA の権限が明確になっていないという点である．FDA は医薬品の承認プロセスにおいては企業に対して相当な権限を行使しているにもかかわらず，いったん市場に出てしまった医薬品についての研究を実施させる権限があまりに小さい，ということが問題にされた．FDA を監視する GAO の報告書が，承認時に市販後の安全性についての研究が義務づけられた場合でさえもそれが完遂されない，あるいは開始されないことさえしばしばあると指摘したことはすでに述べた．このため，重要な副作用が検出されるのが遅れ，措置がとられるのも遅れることになる．この問題に対する国民の声を反映して，重要な公共政策の決定が行われた．すなわち，2007 年に **FDA 改革法 FDA Amendments Act** が採択され，FDA には市販後の医薬品の副作用について自ら系統的な調査を行う権限と責任が付与された．そして，添付文書の記載内容を，安全性についての警告を追加するなど変更する権限（同法以前には製薬企業の権限とされていた），そして安全性上の検討事項について企業が追跡研究を実施するよう要求する権限が付与された．同法によって，連邦規模の“センチネル・システム”が構築され，予算措置もされた．これは，様々なヘルスケア提供システムから得られる既存の大規模なコンピュータ化されたデータセットを活用して，医薬品の市販後安全性調査を行うシステムである．

## 法的・倫理的問題

近年巻き起こった医薬品の安全性を巡る論争（表51-2参照）によって，医療専門家，政府，一般市民の間で，重要な副作用情報を検出し措置を講じる責任をいかに分担すべきか，という問題意識が喚起された．そして，FDAと製薬企業は，自らが作り出した，そして承認した化合物に対して，従順な“執事”が奉仕するかのように管理すべきであるというコンセンサスが高まり，その行動に対する監視も強化されている．FDAと企業は，法的な最小限の要求を超えて，懸念される安全性に対する研究を積極的に行う責任がある．陪審員と裁判所もこうした考え方に合意した．医薬品を巡る裁判の判決では，刑法上の有罪判決ではないにもかかわらず，**cerivastatin**（Baycol®）については10億ドル，**fenfluramine**と**dexfenfluramine**（Redux®）については210億ドルの和解金が裁定された．

## ▶ まとめと今後の方向性

大規模な集団における医薬品の使用と臨床的イベントについての電子的なデータの利用可能性が高まり，データの内容もより詳細なものとなり，情報処理とデータ加工の技術開発も進み，日常診療におけるアウトカムに対する調査の手法も洗練され，より頑健に，効率的に行えるようになってきている．こうしたデータは傾向スコア，操作変数などの方法論的ツールの開発によって観察研究における交絡因子のコントロールが向上すれば，さらに有効活用できるようになるだろう．こうした技術開発に基づく薬剤疫学的分析は，個別の臨床判断においても政策レベルにおいても，意思決定の基盤となる．それは，直観や恐怖や誇大宣伝に基づくものではなく，科学に基づく意思決定の基盤となるはずである．

バイオロジカルな観点からも，新規化合物の毒性をより正確に予測し市販後の徹底した調査に指標を与える研究ツールの開発によって，副作用の系統的な検出がより適切に行われるようになるだろう．さらに今後は，ゲノム薬理学（第6章参照）の分析手法によって，薬物の代謝（薬物動態）や薬物に対する反応（薬力学）の遺伝的差異の観点から，多くの課題に対する回答が得られることになるだろう．

## 推奨文献


Avorn J. *Powerful medicines: the benefits, risks, and costs of prescription drugs.* New York: Knopf; 2005. (*An examination of the interrelationships among pharmacology, industry, clinical practice, and drug regulation.*)

Baciu A, Stratton K, Burke S, eds. *The future of drug safety: promoting and protecting the health of the public.* Washington, DC: National Academies Press; 2006. (*An influential report from the Institute of Medicine committee that was formed in the wake of the Vioxx withdrawal.*)

Schneeweiss S, Rassen JA, Glynn RJ, et al. High-dimensional propensity score adjustment in studies of treatment effects using health care claims data. *Epidemiology* 2009;20:512–522. (*Description of an innovative approach to use large-scale electronic databases to study the outcomes of marketed drugs.*)

Strom B. *Pharmacoepidemiology.* New York: John Wiley & Sons; 2005. (*A comprehensive textbook of pharmacoepidemiology.*)

U.S. Government Accountability Office. Drug safety: improvement needed in FDA's postmarket decision-making and oversight process. March 2006.

http://www.gao.gov/products/GAO-06-402. (*Highlights policy debate over postmarketing surveillance.*)

# Section 8

# 環境毒物学

*Environmental Toxicology*

# 52

# 環境毒物学

Laura C. Green, Sarah R. Armstrong,
Joshua M. Galanter, and Armen H. Tashjian, Jr.



## ▶ はじめに

**環境毒物学 environmental toxicology** は，空気中，水中，食品中や他の媒体に含まれる物理学的，化学的物質，抗菌剤による有害作用に関する学問である．本章では，喫煙，種々の工場労働者，その他われわれが受ける可能性のある汚染物質の大気曝露について取り扱う．すでに第5章で紹介された薬物の有害作用に関連した原理や機構は，環境中の有害物質にも当てはめることができる．特に，用量作用の考えかたに基づくことで，遍在する低レベルの化学物質は概して生体に無害であり，曝露の増加に伴い有害作用が生じるリスクが高まることを，説明することができる．

米国やその他の国でも，米国食品医薬品局 Food and Drug Administration（FDA），職業安全衛生局 Occupancy Safety and Health Administration や環境保護庁 Environmental Protection Agency のような規制側の活動により，20世紀半ばやそれ以前に比較して，より安全な食品，職場や環境を実現している．それにもかかわらず，偶発的な中毒，食品汚染，喫煙，アルコール飲料の過度の摂取，職場での継続的なアスベスト，シリカや他の発がん性物質への過度の曝露は疾病の発症リスクとなって，重くのしかかる．同様に，総数としては世界中で子どもへの鉛の過剰曝露の頻度は減少しているものの（おもに無鉛ガソリンへの転換，鉛を含有する色素の使用減少に伴い），環境中には鉛は依然として存在し，かつ鉄やカルシウム不足の子どもは，鉛による神経疾患の発症頻度が高い．世界的に，有毒物質の汚染状況やその対策は国家間で，また国内でも大きく異なり，時として，子どもや労働者の健康が著しく損なわれる可能性がある．これは，特に栄養失調症，慢性の感染症と，それ自体あるいは毒性レベルでの曝露を伴うことにより，健康を害するような他の障害を患っている人々についても当てはまる．

## ▶ 急性および亜急性毒性

種々の化合物が，死亡を含む深刻な急性毒性を示す．この項では，急性および亜急性毒性共通の原因や発症に至るメカニズム，および必要に応じて，その対処法を紹介する．

## Case

W一家は困窮している．W氏は失職中で，W夫人の勤務時間は短縮された．数カ月悪戦苦闘した末，W氏は電気代を支払うことを止めた．彼は友人からLPガス発電機を借り，家に隣接したガレージに設置した．その夕方，W氏，W夫人，彼らの10歳代の長男と自宅で食事をした．W夫人はかぜにかかったかのような体のだるさを感じた．W氏は頭痛がし，長男は落ち着かない気分であった．その日は，3人とも早くに就寝した．

翌朝，長男は学校を欠席した．W夫人は仕事場に現れなかった．友人が電話をしてもつながらない．警察に通報があり，彼らが到着し，室内に踏み込んだ時，3人がベッドで死亡していることを発見した．

### Questions

1. W一家の死亡要因となった毒性物質は何か？
2. その死亡要因を確認できる試験法は何か？

## 一酸化炭素

有機物の燃焼に伴い，**一酸化炭素 carbon monoxide（CO）**ガスや不完全燃焼による他の生成物を発生する．家庭内の暖房器具，薪ストーブや他の燃焼器具を通気が不十分な環境で使用した場合，毒性レベル，時には致死的なレベルでのCOの蓄積を生じる．例えば上記のCaseにおいては，LPガス発電機を十分に通気していなかったため，家屋内で致死レベルでのCOが発生した．米国では，一酸化炭素中毒により，年間およそ15000件が救急で搬送され，500件で死亡例が生じている．

COはヘモグロビンのヘム鉄に酸素（$O_2$）よりも200倍も強く結合することで，血液中の$O_2$運搬を低下させ，**組織低酸素 tissue hypoxia** を引き起こす（図52-1）．さらに，**カルボキシヘモグロビン carboxyhemoglobin（COHb）**はオキシヘモグロビン oxyhemoglobin（OHb）からの$O_2$の解離を妨げ，解離曲線を左側にシフトさせる．COは心臓や骨格筋のシトクロムやミオグロビンにも結合する．血中のCOHb濃度が低下した時に，この結合型COはリザーバとして働きうる．心筋におけるCOのミオグロビンへの結合は，酸化的リン酸化を阻害し，心筋のエネルギーを枯渇させる．特に心臓病患者は急性一酸化炭素中毒に対する感受性が高く，中程度から重度の一酸化炭素中毒は，事故後，心臓疾患で死亡するリスクが高まるようである．

一酸化炭素中毒の初期症状は，頭痛や体のだるさ，いらいら感といった，特段の特徴のないものであり，正確な診断は時に困難である．W一家はCOの発生に気づかなかったが，これはCOが無臭で刺激性がなく，また就寝前に感じた症状が異常を感じるほどではなかったためである．彼らの家にCO検出器が設置されていれば，あるいは彼らの死は回避できたかもしれない．COHbを測定することが最も直接的な方法である．非喫煙者で約3%，喫煙者でも5～

A

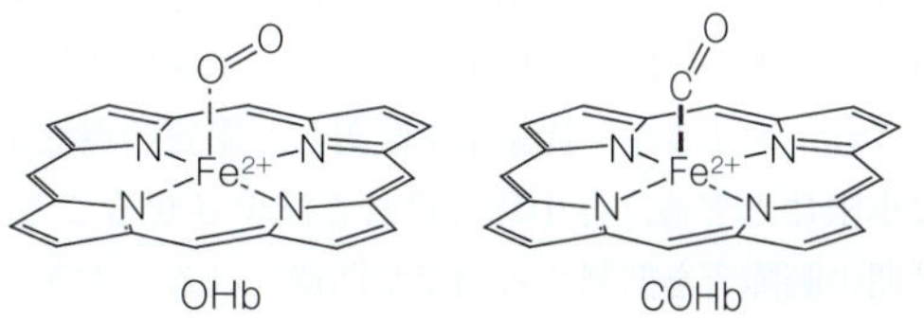


B

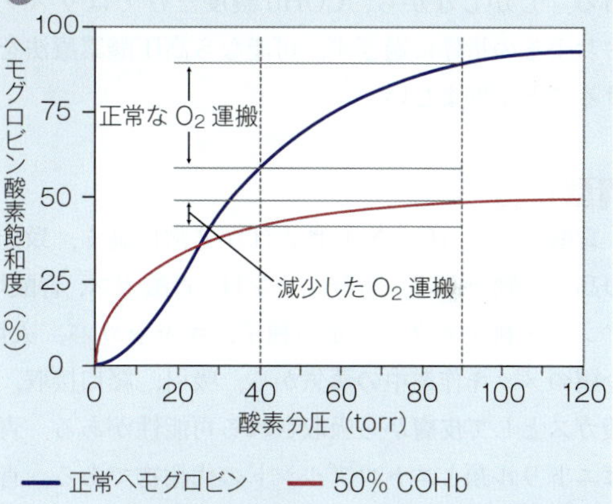


**図52-1 一酸化炭素中毒のメカニズム**

**A.** ヘモグロビンへの結合部位は，酸素（$O_2$）が可逆的に結合する二価鉄イオンである．COはヘム-$O_2$間の結合（**COHbの図の太線参照**）よりもはるかに強く二価鉄イオンに結合し，$O_2$が結合することを阻害する．**B.** COは$O_2$がヘモグロビンに結合することを抑制し，ヘムの$O_2$に対する親和性を低下させることで，$O_2$の運搬を強く阻害する．通常（**青線**），肺胞（酸素分圧は約90 torr）ではヘモグロビンの85%は$O_2$と結合している．組織酸素分圧が40 torrでは，ヘモグロビンの60%が$O_2$と結合している．すなわち，正常状態では，ヘモグロビンの25%が組織への$O_2$の運搬にかかわる．ヘモグロビンの50%がCOに占有された場合（**赤線**），酸素分圧が90 torrでは，ヘモグロビンは50%が$O_2$と結合しているに過ぎない．組織酸素分圧が40 torrでは，ヘモグロビンの35%以上が$O_2$と結合した状態である．すなわち，せいぜい15%が組織へ$O_2$を運搬できるに過ぎない．

10%以上の濃度であれば，異常な曝露であることを示している（一酸化炭素中毒患者でも，$pO_2$は正常範囲のようである）．急性毒性の徴候や症状はほぼCOHb濃度と比例し，激しい頭痛，嘔吐やめまいが30～40% COHb濃度で生じ，虚脱やけいれんが50～60% COHb濃度で生じる．COHb濃度が70%やそれに近い濃度に達すると死に至る．

一酸化炭素中毒から回復しても，脳に障害が残る可能性がある．一酸化炭素中毒のメカニズムや症状は単なる酸素欠乏とは異なるが，酸素要求性が高い領域では，機能障害を生じやすい．COが誘起する神経症は，脳血管の過度の拡張，ミトコンドリア障害，アポトーシスによる細胞死，再酸素負荷時の再灌流障害によるものである．

COHbの半減期は通常約5時間であり，通常圧の100% $O_2$存在下では90分に短縮される． 高圧酸素療法（3気圧，100% $O_2$）では，さらに約20分に短縮され，エネルギー代謝系を改善し，脂質の過酸化を最小限にとどめ，好中球の接着を減少させることで，長期の脳障害を抑制する効果が期待される．大ざっぱにいうと，COHb濃度が25%を超える患者（妊婦の場合は15%以上）は，高圧酸素療法を受けるべきである．しかしながら，COHb濃度だけではリスクのおおよその指標に過ぎず，可能なら高圧酸素療法を受けることが好ましい．

## 青酸化合物

青酸イオン（$C\equiv N^-$）は毒性が非常に高く，致死性の高い毒物である．青酸イオンは，青酸ガス，青酸塩，アンズ・桃・サクランボの種子，キャッサバ，火煙，金属のメッキ作業中の蒸気から，吸引，経口接収，青酸ガスとして皮膚から吸収される可能性がある．青酸はニトリル類とニトロプルシドの代謝物である．青酸はシトクロム$c$オキシダーゼのヘム$a_3$/$Cu_B$2センターにある三価鉄に結合し，好気的呼吸，細胞の$O_2$利用を阻害する．その結果，嫌気的代謝へと移行し，最終的に代謝性アシドーシスを生じる．一酸化炭素中毒と同様に，青酸中毒も酸素消費の大きな脳や心臓などの組織にダメージを与える．

青酸中毒の徴候や症状は量ならびに曝露経路に依存し，これといった特徴はない．頭痛，意識障害，精神状態の異常，高血圧（初期）あるいは低血圧（後期），悪心やその他の症状である．顔面蒼白あるいはチアノーゼを呈することはない（COへの曝露がないとすると）．青酸化合物cyanide曝露が報告されるか，目撃されるか，患者の仕事または最近の活動から起こりうると考えられない限り，青酸中毒と診断することは困難となりうる．時には，ビターアーモンド臭が指摘されることもある．青酸化合物は血液中から速やかに消失し，技術的な限界もあることから，血中の青酸化合物濃度を定量化するには時間がかかり，誤解をまねきやすい．さらに，健康な人でもある程度は青酸化合物が内因性で産生され，喫煙者の血中青酸化合物濃度はさらに高い値を示す．毒性あるいは致死性の高い青酸化合物の血液中濃度に関しては議論の余地があるが，だいたい1 mg/L（39 μmol/L）が中毒レベルであろうと見なされている．

急性青酸化合物中毒の治療は，除染，支持療法と解毒薬の投与がある．除染は単に汚染された衣服を脱がせるだけの場合もあり，また，青酸化合物が付着した物に中毒者が不用意に接触することを避けるよう気をつけるべきである．支持療法（$O_2$吸引も含む）は臓器不全を避けるために必要であり，例えば昏睡，乳酸アシドーシス，低血圧と呼吸不全などの毒性症状に対処するために必要となるかもしれない．

米国で伝統的に使われる青酸化合物中毒に対する解毒は，青酸化合物解毒薬“キット”cyanide antidote "kit"（CAK）である．CAKには，**亜硝酸アミル amyl nitrite**，**亜硝酸ナトリウム sodium nitrite**と**チオ硫酸ナトリウム sodium thiosulfate**が含まれる．亜硝酸はヘモグロビンをメトヘモグロビンへと酸化し，青酸化合物とシトクロム$c$オキシダーゼのヘム$a_3$上で競合する基質となる．亜硝酸アミルは通常吸入で投与され，即効性を示す（速やかに血液中から消失）．亜硝酸ナトリウムは静脈内投与され，長時間作用する．メトヘモグロビンに結合した青酸化合物は**酵素ロダネース rhodanese**（別名：**トランススルフラーゼ**）によって，比較的毒性の弱いチオシアン酸塩に酸化され，尿中へと排出される．チオ硫酸ナトリウムは速やかに，青酸化合物の解毒反応に必要な硫黄を放出し，青酸化合物の代謝を促進する．

重要なことは，効果的に青酸イオンと競合するためにヘモグロビンのかなりの割合がメトヘモグロビンに変換されなければならないため，CAKの使用は患者に重大なリスクをもたらす可能性があることである．煙を吸い込んでしまった患者（高濃度のCO曝露を伴う）は，同時に青酸ガス中毒を呈することもありうる．そういった患者はCAK処置をする前に，すでに低酸素症にある．ヘモグロビンをメトヘモグロビンへと変換することで，低酸素症の増悪をまねくかもしれない．胎児ヘモグロビンが存在していること，メトヘモグロビンの還元酵素活性が未成熟であるという理由で，CAK処置は妊婦と幼児に対しても避けるべきである．さらに，CAKは重篤な低血圧を生じる可能性もあり，その結果，心血管虚脱に至る可能性もある．

青酸化合物がテロリストに使用される懸念があることから，比較的最近（2006年），FDAは，代替解毒薬としてヒドロキソコバラミン（シアノキット®）を承認した．ヒドロキソコバラミンはビタミン$B_{12}$の一種であり，ビタミン$B_{12}$欠乏の治療のために低用量ですでに使用されている内因性の化合物である．この薬の作用機序は，CAK中の化合物とは異なる．ヒドロキソコバラミンにおけるコバルト部分は青酸化合物に対して強い親和性を持っており，直接，シトクロム*c*オキシダーゼの三価鉄と競合し，無毒なシアノコバラミンが生成され，尿中へと排泄される．ヒドロキソコバラミンは，一般的に忍容性が良好であるが，アナフィラキシー反応を生じる可能性もある．この化合物を服用後約1週間，尿は明るい赤色を呈し，注射部位の皮膚は変色することがある．オキシヘモグロビン，カルボキシヘモグロビン，メトヘモグロビンの分光光度試験の妨げとなる可能性もある．

## 鉛

鉛leadは，その安定性，以前は不必要にガソリン添加剤として広く使用されていたこと，顔料，塗料，配管，はんだ，およびその他の製品に使用されていたことから，環境中に遍在している．鉛は，中枢神経系central nervous system（CNS）への毒性があり，胎児や約7歳までの小児への曝露には，特別な関心が払われている．小児は鉛が使われた塗料や食品ではない物を口に入れる可能性が成人よりも高いので，危険に曝されている．20世紀半ば以降，米国およびその他の国では，鉛への曝露は1/5に減少したにもかかわらず，小児は，今日もまだ鉛により誘発される神経認知障害を発症するリスクに曝されている．これは特に，管理がずさんな鉛鉱山や製錬所の近くに住んでいる小児，有鉛ガソリンが現在使われている，あるいは最近まで使われていた国の小児に当てはまる（例えば有鉛ガソリンは，2000年まで中国では禁止されていなかった）．鉛釉が使われた陶製の調理器具やはんだは一部の地域ではありふれたものであり，この鉛製品の一部は食料や水を汚染する．明確な中毒症状を示さないとしても，鉛の曝露は毒性があるかもしれず，幼い小児の血中鉛濃度をテストすることは不可欠である．軟組織中の鉛の半減期は比較的短いものの，骨中ではその半減期は20年以上に及び，幼児期での曝露はその後何十年にもわたって骨中鉛濃度の増加につながりうる．

鉛は血液脳関門を破壊し，その結果鉛や他の潜在的な神経毒性物質が容易にCNSに到達することになる．そこでは，鉛は，電位依存性カルシウムイオン（$Ca^{2+}$）チャネルを阻害し，神経伝達機能を阻害し，そして最も重要なのは，脳内の細胞間相互作用を阻害することである．後者の効果は，神経回路における恒久的な変化を引き起こす．今日，米国では稀であるが，鉛脳症は嗜眠，嘔吐，神経過敏，めまいを経て，精神状態の異常，昏睡状態に進行し，死に至る．幼児への低〜中レベルの曝露は，血中鉛濃度が10 $\mu$g / dL増加するごとに，IQを2〜4点低下させると信じられている．神経行動学的異常を示さないと断言できる血中鉛濃度に関しては意見が分かれるところであり，依然として研究を必要とする．

鉛は複数の機構でヘモグロビンの合成を妨げ，貧血，低色素性貧血を引き起こす．具体的には，鉛はヘム前駆体であるポルフォビリノーゲンの合成を触媒する**デルタ-アミノレブリン酸脱水酵素 delta-aminolevulinic acid dehydratase（ALA-D）**の作用を阻害する．鉛は，ポルフィリン環への鉄の取込みも阻害する．

腎臓では，鉛は可逆と不可逆両方の毒性を生じる．鉛はミトコンドリア機能を阻害し，近位尿細管細胞におけるエネルギー生産を可逆的に阻害する．その結果，エネルギーを必要とするイオン，グルコースやアミノ酸再吸収は減少する．慢性的な鉛曝露は，間質性腎炎を生じ，必然的に線維症と慢性腎臓病の発症へと至る．

臨床的に示されているように，体内での鉛，水銀，カドミウムなどの金属の蓄積は，アミン，水酸化物，カルボン酸，またはメルカプタンなどの電子供与体と**金属-リガンド複合体 metal-ligand complex**を形成することで，減少させることが可能である．ギリシャ語で“爪”を意味する**キレーター chelator**は，複数の結合部位を有する多座配位構造を有する（図52-2）．複数の部位で金属に結合することで，金属と複合体形成する方向に，平衡定数がシフトする．キレート薬は組織中の高分子と金属との結合に競合しなければならないため，金属-リガンド結合が高親和性であることは非常に重要である．また，キレート薬は無毒，水に可溶性であり，複合体が容易に排出される必要がある．最後に，理想的なキレート薬は，$Ca^{2+}$などの内因性のイオンとの結合に対しては低親和性である必要がある．組織中の$Ca^{2+}$の枯渇を防ぐために，多くのキレート薬は，$Ca^{2+}$複合体として投与される．標的となる金属はその後$Ca^{2+}$に置換され，体内の$Ca^{2+}$貯蔵が枯渇することはない．

最も重要な重金属キレート薬は，**エデト酸ニナトリウム edetate disodium**［カルシウム，エチレンジア

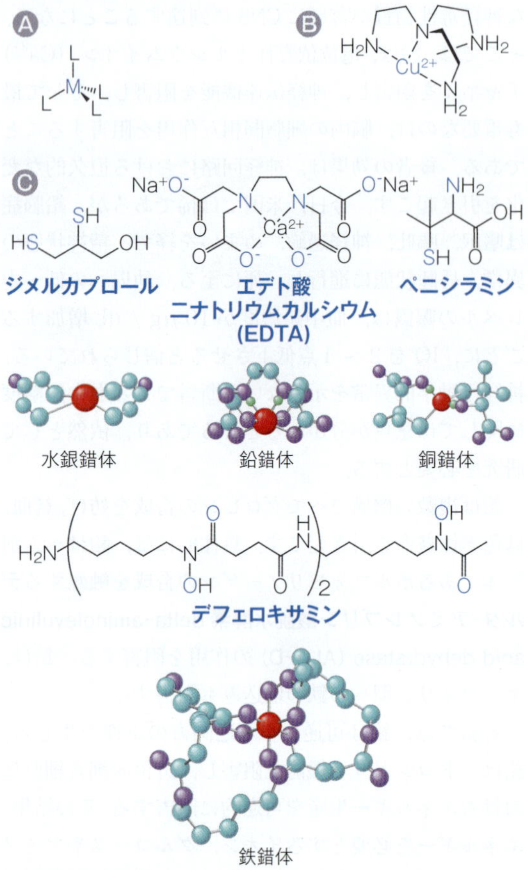


**図 52-2　重金属キレート薬**

**A.** リガンド（L）は，金属（M）と複合体を形成することができるルイス塩基（例えばアミン，チオール，ヒドロキシ基，またはカルボン酸基など）を含む化合物である．**B.** キレート薬は，この例のように多座リガンド，つまり複数の原子を介して金属に結合しうるリガンドである．テトラアミノリガンドは，その４つのアミノ基を介して銅（$Cu^{2+}$）に結合する．**C.** ジメルカプロール，カルシウム，エデト酸ニナトリウムカルシウム，ペニシラミン，およびデフェロキサミンの構造を示した．金属との結合を形成する原子は**青**で示している．ジメルカプロールの水銀錯体，EDTA の銅錯体，ペニシラミンの銅錯体およびデフェロキサミンの鉄錯体の三次元構造も示した．ここでは重金属は**赤く**強調表示されている．簡略化のために，水素原子は省略している．

ミン四酢酸 ethylenediaminetetraacetic acid（EDTA）のナトリウム複合体］である．本薬は，鉛に結合させるために使用することもできる．**ジメルカプロール dimercaptrol**（また**英国抗ルイサイト British anti-Lewisite** または BAL としても知られる）は金，ヒ素，鉛，水銀と２つのチオール基で結合する．**サクシマー succimer**（2,3-ジメルカプトコハク酸）は鉛，カドミウム，水銀，ヒ素の除去のために，ジメルカプロールに代わって使用されている．**デフェロキサミン deferoxamine** は，鉄含有サプリメントの不慮の過量投与や輸血依存性貧血の患者において起こるような毒性レベルでの鉄除去のために使用される．**デフェラシロクス deferasirox** は最近，FDA によって承認された経口投与可能な鉄キレート薬である．本薬は慢性鉄過剰に関連する多くの条件のためにデフェロキサミンに代わって用いられるようになるかもしれない．銅の除去（典型的な例としてはウィルソン病 Wilson disease 患者の場合）は，**ペニシラミン penicillamine** または，ペニシラミンを使用できない患者に対しては，**トリエンチン trientine** により行われる．

## 食品汚染物質

４人に１人の米国人が，毎年重篤な**食中毒 food-borne illness** を経験しているといわれている．食中毒のメカニズムは，曝露後１～数日経過してから発症する感染症と，曝露後数時間以内に発症する微生物や藻類の毒素中毒である．感染性食中毒は，典型的には，クリプトスポリジウム *Cryptosporidium*，リステリア *Listeria*，サルモネラ *Salmonella* やカンピロバクター *Campylobacter* の種によって引き起こされる．あまり一般的ではないが，病原性大腸菌 *Escherichia coli* による中毒は，時には致命的な出血性大腸炎や溶血性尿毒症症候群 hemolytic uremic syndrome（HUS）を発症するなど極めて病原性が高い．これはおそらく，宿主細胞が病原細菌のタンパク質が取り込まれることで引き起こされる．

黄色ブドウ球菌 *Staphylococcus aureus* やセレウス菌 *Bacillus cereus* が産生する毒素，または魚介類を介して摂取する海洋藻類の毒素によって，しばしば食中毒が発生する．黄色ブドウ球菌は，様々な毒素を産生する．ブドウ球菌エンテロトキシン staphylococcal enterotoxin（SE）は，腹部臓器の受容体を刺激することにより，嘔吐を誘発する．調理後の管理が不適切であり，その後の冷蔵保存が不十分な場合には，特に肉，ハム，卵や乳製品などの高タンパク食品が汚染される．

セレウス菌は，炊飯米を汚染するものとしてよく知られており，嘔吐や下痢を引き起こす毒素を生成する．特に懸念されるのは，環状ペプチドである**セレウリド cerulide** の産生である．セレウリドは腸内の 5-ヒドロキシトリプタミン３ 5-hydroxytryptamine 3（5-$HT_3$）受容体を刺激し，嘔吐を引き起こす．このペプチドは 259°F【訳注：126°C】に最大 90 分まで熱に安定であり，汚染された炊飯米を再加熱しても，一般的には中毒を防ぐことはできない．

大部分の藻類の毒素は神経毒であり，熱に対して安定である．繰り返しになるが，調理しても毒素はそのまま残る．**サキシトキシン saxitoxin** のような藻類の毒素は約20の複素環グアニジン誘導体があり，電位開口型ナトリウムイオン（$Na^+$）チャネルに高親和性に結合する．その結果，神経活動を抑制し，うずき，しびれ，運動障害，眠気，意識混濁を伴う思考障害，そして摂取量が十分多ければ（約1 mg以上），呼吸麻痺が生じる．

多くの食中毒は，未解明の病原体によって引き起こされるようである．また，新たな病原体が生態系や科学技術の変化により発生したり，またはバクテリオファージなどが仲介する病原性因子の移動により発生することもありうる．

## 毒性植物や菌類

急性疾患はまた，アマチュア菌類学者が採集した毒キノコや無数にある有毒植物のように，食用に適さない植物の誤摂取によって引き起こされる場合もある．例えば，毒性の高い“death cap”と呼ばれるキノコであるタマゴテングダケ *Amanita phalloides* は，調理または乾燥に対して安定な多数の環状ペプチド毒素を作り出す．これらの毒素は無味であり，肝細胞に取り込まれる．**アマトキシン類 amatoxins** はRNAポリメラーゼⅡに強く結合し，RNAとタンパク質合成を大きく遅延させ，肝細胞の壊死へと至る．**ファロトキシン類 phallotoxins** と**ビロトキシン類 virotoxins** は，やや毒性は低いが，細胞骨格を形成するF-アクチンとG-アクチンを阻害する．テングタケ属 *Amanita* やその近縁の毒キノコは重篤な肝機能障害を生じ，さらに肝（および腎）不全や死に至る．摂取後6～24時間後に，腹痛，悪心，激しい嘔吐と下痢，発熱，頻脈などの中毒の初期症状が現れる．初期症状が軽減しても，肝および腎機能は低下し，黄疸，肝性脳症，劇症肝不全につながることもある．摂取後4～9日間で死に至ることもある．解毒薬はない．

チョウセンアサガオ属 *Datura* に属する植物である**チョウセンアサガオ jimson weed** の意図的あるいは偶発的な摂取によって，抗コリン作動性症候群が引き起こされることがある．この植物のすべての部分は有毒であり，特に種子や葉はアトロピン，スコポラミンやヒヨスチアミンを含む．これらの化合物は急速に吸収され，散瞳，乾燥，紅潮，興奮，頻脈，体温上昇や幻覚などの抗コリン症状を引き起こす．“コウモリのように盲目，骨のように乾燥，テンサイのように赤く，帽子屋のように狂っている【訳注：帽子の製造工程で使われる水銀により水銀になりやすかったことを示唆している．】，ウサギのように暑い”とすると，チョウセンアサガオ中毒による抗コリン作用を覚えやすい．

セリ科 *Umbelliferae*（例えばパセリ，パースニップ，ディル，セロリ，ジャイアントホグウィードなど），柑橘類 *Rutaceae*（ライムやレモンなど），およびクワ科 *Moraceae*（イチジクなど）のある種の植物は，葉，茎や樹液に**ソラレン異性体 psoralen isomer**（**フロクマリン furocoumarin**）が含まれており，接触後に皮膚に吸収される．波長320 nm以上の長波長紫外線 ultraviolet（UV）Aに曝されると（一般的に日光による），フロクマリンは励起され，表皮組織障害を生じうる．2日以内に，灼熱，発赤，水ぶくれが植物に接触し，日光に曝された部位で観測される．治癒後も，色素沈着は何カ月も続くこともある．植物との接触や紫外線量や曝露時間の増加に伴い，症状は重篤化する．湿疹や他の皮膚疾患へのソラレンとUV-A（PUVA）を利用した治療療法は，この非アレルギー性の**植物性光毒性 phytophototoxic** メカニズムに基づいている．

## 酸と塩基

強酸，アルカリ（腐食剤），酸化剤や還元剤は，細胞の完全性が失われるほどに，タンパク質，脂質，炭水化物，核酸の構造を大きく変えることによって組織に損傷を与える．ドレンクリーナーの**水酸化カリウム potassium hydroxide** やカーバッテリーの**硫酸 sulfuric acid** のようなこれらの物質は，生体高分子の加水分解，酸化，または還元，あるいはタンパク質の変性により，**化学熱傷 chemical burn** を引き起こす．高濃度の**界面活性剤 detergent** も，細胞の細胞膜を破壊・溶解することにより，非特異的組織の損傷を引き起こす．

これらの薬剤のいくつかは特定の高分子を標的とすることもありうるが，直接組織を損傷する薬剤は，比較的非特異的である傾向にある．したがって，最も一般的に影響を受ける部位は，環境中で最も曝露を受けるものである．皮膚や眼は，頻繁に飛沫や飛散により影響を受ける．有毒ガスや蒸気を吸入した場合，呼吸器系は影響を受け，有害物質の偶発的または意図的な摂取により消化器系は影響を受ける．

多くの薬剤は皮膚により形成されるバリアを突破した後，深部組織への損傷を引き起こす．皮膚を透過し，局所の損傷は比較的穏やかであるが，筋肉や骨などの深部組織を破壊する薬剤もある．例えば**フッ化水素酸 hydrofluoric acid**（**HF**；グラウトクリーナーなど他の製品に含まれる）は，等量の**塩酸 hydrohloric acid**（**HCl**）に比べて，軽度の皮膚熱傷を生じる．しかし，一度HFが深部組織に到達すると，それが骨の石灰化基質を破壊する．酸としての直接的な効果に加えて，骨中のカルシウムの放出は，致命的な不整脈を引き起こす可能性がある．このような理由から，HF は HCl 以上に危険であるともいえる．

組織傷害の程度は，３つの特性により決定される．化合物の本質的特性，その濃度 / 強度，**緩衝能 buffering capacity** や pH や酸化還元電位の変化に対する影響の受けにくさである．前述の通り，HF は等量の HCl より傷害性が高い．一般的に強酸や強塩基（pH に基づいた），酸化剤や還元剤（酸化還元電位に基づいた）は，生理的な pH や酸化還元電位に近づくにつれ，傷害の重篤度が増す．$10^{-2}$ M の水酸化ナトリウム水溶液の pH は 12 である．しかし弱いながらも緩衝能を有しており，体内組織で急速に中和されるため，組織傷害性は弱い．反対に，例えば湿った使用直前のコンクリート［$Ca(OH)_2$ で中和されている］のような pH 12 の溶液は，生体内で材料の持つ極端な pH を中和できないことから，より重篤なアルカリ熱傷を引き起こす．

## 農　薬

農薬は殺虫剤，除草剤，殺鼠剤，他の環境中の望ましくない生物を殺すように設計された化合物からなる．その性質上，農薬は数百種類もあり（合成されたものより天然のものが多い），生物活性を有している．しかしながら標的生物に対する特異性は異なり，多くの化合物は，人間や他の非対象生物に毒性を生じる．有機リン酸塩系・ピレスロイド系殺虫剤，殺鼠剤は，より一般的な急性中毒を生じる．

リンまたはチオリン酸由来の**有機リン酸塩系殺虫剤 organophosphate insecticide** には，**パラチオン parathion**，**マラチオン malathion**，**ダイアジノン diazinon**，**フェンチオン fenthion**，**クロルピリホス chlorpyrifos**，および他の多くの化学物質を含む．これら広く使われている化合物は，アセチルコリンエステラーゼ acetylcholinesterase（AChE）の活性中心をリン酸化することにより，阻害効果を示す（図 52-3）．神経組織と効果器官におけるコリン作動性接合部において AChE を阻害し，アセチルコリンの蓄積を生じると，次のような急性ムスカリン性，ニコチン性，および CNS 作用を生じる．気管支収縮，気管支分泌の増加，流涎，流涙，発汗，悪心，嘔吐，下痢，縮瞳（ムスカリン性作用）ならびにけいれん，攣縮，筋力低下，チアノーゼ，血圧上昇（ニコチン作用）などである．CNS 作用には，不安，不穏，錯乱，頭痛がある．症状は通常，数分または曝露後数時間以内に生じ，致命的な中毒ではない場合，数日以内に回復する．

中毒量の農薬曝露は，その剤形や使用法あるいは誤使用の方法により異なるが，吸入，経口摂取，または皮膚接触により生じる．農薬に直接曝露した人の周囲の人に，時折二次曝露が生じることがある．例えば，緊急要員および救急部門のスタッフが，汚染された衣服，皮膚，分泌物，または胃内容物への接触，あるいは単に近くにいることで，有機リン酸塩中毒を呈することがある．

一般的な有機リン酸塩系殺虫剤は比較的速やかに代謝や排泄を受けるため，体内に蓄積することはない．しかし繰り返し曝露されることにより，毒性は増強されるかもしれない．治療しなければ，AChE と結合した有機リン酸塩系化合物の解離や，新たなタンパク質合成によるコリンエステラーゼ活性の回復は，遅いからである．有機リン酸塩系殺虫剤は節足動物のコリンエステラーゼによって優先的に有毒化され，哺乳類のカルボキシエステラーゼでは優先的に無毒化されることから，これらの化合物はヒトに対するよりも，節足動物に対してより毒性が高い**選択的毒性 selective toxicity** の例である（ヒトに対しても程度は低いが，毒性は認められる）．

有機リン酸塩中毒に対する救急治療は，酵素活性中心の回復である．アトロピンなど抗コリン薬の投与はムスカリン受容体近傍の過剰なアセチルコリンの作用を抑制するものの，それは AChE の効果活性を回復させることはできない．第９章で述べられているように，**プラリドキシム pralidoxime** は AChE と有機リン酸塩のセリン-リン酸結合の加水分解を促進するが，時間の経過（エイジング）に伴い，有機リン酸塩による阻害が本質的に不可逆になる前に投与する必要がある（図 52-3）．

**ペルメトリン permethrin**，**デルタメトリン deltamethrin**，**シペルメトリン cypermethrin** や**シフルトリン cyfluthrin** など**ピレスロイド系殺虫剤 pyrethroid insecticide** は，半合成化合物であり，菊に含まれる天然化合物ピレトリンの構造アナログである．ピレスロイド（およびピレトリン）は電位開口型 $Na^+$ チャネルに非常に高い親和性を示し，膜電位の脱分極による $Na^+$ 電流の活性化に影響を与えないことから，活動電位の終息を遅延させる．ピレスロイドは農業において繁用される農薬であり，シラミとりシャンプーなど家庭用品にも含まれている．

ピレスロイド系殺虫剤は，おもに研究室での実験で評価された活性に基づいて，２つのクラスに分類されてきた．I 型のピレスロイド系殺虫剤はシアノ基を含まず，短時間 $Na^+$ 性末尾電流および反復放電を生じ，

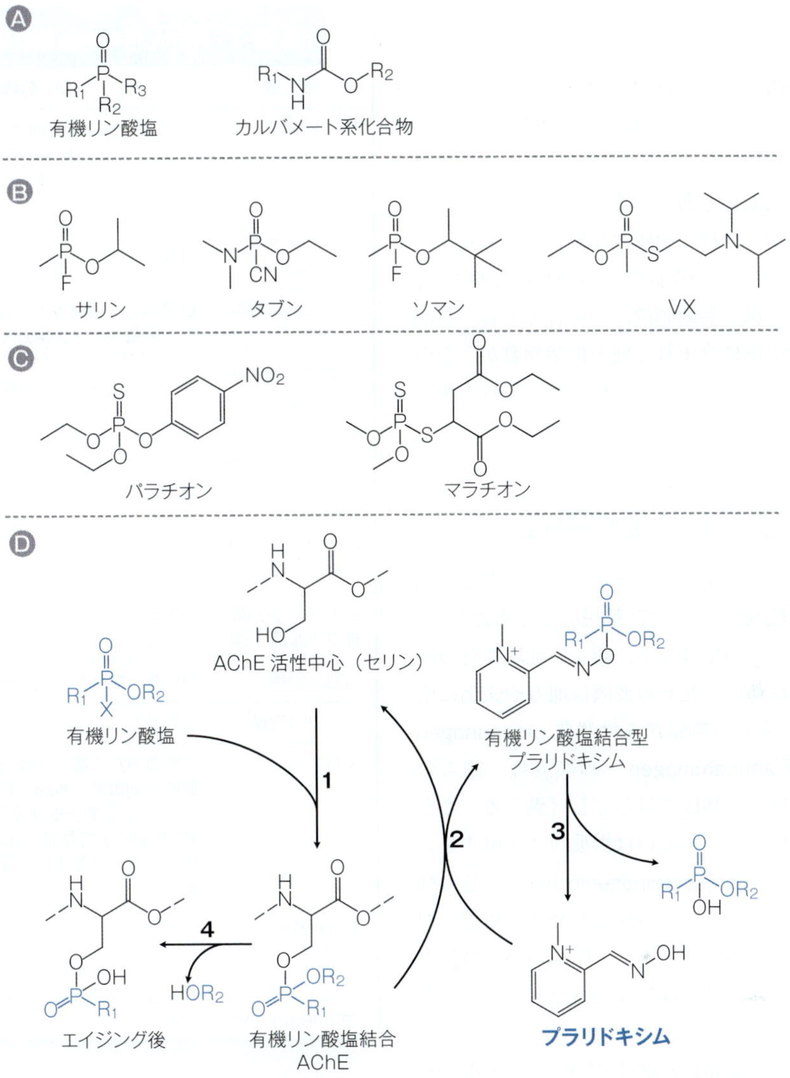


**図 52-3 アセチルコリンエステラーゼ阻害薬の構造とメカニズム**

**A.** 典型的なアセチルコリンエステラーゼ（AChE）阻害薬の構造．左側が有機リン酸塩，右側がカルバメート系化合物．**B.** 強力なAChE 阻害薬である主要な神経ガス，サリン，タブン，ソマンおよび VX の構造．**C.** 有機リン酸塩系駆虫剤パラチオンとマラチオンの構造．硫黄とリンとの間のチオリン酸結合は，哺乳類のオキシゲナーゼより節足動物のオキシゲナーゼによって，より効率的に酸化される．構造的に類似した神経ガスより，ヒトに対する毒性が低い．**D.** 有機リン酸塩は AChE のセリン活性部位に反応し，安定したリン酸–酸素結合（**1**）を形成する．プラリドキシムは，セリンから有機リン酸塩を解離させ，AChE 活性を復元させる（**2**）．有機リン酸塩結合したプラリドキシムは不安定であり，自発的にプラリドキシムが再生成される（**3**）．有機リン酸塩結合した AChE は，**エイジング**と呼ばれるプロセスで，アルコキシ基を失う（**4**）．エイジングの最終プロダクトは，より安定であり，プラリドキシムによって解毒することはできない（**図示せず**）．

哺乳類において，微小振戦，刺激に対する感受性の増加や高熱も含められる**振戦（T）症候群 tremor（T）syndrome** を引き起こす．II 型のピレスロイド系殺虫剤は一般にシアノ基を含み，長時間のナトリウム性イオン電流や刺激依存的な神経の過分極や遮断を生じ，くねって身もだえするような動き（舞踏病アテトーゼ）や流涎，粗大振戦，慢性てんかんや低体温を含む**舞踏病様運動失調症候群 choreoathetosis-with-salivation syndrome（CS）**を引き起こす．一部のピレスロイド系殺虫剤は中間の症状を引き起こす．実験動物と同様，T や CS の症状は，農作業で殺虫剤を使用する際に生じるように，ピレスロイド系殺虫剤に大量に急性曝露を生じた人で見られる．ピレスロイド系殺虫剤ではしばしば，**ピペロニルブトキシド piperonyl butoxide** のような**共力剤 synergist** と併用される．これらは昆虫のシトクロム P450 cytochrome P450（CYP）酵素（すなわち代謝）を阻害し，ピレスロイド系殺虫剤の毒性を増強する．

ピレスロイド系殺虫剤は比較的ヒトにおける毒性は低い．しかしわずかではあるが，ピレスロイド系殺虫剤を含むイヌ用シャンプーの曝露による喘息患者の死亡例は，喘息を悪化させる可能性を示唆している．しばしば職業上，吸入および経皮吸収の両経路でピレスロイド系殺虫剤に曝露される場合があるが，これは，殺虫剤は一般的には散布され，労働者は浮遊中の殺虫剤に曝露される可能性もあるからである．肺からは急速に吸収されるが，経皮での吸収は緩やかである．一般的な症状は，知覚障害（顔面で最も頻繁に），めまい，頭痛，かすみ目，鼻や喉頭刺激，息切れである．石油炭化水素など殺虫剤に含まれる他の化学物質が，どの程度これらの症状に関連しているかについては不明である．

## 発がん性および慢性毒性

環境曝露は，がんの発症要因として重要である．環境要因の重要な役割と一致して，移民の子どもたちは，先祖の土地特有のものではなく，新しい地域特有のがんを生じる傾向にある．食品の要因は地方や文化に応じて異なり，食品中の**前発がん性物質** procarinogen や**がん抑制物質** anticarcinogen への曝露は，彼らの子孫と比較して成人の移民ではしばしば異なる．こうした環境中の要因には，あるいは相乗的に作用することで，**発がん性ウイルス** carcinogenic virus や他の微生物も含まれており，これらの罹患率やその種類は地域ごとに異なる．そのため，多くの種類のがんの発生率は，国ごとに（およびしばしば国内でも）大きく異なる．

**表 52-1 発がん性のある環境曝露**

| 曝露 | がんの種類 |
|---|---|
| HIV による AIDS | カポジ肉腫 Kaposi sarcoma，非ホジキンリンパ腫 non-Hodgkin lymphoma，ホジキン病 Hodgkin disease，浸潤性子宮頸がん |
| アフラトキシン（食品中の） | 肝臓がん |
| アルコール飲料 | 口腔がん，咽頭がん，喉頭がん，食道がん，肝臓がん，大腸がんと女性の乳がん |
| ヒ素（飲料水や職場環境） | 肺がん，皮膚がん，膀胱がん |
| アスベスト | 肺がん，中皮腫 |
| ヘリコバクター・ピロリ | 胃がん |
| B 型および C 型肝炎ウイルス | 肝臓がん |
| ヒト T リンパ好性ウイルス 1 型 | T 細胞（T リンパ球）白血病，T 細胞リンパ腫 |
| 電離放射線 | 白血病，皮膚がん，内臓のがん |
| タバコ（無煙） | 口腔がん |
| タバコ | 以下のがん：肺，咽頭，鼻咽頭と下咽頭，鼻腔と副鼻腔，喉頭，口腔，食道（腺がんおよび扁平上皮がん），胃，大腸，肝臓，膵臓，子宮頸部，卵巣（粘液），膀胱，腎臓（尿管と腎盂）と尿管，骨髄性白血病 |
| 紫外線放射 | 皮膚がん |

HIV：ヒト免疫不全ウイルス，human immunodeficiency virus，AIDS：後天性免疫不全症候群，acquired immunodeficiency syndrome.

発がん性物質への曝露（表 52-1）はタバコ，アルコール飲料，食事，慢性の感染症，放射線曝露（イオン化，非イオン化），特殊な繊維やほこり，化学物質への職業曝露により生じる．おそらく毒性のある $O_2$ の副産物や他の内因性あるいは不可避の要因（DNA 複製や修復時の偶発的なエラー）による発がんも，ヒトや他の動物種に発生するがんの多くの割合を占める．バクテリアを含むすべての好気性生物は，DNA に対する酸化的ダメージや他のダメージに対する防御機構を発達させてきた．これらの防衛機構は，少なくとも内因性や多くの外因性変異原，発がん性物質に対する低レベルでの曝露に対応するために働く．

図 52-4 に示すように，発がん物質の作用機序は大きく異なる．多くの有機化学物質の発がん性物質は，それ自体は遺伝毒性を示さないが，1 つあるいは複数の求電子代謝物が，1 つあるいは複数の DNA 塩基と，**アダクト** adduct を形成することで遺伝毒性を示す．これらのアダクトは，最終的に腫瘍形成につながる変異を生じうる．興味深いことに，そのような求電子代謝物のいくつかは非常に短い半減期を持っているため，変異原性を示すのは，肝臓や腎臓など，それら代謝物が形成される臓器のみである．他の組織や臓器に移行するのに十分安定な化合物では，これらの産生臓器から離れた臓器でも発がんリスクを増加させる．発がん性のある金属は DNA の高メチル化やヒストンの脱アセチル化を介して染色体構造に影響を与え，直接毒性，あるいはメチル化などの代謝を介して毒性を示す．発がん性ウイルスと発がん性微生物，ヘリコバクター・ピロリ *Helicobacter pylori* は，それ自体発がんのリスクファクターとなる炎症の誘発など，多様なメカニズムにより作用する．世界的に，慢性的な感染症はすべてのがんの 15% を占めると推定される．

発がんは，**腫瘍イニシエーション** tumor initiation，**腫瘍プロモーション** promotion，**腫瘍プログレッション** progression（図 52-5）として大まかに特徴づけ

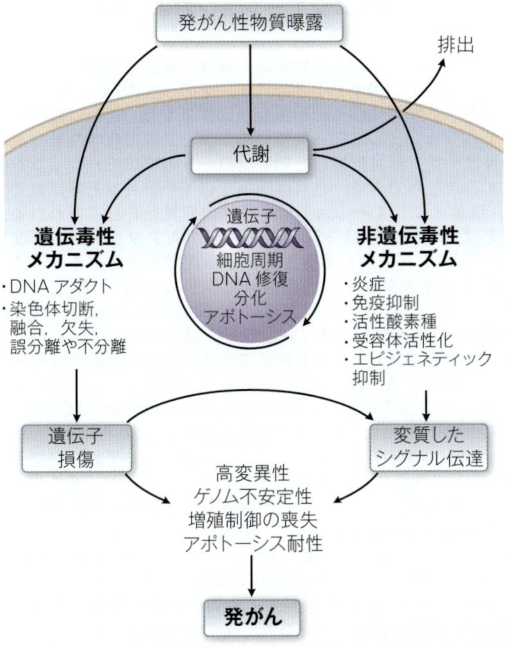


**図 52-4 発がん性物質の遺伝毒性および非遺伝毒性作用の概観**
化学性発がん性物質が細胞内に入ると，それらはしばしば代謝され，生成した代謝産物は排泄されるか，あるいは残留する．残存した発がん性物質またはその代謝産物は直接または間接的に，細胞周期制御，DNA 修復，細胞分化，およびアポトーシスに関与する遺伝子の調節および発現に影響を与える．ある発がん性物質は DNA アダクトを形成したり，染色体切断，融合，欠失，誤分離や不分離を誘発するなど，遺伝毒性を示す．他の発がん性物質は炎症の誘導，免疫抑制，活性酸素種の生成，芳香族炭化水素受容体 aryl hydrocarbon receptor（AhR）またはエストロゲン受容体 estrogen receptor（ER）のような受容体の活性化，およびエピジェネティックな発現抑制のような非遺伝毒性メカニズムを示す．同時に，これらの遺伝毒性および非遺伝毒性メカニズムでは，シグナル伝達経路にも影響を与え，高変異性，ゲノム不安定性，増殖制御の喪失，およびアポトーシス耐性へとつながる．これらはがん細胞の特徴の一部である．

られる進行期を経て生じる．腫瘍の発生過程では，特にがん原遺伝子および腫瘍抑制遺伝子に確率論的に生じる変異と選択を複数繰り返す．他の遺伝子やがん経路における稀な変異も関与しており，どの突然変異が“がんドライバー”であり，どの変異が発がんに関連しない単なる変異であるのかを決定することは，研究課題の 1 つである．

正常細胞から臨床的に明確な腫瘍への形質転換は，典型的には数十年にわたって行われるので，大部分のがんにおいて，加齢に伴い発がんリスクは増加する．例えば喫煙者は，最初の曝露後，平均 30 年後に肺がんを発症する．非喫煙者に比べて，首尾よく禁煙（難しいと悪名高い困難な課題タスク）に成功しても発がんリスクは減少するものの，排除できないのはそのためである．イヌ，ネコ，実験用げっ歯類のがんによる死は，多くは老齢の動物で生じ，化学性発がん性物質への曝露を伴わなくても生じる．小児のがんや急性骨髄性白血病のようながんでは，このような長期間の潜在性の例外であり，アルキル化薬による他のがんの治療に伴い発症する．そのような白血病は，治療後，少なくとも 2～5 年で発症する可能性がある．

## タバコ

**タバコ tobacco** の毒性は，いくら強調しても強調しすぎるということはない．世界的には，タバコにより，年間 500 万人が死亡している．**タバコの煙 cigarette smoke** は，知られているなかでも最も重要な発がん要因である．先進国におけるがん死亡の 30%がタバコによって引き起こされ，そして発展途上国でのタバコによる死亡負荷は，喫煙の普及に伴って上昇すると予想される．喫煙はまた，悪性肺疾患［例えば慢性閉塞性肺疾患 chronic obstructive pulmonary disease（COPD）など］の要因となり，喫煙者の心血管疾患や死亡のリスクを増加させる．喫煙の習慣のある人の約半数は，タバコが関連した疾病で死亡する．

タバコの煙の発がん性は，おそらく，少なくとも 60 の発がん物質と無数のフリーラジカルの複合作用によるものである．前者のなかで 2 つが，“タバコ特有”（つまりニコチン由来）のニトロソアミンであり，4-(メケルニトロサミン)-1-(3-ピリジル)-1-ブタノン 4-(methylnitrosamino)-1-(3-pyridyl)-1-butanone（NNK）および *N′*-ニトロソノルニコチン *N′*-nitrosonornicotine（NNN）である．タバコの煙の他の発がん性物質には，多環芳香族炭化水素 polycyclic aromatic hydrocarbon（PAH），芳香族アミン，ベンゼン，アルデヒド，その他の揮発性有機化合物，および様々な金属がある．ベンゾ［a］ピレン（図 52-6）は，タバコの煙に含まれる発がん性の PAH の 1 つであり，すすとコールタールの発がん性を部分的には説明すると信じられている．タバコの煙に含まれる重要な発がん性物質や他の毒性化合物は，煙の固体“タール”相と気体および蒸気中の両方にあるようである．すなわち，“低タール”タバコは特段“通常の”タバコよりも，発がん性や心血管疾患の原因としての作用が弱いということはない．

種々の“dipped”タバコや，嗅ぎタバコあるいは噛みタバコ（単独，あるいはビンロウジュや他の物といっしょに噛む）を作るために使用される．これらの無煙タバコには，発がん性のあるニトロソアミン（およびニコチン）が無視できない濃度で含まれており，口腔がんならびに歯周病を引き起こす．任意の集団に

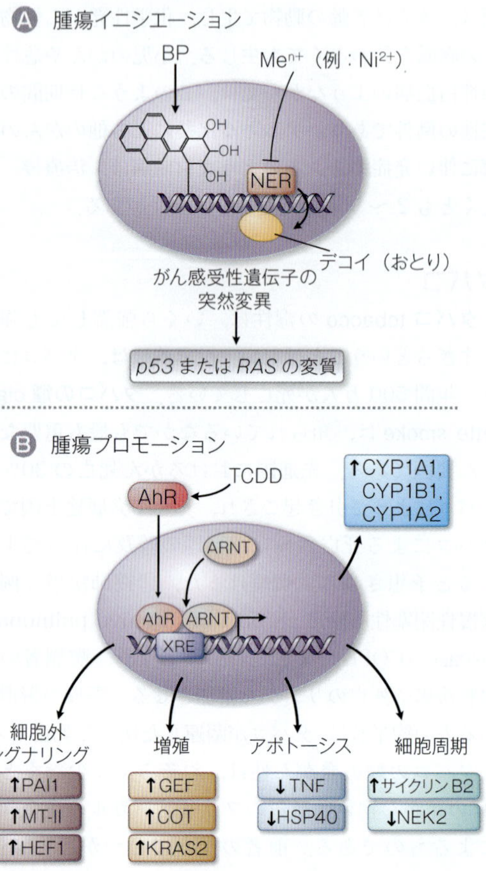


**図 52-5 腫瘍イニシエーションおよび腫瘍プロモーション**
遺伝毒性のある発がん性物質は，種々の経路で腫瘍抑制遺伝子やがん遺伝子の損傷を引き起こす．そのうちのいくつかは，正常細胞から腫瘍細胞への形質転換に寄与する．これは腫瘍イニシエーションとして知られている．いくつかの化学性発がん性物質はまた，形質転換した細胞クローンのプロモーションを促進することができる．これは腫瘍プロモーションと呼ばれる．**A.** 腫瘍イニシエーションは，通常の変異を介して行われる．例えば，ベンゾ [a] ピレン（BP）-DNA アダクトは，*p53* または *RAS* などのがん感受性遺伝子の突然変異を引き起こす．このようなアダクトの力価は，ニッケル（$Ni^{2+}$）のような金属によるヌクレオチド除去修復 nucleotide excision repair（NER）の阻害やデコイ（おとり）アダクトとして知られている修復耐性 DNA アダクト部位での NER 因子固定化の結果として，増加する．**B.** 2,3,7,8-テトラクロロジベンゾ-*p*-ダイオキシン 2,3,7,8-tetrachlorodibenzo-*p*-dioxin（TCDD）などの化学化合物は，芳香族炭化水素受容体 aryl hydrocarbon receptor（AhR）を介したシグナル伝達を介して腫瘍プロモーターとして機能する．AhR に TCDD が結合すると，活性化と複合体の核内移行につながる．芳香族炭化水素受容体核内輸送体 AhR nuclear translocator（ARNT）とヘテロ二量体を形成後，複合体は，異物応答配列 xenobiotic responsive element（XRE）に結合し，シトクロム P450（CYP）アイソフォーム 1A1，1B1，1A2 など発がん物質の代謝に関与する様々な遺伝子の発現を誘導する．また，そのようなプラスミノーゲン活性化因子抑制因子 1 型 plasminogen-activator inhibitor type1（PAI1），メタロチオネインⅡ metallothioneinⅡ（MT-Ⅱ），ヒトフィラメント化エンハンサー 1 human enhancer of filamentation 1（HEF1），グアニンヌクレオチド交換因子 guanine nucleotide exchange factor（GEF），COT（セリン／スレオニンプロテインキナーゼ）と K-RAS（KRAS2）などの細胞増殖や分化に関与する因子の発現パターンに影響を与える．例えば，腫瘍壊死因子 tumor necrosis factor（TNF）と熱ショックタンパク質 40 heat shock protein 40（HSP40）のようなプロアポトーシス因子がダウンレギュレートされ，細胞周期の遺伝子はアップレギュレート（例えばサイクリン B2），またはダウンレギュレート（例えば NEK2，もう 1 つのセリン／スレオニンプロテインキナーゼ）される．

おいて，無煙タバコに起因する口腔がんの割合は，習慣の広がり，その地方でのタバコ製品（ビンロウジュまたはビンロウジュの実とタバコを混合したものなど）の効果，口腔がんと競合する他の要因に依存する．米国では無煙タバコ使用者は口腔がん症例の 7％を占めるが，インドでは，男性，女性を問わず口腔がんの 50％以上が無煙タバコに起因している．

## エタノール

**エチルアルコール ethyl alcohol** の過剰摂取は，よくある，複雑な問題である．少なくともある文化では，少ない数の青年，青少年が度を過ぎて飲酒することはある．冠動脈疾患を有する成人での暴飲は，心筋虚血，狭心症を引き起こすことがある．急性的にアルコールは鎮静薬であり，精神運動遅滞を引き起こす．アルコール中毒の結果から罹患率と死亡率のかなりの割合は，酩酊中の傷害によるものである．

慢性的な過剰飲酒の結果，そのような消費者のほぼ 100％に脂肪肝疾患を生じる．そのうちの 30％は，さらに線維症へと進行する．10～20％は肝硬変へ進行し，そのうち少なくない割合が肝臓がん（肝細胞がん）を発症し，死亡する．想像の通り，肝疾患の発症リスクは，飲酒量の増加に伴い高まる．平均して，慢性的な飲酒は，肝細胞がんのリスクを 2 倍に増加させる．このリスクは，1 日当たり 5 杯かそれ以上酒を飲む人では 6 倍に増加する．

エタノール代謝では，アセトアルデヒド，ヒドロキシルラジカル，スーパーオキシドアニオン，過酸化水素を含むいくつかの反応種を生成する．特にアセトアルデヒドは遺伝毒性を有し，一部のアルコールに関連したがんの症例では，近接発がん物質であると信じられている．慢性的な過剰飲酒は CYP2E1 の発現を誘導する．CYP2E1 は，エタノールからアセトアルデヒドを生成するだけでなく，様々なニトロソアミンや PAH を近接発がん物質へと変換する．アセトアルデヒドはさらに無毒な酢酸に代謝されるが，必要な酵素，アルデヒドデヒドロゲナーゼは，ある集団（特に東アジア人）では欠損あるいは不活性化されており，アルコール飲料による発がんリスクを大幅に増加させることにつながっているかもしれない．

エタノールは，**催奇形性物質 teratogen** でもある．

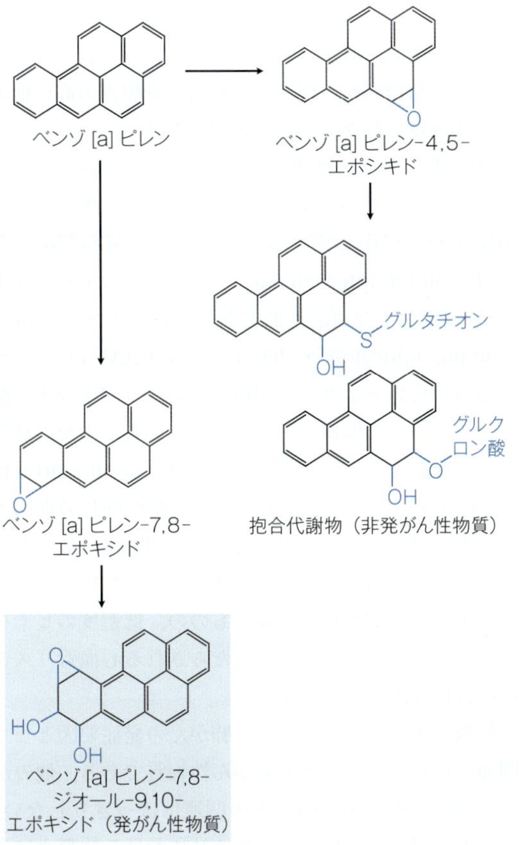


**図 52-6 ベンゾ [a] ピレン代謝**
ベンゾ [a] ピレンは，いくつかの化合物（**すべては図示せず**）に代謝される．炭素 4 および 5 でのエポキシ化を受けた後，グルタチオンまたはグルクロン酸と抱合されることで，容易に排泄される無毒の誘導体に変換される．対照的に，湾領域（"Bay region"）での酸化は，近位発がん物質であるベンゾ [a] ピレン-7,8-ジオール-9,10-エポキシド benzo[a]pyrene-7,8-diol-9,10-epoxide を生成し，さらにグアニンと修理耐性アダクトを形成する．このような"かさばる"多環芳香族アダクトの存在下で DNA 複製が行われると，がん遺伝子である *p53* および *RAS* を含めて，G から T への塩基対変換へとつながる．

出生前および出生後の頭蓋顔面の成長遅滞，神経認知障害を特徴とする**胎児アルコール症候群 fetal alcohol syndrome（FAS）**を引き起こす．FAS 患者の小児は，一般的な体の成長も遅滞し，女子よりも男子により深刻な影響を与える．FAS 患者の小児は，母親の飲酒量とアルコール摂取のタイミングに起因して，様々な身体障害を呈する．後者に関しては，女性は，まだ気づいていない妊娠の初期段階で過剰に飲酒することがある．したがって，最も簡単な予防戦略（曝露の除去）は，この場合実現性があるとはいえない．FAS は実験用ラットとマウスでも再現することができ，動物モデルを用いたメカニズム研究により，複数の仮説が提案されている．FAS の顔面異常は，原腸形成や神経胚形成時の神経堤細胞のアポトーシスに起因すると考えられている．胚時期でアルコールへの曝露は，レチノイン酸の生産の減少をもたらし，レチノイン酸は通常の形態形成に必須である．他の仮定のメカニズムは，エタノール誘発フリーラジカル形成，遺伝子発現の変化，細胞膜の脂質二重層の破壊，および成長因子の活性阻害が挙げられる．

過剰な飲酒はまた膵炎，出血性脳卒中，心不全のリスクを増大させる．アルコール性心筋症の病態は複雑であり，細胞死や筋細胞機能における病理学的変化を伴うようである．

アルコールの軽～中等度の摂取は，一方では心血管疾患を予防するようである．赤ワインは，おそらくエタノールだけではなく，レスベラトロールや他のポリフェノールが含まれていることから，特に保護効果が高いと一部では考えられている．種々の心臓保護メカニズムがこれまでに提唱されてきた．そのなかには，内皮細胞機能の改善や，止血に対する効果も含まれる．しかし，適度な飲酒の利点の証拠が実験的研究からではなく観察に基づいている限り，適度な飲酒をたしなむ人が，遺伝的または他の習慣や要因によって一般的に心血管疾患になりにくく，そのため適度な飲酒と予防効果が直接の因果関係ではなく，交絡要因となっている，という可能性を心にとめておかなくてはならない．もしそうであれば，非飲酒者に飲酒を勧めることは，彼らにとってよいことではないかもしれない．

## アフラトキシン

1960 年には，不思議な病気で，英国で 10 万羽以上の養殖七面鳥が死に，他のトリや家畜も死亡した．大量死はピーナッツミールの特定のバッチに関連し，必然的に，アスペルギルスフラバス *Aspergillus flavus* の二次代謝産物によるものであった．これらの化合物は，アフラトキシンと名づけられた．最も重要な分子種であるアフラトキシン $B_1$ aflatoxin $B_1$（$AFB_1$，"B" は紫外線の下で発する青色蛍光に由来する）は，無数の哺乳類や他の種における急性肝毒性と肝臓がん（肝細胞がん）の両方が発生する．**近縁代謝物 proximate metabolite** は不安定で，DNA と反応し，グアニンの *N*-7 の位置に強力な変異原性アダクトを形成する環外エポキシドを有する．$AFB_1$ は，実験用げっ歯類の飼料中の極小濃度で肝腫瘍を誘発する．駆虫薬 oltipraz [5-(2-pyrazinyl)-4-methyl-1,2-dithiol-3-thione] のようなグルタチオン *S*-トランスフェラーゼを誘導するような薬物と同時投与することで，げっ歯類では $AFB_1$-腫瘍形成に対して耐性を示す．このような**化学的予防 chemoprevention** が，ヒトにおいても効果を発揮するか検証するために臨床試験が進行中である．

前述したように，様々なアフラトキシン代謝物は無毒性であり，グルタチオン抱合体および血清アルブミンなどのタンパク質のリジン残基に結合する加水分解生成物を含む．アフラトキシンアダクトや他の血液および尿中バイオマーカーは，その人が2～3カ月以上前に食品中アフラトキシンに曝露したことを反映したものであり，熱帯の農村地域では，食事がわずかな種類の食べ物からなっており，何年にもわたってアフラトキシン汚染による曝露が続いて風土病となっている．アフリカと中国で行われたこれらのマーカーを用いた疫学研究により，アフラトキシンは直接，およびB型肝炎ウイルス hepatitis B virus（HBV）に起因する肝障害と相乗的に作用することで，肝細胞がんを生じることが明らかにされた．HBVに対するワクチン接種とアフラトキシン曝露の減少の両方により，世界中で毎年約50万人が死亡する肝臓がんのリスクを減少させる．

## ヒ素

バングラデシュの一部，台湾，西ベンガル，チリ，アルゼンチン，米国の一部の地域のような世界のいくつかの地域では，地下水には，自然に高濃度（L当たり数千μg以上）の無機ヒ素が含まれている．この水の一部は地下の井戸でくみ上げられ，適切な処理をされないまま飲用に供されている．より安全な水源が発見されることもありうるが，それにも限界があり，10万人規模の**ヒ素中毒 arsenicosis**に発展し，数百万人がヒ素誘発がんの危険に曝されている．

ヒ素中毒は皮膚病変，末梢血管疾患，脳血管疾患，心臓血管疾患，その他の慢性疾患によって特徴づけられる．ヒ素誘発性の皮膚病変および末梢血管疾患はよく認識されており，異常な色素沈着，角化症，烏脚病 “black foot” diseaseや手足の指のレイノー症候群 Raynaud syndromeを含む．

過色素沈着あるいは低色素沈着は，ともに通常足底，手のひら，そして胴体に発生する．過角化症も足底や手のひらに生じる．疫学的研究では，これらの皮膚病変は，他のヒ素誘発毒性よりも低いヒ素濃度（数十μg/L）で生じることを示唆している．烏脚病は，かつて掘り抜き井戸にヒ素が高濃度に存在した台湾の西南地方の風土病であり，より安全な水源からの水道水が導入される前，1950年代後半に最も高い発生率に達した．烏脚病は特徴的な進行過程を示す．最初の徴候は，初期段階の末梢血管疾患であり，その後つまさきから足首に向かって皮膚の進行性の変色が生じる．脚にしびれや寒気を感じるようになり，間欠性跛行，必然的に壊疽，潰瘍，および外科的または自発的切断に至る．烏脚病が，慢性的な経口ヒ素曝露の高い他の地域では見られない理由は不明である．

疫学研究では，高濃度（数百μg/L）でのヒ素曝露と高血圧や虚血性心疾患などの様々な心血管疾患との関連や，尿中ヒ素レベルと，可溶性細胞間接着分子-1 soluble intercellular adhesion molecule-1（sICAM-1）および可溶性血管細胞接着分子-1 soluble vascular adhesion molecule-1（sVCAM-1）のような心血管疾患リスクとも関連する炎症や内皮障害の血中マーカーとの関連を明らかにしている．また，無機ヒ素に曝露したアポリポタンパクE apolipoprotein E（Apo-E）ノックアウトマウス（動脈硬化の進展の影響を受けやすい）を用いた最近の研究は，この環境汚染物質と心血管疾患との関連性を支持している．メカニズムは解明されていないものの，低濃度のヒ素を含む水を飲むことによってもたらされる心血管リスクの度合いは関連している．

無機ヒ素は，皮膚・膀胱・肺がんの発症要因として関連づけられているヒト発がん性物質である．他のがん（例：肝臓，前立腺）との関連ははっきりしない．がんとの関連は，特に台湾とチリにおける飲料水に含まれるヒ素の高濃度曝露を伴う地域で，明確な用量反応パターンを示すことから確立された．皮膚がんは，例外もあるが，非悪性角化性病変の部位で生じ，非黒色腫性である傾向がある．興味深いことに，ヒ素誘発性がんの適切な動物モデルは確立されていない．しかし，潜在的な発がん性のメカニズムを解明するため，培養細胞などの実験モデルが使われてきた（ヒトの集団で観察研究が行われてきた）．ヒ素は，間接的に遺伝毒性，細胞周期の制御に影響を及ぼし，および酸化的損傷を生じる．また，DNA修復やメチル化を阻害する．栄養状態，遺伝的多型，および他の毒素への複合曝露のような他の要因もヒ素誘発がんのリスクに影響を与える可能性がある．

## 職業曝露

様々な**職業曝露 occupational exposure**は，労働者のがんや他の病気の発症リスクを増大させる．一般的な問題として，工場における曝露レベルは，一般的な環境でのものよりもはるかに高い．重要かつ有害な職業曝露が特定され，低減されることで，職業上での発がんの死者数は減少してきた．いうまでもなく，職業曝露制限を遵守させること，職業曝露制限を設けることでさえ，保証があるのが当然ということではなく，ある特定の産業や国家における労働者グループは，1つないし複数のがん発症リスクが著しく高いままである．

18世紀の英国の外科医 Percivall Pott は職業発がんを認識した最初の1人であり，“陰嚢のひだについた煤煙”が，煙突掃除人であった若い男性（一般的には衣服がすすで汚れないよう裸で働いていた）に陰嚢がんを発症したと推論した．19世紀と20世紀では，工場労働者は (1) ベンゼンへの過剰曝露により，再生不良性貧血や急性骨髄性白血病など骨髄疾患を発症することが見出された，(2) 染料の原料に含まれる 2-ナフチルアミンへの過剰曝露により，膀胱がんの発症リスクが高かった，(3) 様々な金属への過剰曝露により，肺がんを発症しやすかった，(4) アスベストへの過剰曝露により，肺がんや中皮腫を発症した．他の職業発がん（特定の化学物質，産業，工業プロセスを含む）も同定された．

## アスベスト，シリカ，粉塵，金属

職業上の肺傷害の多くの事例では，アスベスト，結晶性シリカ，タルク，炭塵，および様々な金属のような繊維や粉塵の吸入によって引き起こされる（引き起こされた）．**アスベスト asbestos** は，特定の大きさの呼吸域線維への長期曝露後，肺と中皮に発がん性を示す．造船業，建設業，繊維業やその他の産業において，以前はアスベスト含有製品が広く使用されていたことから，おそらく先進国で20万件のがんによる死亡の原因となった．潜伏期間のため，このような死亡例は発生し続ける．現在のアスベストへの職業曝露は，インドの一部やアジア諸国の全域で問題となっている．アスベストやタバコの喫煙は相乗的に働き，同時曝露による肺がんのリスクは（しかし興味深いことに喫煙によって中皮腫は誘発されないことから，その発症にアスベストとの相乗作用は見られない）単独の要因によるリスクよりもはるかに大きくなる．アスベスト繊維および繊維タイプの毒性および発がん性の強さは，その大きさ，表面化学，生体内持続性に応じて異なる．アスベスト繊維が肺や胸膜を損傷するためのメカニズムは，繊維を破壊しようとマクロファージが産生する活性酸素と窒素種を含む．アスベストは，ガス交換を制限する肺実質の線維化病変を伴う重篤な非悪性呼吸器疾患，**石綿肺 asbestosis** も引き起こす．

**黒い肺 black lung**，または**石炭労働者の塵肺 coal worker's pneumoconiosis（CWP）**は，石炭の粉塵への過度の曝露によって誘発される別の非悪性(ただし，潜在的に致命的な）線維性肺疾患である．単純な型のCWPでは，呼吸を著しく制限されず，肺の非常に小さい領域に対してのみ影響があるかもしれないのに対して，進行性CWPでは，持続的な曝露を伴わなくても症状は進行し，悪化し，重篤な重症肺気腫へと至る可能性がある．興味深いことに，炭塵は，肺がんのリスクを増加させないようである．ここ数十年で，炭塵への職業曝露は米国の法律により制限され，これまでに比べて地下鉱山はあまり一般的ではなくなっているが，他の国，特に中国における数千人の石炭鉱山労働者は，CWPおよび関連する病気の危険に曝されている．

ヒ素，カドミウム，六価クロムやニッケルなど**金属 metal** への職業曝露は，肺がん，場合によっては鼻腔と副鼻腔の発がんリスクを増加させる．ジェネティックおよびエピジェネティック両方で，非常に多くのメカニズムが同定されている．

特定の金属に対しての過剰曝露も非悪性疾患を引き起こす可能性がある．カドミウムへの慢性曝露は，例えば腎疾患を引き起こす．タンパク尿，糸球体濾過速度 glomerular filtration rate（GFR）の減少を特徴とする腎機能異常は，1950年にカドミウム労働者で初めて報告され，これまでに数多くの調査で確認されている．タンパク尿は，$\beta_2$ ミクログロブリン，レチノール結合タンパク質，リゾチーム，免疫グロブリン軽鎖のような低分子量のタンパク質で構成され，これらのタンパク質は通常は糸球体でろ過されて，近位尿細管で再吸収される．カドミウム曝露を受けた労働者はまた，おそらく腎障害の結果として生じるカルシウム代謝の乱れが要因となって，腎結石となる割合が高い．腎尿細管機能障害は，腎皮質においてカドミウムが閾値濃度に達して初めて発症するようである．

閾値には個人差があるものの，約 200 $\mu$g/g 湿重量であると推定されている．労働者集団におけるタンパク尿の有病率に関する複数の研究が，30年に約 0.03 mg/$m^3$ より過剰に吸入曝露することで，尿細管機能障害のリスク増加と関連することが示唆されている．残念なことに，曝露カドミウムを環境中から除去しても，必ずしもカドミウム誘発性腎障害を患う労働者の病気を停止せず，GFR減少の進行や末期腎疾患が発生することもある．病気の進行は，カドミウムの体内蓄積量，最終曝露時のタンパク尿の重症度の両方に依存する．腎障害が重症である場合を除き，尿中カドミウム濃度は金属の体内蓄積量を反映する．

腎障害は明らかに腎臓中のカドミウム蓄積によるものであるが，この障害の分子機構は不明である．メタロチオネインが関連している可能性がある．このカドミウム結合タンパク質は，肝臓や腎臓で合成され，腎臓へのカドミウムの輸送，腎臓中のカドミウムの蓄積の両方を促進するようである．

## 有機塩素化合物

低分子量の有機塩素化合物は，広く産業や他の設定で使用されている．例えば，塩化ビニルはプラスチックポリ塩化ビニル polyvinylchloride (PVC) を作るために使用される気体である．塩化ビニルガスは（非常に高いは昏睡を引き起こす濃度でを除いて）刺激性も急性毒性もなく，PVC 労働者が初めて極めて高い濃度で曝露した．1970 年代には，塩化ビニルへの曝露は，実験用ラットや労働者両方において肝臓がんの稀な型である血管肉腫を引き起こすことが明らかとなった．以来，厳格な職場での曝露制限がほとんどの環境設定で設けられた．発がん性は，塩化ビニルのエポキシド代謝物によるものである．塩化ビニルエポキシドから形成された DNA アダクトのおよそ 98%は良性であるが，他の 2%がグアニンとシトシンと非常に変異原性の高いエテノアダクトである．興味深いことに，これらのアダクトは，日常の酸化ストレスと脂質過酸化反応から形成されたものと同じである．これらエテノアダクトは通常，塩基除去修復によって解消するが，DNA 損傷の割合が十分に高いと，修復は必ずしも 100%効果があるとはいえない．このように，塩化ビニルおよび同様の遺伝毒性を示す化合物の高レベルの曝露は明らかに発がん性がある．一方で，低レベルの曝露では発がん性はないかもしれない．例えば，塩化ビニルを低用量で曝露した実験ラットで生じる前がん状態の変化（肝臓病巣）を示す割合は，対照群である非曝露ラットのと同程度である．

トリクロロエチレン trichloroethylene (TCE)，テトラクロロエチレン（パークロロエチレン）は，脱脂やドライクリーニングに使用する溶剤である．われわれは，周囲の空気中の微量濃度の TCE およびパークロロエチレンに曝露されている．高濃度の TCE 曝露は腎がんの要因となるが，中程度および低レベルでの曝露濃度は見かけ上，要因とはならない．これは，低用量ではトリクロロエチレンは容易に除去される無毒性代謝物に変換され，一方で高用量では，解毒経路が飽和することで，もう 1 つの経路が作動するためである．後者の経路は，腎毒性代謝物 *S*-(1,2-ジクロロビニル)-L-システイン *S*-(1,2-dichlorovinyl)-L-cysteine (DCVC) を生成し，引き続き生じる腎臓の損傷は，TCE 誘発性腎腫瘍形成に必要な前段階であるようである．非毒性用量での TCE への曝露は，ストレス，DCVC 代謝，細胞増殖や修復，アポトーシスに関連した遺伝子の発現を誘導し，尿細管細胞障害に対する保護作用となる．パークロロエチレンは，おそらく代謝的活性化を受けることなく排泄されるため，ヒトにおいて発がん性を示さない．

## 大気汚染

大気汚染 air pollution に起因する毒性は，汚染物質の種類および濃度の両方に依存する．他の環境曝露と同様に，大気汚染は，十分な環境保護や方策を欠いている地域で多くの犠牲者を生じる．燃料の燃焼は，大気汚染の重要な汚染源である．ほとんどの都市や郊外では，ガソリン，ディーゼル車から排出する汚染物質が，最大の汚染源である．新規および最近製造された自動車は，1970 年代以前に製造された自動車よりもはるかにクリーンに燃焼するが，自動車の数は増え続けており，当然ながら排出ガスは地表に近いため，クリーンな空気への希釈も限られる．

屋内での低品質の燃料の燃焼は，ある状況ではめずらしいことではない．例えば軟炭，木炭，または乾燥牛糞は，中国，ネパール，メキシコ，および他の地域では，換気の悪い家屋で調理や暖房のために燃やされる．測定したところ，屋内の汚染物質レベルは屋外の測定値よりも 2 桁以上高い．屋内での曝露の結果として，特に女性や子どもたちは，慢性気管支炎，呼吸困難，そして最終的には間質性肺疾患を発症する危険性がある．それ以上に，軟炭の煙の発がん性は，タバコの煙よりも 1000 倍も大きい（マウス皮膚がん試験において）．軟炭を屋内で使用する中国の女性は，ベンゾ [a] ピレン-グアニンアダクトの蓄積が著しく高く，彼女たちの肺がんによる死亡率は，全国平均の 8 倍高い．

燃焼は，何千もの化学物質を発生させる．そのうちの一部は燃焼させた物質に依存し，他は燃焼によって共通して発生する物質である．これらのなかには，CO，他の潜在的に有害物質のなかで，有機刺激物であるホルムアルデヒドやアクロレイン，窒素酸化物，二酸化硫黄，アンモニア，シアン化水素，フッ化水素を含む．半揮発性や不揮発性の化学物質も多量に生成し，煙の粒子相に吸着する．金属が燃焼材料に含まれる場合にはもちろん，燃焼によって破壊されことはなく，吸い込んだ煙の急性および慢性毒性の要因となる可能性もある．

特定の気象条件および化学的条件の下では，汚染された空気は異常に酸性になることがあり，酸性エアロゾルの吸入は，気管支収縮を誘発し，粘液線毛クリアランスの有効性を減少させる．反応性の高い炭化水素や窒素酸化物に紫外線（日光）が作用することで，オゾン，過酸化物，およびパーオキシアセチルナイトレートなどの酸化物を高濃度で含むスモッグを生じる．このような酸化剤の毒性レベルでの急性および亜慢性曝露は，炎症や刺激，上皮細胞の脱落および線毛の消失を生じうる．慢性での過剰曝露は，おそらくコラーゲンとエラスチンの代謝の変化を介して，線維症またはCOPDを引き起こす可能性がある．

大気汚染物質の肺への影響は，水への溶解度に一部依存する．例えば，二酸化硫黄は上気道の粘膜に容易に溶解するので，通常は肺に達していない．しかしながらガスの溶解は瞬時に生じるわけではないことから，運動あるいは過呼吸により二酸化硫黄の一部は下気道に到達し，そこで十分な濃度に達していれば，気管支収縮を誘発する．喘息患者は，この作用に特に感受性が高い．

## まとめと今後の方向性

毒性曝露の治療の多くは急性中毒患者に焦点を当てている．しかし，環境要因に関連した罹患の大部分は慢性曝露により生じ，最初の曝露から，数年あるいは10年を経て初めて初めて発症するものもある．実際には，一般的に慢性毒性曝露による傷害に対する特別の治療法はなく，がんの治療法は，その発生要因とは関係がない．

理論的には，例えばタバコの喫煙と過度の飲酒などの習慣によって引き起こされるがんや他の慢性疾患は，完全に予防することができるはずである．この点に関して前進は見られたものの，依然としてこうした習慣は残っており，これらの脅威の完全な根絶は非現実的であるようである．職業曝露はほとんどの先進国ではよく制御されているが，発展途上国では依然として問題となっている．疫学的証拠により，中国風の塩辛（発がん物質ジメチルニトロソアミンを高濃度で含む）やアフラトキシンで汚染された食品などある特定の食品は，発がんリスクを増加させること，果物や野菜の摂取が一般的には発がんリスクを低下させることが示されている．しかし，リスクを低下させる食品中の特定の栄養成分や特性については，現在研究中である．肥満（そしておそらくほとんど体を動かさない生活様式）は，環境曝露もしくは他の要因と組み合わされることで，発がんリスクとしてますます重要なリスクファクターである．

通常，環境曝露は，一部しか特徴づけられていない化学物質や特性の複雑な複合物である．個々の化学物質や単純な複合物を対象とする従来の毒性試験では，不完全な結果や不確かさが残るかもしれない．新たな情報は，マイクロアレイ技術やゲノミクス，プロテオミクス，およびメタボロミクスなど毒性学的調査に適用できるその他のツールにより得られるかもしれない．われわれの“microbiomes（人間の体内で共生している微生物群のことで，総数はわれわれ自身の細胞より10倍ほど多い）は，おそらく多くの方法で環境曝露に対する私たちの応答に影響を与える．より広義には，基礎研究，反応機構研究と応用研究は，疾患に関連した遺伝的，環境的，ランダム要因間の相互作用を明らかにし続け，より安全な環境がより健康な生活につながるものと期待している．

## 推奨文献


Busl KM, Greer DM. Hypoxic-ischemic brain injury: pathophysiology, neuropathology and mechanisms. *NeuroRehabilitation* 2010;26:5–13. (*Reviews the pathophysiologic and molecular basis of hypoxic and cytotoxic brain injury.*)

Hall AH, Saiers J, Baud F. Which cyanide antidote? *Crit Rev Toxicol* 2009;39:541–552. (*Reviews mechanisms, clinical efficacy, safety and tolerability, and supporting toxicology for antidotes to cyanide poisoning in use in the United States and elsewhere.*)

Hecht SS. Progress and challenges in selected areas of tobacco carcinogenesis. *Chem Res Toxicol* 2008;21:160–171. (*Review by a major researcher in the field.*)

International Agency for Cancer Research (IARC). Continuing series of monographs. Available at http://monographs.iarc.fr/. (*As part of ongoing efforts since 1971, IARC convenes panels of experts charged with evaluating published evidence relevant to the determination of the established, probable, or possible carcinogenic effects of various chemical, biological, and physical agents and exposures. To date, some 107 substances and exposures have been characterized by IARC as carcinogenic to humans.*)

Klaassen CD, ed. *Casarett & Doull's toxicology: the basic science of poisons.* 7th ed. New York: McGraw-Hill; 2007. (*A comprehensive textbook of toxicology, this resource provides a solid foundation for the understanding of toxicology. It includes sections on general principles, toxicokinetics, nonspecific toxicity, organ-specific toxicity, toxic agents, environmental toxicology, and applications of toxicology, including a chapter on clinical toxicology.*)

Lang CH, Frost RA, Summer AD, et al. Molecular mechanisms responsible for alcohol-induced myopathy in skeletal muscle and heart. *Int J Biochem Cell Biol* 2005;37:2180–2195. (*Reviews cellular and molecular mechanisms by which alcohol impairs skeletal and cardiac muscle function, with special emphasis on alterations in signaling pathways that regulate protein synthesis.*)

Luch A. Nature and nurture—lessons from chemical carcinogenesis. *Nat Rev Cancer* 2005;5:113–125. (*Reviews mechanisms of chemical carcinogenesis.*)

Sant'Anna LB, Tosello DO. Fetal alcohol syndrome and developing craniofacial and dental structures—a review. *Orthod Craniofacial Res* 2006;9:172–185. (*Reviews clinical and experimental studies, discusses treatment strategies, and suggests avenues for research.*)

Schumacher-Wolz U, Dieter HH, Klein D, Schneider K. Oral exposure to inorganic arsenic: evaluation of its carcinogenic and non-carcinogenic effects. *Crit Rev Toxicol* 2009;39:271–298. (*Emphasizes findings with respect to risk of disease following relatively low exposures to arsenic.*)

Seitz HK, Stickel F. Risk factors and mechanisms of hepatocarcinogenesis with special emphasis on alcohol and oxidative stress. *Biol Chem* 2006;387:349–360. (*Review by major researchers in the field.*)

States JC, Srivastava S, Chen Y, Barchowsky A. Arsenic and cardiovascular disease. *Toxicol Sci* 2009;107:312–323. (*Reviews epidemiologic and experimental data.*)

Tauxe RV. Emerging foodborne pathogens. *Int J Food Microbiol* 2002;78:31–41. (*Overview of common sources of food poisoning.*)

Tseng C-H. Blackfoot disease and arsenic: a never-ending story. *J Environ Sci Health* 2005;23:55–74. (*Review by a principal researcher in the field.*)

Toxnet. Available at http://toxnet.nlm.nih.gov/. (*This government resource, sponsored by the National Library of Medicine, contains a vast database of both toxic substances and articles in the field of toxicology.*)

Tzipori S, Sheoran A, Akiyoshi D, et al. Antibody therapy in the management of Shiga toxin-induced hemolytic uremic syndrome. *Clin Microbiol Rev* 2004;17:926–941. (*Reviews the structure and mechanism of action of Shiga toxins, produced by* E. coli *O157:H7 and other enteropathic bacteria, the manifestations and treatment of hemolytic-uremic syndrome, and the potential utility of antibody therapy.*)

Weaver LK, Hopkins RO, Chan KJ, et al. Hyperbaric oxygen for acute carbon monoxide poisoning. *N Engl J Med* 2002;347:1057–1067. (*Although hyperbaric oxygen had been postulated to help treat carbon monoxide poisoning and has been used since 1960, this study established its clinical efficacy in reducing cognitive deficits at 6 weeks and 12 months.*)

Wogan GN, Hecht SS, Felton JS, et al. Environmental and chemical carcinogenesis. *Semin Cancer Biol* 2004;14:473–486. (*Review by major researchers in the field.*)

# Section 9

# 薬理学の最前線

*Frontier in Pharmacology*

# 53

# タンパク質医薬品

Quentin J. Baca, Benjamin Leader, and David E. Golan



## ▶ はじめに

タンパク質は生体内の高分子のうちで最も動的で多様な機能を持ち，生化学反応の触媒，膜上の受容体やチャネルの構成要素，細胞内外での足場の支持，細胞内や臓器間での分子の輸送などに関与している．タンパク質をコードする遺伝子はヒトゲノム中で２万5000個ほどと現時点では推定されているが，遺伝子の選択的スプライシングや翻訳後修飾（例えば，タンパク質の切断やリン酸化，アシル化，糖鎖付加など）によって，機能的に異なるタンパク質の数は，さらにはるかに多いと考えられている．病気のメカニズムの観点から見ると，このなかの１つの遺伝子に変異もしくは他の機能異常をきたしたり，タンパク質濃度が異常に高かったり低かったりした時，病気が引き起こされる可能性があるため，タンパク質の数の多さは近代医学に大きな課題をもたらしている．しかしながら病気の治療という観点から見ると，タンパク質の数の多さは，病気を緩和するためのタンパク質を用いた治療法の活用に非常に多くの機会があることを示してもいる．現在，145種類以上のタンパク質やペプチドが米国食品医薬品局 Food and Drug Administration（FDA）によって臨床使用目的で認可されており，これ以上の数のものが開発途上にある．

タンパク質医薬品には，低分子医薬品にはない様々な利点が存在する．(1) タンパク質には，シンプルに化学合成された化合物には真似のできない，極めて特異的かつ複雑な複数の機能がある．(2) タンパク質の活性は非常に特異的であることから，正常な生物学的プロセスを妨害し，副作用を引き起こす可能性がより低いことが多い．(3) 治療に使われるタンパク質の多くは生体が普段作っているものであり，投与されたタンパク質が免疫反応を起こす可能性が低く，認容されることが多い．(4) 遺伝子の変異や欠失が原因となっているような病気では，遺伝子治療の必要はなくタンパク質医薬品によって効率よく代替できる可能性がある．このような治療法は，ほとんどの遺伝病においてまだ実現していないものである．(5) タンパク質医薬品の臨床開発や FDA による認可にかかる時間は，低分子医薬品よりも短いようである．2003年に発表された研究によると，1980～2002年の間に認可された33のタンパク質医薬品は，同期間に認可された294の低分子医薬品よりも臨床開発と承認にかかる平均的な期間が１年以上早いことが示されている．(6) タンパク質はそれぞれに固有の形や機能を持つため，製薬会社は，タンパク質医薬品について広範囲に及ぶ特許を取得できる．経済的な視点から考えると，低分子医薬品と比較して，(5) と (6) の利点はタンパク質医薬品を魅力的なものとしている．

タンパク質医薬品のなかでも比較的数が少ないのは，ブタ膵臓由来の**膵酵素 pancreatic enzyme** や，プールされたヒト血漿由来の**α-1 プロテイナーゼ阻害薬 α-1-proteinase inhibitor** のように，天然資源から精製されているものである．一方，ほとんどのタンパク質医薬品は，現在では，非常に多様な生物種から組換え DNA 技術を用いて産生され精製されている．組換

## Case

MR 氏は，55 歳の巡回セールスマンであり，左胸の痛みとふらつきを訴えて地方の小さな病院の救急部門を訪れた．痛みは，1 時間前に大きい箱を運んでいた時突然に始まったものだった．MR 氏は最初，気絶するような気配を感じたが，休んでいる間に痛みとふらつきは改善し，20 分後には最終的に解消した．MR 氏に他の症状は認められず，病歴もなかった．現在彼は薬も服用しておらず，喫煙もしていない．彼の父は，53 歳の時に交通事故によって予期せず亡くなっていた．身体検査の結果，熱はなく，脈は 100 回 / 分，血圧は 150/90 mmHg，呼吸数は 16 回 / 分であった．パルスオキシメーターは 96%を示し，鼻腔カニューレによって測定された酸素流量は 2L/ 分であった．彼は快調に見え，身体検査の他の結果からも S4 心音以外に特筆すべき点はなかった．便潜血も見受けられなかった．心電図 electrocardiogram（ECG）の結果を見ると，ST 上昇を伴わない洞性頻脈を示していた．彼の胸部 X 線像は正常であった．血液生化学検査の結果，ナトリウム，カリウム，塩素，重炭酸，血中尿素窒素 blood urea nitrogen（BUN），クレアチニン値は正常であった．心臓バイオマーカーと血液凝固試験は行われていなかった．救急部門に MR 氏が訪れた際には，アスピリンとメトプロロール，舌下のニトログリセリンが投与された．

入院時，MR 氏のトロポニン T は 1.34 ng/mL であり（正常値は 0〜0.1 ng/mL），胸部に痛みが発生した時，胸部誘導（V1-V3）ECG で 2 mm の ST 下降を示していた．その際，彼にはヘパリンと abciximab，クロピドグレルが追加投与され，胸部の痛みは収まった．その後 1 晩の間症状は落ち着いていた．

しかし次の日，MR 氏は激しい肋骨下胸痛と発汗を発症し，ECG は，胸部誘導（V2-V4）ECG で 4 mm の ST 下降を示した．地域の心臓病センターでの心臓カテーテルは少なくとも 4 時間の間行えなかったため，冠疾患集中治療室にて tenecteplase が投与され，アスピリンとメトプロロール，ニトログリセリン，ヘパリン，クロピドグレルは継続された．この治療によって症状は安定した．

その後 5 日間の入院期間は比較的平穏であったため，不安定狭心症による ST 上昇型心筋梗塞との診断の下，MR 氏はカテーテル挿入のために地域の心臓病センターへと移送された．通院での治療計画には，心臓リハビリテーションとアスピリン，メトプロロール，エナラプリル，スピロノラクトン，必要に応じて舌下のニトログリセリンによる治療が行われている．

### Questions

1. tenecteplase はどのようなメカニズムで薬効を発揮するか？
2. tenecteplase の作用はアスピリンとどのように違っているか？
3. abciximab はどのようなメカニズムで薬効を発揮するか？
4. この Case では，abciximab はどのようにクロピドグレルとアスピリンの作用を増強させるか？

えタンパク質の産生系としては，バクテリア，酵母，昆虫細胞，哺乳類細胞，遺伝子改変動植物が挙げられる．産生系の選択は，生産コストや生物学的な活性を示すために必要とされるタンパク質の修飾（タンパク質の糖鎖付加，リン酸化，切断など）を考慮して決定される．例えば，バクテリアは糖鎖付加反応を行わず，その他の前述したような産生系ではそれぞれ独自の異なった種類やタイプの糖鎖付加反応を行う．タンパク質への糖鎖付加パターンは，生体内での組換えタンパク質の活性や半減期，抗原性などに非常に大きな影響を及ぼすことがある．例えば，赤血球の生成に重要な成長因子である**エリスロポエチン erythropoietin** の半減期は，糖鎖付加の増加によって延長しうる．**ダルベポエチン $\alpha$ darbepoetin-$\alpha$** は，エリスロポエチンの類縁体であり，*N*-結合グリコシル化反応の基質となる 2 つの余計なアミノ酸を持つように設計されている．これを Chinese hamster ovary（CHO）細胞に発現させると，*N*-結合炭化水素鎖の数が 3 から 5 に増加したアナログが合成された．この修飾によって，ダルベポエチンの半減期は，エリスロポエチンに比べて 3 倍に増加した．

おそらく，タンパク質医薬品の産生や利用の潮流を理解するのに最もよい例は，**1 型糖尿病 type 1 diabetes mellitus，2 型糖尿病 type 2 diabetes mellitus** の治療に使われているインスリンの歴史であろう．1 型糖尿病を治療せずに放っておくと，グルコースのホメオスタシスや中間代謝に関係する数多くの機能発現を細胞に情報伝達するタンパク質ホルモンであるインスリンが欠乏し，重度の衰弱や死に至る．1922年にインスリンがウシとブタの膵臓から初めて精製され，毎日の注射により1型糖尿病患者の命が救われてきた．しかし，次の少なくとも3つの問題が，このタンパク質医薬品の広範な適用を阻害していた．すなわち，(1) インスリンの精製元である動物膵臓の不足，(2) 動物膵臓からのインスリンの精製コスト，(3) 動物由来のインスリンに対して患者の一部において起こる免疫反応，である．これらの問題に対応するため，ヒトのインスリンをコードする遺伝子を単離し，組換えDNA技術を用いてヒト型インスリンを発現する大腸菌 *Escherichia coli* を作製することが試みられた．このようにして作製された大腸菌を大量に培養することにより，ヒト型インスリンの大量産生系が達成された．その結果生成されたインスリンは，大量かつ安価で，免疫原性が低く，動物の膵臓に含まれるその他の物質も混入していなかった．**組換えインスリン recombinant insulin** は，1982年にFDAによって認可され，市販のものとして初の組換えタンパク質医薬品となり，その後ずっと，1型糖尿病（および2型糖尿病）のおもな治療法であり続けてきた．

遺伝子組換えにより産生されたタンパク質は，非組換え型タンパク質と比べてさらにいくつかの利点を有している．第1に，ヒトの遺伝子そのものを転写・翻訳することから，タンパク質の特異的な活性がより高く，免疫学的な拒絶反応の確率がより低い．第2に，組換えタンパク質はしばしばより効率的にかつ安価に生産が可能であり，生産量も潜在的に上限を持たない．1つの際立った例としては，**βイミグルセラーゼ β-imiglucerase（別名：β-glucocerebrosidase）** の欠損によって引き起こされる先天的な慢性の脂質代謝異常であり，肝臓と脾臓の腫脹，皮膚色素沈着の増加，痛みを伴う骨の障害に特徴づけられるゴーシェ病 Gaucher disease のタンパク質を用いた治療が挙げられる．最初，ヒトの胎盤から精製されたβイミグルセラーゼがこの疾患の治療に用いられていたが，このためには1人の患者の1年間の治療に5万個の胎盤からタンパク質を精製することが必要であり，利用可能な精製タンパク質の量に実用的な限界があることは明白である．その後，組換え型のβイミグルセラーゼが開発されて治療に導入され，より多くの患者を治療するための十分なタンパク質の量を確保できるようになったのみならず，ヒト胎盤からタンパク質を精製する過程に介在する伝染病（例えば，ウイルスやプリオン）のリスクを排除することができた．これも，ヒトや動物の病気になる機会を減らすことができるという非組換えタンパク質と比較した組換えタンパク質の第3の利点であることがわかる．

第4の利点は，遺伝子組換え技術によってタンパク質を改変したり，特定の遺伝子変異を選択することで，活性や特異性の向上が望める点である．組換え型のβイミグルセラーゼの例は，この面においても興味深い例である．このタンパク質を遺伝子組換え技術に基づき作製する際，495番目のアルギニンをヒスチジンに変換することで，タンパク質にマンノース残基を結合させることができる．このマンノースは，マクロファージや他の多くの細胞種上に発現するエンドサイトーシスを起こす糖受容体に認識されることにより，酵素が細胞内により効率的に取り込まれることで，疾患によって病的に細胞内に蓄積した脂質の切断が促進され，治療効果の向上につながっている．最後に，後述する通り，組換えタンパク質の作製技術は，新規の機能や活性を持つタンパク質の生産を可能にする．

FDAによる組換えインスリンの認可からほぼ30年が経ち，タンパク質の治療適用の数は極めて大きく拡大した．現在，145以上のタンパク質（うち105以上が遺伝子組換えにより作製されている）がFDAによって認可されており，さらに多くのものが現在開発中である．

## ▶ 医療におけるタンパク質の利用

タンパク質の治療への利用は数多くあるが，それらを薬効メカニズムに基づいて分類すると理解しやすい．本章では，現在承認されているタンパク質医薬品をその薬理作用に基づき分類してまとめている（Box 53-1）．タンパク質医薬品のそれぞれのカテゴリーにおける例とそれらが臨床で使用される状況については本文で論じ，表53-1～53-5には，FDAから承認されたタンパク質医薬品とその機能および臨床適用についてリストにまとめている．また，医療におけるタンパク質利用の重要性が高まりつつあるタンパク質を用いたワクチンおよび診断薬の例を表53-6と表53-7で紹介する．

### グループⅠ：酵素と制御タンパク質

このグループのタンパク質医薬品は，特定の内因性タンパク質が欠損している場合に使用される古典的な考え方に基づき機能を発揮するものであり，外因性のタンパク質で治療することにより，その欠損を補うも

## Box 53-1 タンパク質医薬品の機能的な分類

表中のタンパク質医薬品は機能と臨床適用から分類されている．各グループの医薬品の数は，タンパク質医薬品のクラス間での医薬品開発にかかる相対的な難しさを反映している．FDA に承認されたグループⅠとグループⅡのタンパク質治療については，これらの表にすべてを収載する努力をした．グループⅢとⅣは，ワクチンと診断薬としてのタンパク質の利用に焦点をあて，いくつかの例を取り上げた．

### グループⅠ：酵素と制御タンパク質

- Ⅰa：欠損しているタンパク質や異常なタンパク質を置換する（表 53-1）
- Ⅰb：既存の経路を増強する（表 53-2）
- Ⅰc：新しい機能や活性を付与する（表 53-3）

分子病態が明確な内分泌および代謝系の障害はグループⅠaに該当する．特定のタンパク質の欠損により多くの疾患が関連すればするほど，このクラスは増え続けるだろう．グループⅠbは，血液学的あるいは内分泌経路および免疫反応を強化する治療法が占めている．グループⅠbに属する多くのインターフェロンや成長因子による治療は薬効メカニズムが正確にわかっていないものもあるが，よい効果を上げている．グループⅠcはヒトの疾患の病態生理を変えるため，自然にあるタンパク質を合理的に利用するものである．このクラスの将来的な発展は，ヒトの生理学におけるタンパク質の機能や他の生物におけるタンパク質の機能の理解に依存している．

### グループⅡ：標的化タンパク質

- Ⅱa：分子や生物体の機能を阻害する（表 53-4）
- Ⅱb：他の化合物やタンパク質を輸送する（表 53-5）

グループⅡaの医薬品は，標的となる分子や生物体に選択的に結合し，それらの機能を止め，それらを破壊する方向に仕向けたりシグナル伝達経路を刺激したりすることにより，特に標的となる活性を阻害するために使われる．このグループは，モノクローナル抗体の技術の進歩とともに発展しており，病態にかかわるシグナル伝達経路や病因論がもっと明確に同定されるにつれて，さらなる発展を遂げるだろう．

### グループⅢ：タンパク質ワクチン

- Ⅲa：有害な外来物質からの保護（表 53-6）
- Ⅲb：自己免疫疾患の治療（表 53-6）
- Ⅲc：がん治療（表 53-6）

これは現在は治療法のなかでも小さいクラスではあるが，感染性物質に対する広範な防御を可能とする組換えワクチンの産生は大きな可能性を秘めている．同様に，がんに対する個別化されたワクチンは大きな需要があるようである．表 53-6 に示した 70 以上の FDA に認可されたワクチンのなかから選んだ例は，ワクチン産生の組換えタンパク質技術の利用に焦点を当てた．FDA により承認されたワクチンの多くは，数多くの感染性物質に対して防御する．またそれらは合成，組換え，精製タンパク質を含んでいる．FDA に承認されたワクチンの完全なリストは，http://www.fda.gov/BiologicsBloodVaccines/Vaccines/ApprovedProducts を参照のこと．

### グループⅣ：タンパク質診断薬

グループⅣのタンパク質診断薬は表 53-7 に抜粋例を示したが，これは臨床での意思決定に大きな影響を与える．これらの診断薬は臨床での疑問に答えるため，他のクラスで構築されてきた技術と医薬品を用いる．この表はおもに *in vivo* タンパク質診断薬を取り上げたが，*in vitro* タンパク質診断薬も医療における意思決定において非常に重要であり，ここで包括的に述べるには数が多過ぎる．

---

のである．グループⅠaに分類されるタンパク質医薬品は，タンパク質の欠損や異常タンパク質の産生がある場合に，特定の活性を置換するために使用される．これらのタンパク質は，消化管にある酵素のラクターゼを欠損している患者にラクターゼを供給したり，血友病患者において**第Ⅷ因子 factor Ⅷ**や**第Ⅸ因子 factor Ⅸ**のような重要な血液凝固因子を置換するなど，幅広く用いられる．前述のように，古典的な例としては，糖尿病治療における**インスリン insulin** の使用である．他の重要な例は，一般的に致死性の遺伝性疾患である**嚢胞性線維症 cystic fibrosis** の治療である．この疾患では，*CFTR* 遺伝子にコードされる $Cl^-$ チャネルの機能欠損により粘液の異常な分泌が引き起こされ，それが（他の効果もあるが）膵酵素が膵管を通り十二指腸へ出るのを妨げる．そのため食物が適切に消化されず結果として栄養失調になる．嚢胞性線維症の患者は，しばしばブタより単離された膵酵素（リパーゼ，アミラーゼ，およびプロテアーゼを含む）の組み合わせに

より治療されており，脂質，糖，およびタンパク質の消化が可能となる．膵臓を切除された患者や慢性膵炎の患者などにもこの治療が適用可能である．他の際立った例としては，前述のゴーシェ病やムコ多糖症，**ファブリー病 Fabry disease** など，代謝酵素の欠損による様々な疾患がある．特定の活性を置換する他のタンパク質医薬品については，表 53-1 にリスト化されている．

時には，ある特定の正常タンパク質の活性強度や活性発現のタイミングを改善することが望まれることもあり，グループⅠb に分類されるタンパク質医薬品はそのために使用される．このようなタンパク質医薬品は造血疾患の治療において成功しており，最も有名な例は，組換え**エリスロポエチン erythropoietin** である．エリスロポエチンは腎臓から分泌されるタンパク質ホルモンであり，骨髄での赤血球産生を活性化させる．化学療法誘導性貧血や骨髄異形成症候群などの患者に，赤血球産生を増大させ貧血を軽減するために組換えエリスロポエチンが使用される．腎不全を患っていて内因性のエリスロポエチンのレベルが正常値を下回っている患者に対して，その正常化のために組換えタンパク質が投与される．他の例として，好中球減少の患者に対する**顆粒球コロニー刺激因子 granulocyte colony-stimulating factor（G-CSF）**または**顆粒球マクロファージコロニー刺激因子 granulocyte-macrophage colony-stimulating factor（GM-CSF）**の投与が挙げられる．それらの因子は，骨髄に対して好中球数の産生の増加を促進し，患者が細菌感染に対するより高い抵抗力を持つことを可能にする．同様に，血小板減少の患者に対して**インターロイキン-11 interleukin-11（IL-11）**を投与して，血小板産生を増加させ，出血に伴う合併症を防ぐこともできる．

体外受精 *in vitro* fertilization（IVF）もまた，グループⅠb のタンパク質医薬品が適用される領域である．**卵胞刺激ホルモン follicle-stimulating hormone（FSH）**レベルの上昇は，通常，排卵の直前に脳下垂体前葉による産生によって起こる．組換え FSH の供給によって高濃度となった FSH は，より多くの濾胞を成熟させ，IVF に使用できる卵母細胞の数を増加させることができる．同様に組換え**ヒト絨毛性性腺刺激ホルモン（ゴナドトロピン）human chorionic gonadotropin（hCG）**は，生殖補助医療技術において，卵母細胞が受精のため卵管を移動する前に必ず起こる濾胞破壊の促進のために使われる．

グループⅠb のタンパク質は，血栓形成や止血といった救命効果を発揮するものもある．**アルテプラーゼ alteplase**［組換え組織プラスミノーゲン活性化因子 tissue plasminogen activator（t-PA）］は，冠動脈閉塞症，急性虚血性発作，肺塞栓症などにおける致命的な血栓の治療に使用される．内因性の t-PA は血管内皮細胞から分泌される．分泌された t-PA は通常，プラスミノーゲンからプラスミンに切り出され，フィブリンを分解することで，フィブリンからできている血栓を分解する．内因性 t-PA は，血栓の近傍では通常もしくはそれより多いレベルで存在することもあるが，血栓を壊すためには比較的大量の外因性 t-PA を投与する必要がある．遺伝的に改変された組換え t-PA である**レテプラーゼ reteplase** は急性心筋梗塞の治療に使用され，また，他の遺伝子改変された t-PA 誘導体である**テネクテプラーゼ tenecteplase** は t-PA よりもプラスミノーゲンへの結合がより特異的であるため，血栓中のフィブリンのより効率的な分解を引き起こす．生理的なレベルをはるかに超えた量の凝固**第Ⅶa 因子 factor Ⅶa** は血栓形成を触媒し，**血友病 A** および**血友病 B　hemophilia A** or **hemophilia B** の患者の致死的な出血を止める．また近年の研究から，組換え**活性化プロテイン C activated protein C** が免疫系の制御を改善し，重篤かつ致死的な敗血症や臓器障害の患者における過度な凝固反応を抑制することが示唆されている．他にもグループⅠb の多くのタンパク質医薬品が免疫系の制御に使用される．慢性 **B 型肝炎**，**C 型肝炎 hepatitis B** and **hepatitis C**，**カポジ肉腫 Kaposi sarcoma**，黒色腫，白血病やリンパ腫のいくつかのタイプは，表 53-2 に書かれている通り様々な形態の**インターフェロン interferon** による治療がなされてきた．表 53-2 に，グループⅠb のタンパク質医薬品が用いられる他の病態についてまとめてある．

時折，通常は体内で活性を発現していないタンパク質でも，特定のタンパク質の活性発現が望まれることがある．グループⅠc に分類されるタンパク質医薬品には，新しい機能を持つ外因性タンパク質と，体内で新しいタイミングや場所で働く内因性タンパク質が含まれる．例えば**パパイン papain** は，パパイヤ *Carica papaya* の実から精製されたプロテアーゼである．このタンパク質は，傷害部位にあるタンパク質様の壊死組織片を分解するために治療的に使用される．クロストリジウム・ヒストリチティカム（ヒストリチカム菌）*Clostridium histolyticum* の培養によって得られる**コラゲナーゼ collagenase** は，傷害部位にある壊死層にあるコラーゲンの分解に使われる．プロテアーゼを利用した病巣清掃や壊死組織の除去は熱傷，圧迫潰

**表 53-1 欠損しているタンパク質や異常タンパク質を置換するタンパク質医薬品（グループⅠa）**

| タンパク質 | 商品名 | 機 能 | 臨床応用の例 |
|---|---|---|---|
| **内分泌疾患（ホルモンの欠損）** | | | |
| ‡インスリン | ヒューマリン<br>ノボリン | 血中グルコースの制御，細胞へのカリウムイオンの流入． | 糖尿病，糖尿病性ケトアシドーシス，高カリウム血症 |
| ‡ヒトインスリン吸入製剤 | Exubera | 効果発現が早くなるように吸入に適合するように製剤化されたインスリン． | 糖尿病 |
| ‡インスリンアスパルト<br>‡インスリングルリジン<br>‡インスリンリスプロ | Novolog（アスパルト）<br>アピドラ(グルリジン)<br>ヒューマログ（リスプロ） | 効果発現が早く，効果の継続期間も短いインスリンアナログ． | 糖尿病 |
| ‡イソフェンインスリン | NPH | 効果発現がいくぶんか遅く，効果の継続期間が長い，結晶性プロタミンインスリン． | 糖尿病 |
| ‡インスリンデテミル<br>‡インスリングラルジン | レベミル（デテミル）<br>ランタス(グラルジン) | 効果発現が遅く，効果の継続期間が長いインスリンアナログ． | 糖尿病 |
| ‡持続性インスリン亜鉛 | Lente<br>Ultralente | 効果発現が遅く，効果の継続期間が長いインスリンと亜鉛の六量体複合体． | 糖尿病 |
| プラムリンチド | Symlin | 機序不明；ヒトアミリン（食後のグルコースの制御にかかわる内因性の神経内分泌ホルモン）の組換え合成ペプチドアナログ． | 糖尿病，インスリンと併用 |
| ‡ GH，ソマトトロピン，ソマトロピン，ソマトレム | ジェノトロピン<br>ヒューマトロープ<br>ノルディトロピン<br>NorVitropin<br>Nutropin<br>Omnitrope<br>Protropin<br>サイゼン<br>Serostim<br>Valtropin<br>Zorbtive | タンパク質同化作用，抗タンパク質異化作用． | GH 欠乏や慢性腎疾患による成長阻害，プラダー・ウィリ症候群 Prader-Willi syndrome，ターナー症候群 Turner syndrome |
| ‡メカセルミン | Increlex | 組換え IGF-1 は，有糸分裂の誘発，軟骨細胞の増殖，臓器増殖を誘発することにより適切な成長を維持する． | GH 遺伝子の欠損，もしくは重篤な原発性 IGF-1 欠損の子どもの成長阻害 |
| ‡メカセルミン リンファベート | IPlex | メカセルミンと類似；IGFBP-3 に結合した IGF-1 は，それが標的部位に到達するまでホルモンを不活性に保つと考えられており，それが低血糖様の副作用を低減する． | GH 遺伝子の欠損，もしくは重篤な原発性 IGF-1 欠損の子どもの成長阻害 |
| **止血と血栓形成** | | | |
| 第Ⅷ因子 | Bioclate<br>Helixate<br>コージネイト<br>Recombinate<br>ReFacto<br>XYNTHA | 凝固因子 | 血友病 A |
| 第Ⅸ因子 | BeneFIX | 凝固因子 | 血友病 B |
| ＊フィブリノゲン | RiaSTAP | プールしたヒト胎盤から精製された凝固因子 | 先天性フィブリノゲン欠損患者における急性の出血の制御 |

（続く）

**表 53-1　欠損しているタンパク質や異常タンパク質を置換するタンパク質医薬品（グループⅠa）（続き）**

| タンパク質 | 商品名 | 機　能 | 臨床応用の例 |
|---|---|---|---|
| アンチトロンビンⅢ<br>＊アンチトロンビンⅢ | ATryn（組換えヒト AT-Ⅲ）<br>ThrombateⅢ（プール血漿から精製したヒト AT-Ⅲ） | 内因性もしくは外因性のヘパリンにより触媒される反応において，AT-Ⅲは，トロンビンの触媒部位のセリン残基と AT-Ⅲの活性部位のアルギニンの間に共有結合を形成することにより，トロンビンを不活化する；AT-Ⅲ置換療法は，不適切な血栓形成を防ぐ. | 血栓塞栓症の治療や遺伝性 AT-Ⅲ欠損患者における周術期や分娩後の血栓塞栓の予防 |
| ＊濃縮 C タンパク質 | Ceprotin | トロンビン-トロンボモジュリン複合体による活性化の後，C タンパク質は第Ⅴa，第Ⅷa 凝固因子を阻害する. | 重篤な遺伝性の C タンパク質欠損患者における静脈血栓症や電撃性紫斑病の治療と予防 |
| ＊C1 阻害薬 | Cinryze | ヒト血漿から精製されたセリンプロテアーゼ阻害薬；C1 阻害薬の血清レベルを維持し，不適切な補体や凝固系の活性化を防ぐことにより，ブラジキニンの生成と血管壁透過性の上昇を防ぐ. | HAE の患者における血管性浮腫に対する予防 |
| **代謝酵素の欠損** | | | |
| βグルコセレブロシダーゼ<br>＊βイミグルセラーゼ（別名：glucocerebrosidase） | セレザイム（rla）<br>Ceredase（rla）（プールしたヒト胎盤から精製） | グルコセレブロシドをグルコースとセラミドに加水分解する. | ゴーシェ病 |
| アルグルコシダーゼアルファ | マイオザイム | リソソームのグリコーゲンのα-1,4 とα-1,6 グリコシド結合の加水分解を触媒することによりグリコーゲンを分解する. | ポンペ病 Pompe disease（グリコーゲン貯蔵病Ⅱ型） |
| ラロニダーゼ | アウドラザイム | α-L-イデュロニダーゼは，リソソーム内の内因性の GAG を消化する酵素で，細胞・組織や臓器障害の原因となる GAG の蓄積を防ぐ. | ハーラー Hurler，ハーラー・シャイエ Hurler-Scheie 型の MPS Ⅰ型 |
| イデュルスルファーゼ | エラプレース | イデュロネート-2-スルファターゼは，GAG デルマタン硫酸やヘパラン硫酸から，末端の 2-O-硫酸基を切断することにより，それらの分解を促進し，GAG の蓄積を防ぐ. | MPS Ⅱ型（ハンター症候群 Hunter syndrome） |
| ガルスルファーゼ | ナグラザイム | *N*-アセチルグルコサミン-4-スルファターゼは，GAG デルマタン硫酸から末端の硫酸基を切断することにより，その分解を促進し，GAG の蓄積を防ぐ. | MPSⅣ型 |
| ヒト<br>αガラクトシダーゼA，<br>アガルシダーゼβ | ファブラザイム | グロボトリアオシルセラミド（GL-3）や他のグリコスフィンゴ脂質を加水分解し，腎臓の毛細血管内皮細胞や他の細胞におけるこれら脂質の沈着を減らす. | ファブリー病 Fabry disease；腎臓や心血管系の合併症を引き起こす脂質の蓄積を防ぐ |
| **肺および消化管疾患** | | | |
| ＊α-1 プロテイナーゼ阻害薬 | Aralast<br>Prolastin | エラスターゼを介した肺組織の崩壊を阻害する；プールされたヒト血漿から精製. | 先天性α-1 アンチトリプシン欠損症 |
| ＊ラクターゼ | Lactaid | ラクトースを分解する；ニホンコウジカビ *Aspergillus oryzae* から精製. | ラクトースを分解できないことに起因するおなら，腹部膨満，腹痛，下痢 |

（続く）

**表 53-1 欠損しているタンパク質や異常タンパク質を置換するタンパク質医薬品（グループⅠa）（続き）**

| タンパク質 | 商品名 | 機 能 | 臨床応用の例 |
|---|---|---|---|
| *膵酵素（リパーゼ，アミラーゼ，プロテアーゼ） | Arco-Lase<br>Cotazym<br>Creon<br>Donnazyme<br>Pancrease<br>Viokase<br>Zymase | 食物（タンパク質，脂質，炭水化物）を分解する；ブタから精製. | 嚢胞性線維症，慢性膵炎，膵機能不全，ポスト-ビルロートBillrothⅡ胃バイパス手術，膵管閉塞症，脂肪便，消化不良，おなら，腹部膨満 |
| **免疫不全** | | | |
| *アデノシンデアミナーゼ | Adagen（ウシペガデマーゼ，PET-ADA） | アデノシンを代謝し，アデノシンの蓄積を防ぐ；ウシから精製. | ADA 欠損に起因する SCID |
| *プールした Ig | Octagam<br>Privigen<br>Vivaglobin | Ig の静脈内投与製剤 | 原発性免疫不全と慢性 ITP |
| **他** | | | |
| *ヒトアルブミン | Albumarc<br>Albumin（ヒト）<br>Albuminar<br>AlbuRx<br>Albutein<br>Flexbumin<br>Buminate<br>Plasbumin | 循環血漿中の浸透圧を増加させ，循環血液体積を維持する. | アルブミンの産生低下（低タンパク血症），アルブミン消失の増加（ネフローゼ症候群），血液量減少，高ビリルビン血症 |

タンパク質による治療法は，構造に基づく特異性と機能に由来している．大きく複雑な酵素から短いペプチド鎖に至るまでの分子は，アミノ酸の二次，三次構造に起因する選択的な生物活性を有している．例えばソマトスタチンは，14-もしくは 28-のアミノ酸鎖か，もしくは特異性と生物活性を決定づけている特徴的なヘアピンループ構造を共有するより短い合成アナログは，活性を示す．いくつかの非常に短いペプチド製剤は，生物活性を決定づけている二次，三次構造が欠落しているので，低分子医薬と同等に考えることができる．このため，ガラティラメル酢酸（酢酸と L-Glu，L-Ala，L-Tyr，L-Lys からなる4アミノ酸のペプチド）のような薬剤については，この章では触れていない．タンパク質製剤は，特段の記述がない限り，遺伝子組換えで作製されている．* 非遺伝子組換え．‡グループⅠbにも属する．GH：成長ホルモン，growth hormone，IGF：インスリン様成長因子，insulin-like growth factor，IGFBP-3：IGF 結合タンパク 3，IGF binding protein 3，AT-Ⅲ：アンチトロンビンⅢ，antithrombin Ⅲ，HAE：遺伝性血管浮腫，hereditary angioedema，GAG：グリコサミノグリカン，glycosaminoglycan，MPS：ムコ多糖症，mucopolysaccharidosis，ADA：アデノシンデアミナーゼ，adenosine deaminase，SCID：重症複合型免疫不全症，severe combined immunodeficiency disease，Ig：免疫グロブリン，ITP：免疫性血小板減少性紫斑病，immune thrombocytopenic purpura.

**表 53-2 既存の経路を増強するタンパク質医薬品（グループⅠb）**

| タンパク質 | 商品名 | 機 能 | 臨床応用の例 |
|---|---|---|---|
| **造 血** | | | |
| エリスロポエチン，エポエチンα | Epogen<br>Procrit | 赤血球産生を刺激する. | 慢性疾患による貧血，骨髄異形成，慢性腎疾患や化学療法による貧血，術前の準備 |
| ダルベポエチンα | Aranesp | 半減期を長くしたエリスロポエチン改変体；骨髄中の赤血球細胞の産生を刺激する. | （透析の有無にかかわらず）慢性腎疾患の患者における貧血の治療 |
| メトキシポリエチレングリコール-エポエチンβ ペゴル（別名：methoxy polyethylene glycol-epoetin β） | ミルセラ | メトキシ PEG ブタノールと抱合させたエリスロポエチン；赤血球産生を刺激する. | 慢性腎疾患に関連する貧血 |
| G-CSF，フィルグラスチム | Neupogen | 好中球の増殖，分化，遊走を促進する. | AIDS や化学療法後，骨髄移植後の好中球減少，重度慢性好中球減少症 |

（続く）

**表 53-2 既存の経路を増強するタンパク質医薬品（グループⅠb）（続き）**

| タンパク質 | 商品名 | 機　能 | 臨床応用の例 |
|---|---|---|---|
| PEG-G-CSF，ペグフィルフラスチム | Neulasta | 好中球の増殖，分化，遊走を促進する． | AIDS や化学療法後，骨髄移植後の好中球減少，重度慢性好中球減少症 |
| GM-CSF，サルグラモスチム | Leukine | 好中球，好酸球，単球の増殖と分化を促進する． | 白血球減少症，骨髄移植後の骨髄再形成，HIV/AIDS |
| IL-11，オプレルベキン | Neumega | 巨核芽球や血小板の生成を促進する． | 特に骨髄抑制性の化学療法後の，重篤な血小板減少の予防 |
| ロミプロスチム | Nplate | Fc-ペプチドの融合タンパク（ペプチボディ）であり，トロンボポエチン受容体のアゴニストとして働き，血小板の産生を促進する． | 慢性 ITP 患者における血小板減少症の治療 |
| **妊　娠** | | | |
| FSH | Gonal-F/ フォリスチム | 排卵を促進する． | 不妊に対する補助生殖技術 |
| ヒト絨毛性性腺刺激ホルモン（ゴナドトロピン）（hCG） | Ovidrel | 子宮の卵胞の崩壊と排卵を促進する． | 不妊に対する補助生殖技術 |
| ルトロピンα | Luveris | 組換えヒト LH は，エストラジオールの分泌を促進し，FSH により誘発される卵胞の発達を支える． | LH 欠損に伴う不妊 |
| **免疫調節** | | | |
| Ⅰ型αインターフェロン，インターフェロンアルファコン-1，コンセンサスインターフェロン | Infergen | 機序不明；免疫調節薬 | 慢性 C 型肝炎 |
| インターフェロンα-2a（INFα-2a） | Roferon-A | 機序不明；免疫調節薬 | 有毛細胞白血病，慢性骨髄性白血病，カポジ肉腫，慢性 C 型肝炎 |
| ペグインターフェロンα-2a | ペガシス | 機序不明；免疫調節薬 | 代償性肝疾患を持ち，かつて IFN-αによる治療を受けたことのない慢性 C 型肝炎の成人；単独もしくはリバビリン（Copegus）との併用療法 |
| インターフェロンα-2b（INFα-2b） | イントロン A | 機序不明；免疫調節薬 | B 型肝炎，メラノーマ，カポジ肉腫，濾胞性リンパ腫，有毛細胞白血病，尖圭コンジローマ，C 型肝炎 |
| ペグインターフェロンα-2b | ペグイントロン | 組換え IFNα-2b を PEG に結合して，半減期を増加させた． | 代償性肝疾患を持ち，かつて IFN-αによる治療を受けたことのない慢性 C 型肝炎の成人 |
| *インターフェロンα-n3（INFα-n3） | Alferon N | 機序不明；プールされたヒトリンパ球より精製した非組換え型ヒト IFNα-n3. | 尖圭コンジローマ（HPV に起因する生殖器のいぼ） |
| インターフェロンβ-1a（rIFN-β） | アボネックス Rebif | 機序不明；抗ウイルスおよび免疫調節薬． | 多発性硬化症 |
| インターフェロンβ-1b（rIFN-β） | Betaseron Extavia | 機序不明；抗ウイルスおよび免疫調節薬． | 多発性硬化症 |
| インターフェロンγ-1b（IFN-γ） | Actimmune | 炎症や抗菌反応の増強 | CGD，重篤な大理石骨病 |
| IL-2，ETAF アルデスロイキン | Proleukin | T 細胞，B 細胞，ナチュラルキラー細胞や LAK 細胞を活性化する． | 転移性腎細胞がん，メラノーマ |

（続く）

### 表 53-2 既存の経路を増強するタンパク質医薬品（グループⅠb）（続き）

| タンパク質 | 商品名 | 機 能 | 臨床応用の例 |
|---|---|---|---|
| **止血，血栓形成** | | | |
| t-PA<br>アルテプラーゼ | Activase | フィブリンに結合して，プラスミノーゲンをプラスミンに変換することによりフィブリンの分解を促進する． | 肺塞栓症，心筋梗塞，急性心不全，中心静脈アクセス器具の閉塞 |
| レテプラーゼ（欠失変異型 t-PA） | Retavase | ヒト t-PA の糖修飾を受けていないクリングル 2 およびプロテアーゼドメインを含んでいる；t-PA と同様の機能． | 急性心筋梗塞の管理，心室機能の改善 |
| ‡ tenecteplase | TNKase | より高いプラスミノーゲン変換の特異性を持った t-PA；103Thr>Asp，117Asp>Gln，Alaの付加（296 ～ 299）のアミノ酸置換が行われている． | 急性心筋梗塞 |
| * ウロキナーゼ | Abbokinase | ヒト胎児腎細胞由来の非組換え型プラスミノーゲン活性化因子 | 肺塞栓症 |
| 第Ⅶa 因子 | ノボセブン | 血栓形成促進（活性化第Ⅶ因子，凝固因子カスケードを開始させる）． | 血友病 A，B の患者や，第Ⅷ，第Ⅸ因子の阻害薬を併用する患者の出血 |
| 活性化プロテイン C<br>ドロトレコギン α | Xigris | 抗血栓形成作用（第Ⅴa，第Ⅷa 凝固因子の阻害），抗炎症作用． | 死のリスクの高い重篤な敗血症 |
| トロンビン(ヒト組換え型)<br>* トロンビン（ヒト血漿からプールされたもの） | Recothrom<br>Evithrom | フィブリノゲンをフィブリンに切り出し，凝固カスケードを活性化する． | 外科手術下における止血補助；凝血を促進させるため局所投与する |
| * フィブリンシーラント（フィブリノゲンとトロンビンの混合物） | Artiss | プールされたヒト血漿から精製された 2 種のものからなるフィブリンシーラント；混ぜ合わせると，フィブリノゲンとトロンビンが血液凝固の最終場面のようにふるまう．さらに，フィブリン溶解阻害薬である合成アプロチニンを含んでおり，フィブリン溶解を遅延させる． | 自家皮膚移植片を外科的に調製した熱傷の創傷床に接着する |
| **内分泌障害** | | | |
| サケカルシトニン | Fortical（組換え型）<br>Miacalcin（合成） | 機序不明；破骨機能の阻害． | 閉経後骨粗鬆症 |
| ヒト副甲状腺ホルモン残基(1-34)，テリパラチド | フォルテオ | 骨形成を顕著に促進する；1 日 1 回の投与． | 重篤な骨粗鬆症 |
| ‡ § エキセナチド | バイエッタ | GLP-1 に似た薬効を示すインクレチンアナログ；グルコース依存的なインスリンの分泌促進，グルカゴン分泌抑制，胃内排出速度の低下，食欲減退の機能を示す（最初は，アメリカドクトカゲ *Heloderma suspectum* の唾液腺から発見された）． | メトホルミンやスルホニル尿素薬による治療に抵抗性を示す 2 型糖尿病 |
| **成長の制御** | | | |
| § オクトレオチド | サンドスタチン | 強力なソマトスタチンアナログ；成長ホルモンやグルカゴン，インスリンを阻害する． | 先端巨大症，VIP を分泌するアデノーマや転移性のカルチノイド腫瘍の症状軽減 |
| § ランレオチド | ソマチュリン（別名：somatuline depot） | 徐放性に製剤化された環状ソマトスタチンアナログ． | 先端巨大症の長期治療 |
| rhBMP-2，ジボテルミン α | Infuse | 機序不明 | 脊椎固定術，骨損傷の修復 |
| rhBMP-7 | Osteogenic protein-1 | 機序不明 | 脛骨骨折の癒着不能，腰椎固定術 |

（続く）

**表 53-2 既存の経路を増強するタンパク質医薬品（グループⅠb）（続き）**

| タンパク質 | 商品名 | 機 能 | 臨床応用の例 |
|---|---|---|---|
| †§GnRH：<br>ゴセレリン<br>ヒストレリン<br>ロイプロリド<br>ナファレリン | Eligard<br>Lupron<br>Supprelin LA<br>Synarel<br>Vantas<br>Viadur<br>ゾラデックス | ヒトGnRHの合成アナログ；継続的に投与すると，松果体のGnRH受容体の可逆的なダウンレギュレーションを引き起こし，松果体の性腺刺激ホルモン産生細胞を脱感作させることにより，ゴナドトロピンの分泌の強力な阻害薬として機能する． | 性的早熟，子宮内膜症，乳がん，前立腺がん |
| KGF，パリフェルミン | Kepivance | 組換え型KGFアナログ；皮膚，口，胃，大腸におけるケラチノサイトの成長を促進させる． | 化学療法中の患者における重篤な口腔内膜炎 |
| PDGF，ベカプラミン | Regranex | 肉芽組織の形成や線維芽細胞の増殖と分化を促進することにより創傷治癒を促進させる． | 糖尿病性潰瘍の創傷清拭の補助 |
| **他** | | | |
| ＊トリプシン | Granules | タンパク質分解 | 褥瘡性潰瘍，静脈瘤性潰瘍，痂皮の創傷清拭，離開傷，日焼け |
| ネシリタイド | Natrecor | 組換え型B型ナトリウム利尿ペプチド | 急性の非代償性の心不全 |

タンパク質製剤は，特段の記述がない限り，遺伝子組換えで作製されている．＊非遺伝子組換え．§合成．‡グループⅠcにも属する．†グループⅡaにも属する．PEG：ポリエチレングリコール，G-CSF：顆粒球コロニー刺激因子，AIDS：後天性免疫不全症候群，acquired immunodeficiency syndrome，GM-CSF：顆粒球マクロファージコロニー刺激因子，granulocyte-macrophage colony-stimulating factor，HIV：ヒト免疫不全ウイルス，IL-11：インターロイキン11，ITP：免疫性（特発性）血小板減少性紫斑病，immune（idiopathic）thrombocytopenic purpura，FSH：卵胞刺激ホルモン，LH：黄体形成ホルモン，luteinizing hormone，IFN：インターフェロン，interferon，HPV：ヒトパピローマウイルス，CGD：慢性肉芽腫症，chronic granulomatous disease，ETAF：上皮胸腺細胞活性化因子，epidermal thymocyte activating factor，LAK：リンホカイン活性化キラー，lymphokine-activated killer，t-PA：組織プラスミノーゲン活性化因子，GLP-1：グルカゴン様ペプチド-1，glucagon-like peptide-1，VIP：血管活性腸ポリペプチド，vasoactive intestinal polypeptide，rhBMP：組換えヒト骨形成タンパク質，recombinant human bone morphogenic protein，GnRH：性腺刺激ホルモン（ゴナドトロピン）放出ホルモン，gonadotropin-releasing hormone，KGF：ケラチノサイト成長因子，keratinocyte growth factor，PDGF：血小板由来増殖因子，platelet-derived growth factor．

瘍，術後傷，癰（せつ），および他のタイプの傷の治療に有効である．組換えヒト**デオキシリボヌクレアーゼⅠ deoxyribonucleaseⅠ（DNAse1）**もまた，興味深い新しい利用法がとられている．通常ヒト細胞内に見られるように，この組換え酵素は，嚢胞性線維症の患者の気道内で死滅した好中球由来の残されたDNAを分解するために使用される．そうしなければ残存したDNAが粘液栓を形成して気道をふさぎ，肺線維症，気管支拡張症，反復性肺炎につながる可能性がある．このように組換えタンパク質の技術は，通常細胞内にある酵素を，新たに細胞外環境で適用することを実現した．

このタンパク質医薬品には他にも多くの成功例がある．例えば急性リンパ性白血病の一形態として，アスパラギンが合成できず，細胞生存のためにこのアミノ酸を要求するものがある．大腸菌から精製された**L-アスパラギナーゼ L-asparaginase** は，そのような患者の血漿中アスパラギン濃度を下げるために使用され，がん細胞の増殖を阻害する．医療用のヒルであるヒルド・メディシナリス *Hirudo medicinalis* の研究から，その唾液腺が強力なトロンビン阻害薬であるヒルジンを産生していることが明らかとなった．そして，このタンパク質の遺伝子が同定，クローン化され，遺伝子組換えによる新たなタンパク質医薬品として**レピルジン lepirudin** が生み出された．レピルジンは，ヘパリン誘導型血小板減少症の患者の血栓形成を防ぐ．その他の生物もまた，すでに形成された血栓を壊すことのできるタンパク質を産生することができる．例えば，**streptokinase** は，C群β溶血連鎖球菌により産生されるプラスミノーゲン活性化タンパク質である．新しい機能や活性を付与するより多くの治療用タンパク質については，表53-3にまとめてある．

**表 53-3 新しい機能や活性を付与するタンパク質医薬品（グループⅠc）**

| タンパク質 | 商品名 | 機　能 | 臨床応用の例 |
|---|---|---|---|
| **高分子の酵素的分解** | | | |
| * ボツリヌス毒素 A 型 | ボトックス<br>Dysport | 神経筋接合部の SNAP-25 を切断して，SNARE 複合体を崩壊させ，弛緩性麻痺の原因となるアセチルコリンの放出を抑制する． | 特に頸部を含む，多種のジストニア；化粧用に利用 |
| * ボツリヌス毒素 B 型 | Myoblock | 神経筋接合部のシナプトブレビンを切断して，SNARE 複合体を崩壊させ，弛緩性麻痺の原因となるアセチルコリンの放出を抑制する． | 特に頸部を含む，多種のジストニア；化粧用に利用 |
| * コラゲナーゼ | Collagenase<br>Santyl | クロストリジウム・ヒストリチクティカム（ヒストチカム菌）の培養により得られるコラゲナーゼ；傷の壊死層のコラーゲンを消化する． | 慢性的な皮膚潰瘍や重篤な熱傷部位の創傷清拭 |
| ヒト<br>デオキシリボヌクレアーゼⅠ，ドルナーゼ α | プルモザイム | 膿状の肺分泌物中の DNA を分解する． | 嚢胞性線維症；FVC が 40%以上と予測される患者において，気道感染を低減させる |
| * ヒアルロニダーゼ<br>ヒアルロニダーゼ | Amphadase（ウシ）<br>Hydase（ウシ）<br>Vitrase（ウシ）<br>Hylenex（ヒト組換え型） | ヒアルロン酸の加水分解を触媒し，組織透過性を上げ，薬物の吸収速度を上げる． | 特に眼科手術時の麻酔やある種のイメージング剤など投与する薬剤の吸収や分散を上昇させるアジュバントの役割で用いられる |
| * パパイン | Accuzyme<br>Panafil | パパイヤ果実由来のプロテアーゼ | 壊死組織や褥瘡，静脈瘤性潰瘍，糖尿病性潰瘍，熱傷，術後傷，毛巣嚢胞傷，癰（せつ）や他の傷のような急性や慢性の創傷部位のかさぶたの液状化の創傷清拭 |
| **小分子代謝物の酵素的分解** | | | |
| *L-アスパラギナーゼ | ELSPAR | 外因性のアスパラギナーゼ活性を与える；血清から利用可能なアスパラギンを取り除く；大腸菌から精製． | 外因性のアスパラギンを増殖のために必要としている ALL |
| * ペグ-アスパラギナーゼ | Oncaspar | 外因性のアスパラギナーゼ活性を与える；血清から利用可能なアスパラギンを取り除く；大腸菌から精製． | 外因性のアスパラギンを増殖のために必要としている ALL |
| ラスブリカーゼ | Elitek | 尿酸の酵素的な酸化反応を触媒し，不活性で可溶性の代謝物（アラントイン）に変換する；元はアスペルギウス・フラーブス *Aspergillus flavus* から単離された． | 腫瘍崩壊症候群を生じさせる可能性のある抗がん治療が進行中の白血病やリンパ腫，固形がんの小児患者 |
| **止血と血栓形成** | | | |
| レピルジン<br>デシルジン | Refludan<br>Iprivask | 組換えヒルジン；医学用のヒルであるヒルド・メディシナリス *Hirudo medicinalis* の唾液腺由来のトロンビン阻害薬． | HIT，緊急性の低い人工股関節置換術下の患者における深部静脈血栓症に対する予防 |
| § ビバリルジン | Angiomax | 合成のヒルジンアナログ；選択的に循環血中あるいは血栓に結合しているトロンビンの触媒部位とアニオン結合部位の両方に結合する． | 冠動脈血管形成術および HIT における血液凝固リスクを減少させる |
| *streptokinase | Streptase | プラスミノーゲンをプラスミンに変換する；C 群 β 型溶血連鎖球菌によって生産される． | 急性に進行する ST 上昇を伴う心筋梗塞，肺塞栓症，深部静脈血栓症，動脈血栓症もしくは塞栓症，動静脈カニューレの閉塞 |

（続く）

**表 53-3　新しい機能や活性を付与するタンパク質医薬品（グループ I c）（続き）**

| タンパク質 | 商品名 | 機　能 | 臨床応用の例 |
|---|---|---|---|
| *アニストレプターゼ，APSAC | Eminase | プラスミノーゲンをプラスミンに変換する；p-アニソイル基は，プラスミノーゲン-streptokinase 複合体の触媒部位の中心を保護しており，早期の不活化を防いでいる．それゆえ，streptokinase よりもより長時間の活性維持が可能となっている． | 不安定狭心症の患者における血栓溶解 |
| プロタミン | プロタミン硫酸塩 | プロタミンとヘパリンの 1：1 の安定な複合体を形成させることにより，ヘパリンを不活化する． | ヘパリンの過量投与 |

タンパク質製剤は，特段の記述がない限り，遺伝子組換えで作製されている．* 非遺伝子組換え．§ 合成．SNAP-25：シナプトソーム随伴タンパク 25，synaptosomal-associated protein-25，SNARE：SNAP 受容体，SNAP receptor，FVC：努力肺活量，forced vital capacity，ALL：急性リンパ芽球性白血病，acute lymphoblastic leukemia，HIT：ヘパリン誘導性血小板減少症，heparin-induced thrombocytopenia，APSAC：アニソイル化プラスミノーゲン-streptokinase 活性化複合体，anisoylated plasminogen streptokinase activator complex.

## グループⅡ：標的化タンパク質

モノクローナル抗体やイムノアドヘシン（リガンドに結合する人工抗体）の持つ非常に高い結合特異性は，様々な組換え DNA 技術を用いて実現化されている．多くのグループⅡa に属するタンパク質医薬品は，標的分子や細胞を選択的に壊すように免疫系を仕向けるために，免疫グロブリン immunoglobulin（Ig）の抗原認識部位やタンパク質リガンドの受容体結合ドメインを利用する．他のモノクローナル抗体やイムノアドヘシンは，分子の機能的に重要な部位を単純に物理的に遮断することにより，効果をなくさせる．イムノアドヘシンは，タンパク質リガンドの受容体結合ドメインと Ig の Fc 部位を組み合わせている．免疫系細胞は Fc 部位を認識し，結合した分子をエンドサイトーシスにより取り込み化学的・酵素的に分子を分解するため，Fc 部位は，可溶性分子を破壊の標的にすることができる．Fc 部位がある細胞の表面にある特異的に認識される分子に結合するならば，Fc 部位は，細胞を免疫系による破壊の標的にすることができる．殺細胞効果は，マクロファージ，他の免疫系の細胞，または補体結合反応により発揮される．

イムノアドヘシンの**エタネルセプト etanercept** のように，グループⅡa のタンパク質医薬品のいくつかは，炎症性疾患の治療薬として認可されている．エタネルセプトは，腫瘍壊死因子 tumor necrosis factor（TNF）受容体とヒト抗体である IgG1 の Fc 部位の 2 つのヒトタンパク質を融合したものである．分子の TNF 受容体部分は，血漿中の過剰量の TNF と結合する．一方，Fc 部分は結合した複合体を破壊の標的としている．この 2 つの機能を組み合わせることで，エタネルセプトは TNF（免疫系を賦活化するサイトカイン）の有害作用を中和し，炎症性の関節炎や**乾癬 psoriasis** に対する効果的な治療効果を発揮する．他のグループⅡa に属するタンパク質で TNF を標的とするものに**インフリキシマブ infliximab** がある．遺伝子組換えによって作製されたこのモノクローナル抗体は，TNF-α に結合して，**関節リウマチ rheumatoid arthritis** や**炎症性大腸疾患 inflammatory bowel disease** などの炎症時の TNF-α の活性を中和するのに使用される．

いくつかのグループⅡa に属するタンパク質は，感染症の治療に使用されるものがある．小児の呼吸器疾患による入院の主原因の 1 つである，重篤な呼吸系発疹ウイルス respiratory syncytial virus（RSV）感染のリスクが高い患者には，組換えモノクローナル抗体の**パリビズマブ palivizumab** が投与される．パリビズマブは，RSV F タンパク質に結合し，ウイルスを免疫系によって体内から直接的に消失させる．モノクローナル抗体やイムノアドヘシンでないグループⅡのタンパク質医薬品の例として，**エンフビルチド enfuvirtide** がある．この 36 アミノ酸からなるペプチドは，ヒト免疫不全ウイルス human immunodeficiency virus（HIV）のエンベロープタンパク質でウイルスの宿主細胞への融合に重要な役割を果たす gp120/gp41 に結合することにより，ウイルスの融合に必要な gp41 の立体構造の変化を阻害して，細胞内へのウイルスの侵入を阻害する．

腫瘍領域においても，グループⅡa の抗体は成果を挙げている．例えば**リツキシマブ rituximab** は，ヒト・マウスキメラモノクローナル抗体であり，B 細胞の非ホジキンリンパ腫 non-Hodgkin lymphomas の 90% 以上に発現する膜貫通型タンパク質である CD20 に結合して，生体の免疫系によってその細胞を破壊の標的にする．リツキシマブは，たいていアントラサイクリン系薬物と併用されるが，がん治療の単独療法として認可されている数少ないモノクローナル抗体の 1 つである．**セツキシマブ cetuximab** は，結腸直腸がんや頭頸部がんの治療に用いられるモノクローナル抗体である．このモノクローナル抗体は，上皮細胞成長因子受容体 epidermal growth factor receptor（EGFR）に結合し，がん細胞の成長および増殖を阻害する．その他の近年開発されたグループⅡa のタンパク質医薬品については，表 53-4 にまとめた．また，とりわけがんや炎症性疾患に対して，モノクローナル抗体の非常に特異性の高い結合性を活かしたタンパク質医薬品が，数多く開発途上にある．

同族のリガンドの結合により活性化される細胞表面の受容体は多くの重要なプロセスを制御している．標的タンパク質医薬品は，そのような受容体に結合することによって細胞のシグナル伝達経路を活性化し，細胞機能に大きな影響を与えることが考えうる．そのアウトカムは，（アポトーシス誘導を介した）細胞死から，細胞分裂のダウンレギュレーションや細胞増殖の増大など多岐にわたる．ある特定の標的結合タンパク質が特定のシグナル経路を制御して *in vivo* での効果を示していることを証明するのは困難であったにもかかわらず，*in vitro* で見られた事実から，このようなタイプの制御が，ある種の治療タンパク質の薬効メカニズムに関与していることが示唆されている．例えば，悪性腫瘍細胞が Her2/Neu（ERBB2 とも呼ばれる）という細胞表面の受容体を発現しているようなある種の乳がんの治療法が，**トラスツズマブ trastuzumab**（Her2/Neu のモノクローナル抗体）が加わったことにより拡張された．トラスツズマブは Fc 領域を持ち，ナチュラルキラー細胞によって引き起こされる抗体依存的な細胞毒性を促進するにもかかわらず，トラスツズマブの薬効メカニズムはこれだけではないようである．同じような Fc 領域を持ち，乳がん細胞を標的とする他のモノクローナル抗体は *in vivo* で薬効を示さなかった．しかしトラスツズマブは，*in vitro* において乳がん細胞の増殖を制御する細胞内シグナル伝達を誘導することが示されてきた．したがって，ホスファチジルイノシトール 3-キナーゼ phosphatidylinositol 3-kinase（PI3K）経路の阻害，血管新生の阻害や Her2 受容体の分解阻害などの複数のメカニズムが組み合わさって，トラスツズマブは薬効を発揮したと考えられる．単純な受容体結合を介した細胞の生理機能の制御がいくつかの標的指向型治療の効果において重要な役割を果たしてはいるが，トラスツズマブの複雑な効果発現は，全体的な治療効果における受容体結合の相対的な寄与を分離評価することが難しいことを示唆している．

薬物療法において最も大きなチャレンジの 1 つに，低分子薬物やタンパク質を意図した治療標的へ選択的に輸送することが挙げられる．われわれの体は通常，分子を選択的に輸送・運搬するためにタンパク質を利用している．タンパク質による分子の選択的な輸送原理は現代の薬物療法に応用できるため，この原理を理解することに焦点を当てた研究がさかんに行われている．**ゲムツズマブオゾガマイシン gemtuzumab ozogamicin** のようなグループⅡb のタンパク質医薬品はこの戦略を利用している（表 53-5）．ゲムツズマブオゾガマイシンは，CD33 に対するモノクローナル抗体と低分子の化学療法薬であるカリケアマイシンを連結した薬物である．この療法を使用することで，毒性物質を CD33 を発現する急性骨髄性白血病細胞に選択的に輸送し，結果としてこれら細胞を選択的に殺す．同様に，難治性の CD20 を発現する非ホジキンリンパ腫は，CD20 に対するモノクローナル抗体と放射性物質のイットリウム（Y-90）をつなげた**イブリツモマブ チウキセタン ibritumomab tiuxetan** によって選択的に殺すことができる．他の例として，**denileukin diftitox** は，IL-2 受容体を構成する CD25 に対するモノクローナル抗体を用いて，この受容体を発現する T 細胞リンパ腫に殺細胞活性を持ったジフテリアトキシンを運ぶことができる．

これら現在の例に加えて，この分野の方向性を決定づける興味深い研究開発が複数進行中である．例えば単純ヘルペスウイルスは，VP22 というタンパク質を産生し，ヒト細胞に入る．VP22 は，*in vitro* でタンパク質や他の化合物を核内に輸送するために使用されてきた．一例として，VP22 は，がん抑制遺伝子 *p53*（およびそのタンパク質産物）を持たない培養骨肉腫細胞に p53 タンパク質を標的指向化するのに使われた．p53 の再導入によってそれら細胞のアポトーシスが引き起こされる．あるタイプのがんに対しては，タンパク質を利用した *p53* 遺伝子の標的化が，新たな効果的治療法になると考えられている．中枢神経系 central nervous system（CNS）へのタンパク質や他の高分子物質のデリバリーについても，非常に高い輸送選択性を持つ血液脳関門 blood-brain barrier（BBB）の存在があるため挑戦的な研究領域の 1 つである．し

### 表 53-4 分子や生物体を阻害するタンパク質医薬品（グループⅡa）

| タンパク質 | 商品名 | 機能 | 臨床応用の例 |
|---|---|---|---|
| **悪性腫瘍** | | | |
| ベバシズマブ | アバスチン | VEGF-A の全分子種に結合するヒト化 mAb. | 大腸がん |
| セツキシマブ | アービタックス | EGFR に結合する mAb. | 大腸がん |
| パニツムマブ | ベクティビックス | EGFR と相互作用するリガンドを競合的に阻害する mAb. | 転移性大腸がん |
| デガレリクス（GnRH 受容体アンタゴニスト） | Firmagon | 7つの非天然型アミノ酸を含む10アミノ酸からなる合成直鎖ペプチド；GnRH 受容体の競合阻害薬として，下垂体の受容体への GnRH の結合を阻害し，テストステロン産生を減少させる. | 進行性前立腺がん |
| alemtuzumab | Campath | T 細胞および B 細胞上の CD52 抗原に対して直接結合するヒト化 mAb. | すでにアルキル化薬による治療が行われており，フルダラビン治療が失敗した患者における B-CLL |
| リツキシマブ | リツキサン | 非ホジキン型 B 細胞リンパ腫の 90% 以上に発現する膜貫通型タンパクの CD20 に結合するキメラ（ヒト/マウス）mAb；いくつかの低分子がん治療薬との相乗的な治療効果が，リンパ腫の細胞株において認められている. | 再発，難治性の低悪性度の，もしくは嚢胞状の $CD20^+$ 非ホジキン型 B 細胞リンパ腫の治療，CVP（シクロホスファミド/ビンクリスチン/プレドニゾロン）化学療法と併用して，原発性の低悪性度の，もしくは嚢胞状の $CD20^+$ 非ホジキン型 B 細胞リンパ腫の治療；びまん性大細胞型 $CD20^+$ 非ホジキン型 B 細胞リンパ腫に対して，CHOP（シクロホスファミド/ドキソルビシン/ビンクリスチン/プレドニゾロン）もしくは他のアントラサイクリン系の化学療法と併用するのが治療の第一選択となっている；メトトレキサートと併用して，リウマチの治療 |
| トラスツズマブ | ハーセプチン | 細胞表面の Her2/Neu 受容体に結合する mAb で，がんの細胞増殖を調節する. | 乳がん |
| **免疫制御** | | | |
| アバタセプト | オレンシア | 選択的な副刺激調節薬；CD80 と CD86 に結合して，T 細胞の活性化を抑制し，CD28 との相互作用を防御し，自己免疫性の T 細胞活性化を阻害する. | リウマチ（特に，TNF-$\alpha$ の阻害に対し不応性の場合） |
| アダリムマブ | ヒュミラ | TNF-$\alpha$ に選択的に結合し，p55 や p75 といった細胞表面の TNF 受容体との相互作用を防御する. それにより，CRP，ESR，IL-6 を含む炎症性マーカーのレベルの減少が起こる. | リウマチ，クローン病 Crohn disease |
| ゴリムマブ | シンポニー | TNF-$\alpha$ に選択的に結合し，不活化するヒト IgG/$\kappa$ 抗体. | リウマチ，乾癬性関節炎，強直性脊椎炎 |
| セルトリズマブ | Cimzia | PEG を抱合した組換え型ヒト化 Fab 抗体断片；TNF-$\alpha$ に選択的に結合し，不活化する. | クローン病の治療および維持療法 |

（続く）

**表 53-4 分子や生物体を阻害するタンパク質医薬品（グループⅡa）（続き）**

| タンパク質 | 商品名 | 機 能 | 臨床応用の例 |
|---|---|---|---|
| エタネルセプト | エンブレル | 組換え型可溶性 TNFr とヒト IgG1 の Fc 部分の二量体融合タンパク質. | 他の治療法が無効であった中等度～重度の活動性リウマチ，中等度～重度の活動性多関節若年性リウマチ |
| インフリキシマブ | レミケード | TNF-αに結合し，不活化する mAb で，炎症性のサイトカインの誘導，内皮透過性の変化，好酸球や好中球の活性化，急性期反応物質の誘導や，滑膜細胞や軟骨細胞による酵素産生を抑制する. | リウマチ，クローン病 |
| トシリズマブ | アクテムラ | 組換え型抗ヒト IL-6 受容体ヒト化 mAb | 1つ，もしくはそれ以上の抗 TNF 治療が無効であった成人における中等度～重度の活動性リウマチ |
| アナキンラ | Antril<br>Kineret<br>Synergen | 組換え型 IL-1 受容体アンタゴニスト | 1つ，もしくはそれ以上の疾患修飾性の抗リウマチ治療が無効であった成人における中等度～重度の活動性リウマチ |
| カナキヌマブ | イラリス | IL-1βに選択的に結合し，隔離する組換え型ヒトモノクローナル IgG1/κ抗体. | FCAS や MWS を含む CAPS |
| リロナセプト | Arcalyst | IL-1βのおとり受容体；ヒト IL-1β受容体の細胞外のリガンド結合部位（IL-1RI）と，IL-1 受容体修飾タンパク質（IL-1RAcP）がヒト IgG1 の Fc 部位と連結されたものから構成される二量体融合タンパク質. | FCAS や MWS を含む CAPS |
| アレファセプト | Amevive | リンパ球の表面の CD2 に結合し，LFA-3 との相互作用を阻害する mAb；この結合は，乾癬における T リンパ球の活性化に重要である. | 全身療法か光線療法の候補者となっている中等度～重度の慢性尋常性乾癬の成人 |
| エファリズマブ | Raptiva | CD11a に対するヒト化 mAb | 全身療法の候補者となっている中等度～重度の慢性尋常性乾癬の成人 |
| ウステキヌマブ | ステラーラ | 共通の p40 サブユニットに結合し，IL-12 と 23 のシグナル伝達を破壊するヒト IgG/κ抗体. | 尋常性乾癬 |
| ナタリズマブ | Tysabri | 機序不明；α4β1 とα4β7 インテグリンのα4 サブユニットに結合し，VCAM-1 と，MadCAM-1 それぞれの相互作用を防御する. | 再発性多発性硬化症 |
| エクリズマブ | ソリリス | 補体タンパク質 C5 に結合し，C5a と C5b への切断を阻害することにより，末端の補体複合体である C5b-9 の形成を阻害する. | PNH |
| **移 植** | | | |
| *抗胸腺細胞グロブリン（ウサギ） | サイモグロブリン | T 細胞の選択的な消失；正確な機序は不明. | 急性の腎移植拒絶反応，再生不良性貧血 |
| バシリキシマブ | シムレクト | CD25（IL-2 受容体）のα鎖に結合し，IL-2 を介したリンパ球の活性化を防ぐことにより，グラフト拒絶の細胞性免疫反応を停止させるキメラ（ヒト/マウス）IgG1. | シクロスポリンやコルチコステロイドなど免疫抑制療法を受けている腎移植患者における同種移植の拒絶反応に対する予防 |

（続く）

### 表 53-4 分子や生物体を阻害するタンパク質医薬品（グループⅡa）（続き）

| タンパク質 | 商品名 | 機　能 | 臨床応用の例 |
|---|---|---|---|
| ダクリズマブ | Zenapax | CD25（IL-2 受容体）のα鎖に結合し，IL-2 を介したリンパ球の活性化を防ぐことにより，グラフト拒絶の細胞性免疫反応を停止させるヒト化 IgG1 mAb. | 腎移植を受けている患者における急性の同種移植の拒絶反応に対する予防 |
| ムロモナブ-CD3 | Orthoclone/OKT3 | CD3 と結合し，T 細胞機能を停止させる mAb. | 急性の腎臓の同種移植の拒絶反応，もしくはステロイド抵抗性の心臓や肝臓の同種移植の拒絶反応 |
| *B 型肝炎免疫グロブリン | HepaGam B | ヒト血漿由来の精製γグロブリンから調製した；B 型肝炎ウイルスの表面に結合し，受動免疫を付与する；完全な機序についてはわかっていない. | B 型肝炎感染患者における肝移植後の B 型肝炎の再発防止；B 型肝炎に感染後の薬物の曝露による予防 |
| **肺障害** | | | |
| オマリズマブ | ゾレア | 肥満細胞や好塩基球の高親和性 IgE 受容体に結合する IgE を阻害する IgG mAb；これにより，これら細胞における活性化と，炎症性メディエーターの放出が抑制される. | 皮膚試験もしくは通年性の空気アレルゲンに対する *in vitro* 反応性試験の結果が陽性で，症候が吸入のコルチコステロイドによって十分にコントロールされないような中等度～重度の持続型喘息の成人もしくは青年（少なくとも 12 歳以上） |
| パリビズマブ | シナジス | 呼吸器合胞体ウイルスの F タンパク質の A 抗原部位に結合するヒト化 IgG1 mAb. | 高リスクの小児患者における呼吸器合胞体ウイルス感染の予防 |
| **感染症**† | | | |
| エンフビルチド | Fuzeon | HIV のエンベロープタンパクの gp120/gp41 に結合することにより，HIV がホスト細胞に侵入するのを防ぐ 36 アミノ酸のペプチド. | 進行性の HIV 感染を伴う成人および子ども（少なくとも 6 歳以上） |
| **止血および血栓形成** | | | |
| abciximab | ReoPro | 糖タンパクⅡb/Ⅲa インテグリン受容体に結合することにより，血小板凝集を抑制するキメラ（ヒト / マウス）mAb 7E3 の Fab 断片. | 経皮冠動脈インターベンション施行中の患者，もしくは内科的治療に反応しない不安定狭心症のため，経皮冠動脈インターベンションをこれから行おうとしている患者における心虚血の防止のためのアスピリンとヘパリンの補助 |
| **内分泌障害** | | | |
| ‡GnRH 受容体アンタゴニスト：<br>セトロレリクス<br>ガニレリクス | Antagon<br>セトロタイド<br>Orgalutran | 月経周期の卵胞期の初期～中期における早期 LH の急上昇の抑制. | 不妊のための補助生殖技術（排卵誘発） |
| ペグビソマント | ソマバート | PEG で抱合された組換えヒト成長ホルモン；成長ホルモン受容体をブロックする. | 先端巨大症 |

（続く）

**表 53-4 分子や生物体を阻害するタンパク質医薬品（グループⅡa）（続き）**

| タンパク質 | 商品名 | 機 能 | 臨床応用の例 |
|---|---|---|---|
| **他** § | | | |
| *クロタリデ多価免疫 Fab（ウマ） | Crofab | 10 種類の臨床上重要な北米マムシのヘビ毒に結合し中和化する IgG の Fab 断片の混合物. | マムシによる毒物注入（ニシダイヤガラガラヘビ，ヒガシダイヤガラガラヘビ，モハーベガラガラヘビ，ウォーターモカシン） |
| *ジゴキシン免疫血清，Fab（ウマ） | Digifab | ジゴキシン誘導体で免疫されたヒツジから得られた一価の断片抗原が結合している（Fab）Ig 断片. | ジゴキシン毒性 |
| ラニビズマブ | ルセンティス | VEGF-A の分子種に結合する. | 血管新生性加齢黄斑変性 |

タンパク質製剤は，特段の記述がない限り，遺伝子組換えで作製されている. * 非遺伝子組換え. ‡グループⅠb にも属する. † 精製 Ig は，感染性物質への曝露の急性症状の緩和にも用いられる. ボツリヌス中毒症，サイトメガロウイルス，B 型肝炎，狂犬病，破傷風，牛痘に対するヒト Ig が，米国食品医薬品局（FDA）によって承認されている. § 他に 2 つの抗毒血清が FDA により承認されている. 抗毒 Ig（ウマ）[*Latrodectus mactans*（クロゴケグモ）および抗毒 Ig（ウマ）]，*Micrurus fulvius*（北米サンゴヘビ）. VEGF-A：血管内皮細胞増殖因子-A，vascular endothelial growth factor A，mAb：モノクローナル抗体，monoclonal antibody，EGFR：上皮細胞成長因子受容体，GnRH：性腺刺激ホルモン（ゴナドトロピン）放出ホルモン，gonadotropin-releasing hormone，B-CLL：B 細胞慢性リンパ性白血病，B-cell chronic lymphocytic leukemia，CVP：シクロフォスファミド，ビンクリスチン，prednisone，CHOP：シクロフォスファミド，ヒドロキシダウノルビシン（ドキソルビシン），オンコビン（ビンクリスチン），prednisone，TNF：腫瘍壊死因子，CRP：C 反応性タンパク，C-reactive protein，ESR：赤血球沈降速度，erythrocyte sedimentation rate，IL：インターロイキン，PEG：ポリエチレングリコール，TNFr：腫瘍壊死因子受容体，tumor necrosis factor receptor，FCAS：家族性感冒自己炎症性症候群，familial cold autoinflammatory syndrome，MWS：マックル・ウェルズ症候群，Muckle-Wells syndrome，CAPS：クリオピリン関連周期性症候群，cryopyrin-associated periodic syndrome，LFA-3：白血球機能関連抗原-3，leukocyte function-associated antigen 3，VCAM-1：血管細胞接着分子-1，vascular cell adhesion molecule-1，MadCAM-1：粘膜アドレシン細胞接着分子-1，mucosal addressin cell adhesion molecule-1，PNH：発作性夜間ヘモグロビン尿症，paroxysmal nocturnal hemoglobinuria，HIV：ヒト免疫不全ウイルス，LH：黄体形成ホルモン，luteinizing hormone，Ig：免疫グロブリン，CTLA4：細胞傷害性 T 細胞関連抗原 4.

**表 53-5 他の化合物やタンパク質を輸送するタンパク質医薬品（グループⅡb）**

| タンパク質 | 商品名 | 機 能 | 臨床応用の例 |
|---|---|---|---|
| denileukin diftitox | Ontak | ジフテリア毒素の殺細胞作用を IL-2 受容体が発現する細胞に指向させる. | IL-2 受容体の CD25 部分を発現する持続性もしくは再発性の皮膚 T 細胞リンパ腫 |
| ‡イブリツモマブ チウキセタン | イットリウム（別名：zevalin） | モノクローナル抗体部分が CD20 を発現する B 細胞を認識し，アポトーシスを誘導するとともに，キレート部位はイメージング（In-111）や β 線照射による細胞損傷（Y-90）を可能とする. | 再発性あるいは難治性の低悪性度の濾胞状もしくは形質転換した非ホジキン型 B 細胞リンパ腫（NHL）で，リツキシマブに抵抗性の濾胞状の NHL を含む |
| ゲムツズマブオゾガマイシン | マイロターグ | ヒト化抗 CD33 IgG4/κ モノクローナル抗体に低分子化学療法薬であるカリケアマイシンが抱合しているもの. | 60 歳以上で，殺細胞性の化学療法の対象とならない再発性の CD33 を発現する急性骨髄性白血病 |
| ‡トシツモマブ<br>I-131 トシツモマブ | Bexxar<br>Bexxar I-131 | CD20 表面抗原に結合し，アポトーシスを活性化するモノクローナル抗体. 放射性のヨード 131 をカップルしたモノクローナル抗体；CD20 表面抗原に結合し，細胞毒性を示す程度の放射線照射をする（I-131 の結合されていないトシツモマブの後で使われる）. | リツキシマブに抵抗性で化学療法後再発した患者における CD20 が発現している濾胞状の NHL で形質転換の有無は問わない；トシツモマブと I-131 トシツモマブは，Bexxar の治療計画において，連続して用いられる |

すべてのタンパク質は，組換え型である. ‡グループⅡa にも属している. IL：インターロイキン，NHL：非ホジキン型細胞リンパ腫，non-Hodgkin lymphoma.

かし動物実験において，治療タンパク質ともともとBBBを特異的に透過できるタンパク質を融合したタンパク質は，CNSへ治療タンパク質を運ぶことができることが示されている．例えば自然にBBBを透過できる破傷風毒素タンパク質の断片が，動物実験において，スーパーオキシドジスムターゼ superoxide dismutase（SOD）をCNSに運ぶことができることが示されている．このタイプの治療方法は，SODのCNSでのレベルが低下しているとの報告がある**筋萎縮性側索硬化症 amyotrophic lateral sclerosis**のような神経疾患の治療に適用しうると考えられている．ある特定のタンパク質のレベルが異常な他のCNSの疾患治療に対する適用も大いに期待されている．

## グループⅢ：タンパク質ワクチン

組換えDNA技術の開発に伴い，感染症やがんに対して体を守るための免疫系の分子機構の理解も著しく進歩を遂げた．このような新しい知見に基づき，グループⅢに属するタンパク質は，病気の予防や治療を目的とするワクチンとしてうまく適用されてきた．表53-6にいくつかの例を示した．

ヒトが外来生物やがん細胞に対して効率的に免疫力を高めるにあたっては，ヘルパーT細胞のような免疫細胞の活性化が必要である．免疫細胞の活性化は，細胞表面に，外来生物やがん細胞に見られるタンパク質由来の特異的なオリゴペプチドを提示する，抗原提示細胞によって引き起こされる．ポリオや麻疹など特定の生物に対するワクチン接種をする場合，最も多いケースとして，熱による不活化または弱毒化された病原体が用いられている．しかし，この方法では感染や副作用といった避けることのできない一定のリスクが伴う．適切な免疫原性を持つ（しかし病原性は持たない）微生物のタンパク質成分を注射することで，感染や毒性発現のリスクをなくしつつ，免疫を付与する理想的なワクチンが作りうる．

グループⅢaのタンパク質は，感染症や毒物に対する防御に用いられる．**B型肝炎ワクチン hepatitis B vaccine**は1つの成功例である．このワクチンは，B型肝炎ウイルスの非感染性タンパクである組換えB型肝炎ウイルス表面抗原 hepatitis B surface antigen（HBsAg）を産生することで作られた．免疫系が正常なヒトにこのタンパク質を何度か投与することにより，大部分のヒトに対して十分な免疫を付与することができる．同様に，ボレリア・ブルグドルフェリ

**表53-6 タンパク質ワクチン（グループⅢ）**

| タンパク質 | 商品名 | 機能 | 臨床応用の例 |
|---|---|---|---|
| **有害外来物質からの保護（グループⅢa）** | | | |
| HBsAg | Engerix<br>Recombivax HB | B型肝炎ウイルス表面の非感染性タンパク質 | B型肝炎ワクチン |
| HPVワクチン | ガーダシル | 四価HPV組換えワクチン（6，11，16，18型）；上記4種HPVの主要カプシドタンパク質を含んでいる． | HPV感染の抑制 |
| OspA | LYMErix | ボレリア・ブルグドルフェリ *Borrelia burgdoferi* 表面の非感染性リポタンパク質 | ライム病ワクチン |
| **自己免疫疾患の治療（グループⅢb）** | | | |
| 抗Rh IgG | Rhophylac | Rh陰性のヒトにおける抗Rh抗体と反応性を示すRh抗原を中和する． | 分娩前および分娩後のRh（D）陰性の女性におけるRh（D）因子の感作抑制；妊娠合併症や侵襲的手技時のRh予防；Rh（D）陽性赤血球を輸血されたRh（D）陰性患者のRh免疫抑制 |
| **がん治療（グループⅢc）** | | | |
| 現在，臨床試験進行中 | | | |

ワクチンの製造過程で組換えタンパク質技術を使用しているワクチンを抜粋．以下の病原体・疾患に対するワクチンが現在米国食品医薬品局（FDA）に承認されている：炭疽，無菌性百日咳，BCG（子どもの結核からの防御），ジフテリア，A型肝炎，B型肝炎，HPV 6型・11型・16型・18型，インフルエンザA型・B型・H5N1型，日本脳炎，ライム病，麻疹，髄膜炎，流行性耳下腺炎，疫病，肺炎球菌，ポリオ，狂犬病，ロタウイルス，風疹，天然痘，破傷風，チフス菌，水痘・帯状疱疹，黄熱病（http://www.fda.gov/cber/vaccine/licvacc.htm参照）．HPV：ヒトパピローマウイルス．

*Borrelia burgdorferi* 外側表面の非感染性リポタンパク質が，**ライム病 Lyme disease** ワクチン（OspA）として用いられている．最近承認されたヒトパピローマウイルス human papillomavirus (HPV) ワクチンは，一般的に尖圭コンジローマ（6 型，11 型）や**子宮頸がん cervical cancer**（16 型，18 型）の原因となる 4 種の HPV 由来の主要なカプシドタンパク質を混合して作られている．

組換えタンパク質は，外来の侵入物に対する防御能を形成するだけでなく，“自己”を攻撃する過剰な免疫応答に対する防御も誘導することができる．一説によると，自己タンパク質を多量に投与すると，自己のタンパク質に対して反応する細胞が除去，もしくは不活化されることにより，自己タンパク質に対して耐性が形成されるという話もある．グループⅢb に属するタンパク質は，自己免疫性疾患の患者の治療に用いられる．妊娠中の母体内の胎児の免疫寛容は，ワクチンを使用する際の特別な状況を表している．時として，以前の妊娠時に，胎児由来のある抗原に対して免疫応答したために，新たな胎児に拒絶反応を示す妊婦も存在する．**抗 Rhesus D 抗原 Ig anti-Rhesus D antigen Ig** の投与により，Rh（＋）の新生児を出産する時に Rh（－）の母親の感作を妨げる．母親が胎児の Rh 抗原に対する抗体を産生しないため，新たな胎児が Rh 抗原を持つとしても，次の妊娠時にも免疫反応や妊娠損失は起こらないのである．

グループⅢc のタンパク質は，治療用のがんワクチンとして用いられる．現在 FDA に認可されている組換えがんワクチンはないが，患者個々のがんに対するワクチンを用いる有望な臨床試験が行われている．例えば，**B 細胞性非ホジキンリンパ腫 B-cell non-Hodgkin lymphoma** のワクチンには，タバコの形質転換体（ニコチアナ・ベンサミアナ *Nicotiana benthamiana*）を使用する．この種のリンパ腫の患者では，細胞表面に特異抗体を提示する抗体産生 B 細胞の悪性の増殖が見られる．この腫瘍特異的抗体のイディオタイプ領域をサブクローニングし，タバコに遺伝子組換えにより発現させることで，患者のワクチン接種に用いることができる腫瘍特異的な抗原が作られる．リンパ腫の生検から患者特異的なワクチンが実際に使用可能になるまでには，たった 6～8 週間しかかからない．感染性のある生物のゲノムと自己免疫疾患およびがんの性質がより解明されるに従い，組換えタンパク質は，ワクチンとしてよりいっそう使用されるようになることは疑いないだろう．

## グループⅣ：タンパク質診断薬

グループⅣのタンパク質は，疾患の治療には使用されないが，（*in vivo*，*in vitro* 両方で）医療診断に用いられる精製された組換えタンパク質を指している．これらは，多くの疾患の治療と管理に先立つ意思決定に欠かせないものである．表 53-7 にいくつかの例を示した．

*in vivo* 診断の古典的な例として，**精製ツベルクリンタンパク体検査 purified protein derivative（PPD）test** があり，これにより結核菌 *Mycobacterium tuberculosis* 由来の抗原に曝露されているかがわかる．この例では，生物の非感染性タンパク質成分を免疫が正常な人の皮下に投与する．免疫反応を起こした患者は，結核菌に感染歴があるか，この菌の抗原に曝露されていたと解釈される．

いくつかの刺激性のタンパクホルモンは，内分泌不全の診断に用いられる．**成長ホルモン放出ホルモン growth hormone-releasing hormone（GHRH）**は，脳下垂体の成長ホルモン分泌細胞を刺激して，成長ホルモンの分泌を促す．GHRH は，成長ホルモン欠乏の臨床徴候を示す患者において，下垂体の成長ホルモンが分泌不全であるかどうかを示すための有用な診断法として用いられている．同じように，組換えヒトタンパク質である**セクレチン secretin** は，膵液分泌とガストリン放出を刺激するために用いられ，それゆえ，膵外分泌不全もしくはガストリン産生腫瘍の診断補助として使用される．組換え**甲状腺刺激ホルモン thyroid-stimulating hormone（TSH）**は，甲状腺がんの罹患歴のある患者において，残存する甲状腺がん細胞を検出するための検査方法の重要な構成要素である．組換え TSH が開発される前は，甲状腺がんの罹患歴のある患者は，内因性 TSH の放出によって下垂体前葉が反応するほどに甲状腺機能が低下した状態にするために，甲状腺ホルモンの補充を中止する必要があった．そうすれば，TSH により刺激されるがん細胞は，放射性ヨウ素の取込みによって検出できた．しかしながらこの方法だと，甲状腺機能低下の副作用を経験することとなる．内因性 TSH でなく組換え TSH を用いることで，患者の甲状腺ホルモンの補充を継続できるとともに，残存する甲状腺がん細胞の検出も改善されたのである．

またイメージング剤は，病態の存在や部位の特定を支援する目的で用いられるタンパク診断の大分類の 1 つである．例えば，**アピシタイド apcitide** は，活性化血小板上の糖タンパクⅡb/Ⅲa 受容体に結合するテクネチウム標識合成ペプチドであり，急性静脈血栓の

**表 53-7 タンパク質診断薬（グループⅣ）**

| タンパク質 | 商品名 | 機 能 | 臨床応用の例 |
|---|---|---|---|
| ***in vivo* 感染症診断** | | | |
| PPD | Recombinant purified protein derivative (PPD) | 結核菌由来非感染性タンパク質 | 結核の診断 |
| **ホルモン** | | | |
| § テトラコサクチド（別名：cosyntropin）（ACTH1-24） | コートロシン | 副腎皮質によるコルチゾール放出を刺激する ACTH の断片． | 副腎不全における原発性・続発性の診断 |
| * グルカゴン | GlucaGen | 肝臓を刺激しグリコーゲンをグルコースに変換させ，血中グルコースを増加させる膵臓ホルモン． | X 線検査における消化管運動の低下の診断補助；低血糖からの回復 |
| ‡ GHRH | Geref | 脳下垂体の成長ホルモン分泌細胞から放出される成長ホルモンの分泌を刺激する GHRH の組換え断片． | 成長ホルモン分泌不全の診断 |
| § セクレチン | ChiRhoStim（合成ヒトペプチド）<br>SecreFlo（合成ブタペプチド） | 膵臓分泌およびガストリンの刺激． | 膵外分泌不全またはガストリン産生腫瘍の診断補助；内視鏡的逆行性胆道膵管造影中の胆膵管膨大部および十二指腸副乳頭の特定を促進する |
| TSH，サイロトロピン | タイロゲン | 甲状腺上皮細胞または高分化型甲状腺がん組織を刺激し，ヨウ素取込みおよびサイログロブリン，トリヨードサイロニン，サイロキシンの産生・分泌を促進する． | 高分化型甲状腺がん患者に対する血清サイログロブリン検査の付随診断 |
| **がんイメージング剤** | | | |
| カプロマブペンデチド | ProstaScint | イメージング剤；インジウム-111 標識抗 PSA 抗体；細胞内 PSA を認識する． | 前立腺がんの検出 |
| § インジウム-111-オクトレオチド | OctreoScan | イメージング剤；インジウム-111 標識オクトレオチド | 神経内分泌腫瘍およびリンパ腫の検出 |
| サツモマブペンデチド | OncoScint | イメージング剤；インジウム-111 標識腫瘍関連糖タンパク質（TAG-72）特異的 mAb | 結腸がんおよび卵巣がんの検出 |
| アルシツモマブ | CEA-scan | イメージング剤；テクネチウム標識抗 CEA 抗体 | 結腸がんおよび乳がんの検出 |
| ノフェツモマブ | Verluma | イメージング剤；テクネチウム標識小細胞性肺がん特異的抗体 | 小細胞性肺がんの検出および進行度判定 |
| **その他イメージング剤** | | | |
| § アピシタイド | Acutect | イメージング剤；テクネチウム標識合成ペプチド；活性化血小板の GPⅡb/Ⅲa 受容体に結合する． | 急性静脈血栓のイメージング |
| イムシロマブペンテト酸 | Myoscint | イメージング剤；インジウム-111 標識ヒト心筋ミオシン特異的抗体 | 心筋梗塞の疑いがある患者に対する心筋障害の有無および部位の検出 |
| テクネチウムファノレソマブ | NeutroSpec | イメージング剤；テクネチウム標識抗 CD15 抗体；感染の浸潤部位の好中球に結合する． | 診断薬（虫垂炎の不明瞭な徴候や症候を持つ患者に用いられる） |

（続く）

**表 53-7 タンパク質診断薬（グループⅣ）（続き）**

| タンパク質 | 商品名 | 機 能 | 臨床応用の例 |
|---|---|---|---|
| ***in vitro* 診断の例** | | | |
| HIV 抗原 | EIA<br>ウエスタンブロット<br>OraQuick<br>Uni-Gold | HIV に対するヒト抗体を検出. | HIV の診断 |
| C 型肝炎抗原 | RIBA | C 型肝炎ウイルスに対するヒト抗体を検出. | C 型肝炎の診断 |

特に記載がない限り，タンパク質診断薬には組換えタンパク質が使用される．* グループⅠb にも分類．‡ グループⅠa にも分類．§ 合成タンパク質．ACTH：副腎皮質刺激ホルモン，adrenocorticotropic hormone，GHRH：成長ホルモン放出ホルモン，TSH：甲状腺刺激ホルモン，PSA：前立腺特異抗原，mAb：モノクローナル抗体，monoclonal antibody，CEA：がん胎児性抗原，carcinoembryonic antigen，GP：糖タンパク質，glycoprotein，EIA：酵素免疫測定法，enzyme immunoassay，HIV：ヒト免疫不全ウイルス，RIBA：recombinant immunoblot assay.

イメージングに使用される．**カプロマブペンデチド capromab pendetide** は，インジウム-111 標識抗前立腺特異抗原 prostate specific antigen（PSA）抗体であり，**前立腺がん prostate cancer** の検出に使用される．タンパク質ベースのイメージング剤は他の未発見の病気の診断にも汎用されており，治療が進めやすい場合，早期治療を可能としている．イメージング剤は現在，がんの検出や心筋障害のイメージング，潜在感染部位の特定に利用されている．これら試薬のより詳細については，表 53-7 に示した．

*in vitro* においても数多くのタンパク質診断薬があるが，ここではその多くのなかから２つを例として挙げる．天然由来や組換え HIV 抗原は，HIV 感染のスクリーニング検査（酵素免疫標識法）と確認試験（ウエスタンブロット Western blotting）において必須の構成物である．これらの検査では，感染の途上で出てくる HIV *gag*，*pol*，*env* 遺伝子産物に対する特異的抗体に対して，抗原が“えさ”として機能するのである．C 型肝炎の感染は，潜在的に感染している患者の血清中にはこのウイルスに対する抗体が検出されるため，組換え C 型肝炎抗原を用いることで診断される．

## タンパク質医薬品の課題

現在では，タンパク質が治療においてうまく使われている多くの例がある．それでもなお，表に出てこない失敗したタンパク質医薬品の数は，成功した数をはるかに凌駕している．その理由の一部として，タンパク質医薬品の開発と利用において直面する数多くの課題の存在が挙げられる．

第１の課題として，タンパク質の溶解性，投与経路，分布，安定性は，すべてタンパク質医薬品の適用の成功を阻む要因になりうる．タンパク質は，大きい分子で親水性と疎水性の両方の性質を有しているがゆえに，細胞内や，体の他の部位への移行を難しくしている．そして，治療用タンパク質の半減期は，プロテアーゼやタンパク質修飾をする化学物質や，他のクリアランス機構によって大きく影響される．そのような課題がいかにして克服されたかを示す一例として，治療用タンパク質のポリエチレングリコール polymer polyethylene glycol（PEG）修飾体の誕生の経緯が挙げられる．例えば **PEG-インターフェロン PEG-interferon** は，ポリマーである PEG が結合したインターフェロンの修飾型であり，吸収が延長され，腎クリアランスが減少し，酵素による分解が抑制され，消失半減期が延長し，インターフェロンの免疫原性が減少している．

２番目の重要な課題として，生体は，治療用タンパク質に対して免疫反応を起こす可能性があることである．いくつかのケースではこの免疫反応がタンパク質を中和化し，さらに患者に有害反応を引き起こしうる．例えば免疫反応は，生まれて以来欠損している要素を置換するために用いられるグループⅠa の治療用タンパク質に対して引き起こされうる．その１例として，組換えヒト第Ⅷ因子で治療を受けている重篤な血友病 A の患者において，**抗第Ⅷ因子抗体 anti-factor Ⅷ antibodies**（阻害薬）が産生することが挙げられる．しかしながらより一般的には，免疫反応はヒト以外の由来のタンパク質に対して起こる．つい最近まで，モノクローナル抗体の広範な臨床応用は，このクラスの治療用タンパク質に対する免疫反応の急激な誘導によって制限されてきた．免疫学的監視や免疫反応を回避する抗体医薬の必要性は，抗体産生の技術の成熟のための原動力となった．遺伝子組換え技術や他の技術の進歩は，改変しないマウス抗体よりも免疫反応の発現が起こりにくい様々な抗体産物の開発につながった．ヒト化抗体においては，抗原結合の選択性にとって重要でない抗体の部分を，ヒトのIgの配列に置き換えることにより安定性や生物活性を付与する一方，抗抗体反応を引き起こさなくした．完全なヒト抗体は，トランスジェニック動物もしくはファージディスプレイの技術を用いて産生することができる．

がん治療の領域は，モノクローナル抗体の開発の進歩のスピードをよく表している．1980年代には，臨床開発段階にキメラ抗体やヒト化，ヒト抗体の２，３の例はあったが，ほとんどのモノクローナル抗体によるがん治療の大部分はマウス由来抗体であった．1990年代にはヒト化と完全ヒト抗体が臨床試験に導入された抗体の最も一般的なタイプとなった．2000年以来，完全ヒト抗体の割合は急激に増加しつつあり，臨床試験に導入されるマウスとキメラ抗体の割合はそれに伴って減少しつつある．

ヒト抗体をもとにより様々に改良されたタンパク質医薬品もここ10～15年くらいで開発されている．１つの例として，免疫性血小板減少性紫斑病の治療に認可されている，“ミニボディ”の**ロミプロスチム romiplostim**が挙げられる．この構成は，ヒト抗体のFc部位と，２つのIgG1重鎖のそれぞれをつなぐペプチド配列からなっている．そのペプチド配列は，トロンボポエチン受容体を刺激するよう選択されているが，内因性リガンドのトロンボポエチンと配列の相同性は全くない．Fc領域は，循環血中におけるロミプロスチムの半減期を延長し，トロンボポエチンとの配列相同性のなさは，PEG化されたトロンボポエチンの時に見られた重篤な有害事象である，交差反応性を有する抗トロンボポエチン抗体の産生を理想的に妨げると推察される．

３番目の課題として，タンパク質が生理活性を示すためには，糖鎖修飾，リン酸化，タンパク質切断のような翻訳後修飾がしばしば必要なことが挙げられる．これらの必要性は，タンパク質を適切に発現・修飾させるために特異的な細胞種の利用を要求している．加えて組換えタンパク質は，大量産生のための遺伝子改変された細胞種によって合成される必要がある．ホストとなるシステムは，生物学的活性を有しているタンパク質を産生するのみならず，臨床での要求を満たすだけの十分なタンパク量を産生しなければならない．また，産生されたタンパク質はその後精製され，治療上活性を維持した形態で，長時間保存されなければならない．タンパク質の安定性，フォールディング，凝集傾向は，動物実験や臨床試験のためのタンパク質の産生のために用いられる時以上に，大量産生や貯蔵のシステムによって異なるかもしれない．これまで幾人かは，シャペロンやフォールダーゼと対象治療用タンパク質を同時に発現する遺伝子改良されたホストシステムを提案してきたが，これらのアプローチは，限定された成功しか収めてはいない．

ありうる解決法としては，タンパク質のフォールディングにかかわる遺伝子の全カスケードを治療用タンパク質と同時に誘導するシステムの開発が含まれうる．この推進力となるのは，通常，内因性のタンパク質の産生“装置”である形質細胞が大量のモノクローナル抗体を産生するために，そのような遺伝子カスケードを利用しているのを観察することである．バクテリアや酵母は通常容易に培養しやすいと考えられているが，ある種の哺乳類細胞種は，培養がより困難でかつ高価になりうる．他の産生方法としての，遺伝子組換え動物や植物の利用は有利な点がある．トランスジェニックウシ，ヤギ，ヒツジは，ミルク中にタンパク質を分泌するように遺伝子改変されており，組換えタンパク質を含む卵を産むトランスジェニックニワトリも将来期待されている．組換え植物は，無駄やバイオリアクターなどなしに，安価に大量のタンパク質を生産可能である．ジャガイモは，組換えタンパク質を発現するように遺伝子改変が可能であり，食べるワクチンになりうる．最後に，液体を振盪させるバイオリアクターを用いたマイクロリットルスケールの培養システムによって，大量培養系の成功を予測することができ，最も成功しそうなシステムへの投資に集中することで，かなりのコスト削減を狙うことができる．

４つ目の重要な課題は，タンパク質医薬品を開発するための費用についてである．例えば，胎盤由来のタンパク質を時間と労力のいる精製法により採取する方法から，遺伝子組換えによる産生に切り替えることにより，多くの患者のゴーシェ病を治療するために十分量のβイミグルセラーゼの産生を可能とした．そうであっても，組換えタンパク質の値段は，１年で１患者あたり10万ドル以上に及んでいる．

ゴーシェ病の例は，さらにタンパク質医薬品にまつわる５つ目の課題である“倫理性”の好例である(もっとも，これら倫理的な問題はタンパク質医薬品に限定されているわけではないが)．例えば効果はあるが非常に高価なタンパク質医薬品を，ゴーシェ病の患者のように非常に少ないが重篤な病気の患者集団に適用することは，ヘルスケアシステムの財源の配分といった観点からジレンマをはらんでいる．加えて病気や疾患の定義も，これまで正常の異形として見られてきたような状況を“回復させうる”タンパク質医薬品によって，再考を迫られている．例えば低身長症の定義は，子どもの身長を伸ばすために成長ホルモンを使う可能性とともに変わり始めるかもしれない．

最後に，タンパク質医薬品を支配する規制の全貌は，新しい治療法の開発とそのコストに重大なインパクトを与え続けるであろうことが考えうる．タンパク質医薬品の領域が成熟し，ある治療法の特許による保護がなくなるにつれて，後続のジェネリックタンパク質医薬品の医療における役割が決められてくるであろう．2010 年の時点で，米国においては，ジェネリックのタンパク質医薬品（いわゆる**バイオシミラー biosimilar**）の開発について言及した明確な規制は存在しない．タンパク質の工業生産の複雑さと，生産や試験にかかるコストやリスクのため，タンパク質医薬品を巡る規制の全貌の比較的小さな変化は，タンパク質医薬品への投資やその開発に強力なインパクトを与えるものになるかもしれない．

## まとめと今後の方向性

医療は，生物学に根差した遺伝子やタンパク質の情報に基づいて疾患の管理をする方法論が用いられるような新しい時代に突入している．そしてタンパク質医薬品は，徐々にその重要性を増してきている．すでに組換えヒトタンパク質は，FDA により承認されたバイオテクノロジー医薬の大半を占めており，そこにはモノクローナル抗体，自然のインターフェロン，ワクチン，ホルモン，改変した自然の酵素，数多くの細胞療法が含まれる．ヒトの体内で作られる何千ものタンパク質や，他の生物で作られる数千ものタンパク質があることを考えると，それら治療法の将来のポテンシャルは非常に大きい．

さらに組換えタンパク質は，特定の疾患に対する代替（もしくは唯一の）治療法を与えるのみならず，低分子医薬品と組み合わせて用いることで，相加・相乗的な利益を得ることが可能となる．EGFR 陽性の大腸がんの治療は，このポイントの好例となる．低分子医薬品である DNA トポイソメラーゼを阻害し，DNA 修復を妨げる**イリノテカン irinotecan** と，EGFR の細胞外ドメインを阻害する組換えモノクローナル抗体である**セツキシマブ cetuximab** の併用療法により，大腸がんの患者の生存率が上昇した．イリノテカンとセツキシマブの併用による相乗的な治療効果は，両方の薬が同じ EGFR のシグナル伝達経路を阻害していること，すなわち，片方（セツキシマブ）はこの経路の開始を阻害し，もう片方（イリノテカン）はこの経路の下流標的を阻害すること，に起因しているかもしれない．

1970 年代における組換えインスリンの産生の初期の成功は，熱狂と希望的な雰囲気をもたらしたが，不幸にも，1980 年代のワクチンや非ヒト化モノクローナル抗体，がんの臨床試験が大半失敗に終わったことにより，失望の時代へと変わっていった．このような後退にもかかわらず，最近大きな進歩がもたらされてきた．本章において書かれているようなタンパク質医薬品の主要な成功のみならず，新しい産生法は組換えタンパク質医薬品の規模やコスト，投与経路すら変えている．現在臨床適用されている，および臨床試験中の数多くのタンパク質医薬品を見ていると，タンパク質医薬品は，きたる数年の医療の役割を大きく拡大するものになろうことは疑いもなく予見できる．

## 謝　辞

多くの有益な助言をいただいた Armen H, Tashjian, Jr. に感謝する．本章の一部は，すでに総説として出版しており，転載の許可を得ている（Leader B, Baca QJ, Golan DE. Protein therapeutics: a summary and pharmacological classification. *Nat Rev Drug Discov* 2008; 7:21–39）．

## 推奨文献

Hansel TT, Kropshofer H, Singer T, et al. The safety and side effects of monoclonal antibodies. *Nat Rev Drug Discov* 2010;9:325–338. (*Reviews mechanisms, safety, and adverse effects of therapeutic monoclonal antibodies.*)

Keen H, Glynne A, Pickup JC, et al. Human insulin produced by recombinant DNA technology: safety and hypoglycaemic potency in healthy men. *Lancet* 1980;2:398–401. (*A milestone in the use of a recombinantly produced protein therapeutic.*)

Mascelli MA, Zhou H, Sweet R, et al. Molecular, biologic, and pharmacokinetic properties of monoclonal antibodies: impact of these parameters on early clinical development. *J Clin Pharmacol* 2007;47:553–565. (*Discusses trends in antibody formulation and how specific properties of candidate drugs guide early drug development.*)

Walsh CT. *Posttranslational modification of proteins: expanding nature's inventory*. Greenwood Village, CO: *Roberts & Company*; 2005. (*Reviews mechanisms and biological roles of covalent modifications of proteins.*)

Woodcock J, Griffin J, Behrman R, et al. The FDA's assessment of follow-on protein products: a historical perspective. *Nat Rev Drug Discov* 2007;6:437–442. (*Discusses challenges of developing protein therapeutics, including difficulties in demonstrating bioequivalence in follow-on protein therapeutics.*)

# 54 ドラッグデリバリー

Joshua D. Moss and Robert S. Langer



## ▶ はじめに

薬物は通常，錠剤あるいは注射薬として投与されており，放出速度および放出部位の制御には限界がある．しかしながら近年，より先進的なドラッグデリバリーシステムが開発された．この新しいテクノロジーの最終目標は次の４つの薬物動態特性を変えることにある．(1) 薬物の吸収および体循環，あるいは作用発現部位への薬物の放出時間，(2) 全身あるいは特定の組織 / 臓器への薬物の分布，(3) 完全に回避されるべき，あるいはプロドラッグを活性体へと変換する薬物代謝，(4) 薬物の排泄．

本章では，いくつかの既存の，そして最先端のドラッグデリバリー技術を紹介し，これらの技術が前述の薬物動態特性に及ぼす影響について述べる．ドラッグデリバリーの分野は広範で多くの研究分野を含むが，本章においては，現在進行形の研究に関する詳細ではなく，この特徴をよく表すアプローチに焦点を当てる．既知のデリバリールートの新規利用法，ポリマーを用いたデリバリー，リポソームを用いたデリバリーなど，ドラッグデリバリーのアプローチについて紹介する．

## ▶ 既知のデリバリールートの新たな利用法

### 経口デリバリー

低分子化合物の経口投与は現在最も一般的なドラッグデリバリー法である．経口デリバリーのおもな利点は使いやすさ，そして比較的低コストであることであり，患者のアドヒアランスを改善することができる．しかしながら，吸収効率に加え，吸収過程や肝初回通過時の代謝により，薬物のバイオアベイラビリティ（生物学的利用能）は大きく低下しうる．投与回数の制約と同様に，これらの要因の変動は，薬物の有効血中濃度を維持するために考慮する必要がある．さらに，比較的低分子の医薬品のみが従来型の錠剤として利用可能であり，一般的に小腸では高分子はそのままの形で吸収されることはない．インスリンのようなペプチドやタンパク製剤は消化管でのタンパク質分解を受けるため，経口では吸収されにくい．そのため，近年の経口でのドラッグデリバリーに関する研究は，この問題の解決に主眼をおき進められている．

持続性放出，または**徐放性製剤** extended release formulation の利用により，患者は投与回数を減らしたうえで，薬物血中濃度を長期的に維持することができる．初期の持続性放出製剤では，錠剤またはカプセルの溶解性は，1 種類以上の**製剤添加物** excipient と

## Case

**1988 年 3 月**：F 君，13 歳．彼の両親は彼が十分な睡眠をとっているにもかかわらず，いつも疲れていることに気づき始めた．彼は，もはや学校の陸上チームに参加できなくなってしまった．1 年ほど前までは頻繁に勝っていたレースにおいても，レース中盤には疲れ果ててしまうからである．また，F 君は常に喉の渇きを訴え，大量の水を摂取していた．F 君はかかりつけ医に診察を受けたところ，血糖値が通常より約 6 倍も高い 650 mg/dL と測定され，1 型糖尿病と初期診断を下された．診断は病院で確認され，F 君のかかりつけ医は，彼の血糖値を安定化させ，インスリン療法のレジメを作成した．F 君は血糖値を測定するために，彼の指先から血液を一滴採取する方法と，インスリンを自分で皮下注射する方法を習った．F 君は毎日朝食，夕食前に組換えヒトインスリンを注射している．

**1997 年 1 月**：高校時代，そして大学時代の大半の間，F 君はめったに血糖値を測定することもなかった．また，意図的に推奨されている血糖値よりも高い値を維持していた．彼は，できる限りふつうであることを望んでおり，授業の途中や，ふつうではない時間帯に食事が必要となるほどにグルコース濃度が下がることを防いでいた．F 君は成長するにつれ，糖尿病の長期的な管理不足によって生じるアテローム性動脈硬化症，網膜症，腎障害，末梢性神経障害などの合併症を避けるべきだということに気づき始めた．そこで彼は，1 日 4 回の注射による投薬に切り替え，1 日に 4，5 回血糖値を調べ始めた．最終的に彼は，複数回の皮下注射 multiple subcutaneous injection（MSI）からインスリンポンプによるインスリン皮下持続注入療法 continuous subcutaneous insulin infusion（CSII）に切り替えた．ポンプは一定レベルのインスリンを放出し，食事前には注射でインスリンを補うことも可能である．ポンプを用いることにより，血糖値をより正常な値に近づけることができる．

**2018 年 9 月**：1997 年に 3 カ月のみインスリンポンプを使った F 君は，体に常に装着されている小型機器が彼の活動的な生活や自己像に合わないと判断した．彼は新たな埋め込み型のインスリンデリバリーシステムのヒト臨床試験に参加するまで，さらに数年間 MSI による治療を行った．現在，2 年分のインスリンが組み込まれたポリマーマトリックスが，腹部の皮下脂肪に移植されている．F 君の腕時計のなかにあるデバイスは，絶えず彼のグルコース濃度を経皮的に測定し，ポリマーデリバリーシステム近傍に埋め込まれた磁気振動装置へと指示を出す．このインスリンポンプの利点は，F 君が器械に拘束されていると感じることなく，治療できることである．彼は，ただ 2 年ごとにポリマーシステムを交換し，腕時計のデバイスにプログラムされているデリバリーパラメーターを毎日微調整するだけでいいのである．F 君は膵臓の β 細胞の移植を受けることを楽しみにしている．この β 細胞は彼自身の幹細胞から作製されたものであり，糖尿病を完治させるであろう．

### Questions

1. なぜインスリンの経口投与は実用的でないのか？
2. インスリンの投与法として，他にどのような投与ルートが試されたか？
3. どのような技術が，血液中のグルコース濃度を経皮的にモニターすることを可能にするか？
4. 薬物の投与を最適化，簡略化するためにどのようにポリマーを利用することができるか？

して知られる物質により制御されていた．消化されにくい乳剤や懸濁液の形に薬を調製することにより，薬物の溶解，吸収にかかる時間を延ばすことが可能になるのである．また，同様の結果はセルロース誘導体やワックスのような物質で薬物をコートすることでも得られている．したがって，本アプローチは広範な処方薬，一般用医薬品へ応用されている．経口製剤による徐放性のアプローチとしては，最近，浸透圧ポンプカプセルが別の成功例として報告されている（後述参照）．

また，タンパク質や DNA のような高分子の経口製剤のデリバリーに関する技術開発も進められている．リポソームやマイクロスフィアなどのドラッグキャリアがいくつかのデザインで利用されている．脂質二重膜を持つ親油性の小胞である**リポソーム liposome** は，適切なリガンドを有する M 細胞（分化した上皮細胞）を標的とした場合，腸管パイエル板 Peyer's patch に取り込まれる．また，経口ワクチンデリバリーに関しても，ある種のリポソームを用いることにより，まずまずの成功を収めている．ポリアンハイドライト**マ**

イクロスフィア microsphere は腸管粘膜面に強く接着し，腸管上皮に浸透する．マイクロスフィアが吸収された後，マイクロスフィアに含有されている複合分子は血液中に放出される．これは，おそらくマイクロスフィアが腸管上皮細胞と長時間接触できることによるものと想定される．静脈内デリバリーにおけるリポソームの使用については後述する．

大腸では消化管上部に比べ，プロテアーゼ活性が低いことを利用し，薬物を大腸に送達することがタンパク質の経口デリバリーを実現するための他のアプローチとして試みられている．マイクロスフィアデリバリー運搬体は，酵素分解されうるアゾ芳香族架橋を有するポリマーから合成されており，大腸ではアゾ還元酵素濃度が比較的高いので，大腸内でのマイクロスフィアの分解やタンパク質放出が起こる．大腸上皮の透過性を一過的に高める物質をいっしょにマイクロスフィアに封入することで，大腸に送達されたタンパク質の吸収を改善することも期待される．また別の方法として，高分子の小腸上皮細胞層を介した透過を可能にするキャリア分子の利用が期待される．

## 経肺デリバリー

喘息や他の呼吸器疾患に関しては，直接エアロゾル状の薬物を肺のなかに吸入する治療法が古くから行われている．このような局所的な薬物送達に幅広く利用されている例として，サルブタモール（別名：albuterol）のような$\beta_2$アドレナリン受容体アゴニストやグルココルチコイド（糖質コルチコイド）アナログがある．初期の定量吸引デザインは今もなお使われており，薬物は高速クロロフルオロカーボン chlorofluorocarbon（CFC）高圧ガスを利用して液体の形で送達される．この技術では，極少量の薬物しか肺に毎回送達されず，10％未満であることもしばしばである．粒子は口，喉に蓄積し，多くはすぐに吐き出されてしまう．また，免疫系や肺のなかのマクロファージの働きにより，薬物が作用前に除去されてしまうこともある．さらに，多くの患者が吸入器を正しく使えていない．よくある間違いとしては，吸入器を十分に振らない，吸入の間，吸入器を押す速度が速過ぎたり，遅過ぎたりする，あるいは空の吸入器を使用することなどである．誤った使用法が，薬物のデリバリー効率をいっそう低下させてしまう．

吸入器のデザインは改良が続けられており，最近の進歩により，より一定した薬物の供給，電子式吸気同調法の導入による使いやすさの向上，CFC 以外の高圧ガスの利用が実現するに至っている．粒子自体の複数の特性を最適化することでエアロゾル製剤も改良されている．例えば，粒子の化学形，表面の形態を最適化することにより，不都合な粒子間凝集を最小限に抑えることが可能になった．同様に，粒子の溶解性を最適化することにより，標的部位に送達された後の薬物の放出速度を変化させることができる．肺深部に到達するドライパウダーエアロゾル噴霧薬は，粉剤に圧縮した空気を吹き込み，吸入器内で粉剤を微粒子（1～5 $\mu$m）にまで細分化することにより製品化された．これらの改善点を組み込んだデバイスを用いることにより，喘息，嚢胞性線維症患者は，服用回数の減少，肺胞への局所的なドラッグデリバリーによるコストの低下という恩恵を受けることが可能になる．

分子を非侵襲的に全身にデリバリーする際に，肺を用いるのにはいくつかの利点がある．肺胞は表面積が広く，組織層が薄い，またプロテアーゼの種類も限られているため，タンパク質，ペプチドが血流に入るために肺は理想的な組織なのである．あるドライパウダーのエアロゾルデバイスがインスリンの肺胞デリバリーのために承認されたが，患者や内科医の間で評判が悪いため，現在は製造されておらず，市場からも撤退している．しかしながら，インスリンは，現在経皮的に投与されている成長ホルモン，グルカゴン，$\alpha_1$アンチトリプシンに代表される他の生物製剤と同様に，依然として吸入治療の対象としての魅力的な候補物質である．

効率的な薬物デリバリーを実現するための手法の1つとして，超低密度で大きなポアを有するエアロゾル粒子の使用が考えられる．そのような粒子は，小さく高密度の粒子に比べ凝集する傾向が少ないため，より効率的にエアロゾル化が可能である．さらにこれらの粒子は，従来のエアロゾル粒子と同様に，密度と実際の粒子径に基づくパラメーターである“空気力学的直径”を有しており，比較的大きなサイズ（5～20 $\mu$m）であるにもかかわらず，気流を通じて肺深部まで到達することができる．マクロファージによる粒子のファゴサイトーシスは，粒子径が 2～3 $\mu$m よりも大きくなるほど減少するため，この粒子はいったん沈着すると，肺胞マクロファージによる除去から逃れることができる．したがって，薬物はより長時間にわたって効率的にデリバリーされる．ある研究で，インスリンを生体分解性のポリマーマイクロスフィアを封入した．一部のマイクロスフィアは小さく無孔性であり，一部は大きく多孔性（低密度）であったものの，どちらも同様の空気力学的直径を有していた．マイクロスフィアが肺にデリバリーされた際，大きく多孔性のインスリン粒子の相対的バイオアベイラビリティは，従来の粒子に比して約7倍高く，全身循環へインスリンが放出される総時間は約24倍長かった．

## 経皮デリバリー

脂質と角化細胞から構成される角質層は皮膚の最外層を形成し，経皮輸送の障壁として働いている．脂溶性低分子薬物の場合，低速度での受動拡散により経皮的に循環血中へとデリバリーできるため，肝臓での初回通過効果を避けることが可能である．現在，ホルモン補充，乗り物酔い，狭心症，ニコチン禁断症状，高血圧，疼痛などの薬物療法において，受動経皮貼付薬が利用されている．

経皮デリバリーを用いることにより，非侵襲性でありながら，より高いバイオアベイラビリティを実現し，さらに従来の経口投与法に比して副作用も減らすことが可能になる．例えば，肝初回通過の際に生じる代謝物による肝毒性の可能性をなくすことができる．現在，通常では皮膚を透過できない薬物分子に対して，このような経皮デリバリーの利点を応用するため，より洗練された経皮デリバリー技術の開発が進められている．**イオン浸透法 iontophoresis** は極性のある低分子の皮膚を介した輸送を高める技術の1つである．この技術は，長期間の低電圧電気パルスを利用するものであり，多汗症治療のような局所的な適用に関してはすでに臨床で利用されている．また，低分子鎮痛薬の全身デリバリーを目的とし，さらなる研究も進められている．ミリ秒単位という短時間の高電圧パルスの使用も検討されている．経皮輸送のモデルとして汎用されているヒト由来の皮膚において，高電圧パルスは一過性のポアを生じさせる．**エレクトロポレーション electroporation** として知られるこの現象は，ヘパリン，オリゴヌクレオチドのような大きな極性分子の全身デリバリーを可能にするものと考えられる．

**ソノフォレーシス sonophoresis** と呼ばれる超音波により経皮的な薬物デリバリーを高める技術に関する研究も，インスリン，インターフェロン，エリスロポエチンのような分子を対象として実施されている．皮膚に対して超音波を適用することで，角質層の脂質二重層に空気で満たされた微小な間隙形成であるキャビテーションが引き起こされる．キャビテーションにより秩序立っている脂質二重膜の構成が破綻し，薬物の経皮吸収は1000倍にまで高まる．ソノフォレーシスによる皮膚の傷害は2時間以内に通常の状態に戻る程度である．また，初期の臨床試験において副作用は観察されていない．

ソノフォレーシスは，角質層下の細胞外空間から診断用の検体を採取するためにも用いることが可能である．実験では，超音波発生装置とラットの皮膚の間にリザーバがおかれ，間質液が抽出された．サンプル中のテオフィリン，グルコース，コレステロール，尿素，カルシウムは測定可能であり，グルコース測定は，糖尿病の血糖値モニターの代用が可能なほど正確であった．この技術は，携帯用の超音波発生装置とともに，Case のF君が2018年に使うような将来的な装置として利用されていくであろう．

# ▶ ポリマーを用いたデリバリーシステム

## 一般的な機序

ポリマーを用いたドラッグデリバリーでは，薬物を少量ずつ周囲に放出する．ポリマーを用いたドラッグデリバリーのシステムは避妊，化学療法，抗不整脈治療など多様な用途で幅広く使われている．この手法は，薬物の放出制御，標的化という2つの利点を持ち，多くの分野から注目されている．ポリマーを用いた手法では，薬物の送達は (1) 拡散，(2) 化学反応，(3) 溶媒活性化という3つの一般的な機序によって行われている（図54-1）．

## 拡　散

リザーバ，マトリックスからの**拡散 diffusion** は，最も一般的に用いられる放出手法である．リザーバシステムでは，薬物はポリマー膜内に包まれており，経時的に拡散する（図54-1A）．持続的避妊法であるNorplant®（すでに米国では市場から撤退している）はこの原理で作用する．合成プロゲスチンである**レボノルゲストレル levonorgestrel** は，小さなシリコンチューブ内に貯蔵された状態で，腕に移植される．薬物は5年間，ポリマーカプセルからゆっくりと拡散することから，長期的な効果的避妊法として用いられる（月経周期へのプロゲスチン作用の詳細は第29章，生殖の薬理学参照）．しかしながら，このようなリザーバシステムには，送達させる薬物の大きさに制限がある．300 Da を超える分子は，ポリマー殻を通して拡散することは不可能である．

一般的なマトリックスデザインの1つとして，1つの大きなリザーバではなく，ポリマー内にある相互に連結している一連のポアのなかに薬物を封入することがある（図54-1B）．この方法の場合，各ポアが分子量数百万 Da の分子を収めることができるため，薬

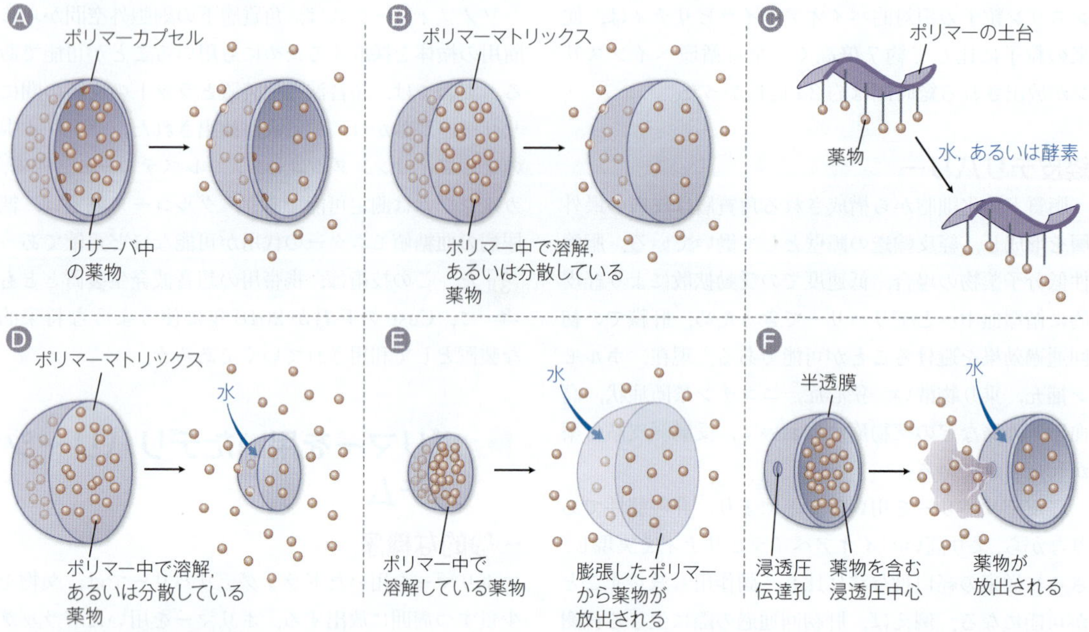


**図 54-1　ポリマー放出機序**

C を除くすべての図では，ポリマーシステムを断面で表している．最も一般的な放出機序は拡散であり，薬物はポリマーの初期の位置からポリマーの外側表面へ，そして体内へと移動していく．**A, B.** 拡散はリザーバ，あるいはマトリックスから起こる．リザーバのなかには，薬物がポリマーのフィルムで覆われており，マトリックスのなかでは，薬物はポリマーシステム中に均一に分布している．**C, D.** 薬物はポリマー本体からの薬物の切断，あるいはポリマーの加水分解のような化学的機序によっても放出可能である．**E.** 溶媒へ曝露することにより，薬物の放出が活性化することもある．例えば，薬物はポリマー鎖によって位置が固定されるが，外液への曝露に応じて外側のポリマー領域が膨らむと，薬物が外側に拡散することが可能になる．**F.** ポリマー表面にレーザードリルで穴をあけた錠剤の浸透圧システムでは，一定速度での薬物の放出が可能である．水は浸透圧勾配にしたがって錠剤の半透膜を拡散し，錠剤内部の浸透圧中心が膨張する．そして，薬物溶液が穴から押し出される．前述した手法との組み合わせが可能であり，放出速度はポリマーの素材，システムの設計により調整することができる．

物の分子サイズによる制限はない．ポア間の拡散速度，すなわちマトリックス間やデリバリーシステム外への拡散速度は，構造的に制御されており，ポア間のしっかりとした圧縮，曲線的な連結により急速な薬物の放出を防いでいる．**性腺刺激ホルモン（ゴナドトロピン）放出ホルモンアナログ gonadotropin-releasing hormone（GnRH）analogue** の臨床投与の際に，このマトリックスデザインが利用されている．GnRH アナログはペプチドホルモンで，持続投与時に脳下垂体前葉における性腺刺激ホルモン産生［黄体形成ホルモン luteinizing hormone（LH），卵胞刺激ホルモン follicle-stimulating hormone（FSH）］を抑制し，前立腺がんなどの性ホルモン依存性疾患の治療に有用とされているが，筋注後の *in vivo* での GnRH アナログの半減期は短く，この点が本薬物の使用にあたり，これまで問題とされてきた．しかしながら本薬物をポリマーマイクロカプセルに充塡し，筋注した場合，GnRH の半減期は著明な延長を示し，1～4 カ月にわたり治療濃度を維持することが可能になった．マイクロカプセルを用いたドラッグデリバリーでは，2つの機序が利用されている．1つ目は，マイクロカプセルからの薬物の拡散，2つ目はポリマーマトリックス自身のゆっくりとした分解である．特に，ポリマーを用いたドラッグデリバリーの2つ目の機序においては，ポリマーと水との間の化学反応が関係してくる(後述参照)．

## 化学反応

**化学反応に基づく手法 chemical reaction-based system** では，化学反応，酵素反応を利用し，デバイスが持続的に分解されるように設計されている．薬物とポリマーを共有結合で結合させ，それを内因性の酵素によって体内で切断されるようにデザインされたものもいくつか報告されている（図 54-1C）．そのようなポリマー・薬物複合体は，通常静脈内に投与されるが，ポリエチレングリコール polyethylene glycol (PEG) のような水溶性のポリマーを使用することにより，薬物の生物学的半減期を大幅に延ばすことが可能になる．例えば，PEG 化された**インターフェロン α2b interferon-α2b** であるペグイントロン® は，米国食品医薬品局 Food and Drug Administration (FDA) により週 1 回投与する薬剤として認可されているが，以前であればC型肝炎治療において3回もの注射によるインターフェロン投与が必要であった．前述の筋注GnRHマイクロカプセルの場合，ポリマー自体が水との反応により分解される（図54-1D）．

ほとんどの不溶性ポリマーは，マトリックス全体が同じ速度で溶解するバルク侵食を示し，より大きなポアとスポンジ状の不安定な構造となる．この分解パターンでは，一定の放出速度を得るのが難しく，望ましくない急速な薬物放出のリスクを高める．この問題を克服し，制御されたドラッグデリバリーを実現するために，新たなポリマーの開発が進められている．無水物結合で連結された疎水性単量体を利用して作製された，適当な侵食特性を有するポリマーはその一例である．疎水性単量体はポリマーマトリックス内部から水分を排除し，バルク侵食を防ぐ．対照的に，無水結合は水との反応性が高く，体内の水性環境下で表面侵食を起こすため，このポリマーデザインを用いた場合，ポリマーが外側からのみ分解されることとなる（図54-2）．実際の分解速度は，より疎水性の高い単量体との組み合わせによって制御されており，ポリマーマトリックス内に均一に分布した薬物は，用いた単量体の比率に基づいて，絶えず経時的に放出される．ギリアデル®はこの原理に基づいた抗がん薬としてFDAの承認を受けた最初の放出制御システムである．外科医は進行性の脳腫瘍である再発性多形成膠芽腫を摘出後，最大8個まで小さなポリマードラッグの薄片を主要部位に投与する．1カ月間，ポリマー表面が侵食されるにつれ，**カルムスチン** carmustine（DNAアルキル化薬，第38章，がんの薬理学：ゲノムの合成，安定化，維持参照）はゆっくりと放出される．腫瘍部位では，残存している腫瘍細胞を殺傷するのに十分な本薬物濃度が維持されており，全身循環によって生じる副作用を回避しながら，治療が可能になる．本治療法により，このタイプの脳腫瘍患者の予後が改善することが報告されている．

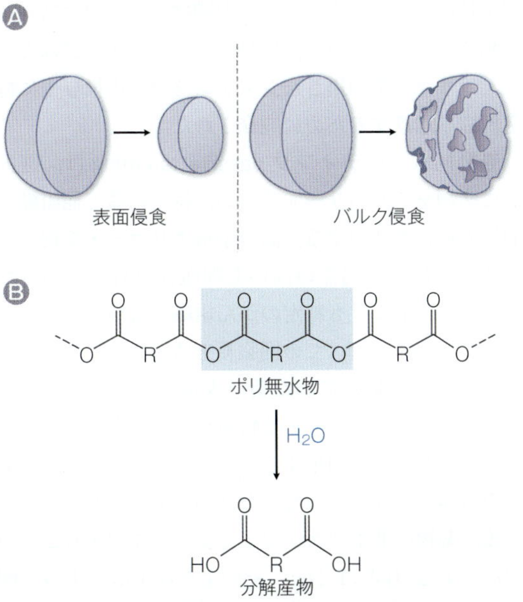


**図54-2 ポリ無水ポリマーを用いた表面侵食**
**A.** 分解性ポリマーデリバリーデバイスの表面侵食は，正確に制御された薬物の放出を可能とし，バルク侵食よりも好ましい．**B.** ポリ無水物は表面侵食を促進するために使用される．ポリ無水物は疎水性単量体を有しており，ポリマーマトリックスの内部から水を排除するとともに，バルク侵食を防ぐ．単量体は水溶性無水結合によってつながっているため，露出面で分解される．

### 溶媒活性化

ポリマーを利用したドラッグデリバリーの第3の機序として，**溶媒活性化** solvent activation が挙げられる．溶媒はポリマーと化学的には反応しないが，膨張（図54-1E）や**浸透** osmosis 作用（図54-1F）を介して薬物の放出を促す．汎用されている手法の1つの例として，カルシウムイオン（$Ca^{2+}$）チャネル拮抗薬である**ニフェジピン** nifedipine の徐放性経口製剤がある（第21章，血管緊張の薬理学参照）．薬物は塩などの浸透活性化剤と調合され，水は浸透できるが薬物は浸透できない膜で包まれている．そして，レーザーを使いカプセルに小孔があけられる．摂取後，膜を介した浸透圧による一定速度の水の流入により，薬物が小孔から押し出され，放出が制御されることとなる．このデリバリー手法（浸透圧ポンプカプセル）は，従来の（速放性）経口製剤と比較し，虚血イベント，有害な副作用を減らすことが可能になる．**メチルフェニデート** methylphenidate の長期放出製剤であるコンサータ®は，同様の技術を用いた製剤であり，注意欠陥・多動性障害 attention deficit hyperactivity disorder（ADHD）の小児の治療を目的として作製された．

## インテリジェントデリバリー

体内における化学物質の自然な生成パターンを再現するためには，パルスデリバリーが望ましい場合がある．本章の冒頭のCaseのF君の場合，インスリンポンプを装着することにより，一定の基準でインスリンが分泌され，食間血中グルコースレベルを正常に維持している．摂食時，F君はポンプを利用し，追加でインスリンを急速投与できるため，急激かつ過度の血中グルコース濃度の上昇を防ぐことができる．古くから一定速度，あるいは放出速度を低下させて薬物をデリバリーするための設計に用いられていたポリマーを使ったドラッグデリバリーに，このような多能性を組み込むために，いくつかの革新的なアプローチが採用された．

初期デザインの１つでは，ポリマーマトリックスのなかに２年分のインスリン供給量が磁気ビーズとともに組み込まれている．これをラットの皮下に埋め込んだ場合，前述のようにインスリンはマトリックスからゆっくりと拡散により放出される．外側に振動磁場が適用されると，マトリックス内の磁気ビーズの動きは薬物の入り込んでいるポアの拡大と縮小が引き起こされた．それによりインスリンは効率的にマトリックスより搾り出され，振動磁場が続く限り，より高用量でのデリバリーが可能になる．この手法を用いることにより，血中グルコースレベルを顕著に下げることが可能であるため，最終的には実現可能なインスリンデリバリーの方法論となるかもしれない．F君の場合，磁気振動機を埋め込み，高周波シグナルを介してこのデバイスに指示を出すことができる適切なプログラムを腕時計のコントローラーから選択することにより，簡単にインスリンを瞬時投与することが可能であった．

ポリマーマトリックスからの薬物の拡散速度を増加させる別の手法としては，超音波，あるいは電流の利用が考えられる．適切な周波数の超音波は，磁気ビーズのシステムと類似した効果をもたらすことができる．超音波によりポリマー中にキャビテーション（空気の小さなポケットの形成）が起こり，ポア構造が破壊され，薬物がより速く放出されることになる．あるポリマーの場合には，電流を流すことにより，ポリマー表面で水が電気分解され，局所的なpHの低下，複合体中の水素結合の破壊が引き起こされる．その結果，そのポリマーは通常よりも速く分解されるために，一過的に多量の薬物を放出する．パルスデリバリーは，局所的な刺激を与えることによっても実現可能である．例えば，ポリマー，水で構成されるハイドロゲルは温度，pH，特定分子の変化を感知するようにデザインすることができる．

シリコンマイクロチップデリバリーシステムでは，放出速度のコントロールが可能である．このマイクロチップは金の薄い膜で覆われた小さな薬物のリザーバを1000個まで含むことができる．埋め込まれた各リザーバに外部から低電圧をかけることにより，電気化学的に金膜が溶け，リザーバのなかに貯蔵されている薬物が放出される．リザーバは個々に封入，放出することができるので，単剤投与，多剤併用のいずれの場合においても，ほぼ無限の可能性がある．

## 標的化

目的とする臓器への正確な標的化ができれば，全身デリバリーによって生じうる副作用のリスクなしに，より高用量かつ効率的に目的臓器へと薬物を送達することが可能になる．制御可能な第１の変化できるものは，ポリマーを用いたドラッグデリバリーシステムの解剖学的な特性に基づく配置である．前述のカルムスチンのウエハーデリバリーシステムでは，この基本的な考えかたが使われている．また他の注目すべき例としては，膣の乾燥に対して**エストラジオール estradiol** を送達する膣リングに Estring®，後天性免疫不全症候群 acquired immunological deficiency syndrome（AIDS）患者で見られるサイトメガロウイルス性網膜炎の治療薬**ガンシクロビル ganciclovir** を送達する眼内インプラントの Vitrasert®（第37章，ウイルス感染症の薬理学参照），冠動脈血管形成術時のステント内再狭窄予防のために **rapamycin（別名：シロリムス），エヴェロリムス everolimus，ゾタロリムス zotarolimus，パクリタキセル paclitaxel** を送達する薬物溶出ステント（第45章，免疫抑制の薬理学参照）が挙げられる．しかしながら，実際には多くの組織は血流を介して接するだけであり，そのことが特定部位へのデリバリーをより困難なものにしている．受動的ターゲティング，能動的ターゲティングはともに，ポリマーを利用したシステムを静脈内投与後に特定組織へ送達するために開発された．

**受動的ターゲティング passive targeting** は，選択的に薬物をデリバリーするため，特定組織と他組織の血管の違いを利用する．高分子量ポリマー・薬物の複合体は腫瘍が透過性の高い毛細血管を有しているため，通常組織よりも特定のがん組織に蓄積する．したがって，急速にすべての細胞膜を透過し，体全体に分布する低分子量の抗がん薬を少量使用するのではなく，高分子量ポリマー・薬物複合体を効率的な用量で用いて，がんを標的化する．さらにこのポリマー・薬物複合体は，血流からなくなりがん細胞に取り込まれた後，薬物の酵素切断ができるように作製することが可能である（図54-1C）．そのような手法の１つの例として，水溶性で免疫原性のないポリマーとペプチドリンカーを介して結合させられている抗がん薬の**ドキソルビシン doxorubicin** がある（第38章参照）．ポリマー・薬物複合体は，腫瘍内の微小血管が比較的漏出しやすいため，通常組織に比して70倍の高濃度でマウスのメラノーマ腫瘍に蓄積する．いったんがん細胞のなかに取り込まれると，ペプチドリンカーはリソソームプロテアーゼにより切断され，細胞毒性のある薬物が放出される．複合体のうち，ポリマーの部分は分解されるか，もしくは腎臓から排泄される．

**能動的ターゲティング active targeting** においては，ポリマー・薬物複合体は特定組織の細胞膜受容体によって特異的に認識される分子で結合されている．腫瘍関連抗原に対するヒト抗 IgM 抗体は，悪性腫瘍へポリマー・ドキソルビシン複合体を送達するために用いられる．酸に不安定な結合を持つポリマーに結合させることにより，ドキソルビシンはがんの酸性環境で選択的に放出される．また別の手法として，ガラクトースを利用し，肝細胞表面にあるアシアロ糖タンパク質受容体を介してポリマー・薬物複合体を肝臓に標的化する方法もある．

## リポソームを用いたデリバリーシステム

1 本のポリマー鎖を薬物につけることにより，薬物は安定な構造をとり，長期間体内での循環が可能となる．組織標的化の項で前述したポリマー・薬物複合体がその例である．しかしながら，これらのポリマー鎖は少量の薬物しか収容することができないため，投与ボリューム当たりの薬物用量が制限されるという問題点がある．脂質二重膜小胞である**リポソーム liposome** は，高い薬物運搬能力を有しており，その特性ゆえに薬物を体内循環させるための非常に魅力的な選択肢である．

リポソームを用いたデリバリーシステムの設計において考慮すべき重要な点として，組織標的化，免疫系からの防御が挙げられる．ポリマー・薬物複合体の能動的標的化に利用されるものと類似した特異性の高い抗体は，組織標的化を改良するために応用することが可能である．例えば，乳がんやその他のがんの進行にかかわるがん原遺伝子である *Her2* に対する抗体の腫瘍標的化の研究が進められている．同様に，内皮細胞表面に特異的に発現する E-セレクチンに対する抗体は，血管内皮標的化のために利用されている．リポソームの免疫系からの保護は，リポソーム表面に水溶性のポリマーを負荷することにより可能である．前述のように PEG のような構成成分によって，それらが付着する構造物の親水性を高める．この場合，リポソームは血液中でより親水性となり，細胞内皮系にはより取り込まれにくくなる．PEG を構成成分として含むリポソーム（“ステルスリポソーム”）は，循環時間がより長く，薬物毒性のリスクなしに，高用量を投与することが可能である．これらの原理は，ヒト免疫不全ウイルス human immunodeficiency virus（HIV）が原因であるカポジ肉腫 Kaposi sarcoma を含む悪性腫瘍の治療を目的とし，**ダウノルビシン daunorubicin**，**ドキソルビシン doxorubicin** を充塡したリポソームを開発するために用いられてきた．また，真菌感染症治療に使われる**アムホテリシン B amphotericin B** のリポソーム製剤は，臨床適用が認可されている（第 35 章，真菌感染症の薬理学参照）．**シクロスポリン cyclosporine** のリポソーム製剤は移植手術後の標的免疫抑制のために研究が進められている（第 45 章参照）．

## まとめと今後の方向性

本章で紹介したドラッグデリバリーの技術は，薬物の吸収，分布，代謝，排泄を最適化するための新しいアプローチである．この改良された技術には下記の利点がある．

- 薬物を治療濃度域で維持することが可能である．徐放性経口製剤，吸入可能な大型粒子，そして多くのポリマーを利用したデザインがこの特性を有している．
- 血中薬物濃度が一過性に高いピーク濃度となることを抑制することにより，有害な副作用を軽減することができる．吸収動態，標的化デリバリー（抗体標識されたポリマー・薬物複合体など）の改変や，肝初回通過効果を回避することにより，この目標を実現することができる．
- 優れた吸入器のデザインの進歩で見られるように，必要な薬物量を減量することができる．投与回数を減らし，低侵襲性の投与方法にすることにより，患者のアドヒアランスは向上する．本章の冒頭の Case の F 君に関しては，患者のアドヒアランスに影響を与える生活要因について示したものである．
- ペプチドやタンパク質のような半減期の短い薬物は，放出制御されたポリマーを利用したシステムを用いることにより，効率的にデリバリーすることが可能になる．

ドラッグデリバリー技術の進歩により，考慮しなければならない新たな懸念材料もある．例えば，体内に投与されたマテリアル，およびその分解産物の毒性は評価する必要がある．特に，ポリマーのような合成物質に関する毒性評価は重要な検討課題である．持続放出を目的として作出されたシステムからの予期しない急速な薬物の放出のような他の危険性についても回避しなければならない．また，デリバリーシステムおよびその利用によってもたらされる不快感は，欠点となりうる．CaseのF君のインスリンポンプの場合，糖尿病のコントロールがうまくできる一方で，患者自身にとっては不快に感じる．さらに，技術進歩にはコスト増加が伴うのが常であり，その負担の増加は患者，保険会社，病院にとって問題となる．

以上の問題点はあるものの，ドラッグデリバリー技術の進歩は，疾患の薬理学的管理をより安全で効率的に，そして患者が受け入れやすいものにするために，今後ますます重要な役割を果たすものと考えられる．

## 推奨文献


Edwards DA, Ben-Jabria A, Langer R. Recent advances in pulmonary drug delivery using large, porous inhaled particles. *J Appl Physiol* 1998;84:379–385. (*Review of aerodynamic diameter principles and the potential advantages and applications of large, porous inhaled particles.*)

Langer R. Drug delivery and targeting. *Nature* 1998;392:5–10. (*Review of drug delivery techniques, with emphasis on polymer and liposome-based systems as well as novel use of delivery routes.*)

Langer R. Where a pill won't reach. *Sci Am* 2003;April:50–57. (*Broad overview of concepts in drug delivery.*)

Leong KW, Brott BC, Langer R. Bioerodible polyanhydrides as drug-carrier matrices: I. Characterization, degradation, and release characteristics. *J Biomed Mater Res* 1985;24:1463–1481. (*Good starting point for learning more about polymer matrix design.*)

Prausnitz M, Langer R. Transdermal drug delivery. *Nat Biotech* 2008;26:1261–1268. (*Reviews advances in transdermal drug delivery.*)

Santini JT Jr, Cima MJ, Langer R. A controlled-release microchip. *Nature* 1999;397:335–338. (*More detailed information about intelligent drug delivery using silicon microchips with arrays of drug reservoirs.*)

# クレジット

**Figure 1-1:** Adapted from an illustration (www.genome.gov/Glossary/resources/protein.pdf) on the National Human Genome Research Institute website: www.nhgri.nih.gov.

**Figure 1-2:** Data used to render the image in panel A were deposited in the RCSB Protein Data Bank (www.rcsb.org/pdb, PDB ID: 1FPU) by Schindler T, Bornmann W, Pellicena P, et al. Structural mechanism for STI-571 inhibition of Abelson tyrosine kinase. *Science.* 2000;289:1938–1942, Figure 1. Panels B and C were adapted with permission from Schindler, et al. (ibid., Figures 1 and 2).

**Figure 2-7A:** Adapted with permission from Stephenson RP. A modification of receptor theory. *Brit J Pharmacol.* 1956;11:379–393, Figure 10.

**Figure 2-7B:** Data used to generate the dose–response curves for morphine and buprenorphine were published in Cowan A, Lewis JW, Macfarlane IR. Agonist and antagonist properties of buprenorphine, a new antinociceptive agent. *Brit J Pharmacol.* 1977;60:537–545.

**Figure 3-1:** Adapted with permission from Hardman JG, Limbird LE, eds. *Goodman & Gilman's the pharmacological basis of therapeutics* (10th ed.). New York: The McGraw-Hill Companies; 2001:3, Figure 1-1.

**Figure 3-7:** Adapted with permission from Katzung BG, ed. *Basic & clinical pharmacology* (7th ed.). New York: Lange Medical Books/The McGraw-Hill Companies, Inc.; 1998:38, Figure 3-2.

**Figure 4-2A:** Adapted with permission from Katzung BG, ed. *Basic & clinical pharmacology* (7th ed.). New York: Lange Medical Books/The McGraw-Hill Companies, Inc.; 1998:52, Figure 4-3.

**Figure 5-3A:** Adapted with permission from Grattagliano I, Bonfrate L, Diogo CV, et al. Biochemical mechanisms in drug-induced liver injury: certainties and doubts. *World J Gastroenterol.* 2009;15:4865–4876, Figure 1.

**Figure 5-3B:** Adapted with permission from Grattagliano I, Bonfrate L, Diogo CV, et al. Biochemical mechanisms in drug-induced liver injury: certainties and doubts. *World J Gastroenterol.* 2009;15:4865–4876, Figure 2.

**Figure 6-1A:** Adapted with permission from Bertilsson L, Lou YQ, Du YL, et al. Pronounced differences between native Chinese and Swedish populations in the polymorphic hydroxylations of debrisoquin and S-mephenytoin. *Clin Pharmacol Ther.* 1992;51:388–397 [Erratum, *Clin Pharmacol Ther.* 1994;55:648].

**Figure 6-1B:** Photo of the AmpliChip CYP450 array was provided by Roche Diagnostics.

**Figure 6-2A:** Adapted with permission from Jin Y, Desta Z, Stearns V, et al. CYP2D6 genotype, antidepressant use, and tamoxifen metabolism during adjuvant breast cancer treatment. *J Natl Cancer Inst.* 2005;97:30–39.

**Figure 6-2B:** Adapted with permission from Goetz MP, Knox SK, Suman VJ, et al. The impact of cytochrome P450 2D6 metabolism in women receiving adjuvant tamoxifen. *Breast Cancer Res Treat.* 2007;101:113–121.

**Figure 6-3:** Adapted with permission from Weinshilboum RM, Sladek SL. Mercaptopurine pharmacogenetics: monogenic inheritance of erythrocyte thiopurine methyltransferase activity. *Am J Human Genet.* 1980;32:651–662, and Weinshilboum R, Wang L. Pharmacogenomics: Bench to bedside. *Nature Rev Drug Discovery.* 2004;3:739–748.

**Figure 6-5:** Adapted with permission from The SEARCH Collaborative Group, Link E, Parish S, et al. SLCO1B1 variants and statin-induced myopathy—a genomewide study. *N Engl J Med.* 2008;359:789–799.

**Figure 7-9:** Adapted with permission from Rizo J, Rosenmund C. Synaptic vesicle fusion. *Nat Struct Mol Biol.* 2008;15:665–674.

**Figure 8-14:** Adapted with permission from Goldstein GW, Laterra J. Appendix B: Ventricular organization of cerebrospinal fluid: blood–brain barrier, brain edema, and hydrocephalus. In: Kandel ER, Schwartz JH, Jessell TM, eds. *Principles of neural science* (4th ed.). New York: The McGraw-Hill Companies; 2000:1291, Figure B-4.

**Figure 9-2:** Adapted with permission from Changeux JP. Chemical signaling in the brain. *Sci Am.* 1993;269:58–62.

**Figure 9-4:** Adapted with permission from Kandel ER, Schwartz JH, Jessell TM, eds. *Principles of neural science* (4th ed.). New York: The McGraw-Hill Companies; 2000:188, Figure 11-1.

**Table 9-5:** Adapted with permission from Hardman JG, Limbird LE, eds. *Goodman & Gilman's the pharmacological basis of therapeutics* (10th ed.). New York: The McGraw-Hill Companies; 2001:159, Table 7-1.

**Table 10-1:** Adapted with permission from Hardman JG, Limbird LE, eds. *Goodman & Gilman's the pharmacological basis of therapeutics* (10th ed.). New York: The McGraw-Hill Companies; 2001:137, Table 6-3.

**Table 11-1:** Adapted with permission from Carpenter RL, Mackey DC. Local anesthetics. In: Barash PG, Cullen BF, Stoelting RK, eds. *Clinical anesthesia* (2nd ed.). Philadelphia: Lippincott; 1992:509–541.

**Figure 12-2B:** Adapted with permission from Cooper JR, Bloom FE, Roth RN. *Biochemical basis of neuropharmacology* (7th ed.). New York: Oxford University Press; 1996: Figures 6-1 and 6-11.

**Figure 12-4:** Adapted with permission from Neelands TR, Greenfield J, Zhang J, et al. $GABA_A$ receptor pharmacology and subtype mRNA expression in human neuronal NT2-N cells. *J Neurosci.* 1998;18:4993–5007, Figure 1a.

**Box 13-1:** With permission from American Psychiatric Association: *Diagnostic and Statistical Manual of Mental Disorders*, Fourth Edition. Washington, DC, American Psychiatric Association, 1994.

**Figure 13-4:** Adapted with permission from Hardman JG, Limbird LE, eds. *Goodman & Gilman's the pharmacological basis of therapeutics* (10th ed.). New York: The McGraw-Hill Companies; 2001:554, Figure 22-5.

**Figure 13-5:** Adapted with permission from Seeman P. Dopamine receptor sequences. Therapeutic levels of neuroleptics occupy D2 receptor, clozapine occupies D4. *Neuropsychopharmacology.* 1992;7:261–284, Figure 2.

**Figure 13-9:** Adapted with permission from Seeman P. Dopamine receptors and the dopamine hypothesis of schizophrenia. *Synapse.* 1987;1:133–152.

**Box 14-1:** With permission from American Psychiatric Association: *Diagnostic and Statistical Manual of Mental Disorders*, Fourth Edition. Washington, DC, American Psychiatric Association, 1994.

**Box 14-2:** With permission from American Psychiatric Association: *Diagnostic and Statistical Manual of Mental Disorders*, Fourth Edition. Washington, DC, American Psychiatric Association, 1994.

**Figure 15-3:** Adapted with permission from Lothman EW. Pathophysiology of seizures and epilepsy in the mature and immature brain: cells, synapses and circuits. In: Dodson WE, Pellock JM, eds. *Pediatric epilepsy: diagnosis and therapy*. New York: Demos Publications; 1993:1–15.

**Figure 15-4:** Adapted with permission from Lothman EW. The neurobiology of epileptiform discharges. *Am J EEG Technol.* 1993;33:93–112.

**Figure 15-5A:** Adapted with permission from Kandel ER, Schwartz JH, Jessell TM, eds. *Principles of neural science* (4th ed.). New York: The McGraw-Hill Companies; 2000:899, Figure 45-9.

**Figure 16-2:** Adapted from Miller KW. General anesthetics. In: Wolff ME, ed. *Burger's medicinal chemistry and drug discovery, Volume 3: therapeutic agents* (5th ed.). Hoboken, NJ: John Wiley & Sons; 1996: Figure 36-2. This material used by permission of John Wiley & Sons, Inc.

**Figure 16-6:** Adapted with permission from Eger EI. *Anesthetic uptake and action*. Baltimore: Williams & Wilkins; 1974: Figure 4-7.

**Figure 16-7:** Adapted from Eger EI. Uptake and distribution. In: Miller RD, ed. *Anesthesia* (5th ed.). Philadelphia: Churchill Livingstone; 2000: Figure 4-2. With permission from Elsevier.

**Figure 16-9:** Adapted with permission from Eger EI. *Anesthetic uptake and action*. Baltimore: Williams & Wilkins; 1974: Figures 7-1 and 7-8.

**Figure 16-10:** Adapted from Eger EI. Uptake and distribution. In: Miller RD, ed. *Anesthesia* (5th ed.). Philadelphia: Churchill Livingstone; 2000: Figure 4-10. With permission from Elsevier.

**Figure 16-12:** Adapted with permission from Eger EI. *Anesthetic uptake and action*. Baltimore: Williams & Wilkins; 1974: Figure 14-8.

**Figure 16-13:** Adapted with permission from Trevor AJ, Miller RD. General anesthetics. In: Katzung BG, ed. *Basic & clinical pharmacology* (7th ed.). New York: Lange Medical Books/The McGraw-Hill Companies, Inc.; 1998:421, Figure 25-6.

**Box 18-1:** With permission from American Psychiatric Association: *Diagnostic and Statistical Manual of Mental Disorders*, Fourth Edition. Washington, DC, American Psychiatric Association, 1994.

**Figure 18-6:** Adapted from Jones RT. The pharmacology of cocaine smoking in humans. In: Chiang CN, Hawks RL, eds. *NIDA research monograph 99 (research findings on smoking of abused substances)*. Washington, DC: U.S. Department of Health and Human Services; 1990:30–41.

**Figure 19-1:** Adapted from Larsen PR, Kronenberg HM, Melmed S, et al., eds. *Williams textbook of endocrinology* (10th ed.). Philadelphia: WB Saunders; 2003: Figure 34-5. With permission from Elsevier.

**Figure 19-2:** Adapted with permission from Scapa EF, Kanno K, Cohen DE. Lipoprotein metabolism. In: Benhamou JP, Rizzetto M, Reichen J, et al., eds. *The textbook of hepatology: from basic science to clinical practice* (3rd ed.). Oxford, UK: Blackwell; 2007: Figure 2.

**Figure 19-6B:** Adapted with permission from Mahley RW, Ji ZS. Remnant lipoprotein metabolism: Key pathways involving cell-surface heparan sulfate proteoglycans and apolipoprotein E. *J Lipid Res.* 1999;40:1–16.

**Figure 19-8:** Adapted with permission from Quinn MT, Parthsarathy S, Fong LG, Steinberg D. Oxidatively modified low density lipoproteins: a potential role in recruitment and retention of monocyte/macrophages during atherogenesis. *Proc Natl Acad Sci USA.* 1987;84:2995–2998, Figure 1.

**Figure 19-9B:** Adapted with permission from Scapa EF, Kanno K, Cohen DE. Lipoprotein metabolism. In: Benhamou JP, Rizzetto M, Reichen J, et al., eds. *The textbook of hepatology: from basic science to clinical practice* (3rd ed.). Oxford, UK: Blackwell; 2007: Figure 6B.

**Figure 19-11:** Adapted from Vaughan CJ, Gotto AM Jr, Basson CT. The evolving role of statins in the management of atherosclerosis. *J Am Coll Cardiol.* 2000;35:1–10. With permission from Elsevier.

**Table 19-1:** Adapted from Jonas A. Lipoprotein structure. In: Vance DE, Vance JE, eds. *Biochemistry of lipids, lipoproteins and membranes* (4th ed.). Amsterdam: Elsevier; 2002:483–504. With permission from Elsevier.

**Table 19-3:** Adapted from Grundy SM, Cleeman JI, Merz CN, et al. Implications of recent clinical trials for the National Cholesterol Education Program Adult Treatment Panel III Guidelines. *J Am Coll Cardiol.* 2004;44:720–732. With permission from Elsevier.

**Figure 20-10:** Adapted from Skorecki KL, Brenner BM. Body fluid homeostasis in congestive heart failure and cirrhosis with ascites. *Am J Med.* 1982;72:323–338, Figure 1. With permission from Elsevier.

**Figure 20-11:** Adapted with permission from Seldin DW, Giebisch G, eds. *The kidney: physiology and pathophysiology* (3rd ed.). Philadelphia: Lippincott Williams & Wilkins; 2000:1494, Figure 54-8.

**Figure 20-12:** Adapted with permission from Katzung BG, ed. *Basic & clinical pharmacology* (8th ed.). New York: Lange Medical Books/The McGraw-Hill Companies, Inc.; 2001:173, Figure 11-6.

**Figure 21-1:** Adapted with permission from Greineder K, Strichartz GR, Lilly LS. Basic cardiac structure and function. In: Lilly LS, ed. *Pathophysiology of heart disease* (2nd ed.). Baltimore: Williams & Wilkins; 1998:9, Figure 1.7, and adapted from Berne RM, Levy MN. Control of cardiac output: coupling of heart and blood vessels. In: *Cardiovascular physiology*. St. Louis: Mosby Year Book; 1997: Figure 9.2. With permission from Elsevier.

**Figure 21-10:** Adapted with permission from Benowitz NL. Antihypertensive agents. In: Katzung BG, ed. *Basic & clinical pharmacology* (7th ed.). New York: Lange Medical Books/The McGraw-Hill Companies, Inc.; 1998:168, and Kalkanis S, Sloane D, Strichartz GR, Lilly LS. Cardiovascular drugs. In: Lilly LS, ed. *Pathophysiology of heart disease* (2nd ed.). Baltimore: Williams & Wilkins; 1998:360, Figure 17.7.

**Figure 22-1A–D:** Adapted from Cotran RS, Kumar V, Collins T, eds. *Robbins pathologic basis of disease* (6th ed.). Philadelphia: WB Saunders Company; 1999: Figure 5-5. With permission from Elsevier.

**Figure 22-1E:** Courtesy of James G. White.

**Figure 22-2:** Adapted from Cotran RS, Kumar V, Collins T, eds. *Robbins pathologic basis of disease* (6th ed.). Philadelphia: WB Saunders Company; 1999: Figure 5-7. With permission from Elsevier.

**Figure 22-3:** Adapted from Cotran RS, Kumar V, Collins T, eds. *Robbins pathologic basis of disease* (6th ed.). Philadelphia: WB Saunders Company; 1999: Figure 5-7. With permission from Elsevier.

**Figure 22-11:** Adapted from Cotran RS, Kumar V, Collins T, eds. *Robbins pathologic basis of disease* (6th ed.). Philadelphia: WB Saunders Company; 1999: Figure 5-12. With permission from Elsevier.

**Figure 22-15:** Adapted from Lefkovits J, Topol EJ. Direct thrombin inhibitors in cardiovascular medicine. *Circulation.* 1994;90:1522–1536, Figure 1.

**Figure 23-1:** Adapted from Ackerman M, Clapham DE. Normal cardiac electrophysiology. In: Chien KR, Breslow JL, Leiden JM, et al., eds. *Molecular basis of cardiovascular disease: a companion to Braunwald's heart disease*. Philadelphia: WB Saunders; 1999:282, Figure 12-1. With permission from Elsevier.

**Figure 23-2:** Adapted from Ackerman M, Clapham DE. Normal cardiac electrophysiology. In: Chien KR, Breslow JL, Leiden JM, et al., eds. *Molecular basis of cardiovascular disease: a companion to Braunwald's heart disease*. Philadelphia: WB Saunders; 1999:284, Figure 12-2. With permission from Elsevier.

**Figure 23-3:** Adapted from Ackerman M, Clapham DE. Normal cardiac electrophysiology. In: Chien KR, Breslow JL, Leiden JM, et al., eds. *Molecular basis of cardiovascular disease: a companion to Braunwald's heart disease*. Philadelphia: WB Saunders; 1999:282,284, Figures 12-1 and 12-2. With permission from Elsevier.

**Figure 23-5:** Adapted with permission from Lilly LS, ed. *Pathophysiology of heart disease* (2nd ed.). Baltimore: Williams & Wilkins; 1998:241, Figure 11.7.

**Figure 23-6:** Adapted with permission from Lilly LS, ed. *Pathophysiology of heart disease* (2nd ed.). Baltimore: Williams & Wilkins; 1998:241, Figure 11.8.

**Figure 23-7:** Adapted with permission from Lilly LS, ed. *Pathophysiology of heart disease* (2nd ed.). Baltimore: Williams & Wilkins; 1998:243, Figure 11.9.

**Figure 23-9A:** Adapted with permission from Lilly LS, ed. *Pathophysiology of heart disease* (2nd ed.). Baltimore: Williams & Wilkins; 1998:371, Figure 17.11B.

**Figure 23-10:** Adapted with permission from Lilly LS, ed. *Pathophysiology of heart disease* (2nd ed.). Baltimore: Williams & Wilkins; 1998:371, Figure 17.11A.

**Figure 23-11:** Adapted with permission from Lilly LS, ed. *Pathophysiology of heart disease* (2nd ed.). Baltimore: Williams & Wilkins; 1998:376, Figure 17.12.

**Figure 23-12:** Adapted with permission from Lilly LS, ed. *Pathophysiology of heart disease* (2nd ed.). Baltimore: Williams & Wilkins; 1998:377, Figure 17.13.

**Figure 23-13:** Adapted with permission from Lilly LS, ed. *Pathophysiology of heart disease* (2nd ed.). Baltimore: Williams & Wilkins; 1998:380, Figure 17.14.

**Figure 24-1:** Adapted with permission from Katz AM. Congestive heart failure: role of altered myocardial cellular control. *N Engl J Med.* 1975;293:1184–1191, and Lilly LS, ed. *Pathophysiology of heart disease* (2nd ed.). Baltimore: Williams & Wilkins; 1998:11, Figure 1.9.

**Figure 24-2:** Adapted with permission from Katz AM. *Physiology of the heart* (2nd ed.). New York: Raven Press; 1992:187, Figure 8.4.

**Figure 25-1:** Adapted with permission from Deshmukh R, Smith A, Lilly LS. Hypertension. In: Lilly LS, ed. *Pathophysiology of heart disease* (2nd ed.). Baltimore: Williams & Wilkins; 1998:270, Figure 13.3.

**Figure 25-2:** Adapted with permission from Deshmukh R, Smith A, Lilly LS. Hypertension. In: Lilly LS, ed. *Pathophysiology of heart disease* (2nd ed.). Baltimore: Williams & Wilkins; 1998:286, Figure 13.10.

**Figure 25-5:** Adapted with permission from Lilly LS, ed. *Pathophysiology of heart disease* (2nd ed.). Baltimore: Williams & Wilkins; 1998:141, Figure 6.5.

**Figure 25-6:** Adapted from Gould KL, Lipscomb K. Effects of coronary stenoses on coronary flow reserve and resistance. *Am J Cardiol.* 1974;34:48–55, Figure 2. With permission from Elsevier.

**Figure 25-7:** Adapted with permission from Libby P. Current concepts of the pathogenesis of acute coronary syndromes. *Circulation.* 2001;104:365–372.

**Figure 25-8:** Adapted with permission from Libby P. Current concepts of the pathogenesis of acute coronary syndromes. *Circulation.* 2001;104:365–372.

**Figure 25-10:** Adapted with permission from Frankel SK, Fifer MA. Heart failure. In: Lilly LS, ed. *Pathophysiology of heart disease* (2nd ed.). Baltimore: Williams & Wilkins; 1998:199, Figure 9.5.

**Figure 25-11:** Adapted with permission from Harvey RA, Champe PC, eds. *Lippincott's illustrated reviews: pharmacology*. Philadelphia: Lippincott Williams & Wilkins; 1992:157, Figure 16-6.

**Table 25-1:** Data (available at hin.nhlbi.nih.gov/Nhbpep_slds/jnc/jncp2_2.htm) from National Heart Lung and Blood Institute. *The Seventh Report of the Joint National Committee on Prevention, Detection, Evaluation, and Treatment of High Blood Pressure*. Washington, DC: National Institutes of Health; 2003 (see Chobanian AV, Bakris GL, Black HR, et al. The seventh report of the joint national committee on prevention, detection, evaluation, and treatment of high blood pressure. JAMA. 2003;289:2560–2571, Table 1).

**Table 25-4:** Adapted from Kaplan NM. Systemic hypertension: therapy. In: Zipes DP, Libby P, Bonow RO, Braunwald E, eds. *Braunwald's heart disease* (7th ed.). Philadelphia: Elsevier Saunders; 2005: Table 38-4. With permission from Elsevier.

**Figure 28-2:** Adapted from Cotran RS, Kumar V, Collins T, eds. *Robbins pathologic basis of disease* (6th ed.). Philadelphia: WB Saunders Company; 1999: Figure 26-27. With permission from Elsevier.

**Figure 28-8:** Adapted from Cotran RS, Kumar V, Collins T, eds. *Robbins pathologic basis of disease* (6th ed.). Philadelphia: WB Saunders Company; 1999: Figure 26-27. With permission from Elsevier.

**Figure 29-5:** Adapted with permission from Thorneycroft IH, Mishell DR Jr, Stone SC, et al. The relation of serum 17-hydroxyprogesterone and estradiol-17b levels during the human menstrual cycle. *Am J Obstet Gynecol.* 1971;111:947–951.

**Figure 29-8:** Structures were deposited in the Protein Data Bank [www.rcsb.org/pdb/; structures 1ERE and 1ERR] by Brzozowski AM, Pike ACW, Dauter Z, et al. Molecular basis of agonism and antagonism in the oestrogen receptor. *Nature.* 1997;389:753–758, and are reproduced with permission.

**Figure 30-4:** Adapted with permission from Braunwald E, Fauci AS, et al, eds. *Harrison's principles of internal medicine* (15th ed.). New York: The McGraw-Hill Companies; 2001: Figure 33-34.

**Figure 32-5:** Adapted from Haskell CM, ed. *Cancer treatment* (3rd ed.). Philadelphia: WB Saunders Company; 1990:5, Figure 1.2. With permission from Elsevier.

**Figure 33-2C:** Data used to render the image were deposited in the RCSB Protein Data Bank (www.rcsb.org/pdb; PDB ID: 1AFZ) by Zegar IS, Stone MP. Solution structure of an oligodeoxynucleotide containing the human N-Ras codon 12 sequence refined from 1H NMR using molecular dynamics restrained by nuclear overhauser effects. *Chem Res Toxicol.* 1996;9:114–125.

**Figure 33-3:** Adapted with permission from Dekker NH, Rybenkov VV, et al. The mechanism of type IA topoisomerases. *Proc Natl Acad Sci USA.* 2002;99:12126–12131, Figure 1.

**Figure 33-4:** Adapted with permission from Berger JM, Gamblin SJ, Harrison SC, Wang JC. Structure and mechanism of DNA topoisomerase II. *Nature.* 1996;379:225–232, Figure 5.

**Figure 33-7:** Adapted with permission from PharmAid. Copyright 2003, Jeffrey T. Joseph and David E. Golan.

**Figure 33-12A:** Adapted with permission from Schlunzen F, Zarivach R, Harms J, et al. Structural basis for the interaction of antibiotics with the peptidyl transferase centre in eubacteria. *Nature.* 2001;413:814–821, Figure 5.

**Figure 33-12B:** Adapted with permission from Schlunzen F, Zarivach R, Harms J, et al. Structural basis for the interaction of antibiotics with the peptidyl transferase centre in eubacteria. *Nature.* 2001;413:814–821, Figure 4.

**Figure 36-1:** Adapted with permission from Miller LH, Baruch DI, Marsh K, Doumbo OK. The pathogenic basis of malaria. *Nature.* 2002;415:674–679, Figure 2.

**Figure 36-4:** Adapted from www.cdc.gov/ncidod/emergplan/box23.htm.

**Figure 36-6:** Adapted with permission from Huston CD, Haque R, Petri WA. Molecular-based diagnosis of Entamoeba histolytica infection. *Expert Rev Mol Med.* 1999:1–11, Figure 1.

**Figure 37-3:** Adapted from an illustration kindly provided by Professor Stephen Harrison, Department of Biological Chemistry and Molecular Pharmacology, Harvard Medical School.

**Figure 37-4:** Adapted from Hay AJ. The action of adamantanamines against influenza A viruses: inhibition of the M2 ion channel protein. *Sem Virol.* 1992;3:21–30, Figure 3. With permission from Elsevier.

**Figure 37-8A:** Adapted with permission from Knipe DM, Howley PM, eds. *Fields virology* (5th ed.). Philadelphia: Lippincott Williams & Wilkins; 2007: Figure 57-18.

**Figure 37-8B:** Adapted with permission from Knipe DM, Howley PM, eds. *Fields virology* (5th ed.). Philadelphia: Lippincott Williams & Wilkins; 2007: Figure 57-19.

**Figure 37-11A:** Data used to render the image were deposited in the RCSB Protein Data Bank (www.rcsb.org/pdb; PDB ID: 2BAT) by Varghese JN, McKimm-Breschkin JL, Caldwell JB, et al. The structure of the complex between influenza virus neuraminidase and sialic acid, the viral receptor. *Proteins.* 1992;14:327–332.

**Figure 37-11C:** Adapted with permission from Lave WG, Bischofberger N, Webster RG. Disarming flu viruses. *Sci Amer.* 1999;280:78–87.

**Figure 38-8:** Adapted with permission from Shiloh Y. ATM and related protein kinases: safeguarding genome integrity. *Nat Rev Cancer.* 2003;3:155–168, Box 2.

**Figure 38-9:** Adapted with permission from de Lange T. Shelterin: the protein complex that shapes and safeguards human telomerases. *Genes Dev.* 2005;19:2100–2110, Figure 2.

**Figure 38-11:** Adapted with permission from Lodish H, Berk A, Zipursky SL, et al., eds. *Molecular cell biology* (4th ed.). New York: W.H. Freeman and Company/Worth Publishers; 2000:797, Figure 19-2.

**Figure 38-12:** Adapted with permission from Lodish H, Berk A, Zipursky SL, et al., eds. *Molecular cell biology* (4th ed.). New York: W.H. Freeman and Company/Worth Publishers; 2000:806, Figure 19-15.

**Figure 38-21A:** Data used to render the image were deposited in the RCSB Protein Data Bank (www.rcsb.org/pdb; PDB ID: 1AO1) by Caceres-Cortes J, Sugiyama H, Ikudome K, et al. Interactions of cobalt(III) pepleomycin (green form) with DNA based on NMR structural studies. *Biochemistry.* 1997;36:9995–10005.

**Figure 38-21B:** Data used to render the image were deposited in the RCSB Protein Data Bank (www.rcsb.org/pdb; PDB ID: 1AIO) by Takahara PM, Rosenzweig AC, Frederick CA, Lippard SJ. Crystal structure of double-stranded DNA containing the major adduct of the anticancer drug cisplatin. *Nature.* 1995;377:649–652.

**Figure 38-21C:** Data used to render the image were deposited in the RCSB Protein Data Bank (www.rcsb.org/pdb; PDB ID: 1D10) by Frederick CA, Williams LD, Ughetto G, et al. Structural comparison of anticancer drug/DNA complexes adriamycin and daunomycin. *Biochemistry.* 1990;29:2538–2549.

**Figure 38-22:** Adapted with permission from Downing KH. Structural basis for the interaction of tubulin with proteins and drugs that affect microtubule dynamics. *Annu Rev Cell Dev Biol.* 2000;16:89–111, Figure 9.

**Figure 39-4A:** Adapted with permission from Mani A, Gelmann EP. The ubiquitin-proteasome pathway and its role in cancer. *J Clin Oncol.* 2005;23:4776–4789, Figure 1.

**Figure 41-1:** Adapted with permission from Janeway CA, Travers P, Walport M, eds. *Immunobiology: the immune system in health and disease* (4th ed.). New York: Garland Publishing, Inc.; 1999:4, Figure 1.3.

**Figure 41-4:** Adapted from Abbas AK, Lichtman AH, Pober JS. *Cellular and molecular immunology* (4th ed.). Philadelphia: WB Saunders; 2000:169, Figure 8-3. With permission from Elsevier.

**Figure 41-5:** Adapted from Abbas AK, Lichtman AH, Pober JS. *Cellular and molecular immunology* (4th ed.). Philadelphia: WB Saunders; 2000:173, Figure 8-5. With permission from Elsevier.

**Figure 41-6:** Adapted with permission from Janeway CA, Travers P, Walport M, eds. *Immunobiology: the immune system in health and disease* (4th ed.). New York: Garland Publishing, Inc.; 1999:378, Figure 10.11.

**Table 41-2:** Adapted from Cotran RS, Kumar V, Collins T, eds. *Robbins pathologic basis of disease* (6th ed.). Philadelphia: WB Saunders Company; 1999: Table 3-7. With permission from Elsevier.

**Figure 42-2:** Adapted with permission from Serhan CS. Eicosanoids. In: Kooperman WJ, ed. *Arthritis and allied conditions: a textbook of rheumatology* (14th ed.). Philadelphia: Lippincott Williams & Wilkins; 1999:516, Figure 24.2.

**Figure 42-4:** Adapted with permission from Serhan CS. Eicosanoids. In: Kooperman WJ, ed. *Arthritis and allied conditions: a textbook of rheumatology* (14th ed.). Philadelphia: Lippincott Williams & Wilkins; 1999:524, Figure 24.6.

**Figure 43-2:** Adapted with permission from Janeway CA, Travers P, Walport M, eds. *Immunobiology: the immune system in health and disease* (4th ed.). New York: Garland Publishing, Inc.; 1999:474, Figure 12.12.

**Figure 43-3:** Adapted with permission from Leurs R, Church MK, Taglialatela M. H1 antihistamines: inverse agonism, anti-inflammatory actions and cardiac effects. *Clin Exp All.* 2002;32:489–498, Figure 1.

**Figure 44-1:** Adapted from Cotran RS, Kumar V, Collins T, eds. *Robbins pathologic basis of disease* (6th ed.). Philadelphia: WB Saunders Company; 1999: Figure 14-1. With permission from Elsevier.

**Figure 45-7:** Adapted with permission from Fox DA. Cytokine blockade as a new strategy to treat rheumatoid arthritis: inhibition of tumor necrosis factor. *Arch Intern Med.* 2000;160:437–444, Figure 1.

**Figure 45-8:** Adapted with permission from Fox DA. Cytokine blockade as a new strategy to treat rheumatoid arthritis: inhibition of tumor necrosis factor. *Arch Intern Med.* 2000;160:437–444, Figure 2.

**Figure 47-1:** Adapted from Mason RJ, Broaddus VC, Murray JF, Nadel J, eds. *Murray and Nadel's textbook of respiratory medicine* (4th ed.). Philadelphia: WB Saunders Company; 2005. With permission from Elsevier.

**Figure 47-3:** Adapted from Mason RJ, Broaddus VC, Murray JF, Nadel J, eds. *Murray and Nadel's textbook of respiratory medicine* (4th ed.). Philadelphia: WB Saunders Company; 2005. With permission from Elsevier.

**Figure 47-4:** Adapted with permission from Drazen JM. Treatment of asthma with drugs modifying the leukotriene pathway. *N Engl J Med.* 1999;340:197–206, Figure 1.

**Figure 48-2:** Adapted with permission from So A, Busso N. A magic bullet for gout? *Ann Rheum Dis.* 2009;68:1517–1519, Figure 2.

**Figure 49-1:** Data used to render the image were deposited in the RCSB Protein Data Bank (www.rcsb.org/pdb; PDB ID: 1HXW) by Kempf DJ, Marsh KC, Denissen JF, et al. ABT-538 is a potent inhibitor of human immunodeficiency virus protease and has high oral bioavailability in humans. *Proc Natl Acad Sci USA.* 1995;92:2484–2488.

**Figure 49-4:** Adapted with permission from Schreiber SL. Target-oriented and diversity-oriented organic synthesis in drug discovery. *Science.* 2000;287:1964–1969.

**Figure 50-2:** Adapted from the CDER handbook by the U.S. Food and Drug Administration, available at http://www.fda.gov/.

**Figure 50-3:** Adapted from the CDER handbook by the U.S. Food and Drug Administration, available at http://www.fda.gov/.

**Table 50-2:** Adapted from http://www.fda.gov/fdac/special/newdrug/testtabl.html.

**Figure 52-4:** Adapted with permission from Luch A. Nature and nurture—lessons from chemical carcinogenesis. *Nat Rev Cancer.* 2005;5:113–125, Figure 3.

**Figure 52-5:** Adapted with permission from Luch A. Nature and nurture—lessons from chemical carcinogenesis. *Nat Rev Cancer.* 2005;5:113–125, Figure 4.

# 索　引

〔索引使用上の注意〕

1. 本文中に欧文（アルファベット）のままで示した語および欧文で始まる語の索引は日本語索引とは別にしてある.
2. 化学構造を示す数（1-, 2-, 3-, ……）や文字（*o*-, *m*-, *n*-, *p*-, *s*-, D-, L-, ……）が先頭に立つ物質名は，それらの数字や文字を除いた語によって配列してある.
3. 接頭のギリシャ文字α，β，γ，……は発音に従って，それぞれA，B，Gの項に配列してある（例，αグルコシダーゼはAの項，γアミノ酪酸はGの項）.

## あ

## さ



## し

## す



## せ

## そ



## た

## へ



## ほ

## よ



## ら



## り



## る



## れ



## ろ



## わ

# A

## B

# D

## E

## F



## G

# H

## N

## O



## P

## Q



## R



## S

## T

## U



## V

## W



## X



## Y



## Z

ハーバード大学講義テキスト 臨床薬理学 原書３版

平成27年 6月30日 発　　行
令和 5年 1月30日 第３刷発行

監訳者　渡 邉 裕 司

発行者　池 田 和 博

発行所　丸善出版株式会社
〒101-0051 東京都千代田区神田神保町二丁目17番
編集：電話(03)3512-3261／FAX(03)3512-3272
営業：電話(03)3512-3256／FAX(03)3512-3270
https://www.maruzen-publishing.co.jp



組版・有限会社エイド出版／印刷・シナノ印刷株式会社
製本・株式会社松岳社

ISBN 978-4-621-08916-3 C 3047　Printed in Japan